为表彰在促进科学技术进步工作中做出重大贡献者，特颁发国家科技进步奖证书，以资鼓励。

获 奖 项 目：中医方剂大辞典

获 奖 单 位：南京中医药大学

奖 励 等 级：三等奖

奖 励 时 间：一九九九年十二月

证 书 号：33-3-002-01

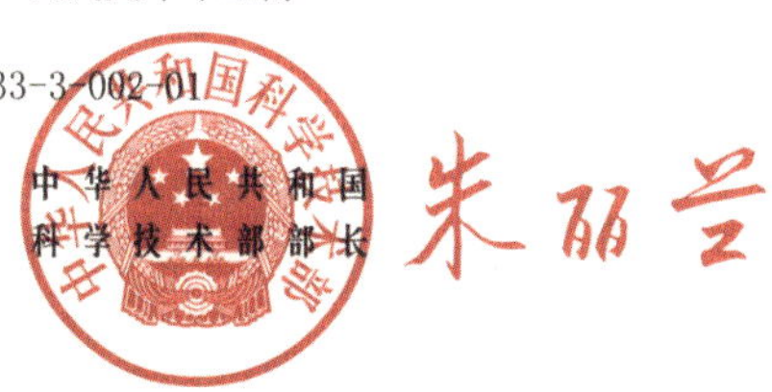

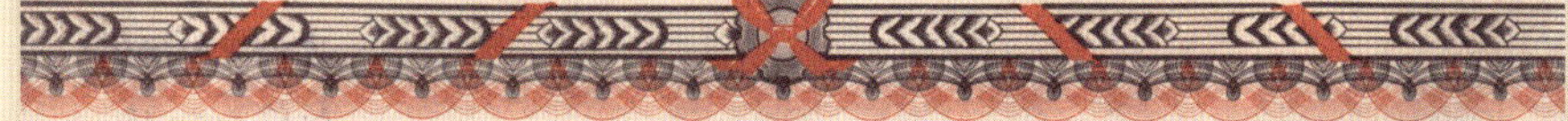

"十二五"国家重点图书

中医方剂大辞典

第2版

第八册

主编单位/南京中医药大学
主　　编/彭怀仁　王旭东　吴承艳　孙世发

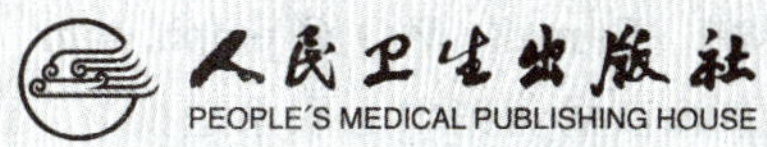

图书在版编目（CIP）数据

中医方剂大辞典. 第 8 册/彭怀仁等主编. —2 版.
—北京：人民卫生出版社，2015
ISBN 978-7-117-21354-7

Ⅰ. ①中…　Ⅱ. ①彭…　Ⅲ. ①方剂-词典
Ⅳ. ①R289. 2-61

中国版本图书馆 CIP 数据核字（2015）第 228908 号

人卫智网	www. ipmph. com	医学教育、学术、考试、健康，购书智慧智能综合服务平台
人卫官网	www. pmph. com	人卫官方资讯发布平台

中医方剂大辞典（第 2 版）
第八册

主　　编：彭怀仁　王旭东　吴承艳　孙世发
出版发行：人民卫生出版社（中继线 010-59780011）
地　　址：北京市朝阳区潘家园南里 19 号
邮　　编：100021
E - mail：pmph @ pmph. com
购书热线：010-59787592　010-59787584　010-65264830
印　　刷：三河市宏达印刷有限公司
经　　销：新华书店
开　　本：889 × 1194　1/16　　**印张**：63
字　　数：2621 千字
版　　次：1996 年 11 月第 1 版　2017 年 4 月第 2 版
2023 年 12 月第 2 版第 4 次印刷（总第 8 次印刷）
标准书号：ISBN 978-7-117-21354-7
定　　价：259. 00 元
打击盗版举报电话：010-59787491　E-mail：WQ @ pmph. com
（凡属印装质量问题请与本社市场营销中心联系退换）

中医方剂大辞典（第2版）编委会

《中医方剂大辞典》(第1版)
顾问委员会

(以姓氏笔画为序)

万友生　王绵之　白永波　吴考槃
何　任　张瑞祥　欧阳琦　周仲瑛
施奠邦　钱伯文　徐国仟　董建华

编写单位

主编单位: 南京中医学院
协编单位: 山东中医学院
　　　　　上海中医学院
　　　　　江西中医学院
　　　　　湖南中医学院
　　　　　江西省中医药研究所
　　　　　湖南省中医药研究院

《中医方剂大辞典》(第1版)编委会及编写人员

(以姓氏笔画为序)

2版前言

《中医方剂大辞典》是继宋代《太平圣惠方》《圣济总录》、明代《普济方》之后，又一次由政府组织编纂、汇集历代方剂成果的医方巨著，具有划时代的历史意义，是发展中医药事业，弘扬中国优秀传统文化，促进中外文化交流的一项浩大的系统工程。该书的出版发行，成为有史以来非常完整和权威的方剂学典籍，受到学术界的肯定和推崇，在海内外产生了巨大影响。先后获得了江苏省中医药科技进步一等奖，国家中医药管理局基础研究一等奖，国家科技进步三等奖等奖励，得到了至高的荣誉，成为中医学史上里程碑式的学术典籍。

自1992年出版以来，《中医方剂大辞典》成书已二十余年，由于当时参加编纂的人员众多，所收资料文献浩繁，考证难度极大，撰审任务非常艰巨，加之种种客观条件所限，错误缺点在所难免。成书后，编纂人员仍未间断研究工作，寻找不足，发现疏漏，更新资料，拾遗补阙。主编彭怀仁教授自1995年退休至2009年仙逝，一直致力于方剂文献的探讨和发掘，对该书进行了多次全面而系统的审阅与研究，积累了大量校订、修改、补遗的成果，为本书的进一步完善不懈努力，至死未休。近年来，中医药事业迅猛发展，方剂研究的新成果不断涌现，为适应学术发展与读者需求，人民卫生出版社、南京中医药大学决定修订再版。

本次重修，在《中医方剂大辞典》原有基础上，对该书中的脱、衍、倒、讹进行全面考校订正；增添1987年至今正式出版的方书及有价值的中医药著作中确实值得收录研究的方剂；补充1987年以后的方剂研究新成果。对书中存在的疑问，从目录学、版本学、训诂学、校勘学等多种角度，分别进行考证、校勘、辑佚、辨伪研究。淘汰了原版中不切实用的资料以及一些冷僻的方剂。所有订正删补内容仍按原来格式归类整理，使之更系统化、工具化、实用化、现代化，对原书进一步整理提高，使这部中国历史上非常全面的方剂专书更臻完善。

我们希望通过本次重修，更多地反映方剂学科的研究进展，全面反映每首方剂的文献价值和使用价值，体现中医方剂在理论研究、临床研究、实验研究等方面的历史成就和现代成就。

修订后的《中医方剂大辞典》有以下变化：

1. 收方更多　收录了上自秦汉，下迄2010年底1800余种中医药及有关文献中有方名的方剂。全书方剂数目在《中医方剂大辞典》原版基础上增加了2400余首。这些方剂均来源于权威资料，如1987年以后原卫生部、国家中医药管理局评定的《首批国家级名老中医效验秘方精选》、原卫生部颁发的《药品标准·中药成方制剂》《国家药品标准·新药转正标准》《中华人民共和国药典》(简称《中国药典》)2010年版等。

2. 资料更全　《中医方剂大辞典》正辞目设方源出处、异名、组成、用法、功用、主治、宜忌、加减、方论选录、临床报道、现代研究、备考十二项。此次修订，对各项内容均做了认真考核，资料较原版更为详实全面。不仅补充了原版中遗漏的资料，而且补充了1987年以后的研究成果，新增临床报道600余则，新增现代研究成果500余项。

3. 内容更准　方源、方剂药物组成、用量、炮制方法、制剂、服用方法、功效主治等核心内容，在原版的基础上力求更加正确可靠、客观规范。本次重修，将彭怀仁教授退休后对全书所做的勘误全部加以改正，在此基础上，课题组对原版《中医方剂大辞典》中的脱、衍、倒、讹进行了大面积的考证，改错440处，删除方剂40首，删除资料94处，合并重复方33首，新增副词目446条。所有改动部分要求言必有据，无征不信。

4. 检索方便　修订本分9册。1～8册为正编，书前均设该册“方名目录”，按方名笔画顺序编排。第9册为附编，设有全书方名总目录(包括正辞目、副辞目)、病证名称索引、参考书目索引、古今度量衡对照表等。本次修订重点对原版本中的同名异方、异名同方的重复方、漏挂方进行删补，对原版病证索引中难查、漏标、错引的古今病名进一步加以规范标引，新增病名搜检频次达20多万处，以汉语拼音为病名检索方式，读者查找将更为方便、快速。

本次修订，力求每首方剂所包含的古今研究信息更加完整，方剂文献考证的内容更加准确，编排和检索系统更加科学。在注重实用性、科学性、先进性的前提下，努力反映出求全、求新、求实、求准的特色，以全面反映古今方剂文献研究的成果。

《中医方剂大辞典》第2版编委会

2015年3月

1版前言

中医方剂，是历代医家临床经验的结晶，是运用中医辨证论治理论指导临床防病治病的主要手段。纵观周、秦以来，新方创制不断增加，载方文献汗牛充栋，组方理论渐趋完善，为炎黄子孙的健康和中华民族的繁衍昌盛，作出了巨大的贡献。在方书的编撰方面，唐以前的方书多出私人之手。如被尊为“方书之祖”的《伤寒论》与《金匮要略》；集简、便、验方而成书的《肘后备急方》；采集群经，删繁就简的《备急千金要方》《千金翼方》；上自神农，下迄唐世，无不采摭的《外台秘要》等，均为私人所编著。由于医药学之发展，与民族之强弱、国家之兴衰有着密切的关系，故自宋代以后，方书编撰受到了官方的关注，如宋•王怀隐主编的《太平圣惠方》、陈承等主编的《太平惠民和剂局方》、赵佶主编的《圣济总录》、明•朱棣主编的《普济方》、清•吴谦主编的《医宗金鉴》、陈梦雷主编的《古今图书集成•医部全录》等，均为国家级的载方名著，其中《太平惠民和剂局方》是我国官方颁布的第一部成药制剂规范，而《普济方》收载明初以前之方剂达 61 739 首之多，《四库全书提要》称为“集方书之大全者”。由于历代王朝关心医药，重视方书，亦促进了民间医药之发展。据不完全统计，自宋至清末的一千余年间民间名医所著的各种方书多达 1400 余种。民国迄今，医药科学突飞猛进，中医方剂学亦随着时代的步伐而不断前进。尤其是在中华人民共和国成立以后，党和政府重视中医中药，中医的古籍与新著不断出版，方剂的实验研究相继开展，中医方剂学已成为全国各中医院校主要课程之一。《中华人民共和国药典》收录的名方验方和复方新制剂，对于中医方剂的推广运用，起到了积极的作用。

在制方理论方面，在宋以前多有方而无论，制方之义不明，后人难以掌握，用之稍有不当，不免影响疗效。金•成无己著《伤寒明理论》，对《伤寒论》中 20 首方剂分析主治之证情，阐述配伍之奥义，开创了方论之先河。自此以后，有自创新方，自释方义者，如金•李杲《脾胃论》《兰室秘藏》，元•罗谦甫《卫生宝鉴》等；有为前人成方撰写方义者，如明•许宏《金镜内台方议》、洪九有《摄生秘剖》；清•罗美《古今名医方论》、汪昂《医方集解》、吴仪洛《成方切用》、王晋三《古方选注》、张秉成《成方便读》等。尤其值得一提的是，清•吴谦《医宗金鉴•删补名医方论》，是我国第一部由官方修订刊行的方论专著。目前全国各中医院校教材《方剂学》《中国医学百科全书•方剂学》等著作中的古今名方验方，均由当代名医撰写了方论，对研究方剂配伍原理及临床运用有一定参考价值。

在我国对外文化交往中，中医方书是其内容之一。在日本，成书于公元 984 年的《医心方》，收载了我国唐以前方书中的方剂。在朝鲜，成书于公元 1445 年的《医方类聚》、成书于公元 1610 年的《东医宝鉴》，均引载了我国明代以前方书中的方剂，足见中医方剂在我近邻各国中有着深远的影响。

据近 2000 种中医药文献的不完全统计，中医各科有名称和无名称的方剂已达 13 万首以上，虽然历经王怀隐、赵佶、朱棣等整理，但存在的问题仍然很多。例如古籍所载之方，均据病证分类，方随病证而列，多无方名目录，欲检一方，殊非易事；同一方剂的出处，众说纷纭，令人莫衷一是，无所适从；同一方剂的名称，因载方文献或版本不同而命名各异，孰先孰后，仓卒难别；有相当一部分方剂的内容，由于辗转传抄刻印，脱、衍、倒、讹比比皆是，以讹传讹，影响疗效；有些常用的名方与验方的不同功效、主治、方论、临证验案、实验研究等资料，分散于各种文献中，汇集不易，难窥全貌；诸如此类，不胜枚举。综上所述，对中医方剂进行一次划时代的、全面的、系统的整理，是一项具有历史意义而又刻不容缓的工作。

《中医方剂大辞典》对我国上自秦、汉，下迄现代（1986 年）的所有有方名的方剂进行了一次系统的整理，力求使上述各种问题得到合理的解决。以方剂检索而言，本书汇集古今有方名的医方，按照辞书形式编纂，既有目录，又有索引，从而解决检方的困难。以方源而言，本书参考古今各种中医药文献，对每一首方剂的方源进行认真的考证，而注明其原始出处，这对研究方剂的历史，澄清方剂的源流，是十分必要的。以一方多名而言，凡属同方异名，经过反复考证，依据载方文献成书年代之先后，确定正名与异名，并将二者相互挂钩，查正名即可知道异名，查异名即可知道正名，这对了解一方多名和准确地统计方数，有着极大的裨益。以方剂的质量而言，本书尽可能地进行仔细的校勘，使脱者补之，衍者删之，倒、讹者正之，使方剂的内容经过这次整理而准确无误。以方剂容纳的资料而言，本书对所有方剂分散在各种文献中的不同主治、方论、验案以及现代实验研究资料分别设项进行整理筛选，汇集于各方之下，为读者全面了解方剂提供了极大的便利。

早在 1958 年，南京中医学院即开始组织人力，筹备编撰本书，并得到当时的中华人民共和国卫生部的大力支持。到 1961 年底，已从 1700 余种中医药文献中，收集了大量的方剂，并进行了初步的筛选整理，此后因故而停顿。1983 年原卫生部中医古籍办公室又将编撰本书的任务下达给南京中医学院，1985 年本书的筹备工作开始恢复，1986 年成立课题协作组。1988 年国家中医药管理局成立以后，又将本书列为局级课题。在编撰过程中，得到了有关各级主管部门的热情关怀，在此表示衷心的感谢！

我们的主观愿望是将本书编撰成载方最多、资料最全、考证最精的划时代的方剂大典。但由于本书所收资料涉及文献甚多，考证难度极大，撰审任务非常艰巨，加之我们的水平不够和种种客观条件所限制，错误缺点在所难免，敬请读者指正，以便再版时修改。

编　　者

2 版凡例

一、本辞典共收载上自秦汉，下迄2010年底1800余种中医药及有关文献中有方名的方剂9万余首。其中以1911年以前的方剂为收集重点，1911年以后的方剂择优选录。本次重修新增资料的来源主要以原卫生部和国家中医药管理局评定的《首批国家级名老中医效验秘方精选》、原卫生部颁发的《药品标准·中药成方制剂》《国家药品标准·新药转正标准》《中国药典》2010年版等公认权威书籍为主。

二、本辞典以方剂名称作为辞目。辞目又分为正辞目与副辞目。同一方剂而有不同名称者，以最早出现的方名为正辞目，其余为副辞目。但在有些文献中，先见的方名仅有主治，而无组成、用法，后见的方名有组成、用法、主治者，则以后见的方名作正辞目，先见的方名作副辞目。

三、正、副辞目按方名首字笔画、笔顺排列；方名首字相同的辞目，先按方名字数归类，字数少者排前，多者排后；方名首字、字数均同者，再按第二字之笔画、笔顺排列，依次类推；同名方则按各方方源的成书年代或创方者生卒年代先后排列。

四、凡经增补的文献，因其原著的方剂与增补的方剂年代不同，故均区别开来确定年代，并尽可能在出处中注明。

五、凡正辞目方名有误者，根据始载书的不同版本及有关转载书径予订正，并在备考中加以说明。副辞目方名有误者，径删不录。本次选收正辞目新方，凡单味药一般不收，特别常用者才极少收录。

六、正辞目设有方源出处、异名、组成、用法、功用、主治、宜忌、加减、方论选录、临床报道、现代研究、备考十二项。原版的方源项，本次修订为了紧缩版面，移至正辞目方名后，去掉方源字样。

1．方源出处　本版设于正辞目方名后，以标注正辞目的原始出处。如始载书存在者，注始载书的书名和卷次；始载书已佚者，标注现存最早转载书引始载书。若系转引的人名，经追考创方者的著作中有此方者，改从原著收录；原著已佚或创方人无著作传世者，标注转载书引某某人方。始载书无方名，后世文献补立方名者，标注“方出始载书卷某，名见转载书卷某”。

2．异名　收录各方异名的名称及其出处。如一方有多种异名者，则按所载异名的文献年代先后排列。若仅有始载书的异名者，不注出处。

3．组成　收录始载书中各方的具体成分，包括药物名称、炮制、用量等内容。方中药物计量单位，1979年前的方剂概用旧制，1979年后新创方均用公制。方中诸药原无用量者，不予增补；后世转载文献已补用量者，则收录于“备考”中。如组成中个别药物无用量，则在备考项说明：“方中某药用量原缺。”如上述某药原无用量，转载书中有用量者，则根据转载文献补入，亦在备考项说明。

4．用法　收录方剂的制剂、剂型、服用方法与用量等内容。如原书无用法，转载文献已补用法者，则收录于备考项。本次新增方剂凡汤剂改成胶囊剂、口服液剂、合剂、散剂，均不另作副辞目，但均在备考中说明。新增方剂如制法复杂，文字描述较多的，统一改为“上制成 ××× 剂”。用法中所有的“g”“ml”“L”等用量单位统一改为汉字“克”“毫升”“升”等。现代研究中的药物计量单位按照原文献。

5．功用、主治、宜忌　分别设项收录、叙述各方的功效、主治病证、组方用方的注意事项。凡收录两种以内不同文献的引文资料，均直接摘收引文；凡收录三种以上不同文献的资料，先由编者根据引文内容归纳成主文，然后下列引文。

宜忌项归纳主文，须有三种以上关于疾病、体质、妊娠宜忌和毒副反应的文献资料。药物配伍宜忌、炮制与煎煮药物器皿宜忌、服药时的饮食宜忌等，均只用引文，不写主文。

6. 加减　仅收录始载书的资料。加减药物占原方用药比例过多者不录；现代方剂加减不严谨者不录；后世转载书的加减一概不录。

7. 方论选录　择用古今名医对各方组成结构、配伍原理、综合功效、辨证运用、方名释义、类方比较等论述，而有独到见解者。原文精简者，录其全文；文字冗长者，择要摘录。

8. 临床报道　选录古今医家运用各方治疗疾病的实际案例。文字简短者全文照录，文字较长者择要摘录。案例的选择以历代名医验案为主，非名医验案为辅。个案选择以清以前为主，1987年以后的个案统一不收。现代临床报道尽量选用例数较多（一般在30例以上）者。某些方剂疗效肯定，有推广价值，但案例较少者，则据收载文献的权威性酌情收录。

9. 现代研究　收录用现代方法与手段对方剂进行实验研究和剂型改革的资料，包括复方药理作用和主要成分的研究，将传统的成方剂型改造成现代剂型等内容，均以摘要或综述方式撰写。对实验资料，摘录其实验结果，不详述实验方法与操作步骤；对剂型改革，不详述制剂的工艺流程。

10. 备考　凡古今医方中的资料，有不宜收入前述各项而确具参考价值又必须收录者，均在本项叙述。有些方剂经编者研究考证，有必要加以说明者，亦在本项说明之。

11. 自功用以下各项，其内容出处与正辞目方源出处一致者，所录引文不注出处；其他文献引文者，均分别注明出处。凡两条以上引文均根据文献年代排列，并编有顺序号。

以上各项，以方源出处、组成、功用或主治为必备项，其余各项有资料则设，无资料则从缺。

七、引文筛选与整理。所有引文资料，均经过编者去同存异，精心筛选。相同的引文，一般从最早的文献中收录；若后世文献论述精辟者，择用后世文献的资料。凡引文中的封建迷信内容一概不录。引文文义不顺或重复者，在不违背原意的前提下，由编者做适当的加工整理。

八、副辞目。凡属副辞目，仅写副辞目的名称与出处，及与相关正辞目的关系，并在相关正辞目的有关项目中与之挂钩呼应：如写作“为某某方之异名”的副辞目，与正辞目异名项挂钩；写作“即某某方加（减）某某药”的副辞目，与正辞目加减项挂钩；其余副辞目，均与正辞目的备考项挂钩。

九、出处标注。正辞目除正名、异名二项标明书名和卷次外，其余诸项均只注书名，不注卷次。副辞目的出处亦标明书名和卷次。

期刊注法统一采用：《刊名》[年，卷（期）：起页]。

十、药名统一。1911年以前的方剂，凡首字不同的中药异名仍保持原貌，如“瓜蒌”不改“栝楼”，“薯蓣”不改“山药”，“玄胡索”“元胡索”不改“延胡索”。凡辞目中含有药名者，处理方法同此。原版方剂中有些名贵药及国家禁用药，如人参、犀角等，现代临床常用党参、水牛角等替代，凡此在不改变原方组成的情况下，本次修订在具体方剂的备考中均不作说明。

十一、书名统一。为了压缩篇幅，我们根据历代文献的引用情况，对某些常用方名的书名进行了简化。如《备急千金要方》简称《千金》，《太平圣惠方》简称《圣惠》。未经简化者仍用全称。一书多名者，选用一种常用名，如《人己良方》又名《寿世良方》，则统一用《人己良方》。

十二、文字统一。本辞典所用简化字，以中国文字改革委员会《简化字总表》（1964年第2版）为主要依据。根据中医药学名词术语的要求，少数繁体字如癥瘕之“癥”等，仍予保留。根据汉字规范要求，“粘”改为“黏”，“痠”改为“酸”。

十三、文献版本。凡一书有多种版本者，选用善本、足本；无善本者，选用最佳的通行本；其他不同的版本作为校勘、补充。若同一方剂在不同的版本中方名有差异者，以善本、最佳通行本或较早版本之方名作正辞目，其他版本的方名作副辞目。

十四、本辞典分9册出版。1～8册为正编，书前均设该册方名目录，按方名笔画顺序编排。第9册为附编，设有全书方名总目录、病证名称索引、参考书目索引、古今度量衡对照表等，以利读者检索。

检　字

十二画

【一】

雄……1
雁……27
厥……27
搽……27
揩……28
提……30
揭……32
插……33
搜……33
援……38
握……38
雅……39
翘……39

【丨】

紫……39
凿……100
棠……100
掌……100
喷……100
喇……100
喝……101
喘……101
喉……101
赐……104
赔……104
蛙……104
蛲……104
蛭……104
蛔……104
蛛……104
蜓……104
蚺……105
蛤……106
蛴……111
跌……112
最……116
暑……116
景……117
鼎……117
黑……117
遇……148
遏……151
遗……151

【丿】

犊……152
铺……152
锁……152
锄……154
锅……154
锈……154
剉……154
稀……154
鹅……157
黍……160
等……160
筚……160
筒……160
筋……160
智……161
傅……161
集……162
焦……165
御……165
循……168
释……168
舒……169
番……182
猢……182
猬……183
猴……186
猯……187
腊……187
脾……187
腋……190
鲁……190

【丶】

敦……191
童……191
蛮……191
痘……192
痞……192
痢……193
痤……196
痫……196
痧……196
痛……197
惺……199
阑……201
焮……202
焰……202
湛……202
渫……202
滞……203
湖……203
湿……203
温……207
渴……237
溃……237
滑……239
游……247
滋……247
溉……272
曾……272
尊……273
奠……273
普……273
善……277
寒……279
窜……282
粪……282
道……282
遂……283
谢……283
遍……284

【乛】

强……284
巽……288
犀……288

隔 ………… 327
疏 ………… 329
絮 ………… 340
登 ………… 340
骗 ………… 340
缃 ………… 341
缓 ………… 341

十三画

【一】

瑞 ………… 344
魂 ………… 345
填 ………… 345
塌 ………… 347
椿 ………… 349
椹 ………… 350
楂 ………… 350
楝 ………… 350
榄 ………… 352
楞 ………… 352
楸 ………… 352
槐 ………… 353
榆 ………… 364
楼 ………… 367
榉 ………… 367
酪 ………… 368
鹊 ………… 368
鼓 ………… 368
蒜 ………… 368
蓝 ………… 370
蓖 ………… 373
蓟 ………… 375
蓬 ………… 375
蒿 ………… 379
蒺 ………… 380
蒟 ………… 383
蒴 ………… 383
蒲 ………… 384
蓉 ………… 392
蓣 ………… 392
蒸 ………… 392
蒙 ………… 394
禁 ………… 394
楚 ………… 394
碑 ………… 394
硼 ………… 394
碎 ………… 398
碌 ………… 398
感 ………… 398
雷 ………… 401
零 ………… 404
雾 ………… 404
摄 ………… 404
搏 ………… 406
搐 ………… 406
搠 ………… 408
颐 ………… 408
输 ………… 408

【丨】

龄 ………… 409
督 ………… 409
鉴 ………… 409
嗅 ………… 409
嘣 ………… 409
暖 ………… 409
暗 ………… 414
睛 ………… 415
睡 ………… 415
蛸 ………… 417
蜈 ………… 417
蜗 ………… 419
蛾 ………… 421
蜍 ………… 421
蜂 ………… 421
蜣 ………… 423
跨 ………… 424
跳 ………… 424
嗣 ………… 424
罩 ………… 424
蜀 ………… 425
煦 ………… 430
照 ………… 430
愚 ………… 431
遣 ………… 431

【丿】

雉 ………… 431
稚 ………… 431
稠 ………… 431
锡 ………… 432
锢 ………… 433
锦 ………… 433
锭 ………… 434
简 ………… 434
催 ………… 434
鼠 ………… 440
魃 ………… 444
魁 ………… 444
愈 ………… 444
猿 ………… 449
馏 ………… 450
腻 ………… 450
腰 ………… 451
腽 ………… 453
腮 ………… 455
腹 ………… 455
鹏 ………… 455
腾 ………… 455
雏 ………… 456
触 ………… 456
解 ………… 456
颖 ………… 490
鲇 ………… 490
鲊 ………… 490
鲍 ………… 490
鮀 ………… 491
煞 ………… 491

【丶】

靖 ………… 491
韵 ………… 491
新 ………… 491
裒 ………… 499
廓 ………… 500
痱 ………… 500
痹 ………… 500
痼 ………… 500
瘀 ………… 501
痦 ………… 501
痰 ………… 501
慎 ………… 503
阖 ………… 503
煤 ………… 503
煨 ………… 504
煅 ………… 506
满 ………… 506
滇 ………… 507
源 ………… 507
溻 ………… 507
溪 ………… 507
滚 ………… 507
溏 ………… 509
滂 ………… 509
溢 ………… 509
溯 ………… 509
溺 ………… 510
粳 ………… 510
煎 ………… 510
慈 ………… 511
塞 ………… 512
窦 ………… 514
鲎 ………… 514
豢 ………… 514
粱 ………… 514
酱 ………… 514
福 ………… 515

裨 …… 515

【乛】

辟 …… 516
殿 …… 520
障 …… 520
缚 …… 520
缠 …… 520

十四画

【一】

瑶 …… 522
静 …… 522
碧 …… 523
熬 …… 531
墙 …… 531
榛 …… 531
榼 …… 531
榧 …… 532
榄 …… 532
榴 …… 532
槟 …… 532
酽 …… 557
酴 …… 557
酿 …… 557
酸 …… 558
嘉 …… 565
蔷 …… 565
蔓 …… 566
蔗 …… 569
蔺 …… 569
蔻 …… 569
蔚 …… 569
蓼 …… 569
聚 …… 570
截 …… 572
磁 …… 576
豨 …… 584
摧 …… 585
嫛 …… 585

【丨】

雌 …… 585
蜚 …… 587
裴 …… 588
嗽 …… 588
赚 …… 588
蜻 …… 588
蜡 …… 588
蜥 …… 591
蜘 …… 592
蝉 …… 592
踊 …… 598
鹘 …… 598
罂 …… 598

【丿】

毓 …… 599
箬 …… 601
箍 …… 601
熏 …… 601
稳 …… 604
僧 …… 604
鼻 …… 604
睾 …… 606
獐 …… 606
膜 …… 606
膈 …… 607
膍 …… 608
鲛 …… 608
鲜 …… 608
竭 …… 608

【丶】

端 …… 609
辣 …… 609
韶 …… 609
敲 …… 609
裹 …… 609
膏 …… 609
腐 …… 612
瘟 …… 612
瘦 …… 612
瘘 …… 613
慢 …… 613
熠 …… 615
熄 …… 616
漆 …… 616
漱 …… 616
滴 …… 618
演 …… 619
漏 …… 619
精 …… 624
赛 …… 625
蜜 …… 626
瘖 …… 629
褐 …… 629
褊 …… 630
褪 …… 630
肇 …… 630

【乛】

嫩 …… 630
嫦 …… 630
翟 …… 631
翠 …… 631
鹜 …… 632
熊 …… 632
缩 …… 635
缫 …… 639

十五画

【一】

璇 …… 640
增 …… 640
槿 …… 651
横 …… 651
樗 …… 651
樱 …… 653
橡 …… 654
槲 …… 654
樟 …… 655
橄 …… 656
聤 …… 656
聪 …… 657
赭 …… 657
豌 …… 658
醋 …… 658
醇 …… 659
醉 …… 659
敷 …… 660
蕙 …… 662
蕤 …… 662
蕲 …… 665
蕊 …… 666
震 …… 666
撒 …… 667
撩 …… 667
撮 …… 667
擒 …… 668
撞 …… 668
镳 …… 669

【丨】

噎 …… 669
嘹 …… 669
噙 …… 669
瞑 …… 671
蝴 …… 671
蝎 …… 671
蝮 …… 675
蝌 …… 675
蝣 …… 675
蝼 …… 675
蝙 …… 676
踯 …… 676
墨 …… 676
暹 …… 677

【丿】

镇 …… 677
稷 …… 692
稻 …… 692
稼 …… 692
箭 …… 692
黎 …… 692
僵 …… 693
僻 …… 694
德 …… 694
虢 …… 694
鲤 …… 694
鲩 …… 697
鲫 …… 697

【丶】

齑 …… 699
熟 …… 699
摩 …… 708
瘠 …… 715
瘫 …… 715
懊 …… 715
憎 …… 715
潜 …… 716
潮 …… 716
澳 …… 716
澄 …… 717
糊 …… 717
鹤 …… 717

【乛】

熨 …… 720
劈 …… 721
豫 …… 721

十六画

【一】

靛 …… 722
橙 …… 722
橘 …… 722
醍 …… 737
醒 …… 738
颠 …… 743
薤 …… 743
薯 …… 745
薇 …… 749
薏 …… 749
薄 …… 756
薛 …… 758
燕 …… 758
橐 …… 759
整 …… 759
獖 …… 759
猳 …… 760
撼 …… 760
擅 …… 760

【丨】

噤 …… 760
螃 …… 761
蹉 …… 761
默 …… 761
黔 …… 761

【丿】

镜 …… 761
赞 …… 761
貒 …… 761
歙 …… 762
獭 …… 762
雕 …… 764
獬 …… 764
鲮 …… 764

【丶】

辨 …… 765
鹧 …… 765
壅 …… 766
磨 …… 766
瘰 …… 770
瘿 …… 772
瘴 …… 772
癃 …… 772
燔 …… 773
燃 …… 773
歘 …… 773
凝 …… 773
澡 …… 775
糖 …… 777
糕 …… 777

【乛】

壁 …… 778
避 …… 778
缲 …… 780

十七画

【一】

檀 …… 781
鞠 …… 781
薷 …… 781
藋 …… 782
藁 …… 782
磬 …… 784
霜 …… 784
霞 …… 784
翳 …… 785
擦 …… 785

【丨】

嚏 …… 788
瞳 …… 788
螵 …… 788
螳 …… 790
螺 …… 790
蹈 …… 790
罽 …… 791

【丿】

魏 …… 791
簟 …… 791
繁 …… 791
鼢 …… 791
黛 …… 791
臌 …… 792
臁 …… 793
鳀 …… 794
鳍 …… 794
螽 …… 794

【丶】

鹫 …… 795
爕 …… 795
䗪 …… 796
麋 …… 796
燥 …… 799
濡 …… 800
濯 …… 801
糟 …… 801
糠 …… 801
蕺 …… 801
豁 …… 802

十八画

【一】

藕 …… 804
藜 …… 805
藤 …… 807
覆 …… 807
礞 …… 809

【丨】

嚟 …… 810
瞻 …… 810
蟢 …… 810
蟠 …… 810
蟮 …… 811
瞿 …… 811
鹭 …… 815

【丿】

翻 …… 815

【丶】

鹰 …… 816
癖 …… 816

十九画

【一】

藿 …… 817
蘧 …… 829
藻 …… 829
攒 …… 829

【丨】

蟾 …… 829
蹲 …… 835

【丿】

鳖 …… 835
鳔 …… 836
鳗 …… 836
蟹 …… 837

【丶】

麒 …… 838
羸 …… 841
癣 …… 841
瀛 …… 843
鳖 …… 843

二十画

【一】

醴 …… 867
蘘 …… 867

【丨】

嚼 …… 867
罂 …… 867

【丿】

獾 …… 868
鳜 …… 868
鳝 …… 868

【丶】

灌 …… 868
瀹 …… 869
糯 …… 869

二十一画

【一】

露 …… 871
霹 …… 874
蘡 …… 877

【丨】

髓 …… 877

【丿】

鳢 …… 877

【丶】

麝 …… 877
癫 …… 902

二十二画以上

【一】

鹳 …… 903
蘼 …… 903
囊 …… 903

【丨】

髑 …… 904

【丿】

簸 …… 904
罐 …… 904
鼹 …… 904

【丶】

蠲 …… 904
麟 …… 908
蠹 …… 908

目　录

十二画

雄

87319 雄及散 …… 1
87320 雄风散 …… 1
87321 雄仙丹 …… 1
87322 雄半丸 …… 1
87323 雄朱丸 …… 1
87324 雄朱丸 …… 1
87325 雄朱丸 …… 1
87326 雄朱丸 …… 1
87327 雄朱丸 …… 1
87328 雄朱丸 …… 1
87329 雄朱丹 …… 2
87330 雄朱丹 …… 2
87331 雄朱丹 …… 2
87332 雄朱丹 …… 2
87333 雄朱丹 …… 2
87334 雄朱丹 …… 2
87335 雄朱散 …… 2
87336 雄朱散 …… 2
87337 雄朱散 …… 2
87338 雄朱散 …… 2
87339 雄朱散 …… 2
87340 雄朱散 …… 3
87341 雄朱散 …… 3
87342 雄朱膏 …… 3
87343 雄臼丸 …… 3
87344 雄豆丸 …… 3
87345 雄豆散 …… 3
87346 雄辛散 …… 3
87347 雄灵散 …… 3
87348 雄附汤 …… 3
87349 雄鸡汤 …… 3
87350 雄鸡酒 …… 3
87351 雄松散 …… 3
87352 雄矾丸 …… 3
87353 雄矾散 …… 3
87354 雄矾散 …… 3
87355 雄矾散 …… 4
87356 雄金丸 …… 4
87357 雄砂丸 …… 4
87358 雄砂丸 …… 4
87359 雄轻散 …… 4
87360 雄胆散 …… 4
87361 雄姜散 …… 4
87362 雄珠丸 …… 4
87363 雄珠散 …… 4
87364 雄鸭酒 …… 4
87365 雄脑散 …… 4
87366 雄黄丸 …… 4
87367 雄黄丸 …… 4
87368 雄黄丸 …… 4
87369 雄黄丸 …… 4
87370 雄黄丸 …… 5
87371 雄黄丸 …… 5
87372 雄黄丸 …… 5
87373 雄黄丸 …… 5
87374 雄黄丸 …… 5
87375 雄黄丸 …… 5
87376 雄黄丸 …… 5
87377 雄黄丸 …… 5
87378 雄黄丸 …… 5
87379 雄黄丸 …… 5
87380 雄黄丸 …… 5
87381 雄黄丸 …… 5
87382 雄黄丸 …… 6
87383 雄黄丸 …… 6
87384 雄黄丸 …… 6
87385 雄黄丸 …… 6
87386 雄黄丸 …… 6
87387 雄黄丸 …… 6
87388 雄黄丸 …… 6
87389 雄黄丸 …… 6
87390 雄黄丸 …… 6
87391 雄黄丸 …… 6
87392 雄黄丸 …… 6
87393 雄黄丸 …… 6
87394 雄黄丸 …… 7
87395 雄黄丸 …… 7
87396 雄黄丸 …… 7
87397 雄黄丸 …… 7
87398 雄黄丸 …… 7
87399 雄黄丸 …… 7
87400 雄黄丸 …… 7
87401 雄黄丸 …… 7
87402 雄黄丸 …… 7
87403 雄黄丸 …… 7
87404 雄黄丸 …… 7
87405 雄黄丸 …… 8
87406 雄黄丸 …… 8
87407 雄黄丸 …… 8
87408 雄黄丸 …… 8
87409 雄黄丸 …… 8
87410 雄黄丸 …… 8
87411 雄黄丸 …… 8
87412 雄黄丸 …… 8
87413 雄黄丸 …… 8
87414 雄黄丸 …… 8
87415 雄黄丸 …… 8
87416 雄黄丸 …… 8
87417 雄黄丸 …… 9
87418 雄黄丸 …… 9
87419 雄黄丸 …… 9
87420 雄黄丸 …… 9
87421 雄黄丸 …… 9
87422 雄黄丸 …… 9
87423 雄黄丸 …… 9
87424 雄黄丸 …… 9
87425 雄黄丸 …… 9
87426 雄黄丸 …… 9
87427 雄黄丸 …… 9
87428 雄黄丸 …… 9
87429 雄黄丸 …… 9
87430 雄黄丸 …… 10
87431 雄黄丸 …… 10
87432 雄黄丸 …… 10
87433 雄黄丸 …… 10
87434 雄黄丸 …… 10
87435 雄黄丸 …… 10
87436 雄黄丸 …… 10
87437 雄黄丸 …… 10
87438 雄黄丸 …… 10

87439 雄黄丸 …………………… 10
87440 雄黄丸 …………………… 10
87441 雄黄丸 …………………… 10
87442 雄黄丸 …………………… 10
87443 雄黄丸 …………………… 10
87444 雄黄丸 …………………… 10
87445 雄黄丸 …………………… 10
87446 雄黄丸 …………………… 10
87447 雄黄丸 …………………… 11
87448 雄黄丸 …………………… 11
87449 雄黄丸 …………………… 11
87450 雄黄丸 …………………… 11
87451 雄黄丸 …………………… 11
87452 雄黄丸 …………………… 11
87453 雄黄丸 …………………… 11
87454 雄黄丸 …………………… 11
87455 雄黄丸 …………………… 11
87456 雄黄丸 …………………… 11
87457 雄黄丹 …………………… 11
87458 雄黄丹 …………………… 11
87459 雄黄丹 …………………… 11
87460 雄黄丹 …………………… 11
87461 雄黄汤 …………………… 11
87462 雄黄油 …………………… 11
87463 雄黄油 …………………… 11
87464 雄黄酊 …………………… 12
87465 雄黄酒 …………………… 12
87466 雄黄散 …………………… 12
87467 雄黄散 …………………… 12
87468 雄黄散 …………………… 12
87469 雄黄散 …………………… 12
87470 雄黄散 …………………… 12
87471 雄黄散 …………………… 12
87472 雄黄散 …………………… 12
87473 雄黄散 …………………… 12
87474 雄黄散 …………………… 12
87475 雄黄散 …………………… 12
87476 雄黄散 …………………… 12
87477 雄黄散 …………………… 12
87478 雄黄散 …………………… 12
87479 雄黄散 …………………… 12
87480 雄黄散 …………………… 12
87481 雄黄散 …………………… 13
87482 雄黄散 …………………… 13
87483 雄黄散 …………………… 13
87484 雄黄散 …………………… 13
87485 雄黄散 …………………… 13
87486 雄黄散 …………………… 13
87487 雄黄散 …………………… 13
87488 雄黄散 …………………… 13
87489 雄黄散 …………………… 13
87490 雄黄散 …………………… 13
87491 雄黄散 …………………… 13
87492 雄黄散 …………………… 13
87493 雄黄散 …………………… 13
87494 雄黄散 …………………… 13
87495 雄黄散 …………………… 13
87496 雄黄散 …………………… 13
87497 雄黄散 …………………… 14
87498 雄黄散 …………………… 14
87499 雄黄散 …………………… 14
87500 雄黄散 …………………… 14
87501 雄黄散 …………………… 14
87502 雄黄散 …………………… 14
87503 雄黄散 …………………… 14
87504 雄黄散 …………………… 14
87505 雄黄散 …………………… 14
87506 雄黄散 …………………… 14
87507 雄黄散 …………………… 14
87508 雄黄散 …………………… 14
87509 雄黄散 …………………… 14
87510 雄黄散 …………………… 14
87511 雄黄散 …………………… 14
87512 雄黄散 …………………… 15
87513 雄黄散 …………………… 15
87514 雄黄散 …………………… 15
87515 雄黄散 …………………… 15
87516 雄黄散 …………………… 15
87517 雄黄散 …………………… 15
87518 雄黄散 …………………… 15
87519 雄黄散 …………………… 15
87520 雄黄散 …………………… 15
87521 雄黄散 …………………… 15
87522 雄黄散 …………………… 15
87523 雄黄散 …………………… 15
87524 雄黄散 …………………… 15
87525 雄黄散 …………………… 15
87526 雄黄散 …………………… 15
87527 雄黄散 …………………… 15
87528 雄黄散 …………………… 15
87529 雄黄散 …………………… 16
87530 雄黄散 …………………… 16
87531 雄黄散 …………………… 16
87532 雄黄散 …………………… 16
87533 雄黄散 …………………… 16
87534 雄黄散 …………………… 16
87535 雄黄散 …………………… 16
87536 雄黄散 …………………… 16
87537 雄黄散 …………………… 16
87538 雄黄散 …………………… 16
87539 雄黄散 …………………… 16
87540 雄黄散 …………………… 16
87541 雄黄散 …………………… 16
87542 雄黄散 …………………… 16
87543 雄黄散 …………………… 16
87544 雄黄散 …………………… 16
87545 雄黄散 …………………… 16
87546 雄黄散 …………………… 16
87547 雄黄散 …………………… 16
87548 雄黄散 …………………… 17
87549 雄黄散 …………………… 17
87550 雄黄散 …………………… 17
87551 雄黄散 …………………… 17
87552 雄黄散 …………………… 17
87553 雄黄散 …………………… 17
87554 雄黄散 …………………… 17
87555 雄黄散 …………………… 17
87556 雄黄散 …………………… 17
87557 雄黄散 …………………… 17
87558 雄黄散 …………………… 17
87559 雄黄散 …………………… 17
87560 雄黄散 …………………… 17
87561 雄黄散 …………………… 17
87562 雄黄散 …………………… 17
87563 雄黄散 …………………… 17
87564 雄黄散 …………………… 17
87565 雄黄散 …………………… 17
87566 雄黄散 …………………… 17
87567 雄黄散 …………………… 18
87568 雄黄散 …………………… 18
87569 雄黄散 …………………… 18
87570 雄黄散 …………………… 18
87571 雄黄散 …………………… 18
87572 雄黄散 …………………… 18
87573 雄黄散 …………………… 18
87574 雄黄散 …………………… 18
87575 雄黄散 …………………… 18
87576 雄黄散 …………………… 18
87577 雄黄散 …………………… 18
87578 雄黄散 …………………… 18
87579 雄黄煎 …………………… 18
87580 雄黄膏 …………………… 18
87581 雄黄膏 …………………… 18
87582 雄黄膏 …………………… 18
87583 雄黄膏 …………………… 18
87584 雄黄膏 …………………… 18
87585 雄黄膏 …………………… 19
87586 雄黄膏 …………………… 19
87587 雄黄膏 …………………… 19
87588 雄黄膏 …………………… 19
87589 雄黄膏 …………………… 19
87590 雄黄膏 …………………… 19
87591 雄黄膏 …………………… 19
87592 雄黄膏 …………………… 19
87593 雄黄膏 …………………… 19
87594 雄黄膏 …………………… 19

87595 雄黄膏 …… 19
87596 雄黄膏 …… 20
87597 雄黄膏 …… 20
87598 雄黄膏 …… 20
87599 雄黄膏 …… 20
87600 雄黄膏 …… 20
87601 雄黄膏 …… 20
87602 雄黄膏 …… 20
87603 雄黄膏 …… 20
87604 雄黄膏 …… 20
87605 雄黄膏 …… 20
87606 雄黄膏 …… 20
87607 雄黄膏 …… 20
87608 雄黄膏 …… 20
87609 雄黄膏 …… 20
87610 雄蛎散 …… 20
87611 雄蛇散 …… 20
87612 雄绿散 …… 20
87613 雄鹅散 …… 21
87614 雄榔丸 …… 21
87615 雄硫散 …… 21
87616 雄硫散 …… 21
87617 雄鼠散 …… 21
87618 雄鼠粥 …… 21
87619 雄槟丸 …… 21
87620 雄雌丸 …… 21
87621 雄雌散 …… 21
87622 雄蝉散 …… 21
87623 雄漆丸 …… 21
87624 雄漆丸 …… 21
87625 雄漆膏 …… 21
87626 雄樟散 …… 21
87627 雄麝丸 …… 21
87628 雄麝丸 …… 21
87629 雄麝汤 …… 21
87630 雄麝汤 …… 22
87631 雄麝散 …… 22
87632 雄麝散 …… 22
87633 雄麝散 …… 22
87634 雄麝散 …… 22
87635 雄麝散 …… 22
87636 雄麝散 …… 22
87637 雄麝散 …… 22
87638 雄麝散 …… 22
87639 雄麝散 …… 22
87640 雄麝散 …… 22
87641 雄黄合剂 …… 22
87642 雄黄龟酒 …… 22
87643 雄黄涂药 …… 22
87644 雄黄锐丸 …… 23
87645 雄黄锐散 …… 23
87646 雄黄暖膏 …… 23
87647 雄黄蜡丸 …… 23
87648 雄黄熏方 …… 23
87649 雄黄敷方 …… 23
87650 雄雀粪散 …… 23
87651 雄猪肚丸 …… 23
87652 雄黑豆酒 …… 23
87653 雄黑豆散 …… 23
87654 雄鼠骨散 …… 23
87655 雄鼠骨散 …… 23
87656 雄鼠屎汤 …… 23
87657 雄鼠粪丸 …… 23
87658 雄白醋糊剂 …… 23
87659 雄朱蝎附散 …… 23
87660 雄附醒风汤 …… 23
87661 雄鸡马兰汤 …… 24
87662 雄矾瓜蒂散 …… 24
87663 雄黄二豆丸 …… 24
87664 雄黄木香散 …… 24
87665 雄黄化毒丸 …… 24
87666 雄黄丹砂丸 …… 24
87667 雄黄半夏丸 …… 24
87668 雄黄圣饼子 …… 24
87669 雄黄夺命散 …… 24
87670 雄黄朱砂方 …… 24
87671 雄黄延年方 …… 24
87672 雄黄导气散 …… 24
87673 雄黄防风丸 …… 24
87674 雄黄牡蛎散 …… 24
87675 雄黄败毒丸 …… 24
87676 雄黄定疼膏 …… 24
87677 雄黄饼子散 …… 24
87678 雄黄祛毒散 …… 25
87679 雄黄神金散 …… 25
87680 雄黄胭脂散 …… 25
87681 雄黄消毒膏 …… 25
87682 雄黄黄芩散 …… 25
87683 雄黄救命丹 …… 25
87684 雄黄淋洗方 …… 25
87685 雄黄淋蘸方 …… 25
87686 雄黄斑蝥酊 …… 25
87687 雄黄茼茹膏 …… 25
87688 雄黄暖膏药 …… 25
87689 雄黄解毒丸 …… 26
87690 雄黄解毒丸 …… 26
87691 雄黄解毒丸 …… 26
87692 雄黄解毒丸 …… 26
87693 雄黄解毒丸 …… 26
87694 雄黄解毒散 …… 26
87695 雄黄解毒散 …… 26
87696 雄黄解毒散 …… 26
87697 雄黄解积丸 …… 26
87698 雄黄截疟丸 …… 26
87699 雄黄敷疮方 …… 26
87700 雄黄摩风膏 …… 26
87701 雄黄息肉方 …… 26
87702 雄黄藜芦散 …… 26
87703 雄黄灌耳方 …… 27
87704 雄黄麝香丸 …… 27
87705 雄黄麝香散 …… 27
87706 雄黄麝香散 …… 27
87707 雄黄麝香散 …… 27
87708 雄鼠稀痘方 …… 27
87709 雄鸡肝桂心方 …… 27
87710 雄黄款冬花散 …… 27

雁

87711 雁肪汤 …… 27
87712 雁脂酒 …… 27

厥

87713 厥症返魂丹 …… 27

搽

87714 搽牙散 …… 27
87715 搽牙散 …… 27
87716 搽牙散 …… 27
87717 搽牙散 …… 27
87718 搽药方 …… 27
87719 搽药方 …… 27
87720 搽药方 …… 28
87721 搽药方 …… 28
87722 搽药方 …… 28
87723 搽痔散 …… 28
87724 搽牙药方 …… 28
87725 搽黄药粉 …… 28
87726 搽绿药粉 …… 28
87727 搽鼻去红方 …… 28
87728 搽大风癞药方 …… 28
87729 搽牙固齿仙方 …… 28

揩

87730 揩牙法 …… 28
87731 揩齿散 …… 28
87732 揩齿散 …… 28
87733 揩齿散 …… 28
87734 揩齿散 …… 28
87735 揩齿七圣散 …… 28
87736 揩齿贝齿散 …… 28
87737 揩齿牛膝散 …… 29
87738 揩齿升麻散 …… 29
87739 揩齿丹砂散 …… 29
87740 揩齿石膏散 …… 29
87741 揩齿龙骨散 …… 29
87742 揩齿龙脑散 …… 29
87743 揩齿白芷散 …… 29
87744 揩齿朱砂散 …… 29
87745 揩齿防风散 …… 29

87746 揩齿皂荚散 ……………… 29
87747 揩齿皂荚散 ……………… 29
87748 揩齿金牙散 ……………… 29
87749 揩齿细辛散 ……………… 29
87750 揩齿细辛散 ……………… 30
87751 揩齿细辛散 ……………… 30
87752 揩齿秦椒散 ……………… 30
87753 揩齿桑椹散 ……………… 30
87754 揩齿槐枝散 ……………… 30
87755 揩齿麝香散 ……………… 30
87756 揩齿龙花蕊散 ……………… 30
87757 揩齿白石英散 ……………… 30
87758 揩齿胡桃灰散 ……………… 30
87759 揩齿莲子草散 ……………… 30
87760 揩牙乌髭地黄散 ……………… 30

提

87761 提气汤 ……………… 30
87762 提气散 ……………… 30
87763 提肛汤 ……………… 30
87764 提肛散 ……………… 30
87765 提肛散 ……………… 30
87766 提肛散 ……………… 30
87767 提肛散 ……………… 31
87768 提肠汤 ……………… 31
87769 提金方 ……………… 31
87770 提金散 ……………… 31
87771 提疟汤 ……………… 31
87772 提泡药 ……………… 31
87773 提肩散 ……………… 31
87774 提毒丹 ……………… 31
87775 提毒丹 ……………… 31
87776 提毒散 ……………… 31
87777 提毒散 ……………… 31
87778 提毒散 ……………… 31
87779 提毒散 ……………… 31
87780 提药方 ……………… 31
87781 提盆散 ……………… 31
87782 提盆散 ……………… 31
87783 提痨丹 ……………… 31
87784 提痨丹 ……………… 32
87785 提脓丹 ……………… 32
87786 提脓散 ……………… 32
87787 提陷汤 ……………… 32
87788 提痰药 ……………… 32
87789 提丁锭子 ……………… 32
87790 提子回生散 ……………… 32
87791 提阴升阳汤 ……………… 32
87792 提毒异功散 ……………… 32
87793 提脓八将散 ……………… 32
87794 提阴升阳祛邪汤 ……………… 32

揭

87795 揭云散 ……………… 32
87796 揭风汤 ……………… 32
87797 揭风汤 ……………… 32
87798 揭毒散 ……………… 32
87799 揭障丹 ……………… 32

插

87800 插耳皂荚丸 ……………… 33

搜

87801 搜风丸 ……………… 33
87802 搜风丸 ……………… 33
87803 搜风丸 ……………… 33
87804 搜风丸 ……………… 33
87805 搜风丸 ……………… 33
87806 搜风丸 ……………… 33
87807 搜风丸 ……………… 33
87808 搜风丸 ……………… 34
87809 搜风丸 ……………… 34
87810 搜风汤 ……………… 34
87811 搜风汤 ……………… 34
87812 搜风汤 ……………… 34
87813 搜风散 ……………… 34
87814 搜风散 ……………… 34
87815 搜风散 ……………… 34
87816 搜风散 ……………… 34
87817 搜风散 ……………… 34
87818 搜风散 ……………… 34
87819 搜风散 ……………… 34
87820 搜风散 ……………… 34
87821 搜风散 ……………… 34
87822 搜风散 ……………… 35
87823 搜风散 ……………… 35
87824 搜饮丸 ……………… 35
87825 搜毒煎 ……………… 35
87826 搜胃散 ……………… 35
87827 搜脓散 ……………… 35
87828 搜脓散 ……………… 35
87829 搜疳丸 ……………… 35
87830 搜瘸丸 ……………… 35
87831 搜脓锭子 ……………… 35
87832 搜风无价丸 ……………… 35
87833 搜风止痛汤 ……………… 35
87834 搜风化痰丸 ……………… 35
87835 搜风化痰丸 ……………… 35
87836 搜风四七丹 ……………… 36
87837 搜风夺命丹 ……………… 36
87838 搜风安胎饮 ……………… 36
87839 搜风寻痛丸 ……………… 36
87840 搜风泻火汤 ……………… 36
87841 搜风顺气丸 ……………… 36
87842 搜风顺气丸 ……………… 36
87843 搜风顺气丸 ……………… 36
87844 搜风顺气丸 ……………… 36
87845 搜风顺气散 ……………… 36
87846 搜风胜湿汤 ……………… 36
87847 搜风除湿汤 ……………… 36
87848 搜风流气饮 ……………… 36
87849 搜风润肠丸 ……………… 36
87850 搜风润肠丸 ……………… 37
87851 搜风理肺丸 ……………… 37
87852 搜风散火汤 ……………… 37
87853 搜风散湿饮 ……………… 37
87854 搜风趁痛散 ……………… 37
87855 搜风解毒汤 ……………… 37
87856 搜毒五虎丹 ……………… 37
87857 搜损寻痛丸 ……………… 37
87858 搜病青黛丸 ……………… 37
87859 搜风大九宝饮 ……………… 37
87860 搜风顺气饮子 ……………… 37
87861 搜风换骨夺命丹 ……………… 37
87862 搜风镇心牛黄丸 ……………… 38

援

87863 援生膏 ……………… 38
87864 援怯汤 ……………… 38
87865 援瘵汤 ……………… 38
87866 援绝神丹 ……………… 38
87867 援土固胎汤 ……………… 38
87868 援下回生丹 ……………… 38
87869 援命拒寒汤 ……………… 38
87870 援命救绝汤 ……………… 38

握

87871 握宣丸 ……………… 38
87872 握宣丸 ……………… 39

雅

87873 雅叫哈顿散 ……………… 39

翘

87874 翘荷汤 ……………… 39

紫

87875 紫丸 ……………… 39
87876 紫方 ……………… 39
87877 紫方 ……………… 39
87878 紫汤 ……………… 39
87879 紫汤 ……………… 39
87880 紫汤 ……………… 39
87881 紫汤 ……………… 39
87882 紫酒 ……………… 39
87883 紫酒 ……………… 39
87884 紫酒 ……………… 39
87885 紫袍 ……………… 39
87886 紫雪 ……………… 40
87887 紫雪 ……………… 40
87888 紫雪 ……………… 40
87889 紫雪 ……………… 40
87890 紫雪 ……………… 40
87891 紫雪 ……………… 40

87892 紫雪 …… 40
87893 紫散 …… 40
87894 紫膏 …… 41
87895 紫霜 …… 41
87896 紫土散 …… 41
87897 紫丸子 …… 41
87898 紫云散 …… 41
87899 紫云膏 …… 41
87900 紫云膏 …… 41
87901 紫云膏 …… 41
87902 紫云膏 …… 41
87903 紫云膏 …… 41
87904 紫元丹 …… 41
87905 紫贝散 …… 41
87906 紫双丸 …… 41
87907 紫双丸 …… 41
87908 紫双丸 …… 42
87909 紫正散 …… 42
87910 紫玉丹 …… 42
87911 紫玉散 …… 42
87912 紫石丸 …… 42
87913 紫石汤 …… 42
87914 紫石酒 …… 42
87915 紫石酒 …… 42
87916 紫石散 …… 42
87917 紫龙丹 …… 42
87918 紫龙丹 …… 42
87919 紫龙丹 …… 42
87920 紫归油 …… 42
87921 紫白汤 …… 42
87922 紫白饮 …… 42
87923 紫永膏 …… 42
87924 紫地汤 …… 42
87925 紫地散 …… 43
87926 紫朴丸 …… 43
87927 紫朴汤 …… 43
87928 紫朴散 …… 43
87929 紫芝丸 …… 43
87930 紫芝丸 …… 43
87931 紫芝丸 …… 43
87932 紫芝丹 …… 43
87933 紫光散 …… 43
87934 紫阳丹 …… 43
87935 紫红散 …… 43
87936 紫芷散 …… 43
87937 紫苋粥 …… 43
87938 紫花饮 …… 43
87939 紫花散 …… 44
87940 紫芦散 …… 44
87941 紫苏丸 …… 44
87942 紫苏丸 …… 44
87943 紫苏丸 …… 44
87944 紫苏丸 …… 44
87945 紫苏丸 …… 44
87946 紫苏方 …… 44
87947 紫苏汤 …… 44
87948 紫苏汤 …… 44
87949 紫苏汤 …… 44
87950 紫苏汤 …… 44
87951 紫苏汤 …… 44
87952 紫苏汤 …… 44
87953 紫苏汤 …… 45
87954 紫苏汤 …… 45
87955 紫苏汤 …… 45
87956 紫苏汤 …… 45
87957 紫苏汤 …… 45
87958 紫苏汤 …… 45
87959 紫苏汤 …… 45
87960 紫苏汤 …… 45
87961 紫苏汤 …… 45
87962 紫苏汤 …… 45
87963 紫苏汤 …… 45
87964 紫苏汤 …… 45
87965 紫苏汤 …… 45
87966 紫苏饮 …… 45
87967 紫苏饮 …… 45
87968 紫苏饮 …… 45
87969 紫苏饮 …… 46
87970 紫苏饮 …… 46
87971 紫苏饮 …… 46
87972 紫苏饮 …… 46
87973 紫苏饮 …… 46
87974 紫苏饮 …… 46
87975 紫苏饮 …… 46
87976 紫苏饮 …… 46
87977 紫苏饮 …… 46
87978 紫苏饮 …… 47
87979 紫苏散 …… 47
87980 紫苏散 …… 47
87981 紫苏散 …… 47
87982 紫苏散 …… 47
87983 紫苏散 …… 47
87984 紫苏散 …… 47
87985 紫苏散 …… 47
87986 紫苏散 …… 47
87987 紫苏散 …… 47
87988 紫苏散 …… 47
87989 紫苏散 …… 48
87990 紫苏散 …… 48
87991 紫苏散 …… 48
87992 紫苏散 …… 48
87993 紫苏散 …… 48
87994 紫苏散 …… 48
87995 紫苏散 …… 48
87996 紫苏散 …… 48
87997 紫苏散 …… 48
87998 紫苏散 …… 48
87999 紫苏散 …… 48
88000 紫苏散 …… 48
88001 紫苏散 …… 48
88002 紫苏散 …… 49
88003 紫苏散 …… 49
88004 紫苏散 …… 49
88005 紫苏散 …… 49
88006 紫苏散 …… 49
88007 紫苏散 …… 49
88008 紫苏散 …… 49
88009 紫苏散 …… 49
88010 紫苏散 …… 49
88011 紫苏粥 …… 49
88012 紫苏粥 …… 49
88013 紫苏粥 …… 49
88014 紫苏粥 …… 49
88015 紫苏粥 …… 49
88016 紫苏膏 …… 49
88017 紫苏膏 …… 49
88018 紫辰丹 …… 49
88019 紫沉丸 …… 50
88020 紫沉丸 …… 50
88021 紫沉丸 …… 50
88022 紫证散 …… 50
88023 紫灵丸 …… 50
88024 紫灵丹 …… 50
88025 紫灵丹 …… 50
88026 紫灵丹 …… 50
88027 紫灵汤 …… 50
88028 紫灵药 …… 50
88029 紫灵散 …… 50
88030 紫陈汤 …… 50
88031 紫英散 …… 50
88032 紫矿散 …… 50
88033 紫炁丹 …… 50
88034 紫金丸 …… 51
88035 紫金丸 …… 51
88036 紫金丸 …… 51
88037 紫金丸 …… 51
88038 紫金丸 …… 51
88039 紫金丸 …… 51
88040 紫金丸 …… 51
88041 紫金丸 …… 51
88042 紫金丸 …… 51
88043 紫金丸 …… 51
88044 紫金丸 …… 52
88045 紫金丸 …… 52
88046 紫金丸 …… 52
88047 紫金丸 …… 52

88048 紫金丸 …… 52
88049 紫金丸 …… 52
88050 紫金丸 …… 52
88051 紫金丸 …… 52
88052 紫金丹 …… 52
88053 紫金丹 …… 52
88054 紫金丹 …… 52
88055 紫金丹 …… 53
88056 紫金丹 …… 53
88057 紫金丹 …… 53
88058 紫金丹 …… 53
88059 紫金丹 …… 53
88060 紫金丹 …… 53
88061 紫金丹 …… 53
88062 紫金丹 …… 53
88063 紫金丹 …… 53
88064 紫金丹 …… 54
88065 紫金丹 …… 54
88066 紫金丹 …… 54
88067 紫金丹 …… 54
88068 紫金丹 …… 54
88069 紫金丹 …… 54
88070 紫金丹 …… 54
88071 紫金丹 …… 54
88072 紫金丹 …… 54
88073 紫金丹 …… 54
88074 紫金丹 …… 54
88075 紫金丹 …… 54
88076 紫金丹 …… 54
88077 紫金丹 …… 54
88078 紫金丹 …… 55
88079 紫金丹 …… 55
88080 紫金丹 …… 55
88081 紫金丹 …… 55
88082 紫金丹 …… 55
88083 紫金丹 …… 55
88084 紫金丹 …… 55
88085 紫金丹 …… 55
88086 紫金丹 …… 55
88087 紫金丹 …… 55
88088 紫金油 …… 55
88089 紫金泥 …… 55
88090 紫金挺 …… 55
88091 紫金酒 …… 55
88092 紫金散 …… 55
88093 紫金散 …… 56
88094 紫金散 …… 56
88095 紫金散 …… 56
88096 紫金散 …… 56
88097 紫金散 …… 56
88098 紫金散 …… 56
88099 紫金散 …… 56
88100 紫金散 …… 56
88101 紫金散 …… 56
88102 紫金散 …… 56
88103 紫金散 …… 56
88104 紫金散 …… 56
88105 紫金散 …… 56
88106 紫金散 …… 57
88107 紫金散 …… 57
88108 紫金散 …… 57
88109 紫金散 …… 57
88110 紫金散 …… 57
88111 紫金散 …… 57
88112 紫金散 …… 57
88113 紫金散 …… 57
88114 紫金散 …… 57
88115 紫金散 …… 57
88116 紫金散 …… 57
88117 紫金散 …… 57
88118 紫金散 …… 57
88119 紫金散 …… 57
88120 紫金散 …… 57
88121 紫金散 …… 57
88122 紫金散 …… 57
88123 紫金散 …… 58
88124 紫金散 …… 58
88125 紫金散 …… 58
88126 紫金锭 …… 58
88127 紫金锭 …… 58
88128 紫金锭 …… 58
88129 紫金锭 …… 58
88130 紫金锭 …… 58
88131 紫金锭 …… 58
88132 紫金锭 …… 58
88133 紫金锭 …… 58
88134 紫金锭 …… 58
88135 紫金锭 …… 59
88136 紫金锭 …… 59
88137 紫金锭 …… 59
88138 紫金锭 …… 59
88139 紫金锭 …… 59
88140 紫金锭 …… 59
88141 紫金锭 …… 59
88142 紫金锭 …… 59
88143 紫金煎 …… 59
88144 紫金箍 …… 59
88145 紫金膏 …… 59
88146 紫金膏 …… 59
88147 紫金膏 …… 60
88148 紫金膏 …… 60
88149 紫金膏 …… 60
88150 紫金膏 …… 60
88151 紫金膏 …… 60
88152 紫金膏 …… 60
88153 紫金膏 …… 60
88154 紫金膏 …… 60
88155 紫金膏 …… 60
88156 紫金膏 …… 60
88157 紫金膏 …… 60
88158 紫金膏 …… 61
88159 紫金膏 …… 61
88160 紫金膏 …… 61
88161 紫金膏 …… 61
88162 紫金膏 …… 61
88163 紫金膏 …… 61
88164 紫金膏 …… 61
88165 紫金膏 …… 61
88166 紫金膏 …… 61
88167 紫金膏 …… 61
88168 紫金膏 …… 61
88169 紫金膏 …… 62
88170 紫金膏 …… 62
88171 紫金膏 …… 62
88172 紫金膏 …… 62
88173 紫金膏 …… 62
88174 紫金膏 …… 62
88175 紫金霜 …… 62
88176 紫炉散 …… 62
88177 紫泡散 …… 62
88178 紫参丸 …… 62
88179 紫参丸 …… 63
88180 紫参丸 …… 63
88181 紫参丸 …… 63
88182 紫参汤 …… 63
88183 紫参汤 …… 63
88184 紫参汤 …… 63
88185 紫参散 …… 63
88186 紫参散 …… 63
88187 紫参散 …… 63
88188 紫参散 …… 63
88189 紫参散 …… 63
88190 紫参散 …… 63
88191 紫参散 …… 63
88192 紫参散 …… 63
88193 紫参散 …… 63
88194 紫荆散 …… 63
88195 紫茸散 …… 64
88196 紫茸膏 …… 64
88197 紫草丸 …… 64
88198 紫草汤 …… 64
88199 紫草汤 …… 64
88200 紫草汤 …… 64
88201 紫草汤 …… 64
88202 紫草汤 …… 64
88203 紫草汤 …… 64

88204 紫草汤 …… 64
88205 紫草汤 …… 64
88206 紫草饮 …… 64
88207 紫草饮 …… 64
88208 紫草饮 …… 64
88209 紫草饮 …… 64
88210 紫草饮 …… 64
88211 紫草饮 …… 64
88212 紫草油 …… 64
88213 紫草酒 …… 64
88214 紫草散 …… 64
88215 紫草散 …… 65
88216 紫草散 …… 65
88217 紫草散 …… 65
88218 紫草散 …… 65
88219 紫草散 …… 65
88220 紫草膏 …… 65
88221 紫草膏 …… 65
88222 紫草膏 …… 65
88223 紫草膏 …… 65
88224 紫草膏 …… 65
88225 紫草膏 …… 65
88226 紫草膏 …… 65
88227 紫草膏 …… 65
88228 紫草膏 …… 66
88229 紫草膏 …… 66
88230 紫草膏 …… 66
88231 紫草膏 …… 66
88232 紫草膏 …… 66
88233 紫砂丹 …… 66
88234 紫砂丹 …… 66
88235 紫砂丹 …… 66
88236 紫砂散 …… 66
88237 紫香丸 …… 66
88238 紫庭方 …… 66
88239 紫姜汤 …… 66
88240 紫神汤 …… 66
88241 紫桂丸 …… 66
88242 紫桂丸 …… 67
88243 紫桂丸 …… 67
88244 紫桂丸 …… 67
88245 紫桂丸 …… 67
88246 紫桂丸 …… 67
88247 紫桂丸 …… 67
88248 紫桂丸 …… 67
88249 紫桂丹 …… 67
88250 紫桂汤 …… 67
88251 紫桂汤 …… 67
88252 紫桂汤 …… 67
88253 紫桂散 …… 67
88254 紫桂散 …… 67
88255 紫桂散 …… 67
88256 紫桂散 …… 68
88257 紫桂散 …… 68
88258 紫桂煎 …… 68
88259 紫桐散 …… 68
88260 紫脂膏 …… 68
88261 紫粉丸 …… 68
88262 紫袍散 …… 68
88263 紫菊汤 …… 68
88264 紫萍散 …… 68
88265 紫菀丸 …… 68
88266 紫菀丸 …… 68
88267 紫菀丸 …… 68
88268 紫菀丸 …… 68
88269 紫菀丸 …… 69
88270 紫菀丸 …… 69
88271 紫菀丸 …… 69
88272 紫菀丸 …… 69
88273 紫菀丸 …… 69
88274 紫菀丸 …… 69
88275 紫菀丸 …… 69
88276 紫菀丸 …… 69
88277 紫菀丸 …… 69
88278 紫菀丸 …… 69
88279 紫菀丸 …… 69
88280 紫菀丸 …… 69
88281 紫菀丸 …… 69
88282 紫菀丸 …… 70
88283 紫菀丸 …… 70
88284 紫菀汤 …… 70
88285 紫菀汤 …… 70
88286 紫菀汤 …… 70
88287 紫菀汤 …… 70
88288 紫菀汤 …… 70
88289 紫菀汤 …… 70
88290 紫菀汤 …… 70
88291 紫菀汤 …… 71
88292 紫菀汤 …… 71
88293 紫菀汤 …… 71
88294 紫菀汤 …… 71
88295 紫菀汤 …… 71
88296 紫菀汤 …… 71
88297 紫菀汤 …… 71
88298 紫菀汤 …… 71
88299 紫菀汤 …… 71
88300 紫菀汤 …… 71
88301 紫菀汤 …… 71
88302 紫菀汤 …… 71
88303 紫菀汤 …… 71
88304 紫菀汤 …… 72
88305 紫菀汤 …… 72
88306 紫菀汤 …… 72
88307 紫菀汤 …… 72
88308 紫菀汤 …… 72
88309 紫菀汤 …… 72
88310 紫菀汤 …… 72
88311 紫菀汤 …… 72
88312 紫菀汤 …… 72
88313 紫菀汤 …… 72
88314 紫菀汤 …… 72
88315 紫菀汤 …… 72
88316 紫菀饮 …… 72
88317 紫菀饮 …… 72
88318 紫菀饮 …… 72
88319 紫菀饮 …… 73
88320 紫菀饮 …… 73
88321 紫菀散 …… 73
88322 紫菀散 …… 73
88323 紫菀散 …… 73
88324 紫菀散 …… 73
88325 紫菀散 …… 73
88326 紫菀散 …… 73
88327 紫菀散 …… 73
88328 紫菀散 …… 73
88329 紫菀散 …… 73
88330 紫菀散 …… 73
88331 紫菀散 …… 73
88332 紫菀散 …… 74
88333 紫菀散 …… 74
88334 紫菀散 …… 74
88335 紫菀散 …… 74
88336 紫菀散 …… 74
88337 紫菀散 …… 74
88338 紫菀散 …… 74
88339 紫菀散 …… 74
88340 紫菀散 …… 74
88341 紫菀散 …… 74
88342 紫菀散 …… 74
88343 紫菀散 …… 74
88344 紫菀散 …… 75
88345 紫菀散 …… 75
88346 紫菀散 …… 75
88347 紫菀散 …… 75
88348 紫菀散 …… 75
88349 紫菀散 …… 75
88350 紫菀散 …… 75
88351 紫菀散 …… 75
88352 紫菀散 …… 75
88353 紫菀散 …… 75
88354 紫菀煎 …… 75
88355 紫菀煎 …… 75
88356 紫菀膏 …… 75
88357 紫黄饮 …… 76
88358 紫雪丸 …… 76
88359 紫雪丹 …… 76

88360 紫雪丹 …………………… 76
88361 紫雪汤 …………………… 76
88362 紫雪散 …………………… 76
88363 紫雪散 …………………… 76
88364 紫雪散 …………………… 76
88365 紫雪散 …………………… 76
88366 紫雪散 …………………… 76
88367 紫雪散 …………………… 76
88368 紫雪膏 …………………… 76
88369 紫银茶 …………………… 76
88370 紫盖丸 …………………… 76
88371 紫琼膏 …………………… 77
88372 紫散子 …………………… 77
88373 紫葳汤 …………………… 77
88374 紫葳汤 …………………… 77
88375 紫葳散 …………………… 77
88376 紫葳散 …………………… 77
88377 紫葳散 …………………… 77
88378 紫葳散 …………………… 77
88379 紫葳散 …………………… 77
88380 紫葳散 …………………… 77
88381 紫葳散 …………………… 77
88382 紫葳散 …………………… 77
88383 紫葛丸 …………………… 77
88384 紫葛丸 …………………… 77
88385 紫葛丸 …………………… 78
88386 紫葛汤 …………………… 78
88387 紫葛汤 …………………… 78
88388 紫葛饮 …………………… 78
88389 紫葛饮 …………………… 78
88390 紫葛饮 …………………… 78
88391 紫葛散 …………………… 78
88392 紫葛散 …………………… 78
88393 紫葛散 …………………… 78
88394 紫葛散 …………………… 78
88395 紫微烟 …………………… 78
88396 紫微膏 …………………… 78
88397 紫蔻丸 …………………… 78
88398 紫精丹 …………………… 78
88399 紫菲膏 …………………… 79
88400 紫檀散 …………………… 79
88401 紫霜丸 …………………… 79
88402 紫霜丸 …………………… 79
88403 紫霜丸 …………………… 79
88404 紫霜丸 …………………… 79
88405 紫霜丸 …………………… 79
88406 紫霜丸 …………………… 79
88407 紫霜丸 …………………… 79
88408 紫霜丸 …………………… 79
88409 紫霜丸 …………………… 79
88410 紫霜丸 …………………… 79
88411 紫霜丸 …………………… 79
88412 紫霜丸 …………………… 79
88413 紫霜散 …………………… 79
88414 紫霜散 …………………… 80
88415 紫霜膏 …………………… 80
88416 紫霞丸 …………………… 80
88417 紫霞云 …………………… 80
88418 紫霞丹 …………………… 80
88419 紫霞丹 …………………… 80
88420 紫霞丹 …………………… 80
88421 紫霞丹 …………………… 80
88422 紫霞丹 …………………… 80
88423 紫霞丹 …………………… 80
88424 紫霞丹 …………………… 80
88425 紫霞丹 …………………… 80
88426 紫霞丹 …………………… 81
88427 紫霞丹 …………………… 81
88428 紫霞杯 …………………… 81
88429 紫霞杯 …………………… 81
88430 紫霞膏 …………………… 81
88431 紫霞膏 …………………… 81
88432 紫霞膏 …………………… 81
88433 紫霞膏 …………………… 81
88434 紫霞膏 …………………… 81
88435 紫霞膏 …………………… 81
88436 紫癜汤 …………………… 82
88437 紫蟾锭 …………………… 82
88438 紫云风丸 …………………… 82
88439 紫玉簪膏 …………………… 82
88440 紫石英丸 …………………… 82
88441 紫石英丸 …………………… 82
88442 紫石英丸 …………………… 82
88443 紫石英丸 …………………… 82
88444 紫石英丸 …………………… 82
88445 紫石英丸 …………………… 83
88446 紫石英丸 …………………… 83
88447 紫石英丸 …………………… 83
88448 紫石英丸 …………………… 83
88449 紫石英丸 …………………… 83
88450 紫石英丸 …………………… 83
88451 紫石英丸 …………………… 83
88452 紫石英丸 …………………… 83
88453 紫石英汤 …………………… 83
88454 紫石英汤 …………………… 83
88455 紫石英汤 …………………… 83
88456 紫石英汤 …………………… 83
88457 紫石英汤 …………………… 83
88458 紫石英汤 …………………… 84
88459 紫石英饮 …………………… 84
88460 紫石英饮 …………………… 84
88461 紫石英酒 …………………… 84
88462 紫石英散 …………………… 84
88463 紫石英散 …………………… 84
88464 紫石英散 …………………… 84
88465 紫石英散 …………………… 84
88466 紫石英散 …………………… 84
88467 紫石英散 …………………… 84
88468 紫石英散 …………………… 84
88469 紫石英散 …………………… 84
88470 紫石英散 …………………… 84
88471 紫石英散 …………………… 85
88472 紫石英散 …………………… 85
88473 紫石英散 …………………… 85
88474 紫石英散 …………………… 85
88475 紫石英散 …………………… 85
88476 紫石煮散 …………………… 85
88477 紫龙金片 …………………… 85
88478 紫团参丸 …………………… 85
88479 紫阳黑散 …………………… 85
88480 紫苏子丸 …………………… 85
88481 紫苏子丸 …………………… 85
88482 紫苏子丸 …………………… 85
88483 紫苏子丸 …………………… 85
88484 紫苏子丸 …………………… 85
88485 紫苏子汤 …………………… 86
88486 紫苏子汤 …………………… 86
88487 紫苏子汤 …………………… 86
88488 紫苏子汤 …………………… 86
88489 紫苏子汤 …………………… 86
88490 紫苏子汤 …………………… 86
88491 紫苏子汤 …………………… 86
88492 紫苏子汤 …………………… 86
88493 紫苏子汤 …………………… 86
88494 紫苏子汤 …………………… 86
88495 紫苏子饮 …………………… 86
88496 紫苏子饮 …………………… 86
88497 紫苏子饮 …………………… 87
88498 紫苏子酒 …………………… 87
88499 紫苏子散 …………………… 87
88500 紫苏子散 …………………… 87
88501 紫苏子散 …………………… 87
88502 紫苏子散 …………………… 87
88503 紫苏子粥 …………………… 87
88504 紫苏子煎 …………………… 87
88505 紫苏饮子 …………………… 87
88506 紫苏饮子 …………………… 87
88507 紫苏饮子 …………………… 87
88508 紫苏饮子 …………………… 87
88509 紫苏煮散 …………………… 87
88510 紫沉香丸 …………………… 87
88511 紫沉煎丸 …………………… 87
88512 紫金皮丸 …………………… 87
88513 紫金皮丸 …………………… 88
88514 紫金皮散 …………………… 88
88515 紫金沙散 …………………… 88

88516 紫金锭子 …… 88
88517 紫金锭子 …… 88
88518 紫金锭子 …… 88
88519 紫金锭子 …… 88
88520 紫金锭子 …… 88
88521 紫金锭子 …… 88
88522 紫金锭子 …… 88
88523 紫金锭散 …… 88
88524 紫金藤丸 …… 88
88525 紫金藤散 …… 88
88526 紫河车丸 …… 89
88527 紫河车丸 …… 89
88528 紫河车丸 …… 89
88529 紫河车丸 …… 89
88530 紫河车丹 …… 89
88531 紫河车散 …… 89
88532 紫河车散 …… 89
88533 紫荆皮散 …… 89
88534 紫荆皮散 …… 89
88535 紫草饮子 …… 89
88536 紫草饮子 …… 89
88537 紫草饮子 …… 89
88538 紫草软膏 …… 89
88539 紫草软膏 …… 89
88540 紫草油膏 …… 90
88541 紫草茸汁 …… 90
88542 紫草茸饮 …… 90
88543 紫草茸油 …… 90
88544 紫草洗方 …… 90
88545 紫茶颗粒 …… 90
88546 紫桂大丸 …… 90
88547 紫桂煮散 …… 90
88548 紫笋茶散 …… 90
88549 紫梢花散 …… 90
88550 紫萍合剂 …… 90
88551 紫萍粒丹 …… 90
88552 紫菀花汤 …… 90
88553 紫菀茸汤 …… 90
88554 紫菀茸汤 …… 90
88555 紫菀茸汤 …… 91
88556 紫菀煎丸 …… 91
88557 紫葛帖方 …… 91
88558 紫葛粉丸 …… 91
88559 紫槟榔煎 …… 91
88560 紫檀涂方 …… 91
88561 紫霞锭子 …… 91
88562 紫藤香散 …… 91
88563 紫石门冬丸 …… 91
88564 紫石门冬丸 …… 91
88565 紫石门冬丸 …… 92
88566 紫石寒食散 …… 92
88567 紫朴开郁丸 …… 92
88568 紫地宁血散 …… 92
88569 紫色疽疮膏 …… 92
88570 紫色消肿粉 …… 92
88571 紫色消肿膏 …… 92
88572 紫色溃疡膏 …… 92
88573 紫花地丁散 …… 92
88574 紫苏丁香丸 …… 92
88575 紫苏七气汤 …… 93
88576 紫苏木香汤 …… 93
88577 紫苏木通汤 …… 93
88578 紫苏乌梅汤 …… 93
88579 紫苏半夏汤 …… 93
88580 紫苏安胎饮 …… 93
88581 紫苏安胎散 …… 93
88582 紫苏饮子散 …… 93
88583 紫苏和气饮 …… 93
88584 紫苏和气饮 …… 93
88585 紫苏和胎饮 …… 93
88586 紫苏知母汤 …… 93
88587 紫苏厚朴汤 …… 93
88588 紫苏香附饮 …… 93
88589 紫苏姜苓汤 …… 94
88590 紫苏流气饮 …… 94
88591 紫苏流气饮 …… 94
88592 紫苏流气饮 …… 94
88593 紫苏麻仁粥 …… 94
88594 紫苏橘皮汤 …… 94
88595 紫沉消积丸 …… 94
88596 紫沉通气汤 …… 94
88597 紫茄子根散 …… 94
88598 紫金天麻丸 …… 94
88599 紫金牛膝丸 …… 94
88600 紫金牛膝散 …… 94
88601 紫金夺命膏 …… 94
88602 紫金禹粮丸 …… 95
88603 紫金活命丹 …… 95
88604 紫金锭眼药 …… 95
88605 紫金蠲痛散 …… 95
88606 紫河车胶囊 …… 95
88607 紫草木香汤 …… 95
88608 紫草木香汤 …… 95
88609 紫草木香散 …… 95
88610 紫草木香散 …… 95
88611 紫草木通汤 …… 95
88612 紫草木通散 …… 95
88613 紫草木通散 …… 95
88614 紫草升麻汤 …… 95
88615 紫草化毒汤 …… 95
88616 紫草化毒散 …… 95
88617 紫草化斑汤 …… 95
88618 紫草四圣散 …… 95
88619 紫草冬葵汤 …… 95
88620 紫草回斑散 …… 96
88621 紫草如圣汤 …… 96
88622 紫草如圣饮 …… 96
88623 紫草如圣散 …… 96
88624 紫草快斑汤 …… 96
88625 紫草快斑汤 …… 96
88626 紫草快斑散 …… 96
88627 紫草陈皮饮 …… 96
88628 紫草承气汤 …… 96
88629 紫草枳壳汤 …… 96
88630 紫草枳实汤 …… 96
88631 紫草厚朴汤 …… 96
88632 紫草透肌汤 …… 96
88633 紫草透肌汤 …… 96
88634 紫草透肌汤 …… 96
88635 紫草透肌散 …… 97
88636 紫草透肌散 …… 97
88637 紫草凉血散 …… 97
88638 紫草消毒饮 …… 97
88639 紫草润肌膏 …… 97
88640 紫草麻仁汤 …… 97
88641 紫草解毒汤 …… 97
88642 紫砂生肌散 …… 97
88643 紫根牡蛎汤 …… 97
88644 紫粉灵宝丹 …… 97
88645 紫梗半夏汤 …… 97
88646 紫萍一粒丹 …… 97
88647 紫菀七味汤 …… 97
88648 紫菀牙上丸 …… 97
88649 紫菀贝母丸 …… 97
88650 紫菀半夏汤 …… 97
88651 紫菀杏仁煎 …… 98
88652 紫菀桂灵丹 …… 98
88653 紫雪玄霜丹 …… 98
88654 紫葳苏木汤 …… 98
88655 紫葛败毒散 …… 98
88656 紫葛桂枝汤 …… 98
88657 紫檀香敷方 …… 98
88658 紫霞黄露饮 …… 98
88659 紫玉接骨神散 …… 98
88660 紫花烧伤软膏 …… 98
88661 紫苏大腹皮饮 …… 98
88662 紫苏五味子汤 …… 98
88663 紫参保肝冲剂 …… 98
88664 紫背荷僵蚕散 …… 98
88665 紫菀等十味丸 …… 99
88666 紫正散合地黄散 …… 99
88667 紫石英天门冬丸 …… 99
88668 紫石英柏子仁丸 …… 99
88669 紫阳真君塞鼻丹 …… 99
88670 紫苏丹皮地黄汤 …… 99
88671 紫苏石膏地黄汤 …… 99

88672 紫苏葛根升麻汤 ………… 99
88673 紫苏葛根半夏汤 ………… 99
88674 紫草甘草枳壳汤 ………… 99
88675 紫背荷叶僵蚕散 ………… 99
88676 紫虚元君头风丹 ………… 99
88677 紫虚元君襄风丹 ……… 100
88678 紫草茸甘草枳壳汤 …… 100
88679 紫微夫人青黛长生散 … 100

凿

88680 凿石丸 ………………… 100
88681 凿柄灰散 ……………… 100

棠

88682 棠梨枝散 ……………… 100
88683 棠梨木瓜汤 …………… 100

掌

88684 掌中金 ………………… 100
88685 掌中金 ………………… 100
88686 掌中金 ………………… 100
88687 掌中金 ………………… 100
88688 掌中散 ………………… 100
88689 掌胃膏 ………………… 100
88690 掌中金丸 ……………… 100
88691 掌中摩散 ……………… 100

喷

88692 喷嚏丸 ………………… 100

喇

88693 喇嘛酒 ………………… 100

喝

88694 喝散 …………………… 101
88695 喝起丸 ………………… 101
88696 喝起汤 ………………… 101
88697 喝起散 ………………… 101
88698 喝起散 ………………… 101
88699 喝起散 ………………… 101
88700 喝起散 ………………… 101

喘

88701 喘气汤 ………………… 101
88702 喘急汤 ………………… 101
88703 喘嗽宁片 ……………… 101

喉

88704 喉闭丸 ………………… 101
88705 喉闭饮 ………………… 101
88706 喉药散 ………………… 101
88707 喉症散 ………………… 102
88708 喉症散 ………………… 102
88709 喉症散 ………………… 102
88710 喉症散 ………………… 102
88711 喉疳丸 ………………… 102
88712 喉痛饮 ………………… 102
88713 喉蛾散 ………………… 102
88714 喉蛾煎 ………………… 102
88715 喉痹饮 ………………… 102
88716 喉痹散 ………………… 102
88717 喉煎方 ………………… 102
88718 喉癣汤 ………………… 102
88719 喉癣散 ………………… 102
88720 喉症金丹 ……………… 102
88721 喉癣吹药 ……………… 102
88722 喉风夺命丹 …………… 102
88723 喉药万应散 …………… 102
88724 喉科回春锭 …………… 103
88725 喉科通关散 …………… 103
88726 喉症开关方 …………… 103
88727 喉症开关方 …………… 103
88728 喉症开关散 …………… 103
88729 喉症汤药方 …………… 103
88730 喉症含化丸 …………… 103
88731 喉症通闭散 …………… 103
88732 喉疳化毒丹 …………… 103
88733 喉疳清解汤 …………… 103
88734 喉痧妙药散 …………… 103
88735 喉痛消炎丸 …………… 103
88736 喉痹甘桔汤 …………… 103

赐

88737 赐子丸 ………………… 104
88738 赐方五香汤 …………… 104
88739 赐方鹿茸丸 …………… 104
88740 赐方腽肭脐丸 ………… 104

赔

88741 赔赈散 ………………… 104

蛙

88742 蛙鸡灰散 ……………… 104

蛲

88743 蛲虫散 ………………… 104

蛭

88744 蛭蟾丹 ………………… 104

蛔

88745 蛔虫丸 ………………… 104
88746 蛔虫散 ………………… 104
88747 蛔疳散 ………………… 104

蛛

88748 蛛丹散 ………………… 104
88749 蛛丝散 ………………… 104
88750 蛛矾散 ………………… 104

蜒

88751 蜒蚰散 ………………… 104
88752 蜒蝣槐花丸 …………… 104

蛐

88753 蛐蟮丸………………… 105
88754 蛐蟮丸………………… 105
88755 蛐蟮丸………………… 105
88756 蛐蟮丸………………… 105
88757 蛐蟮丸………………… 105
88758 蛐蟮丸………………… 105
88759 蛐蟮丸………………… 105
88760 蛐蟮丸………………… 105
88761 蛐蟮丸………………… 105
88762 蛐蟮丸………………… 105
88763 蛐蟮丸………………… 106
88764 蛐蟮丸………………… 106
88765 蛐蟮散………………… 106
88766 蛐蟮散………………… 106
88767 蛐蟮散………………… 106
88768 蛐蟮散………………… 106
88769 蛐蟮散………………… 106
88770 蛐蟮散………………… 106
88771 蛐蟮散………………… 106
88772 蛐蟮散………………… 106
88773 蛐蟮散………………… 106
88774 蛐蟮散………………… 106
88775 蛐蟮散………………… 106

蛤

88776 蛤馔………………… 106
88777 蛤青散………………… 107
88778 蛤苓丹………………… 107
88779 蛤蚕散………………… 107
88780 蛤蚧丸………………… 107
88781 蛤蚧丸………………… 107
88782 蛤蚧丸………………… 107
88783 蛤蚧丸………………… 107
88784 蛤蚧丸………………… 107
88785 蛤蚧丸………………… 107
88786 蛤蚧丸………………… 107
88787 蛤蚧丸………………… 107
88788 蛤蚧丸………………… 107
88789 蛤蚧丸………………… 108
88790 蛤蚧丸………………… 108
88791 蛤蚧丸………………… 108
88792 蛤蚧丸………………… 108
88793 蛤蚧汤………………… 108
88794 蛤蚧汤………………… 108
88795 蛤蚧散………………… 108
88796 蛤蚧散………………… 108
88797 蛤蚧散………………… 108
88798 蛤蚧散………………… 108
88799 蛤蚧散………………… 108
88800 蛤蚧散………………… 109
88801 蛤蚧散………………… 109
88802 蛤蚧散………………… 109
88803 蛤蚧膏………………… 109
88804 蛤消散………………… 109

88805 蛤粉丸 …… 109
88806 蛤粉丸 …… 109
88807 蛤粉丸 …… 109
88808 蛤粉丸 …… 109
88809 蛤粉散 …… 109
88810 蛤粉散 …… 109
88811 蛤粉散 …… 109
88812 蛤粉散 …… 109
88813 蛤粉散 …… 109
88814 蛤粉散 …… 109
88815 蛤粉散 …… 109
88816 蛤粉散 …… 109
88817 蛤粉散 …… 109
88818 蛤粉散 …… 110
88819 蛤粉散 …… 110
88820 蛤粉散 …… 110
88821 蛤粉散 …… 110
88822 蛤粉膏 …… 110
88823 蛤蜊散 …… 110
88824 蛤蜊散 …… 110
88825 蛤蚧饮子 …… 110
88826 蛤石轻黄散 …… 110
88827 蛤蚧大补丸 …… 110
88828 蛤蚧补肾丸 …… 110
88829 蛤蚧固金汤 …… 110
88830 蛤蚧治痨丸 …… 110
88831 蛤蚧定喘丸 …… 110
88832 蛤蚧保和丸 …… 111
88833 蛤蚧养肺丸 …… 111
88834 蛤蚧救喘丹 …… 111
88835 蛤蚧大补胶囊 …… 111
88836 蛤蚧补肾胶囊 …… 111
88837 蛤蚧定喘胶囊 …… 111

蛴

88838 蛴螬丸 …… 111
88839 蛴螬丸 …… 111
88840 蛴螬丸 …… 111
88841 蛴螬丸 …… 111
88842 蛴螬酒 …… 111
88843 蛴螬散 …… 112
88844 蛴螬散 …… 112
88845 蛴螬散 …… 112
88846 蛴螬点眼方 …… 112

跌

88847 跌打丸 …… 112
88848 跌打丸 …… 112
88849 跌打丸 …… 112
88850 跌打丸 …… 112
88851 跌打丸 …… 112
88852 跌打丸 …… 112
88853 跌打片 …… 112
88854 跌打酒 …… 112
88855 跌打散 …… 112
88856 跌打散 …… 113
88857 跌打散 …… 113
88858 跌打膏 …… 113
88859 跌打药酒 …… 113
88860 跌打药酒 …… 113
88861 跌打药酒 …… 113
88862 跌打膏药 …… 113
88863 跌打膏药 …… 113
88864 跌打万应散 …… 113
88865 跌打万金丸 …… 113
88866 跌打止痛片 …… 114
88867 跌打止痛散 …… 114
88868 跌打风湿酒 …… 114
88869 跌打白糖饮 …… 114
88870 跌打吐血饮 …… 114
88871 跌打伤科酒 …… 114
88872 跌打还魂丸 …… 114
88873 跌打扭伤散 …… 114
88874 跌打活血散 …… 114
88875 跌打活命丹 …… 114
88876 跌打养营汤 …… 115
88877 跌打损伤丸 …… 115
88878 跌打损伤丸 …… 115
88879 跌打损伤酒 …… 115
88880 跌打损伤酒 …… 115
88881 跌打损伤酒 …… 115
88882 跌打损伤散 …… 115
88883 跌打损伤膏 …… 115
88884 跌打损伤膏 …… 115
88885 跌打损伤膏 …… 116
88886 跌打榜药酒 …… 116
88887 跌打十三味煎 …… 116
88888 跌打风湿药酒 …… 116
88889 跌打损伤药酒 …… 116
88890 跌仆损伤急救散 …… 116

最

88891 最效散 …… 116

暑

88892 暑汤 …… 116
88893 暑风散 …… 116
88894 暑症片 …… 117
88895 暑风饮子 …… 117
88896 暑热感冒颗粒 …… 117
88897 暑湿感冒颗粒 …… 117

景

88898 景天花散 …… 117
88899 景天涂方 …… 117

鼎

88900 鼎足方 …… 117

黑

88901 黑丸 …… 117
88902 黑丸 …… 117
88903 黑丸 …… 117
88904 黑丸 …… 117
88905 黑丹 …… 117
88906 黑药 …… 117
88907 黑药 …… 117
88908 黑散 …… 118
88909 黑散 …… 118
88910 黑散 …… 118
88911 黑散 …… 118
88912 黑散 …… 118
88913 黑散 …… 118
88914 黑膏 …… 118
88915 黑膏 …… 118
88916 黑丸子 …… 118
88917 黑丸子 …… 118
88918 黑丸子 …… 118
88919 黑丸子 …… 118
88920 黑丸子 …… 119
88921 黑丸子 …… 119
88922 黑丸子 …… 119
88923 黑丸子 …… 119
88924 黑丸子 …… 119
88925 黑丸子 …… 119
88926 黑丸子 …… 119
88927 黑丸子 …… 119
88928 黑子丸 …… 119
88929 黑子散 …… 119
88930 黑子散 …… 119
88931 黑子膏 …… 119
88932 黑云散 …… 119
88933 黑云膏 …… 119
88934 黑云膏 …… 119
88935 黑牛散 …… 119
88936 黑丑丸 …… 119
88937 黑丑散 …… 119
88938 黑玉丹 …… 120
88939 黑玉丹 …… 120
88940 黑玉丹 …… 120
88941 黑末子 …… 120
88942 黑末子 …… 120
88943 黑布膏 …… 120
88944 黑龙丸 …… 120
88945 黑龙丸 …… 120
88946 黑龙丸 …… 120
88947 黑龙丸 …… 121
88948 黑龙丸 …… 121
88949 黑龙丸 …… 121
88950 黑龙丸 …… 121
88951 黑龙丸 …… 121

88952 黑龙丸 …………………… 121
88953 黑龙丸 …………………… 121
88954 黑龙丸 …………………… 121
88955 黑龙丸 …………………… 121
88956 黑龙丹 …………………… 121
88957 黑龙丹 …………………… 122
88958 黑龙丹 …………………… 122
88959 黑龙丹 …………………… 122
88960 黑龙丹 …………………… 122
88961 黑龙丹 …………………… 122
88962 黑龙丹 …………………… 123
88963 黑龙汤 …………………… 123
88964 黑龙散 …………………… 123
88965 黑龙散 …………………… 123
88966 黑龙散 …………………… 123
88967 黑龙散 …………………… 123
88968 黑龙散 …………………… 123
88969 黑龙散 …………………… 123
88970 黑龙散 …………………… 123
88971 黑龙散 …………………… 123
88972 黑龙散 …………………… 123
88973 黑龙散 …………………… 123
88974 黑龙煎 …………………… 123
88975 黑龙膏 …………………… 124
88976 黑龙膏 …………………… 124
88977 黑白丸 …………………… 124
88978 黑白丹 …………………… 124
88979 黑白方 …………………… 124
88980 黑白饮 …………………… 124
88981 黑白散 …………………… 124
88982 黑白散 …………………… 124
88983 黑白散 …………………… 124
88984 黑白散 …………………… 124
88985 黑白散 …………………… 124
88986 黑白散 …………………… 124
88987 黑白散 …………………… 124
88988 黑白散 …………………… 124
88989 黑奴丸 …………………… 124
88990 黑奴丸 …………………… 124
88991 黑奴丸 …………………… 124
88992 黑奴丸 …………………… 124
88993 黑奴丸 …………………… 124
88994 墨圣丸 …………………… 125
88995 黑圣丸 …………………… 125
88996 黑圣散 …………………… 125
88997 黑圣散 …………………… 125
88998 黑圣散 …………………… 125
88999 黑圣散 …………………… 125
89000 黑圣散 …………………… 125
89001 黑圣散 …………………… 125
89002 黑圣散 …………………… 125
89003 黑圣散 …………………… 125
89004 黑发散 …………………… 125
89005 黑成散 …………………… 125
89006 黑光汤 …………………… 125
89007 黑舌丹 …………………… 125
89008 黑豆丸 …………………… 125
89009 黑豆丸 …………………… 125
89010 黑豆丸 …………………… 126
89011 黑豆丸 …………………… 126
89012 黑豆方 …………………… 126
89013 黑豆汤 …………………… 126
89014 黑豆汤 …………………… 126
89015 黑豆汤 …………………… 126
89016 黑豆汤 …………………… 126
89017 黑豆汤 …………………… 126
89018 黑豆汤 …………………… 126
89019 黑豆汤 …………………… 126
89020 黑豆饮 …………………… 126
89021 黑豆饮 …………………… 126
89022 黑豆饮 …………………… 126
89023 黑豆饮 …………………… 126
89024 黑豆沥 …………………… 126
89025 黑豆酒 …………………… 126
89026 黑豆酒 …………………… 126
89027 黑豆散 …………………… 127
89028 黑豆散 …………………… 127
89029 黑豆散 …………………… 127
89030 黑豆散 …………………… 127
89031 黑豆粥 …………………… 127
89032 黑豆煎 …………………… 127
89033 黑豆煎 …………………… 127
89034 黑豆煎 …………………… 127
89035 黑豆熨 …………………… 127
89036 黑豆羹 …………………… 127
89037 黑汞散 …………………… 127
89038 黑汞膏 …………………… 127
89039 黑芥丸 …………………… 127
89040 黑吹药 …………………… 127
89041 黑灵丸 …………………… 127
89042 黑灵丹 …………………… 128
89043 黑灵丹 …………………… 128
89044 黑灵丹 …………………… 128
89045 黑灵药 …………………… 128
89046 黑灵散 …………………… 128
89047 黑灵散 …………………… 128
89048 黑灵散 …………………… 128
89049 黑附丸 …………………… 128
89050 黑附丸 …………………… 128
89051 黑附汤 …………………… 128
89052 黑附汤 …………………… 128
89053 黑附散 …………………… 128
89054 黑纸捻 …………………… 128
89055 黑枣散 …………………… 128
89056 黑虎丸…………………… 128
89057 黑虎丸…………………… 128
89058 黑虎丸…………………… 129
89059 黑虎丸…………………… 129
89060 黑虎丸…………………… 129
89061 黑虎丸…………………… 129
89062 黑虎丸…………………… 129
89063 黑虎丸…………………… 129
89064 黑虎丹…………………… 129
89065 黑虎丹…………………… 129
89066 黑虎丹…………………… 129
89067 黑虎丹…………………… 129
89068 黑虎丹…………………… 129
89069 黑虎丹…………………… 129
89070 黑虎丹…………………… 129
89071 黑虎丹…………………… 130
89072 黑虎丹…………………… 130
89073 黑虎丹…………………… 130
89074 黑虎丹…………………… 130
89075 黑虎丹…………………… 130
89076 黑虎丹…………………… 130
89077 黑虎丹…………………… 130
89078 黑虎丹…………………… 130
89079 黑虎汤…………………… 130
89080 黑虎汤…………………… 130
89081 黑虎散…………………… 130
89082 黑虎散…………………… 131
89083 黑虎散…………………… 131
89084 黑虎散…………………… 131
89085 黑虎散…………………… 131
89086 黑虎膏…………………… 131
89087 黑虎膏…………………… 131
89088 黑虎膏…………………… 131
89089 黑虎膏…………………… 131
89090 黑金丸…………………… 131
89091 黑金丸…………………… 131
89092 黑金丹…………………… 131
89093 黑金丹…………………… 131
89094 黑金散…………………… 132
89095 黑金散…………………… 132
89096 黑金散…………………… 132
89097 黑金散…………………… 132
89098 黑金散…………………… 132
89099 黑金散…………………… 132
89100 黑金散…………………… 132
89101 黑金散…………………… 132
89102 黑金散…………………… 132
89103 黑金散…………………… 132
89104 黑金散…………………… 132
89105 黑金膏…………………… 132
89106 黑金膏…………………… 132
89107 黑鱼汤…………………… 133

89108 黑油膏 …………………… 133
89109 黑参丸 …………………… 133
89110 黑参丸 …………………… 133
89111 黑参汤 …………………… 133
89112 黑参汤 …………………… 133
89113 黑参剂 …………………… 133
89114 黑药油 …………………… 133
89115 黑星丹 …………………… 133
89116 黑香散 …………………… 133
89117 黑香散 …………………… 133
89118 黑须散 …………………… 133
89119 黑疮药 …………………… 133
89120 黑姜散 …………………… 133
89121 黑姜散 …………………… 133
89122 黑神丸 …………………… 133
89123 黑神丸 …………………… 134
89124 黑神丸 …………………… 134
89125 黑神丸 …………………… 134
89126 黑神丸 …………………… 134
89127 黑神丸 …………………… 134
89128 黑神丸 …………………… 134
89129 黑神丸 …………………… 134
89130 黑神丸 …………………… 134
89131 黑神丸 …………………… 134
89132 黑神丸 …………………… 135
89133 黑神丸 …………………… 135
89134 黑神丸 …………………… 135
89135 黑神丸 …………………… 135
89136 黑神丸 …………………… 135
89137 黑神丸 …………………… 135
89138 黑神丸 …………………… 135
89139 黑神丸 …………………… 135
89140 黑神丸 …………………… 135
89141 黑神丸 …………………… 135
89142 黑神丸 …………………… 136
89143 黑神丸 …………………… 136
89144 黑神丸 …………………… 136
89145 黑神丸 …………………… 136
89146 黑神丸 …………………… 136
89147 黑神丹 …………………… 136
89148 黑神丹 …………………… 136
89149 黑神丹 …………………… 136
89150 黑神丹 …………………… 136
89151 黑神丹 …………………… 136
89152 黑神散 …………………… 136
89153 黑神散 …………………… 136
89154 黑神散 …………………… 137
89155 黑神散 …………………… 137
89156 黑神散 …………………… 137
89157 黑神散 …………………… 137
89158 黑神散 …………………… 137
89159 黑神散 …………………… 137
89160 黑神散 …………………… 137
89161 黑神散 …………………… 137
89162 黑神散 …………………… 137
89163 黑神散 …………………… 137
89164 黑神散 …………………… 137
89165 黑神散 …………………… 137
89166 黑神散 …………………… 137
89167 黑神散 …………………… 137
89168 黑神散 …………………… 137
89169 黑神散 …………………… 138
89170 黑神散 …………………… 138
89171 黑神散 …………………… 138
89172 黑神散 …………………… 138
89173 黑神散 …………………… 138
89174 黑神散 …………………… 138
89175 黑神散 …………………… 138
89176 黑神散 …………………… 138
89177 黑神散 …………………… 138
89178 黑神散 …………………… 138
89179 黑神散 …………………… 138
89180 黑神散 …………………… 138
89181 黑神散 …………………… 138
89182 黑神散 …………………… 139
89183 黑神散 …………………… 139
89184 黑神散 …………………… 139
89185 黑神散 …………………… 139
89186 黑神散 …………………… 139
89187 黑神散 …………………… 139
89188 黑神散 …………………… 139
89189 黑神散 …………………… 139
89190 黑神散 …………………… 139
89191 黑神散 …………………… 139
89192 黑神散 …………………… 139
89193 黑神散 …………………… 139
89194 黑神散 …………………… 139
89195 黑神散 …………………… 139
89196 黑神膏 …………………… 139
89197 黑神膏 …………………… 139
89198 黑退消 …………………… 140
89199 黑桂散 …………………… 140
89200 黑盐顶 …………………… 140
89201 黑铅丹 …………………… 140
89202 黑铅丹 …………………… 140
89203 黑铅酒 …………………… 140
89204 黑铅酒 …………………… 140
89205 黑铅散 …………………… 140
89206 黑铅散 …………………… 140
89207 黑铅散 …………………… 140
89208 黑疸汤 …………………… 140
89209 黑消散 …………………… 140
89210 黑雪丹 …………………… 140
89211 黑雪膏 …………………… 140
89212 黑痔丹…………………… 140
89213 黑散子…………………… 140
89214 黑散子…………………… 141
89215 黑散子…………………… 141
89216 黑散子…………………… 141
89217 黑散子…………………… 141
89218 黑散子…………………… 141
89219 黑散子…………………… 141
89220 黑散子…………………… 141
89221 黑散子…………………… 141
89222 黑散子…………………… 141
89223 黑散子…………………… 141
89224 黑散子…………………… 141
89225 黑散子…………………… 141
89226 黑散子…………………… 141
89227 黑散子…………………… 141
89228 黑散子…………………… 141
89229 黑散子…………………… 142
89230 黑散子…………………… 142
89231 黑锡丸…………………… 142
89232 黑锡丹…………………… 142
89233 黑锡丸…………………… 142
89234 黑锡丹…………………… 142
89235 黑锡丹…………………… 142
89236 黑锡丹…………………… 143
89237 黑锡丹…………………… 143
89238 黑锡丹…………………… 143
89239 黑锡丹…………………… 143
89240 黑锡丹…………………… 143
89241 黑锡丹…………………… 143
89242 黑锡散…………………… 143
89243 黑锡煎…………………… 143
89244 黑膏子…………………… 143
89245 黑膏子…………………… 143
89246 黑膏汤…………………… 143
89247 黑膏药…………………… 143
89248 黑鲫膏…………………… 144
89249 黑鹤散…………………… 144
89250 黑糖散…………………… 144
89251 黑霜丸…………………… 144
89252 黑癣药…………………… 144
89253 黑八宝丹…………………… 144
89254 黑三棱丸…………………… 144
89255 黑牛黄丸…………………… 144
89256 黑牛髓煎…………………… 144
89257 黑布药膏…………………… 144
89258 黑归脾丸…………………… 144
89259 黑归脾汤…………………… 144
89260 黑生肌散…………………… 144
89261 黑白神丹…………………… 144
89262 黑发仙丹…………………… 144
89263 黑发仙丹…………………… 145

89264 黑地黄丸 ………………… 145
89265 黑红软膏 ………………… 145
89266 黑豆饮子 ………………… 145
89267 黑豆油膏 ………………… 145
89268 黑豆神方 ………………… 145
89269 黑豆神散 ………………… 145
89270 黑豆浸酒 ………………… 145
89271 黑豆浸酒 ………………… 145
89272 黑豆浸酒 ………………… 145
89273 黑豆煎膏 ………………… 145
89274 黑花蛇散 ………………… 145
89275 黑附子丸 ………………… 145
89276 黑附子汤 ………………… 145
89277 黑附子汤 ………………… 145
89278 黑附子散 ………………… 145
89279 黑矾甘油 ………………… 146
89280 黑矾洗剂 ………………… 146
89281 黑弩箭丸 ………………… 146
89282 黑牵牛散 ………………… 146
89283 黑须仙丹 ………………… 146
89284 黑将军散 ………………… 146
89285 黑神散子 ………………… 146
89286 黑逍遥散 ………………… 146
89287 黑桑椹膏 ………………… 146
89288 黑琥珀散 ………………… 146
89289 黑蒲黄散 ………………… 146
89290 黑蔹软膏 ………………… 147
89291 黑马蹄香散 ……………… 147
89292 黑牛续地饮 ……………… 147
89293 黑风羚羊饮 ……………… 147
89294 黑龙妙化膏 ……………… 147
89295 黑白安胎散 ……………… 147
89296 黑白附子丸 ……………… 147
89297 黑发香头油 ……………… 147
89298 黑色痘疮膏 ……………… 147
89299 黑豆生姜汤 ……………… 147
89300 黑豆汁渍方 ……………… 147
89301 黑枣丁香散 ……………… 147
89302 黑枣胡椒散 ……………… 147
89303 黑虎子惊药 ……………… 148
89304 黑狗头骨散 ……………… 148
89305 黑香四神散 ……………… 148
89306 黑神黄耆散 ……………… 148
89307 黑髭揩齿散 ……………… 148
89308 黑了脱敏洗剂 …………… 148
89309 黑布化毒散膏 …………… 148
89310 黑豆馏油软膏 …………… 148

遇

89311 遇仙丹 …………………… 148
89312 遇仙丹 …………………… 148
89313 遇仙丹 …………………… 148
89314 遇仙丹 …………………… 148
89315 遇仙丹 …………………… 148
89316 遇仙丹 …………………… 148
89317 遇仙丹 …………………… 149
89318 遇仙丹 …………………… 149
89319 遇仙丹 …………………… 149
89320 遇仙丹 …………………… 149
89321 遇仙丹 …………………… 149
89322 遇仙丹 …………………… 149
89323 遇仙丹 …………………… 149
89324 遇仙丹 …………………… 149
89325 遇仙丹 …………………… 149
89326 遇仙丹 …………………… 149
89327 遇仙丹 …………………… 149
89328 遇仙丹 …………………… 149
89329 遇仙丹 …………………… 149
89330 遇仙方 …………………… 149
89331 遇仙方 …………………… 149
89332 遇仙汤 …………………… 150
89333 遇仙膏 …………………… 150
89334 遇仙膏 …………………… 150
89335 遇仙膏 …………………… 150
89336 遇仙膏 …………………… 150
89337 遇明丸 …………………… 150
89338 遇春仙 …………………… 150
89339 遇仙无比丸 ……………… 150
89340 遇仙无比丹 ……………… 150
89341 遇仙立效散 ……………… 150
89342 遇仙如意丸 ……………… 150
89343 遇仙如意丹 ……………… 151
89344 遇仙补寿丹 ……………… 151
89345 遇仙雄黄丹 ……………… 151
89346 遇仙立效饮子 …………… 151

遏

89347 遏火汤 …………………… 151
89348 遏汗丸 …………………… 151
89349 遏炎散 …………………… 151

遗

89350 遗花散 …………………… 151
89351 遗尿散 …………………… 151
89352 遗溺汤 …………………… 151
89353 遗精丸 …………………… 151
89354 遗山牢牙散 ……………… 151
89355 遗忘双痊丹 ……………… 151
89356 遗粮清髓汤 ……………… 152

犊

89357 犊髓全阳膏 ……………… 152

铺

89358 铺脐药饼 ………………… 152
89359 铺脐药饼 ………………… 152

锁

89360 锁阳丸 …………………… 152
89361 锁阳丸 …………………… 152
89362 锁阳丸 …………………… 152
89363 锁阳丹 …………………… 152
89364 锁阳丹 …………………… 152
89365 锁阳丹 …………………… 152
89366 锁阳丹 …………………… 152
89367 锁金丹 …………………… 152
89368 锁匙散 …………………… 152
89369 锁精丸 …………………… 152
89370 锁精丸 …………………… 152
89371 锁精丸 …………………… 153
89372 锁精丸 …………………… 153
89373 锁精丸 …………………… 153
89374 锁精丹 …………………… 153
89375 锁阳固精丸 ……………… 153
89376 锁阳固精丸 ……………… 153
89377 锁阳固精丸 ……………… 153
89378 锁阳固精丸 ……………… 153
89379 锁阳固精丸 ……………… 153
89380 锁阳固精丸 ……………… 153
89381 锁阳固精丸 ……………… 153
89382 锁阳固精丸 ……………… 153
89383 锁阳固精丹 ……………… 154
89384 锁阳补肾胶囊 …………… 154

锄

89385 锄种汤 …………………… 154
89386 锄云止咳汤 ……………… 154

锅

89387 锅宜丸 …………………… 154
89388 锅粑散 …………………… 154
89389 锅焦丸 …………………… 154

锈

89390 锈刀散 …………………… 154

剉

89391 剉散 ……………………… 154
89392 剉散 ……………………… 154

稀

89393 稀涎汤 …………………… 154
89394 稀涎饮 …………………… 154
89395 稀涎散 …………………… 154
89396 稀涎散 …………………… 154
89397 稀涎散 …………………… 155
89398 稀涎散 …………………… 155
89399 稀涎散 …………………… 155
89400 稀涎散 …………………… 155
89401 稀涎散 …………………… 155
89402 稀涎散 …………………… 155
89403 稀涎散 …………………… 155
89404 稀涎散 …………………… 155
89405 稀痘丸 …………………… 155
89406 稀痘丹 …………………… 155

89407 稀痘丹 …………………… 155
89408 稀痘丹 …………………… 155
89409 稀痘丹 …………………… 155
89410 稀痘丹 …………………… 156
89411 稀痘丹 …………………… 156
89412 稀痘丹 …………………… 156
89413 稀痘丹 …………………… 156
89414 稀痘汤 …………………… 156
89415 稀痘汤 …………………… 156
89416 稀痘汤 …………………… 156
89417 稀痘饮 …………………… 156
89418 稀痘酒 …………………… 156
89419 稀痘散 …………………… 156
89420 稀痘散 …………………… 156
89421 稀痘膏 …………………… 156
89422 稀痘仙方 ………………… 156
89423 稀痘神方 ………………… 156
89424 稀涎千缗汤 ……………… 156
89425 稀痘三豆汤 ……………… 156
89426 稀痘万金丹 ……………… 157
89427 稀痘乌鱼汤 ……………… 157
89428 稀痘龙凤膏 ……………… 157
89429 稀痘如神散 ……………… 157
89430 稀痘鸡蛋方 ……………… 157
89431 稀痘兔肉丹 ……………… 157
89432 稀痘兔红丸 ……………… 157
89433 稀痘保婴丹 ……………… 157
89434 稀痘蛤蟆方 ……………… 157
89435 稀痘鼠肉方 ……………… 157
89436 稀痘鲫鱼方 ……………… 157

鹅

89437 鹅膏 ……………………… 157
89438 鹅石散 …………………… 157
89439 鹅实散 …………………… 157
89440 鹅胆膏 …………………… 157
89441 鹅黄散 …………………… 158
89442 鹅黄散 …………………… 158
89443 鹅黄散 …………………… 158
89444 鹅黄散 …………………… 158
89445 鹅黄散 …………………… 158
89446 鹅梨汤 …………………… 158
89447 鹅翎丹 …………………… 158
89448 鹅翎散 …………………… 158
89449 鹅瑯丸 …………………… 158
89450 鹅掌油 …………………… 158
89451 鹅管散 …………………… 158
89452 鹅墩饮 …………………… 158
89453 鹅梨煎丸 ………………… 158
89454 鹅梨煎丸 ………………… 158
89455 鹅掌风膏 ………………… 159
89456 鹅掌皮散 ………………… 159
89457 鹅管眼药 ………………… 159
89458 鹅毛管眼药 ……………… 159
89459 鹅毛管眼药 ……………… 159
89460 鹅毛管眼药 ……………… 159
89461 鹅毛管眼药 ……………… 159
89462 鹅梨汁煎丸 ……………… 159
89463 鹅掌风药水 ……………… 159
89464 鹅掌风浸剂 ……………… 160

黍

89465 黍米汤 …………………… 160
89466 黍米饮 …………………… 160
89467 黍米粥 …………………… 160
89468 黍米粥 …………………… 160
89469 黍米粥 …………………… 160
89470 黍叶裹敷方 ……………… 160
89471 黍米寸金丹 ……………… 160
89472 黍谷回春膏 ……………… 160

等

89473 等住丸 …………………… 160
89474 等凉丸 …………………… 160

筚

89475 筚衣汤 …………………… 160

筒

89476 筒骨煎 …………………… 160

筋

89477 筋骨药 …………………… 160
89478 筋骨药 …………………… 160
89479 筋骨散 …………………… 160
89480 筋骨八仙丹 ……………… 161
89481 筋骨止痛膏 ……………… 161
89482 筋骨疼痛酒 ……………… 161
89483 筋骨痛消丸 ……………… 161
89484 筋伤宁湿敷剂 …………… 161

智

89485 智半汤 …………………… 161
89486 智意汤 …………………… 161

傅

89487 傅春散 …………………… 161
89488 傅延年酒 ………………… 161

集

89489 集仙丹 …………………… 162
89490 集圣丸 …………………… 162
89491 集圣丸 …………………… 162
89492 集圣汤 …………………… 162
89493 集虫丸 …………………… 162
89494 集芳散 …………………… 162
89495 集灵方 …………………… 162
89496 集灵饮 …………………… 162
89497 集灵胶 …………………… 162
89498 集灵膏 …………………… 162
89499 集灵膏…………………… 162
89500 集香丸…………………… 162
89501 集香丸…………………… 162
89502 集香丸…………………… 163
89503 集香汤…………………… 163
89504 集香汤…………………… 163
89505 集香油…………………… 163
89506 集香散…………………… 163
89507 集香散…………………… 163
89508 集香散…………………… 163
89509 集香煎…………………… 163
89510 集效丸…………………… 163
89511 集雪膏…………………… 163
89512 集福丸…………………… 163
89513 集香宝屑………………… 163
89514 集仙固齿丹……………… 163
89515 集成三仙丹……………… 163
89516 集成白玉丹……………… 164
89517 集成沆瀣丹……………… 164
89518 集成金粟丹……………… 164
89519 集成肥儿丸……………… 164
89520 集成定痫丸……………… 164
89521 集灵接骨膏……………… 164
89522 集宝疗痹膏……………… 164
89523 集验鹿茸丸……………… 164
89524 集成三合保胎丸………… 164

焦

89525 焦鸱散…………………… 165
89526 焦瘤膏…………………… 165
89527 焦楂化滞丸……………… 165

御

89528 御风丹…………………… 165
89529 御风膏…………………… 165
89530 御史散…………………… 165
89531 御仙酒…………………… 165
89532 御邪汤…………………… 165
89533 御米丸…………………… 165
89534 御米汤…………………… 165
89535 御米汤…………………… 165
89536 御米汤…………………… 165
89537 御米饮…………………… 166
89538 御米酒…………………… 166
89539 御米散…………………… 166
89540 御爱丸…………………… 166
89541 御验膏…………………… 166
89542 御痛汤…………………… 166
89543 御寒汤…………………… 166
89544 御寒膏…………………… 166
89545 御米饮子………………… 166
89546 御米饮子………………… 166
89547 御方三仙散……………… 166
89548 御用托里散……………… 166

89549 御沟金水方 …………… 167
89550 御苑匀气散 …………… 167
89551 御制平安丸 …………… 167
89552 御制平安丹 …………… 167
89553 御前白牙散 …………… 167
89554 御院麝香散 …………… 167
89555 御爱忘杖丸 …………… 167
89556 御爱灵黍汤 …………… 167
89557 御爱姜苏丸 …………… 167
89558 御爱紫宸汤 …………… 167
89559 御容搐鼻散 …………… 167
89560 御寒暖胃膏 …………… 167
89561 御制参苓白术丸 ……… 168
89562 御制除温解毒方 ……… 168
89563 御府五辛宽膈汤 ……… 168

循

89564 循络丸 ……………… 168
89565 循络丸 ……………… 168
89566 循络丹 ……………… 168

释

89567 释担汤 ……………… 168
89568 释绊汤 ……………… 168
89569 释项饮 ……………… 168
89570 释眉丹 ……………… 168
89571 释麻丸 ……………… 168
89572 释麻汤 ……………… 168
89573 释惊汤 ……………… 168
89574 释痛汤 ……………… 169
89575 释疑汤 ……………… 169
89576 释擎汤 ……………… 169
89577 释擎汤 ……………… 169
89578 释躁汤 ……………… 169

舒

89579 舒木汤 ……………… 169
89580 舒气饮 ……………… 169
89581 舒气通 ……………… 169
89582 舒气散 ……………… 169
89583 舒心晶 ……………… 169
89584 舒凫饮 ……………… 169
89585 舒肝丸 ……………… 169
89586 舒肝丸 ……………… 169
89587 舒肝汤 ……………… 169
89588 舒肝汤 ……………… 169
89589 舒肝饮 ……………… 170
89590 舒肝灵 ……………… 170
89591 舒郁丸 ……………… 170
89592 舒郁丹 ……………… 170
89593 舒郁汤 ……………… 170
89594 舒和汤 ……………… 170
89595 舒肺汤 ……………… 170
89596 舒经汤 ……………… 170
89597 舒经汤 ……………… 170
89598 舒经汤 ……………… 170
89599 舒胆汤 ……………… 170
89600 舒冠片 ……………… 170
89601 舒眉丸 ……………… 170
89602 舒结汤 ……………… 170
89603 舒泰丸 ……………… 171
89604 舒泰丸 ……………… 171
89605 舒胸片 ……………… 171
89606 舒挛汤 ……………… 171
89607 舒痔丸 ……………… 171
89608 舒喉散 ……………… 171
89609 舒筋丸 ……………… 171
89610 舒筋丸 ……………… 171
89611 舒筋丸 ……………… 171
89612 舒筋丸 ……………… 171
89613 舒筋丸 ……………… 171
89614 舒筋丸 ……………… 172
89615 舒筋丸 ……………… 172
89616 舒筋片 ……………… 172
89617 舒筋丹 ……………… 172
89618 舒筋汤 ……………… 172
89619 舒筋汤 ……………… 172
89620 舒筋汤 ……………… 172
89621 舒筋汤 ……………… 172
89622 舒筋汤 ……………… 172
89623 舒筋汤 ……………… 172
89624 舒筋饮 ……………… 172
89625 舒筋散 ……………… 172
89626 舒筋散 ……………… 172
89627 舒筋散 ……………… 173
89628 舒筋散 ……………… 173
89629 舒筋散 ……………… 173
89630 舒愤汤 ……………… 173
89631 舒魂丹 ……………… 173
89632 舒解汤 ……………… 173
89633 舒解散 ……………… 173
89634 舒心宁片 …………… 173
89635 舒心颗粒 …………… 173
89636 舒心糖浆 …………… 173
89637 舒肝颗粒 …………… 174
89638 舒胆胶囊 …………… 174
89639 舒眠胶囊 …………… 174
89640 舒胸胶囊 …………… 174
89641 舒胸颗粒 …………… 174
89642 舒腹贴膏 …………… 174
89643 舒木生土汤 ………… 174
89644 舒中化痰汤 ………… 174
89645 舒中芍药汤 ………… 174
89646 舒中益元汤 ………… 174
89647 舒气活络丸 ………… 174
89648 舒气释郁汤 ………… 174
89649 舒心口服液………… 175
89650 舒心降脂片………… 175
89651 舒尔经颗粒………… 175
89652 舒肝开肺汤………… 175
89653 舒肝止痛丸………… 175
89654 舒肝化症汤………… 175
89655 舒肝乌龙丹………… 175
89656 舒肝平胃丸………… 175
89657 舒肝和胃丸………… 175
89658 舒肝和胃丸………… 175
89659 舒肝和胃汤………… 176
89660 舒肝保坤丸………… 176
89661 舒肝保坤丸………… 176
89662 舒肝健胃丸………… 176
89663 舒肝健胃散………… 176
89664 舒肝消积丸………… 176
89665 舒肝涤痰汤………… 176
89666 舒肝益脾液………… 177
89667 舒肝调气丸………… 177
89668 舒肝调气丸………… 177
89669 舒肝理气丸………… 177
89670 舒肝理气汤………… 177
89671 舒肝溃坚汤………… 177
89672 舒肝解郁丸………… 177
89673 舒肝解毒汤………… 177
89674 舒肝藏血汤………… 178
89675 舒郁九宝丸………… 178
89676 舒郁九宝丹………… 178
89677 舒郁全睛丹………… 178
89678 舒郁全睛汤………… 178
89679 舒郁降火汤………… 178
89680 舒郁健脾丸………… 178
89681 舒郁清肝汤………… 178
89682 舒郁清肝饮………… 178
89683 舒神灵胶囊………… 178
89684 舒怒益阴汤………… 178
89685 舒络养肝丸………… 178
89686 舒络祛风汤………… 178
89687 舒筋三圣散………… 179
89688 舒筋止痛水………… 179
89689 舒筋立安散………… 179
89690 舒筋壮力丸………… 179
89691 舒筋定痛片………… 179
89692 舒筋定痛酒………… 179
89693 舒筋保安散………… 179
89694 舒筋保肝散………… 179
89695 舒筋活血丸………… 179
89696 舒筋活血片………… 179
89697 舒筋活血汤………… 180
89698 舒筋活血饮………… 180
89699 舒筋活血散………… 180
89700 舒筋活络丸………… 180

89701 舒筋活络丸 …………… 180
89702 舒筋活络丸 …………… 180
89703 舒筋活络丹 …………… 180
89704 舒筋活络丹 …………… 180
89705 舒筋活络汤 …………… 180
89706 舒筋活络酒 …………… 180
89707 舒筋活络膏 …………… 180
89708 舒筋活络膏 …………… 180
89709 舒筋活络膏 …………… 181
89710 舒筋健腰丸 …………… 181
89711 舒筋调荣汤 …………… 181
89712 舒筋通络汤 …………… 181
89713 舒筋跌打膏 …………… 181
89714 舒心宁口服液 …………… 181
89715 舒肝健胃冲剂 ………… 181
89716 舒筋活血洗方 ………… 181
89717 舒筋活血洗剂 ………… 181
89718 舒筋活络药膏 ………… 181
89719 舒肝利肺和脉膏 ……… 182
89720 舒肝和胃口服液 ……… 182
89721 舒筋止痛洗药方 ……… 182
89722 舒筋活血定痛散 ……… 182
89723 舒筋活血定痛散 ……… 182
89724 舒筋活血洗药方 ……… 182
89725 舒筋续骨定痛膏 ……… 182

番

89726 番泻叶颗粒 …………… 182

猢

89727 猢孙散 ………………… 182
89728 猢狲骨熁膏 …………… 182

猬

89729 猬艾丸 ………………… 183
89730 猬皮丸 ………………… 183
89731 猬皮丸 ………………… 183
89732 猬皮丸 ………………… 183
89733 猬皮丸 ………………… 183
89734 猬皮丸 ………………… 183
89735 猬皮丸 ………………… 183
89736 猬皮丸 ………………… 183
89737 猬皮丸 ………………… 183
89738 猬皮丸 ………………… 183
89739 猬皮丸 ………………… 183
89740 猬皮丸 ………………… 184
89741 猬皮丸 ………………… 184
89742 猬皮丸 ………………… 184
89743 猬皮丸 ………………… 184
89744 猬皮汤 ………………… 184
89745 猬皮汤 ………………… 184
89746 猬皮散 ………………… 184
89747 猬皮散 ………………… 184
89748 猬皮散 ………………… 184
89749 猬皮散 ………………… 184
89750 猬皮散 ………………… 184
89751 猬皮散 ………………… 184
89752 猬皮散 ………………… 184
89753 猬皮散 ………………… 185
89754 猬皮散 ………………… 185
89755 猬皮散 ………………… 185
89756 猬皮散 ………………… 185
89757 猬皮散 ………………… 185
89758 猬皮散 ………………… 185
89759 猬皮散 ………………… 185
89760 猬皮散 ………………… 185
89761 猬皮散 ………………… 185
89762 猬皮散 ………………… 185
89763 猬皮散 ………………… 185
89764 猬皮散 ………………… 185
89765 猬皮散 ………………… 185
89766 猬皮散 ………………… 185
89767 猬皮散 ………………… 186
89768 猬肝膏 ………………… 186
89769 猬皮灰散 ……………… 186
89770 猬皮象龙丸 …………… 186

猴

89771 猴马油 ………………… 186
89772 猴枣散 ………………… 186
89773 猴姜丸 ………………… 186
89774 猴黎酒 ………………… 186
89775 猴枣牛黄散 …………… 186
89776 猴枣鹭涎散 …………… 186
89777 猴疳化毒丹 …………… 186
89778 猴耳环消炎片 ………… 186
89779 猴耳环消炎胶囊 ……… 186
89780 猴头健胃灵胶囊 ……… 186

猫

89781 猫肉羹 ………………… 187

腊

89782 腊享膏 ………………… 187
89783 腊茶丸 ………………… 187
89784 腊茶汤 ………………… 187
89785 腊茶饮 ………………… 187
89786 腊茶散 ………………… 187
89787 腊茶散 ………………… 187
89788 腊茶煎 ………………… 187
89789 腊鸦散 ………………… 187
89790 腊脂膏 ………………… 187
89791 腊脂膏 ………………… 187
89792 腊鹅膏 ………………… 187
89793 腊鼠膏 ………………… 187
89794 腊脂涂方 ……………… 187

脾

89795 脾风膏 ………………… 187
89796 脾功方………………… 188
89797 脾阴丸………………… 188
89798 脾约丸………………… 188
89799 脾约丸………………… 188
89800 脾困散………………… 188
89801 脾肾丸………………… 188
89802 脾泄丸………………… 188
89803 脾泄丸………………… 188
89804 脾泄丸………………… 188
89805 脾泄丸………………… 188
89806 脾积丸………………… 188
89807 脾积丸………………… 188
89808 脾积丸………………… 188
89809 脾积丸………………… 189
89810 脾积丸………………… 189
89811 脾积丸………………… 189
89812 脾积丸………………… 189
89813 脾积膏………………… 189
89814 脾湿汤………………… 189
89815 脾寒丹………………… 189
89816 脾痿汤………………… 189
89817 脾胃积膏……………… 189
89818 脾风白术汤…………… 189
89819 脾约麻仁丸…………… 189
89820 脾肾双补丸…………… 189
89821 脾肾双补丸…………… 189
89822 脾肾双补汤…………… 189
89823 脾肾双补汤…………… 190
89824 脾肾双补膏…………… 190
89825 脾肾双益丹…………… 190
89826 脾肾至资汤…………… 190
89827 脾肾两温汤…………… 190
89828 脾胃双治饮…………… 190
89829 脾胃两安汤…………… 190
89830 脾胃统系丸…………… 190

腋

89831 腋臭散………………… 190
89832 腋臭擦剂……………… 190

鲁

89833 鲁王酒………………… 190
89834 鲁公酒………………… 190
89835 鲁公酿酒……………… 190
89836 鲁府遇仙传种子药酒…… 191

敦

89837 敦皂丸………………… 191
89838 敦皂剂………………… 191
89839 敦皂糕………………… 191
89840 敦厚散………………… 191
89841 敦复汤………………… 191

童

89842 童真丸………………… 191

89843 童康片 …………………… 191
89844 童宝乐片 ………………… 191
89845 童叟卫生丹 ……………… 191
89846 童根桑白皮汤 …………… 191

蛮

89847 蛮龙液 …………………… 191
89848 蛮夷酒 …………………… 192
89849 蛮夷酒 …………………… 192

痘

89850 痘疔散 …………………… 192
89851 痘疖膏 …………………… 192
89852 痘泻煎 …………………… 192
89853 痘毒膏 …………………… 192
89854 痘疳丹 …………………… 192
89855 痘煮砂 …………………… 192
89856 痘后化毒丹 ……………… 192
89857 痘后化毒丹 ……………… 192
89858 痘后回毒膏 ……………… 192
89859 痘后吹耳丹 ……………… 192
89860 痘毒痘疔膏 ……………… 192
89861 痘疮完善丹 ……………… 192

痞

89862 痞药 ……………………… 192
89863 痞膏 ……………………… 193
89864 痞膏 ……………………… 193
89865 痞气丸 …………………… 193
89866 痞气丸 …………………… 193
89867 痞气丸 …………………… 193
89868 痞块膏 …………………… 193
89869 痞块膏 …………………… 193
89870 痞疾丸 …………………… 193
89871 痞疾膏 …………………… 193
89872 痞块神膏 ………………… 193
89873 痞积血瘕膏 ……………… 193

痢

89874 痢丸子 …………………… 193
89875 痢泻丸 …………………… 193
89876 痢带灵 …………………… 193
89877 痢症散 …………………… 194
89878 痢疾丸 …………………… 194
89879 痢疾丸 …………………… 194
89880 痢疾丸 …………………… 194
89881 痢疾丸 …………………… 194
89882 痢疾丸 …………………… 194
89883 痢疾散 …………………… 194
89884 痢疾膏 …………………… 194
89885 痢必灵片 ………………… 194
89886 痢圣散子 ………………… 194
89887 痢圣散子 ………………… 194
89888 痢炎宁片 ………………… 195
89889 痢泻灵片 ………………… 195
89890 痢疾茶剂 ………………… 195
89891 痢下白术汤 ……………… 195
89892 痢药乳香散 ……………… 195
89893 痢疾万应丸 ……………… 195
89894 痢疾万应散 ……………… 195
89895 痢疾立效饮 ……………… 195
89896 痢疾导滞散 ……………… 195
89897 痢疾芩连丸 ……………… 195
89898 痢疾奇妙丹 ……………… 195
89899 痢疾奇效丹 ……………… 195
89900 痢疾奇效方 ……………… 195
89901 痢疾香连散 ……………… 195
89902 痢疾食料丸 ……………… 195
89903 痢疾立验神方 …………… 196

痤

89904 痤愈汤 …………………… 196

痫

89905 痫症汤 …………………… 196
89906 痫症橄榄膏 ……………… 196
89907 痫症镇心丸 ……………… 196
89908 痫症镇心丹 ……………… 196

痧

89909 痧丸 ……………………… 196
89910 痧药 ……………………… 196
89911 痧气丸 …………………… 196
89912 痧气丸 …………………… 196
89913 痧气丹 …………………… 196
89914 痧气散 …………………… 196
89915 痧药丸 …………………… 197
89916 痧药灵丹 ………………… 197
89917 痧后清热汤 ……………… 197
89918 痧药蟾酥丸 ……………… 197
89919 痧药蟾酥丸 ……………… 197
89920 痧疫回春丹 ……………… 197
89921 痧疫回春散 ……………… 197

痛

89922 痛风膏 …………………… 197
89923 痛宁酒 …………………… 197
89924 痛灵酒 …………………… 197
89925 痛肿灵 …………………… 197
89926 痛泻丸 …………………… 197
89927 痛经丸 …………………… 198
89928 痛经片 …………………… 198
89929 痛经汤 …………………… 198
89930 痛痢饮 …………………… 198
89931 痛风药酒 ………………… 198
89932 痛风饼子 ………………… 198
89933 痛克搽剂 ………………… 198
89934 痛泄要方 ………………… 198
89935 痛泻要方 ………………… 199
89936 痛风定胶囊 ……………… 199
89937 痛经口服液 ……………… 199
89938 痛经宁糖浆 ……………… 199
89939 痛经灵颗粒 ……………… 199
89940 痛经宝颗粒 ……………… 199

惺

89941 惺芎散 …………………… 199
89942 惺松饮 …………………… 199
89943 惺神散 …………………… 199
89944 惺脾散 …………………… 199
89945 惺惺丸 …………………… 199
89946 惺惺丸 …………………… 200
89947 惺惺丸 …………………… 200
89948 惺惺丸 …………………… 200
89949 惺惺丸 …………………… 200
89950 惺惺丸 …………………… 200
89951 惺惺丸 …………………… 200
89952 惺惺散 …………………… 200
89953 惺惺散 …………………… 200
89954 惺惺散 …………………… 200
89955 惺惺散 …………………… 200
89956 惺惺散 …………………… 200
89957 惺惺散 …………………… 200
89958 惺惺散 …………………… 200
89959 惺惺散 …………………… 200
89960 惺惺散 …………………… 201
89961 惺惺散 …………………… 201
89962 惺惺散 …………………… 201
89963 惺惺散 …………………… 201
89964 惺惺散 …………………… 201
89965 惺惺散 …………………… 201
89966 惺惺散 …………………… 201
89967 惺惺散 …………………… 201
89968 惺惺逐痰汤 ……………… 201

阑

89969 阑尾 1 号 ………………… 201
89970 阑尾 2 号 ………………… 201
89971 阑尾 3 号 ………………… 201
89972 阑尾炎汤 ………………… 201
89973 阑尾化瘀汤 ……………… 201
89974 阑尾灵颗粒 ……………… 201
89975 阑尾炎合剂 ……………… 201
89976 阑尾消炎丸 ……………… 202
89977 阑尾消炎片 ……………… 202
89978 阑尾清化汤 ……………… 202
89979 阑尾清解汤 ……………… 202
89980 阑尾一号消炎片 ………… 202
89981 阑尾二号消炎片 ………… 202

焮

89982 焮肿膏 …………………… 202

焰

89983 焰消散 …………………… 202

湛

89984 湛露饮 …………………… 202
89985 湛江蛇药 ………………… 202
89986 湛江蟾蜍膏 ……………… 202

渫

89987 渫牙散 …………………… 202
89988 渫白丸 …………………… 203
89989 渫洗疠疮药 ……………… 203

滞

89990 滞下丸 …………………… 203
89991 滞肠散 …………………… 203
89992 滞泻方 …………………… 203
89993 滞痛饮 …………………… 203
89994 滞下如金丸 ……………… 203

湖

89995 湖莲丸 …………………… 203

湿

89996 湿气药 …………………… 203
89997 湿郁汤 …………………… 203
89998 湿郁汤 …………………… 204
89999 湿毒丹 …………………… 204
90000 湿毒散 …………………… 204
90001 湿毒膏 …………………… 204
90002 湿香方 …………………… 204
90003 湿疮膏 …………………… 204
90004 湿热散 …………………… 204
90005 湿消丸 …………………… 204
90006 湿疹汤 …………………… 204
90007 湿疹粉 …………………… 204
90008 湿疹散 …………………… 204
90009 湿疹膏 …………………… 204
90010 湿痰丸 …………………… 204
90011 湿痰汤 …………………… 204
90012 湿六合汤 ………………… 204
90013 湿生虫丸 ………………… 205
90014 湿生虫散 ………………… 205
90015 湿疮踏袋 ………………… 205
90016 湿热痹片 ………………… 205
90017 湿疹合剂 ………………… 205
90018 湿疹验方 ………………… 205
90019 湿痒油膏 ………………… 205
90020 湿气神应膏 ……………… 205
90021 湿风痛风汤 ……………… 205
90022 湿疡气雾剂 ……………… 205
90023 湿疡雄甘膏 ……………… 205
90024 湿疡雄冰膏 ……………… 205
90025 湿毒清胶囊 ……………… 206
90026 湿热两治散 ……………… 206
90027 湿润烧伤膏 ……………… 206
90028 湿热壅遏汤 ……………… 206
90029 湿热痹颗粒 ……………… 206
90030 湿痰内消方 ……………… 206
90031 湿痰流注汤 ……………… 206
90032 湿乌梅荔枝汤 …………… 206
90033 湿疮并臁疮膏 …………… 207
90034 湿热型胆石汤 …………… 207
90035 湿痰流注奇方 …………… 207

温

90036 温粉 ……………………… 207
90037 温土汤 …………………… 207
90038 温卫汤 …………………… 207
90039 温中丸 …………………… 207
90040 温中丸 …………………… 207
90041 温中丸 …………………… 207
90042 温中丸 …………………… 207
90043 温中丸 …………………… 207
90044 温中丸 …………………… 207
90045 温中丸 …………………… 207
90046 温中丸 …………………… 207
90047 温中丸 …………………… 207
90048 温中丸 …………………… 207
90049 温中丸 …………………… 207
90050 温中汤 …………………… 207
90051 温中汤 …………………… 207
90052 温中汤 …………………… 208
90053 温中汤 …………………… 208
90054 温中汤 …………………… 208
90055 温中汤 …………………… 208
90056 温中汤 …………………… 208
90057 温中汤 …………………… 208
90058 温中汤 …………………… 208
90059 温中汤 …………………… 208
90060 温中汤 …………………… 208
90061 温中汤 …………………… 208
90062 温中汤 …………………… 208
90063 温中汤 …………………… 208
90064 温中汤 …………………… 208
90065 温中汤 …………………… 208
90066 温中汤 …………………… 208
90067 温中汤 …………………… 209
90068 温中汤 …………………… 209
90069 温中汤 …………………… 209
90070 温中汤 …………………… 209
90071 温中汤 …………………… 209
90072 温中汤 …………………… 209
90073 温中饮 …………………… 209
90074 温中饮 …………………… 209
90075 温中饮 …………………… 209
90076 温中散 …………………… 209
90077 温中散 …………………… 209
90078 温中散 …………………… 209
90079 温中散 …………………… 209
90080 温中散 …………………… 209
90081 温中散 …………………… 209
90082 温中散 …………………… 209
90083 温中散 …………………… 210
90084 温中散 …………………… 210
90085 温中散 …………………… 210
90086 温中散 …………………… 210
90087 温中散 …………………… 210
90088 温中煎 …………………… 210
90089 温内丸 …………………… 210
90090 温化汤 …………………… 210
90091 温气汤 …………………… 210
90092 温风丸 …………………… 210
90093 温风汤 …………………… 210
90094 温风散 …………………… 210
90095 温风散 …………………… 210
90096 温六丸 …………………… 210
90097 温六丸 …………………… 210
90098 温六丸 …………………… 210
90099 温六散 …………………… 210
90100 温正汤 …………………… 210
90101 温冬饮 …………………… 211
90102 温白丸 …………………… 211
90103 温白丸 …………………… 211
90104 温白丸 …………………… 211
90105 温白丸 …………………… 211
90106 温白丸 …………………… 211
90107 温白丸 …………………… 211
90108 温白丸 …………………… 211
90109 温白丸 …………………… 211
90110 温白丸 …………………… 211
90111 温白丸 …………………… 211
90112 温白丸 …………………… 211
90113 温白丸 …………………… 212
90114 温白丸 …………………… 212
90115 温白丸 …………………… 212
90116 温白丸 …………………… 212
90117 温白丹 …………………… 212
90118 温冲汤 …………………… 212
90119 温肝汤 …………………… 212
90120 温肝汤 …………………… 212
90121 温肠丸 …………………… 212
90122 温肠丸 …………………… 212
90123 温肠丸 …………………… 212
90124 温辛散 …………………… 212
90125 温补丸 …………………… 212
90126 温补汤 …………………… 213
90127 温良汤 …………………… 213
90128 温肾丸 …………………… 213
90129 温肾丸 …………………… 213
90130 温肾丸 …………………… 213
90131 温肾丸 …………………… 213
90132 温肾丸 …………………… 213

90133 温肾丸 …… 213
90134 温肾丹 …… 213
90135 温肾汤 …… 213
90136 温肾汤 …… 213
90137 温肾汤 …… 213
90138 温肾汤 …… 213
90139 温肾散 …… 213
90140 温肾散 …… 213
90141 温固汤 …… 213
90142 温金散 …… 214
90143 温金散 …… 214
90144 温肺丸 …… 214
90145 温肺丸 …… 214
90146 温肺丸 …… 214
90147 温肺汤 …… 214
90148 温肺汤 …… 214
90149 温肺汤 …… 214
90150 温肺汤 …… 214
90151 温肺汤 …… 214
90152 温肺汤 …… 214
90153 温肺汤 …… 214
90154 温肺汤 …… 214
90155 温肺汤 …… 215
90156 温肺汤 …… 215
90157 温肺汤 …… 215
90158 温肺汤 …… 215
90159 温肺散 …… 215
90160 温肺散 …… 215
90161 温肺散 …… 215
90162 温肺膏 …… 215
90163 温降汤 …… 215
90164 温经丸 …… 215
90165 温经丸 …… 215
90166 温经丸 …… 215
90167 温经丸 …… 215
90168 温经丸 …… 215
90169 温经汤 …… 216
90170 温经汤 …… 216
90171 温经汤 …… 216
90172 温经汤 …… 216
90173 温经汤 …… 216
90174 温经汤 …… 216
90175 温经汤 …… 216
90176 温经汤 …… 216
90177 温经汤 …… 216
90178 温经汤 …… 216
90179 温经汤 …… 216
90180 温经汤 …… 216
90181 温胃丸 …… 217
90182 温胃丸 …… 217
90183 温胃丸 …… 217
90184 温胃丸 …… 217
90185 温胃丸 …… 217
90186 温胃丸 …… 217
90187 温胃丸 …… 217
90188 温胃丹 …… 217
90189 温胃汤 …… 217
90190 温胃汤 …… 217
90191 温胃汤 …… 217
90192 温胃汤 …… 217
90193 温胃汤 …… 217
90194 温胃汤 …… 217
90195 温胃汤 …… 217
90196 温胃汤 …… 217
90197 温胃汤 …… 218
90198 温胃汤 …… 218
90199 温胃汤 …… 218
90200 温胃汤 …… 218
90201 温胃汤 …… 218
90202 温胃汤 …… 218
90203 温胃汤 …… 218
90204 温胃饮 …… 218
90205 温胃饮 …… 218
90206 温胃饮 …… 218
90207 温胃饮 …… 218
90208 温胃散 …… 218
90209 温胃散 …… 218
90210 温胃散 …… 219
90211 温胃散 …… 219
90212 温胃散 …… 219
90213 温胃膏 …… 219
90214 温胃膏 …… 219
90215 温骨膏 …… 219
90216 温泉汤 …… 219
90217 温泉饮 …… 219
90218 温胆汤 …… 219
90219 温胆汤 …… 219
90220 温胆汤 …… 219
90221 温胆汤 …… 220
90222 温胆汤 …… 220
90223 温胆汤 …… 220
90224 温胆汤 …… 220
90225 温胆汤 …… 220
90226 温胆汤 …… 220
90227 温胆汤 …… 220
90228 温胆汤 …… 220
90229 温胆汤 …… 220
90230 温胆汤 …… 220
90231 温胜散 …… 220
90232 温胞饮 …… 220
90233 温胞散 …… 220
90234 温胎饮 …… 220
90235 温养汤 …… 220
90236 温宫丸 …… 220
90237 温络汤 …… 220
90238 温胰汤 …… 221
90239 温脏丸 …… 221
90240 温脏汤 …… 221
90241 温脏汤 …… 221
90242 温脐丸 …… 221
90243 温脐散 …… 221
90244 温脑散 …… 221
90245 温疳丸 …… 221
90246 温凉散 …… 221
90247 温通汤 …… 221
90248 温惊丸 …… 221
90249 温惊丸 …… 221
90250 温惊丸 …… 221
90251 温清丸 …… 221
90252 温清饮 …… 222
90253 温清散 …… 222
90254 温液汤 …… 222
90255 温脾丸 …… 222
90256 温脾丸 …… 222
90257 温脾丸 …… 222
90258 温脾丸 …… 222
90259 温脾丸 …… 222
90260 温脾丸 …… 222
90261 温脾丸 …… 222
90262 温脾丸 …… 222
90263 温脾丸 …… 222
90264 温脾丹 …… 222
90265 温脾汤 …… 222
90266 温脾汤 …… 222
90267 温脾汤 …… 222
90268 温脾汤 …… 222
90269 温脾汤 …… 223
90270 温脾汤 …… 223
90271 温脾汤 …… 223
90272 温脾汤 …… 223
90273 温脾汤 …… 223
90274 温脾汤 …… 223
90275 温脾汤 …… 223
90276 温脾汤 …… 223
90277 温脾饮 …… 223
90278 温脾饮 …… 223
90279 温脾散 …… 223
90280 温脾散 …… 223
90281 温脾散 …… 223
90282 温脾散 …… 223
90283 温脾散 …… 224
90284 温脾散 …… 224
90285 温脾散 …… 224
90286 温脾散 …… 224
90287 温脾散 …… 224
90288 温脾散 …… 224

90289 温脾散 ………………… 224
90290 温脾散 ………………… 224
90291 温脾散 ………………… 224
90292 温煦丹 ………………… 224
90293 温解散 ………………… 224
90294 温解散 ………………… 224
90295 温解散 ………………… 224
90296 温膈汤 ………………… 224
90297 温膈散 ………………… 224
90298 温精汤 ………………… 224
90299 温髓汤 ………………… 225
90300 温中坐药 ……………… 225
90301 温中坐药 ……………… 225
90302 温气煮散 ……………… 225
90303 温六合汤 ……………… 225
90304 温平惊药 ……………… 225
90305 温胃煮散 ……………… 225
90306 温煦薄贴 ……………… 225
90307 温土消瘕汤 …………… 225
90308 温土毓麟汤 …………… 225
90309 温卫补血汤 …………… 225
90310 温中大黄汤 …………… 225
90311 温中止吐汤 …………… 225
90312 温中止泻丸 …………… 226
90313 温中化毒汤 …………… 226
90314 温中化毒汤 …………… 226
90315 温中化浊汤 …………… 226
90316 温中化痰丸 …………… 226
90317 温中化痰丸 …………… 226
90318 温中化痰汤 …………… 226
90319 温中分气丸 …………… 226
90320 温中平胃散 …………… 226
90321 温中平胃散 …………… 226
90322 温中龙骨散 …………… 226
90323 温中生姜汤 …………… 226
90324 温中白术丸 …………… 226
90325 温中芎䓖汤 …………… 226
90326 温中托里汤 …………… 226
90327 温中当归汤 …………… 226
90328 温中当归汤 …………… 227
90329 温中当归汤 …………… 227
90330 温中利湿汤 …………… 227
90331 温中运脾汤 …………… 227
90332 温中补脾汤 …………… 227
90333 温中补脾汤 …………… 227
90334 温中良姜丸 …………… 227
90335 温中和气饮 …………… 227
90336 温中和胃汤 …………… 227
90337 温中法曲丸 …………… 227
90338 温中法曲丸 …………… 227
90339 温中降气丸 …………… 228
90340 温中降气丸 …………… 228
90341 温中厚朴汤 …………… 228
90342 温中厚朴汤 …………… 228
90343 温中厚朴汤 …………… 228
90344 温中顺气饮 …………… 228
90345 温中消食汤 …………… 228
90346 温中益气汤 …………… 228
90347 温中益气汤 …………… 228
90348 温中救痢饮 …………… 228
90349 温中散滞汤 …………… 228
90350 温中散寒汤 …………… 228
90351 温中镇痛丸 …………… 229
90352 温内玉抱肚 …………… 229
90353 温阳利水汤 …………… 229
90354 温阳降浊汤 …………… 229
90355 温肌透毒散 …………… 229
90356 温里退邪汤 …………… 229
90357 温肠开闭汤 …………… 229
90358 温证解毒散 …………… 229
90359 温补双解散 …………… 229
90360 温补羌活丸 …………… 229
90361 温补荣气汤 …………… 229
90362 温补逍遥散 …………… 230
90363 温补鹿茸丸 …………… 230
90364 温表调中汤 …………… 230
90365 温肾止呕汤 …………… 230
90366 温肾止痢汤 …………… 230
90367 温肾全鹿丸 …………… 230
90368 温肾扶脾汤 …………… 230
90369 温肾降逆汤 …………… 230
90370 温肾茯苓汤 …………… 230
90371 温肾种子汤 …………… 230
90372 温肾活血汤 …………… 231
90373 温肾消水汤 …………… 231
90374 温肾益精汤 …………… 231
90375 温肾调气汤 …………… 231
90376 温肾理中汤 …………… 231
90377 温肾培中汤 …………… 231
90378 温肾救心汤 …………… 231
90379 温肾散结汤 …………… 231
90380 温肺止流丹 …………… 232
90381 温肺定喘汤 …………… 232
90382 温肺桂枝汤 …………… 232
90383 温经木香丸 …………… 232
90384 温经止痛汤 …………… 232
90385 温经化癥汤 …………… 232
90386 温经白带丸 …………… 232
90387 温经定痛汤 …………… 232
90388 温经活血汤 …………… 232
90389 温经活络丹 …………… 232
90390 温经养荣汤 …………… 232
90391 温经除湿汤 …………… 233
90392 温经胶附丸 …………… 233
90393 温经益元汤…………… 233
90394 温经通脉汤…………… 233
90395 温经通络汤…………… 233
90396 温经通络膏…………… 233
90397 温经滋补汤…………… 233
90398 温经散寒汤…………… 233
90399 温经摄血汤…………… 233
90400 温经摄血汤…………… 233
90401 温经暖宫丸…………… 234
90402 温经解毒汤…………… 234
90403 温经辟瘀丹…………… 234
90404 温带益经汤…………… 234
90405 温胃丁香散…………… 234
90406 温胃化痰丸…………… 234
90407 温胃补血汤…………… 234
90408 温胃固肠丸…………… 234
90409 温胃健脾丸…………… 234
90410 温胃消湿丹…………… 234
90411 温胃调气汤…………… 234
90412 温胃理中汤…………… 234
90413 温胃舒胶囊…………… 234
90414 温胆安神散…………… 234
90415 温洗眼目方…………… 234
90416 温脏钩藤膏…………… 234
90417 温脐化湿汤…………… 235
90418 温脐种子方…………… 235
90419 温脐兜肚方…………… 235
90420 温涩固宫汤…………… 235
90421 温粉扑肌散…………… 235
90422 温脾止泄丹…………… 235
90423 温脾止泻丸…………… 235
90424 温脾止泻丸…………… 235
90425 温脾止泻汤…………… 235
90426 温脾半夏汤…………… 235
90427 温脾达生汤…………… 235
90428 温脾陈曲丸…………… 235
90429 温脾固肠散…………… 235
90430 温脾祛疟汤…………… 236
90431 温脾清痢饮…………… 236
90432 温脾暖胃散…………… 236
90433 温湿阿胶丸…………… 236
90434 温精毓子丹…………… 236
90435 温经养血合剂………… 236
90436 温经通络药膏………… 236
90437 温经散寒洗剂………… 236
90438 温肾助阳药酒………… 236
90439 温中和气救逆汤……… 236
90440 温中养气定痛丸……… 236
90441 温气除寒补下丸……… 236
90442 温阳益气复脉汤……… 237
90443 温脾平胃陈粟汤……… 237

溻

90444 溻忒饼儿……………… 237

90445 渴龙奔江丹 …………… 237
90446 渴龙奔江丹 …………… 237
90447 渴乐宁胶囊 …………… 237

溃

90448 溃坚丸 ………………… 237
90449 溃坚汤 ………………… 237
90450 溃疡丸 ………………… 237
90451 溃疡片 ………………… 238
90452 溃疡汤 ………………… 238
90453 溃疡粉 ………………… 238
90454 溃疡散 ………………… 238
90455 溃疡散 ………………… 238
90456 溃疡散 ………………… 238
90457 溃脓散 ………………… 238
90458 溃脓散 ………………… 238
90459 溃脓散 ………………… 238
90460 溃消散 ………………… 238
90461 溃疡胶囊 ……………… 238
90462 溃疡丸Ⅰ号 …………… 238
90463 溃疡丸Ⅱ号 …………… 238
90464 溃疡丸Ⅲ号 …………… 238
90465 溃疡止血方 …………… 238
90466 溃疡止血粉 …………… 239
90467 溃疡宁胶囊 …………… 239
90468 溃疡灵胶囊 …………… 239
90469 溃疡散胶囊 …………… 239
90470 溃得康颗粒 …………… 239

滑

90471 滑石丸 ………………… 239
90472 滑石丸 ………………… 239
90473 滑石丸 ………………… 239
90474 滑石丸 ………………… 240
90475 滑石丸 ………………… 240
90476 滑石汤 ………………… 240
90477 滑石汤 ………………… 240
90478 滑石汤 ………………… 240
90479 滑石汤 ………………… 240
90480 滑石汤 ………………… 240
90481 滑石汤 ………………… 240
90482 滑石汤 ………………… 240
90483 滑石汤 ………………… 240
90484 滑石汤 ………………… 240
90485 滑石汤 ………………… 240
90486 滑石汤 ………………… 240
90487 滑石汤 ………………… 240
90488 滑石汤 ………………… 240
90489 滑石汤 ………………… 240
90490 滑石汤 ………………… 240
90491 滑石汤 ………………… 240
90492 滑石汤 ………………… 240
90493 滑石汤 ………………… 241
90494 滑石汤 ………………… 241
90495 滑石汤 ………………… 241
90496 滑石汤 ………………… 241
90497 滑石汤 ………………… 241
90498 滑石粉 ………………… 241
90499 滑石散 ………………… 241
90500 滑石散 ………………… 241
90501 滑石散 ………………… 241
90502 滑石散 ………………… 241
90503 滑石散 ………………… 241
90504 滑石散 ………………… 241
90505 滑石散 ………………… 241
90506 滑石散 ………………… 241
90507 滑石散 ………………… 241
90508 滑石散 ………………… 241
90509 滑石散 ………………… 241
90510 滑石散 ………………… 242
90511 滑石散 ………………… 242
90512 滑石散 ………………… 242
90513 滑石散 ………………… 242
90514 滑石散 ………………… 242
90515 滑石散 ………………… 242
90516 滑石散 ………………… 242
90517 滑石散 ………………… 242
90518 滑石散 ………………… 242
90519 滑石散 ………………… 242
90520 滑石散 ………………… 242
90521 滑石散 ………………… 242
90522 滑石散 ………………… 242
90523 滑石散 ………………… 242
90524 滑石散 ………………… 242
90525 滑石散 ………………… 242
90526 滑石散 ………………… 243
90527 滑石散 ………………… 243
90528 滑石散 ………………… 243
90529 滑石散 ………………… 243
90530 滑石散 ………………… 243
90531 滑石散 ………………… 243
90532 滑石散 ………………… 243
90533 滑石散 ………………… 243
90534 滑石散 ………………… 243
90535 滑石散 ………………… 243
90536 滑石散 ………………… 243
90537 滑石散 ………………… 243
90538 滑石散 ………………… 243
90539 滑石散 ………………… 243
90540 滑石散 ………………… 243
90541 滑石散 ………………… 243
90542 滑石散 ………………… 243
90543 滑石散 ………………… 243
90544 滑石散 ………………… 243
90545 滑石散 ………………… 243
90546 滑石粥 ………………… 244
90547 滑石粥 ………………… 244
90548 滑石膏 ………………… 244
90549 滑血饮 ………………… 244
90550 滑血散 ………………… 244
90551 滑肌散 ………………… 244
90552 滑肌散 ………………… 244
90553 滑利散 ………………… 244
90554 滑苓汤 ………………… 244
90555 滑肤散 ………………… 244
90556 滑胎丸 ………………… 244
90557 滑胎丸 ………………… 244
90558 滑胎丹 ………………… 244
90559 滑胎饮 ………………… 244
90560 滑胎饮 ………………… 244
90561 滑胎散 ………………… 244
90562 滑胎散 ………………… 244
90563 滑胎散 ………………… 245
90564 滑胎散 ………………… 245
90565 滑胎散 ………………… 245
90566 滑胎散 ………………… 245
90567 滑胎散 ………………… 245
90568 滑胎散 ………………… 245
90569 滑胎散 ………………… 245
90570 滑胎散 ………………… 245
90571 滑胎煎 ………………… 245
90572 滑胎煎 ………………… 245
90573 滑胎煎 ………………… 245
90574 滑涩汤 ………………… 245
90575 滑粉散 ………………… 245
90576 滑石敷方 ……………… 245
90577 滑石三黄散 …………… 245
90578 滑石木通汤 …………… 245
90579 滑石甘桔汤 …………… 245
90580 滑石石韦散 …………… 245
90581 滑石石膏散 …………… 245
90582 滑石代赭汤 …………… 246
90583 滑石白鱼散 …………… 246
90584 滑石通淋散 …………… 246
90585 滑石藿香汤 …………… 246
90586 滑胎丹参膏 …………… 246
90587 滑胎当归散 …………… 246
90588 滑胎枳壳散 …………… 246
90589 滑胎枳壳散 …………… 246
90590 滑胎催生散 …………… 246
90591 滑膜炎颗粒 …………… 246
90592 滑翳决明丸 …………… 246
90593 滑翳补肝汤 …………… 247
90594 滑石矾石甘草散 ……… 247

游

90595 游山方 ………………… 247
90596 游山散 ………………… 247
90597 游气汤 ………………… 247

滋

90598 滋心汤 …… 247
90599 滋生汤 …… 247
90600 滋血汤 …… 247
90601 滋血汤 …… 247
90602 滋血汤 …… 247
90603 滋血汤 …… 247
90604 滋血汤 …… 247
90605 滋血汤 …… 247
90606 滋阴丸 …… 248
90607 滋阴丸 …… 248
90608 滋阴丹 …… 248
90609 滋阴汤 …… 248
90610 滋阴汤 …… 248
90611 滋阴散 …… 248
90612 滋阴煎 …… 248
90613 滋肝散 …… 248
90614 滋补丸 …… 248
90615 滋补丸 …… 248
90616 滋补丸 …… 248
90617 滋补丹 …… 248
90618 滋补汤 …… 248
90619 滋肾丸 …… 249
90620 滋肾丸 …… 249
90621 滋肾丸 …… 249
90622 滋肾丸 …… 249
90623 滋肾丸 …… 249
90624 滋肾丸 …… 249
90625 滋肾汤 …… 249
90626 滋肾汤 …… 249
90627 滋肾饮 …… 249
90628 滋肾散 …… 249
90629 滋肾膏 …… 249
90630 滋肾膏 …… 249
90631 滋乳汤 …… 249
90632 滋肺汤 …… 249
90633 滋肺饮 …… 250
90634 滋肺饮 …… 250
90635 滋荣丸 …… 250
90636 滋荣丸 …… 250
90637 滋荣汤 …… 250
90638 滋荣散 …… 250
90639 滋胃饮 …… 250
90640 滋胎饮 …… 250
90641 滋养丸 …… 250
90642 滋养丸 …… 250
90643 滋唇饮 …… 250
90644 滋润汤 …… 250
90645 滋润汤 …… 250
90646 滋润汤 …… 250
90647 滋培汤 …… 250
90648 滋涸汤 …… 251
90649 滋脾丸 …… 251
90650 滋脾饮 …… 251
90651 滋渴汤 …… 251
90652 滋膵饮 …… 251
90653 滋燥丸 …… 251
90654 滋燥饮 …… 251
90655 滋燥饮 …… 251
90656 滋心阴颗粒 …… 251
90657 滋水开阴汤 …… 251
90658 滋水地黄汤 …… 251
90659 滋水补肝汤 …… 251
90660 滋水清肝饮 …… 252
90661 滋生青阳汤 …… 252
90662 滋生培土丸 …… 252
90663 滋任益阴煎 …… 252
90664 滋血百补丸 …… 252
90665 滋血补气汤 …… 252
90666 滋血胜金丸 …… 252
90667 滋血养筋汤 …… 252
90668 滋血润肠汤 …… 252
90669 滋血润喉汤 …… 252
90670 滋血通经汤 …… 252
90671 滋血清肺散 …… 252
90672 滋血绳振丸 …… 252
90673 滋血舒肝汤 …… 252
90674 滋血暖宫丸 …… 253
90675 滋阴八味丸 …… 253
90676 滋阴八味丸 …… 253
90677 滋阴八味丸 …… 253
90678 滋阴八味汤 …… 253
90679 滋阴八味汤 …… 253
90680 滋阴八味煎 …… 253
90681 滋阴八物汤 …… 253
90682 滋阴九宝饮 …… 253
90683 滋阴三宝饮 …… 253
90684 滋阴三宝散 …… 253
90685 滋阴大补丸 …… 253
90686 滋阴万病丸 …… 253
90687 滋阴止痢丹 …… 253
90688 滋阴内托散 …… 253
90689 滋阴化气汤 …… 253
90690 滋阴化痰汤 …… 253
90691 滋阴平肝汤 …… 254
90692 滋阴甘露丸 …… 254
90693 滋阴四物汤 …… 254
90694 滋阴生光散 …… 254
90695 滋阴生脉散 …… 254
90696 滋阴宁神汤 …… 254
90697 滋阴地黄丸 …… 254
90698 滋阴地黄丸 …… 254
90699 滋阴地黄丸 …… 254
90700 滋阴地黄丸 …… 254
90701 滋阴地黄丸 …… 254
90702 滋阴地黄丸 …… 254
90703 滋阴地黄丸 …… 254
90704 滋阴地黄丸 …… 254
90705 滋阴地黄汤 …… 254
90706 滋阴地黄汤 …… 255
90707 滋阴地黄汤 …… 255
90708 滋阴百补丸 …… 255
90709 滋阴百补丸 …… 255
90710 滋阴百补丸 …… 255
90711 滋阴百补丸 …… 255
90712 滋阴百补丸 …… 255
90713 滋阴百补丸 …… 255
90714 滋阴百补丸 …… 255
90715 滋阴至宝丹 …… 255
90716 滋阴至宝汤 …… 256
90717 滋阴壮水膏 …… 256
90718 滋阴壮阳丹 …… 256
90719 滋阴壮骨丸 …… 256
90720 滋阴安鸣丸 …… 256
90721 滋阴安神汤 …… 256
90722 滋阴抑火汤 …… 256
90723 滋阴抑火汤 …… 256
90724 滋阴抑火汤 …… 256
90725 滋阴抑火汤 …… 256
90726 滋阴抑火汤 …… 256
90727 滋阴含化丸 …… 257
90728 滋阴补心汤 …… 257
90729 滋阴补血汤 …… 257
90730 滋阴补肾丸 …… 257
90731 滋阴补肾丸 …… 257
90732 滋阴补肾丸 …… 257
90733 滋阴补肾丸 …… 257
90734 滋阴补髓汤 …… 257
90735 滋阴肾气丸 …… 257
90736 滋阴明目汤 …… 257
90737 滋阴明目汤 …… 257
90738 滋阴固下汤 …… 257
90739 滋阴和阳汤 …… 258
90740 滋阴定眩汤 …… 258
90741 滋阴降火丸 …… 258
90742 滋阴降火丸 …… 258
90743 滋阴降火丸 …… 258
90744 滋阴降火汤 …… 258
90745 滋阴降火汤 …… 258
90746 滋阴降火汤 …… 258
90747 滋阴降火汤 …… 258
90748 滋阴降火汤 …… 258
90749 滋阴降火汤 …… 259
90750 滋阴降火汤 …… 259
90751 滋阴降火汤 …… 259
90752 滋阴降火汤 …… 259

90753 滋阴降火汤 …………… 259
90754 滋阴降火汤 …………… 259
90755 滋阴降火汤 …………… 259
90756 滋阴降火汤 …………… 259
90757 滋阴降火汤 …………… 259
90758 滋阴降火汤 …………… 259
90759 滋阴降火汤 …………… 259
90760 滋阴降火汤 …………… 259
90761 滋阴降火汤 …………… 259
90762 滋阴降火汤 …………… 259
90763 滋阴降火汤 …………… 260
90764 滋阴荣血汤 …………… 260
90765 滋阴种子丸 …………… 260
90766 滋阴保肺汤 …………… 260
90767 滋阴保肺汤 …………… 260
90768 滋阴活血汤 …………… 260
90769 滋阴养心丸 …………… 260
90770 滋阴养目汤 …………… 260
90771 滋阴养血丸 …………… 260
90772 滋阴养血丸 …………… 260
90773 滋阴养血汤 …………… 260
90774 滋阴养血汤 …………… 260
90775 滋阴养荣汤 …………… 261
90776 滋阴养液汤 …………… 261
90777 滋阴宣解汤 …………… 261
90778 滋阴退火汤 …………… 261
90779 滋阴退翳汤 …………… 261
90780 滋阴退翳汤 …………… 261
90781 滋阴除湿丸 …………… 261
90782 滋阴除湿汤 …………… 261
90783 滋阴除湿汤 …………… 261
90784 滋阴健脾丸 …………… 261
90785 滋阴健脾汤 …………… 262
90786 滋阴脏连丸 …………… 262
90787 滋阴凉血汤 …………… 262
90788 滋阴消痹汤 …………… 262
90789 滋阴润肠丸 …………… 262
90790 滋阴润燥汤 …………… 262
90791 滋阴润燥汤 …………… 262
90792 滋阴润燥汤 …………… 262
90793 滋阴润燥汤 …………… 262
90794 滋阴益气汤 …………… 262
90795 滋阴益气汤 …………… 262
90796 滋阴益阳汤 …………… 262
90797 滋阴益肾丸 …………… 262
90798 滋阴益肾汤 …………… 262
90799 滋阴益神汤 …………… 263
90800 滋阴通降方 …………… 263
90801 滋阴清化丸 …………… 263
90802 滋阴清化丸 …………… 263
90803 滋阴清化丸 …………… 263
90804 滋阴清化丸 …………… 263
90805 滋阴清化膏 …………… 263
90806 滋阴清火汤 …………… 263
90807 滋阴清火汤 …………… 263
90808 滋阴清火汤 …………… 264
90809 滋阴清火散 …………… 264
90810 滋阴清血汤 …………… 264
90811 滋阴清肺汤 …………… 264
90812 滋阴清肺汤 …………… 264
90813 滋阴清胃丸 …………… 264
90814 滋阴清胃汤 …………… 264
90815 滋阴清胃饮 …………… 264
90816 滋阴清热汤 …………… 264
90817 滋阴清膈饮 …………… 264
90818 滋阴清膈散 …………… 265
90819 滋阴清燥汤 …………… 265
90820 滋阴散火汤 …………… 265
90821 滋阴解毒汤 …………… 265
90822 滋阴解毒汤 …………… 265
90823 滋阴静镇汤 …………… 265
90824 滋肝养血汤 …………… 265
90825 滋肠五仁丸 …………… 265
90826 滋补大力丸 …………… 265
90827 滋补正元汤 …………… 265
90828 滋补生发片 …………… 265
90829 滋补肝肾丸 …………… 266
90830 滋补肝肾汤 …………… 266
90831 滋补参茸丸 …………… 266
90832 滋补济阴丸 …………… 266
90833 滋补养荣丸 …………… 266
90834 滋补健身丸 …………… 266
90835 滋肾大补汤 …………… 266
90836 滋肾生肝饮 …………… 266
90837 滋肾宁神丸 …………… 266
90838 滋肾百补丸 …………… 266
90839 滋肾明目丸 …………… 266
90840 滋肾明目汤 …………… 267
90841 滋肾固冲汤 …………… 267
90842 滋肾育胎丸 …………… 267
90843 滋肾降浊汤 …………… 267
90844 滋肾种子丸 …………… 267
90845 滋肾复明汤 …………… 267
90846 滋肾保元汤 …………… 267
90847 滋肾活血汤 …………… 267
90848 滋肾活血汤 …………… 267
90849 滋肾养心丸 …………… 268
90850 滋肾柔肝汤 …………… 268
90851 滋肾通耳丸 …………… 268
90852 滋肾通耳汤 …………… 268
90853 滋肾通关饮 …………… 268
90854 滋肾疏肝汤 …………… 268
90855 滋肾熄风汤 …………… 268
90856 滋肺生津汤 …………… 268
90857 滋荣收带丸……………… 268
90858 滋荣助痘汤……………… 268
90859 滋荣易产汤……………… 268
90860 滋荣活络汤……………… 269
90861 滋荣健脾丸……………… 269
90862 滋荣益气汤……………… 269
90863 滋荣益气汤……………… 269
90864 滋荣调中汤……………… 269
90865 滋荣散血汤……………… 269
90866 滋荣散坚汤……………… 269
90867 滋荣散坚汤……………… 269
90868 滋营养液膏……………… 269
90869 滋液养胃汤……………… 269
90870 滋筋养血汤……………… 269
90871 滋筋养荣汤……………… 270
90872 滋筋舒肝汤……………… 270
90873 滋燥养荣汤……………… 270
90874 滋燥养荣汤……………… 270
90875 滋燥养营汤……………… 270
90876 滋补水鸭合剂…………… 270
90877 滋阴百补药酒…………… 270
90878 滋肾健脑颗粒…………… 270
90879 滋阴补肾地黄丸………… 270
90880 滋阴补精种玉方………… 270
90881 滋阴济火补脾丸………… 270
90882 滋阴凉血四物汤………… 270
90883 滋阴凉血地黄汤………… 270
90884 滋阴益肾暖精丸………… 270
90885 滋阴清胃固齿丸………… 270
90886 滋金壮水地黄丸………… 271
90887 滋荣养气扶正汤………… 271
90888 滋荣益气止崩汤………… 271
90889 滋荣益气扶正汤………… 271
90890 滋荣益气复神汤………… 271
90891 滋荣益气复神汤………… 271
90892 滋荣舒筋健步丸………… 271
90893 滋胃和中代茶饮………… 271
90894 滋燥养血润肠丸………… 271
90895 滋阴大补丸加鹿茸方…… 271
90896 滋阴百补固精治病膏…… 271
90897 滋阴降火清肺养脾丸…… 272
90898 滋阴保肺定喘宁嗽汤…… 272

溉

90899 溉喉汤……………………… 272

曾

90900 曾青丸……………………… 272
90901 曾青丸……………………… 272
90902 曾青丹……………………… 272
90903 曾青汤……………………… 272
90904 曾青散……………………… 272
90905 曾青散……………………… 272
90906 曾青散……………………… 272

90907 曾青散 …………………… 272
90908 曾青散 …………………… 273
90909 曾青散 …………………… 273
90910 曾青膏 …………………… 273
90911 曾青膏 …………………… 273
90912 曾青膏 …………………… 273
90913 曾青膏 …………………… 273

尊

90914 尊重丸 …………………… 273
90915 尊重丸 …………………… 273

奠

90916 奠土汤 …………………… 273
90917 奠土汤 …………………… 273
90918 奠安汤 …………………… 273
90919 奠安汤 …………………… 273

普

90920 普化丹 …………………… 273
90921 普化散 …………………… 274
90922 普连膏 …………………… 274
90923 普贤丸 …………………… 274
90924 普济丹 …………………… 274
90925 普济丹 …………………… 274
90926 普济丹 …………………… 274
90927 普济方 …………………… 274
90928 普济方 …………………… 274
90929 普济散 …………………… 274
90930 普救丸 …………………… 274
90931 普救散 …………………… 274
90932 普救散 …………………… 274
90933 普救散 …………………… 274
90934 普榆膏 …………………… 274
90935 普癣水 …………………… 274
90936 普连软膏 ………………… 275
90937 普安正气丸 ……………… 275
90938 普济五蹄膏 ……………… 275
90939 普济正气丸 ……………… 275
90940 普济回春丸 ……………… 275
90941 普济回春丹 ……………… 275
90942 普济回春散 ……………… 275
90943 普济消毒饮 ……………… 275
90944 普济消毒饮 ……………… 276
90945 普济消毒饮 ……………… 276
90946 普济消毒饮 ……………… 276
90947 普济消毒饮 ……………… 276
90948 普济消毒饮 ……………… 276
90949 普济消毒饮 ……………… 276
90950 普济消毒散 ……………… 276
90951 普济消毒散 ……………… 276
90952 普济通宣丸 ……………… 276
90953 普济解毒饮 ……………… 276
90954 普济解疫丹 ……………… 276
90955 普济解疫丹 ……………… 276
90956 普济解瘟丸 ……………… 277
90957 普救万全膏 ……………… 277
90958 普救五瘟丹 ……………… 277
90959 普济消毒饮子 …………… 277
90960 普传凝神辟秽丹 ………… 277

善

90961 善夺汤 …………………… 277
90962 善应膏 …………………… 277
90963 善应膏 …………………… 277
90964 善应膏 …………………… 278
90965 善应膏 …………………… 278
90966 善应膏 …………………… 278
90967 善应膏 …………………… 278
90968 善应膏 …………………… 278
90969 善应膏 …………………… 278
90970 善泄汤 …………………… 278
90971 善散汤 …………………… 278
90972 善应白膏 ………………… 278
90973 善应膏药 ………………… 279
90974 善效锭子 ………………… 279
90975 善后养正汤 ……………… 279

寒

90976 寒水丹 …………………… 279
90977 寒水散 …………………… 279
90978 寒水膏 …………………… 279
90979 寒冰散 …………………… 279
90980 寒冰散 …………………… 279
90981 寒泻片 …………………… 279
90982 寒降汤 …………………… 279
90983 寒食散 …………………… 279
90984 寒通汤 …………………… 279
90985 寒淋汤 …………………… 279
90986 寒喘丸 …………………… 279
90987 寒痛散 …………………… 280
90988 寒湿煎 …………………… 280
90989 寒解汤 …………………… 280
90990 寒六合汤 ………………… 280
90991 寒水石汤 ………………… 280
90992 寒水石散 ………………… 280
90993 寒水石散 ………………… 280
90994 寒水石散 ………………… 280
90995 寒水石散 ………………… 280
90996 寒水石散 ………………… 280
90997 寒水石散 ………………… 280
90998 寒水石散 ………………… 280
90999 寒水石散 ………………… 280
91000 寒水石散 ………………… 280
91001 寒水石散 ………………… 281
91002 寒水石粥 ………………… 281
91003 寒水石膏 ………………… 281
91004 寒水石膏 ………………… 281
91005 寒托里散…………………… 281
91006 寒喘膏药…………………… 281
91007 寒湿痹丸…………………… 281
91008 寒湿痹片…………………… 281
91009 寒水石粉散………………… 281
91010 寒水石煮散………………… 281
91011 寒水再造丹………………… 281
91012 寒谷春生丹………………… 281
91013 寒战咬牙汤………………… 282
91014 寒疮热膏药………………… 282
91015 寒热相兼汤………………… 282
91016 寒热清脾饮………………… 282
91017 寒热痹胶囊………………… 282
91018 寒热痹颗粒………………… 282
91019 寒凉止崩汤………………… 282
91020 寒凉降火汤………………… 282
91021 寒湿相连汤………………… 282
91022 寒湿痹颗粒………………… 282
91023 寒湿神应药酒……………… 282
91024 寒胀中满分消汤…………… 282

窜

91025 窜毒丸…………………… 282

粪

91026 粪蛆丸…………………… 282

道

91027 道合汤…………………… 282
91028 道人开障散………………… 283
91029 道宁纯阳丹………………… 283

遂

91030 遂心丸…………………… 283
91031 遂心丹…………………… 283
91032 遂情汤…………………… 283
91033 遂愈散…………………… 283
91034 遂心正气丸………………… 283

谢

91035 谢氏消疣方………………… 283
91036 谢傅笑去散………………… 284
91037 谢传万病无忧散…………… 284

遍

91038 遍身疼痛丸………………… 284
91039 遍身生疮药酒……………… 284

强

91040 强中丸…………………… 284
91041 强中丸…………………… 284
91042 强中丸…………………… 284
91043 强中丸…………………… 284
91044 强中汤…………………… 284
91045 强心丸…………………… 284
91046 强心汤…………………… 284
91047 强心汤…………………… 285

91048 强记汤 …………………… 285
91049 强阳丸 …………………… 285
91050 强志丸 …………………… 285
91051 强肝丸 …………………… 285
91052 强身酒 …………………… 285
91053 强胃汤 …………………… 285
91054 强腰散 …………………… 285
91055 强阳神丹 ………………… 286
91056 强肝糖浆 ………………… 286
91057 强力枇杷露 ……………… 286
91058 强力脑心康 ……………… 286
91059 强中二姜丸 ……………… 286
91060 强中二姜丸 ……………… 286
91061 强肌健力饮 ……………… 286
91062 强阳保肾丸 ……………… 286
91063 强身口服液 ……………… 286
91064 强身壮骨酒 ……………… 286
91065 强肾泄浊煎 ……………… 287
91066 强肾镇痛丸 ……………… 287
91067 强脑抗痫灵 ……………… 287
91068 强筋英雄丸 ……………… 287
91069 强筋健骨丸 ……………… 287
91070 强力健身胶囊 …………… 287
91071 强龙益肾胶囊 …………… 287
91072 强肾气附子散 …………… 287
91073 强力天麻杜仲胶囊 ……… 287

巽

91074 巽灵丹 …………………… 288
91075 巽顺丸 …………………… 288

犀

91076 犀牛散 …………………… 288
91077 犀归汤 …………………… 288
91078 犀皮汤 …………………… 288
91079 犀灰散 …………………… 288
91080 犀灰散 …………………… 288
91081 犀灰散 …………………… 288
91082 犀灰散 …………………… 288
91083 犀角丸 …………………… 288
91084 犀角丸 …………………… 288
91085 犀角丸 …………………… 288
91086 犀角丸 …………………… 289
91087 犀角丸 …………………… 289
91088 犀角丸 …………………… 289
91089 犀角丸 …………………… 289
91090 犀角丸 …………………… 289
91091 犀角丸 …………………… 289
91092 犀角丸 …………………… 289
91093 犀角丸 …………………… 289
91094 犀角丸 …………………… 289
91095 犀角丸 …………………… 289
91096 犀角丸 …………………… 289
91097 犀角丸 …………………… 289
91098 犀角丸 …………………… 290
91099 犀角丸 …………………… 290
91100 犀角丸 …………………… 290
91101 犀角丸 …………………… 290
91102 犀角丸 …………………… 290
91103 犀角丸 …………………… 290
91104 犀角丸 …………………… 290
91105 犀角丸 …………………… 290
91106 犀角丸 …………………… 290
91107 犀角丸 …………………… 290
91108 犀角丸 …………………… 291
91109 犀角丸 …………………… 291
91110 犀角丸 …………………… 291
91111 犀角丸 …………………… 291
91112 犀角丸 …………………… 291
91113 犀角丸 …………………… 291
91114 犀角丸 …………………… 291
91115 犀角丸 …………………… 291
91116 犀角丸 …………………… 291
91117 犀角丸 …………………… 291
91118 犀角丸 …………………… 291
91119 犀角丸 …………………… 291
91120 犀角丸 …………………… 292
91121 犀角丸 …………………… 292
91122 犀角丸 …………………… 292
91123 犀角丸 …………………… 292
91124 犀角丸 …………………… 292
91125 犀角丸 …………………… 292
91126 犀角丸 …………………… 292
91127 犀角丸 …………………… 292
91128 犀角丸 …………………… 292
91129 犀角丸 …………………… 292
91130 犀角丸 …………………… 292
91131 犀角丸 …………………… 292
91132 犀角丸 …………………… 292
91133 犀角丸 …………………… 292
91134 犀角丸 …………………… 293
91135 犀角丸 …………………… 293
91136 犀角丸 …………………… 293
91137 犀角丸 …………………… 293
91138 犀角丸 …………………… 293
91139 犀角丸 …………………… 293
91140 犀角丸 …………………… 293
91141 犀角丸 …………………… 293
91142 犀角丸 …………………… 293
91143 犀角丸 …………………… 293
91144 犀角丸 …………………… 293
91145 犀角丸 …………………… 293
91146 犀角丸 …………………… 293
91147 犀角丸 …………………… 294
91148 犀角丸 …………………… 294
91149 犀角丹 …………………… 294
91150 犀角汤…………………… 294
91151 犀角汤…………………… 294
91152 犀角汤…………………… 294
91153 犀角汤…………………… 294
91154 犀角汤…………………… 294
91155 犀角汤…………………… 294
91156 犀角汤…………………… 294
91157 犀角汤…………………… 294
91158 犀角汤…………………… 294
91159 犀角汤…………………… 294
91160 犀角汤…………………… 294
91161 犀角汤…………………… 294
91162 犀角汤…………………… 295
91163 犀角汤…………………… 295
91164 犀角汤…………………… 295
91165 犀角汤…………………… 295
91166 犀角汤…………………… 295
91167 犀角汤…………………… 295
91168 犀角汤…………………… 295
91169 犀角汤…………………… 295
91170 犀角汤…………………… 295
91171 犀角汤…………………… 295
91172 犀角汤…………………… 295
91173 犀角汤…………………… 295
91174 犀角汤…………………… 295
91175 犀角汤…………………… 295
91176 犀角汤…………………… 295
91177 犀角汤…………………… 295
91178 犀角汤…………………… 295
91179 犀角汤…………………… 296
91180 犀角汤…………………… 296
91181 犀角汤…………………… 296
91182 犀角汤…………………… 296
91183 犀角汤…………………… 296
91184 犀角汤…………………… 296
91185 犀角汤…………………… 296
91186 犀角汤…………………… 296
91187 犀角汤…………………… 296
91188 犀角汤…………………… 296
91189 犀角汤…………………… 296
91190 犀角汤…………………… 296
91191 犀角汤…………………… 296
91192 犀角汤…………………… 296
91193 犀角汤…………………… 296
91194 犀角汤…………………… 296
91195 犀角汤…………………… 297
91196 犀角汤…………………… 297
91197 犀角汤…………………… 297
91198 犀角汤…………………… 297
91199 犀角汤…………………… 297
91200 犀角汤…………………… 297
91201 犀角汤…………………… 297

91202 犀角汤 …………………… 297
91203 犀角汤 …………………… 297
91204 犀角汤 …………………… 297
91205 犀角汤 …………………… 297
91206 犀角汤 …………………… 297
91207 犀角汤 …………………… 297
91208 犀角汤 …………………… 297
91209 犀角汤 …………………… 297
91210 犀角汤 …………………… 297
91211 犀角汤 …………………… 298
91212 犀角汤 …………………… 298
91213 犀角汤 …………………… 298
91214 犀角汤 …………………… 298
91215 犀角汤 …………………… 298
91216 犀角汤 …………………… 298
91217 犀角汤 …………………… 298
91218 犀角汤 …………………… 298
91219 犀角汤 …………………… 298
91220 犀角汤 …………………… 298
91221 犀角汤 …………………… 298
91222 犀角汤 …………………… 298
91223 犀角汤 …………………… 298
91224 犀角汤 …………………… 298
91225 犀角汤 …………………… 298
91226 犀角汤 …………………… 298
91227 犀角汤 …………………… 298
91228 犀角汤 …………………… 298
91229 犀角汤 …………………… 298
91230 犀角饮 …………………… 299
91231 犀角饮 …………………… 299
91232 犀角饮 …………………… 299
91233 犀角饮 …………………… 299
91234 犀角饮 …………………… 299
91235 犀角饮 …………………… 299
91236 犀角饮 …………………… 299
91237 犀角饮 …………………… 299
91238 犀角饮 …………………… 299
91239 犀角饮 …………………… 299
91240 犀角饮 …………………… 299
91241 犀角饮 …………………… 299
91242 犀角饮 …………………… 299
91243 犀角饮 …………………… 299
91244 犀角饮 …………………… 300
91245 犀角饮 …………………… 300
91246 犀角饮 …………………… 300
91247 犀角饮 …………………… 300
91248 犀角饮 …………………… 300
91249 犀角散 …………………… 300
91250 犀角散 …………………… 300
91251 犀角散 …………………… 300
91252 犀角散 …………………… 300
91253 犀角散 …………………… 300
91254 犀角散 …………………… 300
91255 犀角散 …………………… 300
91256 犀角散 …………………… 300
91257 犀角散 …………………… 300
91258 犀角散 …………………… 301
91259 犀角散 …………………… 301
91260 犀角散 …………………… 301
91261 犀角散 …………………… 301
91262 犀角散 …………………… 301
91263 犀角散 …………………… 301
91264 犀角散 …………………… 301
91265 犀角散 …………………… 301
91266 犀角散 …………………… 301
91267 犀角散 …………………… 301
91268 犀角散 …………………… 301
91269 犀角散 …………………… 301
91270 犀角散 …………………… 301
91271 犀角散 …………………… 302
91272 犀角散 …………………… 302
91273 犀角散 …………………… 302
91274 犀角散 …………………… 302
91275 犀角散 …………………… 302
91276 犀角散 …………………… 302
91277 犀角散 …………………… 302
91278 犀角散 …………………… 302
91279 犀角散 …………………… 302
91280 犀角散 …………………… 302
91281 犀角散 …………………… 302
91282 犀角散 …………………… 302
91283 犀角散 …………………… 302
91284 犀角散 …………………… 303
91285 犀角散 …………………… 303
91286 犀角散 …………………… 303
91287 犀角散 …………………… 303
91288 犀角散 …………………… 303
91289 犀角散 …………………… 303
91290 犀角散 …………………… 303
91291 犀角散 …………………… 303
91292 犀角散 …………………… 303
91293 犀角散 …………………… 303
91294 犀角散 …………………… 303
91295 犀角散 …………………… 303
91296 犀角散 …………………… 303
91297 犀角散 …………………… 304
91298 犀角散 …………………… 304
91299 犀角散 …………………… 304
91300 犀角散 …………………… 304
91301 犀角散 …………………… 304
91302 犀角散 …………………… 304
91303 犀角散 …………………… 304
91304 犀角散 …………………… 304
91305 犀角散 …………………… 304
91306 犀角散…………………… 304
91307 犀角散…………………… 304
91308 犀角散…………………… 304
91309 犀角散…………………… 304
91310 犀角散…………………… 305
91311 犀角散…………………… 305
91312 犀角散…………………… 305
91313 犀角散…………………… 305
91314 犀角散…………………… 305
91315 犀角散…………………… 305
91316 犀角散…………………… 305
91317 犀角散…………………… 305
91318 犀角散…………………… 305
91319 犀角散…………………… 305
91320 犀角散…………………… 305
91321 犀角散…………………… 305
91322 犀角散…………………… 305
91323 犀角散…………………… 306
91324 犀角散…………………… 306
91325 犀角散…………………… 306
91326 犀角散…………………… 306
91327 犀角散…………………… 306
91328 犀角散…………………… 306
91329 犀角散…………………… 306
91330 犀角散…………………… 306
91331 犀角散…………………… 306
91332 犀角散…………………… 306
91333 犀角散…………………… 306
91334 犀角散…………………… 306
91335 犀角散…………………… 306
91336 犀角散…………………… 307
91337 犀角散…………………… 307
91338 犀角散…………………… 307
91339 犀角散…………………… 307
91340 犀角散…………………… 307
91341 犀角散…………………… 307
91342 犀角散…………………… 307
91343 犀角散…………………… 307
91344 犀角散…………………… 307
91345 犀角散…………………… 307
91346 犀角散…………………… 307
91347 犀角散…………………… 307
91348 犀角散…………………… 308
91349 犀角散…………………… 308
91350 犀角散…………………… 308
91351 犀角散…………………… 308
91352 犀角散…………………… 308
91353 犀角散…………………… 308
91354 犀角散…………………… 308
91355 犀角散…………………… 308
91356 犀角散…………………… 308
91357 犀角散…………………… 308

91358 犀角散 …… 308
91359 犀角散 …… 308
91360 犀角散 …… 308
91361 犀角散 …… 308
91362 犀角散 …… 309
91363 犀角散 …… 309
91364 犀角散 …… 309
91365 犀角散 …… 309
91366 犀角散 …… 309
91367 犀角散 …… 309
91368 犀角散 …… 309
91369 犀角散 …… 309
91370 犀角散 …… 309
91371 犀角散 …… 309
91372 犀角散 …… 309
91373 犀角散 …… 309
91374 犀角散 …… 309
91375 犀角散 …… 309
91376 犀角散 …… 310
91377 犀角散 …… 310
91378 犀角散 …… 310
91379 犀角散 …… 310
91380 犀角散 …… 310
91381 犀角散 …… 310
91382 犀角散 …… 310
91383 犀角散 …… 310
91384 犀角散 …… 310
91385 犀角散 …… 310
91386 犀角散 …… 310
91387 犀角散 …… 310
91388 犀角散 …… 310
91389 犀角散 …… 310
91390 犀角散 …… 310
91391 犀角散 …… 311
91392 犀角散 …… 311
91393 犀角散 …… 311
91394 犀角散 …… 311
91395 犀角散 …… 311
91396 犀角散 …… 311
91397 犀角散 …… 311
91398 犀角散 …… 311
91399 犀角散 …… 311
91400 犀角散 …… 311
91401 犀角散 …… 311
91402 犀角散 …… 311
91403 犀角散 …… 311
91404 犀角散 …… 311
91405 犀角散 …… 312
91406 犀角散 …… 312
91407 犀角散 …… 312
91408 犀角散 …… 312
91409 犀角散 …… 312
91410 犀角散 …… 312
91411 犀角散 …… 312
91412 犀角散 …… 312
91413 犀角散 …… 312
91414 犀角散 …… 312
91415 犀角散 …… 312
91416 犀角散 …… 312
91417 犀角散 …… 312
91418 犀角散 …… 312
91419 犀角散 …… 313
91420 犀角散 …… 313
91421 犀角散 …… 313
91422 犀角散 …… 313
91423 犀角散 …… 313
91424 犀角散 …… 313
91425 犀角散 …… 313
91426 犀角散 …… 313
91427 犀角散 …… 313
91428 犀角散 …… 313
91429 犀角散 …… 313
91430 犀角散 …… 313
91431 犀角散 …… 313
91432 犀角散 …… 313
91433 犀角散 …… 314
91434 犀角散 …… 314
91435 犀角散 …… 314
91436 犀角散 …… 314
91437 犀角散 …… 314
91438 犀角散 …… 314
91439 犀角散 …… 314
91440 犀角散 …… 314
91441 犀角散 …… 314
91442 犀角散 …… 314
91443 犀角散 …… 314
91444 犀角散 …… 314
91445 犀角散 …… 314
91446 犀角散 …… 314
91447 犀角散 …… 315
91448 犀角散 …… 315
91449 犀角散 …… 315
91450 犀角散 …… 315
91451 犀角散 …… 315
91452 犀角散 …… 315
91453 犀角散 …… 315
91454 犀角散 …… 315
91455 犀角散 …… 315
91456 犀角散 …… 315
91457 犀角散 …… 315
91458 犀角散 …… 315
91459 犀角散 …… 315
91460 犀角散 …… 315
91461 犀角散 …… 315
91462 犀角散 …… 315
91463 犀角散 …… 315
91464 犀角散 …… 316
91465 犀角散 …… 316
91466 犀角散 …… 316
91467 犀角散 …… 316
91468 犀角散 …… 316
91469 犀角散 …… 316
91470 犀角散 …… 316
91471 犀角煎 …… 316
91472 犀角煎 …… 316
91473 犀角煎 …… 316
91474 犀角煎 …… 316
91475 犀角煎 …… 316
91476 犀角膏 …… 316
91477 犀角膏 …… 316
91478 犀角膏 …… 316
91479 犀角膏 …… 317
91480 犀角膏 …… 317
91481 犀角膏 …… 317
91482 犀角膏 …… 317
91483 犀香丸 …… 317
91484 犀豉饮 …… 317
91485 犀黄丸 …… 317
91486 犀黄串 …… 317
91487 犀黄饮 …… 317
91488 犀黄散 …… 317
91489 犀羚散 …… 317
91490 犀解散 …… 317
91491 犀麝汤 …… 317
91492 犀牛角散 …… 317
91493 犀角大丸 …… 317
91494 犀角饮子 …… 318
91495 犀角饮子 …… 318
91496 犀角饮子 …… 318
91497 犀角饮子 …… 318
91498 犀角饮子 …… 318
91499 犀角饮子 …… 318
91500 犀角饮子 …… 318
91501 犀角饮子 …… 318
91502 犀角饮子 …… 318
91503 犀角饮子 …… 318
91504 犀角饮子 …… 318
91505 犀角饮子 …… 318
91506 犀角饮子 …… 318
91507 犀角饮子 …… 318
91508 犀角饮子 …… 318
91509 犀角饮子 …… 319
91510 犀角拓汤 …… 319
91511 犀角饼子 …… 319
91512 犀角饼子 …… 319
91513 犀角涂方 …… 319

91514 犀角屑散 ……………… 319
91515 犀角屑散 ……………… 319
91516 犀角煮散 ……………… 319
91517 犀地玄参剉汤 ………… 319
91518 犀地清络饮 …………… 319
91519 犀连承气汤 …………… 319
91520 犀连承气汤 …………… 319
91521 犀角人参汤 …………… 320
91522 犀角人参散 …………… 320
91523 犀角三黄汤 …………… 320
91524 犀角大青汤 …………… 320
91525 犀角大青汤 …………… 320
91526 犀角大青汤 …………… 320
91527 犀角大黄汤 …………… 320
91528 犀角大黄散 …………… 320
91529 犀角天麻丸 …………… 320
91530 犀角五味散 …………… 320
91531 犀角五香汤 …………… 320
91532 犀角五黄汤 …………… 320
91533 犀角止红丹 …………… 320
91534 犀角化毒丸 …………… 320
91535 犀角化毒丸 …………… 320
91536 犀角化毒丹 …………… 320
91537 犀角化毒丹 …………… 320
91538 犀角升麻丸 …………… 321
91539 犀角升麻汤 …………… 321
91540 犀角升麻汤 …………… 321
91541 犀角升麻散 …………… 321
91542 犀角正心汤 …………… 321
91543 犀角甘桔汤 …………… 321
91544 犀角甘菊散 …………… 321
91545 犀角玄参汤 …………… 321
91546 犀角玄参汤 …………… 321
91547 犀角玄参汤 …………… 321
91548 犀角玄参散 …………… 321
91549 犀角半夏丸 …………… 321
91550 犀角地黄丸 …………… 321
91551 犀角地黄汤 …………… 322
91552 犀角地黄汤 …………… 322
91553 犀角地黄汤 …………… 322
91554 犀角地黄汤 …………… 322
91555 犀角地黄汤 …………… 322
91556 犀角地黄汤 …………… 322
91557 犀角地黄汤 …………… 322
91558 犀角地黄汤 …………… 322
91559 犀角地黄汤 …………… 322
91560 犀角地黄汤 …………… 322
91561 犀角地黄汤 …………… 322
91562 犀角地黄汤 …………… 322
91563 犀角地黄汤 …………… 322
91564 犀角地黄汤 …………… 322
91565 犀角地黄汤 …………… 322
91566 犀角地黄汤 …………… 323
91567 犀角地黄汤 …………… 323
91568 犀角地黄汤 …………… 323
91569 犀角地黄汤 …………… 323
91570 犀角地黄散 …………… 323
91571 犀角地黄膏 …………… 323
91572 犀角地榆丸 …………… 323
91573 犀角地榆汤 …………… 323
91574 犀角地榆汤 …………… 323
91575 犀角地榆汤 …………… 323
91576 犀角芎劳散 …………… 323
91577 犀角竹沥膏 …………… 323
91578 犀角防风汤 …………… 323
91579 犀角防风散 …………… 323
91580 犀角红花饮 …………… 323
91581 犀角豆根汤 …………… 323
91582 犀角连翘饮 …………… 323
91583 犀角郁金散 …………… 324
91584 犀角知母汤 …………… 324
91585 犀角茯苓丸 …………… 324
91586 犀角柴胡散 …………… 324
91587 犀角凉膈散 …………… 324
91588 犀角消毒汤 …………… 324
91589 犀角消毒饮 …………… 324
91590 犀角消毒饮 …………… 324
91591 犀角消毒饮 …………… 324
91592 犀角消毒饮 …………… 324
91593 犀角消毒饮 …………… 324
91594 犀角消毒饮 …………… 324
91595 犀角消毒饮 …………… 324
91596 犀角消毒饮 …………… 324
91597 犀角消毒饮 …………… 324
91598 犀角消毒散 …………… 324
91599 犀角消毒散 …………… 325
91600 犀角消毒散 …………… 325
91601 犀角消毒散 …………… 325
91602 犀角消毒散 …………… 325
91603 犀角黄连丸 …………… 325
91604 犀角黄连汤 …………… 325
91605 犀角黄连散 …………… 325
91606 犀角麻黄汤 …………… 325
91607 犀角麻黄汤 …………… 325
91608 犀角清咽饮 …………… 325
91609 犀角搜风丸 …………… 325
91610 犀角榉皮散 …………… 325
91611 犀角榉皮煎 …………… 325
91612 犀角解毒丸 …………… 325
91613 犀角解毒丸 …………… 325
91614 犀角解毒丸 …………… 326
91615 犀角解毒丸 …………… 326
91616 犀角解毒丸 …………… 326
91617 犀角解毒丸 …………… 326
91618 犀角解毒丹……………… 326
91619 犀角解毒汤……………… 326
91620 犀角解毒汤……………… 326
91621 犀角解毒汤……………… 326
91622 犀角解毒饮……………… 326
91623 犀角解毒饮……………… 326
91624 犀角解毒饮……………… 326
91625 犀角解毒散……………… 326
91626 犀角解毒片……………… 326
91627 犀角增液汤……………… 327
91628 犀羚二鲜汤……………… 327
91629 犀羚三汁饮……………… 327
91630 犀羚三黄汤……………… 327
91631 犀羚竹石汤……………… 327
91632 犀羚镇痉汤……………… 327
91633 犀角人参饮子…………… 327
91634 犀角旋覆花汤…………… 327
91635 犀角紫河车丸…………… 327
91636 犀角解毒化痰汤………… 327
91637 犀角解毒化痰清火丸…… 327

隔

91638 隔纸膏…………………… 327
91639 隔纸膏…………………… 327
91640 隔纸膏…………………… 328
91641 隔纸膏…………………… 328
91642 隔纸膏…………………… 328
91643 隔纸膏…………………… 328
91644 隔纸膏…………………… 328
91645 隔纸膏…………………… 328
91646 隔纸膏…………………… 328
91647 隔纸膏…………………… 328
91648 隔纸膏…………………… 328
91649 隔纸膏…………………… 328
91650 隔纸膏…………………… 328
91651 隔纸膏…………………… 328
91652 隔纸膏…………………… 328
91653 隔纸膏…………………… 328
91654 隔纸膏…………………… 328
91655 隔纸膏…………………… 328
91656 隔纸膏…………………… 329
91657 隔纸膏…………………… 329
91658 隔纸膏…………………… 329
91659 隔纸膏…………………… 329
91660 隔纸膏…………………… 329
91661 隔纸膏…………………… 329
91662 隔毒丸…………………… 329
91663 隔壁膏…………………… 329
91664 隔膩膏…………………… 329
91665 隔竹煮粥………………… 329
91666 隔纸膏药………………… 329
91667 隔纸白玉膏……………… 329
91668 隔纸拔毒生肌神膏……… 329

疏

91669 疏土汤 …………………… 329
91670 疏土汤 …………………… 329
91671 疏木饮 …………………… 330
91672 疏中丸 …………………… 330
91673 疏气丸 …………………… 330
91674 疏气丸 …………………… 330
91675 疏气丸 …………………… 330
91676 疏气饮 …………………… 330
91677 疏风丸 …………………… 330
91678 疏风汤 …………………… 330
91679 疏风汤 …………………… 330
91680 疏风汤 …………………… 330
91681 疏风汤 …………………… 330
91682 疏风饮 …………………… 330
91683 疏风散 …………………… 331
91684 疏风散 …………………… 331
91685 疏风散 …………………… 331
91686 疏风散 …………………… 331
91687 疏风散 …………………… 331
91688 疏风散 …………………… 331
91689 疏风散 …………………… 331
91690 疏风散 …………………… 331
91691 疏风散 …………………… 331
91692 疏风散 …………………… 331
91693 疏风散 …………………… 331
91694 疏邪饮 …………………… 331
91695 疏邪饮 …………………… 331
91696 疏邪饮 …………………… 331
91697 疏利汤 …………………… 331
91698 疏肝汤 …………………… 332
91699 疏肝饮 …………………… 332
91700 疏肝散 …………………… 332
91701 疏肝散 …………………… 332
91702 疏肝散 …………………… 332
91703 疏肝散 …………………… 332
91704 疏表汤 …………………… 332
91705 疏经汤 …………………… 332
91706 疏毒饮 …………………… 332
91707 疏胎丸 …………………… 332
91708 疏通饮 …………………… 332
91709 疏凿散 …………………… 332
91710 疏脾饮 …………………… 332
91711 疏痘丹 …………………… 332
91712 疏痘散 …………………… 333
91713 疏痢丸 …………………… 333
91714 疏解散 …………………… 333
91715 疏痰汤 …………………… 333
91716 疏膈丸 …………………… 333
91717 疏清颗粒 ………………… 333
91718 疏凿饮子 ………………… 333
91719 疏凿饮子 ………………… 333
91720 疏气定痛汤 ……………… 333
91721 疏气黄耆丸 ……………… 333
91722 疏风五苓散 ……………… 333
91723 疏风止痛散 ……………… 333
91724 疏风止嗽丸 ……………… 333
91725 疏风止嗽汤 ……………… 333
91726 疏风分理散 ……………… 334
91727 疏风甘桔汤 ……………… 334
91728 疏风芎归散 ……………… 334
91729 疏风再造丸 ……………… 334
91730 疏风安胎汤 ……………… 334
91731 疏风利水汤 ……………… 334
91732 疏风败毒散 ……………… 334
91733 疏风定痛丸 ……………… 334
91734 疏风枳壳汤 ……………… 334
91735 疏风顺气丸 ……………… 334
91736 疏风顺气丸 ……………… 335
91737 疏风顺气汤 ……………… 335
91738 疏风顺气汤 ……………… 335
91739 疏风顺气汤 ……………… 335
91740 疏风胜湿汤 ……………… 335
91741 疏风活血汤 ……………… 335
91742 疏风活血散 ……………… 335
91743 疏风活血散 ……………… 335
91744 疏风活络丸 ……………… 335
91745 疏风活络片 ……………… 335
91746 疏风养荣汤 ……………… 335
91747 疏风除湿汤 ……………… 335
91748 疏风透肌汤 ……………… 336
91749 疏风涤火汤 ……………… 336
91750 疏风润肠丸 ……………… 336
91751 疏风通闭丸 ……………… 336
91752 疏风理气汤 ……………… 336
91753 疏风清肝汤 ……………… 336
91754 疏风清热汤 ……………… 336
91755 疏风清热汤 ……………… 336
91756 疏风清热汤 ……………… 336
91757 疏风清热饮 ……………… 336
91758 疏风清热饮 ……………… 336
91759 疏风清热饮 ……………… 336
91760 疏风清热饮 ……………… 336
91761 疏风清热饮 ……………… 336
91762 疏风清脑饮 ……………… 336
91763 疏风散郁汤 ……………… 337
91764 疏风散湿汤 ……………… 337
91765 疏风滋血汤 ……………… 337
91766 疏风解毒汤 ……………… 337
91767 疏风解毒汤 ……………… 337
91768 疏风解毒饮 ……………… 337
91769 疏风解毒散 ……………… 337
91770 疏风解毒散 ……………… 337
91771 疏邪利金汤 ……………… 337
91772 疏邪和解汤……………… 337
91773 疏邪定惊汤……………… 337
91774 疏邪实表汤……………… 337
91775 疏邪实表汤……………… 337
91776 疏邪荆防散……………… 337
91777 疏肝止血汤……………… 337
91778 疏肝导滞汤……………… 338
91779 疏肝两消汤……………… 338
91780 疏肝活血汤……………… 338
91781 疏肝透毒散……………… 338
91782 疏肝凉血汤……………… 338
91783 疏肝流气饮……………… 338
91784 疏肝益肾汤……………… 338
91785 疏肝益胃汤……………… 338
91786 疏肝通乳汤……………… 338
91787 疏肝理肺汤……………… 338
91788 疏肝清耳汤……………… 338
91789 疏肝清利汤……………… 338
91790 疏肝清肺汤……………… 338
91791 疏肝清胃丸……………… 338
91792 疏肝散结方……………… 338
91793 疏肝散结汤……………… 339
91794 疏肝散瘀汤……………… 339
91795 疏肝解郁汤……………… 339
91796 疏肝解郁汤……………… 339
91797 疏乳消块丸……………… 339
91798 疏转枳壳丸……………… 339
91799 疏经活血汤……………… 339
91800 疏经活血汤……………… 340
91801 疏毒快斑汤……………… 340
91802 疏解和中丸……………… 340
91803 疏解清肺饮……………… 340
91804 疏风顺气补血汤………… 340

絮

91805 絮灰散……………………… 340

登

91806 登仙酒……………………… 340
91807 登仙膏……………………… 340
91808 登瀛散……………………… 340

骗

91809 骗马丹……………………… 340
91810 骗马丹……………………… 340
91811 骗马丹……………………… 341
91812 骗马丹……………………… 341
91813 骗马丹……………………… 341
91814 骗马丹……………………… 341

缃

91815 缃膏……………………… 341

缓

91816 缓中丸……………………… 341
91817 缓中丸……………………… 341

91818 缓中汤 …………………… 341
91819 缓中汤 …………………… 341
91820 缓中汤 …………………… 341
91821 缓中汤 …………………… 341
91822 缓中汤 …………………… 341
91823 缓中汤 …………………… 341
91824 缓气丸 …………………… 341
91825 缓风散 …………………… 342
91826 缓攻汤 …………………… 342
91827 缓肠汤 …………………… 342
91828 缓和剂 …………………… 342
91829 缓唇汤 …………………… 342
91830 缓息丹 …………………… 342
91831 缓息汤 …………………… 342
91832 缓疼煎 …………………… 342
91833 缓颊散 …………………… 342
91834 缓筋汤 …………………… 342
91835 缓中葱白汤 ……………… 342
91836 缓肝理脾汤 ……………… 342
91837 缓和二神丹 ……………… 342
91838 缓惊红饼子 ……………… 342
91839 缓肝利肺化痰丸 ………… 343

十三画

瑞

91840 瑞龙膏 …………………… 344
91841 瑞白丸 …………………… 344
91842 瑞红散 …………………… 344
91843 瑞应丹 …………………… 344
91844 瑞金丸 …………………… 344
91845 瑞金丹 …………………… 344
91846 瑞金散 …………………… 344
91847 瑞香散 …………………… 344
91848 瑞莲丸 …………………… 344
91849 瑞莲丸 …………………… 344
91850 瑞莲丸 …………………… 344
91851 瑞莲丸 …………………… 345
91852 瑞莲丸 …………………… 345
91853 瑞莲丸 …………………… 345
91854 瑞莲散 …………………… 345
91855 瑞莲散 …………………… 345
91856 瑞莲散 …………………… 345
91857 瑞莲散 …………………… 345
91858 瑞莲膏 …………………… 345
91859 瑞效丸 …………………… 345
91860 瑞莲丸子 ………………… 345

魂

91861 魂停汤 …………………… 345
91862 魂停散 …………………… 345

填

91863 填阴汤 …………………… 345
91864 填坎汤 …………………… 345
91865 填齿散 …………………… 346
91866 填骨丸 …………………… 346
91867 填骨煎 …………………… 346
91868 填睛丸 …………………… 346
91869 填骨髓煎 ………………… 346
91870 填经止痛丹 ……………… 346
91871 填骨万金煎 ……………… 346
91872 填窍止氛汤 ……………… 346
91873 填睛育婴丸 ……………… 346
91874 填精止血汤 ……………… 346
91875 填精益气汤 ……………… 347
91876 填精益血汤 ……………… 347

塌

91877 塌气丸 …………………… 347
91878 塌气丸 …………………… 347
91879 塌气丸 …………………… 347
91880 塌气丸 …………………… 347
91881 塌气丸 …………………… 347
91882 塌气丸 …………………… 347
91883 塌气丸 …………………… 347
91884 塌气丸 …………………… 347
91885 塌气丸 …………………… 347
91886 塌气丸 …………………… 347
91887 塌气丸 …………………… 347
91888 塌气丸 …………………… 347
91889 塌气丸 …………………… 348
91890 塌气散 …………………… 348
91891 塌气散 …………………… 348
91892 塌气散 …………………… 348
91893 塌气散 …………………… 348
91894 塌气散 …………………… 348
91895 塌气散 …………………… 348
91896 塌气散 …………………… 348
91897 塌气散 …………………… 348
91898 塌肿汤 …………………… 348
91899 塌肿汤 …………………… 348
91900 塌胀丸 …………………… 348
91901 塌痒汤 …………………… 348
91902 塌腹丸 …………………… 348
91903 塌气藁膏 ………………… 348
91904 塌气退黄汤 ……………… 349
91905 塌肿神应丸 ……………… 349

椿

91906 椿皮丸 …………………… 349
91907 椿皮丸 …………………… 349
91908 椿皮丸 …………………… 349
91909 椿皮丸 …………………… 349
91910 椿皮饮 …………………… 349
91911 椿皮散 …………………… 349
91912 椿皮散 …………………… 349
91913 椿皮煎 …………………… 349
91914 椿皮膏 …………………… 349
91915 椿花散 …………………… 349
91916 椿鸡丸 …………………… 349
91917 椿荚散 …………………… 349
91918 椿根汤 …………………… 349
91919 椿根散 …………………… 350
91920 椿根散 …………………… 350
91921 椿白皮丸 ………………… 350
91922 椿树根丸 ………………… 350
91923 椿根皮丸 ………………… 350
91924 椿根皮汤 ………………… 350

椹

91925 椹煎 ……………………… 350

楂

91926 楂术膏 …………………… 350
91927 楂苏汤 …………………… 350
91928 楂橘丸 …………………… 350
91929 楂糖散 …………………… 350
91930 楂糖散 …………………… 350
91931 楂曲合剂 ………………… 350
91932 楂朴二陈汤 ……………… 350
91933 楂曲平胃合剂 …………… 350
91934 楂曲麦门冬汤 …………… 350

楝

91935 楝子汤 …………………… 350
91936 楝子煎 …………………… 350
91937 楝皮汁 …………………… 351
91938 楝花粉 …………………… 351
91939 楝陈汤 …………………… 351
91940 楝果裘 …………………… 351
91941 楝实丸 …………………… 351
91942 楝实丸 …………………… 351
91943 楝实丸 …………………… 351
91944 楝实散 …………………… 351
91945 楝实散 …………………… 351
91946 楝实散 …………………… 351
91947 楝实散 …………………… 351
91948 楝实散 …………………… 351
91949 楝实膏 …………………… 351
91950 楝根汤 …………………… 351
91951 楝根粥 …………………… 351
91952 楝椒煎 …………………… 351
91953 楝实洗方 ………………… 352
91954 楝根皮丸 ………………… 352
91955 楝花粉敷方 ……………… 352
91956 楝实塞耳方 ……………… 352
91957 楝根下虫丸 ……………… 352

榄

91958 榄核散 …………………… 352
91959 榄葱茶 …………………… 352

椤

91960 椤薤煅萎丸 ……………… 352

楸

91961 楸叶汤……352
91962 楸叶煎……352
91963 楸叶膏……352
91964 楸叶膏……352
91965 楸叶膏……352
91966 楸木汁方……352
91967 楸叶贴方……352
91968 楸木皮敷方……352
91969 楸叶涂敷方……353

槐

91970 槐茶……353
91971 槐酒……353
91972 槐子丸……353
91973 槐子丸……353
91974 槐子丸……353
91975 槐子丸……353
91976 槐子丸……353
91977 槐子丸……353
91978 槐子丸……353
91979 槐子丸……353
91980 槐子丸……353
91981 槐子丸……353
91982 槐子丸……353
91983 槐子丸……353
91984 槐子丸……353
91985 槐子丸……354
91986 槐子方……354
91987 槐子汤……354
91988 槐子汤……354
91989 槐子酒……354
91990 槐子散……354
91991 槐子散……354
91992 槐子散……354
91993 槐子煎……354
91994 槐子煎……354
91995 槐子膏……354
91996 槐子膏……354
91997 槐术散……354
91998 槐叶汤……354
91999 槐叶茶……355
92000 槐白丸……355
92001 槐皮丸……355
92002 槐皮浆……355
92003 槐皮膏……355
92004 槐皮膏……355
92005 槐耳丸……355
92006 槐耳丸……355
92007 槐耳汤……355
92008 槐耳散……355
92009 槐灰散……355
92010 槐豆散……355
92011 槐豆散……355
92012 槐壳丸……355
92013 槐芽丸……355
92014 槐芽茶……355
92015 槐芽散……355
92016 槐花丸……356
92017 槐花丸……356
92018 槐花丹……356
92019 槐花汤……356
92020 槐花汤……356
92021 槐花汤……356
92022 槐花汤……356
92023 槐花饮……356
92024 槐花饮……356
92025 槐花酒……356
92026 槐花散……356
92027 槐花散……356
92028 槐花散……356
92029 槐花散……356
92030 槐花散……356
92031 槐花散……357
92032 槐花散……357
92033 槐花散……357
92034 槐花散……357
92035 槐花散……357
92036 槐花散……357
92037 槐花散……357
92038 槐花散……357
92039 槐花散……357
92040 槐花散……357
92041 槐花散……357
92042 槐花散……357
92043 槐花散……357
92044 槐花散……357
92045 槐花散……357
92046 槐花散……357
92047 槐花散……357
92048 槐芩散……357
92049 槐连汤……357
92050 槐角丸……358
92051 槐角丸……358
92052 槐角丸……358
92053 槐角丸……358
92054 槐角丸……358
92055 槐角丸……358
92056 槐角丸……358
92057 槐角丸……358
92058 槐角丸……358
92059 槐角丸……358
92060 槐角丸……358
92061 槐角丸……358
92062 槐角丸……358
92063 槐角散……359
92064 槐角煎……359
92065 槐角煎……359
92066 槐条膏……359
92067 槐枝汤……359
92068 槐枝汤……359
92069 槐枝汤……359
92070 槐枝酒……359
92071 槐枝酒……359
92072 槐枝散……359
92073 槐枝散……359
92074 槐枝散……359
92075 槐枝散……359
92076 槐枝煎……359
92077 槐枝膏……359
92078 槐枝膏……359
92079 槐枝膏……360
92080 槐金散……360
92081 槐肤酒……360
92082 槐实丸……360
92083 槐实丸……360
92084 槐实丸……360
92085 槐实散……360
92086 槐实散……360
92087 槐实膏……360
92088 槐荆丸……360
92089 槐荆丸……360
92090 槐荆散……360
92091 槐香丸……360
92092 槐香散……360
92093 槐胆丹……360
92094 槐桃膏……361
92095 槐盐散……361
92096 槐耆汤……361
92097 槐胶丸……361
92098 槐胶丸……361
92099 槐胶丸……361
92100 槐胶散……361
92101 槐梅膏……361
92102 槐黄丸……361
92103 槐黄汤……361
92104 槐黄散……361
92105 槐黄散……361
92106 槐萼散……361
92107 槐鹅散……361
92108 槐榆散……361
92109 槐榆煎……361
92110 槐蛾散……362
92111 槐子仁丸……362
92112 槐子仁散……362
92113 槐艾洗法……362
92114 槐白皮汤……362

92115 槐白皮汤 …………………… 362
92116 槐白皮汤 …………………… 362
92117 槐白皮汤 …………………… 362
92118 槐白皮散 …………………… 362
92119 槐白皮散 …………………… 362
92120 槐白皮散 …………………… 362
92121 槐白皮膏 …………………… 362
92122 槐白皮膏 …………………… 362
92123 槐白皮膏 …………………… 362
92124 槐角子丸 …………………… 362
92125 槐角子汤 …………………… 362
92126 槐角煎丸 …………………… 362
92127 槐枝烙方 …………………… 363
92128 槐荚子丸 …………………… 363
92129 槐荚煎丸 …………………… 363
92130 槐皮洗眼汤 ………………… 363
92131 槐耳白敛丸 ………………… 363
92132 槐花一物散 ………………… 363
92133 槐花当归散 ………………… 363
92134 槐花金银酒 ………………… 363
92135 槐花枳壳散 ………………… 363
92136 槐连四物汤 ………………… 363
92137 槐角地榆丸 ………………… 363
92138 槐角地榆丸 ………………… 363
92139 槐角地榆丸 ………………… 363
92140 槐角地榆汤 ………………… 363
92141 槐角地榆散 ………………… 363
92142 槐角利膈丸 ………………… 364
92143 槐角枳壳汤 ………………… 364
92144 槐枝八仙散 ………………… 364
92145 槐榆生地汤 ………………… 364

榆

92146 榆丁散 ……………………… 364
92147 榆仁丸 ……………………… 364
92148 榆白汤 ……………………… 364
92149 榆皮汤 ……………………… 364
92150 榆皮汤 ……………………… 364
92151 榆皮汤 ……………………… 364
92152 榆皮汤 ……………………… 364
92153 榆皮汤 ……………………… 364
92154 榆皮汤 ……………………… 364
92155 榆皮汤 ……………………… 364
92156 榆皮汤 ……………………… 364
92157 榆皮饮 ……………………… 364
92158 榆皮散 ……………………… 365
92159 榆皮散 ……………………… 365
92160 榆皮散 ……………………… 365
92161 榆皮散 ……………………… 365
92162 榆皮散 ……………………… 365
92163 榆羊丸 ……………………… 365
92164 榆枝汤 ……………………… 365
92165 榆砂汤 ……………………… 365
92166 榆根散 ……………………… 365
92167 榆白皮汤 …………………… 365
92168 榆白皮汤 …………………… 365
92169 榆白皮汤 …………………… 365
92170 榆白皮汤 …………………… 365
92171 榆白皮汤 …………………… 365
92172 榆白皮汤 …………………… 365
92173 榆白皮汤 …………………… 365
92174 榆白皮汤 …………………… 365
92175 榆白皮汤 …………………… 365
92176 榆白皮汤 …………………… 365
92177 榆白皮汤 …………………… 366
92178 榆白皮汤 …………………… 366
92179 榆白皮饮 …………………… 366
92180 榆白皮散 …………………… 366
92181 榆白皮散 …………………… 366
92182 榆白皮散 …………………… 366
92183 榆白皮散 …………………… 366
92184 榆白皮散 …………………… 366
92185 榆白皮散 …………………… 366
92186 榆白皮散 …………………… 366
92187 榆白皮散 …………………… 366
92188 榆白皮散 …………………… 366
92189 榆白皮散 …………………… 366
92190 榆白皮散 …………………… 366
92191 榆白皮散 …………………… 366
92192 榆白皮散 …………………… 366
92193 榆白皮散 …………………… 367
92194 榆皮索饼 …………………… 367
92195 榆白皮索饼 ………………… 367
92196 榆白皮煮散 ………………… 367
92197 榆白皮敷方 ………………… 367
92198 榆皮滑胎散 ………………… 367
92199 榆地玄归汤 ………………… 367
92200 榆槐脏连丸 ………………… 367
92201 榆槐脏连丸 ………………… 367
92202 榆皮通滑泄热煎 …………… 367

楼

92203 楼莲胶囊 …………………… 367

榉

92204 榉叶散 ……………………… 367
92205 榉皮汤 ……………………… 367
92206 榉皮散 ……………………… 367
92207 榉皮饮子 …………………… 368
92208 榉柳叶汤 …………………… 368
92209 榉树叶散 …………………… 368
92210 榉皮洗眼方 ………………… 368
92211 榉树菌子丸 ………………… 368

酪

92212 酪酥煎丸 …………………… 368

鹊

92213 鹊石散 ……………………… 368
92214 鹊巢散……………………… 368

鼓

92215 鼓皮汤……………………… 368
92216 鼓皮散……………………… 368
92217 鼓胀丹……………………… 368
92218 鼓神汤……………………… 368
92219 鼓子花散…………………… 368
92220 鼓皮醋涂方………………… 368
92221 鼓腹遇仙丹………………… 368

蒜

92222 蒜丸………………………… 368
92223 蒜丸………………………… 369
92224 蒜丹………………………… 369
92225 蒜酒………………………… 369
92226 蒜煎………………………… 369
92227 蒜煎………………………… 369
92228 蒜丸子……………………… 369
92229 蒜丹丸……………………… 369
92230 蒜灰散……………………… 369
92231 蒜红丸……………………… 369
92232 蒜红丸……………………… 369
92233 蒜豆膏……………………… 369
92234 蒜连丸……………………… 369
92235 蒜连丸……………………… 369
92236 蒜连丸……………………… 369
92237 蒜肚丸……………………… 369
92238 蒜肚方……………………… 369
92239 蒜乳丸……………………… 370
92240 蒜贴膏……………………… 370
92241 蒜香膏……………………… 370
92242 蒜饼丸……………………… 370
92243 蒜饼子……………………… 370
92244 蒜姜酒……………………… 370
92245 蒜浆饮……………………… 370
92246 蒜豉丸……………………… 370
92247 蒜豉汤……………………… 370
92248 蒜煎汤……………………… 370
92249 蒜螺丹……………………… 370
92250 蒜汁涂方…………………… 370
92251 蒜西瓜方…………………… 370
92252 蒜泥拔毒散………………… 370
92253 蒜煮壮脾丸………………… 370

蓝

92254 蓝子散……………………… 370
92255 蓝玉散……………………… 370
92256 蓝叶汤……………………… 370
92257 蓝叶汤……………………… 371
92258 蓝叶汤……………………… 371
92259 蓝叶散……………………… 371
92260 蓝叶散……………………… 371
92261 蓝叶散……………………… 371

92262 蓝叶散 …………………… 371
92263 蓝叶散 …………………… 371
92264 蓝叶散 …………………… 371
92265 蓝叶散 …………………… 371
92266 蓝汁方 …………………… 371
92267 蓝汁饮 …………………… 371
92268 蓝汁饮 …………………… 371
92269 蓝花汤 …………………… 371
92270 蓝花药 …………………… 371
92271 蓝花酒 …………………… 372
92272 蓝花散 …………………… 372
92273 蓝吹药 …………………… 372
92274 蓝饮子 …………………… 372
92275 蓝青丸 …………………… 372
92276 蓝青丸 …………………… 372
92277 蓝青汤 …………………… 372
92278 蓝青散 …………………… 372
92279 蓝青散 …………………… 372
92280 蓝青煎 …………………… 372
92281 蓝实丸 …………………… 372
92282 蓝实丸 …………………… 372
92283 蓝药膏 …………………… 372
92284 蓝根饮 …………………… 372
92285 蓝根散 …………………… 373
92286 蓝根散 …………………… 373
92287 蓝根膏 …………………… 373
92288 蓝袍散 …………………… 373
92289 蓝淀膏 …………………… 373
92290 蓝根涂方 …………………… 373
92291 蓝漆煎丸 …………………… 373
92292 蓝芩口服液 …………………… 373
92293 蓝根人参散 …………………… 373
92294 蓝机圣砭脑膏 …………………… 373
92295 蓝青汁灌耳方 …………………… 373

蓖

92296 蓖梳散 …………………… 373
92297 蓖麻丸 …………………… 373
92298 蓖麻丸 …………………… 373
92299 蓖麻丸 …………………… 373
92300 蓖麻丸 …………………… 373
92301 蓖麻丸 …………………… 373
92302 蓖麻丸 …………………… 374
92303 蓖麻丸 …………………… 374
92304 蓖麻丸 …………………… 374
92305 蓖麻丸 …………………… 374
92306 蓖麻汤 …………………… 374
92307 蓖麻饮 …………………… 374
92308 蓖麻酒 …………………… 374
92309 蓖麻散 …………………… 374
92310 蓖麻散 …………………… 374
92311 蓖麻散 …………………… 374
92312 蓖麻散 …………………… 374
92313 蓖麻膏 …………………… 374
92314 蓖麻膏 …………………… 374
92315 蓖麻膏 …………………… 374
92316 蓖麻膏 …………………… 374
92317 蓖麻膏 …………………… 374
92318 蓖麻膏 …………………… 374
92319 蓖麻膏 …………………… 374
92320 蓖麻膏 …………………… 375
92321 蓖麻膏 …………………… 375
92322 蓖麻子丸 …………………… 375
92323 蓖麻子丸 …………………… 375
92324 蓖麻子丸 …………………… 375
92325 蓖麻子丸 …………………… 375
92326 蓖麻子方 …………………… 375
92327 蓖麻子散 …………………… 375
92328 蓖麻子膏 …………………… 375
92329 蓖麻子膏 …………………… 375
92330 蓖麻煎丸 …………………… 375

蓟

92331 蓟叶汤 …………………… 375
92332 蓟根酒 …………………… 375
92333 蓟菀汤 …………………… 375

蓬

92334 蓬术丸 …………………… 375
92335 蓬术汤 …………………… 376
92336 蓬术散 …………………… 376
92337 蓬仙丸 …………………… 376
92338 蓬香散 …………………… 376
92339 蓬莱丸 …………………… 376
92340 蓬莱火 …………………… 376
92341 蓬莱枣 …………………… 376
92342 蓬莱雪 …………………… 376
92343 蓬莱雪 …………………… 376
92344 蓬莪汤 …………………… 376
92345 蓬莪散 …………………… 376
92346 蓬莪散 …………………… 376
92347 蓬莪散 …………………… 377
92348 蓬煎丸 …………………… 377
92349 蓬术煎丸 …………………… 377
92350 蓬莪术丸 …………………… 377
92351 蓬莪术丸 …………………… 377
92352 蓬莪术丸 …………………… 377
92353 蓬莪术丸 …………………… 377
92354 蓬莪术丸 …………………… 377
92355 蓬莪术丸 …………………… 377
92356 蓬莪术丸 …………………… 377
92357 蓬莪术丸 …………………… 377
92358 蓬莪术丸 …………………… 377
92359 蓬莪术丸 …………………… 377
92360 蓬莪术丹 …………………… 377
92361 蓬莪术丹 …………………… 378
92362 蓬莪术汤 …………………… 378
92363 蓬莪术汤…………………… 378
92364 蓬莪术饮…………………… 378
92365 蓬莪术散…………………… 378
92366 蓬莪术散…………………… 378
92367 蓬莪术散…………………… 378
92368 蓬莪术散…………………… 378
92369 蓬莪术散…………………… 378
92370 蓬莪术散…………………… 378
92371 蓬莪术散…………………… 378
92372 蓬莪术散…………………… 378
92373 蓬莪术散…………………… 378
92374 蓬莪术散…………………… 378
92375 蓬莪术散…………………… 378
92376 蓬莪术散…………………… 378
92377 蓬莪术散…………………… 379
92378 蓬莪术散…………………… 379
92379 蓬莪术散…………………… 379
92380 蓬莪术散…………………… 379
92381 蓬莪术散…………………… 379
92382 蓬莪术散…………………… 379
92383 蓬莪术散…………………… 379
92384 蓬虆根汤…………………… 379
92385 蓬虆根散…………………… 379
92386 蓬莪术煮散…………………… 379

蒿

92387 蒿艾酒…………………… 379
92388 蒿虫丸…………………… 379
92389 蒿柳汁…………………… 379
92390 蒿草饮…………………… 379
92391 蒿豉丹…………………… 379
92392 蒿穗敷方…………………… 379
92393 蒿皮四物汤…………………… 380
92394 蒿芩清胆汤…………………… 380

蒺

92395 蒺藜丸…………………… 380
92396 蒺藜丸…………………… 380
92397 蒺藜丸…………………… 380
92398 蒺藜丸…………………… 380
92399 蒺藜丸…………………… 380
92400 蒺藜丸…………………… 380
92401 蒺藜丸…………………… 380
92402 蒺藜丸…………………… 380
92403 蒺藜汤…………………… 380
92404 蒺藜汤…………………… 381
92405 蒺藜汤…………………… 381
92406 蒺藜汤…………………… 381
92407 蒺藜汤…………………… 381
92408 蒺藜散…………………… 381
92409 蒺藜散…………………… 381
92410 蒺藜散…………………… 381
92411 蒺藜散…………………… 381
92412 蒺藜散…………………… 381

92413 蒺藜散 …………………… 381
92414 蒺藜散 …………………… 381
92415 蒺藜散 …………………… 381
92416 蒺藜散 …………………… 381
92417 蒺藜散 …………………… 381
92418 蒺藜散 …………………… 381
92419 蒺藜散 …………………… 381
92420 蒺藜散 …………………… 381
92421 蒺藜散 …………………… 381
92422 蒺藜散 …………………… 382
92423 蒺藜散 …………………… 382
92424 蒺藜子丸 ………………… 382
92425 蒺藜子丸 ………………… 382
92426 蒺藜子丸 ………………… 382
92427 蒺藜子丸 ………………… 382
92428 蒺藜子汤 ………………… 382
92429 蒺藜子汤 ………………… 382
92430 蒺藜子散 ………………… 382
92431 蒺藜子散 ………………… 382
92432 蒺藜子散 ………………… 382
92433 蒺藜子散 ………………… 382
92434 蒺藜浴汤 ………………… 382
92435 蒺藜贝母汤 ……………… 382
92436 蒺藜苦参丸 ……………… 382
92437 蒺藜明目丸 ……………… 383
92438 蒺藜涂敷方 ……………… 383

蒟

92439 蒟酱汤 …………………… 383
92440 蒟酱散 …………………… 383

蒴

92441 蒴藋汤 …………………… 383
92442 蒴藋汤 …………………… 383
92443 蒴藋汤 …………………… 383
92444 蒴藋汤 …………………… 383
92445 蒴藋汤 …………………… 383
92446 蒴藋汤 …………………… 383
92447 蒴藋汤 …………………… 383
92448 蒴藋酒 …………………… 383
92449 蒴藋散 …………………… 383
92450 蒴藋散 …………………… 383
92451 蒴藋煎 …………………… 383
92452 蒴藋煎 …………………… 383
92453 蒴藋煎 …………………… 383
92454 蒴藋煎 …………………… 384
92455 蒴藋膏 …………………… 384
92456 蒴藋膏 …………………… 384
92457 蒴藋根汁 ………………… 384
92458 蒴藋根汤 ………………… 384
92459 蒴藋涂方 ………………… 384
92460 蒴藋浴水 ………………… 384
92461 蒴藋蒸汤 ………………… 384
92462 蒴藋煎丸 ………………… 384

蒲

92463 蒲公汤 …………………… 384
92464 蒲公散 …………………… 384
92465 蒲龙散 …………………… 384
92466 蒲灰酒 …………………… 384
92467 蒲灰散 …………………… 384
92468 蒲灰散 …………………… 385
92469 蒲灰散 …………………… 385
92470 蒲虎汤 …………………… 385
92471 蒲柏饮 …………………… 385
92472 蒲栀煎 …………………… 385
92473 蒲茸散 …………………… 385
92474 蒲桃浆 …………………… 385
92475 蒲桃煎 …………………… 385
92476 蒲根汤 …………………… 385
92477 蒲柴饮 …………………… 385
92478 蒲黄丸 …………………… 385
92479 蒲黄丸 …………………… 385
92480 蒲黄丸 …………………… 386
92481 蒲黄丸 …………………… 386
92482 蒲黄丹 …………………… 386
92483 蒲黄方 …………………… 386
92484 蒲黄汤 …………………… 386
92485 蒲黄汤 …………………… 386
92486 蒲黄汤 …………………… 386
92487 蒲黄汤 …………………… 386
92488 蒲黄汤 …………………… 386
92489 蒲黄汤 …………………… 386
92490 蒲黄汤 …………………… 386
92491 蒲黄汤 …………………… 386
92492 蒲黄汤 …………………… 386
92493 蒲黄汤 …………………… 386
92494 蒲黄汤 …………………… 386
92495 蒲黄饮 …………………… 386
92496 蒲黄饮 …………………… 387
92497 蒲黄饮 …………………… 387
92498 蒲黄酒 …………………… 387
92499 蒲黄酒 …………………… 387
92500 蒲黄散 …………………… 387
92501 蒲黄散 …………………… 387
92502 蒲黄散 …………………… 387
92503 蒲黄散 …………………… 387
92504 蒲黄散 …………………… 387
92505 蒲黄散 …………………… 387
92506 蒲黄散 …………………… 387
92507 蒲黄散 …………………… 387
92508 蒲黄散 …………………… 387
92509 蒲黄散 …………………… 387
92510 蒲黄散 …………………… 387
92511 蒲黄散 …………………… 387
92512 蒲黄散 …………………… 387
92513 蒲黄散 …………………… 388
92514 蒲黄散 …………………… 388
92515 蒲黄散 …………………… 388
92516 蒲黄散 …………………… 388
92517 蒲黄散 …………………… 388
92518 蒲黄散 …………………… 388
92519 蒲黄散 …………………… 388
92520 蒲黄散 …………………… 388
92521 蒲黄散 …………………… 388
92522 蒲黄散 …………………… 388
92523 蒲黄散 …………………… 388
92524 蒲黄散 …………………… 388
92525 蒲黄散 …………………… 388
92526 蒲黄散 …………………… 388
92527 蒲黄散 …………………… 388
92528 蒲黄散 …………………… 389
92529 蒲黄散 …………………… 389
92530 蒲黄散 …………………… 389
92531 蒲黄散 …………………… 389
92532 蒲黄散 …………………… 389
92533 蒲黄散 …………………… 389
92534 蒲黄散 …………………… 389
92535 蒲黄散 …………………… 389
92536 蒲黄散 …………………… 389
92537 蒲黄散 …………………… 389
92538 蒲黄散 …………………… 389
92539 蒲黄散 …………………… 389
92540 蒲黄散 …………………… 389
92541 蒲黄散 …………………… 389
92542 蒲黄散 …………………… 389
92543 蒲黄散 …………………… 389
92544 蒲黄散 …………………… 390
92545 蒲黄散 …………………… 390
92546 蒲黄散 …………………… 390
92547 蒲黄散 …………………… 390
92548 蒲黄散 …………………… 390
92549 蒲黄散 …………………… 390
92550 蒲黄散 …………………… 390
92551 蒲黄散 …………………… 390
92552 蒲黄散 …………………… 390
92553 蒲黄散 …………………… 390
92554 蒲黄散 …………………… 390
92555 蒲黄散 …………………… 390
92556 蒲黄散 …………………… 390
92557 蒲黄散 …………………… 390
92558 蒲黄散 …………………… 390
92559 蒲黄膏 …………………… 390
92560 蒲黄膏 …………………… 390
92561 蒲黄膏 …………………… 390
92562 蒲槐散 …………………… 390
92563 蒲醋丸 …………………… 390
92564 蒲藕丸 …………………… 390
92565 蒲公英汤 ………………… 391

92566 蒲公英汤 …………………… 391
92567 蒲公英酒 …………………… 391
92568 蒲公英酒 …………………… 391
92569 蒲公英膏 …………………… 391
92570 蒲黄末散 …………………… 391
92571 蒲黄散子 …………………… 391
92572 蒲黄散膏 …………………… 391
92573 蒲黄敷方 …………………… 391
92574 蒲醋饮子 …………………… 391
92575 蒲公草涂方 …………………… 391
92576 蒲索四物汤 …………………… 391
92577 蒲黄一物散 …………………… 391
92578 蒲黄当归散 …………………… 391
92579 蒲黄阿胶汤 …………………… 391
92580 蒲黄通瘀煎 …………………… 391
92581 蒲黄鹿茸散 …………………… 391
92582 蒲黄黑神散 …………………… 391
92583 蒲黄黑神散 …………………… 391
92584 蒲黄鲤鱼散 …………………… 392
92585 蒲公英忍冬酒 …………………… 392
92586 蒲地蓝消炎片 …………………… 392
92587 蒲黄黑荆芥散 …………………… 392

蓉

92588 蓉豆散 …………………… 392
92589 蓉参丸 …………………… 392

蒨

92590 蒨莲饮 …………………… 392

蒸

92591 蒸鸡丸 …………………… 392
92592 蒸鸡丸 …………………… 392
92593 蒸饼方 …………………… 392
92594 蒸脐方 …………………… 392
92595 蒸脐方 …………………… 393
92596 蒸脐方 …………………… 393
92597 蒸猪肚 …………………… 393
92598 蒸膝汤 …………………… 393
92599 蒸熨方 …………………… 393
92600 蒸熨方 …………………… 393
92601 蒸大黄丸 …………………… 393
92602 蒸牛蒡方 …………………… 393
92603 蒸胡麻散 …………………… 393
92604 蒸猪肚丸 …………………… 393
92605 蒸饼快活丸 …………………… 393
92606 蒸脐补气散 …………………… 393
92607 蒸脐秘妙方 …………………… 393

蒙

92608 蒙花散 …………………… 394
92609 蒙姜黄连丸 …………………… 394

禁

92610 禁鼠丹 …………………… 394
92611 禁精汤 …………………… 394

楚

92612 楚王瓜子丸 …………………… 394

碑

92613 碑记丹 …………………… 394

硼

92614 硼砂丸 …………………… 394
92615 硼砂丸 …………………… 394
92616 硼砂丸 …………………… 394
92617 硼砂丸 …………………… 394
92618 硼砂丸 …………………… 395
92619 硼砂丸 …………………… 395
92620 硼砂丸 …………………… 395
92621 硼砂丸 …………………… 395
92622 硼砂丸 …………………… 395
92623 硼砂丸 …………………… 395
92624 硼砂丸 …………………… 395
92625 硼砂丸 …………………… 395
92626 硼砂丸 …………………… 395
92627 硼砂丸 …………………… 395
92628 硼砂丸 …………………… 395
92629 硼砂丸 …………………… 395
92630 硼砂丸 …………………… 395
92631 硼砂丸 …………………… 396
92632 硼砂丹 …………………… 396
92633 硼砂散 …………………… 396
92634 硼砂散 …………………… 396
92635 硼砂散 …………………… 396
92636 硼砂散 …………………… 396
92637 硼砂散 …………………… 396
92638 硼砂散 …………………… 396
92639 硼砂散 …………………… 396
92640 硼砂散 …………………… 396
92641 硼砂散 …………………… 396
92642 硼砂散 …………………… 396
92643 硼砂散 …………………… 396
92644 硼砂散 …………………… 396
92645 硼砂散 …………………… 396
92646 硼砂散 …………………… 396
92647 硼砂散 …………………… 396
92648 硼砂散 …………………… 397
92649 硼砂散 …………………… 397
92650 硼砂散 …………………… 397
92651 硼砂散 …………………… 397
92652 硼砂煎丸 …………………… 397
92653 硼砂煎丸 …………………… 397
92654 硼砂煎丸 …………………… 397
92655 硼砂煎丸 …………………… 397
92656 硼砂煎丸 …………………… 397
92657 硼砂煎丸 …………………… 397
92658 硼砂煎丸 …………………… 397
92659 硼砂煎丸 …………………… 398
92660 硼砂煎丸…………………… 398

碎

92661 碎骨丹…………………… 398

碌

92662 碌丹散子…………………… 398

感

92663 感气丸…………………… 398
92664 感字丸…………………… 398
92665 感应丸…………………… 398
92666 感应丸…………………… 398
92667 感应丸…………………… 399
92668 感应丹…………………… 399
92669 感应膏…………………… 399
92670 感冒丸…………………… 399
92671 感冒水…………………… 399
92672 感冒汤…………………… 399
92673 感亭丸…………………… 399
92674 感通汤…………………… 399
92675 感应救急丹…………………… 399
92676 感冒发散汤…………………… 399
92677 感冒汤 1 号…………………… 399
92678 感冒汤 2 号…………………… 400
92679 感冒软胶囊…………………… 400
92680 感冒退烧片…………………… 400
92681 感冒消炎片…………………… 400
92682 感冒康胶囊…………………… 400
92683 感冒舒颗粒…………………… 400
92684 感冒疏风丸…………………… 400
92685 感冒疏风片…………………… 400
92686 感冒解表丸…………………… 400
92687 感冒解毒片…………………… 400
92688 感冒解痛散…………………… 400
92689 感冒止咳合剂…………………… 400
92690 感冒止咳颗粒…………………… 400
92691 感冒止咳糖浆…………………… 401
92692 感冒伤风咳茶…………………… 401
92693 感冒退热颗粒…………………… 401
92694 感冒清热胶囊…………………… 401
92695 感冒清热颗粒…………………… 401
92696 感冒解毒灵茶…………………… 401
92697 感冒解毒颗粒…………………… 401
92698 感冒解热颗粒…………………… 401
92699 感冒炎咳灵糖浆…………………… 401
92700 感冒退热口服液…………………… 401
92701 感冒解毒灵颗粒…………………… 401

雷

92702 雷丸…………………… 401
92703 雷楔…………………… 401
92704 雷丸丸…………………… 401
92705 雷丸丸…………………… 402
92706 雷丸丸…………………… 402

92707 雷丸丹 …… 402
92708 雷丸汤 …… 402
92709 雷丸酒 …… 402
92710 雷丸散 …… 402
92711 雷丸散 …… 402
92712 雷丸散 …… 402
92713 雷丸散 …… 402
92714 雷丸散 …… 402
92715 雷丸散 …… 402
92716 雷丸散 …… 402
92717 雷丸散 …… 402
92718 雷丸散 …… 402
92719 雷丸散 …… 402
92720 雷丸散 …… 403
92721 雷丸膏 …… 403
92722 雷丸膏 …… 403
92723 雷氏方 …… 403
92724 雷火针 …… 403
92725 雷火针 …… 403
92726 雷火针 …… 403
92727 雷击散 …… 403
92728 雷击散 …… 403
92729 雷轰丹 …… 403
92730 雷岩丸 …… 403
92731 雷金散 …… 403
92732 雷音丸 …… 403
92733 雷音丸 …… 403
92734 雷逐丹 …… 404
92735 雷丸浴汤 …… 404
92736 雷丸浴汤 …… 404
92737 雷火神针 …… 404
92738 雷丸鹤虱散 …… 404
92739 雷公救疫丸 …… 404
92740 雷氏千金丸 …… 404
92741 雷氏千金丸 …… 404
92742 雷氏木贼散 …… 404
92743 雷真君逐火丹 …… 404

零

92744 零陵香油 …… 404

雾

92745 雾散消毒饮 …… 404

摄

92746 摄风酒 …… 404
92747 摄生方 …… 405
92748 摄生饮 …… 405
92749 摄血丹 …… 405
92750 摄阳汤 …… 405
92751 摄阴汤 …… 405
92752 摄阴汤 …… 405
92753 摄阴煎 …… 405
92754 摄真汤 …… 405
92755 摄营煎 …… 405
92756 摄脾丸 …… 405
92757 摄魂汤 …… 405
92758 摄生妙用方 …… 405
92759 摄血固冲汤 …… 405

搏

92760 搏金散 …… 406

搐

92761 搐药 …… 406
92762 搐药 …… 406
92763 搐药 …… 406
92764 搐药 …… 406
92765 搐鼻方 …… 406
92766 搐鼻法 …… 406
92767 搐鼻药 …… 406
92768 搐鼻药 …… 406
92769 搐鼻药 …… 406
92770 搐鼻药 …… 406
92771 搐鼻药 …… 406
92772 搐鼻药 …… 406
92773 搐鼻香 …… 406
92774 搐鼻散 …… 406
92775 搐鼻散 …… 406
92776 搐鼻散 …… 406
92777 搐鼻散 …… 406
92778 搐鼻散 …… 406
92779 搐鼻散 …… 407
92780 搐鼻散 …… 407
92781 搐鼻散 …… 407
92782 搐鼻散 …… 407
92783 搐鼻散 …… 407
92784 搐鼻散 …… 407
92785 搐鼻散 …… 407
92786 搐鼻散 …… 407
92787 搐鼻散 …… 407
92788 搐鼻散 …… 407
92789 搐鼻散 …… 407
92790 搐药不卧散 …… 407
92791 搐药瓜蒂散 …… 407
92792 搐药斩邪散 …… 407
92793 搐药麻黄散 …… 407
92794 搐药碧云散 …… 407
92795 搐鼻开关药 …… 407
92796 搐鼻瓜蒂散 …… 407
92797 搐鼻瓜蒂散 …… 407
92798 搐鼻夺命散 …… 408
92799 搐鼻如圣散 …… 408
92800 搐鼻神效散 …… 408
92801 搐鼻透关散 …… 408
92802 搐鼻通天散 …… 408
92803 搐鼻通天散 …… 408
92804 搐鼻通气散 …… 408
92805 搐鼻通气散 …… 408
92806 搐鼻通关散 …… 408
92807 搐鼻通顶散 …… 408
92808 搐鼻碧云散 …… 408

搠

92809 搠罗脱因 …… 408

颐

92810 颐养汤 …… 408
92811 颐和春胶囊 …… 408

输

92812 输卵管阻塞不孕方 …… 408

龄

92813 龄龟丸 …… 409

督

92814 督会汤 …… 409

鉴

92815 鉴远汤 …… 409
92816 鉴鼻汤 …… 409

嗅

92817 嗅鼻渊方 …… 409
92818 嗅鼻瓜蒂散 …… 409

嘣

92819 嘣骨散 …… 409

暖

92820 暖下丸 …… 409
92821 暖下丸 …… 409
92822 暖中丸 …… 410
92823 暖风汤 …… 410
92824 暖阳汤 …… 410
92825 暖肝饮 …… 410
92826 暖肝煎 …… 410
92827 暖肠丸 …… 410
92828 暖肾丸 …… 410
92829 暖肾丸 …… 410
92830 暖肾丸 …… 410
92831 暖肾散 …… 410
92832 暖肾散 …… 410
92833 暖肾散 …… 410
92834 暖金丹 …… 410
92835 暖肺汤 …… 410
92836 暖肺散 …… 410
92837 暖炉丹 …… 411
92838 暖胃丸 …… 411
92839 暖胃丸 …… 411
92840 暖胃汤 …… 411
92841 暖胃汤 …… 411
92842 暖胃胶 …… 411
92843 暖胃散 …… 411
92844 暖胃膏 …… 411

92845 暖胞丸 …………………… 411
92846 暖宫丸 …………………… 411
92847 暖宫丸 …………………… 411
92848 暖宫丸 …………………… 411
92849 暖宫丸 …………………… 412
92850 暖宫丸 …………………… 412
92851 暖宫丸 …………………… 412
92852 暖宫丸 …………………… 412
92853 暖宫丸 …………………… 412
92854 暖宫丸 …………………… 412
92855 暖脏丸 …………………… 412
92856 暖脐丸 …………………… 412
92857 暖脐膏 …………………… 412
92858 暖脐膏 …………………… 412
92859 暖脐膏 …………………… 412
92860 暖脐膏 …………………… 412
92861 暖脐膏 …………………… 412
92862 暖脐膏 …………………… 412
92863 暖脐膏 …………………… 413
92864 暖脐膏 …………………… 413
92865 暖脐膏 …………………… 413
92866 暖脐膏 …………………… 413
92867 暖脐膏 …………………… 413
92868 暖脐膏 …………………… 413
92869 暖脾丸 …………………… 413
92870 暖肝益肾汤 ……………… 413
92871 暖肚封脐膏 ……………… 413
92872 暖肾助火汤 ……………… 413
92873 暖肾疝气丸 ……………… 413
92874 暖胃正气汤 ……………… 414
92875 暖胃和中汤 ……………… 414
92876 暖胃备急丸 ……………… 414
92877 暖胃调中散 ……………… 414
92878 暖胃舒乐片 ……………… 414
92879 暖胃搐麻汤 ……………… 414
92880 暖宫万灵丸 ……………… 414
92881 暖宫孕子丸 ……………… 414
92882 暖宫妙应丸 ……………… 414
92883 暖宫定痛汤 ……………… 414
92884 暖宫螽斯丸 ……………… 414
92885 暖盐豉熨方 ……………… 414

暗

92886 暗治饮 …………………… 414
92887 暗治饮 …………………… 414
92888 暗香汤 …………………… 415
92889 暗香汤 …………………… 415

睛

92890 睛明散 …………………… 415

睡

92891 睡圣散 …………………… 415
92892 睡安散 …………………… 415
92893 睡红散 …………………… 415
92894 睡红散 …………………… 415
92895 睡应丸 …………………… 415
92896 睡应丹 …………………… 415
92897 睡洪散 …………………… 415
92898 睡黄散 …………………… 415
92899 睡惊丸 …………………… 415
92900 睡惊丸 …………………… 416
92901 睡惊丸 …………………… 416
92902 睡惊丸 …………………… 416
92903 睡惊丸 …………………… 416
92904 睡惊丸 …………………… 416
92905 睡惊丸 …………………… 416
92906 睡惊丸 …………………… 416
92907 睡惊丸 …………………… 416
92908 睡惊丸 …………………… 416
92909 睡惊丸 …………………… 416
92910 睡惊丸 …………………… 416
92911 睡惊丸 …………………… 416
92912 睡惊丸 …………………… 416
92913 睡惊丹 …………………… 416
92914 睡惊散 …………………… 417
92915 睡惊膏 …………………… 417
92916 睡惊膏 …………………… 417
92917 睡脾散 …………………… 417
92918 睡安胶囊 ………………… 417
92919 睡惊十宝丹 ……………… 417
92920 睡惊太乙丹 ……………… 417

蛸

92921 蛸矾散 …………………… 417

蜈

92922 蜈甲散 …………………… 417
92923 蜈蚣丸 …………………… 417
92924 蜈蚣丸 …………………… 417
92925 蜈蚣方 …………………… 417
92926 蜈蚣汤 …………………… 417
92927 蜈蚣饯 …………………… 418
92928 蜈蚣油 …………………… 418
92929 蜈蚣油 …………………… 418
92930 蜈蚣油 …………………… 418
92931 蜈蚣油 …………………… 418
92932 蜈蚣散 …………………… 418
92933 蜈蚣散 …………………… 418
92934 蜈蚣散 …………………… 418
92935 蜈蚣散 …………………… 418
92936 蜈蚣散 …………………… 418
92937 蜈蚣散 …………………… 418
92938 蜈蚣散 …………………… 418
92939 蜈蚣散 …………………… 418
92940 蜈蚣散 …………………… 418
92941 蜈蚣散 …………………… 418
92942 蜈蚣散 …………………… 418
92943 蜈蚣膏 …………………… 419
92944 蜈硝散 …………………… 419
92945 蜈蝎散 …………………… 419
92946 蜈蚣油膏 ………………… 419
92947 蜈蚣鸽卵 ………………… 419
92948 蜈蚣全蝎散 ……………… 419
92949 蜈蚣星风散 ……………… 419
92950 蜈蚣矫正饮 ……………… 419
92951 蜈蚣舒郁汤 ……………… 419
92952 蜈蚣蝎梢散 ……………… 419

蜗

92953 蜗牛丸 …………………… 419
92954 蜗牛丸 …………………… 419
92955 蜗牛丸 …………………… 419
92956 蜗牛丸 …………………… 419
92957 蜗牛散 …………………… 420
92958 蜗牛散 …………………… 420
92959 蜗牛散 …………………… 420
92960 蜗牛散 …………………… 420
92961 蜗牛散 …………………… 420
92962 蜗牛散 …………………… 420
92963 蜗牛散 …………………… 420
92964 蜗牛散 …………………… 420
92965 蜗牛散 …………………… 420
92966 蜗牛散 …………………… 420
92967 蜗牛散 …………………… 420
92968 蜗牛散 …………………… 420
92969 蜗牛煎 …………………… 420
92970 蜗牛膏 …………………… 420
92971 蜗牛膏 …………………… 420
92972 蜗牛膏 …………………… 420
92973 蜗牛膏 …………………… 420
92974 蜗牛膏 …………………… 420
92975 蜗牛膏 …………………… 420
92976 蜗牛膏 …………………… 421
92977 蜗蜂丹 …………………… 421
92978 蜗膏水 …………………… 421
92979 蜗牛子膏 ………………… 421
92980 蜗牛灰散 ………………… 421
92981 蜗牛柏霜散 ……………… 421

蛾

92982 蛾黄散 …………………… 421
92983 蛾喉宁片 ………………… 421

蜍

92984 蜍蝉退壳酒 ……………… 421

蜂

92985 蜂儿丸 …………………… 421
92986 蜂矾散 …………………… 421
92987 蜂房汤 …………………… 421
92988 蜂房汤 …………………… 421
92989 蜂房汤 …………………… 421

92990 蜂房汤……421
92991 蜂房饮……421
92992 蜂房散……422
92993 蜂房散……422
92994 蜂房散……422
92995 蜂房散……422
92996 蜂房散……422
92997 蜂房散……422
92998 蜂房散……422
92999 蜂房散……422
93000 蜂房散……422
93001 蜂房膏……422
93002 蜂房膏……422
93003 蜂房膏……422
93004 蜂房膏……422
93005 蜂姜丸……422
93006 蜂蛇散……422
93007 蜂窝散……422
93008 蜂窝散……422
93009 蜂窠散……422
93010 蜂窠膏……423
93011 蜂窠膏……423
93012 蜂霜散……423
93013 蜂房灰散……423
93014 蜂房酿酒……423

蜣

93015 蜣龙丸……423
93016 蜣螂丸……423
93017 蜣螂丸……423
93018 蜣螂丸……423
93019 蜣螂汤……423
93020 蜣螂散……423
93021 蜣螂散……423
93022 蜣螂散……423
93023 蜣螂散……423
93024 蜣螂散……423
93025 蜣螂膏……423
93026 蜣螂膏……423

跨

93027 跨痈煎……424
93028 跨鹤丹……424

跳

93029 跳骨片……424
93030 跳骨丹……424

嗣

93031 嗣育保胎丸……424

罩

93032 罩胎饮……424
93033 罩胎散……424
93034 罩胎散……424
93035 罩胎散……424
93036 罩胎散……425
93037 罩胎散……425
93038 罩胎散……425
93039 罩胎煎……425

蜀

93040 蜀仙丹……425
93041 蜀仙丹……425
93042 蜀脂饮……425
93043 蜀椒丸……425
93044 蜀椒丸……425
93045 蜀椒丸……425
93046 蜀椒丸……425
93047 蜀椒丸……425
93048 蜀椒丸……426
93049 蜀椒丸……426
93050 蜀椒丸……426
93051 蜀椒丸……426
93052 蜀椒丸……426
93053 蜀椒丸……426
93054 蜀椒丸……426
93055 蜀椒丸……426
93056 蜀椒丸……426
93057 蜀椒汤……426
93058 蜀椒汤……426
93059 蜀椒汤……426
93060 蜀椒汤……426
93061 蜀椒汤……427
93062 蜀椒汤……427
93063 蜀椒汤……427
93064 蜀椒汤……427
93065 蜀椒汤……427
93066 蜀椒汤……427
93067 蜀椒汤……427
93068 蜀椒汤……427
93069 蜀椒汤……427
93070 蜀椒汤……427
93071 蜀椒饮……427
93072 蜀椒散……427
93073 蜀椒散……427
93074 蜀椒散……427
93075 蜀椒散……427
93076 蜀椒散……428
93077 蜀椒散……428
93078 蜀椒散……428
93079 蜀椒散……428
93080 蜀椒散……428
93081 蜀葵汤……428
93082 蜀葵膏……428
93083 蜀葵膏……428
93084 蜀漆丸……428
93085 蜀漆丸……428
93086 蜀漆丸……428
93087 蜀漆丸……428
93088 蜀漆丸……428
93089 蜀漆丸……428
93090 蜀漆方……428
93091 蜀漆汤……429
93092 蜀漆汤……429
93093 蜀漆汤……429
93094 蜀漆汤……429
93095 蜀漆汤……429
93096 蜀漆汤……429
93097 蜀漆汤……429
93098 蜀漆散……429
93099 蜀水花膏……429
93100 蜀金牙散……430
93101 蜀葵子汤……430
93102 蜀葵花散……430
93103 蜀椒救中汤……430
93104 蜀漆鳖甲丸……430
93105 蜀椒榼藤子丸……430

煦

93106 煦育膏……430

照

93107 照药……430
93108 照月饮……430
93109 照水丸……430
93110 照水丸……430
93111 照水丹……430
93112 照水丹……431
93113 照水丹……431
93114 照水丹……431

愚

93115 愚鲁汤……431
93116 愚鲁汤……431

遣

93117 遣虫丸……431
93118 遣怒丹……431

雉

93119 雉肝散……431
93120 雉脑膏……431

稚

93121 稚儿灵颗粒……431
93122 稚儿灵膏滋……431

稠

93123 稠柳饼……431

锡

93124 锡圭丸……432
93125 锡灰丸……432
93126 锡灰膏……432
93127 锡灰膏……432

93128 锡类散 …………………… 432
93129 锡类散 …………………… 432
93130 锡粉丸 …………………… 432
93131 锡类含片 ………………… 432
93132 锡蔺脂丸 ………………… 432
93133 锡磷脂丸 ………………… 432
93134 锡麟脂丸 ………………… 433

锢

93135 锢蒂散 …………………… 433

锦

93136 锦节丸 …………………… 433
93137 锦灰散 …………………… 433
93138 锦灰散 …………………… 433
93139 锦朱丸 …………………… 433
93140 锦红片 …………………… 433
93141 锦红汤 …………………… 433
93142 锦庇汤 …………………… 433
93143 锦鸠丸 …………………… 433
93144 锦线油 …………………… 433
93145 锦草汤 …………………… 433
93146 锦琥汤 …………………… 433
93147 锦蓉散 …………………… 434
93148 锦鳞膏 …………………… 434

锭

93149 锭粉丸 …………………… 434
93150 锭子疮药 ………………… 434
93151 锭子眼药 ………………… 434

简

93152 简妙膏 …………………… 434
93153 简易玉红膏 ……………… 434
93154 简易圣灵丹 ……………… 434

催

93155 催生丸 …………………… 434
93156 催生丸 …………………… 434
93157 催生丹 …………………… 434
93158 催生丹 …………………… 434
93159 催生丹 …………………… 434
93160 催生丹 …………………… 434
93161 催生丹 …………………… 434
93162 催生丹 …………………… 435
93163 催生丹 …………………… 435
93164 催生丹 …………………… 435
93165 催生汤 …………………… 435
93166 催生汤 …………………… 435
93167 催生汤 …………………… 435
93168 催生汤 …………………… 435
93169 催生汤 …………………… 435
93170 催生汤 …………………… 435
93171 催生饮 …………………… 435
93172 催生药 …………………… 435
93173 催生散 …………………… 435
93174 催生散 …………………… 435
93175 催生散 …………………… 435
93176 催生散 …………………… 435
93177 催生散 …………………… 436
93178 催生散 …………………… 436
93179 催生散 …………………… 436
93180 催生散 …………………… 436
93181 催生膏 …………………… 436
93182 催汤丸 …………………… 436
93183 催乳丸 …………………… 436
93184 催乳汤 …………………… 436
93185 催乳散 …………………… 436
93186 催经散 …………………… 436
93187 催脓散 …………………… 436
93188 催浆方 …………………… 436
93189 催浆饮 …………………… 436
93190 催痔散 …………………… 436
93191 催蛰丹 …………………… 436
93192 催痘汤 …………………… 436
93193 催潮散 …………………… 437
93194 催生桂散 ………………… 437
93195 催生铅丹 ………………… 437
93196 催生黑散 ………………… 437
93197 催生大圣丹 ……………… 437
93198 催生万全汤 ……………… 437
93199 催生开骨丹 ……………… 437
93200 催生为全散 ……………… 437
93201 催生龙蜕散 ……………… 437
93202 催生四物汤 ……………… 437
93203 催生四物汤 ……………… 437
93204 催生立应散 ……………… 437
93205 催生圣散子 ……………… 437
93206 催生夺命丹 ……………… 437
93207 催生夺命丹 ……………… 437
93208 催生夺命丹 ……………… 437
93209 催生防葵散 ……………… 437
93210 催生如圣丸 ……………… 437
93211 催生如圣汤 ……………… 437
93212 催生如圣散 ……………… 438
93213 催生如圣散 ……………… 438
93214 催生如圣散 ……………… 438
93215 催生如圣散 ……………… 438
93216 催生如神散 ……………… 438
93217 催生如意丹 ……………… 438
93218 催生如意散 ……………… 438
93219 催生如意散 ……………… 438
93220 催生如意散 ……………… 438
93221 催生乳香丸 ……………… 438
93222 催生乳香膏 ……………… 438
93223 催生兔血散 ……………… 438
93224 催生兔脑丸 ……………… 438
93225 催生柞木饮 ……………… 438
93226 催生顺气饮……………… 439
93227 催生独圣散……………… 439
93228 催生神圣散……………… 439
93229 催生神柞饮……………… 439
93230 催生神柞饮……………… 439
93231 催生神柞散……………… 439
93232 催生神效散……………… 439
93233 催生神验方……………… 439
93234 催生益母丸……………… 439
93235 催生通灵散……………… 439
93236 催生黑子散……………… 439
93237 催生遇仙丹……………… 439
93238 催生滑胎汤……………… 439
93239 催生滑胎散……………… 439
93240 催生蓖豆膏……………… 440
93241 催生槐豆散……………… 440
93242 催生鼠肾丸……………… 440
93243 催生柞木叶饮…………… 440
93244 催生柞木饮子…………… 440
93245 催生神应黑散…………… 440
93246 催生夺命如神丹………… 440
93247 催生安胎救命散………… 440
93248 催生神妙佛手散………… 440
93249 催生神妙乳珠丹………… 440
93250 催生神效七圣散………… 440
93251 催生神效圣功散………… 440
93252 催生万金不传遇仙丹…… 440

鼠

93253 鼠粥…………………… 440
93254 鼠化散………………… 440
93255 鼠矢汤………………… 441
93256 鼠矢汤………………… 441
93257 鼠灰散………………… 441
93258 鼠灰散………………… 441
93259 鼠肉方………………… 441
93260 鼠肉煎………………… 441
93261 鼠肉臛………………… 441
93262 鼠妇散………………… 441
93263 鼠肾丸………………… 441
93264 鼠肾丸………………… 441
93265 鼠油膏………………… 441
93266 鼠油膏………………… 441
93267 鼠骨散………………… 441
93268 鼠胆丸………………… 441
93269 鼠胆丹………………… 441
93270 鼠胆方………………… 441
93271 鼠屎汤………………… 442
93272 鼠屎汤………………… 442
93273 鼠屎汤………………… 442
93274 鼠脂方………………… 442
93275 鼠蒜膏………………… 442
93276 鼠璞散………………… 442

93277 鼠黏汤 …………………… 442
93278 鼠黏汤 …………………… 442
93279 鼠矢豉汤 ………………… 442
93280 鼠肉汁粥 ………………… 442
93281 鼠尾草丸 ………………… 442
93282 鼠尾草散 ………………… 442
93283 鼠尾草散 ………………… 442
93284 鼠毒神方 ………………… 442
93285 鼠屎豉汤 ………………… 442
93286 鼠黏子汤 ………………… 442
93287 鼠黏子汤 ………………… 443
93288 鼠黏子汤 ………………… 443
93289 鼠黏子汤 ………………… 443
93290 鼠黏子汤 ………………… 443
93291 鼠黏子汤 ………………… 443
93292 鼠黏子汤 ………………… 443
93293 鼠黏子汤 ………………… 443
93294 鼠黏子汤 ………………… 443
93295 鼠黏子汤 ………………… 443
93296 鼠黏子汤 ………………… 443
93297 鼠黏子汤 ………………… 443
93298 鼠黏子酒 ………………… 443
93299 鼠黏子散 ………………… 443
93300 鼠黏子散 ………………… 443
93301 鼠黏子散 ………………… 443
93302 鼠黏子散 ………………… 444
93303 鼠圣一粒丹 ……………… 444
93304 鼠疬土瓜丸 ……………… 444
93305 鼠疬马刀丸 ……………… 444
93306 鼠膏涂敷方 ……………… 444
93307 鼠瘘瘰疬膏 ……………… 444
93308 鼠黏连翘汤 ……………… 444
93309 鼠屎栀子豉汤 …………… 444
93310 鼠黏子解毒汤 …………… 444
93311 鼠黏子解毒汤 …………… 444
93312 鼠疫毒核消毒散 ……… 444

魃

93313 魃奶散 …………………… 444

魁

93314 魁蛤丸 …………………… 444
93315 魁蛤散 …………………… 444

愈

93316 愈风丸 …………………… 444
93317 愈风丸 …………………… 445
93318 愈风丹 …………………… 445
93319 愈风丹 …………………… 445
93320 愈风丹 …………………… 445
93321 愈风丹 …………………… 445
93322 愈风丹 …………………… 445
93323 愈风丹 …………………… 445
93324 愈风丹 …………………… 445
93325 愈风丹 …………………… 445
93326 愈风丹 …………………… 445
93327 愈风丹 …………………… 446
93328 愈风丹 …………………… 446
93329 愈风汤 …………………… 446
93330 愈风汤 …………………… 446
93331 愈风汤 …………………… 446
93332 愈风汤 …………………… 446
93333 愈风汤 …………………… 446
93334 愈风汤 …………………… 446
93335 愈风汤 …………………… 446
93336 愈风汤 …………………… 446
93337 愈风汤 …………………… 446
93338 愈风汤 …………………… 447
93339 愈风饮 …………………… 447
93340 愈风酒 …………………… 447
93341 愈风散 …………………… 447
93342 愈风散 …………………… 447
93343 愈风散 …………………… 447
93344 愈风散 …………………… 447
93345 愈风散 …………………… 447
93346 愈金汤 …………………… 447
93347 愈疟酒 …………………… 447
93348 愈疟散 …………………… 447
93349 愈毒汤 …………………… 447
93350 愈带丸 …………………… 447
93351 愈带丸 …………………… 447
93352 愈带丸 …………………… 448
93353 愈哕汤 …………………… 448
93354 愈疮枣 …………………… 448
93355 愈疯丸 …………………… 448
93356 愈浊丸 …………………… 448
93357 愈疸汤 …………………… 448
93358 愈黄丹 …………………… 448
93359 愈蛊散 …………………… 448
93360 愈痔丸 …………………… 448
93361 愈痔散 …………………… 448
93362 愈渊丸 …………………… 448
93363 愈痛丸 …………………… 448
93364 愈痛丸 …………………… 448
93365 愈痛丸 …………………… 448
93366 愈痛丸 …………………… 449
93367 愈痛散 …………………… 449
93368 愈风饼子 ………………… 449
93369 愈创软膏 ………………… 449
93370 愈癣药酒 ………………… 449
93371 愈三消胶囊 ……………… 449
93372 愈风化痰丸 ……………… 449
93373 愈风四物汤 ……………… 449
93374 愈风换肌丹 ……………… 449
93375 愈风润燥汤 ……………… 449
93376 愈风润燥汤 ……………… 449
93377 愈风燥湿化痰丸………… 449

猿

93378 猿猴入洞………………… 449
93379 猿猴上树方……………… 450

馏

93380 馏水石膏饮……………… 450

腻

93381 腻香散…………………… 450
93382 腻粉丸…………………… 450
93383 腻粉丸…………………… 450
93384 腻粉丸…………………… 450
93385 腻粉丸…………………… 450
93386 腻粉丸…………………… 450
93387 腻粉丸…………………… 450
93388 腻粉散…………………… 450
93389 腻粉散…………………… 450
93390 腻粉散…………………… 450
93391 腻粉散…………………… 450
93392 腻粉散…………………… 451
93393 腻粉散…………………… 451
93394 腻粉散…………………… 451
93395 腻粉膏…………………… 451
93396 腻粉膏…………………… 451
93397 腻粉膏…………………… 451
93398 腻粉膏…………………… 451
93399 腻粉敷方………………… 451
93400 腻粉滑石丸……………… 451

腰

93401 腰子汤…………………… 451
93402 腰子散…………………… 451
93403 腰疼丸…………………… 451
93404 腰痛丸…………………… 451
93405 腰痛片…………………… 451
93406 腰痛汤…………………… 451
93407 腰痛汤…………………… 451
93408 腰痛饮…………………… 451
93409 腰痛酒…………………… 451
93410 腰痛神方………………… 452
93411 腰痛神方………………… 452
93412 腰腹痛丸………………… 452
93413 腰椎痹痛丸……………… 452
93414 腰痛六合散……………… 452
93415 腰痛立安散……………… 452
93416 腰痛宁胶囊……………… 452
93417 腰滞二妙汤……………… 452
93418 腰痹通胶囊……………… 452
93419 腰痛二号验方…………… 452
93420 腰痛三号验方…………… 452

腽

93421 腽肭脐丸………………… 453
93422 腽肭脐丸………………… 453

93423 腽肭脐丸 ………………… 453
93424 腽肭脐丸 ………………… 453
93425 腽肭脐丸 ………………… 453
93426 腽肭脐丸 ………………… 453
93427 腽肭脐丸 ………………… 454
93428 腽肭脐丸 ………………… 454
93429 腽肭脐丸 ………………… 454
93430 腽肭脐丸 ………………… 454
93431 腽肭脐丸 ………………… 454
93432 腽肭脐酒 ………………… 454
93433 腽肭脐散 ………………… 454
93434 腽肭脐散 ………………… 454
93435 腽肭脐膏 ………………… 454
93436 腽肭补天丸 ……………… 454
93437 腽肭脐真方 ……………… 454

腮

93438 腮腺炎片 ………………… 455

腹

93439 腹宁汤 …………………… 455
93440 腹皮饮 …………………… 455
93441 腹疝汤 …………………… 455
93442 腹痛丹 …………………… 455
93443 腹痛煎 …………………… 455
93444 腹可安片 ………………… 455
93445 腹安颗粒 ………………… 455
93446 腹皮和中汤 ……………… 455
93447 腹痛广济散 ……………… 455
93448 腹痛六合汤 ……………… 455

鹏

93449 鹏雪膏 …………………… 455

腾

93450 腾药 ……………………… 455

雏

93451 雏凤丸 …………………… 456
93452 雏凤精 …………………… 456

触

93453 触饮丸 …………………… 456
93454 触痰丸 …………………… 456

解

93455 解散 ……………………… 456
93456 解散 ……………………… 456
93457 解凡散 …………………… 456
93458 解仓饮 …………………… 456
93459 解风丸 …………………… 456
93460 解风汤 …………………… 456
93461 解风汤 …………………… 456
93462 解风散 …………………… 456
93463 解风散 …………………… 456
93464 解邪丹 …………………… 457
93465 解邪汤 …………………… 457
93466 解肌丸 …………………… 457
93467 解肌汤 …………………… 457
93468 解肌汤 …………………… 457
93469 解肌汤 …………………… 457
93470 解肌汤 …………………… 457
93471 解肌汤 …………………… 457
93472 解肌汤 …………………… 457
93473 解肌汤 …………………… 457
93474 解肌汤 …………………… 457
93475 解肌汤 …………………… 457
93476 解肌汤 …………………… 457
93477 解肌汤 …………………… 458
93478 解肌汤 …………………… 458
93479 解肌汤 …………………… 458
93480 解肌汤 …………………… 458
93481 解肌汤 …………………… 458
93482 解肌汤 …………………… 458
93483 解肌汤 …………………… 458
93484 解肌汤 …………………… 458
93485 解肌汤 …………………… 458
93486 解肌汤 …………………… 458
93487 解肌汤 …………………… 458
93488 解肌散 …………………… 458
93489 解肌散 …………………… 458
93490 解肌散 …………………… 458
93491 解肌散 …………………… 458
93492 解肌散 …………………… 458
93493 解肌散 …………………… 459
93494 解肌散 …………………… 459
93495 解肌散 …………………… 459
93496 解肌散 …………………… 459
93497 解肌散 …………………… 459
93498 解肌散 …………………… 459
93499 解肌散 …………………… 459
93500 解妄汤 …………………… 459
93501 解交饮 …………………… 459
93502 解交散 …………………… 459
93503 解关散 …………………… 459
93504 解阳汤 …………………… 459
93505 解劳散 …………………… 459
93506 解呃汤 …………………… 459
93507 解围汤 …………………… 459
93508 解围煎 …………………… 460
93509 解利汤 …………………… 460
93510 解余汤 …………………… 460
93511 解肝煎 …………………… 460
93512 解肠汤 …………………… 460
93513 解肠散 …………………… 460
93514 解表汤 …………………… 460
93515 解表汤 …………………… 460
93516 解表饮 …………………… 460
93517 解表散 …………………… 460
93518 解表散 …………………… 460
93519 解表散 …………………… 460
93520 解表散 …………………… 460
93521 解苦散 …………………… 460
93522 解郁丹 …………………… 461
93523 解郁汤 …………………… 461
93524 解郁汤 …………………… 461
93525 解郁汤 …………………… 461
93526 解郁汤 …………………… 461
93527 解郁汤 …………………… 461
93528 解郁汤 …………………… 461
93529 解郁散 …………………… 461
93530 解明散 …………………… 461
93531 解氛散 …………………… 461
93532 解疝汤 …………………… 461
93533 解炎汤 …………………… 461
93534 解沫散 …………………… 461
93535 解毒丸 …………………… 461
93536 解毒丸 …………………… 461
93537 解毒丸 …………………… 461
93538 解毒丸 …………………… 462
93539 解毒丸 …………………… 462
93540 解毒丸 …………………… 462
93541 解毒丸 …………………… 462
93542 解毒丸 …………………… 462
93543 解毒丸 …………………… 462
93544 解毒丸 …………………… 462
93545 解毒丸 …………………… 462
93546 解毒丸 …………………… 462
93547 解毒丸 …………………… 462
93548 解毒丸 …………………… 462
93549 解毒丸 …………………… 463
93550 解毒丸 …………………… 463
93551 解毒丸 …………………… 463
93552 解毒丸 …………………… 463
93553 解毒丸 …………………… 463
93554 解毒丹 …………………… 463
93555 解毒丹 …………………… 463
93556 解毒丹 …………………… 463
93557 解毒丹 …………………… 463
93558 解毒丹 …………………… 463
93559 解毒丹 …………………… 463
93560 解毒丹 …………………… 463
93561 解毒丹 …………………… 463
93562 解毒汤 …………………… 463
93563 解毒汤 …………………… 463
93564 解毒汤 …………………… 463
93565 解毒汤 …………………… 464
93566 解毒汤 …………………… 464
93567 解毒汤 …………………… 464
93568 解毒汤 …………………… 464
93569 解毒汤 …………………… 464

93570 解毒汤 …………………… 464
93571 解毒汤 …………………… 464
93572 解毒汤 …………………… 464
93573 解毒汤 …………………… 464
93574 解毒汤 …………………… 464
93575 解毒汤 …………………… 464
93576 解毒汤 …………………… 464
93577 解毒汤 …………………… 464
93578 解毒汤 …………………… 464
93579 解毒汤 …………………… 464
93580 解毒汤 …………………… 464
93581 解毒汤 …………………… 464
93582 解毒汤 …………………… 464
93583 解毒汤 …………………… 464
93584 解毒汤 …………………… 465
93585 解毒汤 …………………… 465
93586 解毒汤 …………………… 465
93587 解毒汤 …………………… 465
93588 解毒汤 …………………… 465
93589 解毒汤 …………………… 465
93590 解毒汤 …………………… 465
93591 解毒汤 …………………… 465
93592 解毒汤 …………………… 465
93593 解毒汤 …………………… 465
93594 解毒汤 …………………… 465
93595 解毒汤 …………………… 465
93596 解毒饮 …………………… 465
93597 解毒饮 …………………… 465
93598 解毒饮 …………………… 465
93599 解毒饮 …………………… 465
93600 解毒剂 …………………… 465
93601 解毒散 …………………… 466
93602 解毒散 …………………… 466
93603 解毒散 …………………… 466
93604 解毒散 …………………… 466
93605 解毒散 …………………… 466
93606 解毒散 …………………… 466
93607 解毒散 …………………… 466
93608 解毒散 …………………… 466
93609 解毒散 …………………… 466
93610 解毒散 …………………… 466
93611 解毒散 …………………… 466
93612 解毒散 …………………… 466
93613 解毒散 …………………… 466
93614 解毒散 …………………… 466
93615 解毒散 …………………… 466
93616 解毒散 …………………… 466
93617 解毒散 …………………… 466
93618 解毒散 …………………… 467
93619 解毒散 …………………… 467
93620 解毒散 …………………… 467
93621 解毒散 …………………… 467
93622 解毒散 …………………… 467
93623 解毒散 …………………… 467
93624 解毒散 …………………… 467
93625 解毒散 …………………… 467
93626 解毒锭 …………………… 467
93627 解毒膏 …………………… 467
93628 解毒膏 …………………… 467
93629 解毒膏 …………………… 467
93630 解毒膏 …………………… 467
93631 解毒膏 …………………… 467
93632 解带汤 …………………… 467
93633 解带散 …………………… 467
93634 解带散 …………………… 468
93635 解带散 …………………… 468
93636 解胃汤 …………………… 468
93637 解骨丸 …………………… 468
93638 解急饮 …………………… 468
93639 解疮散 …………………… 468
93640 解疫汤 …………………… 468
93641 解恨煎 …………………… 468
93642 解语丸 …………………… 468
93643 解语丹 …………………… 468
93644 解语汤 …………………… 468
93645 解语汤 …………………… 468
93646 解语汤 …………………… 468
93647 解语散 …………………… 468
93648 解结丸 …………………… 468
93649 解热丸 …………………… 468
93650 解热方 …………………… 468
93651 解热方 …………………… 468
93652 解热方 …………………… 469
93653 解热汤 …………………… 469
93654 解热汤 …………………… 469
93655 解热饮 …………………… 469
93656 解热饮 …………………… 469
93657 解晕汤 …………………… 469
93658 解钳丸 …………………… 469
93659 解铃丸 …………………… 469
93660 解烦汤 …………………… 469
93661 解菌汤 …………………… 469
93662 解蛇油 …………………… 469
93663 解悬汤 …………………… 469
93664 解悬汤 …………………… 469
93665 解悬汤 …………………… 469
93666 解焚汤 …………………… 470
93667 解蛛丹 …………………… 470
93668 解暑片 …………………… 470
93669 解暑汤 …………………… 470
93670 解暑汤 …………………… 470
93671 解暑散 …………………… 470
93672 解链汤 …………………… 470
93673 解湿丹 …………………… 470
93674 解湿汤…………………… 470
93675 解寒汤…………………… 470
93676 解寒散…………………… 470
93677 解雷汤…………………… 470
93678 解腥丹…………………… 471
93679 解缚汤…………………… 471
93680 解醒丸…………………… 471
93681 解醒汤…………………… 471
93682 解醒汤…………………… 471
93683 解醒汤…………………… 471
93684 解醒饮…………………… 471
93685 解魅丹…………………… 471
93686 解瘟丹…………………… 471
93687 解噤丸…………………… 471
93688 解凝散…………………… 471
93689 解蘗汤…………………… 471
93690 解鼴汤…………………… 471
93691 解五蒸汤………………… 472
93692 解仓饮子………………… 472
93693 解风痹汤………………… 472
93694 解心痛片………………… 472
93695 解水毒饮………………… 472
93696 解百毒散………………… 472
93697 解交饮子………………… 472
93698 解痨神丹………………… 472
93699 解毒仙草………………… 472
93700 解毒饮子………………… 472
93701 解毒饮子………………… 472
93702 解毒药散………………… 472
93703 解毒神丹………………… 472
93704 解药毒方………………… 472
93705 解恶仙丹………………… 472
93706 解恶神丹………………… 472
93707 解热饮子………………… 473
93708 解热饮子………………… 473
93709 解热饮子………………… 473
93710 解晕神丹………………… 473
93711 解酒仙丹………………… 473
93712 解冤神丹………………… 473
93713 解湿仙丹………………… 473
93714 解渴饮子………………… 473
93715 解下除湿汤……………… 473
93716 解水毒饮子……………… 473
93717 解血平气汤……………… 473
93718 解肌化毒汤……………… 473
93719 解肌化斑汤……………… 473
93720 解肌升麻汤……………… 473
93721 解肌出汗方……………… 474
93722 解肌宁嗽丸……………… 474
93723 解肌宁嗽丸……………… 474
93724 解肌发汗散……………… 474
93725 解肌苍术散……………… 474

93726 解肌败毒饮 …………… 474
93727 解肌透痧汤 …………… 474
93728 解肌调中饮 …………… 474
93729 解肌麻黄散 …………… 474
93730 解肌清肺丸 …………… 474
93731 解肌散火汤 …………… 474
93732 解肌蠲暑饮 …………… 474
93733 解肝清胃饮 …………… 475
93734 解表二陈汤 …………… 475
93735 解表升麻汤 …………… 475
93736 解表石膏散 …………… 475
93737 解表附子散 …………… 475
93738 解表泄火汤 …………… 475
93739 解表追风丸 …………… 475
93740 解表神妙散 …………… 475
93741 解表消毒饮 …………… 475
93742 解表清金散 …………… 475
93743 解表清肺丸 …………… 475
93744 解郁开结汤 …………… 475
93745 解郁化痰丸 …………… 476
93746 解郁化痰丸 …………… 476
93747 解郁行滞汤 …………… 476
93748 解郁合欢汤 …………… 476
93749 解郁软坚汤 …………… 476
93750 解郁和中汤 …………… 476
93751 解郁和肝丸 …………… 476
93752 解郁活血汤 …………… 476
93753 解郁调胃汤 …………… 476
93754 解郁清肝汤 …………… 476
93755 解郁散毒汤 …………… 477
93756 解郁散结方 …………… 477
93757 解炎化酒汤 …………… 477
93758 解毒十宣汤 …………… 477
93759 解毒三贤饮 …………… 477
93760 解毒大青汤 …………… 477
93761 解毒大表汤 …………… 477
93762 解毒大黄散 …………… 477
93763 解毒万灵丸 …………… 477
93764 解毒万病丹 …………… 477
93765 解毒天浆饮 …………… 477
93766 解毒天浆散 …………… 477
93767 解毒天浆散 …………… 478
93768 解毒木通汤 …………… 478
93769 解毒内托汤 …………… 478
93770 解毒内托饮 …………… 478
93771 解毒内托散 …………… 478
93772 解毒内消汤 …………… 478
93773 解毒化热汤 …………… 478
93774 解毒化斑汤 …………… 478
93775 解毒化斑汤 …………… 478
93776 解毒化斑汤 …………… 478
93777 解毒化斑汤 …………… 478
93778 解毒化斑汤 …………… 478
93779 解毒化滞汤 …………… 478
93780 解毒牛黄丸 …………… 478
93781 解毒牛黄丸 …………… 478
93782 解毒升麻散 …………… 478
93783 解毒乌龙膏 …………… 479
93784 解毒六郁丸 …………… 479
93785 解毒玉壶丸 …………… 479
93786 解毒四物汤 …………… 479
93787 解毒四物汤 …………… 479
93788 解毒生化丹 …………… 479
93789 解毒生肌散 …………… 479
93790 解毒生肌膏 …………… 479
93791 解毒必胜散 …………… 479
93792 解毒地黄丸 …………… 479
93793 解毒地黄汤 …………… 480
93794 解毒百用膏 …………… 480
93795 解毒托里散 …………… 480
93796 解毒至神汤 …………… 480
93797 解毒回生丹 …………… 480
93798 解毒行血膏 …………… 480
93799 解毒防风汤 …………… 480
93800 解毒防风汤 …………… 480
93801 解毒防风汤 …………… 480
93802 解毒收肌散 …………… 480
93803 解毒如神散 …………… 480
93804 解毒寿婴丹 …………… 480
93805 解毒护童膏 …………… 481
93806 解毒利湿汤 …………… 481
93807 解毒快斑汤 …………… 481
93808 解毒快斑汤 …………… 481
93809 解毒奇良汤 …………… 481
93810 解毒和中汤 …………… 481
93811 解毒金花散 …………… 481
93812 解毒金药散 …………… 481
93813 解毒泻火汤 …………… 481
93814 解毒泻心汤 …………… 481
93815 解毒泻肝汤 …………… 481
93816 解毒泻肝汤 …………… 481
93817 解毒泻脾汤 …………… 481
93818 解毒降脂片 …………… 481
93819 解毒承气汤 …………… 481
93820 解毒承气汤 …………… 482
93821 解毒活血汤 …………… 482
93822 解毒活血汤 …………… 482
93823 解毒活血汤 …………… 482
93824 解毒活血汤 …………… 482
93825 解毒活血汤 …………… 482
93826 解毒活血汤 …………… 482
93827 解毒济生汤 …………… 482
93828 解毒济阴汤 …………… 482
93829 解毒养阴汤 …………… 483
93830 解毒神妙散…………… 483
93831 解毒退痈汤…………… 483
93832 解毒凉血汤…………… 483
93833 解毒消炎丸…………… 483
93834 解毒消炎膏…………… 483
93835 解毒消瘴散…………… 483
93836 解毒消癥汤…………… 483
93837 解毒润肠汤…………… 484
93838 解毒通脉汤…………… 484
93839 解毒排脓汤…………… 484
93840 解毒排脓散…………… 484
93841 解毒救苦汤…………… 484
93842 解毒银花散…………… 484
93843 解毒清火汤…………… 484
93844 解毒清肝汤…………… 484
93845 解毒清热汤…………… 484
93846 解毒清热饮…………… 484
93847 解毒清凉散…………… 484
93848 解毒清营汤…………… 484
93849 解毒散结汤…………… 485
93850 解毒葛根汤…………… 485
93851 解毒雄黄丸…………… 485
93852 解毒雄黄散…………… 485
93853 解毒雄黄散…………… 485
93854 解毒提斑汤…………… 485
93855 解毒紫金膏…………… 485
93856 解毒紫金膏…………… 485
93857 解毒犀角散…………… 485
93858 解毒犀角散…………… 485
93859 解毒犀黄丸…………… 485
93860 解毒疏痘汤…………… 485
93861 解毒辟瘟丹…………… 486
93862 解毒槟榔丸…………… 486
93863 解毒蕲蛇丸…………… 486
93864 解毒薷苓汤…………… 486
93865 解带利湿汤…………… 486
93866 解急蜀椒汤…………… 486
93867 解疫清金饮…………… 486
93868 解怒补肝汤…………… 486
93869 解结提金散…………… 486
93870 解结舒气汤…………… 486
93871 解热化毒汤…………… 486
93872 解热化斑汤…………… 486
93873 解热化痰汤…………… 487
93874 解热至圣丹…………… 487
93875 解热除毒丸…………… 487
93876 解热柴陈汤…………… 487
93877 解热消暑散…………… 487
93878 解热感冒片…………… 487
93879 解热辟瘟丹…………… 487
93880 解热镇静锭…………… 487
93881 解烦益心汤…………… 487

93882 解酒化毒丹 …… 487
93883 解酒散火汤 …… 487
93884 解酒舒筋散 …… 488
93885 解散人参汤 …… 488
93886 解散甘草汤 …… 488
93887 解暑三白饮 …… 488
93888 解暑三白散 …… 488
93889 解暑败毒饮 …… 488
93890 解暑败毒散 …… 488
93891 解暑神奇丹 …… 488
93892 解暑清痢饮 …… 488
93893 解渴百杯丸 …… 488
93894 解痰平气汤 …… 488
93895 解醒止泻汤 …… 488
93896 解五毒救命散 …… 488
93897 解肌地骨皮汤 …… 488
93898 解郁安神颗粒 …… 488
93899 解毒至宝神丹 …… 489
93900 解毒合白虎汤 …… 489
93901 解毒香豉饮子 …… 489
93902 解炽发醒头膏 …… 489
93903 解热退烧浸膏 …… 489
93904 解暑湿济急丸 …… 489
93905 解肌干葛五物饮 …… 489
93906 解表化痰平喘汤 …… 489
93907 解郁舒肺和脉膏 …… 489
93908 解毒生肌定痛散 …… 489

颖

93909 颖曲氏回春膏 …… 490

鲇

93910 鲇鱼丸 …… 490
93911 鲇鱼方 …… 490
93912 鲇鱼头骨灰散 …… 490

鲊

93913 鲊汤丸 …… 490
93914 鲊汤丸 …… 490
93915 鲊汤丸 …… 490
93916 鲊汤丸 …… 490
93917 鲊鱼汤丸 …… 490

鲍

93918 鲍鱼汤 …… 490
93919 鲍鱼汤 …… 490
93920 鲍鱼羹 …… 491
93921 鲍鱼大麻子羹 …… 491

鮀

93922 鮀甲散 …… 491
93923 鮀甲散 …… 491

煞

93924 煞疳保童丸 …… 491

靖

93925 靖乱汤 …… 491

韵

93926 韵姜汤 …… 491
93927 韵姜汤 …… 491
93928 韵姜饼子 …… 491

新

93929 新吹 …… 491
93930 新瓦散 …… 491
93931 新瓦散 …… 491
93932 新水散 …… 491
93933 新宁膏 …… 491
93934 新雪片 …… 492
93935 新三妙散 …… 492
93936 新五玉膏 …… 492
93937 新石灰散 …… 492
93938 新光一号 …… 492
93939 新光二号 …… 492
93940 新安金药 …… 492
93941 新青黛散 …… 492
93942 新备急丸 …… 492
93943 新骨痨丸 …… 492
93944 新消风散 …… 492
93945 新雪颗粒 …… 492
93946 新绿云膏 …… 493
93947 新订六郁汤 …… 493
93948 新方乌头药 …… 493
93949 新方清咽汤 …… 493
93950 新加三拗汤 …… 493
93951 新加木贼煎 …… 493
93952 新加玉女煎 …… 493
93953 新加正气汤 …… 493
93954 新加白虎汤 …… 493
93955 新加苦参汤 …… 494
93956 新加香薷饮 …… 494
93957 新加酒沥汤 …… 494
93958 新加黄龙汤 …… 494
93959 新加羚角饮 …… 494
93960 新伤续断汤 …… 494
93961 新补菊叶汤 …… 494
93962 新制止呃汤 …… 494
93963 新制兰膏汤 …… 494
93964 新制柴连汤 …… 494
93965 新制润下丸 …… 494
93966 新制通幽汤 …… 494
93967 新制理中散 …… 495
93968 新制救疫汤 …… 495
93969 新制犀角散 …… 495
93970 新制蠲痹汤 …… 495
93971 新法半夏汤 …… 495
93972 新法半夏汤 …… 495
93973 新法枯痔散 …… 495
93974 新定乌附丸 …… 495
93975 新定龙骨散 …… 495
93976 新定白术汤 …… 495
93977 新定补元煎 …… 496
93978 新定桂苓汤 …… 496
93979 新定清宁膏 …… 496
93980 新定薏仁汤 …… 496
93981 新添三黄丸 …… 496
93982 新碧桃仙片 …… 496
93983 新增快气汤 …… 496
93984 新定开瞽神方 …… 496
93985 新定吴茱萸汤 …… 496
93986 新定枇杷叶饮 …… 496
93987 新绛旋覆花汤 …… 496
93988 新订大黄䗪虫汤 …… 496
93989 新订萆薢分清饮 …… 496
93990 新订鳖甲解肝煎 …… 496
93991 新加八味地黄汤 …… 496
93992 新加甘麦大枣汤 …… 497
93993 新加瓜蒌薤白汤 …… 497
93994 新加羌活左经汤 …… 497
93995 新加附子左经汤 …… 497
93996 新加附子理中汤 …… 497
93997 新加金水六君丸 …… 497
93998 新加桂枝左经汤 …… 497
93999 新加耆桂五物汤 …… 497
94000 新加黄芩黄连汤 …… 497
94001 新补薄荷白檀汤 …… 497
94002 新制阴阳攻积丸 …… 497
94003 新制苏子降气汤 …… 497
94004 新制橘皮竹茹汤 …… 498
94005 新定牛黄清心丸 …… 498
94006 新定加味冰硼散 …… 498
94007 新定加减锡类散 …… 498
94008 新定拯阳理劳汤 …… 498
94009 新定拯阴理劳汤 …… 498
94010 新定胆制咽喉药 …… 498
94011 新定黄连香薷饮 …… 498
94012 新定清中止呕方 …… 498
94013 新添半夏瓜蒌丸 …… 498
94014 新订黑热病何人饮 …… 498
94015 新订黑热病秦艽汤 …… 499
94016 新订参蟾驱蛊化痞汤 …… 499
94017 新定催生保产万全方 …… 499
94018 新订黑热病牙疳秋霜散 …… 499
94019 新订黑热病苍柏消痞饮 …… 499
94020 新订黑热病芦荟消痞饮 …… 499
94021 新订黑热病消痞外贴膏 …… 499
94022 新订黑热病血毒性鼻衄汤 …… 499

94023 新订黑热病郁血性鼻衄汤 …… 499
94024 新订黑热病贫血性鼻衄汤 …… 499
94025 新订黑热病溃脓性下痢汤 …… 499

裛

94026 裛衣香 …… 499
94027 裛衣香 …… 499
94028 裛衣香 …… 499
94029 裛衣香 …… 499
94030 裛衣香 …… 500
94031 裛衣香 …… 500
94032 裛衣香 …… 500

廓

94033 廓清饮 …… 500

痱

94034 痱子粉 …… 500
94035 痱子粉 …… 500

痹

94036 痹药 …… 500
94037 痹症汤 …… 500
94038 痹痛酊 …… 500
94039 痹通药酒 …… 500
94040 痹痛宁胶囊 …… 500

痼

94041 痼冷丸 …… 500

瘀

94042 瘀血汤 …… 501
94043 瘀血汤 …… 501
94044 瘀血汤 …… 501
94045 瘀血汤 …… 501
94046 瘀血痹胶囊 …… 501
94047 瘀血痹颗粒 …… 501
94048 瘀滞型胆石汤 …… 501

痞

94049 痞瘤丸 …… 501
94050 痞瘤片 …… 501

痰

94051 痰顶 …… 501
94052 痰顶 …… 501
94053 痰火方 …… 501
94054 痰块膏 …… 501
94055 痰饮丸 …… 501
94056 痰郁汤 …… 501
94057 痰郁汤 …… 502
94058 痰郁汤 …… 502
94059 痰毒顶 …… 502
94060 痰核丸 …… 502
94061 痰核酒 …… 502
94062 痰喘丸 …… 502
94063 痰嗽丸 …… 502
94064 痰癖丸 …… 502
94065 痰火神丸 …… 502
94066 痰气俱安汤 …… 502
94067 痰火越鞠丸 …… 502
94068 痰块百效膏 …… 502
94069 痰郁润下丸 …… 502
94070 痰核痰瘰膏 …… 502
94071 痰核瘰疬膏 …… 502
94072 痰嗽化痰丸 …… 503
94073 痰迷心窍灵丹 …… 503
94074 痰喘半夏颗粒 …… 503

慎

94075 慎火草散 …… 503
94076 慎火草散 …… 503
94077 慎火草散 …… 503
94078 慎火草散 …… 503
94079 慎火草汁涂方 …… 503

阖

94080 阖缝丹 …… 503

煤

94081 煤红膏 …… 503

煨

94082 煨肝散 …… 504
94083 煨肝散 …… 504
94084 煨附丸 …… 504
94085 煨枣方 …… 504
94086 煨肾丸 …… 504
94087 煨肾丸 …… 504
94088 煨肾丸 …… 504
94089 煨肾丸 …… 504
94090 煨肾方 …… 504
94091 煨肾散 …… 504
94092 煨肾散 …… 504
94093 煨肾散 …… 504
94094 煨肾散 …… 504
94095 煨肾散 …… 505
94096 煨肾散 …… 505
94097 煨肾散 …… 505
94098 煨肾散 …… 505
94099 煨肾散 …… 505
94100 煨姜丸 …… 505
94101 煨姜丸 …… 505
94102 煨姜丸 …… 505
94103 煨姜丸 …… 505
94104 煨姜丸 …… 505
94105 煨姜丸 …… 505
94106 煨姜汤 …… 505
94107 煨姜散 …… 505
94108 煨葱方 …… 505
94109 煨蒜方 …… 506
94110 煨石子散 …… 506
94111 煨姜苋方 …… 506
94112 煨猪肝方 …… 506
94113 煨鲫鱼方 …… 506
94114 煨肝茵陈散 …… 506
94115 煨肾附子散 …… 506
94116 煨脐种子方 …… 506

煅

94117 煅萎散 …… 506
94118 煅金液丹 …… 506
94119 煅落铁屑膏 …… 506

满

94120 满天秋 …… 506
94121 满店香 …… 507

滇

94122 滇壶丹 …… 507

源

94123 源泉汤 …… 507
94124 源吉林甘和茶 …… 507

溻

94125 溻肿汤 …… 507
94126 溻肿汤 …… 507
94127 溻痒汤 …… 507
94128 溻痒汤 …… 507
94129 溻肿升麻汤 …… 507

溪

94130 溪螺散 …… 507

滚

94131 滚金丸 …… 507
94132 滚金丸 …… 507
94133 滚涎丸 …… 507
94134 滚涎膏 …… 508
94135 滚痰丸 …… 508
94136 滚痰丸 …… 508
94137 滚痰丸 …… 509
94138 滚痰丸 …… 509
94139 滚痰丸 …… 509
94140 滚痰丸 …… 509

溏

94141 溏泄散 …… 509

滂

94142 滂沱汤 …… 509

溢

94143 溢经汤 …… 509
94144 溢胆汤 …… 509

溯

94145 溯源丹 …… 509

94146 溯源散 …………………… 510
94147 溯源救肾汤 ……………… 510
94148 溯源解毒汤 ……………… 510
94149 溯源解毒汤 ……………… 510

溺

94150 溺白散 …………………… 510
94151 溺血丹 …………………… 510
94152 溺绿散 …………………… 510

粳

94153 粳米汤 …………………… 510
94154 粳米饮 …………………… 510
94155 粳米饮 …………………… 510
94156 粳米粥 …………………… 510
94157 粳米粥 …………………… 510
94158 粳酥粥 …………………… 510
94159 粳米桃仁粥 ……………… 510

煎

94160 煎膏 ………………………… 510
94161 煎麦散 …………………… 510
94162 煎柿散 …………………… 511
94163 煎金汤 …………………… 511
94164 煎金饮 …………………… 511
94165 煎蜜散 …………………… 511
94166 煎附子法 ………………… 511
94167 煎银饮子 ………………… 511
94168 煎猪肪方 ………………… 511
94169 煎猪脂方 ………………… 511
94170 煎膏药方丹 ……………… 511

慈

94171 慈云散 …………………… 511
94172 慈济丸 …………………… 511
94173 慈航丹 …………………… 511
94174 慈航散 …………………… 511
94175 慈航膏 …………………… 511
94176 慈菇汤 …………………… 512
94177 慈救丹 …………………… 512
94178 慈丹胶囊 ………………… 512

塞

94179 塞耳丸 …………………… 512
94180 塞耳丸 …………………… 512
94181 塞耳丸 …………………… 512
94182 塞耳丸 …………………… 512
94183 塞耳丸 …………………… 512
94184 塞耳丹 …………………… 512
94185 塞耳丹 …………………… 512
94186 塞耳丹 …………………… 512
94187 塞耳药 …………………… 512
94188 塞耳散 …………………… 512
94189 塞里散 …………………… 512
94190 塞鼻丸 …………………… 512
94191 塞鼻丹 …………………… 512
94192 塞鼻丹 …………………… 513
94193 塞鼻丹 …………………… 513
94194 塞鼻丹 …………………… 513
94195 塞鼻散 …………………… 513
94196 塞耳桂膏 ………………… 513
94197 塞鼻桂膏 ………………… 513
94198 塞耳杏仁膏 ……………… 513
94199 塞耳附子方 ……………… 513
94200 塞耳枫香丸 ……………… 513
94201 塞耳桃仁方 ……………… 513
94202 塞耳黄耆丸 ……………… 513
94203 塞耳硫黄散 ……………… 513
94204 塞鼻甘遂散 ……………… 513
94205 塞鼻瓜蒂散 ……………… 513
94206 塞鼻瓜蒂散 ……………… 513
94207 塞鼻瓜蒂散 ……………… 513
94208 塞鼻皂荚散 ……………… 513
94209 塞鼻菖蒲散 ……………… 514
94210 塞鼻雄黄丸 ……………… 514
94211 塞耳赤石脂散 …………… 514

窦

94212 窦气饮 …………………… 514
94213 窦气散 …………………… 514
94214 窦侍御仙酒 ……………… 514

鲎

94215 鲎胆散 …………………… 514
94216 鲎鱼胆散 ………………… 514

豢

94217 豢龙汤 …………………… 514

粱

94218 粱米汤 …………………… 514
94219 粱米汤 …………………… 514
94220 粱米饮 …………………… 514
94221 粱米饮 …………………… 514
94222 粱米粥 …………………… 514
94223 粱米粥 …………………… 514
94224 粱豉汤 …………………… 514

酱

94225 酱蜜涂方 ………………… 514

福

94226 福寿丹 …………………… 515
94227 福胎饮 …………………… 515
94228 福胎饮 …………………… 515
94229 福庭丸 …………………… 515
94230 福神丹 …………………… 515
94231 福靛散 …………………… 515
94232 福字阿胶 ………………… 515
94233 福寿药酒 ………………… 515
94234 福寿胶囊 ………………… 515
94235 福幼理中丸 ……………… 515
94236 福寿二味散………………… 515
94237 福寿保生丸………………… 515
94238 福寿保生丸………………… 515
94239 福建香茶饼………………… 515

禅

94240 禅脾丸………………………… 515

辟

94241 辟风汤………………………… 516
94242 辟邪丸………………………… 516
94243 辟邪丸………………………… 516
94244 辟邪丸………………………… 516
94245 辟邪丹………………………… 516
94246 辟邪丹………………………… 516
94247 辟邪丹………………………… 516
94248 辟邪丹………………………… 516
94249 辟邪丹………………………… 516
94250 辟邪丹………………………… 516
94251 辟邪散………………………… 516
94252 辟邪膏………………………… 516
94253 辟尘膏………………………… 516
94254 辟谷丹………………………… 516
94255 辟谷丹………………………… 516
94256 辟谷散………………………… 516
94257 辟疫丹………………………… 517
94258 辟疫酒………………………… 517
94259 辟病散………………………… 517
94260 辟秽丹………………………… 517
94261 辟秽丹………………………… 517
94262 辟秽丹………………………… 517
94263 辟秽香………………………… 517
94264 辟秽散………………………… 517
94265 辟秽散………………………… 517
94266 辟暑丹………………………… 517
94267 辟温丹………………………… 517
94268 辟温粉………………………… 517
94269 辟寒丹………………………… 517
94270 辟寒汤………………………… 517
94271 辟寒散………………………… 517
94272 辟瘟丸………………………… 517
94273 辟瘟丹………………………… 518
94274 辟瘟丹………………………… 518
94275 辟瘟丹………………………… 518
94276 辟瘟丹………………………… 518
94277 辟瘟丹………………………… 518
94278 辟瘟丹………………………… 518
94279 辟瘟丹………………………… 518
94280 辟瘟丹………………………… 518
94281 辟瘟丹………………………… 518
94282 辟瘟丹………………………… 518
94283 辟瘟汤………………………… 518
94284 辟瘟散………………………… 518
94285 辟风锭子……………………… 519

94286 辟宫子丸 …………………… 519
94287 辟瘟线香 …………………… 519
94288 辟瘟病散 …………………… 519
94289 辟瘴饮子 …………………… 519
94290 辟历夺命丹 ………………… 519
94291 辟邪避瘟丹 ………………… 519
94292 辟谷木耳丸 ………………… 519
94293 辟谷丹砂丸 ………………… 519
94294 辟谷凝灵膏 ………………… 519
94295 辟恶启脾丸 ………………… 519
94296 辟秽驱毒饮 ………………… 519
94297 辟温杀鬼丸 ………………… 520
94298 辟寒救腹丹 ………………… 520
94299 辟瘟杀鬼丸 ………………… 520
94300 辟瘟集祥香 ………………… 520

殿

94301 殿胞煎 ……………………… 520
94302 殿胎煎 ……………………… 520

障

94303 障脐汤 ……………………… 520
94304 障源散 ……………………… 520
94305 障眼明片 …………………… 520
94306 障眼明片 …………………… 520

缚

94307 缚手散 ……………………… 520
94308 缚虎丸 ……………………… 520

缠

94309 缠金丹 ……………………… 520
94310 缠金丹 ……………………… 521
94311 缠金丹 ……………………… 521
94312 缠金丹 ……………………… 521
94313 缠喉散 ……………………… 521
94314 缠喉散 ……………………… 521

十四画

瑶

94315 瑶池露 ……………………… 522

静

94316 静气汤 ……………………… 522
94317 静心汤 ……………………… 522
94318 静宁散 ……………………… 522
94319 静顺汤 ……………………… 522
94320 静待汤 ……………………… 522
94321 静神丸 ……………………… 522
94322 静神丹 ……………………… 522
94323 静神散 ……………………… 522
94324 静镇汤 ……………………… 522
94325 静灵口服液 ………………… 522

碧

94326 碧丹 ………………………… 523
94327 碧丹 ………………………… 523
94328 碧雪 ………………………… 523
94329 碧雪 ………………………… 523
94330 碧雪 ………………………… 523
94331 碧雪 ………………………… 523
94332 碧雪 ………………………… 523
94333 碧雪 ………………………… 523
94334 碧云汤 ……………………… 523
94335 碧云散 ……………………… 523
94336 碧云散 ……………………… 524
94337 碧云散 ……………………… 524
94338 碧云散 ……………………… 524
94339 碧云散 ……………………… 524
94340 碧云散 ……………………… 524
94341 碧云散 ……………………… 524
94342 碧云散 ……………………… 524
94343 碧云散 ……………………… 524
94344 碧云散 ……………………… 524
94345 碧云散 ……………………… 524
94346 碧云散 ……………………… 524
94347 碧云散 ……………………… 524
94348 碧云散 ……………………… 524
94349 碧云散 ……………………… 524
94350 碧云散 ……………………… 524
94351 碧云散 ……………………… 524
94352 碧云散 ……………………… 524
94353 碧云散 ……………………… 524
94354 碧云膏 ……………………… 525
94355 碧云膏 ……………………… 525
94356 碧云膏 ……………………… 525
94357 碧云膏 ……………………… 525
94358 碧云膏 ……………………… 525
94359 碧天丸 ……………………… 525
94360 碧天丹 ……………………… 525
94361 碧玉丸 ……………………… 525
94362 碧玉丸 ……………………… 525
94363 碧玉丸 ……………………… 525
94364 碧玉丸 ……………………… 525
94365 碧玉丹 ……………………… 525
94366 碧玉丹 ……………………… 525
94367 碧玉丹 ……………………… 525
94368 碧玉丹 ……………………… 526
94369 碧玉丹 ……………………… 526
94370 碧玉丹 ……………………… 526
94371 碧玉散 ……………………… 526
94372 碧玉散 ……………………… 526
94373 碧玉散 ……………………… 526
94374 碧玉散 ……………………… 526
94375 碧玉散 ……………………… 526
94376 碧玉散 ……………………… 526
94377 碧玉散 ……………………… 526
94378 碧玉散 ……………………… 526
94379 碧玉散 ……………………… 526
94380 碧玉散 ……………………… 526
94381 碧玉散 ……………………… 526
94382 碧玉散 ……………………… 526
94383 碧玉散 ……………………… 526
94384 碧玉散 ……………………… 526
94385 碧玉散 ……………………… 526
94386 碧玉散 ……………………… 527
94387 碧玉散 ……………………… 527
94388 碧玉膏 ……………………… 527
94389 碧玉膏 ……………………… 527
94390 碧玉膏 ……………………… 527
94391 碧叶膏 ……………………… 527
94392 碧穷丹 ……………………… 527
94393 碧金散 ……………………… 527
94394 碧金散 ……………………… 527
94395 碧油膏 ……………………… 527
94396 碧穹丹 ……………………… 527
94397 碧香丹 ……………………… 527
94398 碧珠丹 ……………………… 527
94399 碧珠散 ……………………… 527
94400 碧粉散 ……………………… 527
94401 碧雪丹 ……………………… 527
94402 碧雪丹 ……………………… 527
94403 碧雪散 ……………………… 528
94404 碧雪散 ……………………… 528
94405 碧雪散 ……………………… 528
94406 碧雪散 ……………………… 528
94407 碧雪煎 ……………………… 528
94408 碧雪膏 ……………………… 528
94409 碧雪霜 ……………………… 528
94410 碧绿散 ……………………… 528
94411 碧琳丹 ……………………… 528
94412 碧霞丸 ……………………… 528
94413 碧霞丸 ……………………… 528
94414 碧霞丹 ……………………… 528
94415 碧霞丹 ……………………… 528
94416 碧霞丹 ……………………… 528
94417 碧霞丹 ……………………… 529
94418 碧霞丹 ……………………… 529
94419 碧霞丹 ……………………… 529
94420 碧霞丹 ……………………… 529
94421 碧霞丹 ……………………… 529
94422 碧霞丹 ……………………… 529
94423 碧霞丹 ……………………… 529
94424 碧霞丹 ……………………… 529
94425 碧霞丹 ……………………… 529
94426 碧霞丹 ……………………… 529
94427 碧霞丹 ……………………… 529
94428 碧霞丹 ……………………… 529
94429 碧霞丹 ……………………… 529
94430 碧霞浆 ……………………… 529

94431 碧霞散 …………………… 529
94432 碧霞散 …………………… 530
94433 碧霞散 …………………… 530
94434 碧霞散 …………………… 530
94435 碧霞膏 …………………… 530
94436 碧霞膏 …………………… 530
94437 碧霞膏 …………………… 530
94438 碧霞膏 …………………… 530
94439 碧螺散 …………………… 530
94440 碧螺膏 …………………… 530
94441 碧露丹 …………………… 530
94442 碧云锭子 ………………… 530
94443 碧玉饼子 ………………… 530
94444 碧玉锭子 ………………… 530
94445 碧玉锭子 ………………… 530
94446 碧桃浸液 ………………… 530
94447 碧落神膏 ………………… 530
94448 碧霞梃子 ………………… 530
94449 碧霞锭子 ………………… 530
94450 碧玉通神散 ……………… 530
94451 碧油五枝膏 ……………… 531
94452 碧雪保命丹 ……………… 531

熬

94453 熬漆丸 …………………… 531

墙

94454 墙衣散 …………………… 531
94455 墙苔散 …………………… 531

榛

94456 榛子粥 …………………… 531
94457 榛蘑木耳丸 ……………… 531

榼

94458 榼藤散 …………………… 531
94459 榼藤散 …………………… 531
94460 榼藤散 …………………… 531
94461 榼藤散 …………………… 531
94462 榼藤子丸 ………………… 531
94463 榼藤子丸 ………………… 531
94464 榼藤子丸 ………………… 531
94465 榼藤子丸 ………………… 532
94466 榼藤子散 ………………… 532
94467 榼藤子散 ………………… 532

榧

94468 榧子煎 …………………… 532
94469 榧子贯众汤 ……………… 532

榄

94470 榄子丸 …………………… 532

榴

94471 榴灰散 …………………… 532
94472 榴花散 …………………… 532
94473 榴花散 …………………… 532
94474 榴附饮 …………………… 532
94475 榴梅散 …………………… 532

槟

94476 槟半丸 …………………… 532
94477 槟连丸 …………………… 532
94478 槟连散 …………………… 532
94479 槟连散 …………………… 532
94480 槟苏散 …………………… 533
94481 槟苏散 …………………… 533
94482 槟苏散 …………………… 533
94483 槟苏散 …………………… 533
94484 槟沉饮 …………………… 533
94485 槟陈汤 …………………… 533
94486 槟陈饮 …………………… 533
94487 槟茱丸 …………………… 533
94488 槟桂汤 …………………… 533
94489 槟粉散 …………………… 533
94490 槟梅汤 …………………… 533
94491 槟黄丸 …………………… 533
94492 槟榔丸 …………………… 533
94493 槟榔丸 …………………… 533
94494 槟榔丸 …………………… 533
94495 槟榔丸 …………………… 533
94496 槟榔丸 …………………… 533
94497 槟榔丸 …………………… 534
94498 槟榔丸 …………………… 534
94499 槟榔丸 …………………… 534
94500 槟榔丸 …………………… 534
94501 槟榔丸 …………………… 534
94502 槟榔丸 …………………… 534
94503 槟榔丸 …………………… 534
94504 槟榔丸 …………………… 534
94505 槟榔丸 …………………… 534
94506 槟榔丸 …………………… 534
94507 槟榔丸 …………………… 534
94508 槟榔丸 …………………… 534
94509 槟榔丸 …………………… 535
94510 槟榔丸 …………………… 535
94511 槟榔丸 …………………… 535
94512 槟榔丸 …………………… 535
94513 槟榔丸 …………………… 535
94514 槟榔丸 …………………… 535
94515 槟榔丸 …………………… 535
94516 槟榔丸 …………………… 535
94517 槟榔丸 …………………… 535
94518 槟榔丸 …………………… 535
94519 槟榔丸 …………………… 535
94520 槟榔丸 …………………… 535
94521 槟榔丸 …………………… 535
94522 槟榔丸 …………………… 536
94523 槟榔丸 …………………… 536
94524 槟榔丸 …………………… 536
94525 槟榔丸 …………………… 536
94526 槟榔丸 …………………… 536
94527 槟榔丸 …………………… 536
94528 槟榔丸 …………………… 536
94529 槟榔丸 …………………… 536
94530 槟榔丸 …………………… 536
94531 槟榔丸 …………………… 536
94532 槟榔丸 …………………… 536
94533 槟榔丸 …………………… 536
94534 槟榔丸 …………………… 537
94535 槟榔丸 …………………… 537
94536 槟榔丸 …………………… 537
94537 槟榔丸 …………………… 537
94538 槟榔丸 …………………… 537
94539 槟榔丸 …………………… 537
94540 槟榔丸 …………………… 537
94541 槟榔丸 …………………… 537
94542 槟榔丸 …………………… 537
94543 槟榔丸 …………………… 537
94544 槟榔丸 …………………… 537
94545 槟榔丸 …………………… 537
94546 槟榔丸 …………………… 537
94547 槟榔丸 …………………… 537
94548 槟榔丸 …………………… 538
94549 槟榔丸 …………………… 538
94550 槟榔丸 …………………… 538
94551 槟榔丸 …………………… 538
94552 槟榔丸 …………………… 538
94553 槟榔丸 …………………… 538
94554 槟榔丸 …………………… 538
94555 槟榔丸 …………………… 538
94556 槟榔丸 …………………… 538
94557 槟榔丸 …………………… 538
94558 槟榔丸 …………………… 538
94559 槟榔丸 …………………… 538
94560 槟榔丸 …………………… 538
94561 槟榔丸 …………………… 538
94562 槟榔丸 …………………… 538
94563 槟榔丸 …………………… 539
94564 槟榔丸 …………………… 539
94565 槟榔丸 …………………… 539
94566 槟榔丸 …………………… 539
94567 槟榔丸 …………………… 539
94568 槟榔丸 …………………… 539
94569 槟榔丸 …………………… 539
94570 槟榔丸 …………………… 539
94571 槟榔丸 …………………… 539
94572 槟榔丸 …………………… 539
94573 槟榔丸 …………………… 539
94574 槟榔丸 …………………… 539
94575 槟榔丸 …………………… 539
94576 槟榔丸 …………………… 539

94577 槟榔丸 …………………… 539
94578 槟榔丹 …………………… 540
94579 槟榔汤 …………………… 540
94580 槟榔汤 …………………… 540
94581 槟榔汤 …………………… 540
94582 槟榔汤 …………………… 540
94583 槟榔汤 …………………… 540
94584 槟榔汤 …………………… 540
94585 槟榔汤 …………………… 540
94586 槟榔汤 …………………… 540
94587 槟榔汤 …………………… 540
94588 槟榔汤 …………………… 540
94589 槟榔汤 …………………… 540
94590 槟榔汤 …………………… 540
94591 槟榔汤 …………………… 541
94592 槟榔汤 …………………… 541
94593 槟榔汤 …………………… 541
94594 槟榔汤 …………………… 541
94595 槟榔汤 …………………… 541
94596 槟榔汤 …………………… 541
94597 槟榔汤 …………………… 541
94598 槟榔汤 …………………… 541
94599 槟榔汤 …………………… 541
94600 槟榔汤 …………………… 541
94601 槟榔汤 …………………… 541
94602 槟榔汤 …………………… 541
94603 槟榔汤 …………………… 541
94604 槟榔汤 …………………… 541
94605 槟榔汤 …………………… 541
94606 槟榔汤 …………………… 541
94607 槟榔汤 …………………… 542
94608 槟榔汤 …………………… 542
94609 槟榔汤 …………………… 542
94610 槟榔汤 …………………… 542
94611 槟榔汤 …………………… 542
94612 槟榔汤 …………………… 542
94613 槟榔汤 …………………… 542
94614 槟榔汤 …………………… 542
94615 槟榔汤 …………………… 542
94616 槟榔汤 …………………… 542
94617 槟榔汤 …………………… 542
94618 槟榔汤 …………………… 542
94619 槟榔汤 …………………… 542
94620 槟榔汤 …………………… 543
94621 槟榔汤 …………………… 543
94622 槟榔汤 …………………… 543
94623 槟榔汤 …………………… 543
94624 槟榔汤 …………………… 543
94625 槟榔汤 …………………… 543
94626 槟榔汤 …………………… 543
94627 槟榔汤 …………………… 543
94628 槟榔汤 …………………… 543
94629 槟榔汤 …………………… 543
94630 槟榔汤 …………………… 543
94631 槟榔汤 …………………… 543
94632 槟榔汤 …………………… 543
94633 槟榔汤 …………………… 543
94634 槟榔饮 …………………… 543
94635 槟榔饮 …………………… 544
94636 槟榔饮 …………………… 544
94637 槟榔饮 …………………… 544
94638 槟榔饼 …………………… 544
94639 槟榔散 …………………… 544
94640 槟榔散 …………………… 544
94641 槟榔散 …………………… 544
94642 槟榔散 …………………… 544
94643 槟榔散 …………………… 544
94644 槟榔散 …………………… 544
94645 槟榔散 …………………… 544
94646 槟榔散 …………………… 544
94647 槟榔散 …………………… 544
94648 槟榔散 …………………… 544
94649 槟榔散 …………………… 545
94650 槟榔散 …………………… 545
94651 槟榔散 …………………… 545
94652 槟榔散 …………………… 545
94653 槟榔散 …………………… 545
94654 槟榔散 …………………… 545
94655 槟榔散 …………………… 545
94656 槟榔散 …………………… 545
94657 槟榔散 …………………… 545
94658 槟榔散 …………………… 545
94659 槟榔散 …………………… 545
94660 槟榔散 …………………… 545
94661 槟榔散 …………………… 545
94662 槟榔散 …………………… 545
94663 槟榔散 …………………… 546
94664 槟榔散 …………………… 546
94665 槟榔散 …………………… 546
94666 槟榔散 …………………… 546
94667 槟榔散 …………………… 546
94668 槟榔散 …………………… 546
94669 槟榔散 …………………… 546
94670 槟榔散 …………………… 546
94671 槟榔散 …………………… 546
94672 槟榔散 …………………… 546
94673 槟榔散 …………………… 546
94674 槟榔散 …………………… 546
94675 槟榔散 …………………… 546
94676 槟榔散 …………………… 546
94677 槟榔散 …………………… 547
94678 槟榔散 …………………… 547
94679 槟榔散 …………………… 547
94680 槟榔散 …………………… 547
94681 槟榔散…………………… 547
94682 槟榔散…………………… 547
94683 槟榔散…………………… 547
94684 槟榔散…………………… 547
94685 槟榔散…………………… 547
94686 槟榔散…………………… 547
94687 槟榔散…………………… 547
94688 槟榔散…………………… 547
94689 槟榔散…………………… 548
94690 槟榔散…………………… 548
94691 槟榔散…………………… 548
94692 槟榔散…………………… 548
94693 槟榔散…………………… 548
94694 槟榔散…………………… 548
94695 槟榔散…………………… 548
94696 槟榔散…………………… 548
94697 槟榔散…………………… 548
94698 槟榔散…………………… 548
94699 槟榔散…………………… 548
94700 槟榔散…………………… 548
94701 槟榔散…………………… 548
94702 槟榔散…………………… 549
94703 槟榔散…………………… 549
94704 槟榔散…………………… 549
94705 槟榔散…………………… 549
94706 槟榔散…………………… 549
94707 槟榔散…………………… 549
94708 槟榔散…………………… 549
94709 槟榔散…………………… 549
94710 槟榔散…………………… 549
94711 槟榔散…………………… 549
94712 槟榔散…………………… 549
94713 槟榔散…………………… 549
94714 槟榔散…………………… 549
94715 槟榔散…………………… 550
94716 槟榔散…………………… 550
94717 槟榔散…………………… 550
94718 槟榔散…………………… 550
94719 槟榔散…………………… 550
94720 槟榔散…………………… 550
94721 槟榔散…………………… 550
94722 槟榔散…………………… 550
94723 槟榔散…………………… 550
94724 槟榔散…………………… 550
94725 槟榔散…………………… 550
94726 槟榔散…………………… 550
94727 槟榔散…………………… 550
94728 槟榔散…………………… 550
94729 槟榔散…………………… 550
94730 槟榔散…………………… 551
94731 槟榔散…………………… 551
94732 槟榔散…………………… 551

94733 槟榔散 …………………… 551
94734 槟榔散 …………………… 551
94735 槟榔散 …………………… 551
94736 槟榔散 …………………… 551
94737 槟榔散 …………………… 551
94738 槟榔散 …………………… 551
94739 槟榔散 …………………… 551
94740 槟榔散 …………………… 551
94741 槟榔散 …………………… 551
94742 槟榔散 …………………… 551
94743 槟榔散 …………………… 551
94744 槟榔散 …………………… 551
94745 槟榔散 …………………… 551
94746 槟榔散 …………………… 552
94747 槟榔散 …………………… 552
94748 槟榔散 …………………… 552
94749 槟榔散 …………………… 552
94750 槟榔散 …………………… 552
94751 槟榔散 …………………… 552
94752 槟榔散 …………………… 552
94753 槟榔散 …………………… 552
94754 槟榔散 …………………… 552
94755 槟榔散 …………………… 552
94756 槟榔散 …………………… 552
94757 槟榔散 …………………… 552
94758 槟榔散 …………………… 552
94759 槟榔散 …………………… 552
94760 槟榔散 …………………… 552
94761 槟榔散 …………………… 552
94762 槟榔散 …………………… 553
94763 槟榔散 …………………… 553
94764 槟榔散 …………………… 553
94765 槟榔散 …………………… 553
94766 槟榔散 …………………… 553
94767 槟榔散 …………………… 553
94768 槟榔散 …………………… 553
94769 槟榔散 …………………… 553
94770 槟榔散 …………………… 553
94771 槟榔散 …………………… 553
94772 槟榔散 …………………… 553
94773 槟榔散 …………………… 553
94774 槟榔散 …………………… 553
94775 槟榔散 …………………… 553
94776 槟榔散 …………………… 553
94777 槟榔散 …………………… 553
94778 槟榔散 …………………… 553
94779 槟榔散 …………………… 554
94780 槟榔散 …………………… 554
94781 槟榔散 …………………… 554
94782 槟榔散 …………………… 554
94783 槟榔散 …………………… 554
94784 槟榔散 …………………… 554
94785 槟榔散 …………………… 554
94786 槟榔散 …………………… 554
94787 槟榔散 …………………… 554
94788 槟榔散 …………………… 554
94789 槟榔散 …………………… 554
94790 槟榔散 …………………… 554
94791 槟榔散 …………………… 554
94792 槟榔散 …………………… 554
94793 槟榔散 …………………… 554
94794 槟榔散 …………………… 554
94795 槟榔散 …………………… 554
94796 槟榔粥 …………………… 554
94797 槟榔粥 …………………… 554
94798 槟榔煎 …………………… 554
94799 槟榔煎 …………………… 554
94800 槟榔膏 …………………… 555
94801 槟楝饮 …………………… 555
94802 槟蜡散 …………………… 555
94803 槟漆丸 …………………… 555
94804 槟榔子丸 ………………… 555
94805 槟榔饼子 ………………… 555
94806 槟榔煎丸 ………………… 555
94807 槟榔煎丸 ………………… 555
94808 槟芍顺气汤 ……………… 555
94809 槟苏败毒散 ……………… 555
94810 槟苏败毒散 ……………… 555
94811 槟榔一物汤 ……………… 555
94812 槟榔大黄汤 ……………… 555
94813 槟榔木香丸 ……………… 555
94814 槟榔四消丸 ……………… 555
94815 槟榔四消丸 ……………… 556
94816 槟榔四消片 ……………… 556
94817 槟榔苍柏丸 ……………… 556
94818 槟榔利膈丸 ……………… 556
94819 槟榔利膈丸 ……………… 556
94820 槟榔附子汤 ……………… 556
94821 槟榔枳壳丸 ……………… 556
94822 槟榔顺气汤 ……………… 556
94823 槟榔神芎丸 ……………… 556
94824 槟榔消痞散 ……………… 556
94825 槟榔益气汤 ……………… 556
94826 槟榔黄葵散 ……………… 556
94827 槟榔滑石散 ……………… 556
94828 槟榔遣虫丸 ……………… 556
94829 槟榔橘皮汤 ……………… 556
94830 槟榔橘红散 ……………… 556
94831 槟榔鹤虱散 ……………… 556

酽

94832 酽醋方 …………………… 557

酴

94833 酴醾丸 …………………… 557

酿

94834 酿羊肚…………………… 557
94835 酿乳丸…………………… 557
94836 酿乳汤…………………… 557
94837 酿乳煎…………………… 557
94838 酿猪肚…………………… 557
94839 酿猪肚…………………… 557
94840 酿猪肚…………………… 557
94841 酿蒸鸭…………………… 557
94842 酿乳当归散……………… 557
94843 酿乳赤芍散……………… 557

酸

94844 酸收丸…………………… 558
94845 酸枣丸…………………… 558
94846 酸枣汤…………………… 558
94847 酸枣汤…………………… 558
94848 酸枣汤…………………… 558
94849 酸枣饮…………………… 558
94850 酸枣饮…………………… 558
94851 酸枣饮…………………… 559
94852 酸枣散…………………… 559
94853 酸枣粥…………………… 559
94854 酸粉液…………………… 559
94855 酸浆丸…………………… 559
94856 酸浆饮…………………… 559
94857 酸浆饮…………………… 559
94858 酸浆酒…………………… 559
94859 酸浆酒…………………… 559
94860 酸浆膏…………………… 559
94861 酸榴浆…………………… 559
94862 酸石榴丸………………… 559
94863 酸石榴汤………………… 559
94864 酸石榴煎………………… 559
94865 酸枣仁丸………………… 559
94866 酸枣仁丸………………… 560
94867 酸枣仁丸………………… 560
94868 酸枣仁丸………………… 560
94869 酸枣仁丸………………… 560
94870 酸枣仁丸………………… 560
94871 酸枣仁丸………………… 560
94872 酸枣仁丸………………… 560
94873 酸枣仁丸………………… 560
94874 酸枣仁丸………………… 560
94875 酸枣仁丸………………… 560
94876 酸枣仁丸………………… 560
94877 酸枣仁丸………………… 560
94878 酸枣仁丸………………… 560
94879 酸枣仁丸………………… 560
94880 酸枣仁汤………………… 560
94881 酸枣仁汤………………… 561
94882 酸枣仁汤………………… 561
94883 酸枣仁汤………………… 561

94884 酸枣仁汤 …………………… 561
94885 酸枣仁汤 …………………… 561
94886 酸枣仁汤 …………………… 561
94887 酸枣仁汤 …………………… 561
94888 酸枣仁汤 …………………… 561
94889 酸枣仁汤 …………………… 561
94890 酸枣仁汤 …………………… 561
94891 酸枣仁汤 …………………… 561
94892 酸枣仁汤 …………………… 561
94893 酸枣仁汤 …………………… 561
94894 酸枣仁汤 …………………… 561
94895 酸枣仁饮 …………………… 561
94896 酸枣仁酒 …………………… 561
94897 酸枣仁散 …………………… 561
94898 酸枣仁散 …………………… 562
94899 酸枣仁散 …………………… 562
94900 酸枣仁散 …………………… 562
94901 酸枣仁散 …………………… 562
94902 酸枣仁散 …………………… 562
94903 酸枣仁散 …………………… 562
94904 酸枣仁散 …………………… 562
94905 酸枣仁散 …………………… 562
94906 酸枣仁散 …………………… 562
94907 酸枣仁散 …………………… 562
94908 酸枣仁散 …………………… 562
94909 酸枣仁散 …………………… 562
94910 酸枣仁散 …………………… 563
94911 酸枣仁散 …………………… 563
94912 酸枣仁散 …………………… 563
94913 酸枣仁散 …………………… 563
94914 酸枣仁散 …………………… 563
94915 酸枣仁散 …………………… 563
94916 酸枣仁散 …………………… 563
94917 酸枣仁散 …………………… 563
94918 酸枣仁散 …………………… 563
94919 酸枣仁粥 …………………… 563
94920 酸枣仁粥 …………………… 563
94921 酸枣仁煎 …………………… 563
94922 酸枣仁煎 …………………… 564
94923 酸枣仁煎 …………………… 564
94924 酸枣仁煎 …………………… 564
94925 酸浆实丸 …………………… 564
94926 酸石榴皮散 ………………… 564
94927 酸石榴皮散 ………………… 564
94928 酸石榴皮散 ………………… 564
94929 酸枣仁浸酒 ………………… 564
94930 酸枣仁煎饼 ………………… 564
94931 酸枣仁糖浆 ………………… 564
94932 酸枣地黄汤 ………………… 564
94933 酸枣参苓饮 ………………… 564
94934 酸枣茯神汤 ………………… 564
94935 酸枣仁甘草汤 ……………… 564
94936 酸枣仁黄芩汤 ……………… 564

嘉

94937 嘉禾散 …………………… 565
94938 嘉谷散 …………………… 565

蔷

94939 蔷薇丸 …………………… 565
94940 蔷薇丸 …………………… 565
94941 蔷薇丸 …………………… 565
94942 蔷薇汤 …………………… 565
94943 蔷薇汤 …………………… 565
94944 蔷薇散 …………………… 565
94945 蔷薇散 …………………… 565
94946 蔷薇膏 …………………… 565
94947 蔷薇膏 …………………… 565
94948 蔷薇灰散 ………………… 565
94949 蔷薇饮子 ………………… 565
94950 蔷薇根饮 ………………… 566
94951 蔷薇根散 ………………… 566
94952 蔷薇根散 ………………… 566
94953 蔷薇根散 ………………… 566
94954 蔷薇根散 ………………… 566
94955 蔷薇根散 ………………… 566
94956 蔷薇根煎 ………………… 566
94957 蔷薇根膏 ………………… 566
94958 蔷薇散煎 ………………… 566
94959 蔷薇根皮散 ……………… 566
94960 蔷薇遗粮汤 ……………… 566

蔓

94961 蔓荆丸 …………………… 566
94962 蔓荆汤 …………………… 566
94963 蔓荆酒 …………………… 566
94964 蔓荆散 …………………… 566
94965 蔓荆散 …………………… 567
94966 蔓荆散 …………………… 567
94967 蔓菁散 …………………… 567
94968 蔓菁散 …………………… 567
94969 蔓菁散 …………………… 567
94970 蔓荆子汤 ………………… 567
94971 蔓荆子汤 ………………… 567
94972 蔓荆子散 ………………… 567
94973 蔓荆子散 ………………… 567
94974 蔓荆子散 ………………… 567
94975 蔓荆子散 ………………… 567
94976 蔓荆子散 ………………… 567
94977 蔓荆子散 ………………… 567
94978 蔓荆子散 ………………… 567
94979 蔓荆子散 ………………… 567
94980 蔓荆子膏 ………………… 568
94981 蔓荆子膏 ………………… 568
94982 蔓荆实丸 ………………… 568
94983 蔓荆实丸 ………………… 568
94984 蔓荆实丸………………… 568
94985 蔓荆实汤………………… 568
94986 蔓荆实散………………… 568
94987 蔓荆实散………………… 568
94988 蔓荆实散………………… 568
94989 蔓荆实散………………… 568
94990 蔓荆实散………………… 568
94991 蔓荆实膏………………… 568
94992 蔓菁子丸………………… 568
94993 蔓菁子汤………………… 568
94994 蔓菁子散………………… 568
94995 蔓菁子散………………… 569
94996 蔓菁子散………………… 569
94997 蔓菁子散………………… 569
94998 蔓菁子粥………………… 569
94999 蔓菁子膏………………… 569

蔗

95000 蔗浆粥…………………… 569

蔺

95001 蔺花散…………………… 569
95002 蔺花散…………………… 569

蔻

95003 蔻附丸…………………… 569
95004 蔻香丸…………………… 569

蔚

95005 蔚金丸…………………… 569
95006 蔚金散…………………… 569

蓼

95007 蓼汤……………………… 569
95008 蓼酒……………………… 569
95009 蓼叶散…………………… 569
95010 蓼汁饮…………………… 570
95011 蓼花膏…………………… 570
95012 蓼草膏…………………… 570

聚

95013 聚气汤…………………… 570
95014 聚功丸…………………… 570
95015 聚仙丸…………………… 570
95016 聚金丸…………………… 570
95017 聚宝丸…………………… 570
95018 聚宝丸…………………… 570
95019 聚宝丹…………………… 570
95020 聚宝丹…………………… 570
95021 聚宝丹…………………… 570
95022 聚宝丹…………………… 570
95023 聚宝丹…………………… 570
95024 聚宝丹…………………… 571
95025 聚宝散…………………… 571
95026 聚宝膏…………………… 571
95027 聚珍丸…………………… 571

95028 聚珍丸 …………………… 571
95029 聚瑶丹 …………………… 571
95030 聚精丸 …………………… 571
95031 聚香饮子 ………………… 571
95032 聚宝养气丹 ……………… 571
95033 聚宝黄龙散 ……………… 571
95034 聚香羊肉丸 ……………… 571

截

95035 截风丸 …………………… 572
95036 截风丹 …………………… 572
95037 截风散 …………………… 572
95038 截风散 …………………… 572
95039 截水丸 …………………… 572
95040 截血膏 …………………… 572
95041 截诃散 …………………… 572
95042 截疟丸 …………………… 572
95043 截疟丸 …………………… 572
95044 截疟丸 …………………… 572
95045 截疟丹 …………………… 572
95046 截疟丹 …………………… 572
95047 截疟丹 …………………… 572
95048 截疟丹 …………………… 573
95049 截疟丹 …………………… 573
95050 截疟丹 …………………… 573
95051 截疟丹 …………………… 573
95052 截疟丹 …………………… 573
95053 截疟丹 …………………… 573
95054 截疟汤 …………………… 573
95055 截疟饮 …………………… 573
95056 截疟饮 …………………… 573
95057 截疟饮 …………………… 573
95058 截疟饮 …………………… 573
95059 截疟饮 …………………… 573
95060 截疟饮 …………………… 573
95061 截疟饼 …………………… 573
95062 截疟煎 …………………… 573
95063 截疟煎 …………………… 573
95064 截泻丸 …………………… 574
95065 截泻汤 …………………… 574
95066 截毒散 …………………… 574
95067 截毒散 …………………… 574
95068 截咳方 …………………… 574
95069 截疮散 …………………… 574
95070 截哮汤 …………………… 574
95071 截疳丸 …………………… 574
95072 截疳散 …………………… 574
95073 截疳散 …………………… 574
95074 截流丹 …………………… 574
95075 截流汤 …………………… 574
95076 截黄丸 …………………… 575
95077 截惊丸 …………………… 575
95078 截惊丸 …………………… 575
95079 截惊丸 …………………… 575
95080 截喘汤 …………………… 575
95081 截瘴丸 …………………… 575
95082 截瘴散 …………………… 575
95083 截癫丸 …………………… 575
95084 截水肿丸 ………………… 575
95085 截疟仙丹 ………………… 575
95086 截风生胃汤 ……………… 575
95087 截疟七宝丸 ……………… 576
95088 截疟七宝饮 ……………… 576
95089 截疟不二饮 ……………… 576
95090 截疟立验汤 ……………… 576
95091 截疟青蒿丸 ……………… 576
95092 截疟闻香袋 ……………… 576
95093 截疟常山饮 ……………… 576
95094 截疟雄神丸 ……………… 576
95095 截疟温脾饮 ……………… 576
95096 截疫保命丹 ……………… 576

磁

95097 磁风丸 …………………… 576
95098 磁石丸 …………………… 576
95099 磁石丸 …………………… 577
95100 磁石丸 …………………… 577
95101 磁石丸 …………………… 577
95102 磁石丸 …………………… 577
95103 磁石丸 …………………… 577
95104 磁石丸 …………………… 577
95105 磁石丸 …………………… 577
95106 磁石丸 …………………… 577
95107 磁石丸 …………………… 577
95108 磁石丸 …………………… 577
95109 磁石丸 …………………… 578
95110 磁石丸 …………………… 578
95111 磁石丸 …………………… 578
95112 磁石丸 …………………… 578
95113 磁石丸 …………………… 578
95114 磁石丸 …………………… 578
95115 磁石丸 …………………… 578
95116 磁石丸 …………………… 578
95117 磁石丸 …………………… 578
95118 磁石丸 …………………… 578
95119 磁石丸 …………………… 578
95120 磁石丸 …………………… 578
95121 磁石丸 …………………… 579
95122 磁石丸 …………………… 579
95123 磁石丸 …………………… 579
95124 磁石丸 …………………… 579
95125 磁石丸 …………………… 579
95126 磁石丸 …………………… 579
95127 磁石丸 …………………… 579
95128 磁石丸 …………………… 579
95129 磁石丸 …………………… 579
95130 磁石丸 …………………… 579
95131 磁石丸 …………………… 579
95132 磁石丸 …………………… 579
95133 磁石丸 …………………… 579
95134 磁石丸 …………………… 580
95135 磁石丸 …………………… 580
95136 磁石丸 …………………… 580
95137 磁石丸 …………………… 580
95138 磁石丸 …………………… 580
95139 磁石丸 …………………… 580
95140 磁石丸 …………………… 580
95141 磁石丸 …………………… 580
95142 磁石引 …………………… 580
95143 磁石汤 …………………… 580
95144 磁石汤 …………………… 580
95145 磁石汤 …………………… 580
95146 磁石汤 …………………… 580
95147 磁石汤 …………………… 580
95148 磁石汤 …………………… 581
95149 磁石汤 …………………… 581
95150 磁石汤 …………………… 581
95151 磁石汤 …………………… 581
95152 磁石汤 …………………… 581
95153 磁石汤 …………………… 581
95154 磁石汤 …………………… 581
95155 磁石饮 …………………… 581
95156 磁石酒 …………………… 581
95157 磁石酒 …………………… 581
95158 磁石酒 …………………… 581
95159 磁石酒 …………………… 581
95160 磁石散 …………………… 581
95161 磁石散 …………………… 581
95162 磁石散 …………………… 582
95163 磁石散 …………………… 582
95164 磁石散 …………………… 582
95165 磁石散 …………………… 582
95166 磁石散 …………………… 582
95167 磁石散 …………………… 582
95168 磁石散 …………………… 582
95169 磁石散 …………………… 582
95170 磁石散 …………………… 582
95171 磁石散 …………………… 582
95172 磁石散 …………………… 582
95173 磁石散 …………………… 582
95174 磁石散 …………………… 583
95175 磁石散 …………………… 583
95176 磁石散 …………………… 583
95177 磁石散 …………………… 583
95178 磁石散 …………………… 583
95179 磁石散 …………………… 583
95180 磁石散 …………………… 583
95181 磁石散 …………………… 583

95182 磁石散 …… 583
95183 磁朱丸 …… 583
95184 磁砂丸 …… 583
95185 磁贝合剂 …… 583
95186 磁贝合剂 …… 583
95187 磁石肾羹 …… 583
95188 磁石浸酒 …… 583
95189 磁石千金丸 …… 583
95190 磁石木香丸 …… 583
95191 磁石六味丸 …… 584
95192 磁石地黄丸 …… 584
95193 磁石羊肾丸 …… 584
95194 磁石羊肾粥 …… 584
95195 磁石荠苨丸 …… 584
95196 磁石猪肾羹 …… 584

豨

95197 豨莶丸 …… 584
95198 豨莶丸 …… 584
95199 豨莶酒 …… 584
95200 豨莶酒 …… 584
95201 豨莶散 …… 584
95202 豨莶散 …… 584
95203 豨桐丸 …… 585
95204 豨桐胶囊 …… 585
95205 豨莶风湿丸 …… 585
95206 豨莶至阳汤 …… 585
95207 豨莶至阴汤 …… 585
95208 豨莶杜术汤 …… 585
95209 豨蛭络达胶囊 …… 585

摧

95210 摧肝丸 …… 585

嫛

95211 嫛婗至宝丹 …… 585

雌

95212 雌朱丸 …… 585
95213 雌鸡方 …… 585
95214 雌鸡炙 …… 585
95215 雌鸡面 …… 586
95216 雌鸡散 …… 586
95217 雌鸡粥 …… 586
95218 雌黄丸 …… 586
95219 雌黄丸 …… 586
95220 雌黄丸 …… 586
95221 雌黄丸 …… 586
95222 雌黄丸 …… 586
95223 雌黄丸 …… 586
95224 雌黄丸 …… 586
95225 雌黄丸 …… 586
95226 雌黄丸 …… 586
95227 雌黄丸 …… 586
95228 雌黄丸 …… 586
95229 雌黄丸 …… 586
95230 雌黄丹 …… 586
95231 雌黄方 …… 586
95232 雌黄散 …… 586
95233 雌黄散 …… 587
95234 雌黄散 …… 587
95235 雌黄膏 …… 587
95236 雌黄膏 …… 587
95237 雌黄膏 …… 587
95238 雌雄丸 …… 587
95239 雌雄散 …… 587
95240 雌雄散 …… 587
95241 雌黄涂方 …… 587
95242 雌黄芍药丸 …… 587
95243 雌雄四黄散 …… 587
95244 雌雄霹雳火 …… 587

蜚

95245 蜚龙分师丸 …… 587

裴

95246 裴公八毒膏 …… 588
95247 裴氏五毒神膏 …… 588

嗽

95248 嗽烟筒 …… 588

赚

95249 赚气丸 …… 588
95250 赚气丸 …… 588
95251 赚气散 …… 588
95252 赚气散 …… 588
95253 赚胸散 …… 588

蜻

95254 蜻蜓展势丹 …… 588

蜡

95255 蜡丸 …… 588
95256 蜡脂 …… 588
95257 蜡脂 …… 589
95258 蜡酒 …… 589
95259 蜡粥 …… 589
95260 蜡滴 …… 589
95261 蜡丸子 …… 589
95262 蜡丸子 …… 589
95263 蜡杏汤 …… 589
95264 蜡肝散 …… 589
95265 蜡苓丸 …… 589
95266 蜡矾丸 …… 589
95267 蜡矾丸 …… 589
95268 蜡矾丸 …… 589
95269 蜡矾丸 …… 589
95270 蜡矾丸 …… 589
95271 蜡矾丸 …… 590
95272 蜡矾丸 …… 590
95273 蜡矾丸 …… 590
95274 蜡矾针 …… 590
95275 蜡矾纸 …… 590
95276 蜡享膏 …… 590
95277 蜡油膏 …… 590
95278 蜡油膏 …… 590
95279 蜡茶丸 …… 590
95280 蜡香丸 …… 590
95281 蜡脂膏 …… 590
95282 蜡梅丸 …… 590
95283 蜡黄膏 …… 590
95284 蜡匮丸 …… 590
95285 蜡弹丸 …… 590
95286 蜡酥煎 …… 590
95287 蜡煎丸 …… 591
95288 蜡煎汤 …… 591
95289 蜡煎饼 …… 591
95290 蜡煎散 …… 591
95291 蜡煎散 …… 591
95292 蜡煎散 …… 591
95293 蜡煎散 …… 591
95294 蜡蜜丸 …… 591
95295 蜡薤饼 …… 591
95296 蜡纸角方 …… 591
95297 蜡烛平胃膏 …… 591

蜥

95298 蜥蜴丸 …… 591
95299 蜥蜴丸 …… 591
95300 蜥蜴丸 …… 591

蜘

95301 蜘蛛丸 …… 592
95302 蜘蛛线 …… 592
95303 蜘蛛线 …… 592
95304 蜘蛛散 …… 592
95305 蜘蛛散 …… 592
95306 蜘蛛散 …… 592
95307 蜘蛛散 …… 592
95308 蜘蛛散 …… 592
95309 蜘蛛膏 …… 592
95310 蜘蜂丸 …… 592
95311 蜘蛛摩方 …… 592
95312 蜘蛛枯矾散 …… 592

蝉

95313 蝉朱散 …… 592
95314 蝉壳丸 …… 592
95315 蝉壳丸 …… 593
95316 蝉壳丸 …… 593
95317 蝉壳丸 …… 593
95318 蝉壳汤 …… 593
95319 蝉壳汤 …… 593
95320 蝉壳汤 …… 593

95321 蝉壳饮 …………………… 593
95322 蝉壳散 …………………… 593
95323 蝉壳散 …………………… 593
95324 蝉壳散 …………………… 593
95325 蝉壳散 …………………… 593
95326 蝉壳散 …………………… 593
95327 蝉壳散 …………………… 593
95328 蝉壳散 …………………… 593
95329 蝉壳膏 …………………… 593
95330 蝉花丸 …………………… 593
95331 蝉花丸 …………………… 594
95332 蝉花散 …………………… 594
95333 蝉花散 …………………… 594
95334 蝉花散 …………………… 594
95335 蝉花散 …………………… 594
95336 蝉花散 …………………… 594
95337 蝉花散 …………………… 594
95338 蝉花散 …………………… 594
95339 蝉花散 …………………… 594
95340 蝉花散 …………………… 594
95341 蝉花散 …………………… 594
95342 蝉花散 …………………… 594
95343 蝉花散 …………………… 594
95344 蝉花散 …………………… 594
95345 蝉花散 …………………… 595
95346 蝉花散 …………………… 595
95347 蝉花散 …………………… 595
95348 蝉花散 …………………… 595
95349 蝉花散 …………………… 595
95350 蝉花散 …………………… 595
95351 蝉砂丸 …………………… 595
95352 蝉冠散 …………………… 595
95353 蝉退汤 …………………… 595
95354 蝉退饮 …………………… 595
95355 蝉退饮 …………………… 595
95356 蝉退散 …………………… 595
95357 蝉退散 …………………… 595
95358 蝉退散 …………………… 595
95359 蝉退散 …………………… 595
95360 蝉退散 …………………… 595
95361 蝉退散 …………………… 595
95362 蝉退散 …………………… 595
95363 蝉退膏 …………………… 595
95364 蝉退膏 …………………… 595
95365 蝉蚕散 …………………… 596
95366 蝉菊散 …………………… 596
95367 蝉猪散 …………………… 596
95368 蝉蜕丸 …………………… 596
95369 蝉蜕丸 …………………… 596
95370 蝉蜕饮 …………………… 596
95371 蝉蜕散 …………………… 596
95372 蝉蜕散 …………………… 596
95373 蝉蜕散 …………………… 596
95374 蝉蜕散 …………………… 596
95375 蝉蜕散 …………………… 596
95376 蝉蜕散 …………………… 596
95377 蝉蜕散 …………………… 596
95378 蝉蜕散 …………………… 596
95379 蝉蜕散 …………………… 596
95380 蝉蜕散 …………………… 596
95381 蝉蜕膏 …………………… 597
95382 蝉蜕膏 …………………… 597
95383 蝉蝎散 …………………… 597
95384 蝉翼散 …………………… 597
95385 蝉壳灰丸 …………………… 597
95386 蝉花饼子 …………………… 597
95387 蝉蜕饮子 …………………… 597
95388 蝉蜕饼子 …………………… 597
95389 蝉壳明目散 …………………… 597
95390 蝉壳明目散 …………………… 597
95391 蝉花无比丸 …………………… 597
95392 蝉花无比丸 …………………… 597
95393 蝉花无比散 …………………… 597
95394 蝉花无比散 …………………… 597
95395 蝉花无比散 …………………… 598
95396 蝉花无比散 …………………… 598
95397 蝉青煮肝散 …………………… 598
95398 蝉退甘草汤 …………………… 598
95399 蝉蜕一物汤 …………………… 598
95400 蝉蜕一物散 …………………… 598
95401 蝉蜕无比散 …………………… 598
95402 蝉蜕钩藤饮 …………………… 598
95403 蝉蜕钩藤散 …………………… 598
95404 蝉蜕猪肝散 …………………… 598

踊

95405 踊乌散 …………………… 598

鹘

95406 鹘突羹 …………………… 598

罂

95407 罂粟丸 …………………… 598
95408 罂粟丸 …………………… 598
95409 罂粟汤 …………………… 598
95410 罂粟汤 …………………… 598
95411 罂粟汤 …………………… 599
95412 罂粟汤 …………………… 599
95413 罂粟饮 …………………… 599
95414 罂粟散 …………………… 599
95415 罂粟散 …………………… 599
95416 罂粟粥 …………………… 599
95417 罂粟膏 …………………… 599
95418 罂粟膏 …………………… 599
95419 罂榆汤 …………………… 599
95420 罂粟饮子 …………………… 599
95421 罂粟神圣散 …………………… 599

毓

95422 毓真膏 …………………… 599
95423 毓清丸 …………………… 599
95424 毓麟丸 …………………… 600
95425 毓麟丸 …………………… 600
95426 毓麟丸 …………………… 600
95427 毓麟丸 …………………… 600
95428 毓麟丹 …………………… 600
95429 毓麟珠 …………………… 600
95430 毓麟珠 …………………… 600
95431 毓麟酒 …………………… 600
95432 毓麟膏 …………………… 600
95433 毓麟固本膏 …………………… 600
95434 毓麟固本膏 …………………… 600

箬

95435 箬叶散 …………………… 601
95436 箬叶散 …………………… 601
95437 箬叶散 …………………… 601
95438 箬叶散 …………………… 601
95439 箬灰散 …………………… 601
95440 箬灰散 …………………… 601

箍

95441 箍药 …………………… 601
95442 箍药 …………………… 601
95443 箍药 …………………… 601
95444 箍药 …………………… 601
95445 箍眼药 …………………… 601
95446 箍瘤膏 …………………… 601
95447 箍毒神丹 …………………… 601
95448 箍药奇方 …………………… 601

熏

95449 熏筒 …………………… 601
95450 熏草汤 …………………… 601
95451 熏草汤 …………………… 602
95452 熏草散 …………………… 602
95453 熏草散 …………………… 602
95454 熏疥方 …………………… 602
95455 熏洗方 …………………… 602
95456 熏洗方 …………………… 602
95457 熏洗汤 …………………… 602
95458 熏洗汤 …………………… 602
95459 熏洗汤 …………………… 602
95460 熏黄散 …………………… 602
95461 熏秽散 …………………… 602
95462 熏痔丸 …………………… 602
95463 熏痔汤 …………………… 602
95464 熏痔散 …………………… 602
95465 熏硫散 …………………… 602
95466 熏脾汤 …………………… 603
95467 熏解汤 …………………… 603

95468 熏膈丸 …………………… 603
95469 熏陆香丸 ……………… 603
95470 熏陆香丸 ……………… 603
95471 熏陆香丸 ……………… 603
95472 熏陆香散 ……………… 603
95473 熏疥饼子 ……………… 603
95474 熏疥饼子 ……………… 603
95475 熏耳雄黄散 …………… 603
95476 熏草黄连汤 …………… 603
95477 熏痔立效方 …………… 603
95478 熏痔必效散 …………… 603
95479 熏敷立效散 …………… 603
95480 熏脐延龄种子方 ……… 603

稳

95481 稳心颗粒 ……………… 604

僧

95482 僧甘散 …………………… 604
95483 僧矾散 …………………… 604
95484 僧铅散 …………………… 604
95485 僧伽应梦人参散 ……… 604

鼻

95486 鼻吸散 …………………… 604
95487 鼻炎片 …………………… 604
95488 鼻炎灵 …………………… 604
95489 鼻衄丹 …………………… 604
95490 鼻通丸 …………………… 604
95491 鼻疳散 …………………… 604
95492 鼻疳散 …………………… 604
95493 鼻痔丸 …………………… 604
95494 鼻痔丹 …………………… 604
95495 鼻痔散 …………………… 605
95496 鼻渊丸 …………………… 605
95497 鼻渊片 …………………… 605
95498 鼻搐散 …………………… 605
95499 鼻嗅散 …………………… 605
95500 鼻嗅散 …………………… 605
95501 鼻炎灵丸 ……………… 605
95502 鼻炎糖浆 ……………… 605
95503 鼻咽灵片 ……………… 605
95504 鼻通宁滴剂 …………… 605
95505 鼻渊舒胶囊 …………… 605
95506 鼻窦灌注液 …………… 605
95507 鼻咽清毒颗粒 ………… 605
95508 鼻渊舒口服液 ………… 606
95509 鼻窦炎口服液 ………… 606

睾

95510 睾丸汤 …………………… 606

獐

95511 獐骨丸 …………………… 606
95512 獐骨汤 …………………… 606

膜

95513 膜韧膏 …………………… 606

膈

95514 膈汤 ……………………… 607
95515 膈气丸 …………………… 607
95516 膈气散 …………………… 607
95517 膈毒丸 …………………… 607
95518 膈噎汤 …………………… 607
95519 膈噎膏 …………………… 607
95520 膈下逐瘀汤 …………… 607

腽

95521 腽肭散 …………………… 608
95522 腽肭散 …………………… 608

鲛

95523 鲛鱼皮散 ……………… 608
95524 鲛鱼皮散 ……………… 608

鲜

95525 鲜角膏 …………………… 608
95526 鲜陈汤 …………………… 608
95527 鲜茄饮 …………………… 608
95528 鲜石斛膏 ……………… 608
95529 鲜生地露 ……………… 608
95530 鲜佛手露 ……………… 608
95531 鲜佩兰露 ……………… 608
95532 鲜荷叶汤 ……………… 608
95533 鲜藿香露 ……………… 608
95534 鲜小蓟根汤 …………… 608

竭

95535 竭红跌打酊 …………… 608

端

95536 端效丸 …………………… 609

辣

95537 辣椒风湿膏 …………… 609

韶

95538 韶粉散 …………………… 609
95539 韶粉膏 …………………… 609

敲

95540 敲鸡散 …………………… 609
95541 敲枕散 …………………… 609

裹

95542 裹白散 …………………… 609

膏

95543 膏药 ……………………… 609
95544 膏药 ……………………… 609
95545 膏药 ……………………… 609
95546 膏药 ……………………… 610
95547 膏药 ……………………… 610
95548 膏药 ……………………… 610
95549 膏药 ……………………… 610
95550 膏药 ……………………… 610
95551 膏药 ……………………… 610
95552 膏药 ……………………… 610
95553 膏药 ……………………… 610
95554 膏药 ……………………… 610
95555 膏药 ……………………… 610
95556 膏药 ……………………… 610
95557 膏药 ……………………… 610
95558 膏药 ……………………… 610
95559 膏药 ……………………… 610
95560 膏药 ……………………… 610
95561 膏药 ……………………… 611
95562 膏药 ……………………… 611
95563 膏药 ……………………… 611
95564 膏药 ……………………… 611
95565 膏药 ……………………… 611
95566 膏药 ……………………… 611
95567 膏药 ……………………… 611
95568 膏药 ……………………… 611
95569 膏药 ……………………… 611
95570 膏子药 …………………… 611
95571 膏子药 …………………… 611
95572 膏发煎 …………………… 611
95573 膏淋汤 …………………… 611
95574 膏滋药 …………………… 611
95575 膏蜜汤 …………………… 612
95576 膏髓酒 …………………… 612
95577 膏母化斑散 …………… 612

腐

95578 腐草散 …………………… 612
95579 腐尽生肌散 …………… 612

瘟

95580 瘟疫汤 …………………… 612

瘦

95581 瘦胎丸 …………………… 612
95582 瘦胎饮 …………………… 612
95583 瘦胎饮 …………………… 612
95584 瘦胎饮 …………………… 612
95585 瘦胎饮 …………………… 612
95586 瘦胎散 …………………… 612
95587 瘦胎散 …………………… 612
95588 瘦胎散 …………………… 612
95589 瘦胎散 …………………… 612
95590 瘦人搐药 ……………… 612
95591 瘦胎饮子 ……………… 612
95592 瘦胎枳甘散 …………… 613
95593 瘦胎枳壳散 …………… 613
95594 瘦胎调气散 …………… 613

瘘

95595 瘘疮止水丸 …………… 613

慢

95596 慢白汤 …… 613
95597 慢肾汤 …… 613
95598 慢惊丸 …… 613
95599 慢惊丸 …… 613
95600 慢惊饮 …… 614
95601 慢脾散 …… 614
95602 慢脾散 …… 614
95603 慢肝宁方 …… 614
95604 慢肝六味饮 …… 614
95605 慢肾宁合剂 …… 614
95606 慢肾宝合剂 …… 614
95607 慢肾简验方 …… 614
95608 慢性肝炎丸 …… 615
95609 慢性肠炎丸 …… 615
95610 慢支固本颗粒 …… 615
95611 慢肝养阴胶囊 …… 615
95612 慢肝解郁胶囊 …… 615
95613 慢咽宁袋泡茶 …… 615

熁

95614 熁药 …… 615
95615 熁散 …… 615
95616 熁肿膏 …… 615
95617 熁毒膏 …… 615
95618 熁贴方 …… 616

熄

95619 熄火汤 …… 616
95620 熄风定颤方 …… 616

漆

95621 漆甲散 …… 616
95622 漆香散 …… 616
95623 漆黄丸 …… 616
95624 漆雄丸 …… 616
95625 漆煎丸 …… 616
95626 漆燕散 …… 616

漱

95627 漱汤 …… 616
95628 漱药 …… 617
95629 漱药 …… 617
95630 漱药 …… 617
95631 漱药 …… 617
95632 漱药 …… 617
95633 漱口方 …… 617
95634 漱口方 …… 617
95635 漱口方 …… 617
95636 漱口方 …… 617
95637 漱口方 …… 617
95638 漱口方 …… 617
95639 漱口水 …… 617
95640 漱口汤 …… 617
95641 漱口汤 …… 617
95642 漱口药 …… 617
95643 漱风散 …… 618
95644 漱风散 …… 618
95645 漱毒散 …… 618
95646 漱喉散 …… 618
95647 漱口地黄散 …… 618
95648 漱口沉香散 …… 618
95649 漱牙羌活散 …… 618
95650 漱咽青盐散 …… 618

滴

95651 滴水丸 …… 618
95652 滴耳油 …… 618
95653 滴耳油 …… 618
95654 滴虫汤 …… 618
95655 滴乳膏 …… 618
95656 滴金丸 …… 618
95657 滴金膏 …… 619
95658 滴油散 …… 619
95659 滴眼汤 …… 619
95660 滴鼻灵 …… 619
95661 滴滴金 …… 619
95662 滴滴金 …… 619
95663 滴露膏 …… 619
95664 滴鼻栀子仁煎 …… 619

演

95665 演气丹 …… 619

漏

95666 漏风汤 …… 619
95667 漏芦丸 …… 619
95668 漏芦丸 …… 619
95669 漏芦丸 …… 619
95670 漏芦丸 …… 619
95671 漏芦丸 …… 619
95672 漏芦丸 …… 620
95673 漏芦汤 …… 620
95674 漏芦汤 …… 620
95675 漏芦汤 …… 620
95676 漏芦汤 …… 620
95677 漏芦汤 …… 620
95678 漏芦汤 …… 620
95679 漏芦汤 …… 620
95680 漏芦汤 …… 620
95681 漏芦汤 …… 620
95682 漏芦汤 …… 620
95683 漏芦汤 …… 620
95684 漏芦汤 …… 620
95685 漏芦汤 …… 621
95686 漏芦汤 …… 621
95687 漏芦汤 …… 621
95688 漏芦汤 …… 621
95689 漏芦汤 …… 621
95690 漏芦汤 …… 621
95691 漏芦汤 …… 621
95692 漏芦汤 …… 621
95693 漏芦汤 …… 621
95694 漏芦汤 …… 621
95695 漏芦汤 …… 621
95696 漏芦汤 …… 621
95697 漏芦汤 …… 621
95698 漏芦汤 …… 621
95699 漏芦散 …… 622
95700 漏芦散 …… 622
95701 漏芦散 …… 622
95702 漏芦散 …… 622
95703 漏芦散 …… 622
95704 漏芦散 …… 622
95705 漏芦散 …… 622
95706 漏芦散 …… 622
95707 漏芦散 …… 622
95708 漏芦散 …… 622
95709 漏芦散 …… 622
95710 漏芦散 …… 622
95711 漏芦散 …… 622
95712 漏芦散 …… 622
95713 漏芦散 …… 623
95714 漏芦散 …… 623
95715 漏芦散 …… 623
95716 漏芦散 …… 623
95717 漏芦散 …… 623
95718 漏芦散 …… 623
95719 漏芦散 …… 623
95720 漏芦散 …… 623
95721 漏芦散 …… 623
95722 漏芦膏 …… 623
95723 漏芦膏 …… 623
95724 漏芦膏 …… 623
95725 漏胎汤 …… 623
95726 漏芦煮散 …… 623
95727 漏芦煮散 …… 623
95728 漏芦升麻汤 …… 623
95729 漏芦连翘汤 …… 623
95730 漏芦煮肝汤 …… 623
95731 漏芦溻肿汤 …… 623
95732 漏芦橘皮汤 …… 623
95733 漏胎安胎饮 …… 624
95734 漏管内消丸 …… 624

精

95735 精气丸 …… 624
95736 精明汤 …… 624
95737 精乌胶囊 …… 624
95738 精乌颗粒 …… 624
95739 精血补片 …… 624
95740 精制狗皮膏 …… 624

95741 精制冠心片 …… 624
95742 精制猴枣散 …… 625
95743 精制五加皮酒 …… 625
95744 精制冠心颗粒 …… 625
95745 精制冠心软胶囊 …… 625
95746 精天下第一下部药 …… 625

赛

95747 赛针散 …… 625
95748 赛命丹 …… 625
95749 赛金丸 …… 625
95750 赛金丹 …… 625
95751 赛金散 …… 625
95752 赛宝丹 …… 625
95753 赛空青 …… 625
95754 赛珍散 …… 625
95755 赛春雷 …… 625
95756 赛夺命丹 …… 626
95757 赛霉安散 …… 626
95758 赛金化毒散 …… 626
95759 赛金化毒散 …… 626
95760 赛胃安胶囊 …… 626

蜜

95761 蜜饵 …… 626
95762 蜜酒 …… 626
95763 蜜煎 …… 626
95764 蜜煎 …… 626
95765 蜜膏 …… 626
95766 蜜膏 …… 626
95767 蜜瓜膏 …… 627
95768 蜜花散 …… 627
95769 蜜连膏 …… 627
95770 蜜皂丸 …… 627
95771 蜜附汤 …… 627
95772 蜜油膏 …… 627
95773 蜜柏散 …… 627
95774 蜜草散 …… 627
95775 蜜香丸 …… 627
95776 蜜香散 …… 627
95777 蜜桃酥 …… 627
95778 蜜脂煎 …… 627
95779 蜜脂煎 …… 627
95780 蜜脂膏 …… 627
95781 蜜消汤 …… 628
95782 蜜消煎 …… 628
95783 蜜粉膏 …… 628
95784 蜜调方 …… 628
95785 蜜调药 …… 628
95786 蜜萝卜 …… 628
95787 蜜萝卜 …… 628
95788 蜜黄饮 …… 628
95789 蜜雪梨 …… 628
95790 蜜梨噙 …… 628
95791 蜜酥煎 …… 628
95792 蜜犀丸 …… 628
95793 蜜赋散 …… 628
95794 蜜蜡膏 …… 628
95795 蜜髓煎 …… 628
95796 蜜附子汤 …… 628
95797 蜜胆导方 …… 628
95798 蜜栗子丸 …… 628
95799 蜜渍柏皮 …… 628
95800 蜜剂解毒丸 …… 628
95801 蜜渍黄柏汁 …… 629
95802 蜜葱猪胆汤 …… 629
95803 蜜煮朱砂丹 …… 629
95804 蜜煎止痒丹 …… 629
95805 蜜煮朱砂煎丸 …… 629

寤

95806 寤生丸 …… 629
95807 寤生丸 …… 629

褐

95808 褐丸 …… 629
95809 褐丸子 …… 629
95810 褐丸子 …… 629
95811 褐丸子 …… 629
95812 褐丸子 …… 629
95813 褐丸子 …… 629
95814 褐丸子 …… 630

褊

95815 褊银丸 …… 630
95816 褊银丸 …… 630
95817 褊银丸 …… 630
95818 褊银丸 …… 630
95819 褊银丸 …… 630
95820 褊银丸 …… 630

褪

95821 褪金启脾丸 …… 630
95822 褪金启脾丸 …… 630

肇

95823 肇妊丸 …… 630

嫩

95824 嫩鼠丹 …… 630

嫦

95825 嫦娥加丽丸 …… 630

翟

95826 翟平薯蓣丸 …… 631

翠

95827 翠云散 …… 631
95828 翠云散 …… 631
95829 翠云锭 …… 631
95830 翠玉散 …… 631
95831 翠玉膏 …… 631
95832 翠玉膏 …… 631
95833 翠碧丸 …… 631
95834 翠霞散 …… 631
95835 翠霞膏 …… 631
95836 翠云锭子 …… 631
95837 翠青锭子 …… 631
95838 翠霞锭子 …… 631
95839 翠莲解毒片 …… 632

鹜

95840 鹜粥 …… 632

熊

95841 熊汤 …… 632
95842 熊肉羹 …… 632
95843 熊冰散 …… 632
95844 熊冰膏 …… 632
95845 熊参汤 …… 632
95846 熊胆丸 …… 632
95847 熊胆丸 …… 632
95848 熊胆丸 …… 632
95849 熊胆丸 …… 632
95850 熊胆丸 …… 632
95851 熊胆丸 …… 632
95852 熊胆丸 …… 632
95853 熊胆丸 …… 632
95854 熊胆丸 …… 633
95855 熊胆丸 …… 633
95856 熊胆丸 …… 633
95857 熊胆丸 …… 633
95858 熊胆丸 …… 633
95859 熊胆丸 …… 633
95860 熊胆丸 …… 633
95861 熊胆丸 …… 633
95862 熊胆丸 …… 633
95863 熊胆酊 …… 633
95864 熊胆散 …… 633
95865 熊胆散 …… 633
95866 熊胆散 …… 633
95867 熊胆散 …… 633
95868 熊胆散 …… 633
95869 熊胆散 …… 633
95870 熊胆散 …… 634
95871 熊胆散 …… 634
95872 熊胆散 …… 634
95873 熊胆煎 …… 634
95874 熊胆膏 …… 634
95875 熊胆膏 …… 634
95876 熊胆膏 …… 634
95877 熊胆膏 …… 634
95878 熊胆膏 …… 634
95879 熊胆膏 …… 634
95880 熊胆膏锭 …… 634

95881 熊锭神丹 …………………… 634
95882 熊油虎骨膏 …………………… 634
95883 熊油虎骨膏 …………………… 635
95884 熊油虎骨膏 …………………… 635
95885 熊胆天麻丸 …………………… 635
95886 熊胆天麻丹 …………………… 635
95887 熊胆天麻丹 …………………… 635
95888 熊胆夺命散 …………………… 635
95889 熊胆冰黄散 …………………… 635
95890 熊胆救心丸 …………………… 635
95891 熊胆痔疮膏 …………………… 635
95892 熊胆麝香丸 …………………… 635

缩

95893 缩水丸 …………………… 635
95894 缩水丹 …………………… 635
95895 缩地汤 …………………… 635
95896 缩舌散 …………………… 635
95897 缩舌散 …………………… 636
95898 缩舌膏 …………………… 636
95899 缩汗煎 …………………… 636
95900 缩住汤 …………………… 636
95901 缩肛散 …………………… 636
95902 缩毒散 …………………… 636
95903 缩砂丸 …………………… 636
95904 缩砂丸 …………………… 636
95905 缩砂丸 …………………… 636
95906 缩砂丸 …………………… 636
95907 缩砂丸 …………………… 636
95908 缩砂丸 …………………… 636
95909 缩砂丸 …………………… 636
95910 缩砂丹 …………………… 636
95911 缩砂汤 …………………… 636
95912 缩砂汤 …………………… 636
95913 缩砂汤 …………………… 636
95914 缩砂汤 …………………… 636
95915 缩砂汤 …………………… 637
95916 缩砂汤 …………………… 637
95917 缩砂饮 …………………… 637
95918 缩砂饮 …………………… 637
95919 缩砂饮 …………………… 637
95920 缩砂饮 …………………… 637
95921 缩砂酒 …………………… 637
95922 缩砂散 …………………… 637
95923 缩砂散 …………………… 637
95924 缩砂散 …………………… 637
95925 缩砂散 …………………… 637
95926 缩砂散 …………………… 637
95927 缩砂散 …………………… 637
95928 缩泉丸 …………………… 637
95929 缩泉丸 …………………… 637
95930 缩泉汤 …………………… 637
95931 缩泉饮 …………………… 637
95932 缩泉散 …………………… 638
95933 缩胎丸 …………………… 638
95934 缩胎丸 …………………… 638
95935 缩胎饮 …………………… 638
95936 缩胎散 …………………… 638
95937 缩前康 …………………… 638
95938 缩脾丸 …………………… 638
95939 缩脾饮 …………………… 638
95940 缩脾饮 …………………… 638
95941 缩脾饮 …………………… 638
95942 缩瘤丸 …………………… 638
95943 缩阳秘方 …………………… 638
95944 缩砂蜜丸 …………………… 638
95945 缩砂蜜丸 …………………… 638
95946 缩砂蜜散 …………………… 638
95947 缩泉胶囊 …………………… 638
95948 缩痔秘方 …………………… 638
95949 缩毒金粉散 …………………… 638
95950 缩砂二陈汤 …………………… 638
95951 缩砂香附汤 …………………… 639
95952 缩宫逐瘀汤 …………………… 639

缫

95953 缫丝汤 …………………… 639

十五画

璇

95954 璇玑神化散 …………………… 640

增

95955 增力丹 …………………… 640
95956 增半汤 …………………… 640
95957 增光片 …………………… 640
95958 增明丸 …………………… 640
95959 增明膏 …………………… 640
95960 增食丹 …………………… 640
95961 增损汤 …………………… 640
95962 增损散 …………………… 640
95963 增爱丸 …………………… 640
95964 增液汤 …………………… 640
95965 增生平片 …………………… 641
95966 增液颗粒 …………………… 641
95967 增力再生丸 …………………… 641
95968 增加败毒散 …………………… 642
95969 增补八珍汤 …………………… 642
95970 增补引火汤 …………………… 642
95971 增补拈痛汤 …………………… 642
95972 增补省风汤 …………………… 642
95973 增补消毒饮 …………………… 642
95974 增味二陈汤 …………………… 642
95975 增味五痹汤 …………………… 642
95976 增味五痹汤 …………………… 642
95977 增味四物汤 …………………… 642
95978 增味四物汤 …………………… 642
95979 增味导赤散…………………… 642
95980 增损二陈汤…………………… 642
95981 增损八物汤…………………… 642
95982 增损八物汤…………………… 642
95983 增损八物汤…………………… 642
95984 增损三才丸…………………… 642
95985 增损五积丸…………………… 643
95986 增损五积丸…………………… 643
95987 增损五痹汤…………………… 643
95988 增损双解汤…………………… 643
95989 增损双解散…………………… 643
95990 增损平胃散…………………… 643
95991 增损术附汤…………………… 643
95992 增损甘露饮…………………… 643
95993 增损四斤丸…………………… 643
95994 增损四物汤…………………… 643
95995 增损四物汤…………………… 643
95996 增损四物汤…………………… 644
95997 增损四物汤…………………… 644
95998 增损四物汤…………………… 644
95999 增损四物汤…………………… 644
96000 增损四物汤…………………… 644
96001 增损四物汤…………………… 644
96002 增损四顺汤…………………… 644
96003 增损白术散…………………… 644
96004 增损乐令汤…………………… 644
96005 增损地黄丸…………………… 644
96006 增损地熏汤…………………… 644
96007 增损当归丸…………………… 644
96008 增损当归汤…………………… 644
96009 增损当归汤…………………… 644
96010 增损竹叶汤…………………… 644
96011 增损竹叶汤…………………… 645
96012 增损伏梁丸…………………… 645
96013 增损如圣汤…………………… 645
96014 增损如圣散…………………… 645
96015 增损如圣散…………………… 645
96016 增损启膈散…………………… 645
96017 增损奔豚汤…………………… 645
96018 增损肾气丸…………………… 645
96019 增损肾沥汤…………………… 645
96020 增损肾沥汤…………………… 645
96021 增损肾沥汤…………………… 645
96022 增损肾沥汤…………………… 645
96023 增损肥气丸…………………… 645
96024 增损泽兰丸…………………… 646
96025 增损泽兰丸…………………… 646
96026 增损建中汤…………………… 646
96027 增损承气丸…………………… 646
96028 增损茵芋酒…………………… 646
96029 增损复脉汤…………………… 646
96030 增损柴胡汤…………………… 646

96031 增损柴胡汤 …………… 646
96032 增损柴胡汤 …………… 646
96033 增损健脾丸 …………… 646
96034 增损息贲汤 …………… 646
96035 增损流气饮 …………… 646
96036 增损资胃饮 …………… 647
96037 增损通圣散 …………… 647
96038 增损理中丸 …………… 647
96039 增损理中丸 …………… 647
96040 增损理中丸 …………… 647
96041 增损理中散 …………… 647
96042 增损黄芩汤 …………… 647
96043 增损黄连丸 …………… 647
96044 增损黄柏汤 …………… 647
96045 增损续命汤 …………… 647
96046 增损续断丸 …………… 647
96047 增损黑锡丹 …………… 648
96048 增损黑锡丹 …………… 648
96049 增损痞气丸 …………… 648
96050 增损缩脾饮 …………… 648
96051 增损缩脾饮 …………… 648
96052 增料正气散 …………… 648
96053 增益八味丸 …………… 648
96054 增益归茸丸 …………… 648
96055 增益四物汤 …………… 648
96056 增益四物汤 …………… 648
96057 增减六君汤 …………… 648
96058 增减地黄汤 …………… 648
96059 增减泽兰丸 …………… 648
96060 增减定志丸 …………… 648
96061 增减逍遥散 …………… 649
96062 增减逍遥散 …………… 649
96063 增减理中丸 …………… 649
96064 增减敛阳丹 …………… 649
96065 增减续断丸 …………… 649
96066 增液口服液 …………… 649
96067 增液承气汤 …………… 649
96068 增液承气汤 …………… 649
96069 增液逐瘀汤 …………… 649
96070 增液解毒汤 …………… 649
96071 增精补肾丸 …………… 649
96072 增损大柴胡汤 ………… 649
96073 增损禹余粮丸 ………… 649
96074 增制史国公药酒 ……… 650
96075 增损三黄石膏汤 ……… 650
96076 增损防风通圣散 ……… 650
96077 增损补中益气汤 ……… 650
96078 增损皇甫栀子汤 ……… 650
96079 增损柴胡四物汤 ……… 650
96080 增损普济消毒饮 ……… 650
96081 增损普济消毒饮 ……… 650
96082 增减八物柴胡汤 ……… 650
96083 增减乌药顺气散 ……… 650
96084 增减水药皇子汤 ……… 650
96085 增减顺气木香丸 ……… 650
96086 增减黄连泻心汤 ……… 650
96087 增减旋覆代赭汤 ……… 651
96088 增损阮氏小青龙汤 …… 651
96089 增损续命长理石汤 …… 651

槿

96090 槿皮酒 ………………… 651
96091 槿皮膏 ………………… 651
96092 槿花散 ………………… 651

横

96093 横翳还睛丸 …………… 651

樗

96094 樗白汤 ………………… 651
96095 樗皮丸 ………………… 651
96096 樗皮丸 ………………… 651
96097 樗皮丸 ………………… 652
96098 樗皮丸 ………………… 652
96099 樗皮散 ………………… 652
96100 樗皮散 ………………… 652
96101 樗皮散 ………………… 652
96102 樗鸡膏 ………………… 652
96103 樗枝散 ………………… 652
96104 樗参散 ………………… 652
96105 樗柏丸 ………………… 652
96106 樗根汤 ………………… 652
96107 樗根散 ………………… 652
96108 樗根散 ………………… 652
96109 樗根散 ………………… 652
96110 樗根散 ………………… 652
96111 樗白皮丸 ……………… 652
96112 樗白皮丸 ……………… 652
96113 樗白皮汤 ……………… 652
96114 樗白皮散 ……………… 653
96115 樗白皮散 ……………… 653
96116 樗白皮散 ……………… 653
96117 樗白棋子 ……………… 653
96118 樗树皮散 ……………… 653
96119 樗树皮散 ……………… 653
96120 樗树根丸 ……………… 653
96121 樗树根丸 ……………… 653
96122 樗树根散 ……………… 653
96123 樗根皮丸 ……………… 653
96124 樗白固经丸 …………… 653
96125 樗根白皮丸 …………… 653
96126 樗根白皮散 …………… 653
96127 樗根米泔汁 …………… 653

樱

96128 樱茹汤 ………………… 653
96129 樱桃丸 ………………… 653
96130 樱桃散………………… 653
96131 樱桃煎………………… 653
96132 樱桃胶囊……………… 653
96133 樱桃树叶栓…………… 654

橡

96134 橡子散………………… 654
96135 橡斗散………………… 654
96136 橡斗散………………… 654
96137 橡斗膏………………… 654
96138 橡实汤………………… 654
96139 橡实散………………… 654
96140 橡实散………………… 654
96141 橡实散………………… 654
96142 橡实散………………… 654
96143 橡斗子散……………… 654
96144 橡斗子散……………… 654

槲

96145 槲叶饮………………… 654
96146 槲叶散………………… 654
96147 槲叶散………………… 654
96148 槲皮汤………………… 654
96149 槲皮汤………………… 654
96150 槲皮汤………………… 654
96151 槲皮散………………… 655
96152 槲皮散………………… 655
96153 槲皮散………………… 655
96154 槲皮散………………… 655
96155 槲皮煎………………… 655
96156 槲皮膏………………… 655

樟

96157 樟木散………………… 655
96158 樟木散………………… 655
96159 樟木散………………… 655
96160 樟木煎………………… 655
96161 樟冰散………………… 655
96162 樟冰散………………… 655
96163 樟柳散………………… 655
96164 樟脑丹………………… 655
96165 樟脑油………………… 655
96166 樟脑酊………………… 655
96167 樟脑散………………… 655
96168 樟脑膏………………… 656
96169 樟硫散………………… 656
96170 樟雄散………………… 656
96171 樟辣酊………………… 656
96172 樟丹油膏……………… 656

橄

96173 橄榄丸………………… 656
96174 橄榄丸………………… 656
96175 橄榄汤………………… 656
96176 橄榄饮………………… 656

96177 橄榄散 …………………… 656
96178 橄榄散 …………………… 656
96179 橄榄散 …………………… 656
96180 橄榄散 …………………… 656
96181 橄榄膏 …………………… 656
96182 橄榄膏 …………………… 656
96183 橄榄晶颗粒 ……………… 656

聤

96184 聤耳散 …………………… 656
96185 聤耳散 …………………… 657
96186 聤耳流脓药 ……………… 657
96187 聤耳出脓水散 …………… 657

聪

96188 聪耳丸 …………………… 657
96189 聪耳汤 …………………… 657
96190 聪耳汤 …………………… 657
96191 聪明汤 …………………… 657
96192 聪耳四物汤 ……………… 657
96193 聪耳地黄丸 ……………… 657
96194 聪耳达郁汤 ……………… 657
96195 聪耳芦荟丸 ……………… 657
96196 聪耳芦荟丸 ……………… 657
96197 聪耳抑火汤 ……………… 657
96198 聪耳益气汤 ……………… 657
96199 聪明益气汤 ……………… 657

赭

96200 赭石挨癖丸 ……………… 657
96201 赭遂攻结汤 ……………… 658

豌

96202 豌豆汤 …………………… 658
96203 豌豆香薷散 ……………… 658

醋

96204 醋附丸 …………………… 658
96205 醋附方 …………………… 658
96206 醋鸡子 …………………… 658
96207 醋泡方 …………………… 658
96208 醋煮散 …………………… 658
96209 醋黄散 …………………… 658
96210 醋煎丸 …………………… 658
96211 醋煎散 …………………… 658
96212 醋煎散 …………………… 658
96213 醋榴浆 …………………… 658
96214 醋鳖丸 …………………… 658
96215 醋大黄丸 ………………… 659
96216 醋石榴丸 ………………… 659
96217 醋石榴煎 ………………… 659
96218 醋石榴子方 ……………… 659
96219 醋石榴饮子 ……………… 659
96220 醋制香附丸 ……………… 659
96221 醋酒白丸子 ……………… 659
96222 醋煮三棱丸 ……………… 659
96223 醋煮香附丸 ……………… 659

醇

96224 醇醨汤 …………………… 659
96225 醇醨汤 …………………… 659

醉

96226 醉仙丹 …………………… 659
96227 醉仙丹 …………………… 659
96228 醉仙汤 …………………… 659
96229 醉仙散 …………………… 659
96230 醉红散 …………………… 660
96231 醉红散 …………………… 660
96232 醉红散 …………………… 660
96233 醉消散 …………………… 660
96234 醉惊丸 …………………… 660
96235 醉乡宝屑 ………………… 660
96236 醉乡宝屑 ………………… 660
96237 醉翁仙方 ………………… 660
96238 醉头风饼儿 ……………… 660

敷

96239 敷药 ……………………… 660
96240 敷疔散 …………………… 660
96241 敷疔膏 …………………… 660
96242 敷和汤 …………………… 660
96243 敷疠膏 …………………… 661
96244 敷毒散 …………………… 661
96245 敷故散 …………………… 661
96246 敷药散 …………………… 661
96247 敷贴药 …………………… 661
96248 敷疮药 …………………… 661
96249 敷涎膏 …………………… 661
96250 敷脐方 …………………… 661
96251 敷脐散 …………………… 661
96252 敷瘰丹 …………………… 661
96253 敷身香粉 ………………… 661
96254 敷穿板药 ………………… 661
96255 敷穿板药 ………………… 661
96256 敷穿板药 ………………… 661
96257 敷痔神膏 ………………… 661
96258 敷阳固精丸 ……………… 661
96259 敷齿立效散 ……………… 661
96260 敷药六仙散 ……………… 661
96261 敷药合掌散 ……………… 661
96262 敷药必效散 ……………… 661
96263 敷药神功散 ……………… 662
96264 敷药瞿麦散 ……………… 662
96265 敷贴脚气药 ……………… 662
96266 敷疮如圣散 ……………… 662
96267 敷鼻白矾膏 ……………… 662
96268 敷鼻瓜蒂膏 ……………… 662
96269 敷鼻蚯蚓散 ……………… 662
96270 敷药大枫子膏 …………… 662

蕙

96271 蕙草汤 …………………… 662
96272 蕙草散 …………………… 662

蕤

96273 蕤仁丸 …………………… 662
96274 蕤仁丸 …………………… 662
96275 蕤仁丸 …………………… 662
96276 蕤仁丸 …………………… 662
96277 蕤仁丸 …………………… 662
96278 蕤仁丸 …………………… 663
96279 蕤仁汤 …………………… 663
96280 蕤仁散 …………………… 663
96281 蕤仁散 …………………… 663
96282 蕤仁散 …………………… 663
96283 蕤仁散 …………………… 663
96284 蕤仁散 …………………… 663
96285 蕤仁散 …………………… 663
96286 蕤仁散 …………………… 663
96287 蕤仁散 …………………… 663
96288 蕤仁散 …………………… 663
96289 蕤仁煎 …………………… 663
96290 蕤仁煎 …………………… 663
96291 蕤仁煎 …………………… 663
96292 蕤仁膏 …………………… 663
96293 蕤仁膏 …………………… 664
96294 蕤仁膏 …………………… 664
96295 蕤仁膏 …………………… 664
96296 蕤仁膏 …………………… 664
96297 蕤仁膏 …………………… 664
96298 蕤仁膏 …………………… 664
96299 蕤仁膏 …………………… 664
96300 蕤仁膏 …………………… 664
96301 蕤仁膏 …………………… 664
96302 蕤仁膏 …………………… 664
96303 蕤仁膏 …………………… 664
96304 蕤仁膏 …………………… 664
96305 蕤仁膏 …………………… 664
96306 蕤仁膏 …………………… 664
96307 蕤仁膏 …………………… 664
96308 蕤宾丸 …………………… 664
96309 蕤仁洗汤 ………………… 664
96310 蕤仁春雪膏 ……………… 665
96311 蕤仁点眼方 ……………… 665
96312 蕤仁洗眼汤 ……………… 665

蕲

96313 蕲艾汤 …………………… 665
96314 蕲艾膏 …………………… 665
96315 蕲蛇酒 …………………… 665
96316 蕲蛇酒 …………………… 665
96317 蕲蛇酒 …………………… 665
96318 蕲蛇酿 …………………… 665

96319 蕲蛇药酒 ………………… 665
96320 蕲蛇风湿酒 ……………… 665
96321 蕲蛇追风酒 ……………… 666

蕊

96322 蕊珠丸 ………………… 666
96323 蕊珠丸 ………………… 666
96324 蕊珠丹 ………………… 666
96325 蕊珠汤 ………………… 666

震

96326 震升丸 ………………… 666
96327 震伏丸 ………………… 666
96328 震灵丸 ………………… 666
96329 震灵丹 ………………… 666
96330 震灵丹 ………………… 666
96331 震灵丹 ………………… 666
96332 震灵丹 ………………… 666
96333 震灵散 ………………… 666
96334 震泽汤 ………………… 667
96335 震蛰丹 ………………… 667
96336 震蛰丹 ………………… 667

撒

96337 撒合散 ………………… 667
96338 撒速汤 ………………… 667
96339 撒豆成兵方 ……………… 667

撩

96340 撩痰方 ………………… 667
96341 撩痰散 ………………… 667
96342 撩膈汤 ………………… 667
96343 撩膈汤 ………………… 667
96344 撩膈散 ………………… 667

撮

96345 撮口散 ………………… 667
96346 撮气散 ………………… 667
96347 撮风散 ………………… 667
96348 撮风散 ………………… 667
96349 撮口散 ………………… 667
96350 撮合山 ………………… 667
96351 撮合山 ………………… 668
96352 撮肿汤 ………………… 668
96353 撮毒散 ………………… 668
96354 撮口脐风散 ……………… 668

擒

96355 擒风汤 ………………… 668
96356 擒虎丹 ………………… 668
96357 擒虎散 ………………… 668

撞

96358 撞气丸 ………………… 668
96359 撞气丸 ………………… 668
96360 撞气丸 ………………… 668
96361 撞气丸 ………………… 668
96362 撞气丸 ………………… 668
96363 撞关饮子 ……………… 668
96364 撞气阿魏丸 ……………… 668

辘

96365 辘轳丹 ………………… 669

噎

96366 噎膈膏 ………………… 669
96367 噎膈仙方 ……………… 669

嘹

96368 嘹亮丸 ………………… 669

噙

96369 噙化丸 ………………… 669
96370 噙化丸 ………………… 669
96371 噙化丸 ………………… 669
96372 噙化丸 ………………… 669
96373 噙化丸 ………………… 669
96374 噙化丸 ………………… 669
96375 噙化丸 ………………… 669
96376 噙化丸 ………………… 669
96377 噙化丸 ………………… 669
96378 噙化丸 ………………… 669
96379 噙化丸 ………………… 670
96380 噙化丸 ………………… 670
96381 噙化丸 ………………… 670
96382 噙化丸 ………………… 670
96383 噙化丸 ………………… 670
96384 噙化丸 ………………… 670
96385 噙化丸 ………………… 670
96386 噙化丹 ………………… 670
96387 噙化丹 ………………… 670
96388 噙漱方 ………………… 670
96389 噙化仙方 ……………… 670
96390 噙化三黄丸 ……………… 670
96391 噙化三黄丸 ……………… 670
96392 噙化上清丸 ……………… 670
96393 噙化上清丸 ……………… 670
96394 噙化上清丸 ……………… 671
96395 噙化上清片 ……………… 671
96396 噙化太平丸 ……………… 671
96397 噙化止咳丸 ……………… 671
96398 噙化止嗽丸 ……………… 671
96399 噙化玉液丹 ……………… 671
96400 噙化龙脑丸 ……………… 671
96401 噙化润金丹 ……………… 671
96402 噙化紫金丹 ……………… 671
96403 噙化荜澄茄丸 …………… 671

瞑

96404 瞑眩膏 ………………… 671

蝴

96405 蝴蝶散 ………………… 671

蝎

96406 蝎乌汤……………………… 671
96407 蝎乌散……………………… 671
96408 蝎红散……………………… 672
96409 蝎尾散……………………… 672
96410 蝎尾散……………………… 672
96411 蝎尾散……………………… 672
96412 蝎附丸……………………… 672
96413 蝎附散……………………… 672
96414 蝎附散……………………… 672
96415 蝎附散……………………… 672
96416 蝎附散……………………… 672
96417 蝎附散……………………… 672
96418 蝎附散……………………… 672
96419 蝎附散……………………… 672
96420 蝎附散……………………… 672
96421 蝎附散……………………… 672
96422 蝎虎丹……………………… 673
96423 蝎虎散……………………… 673
96424 蝎星丸……………………… 673
96425 蝎蚣散……………………… 673
96426 蝎蚣散……………………… 673
96427 蝎倍散……………………… 673
96428 蝎梢丸……………………… 673
96429 蝎梢丸……………………… 673
96430 蝎梢丸……………………… 673
96431 蝎梢丸……………………… 673
96432 蝎梢丸……………………… 673
96433 蝎梢丸……………………… 673
96434 蝎梢丸……………………… 673
96435 蝎梢饼……………………… 673
96436 蝎梢散……………………… 673
96437 蝎梢散……………………… 674
96438 蝎梢散……………………… 674
96439 蝎梢散……………………… 674
96440 蝎梢散……………………… 674
96441 蝎梢散……………………… 674
96442 蝎梢散……………………… 674
96443 蝎梢散……………………… 674
96444 蝎梢膏……………………… 674
96445 蝎梢膏……………………… 674
96446 蝎梢膏……………………… 674
96447 蝎梢膏……………………… 674
96448 蝎螯膏……………………… 674
96449 蝎霜散……………………… 674
96450 蝎麝散……………………… 674
96451 蝎梢饼子…………………… 674
96452 蝎梢梃子…………………… 674
96453 蝎梢半夏丸………………… 674
96454 蝎螯南星散………………… 675
96455 蝎麝白丸子………………… 675

蝮

96456 蝮蛇酒 …… 675
96457 蝮蛇头丸 …… 675
96458 蝮蛇头丸 …… 675
96459 蝮蛇地丁酒 …… 675

蝌

96460 蝌蚪拔毒散 …… 675

蝣

96461 蝣蜒丸 …… 675

蝼

96462 蝼蛄散 …… 675
96463 蝼蛄散 …… 675
96464 蝼蛄散 …… 675
96465 蝼蛄膏 …… 675
96466 蝼蛄麝香散 …… 675

蝙

96467 蝙蝠散 …… 676
96468 蝙蝠散 …… 676
96469 蝙蝠散 …… 676
96470 蝙蝠消血散 …… 676
96471 蝙蝠粪涂方 …… 676

踯

96472 踯躅丸 …… 676
96473 踯躅丸 …… 676
96474 踯躅散 …… 676
96475 踯躅散 …… 676
96476 踯躅花丸 …… 676
96477 踯躅花油 …… 676
96478 踯躅摩风膏 …… 676
96479 踯躅花涂洗方 …… 676

墨

96480 墨龙丸 …… 676
96481 墨汁散 …… 676
96482 墨奴丸 …… 677
96483 墨附丸 …… 677
96484 墨香丸 …… 677
96485 墨雪膏 …… 677
96486 墨蒜散 …… 677

暹

96487 暹逻清解散 …… 677
96488 暹逻紫草丸 …… 677

镇

96489 镇元丸 …… 677
96490 镇元饮 …… 677
96491 镇风丹 …… 677
96492 镇风汤 …… 677
96493 镇风汤 …… 677
96494 镇风散 …… 677
96495 镇心丸 …… 677
96496 镇心丸 …… 678
96497 镇心丸 …… 678
96498 镇心丸 …… 678
96499 镇心丸 …… 678
96500 镇心丸 …… 678
96501 镇心丸 …… 678
96502 镇心丸 …… 678
96503 镇心丸 …… 678
96504 镇心丸 …… 678
96505 镇心丸 …… 678
96506 镇心丸 …… 679
96507 镇心丸 …… 679
96508 镇心丸 …… 679
96509 镇心丸 …… 679
96510 镇心丸 …… 679
96511 镇心丸 …… 679
96512 镇心丸 …… 679
96513 镇心丸 …… 679
96514 镇心丸 …… 679
96515 镇心丸 …… 679
96516 镇心丸 …… 679
96517 镇心丸 …… 679
96518 镇心丸 …… 680
96519 镇心丸 …… 680
96520 镇心丸 …… 680
96521 镇心丸 …… 680
96522 镇心丸 …… 680
96523 镇心丸 …… 680
96524 镇心丸 …… 680
96525 镇心丸 …… 680
96526 镇心丸 …… 680
96527 镇心丸 …… 680
96528 镇心丸 …… 680
96529 镇心丸 …… 680
96530 镇心丸 …… 680
96531 镇心丸 …… 681
96532 镇心丸 …… 681
96533 镇心丸 …… 681
96534 镇心丸 …… 681
96535 镇心丸 …… 681
96536 镇心丸 …… 681
96537 镇心丸 …… 681
96538 镇心丸 …… 681
96539 镇心丸 …… 681
96540 镇心丸 …… 681
96541 镇心丸 …… 681
96542 镇心丸 …… 681
96543 镇心丸 …… 681
96544 镇心丸 …… 681
96545 镇心丸 …… 681
96546 镇心丸 …… 681
96547 镇心丸 …… 681
96548 镇心丸 …… 682
96549 镇心丸 …… 682
96550 镇心丹 …… 682
96551 镇心丹 …… 682
96552 镇心丹 …… 682
96553 镇心丹 …… 682
96554 镇心丹 …… 682
96555 镇心丹 …… 682
96556 镇心丹 …… 682
96557 镇心丹 …… 683
96558 镇心丹 …… 683
96559 镇心丹 …… 683
96560 镇心丹 …… 683
96561 镇心丹 …… 683
96562 镇心汤 …… 683
96563 镇心汤 …… 683
96564 镇心汤 …… 683
96565 镇心汤 …… 683
96566 镇心散 …… 683
96567 镇心散 …… 683
96568 镇心散 …… 683
96569 镇心散 …… 683
96570 镇心散 …… 683
96571 镇心散 …… 683
96572 镇心散 …… 683
96573 镇心膏 …… 683
96574 镇包汤 …… 684
96575 镇邪饮 …… 684
96576 镇阳丸 …… 684
96577 镇阴煎 …… 684
96578 镇阴煎 …… 684
96579 镇坎散 …… 684
96580 镇肝丸 …… 684
96581 镇肝丸 …… 684
96582 镇肝丸 …… 684
96583 镇肝丸 …… 684
96584 镇肝丸 …… 684
96585 镇肝丸 …… 684
96586 镇肝丸 …… 684
96587 镇肝丸 …… 684
96588 镇肝丸 …… 684
96589 镇肝丸 …… 685
96590 镇肝丸 …… 685
96591 镇肝汤 …… 685
96592 镇肝饮 …… 685
96593 镇肝散 …… 685
96594 镇补丹 …… 685
96595 镇灵丹 …… 685
96596 镇怯丸 …… 685
96597 镇经汤 …… 685
96598 镇胃丸 …… 685
96599 镇胃散 …… 685

96600 镇庭散 …………………… 685
96601 镇宫丸 …………………… 685
96602 镇逆汤 …………………… 685
96603 镇神丹 …………………… 685
96604 镇神汤 …………………… 686
96605 镇银膏 …………………… 686
96606 镇惊丸 …………………… 686
96607 镇惊丸 …………………… 686
96608 镇惊丸 …………………… 686
96609 镇惊丸 …………………… 686
96610 镇惊丸 …………………… 686
96611 镇惊丸 …………………… 686
96612 镇惊丸 …………………… 686
96613 镇惊丸 …………………… 686
96614 镇惊丸 …………………… 686
96615 镇惊丸 …………………… 687
96616 镇惊丸 …………………… 687
96617 镇惊丸 …………………… 687
96618 镇惊丸 …………………… 687
96619 镇惊丸 …………………… 687
96620 镇惊丹 …………………… 687
96621 镇惊丹 …………………… 687
96622 镇惊片 …………………… 687
96623 镇惊散 …………………… 687
96624 镇惊散 …………………… 687
96625 镇惊散 …………………… 687
96626 镇惊散 …………………… 687
96627 镇惊锭 …………………… 687
96628 镇惊膏 …………………… 687
96629 镇液丹 …………………… 688
96630 镇液丹 …………………… 688
96631 镇脾散 …………………… 688
96632 镇痛膏 …………………… 688
96633 镇痫片 …………………… 688
96634 镇摄汤 …………………… 688
96635 镇痰丸 …………………… 688
96636 镇精丹 …………………… 688
96637 镇风润气丸 ……………… 688
96638 镇心化痰丸 ……………… 688
96639 镇心牛黄丸 ……………… 688
96640 镇心至宝丹 ……………… 688
96641 镇心当归汤 ……………… 688
96642 镇心朱砂丸 ……………… 689
96643 镇心安神丸 ……………… 689
96644 镇心安神丹 ……………… 689
96645 镇心安神汤 ……………… 689
96646 镇心驱邪散 ……………… 689
96647 镇心定痫汤 ……………… 689
96648 镇心追风散 ……………… 689
96649 镇心真珠丸 ……………… 689
96650 镇心真珠丸 ……………… 689
96651 镇心铅霜散 ……………… 689
96652 镇心爽神汤 ……………… 689
96653 镇心银屑丸 ……………… 690
96654 镇心犀角丸 ……………… 690
96655 镇阴地黄汤 ……………… 690
96656 镇肝决明丸 ……………… 690
96657 镇肝明目方 ……………… 690
96658 镇肝固胆汤 ……………… 690
96659 镇肝复遂汤 ……………… 690
96660 镇肝熄风汤 ……………… 690
96661 镇肝熄风汤 ……………… 690
96662 镇肾决明丸 ……………… 691
96663 镇国将军丸 ……………… 691
96664 镇固秘真丸 ……………… 691
96665 镇胃止吐汤 ……………… 691
96666 镇逆白虎汤 ……………… 691
96667 镇逆承气汤 ……………… 691
96668 镇神锁精丹 ……………… 691
96669 镇脑宁胶囊 ……………… 691
96670 镇惊朱砂丸 ……………… 691
96671 镇惊安神丸 ……………… 691
96672 镇惊定痉散 ……………… 691
96673 镇惊造命丹 ……………… 691
96674 镇痛消炎散 ……………… 691
96675 镇精真珠丸 ……………… 692
96676 镇癫宁心丸 ……………… 692
96677 镇心大牛黄丸 …………… 692
96678 镇心省睡益智方 ………… 692
96679 镇肝明目羊肝丸 ………… 692

稷

96680 稷香丸 …………………… 692

稻

96681 稻藁洗方 ………………… 692

稼

96682 稼穑散 …………………… 692

箭

96683 箭蚺散 …………………… 692

黎

96684 黎洞丸 …………………… 692
96685 黎洞丹 …………………… 692
96686 黎洞膏 …………………… 692

僵

96687 僵蚕丸 …………………… 693
96688 僵蚕丸 …………………… 693
96689 僵蚕丸 …………………… 693
96690 僵蚕汤 …………………… 693
96691 僵蚕散 …………………… 693
96692 僵蚕散 …………………… 693
96693 僵蚕散 …………………… 693
96694 僵蚕散 …………………… 693
96695 僵蚕散 …………………… 693
96696 僵蚕散 …………………… 693
96697 僵蚕散 …………………… 693
96698 僵蚕散 …………………… 693
96699 僵蚕散 …………………… 693
96700 僵蚕散 …………………… 693
96701 僵蚕散 …………………… 693
96702 僵蚕散 …………………… 693
96703 僵蚕散 …………………… 693
96704 僵蚕散 …………………… 693
96705 僵蚕散 …………………… 694
96706 僵蚕膏 …………………… 694
96707 僵蚕膏 …………………… 694
96708 僵黄丸 …………………… 694
96709 僵蚕涂敷方 ……………… 694
96710 僵蚕全蝎敷治方 ………… 694

僻

96711 僻巽锭子 ………………… 694

德

96712 德生丹 …………………… 694

虢

96713 虢丹膏 …………………… 694

鲤

96714 鲤鱼汁 …………………… 694
96715 鲤鱼汤 …………………… 694
96716 鲤鱼汤 …………………… 694
96717 鲤鱼汤 …………………… 694
96718 鲤鱼汤 …………………… 694
96719 鲤鱼汤 …………………… 695
96720 鲤鱼汤 …………………… 695
96721 鲤鱼汤 …………………… 695
96722 鲤鱼汤 …………………… 695
96723 鲤鱼汤 …………………… 695
96724 鲤鱼汤 …………………… 695
96725 鲤鱼汤 …………………… 695
96726 鲤鱼汤 …………………… 695
96727 鲤鱼汤 …………………… 695
96728 鲤鱼汤 …………………… 695
96729 鲤鱼贴 …………………… 695
96730 鲤鱼脍 …………………… 695
96731 鲤鱼散 …………………… 695
96732 鲤鱼粥 …………………… 695
96733 鲤鱼粥 …………………… 695
96734 鲤鱼煎 …………………… 696
96735 鲤鱼羹 …………………… 696
96736 鲤鱼羹 …………………… 696
96737 鲤鱼羹 …………………… 696
96738 鲤鱼臛 …………………… 696
96739 鲤鱼臛 …………………… 696
96740 鲤鱼臛 …………………… 696
96741 鲤鱼臛 …………………… 696
96742 鲤脑粥 …………………… 696

96743 鲤鲮丸 …………………… 696
96744 鲤鱼皮散 ………………… 696
96745 鲤鱼齿汤 ………………… 696
96746 鲤鱼煮豆 ………………… 696
96747 鲤鱼鳞散 ………………… 696
96748 鲤鱼泽漆汤 ……………… 696
96749 鲤鱼茯苓汤方出 ……… 696
96750 鲤鱼脑髓粥 ……………… 696

鲩

96751 鲩鱼胆膏 ………………… 697

鲫

96752 鲫鱼丸 …………………… 697
96753 鲫鱼丸 …………………… 697
96754 鲫鱼丸 …………………… 697
96755 鲫鱼汤 …………………… 697
96756 鲫鱼贴 …………………… 697
96757 鲫鱼脍 …………………… 697
96758 鲫鱼脍 …………………… 697
96759 鲫鱼酒 …………………… 697
96760 鲫鱼散 …………………… 697
96761 鲫鱼散 …………………… 697
96762 鲫鱼散 …………………… 697
96763 鲫鱼散 …………………… 697
96764 鲫鱼散 …………………… 697
96765 鲫鱼散 …………………… 698
96766 鲫鱼散 …………………… 698
96767 鲫鱼粥 …………………… 698
96768 鲫鱼粥 …………………… 698
96769 鲫鱼粥 …………………… 698
96770 鲫鱼膏 …………………… 698
96771 鲫鱼膏 …………………… 698
96772 鲫鱼膏 …………………… 698
96773 鲫鱼膏 …………………… 698
96774 鲫鱼膏 …………………… 698
96775 鲫鱼膏 …………………… 698
96776 鲫鱼膏 …………………… 698
96777 鲫鱼膏 …………………… 698
96778 鲫鱼膏 …………………… 698
96779 鲫鱼羹 …………………… 698
96780 鲫鱼羹 …………………… 698
96781 鲫鱼羹 …………………… 698
96782 鲫鱼羹 …………………… 699
96783 鲫鱼围药 ………………… 699
96784 鲫鱼砒方 ………………… 699
96785 鲫鱼胆膏 ………………… 699
96786 鲫鱼熟脍 ………………… 699
96787 鲫鱼熟脍 ………………… 699
96788 鲫鱼熟脍 ………………… 699
96789 鲫鱼涂敷方 ……………… 699

畜

96790 畜汁丸 …………………… 699
96791 畜半散 …………………… 699
96792 畜汤煎 …………………… 699
96793 畜水驻车丸 ……………… 699

熟

96794 熟艾丸 …………………… 699
96795 熟艾方 …………………… 699
96796 熟艾汤 …………………… 699
96797 熟艾汤 …………………… 699
96798 熟艾汤 …………………… 699
96799 熟艾汤 …………………… 700
96800 熟布汤 …………………… 700
96801 熟地酒 …………………… 700
96802 熟地膏 …………………… 700
96803 熟附丸 …………………… 700
96804 熟附汤 …………………… 700
96805 熟枣汤 …………………… 700
96806 熟铧膏 …………………… 700
96807 熟痳丸 …………………… 700
96808 熟大黄汤 ………………… 700
96809 熟四物汤 ………………… 700
96810 熟四物汤 ………………… 700
96811 熟四物汤 ………………… 700
96812 熟地黄丸 ………………… 700
96813 熟地黄丸 ………………… 700
96814 熟地黄丸 ………………… 701
96815 熟地黄丸 ………………… 701
96816 熟地黄丸 ………………… 701
96817 熟地黄丸 ………………… 701
96818 熟地黄丸 ………………… 701
96819 熟地黄丸 ………………… 701
96820 熟地黄丸 ………………… 701
96821 熟地黄丸 ………………… 701
96822 熟地黄丸 ………………… 701
96823 熟地黄汤 ………………… 701
96824 熟地黄汤 ………………… 701
96825 熟地黄汤 ………………… 701
96826 熟地黄散 ………………… 701
96827 熟地黄散 ………………… 701
96828 熟地黄散 ………………… 701
96829 熟地黄散 ………………… 701
96830 熟地黄散 ………………… 701
96831 熟地黄散 ………………… 701
96832 熟地黄散 ………………… 701
96833 熟地黄散 ………………… 702
96834 熟地黄散 ………………… 702
96835 熟地黄散 ………………… 702
96836 熟地黄散 ………………… 702
96837 熟地黄散 ………………… 702
96838 熟附子汤 ………………… 702
96839 熟枣仁汤 ………………… 702
96840 熟蚕豆散 ………………… 702
96841 熟铜末散 ………………… 702
96842 熟猪肚方……………………… 702
96843 熟干地黄丸………………… 702
96844 熟干地黄丸………………… 702
96845 熟干地黄丸………………… 702
96846 熟干地黄丸………………… 702
96847 熟干地黄丸………………… 702
96848 熟干地黄丸………………… 702
96849 熟干地黄丸………………… 703
96850 熟干地黄丸………………… 703
96851 熟干地黄丸………………… 703
96852 熟干地黄丸………………… 703
96853 熟干地黄丸………………… 703
96854 熟干地黄丸………………… 703
96855 熟干地黄丸………………… 703
96856 熟干地黄丸………………… 703
96857 熟干地黄丸………………… 703
96858 熟干地黄丸………………… 703
96859 熟干地黄丸………………… 703
96860 熟干地黄丸………………… 704
96861 熟干地黄丸………………… 704
96862 熟干地黄丸………………… 704
96863 熟干地黄丸………………… 704
96864 熟干地黄丸………………… 704
96865 熟干地黄丸………………… 704
96866 熟干地黄丸………………… 704
96867 熟干地黄丸………………… 704
96868 熟干地黄丸………………… 704
96869 熟干地黄丸………………… 704
96870 熟干地黄丸………………… 705
96871 熟干地黄丸………………… 705
96872 熟干地黄丸………………… 705
96873 熟干地黄丹………………… 705
96874 熟干地黄汤………………… 705
96875 熟干地黄汤………………… 705
96876 熟干地黄汤………………… 705
96877 熟干地黄汤………………… 705
96878 熟干地黄汤………………… 705
96879 熟干地黄汤………………… 705
96880 熟干地黄汤………………… 705
96881 熟干地黄汤………………… 705
96882 熟干地黄汤………………… 705
96883 熟干地黄汤………………… 705
96884 熟干地黄散………………… 705
96885 熟干地黄散………………… 706
96886 熟干地黄散………………… 706
96887 熟干地黄散………………… 706
96888 熟干地黄散………………… 706
96889 熟干地黄散………………… 706
96890 熟干地黄散………………… 706
96891 熟干地黄散………………… 706
96892 熟干地黄散………………… 706
96893 熟干地黄散………………… 706

96894 熟干地黄散 …… 706
96895 熟干地黄散 …… 706
96896 熟干地黄散 …… 706
96897 熟干地黄散 …… 707
96898 熟干地黄散 …… 707
96899 熟干地黄散 …… 707
96900 熟干地黄散 …… 707
96901 熟干地黄散 …… 707
96902 熟干地黄散 …… 707
96903 熟干地黄散 …… 707
96904 熟干地黄散 …… 707
96905 熟干地黄散 …… 707
96906 熟干地黄散 …… 707
96907 熟干地黄散 …… 707
96908 熟干地黄散 …… 707
96909 熟干地黄散 …… 708
96910 熟干地黄散 …… 708
96911 熟干地黄散 …… 708
96912 熟干地黄散 …… 708
96913 熟干地黄散 …… 708
96914 熟干地黄散 …… 708
96915 熟干地黄散 …… 708
96916 熟干地黄散 …… 708
96917 熟干地黄散 …… 708
96918 熟水草果饮 …… 708
96919 熟地添精丹 …… 708
96920 熟料五积散 …… 708

摩

96921 摩药 …… 708
96922 摩膏 …… 708
96923 摩膏 …… 709
96924 摩膏 …… 709
96925 摩膏 …… 709
96926 摩膏 …… 709
96927 摩风膏 …… 709
96928 摩风膏 …… 709
96929 摩风膏 …… 709
96930 摩风膏 …… 709
96931 摩风膏 …… 709
96932 摩风膏 …… 709
96933 摩风膏 …… 710
96934 摩风膏 …… 710
96935 摩风膏 …… 710
96936 摩风膏 …… 710
96937 摩风膏 …… 710
96938 摩风膏 …… 710
96939 摩风膏 …… 710
96940 摩风膏 …… 710
96941 摩风膏 …… 710
96942 摩风膏 …… 710
96943 摩风膏 …… 710
96944 摩风膏 …… 710
96945 摩风膏 …… 710
96946 摩风膏 …… 710
96947 摩风膏 …… 710
96948 摩风膏 …… 710
96949 摩风膏 …… 711
96950 摩头散 …… 711
96951 摩头膏 …… 711
96952 摩发膏 …… 711
96953 摩顶油 …… 711
96954 摩顶油 …… 711
96955 摩顶散 …… 711
96956 摩顶散 …… 711
96957 摩顶膏 …… 711
96958 摩顶膏 …… 711
96959 摩顶膏 …… 711
96960 摩顶膏 …… 711
96961 摩顶膏 …… 711
96962 摩顶膏 …… 712
96963 摩顶膏 …… 712
96964 摩顶膏 …… 712
96965 摩顶膏 …… 712
96966 摩罗丹 …… 712
96967 摩勒香 …… 712
96968 摩挲丸 …… 712
96969 摩挲丸 …… 712
96970 摩痛饮 …… 712
96971 摩痛膏 …… 712
96972 摩腰丸 …… 713
96973 摩腰丸 …… 713
96974 摩腰丹 …… 713
96975 摩腰丹 …… 713
96976 摩腰丹 …… 713
96977 摩腰方 …… 713
96978 摩腰散 …… 713
96979 摩腰膏 …… 713
96980 摩腰膏 …… 713
96981 摩腰膏 …… 713
96982 摩腰膏 …… 713
96983 摩腰膏 …… 714
96984 摩翳散 …… 714
96985 摩翳膏 …… 714
96986 摩挲石散 …… 714
96987 摩化龙脑丸 …… 714
96988 摩风白芷膏 …… 714
96989 摩风神验膏 …… 714
96990 摩风黄耆膏 …… 714
96991 摩头附子膏 …… 714
96992 摩顶立成膏 …… 714
96993 摩顶青莲膏 …… 714
96994 摩顶青莲膏 …… 715
96995 摩顶明目膏 …… 715
96996 摩顶细辛膏 …… 715
96997 摩顶黑发方 …… 715
96998 摩腰紫金丹 …… 715
96999 摩腰紫金膏 …… 715
97000 摩障灵光膏 …… 715

瘠

97001 瘠肥丸 …… 715

瘫

97002 瘫痪乌龙方 …… 715

懊

97003 懊侬散 …… 715
97004 懊侬散 …… 715

憎

97005 憎爱丸 …… 715

潜

97006 潜龙汤 …… 716
97007 潜行散 …… 716
97008 潜行散 …… 716
97009 潜阳汤 …… 716
97010 潜灵散 …… 716
97011 潜阳宁神汤 …… 716
97012 潜阳活血汤 …… 716
97013 潜阳填髓丸 …… 716
97014 潜阳熄风汤 …… 716

潮

97015 潮脑膏 …… 716

澳

97016 澳泰乐颗粒 …… 716

澄

97017 澄化汤 …… 717
97018 澄水饮 …… 717
97019 澄茄丸 …… 717
97020 澄泉散 …… 717
97021 澄泉散 …… 717
97022 澄清饮 …… 717
97023 澄清饮 …… 717
97024 澄清散 …… 717
97025 澄清散 …… 717
97026 澄源丹 …… 717
97027 澄源固本丸 …… 717

糊

97028 糊犬 …… 717

鹤

97029 鹤寿丹 …… 717
97030 鹤顶丸 …… 717
97031 鹤顶丸 …… 718
97032 鹤顶丹 …… 718
97033 鹤顶丹 …… 718
97034 鹤顶丹 …… 718
97035 鹤顶丹 …… 718

97036 鹤顶丹 …………………… 718
97037 鹤顶丹 …………………… 718
97038 鹤顶丹 …………………… 718
97039 鹤顶丹 …………………… 718
97040 鹤顶丹 …………………… 718
97041 鹤顶丹 …………………… 718
97042 鹤顶丹 …………………… 718
97043 鹤顶丹 …………………… 718
97044 鹤顶丹 …………………… 718
97045 鹤顶丹 …………………… 719
97046 鹤顶红 …………………… 719
97047 鹤虱丸 …………………… 719
97048 鹤虱丸 …………………… 719
97049 鹤虱丸 …………………… 719
97050 鹤虱丸 …………………… 719
97051 鹤虱丸 …………………… 719
97052 鹤虱丸 …………………… 719
97053 鹤虱丸 …………………… 719
97054 鹤虱丸 …………………… 719
97055 鹤虱饮 …………………… 719
97056 鹤虱散 …………………… 719
97057 鹤虱散 …………………… 719
97058 鹤虱散 …………………… 719
97059 鹤虱散 …………………… 719
97060 鹤虱散 …………………… 719
97061 鹤虱散 …………………… 720
97062 鹤虱散 …………………… 720
97063 鹤虱散 …………………… 720
97064 鹤虱散 …………………… 720
97065 鹤虱散 …………………… 720
97066 鹤龄丹 …………………… 720
97067 鹤膝汤 …………………… 720
97068 鹤脑骨丸 …………………… 720
97069 鹤虱槟榔汤 …………………… 720
97070 鹤膝风药酒 …………………… 720

熨

97071 熨风散 …………………… 720
97072 熨火汤 …………………… 720
97073 熨顶散 …………………… 720
97074 熨背散 …………………… 720
97075 熨胃丸 …………………… 720
97076 熨烙泥 …………………… 721
97077 熨痛丸 …………………… 721
97078 熨痛膏 …………………… 721
97079 熨眼饼子 …………………… 721
97080 熨洗蒴藋汤 …………………… 721
97081 熨烙当归散 …………………… 721
97082 熨眼药饼子 …………………… 721

劈

97083 劈毒丹 …………………… 721

豫

97084 豫固丸 …………………… 721
97085 豫知散 …………………… 721

十六画

靛

97086 靛花丸 …………………… 722
97087 靛青饮 …………………… 722

橙

97088 橙皮丸 …………………… 722
97089 橙香饼儿 …………………… 722

橘

97090 橘饮 …………………… 722
97091 橘子酒 …………………… 722
97092 橘甘汤 …………………… 722
97093 橘甘散 …………………… 722
97094 橘甘散 …………………… 722
97095 橘归丸 …………………… 722
97096 橘归汤 …………………… 722
97097 橘叶汤 …………………… 722
97098 橘叶汤 …………………… 722
97099 橘叶汤 …………………… 723
97100 橘叶散 …………………… 723
97101 橘叶散 …………………… 723
97102 橘叶散 …………………… 723
97103 橘半饮 …………………… 723
97104 橘皮丸 …………………… 723
97105 橘皮丸 …………………… 723
97106 橘皮丸 …………………… 723
97107 橘皮丸 …………………… 723
97108 橘皮丸 …………………… 723
97109 橘皮丸 …………………… 723
97110 橘皮丸 …………………… 723
97111 橘皮丸 …………………… 723
97112 橘皮丸 …………………… 723
97113 橘皮丸 …………………… 724
97114 橘皮丸 …………………… 724
97115 橘皮丸 …………………… 724
97116 橘皮丸 …………………… 724
97117 橘皮丸 …………………… 724
97118 橘皮丸 …………………… 724
97119 橘皮汤 …………………… 724
97120 橘皮汤 …………………… 724
97121 橘皮汤 …………………… 724
97122 橘皮汤 …………………… 724
97123 橘皮汤 …………………… 724
97124 橘皮汤 …………………… 724
97125 橘皮汤 …………………… 724
97126 橘皮汤 …………………… 724
97127 橘皮汤 …………………… 724
97128 橘皮汤 …………………… 724
97129 橘皮汤 …………………… 725
97130 橘皮汤 …………………… 725
97131 橘皮汤 …………………… 725
97132 橘皮汤…………………… 725
97133 橘皮汤…………………… 725
97134 橘皮汤…………………… 725
97135 橘皮汤…………………… 725
97136 橘皮汤…………………… 725
97137 橘皮汤…………………… 725
97138 橘皮汤…………………… 725
97139 橘皮汤…………………… 725
97140 橘皮汤…………………… 725
97141 橘皮汤…………………… 725
97142 橘皮汤…………………… 725
97143 橘皮汤…………………… 726
97144 橘皮汤…………………… 726
97145 橘皮汤…………………… 726
97146 橘皮汤…………………… 726
97147 橘皮汤…………………… 726
97148 橘皮汤…………………… 726
97149 橘皮汤…………………… 726
97150 橘皮汤…………………… 726
97151 橘皮汤…………………… 726
97152 橘皮汤…………………… 726
97153 橘皮汤…………………… 726
97154 橘皮汤…………………… 726
97155 橘皮汤…………………… 726
97156 橘皮汤…………………… 726
97157 橘皮汤…………………… 726
97158 橘皮汤…………………… 726
97159 橘皮汤…………………… 727
97160 橘皮汤…………………… 727
97161 橘皮汤…………………… 727
97162 橘皮汤…………………… 727
97163 橘皮汤…………………… 727
97164 橘皮汤…………………… 727
97165 橘皮汤…………………… 727
97166 橘皮汤…………………… 727
97167 橘皮汤…………………… 727
97168 橘皮汤…………………… 727
97169 橘皮汤…………………… 727
97170 橘皮汤…………………… 727
97171 橘皮汤…………………… 727
97172 橘皮饮…………………… 727
97173 橘皮酒…………………… 727
97174 橘皮散…………………… 727
97175 橘皮散…………………… 727
97176 橘皮散…………………… 727
97177 橘皮散…………………… 727
97178 橘皮散…………………… 728
97179 橘皮散…………………… 728
97180 橘皮散…………………… 728
97181 橘皮散…………………… 728
97182 橘皮散…………………… 728
97183 橘皮散…………………… 728

97184 橘皮散 …………………… 728
97185 橘皮散 …………………… 728
97186 橘皮散 …………………… 728
97187 橘皮散 …………………… 728
97188 橘皮散 …………………… 728
97189 橘皮粥 …………………… 728
97190 橘皮粥 …………………… 728
97191 橘红丸 …………………… 728
97192 橘红丸 …………………… 728
97193 橘红片 …………………… 728
97194 橘红汤 …………………… 728
97195 橘红汤 …………………… 729
97196 橘红散 …………………… 729
97197 橘红散 …………………… 729
97198 橘红散 …………………… 729
97199 橘杏丸 …………………… 729
97200 橘杏汤 …………………… 729
97201 橘苏汤 …………………… 729
97202 橘苏饮 …………………… 729
97203 橘苏散 …………………… 729
97204 橘连丸 …………………… 729
97205 橘针汤 …………………… 729
97206 橘苓丸 …………………… 729
97207 橘茴饮 …………………… 729
97208 橘香丸 …………………… 729
97209 橘香丸 …………………… 729
97210 橘香丸 …………………… 729
97211 橘香汤 …………………… 730
97212 橘香汤 …………………… 730
97213 橘香散 …………………… 730
97214 橘香散 …………………… 730
97215 橘参饮 …………………… 730
97216 橘参散 …………………… 730
97217 橘枳汤 …………………… 730
97218 橘饼汤 …………………… 730
97219 橘姜丸 …………………… 730
97220 橘姜丸 …………………… 730
97221 橘姜丸 …………………… 730
97222 橘姜汤 …………………… 730
97223 橘姜饮 …………………… 730
97224 橘姜煎 …………………… 730
97225 橘桂汤 …………………… 730
97226 橘核丸 …………………… 730
97227 橘核丸 …………………… 731
97228 橘核丸 …………………… 731
97229 橘核丸 …………………… 731
97230 橘核汤 …………………… 731
97231 橘核酒 …………………… 731
97232 橘核散 …………………… 731
97233 橘核散 …………………… 731
97234 橘核散 …………………… 731
97235 橘核散 …………………… 731
97236 橘核散 …………………… 731
97237 橘核散 …………………… 731
97238 橘蒜丸 …………………… 731
97239 橘糖丸 …………………… 731
97240 橘子仁汤 ………………… 732
97241 橘子仁汤 ………………… 732
97242 橘皮饮子 ………………… 732
97243 橘皮煮散 ………………… 732
97244 橘皮煮散 ………………… 732
97245 橘皮煎丸 ………………… 732
97246 橘皮煎丸 ………………… 732
97247 橘皮煎丸 ………………… 732
97248 橘红梨膏 ………………… 732
97249 橘红颗粒 ………………… 733
97250 橘芥饮子 ………………… 733
97251 橘枳姜汤 ………………… 733
97252 橘井流芳丹 ……………… 733
97253 橘贝半夏曲 ……………… 733
97254 橘术四物汤 ……………… 733
97255 橘叶青盐汤 ……………… 733
97256 橘叶栝楼汤 ……………… 733
97257 橘叶栝楼散 ……………… 733
97258 橘半枳术丸 ……………… 733
97259 橘半枳术丸 ……………… 733
97260 橘半枳术丸 ……………… 733
97261 橘半胃苓汤 ……………… 733
97262 橘半消化丸 ……………… 733
97263 橘皮一物汤 ……………… 733
97264 橘皮干姜汤 ……………… 733
97265 橘皮干姜汤 ……………… 733
97266 橘皮干姜汤 ……………… 734
97267 橘皮木香散 ……………… 734
97268 橘皮甘草汤 ……………… 734
97269 橘皮甘草汤 ……………… 734
97270 橘皮甘草汤 ……………… 734
97271 橘皮生姜汤 ……………… 734
97272 橘皮半夏汤 ……………… 734
97273 橘皮半夏汤 ……………… 734
97274 橘皮半夏汤 ……………… 734
97275 橘皮半夏汤 ……………… 734
97276 橘皮竹茹汤 ……………… 734
97277 橘皮竹茹汤 ……………… 734
97278 橘皮竹茹汤 ……………… 735
97279 橘皮竹茹汤 ……………… 735
97280 橘皮竹茹汤 ……………… 735
97281 橘皮竹茹汤 ……………… 735
97282 橘皮竹茹汤 ……………… 735
97283 橘皮防己汤 ……………… 735
97284 橘皮杏仁丸 ……………… 735
97285 橘皮枳术丸 ……………… 735
97286 橘皮枳壳汤 ……………… 735
97287 橘皮枳实汤 ……………… 735
97288 橘皮枳实汤……………… 735
97289 橘皮枳实汤……………… 735
97290 橘皮茱连散……………… 735
97291 橘皮茯苓丸……………… 735
97292 橘皮茯苓汤……………… 735
97293 橘皮桃仁丸……………… 735
97294 橘皮益智汤……………… 736
97295 橘皮通气汤……………… 736
97296 橘皮麻仁丸……………… 736
97297 橘皮醒醒汤……………… 736
97298 橘红化痰丸……………… 736
97299 橘红化痰丸……………… 736
97300 橘红石斛汤……………… 736
97301 橘红半夏汤……………… 736
97302 橘红枇杷叶……………… 736
97303 橘红枳术丸……………… 736
97304 橘红咳糖片……………… 736
97305 橘红痰咳液……………… 736
97306 橘杏麻仁丸……………… 736
97307 橘苏半夏汤……………… 736
97308 橘连枳术丸……………… 736
97309 橘枳生姜汤……………… 736
97310 橘饼扶脾丸……………… 737
97311 橘核疝气丸……………… 737
97312 橘核疝气丸……………… 737
97313 橘核疝气丸……………… 737
97314 橘核消肾丸……………… 737
97315 橘贝半夏颗粒…………… 737
97316 橘皮五味子汤…………… 737
97317 橘红痰咳煎膏…………… 737
97318 橘红痰咳颗粒…………… 737
97319 橘半桂苓枳姜汤………… 737
97320 橘皮枳实生姜汤………… 737

醍

97321 醍醐方…………………… 737
97322 醍醐汤…………………… 738
97323 醍醐汤…………………… 738
97324 醍醐饮…………………… 738
97325 醍醐酒…………………… 738
97326 醍醐酒…………………… 738
97327 醍醐散…………………… 738
97328 醍醐散…………………… 738
97329 醍醐膏…………………… 738
97330 醍醐膏…………………… 738

醒

97331 醒风汤…………………… 738
97332 醒风汤…………………… 738
97333 醒风汤…………………… 738
97334 醒风汤…………………… 738
97335 醒风汤…………………… 738
97336 醒风煎…………………… 738
97337 醒心散…………………… 738

97338 醒头香 …………………… 739
97339 醒头香 …………………… 739
97340 醒头香 …………………… 739
97341 醒皮汤 …………………… 739
97342 醒迷汤 …………………… 739
97343 醒神散 …………………… 739
97344 醒疼汤 …………………… 739
97345 醒消丸 …………………… 739
97346 醒酝汤 …………………… 739
97347 醒脾丸 …………………… 739
97348 醒脾丸 …………………… 739
97349 醒脾丸 …………………… 739
97350 醒脾丸 …………………… 739
97351 醒脾丸 …………………… 739
97352 醒脾汤 …………………… 739
97353 醒脾汤 …………………… 740
97354 醒脾汤 …………………… 740
97355 醒脾汤 …………………… 740
97356 醒脾汤 …………………… 740
97357 醒脾饮 …………………… 740
97358 醒脾饮 …………………… 740
97359 醒脾散 …………………… 740
97360 醒脾散 …………………… 740
97361 醒脾散 …………………… 740
97362 醒脾散 …………………… 740
97363 醒脾散 …………………… 740
97364 醒脾散 …………………… 740
97365 醒脾散 …………………… 740
97366 醒脾散 …………………… 740
97367 醒脾散 …………………… 740
97368 醒脾散 …………………… 741
97369 醒脾散 …………………… 741
97370 醒脾散 …………………… 741
97371 醒脾散 …………………… 741
97372 醒脾散 …………………… 741
97373 醒脾散 …………………… 741
97374 醒脾散 …………………… 741
97375 醒脾散 …………………… 741
97376 醒脾散 …………………… 741
97377 醒脾散 …………………… 741
97378 醒脾散 …………………… 741
97379 醒脾散 …………………… 741
97380 醒脾煎 …………………… 741
97381 醒睡汤 …………………… 741
97382 醒睡散 …………………… 742
97383 醒醉汤 …………………… 742
97384 醒脾饮子 ………………… 742
97385 醒风天麻汤 ……………… 742
97386 醒心茯苓丸 ……………… 742
97387 醒迷至宝丹 ……………… 742
97388 醒神益气汤 ……………… 742
97389 醒脑再造丸 ……………… 742
97390 醒脑降压丸 ……………… 742
97391 醒脾升陷汤 ……………… 742
97392 醒脾育胃汤 ……………… 742
97393 醒脾益胃汤 ……………… 742
97394 醒脑再造胶囊 …………… 742
97395 醒脑安神胶囊 …………… 743
97396 醒脾开胃颗粒 …………… 743

颠

97397 颠倒散 …………………… 743
97398 颠倒散 …………………… 743
97399 颠倒木金散 ……………… 743

薤

97400 薤叶膏 …………………… 743
97401 薤白汤 …………………… 743
97402 薤白汤 …………………… 743
97403 薤白汤 …………………… 743
97404 薤白汤 …………………… 743
97405 薤白汤 …………………… 743
97406 薤白汤 …………………… 743
97407 薤白汤 …………………… 743
97408 薤白汤 …………………… 743
97409 薤白汤 …………………… 743
97410 薤白汤 …………………… 744
97411 薤白饮 …………………… 744
97412 薤白饮 …………………… 744
97413 薤白饮 …………………… 744
97414 薤白饮 …………………… 744
97415 薤白面 …………………… 744
97416 薤白饼 …………………… 744
97417 薤白饼 …………………… 744
97418 薤白散 …………………… 744
97419 薤白散 …………………… 744
97420 薤白散 …………………… 744
97421 薤白粥 …………………… 744
97422 薤白粥 …………………… 744
97423 薤白粥 …………………… 744
97424 薤白粥 …………………… 744
97425 薤白膏 …………………… 744
97426 薤白膏 …………………… 744
97427 薤白膏 …………………… 744
97428 薤白膏 …………………… 745
97429 薤根丸 …………………… 745
97430 薤豉粥 …………………… 745
97431 薤糯饼 …………………… 745
97432 薤白饮子 ………………… 745
97433 薤白饮子 ………………… 745
97434 薤白嚼方 ………………… 745
97435 薤汁涂方 ………………… 745
97436 薤白人参散 ……………… 745
97437 薤白栀子汤 ……………… 745
97438 薤白趁痛散 ……………… 745
97439 薤根猳鼠矢汤 …………… 745

薯

97440 薯蓣丸……………………… 745
97441 薯蓣丸……………………… 746
97442 薯蓣丸……………………… 746
97443 薯蓣丸……………………… 746
97444 薯蓣丸……………………… 746
97445 薯蓣丸……………………… 746
97446 薯蓣丸……………………… 746
97447 薯蓣丸……………………… 746
97448 薯蓣丸……………………… 746
97449 薯蓣丸……………………… 746
97450 薯蓣丸……………………… 747
97451 薯蓣丸……………………… 747
97452 薯蓣丸……………………… 747
97453 薯蓣丸……………………… 747
97454 薯蓣丸……………………… 747
97455 薯蓣丸……………………… 747
97456 薯蓣丸……………………… 747
97457 薯蓣汤……………………… 747
97458 薯蓣汤……………………… 747
97459 薯蓣酒……………………… 747
97460 薯蓣酒……………………… 748
97461 薯蓣酒……………………… 748
97462 薯蓣酒……………………… 748
97463 薯蓣散……………………… 748
97464 薯蓣散……………………… 748
97465 薯蓣散……………………… 748
97466 薯蓣散……………………… 748
97467 薯蓣散……………………… 748
97468 薯蓣散……………………… 748
97469 薯蓣散……………………… 748
97470 薯蓣粥……………………… 748
97471 薯蓣煎……………………… 748
97472 薯蓣拨粥…………………… 748
97473 薯蓣半夏粥………………… 749
97474 薯蓣芣苢粥………………… 749
97475 薯蓣纳气汤………………… 749
97476 薯蓣鸡子黄粥……………… 749

薇

97477 薇衔汤……………………… 749

薏

97478 薏仁汤……………………… 749
97479 薏仁酒……………………… 749
97480 薏米粥……………………… 749
97481 薏苡丸……………………… 749
97482 薏苡丸……………………… 749
97483 薏苡丹……………………… 749
97484 薏苡饮……………………… 749
97485 薏苡汤……………………… 749
97486 薏苡汤……………………… 749
97487 薏苡汤……………………… 750

97488 薏苡汤 …………………… 750
97489 薏苡汤 …………………… 750
97490 薏苡饼 …………………… 750
97491 薏苡酒 …………………… 750
97492 薏苡散 …………………… 750
97493 薏苡散 …………………… 750
97494 薏苡散 …………………… 750
97495 薏苡散 …………………… 750
97496 薏苡粥 …………………… 750
97497 薏苡羹 …………………… 750
97498 薏苡仁丸 ………………… 750
97499 薏苡仁丸 ………………… 750
97500 薏苡仁丸 ………………… 750
97501 薏苡仁丸 ………………… 750
97502 薏苡仁丸 ………………… 750
97503 薏苡仁丸 ………………… 751
97504 薏苡仁丸 ………………… 751
97505 薏苡仁汤 ………………… 751
97506 薏苡仁汤 ………………… 751
97507 薏苡仁汤 ………………… 751
97508 薏苡仁汤 ………………… 751
97509 薏苡仁汤 ………………… 751
97510 薏苡仁汤 ………………… 751
97511 薏苡仁汤 ………………… 751
97512 薏苡仁汤 ………………… 751
97513 薏苡仁汤 ………………… 751
97514 薏苡仁汤 ………………… 751
97515 薏苡仁汤 ………………… 751
97516 薏苡仁汤 ………………… 751
97517 薏苡仁汤 ………………… 751
97518 薏苡仁汤 ………………… 752
97519 薏苡仁汤 ………………… 752
97520 薏苡仁汤 ………………… 752
97521 薏苡仁汤 ………………… 752
97522 薏苡仁汤 ………………… 752
97523 薏苡仁饭 ………………… 752
97524 薏苡仁酒 ………………… 752
97525 薏苡仁酒 ………………… 752
97526 薏苡仁酒 ………………… 752
97527 薏苡仁酒 ………………… 752
97528 薏苡仁酒 ………………… 752
97529 薏苡仁散 ………………… 752
97530 薏苡仁散 ………………… 752
97531 薏苡仁散 ………………… 752
97532 薏苡仁散 ………………… 753
97533 薏苡仁散 ………………… 753
97534 薏苡仁散 ………………… 753
97535 薏苡仁散 ………………… 753
97536 薏苡仁散 ………………… 753
97537 薏苡仁散 ………………… 753
97538 薏苡仁散 ………………… 753
97539 薏苡仁散 ………………… 753
97540 薏苡仁散 ………………… 753
97541 薏苡仁散 ………………… 753
97542 薏苡仁散 ………………… 753
97543 薏苡仁散 ………………… 753
97544 薏苡仁散 ………………… 754
97545 薏苡仁散 ………………… 754
97546 薏苡仁散 ………………… 754
97547 薏苡仁散 ………………… 754
97548 薏苡仁散 ………………… 754
97549 薏苡仁散 ………………… 754
97550 薏苡仁散 ………………… 754
97551 薏苡仁散 ………………… 754
97552 薏苡仁散 ………………… 754
97553 薏苡仁粥 ………………… 754
97554 薏苡仁粥 ………………… 754
97555 薏苡仁粥 ………………… 754
97556 薏苡仁粥 ………………… 754
97557 薏苡仁煎 ………………… 754
97558 薏苡根汤 ………………… 754
97559 薏苡根饮 ………………… 755
97560 薏苡根散 ………………… 755
97561 薏仁苓术汤 ……………… 755
97562 薏术定痉汤 ……………… 755
97563 薏米败酱汤 ……………… 755
97564 薏苡仁浸酒 ……………… 755
97565 薏苡仁浸酒 ……………… 755
97566 薏苡瓜瓣汤 ……………… 755
97567 薏苡竹叶散 ……………… 755
97568 薏苡防桑汤 ……………… 755
97569 薏苡附子汤 ……………… 755
97570 薏苡附子散 ……………… 755
97571 薏苡附子散 ……………… 755
97572 薏苡败酱汤 ……………… 755
97573 薏苡败酱汤 ……………… 755
97574 薏苡败酱散 ……………… 755
97575 薏苡麻黄汤 ……………… 755
97576 薏苡仁附子散 …………… 755
97577 薏苡仁十二味饮 ………… 756
97578 薏苡附子败酱散 ………… 756
97579 薏苡仁附子败酱散 ……… 756

薄

97580 薄芥汤 …………………… 756
97581 薄杏汤 …………………… 756
97582 薄肤膏 …………………… 756
97583 薄荷丸 …………………… 756
97584 薄荷丸 …………………… 756
97585 薄荷丸 …………………… 756
97586 薄荷丸 …………………… 756
97587 薄荷丹 …………………… 756
97588 薄荷汤 …………………… 756
97589 薄荷汤 …………………… 757
97590 薄荷汤 …………………… 757
97591 薄荷汤 …………………… 757
97592 薄荷汤 …………………… 757
97593 薄荷茶 …………………… 757
97594 薄荷散 …………………… 757
97595 薄荷散 …………………… 757
97596 薄荷散 …………………… 757
97597 薄荷散 …………………… 757
97598 薄荷散 …………………… 757
97599 薄荷散 …………………… 757
97600 薄荷散 …………………… 757
97601 薄荷散 …………………… 757
97602 薄荷散 …………………… 757
97603 薄荷粥 …………………… 757
97604 薄荷粥 …………………… 757
97605 薄荷煎 …………………… 757
97606 薄荷煎 …………………… 758
97607 薄荷蜜 …………………… 758
97608 薄荷点汤 ………………… 758
97609 薄荷馎饦 ………………… 758
97610 薄荷煎丸 ………………… 758
97611 薄荷煎丸 ………………… 758
97612 薄荷六一散 ……………… 758
97613 薄荷牛蒡汤 ……………… 758
97614 薄荷白檀汤 ……………… 758
97615 薄荷玄明散 ……………… 758
97616 薄荷连翘方 ……………… 758
97617 薄荷甘桔杏子汤 ………… 758

薜

97618 薜荔散 …………………… 758

燕

97619 燕泥散 …………………… 758
97620 燕泥膏 …………………… 758
97621 燕垒丹 …………………… 758
97622 燕鼠膏 …………………… 759
97623 燕麦敷方 ………………… 759
97624 燕窠土丸 ………………… 759

橐

97625 橐籥丸 …………………… 759
97626 橐籥丸 …………………… 759

整

97627 整骨丸 …………………… 759
97628 整痛膏 …………………… 759
97629 整睫散 …………………… 759
97630 整骨麻药 ………………… 759
97631 整骨麻药 ………………… 759
97632 整骨定痛散 ……………… 759

豮

97633 豮肝丸 …………………… 759
97634 豮猪肝丸 ………………… 760
97635 豮猪肝丸 ………………… 760
97636 豮猪肝丸 ………………… 760

97637 獖猪肝方 …………………… 760
97638 獖猪肝方 …………………… 760
97639 獖猪胆丸 …………………… 760
97640 獖猪脏膏 …………………… 760
97641 獖猪肝贴眼方 ……………… 760
97642 獖猪胆贴眼方 ……………… 760

猳

97643 猳鼠粪汤 …………………… 760

撼

97644 撼积丹 ……………………… 760

擅

97645 擅圣丸 ……………………… 760
97646 擅圣丸 ……………………… 760
97647 擅圣归命丹 ………………… 760

噤

97648 噤口丹 ……………………… 760
97649 噤口丹 ……………………… 760

螃

97650 螃蜞丸 ……………………… 761
97651 螃蟹酒 ……………………… 761
97652 螃蟹酒 ……………………… 761
97653 螃蟹散 ……………………… 761

蹉

97654 蹉跌膏 ……………………… 761

默

97655 默治汤 ……………………… 761

黔

97656 黔曲 ………………………… 761

镜

97657 镜面散 ……………………… 761

赞

97658 赞育丹 ……………………… 761
97659 赞化血余丹 ………………… 761
97660 赞化鹿茸丸 ………………… 761

貒

97661 貒肉羹 ……………………… 761
97662 貒肉羹 ……………………… 761

歙

97663 歙墨丸 ……………………… 762
97664 歙墨丸 ……………………… 762

獭

97665 獭爪丸 ……………………… 762
97666 獭灰方 ……………………… 762
97667 獭肝丸 ……………………… 762
97668 獭肝丸 ……………………… 762
97669 獭肝丸 ……………………… 762
97670 獭肝丸 ……………………… 762
97671 獭肝丸 ……………………… 762
97672 獭肝丸 ……………………… 762
97673 獭肝丸 ……………………… 762
97674 獭肝丸 ……………………… 762
97675 獭肝丸 ……………………… 763
97676 獭肝丸 ……………………… 763
97677 獭肝丸 ……………………… 763
97678 獭肝丸 ……………………… 763
97679 獭肝丸 ……………………… 763
97680 獭肝丸 ……………………… 763
97681 獭肝丸 ……………………… 763
97682 獭肝丸 ……………………… 763
97683 獭肝丸 ……………………… 763
97684 獭肝散 ……………………… 763
97685 獭肝羹 ……………………… 763
97686 獭胆丸 ……………………… 763
97687 獭胆丸 ……………………… 764
97688 獭骨丸 ……………………… 764
97689 獭骨散 ……………………… 764
97690 獭肝平虫丸 ………………… 764
97691 獭肝金牙散 ………………… 764

雕

97692 雕胡饮 ……………………… 764

獬

97693 獬豸汤 ……………………… 764

鲮

97694 鲮甲散 ……………………… 764
97695 鲮鲤汤 ……………………… 764
97696 鲮鲤甲丸 …………………… 764
97697 鲮鲤甲丸 …………………… 764
97698 鲮鲤甲方 …………………… 764
97699 鲮鲤甲汤 …………………… 764
97700 鲮鲤甲酒 …………………… 765
97701 鲮鲤甲酒 …………………… 765
97702 鲮鲤甲酒 …………………… 765
97703 鲮鲤甲散 …………………… 765
97704 鲮鲤甲散 …………………… 765
97705 鲮鲤甲散 …………………… 765
97706 鲮鲤甲散 …………………… 765
97707 鲮鲤甲散 …………………… 765
97708 鲮鲤甲散 …………………… 765
97709 鲮鲤甲膏 …………………… 765
97710 鲮鲤甲饼子 ………………… 765
97711 鲮鲤甲贴熁膏 ……………… 765
97712 鲮鲤甲骨贴熁膏 …………… 765

辨

97713 辨毒散 ……………………… 765

鹧

97714 鹧鸪酒 ……………………… 765
97715 鹧鸪菜汤 …………………… 766
97716 鹧鸪菜汤 …………………… 766

壅

97717 壅药 ………………………… 766

磨

97718 磨刀丸 ……………………… 766
97719 磨刀散 ……………………… 766
97720 磨云散 ……………………… 766
97721 磨化丸 ……………………… 766
97722 磨风丸 ……………………… 766
97723 磨风膏 ……………………… 766
97724 磨风膏 ……………………… 766
97725 磨平饮 ……………………… 766
97726 磨光散 ……………………… 766
97727 磨光散 ……………………… 766
97728 磨坚丹 ……………………… 766
97729 磨积丸 ……………………… 767
97730 磨积丸 ……………………… 767
97731 磨积丸 ……………………… 767
97732 磨积丸 ……………………… 767
97733 磨积丸 ……………………… 767
97734 磨积丸 ……………………… 767
97735 磨积丸 ……………………… 767
97736 磨积丸 ……………………… 767
97737 磨积丸 ……………………… 767
97738 磨积药 ……………………… 767
97739 磨积药 ……………………… 767
97740 磨积散 ……………………… 767
97741 磨积散 ……………………… 767
97742 磨积散 ……………………… 767
97743 磨积散 ……………………… 768
97744 磨积散 ……………………… 768
97745 磨积散 ……………………… 768
97746 磨积锭 ……………………… 768
97747 磨脾丸 ……………………… 768
97748 磨脾汤 ……………………… 768
97749 磨脾散 ……………………… 768
97750 磨滞丸 ……………………… 768
97751 磨腰丹 ……………………… 768
97752 磨腰丹 ……………………… 769
97753 磨翳丸 ……………………… 769
97754 磨翳丹 ……………………… 769
97755 磨翳水 ……………………… 769
97756 磨翳散 ……………………… 769
97757 磨翳散 ……………………… 769
97758 磨翳膏 ……………………… 769
97759 磨桂涂方 …………………… 769
97760 磨积褐丸 …………………… 769
97761 磨块四物汤 ………………… 769
97762 磨积三棱丸 ………………… 769
97763 磨积三棱丸 ………………… 769
97764 磨积三棱丸 ………………… 770
97765 磨积食劳丸 ………………… 770
97766 磨积塌气丸 ………………… 770

97767 磨脾化滞丸 …… 770
97768 磨障灵光膏 …… 770
97769 磨翳灵光膏 …… 770

瘰

97770 瘰疬丸 …… 770
97771 瘰疬丸 …… 770
97772 瘰疬丸 …… 770
97773 瘰疬饼 …… 770
97774 瘰疬酒 …… 770
97775 瘰疬煎 …… 770
97776 瘰疬膏 …… 770
97777 瘰疬膏 …… 770
97778 瘰疬膏 …… 771
97779 瘰疬膏 …… 771
97780 瘰疬膏 …… 771
97781 瘰疬仙方 …… 771
97782 瘰疬妙方 …… 771
97783 瘰疬奇方 …… 771
97784 瘰疬神膏 …… 771
97785 瘰疬酒药 …… 771
97786 瘰疬敷药 …… 771
97787 瘰疬千捶膏 …… 771
97788 瘰疬拔根方 …… 771
97789 瘰疬结核丸 …… 772
97790 瘰疬疏肝丸 …… 772
97791 瘰疬疏肝丸 …… 772
97792 瘰疬痰核膏 …… 772
97793 瘰疬内消仙方 …… 772
97794 瘰疬收口药方 …… 772
97795 瘰疬敛口膏药 …… 772
97796 瘰疬痰核围药 …… 772

瘿

97797 瘿瘤膏 …… 772
97798 瘿囊丸 …… 772
97799 瘿瘤破结散 …… 772

瘴

97800 瘴疟丹 …… 772
97801 瘴疸丸 …… 772

癃

97802 癃闭散 …… 772
97803 癃清片 …… 773
97804 癃闭通胶囊 …… 773
97805 癃闭舒胶囊 …… 773

燔

97806 燔发散 …… 773
97807 燔葱散 …… 773

燃

97808 燃照汤 …… 773

歙

97809 歙火丹 …… 773

凝

97810 凝石散 …… 773
97811 凝冰散 …… 773
97812 凝灵膏 …… 773
97813 凝波散 …… 773
97814 凝神散 …… 773
97815 凝真丹 …… 774
97816 凝雪汤 …… 774
97817 凝唾汤 …… 774
97818 凝露散 …… 774
97819 凝水石丸 …… 774
97820 凝水石丸 …… 774
97821 凝水石酒 …… 774
97822 凝水石散 …… 774
97823 凝水石散 …… 774
97824 凝水石散 …… 774
97825 凝水石散 …… 774
97826 凝水石粥 …… 774
97827 凝水石煎 …… 775
97828 凝神饮子 …… 775
97829 凝神饮子 …… 775
97830 凝水石涂方 …… 775
97831 凝神辟秽丹 …… 775
97832 凝翳通明散 …… 775

澡

97833 澡豆 …… 775
97834 澡豆 …… 775
97835 澡豆 …… 775
97836 澡豆 …… 775
97837 澡豆 …… 775
97838 澡豆 …… 775
97839 澡豆 …… 775
97840 澡豆 …… 775
97841 澡豆 …… 776
97842 澡豆 …… 776
97843 澡豆 …… 776
97844 澡豆 …… 776
97845 澡豆 …… 776
97846 澡豆 …… 776
97847 澡豆 …… 776
97848 澡豆 …… 776
97849 澡洗汤 …… 776
97850 澡浴方 …… 776
97851 澡浴方 …… 776
97852 澡浴方 …… 776
97853 澡洗药 …… 776

糖

97854 糖贝饮 …… 777
97855 糖杏饮 …… 777
97856 糖岸散 …… 777
97857 糖油饮 …… 777
97858 糖姜饼 …… 777
97859 糖葡萄 …… 777
97860 糖煎散 …… 777
97861 糖煎散 …… 777
97862 糖煎散 …… 777
97863 糖煎散 …… 777
97864 糖榧子 …… 777
97865 糖尿灵片 …… 777
97866 糖尿病方 …… 777
97867 糖尿乐胶囊 …… 777

糕

97868 糕角饮子 …… 777

壁

97869 壁土汤 …… 778
97870 壁土散 …… 778
97871 壁钉散 …… 778
97872 壁虎丸 …… 778
97873 壁宫丸 …… 778
97874 壁钱汤 …… 778
97875 壁钱散 …… 778

避

97876 避火丹 …… 778
97877 避邪丹 …… 778
97878 避邪丹 …… 778
97879 避疫汤 …… 778
97880 避热术 …… 778
97881 避秽丹 …… 778
97882 避秽丹 …… 778
97883 避秽丹 …… 778
97884 避秽香 …… 778
97885 避寒术 …… 778
97886 避寒术 …… 778
97887 避寒术 …… 778
97888 避寒术 …… 778
97889 避瘟丸 …… 779
97890 避瘟丹 …… 779
97891 避瘟丹 …… 779
97892 避瘟丹 …… 779
97893 避瘟丹 …… 779
97894 避瘟丹 …… 779
97895 避瘟丹 …… 779
97896 避瘟丹 …… 779
97897 避瘟丹 …… 779
97898 避瘟丹 …… 779
97899 避瘟散 …… 779
97900 避岚气方 …… 779
97901 避疫香粉 …… 779
97902 避秽回苏丹 …… 779
97903 避瘟杀鬼丸 …… 779
97904 避瘟明目清上散 …… 779

缫

97905 缫丝汤 …… 780

十七画

檀

97906 檀香丸 …… 781
97907 檀香丸 …… 781
97908 檀香汤 …… 781
97909 檀香饮 …… 781
97910 檀香散 …… 781

鞠

97911 鞠劳丸 …… 781

薷

97912 薷杏汤 …… 781
97913 薷苓汤 …… 781
97914 薷苓汤 …… 781
97915 薷苓汤 …… 781
97916 薷藿汤 …… 781
97917 薷苓益元汤 …… 781
97918 薷苓清暑汤 …… 782

藿

97919 藿芦丸 …… 782
97920 藿芦汤 …… 782
97921 藿芦散 …… 782
97922 藿芦散 …… 782
97923 藿芦散 …… 782

藁

97924 藁本丸 …… 782
97925 藁本汤 …… 782
97926 藁本汤 …… 782
97927 藁本汤 …… 782
97928 藁本汤 …… 782
97929 藁本汤 …… 782
97930 藁本散 …… 782
97931 藁本散 …… 782
97932 藁本散 …… 783
97933 藁本散 …… 783
97934 藁本散 …… 783
97935 藁本散 …… 783
97936 藁本散 …… 783
97937 藁本散 …… 783
97938 藁本散 …… 783
97939 藁本散 …… 783
97940 藁本散 …… 783
97941 藁本散 …… 783
97942 藁本散 …… 783
97943 藁本散 …… 783
97944 藁本散 …… 783
97945 藁苍汤 …… 783
97946 藁本乌蛇汤 …… 783
97947 藁本苍耳散 …… 783
97948 藁本细辛散 …… 783

磬

97949 磬脾丸 …… 784

霜

97950 霜梅 …… 784
97951 霜叶红 …… 784
97952 霜叶散 …… 784
97953 霜连散 …… 784
97954 霜柿散 …… 784
97955 霜盐散 …… 784
97956 霜黄丸 …… 784
97957 霜墨丸 …… 784
97958 霜雪定喘丸 …… 784
97959 霜塞清箛散 …… 784

霞

97960 霞天曲 …… 784
97961 霞天曲 …… 784
97962 霞天胶 …… 784
97963 霞天膏 …… 784
97964 霞龄散 …… 785
97965 霞片香连丸 …… 785

翳

97966 翳云散 …… 785

擦

97967 擦药 …… 785
97968 擦药 …… 785
97969 擦牙散 …… 785
97970 擦牙散 …… 785
97971 擦牙散 …… 785
97972 擦牙散 …… 785
97973 擦牙散 …… 785
97974 擦牙散 …… 785
97975 擦牙散 …… 785
97976 擦牙散 …… 785
97977 擦牙散 …… 785
97978 擦牙散 …… 785
97979 擦牙散 …… 786
97980 擦牙散 …… 786
97981 擦牙散 …… 786
97982 擦牙散 …… 786
97983 擦牙散 …… 786
97984 擦牙散 …… 786
97985 擦牙散 …… 786
97986 擦牙散 …… 786
97987 擦牙散 …… 786
97988 擦牙散 …… 786
97989 擦牙散 …… 786
97990 擦牙散 …… 786
97991 擦牙散 …… 786
97992 擦牙散 …… 786
97993 擦牙散 …… 786
97994 擦疥散 …… 786
97995 擦掌丹 …… 786
97996 擦牙关方 …… 787
97997 擦面神丹 …… 787
97998 擦癣药水 …… 787
97999 擦牙止痛散 …… 787
98000 擦牙乌须方 …… 787
98001 擦牙乌须方 …… 787
98002 擦牙乌须方 …… 787
98003 擦牙石盐散 …… 787
98004 擦牙至宝散 …… 787
98005 擦牙固齿散 …… 787
98006 擦牙固齿散 …… 787
98007 擦牙定痛散 …… 787
98008 擦牙益笑散 …… 787
98009 擦牙通关散 …… 787
98010 擦牙漱津方 …… 788
98011 擦舌吐痰方 …… 788
98012 擦牙止痛固齿方 …… 788
98013 擦牙牛黄青黛散 …… 788

嚏

98014 嚏关散 …… 788
98015 嚏疳散 …… 788
98016 嚏惊丸 …… 788
98017 嚏惊丸 …… 788
98018 嚏惊散 …… 788
98019 嚏惊开关散 …… 788

瞳

98020 瞳缺泻肝丸 …… 788

螵

98021 螵蛸丸 …… 788
98022 螵蛸丸 …… 788
98023 螵蛸丸 …… 788
98024 螵蛸汤 …… 788
98025 螵蛸散 …… 789
98026 螵蛸散 …… 789
98027 螵蛸散 …… 789
98028 螵蛸散 …… 789
98029 螵蛸散 …… 789
98030 螵蛸散 …… 789
98031 螵蛸散 …… 789
98032 螵蛸散 …… 789
98033 螵蛸散 …… 789
98034 螵蛸散 …… 789
98035 螵蛸散 …… 789
98036 螵蛸散 …… 789
98037 螵蛸散 …… 789
98038 螵蛸散 …… 789
98039 螵蛸散 …… 789
98040 螵蛸散 …… 789
98041 螵蛸散 …… 789
98042 螵蛸散 …… 789
98043 螵蛸膏 …… 789
98044 螵蛸一字散 …… 789

螳

98045 螳螂丸 …… 790
98046 螳螂散 …… 790

螺

98047 螺子丸 …… 790
98048 螺皮丸 …… 790
98049 螺灰散 …… 790
98050 螺肉酒 …… 790
98051 螺壳散 …… 790
98052 螺壳散 …… 790
98053 螺壳膏 …… 790
98054 螺青散 …… 790
98055 螺泥丸 …… 790
98056 螺泥膏 …… 790
98057 螺蛳壳丸 …… 790

蹈

98058 蹈胸汤 …… 790

羁

98059 羁縻攻之方 …… 791

魏

98060 魏术散 …… 791
98061 魏灵丹 …… 791
98062 魏香散 …… 791
98063 魏香散 …… 791
98064 魏莪散 …… 791
98065 魏铁丸 …… 791
98066 魏角镇痉丸 …… 791
98067 魏元君济生丹 …… 791

簺

98068 簺竹沥饮 …… 791
98069 簺竹螵蛸汤 …… 791

繁

98070 繁柳散 …… 791
98071 繁柳干散 …… 791

鼢

98072 鼢鼠土膏 …… 791

黛

98073 黛红散 …… 791
98074 黛青散 …… 792
98075 黛柏散 …… 792
98076 黛黄散 …… 792
98077 黛蛤散 …… 792
98078 黛蝎煎 …… 792
98079 黛鹅黄散 …… 792
98080 黛连芦荟丸 …… 792
98081 黛荟胡黄连丸 …… 792
98082 黛麦养肺止咳汤 …… 792

臌

98083 臌胀丸 …… 792
98084 臌胀串 …… 792
98085 臌症丸 …… 792
98086 臌胀消水丹 …… 792
98087 臌症神效散 …… 793

臁

98088 臁疮方 …… 793
98089 臁疮膏 …… 793
98090 臁疮膏 …… 793
98091 臁疮膏 …… 793
98092 臁疮膏 …… 793
98093 臁疮膏 …… 793
98094 臁疮膏 …… 793
98095 臁疮膏 …… 793
98096 臁疮膏 …… 793
98097 臁疮膏 …… 793
98098 臁疮药方 …… 793
98099 臁疮夹纸膏 …… 794
98100 臁疮收口方 …… 794
98101 臁疮收口方 …… 794
98102 臁疮阡张膏 …… 794
98103 臁疮拔毒方 …… 794
98104 臁疮隔纸膏 …… 794
98105 臁疮隔纸膏 …… 794

鳀

98106 鳀鲜涂敷方 …… 794

鳑

98107 鳑鱼丹 …… 794

螽

98108 螽斯丸 …… 794
98109 螽斯丸 …… 794
98110 螽斯丸 …… 794
98111 螽斯至宝丹 …… 795
98112 螽斯胜宝丸 …… 795

鹭

98113 鹭霜散 …… 795

燮

98114 燮枢汤 …… 795
98115 燮理汤 …… 795
98116 燮理十全膏 …… 795

䗪

98117 䗪虫汤 …… 796
98118 䗪虫散 …… 796
98119 䗪虫散 …… 796
98120 䗪虫散 …… 796
98121 䗪虫散 …… 796

麋

98122 麋角丸 …… 796
98123 麋角丸 …… 796
98124 麋角丸 …… 796
98125 麋角丸 …… 796
98126 麋角丸 …… 797
98127 麋角丸 …… 797
98128 麋角丸 …… 797
98129 麋角丸 …… 797
98130 麋角丸 …… 797
98131 麋角丸 …… 797
98132 麋角丸 …… 797
98133 麋角丸 …… 797
98134 麋角散 …… 797
98135 麋角粥 …… 797
98136 麋茸丸 …… 797
98137 麋茸丸 …… 798
98138 麋茸丸 …… 798
98139 麋茸丸 …… 798
98140 麋茸丸 …… 798
98141 麋茸丸 …… 798
98142 麋茸丸 …… 798
98143 麋茸丸 …… 798
98144 麋骨酒 …… 798
98145 麋脐丸 …… 798
98146 麋衔汤 …… 799
98147 麋角霜丸 …… 799
98148 麋角既济丸 …… 799
98149 麋角鹿茸丸 …… 799
98150 麋茸万病丸 …… 799
98151 麋茸角既济丸 …… 799

燥

98152 燥土汤 …… 799
98153 燥阴散 …… 799
98154 燥肠丸 …… 799
98155 燥肠丸 …… 799
98156 燥津丹 …… 799
98157 燥脾丸 …… 799
98158 燥脾汤 …… 800
98159 燥湿丸 …… 800
98160 燥湿丹 …… 800
98161 燥湿汤 …… 800
98162 燥湿汤 …… 800
98163 燥痰汤 …… 800
98164 燥结痰汤 …… 800
98165 燥湿止泻汤 …… 800
98166 燥湿化痰丸 …… 800
98167 燥湿和血汤 …… 800
98168 燥湿消中饮 …… 800
98169 燥湿痰星夏丸 …… 800
98170 燥湿固元养精汤 …… 800

濡

98171 濡木饮 …… 800
98172 濡肠丸 …… 801
98173 濡肠汤 …… 801
98174 濡肠汤 …… 801

98175 濡肠饮 …………………… 801
98176 濡肠饮 …………………… 801
98177 濡咽煎 …………………… 801
98178 濡脏汤 …………………… 801
98179 濡脏汤 …………………… 801

濯

98180 濯肠汤 …………………… 801
98181 濯枝汤 …………………… 801
98182 濯热散 …………………… 801
98183 濯毒散 …………………… 801

糟

98184 糟蒲饼 …………………… 801
98185 糟米涂方 ………………… 801
98186 糟蒸猪肚 ………………… 801

糠

98187 糠锌油 …………………… 801
98188 糠地糊膏 ………………… 801
98189 糠焦油糊膏 ……………… 801

馘

98190 馘鬼散 …………………… 801

豁

98191 豁胁汤 …………………… 802
98192 豁脾煎 …………………… 802
98193 豁痰丸 …………………… 802
98194 豁痰丸 …………………… 802
98195 豁痰丸 …………………… 802
98196 豁痰丸 …………………… 802
98197 豁痰汤 …………………… 802
98198 豁痰汤 …………………… 802
98199 豁痰汤 …………………… 802
98200 豁痰汤 …………………… 802
98201 豁痰宁心汤 ……………… 802
98202 豁痰定喘汤 ……………… 803

十八画

藕

98203 藕粥 ………………………… 804
98204 藕羹 ………………………… 804
98205 藕节丸 …………………… 804
98206 藕节散 …………………… 804
98207 藕节散 …………………… 804
98208 藕汁饮 …………………… 804
98209 藕汁饮 …………………… 804
98210 藕汁散 …………………… 804
98211 藕汁膏 …………………… 804
98212 藕汁膏 …………………… 804
98213 藕汁蜜 …………………… 804
98214 藕实羹 …………………… 804
98215 藕实羹 …………………… 804
98216 藕珠丹 …………………… 804
98217 藕浆散 …………………… 805
98218 藕蜜浆 …………………… 805
98219 藕蜜膏 …………………… 805
98220 藕汁饮子 ………………… 805
98221 藕节地黄汤 ……………… 805
98222 藕汁木耳煎 ……………… 805
98223 藕汁茯苓饮 ……………… 805

藜

98224 藜芦丸 …………………… 805
98225 藜芦丸 …………………… 805
98226 藜芦丸 …………………… 805
98227 藜芦丸 …………………… 805
98228 藜芦丸 …………………… 805
98229 藜芦丸 …………………… 805
98230 藜芦丸 …………………… 805
98231 藜芦汤 …………………… 805
98232 藜芦粉 …………………… 806
98233 藜芦散 …………………… 806
98234 藜芦散 …………………… 806
98235 藜芦散 …………………… 806
98236 藜芦散 …………………… 806
98237 藜芦散 …………………… 806
98238 藜芦散 …………………… 806
98239 藜芦散 …………………… 806
98240 藜芦散 …………………… 806
98241 藜芦散 …………………… 806
98242 藜芦散 …………………… 806
98243 藜芦散 …………………… 806
98244 藜芦散 …………………… 806
98245 藜芦散 …………………… 806
98246 藜芦膏 …………………… 806
98247 藜芦膏 …………………… 806
98248 藜芦膏 …………………… 806
98249 藜芦膏 …………………… 806
98250 藜芦膏 …………………… 807
98251 藜芦膏 …………………… 807
98252 藜香散 …………………… 807
98253 藜芦软膏 ………………… 807
98254 藜芦敷方 ………………… 807

藤

98255 藤子散 …………………… 807
98256 藤花酒 …………………… 807
98257 藤花散 …………………… 807
98258 藤黄饮 …………………… 807
98259 藤黄炼 …………………… 807
98260 藤黄饮子 ………………… 807
98261 藤黄健骨丸 ……………… 807
98262 藤黄煮酒散 ……………… 807

覆

98263 覆花散 …………………… 807
98264 覆杯汤 …………………… 807
98265 覆盆饮 …………………… 808
98266 覆盆散…………………… 808
98267 覆蚕丸…………………… 808
98268 覆盆子丸………………… 808
98269 覆盆子丸………………… 808
98270 覆盆子丸………………… 808
98271 覆盆子丸………………… 808
98272 覆盆子丸………………… 808
98273 覆盆子丸………………… 808
98274 覆盆子丸………………… 808
98275 覆盆子丸………………… 808
98276 覆盆子丸………………… 809
98277 覆盆子丸………………… 809
98278 覆盆子丸………………… 809
98279 覆盆子散………………… 809

礞

98280 礞石丸…………………… 809
98281 礞石丸…………………… 809
98282 礞石丸…………………… 809
98283 礞石丸…………………… 809
98284 礞石丸…………………… 809
98285 礞石丸…………………… 809
98286 礞石丸…………………… 809
98287 礞石散…………………… 810
98288 礞石化痰丸……………… 810
98289 礞石利痰丸……………… 810
98290 礞石滚痰丸……………… 810
98291 礞石滚痰丸……………… 810

嚟

98292 嚟峒丸…………………… 810
98293 嚟峒丹…………………… 810
98294 嚟峒丹…………………… 810

瞻

98295 瞻仰丸…………………… 810

蟢

98296 蟢膜散…………………… 810

蟠

98297 蟠龙散…………………… 810
98298 蟠桃丸…………………… 810
98299 蟠桃果…………………… 810
98300 蟠桃酒…………………… 811
98301 蟠葱散…………………… 811
98302 蟠葱散…………………… 811
98303 蟠葱散…………………… 811
98304 蟠葱散…………………… 811

蟮

98305 蟮粪饮…………………… 811

瞿

98306 瞿麦丸…………………… 811
98307 瞿麦丸…………………… 811
98308 瞿麦丸…………………… 811

98309 瞿麦丸 …………………… 811
98310 瞿麦汤 …………………… 811
98311 瞿麦汤 …………………… 811
98312 瞿麦汤 …………………… 811
98313 瞿麦汤 …………………… 811
98314 瞿麦汤 …………………… 811
98315 瞿麦汤 …………………… 812
98316 瞿麦汤 …………………… 812
98317 瞿麦汤 …………………… 812
98318 瞿麦汤 …………………… 812
98319 瞿麦汤 …………………… 812
98320 瞿麦汤 …………………… 812
98321 瞿麦汤 …………………… 812
98322 瞿麦汤 …………………… 812
98323 瞿麦汤 …………………… 812
98324 瞿麦汤 …………………… 812
98325 瞿麦汤 …………………… 812
98326 瞿麦汤 …………………… 812
98327 瞿麦汤 …………………… 812
98328 瞿麦汤 …………………… 812
98329 瞿麦汤 …………………… 812
98330 瞿麦汤 …………………… 812
98331 瞿麦汤 …………………… 812
98332 瞿麦汤 …………………… 813
98333 瞿麦汤 …………………… 813
98334 瞿麦饮 …………………… 813
98335 瞿麦饮 …………………… 813
98336 瞿麦散 …………………… 813
98337 瞿麦散 …………………… 813
98338 瞿麦散 …………………… 813
98339 瞿麦散 …………………… 813
98340 瞿麦散 …………………… 813
98341 瞿麦散 …………………… 813
98342 瞿麦散 …………………… 813
98343 瞿麦散 …………………… 813
98344 瞿麦散 …………………… 813
98345 瞿麦散 …………………… 813
98346 瞿麦散 …………………… 813
98347 瞿麦散 …………………… 814
98348 瞿麦散 …………………… 814
98349 瞿麦散 …………………… 814
98350 瞿麦散 …………………… 814
98351 瞿麦散 …………………… 814
98352 瞿麦散 …………………… 814
98353 瞿麦散 …………………… 814
98354 瞿麦散 …………………… 814
98355 瞿麦散 …………………… 814
98356 瞿麦散 …………………… 814
98357 瞿麦散 …………………… 814
98358 瞿麦散 …………………… 814
98359 瞿麦散 …………………… 814
98360 瞿麦散 …………………… 814
98361 瞿麦散 …………………… 814
98362 瞿麦散 …………………… 815
98363 瞿麦散 …………………… 815
98364 瞿麦饮子 …………………… 815
98365 瞿麦六味汤 …………………… 815

鹭

98366 鹭鸶咳丸 …………………… 815
98367 鹭鸶咯丸 …………………… 815
98368 鹭鸶藤酒 …………………… 815
98369 鹭鸶藤散 …………………… 815

翻

98370 翻气丸 …………………… 815
98371 翻风散 …………………… 815
98372 翻肛散 …………………… 815
98373 翻肛散 …………………… 815
98374 翻胃汤 …………………… 815
98375 翻胃散 …………………… 815
98376 翻瘢散 …………………… 815
98377 翻胃平胃散 …………………… 815
98378 翻胃虎肚丹 …………………… 815

鹰

98379 鹰灰散 …………………… 816
98380 鹰背丸 …………………… 816
98381 鹰粪白膏 …………………… 816

癖

98382 癖化丹 …………………… 816

十九画

藿

98383 藿叶散 …………………… 817
98384 藿叶羹 …………………… 817
98385 藿半散 …………………… 817
98386 藿朴饮 …………………… 817
98387 藿连汤 …………………… 817
98388 藿枇饮 …………………… 817
98389 藿苓汤 …………………… 817
98390 藿苓汤 …………………… 817
98391 藿药散 …………………… 817
98392 藿香丸 …………………… 817
98393 藿香丸 …………………… 817
98394 藿香水 …………………… 817
98395 藿香汤 …………………… 817
98396 藿香汤 …………………… 818
98397 藿香汤 …………………… 818
98398 藿香汤 …………………… 818
98399 藿香汤 …………………… 818
98400 藿香汤 …………………… 818
98401 藿香汤 …………………… 818
98402 藿香汤 …………………… 818
98403 藿香汤 …………………… 818
98404 藿香汤 …………………… 818
98405 藿香汤…………………… 818
98406 藿香汤…………………… 818
98407 藿香汤…………………… 818
98408 藿香汤…………………… 818
98409 藿香汤…………………… 818
98410 藿香汤…………………… 818
98411 藿香汤…………………… 819
98412 藿香汤…………………… 819
98413 藿香汤…………………… 819
98414 藿香汤…………………… 819
98415 藿香汤…………………… 819
98416 藿香汤…………………… 819
98417 藿香汤…………………… 819
98418 藿香汤…………………… 819
98419 藿香汤…………………… 819
98420 藿香汤…………………… 819
98421 藿香汤…………………… 819
98422 藿香饮…………………… 819
98423 藿香饮…………………… 819
98424 藿香饮…………………… 819
98425 藿香散…………………… 819
98426 藿香散…………………… 820
98427 藿香散…………………… 820
98428 藿香散…………………… 820
98429 藿香散…………………… 820
98430 藿香散…………………… 820
98431 藿香散…………………… 820
98432 藿香散…………………… 820
98433 藿香散…………………… 820
98434 藿香散…………………… 820
98435 藿香散…………………… 820
98436 藿香散…………………… 820
98437 藿香散…………………… 820
98438 藿香散…………………… 820
98439 藿香散…………………… 821
98440 藿香散…………………… 821
98441 藿香散…………………… 821
98442 藿香散…………………… 821
98443 藿香散…………………… 821
98444 藿香散…………………… 821
98445 藿香散…………………… 821
98446 藿香散…………………… 821
98447 藿香散…………………… 821
98448 藿香散…………………… 821
98449 藿香散…………………… 821
98450 藿香散…………………… 821
98451 藿香散…………………… 821
98452 藿香散…………………… 821
98453 藿香散…………………… 821
98454 藿香散…………………… 821
98455 藿香散…………………… 822
98456 藿香散…………………… 822

98457 藿香散 ………………… 822
98458 藿香散 ………………… 822
98459 藿香散 ………………… 822
98460 藿香散 ………………… 822
98461 藿香散 ………………… 822
98462 藿香散 ………………… 822
98463 藿香散 ………………… 822
98464 藿香散 ………………… 822
98465 藿香散 ………………… 822
98466 藿香散 ………………… 822
98467 藿香散 ………………… 822
98468 藿香散 ………………… 822
98469 藿香散 ………………… 822
98470 藿香散 ………………… 822
98471 藿香散 ………………… 822
98472 藿香散 ………………… 823
98473 藿胆丸 ………………… 823
98474 藿胆丸 ………………… 823
98475 藿菜羹 ………………… 823
98476 藿脾饮 ………………… 823
98477 藿脾饮 ………………… 823
98478 藿薷汤 ………………… 823
98479 藿薷散 ………………… 823
98480 藿香饮子 ……………… 823
98481 藿香煮散 ……………… 823
98482 藿香脾饮 ……………… 823
98483 藿香脾饮 ……………… 823
98484 藿黄浸剂 ……………… 823
98485 藿朴胃苓汤 …………… 823
98486 藿朴胃苓汤 …………… 824
98487 藿朴夏苓汤 …………… 824
98488 藿陈五苓散 …………… 824
98489 藿香人参汤 …………… 824
98490 藿香乌药散 …………… 824
98491 藿香平胃散 …………… 824
98492 藿香平胃散 …………… 824
98493 藿香正气丸 …………… 824
98494 藿香正气汤 …………… 824
98495 藿香正气汤 …………… 824
98496 藿香正气汤 …………… 824
98497 藿香正气汤 …………… 824
98498 藿香正气散 …………… 824
98499 藿香正气散 …………… 824
98500 藿香正气散 …………… 826
98501 藿香正气散 …………… 826
98502 藿香正气散 …………… 826
98503 藿香正气散 …………… 826
98504 藿香正气散 …………… 826
98505 藿香正气散 …………… 826
98506 藿香正气散 …………… 826
98507 藿香正气散 …………… 826
98508 藿香玉液散 …………… 826
98509 藿香左金丸 …………… 826
98510 藿香左金汤 …………… 826
98511 藿香半夏丸 …………… 827
98512 藿香半夏丸 …………… 827
98513 藿香半夏丸 …………… 827
98514 藿香半夏汤 …………… 827
98515 藿香半夏散 …………… 827
98516 藿香半夏散 …………… 827
98517 藿香托里散 …………… 827
98518 藿香托里散 …………… 827
98519 藿香安胃丸 …………… 827
98520 藿香安胃汤 …………… 827
98521 藿香安胃汤 …………… 827
98522 藿香安胃散 …………… 827
98523 藿香安胃散 …………… 827
98524 藿香扶脾饮 …………… 827
98525 藿香利膈丸 …………… 827
98526 藿香和中丸 …………… 828
98527 藿香和中汤 …………… 828
98528 藿香和中汤 …………… 828
98529 藿香定呕汤 …………… 828
98530 藿香参橘煎 …………… 828
98531 藿香厚朴汤 …………… 828
98532 藿香养胃汤 …………… 828
98533 藿香养胃汤 …………… 828
98534 藿香养胃汤 …………… 828
98535 藿香祛暑水 …………… 828
98536 藿香清胃片 …………… 828
98537 藿香温胃饮 …………… 828
98538 藿香温胃散 …………… 828
98539 藿香正气合剂 ………… 829
98540 藿香正气胶囊 ………… 829
98541 藿朴夏苓柴陈丹草大黄汤 ………… 829

蘧

98542 蘧蒢散 ………………… 829

藻

98543 藻药散 ………………… 829

攒

98544 攒风汤 ………………… 829
98545 攒风散 ………………… 829

蟾

98546 蟾龙锭 ………………… 829
98547 蟾头丸 ………………… 829
98548 蟾头丸 ………………… 829
98549 蟾头散 ………………… 829
98550 蟾皮片 ………………… 829
98551 蟾灰丸 ………………… 829
98552 蟾灰散 ………………… 829
98553 蟾灰散 ………………… 830
98554 蟾光膏 ………………… 830
98555 蟾舌膏 ………………… 830
98556 蟾肝丸 ………………… 830
98557 蟾灵膏 ………………… 830
98558 蟾灵膏 ………………… 830
98559 蟾矾散 ………………… 830
98560 蟾砂散 ………………… 830
98561 蟾香散 ………………… 830
98562 蟾宫丸 ………………… 830
98563 蟾捻子 ………………… 830
98564 蟾酥丸 ………………… 830
98565 蟾酥丸 ………………… 830
98566 蟾酥丸 ………………… 830
98567 蟾酥丸 ………………… 830
98568 蟾酥丸 ………………… 831
98569 蟾酥丸 ………………… 831
98570 蟾酥丸 ………………… 831
98571 蟾酥丸 ………………… 831
98572 蟾酥丸 ………………… 831
98573 蟾酥丸 ………………… 831
98574 蟾酥丸 ………………… 831
98575 蟾酥丸 ………………… 831
98576 蟾酥丸 ………………… 831
98577 蟾酥丸 ………………… 831
98578 蟾酥丸 ………………… 831
98579 蟾酥丸 ………………… 831
98580 蟾酥丸 ………………… 831
98581 蟾酥丸 ………………… 832
98582 蟾酥丸 ………………… 832
98583 蟾酥丸 ………………… 832
98584 蟾酥丸 ………………… 832
98585 蟾酥丸 ………………… 832
98586 蟾酥丸 ………………… 832
98587 蟾酥丸 ………………… 832
98588 蟾酥丸 ………………… 832
98589 蟾酥丸 ………………… 832
98590 蟾酥丸 ………………… 832
98591 蟾酥丹 ………………… 832
98592 蟾酥丹 ………………… 832
98593 蟾酥条 ………………… 832
98594 蟾酥线 ………………… 832
98595 蟾酥线 ………………… 833
98596 蟾酥线 ………………… 833
98597 蟾酥绵 ………………… 833
98598 蟾酥散 ………………… 833
98599 蟾酥散 ………………… 833
98600 蟾酥散 ………………… 833
98601 蟾酥散 ………………… 833
98602 蟾酥散 ………………… 833
98603 蟾酥锭 ………………… 833
98604 蟾酥锭 ………………… 833
98605 蟾酥锭 ………………… 833
98606 蟾酥膏 ………………… 833

98607 蟾酥膏 …… 833
98608 蟾酥膏 …… 833
98609 蟾酥膏 …… 833
98610 蟾酥膏 …… 833
98611 蟾酥墨 …… 833
98612 蟾蜍丸 …… 833
98613 蟾蜍丸 …… 834
98614 蟾蜍丸 …… 834
98615 蟾蜍丸 …… 834
98616 蟾蜍饼 …… 834
98617 蟾蜍散 …… 834
98618 蟾蜍散 …… 834
98619 蟾蜍散 …… 834
98620 蟾蜍散 …… 834
98621 蟾蜍膏 …… 834
98622 蟾蜍膏 …… 834
98623 蟾蜍膏 …… 834
98624 蟾蜜膏 …… 834
98625 蟾蝎散 …… 834
98626 蟾麝散 …… 834
98627 蟾酥合剂 …… 834
98628 蟾酥拈子 …… 834
98629 蟾酥锭子 …… 835
98630 蟾酥锭子 …… 835
98631 蟾蜍灰散 …… 835
98632 蟾蜍煎丸 …… 835
98633 蟾酥八宝丹 …… 835
98634 蟾酥托里丸 …… 835
98635 蟾酥走黄丹 …… 835
98636 蟾酥退毒丸 …… 835
98637 蟾酥痧药丸 …… 835
98638 蟾酥解毒丸 …… 835

蹲

98639 蹲鸱丸 …… 835
98640 蹲鸱丸 …… 835
98641 蹲鸱丸 …… 835

鳖

98642 鳖鱼汤 …… 835

鳔

98643 鳔风散 …… 836
98644 鳔蜡丸 …… 836

鳗

98645 鳗鱼丸 …… 836
98646 鳗鱼丸 …… 836
98647 鳗鱼丸 …… 836
98648 鳗鱼汤 …… 836
98649 鳗鲤丸 …… 836
98650 鳗羹饮 …… 836
98651 鳗鲡鱼丸 …… 836
98652 鳗鲡鱼丸 …… 836
98653 鳗鲡鱼散 …… 836
98654 鳗鲡鱼煎 …… 836
98655 鳗鲡鱼臛 …… 836
98656 鳗鲡黑散 …… 837
98657 鳗鲡鱼涂方 …… 837
98658 鳗鲡鱼煎丸 …… 837

蟹

98659 蟹汁 …… 837
98660 蟹爪丸 …… 837
98661 蟹爪汤 …… 837
98662 蟹爪饮 …… 837
98663 蟹爪散 …… 837
98664 蟹爪散 …… 837
98665 蟹爪散 …… 837
98666 蟹爪散 …… 837
98667 蟹足散 …… 837
98668 蟹黄散 …… 838
98669 蟹黄散 …… 838
98670 蟹髓方 …… 838
98671 蟹黄涂方 …… 838

麒

98672 麒麟丸 …… 838
98673 麒麟丸 …… 838
98674 麒麟散 …… 838
98675 麒麟散 …… 838
98676 麒麟膏 …… 838
98677 麒麟膏 …… 838
98678 麒麟竭丸 …… 838
98679 麒麟竭丸 …… 838
98680 麒麟竭丸 …… 838
98681 麒麟竭丸 …… 838
98682 麒麟竭丸 …… 838
98683 麒麟竭丸 …… 838
98684 麒麟竭汤 …… 839
98685 麒麟竭散 …… 839
98686 麒麟竭散 …… 839
98687 麒麟竭散 …… 839
98688 麒麟竭散 …… 839
98689 麒麟竭散 …… 839
98690 麒麟竭散 …… 839
98691 麒麟竭散 …… 839
98692 麒麟竭散 …… 839
98693 麒麟竭散 …… 839
98694 麒麟竭散 …… 839
98695 麒麟竭散 …… 839
98696 麒麟竭散 …… 839
98697 麒麟竭散 …… 839
98698 麒麟竭散 …… 839
98699 麒麟竭散 …… 839
98700 麒麟竭散 …… 840
98701 麒麟竭散 …… 840
98702 麒麟竭散 …… 840
98703 麒麟竭散 …… 840
98704 麒麟竭散 …… 840
98705 麒麟竭散 …… 840
98706 麒麟竭散 …… 840
98707 麒麟竭散 …… 840
98708 麒麟竭散 …… 840
98709 麒麟竭散 …… 840
98710 麒麟竭散 …… 840
98711 麒麟竭膏 …… 840
98712 麒麟竭膏 …… 840
98713 麒麟竭膏 …… 841
98714 麒麟竭膏 …… 841
98715 麒麟竭膏 …… 841
98716 麒麟血竭膏 …… 841

羸

98717 羸瘦丸 …… 841

癣

98718 癣药 …… 841
98719 癣酒 …… 841
98720 癣治水 …… 841
98721 癣药水 …… 841
98722 癣药水 …… 841
98723 癣药水 …… 842
98724 癣药水 …… 842
98725 癣药酒 …… 842
98726 癣药酒 …… 842
98727 癣药膏 …… 842
98728 癣膏药 …… 842
98729 癣宁搽剂 …… 842
98730 癣灵药水 …… 842
98731 癣症熏药 …… 842
98732 癣湿药水 …… 842
98733 癣药玉红膏 …… 842
98734 癣症熏药油膏 …… 842

瀛

98735 瀛州学士汤 …… 843

鳖

98736 鳖甲丸 …… 843
98737 鳖甲丸 …… 843
98738 鳖甲丸 …… 843
98739 鳖甲丸 …… 843
98740 鳖甲丸 …… 843
98741 鳖甲丸 …… 843
98742 鳖甲丸 …… 843
98743 鳖甲丸 …… 843
98744 鳖甲丸 …… 843
98745 鳖甲丸 …… 843
98746 鳖甲丸 …… 844
98747 鳖甲丸 …… 844
98748 鳖甲丸 …… 844
98749 鳖甲丸 …… 844
98750 鳖甲丸 …… 844

98751 鳖甲丸 …………………… 844
98752 鳖甲丸 …………………… 844
98753 鳖甲丸 …………………… 844
98754 鳖甲丸 …………………… 844
98755 鳖甲丸 …………………… 844
98756 鳖甲丸 …………………… 845
98757 鳖甲丸 …………………… 845
98758 鳖甲丸 …………………… 845
98759 鳖甲丸 …………………… 845
98760 鳖甲丸 …………………… 845
98761 鳖甲丸 …………………… 845
98762 鳖甲丸 …………………… 845
98763 鳖甲丸 …………………… 845
98764 鳖甲丸 …………………… 845
98765 鳖甲丸 …………………… 846
98766 鳖甲丸 …………………… 846
98767 鳖甲丸 …………………… 846
98768 鳖甲丸 …………………… 846
98769 鳖甲丸 …………………… 846
98770 鳖甲丸 …………………… 846
98771 鳖甲丸 …………………… 846
98772 鳖甲丸 …………………… 846
98773 鳖甲丸 …………………… 846
98774 鳖甲丸 …………………… 846
98775 鳖甲丸 …………………… 846
98776 鳖甲丸 …………………… 846
98777 鳖甲丸 …………………… 847
98778 鳖甲丸 …………………… 847
98779 鳖甲丸 …………………… 847
98780 鳖甲丸 …………………… 847
98781 鳖甲丸 …………………… 847
98782 鳖甲丸 …………………… 847
98783 鳖甲丸 …………………… 847
98784 鳖甲丸 …………………… 847
98785 鳖甲丸 …………………… 847
98786 鳖甲丸 …………………… 847
98787 鳖甲丸 …………………… 847
98788 鳖甲丸 …………………… 848
98789 鳖甲丸 …………………… 848
98790 鳖甲丸 …………………… 848
98791 鳖甲丸 …………………… 848
98792 鳖甲丸 …………………… 848
98793 鳖甲丸 …………………… 848
98794 鳖甲丸 …………………… 848
98795 鳖甲丸 …………………… 848
98796 鳖甲丸 …………………… 848
98797 鳖甲丸 …………………… 848
98798 鳖甲丸 …………………… 848
98799 鳖甲丸 …………………… 848
98800 鳖甲丸 …………………… 849
98801 鳖甲丸 …………………… 849
98802 鳖甲丸 …………………… 849
98803 鳖甲丸 …………………… 849
98804 鳖甲丸 …………………… 849
98805 鳖甲丸 …………………… 849
98806 鳖甲丸 …………………… 849
98807 鳖甲丸 …………………… 849
98808 鳖甲丸 …………………… 849
98809 鳖甲丸 …………………… 849
98810 鳖甲丸 …………………… 849
98811 鳖甲丸 …………………… 850
98812 鳖甲丸 …………………… 850
98813 鳖甲丸 …………………… 850
98814 鳖甲丸 …………………… 850
98815 鳖甲丸 …………………… 850
98816 鳖甲丸 …………………… 850
98817 鳖甲丸 …………………… 850
98818 鳖甲丸 …………………… 850
98819 鳖甲汤 …………………… 850
98820 鳖甲汤 …………………… 850
98821 鳖甲汤 …………………… 850
98822 鳖甲汤 …………………… 850
98823 鳖甲汤 …………………… 850
98824 鳖甲汤 …………………… 851
98825 鳖甲汤 …………………… 851
98826 鳖甲汤 …………………… 851
98827 鳖甲汤 …………………… 851
98828 鳖甲汤 …………………… 851
98829 鳖甲汤 …………………… 851
98830 鳖甲汤 …………………… 851
98831 鳖甲汤 …………………… 851
98832 鳖甲汤 …………………… 851
98833 鳖甲汤 …………………… 851
98834 鳖甲汤 …………………… 851
98835 鳖甲汤 …………………… 851
98836 鳖甲汤 …………………… 851
98837 鳖甲汤 …………………… 852
98838 鳖甲汤 …………………… 852
98839 鳖甲汤 …………………… 852
98840 鳖甲汤 …………………… 852
98841 鳖甲汤 …………………… 852
98842 鳖甲汤 …………………… 852
98843 鳖甲汤 …………………… 852
98844 鳖甲汤 …………………… 852
98845 鳖甲汤 …………………… 852
98846 鳖甲汤 …………………… 852
98847 鳖甲汤 …………………… 852
98848 鳖甲汤 …………………… 853
98849 鳖甲汤 …………………… 853
98850 鳖甲汤 …………………… 853
98851 鳖甲汤 …………………… 853
98852 鳖甲汤 …………………… 853
98853 鳖甲汤 …………………… 853
98854 鳖甲汤 …………………… 853
98855 鳖甲汤…………………… 853
98856 鳖甲饮…………………… 853
98857 鳖甲饮…………………… 853
98858 鳖甲饮…………………… 853
98859 鳖甲饮…………………… 853
98860 鳖甲饮…………………… 853
98861 鳖甲饮…………………… 853
98862 鳖甲饮…………………… 853
98863 鳖甲饮…………………… 853
98864 鳖甲胶…………………… 854
98865 鳖甲酒…………………… 854
98866 鳖甲酒…………………… 854
98867 鳖甲散…………………… 854
98868 鳖甲散…………………… 854
98869 鳖甲散…………………… 854
98870 鳖甲散…………………… 854
98871 鳖甲散…………………… 854
98872 鳖甲散…………………… 854
98873 鳖甲散…………………… 854
98874 鳖甲散…………………… 855
98875 鳖甲散…………………… 855
98876 鳖甲散…………………… 855
98877 鳖甲散…………………… 855
98878 鳖甲散…………………… 855
98879 鳖甲散…………………… 855
98880 鳖甲散…………………… 855
98881 鳖甲散…………………… 855
98882 鳖甲散…………………… 855
98883 鳖甲散…………………… 855
98884 鳖甲散…………………… 855
98885 鳖甲散…………………… 856
98886 鳖甲散…………………… 856
98887 鳖甲散…………………… 856
98888 鳖甲散…………………… 856
98889 鳖甲散…………………… 856
98890 鳖甲散…………………… 856
98891 鳖甲散…………………… 856
98892 鳖甲散…………………… 856
98893 鳖甲散…………………… 856
98894 鳖甲散…………………… 856
98895 鳖甲散…………………… 856
98896 鳖甲散…………………… 857
98897 鳖甲散…………………… 857
98898 鳖甲散…………………… 857
98899 鳖甲散…………………… 857
98900 鳖甲散…………………… 857
98901 鳖甲散…………………… 857
98902 鳖甲散…………………… 857
98903 鳖甲散…………………… 857
98904 鳖甲散…………………… 857
98905 鳖甲散…………………… 857
98906 鳖甲散…………………… 857

98907 鳖甲散 …………………… 857
98908 鳖甲散 …………………… 857
98909 鳖甲散 …………………… 858
98910 鳖甲散 …………………… 858
98911 鳖甲散 …………………… 858
98912 鳖甲散 …………………… 858
98913 鳖甲散 …………………… 858
98914 鳖甲散 …………………… 858
98915 鳖甲散 …………………… 858
98916 鳖甲散 …………………… 858
98917 鳖甲散 …………………… 858
98918 鳖甲散 …………………… 858
98919 鳖甲散 …………………… 858
98920 鳖甲散 …………………… 858
98921 鳖甲散 …………………… 859
98922 鳖甲散 …………………… 859
98923 鳖甲散 …………………… 859
98924 鳖甲散 …………………… 859
98925 鳖甲散 …………………… 859
98926 鳖甲散 …………………… 859
98927 鳖甲散 …………………… 859
98928 鳖甲散 …………………… 859
98929 鳖甲散 …………………… 859
98930 鳖甲散 …………………… 859
98931 鳖甲散 …………………… 859
98932 鳖甲散 …………………… 859
98933 鳖甲散 …………………… 859
98934 鳖甲散 …………………… 859
98935 鳖甲散 …………………… 860
98936 鳖甲散 …………………… 860
98937 鳖甲散 …………………… 860
98938 鳖甲散 …………………… 860
98939 鳖甲散 …………………… 860
98940 鳖甲散 …………………… 860
98941 鳖甲散 …………………… 860
98942 鳖甲煎 …………………… 860
98943 鳖甲煎 …………………… 860
98944 鳖头丸 …………………… 860
98945 鳖头丸 …………………… 860
98946 鳖头散 …………………… 860
98947 鳖头散 …………………… 860
98948 鳖头散 …………………… 860
98949 鳖头散 …………………… 860
98950 鳖头散 …………………… 860
98951 鳖灰散 …………………… 861
98952 鳖血丸 …………………… 861
98953 鳖蒜汤 …………………… 861
98954 鳖甲饮子 ………………… 861
98955 鳖甲饮子 ………………… 861
98956 鳖甲饮子 ………………… 861
98957 鳖甲饮子 ………………… 861
98958 鳖甲渍酒 ………………… 861
98959 鳖甲煮散 ………………… 861
98960 鳖甲煎丸 ………………… 861
98961 鳖甲煎丸 ………………… 862
98962 鳖甲煎丸 ………………… 863
98963 鳖甲煎丸 ………………… 863
98964 鳖甲煎丸 ………………… 863
98965 鳖甲煎丸 ………………… 863
98966 鳖甲煎丸 ………………… 863
98967 鳖甲煎丸 ………………… 863
98968 鳖头足丸 ………………… 863
98969 鳖肉煎丸 ………………… 863
98970 鳖血煎丸 ………………… 863
98971 鳖甲三棱丸 ……………… 863
98972 鳖甲干漆散 ……………… 864
98973 鳖甲大黄丸 ……………… 864
98974 鳖甲大黄丸 ……………… 864
98975 鳖甲大黄丸 ……………… 864
98976 鳖甲大黄丸 ……………… 864
98977 鳖甲五味散 ……………… 864
98978 鳖甲牛膝汤 ……………… 864
98979 鳖甲乌梅丸 ……………… 864
98980 鳖甲生犀散 ……………… 864
98981 鳖甲白术散 ……………… 864
98982 鳖甲地黄汤 ……………… 864
98983 鳖甲地黄汤 ……………… 864
98984 鳖甲当归散 ……………… 865
98985 鳖甲杀虫丹 ……………… 865
98986 鳖甲导经丸 ……………… 865
98987 鳖甲麦煎汤 ……………… 865
98988 鳖甲羌活丸 ……………… 865
98989 鳖甲羌活汤 ……………… 865
98990 鳖甲青蒿饮 ……………… 865
98991 鳖甲恒山汤 ……………… 865
98992 鳖甲养阴煎 ……………… 865
98993 鳖甲柴胡汤 ……………… 865
98994 鳖甲黄连丸 ……………… 865
98995 鳖甲常山酒 ……………… 865
98996 鳖甲猪肚丸 ……………… 866
98997 鳖甲猪肚丸 ……………… 866
98998 鳖甲猪肚丸 ……………… 866
98999 鳖甲犀角汤 ……………… 866
99000 鳖甲桃仁煎丸 …………… 866
99001 鳖甲柴胡煎丸 …………… 866

二十画

醴

99002 醴泉饮 …………………… 867

囊

99003 囊荷汤 …………………… 867
99004 囊荷散 …………………… 867
99005 囊荷根汤 ………………… 867
99006 囊荷根汤 ………………… 867
99007 囊荷根汤………………… 867

嚼

99008 嚼药防己散……………… 867

鼍

99009 鼍甲汤…………………… 867
99010 鼍龙点眼方……………… 867

獾

99011 獾油……………………… 868
99012 獾油……………………… 868
99013 獾油搽剂………………… 868

鳜

99014 鳜鱼酒…………………… 868
99015 鳜胆煎…………………… 868

鳝

99016 鳝鱼酒…………………… 868

灌

99017 灌耳散…………………… 868
99018 灌舌丹…………………… 868
99019 灌顶油…………………… 868
99020 灌顶散…………………… 868
99021 灌鼻丸…………………… 868
99022 灌藕方…………………… 868
99023 灌耳酱汁………………… 868
99024 灌耳地龙汁……………… 869
99025 灌脓起顶汤……………… 869
99026 灌脓起顶散……………… 869
99027 灌鼻蒺藜汁……………… 869
99028 灌鼻藜芦散……………… 869
99029 灌耳麝香乳汁…………… 869
99030 灌耳麝香驴乳汁………… 869

瀹

99031 瀹经汤…………………… 869

糯

99032 糯米丸…………………… 869
99033 糯米汤…………………… 869
99034 糯米饭…………………… 869
99035 糯米饮…………………… 869
99036 糯米饮…………………… 869
99037 糯米粉…………………… 869
99038 糯米散…………………… 869
99039 糯米粥…………………… 869
99040 糯米粥…………………… 869
99041 糯米粥…………………… 869
99042 糯米膏…………………… 869
99043 糯米膏…………………… 870
99044 糯米膏…………………… 870
99045 糯米膏…………………… 870
99046 糯米膏…………………… 870
99047 糯米膏…………………… 870

99048 糯米糊 …………………… 870
99049 糯米糍 …………………… 870
99050 糯米糕 …………………… 870
99051 糯米姜水 ………………… 870
99052 糯米粉饮 ………………… 870
99053 糯米煮散 ………………… 870
99054 糯草灰散 ………………… 870
99055 糯米干姜汤 ……………… 870
99056 糯米阿胶粥 ……………… 870
99057 糯米粉挡粉………………… 870

二十一画

露

99058 露风汤 …………………… 871
99059 露朱丹 …………………… 871
99060 露华汤 …………………… 871
99061 露星饮 …………………… 871
99062 露星散 …………………… 871
99063 露星散 …………………… 871
99064 露星膏 …………………… 871
99065 露姜饮 …………………… 871
99066 露姜饮 …………………… 871
99067 露珠丸 …………………… 871
99068 露珠丸 …………………… 871
99069 露珠饮 …………………… 871
99070 露桑散 …………………… 872
99071 露宿丸 …………………… 872
99072 露宿丸 …………………… 872
99073 露宿丸 …………………… 872
99074 露宿汤 …………………… 872
99075 露宿汤 …………………… 872
99076 露蜂散 …………………… 872
99077 露蜂散 …………………… 872
99078 露颧膏 …………………… 872
99079 露桃花散 ………………… 872
99080 露蜂房丸 ………………… 872
99081 露蜂房丸 ………………… 872
99082 露蜂房丸 ………………… 872
99083 露蜂房丸 ………………… 872
99084 露蜂房丸 ………………… 872
99085 露蜂房汤 ………………… 873
99086 露蜂房酒 ………………… 873
99087 露蜂房散 ………………… 873
99088 露蜂房散 ………………… 873
99089 露蜂房散 ………………… 873
99090 露蜂房散 ………………… 873
99091 露蜂房散 ………………… 873
99092 露蜂房散 ………………… 873
99093 露蜂房散 ………………… 873
99094 露蜂房散 ………………… 873
99095 露蜂房散 ………………… 873
99096 露蜂房散 ………………… 873
99097 露蜂房散 ………………… 873
99098 露蜂房散 ………………… 873
99099 露蜂房散 ………………… 873
99100 露蜂房散 ………………… 873
99101 露蜂房散 ………………… 873
99102 露蜂房散 ………………… 873
99103 露蜂房散 ………………… 874
99104 露蜂房散 ………………… 874
99105 露蜂房散 ………………… 874
99106 露蜂房散 ………………… 874
99107 露蜂房散 ………………… 874
99108 露蜂房散 ………………… 874
99109 露蜂房散 ………………… 874
99110 露蜂房散 ………………… 874
99111 露蜂房煎 ………………… 874
99112 露蜂房膏 ………………… 874
99113 露姜养胃汤 ……………… 874
99114 露蜂房灰散 ……………… 874
99115 露蜂房熏方 ……………… 874
99116 露蜂房淋蘸方 …………… 874

霹

99117 霹雳丸 …………………… 874
99118 霹雳丸 …………………… 874
99119 霹雳丸 …………………… 874
99120 霹雳丹 …………………… 875
99121 霹雳丹 …………………… 875
99122 霹雳汤 …………………… 875
99123 霹雳酒 …………………… 875
99124 霹雳酒 …………………… 875
99125 霹雳散 …………………… 875
99126 霹雳散 …………………… 875
99127 霹雳散 …………………… 875
99128 霹雳散 …………………… 875
99129 霹雳散 …………………… 875
99130 霹雳散 …………………… 875
99131 霹雳散 …………………… 875
99132 霹雳散 …………………… 875
99133 霹雳散 …………………… 875
99134 霹雳散 …………………… 875
99135 霹雳散 …………………… 876
99136 霹雳散 …………………… 876
99137 霹雳散 …………………… 876
99138 霹雳散 …………………… 876
99139 霹雳散 …………………… 876
99140 霹雳散 …………………… 876
99141 霹雳散 …………………… 876
99142 霹雳锭 …………………… 876
99143 霹雳煎 …………………… 876
99144 霹雳煎 …………………… 876
99145 霹雳煎 …………………… 876
99146 霹雳煎 …………………… 876
99147 霹雳箭 …………………… 876
99148 霹雳箭 …………………… 876
99149 霹雳夺命丹………………… 876

蘡

99150 蘡膏 ……………………… 877

髓

99151 髓煎……………………… 877

鳢

99152 鳢鱼汤……………………… 877
99153 鳢鱼脍……………………… 877

麝

99154 麝朱丹……………………… 877
99155 麝朱散……………………… 877
99156 麝红散……………………… 877
99157 麝苏膏……………………… 877
99158 麝连丸……………………… 877
99159 麝沉散……………………… 877
99160 麝沉膏……………………… 877
99161 麝矾散……………………… 877
99162 麝珀散……………………… 877
99163 麝茸丹……………………… 878
99164 麝香丸……………………… 878
99165 麝香丸……………………… 878
99166 麝香丸……………………… 878
99167 麝香丸……………………… 878
99168 麝香丸……………………… 878
99169 麝香丸……………………… 878
99170 麝香丸……………………… 878
99171 麝香丸……………………… 878
99172 麝香丸……………………… 878
99173 麝香丸……………………… 878
99174 麝香丸……………………… 879
99175 麝香丸……………………… 879
99176 麝香丸……………………… 879
99177 麝香丸……………………… 879
99178 麝香丸……………………… 879
99179 麝香丸……………………… 879
99180 麝香丸……………………… 879
99181 麝香丸……………………… 879
99182 麝香丸……………………… 879
99183 麝香丸……………………… 879
99184 麝香丸……………………… 879
99185 麝香丸……………………… 879
99186 麝香丸……………………… 879
99187 麝香丸……………………… 880
99188 麝香丸……………………… 880
99189 麝香丸……………………… 880
99190 麝香丸……………………… 880
99191 麝香丸……………………… 880
99192 麝香丸……………………… 880
99193 麝香丸……………………… 880
99194 麝香丸……………………… 880
99195 麝香丸……………………… 880

99196 麝香丸 …………………… 880
99197 麝香丸 …………………… 880
99198 麝香丸 …………………… 880
99199 麝香丸 …………………… 880
99200 麝香丸 …………………… 881
99201 麝香丸 …………………… 881
99202 麝香丸 …………………… 881
99203 麝香丸 …………………… 881
99204 麝香丸 …………………… 881
99205 麝香丸 …………………… 881
99206 麝香丸 …………………… 881
99207 麝香丸 …………………… 881
99208 麝香丸 …………………… 881
99209 麝香丸 …………………… 881
99210 麝香丸 …………………… 881
99211 麝香丸 …………………… 882
99212 麝香丸 …………………… 882
99213 麝香丸 …………………… 882
99214 麝香丸 …………………… 882
99215 麝香丸 …………………… 882
99216 麝香丸 …………………… 882
99217 麝香丸 …………………… 882
99218 麝香丸 …………………… 882
99219 麝香丸 …………………… 882
99220 麝香丸 …………………… 882
99221 麝香丸 …………………… 882
99222 麝香丸 …………………… 883
99223 麝香丸 …………………… 883
99224 麝香丸 …………………… 883
99225 麝香丸 …………………… 883
99226 麝香丸 …………………… 883
99227 麝香丸 …………………… 883
99228 麝香丸 …………………… 883
99229 麝香丸 …………………… 883
99230 麝香丸 …………………… 883
99231 麝香丸 …………………… 883
99232 麝香丸 …………………… 883
99233 麝香丸 …………………… 884
99234 麝香丸 …………………… 884
99235 麝香丸 …………………… 884
99236 麝香丸 …………………… 884
99237 麝香丸 …………………… 884
99238 麝香丸 …………………… 884
99239 麝香丸 …………………… 884
99240 麝香丸 …………………… 884
99241 麝香丸 …………………… 884
99242 麝香丸 …………………… 884
99243 麝香丸 …………………… 884
99244 麝香丸 …………………… 884
99245 麝香丸 …………………… 884
99246 麝香丸 …………………… 885
99247 麝香丸 …………………… 885
99248 麝香丸 …………………… 885
99249 麝香丸 …………………… 885
99250 麝香丸 …………………… 885
99251 麝香丹 …………………… 885
99252 麝香丹 …………………… 885
99253 麝香丹 …………………… 885
99254 麝香汤 …………………… 885
99255 麝香汤 …………………… 885
99256 麝香汤 …………………… 885
99257 麝香汤 …………………… 885
99258 麝香饮 …………………… 885
99259 麝香饮 …………………… 885
99260 麝香乳 …………………… 885
99261 麝香饼 …………………… 886
99262 麝香散 …………………… 886
99263 麝香散 …………………… 886
99264 麝香散 …………………… 886
99265 麝香散 …………………… 886
99266 麝香散 …………………… 886
99267 麝香散 …………………… 886
99268 麝香散 …………………… 886
99269 麝香散 …………………… 886
99270 麝香散 …………………… 886
99271 麝香散 …………………… 886
99272 麝香散 …………………… 886
99273 麝香散 …………………… 886
99274 麝香散 …………………… 886
99275 麝香散 …………………… 886
99276 麝香散 …………………… 886
99277 麝香散 …………………… 887
99278 麝香散 …………………… 887
99279 麝香散 …………………… 887
99280 麝香散 …………………… 887
99281 麝香散 …………………… 887
99282 麝香散 …………………… 887
99283 麝香散 …………………… 887
99284 麝香散 …………………… 887
99285 麝香散 …………………… 887
99286 麝香散 …………………… 887
99287 麝香散 …………………… 887
99288 麝香散 …………………… 887
99289 麝香散 …………………… 887
99290 麝香散 …………………… 887
99291 麝香散 …………………… 887
99292 麝香散 …………………… 887
99293 麝香散 …………………… 887
99294 麝香散 …………………… 888
99295 麝香散 …………………… 888
99296 麝香散 …………………… 888
99297 麝香散 …………………… 888
99298 麝香散 …………………… 888
99299 麝香散 …………………… 888
99300 麝香散…………………… 888
99301 麝香散…………………… 888
99302 麝香散…………………… 888
99303 麝香散…………………… 888
99304 麝香散…………………… 888
99305 麝香散…………………… 888
99306 麝香散…………………… 888
99307 麝香散…………………… 889
99308 麝香散…………………… 889
99309 麝香散…………………… 889
99310 麝香散…………………… 889
99311 麝香散…………………… 889
99312 麝香散…………………… 889
99313 麝香散…………………… 889
99314 麝香散…………………… 889
99315 麝香散…………………… 889
99316 麝香散…………………… 889
99317 麝香散…………………… 889
99318 麝香散…………………… 889
99319 麝香散…………………… 889
99320 麝香散…………………… 889
99321 麝香散…………………… 889
99322 麝香散…………………… 889
99323 麝香散…………………… 889
99324 麝香散…………………… 889
99325 麝香散…………………… 889
99326 麝香散…………………… 890
99327 麝香散…………………… 890
99328 麝香散…………………… 890
99329 麝香散…………………… 890
99330 麝香散…………………… 890
99331 麝香散…………………… 890
99332 麝香散…………………… 890
99333 麝香散…………………… 890
99334 麝香散…………………… 890
99335 麝香散…………………… 890
99336 麝香散…………………… 890
99337 麝香散…………………… 890
99338 麝香散…………………… 890
99339 麝香散…………………… 890
99340 麝香散…………………… 890
99341 麝香散…………………… 890
99342 麝香散…………………… 890
99343 麝香散…………………… 890
99344 麝香散…………………… 891
99345 麝香散…………………… 891
99346 麝香散…………………… 891
99347 麝香散…………………… 891
99348 麝香散…………………… 891
99349 麝香散…………………… 891
99350 麝香散…………………… 891
99351 麝香散…………………… 891

99352 麝香散 …………………… 891
99353 麝香散 …………………… 891
99354 麝香散 …………………… 891
99355 麝香散 …………………… 891
99356 麝香散 …………………… 891
99357 麝香散 …………………… 891
99358 麝香散 …………………… 891
99359 麝香散 …………………… 891
99360 麝香散 …………………… 891
99361 麝香散 …………………… 892
99362 麝香散 …………………… 892
99363 麝香散 …………………… 892
99364 麝香散 …………………… 892
99365 麝香散 …………………… 892
99366 麝香散 …………………… 892
99367 麝香散 …………………… 892
99368 麝香散 …………………… 892
99369 麝香散 …………………… 892
99370 麝香散 …………………… 892
99371 麝香散 …………………… 892
99372 麝香散 …………………… 892
99373 麝香散 …………………… 892
99374 麝香散 …………………… 892
99375 麝香散 …………………… 892
99376 麝香散 …………………… 892
99377 麝香散 …………………… 892
99378 麝香散 …………………… 892
99379 麝香散 …………………… 892
99380 麝香散 …………………… 892
99381 麝香煎 …………………… 892
99382 麝香煎 …………………… 893
99383 麝香膏 …………………… 893
99384 麝香膏 …………………… 893
99385 麝香膏 …………………… 893
99386 麝香膏 …………………… 893
99387 麝香膏 …………………… 893
99388 麝香膏 …………………… 893
99389 麝香膏 …………………… 893
99390 麝香膏 …………………… 893
99391 麝香膏 …………………… 893
99392 麝香膏 …………………… 893
99393 麝香膏 …………………… 893
99394 麝香膏 …………………… 893
99395 麝香膏 …………………… 893
99396 麝香膏 …………………… 893
99397 麝香膏 …………………… 894
99398 麝香膏 …………………… 894
99399 麝香膏 …………………… 894
99400 麝香膏 …………………… 894
99401 麝胆散 …………………… 894
99402 麝胆散 …………………… 894
99403 麝脐散 …………………… 894
99404 麝脐散 …………………… 894
99405 麝粉散 …………………… 894
99406 麝粉散 …………………… 894
99407 麝犀丹 …………………… 894
99408 麝犀汤 …………………… 894
99409 麝犀膏 …………………… 894
99410 麝醋方 …………………… 894
99411 麝蟾丸 …………………… 894
99412 麝香双丸 ………………… 895
99413 麝香双丸 ………………… 895
99414 麝香面膏 ………………… 895
99415 麝香饼子 ………………… 895
99416 麝香饼子 ………………… 895
99417 麝香饼子 ………………… 895
99418 麝香饼子 ………………… 895
99419 麝香涂方 ………………… 895
99420 麝香锭子 ………………… 895
99421 麝香锭子 ………………… 895
99422 麝香敷方 ………………… 895
99423 麝香摩膏 ………………… 895
99424 麝茸续断散 ……………… 895
99425 麝香一字散 ……………… 895
99426 麝香十和粉 ……………… 896
99427 麝香人齿散 ……………… 896
99428 麝香三妙膏 ……………… 896
99429 麝香三棱丸 ……………… 896
99430 麝香大戟丸 ……………… 896
99431 麝香上清丸 ……………… 896
99432 麝香天麻丸 ……………… 896
99433 麝香天麻丸 ……………… 896
99434 麝香天麻丸 ……………… 896
99435 麝香化积丹 ……………… 896
99436 麝香牛黄丸 ……………… 896
99437 麝香牛黄丸 ……………… 896
99438 麝香乌龙丸 ……………… 896
99439 麝香匀气丸 ……………… 897
99440 麝香丹砂丸 ……………… 897
99441 麝香丹砂丹 ……………… 897
99442 麝香六神膏 ……………… 897
99443 麝香平气丸 ……………… 897
99444 麝香玉线子 ……………… 897
99445 麝香生肌散 ……………… 897
99446 麝香白牙散 ……………… 897
99447 麝香回阳膏 ……………… 897
99448 麝香回阳膏 ……………… 897
99449 麝香朱砂丸 ……………… 897
99450 麝香朱砂丸 ……………… 897
99451 麝香安中丸 ……………… 897
99452 麝香进食丸 ……………… 898
99453 麝香芦荟丸 ……………… 898
99454 麝香苏合丸……………… 898
99455 麝香杏仁散……………… 898
99456 麝香抗拴丸……………… 898
99457 麝香佛手散……………… 898
99458 麝香间玉散……………… 898
99459 麝香没药散……………… 898
99460 麝香青金丸……………… 898
99461 麝香青饼子……………… 898
99462 麝香矾雄散……………… 898
99463 麝香奇应丸……………… 898
99464 麝香拔毒膏……………… 899
99465 麝香抱龙丸……………… 899
99466 麝香虎骨散……………… 899
99467 麝香狗皮膏……………… 899
99468 麝香刷牙散……………… 899
99469 麝香茶芽散……………… 899
99470 麝香轻骨丹……………… 899
99471 麝香轻粉散……………… 899
99472 麝香轻粉散……………… 899
99473 麝香轻粉散……………… 899
99474 麝香虾蟆丸……………… 899
99475 麝香透毒散……………… 899
99476 麝香宽中丸……………… 899
99477 麝香调中丸……………… 899
99478 麝香黄连丸……………… 900
99479 麝香救疫散……………… 900
99480 麝香猪血丸……………… 900
99481 麝香猪胆丸……………… 900
99482 麝香鹿茸丸……………… 900
99483 麝香鹿茸丸……………… 900
99484 麝香鹿茸丸……………… 900
99485 麝香鹿茸丸……………… 900
99486 麝香绵灰散……………… 900
99487 麝香绵灰煎……………… 900
99488 麝香琥珀丸……………… 900
99489 麝香琥珀膏……………… 900
99490 麝香蔄茹散……………… 900
99491 麝香雄黄散……………… 900
99492 麝香雄黄散……………… 901
99493 麝香紫霜丸……………… 901
99494 麝香蛜蝌丸 ……………… 901
99495 麝香黑豆丸……………… 901
99496 麝香猬皮丸……………… 901
99497 麝香犀角丹……………… 901
99498 麝香熊胆丸……………… 901
99499 麝香蟾酥丸……………… 901
99500 麝雄至宝丹……………… 901
99501 麝香风湿胶囊………… 901
99502 麝香苏合香丸………… 901
99503 麝香抗栓胶囊………… 901
99504 麝香荜澄茄丸………… 901

99505 麝香接骨胶囊 ………… 902
癫
99506 癫狂丹 ………………… 902
99507 癫痫汤 ………………… 902
99508 癫狂马宝散 …………… 902
99509 癫狂梦醒汤 …………… 902
99510 癫狂霹雳散 …………… 902
99511 癫痫康胶囊 …………… 902
二十二画以上
鹳
99512 鹳肝丹 ………………… 903
99513 鹳骨丸 ………………… 903
99514 鹳骨丸 ………………… 903
99515 鹳骨丸 ………………… 903
99516 鹳骨丸 ………………… 903
99517 鹳骨丸 ………………… 903
蘼
99518 蘼芜丸 ………………… 903
99519 蘼芜汤 ………………… 903
囊
99520 囊虫丸 ………………… 903
99521 囊痫煎 ………………… 904
髑
99522 髑骨散 ………………… 904
篡
99523 篡金丹 ………………… 904
罐
99524 罐灰散 ………………… 904
鼹
99525 鼹鼠丸 ………………… 904
蠲
99526 蠲饮丸 ………………… 904
99527 蠲毒丸 ………………… 904
99528 蠲毒丸 ………………… 904
99529 蠲毒饮 ………………… 904
99530 蠲毒饮 ………………… 904
99531 蠲毒散 ………………… 904
99532 蠲带丸 ………………… 904
99533 蠲脊散 ………………… 904
99534 蠲哮片 ………………… 904
99535 蠲哮汤 ………………… 905
99536 蠲疼汤 ………………… 905
99537 蠲痉汤 ………………… 905
99538 蠲秽散 ………………… 905
99539 蠲痛丸 ………………… 905
99540 蠲痛丸 ………………… 905
99541 蠲痛丸 ………………… 905
99542 蠲痛丹 ………………… 905
99543 蠲痛汤 ………………… 905
99544 蠲痛汤 ………………… 905
99545 蠲痛饮 ………………… 905
99546 蠲痛散 ………………… 905
99547 蠲痛散 ………………… 906
99548 蠲痹丸 ………………… 906
99549 蠲痹汤 ………………… 906
99550 蠲痹汤 ………………… 906
99551 蠲痹汤 ………………… 906
99552 蠲痹汤 ………………… 906
99553 蠲痹汤 ………………… 906
99554 蠲痹饮 ………………… 906
99555 蠲痹散 ………………… 906
99556 蠲瘀煎 ………………… 906
99557 蠲痰丸 ………………… 906
99558 蠲痰丸 ………………… 906
99559 蠲痰饮 ………………… 907
99560 蠲骶散 ………………… 907
99561 蠲翳散 ………………… 907
99562 蠲风饮子 ……………… 907
99563 蠲痹饮子 ……………… 907
99564 蠲饮万灵汤 …………… 907
99565 蠲饮枳术丸 …………… 907
99566 蠲饮枳实丸 …………… 907
99567 蠲毒换肌饮 …………… 907
99568 蠲毒流气饮 …………… 907
99569 蠲痛无忧散 …………… 907
99570 蠲痛五汁膏 …………… 907
99571 蠲痛乳香丸 …………… 907
99572 蠲痛活络丹 …………… 908
99573 蠲痛神异膏 …………… 908
99574 蠲痹四物汤 …………… 908
99575 蠲痹防痿汤 …………… 908
99576 蠲痹抗生丸 …………… 908
99577 蠲痹秦艽汤 …………… 908
99578 蠲痹消毒饮 …………… 908
99579 蠲痹消毒散 …………… 908
99580 蠲痹解毒汤 …………… 908
99581 蠲痰疏气汤 …………… 908
麟
99582 麟龙丹 ………………… 908
99583 麟血散 ………………… 908
蠹
99584 蠹鱼膏 ………………… 908

十二画

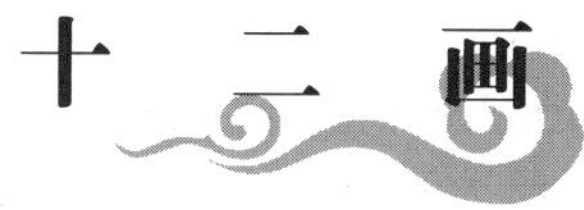

雄

87319　**雄及散**(《疡科遗编》卷下)

【组成】雄精二两　白及四钱　血竭二钱　大雄蜒蚰四十条

【用法】将三味研细,同蜒蚰打烂,捏成条锭,晒干收贮。用水磨药,敷四围。

【主治】对口疮疽,根脚散漫,肿硬不退。

87320　**雄风散**

《中国医学大辞典》。即《局方》卷一“消风散”去人参,加雄黄。见该条。

87321　**雄仙丹**(《杨氏家藏方》卷一)

【组成】雄雀一只(去皮毛,用黄泥固济令干,以文武火煅令香熟)　白花蛇(酒浸,去皮骨,取肉)　乌蛇(酒浸,去皮骨,取肉)　肉桂(去粗皮)　川芎各一两　当归　萆薢　藿香叶(去土)　天南星(炮)　蔓荆子　槟榔　菊花　牛膝(酒浸一宿)　犀角屑　白附子(炮)　全蝎(炒)　白僵蚕(炒,去丝嘴)　真珠末　朱砂(别研)　龙脑(别研)　麝香(别研)各半两　地龙(去土,炒)　防己　蝉蜕(去土)　天麻(去苗)　牛蒡子(炒)　人参(去芦头)　防风(去芦头)　藁本(去土)　独活(去芦头)　白茯苓(去皮)　羌活(去芦头)　麻黄(去根节)　干姜(炮)　踯躅花　香白芷各二钱半

【用法】上为末,同研拌匀,炼蜜为丸,每一两作十五丸,别研朱砂为衣。每服一丸,温酒化下;小儿一丸分四服,用金银薄荷汤化下,不拘时候。

【主治】一切中风,左瘫右痪,半身不遂,口眼㖞斜,卒暴中风,目瞪嚼舌,牙关紧急,不省人事,涎如锯声;及小儿一切惊搐。

【备考】本方方名,《普济方》引作“神仙丹”。

87322　**雄半丸**(《玉机微义》卷五十引《全婴方》)

【组成】雄黄一钱半　巴豆七粒　半夏半两

【用法】上为末,糊丸如小豆大。一岁二丸,姜汤送下。

【主治】小儿咳嗽有痰,潮热。

87323　**雄朱丸**(《局方》卷一)

【组成】雄黄(研)　朱砂(研)　龙脑(研)　麝香(研)各一钱　白僵蚕(去丝嘴,生)　白附子(生)　天南星(洗,生)　乌蛇(去皮骨,生)各半两

【用法】上除研外,余皆为末,炼蜜为丸,如梧桐子大。如中风涎潮,牙关不开,先用大蒜一瓣捣烂,涂在两牙关外腮上,次用豆淋酒化一丸,揩牙龈上即开,续用薄荷酒化下一两丸;如丈夫风气,妇人血风,牙关紧急者,只用豆淋酒化药,揩牙龈上即开;如头风目眩,暗风眼黑欲倒者,急嚼一两丸,薄荷酒送下。

【主治】中风涎潮,咽膈作声,目眩不开,口眼㖞斜,手足不遂,及一切风疾。

87324　**雄朱丸**(《幼幼新书》卷八引《王氏手集》)

【组成】天麻半两　防风　全蝎(炒)　僵蚕(炒)各二分　甘草(炙)　牛黄　麝各半钱　雄黄　朱砂各一钱

【用法】上为末,炼蜜为丸,如芡实大。每服半丸,煎皂儿汤化下。

【主治】风邪惊热躁闷。

87325　**雄朱丸**(《简易方》引《叶氏录验方》见《医方类聚》卷一五〇)

【组成】颗块朱砂一分(研)　雄黄(有墙壁明净者)一分(研)　白附子一钱(为末)

【用法】上拌和匀,以猪心血和丸,如梧桐子大,更别用朱砂为衣。每服三粒,用人参、菖蒲浓煎汤吞下;病去常服一粒。

【功用】安魂定魄,补心气,定神灵,化痰利膈。

【主治】因惊忧失心,或思虑过多,气结不散,积成痰涎,留灌心包,久而不去,窒塞心窍,遂成心气不宁,狂言妄语,叫呼奔走。

87326　**雄朱丸**

《岭南卫生方》卷中。为《三因》卷十“丹砂丸”之异名。见该条。

87327　**雄朱丸**(普济方卷九十七引《经验方》)

【组成】雄朱(研)　朱砂(研)　天麻　大天南星(炮裂,剉净)　白附子(炮裂)　白僵蚕(略炒)　狼毒(炮)　桂(去粗皮,取有味者,不见火)　槟榔　南木香各半两　白花蛇　乌蛇(二味并用酒浸,去皮骨,取肉,焙干)各二两　蝎梢一分(略炒)　大川乌头(水浸一宿,去皮脐,切片阴干,只生用)一两半　麝香(研)　龙脑(研)各一钱

【用法】上为末,炼蜜为丸,如梧桐子大。每服十五丸,薄荷温酒微嚼下,腹空时服。屡用此得效。

【主治】中风,手足不遂,麻痹疼痛。

87328　**雄朱丸**(《寿世保元》卷八)

【组成】牛胆南星　天花粉各一两　薄荷　荆芥　防风　羌活　天麻　朱砂　雄黄各六钱　麝香三分

【用法】上为细末,粳米饭为丸。薄荷汤送下。

【主治】春、夏、秋伤风咳嗽,痰热喘急,并夹惊伤寒。

87329　**雄朱丹**(《圣惠》卷二十二)

【异名】雄黄丹砂丸(《普济方》卷九十九)。

【组成】雄黄一两　朱砂一两　水银一两　雌黄一两(三味用夹生绢袋盛,以蜜于重汤内煮,候蜜色赤为度,取出以河水淘洗,晒干)　黑铅二两(与水银结为砂子)

【用法】上同研如粉,用前煮雄黄蜜和丸,如绿豆大。每服三丸至五丸,以桃、柳、松、柏、桑枝汤送下,不拘时候。

【主治】❶《圣惠》:风痫,失性倒仆恶声,吐沫口噤。❷《普济方》:五癫病。

87330　**雄朱丹**(《圣惠》卷二十五)

【组成】雄黄一分(细研)　朱砂一两半(细研,水飞过)　天麻一两　白花蛇二两(酒浸,去皮骨,炙微黄)　乌蛇二两(酒浸,去皮骨,炙微黄)　肉桂一两半(去粗皮)　芎䓖　蔓荆子　白僵蚕(微炒)　牛膝(去苗)　萆薢(剉)　羚羊角屑　白附子(炮裂)　槟榔　天南星(炮裂)　当归　藿香　甘菊花各半两　地龙(微炒)　干姜(炮裂,剉)　羌活　独活　人参(去芦头)　麻黄(去根节)　天雄(炮裂,去皮脐)　踯躅(酒拌,炒干)　防风(去芦头)　汉防己　白芷　白茯苓　藁本　干蝎(微炒)　蝉壳　牛蒡子(微炒)　龙脑(细研)　麝香(细研)各一分

【用法】上为末,入研了药,同研令匀,炼蜜为丸,如樱桃大,以朱砂末内滚过。每服一丸,以薄荷酒研下。

【主治】一切风。

【宜忌】忌生、冷、猪、鸡、毒鱼、黏滑、动风物。

87331　**雄朱丹**(《幼幼新书》卷十引《灵苑方》)

【组成】雄黄　朱砂　麝　腻粉各半两　白附子　半夏(汤洗七次)　天南星(炮)　川乌头　附子(各生去皮脐)　干蝎　羌活　天麻　川芎　肉桂(去粗皮)　白僵蚕　木香　白鲜皮　乌蛇　花蛇(酒制,炙)各一两　巴豆(净肉薄荷汁煮五、七十沸,去油)

【用法】上为末,米粥为丸,如绿豆大。茶、酒下三丸,常服;冷气,姜汤送下;宿食不消,橘皮汤送下;大小便不通,甘草豆淋酒送下;急风,薄荷酒送下;瘫痪,豆淋酒送下;酒食伤,生姜汤送下;风气,茴香酒送下;血气,荆芥酒或醋汤送下;大肠秘涩,生姜汤送下;白痢,椒汤送下;风眼,淡竹叶汤送下,坐间便退;头风,槐枝汤送下;风疹,蜜酒送下;赤白痢,二宜汤送下;头痛伤寒,盐汤送下;赤痢,甘草汤送下;小儿疳,米饮送下;风眼,古井水煎淡竹叶汤送下;小儿惊风,薄荷乳汁送下。

【主治】小儿惊风,及冷气,宿食不消,大小便不通,急风,瘫痪,酒食伤,风气、血气,大肠秘涩,白痢、赤痢、赤白痢,风眼,头风,风疹,头痛伤寒,疳积。

87332　**雄朱丹**(《卫生总微》卷五)

【组成】雄黄(水飞)　朱砂(水飞)各等分

【用法】上为细末,用白项曲蟮一条,放药中令缠涂,以竹篦子刮下,丸如芥子大。每服三丸,金银薄荷汤送下,服之无时。曲蟮却须放了,不可坏死。

【主治】小儿急慢惊。

87333　**雄朱丹**(《百一》卷一引钱观文方)

【组成】朱砂　雄黄各二两(上用砂盒子一个,先以牡丹皮二两,内外熏令黄色,入前药在内,用酽米醋和腊茶作饼子盖定,以赤石脂固盒子口缝,又用赤石脂泥裹盒子一重,再用黄泥纸筋又裹一重,约一指厚,先以草火烧令盒子极干,再用五斤火渐渐添至一秤,候火力渐消,取出,掘地坑一尺,埋一宿去火毒,取出细研续入后药)　附子(炮裂,去皮脐,别为细末)　胡椒　官桂(去皮)　赤石脂　木香　沉香　荜茇　丁香　白术各一两　乳香半两(与赤石脂同研细)

【用法】上为细末,入前煅药同研匀,却以清酒二升三合,熬去二分,入附子末煮成糊为丸,如梧桐子大。每服十丸,空腹、食前以温酒或盐汤送下。

【主治】宿寒痼冷,饮食呕逆,经隔五七年即疲瘠异形,变为劳瘵。

87334　**雄朱丹**(《医学入门》卷八)

【组成】大黑豆四十九粒(约五钱重)

【用法】端午日以冷水浸,从早至巳时,去皮晒干研,入信石末三钱,再研匀。面糊为丸,少壮人如梧桐子大,老人黄豆大,小儿绿豆大,雄黄、朱砂为衣,晒干收贮。疟临发服一丸,井水送下。

【主治】疟疾。

87335　**雄朱散**(《普济方》卷二三七引《千金》)

【组成】雄黄　朱砂　龙齿　桔梗　羌活　当归　升麻　川乌　川芎　犀角　芍药　鬼箭羽　白僵蚕(炒)　白术　南星(炮)　山栀子　陈皮　木香　黄芩各等分　虎胫骨(醋炙)　紫苏子(炒)　莽草　枳壳　麻黄半两　蜈蚣二条(酒炙)　槟榔二分　干蝎(炒)一分

【用法】上为细末。每服二钱,酒调下,一日三次。

【主治】因丧惊忧悲哀烦恼,感尸气而成,诸变动不已,似冷似热,风气触则发。

87336　**雄朱散**(《幼幼新书》卷二十九)

【组成】雄黄(飞)一分　乳香　白矾(枯)各一钱

【用法】上为末。婴孺一字,二三岁半钱,陈米汤调下,一日三次。

【主治】婴孩小儿,肠胃虚冷,下痢频并,日夜疼痛难忍。

87337　**雄朱散**(《洪氏集验方》卷五)

【组成】石膏三钱　雄黄二钱　牙消一钱　天竺黄二钱　甘草末一钱　脑子半字

【用法】上研细和匀。敷之。里核,吃不妨;外核,用薄荷汁调涂缴口,新水调亦得。

【主治】小儿腮颔里外肿核。

87338　**雄朱散**(《普济方》卷二五四引《卫生家宝》)

【组成】牛黄　雄黄各一钱　大朱砂半钱

【用法】上为末。每挑一钱,床下烧;一钱用酒调灌之。

【主治】鬼魇。夜住客官驿,及久无人居冷房,睡中为鬼物所魇,且闻其人呃呃作声,叫唤不醒者。

87339　**雄朱散**(《直指》卷二十四)

【组成】雄黄　朱砂　滑石　阿魏　雌黄　雷丸(炒)　藜芦(炒)　硫黄　生犀角屑各三钱半　芫青虫　斑蝥虫(各去翅足,糯米炒透)各二十四个　黑皂荚刺(焙)七钱半

【用法】上为细末。每服三钱,天明温酒调下,明日

再服。

【主治】大风。

87340 **雄朱散**(《普济方》卷三七六)

【组成】雄黄 朱砂各等分

【用法】上为末。每服一钱,猪心血夹齑水调下。

【主治】诸痫。口眼相引,上视涎流,手足抽掣,头项反张,腰背强直。

87341 **雄朱散**(《何氏济生论》卷三)

【组成】雄黄 朱砂 川乌 草乌 天麻 半夏 南星

【用法】上为末,贴疮口,后进玉真散。

【主治】破伤风。

87342 **雄朱膏**(《圣济总录》卷一六九)

【组成】丹砂(研) 马牙消(研) 龙脑(研) 甘草(生为末)各一分 牛黄(研)半钱 麝香(研)一字 雄黄一字 寒水石(末)二钱

【用法】上为细末,炼蜜和为剂。每服旋丸小豆大,薄荷汤化下。

【功用】利膈,坠痰涎。

【主治】小儿惊热。

87343 **雄臼丸**

《陈素庵妇科补解》卷三。即原书同卷"雄黄散"改作丸剂。见该条。

87344 **雄豆丸**(《医略六书》卷二十八)

【组成】雄黄二两 巴豆一两 鬼臼一两 莽草一两 丹砂一两 獭肝三两 蜥蜴一两(炙) 蜈蚣一两(炙)

【用法】上为末。蜜捣作梃,绵裹纳阴中,留头外出,药深尺许。以恶物下为度。

【主治】鬼胎,脉实者。

【方论选录】妇人身感异气,腹怀鬼胎,故腹如抱瓮。雄黄解毒杀虫;巴豆荡邪涤秽;鬼臼辟恶逐邪;莽草以毒攻毒;丹砂镇坠,足以定心宁神;獭肝补益,力能壮胆;雄肝、蜥蜴走经隧;蜈蚣窜经络。蜜捣绵裹,深纳阴中,务使恶物尽去,则经府肃清而血气调和,何异胎之足患哉。

87345 **雄豆散**(《圣济总录》卷八)

【组成】雄黑豆(紧小者)不限多少

【用法】上以新汲水净淘,漉干,频洒水,候生蘖才及半寸,晒干炒熟,不退皮为散。每服二钱至三钱匕,温酒调下,一日三次。至半月后,所患处觉有触动是验。

【主治】风,腰脚不随,筋急,行履不得。

87346 **雄辛散**(《瑞竹堂方》卷五)

【组成】细辛 荜茇 雄黄 麝香各等分

【用法】上为细末。每服二钱,好酒调下。

【主治】恶蛇及疯狗所伤。

87347 **雄灵散**(《瑞竹堂方》卷五)

【组成】雄黄半两(明好者。研) 五灵脂一两(真者。酒洗,去砂石,干用)

【用法】上为细末。每服二钱,酒调灌之,即以药末调涂疮口上。

【主治】毒蛇所伤,昏闷欲死者。

87348 **雄附汤**(《魏氏家藏方》卷五)

【组成】天雄二只(炮,去皮脐) 附子四只(八钱重者,炮,去皮脐) 绵黄耆(蜜炙) 新罗参(去芦) 白术(炒) 白茯苓(去皮) 白芍药各二两 肉豆蔻(面裹,煨) 木香(炮) 丁香(不见火)各一两 川白姜四两(泡洗) 甘草(炙) 沉香(不见火) 诃子(去核)各半两

【用法】上㕮咀。每服三钱,水一盏半,入鹿角霜、乳香各少许,生姜五片,枣子二枚,同煎至一小盏,空心服之,并滓再煎。

【功用】健脾温中。

【主治】脏腑虚寒,泄泻。

【加减】常服不须入乳香、鹿角霜;如脏腑坚固,不必用诃子亦得。

87349 **雄鸡汤**(《千金》卷二)

【异名】保胎雄鸡汤(《温氏经验良方》)。

【组成】雄鸡一只(治如食法) 甘草 人参 茯苓 阿胶各二两 黄芩 白术各一两 麦门冬五合 芍药四两 大枣十二枚(擘) 生姜一两(一方用当归、芎各二两,不用黄芩、生姜)

【用法】上㕮咀。以水一斗五升,煮鸡减半,出鸡纳药,煮取半,纳清酒三升,并胶煎,取三升,分三服,一日尽之。当温卧。

【主治】妊娠三月,有寒,大便青,有热,小便难,不赤即黄,卒惊恐忧愁,嗔怒喜顿仆,动于经脉,腹满绕脐苦痛,或腰背痛,卒有所下。

【宜忌】《外台》:忌海藻、菘菜、酢物、桃、李、雀肉等。

87350 **雄鸡酒**(《仙拈集》卷二)

【组成】雄鸡一只(白毛黑骨)

【用法】将鸡用绳吊死,退去毛、屎,切作四块,入生姜四两,胶枣半斤,陈酒六斤,装入大坛内,泥封口,重汤煮一日,凉水拔去火毒,空心连姜、枣食之。

【主治】五劳七伤,并妇人赤白带下。

87351 **雄松散**(《医方类聚》卷一一三引《施圆端效方》)

【组成】雄黄 甘草 甘松 木香 大黄各二钱 丁香十个 巴豆十二个(去皮出油,另研入)

【用法】上为细末。每服半钱至一钱,清茶调下。临卧微利,米粥将理。

【主治】酒积,酒疸,虚劳危困。

87352 **雄矾丸**(《医方集解》)

【组成】黄蜡二两 白矾一两 雄黄

【用法】先将蜡溶化,候少冷,入矾、雄黄和匀为丸。每服十丸、二十丸,以酒送下。

【主治】蛊毒,蛇、犬、虫咬毒。

【备考】方中雄黄用量原缺。

87353 **雄矾散**(《杨氏家藏方》卷十四)

【组成】白矾(别研) 雄黄(别研) 乳香(别研) 五倍子末 腻粉(别研)各等分

【用法】上为细末。每用量疮口大小掺之。血立止,其疮不须封裹,即干敛不痛。

【主治】金疮血出不止。

87354 **雄矾散**(《普济方》卷三〇六)

【组成】雄黄 矾

【用法】上为细末。涂之。

【主治】❶《普济方》:一切虫兽所伤。❷《慈禧光绪医方选议》:疮疖疔毒、疥癣及虫蛇咬伤等。

【方论选录】《慈禧光绪医方选议》:方中雄黄解毒杀虫止痒;白矾外用解毒杀虫,燥湿止痒。二味合用能治湿疹疥癣。

【备考】今人有以此方治疗湿疹及带状疱疹百余例者。结果疗效甚好。

87355 **雄矾散**(《医级》卷八)

【组成】雄黄五分　瓜蒂二个　明矾　绿矾各一钱　细辛五分　麝香一分

【用法】上为末。绵裹塞鼻。数日自平。

【主治】鼻痈、鼻息及鼻内生疮。

87356 **雄金丸**

《普济方》卷六十。为《局方》卷八"解毒雄黄丸"之异名。见该条。

87357 **雄砂丸**(《直指》卷二十五)

【组成】鹤虱　芜荑　干漆(炒令烟尽)　直僵蚕(炒)各三钱　贯众　酸石榴根皮(晒干)各半两　朱砂　雄黄　雷丸　甘遂各一钱半

【用法】上为细末,粳米粉糊丸,如麻子大。每服十丸,五更粥饮送下。

【主治】杀诸虫。

87358 **雄砂丸**

《普济方》卷二五二。为《三因》卷十"丹砂丸"之异名。见该条。

87359 **雄轻散**(《仙拈集》卷四)

【组成】雄黄一钱半　轻粉一钱　杏仁(去皮)十三粒

【用法】上为末。用雄猪胆汁调敷。二三日愈。

【主治】杨梅、天泡并一切恶疮。

87360 **雄胆散**(《焦氏喉科枕秘》卷二)

【组成】黄芩三钱(生用)　黄连三钱(生用)　栀仁三钱(炒黑)　制梅干五钱(煅存性)　青黛五钱　雄黄一钱　硼砂三钱　鸡内金一钱(不见水)　人中白五钱　枯矾一钱

【用法】上药依法制度,为极细末,入冰片六分,麝香三分,再匀每药末五钱,加西黄二分,铜青五分,熊胆五分,珍珠五分,儿茶八分,共为极细末,以瓷瓶封收紧密。每用少许,吹入患上,一日夜吹十余次,徐徐咽下。流出痰涎渐愈。

【主治】喉科七十二症。

【加减】如有腐臭。急用蚌水漱净,或用猪皂、草乌、柏子和捣,加水去渣,灌净,吹之。

87361 **雄姜散**(《仙拈集》卷二)

【组成】干姜一两　雄黄三钱

【用法】上为末。搽之。

【主治】牙疼。

87362 **雄珠丸**(《普济方》卷三七七)

【组成】牛黄(研)　真珠(研末)　丁头代赭石(为末)　白僵蚕(为末)　蕤仁(汤浸,去皮,为末)一分　雄黄半两(水磨精明者,细研)

【用法】上同拌匀,炼蜜和丸,如芡实大。每服一粒至二粒,参汤化下。

【功用】利胸膈。

【主治】小儿食痫。

87363 **雄珠散**(《普济方》卷三七八)

【组成】朱砂　雄黄　真珠(末)　硼砂　水银　铅各半两(先将铅在铫子内煮熔,便放水银转拔成沙子,泻出放冷即用)　全蝎　白附子各三钱　脑　麝(随意入)

【用法】上各研,一处为末。每服一字或半钱,荆芥、薄荷汤入蜜少许调服。

【主治】小儿惊痫。

87364 **雄鸭酒**(《惠直堂方》卷二)

【组成】鸭一只(绿头雄者,退洗去杂,候用)　南苍术三两　防风一两　荆芥五钱　雄黄三钱　砂仁三钱　广木香三钱　米仁三两

【用法】上为末,酒拌装鸭内,线缝,入瓷瓶,用无灰陈酒三四斤浸之,封口,入锅重汤煮,四柱香去药止,将鸭酒八九次热服。服完即愈,以放屁为验。

【主治】肿胀。

【宜忌】忌一切盐味、气恼、生冷百日。

87365 **雄脑散**(《外科全生集》卷四)

【组成】樟脑　腰黄各等分

【用法】上为细末。麻油调敷,每日以荆芥根煎汤洗。

【主治】瘰疬。

87366 **雄黄丸**(方出《肘后》卷一,名见《圣济总录》卷一〇〇)

【组成】雄黄(研)　大蒜(研)各一两

【用法】上捣烂和丸,如弹子大。每服一丸,热酒化下,须臾未差,更服。有尸疹者,常宜预收此药。

【主治】卒中飞尸、遁尸、沉尸、风尸,腹痛胀急,不得气息,上冲心胸,及攻两胁,或磥块踊起,或挛引腰脊。

87367 **雄黄丸**(方出《肘后》卷四,名见《普济方》卷一九三)

【组成】雄黄六分　麝香三分　甘遂　芫花　人参各二分

【用法】捣,蜜和丸,如豆大。每服二丸,加至四丸,即愈。

【主治】卒大腹水病。

87368 **雄黄丸**(方出《肘后》卷四,名见《普济方》卷一八七)

【组成】雄黄　巴豆

【用法】先捣雄黄,细筛,纳巴豆,务熟捣相入,丸如小豆大。每服一丸,不效,稍益之。

【主治】胸痹之病。令人心中坚痞急痛,肌中苦痹,绞急如刺,不得俯仰,其胸前皮皆痛,不得手犯,胸满短气,咳嗽引痛,烦闷自汗出,或彻引背膂。

87369 **雄黄丸**(《外台》卷十五注文引《范汪方》)

【异名】雄雌丸(《千金》卷十四)、六珍丹(《三因》卷九)、雌雄丸(《准绳·类方》卷五)。

【组成】铅丹二两(熬成屑)　真珠　雄黄(研)　水银(熬)　雌黄各一两　丹砂半两(研)

【用法】上捣,和以蜜,又捣三万杵,乃为丸,食前服胡豆大三丸,一日二次。

【主治】❶《外台》注文引《范汪方》:五癫。牛癫则牛鸣,马癫则马鸣,狗癫则狗吠,羊癫则羊鸣,鸡癫则鸡鸣。五癫病者,腑脏相引,盈气起寒,厥不识人,气争瘈疭吐沫,久而得苏。❷《千金》风癫失性,颠倒欲死,五癫惊痫。

【宜忌】忌生血物。

【方论选录】《千金方衍义》:此方专以金石镇固,惟真珠一味清心安神。然病发之始,切不可轻投金石,闭门逐寇;亦不得擅用补益,使痰永积而成固疾也。

87370　**雄黄丸**(《外台》卷二十八引《小品方》)

【异名】万病丸(《千金》卷二十四)、五蛊黄丸(《圣济总录》卷一四七)。

【组成】雄黄(研)　巴豆　莽草(炙)　鬼臼各四分　蜈蚣三枚(炙)

【用法】上为细末,炼蜜为丸,药成,密器封之,勿令泄气。宿勿食,服如小豆一丸,不知,加一丸。当先下清水,虫长数寸,及下蛇,或如坏鸡子,或白如膏。下讫,后作葱豉粥、鸭羹补之。

【主治】❶《外台》引《小品方》:蛊注。四肢浮肿,肌肤消索,咳逆腹大如水状,漏泄。死后注易家人。❷《圣济总录》:食蟹中毒,烦乱欲死者。

【宜忌】忌生鱼、生菜、猪肉、芦笋、冷水,暖食将养。

【备考】《圣济总录》:用雄黄一两,以油从旦至夜煎之取出别研,莽草一两,鬼臼一两,蜈蚣大者一条,巴豆二十枚,去皮心炒黄。捣罗三味为末,别研巴豆、雄黄和匀,炼蜜为丸,如小豆大。每服三丸至五丸,米饮送下。

87371　**雄黄丸**(《外台》卷二十八引《古今录验》)

【组成】雄黄(研)　朱砂(研)　藜芦(炙)　马目毒公　皂荚(炙,去皮子)　莽草(炙)　巴豆(去心皮,熬)各二分

【用法】上为细末,炼蜜为丸,如大豆许。服三丸,当转下,先利清水,次出蛇等。当烦闷者,依常法可用鸭羹补之。

【主治】蛊毒中药欲死。

【宜忌】《普济方》:忌生猪肉、冷水及芦笋、狸肉。

87372　**雄黄丸**

《千金》卷九。为《千金翼》卷十引丁季方"杀鬼丸"之异名。见该条。

87373　**雄黄丸**(《幼幼新书》卷三十二引《婴孺方》)

【异名】雌黄丸(《圣惠》卷八十八)

【组成】雄黄　雌黄各四两　丹砂　野丈人　徐长卿各三分　大黄五分　羚羊角五分　麝三枣大

【用法】上为细末,青羊脂和丸。如黍米大。百日儿每服三丸,酒送下,一日二次。

【主治】小儿疰病,诸蛊魅精气入心入腹刺痛,黄瘦骨立。

87374　**雄黄丸**(《医心方》卷二十六引《灵奇方》)

【组成】雄黄　丹砂　赤石脂各等分

【用法】上治,和松脂为丸,如小豆大。吞雌黄丸三丸,雄黄丸一丸。

【功用】避热,夏可重衣。

87375　**雄黄丸**(《圣惠》卷七)

【组成】雄黄一分　朱砂一分　黄丹半两　巴豆十枚(去皮心,研,纸裹压去油)　麝香一钱

【用法】上为细粉,用软饭和丸,如绿豆大。每服五丸,以热酒送下,不拘时候。

【主治】肾脏积冷气攻心腹,疼痛气欲绝。

87376　**雄黄丸**(《圣惠》卷十六)

【组成】雄黄一两(细研)　赤小豆二两(炒熟)　丹参二两　鬼箭羽二两

【用法】上为末,炼蜜和丸,如梧桐子大。每服五丸,空心以温水送下。可与病人同床传衣,不相染也。

【主治】时气病,转相染易,乃至灭门,傍至外人,无有不着者。

【备考】《圣济总录》有鬼臼。

87377　**雄黄丸**(《圣惠》卷十六)

【组成】雄黄五两(细研)　朱砂五两(细研)　雌黄五两(细研)　苍术一两　虎头骨一两　鬼督邮一两　鬼箭羽一两　鬼臼一两　羚羊角屑一两　马蹄一两　川乌头一两　天雄一两半　芜荑一两　菖蒲一两　皂荚一两　芎䓖一两　麝香一两(细研)

【用法】上为末,都研令匀,以蜜蜡一斤,青羊脂三两,和丸如弹子大。晨昏烧一丸,辟气毒,以绛袋子盛一丸带之,及悬于门户上。

【功用】消除恶气。

【主治】时气瘴疫。

87378　**雄黄丸**(《圣惠》卷二十)

【组成】雄黄三分(细研)　人参一两(去芦头)　安息香一两　川椒一分(去目及闭口者,微炒出汗)　川大黄三分(剉,微炒)　铁粉半两(细研)　沉香三分　防风半两(去芦头)　薯蓣三分　附子半两(炮裂,去皮脐)　白茯苓半两　朱砂三分(细研)

【用法】上为末,入研了药令匀,炼蜜为丸,如梧桐子大。每服二十丸,以人参茯苓汤送下,不拘时候。

【主治】五脏风虚,六腑邪热,风热相搏,令人寐即惊恐忧恚,寤即恍惚怔忪,忽恐忽喜,恒怖如狂。

87379　**雄黄丸**(《圣惠》卷二十二)

【组成】雄黄三分(细研)　牛黄一分(细研)　麝香一分(细研)　白附子三分(炮裂)　蚱蜢半两(微炒)　天麻二两　白僵蚕半两(微炒)　天南星三分(醋煮十沸,炙干)　白花蛇肉一两(酒浸微炒)

【用法】上为细散,入研了药令匀。每服一钱,以温酒调下,不拘时候。

【主治】急风及破伤风。

87380　**雄黄丸**(《圣惠》卷二十二)

【组成】雄黄一两　龙齿一两　铁粉半两　黄丹半两(与雄黄同炒转色)

【用法】上药同研如粉,以粳米饭和丸,如绿豆大。每服五丸,以牛乳送下,不拘时候。

【主治】风痫,发作不定。

87381　**雄黄丸**(《圣惠》卷二十三)

【异名】雄麝丸(《直指》卷四)。

【组成】雄黄半两(细研,水飞过) 麝香一分(细研) 天麻二两 乌蛇一两(酒浸,去皮骨,炙令微黄) 天雄一两(炮裂,去皮脐) 当归三分 川乌头一两(炮裂,去皮脐) 芎䓖一两 五灵脂一两半 独活二两 虎胫骨一两(涂酥,炙令黄) 天南星一两(炮裂) 败龟一两(涂酥,炙令黄) 干蝎一两(微炒) 白僵蚕三分(微炒) 安息香二两 桂心一两

【用法】上为末,入研了药令匀,炼蜜为丸,如梧桐子大。每服十丸,食前以温酒送下。

【主治】历节风,骨髓疼痛,挛急,久不愈。

【宜忌】忌猪、鸡、鱼、犬肉。

【备考】《直指》有地龙,无败龟。

87382 **雄黄丸**(《圣惠》卷二十三)

【组成】雄黄半两(细研,水飞过) 麝香一分(细研) 天麻一两 桂心半两 当归三分 干蝎半两(微炒) 石菖蒲一两 乌蛇二两(酒浸,去皮骨,炙令微黄) 天南星一两(炮裂) 白僵蚕半两(微炒) 附子一两(炮裂,去皮脐) 牛膝一两(去苗)

【用法】上为末,研入雄黄、麝香令匀,炼蜜为丸,如梧桐子大。每服十丸,于空心及晚食前以温酒送下。

【主治】诸风冷入脏腑,骨节疼痛,筋脉拘急,耳内蝉声。

87383 **雄黄丸**(《圣惠》卷二十四)

【组成】雄黄一两 炼成松脂三两

【用法】上药同研如粉,炼蜜和丸,如梧桐子大。每服十丸,空心及晚食前用薄荷汤送下;桃胶汤下亦得。

【主治】风,身体如虫行。

87384 **雄黄丸**(《圣惠》卷二十五)

【组成】雄黄二分(细研) 牛黄一分(细研) 龙脑二分(细研) 麝香半两(细研) 白僵蚕一两(微炒) 天南星一两(炮裂) 白花蛇二两(酒浸,去皮骨,炙微黄) 天麻一两 白附子一两(炮裂) 天雄一两(炮裂,去皮脐) 干蝎一两(微炒) 半夏半两(汤洗七遍去滑) 蝉壳半两 独活一两 腻粉半两 犀角屑半两 槐胶一两 芎䓖一两

【用法】上为末,炼蜜和丸,如豇豆大。每服五粒,以温酒嚼下。如心烦壅闷,惊风,即以荆芥薄荷汤送下。

【主治】一切风。

【宜忌】忌动风物。

87385 **雄黄丸**(《圣惠》卷三十一)

【组成】雄黄半两(细研) 雌黄半两(细研) 代赭半两(细研) 朱砂一两(细研,水飞过) 虾蟆一枚(涂酥炙令黄) 麝香半两(细研) 天灵盖半两(涂酥炙令微黄,为末) 巴豆二十枚(去皮心研,纸裹压去油) 青黛半两(细研)

【用法】上为细末,用软饭和捣为丸,如梧桐子大。每服二十丸,空心以温水送下。以利下恶物及虫为效。

【主治】传尸骨蒸。

87386 **雄黄丸**(《圣惠》卷五十二)

【组成】雄黄一分 硫黄一分 朱砂一分 麝香半两 阿魏半分 桂心二分(末) 干姜一分(生用) 巴豆一分(去皮心,以水二升,煮水尽,压去油,研如面)

【用法】上为细末,以醋煮面糊为丸,如梧桐子大。未发前,以绵裹一丸,安在两耳中;及男左女右,以绯帛系一粒于臂上。一粒可治七人。

【主治】寒疟不止。

87387 **雄黄丸**(《圣惠》卷五十二)

【组成】雄黄一两(细研) 腊月野狐肝一两 阿魏一分 朱砂半两(细研) 猢狲头骨一两 天灵盖半两 麝香一分(细研)

【用法】上为末,入研药末令匀,于五月五日午时炼蜜和丸,如豇豆大。每于发前,以绯帛系一丸于中指上,男左女右,时时嗅之。后更以醋汤下一丸。

【主治】间日疟及每日发者。

87388 **雄黄丸**(《圣惠》卷五十六)

【组成】雄黄(细研) 真珠(细研) 白矾(烧令汁尽) 牡丹 附子(炮裂,去皮脐) 藜芦(去芦头,炙) 桂心各一两 蜈蚣一枚(微炙去足) 巴豆半两(去皮心细研,纸裹压去油)

【用法】上为细末,入研了药及巴豆都研令匀,炼蜜为丸,如梧桐子大。每服三丸,以粥饮送下,不拘时候。

【主治】诸尸癥积,及中恶心痛,虫疰鬼气。

87389 **雄黄丸**(《圣惠》卷五十六)

【组成】雄黄一两(细研,水飞过) 人参半两(去芦头) 甘草一两(炙微赤,锉) 桔梗半两(去芦头) 藁本半两 附子半两(炮裂,去皮脐) 麦门冬一两(去心,焙) 川椒半两(去目及闭口者,微炒去汗) 巴豆半两(去皮心,别研,纸裹,压去油)

【用法】上为细末,入研了药令匀,炼蜜为丸,如小豆大。每服三丸,以温酒送下,不拘时候。

【主治】诸疰病,及中恶,鬼邪客忤。

87390 **雄黄丸**

《圣惠》卷五十六。为《删繁方》引《华佗录帙》见《外台》卷十三"五疰丸"之异名。见该条。

87391 **雄黄丸**(《圣惠》卷五十六)

【组成】雄黄半两(细研) 麦门冬一两(去心焙) 天门冬一两(去心焙) 皂荚半两(去黑皮涂酥,炙微黄焦,去子) 莽草半两(微炙) 鬼臼半两(去须) 巴豆半两(去皮心,研,纸裹压去油)

【用法】上为末,炼蜜为丸,如小豆大。每服二丸,空心以温酒送下。

【主治】转疰绝门,族族尽,转逐中外,复易亲友。

87392 **雄黄丸**(方出《圣惠》卷五十六,名见《普济方》卷二三八)

【组成】雄黄三两(细研,水飞过) 清漆三匙 米醋九升

【用法】上药于五月五日,以糠火煎一复时,待可丸即丸,如小豆大。每服一丸,以温酒送下,不拘时候。或蛇蝎螫伤,涂之立效。

【主治】恶气走注疼痛。

87393 **雄黄丸**(《圣惠》卷五十六)

【组成】雄黄半两(细研) 川椒目半两(微炒去汗) 鬼臼半两(去须) 莽草半两(微炙) 芫花半两(醋拌

炒令干） 木香半两 藜芦半两（去芦头） 白矾半两（烧令汁尽） 獭肝半两（微炙） 附子半两（炮裂，去皮脐） 蜈蚣二枚（微炙去足） 斑蝥十枚（糯米拌炒令黄色，去翅足）

【用法】上为细末，入研了药令匀，炼蜜为丸，如梧桐子大。每服五丸，空心粥饮送下，以利为度。

【主治】五蛊吐血，伤心腹中，或气塞咽喉，语声不出，气欲绝，饮食吐逆，上气，去来无常，有似鬼祟，身体浮肿，心闷烦疼，寒颤，梦与鬼交；及狐猫作魅，卒得心痛，上攻胸膈腹胁间，痛如刀刺状，经年着床不起。

87394 **雄黄丸**（方出《圣惠》卷五十六，名见《普济方》卷二五四）

【组成】独颗蒜十枚 雄黄一钱 杏仁一分（汤浸，去皮尖双仁）

【用法】上研为丸，如麻子大。每服三丸，空心以粥饮送下。静坐少时，鬼毛自爪甲中出矣。

【主治】鬼气。情志好悲，或心乱如醉，如狂言惊怖，面壁悲啼，梦寐喜魇，乍寒乍热，心腹满，短气不能食。

87395 **雄黄丸**（《圣惠》卷六十六）

【组成】雄黄一分（细研） 朱砂一分（细研） 麝香一分（细研） 细辛半两 人参半两（去芦头）

【用法】上为末，入研了药令匀，炼蜜为丸，如绿豆大。每服三丸，食前以温酒送下。

【主治】瘰疬。

【备考】原书治上症，经用斑蝥、雄鼠、腻粉等为丸服后，大小便有如雀卵汁下者，后宜本方补之。

87396 **雄黄丸**（《圣惠》卷六十六）

【组成】雄黄一分 水银一分 朱砂三分（细研，水飞过） 腻粉三分

【用法】上研细，令水银星尽，用鸡子白和丸，如绿豆大。每服三丸，空心以葱白汤送下，以愈为度。

【主治】瘰疬久不愈。服此药于小便中出，似鱼脬鱼脑，臭秽，人近不得。

87397 **雄黄丸**（《圣惠》卷六十八）

【组成】雄黄一分 蜣螂一分（研） 不灰木一分（以牛粪火烧令赤） 威灵仙一分 朝生花一分 鼠一枚（去头取血）

【用法】上为末，入鼠血，并炼蜜和丸，如黄米大。纳疮口，其箭头不计年远自出。

【功用】出箭头。

【主治】《圣济总录》：箭镞不出。

【备考】《圣济总录》有硇砂。

87398 **雄黄丸**（《圣惠》卷七十七）

【组成】雄黄（细研） 鬼臼（去毛） 莽草 丹砂（细研） 巴豆（去皮心研，纸裹压去油） 獭肝（炙令黄）各半两 蜈蚣一枚（炙微黄） 蜥蜴一枚（炙黄）

【用法】上为细末，炼蜜为丸，如梧桐子大。每服二丸，空腹以温酒送下，日再服。后当下利；如不利，加至三丸。初下清水，后下虫如马尾状无数，病极者下蛇虫，或如假卵鸡子，或如白膏，或如豆汁，其病悉愈。

【主治】妊娠是鬼胎，致腹中黑血数下，腹痛。

87399 **雄黄丸**（《圣惠》卷八十二）

【组成】雄黄一两 虎头骨三分（微炙） 麝香一分 猴孙头骨三分（微炙） 白龙脑一分 大蛇头一枚（微炙） 乳香一分 降真香一两（末） 煎香一两 白胶香一两 鬼臼一两（去毛，为末）

【用法】上为细末，用熟枣肉和丸，如弹子大。初在儿前先烧一丸，次用绿绢袋子，带一丸于身上。小儿从初养下，便与乳母带之。

【功用】辟一切惊忤之气。

【主治】小儿诸般惊叫颤瘈。

87400 **雄黄丸**（《圣惠》卷八十二）

【组成】雄黄半两（细研） 牛黄半两（细研） 牡蛎半两（烧为粉） 真珠末一分 巴豆三枚（去皮心，研出油）

【用法】上为细末，炼蜜和丸，如黍米粒大。小儿一月或五十日，未发时，饮服三丸，母抱卧，炊一斗米顷，儿当寐，身体轻汗出，即解；一服不解，可再服。若小儿伤乳不安，腹中有痰乳，当微下如假卵鸡子、鸟屎、鼻涕，勿怪，便住服药。

【主治】小儿惊啼，发啼即热，朝夕惕惕，大便或青或黄赤白。

87401 **雄黄丸**（《圣惠》卷八十三）

【组成】雄黄半两（细研） 真珠末半两 麝香一钱（细研） 牛黄一钱（细研） 巴豆二十枚（去皮心研，纸裹压去油）

【用法】上研令匀，入枣瓤及炼蜜和丸，如粟米大。每服三丸，以薄荷汤送下。

【功用】辟除邪气。

【主治】小儿中恶心痛。

87402 **雄黄丸**（《圣惠》卷八十五）

【组成】雄黄一分 铅霜半分 蟾酥半钱 乳香一分 朱砂一分 熊胆半分 牛黄一分 蝎梢半分（微炒） 麝香半分 白矾灰半分

【用法】上为细末，以糯米饭和丸，如绿豆大。每服三丸，以温水化服，不拘时候。

【主治】小儿急惊风，四肢抽掣，牙关紧急，头热足寒。

87403 **雄黄丸**（《圣惠》卷八十五）

【组成】雄黄一钱（细研） 麝香一钱（细研） 牛黄一钱（细研） 朱砂一钱（细研） 腻粉二钱 巴豆七枚（去皮心研，纸裹压去油） 半夏二钱（汤洗七遍去滑） 天浆子十枚（内有物者） 水银一钱（用枣肉研令星尽）

【用法】上为末，入水银膏同研令匀，炼蜜和丸，如黍米大。每服二丸，以温酒下，不拘时候。

【主治】小儿急惊风，牙关紧急，筋脉抽掣，腰背强硬，口内多涎。

87404 **雄黄丸**（《圣惠》卷八十五）

【组成】雄黄半两（细研） 朱砂半两（细研，水飞过） 麝香半两（细研） 牛黄半两（细研） 石膏半两（细研，水飞过） 蕤仁半两（汤浸，去赤皮） 牡蛎粉半两 巴豆半两（去皮心膜，压去油） 甘遂一分（煨，微黄）

【用法】上为细末，炼蜜和丸，如黍米大。每服三丸，以粥饮送下，如利三两行勿怪。

【主治】小儿七岁以下，食痫壮热，无故痃癖。

87405 **雄黄丸**(《圣惠》卷八十五)

【组成】雄黄半两(细研) 朱砂半两(细研，水飞过) 铁粉半两(细研) 豮猪胆二枚 熊胆一分 鲤鱼胆二枚 乌牛胆半枚 青羊胆二枚 麝香一钱(细研)

【用法】上以诸般胆汁相合令匀。即入诸药末，和丸如绿豆大。每服五丸，以金银汤送下。

【主治】小儿癫痫，发动无时，心闷吐沫。

87406 **雄黄丸**(《圣惠》卷八十六)

【组成】雄黄(细研) 麝香(细研) 黄连(去须) 胡黄连 芦荟(细研)各一分 朱砂半两(细研，水飞过) 蟾头一枚(炙令焦黄)

【用法】上为末，都研令匀，以猪胆汁和丸，如绿豆大。每岁一丸，以新汲水送下，一日三服。

【主治】小儿五疳羸瘦，毛发干黄，吃食不恒。

87407 **雄黄丸**(《圣惠》卷八十六)

【组成】雄黄(细研) 芦荟(细研) 青黛(细研) 朱砂(细研) 龙胆(去芦头) 黄柏(微炙，剉) 黄矾(烧令通赤) 当归(剉，微炒) 白矾(烧令汁尽) 细辛 莨菪子(水淘去浮者，水煮牙出炒令黄) 甘草(炙微赤，剉)各一分 麝香一钱(细研) 蚱蝉三七枚(微炒，去翅足) 干蝎一枚(涂酥炙令黄) 干蟾一枚(涂酥炙令黄)

【用法】上为末，入研了药令匀，以面糊和丸，如绿豆大。每服五丸，以粥饮送下，不拘时候。

【功用】杀虫。

【主治】小儿急疳，羸瘦下痢，口内生疮。

87408 **雄黄丸**(《圣惠》卷八十七)

【组成】雄黄(细研) 熊胆(细研) 黄连(去须) 青黛(细研) 麝香(细研) 细辛 干漆(捣碎炒令烟出) 兰香子 狗头骨灰 蛇蜕皮(微炙) 蜣螂(微炒) 芦荟(细研) 龙胆(去芦头) 蜗牛壳(炒令微黄) 地龙(微炒) 蝉壳(微炒)各一分

【用法】上为末，入研了药，都研令匀，以软饭和丸，如绿豆大。每服三丸，以冷水送下，日三服。

【主治】小儿鼻疳，羸瘦壮热，多睡昏沉，毛发焦黄，体无润泽，虫蚀口齿。

87409 **雄黄丸**(《圣惠》卷八十七)

【组成】雄黄一钱 牛黄一钱 朱砂一钱 麝香半钱 青黛一钱 夜明砂一钱

【用法】上药细研如粉，以水化蟾酥和丸，如绿豆大。每服三丸，以茶送下。当有虫出。

【主治】小儿蛔疳出虫。

87410 **雄黄丸**(《圣惠》卷九十八)

【组成】雄黄二两 磁石二两 朱砂二两 硫黄二两 牛黄一两(细研) 麝香半两(细研)

【用法】上药前四味各于乳钵内细研，水飞过，于净瓷器中贮之。欲修合时，须五月五日，收采青艾嫩者，纳一担以来择取，用水净洗，木臼中烂捣，于净布中绞取汁，可五升以来，先泥一炉，致银锅，以慢火煎令成膏，斟酌稀稠得所，即先下磁石，搅令匀；次下朱砂，又搅令匀；次下雄黄，又搅令匀；良久，去锅下火，即下硫黄，又搅令匀；次下牛黄，又搅令匀；次麝香，须细意熟搅，要药味匀。候可丸即丸，如绿豆大。每服五丸，空心温酒送下。

【功用】补益精血，延年驻颜，益颜色，壮志气；久服可以无疾，身轻骨健，耳目聪明。

87411 **雄黄丸**(《直指》卷二十五引苏轼良方)

【组成】雄黄 明白矾(生研)各等分

【用法】上药端午日研细，溶黄蜡为丸，如梧桐子大。每服七丸，熟水送下。

【主治】蛊毒及虫蛇畜兽毒。

87412 **雄黄丸**(《圣济总录》卷五)

【组成】雄黄(别研)一两 天南星(生用)一两 续断一两 桂(去粗皮)一两 乌头(炮去皮脐)一两 茵芋(去粗茎)半两 天雄(一半炮裂，去皮脐，一半生用)一两半 羌活(去芦头)一两 白附子(炮)一两 木香一两

【用法】上为末，炼蜜为丸，如梧桐子大。每服十五丸，温酒送下，日三夜二。

【主治】肝中风。四肢挛急，身体强直。

87413 **雄黄丸**(《圣济总录》卷六)

【组成】雄黄(研) 羌活(去芦头) 独活(去芦头)各一分 腻粉(研)一钱 人参 芦荟(研) 乌犀角(镑) 牛黄(研)各半两 乌蛇(酒浸，去皮骨炙) 白僵蚕(炒) 白附子(炮) 天南星(炮) 干蝎(酒炒) 槐胶(研) 天麻各一两

【用法】上为末，入研者和匀，以酒煮葱根二茎，熟后去葱，别入槐胶末一两，煎如稠膏，和药为丸，如绿豆大。每服二丸，空心、午时、临卧温酒送下。渐加至四五丸。

【主治】破伤风。身体强直，口㖞战掉。

87414 **雄黄丸**(《圣济总录》卷七)

【组成】雄黄(研) 丹砂(研) 牛黄(研) 天南星(牛胆内制者) 白僵蚕(生用) 天麻(生用)各半两 麝香一分 金箔 银箔各十五片(与麝香同研)

【用法】上为细末，炼蜜和丸，如鸡头实大。每服二丸，温薄荷汁化下，不拘时候。

【主治】心脾中风。舌强不语，涎潮昏塞，不省人事。

87415 **雄黄丸**(《圣济总录》卷十四)

【组成】雄黄一分(别研细) 巴豆(去皮心膜，醋熬令赤黄，净洗压去油，取末)二钱 郁金(末)一两

【用法】上研匀，炼蜜为丸，如绿豆大。每服五七丸，荆芥汤送下，临卧服。若当病发，煎槐胶、薄荷酒调下一钱或半钱，当吐利风涎痰涕等；小儿每服一丸至二丸，冷荆芥汤送下，以利为效，仍节乳食，无令儿饱。

【主治】因风致惊，眼斜反张，手足瘈疭，背急发搐。

87416 **雄黄丸**(《圣济总录》卷十四)

【组成】雄黄(研) 丹砂(研) 龙脑(研) 麝香(研)各一钱 乌蛇(去皮骨，生用) 白附子(生用) 天南星(去黑皮，生用) 白僵蚕(去丝，生用)各半两

【用法】上为末，再同和匀，炼蜜和丸，如梧桐子大。每服一丸，薄荷酒化下。如中风涎潮，牙关不开者，先用大蒜一瓣，捣烂，涂两牙关外腮上，次用豆淋酒化一丸，揩在牙龈上，即便开口，续用薄荷酒化服两丸。

【主治】心气不足，风邪乘之，神魂不安，惊怖悸动，目睛不转，不能呼者。

87417 **雄黄丸**(《圣济总录》卷二十六)

【组成】雄黄(研)一分　丹砂(研)　干姜(炮)　附子(炮裂，去皮脐)各半两

【用法】上为细末，炼蜜为丸，如绿豆大。每服十丸，空心米饮送下。

【主治】时气热毒，下痢赤白；及下部毒气，下细虫如布丝，长四五寸，黑头锐尾。

87418 **雄黄丸**(《圣济总录》卷二十九)

【组成】雄黄(研)　当归(剉，炒)各三分　芦荟(研)　麝香(研)各一分　槟榔(剉)半两

【用法】上为细末，煮面糊和丸，如梧桐子大。每服十五丸至二十丸，食前温粥饮送下，一日三次。

【主治】伤寒狐惑。微烦，默默欲卧，毒气上攻，咽干声嗄，下蚀湿䘌，或便脓血。

87419 **雄黄丸**(《圣济总录》卷三十五)

【组成】雄黄(研)　丹砂(研)　麝香(研)各半两　木香　龟甲(醋炙)　鳖甲(去裙襕，醋炙)　虎头骨(酥炙)　羚羊角(镑屑)　犀角(镑屑)　白薇　玄参　当归(切焙)　知母(焙)　防风(去叉)　麻黄(去根节)　龙胆(去苗)　牡蛎(烧赤)　猪苓(去黑皮)　柴胡(去苗)　茯神(去木)　升麻　槟榔(剉)　地骨皮　赤芍药　栀子仁　黄连(去须)　乌梅肉(炒)　阿魏　桃仁(汤浸，去皮尖双仁，炒研)　安息香(研)　葳蕤　龙齿各三分

【用法】上药除别研者外，捣罗为细末，令研匀，炼蜜为丸，如梧桐子大。每服二十丸，空腹白粥饮送下，未发前服。

【主治】一切远年劳疟，结成癥瘕者。

87420 **雄黄丸**(《圣济总录》卷九十七)

【组成】雄黄(研)　郁金末各一两　巴豆半两(去皮心膜，研如膏)　生面二两

【用法】上同研细，滴水为丸，如梧桐子大。每服二丸至三丸，食后临卧生姜汤送下。

【主治】风热气壅，大便不通。

87421 **雄黄丸**(《圣济总录》卷一〇〇)

【组成】雄黄(研)　丹砂(研)　礜石(煅)　牡丹皮　巴豆(去皮心膜，麸炒，研出油尽)　藜芦(去芦头，炙)　附子(炮裂，去皮脐)各一两　蜈蚣(去足，炒)一条

【用法】上为末，炼蜜为丸，如小豆大。每服二丸，米饮送下，食前服。

【主治】五尸瘕积，及中恶心痛，蛊注鬼气。

87422 **雄黄丸**(《圣济总录》卷一二〇)

【组成】雄黄(研)　丹砂(研)　麝香(研)　桂(去粗皮)各一分　附子(炮裂，去皮脐)一枚　槟榔一枚　鹿茸(酒炙去毛)　干姜(炮)　防风(去叉)　白茯苓(去黑皮)　天南星(炮)　黄耆(剉)　半夏(洗去滑)　白附子(炮)　白僵蚕(炒)各一分

【用法】上为散，炼蜜为丸，如梧桐子大。每服十丸，空心酒下。

【主治】风齿肿痛。

87423 **雄黄丸**(《圣济总录》卷一四七)

【组成】雄黄(研)　丹砂各半两　藜芦(去芦头，炙)　鬼臼　巴豆(去皮心膜，研去油)各一分

【用法】上为末，炼蜜和丸，如小豆大。每服三丸，干姜汤送下。逐下恶物并蛊毒为效。

【主治】❶《圣济总录》：蛊毒。❷《普济方》：百虫啮，毒气内攻。

87424 **雄黄丸**(《圣济总录》卷一七一)

【组成】雄黄半两　龙脑半字　蝎梢(炒)七枚　防风(去叉，剉)半两　腻粉半钱　天南星(炮)一枚　白附子二枚　丹砂一钱　麝香半字

【用法】上为末，用水浸炊饼为丸，如鸡头子大。三岁儿服一丸。荆芥、薄荷汤化下。

【主治】小儿风痫瘈疭，壮热涎盛。

87425 **雄黄丸**(《圣济总录》卷一七一)

【异名】五色丸(《药证直诀》卷下)、五痫丸(《直指小儿》卷二)。

【组成】雄黄(研)　水银各二两　铅(熬成汁，与水银结作沙子)三两　真珠末(细研)一两　丹砂(研)半两

【用法】上为细末，炼蜜和丸，如绿豆大。每服四丸，金银薄荷汤送下，一日二次。

【主治】❶《圣济总录》：小儿五种痫，牛痫即牛声，马痫即马嘶，狗痫即狗吠，羊痫即羊鸣，鸡痫则鸡鸣，愈而复作。❷《普济方》：五痫病者，脏腑相引，邪气盈起，寒厥不识人，手颤口吐沫，须臾如苏，复作。

87426 **雄黄丸**(《圣济总录》卷一七三)

【组成】雄黄(研)　凝水石(烧，研)　白矾(枯，研)　水蓼(剉)　丹砂(研)各半两　砒霜(研)半钱　铅丹(研)　鸡子皮(烧灰)各一分　大黄(炒，剉)一两

【用法】上为末，和匀，以蟾酥和丸，如绿豆大，每服一丸至二丸，石榴皮汤送下，生姜汤亦得，早、晚食前各一次。

【主治】小儿疳痢，经年不止，进退不定，状如白胶。

87427 **雄黄丸**(《鸡峰》卷十一)

【组成】雄黄二两(研)　好醋二升(慢火熬成膏)

【用法】上以干蒸饼为丸，如梧桐子大，每服七丸，空心生姜汤送下。

【主治】久患心痛，时发不定，多吐清水，不下饮食。

87428 **雄黄丸**(《鸡峰》卷十一)

【组成】雄黄一两

【用法】入瓦盒内不固济，坐盒子于地上，用土培之，周匝令实，可厚二寸，以炭一斤，簇定顶，火煅之，三分去一，退火待冷，出之细研如粉，用蟾酥和丸，如粟米大，每服三十丸，空心杏仁汤送下。

【主治】肺痨咳嗽。

87429 **雄黄丸**(《鸡峰》卷二十二)

【组成】砒霜半分　雄黄半钱　雄黑豆四十七个(拣小者，去皮研之)

【用法】上药同研匀，滴水为丸，如黄米大。看口大小，用药入在疮口内；或未破以针劖见血，贴药丸在上，以膏覆之。

【主治】瘰疬疮。

87430 **雄黄丸**(方出《本事》卷五,名见《普济方》卷二九八)

【组成】白芜荑 贯众(刮去黑皮) 狼牙根 椿东引根白皮 槐东引根白皮 猬皮(炙焦)各一分 雄黄(水飞)半两 白鳝头(炙焦)一个

【用法】上为细末,腊月猪脂和丸,如弹子大。绵裹内下部,一日三易。

【主治】肠痔在腹内,有鼠奶下血。

87431 **雄黄丸**(《三因》卷十六)

【组成】通明雄黄一两 川乌头(生,去皮尖)一两半

【用法】上为末,滴水为丸,如梧桐子大,每服十丸,煨葱白茶清送下。

【主治】八般头风,及眩晕,恶心吐逆,诸药不治。

87432 **雄黄丸**(《普济方》卷三八七引《全婴方》)

【组成】南星 雄黄 半夏各一钱 巴豆一半(去油)

【用法】上为末,糊丸如芥子大。三岁十丸,生油浸过,生姜汤送下。

【主治】小儿咳嗽,气粗有痰。

87433 **雄黄丸**

《医方类聚》卷二二九引《经验良方》。为方出《百一》卷十八,名见《妇人良方》卷十七"催生万金不传遇仙丹"之异名。见该条。

87434 **雄黄丸**(《普济方》卷一六三引《余居士选奇方》)

【组成】雄黄 雌黄 信各一钱 巴豆五粒 半夏半两(汤浸七次)

【用法】上为末,糊为丸,如椒子大。每服五丸。临卧清茶送下。小儿加减与服之。

【主治】喘嗽。

【宜忌】忌热物。

87435 **雄黄丸**(《直指》卷八)

【组成】雄黄(研) 白矾(煅) 木香 生葶苈子各一分 马兜铃(去壳) 鸡内金 淡豆豉各三钱半 信砒(锋芒莹者,生用)一钱半

【用法】上为细末,米浆煮糊为丸,如胡椒大。每服五丸,加至七丸,茶清稍冷,临卧送下。次日饮食勿用热。绿豆生嚼,解砒霜毒。

【主治】喘。

87436 **雄黄丸**(《直指》卷二十一)

【组成】瓜蒂 明矾 华阴细辛各一钱 雄黄半钱

【用法】上为末,以雄犬胆汁和丸。绵包塞鼻。

【主治】鼻齆。

87437 **雄黄丸**

《急救仙方》卷二。为《局方》卷八"解毒雄黄丸"之异名。见该条。

87438 **雄黄丸**(《普济方》卷二三七引《仁存方》)

【组成】雄黄半两 兔粪三两 天灵盖一两(酥炙黄) 鳖甲 木香各半两 轻粉一钱

【用法】上为末,法酒一升,大黄半两,熬膏为丸,如弹子大,朱砂为衣。五更初服,以童子小便同酒一盏,化一丸服之。如人行二十里久,吐出虫如灯心,或如烂瓜李,或如虾蟆,未效再服,以应为度。虫红火烧之,又用油煎。

【主治】传尸痨。

87439 **雄黄丸**(《仙传外科集验方》)

【组成】郁金 雄黄各半两 大戟 芒硝各一两 巴豆四十粒(去壳,不去油)

【用法】上为细末,面糊为丸,如绿豆大。每服七八九丸,用巴豆半粒擂烂,冷白汤送下;如要打痰,以桑白皮、杏仁煎汤冷吞下即行。

【功用】利大腑,去毒积。

87440 **雄黄丸**(《普济方》卷九十九)

【异名】六珍丹(原书卷一〇〇)。

【组成】雄黄(别研) 雌黄(别研) 珍珠末(别研)各一两 丹砂(别研) 水银各二两(先以蒸熟枣肉二两研,马尾罗内擦过,用柳木椎研令青色,水银星尽为度) 铅丹(点醋炒)

【用法】上药各研如粉后,用枣肉膏研,不见水银星为度,更入枣膏,入臼更捣千杵,丸如大麻豆。每服二丸至三丸,人参茯苓汤送下,日二夜一,食后服之。

【主治】风痫失性,发则颠倒欲死,作牛吼、马嘶、鸡鸣、羊叫、猪嗥等声,脏腑相引,气争掣疭,吐沫流涎,久而方苏。并理五惊诸痫。

87441 **雄黄丸**

《普济方》卷一五一。为《圣惠》卷十六"安息香丸"之异名。见该条。

87442 **雄黄丸**(《普济方》卷一九七)

【组成】雄黄一分(细研) 虎脂一分(销令溶) 砒霜一分(细研) 天灵盖一分(生用) 猢狲头骨一分(生用) 朱砂一分(细研) 安息香一分(细研) 公鼠粪一分 白芥子一分 黄丹一分 绿豆粉一分

【用法】上为末,入研药匀,入虎脂并炼蜜为丸,如皂荚子大。男左女右,以绯帛系一丸于中指上,时时嗅之。

【主治】一切疟,寒热发歇不定,痰逆不下饮食。

87443 **雄黄丸**(《普济方》卷二一六)

【组成】雄黄 干姜各等分

【用法】上为末,酒煮面糊为丸,如梧桐子大。每服二十丸,加至三十丸。空心温酒送下。

【主治】小便滑数。

87444 **雄黄丸**

《普济方》二五三。为《千金》卷二十四"太上五蛊丸"之异名。见该条。

87445 **雄黄丸**(《普济方》卷三六六)

【组成】雄黄二钱 麝香半钱

【用法】上为末,软饮和为挺子,安在牙内。

【主治】小儿牙齿黑蚛,气息疼痛。

87446 **雄黄丸**(《普济方》卷三八三)

【组成】雄黄(研) 黄连(去须) 木香各一分 麝香半分

【用法】上为散。每服半钱,米饮送下。

【功用】杀虫。

【主治】小儿疳。

87447 **雄黄丸**(《袖珍小儿》卷四)

【组成】雄黄五钱　信石三钱(白者)　半夏一两　白矾三钱　巴豆一钱(去心膜油)

【用法】先将白矾同信末二件拌匀,焙干,再研再炒,入前药末内和匀,糊为丸,如粟米大,辰砂为衣。每服五七丸,卧时用桑白皮汤吞下;或茶清亦可。

【主治】小儿诸般喘嗽,盐醋等齁哮吼。

87448 **雄黄丸**(《医学正传》卷六)

【组成】雄黄　郁金各一钱　巴豆十四枚(去壳)　麝香少许　皂角　全蝎各一钱

【用法】上为细末,滴水为丸,如绿豆大。每服二十丸,茶清送下,亦看大小虚实斟酌加减丸数。

【主治】疔肿。

87449 **雄黄丸**(《银海精微》卷下)

【组成】全蝎　雄黄各二钱　盆硝一钱五分　乳香没药各二钱　薄荷　川芎各一钱　冰片一分

【用法】上为末,口噙水,搐吹鼻内,一日二次。

【主治】偏正头风。

87450 **雄黄丸**

《医统》卷四十六。为《圣济总录》卷一九九"神仙雄黄丸"之异名。见该条。

87451 **雄黄丸**(《赤水玄珠》卷二十六)

【组成】雄黄五钱　半夏　神曲　白曲各一两　巴霜四十九粒(另研)

【用法】上为末,滴水为丸,如绿豆大,用米糠拌炒赤色。每服七丸,加至十丸,呕吐,姜汤送下;痰嗽,齑菜汁送下。

【主治】癖积痰嗽呕吐。

87452 **雄黄丸**(《准绳·疡医》卷二)

【组成】巴豆十四粒　麝香少许　全蝎　牙皂　雄黄大黄　郁金各一钱。

【用法】上为末,米糊为丸,如绿豆大,朱砂为衣,每服五七丸,茶清送下。以利为度。

【主治】疔疮。大便闭实不通,或心腹痛者。

87453 **雄黄丸**(《医学心悟》卷五)

【组成】明雄黄　鬼臼(去毛)　丹砂(研末,水飞)各五钱　元胡索七钱　川芎七钱　半夏一两(姜汁炒)　麝香一钱

【用法】上为末,炼蜜为丸,如梧桐子大。每服三十丸,空心温酒送下。

【主治】鬼胎。

87454 **雄黄丸**(《兰台轨范》卷四)

【组成】雄黄

【用法】上为细末,蒸饼和药。甘草煎汤送服。

【主治】暑毒痢。

87455 **雄黄丸**(《治疹全书》卷下)

【组成】明雄黄

【用法】上药不拘多少,捣末,饭中蒸七次,为细末,蒸饼为丸,如梧桐子大。每服七丸,酒浆送下。

【主治】闷疹痰喘,因潮不尽者。

87456 **雄黄丸**(《齐氏医案》卷六)

【组成】明雄一两　丹参　赤小豆　鬼箭羽各二两

【用法】上为细末,炼蜜为丸,如梧桐子大。每服五丸,每早空心温酒送下。

【功用】预防瘟疫传染。

87457 **雄黄丹**(方出《肘后》卷三,名见《鸡峰》卷十四)

【异名】大黄丸(《普济方》卷一九七)。

【组成】白驴蹄二分(熬)　大黄四分　绿豆三分(末)　砒霜二分　光明砂半分　雄黄一分

【用法】上捣为末,炼蜜为丸,如梧桐子大。发日平旦服二丸,冷水送下。

【主治】寒热诸疟。

【宜忌】七日内忌油。

87458 **雄黄丹**(《鸡峰》卷二十八)

【组成】雄黄　磁石　朱砂　硫黄各二两　牛黄一两(研细)　麝香半两(细研)

【用法】上药前四味各于乳钵内细研,水飞过,于净埚器中贮之,欲修合时,须五月五日收采青艾嫩者约一担,择取用水净洗,木臼中烂捣,干净布中绞取汁,可五升。先垒一炉,致银锅,以慢火煎令成膏,斟酌稀稠所得,即先下磁石搅令匀,次下朱砂又搅令匀,次下雄黄又搅令匀,良久去锅下火,即下硫黄又搅令匀,次下牛黄又搅令匀,次下麝香,须细意搅,要药末匀,候可丸,即为丸如绿豆大,每日空心以温酒下五丸。

【功用】补益筋髓,延年,驻颜色,壮志气;久服可以无疾,身轻骨健,耳目聪明。

【宜忌】忌羊血。

87459 **雄黄丹**(《卫生总微》卷十二)

【组成】干蟾(酥炙焦)　胡黄连　白芜荑(去屑)　川黄连(去须)　干漆半两(炒烟尽,先为末)　雄黄半两(水飞)　麝香一钱(研)

【用法】上为末,拌匀,猪胆汁和丸,如黍米大。每服十粒,新汲水送下,不拘时候。

【主治】小儿五疳羸瘦,多生虫动。

87460 **雄黄丹**(《永类钤方》卷二十一)

【组成】雄黄　朱砂各一钱(另研)　杏仁十四粒(炒)巴豆七粒　豉(淡者)二十一粒

【用法】上用米醋半盏,干姜一片,指大者,煮令干,研成膏,皂角一寸蜜炙焦,先去子及皮弦,法制牛胆南星一分,同雄、朱、杏膏研细,加少糊丸,如麻子大。一岁儿五丸,壮者七丸,二岁十丸,淡姜汤送下。

【主治】齁船喘满咳嗽,心胸烦闷,伤热触毒。

87461 **雄黄汤**

《回春》卷五。为方出《肘后》卷五,名见《圣济总录》卷九十四"雄黄淋洗方"之异名。见该条。

87462 **雄黄油**(《圣济总录》卷一八一)

【组成】雄黄一分

【用法】上研细,以麻油调抹耳中。

【主治】小儿飞虫入耳。

87463 **雄黄油**(《中医皮肤病学简编》)

【组成】雄黄(研末)6克　甘油20毫升

【用法】混合均匀,外涂。

【主治】女阴溃疡。

87464 **雄黄酊**(《中医皮肤病学简编》)

【组成】雄黄粉 50 克　冰片 0.5 克　酒精 100 毫升

【用法】混合外用。

【主治】带状疱疹,单纯疱疹。

87465 **雄黄酒**(《古今医鉴》卷五)

【组成】明雄黄一钱

【用法】以酒一盏煎七分,急令患人嗅其热气。即止。

【主治】咳逆。

87466 **雄黄散**(方出《肘后》卷五,名见《圣惠》卷四十四)

【组成】雄黄　矾石各二分(为末)　麝香半分

【用法】捣敷患处。

【主治】女子阴疮。

87467 **雄黄散**(《普济方》卷三〇三引《肘后》)

【组成】雄黄末如大豆

【用法】内疮中,敷之亦得。

【主治】金疮血内漏,或出血发渴。

87468 **雄黄散**(《外台》卷三十四引《古今录验》)

【组成】芎䓖　藜芦　雄黄(研)　丹砂(研)　蜀椒(汗)　细辛　当归各一分

【用法】上为散。取方寸匕,绵裹纳阴中,又敷外疮。

【主治】妇人阴中生疮。

87469 **雄黄散**(《外台》卷三十五引《古今录验》)

【组成】白麻秸(取皮)一合　花燕脂十颗　雄黄少许

【用法】上研细,敷耳中令满。一两度愈。

【主治】小儿聤耳有疮及恶肉。

【备考】方中雄黄原缺,据《普济方》补。

87470 **雄黄散**(《千金》卷九)

【组成】雄黄五两　朱砂(一作赤术)　菖蒲　鬼臼各二两

【用法】上为末,以涂五心、额上、鼻、人中及耳门。

【功用】辟温气。

87471 **雄黄散**(方出《千金》卷十五,名见《圣济总录》卷七十八)

【组成】雄黄　青葙各二两　苦参三两　矾石　雌黄　铁衣　藜芦各一两　麝香二分(别研)

【用法】上为末,以竹管纳大孔中酸枣许,吹纳下部中,日一,不过三。小儿以大豆许。此方极救死。

【主治】五痔蚀人五脏,通见脊骨,下脓血,手足烦疼,四肢无力,夜卧烦躁不安,面失血色,肩胛疼,面及手足有浮气,或下血乃死。

87472 **雄黄散**(方出《千金》卷二十五,名见《普济方》卷三〇六)

【组成】干姜　麝香　雄黄各等分

【用法】上为粗散。以绛袋盛带之,男左女右,蛇毒涂疮,若无麝香,以射罔和带之,以蜜为膏敷螫处良。

【功用】入山草辟众蛇。

【主治】《普济方》:蛇伤,蜈蚣、蝎螫,诸毒虫咬。

【备考】《普济方》:一方研为细末,用津唾点,时掺患处痛即止。

87473 **雄黄散**

《圣惠》卷十三。为《外台》卷三引《范汪方》"雄黄锐散"之异名。见该条。

87474 **雄黄散**(《圣惠》卷十六)

【组成】雄黄半两(细研)　青葙子三两　苦参三两(剉)　黄连三两(去须微炒)　杏仁一两半(汤浸去皮尖双仁,麸炒微黄)

【用法】上为散,每服三钱,食前以粥饮调下。

【主治】时气䘌蚀,下部生疮。

87475 **雄黄散**

《圣惠》卷十六。为《肘后》卷二"太乙流金方"之异名。见该条。

87476 **雄黄散**(《圣惠》卷二十二)

【组成】雄黄三分(细研)　牛黄一分(细研)　麝香一分(细研)　白附子三分(炮裂)　蛜蝌半两(微炒)　天麻二两　白僵蚕半两(微炒)　天南星三分(醋煮十沸,炙干)　白花蛇肉一两(酒浸微炒)

【用法】上为细散,入研了药令匀。每服一钱,以温酒调下,不拘时候。

【主治】急风及破伤风。

【备考】本方原名雄黄丸,与剂型不符,据《普济方》改。

87477 **雄黄散**(《圣惠》卷二十二)

【组成】雄黄半两(细研)　龙脑一分(细研)　麝香一分(细研)　朱砂三分(细研)　阿胶一两(捣碎炒令黄燥)　天南星一两(炮裂)　丁香一分　香墨半两　干蝎半两(微炒)　蝉壳半两(微炒)　牛黄一分(细研)　腻粉一分

【用法】上为细散,入研了药,都研令匀。每服一钱,以温酒调下,不拘时候。

【主治】急风,不省人事。

87478 **雄黄散**(《圣惠》卷二十二)

【组成】雄黄一两　莽草一两　藜芦一两(去芦头)　斑蝥二十枚　赤小豆半合　白矾三分　芫荑一分　皂荚三分(烧灰)　蛇床子三分　吴茱萸三分　硫黄半两(细研)　附子一两(去皮脐,生用)　巴豆十五枚(去皮心)

【用法】上为散,都研令匀。每用散一钱,以生油调,薄涂于痛处,日二易之。

【主治】白虎风,疼痛走转不定。

87479 **雄黄散**(《圣惠》卷二十四)

【组成】雄黄半两(细研)　雌黄一两(细研)　雷丸三分　阿魏半两(面裹煨,令面熟为度)　滑石半两　朱砂半两(细研)　藜芦半两(去芦头)　白蔹半两　犀角屑半两　紫石英半两(细研,水飞过)

【用法】上为细散,入研了药,都研令匀。每服二钱,空心以暖酒调下。服药后,或觉心逆,不得便吐,吐即药无力;服药后,虫必出,甚验;如未应,次日再服。

【主治】大风疾,肌肉欲坏,有虫。

【宜忌】忌生冷物,野狸肉。

87480 **雄黄散**(《圣惠》卷三十四)

【组成】雄黄(细研)　麝香(细研)　熊胆　天雄(生,去皮脐)　细辛　当归　附子(生,去皮脐)　干姜(炮)　苦参(剉)　生干地黄　芦荟　甘草(剉)各一分

【用法】上为细散,同研令匀,以绵裹一钱,安于齿根含之。有汁勿咽。

【主治】牙齿风疳，龈烂齿痛。

87481 **雄黄散**(《圣惠》卷三十四)

【组成】雄黄一分 石胆半两 乳发半两(烧灰) 人粪灰一分 麝香一钱 鲫鱼(三寸者，肚内满着盐烧灰)

【用法】上细研为散，先用盐汤漱三五口，后于疮上贴之。有涎即旋旋吐却。

【主治】急疳。齿根、唇颊、腭上疮出渐多。

87482 **雄黄散**(《圣惠》卷四十三)

【组成】雄黄半两(细研) 赤小豆半两 瓜叶半两

【用法】上为细散。每服一钱，以温水调下。当吐立愈；良久不吐，再服。

【主治】中恶心痛，气急胀满，厌厌欲死。

【备考】《普济方》有瓜蒂，无瓜叶，用温浆水调服。

87483 **雄黄散**(《圣惠》卷五十六)

【组成】雄黄一分(细研) 釜下黄土半两(细研) 獭肝如枣大(微炙) 斑蝥十四枚(糯米拌炒令黄色，去翅足)

【用法】上为细散，每服二钱，空腹以酪浆调下，或吐虾蟆及蛇等出，即愈。

【主治】中蛊毒吐血。

87484 **雄黄散**

《圣惠》卷五十六。为《千金》卷十七"太乙备急散"之异名。见该条。

87485 **雄黄散**(方出《圣惠》卷五十六，名见《普济方》卷二五四)

【组成】雄黄

【用法】上为末，细研。以芦管吹入两鼻中。

【主治】❶《圣惠》：卒魇。❷《普济方》：鬼迷不寤。

87486 **雄黄散**(《圣惠》卷五十六)

【组成】雄黄一两(细研) 黄芩半两 黄连一分(去须) 黄柏一分(剉) 川大黄半两(剉碎微炒) 黄耆半两(剉) 桂心半两 细辛半两 黄环半两 泽泻半两 山茱萸半两 蒲黄一分 麻黄半两(去根节) 人参半两(去芦头)

【用法】上为细散。每服一钱，以温酒调下，日三服，不拘时候。不愈，稍增至二钱服。

【主治】五脏六腑气少，亡魂失魄，五脏不安，忽喜忽悲，恐怖如有鬼物，皆发于大惊，及当风，从高堕下落水所致。

87487 **雄黄散**(《圣惠》卷六十一)

【组成】雄黄半两(细剉) 川大黄半两(生用) 磁石半两(捣碎细研) 白矾半两(烧令汁尽) 细辛半两

【用法】上为细散。用鸡子白和生蜜，调涂之，干易之。

【主治】石痈。风毒初结，焮核坚硬。

87488 **雄黄散**(《圣惠》卷六十一)

【组成】雄黄三分(细研) 麝香一两(细研) 木香半两 川大黄三分 黄连一两 白芷三分 桂心半两 当归三分(剉微炒) 黄柏三分(剉) 槟榔三分 芎䓖半两 麒麟竭三分

【用法】上为细散，用腊月猪脂调令匀，涂于绢上，贴肿处，候脓溃后，即用膏药搜脓生肌。

【主治】痈疽。赤肿疼痛，未得脓溃。

87489 **雄黄散**(方出《圣惠》卷六十二，名见《圣济总录》卷一二九)

【组成】雄黄一两(细研) 鸡屎白一两 藜芦一两 丹砂一两(细研) 鳗鲡鱼一两

【用法】上为细散，每日以青布裹烧熏之，经三日乃止。

【主治】缓疽。

【备考】原方治上证，经以飞黄散蚀恶肉尽，再用本方熏之。

87490 **雄黄散**(《圣惠》卷六十二)

【组成】雄黄一两(细研) 黄连一两(去须) 黄柏半两(剉) 赤小豆三分 川朴硝一两 黄芩半两 白及三分

【用法】上为细散。用猪胆调如面糊，敷肿上，每日三四次。

【主治】发背肿毒，焮赤疼痛。

87491 **雄黄散**(《圣惠》卷六十九)

【组成】雄黄半两(细研) 乌蛇二两(酒浸，去皮骨，炒微黄) 地龙半两(微炒) 蚰蜒半两(生用) 麒麟竭半两 赤箭半两 侧子半两(炮裂去皮脐) 桂心半两 没药半两 木香半两 麝香一分(细研) 白芥子半两

【用法】上为细散，入研了药，更研令匀，每服一钱，以热酒调下，不拘时候。

【主治】妇人血风，走疰疼痛。

87492 **雄黄散**(《圣惠》卷八十一)

【组成】雄黄一两 硇砂半两(细研) 麝香一分 熊胆一分 石炭二两(末) 水蛭一两(微炒)

【用法】上为细散。每服半钱，以热酒调下，不拘时候。

【主治】产后余血不散，致小腹疼痛不可忍。

87493 **雄黄散**(《圣惠》卷八十二)

【组成】雄黄一分 麝香一分

【用法】上为散。周晬儿，每服一字，用刺鸡冠血调灌之，空心、午后各一服。

【主治】小儿中客忤，欲死，心腹痛。

【备考】《普济方》有乳香半钱。

87494 **雄黄散**(《圣惠》卷八十五)

【组成】雄黄半钱 朱砂一分 牛黄半分 熊胆半钱 天麻一分(末) 晚蚕蛾半分 天竹黄半分 麝香一钱 铅霜一分 马牙硝半两

【用法】上同研如粉，常以不津器贮之，每服半钱，用温水调下。

【主治】小儿风痫及天钓。

87495 **雄黄散**(《圣惠》卷八十八)

【组成】雄黄半两(细研) 麝香半两(细研) 犀角末半两

【用法】上同研令匀。每服半钱，以温水调下，日四五服。

【主治】小儿飞蛊，状如鬼气。

87496 **雄黄散**(《圣惠》卷八十九)

【组成】雄黄半两(细研) 黄芩末一分 曾青一分(细研)

【用法】上药细研令匀。以绵裹豇豆大，塞耳中，日再换之。

【主治】小儿聤耳，汁出，外边生恶疮息肉。

87497 **雄黄散**(《圣惠》卷九十)

【组成】雄黄三分(细研) 白矾半两(烧令汁尽) 井盐一分 莽草半两

【用法】上为细散。以生油调，可疮涂，日三用之。

【主治】小儿头面、身体生疮，皮肤赤焮，瘙痒。

87498 **雄黄散**(《圣惠》卷九十)

【组成】雄黄一分(细研) 消石一分 蚺蛇胆一分 黄连一分(去须) 石盐一分 苦参一分(剉) 朱砂一分(细研) 鸡屎矾半两 麝香一钱(细研)

【用法】上为细散，都研令匀，日可三五度涂之。

【主治】小儿口疮烂痛，不问赤白，或生腮颔间，或生齿龈上。

87499 **雄黄散**(方出《圣惠》卷九十一，名见《圣济总录》卷一八二)

【组成】雄黄一分 麝香一钱

【用法】上细研，用甲煎油调涂之。

【主治】小儿干湿癣。

【备考】《圣济总录》本方用雄黄、麝香各一分，研为细散，用煎油调涂之，干再上。

87500 **雄黄散**(《圣惠》卷九十三)

【组成】雄黄一分 芦荟一分(细研) 青黛一分(细研) 朱砂一分(细研) 当归一分(剉，微炒) 白芷一分 熊胆一分(细研) 龙胆一分(去芦头) 黄连一分(去须，微炒) 黄柏一分(微炙剉) 甘草一分(炙微赤，剉) 麝香一分(细研) 细辛一分 蚱蝉七枚(去足) 干虾蟆一两(涂酥炙令黄焦)

【用法】上为细散，入研了药，更研令匀。每服半钱，以井华水调下，日三四服。

【主治】小儿久痢不愈，羸瘦壮热，毛发干焦，不能饮食。

87501 **雄黄散**(《圣济总录》卷十三)

【组成】雄黄(研)半两 丹砂(研) 牛黄(研) 丁香各一分 桂(去粗皮)半两 天麻三分 麝香(研)一两 天南星(炮裂)三分 龙脑一分(先研如粉，入麝香同研，次入前三味同研) 半夏(为末，生姜汁作饼晒干) 麻黄(去节煎，掠去沫，焙) 白僵蚕(炒)各三分 附子(炮裂，去皮脐) 干姜(炮) 大黄(剉，醋炒)各半两

【用法】上十味为散，与别研五味和匀，每服半钱，加至一钱匕，空心、夜卧温酒调下。汗出即愈。

【主治】风气入中，蕴积生热，口干目黄，时发潮躁。

87502 **雄黄散**(《圣济总录》卷十八)

【组成】雄黄 硫黄 白矾(并研如粉)各一分

【用法】合研令匀。以炼成猪脂调和，涂疮上。

【主治】疬疡风，面颔颈项忽生斑驳，其状如癣。

87503 **雄黄散**(《圣济总录》卷十八)

【异名】杀虫雄黄散(《疡科选粹》卷七)。

【组成】雄黄 白矾 紫石英 白石英 马牙硝 太阴玄精石 金星石 银星石各一两

【用法】上为细末，入瓷盒中，用白土纸筋泥固济，火烧通赤，以湿土盖窨，来日取出。于净湿地上，用纸衬瓷盒，出火毒三复时，时洒地上令湿后，再研。以生麻油调涂患处。

【功用】于疮内取风毒涎，杀诸癞虫。

【主治】大风癞。

87504 **雄黄散**(《圣济总录》卷一〇〇)

【组成】雄黄(研) 甘草(炙剉) 黄芩(去黑心)各半两 栀子(去皮) 芍药(剉碎，微炒)各一两

【用法】上为散。每服二钱匕，以温酒调下，日再服，不拘时候。

【主治】一切飞尸鬼注，身痛如刺。

87505 **雄黄散**(《圣济总录》卷一〇〇)

【组成】雄黄一两

【用法】上为散。每用一钱匕，温酒调服，一日三次。血化为水。

【主治】卒中鬼击及刀兵所伤，血漏腹中不出，烦满欲绝。

87506 **雄黄散**(《圣济总录》卷一一四)

【组成】雄黄半两(研) 丹砂三分(研) 丁香一分 桂(去粗皮)一分 干蝎(去足炒)半两 乌蛇(酒炙用肉)半两 硫黄一分(研) 天麻 人参各半两 天南星(炮)三分 山芋一分 麝香三分(研) 槟榔三枚(煨剉) 木香一分 白附子(炮)一分 麻黄(去根节)半两

【用法】上为散，再罗令匀。每服二钱匕，温酒调服。

【主治】风聋。

87507 **雄黄散**(《圣济总录》卷一一六)

【组成】雄黄(研) 细辛(去苗叶) 木通(剉) 苏仁(研) 皂荚(炙，刮去皮并子)各一分 白矾(煅过)半两 礜石(黄泥包煅过)半两 黎芦(炙) 地胆 瓜蒂 地榆(洗去泥土) 蕳茹各三分 巴豆十粒(去皮壳，炒黄)

【用法】上为散。煎细辛、白芷汤和，涂敷息肉上；以胶清和涂之亦得。取愈为度。

【主治】鼻中息肉。

87508 **雄黄散**(《圣济总录》卷一一六)

【组成】雄黄五两(置沙锅中以醋煮三复时取出薄醋洗过，夜露晓收三度，细研如粉)

【用法】每服二钱匕，温水调下，日再。不出半月息肉自出。

【主治】鼻中息肉。

87509 **雄黄散**(《圣济总录》卷一三二)

【组成】雄黄 密陀僧各一钱 腻粉三钱匕 麝香一字

【用法】上研细。如未破用白梅汤调涂；已破挹去脓汁干贴。

【主治】咽漏疮。初生结喉上如痈肿，破后有眼子。

87510 **雄黄散**(《圣济总录》卷一三三)

【组成】雄黄(研) 百合 乳香(研) 黄柏(去皮炙) 墙上烂白蚬子(小蚌蛤子)各一分

【用法】上为细散。先用浆水煎甘草湿柳枝汤，温洗拭干敷之。

【功用】暖疮口。

【主治】冷疮。

87511 **雄黄散**(《圣济总录》卷一四〇)

【组成】雄黄(细研)一分　粉霜半分(研)　蜣螂四枚(为末,生用)　巴豆三粒(去壳别研如泥,生用)
【用法】上研为散。以铜箸头,取乳汁调点疮上,频频用之。七日疮热,箭头自出。
【主治】药毒箭头在身诸处,未出。

87512　**雄黄散**(《圣济总录》卷一四八)
【组成】雄黄一钱　麝香半钱(同研细)
【用法】二味研匀,以生麻油调敷之。
【主治】毒蚁螫人。

87513　**雄黄散**(《圣济总录》一四八)
【组成】雄黄(研)　麝香(研)　干姜(炮,为末)各半两　巴豆一分(去皮膜心,出尽油,研)
【用法】一处和匀。每服一字匕,以新汲水调下。才中便服,得微利则毒气消;未利更一二服。
【主治】诸毒蛇咬,毒气攻心迷闷。

87514　**雄黄散**(《圣济总录》卷一四八)
【组成】雄黄(不拘多少)
【用法】上为末,敷疮上,亦用铜青敷疮中。
【主治】蛇咬伤。

87515　**雄黄散**(《圣济总录》卷一五八)
【组成】雄黄(研)　香墨(研)各一钱　金箔三片　马牙消一分(研)
【用法】上为末研匀。每服一钱匕,以蜜少许,与温汤调服之;未下更服。
【主治】妊娠堕胎,胞衣不下,昏闷喘急者。

87516　**雄黄散**(《圣济总录》卷一六九)
【组成】雄黄(研)一分　龙脑(研)半钱　麝香(研)半钱　丹砂(研)　黄芩(去黑心)　山栀子　人参　犀角屑　大黄(剉,炒)　桂(去粗皮)　甘草(炙)　牛黄(研)各半两　虎睛(微炙)一只
【用法】上为散,再同研匀。一二岁儿每服半钱匕,三四岁儿每服一钱匕,并用薄荷汤调下,早晨、午后各一次。
【主治】小儿惊热,神志不安。

87517　**雄黄散**(《圣济总录》卷一七二)
【组成】雄黄(研)　牛黄(研)　蚱蝉各一两　干蝎七枚(去土炒)
【用法】上研为散。一二岁儿每服一字匕,薄荷汤调下,三四岁半钱匕,空心、日午、临卧各一服。
【主治】小儿惊风,天钓急风。

87518　**雄黄散**(《圣济总录》卷一七二)
【组成】雄黄一分　水银半钱(与雄黄同研令星尽)　铜绿一钱　麝香一字
【用法】上药研匀,以瓷盒盛,每先以新绵揾去血,甚者剪去恶肉贴之,一日三敷之。
【主治】小儿急疳,及骨槽风蚀动唇口。

87519　**雄黄散**(《圣济总录》卷一七三)
【组成】雄黄(研)　胡粉(熬)各半两
【用法】上细研如粉。每用半钱匕,以乳汁调,纳下部中,日三上,以愈为度。
【主治】小儿䘌虫蚀下部。

87520　**雄黄散**(《圣济总录》卷一七三)
【组成】雄黄(研)　黄连(去须)　木香各一分　麝香(研)半分
【用法】上为散。每服半钱匕,米饮调下。
【功用】杀虫。
【主治】小儿疳。

87521　**雄黄散**(《圣济总录》卷一八三)
【组成】雄黄(研)　干蓝各半两
【用法】上为散。每用一米大,翳上贴之,三五度即愈。
【主治】乳石发目翳。

87522　**雄黄散**(《陈素庵妇科补解》卷三)
【组成】雄黄　鬼臼　川芎　秦艽　柴胡　天虫　芫花根　巴戟　厚朴　牛膝　斑蝥　甘草　吴茱萸　延胡索
【主治】妊娠鬼胎。妇人营卫虚损,精神衰耗,以致妖魅精气感入脏腑,状如怀妊,腹大如抱一瓮,按之无凹凸,不动者,是鬼胎也,间下黑血或浊水等物,疼痛甚者。
【备考】本方作丸,名雄臼丸,每丸如弹子大,每服三丸,清水空心吞下。服后下虫如马尾、如小蛇、如卵、如白膏豆汁,此邪精鬼胎已消矣,即服调养气血之药。

87523　**雄黄散**(《鸡峰》卷二十一)
【组成】蜈蚣一个(去足并去头为末)　雄黄一钱(研)
【用法】上为细末。每用一字或半钱,冷水调,鸡翅扫在喉中。
【主治】缠喉诸风,及满口牙齿血烂者。

87524　**雄黄散**(《鸡峰》卷二十五)
【组成】雄黄二钱　白矾二两　沥青一两　轻粉一钱　血余少许
【用法】上为细末。菜油调涂之,先用齑汁洗了,揩干用药。
【主治】新久癣疮。

87525　**雄黄散**(《卫生总微》卷十一)
【组成】雄黄一分(研细,水飞)　乳香一分(研细)　白矾(飞过)一钱(研细)
【用法】上同研匀。每服婴孩一字,二三岁半钱,乳食前陈米饮调下,一日三服。
【主治】肠胃虚冷,下痢频并,腹痛不可忍,后重努躯肛脱。

87526　**雄黄散**
《三因》卷十四。为方出《肘后》卷五,名见《圣济总录》卷九十四"雄黄淋洗方"之异名。见该条。

87527　**雄黄散**(《杨氏家藏方》卷二)
【组成】草乌头(肥实心白者,水浸两宿切作片子,慢火焙干)二两　干姜一两(炮)　防风(去芦头)　当归(洗焙)　天南星(炮)　藁本(去土)　肉桂(去粗皮)　甘草(炙)　川芎　雄黄(不夹石,通明者,别研)　白僵蚕(炒去丝嘴)各半两
【用法】上为细末,入雄黄研匀。每服一钱,先嚼煨葱三寸,入生姜汁五七点,食后茶清调下。
【主治】一切风虚气攻,偏正头疼,呕吐涎沫。
【宜忌】忌热物少时。

87528　**雄黄散**(《保命集》卷中)
【异名】天麻雄黄散(《玉机微义》卷四十二)。

【组成】南星三钱　半夏五钱　天麻五钱　雄黄二钱半。

【用法】上为细末。每服一钱，温酒调下。

【主治】破伤风。

【加减】如有涎，于此药中加大黄为下药。

87529　**雄黄散**（《保命集》卷中）

【组成】雄黄　瓜蒂　赤小豆各一钱

【用法】上为细末，每服半钱，温水调下，以吐为度。

【主治】久疟不能食，胸中兀兀，欲吐而不能吐者。

87530　**雄黄散**（《保命集》卷下）

【组成】雄黄一钱（研）　巴豆一个（去皮研）

【用法】二味同研如泥，入乳香、没药少许，再研细，少上，恶肉自去。

【主治】诸疮有恶肉，不能去者。

87531　**雄黄散**

《百一》卷十七。为《鸡峰》卷二十二"土蜂窝散"之异名。

87532　**雄黄散**（方出《百一》卷十九，名见《普济方》卷三七五）

【组成】白矾（生用）　雄黄各等分

【用法】上研细，蜡柜为丸，如粟米或绿豆大，以麝香朱砂养之。量儿大小与服，取青绿物，自大便出即愈。

【主治】小儿急慢惊风。

87533　**雄黄散**（《儒门事亲》卷十二）

【组成】雄黄　乳香　没药　麝香少许

【用法】上为末，量疮大小干贴。

【主治】❶《儒门事亲》：疮疡。❷《普济方》：刀箭所伤。

87534　**雄黄散**（《普济方》卷二七五引《余居士选奇方》）

【组成】雄黄（飞）　白矾（飞）　黄丹（飞）　白蔹（细研）各等分

【用法】水调，鹅毛扫，纸花贴，中留小窍，出毒气。

【主治】恶疮。

87535　**雄黄散**（《小儿痘疹方论》）

【组成】雄黄一钱　铜绿二钱

【用法】上药同研极细，量疮大小干掺。

【主治】小儿因痘疮，牙龈生疳蚀疮。

87536　**雄黄散**（《直指》卷八）

【组成】雄黄　安息香各一分　露蜂房（去子烧灰）　桃仁（去皮炒）各二分　麝香（少许）

【用法】上为末。每用一钱，生艾叶入生蜜研汁夹和，临卧含化。仍烧艾，以管子吸烟熏喉。

【主治】传疰劳嗽，肺管有虫，令人喉痒。

87537　**雄黄散**（《直指》卷二十一）

【组成】雄黄半钱　瓜蒂二个　绿矾一钱　麝少许

【用法】上为细末。搐些入鼻。

【主治】鼻齆，息肉。

【备考】本方原名雄黄丸，与剂型不符，据《得效》改。

87538　**雄黄散**（《朱氏集验方》卷七）

【组成】雄黄　北细辛　麝香

【用法】上为末。搐入鼻中。

【主治】鼻痔。

87539　**雄黄散**（《朱氏集验方》卷十四）

【组成】雄黄不拘多少

【用法】上为末，入麝香少许。以麦门冬汤调下。

【主治】中恶毒及救蛇、虺毒。

87540　**雄黄散**（《朱氏集验方》卷十四）

【组成】雌黄末　雄黄末　麝香末各一钱

【用法】取生羊肺如指大，以刀开，纳雄黄等物，以肺裹吞下。

【主治】五积蛊毒。

87541　**雄黄散**（《御药院方》卷九）

【组成】川升麻　吴白芷　川芎　生干地黄　猪牙皂角（烧成性）各半两　寒水石（烧通赤）　白茯苓（去皮）各二两　华阴细辛（去叶净）三钱　青盐　麝香各一钱　胡桐律　雄黄末各三钱

【用法】上为细末。每用半字，蘸药擦患处，又煎漱渫吐，咽不妨。

【主治】牙齿动摇脱落，暗黑有虫，时发疼痛，渐至损坏。

87542　**雄黄散**（《医方类聚》卷一六七引《施圆端效方》）

【组成】雄黄　半夏（生）　干姜（生）各等分

【用法】上为细末，贴咬处及恶疮上。

【主治】蛇咬及恶疮痛。

87543　**雄黄散**（《医方类聚》卷一六七引《经验秘方》）

【组成】雄黄不问多少

【用法】上为末，用莴苣菜自然汁捏为饼，以好酒化服，就用涂伤处。

【主治】毒蛇咬伤。

87544　**雄黄散**（《医方类聚》卷一六九引《施圆端效方》）

【组成】石膏　牡蛎（烧）各一两　雄黄一钱　硫黄三钱

【用法】上为极细末。好油一盏，内巴豆仁十个，熬紫焦，去巴豆，调药末，擦患处。

【主治】疥癣。

87545　**雄黄散**（《医方类聚》卷一八四引《吴氏集验方》）

【组成】明矾四两半　朴硝　雄黄　鸭嘴　胆矾　雌黄各半两（各研）

【用法】上用雄黄、雌黄、朴消，顿沙锅内，却安胆矾在上，以白矾盖面令实，炭火煅令青烟尽，取出，纸衬于地上，出火毒，再研，别入好乳香、没药各少许。每用甘草水调敷，日四五次，夜二次。自然黑硬脱落，亦无疮口，肠头一二日自收。如日敷二次，夜不敷，但脱迟。凡敷药先须用温甘草汤洗痔，帛子拭干敷药。初敷一二日时觉硬痛，不妨，直待敷干落为度。

【主治】一切内外痔，鸡冠翻花。

87546　**雄黄散**（《医方类聚》卷一九二引《施圆端效方》）

【组成】明雄黄　明信砒各半两

【用法】上研细令匀。量疮上药少许。

【功用】追死肉，活血排毒。

【主治】恶疮。

87547　**雄黄散**（《活幼心书》卷下）

【组成】雄黄（红亮者）二钱半　白药（去黑皮）　川乌

头(炮裂,去皮脐) 草乌(炮裂,去皮) 天麻(明亮者) 川芎各半两

【用法】上除雄黄外,余五味剉焙,同雄黄为末。惊风痰壅,每服半钱或一钱,用姜汁、茶清调下;发汗,水、姜、葱、薄荷同煎,并投三服,取效。

【主治】暴中急慢惊风,齁船痰涎满口,及雨浸闭汗不通,或凉或热,坐卧生烦。

87548 **雄黄散**(《普济方》卷六十五引《医方大成》)

【组成】雄黄 细辛(去苗) 青盐(一方有枯矾无青盐) 乳香(别研) 良姜 荜茇 麝香 胡椒

【用法】上为细末。以温浆水刷净后,用药末于痛处擦。追出顽涎,休吐了,漱数十次,痛立止。

【主治】诸牙疼。

【宜忌】忌油腻一二日。

87549 **雄黄散**(《得效》卷十七)

【组成】巴豆七粒(三生四熟,生者去壳生研,熟者去壳灯上烧存性) 干桑黄茹二片 雄黄一块(皂角子大,透明者,细研) 郁金一枚(蝉肚者,研为末)

【用法】上再研匀。每服半字,茶清少许下。如口噤咽塞,用小竹管纳药,吹入喉中,须臾吐利即效。

【主治】缠喉风,喉闭,先两日胸膈气紧,吸气短促,忽然咽喉肿痛,手足厥,气闭不通,顷刻不治。

87550 **雄黄散**(《玉机微义》卷十五)

【组成】粟米小粉三两(炒) 草乌 南星 络石 百合各一两 白及二两 乳香 没药 雄黄 黄丹各半两

【用法】上为极细末。温水调敷。

【主治】痈疽发背,紫晕疼痛不止。

87551 **雄黄散**(《玉机微义》卷十五)

【组成】桎皮 剪草各一两 矾 白及各五钱 雄黄三钱五分 斑蝥七个(去翅足) 草乌头尖四个

【用法】上为末。水调敷,津唾亦可。

【主治】癣。

87552 **雄黄散**(《普济方》卷三七五引《傅氏活婴方》)

【组成】天麻 蝉退 南星 桂心 半夏(姜汁制) 白附子 雄黄 麝香 天竺黄 腻粉 全蝎各等分

【用法】上为末,用枣肉为丸,如绿豆大。薄荷汤送下。

【主治】小儿急慢惊风,手足搐掣,壮热口噤,不省人事。

87553 **雄黄散**(《普济方》卷五十一)

【组成】雄黄 硝粉 水银各等分

【用法】上以腊月猪脂,和以敷皰上。愈止。

【主治】面上生细皰疮。

87554 **雄黄散**(《普济方》卷六十五)

【组成】雄黄 红豆 沧盐

【用法】上为细末。搐一字入鼻中。

【主治】牙疼。

87555 **雄黄散**(《普济方》卷六十九)

【组成】雄黄 细辛 青盐 石膏 良姜 荜茇 麝香 胡椒各等分

【用法】上为极细末,早、晚擦于牙上,漱三五次,吐了再擦。其痛即止。

【主治】诸般风肿牙疼。

87556 **雄黄散**(《普济方》卷七十三)

【组成】雄黄半两(细研) 细辛一分 龙脑半钱(细研)

【用法】上研令匀。每至夜卧时,以铜箸点之。

【主治】目赤烂。

87557 **雄黄散**

《普济方》卷一一三。即《保命集》卷中"发表雄黄散"。见该条。

87558 **雄黄散**

《普济方》卷二四九。为《圣惠》卷三十"雄黄淋蘸方"之异名,见该条。

87559 **雄黄散**

《普济方》卷三〇八。为《圣济总录》卷一四九"雄黄膏"之异名。见该条。

87560 **雄黄散**(《普济方》卷三〇八)

【组成】雄黄(研) 生姜汁

【用法】上药相和,涂贴患处。

【主治】蜈蚣咬。

87561 **雄黄散**

《普济方》卷三八一。即《圣惠》卷八十七"雌黄散"。见该条。

87562 **雄黄散**

《普济方》卷三八四。为《圣惠》卷八十五"牛黄散"之异名。见该条。

87563 **雄黄散**(《普济方》卷三八七)

【组成】雄黄一钱 甘遂一钱半 芒硝二钱 轻粉少许(另研)

【用法】上为末。每服一钱,用浆水一小盏,油一点,调下。以吐、嗽、泻为度。

【主治】小儿胸喉齁䶎,喘不止。

87564 **雄黄散**(《普济方》卷四〇七)

【组成】雄黄半两(细研) 赤小豆半两 胡粉半两(研入) 吴茱萸半两(生用) 黄连半两(去须) 黄柏半两(剉) 干姜半两(生用) 蛇床子半两 腻粉半两(研入)

【用法】上为末,以生油旋调如面脂,涂于疮上。先以槐枝汤洗疮令净,拭干,然后敷药。

【主治】小儿恶疮人不识者。

87565 **雄黄散**(《普济方》卷四〇八)

【组成】雄黄(另研) 生半夏 川乌尖 干姜各等分

【用法】上为细末。干搽痛处。如痛不止,用酽醋调搽,其痛立止。

【主治】蛇蝎蜈蚣所伤,痛不可忍。

87566 **雄黄散**(《医统》卷六十三)

【组成】雄黄 没药 乳香各一钱 轻粉少许

【用法】上为细末掺之。

【主治】白口疮。

【备考】本方原有巴豆霜,恐误也。有人用之,而口皆肿,不能救解,故此减之。

87567 **雄黄散**(《赤水玄珠》卷二十五)

【组成】雄黄(研)

【用法】上水飞为细末,用桃树枝煎汤调灌。

【主治】中恶客忤。

87568 **雄黄散**(《赤水玄珠》卷二十八)

【组成】雄黄一钱 黄柏二钱 麝香一分

【用法】上为细末,先用艾汤净洗,后搽药。

【主治】麻毒入胃,牙肉黑烂出血,走马疳症。

87569 **雄黄散**(《外科启玄》卷十二)

【组成】雄黄一钱 水银一钱 轻粉五分 烟胶五钱 枯矾五分

【用法】上为细末,用隔年腊月猪脂油调搽,或马脂油更妙。

【主治】秃疮有虫,作痒痛者。

87570 **雄黄散**(《准绳·幼科》卷六)

【组成】雄黄 枯矾各一钱 麝香一分半 人中白五分

【用法】上为末。吹入鼻中。如吹不入,用麻油润使进。

【主治】牙疳。痘后牙齿龈肉溃烂。

87571 **雄黄散**(《外科正宗》卷四)

【异名】雄黄解毒散(《洞天奥旨》卷十六)。

【组成】雄黄(明亮者)二钱 蟾酥二分(微焙) 冰片一分 轻粉五分

【用法】上为细末,新汲水调涂,纸盖,日用三次。

【主治】天蛇毒初起,红肿发热,疼痛彻心者。

87572 **雄黄散**(《疡科选粹》卷五)

【组成】雄黄五分 没药(明净者)三钱五分 五灵脂(去石烧过断烟) 五倍子(滤过)各一钱 白矾(半生半熟)共二钱

【用法】上为细末,研令极细,贴疮口。

【主治】痔疮。

87573 **雄黄散**(《眼科全书》卷六)

【组成】雄黄 全蝎 薄荷 川芎 乳香 没药 牙硝

【用法】上研细末,吹入鼻孔。

【主治】头风痛不可忍者。

87574 **雄黄散**

《嵩崖尊生》卷十三。为《外科正宗》卷四“雄黄藜芦散”之异名。见该条。

87575 **雄黄散**(《种痘新书》卷十一)

【组成】雄黄二钱 黄柏二钱 蛇床子一钱

【用法】上为细末,先以艾叶煎汤洗净患处,然后用此药末敷上。

【主治】牙疳。

87576 **雄黄散**(《仙拈集》卷四)

【组成】雄黄一钱 吴茱萸一两

【用法】上为末,香油熬熟调搽。

【主治】对口疼痛,诸药不效者。

87577 **雄黄散**(《医钞类编》卷二十)

【组成】雄黄 雌黄 丹砂各一两(研细) 羚羊角(屑) 芜荑 虎头骨 石菖蒲 鬼臼箭 白头翁 苍术 马悬蹄 猪粪 桃奴各五钱

【用法】上以羊脂、蜜蜡和捣为丸,如弹子大。每用一丸,当患人前烧之。

【主治】梦与鬼交。

87578 **雄黄散**

《疡科捷径》卷下。为《痈疽神秘验方》“雄黄解毒散”之异名。见该条。

87579 **雄黄煎**(《圣济总录》卷一二一)

【组成】雄黄(研) 葶苈(纸上炒为末)各一钱 麝香(研)半钱 芦荟(研)半分

【用法】先以腊月猪脂三两,煎化去滓;次下葶苈末,煎少顷;次下三味研药,搅勿住手,候凝成煎,瓷合盛。先刮齿令净,针出恶血,以绵拭干,涂煎,仍用铁篦子熨烙,日三两度,次用芎䓖、升麻、藁本(去苗土)各半两,独活(去芦头),细辛(去苗叶)各一分捣罗为散,量患处贴之。

【主治】牙齿风龋疼痛,作臭血出脓。

87580 **雄黄膏**(《肘后方》卷五)

【组成】雄黄 雌黄(并末) 水银各一两 松脂二两 猪脂半斤 乱发(如鸡子大)

【用法】以上合煎,去滓,纳水银。敷疮,日再。

【主治】恶疮。

87581 **雄黄膏**(《外台》卷三十六引《范汪方》)

【组成】雄黄(研) 雌黄(研)各一两 乌头一枚 松脂 乱发各一鸡子许 猪脂一升半

【用法】和煎之,候发消,乌头色黄黑,膏成,去滓。以敷涂之。

【主治】❶《外台》引《范汪方》:小儿疥疮。❷《幼幼新书》引张涣方:疥癣遍身,或头面如粟,浸淫痒痛,搔之汁出。

87582 **雄黄膏**(《鬼遗》卷五)

【组成】雄黄 矾石(末) 藜芦 当归 黄连 附子各二两 茼草 芎䓖 白及各一两 巴豆六十枚(去皮心)

【用法】上㕮咀,以猪脂二升,微火煎,膏成,绞去滓,纳石末,搅调。敷疮,日四五次。

【主治】恶疮皆烂。

87583 **雄黄膏**(《外台》卷二十二)

【组成】好牛酥五大两 蜜蜡半两 雄黄一小两(研) 朱砂二分(研) 藁本半大两 藜芦二分 杏仁四分(去皮尖) 芎䓖 白芷 鳗鲡鱼 升麻各三分

【用法】以酥中煎诸药、鱼令黄色,去鱼,煎三上三下,入蜡煎,沫尽膏成,收器中,搅勿住手,凝定,以本方即诸药并为末,不去滓甚良。其膏以十二月合,即得一年用,不尔难久停。

【主治】齿中疳疮䘌瘘,虫蚀牙齿及口内之疾。

87584 **雄黄膏**(《圣惠》卷六十三)

【组成】雄黄二两(细研) 黄耆二分 漏芦三分 络石三分 续断三分 营实三分 紫葛半两 白蔹半两 桑寄生半两 商陆半两 连翘半两 汉防己半两 赤芍药三两 败酱半两 川升麻半两 莽草半两 当归一两 苦参

一两　木通一两　紫菀一两(去土)　芫花一两　藜芦一两(去芦头)　白及一两　茴茹一两　黄丹十五两　蜡四两　清油三斤

【用法】上剉碎,以酒二升,拌一宿,先取油安铛内,以慢火煎令熟,即下药,煎白薮赤黑色,滤去药,下蜡候溶,以绵滤过,拭铛,却安油入铛内,下黄丹,于慢火上以柳篦不住手搅,候变色黑,搅滴于水内为珠子,膏成也。去火,入雄黄末,调令匀,倾于瓷器中盛。用故帛上摊贴,逐日换药。以愈为度。

【主治】一切痈疽、发背、脑痈诸毒疮,及乳痈疼痛。

87585　**雄黄膏**(《圣惠》卷六十三)

【组成】雄黄三分(细研)　当归三分　桂心三分　白芷半两　赤芍药半两　甘草三分　附子三分(生去皮脐)　黄耆三分　枳壳三分　吴茱萸半两　白术半两　独活半两　槟榔三分　麝香半两(细研)　乳香半两　突厥白三分　木鳖子半两(去壳)　云母粉三分　松脂三分　白蜡二两　垂柳枝一两　槐枝一两　白檀香半两　零陵香半两　甘松香半两　黄丹十两　麻油

【用法】先将油于铛中,以炭火炼熟,下甘松、零陵、檀香、槐、柳枝等,以慢火煎令槐、柳黑色,即去之。细剉诸药,以酒半升,拌药一宿,后入油中煎,白芷色赤,以绵滤过,拭铛令净,都倾入铛内,下黄丹,于火上煎,变色黑,不住手搅三二十遍,有油泡子飞,即膏成,入雄黄、麝香搅令匀,安瓷盒内盛。以蜡纸上摊贴,每日早晚换之。

【功用】收毒止痛生肌。

【主治】一切发背,乳痈恶疮,骨疽穿漏。

87586　**雄黄膏**(《圣惠》卷六十五)

【组成】雄黄一两(细研)　附子半两(去皮脐)　腻粉一分　白矾一分(烧灰)　藜芦一分(去芦头)　川椒一分(去目及闭口者)

【用法】上为细散,入乳钵内,再研如粉,以炼了腊月猪脂半斤,黄蜡二两,净铛内慢火煎,候蜡消,倾於瓷盒中,入雄黄等末搅令匀。取少许涂揩之,每日四五度。

【主治】风毒疥癣。

87587　**雄黄膏**(《圣惠》卷六十六)

【组成】雄黄半两(细研)　清油三两　乱发半两　硫黄半两(细研)　黄蜡半两

【用法】先以油煎乱发令焦尽,去滓,便入硫黄雄黄及黄蜡,以慢火熬搅为膏。摊帛上贴之。

【主治】积年冷瘘,出黄水不愈者。

87588　**雄黄膏**(《圣惠》卷九十)

【组成】雄黄一两(细研)　雌黄一两(细研)　黄柏一两　黄芩一两　姜黄一两　白芷一两　当归一两　木香一两

【用法】上除雄、雌黄外,并细剉,用头醋浸二宿,以猪脂一斤,煎候白芷色赤黄,膏成,去滓,入水银一两,以唾于掌中研令星尽,入膏内,搅令匀,次入雄黄雌黄等末,又搅之,用瓷盒盛。每用先以盐浆水洗疮令净,拭干,以膏涂之。

【主治】小儿头疮经年不愈,愈而复发。

87589　**雄黄膏**(《圣惠》卷九十)

【组成】雄黄一两(细研)　茴茹一两　蛇床子一两　礜石一两(剉,捣为灰)　水银半两(于手心内以津研如泥)　黄连一两(去须)

【用法】上为末,与水银相和,以腊月猪脂,同研如膏,于瓷盒中盛。每用先以泔清洗疮令净,拭干,后涂疮上,仍以黄柏末用绵揾扑之,令不污衣,日三两度用之。

【主治】小儿恶疮,久不愈,并瘘疮及疥癣等。

87590　**雄黄膏**(《圣惠》卷九十一)

【组成】雄黄(细研)　多年薤根　白矾　藜芦(去芦头)　瓜蒂　胡粉各一分　水银二分(与胡粉点少水同研令星子尽)

【用法】上为末,入胡粉、水银,同研令匀,用猪脂调为膏。轻揩涂之。

【主治】小儿癣,久不愈。

87591　**雄黄膏**(《圣济总录》卷一一九)

【组成】雄黄(别研)半两　牛酥五两　黄蜡　白蜜各一两　丹砂(别研)一分　藁本(去苗土)三分　藜芦(去芦头)一分　杏仁(汤浸去皮尖双仁,焙)　升麻　芎䓖　白芷各半两

【用法】上除别研药并蜜蜡外,余细剉,先于铛中以酥煎所剉药,候杏仁赤黑色,滤去滓,下蜜蜡煎一二十沸,候膏成,续下别研药,搅勿住手,候凝成膏,于瓷器中盛。每以少许涂齿病处,或点虫孔中。

【主治】齿䘌,虫蚀牙齿。

87592　**雄黄膏**(《圣济总录》卷一三〇)

【组成】雄黄(细研)半两　巨胜油七两　丹砂(细研)　密陀僧(煅研)各半两　铅丹三两　蜡一两　蛇黄半两(煅,醋淬七遍捣末)　牡蛎(煅研)三分

【用法】上研和令匀,先熬油令沸,下蜡熔尽,次下丹,以柳篦搅,候变黑色,即下诸药末,搅令匀,滴水中成珠子,以瓷合盛。故帛上涂贴,一日二次。以愈为度。

【功用】生肌引脓,排毒气,蚀恶肉,除死肌。

【主治】痈疽恶疮。

87593　**雄黄膏**(《圣济总录》卷一三四)

【组成】雄黄(研)　黄连(去须为末)各一两　黄芩(去黑心末之)　松脂各二两　乱发灰一分(末)　猪脂六两

【用法】先熬脂令沸,下松脂煎令熔尽,即下药末,以柳篦搅令匀,瓷盒内盛。取涂摩疮上。以愈为度。

【主治】瘑疮。

87594　**雄黄膏**(《圣济总录》卷一三七)

【组成】雄黄(研末)　石硫黄(研末)　羊蹄根(湿者)　砂糖(色白者)　荷叶(新者)各一两

【用法】先以羊蹄根、白糖、荷叶于乳钵内细研如泥,次入雄黄、硫黄末同研成膏,瓷盒盛。取涂癣上,日三度。如药干,旋添少许蜜调之。

【主治】一切癣。

87595　**雄黄膏**(《圣济总录》卷一四九)

【异名】雄黄散(《普济方》卷三〇八)。

【组成】雄黄一分

【用法】上为细末,用桑根白皮自然汁调。敷咬处。

【主治】蜈蚣咬痛。

87596 **雄黄膏**(《幼幼新书》卷十六)

【组成】雄黄一钱 杏仁七粒 半夏七个(童便浸一宿,焙)

【用法】上研匀,姜汁半两、蜜半两并药入罐内,重汤熬,柳枝搅成膏。每用一皂子大,涂乳头,令儿吮;或糯米饮调。

【主治】月内并三岁儿嗽。

87597 **雄黄膏**(《卫生总微》卷十九)

【组成】雄黄末一钱 黄丹一钱 腻粉一匣 蜡一块 巴豆十粒(去皮) 葱五根(切碎)

【用法】用油一两,入葱、巴豆煎黑焦,滤去滓,入余药搅匀,候蜡熔取下,器中盛,放冷成膏。每用抓破疥疮涂擦。

【主治】小儿遍身疥癣如粟,痒而搔之脓血出。

87598 **雄黄膏**(《卫生总微》卷二十)

【组成】雄黄半两(研水飞) 天南星半两(生末) 寒水石(煅过)一两研 黄丹一分 乳香半两(研)

【用法】上拌匀,蜜调成膏。摊帛子上贴之。

【主治】痈疖才发,赤肿作痛。

87599 **雄黄膏**(《普济方》卷二七五引《十便良方》)

【组成】雄黄一两 硫黄一两(并细研)

【用法】上以猪脂四两,入铫内煎化成油,入鲫鱼两个,煎令肉烂了,又乱发两卷,煎焦烂去滓,用和上件雄黄、硫黄末。搽之。愈。

【主治】身上诸恶疮。

87600 **雄黄膏**(《御药院方》卷九)

【组成】雄黄二钱 乳香 没药各一钱 麝香半钱

【用法】上为细末,熔黄蜡为丸。安在虫牙蚀窍中。

【主治】齿痛不已。

87601 **雄黄膏**(《医方类聚》卷一六九引《居家必用》)

【组成】槟榔 雄黄(别研,如无,舶上硫黄代之) 轻粉(别入) 枯矾 黄蜡各半两 蛇床子 黄柏 吴茱萸 苦参 黄连各一两 五倍子 海桐皮各六钱 蔄茹二两

【用法】上为细末,先将腊月猪肪脂一斤,入皂角五条,带须葱五茎,全蝎十个,巴豆三十粒去壳,蓖麻仁四十粒去壳,川椒三钱,同煎黑色,去滓,入前药末,再熬成膏子,方入轻粉,腊月内合者,瓷盒内收贮,可留十年余。若治疥疮,加入舶上硫黄与雄黄同分两。

【主治】顽恶疮疥癣,小儿奶癣,头疮,无时痛痒;大人脚气下疰。

87602 **雄黄膏**

《医学纲目》卷三十三。即《小儿药证直诀》卷下"牛黄膏"。见该条。

87603 **雄黄膏**(《普济方》卷一一〇)

【组成】雄黄一两(水飞) 白花蛇(全者)一条(五寸许煎,酒浸一宿,去骨炙干,为细末) 白砂蜜一斤 杏仁一斤(去皮尖烂研)

【用法】上将雄黄、白花蛇末,入在蜜杏仁内同炼蜜为膏。每服一钱,温酒调下,日进三服。久服绝根。

【主治】大风癞病。

87604 **雄黄膏**

《普济方》卷二五四。为《肘后》卷八"裴氏五毒神膏"之异名。见该条。

87605 **雄黄膏**(《普济方》卷三一四)

【组成】雄黄三分(细研) 麒麟竭(细研) 乳香(细研)各三分 麝香一分(细研) 杏仁一两(汤浸去皮尖双仁) 柳枝一握(剉) 沥油八两

【用法】先将油入铫子内,与杏仁、柳枝同煎至黑色,用绵滤过,净拭铫子,入丹二两,于油内熬,常以柳枝子搅令黑色,候滴水中不散,入前四味药末,又熬稠,倾瓷器中,软帛上摊贴。

【主治】一切恶毒疮,日夜疼痛,脓血不止。

87606 **雄黄膏**(《良朋汇集》卷五)

【组成】蓖麻子八十一个(去壳) 巴豆仁四十九个 雄黄(末)五分 麝香三分

【用法】共捣为泥,用黄豆一点,贴于眉心,大人一炷香,小儿约半炷香,仰卧,香完为度。

【主治】红白痢疾,水泻。

【宜忌】忌生冷三日,孕妇勿贴。

87607 **雄黄膏**(《赵炳南临床经验集》)

【组成】雄黄一斤 如意金黄散十两 蟾酥二钱 生白矾十两 冰片二钱 凡士林十二斤

【用法】各药研细面,调匀成膏。外敷患处。

【功用】消肿止痛。

【主治】带状疱疹、急性淋巴管炎。

【宜忌】急性渗出性皮损慎用。

87608 **雄黄膏**(《中医皮肤病学简编》)

【组成】雄黄精9克 姜黄6克 滑石粉18克 儿茶5克 漳丹9克 黄柏9克 黄连3克 甘草3克 冰片2克

【用法】上药共研细末,取其一份,与密陀僧三份,混合均匀,外用。

【主治】慢性湿疹。

87609 **雄黄膏**(《中医皮肤病学简编》)

【组成】雄黄10克 硫黄10克 氧化锌10克 凡士林加至100克

【用法】调膏外用。

【主治】头癣。

87610 **雄蛎散**(《疡医大全》卷十九)

【组成】牡蛎(煅)四钱 明雄二钱

【用法】上研细。蜜水调浓,重炖温,涂患上,一日用五六次。

【功用】止痛。

【主治】天蛇毒。

87611 **雄蛇散**(《外科证治全书》卷四)

【组成】雄黄一钱 蛇蜕一条(煅存性)

【用法】上共为末。麻油调敷。

【主治】痨疡风。

87612 **雄绿散**(《医方类聚》卷七十三引《施圆端效方》)

【组成】雄黄 铜绿各半两

【用法】上研匀。荆芥水洗漱渫净，上之。

【主治】恶牙疳蚀腐臭。

87613 **雄鹅散**(《外台》卷十七引《经心录》)

【组成】雄鹅十分(熬) 石斛三分 巴戟天二分 天雄二分(炮) 五味子二分 蛇床子二分 薯蓣二分 菟丝子二分 牛膝二分 远志二分(去心) 苁蓉五分

【用法】上为散。以酒服方寸匕，亦可丸服，一日三次。

【主治】阴痿。十年阳不起，皆系少小房多损阳。

【宜忌】忌猪肉、冷水。

87614 **雄榔丸**

《李氏医鉴》卷五。为《医方考》卷五“雄槟丸”之异名。见该条。

87615 **雄硫散**(《外科正宗》卷四)

【组成】雄黄 硫黄 凤凰皮(即雏鸡壳。烧黄存性)各五钱 穿山甲十片(炒黄) 滑石一两

【用法】上各为细末，用半油核桃肉一两捣烂，同公猪胆汁一个，同前药和匀。用青纱包药擦之，日用三次。其发渐生如旧。

【主治】大麻风。眉毛须发脱落，作痒者。

87616 **雄硫散**(《仙拈集》卷二)

【组成】雄黄 铅粉各一钱 硫黄五分

【用法】上为末。乳汁调涂，次日温水洗去。如此三上即愈。

【主治】面上鼻渣、酒刺。

87617 **雄鼠散**(《金鉴》卷七十五)

【组成】活雄鼠一枚

【用法】用铁线缚绕，阴阳瓦煅存性，研为细末。作一服，热黄酒调下。

【主治】破伤风在表。

87618 **雄鼠粥**(《圣济总录》卷一七六)

【组成】雄鼠肉五两(切炙) 陈橘皮(去白，焙)半两 鳖甲(醋炙，去裙襕) 京三棱(煨，剉) 郁李仁(去皮，研)各三分 生姜(切，焙)半两

【用法】上为粗末，作三帖。每帖以水一升，煎去滓，取半升，入粳米一合，五味煮作粥。空腹食之。

【主治】小儿癥瘕，腹痛胀满，或作块，或皮肤浮肿，不能食。

87619 **雄槟丸**(《医方考》卷五)

【异名】雄榔丸(《李氏医鉴》卷五)。

【组成】雄黄 槟榔 白矾各等分

【用法】上为细末，米饭为丸，如粟米大。每服五分，食远服。

【主治】腹中干痛有时者，为虫痛也。

【方论选录】干痛者，不吐不泻而但痛也；有时者，淡食而饥则病，厚味而饱则否也。《浮粟经》曰：腹疾干痛有时，当为虫。此之谓也。是方也，雄黄、白矾、槟榔，皆杀虫之良剂也，故主之。虫盛者，以吐、下驱虫之剂加之，视人虚实可也。

87620 **雄雌丸**

《千金》卷十四。为《外台》卷十五注文引《范汪方》“雄黄丸”之异名。见该条。

87621 **雄雌散**(方出《圣惠》卷三十四，名见《圣济总录》卷一二一)

【组成】雌鸡粪一分(头圆者是) 雄鸡粪一分(头尖者是)

【用法】上同研细末。于齿不生处，先以针刺破，令血出，贴药于上，老人二十日，少者十日当出。

【主治】牙齿久不生，十数年未出者。

【备考】《普济方》有麝香少许。

87622 **雄蝉散**(《奇效良方》卷五十四)

【组成】雄黄(通明者) 蝉退三枚(酥炙)

【用法】上各为细末，和匀，湿者干掺，干者用津入轻粉少许调涂。

【主治】嵌甲。

【备考】方中雄黄用量原缺。

87623 **雄漆丸**(《解围元薮》卷三)

【组成】透明雄黄(水飞净)八两 淮熟地八两 干漆灰一两

【用法】上为末，醋糊为丸，如梧桐子大。每服七十丸，以酒送下。服药一料全愈。

【主治】烂风疮，秽臭恶者。

87624 **雄漆丸**

《疡医大全》卷二十八。为《解围元薮》卷三“黄雄漆丸”之异名。见该条。

87625 **雄漆膏**(《医统》卷八十五)

【组成】生漆一两(火熬极熟，入雄末调匀) 雄黄一两(研末)

【用法】上以瓷盏熬漆熟，入雄末，和膏得所，以油纸覆之，勿染尘。每服五分，滚酒化开，调匀服。

【主治】产后一切血痛、儿枕诸痛。

87626 **雄樟散**(《外科证治全书》卷三)

【组成】雄黄 樟脑各等分

【用法】上研粉。麻油调，频扫患处。

【主治】瘰疬溃烂，延至肩胸胁下，不堪之极，四五年不能愈者。

【备考】原书治上症，内用洞天救苦丹三服，犀黄丸六服，外用荆芥根下一段，剪碎煎汤，温洗良久，再敷本方。数日后，待孔内红活，肌肉渐长，用生肌药收功。

87627 **雄麝丸**

《直指》卷四。为《圣惠》卷二十三“雄黄丸”之异名。见该条。

87628 **雄麝丸**(《直指》卷九)

【组成】雄黄 雌黄 青黛(干) 代赭石(煅，醋淬)朱砂(细研)各二钱半 大虾蟆一个(酒炙黄) 安息香阿魏(酒浸，研用)各二钱 男子天灵盖(酥炙黄)二钱 麝半钱 川巴豆肉(肥者)十粒(略去油)

【用法】上为细末。软粳饭头揉和杵丸，如梧桐子大。每服二十粒，桃仁十四个去皮研煎汤，月初五更空心下。

【功用】杀瘵虫，下恶物。

【主治】劳瘵。

87629 **雄麝汤**(《医学正传》卷六)

【组成】雄黄(另研) 朱砂(另研)各一钱 真绿豆粉

二钱　麝香(另研)　乳香(另研)各一钱　白芷　茜草根　紫花地丁草各二钱　牡蛎　僵蚕　牛蒡子(炒)　大黄　金银花　青木香　栀子　荆芥穗　朴消　甘草各一钱　胡桃二个(去壳膜)

【用法】上药白芷以后十四味细切,用无灰酒一碗浸少时,擂细,又加水一碗,同煎至一碗,去滓及浊脚,入前雄黄等五味调匀,作一服,更审患处经络分野,依东垣引经泻火药加之尤妙。

【功用】解疔毒。

【主治】疔肿。

【加减】欲利,倍加大黄、朴消二味,后下。

87630　**雄麝汤**(《梅氏验方新编》卷七)

【组成】地丁根(或用黄花地丁,或用紫花地丁,用水洗净)二钱　白芷　牡蛎　牛蒡子　金银花　僵蚕　山栀　荆芥穗　青木香　茜草根各二钱　甘草一钱

【用法】用酒水二碗,煎至一碗,去渣,再加入雄黄、乳香各一钱,麝香二分,俱另研细末,和匀服。

【主治】疔疮。

【宜忌】孕妇忌服。

【加减】如大便闭结,其人体气壮实者,再加生大黄二钱,芒消一钱。

87631　**雄麝散**(方出《圣惠》卷五十七,名见《圣济总录》卷一四九)

【组成】雄黄一分　麝香一钱

【用法】二味同研细,用蓝汁调少许,涂咬处。更饮少许蓝汁良。

【主治】蜘蛛咬伤。

87632　**雄麝散**(《幼幼新书》卷三十二引张涣方)

【组成】雄黄(水磨)　麝香(细研)　羚羊角(屑)　赤芍药　败鼓皮(炙)各一两　马兜铃根　荠苨　鬼臼各半两

【用法】上为细末。每服半钱,食前浓煎甘草汤调下。

【主治】蛊毒。

87633　**雄麝散**(《杨氏家藏方》卷十二)

【组成】蛇蜕皮四两(于熨斗内烧留性)　雄黄一两(别研)　血竭二钱(别研)　麝香二钱(别研)

【用法】上为细末,研匀。每用少许,干掺患处。

【功用】化息肉,辟臭气,止痛,散寒邪,干脓长肉,敛疮口。

【主治】嵌甲。

87634　**雄麝散**(《杨氏家藏方》卷十八)

【组成】干漆(炒青烟尽)　使君子(炮去壳)各三钱　雄黄半两(别研)　麝香一钱(别研)

【用法】上为细末。每服半钱,煎苦楝根汤调下,不拘时候。

【主治】小儿虫动,心腹撮痛,口吐涎沫。

87635　**雄麝散**(《济生方》卷五)

【组成】雄黄末　麝香末各一字

【用法】上用生羊肺如指大,以刀切开,内雄黄等末,以肺裹。吞之。

【主治】五种蛊毒。

87636　**雄麝散**(《直指小儿》卷二)

【组成】雄黄一钱　乳香半钱　麝香一字

【用法】上为细末。每用一字,刺雄鸡冠血调灌之。

【主治】小儿客忤,腹痛危急。

87637　**雄麝散**(《普济方》卷三〇六引《医方集成》)

【组成】雄黄(色黄而明者)五钱　麝香五分

【用法】上研细和匀。用酒调二钱服,如不肯服者,则拈其鼻而灌之。服药后,必使得睡,切勿惊起,任其自醒,候利下恶物,再进前药,即见效矣。

【主治】猘犬伤,或经久复发,无药可疗者。

【宜忌】终身禁食犬肉蚕蛹。

【备考】此毒再发,则难救。

87638　**雄麝散**(《青囊秘传》)

【组成】麝香三钱　真雄精五钱　净巴豆霜三钱

【用法】研细末,将瓷器收贮,勿令出气。

【功用】化腐定痛。

【主治】一切痈疽发背,初溃时用之;杨梅疮亦可用。

87639　**雄麝散**(《中医皮肤病学简编》)

【组成】雄黄30克　麝香3克　肉桂3克　胡椒3克

【用法】上药共研极细末,装入瓶内,密封。用时掺在膏药内,外敷。

【主治】疖,毛囊炎,疽,流注。

87640　**雄麝散**(《朱仁康临床经验集》)

【组成】麝香3克　雄黄90克

【用法】先将麝香入乳钵内加雄黄少许,先研和,再加其余雄黄,同研极细,装瓷瓶内,勿泄气。用药少许,撒在膏药上,烘烊外贴。

【功用】消散肿毒。

【主治】痈肿,流注。

87641　**雄黄合剂**(《中医皮肤病学简编》)

【组成】雄黄9克　吴萸9克　贝母12克　威灵仙12克　五灵脂9克　白芷9克　细辛3克

【用法】上共研为细末。每次服9克,一日三次,用开水及酒送下。

【主治】毒蛇咬伤。

87642　**雄黄龟酒**(《医学从众录》卷五)

【组成】活大乌龟一个(连壳)　明雄黄六钱(研末)

【用法】将乌龟左右肩上各钻一孔,每孔掺入雄黄三钱,外以磁黄泥包固,勿令泄气,炭火上煅存性,研细末。每服一钱,空心陈酒送下,二三服即止。

【主治】三日久疟。

87643　**雄黄涂药**(《圣惠》卷二十四)

【异名】杀虫雄黄散(《疡科选粹》卷七)。

【组成】雄黄一两　白矾一两　紫石英一两　白石英一两　马牙消一两　太阴玄精一两　金星礜石一两　银星礜石一两

【用法】上捣研为末。入瓷盒中。用白土泥固济,候干,用炭火五斤,烧令通赤即止,以土盖庵药盒,候来日取出,於湿地上纸衬盆盖出火毒三复时,再研如粉,取枫树胶煮汁和调。每日用涂之。以愈为度。

【功用】杀虫。

【主治】乌癞。皮肤变黑,生疮肿痛。

87644 **雄黄锐丸**

《寒温条辨》卷五。即《外台》卷三引《范汪方》"雄黄锐散"改为丸剂。见该条。

87645 **雄黄锐散**(《外台》卷三引《范汪方》)

【异名】雄黄散(《圣惠》卷十三)、雄黄导气散(《圣济总录》卷二十九)。

【组成】雄黄半两 青葙子三两 苦参 黄连各三两 桃仁一两半(去皮尖)

【用法】五味合捣筛,绵裹如半枣核大,纳下部;亦可米汁服方寸匕,日三服。

【主治】天行䘌,虫食下部生疮。

【宜忌】忌猪肉冷水及热面炙肉蒜等物。

【备考】本方改为丸剂,名"雄黄锐丸"(见《寒温条辨》)。

87646 **雄黄暖膏**

《普济方》卷三一五。为《圣惠》卷六十七"雄黄暖膏药"之异名。见该条。

87647 **雄黄蜡丸**(《普济方》卷三〇七)

【组成】煮酒蜡半两 木鳖子三个(去壳) 巴豆二七枚(去皮) 雄黄末一钱

【用法】上药除蜡外研匀,化蜡为丸,如弹子大。用时以火炙磨痛处。五月五日,或四杀日合之。

【主治】蝎螫,疼痛不可忍者。

87648 **雄黄熏方**(《金匮要略》卷上)

【组成】雄黄

【用法】上为末,筒瓦二枚合之烧,向肛门熏之。

【主治】狐惑蚀于肛者。

87649 **雄黄敷方**(《圣济总录》卷一四八)

【组成】雄黄(细研)半两

【用法】醋少许调敷之。

【主治】杂虫啮。

87650 **雄雀粪散**(《圣济总录》卷三十八)

【组成】雄雀粪二十一粒(炒)

【用法】上研细,用暖酒半盏调服;未效再服。

【主治】饮食伤饱,取凉过度,霍乱胀闷欲死,上下不通。

87651 **雄猪肚丸**(《方症会要》卷二)

【组成】白术四两(土炒) 莲子一斤(去心皮) 雄猪肚(不下水者)

【用法】将白术、莲子共研细末,量猪肚大小,去油净,装药入肚内,以线缝之,文武火煮极烂,捣为丸,如梧桐子大。每服二三钱,早上或中午用米汤送下。

【主治】脾泄,妇人崩漏。

【备考】凡遇消渴症,去白术,用黄连、天花粉各四两,如法连用酒炒制莲子半斤,仍如前法制入猪肚内为丸。常服止渴生津。

87652 **雄黑豆酒**(《圣惠》卷六十九)

【异名】黑豆酒(《圣济总录》卷一六二)。

【组成】雄黑豆三合(小紧者是) 鸡粪白二合

【用法】先炒豆声欲绝,入鸡粪白同炒令黄,投入酒五升,后去滓。每服一小盏,拗开口灌之。

【主治】妇人中风,口噤迷闷。

87653 **雄黑豆散**(《圣惠》卷六十八)

【组成】雄黑豆半升(紧小者是也) 黄柏半斤(剉) 芸薹子四两 桑根白皮四两(剉) 黄连二两(去须) 龙骨二两 乌贼鱼骨四两

【用法】上为细末。每用敷疮上。

【主治】金疮疼痛,血不止。

87654 **雄鼠骨散**(《医统》卷六十四)

【异名】秘传雄鼠骨散(《纲目拾遗》卷六)。

【组成】雄鼠骨(生打活雄鼠一只,剥去皮,去肚内物件,用盐水浸一时,炭火上炙,肉自脱,取骨,然后炙燥,入众药内,同研为末) 香附子 白芷 川芎 桑叶 地骨皮 川椒 蒲公英 青盐 川槿皮 旱莲草各二钱

【用法】上为细末。擦齿。百日复出。

【功用】长牙固齿,牙落重生。

87655 **雄鼠骨散**

《证治宝鉴》卷五。为《医贯》卷五"固齿方"之异名。见该条。

87656 **雄鼠屎汤**(《活人书》卷十八)

【异名】异功汤(《圣济总录》卷三十一)。

【组成】栀子十四枚(劈) 枳壳三枚(炒) 雄鼠屎二七枚(即两头尖)

【用法】上为粗末。每服四钱,水一盏半,入葱白二寸,香豉三十粒,同煎一盏,分作二服。勿令病人知鼠屎。

【主治】劳复。

87657 **雄鼠粪丸**(《圣惠》卷六十六)

【组成】雄鼠粪二十一枚(研) 绿豆粉二钱 腻粉一钱 斑蝥二十一枚(去头翅足,以糯米拌炒,令米黄为度,研末)

【用法】上相和,研令匀,以冷水和丸,如小豆大。每服二十丸,空心以温酒送下,两日后再服。即病根并出。

【主治】热毒瘰疬,结硬不消。

87658 **雄白醋糊剂**(《中医皮肤病学简编》)

【组成】雄黄9克 白及粉9克

【用法】上药与食醋调成糊状,外涂。

【主治】带状疱疹。

87659 **雄朱蝎附散**(《医方类聚》卷二十一引《管见大全良方》)

【组成】白芷 藁本 僵蚕(炒) 川乌(炮) 麻黄(去节)各一两 南星(炮)三两 白附子(炮) 防风各半两 雄黄 辰砂(并研) 蝎梢(炒)各二钱半(一方有川芎、细辛、旋覆花、乳香、麝香)

【用法】上为细末。每服半钱,煎葱茶调下,食后服。

【主治】一切风邪头疼,夹脑风气,痰涎壅盛,呕逆恶心,口吐清水,暗风旋晕,眼见黑花,牙关紧急,口眼㖞斜,面目瞤动,头项拘急,肩背引疼,耳痒目昏,四肢麻木,及沐头浴出,暴感风邪,头目昏痛,两太阳穴疼,远年头风,经隔岁月,乍愈乍发,服诸药不效者。

【宜忌】孕妇不可服。

87660 **雄附醒风汤**(《医方大成》卷一引《简易方》)

【组成】附子一个(七钱重) 天雄一个 南星一个(各一两重,并生用去皮脐) 蝎梢半两

【用法】上㕮咀。每服五钱,水盏半,姜七片,煎七分,不拘时服。

【主治】中风涎潮,牙关紧急,不省人事。

87661 **雄鸡马兰汤**(《医林纂要》卷八)

【组成】雄鸡(乌骨者尤妙) 马兰

【用法】雄鸡去肠杂净,入马兰于腹中,不拘多少,实腹令满,同煮至烂,合汤与马兰随意食之。宜淡,或入盐少许,好酒配食可也。

【主治】妇人癥瘕不散,气血虚羸,及子宫虚寒不能受孕者。

87662 **雄矾瓜蒂散**(《医方考》卷三)

【组成】雄黄 明矾 苦瓜蒂(炒)各五分

【用法】共为末,酒服。

【主治】虫证。呕而流涎,脉平者。

【方论选录】虫动则流涎,胃痒则令呕,脉平者,得平人无病之脉,不迟不数,无寒无热也。雄黄气悍,明矾苦涩,杀虫之品也;佐以瓜蒂之善涌,则虫立吐而出矣。又曰:实而能吐者,主以此方;虚而不能吐者,宜主伤寒门乌梅丸。

87663 **雄黄二豆丸**

《赤水玄珠》卷四。为《丹溪心法附余》卷九“神仙夺命丹”之异名。见该条。

87664 **雄黄木香散**(《奇效良方》卷四十)

【组成】大鲫鱼一尾(去肠肚,入大戟、甘遂各二钱五分) 雄黄(另研)半钱 黑牵牛 木香各半两 土狗一个(另研)

【用法】上以大戟同甘遂一半入鱼肚内,煨令焦,取出焙干,同众药研为末。每服二三钱,冷水调下。

【主治】十种水肿。

87665 **雄黄化毒丸**

《疡医大全》卷十七。为《疮疡经验全书》卷一“雄黄解毒丸”之异名。见该条。

87666 **雄黄丹砂丸**

《普济方》卷九十九。为《圣惠》卷二十二“雄朱丹”之异名。见该条。

87667 **雄黄半夏丸**(《圣济总录》卷五)

【组成】雄黄(飞过,研)一两 半夏(汤洗七遍,去滑焙,为末)三分 丹砂(研)一两 腻粉(研)一分 天竺黄(研)三分 麝香(研)一分 牛黄(研)一钱

【用法】上研极细,用生姜自然汁调面糊和丸,如梧桐子大。每服一粒,食后临卧生姜汤送下。如要行风气,空心服二粒。

【主治】五脏内虚,中风昏冒,涎潮气壅。

87668 **雄黄圣饼子**(《脾胃论》卷下)

【组成】雄黄五钱 巴豆一百个(去油、心膜) 白面十两(罗过)

【用法】上药除白面入丸用,余药同为细末,共面和匀,用新汲水和作饼子,如手大。以水再煮,候浮于汤上。漉出,控,旋看硬软捣剂为丸,如梧桐子大,捏作饼子。每服五、七饼,加至十饼、十五饼,嚼食一饼利一行,二饼利二行,食前茶、酒任下。

【主治】一切酒食所伤,心腹满不快。

87669 **雄黄夺命散**(《育婴秘诀》卷二)

【组成】黑白丑各一两半(取头末半两) 大黄 槟榔各半两 木香三钱

【用法】上为末。三岁者,服二钱,温水调服。

【主治】小儿肺胀,喘急,胸高气逆,两胁扇动,鼻张闷乱,嗽喝声嗄,痰涎潮塞,俗谓之马脾风。

87670 **雄黄朱砂方**(方出《千金翼》卷二十,名见《普济方》卷三〇八)

【组成】雄黄 朱砂 常山各等分

【用法】上于五月五日使童便捣合之,取敷疮上。

【主治】❶《千金翼》:沙虱毒;❷《普济方》:溪毒。

87671 **雄黄延年方**(《圣惠》卷九十四)

【组成】雄黄一两 蕤仁二两 蒲黄三两

【用法】上合治,雄鸡血和,捣之万杵,用白蜜为丸,如麻子大。每服一丸,早晨以酒送下,渐加如梧桐子大,如常服之。

【功用】轻身益气。

87672 **雄黄导气散**

《圣济总录》卷二十九。为《外台》卷三引《范汪方》“雄黄锐散”之异名。见该条。

87673 **雄黄防风丸**(《圣济总录》卷十七)

【组成】雄黄(研)一两半 防风(去叉)二两 芎䓖 石膏(碎研)各一两 白附子(炮) 丹砂(研) 独活(去芦头) 人参 细辛(去苗叶)各半两 麝香(研)一分

【用法】上为细末,煮面糊和丸,如梧桐子大。每服二十丸,槐胶汤送下,食后服。

【主治】风痰,头目昏痛及风气痹滞经络,上攻面部,头旋目暗,不欲饮食。

87674 **雄黄牡蛎散**(《医宗金鉴》卷六十八)

【组成】牡蛎四钱(煅) 明雄黄二钱

【用法】上研细,和匀。蜜水调浓,重汤炖温,涂於患指,日用五六次。

【功用】消肿止痛。

【主治】天蛇毒。初起闷肿无头,色红,痛如火燎。

87675 **雄黄败毒丸**(《回春》卷八)

【组成】雄黄 朱砂 孩儿茶 轻粉各一钱 苦参一两(净末)

【用法】上为细末,粳米饮为丸,如梧桐子大。每服二十丸,米汤送下,日进二服,口噙绿豆汤。

【主治】杨梅疮。毒发出者。

87676 **雄黄定疼膏**(《杨氏家藏方》卷十一)

【组成】大蒜一枚 细辛(去叶土)二钱 猪牙皂角四钱 盆消二钱(别研) 雄黄一钱(别研)

【用法】上为细末,同大蒜一处捣为膏子,丸如梧桐子大。每用一丸,将薄新绵裹药。左边牙疼,放药在左耳内;右边牙疼,放药在右耳内。良久痛止,一丸可治数人。

【主治】牙疼。

87677 **雄黄饼子散**(《普济方》卷三〇七)

【组成】雄黄不拘多少(为末)

【用法】上以萵苣汁和作饼子,候干为末,每用少许。贴疮口立愈;一方好酒调化服之,就用药涂伤处。

【主治】蛇咬欲死。

87678 **雄黄祛毒散**(《疡科选粹》卷七)

【组成】雄黄　五灵脂　贝母　白芷各六钱

【用法】上为末。热酒调服。

【主治】蛇伤。

87679 **雄黄神金散**(《宣明论》卷八)

【组成】雄黄　葶苈一两(用糯米和炒半熟,米不用)　泽泻二两　椒目半两　大戟　巴戟(去心)　茯苓(去黑皮)　芫花(醋五升,浸一日炒)　甘遂　桑白皮各一两

【用法】上为末,从病发时随证加药一分,空心用井花水调下。每服一钱加至五钱,以利为度。

【主治】水气。

【宜忌】忌盐、醋、生冷、油腻之物。

【加减】从脚肿,根在心,加葶苈;从肚肿,根在腹,加椒目;从阴肿,根在胸,加泽泻;从膝肿,根在肝,加芫花;从面肿,根在肺,加桑白皮;从心肿,根在肋,加雄黄;从肢肿,根在脾,加甘遂;从口肿,根在小肠,加巴戟;从腰肿,根在肾,加大戟;从四肢肿,根在胃,加茯苓。

【备考】方中雄黄用量原缺。《普济方》:除椒目减半外,余均为各一两。《医统》:所主药加倍,余各等分,量人虚实加减。主治十种水肿证候。

87680 **雄黄胭脂散**(《名家方选》)

【组成】大黄　紫草　鸡冠雄黄各等分

【用法】先以三棱针刮破疮,以小竹管频吸之,而后取三味细末。以水和蜜制胭脂,敷疮上。封令风不入,则毒能解。

【主治】痘疮诸药不验,见黑陷者。

87681 **雄黄消毒膏**(《卫生宝鉴》卷二十)

【组成】矾一两(生)　雄黄　信各半两　巴豆三钱　黄蜡半两

【用法】上为末,熔开蜡,入药末在内,搅匀为锭子,如枣子大。每用时,将锭子于热焰上炙开,滴于患处。其痛立止。

【主治】蝎螫,痛不可忍。

87682 **雄黄黄芩散**(《千金》卷二十三)

【组成】雄黄　黄芩各一两　蜂房一具　鳖甲　茴香　吴茱萸　干姜各半两　蜀椒二百枚

【用法】上为细末,敷疮口上,一日一次,十日止。

【主治】饮有蜂毒之水,致成蜂漏。始发于颈,瘰疬三四处俱相连以溃,其根在脾。

【方论选录】《千金方衍义》:蜂漏用雄黄、黄芩解毒清热,仍取蜂房助之,其余椒、姜、茴、茱辅雄黄以破阴毒,鳖甲辅黄芩以泄旺气。此虽外治之方,未尝不可内服。

87683 **雄黄救命丹**

《普济方》卷一一六。为《局方》卷八"解毒雄黄丸"之异名。见该条。

87684 **雄黄淋洗方**(方出《肘后》卷五,名见《圣济总录》卷九十四)

【异名】雄黄散(《三因》卷十四)、雄黄汤(《回春》卷五)。

【组成】雄黄　矾石各二两　甘草一尺

【用法】用水五升,煮取二升,渍。

【主治】《肘后》:阴茎中卒痛,不可忍;颓卵大如斗者。《圣济总录》:阴肿。

【备考】《圣济总录》本方用法:上为散,每用药一两,以水一斗,煎至三升,通手淋洗至冷,候汗出愈。《三因》:上为剉散,以水五升煎,洗之。

87685 **雄黄淋蘸方**(《圣惠》卷三十)

【组成】雄黄一两(油研绵裹)　甘草一尺

【用法】上以水三升,煮取二升,去滓。看冷热,于密室中洗之。后以暖棉衣裹之,一日一度用之。

【主治】虚劳阴肿,大如升,核痛,人所不能疗者。

【备考】本方方名,《普济方》引作"雄黄散"。

87686 **雄黄斑蝥酊**(《中医皮肤病学简编》)

【组成】斑蝥6克　雄黄2克　鲜山楂31克　95%酒精260毫升

【用法】上药浸于酒精内一周后,过滤,外用。

【主治】神经性皮炎。

87687 **雄黄蔄茹膏**(《普济方》卷三四六)

【组成】雄黄　白蔹　雌黄　蔄茹各一分(切)　乱发如鸡子一枚

【用法】上以猪脂半斤,合煎三沸,去滓,乃纳乱发,发尽药成。以涂疮。不过十日愈。

【主治】妇人妒乳痈疮。

87688 **雄黄暖膏药**(《圣惠》卷六十七)

【异名】雄黄暖膏(《普济方》卷三一五)。

【组成】黄丹四十八两　麻油五斤　猪脂二斤　松脂一斤　羊脂十两　蜡十两　野驼脂十两　当归二两　乌蛇二两　生干地黄二两　连翘花一两　续断二两　白芷一两　露蜂房一两　川乌头一两(去皮脐)　细辛一两　棘针一两　芎䓖一两　羌活一两　人粪一两(干者,烧灰)　紫草一两　虎胫骨一两　鲮鲤甲一两　猬皮一两　莨菪子一两　吴茱萸一两　白蔹三分　紫葛三分　玄参三分　桑木耳三分　木通三分(剉)　杏仁三分(汤浸去皮尖)　青绯帛各七尺(烧令烟尽)　白术三分　葱和根三七茎　槐树枝四两　杨柳枝四两　防风三分(去芦头)　桑根白皮三分　赤芍药三分　香附子三分

【用法】以上药,先将油猪脂、羊脂、野驼脂于锅内煎为油,入柳枝、槐枝、棘针、葱、紫草、露蜂房,先于脂油内,以慢火煎半日,滤去滓,其余诸药,细剉入于熟油内,慢火煎半日。次入松脂蜡,更煎半日,滤去滓,净拭锅内,细罗黄丹,炒令紫色,热下药汁中。以柳枝搅不令住。候色变紫成膏,住火,次入雄黄三两(细研),丁香三两,乳香四两,沉香三两,木香三两,桂心三两,麒麟血三两,附子三两(去皮脐)。以上捣罗为末,入膏中调令匀,用瓷盒中盛。有患者,于绢帛上微火摊,贴于折损处,一日一度换之。

【功用】接骨止痛。

【主治】一切伤折。

87689 **雄黄解毒丸**

《丹溪心法》卷四。为《局方》卷八"解毒雄黄丸"之异名。见该条。

87690 **雄黄解毒丸**(《幼科发挥》卷二)

【组成】鸡冠雄黄(水飞)二钱　真郁金　庄大黄各二钱　巴豆霜一钱

【用法】上共研匀,水糊为丸,如小豆大。每服一、二丸,茶清下。

【主治】儿疮入腹,腹胀,大小便不通。或喘或作搐者。

【方论选录】《医方考》:缠喉急闭,躯命之所关也。急治则生,缓治则死。是方也,雄黄能破结气,巴豆能下稠涎,郁金能散恶血。能此三者,闭其通矣。

87691 **雄黄解毒丸**(《疮疡经验全书》卷一)

【异名】雄黄化毒丸(《疡医大全》卷十七)。

【组成】雄黄(水飞)　郁金　甘草节各一两　巴豆仁三十五粒　绿豆粉一两

【用法】上为末,醋糊为丸,如豆大。每服七丸,茶清送下。吐出痰涎立醒;未吐再服七丸,如人假死,心尚热者,研末灌之。

【主治】弄舌喉风。

87692 **雄黄解毒丸**(《育婴秘诀》卷二)

【组成】雄黄(另研)　川郁金各一两　巴豆(去油、炒焦)八钱　乳香(另研)　没药(另研)各二钱

【用法】上药各制为末,醋糊为丸,如小豆大,朱砂为衣。每服五七丸,随引下。

【主治】❶《育婴秘诀》:疮痈发搐。小儿胎毒所致疮痈,腹胀便秘,肤无血色,目闭不开而发搐者。❷《鲁府禁方》:疔疮数日,毒气入内。

【备考】原书治上症,急用本方疮出方生,疮不出加喘者死。疮结靥作搐者,此非正靥,乃倒靥也,急用本方,紫草井水煎汤下,疮复起者吉,搐不止者凶。

87693 **雄黄解毒丸**(《治疹全书》卷下)

【组成】雄黄　郁金各二钱五分　巴豆十四粒(去油)　枯矾二钱五分　皂角一钱　麝香八分

【用法】共为细末,醋打飞罗面糊为丸,芡实大,以针穿孔,如念佛珠,阴干。每服一丸,以线穿好,续于箸上,令小儿仰卧,箸置于口外,将药入于喉中,听其自化,痰出立苏;如化三丸,痰不出者。艾炙颊车各三炷,即以好醋调胆矾末探之。

【主治】小儿疹后服凉药太过,脾气不足,中气虚衰,变成慢惊,牙关紧急,痰涎壅盛,目直上视,手足搐搦,发无休止者;及小儿急惊风,大人中风,喉风等。

87694 **雄黄解毒散**(《痈疽神秘验方》)

【异名】雄黄散(《疡科捷径》卷下)。

【组成】雄黄一两　白矾四两　寒水石(煅)一两半

【用法】上为末。用滚水二三碗,乘热入前药一两,熏洗患处。

【功用】解毒。

【主治】❶《痈疽神秘验方》:一切痈肿溃烂。❷《疡科捷径》:诸风疮痒。

【备考】《疡科捷径》本方用法:共为细末,凉水调敷。

87695 **雄黄解毒散**(《明医杂著》卷六)

【组成】雄黄一两　铜绿二钱五分

【用法】上为末。用米泔水洗净,干掺患处。

【主治】痘疮后牙疳口臭,或走马疳龈颊蚀烂,或肢体成痘疳凹陷不愈。

87696 **雄黄解毒散**

《洞天奥旨》卷十六。为《外科正宗》卷四"雄黄散"之异名。见该条。

87697 **雄黄解积丸**(《摄生众妙方》卷六)

【组成】雄黄三钱　郁金一钱半　乳香五分　没药五分　朱砂五分　血竭二钱　巴豆一钱半

【用法】上为末,面糊为丸,如米大。每服五七丸,清晨好酒送下;不用酒者,清汤送下。

【主治】一切伤食酒积,肚腹膨胀,水泻食积,遍身浮肿。

87698 **雄黄截疟丸**(《回春》卷三)

【组成】人言一钱　雄黄　辰砂各三钱　甘草二钱　绿豆粉一两五钱

【用法】各为细末,用绿豆粉打糊为丸,如白豆大,外用朱砂为衣。临发日五更以井花水吞服二丸。小儿一丸。勿多服。

【主治】疟疾。

87699 **雄黄敷疮方**(《圣济总录》卷一四〇)

【组成】雄黄

【用法】上为细末。敷疮上,日四五度。汁出便愈。

【主治】毒箭所伤,毒蛇咬伤。

87700 **雄黄摩风膏**(《圣惠》卷二十五)

【组成】雄黄半两(细研)　硫黄二两(细研)　朱砂半两(细研)　鬼箭羽　犀角屑　侧子(生,去皮脐)　羚羊角屑　鹿角胶　附子(生,去皮脐)　踯躅　川乌头(生,去皮脐)　木香　汉防己　牛膝(去苗)　细辛各一两　虎胫骨六两　石斛(去根)　败龟　菖蒲各五两　熟干地黄　沙参(去芦头)　薯蓣　巴戟　芎䓖　续断　杜若　当归　秦艽(去苗)　狗脊　萆薢　茵芋　白蔹　桂心　杜仲(去粗皮)　川椒(去目)　天雄(生,去皮脐)各一两。

【用法】上剉细,以炼了腊月猪脂六斤,纳铛中,同诸药,以文火煎,自早至午。候药味尽。用新布绞去滓,更以绵滤。净拭铛,更煎炼,然后入硫黄、雄黄、朱砂等,以柳木篦搅令匀,候凝,收于瓷器中,但有痛处,先用膏摩三二百遍,后涂膏于故帛上贴之。如内有风毒,即空心服弹子大,以温酒送下。

【主治】痛风及白虎风。脚膝筋脉不利,挛痛抽掣,鬼疰贼风,并骨髓疼痛。

87701 **雄黄息肉方**(《医级》卷八)

【组成】轻粉　雄黄　杏仁(去皮尖研)　细辛各等分　麝香少许

【用法】上为末,先将杏仁研烂,后入诸末研匀,瓷盆收贮。患此者不拘远近,于卧时用箸头醮末点息肉上,日点一次,半月自效。酒渣鼻,亦可用津沫调搽。

【主治】鼻中息肉,鼻大如杯。

87702 **雄黄藜芦散**(《外科正宗》卷四)

【异名】雄黄散(《嵩崖尊生》卷十三)。

【组成】雄黄一钱　葱管藜芦二钱(碾细如面)　轻粉　鳖头(焙黄色)各一钱　冰片二分

【用法】上各为细末,和匀再研,瓷罐收贮。先用芎归汤煎洗,随后搽药,早、晚二次。其患渐收。

【主治】妇人阴中突出如蛇,或似鸡冠菌样者。

【备考】《疡科捷径》有当归、川芎。

87703　**雄黄灌耳方**(《圣济总录》卷一一五)

【组成】雄黄　绿矾　矾石　半夏各一分

【用法】上为末,以醋调一字,灌入耳中。

【主治】蚰蜒入耳及蜈蚣诸虫入耳。

87704　**雄黄麝香丸**(《鸡峰》卷十一)

【组成】乌头八两　大黄十二两　雄黄五两　麝香一两　朱砂六两　蜀椒　巴豆各四两　槟榔十两　当归　木香　桂各六两　犀角三两　干姜四两

【用法】上为细末,炼蜜为丸,如梧桐子大。每服七丸,空心米饮送下。

【主治】九种心痛,及恶血结块。

87705　**雄黄麝香散**(《鸡峰》卷二十四)

【组成】麝香少许　芦荟　青黛　黄柏　雄黄各一分

【用法】上为末。每用干掺贴,日三上。

【主治】小儿走马疳。

87706　**雄黄麝香散**(《普济方》卷六十九)

【组成】雄黄　铜绿　枯矾　血竭　麝香　轻粉　黄丹　黄连各一钱

【用法】上为细末。每次少许,随病大小敷上。

【主治】牙齿肿烂出血。

87707　**雄黄麝香散**(《普济方》卷三〇八)

【组成】雄黄　麝香　干姜各等分

【用法】上捣筛,以射罔和之,著小竹筒带之行,急便用敷疮。

【主治】竹中青蜂螯人,兼治众蛇虺之毒。

87708　**雄鼠稀痘方**(《痘疹仁端录》卷十三)

【组成】雄鼠(去皮毛肠杂)

【用法】用盐醋煮食,不可令儿见,又不可与他人讨取者,或只用砂仁白水煮。

【主治】痘疮。

87709　**雄鸡肝桂心方**

《医学摘粹》卷三。为《医统》卷七十三"鸡肝丸"之异名。见该条。

87710　**雄黄款冬花散**(《普济方》卷二十七)

【组成】款冬花半两　佛耳草半两　明雄黄一钱(研)

【用法】上为末,置于碗内,停灰火上,铄药熏,纸盖碗口留眼。频嗅吸药烟。其嗽即止。

【主治】肺痿喘嗽,痰涎壅盛。

雁

87711　**雁肪汤**(《外台》卷三十八)

【组成】雁肪一具　甘草(炙)　当归　桂心　芍药　人参　石膏(碎)各二两　桃仁三十枚(去皮尖)　大枣二十枚(劈)　大黄二两

【用法】上切。以水一斗二升煮雁肪,取汁一斗煮诸药,取五升,去滓,分服。无雁肪以雁肉,无雁以鸭、鸡代之亦可。

【主治】石发结热,心下肿,胸中痞塞,呕逆不止。

【备考】《圣惠》卷三十八有枳实一分。

87712　**雁脂酒**(《养老奉亲》)

【组成】雁脂五两(消之令散)

【用法】每服半合许,空心以温酒一盏调服。

【主治】老人风挛拘急,偏枯不利。

厥

87713　**厥症返魂丹**(《感证辑要》卷四)

【组成】真麝香二钱五分　生玳瑁二钱五分　雄黄精二钱五分　飞辰砂二钱五分

【用法】上药同研如粉,于瓷器中,熔安息香和丸,如绿豆大。每服五丸。

【主治】厥症。

搽

87714　**搽牙散**(《古今医鉴》卷十四)

【组成】人中白(樟木尿桶中浊,瓦上焙干)五钱　枯矾一钱　白梅(烧,瓦碗盖存性)

【用法】上为末。先用韭菜根、老茶浓煎,鸡毛刷洗去腐烂恶肉,见到鲜血,乃用药敷之,一日三次;烂至喉中者,以小竹筒吹入。

【主治】走马牙疳,牙龈腐烂。

【宜忌】忌油腻、鸡、鱼等发气热物。

87715　**搽牙散**(《便览》卷一)

【组成】无毛小鼠一个(以湿纸七层包之,再以食盐三分,黄泥七分和匀固裹,炭火煅存性,为末)　蒲公英草(切碎,沙锅内加水煮烂去滓,取清汁熬膏,晒干,为末)一两　好青盐一两　没食子一两　南蚯蚓一两

【用法】共为细末。搽牙。

【主治】牙疳。

87716　**搽牙散**(《景岳全书》卷六十三)

【组成】铜绿　雄黄　五倍子　枯矾　胡黄连　北细辛　乌梅(火煅存性)各等分

【用法】上为末。搽之。

【主治】痘后余毒,攻牙生疳,一日烂进一分。

87717　**搽牙散**(《良朋汇集》卷三)

【组成】牙皂七钱　煅五味　细辛各三钱

【用法】每日清晨搽牙。

【功用】黑发须。

87718　**搽药方**(《东医宝鉴·杂病篇》卷八引《医学入门》)

【组成】杏仁十四枚(针挑火上烧半生半熟)　轻粉一钱　片脑二厘

【用法】上为末。猪胆汁或香油调搽。

【主治】杨梅天疱,遍身疮烂。

87719　**搽药方**(《玉案》卷二)

【组成】川椒一两五钱(炒黑)　枯矾一两五钱　水银三钱　松香一两　蛇床子一两五钱　大枫子肉一两　苦参一两五钱　硫黄一两　防风三钱

【用法】上为细末。菜油调搽。

【主治】遍身发斑。

87720 **搽药方**(《审视瑶函》卷四)

【组成】血竭 乳香 没药 轻粉 陀僧各等分

【用法】上研为细末。压之疮处。

【主治】眼皮外满睑生疮,溃烂疼痛。

87721 **搽药方**(《幼幼集成》卷四)

【组成】生铁锈 生大黄各等分

【用法】上为末。用芸薹菜捣烂取汁调涂之。

【主治】小儿斑疹隐疹。

87722 **搽药方**(《疡医大全》卷三十)

【组成】石膏 蜜陀僧 雄黄 生大黄各等分

【用法】上研细。芭蕉根汁调敷。

【主治】赤游丹。

87723 **搽痔散**(《仙拈集》卷四)

【组成】大五倍子一个(敲一小孔) 荔枝草(阴干)

【用法】上将荔枝草为末,填满五倍子,用湿纸包煨五倍子片时,取出待冷,去纸研细,每用一钱,加轻粉三钱,冰片五厘,和研令匀。先以温水洗净,后将药搽痔上。

【主治】痔漏,肿痛难忍。

87724 **搽牙药方**(《麻科活人》卷一)

【组成】人中白(煅) 鸡肫皮各一钱 乳香(熨) 没药(熨) 儿茶 朱砂各五分 血竭 五倍子各三分 赤石脂(煅) 海螵蛸 明矾(煅)各七分 麝香 冰片各二分

【用法】上为末。用粟壳煎汤洗净,搽之。欲速效,加牛黄二分,珍珠末二分,和匀搽之。

【主治】麻后走马牙疳。

87725 **搽黄药粉**(《赵炳南临床经验集》)

【组成】栀子一两 雄黄四钱 朱砂四钱 轻粉四钱

【用法】上药细研。用黄瓜蒂、茄子皮或生姜片蘸药外搽;或配成10%软膏外用。

【功用】驱风止痒,剥脱上皮。

【主治】神经性皮炎(干癣),慢性湿疹(顽湿疡)。

【宜忌】溃疡勿用。

87726 **搽绿药粉**(《赵炳南临床经验集》)

【组成】硼砂三两 自然铜一两

【用法】同搽黄药粉。

【功用】杀虫止痒。

【主治】神经性皮炎(干癣),及角化过度类皮损。

【宜忌】溃疡疮面勿用。

87727 **搽鼻去红方**(《古今医鉴》卷九)

【组成】白矾一钱 杏仁四十九个 水银一钱 轻粉七分 白杨七个 大枫子四十九个 京墨一钱 五味子四十九个 核桃七个

【用法】上共为末,鸡子清调搽患处。

【主治】肺风鼻红。

87728 **搽大风癞药方**(《外科启玄》卷十二)

【组成】大枫子肉四两(烧灰存性)

【用法】上研细末,入轻粉等分,用真麻油煎熟。搽疮上,如疮湿,干掺之。

【主治】疠风。

87729 **搽牙固齿仙方**(《良朋汇集》卷三)

【组成】柳枝十斤(晴日采郊外者) 出山黑铅一斤

【用法】先用大铁锅一口,将铅化开成汁,用三四尺长柳枝,三五个人每人一把,在铅汁内搅,柳枝将尽成炭,用漏勺捞起,炭放瓷坛内,盖坛口勿令走气,仍如前搅令成炭,再用铁漏勺捞之,铅不用,有铅渣灰同柳炭研末用。

【功用】坚齿止疼,漱口咽下延年,将来染须,乌黑更亮。

【主治】牙动疼痛。

揩

87730 **揩牙法**

《普济方》卷六十六引《卫生家宝》。为原书“香附散”之异名。见该条。

87731 **揩齿散**(《医方类聚》卷七十一引《千金月令》)

【组成】母丁香一两 蒻叶三分 断蚛皂荚两梃 茜草一两

【用法】上于银铫子中炒令黄,不得过焦,将皂荚去皮子炙令黄,同杵如面。用时先以冷水漱口,着生姜揩,又用盐花揩,然后用药揩。津液多即咽。

【主治】齿病。

【宜忌】忌大蒜。

87732 **揩齿散**(《圣惠》卷三十四)

【组成】细辛 白蒺藜(微炒,去刺) 露蜂房(微炙) 川升麻 白矾(一半炒令汗尽,一半生用,研令细) 黄柏(剉)各半两 槐柳枝各三七茎(各用粗者,长二寸,烧勿令过火)

【用法】上为细散,研令匀,分瓷合盛。用时先以热盐水漱口三五度后,取药揩齿。觉微痛即止,有津吐之。

【主治】牙齿风疳,血出疼痛,牙齿虚浮。

87733 **揩齿散**(《圣惠》卷四十一)

【组成】莲子草(端午日收) 破麻布(多年者)各等分

【用法】上细剉,纳于瓷瓶中,以盐泥固济,大火烧半日,候冷取出,于铁臼中捣细罗为散。每日用药揩齿。

【功用】变髭发,驻容颜。

87734 **揩齿散**(《医方类聚》卷二三四引《王岳产书》)

【组成】猪牙皂荚半两(烧过) 夜合枝 槐枝 皂荚枝各一尺(烧成灰) 寒水石半两 石膏一两(二味煅过,细研) 升麻半两 芎䓖 甘松 藿香各一分 丁香十个

【用法】上药升麻等后五味剉为末,与上各相合研匀细为散。每日依常法揩齿后用盐汤漱口。

【主治】产后齿脚尚虚,不宜用牙刷刷齿者。

87735 **揩齿七圣散**(《博济》卷三)

【组成】白面四两 皂角二梃(不去皮子,剉碎) 诃子一两 盐一两

【用法】上以面裹一处,用槐枝子烧,烟尽为度,次入升麻、细辛各一两,同杵为末。每日早用药揩齿,须臾漱口。

【功用】牢牙益齿。

87736 **揩齿贝齿散**(《圣济总录》卷一二一)

【组成】贝齿(研) 文蛤(研) 石膏(捣末) 凝水

石(捣末) 石决明各一两 丹砂(研)半两 龙脑(研)一分 海蛤(研)三分

【用法】上研为散。早晨、临卧以指点药揩齿。

【功用】去口气,益牙齿。

87737 揩齿牛膝散(《圣济总录》卷一二一)

【组成】牛膝(焙干) 生地黄(切) 地骨白皮 马齿苋(焙) 盐(研) 猪牙皂荚(去皮子)各一分 兰香根半两 馈饭(晒干)一两

【用法】上为散,以面包裹,炭火烧令烟尽,取出去面,细研为末。每日揩齿。

【功用】涤除腐气,令牙齿坚牢,齿槽固密,诸疾不生。

87738 揩齿升麻散(《圣济总录》卷一二一)

【异名】升麻散(《普济方》卷七十)。

【组成】升麻 生干地黄 皂荚 干石榴子 柳枝 巨胜各半两

【用法】上剉细,入瓷油瓶中,以盐泥固济,炭火烧通赤,候冷,捣研为散。如常揩齿。

【功用】涤除腐气,令牙齿坚牢,齿槽固密,诸疾不生。

87739 揩齿丹砂散(《圣济总录》卷一二一)

【异名】丹砂散(《普济方》卷七十)。

【组成】丹砂(研)一两 麝香(研)少许 白檀香半两 丁香皮 藿香叶 茅香 甘松(去土) 白芷 升麻 莎草根(炒,去毛) 铅丹各一两 石膏(末)四两 凝水石(末)一斤 零陵香半两 猪牙皂荚(烧存性)二两

【用法】上为细末。每日如常揩齿。

【功用】涤除腐气,令牙齿坚牢,齿槽固密,诸疾不生。

87740 揩齿石膏散(《圣济总录》卷一二一)

【异名】石膏散(《普济方》卷七十)。

【组成】石膏(研)一两 凝水石(研)二两 丹砂(研)一分 升麻半两 白芷一两 细辛(去苗叶) 藁本(去苗土)各半两 沉香一两(剉)

【用法】上捣罗为散。每日用柳枝咬头令软,点药末揩齿。

【功用】令齿鲜净,去除恶气。

【主治】牙齿黄黑,及口臭。

【备考】去恶气,入麝香少许甚佳。

87741 揩齿龙骨散(《普济方》卷七十)

【组成】龙骨 细辛 石膏 藁本 白芷 芎䓖 升麻各一分 龙葵花 凝水石 盐花(研)各半两

【用法】上为散,以瓷器盛,别用生地黄三斤,以竹刀细切,晒干,入盐花水拌,于铜器中熬令黑色,又取巨胜子五两,炒猪牙皂角三斤,以盐水浸一宿,炙梧桐子半两,牛膝半斤切,捣罗为散,与前散和令匀。每晨、临卧,以指点揩齿上。

【功用】揩齿璧净令白。

【主治】齿垢口臭。

87742 揩齿龙脑散(《圣惠》卷三十四)

【组成】龙脑一分(细研) 寒水石一两 盐花半两 石膏一两(细研) 藁本半两 白芷半两 芎䓖半两 川升麻一两 细辛半两 龙花蕊半两

【用法】上为细散,于乳钵中研入龙脑,以瓷器盛,别用生地黄肥好者三斤,以竹刀细切,晒干,入盐花水拌过,于铜器中炒令黑,又取巨胜子三两,炒令黑色,猪牙皂角半斤,以盐水浸一宿,炙黑色,次用胡桐泪半两,牛膝三两,并捣罗为散,入前散中,和搅令匀。每日早晨及临卧揩齿。

【功用】益牙齿。

87743 揩齿白芷散(《圣济总录》人卫本卷一二一)

【组成】白芷一分 升麻三分 藁本(去苗土) 细辛(去苗叶) 沉香(剉) 丁香 石膏(研) 贝齿(研) 麝香(研)各一分 猪牙皂荚(烧存性) 凝水石(研)一两

【用法】上为细散。早、夜用如常揩齿。

【功用】益牙齿,去恶气。

【备考】本方方名,原书文瑞楼本作"白芷散"。

87744 揩齿朱砂散(《圣惠》卷三十四)

【组成】朱砂一两(细研) 海蛤二两(细研) 石膏一两 细辛 川升麻 防风(去头芦)各二两 寒水石三两 芎䓖一两 槟榔二两 生干地黄二两半

【用法】上为散,都研令匀。每日早、晚各以暖水漱口三五度,用药揩齿;或以薄纸贴药于齿上,不用漱口。

【功用】令黄黑齿变白净。

87745 揩齿防风散(《圣济总录》卷一二一)

【组成】防风(去叉) 升麻 细辛(去苗叶)各一分 钟乳粉 凝水石(捣) 白石英(捣)各半两 丹砂(研) 沉香(剉) 丁香 麝香(研)各一分

【用法】上研为细散。每日如常揩齿。

【功用】涤除腐气,令牙齿坚牢,齿槽固密,诸疾不生。

87746 揩齿皂荚散(《圣济总录》卷一二一)

【组成】皂荚二梃(去皮) 空青 曾青 胡桐泪 戎盐(研) 石膏(研) 丹砂(研)各半两 麝香(研)一钱

【用法】上除丹砂、麝香外,共为散,用湿纸三五重裹,更以黄泥外裹,用炭火烧通赤,去火候冷,去泥入丹砂、麝香,同研为散。每日如常揩齿。

【功用】涤除腐气,令牙齿坚牢,齿槽固密,诸疾不生。

87747 揩齿皂荚散(《圣济总录》卷一二一)

【组成】皂荚(不蚛者) 鸡肠草(烧)各半斤 青盐二两

【用法】上为细散。每日用以揩齿。

【功用】涤除腐气,令牙齿坚牢,齿槽固密,诸疾不生。

87748 揩齿金牙散(《圣济总录》卷一二一)

【异名】金牙散(《普济方》卷七十)。

【组成】金牙(入瓷瓶内,泥固济,火烧一日,研)五两 蟾酥少许 细辛(去苗叶) 黄芩(去黑心) 白芷各半两 升麻一两

【用法】上为末,用荞麦面四两,新麻油和成片,将前药末裹作团,顿砖上,四畔以炭火烧一饭久,取出候冷,和团再捣罗为末,别研龙脑、麝香各少许,丹砂、雄黄各半两,再同研匀,用瓷合盛。每日点药揩齿上,以暖水漱口。

【功用】久揩黑髭发。

【主治】牙齿疼痛,出血。

87749 揩齿细辛散(《圣济总录》卷一二一)

【组成】细辛(去苗叶) 升麻 甘松香(去土) 零陵

香　藿香叶　当归(切,焙)　铅丹(研)　白芷　地骨皮　凝水石　笋灰　牛膝(切,焙)　麝香(别研)各一分　白檀香(剉)一两

【用法】上研为末,与麝香同研令匀。每用少许揩齿,温水漱之。

【功用】涤除腐气,令牙齿坚牢,齿槽固密,诸疾不生。

87750　**揩齿细辛散**(《圣济总录》卷一二一)

【组成】细辛(去苗叶)　藜芦(去芦头,烧)各一两　莽草　曲头棘(烧灰)　东墙衣(炒)各半两　盐花(研)三合　荞麦面(炒)三合

【用法】上为散,取细。每日如常揩齿。

【功用】涤除腐气,令牙齿坚牢,齿槽固密,诸疾不生。

87751　**揩齿细辛散**(《圣济总录》卷一二一)

【组成】细辛(去苗叶)　升麻　白芷　藁本(去苗土)　沉香(剉)　丁香　石膏(研)各一分

【用法】上为散。每日用柳枝咬头令软,点药揩齿。

【功用】涤除腐气,令牙齿坚牢,齿槽固密,诸疾不生。

87752　**揩齿秦椒散**(《圣济总录》卷一二一)

【组成】秦椒(去目及闭口,炒出汗)一分　干漆(炒烟尽)　生干地黄(焙)　马齿苋(重午日收,阴干)各半两　石榴皮　柳枝　桑根白皮　胡桃皮　白刺皮各一分

【用法】上剉细,入瓷瓶内,以盐泥固济,用炭火十斤烧,以炭销为度,待冷细研。每日早、晚揩齿。

【功用】黑髭发。

87753　**揩齿桑椹散**

《圣济总录》卷一二一。为《圣惠》卷三十四"桑椹散"之异名。见该条。

87754　**揩齿槐枝散**(《圣济总录》卷一二一)

【异名】槐枝散(《普济方》卷七十)。

【组成】槐枝一两　皂荚二梃　巨胜子(炒)　青盐(研)　生干地黄各一两

【用法】上细剉,入瓷瓶内盛,固济,于瓶口上留孔,如钱大,后以文武火烧,候药性绝为度,取出研为细散。每用揩齿。

【功用】涤除腐气,令牙齿坚牢,齿槽固密,诸疾不生。

87755　**揩齿麝香散**(《圣济总录》卷一二〇)

【异名】麝香散(《普济方》卷六十九)。

【组成】麝香(研)一分　小豆面(微炒)三两　蜀椒(去目及闭口,炒出汗,为末)一两　青盐(研)一两

【主治】肾虚齿痛。

87756　**揩齿龙花蕊散**(《圣惠》卷三十四)

【异名】龙花蕊散(《普济方》卷七十)。

【组成】龙花蕊一两　寒水石四两　生干地黄二两

【用法】上为细散。常用揩齿。

【功用】揩齿令白净。

87757　**揩齿白石英散**(《圣济总录》卷一二一)

【异名】白石英散(《普济方》卷七十)。

【组成】白石英一两　珊瑚　海蛤　琥珀各半两　海水沫　丹砂　钟乳(研)各一分

【用法】上为细散。每用少许揩齿。

【功用】揩齿鲜白。

87758　**揩齿胡桃灰散**(《圣济总录》卷一二一)

【异名】胡桃灰散(《普济方》卷七十)。

【组成】胡桃仁(烧作灰,研)　贝母(去心)各一两

【用法】上为散。每用揩齿。

【功用】令牙齿坚牢,龈槽固密。

87759　**揩齿莲子草散**(《圣济总录》卷一二一)

【异名】莲子草散(《普济方》卷七十)。

【组成】莲子草　升麻(剉)　牛膝(切)　茜草(切)　丁香各半两　生地黄(切)二两

【用法】上入瓶内,用泥封头,烧令通赤,取出为散。每日如常揩齿。

【功用】黑发髭。

87760　**揩牙乌髭地黄散**(《博济》卷三)

【异名】地黄散(《圣济总录》卷一二一)。

【组成】莽草　生姜(切片,焙干)　筒子漆　乌麻子(如无,胡麻子代之)　地黄　猪牙皂角　菟丝子各四两

【用法】上入瓶内,以黄泥固济,火煅一日后,入地一尺二寸深窖,三伏时取出,合子盛,露三夜,不得着日气,研罗为末。如齿药用之。

【功用】乌发,延寿。

【主治】《圣济总录》:风齿血弱,齿肉萎缩,渐至宣露。

提

87761　**提气汤**(《串雅内编》卷二)

【组成】人参　白芷　生地　龙胆草　川芎　升麻　柴胡　乳香　甘草　贝母　橘红　香附　桔梗各等分

【用法】上加生姜、大枣,水煎服。

【主治】瘰疬(取核时先服)。

87762　**提气散**(《古今医鉴》卷八)

【组成】黄耆　人参　白术　当归　白芍　干姜(炮)　柴胡　升麻　羌活　甘草

【用法】水煎服。

【主治】脱肛。

87763　**提肛汤**(《外科医镜》)

【组成】熟地五钱　黄耆三钱(蜜炙)　西党参三钱　冬术(土炒)　归身　茯苓各二钱　川芎　白芍各一钱　升麻　柴胡各五分

【用法】水煎服。

【主治】脱肛下坠。

87764　**提肛散**(《回春》卷七)

【组成】蓖麻子

【用法】上药捣烂,贴头顶上。肠收即去之。

【主治】小儿大肠气虚,肛门脱出。

87765　**提肛散**(《回春》卷七)

【组成】龙骨一钱半　诃子(煨,去核)　没食子　罂粟壳(去蒂瓤,醋炙)　赤石脂各等分

【用法】上为末。食前米饮调服。将葱汤熏洗令软,缓缓托上。

【主治】小儿大肠气虚,肛门脱出。

87766　**提肛散**(《幼科金针》卷下)

【组成】人参　黄耆　升麻　甘草　川芎　当归

【用法】水煎服。

【主治】小儿痢后脱肛，积滞已清者。

87767 **提肛散**（《医林绳墨大全》卷八）

【组成】川芎　归身　白术　人参　黄耆　陈皮　甘草各一钱　升麻　柴胡　黄芩　黄连　白芷各五分

【用法】水煎，食远服。

【主治】气虚，肛门下坠，脱肛便血，脾胃虚弱。

87768 **提肠汤**（《辨证录》卷十）

【组成】人参三钱　黄耆五钱　当归三钱　白芍一两　升麻一钱　茯苓三钱　槐米一钱　薏仁五钱

【用法】水煎服。

【主治】阳气衰弱，不能升提，每至大便则脱肛不收，久则涩痛。

87769 **提金方**（《普济方》卷八十五）

【组成】甘草　人参　天麻　芍药　薄荷　荆芥　川芎　乳香　没药　白芷　甘松　郁金　细辛　藁本　茯苓　防风　桔梗　甘菊花各等分

【用法】上为细末。每用一匙，搐鼻中。

【主治】诸般眼患。

87770 **提金散**（《育婴秘诀》卷三）

【组成】罂粟壳（水润，去筋膜，晒干）二两　乌梅（择肥者，水洗，去核取肉，焙干）七钱　甘草　陈皮（去白）各七钱　苏薄荷叶二两

【用法】上为蜜丸，如圆眼大。卧时含化一丸。

【主治】久咳不已。

【备考】本方方名，据剂型，当作"提金丸。"

87771 **提疟汤**（《嵩崖尊生》卷九）

【组成】当归　川芎　酒黄柏　生地　知母　升麻

【用法】水煎服。

【主治】阴疟发于午后，间日或三日一发者。

87772 **提泡药**（《青囊秘传》）

【组成】斑蝥一只

【用法】上研末。掺于膏药上贴之。约二小时后起泡，用针挑破去水。

【主治】俞穴酸痛。

87773 **提肩散**（《保命歌括》卷十五）

【组成】羌活　防风　藁本　川芎　白芍各七分（炒）　黄连（酒炒）　黄芩各五分　甘草四钱

【用法】上以水二盏，加生姜三片煎服。

【主治】风热乘肺，肩背强直作痛。

【加减】气虚，加人参五分；汗多，加炙黄耆一钱；血虚，加川归、地黄各五分；有湿，加防己、苍术、薏苡仁各五分。

87774 **提毒丹**（《疡医大全》卷七）

【异名】七星丹、八仙丹。

【组成】乳香（去油）　没药（去油）各二钱　玄参（瓦上焙脆）　前胡（瓦上焙脆）　血竭　麝香各四分　生斑蝥八钱（去净头足翅，阴阳瓦焙）

【用法】上各乳极细末，于端午午时和匀，瓷瓶密贮。凡初起肿毒，每用二三厘，看疮大小，即以疮大膏药贴上，中留一孔，入药在内，周围用大蒜泥敷，次日起泡，挑去水泡即消；如疮已溃，即掺药于疮孔内。

【功用】拔毒，消肿，生肌。

【主治】肿疡。

87775 **提毒丹**（《疡科遗编》卷下）

【组成】漂东丹一两　巴豆肉二十粒　蓖麻仁二十粒　白丁香十粒

【用法】上药先将巴豆去净油，再同诸药打和，阴干，研细。临用掺疮上。

【主治】痈疽溃后，腐肉不去，新肉不生。

87776 **提毒散**

《普济方》卷二七八引《卫生家宝》。为《传信适用方》卷三"白鹤散"之异名。见该条。

87777 **提毒散**（《吴氏医方汇编》）

【组成】上好杭州铅粉一两　银珠　雄黄　轻粉　乳香（去油）　没药（去油）各三分

【用法】上先将乳没二味为细面，后同前四味共为一处研极细，收入瓷瓶，听用。疮毒初起，用猪腰子切薄片，以前药撒腰子上，贴于患处，不一时腰子即肿，将腰子换掉，如前法贴之，肿了再换，直至猪腰不肿，其毒已尽；如肿毒已溃，亦如前法贴之，猪腰虽不肿，而毒内黄水长流，其毒自减。

【主治】一切疮毒才起。

87778 **提毒散**（《北京市中药成方选集》）

【组成】石膏（煅）三两五钱　红粉一钱五分　章丹四钱　冰片一钱二分

【用法】上共研为极细粉，过罗装瓶，每瓶一钱重。敷于患处，或以硇砂膏贴之。

【功用】化腐生肌，解毒止痛。

【主治】疖子、疮疡、肿毒溃烂，破流脓血，久不收口。

87779 **提毒散**（《成方制剂》1册）

【组成】石膏（煅）60克　炉甘石（煅，黄连水飞）30克　轻粉15克　红粉3克　冰片3克　红丹3克

【用法】制成散剂。取本品适量敷患处。

【功用】化腐解毒，生肌止痛。

【主治】疔疖痈肿，臁疮，溃流脓血，疮口不敛。

【宜忌】本品为外用药，有毒，切勿入口。

87780 **提药方**（《种福堂方》卷四）

【组成】藤黄　雄黄各三钱　蟾酥　红药各二钱　冰片　麝香各一钱　蓖麻子肉一两

【用法】先将蓖麻肉去皮，打如鱼冻水，入诸药打成膏，瓷罐收贮，勿令泄气。外敷患处。

【主治】诸毒不起者。

87781 **提盆散**（《袖珍》卷一引《圣惠》）

【组成】沧盐三钱　屋檐烂草节七个

【用法】上为末和匀。每用半钱，竹筒吹肛门内，深寸许

【主治】大便秘涩，服药取不得通者。

87782 **提盆散**

《袖珍》卷一。为《阴证略例》"急提盆散"之异名。见该条。

87783 **提疬丹**（《种福堂方》卷二）

【组成】水银　硼砂　火消　明矾　皂矾　食盐各一两　朱砂二钱

【用法】用粗瓦盆放前药，上合粗碗一只，盐泥封固，炭火炼三炷香，先文后武，冷定取出升在粗碗上药，白米饭和丸，如绿豆大，朱砂为衣。每用一丸，放疮上，绵纸封二三层，一日夜即揭起，则核随纸带出，丸可再用。

【主治】瘰疬。

87784　**提疬丹**(《青囊秘传》)

【组成】巴豆(去壳)　白信　降药各等分

【用法】上为末，饭和为丸，量核大小外用之。

【主治】瘰疬。

【备考】此为强烈腐蚀剂，用后痰核脱腐成窟窿，损及血络，易致大出血，宜慎用。病位在颈动脉处勿用。

87785　**提脓丹**(《全国中药成药处方集》武汉方)

【异名】三仙丹；提脓散(《成方制剂》7册)。

【组成】冰片一钱　轻粉一两　红粉三两

【用法】上药混合碾细，成净粉90%～95%即得。洗净患处，将上药二至三厘薄掺，加盖寻常膏药。

【功用】《成方制剂》：拔毒提脓，去腐生肌。

【主治】痈毒溃烂，脓多不出，疮口扩大。

【宜忌】痈脓已净者忌用。

87786　**提脓散**

《成方制剂》7册。为《全国中药成药处方集》武汉方"提脓丹"之异名。见该条。

87787　**提陷汤**(《辨证录》卷八)

【组成】黄耆　麦门冬各五钱　白术　人参各二钱　甘草三分　桔梗一钱　神曲五分

【用法】水煎服。

【主治】内伤元气，阳气虚陷，气息短促不足以息，懒于语言，饮食无味，身体困倦。

87788　**提痰药**(《惠直堂方》卷二)

【组成】白矾三钱(瓷器盛水少许化开)　巴豆仁三粒

【用法】上将巴豆分作六块，投入矾内，用罐盛煅，矾枯取起，去豆研细密贮。每用一二分，醋水调匀，鹅毛蘸扫喉内。其痰自出，然后用药吹之。

【主治】双单喉蛾。

87789　**提丁锭子**(《玉机微义》卷十五)

【异名】透肉锭子。

【组成】雄黄　朱砂各二钱　青盐　砒霜(生)　白丁香　轻粉　斑蝥(去翅足)各一钱半　蟾酥　麝香各一钱　黄蜡　蓖麻子三十七粒

【用法】上为细末，于银器或瓷器内，先将黄蜡溶开，和药为丸，如梧桐子大，捏作饼子。用时先将疔疮用针刺破，放一饼于疮头上，又刺四边五七下，使恶血出，用软膏药贴之。

【主治】疔疮危笃发昏；兼治瘰疬。

87790　**提子回生散**(《温氏经验良方》)

【组成】土鳖一钱(去头足，半夏炒)　乳香(去油)　没药(去油)　血竭　硼砂　骨碎补各一钱(去毛)　归身一钱二分

【用法】共研极细末，收入瓷瓶内。每服八厘，黄酒、童便送下。

【主治】跌打损伤，及枪子击伤。

【备考】原书治枪子击伤，弹口宜敷跌打万应散，内服本方，弹子自出。

87791　**提阴升阳汤**

《慈航集》卷下。为《辨证录》卷八"提阴升阳祛邪汤"之异名。见该条。

87792　**提毒异功散**

《白喉全生集》。为《中国医学大辞典》引《疫痧草》"异功散"之异名。见该条。

【功用】消肿止痛。

【主治】白喉急症。

87793　**提脓八将散**

《全国中药成药处方集》武汉方。为《疡科心得集·家用膏丹丸散方》"八将丹"之异名。见该条。

87794　**提阴升阳祛邪汤**(《辨证录》卷八)

【异名】提阴升阳汤(《慈航集》卷下)。

【组成】人参一两　白术一两　何首乌(生用)一两　鳖甲一两　茯苓五钱　熟地一两　山萸肉五钱　肉桂一钱　柴胡二钱　白芥子三钱

【用法】水煎服。

【主治】❶阳衰发疟，终年累月不愈，但热不寒，有汗不渴，每发于夜者。❷《慈航集》卷下：三阴久疟，寒。

【备考】原书谓服药二剂反觉寒热交战而病重，再服二剂，则寒热不生，全愈矣。

邪入深，正气皆方，四日两头发者，缠绵不已。

揭

87795　**揭云散**(《普济方》卷八十六)

【组成】当归　赤芍药　秦皮　滑石各半两　铜青半分　甘草半分

【用法】上为末。每用半钱，汤泡，澄清洗。

【主治】一切眼疾。

87796　**揭风汤**(《直指小儿》卷一)

【组成】青黛　芦荟　全蝎各一分　南星半两(为末，水调作饼，包裹前全蝎，煨令赤色)　朱砂一钱半　牙消　轻粉各三字

【用法】上为末。每服一字，煎金银薄荷汤调下。

【功用】利下痰热。

【主治】小儿惊风。

87797　**揭风汤**(《活幼口议》卷十三)

【组成】全蝎(去毒、面炒)一分　天南星一两(为末，水调作剂，包裹蝎，煨令赤色，蝎不用炒亦得)　天麻一分　朱砂一分(合研)　轻粉半钱　脑子一字　麝一字

【用法】上为末，和匀。每服半钱，煎金银薄荷汤调下。以通为度。

【主治】婴孩小儿急惊风方作，搐搦，热盛涎潮。

87798　**揭毒散**(《青囊秘传》)

【组成】大黄一两　朴消一两五钱　白及七钱

【用法】上为末。井水调，外敷。

【主治】热性肿毒。

87799　**揭障丹**(《眼科秘诀》卷一)

【组成】黄荆子一斤(晒干,去壳,净温水洗三四次,又用童便浸三日夜,早、晚换童便,浸完又用温水洗三四次,炒,研细听用,号揭障磨翳丹头)

【用法】每用丹头一两,加当归(酒洗)、川芎、生地各二钱半(各为末),白芍(酒洗,为末)一钱半,谷精草、羌活、白芷、升麻、柴胡、草决明、木贼草(各为末)各一钱,龙胆草一钱半,荆芥、薄荷(各为末)各一钱半,诸末和研令匀。每服二三钱,食后煎淡竹叶汤送下,一日二次。

【主治】内外障眼。

【加减】如内外翳障重者,加雌雄石(活磁石)末三钱(银锅内煅红,醋淬七次);如两目红如血,此三焦余热所攻,号曰珠玲,加山栀仁、玄参、麦冬各三钱;如两珠蛮大,突起如怒像者,号曰鼓睛,有风热,加防风、白蒺藜、车前子各二钱;如含浆眼,上下眼包合,不能自开,用手分开,泪倾如米汁之状,此风热太甚,攻于肝肺二经,加龙胆草三钱,防风、羌活各二钱,桑白皮二钱,白芍、柴胡各一钱;如烂弦红皮者,加桑白皮三钱,草决明、防风各一钱五分;如眼内红丝多者,加山栀仁(炒)三钱;如红气上侵黑珠,加桑白皮(蜜制)三钱;如眼中泪多者,加柴胡、升麻各三钱;如血灌瞳仁,加石膏(煅)三钱,炒黑栀仁二钱,炒大黄二钱,归尾三钱;如瞳仁侧身,加柴胡、升麻各五钱;如瞳仁端正,我把手招他,他不把手招,谓之水火未济之像,左右轮中气不贯,加蜣螂(瓦上略焙,为末)二钱;如上眼皮盖下眼皮,作睡人之状,乃脾之倦也,加白术(陈壁土炒)三钱;如双目黑睛红侵,白珠不红,号曰血热侵肝,加当归尾、白芍、茜草各三钱,炒栀仁二钱;如白珠血红,黑珠不红,号曰余热伤肺,加百合、宣连、炒栀仁各二钱;如眼内青翳突起,乃水盛火衰,号曰乌睛,乃肝不纳水之故,加木贼、花椒各三钱,柴胡、白芍各二钱;如系蟹眼虾眼者,老膜突起,加千里光三钱,磁石一钱五分;如目黑白不分,混浊污秽,触冲瞳仁者,加黄柏、知母各二钱;如眼上下四角作痒,加白蒺藜(去刺)三钱;如视人长大,一人似二人者,号曰轮不分白,加青葙子三钱;如两目并太阳穴作胀,加蔓荆子三钱;如青光者,一双好眼,视物不见,号曰青光瞎子,此三轮有厚病也,加赤茯苓、玄参、黄芩各一钱五分;如鸡宿即目不明,双目黑暗,乃肝不纳全血,血倒转攻心之症,加上好藏浪大黄三钱,黄柏、知母各二钱;如眼内如针刺;谓之血热,加好大黄二钱,栀仁(炒)二钱;如一双目细小者,号曰夹视,加白茯苓、白术、枸杞子各一钱。

插

87800 **插耳皂荚丸**(《圣惠》卷三十四)

【组成】皂荚一梃　豉一合　蒜一头(去皮)　巴豆七枚(去皮,麸炒微黄)

【用法】上为散。每用一字,绵裹如梧桐子大。随病左右纳耳中。

【主治】牙痛。

【备考】本方方名,《普济方》引作"皂荚丸"。

搜

87801 **搜风丸**(《理伤续断方》)

【组成】何首乌　南星　骨碎补　川乌各半斤　土牛膝　芍药各五两(一云二两)　细辛三两　当归十两　白鲜皮

【用法】上为末,醋糊为丸,如梧桐子大。每服三十丸,温酒或盐汤吞下,不拘时候。

【主治】风损腰痛,头痛。

【备考】方中白鲜皮用量原缺。

87802 **搜风丸**(《圣济总录》卷十七)

【组成】木香　恶实各一分　青橘皮(汤浸,去白,焙)　牵牛子(炒)　旋覆花(炒)各一两　槟榔(煨,剉)二枚　皂荚五梃(用浆水五升浸两宿,挼汁去滓,入蜜四两,银石器内慢火熬成膏)

【用法】上为末,入皂荚膏和丸,如梧桐子大。每服十五丸,温酒送下,不拘时候。

【主治】大肠风秘不通。

87803 **搜风丸**(《圣济总录》卷十七)

【组成】牵牛子半斤(半生半炒)　枳壳(去瓤,麸炒)　青橘皮(汤浸,去白,焙)　桂(去粗皮)　芎䓖　郁李仁　白芷　羌活(去芦头)　防风(去叉)各二两　大黄(剉,炒)　麻仁各六两

【用法】上为末,炼蜜为丸,如梧桐子大。每服十丸,食前茶清送下;如大便秘滞,每服三十丸,食后、临卧荆芥汤送下。

【主治】肠胃风壅,大便秘涩。

87804 **搜风丸**(《宣明论》卷三)

【组成】人参　茯苓　天南星各半两　干生姜　藿香叶各一分　白矾二两　蛤粉二两　寒水石一两　大黄　黄芩各二两　牵牛四两　薄荷叶半两　滑石四两　半夏四两

【用法】上为末,滴水为丸,如小豆大。每服十丸,加至二十丸,生姜汤送下,一日三次。

【功用】《普济方》引《经验良方》:清利头目,开通鼻窍,聪耳明目,宣通血气。

【主治】邪气上逆,上实下虚,风热上攻,眼目昏花,耳鸣鼻塞,头痛眩晕,燥热上壅,痰逆涎嗽,心腹痞痛,大小便结滞。

87805 **搜风丸**(《儒门事亲》卷十二)

【异名】人参半夏丸。

【组成】人参　茯苓　南星各半两　半夏　干姜　白矾(生)　凝水石各一两　蛤粉二两　薄荷半两　藿香半两

【用法】上为细末,与藏用丸末各中停,水泛为丸,如豌豆大。每服三十丸,生姜汤送下。

【主治】风证偏枯,口眼㖞斜,涎潮昏愦;及痰吐黏稠,或时喘咳。

87806 **搜风丸**(《医方类聚》卷一八四引《烟霞圣效方》)

【组成】肥皂角不以多少(去皮子弦)

【用法】上以牛酥油涂炙数遍,热捣为膏丸;如梧桐子大。每服五六十丸至八十丸,空心新水送下。临晚食猪肉一顿,早晨服药更妙。

【主治】肠风痔漏。

87807 **搜风丸**(《普济方》卷二四四引《仁存方》)

【组成】黑牵牛子二两(生用)　槟榔　大腹皮　青皮

皂角　木香　防风（去芦）　大黄　羌活（去芦）　枳实　川乌　乌药各半两

【用法】上为末，炼蜜为丸，如梧桐子大。每服五十丸，食前酒送下。

【主治】脚气肿痛，大便不通。

87808　**搜风丸**（《普济方》卷二四四引仁存方）

【组成】大黄　槟榔　枳实各半两　黑牵牛二两（生）

【用法】上为末，糊丸如梧桐子大。每服五十丸，食前饭汤送下。

【主治】脚气肿满，大便不通。

87809　**搜风丸**（《扶寿精方》）

【组成】天麻（去土皮净）三两二钱　玄参（去芦）　萆薢（另研末）三两一钱　杜仲（去粗皮，酒拌炒去丝）三两五钱　附子（盐水浸，去皮）五钱　羌活七钱　牛膝（去芦）　独活（酒洗）各三两三钱　当归（酒洗）五钱　生地黄（忌铁，酒浸一日夜，捣成膏）一两

【用法】上为细末，炼蜜为丸，如梧桐子大。每服八十丸或百丸，空心温酒送下。

【主治】口眼㖞斜，左瘫右痪。

87810　**搜风汤**（《秘传眼科龙木论》卷四）

【组成】防风　五味子　大黄　天门冬　桔梗　芍药　细辛各一两半　茺蔚子二两

【用法】上为末。每服一钱，以水一盏，煎至五分，去滓。食后温服。

【主治】目内旋螺尖起外障。

87811　**搜风汤**（《眼科全书》卷四）

【组成】防风　白芷　细辛　羌活　赤芍　茺蔚子　薄荷　五味子　菊花　荆芥　玄参　大黄　朴消

【用法】水煎，去滓，食后温服。

【主治】目中旋螺突起外障。

87812　**搜风汤**（《衷中参西》上册）

【组成】防风六钱　真辽人参四钱（别炖同服，可以野台参七钱代之，高丽参不宜用）　清半夏三钱　生石膏八钱　僵蚕二钱　柿霜饼五钱（冲服）　麝香一分（药汁送服）

【主治】中风。

【方论选录】本方重用防风引以麝香深入脏腑以搜风。犹恐元气虚弱，不能运化药力以逐风外出，故用人参以大补元气，扶正即以胜邪也。用石膏者，因风蕴脏腑多生内热，人参补气助阳分亦能生热，石膏质重气轻性复微寒，其重也能深入脏腑，其轻也能外达皮毛，其寒也能祛脏腑之热，而即解人参之热也。用僵蚕者，徐灵胎谓邪之中人，有气无形，穿经入络，愈久愈深，以气类相反之药投之，则拒而不入，必得与之同类者和入诸药使为向导，则药至病所，而邪与药相从，药性渐发，邪或从毛孔出，从二便出，不能复留，此从治之法也。僵蚕因风而僵，与风为同类，故善引祛风之药至于病所成功也。用半夏、柿霜者，诚以此证皆痰涎壅滞，有半夏以降之，柿霜以润之，而痰涎自息也。

87813　**搜风散**（《圣济总录》卷十七）

【组成】牵牛子二两（一两生，一两炒）　大黄（剉）半两　郁李仁（去皮）半两　枳壳（去瓤，麸炒）一两　芎䓖一两　青橘皮（汤浸，去白，焙）一分　麻子仁一分　槟榔（剉）一枚　木香一分　旋覆花　防风（去叉）各一两

【用法】上为散。每服二钱匕，临卧生姜汤调服。

【主治】风气，中脘不利，大便秘涩。

87814　**搜风散**（方出《续本事》卷六，名见《普济方》卷一〇五）

【组成】青皮（去白）　威灵仙（去头，洗）各二两　大黄一两半　大戟一两　牛蒡子二两（新瓦上炒）

【用法】上为末。每服一钱，壮人每服三钱，蜜酒调服。服毕漱口。

【功用】搜风宽肠。

【主治】风盛大便秘结。

87815　**搜风散**（《朱氏集验方》卷十一）

【组成】大戟　甘遂　大黄　槟榔　牵牛（炒）各一钱　青皮半钱

【用法】上为末。每服一钱，蜜汤送下。

【主治】腮下肿。

87816　**搜风散**（《医方大成》卷五引欧阳康叔方）

【组成】白芷　川芎　茯苓　甘草　芍药一两半　当归　陈皮　厚朴　枳壳　白术各二两　干姜（炮）　麻黄（去根节）三两　桔梗一两半　苍术十二两（酒浸，去皮）　肉桂一两半

【用法】上㕮咀。每服三钱，水一盏，生姜四片，煎服

【主治】脚气。

【备考】方中干姜用量原缺。

87817　**搜风散**（《程松崖眼科》）

【组成】防风六分　荆芥六分　蕤仁八分　刺蒺藜一钱　菊花一钱　蝉蜕六分　甘草四分　谷精草六分　赤芍八分　车前子一钱

【用法】上加生姜一薄片，煎汤内服，外点蕤仁膏。

【主治】眼弦作痒及烂者。

87818　**搜风散**（《银海精微》卷上）

【组成】陈皮　秦艽　防风　细辛各一两　木香　黄连各五钱

【用法】上为末，水一盅，浸一宿，去滓，入龙脑一钱，蜜四两浸，火熬成膏，点之。不用蜜，煎汤熏洗亦可。

【主治】眼中有黑花。

87819　**搜风散**（《医统》卷六十一）

【组成】黄连　大黄　朴消　黄丹各等分

【用法】上为末。以苦参同煎汤，外加炼过白蜜同调，敷眼四弦。

【主治】风热眼，肿痛。

87820　**搜风散**（《疯门全书》）

【组成】白附子（面裹煨）二两　白蒺藜（炒去刺）二两　熟川乌　草乌（二乌均用黑豆煮）各一两　北全蝎（洗去泥沙，姜汁炒）一两　猪牙皂一两　白头翁一两　金钗石斛一两　条甘草一两

【用法】上为细末。每服一钱，以酒送下。

【主治】麻疯。脸起红云，身有红块，四肢麻木。

87821　**搜风散**（《秘传大麻疯方》）

【组成】乌药　防风　茯苓　半夏　香附　枳壳　陈皮　当归　川芎　紫苏　生地　地龙　桔梗　甘草　乳

香　没药　砂仁各一钱

【用法】上加生姜、黑枣，水煎服。

【主治】麻疯。起自脚底上一处，切割不痛，然后上脸，脸上红色，满颧渐成紫色。

87822　**搜风散**（《秘传大麻疯方》）

【组成】白芷　藿香　前胡　黄耆　甘草　人参　羌活　防风　黄连　荆芥各等分

【用法】上加生姜，水煎去滓，加好酒二小钟，热服。

【主治】紫霞风。初起形如紫霞，遍身如云头样，其点牵长，色在头不露，将火照之，见其细白点。

87823　**搜风散**（《外伤科学》）

【组成】当归　黄芩　羌活　独活　天麻　麻黄　皂角　樟木子　莪术　川芎　白芷　何首乌各等分

【用法】共研细末。内服每次一钱；外用水酒调涂患处。

【功用】活血，祛风，散寒。

【主治】伤损之后，复感风寒湿邪，发作时肿痛较甚者。

87824　**搜饮丸**（《百一》卷五引宇文尚书方）

【组成】木瓜一个　生白矾　半夏曲各等分

【用法】上将木瓜切顶去瓤，作罐儿状，白矾、半夏曲研为细末，填入木瓜内，以原顶盖定，用麻缕扎缚，于饭甑上炊两次，烂研，以宿蒸饼为丸，如梧桐子大。每服三五十丸，生姜汤送下，不拘时候。

【主治】痰饮。

87825　**搜毒煎**（《景岳全书》卷五十一）

【组成】紫草　地骨皮　牛蒡子　黄芩　木通　连翘　蝉蜕　芍药各等分

【用法】上以水一钟半，煎服。

【主治】痘疹热毒炽盛，紫黑干枯，烦热便结。

【加减】渴者，加天花粉、麦门冬；阳明热盛，头面牙龈肿痛者，加石膏、知母；大肠干结实，脐腹实胀者，加大黄、芒消；血热妄行者，加犀角、童便；小水热闭者，加山栀、车前子；兼表热者，加柴胡。

87826　**搜胃散**（《幼幼新书》卷三十三引《龙木论》）

【组成】大黄　桔梗　玄参　防风　车前子　细辛　芒消　黄芩各二两

【用法】上为末。每服一钱，用水一盏，煎至五分。食后温服。

【主治】小儿眼睑生赘外障，此眼初患时，因脾胃壅毒冲眼，睑眦生肉，小如麻米，后渐长大，摩隐瞳仁，赤涩泪出。

87827　**搜脓散**（《御药院方》卷十）

【组成】黄耆　白芍药　香白芷各等分

【用法】上为细末。每用少许，干掺患处，上用膏药敷贴，一日一换。

【主治】诸疮脓汁不绝，腐肉未尽。

87828　**搜脓散**（《瑞竹堂方》卷五）

【组成】白芍　轻粉各三钱　川芎　香白芷各一两

【用法】上为细末。疮平者，掺药在上；内疮已深，须用纸拈蘸药，入于疮口内。

【主治】疮内有脓不能自出。

87829　**搜疳丸**（《杨氏家藏方》卷十八）

【组成】京三棱半两（湿纸裹煨香，剉）　槟榔　木香　肉豆蔻（面裹煨香）　诃子（煨，去核）　当归（汤洗）各二两半　黄连（去须，微炒）　川楝子肉（炒）各半两

【用法】上为细末，猪胆汁煮面糊为丸，如黍米大。每服三十丸，温米饮送下，不拘时候。

【功用】消腹胀，杀疳虫，进饮食，止盗汗，宽胸膈，磨停滞。

【主治】诸疳羸瘦，不生肌肉，面色萎黄。

87830　**搜癥丸**（《博济》卷二）

【组成】硇砂　川乌头　官桂　干漆各半两

【用法】上为细末，用青州枣煨熟，取肉为丸，如绿豆大，每枣肉一个，用巴豆五枚，一处同研匀。每服五丸，木瓜酒送下。

【主治】结气。

87831　**搜脓锭子**（《玉机微义》卷十五）

【组成】自然铜　川芎　白芷各半两　黄连　白蔹各二钱半　木香一钱半　麝香少许

【用法】上为极细末，糯米饭和为锭子。外用之，或作散末，干上亦佳。

【主治】疮疡已用追蚀等锭子蚀去歹肉恶物，止有脓水不净者。

87832　**搜风无价丸**（《解围元薮》卷三）

【组成】全蝎四两　苦参三两五钱　防风　当归　川芎各三两　蝉壳　荆芥　羌活各二两五钱　柴胡　独活　牙皂各二两　丢子十两

【用法】上药不见火，共为末，早赤米糊丸，如梧桐子大，上朱砂为衣。每服五十丸，茶、酒皆可送下。

【主治】癞风。

87833　**搜风止痛汤**（《医学探骊集》卷四）

【组成】防风三钱　山甲片二钱（炙）　川乌头三钱　独活四钱　秦艽四钱　威灵仙四钱　明党参三钱　麻黄三钱　桂枝四钱　皂刺三钱　木瓜三钱　甘草二钱

【用法】水煎，温服。

【主治】白虎历节风，先痛后肿，四肢关节相互交替，此轻彼重。

【方论选录】方以防风为君；以川乌、秦艽通行上下为臣；以独活、灵仙搜寻筋骨为佐；以桂枝、木瓜达其股肱，以山甲、皂刺、麻黄开启腠理为使，引风邪从汗孔而出；党参、甘草调其中宫，扶其元气，风邪去而痛自止矣。

87834　**搜风化痰丸**（《丹溪心法》卷二）

【组成】人参　槐角子　僵蚕　白矾　陈皮（去白）　天麻　荆芥各一两　半夏四两（姜汁炒）　辰砂半两（另研）

【用法】上为末，姜汁浸蒸饼为丸，辰砂为衣。每服四十丸，姜汤送下。

【功用】搜风化痰。

87835　**搜风化痰丸**（《医略六书》卷十九）

【组成】胆星二两　半夏一两半（制）　僵蚕三两（炒）　白矾三两　天麻二两（煨）　陈皮一两半　荆芥一两半　白附一两半　辰砂一两

【用法】上为末，姜汁为丸，辰砂为衣，淡姜汤化下。

【主治】半身不遂，挛蹉歪斜，属风痰留滞，脉弦滑者。

【方论选录】风痰留滞经络，经气不能灌注百骸，故半身不遂，挛蹉歪斜。胆星化风痰之闭遏；半夏利湿痰之凝滞；白矾功专却湿，治痰之源；天麻力擅祛风，治痰之标；荆芥疏头目之风；白附子疏头面之风；陈皮利气；辰砂护营；僵蚕走经络，以化风痰。使痰消风散，则经络通畅而营气灌注，安有半身不遂，挛蹉歪斜之患？姜汁丸姜汤下，总以振动解散风痰之力，洵为风痰留滞经络之专方。

87836 搜风四七丹(《解围元薮》卷三)

【组成】防风　川芎　当归　芍药　麻黄各五钱　黄芩　山栀　连翘　白术　甘草　薄荷　桔梗　全蝎　蝉壳　羌活　独活　胡麻　干葛　升麻各六钱　荆芥一两　人参三钱五分　牛膝　滑石各一两五钱　木香七分五厘　麝香五分　石膏八钱　大风子肉半斤

【用法】上为末，黄米粉糊丸，如梧桐子大。每服五十丸，空心酒下；茶亦可。

【主治】紫云、白癜、紫癜等风。

87837 搜风夺命丹(《秘传大麻疯方》)

【组成】雄鼠屎　防风　人参　草乌各八两　灵脂二两　京墨　南星二两(煨)　细辛　乳香　天麻各二两　甘草五钱　麝香一钱　巴霜二钱　羌活二两　独活二两

【用法】上为末，酒糊为丸。量病轻重，每次用一钱或二钱，先用葱白嚼烂，好酒送下。

【主治】牛皮风。形如牛皮，黑色，不痛不痒，皮肤厚而麻木。

87838 搜风安胎饮(《胎产心法》卷上)

【组成】归身　黄耆(蜜炙)　羌活　黄芩　秦艽　防风　炙草各一钱

【用法】上加生姜、大枣，水煎服。

【主治】妊娠中风，卒倒昏闷，口眼㖞斜，手足瘛疭，口噤不语。

87839 搜风寻痛丸

《外科启玄》卷十一。为《仙传外科集验方》"搜损寻痛丸"之异名。见该条。

87840 搜风泻火汤(《点点经》卷四)

【组成】四物汤加防风　山栀　连翘　黄芩　黄柏各一钱　石决明　车前子　木通各一钱五分　薄荷八分　甘草三分　生石膏三钱

【用法】上加葱白三茎，水煎服。

【主治】眼肿疼痛，昏花不明，羞日畏火。

87841 搜风顺气丸

《直指》卷三引《圣惠》。为《医方类聚》卷九十六引《千金月令》"大麻丸"之异名。见该条。

87842 搜风顺气丸(《普济方》卷九十二)

【组成】人参一两半　麻子仁　柏子仁　大黄各一两　皂角(不去皮)二两　黑牵牛(末)一两　威灵仙二两　朴消半两

【用法】上为末，米糊为丸，如梧桐子大。每服五六十丸，温酒送下。

【主治】风湿气，口眼㖞斜，大便结涩。

87843 搜风顺气丸(《景岳全书》卷五十四)

【组成】车前子一两半　大麻子(微炒)二钱　大黄五钱(半生半熟)　牛膝(酒浸)　郁李仁　菟丝子(酒浸)　枳壳　山药各二钱

【用法】上为末。炼蜜为丸，如梧桐子大。每服三十丸，温酒送下。

【主治】痔漏，风热闭结，老人燥秘。

87844 搜风顺气丸(《成方制剂》3册)

【组成】大黄(酒炙)150克　山药90克　独活30克　火麻仁90克　车前子90克　菟丝子30克　槟榔30克　郁李仁90克　牛膝90克　防风30克　枳壳30克

【用法】上制成丸剂。口服，一次1丸，一日1～2次。

【功用】搜风顺气，润肠通便。

【主治】肠胃积热，胸膈痞闷，大便燥结，肠红痔漏。

【临床报道】代谢综合征：《山东中医杂志》[2007，26(3)：163]治疗120例，显效38例，有效73例，无效9例。

87845 搜风顺气散(《秘传大麻疯方》)

【组成】归尾　僵蚕　乌药　陈皮　桔梗　川芎　白芷　枳壳　甘草　干姜　茯苓　羌活　金银花

【用法】上加生姜，用水煎服。

【主治】剑眉风。面上不痒，只有眉眼二处作痛。

87846 搜风胜湿汤(《医学探骊集》卷五)

【组成】川乌三钱　桂枝尖三钱　毛苍术五钱　草乌三钱　汉防己三钱　粉葛根四钱　麻黄三钱　皂刺三钱　独活三钱　木瓜三钱　甘草二钱

【用法】酒、水各半煎服。

【主治】风肿，脉不细不弦，调和有力者。

【方论选录】方以川乌为君，能除汗孔急闭之积滞；以草乌、独活为臣，助其搜寻之力；佐以桂枝通行上焦，木瓜通行下焦，葛根通行肌肉，防己通行皮肤，甘草、苍术健脾燥湿；麻黄、皂刺为使，仍引水液从腠理而出。水液既出，肿胀则除。

87847 搜风除湿汤(《赵炳南临床经验集》)

【组成】全蝎二至四钱　蜈蚣三至五条　海风藤三至五钱　川槿皮三至五钱　炒黄柏三至五钱　炒白术三至五钱　威灵仙五钱至一两　炒薏米五钱至一两　炒枳壳三至五钱　白鲜皮五钱至一两

【功用】搜风，除湿，止痒。

【主治】慢性湿疹，慢性顽固性神经性皮炎，年久色素沉着，皮肤瘙痒症；皮肤淀粉样变；皮肤结节性痒疹。

87848 搜风流气饮(《朱仁康临床经验集》)

【组成】荆芥9克　防风6克　菊花9克　僵蚕9克　白芷6克　当归9克　川芎6克　赤芍9克　乌药9克　陈皮6克

【功用】疏风达邪，和营理气。

【主治】赤白游风(血管神经性水肿)，荨麻疹(肠胃型)。

87849 搜风润肠丸(《袖珍》卷一引《圣惠》)

【组成】沉香　槟榔　木香　青皮(去白)　萝卜子(炒)　槐角(炒)　陈皮(去瓤)　枳壳(去瓤，炒)　枳实(麸炒，去瓤)　三棱(煨)　木通各五钱　郁李仁(去皮)一两(一方有大黄，无木通)

【用法】上为末，炼蜜为丸，如梧桐子大。每服五六十丸，木瓜汤送下。

【功用】常服润肠，导化风气。

【主治】三焦不和，胸中痞闷，气不升降，饮食迟化，肠胃燥涩，大便秘硬。

87850 **搜风润肠丸**(《疯门全书》)

【组成】纹大黄(酒拌，九蒸九晒)三两　家桃仁(开水泡，去皮尖，净油)一两　净银花(酒蒸)一两　片黄芩一两　郁李仁(取净肉)五钱　土麻仁(炒)一两　胡麻仁(炒)一两　黑玄参一两　嫩苦参(酒蒸)一两　威灵仙(酒蒸)一两　香独活二两　白鲜皮(酒蒸)一两　京赤芍(酒炒)一两　白蒺藜三两　陈枳壳一两

【用法】上为蜜丸。每服三钱，每日早、晚滚水送下。

【功用】去六腑积热，舒畅经络。

【主治】大麻疯。

87851 **搜风理肺丸**(《成方制剂》3册)

【组成】荆芥穗24克　紫苏梗36克　薄荷24克　前胡48克　陈皮72克　苦杏仁(去皮，炒)72克　桔梗72克　枳壳(去瓤，麸炒)72克　旋覆花72克　竹茹72克　法半夏48克　瓜蒌子(蜜炙)96克　黄芩48克　甘草24克

【用法】上制成丸剂。口服，一次1丸，一日2次。

【功用】清热解表，宣肺止咳。

【主治】外感风寒，肺失宣降引起，发热恶寒，头痛无汗，四肢酸软，鼻塞流涕，咳嗽痰多，胸闷喘急。

【宜忌】忌食油腻厚味。

87852 **搜风散火汤**(《点点经》卷四)

【组成】熟地一钱　生地一钱　川芎　当归　荆芥　防风　独活　前胡　羌活各一钱半　牛子二钱　升麻三钱　天冬三钱　薄荷二钱　甘草三分

【用法】上加生、熟石膏各三钱，水煎服。

【主治】酒伤肝，遍身冰冷，皮肤木胀如麻绳捆缚，捏不作痛，或四肢拘急，或胸胁胀满或吐白沫，或呕酸水，或大小便不利，六脉弦洪，此三阴俱伏，三阳攻凑之候。表邪发散之后，宜服此汤。

87853 **搜风散湿饮**(《济阳纲目》卷一)

【组成】当归　白术　独活　防己　防风　羌活　藁本　白芷　川芎　薄荷　陈皮　桂枝　甘草

【用法】上剉。水煎服。

【主治】中风挟湿。

87854 **搜风趁痛散**(《圣济总录》卷十)

【组成】白附子(炮)　附子(炮裂，去皮脐)　赤小豆　天南星(炮，去脐)　海桐皮(剉)　狼毒　自然铜(煅，醋淬)　地龙(炒去土)各等分

【用法】上为散。每服半钱至一钱匕，空心葱酒调下；豆淋酒亦得。

【主治】中风，身体筋脉骨节疼痛。

87855 **搜风解毒汤**(《本草纲目》卷十八)

【组成】土茯苓一两　白鲜皮　金银花　薏苡仁　防风　木通　木瓜各五分　皂角子四分

【用法】上用水二大碗煎饮，一日三次服。

【主治】杨梅结毒，初起结肿，筋骨疼痛。

【宜忌】忌清茶，牛、羊、鸡、鹅、鱼、肉，烧酒，房劳。

【加减】气虚，加人参七分；血虚，加当归七分。

87856 **搜毒五虎丹**(《外科学讲义》)

【组成】全蝎三个　蜈蚣一条　斑蝥三个(皆去头足)　露蜂房一个　蛇蜕一条

【用法】上共煅存性，研细末，加生大黄末并面糊为丸，如绿豆大。每服一钱五分，以酒送下。取下恶物。

【主治】杨梅疮，骨髓筋骱之毒。

87857 **搜损寻痛丸**(《仙传外科集验方》)

【异名】搜风寻痛丸(《外科启玄》卷十一)。

【组成】乳香二钱　没药二钱　当归一两　军姜五钱(炒)　肉桂三钱　川芎一两　薏苡仁一两(炒，如筋绝脉绝，多加此一味)　丁皮五钱　独活五钱(炒)　茴香二钱(炒)　草乌五钱(炒黄色)　骨碎补二两(炒)　赤芍五钱(炒)　石粘藤五钱(炒，一云二两)　白芷(炒)五钱

【用法】上为末，炼蜜为丸。用生姜细嚼，温酒吞下；如为末，用姜酒调服；浸酒吃亦可。如折伤，遍身顽麻方可用药，接骨加草乌一匕多，热酒调服，量人老弱虚实，加减用之；如其人麻不解，可用大乌豆浓煎汁解之；如无豆，以淡豆豉煎浓亦可。如吐，加姜汁调服。

【功用】接骨。

【主治】遍身疼痛，久损至骨；及金刃所伤。

87858 **搜病青黛丸**(《圣惠》卷八十六)

【组成】青黛一分　槟榔一枚　木香一分　麝香半分(细研)　黄连一两(去须)　巴豆半两　川大黄半两(剉碎，微炒)　鳖甲半两(涂醋，炙令黄，去裙襕)　肉豆蔻一枚(去壳)

【用法】上先将黄连、巴豆二味，以淡浆水三碗，煮令水尽，候干，取出巴豆，去皮心研如膏，纸裹压去油，黄连晒干，然后与诸药共捣罗为末，用猪胆汁和丸，如麻子大。一二岁儿，每服一丸，空心粥饮送下；三四岁儿，每服三至四丸，每隔三日一服。取下恶物为效。次宜服诃黎勒丸补之。

【主治】小儿气疳，腹内有积恶滞结之物。

87859 **搜风大九宝饮**(《医方大成》卷一引《澹寮方》)

【组成】天雄(大附子代亦可)　沉香　防风(去芦)　南星(炮)　薄荷叶　地龙(去土)　木香(不见火)　全蝎(去毒)各等分

【用法】上㕮咀。每服二钱，加生姜五片，用水一盏煎熟。入麝香啜服，不拘时候。

【功用】顺气，开其关窍。

【主治】挟气中风。

87860 **搜风顺气饮子**(《普济方》卷九十四引《海岱居士秘方》)

【组成】大黄五钱　甘草五钱　当归一钱　防风二钱　朴消六钱　白芍药三钱　天麻二钱

【用法】上㕮咀，作一服。用水二大盏，煎至一大盏，去滓，食前温服。以利取放，滓再煎服。

【主治】半身不遂，筋脉拘挛，胫酸，肢体困倦，口眼㖞斜，语言謇涩；及湿痹浑身骨痛或麻木不仁，无问新久。

87861 **搜风换骨夺命丹**(《疡科选粹》卷六引《良方》)

【组成】真五加皮(洗净)　猪牙皂角(去壳)各一斤八

两　茅山苍术一斤(米泔水洗,晒干)　麻黄(去根节)五斤　紫背浮萍(隔水晒干蒸过)二斤

上五味,用长流水一桶,砂锅内煎至一半,再入水煎,如此三四次,细绢滤过,煮熬成膏入后药末:

川乌(黑豆煮过)　土木鳖子(去油)　角沉香(黑色者)　广木香(不见火)　真血竭(嫩红者)　滴乳香(炒)　明天麻(大者)　南星(醋炙三次)各一两　羌活(洗)一两五钱　荆芥穗　防风(洗去土,去芦)　锦纹大黄(大块,滋润者)各一两三钱　白僵蚕(去丝嘴足)一两二钱　川甘松(去土)　苍耳子(去土,炒)　白芷梢(洗)　真没药(另研)　白蒺藜(去刺)　姜黄　川当归(去芦,酒洗)　皂角刺(去尖,去木)各七钱　真当门子麝香三钱　大风子(去壳油)五钱　牛蒡子五钱

【用法】上各为极细末,入前膏子内,搜和为丸,如弹子大,每药四丸,用水飞朱砂为衣,次用金箔一片为衣,阴干,不见火,不见日。大病每用一丸,小疾半丸,放入小嘴酒瓶内,入无灰煮酒一大碗,油纸封固,隔汤煮二炷线香之久,取出热服,以出臭汗为度,元气厚者,隔日一服,虚弱者,三四日一服。如大风等症,服至二十丸病愈,此后又用二十丸,入有嘴坛内,入无灰好酒三十碗浸之,亦封固,照前汤煮,不可泄气,每饮三酒钟,拔去病根。临服时,先用防风、紫苏、风仙根、槐枝、荆芥、蔷薇根各两许,煎浓汤洗浴,然后服药。

【主治】大麻癞风,紫云风,白癜风,鹅掌风;一切寒湿,手足拘挛,遍身骨节酸痛,麻木不仁,走气刺痛;破伤风;诸般疔肿、痈疽恶毒;杨霉疮,已结毒或未结毒;遍身疥癞风癣脓窠等疾。

【宜忌】忌见风,戒食猪鱼羊肉、鸡鹅、麸面、油腻、炙煿、煎炒、辛辣发毒等物。

87862　**搜风镇心牛黄丸**(《普济方》卷一一四)

【组成】牛黄一分　龙脑一钱　麝香一钱　雄黄一分　丹砂五分(五味同研)　天麻(去苗)　乌犀(镑)　干蝎(去土,炒)　羚羊角(镑)　羌活(去芦头)　独活(去芦头)　防风(去芦头)　细辛(去苗叶)　白芷　赤茯苓　蝉蜕　麻黄(去根节)　牛膝(酒浸,切,焙)　芎䓖　五加皮各半两　白附子(炮)一分　乌蛇(酒浸,去皮骨,炙)一两

【用法】上为细末,炼蜜为丸,如鸡头大。每服一丸,嚼破以温酒或荆芥茶送下,一日三次。

【主治】一切风,瘫痪,言语謇涩。

援

87863　**援生膏**(《痈疽验方》)

【组成】轻粉三钱　乳香　没药　血竭各一钱　蟾酥三钱　麝香五分　雄黄五钱

【用法】上研极细末,用荞麦秸灰,或真炭灰一斗三升,淋汤八九碗,以桑柴文武火煎作三碗,取二碗入药末,用柳枝顺搅,再入好石灰一升,再搅匀,过一宿,入小瓷罐收贮。遇恶疮,点当头一二点,一日二次。以出血水为度。药干,以所存一碗灰汤调之。

【主治】一切恶疮及瘰疬初起。

87864　**援怯汤**(《辨证录》卷八)

【组成】白术　山药各二两　茯苓三钱　人参三钱　芡实五钱　白薇一钱　鳗鱼骨末五分　肉桂三分

【用法】水煎调服。

【主治】肝劳传脾,胸前饱闷,食不消化,吐痰不已,时时溏泻,肚痛腹胀,空则雷鸣,唇口焦干,毛发干耸,面色黄黑,气短难续,便如黑汁,痰似绿涕。

87865　**援瘵汤**(《辨证录》卷八)

【组成】白芍一两　当归一两　熟地一两　山茱萸五钱　茯苓五钱　鳖甲五钱　白薇二钱

【用法】水煎服。

【主治】肺劳次传于肝,两目𥇖𥇖,面无血色,两胁隐隐作痛,热则吞酸,寒则发呕,痰如鼻涕,或清或黄,臭气难闻,泪干眦涩,常欲合眼,睡卧不安,多惊善怖。

87866　**援绝神丹**(《集成良方三百种》)

【组成】白芍　当归各二两　枳壳　槟榔　甘草各二钱　滑石粉三钱　莱菔子一钱　木香一钱

【用法】水煎服。

【主治】红白痢,腹痛,里急后重。

87867　**援土固胎汤**(《傅青主男女科》)

【组成】人参一两　白术二两(土炒)　肉桂二钱(去粗皮)　山药一两(炒)　制附子五分　炙甘草一钱　杜仲三钱(炒黑)　续断三钱　枸杞子三钱　山茱萸一两(蒸,去核)　菟丝子三钱(酒炒)　砂仁三粒(炒,研)

【用法】水煎服。

【主治】妊娠脾胃虚极,上吐下泻,胎动欲坠,腹痛难忍,急不可缓。

87868　**援下回生丹**(《辨证录》卷一)

【组成】人参三钱　白术一两　茯苓五钱　柴胡五分　甘草一钱　赤石脂末一钱

【用法】水煎调服。

【主治】冬月伤寒,汗吐后,又加大下,而身热犹然如火,发厥,气息奄奄。

87869　**援命拒寒汤**(《辨证录》卷一)

【组成】白术三两　肉桂三钱　破故纸三钱　杜仲三钱

【用法】水煎服。

【主治】直中阴寒,肾经独受,身颤手颤者,此为命门火冷,不能拒寒使然。

87870　**援命救绝汤**(《洞天奥旨》卷六)

【组成】人参三两　白术四两　肉桂三钱　附子一钱　山茱萸一两　北五味三钱　金银花三两　茯神三钱

【用法】上用水十碗,煎汁一碗。温服。

【主治】命门溃痈。

握

87871　**握宣丸**(《儒门事亲》卷十二)

【组成】槟榔　肉桂　干姜　附子　甘遂　良姜　韭子　巴豆各等分　硫黄一钱

【用法】上为细末,软米和丸,如梧桐子大。早晨先用椒汤洗手,放温揩干,用生油少许泥手心,男左女右,磨令热握一丸,宣一二行。

【主治】大小便难。

87872 **握宣丸**(《田氏保婴集》)

【组成】巴豆一钱半　硫黄　良姜　附子　槟榔　甘遂各等分

【用法】上为细末,粟米饭和丸,如绿豆大。用椒汤洗小儿,男左女右手握之,用绵裹定,看行数多少,洗去即止。

【主治】小儿大小便难,呕吐,药食不下,命在顷刻。

雅

87873 **雅叫哈顿散**(《中国药典》2010版)

【组成】小百部100克　藤苦参100克　苦冬瓜100克　箭根薯100克　羊耳菊根100克　蔓荆子茎及叶100克

【用法】上制成散剂,每袋装3克。口服。一次3~9克,一日3次。

【功用】清热解毒,止痛止血。

【主治】感冒发热,喉炎,胸腹胀痛,虚劳心悸,月经不调,产后流血。

翘

87874 **翘荷汤**(《温病条辨》卷一)

【组成】薄荷一钱五分　连翘一钱五分　生甘草一钱　黑栀皮一钱五分　桔梗二钱　绿豆皮二钱

【用法】上以水二杯,煮取一杯。顿服。一日二剂,甚者三剂。

【功用】清上焦气分之燥热。

【主治】燥气化火,清窍不利者。

【加减】耳鸣者,加羚羊角、苦丁茶;目赤者,加鲜菊叶、苦丁茶、夏枯草;咽痛者,加牛蒡子、黄芩。

紫

87875 **紫丸**(《千金》卷五)

【异名】紫双丸(《圣惠》卷七十六)、紫霜丸(《局方》卷十)、紫霞丸(《幼科类萃》卷六)、紫丸子(《赤水玄珠》卷二十六)、四味紫丸(《杏苑》卷七)。

【组成】代赭　赤石脂各一两　巴豆三十枚　杏仁五十枚

【用法】上为末,巴豆、杏仁别研为膏,相和,更捣二千杵,当自相得。若硬,入少蜜同捣之,密器中收。三十日儿服如麻子大一丸,与少乳汁送下,食顷后与少乳,勿令多。至日中当小下热除,若未全除,明旦更与一丸。百日儿服如小豆大一丸,以此准量增减。夏月多热,喜令发疹,二三十日辄一服佳。紫丸虽下不虚人。

【功用】《小儿药证直诀》:消积聚。

【主治】小儿变蒸,发热不解,并挟伤寒温壮,汗后热不歇;及腹中有痰癖,哺乳不进,乳则吐哯,食痫,先寒后热者。

【方论选录】❶《医林纂要》:紫霜丸以治变蒸不解。盖脏气变动之际,宜镇定其心神,安固其气血,而随之以推陈致新也。二石可镇心神,固气血;杏仁、巴豆霜可推陈致新而用之有节也。❷《小儿药证直诀类证释义》:此方巴豆攻下积聚,伍以赤石脂以缓之,代赭石、杏仁镇惊降逆,故能治小儿积聚以及惊痰诸证。由于此方巴霜较多,攻泄有余,是为治标之剂,实积及实热生痰者宜之。

87876 **紫方**(《圣济总录》卷二十八)

【组成】紫草　荆芥穗　恶实各等分

【用法】上为粗末。每服三钱匕,水一盏,煎至七分,去滓温服。

【主治】伤寒发斑疹痘疮。

【备考】本方方名,《普济方》引作"紫草汤"。

87877 **紫方**

《金匮翼》卷一。为《外台》卷十四引《肘后方》"紫汤"之异名。见该条。

87878 **紫汤**(《外台》卷十四引《肘后方》)

【异名】紫方(《金匮翼》卷一)。

【组成】鸡屎二升　大豆一升　防风三两(切)

【用法】以水三升,先煮防风取三合汁,豆、鸡屎二味锅中熬之令黄赤色,用酒二升淋之,去滓,然后用防风汁和,分为二服,相去如人行六七里。衣覆取汗,忌风。

【主治】中风。无问男子妇人,中风脊急,身痓如弓。

87879 **紫汤**

《千金翼》卷六。为《医心方》卷三引《范汪方》"大豆紫汤"之异名。见该条。

87880 **紫汤**(《圣惠》卷六十九)

【异名】大紫豆汤(《普济方》卷三一六)、大豆紫汤(《普济方》卷三五五)。

【组成】鸡粪白一合(炒微黄)　大豆二合(炒熟)　防风一两(去芦头)

【用法】上为末。每服三钱,以水、酒各半中盏,煎至六分,去滓温服,不拘时候。

【主治】妇人中风,脊急反张,如弓之状。

87881 **紫汤**

《鸡峰》卷十六。为原书同卷"豆淋酒"之异名。见该条。

87882 **紫酒**(方出《肘后方》卷三,名见《本草纲目》卷二十五)

【组成】清酒五升　鸡白矢一升

【用法】上为末,合和扬之千遍乃饮之。大人每服一升,少小五合,一日三次。

【主治】❶《肘后方》:中风,身体角弓反张,四肢不随,烦乱欲死。❷《本草纲目》:卒风,口偏不语;及臌胀不消。

87883 **紫酒**

《普济方》卷三三八。为《卫生宝鉴》卷十八"圣酒"之异名。见该条。

87884 **紫酒**(《达生篇》卷中)

【组成】黑料豆二合(炒焦熟)　白酒一大碗

【用法】上药合煎至七分,空心服。

【主治】孕娠腰痛如折。

【备考】本方方名,《仙拈集》引作"腰痛饮"。

87885 **紫袍**(《囊秘喉书》卷下)

【异名】红枣散。

【组成】大红枣(用竹刀破开,去核)　腰黄(研末,填入枣内)

【用法】瓦上炙脆,研末用。

【主治】脾经各色口疳,龈肿腐烂,牙疔。

87886 **紫雪**(《外台》卷十八引《苏恭方》)

【异名】紫雪丹(《成方便读》卷三)、紫雪散(《全国中药成药处方集》天津方)。

【组成】黄金百两　寒水石三升　石膏三斤　磁石三斤　滑石三斤　玄参一斤　羚羊角五两(屑)　犀角五两(屑)　升麻一升　沉香五两　丁子香一两　青木香五两　甘草八两(炙)

【用法】上药以水一斛,先煮五种金石药,得四斗,去滓后纳八物,煮取一斗五升,去滓,取消石四升,芒消亦可,用朴消精者十斤投汁中,微火上煮,柳木箄搅,勿住手,有七升,投在木盆中,半日欲凝,纳研朱砂三两,细研麝香五分,纳中搅调,寒之二日成霜雪紫色。病人强壮者一服二分,当利热毒;老弱人或热毒微者,一服一分。脚气病经服石药发热毒闷者,水和四分服,胜三黄汤十剂,以后依旧方用麝香丸。

【功用】❶《重订通俗伤寒论》:辟秽开窍,泻火散结。❷《北京市中药成方选集》:镇惊安神,清心开窍。

【主治】❶《外台》引《苏恭方》:脚气毒遍内外,烦热,口中生疮,狂易叫走;诸石草热药毒发,邪热卒黄;瘴疫毒疠,卒死温疟,五尸五注,心腹诸疾,绞刺切痛,蛊毒鬼魅,野道热毒,小儿惊痫。❷《全国中药成药处方集》北京方:温热不解,神昏谵语,口中生疮,狂躁不安,大便干,小便赤。

【宜忌】❶《外台》引苏恭方:忌海藻、菘菜、生血。❷《全国中药成药处方集》北京方:禁食油面厚味,孕妇忌服。

【方论选录】❶《医方集解》:此手足少阴、足厥阴、阳明药也。寒水石、石膏、滑石、消石以泻诸经之火,而兼利水为君;磁石、玄参以滋肾水,而兼补阴为臣;犀角、羚角以清心宁肝,升麻、甘草以升阳解毒,沉香、木香、丁香以温胃调气,麝香以透骨通窍,丹砂、黄金以镇惊安魂,泻心肝之热为佐使。诸药用气,消独用质者,以其水卤结成,性峻而易消,以泻火而散结也。❷《新医学》[1976,7:444]:本方针对高热、神昏、狂躁、惊厥等四大热闭症状而设,立旨于清热开窍。方中以石膏、寒水石、滑石泻火退热而又甘寒生津,佐以玄参、升麻、炙甘草养阴透阳解毒;羚羊角退热熄风,佐以消石、芒消泄散热邪;又以麝香开窍,佐以丁香、沉香等行气宣通。总的来看,全方药物性类似乎繁杂,但主次仍属分明,以生津助泻火(针对热盛伤津)、升散泄热助解毒(针对热毒郁结)、重镇安神助熄风(针对狂躁谵语)、宣通行气助开窍(针对神志昏迷),结构仍属严谨,各药作用的目的最终是一致的。

【临床报道】重症腮腺炎:《济宁医学院学报》[2002,25(4):56]治疗30例,分观察组和对照组。观察组均服用紫雪丹,具体方法:每日2~3次,<5岁者每次0.3克,5~12岁每次1.5克,>12岁每次3克。体温降至正常2天后停药。对照组均肌注抗腮腺炎注射液2毫升,每日2次。结果表明:紫雪丹能迅速退热,对消除腮腺、颌下腺肿大、脑膜刺激征、血淀粉酶及脑脊液异常等也较快捷,能有效地控制病情发展,缩短病程。

【现代研究】❶对二硝基酚致热的解热作用:《安徽中医学院学报》[1992,11(4):50]紫雪口服液和紫雪对二硝基酚致家兔发热均有解热作用,且口服液作用比紫雪快而平稳。❷对啤酒酵母致热的解热作用:《安徽中医学院学报》[1992,11(4):50-51]紫雪口服液和紫雪对啤酒酵母致大鼠的发热均有明显的解热作用。两药在等剂量时,解热作用相似。❸抗士的宁惊厥的作用:《安徽中医学院学报》[1992,11(4):51]紫雪口服液和紫雪均能明显拮抗士的宁所致的惊厥,延长小鼠的惊厥发生时间和死亡时间,对惊厥发生率和死亡率亦有一定的降低作用,但统计学无意义。❹急性毒性试验:《安徽中医学院学报》[1992,11(4):51]紫雪口服液小鼠灌胃的最大耐受量超过80毫升(相当于紫雪12克/千克)以上;紫雪小鼠灌胃的LD_{50}为7.187 ± 1.46克($P=0.95$)/千克。小鼠腹腔注射的LD_{50}分别为紫雪口服液4.95 ± 0.47克($P=0.95$)/千克,和紫雪3.70 ± 0.48g($P=0.95$)/千克。

87887 **紫雪**(《医方类聚》卷一九五引《千金月令》)

【组成】金一两　寒水石　石膏　磁石　滑石各三斤

【用法】上以水一石,煎取四斗,去金,切,纳汁中,煎取一斗五升,去滓,纳消石四升,朴消四升,微火煎,冷欲凝,纳朱砂三两,麝香五分,并细研之,待三日成雪。

【主治】百疾风热,温疟疫,五痓惊痫。

87888 **紫雪**

《圣惠》卷九十五。为《外台》卷三十一引《崔氏方》"紫雪散"之异名。见该条。

87889 **紫雪**(《百一》卷十三)

【组成】松树皮(剥下阴干)

【用法】为细末,入轻粉少许,生油调稀敷。如敷不住,纱绢帛缚定即生痂。

【主治】汤烫火烧,痛不可忍,或溃烂成恶疮。

87890 **紫雪**(《奇效良方》卷五十四)

【组成】松树皮(烧灰)二钱　沥青一分

【用法】上为细末。清油调敷,湿则干掺,一日三次。

【主治】汤烫火烧,痛不可忍,或溃烂成恶疮。

【宜忌】忌冷水洗。

87891 **紫雪**(《疡医大全》卷十七引窦太师方)

【组成】青矾(不拘多少,火煅通红,取出放地上出火毒)　硼砂　元明粉　冰片　麝香

【用法】上为极细末,放舌下或喉间。

【主治】❶《疡医大全》引窦太师:咽痛。❷《喉科秘钥》:重舌、莲花舌。

【备考】方中青矾,《喉科秘钥》作"青盐"。

87892 **紫雪**(《活人方》卷一)

【组成】石膏四两　玄明粉二两　硼砂一两　薄荷一两　朱砂五钱　甘草五钱

【用法】上为细末。每服三钱,白滚汤化下。

【功用】清解肠胃热邪。

【主治】伤寒热邪传里,火毒攻心,狂躁谵语,神昏自汗,二便秘结,舌苔芒刺。

87893 **紫散**(《元和纪用经》)

【组成】香附子(炒黑存性)

【用法】上为末。每服方寸匕,热酒调下,再服立定。

【功用】止血崩。

87894　**紫膏**(《卫生鸿宝》卷二)

【组成】旱莲草三斤　麦冬八两　阿胶四两　白蜜二斤

【用法】先熬旱莲取汁,次熬麦冬去渣,下蜜再熬,投阿胶化匀。每服一二匙,白沸汤化下。

【主治】内虚咽痛,或变喉癣。

87895　**紫霜**

《幼幼新书》古籍本卷三十四。即《博济》卷五"紫金霜"。见该条。

87896　**紫土散**(《外科正宗》卷四)

【组成】倾银紫土新罐

【用法】上为细末。以火酒调敷囟门上。其血自止。

【主治】鼻中无故出血不止。

87897　**紫丸子**

《赤水玄珠》卷二十六。为《千金》卷五"紫丸"之异名。见该条。

87898　**紫云散**(《喉科紫珍集》卷上)

【组成】水银　铅(熔入水银内和匀)　朱砂各一钱　麝香二分　雄黄五分　百草霜二钱

【用法】上为末。每纸捻一条,用药五分,加艾卷作七条。每用一条,食后烧烟熏口鼻,以七条为度。肉不生满,加至九条。

【主治】口鼻喉疳。

87899　**紫云膏**(《古今医鉴》卷十五)

【组成】黄蜡一两　松香五钱　黄丹三钱　香油四两

【用法】上药共入铁锅内,用柳条去皮搅之,文武火熬至半炷香尽为度。摊油纸贴之,或搽涂患处。

【主治】瘰疬及一切顽疮溃烂久不愈,并杖疮、臁疮、小儿头疮。

87900　**紫云膏**(《年氏集验良方》卷六)

【组成】白及一两　白蔹一两　马钱子一两　商陆根一两　当归一两　蓖麻仁一两　独活一两　羌活一两　生大黄一两　赤芍一两　男子头发一团

【用法】用生麻油二斤,春、夏浸三日,依法熬膏,每净油一斤,加炒黄丹八两收之。

【主治】❶《年氏集验良方》:一切肿毒初起,未破者即消,已破者即愈。❷《医学集成》:火伤、刀伤、跌打损伤。

87901　**紫云膏**(《文堂集验方》卷四)

【组成】白及　白蔹　马钱子　商陆根　黄柏　蓖麻仁　独活　羌活　生大黄各一两　生地　当归　血余各四两

【用法】用麻油四斤,春夏浸三日,入桃、柳、桑、榆、槐枝(三寸许)各三十段,每净油一斤,加炒黄丹五两收之。浸入尿缸内,愈久愈妙。

【主治】一切肿毒初起,未破者即消,已破者即愈。

87902　**紫云膏**(《经验各种秘方辑要》)

【组成】紫草四两　大生地四两　云苓三两　麦冬三两　白果肉一百粒

【用法】上药清水煎浓绞汁,用蜂蜜六两收膏。每服两匙,早、晚各一次。

【主治】吐血,初患起照如常,若无所苦,久则成痨。

87903　**紫云膏**(《成方制剂》10册)

【组成】紫草50克　地榆50克　当归50克　冰片5克

【用法】上制成软膏剂。外用适量,摊于纱布上贴患处,每日换药一次。取少许外敷患处。

【功用】清热解毒,去腐生肌。

【主治】水火烫伤,溃烂化脓。

87904　**紫元丹**(《外科证治全书》卷五)

【组成】当归　独活　红花　羌活　秦艽　穿山甲(焙)　川断　僵蚕(生)　牛膝　延胡索　川郁金　香附　苍术　杜仲　川乌(姜汁制)　草乌(姜汁制)　麻黄(去根节,炒)　制乳香　制没药　全蝎各一两　骨碎补四两(去毛,炒)　蜈蚣十条(炙)　蟾酥五钱(酒化拌药,共为细末)　番木鳖一斤半(麻黄、绿豆煎水浸透,去皮心,入麻油内煎老黄色取起,拌土炒筛,去油,另为末)

【用法】上将制过木鳖末同前药末各半对和,水为丸,每服八分,身弱者五六分,临卧热陈酒送下。出汗避风。如冒风发麻,姜汤、热酒可解。每间一两日再服。

【主治】一切阴疽,阴发背,失荣、乳癌、恶核、石疽、贴骨、流注、龟背、痰核等症。初起皮色无异,或微痛,或不痛坚硬漫肿。

【宜忌】凡红肿痈毒及孕妇忌此。

87905　**紫贝散**(《续易简》卷五)

【组成】紫贝一个(即田螺也)

【用法】上生为末,用羊子肝批开,掺末一钱,线缠,米泔煮香熟,入小口瓶器盛,乘热熏,候冷,于星月下露一宿,来早空心吃。

【主治】斑疮丁子入眼。

87906　**紫双丸**(《千金》卷五)

【异名】双丸(《活人书》卷二十)、双圣丸(《医学纲目》卷三十八)。

【组成】巴豆十八铢　麦门冬十铢　甘草五铢　甘遂二铢　朱砂二铢　蜡十铢　蕤核仁十八铢　牡蛎八铢

【用法】上以汤熟洗巴豆,研,新布绞去油,别捣甘草、甘遂、牡蛎、麦门冬,下筛讫。研蕤核仁令极熟,乃纳散更捣二千杵,药燥不能相丸,更入少蜜足之。半岁儿服如荏子一双,一二岁儿服如半麻子一双,三四岁者服如麻子二丸,五六岁者服如大麻子二丸,七八岁儿服如小豆二丸,九岁十岁,微大于小豆二丸,常以鸡鸣时服,至日出时不下者,热粥饮数合即下,丸皆双出也。下甚者,饮以冷粥即止。

【主治】小儿身热头痛,食饮不消,腹中胀满,或小腹绞痛,大小便不利,或重下数起。

【方论选录】《千金方衍义》:小儿无异疾,惟饮食过度,故宜巴豆之辛散,兼甘遂之苦寒,以荡涤癖积;蕤仁除心腹邪热结气,麦冬治肠中伤饱,胃络脉绝,羸瘦短气,牡蛎散内结积热,蜂蜡清胃,甘草和中,丹砂安神,不使巴豆、甘遂侵犯正气也。

87907　**紫双丸**(《外台》卷三十五引《广济方》)

【组成】代赭(研)　丹砂(研)　大黄各八分　青木香

当归各五分　桂心四分　犀角三分(屑)　巴豆六分

【用法】上为末,炼蜜为丸,如梧桐子大。十岁儿服大豆二丸,六岁者小豆许二丸,以下临时斟酌。要泻病出为度,久疾日一丸,以溏泄而已,不在猛泻。

【主治】小儿及大人腹中宿食积成癥癖,两胁妨闷,气息喘急,不能食,面黄,日渐消瘦,腹大胀硬。

87908　**紫双丸**

《圣惠》卷七十六。为《千金》卷五"紫丸"之异名。见该条。

87909　**紫正散**(《玉钥》卷上)

【组成】紫荆皮二钱　荆芥穗八分　北防风八分　北细辛四分(去茆)

【用法】宜蒸不宜煎。

【主治】喉风初起,恶寒发热,头痛,大便秘结,小便赤涩。

87910　**紫玉丹**(《四圣悬枢》卷一)

【组成】浮萍三钱　生地四钱　知母三钱　甘草二钱　天冬三钱　生姜三钱　玄参三钱

【用法】流水煎大半杯,热服。覆衣。

【主治】少阴经证,干燥发渴。

87911　**紫玉散**(《绛囊撮要》)

【组成】白及八钱　黄柏四钱　大黄四钱　姜黄三钱　南星四钱　东丹五钱　矾红二钱　土贝四钱　血竭一钱

【用法】上为细末。用井水调敷,留头,以纸摘碎盖上,干则连纸自落,再敷不必水洗,并不可用天落水调。

【主治】痈疽肿痛。

87912　**紫石丸**

《普济方》卷三十二。为《圣惠》卷七"紫石英丸"之异名。见该条。

87913　**紫石汤**

《外台》卷十五引《崔氏方》。为《金匮》卷上"风引汤"之异名。见该条。

87914　**紫石酒**(《千金》卷十四)

【组成】紫石英一斤　钟乳四两　麻黄　茯苓　白术各三两　防风　远志　桂心各四两　甘草三两

【用法】上㕮咀。以酒三斗渍,春三日。每服四合,一日三次,亦可至醉,常令有酒气。

【主治】久风虚冷,心气不足,或时惊怖。

【方论选录】《千金方衍义》:久风虚冷,袭于心包,虽用麻黄、防风不能使透膈膜,故用苓桂术甘汤和营健脾,逐湿祛痰,更取钟乳之反激助雄,紫石之搜逐阴邪,远志之通关利窍,渍之以酒,则麻黄、防风得以逞缓祛之力。

【备考】本方方名,《千金方衍义》引作"紫石英酒"。

87915　**紫石酒**(《幼幼新书》卷十二引《婴孺方》)

【组成】紫石英八分　附子(炮)三分　铁精　茯神　独活各五分　远志(去心)　桂心各六分　牛黄　蜂房(炙)各二分　干姜　甘草(炙)　人参各四分

【用法】上以绢袋盛,清酒五升,浸五宿。初服一合,一日二次。

【主治】小儿风痫,发作言语谬错。

87916　**紫石散**

《普济方》卷一〇〇。为《金匮》卷上"风引汤"之异名。见该条。

87917　**紫龙丹**(《程松崖先生眼科》)

【组成】四六冰片二分五厘　真云麝子五分　血东丹三钱　扫盆二钱(即顶好轻粉)

【用法】上为极细末。如左眼睛有翳膜,将药吹入右耳内;如右眼睛有翳膜,将药吹入左耳内,用棉塞紧,一周时再吹,重者数次必愈。

【主治】翳膜。

87918　**紫龙丹**(《一草亭》)

【组成】黄丹五分　真轻粉五分

【用法】上为末。外用吹耳,如左眼患吹右耳,右眼患吹左耳,每用厘许,一日二次。

【主治】小儿痘毒眼。

87919　**紫龙丹**(《痘疹会通》卷三)

【组成】玳瑁石(火煅酒淬七次)　没石子二两　赤石脂一两

【用法】上为末,每服一钱。

【主治】痘疮灌脓三日。

【加减】热泻,兼四苓散服。

87920　**紫归油**(《外科证治全书》卷二)

【组成】紫草　当归各等分

【用法】上药以麻油熬,去滓,出火气。以棉蘸油频频润之。

【主治】七情火动伤血所致的茧唇,唇上起皮小泡,渐肿渐大如蚕茧,或唇下肿如黑枣,燥裂痒痛。

87921　**紫白汤**

《嵩崖尊生》卷十一。为《圣惠》卷五十三"紫苏散"之异名。见该条。

87922　**紫白饮**(《辨证录》卷三)

【组成】紫苏　茯苓各三钱　半夏一钱　陈皮五分　甘草一钱　白术二钱

【用法】水煎服。

【主治】感寒而致的咽喉肿痛,食不得下,身发寒热,头疼且重,大便不通。

87923　**紫永膏**(《普济方》卷三七八)

【组成】紫永一钱(枣肉五个,研成泥,然后再入诸药)　朱砂(末)二钱　蝎尾肉七个　黑附子尖一个　生姜一块(去皮)　腻粉五钱　生天南星(心中末)一钱

【用法】上研为膏。每服鸡头大,薄荷汤化开,微取下涎。

【主治】小儿惊痫,手足瘈疭,身热眼上。

【备考】方中紫永,疑为"紫汞"之误。

87924　**紫地汤**(《喉证指南》卷四)

【组成】紫荆皮　小生地各二钱　净茜草一钱(又名地苏木)　荆芥穗　防风　京赤芍　牡丹皮　芽桔梗各八分　苏薄荷叶　生甘草各六分　北细辛四分(去茆)　灯心二十节　茜草藤一钱

【用法】开水泡药蒸服。证轻者一日二次,证重者一日三次。

【主治】喉风。

【加减】孕妇,去丹皮,加四物汤;热甚,加连翘、犀角;头痛、潮热,加柴胡、黄芩;咳嗽,加麦冬、知母;大便秘结,小便赤涩,加木通;数日不大便者,加元明粉;热壅肺闭,气息喘促,加麻黄五分,先滚去浮沫,再入药内合蒸;痰稠者,加川贝;阴虚,合四物汤。

87925 **紫地散**(《医学摘粹》卷一)

【组成】紫荆皮三钱　芥穗二钱　防风二钱　北细辛一钱　小生地三钱　芍药二钱　丹皮二钱　苦桔梗二钱　生甘草二钱　灯心二十节

【用法】水煎服。

【主治】温证,咽喉肿痛,口燥心烦,内阴亏而火炽者。

87926 **紫朴丸**

《慈禧光绪医方选议》。即《痧胀玉衡》卷下"紫朴汤"改作丸剂。见该条。

87927 **紫朴汤**(《痧胀玉衡》卷下)。

【异名】石八(《痧症全书》卷下)、十六号师象方(《杂病源流犀烛》卷二十一)。

【组成】紫朴　山楂　卜子　三棱　蓬术　枳实　连翘　青皮　陈皮　细辛各等分

【用法】水煎,冷服。

【功用】《慈禧光绪医方选议》:宽中下气,消积化食。

【主治】《痧胀玉衡》:痧有食气壅盛者。

【方论选录】《慈禧光绪医方选议》:此方为治时令病方,宽中下气,消食化积。主药紫朴,即厚朴用紫苏叶、生姜煮汁浸泡炮炙而成,功能燥湿散满以运脾,行气导滞而除胀,温燥行气,芳香化湿。据现代药理研究,其煎剂对伤寒杆菌、霍乱弧菌、葡萄球菌、痢疾杆菌、绿脓杆菌均有抗菌作用,故可用于多种疾病。用上法炮制后,既可减轻厚朴刺激咽喉的副作用,又可加强其行气和胃的功效。

【备考】本方改为丸剂,名"紫朴丸"(见《慈禧光绪医方选议》)。

87928 **紫朴散**(《普济方》卷三九四)

【组成】厚朴(去粗皮,以生姜汁炙令香熟)

【用法】上为末。每服一字或半钱,米饮调下,温服。

【功用】下膈和胃。

【主治】小儿吐逆。

87929 **紫芝丸**(《幼幼新书》卷三十九引《婴孺方》)

【组成】紫芝　胡黄连　当归　羚羊角　赤石脂　人参　马齿(炙)各一分　川椒　杏仁　蚱蝉　乌蛇　雀瓮(并炒)　蜂房　丹参　干姜　芍药　龙骨　细辛　黄连　芎各二分　丹砂(熬十上下)　牛黄各五分　东门上鸡头(炙)一枚　(一方有蜣螂、桂心各三分)

【用法】上为末,乳汁为丸,如豆大。一岁儿每服二丸,食前服,一日三次。不知,加。

【主治】小儿百病惊痫。

87930 **紫芝丸**(《圣济总录》卷九十)

【组成】紫芝一两半　山芋　天雄(炮裂,去皮脐)　柏子仁(炒香,别研)　枳实(去瓤,麸炒黄)　巴戟天(去心)　白茯苓(去黑皮)各一分半　人参　生干地黄(洗,焙)　麦门冬(去心,焙)　五味子(去茎叶,炒)　半夏(汤洗去滑,炒)　牡丹皮　附子(炮裂,去皮脐)各三分　蓼实　远志(去心)各一分　泽泻　瓜子仁(炒香)各半两

【用法】上为末,炼蜜为丸,如梧桐子大。每服十五丸,渐增至三十丸,温酒送下,空心、日午、夜卧各一服。

【功用】安神保精。

【主治】虚劳短气,胸胁苦伤,唇口干燥,手足逆冷,或有烦躁,目视䀮䀮,腹内时痛。

87931 **紫芝丸**(《百一》卷五)

【组成】五灵脂(粒粒取全者,去砂石)　半夏(汤浸七遍,慢慢浸令心透)各等分

【用法】上为末,生姜汁浸蒸饼为丸,如梧桐子大。每服二十至三十丸,空心、食前、临卧时用生姜或茶汤送下。

【主治】痰症。

87932 **紫芝丹**(《御药院方》卷六)

【组成】紫芝半两　朱砂二两　白石英二两　石决明一两　黄连半两　黄芩半两　茯苓半两　白矾　瓜瓣半两

【用法】上为细末,炼蜜为丸,如梧桐子大。每服十丸,食前以温酒送下。

【功用】降心火,益肾水,秘真气,健阳事。

87933 **紫光散**(《济阳纲目》卷六十一)

【组成】紫菀　知母　熟地(砂仁炒)　远志(去心)　麦门冬(去心)　天门冬(去心)

【用法】上剉。水煎服。

【主治】咯血、吐血出于胃者。

87934 **紫阳丹**(《疡医大全》卷七)

【组成】水银　银朱　生铅　百草霜　轻粉　杭粉　雄黄各等分　麝香少许

【用法】上为极细末。每用少许搽之,以膏贴之。

【功用】提脓排毒。

【主治】痈疽。

【加减】治下疽,加儿茶。

87935 **紫红散**(《圣济总录》卷一二六)

【组成】信砒一钱　矾石二钱　铅丹三钱

【用法】上药用瓷罐子先入砒,次入矾,次入铅丹,匀,盖之,盐泥固济,炭火煅令烟尽,至紫色取出,以纸衬于地上,一时辰出火毒,研细。先以温水净洗疮,挹干,取药少许,以生蜜调涂,日夜五六次,涂至五七日,疮渐敛,紫黑色,即用桃红散敷之。

【主治】瘰疬已成漏疮,岁久不愈。

87936 **紫芷散**(《疮疡经验全书》卷九)

【组成】紫苏叶　白芷　官桂　草乌　白及　黄柏各三钱

【用法】上为末,暗醋、姜汁、葱汁、蜜少许和匀,火上熬滚,调药,待温调匀。搽日向空中出毒,干则润之,冬天加好酒,夏天宜用好苦茶洗之。

【主治】肾痈。

87937 **紫苋粥**(《圣济总录》卷一九〇)

【组成】紫苋叶(细剉)一握　粳米三合

【用法】上药以水先煎苋叶,取汁去滓,下米煮粥,空心食之。

【主治】产前后赤白痢。

87938 **紫花饮**(《辨证录》卷六)

【组成】麦冬三两　苦梗　甘菊花　蒲公英各五钱　生甘草　贝母各二钱　生地一两　紫花地丁三钱

【用法】水煎服。

【主治】胃火熏蒸，日冲肺金所致的肺痿，足痿弱不能起立，欲嗽不能，欲咳不敢，及至咳嗽，又连声不止，肺中大痛。

87939　**紫花散**（《玉钥》卷上）

【组成】甘蔗皮（烧灰）

【用法】上为末。加冰片一字，掺之。

【主治】小儿口疳。

87940　**紫芦散**（方出《仙拈集》卷三，名见《古方汇精》卷四）

【组成】炉甘石（煅，淬入黄连汁一次，童便四次）一两　黄柏（猪胆涂炙七次）　甘蔗皮（烧存性）　孩儿茶　赤石脂各五钱　绿豆粉（炒）七分　冰片五分

【用法】上为末，先用麻油将鸡蛋黄煎黑去黄，候冷调搽。即愈。内服解毒丸。

【主治】❶《仙拈集》：小儿竹衣乖。无皮肤，脓血淋漓，赤剥，杨梅一切胎毒。❷《古方汇精》：妇女为丈夫梅疮所过，结毒之气，渐至阴户湿烂，流血不止，沿至产门，外绕肛门，肿硬溃脓，出水不休，疼痛不堪者。

【宜忌】《古方汇精》：凡治胎乖，须过周岁之外，方可搽此药。周岁之内，神气未足，适遇变病，反归咎也。

【加减】《古方汇精》：若毒势重者，配入珍珠一钱五分，西黄一钱，其效更捷。

【备考】《古方汇精》：此药搽之，每一小便，势必冲去，须要勤搽，渐渐自愈。

87941　**紫苏丸**（《圣惠》卷四十七）

【组成】紫苏茎叶一两　陈橘皮一两（汤浸，去白瓤，焙）　人参一两（去芦头）　高良姜一两（剉）　桂心二两

【用法】上为散，炼蜜为丸，如梧桐子大。每服二十丸，以热酒嚼下，不拘时候。

【主治】霍乱，心胸妨闷，腹胁胀满，呕吐。

87942　**紫苏丸**（《圣济总录》卷二十三）

【组成】紫苏叶　藿香叶各二两　干木瓜（不入盐者）　人参　甘草（微炙，剉）各一两　白茯苓（去黑皮）三两　桂（去粗皮）半两

【用法】上为细末，入麝香二钱，同研令匀，炼蜜为丸，如樱桃大。每服一丸，嚼破，以温熟水送下，不拘时候。

【主治】伤寒霍乱，发热烦渴。

87943　**紫苏丸**（《圣济总录》卷四十六）

【组成】紫苏叶　桂（去粗皮）　赤茯苓（去黑皮）　缩砂（去皮）　甘草（炙，剉）各二两　沉香（剉）　人参　桔梗（炒）　青橘皮（汤浸，去白，焙）　陈橘皮（汤浸，去白，焙）各一两　胡椒半两

【用法】上为末，炼蜜为丸，如弹子大。每服一丸，炒生姜盐汤嚼下。

【功用】调脏止泻。

【主治】脾胃不和，痰唾呕逆，脐腹撮痛，心胸痛闷。

87944　**紫苏丸**（《全生指迷方》卷四）

【组成】紫苏子（去皮，研）　橘皮（洗）各二两　知母一两

【用法】上为末，用生姜汁调成稀膏，于重汤上煮，不住手搅，候可丸，丸如梧桐子大。每服三十丸，蜜汤送下。

【主治】津燥所致的大便不通。

87945　**紫苏丸**（《诚书》卷十四）

【组成】紫苏子　桑白皮　青黛　五味子　杏仁　麻黄　甘草　陈皮　人参　半夏各三分

【用法】加生姜，水煎服。

【主治】喘热痰嗽。

【备考】本方方名，据剂型，当作“紫苏汤”。

87946　**紫苏方**（《史载之方》卷上引《崔氏方》）

【组成】紫苏子　芍药　官桂　茴芋　茯苓　大腹皮　桔梗　甘草（炙）各一分　羌活三铢　麻黄（去节）一两　黄耆半两

【用法】上为粗散。每服三钱，加生姜一片，水煎，以为饮服。

【主治】肺热脚痛。

87947　**紫苏汤**（《外台》卷七引《广济方》）

【组成】紫苏一握　诃黎勒皮　当归　生姜各八分　人参六分　槟榔十颗　生地黄汁半斤

【用法】上切。以水六升，煮六味，取二升，绞去滓，下地黄汁，分温三服，别如人行四五里，温进一服，利二三行。

【主治】气发心腹胀满，两胁气急。

【宜忌】忌芜荑、生菜、热面、炙肉、鱼、蒜、黏食、陈臭。

87948　**紫苏汤**（《外台》卷十九引《苏恭方》）

【组成】紫苏茎一两　甘草（炙）　橘皮各一两半　生姜三两　槟榔五枚

【用法】上切，以水五升，煮取二升，分三服，相去十里久。若能长服之，永令气消下。

【主治】脚气肿满，小便涩。

【宜忌】忌海藻、菘菜。

87949　**紫苏汤**（方出《圣惠》卷四十二，名见《圣济总录》卷六十六）

【组成】紫苏茎叶二两　青橘皮半两（汤浸，去白瓤，焙）

【用法】上剉细。以水二大盏，加大枣七枚，煎至一大盏，去滓，分温三服，不拘时候。

【主治】卒短气。

87950　**紫苏汤**（方出《圣惠》卷四十五，名见《普济方》卷二四二）

【组成】紫苏茎叶三两　白前一两　桑根白皮二两（剉）

【用法】上为粗散。每服四钱，以水一中盏，加生姜半分，煎至六分。去滓温服，不拘时候。

【主治】脚气，上气不止。

87951　**紫苏汤**（《圣济总录》卷二十四）

【组成】紫苏叶一两　麻黄（去根节，汤煮，掠去沫，焙）一两半　杏仁（汤浸，去皮尖双仁，炒）二两　甘草（炙，剉）半两

【用法】上为粗末。每服三钱匕，水一盏，煎至六分，去滓温服，不拘时候。

【主治】伤寒咳嗽。

87952　**紫苏汤**（《圣济总录》卷五十四）

【组成】紫苏茎叶　藿香叶　赤茯苓（去黑皮）　甘草

(炙,剉)　人参　桔梗(炒)　葛根各一两　丁香枝杖半两

【用法】上为粗末。每服三钱匕,水一盏,煎至七分。去滓温服。

【主治】中焦有寒。

87953　**紫苏汤**

《圣济总录》卷五十九。为《圣惠》卷五十三“紫苏散”之异名。见该条。

87954　**紫苏汤**(《圣济总录》卷六十六)

【组成】紫苏茎叶(剉)一两　人参半两

【用法】上为粗末。每服三钱匕,水一盏,煎至七分。去滓温服,一日二次。

【主治】咳逆短气。

87955　**紫苏汤**(《圣济总录》卷八十二)

【组成】紫苏叶一两半(剉)　白茯苓(去黑皮)一两　陈橘皮(汤浸,去白,焙)半两

【用法】上为粗末。每服三钱匕,水一盏,加生姜半分(拍破),同煎至七分,去滓,空腹温服,日晚再服。

【主治】脚气肺气,不问冷热。

【加减】若患人四体热者,加麦门冬一两(去心,焙);冷者,加厚朴一两(去粗皮,生姜汁炙);小便涩少者,加桑白皮一两(炙),大便秘结者,加槟榔仁一两(剉),霍乱腹胀,加甘草一两(炙,剉);疟,加黄连、人参,皆随病状以意加减。

87956　**紫苏汤**(《圣济总录》卷八十三)

【组成】紫苏茎叶一两半　吴茱萸(汤浸去涎,炒黄)　橘皮(汤浸,去白,焙)各一分

【用法】上为粗末。每服三钱匕,水一盏,煎至七分,去滓,入童便一合,温服。

【主治】脚气冲心,闷乱不识人,呕逆,饮食不下。

87957　**紫苏汤**(《圣济总录》卷八十三)

【组成】紫苏　防风(去叉)　麦门冬(去心,焙)各一两半　桑根白皮(剉)一两　大腹二枚(去皮子,剉)

【用法】上为粗末。每服三钱匕,水一盏半,煎至七分,去滓,入童便二合,煎一二沸,温服,一日三次。

【主治】脚气,痰壅头痛。

87958　**紫苏汤**(《局方》卷十续添诸局经验秘方)

【组成】紫苏叶六斤　乌梅(去核,微炒)九斤　甘草(炒)十斤　杏仁(去皮尖,麸炒,别捣)三斤　炒盐十斤

【用法】上为末。每服一钱,沸汤点下,不拘时候。

【功用】调气利膈,消痰止咳。

【主治】心胸烦闷,口干多渴。

87959　**紫苏汤**(《医统》卷十一)

【组成】紫苏子(炒)　半夏(制)　陈皮(去白)各一钱　桂心　人参　白术各五分　甘草二分

【用法】水一盏半,加生姜五片,大枣二枚,煎七分,温服,不拘时候。

【主治】肺痹。心膈病塞,上气不下。

87960　**紫苏汤**(《穷乡便方》)

【组成】木香　木通　人参　苏子　槟榔各五分　厚朴　半夏各七分　甘草　草果仁各二分　陈皮八分　白术二钱　赤茯苓六分

【用法】加生姜,水煎服。

【功用】理脾导湿。

【加减】有气恼者,减白术。

87961　**紫苏汤**

《景岳全书》卷五十四。为《千金》卷七“紫苏子汤”之异名。见该条。

87962　**紫苏汤**

《胎产要诀》卷上。为《本事》卷十“紫苏饮”之异名。见该条。

87963　**紫苏汤**(《医略六书》卷二十八)

【组成】苏叶一钱半　白芍一钱半(酒炒)　当归三钱　阿胶三钱(糯粉炒)　人参一钱半　丹参一钱半　甘草五分(炙)　苏梗三钱　大枣三枚

【用法】水煎,去滓服。

【功用】滋养胎膏。

【主治】怀妊二月,脉微滑者。

【加减】无火者,加醋艾灰八分;肝虚者,用鸡汁煎药。

【方论选录】阴阳初踞,胎气始膏,宜培养血气以养胎气。人参扶元以完经气,当归养血以荣经脉;苏叶疏血气以举阳和之气,白芍敛阴血以固冲任之经;阿胶补阴益血,丹参养血和血;炙草缓中益胃气,苏梗顺气快胸膈,大枣滋养脾元也。醋艾灰暖子室,煎鸡汁补肝虚,洵为滋养胎膏之剂,为怀妊二月之专方。

87964　**紫苏汤**(《四圣悬枢》卷二)

【组成】苏叶三钱　桂枝三钱　杏仁三钱　甘草三钱(炙)

【用法】流水煎大半杯,热服。覆衣取汗。

【主治】一日太阳寒疫,头痛、发热、恶寒者。

87965　**紫苏汤**(《杂病源流犀烛》卷十四)

【组成】紫苏　杏仁泥各等分

【用法】浓煎汤服。

【主治】索粉积,食之失度而成积,胸膈间若有所梗者。

87966　**紫苏饮**(《外台》卷九引《延年秘录》)

【组成】紫苏　贝母各二两　紫菀一两　麦门冬一两(去心)　枣五枚(擘)　葶苈子一两(熬令黄,别捣)　甘草一两(炙)

【用法】上切。以水六升,煮取二升,分为四服。每服如人行七里。

【主治】咳嗽短气,唾涕稠,喘乏,风虚损,烦发无时者。

【宜忌】禁猪鱼肉、蒜、海藻、菘菜。

87967　**紫苏饮**(《博济》卷三)

【组成】紫苏　贝母　款冬花　汉防己各一分

【用法】上为细末。每服一钱,水一茶碗,煎七分,温服。

【功用】坠痰涎,润肺。

【主治】咳嗽。

【备考】本方方名,《普济方》引作“紫苏散”。

87968　**紫苏饮**(《圣济总录》卷三十一)

【组成】紫苏茎叶(剉)一两　生姜(切)半两　豉二合

【用法】上用水二盏半,煎至一大盏,去滓,食前分温二服。

【主治】伤寒温病愈后，起早及饮食多致劳复。

87969 **紫苏饮**(《本事》卷十)

【异名】七宝紫苏饮(《医方类聚》卷二二四引《管见良方》)、紫苏和气饮(《古今医鉴》卷十二)、紫苏散(《准绳·伤寒》卷七)、紫苏汤(《胎产要诀》卷上)。

【组成】大腹皮 人参(去芦) 川芎(洗) 陈橘皮(去白) 白芍药各半两 当归(洗，去芦，薄切)三钱 紫苏茎叶一两 甘草一钱(炙)

【用法】上各㕮咀，分作三服。每服用水一盏半，加生姜四片，葱白七寸，煎至七分。去滓，空心服。

【功用】❶《准绳·伤寒》：能安活胎，亦下死胎。❷《医学心悟》：催生顺产。

【主治】妊娠子悬，浮肿；气结难产；妇人瘦弱而经闭；伤寒头痛发热，遍身疼痛。

❶《本事》：妊娠胎气不和，怀胎近上，胀满疼痛，谓之子悬；兼临产惊恐，气结连日不产。❷《准绳·伤寒》：伤寒头痛发热，遍身疼痛。❸《郑氏家传女科万金方》：妇人瘦弱而月水不至，或面色萎黄，好吃茶；妊娠喘急，两胁刺痛胀满；孕妇背板痛。❹《医略六书》：孕妇浮肿，胎动脉浮者。

【方论选录】❶《医略六书》：胎气内壅，风邪外束，血气不足以养胎，故胎动浮肿焉。紫苏理血气以散肿，大腹理滞气以安胎；当归养血荣胎，白芍敛阴和血；川芎行血海善调血中之气，人参补脾肺长养胎息之元；陈皮利气和中，炙草缓中益胃；生姜散表邪，葱白通阳气。水煮，温服，使风邪外解，则血气清和而胎气自顺，胎得所养，胎动无不安，浮肿无不退矣。❷《本事方释义》：紫苏茎叶气味辛温，入足太阳；大腹皮气味辛温，入足太阴、太阳；人参气味甘温，入足阳明；川芎气味辛温，入足少阳、厥阴；陈橘皮气味苦辛微温，入手足太阴；白芍药气味酸微寒，入足厥阴；当归气味辛甘微温，入手少阴、足厥阴；甘草气味甘平，入足太阴，通行十经络，能缓诸药之性；佐以生姜、葱白之辛通温散。此因胎气不和，腹中疼痛，上逆胀满，非调气养血，扶正疏滞不能效也。

【临床报道】❶难产：《本事》曾有妇人累日产不下，服遍催生药不验。予曰：此必坐草太早，心下怀惧，气结而然，非不顺也。《素问》云：恐则气下。盖恐则精却，却则上焦闭，闭则气还，还则下焦胀，气乃不行矣。得此药一服便产。❷子悬：《妇人良方》丁未六月间，罗新恩孺人黄氏有孕七个月，远出而归，忽然胎上冲心而痛，卧坐不安，两医治之无效，遂说胎已死矣，便将蓖麻子去皮研烂，加麝香调贴脐中以下之，命在垂危。召仆诊视，两尺脉沉绝，他脉平和。仆问二医者曰：契兄作何证治之？答曰：死胎也。何以知之？答曰：两尺脉绝，以此知之。仆问之曰：此说出在何经？二医无答。遂问仆曰：门下作何证治之？仆答曰：此子悬也。若是死胎，却有辨处。夫面赤舌青者，子死母活；面青舌青吐沫者，母死子活，唇口俱青者，母子俱死，是其验也。今面色不赤，舌色不青，其子未死；其证不安，冲心而痛，是胎上逼心，谓之子悬。宜紫苏饮子治。药十服，而胎近下矣。

【备考】本方方名，《简易》引作"紫苏饮子"(见《医方类聚》)。方中白芍，《郑氏家传女科万金方》作赤芍；《胎产秘书》作白术。《女科指掌》有砂仁；《灵验良方汇编》有香附，无人参。

87970 **紫苏饮**(《卫生总微》卷十五)

【组成】柴胡(去苗) 藿香(去土) 甘草 乌梅肉 紫苏叶(去土) 干葛 人参(去芦) 茯苓 麦冬(去心) 秦艽(去芦) 地骨皮(去骨) 防风(去芦并叉枝)各等分

【用法】上为末。每服二钱，水一盏，煎至七分，去滓放温，时时呷。

【主治】小儿肌热，烦躁多渴，盗汗，揉鼻腹满。

87971 **紫苏饮**(《陈素庵妇科补解》卷三)

【组成】紫苏 白芍 陈皮 川芎 当归 甘草 黄耆 大腹皮 白术 乌药 木香 香附 厚朴 黄芩 葱白 艾

【主治】子悬。妊娠胎上逼心，胀痛闷绝。

【方论选录】妊娠胎气上冲，动而复安，此其常也。至于胎逼神明，甚或胀急痛闷则危甚矣。是方专为胀痛而胎不安，故用术、陈、乌、厚、附、腹、紫苏以消胀定痛，而芎、归、艾、耆、术则所以安胎而兼补气血也。甘草以和之，配白芍而止痛；葱白以开之，合紫苏而胀除，一剂之后，胀除痛定，仍用四物、四君、杜、断、益、芩为中正不易之法。

87972 **紫苏饮**(《永类钤方》卷十八)

【组成】当归 人参各一两半 阿胶一两 甘草二两 葱白一握

【用法】水煎服。

【主治】妊娠心腹胀满疼痛。

87973 **紫苏饮**(《普济方》卷三四二引《便产须知》)

【组成】紫苏叶一两 大腹皮(炙) 川芎 当归各三钱(去芦) 粉草一钱 人参

【用法】分三服。水一盏半，加生姜四片，葱七寸，煎七分，去滓，空心服。

【主治】子悬。妊娠六七月，怀胎逼上腹痛。

【备考】方中人参用量原缺。

87974 **紫苏饮**(《痘疹传心录》卷十五)

【组成】人参 紫苏 川芎 桔梗 甘草 陈皮 升麻

【主治】痘疹，气虚毒不易出。

87975 **紫苏饮**(《郑氏家传女科万金方》卷三)

【组成】苏梗 白芍 大腹皮 归身 茯苓 香附 川芎 甘草 陈皮 乌药 人参 生姜 枳壳 滑石 砂仁

【用法】加带须葱白头，水煎服。

【功用】理气护胎，达生安胎。

【主治】子悬。

87976 **紫苏饮**

《女科切要》卷五。为《摄生秘剖》卷三"达生散"之异名。见该条。

87977 **紫苏饮**(《医彻》卷一)

【组成】紫苏一钱五分 防风 荆芥 柴胡 葛根 广皮 桔梗各一钱 甘草(炙)三分 山楂一钱五分

【用法】加生姜三片，水煎。

【主治】伤寒表症。

【加减】头痛,加川芎五分;夹食,加厚朴一钱(姜制),枳壳一钱(麸炒);如咳嗽,去柴胡,加前胡一钱。

【方论选录】此方虽平易,虚者犹不能当,慎勿泛用多用,得汗即止。

87978 **紫苏饮**(《妇科胎前产后良方注评》)

【组成】紫苏八分　枳壳六分　黄芩(炒)七分　柴胡六分　川芎八分　陈皮四分　茯苓五分　防风六分　当归六分　甘草四分　生姜三片

【用法】水煎服。

【功用】发散风邪。

【主治】胎前伤风而见恶寒发热头痛者。

【方论选录】本条所用紫苏饮,系《局方》香苏散加味。方中香苏散为治四时温疫伤寒主方,柴胡、黄芩、防风疏风解表,当归、川芎、枳壳、香附、陈皮、生姜理气和中,养血安胎,茯苓、甘草健脾益气,合用之可使风寒得解而胎元自固,药虽平淡而方法合拍,可用于妊娠伤风而见恶寒发热头痛诸症者。

87979 **紫苏散**(《圣惠》卷六)

【组成】紫苏茎叶一两　猪苓一两(去黑皮)　陈橘皮一两(汤浸,去白瓤,焙)　马兜铃七颗(细剉,和皮子)　桑根白皮一两(剉)　麦门冬一两(去心)　大腹皮一两(剉)　赤茯苓一两　枳壳一两(麸炒微黄,去瓤)

【用法】上为散。每服四钱,以水一中盏,加生姜半分,煎至六分,去滓温服,不拘时候。

【主治】肺气壅滞,咳嗽,发即气喘、妨闷。

87980 **紫苏散**(《圣惠》卷十一)

【组成】紫苏茎叶　赤茯苓　桔梗(去芦头)　枳壳(麸炒微黄,去瓤)　川大黄(剉碎,微炒)　陈橘皮(汤浸,去白瓤,焙)　柴胡(去苗)　前胡(去芦头)　大腹皮(剉)　麦门冬(去心)　郁李仁(汤浸,去皮尖,微炒)　诃黎勒各半两　甘草一分(炙微赤,剉)

【用法】上为散。每服四钱,以水一中盏,加生姜半分,煎至六分,去滓温服,不拘时候。

【主治】伤寒烦喘,胸膈满闷,不思饮食。

87981 **紫苏散**(《圣惠》卷十四)

【组成】紫苏茎叶一两　赤茯苓三分　麦门冬半两(去心)　木香半两　人参一两(去芦头)　陈橘皮三分(汤浸,去白瓤,焙)　紫菀半两(洗去苗土)　柴胡三分(去苗)　桂心三分　当归三分(剉,微炒)　半夏三分(汤洗七遍去滑)　白术半两　知母半两　桑根白皮半两(剉)　犀角屑三分　黄芩半两　槟榔半两　枳壳三分(麸炒微黄,去瓤)

【用法】上为散。每服五钱,以水一大盏,加生姜半分,煎至五分,去滓温服,不拘时候。

【主治】伤寒后夹劳,脾胃气虚,心腹烦闷,骨热憎寒,饮食不多,咳嗽痰涎,头旋脑闷,小便黄赤。

87982 **紫苏散**(《圣惠》卷十四)

【组成】紫苏茎叶一两　木香三分　赤茯苓三分　沉香一两　吴茱萸一分(汤浸七遍,焙干,微炒)　赤芍药一两　陈橘皮三分(汤浸,去白瓤,焙)　木通一两(剉)　槟榔三分

【用法】上为粗散。每服三钱,以水一中盏,加生姜半分,煎至六分,去滓温服,不拘时候。

【主治】伤寒后脚气冲心,心神烦乱,呕逆恶食,脚膝酸疼。

87983 **紫苏散**(《圣惠》卷二十九)

【组成】紫苏茎叶二两　木通三分　石韦三分(去毛)　冬葵子一两　木香半两　青橘皮三分(汤浸,去白瓤,焙)　赤茯苓一两　槟榔一两

【用法】上为散。每服四钱,以水一中盏,煎至六分,去滓,食前温服。

【主治】虚劳下焦气滞,脐腹妨闷,小便不利。

87984 **紫苏散**(《圣惠》卷三十)

【组成】紫苏茎叶一两　五味子半两　赤茯苓三分　前胡一两(去芦头)　陈橘皮一两(汤浸,去白瓤,焙)　白术三分　桂心三分　木香半两　泽泻半两　人参三分(去芦头)　黄耆三分(剉)　半夏半两(汤洗七遍去滑)　诃黎勒皮三分　甘草半两(炙微赤,剉)

【用法】上为散。每服三钱,以水一中盏,加生姜半分,煎至六分,去滓,稍热服,不拘时候。

【主治】虚劳上气,胸膈满闷,不能饮食,四肢少力。

87985 **紫苏散**(《圣惠》卷三十七)

【组成】紫苏一两　桂心一两　生干地黄二两　当归一两　牛膝一两(去苗)　阿胶一两(捣碎,炒令黄燥)

【用法】上为散。每服五钱,以水一中盏,煎至五分,去滓,食后温服。

【主治】吐血并衄血不止。

87986 **紫苏散**(《圣惠》卷四十二)

【组成】紫苏茎叶一两　人参一两(去芦头)　陈橘皮一两(汤浸,去白瓤,焙)　甘草半两(炙微赤,剉)　桑根白皮一两(剉)　五味子一两　赤茯苓一两　大腹子一两

【用法】上为散。每服五钱,以水一大盏,加大枣三枚,生姜半分,煎至五分,去滓温服,不拘时候。

【功用】润肺,通胸膈。

【主治】上气喘促。

87987 **紫苏散**(《圣惠》卷四十二)

【异名】紫苏五味子汤(《圣济总录》卷六十七)。

【组成】紫苏茎叶二两　五味子一两　甘草三分(炙微赤,剉)　前胡一两(去芦头)　陈橘皮三分(汤浸,去白瓤,焙)　桂心三分

【用法】上为散。每服三钱,以水一中盏,加生姜半分,大枣三枚,煎至六分,去滓温服,一日三次。

【主治】气虚,胸膈中寒热,短气不足。

87988 **紫苏散**(《圣惠》卷四十五)

【组成】紫苏茎叶一两　木通一两(剉)　桑根白皮一两(剉)　茴香根二两　枳壳一两(麸炒微黄,去瓤)　独活半两　荆芥半两　赤茯苓一两　木瓜半两(干者)　半夏三两(汤洗七遍去滑)　槟榔一两

【用法】上为粗散。每服四钱,以水一中盏,加生姜半分,葱白七寸,煎至六分,去滓温服,不拘时候。

【主治】干脚气。小便涩滞,腹内壅闷,痰逆,不思饮食。

87989 **紫苏散**(《圣惠》卷四十五)

【组成】紫苏茎叶三分　木通半两(剉)　赤茯苓三分　羚羊角屑半两　半夏半两(汤洗七遍去滑)　陈橘皮一两(汤浸,去白瓤,焙)　羌活半两　前胡三分(去芦头)　大腹皮三分(剉)　枳实三分(麸炒微黄)　木香半两　桑根白皮三分(剉)　槟榔一两　川大黄一两(剉碎,微炒)

【用法】上为粗散。每服四钱,以水一中盏,加生姜半分,煎至六分,去滓温服,不拘时候。

【主治】湿脚气。大小便不利秘涩,脚膝虚肿,食即呕吐,心胸迷闷。

87990 **紫苏散**(《圣惠》卷四十五)

【组成】紫苏茎叶一两　半夏半两(汤洗七遍去滑)　槟榔一两　麦门冬半两(去心)　赤茯苓一两　枳壳三分(麸炒微黄,去瓤)　前胡一两(去芦头)　陈橘皮一两(汤浸,去白瓤,焙)　枇杷叶一两(拭毛,炙微黄)　甘草半两(炙微赤,剉)

【用法】上为粗散。每服四钱,以水一中盏,加生姜半分,煎至六分,去滓温服,不拘时候。

【主治】脚气欲发,心腹满闷,痰壅头痛,不能饮食。

87991 **紫苏散**(《圣惠》卷四十五)

【组成】紫苏茎叶一两　桑根白皮一两　赤茯苓一两　紫菀三分(洗去苗土)　白前三分　木通一两(剉)　槟榔一两　百合三分　甘草半两(炙微赤,剉)　杏仁三分(汤浸,去皮尖双仁,麸炒微黄)

【用法】上为散。每服四钱,以水一中盏,加生姜半分,煎至六分,去滓温服,不拘时候。

【主治】脚气。上气,心胸壅闷,不得眠卧。

【备考】方中白前、木通,《景岳全书》作前胡、木瓜。

87992 **紫苏散**(方出《圣惠》卷四十五,名见《普济方》卷二四四)

【组成】紫苏茎叶一两半　陈橘皮一两(汤浸,去白瓤,焙)　槟榔一两　吴茱萸一两(汤浸七遍,焙干,微炒)

【用法】上为细散。每服一钱,煎生姜、童便调下,不拘时候。

【主治】脚气冲心,烦闷不识人,喘促,坐卧不得。

87993 **紫苏散**(《圣惠》卷四十五)

【组成】紫苏茎叶一两　诃黎勒皮一两　陈橘皮一两(汤浸,去白瓤,焙)　人参三分(去芦头)　半夏三分(汤洗七遍去滑)　桂心半两

【用法】上为散。每服三钱,以水一中盏,加生姜半分,煎至六分,去滓温服,不拘时候。

【主治】脚气。痰壅呕逆,心胸满闷,不下饮食。

87994 **紫苏散**(《圣惠》卷四十六)

【组成】紫苏茎叶一两　紫菀三分(去苗土)　贝母三分(煨令微黄)　麦门冬三分(去心)　陈橘皮半两(汤浸,去白瓤,焙)　甘草(炙微赤,剉)　桑根白皮三分(剉)　赤茯苓三分　五味子三分

【用法】上为散。每服四钱,以水一中盏,加生姜半分,煎至六分,去滓温服,不拘时候。

【主治】咳嗽短气,体虚烦热,发作无时。

87995 **紫苏散**(《圣惠》卷四十六)

【组成】紫苏子一两(微炒)　五味子三分　麻黄三分(去根节)　细辛三分　紫菀三分(去苗土)　赤茯苓一两　黄芩半两　甘草半两(炙微赤,剉)　陈橘皮一两(汤浸,去白瓤,焙)　桂心半两　甜葶苈一两(隔纸炒令紫色)　半夏三分(汤洗七遍去滑)　桑根白皮一两(剉)

【用法】上为散。每服五钱,以水一大盏,加生姜半分,煎至五分,去滓温服,不拘时候。

【主治】久咳嗽上气,胸满,不能饮食,头面浮肿,唾脓血。

87996 **紫苏散**(《圣惠》卷五十)

【组成】紫苏茎叶一两　陈橘皮一两(汤浸,去白瓤,焙)　半夏一两(汤洗七遍去滑)　枳壳(麸炒微黄,去瓤)　柴胡二两(去苗)　槟榔一两　赤茯苓一两　桂心一两

【用法】上为散。每服三钱,以水一中盏,加生姜半分,煎至六分,去滓,稍热服,不拘时候。

【主治】膈气。胸中妨闷,痰壅不下食。

87997 **紫苏散**(《圣惠》卷五十三)

【异名】紫苏汤(《圣济总录》卷五十九)。紫白汤(《嵩崖尊生》卷十一)。

【组成】紫苏茎叶一两　桑根白皮一两(剉)　赤茯苓一两　羚羊角屑三分　槟榔三分　木香半两　桂心半两　独活半两　枳壳半两(麸炒微黄,去瓤)　郁李仁二两(汤浸,去皮,微炒)

【用法】上为粗散。每服四钱,以水一中盏,加生姜半分,煎至六分,去滓温服,不拘时候。

【主治】消渴后,遍身浮肿,心膈不利。

87998 **紫苏散**(《圣惠》卷六十九)

【异名】太效紫苏饮子(《普济方》卷二四一)。

【组成】紫苏茎叶一两　木通一两(剉)　桑根白皮一两　茴香根一两　枳壳二两(麸炒微黄,去瓤)　独活半两　荆芥半两　羌活半两　木瓜半两　青橘皮半两(汤浸,去白瓤,焙)　大腹皮十枚(剉)　甘草半两(炙微赤)

【用法】上为粗散。每服五钱,以水一大盏,加生姜半分,葱白一茎(并须),煎至五分,去滓温服,不拘时候。

【主治】妇人风毒脚气,腹内壅塞,疾恶,不思饮食,脚重虚肿。

87999 **紫苏散**(《圣惠》卷七十四)

【组成】紫苏叶　赤茯苓　陈橘皮(汤浸,去白瓤,焙)　前胡(去芦头)　贝母(煨微黄)各一两　甘草半两(炙微赤,剉)

【用法】上为细散。每服二钱,以糯米粥饮调下。

【主治】妊娠气壅咳嗽,胸膈不利,吃食减少。

88000 **紫苏散**(《传家秘宝》卷中)

【组成】紫苏一两(连根叶)　厚朴半两(去皮,姜汁涂炙)　甘草半两(炮)　知母　贝母　款冬花　半夏(汤浸十次,焙干)　五味子各二两　人参半两　桑皮一两

【用法】上为末。每服二钱,水一盏,加生姜三片,同煎七分,去滓温服。

【主治】咳嗽。

88001 **紫苏散**(《圣济总录》卷五十)

【组成】紫苏叶　桔梗(炒)　麻黄(去根节,煮,去浮沫)　羌活(去芦头)　牡丹皮　连翘各一两

【用法】上为粗末。每服三钱匕，水一盏半，煎一盏，去滓温服，一日三次。

【主治】肺脏多热，面上生疮，胸中积滞，或痰唾稠黏，或睡中口内有涎者。

88002 **紫苏散**（《本事》卷三）

【组成】紫苏叶　桑白皮（洗净，蜜涂炙黄）　青皮（去白）　五味子（拣）　杏仁（去皮尖，炒）　麻黄（去节）　甘草（炙）各等分

【用法】上为细末。每服二钱，水一盏，煎至七分，温服。

【主治】肺感风寒作嗽。

【方论选录】《本事方释义》：紫苏子气味辛温发散，入手太阴、足太阳、阳明之表；桑白皮气味苦辛平，入手太阴；青皮气味苦辛温微酸，入足少阳、厥阴；五味子气味酸甘平苦咸，虽入肾，然研细用，五脏之味俱全，不专走一经也；杏子仁气味苦辛微温，入手太阳、阳明；麻黄气味辛温，入手太阴、足太阳之表；甘草气味甘平，入脾兼入十二经络，能和诸药之性。因肺经感冒风寒咳嗽者，唯恐涉及他经，以辛温理邪之药，专攻肺经留邪，既能散而诸经安适矣。

88003 **紫苏散**（《产宝诸方》）

【组成】紫苏一两　人参一两　陈橘皮（去白）一两　木香一分

【用法】上为末。每服半钱，糯米饮调下，不拘时候。

【功用】安胎护子顺气。

88004 **紫苏散**（《医方类聚》卷一二九引《医林方》）

【组成】木通　防己　陈皮　白术　紫苏叶　防风　桑白皮各等分

【用法】上剉如麻豆大。每服五钱，通草同煎，去滓温服。后服顺气丸。

【功用】利小便。

【主治】水气。

88005 **紫苏散**

《普济方》卷二十二。即《博济》卷二“香苏散”。见该条。

88006 **紫苏散**

《普济方》卷一五七。即《博济》卷三“紫苏饮”。见该条。

88007 **紫苏散**

《普济方》卷三八七。为《圣惠》卷八十三“紫苏子散”之异名。见该条。

88008 **紫苏散**

《准绳·伤寒》卷七。为《本事》卷十“紫苏饮”之异名。见该条。

88009 **紫苏散**（《绛囊撮要》）

【组成】苏叶（焙干）　老杉木（烧灰）各等分

【用法】上为末。敷，干则以香油调敷，或囊无皮烂出者，以苏叶或荷叶包。

【主治】肾子烂出。

88010 **紫苏散**（《外科方外奇方》卷四）

【组成】六一散四钱　紫苏叶一钱五分　儿茶一钱　赤石脂二钱

【用法】上为细末。先以紫苏、紫背浮萍煎汤熏洗，然后敷之。

【主治】绣球风，阴囊烂。

88011 **紫苏粥**（《圣惠》卷九十六）

【组成】紫苏子一合（微炒）　桂心（末）二钱

【用法】上捣碎紫苏子，以水二大盏，绞滤取汁。入米二合煮粥，候熟，入桂末食之。

【主治】冷气心腹痛，妨闷，不能下食。

88012 **紫苏粥**（《养老奉亲》）

【组成】紫苏子五合（熬，研细，以水投取汁）　粳米四合（净淘）

【用法】上煮作粥，临熟下苏汁调之。空心食之，日一服。

【功用】温中。

【主治】老人脚气毒闷，身体不任，行履不能。

88013 **紫苏粥**（《养老奉亲》）

【组成】紫苏子三合（熬，细研）　高粱米四合（淘）

【用法】上煮作粥，临熟下苏子末调之，空心服为佳。

【主治】老人冷气心痛，牵引背脊，不能下食。

88014 **紫苏粥**（《圣济总录》卷一九〇）

【组成】紫苏一两　糯米三合（净淘）（一方用粟米）

【用法】上以浆水二升，煮紫苏令沸，去紫苏，下糯米煮粥，空心任食之。

【主治】五淋，小便不通。

88015 **紫苏粥**（《鸡峰》卷四）

【组成】紫苏子（炒令黄香）

【用法】以研，滤汁去滓，作粥食之。

【功用】去壅气。

【主治】脚气。

88016 **紫苏膏**（《博济》卷二）

【组成】生地黄三两　生姜二两（与地黄相和研，布绞取汁）　生天门冬半斤　生麦冬一斤　杏仁三两（生，研入）　紫苏子二两（炒，研）　生牛蒡四两　生玄参一斤

【用法】上八味，洗令净，剉碎同研，令如泥，苏子、杏仁投于地黄汁内，更以细物滤，绞汁去滓，于银石器内盛，用炼蜜五两半，真酥二两，安于炊饭甑上，蒸一饭久，于净器内收，抄一小匙，咽之，不拘时候。

【功用】大益心肺，润滑肌肤，补助荣卫。

【主治】肺痿劳嗽喘促，涕唾稠黏，咽膈不利。

【宜忌】忌生冷、猪肉。

88017 **紫苏膏**（《圣济总录》卷一二五）

【组成】紫苏子（炒）　桂（去粗皮）　大黄（剉，炒）　当归（切，焙）　干姜（炮）各半两　陈橘皮（汤浸，去白，焙）一两　蜀椒（去目并闭口，炒出汗）一分　猪脂（腊月者，煎，去滓）半斤

【用法】上八味，㕮咀七味，如麻豆大，先以水六升，煎至二升，绵滤去滓，纳猪脂，再煎成膏。取涂瘿上，日二次，夜一次。以愈为度。

【主治】咽喉气噎塞成气瘿。

88018 **紫辰丹**（《普济方》卷十六引《卫生家宝》）

【组成】朱砂半两（研）　酸枣仁一两（汤浸，去皮，炒）　乳香半两（研）　人参半两　茯苓半两　远志肉一钱　天南星半两（炮）　入脑子少许

【用法】上为细末，炼蜜为丸，如梧桐子大。每服二十

丸，人参汤送下。

【主治】心气不足。

88019 **紫沉丸**(《保命集》卷中)

【异名】紫沉香丸(《医统》卷二十四)。

【组成】半夏曲三钱 乌梅二钱(去核) 代赭石三钱 杏仁一钱(去皮尖) 丁香二钱 缩砂仁三钱 沉香一钱 槟榔二钱 木香一钱 陈皮五钱 白豆蔻半钱 白术一钱 巴豆霜半钱(另研)

【用法】上为细末，入巴豆霜令匀，醋糊为丸，如黍米大。每服五十丸，食后生姜汤送下，吐愈则止。小儿另丸。

【主治】中焦吐食，由食积与寒气相假，故吐而痛。

88020 **紫沉丸**(《御药院方》卷四)

【组成】丁香一两 青皮(去白) 陈皮(去白) 荆三棱(剉，炒) 蓬莪术(剉，炒) 缩砂仁 桂(去粗皮)各半两 硇砂(飞，研)一钱 木香三钱 乌梅(和核令碎，去子)四两 巴豆三十个(去皮心，出油，别研)

【用法】上为细末，将巴豆、硇砂和令极匀，面糊为丸，如绿豆大。每服十五丸至二十丸，食后温生姜汤送下。

【主治】宿食不化，痰饮留滞，心腹胀满，胁肋疰刺，胸膈痞满，噎塞不通，呕哕吞酸，噫气寒热。

88021 **紫沉丸**(《明医指掌》卷五)

【组成】沉香三钱 槟榔三钱 紫苏梗五钱 益智(去壳，炒)一两 神曲五钱 麦芽五钱 白术五钱 乌药五钱 香附(炒)五钱 陈皮一两 厚朴(姜炒)一两 甘草(炙)三钱

【用法】上为末，水为丸。每服二钱，砂仁汤送下。

【主治】食积为寒所逆，停久而吐者，脉必迟。

88022 **紫证散**(《外科百效》卷二)

【组成】紫金皮(去皮)三两 荆芥五钱 防风一两 北辛二钱 薄荷五钱 宅舍五钱

【用法】上为末。每服二钱，荆芥汤调下。

【主治】咽喉疮。

88023 **紫灵丸**(《魏氏家藏方》卷十)

【组成】阳起石(煅) 赤石脂(煅)各半两 熟干地黄(酒浸) 当归(去芦，酒浸)各二两 牡蛎粉七钱半

【用法】上为细末，用真降香、五倍子各二两(剉碎)，用米醋二升，浸乌梅肉半两，同浸三二日，滤去降香、五倍子，将乌梅肉醋熬成膏，搜前药末杵一二百下，丸如绿豆大。每服五七十丸，温米饮或盐汤送下，不拘时候。

【主治】气虚血崩。

88024 **紫灵丹**(《圣惠》卷九十五)

【组成】硫黄八两(舶上者，细研) 白盐花三斤(一斤半白用，一斤半以米醋三升拌，晒干)

【用法】上件药，用一鼎子，先筑白盐令实，中心挖作坑子，入硫黄末了，即以米醋拌了盐盖之，亦筑实，又以白盐盖之，密密固了，以文火养之，从旦至午后，渐加火，烧至有鬼焰出，即以小帚子蘸醋洒之，焰住即止，放冷取出，用水研，飞去盐，药在盆底，干了又细研，以粟米饭为丸，如绿豆大。每日五丸，空心以温酒送下。其盐水煎花吃甚好。

【功用】消食。

【主治】一切冷气，女子宿血冷病。

88025 **紫灵丹**

《青囊秘传》。为《外科正宗》卷三“结毒灵药”之异名。见该条。

88026 **紫灵丹**(《经目屡验良方》)

【组成】冰片 麝香 乳香(去油) 没药(去油)各四钱八分 血竭一两二钱 朱砂一钱 前胡 玄参各一钱二分 母丁香八分 斑蝥一两六钱(净，去头足翅，用糯米炒)

【用法】上为细末，收固。每用少许，放膏上，贴患处。

【主治】疮疖肿毒。

88027 **紫灵汤**(《效验秘方·续集》赵棻方)

【组成】紫石英(先煎)30克 灵磁石30克(先煎) 菟丝子15克 枸杞子15克 党参12克 茯苓12克 山药15克 谷芽30克 麦芽30克

【用法】水煎，日一剂，分早晚温服。

【功用】重镇潜阳，固本补虚。

【主治】脑震荡后遗症属上盛下虚者，以及心悸失眠，咳逆喘促，头痛耳鸣，眩晕昏厥等“上盛”症，并有肝肾不足等“下虚”症者。

【宜忌】脾胃虚寒，阳气虚馁者，磁石不用为宜。

【加减】头痛瘀血阻窍者，加丹参、桃仁、石菖蒲；心悸不寐，加夜交藤、枣仁、蝉花；哮喘加蜜麻黄、杏仁、苏子、胡桃肉；头痛，加露蜂房、七叶莲、香白芷；眩晕，加菊花炭、制首乌；晕厥，去党参，加生晒参、山萸肉、木蝴蝶。

【方论选录】方中紫石英、灵磁石重镇潜阳；菟丝子、枸杞子滋补肝肾；党参、茯苓、山药、谷麦芽、生甘草健脾和中，升清降浊。诸药合用融镇固、益精、培中于一方。

88028 **紫灵药**

为《外科正宗》卷三“结毒灵药”之异名。见该条。

【主治】杨梅结毒，及咽喉、唇、鼻腐烂，臭秽日甚者。

88029 **紫灵散**(《疡科心得集·家用膏丹丸散方》)

【组成】牛烟膏一斤 松香二两 净东丹五两 黄芩四两 黄柏四两 樟冰二两 尖槟三两 西丁二两 明矾八两 铜坭三两 生大黄四两

【用法】上为末，用麻油调搽。

【主治】一切疥癞，疯癣，瘙痒难忍。

88030 **紫陈汤**

《仙拈集》卷三。为《卫生总微》卷八“紫草如圣汤”之异名。见该条。

88031 **紫英散**(《圣惠》卷四)

【组成】紫石英二两(细研如粉) 桂心二两 白茯苓一两 人参一两(去芦头) 白术半两 黄耆半两(剉) 熟干地黄一两 甘草半两(炙微赤，剉) 麦门冬一两(去心)

【用法】上为粗散。每服三钱，以水一中盏，加大枣三枚，煎至六分，去滓温服，不拘时候。

【主治】心气虚，苦悲恐，惊悸恍惚，谬忘，心中烦闷，面目或赤或黄，羸瘦。

88032 **紫矿散**(《杨氏家藏方》卷十六)

【组成】紫矿不拘多少

【用法】上为细末。每服二钱，食前沸汤调下。

【主治】血崩。

88033 **紫炁丹**(《古方汇精》卷三)

【组成】全当归一两　川芎　柞树皮各五钱　红花二钱　炙黄耆三钱　败龟版一个(炙)

【用法】照分两每料蜜成三丸。每服一丸,丹参二钱煎汤送下。

【主治】横生、逆产、难产。

【加减】若膏粱体弱甚者,加人参二钱。

88034　**紫金丸**(《博济》卷三)

【组成】龙脑　麝香　滴乳香　雄黄　密陀僧各一钱　砒霜半分　朱砂　阿魏一分　安息香一分

【用法】上乳香、安息、阿魏以热水浸之通软,于大碗中,以乳石研令细,其有龙脑、麝香、朱砂、密陀僧、雄黄都研为末,其砒霜入绿豆粉二两同研令细,更用巴豆三粒,去皮心膜,以水一大碗浸之,一日六度换水,取出后用十重纸出油,亦研细,与药都一处,研匀,方入湿药中,全和,摊在碗中,俟通手,便丸之如豆大。每服一丸,空心好温茶送下。心痛、水泻,生姜汤送下;食癥,面汤送下;气痛,温酒送下。

【主治】肠风泻血,痔漏。

【备考】本方原名"紫金膏",与剂型不符,据《圣济总录》改。方中朱砂用量原缺。

88035　**紫金丸**(《传家秘宝》卷中)

【组成】代赭石末一分　木香末(炒)二分　腻粉(炒)三钱　礞石末(炒)三钱　硇砂一分　朱砂(炒)二钱　巴豆一分(为霜)

【用法】上为细末,烧饭为丸,如小豆大。每服二丸至三丸,冷橘皮汤送下。

【功用】取积气,逐痛。

【主治】酒食伤。

88036　**紫金丸**(《圣济总录》卷六)

【组成】乌头(生,去皮尖)四两　地龙(去土,炒)　木鳖子(去壳)各二两　白胶香(研)一两　乳香(研)　没药(研)　丹砂(研)各半两　五灵脂　附子(炮裂,去皮脐)　白花蛇(酒浸,去皮骨,炙)　天麻　当归(切,焙)　各一两　龙脑　麝香(研)各一钱

【用法】上为末,取东流水为丸,如弹子大。每服半丸,生姜自然汁和酒磨下。一切风证,或乳香、龙脑、麝香、薄荷、茶、酒临时作汤使。

【主治】急风,筋脉紧急,身背强直,面黑鼻干,口噤不语,甚者壮热汗出,直视唇青,涎盛咽塞。

88037　**紫金丸**(《圣济总录》卷七十二)

【组成】硇砂(别研)一两　干漆(炒烟出)　乌头(生,去皮脐)　干姜(生用)各一两

【用法】上除硇砂外为细末,入硇砂研匀,别以巴豆去皮心膜称三分,细研,厚纸压出油,与前药同研匀,以水煮枣肉和捣令得所,作一团,用好湿纸裹三五重,别取好净泥,去砂石,多入纸筋,盐水拌和如胶,将前药一团固济,可厚一豆许,晒令泥干,或于文武火灰中煨干亦得,次烧熟炭火十斤,煅令通赤,取出候冷,打去泥,刮取裹面药,再捣,更入少枣肉为丸,如梧桐子大。每服三丸、五丸,元气及诸般冷气、撮气及泄泻,浓煎艾汤送下,癖积、肋下刺痛、妨闷、酒食过度、膨胀,木瓜汤送下,妇人血刺,醋汤送下。

【主治】老幼久积冷毒,呕吐酸水,心腹膨胀㽲痛,不美饮食;兼治小肠疝气,大便不通。

88038　**紫金丸**(《圣济总录》卷八十六)

【组成】羊脊骨(全)一条(以硇砂一分,酒二盏化开,浸骨一复时,取出,炙令焦黄,别为末)　生地黄十斤(研绞取汁)　杏仁五升(去皮尖双仁,炒)　蜀椒(去目并合口者)半斤(炒出汗)　附子(炮裂,去皮脐)半斤

【用法】上除地黄汁、脊骨末外,并为末,取地黄汁于银锅中用炭火以灰罨四面煎之,勿令火急,便入诸药末,以柳木篦搅三百下后方入脊骨末,又搅勿住手,但看稀稠,可丸即丸,如梧桐子大。每服十丸,空心温酒送下,服后良久,以饭压之,女子服亦得。

【主治】肺劳。胸满、气急、喘嗽,气不升降,饮食减少。

88039　**紫金丸**(《圣济总录》卷九十六)

【组成】沉香(剉)　木香　肉豆蔻仁　芎䓖　没药(研)　乌药　毕澄茄　檀香(剉)各一两　槟榔(剉)　茴香子(炒)各二两　腽肭脐(酒浸,炙,剉)　麝香(研)　桂(去粗皮)各半两　丹砂(研)二两半　苏合香三分(酒研)

【用法】上除苏合香外,捣研为末,合和,酒糊为丸,如梧桐子大。每服二十丸至三十丸,食前温酒送下;米饮亦得。

【功用】益气。

【主治】元气虚冷,小便频滑,腰脊疼痛。

88040　**紫金丸**(《准绳·幼科》卷八引庄氏方)

【组成】蝎梢三七个　犀角末　银末　朱砂各一钱

【用法】上为极细末,面糊为丸,如绿豆大。大人、小儿因惊积聚,黏滑毒物在脾胃,累曾用药取不下,变成虚中积,大人吃食吐逆,心腹胀满,夜有虚汗,日渐瘦恶。每服七丸,用生姜、大枣汤送下;妇人血气,每服五丸至七丸,米饮送下;小儿惊积,体热困重,目不开,黄连、甘草、桃仁、薄荷汤化腻粉一字许送下,一岁上、三岁下每服二丸,小儿只可一二丸。

【主治】大人、小儿惊积,妇人血气。

88041　**紫金丸**(《鸡峰》卷十)

【组成】紫金粉七分(露蜂窠。顶上实者)　贝母四分　芦荟二分

【用法】上为细末,炼蜜为丸,如指头大。以水七分,煎至五分,温服;衄血,以酒半盏化一丸服之。

【主治】嗽血,衄血。

88042　**紫金丸**(《卫生总微》卷十四)

【组成】叶子雌黄不拘多少

【用法】上为末,入锅内微火烧成汁,候冷取出,再研细软。饮为丸,如萝卜子大。每服二丸,临睡熟水送下。

【功用】坠化痰涎。

【主治】咳嗽。

88043　**紫金丸**(《杨氏家藏方》卷八)

【组成】新绵灰(炒)一钱　汉防己一两　甘草(炙)半两　阿胶半两(蛤粉炒)　麝香半钱(别研)　乳香半钱(别研)

【用法】上为细末,滴水为丸,如梧桐子大。每服二十丸至三十丸,食后或临卧腊茶清送下。

【主治】虚劳咳嗽咯血,痰涎壅盛。

88044 **紫金丸**(《朱氏集验方》卷一)

【组成】天雄　附子　大川芎各一对　淮乌四两　人参　白附子　乳香　没药各半两　当归一两　山栀子十二两(研五两,余煮用)　防风　降真乳半两(血竭尤佳)　辰砂四钱　全蝎半两

【用法】上生用,焙干,为细末,酒糊为丸,如梧桐子大。每服五七丸,空心温酒送下。脚气,木瓜酒送下;头风,生葱茶送下;妇人冷心痛,艾醋汤送下。

【主治】诸瘫痪,手足不随;脚气、头风及妇人冷心痛。

88045 **紫金丸**(《得效》卷九)

【组成】白姜　香附子(炒去毛)　紫金皮　石菖蒲　青木香　针砂(煅红)各等分

【用法】上为末,米糊为丸。每服三十丸,第一茶清送下,第二商陆根汤送下,第三赤小豆汤送下,常吃用好酒吞下。

【主治】肿满。

88046 **紫金丸**(《急救仙方》卷三)

【组成】川芎一两半　当归一两半　楮实　薄荷各半两　栝楼根六钱　蔓荆子二两(炒)　川椒一两半(焙,去目)　甘菊花三钱(浸)　密蒙花三钱　蛇皮三钱(浸)　荆芥穗三钱　地骨皮一两(以上四味用甘草汁浸过,焙干)　白蒺藜一两(去实,炮)

【用法】上为细末,炼蜜为丸,每丸一钱重。随引子下,睛暗青盲者,当归酒送下;气障者,木香汤送下;妇人血晕,当归、薄荷汤送下。

【主治】目疾。

88047 **紫金丸**(《医方类聚》卷一一一引《修月鲁般经后录》)

【组成】荆三棱三两(煨)　蓬术一两半(炮)　枳壳一两半(麸炒)　干漆一两半(醋炒烟尽)　苍术一两半(米泔浸)　砂仁一两半(细)　黑牵(头末)一两　青皮二两半　针砂三两(酒浸)　白矾五钱(飞)　陈皮二两半　皂矾五钱(炒白)

【用法】上为细末,蒸饼为丸,如梧桐子大。每服五六十丸,白汤送下。

【功用】治黄祛积。

88048 **紫金丸**

《赤水玄珠》卷十六。为《得效》卷三"无忌紫金丸"之异名。见该条。

88049 **紫金丸**(《寿世保元》卷三)

【组成】血竭二两　沉香一两　青皮二两　陈皮二两　枳壳(去瓤,麸炒)二两五钱　厚朴(姜炒)二两　百草霜一两　皂矾四两(用醋煮过)　蓬术(醋炒)三两　香附(去毛)一两　针砂(醋炒)一两　干漆(炒过性)二两　槟榔二两　黄石榴矾二两(即金丝矾)　秦艽一两　三棱(醋炒)三两　甘草五钱　(一方加苍术、白术各一两)

【用法】上为细末,用大枣煮烂,去皮核,打糊为丸,如梧桐子大。每服六七十丸,温酒送下;米饮亦可。

【主治】酒疸、食疸,五积六聚,七癥八瘕,心腹疼痛,潮热。

88050 **紫金丸**(《郑氏家传女科万金方》卷一)

【组成】禹余粮二两(煅,醋淬,研)　白芍　当归　熟地　川芎　龙骨(煅)　四制香附　白芷各一两　肉桂(或用官桂)　干姜(煨)各五分　(一方加赤石脂,煨,另研细)

【用法】上为末,醋为丸。温酒送下。

【主治】妇女劳伤气血,冲任虚损,经水淋漓不止,腰腹疼痛。

【加减】产后盗汗,加黄耆、麻黄根。

88051 **紫金丸**(《叶氏女科》卷一)

【组成】青皮　陈皮各五钱　苍术　槟榔　砂仁　红豆各六钱　良姜　乌药　香附各八钱　三棱一两　蓬术二两　枳壳八钱　(一方无苍术、蓬术、香附)

【用法】上为末,粳米糊为丸。每服百丸,食后米汤送下。

【主治】❶《叶氏女科》:脾土不胜,月经或前或后,不思饮食;或过食生冷,经闭不行。❷《竹林女科》:经来几点而止,过五六日或十日又来几点,一月之内常二三次,面色青黄。

88052 **紫金丹**(《博济》卷一)

【组成】黑附子半两(炮,去皮脐)　丁香半两　硇砂半两　缩砂半两(去皮)　当归半两　天南星半两(炮)　半夏半两　肉豆蔻五个　自然铜一两(火煅,于醋内淬七遍)　木香半两　防葵半两　青葙子半两　朱砂半两　水银一分

【用法】先将水银、朱砂、硇砂三味同细研,余即一处为细末,和匀,醋糊为丸,如梧桐子大。每服十丸,薄荷茶送下,或薄荷酒送下,一日二次。

【功用】补暖丹田,大进饮食,兼化痰涎。

【主治】肾脏风,上攻下疰,虚肿疼痛;及妇人血风,血气流注,筋骨疼痛,或发寒热,口苦舌干,四肢烦倦,血海久虚。

88053 **紫金丹**(《圣济总录》卷六十二)

【组成】桂(去粗皮)　诃黎勒(煨,去核)各一两　昆布(洗去咸,焙)　桃仁(汤浸,去皮尖双仁,炒)各一两半　木香　琥珀(研)　陈橘皮(去白,焙)各三分　白术　沉香　鸡舌香各半两　丹砂(别研)一分　木瓜根(剉)一两

【用法】上为末,炼蜜为丸,如樱桃大,每服一丸,含化咽津;或欲作小丸,如梧桐子大,每服二十丸,温酒送下。

【主治】膈气。

88054 **紫金丹**(《圣济总录》卷七十二)

【组成】铁渣一斤(淘净,控干)　硇砂二两　硫黄半斤(水飞过)

上三味先取铁滓、硫黄二味,于瓷器内用米醋一斗,慢火煎,候煎硫黄火上无焰即焅干,刮此二味,入瓷合内固济了,用大火煅三度毕,取盒内药,再用水飞,不用铁渣,控硫黄令干,入细瓷盒内,坐在平地,别用火一秤,煅至火尽,取出入硇砂二两,同研令细,再入盒内,用火一斤,就灰池中养三日,放冷,取二两,再入下项药:

硇砂半两　木香(末)　丁香(末)　腻粉(研)　肉豆蔻(去壳,末)　丹砂(研)　干漆(炒烟尽,研)　胡椒(末)　阿魏(用醋化面和作饼子,烧热为末)各一钱　砒霜(末)一字半

【用法】上为细末,再同硫黄研匀,用酒醋各半煎五灵

脂、薄面糊为丸,如梧桐子大。每服五丸,渐加至二十丸。

【主治】男子、妇人久积、气块、癥癖,两胁下积冷,胸腹气刺痛。

【加减】若取积滞癥癖,及酒食积急气、冷气、一切滞气等疾,加巴豆仁(研)一两,六戟末半两,芫花末半两,草乌头末一分,五灵脂末一两,腻粉二钱,硇砂(研)半两。上以米酽醋二升铫子内熬成膏,便与前药末搜为剂,丸如梧桐子大。量虚实加减服,逐一丸加,用醋汤或茶清送下。

88055 紫金丹(《圣济总录》卷一七四)

【组成】草乌头一分(炭火内烧存性) 天南星一分(炭火内烧存一半性) 丹砂(研)三钱 蜈蚣一条(赤足全者,炙) 白花蛇(生,取肉焙干) 蝎梢(炒) 牛黄(研) 麝香(研) 乳香(盏子内熔过,研)各一钱

【用法】先将五味为细末,入研者药合研匀,酒糊为丸,如麻子黍米大。每服三丸至五丸,桃符汤送下,急惊风研服。

【主治】小儿中风,口眼㖞斜,发歇不定,神识昏昧。

88056 紫金丹

《幼幼新书》卷二十二引《张氏家传》。为《博济》卷四"抵圣丸"之异名。见该条。

88057 紫金丹(《鸡峰》卷十三)

【组成】石燕子 赤石脂 大赭石 朱砂 硫黄 钟乳粉 阳起石各一两(火煅一伏时,研如粉,入砂盒子内,以蛤粉糊口,盐泥固济,候干,用炭火十斤,烧煅,炭尽为度) 良姜 荜茇 桂心 干姜 草豆蔻 肉豆蔻各一两(为细末)

【用法】上用大附子二两,炮,去皮脐,用好酒一升半,煎成膏子,和前药为丸,如鸡头大。每服二三丸,空心米汤送下;妇人醋汤送下。

【功用】治冷。

88058 紫金丹(《鸡峰》卷十九)

【组成】丁香半钱 木香一钱 槟榔 肉豆蔻各一个 白丁香半钱 朱砂一钱 雄黄一钱半 轻粉一钱 粉霜半钱 桂府滑石一钱半 水银一钱(结砂子) 赤土三钱 斑蝥十个 巴豆三十个 乳香一钱 桃仁三十个 广砭(此药不见用,疑传写之误) 牛黄各一字 麝香一钱 硼砂一字

【用法】上为细末,面糊为丸,如绿豆大。每服十丸至十五丸。盖欲行水,须先去滞积,未服玉龙丸,当先进此药,如不动,再加丸数服之,候取动可服玉龙丸。

【主治】水证。

88059 紫金丹(《鸡峰》卷二十九)

【组成】好朱砂一斤(生) 土盐六两 马牙消六两(二味用坩锅子烧令盐通红)

【用法】将后二味安向鼎,不拘大小,用水八分,后将朱砂用绢袋子六重悬煮,七日取出,淘去沙净,用坩盒先将盐铺盒子底四两,后入朱砂,更用盖头盐四两,后用牡蛎四两,亦盖头了,后用盐泥固济坩盒子,厚半寸,次用醋二升,拌细灰,更将醋灰盖泥者坩盒子,更用十斤炭火烧通赤,用茆灰盖,火烧一伏时后,火灭令冷时,便取朱砂用水淘净,却安向鼎中,用解盐六两捣细,上水底火,先将纸灰铺在炉里,后用炭五两,如鼎高,火临时加减,其水不得煎干,七日取出,又淘去盐净,焙干,入乳钵内研如粉,用枣汤煮糯米粽子为丸,临时看大小丸。每服一丸,空心冷酒送下。

【功用】不老驻颜。

【主治】一切虚损。

88060 紫金丹(《扁鹊心书·神方》)

【组成】代赭石(烧红,醋淬七次) 赤石脂(制法同) 禹余粮(制法同)各五两

【用法】上为细末,入阳城罐盐泥封固,一寸厚,阴干,大火煅三炷香,冷定,再研极细,醋糊为丸,如芡实大。每服十丸,热酒送下。

【功用】补脾肾虚损,活血,壮筋骨。

【主治】下元虚惫,子宫寒冷,月信不调,脐腹连腰疼痛,面黄肌瘦,泄泻,精滑,一切虚损之证。

88061 紫金丹(《本事》卷二)

【异名】定喘紫金丹(《痘疹金镜录》卷一)。

【组成】信砒一钱半(研,飞如粉) 豆豉一两半(好者,水略润少时,以纸挹干,研成膏)

【用法】上用膏子和砒同杵极匀,丸如麻子大。每服十五丸,临卧以腊茶清极冷送下。以知为度。

【主治】多年肺气喘急,呴嗽,晨夕不得眠。

【方论选录】《古方选注》:信,白砒,有大毒,须煅炼得法,庶不伤人。凡白砒一钱,用石膏一两同研匀,贮熔银罐中,勿盖,阳煅通赤,俟其烟尽,飞去砒毒,仅取石膏,得白砒之性,复借豆豉挫砒毒之余威,兼领石膏中砒性上升,迅扫肺经痼积之沉寒,不使少留,一如太空廓清,疾返冲和气象,其愈痼之功,莫有过于此者。又按《必效方》治痰积齁喘,遇阴气触发,用砒与白矾为丸,冷茶送下,高枕仰卧即愈。治法虽同,而砒与矾能烂人肉,不及《本事方》佳。

88062 紫金丹(《本事》卷三)

【异名】胆矾丸(《卫生宝鉴》卷十四)。

【组成】胆矾三两 黄蜡一两 青州枣五十个

【用法】上于瓷盒内用头醋五升,先下矾、枣,慢火熬半日,取出枣去皮核,次下蜡一处,更煮半日如膏,入好腊茶末二两同和为丸,如梧桐子大。每服二三十丸,茶、酒任下,如久患肠风痔漏,陈米饮送下。

【主治】男子、妇人患食劳、气劳,遍身黄肿,欲变成水肿;及久患痃癖,小肠膀胱,面目悉黄。

【方论选录】《本事方释义》:胆矾气味咸酸微凉,入足太阳、阳明;黄蜡气味甘平微温,入手足太阴、阳明;腊茶气味苦寒直降,欲其速下也。炼药以醋者,约之也;送药以米饮者,扶中也。此治脱力劳伤,饥饱不调,宿有痃癖,周身发黄,欲变成水蛊,非渗湿之药不能引药入于病所,故效验独捷耳。酒客发黄便血尤宜服此药。

88063 紫金丹(《普济方》卷二二六引《卫生家宝方》)

【组成】鹿脊一具(带骨肉全者,剉作小块) 舶上硫黄半两 好硇砂二钱(以上各研细,入无灰酒三升,同浸鹿骨一日,取焙干,再浸再焙,酒尽为度,为末别用) 破故纸三两 禹余粮四两(火煅醋淬三次) 舶上茴香三两(炒用) 川乌头三两(炮) 巴戟一两(去心) 石中黄一两

（醋淬） 太阴玄精石一两

【用法】上为细末，与前鹿脊骨末拌和极匀，酒糊为丸，如鸡头子大，朱砂为衣。每服一丸，空心温酒送下。腊月合之，可久收。若无鹿脊骨，以麋脊骨代之亦得。

【主治】一切虚惫，腹中痞块，恶心泄泻不食。

88064 **紫金丹**（《保命集》卷下）。

【组成】代赭石 礞砺石各等分

【用法】上为细末，醋糊为丸，如梧桐子大。每服三五十丸，酒送下；胸中痛，当归汤送下。久服治血癖。

【主治】产后冲胀，胸中有物状，噎气不降。

【方论选录】《医略六书》：产后肝气上逆，胃气不能顺下，故上冲作胀而噎食不能遽下焉。代赭石镇肝和血，礞砺石镇逆平肝。粥丸，米饮下，使肝气和平，则胃气自顺而冲胀无不退，安有噎食不下之患乎？

88065 **紫金丹**（《女科百问》卷上引陈秀山方）

【组成】针砂十两 余粮石 硫黄各二两（上三件同好醋入铁锅内煮干，碾为末） 平胃散十两 蓬术二两 缩砂仁 丁香 木香 独活 黄耆 枳壳各一两 白茯苓 大黄 黄连 黑牵牛 甘草 茱萸 槟榔 破故纸各三两 干漆一两（须好者，生漆二两亦得）

【用法】上为细末，酒糊为丸，如梧桐子大。每日三五服，不拘数，如病重则多服。

【主治】气癖，气瘕，蛊胀病。

【宜忌】忌盐、酱油、面、生冷。

88066 **紫金丹**（《女科百问》卷上）

【组成】丁香 木香 荜澄茄 胡椒 五灵脂（西者） 肉豆蔻（煨） 干姜（炮） 半夏末半两 附子（炮） 硫黄 水银砂子（二件如灵砂法，炒青金头角）各一两

【用法】上为细末，半夏末、姜汁打糊为丸，如梧桐子大。每服七十丸，空心米饮送下。

【主治】呕吐，心腹疼。

88067 **紫金丹**（《儒门事亲》卷十五）

【组成】白矾四两 黄丹二两

【用法】上用银石器内熔矾作汁，下丹，使银钗子搅之，令紫色成也。用文武火，无令太过不及。如有疮，先将周围挑破，上药，用唾津涂上数度着，无令疮干，其疮溃动，取疔出也，兼疮颜色红赤为效。如药末成就，再杵碎，炒令紫色。

【主治】疔疮。

88068 **紫金丹**（《医学发明》卷三）

【组成】川乌头（炮） 草乌头（炮）各一两 五灵脂 木鳖子（去壳） 骨碎补 威灵仙 金毛狗脊 自然铜（醋淬七次） 防风 地龙（去土） 乌药 青皮（去白） 陈皮（去白） 茴香 黑牵牛各半钱 乳香 没药 红娘子 麝香各二钱半 禹余粮石（醋炒）四两

【用法】上为细末，醋糊为丸，如梧桐子大。每服十丸至二十丸，温酒送下，病在上食后，病在下食前。

【功用】《伤科汇纂》：定痛接骨。

【主治】《卫生宝鉴》：打仆损伤，伤折疼痛不可忍。

88069 **紫金丹**（《医方类聚》卷二一七引《医林方》）

【组成】禹余粮石（不以多少，火烧醋蘸七遍）三两 茴香二两

【用法】上为末，面糊为丸，如梧桐子大。每服三十丸，食后白汤送下。

【主治】妇人积聚。

88070 **紫金丹**（《医方类聚》卷二三八引《医林方》）

【组成】代赭石一两（烧红醋蘸七遍，研细） 桃仁（去皮尖，炒）三钱 大黄五钱

【用法】上为细末，薄荷水打面糊为丸。每服三十丸，加至五十丸。脐腹痛，煎四物汤送下；血癖，酒煎四物汤加玄胡索。

【主治】产后败血冲心，胁肋痛。

88071 **紫金丹**（《丹溪心法》卷二）

【组成】精猪肉二十两（切作骰子块） 信一两（明者，研极细末，拌在肉上令匀，分作六份，用纸筋黄泥包之，用火烘令泥干，却用白炭火于无人处煅，青烟出尽为度，取放地上一宿，出火毒）

【用法】上为细末，以蒸饼为丸，如绿豆大。大人每服二十丸，小人七八丸，食前茶汤送下。

【主治】三年以上哮证。

【宜忌】《医学入门》：忌咸物汤水之类。

【备考】《医学入门》有淡豆豉。

88072 **紫金丹**（《普济方》卷二七三）

【组成】人言 朱砂 雄黄各一钱 巴豆四枚 硇砂一钱半

【用法】上为细末，棋子面相和锭子，纴在疮内。

【主治】疔疮。

88073 **紫金丹**（《普济方》卷二九一）

【组成】硼砂一钱 轻粉一钱二分 紫粉一钱半 麝香一钱半 信一分

【用法】上为细末，用齑水葱白汤洗疮，掩干，然后贴，三日洗贴三遍见效。

【主治】痨子疮。

88074 **紫金丹**（《普济方》卷三九二）

【组成】铁粉（真者）一分 白丁香 腻粉 硇砂（无石者） 粉霜各一钱 巴豆六十粒（去皮膜，留油）

【用法】上为末，用黄蜡净者半两，银器内重汤煮开，入药拌匀，取出放冷，作剂旋丸，如小豆大，打扁。每服二丸，枣一个细嚼，裹药吞下，临卧服。并不可搜搅，亦不可动气。

【功用】下膈取积，逐风涎。

【主治】小儿积聚。

88075 **紫金丹**

《外科经验方》。为《百一》卷十七“神仙解毒万病丸”之异名。见该条。

88076 **紫金丹**

《丹溪心法附余》卷二十四。为原书同卷“太乙神丹”之异名。见该条。

88077 **紫金丹**（《赤水玄珠》卷五）

【组成】大黄 槟榔各三两半 苍术 贯众 牙皂 香附各三两 三棱 雷丸 黑丑各二两 使君子一两半 白芜荑 苦楝根皮各二两半

【用法】上为末。每服三钱，小儿减半，五更时沙糖汤调下。至天明下虫积。

【主治】虫蛊、虫积。

88078 **紫金丹**(《明医指掌》卷八)

【组成】信一钱　雄黄一钱五分　硼砂(炒)一钱五分

【用法】上为末。拨开疮口敷之，不过数次愈。

【主治】疔疮。

88079 **紫金丹**(《玉案》卷三)

【组成】黄柏　知母　当归　生地　天门冬　麦门冬　玄参　白芍各等分

【用法】上为细末，丸如弹子大。噙化润下。

【主治】下焦阴火炎上，日晡潮热，口内起泡。

88080 **紫金丹**(《张氏医通》卷十四)

【组成】琥珀屑　降真香末　血竭各等分

【用法】上为极细末。敷伤处。敷此无瘢痕。

【主治】金疮出血不止。

88081 **紫金丹**(《医级》卷八)

【组成】牛黄　冰片　狗宝　鸦片各六分　木香一两

【用法】上为末，人乳为丸，每丸五厘，金箔为衣。百沸汤送下。

【主治】虚痰结气，内闭胸膈，噎膈不食而涎噫。

88082 **紫金丹**(《疫痧草》)

【组成】多年尿池中碎砖

【用法】木炭火上煅红，再入滴醋内泡透，再煅再泡，如此五七次取出，研极细末。每两加麝一分，用滴醋、白蜜各半熬滚调敷。如塌皮形证紫艳，用陈菜油加蛋清少许调上。

【主治】痧疹后毒结项外，漫肿坚硬，无论色红色白。

【宜忌】溃处忌用。

88083 **紫金丹**(《伤科补要》卷三)

【组成】没药一两　血竭五钱　降香一两　自然铜二两　乳香一两　松节一两　苏木一两　川乌一两　土狗一两(即蝼蛄)　龙骨五钱

【用法】上为极细末，糯米粥汤为丸，朱砂为衣。

【功用】消瘀止痛。

【主治】骨节经络宿伤。

88084 **紫金丹**

《串雅补》卷一。为原书同卷“大元门顶”之异名。见该条。

88085 **紫金丹**(《疡科纲要》卷下)

【组成】紫金藤(即降香)五两　乳香　没药(去油)各二两　血竭　五倍子(炒成团)各一两五钱

【用法】上各为极细末，和匀。每药末一两，加梅冰二钱，再研匀。密藏勿泄，陈久更佳。

【功用】止血。

【主治】金疮或疮疡流血不已者。

88086 **紫金丹**

《妇科大略》。为原书“震灵丹”之异名。见该条。

88087 **紫金丹**(《全国中药成药处方集》吉林方)

【组成】天麻一钱五分　胆星五钱　僵蚕　丹皮各一钱五分　竺黄　白附各二钱　全蝎三钱　胡连一钱　骨皮一钱五分　朱砂五分　牛黄四分　麝香二分

【用法】上除牛黄、麝香、朱砂另研外，余均为细末，陆续调合一处，炼蜜为丸，二分一厘重，或三分五厘重，大赤金为衣，绵纸包裹，蜡皮封固。每服一丸，病重二丸，鲜姜、薄荷、桑叶、菊花为引。

【功用】镇惊、疏风、涤痰、解表。

【主治】小儿急惊，壮热烦渴，痰壅气促，牙关紧闭，四肢搐搦；汗出当风，发为痉风，壮热无汗，角弓反张，身热足寒，颈项强急，面赤目赤，头摇直视，口噤神昏；并主风痰，咳嗽痰喘，痰鸣气促；感冒寒凉，发热畏冷，头痛体痛。

【宜忌】忌生冷、油腻。

88088 **紫金油**(《杨氏家藏方》卷二十)

【组成】鲫鱼胆二十个　铁铧(五钱大)一片　诃子五枚(煨，去核)　郁金二枚(剉)　黄芩半两(剉)　黑豆一大合　紫草半两　零陵香半两　生姜汁一大合

【用法】上用生绢袋子盛，取竹沥油四两，麻油十二两，入药袋子，于有油瓷盒内浸，密封，放凉处，半月取出，逐日搽头。百日内光泽，永不退落。

【主治】妇人发落稀黄。

88089 **紫金泥**(《丹溪心法》卷五)

【组成】黑椒四十九粒(浸透，去皮，研如泥)　人言一钱　鹅管石一钱

【用法】上为末，丸如黍米大，朱砂为衣。每服一丸或二丸，空心冷茶清送下。服药病止后，更服白附丸三五帖。

【主治】小儿哮喘不止。

【宜忌】当日忌生冷、荤腥、热物。

88090 **紫金挺**(《圣济总录》卷一三〇)

【组成】当归　续断　骨碎补　桂(去粗皮)　附子　泽兰　芍药　白及　牛膝　羌活　芎䓖　木香　麒麟竭　生干地黄　白僵蚕　白附子各一两　沉香　丁香各半两　栝楼二枚(大者)　乌蛇肉　白蔹　白芷　玄参(二十三味都一处捣筛)各一两　杏仁　桃仁(二味去皮，细研)各三分

【用法】上药入麻油四斤，猪脂一斤半，野驼脂三两，用文武火锅内煎黑，去滓，再入乳香末三两，松脂六两，更煎烊后，滤去滓，细罗铅丹三斤，别炒令紫色，去火，滴水内成珠，即倾入瓷器内盛。每使时看疮大小用之。

【功用】辟风敛疮。

【主治】疮肿疼痛。

88091 **紫金酒**(《种福堂方》卷四)

【组成】官桂　明乳香　没药　广木香　羊踯躅　川羌各五钱　川芎　玄胡索　紫荆皮　五加皮　丹皮　郁金　乌药各一两

【用法】上为粗末，将好酒十斤，悬胎煮三炷香，分作十小瓶。每饮三五杯，立见痛止。若预饮之，跌伤亦不痛。

【功用】移伤定痛，善通经络。

【主治】一切风气，跌打损伤，寒湿疝气，血滞气凝。

88092 **紫金散**(《圣惠》卷六十四)

【组成】紫草半两　赤小豆一合　黄芩半两　漏芦半两　车前子半两　黄柏半两(剉)　糯米一合(炒令焦)

【用法】上为末，以生油调令稀稠得所。外涂，一日三

次。以愈为度。

【主治】一切热毒疮。

88093 **紫金散**（《圣惠》卷八十五）

【组成】紫金粉一两半（名赤乌脚） 麻黄三分（去根节） 石膏一两（细研，水飞过） 寒水石一两 地骨皮一两 赤石脂一两 秦艽半两（去苗） 牛黄半两（细研） 乌蛇肉半两（炙令黄） 虎睛一对（微炙） 防风半两（去芦头） 黄芩半两 牡蛎粉三分 赤芍药半两 葛粉半两 羌活一分半 当归一分（剉，微炒） 朴消一两半 甘草半两（炙微赤，剉） 川大黄三分（剉碎，微炒） 桂心一两半

【用法】上为细末。每服半钱，煎竹叶汤调下。

【主治】小儿诸痫复发。

88094 **紫金散**（《圣济总录》卷七十七）

【组成】定粉（研） 铅丹各一两 大枣二两（去核） 莨菪子一两半 诃黎勒（炮，去核）一两

【用法】上相和捣成团，以面重裹于火中烧，令烟尽取出，去灰土令净，为末。每服三钱匕，空心米饮调下，日晚再服。

【主治】休息痢。

88095 **紫金散**

《圣济总录》卷一一七。为《博济》卷五"紫金霜"之异名。见该条。

88096 **紫金散**（《圣济总录》卷一二一）

【组成】蛇黄二两（煅令通赤，酽醋淬七遍，醋内淘过，控干）

【用法】上为极细末。漱口令净，手蘸药末，轻揩患处，热漱冷吐，频用为妙。

【主治】齿根挺出，牙龈溃烂痒痛，血出不止者。

88097 **紫金散**（《圣济总录》卷一七〇）

【组成】铁粉 龙齿 石膏 牛黄（并研如粉） 甘草（生，末）各一分

【用法】上先捣龙齿、石膏为末，后与诸药同为末。每服半钱匕，用淡竹沥调下。三四岁儿每服一钱匕，一日三次，早晨、午间、日晚各一。

【主治】小儿惊悸不安。

88098 **紫金散**（《幼幼新书》卷二十九引《庄氏家传》）

【组成】黄连一两（剉如茱萸细，用茱萸一两同炒令紫黑色，去茱萸不用）

【用法】上为末，猪胆为丸，大小任便。未断乳小儿可粟米大十丸，加至二十丸，米饮送下。或大人伏暑冲热，即茱萸倍之为末，而用米饮调下；或小儿大瘕泻，亦倍茱萸，此以意观冷热增减茱萸也。常服大消疳积，当为丸服，遇急病散服。

【功用】消疳积。

【主治】小儿、大人感阴冷伏热泻痢。

【备考】本方方名，据剂型，当作"紫金丸"。

88099 **紫金散**

《幼幼新书》卷二十五引《惠眼观证》。为原书同卷引茅先生方"黑铅散"之异名。见该条。

88100 **紫金散**（《杨氏家藏方》卷十四）

【组成】紫荆藤皮二两 降真香一两 续断 骨碎补 无名异（烧红，酒淬七遍） 琥珀（别研） 蒲黄 牛膝（酒浸一宿） 当归（洗，焙） 桃仁（去皮尖，炒）各一两 大黄（湿纸裹，微煨） 朴消（别研）各一两半

【用法】上为细末。每服三钱，浓煎苏木、当归酒调下，并三服。觉微利即止。

【主治】打仆伤折，内损肝肺，呕吐不止；或瘀血在内，心腹胀闷。

88101 **紫金散**（《杨氏家藏方》卷十五）

【组成】禹余粮（火煅，醋淬七遍） 赤石脂 龙骨各三两 白芍药 甘草（炙） 川芎各三分 附子（炮，去皮脐） 熟干地黄（洗，焙） 当归（洗，焙）各一两 干姜半两（炮） 肉桂（去粗皮）半两

【用法】上为细末。每服二钱，入麝香少许，食前米饮调下。

【主治】冲任虚损，月水崩下，淋漓不断，腰腹重痛，五种带病。

88102 **紫金散**（《女科百问》卷上）

【组成】橘红 枳壳 肉桂 玄胡索 甘草（炙）各一两 紫金牛五两 当归（酒浸一宿，焙干，剉） 香附（炒去毛）各三两 南木香半两（生） （一方无紫金牛，有紫金皮）

【用法】上为末。妇人室女月水不调，久闭羸瘦，苏木煎汤调下，白鸡冠花末煎酒调下亦得，每服一匙，常服安胎养气；临产横逆，葱白煎酒下；血气胀满，催生，下死胎，煎枳壳酒下，地榆末煎酒下亦得；产后血运，头旋中风口噤，恶证发动，虚肿，豆淋酒下；产后恶血不止，血海衰败，赤白带下，胞漏，棕榈灰酒下，绵灰亦得；胎气绞刺，胁肋腹肚疼痛，炒姜酒下；心气不足，陈皮汤下；产后败血沉积，攻刺腰痛，无灰酒下，一日三次，日午、临睡各一次。

【功用】暖子宫，通经络，安胎养气，催生，下死胎。

【主治】妇人血气不和，血块疼痛，月水不调，久闭羸瘦；临产横逆；产后血运，头旋中风口噤；败血停积，攻刺腰痛；赤白带下，胞漏。

【宜忌】忌生冷、腌藏、毒鱼。

88103 **紫金散**（方出《朱氏集验方》卷十三，名见《普济方》卷三〇二）

【异名】紫金藤散（《惠直堂方》卷三）。

【组成】好降真香

【用法】上为末。贴之，入水无妨。

【主治】恶疮、金疮、刀斧伤见血。

88104 **紫金散**（《御药院方》卷五）

【组成】天南星（去皮脐） 甘草（细剉） 白矾各半两 乌梅（取肉）一两

【用法】上为粗末，用慢火于银器内炒令紫色，放冷，再为细末。每服二钱，临卧时身体都入舖内，只坐地，用齑汁七分，温汤三分，暖令稍热，调煎药末服之。咽下便仰卧高枕，想药入于肺中，须臾得睡，其嗽立止。

【主治】一切痰嗽，昼夜不得眠睡。

88105 **紫金散**（《走马疳急方》）

【组成】明羽泽（即明矾，煅）三钱 溺中垽（即人中白，煅） 百虫疮（即五倍子，煅）五钱 赤铅华（即东丹，炒紫色）一钱 玉虚饫（即冰片）一分 水银腊（即轻粉）三分

【用法】上以前四味各等精制，共为末，加后两味少

许,再为极细末用。

【主治】走马疳。遍口生疳作秽,臭烂延及咽喉,败坏甚速。

88106 **紫金散**(《外科精义》卷下)

【组成】枯矾五钱 砒霜一钱 石胆五分

【用法】上为细末,入黄丹二钱。每用纴入疮口内,以膏贴之。如未破者,灸一两炷,用津唾旋调一豆许,安疮上,以膏贴之,去根自平复。

【主治】瘰疬久不愈。

88107 **紫金散**(《医方类聚》卷二一七引《医林方》)

【组成】禹余石粮不拘多少(烧红醋蘸)

【用法】上为末。每服三钱,酒调服之。

【主治】《本草纲目》引《卫生易简方》:盲肠气痛,妇人少腹痛。

【备考】《本草纲目》引《卫生易简方》本方用法:每服二钱,米饮调服,一日二次。

88108 **紫金散**(《医方类聚》卷二一八引《经验良方》)

【组成】紫金藤一两(米泔浸一宿,焙干)

【用法】上为末。每服二钱,用铁秤锤烧红淬酒温下。

【主治】妇人血气刺心痛。

88109 **紫金散**(《普济方》卷七十)

【组成】麻枫 地黄 青盐 皂荚 东引桃枝 柳枝 桑枝 马齿各等分

【用法】取盛三升瓦罐一只,将上药分作三处,随一味一重,下于罐内,盖覆新瓦,先穿一小窍,外以纸筋泥固济,候干,炭火烧通赤,候窍子烟出,去火,塞窍子,用冷黄土焙一二宿取出,更用升麻、白芷各一两,与前药一处为末,以新瓦器密收。随时取,不拘旦暮揩齿表里。久用髭鬓黑润,牙齿甚白。

【功用】乌髭鬓,除口气,香洁。

【主治】牙病。

88110 **紫金散**(《普济方》卷一三二)

【组成】焰消八两 硫黄四两 代赭石三两 甘草三两(焙)

【用法】上为末。每服方寸匕,生姜、蜜水调下。其躁即止。

【主治】伤寒有热,烦躁不安者。

88111 **紫金散**(《普济方》卷二七五)

【组成】白矾一两 黄丹一两 硇砂三钱

【用法】上为末,于铫子内一处同炒,去尽水为度,量疮贴之。

【功用】追毒,去死肉。

【主治】恶疮。

88112 **紫金散**

《普济方》卷二九二。即《圣济总录》卷一二六“比金散”。见该条。

88113 **紫金散**(《普济方》卷三一一)

【组成】荆三棱(剉,炒黑色) 连翘半两 黄耆三钱 甘草(炙)三钱 羌活半两

【用法】上为粗末,作一服。水一盏煎,去滓,食后服。

【主治】伤折疼痛。

88114 **紫金散**(《普济方》卷三三五)

【组成】当归(酒浸) 玄胡索 川芎 肉桂各半两 香附子 乌药 紫荆皮各一两 木香(煨) 甘草各一钱

【用法】上为细末。每服二钱,热酒点下;霹雳酒下亦得。

【主治】妇人血气相搏,心腹急痛。

88115 **紫金散**(《普济方》卷四〇三)

【组成】紫草 蛇蜕皮(炒焦) 牛李子(炒)各半两

【用法】上为粗末。每服一钱,水七分,煎至四分,去滓温服。

【主治】小儿疮疹不快,倒靥。

88116 **紫金散**(《奇效良方》卷六十二)

【组成】生大黄不拘多少

【用法】入罐内,煅存性,研为细末。早、晚用少许擦之,温水漱口。

【功用】解风热,疏积壅,去口气,止牙宣,白牙

【主治】龈肿痛楚。

88117 **紫金散**(《疮疡经验全书》卷六)

【组成】黄丹一钱五分 轻粉二钱五分

【用法】上为末。干掺疮口。

【主治】瘤干枯有疮口者。

88118 **紫金散**(《遵生八笺》卷十八)

【组成】粪碱(煅过)一钱 血竭一钱 茄皮(烧灰)五分

【用法】上为细末。搽患处。

【主治】下疳疮。

88119 **紫金散**(《明医指掌》卷八)

【组成】信石一钱 雄黄一钱五分 硼砂(炒)一钱五分

【用法】上为末。拨开疮口敷之二次。

【主治】疔疮。

88120 **紫金散**(《种痘新书》卷十二)

【组成】紫草 蛇蜕(炒焦) 牛蒡(炒)各五钱 连翘四钱

【用法】上为细末。痘出不快,用升麻、虫蜕、笋尖煎汤调服;倒靥,用虫蜕煎水调服。

【主治】痘出不快及痘倒靥;远年恶疮。

88121 **紫金散**(《竹林女科》卷一)

【组成】厚朴(姜制) 苍术 川芎 茯苓 当归 半夏(制) 白芍 羌活 独活 牛膝各七分 陈皮 桔梗 枳壳(麸炒) 白芷各四分 麻黄三分(去节,净) 甘草五分 桂枝四分

【用法】生姜三片,葱白三茎,空心热服。

【主治】妇人出嫁后,经脉动时感冒寒邪,遍身疼痛,手足麻痹,或寒热头痛,头目昏迷。

【加减】咳嗽,加杏仁(去皮尖)、五味子各五分;泄泻,加肉豆蔻(煨)、粟壳各五分。

88122 **紫金散**(《伤科方书》)

【组成】紫金皮

【用法】酒浸一宿,瓦上焙十,为末用。

【主治】跌打损伤。

88123 **紫金散**(《中药成方配本》)

【组成】炒苍术一两　炒黄柏二两　黄连五钱　生石膏二两　黑山栀一两　青黛五钱　花椒一两　枯矾二两　烟膏一两

【用法】上为细末。用油调敷患处。

【功用】杀虫止痒。

【主治】黵黵头,天疱疮,皮肤湿疹。

88124 **紫金散**(《全国中药成药处方集》沈阳方)

【组成】台麝香二钱　重楼三钱　千金霜一两　明雄黄　朱砂各二钱　红芽大戟一两五钱　文蛤二两　山慈菇二两　黄连三钱

【用法】上为细末。每服七厘至一分,白开水送下。吹入鼻孔少许。可防疫疠传染。

【功用】解毒防疫。

【主治】山岚瘴疫,无名肿毒,瘟疫伤寒,绞肠腹痛,赤白痢疾,呕吐泄泻,急惊抽搐,五痔毒蛊,瘢痧麻疹,疮疡丹毒,喉风乳蛾,皮烂红肿,中毒中恶,四时瘟病,湿温黄疸,神昏气促。

【宜忌】忌生冷硬物,孕妇勿用。

88125 **紫金散**(《成方制剂》7册)

【异名】紫金锭散。

【组成】红大戟　千金子霜　山慈菇　麝香　五倍子　雄黄　朱砂

【用法】口服,一次1.5克,一日2次。外用,醋磨调敷患处。

【功用】辟瘟解毒,消肿止痛。

【主治】中暑,脘腹胀痛,恶心呕吐,痢疾泄泻,小儿痰厥;外治疔疮疖肿,痄腮,丹毒,喉风。

【宜忌】孕妇忌服。

【现代研究】对H22小鼠肝癌实体瘤及腹水瘤的抑瘤率:《中国中药杂志》[2005,30(17):1346]研究结果:紫金散3个剂量组对H22小鼠肝癌腹水瘤抑瘤率分别为6.77%,15.59%,14.90%,紫金散3个剂量组对H22小鼠肝癌实体瘤抑瘤率分别为30.8%,38.31%,48.59%。结论:紫金散对H22小鼠肝癌实体瘤有较好的治疗作用。

【备考】本方改为锭剂,名"紫金锭"(见《中国药典》1995版)。

88126 **紫金锭**

《外科精要》卷中。为《百一》卷十七"神仙解毒万病丸"之异名。见该条。

88127 **紫金锭**(《扶寿精方》)

【异名】紫金锭子(《寿世保元》卷八)。

【组成】人参　白茯苓　白茯神　白术　山药　乳香(笋叶夹火上炙过,研)　赤石脂(火煅,醋淬七次)　辰砂各三钱　麝香一钱　金箔

【用法】上为细末,金箔为衣。金钱薄荷汤磨一锭服之。

【主治】急慢惊风。

88128 **紫金锭**

《片玉心书》卷五。为《丹溪心法附余》卷二十四"太乙神丹"之异名。见该条。

88129 **紫金锭**(《寿世保元》卷六引陈省斋方)

【组成】川黄连四两(剉为粗末,将井花水十钟,浸两三日,入锅煎至三钟,去滓,再熬至半钟,下水胶一钱二分溶化,调后药为锭)　铜绿五钱　轻粉二钱　宫粉三两

【用法】上为细末,将黄连汁调为锭,阴干。用时将井花水磨,加熊胆五分、冰片二分尤妙。

【主治】暴发风热,时行火眼。

88130 **紫金锭**(《诚书》卷八)

【组成】羌活(去芦)　白附子(炮)　防风(去芦)　天竺黄各五钱　西牛黄七分　胆南星　大黄(煨)　枳实(麸炒)　黄连(姜汁炒)　僵蚕(炒去丝)　天麻(煨)各二两　白术(土炒)　青礞石(煅)各六钱　雄黄　川芎各二钱　茯神(去木)一两　全蝎(去毒)一两半　冰片　麝香各五分　辰砂二两(水飞)

【用法】上为末,甘草煎汁,打糊为锭,焙干,金箔为衣。或灯心汤,或薄荷汤磨化下。

【主治】急慢惊风四证八候。

88131 **紫金锭**(《种福堂方》卷四)

【组成】辰砂五钱　陈胆星五钱　蝉蜕三钱　甘草三钱　麝香一钱　蛇含石四两(一方加僵蚕四钱　白附子四钱　白茯神四钱　白术四钱;一方加僵蚕三钱　白附子五钱　减去甘草一钱)

【用法】上为极细末,饭为丸,每锭重五分。各照汤引磨服。

【主治】小儿一切危症。

88132 **紫金锭**(《活人方》卷七)

【组成】煅紫蛇含石八钱　煅红青礞石七钱五分　朱砂七钱五分　胆星五钱　白附子二钱五分　牛黄二钱　冰片二分五厘　僵蚕二钱五分　天麻二钱五分　蝉蜕二钱五分　琥珀二钱五分　使君子二钱五分　麝香一钱　钩藤七钱五分　天竺黄二钱

【用法】五月五日粽子尖捣烂和匀即成方锭,以便磨用。滚汤磨汁饮,不拘时候。

【主治】心家气血不足,偶因异类惊触,神明恍惚,痰涎流入心室而成惊痫者。

88133 **紫金锭**(《仙拈集》卷四)

【组成】五倍子(煮烂)　肥皂肉各二两　乳香　没药(去油)各一两

【用法】上为末,捶搓成锭,晒干。用时用醋在瓦钵底磨汁,笔涂患处,干再涂。

【功用】止痛消肿。

【主治】一切肿毒恶疮。

88134 **紫金锭**(《疡医大全》卷二十八)

【组成】罂粟壳(净末)六两　闹羊花(火酒拌,晒干)　麻黄(去节,炒)各四两　自然铜(煅)一两五钱　寒水石(煅)一两　草乌(黑豆同煮,去豆)　乳香(去油)　全蝎(水洗,焙干)　川芎　当归　白芷　甘草各五钱

【用法】上为细末,瓷瓶蜜贮;或用陈老米糊和捣为饼,重二三钱,阴干密贮。每用量人老弱壮实,用酒磨化,三四五分为率,热酒和服,取汗避风要紧。

【主治】周身风湿，筋骨疼痛。

88135 **紫金锭**(《纲目拾遗》卷七)

【组成】飞朱砂　红芽大戟　处州山慈菇　千金霜　文蛤(净粉)　草河车各二两　珍珠　琥珀　明雄黄　冰片　陈金磨各五钱　梅花蕊　西牛黄各一两　川麝香四钱

【用法】上药各为末，乳筛极细，以糯米粉糊为丸，研用。

【主治】唇上生疮。

88136 **紫金锭**

《杂病源流犀烛》卷二十三。为《准绳·疡医》卷一"一粒金丹"之异名。见该条。

88137 **紫金锭**(《疡科心得集·家用膏丹丸散方》)

【组成】大黄一两　降香屑五钱　山慈菇三钱　红芽大戟(去芦根)五钱　南星五钱　生半夏五钱　雄黄三钱　麝香三分　乳香(去油)三钱　没药(去油)三钱

【用法】上为极细末，以面糊为丸，捻锭子。鲜菊叶汁磨敷。

【主治】一切风火肿毒。

88138 **紫金锭**(年氏《集验良方》卷六)

【组成】蟾酥八分　牛黄五分　轻粉四分　雄黄一钱　麝香三分　丁香一钱　广木香八分　京墨一钱　巴豆六分(去油)　冰片三分　珍珠(煅)五分(豆腐煮研)　朱砂五分

【用法】上为细末，以黄连一两，熬膏为锭。

【主治】无名肿毒。

88139 **紫金锭**(《中国医学大辞典》)

【组成】炉甘石　黄丹各八两　黄连(另研)　朱砂各一两　当归　硼砂各五钱　海螵蛸　白丁香　生白矾　硇砂　轻粉　贝齿　珍珠　石蟹　熊胆　乳香　没药　麝香各一钱二分五厘　冰片二钱(久留恐失气味，宜临用时加入)

【用法】除脑、麝外，余各为末，拌合和匀，入黄连水，碾至千万余下，晒干，次入麝香(研细，罗过)，又次入片脑(研细，罗过)，次用黄连一斤，当归、生地黄各四两，防风、黄柏、龙胆草各二两，蕤仁五钱，冬蜜八两(另熬，酥干为度)，诃子八枚，鹅梨八枚(取汁)，猪胰子四两(以稻草挪洗，去膏膜，洁净无油为度，再用布包，捣烂入药)，各洗净，研为末，以水浸于铜器内，春五、夏三、秋四、冬七日，滤去滓，以滓复添水，熬三次，取尽药力，用密绢绵纸重滤过，澄去砂土，慢火煎熬，以槐柳枝各四十九条，互换搅拌，不可住手，搅尽枝条，至如饴糖，加蜜和匀，瓷器收盛，置汤瓶上，重汤蒸炖成膏，复滤净，至滴入水中，沉下如珠，可丸为度，待数日出火毒，再熔化，加入各末和匀，杵捣为丸锭，阴干，金银箔为衣。每用少许，新汲水浸化开，鹅毛蘸点眼大眦内；又可以热水泡化洗眼，冷则更暖之，每日洗五七次，点十余次，甚效。

【主治】一切眼疾，诸般翳膜，血灌瞳仁，胬肉攀睛，拳毛倒睫，积年赤瞎，暴发赤肿，白睛肿胀，沙涩难开，眊矂紧涩，怕日羞明，眵多𥆧泪，烂弦风痒，视物昏花，迎风流泪，目中溜火。

88140 **紫金锭**(《中国医学大辞典》)

【组成】山慈菇　文蛤各二两　红芽大戟　白檀香　安息香　苏合油各一两五钱　千金子(去油，研成霜)一两　明雄黄(飞净)　琥珀各五钱　冰片　当门子各三钱

【用法】上药各为极细末，再合研匀，浓糯米饮为丸，如绿豆大，飞金为衣。每服一钱许，凉熟水送下。

【主治】霍乱痧胀，暑湿温疫，颠狂昏乱，五绝，暴厥，岚瘴中恶，水土不服，喉风，中毒，鬼胎，痈疽，蛇犬诸伤。

【方论选录】此方比苏合丸而无热，较至宝丹而不凉，备二方之开闭，兼玉枢之解毒，洵为济生之仙品，实紫金锭方之最完备合用者。

88141 **紫金锭**(《全国中药成药处方集》禹县方)

【组成】炉甘石十四两　青盐一两　煅石膏二十两　硼砂一两　冰片八两　炼蜂蜜十五两

【用法】上为细末，炼蜜和匀为锭。每次少许，冷开水调和，点入眼角内。

【主治】风火烂眼，暴发赤肿。

88142 **紫金锭**

《中国药典》1995 版。即《成方制剂》7 册"紫金散"改为锭剂。见该条。

88143 **紫金煎**(《鸡峰》卷十七)

【组成】甜葶苈　苦葶苈各半两　夏枯草　木香各一分

【用法】上为细末，枣肉为丸，如小豆大。每服三十丸，煎桑白皮汤送下。

【主治】小便不通，咳嗽上气。

88144 **紫金箍**(《仙拈集》卷四)

【组成】鲜鸭蛋三个(煮熟，去皮，入锅内煎出油)　蛤蟆头三个(炭内烧存性)　银朱三钱

【用法】上为末，搅蛋油内，收贮。遇毒痛不可忍者，用鹅翎扫疮周围，留顶出毒，能束紧疮根。

【主治】肿毒恶疮。

88145 **紫金膏**(《圣惠》卷六十三)

【组成】紫铆一两　石菖蒲半两　独活半两　白术三分　防风半两(去芦头)　附子三分(去皮脐)　白芷一两　木鳖子一两半(去壳)　汉椒半两　杏仁一两(汤浸，去皮尖双仁)　半夏三分　桂心三分　麒麟竭一两(细研)　没药三分　木香半两　甘草三分　赤芍药半两　白及三分　沉香半两　麝香一分(细研)　朱砂二两(细研)　龙脑半两(细研)　黄蜡三分　乳香一两　甘松香半两　零陵香半两　白檀香半两　甲香半两　猪脂一斤半　羊脂二斤半

【用法】上剉，以酒二大盏，拌一宿，取猪羊脂安铛内，煎沸，下诸药，以文火熬，候白芷黄黑色，下蜡候熔，以绵滤过，入瓷盒中，下麒麟竭、麝香、朱砂、龙脑等，搅令匀，用故帛上涂贴，日二易之。

【主治】发背痈疽，乳痈穿瘘，及一切恶疮，结肿疼痛。

88146 **紫金膏**(《圣惠》卷六十七)

【组成】黄丹二十四两　麻油二斤半　猪脂四两　野驼脂四两　松脂一斤　乌蛇半两　白蔹半两　白芷半两　白及半两　连翘半两　续断半两　紫葛半两　牛膝半两(去苗)　生干地黄半两　鲮鲤甲一两　猬皮半两　露蜂房半两　木通半两　当归半两　桃仁一两(汤浸，去皮尖)

杏仁一两(汤浸,去皮尖) 乳香一两 丁香一两 木香一两 桂心一两 附子一两(炮裂,去皮脐) 芎䓖一两 羌活一两 麒麟竭一两

【用法】上剉细,入油脂内,并松脂,同以慢火煎养半日,候药焦熟,以绵滤去滓,用净锅,纳细罗黄丹,炒令紫色,旋下熟药汁,以柳篦不住手搅,候变紫色,即油力尽,滴于水中成珠子,手内看,不污人手即停火,收于瓷盒中。用纸上摊贴痛处,日一换之。

【主治】从高坠下,落马坠车,腕折、骨碎、筋伤。

88147 **紫金膏**(《博济》卷三)

【组成】槐嫩枝芽三十条(于中春采,窨干,收之,如若无收者,以嫩枝子亦可) 龙脑少许 虢丹(先细研过,炒)二大钱 宣连(坚实者)七枚(子各长可二寸半) 乌鱼骨(飞过,炒)二钱 白砂蜜四两 轻粉(炒)三钱 乳香(明净者,秤)一钱许

【用法】上先将槐枝并黄连,用雪水或井花水亦得,一碗半,入银石器内,慢火熬及半盏许,去滓,次乳香研碎先入,又熬之,候如一茶许,却先将蜜熬去滓,放冷,却入煎熬者膏子及众末,搅匀,再熬,候金漆状乃成,入不犯水瓷器内收之。每用少许点,大妙。

【功用】退翳膜。

【主治】外障;风毒上攻,眼疼赤肿,或睑眦痒烂,时多热泪,昏涩。

88148 **紫金膏**(《普济方》卷二九九引《护命方》)

【组成】乳糖四两 胆矾八铢(研碎)

【用法】以水一碗半,炼乳糖、胆矾二味成汁,取一碗以来,倾出放冷,以新瓦器收之。以箸挑两三滴,着在痛处疮中内。停待片时吐出热涎,立便安效。

【主治】口疮,连年累月不效,痰涎满口,饮食不快。

88149 **紫金膏**(《圣济总录》卷一二六)

【组成】柳枝三十条(各长四寸) 槐枝三十条(各长四寸) 麻黄六两(青者) 乳香(别研) 没药(研) 松脂各一分

【用法】上六味,四味为末,先熬油令沸,入槐、柳枝煎令黑色,去枝不用,入麻黄等熬成膏。每用油纸摊涂贴之。

【主治】瘰疬已破,脓血不止。

88150 **紫金膏**(《圣济总录》卷一三〇)

【组成】皂荚(不蚛者,去皮)一梃 葱五茎(去根) 铅丹(研)四两 团粉(研)四两 松脂(研)二两

【用法】上五味,用清油半斤,先煎前二味,去滓,次下铅丹,又下团粉、松脂,以柳木篦不住搅,滴水中成珠为度。随疮大小贴之。

【主治】一切疮肿。

88151 **紫金膏**(《鸡峰》卷二十一)

【组成】白砂蜜一两 黄丹三钱

【用法】同熬成膏,紫色为度。先用新水试滴下成丸子,可将药尽倾在新水,乘热丸如弹子大,白隔绢袋子盛,用水三二碗,煎三二沸,热淋至冷,再暖再淋,一日三次。

【主治】赤眼。

88152 **紫金膏**(《传信适用方》卷三引赵师汅方)

【组成】蛇含石二两(用炭一秤,蛇含石用新铁铫盛,却入炭火中煅通红,用米醋二升,倾蛇含石入醋内) 针砂五两(用水淘净,焙干,用米醋二升,同余粮于砂锅内煮干为度,却再入铁铫内,于炭煅通红,取出令冷,吹去灰,细研,全无砂声) 禹余粮三两 赤石脂一两(细研,旋入) 木香一两(切作片子,怀干) 肉豆蔻一两(湿纸裹,炮香熟) 川白姜一两(炮) 川芎一两 白茯苓一两 羌活一两(去芦头) 当归一两(去芦头,切片子,酒浸一宿) 杜茴香一两(炒香) 白蒺藜一两 川附子一只(重七钱者,炮,去皮尖) 三棱一两(炮) 青皮一两(去瓤) 陈皮一两(去瓤) 牛膝一两(切,酒浸一宿) 官桂一两(怀干) 蓬术一两(炮)

【用法】上焙干为末,用无盐蒸饼汤泡为糊,为丸如梧桐子大。每服三十丸至五十丸,空心、食前温酒送下。如不能饮酒,白汤亦得。

【主治】十种水气。

【宜忌】忌盐三月,房事一年。患人若甲错、眼黑、脐凸、肚皮光,有青筋起,并不可下药。

【备考】本方方名,据剂型,当作"紫金丸"。

88153 **紫金膏**(《普济方》卷二九六引《卫生家宝方》)

【组成】穿山甲一两(煨过) 乳香半钱(细研如粉) 没药二钱(细研如粉)

【用法】上研匀。每用少许,以津调涂疮上。即愈。

【主治】翻花痔。

88154 **紫金膏**

《济生》卷八。即原书同卷"红膏药"加黄丹。见该条。

88155 **紫金膏**

《袖珍》卷三引《瑞竹堂方》。为《保命集》卷下"洗眼药"之异名。见该条。

88156 **紫金膏**(《普济方》卷七十一)

【组成】铜青(研) 硇砂 硼砂 羚羊角 雄黄 青盐 琥珀 明矾各七钱半 当门子 片脑 胆矾 深中青各八钱半 玄精石 黄连 乳香 水银各半两 小丁香 炉甘石一片(火炮七次,醋淬七次) 石燕子二两(火煅,醋淬七次) 金星石一两七钱五分(炼通红) 黄丹八两 银星石一两二钱五分(火炼) 海螵蛸一两七钱五分(为末) 轻粉一钱 砂糖三斤 水三升

【用法】上以水同蜜于锅内熬沸去沫,入黄丹,以柳木篦急手搅匀,约熬三两沸,却下炉甘石,又复搅入乳香、硇砂,又下雄黄,次下丁香,再入轻粉,方下片脑,依次第下药,文武火各熬二三沸,须不住手搅匀成膏,候粘手为度。每用鸡头大,沸汤化开,浸汤半盏,乘热温洗。

【主治】赤肿风烂眼目。

【备考】方中小丁香用量原缺。

88157 **紫金膏**(《普济方》卷八十)

【组成】炉甘石(好者,同火煅酥,研细无声,将黄连、当归身挑头童便浓煎汤滤净,飞,淘去沙石,焙干,粗者再研再淘;一法只用杨梨,亦名荼采叶,浓煎汤滤净飞淘,焙干)一两 黄丹一两(水飞,细研) 乳香 硇砂 雄黄 没药 白丁香(真者) 当归 轻粉 麝香(八味修制了,各为末,逐味用)各一钱 脑子三钱 蜜四两

【用法】大建盏内熬蜜沸,入黄丹,以柳木篦子急手搅

匀，约熬三两沸，却入炉甘石，复搅匀，下乳香，入硇砂，又下雄黄，次下白丁香，再入没药，又下当归，再入轻粉，方下脑子、麝香，依次第下药，用文武火各熬三二沸，须急用篦子不住手搅匀，候熬成膏，不粘手为度。每用鸡头大一块，沸汤化开，浸汤半盏以下，乘热食后熏洗之。

【主治】男子、妇人目疾，远年近日，翳膜遮障，攀睛胬肉，拳毛倒睫，黑花烂眩，羞明冷泪，及赤眼肿痛。

88158 **紫金膏**(《普济方》卷二七三)

【组成】龙脑 轻粉 胆矾各二钱 没药四钱 乳香三钱 巴豆 蓖麻仁(研) 黄丹 石灰 荞麦(淋) 麝香少许

【用法】上为细末，熬五七次灰水，与蓖麻子仁熬，再与金膏药。

【主治】疔疮。

【备考】方中巴豆、蓖麻仁、黄丹、石灰、荞麦用量原缺。

88159 **紫金膏**(《普济方》卷三一一)

【组成】紫金皮六两 乳香一两 木鳖子 麝香少许

【用法】上为末，生姜自然汁调成膏。摊纸上，贴患处。

【主治】腿脚闪肭。

【备考】方中木鳖子用量原缺。

88160 **紫金膏**(《普济方》卷三一三)

【组成】乳香 没药 当归 人参 羌活 独活 苍术 白及 黄柏 蓖麻子 木鳖子 桔梗 乌头 五倍子 知母 贝母 白芷 防风 藁本 蛇蜕 陈艾 苦参 赤芍药 良姜 乱发 葱白 桃枝 柳枝 槐枝 米醋 云母石 甘草 巴豆 丁香 白蔹各等分

【用法】上研碎，内除葱白、桃槐枝、大蒜、米醋一大碗，锅内煮三四遍，下香油一斤，至八沸去滓，每用黄丹半斤，下前已碾药味入油熬，用桃槐枝一顺搅至千余遍，待匀住火，滴水中不散为度，倾入水中出火气，如稀即再熬，坚则加油匀之。

【主治】诸般恶毒。

88161 **紫金膏**(《普济方》卷三一三)

【组成】当归 续断 骨碎补 桂(去粗皮) 附子 泽兰 芍药 白及 牛膝 羌活 川芎 木香 麒麟竭 生干地黄 白僵蚕 白附子各一两 沉香 丁香各半两 栝楼三枚(大者) 乌蛇肉 白蔹 白芷 玄参(二十三味同一处捣筛) 杏仁 桃仁(去皮，细研)各二分

【用法】上入麻油四斤，猪脂一斤半，野驼脂三两，用文武火锅内煎黑去滓，再入乳香末三两，松脂六两，更煎烊后滤去滓，细罗铅丹三斤，别炒紫色，旋入药油内煎，柳枝搅紫色去火，滴水内成珠，即倾入瓷器内盛。每用看疮大小用之。

【功用】辟风敛疮。

【主治】疮肿疼痛。

88162 **紫金膏**(《普济方》卷三一四)

【组成】乳香(明净者)二分半 腻粉二十文 五倍子(大者)二文

【用法】上三味，入瓷瓶子内烧，只用槐、椿枝子，烧至青白烟出。每一料用清油五两，黄丹一两，用药末一钱，用慢火煎，不住手用木篦子搅，候将成膏，倾于纸上，直待油浸过在纸上即是。每用如常法，大有妙效。

【功用】生肌止痛。

【主治】一切疮疖。

88163 **紫金膏**(《袖珍》卷三)

【组成】片脑膏 炉甘石六两 黄丹六两(水飞) 硇砂九钱 搅盐九钱 盆消九钱 铜绿九钱 轻粉三钱 粉霜三钱

【用法】后药为细末，用水一碗，细生绢滤过，入前片脑膏内，熬成三斤，铁铲不住手搅，慢火再熬成稀膏，又除二斤半，用瓷器内盛放一宿，再用上等片脑一钱，麝香二钱研细，入药内搅匀，将油纸封一宿。每遇眼病，用药如绿豆许，点眼大角内五七遍。

【主治】远年近日不见光明，一切杂患病眼，五轮不损者。

88164 **紫金膏**(《准绳·疡医》卷六)

【组成】芙蓉花叶二两(白花者佳) 紫金皮一两

【用法】上生采，入生地黄同捣，或为末，以鸡子清入蜜少许和匀，调入生地黄，砍烂和敷。

【主治】赤肿焮热者。

88165 **紫金膏**(《疡科选粹》卷八)

【组成】吴白芷 两头尖 穿山甲 五灵脂(研)各五钱 生地黄一两 熟地一两 木鳖子 巴豆 蓖麻子各一百二十粒 血竭一两 黄丹(水飞)一斤 香油二斤 没药 乳香各一两 槐柳枝九十六根(每根长一寸)

【用法】上各㕮咀，用香油浸，春、孟夏三，秋七、冬十日。于铜器中文武火熬白芷等黑色，滤去滓，如紫色，下黄丹，以槐枝一根，搅成膏，滴水成珠，方下乳香、没药二味，盛瓷器中，放湿地下去火毒。以绢或厚纸摊之，临贴时又用木鳖子仁一个，皮消一撮，同研细，先放痛处，乃以膏药贴上，以火烘热手熨百余下，以病处觉热为度，二日一换，或三日换。

【主治】五积六痞，腹中气块，血块，酒疾癥瘕。

88166 **紫金膏**(《审视瑶函》)

【组成】虢丹(水飞过)

【用法】蜜多水少，文武火熬，以器盛之。点眼。

【主治】眦帷赤烂。

88167 **紫金膏**

《外科大成》卷四。为《外科正宗》卷三“解毒紫金膏”之异名。见该条。

88168 **紫金膏**(《惠直堂方》卷四)

【组成】松香十二斤(溶化，倾在地上，候冷取起，为末，筛过听用) 白芷 麻黄 川乌 草乌各六两 吴茱萸三两 威灵仙四两 闹羊花六两 胡椒四两 附子三两

【用法】水三十碗，煎汁十碗，听用。再以生姜六斤，葱六斤，取汁听用。将前汁合一处，先入汁四五碗，候沸入松香末，徐徐再入汁，以干为度。另锅煎麻油三十六两，如冬月加三两，熬至滴水不散，俟冷入前松香内搅匀，离火，然后加入矾红一斤，乳香(去油)、没药(去油)、肉桂、五灵脂(炒)、木香(不见火)各二两，共为末，入前膏内搅匀摊贴。

【主治】风寒湿气，痞积，漏肩风，鹤膝风，痺气，跌打损伤，夹棍棒疮。

88169　紫金膏(《金鉴》卷七十八)

【组成】炉甘石(入大银罐内,盐泥封固,用炭火煅一炷香,以罐通红为度,取起为末,用黄连水飞过,再入黄芩、黄连、黄柏汤内,将汤煮干,以甘石如松花色)四两　黄丹(入锅内,炒黑色,用草试之,草灼提起,如此三次,研极细末,水飞)四两　硼砂(研细,飞过)三钱　朱砂(研细,飞过)　轻粉五分　青盐(水洗去泥)五分　珍珠三钱　白丁香(乳汁化开,去滓)五分　没药五分　乳香五分　海螵蛸(去皮,研细)二钱　枯矾五分　硇砂五分　当归(研细)五分　川芎(研细)五分　黄连(研细)五分　甘草(研细)五分　麝香五分　冰片五分

【用法】如法炮制,各研极细无声,用好白蜜十五两,入锅内熬去沫,只用白蜜十两,先下炉甘石搅匀,次下黄丹搅匀,再下诸药,不住手搅匀,如紫金色,不粘手为度。外用。

【主治】胬肉攀睛。

88170　紫金膏(《疡医大全》卷七)

【组成】明松香四两(夏用红者,冬用白者,秋冬红白各半,以火熬滚,入水内扯拔百十下,研末,若贴痘毒,松香用黄豆浸水入锅内煮化,待温照上扯拔,研细末)　蓖麻仁二两(研细,放细筛罗底上,用穿山甲往来刮之,取罗下者用之,上面粗者去之)　轻粉五钱　银朱　铜绿各二钱五分

【用法】宜端午、七夕、重阳、天医、天德、月德日配合制毕,用猪油去衣膜,拌药放青石上,用铁槌捣数千下,盛瓷瓶内,用时摊油纸上贴。凡贴毒,将膏中剪一孔,露顶透气,能贴多年痘毒,若贴流火,竟贴顶上,不必剪孔。

【主治】一切无名肿毒,恶疮;兼风湿流火,小儿痘毒。

88171　紫金膏(《疡医大全》卷七)

【组成】白芷六钱　闹洋花　三柰　大茴香　青皮　草乌　川乌　威灵仙　甘松　小茴香　大黄　独活各七钱　干蟾一个　乱头发三两

【用法】麻油四十两,同药入锅,熬至发化,滴水成珠,再下密陀僧(研细)十一两,收成膏,再下松香、葱汁、姜汁、凤仙花汁,各煮一次,研细,五两,入膏化尽搅匀,倾在钵内,重汤炖化,再下:潮脑七钱,青黛、桂皮各六钱,丁香、雄黄各五钱,轻粉四钱,血竭、乳香(去油)、没药(去油)、儿茶各三钱三分,滑石三钱,龙骨二钱五分,麝香、冰片各五分,搅入和匀收贮。宜摊厚些贴。立刻止痛。

【主治】寒湿气,漏肩风,诸般疼痛。

88172　紫金膏(《疡科心得集·家用膏丹丸散方》)

【组成】官桂六两　生地十二两　秦艽五两　羌活三两　黄芩二两　防风三两　木通三两　川连一两五钱　当归九两　木瓜六两　白术三两　方八十二两　鳖甲六两　白芷三两　远志三两　大蜈蚣十五条　丹参五两　紫草十二两　毛慈菇五两　生甲片一两五钱　血余五两　茜草六两　商陆根三片(上药俱囫囵,不切碎)　柳枝五两　桃枝五两　枣枝五两　桑枝五两　槐枝五两

【用法】用真麻油二十斤,将前药浸十日,熬枯去滓,用净飞丹十五斤,炒透收膏;再下明乳香(去油,研)五两,没药(去油,研)五两。

【主治】痰核瘰疬。

88173　紫金膏(《梅氏验方新编》卷七)

【组成】红矾　皂矾(煅)　净松香各二两

【用法】上为极细末,麻油调成膏。先洗葱艾汤拭干,厚涂此膏,上盖油纸,三日一洗换。

【主治】臁疮溃久,其色紫黑。以及杨梅结毒,腐烂作臭,脓水淋漓。

88174　紫金膏(《青囊秘传》)

【组成】土朱　松香各等分

【用法】上为末,香油调敷。

【主治】结毒臁疮,日久紫色。

88175　紫金霜(《博济》卷五)

【异名】紫金散(《圣济总录》卷一一七)。

【组成】如两指大黄柏二片(以蜜慢火炙紫色)　诃子一枚(烧过,盏子盖少时)　麝香少许　腻粉少许

【用法】上为末。每服二匙许,掺于舌上。

【主治】口疮。

【备考】本方方名,《幼幼新书》(中古本)引作“紫霜”。

88176　紫炉散(《古方汇精》卷四)

【组成】大冰头五分　紫甘蔗皮(烧存性,取净末)　粉口儿茶各五钱　真绿豆粉(炒燥)　厚朴　黄柏各七钱(以猪胆汁涂炙七次)　轻白炉甘石一两(火煅,黄连汁内淬三次,童便内淬四次)　赤石脂五钱(煨)

【用法】上为细末。用麻油入鸡子黄一枚调,外搽。

【主治】小儿竹衣胎乖,无皮,脓血淋漓,及胎中遗毒,赤剥杨梅等疮;并治妇女为丈夫梅疮所过,结毒之气,渐至阴户湿烂,流血不止,沿至产门,外绕肛门,肿硬溃脓,出水不休,疼痛不堪。

【加减】若毒势重者,配入珍珠一钱五分,西黄一钱

88177　紫泡散(《中医皮肤病学简编》)

【组成】石青3克　青黛3克　朱砂3克　硼砂3克　冰片15克　明矾15克　人中白15克　元明粉15克　山豆根15克

【用法】上为细末。外撒创面,或外掺。

【主治】下肢溃疡。

88178　紫参丸(《外台》卷二十六引《小品方》)

【组成】紫参　秦艽　乱发灰　紫菀　厚朴(炙)各一两　藁本二两　雷丸半升　白芷一两　䗪虫半两(熬)　贯众三两(去毛)　猪后悬蹄甲十四枚(炙)　虻虫半两(去翅足,熬)　石南半两(炙)

【用法】上为末,以羊脊骨中髓合猪脂各半升煎,为丸如梧桐子大。每服十五丸,未食酒服,日再,亦可饮下,剧者夜一服。四日肛边痒止,八日脓血尽,鼠乳悉愈,满六十日终身不复发,久服益善。

【主治】五痔,大便肛边清血出;脱肛。

【加减】有人热,可除羊髓,以赤蜜代。

【宜忌】《千金》:忌鱼、猪肉。

【方论选录】《千金方衍义》:草根木实之可以辟湿热者,痔家恒取用之。如秦艽、白芷、藁本、紫参皆风热药;紫菀、贯众、厚朴、雷丸散结滞药;乱发、猪蹄、虻、䗪,破积血药;独石南一味为肾家风药,肾主二便,特取以祛下焦风毒也。

88179 **紫参丸**

《圣惠》卷五十六。为《外台》卷二十八引《范汪方》"更生十七物紫参丸"之异名。见该条。

88180 **紫参丸**(《圣惠》卷六十六)

【组成】紫参一两　苦参半两(剉)　连翘一两　丹参一两　腻粉一分　麝香一分(细研)　滑石一两

【用法】上为末,入研了药令匀。别用玄参半斤,捣碎,以酒二碗,浸三日,揉取汁,去滓;用皂角子二百枚,煨熟,为末;用玄参酒熬皂荚子末成膏,和前药末为丸,如梧桐子大。每服一丸,以黄耆汤送下,日加一丸,至患人岁数即住,每日却减一丸,至一丸有疮自干,有结内消。

【功用】散毒气,令内消。

【主治】热毒瘰疬,肿痛已破,出脓水。

88181 **紫参丸**(《御药院方》卷五)

【组成】紫参　甘草(炙)　桔梗各二两　五味子　阿胶(炒作珠子)各半两　桂(去粗皮)　乌梅肉　杏仁(汤浸,去皮尖,麸炒)各二钱

【用法】上为细末,炼蜜为丸。每两作十五丸。每服一丸,新绵裹定,汤湿过,噙化咽津,不拘时候。

【主治】远年日近咳嗽,诸药不效者。

88182 **紫参汤**(《金匮》卷中)

【组成】紫参半斤　甘草三两

【用法】上以水五升,先煮紫参取二升,纳甘草煮取一升半,分温三服。

【主治】下利肺痛。

88183 **紫参汤**(《圣济总录》卷七十)

【组成】紫参　蒲黄　生地黄各二两　黄芩(去黑心)　赤茯苓(去黑皮)　赤芍药　当归(切,焙)各一两　甘草(炙)一两半

【用法】上剉,如麻豆大。每服三钱匕,水一盏,入阿胶二片,炙令燥,同煎至七分,去滓温服,不拘时候。

【主治】鼻衄不止。

88184 **紫参汤**(《圣济总录》卷九十七)

【组成】紫参一两　黄芩(去黑心)三分　茜根(剉)　赤芍药　阿胶(炙令燥)　蒲黄各一两　鸡苏叶　小蓟根(去土)各三分　青竹茹一两

【用法】上为粗末。每服三钱匕,水一盏,加生姜一块,半枣大(拍碎),同煎至七分,去滓,食后温服。

【主治】便血。

88185 **紫参散**(《圣惠》卷三十七)

【组成】紫参一分　郁金半两　子芩一分　甘草半两(炙微赤,剉)　白龙骨半两　鹿角胶半两(捣碎,炒令黄燥)

【用法】上为细散。每服二钱,以生地黄汁并蜜水相和调下。

【主治】大衄不止。

88186 **紫参散**(《圣惠》卷七十)

【组成】紫参一两　鹿角胶一两(捣研,炒令黄燥)　青竹茹一两　羚羊角屑一两(炒令黄燥)　生干地黄二两

【用法】上为细散。以新汲水磨生姜,调下二钱,不拘时候。

【主治】妇人卒吐血不定,胸心闷痛。

88187 **紫参散**(《圣济总录》卷十八)

【组成】紫参　防风(去叉)　茴香子(微炒)　苦参　何首乌(炒,去黑皮)　威灵仙(去苗土)　天麻各一两　乌蛇　白花蛇(二蛇同酒浸七日,和骨炙用)各三两　丹参　卷柏各一两　苍术(去皮,炒)三斤

【用法】上为散,更用胡麻子不拘多少,先蒸熟,后入锅炒焦,为末,每胡麻子末一斤,入药末三两,一处拌匀。每服三钱匕,温蜜水调下,一日三次。吃药三日后觉浑身疼是效,及起止不得为验,仍不得住药。

【主治】脾肺风毒攻头面,皮肤生疮,成大风疾。

88188 **紫参散**(《圣济总录》卷六十八)

【组成】紫参　阿胶(炒燥)各二两　甘草(炙,剉)一两

【用法】上为散。每服二钱匕,温糯米饮调下,不拘时候。

【主治】热极吐血。

88189 **紫参散**(《圣济总录》卷七十)

【组成】紫参　黄芩(去黑心)各一分　郁金　甘草(炙)各半分

【用法】上为散。每服三钱匕,以生地黄汁一合,白蜜一匙,水一盏,同煎沸,微温调下,一日三次。

【主治】衄血、汗血,久不止。

88190 **紫参散**(《圣济总录》卷七十五)

【组成】紫参三分　肉豆蔻(去壳)一两　乌贼鱼骨(去甲)二两

【用法】上为细散。每服一钱匕,食前温米饮调下。

【主治】赤痢腹痛。

88191 **紫参散**(《幼幼新书》卷三十引《九籥卫生》)

【组成】臭椿根皮　贯众　酸石榴皮(烧灰存性)　紫参各等分

【用法】上为细末。每服一钱,米饮调下;腹痛,煎艾汤调下。

【主治】小儿下血痛。

88192 **紫参散**(《幼幼新书》卷三十引张涣方)

【组成】紫参　生干地黄　山栀子各一两　刺蓟　乱发(各烧灰)一分　蒲黄　伏龙肝(各细研)一分

【用法】上件都拌匀。每服半钱至一钱,煎竹茹汤调下。

【主治】小儿内有郁热,口中吐血,鼻中衄血。

88193 **紫参散**(《卫生宝鉴》卷十二)

【组成】五味子　紫参　甘草(炙)　麻黄(去节)　桔梗各五钱　御米壳(去顶,蜜炒黄色)二两

【用法】上为末。每服四钱匕,入白汤点下。嗽住止后服。

【主治】形寒饮冷伤肺,喘促痰涎,胸膈不利,不得安卧。

88194 **紫荆散**(《洞天奥旨》卷十一)

【组成】紫荆皮一钱　赤小豆一钱　荆芥一钱　地榆一钱

【用法】上为细末。以鸡子清调涂。

【主治】吉灶丹。

88195　紫茸散

《普济方》卷四〇三。为原书同卷引《刘氏家传》“化毒汤”之异名。见该条。

88196　紫茸膏(《疡医大全》卷十)

【异名】紫草膏(《卫生鸿宝》卷二)。

【组成】紫草　白芷各二钱　归身五钱　甘草一钱　麻油二两

【用法】同熬,白芷黄色为度,滤清,加白蜡、轻粉各二钱。取膏涂之。

【主治】眉风癣,小儿胎毒疥癣,两眉生疮,或延及遍身瘙痒,或脓水淋漓,经年不愈。

88197　紫草丸(《全国中药成药处方集》沈阳方)

【组成】紫草五钱　珍珠四分　朱砂五钱　牛黄二分　犀角　羚羊　青黛　川贝　羌活　琥珀　乳香　没药各三钱　玄参　雄黄各五钱　冰片二分(上为极细面,再加入下药)　金银花　地丁　胡桃仁各二两　菊花　生甘草各一两

【用法】用后五味熬成膏后,和前药面搅均一处,加蜜少许为丸,三分五厘重。每服一丸,白开水送下。

【功用】解毒表疹,兴奋神经。

【主治】痘疹将出未出,头痛呕吐,身热神昏,咳嗽喘促,食欲不振,疹毒内攻,昏睡似痉,小便赤涩。

88198　紫草汤(《圣济总录》卷六十一)

【组成】紫草(去苗)　吴蓝各一两　木香　黄连(去须)各半两

【用法】上为粗末。每服五钱匕,水一盏半,煎至七分,去滓,食后温服。宜烙脚心、背心、手心、百会、下廉。

【主治】病人先体热身赤,后却凉,遍身有赤点起。

88199　紫草汤

《圣济总录》卷一六九。为《圣惠》卷八十四“紫草饮子”之异名。见该条。

88200　紫草汤(《幼幼新书》卷十八引《三十六种》)

【组成】麻黄(去节)　人参各一分　杏仁七粒(去皮)

【用法】上为粗末。都用水二盏,煎至一盏。去滓,却分为三四次温服,分作二日服。未可用诸药。

【主治】内疮子候。

【备考】本方名紫草汤,但方中无紫草,疑脱。

88201　紫草汤(《续易简》卷五)

【组成】紫草茸　紫苏叶　升麻　甘草(炙)各半两

【用法】上为散。水二盏,加糯米五十粒,同煎一盏,温分二服。

【主治】疮疹热盛而发不透者。

88202　紫草汤

《普济方》卷一三四。即《圣济总录》卷二十八“紫方”。见该条。

88203　紫草汤

《医学正传》卷八。为《直指小儿》卷五“紫草木香汤”之异名。见该条。

88204　紫草汤

《准绳·幼科》卷四。为《小儿痘疹方论》“紫草快斑汤”之异名。见该条。

88205　紫草汤(《痘疹仁端录》卷三)

【组成】生地　陈皮　甘草　紫草　当归

【主治】黑痘。鸦翎黑,痘有黑色而圆绽光润,如乌鸦翎羽之色。

88206　紫草饮

《圣济总录》卷二十八。为方出《圣惠》卷五十八,名见《圣济总录》卷九十六“紫草散”之异名。见该条。

88207　紫草饮(《朱氏集验方》卷十一)

【组成】紫草　北芍药(去芦)　麻黄(去节)　当归　甘草

【用法】上㕮咀,白水煎服,不拘时候。

【主治】痘疮欲发未发,或未透者。

【备考】《得效》本方用量各等分。

88208　紫草饮

《医学入门》卷八。为《圣惠》卷八十四“紫草饮子”之异名。见该条。

88209　紫草饮(《观聚方要补》卷八引《寿世仙丹》)

【组成】紫草　金银花　白鲜皮　薏苡各三两　山慈菇一两八钱　白蒺藜二两半　土茯苓四两

【用法】水煎服。

【主治】杨梅疮。

【加减】痛,加乳香、没药。

88210　紫草饮(《诚书》卷八)

【组成】紫草　炙甘草　苏木各二钱　芍药(炒)　川升麻(煨)　葛根各四钱

【用法】上加蝉壳一个(去嘴脚),葱白一寸,水煎服。

【主治】早微热,晚大热,面赤目黄,呵欠寒恶,痰壅发搐。

88211　紫草饮(《痘学真传》卷七)

【组成】人参六分　甘草四分　穿山甲八分　紫草　蝉蜕各一钱

【主治】痘至七八朝,中气已虚,毒未解,热未除者。

88212　紫草油(《中医外科学》)

【组成】白芷　紫草　忍冬藤各32克　冰片1.6克　白蜡22克(冬季改为16克)　香油500克

【用法】取白芷、紫草、忍冬藤置香油中,加热至130度,保持半小时,以白芷变为焦黄即可,并立即趁热过滤,滤液中加入白蜡,使其熔化,如温度低时可适量加热,稍冷加入研细之冰片,搅匀即得。用消毒纱布浸渍,敷于伤面,每天换药一次。

【功用】润滑止痛,抗感染及吸收创面渗液。

【主治】一二度烧伤创面。

88213　紫草酒(《冯氏锦囊·痘疹》卷十四)

【组成】紫草五钱　醇酒半盏

【用法】水煎服。

【主治】痘夹黑点子者。

88214　紫草散(方出《圣惠》卷五十八,名见《圣济总录》卷九十六)

【异名】紫草饮(《圣济总录》卷二十八)。

【组成】紫草一两(剉)

【用法】上为细散。每服二钱,食前以井花水调下。

【主治】❶小便卒淋涩痛。❷《圣济总录》卷二十八:

伤寒热病,生疱疮,烦躁迷闷。

88215 **紫草散**(《斑疹备急》)

【异名】四圣散(《阎氏小儿方论》)、四圣汤(《鸡峰》卷二十四)。

【组成】紫草(去苗)一两 甘草(生用)半两 木通(去根节,细剉) 枳壳(麸炒,去瓤) 黄耆各半两(炙,剉)

【用法】上为细末。每服二钱,水一盏,煎至六分,去滓,温时时呷之。

【主治】伏热在胃经,暴发痘疱疮疹,出不快,一切恶候,小便赤涩,心腹胀满。

88216 **紫草散**(《小儿药证直诀》卷下)

【异名】钩藤紫草散(《奇效良方》卷六十五)、钩藤紫草饮(《痘疹仁端录》卷十四)。

【组成】钩藤钩子 紫草茸各等分

【用法】上为细末。每服一字,或五分、一钱,温酒调下,不拘时候。

【主治】发斑疹。

【方论选录】《小儿药证直诀释义》:此方钩藤开泄散风,紫草清血解毒,以酒调服,是助其透泄,故为助正达邪之方。

88217 **紫草散**

《杨氏家藏方》卷十九。为《幼幼新书》(古籍本)卷十八引张涣方"红花子汤"之异名。见该条。

88218 **紫草散**(《小儿痘疹方论》)

【组成】紫草 甘草 黄耆(炙) 糯米各一钱半

【用法】水煎服。

【主治】痘疹黑陷,气血虚弱,疮疹不起。

88219 **紫草散**

《明医杂著》卷六。为《医方类聚》卷二六四引亢拱辰方"发疹紫草散"之异名。见该条。

88220 **紫草膏**(《鬼遗》卷五)

【组成】紫草三两 黄连 女青 白芷各一两 矾石三两(烧令汗出) 苦酒五合 生地榆根一两

【用法】上七味,纳三味矾石、紫草、黄连为末,入诸药煎,白芷黄膏成。敷疮上。

【主治】小儿头疮并恶疮。

88221 **紫草膏**(《圣惠》卷六十四)

【组成】紫草一两 桂心一两 芎䓖一两 赤芍药一两 白敛一两 川大黄一两 防风一两(去芦头) 黄芩一两 莽草一两 当归一两 木香一两 甘草二两

【用法】上为细散,每用散二两,酒二升,于铛中煎令成膏。及热涂熁肿处,一日二次。

【主治】一切肿毒,肉色不异,时时牵痛,经年肿势不消。

88222 **紫草膏**(《圣惠》卷九十)

【组成】紫草二两(去无色枝杆,捣末) 马肠根一两(捣末) 杏仁一两(汤浸,去皮,研) 吴茱萸一分(捣碎) 雄黄一分(细研) 清麻油八两

【用法】上件药,先以麻油于一净铛内煎,下杏仁、茱萸入于铛中,徐徐煎三两沸,即去火,以生绢滤去滓,次入紫草、马肠草等末,又煎至七沸,再滤去滓,看膏稀稠得所,入雄黄末,搅令匀,用瓷盒盛。每用先以盐浆水洗疮令净,拭干,以膏涂之。

【主治】小儿头疮。

88223 **紫草膏**(《幼幼新书》卷十八引郑愈方)

【组成】紫草 白附子各一钱 麻黄(去节) 甘草(炙)各二钱 全蝎十个 僵蚕(炒)二个

【用法】上为末;用蜜一两、酒半盏,入紫草煎数沸后,令旋施,同和前药为丸,如皂角子大。每服一丸,用紫草汤化下,续用黄耆散调治。

【功用】《万氏家抄方》:退斑起痘。

【主治】❶《幼幼新书》引郑愈方:麻痘不快。❷《医统》:风痫。

【宜忌】《万氏家抄方》:如泻,忌服。

【备考】❶《万氏家抄方》有红花,无甘草。❷《医学入门》有蟾酥。

88224 **紫草膏**(《直指》卷二十四)

【组成】紫草茸 黄连 黄柏 漏芦各半两 赤小豆 绿豆粉各一合

【用法】上为细末,入麻油为膏。日三敷,常服黄连阿胶丸清心。

【主治】热疮。

88225 **紫草膏**(《种痘新书》卷十二)

【组成】僵蚕(酒洗)五钱 全蝎(去首尾,酒洗) 麻黄(去节) 紫草各一两 人中白 白附各五钱 蝉蜕三钱 蟾酥一钱 穿山甲三钱 无价散五钱

【用法】上为末,另将紫草二两煎,去滓,熬成膏,再加蜜二两,入好酒半盏,炼过,与紫草膏调匀,和前药末为丸。初热,用败毒散煎汤化下;初热发惊,以薄荷、灯心、葱白汤化下;痘紫黑陷,以紫草煎汤化下;痘色淡白伏陷,以人参煎汤入酒数匙化下即起。

【主治】痘紫黑陷并痘热发惊。

88226 **紫草膏**(《痘症精言》卷四)

【组成】紫草五钱 犀角三钱(磨细) 羚羊角三钱(磨细) 珍珠四分(研细) 劈砂五钱(飞净) 牛黄二分 青黛三钱(水澄) 川贝三钱(炒净) 琥珀三钱(细研) 羌活三分(炒) 冰片(梅片)一分 明雄五钱 乳香三钱(去油) 没药三钱(去油) 玄参五钱(或晒燥,或瓦焙。上为细末,包好勿动) 银花二两 地丁二两(拣净) 核桃肉二两(捣烂) 甘草一两 甘菊一两

【用法】后五味,先入长流水五碗,用砂锅慢火煎至一半,取滓绞汁,滤清,入炼蜜盏许,桑柴熬至滴水不散,入前十五味药为丸,重三分。一岁上下者服一丸,三岁上下者服二丸,蜜水送下。

【主治】已痘未痘,诸般恶疮恶毒。

【备考】本方方名,据剂型,当作"紫草丸"。

88227 **紫草膏**(《天花精言》卷六)

【组成】紫草五钱 真麻油四两 乳香五钱(研细) 没药五钱(研细) 黄蜡二两

【用法】将紫草入真麻油内滚数次,去滓,再入乳香、没药、黄蜡,共熬成膏。以此调化毒散贴之。

【主治】凡痘有犯大小恶形者。

88228 **紫草膏**(《卫生鸿宝》卷五引《女科要诀》)

【组成】紫草二两(麻油四两浸三日,去滓,将白蜡一两,入油熬烊) 白芷一钱 降香 松香各三钱 枯矾 轻粉各二钱(研细)

【用法】将后药末入前油膏内搅匀,候冷。以小篓子挑一块,刮入陷中,上盖膏药。内服参、耆、苓、术、归、桂、乳、没等药,排托收功,则乳房无损,日后有乳。

【主治】妒乳、吹乳,成脓溃陷者。

88229 **紫草膏**

《卫生鸿宝》卷二。为《疡医大全》卷十"紫草膏"之异名。见该条。

88230 **紫草膏**(《北京市中药成方选集》)

【异名】紫草软膏(《中国药典》2010版)。

【组成】当归三钱 防风三钱 生地三钱 乳香三钱 白芷三钱 没药三钱 紫草一两

【用法】将乳香、没药二味另研细粉过罗,其余当归等五味除紫草外,用香油四两炸枯,过滤去渣,再兑入紫草(用温水闷湿)微炸,至油呈紫红色为度,再加入黄蜡,夏季用一两四钱,冬季用一两二钱成膏,候温,然后加入上列乳香、没药细粉混合均匀即得。涂敷患处。

【功用】化腐生肌。

【主治】疮疡已溃,疼痛流水,久不收敛。

【宜忌】忌食发物。

88231 **紫草膏**(《外科学》)

【组成】乳香 没药各一两 当归二两 白芷 寒水石 牡丹皮 大黄 冰片各一两五钱 生地三两 紫草 黄柏各七钱 黄蜡半斤 麻油五斤

【用法】先熬油,滚开后加入诸药,去滓过滤,下黄蜡,冷后放入冰片即成。搽患处,或浸入纱布成油膏纱布,外敷包扎。

【主治】烧伤。

88232 **紫草膏**(《赵炳南临床经验集》)

【组成】香油二斤半 当归四两 紫草四两 白芷二两 红花二两 黄蜡八两

【用法】炼膏去渣,直接涂患处。

【功用】凉血活血,解毒。

【主治】淋巴腺结核。

88233 **紫砂丹**(《幼幼新书》卷七引张涣方)

【组成】代赭(研细,水浸一宿,澄去清水,焙干) 当归(洗,焙干)各半两 朱砂(细研,水飞) 木香 人参(去芦头)各一分

【用法】上为细末,与代赭石同研匀,入杏仁十个(去皮尖),巴豆五个(去心膜,出油,同研匀),麝香半钱拌匀,滴水和如针头大。每服三丸至五丸,乳后煎荆芥汤送下。

【主治】小儿变蒸,身热不已。

88234 **紫砂丹**(《全国中药成药处方集》济南方)

【组成】紫蔻三两 砂仁六两 母丁香三钱 干姜 良姜 神曲各四两

【用法】上为细末,炼蜜为丸,每丸重三钱,蜡皮封固。每服一丸,开水送下。

【主治】胃口寒疼,时疼时止。

【宜忌】忌生冷。

88235 **紫砂丹**(《全国中药成药处方集》天津方)

【组成】大黄(醋制)二两 煅干漆五钱 枳壳(麸炒) 红花 五灵脂(醋炒) 当归各一两 桃仁(去皮)二两 生白芍 生地各一两 土鳖虫二两 香附(醋制) 丹皮 怀牛膝 川芎各一两 古钱五钱 血竭一两 煅自然铜一两五钱

【用法】上为细末,炼蜜为丸,一钱五分重,蜡皮或蜡纸筒封固。每服一丸,黄酒送下;白开水亦可。

【功用】舒筋活血,续筋接骨。

【主治】跌打损伤,闪腰岔气,伤筋动骨,青紫肿胀,疼痛难忍。

【宜忌】孕妇忌服。

88236 **紫砂散**(《急救经验良方》)

【组成】明月石一两 净牙消五钱 紫荆皮五分 飞朱砂五分 大梅片五分 当门子一分(拣净毛)

【用法】上为细末,瓷瓶收固,勿令泄气。遇证吹之。

【主治】一切喉痛,单双蛾子,牙痛。

88237 **紫香丸**(《鸡鸣录》)

【组成】辰砂九钱 鸦片三钱 沉香 木香各一钱 百草霜五分 当门子一分二厘

【用法】上为细末,寒食面为丸,每丸重一分四厘。陈酒或开水送下。

【主治】肚腹诸痛。

88238 **紫庭方**(《济阳纲目》卷六十六)

【组成】乳香

【用法】用乳香熏病人之手,乃仰手掌以帛覆其上,熏良久,手背上出毛长寸许,白而黄者可治,红者稍难,青黑者即死。

【主治】传尸、伏尸皆有虫。

88239 **紫姜汤**

《百一》卷二十。为《普济方》卷二十四引《十便良方》"快膈汤"之异名。见该条。

88240 **紫神汤**(《杨氏家藏方》卷十八)

【组成】藿香叶(去土)一钱 水银一钱 硫黄二钱(同水银结砂子) 滑石一钱 丁香二钱 红曲二钱

【用法】上为细末。每服半钱,乳食前用壁土汤调下。

【主治】小儿阴阳不和,中脘痞闷,涎盛呕逆,惊吐不定。

88241 **紫桂丸**(《圣惠》卷七十)

【组成】桂心三分 木香半两 当归三分(剉碎,微炒) 芎䓖三分 人参三分(去芦头) 熟干地黄一两 白术三分 附子一两(炮裂,去皮脐) 白茯苓一两 牛膝一两(去苗) 肉豆蔻半两(去壳) 诃黎勒皮三分 干姜三分(炮裂,剉) 延胡索三分 琥珀三分 椒红半两(微炒) 桃仁一两(汤浸,去皮尖双仁,麸炒微黄)

【用法】上为末,炼蜜为丸,如梧桐子大。每服三十丸,食前以温酒送下。

【主治】妇人风虚劳冷,四肢羸瘦,脾胃气弱,不思饮食。

88242 **紫桂丸**(《圣惠》卷七十)

【组成】桂心一两半　当归一两(剉,微炒)　白术一两　诃黎勒皮一两　木香一两　食茱萸一两　芎䓖一两　枳实一两(麸炒微黄)　椒红一两(微炒)

【用法】上为细末,以酒煮面糊为丸,如梧桐子大。每服二十丸,食前以生姜汤送下。

【主治】妇人血风气攻脾胃,腹胁疼痛,不能下食。

88243 **紫桂丸**(《圣惠》卷七十一)

【组成】桂心一两　吴茱萸半两(汤浸七遍,焙干,微炒)　菖蒲半两　猪牙皂荚半两(去皮子,涂酥,炙黄)　紫菀半两(洗去苗土)　干姜半两(炮裂,剉)　川乌头一两(炮裂,去皮脐)　当归三分(剉,微炒)　川椒半两(去目及闭口者,微炒出汗)　莪术三分　桃仁半两(汤浸,去皮尖双仁,麸炒微黄)　附子半两(炮裂,去皮脐)　木香半两　牛膝半两(去苗)　琥珀三分

【用法】上为末,炼蜜为丸,如梧桐子大。每日二十丸,空心及病发时以热酒送下。

【主治】妇人心腹虚冷,积聚,宿食不消,冷气时攻,心腹胀满,绕脐疠痛。

88244 **紫桂丸**(《圣惠》卷七十一)

【异名】追气丸(《普济方》卷三三五)。

【组成】紫桂心一两　芸薹子一两(微炒)　干姜一两(炮裂,剉)

【用法】上为末,用醋煮面糊为丸,如梧桐子大。每服五丸,以醋汤送下,不拘时候。

【主治】妇人血刺,小腹疼痛不止。

88245 **紫桂丸**(《圣惠》卷八十一)

【组成】紫桂一分半(去皱皮)　当归三分(剉,微炒)　人参三分(去芦头)　白术三分　木香半两　羌活半两　酸枣仁三分(微炒)　熟干地黄一两　柏子仁一两　干姜半两(炮裂,剉)　牡丹一两　白芍药半两　羚羊角屑半两　白薇半两　细辛一两

【用法】上为末,炼蜜为丸,如梧桐子大。每服三十丸,以温酒送下,不拘时候。

【主治】产后风虚劳损,气攻脐腹疼痛。

88246 **紫桂丸**(《圣济总录》卷九十四)

【组成】桂(去粗皮)半两　当归(焙)三分　吴茱萸(汤浸,焙,炒)一两

【用法】上为细末,醋煮面糊为丸,如梧桐子大。每服二十丸,炒生姜、盐酒送下,米饮亦得,一日三次。

【主治】阴冷交攻,心疝疼。

88247 **紫桂丸**(《圣济总录》卷一六五)

【组成】桂(去粗皮)　甘遂　丁香　芫花(醋炒焦)　木香　巴豆(去心皮,勿去油)　硇砂各等分

【用法】上为细末,醋、面糊为丸,如小绿豆大。每服二丸至三丸,温水送下。

【功用】《普济方》:逐积滞。

【主治】产后痢疾。

88248 **紫桂丸**(《杨氏家藏方》卷十五)

【组成】禹余粮(火煅,醋淬七遍)三两　龙骨　艾叶(醋炒)　牡蛎(烧)　赤石脂　地榆各二两　厚朴(生姜汁制,炒)　牡丹皮　阿胶(蛤粉炒成珠子)　当归(洗,焙)　吴茱萸(汤洗七遍)　香白芷　肉桂(去粗皮)各一两　附子(炮,去皮脐)半两

【用法】上为细末,面糊为丸,如梧桐子大。每服三十丸,空心、食前浓煎艾醋汤送下。

【功用】补益血海。

【主治】冲任气虚,经脉不调,或多或少,腰疼腹痛,冷带崩漏。

88249 **紫桂丹**(《鸡峰》卷十三)

【组成】苍术　神曲各四两　良姜(浓煎)　干姜　桂　大麦各二两　甘草一两半

【用法】上为细末,炼蜜为丸,如弹子大。每服一丸,细嚼,空心米饮送下。

【主治】脾虚有冷,饮食不入,脐腹疼痛。

88250 **紫桂汤**

《圣济总录》卷七。为方出《肘后方》卷一,名见《外台》卷七引《集验方》"桂心汤"之异名。见该条。

88251 **紫桂汤**

《圣济总录》卷十。为《普济方》卷一一二引《圣惠》"紫桂散"之异名。见该条。

88252 **紫桂汤**(《圣济总录》卷一五〇)

【组成】桂(去粗皮)　当归(剉,焙)　枳壳(去瓤,麸炒)　赤芍药　芎䓖　白芷各一两　荆芥穗　马鞭草(剉,焙)各二两

【用法】上为粗散。每服三钱匕,水一盏,煎至七分,去滓,空心温服。

【主治】妇人血风劳,寒热进退,百骨节痛,食少力劣,月事不时下。

【加减】泄利,加生姜三片。

88253 **紫桂散**(《圣惠》卷七十九)

【组成】肉桂一两半(去皱皮)　延胡索三分　熟干地黄三分　没药半两　当归半两(剉,微炒)　菴䕡子三分　牛膝半两(去苗)　干漆半两(捣碎,炒令烟出)　琥珀半两　麒麟竭半两

【用法】上为细散,每服二钱,食前以温酒调下。

【主治】产后虽久,体力尚虚,月候不调,或多或少,脐腹疼痛,面色萎黄。

88254 **紫桂散**(《普济方》卷一一二引《圣惠》)

【异名】紫桂汤(《圣济总录》卷十)。

【组成】桂心(去粗皮)　防己　赤茯苓(去黑皮)　芍药各四两　人参二两　白术四两　甘草(炙,剉)五两　防风(去芦)三钱　乌头(炮裂,去皮脐)七枚　当归(焙)一两

【用法】上剉如麻豆。每服三钱匕,水一盏,酒少许,生姜半分,同煎至七分。去滓,空心、日午、临卧各一服温服。

【主治】历节风疼痛不可忍。

【宜忌】忌一切发物。

88255 **紫桂散**(《圣济总录》卷七)

【组成】桂五寸(去粗皮,为细末)　乱发灰比桂末一半

【用法】上为末。分四服,日夜各二服,每服纳舌下,

良久以温水冲下。

【主治】中风失音不语。

88256 **紫桂散**(《杨氏家藏方》卷十六)

【组成】牡丹皮　赤芍药各一两半　川芎　当归(洗，焙)　牛膝(酒浸一宿)各半两　肉桂(去粗皮)　防风(去芦头)　木通　蓬莪术(煨香，切)　香白芷　大黄(湿纸裹煨)　陈橘皮(去白)　桔梗(去芦头)　前胡　京三棱(煨香，切)各一两

【用法】上为细末。每服三钱，水一盏，加生姜三片，煎至七分。空心、食前微热服。

【功用】除瘀血，养新血。

【主治】产后恶露未尽，寒热无时，脐腹刺痛。

88257 **紫桂散**(《准绳·疡医》卷五)

【组成】桂不拘多少(去粗皮)

【用法】上为细末。唾津和调敷，每日三四次，涂敷之。甚妙。

【主治】白癜风，白点渐长如癣。

88258 **紫桂煎**(方出《外台》卷七引《延年秘录》，名见《鸡峰》卷十一)

【组成】当归　桂心　桔梗　吴茱萸　人参　白术　高良姜各六分　橘皮三分

【用法】上为散，炼蜜为丸，如梧桐子大。每服十丸，加至十五、二十丸为度，酒送下，一日二次。

【主治】冷气久刺，心痛不能食。

【宜忌】忌生葱、桃、李、猪肉、雀肉。

【备考】本方方名，据剂型，当作紫桂丸。

88259 **紫桐散**(《疡医大全》卷十九引李常山方)

【组成】梧桐叶(鲜的，捣烂，或初秋采取阴干)　紫花地丁各等分

【用法】上为细末。砂糖调敷。

【功用】止痛消肿。

【主治】手足发背。

88260 **紫脂膏**(《种福堂方》卷三)

【组成】好麻油四两　净花椒三钱　葱头七大个(连须七寸长)

【用法】三味同煎至葱焦脆，去滓，入白色松香五钱，黄占六钱，文火煎化，去上面浮出渣滓，煎至油面上有花纹，急离火，倾碗内，加入好银朱一钱，搅匀收之，待冷凝将碗合土地上三日，去火毒，摊夹纸膏贴之，纸只要一面刺孔，每膏贴五日一换。如痛者用甘草汤先洗，痒者花椒汤洗。若贴一膏即流尽黄水者，贴至五六膏而愈；若贴至三膏方流尽黄水者，须贴至二十膏而愈。凡初贴之膏出水者，膏中有毒气在内，揭下则无用，水尽后再贴之，膏须存之，以待后来将长肉结盖时用，此贴过旧膏贴之，以为收功最妙。

【主治】臁疮久不愈者。

88261 **紫粉丸**(《苏沈良方》卷七)

【组成】针砂(醋浸一宿，辟去醋，便带醋炒，候炒至铫子红色无烟乃止，候冷)

【用法】上为细末，更用醋团火烧洞赤，取起候冷，再研极细，面糊为丸，如梧桐子大。每服四十丸，粥饮送下，服讫，更吃一盏许粥，已不吐。如未定，再服决定。小儿小丸之，随儿大小与此药。

【主治】呕吐。

88262 **紫袍散**(《遵生八笺》卷十八)

【异名】绿云散(《验方新编》卷二)。

【组成】石青　青黛　朱砂　白硼砂各一钱　山豆根二钱　人中白(煅)　胆矾　玄明粉各五分　冰片二分

【用法】上为细末，入罐塞口。急用二三厘入咽喉即愈。

【主治】咽喉十八种病证。

【宜忌】《验方新编》：虚证忌服。

88263 **紫菊汤**(方出《广笔记》卷三，名见《洞天奥旨》卷十五)

【组成】生甘菊(连根，打碎)一两五钱　紫花地丁五钱　甘草(水炙)三钱　鼠黏子(炒，研)一两五钱　栝楼根二钱　贝母(去心)三钱　金银花五钱　白芷一钱五分　怀生地三钱　白及三钱　连翘二钱五分　五爪龙五钱(即茜草)

【用法】先用夏枯草六两，河水六碗，煎三大碗，去滓，入前药煎一碗。不拘时候服。

【主治】疔疽，一切肿毒。

【加减】溃后，加黄耆(盐水炒)五钱，麦门冬五钱，五味子一钱。

88264 **紫萍散**(《类证治裁》卷五)

【组成】紫背浮萍(晒干)

【用法】上为末。每服三钱，以黑豆淋酒，临卧调服，取汗，弱者间二三日再服。

【主治】疠风。

88265 **紫菀丸**(《医心方》卷九引《深师方》)

【组成】紫菀　款冬花　细辛　甘皮　干姜各二两

【用法】上为丸，如梧桐子大。每服三丸，食前服下，一日三次。又方如樱桃大。含一丸，稍咽其汁，一日三次。

【主治】咳嗽上气，喘息多唾。

88266 **紫菀丸**(方出《外台》卷九引《古今录验》，名见《圣惠》卷四十六)

【组成】紫菀　贝母　百部根　款冬花　五味子　半夏(洗)各五分　射干十分　芫花根皮四分(切，熬令焦)　干姜　橘皮各四分　杏仁八分(去皮尖双仁，熬)　苏子四分　白石英八分(研)　钟乳十分(研)

【用法】上为末，以蜜和为丸，如梧桐子大。每服十丸，以酒送下，一日二次。

【主治】气嗽，并下焦冷结。

【宜忌】忌羊肉、饧、诸生冷等物。

88267 **紫菀丸**(方出《千金》卷十八，名见《千金方衍义》卷十八)

【组成】紫菀　桑根白皮　贝母　半夏　五味子　射干　百部各五分　款冬花　皂荚　干姜　橘皮　鬼督邮　细辛各四分　杏仁　白石英各八分　蜈蚣二枚

【用法】上为末，炼蜜为丸，如梧桐子大。每服十丸，稍加至二十丸，一日二次。

【主治】积年咳嗽，喉中呀声，一发不得卧。

【方论选录】《千金方衍义》：久嗽积年不愈，必有宿垢留伏于中，呀声一发则伏火内动，所以坐卧不安，故用皂荚、射干、督邮之属辟除恶毒；兼石英、姜、辛助力祛邪；紫菀、款冬等味助供佐使之用耳。

88268 **紫菀丸**(《圣惠》卷二十七)

【组成】紫菀三分(去苗土) 前胡一两(去芦头) 麦门冬一两半(去心,焙) 桔梗半两(去芦头) 鳖甲一两半(涂醋,炙令黄,去裙襕) 白芍药三分 贝母半两(煨微黄) 百合三分 甘草半两(炙微赤,剉)

【用法】上为末,炼蜜为丸,如梧桐子大。每服二十丸,以生姜汤送下,不拘时候。

【主治】虚劳咳嗽,胸膈不利,骨节疼痛,饮食无味。

【宜忌】忌苋菜。

88269 **紫菀丸**(《圣惠》卷三十一)

【组成】紫菀三分(洗去苗土) 前胡五分(去芦头) 麦门冬一两半(去心,焙) 桔梗三分(去芦头) 知母半两 百合三分 甘草半两(炙微赤,剉) 赤茯苓半两 柴胡半两(去苗) 鳖甲一两(涂醋,炙令黄,去裙襕) 杏仁半两(汤浸,去皮尖双仁,麸炒微黄)

【用法】上为末,炼蜜为丸,如梧桐子大。每服三十丸,食后良久以粥饮送下。

【主治】热劳咳嗽,四肢无力,不能饮食。

【宜忌】忌猪肉、苋菜、湿面、醋物。

88270 **紫菀丸**(《圣惠》卷四十六)

【组成】紫菀一两(去苗土) 汉防己一两 贝母一两(煨微黄) 人参一两(去芦头) 款冬花一两 桑根白皮一两(剉) 天门冬一两半(去心,焙) 木香一两 甜葶苈一两(隔纸炒令紫色) 甘草半两(炙微赤,剉) 杏仁半两(汤浸,去皮尖双仁,麸炒微黄) 槟榔一两

【用法】上为末,炼蜜为丸,如梧桐子大。每服二十丸,以粥饮送下,不拘时候。

【主治】肺气咳嗽,气短,不得睡卧。

88271 **紫菀丸**(《圣惠》卷四十九)

【异名】温白丸(《普济方》卷一七五引《鲍氏方》)、万病紫菀丸(《中国医学大辞典》)。

【组成】紫菀三分(去苗土) 柴胡三分(去苗) 川乌头半两(炮裂,去皮脐) 吴茱萸半两(汤浸七遍,焙干,微炒) 厚朴三分(去粗皮,涂生姜汁,炙令香熟) 皂荚半两(去黑皮,涂酥,炙令焦黄,去子) 川椒一分(去目及闭口者,微炒,去汗) 桔梗半两(去芦头) 黄连半两(去须) 肉桂半两(去皱皮) 赤茯苓半两 菖蒲半两 人参半两(去芦头) 干姜半两(炮裂,剉) 巴豆半两(去皮心,研,纸裹,压去油)

【用法】上为末,入巴豆同研令匀,炼蜜为丸,如绿豆大。每服五丸,空心以粥饮送下。

【主治】痃癖气,心腹滞闷,面色萎黄。

88272 **紫菀丸**(《普济方》卷一八八引《指南方》)

【组成】紫菀(去苗土枝梗) 五味子(炒)各等分

【用法】上为细末,炼蜜为丸,如弹子大。每服一丸,含化。

【主治】吐血后咳血。

88273 **紫菀丸**(《普济方》卷二二八引《指南方》)

【组成】紫菀 官桂 五味子各等分

【用法】上为细末,炼蜜为丸,如梧桐子大。每服二十丸,用米饮送下。

【主治】虚劳咳嗽喘急,唾如浓涕,渐渐瘦弱。

88274 **紫菀丸**(《圣济总录》卷五十五)

【组成】紫菀 桔梗(剉,炒) 白术 木香 当归(切,焙)各半两 郁李仁(汤浸,去皮,炒) 桂(去粗皮)各三分

【用法】上为末,炼蜜为丸,如小豆大。每服二十丸,空腹、食前以槟榔汤送下。

【主治】肝心痛,连两胁,不得太息。

88275 **紫菀丸**(《圣济总录》卷六十五)

【组成】紫菀(去苗)二两 蛤蚧一枚(大者,皂荚水浸一宿,涂酥,炙) 白茯苓(去黑皮) 杏仁(去皮尖双仁,蜜浸一宿,炒)各二两 款冬花(用蕊) 防风(去叉) 麦门冬(去心,焙)各一两 人参半两 甘草(炙,剉) 马兜铃(炒)各一两 黄耆(细剉) 赤芍药 当归(剉,焙) 贝母(生姜汁浸一宿,焙) 白药子 半夏(生姜汁浸一宿,焙)各半两(以上六味并为细末) 枣四两(蒸熟,去皮核) 大麻子半升(水浸,研烂,去滓取汁) 栝楼三十枚(大,肉烂研取) 龙脑(研)半字(以上四味并研为膏)

【用法】上二十味,以前药末入在后膏内,为丸,如梧桐子大。每服三十丸,煎麦门冬熟水送下。

【主治】肺咳唾血。

88276 **紫菀丸**(《圣济总录》卷六十六)

【组成】紫菀(去苗土) 贝母(去心) 人参 赤茯苓(去黑皮) 陈橘皮(去白,焙)各一两半 桂(去粗皮) 款冬花(去梗) 百部各一两一分 甘草(炙,剉)三分 杏仁(去皮尖双仁,炒,研)三两

【用法】上为末,炼蜜为丸,如梧桐子大。每日十丸,加至二十丸,饭后熟水送下。

【主治】❶《圣济总录》:咳嗽上气,胸膈烦满。❷《普济方》:肺感风冷,咳嗽失声。

88277 **紫菀丸**(《鸡峰》卷十)

【组成】真紫菀 茜根各等分

【用法】上为细末,炼蜜为丸,如樱桃大。含化一丸,不拘时候。

【主治】吐血、咯血、嗽血。

88278 **紫菀丸**(《鸡峰》卷十一)

【组成】人参 紫菀 附子 款冬花 橘皮 半夏 杏仁各三分 细辛 甘草 干姜 桂各半两

【用法】上为细末,炼蜜为丸,如梧桐子大。每服二十丸,食前姜、枣汤送下。

【主治】咳嗽。

88279 **紫菀丸**(《鸡峰》卷十一)

【组成】紫菀一两 半夏曲 阿胶各半两

【用法】上为细末,面糊为丸,如梧桐子大。每服二十丸,临卧米饮送下。

【主治】肺胃劳伤,痰涎咳嗽。

88280 **紫菀丸**(《普济方》卷三八七引《全婴方》)

【组成】紫菀二钱 款冬三钱 甘草(炙)一钱

【用法】上为末,炼蜜为丸,如鸡头子大。三岁一丸,白汤化下。

【主治】小儿新咳嗽气急。

88281 **紫菀丸**(《御药院方》卷五)

【组成】紫菀(去土) 款冬花(去梗) 白前各二钱半 人参半两 甜葶苈(炒) 乌梅肉各半两 御米壳一两半(去蒂,蜜水拌匀,炒黄熟)

【用法】上为细末,炼蜜为丸,如梧桐子大。每服四五十丸,食后生姜汤送下。

【主治】远年近日咳嗽,痰涎不利。

88282 **紫菀丸**(《医方类聚》卷一一一引《修月鲁般经后录》)

【组成】丁香 木香 藿香 当归 人参 白茯苓 官桂 黄连 大黄 白术 桔梗 苁蓉(酒浸) 干姜(炮) 柴胡 槟榔 防风 陈皮 车前子 蓬术 菖蒲 熟地黄 吴茱萸 厚朴(制) 天门冬 皂角(去皮丝,酢炒) 川乌 缩砂仁 肉豆蔻 黄耆 防己 鳖甲(酢炒) 羌活 紫菀 川椒 巴豆(去油)各等分

【用法】上为末,炼蜜为丸,捣千下,油纸裹,旋丸如桐子大。每服五丸至七丸,亦利为度。如不饮酒,米汤送下;小儿二三丸,看虚实用。引子随后用:痔漏风邪,酒下;赤白痢,诃子汤下;堕胎血脓,酒下;中毒,甘草汤下;一切气,升麻汤下;寸白虫,槟榔汤下;霍乱,干姜汤下;宿食不消,生姜汤下;咳嗽,杏仁汤下;泄痢,黄连汤下;吐逆,生姜汤下;大便不通,灯草汤下;食癖气,面汤下;头痛,热酒下;腰痛,豆淋汤下;伤肉,肉汤下;伤面,面汤下;伤酒,酒下;肺风,杏仁汤下;腹痛,芍药汤下;时气,井花水下;小儿惊风,防己汤下;小儿疳疾,乳下;气痛,干姜汤下;月信不通,艾汤下;妇人腹痛,川芎汤下;酒气冲心,酒下;产后血痢,当归汤下;难产,益智汤下;解内外伤寒,木香汤下;室女血气不通,酒下;子死腹中,葵子汤下;赤白带下,葵花汤下。

【主治】腹内久患痰癖如碗大,及黄病,每朝气并起,时冲心,绕脐绞痛,亦如虫咬;十种水气,翻胃,噎塞吐逆,饮食不下;天行时气;妇人多年月露经隔不通,或多或少,腹内怀孕,天阴发梦与鬼交,腹内生疮,及堕胎血脓,妇人腹痛,产后血痢,难产,子死腹中,赤白带下,室女血气不通;小儿狂病、惊风、疳疾;三十般病证疼痛,并痔漏风邪,赤白痢,中毒,寸白虫,霍乱,咳嗽,大便不通,伤肉、伤面、伤酒,肺风。

【宜忌】孕妇忌服。

【临床报道】❶呕吐:《医方类聚》引《修月鲁般经后录》:时杨驸马患冲心,每日饮食吐逆,遍身枯瘦,口吐痰水,日服五丸至七丸,服之二十日,泻出蛤蟆四介,白脓二升,痊愈。❷风痫:《医方类聚》引《修月鲁般经后录》:董门侍郎,年六十岁,患风痫病证,时即死,服之二十日,得出黄水、赤水一斗,恶物四升愈。❸赤白带下:《医方类聚》引《修月鲁般经后录》:京兆府尹李善并妻梅氏,患赤白带下七年,流血不能,自床不起,服之五丸至七丸,服之半月,取下血脓五升,黄水一斗,肉块二介,如鸡子大。❹疠风:《医方类聚》引《修月鲁般经后录》:王驸马患大风,眉发退,掌内生疮,服之半月,泻出血鳖二介,如当三钱大,当时便愈。❺目不明:《医方类聚》引《修月鲁般经后录》:户部侍郎赵董患目不明,耳不闻声,服之五十日,得出青虫七条,约四寸许,脓水三升,见物闻声。

88283 **紫菀丸**

《金匮翼》卷七。为方出《本草衍义》卷十八,名见《得效》卷五"紫菀膏"之异名。见该条。

88284 **紫菀汤**(《千金》卷五)

【组成】紫菀 杏仁各半两 麻黄 桂心 橘皮 青木香各六钱 黄芩 当归 甘草各半两 大黄一两

【用法】上㕮咀,以水三升,煮取九合。去滓,六十日至百日儿,一服二合半;一百日至二百日儿,一服三合。

【主治】小儿中冷,及伤寒暴嗽,或上气喉咽鸣,气逆,或鼻塞清水出者。

【方论选录】《千金方衍义》:此方专主寒嗽,故取《古今录验》橘皮汤全方,但加大黄、青木香二味,以涤内积之乳癖,不可拘于大人治例也。

88285 **紫菀汤**(《外台》卷十引《广济方》)

【组成】紫菀 五味子 生姜(合皮,切) 白石英(研,绵裹) 款冬花 桂心 人参各二两 钟乳(研,绵裹) 麦门冬(去心) 桑根白皮各三两 大枣二十枚(擘) 粳米一合

【用法】上切。水一斗五升,先煮桑根白皮、粳米,取九升,去滓,纳诸药,煎取三升。去滓,分温三服,每服相去如人行七八里久。

【主治】肺气不足,逆气胸满,上迫喉咽,闭塞短气,连唾相属,寒从背起,口如含霜雪,语无音声,剧者唾血腥臭,或歌或哭,干呕心烦,耳闻风雨声,皮毛悴,面白。

【宜忌】忌生葱、热面、炙肉。

88286 **紫菀汤**(《外台》卷十引《广济方》)

【组成】紫菀六分 甘草八分(炙) 槟榔七枚 茯苓八分 葶苈子三合(炒,末,汤成下)

【用法】上切。以水六升,煮取二升半,绞去滓,分温三服,每服如人行四五里久进之,以快利为度。

【主治】肺胀气急,咳嗽喘粗,眠卧不得,极重恐,气欲绝。

【宜忌】忌生葱、菜、热面、海藻、菘菜、大醋、蒜、黏食。

88287 **紫菀汤**(《朱氏集验方》卷五引《传信方》)

【异名】紫菀散(《圣济总录》卷六十五)。

【组成】紫菀一两 百部一两 款冬花一两

【用法】上为末。每服二钱,加姜三片,乌梅一个,煎一二沸,食后服。

【主治】痰嗽喘急。

88288 **紫菀汤**(《圣济总录》卷二十四)

【组成】紫菀(去苗土) 紫苏叶 白前 杏仁(汤浸,去皮尖双仁,炒) 麻黄(去根节,汤煮,掠去沫)各半两 甘草(炙,剉)一分半 葶苈(微炒)一分

【用法】上为粗末。每服五钱匕,水一盏半,加生姜半分(拍碎),枣三枚(擘破),同煎至八分,去滓,食后温服。

【主治】伤寒后咳嗽短气,涕唾稠黏,及风虚烦躁,发作无时。

88289 **紫菀汤**

《圣济总录》卷四十八。为《医方类聚》卷十引《简要济众方》"紫菀散"之异名。见该条。

88290 **紫菀汤**(《圣济总录》卷四十八)

【组成】紫菀(去苗土) 桑根白皮(剉)各一两半 款

冬花一两　葳蕤一两一分　柴胡（去苗）一两半　桔梗（炒）一两一分　甘草（炙）半两　升麻一两一分　射干一分

【用法】上剉，如麻豆大，分六贴。每贴水三盏，加生姜一分，煎取二盏，去滓，分三服，一日尽。

【主治】肺气喘急咳嗽，胸中塞满。

88291　**紫菀汤**

《圣济总录》卷四十九。为方出《医心方》卷十三引《广利方》，名见《圣惠》卷十四"紫菀散"之异名。见该条。

88292　**紫菀汤**

《圣济总录》卷四十九。为《圣惠》卷六"紫菀散"之异名。见该条。

88293　**紫菀汤**（《圣济总录》卷六十六）

【组成】紫菀（去苗土）　桔梗（剉，炒）　款冬花（去梗）　枳壳（去瓤，麸炒）各一两　陈橘皮（去白，焙）半两　赤茯苓（去黑皮）　赤芍药　百合各一两半　大腹二枚（剉）

【用法】上为粗末。每服三钱匕，水一盏，煎至七分，去滓，食后温服，一日二次。

【主治】咳嗽喘急，胸腹胁肋胀闷疼痛。

88294　**紫菀汤**（《圣济总录》卷六十六）

【组成】紫菀（去苗土）　款冬花（去梗）　杏仁（去皮尖双仁，炒令黄）　生干地黄　麻黄（去节）　甘草（炙，剉）　秦艽（去苗土）　桑根白皮（炙，剉）　黄明胶（炒燥）　马兜铃　糯米各等分

【用法】上为粗末，每服五钱匕，水一盏半，加大枣三枚（擘），同煎至八分。去滓，食后温服。

【主治】咳嗽脓血，胸膈满痞，全不思食。

88295　**紫菀汤**（《圣济总录》卷八十六）

【组成】紫菀（去苗土）　贝母（去心）　黄耆（剉，炒）　柴胡（去苗）　人参　白茯苓（去黑皮）　麻黄（去根节）　杏仁（汤浸，去皮尖双仁者，炒，研）　款冬花　桂（去粗皮）　桔梗　陈橘皮（去白，炒）　当归（炙，剉）　大腹子（剉）　桑根白皮（剉，炒）　五味子（炒）　甘草（炙，剉）　生干地黄（焙）各一两　半夏（洗去滑，焙）一两半

【用法】上为粗末。每服五钱匕，以水一盏半，加生姜半分（切），大枣二枚（擘），同煎取七分，去滓温服。

【主治】肺脏虚劳，痰嗽不止，背膊并项筋酸疼，日渐羸瘦。

88296　**紫菀汤**

《圣济总录》卷八十八。为《圣惠》卷二十七"五味子散"之异名。见该条。

88297　**紫菀汤**（《圣济总录》卷八十八）

【组成】紫菀（去土）半两　柴胡（去苗）一两　附子（炮裂，去皮脐）半两　苍术（米泔浸一宿，切片，焙干）　赤芍药各一两　肉豆蔻（去壳）　人参各半两

【用法】上剉，如麻豆大。每服三钱匕，水一盏，煎至六分，去滓温服，不拘时候。

【主治】虚劳咳嗽，肠鸣滑泄。

88298　**紫菀汤**（《圣济总录》卷九十三）

【异名】续断散（《普济方》卷二三七引《卫生家宝》）、紫菀散（《宣明论》卷九）。

【组成】紫菀（去苗土）　桑根白皮（炙，剉）　桔梗（炒）　续断各一两半　赤小豆一合　甘草（炙，剉）　五味子各一两　生干地黄（酒洗，切，焙）二两半

【用法】上为粗末。每服五钱匕，水一盏半，加青竹茹（弹子大），煎至一盏，去滓，食后温服，良久再服。

【主治】传尸骨蒸，虚劳咳嗽，并妇人热入血室。

❶《圣济总录》：传尸骨蒸，复连殗殜，肺气咳嗽。❷《宣明论》：因肠胃燥滞，荣卫不能开发，玄府闭塞而致虚劳体热，心寒，咳嗽，口干眼涩，骨痿短气，脉滑短。❸《普济方》：妇人热入血室，身热发作有时，咳痰胁下痛，嗜卧不食。

【加减】热甚，加麦门冬（去心）一两，石膏一两半。

88299　**紫菀汤**（《圣济总录》卷一六三）

【组成】紫菀（去土）　人参　陈橘皮（汤浸，去白，焙）　紫苏茎叶　诃黎勒（炮，去核）　枳壳（去瓤，麸炒）　细辛（去苗叶）　郁李仁（去皮尖，研如膏）　杏仁（汤浸，去皮尖双仁，炒，研如膏）　桂（去粗皮）　赤茯苓（去黑皮）　甘草（炙，剉）　当归（切，焙）各一两　大黄（剉，炒）半两

【用法】上为粗末。每服二钱匕，水一盏，煎至七分，去滓温服，不拘时候。

【主治】产后上气咳逆，烦闷。

88300　**紫菀汤**

《圣济总录》卷一六四。为《外台》卷九引《延年秘录》"紫菀饮"之异名。见该条。

88301　**紫菀汤**（《鸡峰》卷十一）

【组成】紫菀　款冬花　麻黄　甘草各一两　干地黄二两　卷柏半两　麦门冬一两

【用法】上为细末。每服二钱，水一盏，煎至七分，去滓，食后温服。

【功用】平肺。

【加减】多嗽，加防己半两，甘草一分。

88302　**紫菀汤**（《陈素庵妇科补解》卷三）

【组成】贝母　前胡　桑皮　紫菀　白术　甘草　黄芩　五味子　桔梗　麻黄　紫苏　杏仁　知母　当归　陈皮　赤苓

【主治】子嗽。妊娠咳嗽，因感冒寒邪，伤于肺经，以致咳嗽而不已。腠理不密则寒邪乘虚入肺，或昼甚夜安，昼安夜甚，或有痰，或无痰。

【加减】喘甚，加马兜铃、款冬花。

【方论选录】《经》云：形寒饮冷则伤肺，治肺用苦寒之品，非本治也。然寒久不去，积而为热。肺，金脏也。热伤肺，久嗽必致成痿，痿者，肺叶焦而不舒。又失久不治变成痈，痈者，咯出脓血，不可治也。况妇人怀孕，周身气血皆聚养胎，久嗽胎气必伤，卧不安枕，昼则或吐水饮，必用凉补之剂，清肺而滋肾水，十可一生。知、贝、归、味滋水益肝；麻黄、紫苏祛肺之邪；杏、前、桑、菀清肺退热，豁痰定喘；桔梗、甘草利咽快膈而嗽自止；白术、黄芩安胎凉血而固本。

88303　**紫菀汤**（《三因》卷五）

【组成】紫菀茸　白芷　人参　甘草　黄耆　地骨皮

杏仁(去皮尖)　桑白皮(炙)各等分

【用法】上为散,每服四钱,水一盏半,加枣一枚,姜三片,煎七分,去滓,食前服之。

【主治】肺虚感热,咳嗽喘满,自汗衄血,肩背膂重,血便注下;或脑户连囟顶痛,发热,口疮,心痛。

88304　**紫菀汤**(《妇人良方》卷十三)

【组成】甘草　杏仁各一分　紫菀一两　桑白皮一分　苦梗三分　天门冬一两

【用法】上㕮咀。每服三钱,水一盏,竹茹一块,煎至七分,去滓,入蜜半匙,再煎二沸,温服。

【功用】《医方论》:清润肺气。

【主治】妊娠咳嗽不止,胎不安。

【宜忌】《良朋汇集》:忌食鲤鱼。

【方论选录】❶《医方集解》:此手太阴药也。子嗽由于火邪,当以清火润肺为务,桔梗、桑皮之凉以泻之,天冬、竹茹之寒以清之,紫菀、炙草之温,杏仁、白蜜之泽以润之也。❷《医林纂要》:肺气不足则生燥,胎热有余则烁金,故子嗽。肺燥润之,紫菀、天冬、杏仁、白蜜;肺热泄之,天冬、桑皮、桔梗、杏仁;炙草温之,竹茹散之,嗽可止矣。

88305　**紫菀汤**(《医方类聚》卷一五〇引《济生》)

【组成】紫菀茸(洗)　干姜(炮)　黄耆(去芦)　人参　五味子　钟乳粉　杏仁(去皮尖,麸炒)　甘草(炙)各等分

【用法】上㕮咀。每服四钱,水一盏半,加生姜五片,枣子一枚,煎至七分,去滓温服,不拘时候。

【主治】气虚极,皮毛憔,津液不通,四肢无力或喘急短气。

88306　**紫菀汤**(《直指小儿》卷四)

【组成】紫菀茸　贝母　真苏子(微炒)　杏仁(水浸,去皮,焙黄)　北梗　陈皮　麻黄(去节)　半夏曲　赤茯苓　桑白皮(炒)　甘草(微炙)各等分

【用法】上剉细。每服一钱,加姜三片,紫苏三叶(并嫩梗),水煎服。

【主治】小儿喘嗽。

88307　**紫菀汤**

《普济方》卷二十八。为《圣惠》卷六"紫菀散"之异名。见该条。

88308　**紫菀汤**

《普济方》卷六十四。为《圣济总录》卷一二四"紫菀散"之异名。见该条。

88309　**紫菀汤**

《普济方》卷一八四。为《三因》卷十三"清肺汤"之异名。见该条。

88310　**紫菀汤**

《赤水玄珠》卷七。为《济生》卷二"紫菀茸汤"之异名。见该条。

88311　**紫菀汤**

《医方集解》。为《卫生宝鉴》引海藏方"紫菀散"之异名。见该条。

88312　**紫菀汤**(《郑氏家传女科万金方》卷三)

【组成】紫菀一两　防风五钱　竹茹一团　白蜜半匙

【主治】孕妇咳嗽不止。

88313　**紫菀汤**(《医略六书》卷三十)

【组成】生地五钱　紫菀二钱　阿胶三钱(蒲黄灰炒)　白芍一钱半(炒)　人参一钱半　麦冬三钱(去心)　桑叶一钱半　川贝二钱(去心)　米仁四钱(炒)

【用法】水煎,去滓温服。

【主治】吐血,脉虚微数者。

【方论选录】产后气阴两亏,虚阳内迫,扰动血室,而血不归经,故吐血不止焉。生地壮水以滋血室,人参扶元以固血海,阿胶补阴益肺以止血,白芍敛阴安脾以吸血,川贝清心化热痰,麦冬清心润肺燥,米仁渗湿热兼清脾肺,桑叶除虚热清利肺金,紫菀温润肺气以清血痰也。水煎温服,使气阴内充,则虚阳下蛰,而肺金肃清,血室宁静,何吐血之不痊哉。

88314　**紫菀汤**(《叶氏女科》卷一)

【组成】紫菀　阿胶(蛤粉炒珠,另炖冲服)　川贝母(去心)　苏子各一分　五味子五分　桑白皮(蜜炙)　知母(蜜炙)　枳壳各一钱　杏仁(去皮尖)一钱半　款冬花六分　陈皮六分(一方无陈皮)

【用法】水煎。先服逍遥饮退其热,临卧次服紫菀汤止其嗽。

【功用】止嗽。

【主治】房事触伤经闭。经水来时因房事触伤,腹中结块如鸡子大左右,而致月水不行,变成五心烦热,头昏目眩,咳嗽痰喘。

88315　**紫菀汤**(《退思集类方歌注》)

【组成】甘草　桔梗　紫菀　川贝母　杏仁

【用法】水煎服。

【主治】肺痈浊唾腥臭,五心烦热,壅闷喘嗽。

【方论选录】紫菀降气,贝母润肺,杏仁消痰,合甘、桔散风泄热,盖肺痈如作,多从风热壅遏而成。

88316　**紫菀饮**(《外台》卷九引《延年秘录》)

【异名】紫菀汤(《圣济总录》卷一六四)。

【组成】紫菀　贝母　茯苓　杏仁(去皮尖双仁者)　生姜各三两　人参二两　橘皮一两(去脉)

【用法】上切。以水五升,煮取一升五合。去滓,分温三服,如人行七里,更进一服。

【主治】❶《外台》引《延年秘录》:咳嗽。❷《圣济总录》:产后咳嗽,痰涎壅闷。

【宜忌】忌葱、蒜、面、酢。

88317　**紫菀饮**(《圣惠》卷十三)

【组成】紫菀一两(去根土)　杏仁一两(汤浸,去皮尖双仁,麸炒微黄)　黄连半两(去须)　前胡三分(去芦头)　半夏三分(汤洗七遍,去滑)　栝楼一枚　人参一两(去芦头)　知母三分　甘草半两(炙微赤,剉)

【用法】上剉细,和匀。每服半两,以水一大盏,煎至五分,去滓温服,不拘时候。

【主治】伤寒百合病,阴阳相传,日久渐瘦,不思饮食,虚热咳嗽。

88318　**紫菀饮**(《圣惠》卷七十六)

【组成】紫菀半两(洗去苗土)　桑根白皮半两　干枣七枚　灯心一束　生姜一分　陈橘皮一两(汤浸,去白瓤,焙)

【用法】上剉细,和匀。以水三大盏,煎至一盏半,去滓,食后分为四服,日三服,夜一服。

【主治】妊娠六七月,伤寒咳嗽,气急。

88319　紫菀饮(《圣济总录》卷四十九)

【组成】紫菀　贝母(去心)　五味子各一两半　木通(剉)　大黄(蒸三度)各二两　白前一两　淡竹茹三分　杏仁(汤浸,去皮尖双仁,熬)二十一枚

【用法】上为粗末。每服五钱匕,水一盏半,煎至八分,去滓温服,一日二次。

【主治】肺热喘嗽。

88320　紫菀饮

《医碥》卷六。为《卫生宝鉴》引海藏方"紫菀散"之异名。见该条。

88321　紫菀散(方出《千金》卷十八,名见《圣惠》卷四十六)

【组成】紫菀二两　款冬花三两

【用法】上药治下筛。每服一方寸匕,食前以饮下,一日三次,七日愈。

【主治】三十年嗽。

88322　紫菀散(方出《医心方》卷十三引《广利方》,名见《圣惠》卷十四)

【异名】紫菀汤(《圣济总录》卷四十九)。

【组成】紫菀头二十一枚　桔梗十二分(微炙)　天门冬八分　茯苓十二分　生百合三枚(洗)　生地黄汁二大合　知母六分

【用法】上切。以水二大升,煮取九合,食后良久,分温三服,如人行五六里进一服。

【主治】肺痿唾脓血腥臭,连连嗽不止,渐将羸瘦,形容枯悴。

【宜忌】忌一切热肉、面、油腻、果子、鲤鱼。

【加减】要利,加芒消八分(汤成下)。

【备考】《圣惠》有贝母,无茯苓。

88323　紫菀散(《圣惠》卷六)

【组成】紫菀一两(洗去苗土)　五味子一两　款冬花一两　桂心一两　麦门冬二两(去心)　桑根白皮二两(剉)

【用法】上为散。每服四钱,以水一中盏,加生姜半分,大枣三枚,粳米五十粒,煎至六分,去滓温服,不拘时候。

【主治】肺气不足,逆满上气,咽喉中闭塞,寒从背起,口中如含霜雪,言语失声,甚者吐血。

88324　紫菀散(《圣惠》卷六)

【异名】紫菀汤(《普济方》卷二十八)。

【组成】紫菀三分(洗去苗土)　五味子半两　甘草一分(炙微赤,剉)　麻黄半两(去根节)　赤茯苓三分　木通半两(剉)　桂心三分　陈橘皮三分(汤浸,去白瓤,焙)　杏仁一分(汤浸,去皮尖双仁,麸炒微黄)

【用法】上为散。每服三钱,以水一中盏,加生姜半分,煎至六分,去滓稍热服,不拘时候。

【主治】肺脏伤风冷,语声嘶不出,喘息不得。

88325　紫菀散(《圣惠》卷六)

【组成】紫菀一两(洗去苗土)　桔梗一两(去芦头)　茅根二两(剉)　甘草半两(炙微赤,剉)　川大黄一两(剉碎,微炒)　川朴消一两　木通一两(剉)

【用法】上为散。每服三钱,以水一中盏,煎至六分,去滓温服,不拘时候。

【主治】肺脏壅热,心胸闷,嗽逆食少,大肠不利。

88326　紫菀散(《圣惠》卷六)

【异名】紫菀汤(《圣济总录》卷四十九)。

【组成】紫菀三分(洗去苗土)　桔梗三分(去芦头)　木通三分(剉)　旋覆花半两　桑根白皮二分(剉)　赤茯苓三分　甘草半两(炙微赤,剉)　茅根半两(剉)　白蒺藜三分(微炒,去刺)

【用法】上为散。每服四钱,以水一中盏,煎至六分,去滓温服,不拘时候。

【主治】肺痿咳嗽,涕唾稠黏,小便不利。

【宜忌】忌生冷、油腻、鸡、猪。

88327　紫菀散(《圣惠》卷十五)

【组成】紫菀一两半(去苗土)　贝母二两(煨令微黄)　甘草一两(炙微赤,剉)　桑白皮一两(剉)　麦门冬一两(去心)　人参一两(去芦头)　陈橘皮半两(汤浸,去白瓤,焙)　杏仁一两半(汤浸,去皮尖双仁,麸炒微黄)

【用法】上为散。每服五钱,以水一中盏,煎至五分,去滓温服,不拘时候。

【主治】时气咳嗽。

88328　紫菀散(《圣惠》卷二十七)

【组成】紫菀(去苗土)　黄耆(剉)　白茯苓　款冬花　生干地黄　白前　杏仁(汤浸,去皮尖双仁,麸炒微黄)　桑根白皮(炙微赤,剉)各一两　甘草半两(炙微赤,剉)

【用法】上为散。每服四钱,以水一中盏,加生姜半分,煎至六分,去滓温服,不拘时候。

【主治】虚劳咳嗽,涕唾稠黏,渐至羸弱。

88329　紫菀散(《圣惠》卷二十七)

【异名】广济紫菀汤(《鸡峰》卷十一)。

【组成】紫菀一两(洗去苗土)　五味子三分　甘草半两(炙微赤,剉)　百合三分　白茯苓一两

【用法】上为粗散。每服三钱,以水一中盏,煎至五分,去滓温服,一日三四次。

【主治】虚劳上气,咳嗽不止。

88330　紫菀散(《圣惠》卷三十一)

【组成】紫菀三分(去苗土)　桑根白皮三分(剉)　甘草三分(炙微赤,剉)　栀子仁半两　赤茯苓三分　桔梗半两(去芦头)　黄芩半两　乌梅肉三分(微炒)　川大黄半两(剉碎,微炒)　百合三分　柴胡一两(去苗)　麦门冬三分(去心)　鳖甲二两(涂醋,炙微黄,去裙襕)　杏仁三分(汤浸,去皮尖双仁,麸炒微黄)

【用法】上为散。每服四钱,以水一中盏,加生姜半分,豉五十粒,桃柳枝各一握(长七寸),葱、薤白各七寸,同煎至六分,去滓温服,不拘时候。

【主治】骨蒸肺痿咳嗽,胸膈痛,舌涩口干。

【宜忌】忌苋菜。

88331　紫菀散(《圣惠》卷三十一)

【组成】紫菀半两(去苗土) 柴胡一两半(去苗) 鳖甲一两半(涂醋,炙微黄,去裙襕) 知母一两 桑根白皮一两(剉) 甘草半两(炙微赤,剉) 款冬花三分 生干地黄二两

【用法】上为粗散。每服三钱,用水一中盏,加生姜半分,煎至六分,去滓温服,不拘时候。

【主治】骨蒸劳热,咳嗽,涕唾稠黏,吃食不得,渐加困乏。

【宜忌】忌苋菜。

88332 **紫菀散**(《圣惠》卷四十二)

【组成】紫菀一两(洗去苗土) 麻黄一两(去根节) 贝母三分(煨微黄) 大腹皮三分(剉) 杏仁三分(汤浸,去皮尖双仁,麸炒微黄) 赤茯苓一两 桑根白皮一两(剉) 猪苓一两(去黑皮) 槟榔一两

【用法】上为散。每服五钱,以水一大盏,加生姜半分,煎至五分,去滓温服,不拘时候。

【主治】上气,发即不得眠卧,心腹胀满,喘急不能食,身面浮肿。

88333 **紫菀散**(《圣惠》卷四十六)

【组成】紫菀一两(去苗土) 麦门冬一两(去心,焙) 川升麻一两 木通一两半(剉) 前胡一两半(去芦头) 赤茯苓二两 贝母一两(煨微黄) 大腹皮一两(剉) 子芩半两 甘草三分(炙微赤,剉)

【用法】上为散。每服五钱,以水一大盏,入生姜半分,煎至五分。去滓温服,不拘时候。

【主治】暴热咳嗽气促,背膊劳痛,饮食减少。

88334 **紫菀散**(《圣惠》卷四十六)

【组成】紫菀一两(去苗土) 桑根白皮二两(剉) 款冬花半两 葳蕤半两 柴胡三分(去苗) 桔梗一两(去芦头) 甘草半两(炙微赤,剉) 赤茯苓一两 川升麻三分 射干半两 枳壳一两(麸炒微黄,去瓤)

【用法】上为粗散。每服五钱,以水一大盏,加生姜半分,煎至五分,去滓温服,不拘时候。

【主治】咳嗽喘急,咽喉不利,胸中似物妨塞。

88335 **紫菀散**(《圣惠》卷四十八)

【组成】紫菀一两(去苗土) 吴茱萸半两(汤浸七遍,焙干,微炒) 白术半两 当归半两 桂心半两 鳖甲一两(涂醋,炙令黄,去裙襕) 槟榔半两 郁李仁一两(汤浸,去皮,微炒) 枳实半两(麸炒微黄)

【用法】上为散。每服三钱,水一中盏,加生姜半分,煎至六分,去滓温服,不拘时候。

【主治】息贲气。在右胁下结聚胀痛,喘促咳嗽。

88336 **紫菀散**(《圣惠》卷七十四)

【组成】紫菀(去苗土) 桑根白皮(剉) 贝母(煨令黄) 陈橘皮(汤浸,去白瓤,焙)各一两 灯心三分 甘草半两(炙微赤,剉)

【用法】上为散。每服四钱,以水一中盏,加生姜半分,大枣三枚,煎至六分,去滓温服,不拘时候。

【主治】妊娠咳嗽气急,心烦不食。

88337 **紫菀散**(《圣惠》卷七十八)

【组成】紫菀半两(洗去苗土) 人参三分(去芦头) 半夏半两(汤洗七遍去滑) 白茯苓一两 陈橘皮三分(汤浸,去白瓤,焙) 麦门冬一两(去心,焙) 当归半两(剉,微炒) 黄耆一两(剉) 白芍药半两 桂心半两 熟干地黄一两 甘草一分(炙微赤,剉) 五味子三分 杏仁半两(汤浸,去皮尖双仁,麸炒微黄)

【用法】上为粗散。每服四钱,以水一中盏,加生姜半分,大枣三枚,煎至六分,去滓温服,不拘时候。

【主治】产后咳嗽,四肢无力,吃食减少。

88338 **紫菀散**(《圣惠》卷七十九)

【组成】紫菀一两(去苗土) 汉防己半两 桂心半两 细辛半两 槟榔三分 赤茯苓半两 桑根白皮半两(剉) 大腹皮半两(剉) 枳壳半两(麸炒微黄,去瓤) 甜葶苈半两(微炒) 木香半两 甘草半两(炙微赤,剉)

【用法】上为散。每服三钱,以水一中盏,加生姜半分,煎至六分,去滓温服,不拘时候。

【主治】产后风虚,遍身浮肿,上气喘咳,腹胁妨闷,不思饮食,四肢少力。

88339 **紫菀散**(《圣惠》卷八十三)

【组成】紫菀半两(炙,去苗土) 贝母半两(煨微黄) 款冬花一分

【用法】上为细末。每服一字,以清粥饮调下一日三四次。

【主治】小儿咳嗽。

88340 **紫菀散**(《圣惠》卷八十三)

【组成】紫菀半两(去苗土) 甘草三分(炙微赤,剉) 五味子 黄芩 麻黄(去根节) 桂心 半夏(汤洗七遍去滑) 枳壳(麸炒微黄,去瓤)各一分

【用法】上为粗末。每服一钱,以水一小盏,加生姜少许,煎至三分,去滓,分为二服,不拘时候。

【主治】小儿咳逆上气,痰壅,不欲乳食。

88341 **紫菀散**(《医方类聚》卷十引《简要济众方》)

【异名】紫菀汤(《圣济总录》卷四十八)。

【组成】紫菀一两(去尘) 川升麻一两 天门冬一两(焙令干) 贝母一两(麸炒黄)

【用法】上为散。每服二钱,水一中盏,加生姜、大枣,同煎至七分,和滓温服,不拘时候。

【主治】肺寒痰逆咳嗽,胸膈痞闷,鼻多清涕。

88342 **紫菀散**(《医方类聚》卷十引《神巧万全方》)

【组成】紫菀 款冬花 阿胶(炒枯令黄) 侧柏叶(酥炙黄) 黄芩各一两(去黑心) 干熟地黄三分 麦门冬(去心)半两 人参三分 白茯苓半两 蛤蚧一只(头尾全,酥炙令黄)

【用法】上为末。每服一钱,粥饮调下。

【主治】肺痿损败,气喘,咳嗽有血。

88343 **紫菀散**(《医方类聚》卷一一七引《神巧万全方》)

【组成】紫菀一两半 旋覆花 桔梗 射干 款冬花 川升麻 麻黄(去根节) 半夏(汤洗七遍)各一两 陈橘皮(去瓤) 甘草(炙黄) 大腹连皮 杏仁(汤浸,去皮,麸炒黄)各三分

【用法】上为末。每服三钱,以水一中盏,入生姜半分,煎六分,去滓温服。

【主治】肺嗽痰唾稠黏，肩背壅闷，喘促不食。

88344 **紫菀散**

《圣济总录》卷六十五。为《朱氏集验方》卷五引《传信方》"紫菀汤"之异名。见该条。

88345 **紫菀散**（《圣济总录》卷六十九）

【组成】紫菀（去苗土） 款冬花 当归（切，焙） 桂（去粗皮） 芎䓖 五味子（炒） 附子（炮裂，去皮脐） 细辛（去苗叶） 贝母（去心） 柏叶（炒） 白术 甘草（炙，剉） 生干地黄（焙） 杏仁（汤浸，去皮尖双仁，炒）各一两

【用法】上为散。每服三钱匕，蜜汤调下，一日三次，不拘时候。

【主治】肺气内伤，邪热熏积，咳唾有血。

88346 **紫菀散**（《圣济总录》卷一二四）

【异名】紫菀汤（《普济方》卷六十四）

【组成】紫菀（去苗土） 贝母（去心，炒） 桑根白皮（剉，炒） 桔梗（炒） 柴胡（去苗） 麦门冬（去心，焙） 赤茯苓（去黑皮） 百部各二分 甘草（炙，剉）一分 杏仁（汤浸，去皮尖双仁，炒）一两

【用法】上为粗末。每服三钱，水一盏，煎至七分，去滓，食后温服，一日三次。

【主治】咽喉痒，咳嗽。

88347 **紫菀散**（《圣济总录》卷一七六）

【组成】紫菀（去苗）一两 杏仁（去皮尖双仁，炒） 细辛（去苗叶） 款冬花各一分

【用法】上为散。二三岁儿每服半钱匕，米饮调下，一日三次。

【主治】小儿咳逆上气，喉中有声，不通利。

88348 **紫菀散**

《宣明论》卷九。为《圣济总录》卷九十三"紫菀汤"之异名。见该条。

88349 **紫菀散**

《普济方》卷三八七引《全婴方》。为《金匮》卷上"射干麻黄汤"之异名。见该条。

88350 **紫菀散**（《杨氏家藏方》卷八）

【组成】紫菀茸 二桑叶 人参（去芦头） 甘草（炙）各半两 杏仁（去皮尖，麸炒，别研细） 桔梗（去芦头，微炒）各一两 麻黄（去根节，汤煮三二沸，焙干）三分

【用法】上㕮咀。每服五钱，水一盏，煎至八分，去滓，食后温服。

【主治】肺感寒邪，咳嗽不止，风壅相搏，头疼声重。

88351 **紫菀散**（《卫生宝鉴》引海藏方）

【异名】紫菀汤（《医方集解》）、紫菀饮（《医碥》卷六）。

【组成】人参 紫菀 知母 贝母 桔梗 甘草 五味子 茯苓 阿胶

【用法】上为粗末。加生姜，水煎服。

【功用】《笔花医镜》：润肺止嗽。

【主治】咳嗽，唾中有脓血；虚劳证，肺痿变痈。

【方论选录】❶《医方集解》：此手太阴药也，劳而久嗽，肺虚可知，即有热证，皆虚火也。海藏以保肺为君，故用紫菀、阿胶二药润肺补虚，消痰止嗽；以清火为臣，故用知母、贝母二药辛寒润燥消痰；以参、苓为佐者，扶土所以生金；以甘、桔为使者，载药上行脾肺，桔梗载诸药上行而能清肺，甘草辅人参补脾；五味子滋肾家不足之水，收肺家耗散之金，久嗽者所必收也。❷《血证论》：取参、草、胶、菀以滋补肺阴；又用知母以清其火；五味以敛其气；桔梗、贝母、茯苓以利其痰。火、气、痰三者俱顺，则肺愈受其益，此较保和汤、救肺汤又在不清不浊之间，用方者随其择其。

【备考】《普济方》本方用量：各等分。《张氏医通》：有麦门冬，无知母。

88352 **紫菀散**（《永乐大典》卷八〇二〇引《经验普济本事方》）

【组成】紫菀茸 苍术（浸）各八钱 桔梗半两 芍药三钱 木香 肉豆蔻各一钱

【用法】上为细末。每服三四钱，猪肝二两，或腰子二个（拆开），掺药，入盐、葱，纸裹三五重，烧熟，热粥服之。

【主治】骨蒸虚劳，寒热口干，少力。

88353 **紫菀散**（《赤水玄珠》卷五）

【组成】木香 人参 白术 紫菀 川芎各二两

【用法】上为粗末。加生姜、乌梅，水煎服，次日又一服。

【主治】水肿。

88354 **紫菀煎**（《圣惠》卷四十六）

【组成】紫菀三两（去苗土） 阿胶三两（捣碎，炒令黄燥） 射干三两 细辛一两 干姜一两（炮裂，剉） 竹沥一盏 芫花根半两（去土） 桑根白皮三两（剉） 款冬花二两 附子半两（炮裂，去皮脐） 甘草半两（炙微赤，剉） 白蜜一盏

【用法】上为散，先以水二斗，于银锅中煎至一斗，去滓，入蜜及竹沥，以慢火熬成膏。每服半匙，以温粥饮调下，一日三四次。

【主治】久咳嗽上气，涕唾稠黏，头面虚肿。

88355 **紫菀煎**（《鸡峰》卷十五）

【组成】紫菀 人参各八分 熟地黄六分 麦门冬 柴胡 蜀椒 乌头 羌活 甘草各五分 厚朴 大黄 茯苓 黄连各六分 巴豆 槟榔 车前子 苁蓉 防葵 吴茱萸 菖蒲 当归 茯神 干姜 皂角 桔梗各四分 防己 白术各五分 肉豆蔻二分

【用法】上为细末，炼蜜为丸，如梧桐子大。每服三五丸，空心米饮送下，当宣转三五行，如不定，以白粥止之。

【主治】妇人久患血劳、血气，腹内积聚恶物，痃癖气块腹内去来，或上冲心，两肋虚胀，腰腹冷疼，脐下搅刺，脾胃不和，吃食无味，口吐清水，浑身麻痹，手脚拘急，口涩唇干，身体虚弱，睡卧不安，心神烦躁，面上生疮，四肢沉重，月水不调，经年累月无时，似有孕，渐加羸瘦，及一切诸风久不愈者。

【备考】本方方名，据剂型，当作"紫菀丸"。

88356 **紫菀膏**（方出《本草衍义》卷十八，名见《得效》卷五）

【异名】枇杷叶丸（《普济方》卷一五九）、紫菀丸（《金匮翼》卷七）。

【组成】枇杷叶 木通 款冬花 紫菀 杏仁 桑白皮各等分 大黄减半

【用法】各如常制，同为末，炼蜜为丸，如樱桃大。食

后、夜卧各含化一丸。

【功用】《金匮翼》:泻肺中积热。

【主治】肺热久嗽,身如炙,肌瘦,将成肺痨。

【临床报道】肺痨:有妇人患肺热久嗽,身如炙,肌瘦将成肺痨,以枇杷叶、木通、款冬花、紫菀、杏仁、桑白皮各等分,大黄减半,各如常制,治讫,同为末,炼蜜为丸,如樱桃大。食后、夜卧各含化一丸,未终剂而愈。

88357 **紫黄饮**(《种痘新书》卷三)

【组成】人中黄(用甘草末入竹筒中,封固其口,令粪汁不能入,乃置粪缸中浸五十余日,取起阴干,乃破竹筒,取甘草末。用此药必须自制) 紫草茸各等分

【用法】上为细末。每服一钱,用人参二分,煎汤送下,其痘色立转红活而渐起矣。

【主治】一切痘色惨暗红紫,干枯紫黑者。

88358 **紫雪丸**(《颅囟经》卷上)

【组成】大黄 黄连 代赭各二分 朱砂 麝香各少许 杏仁(去皮尖,别研) 肉豆蔻 巴豆(去皮,以冷水浸,别研)各一两

【用法】上为细末,炼蜜为丸,如梧桐子大。每服一丸,空心米饮汤送下;五岁十岁只可服五丸,临时加减。

【主治】小儿五疳兼腹肚虚胀,疳气烦闷,或时燥渴。

【宜忌】忌冷水、油腻、炙煿。

【备考】本方方名,《幼幼新书》引作"紫霜丸"。

88359 **紫雪丹**

《成方便读》卷三。为《外台》卷十八引苏恭方"紫雪"之异名。见该条。

88360 **紫雪丹**

《囊秘喉书》卷下。为《外科正宗》卷四"紫雪散"之异名。见该条。

88361 **紫雪汤**(《圣济总录》卷一六九)

【组成】紫草茸 地龙(去土)各等分

【用法】上为粗末。每服二钱匕,用水、酒共七分,煎至四分,去滓温服。

【主治】小儿疮疹倒靥。

88362 **紫雪散**(《外台》卷三十一引《崔氏方》)

【异名】紫雪(《圣惠》卷九十五)。

【组成】黄金一百两 寒水石 石膏各三斤(一本用滑石) 玄参一斤 羚羊角屑 犀角屑 沉香 青木香各五两 丁香一两 甘草八两(炙)

【用法】上切,以水三斗,煮取一斗,去滓,取消石四升(芒消亦可),用朴消十斤,投汁中,微火煎,以柳木篦搅,勿住手,候欲凝入盆中,纳朱砂三两,麝香一两,急搅,即成霜雪紫色。以水和一二分服之,以意加减。一剂十年用之。

【功用】❶《外台》引《崔氏方》:解诸石、草药毒,发邪热。❷《奇效良方》:消痘疮、麸疹。

【主治】❶《外台》引《崔氏方》:脚气毒遍,内外烦热,口中生疮,狂易叫走,卒黄,瘴疫毒疠卒死,温疟,五尸五注,心腹诸疾,㽲绞刺切痛,虫毒,野道热毒,小儿惊痫百病,及乳石、天行热病。❷《奇效良方》:大人小儿一切热毒,胃热发斑,并惊痫涎厥,走马急疳、热疳,黄瘦,喉痹痛,及疮疹发毒攻咽喉,水食不下者。

88363 **紫雪散**(《圣惠》卷三十八)

【组成】紫雪三两 川升麻一两 犀角屑一两 玄参一两 葳蕤一两 甘草半两(生,剉) 栀子仁半两 (一方去玄参,加黄芩)

【用法】上为粗末。每服四钱,以水一中盏,煎至六分,去滓温服,一日三四次。

【主治】乳石发热,身体微肿,头面疮出。

88364 **紫雪散**(《圣济总录》卷一八〇)

【组成】紫雪(细研)一分 竹沥

【用法】上二味,每用紫雪一字,竹沥少许调服,一日四五服。

【主治】小儿木舌。

88365 **紫雪散**(《外科正宗》卷四)

【异名】紫雪丹(《囊秘喉书》卷下)。

【组成】升麻 寒水石 石膏 犀角 羚羊角各一两 玄参二两 沉香 木香各五钱 甘草八钱

【用法】水五碗,同药煎至五碗,滤清,再煎滚,投提净朴消三两六钱,微火慢煎,水气将尽欲凝结之时,倾入碗内,下朱砂、冰片各二钱,金箔一百张,各预研细和匀,碗炖,水内候冷,凝成雪也。大人每用一钱,小儿二分,十岁者五分,徐徐咽之即效。病重者加一钱亦可,或用淡竹叶、灯心汤化服。

【主治】❶《外科正宗》:小儿赤游丹毒,甚者肚腹膨胀,气急不乳,伤寒热躁发狂,及外科一切蓄毒在内,烦躁口干,恍惚不宁。❷《金鉴》:重腭,舌疔,及小儿赤游丹失治,毒气入里,腹胀坚硬,声音嘶哑,吮乳不下咽者。

88366 **紫雪散**(《青囊全集》卷下)

【组成】真沉香一钱 犀角一钱 羚羊角一钱 玄参二钱 上四六片二分 寒水石五分 草节五分 朴消一钱 朱砂五分 灯心(烧灰)五分 淡竹叶一钱

【用法】上为细末。每服一钱,或吹或服,不可过多。

【主治】疔证,火毒积热极甚,喉痛。

88367 **紫雪散**

《全国中药成药处方集》天津方。为《外台》卷十八引苏恭方"紫雪"之异名。见该条。

88368 **紫雪膏**(《圣济总录》卷一三一)

【组成】蜀椒四十九粒(去目并闭口,炒出汗,为末) 杏仁二十一粒(去皮尖双仁,研) 清麻油一两 酒蜡(白者)半两

【用法】上四味,先将清麻油并酒蜡于铫子内煎令匀沸,次下蜀椒、杏仁,用柳篦搅令黄赤色成膏,滴在水碗中不散,盛瓷器中。每用以故帛上涂贴,日再易。

【主治】诸发背,脑疽,一切恶疮。

88369 **紫银茶**(《外科全生集》卷四)

【组成】牛蒡子 忍冬藤 紫花地丁草 白甘菊各等分

【用法】水煎服。

【主治】杨梅结毒,恶疮复发者。

88370 **紫盖丸**

《千金》卷四。为原书同卷"牡蒙丸"之异名。见该条。

88371 **紫琼膏**(《喉科紫珍集》卷上)

【组成】忍冬藤(取鲜者,去泥垢)八两　土牛膝(取鲜者,去泥垢)十两　钗石斛　黄耆　熟地　赤首乌　白首乌各五两　玉竹　麦冬　白术　党参各三两　桔梗四两　当归　白芍各一两五钱　远志(去心)二两

取鲜梨百个(去蒂),浸水一宿,捣去渣,入前药熬膏至七分,下后药:

参三七　真川贝各一两　真紫金藤七钱　白螺壳　乳香　没药　象牙屑各五钱　琥珀四钱　龙骨　人指甲各三钱　珍珠二钱

【用法】上药各为极细末,无声为度,下入前膏,用槐枝搅,收成窨土地下,出火气,备用。

【主治】风痹疳毒,以及悬疔诸症,破烂难于完口,久热已退,元气亏损。

88372 **紫散子**(《普济方》卷三六八)

【组成】天麻一两　川芎半两　铁粉三分(土色者)　硼砂一钱

【用法】上为末,入脑、麝各少许同研。每服半钱,金钱、薄荷汤下。并二服,汗自出。

【功用】通利发汗。

【主治】伤寒夹惊。

88373 **紫葳汤**(《圣济总录》卷一六一)

【组成】紫葳　当归(炒,切)　木香(炮)各半两　没药一分　牛膝三分(去苗,酒浸,切,焙)

【用法】上为粗末。每服二钱匕,水、酒共一盏,同煎七分,去滓温服,未愈再服。

【主治】产后血气、血块攻脐腹痛。

88374 **紫葳汤**(《杂病源流犀烛》卷三)

【组成】紫葳　天冬　百合　杜仲　黄芩　黄连　萆薢　牛膝　防风　菟丝子　蒺藜

【主治】肝痿(又名筋痿)。肝热则胆泄,口苦,筋热血干,以致拘挛而成筋痿。

88375 **紫葳散**(《圣济总录》卷八)

【组成】紫葳东引根(凌霄花根是也,炙,剉)

【用法】上为散。每服二钱匕,空心温酒调下。

【主治】❶《圣济总录》:风,腰脚不随。❷《普济方》:身上游风疹毒。

88376 **紫葳散**(《圣济总录》卷十一)

【组成】紫葳(去心,瓦上焙,凌霄花是也)一两　附子(炮裂,去皮脐)半两

【用法】上为散。每服一钱匕,蜜、酒调下,一日二次。

【主治】风瘙瘾疹。

88377 **紫葳散**(《圣济总录》卷一二六)

【组成】紫葳(凌霄花是也)　海藻(洗去咸,焙)　瞿麦穗　牡蛎(煅,研成粉,左顾者真)　甘草(炙)各一两

【用法】上为细散。每服一钱半,食后白汤调下,一日二次。

【主治】项上瘰疬,如枣李核者。

88378 **紫葳散**(《圣济总录》卷一五一)

【组成】紫葳(凌霄花是也)不以多少

【用法】上为散。每服二钱匕,食前温酒调下。

【主治】妇人经脉不通,血热壅滞攻注,四肢皮肤瘾疹,并行经脉。

88379 **紫葳散**(《圣济总录》卷一五一)

【组成】紫葳(凌霄花是也)　青橘皮(汤浸,去白,焙)　当归(切,焙)各半两　大麦蘖(炒)　大黄(剉,炒)　没药　桂(去粗皮)　芎䓖各一分

【用法】上为散。每服一钱匕,食前温酒调下。

【功用】通经止痛。

【主治】室女月水不通。

88380 **紫葳散**(《鸡峰》卷十六)

【组成】紫葳二两　当归　蓬莪术各一两

【用法】上为细末。每服二钱,空心冷酒调下。如行十里许,更用热酒调一服。

【主治】妇人、室女月候不通,脐腹疞痛,一切血疾。

88381 **紫葳散**(《杨氏家藏方》卷二)

【组成】凌霄花半两(取末)　硫黄一两(别研)　腻粉一钱　胡桃四枚(去壳)

【用法】上先将前三味和匀,后入胡桃肉同研如膏子。用生绢蘸药频频揩之。

【主治】肺有风热,鼻生齄疱。

88382 **紫葳散**(《医学入门》卷八)

【组成】紫葳　肉桂　赤芍药　玄胡索　白芷　牡丹皮　当归　刘寄奴各等分

【用法】酒一、水二,入红花少许煎服。

【主治】妇人月水不行,发热腹胀。

88383 **紫葛丸**(《千金》卷十二)

【组成】紫葛　石膏　人参　丹参　细辛　紫参　苦参　玄参　齐盐　代赭　苁蓉　巴豆　乌头各三分　干姜　桂心　独活各五分

【用法】上为末,炼蜜为丸,如小豆大。每服六丸,食前三丸,食后三丸。若觉体中大热,各减一丸服之。服药后十日,得利黄白汁大佳。妇人食前、食后只服二丸;两岁以下儿服米粒大。

【主治】诸热不调,腹中积聚,心腹满,心下坚,宿食痰饮,食吐逆;上气咳嗽,咽喉鸣,短气;黄疸,久疟,面肿,四肢烦重,身浮肿,坐起体重;热病湿䘌下部痒,大肠出,热淋,关格不通,下利颜色不定;羸瘦无力,弱房少精,精冷;体疮痒,身体斑驳;从高坠下绝伤;坠胎后伤损血,皮肉焦烂,月水不定,或后或前,月水断,心下闷满,肩膊沉重;小儿百病,小儿癖气乳不消,小儿身常壮热,腹内有病。

【宜忌】忌五辛、猪、鸡、鱼、蒜。

【方论选录】《千金方衍义》:紫葛丸治寒热不调而为方后诸病,故用巴豆、姜、桂、乌头以破寒积;紫葛、石膏、石盐、苦、紫、丹、元四参以散热结;独活、细辛以通经络;代赭治贼风、鬼疰、虫毒;苁蓉止茎中寒热痛,人参以助诸药之力;但紫葛药肆罕得,宜以紫菀代之,以本经专主胸中寒热结气也。

88384 **紫葛丸**(《圣惠》卷四十九)

【组成】紫葛一两(剉)　赤芍药三分　桔梗三分(去芦头)　紫菀一两(去苗土)　木香三分　诃黎勒三分(煨,去皮)　郁李仁一两半(汤浸,去皮,微炒)　川大黄一两半

（剉微碎，微炒） 牵牛子一两（微炒）

【用法】上为末，炼蜜为丸，如梧桐子大。每服二十丸，煎木通汤送下，不拘时候。

【主治】癖气，胁下硬痛，心烦，不能食。

88385 **紫葛丸**（《圣济总录》卷一五一）

【组成】紫葛（剉） 菴蔺子 牛膝（酒浸，切，焙）各一两半 桃仁（去皮尖双仁，熬）四十九枚 水蛭二十一枚（熬） 赤芍药 鳖甲（去裙襴，醋炙）各二两 牡丹皮一两一分 瞿麦穗一两 桂（去粗皮）二两

【用法】上为末，炼蜜为丸，如梧桐子大。每服二十丸，渐加至三十丸，空腹煎茅根、槟榔汤送下，一日二次。

【主治】月水不通，脐下结块，渐觉羸瘦，不能饮食。

88386 **紫葛汤**（《外台》卷二十九引《广济方》）

【组成】紫葛三握（细剉之）

【用法】以顺流河水三大升，煎取一升二合。去滓空腹分三服。若冷，以酒一大升，水二升，和煮取一大升。

【功用】生肌破血，补劳消疮，轻身。

【主治】金疮。

88387 **紫葛汤**（《圣济总录》卷一五一）

【组成】紫葛（剉） 紫参各三分 柴胡（去苗）一两 禹余粮（醋淬三遍） 紫菀（去苗土）各半两 芒消一两

【用法】上为粗末。每服二钱匕，水一盏，煎七分，去滓，空心、食前温服。

【主治】月候不调，渐瘦寒热。

88388 **紫葛饮**（《圣惠》卷二十九）

【组成】紫葛半两 麦门冬半两（去心） 生地黄半两 小麦半合 甘草一分（炙微赤，剉） 生姜一分

【用法】上为细散。分为二服，以水一大盏，煎至五分，去滓温服，不拘时候。

【主治】产后心中烦闷不解。

88389 **紫葛饮**（《圣济总录》卷八十二）

【组成】紫葛（炒） 大戟（炒） 黑牵牛（瓦上炒半生半熟） 大黄（剉，炒）各一两 木香一分 乳香少许（别研） 槟榔（煨）半两

【用法】上七味，除乳香外，为粗末，拌匀。每服三钱匕，童便、酒各半盏，葱白三寸，蜀椒二十枚，煎至六分，去滓，临卧温服。至来日早取下赤汁效，第一服病减五分，次日第二服必安。

【主治】脚气风毒与脏气相击，心腹急胀。

88390 **紫葛饮**（《圣济总录》卷一六三）

【组成】紫葛（剉） 麦门冬（去心，焙） 人参 羚羊角（镑） 小麦 甘草（炙，剉）各半两

【用法】上为粗末。每服三钱匕，水一盏，加生姜三片、枣一枚（擘），煎至七分，去滓温服，不拘时候。

【主治】产后心中烦闷不解。

88391 **紫葛散**

《圣惠》卷六十一。为《千金》"紫葛帖方"之异名。见该条。

88392 **紫葛散**（《圣惠》卷七十二）

【组成】紫葛二分（剉） 鳖甲一两（涂醋，炙令黄，去裙襴） 桂心半两 牛膝三分（去苗） 京三棱三分（微煨，剉） 桃仁半两（汤浸，去皮尖双仁，麸炒微黄） 虻虫一分（微炒黄，去翅足） 蒲黄半两 当归三分（剉，微炒） 赤芍药三分 木香半两 牡丹三分 芎䓖三分 川大黄一两（剉，微炒）

【用法】上为粗末。每服三钱，以水一中盏，加生姜半分，煎至五分，去滓，食前稍热服之。

【主治】妇人月水不通，腹内有癥块，发来攻心腹，疠刺疼痛，吃食全少，四肢羸瘦。

88393 **紫葛散**（《圣济总录》卷七）

【组成】紫葛（剉） 防风（去叉） 羌活（去芦头）各一两 甘草（炙，剉） 黄连（去须）各半两

【用法】上为散。每服二钱匕，温酒调下。

【主治】柔风，四肢不收，腹内拘急，并妇人产后中风。

88394 **紫葛散**（《圣济总录》卷一六一）

【组成】紫葛（去心）四两 甘草（炙）半两 羌活（去芦头）一两

【用法】上为散。每服三钱匕，空心热酒调下，一日二次。

【主治】产后柔风。

88395 **紫微烟**（《眼科锦囊》卷四）

【组成】白蛇一钱 水银蜡十钱 沉香一钱 百草霜五钱

【用法】上为末，以烧酎浸红花十钱，乘湿以前药为衣，分五剂，吃烟如淡婆姑。

【主治】梅毒之诸眼疾。

88396 **紫微膏**（《外科全生集》卷四）

【组成】香油四两 烛油一两半 黄蜡一两半 炒铅粉三两 轻粉 乳香 阿魏 白蜡 没药各五钱 儿茶六钱 雄黄 龙骨 真珠各五钱

【用法】先以香油、烛油、黄蜡熬至滴水不散，入炒铅粉、轻粉、乳香、阿魏、白蜡、没药、儿茶、雄黄、龙骨、真珠搅匀，远火，再入麝香五钱，成膏听用。

【功用】生肌收口。

88397 **紫蔻丸**（《全国中药成药处方集》抚顺方）

【组成】红人参二两 陈皮五钱 云苓一两 丁香三钱 焦术一两五钱 紫蔻 本色沉香各五钱 焦楂三两 莱菔子 草蔻各一两 广木香五两 香附二两 藿香五钱 榔片一两 广砂仁五钱 神曲 麦芽 枳壳各一两 甘草五钱 官桂三钱 良姜五钱 青皮一两

【用法】上为细末，炼蜜为丸，二钱重，蜡皮封。每服一丸，每日早、晚用姜汤送下。

【功用】❶《全国中药成药处方集》抚顺方：健胃助消化。❷《成方制剂》：温中行气。

【主治】❶《全国中药成药处方集》抚顺方：胃弱，食欲不振，食后闷满，嗳气不舒，颜面黄瘦，或暴饮暴食，呃逆脘闷，恶心呕吐，嘈杂吞酸，消化不良，气滞胃痛。❷《成方制剂》：寒郁气滞的胃痛。

【宜忌】孕妇忌服；忌食生冷、硬物。

【备考】《成方制剂》无人参、沉香。

88398 **紫精丹**（《圣惠》卷九十五）

【组成】硫黄二两（细研如面，即不伏火也） 针砂四

两(用葛布筛罗去尘,取细者用)

【用法】上与硫黄同研令匀,用汤二升拌之,候冷,便去其水,入固济了瓶子中,初用文火养令热彻,次用大火煅令通赤,候冷,又细研,用热水淘取浓者,不取在下着底者,如是飞十遍以来,澄滤得尽,并却针砂,然后用重抄纸于灰上铺,泣干,已无火毒,用水浸,蒸饼为丸,如绿豆大。每服五丸,空心茶、酒任下。

【功用】暖脐腹,止疼痛。

【主治】一切风及积冷气。

88399 **紫蕺膏**(《普济方》卷四十引《医方大成》)

【组成】紫蕺一大握(又名鱼腥草,擂烂如泥)

【用法】先用朴消水洗净肛门,用芭蕉叶托入,却用药贴于臀下稳坐,自然收入。

【主治】脏热肛门脱出。

88400 **紫檀散**(《卫生总微》卷十九)

【组成】紫檀香　木香　川朴消(研)　卷柏各一两　赤芍药　川大黄各半两

【用法】上为细末。每服少许,以鸡子白调,稀稠得所,涂患处。

【主治】小儿项边生核子不消。

88401 **紫霜丸**

《局方》卷十。为《千金》卷五"紫丸"之异名。见该条。

88402 **紫霜丸**(《圣济总录》卷六十九)

【组成】紫金沙(即露蜂房顶上实处是。研)一两　芦荟(研)二钱　贝母(去心)四钱

【用法】上为末,炼蜜为丸,如樱桃大。每服一丸,水七分一盏化开,煎至五分,温服。吐血、衄血,每服一丸,酒半盏化开服。

【主治】舌上出血,窍如簪孔,及吐血、衄血。

88403 **紫霜丸**(《圣济总录》卷一七五)

【异名】三味紫霜丸(《普济方》卷三九二)。

【组成】代赭二两(捣末)　杏仁(去皮尖双仁,炒,研)一钱一字　巴豆七枚(去皮心膜,出油尽,研)

【用法】上为细末,水浸,炊饼为丸,如黄米大。每服三丸,温米饮送下。

【功用】《普济方》:消积聚。

【主治】小儿乳食不消。

88404 **紫霜丸**(《幼幼新书》卷十引《吉氏家传》)

【组成】紫霜　天竺黄　甘草(炙)　茯苓　朱砂各半分　龙脑少许

【用法】上为细末,炼蜜为丸,如皂子大。一岁半丸,用薄荷汤化下。

【主治】惊风。

【备考】方中紫霜,《普济方》作紫粉。

88405 **紫霜丸**(《幼幼新书》卷二十二引《吉氏家传》)

【组成】大赭石　木香(炮)　乳香　肉桂　杏仁(去皮尖)　丁香各一钱　陈皮一钱半(去白)　巴豆十五粒(去油)　肉豆蔻一个(炮)

【用法】上为末,面糊为丸,如此○大。每服七丸,饭饮送下。

【功用】去积。

【主治】消渴。

88406 **紫霜丸**(《幼幼新书》卷二十八引《吉氏家传》)

【组成】丁头大赭石半两(令煅五遍,醋淬五遍)　杏仁二十七粒(取霜)　乳香　朱砂　木香各一钱　宣连一分(去头)　轻粉半钱　麝香少许　肉豆蔻二个(面裹,炮)　巴豆十粒(取霜)

【用法】上为细末,稀面糊为丸,如此○大。每服七丸至十五丸,紫苏、饭引送下。

【主治】小儿久积,胸高羸瘦,赤白痢疾,腹痛甚。

88407 **紫霜丸**(《幼幼新书》卷二十七引《张氏家传》)

【组成】代赭石　陈皮(去白,巴豆肉半钱同炒干,巴豆不用)　木香　杏仁(去皮尖,研)各一分　肉桂(去皮,不见火)　丁香各半钱　藿香叶二钱

【用法】上为细末,粟米饭为丸,如小绿豆大。每服七粒,藿香汤吞下;吐泻,炙藿香、橘皮汤吞下;吐,煎枣子汤吞下。

【主治】小儿吐泻。

88408 **紫霜丸**

《幼幼新书》卷二十三。即《颅囟经》卷上"紫雪丸"。见该条。

88409 **紫霜丸**(《卫生总微》卷十)

【组成】朱砂五分　杏仁三十粒(去皮尖,炒黄)

【用法】上为细末,面糊为丸,如麻子大。每服五七丸,乳食前,桃心汤送下。

【主治】小儿惊吐不止。

88410 **紫霜丸**(《卫生总微》卷十二)

【组成】代赭石(火煅,米醋淬不拘遍数,以手拈得碎为度,研细,水飞)半两　牛黄二钱(研)　朱砂一分(研)　麝香一钱(研)　鳖甲一分(醋炙)　巴豆一分(去皮心膜,出油尽)　枳壳(去瓤,麸炒)二钱　当归(去芦并土,炙)二钱　甘草(炙)三分　木香一分　生犀末二钱　大黄三分

【用法】上为细末,炼蜜为丸,如黍米大。每服三五丸,米饮送下,不拘时候。

【主治】小儿诸疳发热,肚大脚细,发穗面黄,宿滞不消,或作寒热,腹内疼痛,经年瘦弱,及中恶等病。

88411 **紫霜丸**(《普济方》卷三八〇)

【组成】代赭石二钱(细研,水飞)　巴豆二十个(去皮尖)

【用法】上为细末,饭为丸,如粟米大。每服三五丸至十丸,煎皂角仁汤送下,不拘时候。

【主治】小儿乳哺失节,致伤脾胃,停积不化,变成疳疾,腹胀乳食减少,胸腹疼痛,烦闷呕逆,并伤寒温壮,内挟冷食,大便酸臭,或已得汗身热不除,及变蒸发热多日不解,因食痞痫,或寒或热。

88412 **紫霜丸**(《准绳·幼科》卷五)

【组成】四苓散加黄连　淡竹叶

【用法】水煎服。

【主治】发热时吐泻不止,身热口渴者。

【备考】本方方名,据剂型,当作"紫霜散"。

88413 **紫霜散**(《博济》卷四)

【组成】朱砂一两半(好者)　铁粉半钱　铅霜一钱

天竺黄一钱　龙脑半钱(以上五味并同细研)　甘草一钱(炙)　人参一分　使君子一钱(面裹,煨)

【用法】上后三味,先研为细末,却入前五味,同为极细末,和匀后,以银器或新瓷器内贮之。每服一字,蜜水调下。

【功用】镇心脏,安神魂。

【主治】小儿惊涎壅热,睡中惊搐惊叫。

【备考】方中朱砂,《普济方》作硼砂。

88414　**紫霜散**(《圣济总录》卷一七〇)

【组成】白花蛇(酒浸一宿,去皮骨,炙)一两　铁粉半两(研)　丹砂(研)　白附子(炮)　蝎梢各一分　麝香一钱(研)

【用法】上为细散。每服半钱匕,薄荷汤调下,不拘时候。

【主治】小儿慢惊风,潮发搐搦,项筋紧强。

88415　**紫霜膏**

《中藏经》卷六。为原书同卷"佛手膏"之异名。见该条。

88416　**紫霞丸**

《幼科类萃》卷六。为《千金》卷五"紫丸"之异名。见该条。

88417　**紫霞云**(《喉科枕秘》)

【组成】水银一钱　朱砂一钱　铅一钱(熔化,入水银和匀)　雄黄五分　麝香五厘　百草霜二钱

【用法】上为细末,每纸一条,用药五分,加艾卷作条。每日食后熏之,以七条为度,甚者九条即愈。

【主治】乳蛾、重舌、喉疳溃烂者。

88418　**紫霞丹**(《圣惠》卷九十五)

【组成】消石　水银　雄黄　朱砂　硫黄(与水银结为砂子)各一两　金箔一两半

【用法】上为末,取一瓷瓶子,盐泥固济,待干,入药于瓶子内,其瓶盖钻作一窍,如半钱孔大,盖瓶口讫,仍纳煻灰中煨之,不得使令火大,恐药飞走,专候窍中阴气尽,以盐泥闭塞其窍,以火半斤,养三日满,即用火一斤,烧十七日,候冷取出,于土坑中出火毒,三日后细研,以枣肉为丸,如麻子大。每服三丸,空心以温酒送下。

【功用】补暖脏腑,添益精髓,延年驻颜,祛风逐冷,益子宫。

【主治】痔漏瘰疬,筋骨疼痛。

【宜忌】忌羊血。

88419　**紫霞丹**(《证治要诀类方》卷四引杨氏方)

【组成】硫黄　针砂各四两　五倍子二两

【用法】上用砂锅水煮一时,放冷,先拣去五倍子,次淘,去针砂,次将硫黄以皮纸于灰上渗干,团作一块,用荷叶裹,安地上,大火炼,候药红即去火,经宿,研极细,饭膏为丸。如皂子大,阴干。白汤送下。

【主治】鼻衄。

88420　**紫霞丹**(《万氏家抄方》卷二)

【组成】苍术半斤(米泔浸一宿)　厚朴五两(姜制)　陈皮五两　甘草三两(炙)　香附子四两(米泔浸)

【用法】上为末,面糊为丸,如弹子大。每服一丸,姜汤送下。

【功用】宽中进食。

88421　**紫霞丹**(《扶寿精方》)

【组成】肉苁蓉(酒洗,去甲并内白膜,晒干)七钱　白茯苓(坚白无筋者,去皮)　生地黄(酒浸,蒸,晒)各三钱　鹿茸(慢火酥炙三次,另研)　雄雀脑七个　雌雄乌鸡肝二具(慢火瓦上焙)　雄鸡肾二付(酒沃,慢火炙干,另研)

【用法】上为细末,先将葱白十两,净苎麻叶包裹,外用绵纸三四层,水湿固之,火上煨熟,取起捣烂,合前药末杵千余下,为丸如梧桐子大,晒干。以鸡子十二枚,每头开一小孔,去清黄净,盛丸在内,以纸壳封其孔,另将鸡子四枚同前十二枚作一窝,与一伏鸡抱至四枚小鸡出为度,贮瓷器内,用麝少许,铺器内底,盖固封养七日方服。每服十丸,空心盐酒汤送下,干物压之,久久精自不泄。欲生子,以青黛、甘草、陈壁土调水饮之。

【功用】固阳注颜,益精填髓,起痿延年。

88422　**紫霞丹**(《遵生八笺》卷十七)

【组成】朱砂四两(一半为衣)　宫硼砂五钱　沉香一钱　桂花一钱　青木香一钱　细芽茶二钱　诃子一钱　白蔻仁一钱　金钱薄荷四钱　冰片三分　百药煎一钱　玄明粉二钱

【用法】上为细末,拣大甘草四两煎汁,为丸,如小豆大,朱砂为衣。每服一丸,一次噙化。

【功用】解酲,凉膈平胃,解愠安神,清喉。

【主治】伤酒,痰涌咳嗽,或口有秽气,津苦舌干。

88423　**紫霞丹**(《古方汇精》卷三)

【组成】熟地　川芎各四钱　当归八钱　黑芥一钱(炒)　炮姜五分　丹参一钱五分　桃仁五粒(去皮,研)　益母草一钱

【用法】煎成,加童便一杯和服。

【主治】产后血晕惊风,一切危症。

88424　**紫霞丹**(年氏《集验良方》卷二)

【异名】九转仙丹。

【组成】黑铅一两　雌黄三钱　雄黄三钱　硫黄五钱　白铅四两

阳城罐一个,盐泥固济,晒干,将黑白二铅铺底盖面,药放中间,以铁盏封固严密,铁线绊紧,架三钉上,外用八卦炉文武火五炷香,水升盏,研极细末。

白茯苓末九钱五分　明没药(炙,去油,研末)九钱五分

【用法】用头生男乳汁拌药,为丸如绿豆大。每服一钱,酒送下。每次用生药一半,如前封固,升炼九次,名九转仙丹。

【主治】腹胁积聚,七癥八瘕,翻胃噎膈,攀睛胬肉,女人寒病带下。

【宜忌】忌金石之药,不宜轻服。

88425　**紫霞丹**(《外科方外奇方》卷一)

【组成】犀黄四分　雄黄二钱　大黄四钱　天竺黄四钱　藤黄二钱(九晒,去酸味)　冰片四分　儿茶二钱　参三七四钱　血竭二钱　乳香四钱(去油)　没药四钱(去油)　麝香四分　阿魏一钱(用密化夏布收,去渣)

【用法】上为极细末,以阿魏蒸好,炼蜜为丸。每服四分,用绍酒调下。上药除乳香、没药、藤黄、阿魏外,余皆

忌火。

【主治】痈疽发背，破伤风，疔疮，无名肿毒，跌打损伤，小儿惊风。

【宜忌】忌生冷；孕妇忌服。

88426 **紫霞丹**（《内外验方秘传》）

【组成】胆矾二钱　铜绿二钱　杏仁三钱　黄升药三钱　银朱二钱　轻粉三钱　生石膏七钱

【用法】研至无声。掺患处。

【主治】梅毒注于大肠，肛门破烂。

88427 **紫霞丹**（《中国医学大辞典》）

【组成】厚朴　红曲末各四两　木通二两

【用法】上为细末，水泛为丸，如梧桐子大。每服三钱，白痢，砂糖汤送下；赤痢，米汤送下；休息痢，乌梅冰糖汤送下。

【主治】痢疾。

88428 **紫霞杯**（《本草纲目》卷十一引《水云录》）

【组成】硫黄（袋盛，悬罐内，以紫背浮萍同水煮之数十沸，取出候干，研末）十两　珍珠　琥珀　乳香　雄黄　朱砂　阳起石　赤石脂　片脑　紫粉　白芷　甘松　三奈　木香　血竭　没药　韶脑　安息香各一钱　麝香七分　金箔二十片

【用法】上为末，入铜勺中慢火熔化，以好样酒杯一个，周围以粉纸包裹，中开一孔，倾硫入内，旋转令匀，投冷水中，取出。每旦盛酒饮二三杯。

【功用】延年却老，脱胎换骨，大能清上实下，升降阴阳，通九窍，杀九虫，除梦泄，悦容颜，解头风，开胸膈，化痰涎，明耳目，润肌肤，添精髓，蠲疝坠。

【主治】妇人血海枯寒，赤白带下。

【临床报道】劳瘵：《本草纲目》昔中书刘景辉因遭劳瘵，于太白山中遇一老仙，亲授是方，服之果愈。

88429 **紫霞杯**（《鲁府禁方》卷三）

【组成】硫黄一斤（烧酒煮，每一两加雄砂一钱）　丁香一钱　木香一钱

【用法】上为细末，将硫化开，入药搅匀，倾于模内即成杯矣。如有下元虚寒，酌酒服之甚妙；妇人白带淋漓，空心酌酒饮三杯。胜服丹药良剂。

【功用】暖宫种子，破胸中积滞。

【主治】男子下元久冷，妇人白带淋漓。

88430 **紫霞膏**（《外科正宗》卷二）

【异名】绿膏药（《验方新编》卷六）。

【组成】明净松香（净末）一斤　铜绿（净末）二两

【用法】用麻油四两，铜锅内先熬数滚，滴水不散，方下松香熬化，次下铜绿，熬至白烟将尽，其膏已成，候片时，倾入瓷罐。凡用时汤内炖化，旋摊旋贴。

【主治】❶《外科正宗》：瘰疬初起，及诸色顽疮、臁疮、湿痰湿气、新久棒疮疼痛不已者。❷《验方新编》：一切无名肿毒。

88431 **紫霞膏**（《济阳纲目》卷一〇一）

【组成】熊胆一两　西牛黄一两　冰片五钱　蕤仁五钱　硼砂一两　黄连五两　白砂糖五两

【用法】上先将黄、胆、蕤、连四味，用龙霜水或露水一斗，于银瓷器内，熬至不老不嫩，重绵滤过，入蜜，再用火熬至紫色，以牵丝为度，方入片、硼及后项药末，量疾轻重加减，收埋土内，出火毒。点眼。

【主治】目病。

【宜忌】忌风热物、欲事。

88432 **紫霞膏**（《疡医大全》卷七引张乘六方）

【组成】真小磨麻油一斤　象皮　当归　赤芍各二两（象皮、当归、赤芍入油内，春、夏浸三日，秋、冬浸七日，将油熬至药枯，滤去滓，复入净锅内，熬至滴水成珠为度，务须勤看老嫩）　松香（老嫩各半）一百斤　葱一百斤　生姜一百斤（二味捣烂取汁，又将滓入水煮汁，去滓滤净，将汁入锅内，用蒸笼铺松毛于笼内，再将松香老嫩配搭，铺松毛上蒸化，松香汁滴在锅里葱姜汁内，捞起扯拔数百遍，放洁净地上数日听用。凡取用熬过松香一斤，加熬过药油四两，夏月只用三两五钱入锅内熬化，看老嫩火候得法，取起倾钵内，再入后药）　乳香（去净）　没药（去油净）　血竭　龙骨（煅）各五钱

【用法】上药各为极细末，入膏内，用槐柳条搅匀，再入漂朱、角朱（俱研至无声为度）各二两，又搅均匀，连钵头放在潮湿地上，顿多日出火毒，任摊贴。

【主治】痈疽发背，对口疔毒。

88433 **紫霞膏**（《疡科心得集·家用膏丹丸散方》）

【异名】青膏（《青囊秘传》）。

【组成】嫩松香六两　糠青（研）二两　乳香（去油，研）　没药（去油，研）各五钱

【用法】用麻油六两，熬至滴水成珠，下松香再煎二三十沸，下糠青再熬，自有紫色，离火，下乳香、没药。

【主治】老年结毒，穿溃不敛。

88434 **紫霞膏**（《外科十三方考》引《验方精华》）

【组成】制松香六两　制乳没各六钱　血竭四钱　铜绿二钱　潮脑六钱　朱砂三两　腰黄八钱　麝香八分　蓖麻仁三两

【用法】上除松香、蓖麻仁外，各先后研末备用，各药分量以研末后净称为准。合膏时，以石臼捣松香使烂，次加蓖麻仁，三加铜绿，四加儿茶，五加乳香，六加没药，七加血竭，八加潮脑，九加朱砂，十加腰黄，末后加麝香，合之后贮于碗内，用纸封固备用。捣时如药嫌干，可酌加蓖麻仁若干粒，以调整之，如年久膏硬时，亦用此法调整。摊膏时须隔小火炖融，或临用时就热水壶上温融之，不可采用直接火烘，因膏中麝香经火则气泄而效减也。

【主治】疬串。

88435 **紫霞膏**（《外科十三方考》）

【组成】铜绿五钱　血竭五钱　乳香五钱　没药五钱　松香一两　蓖麻仁一百粒　轻粉二钱

【用法】先将前五味共研细末，投入石臼中，再加蓖麻仁、白蜡，并滴入清油数滴同捣之，约二三千杵时即可成膏。如不成膏，可再加蓖麻仁数十粒再捣，直捣至臼内膏软如棉，十分融和时为止，收贮备用。外贴。

【功用】拔毒，去腐，生肌。

【主治】凡夏、秋之间感染湿热发疮者，以及瘰疬、梅毒、臁疮等。

88436 **紫癜汤**(《临证医案医方》)

【组成】生地15克 白茅根60克 丹皮9克 白芍9克 仙鹤草15克 黑山栀9克 小蓟30克 藕节15克 金银花15克 荷叶9克 龟版9克 三七粉3克(冲)

【功用】凉血止血,养阴清热。

【主治】紫癜(血小板减少或过敏性紫癜),皮肤发生紫癜,色红紫,下肢多见,或吐血、衄血、便血、溲血,舌尖红,苔薄黄,脉细数。

【方论选录】方中用生地、白茅根、丹皮、小蓟凉血;藕节、仙鹤草、荷叶、三七止血;龟版、白芍养阴;金银花、山栀清热;丹皮与三七可活血化瘀,促进紫癜的吸收;仙鹤草、三七、龟版相须,可起到增加血小板的作用,以减少出血;生地、白茅根、白芍、仙鹤、三七相伍,有缩短出、凝血时间和促进凝血之功效,以免紫癜再发生。

88437 **紫蟾锭**(《徐评外科正宗·附录》)

【组成】山慈姑二钱(去毛皮,焙) 川文蛤二钱(去蛀,末,炒) 千金霜一钱(去油净) 红芽大戟一钱五分(去芦根,洗净,焙,惟须杭州紫大为佳,北方绵大戟性裂不堪用) 原麝香一钱(拣净皮毛) 明朱砂二钱(漂净) 雄黄一钱(拣鲜红者) 寒水石三钱(煅) 铜绿一钱 胆矾一钱 明乳香一钱(去油净) 没药一钱(去油净) 蜈蚣二钱(去头足,炒) 全蝎一钱(酒炒) 穿山甲一钱(炙) 僵蚕一钱(洗去丝,炒) 蟾酥二钱(酒化) 血竭一钱 梅花冰片五分 枯矾一钱六分 藤黄四钱(酒化) 轻粉五分 红砒三钱 皂角刺一钱(炒)

【用法】上药各为末,每味若干称准,净末合和一处,再研极细,先用蜗牛二十一个,微捣去壳,再用蟾酥、藤黄和研稠黏,方入各药,共捣极匀,做成小锭,放石灰坛中收燥,另以瓷瓶装盛听用。

【主治】阴阳二毒。

88438 **紫云风丸**(《医学入门》卷八)

【组成】何首乌四两 五加皮 僵蚕 苦参 当归各二两 全蝎一两半 牛蒡子 羌活 独活 白芷 细辛 生地 汉防己 黄连 芍药 蝉蜕 防风 荆芥 苍术各一两

【用法】上为末,炼蜜或酒糊为丸,如梧桐子大。每服七十丸,温酒,米饮任下。

【主治】血分受湿,遍身发紫血疱,痛痒有虫,轻者为天疱疮,发白水泡。

88439 **紫玉簪膏**(《疡医大全》卷二十七)

【组成】五倍子一两 紫玉簪叶二十片 乳香 没药各三两 河豚眼睛三十个 血竭 儿茶各二钱 真脂麻油半两 东丹四两

【用法】先将药同油熬枯,再入乳、没、茶、竭,化尽滤清,复入锅内熬滚,徐徐下丹,老嫩得宜。摊贴。

【主治】鸡眼。

88440 **紫石英丸**(《圣惠》卷七)

【异名】紫石丸(《普济方》卷三十二)。

【组成】紫石英一两(细研,水飞过) 肉苁蓉二两(酒浸一宿,剉,去皴皮,炙令干) 白石英一两(细研,水飞过) 磁石二两(烧,醋淬十遍,捣细研,水飞过) 鹿茸一两(去毛,涂酥,炙微黄) 菟丝子一两(酒浸三日,晒干,别捣为末) 人参一两半(去芦头) 黄耆二两(剉) 钟乳粉二两 熟干地黄二两 巴戟一两半 白茯苓一两 补骨脂一两(微炒) 覆盆子一两 附子一两(炮裂,去皮脐) 当归一两(微炒) 杜仲一两(去粗皮,炙令微黄,剉) 天门冬一两(去心,焙) 五味子一两 石斛二两(去根,剉) 桂心一两 柏子仁一两 蛇床子一两 棘刺一两 牛膝二两(去苗) 续断一两 腽肭脐一两(酒洗,微炙)

【用法】上为末,炼蜜为丸,如梧桐子大。每服三十丸,空心及晚食前以温酒送下,渐加至五十丸。

【功用】益气力,令人充健。

【主治】肾气虚损,食饮不为肌肤,骨痿无力,腰疼痛。

88441 **紫石英丸**(《圣惠》卷三十)

【组成】紫石英二两(细研,水飞过) 朱砂一两(细研,水飞过) 柏子仁二两 龙骨二两 人参二两(去芦头) 桑螵蛸二两(微炒) 麝香半两(细研) 肉苁蓉一两(酒浸一宿,刮去皴皮,炙干)

【用法】上为末,研入朱砂、石英、麝香令匀,炼蜜为丸,如梧桐子大。每服二十丸,食前以温酒送下。

【主治】虚劳,梦与鬼交,失精,虚竭至甚。

88442 **紫石英丸**(《圣惠》卷七十)

【组成】紫石英一两(细研,水飞过) 牛膝一两(去苗) 柏子仁半两 阿胶半两(捣研,炒令黄燥) 附子三分(炮裂,去皮脐) 防风半两(去芦头) 细辛半两 黄耆半分(剉) 芎藭三分 杜仲一两(去粗皮,炙令黄,剉) 熟干地黄一两 羌活(剉)三分 萆薢三分(剉) 丹参一两 木香半两 人参半两(去芦头) 麦门冬一两半(去心,焙) 续断三分 泽兰三分 禹余粮三分(烧,醋淬七遍,细研) 当归三分(剉碎,微炒) 白芍药半两 桂心半两 石斛一两(去根,剉) 鹿角胶一两(炙黄燥) 甘草半两(炙微赤,剉)

【用法】上为末,入研了药,都研令匀,炼蜜为丸,如梧桐子大。每服三十丸,食前以暖酒送下。

【主治】妇人虚损,血海风冷气,腰脚骨节疼痛,吃食减少,心神虚烦,气血不调,体瘦无力。

88443 **紫石英丸**(《圣惠》卷七十)

【组成】紫石英二两(细研,水飞过) 细辛一两 厚朴一两(去粗皮,涂生姜汁,炙令香熟) 川椒一两(去目及闭口者,微炒出汗) 桔梗一两(去芦头) 鳖甲一两半(半生用) 防风一两(去芦头) 川大黄一两(剉碎,微炒) 附子一两(炮裂,去皮脐) 硫黄一两(细研) 牡蒙三分 人参三分(去芦头) 桑寄生三分 半夏半两(汤洗七遍去滑) 白僵蚕半两(微炒) 续断半两 紫菀半两(洗去苗土) 杜衡半两 牛膝半两(去苗) 白薇一两 当归一两(剉碎,微炒) 桂心一两

【用法】上为末,炼蜜为丸,如梧桐子大。每服三十丸,空心以温酒送下。

【主治】妇人由子脏久积风冷,阴阳不能施化而久无子。

88444 **紫石英丸**

《圣惠》卷七十七。为《外台》卷三十三引《经心录》“紫

石门冬丸”之异名。见该条。

88445 **紫石英丸**

《局方》卷九。为《外台》卷三十三引《经心录》“紫石门冬丸”之异名。见该条。

88446 **紫石英丸**(《圣济总录》卷十四)

【组成】紫石英(研)一两　海蛤　白茯苓(去黑皮)　白石英(研)　菖蒲　杏仁(去双仁尖皮,熬)　石硫黄(研)　远志(去心)　阿胶(炙令燥)　卷柏(去土,炒)　铁精(研)　细辛(去苗叶)　牛黄(研)各半两　麦门冬(去心,焙)　当归(切,焙)　大豆黄卷　生银(剉屑)　大黄(蒸三遍,炒)　钟乳粉　肉苁蓉(酒浸,切,焙)　干姜各一两一分　白术　白蔹　前胡(去芦头)各一分　大枣(去核,炒干)二十枚　人参　防风(去杈)　山芋　石膏(碎研)　赤芍药　桔梗(去芦头,炒)　柏子仁　乌头(炮裂,去皮脐)　桂(去粗皮)　熟干地黄(焙)　甘草(炙)各三分

【用法】上为细末,炼蜜为丸,如梧桐子大。每服十丸,空心、食前用粥饮送下,一日二次。

【主治】风邪入脏,心虚气不足,梦寐惊恐。

88447 **紫石英丸**(《圣济总录》卷一五七)

【组成】紫石英(捶作小块,以葵菜叶煮半日,碾细,水飞)　鹿茸(切片,酒浸一宿,去毛,炙)　禹余粮(火煨,醋淬七遍,水飞)　当归(切,焙)　枳壳(去瓤,麸炒)　芎䓖各一两　侧柏(微炙)　艾(细剉,醋拌,炒黄)　阿胶(蛤粉炒黄,去粉)　赤芍药　桂(去粗皮)　白芷各三分　乌贼鱼骨(去甲,微炙)　木香各半两

【用法】上为末,炼蜜为丸,如梧桐子大。每服三十丸,空心、晚食前温酒送下。

【主治】血气不足,子脏夹寒,妊娠数堕。

88448 **紫石英丸**

《本事》卷十。为《圣惠》卷七十三“禹余粮丸”之异名。见该条。

88449 **紫石英丸**(《杨氏家藏方》卷十五)

【组成】紫石英三分　熟干地黄(洗,焙)四两　鹿茸(酒炙)　柏子仁　阿胶(剉碎,炒成珠子)　当归(洗,焙)　川芎　赤芍　续断　附子(炮,去皮脐)各一两　人参(去芦头)半两　白术半两　肉桂(去粗皮)半两

【用法】上为细末,炼蜜为丸,如梧桐子大。每服三十丸,空心、食前温酒送下。

【功用】久服益血生发,令人有子。

【主治】妇人血虚,头目眩晕,足如履空,呕吐不食,经脉不匀,心悸多忧。

88450 **紫石英丸**(《魏氏家藏方》卷十)

【组成】紫石英(火煅红,别研)　阿胶(蛤粉炒)　赤芍药　当归(去芦,酒浸)　川芎　续断各一两　鹿茸(煅去毛,酥炙)　官桂(去粗皮,不见火)　白术各半两(炒)　柏子仁二钱(别研)　熟干地黄三两(酒浸)

【用法】上为细末,炼蜜为丸,如梧桐子大。每服二十丸,空心温酒送下。

【主治】妇人血虚生热。

88451 **紫石英丸**

《准绳·女科》卷四。为原书同卷“紫石门冬丸”之异名。见该条。

88452 **紫石英丸**(《医略六书》卷二十七)

【组成】紫石英三两　人参一两半　熟地黄五两　当归身三两　川芎一两　川乌头一两(炮)　紫厚朴一两(制)　桂心一两半　吴茱萸一两(醋炒)　白干姜一两(炒)

【用法】上为末,炼蜜为丸。每服二三钱,温酒送下。

【主治】血海久冷不孕,脉细涩者。

【方论选录】血海久冷,冲任少薰育之权,故腹痛经迟,时发寒热而不能孕子焉。桂、附暖血海以逐冷,姜、朴温中气以散寒,当归养血脉,人参扶元气,秦艽活血通经,半夏化痰燥湿,白薇降泄以除寒湿热也。炼蜜以丸之,温酒以下之,俾血海温暖,则久冷顿消,而腹痛无不退,寒热无不除,何患天癸不调,不能孕子乎。

88453 **紫石英汤**(《千金翼》卷十二)

【组成】紫石英十两　白石英十两　白石脂三十两　赤石脂三十两　干姜三十两

【用法】上㕮咀,用二石英各取一两　石脂等三味各取三两,以水三升,合以微火煎,宿勿食,分为四次服,日三次,夜一次,服后午时乃食,日日依前称取昨日药,乃置新药中共煮,乃至药尽常然,水数一准新药尽讫,常添水,去滓,服之满四十日止。服汤讫即行,勿住坐卧,须令药力遍身,百脉中行。若大冷者,春、秋各四十九日,服令疾退尽,极须澄清服之。

【功用】补虚,除痼冷,令人肥健。

【主治】心虚惊悸,寒热百病。

【宜忌】忌酒、肉。

88454 **紫石英汤**(《圣惠》卷二十八)

【异名】紫石英散(《赤水玄珠》卷十)。

【组成】紫石英五两(打碎如米豆大,水淘一遍)

【用法】以水一斗,煮取二升,去滓澄清,细细温服,或煮羹粥食亦得,服尽更煎之。

【功用】止惊悸,令能食。

【主治】虚劳。

88455 **紫石英汤**

《圣济总录》卷三十一。为《圣惠》卷十四“紫石英散”之异名。见该条。

88456 **紫石英汤**(《圣济总录》卷四十三)

【组成】紫石英(别研)　麦门冬(去心,焙)二两　生干地黄(洗,切,焙)　人参　紫苏茎叶　远志(去心)　茯神(去木)　当归(切,焙)　甘草(炙、剉)　防风(去叉)各半两　赤小豆一两

【用法】上为粗末。每服三钱匕,水一盏,煎至七分,去滓,早、晚食后温服。

【主治】心经邪热,虚烦懊躁,头目不利,神思昏倦。

88457 **紫石英汤**(《圣济总录》卷一五二)

【组成】紫石英(细研)　人参　桂(去粗皮)　白茯苓(去黑皮)各一两　甘草(炙,剉)二两　赤小豆二百粒　麦门冬(去心,焙)三两

【用法】上为粗末。每服三钱匕,水一盏,加大枣二枚(擘),同煎至七分,去滓,食前温服。

【主治】妇人经血不止,心多惊恐。

88458 **紫石英汤**（《圣济总录》卷一六四）

【组成】紫石英（别研如粉） 钟乳石 白石英（研） 熟干地黄（焙） 当归（切，炒） 半夏（生姜自然汁制）各半两 桂（去粗皮） 白茯苓（去黑皮）各一两 人参 甘草（炙）各三分

【用法】上为粗末。每服三钱匕，水一盏，加生姜三片，大枣一枚（擘），同煎七分，去滓温服，不拘时候。

【主治】产后蓐劳虚衰，寒热羸瘦。

88459 **紫石英饮**（《圣济总录》卷一五〇）

【组成】紫石英（研） 防风（去杈） 白茯苓（去黑皮） 人参 麦门冬（去心，略炒） 当归（切，焙） 远志（去心） 赤芍药 细辛（去苗叶） 羌活（去芦头） 黑豆（炒，去皮）各一两

【用法】上为粗末。每服三钱匕，水一盏，煎至七分，去滓温服。

【主治】妇人风邪，惊悸不定。

88460 **紫石英饮**（《圣济总录》卷一六一）

【组成】紫石英（碎） 白石英（碎） 赤石英（碎） 桂（去粗皮） 石膏（碎） 葛根 芎䓖 赤石脂（碎） 黄芩（去黑心） 甘草（炙）各一两 独活（去芦头）三两

【用法】上为粗末。每服五钱匕，水一盏半，加生姜三片，煎至一盏，去滓温服，不拘时候。

【主治】妇人产后中风，口㖞舌强，牵掣反张；及风寒湿痹，身体强痛。

88461 **紫石英酒**

《千金方衍义》卷十四。即《千金》卷十四“紫石酒”。见该条。

88462 **紫石英散**（《圣惠》卷四）

【组成】紫石英二两（细研如粉） 桂心二两 白茯苓一两 人参一两（去芦头） 白术半两 黄耆半两（剉） 熟干地黄一两 甘草（炙微赤，剉）半两 麦门冬一两（去心）

【用法】上为粗散。每服三钱，以水一中盏，加大枣三枚，煎六分，去滓温服，不拘时候。

【主治】心气虚，苦悲恐惊悸，恍惚谬忘，心中烦闷，面目或赤或黄，羸瘦。

88463 **紫石英散**（《圣惠》卷四）

【组成】紫石英一两（细研如粉） 熟干地黄半两 人参半两（去芦头） 紫苏茎叶半两 远志半两（去心） 茯苓半两 当归半两（剉，微炒） 甘草半两（炙微赤，剉） 赤小豆一合（炒熟） 麦门冬一两（去心）

【用法】上为粗散。每服三钱，以水一中盏，煎至六分，去滓，于温渐渐服之。

【主治】心气不足，惊悸汗出，心中烦闷，短气，喜悲怒不自知，咽喉痛，口唇黑，呕吐，舌本强，水浆不通。

88464 **紫石英散**（《圣惠》卷四）

【组成】紫石英一两（细研，水飞过） 远志（去心） 赤小豆（炒熟） 附子（炮裂，去皮脐） 桂心半两 人参（去芦头） 干姜（炮裂，剉） 防风（去芦头） 龙骨（细研） 熟干地黄各半两 菖蒲一两 白术一两 白茯苓一两 黄耆一两（剉）

【用法】上为细散。每服二钱，食前以温酒调下。

【主治】心气不足，虚悸恐畏，悲怒恍惚，心神不定，惕惕而惊。

88465 **紫石英散**（《圣惠》卷四）

【组成】紫石英一两半（细研，水飞过） 防风三分（去芦头） 朱砂一两（研如粉） 龙骨一两 人参二分（去芦头） 细辛三分 甘草半两（炙微赤，剉） 羚羊角屑三分 远志三分（去心） 白鲜皮一两 白茯苓二两半 熟干地黄一两 铁精二两（细研如粉） 牛黄一分（细研）

【用法】上为散，入研了药令匀。每服一钱，煎大枣汤调下，不拘时候。

【主治】心脏风虚，惊悸失志，或瞋恚悲愁，志意不乐，惕惕若惊怖。

88466 **紫石英散**（《圣惠》卷十四）

【异名】紫石英汤（《圣济总录》卷三十一）。

【组成】紫石英一两（细研） 桂心一两 紫菀一两（洗去苗土） 白茯苓二两 麦门冬一两半（去心，焙） 人参一两（去芦头） 甘草半两（炙微赤，剉） 黄耆一两（剉） 熟干地黄二两

【用法】上为散，入石英和匀。每服五钱，以水一大盏，加生姜半分，大枣三枚，煎至五分，去滓温服，不拘时候。

【主治】伤寒后，心虚惊悸，烦闷，及咽喉不利，面目忽赤忽黄，虚羸少力。

88467 **紫石英散**（《圣惠》卷二十）

【组成】紫石英二两（细研） 麦门冬一两半（去心，焙） 射干三分 人参一两（去芦头） 龙骨一两 远志三分（去心） 茯神一两 当归一两 防风三分（去芦头） 甘草半两（炙微赤，剉） 川升麻三分 沉香一两

【用法】上为粗散。每服三钱，以水一中盏，加赤小豆二十一粒，煎至六分，去滓温服，不拘时候。

【主治】风虚，心气不足，惊悸汗出，烦闷短气，悲喜恚怒，不自觉知，咽喉痛，口唇黑，呕吐，舌本强，水浆不通。

88468 **紫石英散**（《圣惠》卷六十九）

【组成】紫石英三分（细研） 白石英三分（细研） 朱砂三分（细研，水飞过） 龙齿一两 人参一两（去芦头） 琥珀半两 天雄半两（炮裂，去皮脐） 犀角屑半两 远志三分（去心） 生干地黄半两 沙参半两（去芦头） 茯神一两 桂心半两 防风三分（去芦头） 麦门冬一两半（去心，焙）

【用法】上为细散。每服一钱，以温酒调下，不拘时候。

【主治】妇人血气，心神惊悸，恍惚失常，或瞋恚悲愁，志意不乐。

88469 **紫石英散**（《圣惠》卷六十九）

【组成】紫石英一两 茯神三分 麦门冬三分（去心） 人参三分（去芦头） 羚羊角屑半两 防风半两（去芦头） 黄耆半两（剉） 远志三分（去心） 酸枣仁三分（微炒） 当归三分（微炒） 黄芩三分 甘草一分（炙微赤，剉）

【用法】上为粗散。每服三钱，以水一中盏，加生姜半分，大枣二枚，煎至六分，去滓温服，不拘时候。

【主治】妇人血风烦闷，心神恍惚，眠卧不安。

88470 **紫石英散**（《圣惠》卷七十二）

【组成】紫石英（细研，水飞过） 朱砂（细研，水飞过）

虎杖(剉) 细瓷末 滑石各半两 斑蝥十枚(糯米同炒令黄,去翅足)

【用法】上为细散。每服一钱,空心以温酒调下。至巳时,小便先涩痛,即恶物下如鸡肝。

【主治】妇人三年内月水不通。

88471 **紫石英散**(《圣惠》卷七十八)

【组成】紫石英(细研) 白石英(细研) 石膏 赤石脂 芎䓖 独活 葛根(剉) 桂心各一两 麻黄二两(去根节) 赤芍药三分 甘草三分(炙微赤,剉) 黄芩三分

【用法】上为粗散。每服四钱,以水一中盏,加生姜半分,煎至六分,去滓,拗开口灌之,不拘时候。

【主治】产后中风,口噤,手足搐掣,晕闷不知人事,及缓急诸风毒痹,身体强硬。

88472 **紫石英散**(《圣惠》卷八十四)

【组成】紫石英一两(细研,水飞过) 滑石一两 白石脂一两 龙齿二两(细研) 石膏一两(细研,水飞过) 寒水石一两 川大黄半两(剉碎,微炒) 朱砂半两(细研,水飞过) 甘草半两(炙微赤,剉) 犀角屑半两 牡蛎粉一分

【用法】上为细散。每服半钱,以温薄荷汤调下。

【功用】除热镇心。

【主治】小儿热痫,四肢抽掣,每日数发。

88473 **紫石英散**(《圣惠》卷八十五)

【组成】紫石英一两 寒水石一两 龙骨半两 牡蛎粉半两 滑石一两 赤石脂半两 蓝叶一分 川大黄一两(剉碎,微炒) 石膏一两 白石脂半两 桂心半两 甘草半两(炙微赤,剉)

【用法】上为散。每服一钱,以水一小盏,煎至五分,去滓温服。

【主治】小儿风热惊痫,手足掣缩,日数发者。

88474 **紫石英散**

《普济方》卷一四六。即《金匮》卷下"紫石寒食散"。见该条。

88475 **紫石英散**

《赤水玄珠》卷十。为《圣惠》卷二十八"紫石英汤"之异名。见该条。

88476 **紫石煮散**

《千金》卷十四。为《金匮》卷上"风引汤"之异名。见该条。

88477 **紫龙金片**(《中国药典》2010版)

【组成】黄耆 当归 白英 龙葵 丹参 半枝莲 蛇莓 郁金

【用法】上制成片剂,每片重0.65克。口服。一次4片,一日3次,与化疗同时使用。每4周为1周期,2个周期为1疗程。

【功用】益气养血,清热解毒,理气化瘀。

【主治】气血两虚证原发性肺癌化疗者,症见神疲乏力、少气懒言、头昏眼花、食欲不振、气短自汗、咳嗽、疼痛。

【宜忌】孕妇禁用。

88478 **紫团参丸**(《御药院方》卷五)

【组成】潞州人参二钱半 蛤蚧一对(酥炒黄) 白牵牛三两(微炒) 苦葶苈一两(微炒) 甜葶苈(微炒) 木香各半两

【用法】上为细末,用熟枣肉为丸,如梧桐子大。每服四十丸,食后煎人参、桑白皮汤送下。

【主治】肺气有余,咳嗽喘急,胸胁痞痛,短气噎闷,下焦不利,腿膝微肿。

88479 **紫阳黑散**(《婴童百问》卷一)

【组成】麻黄一两(不去节) 大黄五钱 杏仁(去皮尖)二钱半

【用法】上为散,略烧存性,再以杏仁少许,研膏和之,密器盛贮。每用一豆许,乳汁调下。

【功用】解利热气。

【主治】❶《婴童百问》:变蒸。❷《准绳·幼科》:小儿变蒸壮热,亦治伤寒发热。

88480 **紫苏子丸**(《外台》卷十引《近效方》)

【组成】紫苏子 橘皮各二两 高良姜 桂心 人参各一两

【用法】上为末,炼蜜为丸。每服十五丸,酒、饮任下。若食瓜脍等物,有生熟气,疑似霍乱者,即半枣粟许大,细细咽取汁令消尽,应时立愈。

【主治】上气,腹内胀满,饮食不消,欲作霍乱及咳嗽。

【宜忌】忌生葱、猪肉、陈臭等物。

88481 **紫苏子丸**(《圣惠》卷二十六)

【组成】紫苏子二两(微炒) 柴胡二两(去苗) 桔梗一两(去芦头) 赤芍药一两 五味子一两 木香一两 鳖甲二两(涂酥或醋,炙令黄,去裙襕) 诃黎勒一两(煨,去皮) 人参一两(去芦头) 桃仁一两(汤浸,去皮尖双仁,麸炒微黄) 枳壳一两(麸炒微黄,去瓤) 郁李仁一两(汤浸,去皮尖,微炒)

【用法】上为末,炼蜜为丸,如梧桐子大。每服三十丸,以黄耆汤送下,不拘时候。

【主治】肺痨。气喘咳嗽,食少胁痛,四肢寒热。

【宜忌】忌苋菜。

88482 **紫苏子丸**(《圣惠》卷四十六)

【组成】紫苏子一两 五味子一两 萝卜子一两(微炒) 桑根白皮一两(剉) 皂荚三两(去黑皮,涂酥炙微黄,去子) 甜葶苈二两(隔纸炒令紫色)

【用法】上为末,炼蜜为丸,如梧桐子大。每服二十丸,以大枣煮粥饮送下,一日三四次。

【主治】久咳嗽上气。

88483 **紫苏子丸**(《圣济总录》卷一八四)

【组成】紫苏子(微炒)一合半 陈橘皮(去白,焙) 杏仁(去皮尖双仁,炒) 赤茯苓(去黑皮) 防己各一两 葶苈(隔纸炒)三分

【用法】上为末,炼蜜为丸,如小豆大。每服十五丸,加至三十丸,空心用桑根白皮、赤小豆煎汤送下,一日二次。

【主治】服石人风湿外搏,水饮内停,身面微肿,小便涩。

88484 **紫苏子丸**(《普济方》卷三九九引《汤氏宝书》)

【组成】真紫苏子(拣净) 陈橘皮(去白)各一两 高良姜 桂心 人参各半两 木香一分(炮)

【用法】上为末，炼蜜为丸，如芡实大，或如圆眼大。小儿每服一丸，细嚼，米饮送下，霍乱，吐泻，急服，煎藿香汤送下尤妙。

【主治】脏寒疝气，腹疼。

88485 **紫苏子汤**(《千金》卷七)

【异名】苏子降气汤(《局方》卷三宝庆新增方)、降气汤(《普济方》卷一八三)、苏子降气饮(《杏苑》卷三)、紫苏汤(《景岳全书》卷五十四)。

【组成】紫苏子一升　前胡　厚朴　甘草　当归各一两　半夏一升　橘皮三两　大枣二十枚　生姜一斤　桂心四两

【用法】上㕮咀，以水一斗三升，煮取二升半，分五次服，日三次，夜二次。

【功用】❶《局方》宝庆新增方：常服清神顺气，和五脏，行滞气，进饮食，去湿气。❷《千金方衍义》：降泄逆气。

【主治】寒痰上壅，咳嗽气喘，胸膈满闷。

❶《千金》：脚弱上气。❷《局方》宝庆新增方：男女虚阳上攻，气不升降，上盛下虚，膈壅痰多，咽喉不利，咳嗽，虚烦引饮，头目昏眩，腰疼脚弱，肢体倦怠，腹肚㽲刺，冷热气泻，大便风秘，涩滞不通，肢体浮肿，有妨饮食。❸《三因》：阴阳交错，上重下虚，中满喘急，呕吐自汗。

【方论选录】❶《医方集解》：此手太阴药也。苏子、前胡、厚朴、橘红、半夏皆能降逆上之气，兼能除痰，气行则痰行也，数药也能发表，既以疏内壅，兼以散外寒也；当归润以和血，甘草甘以缓中；下虚上盛，故又用肉桂引火归元也。❷《千金方衍义》：脚气患者，浊气上攻，故以苏子、橘皮、前胡、厚朴辛温降气，半夏、生姜涤除痰湿，桂心、当归温散滞血，甘草、大枣调和中气，全以降泄逆气为主，故《局方》更名苏子降气汤。后世治虚阳上攻，痰涎壅盛，肺气喘满，服之气降即安。

88486 **紫苏子汤**(《圣济总录》卷十九)

【组成】紫苏子(炒)八两　半夏(汤洗去滑七遍)五两　陈橘皮(汤浸，去白，焙)　桂(去粗皮)各三两　甘草(炙)　人参　白术各二两

【用法】上为粗末。每服四钱匕，水一盏，加生姜五片，大枣二枚(擘)，同煎取六分，去滓温服，不拘时候。

【主治】肺痹。胸心满塞，上气不下。

88487 **紫苏子汤**(《圣济总录》卷四十八)

【组成】紫苏子　麻黄(去根节，煮，掠去沫，焙)　杏仁(去皮尖双仁，麸炒)　陈橘皮(去白，焙)　桑根白皮(剉)　赤茯苓(去黑皮)　陈曲(炒)　桔梗(炒)　百合各一两　甘草(炙)半两

【用法】上为粗末。每服三钱，水一盏，煎至七分，绵滤至清，通口热细呷，临卧再服。

【主治】肺感寒气，咳唾浊沫，语声不出，有妨饮食，神思倦怠。

88488 **紫苏子汤**(《圣济总录》卷五十四)

【组成】紫苏(微炒)　陈橘皮(汤浸，去白，焙)各一两　甘草(炙)半两　干姜(炮)　桔梗(剉，炒)　杏仁(汤浸，去皮尖双仁，炒)各三分

【用法】上为粗末。每服四钱匕，水一盏半，加大枣二枚(擘破)，煎至七分，去滓温服，一日三次。

【主治】三焦咳。心胸不利，不思饮食。

88489 **紫苏子汤**(《圣济总录》卷五十六)

【组成】紫苏子(炒)　陈橘皮(去白，焙)　人参　赤茯苓(去黑皮)　厚朴(去粗皮，生姜汁炙透)　生姜(切，焙)　杏仁(去皮尖双仁，炒)　枇杷叶(拭去毛，炙干)各二两

【用法】上为粗末。每服三钱匕，水一盏半，煎至一盏，去滓，空腹温服，一日三次。

【主治】厥逆及冷气逆满，不能食。

88490 **紫苏子汤**(《圣济总录》卷六十七)

【组成】紫苏子　半夏(汤洗七遍去滑，焙)　五味子　青橘皮(汤洗，去白，焙)　杏仁(汤浸，去皮尖双仁，麸炒)　桂(去粗皮)各一两　赤茯苓　甘草(炙)各半两

【用法】上为粗末。每服五钱匕，水一盏半，加生姜半分(切)，同煎取七分，去滓温服，不拘时候。

【主治】上气，呕吐胸满，喘息不利。

88491 **紫苏子汤**(《医方类聚》卷一三〇引《济生》)

【异名】紫苏饮子(《赤水玄珠》卷五)。

【组成】紫苏子一两　大腹皮　草果仁　半夏(汤泡七次)　厚朴(去皮，姜制，炒)　木香(不见火)　橘红　木通　白术　枳实(去瓤，麸炒)　人参　甘草(炙)各半两

【用法】上㕮咀。每服四钱，水一盏半，加生姜五片，大枣二枚，煎至七分，去滓温服，不拘时候。

【主治】忧思过度，邪伤脾肺，心腹膨胀，喘促胸满，肠鸣气走，漉漉有声，大小便不利，脉虚紧而涩。

88492 **紫苏子汤**

《普济方》卷二十六。为《外台》卷十引《深师方》“补肺溢汤”之异名。见该条。

88493 **紫苏子汤**

《医学入门》卷六。为《圣惠》卷八十三“紫苏子散”之异名。见该条。

88494 **紫苏子汤**(《赤水玄珠》卷十一)

【组成】紫苏子(炒)　前胡　半夏　厚朴　甘草　川归　黄芩各二两　桂心　桔梗各三两

【用法】每服六钱。加生姜七片，大枣二枚，水煎，食后服。

【主治】脚气。中满喘急，呕吐，自汗。

【加减】虚甚者，加炮附子一两。

88495 **紫苏子饮**(《圣济总录》卷一六三)

【组成】紫苏子(纸上炒)　人参　陈橘皮(去白，焙)　大腹皮(剉)　桑根白皮(剉)　甜葶苈(纸上炒)　甘草(炙，剉)　当归(切，焙)各一两

【用法】上为粗末。每服二钱匕，水一盏，煎至七分，去滓温服，不拘时候。

【主治】产后肺气上喘，烦闷。

88496 **紫苏子饮**(《幼科证治大全》引《全幼心鉴》)

【组成】紫苏子　人参　沉香各二钱　甘草(炙)一钱半　缩砂二钱半　茯苓四钱

【用法】上为细末。用生姜煎汤调化，食前服。

【主治】婴孩小儿，饮乳呕吐。

88497 **紫苏子饮**

《灵验良方汇编》卷一。为《圣惠》卷八十三"紫苏子散"之异名。见该条。

88498 **紫苏子酒**(《圣惠》卷九十五)

【异名】苏子酒(《医学入门》卷三)。

【组成】紫苏子一升(微炒) 清酒一斗

【用法】上为末,以生绢袋盛,纳于酒中,浸三宿。少少饮之。

【功用】❶《圣惠》:顺气利膈。❷《医学入门》:消痰下气,调中补虚,益五脏,肥肌肤,润心肺。

【主治】❶《圣惠》:风证。❷《医学入门》:痰证。

88499 **紫苏子散**(《圣惠》卷四十二)

【组成】紫苏子一两(微炒) 桑根白皮一两(剉) 半夏三分(汤洗七遍去滑) 紫菀一两(洗去苗土) 人参三分(去芦头) 甘草半两(炙微赤,剉) 麻黄一两(去根节) 五味子三分 干姜半两(炮裂,剉) 细辛三分 杏仁三分(汤浸,去皮尖双仁,麸炒微黄) 桂心半两 款冬花半两 射干半两 天门冬三分(去心)

【用法】上为散。每服五钱,以水一大盏,加生姜半分,煎至五分,去滓温服,不拘时候。

【主治】上气。睡卧不得,攀物而坐,唾血,不能食饮。

88500 **紫苏子散**(《圣惠》卷四十六)

【组成】紫苏子一两 杏仁二两(汤洗,去皮尖双仁,麸炒微黄) 贝母一两(煨微黄) 五味子一两 诃黎勒皮一两 木香半两 甘草半两(炙微赤,剉)

【用法】上为散。每服三钱,以水一中盏,加生姜半分,大枣三枚,煎至六分,去滓温服,不拘时候。

【主治】咳嗽。心胸气逆,呕吐不下食。

88501 **紫苏子散**(《圣惠》卷八十三)

【异名】紫苏饮子散(《医方类聚》卷二四五引《经验良方》)、紫苏散(《普济方》卷三八七)、紫苏子汤(《医学入门》卷六)、紫苏子饮(《灵验良方汇编》卷一)。

【组成】紫苏子(微炒) 木香 诃黎勒皮 萝卜子(微炒) 杏仁(汤浸,去皮尖双仁,麸炒微黄) 人参(去芦头)各半两 甘草一分(炙微赤,剉) 青橘皮一分(汤浸,去白瓤,焙)

【用法】上为细散。每服一钱,以水一小盏,加生姜少许,煎至五分,去滓温服,不拘时候。

【主治】❶《圣惠》:小儿咳逆上气,心胸壅闷,不欲乳食。❷《阎氏小儿方论》:咳逆上气,因乳哺无度,内挟风冷,伤于肺气,或呵气未定,与乳饮之,乳与气相逆,气不得下。

88502 **紫苏子散**(《普济方》卷二十八引《护命方》)

【组成】紫苏叶 桔梗 麻黄(去根节,煮,去浮沫) 羌活(去芦头) 牡丹皮 连翘各一两

【用法】上为末。每服三钱,水一盏半,煎至一盏,去滓温服,一日三次。

【主治】肺脏多热,面上生疮,胸中积滞,或痰唾稠黏,或睡中口内有涎。

88503 **紫苏子粥**(《医方类聚》卷九十四引《食医心鉴》)

【组成】紫苏子半升(水淘,研,以水二升,滤取汁) 米三合

【用法】以紫苏汁和米煮粥,著盐、豉,空心食之。

【主治】冷气心腹胀满,不能下食。

88504 **紫苏子煎**(《圣惠》卷四十六)

【组成】紫苏子五合(微炒) 生地黄汁一升 麦门冬汁五合 白前一两 生姜汁二合 贝母一两(煨微黄) 人参一两(去芦头) 白蜜一升 杏仁五两(汤浸,去皮尖双仁,麸炒微黄,研如膏) 紫菀二两(去苗土) 五味子一两

【用法】上六味为末,以诸药汁及杏仁膏等同于银锅中搅令匀,以慢火煎成膏,于不津器中盛。每服二茶匙,含化咽津,不拘时候。

【主治】咳嗽喘急,形体虚羸,不思食饮。

88505 **紫苏饮子**(《杨氏家藏方》卷十九)

【组成】紫苏叶 人参(去芦头) 防风(去芦头) 桑白皮(炙黄,剉细) 麦门冬(去心) 紫菀(焙干)各半两 甘草一分(炙)

【用法】上㕮咀。每服二钱,水一小盏,加生姜一片,煎至五分,去滓,乳食后温服。

【主治】小儿咳嗽涎盛,胸膈不利,上气喘急,及疮疹后余热蓄于肺经,久咳不已。

88506 **紫苏饮子**(《医学发明》卷一)

【组成】紫苏叶 桑白皮 青皮 五味子 杏仁 麻黄 甘草 陈皮各五钱 人参 半夏(汤泡)各三钱

【用法】上㕮咀。每服半两,加生姜三片,水二盏,煎至七分,去滓温服。

【主治】❶《医学发明》:脾肺虚寒,痰涎咳嗽。❷《保婴撮要》:肺受风寒,喘咳痰嗽。

88507 **紫苏饮子**

《医方类聚》卷二二四引《简易》。即《本事》卷十"紫苏饮"。见该条。

88508 **紫苏饮子**

《赤水玄珠》卷五。为《医方类聚》卷一三〇引《济生》"紫苏子汤"之异名。见该条。

88509 **紫苏煮散**(《圣济总录》卷八十)

【组成】紫苏叶 防风(去叉) 桑根白皮(切) 白术(剉碎)各等分

【用法】上为散。如茶法煎三两沸,渴即饮之。

【主治】水气。

【加减】觉热,即去白术,加甘草。

88510 **紫沉香丸**

《医统》卷二十四。为《保命集》卷中"紫沉丸"之异名。见该条。

88511 **紫沉煎丸**

《百一》卷八。为《中藏经·附录》"紫沉消积丸"之异名。见该条。

88512 **紫金皮丸**(《普济方》卷二四〇引《海上方》)

【组成】紫金皮 黑豆 防风 白胶香(净) 石膏(小煮) 白蒺藜(去角) 骨碎补各二两 川乌(二只)二两 五月蚕沙四两(醋煮)

【用法】上为末,炼蜜为丸,如鸡头子大。每服半两,

细嚼,用生姜汤送下。

【主治】脚气,不问远近。

88513 **紫金皮丸**(《普济方》卷三一〇)

【组成】紫金皮(醋炒) 刘寄奴 川当归(煨,盐水炒) 香白芷(醋炒,加减) 赤芍药 白芍药(米泔炒,加减) 黑牵牛 生地黄(盐煨,浸,炒) 川芎(米水浸) 川牛膝(茶水浸) 乳香(可加减) 没药(可加减) 破故纸(酒炒) 木通(去节) 木香(茶水炒) 自然铜(骨不碎折不用,临好时用) 藿香 木贼 官桂(可加减) 羌活 独活 半夏三钱(水炒,无痰不用) 骨碎补 草乌(醋炒,孕妇不用) 川乌(火煨,孕妇则不用)各一两

【用法】自然铜、官桂、没药、乳香不炒,其余药或炒,或火焙,或日晒干,皆可,然后入不炒四味,同研为末,用蜜糊为丸,如弹子大,以黄丹为衣。或被攧扑损伤,金刃箭镞,不问轻重,每服一丸,如被刃伤筋断损内重者,以薄荷汤,或木瓜、姜、灯心诸汤下。

【主治】打扑损伤。

【加减】如骨折损,负痛不止,加乳香、没药、白芷、川芎各五钱,生姜酒送下。或不作丸,为末亦可。

88514 **紫金皮散**(《得效》卷十八)

【异名】紫荆皮散(《中医外科学》)。

【组成】紫金皮(醋炒) 天南星 半夏 黄柏(盐炒) 草乌(炮) 川乌(炮) 川芎(茶水炒) 川当归(煨) 杜当归 乌药 川白芷(盐水炒) 破故纸 刘寄奴 川牛膝 桑白皮各等分

【用法】上为末。生姜、薄荷汁兼水调敷肿处或伤处。有疮口者,勿封其口,四边用此敷之。

【主治】一切打扑损伤、金刃箭镞伤,浮肿。

【加减】皮热甚,加黄柏皮、生地黄各五钱。

88515 **紫金沙散**(《圣济总录》卷九十五)

【组成】紫金沙不拘多少

【用法】上为散。每服一钱匕,温酒调下。

【主治】大小便不通。

88516 **紫金锭子**

《丹溪心法附余》卷十六。为原书同卷"雷楔"之异名。见该条。

88517 **紫金锭子**(《古今医鉴》卷十三)

【组成】人参 白术 白茯苓 茯神 赤石脂(醋煅七次) 辰砂各二钱半 麝香五分 牛黄五分 僵蚕五分 青礞石(煅)一钱 五灵脂五分

【用法】上为末,糯米糊为丸,如弹子大,金箔为衣。每服一丸,薄荷汤磨化下。

【主治】急慢惊风。

88518 **紫金锭子**

《幼科发挥》卷一。为原书同卷"至圣保命丹"之异名。见该条。

88519 **紫金锭子**(《鲁府禁方》卷一)

【组成】鲜玄参(去芦)四十斤 鲜地榆(去芦)四十斤 鲜天麻十二斤 鲜草乌(去芦)四十斤 全蝎(洗,去土盐足)三斤 白面十斤 麻黄(去根)四十斤 麝香(真正净肉)三两

【用法】每年五月初一日,采取鲜药,至初五日,先将玄参等四味,用水洗净,切片碾压,取自然汁,入瓷缸内,每日搅晒,至九月甲子庚申日,入全蝎同碾为细末,入麝香拌匀;将麻黄四十斤,碾取细末一半,其滓入锅内熬水二三柱香,滤去滓,加入麻末及诸药末,白面打糊,搓成锭,用竹叶包裹,随症研服,轻者半锭,重者一锭,无灰黄酒研下。汗出即愈。

【主治】诸般风症,左瘫右痪,口眼歪斜,半身不遂,及破伤风。

88520 **紫金锭子**(《准绳·类方》卷七)

【组成】炉甘石 黄丹各半斤 黄连(另研) 朱砂各一两 当归 硼砂各半两 海螵蛸 白丁香 白矾(生) 硇砂 轻粉 贝齿 真珠 石蟹 熊胆 乳香 没药 麝香各一钱二分半 片脑二钱(其片脑久留恐去气味,宜临用时加入;上除脑、麝外,余各别研制为末称,合和匀,入黄连水碙至千万余下,晒干,次入麝香研细罗过,又次入片脑再研,复罗入后膏和作锭子,阴干) 黄连一斤 当归 生地黄各四两 防风 黄柏 龙胆草各二两 蕤仁半两 诃子八枚 冬蜜八两(另熬,酥干为度) 鹅梨八枚(取汁) 猪胰子四枚(以稻草挪洗,去膏膜干净无油为度,再用布包捣烂入药)

【用法】上将黄连等八味洗净剉碎,以水浸于铜器内,春五、夏三、秋四、冬七日,滤去滓,以滓复添水熬三次,取尽药力,以蜜绢绵纸重滤过,澄去砂土,慢火煎熬;槐,柳枝各四十九条,互换一顺搅,不住手,搅尽枝条如饴糖相类,入蜜和匀,瓷器盛,放汤瓶口上重汤蒸顿成膏,复滤净,滴入水中沉下成珠,可丸为度,待数日出火毒,再熔化入末和匀,杵捣为丸锭,阴干,金银箔为衣。每以少许新汲水浸化开,鸭毛蘸点眼大眦内,又可以热水泡化洗眼,药水冷又暖洗,日洗五七次,日点十余次。

【主治】一切眼疾,不分远年近日,诸般翳膜,血灌瞳仁,胬肉攀睛,拳毛倒睫,积年赤瞎,暴发赤肿,白睛肿胀,沙涩难开,眊矂紧涩,怕日羞明,眵多䁾泪,烂眩风痒,视物昏花,迎烟泪出,目中溜火。

88521 **紫金锭子**

《寿世保元》卷八。为《扶寿精方》"紫金锭"之异名。见该条。

88522 **紫金锭子**(《眼科全书》卷六)

【组成】甘石(制)一钱 珍珠 玛瑙 辰砂 朱砂各二钱 冰片一分 轻粉五分

【用法】上为极细末,用制甘石药水溜清调作锭子,收贮候用。点眼。或重翳多,和后天开丹同用。

【主治】风热翳膜。

88523 **紫金锭散**

《成方制剂》7册。为原书同册"紫金散"之异名。见该条。

88524 **紫金藤丸**

《本草纲目》卷十八。即《局方》卷五《续添诸局经验秘方》"巴戟丸"。见该条。

88525 **紫金藤散**

《惠直堂方》卷三。为方出《朱氏集验方》卷十三,名见

《普济方》卷三〇二"紫金散"之异名。见该条。

88526 紫河车丸

《医学正传》卷三。为原书同卷"无比丸"之异名。见该条。

88527 紫河车丸(《准绳·幼科》卷二)

【组成】紫河车(肥厚者)一个

【用法】洗净,重汤蒸烂,研化,入人参、当归末为丸,如芡实大。每服五六丸,乳汁化下。

【主治】小儿痫证。

88528 紫河车丸(《医部全录》卷四三二引《幼幼近编》)

【组成】人参　天麻　炙草　犀角　远志(甘草汁浸)　滑石　白芍(炒)各一两　茯神　枣仁各一两半　天竺黄　朱砂(研)各五钱　紫河车一具(烘,研)　脐带(新瓦上炙焦,另研)三条

【用法】上为细末,用钩藤汁四两和炼蜜半两为丸。每丸重一钱二分,饥时、临卧以灯心、薄荷汤化下。

【主治】小儿胎惊。

【加减】急惊,去紫河车、脐带、人参,加白僵蚕(蜜炙)六钱,全蝎六钱,牛黄一钱二分,琥珀一钱,胆星八钱,麝香三分。

88529 紫河车丸(《医略六书》二十七)

【组成】紫河车一具(白酒洗,银针挑净紫筋)　大熟地八两　当归身四两　白芍药二两(酒炒)　冬白术四两(制)　淮山药四两(炒)　金香附二两(酒炒)　拣人参四两　紫石英四两(醋煅)　甘枸杞四两　蕲艾叶二两(醋炒)　川芎二两

【用法】各药同河车入陈酒煮烂,收干晒脆,为细末,炼蜜为丸。每服三五钱,温酒送下。

【主治】妇女虚寒不孕,脉软弱者。

【方论选录】气血两亏,子宫不暖,致天癸衍期,无以孕育而生子焉。熟地补阴滋血,人参补气扶元,当归养血荣经,白术健脾生血,川芎行血海以调经,白芍敛阴血以和络,香附调气解郁,山药补脾益阴,蕲艾叶理血气以温血室,紫石英涩血气以暖子宫,甘枸杞滋培肾脏,紫河车大补血气,入酒煮烂收焙,炼蜜以丸之,温酒以下之,俾血气内充,则子宫温暖而冲任融和,天癸无不调,自能孕育而生子矣。

88530 紫河车丹(《医学正传》卷三引《青囊方》)

【异名】混元丹(《东医宝鉴·杂病篇》卷四)。

【组成】男子胞衣(取首生,以皂角水洗净,次放铜铫子内,以米醋揲洗控干,做一小篾笼子盛之,围以纸,密糊之,不令泄气,以烈火焙干)　人参一两五钱　白术一两　木香　白茯苓各五钱　茯神　川归　熟地黄各一两　乳香四钱(另研)　没药四钱(另研)　朱砂二钱(另研)　麝香二分

【用法】上为细末,酒糊为丸,如梧桐子大,炼蜜为丸服亦可。每服五十丸,煎人参汤送下,空腹服之,一日三次。

【主治】飞尸鬼注,虚劳羸瘦,喘嗽痰气。

88531 紫河车散(《圣济总录》卷三十)

【组成】紫河车三分　朴消　甘草各半两(生)　蛤粉一分

【用法】上为散。每服二钱匕,砂糖新汲水调下,不拘时候,一日三次

【主治】伤寒吐血,烦躁。

88532 紫河车散(《幼幼新书》卷十八引《九籥卫生》)

【组成】紫河车　茜草根　贯众各一两　芍药　甘草(炙)各半两　一方加牛蒡子一两

【用法】上为粗末。每服一钱,水七分,加生姜二片,煎四分,去滓温服。

【主治】小儿斑疮,毒气不解,攻咽喉,音声不出,舌颊生疮,渴逆烦闷,潮热面赤。

88533 紫荆皮散(《普济方》卷三〇六)

【组成】杏仁　紫荆皮

【用法】先以杏仁捣烂,焙去毒,以紫荆皮煎水,又以砂糖调紫荆皮末涂。

【主治】狂犬伤人。

88534 紫荆皮散

《中医外伤科学》。为《得效》卷十八"紫金皮散"之异名。见该条。

88535 紫草饮子(《圣惠》卷八十四)

【异名】紫草茸汁(方出《证类本草》卷八引《经验后方》,名见《卫生总微》卷八)、紫草汤(《圣济总录》卷一六九)、紫草饮(《医学入门》卷八)。

【组成】紫草二两

【用法】上剉细,以百沸汤一大盏沃,便以物合定,勿令紫草气出,放令如人体温。量儿大小,温温服半合至一合。服此药,疮子虽出,亦当轻尔。

【主治】凡断乳婴孩童子,患疹痘疾,候初觉,多伤寒,面色与四肢俱赤,壮热头痛,腰背疼,足多厥冷,眼睛黄色,脉息但多洪数,绝大不定,小便赤少,大便多秘。

【备考】才觉四肢色候及脉息,虽是疹痘疾,未攻皮毛穴出者,便可以服饵匀和,脏腑疏泄逐下;若疹已结在皮毛穴处,微微似出,即不可疏泄也;或疹出大盛,窦穴脓水者,却可疏利也,或未与疏转。

88536 紫草饮子(《医方类聚》卷二六五引《经验良方》)

【组成】紫草　人参　芍药　蝉蜕　甘草　穿山甲(土拌炒)各等分

【用法】上为末。每服一钱,水一盏,煎至七分,作三四次温服。

【主治】小儿痘疮出,被风吹复不见,入皮肤内。

88537 紫草饮子(《景岳全书》卷六十三)

【组成】紫草　人参　枳壳　山楂　木通　穿山甲(土拌炒)　蝉蜕各等分

【用法】水一盏,煎五分,作三四次温服。

【主治】痘疮倒陷,腹胀,大小便秘。

88538 紫草软膏(《中医皮肤病学简编》)

【组成】紫草根100克(切碎)

【用法】浸于450毫升菜油或麻油中,经24小时,待油液呈紫色,过滤去滓,滤液加凡士林100克,加热至沸点,溶化搅匀,冷却即可。

【主治】剥脱性唇炎。

88539 紫草软膏

《中国药典》2010版。为《北京市中药成方选集》"紫草

膏”之异名。见该条。

88540 **紫草油膏**(《中医皮肤病学简编》)

【组成】紫草根20克 当归20克 胡麻油200毫升

【用法】上药用文火煎枯,去滓,再加黄蜡30~40克成膏。外用。

【主治】剥脱性皮炎。

88541 **紫草茸汁**

方出《证类本草》卷八引《经验后方》,名见《卫生总微》卷八。为《圣惠》卷八十四“紫草饮子”之异名。见该条。

88542 **紫草茸饮**(《活幼心书》卷下)

【组成】紫草茸(无嫩茸,取近芦半寸者代) 人参(去芦) 黄耆(生用) 当归(酒洗,去尾) 白芍药 甘草各半两

【用法】上㕮咀。每服二钱,水一盏,加糯米五十粒,煎七分,温服,不拘时候;或加大枣一枚,去核同煎。

【功用】和益脾胃,催张痘疮,庶使易收,不致传变。

88543 **紫草茸油**(《赵炳南临床经验集》)

【组成】紫草茸一斤 脂麻油五斤

【用法】将药置铜锅内,油浸一昼夜,文火熬至焦枯,离火过滤,去滓,取油贮瓷器内备用。敷患处。

【功用】活血散瘀,软坚。

【主治】下肢红斑结节类疾患(瓜藤缠),耳下腺炎及颌下淋巴腺炎早期,皮肤紫红斑块。

88544 **紫草洗方**(《赵炳南临床经验集》)

【组成】紫草一两 茜草五钱 白芷五钱 赤芍五钱 苏木五钱 南红花五钱 次厚朴五钱 丝瓜络五钱 木通五钱

【用法】加水四至五斤,煮沸15~20分钟,溻洗湿敷。

【功用】行气活血,化瘀消斑。

【主治】肝斑(黧黑皯黯),中毒性黑皮病及面部黑色素沉着,下肢结节性红斑,硬结性红斑,下肢静脉曲张。

88545 **紫茶颗粒**(《成方制剂》19册)

【组成】紫花杜鹃500克 矮地茶500克

【用法】上制成颗粒剂。开水冲服,一次12克,一日2次。

【功用】祛痰,止咳。

【主治】寒性咳喘。

88546 **紫桂大丸**(《圣济总录》卷四十六)

【组成】桂(去粗皮) 茴香子(炒) 白豆蔻仁(去皮) 青橘皮(汤浸,去白,焙) 高良姜 附子(炮裂,去皮脐)各一两 丁香 木香 甘草(炙)各半两 胡椒(炒)一分

【用法】上为末,炼蜜为丸,如弹子大。每服半丸至一丸,嚼破,米饮送下;温酒亦得。

【主治】脾虚冷气,心腹疠痛,胸膈满闷,腹胀肠鸣。

88547 **紫桂煮散**(《圣济总录》卷五十五)

【组成】桂(去粗皮) 高良姜 当归(切,焙)各一两 吴茱萸半两 厚朴(去粗皮,生姜汁炙)三分

【用法】上为散。每服一钱半匕,水一盏,加生姜三片,大枣一枚(破),同煎至六分,热服,不拘时候。

【主治】暴心痛。

88548 **紫笋茶散**(《圣惠》卷五十九)

【组成】紫笋茶一两(捣为末) 腊月狗头骨一两半(烧灰)

【用法】上为细末。每服二钱,以粥饮调下,不拘时候。

【主治】久赤白痢。

88549 **紫梢花散**(《圣济总录》卷一八五)

【组成】紫梢花 桂(去粗皮) 附子(炮裂,去脐白) 马蔺花 牡蛎粉 蛇床子 五加皮 地骨皮 蜀椒(去目,炒去汗) 白矾灰 防风(去杈)各等分

【用法】上为末。每用一匙,水一升半,煎至七八合,服仙灵脾酒后,更用此小浴药淋浴。乘热先熏,通手浴之。

【功用】壮阳气。

88550 **紫萍合剂**(《中医皮肤病学简编》)

【组成】紫背浮萍草500克(用新鲜的,晒干备用,贮藏超过一年失效,不可使用,且影响他药的协同作用) 夏枯草500克 海桐皮250克 老鹳草250克 当归300克

【用法】切碎洗净,煎煮,浓缩至1.5升(每10毫升含原生药12.5~15.5克),起锅后,每1000毫升加五十七度白酒200毫升,搅匀,装瓶备用。每次10~20毫升,一日三次。

【主治】麻风。

【加减】若长期反应,反复出现,原方加黄耆。

88551 **紫萍粒丹**

《普济方》卷一一六引《瑞竹堂方》。即原书同卷“去风丹”之异名。见该条。

88552 **紫菀花汤**(《普济方》卷二十六)

【组成】紫菀(去苗土) 五味子各一两 贝母(去心,炒)二分 天门冬(去心,焙) 升麻各一两

【用法】上为粗末。每服三钱,水一盏,加生姜三片,大枣一枚,煎至七分,去滓温服,不拘时候。

【主治】肺脏虚寒,痰逆咳嗽,胸满多涕。

88553 **紫菀茸汤**(《济生》卷二)

【异名】紫菀汤(《赤水玄珠》卷七)。

【组成】紫菀茸(洗) 经霜桑叶 款冬花 百合(蒸,焙) 杏仁(去皮尖) 阿胶(蛤粉炒) 贝母(去心) 蒲黄(炒) 半夏(汤泡七次)各一两 犀角(镑) 甘草(炙)各半两 人参半两

【功用】《金鉴》:清补。

【主治】❶《济生》:饮食过度,或叫呼走气,或食煎煿,邪热伤肺,咳嗽咽痒,痰多唾血,喘急,胸胁痛,不得安卧。❷《金鉴》:肺痈溃处未敛,痈脓已溃,喘满、腥臭浊痰俱退,惟咳嗽咽干,咯吐痰血,胁肋微痛不能久卧者。

【加减】渴甚,去半夏,加石膏。

88554 **紫菀茸汤**(《张氏医通》卷十三)

【组成】紫菀茸三钱 薇衔 白术(於潜者良,生用) 泽泻各一钱 牡丹皮 麦门冬(去心)各一钱半 犀角八分 甘草(炙)三分(生)二分 藕汁半杯

【用法】水煎,食远服。

【功用】《医略六书》:理中清营。

【主治】伤酒凑肺,发咳,痰中见血。

【加减】瘦人阴虚多火,忌用燥药,去白术,易白芍药

一钱;兼伤肉食,胸膈膨胀,去犀角、芍药,加炮黑山楂肉三钱,炒枳实一钱。

【方论选录】《医略六书》:湿热凑肺,营阴暗伤,故痰中见血,发咳不止,谓之伤酒。紫菀开泄肺气以清痰血,泽泻通利膀胱以降浊阴,薇衔去营中湿热,生术利胃中湿热,犀角清心胃之热,麦冬润心肺之阴,牡丹皮凉血解热,生甘草缓中泻火,水煎冲池藕汁凉血化瘀以清痰中之血也,使湿热顿去,则肺气清肃而发咳无不除,瘀血无不化矣。此理中清营之剂,为湿热伤肺痰血之专方。

【备考】本方方名,《中国医学大辞典》引作"改定紫菀茸汤"。

88555 **紫菀茸汤**(《医钞类编》卷十三)

【组成】紫菀茸　干姜　黄耆　五味子　钟乳粉　杏仁　甘草各等分

【用法】水煎服。

【主治】肺伤气极虚证,皮毛焦,津液涸,力乏,喘急短气。

88556 **紫菀煎丸**(方出《圣惠》卷四十六,名见《普济方》卷一五九)

【组成】紫菀一两(去苗土,捣罗为末)　杏仁二两(汤浸,去皮尖双仁,麸炒微黄,别捣,研如膏)　白蜜四两　酥二两

【用法】上药都入银器内,以慢火煎成膏。每服半肥枣大,含化咽津,不拘时候。

【主治】咳嗽积年不愈,胸膈干痛不利。

【宜忌】《普济方》:忌酒面及猪肉。

88557 **紫葛帖方**(《千金》卷二十二)

【异名】紫葛散(《圣惠》卷六十一)。

【组成】紫葛十分　大黄五分　白蔹　玄参　黄芩　黄连　升麻　榆白皮　由跋各三分　赤小豆一合　青木香一分

【用法】上药治下筛,以生地汁和如泥。敷肿上,干易之。无地黄汁,与米醋和之。

【功用】《御药院方》:消肿散毒。

【主治】❶诸肿。❷《圣惠》:痈肿及发背,有赤肿,热痛不可忍。

88558 **紫葛粉丸**(《圣济总录》卷五十七)

【组成】紫葛粉二两　赤芍药　桔梗(剉,炒)各一两半　紫菀(去土)半两　木香　诃黎勒皮各一两半　郁李仁(汤浸,去皮尖,研)半两　大黄(剉)二两　牵牛子一两(捣取粉)半两

【用法】上为末,炼蜜为丸,如梧桐子大。每服二十丸,用木通、大枣浓煎汤送下。

【主治】癥瘕腹胀满,硬如石,腹上青脉浮起。

88559 **紫槟榔煎**(《医统》卷七十八)

【组成】紫槟榔十枚　向阳石榴皮七片

【用法】上剉。水煎,露一宿,空心饮之。以下虫为度。

【主治】寸白虫。

88560 **紫檀涂方**(《圣济总录》卷一三六)

【组成】紫檀香二两(剉)　芒消半两

【用法】上药水磨。每用浓者三合,涂肿处,干即易。

【主治】风毒肿。

88561 **紫霞锭子**(《准绳·疡医》卷三)

【组成】信石(煅)　白矾(煅)　硇砂各一钱　胆矾　雄黄　朱砂各五分　乳香　没药各二分半　麝香　片脑各半分

【用法】上为末,稠糊为锭子,如豆大,带扁些即作药线。随疮大小深浅长短临时裁度,先以拔毒膏点破,次以药锭放在疮口,膏药贴上,三日一换药;待肉腐之时,药线插入疮口,膏药贴上,直候腐肉去尽为度。

【主治】瘰疬,痔痛,恶疮。

88562 **紫藤香散**(《圣惠》卷六十七)

【组成】紫藤香二两　马齿苋十两(阴干)　薯蓣二两　黄丹二两(以猪脑髓和为白,以火煅令通红,地上出火毒一宿)

【用法】上为散。敷之即干。

【功用】干疮,长肉,止痛。

【主治】伤损,疮痕久不愈者。

88563 **紫石门冬丸**(《外台》卷三十三引《经心录》)

【异名】紫石英丸(《局方》卷九)。

【组成】紫石英(七日研之)　天门冬(去心)各三两　紫葳　甘草(炙)　桂心　牡荆子　乌头(炮)　干地黄　辛夷仁　石斛　卷柏　禹余粮　当归　芎䓖各三两　乌贼鱼骨　牛膝　薯蓣各六分　桑寄生　人参　牡丹皮　干姜　厚朴(炙)　续断　食茱萸　细辛各五分　柏子仁一两

【用法】上为末,炼蜜为丸,如梧桐子大。每服十丸,一日三次,酒送下,稍加至三十丸。

【主治】妇人立身已来全不生,及断绪久不产三十年者。

【方论选录】《千金方衍义》:方中人参、甘草、芎䓖、地黄、山药、寄生、川断、牡丹调养气血之味,庸所易知;其石英、余粮温固下元,且佐桂、姜、乌、萸,毋乃失之过热;天冬、卷柏性禀至阴,如何可任广嗣之用?因谛《本经》天门冬有强骨髓之说,《别录》言冷而能补,甄权治一切恶气不洁之疾,卷柏主女子阴中寒热、痛、癥瘕、血闭、绝子,乃知二味配合石英、余粮有既济阴阳之妙;其温养气血之味上法具矣,而溯洄穷源,又须子脏精纯,生生之气,方得裕如,细辛、辛夷专清子脏风气,乌贼、牛膝、紫葳、牡蒙专散胞门瘀积,石斛专清胃气,厚朴专泄肠垢,柏子仁专滋心肾、益肝气,久服令人润泽美色,以妇人之病每多风袭胞门,血污子脏,故细辛以下诸味《千金》恒有之。此方较补益门中紫石英天门冬丸大都仿佛,彼以风冷在子宫,子常坠落,此以立身不生,断绪不孕,子脏原无痼冷,故不需石南、云母辈峻温也。

88564 **紫石门冬丸**(《外台》卷三十三引《经心录》)

【异名】紫石英天门冬丸(《千金》卷四)、紫石英丸(《圣惠》卷七十七)。

【组成】远志(去心)　泽泻　肉苁蓉　桂心各二两　紫石英　天门冬(去心)　五味子各三两　禹余粮　蜀椒(汗)　乌头(炮)　卷柏　乌贼骨　寄生　石南　当归各一两　杜仲　甘草(炙)　石斛　柏子仁　辛夷　人参各二两　云母一两(烧)

【用法】上为末,炼蜜为丸,如梧桐子大。每服二十

丸，酒送下，一日三次，稍加至三十、四十丸。

【功用】令人肥悦、有子。

【主治】风冷在子宫，有子常落；或始为妇，便患心痛，乃成心疾，月水未曾来者。

【宜忌】忌海藻、菘菜、猪肉、冷水、生葱、鲤鱼。

【备考】方中紫石英、天门冬用量原缺，据《千金》补。

88565 **紫石门冬丸**（《准绳·女科》卷四）

【异名】紫石英丸。

【组成】紫石英　钟乳石（鹅管通明者，二味各七日研之，得上浮即熟）　天门冬各三两　当归　芎䓖　紫葳　卷柏　肉桂　干地黄　牡蒙　禹余粮（煅，醋淬）　石斛　辛夷各二两　人参　桑寄生　续断　细辛　厚朴（姜制）　干姜　食茱萸　艾叶　白薇　薯蓣　乌贼骨　甘草（炙）　各一两半　柏子仁一两

【用法】上为末，炼蜜为丸，如梧桐子大。每服十丸，三日渐增至三十丸，酒送下，以腹中热为度，比来服者不至尽剂，即有娠。

【功用】求子。

【宜忌】禁如药法。

【方论选录】此方旧用乌头、牡丹、牛膝，据药证此三药俱堕胎，求子药中用之，盖胎未著之时，若服之已著，已著而未觉，服之未已，反为害也，今悉去之。增钟乳、艾叶、白薇，兹无疑矣。

88566 **紫石寒食散**（《金匮》卷下）

【组成】紫石英　白石英　赤石脂　钟乳（研炼）　栝楼根　防风　桔梗　文蛤　鬼臼各十分　太乙余粮十分（烧）　干姜　附子（炮，去皮）　桂枝（去皮）各四分

【用法】上为散。每服方寸匕，酒送下。

【功用】伤寒令愈不复。

【备考】本方方名，《普济方》引作“紫石英散”。

88567 **紫朴开郁丸**（《全国中药成药处方集》沈阳方）

【组成】槟榔一两　蔻仁　香附各五钱　广木香二钱五分　草蔻仁　琥珀　苍术各五钱　焦三仙一两五钱　枳壳二钱五分　广陈皮　厚朴　桔梗　藿香　青皮　砂仁　炙甘草各五钱

【用法】上为极细末，炼蜜为丸，二钱重。每服一丸，白开水送下。

【功用】舒肝健胃，理气解郁，宽中散满，消食顺气，调经。

【主治】肝气横逆，胃不消化，心胃疼，肚子疼，打饱嗝，吐酸水，膨闷胀饱，两胁攻痛，食前腹痛，食后胃痛，饮食不消，胃弱不食，胸腹串痛，噎膈反胃，气裹食积，胃连腹痛。

88568 **紫地宁血散**（《中国药典》2010 版）

【组成】大叶紫珠　地稔

【用法】以上二味，加水煎煮二次，第一次 1.5 小时，第二次 1 小时，滤过，滤液合并，浓缩成稠膏，加入适量淀粉，混匀，干燥，粉碎，过筛，混匀，制成 1000 克，分装，即得。每瓶装 4 克。口服。一次 8 克，一日 3～4 次。

【功用】清热凉血，收敛止血。

【主治】胃中积热所致的吐血、便血；胃及十二指肠溃疡出血见上述证候者。

88569 **紫色疽疮膏**（《赵炳南临床经验集》）

【组成】轻粉三钱　红粉三钱　琥珀粉三钱　乳香粉三钱　血竭三钱　冰片三分　蜂蜡一两　香油四两　煅珍珠粉三钱

【用法】锅内盛油，在火上数开后离火，将前五种粉入油内溶匀，再入蜂蜡，使其完全溶化，将冷却时兑入冰片、珍珠面，搅匀成膏。贴敷患处。

【功用】化腐生肌，煨脓长肉。

【主治】淋巴结核，下腿溃疡，慢性溃疡，扁平疣，手足胼胝等。

【宜忌】急性炎症性皮损，新鲜肉芽勿用；此药膏具有一定毒性，若大面积皮损面使用时，应注意汞剂吸收中毒；对汞过敏者禁用。

88570 **紫色消肿粉**（《赵炳南临床经验集》）

【组成】紫草五钱　赤芍一两　当归二两　贯众二钱　升麻一两　白芷二两　荆芥穗五钱　紫荆皮五钱　草红花五钱　儿茶五钱　红曲五钱　羌活五钱　防风五钱

【用法】单独或与其他药粉混合应用，常用蜂蜜调或荷叶煎水调和外用。

【功用】散风活血，化瘀消肿。

【主治】慢性丹毒肿胀（无名肿毒），红斑性、结节性疾患（瓜藤缠）。

【备考】本方制成膏剂，名“紫色消肿膏”。

【宜忌】疖、痈、疽初起毒热盛者勿用。

88571 **紫色消肿膏**

《赵炳南临床经验集》。即原书“紫色消肿粉”改为膏剂。见该条。

88572 **紫色溃疡膏**（《赵炳南临床经验集》）

【组成】轻粉三钱　红粉三钱　琥珀三钱　血竭三钱　乳香一两五钱　青黛三钱　黄连一两　蜂蜡三两　香油一斤　煅珍珠面一分

【用法】以上药物，前八味共研极细末待用，将香油置于火上见数开后，加入蜂蜡搅匀，离火冷却，再加药粉搅匀成膏。直接涂抹在疮面部位。

【功用】化腐生肌。

【主治】淋巴腺结核，下肢溃疡，女阴溃疡。

【宜忌】对汞过敏者禁用。

88573 **紫花地丁散**（《普济方》卷二七五引《德生堂方》）

【异名】消毒汤（《袖珍》卷三）。

【组成】紫花地丁　当归　赤芍药　大黄　黄耆　金银花各半两　甘草节二钱

【用法】上㕮咀。每服一两，水一盏，酒一盏，煎一大盏，去滓，随上下服之。凡有疮气先觉者，服雄朱夺命丹后一日，可服此药，甚有妙处。

【主治】诸毒恶疮肿痛。

【加减】气实，加大黄（后下）。

88574 **紫苏丁香丸**（《鸡峰》卷五）

【组成】真紫苏叶　好人参　桂　陈皮（不去白）　丁香各一两

【用法】上为细末，炼蜜为丸，如梧桐子大。每服十五丸至二十丸，温熟水嚼下，不拘时候。

【功用】消暑益胃，调阴阳，止烦渴，宽中，进饮食，消痰定逆。

88575　**紫苏七气汤**（《女科万金方》卷一）

【组成】紫苏二钱　茯苓四钱　半夏（姜汁炒）五钱　厚朴（姜汁炒）三钱

【用法】加生姜、大枣，水煎服。

【主治】妇人瘦弱，月水不来，面色萎黄。

88576　**紫苏木香汤**（《圣济总录》卷三十三）

【组成】紫苏茎叶一两　木香　赤茯苓（去黑皮）各半两　沉香　芍药　木通（剉）各一两　吴茱萸（汤洗三遍，焙干，炒）　槟榔（剉）　陈橘皮（汤浸，去白，焙）各一分

【用法】上为粗末。用水一盏，加生姜半分（拍碎），同煎至七分，去滓。每服三钱匕，食前温服。

【主治】伤寒后，脚气冲心，心神烦乱，呕逆减食，脚膝酸疼。

88577　**紫苏木通汤**（《圣济总录》卷十二）

【组成】紫苏茎（剉，焙）　木通（剉，焙）　桑根白皮（剉，焙）　青橘皮（汤浸，去白，焙）各一两　荆芥穗（焙）　独活（去芦头，剉）　木瓜（去瓤，切，焙）　怀香子根（剉，炒）　羌活（去芦头，剉）各半两　枳壳（去瓤，麸炒）二两　大腹（剉，并皮子用）二十枚

【用法】上为粗末。每服五钱匕，水二盏，加生姜一分，葱二寸，同煎至一盏，去滓温服。空心、日午、临卧各一次。

【主治】体虚受风，因气鼓作，名为风气，冷则厥逆，热则烦惋。

88578　**紫苏乌梅汤**（《普济方》卷二六七引《德生堂方》）

【组成】紫苏一斤　乌梅肉一斤（别研）　甘草一斤　干葛一斤　杏仁（煮，去皮尖，别研）一斤　盐半斤

【用法】上为细末。每服一钱，沸汤调下，早晨作汤药甚妙。

【功用】常服醒酒止渴。

88579　**紫苏半夏汤**（《鸡峰》卷十八）

【组成】紫苏　半夏　紫菀茸　五味子　陈橘皮各半两　杏仁一两　桑白皮一两半

【用法】上为粗末，每服三钱，水一盏半，加姜七片，煎至一盏，去滓热服，一日三次。

【主治】喘嗽痰涎，寒热往来。

88580　**紫苏安胎饮**（《叶氏女科》卷二）

【异名】紫苏安胎散（《胎产新书》卷二）、安胎散（《经验女科方》）。

【组成】紫苏　枳实（麸炒）　大腹皮　桔梗　贝母（去心）　知母　桑白皮　当归各八分　甘草　五味子　石膏（煅）各三分

【用法】水煎服。

【主治】妊娠过食生冷，兼有风寒，客于胃肺，因而痰喘气紧，夜卧不安。

88581　**紫苏安胎散**

《胎产新书》卷二。为《叶氏女科》卷二“紫苏安胎饮”之异名。见该条。

88582　**紫苏饮子散**

《医方类聚》卷二四五引《经验良方》。为《圣惠》卷八十三“紫苏子散”之异名。见该条。

88583　**紫苏和气饮**（《寿世保元》卷七）

【异名】安胎达生散（《郑氏家传女科万全方》）。

【组成】当归（酒洗）　川芎　白芍（酒炒）　人参　紫苏　陈皮　大腹皮　甘草

【用法】上剉。加生姜五片，葱白五寸，水煎，温服。

【主治】子肿。妊娠七八月前后，面目虚浮，肢体肿满。

【加减】腹痛，加香附、木香；咳嗽，加枳壳、桑白皮；热，加黄芩；呕吐，加砂仁；泄泻，加白术（去芦，炒）、白茯苓（去皮）；感冒，加羌活、麻黄；伤食，加山楂、香附；气恼，加香附、乌药。

88584　**紫苏和气饮**

《古今医鉴》卷十二。为《本事》卷十“紫苏饮”之异名。见该条。

88585　**紫苏和胎饮**（《会约》卷十四）

【组成】紫苏　条芩　白术各一钱半　甘草一钱

【主治】妊娠伤寒，勿拘日数，但见恶寒，发热，头痛，病在表。

【加减】如恶寒，头痛，项强，腰脊痛，此病在足太阳膀胱经也，本方加羌活、藁本、川芎、防风各一钱，连须葱三根，姜引，热服得汗而解；如恶寒，却不发热，只头痛，鼻干，或项强，此病在阳明胃经也，本方加葛根、白芷、防风各一钱，葱白三根，淡豆豉一钱半，热服；如寒热往来，头眩，或呕，或心烦胁满，此病在足少阳胆经也，本方加柴胡、人参；呕，加半夏；胸胁满，加枳壳、桔梗各一钱；头眩，加川芎八分，姜枣引；如发热，恶寒，咳嗽甚者，此病在手太阴肺经也，本方加麻黄（去节）、杏仁（去皮）各一钱，葱白三根，姜引，以汗而解；如恶寒，无热，腹中痛，吐泻不解，手足厥冷者，此病在足太阴脾经也，本方加干姜（炒）一钱半，白芍（酒炒）一钱，姜枣引，热服；如恶寒，倦卧，发热，手足冷者，此病在足少阴肾经也，本方加独活、熟地各一钱半，北细辛，姜、枣引；如恶寒，手足厥冷，唇口青，遍身头项痛，此病在足厥阴肝经也，本方加归身、吴茱萸（炒）、羌活各一钱，北细辛五分，连须葱白三根，姜引，热服。

88586　**紫苏知母汤**（《圣济总录》卷六十六）

【组成】紫苏（连茎叶）　知母（焙）　贝母（去心）　款冬花　五味子（炒）　人参　桑根白皮（剉）各一两　厚朴（去粗皮，姜汁炙）　甘草（炙，剉）各半两

【用法】上为粗末。每服三钱匕，水一盏半，加生姜三片，煎至七分，去滓温服，不拘时候。

【主治】咳逆痰喘气促。

88587　**紫苏厚朴汤**（《痧胀玉衡》卷下）。

【异名】金三（《痧症全书》卷下）、三号遯象方（《杂病源流犀烛》卷二十一）。

【组成】紫苏　香薷　紫朴　枳壳　红花　青皮　陈皮　卜子　山楂各等分

【用法】水二钟，煎七分。冷服。

【主治】痧有暑，胀不已者。

88588　**紫苏香附饮**（《证治宝鉴》卷十二）

【组成】紫苏　苍术　黄柏　槟榔　木瓜　防已　枳壳　香附　归身　羌活　芍药　泽泻　通草

【主治】湿热脚气。

【加减】痛，加木香；肿甚，加大腹皮；发热，加大黄、黄芩。

88589 **紫苏姜苓汤**（《四圣心源》卷七）

【组成】苏叶三钱　生姜三钱　甘草二钱　茯苓三钱　半夏三钱　橘皮三钱　干姜三钱　砂仁二钱

【用法】煎大半杯，热服。覆衣。

【主治】中虚外感，致伤内咳嗽，鼻流清黄涕，齁喘。

【加减】如皮毛闭束，表邪不解，加麻黄；言语谵妄，内热不清，加石膏。

88590 **紫苏流气饮**（《疮疡经验全书》卷三）

【组成】紫苏　厚朴　甘草　香附　乌药　槟榔　杜仲　木瓜　枳壳　桔梗　川芎　防风　当归

【用法】加生姜三片，大枣一枚，水煎，空心服。

【主治】委中毒，由肾经寒气阻滞而成者。

【加减】排脓，加人参、黄耆。

88591 **紫苏流气饮**（《疮疡经验全书》卷三）

【组成】紫苏　桔梗　厚朴　甘草　芍药　白芷　陈皮　槟榔　香附　大腹皮

【用法】加生姜三片，大枣一枚，水煎服。

【主治】肾气游风。风毒之气伤肾，毒气游走，毒走脚肚。

88592 **紫苏流气饮**（《金鉴》卷七十一）

【组成】紫苏　黄柏　木瓜　槟榔　香附　陈皮　川芎　厚朴（姜炒）　白芷　苍术（米泔水浸，炒）　乌药　荆芥　防风　枳壳（麸炒）　独活　甘草各等分

【用法】加生姜三片，大枣一枚，水煎服。

【主治】肾气游风。

88593 **紫苏麻仁粥**

《医方类聚》卷一三六引《济生》。为《本事》卷十“麻子苏子粥”之异名。见该条。

88594 **紫苏橘皮汤**（《医统》卷三十一引《圣惠》）

【组成】紫苏　橘皮　苏子　大腹皮　槟榔　桔梗各四分　五味子　甘草各二分

【用法】上㕮咀。每服一两，水二盏，加生姜三片，煎一盏服。

【主治】遍身肿满，脏腑自利。

88595 **紫沉消积丸**（《中藏经·附录》）

【异名】紫沉煎丸（《百一》卷八）。

【组成】沉香一两（为末）　阿魏一分（研）　巴豆霜四钱　硇砂一两（以上用酒蜜约度多少，一处熬成膏子，然后搜药）　朱砂　丁香　干姜各半两　硫黄　青皮　高良姜　槟榔　木香　人参　胡椒　官桂各一两

【用法】上为末，将熬下膏子搜药匀和为丸，如梧桐子大。每服五丸至七丸，食后、临卧橘皮汤送下，常用一二丸，更看虚实加减。

【主治】脾积滞气，酒食所伤，饮食不化，恶心呕逆，胸膈不快，不思饮食，胸腹胀满，脐胁有块，心脾冷痛，口吐酸水，停饮冷痰，痃癖癥瘕，翻胃，黄瘦浮肿；脏腑不调，里急后重；及十膈气虚，妇人血气块硬。

88596 **紫沉通气汤**（《御药院方》卷四）

【组成】紫苏叶　枳壳（麸炒）　陈皮（去白）　槟榔　赤茯苓　甘草（微炒）各一两　沉香　木香　麦门冬（去心）　五味子　桑白皮　黄耆　干生姜　薄荷叶　荆芥穗　枳实（麸炒）各半两

【用法】上为粗末。每服半两，用水一盏半，煎至八分，去滓，空心温服。

【主治】三焦气涩，不能宣通水液，腹胁痞闷，大便或难。

88597 **紫茄子根散**（《圣惠》卷二十四）

【组成】紫茄子根（切，晒干，捣罗取末）一斤　白药末二两　甘草（炙微赤，捣罗取末）一两

【用法】上药相和令匀。每服二钱，以温水调下，早饭后至晚，常均匀服三次。

【主治】大风疾。

88598 **紫金天麻丸**（《圣济总录》卷七）

【组成】天麻　没药（研）　乳香（研）　牛膝（酒浸，切，焙）　白术　当归（切，焙）各半两　牛黄（研）三分　犀角（镑）一两　附子（炮裂，去皮脐）三分　五灵脂二两

【用法】上为末，取三家井花水为丸，如樱桃大。每服一丸，先用生姜汁化开，次用温酒调下。

【主治】中风瘫痪，手足亸曳，言语謇涩，口眼㖞斜，不省人事，口吐涎沫，或手足搐搦，筋骨疼痛，皮肉麻痹。

88599 **紫金牛膝丸**（《医略六书》卷二十八）

【组成】紫金藤一两　杜牛膝三两　当归二两　肉桂五钱（去皮）　麝香三钱　蜀葵根二两

【用法】上为末，粥为丸，朱砂为衣。每服三钱，乳香汤送下。以死胎下为度。

【主治】胎死腹中，脉滞者。

【方论选录】杜牛膝破瘀血以下死胎，紫金藤降瘀血以逐秽，当归养血荣经脉，肉桂温经通闭结，葵根滑胎利产，麝香通窍辟秽。米粥为丸，朱砂为衣，乳香汤下，使瘀滞消化，则死胎自下不羁，而腹内重痛无不退，腹内如冰无不暖矣。

88600 **紫金牛膝散**（《准绳·疡医》卷三）

【组成】紫金皮　赤葛根皮　赤毛桃根　山布瓜根　赤牛膝　鱼桐根皮　天布瓜根　落鸦枪根

【用法】上砍烂。糟炒热，敷患处。

【主治】手半押屈，及脚上一切肿毒，堆核焮痛者。

88601 **紫金夺命膏**（《中国医学大辞典》）

【组成】川黄连　全蝎　穿山甲　黄芩　川黄柏　当归　白芷各二两　赤芍药　番木鳖（切片）　生地黄各一两　官桂　海藻各四两

【用法】用水煎汁，去滓，用麻油二十二两，将药汁入内，熬尽水气，滴水成珠，方下血丹（炒过，飞）十一两，搅匀成膏，再下黄蜡七钱，又下阿魏六钱（切片），掺膏药上，令其自化，候微冷，又下乳香、没药（均去油）、轻粉各六钱，麝香、血竭、朱砂、雄黄各二钱，雄鼠粪一两五钱，燕窝当底泥一两，俱研细末，入膏搅匀，收贮。熬成不得加减药味分两。每用少许，摊贴患处。

【主治】恶疮，结毒，瘰疬，冷瘤，痞块，跌打骨断，久不收口。

88602 **紫金禹粮丸**(《外科集腋》卷八)

【组成】当归(酒炒) 益母草(酒炒) 川椒(炒) 香附(童便制) 海金沙 松萝茶 白蔻(焙) 漆渣(炒尽烟) 百草霜(醋炒) 挂尘(醋炒) 砂仁(姜汁炒) 新会皮(炒) 木香 豨莶 川贝 白芷 延胡 茵陈 陈香橼(去囊,炒)各一两 大枣肉一斤半 大生地(酒炒)二两 禹粮石(醋煅九次)八两 皂矾(醋煮)一斤

【用法】上为末,用煮烂枣肉为丸。每服三钱,酒送下。

【主治】内伤脱力,黄病浮肿。

88603 **紫金活命丹**(《万氏家抄方》卷五)

【组成】锦纹大黄一两 苦葶苈五钱(净) 巴豆(去壳)七十粒 红娘子六十个(全) 木香一钱

【用法】上为末,红枣煮烂,去皮核,和药为丸,如弹子大,重二钱五分,用丝绵如法包裹。塞于阴户内深处。当见头疼晕闷,作渴,浑身困倦,可食白汤粥饭,待下有黄水,或血水流滴,三日其药自然脱下,肚腹作痛三个时辰,恶物才下,有形可验。

【主治】妇人经脉不通而作疼,血瘕等疾。

88604 **紫金锭眼药**(《成方制剂》2册)

【组成】炉甘石(煅)140克 冰片80克 石膏(煅)200克 大青盐10克 硼砂10克

【用法】外用,少许涂入眼内,一日2次。

【功用】清热消炎,除湿止痒。

【主治】风火烂眼,暴发赤肿,眼涩眼痒,视物不清。

88605 **紫金蠲痛散**(《外科启玄》卷十二)

【组成】紫荆皮 降真香 骨碎补 琥珀 当归头身 桃仁各二两 蒲黄一两 无名异三两(烧红,酒淬七次) 大黄一两(煨) 牛膝三两(酒浸一夜) 朴消半两

【用法】上为末。每日三服,苏木煎酒送下。

【功用】整骨续筋,生肌止痛,活血。

【主治】内伤肝肺,令人呕血,心腹胀痛,或左右身痛,四肢无力,难以动作。

88606 **紫河车胶囊**(《成方制剂》4册)

【组成】紫河车

【用法】上制成胶囊剂。温黄酒或温开水送服,一次15粒,一日2次,小儿酌减。

【功用】温肾补精,益气养血。

【主治】虚劳羸瘦,骨蒸盗汗,咳嗽气喘,食少气短,阳痿遗精,不孕少乳。

88607 **紫草木香汤**(《直指小儿》卷五)

【异名】紫草汤(《医学正传》卷八)、紫草木香散(《治痘全书》卷十四)。

【组成】紫草 木香 茯苓 白术各等分 甘草(炒)少许

【用法】上剉,加糯米煎。

【主治】疮出不快,大便泄利。

【方论选录】紫草能利大便,木香、白术所以佐之也。

88608 **紫草木香汤**(《明医杂著》卷六)

【异名】紫草木香散(《保婴撮要》卷十七)。

【组成】紫草 木香 茯苓 白术 人参 甘草(炒) 糯米

【用法】每次三钱,水煎服。

【主治】痘疮里虚,痒塌黑陷,闷乱。

88609 **紫草木香散**

《保婴撮要》卷十七。为《明医杂著》卷六“紫草木香汤”之异名。见该条。

88610 **紫草木香散**

《治痘全书》卷十四。为《直指小儿》卷五“紫草木香汤”之异名。见该条。

88611 **紫草木通汤**(《斑论萃英》)

【组成】紫草 木通 人参 茯苓 粳米各等分 甘草减半

【用法】上为末。水煎服。

【主治】小儿疮疹。

【备考】本方方名,《医学纲目》引作“紫草木通散”。

88612 **紫草木通散**

《医学纲目》卷三十七。即《斑论萃英》“紫草木通汤”。见该条。

88613 **紫草木通散**(《种痘新书》卷十二)

【组成】紫草 木通(去皮) 黄连(去皮,酒炒) 牛蒡(炒) 车前 甘草 茯苓 前胡各等分

【用法】水煎服。

【主治】痘疹身热,小便短赤。

88614 **紫草升麻汤**(《云歧子保命集》卷下)

【组成】紫草(嫩者) 升麻 甘草(炙)各半两

【用法】上剉细。每服三钱,加粳米五十粒,水煎服。

【主治】小儿斑出不快者,或未出者。

88615 **紫草化毒汤**(《痘疹金镜录》卷四)

【组成】紫草二两 陈皮一两 升麻 甘草各五分

【用法】上为细末。每服水一碗,加葱白三寸,煎至五分,量儿大小调服。疮疹气匀即出。

【主治】痘已出未出,热壅不快。

【加减】小便赤,加木通。

【方论选录】紫草滑窍,去心腹邪热,陈皮快气,升麻散热毒,甘草解毒。

88616 **紫草化毒散**

《景岳全书》卷六十三。为《医方类聚》卷二六四引亢拱辰方“发疹紫草散”之异名。见该条。

88617 **紫草化斑汤**(《痘疹会通》卷四)

【组成】升麻 紫草 甘草 陈皮 枳壳 黄芩 黄连 木通

【用法】糯米、石膏为引。

【主治】热不清,发斑。

88618 **紫草四圣散**(《保婴撮要》卷十七)

【组成】紫草 木通 甘草(炒) 黄耆(炒)各等分

【用法】每服二钱,水煎服。

【主治】痘疮出迟倒靥,或小便赤涩发热。

88619 **紫草冬葵汤**(《准绳·幼科》卷五)

【组成】紫草茸 山栀子 黄芩各一钱二分 秦艽 苦参各一钱一分 冬葵子一钱半 露蜂房 白茯苓 木通 白芍药 泽泻 车前子各一钱

【用法】上为散。每服四钱,水煎,食远温服。

【主治】小便不通,毒气闭塞。

【加减】如急数,茎中痛者,加甘草梢八分,苦楝子一钱;如痛甚欲死者,加川牛膝一钱三分;如有赤如血色者,加胡黄连一钱三分;如溺血者,加当归一钱,川芎一钱,龙骨(火煅)、菟丝子各一钱;红甚者,加生地黄;白溺者,加使君子各一钱三分,黄连一钱一分,韭子(研)一钱二分;浊甚者,加桑螵蛸一钱。

88620 紫草回斑散(《保婴集》)

【组成】紫草茸　黄耆　桑白皮　木通　枳壳　白术各等分

【用法】上为粗末。每服三钱,水、酒各半盏,加麝香少许,同煎服。

【主治】小儿斑疹出不快,或倒靥,毒气入腹。

88621 紫草如圣汤(《卫生总微》卷八)

【异名】如圣紫草汤(《普济方》卷四〇三)、紫草如圣散(《奇效良方》卷六十五)。紫草如圣饮(《治痘全书》卷十四)、紫陈汤(《仙拈集》卷三)。

【组成】紫草(去粗梗)二两　陈橘皮(去白,焙干)一两

【用法】上为末。每服一大钱,水一盏,加葱白二寸,煎至六分,去滓温服,不拘时候。乳儿与乳母兼服之,断乳令自服。

【功用】减毒。

【主治】❶《卫生总微》:疮疹才初出。❷《治痘全书》:痰涎惊狂。

【方论选录】《奇效良方》:妙选方云,疮疹气匀则出快,紫草滑窍,去心腹邪气,陈皮快气,葱白发散,开泄腠理也。

88622 紫草如圣饮

《治痘全书》卷十四。为《卫生总微》卷八"紫草如圣汤"之异名。见该条。

88623 紫草如圣散

《奇效良方》卷六十五。为《卫生总微》卷八"紫草如圣汤"之异名。见该条。

88624 紫草快斑汤(《小儿痘疹方论》)

【异名】紫草汤(《准绳·幼科》卷四)、紫草快瘢散(《准绳·幼科》卷六)。

【组成】紫草　人参　白术　茯苓　当归　川芎　芍药　木通　甘草　糯米

【用法】每服二钱,水煎服。

【主治】痘疹血气不足,不能发出,色不红活。

88625 紫草快斑汤

《张氏医通》卷十五。为《保婴撮要》卷十七"紫草透肌散"之异名。见该条。

88626 紫草快斑散

《准绳·幼科》卷六。为《小儿痘疹方论》"紫草快斑汤"之异名。见该条。

88627 紫草陈皮饮(《幼科类萃》卷二十八)

【组成】紫草一分　陈皮半分

【用法】上为粗末。新汲水煎服。

【主治】痘疮。

88628 紫草承气汤(《准绳·幼科》卷六)

【组成】厚朴二两　大黄四两　枳实一两　紫草一两

【用法】上为粗末。每服五钱,水半盏,煎至二分,温服。以利为度。

【主治】身热,脉数,大便秘而腹胀,此热毒壅遏也;或疮半未出,而喘息腹胀,其人大便不通,烦躁作渴,谵语不安者。

【加减】如未利,加芒消一字。

【方论选录】《古方选注》:紫草承气汤,大黄功专荡涤,为斩关夺门之将,痘科用之,盖为毒滞脾经而设,痘从命门出诸太阳经,逆上至脾俞,毒气太盛,即从脾经肆虐,若迅雷之不及掩,初起板而不松,紫而干滞,粒粒顶陷,叫哭抽掣,烦乱昏愦,此毒伏血中,不能载毒而出,转输各脏之俞,急急重用大黄,破脾经之实,泻血中之滞;复以紫草内通血脉,外达皮毛。洞泻者用之而反实,不食者用之而胃气开,有泻至数度而精神不减,有用至斤许而肌肉始松,然必是脾经毒壅者,方为至当。若毒闷命门不发,或转输肝肺,而用大黄,非理也。费建中曰:毒出郁伏而重者,重与之攻,而转与之散,此方是也。

88629 紫草枳壳汤(《奇效良方》卷六十五)

【组成】紫草　木通　甘草(炙)　枳壳(麸炒)各等分

【用法】上为粗末。每服三钱,水一小盏,煎至半盏,去滓温服。

【主治】疮子出不快,倒靥。

【方论选录】大抵壅瘀则营卫不行,令出不快则倒靥,用枳壳宽大肠,木通利小肠,紫草滑窍,治心腹蓄邪气,皆易出也。大便秘涩者,无不可用。

88630 紫草枳实汤(《准绳·幼科》卷六)

【组成】紫草茸　鼠黏子各一钱二分　厚朴　苦参各一钱一分　白芍药　贝母　枳实　诃子　肉豆蔻各一钱　蝉蜕　桔梗　白术各八分　升麻七分　甘草六分

【用法】上为散。每服四钱,水煎,食远服。

【主治】痘疮腹胀,或热毒,或因伤冷所致。

88631 紫草厚朴汤(《准绳·幼科》卷六)

【组成】紫草茸一钱二分　枳实　黄芩　黄连　厚朴各一钱一分　露蜂房　白茯苓　山豆根　麦门冬　桃仁　石膏　旋覆花各二钱　蝉蜕　升麻各八分　白术五分

【用法】上为散。每服四钱,水煎,食远温服。

【主治】痘疮烦闷痞满,或坚急,或结聚不散。

88632 紫草透肌汤(《赤水玄珠》卷二十八)

【异名】紫草透肌散(《治痘全书》卷十三)。

【组成】紫草一钱　升麻五分　牛子　防风　荆芥　黄耆各八分　甘草三分　木香五分

【用法】姜水煎服。

【主治】痘热而出不快,及顶陷者。

【加减】如色紫,腹痛,加蝉蜕一钱。

88633 紫草透肌汤

《痘疹金镜录》卷下。为原书"太乙保和汤"之异名。见该条。

88634 紫草透肌汤(《疡医大全》卷三十三)

【组成】紫草二钱　防风　荆芥　薄荷　山楂肉　栀

子　甘草各等分

【用法】水煎服。

【功用】预服可免痘疮。

88635　**紫草透肌散**(《保婴撮要》卷十七)

【异名】紫草快斑汤(《张氏医通》卷十五)。

【组成】紫草　蝉蜕　木通　芍药　甘草(炙)各等分

【用法】每服三钱,水煎服。

【主治】痘疮色赤、不快,或痒塌。

88636　**紫草透肌散**

《治痘全书》卷十三。为《赤水玄珠》卷二十八"紫草透肌汤"之异名。见该条。

88637　**紫草凉血散**(《痘疹会通》卷五)

【组成】紫草　生地　丹皮　川黄连　花粉　黄芩　栀子

【用法】加益元散、淡竹叶,水煎服。

【主治】麻疹干红焦紫。

88638　**紫草消毒饮**(《张氏医通》卷十五)

【组成】紫草　连翘　鼠黏子各一钱　荆芥七分　甘草　山豆根

【用法】水煎,温服,不拘时候。

【主治】痘疹血热咽痛。

88639　**紫草润肌膏**(《幼科金针》卷下)

【组成】紫草一钱　当归五分(钱)　麻油四两

【用法】同熬药枯,滤清去滓,将油再熬,加黄蜡五钱熔化,倾入碗内,顿冷听用。涂敷患处。

【主治】火烫发泡腐烂。

88640　**紫草麻仁汤**(《准绳·幼科》卷五)

【组成】山豆根　紫草各一钱一分　鼠黏子　露蜂房　生犀　青皮　桃仁　麻仁　侧柏叶　黄芩各一钱　杏仁一钱二分

【用法】上为散。每服四钱,水煎,食远服。

【主治】疮疹大便不通,致毒气闭塞。

【加减】秘甚者,加乌梅肉七分;不已,再加冬葵子一钱五分

88641　**紫草解毒汤**(《种痘新书》卷十一)

【组成】麻黄　紫草　红豆　穿山甲　人中黄　僵蚕　全蝎　川连　烧人粪　蝉蜕　牛子

【主治】麻色黑者,则热毒尤甚,为九死一生之症。

88642　**紫砂生肌散**(《外科大成》卷四)

【组成】朱砂四钱(入铜勺内,安火上,上盖红炭数块,炙朱砂紫色为度)　轻粉二钱　冰片二分

【用法】上为细末。每用些许,掺于患处,以琼花膏盖之。

【功用】生肌。

【主治】杨梅疮。

【加减】如疮收至小孔而不收者,每药末加象皮末一分(用陈壁土炒)。

88643　**紫根牡蛎汤**(《霉疠新书》)

【组成】当归　芍药　川芎　大黄　升麻　牡蛎　黄耆　紫草　甘草　忍冬

【用法】以水五合,煮取二合半,去滓,分三服。

【主治】杨梅疮毒,痼疾沉疴,无名顽疮,及痘疮险恶等症。

【加减】虚者去大黄,实者去黄耆。

88644　**紫粉灵宝丹**(《圣惠》卷九十五)

【组成】黑铅四两　水银二两(不别修制,每二两水银即入硫黄半两,结成砂子,细研如粉)

【用法】上取火消石于铛中心作一堆子,尖尖装之,堆四面流下些些子,令盖铛底,即取砂子末,细细掺于堆子上,勿令四面散,讫,更研入少许硫黄末盖之,又以碗子盖铛口,四面以湿纸固济缝子,上又以泥如法固济,候干,铛下渐渐以火三五两,候看得所,加至一斤以来,可烧半日久,又加三两,如此叠叠加至四斤,火断之当铛上下通赤,即渐去火,待冷,轻手揭取,药成一团,以甘草二两,水五升,煎至二升,去滓,煮药泣干,出火毒,干了细研,水飞过,以煮枣肉为丸,如梧桐子大。每日一丸,空心以津送下。

【功用】添精益髓,神气清爽,好颜色红悦,久服轻健,补暖水脏。

【主治】筋骨风气。

88645　**紫梗半夏汤**(《医林绳墨》卷八)

【组成】紫苏　桔梗　半夏　甘草

【用法】水煎服。

【主治】暴感风寒,则咽喉紧缩妨碍。

88646　**紫萍一粒丹**

《袖珍》卷一。为《普济方》卷一一六引《瑞竹堂方》"去风丹"之异名。见该条。

88647　**紫菀七味汤**(《外台》卷九引《小品方》)

【组成】紫菀半两　五味子一两　桂心二两　麻黄四两　杏仁七十枚(去皮尖双仁,碎)　干姜四两　甘草二两(炙)

【用法】上切。每服七合,以水九升,煎取二升半,去滓温服,一日三次。

【主治】咳嗽。

【宜忌】忌海藻、菘菜、生葱、蒜、面、腥腻。

88648　**紫菀牙上丸**(《医心方》卷九引《范汪方》)

【组成】紫菀一分　干姜一分　附子一分　桂心一分　款冬花一分　细辛一分

【用法】上药治下筛,炼蜜为丸,如小豆大。食前以二丸着牙上,稍咽,一日二次,不知稍增。

【主治】咳嗽。

88649　**紫菀贝母丸**(《普济方》卷一五九)

【组成】紫菀　贝母　半夏　桑根白皮　五味子　射干　百部各五分　款冬花　皂荚　干姜　橘皮　鬼督邮　细辛各四两　白石英　杏仁各八分　蜈蚣二条

【用法】上为末,为丸如梧桐子大。每服十丸,以煮枣汤送下,一日二次,稍加至二十丸。

【主治】积年咳嗽,喉中呀声,一发不得坐卧。

88650　**紫菀半夏汤**(《普济方》卷一五八)

【组成】紫菀(洗净)　麻黄(去节)　半夏(洗)　五味子(去枝梗)　干姜(炮)　桂(去粗皮)　赤芍药　甘草(炙)各等分

【用法】上为粗末。每服二钱,以水一大盏,煎至七

分，去滓稍热服，不拘时候。

【主治】停寒饮冷，内伤肺经，咳嗽痰涎，久不愈者。

88651 **紫菀杏仁煎**（《圣济总录》卷六十五）

【组成】紫菀（去苗土）一两半　杏仁半升（去皮尖双仁，别细研）　生姜汁三合　地黄汁五合　酥二两　蜜一升　大枣肉半升　贝母（去心）三两　白茯苓（去黑皮）　五味子（炒）　人参　甘草（炙，剉）　桔梗（剉，炒）　地骨皮各一两

【用法】上为末，调和诸自然汁，并酥、蜜、杏仁等，同于铜银器中以文武火煎，频搅令匀，煎百十沸，成煎后再于甑上煎三遍。每服一匙，食后服，头便仰卧少时，渐渐咽药，一日二次。

【主治】肺脏气积，喉中呷嗽不止，皆因肺脏虚损，致劳气相侵，或胃中冷膈上热者。

88652 **紫菀桂灵丹**（《全国中药成药处方集》抚顺方）

【组成】麻黄　杏仁　生石膏各二两　米壳四两　核桃一两　陈皮二两　紫菀一两

【用法】上为细末，炼蜜为丸，重一钱四分。每服一丸，生姜水或开水送下均可。

【功用】化痰润肺，宁嗽。

【主治】感冒咳嗽，肺热痰燥，支气管炎，咳嗽喘息，痰稠气短，不能卧倒，伤风鼻流清涕。

【宜忌】忌油腻辛辣之物。

88653 **紫雪玄霜丹**（《全国中药成药处方集》沈阳方）

【组成】飞金一百页　石膏　寒水石　磁石　滑石各三斤　犀角屑　青木香　羚羊角屑　沉香各五两　玄参三斤　升麻一斤　甘草八两　丁香一两

【用法】以上清水煮，去滓，投木盆中，半日欲疑，冷二三日，候凝成霜，紫色铅罐收贮，加麝香一两二钱五分，朱砂三两，水飞如法，调制为丸，重三分。每服一丸至三丸，食后薄荷汤送下。

【功用】清热解毒，镇惊。

【主治】疮毒内攻，温病热入脏腑，脚气，毒遍内外，口疮，吐血衄血，热淋发狂，小儿毒热惊痫等热性症。

【宜忌】忌食发物。

88654 **紫葳苏木汤**（《产科发蒙》卷四）

【组成】紫葳（即凌霄花叶）一大合半　冬瓜子一大合　苏木　当归　川芎　茯苓　牡丹皮各一中合　甘草一小合

【用法】以水一盏半，煮取一盏，去滓温服。

【主治】恶露不尽，产后浮肿者。

88655 **紫葛败毒散**（《痘疹仁端录》卷十三）

【组成】柴胡　葛根　人参　羌活　防风　紫苏　荆芥　桔梗　甘草

【用法】水煎服。

【功用】解散。

【主治】疑似伤寒。

88656 **紫葛桂枝汤**（《痘疹全书》卷上）

【组成】柴胡　葛根　甘草　羌活　官桂　牛蒡子（炒）　人参　防风

【用法】淡竹叶十片同煎服。

【主治】痘疮，发热憎寒，身振颤动，此表气素虚，疮毒欲出不出，留连于腠理之间，邪正相争之故。

88657 **紫檀香敷方**（《圣济总录》卷一四五）

【组成】紫檀香（剉）　山芋　铅丹（研）各二两　马齿苋十两（细切，晒干）

【用法】上四味，除铅丹外，捣罗为末，再和研匀。每用随疮大小干敷之。

【功用】止痛生肌。

【主治】伤折肉破，疮口不合。

88658 **紫霞黄露饮**（《准绳·幼科》卷四）

【组成】干姜　半夏　藿香　砂仁　枳壳　陈皮　豆蔻　白术（炒）　青皮

【用法】上㕮咀。水煎服。

【功用】调理脾胃。

【主治】儿辈胸膈饱胀，饮食厌恶，身发火热，呕出频频未愈，而痘随发焉。

88659 **紫玉接骨神散**（《跌打损伤方》）

【组成】半夏　土鳖各一两　自然铜三钱（醋淬七次）

【用法】上为末。每用一钱，加导滞散五分，酒调下。

【功用】接骨。

88660 **紫花烧伤软膏**（《中国药典》2010 版）

【组成】紫草　地黄　熟地黄　冰片　黄连　花椒　甘草　当归

【用法】上制成膏剂，❶每支装 20 克；❷每支装 40 克。外用，清创后，将药膏均匀涂敷于创面，一日 1～2 次。采用湿润暴露疗法，必要时特殊部位可用包扎疗法或遵医嘱。

【功用】清热凉血，化瘀解毒，止痛生肌。

【主治】Ⅰ、Ⅱ度以下烧伤、烫伤。

【宜忌】忌食辛辣食物。

88661 **紫苏大腹皮饮**（《普济方》卷九十一）

【组成】紫苏叶一两　桑白皮一两　木通一两　茴香半两　羌活　独活　木瓜　荆芥　青皮　吴茱萸各半两　枳壳三两（麸炒）　大腹子（末和皮用）

【用法】每服四钱，加葱白三寸，生姜五片，水一盏半，煎七分服，一日三次。

【主治】肾脏风毒攻手足，冲脾胃，四肢急胀，项筋疼痛，有时寒热，或手足虚肿及生疮，来去气不定。

88662 **紫苏五味子汤**

《圣济总录》卷六十七。为《圣惠》卷四十二“紫苏散”之异名。见该条。

88663 **紫参保肝冲剂**（《常用中成药》）

【组成】紫参　丹参　鸡血藤　当归　香附　郁金　红花　鳖甲

【用法】制成颗粒冲剂，22 克装袋。每服一袋，一日三次。

【功用】利气舒肝，活血消肿。

【主治】肝脾大。

88664 **紫背荷僵蚕散**（《普济方》卷四〇三）

【组成】紫背荷叶（霜后贴水者佳）　直僵蚕（炒去丝）　牛蒡子（炒）各等分

【用法】上为细末。每服一钱，研胡荽汁和酒送下；米饮亦可。

【主治】小儿痘疹。

88665 紫菀等十味丸(《外台》卷九引《许仁则方》)

【组成】紫菀五分　桑白皮六合　射干四两　百部根五两　麻黄二两(去节)　干葛五两　地骨皮　升麻各四两　干地黄六两　芒消六两

【用法】上为末,炼蜜为丸,如梧桐子大。初服十五丸,稍稍加至三十丸,以竹沥送下,一日二次。

【主治】热嗽。

【宜忌】忌芜荑。

88666 紫正散合地黄散(《春脚集》卷一)

【组成】荆芥穗八分　北防风八分　北细辛四分(去茆)　京赤芍八分　牡丹皮八分　紫荆皮二钱　小生地二钱　苏薄荷六分　牙桔梗八分　生甘草六分　净茜草一钱

【用法】引加红内消一钱(即茜草藤,五月五日采取,阴干),灯心二十寸。每日一次,用开水泡药蒸服。

【主治】咽喉诸症。

【加减】孕妇,去丹皮,加四物汤;热盛者,加连翘、犀角;头痛闭塞,加开关散;烦渴,加银锁匙;潮热,加柴胡、黄芩;咳嗽,加麦冬、知母;大便秘结,小便赤涩,加木通;数日不大便,加元明粉;热壅肺闭,致气喘促,加麻黄五分(先滚去沫,再入药内同蒸);痰稠,加贝母;阴虚,加四物汤。

88667 紫石英天门冬丸

《千金》卷四。为《外台》卷三十三引《经心录》"紫石门冬丸"之异名。见该条。

88668 紫石英柏子仁丸(《千金》卷四)

【组成】紫石英　柏子仁各三两　乌头　桂心　当归　山茱萸　泽泻　芎䓖　石斛　远志　寄生　苁蓉　干姜　甘草各二两　蜀椒　杜蘅(一作杜仲)　辛夷各一两　细辛一两半

【用法】上为末,炼蜜为丸,如梧桐子大。每服二十丸,渐加至三十丸,酒送下,一日三次。

【主治】女子遇冬天时行温风,至春、夏病热头痛,热毒风虚,百脉沉重,下赤白,不思饮食,而头眩心悸,酸惭恍惚,不能起居。

【方论选录】《千金方衍义》:此方治女子遇冬天时行温风,至春夏病热头痛、热毒风虚等症,而所用诸药浑是温养血气之味,天冬时温风久伏至春夏而发,温热头痛岂辛温助火,重著补虚之品所可治乎?逆推病情,惟热毒风虚四字为致病之大纲,惟其虚,故风得久藏而化毒热;惟其虚,故阳不统阴而下赤白。虽证见发热头痛,殊非温病、热病通身壮热、烦渴头痛之比。方下原云温风,风为木邪,同气相感,必久入厥阴,所以头眩心悸,风主运动故也。况明言百脉沉重而下赤白,不思饮食,不能起居种种,皆阳气不足,不能统摄阴津,而致下脱,是不得不从事辛温填补血气为务也。因考诸《本经》言杜衡治温风中入脑户,头肿痛、涕泪,柏子仁益气除风热,辛夷治头痛、脑痛,芎䓖治中风入脑,头痛、寒痹,汇参经旨,总主冬时温风入藉于脑之患。常见妇人产后起居不慎而病头风脑痛,虽蒸蒸之疼热,却大畏虚风,虽当夏月尚喜重绵裹护,斯非热毒风虚之一验乎?其用石斛、泽泻、寄生者,一以清胃进食,一以利水导热,一以饬理赤白也。若不通斯义,以为此方主治春夏温热,与负薪救燎不殊,殊失《千金》立方之奥矣。

88669 紫阳真君塞鼻丹(《青囊秘传》)

【组成】沉香　木香　乳香　没药　牙皂　荜茇　大良姜　官桂　细辛各等分　巴豆　川乌　好麝香　雄黄　朱砂　血竭　硇砂

【用法】上为丸,如指头大。每用一丸,塞鼻。

【主治】心疼肚痛,膨胀疝气,水泄痢疾,赤白痢下,牙痛,浑身疼痛。

【备考】方中巴豆、川乌、好麝香、雄黄、朱砂、血竭、硇砂用量原缺。

88670 紫苏丹皮地黄汤(《四圣心源》卷九)

【组成】苏叶三钱　生姜三钱　甘草二钱　丹皮三钱　芍药三钱　地黄三钱

【用法】煎大半杯,热服。覆衣取汗。

【主治】癞风。

88671 紫苏石膏地黄汤(《四圣悬枢》卷二)

【组成】苏叶三钱　桂枝三钱　杏仁三钱　甘草三钱　石膏三钱　生地三钱　麦冬三钱　丹皮三钱　生姜三钱　大枣三枚(擘)

【用法】流水煎大半杯,热服。覆衣取汗。

【主治】寒疫,太阳经病不解,血升鼻衄者。

88672 紫苏葛根升麻汤(《四圣悬枢》卷二)

【组成】苏叶二钱　葛根三钱　桂枝三钱　白芍三钱　甘草二钱　升麻二钱

【用法】流水煎大半杯,温服。

【主治】寒疫,阳明经泄利者。

88673 紫苏葛根半夏汤(《四圣悬枢》卷二)

【组成】苏叶三钱　葛根三钱　桂枝三钱　芍药三钱　半夏三钱　生姜三钱　甘草二钱

【用法】流水煎大半杯,热服。

【主治】寒疫,阳明经呕吐者。

88674 紫草甘草枳壳汤(《玉机微义》卷五十)

【异名】紫草茸甘草枳壳汤(《医方类聚》卷二六五引《疮疹方》)。

【组成】四圣散加木通

【主治】疮疹。

88675 紫背荷叶僵蚕散(《闻人氏痘疹论》卷下)

【异名】荷叶散(《普济方》卷四〇三)、南金散(《奇效良方》卷六十五)、如金散(《痘疹金镜录》卷四)。

【组成】紫背荷叶(霜后塔水紫背者)　白僵蚕各一钱匕(直者炒去丝。小儿半钱)

【用法】上为细末。研胡荽汁和酒送下,米饮亦得。

【主治】疮疹已出而复攧,其势甚危,诸药不效者。

88676 紫虚元君头风丹(《医方类聚》卷二十四引《急救仙方》)

【异名】紫虚元君襄风丹(《医统》卷九十三)。

【组成】大川乌一枚(以河水煮一沸,去水,于净处再煮,凡七次,㕮咀,次以盐炒黄色为度)　辽细辛四两(去芦土,酒浸)　麝香少许　高细茶芽半斤

【用法】上为末。每服三钱,食后、临卧茶清调下。少时更以热汤催汗出或鼻出涕为度。

【主治】头风。

88677 **紫虚元君襄风丹**

《医统》卷九十三。为《医方类聚》卷二十四引《急救仙方》"紫虚元君头风丹"之异名。见该条。

88678 **紫草茸甘草枳壳汤**

《医方类聚》卷二六五引《疮疹方》。为《玉机微义》卷五十"紫草甘草枳壳汤"之异名。见该条。

88679 **紫微夫人青黛长生散**

《幼幼新书》卷二十五引《仙人水鉴》。为原书同卷"神仙水花丸"之异名。见该条。

凿

88680 **凿石丸**(《古今名方》引湖南中医学院第二附属医院经验方)

【组成】冬葵子　海金砂　滑石各15克　地龙　牛膝　茯苓　泽泻　赤芍各9克　火消　甘草梢各6克　琥珀　沉香各3克

【用法】上为末,水为丸。每服15克,一日三次。

【功用】通淋排石。

【主治】泌尿系结石。

88681 **凿柄灰散**(《圣济总录》卷一四〇)

【组成】凿柄(烧存性)

【用法】上为细散。每服一钱匕,温酒调下。

【主治】竹木刺不出。

棠

88682 **棠梨枝散**(方出《圣惠》卷四十七,名见《普济方》卷二〇三)

【异名】棠梨木瓜汤(《圣济总录》卷一八四)。

【组成】棠梨枝一握　木瓜二两

【用法】上剉细,和匀,分为四服。每服以水一中盏,加生姜半分,煎至六分,去滓热服,不拘时候。

【主治】❶《圣惠》:霍乱吐利不止,兼转筋。❷《圣济总录》:乳石发。

88683 **棠梨木瓜汤**

《圣济总录》卷一八四。为方出《圣惠》卷四十七,名见《普济方》卷二〇三"棠梨枝散"之异名。见该条。

掌

88684 **掌中金**(《百一》卷六)

【组成】真蒲黄　黄药子各等分

【用法】上为细末。用生麻油于手心内调,以舌舐之。

【主治】吐血。

88685 **掌中金**(《奇效良方》卷十六)

【组成】大附子一只(姜汁一碗,煮干)　母丁香一个

【用法】上为细末。以少许安掌中舐服。

【主治】翻胃呕逆,粥药不下者。

88686 **掌中金**

《准绳·幼科》卷七。为《普济方》卷三九四"掌中散"之异名。见该条。

88687 **掌中金**(《松峰说疫》卷二)

【组成】苍术　姜(温病用生者,伤寒用干者)　白矾(飞)　银朱各等分

【用法】上为末。先饮热绿豆浓汤,次将药末五分,男左女右摊手心内,搦紧,夹腿腕侧卧,盖被取汗。

【主治】伤寒、温疫不论阴阳,已传经与未传经。

88688 **掌中散**(《普济方》卷三九四)

【异名】掌中金(《准绳·幼科》卷七)。

【组成】白豆蔻十四个(去壳)　甘草一两(半生半炙)　缩砂仁十四个

【用法】上为末。逐旋安掌中,令儿干啾,小儿干掺口中。

【主治】小儿乳食即吐下,不能水乳者。

88689 **掌胃膏**(《百一》卷十九)

【组成】人参　白术　白茯苓(去黑皮)　甘草(炙)　肉豆蔻(面裹,煨,去面)　白豆蔻(去壳)　陈皮(去白)　沉香　枇杷叶(去毛)　青皮(去白)　丁香　草豆蔻(去皮)　木香　藿香叶　缩砂仁各等分

【用法】上为细末,炼蜜为丸,如龙眼大。每服一丸,空心、食前用米汤送下,一日二次。

【功用】益气健脾,温中止泻。

【主治】小儿脾胃虚弱,呕吐泄泻。

88690 **掌中金丸**(《元戎》)

【组成】穿山甲(炮)　甘草　苦丁香　川椒　苦葶苈　白附子　草乌头　猪牙皂角各二钱　巴豆一钱(全用,研)

【用法】上为细末,生葱绞汁为丸,如弹子大。每用一丸,新绵包定,纳阴中。

【主治】妇人干血气。

88691 **掌中摩散**(《续名家方选》)

【组成】黄连　大黄　樟脑　山椒各二钱　水银　川芎各一钱五分

【用法】上为末,雷丸油炼膏为丸,如胡桃大。临用蜀椒一钱,以水四合,煎三合,先洗手掌,拭之,而后摩掌中数十回,药气尽为度。

【主治】疥癣。

喷

88692 **喷嚏丸**(方出《证类本草》卷十引《子母秘录》,名见《串雅内编》卷四)

【组成】半夏一两

【用法】上为末,丸如大豆大。纳鼻中愈。心温者,一日可治。

【主治】❶《证类本草》引《子母秘录》:五绝。一曰自缢,二曰墙壁压,三曰溺水,四曰魇魅,五曰产乳。❷《串雅内编》:中风不语,尸厥,中恶,中鬼。

【备考】《串雅内编》庚生按云:半夏以研细末吹入鼻中为宜。盖为丸塞鼻,每致闭气反为害矣。或临用时以水为丸,庶无干硬闭窍之弊。

喇

88693 **喇嘛酒**(《潜斋简效方》)

【组成】胡桃肉　龙眼肉各四两　杞子　首乌　熟地各一两　白术　当归　川芎　牛膝　杜仲　白芍　豨莶草　茯苓　丹皮各五钱　砂仁　乌药各二钱五分

【用法】上药用绢袋盛之，入瓷瓶内浸醇酒五斗，隔水炖浓，候冷，加滴花烧酒十五斗，封贮七日，可饮矣。

【主治】半身不遂，风痹麻木。

喝

88694 **喝散**(《普济方》卷六十五引《德生堂方》)

【组成】丁香　石膏　川芎各等分

【用法】上为细末。用手指点唾津，蘸药末擦牙，吐去涎再擦。三上即住疼。

【主治】牙疼。

88695 **喝起丸**(《瑞竹堂方》卷二)

【组成】萆薢　杜仲(酥炒去丝)　葫芦巴(生脂麻炒)　破故纸(炒)　小茴香各一两(盐水浸一宿)　胡桃仁一两(汤去皮)

【用法】将胡桃为末，同前五味药末为丸，如梧桐子大。每服三五十丸，空心盐酒送下，或盐汤亦可。

【主治】❶《瑞竹堂方》：小肠气及腰痛。❷《嵩崖尊生》：疝气，横坚弦，绕脐走注，小腹攻刺。

【备考】本方改为汤剂，名"喝起汤"(见《嵩崖尊生》)。

88696 **喝起汤**

《嵩崖尊生》卷十三。即《瑞竹堂方》卷二"喝起丸"改为汤剂。见该条。

88697 **喝起散**(《卫生总微》卷五)

【组成】半夏一两(汤洗七次，为末)　生姜四两(研取汁，和半夏末拌作饼，如稀，入少面)　朱砂(水飞)　滑石　白矾(生)各一分　没食子三个

【用法】上为细末。每服一字，煎冬瓜汤调下，不拘时候。如一服醒，便止后服。

【主治】小儿因吐泻生风，变慢惊，或作慢脾风。

88698 **喝起散**(《三因》卷六)

【组成】苍术(泔浸)　麻黄(去节)　荆芥各二两　石膏(煅)三两　大黄一两半　栝楼根　干葛　芍药　白芷　甘草各一两

【用法】上为末。每服二钱，水一盏半，加生姜三片，葱白三寸，煎至七分，食前服。

【主治】诸疫。

88699 **喝起散**

《医方类聚》卷二一三引《澹寮方》。为方出《证类本草》卷八引《斗门方》，名见《瑞竹堂方》"斗门散"之异名。见该条。

88700 **喝起散**(《袖珍》卷一)

【组成】麻黄　葛根　石膏　川芎　升麻　甘草　羌活　防风各等分

【用法】上㕮咀。每服一两，水二盏，煎至一盏，去滓，通口服，不拘时候。

【主治】秋冬伤风、伤寒。

【加减】春，加麻黄；夏，减麻黄五钱，加石膏。

喘

88701 **喘气汤**(《外科集腋》卷八)

【组成】川芎六分　杏仁八分　皂荚末五分　甘草三分　桔梗　白芷　麻黄灰(去根)各一钱　桂枝　干葛　陈皮各七分

【用法】水煎，临卧加青盐、竹沥服。

【主治】天井骨跌折。

88702 **喘急汤**(《外台》卷二十八引《集验方》)

【组成】桃东行枝白皮一握　真珠一两　栀子仁十四枚　生姜二两　当归　桂心各三两　附子一两(炮)　香豉五合　吴茱萸五合

【用法】上药以水八升，煮取二升，去滓，纳真珠，分二次服。

【主治】中恶心痛，胸胁疞痛。

88703 **喘嗽宁片**(《成方制剂》19册)

【组成】白果　白前　陈皮　地龙　茯苓甘草　黄芩　苦参　苦杏仁　桑白皮

【用法】上制成片剂。口服，一次3～4片，一日3次。

【功用】清热平喘，止咳化痰。

【主治】支气管哮喘，喘息型支气管炎，肺气肿，肺心病早期。

喉

88704 **喉闭丸**(《摄生秘剖》卷三)

【异名】巴霜顶(《串雅内编》卷三)。

【组成】雄黄一钱　郁金五钱　巴豆七粒一钱　冰片少许　麝香少许

【用法】上为末，醋糊为丸，如麻子大。每服五分，茶清送下。如口燥喉塞，用竹管纳药入喉中，须臾吐痰立解，未吐再服。

【主治】缠喉风喉闭，先胸膈气紧，蓦然咽喉肿痛，手足厥冷，气不能通，顷刻不活。

【方论选录】雄黄能破结气，巴豆能下稠痰，郁金能散恶血，冰、麝能透关窍，尽此四者，闭则通矣。

88705 **喉闭饮**(《仙拈集》卷二)

【组成】巴豆七粒(三生，四炒存性)　雄黄　郁金一个

【用法】上为末，每服半匙，茶调细呷。如口噤咽塞，以竹筒吹药入喉中，须臾吐利即醒。

【主治】缠喉风，单双蛾。

【备考】方中雄黄用量原缺。

88706 **喉药散**(《成方制剂》9册)

【组成】人中白(水漂)72.3克　儿茶11.7克　青黛5.9克　寒水石11.7克　硼砂(煅制)11.7克　山柰11.7克　射干11.7克　黄连31.3克　钟乳石11.7克　朱砂35.2克　冰片11.7克　麝香2克　牛黄2克　甘草11.7克

【用法】上制成散剂。口服，一次0.2克，小儿减半；吹喷于患处。

【功用】清咽利喉，消肿定痛。

【主治】咽喉肿痛，口舌生疮，牙龈溃烂，乳蛾，小儿热盛惊风。

【宜忌】忌食辛辣热物。

88707 **喉症散**（《北京市中药成方选集》）

【组成】朱砂一钱　雄黄二钱　金果榄一两　人指甲（滑石烫）二钱　黄连一钱　冰片五钱　西瓜霜三钱　生硼砂一钱　熊胆一钱　玄明粉五钱

【用法】上为极细末，装瓶，重二分。每用少许，吹入患处。

【功用】消肿止痛。

【主治】咽喉红肿，喉痹喉痛，起白成蛾，水浆难下。

【宜忌】忌烟、酒、辛辣、油腻。

88708 **喉症散**（《全国中药成药处方集》南京方）

【组成】煅硼砂三钱　西牛黄五分　西瓜霜二钱　梅片五分　煅方儿茶二钱　金果榄五分　焙象牙屑二钱　白僵蚕二钱　煅人中白二钱（须先漂净，后煅）

【用法】上药各为末，西黄、冰片后加，乳至极细为度，密藏。每用少许，吹搽患处。

【主治】风火喉症，口舌咽喉发炎。

88709 **喉症散**（《全国中药成药处方集》济南方）

【组成】西瓜霜二两　硼砂一两　僵蚕三钱　朱砂五钱　姜半夏一两　雄黄一两　枯矾二两　牛黄三钱　玄明粉一两　珍珠三钱　冰片二钱

【用法】将硼砂、僵蚕、半夏、雄黄共为细末，再将其他药兑入，为极细末，装瓶。吹患处。

【主治】咽喉肿痛，腐烂色白，呼吸窒塞。

【宜忌】忌烟、酒及辛辣食物。

88710 **喉症散**（《中医方剂临床手册》）

【组成】青黛　生石膏　象牙屑　人中白　玄明粉　青果炭　天花粉　西月石　炉甘石　冰片

【用法】上为散。外搽患处。

【功用】消火解毒，生肌化腐。

【主治】咽喉红肿，乳蛾，口腔腐碎，牙龈肿胀。

88711 **喉疳丸**（《仙拈集》卷二）

【组成】槐花三钱　牛膝　孩儿茶　黄连各一钱

【用法】上为末，为丸如绿豆大。每服三丸，夏，西瓜水送下；冬，梨汁送下。

【主治】喉烂。

88712 **喉痛饮**（《仙拈集》卷二）

【组成】甘草　贝母　黄芩　黄连　薄荷　川芎各一钱　桔梗三钱　玄参二钱

【用法】水煎服。

【主治】喉肿痛。

88713 **喉蛾散**（方出《奇方类编》卷上，名见《绛囊撮要》）

【组成】墙上喜蛛窠（以箸夹住，烧存性）

【用法】上为末。加冰片少许，吹入喉。即愈。

【主治】双、单蛾。

88714 **喉蛾煎**（《仙拈集》卷二）

【组成】石膏（煅）　菊花　杏仁各五钱　麦冬一两　苦参四钱

【用法】水三碗，煎一碗半，加蜜一盏，缓服。即开。

【主治】单、双蛾并喉闭。

88715 **喉痹饮**（《嵩崖尊生》卷六）

【组成】桔梗　玄参　牛蒡　贝母　荆芥　薄荷　僵蚕　甘草　前胡　忍冬花　花粉　灯心

【主治】喉痹。

88716 **喉痹散**（《杂类名方》）

【组成】僵蚕一两　大黄二两

【用法】上为末，生姜汁为丸，如弹子大。井花水调蜜送下。

【主治】大头病及喉痹。

88717 **喉煎方**（《咽喉经验秘传》）

【组成】牛蒡子一钱五分（炒，研）　前胡一钱　连翘一钱（炒）　山栀八分（炒黑）　栝楼根二钱　玄参二钱　桔梗一钱　甘草六分　薄荷八分　（先本有银花）

【主治】一切喉症。

【加减】发寒热，加柴胡；头痛，加煅石膏；口渴，加麦冬、知母；胸膈饱闷，加枳壳；郁热，加芍药、贝母。

88718 **喉癣汤**（《霉疠新书》）

【组成】甘草　桔梗各二钱　山豆根　龙胆　射干各一钱　土茯苓五钱

【用法】以水五合，煮取二合，分三次温服，每次送下牛黄二分。

【主治】霉疮，咽喉渐腐去，饮食难咽。

88719 **喉癣散**（《仙拈集》卷二）

【组成】头胎黄牛屎

【用法】以新瓦洗净，盖屎周围，用火煅烟尽存性，取出研末。将芦管徐徐吸入。自愈。

【主治】喉癣。

88720 **喉症金丹**（《青囊秘传》）

【组成】硼砂二钱　风化霜（制风化霜法：将嫩黄瓜一条，挖去瓤，以银消研细纳入，挂于檐下透风处，三日后，瓜皮自有白霜透出，拭下，以瓷器收贮待用）二钱　僵蚕（炙）三钱　薄荷一钱　明矾（入巴豆二枚煅，去巴豆用）一钱　大泥五分　滴水石三钱　人中白（煅）三钱

【用法】上为末。吹之。

【主治】喉症。

88721 **喉癣吹药**（《外科方外奇方》卷三）

【组成】哺胎鸡蛋壳一钱（连衣烧存性）　儿茶五分　橄榄核五分　犀牛黄五分　廉珠五分　人乳粉五分（银瓢制）　明雄黄五分　真梅片三分（樟冰片不可误用）

【用法】上为极细末。吹患处。

【主治】喉癣。

88722 **喉风夺命丹**（《囊秘喉书·附录》）

【组成】真西黄　珍珠　当门子各一钱　辰砂四钱　枪消一两五钱　月石五钱　僵蚕一钱　雄精二钱　人中黄一钱

【用法】上各为细末，瓷瓶收储，勿泄气。如遇急喉风，痰声漉漉，呼吸气促者，急吹此丹二三管。痰即随药而下，顷刻而愈。

【主治】急喉风，痰涌气逆。

88723 **喉药万应散**（《集成良方三百种》）

【组成】钟乳三分　鸡内金三分　僵蚕三分　硼砂三分　川连三分　粉甘草三分　川贝三分　冰片一分　薄荷三分　人中白三分　胆星三分　雄黄五分　青黛五分　牛蒡子五分　胆矾五分　儿茶一钱　朱砂三分　生石膏三分　珍珠三分　琥珀三分

【用法】上为细末。吹喉。奇效。

【主治】一切喉症。

88724　喉科回春锭(《药奁启秘》)

【组成】牙皂(煨,切片,研)一百四十荚　延胡索(生晒,研)三两　青黛一钱二分　麝香一钱

【用法】上为极细末,和匀,用大麦粉煮成浆,杵拌打成锭。每块重三分,亮干,收入瓷瓶,勿令泄气。每服一块,重症加服,用冷水磨汁,将冷开水冲下,或用萝卜汁冲下更妙。如遇牙关紧闭,即从鼻孔灌入,即开。

【主治】喉风急闭,痰如潮涌,命在顷刻者;并治喉痧、烂喉、单双乳蛾诸险症,斑痧症不能发出者;兼治小儿惊风。

88725　喉科通关散(《喉科家训》卷三)

【组成】皂角炭　真川芎　灯草灰　三梅片　真金箔原寸

【用法】上为极细末。用少许吹鼻中。

【主治】白喉口噤。

88726　喉症开关方(《种福堂方》卷三)

【异名】喉症开关散(《外科集腋》卷三)。

【组成】牙皂　巴豆

【用法】上为末,米汤调,刷纸上晒干,作捻子。用时将捻子点火,以烟熏鼻孔。立能开口,鼻流涕涎。

【主治】十八种喉闭。

88727　喉症开关方(《理瀹》)

【组成】薄荷五钱　硼砂一钱半　雄黄三钱　儿茶二钱　冰片五分

【用法】上为末。以井水或蜜调涂颈上。

【功用】开关生津。

【主治】喉症及口舌疮、牙疳。

88728　喉症开关散

《外科集腋》卷三。为《种福堂方》卷三"喉症开关方"之异名。见该条。

88729　喉症汤药方(《吉人集验方》)

【组成】大生地五钱　黑玄参四钱　白芍药(炒)二钱　象贝母二钱　粉丹皮二钱　破麦冬三钱　薄荷(后下)一钱二分　生甘草一钱　射干一钱　板蓝根二钱　粉前胡一钱　桔梗一钱　蝉衣五分

【用法】水煎服。

【主治】喉症。

【加减】咽喉肿胀,加煅石膏三钱;胸闷,加焦楂二钱,神曲三钱;口渴,加天冬三钱,马兜铃三钱;溺黄赤短,加小木通一钱,知母三钱,泽泻一钱五分,车前子三钱;身热舌黄,加金银花三钱,连翘一钱五分;便结,加大黄三钱,元明粉(冲)二钱;如唇焦舌黑,口出臭气,谵语神昏者,加犀角(磨,冲服)一钱,龙胆草二钱。如遇症重照各症见象加重可也。

88730　喉症含化丸(《内科验方秘传》)

【组成】胆矾二钱　牙皂一钱　月石二钱　明矾一钱　海浮石三钱　杏仁三钱　朴消一钱　蒌仁三钱　郁金二钱　雄黄一钱　乌梅一钱　僵蚕二钱

【用法】上为末,炼蜜为丸,如芡实大。每含一丸。吐出痰水自松。

【主治】风痰裹塞,喉中痰鸣气粗。

88731　喉症通闭散(《集成良方三百种》)

【组成】青盐一钱　白矾一钱　硼砂五分

【用法】上为细末。吹之,痛止闭开。

【主治】咽喉肿痛,点水不下。

88732　喉痟化毒丹(《青囊秘传》)

【组成】珍珠三分　血珀五分　飞滑石八分　(新增西黄二分　大黄三分　轻粉二分　银朱二分　人中黄二分)

【用法】上为细末。每服三分,乳汁调下。

【主治】小儿胎火、胎毒,臀赤无皮,音哑鼻塞,赤游丹。

88733　喉痟清解汤(《效验秘方·续集》张赞臣方)

【组成】赤芍9克　丹皮9克　泽泻9克　黄芩9克　玄参9克　白芍9克　桔梗4.5克　射干3~6克

【用法】水煎服,日一剂。可配合使用含漱药(银花12克,西月石6克,土牛膝根30克,薄荷4.5克,生甘草4.5克)煎汤含漱多次。

【功用】清热化湿,扶脾平肝。

【主治】因脾滞湿困,胃火亢盛所致咽喉部溃疡。症见咽喉疼痛,咽后壁焮红溃疡,舌红苔腻。

【加减】脾虚湿重者,去玄参,加薏苡仁、山药、白术、黄芪;胃火炽盛者,加山栀、知母、挂金灯、牛蒡子;湿热兼盛,加碧玉散包煎。

【方论选录】方中赤芍与丹皮相须为用,凉血散瘀,既能清血分实热,又能治阴虚发热。泽泻配合黄芩清化泄热,是针对湿热的主要矛盾而设。白芍既有平肝敛阴之功,又有缓急止痛之效,与赤芍共用,一散一收,相得益彰。玄参泻火解毒而利咽,养阴生津又可去上浮之虚火;射干清热利咽消痰,为治咽喉之要药;桔梗祛痰排脓,宣肺利咽,且能引诸药上达咽喉,更好发挥作用。

88734　喉痧妙药散(《喉科家训》卷四)

【组成】真尖黄　提濂珠　三梅片　西月石　银粉霜　天竺黄　飞朱砂

【用法】上为极细末。吹喉。

【主治】喉痧。

88735　喉痛消炎丸(《成方制剂》12册)

【组成】牛黄15克　青黛10克　珍珠15克　蟾酥10克　冰片10克　百草霜15克　雄黄10克

【用法】上制成丸剂,每100丸重0.3克。含服,一次5~10丸。

【功用】清热解毒,消炎止痛。

【主治】咽喉肿痛,疔疮蛾喉,痈疖肿毒,口舌生疮。

88736　喉痹甘桔汤(方出《圣惠》卷三十五,名见《中国医学大辞典》)

【组成】桔梗一两(去芦头)　甘草一两(生用)

【用法】上为散,以水二大盏,煎至一大盏,去滓,分为二服。服后有脓出即消。

【主治】喉痹作痛，饮食不下。

赐

88737 **赐子丸**

《产乳备要》。为原书"螽斯丸"之异名。见该条。

88738 **赐方五香汤**（《杨氏家藏方》卷五）

【组成】木香　沉香　滴乳香（别研）　藿香叶（去土）　吴茱萸（汤洗七次）各三两　麝香一两（别研）

【用法】上药除乳香、麝香外㕮咀，以水五升，煮取二升，去滓，入二香煎令再沸，分三次服，不拘时候。

【主治】积寒攻冲，腹胁疼痛。

【加减】寒热头痛，加升麻、独活；四肢不举，无力，口干，加桑寄生、连翘；两胁胀痛，加射干、大黄；小便不利，加通草。其大黄看虚实加减。

88739 **赐方鹿茸丸**（《杨氏家藏方》卷九）

【组成】鹿茸（火燎去毛，酒浸，炙）　附子（炮，去皮脐）　五味子　肉苁蓉（酒浸一宿，切，焙）　牛膝（酒浸一宿）各一两　熟干地黄（洗，焙）五两　干山药三两　杜仲一两半（炒，去丝）

【用法】上为细末，面糊为丸，如梧桐子大。每服三十丸，食前温酒或盐汤送下。

【主治】真元虚惫，五劳七伤，小腹拘急，四肢酸痛，面色黧黑，唇口干燥，目暗耳鸣，心忪气短，精神困倦，喜怒无常，饮食无味，举动乏力，小便滑数，或时出血。

88740 **赐方腽肭脐丸**

《杨氏家藏方》卷九。为《局方》卷五"腽肭脐丸"之异名。见该条。

赔

88741 **赔赈散**

《伤寒瘟疫条辨》卷四引《二分晰义》。为《伤暑全书》卷下"升降散"之异名。见该条。

蛙

88742 **蛙鸡灰散**（《卫生总微》卷十二）

【组成】长脚蛙青背一枚　鸡骨一分（同烧灰）

【用法】上为细末。吹入下部令深入。数用大效。

【主治】小儿肾疳成䘌，肠虚，虫蚀下部肛肠等。

蛲

88743 **蛲虫散**（《简明中医儿科学》）

【组成】使君子粉七份　生大黄一份

【用法】上为末。一岁儿每天服使君子一分，按照年龄递加一分，加到一钱二分为止。每日早、午、晚三次，连服3～6天为一疗程。可服1～2疗程。

【主治】蛲虫证。

蛭

88744 **蛭蟾丹**（《种福堂方》卷二）

【组成】蚂蝗十数条（将黄泥做成小管，如笔管大，入蚂蝗在内，上以磁黄泥涂护之，以铁丝捆紧，外再以盐泥封固，炭火煅，以烟尽为度，取出去火毒，为末）二钱　蟾酥一钱　熊胆八分　麝香五分　冰片三分

【用法】以饭粒为条。看漏浅深，插入尽头。久者五六条，近者二三条，其管化为脓水，用洗药。

【主治】痔漏。

蛔

88745 **蛔虫丸**

《全国中药成药处方集》南昌方。为原书"使君子丸"之异名。见该条。

88746 **蛔虫散**（《圣济总录》卷一二七）

【组成】人吐出之蛔虫（烧存性）

【用法】上为细末。先以甘草汤洗瘘后，取末敷疮上，一日三五次。即愈。

【主治】一切冷瘘。

88747 **蛔疳散**（《幼幼新书》卷三十一引《四十八候》）

【组成】使君子一分　槟榔一个　轻粉一字　定粉一钱　茴香　黄丹　苦楝根末（炒）各半钱

【用法】上为末。每服一钱或二钱，临卧时煎肉汁汤调下，须进三二服。虫下再调气。

【主治】蛔疳。

蛛

88748 **蛛丹散**（《卫生总微》卷十一）

【异名】黑神散。

【组成】大蜘蛛一个（瓠叶重裹系定，入盒子内，烧存性；一方桑叶裹，盐泥固烧）　黄丹少许

【用法】上为末。凡用先煎白矾、葱、椒汤洗，拭干，将药末掺在软绵上，手掌挪按入收之。甚妙。

【主治】小儿因泻利脱肛疼痛。亦治大人。

88749 **蛛丝散**（《圣济总录》卷六十八）

【组成】大蜘蛛网一大块

【用法】上药于铫中炒，令黄色，为散。以温酒调下。立止。

【主治】吐血不止。

88750 **蛛矾散**（《千金珍秘方选》）

【组成】明矾一两（在铜勺内烧烊，将竹箸在中间搅一孔）　大蜘蛛一只（小者二三只亦可，纳入矾内，烧存性）

【用法】上为末。吹之。再服白毛夏枯草汤更效。

【主治】一切喉症，大能起死回生。

蜒

88751 **蜒蚰散**（方出《便易经验集》，名见《卫生鸿宝》卷二）

【组成】蜒蚰　银珠

【用法】上为末。频擦之。涂内痔神效，有管即退。

【主治】男妇受水湿之气，毒聚不散，其指麻木焮痛；若延不治，必生蛇头指节等疔。并治内痔。

88752 **蜒蝣槐花丸**（《疡医大全》卷三十四引沈员峤方）

【组成】槐花（拣净，炒）　蜒蝣

【用法】上为细末，用蜒蝣为丸。每服三钱，空心酒

送下。

【主治】杨梅疮。

蛜

88753 **蛜蝌丸**(《圣惠》卷七)

【异名】白附子丸(《圣济总录》卷十九)。

【组成】蛜蝌三分(微炒) 白附子三分(炮裂) 防风三分(去芦头) 天麻三分 天雄三分(炮裂,去皮脐) 白花蛇一两(酒浸,去皮骨,炙微黄) 黄耆三分(剉) 萆薢三分 桂心一两 独活三分 丹参三分 当归三分(剉,微炒) 安息香一两 海桐皮三分(剉) 补骨脂三分(微炒) 仙灵脾三分 牛膝一两(去苗) 雄黄半两(细研,水飞过) 麝香半两(细研) 肉苁蓉三分(酒浸一宿,刮去皴皮,炙令干)

【用法】上为末,炼蜜为丸,如梧桐子大。每服三十丸,以温酒送下,一日二次。

【主治】肾脏中风。脚膝麻痹无力,腰背强直疼痛,言语不利,面色萎黑,肌体羸瘦。

88754 **蛜蝌丸**(《圣惠》卷七)

【组成】蛜蝌一两(微炒) 硇砂半两 木香半两 肉豆蔻一两(去壳) 青橘皮半两(汤浸,去白瓤,焙) 阿魏一分(面裹煨,面熟为度) 自然铜一两(细研) 桃仁半两(汤浸,去皮尖双仁,麸炒微黄) 安息香半两 硫黄半两(细研) 附子半两(炮裂,去皮脐) 磁石二两(烧醋淬七遍,捣碎细研,水飞过)

【用法】上为末,用醋浸蒸饼为丸,如绿豆大。每服二十丸,以热生姜酒送下,不拘时候。

【主治】肾脏风冷气攻心腹疼痛。

88755 **蛜蝌丸**(《圣惠》卷七)

【组成】蛜蝌三分 木香三分 当归三分(剉,微炒) 附子三分(炮裂,去皮脐) 肉桂半两(去皴皮) 朱砂半两(细研) 阳起石半两(酒煮半日,细研,水飞过) 阿魏半两(面裹煨,面熟为度) 硫黄一两半 水银一两 硇砂三分 自然铜半两(细研) 槟榔半两 茴香子三分 干姜半两(炮裂,剉) 磁石半两(烧醋淬七遍,捣碎细研,水飞过) 桃仁半两(汤浸,去皮尖双仁,麸炒微黄)

【用法】上为末,将硫黄、水银同结为砂子,细研,入诸药末和匀,醋煮面糊为丸,如绿豆大。每服二十丸,以热酒送下,不拘时候。

【主治】肾脏积冷气攻心腹疼痛,四肢逆冷,面色青黄,或时呕吐,不思饮食。

88756 **蛜蝌丸**(《圣惠》卷七)

【组成】蛜蝌一两 补骨脂二两 茴香子半两 木香半两 阿魏半两 马蔺花半两 苦楝子半两 桃仁二两(汤浸,去皮尖,细研,以童便三升熬成膏)

【用法】上为细末,以桃仁膏和为丸,如梧桐子大。每服十丸,以热酒送下,不拘时候。

【主治】盲肠气,发歇疼痛不可忍。

88757 **蛜蝌丸**(《圣惠》卷十九)

【组成】蛜蝌一两(炒,去足) 虎胫骨三分(酒浸,炙黄) 川乌头三分(炮裂,去皮脐) 白蒺藜一两(微炒去刺) 安息香三分 槟榔三分 芎䓖三分 狗脊三分 赤茯苓三分 白花蛇二两(酒浸,炙令黄,去皮骨) 肉桂三分(去皴皮) 赤箭三分 枳实三分(麸炒微黄) 防风三分(去芦头)

【用法】上为末,炼蜜为丸,如梧桐子大。每服十丸,以薄荷汤送下,不拘时候。

【主治】风寒入于肌肉,气血不宣,肢体不仁,牵引腰背,风痹疼痛。

【备考】《普济方》有麻黄。

88758 **蛜蝌丸**(《圣惠》卷九十八)

【组成】蛜蝌(微炒,去足) 天麻 附子(炮裂,去皮脐) 补骨脂 葫芦巴 牛膝(去苗) 石斛(去根,剉) 槟榔 巴戟 硫黄(细研,水飞过) 硇砂(细研) 阿魏(研入) 桃仁(汤浸,去皮尖双仁,别研如膏)各一两

【用法】上为末,入研了药令匀,用酒三升,入前药末中拌匀搅,以慢火熬如膏,和余上药末为丸,如梧桐子大。每服二十丸,以热生姜酒送下。

【主治】肾脏久积风冷,小腹气滞,腰膝酸疼,脐胁冷痛,饮食减少,四肢无力。

【备考】《普济方》有木香。

88759 **蛜蝌丸**(《博济》卷三)

【组成】蛜蝌半两(点醋微炒) 穿心巴戟(糯米炒,候赤黄色,米不用) 黑附子(炮,去皮脐) 羌活 沙苑白蒺藜(慢火微炒)各一两

【用法】上为末,炼蜜为丸,如梧桐子大。每服十五丸至二十丸,空心盐酒送下,食后临卧米饮送下。

【主治】肝肾虚风上攻,头旋,项筋急,眼有黑花,耳内虚鸣。

88760 **蛜蝌丸**(《苏沈良方》卷二)

【异名】干蝎丸(《圣济总录》卷八)。

【组成】蛜蝌(头尾全者) 桃仁(生) 白附子 阿魏 桂心 白芷 安息香(用胡桃瓤研)各一两 没药三分(上八味,用童便五升,无灰酒二升,银器内熬令厚) 乳香三分 当归 北漏芦 牛膝 芍药 地骨皮(去土) 威灵仙 羌活各一两

【用法】上为丸,如弹子大。每服一丸,空心暖酒送下。

【主治】鹤膝风,及腰膝风缩。

【临床报道】风症 胡楚望博士病风疰,手足指节皆如桃李,痛不可忍,服之悉愈。

88761 **蛜蝌丸**(《幼幼新书》卷八引《张氏家传》)

【组成】全蝎一两(炒香熟) 地龙(去土,净)半两(炒香熟)

【用法】上为细末,酒糊为丸,如豌豆大,朱砂为衣。随儿大小加减丸数,荆芥汤送下。

【主治】小儿惊热;及大人小儿诸病,发搐,天钓。

88762 **蛜蝌丸**(《幼幼新书》卷十一引《四十八候》)

【组成】全蝎 半夏 京墨(煅)各半钱 辰砂 铁粉 人参 真珠末各一钱 好茶半钱 春柳芽半钱(干者,或一钱)

【用法】上为末,酒糊为丸,如菜子大。每服七丸至十丸,薄荷、姜汤送下,一日三次。一月见效。

【主治】痫。

88763 **蜈蚣丸**(《幼幼新书》卷十二引《赵氏家传》)

【组成】全蝎(微炒) 白僵蚕 雄黄(研) 白附子(炮) 天麻(剉碎) 朱砂 麝香(各细研) 天南星(湿纸裹,炮) 半夏(汤浸五七次,去黑脐,生姜三分,取汁煮令尽,焙干)各一分 乌梢蛇(尾穿一百足钱者佳,于项后粗处取)七寸(酒浸七日,去皮骨,慢火炙黄)

【用法】上为细末,生姜汁煮糊为丸,如黍米大。三岁以下每服七丸,五岁以下十丸,五岁以上十五丸,荆芥汤送下,不拘时候;大人丸如绿豆大,每服二十丸,荆芥汤茶送下。如急用,即以二十丸研碎,荆芥、生姜浓煎汤化下。

【主治】小儿因吐泻后虚风,眼涩多睡,潮搐惊痫;及丈夫、妇人一切虚风,头旋眼黑,恶心吐逆,筋脉紧缓,手足麻木,身体疼痛,精神不爽。

88764 **蜈蚣丸**(《普济方》卷三七四)

【组成】茯苓 茯神 山药 天麻 僵蚕(炒) 蝉蜕 防风 羌活 人参 白附 远志(去心) 川芎 白芷 荆芥 全蝎 赭石 粉草 琥珀 珍珠 朱砂 脑子 麝香 金箔 牛黄(别研) 蚤休(酒浸)各等分

【用法】上为末,用木瓜蒸糊为丸,剪作锭子,如粟米样,朱砂为衣。如惊时,麝香汤送下;如寻常,薄荷、钩藤汤送下。

【主治】婴孩一切惊风,心神惊悸,梦中佯啼、嘻笑,潮热,上盛变蒸,惊热目青,风丹火灼,手足抽掣,搐搦无时,情性憔悴。

88765 **蜈蚣散**(方出《本草纲目》卷四十引《箧中方》,名见《卫生总微》卷六)

【组成】蝎五枚(以一大石榴,割头剜空,纳蝎于中,以头盖之,纸筋和黄泥封裹,微火炙干,渐加火煅赤。候冷去泥,取中焦黑者)

【用法】上为细末。每服半钱,乳汁调灌之便定。儿稍大,以防风汤调服。

【主治】小儿风痫。

88766 **蜈蚣散**(《圣惠》卷七)

【组成】蜈蚣三十六枚(头足全者,掘一地坑子,面阔四寸,深五寸,用炭火五斤烧坑子令通赤,便净去却灰土,用头醋一升,发在坑子内,候干,便匀排蜈蚣于坑子底,用一瓷碗盖之,一宿取出) 萝卜子一分 胡椒三十粒 槟榔一枚 肉豆蔻一枚(去壳) 木香一分

【用法】上为细散。每服一钱,以热酒调下,不拘时候。

【主治】肾脏冷气卒攻脐腹及两胁,疼痛不可忍。

88767 **蜈蚣散**(《圣惠》卷十九)

【异名】干蝎散(《圣济总录》卷十九)。

【组成】蜈蚣一两(微炒) 侧子一两(炮裂,去皮脐) 独活一两 桑螵蛸一两(微炒) 踯躅花半两(醋拌,炒令干) 天南星半两(炮裂) 萆薢一两(剉) 天麻一两 桂心一两

【用法】上为细散。每服一钱,以温酒调下,不拘时候。

【主治】❶《圣惠》:风湿痹,身体四肢不仁。❷《圣济总录》:寒湿痹,留着不去。

88768 **蜈蚣散**(《圣惠》卷二十二)

【组成】蜈蚣一两(微炒) 白附子一两(炮裂) 独活一两 槐螵蛸一两(微炒) 白僵蚕半两(微炒) 天南星半两(炮裂) 腻粉半两 天麻一两 桂心一两

【用法】上为细散。每服一钱,以温酒调下,不拘时候。

【主治】急风。四肢搐搦,口面㖞戾,不知人事。

88769 **蜈蚣散**(《圣惠》卷八十五)

【异名】干蝎散(《普济方》卷三六一)。

【组成】蜈蚣一分(微炒) 白胶香一分 白芥子三十粒 阿魏半分(研入) 白僵蚕十五枚(微炒)

【用法】上为细散。每服三字,以薄荷酒调下,不拘时候。良久微汗出愈。

【主治】小儿胎风。惊风搐搦,状如天钓。

88770 **蜈蚣散**(《圣济总录》卷六)

【组成】干蝎(炒) 白附子(炮) 附子(炮裂,去皮脐) 天南星(汤浸令软,剉作小块子,以生姜自然汁炒)各半两

【用法】上为散。每服一钱匕,生姜汁调下。

【主治】中急风。

88771 **蜈蚣散**(《幼幼新书》卷八引《吉氏家传》)

【组成】蜈蚣(生) 白僵蚕各半两 白附子(生) 朱砂各一钱 甘草一分(生) 麝香 脑各少许 羌活半钱

【用法】上为末。每服半钱或一钱,金银薄花汤化下;或有丹毒赤肿,以芸薹菜汤调下。

【主治】小儿诸惊气,风热犹未退,脸赤,唇红者。

【宜忌】忌猪肉、豉汁、动风物。

88772 **蜈蚣散**(《卫生总微》卷五)

【组成】干蝎 白附子 朱砂(研,水飞)各一钱 腻粉半钱 巴豆二十四个(去皮膜出油,一云不出油,研) 天浆子三个(去壳) 麝香一字

【用法】上为细末。每服一字,乳食前薄荷汤调下。

【主治】❶《卫生总微》:小儿食痫发搐,身热,眼上视。❷《普济方》:小儿惊痫搐搦。

88773 **蜈蚣散**(《卫生总微》卷五)

【组成】全蝎(中紧实者,去尾尖上毒,炒焦)

【用法】上为末。每服一钱,浓煎防风汤调下。

【主治】小儿急惊风潮搐。

88774 **蜈蚣散**(《杨氏家藏方》卷十七)

【组成】白附子一枚(炮裂) 天麻(去苗,蜜炙) 全蝎(去毒,炒焦) 白僵蚕(炒,去丝嘴) 天南星(炮) 人参(去芦头) 附子(炮,去皮脐尖)各二钱 钩藤 朱砂(别研) 甘草各一钱 脑子一字(别研) 麝香一字(别研)

【用法】上为细末,次入脑子、麝香研匀。半岁儿每服一字,周岁儿服半钱,用薄荷、荆芥汤调下,不拘时候。

【主治】小儿急、慢惊风,身热涎盛,频发搐搦,神志昏愦。

88775 **蜈蚣散**(《卫生宝鉴》卷十八)

【组成】全蝎不拘多少

【用法】上为末。口噙水,鼻内搐之。

【主治】妇人子肠不收。

蛤

88776 **蛤馔**(《本草纲目》卷四十二引《寿域神方》)

【组成】活蛙三个(每个口内安铜钱一个,上着胡黄连末少许)

【用法】以雄猪肚一个,茶油洗净,包蛙扎定,煮一宿取出,去皮肠。食肉并猪肚,以酒送下。

【主治】水肿。

【宜忌】忌酸、咸、鱼、面、鸡、鹅、羊肉。宜食猪、鸭。

88777 **蛤青散**(方出《医说》卷四引李防御方,名见《惠直堂方》卷二)

【组成】蚌粉(新瓦炒令通红) 青黛少许

【用法】用淡齑水,滴麻油数点调服。

【主治】❶《医说》:痰嗽面浮。❷《惠直堂方》:久嗽。

【临床报道】痰嗽:宋徽宗宠妃,苦痰嗽终夕不寐,面浮如盘,内医官李防御治之,三日不效,当诛。李技穷,与妻对泣,忽闻市人卖嗽药,遂得此方,并三帖为一,分二次服,是夕嗽止寐安,至晓面肿亦消。

【备考】《惠直堂方》本方用法:每服二钱。

88778 **蛤苓丹**(《疑难急症简方》卷三)

【组成】茯苓 车前子 文蛤 白莲蕊各等分

【用法】上为末,糯米糊为丸。每服二三钱,空心开水送下。

【主治】遗精白浊,久不能止者。

88779 **蛤蚕散**(《疡科遗编》卷下)

【组成】蚕茧壳(须未出蛾者) 五倍子各等分

【用法】炙焦为末。吹口角。

【主治】小儿口内腐烂。

88780 **蛤蚧丸**(《圣惠》卷二十七)

【组成】蛤蚧一对(头尾全者,涂酥,炙令黄) 贝母一两(煨微黄) 紫菀一两(去苗土) 杏仁一两(汤浸,去皮尖双仁,麸炒微黄) 鳖甲二两(涂醋,炙令黄,去裙襕) 皂荚仁一两(炒令焦黄) 桑根白皮一两(剉)

【用法】上为末,炼蜜为丸,如梧桐子大。每服二十丸,以大枣汤送下,一日二三次。

【主治】虚劳咳嗽,及肺壅上气。

【宜忌】忌苋菜。

88781 **蛤蚧丸**(《圣惠》卷三十一)

【组成】蛤蚧一枚(涂酥,炙微黄) 人参半两(去芦头) 白前一两半 杏仁一两(汤浸,去皮尖双仁,麸炒微黄) 猪牙皂半两(去黑皮,涂酥,炙微焦,去子) 汉防己一两半 紫菀一两(洗去苗土) 甘草三分(炙微赤,剉) 羚羊角屑三分 槟榔二两 贝母一两(煨,微黄) 甜葶苈二两(隔纸炒令紫色) 郁李仁二两(汤浸,去皮尖,微炒)

【用法】上为末,炼蜜为丸,如梧桐子大。每服二十丸,以桃仁汤送下,不拘时候。

【主治】骨蒸劳,咳嗽,涎唾稠黏。

88782 **蛤蚧丸**(《圣惠》卷四十六)

【组成】蛤蚧一对(头尾全者,涂酥,炙令微黄) 汉防己半两 贝母半两(煨令微黄) 甜葶苈半两(隔纸炒令紫色) 桑根白皮一两(剉) 蝉蜕半两 猪苓半两(去黑皮) 赤芍药半两 陈橘皮三分(汤浸,去白瓤,焙) 人参三分(去芦头) 甘草一分(炙微赤,剉) 五味子半两

【用法】上为末,炼蜜为丸,如梧桐子大。每服三十丸,食后以温粥饮送下。

【主治】久肺气咳嗽,涕唾稠黏,上气喘急。

88783 **蛤蚧丸**(《圣惠》卷七十)

【组成】蛤蚧一对(涂酥,炙令黄) 紫菀一两(洗去苗土) 款冬一两 鳖甲一两(涂醋,炙令黄,去裙襕) 贝母一两 皂荚子仁一两(微炒) 杏仁一两半(汤浸,去皮尖双仁,麸炒微黄)

【用法】上为细末,炼蜜为丸,如梧桐子大。每服二十丸,生姜汤送下。

【主治】妇人咳嗽不止,渐成劳气。

88784 **蛤蚧丸**(《圣济总录》卷六十五)

【组成】蛤蚧(酥炙)一对 葶苈子(纸上炒,别研) 杏仁(汤浸,去皮尖双仁,炒)各二两 款冬花 贝母(去心) 诃黎勒皮各一两 甘草(炙,剉)半两

【用法】上除葶苈、杏仁外,为末,别研二味再研匀,炼蜜为丸,如梧桐子大。每服二十丸,食后煎桑白皮汤送下。

【主治】咳嗽喘急。

88785 **蛤蚧丸**(《圣济总录》卷六十五)

【组成】蛤蚧一对(雌雄头尾全者,酥炙) 人参半两 半夏(汤洗七遍,切,焙)一分 杏仁(汤浸,去皮尖双仁,蜜拌炒黄,研)一两 栝楼(大者)二枚(去皮子,取肉蒸熟,研) 阿胶(炙燥)半两 青橘皮(汤浸,去白,焙)一分 干枣(煮熟,去皮核,研)二两

【用法】上药除研者外,为细末,合研匀,入生蜜少许为丸,如梧桐子大。每服十丸,空心、临卧以糯米饮或熟水送下。

【主治】久咳嗽。

88786 **蛤蚧丸**(《圣济总录》卷六十六)

【组成】蛤蚧二对(涂酥,炙) 人参 芸薹子 桔梗(炒) 知母(焙) 紫苏茎叶 猪牙皂荚(酥炙) 鳖甲(去裙襕,醋炙) 槟榔(剉) 白前各一两半 柴胡(去苗)二两 防己 杏仁(汤浸,去皮尖双仁,炒) 羚羊角(镑) 郁李仁(炒,去皮) 紫菀(去苗土) 猪苓(去黑皮)各一两半 甜葶苈(隔纸炒)半两

【用法】上为末,炼蜜为丸,如梧桐子大。每服十丸至十五丸,食后煎人参汤送下,一日三次。

【主治】咳嗽唾脓血,及肺痿羸瘦,涎涕稠黏。

88787 **蛤蚧丸**(《圣济总录》卷八十六)

【组成】蛤蚧(炙)一对 天门冬(去心,焙) 麦门冬(去心,焙) 生干地黄(焙)各一两 贝母(去心,焙)四两 款冬花(焙) 紫菀(取须,焙)各二两 杏仁(去皮尖双仁,炒)三百枚(研)

【用法】上为末,炼蜜为丸,如梧桐子大。每服十丸至十五丸,食后煎淡生姜汤送下。

【主治】肺劳咳嗽。

88788 **蛤蚧丸**(《圣济总录》卷八十七)

【组成】蛤蚧(酥炙)一对 胡黄连 知母(切,焙) 鳖甲(去裙襕,酥炙) 紫菀 桑根白皮(剉) 天门冬(去心,焙) 人参 黄耆(剉) 甘草(炙) 柴胡(去苗) 地骨皮 生干地黄(焙)各半两 杏仁(汤浸,去皮尖双仁,炒) 细辛(去苗叶)各一分

【用法】上为末,炼蜜为丸,如梧桐子大。每服二十丸,食后卧时生姜汤送下。

【主治】热劳烦躁,面赤口干,骨节酸痛,夜多盗汗,咳嗽痰壅,力乏气促。

88789 **蛤蚧丸**(《圣济总录》卷八十七)

【组成】蛤蚧(去鳞,酥炙)一对 桂(去粗皮) 木香 五灵脂各一两 乌梅(去核)二十枚 甘草(炙,剉)一分

【用法】上为细末,煮枣肉为丸,如梧桐子大。每服二十丸,盐汤送下,妇人醋汤送下,一日三次。

【主治】风虚劳气,肢体无力,吃食减少,心胸不利,咳嗽涎唾;兼妇人血气风劳,不思饮食。

88790 **蛤蚧丸**(《圣济总录》卷一二五)

【组成】蛤蚧(全者,酥炙)一对 琥珀(研)半两 真珠末 海藻(洗去咸,焙)各一分 肉豆蔻(去壳)一枚 大黄(剉碎,醋炒)一分 昆布(洗去咸,焙)半两

【用法】上为末,枣肉为丸,如梧桐子大。每服二十丸,木通汤送下。

【主治】瘿气肿塞。

88791 **蛤蚧丸**(《三因》卷十)

【组成】蛤蚧一对(去口足,温水浸,去膜,刮了血脉,用好醋炙) 诃子(煨,去核) 阿胶(炒) 熟地黄 麦门冬(去心) 细辛(去苗) 甘草(炙)各半两

【用法】上为末,炼蜜为丸,如皂子大。每服一丸,含化,不拘时候。

【主治】❶《三因》:积劳,久咳失音。❷《普济方》引《大全良方》:肺间邪气,胸中积血作痛,失音。

【备考】本方原名"蛤蚧散",与剂型不符,据《普济方》改。

88792 **蛤蚧丸**(《济生》卷四)

【组成】蛤蚧一枚(酥炙) 皂角(不蛀者,酥炙,去皮子)二锭 款冬花 木香(不见火) 杏仁(去皮尖,童便浸一昼夜,控干,蜜炒) 天麻 半夏(汤泡七次) 熟地(酒蒸,焙) 五味子各一两 丁香半两

【用法】上为末,炼蜜为丸,如梧桐子大。每服十五丸至二十丸,食后生姜汤送下。

【主治】积劳咳嗽,日久不愈。

88793 **蛤蚧汤**(《圣济总录》卷六十六)

【组成】蛤蚧(酒浸,酥炙) 知母(焙) 贝母(炮) 鹿角胶(炙令燥) 甘草(炙,剉) 杏仁(汤浸,去皮尖双仁,炒) 人参 葛根(剉) 桑根白皮(炙,剉) 枇杷叶(去毛,炙)各一两

【用法】上为粗末,每服三钱匕,水一盏半,煎至八分,去滓温服,不拘时候。

【主治】❶《圣济总录》:咳嗽咯脓血,虚劳。❷《普济方》:肺痿羸瘦,涎涕稠黏,劳嗽咯血脓。

【备考】《普济方》有款冬花、紫菀茸、鳖甲各一两。

88794 **蛤蚧汤**(《圣济总录》卷八十八)

【组成】蛤蚧(酥炙,去爪)一对 人参一两 杏仁(汤浸,去皮尖,研)五两 白茯苓(去黑皮)一两 甘草(炙,剉)四两 桑根白皮(米泔浸一宿,剉,焙)一两

【用法】上为粗末。每服三钱匕,水一盏,加生姜三片,同煎至六分,去滓温服,空心、夜卧各一次。

【主治】虚劳咳嗽,痰唾不利,喘急胸满,呀呷有声,饮食不进。

88795 **蛤蚧散**(《圣惠》卷二十六)

【组成】蛤蚧一对(用醋少许涂,炙令赤色) 白羊肺一两(分为三分) 麦门冬半两(去心,焙) 款冬花一分 胡黄连一分

【用法】上药除羊肺外,为细散。先将羊肺一分。于砂盆内细研如膏,以无灰酒一中盏,暖令鱼眼沸,下羊肺,后入药末三钱,搅令匀,令患者卧,去枕用衣簟腰仰面,徐徐而咽,勿太急。久患不过三服。

【主治】肺劳咳嗽。

88796 **蛤蚧散**(《博济》卷二)

【异名】人参蛤蚧散(《御药院方》卷五)。

【组成】蛤蚧一对(新好者,用汤洗十遍,慢火内炙令香,研细末) 人参 茯苓 知母 贝母(去心,煨过,汤洗) 桑白皮各二两 甘草五两(炙) 大杏仁六两(汤洗,去皮尖,烂煮令香,取出,研)

【用法】上为细末,入杏仁拌匀研细。每服半钱,加生姜二片,酥少许,水八分,煎沸热服。如以汤点,频服亦妙。

【主治】❶《博济》:肺痿咳嗽,即肺壅嗽。❷《御药院方》:三二十年间肺气上喘咳嗽,咯唾脓血,满面生疮,遍身黄肿。

【宜忌】《医学正传》:忌油腻、生冷、毒物。

88797 **蛤蚧散**(《传家秘宝》卷中)

【组成】蛤蚧一对(酥炙) 槐角二两(炒黄) 杏仁(去皮) 茯苓各一两 皂角一两(去皮,酥炙) 鹿角胶(炙,为末)

【用法】上为末。每服一大钱,腊茶清调下,极者三服。累经有验。

【主治】劳嗽吐血,涎痰不利。

【备考】方中鹿角胶用量原缺。

88798 **蛤蚧散**(方出《本草衍义》卷十七,名见《赤水玄珠》卷七)

【组成】蛤蚧 阿胶 生犀角 鹿角胶 羚羊角各一两

【用法】上药除胶外,皆为屑,次入胶,分四服。每服用河水三升,于银石器中,慢火煮至半升,滤去滓,临卧微温细细呷其滓。候服尽,再捶,都作一服,以水三升,煎至半升,如前服。若病人久虚不喜水,当递减水。

【主治】久嗽不愈,肺间积虚热,久则成疮,嗽出脓血,晓夕不止,喉中气塞,胸膈噎痛。

88799 **蛤蚧散**(《圣济总录》卷六十五)

【组成】蛤蚧一对(雌雄头尾全者,不得有蛀蚛,水洗净,焙干) 枇杷叶(拭去毛)三分 柴胡(去苗)半两 紫菀(净洗,焙干)三两 贝母(去心,炒)一两 人参半两 鹿角胶(炙燥)三分

【用法】上为细散。每用梨一颗,去皮,细切,净器研之,生绢滤自然汁于银器内,用药末半钱匕,入梨汁中,以慢火熬三五沸取出,食后、临卧服。去枕仰卧一饭顷。

【主治】咳嗽,咽嗌不利。

88800　**蛤蚧散**(《宣明论》卷十二)

【组成】蛤蚧一对(酒炙)　乳香　木香　白茯苓　丁香　茴香各一钱　穿山甲二钱

【用法】上为细末。每服一钱,空心、食前好温酒调下。

【主治】脾胃气攻心刺痛。

88801　**蛤蚧散**(《三因》卷十二)

【组成】蛤蚧一对(炙)　成炼钟乳　款冬花　肉桂　白矾(飞过,别研)　甘草(炙)各半两

【用法】上为末。每服半钱,空心、食前用芦管吸之;或觉咽干,即用米饮调下。

【主治】元气虚寒,上气咳嗽,久年不愈。

88802　**蛤蚧散**

《普济方》卷二三一。即《杨氏家藏方》卷十"人参蛤蚧散"。见该条。

88803　**蛤蚧膏**(《御药院方》卷五)

【组成】麻黄一斤(去根节)　紫菀茸　艾叶(炮)　槐角(炒)　陈皮　枇杷叶(去毛)　桑白皮　甜葶苈　款冬花　薄荷叶　杏仁(去皮尖)　佛耳草　五味子　贝母　紫苏叶　皂角(去皮子)各半两

【用法】上为粗末,用河水三斗,于锅内慢火熬至一斗半,搓揉匀,滤去滓,令极细。再用生绢袋滤过,以文武火再熬成膏,然后下后药二味:蛤蚧一对(雌雄各半,米泔刷洗二十遍,酥炙黄色),潞参一两半,为细末,与膏和匀,丸如弹子大。每服一丸,食后、临卧任意汤送下。

【主治】远年近日咳嗽,上气喘满。

88804　**蛤消散**(《外科大成》卷四)

【组成】文蛤四两

【用法】水五碗煎汤,入朴消四两,通手淋洗,至水冷方止。若觉热痛,用熊胆加冰片,水化涂之。

【主治】脱肛。

88805　**蛤粉丸**(《圣惠》卷八十一)

【组成】蛤粉半两

【用法】上用车脂为丸,如小豆大。每服二十丸,以温酒送下。不过三服愈。

【主治】吹奶,不痒不痛,肿硬如石。

88806　**蛤粉丸**(《圣济总录》卷一一〇)

【组成】蛤粉(好者,研极细)　黄蜡各等分

【用法】上先熔蜡,入蛤粉为丸,如梧桐子大。用豮猪子肝一片,以箸扎作孔子,捏药丸入孔中,以麻缕缠系周遍,用清水煮熟,取出切作薄片,热吃。仍将煮药汤熏眼。

【主治】❶雀目,不拘年月远近,但黄昏不见物者。❷《仙拈集》:肝虚。

【备考】本方改为散剂,名蛤粉散(见《仙拈集》)、蜡肝散(见《经验广集》)。《仙拈集》本方用法:黄蜡熔汁,入蛤粉相和得所,每用刀切下二钱,以猪肝二两,剖开掺药在内,麻绳扎定,水一碗,入铫内煮熟,乘热熏之,至温并肝食之。

88807　**蛤粉丸**(《医学六要·治法汇》卷六)

【组成】黄柏(炒)　知母　蛤粉各一斤

【用法】上为末,粥为丸,青黛为衣。

【主治】虚热遗滑。

88808　**蛤粉丸**(《嵩崖尊生》卷九)

【组成】南星　半夏　香附　蛤粉　瓜蒌仁　贝母各一两五钱　杏仁(牙皂十四个煮,去牙皂)

【用法】上为末,以杏仁泥和姜汁蒸饼为丸,青黛为衣。

【主治】痰火上炎,呕晕咳嗽。

【备考】方中杏仁用量原缺。

88809　**蛤粉散**(方出《圣惠》卷四十六,名见《灵验良方汇编》卷一)

【组成】白蚬壳不拘多少(洗净)

【用法】上为细末。每服一钱,以粥饮调下,一日三四次。

【主治】卒咳嗽不止。

88810　**蛤粉散**(《活人书》卷二十一)

【组成】谷精草　蛤粉各等分

【用法】上为末。每服一钱匕,猪肝二两许,批开掺药卷了,青竹叶裹,麻缕缠定,水一碗,煮令熟,入收口瓷罐内熏眼,候温取食,一日一次。不过十日退。

【主治】小儿疮子入眼。

88811　**蛤粉散**(《圣济总录》卷一八一)

【组成】蛤粉一分　甘草(炙)一握

【用法】上药甘草为末,与蛤粉同研令匀。每服一钱匕,新汲水调下,不拘时候。

【主治】小儿出疮子后,眼内生青膜翳晕。

88812　**蛤粉散**

《普济方》卷三八七引《全婴方》。为《圣济总录》卷一七五"香枳散"之异名。见该条。

88813　**蛤粉散**(方出《百一》卷六,名见《普济方》卷一八九)

【组成】蛤粉　白胶香各等分

【用法】以好松烟墨汁调服。

【主治】吐血,衄血。

88814　**蛤粉散**

《外科精义》卷下。为方出《证类本草》卷二十二引初虞世方,名见《圣济总录》卷一三四"蛤蜊散"之异名。见该条。

88815　**蛤粉散**(《普济方》卷二七四)

【组成】蛤粉　白矾各少许　胡桃一个(烧灰)

【用法】上为细末。油调涂之。

【主治】夏月抓破皮肤成疮。

88816　**蛤粉散**(方出《外科启玄》卷九,名见《洞天奥旨》卷十三)

【组成】真蛤粉　滑石各五钱

【用法】掺疮上即愈。

【主治】汗淅疮。肥人多汗,久不洗浴,淹淅皮肤,烂成疮者,痛不可忍。

88817　**蛤粉散**(《外科正宗》卷四)

【异名】蛤石轻黄散(《惠直堂方》卷三)。

【组成】蛤粉　石膏(煅)各一两　轻粉　黄柏(生研)各五钱

【用法】上为细末。凉水调搽;冬月麻油调亦好。

【主治】因日晒风吹暴感湿热,或因内餐湿热之物,风动火生所致黄水疮,于头面耳项忽生黄色,破流脂水,顷刻沿开,多生痛痒。

【备考】《古方汇精》有五倍子,无轻粉。

88818　蛤粉散(《眼科全书》卷六)

【组成】蛤粉　石决明　夜明砂　甘草各等分

【用法】上为末。三岁儿每服五分,煮猪肝汁,晨后调服。

【主治】小儿雀目,至夜不见物。

88819　蛤粉散

《仙拈集》卷二。即《圣济总录》卷一一〇“蛤粉丸”改为散剂。见该条。

88820　蛤粉散(《疡科心得集·方汇》卷下)

【组成】蛤粉　轻粉　白及　冰片

【用法】掺患处。

【主治】湿热痛疮。

【备考】《青囊秘传》本方用蛤粉一两,轻粉、白及各三钱,冰片二分,为末,麻油调敷。

88821　蛤粉散(《异授眼科》)

【组成】蛤粉一两　夜明砂一两五钱

【用法】黄蜡化开为丸,如枣子大。用猪肝一具,入丸子内,麻线扎,井水煮熟,乘热熏眼至温,吃猪肝并汁。以愈为度。

【主治】雀盲。

88822　蛤粉膏(《中华皮肤科杂志》1958,3:214)

【组成】蛤粉五钱　轻粉二钱半　青黛一钱半　川黄柏二钱半　石膏(煅)五钱

【用法】上为极细末,用芝麻油50或120毫升混合调匀,贮存备用。临用时,先以温热水洗脸,将药膏加入适量冷水调稀,涂患处,每日早晚各一次。

【主治】酒渣鼻。

【临床报道】酒渣鼻:治疗40例,初步疗效结果:治愈(皮疹消失,皮肤与正常皮色同)14例;显著进步(新疹出现减少,潮红减退)25例;恶化(潮红加剧,新疹增多,有时兼见渗出、疼痛肿胀)1例。治愈率35%,有效率87.5%。治愈之14例疗程为1～3个月,有效之25例尚在治疗中。

88823　蛤蜊散(方出《证类本草》卷二十二引初虞世方,名见《圣济总录》卷一三四)

【异名】蛤粉散(《外科精义》卷下)。

【组成】蛤蜊壳灰(火烧)

【用法】上为末。油调涂之。

【主治】汤火伤。

88824　蛤蜊散(《仙拈集》卷一)

【组成】蛤蜊壳(洗净,放炭火上烧焙,莫烧过性,烧出气味,放地上去火毒)

【用法】上为末。瓷瓶收贮,遇痰火症,取一两,分三次服。少吃晚饭,先用面糊为丸,如黄豆大,少用滚水,将丸药两三口吞下。旋丸旋吞,不可放干,才吞下咽,痰即随丸而下。

【主治】痰火喘嗽。

88825　蛤蚧饮子(《医学正传》卷三引《青囊方》)

【组成】黄芩五钱　蛤蚧一对(洗净,酒醋浸,炙黄色)　麻黄(不去根节)　胡黄连　秦艽(去芦)　青蒿　人参　柴胡(去芦)　甘草(生)　生地黄(酒浸洗)　熟地黄(酒洗)　知母(去毛,酒洗)　贝母　杏仁(去皮尖双仁,炒,另研)各五钱　鳖甲一两(酒酥炙)　桔梗　草龙胆　木香各二钱五分

【用法】上为细末。每服二钱,加乌梅、生姜、大枣煎服。

【主治】劳热。

88826　蛤石轻黄散

《惠直堂方》卷三。为《外科正宗》卷四“蛤粉散”之异名。见该条。

88827　蛤蚧大补丸(《成方制剂》8册)

【组成】蛤蚧52克　党参50克　黄耆50克　枸杞子50克　当归50克　茯苓50克　熟地黄75克　女贞子63克　甘草25克　山药50克　木瓜38克　狗脊63克　白术25克　巴戟天(盐制)38克　续断(盐制)63克　杜仲63克　黄精63克　骨碎补(炒)63克

【用法】上制成丸剂。口服,一次3～5粒,一日2次。

【功用】补血益气,健脾暖胃,祛风湿,壮筋骨。

【主治】男女体弱,头晕目眩,食欲不振,腰酸骨痛。

【备考】本方改为胶囊剂,名“蛤蚧大补胶囊”(见原书同册)。

88828　蛤蚧补肾丸(《成方制剂》8册)

【组成】蛤蚧　淫羊藿　麻雀(干)　当归　黄耆　牛膝　枸杞子　锁阳　党参　肉苁蓉　熟地黄　续断　菟丝子　胡芦巴　狗鞭　鹿茸

【用法】上制成丸剂。口服,一次3～4粒,一日2～3次。

【功用】壮阳益肾,填精补血。

【主治】身体虚弱,真元不足,小便频数。

【临床报道】肾阳虚证:《中国中医药信息杂志》[2008,15(10):61]用蛤蚧补肾丸治疗肾阳虚证300例,结果显效80例,有效186例,无效34例,总有效率为88.7%。

【现代研究】补肾壮阳作用:《广西中医药》[2003,26(3):58]对小鼠阳虚模型表现为体温、自主活动和耐寒能力的下降以及生殖器官精囊腺+前列腺、提肛肌、包皮腺的脏器指数的下降,均有一定的保护作用,蛤蚧补肾丸具有补肾壮阳作用。

【备考】本方改为胶囊剂,名“蛤蚧补肾胶囊”(见原书同册)。

88829　蛤蚧固金汤(《镐京直指》卷二)

【组成】熟地六钱　淮山药三钱　冬虫夏草三钱　茜草根二钱　炙蛤蚧一钱五分(去头足)　白茯苓三钱　驴胶三钱(后下)　北沙参三钱　原川贝母一钱半　白石英四钱　女贞子四钱

【主治】肺肾并亏,喘咳痰血,将成劳损。

88830　蛤蚧治痨丸(《成方制剂》4册)

【组成】蛤蚧5对　百部(蜜炙)100克　平贝母35克　白果75克　白及75克　乌梅50克　冬虫夏草50克

【用法】上制成丸剂。口服,一次1丸,一日2次。

【功用】滋肾补肺,止咳抗痨。

【主治】肺痨,潮热,盗汗,咳嗽,咯血。

88831　蛤蚧定喘丸(《全国中药成药处方集》天津方)

【组成】生蓤仁二两　生紫菀三两　麻黄一两八钱　鳖甲(醋制)　黄芩　甘草　麦冬各二两　黄连一两二钱

百合三两　炒苏子　生石膏各一两　杏仁(去皮,炒)二两　煅石膏一两　蛤蚧(用尾)一对

【用法】上为细末,炼蜜为丸,每丸三钱重,每斤丸药用朱砂面三钱为衣,蜡皮或蜡纸筒封固。每服一丸,白开水送下。

【功用】滋阴清肺,止嗽定喘。

【主治】虚劳久嗽,年老哮喘,气短作烧,季节举发,胸满郁闷,自汗盗汗,不思饮食。

【方论选录】《新药转正》:方中蛤蚧补肺益肾,止咳定喘,百合养阴清热,为君药。紫苏子、苦杏仁降气平喘,紫菀化痰止咳,瓜蒌子润肺化痰,麻黄宣肺平喘,为臣药。黄芩、黄连、生石膏、煅石膏清泻肺热,鳖甲养阴敛汗,麦冬养阴润肺,为佐药。甘草调和诸药,为使药。以上药物寒温并用,宣敛结合,补清兼使,共奏滋阴润肺,止咳平喘之功。

【备考】本方改为胶囊剂,名“蛤蚧定喘胶囊”(见《中国药典》2010 版)。

88832　蛤蚧保和丸(《何氏济生论》卷二)

【组成】蛤蚧一对(酥炙)　熟地黄二两　鳖甲一两五钱　麦门冬二两　川贝一两　五味子一两　杏仁一两　人中白(煅)一两　款冬花一两五钱　真阿胶一两　紫菀一两五钱　朱砂　橘红一两

【用法】上为末,炼蜜为丸。每服三钱,白汤送下。

【主治】传尸。

【备考】方中朱砂用量原缺。

88833　蛤蚧养肺丸(《全国中药成药处方集》兰州方)

【组成】莲肉八钱　前胡　花粉各六钱　戈半夏(炙)三钱　条参八钱　白及一两　瓜仁六钱　天冬　寸冬　川贝母各八钱　白前　桔梗　赖氏红　杏仁　桑皮各六钱　苏子四钱　白芥子　莱菔子各六钱　云苓八钱　山药八钱　薏仁　扁豆各八钱　百合　生耆　党参各一两　生草六钱　蛤蚧三对

【用法】上为细末,炼蜜为丸,如梧桐子大。每服三钱,早、晚用白开水送下。

【功用】补虚润肺,止咳化痰。

【主治】劳伤咳嗽,精神衰弱,四肢疲倦,肺痨、肺炎等症。

【宜忌】孕妇忌服。

【备考】《成方制剂》无条参。赖氏红即化橘红。

88834　蛤蚧救喘丹(《辨证录》卷十二)

【组成】人参二两　熟地二两　麦冬三钱　肉桂一钱　苏子一钱　蛤蚧二钱　半夏三分

【用法】水煎服。三剂喘定,十剂全愈。

【功用】补气救脱,降逆平喘。

【主治】产后气喘,气血将脱者。

88835　蛤蚧大补胶囊

《成方制剂》8 册。即原书同册“蛤蚧大补丸”改为胶囊剂。见该条。

88836　蛤蚧补肾胶囊

《成方制剂》8 册。即原书同册“蛤蚧补肾丸”改为胶囊剂。见该条。

88837　蛤蚧定喘胶囊

《中国药典》2010 版。即(《全国中药成药处方集》天津方)“蛤蚧定喘丸”改为胶囊剂。见该条。

蛴

88838　蛴螬丸(《圣惠》卷二十二)

【组成】蛴螬半两(干者)　槐蚰粪半两　蚕沙一两(微炒)　晚蚕蛾一分(微炒)　干地龙半两(微炒)　蜴蜥半两(微炒)　白花蛇二两(酒浸,去皮骨,炙令微黄)　乌头半两(去皮脐,生用)　天麻一两

【用法】上为末,用乌驴脑髓为丸,如梧桐子大。每服十丸,以热酒送下,不拘时候。其药于腊月预修合之。

【主治】急风。眼前暗黑,心躁吐涎,四肢不举。

88839　蛴螬丸(《圣惠》卷六十八)

【组成】蛴螬五枚(干者)　蝼蛄三枚(干者)　赤小豆一分　赤鲤鱼鲊一两　硇砂一钱　红花木一钱

【用法】上为细末,以鲊研为丸,如绿豆大。如疮口在,只于疮口内纴一丸;如无疮口,以针拨破纳药。不过三丸至五丸,箭头自动,轻摇即出。

【主治】金疮。箭镞在骨中,远年不出。

88840　蛴螬丸(《圣惠》卷七十二)

【组成】蛴螬三分(微炒)　生干地黄一两　牡丹三分　干漆半两(捣碎,炒令烟出)　赤芍药三分　牛膝三分(去苗)　土瓜根三分　桂心半两　桃仁三分(汤浸,去皮尖双仁,麸炒微黄)　黄芩半两　琥珀半两　虻虫一分(炒微黄,去翅足)　水蛭一分(炒微黄)　甜葶苈三分(隔纸炒令紫色)　赤茯苓一两　海藻三分(洗去咸味)　桑根白皮三分(剉)

【用法】上为末,炼蜜为丸,如梧桐子大。每服二十丸,食前温酒送下。

【主治】妇人月水久不通,或成肿满,气逆咳嗽,羸瘦食少。

88841　蛴螬丸(《圣惠》卷七十九)

【组成】蛴螬半两(微炒)　虻虫半两(去翅足,微炒)　水蛭半两(炒令黄)　桑螵蛸半两(微炒)　狗胆二枚(干者)　代赭半两　川大黄一两(剉,微炒)　桃仁一两(汤浸,去皮尖双仁,麸炒微黄)

【用法】上为细末,炼蜜为丸,如梧桐子大。每服十丸,空心温酒送下。

【主治】产后月水不通。

88842　蛴螬酒(《医学入门》卷十)

【组成】粪堆内蛴螬虫一二个

【用法】手捏住,待虫口中吐些小水,如紧急只剪去尾,将腹内黄水抹疮口;再滴些少入热酒内饮之。身穿厚衣,片时疮口觉麻,两胁微汗,风出立效。

【主治】破伤风;虎咬。

【备考】本方原出《婴童百问·备急经验方》。因无方名,又未用酒,故从《医学入门》收录。《婴童百问》该方云:治破伤风,极有神效。余昔闻本县大尹张公曾言,吾有一妙方,专治破伤风,单只一味,极有神效。用人家粪内蛴螬虫一个,烂草房上亦有之。将他脊背用手捏住,待他口中吐

水，就擦抹在疮口上。觉麻，身上汗出，无有不活者。及今余家第四子，忽于额上跌破一处，七日成风，急寻此虫治之，时间汗出就好。

88843 **蛴螬散**(方出《千金》卷六，名见《普济方》卷三〇〇)

【组成】干蛴螬。

【用法】烧末。和猪脂，临卧敷之。

【主治】沈唇。

88844 **蛴螬散**(《圣济总录》卷十)

【组成】蛴螬七枚(研烂)　甘草(炙，为末，炒)五钱　没药(研)　乳香(研，各炒)各一钱

【用法】上为末。分二次服，每服酒一盏，煎二三沸调下，不拘时候。

【主治】白虎风疼痛，昼静夜发。

88845 **蛴螬散**(《圣济总录》卷一八二)

【组成】干蛴螬

【用法】上为末。油调涂之。以愈为度。

【主治】丹火。丹走行皮中浸广者。

88846 **蛴螬点眼方**(《圣惠》卷三十三)

【组成】蛴螬五枚(捣绞为汁)　曾青一钱　朱砂二钱

【用法】上先研曾青、朱砂如粉，后入蛴螬汁同调，令稀稠得所。每点少许，极妙。

【主治】斑豆疮入眼不退。

跌

88847 **跌打丸**(《北京市中药成方选集》)

【组成】当归一两　川芎一两　土鳖虫一两　血竭一两　没药(炙)二两　乳香(炙)二两　自然铜(煅)二两　马钱子(去毛，炙)二两　麻黄二两

【用法】上为细末，每十四两细末兑麝香四钱，混合均匀，炼蜜为丸，每丸重一钱五分，蜡皮封固。每服一丸，黄酒或温开水送下。

【功用】活血散瘀，消肿止痛。

【主治】❶《北京市中药成方选集》：跌打损伤，皮肤青肿，瘀血疼痛。❷《中药制剂手册》：伤筋动骨，闪腰岔气。

【宜忌】孕妇忌服。

88848 **跌打丸**(《全国中药成药处方集》南京方)

【异名】跌打损伤丸。

【组成】西大黄八两　青皮二两　刘寄奴四两　苏木二两　桃仁四两(去皮尖)　炒枳实二两　五加皮四两　川芎二两　土鳖虫四两(酒浸)　降香二两　山楂肉四两　京三棱二两　怀红花三两　凌霄花二两　西当归三两　赤芍二两　延胡索三两　威灵仙二两　川牛膝三两　花槟榔二两　牡丹皮三两　制乳香一两　制香附三两　制没药一两　蓬莪术二两　自然铜一两(煅)　上血竭一两

【用法】上为细末，炼蜜为丸，每钱约做二十丸。每服二至三钱，用开水或黄酒温下。

【功用】舒筋活血，散瘀止痛。

【主治】跌打损伤，及远年劳伤之筋骨疼痛。

【宜忌】孕妇及小儿痘疹忌服。

88849 **跌打丸**(《全国中药成药处方集》武汉方)

【组成】赤芍二两　苏木一两　枳壳(麸炒)一两　红花一两　三七二两　锦纹大黄三两　乳香(去油)一两　生地二两　泽泻一两　土鳖一两　泽兰一两半　当归二两(酒洗)　桃仁(去皮尖)一两　血竭一两　没药(去油)一两半

【用法】上为细末，按药末量加炼蜜110%～120%，和成大丸，每丸重四钱，蜡壳封固。每服四钱，用温开水或温酒送下。

【主治】跌打损伤，肿胀青紫，疼痛不止。

88850 **跌打丸**(《全国中药成药处方集》天津方)

【组成】制乳香六钱　土鳖虫　防风　当归尾　丹皮　木通各四钱　汉三七八钱　甜瓜子　骨碎补各四钱　生白芍　甘草各六钱　枳实(麸炒)四钱　苏木六钱　桃仁(去皮)四钱　色姜黄三钱　制没药　血竭各六钱　刘寄奴四钱　续断四两　赤芍八钱　桔梗四钱　红花　三棱(醋制)各六钱　煅自然铜(醋制)四钱

【用法】上为细末，炼蜜为丸，每丸一钱重，蜡皮或蜡纸筒封固。每服一丸，黄酒送下，白开水亦可。

【功用】散瘀活血，消肿止痛。

【主治】跌打损伤，闪腰岔气，伤筋动骨，铁木打伤，青紫红肿，疼痛不止。

【宜忌】孕妇忌服。

【备考】本方改为片剂，名为“跌打片”(见《成方制剂》15册)。

88851 **跌打丸**

《中医伤科学讲义》。为《全国中药成药处方集》济南方“军中跌打丸”之异名。见该条。

88852 **跌打丸**(《中药制剂手册》)

【组成】香附(醋炙)十四两　生蒲黄八两　白及八两　赤芍八两　陈皮八两　五灵脂六两　三七二两　木香二两　大黄十四两　玄胡(醋炙)八两　续断八两　乌药八两　三棱(醋炙)八两　莪术(醋炙)八两　红花八两　川芎八两　郁金八两　枳实(炒)八两　丹皮八两　青皮(炒)八两　防风八两　威灵仙六两　归尾十四两

【用法】取香附至木香等八味为细末；取大黄至归尾等十五味，用煮提法提取二次，浓稠汁约五十两左右。取香附等细末，用大黄等膏汁(可酌加冷开水)，按泛丸法制成丸(每10丸干重五分)，晒干或低温干燥，挂衣，玻璃瓶装，密封。每服十五丸，黄酒或温开水送下，一日二次。小儿酌减。

【功用】活血止痛，舒筋活络。

【主治】由跌打外伤引起之筋骨扭伤，瘀血积聚，红肿疼痛，闪腰岔气等症。

【宜忌】孕妇及外伤出血过多者忌服。

88853 **跌打片**

《成方制剂》15册。即《全国中药成药处方集》天津方“跌打丸”改为片剂。见该条。

88854 **跌打酒**

《全国中药成药处方集》重庆方。为原书“跌打损伤酒”之异名。见该条。

88855 **跌打散**(《温氏经验良方》)

【组成】多年老石灰一斤(韭菜汁浸透,晾干) 血竭四两 松香六两(熬溶,浸于凉水内一昼夜,去火毒) 乳香二两(去油) 没药二两(去油)

【用法】上为极细末,瓷瓶收好。用时掺于伤口。

【功用】止血止痛。

【主治】皮破血流,伤筋未伤骨者。

88856 **跌打散**(《外伤科学》)

【组成】羌活 独活 荆芥穗 薄荷 苍术 大黄 黄柏 当归尾 蒲黄 防风 白芷 刘寄奴 紫荆皮各等分

【用法】上为细末。水、酒、蜂蜜或凡士林调敷。

【功用】消瘀止痛。

【主治】跌打损伤,瘀肿疼痛。

88857 **跌打散**

《成方制剂》7册。为原书同册“跌打止痛散”之异名。见该条。

88858 **跌打膏**(《中医伤科学讲义》)

【组成】乳香 没药各五两 血竭三两 香油二十斤 三七三十五斤 冰片三两 樟脑三两 东丹10斤

【用法】先将乳香、没药、血竭、三七等药用香油浸,继用慢火煎二小时,改用急火煎药至枯,去滓,用纱布过滤,取滤液再煎,达浓稠似蜜糖起白烟时,放入东丹,继煎至滴水成珠为宜。离火后加入冰片、樟脑调匀,摊于膏药纸上即成。外贴患处。

【功用】《中医伤科学》:活血祛瘀,消肿止痛。

【主治】跌打损伤,骨折伤筋,肿胀疼痛。

88859 **跌打药酒**(《医方易简》卷十)

【组成】血珀三钱 党参一两 碎补五钱 生地二两 山羊血五钱 续断一两 全归二两 地龙五钱 无名异五钱 赤芍五钱 红花三钱 羌活二钱 金边土鳖五钱 花粉二钱 石脂二钱 桃仁二钱 乳香一钱(去油) 没药一钱(去油) 苏木三钱 田七五钱

【用法】将上药各包执回装,入瓦钵内用米烧酒浸一日,蒸熟待冷,加生草跌打药四两,再以米烧酒十斤同装坛内,泡至一月之久,随量早、晚饮之自愈。

【主治】跌打损伤。

88860 **跌打药酒**(《秘传打损扑跌药方》)

【组成】沉香五钱(酒炒) 没药七钱(去油) 灵仙五钱(酒炒) 虎骨一两(酒炒) 儿茶三钱(生用) 土鳖五钱(醋炒) 白芍四钱(生用) 朱砂三钱(酒炒) 乳香八钱(去油) 血竭七钱(生用) 麝香二钱(生用) 牛膝一两(酒炒) 丁香五钱(生用) 加皮五钱(酒炒) 杜仲一两(盐炒) 故纸五钱(酒炒) 小茴五钱(酒炒) 麦冬五钱(去心) 知母五钱(姜炒) 然铜一两(醋制) 猴骨一两(醋煅) 大茴一两(酒炒) 细辛五钱(生用) 茯苓一两(酒炒) 当归一两(酒炒) 黄柏一两(酒炒) 菟丝子一两(酒炒) 枸杞一两(酒炒) 橘红三钱(生用) 京皮五钱(酒炒) 山药五钱(生用) 羌活三钱(酒炒) 独活三钱(酒炒) 玄胡三钱(生用) 丹皮五钱(酒炒) 川芎四钱(酒炒) 桂枝五两(酒炒) 木瓜一两(酒炒) 西香三钱(生用)

【用法】上药尽制过,放入坛内,用上好红酒十壶,煮三枝香久,窨一七。每服二杯,不可多服。

【主治】跌打损伤。

88861 **跌打药酒**(《成方制剂》9册)

【组成】当归174克 赤芍(制)228克 刘寄奴137克 三棱(制)137克 土鳖虫(制)70克 三七1.8克 红花84克 泽泻137克 泽兰91克 川芎(制)137克 牡丹皮228克 桃仁137克

【用法】上制成酒剂。口服,一次10~20毫升,一日2~3次;外用,擦患部。

【功用】活血散瘀,消肿止痛。

【主治】跌打损伤,瘀血肿痛,筋骨酸痛。

88862 **跌打膏药**(《伤科汇纂》卷七)

【异名】五香膏。

【组成】川乌 草乌 三棱 蓬术 当归 生地 赤芍 大黄 穿山甲 木鳖子 生南星 牙皂各二两 密陀僧四两(研) 铅粉(漂)一斤 丁香(研细末,下同) 肉桂 乳香(去油) 没药(去油) 甘松 山奈 川芎 白芷 川柏 大茴各二两

【用法】用桐油、香油各二斤,将前十二味先熬枯滤净,再熬滴水成珠,入陀僧、铅粉熬成膏,离火再加后十味,再添麝香五钱搅匀,收贮摊用。

【主治】诸损百病。

【宜忌】孕妇忌用。

88863 **跌打膏药**(《中医外伤科学》)

【组成】乳香150克 没药150克 血竭90克 冰片90克 樟脑90克 金不换30斤 东丹10斤 茶油清20斤

【用法】先将乳香、没药、血竭、金不换用茶油清浸透,慢火煎二小时,改用急火煎药至枯,去滓过滤,取滤液再煎至浓稠,锅起白烟时,放入东丹,煎至滴水成珠,离火后加入冰片、樟脑调匀。用时摊于硬纸或布帛上,外贴患处。

【功用】活血祛风,消肿止痛。

【主治】跌打损伤,骨折筋伤,肿胀疼痛。

88864 **跌打万应散**(《温氏经验良方》)

【组成】麝香一钱二分 血竭一钱二分 红花四钱 冰片一钱二分 乳香一钱二分(去油) 没药一钱二分(去油) 辰砂一钱二分(飞) 耳茶一钱四分 归身一钱

【用法】上为极细末,瓷瓶收好,不可泄气。跌打伤筋折骨,血流不止,速用此散敷伤口,再用黄酒送下此散一分,立时止痛;骨折除伤口敷药外,再于伤口上下一尺以内有骨节处,用药少许揉擦,其断骨自响自接;被枪子击伤者,将此药敷于弹口。

【功用】止痛,接骨。

【主治】跌打伤筋,骨折,枪弹击伤。

88865 **跌打万金丸**(《温氏经验良方》)

【组成】乳香 苏木 没药 自然铜 地龙 无名异 当归 土鳖各二两 血竭 生军 硼砂 碎补 马钱子各一两

【用法】上为细末,炼蜜为丸。每服一钱,黄酒或淡醋汤送下,六小时一次。连服三料,断筋折骨,自然连接。

【主治】跌打损伤,筋断骨折,疼痛不止,肉皮不破者。

【宜忌】须戒房事三年。肉皮破者不可服。

88866　**跌打止痛片**(《成方制剂》3册)

【组成】当归　合欢皮　红花　菊三七　马钱子　土鳖虫

【用法】上制成片剂。黄酒或温开水送服,一次6~10片,一日3次。

【功用】活血祛瘀,消肿止痛。

【主治】跌打损伤,闪腰岔气。

【宜忌】切勿超量服用。

88867　**跌打止痛散**(《成方制剂》7册)

【异名】跌打散

【组成】红花150克　大黄(酒炒)100克　儿茶100克　三七100克　骨碎补(制)100克　乳香(炒)150克　马钱子(制)75克　当归150克　甜瓜子150克　自然铜(煅)150克　穿山龙150克　赤芍150克　麻黄75克

【用法】上制成散剂。口服,一次3.5克,一日2次,外用,以黄酒调敷。

【功用】散瘀止痛。

【主治】跌打损伤,瘀滞肿痛。

【宜忌】服药一周后停药三至四天,再服。孕妇忌服。

【临床报道】急性软组织损伤:《陕西中医》[2007,28(8):1018]用本方外敷治疗急性软组织损伤93例,对照组用云南白药喷雾剂治疗38例,结果:治疗组总有效率97.5%,对照组总有效率65.79%。

88868　**跌打风湿酒**(《成方制剂》3册)

【组成】五加皮50克　红花40克　骨碎补80克　细辛30克　桂枝30克　地黄40克　宽筋藤80克　千斤拔80克　当归40克　莪术50克　怀牛膝40克　栀子40克　九里香160克　过江龙160克　枫荷桂80克　陈皮30克　泽兰40克　苍术30克　麻黄20克　木香30克　羊耳菊80克　海风藤80克　甘草50克

【用法】上制成酒剂。口服,一次15毫升,一日2次;外用擦患处。

【功用】祛风除湿。

【主治】风湿骨痛,跌打撞伤,风寒湿痹,积瘀肿痛。

【宜忌】孕妇忌服。

88869　**跌打白糖饮**(《吉人集验方》)

【组成】白砂糖三至四两

【用法】先用生半夏在两腮擦之牙关自开,急用热陈酒冲白砂糖灌入,不饮酒者用开水冲服,愈多愈妙。无论受伤轻重,服之可免瘀血攻心,至灵至稳,慎勿轻忽。

【功用】可免瘀血攻心。

【主治】跌打损伤如已气绝牙关紧闭。

88870　**跌打吐血饮**(《外科集腋》卷八)

【组成】生地　玄参　地榆(炒)　山栀　黄芩(酒炒)　茅根

【主治】跌打吐血。

88871　**跌打伤科酒**(《成方制剂》19册)

【组成】九节茶30克　泽兰30克　牛大力30克　毛麝香30克　大驳骨30克　徐长卿40克　两面针50克　山白芷30克　宽筋藤20克　黑老虎根30克　山桂花根30克　大叶紫珠20克

【用法】上制成酒剂。口服,一次15~30毫升,一日2~3次,外用,擦于患处。

【功用】活血散瘀,消肿止痛。

【主治】跌打损伤,积瘀肿痛,筋骨扭伤。

【宜忌】孕妇禁服。

88872　**跌打还魂丸**(《医方易简》卷十)

【组成】田七五钱　血竭三钱五分　川连二钱　血余二钱　无名异七分　石蜡二钱五分　乳香(去油)　没药(去油)各一钱五分　山羊血五钱　生地八钱(切片,下臼先捣)　红花三钱　金边土鳖三钱　桃仁二钱(去皮尖)　续断五钱　地龙三钱　真牛黄三钱五分　赤芍三钱　全归八钱　血珀三钱五分　珍珠一钱　元麝四分　冰片七分　人参二钱　熊胆二钱(如无真的,金狮猴胆亦可)　儿茶一钱

【用法】上药各为细末,再下跌打草药末(生耳控草十两,生七碟草七两,生泽兰三两,生耳杨草四两,老鸦酸四两,狗仔肠四两,白花螃蜞草四两,共为细末)四两,蜜糖一斤,火炼滴水成珠,取出搅匀药末,力捣千捶,如不开即下米饮,捣至合式,每丸湿重四钱,晒一日后加朱砂为衣。急用一丸捶烂开,热双蒸酒一杯,撬开牙关灌入,仰面待药下咽,片时便活。必须着数人贴身按定伤人,恐其还魂时翻动致伤肠脏。症重者服四五丸,轻者三四丸即愈。或妇人因伤胎动,加五月艾汁一杯,和药服之即愈。

【主治】跌打损伤,及在高楼、高树上失足坠地,不省人事,牙关紧闭。

88873　**跌打扭伤散**(《成方制剂》19册)

【组成】黄毛耳草500克　干姜250克　栀子375克　桃仁250克　绒楠250克

【用法】上制成散剂。外用,用酒或40%乙醇调敷患处,包扎固定,每日换药一次。

【功用】舒筋活络,消肿止痛。

【主治】各种扭伤、外伤肿痛。

【宜忌】外用药,勿内服。

88874　**跌打活血散**(《中国药典》2010版)

【组成】红花120克　当归60克　血竭14克　三七20克　烫骨碎补60克　续断60克　乳香(炒)60克　没药(炒)60克　儿茶40克　大黄40克　冰片4克　土鳖虫40克

【用法】上制成散剂,每袋(瓶)装3克。口服,温开水或黄酒送服,一次3克,一日2次。外用,以黄酒或醋调敷患处。

【功用】舒筋活血,散瘀止痛。

【主治】跌打损伤,瘀血疼痛,闪腰岔气。

【宜忌】皮肤破伤处不宜敷;孕妇禁用。

88875　**跌打活命丹**(《梅氏验方新编》卷六)

【组成】泽兰叶　当归各五钱　红花一钱　丹皮三钱　青木香一钱半　桃仁(研)十粒　赤芍一钱半

【用法】水煎,酒三服。

【主治】跌打损伤。

【加减】大便不通,加大黄。

88876 跌打养营汤(《中医伤科学》引《林如高正骨经验》)

【组成】西洋参3克(或党参15克) 黄耆9克 当归6克 川芎4.5克 熟地15克 白芍9克 枸杞15克 淮山药15克 续断9克 砂仁3克 三七4.5克 补骨脂9克 骨碎补9克 木瓜9克 甘草3克

【用法】水煎服。

【功用】补气血,养肝肾,壮筋骨。

【主治】骨折中、后期。

88877 跌打损伤丸

《全国中药成药处方集》南京方。为原书“跌打丸”之异名。见该条。

88878 跌打损伤丸(《成方制剂》5册)

【组成】大黄(醋制)160克 刘寄奴80克 红花60克 当归60克 香附(制)60克 莪术(醋制)40克 青皮40克 枳实(炒)40克 川芎40克 降香40克 赤芍40克 槟榔40克 自然铜(煅)20克 延胡索(制)20克 牛膝60克 桃仁80克 苏木40克 土鳖虫(酒润)40克 威灵仙40克 三棱40克

【用法】上制成丸剂,每5粒重1克。口服,一次6～9克,一日2次。

【功用】行气活血,舒筋止痛。

【主治】跌打损伤,筋骨疼痛。

88879 跌打损伤酒(《全国中药成药处方集》武汉方)

【组成】当归一两 苡米仁五钱 羌活三钱 杜仲八钱 五加皮一两 骨碎补五钱 桃仁三钱 莪术三钱 生地一两 紫荆皮五钱 广木香三钱 破故纸五钱 川芎八钱 十大功劳五钱 虎胫骨一两二钱

【用法】上药用高粱酒二十斤,入缸封固,隔水煮三小时取出;七日后,压榨过滤,使成酒一十九斤半,瓶装,大瓶一斤,中瓶半斤,小瓶四两。临卧时,服半两至一两。

【主治】跌打后筋骨疼痛,不时发作。

88880 跌打损伤酒(《全国中药成药处方集》重庆方)

【组成】柴胡二两 黄芩一两 五灵脂一两 桃仁一两 当归二两 赤芍一两 川芎二两 红花七钱 苏木一两 续断一两 骨碎补一两 三棱七钱 伏水十八支 莪术七钱

【用法】上药用干酒十斤,泡十日后即成。每次饮一至三两,一日三次,按病轻重增减之。

【功用】❶《全国中药成药处方集》重庆方:舒筋活血。❷《中药制剂手册》:止痛。

【主治】《中药制剂手册》:由跌打损伤引起的瘀血凝滞,肿痛不消,筋络不舒,皮肉青紫。

【宜忌】《中药制剂手册》:气虚血亏者及孕妇忌服。

【备考】《中药制剂手册》有乳香、无莪术。每次冷饮一至二两,一日二次。外用涂于患处。

88881 跌打损伤酒(《全国中药成药处方集》重庆方)

【异名】跌打酒。

【组成】麝香三分 乳香一两 自然铜三两 红花一两 当归尾一两 砂仁一两 三七三两 香附三两 蓬莪术一两 木通一两 锁阳三两 威灵仙一两 五加皮二两 桂枝一两 吴茱萸一两 杜仲三两 番木鳖二十一个 草乌一两 法半夏一两 朱砂一两 生地三两 川乌一两 干漆一两 赤芍三两 细辛一两 枳壳一两 苏木一两 羌活一两 独活一两 公丁香五钱 大茴香一两 没药五钱 首乌一两 川乌一两 紫花地丁一两 橘皮二两 䗪虫二两 青皮一两 松节二两 甘草一两 桃仁一两 海马三钱 三棱二两 骨碎补二两 虎骨一两 补骨脂二两 白芷二两 鹿角片一两 钩麻二两 刺甲皮二两 碎蛇二条 泽兰二两 红牛膝三两 茜草二两 干酒六十斤

【用法】上药各为细末,蒸一小时后,泡酒三十天,玻璃瓶包装。每服五钱,外搽亦可。

【主治】跌打损伤。

【宜忌】体虚与孕娠不可服。

88882 跌打损伤散(《成方制剂》13册)

【组成】当归50克 红花40克 骨碎补(烫、去毛)40克 苏木20克 儿茶25克 续断40克 自然铜(醋煅)25克 大黄25克 桃仁(炒)15克 阴行草25克 雄黄15克 栀子40克 白芷25克 威灵仙25克 冰片10克 方海25克 琥珀10克

【用法】上制成散剂。口服,一次1包,一日2次,黄酒为引。

【功用】活血化瘀,消肿止痛。

【主治】跌打损伤,扭伤、挫伤、瘀血疼痛。

【宜忌】孕妇忌服。

【临床报道】腰椎间盘突出症:《辽宁中医杂志》[2004,31(2):147]外敷治疗腰椎间盘突出症320例,痊愈280例,好转38例,未愈2例。

88883 跌打损伤膏(《疡医大全》卷三十六引刘长随方)

【组成】当归 三棱 莪术 独活 白芷 川芎 羌活 杜仲 川牛膝 防风 肉桂 红花 续断 防已 五加皮 骨碎补 赤芍药 刘寄奴 秦艽 葱头 土鳖虫各三钱 头发一握

【用法】上药用麻油十斤浸七日,入锅将药熬枯,滤去滓,复入净锅内熬至滴水成珠,加后细药末:龙骨、乳香(去油)、没药(去油)、血竭各二两,麝香(另收,旋加),入油熬化,瓷钵收贮,每药油四两加制松香一斤同熬成膏,倾水缸内扯拔出火毒,收藏。凡摊膏时炖化摊好,放在地上一个时辰,再贴。得土气则土鳖虫有力,易于接骨故也。

【功用】接骨。

【主治】跌打损伤。

【宜忌】如皮骨破损者,忌用麝香。

88884 跌打损伤膏(《伤科方书》)

【组成】生地 薄荷 独活 赤芍 川芎 川羌 连翘各一两 香附 荆芥 当归 防风 桃仁 米仁 青皮 加皮 丹皮 杜仲 川柏 玄胡 白芍 白芷 牛膝 红花 白鲜皮 木通 苏木 木瓜 甘草 厚朴 苏梗 枳实 枳壳 秦艽 川断 黄耆 甘松 三棱 山柰 玄参 刘寄奴 骨碎补(去毛)各六钱 铅粉七十二两(炒黄色)

【用法】上药先用上等好麻油十斤,浸两三日后入锅煎熬,去滓,再入铅粉用桑枝搅匀,扇至烟尽,候冷浸水中,

愈陈愈妙。临用摊膏时，每油一斤加放末药一两(末药方：肉桂一两，制乳香二两，制没药二两，血竭一两，龙骨一两，丁香一两，共为极细末，收藏瓷瓶内听用)。每遇疯气，贴以此膏。

【主治】跌打损伤，疯气。

88885 **跌打损伤膏**(《全国中药成药处方集》沙市方)

【组成】当归五两　川芎二两　白及　赤芍各三两　大黄四两　苏木　血藤各三两　郁金二两　良姜　刘寄奴　五加皮　青木香　羌活　姜黄　桑寄生　三棱　莪术　黄柏　血余各三两　土鳖一两　红花二两　桃仁二两　川牛膝　玄胡　秦艽　防风　白鲜皮各三两　大葱白一斤

【用法】上药切片，香油十八斤，将药入油内浸泡，春秋二季七天，夏季四天，冬季十天，熬至药枯，去滓滤净，再熬至滴水成珠；再入炒黄丹，每斤油春、夏、秋八两，冬季七两，候冷，又入自然铜(醋煅)三两，乳香、没药各四两，血竭二两，儿茶二两，以上五味共研细末；又入樟脑、冰片各一两，上药七味下入膏内搅匀。用时将膏药在火上烘融，摊开贴患处。

【主治】一切跌打损伤，破皮流血等症。

【宜忌】非因跌打损伤致病及有痈疽症者，忌贴此膏；孕妇忌用。

88886 **跌打榜药酒**(《成方制剂》14 册)

【组成】三七 22 克　无名异 44 克　土鳖虫 22 克　鸡骨香 88 克　泽兰 44 克　薄荷 88 克　木鳖子 44 克　荜澄茄 44 克　栀子 44 克　独角莲 22 克　三棱 44 克　草乌 44 克　洋金花 44 克　南刘寄奴 44 克　芥子 44 克　莪术 44 克　红花 44 克　姜黄 44 克　甘草 44 克　假蒟 44 克　山柰 44 克　徐长卿 44 克　重楼 44 克　油松节 44 克　大黄 44 克　朱砂根 44 克　虎杖 44 克　九里香 44 克　驳骨丹 44 克　大茶药 44 克　小罗伞 44 克　鹰不泊 44 克　两面针 44 克　肉桂 44 克　田基黄 44 克　乌药 44 克　韩信草 44 克　骨碎补 44 克　生天南星 44 克　火炭母 44 克　赤芍 44 克　苏木 88 克　桃仁 44 克　当归 44 克　鹅不食草 44 克　功劳木 44 克　膜叶槌果藤 44 克　樟脑 132 克　蛤爪草 44 克　生姜 44 克　黑老虎根 44 克　自然铜 44 克　高良姜 44 克　麝香壳 11 克

【用法】上制成酒剂。外用，涂擦患处。

【功用】消肿止痛。

【主治】跌打损伤，积瘀肿痛。

88887 **跌打十三味煎**(《外科集腋》卷八)

【组成】赤芍　香附(酒洗，炒)　玄胡　三棱　红花　桃仁　骨碎补　青皮　蓬术　乌药　木香　苏木　归尾

【用法】水煎服。

【主治】跌打损伤。

【加减】伤重，加大黄、砂仁。

88888 **跌打风湿药酒**(《成方制剂》5 册)

【组成】三棱(醋制)10 克　乳香 16 克　没药 16 克　川芎(酒蒸)12 克　当归 16 克　莪术 10 克　皂角刺 12 克　骨碎补 12 克　牡丹皮 10 克　威灵仙 10 克　赤芍 16 克　五灵脂 10 克　薏苡仁 16 克　桂枝 16 克　羌活 16 克　独活 16 克　木瓜 12 克　防己 14 克　白鲜皮 10 克　秦艽 10 克　防风 10 克　补骨脂 10 克　杜仲 14 克　巴戟天 14 克　天麻(制)12 克　续断 14 克　牛膝 8 克　半夏(制)14 克　制川乌 10 克　香附(四制)14 克

【用法】上制成酒剂。口服，一次 10～16 毫升，一日 2 次，饭前服；外用，可涂擦患处。

【功用】活血祛风，化瘀止痛。

【主治】跌打撞伤，积瘀肿痛，手脚麻痹。

88889 **跌打损伤药酒**(《疡医大全》卷三十六)

【组成】当归　五加皮　生地各一两　破故纸　骨碎补(去毛)　十大功劳　薏苡仁　紫荆皮各五钱　广木香三钱　羌活三钱　川芎　杜仲各八钱　莪术　桃仁各三钱　虎骨(酥炙)一两二钱

【用法】用好酒二十斤，入坛封固，隔水煮三炷香，取起退火一七，早、晚听饮。

【功用】《伤科汇纂》：秘风破疼，和气血，壮筋骨。

【主治】跌打损伤。

88890 **跌仆损伤急救散**(《疡医大全》卷三十六引周鹤仙方)

【组成】当归尾(酒洗)　自然铜(醋煅七次)　桃仁(去皮尖)　红花各七钱　陈麻皮三钱　地鳖虫(烧酒浸，焙)五钱　骨碎补(酒洗，蒸)　大黄(酒洗)各二钱　乳香(去油)　没药(去油)　胎儿骨　血竭　朱砂　雄黄　麝香各五分

【用法】上为极细末，收贮勿泄气。如遇跌死、打死，尚有微气者，用酒浆调二厘，入口即活；如骨折瘀血攻心，用药八厘，酒调灌之，其伤骨自上而愈。

【主治】跌死、打死尚有微气及骨折瘀血攻心。

最

88891 **最效散**(《医学六要》卷七)

【组成】螃蟹(去足，烧存性)

【用法】上为末。每服二钱，黄酒调下。

【主治】吹乳。

暑

88892 **暑汤**(《慈禧光绪医方选议》)

【组成】香薷三钱　藿香五钱　茯苓一两五钱　陈皮五钱　扁豆一两五钱(炒)　苍术八钱(炒)　厚朴四钱(制)　木瓜五钱　滑石一两　甘草五钱　檀香五钱　乌梅十枚　伏龙肝三两　黄耆三钱　麦冬一两　白术六钱(炒)

【用法】以水熬汤。

【功用】清暑益气，预防中暑。

【方论选录】本方专为清宫发放暑汤而设，由《局方》香薷丸、香薷饮加味而来。妙在增入黄耆、白术、麦冬、乌梅等味，益气生津，酸收酸敛，与《伤暑全书》：暑病首用辛凉，继用甘寒，酸收酸敛，不必用下；《温热经纬》：暑伤气阴，以清暑热而益元气，无不应手取效之旨相合，亦清暑益气之法。

88893 **暑风散**(《揣摩有得集》)

【组成】冬花(蜜炙)一钱五分　贝母(去心)五分　枇杷叶(去毛，蜜炙)一钱　橘红三分　天竺黄五分　玉竹(蜜炙)一钱　归身一钱　犀角三分　生草五分　蔻米

(研)三分　胆星一分

【用法】加藕节一寸为引,水煎服。

【功用】润肺生津。

【主治】小儿夏月风火咳嗽,唇焦口干,浑身发烧,昏迷不醒。

88894　暑症片(《中国药典》2010 版)

【组成】猪牙皂 80 克　细辛 80 克　薄荷 69 克　广藿香 69 克　木香 46 克　白芷 23 克　防风 46 克　陈皮 46 克　清半夏 46 克　桔梗 46 克　甘草 46 克　贯众 46 克　枯矾 23 克　雄黄 57 克　朱砂 57 克

【用法】上制成片剂,口服。一次 2 片,一日 2~3 次;必要时将片研成细粉,取少许吹入鼻内取嚏。

【功用】祛寒辟瘟,化浊开窍。

【主治】夏令中恶昏厥,牙关紧闭,腹痛吐泻,四肢发麻。

【宜忌】孕妇禁用。

88895　暑风饮子(《医述》卷十四)

【组成】防风　柴胡　香薷　连翘　赤苓　半夏　钩藤钩　石膏　扁荚叶　甘草

【主治】暑风急惊。

【加减】风胜,加羌活;热胜,舌如杨梅,加黄连;小便不利,加木通;人事昏迷,加鲜菖蒲。

88896　暑热感冒颗粒(《成方制剂》16 册)

【组成】北沙参　荷叶　菊花　连翘　佩兰　生石膏　丝瓜络　香需　知母　竹茹　竹叶

【用法】上制成颗粒剂。开水冲服,一次 10~20 克,一日 3 次。

【功用】祛暑解表,清热,生津。

【主治】感冒病暑热证候。症见发热重,恶寒轻,汗出热不退,心烦口渴,溲赤、苔黄、脉数等。

【宜忌】饮食宜清淡,忌食辛辣物。

88897　暑湿感冒颗粒(《成方制剂》1 册)

【组成】藿香 155.9 克　防风 103.7 克　紫苏叶 155.5 克　佩兰 155.9 克　白芷 103.7 克　苦杏仁 103.7 克　大腹皮 103.7 克　香薷 103.7 克　陈皮 103.7 克　半夏 155.5 克　茯苓 155.5 克

【用法】上制成颗粒剂。口服,一 3 次,一次 1 袋,小儿酌减。

【功用】消暑去湿,芳香化浊。

【主治】外感风寒引起的感冒,胸闷呕吐,腹泻便溏,发热不畅。

景

88898　景天花散(《圣济总录》卷十一)

【组成】景天花(慢火焙干)一钱　红曲(拣)半两　朴消三钱

【用法】上为细散。每服二钱匕,食后、临卧温酒调下。

【主治】脾肺风毒,遍身发痞瘟,瘙痒烦躁。

88899　景天涂方(《圣济总录》卷十一)

【组成】景天(生用)一斤

【用法】上捣研绞取汁。涂瘆上,热炙手熨之愈。

【主治】赤瘆。

鼎

88900　鼎足方(《喉科种福》卷四)

【组成】生姜　白矾各一两半

【用法】上为末。醋调,敷两足心。

【主治】脚跟喉风。

黑

88901　黑丸

《千金》卷五。为原书同卷"当归丸"之异名。见该条。

88902　黑丸

《幼幼新书》卷九。即《苏沈良方》卷十"黑神丸"。见该条。

88903　黑丸(《幼幼新书》古籍本卷三十七引《张氏家传》)

【组成】草乌三十二两(米泔浸三宿,洗去皮尖,薄切,晒干)　甘草(切,焙)　零陵香　藿香(各洗,剉,晒)　茅香　五灵脂(洗去沙土,晒)各四两　荆芥三两(剉,日晒)　没药(入白瓦盏内)　川芎　石膏(入伏龙肝五两,不煅)各一两　血竭(如无,用乳香,钵内研细)二两

【用法】上药各为末,用好酒糊为丸,如大梧桐子大,阴干,磨第一等墨染过,入些乳香在墨内,亦阴干甚佳,都干了,用葛布袋盛之,悬当风处。醋磨贴之。

【主治】小儿生大血泡疮,头风疼,伤寒,不进饮食,肿,牙痛,血风。

【宜忌】妊妇人不可服。

【备考】本方方名,原书人卫本作"黑圣丸"。

88904　黑丸(《济生》卷一)

【异名】黑丸子(《普济方》卷二二二引《瑞竹堂方》)。

【组成】鹿茸(酒蒸)　当归(去芦,酒浸)各等分

【用法】上为细末,煮乌梅膏为丸,如梧桐子大。每服五十丸,空心米饮送下。

【主治】❶《济生》:精血耗竭,面色黧黑,耳聋目昏,口干多渴,腰痛脚弱,小便白浊,上燥下寒,不受峻补。❷《杂病源流犀烛》:肝劳。

88905　黑丹

《普济方》卷二六五引《家藏经验方》。为原书同卷"扶羸黑白丹"内容之一。见该条。

88906　黑药(《儒门事亲》卷十五)

【组成】没食子　石榴皮　干荷叶(另捣)各一两　五倍子　诃子皮　百药煎　金丝矾各一两　绿矾少许(另研,旋点诸药)

【用法】上为细末,炒熟面五六匙,入好醋打面糊,和药末。再涂髭须,又用荷叶封裹,后用皮帽裹之三五时间,洗净甚黑;若更要黑光,用猪胆浆水泽洗,如鸦翎。

【功用】乌须发。

【备考】本方方名,《普济方》引作"乌头药"。方中五倍子以下五味药用量原缺,据《普济方》补。

88907　黑药(《接骨图说》)

【组成】干过腊鱼霜二钱　山椒(为霜)二钱

【用法】上为末。温酒送下。

【主治】打扑损伤。

88908 **黑散**(《千金》卷三)

【组成】麻黄　贯众　桂心各一两　甘草三两　干漆三两　细辛二两

【用法】上药治下筛。每服五撮,酒送下,日再服,麦粥下尤佳。

【主治】❶《千金》:产后下痢。❷《千金方衍义》:血结于内,腹胀喘逆。

【方论选录】《千金方衍义》:用干漆治绝伤而破血下行,桂心散结积而温理血气,贯众治腹中邪而散诸热毒,细辛利空窍而温散诸寒,甘草调胃气而兼和药性,麻黄开腠理而宣散逆气,此虽发汗重剂,然入于破血导滞剂中,亦必助干漆、贯众之势,以《本经》原有破坚癥之治也。

88909 **黑散**(《千金》卷五)

【异名】黑膏子(《普济方》卷三六一)、黑散子(《圣惠》卷七十六)、神仙黑散子(《陈氏小儿病源方论》)。

【组成】麻黄半两　大黄六铢　杏仁半两

【用法】先捣麻黄、大黄为散,别研杏仁如脂,乃细细纳散,又捣令调和,纳密器中。一月儿服小豆大一枚,以乳汁和服,抱令得汗,汗出温粉粉之,勿使见风。百日儿服如枣核大。

【主治】❶《千金》:小儿变蒸,中挟时行温病;或非变蒸时而得时行者。❷《圣惠》:小儿伤寒发热。

【方论选录】《千金方衍义》:于变蒸之中复挟时行邪气,非急为开提中外,何以保全万一?方中大黄荡涤内结,用麻黄开发表邪,杏仁疏利逆气。盖大黄原有安和五脏之功,麻黄兼有破除癥坚之力,杏仁交通中外,乃麻黄汤之变方,守真通圣、双解从此悟出。

88910 **黑散**

《圣济总录》卷十五。为《鸡峰》卷十八"黑散子"之异名。见该条。

88911 **黑散**(《幼幼新书》卷十引《庄氏家传》)

【组成】干姜半两　甘草一分

【用法】上入瓷盒内,用火煅存性,为末,煅须恰好,过则力太缓,不及则性太烈。每服一钱或半钱,浓煎乌梅汤调下,临时更看男女大小加减服之。

【主治】慢脾风,目垂面白。

【备考】本方方名,原书同卷人卫本作"黑散子"。

88912 **黑散**

《产宝诸方》。为方出《证类本草》卷五引《杜壬方》,名见《产育宝庆集》卷上"神应黑散"之异名。见该条。

88913 **黑散**(《准绳·幼科》卷二)

【异名】黑消散(《幼科指掌》卷三)。

【组成】黄连　黄芩　大黄　黄柏各二钱(同烧存性)

【用法】上为极细末。雄猪胆汁、蜜同调敷。

【主治】小儿偏坠,狐疝气偏有大小,时时上下者。

88914 **黑膏**(《肘后方》卷二)

【异名】生地黄膏(《圣惠》卷十八)、地黄膏(《伤寒总病论》卷四)。

【组成】生地黄半斤(切碎)　好豉一升　猪脂二斤

【用法】合煎五六沸,令至三分减一,绞去滓,为末,雄黄、麝香如大豆者,纳中搅和。尽服之。毒从皮中出即愈。

【主治】❶《肘后方》:温毒发斑,大疫难救。❷《卫生鸿宝》:温毒发斑如锦纹,或咳,心闷但呕者。

【宜忌】《医方类聚》引《澹轩方》:忌芜荑。

88915 **黑膏**(《理瀹》)

【组成】乌头　川芎　雄黄　胡粉　木防己　升麻　黄连　雌黄　藜芦　明矾五钱　杏仁(去皮尖)　巴豆各四十枚　黄柏一钱八分　松脂　乳发各一团

【用法】上为末,猪油熬膏。盐汤洗涂。

【主治】遍体生疮,脓血溃坏。

【备考】方中乌头以下九味药用量原缺。

88916 **黑丸子**(《理伤续断方》)

【异名】和血定痛丸(《校注妇人良方》卷二十四)。

【组成】白蔹一斤(焙)　白及四两(焙)　南星六两(焙)　芍药十两(焙)　土当归四两(焙)　骨碎补八两(焙)　川乌三两(焙)　牛膝六两(焙)　百草霜十两　赤小豆一斤

【用法】除星、芍、归、补、膝、豆用土产者,草霜釜上取,共为末,醋糊为丸,如梧桐子大。每服二十至三十丸,用煨葱酒或茶任下。

【主治】❶《理伤续断方》:打扑伤损,驴马跌坠,骨断筋碎,百节疼痛,瘀血不散,浮肿结毒,一切风疾,四肢疼痹,筋痿力乏,浑身倦怠,手足缓弱,行步不前,妇人诸般血风劳损。❷《校注妇人良方》:外感风寒,肢体作痛,流注膝风。

【宜忌】孕妇莫服。

88917 **黑丸子**(《幼幼新书》卷二十二引《婴孺方》)

【组成】当归四分　细辛　附子(炮)　干姜　胡椒(汗)各三分　盐豉二合　巴豆十枚(去皮,炒)　狼毒(炙)一分　杏仁(去皮,炒)十个

【用法】上为末,炼蜜为丸,如胡豆大。每服三丸,一日一次。

【主治】小儿水癖。

88918 **黑丸子**(《普济方》卷三九四引《灵苑方》)

【组成】山茵陈　蜀升麻　常山各半两　芒消半分　麻黄(去节根)一两　官桂(去粗皮)一分　附子一个(烧黑留心)

【用法】上为极细末,旋炒一大钱,入杏仁二粒(去皮尖,灯烧黑存性),巴豆梧桐子大一粒(压去油),寒食面糊为丸,如麻子大;大人丸如绿豆大。每服五丸,吐不止,茅根竹叶汤送下;热攻泻血,蜜炒生姜汤送下;若吐血、眼眦出血者,生油、冷酒送下;伤寒手脚心冷,冷茶清送下;失音,竹沥酒送下。

【功用】退热,定吐逆兼除食伤。

88919 **黑丸子**(《杨氏家藏方》卷五)

【组成】黑牵牛　天门冬(去心)各等分(生用)

【用法】上为末,滴水为丸,如梧桐子大。每服五十丸,食后温熟水送下。

【主治】胸膈痞塞,心腹坚胀,气积气块,及大小便不通。

88920 **黑丸子**(《济生》卷四)

【组成】乌梅肉七个　百草霜三分　杏仁(去皮尖,别研)三七枚　巴豆(去壳并油)二枚　半夏(汤泡七次)九枚　缩砂仁三七枚

【用法】上为细末,和匀,用薄糊为丸,如黍米大。每服十五丸,加至二十丸,用熟水送下,姜汤亦得。更看虚实,增损丸数。或因食生冷鱼脍等,用治中汤送下亦得。

【主治】❶《济生》:中脘有宿食,吞酸恶心,口吐清水,噫宿腐气,或心腹疼痛,及中虚积聚飧泄,赤白痢下。❷《奇效良方》:脾胃怯弱,饮食过伤,留滞不化,遂成下痢。

88921 **黑丸子**(《朱氏集验方》卷六引黄伯材方)

【组成】乌梅三个(去核,焙干)　生半夏大者五个　杏仁五粒(去皮尖,面炒)　巴豆二十粒(去油,存性)

【用法】上为细末,生姜汁煮糊为丸,如绿豆大。每服二十丸,生姜汤送下。

【主治】长幼积滞。

88922 **黑丸子**

《普济方》卷二二二引《瑞竹堂方》。为《济生》卷一"黑丸"之异名。见该条。

88923 **黑丸子**(《得效》卷七)

【组成】干姜　百草霜各一两　木馒头二两　乌梅　败棕　柏叶　油发各五分(各烧灰存性,再入后药)　桂心三钱　白芷五钱

【用法】上为末,醋糊为丸,如梧桐子大。每服三十丸,空心米饮送下。

【主治】久年痔漏下血。

88924 **黑丸子**

《普济方》卷三九一引《保婴方》。为原书同卷"真方五色丸"组成之一。见该条。

88925 **黑丸子**

《片玉心书》卷四。为原书同卷"五色丸"组成之一。见该条。

88926 **黑丸子**(《名家方选》)

【组成】合欢霜五钱　沉香一钱　木香二钱　黄连四钱　熊胆三钱

【用法】上为细末,面糊为丸,以熊胆为衣。白汤送下。

【主治】积气虫癖及心腹痛。

88927 **黑丸子**(《名家方选》)

【组成】莪术五钱　合欢四钱　木香二钱　黄连三钱　熊胆三钱(或减半)

【用法】上为细末,四味面糊为丸,乃以熊胆为衣。白汤送下。

【主治】积气虫癖及心腹痛。

88928 **黑子丸**(《济阳纲目》卷二十二)

【组成】黄蜡五钱　杏仁　江子　砂仁各二十一粒

【用法】上三件香油灯上烧存性,熔蜡和匀,加乳香些少,丸如米大。每服十余粒。

【主治】痢疾腹痛。

88929 **黑子散**(《永乐大典》卷九七八引《济急捷用单方》)

【组成】猪牙皂角不拘多少

【用法】烧为炭,烧时令带性不得过,为末,加麝香少许。每服一字,金银薄荷汤调下。

【主治】小儿急慢惊风。

88930 **黑子散**(《普济方》卷三七二)

【组成】干姜半两　甘草一分

【用法】上同放一瓷盒子内,用火煅存性为末(煅须确好,过则力慢,不及则性太烈)。每服一钱或半钱,浓煎乌梅汤调下。须是目垂面白,慢脾形候,即与服。

【主治】小儿慢脾风。

88931 **黑子膏**(《青囊秘传》)

【组成】麻油五斤　木鳖子八两　黄丹(炒,再研)五包(每包六两)

【用法】将木鳖子入油,熬煎至枯,沥去,再煎至滴水成珠,入丹再煎,看老嫩,倾入瓷缸盆内,水浸去火气。摊贴。

【功用】生肌长肉。

88932 **黑云散**(《准绳·类方》卷八)

【组成】五倍子(炒)　百药煎　生胡桃皮　青石榴皮　诃子肉　青木瓜皮　青柿子皮　何首乌　猪牙皂角(炒黑)　青矾　细辛　水银各等分

【用法】上以水银入石榴皮内月余,再以榴皮晒干,同诸药研末,炼蜜为丸,如小钱大,常于木炭灰内焙养,勿得离灰。如要乌须发时,先用皂角水洗净,次用热酒调化涂之,好热醋亦可。

【功用】乌须发。

88933 **黑云膏**(《解围元薮》卷四)

【组成】当归　川乌　川椒　飞盐各二两　赤芍　白芷　羌活　木香　僵蚕　杏仁各五钱　黑豆一升半　脂麻二升　蓖麻子一百粒　苍耳子八两　白附子一两五钱

【用法】上各为末,和匀,以棉花油四两拌之,入瓷罐内筑实,以青槐枝数条插内通底,生布包瓶口,将地掘一穴,埋一阔口矮瓶在内,将药瓶倒入瓶内,盐泥封固,上面以棉花核二斗堆在瓶上,以桑柴二百斤烧半日,去柴留炭火,煨至午间,则油滴在下瓶内,俟冷取出,加雄黄、乳香、没药、血竭各五钱,牛黄一钱,麝香二钱,共研末加入。

【主治】大风大疠,紫黑肿块,疮癣恶形。

88934 **黑云膏**(《疮疡经验全书》卷四)

【组成】苍耳草(连茎叶子俱用,烧灰)

【用法】用腊月猪肝研烂成膏。用厚皮纸摊贴疮上,其根自出。

【主治】鱼脐疔,春季患者。

88935 **黑牛散**(《本草纲目》卷四十一引李延寿方)

【组成】黑牛儿(烧)

【用法】上为末。每服半钱或一钱,烧酒调服,小儿以黄酒服。

【主治】赤白痢、噤口痢及泄泻。

88936 **黑丑丸**(《济阳纲目》卷七十五)

【组成】黑牵牛四两(半生半炒)

【用法】上研,取头末,水为丸,如梧桐子大,硫黄为衣。每服三十丸,空心盐酒送下。四服即止。

【主治】腰痛。

88937 **黑丑散**(《医略六书》卷二十八)

【组成】黑丑一两　半夏一两(制)　白芥子二两(炒)　木香一两　茯苓一两半　橘红一两　甘草五钱

【用法】上为散。每服一二钱,水煎,去滓温服。

【主治】孕妇心痛,脉沉弦紧者。

【方论选录】妊娠水停心下,胃气不化,故心下当膈脘疼痛,漉漉如水声,乃谓之饮停心痛。黑丑泻水涤饮,半夏燥湿消饮,白芥子散膈胁痰饮,广橘红利膈痰饮,木香醒脾开胃,茯苓渗湿和脾,甘草缓中和胃也。为散水煎,使饮化气行,则脾胃健运,而清阳敷布,何有心痛之患,胎气无不自安矣。

88938　**黑玉丹**(《鸡峰》卷十)

【组成】槐花(炒)一两　枳壳　地榆　黄耆　川芎各二两　五灵脂　五倍子各一两

【用法】上为细末,煮面糊为丸,如梧桐子大。每服三十丸,空心米饮送下。

【主治】吐血。先闻腥臊臭,出清液,胃胁支满,妨于食,目眩,时时前后失血。

88939　**黑玉丹**(《直指》卷二十三)

【组成】棕榈　头发(以皂角水洗净)各二两　刺猬皮　槐角各三两　牛骨髓四两(以上并烧存性)　生油麻　雷丸各一两　苦楝根一两一分　乳香半两　麝香二钱　猪蹄甲四十九个(炒)　榼藤子(炒香)一两一分

【用法】上为末,酒、面糊为丸,如梧桐子大。每服五十丸,食前米饮送下。

【主治】肠风下血,腹痛。

88940　**黑玉丹**

《万氏家抄方》卷三。为《中藏经·附录》"神应乌玉丹"之异名。见该条。

88941　**黑末子**(《痈疽验方》)

【组成】羊角连内骨(烧存性)

【用法】上为末。每服三钱,酒调下。分上下服之,疮可散。

【主治】❶《痈疽验方》:疖毒。❷《准绳·疡医》:面上或身卒得赤斑,或痒。

88942　**黑末子**(《准绳·疡医》卷六)

【组成】雄鸡毛(烧)　桑炭　老松节(炒存性)　嫩松心　侧柏叶(酢煮)各四两　当归　牛膝　何首乌　黑豆(制)南星(制)　骨碎补　熟地黄　羌活　独活　赤芍药　川芎　白芷各二两　细辛　肉桂　川乌(炮)　草乌(制)　木鳖子　南木香　五灵脂　降真香　乳香　没药　枫香各一两　百草霜五钱

【用法】上为末。热酒调下。

【主治】打扑伤损,折骨碎筋,瘀血肿痛,瘫痪顽痹,四肢酸疼,一切痛风。

【加减】欲好之际,加自然铜(制)一两,只折骨者便可用之。

88943　**黑布膏**(《中医外科学讲义》)

【组成】黑醋半斤　五倍子末二两八钱　蜈蚣一条　蜂蜜六钱

【用法】先将损害面用茶水洗净,将药涂于范围内,每日换一次。

【功用】收敛,止痒,止痛。

88944　**黑龙丸**(《圣惠》卷七十二)

【组成】黑龙尾煤　乱发灰　神曲(微炒)各一两

【用法】上为末,以枣肉为丸,如梧桐子大。每服二十丸,食前以枳壳汤送下。

【主治】妇人痔疾下血,疼痛不可忍。

88945　**黑龙丸**(《传家秘宝》卷中)

【组成】雄黄　朱砂　水银　硫黄各一两(先将后六味铺头底用)　牙消　太一玄精石　黄丹　消　白矾　定粉各一两(上为末,入瓶内,上盖头,实捺,固济口,候干,用火三五斤,断火消半去火,取出细研后,再下次诸药)　天竺黄　铅白霜各一两　牛黄　生龙脑　乳香　真珠末　香墨各一分(上药各为细末)　生犀一分(杵末)　木香　天麻(酒浸,切片,焙干)　白僵蚕各一两(微用酥酒拌,炒紫色)　乌蛇三寸(酒浸,去皮骨,炙)　藿香一两　官桂一分(刮去粗皮)　麻黄(去根筋)　虫壳　半夏(姜汁煮,黄色为度,焙)　桑螵蛸(微用酥酒拌炒紫色)各一两

【用法】自木香以下为末,次用前件药一处搅拌令匀,用糯米粥为丸,如皂角大。如中风,每服一丸,嚼烂,豆淋酒送下;一切诸风,煎豆豉汤投之;如瘫痪风,一日三服,酒送下,嚼下服之。

【主治】中风瘫痪,手足不遂,筋脉搐急,一切诸风。

88946　**黑龙丸**(《圣济总录》卷九)

【异名】资寿黑龙丸(《普济方》卷一一五引《简易》)。

【组成】附子(炮裂,去皮脐)二两　乌头(炮裂,去皮脐)四两　乌蛇(酒浸一宿,去皮骨,炙)二两　干蝎(炒)一两半　苍术(剉碎,麸炒)二两　防风(去叉)二两　厚朴(去粗皮,生姜汁炙令香)二两　麻黄(去根节)三两　赤芍药(剉)一两　白芷(剉)二两　芎䓖(剉)二两　陈橘皮(汤浸,去白,焙)二两　天南星(生用)半两　吴茱萸(净拣,用水淘七遍,微炒)一两　白术(剉碎)一两　自然铜一斤(杵碎,用生铁铫子内,以炭火一秤,渐以三二斤,逼药铫子,令通赤,徐添火,可半日以来,其药有微焰起,闻腥气,又似硫黄香,药乃成,放冷取出;如药有五色者,甚妙,然后安向净黄湿土,上著纸,先衬药,用盆合之,令密不得通风,一宿出火毒,乳钵内细研,以水净淘黑汁,浓者收取,次更细淘,又收浓者,三五次淘,澄定,去清水,用新瓦盆,内将纸封之,令泣干,如黑粉,称六七两用)

【用法】将自然铜粉,入诸末相和匀,捣罗为末,炼蜜为丸,如梧桐子大,于腊月内合甚妙。如中风瘫痪,半身不随,起止不能者,每日服一丸,空心临卧豆淋酒送下,六十日内必愈;或患筋骨腰脚疼痛,走注不定,坐即刺腰,卧即刺背,行即入脚,服药二十日定愈,亦豆淋酒送下,须臾以葱粥一盏投之,以衣被盖汗出,然后更服一丸,愈;如或患五七日间未得汗,亦如前法,才入口汗立出,安;若男子元脏气痛,脐下撮痛不可忍者,以槟榔一枚,酒磨一半,以生姜汁少许,同煎五七沸,研二丸服之,须臾以小麦麸醋拌炒,热熨脐下便止;或男子、妇人患破伤风、瘰麻风、暗风、偏风,并豆淋酒送下一丸至二丸,立效;或患痃癖气,其病发时,牵痛甚者,用槟榔一枚,中分破,一半生、一半炙令黄色,都一处碾为末,用酒一盏、葱白一握同煎,葱熟倾盏内,候酒温,先呷一

二口，将葱白和药二丸烂嚼，以煎酒咽之，须臾分泄便止；些小风疾，口一服必愈。

【主治】中风，由气血俱虚，腠理疏弱，风邪外中，真气失守，邪正相干，故半身不随，口眼㖞斜，手足拘挛，或生亸曳，语言謇涩，心多悸惊。

88947 **黑龙丸**（《圣济总录》卷一三二）

【组成】芎䓖三钱　大黄一分　甘草（炙）一两　益智（去皮）　藿香叶各四钱　栀子六钱　防风（去叉）半钱　雄黄　雌黄各二钱　麝香半钱匕　腻粉五钱匕　水银一分（为沙子）　乳香半分

【用法】上药除研外，为末，先将水银、腻粉、乳香同研，入诸药研细匀，水浸炊饼为丸，如小豆大。每服五丸，嚼破，茶酒送下。此药一半作丸子，一半作散子，每服酒调散子一字，送下丸子。若妇人吹乳，用散子半钱，蜗牛七枚，热瓦上煿煞，令去壳黄色，入龙脑、麝香各少许同研，酒调下，合面卧；若治头面腋下赤瘤子，以二药相间服之，半月软烂自破，出尽恶毒后，以膏药贴之。

【主治】诸恶疮肿。

88948 **黑龙丸**（《本事》卷二）

【组成】天南星　川乌各半斤（黑豆熏三次）　石膏半斤　麻黄（去根节）　干薄荷各四两　藁本（去芦，洗）　白芷（不见火）各二两　京墨一两半

【用法】上为细末，炼蜜为丸，如弹子大。每服一丸，薄荷、茶汤嚼下。

【主治】一切中风头痛。

【方论选录】《本事方释义》：天南星气味苦辛温，入手足太阴；川乌气味苦辛大热，入足太阳、少阴；石膏气味辛寒，入手足阳明；麻黄气味辛温，入足太阳；薄荷气味辛凉，入手太阴、少阴；藁本气味辛温，入足太阳、阳明；白芷气味辛温，入手足阳明；京墨气味辛温，能解诸药之毒。大凡中风头疼，而用丸剂攻病者，必非暴病也，辛热、寒凉表散之药，恐伤正气而病仍不去，故作丸药攻之，性缓而行至病所矣。

88949 **黑龙丸**（《杨氏家藏方》卷二）

【组成】羌活（去芦头）　独活（去芦头）　蔓荆子　薄荷叶（去土）　细松烟墨（烧红，醋淬）各一两　川芎　白附子（炮）　甘草（炙）　山栀子仁　白僵蚕（炒去丝嘴）　香白芷　防风（去芦头）　荆芥穗　天南星（汤浸一宿，炮）　草乌头（炮，去皮尖）　川乌头（炮，去皮脐）各半两

【用法】上为细末，炼蜜为丸，每一两作十丸。每服一丸，细嚼，食后茶、酒任下。

【主治】风毒上攻，头面多生赤𤺋。

88950 **黑龙丸**（《丹溪心法》卷五）

【异名】大黑龙丸（《准绳·幼科》卷二）。

【组成】牛胆南星　青礞石（焰消等分，煅）各一两　天竺黄　青黛各半两　芦荟二钱半　辰砂三钱　僵蚕半钱　蜈蚣一钱半（烧存性）

【用法】上为末，甘草煎膏为丸，如芡实大。每服一二丸。急惊，煎生姜、蜜、薄荷汤送下；慢惊，煎桔梗、白术汤送下。

【主治】小儿急慢惊风。

88951 **黑龙丸**（《急救仙方》卷六）

【组成】明矾（枯）　池矾（枯）各一分　南星（炮）二分　半夏（炮）二分　百药煎二分　五味子一分（米泔浸一宿）　猪牙皂角一分（去皮弦）　乌梅肉二分（焙干）

【用法】上为末，面糊为丸，如梧桐子大。每服三十丸，冷嗽，临睡淡姜汤送下；热嗽，睡时茶清送下。

【功用】善化痰涎。

【主治】诸般咳嗽，不问老少远年近日。

88952 **黑龙丸**

《医学纲目》卷三十五。为《三因》卷十八“黑龙丹”之异名。见该条。

88953 **黑龙丸**（《普济方》卷一九二）

【组成】皂角（去皮子，醋炙黄，为末）一钱　巴豆七粒（去皮油）

【用法】上为末，用醋及黑豆糊为丸，如麻子大。每服三丸，橘皮汤送下。一日添一丸，以知为度。

【主治】食气，遍身黄肿，喘不得食，心胸满闷。

【宜忌】忌油腻、菜子。

88954 **黑龙丸**（《古今医鉴》卷十一）

【组成】黑驴粪（烧灰存性）

【用法】上为末，用面糊为丸。每服七十丸，空心黄酒送下。

【主治】妇人血崩，及经水过多不止者。

88955 **黑龙丸**（《医部全录》卷四三九引《幼幼近编》）

【组成】生甘草　干姜各二钱　伏龙肝一两　人参　茯苓　百草霜　白术各五钱

【用法】上为末，粥为丸，如梧桐子大。每服五丸，陈皮汤送下。

【主治】小儿腹痛。

88956 **黑龙丹**（《圣惠》卷二十）

【组成】朱砂一两　硫黄一两　水银一两（与硫黄结为砂子）　雄黄一两　硇砂半两　紫石英半两　金箔三百片　银箔三百片　曾青一两（上药都研入一告车瓶子内，令实；上以定粉一两半，细研，入瓶子内，盖煎药上；更用黄丹一两半，又入瓶子内，盖之；上以古字钱一文，又盖瓶子口，后掘地作十字坑子，坐瓶子在中心，四面去瓶子四五寸以来，著火二斤，不住火养，二日后，盖药为汁，住火停冷，打破瓶子，取药细研）　自然铜一两（细研）　古字钱二十一文　硫黄半两（细研）　上药与钱，一重重间布药末，入盒子内，以盐泥固济，初以文火、后以武火，烧令通赤，候冷，取出细研，入前药内相和）　麻黄五斤（去根节）　白花蛇大者一条（剉。上二味用水一硕，慢火煮蛇并麻黄，至二斗以来，有沫用匙旋去之，用夹绢滤去滓，别入银器中，又熬成膏）　藿香三分　白附子三分（炮裂）　附子三分（炮裂，去皮脐）　人参三分（去芦头）　干蝎三分（微炒）　天麻三分　天南星三分（炮裂）　虎胫骨三分（涂酥炙令黄）　败龟三分（涂酥炙令黄）　木香三分　阿胶三分（捣碎，炒令黄燥）　白僵蚕三分（微炒）　防风三分（去芦头）　牛黄半两（细研）　麝香半两（细研）　龙脑半两（细研）　酸枣仁半两（微炒）　琥珀一两（细研）　腻粉一两

【用法】上为末，与金石药更同研令匀，又入麻黄煎

和,候硬软得所,捣五七百杵,丸如酸枣大。每服一丸,以温酒嚼下,不拘时候。

【主治】瘫痪并诸风。

88957 **黑龙丹**(《证类本草》卷四引《博济》)

【组成】舶上硫黄一两(以柳木捶研三二日) 巴豆一两(和壳记个数)

【用法】用二升铛子一口,先安硫黄铺铛底,次安巴豆,又以硫黄盖之,醋半升以来浇之,盏子盖令紧密,更以湿纸周回固济,缝勿令透气,缝纸干,更以醋纸湿之,文武火熬,常着人守之,候里面巴豆作声,数以半为度,急将铛子离火,便入臼中,急捣令细,再以米醋些子,并蒸饼些小,再捣令冷,可丸,如鸡头子大。若是阴毒,用椒四十九粒,葱白二茎,水一盏,煎至六分,服一丸;阳毒,用豆豉四十九粒,葱白二茎,水一盏同煎,吞一丸,不得嚼破。

【主治】阴阳二毒伤寒。

88958 **黑龙丹**(《圣济总录》卷十八)

【组成】石硫黄(别研) 雄黄(别研) 丹砂(别研) 曾青(别研) 白石英(别研) 紫石英(别研) 水银各半两(将丹砂、硫黄、雄黄末点醋,与水银同研,令水银星尽) 金薄三十片(与前七味同研匀) 太阴玄精石 消石(入细桑枝三二寸,同熬为汁,冷用) 马牙消(熬干用) 白矾(烧令汁尽) 铅丹 胡粉(自玄精石以下至此同研)各半两(以上十四味入药瓶内,依后法烧) 天南星(酒煮,切,炒) 白花蛇(酒浸,去皮骨,炙) 白附子(酒炙,切,炒) 白僵蚕(炒) 蝎梢(炒) 天竺黄(别研) 天麻(酒煮,切,焙) 麻黄(去根节,煎,掠去沫,焙) 鹿胎 虎骨(酥炙) 败龟(醋炙) 蝉蜕(微炙) 羚羊角(镑) 犀角(镑) 木香 曲(碎,炒) 麦蘖(炒) 轻粉 麝香(研)各半两

【用法】上药除天南星以下十九味为末外,前硫黄以下十四味,用烧药瓷罐子一枚,六一泥固济火干,以先研玄精石至胡粉六味末,平分一半,布在罐子内,次入硫黄至金薄八味在中,又尽玄精石等末在上,别入金薄二十片,药上盖定后,以六一泥固济,留半寸许,不要泥合缝,就净室中掘地坑,面广二尺二寸,深如药罐子二寸,又于炉中心掘一孔,入一大罐满著水,坐药罐在上,不得令水蘸湿,用火一斤,去罐五寸垂胎养三复时毕,出药罐方始泥合缝,又加火至三斤,仍旧去罐远近,亦三复时,至满日平明,用火五斤,簇药罐子,烧令通赤,一食顷便去火,用灰培罐子上,次用湿土罨盖令实,至来日平明,取出药细研,用重熟帛带湿包裹药,置于净新湿土内,培罨三复时,每日夜三次细洒水于土上,常以大盆合盖,俟出火毒日足,别密缝一夹绢袋,贮药于银石器中,用水二斗,甘草一斤(捣为末),上垂药袋,不得到底,煮一复时,取出焙干,再研如粉,与后十九味草药末同研匀,用蒸枣肉为丸,如樱桃大。每服一丸,用苦参、黄连浸酒三合磨下。治一切毒风,豆淋酒送下半丸,白日二次、夜晚一次,其煮药甘草水,有疮痍、疥癣、风热毒聚,淋洗即愈;一应瘫痪、角弓反张、身有痹痹、急风、浑身瘙痒、走注疼痛、破伤等风,服讫盖覆出汗;遍身痹肿不散,桦皮灰酒;惊痫,煎金银汤;肠风泻血,煎荆芥汤;小儿天钓,煎薄荷汤,酒相解磨一丸,分五服;小儿夜啼、惊悸,研丹砂水磨一丸,分八服,仍入半丸入绯袋系臂上。

【主治】大风癞。

88959 **黑龙丹**(《三因》卷十八)

【异名】琥珀黑龙丹(《局方》卷九吴直阁增诸家名方)、黑龙丸(《医学纲目》卷三十五)、神应黑龙丸(《同寿录》卷三)。

【组成】当归 五灵脂 川芎 高良姜 干地黄(生者)各一两(上剉细,入一橡头沙盒内,赤石脂泥缝纸筋,盐泥固济,封合,炭火十斤煅通红,去火候冷,开取盒子,看成黑糟,乃取出细研,入后药) 百草霜(别研)五两 硫黄 乳香各一钱半 花乳石 琥珀各一钱

【用法】上为细末,米醋煮糊为丸,如弹子大。每服一丸,炭火烧通红,生姜自然汁与无灰酒各一合,小便半盏,研开,顿服。

【主治】妇人产后一切血疾垂死者。

❶《三因》:产后一切血疾垂死者。❷《局方》吴直阁增诸家名方:产后一切血疾,淋露不快,儿枕不散,积瘕坚聚,按之攫手,疼痛攻心,困顿垂死者。❸《普济方》:产后难生,或胎衣不下;产后血晕,不省人事,状如中风;血崩恶露不止,腹中血刺疼痛,血滞浮肿,血入心经,语言颠倒,如见鬼神,身热头痛,或类疟状,胎前、产后一切危急垂死。

【临床报道】产后头痛:《妇人良方》:仲氏嫂金华君,在秦产七日而不食,始言头痛,头痛而心痛作,既而目睛痛如割,如是者更作更止,相去才瞬息间。每头痛甚欲取大石压,食久渐定;心痛作则以十指抓壁,血流掌;痛定,目复痛,又以两手自剜取之,如是者十日不已。国医二三辈、郡官中有善医者亦数人,相顾无以为计。余度疾势危矣,非神丹不可愈。黄昏进黑龙丹半粒,疾少间;中夜再服药下,瞑目寝如平昔;平旦一行三升许,如蝗虫子,三疾减半,巳刻又行如前,则顿愈矣。遣荆钗辈视之,奄殆无气,午后体方凉、气方属,乃微言索饮,自此遂平复。

88960 **黑龙丹**(《医方类聚》卷一六〇引《经验秘方》)

【组成】白面七两 金丝矾七两 辰砂三钱 珠子三钱(不经油者) 粉霜三钱

【用法】上药入鲫鱼腹中,桑柴火烧鱼焦黑,与药同为末,酒糊为丸,如梧桐子大。每服三五十丸,食前温酒送下。

【主治】风痫。

88961 **黑龙丹**(《惠直堂方》卷一)

【组成】珍珠一钱 蜜蜡二钱 沉香三钱 白丑四两 黑丑四两(二味俱各半生半炒,各研细,取第一次细末各二两,余不用) 槟榔(取第一次细末)一两 茵陈五两(将叶研细末五钱,余留后熬膏用) 三棱一两(去皮毛,醋浸一宿,剉,炒,研末,取五钱) 莪术一两(制同上,亦取末五钱)

【用法】上药各照分称过,不可多少,共为末,将剩下茵陈,用水三碗半煎二碗,以好纸滤过滓,再煎成膏,量调前药,临调加醋一小杯为丸,如梧桐子大,合药须用辰戌丑未日,療病端午日更妙,如合好,即用炭火烘干。每服五钱或三钱,于五更鸡鸣时,用好茶一钱五分,滚水冲之,候茶冷,分药作五口送下。至药力行动时,用马桶盛粪一二次,是粪未见病源,看第三四次下来,即是病源,或虫、或是鱼冻、或作五色等积。若病源浅,一服见效;深者二三服,病根尽除矣。此药泻几次,不用解补自止,不伤元气。

【功用】消积、消气、消虫、消块；宣导四时蕴积，春宣积滞，不生疮毒；夏宣暑热，不生热病；秋宣痰饮，不生瘴疟；冬宣风寒，不生春温。

【主治】五劳七伤，山岚瘴气，水肿腹痛，脾胃心肺诸疾，齁船咳嗽，痰涎壅滞，酒食气积、气块，翻胃吐食，十膈五噎，呕逆恶心，肠风痔漏，脏毒疟痢，积热上攻，头目疮癞肿痛，下部淋沥；及妇人血瘕气蛊，寒热往来，肌体瘦弱，面色萎黄，月水不调，赤白带下，肚生血鳖、血鼠，传尸穿心，诸般皮里膜外之症，鬼胎，产后诸疾；小儿五疳虫积，误吞铜铁，并食恶毒等物。

【宜忌】服药之日，终日不可进饮食，亦不得饮米汤等物，务要饿一周时，至次日黎明，方可进稀粥一碗，午间吃饭一碗。只可吃素，忌荤腥、油腻并烟三日方好。孕妇忌服。

88962　**黑龙丹**（《集验良方》卷一）

【异名】收胬散（原书同卷）、收胬黑龙丹（《外科方外奇方》卷二）。

【组成】大熟地（切片，烘干，炒枯）一两　乌梅肉（炒炭）三钱

【用法】上为极细末。掺膏药上贴之。不过三五日，其胬肉收进，用生肌散收口即愈。

【主治】一切恶疮怪毒，或生于横肉筋窠之间，因挤脓用力太过，损伤气脉，以致胬肉突出，如梅如栗，翻花红赤，久不缩入。

88963　**黑龙汤**（《医学入门》卷八）

【组成】龙胆草（炒黑）　柴胡　木通　甘草节　当归　金银花　皂刺　赤芍　防风　黄连　吴萸（水炒）各等分

【用法】水煎服。

【主治】阴囊肿痛，溺涩，寒热作渴。

【加减】一服肿痛止，后加川芎、茯苓。

88964　**黑龙散**（《博济》卷五）

【组成】穿山甲四两　虎头骨四两　洛粉三两（炒，带黄色为度）　麝香一钱　龙脑一钱　丁香一两（新瓦焙，微见火气）

【用法】上先用瓦罐子一个，投虎骨在罐子内，烧令烟起，次入穿山甲同烧，烟焰起为度，取出放冷，同前药杵罗令细。用小黄米一大合，水二盏，煎成稠粥，续入药末一字、醋一小杓子，再煎，搅匀后，于损处先著手帕子一条，摊上面覆裹，勿令透气，再著纸裹三五重，并油单都裹角，即一伏时一度换，依前法。如无黄米，即以糯米代之。

【功用】补碎续筋。

【主治】伤折手脚，骨髓冲出。

【宜忌】忌冷水、湿面，不得针灸。

88965　**黑龙散**（《圣济总录》卷二十一）

【组成】附子一枚半两（烧存性，用冷灰焙，去火毒）

【用法】上为极细末。入腊茶一钱匕和匀，分作二服，每服用水一盏，蜜半匙，同煎至六分，放冷服。须臾躁止得睡，汗出为效。

【主治】伤寒阴盛隔阳，身冷烦躁，脉细沉紧。

88966　**黑龙散**（《卫生总微》卷七）

【组成】麻黄（去根节）三分　竹茹一分　苏木一分　蝎梢二十一个　乌龙土一分

【用法】上为末。每服半钱，水五分，煎至三分，温服，不拘时候。

【主治】小儿伤寒在表，服冷药寒伏于中，危困不得汗。

88967　**黑龙散**

《普济方》卷三十八引《十便良方》。为《博济》卷三“乌金散”之异名。见该条。

88968　**黑龙散**（《郑氏家传女科万金方》卷四）

【组成】归尾　赤芍　肉桂　干姜　黑豆　蒲黄　甘草　生地

【用法】加童便、酒各半盏煎。或加红花、苏木、香附。

【主治】新产胞衣不下，及血晕不省人事，腹中刺痛，败血攻心，痞满神昏，或眼闭口噤，或语言狂妄、困顿垂死者。

88969　**黑龙散**

《正体类要》卷下。为《永类钤方》卷二十二“彭氏黑龙散”之异名。见该条。

88970　**黑龙散**（《保婴撮要》卷十六）

【组成】枇杷叶（去毛）半两（一云山枇杷根）　穿山甲六两（炒黄或炼存性）

【用法】上为末。姜汁水调，或研地黄汁调亦好。跌扑伤损，筋骨碎断，先端正其骨，以纸摊贴；若骨折，更以薄木片，疏排夹贴，却将小绳紧缚三日，再用前法，勿去夹板，恐摇动患处，至骨紧牢，方不用板；若被刀箭虫伤成疮，并用姜汁和水调贴，如口破以玉珍散填涂。

【主治】跌扑伤损，筋骨碎断，骨折，刀箭虫伤成疮。

88971　**黑龙散**（《玉案》卷六）

【组成】山木炭　黄连　大黄各等分

【用法】上为末。以生桐油调敷患处。

【主治】一切汤火伤。

88972　**黑龙散**

《霉疠新书》。为原书“伯州散”之异名。见该条。

88973　**黑龙散**（《接骨图说》）

【组成】苦瓠霜（大者，瓣共霜）　盐梅（二味烧存性）

【用法】清酒或火酒和，调摺痛处。

【主治】坠马或高坠，腰脚肿痛。

88974　**黑龙煎**（《伤寒总病论》卷三）

【组成】人参半两　甘草一两　无灰酒一升　不蚛皂角四十条

【用法】水三斗，浸皂角一宿，净铛内煎令水减半，次下人参、甘草细切，又同煎三分耗二，布绞去滓，下酒，更入釜煤一匕半，搅煎如饧稀，入瓷盒内，埋地中一宿。若用时取一丸如鸡头子大，盏中以温酒一呷化之；先以水漱口，以鹅毛点药入喉中扫之，有恶涎或自出、或下腹，可二三次，引药方歇，良久，令吐，候恶物出尽了，令吃少许水浸蒸饼及软饭粥压之。次含甘草一寸咽汁。如木舌难下药，以匙按舌，用药扫喉中。

【主治】咽喉肿痛九种疾：急喉闭、缠喉风、结喉、烂喉、重舌、木舌、遁虫、蚛喋、飞丝入喉。

【宜忌】忌炙煿、胡饼、猪肉、腌藏等物。

【临床报道】急喉闭：元祐五年，自春至夏秋，蕲、黄二郡人患急喉闭，十死八九，速者半日、一日而死，黄州潘推官

昌言亲族中亦死数口,后得黑龙膏救治活者数十人。

【备考】本方方名,《本草纲目》引作"黑龙膏"。

88975 **黑龙膏**

《普济方》卷三七五引《全婴方》。为《幼幼新书》卷八引张涣方"乌金膏"之异名。见该条。

88976 **黑龙膏**

《本草纲目》卷三十五。即《伤寒总病论》卷三"黑龙煎"。见该条。

88977 **黑白丸**(《纲目拾遗》卷八引《百草镜》)

【组成】马料豆　白蒺藜(去刺)各一斤

【用法】炒,磨末,炼蜜为丸,如梧桐子大。每服二三钱,开水送下。

【功用】开胃消食,健脾补肾。

【主治】痞积。

88978 **黑白丹**

《证治要诀类方》卷四。即《洁古家珍》"黑白散"。见该条。

88979 **黑白方**(《济阳纲目》卷一〇八)

【组成】母丁香

【用法】上为末,生姜汁调。每日拔去白须,即以银簪点在孔内,则再生黑须。

【功用】点换白须。

88980 **黑白饮**(《活幼心书》卷下)

【异名】黑白散(《金鉴》卷五十)。

【组成】黑牵牛(半生半炒)　白牵牛(半生半炒)　大黄(生用)　陈皮(去白)　槟榔各半两　甘草(炙)三钱　玄明粉二钱

【用法】除槟榔不过火,余五味或晒或焙,仍合槟榔为末,同玄明粉入乳钵再杵匀。每服半钱至一钱,温蜜汤调化,空心投服,或不拘时候。此药新合最妙,久则效迟。

【主治】❶《活幼心书》:脐风气实者,及急惊壮热发搐。❷《金鉴》:初生儿肛门内合,热毒太甚壅结。

88981 **黑白散**(《保命集》卷下)

【组成】乌金石(烧红,醋淬七遍,另为细末)　寒水石(烧存性,为末)各等分

【用法】另顿放,临服各炒末一钱半,粥饮汤下。痛止便不可服;未止再服,大效。

【主治】妇人产后儿枕大痛。

88982 **黑白散**(《洁古家珍》)

【组成】黑乌蛇(酒浸)　白花蛇(去头尾,酒浸)　雄黄二分　大黄(煨)半两

【用法】上为极细末。每服一二钱,白汤调下,不拘时候。

【主治】❶《洁古家珍》:大头病。❷《证治要诀类方》:瘰疬。

【备考】本方方名,《证治要诀类方》引作"黑白丹",《本草纲目》引作"白花蛇散"。

88983 **黑白散**(《回春》卷四)

【组成】黑牵牛　白牵牛各一钱半

【用法】各取头末各一钱半,用公猪腰子一个,竹刀破开,去筋膜,入药末在内,线扎纸裹水湿,灰火内煨熟,去纸。空心嚼吃,至巳时腹中打下先脓后血,毒气出尽,永不再发。

【主治】痔漏。

【宜忌】忌半日饮食。

88984 **黑白散**(《回春》卷六)

【组成】小麦　朴消　白矾　五倍子　葱白

【用法】煎汤,频洗。

【主治】妇人阴中肿痛。

88985 **黑白散**(《鲁府禁方》卷四)

【组成】黑白牵牛各一合

【用法】用布包捶碎,好酒一碗,煎至八分,露一宿,温热服。大便脓血为度。

【主治】一切痈疽发背,无名肿毒,医所不识者。

88986 **黑白散**(《疡科选粹》卷七)

【组成】寒水石(生)　牡蛎(烧)　朴消　青黛　轻粉各等分

【用法】上为极细末。新汲水或香油调,涂其上。

【主治】火烧皮烂大痛。

88987 **黑白散**(《明医指掌》卷八)

【组成】百草霜三钱　轻粉一钱五分

【用法】上为末。狗油调,搽患处。

【主治】汤烫火烧,烂去肌肉见骨者。

88988 **黑白散**

《金鉴》卷五十。为《活幼心书》卷下"黑白饮"之异名。见该条。

88989 **黑奴丸**(《肘后方》卷二)

【异名】水解丸。

【组成】麻黄二两　大黄二两　黄芩一两芒消一两　釜底墨一两　灶突墨二两　梁上尘二两

【用法】上为末,炼蜜为丸,如弹子大。每服一丸,新汲水五合送下,顿服之。若渴,但与水,须臾寒了汗出便解;日移五赤不觉,更服一丸。

【主治】❶《肘后方》:五六日胸中大热,口噤,坏病不可医治。❷《外台》引《备急》:温毒发斑,赤斑者五死一生,黑斑者十死一生,大疫难救。

88990 **黑奴丸**

《外台》卷一引《古今录验》。为《肘后方》卷二"麦奴丸"之异名。见该条。

88991 **黑奴丸**

《外台》卷二引《古今录验》。为原书同卷"高堂丸"之异名。见该条。

88992 **黑奴丸**(《圣惠》卷十五)

【组成】麻黄(去根节)　川大黄(剉碎,微炒)　川朴消　梁上尘　灶突墨　釜底墨　小麦(炒令黄色)各一两

【用法】上为散,炼蜜为丸,如弹子大。每服一丸,以新汲水研下,不拘时候。服后更与新汲水,任意饮之,汗出为效。

【主治】时气八九日以后,口干狂语,唯饮冷水。

88993 **黑奴丸**(《圣济总录》卷二十九)

【组成】麻黄(去根节)一两半　黄芩(去黑心)　甘草(炙,剉)　灶突墨　芒消各一两　豉一合(炒)

【用法】上为末,炼蜜为丸,如弹子大。每服一丸,新

汲水研下，不拘时候。

【主治】伤寒坏病，头与骨肉俱痛，狂言妄语，医所不疗者。

88994 **墨圣丸**（《圣惠》卷七十二）

【组成】胎发一两（烧灰） 赤鲤鱼皮三两（烧灰） 虻虫一分（炒微黄，去翅足） 香墨半两 水蛭一分（炒微黄） 黑豆一合（醋拌，炒令黑烟尽） 羚羊角屑半两 麒麟竭半两 巴豆七枚（去皮心，研，纸裹压去油）

【用法】上为末，以软饭为丸，如梧桐子大。每服十丸，以热酒送下，不拘时候。

【主治】妇人月水久不通，恶血攻刺，腹内疞痛，四肢干瘦。

88995 **黑圣丸**

《幼幼新书》人卫本卷三十七引《张氏家传》。即原书古籍本同卷"黑丸"。见该条。

88996 **黑圣散**（《圣惠》卷十一）

【组成】川乌头三两（每个劈作四片） 吴茱萸六两（汤浸七遍，焙干）

【用法】先掘地作一坑子，筑令净洁，以大火烧赤，净扫去灰，后下吴茱萸，次下乌头，安在上面，用好醋一大碗，旋旋浇入坑子内，以尽为度，后以瓦盆盖之，待冷取出，捣细罗为散。每服一钱，以生姜热酒下。汗出则愈。

【功用】发汗。

【主治】阴毒伤寒。

88997 **黑圣散**（《圣惠》卷七十一）

【组成】白马护干一两（烧灰） 赤骡护干一两（烧灰） 麝香一分（细研） 紫驴护干（烧灰）一两 干漆一两（捣碎，炒令烟出）

【用法】上为细散，入麝香更研令匀。每服一钱，用热酒调下，不拘时候。

【主治】妇人积年血气癥块，攻心腹疼痛闷乱。

88998 **黑圣散**（《圣惠》卷八十）

【组成】生干地黄 乌巢子 槲叶各半斤 棕榈皮一斤 好墨一梃 童子头发四两

【用法】上药都入罐子中，以泥封裹，令干了，以炭火烧令通赤，慢慢去火，候冷取去，为细散。每服二钱，以热酒调下，不拘时候。

【主治】产后一切恶血气疞刺，腹内疼痛，及发渴烦热。

【备考】本方方名，《普济方》引作"黑神散"。

88999 **黑圣散**（《圣济总录》卷七十八）

【组成】大蜘蛛一枚（用瓠子叶两重裹，以线系定盒子内，烧令黑色，勿太过）

【用法】上为细末，入黄丹少许研匀。每先用白矾、葱、椒煎汤，洗浴拭干后，将药掺在软帛子上，将手掌挼托上，肛头即不下。

【主治】泻痢日久，脱肛疼痛。

89000 **黑圣散**（《圣济总录》卷一二一）

【组成】草乌头三两（烧令赤，地上用碗合定，良久取出） 硼砂（研）半两

【用法】上为细末。每用一钱匕，沸汤点，先渫牙，后用药少许，揩牙齿动摇处，一日三五次。

【主治】牙齿动摇。

89001 **黑圣散**（《魏氏家藏方》卷九）

【组成】百草霜不拘多少

【用法】上为细末。吐血、便血，用糯米饮调下一二钱；鼻衄，搐一字入鼻中；皮内破处及灸疮出血，百般用药不止者，掺半钱或一字。

【主治】吐血过多，伤酒食饱，低头掬损，呕血不止，并血妄行，口鼻中俱出，但声未失者。

89002 **黑圣散**（《直指》卷二十三）

【组成】当归 川芎 茯苓 地榆 槐花（焙） 败棕艾叶（烧存性） 百草霜各等分

【用法】上为末。每服二钱，食前陈米饮调下。

【主治】肠风、脏毒、痔瘘及诸下血。

89003 **黑圣散**（《医方类聚》卷七十三引《经验秘方》）

【组成】鲫鱼一枚大者（去肠肚用） 大枣十枚（去核） 胆矾一钱（研细，入枣内，以枣入鱼腹） 龙骨（另研）一钱 脑子（另研）半钱 麝香（另研）半钱

【用法】上将前鱼纸裹三五重，盐泥固济，头上留一窍，炭火内煅，青烟出为度，取出，用土罨一宿，去泥，以龙骨等三味，同研令极细。食后用温浆水漱口，以少许敷患处牙龈，一日三次用之。

【主治】小儿牙疳，牙龈肿痛，及退牙后，久不生者。

89004 **黑发散**（《冯氏锦囊·杂症》卷十九）

【组成】官粉 真蛤粉 黄丹 密陀僧 石灰各一钱三分

【用法】上为细末。水调搽上；如干，水洗去药，核桃油润之。

【功用】乌须发。

89005 **黑成散**（《痘疹会通》卷四）

【组成】紫草四两 牛黄少许

【用法】上为末。每服三四分，糯米汤化下。

【主治】小儿痘疹，遍身黑点如墨洒者。

89006 **黑光汤**（《疡医大全》卷二十八）

【组成】千里光一大把 苍术苗一中把 朝东墙头草一小把

【用法】上药同水入罐内，绢帛包裹，勿令泄气，煮百沸。先用麝香擦患处，后以药熏之。二三次即愈。

【主治】鹅掌风。

89007 **黑舌丹**

《回春》卷八。为原书同卷"神效丹"之异名。见该条。

89008 **黑豆丸**（《圣济总录》卷八十二）

【组成】黑豆一合（炒令熟） 桑根白皮（炙，剉）一两半 大腹三枚（并皮细剉） 木通（剉） 陈橘皮（去白，炒）各一两一分 紫苏茎（细剉）一两

【用法】上为粗末。每服五钱匕，以水一盏半，加生姜一分（擘破），煎至七分，去滓温服，空心、日午、近晚各一次。

【主治】脚气。脾肾俱虚，皮肤肿满。

【备考】本方方名，据剂型，当作"黑豆散"。

89009 **黑豆丸**（《圣济总录》卷一〇八）

【组成】黑豆（紧小者） 牛胆

【用法】量胆大小，净择豆，布擦过，纳牛胆中，紧系

头，垂净屋下阴干。每日服三七粒，食后熟水送下。

【主治】肝肾气虚目暗。

89010 **黑豆丸**(《奇方类编》卷下)

【组成】菟丝子(酒炙)一斤　沙蒺藜(青盐水炒)一斤　甘枸杞(酒浸)一斤　破故纸(同胡桃肉炒)一斤　牛膝(酒浸)一斤　杜仲(去粗皮，盐水炒)一斤　归身(酒洗)一斤　鱼鳔(炒成珠)八两　川椒(去目闭口者，炒出汗)八两　青盐(洗去泥)八两　人参(量加)

【用法】黑豆一斗(圆大者)，用黄酒十斤，煮熟晒干，共为细末，白蜜十二斤，炼熟为丸，如梧桐子大。每服三钱，空心白汤送下。

【功用】延年补肾，强筋健步。

89011 **黑豆丸**(《异授眼科》)

【组成】黑豆一升　黄芩一两　黄连一两　大黄一两　甘草一两　朴消一两　密蒙花一两

【用法】用水三碗，药、豆同煎，豆干为度，去药。每服豆三十粒，细嚼，米汤送下。

【主治】小儿痘疹患目疾。

89012 **黑豆方**(《圣惠》卷二十四)

【组成】小粒黑豆一升　天雄乌头(四月采，净去土，勿洗，捣绞取汁)二升

【用法】渍豆一宿，早晨滤出，晒干，如此七次止。每服取豆二三粒，以温酒送下，渐加至六粒，一日三次。

【主治】大风癞，恶疮至甚者。

89013 **黑豆汤**(《圣济总录》卷四十三)

【组成】黑豆(小者)一升　防风(去叉)二两　甘草(炙，剉)　麦门冬(去心)各一两

【用法】上除黑豆外，并剉细，用水七升，煎取五升，温服，不拘时候，从早至夜，匀分作四次。如渴不至甚者，只用半剂。

【主治】心膈虚烦，燥渴至甚。

89014 **黑豆汤**(《圣济总录》卷七十六)

【组成】黑豆半升(炒，去皮，拣净者四合，为末)　甘草一两(半炙半生，为末)

【用法】上药绵裹，以浆水三升，煎至一升，去滓，空心分二次温服。

【主治】赤白痢，服诸药不愈者。

89015 **黑豆汤**(《圣济总录》卷八十四)

【组成】黑豆一升半(淘洗)　槟榔(剉)五枚　桑根白皮(剉，炒)一升

【用法】上为粗末。每服五钱匕，水一盏半，生姜一枣大(连皮切)，煎至八分，去滓，空腹、日午、近晚各服一次。当利小便，即肿气消。

【主治】脚气。小便少，四肢肿。

89016 **黑豆汤**(《圣济总录》卷一〇四)

【组成】黑豆二合(生用)　羌活(去芦头)　恶实根(去茎，洗，剉，焙)

【用法】上为粗末。每服五钱匕，水一盏半，煎至七分，去滓，入乳糖一钱匕，食后、临卧温服。

【主治】目风赤热痛。

89017 **黑豆汤**(《圣济总录》卷一五九)

【组成】黑豆(捣碎)半升　生姜(细切)四两

【用法】上药以童便三碗同煎，取二碗，每服一盏，去滓温服，连三二盏。未下再服。

【功用】温气滑血。

【主治】妇人妊娠，子死腹中。

89018 **黑豆汤**(《痘治理辨》)

【组成】黑豆

【用法】煮汁，徐徐温服之。

【主治】疮痘未作脓，心膈躁，睡不安。

89019 **黑豆汤**(《叶氏女科》卷二)

【组成】黑豆三合　淡竹叶二十片(洗)　甘草三钱

【用法】水煎服。

【主治】妊娠不慎饮食，误食毒物、毒药而胎动者。

89020 **黑豆饮**(《圣济总录》卷十三)

【组成】黑豆半升(炒熟)　防风(去叉)一两　羌活(去芦头)　甘草(炙，剉)各半两

【用法】上为粗末。每服五钱匕，水一盏半，加生姜三片，煎取一盏，去滓，食后、临卧温服。

【主治】热毒风。皮肤壮热，心神烦躁，口干面热，肢节疼痛。

89021 **黑豆饮**(《圣济总录》卷八十一)

【组成】黑豆三升　槟榔(煨)七枚　桑根白皮(炙)二两　生姜　郁李仁(汤浸，去皮尖，炒)各一两

【用法】上剉，如麻豆大。每服五钱匕，以水一盏半，煎取一盏，去滓温服，不拘时候。

【主治】一切风毒，脚气软脚。

89022 **黑豆饮**(《圣济总录》卷一七九)

【组成】黑豆(炒令微熟)半合　甘草(炙，剉碎)半两

【用法】上药用水二盏，同煎至一盏，去滓温服，分五次徐徐饮之。

【主治】小儿但渴多，热痢不止。

89023 **黑豆饮**(《医统》卷七十六)

【组成】黑豆五合(炒香熟)

【用法】好酒淬之，乘热气熏病人。微覆出汗而愈。

【主治】房劳感风，小腹痛。

89024 **黑豆沥**(《圣惠》卷九十一)

【组成】黑豆三合　巨胜子三合　诃黎勒皮一两

【用法】上为末。以油、水各半拌令匀，纳在竹筒中，用乱发塞口，以煻火烧沥取膏，贮于不津器中。每用时，先以米泔、皂荚净洗，然后涂之，一日二次。十日内发生矣。

【主治】小儿白秃疮及癣，头发连根作穗脱落，发不生者。

89025 **黑豆酒**

《圣济总录》卷一六二。为《圣惠》卷六十九“雄黑豆酒”之异名。见该条。

89026 **黑豆酒**(《仙拈集》卷二)

【组成】黑豆二合(拭净)　黄耆二钱

【用法】水酒三碗，煎半碗，连服三五次自愈。连日只吃汤，其豆拌盐，尽吃更妙。

【主治】虚汗。

89027 **黑豆散**(《圣惠》卷九十)

【组成】黑豆二两　大麻仁二两

【用法】上为粗散。著竹筒内,横插热灰火中,以铜器承受,当有汁出,收之令汁尽。便涂疮。即愈。

【主治】小儿头面身体生疮。

89028 **黑豆散**(方出《证类本草》卷二十五,名见《治痘全书》卷十四)

【组成】熟煮大豆二三合

【用法】取汁服之。

【主治】小儿斑疮、豌豆疮。

【备考】方中大豆用量原缺,据《治痘全书》补。

89029 **黑豆散**(《圣济总录》卷一四四)

【组成】雄黑豆一两　桑条东枝(剉碎)一两　栗楔(剉碎)一两(以上三味用醋拌于瓷器内,炒存性)　枫香脂(研)一分　龙骨(研)一分　虎骨(酥炙)半两

【用法】上为散。每服一钱匕,麝香、热酒调下,连进三次,后用八骨散裹之。

【主治】伤折疼痛。

89030 **黑豆散**(《得效》卷六)

【组成】小黑豆(炒)　川楝子　乌梅　甘草　干姜　罂粟壳二个(去蒂萼瓤)

【用法】上为散。煎至七分,将纱滤过,捌自然汁,空腹服。

【主治】下痢。

89031 **黑豆粥**(《圣惠》卷九十六)

【组成】黑豆半升　桑枝(剉)半升　构皮(剉)半升

【用法】以水五大盏,煮取二大盏,去滓,每取汁一盏,入米一分,煮作粥,空心食之。

【功用】利小便,除浮肿。

【主治】水气。

89032 **黑豆煎**(方出《圣惠》卷四十五,名见《普济方》卷二四三)

【组成】黑豆三升　附子一两(生用,去皮脐)　天雄(生用,去皮脐)

以上三味,用水一斗,同煮,候豆烂熟,即出,薄切,焙干,去豆用汁。

天麻一两　五加皮二两　牛膝二两(去苗)　威灵仙二两

【用法】上为细散。入豆汁中,煎如稀饧。每服半匙,食前以温酒调下。

【主治】脚气。缓弱无力,不能行步。

89033 **黑豆煎**(《圣济总录》卷八十一)

【组成】黑豆五升(雄者)　桑根白皮五两(剉,以上用水二斗,煮令豆烂,取净汁,更入后药)　羌活(去芦头,为末)　蒺藜子(炒,为末)　海桐皮(为末)　吴茱萸(汤洗,焙,炒干,为末)各半两

【用法】除前二味取汁外,入后四味末一处和匀,银石铫内文武火熬成煎。每日服一匙,空心温酒半盏调饮之。

【主治】脚气,并诸风毒。

【备考】本方方名,《普济方》引作"黑豆煎膏"。

89034 **黑豆煎**(《普济方》卷一九五)

【组成】黑豆一升　生地黄汁　麦门冬　生藕汁各二两　酥半两

【用法】先用水五盏,煎黑豆至二盏,去豆取汁,再煎至一盏,然后下蜜、生地黄、麦门冬、生藕等汁并酥相和,慢火煎成膏,瓷器盛,候冷。每服半匙或一匙,一日三次,食后含化。

【主治】急黄。烦躁口干,遍身悉黄。

89035 **黑豆熨**(《圣济总录》卷九十四)

【组成】黑豆(米醋炒)

【用法】青布袋盛,熨心腹,更以椒、葱汤淋爍腰胯,厚衣盖下部,然后服诸药。

【主治】久坐卑湿,忽阴囊虚肿,气上筑。

89036 **黑豆羹**(《圣惠》卷九十六)

【组成】黑豆三合　淡竹叶五十片　枸杞茎叶五两(切)

【用法】以水二大盏煮二味,取一大盏,去滓,下枸杞叶,煮熟,入五味作羹,放温食之。

【主治】蜒毒攻心,烦热恍惚。

89037 **黑汞散**(《经验良方》)

【组成】黑汞　硫黄三倍

【用法】上为末。每服一钱。

【主治】疥癣。

89038 **黑汞膏**(《经验良方》)

【组成】黑汞八钱　家猪脂二十四钱

【用法】上炼和。擦患部。

【主治】疥癣。

89039 **黑芥丸**(方出《普济方》卷一六七,名见《本草纲目》卷二十六)

【组成】桂　胡椒　白芥子　黑芥子　大戟　甘遂各等分

【用法】水糊为丸,如梧桐子大。每服十丸,姜汤送下。

【主治】❶《普济方》:冷痰。❷《本草纲目》:冷痰痞满。

89040 **黑吹药**(《囊秘喉书·附录》)

【组成】辰砂二钱　元寸　西黄　月石各三分　琥珀五分　珍珠　玄明粉各二分　冰片一钱　皂荚五荚(煅灰,去筋子)　灯草灰少许　方八三十粒(煅黑存性)　制猪胆六钱　肉灰五分

【用法】研末。吹患处。

【主治】烂喉痧。

【备考】制猪胆法:川连、僵蚕、月石、青黛、雄黄、牙消、白矾、薄荷各五钱,研细末,用雄猪胆四个,将胆汁和药拌匀,仍纳猪胆壳内,立冬日放地坑中,春分日取起,再研入药。

89041 **黑灵丸**(《博济》卷三)

【组成】羌活　独活各一分　巴豆三十粒(不去皮,半夏三十个,同入瓶子内,盐泥固济,炭火三斤煅,取出,入前二味)

【用法】上为末,炼蜜为丸,如梧桐子大。每服一丸,以后味药煎汤送下:马兜铃半两,官桂一分,甜葶苈半两(微炒),上为末,每服一钱,水一盏,煎至八分,下丸子;其余饮子时时呷,令药香常在咽喉中。

【主治】咳嗽不已,日久年深。

89042 **黑灵丹**(《冯氏锦囊·杂证》卷十三)

【组成】广皮(炒) 三棱(炒) 莪术(炒) 青皮(炒)各二两 连翘(焙) 黑丑(炒,另取头末) 干姜(炒黑) 槟榔(焙)各七钱五分 百草霜一两 砂仁三钱(焙) 肉果(面煨,粗纸打去油) 肉桂各五钱(去粗皮,不见火)

【用法】上为末。用黑砂糖调,大人每服三钱,小儿自八分至二钱,白痢,生姜汤送下;红痢,砂仁汤或甘草汤送下。

【主治】痢疾。

89043 **黑灵丹**(《疡科遗编》卷下)

【组成】巴豆肉三斤 蓖麻子五两

【用法】用大锅一只置露天,再用长柄抢刀一把,入药于锅内,慢火炒枯黑,冷定,研细,收贮。临用掺患上。

【主治】一切痈疽,死肉不脱,新肉不生。

89044 **黑灵丹**

《中国医学大辞典》。为《疡医大全》卷二十四"黑香散"之异名。见该条。

89045 **黑灵药**(《千金珍秘方选》)

【组成】青果核(煅存性)七钱 冰片三分

【用法】上为极细末。

【主治】耳痔、鼻痔、痔疮不收口者。

89046 **黑灵散**(《博济》卷四)

【组成】穿山甲半个 黑鲤鱼皮半个 小儿发半两 皂荚(不蛀者)三钱

【用法】上药同入于瓷瓶子内,用盐泥固济,先用文武火烧,次用大火煅之令赤热,放冷,取出研细。每服半钱,温酒调下。

【主治】妇人远年血气甚者。

89047 **黑灵散**(《直指》卷二十二)

【组成】露蜂房(剉净)二分 牡蛎粉 虢丹 硫黄(研)各一分

【用法】同炒令烟尽,为细末,入发灰一分,麝香少许拌和。敷患处。麝能引药透达,亦杀虫。

【主治】漏疮。

89048 **黑灵散**(《仙拈集》卷三)

【组成】败鳖甲一个(以米醋炙数次酥透)

【用法】上为末。米饮调下。

【主治】妇人胎前、产后痢疾。

89049 **黑附丸**(《三因》卷三)

【组成】附子八钱(去皮脐) 黑豆半斤(入瓷瓶内,慢火煮,以附子烂为度)

【用法】熟豆一合,用附子研为饼,焙干为末,炼蜜为丸,如皂角子大。每服二丸,空心麝香酒嚼下。

【主治】干湿脚气。

【备考】本方方名,《普济方》引作"乌附丸"。

89050 **黑附丸**(《得效》卷十九)

【组成】黑附子一个九钱(煨,盐水浸) 白茯苓五钱(去皮) 川楝子一两(去皮核) 茴香一两(炒) 破故纸一两(炒) 熟地黄(净洗,切,酒炒)一两 交趾桂五钱(去粗皮) 大当归一两(去尾)

【用法】上为末,炼蜜为丸,如梧桐子大。每服三十丸,空心盐汤或盐酒送下。如觉脾虚食减,亦用参苓白术散兼服。

【主治】气虚血弱,老人疸发后四肢倦怠无力,或燥渴好饮水不止者。

89051 **黑附汤**(《直指小儿》卷二)

【异名】黑附子汤(《准绳·幼科》卷二)。

【组成】附子(炮,去皮)三钱 木香一钱半 白附子一钱 甘草(炙)半钱

【用法】上为散,每服三字,加生姜五片,煎取其半,以匙送下。若手足暖而苏省,即止后剂。

【主治】❶《直指小儿》:小儿慢脾风盛,四肢厥冷。❷《得效》:慢脾风。阴气极盛,胃气极虚,面青额汗,舌短头低,眼合不开,睡中摇头吐舌,频呕腥臭,噤口咬牙,手足微搐不收,或身冷,或身温而四肢冷,其脉沉微。

89052 **黑附汤**(《活幼口议》卷十五)

【组成】黑附子(炮,取末)二钱 白术一钱 南星(炮)一钱 甘草(炙)一钱 半夏一钱(汤洗七次)

【用法】上㕮咀。每服二钱,水一小盏,加生姜三小片,大枣一个,煎至一半,去滓,通口以匙挑与服。所觉手足暖,其候渐省苏,即止之。

【主治】小儿慢脾痰盛,四肢逆冷。

89053 **黑附散**(《朱氏集验方》卷十)

【组成】干姜 乌梅各一两 棕榈二两(烧存性)

【用法】上为细末。每服三钱,陈米饮调下;煎乌梅汤下亦得。如血过多,加阿胶、艾,水一盏,煎至七分,空心服。

【主治】妇人产内用力过度,或产内使性气,或食生冷,血海虚损,淋沥不断,心腹疼痛。

89054 **黑纸捻**(《圣济总录》卷一四三)

【组成】密陀僧(煨) 黄连(去须) 沥青各等分

【用法】上为末,用纸作捻子。以津唾蘸药末,捻入窍内。觉微微痒即住,不可尽拈也。

【主治】痔瘘久不愈。

89055 **黑枣散**

《普济方》卷三八一引《经验良方》。为《朱氏集验方》卷十一"肉枣丸"之异名。见该条。

89056 **黑虎丸**(《圣济总录》卷十二)

【组成】天南星(姜汁煮透,切片,焙干)二两 芎䓖一两 杜仲(去粗皮,炙,剉) 半夏(汤洗七遍,切,焙) 白附子(微炮) 续断各半两 香墨(烧令烟尽,物盖,放冷,研)三两

【用法】上为末,用生姜自然汁煮面糊为丸,如梧桐子大。每服十丸,食前荆芥汤送下。

【功用】利头目,化痰涎,定肢体疼痛。

【主治】风气。

89057 **黑虎丸**(《圣济总录》卷七十二)

【组成】芫花(炒) 甘遂(炒) 乌头(炮裂,去皮脐) 大戟(炒,剉) 京三棱(煨,剉) 牵牛子(炒) 干姜(炮) 陈橘皮(去白,焙)各半两 干漆二两(炒,烟出尽)

【用法】上为末,以醋煮面糊为丸,如绿豆大。每服二丸,消食化气,温水送下;取积滞,米汤送下;温病、伤寒,姜醋汤送下;气痛,艾汤送下;本脏气虚,炒茴香子酒送下;疟

疾,桃枝汤送下;妇人血气、劳气,醋汤送下;寸白虫,煎牛肉汤送下。

【主治】诸积,宿食不消;伤寒,气痛,本脏气虚,疟疾;妇人血气,劳气;寸白虫。

89058 黑虎丸(《圣济总录》卷一四三)

【异名】黑虎丹(《普济方》卷三十七)。

【组成】白矾(研)二两　鸡冠花(干者)一两　乌龙尾半两　青橘皮(洗,去白,焙)　五灵脂(炒)各四两

【用法】上为末,分一半末,用米醋二升,慢火熬成膏,候冷,和一半末为丸,如梧桐子大。每服三十丸,空心陈米饮送下。

【主治】肠风。

89059 黑虎丸(《鸡峰》卷九)

【组成】不蚛皂角一挺(去皮心,以醋炙令焦,为末,每用皂角末一分)　巴豆七个(去皮,出油;和匀)

【用法】以淡醋磨好墨为丸,如麻子大。每服三丸,食后橘皮汤送下,一日三次;至隔日又增一丸,每隔日增一丸。以利动为度。

【功用】常服大消酒食。

【主治】食气遍身黄肿,气喘,吃食不得,心胸满闷。

89060 黑虎丸

《普济方》卷一一一。即《圣惠》卷二十四“黑虎丹”。见该条。

89061 黑虎丸(《活人心统》卷一)

【组成】草乌五钱　白芷一两　五灵脂二两(炒)　羌活二两　苍术三两(米泔洗三次)　乳香一两　自然铜二两(醋炒七次)

【用法】上为末,酒为丸,如绿豆大,百草霜为衣。每服五丸,空心好酒送下。病人即时如醉,不知人事,一时即愈。

【主治】老幼一切风痛,手足肿疼不能卧。

89062 黑虎丸(《全国中药成药处方集》大同方)

【组成】三棱一两　大黄一两五钱　干漆五钱　巴豆霜一钱

【用法】上为细末,醋糊为丸,如绿豆大。

【主治】食欲不振,冷热不和。

【宜忌】心脏衰弱者禁用。

89063 黑虎丸(《全国中药成药处方集》兰州方)

【组成】川军五钱　巴豆霜三钱　干姜　郁李仁五钱

【用法】上为细末,面糊为丸,以雄黄、蛋清为衣。

【功用】消积块,利水通便,泄实热,荡涤肠胃积滞。

【宜忌】气血双虚,胃寒及孕妇产后均忌服。

89064 黑虎丹(《理伤续断方》)

【组成】川乌　木鳖各一斤　地龙十两　黑小豆半斤　五灵脂二两　松墨二两(醋炒)

【用法】前四味为末,五灵脂醋研碎,煮面糊为丸,如龙眼大。每服一丸或二丸,细嚼,酒送下,薄荷茶亦可,不拘时候。

【主治】男子、妇人手足麻痹。

89065 黑虎丹(《圣惠》卷二十四)

【组成】天灵盖三两(涂酥,炙微黄)　虾蟆一枚(去头脚,涂酥,炙微黄)　麝香一分(细研)　桃仁二两(汤浸,去皮尖双仁,麸炒微黄)　雄黄二两(细研,水飞过)　杏仁一两(浸渍,去皮尖双仁,麸炒微黄)　人中白二两

【用法】上为末,炼蜜为丸,如梧桐子大。每服三十丸,食前以温粥饮送下。服十日后,当有虫下,即愈。

【主治】大风恶疾,腹内生虫,皮肤疮肿,手足欲堕。

【备考】本方方名,《普济方》引作“黑虎丸”。

89066 黑虎丹(《圣惠》卷三十一)

【组成】芦荟一两(细研)　雄黄一分(细研)　麝香一分(细研)　白狗粪一分(微炒)　虾蟆一枚(涂酥,炙令黄)　天灵盖一分(涂酥,炙令焦黄)　蛤蚧一对(头足全者,涂醋炙令黄)　乌驴蹄三分(烧)　乳香一两　猪胆二枚(汁于茶碗中,以慢火熬如膏)

【用法】上为末,研入猪胆膏令匀,以粟米饮为丸,如梧桐子大。每服五丸,服药前先吃煮面少许,然后以茅香汤沐浴,以砂糖、麝香各少许,以冷水一小盏调令匀,将药纳水中,放星月下露一宿,平旦顿服。吃药了以衣被盖之,微有汗出为效。

【主治】骨蒸劳。

89067 黑虎丹(《普济方》卷一一一引《圣惠》)

【组成】天灵盖三两　虾蟆三个(去头足,烧存性)　生人中白　桃仁(浸,去皮)各三两　麝香一钱　硫黄　雄黄各一两　穿山甲(热灰插焦)　皂荚刺(烧存性)各半两(老刺佳)　轻粉二钱半

【用法】炼蜜为丸,如梧桐子大。每服三十丸,月首五更米饮送下,连日服。取虫尽则愈,杀瘵虫通用。

【主治】大风诸癞,恶虫内蚀,形骸变坏。

89068 黑虎丹(《活幼心书》卷下)

【组成】草乌一两(去黑皮,生用)　川乌(去黑皮,生用)　甘草各七钱半　麻黄(不去根节)　甘松　熟干地黄(净洗)　藿香叶　白芷　油烟墨(烧存性)　猪牙皂荚　川芎　当归　何首乌　南星(生用)　僵蚕(去丝)　赤小豆　羌活　白胶香　木鳖子(去油)各半两

【用法】上剉,或焙,或晒,为细末,糯米粉煮糊为丸,如麻仁大;儿小者,丸作粟壳大。每服三十丸至五十丸,或七十丸,稍空心用淡姜汤送下。

【主治】小儿诸般风证。

89069 黑虎丹(《医方类聚》卷九十八引《医方大成》)

【组成】羌活　白术　五加皮　肉桂各半两　槟榔　川乌　黄耆　白茯苓　赤芍药各一两半　附子　熟地黄　乌药各一两　生苍术　当归　川牛膝　虎胫骨　白蒺藜　杜仲各一两半　黑小豆半斤

【用法】上为末,面糊为丸,如梧桐子大。每服五十丸,空心盐酒送下。

【主治】脚气,筋骨软弱,步履不随。

89070 黑虎丹(《普济方》卷一一六引《医学切问》)

【组成】白芷六钱　草芎八钱　正芎半两　草乌三两(汤泡三次)　石膏三钱　苍术一两　白姜一钱　川乌三两(汤泡三次)　甘草半两　防风半两　羌活半两　僵蚕一两三钱(炒)　当归半两　[illegible]一钱　肉桂三钱　北细辛半两

【用法】上为末，糯米糊为丸，如鸡头子大。每服一丸，细嚼，常服茶清任下。左瘫右痪，生葱酒送下；伤寒、伤湿，浑身疼痛，炒姜、葱酒送下，跌破伤损，松节酒送下；偏正头风，生葱、茶汤送下；卒中急风，生姜、皂角子煎汤送下；风牙肿痛，烧盐同药掺痛处；遍身疮癣，炒乌头淬酒送下；脚气，木瓜酒送下；小肠气痛，炒茴香酒送下。病在上，食后服；病在下，空心服。

【主治】一切风疾，左瘫右痪；伤寒、伤湿，浑身疼痛；跌破伤损；偏正头风、卒中急风、风牙肿痛；遍身疮癣，脚气，小肠气痛。

【宜忌】孕妇休服。

89071 黑虎丹

《普济方》卷三十七。为《圣济总录》卷一四三"黑虎丸"之异名。见该条。

89072 黑虎丹(《普济方》卷一一五)

【组成】苍术(米泔浸七日) 川乌(煨) 草乌(米泔浸，去皮，煨) 细辛 防风 荆芥 麻黄 两头尖 金钗石斛 天麻 川芎 白芷 甘草 何首乌 当归各一两

【用法】上为细末，炼蜜为丸，如弹子大。每服一丸，随引汤送下。治男子、妇人三十六种风疾，眉毛退落，冷茶送下；腰痛、耳聋，肾脏风，荆芥汤送下；遍身紫癜风，防风汤送下；饮食无味，脾胃风，皂角子汤送下；手心退皮，鼓掌风，天麻汤送下；迎风冷泪，肝脏风，米泔水送下；筋骨疼痛，气下注，乳香汤下；口眼㖞斜，心热风，茶汤送下；指节破裂，断风，盐白汤送下；心腹胀闷，胸膈塞，气风，生姜汤送下；前后倒卧地，感厥风，生姜汤送下；发狂吐沫，急缓风，荆芥汤送下；五般淋沥，肾患风，盐白汤送下。

【主治】诸风。

【备考】《便览》有乳香、朱砂。

89073 黑虎丹(《普济方》卷二〇九)

【组成】猪胆 雄黄豆 麝香

【用法】用十二月杀的猪胆，可收一百以上，将雄黄豆装入胆内，麝香少许，阴干。每服五七粒，为细末。如红痢，甘草汤下；如白痢，生姜汤下。

【主治】痢疾不止者。

【备考】方中雄黄豆，《奇效良方》作雄黑豆。

89074 黑虎丹(《痘科金镜赋》卷六)

【组成】丝瓜(取将老黑豆者，连蒂皮瓤子)

【用法】置新瓦上，慢火烧炙存性，量用数钱，白汤调下，或以紫草、甘草汤下尤佳。

【主治】痘疮破烂。

89075 黑虎丹

《医级》卷八。为《证治汇补》卷二"秘传黑虎丹"之异名。见该条。

89076 黑虎丹(《接骨入骱》)

【组成】苍术 草乌 生姜各一斤(切片，拌匀，入坛内，春五、夏三、秋七、冬十取) 自然铜(醋炒七次)一两 乳香(去油)五钱 没药(去油)五钱 五灵脂(醋炒七次)二两

【用法】上为细末，醋糊为丸，百草霜为衣。每服五分，酒送下。出汗为度。

【主治】跌打损伤，又治痛风并破伤风。

89077 黑虎丹(《卫生鸿宝》卷二)

【组成】当门子 大冰片 公丁香(微焙，研) 母丁香(微焙，研)各一钱 全蝎(微焙，研)七个 蜈蚣(微焙，研)七条 僵蚕(微焙，研)七条 穿山甲七片 灵磁石(生研)一钱半 大蜘蛛(微焙，研)七个(各品生更妙)

【用法】上为极细末，和匀再研，瓷瓶收贮，勿令出气。一切外证掺上膏药贴之，并掺眼目。

【功用】拔毒长肉。

【主治】❶《卫生鸿宝》：眼目赤肿涩痛，内外翳障，眼丹，偷针眼，烂眩风眼，拳毛倒睫，眼皮外翻，眼珠突出，雀目，视物反常，视物倒植，瞳神反背，眼菌，眼疮，眼漏，通睛，疳眼。❷《丸散膏丹集成》：痈疽肿痛。

【加减】如火证，加犀黄五分，真珠五分。

89078 黑虎丹(《内外验方秘传》)

【组成】全蝎 蜈蚣 蜂房炭 干蜘蛛 僵蚕 乳香 没药 磁石 斑蝥 炙甲片

【用法】上为末。掺患处，外贴膏药。

【主治】搭背对口。

89079 黑虎汤(《疡医大全》卷二十二)

【组成】玄参一斤 柴胡三钱 生甘草一两

【用法】煎汤十碗，再煎汁取三碗，分二日服完。未破者即消，已破者生肌自愈。

【主治】无名肿毒。

【加减】生头面者，加川芎二两，附子二钱；生身左右前后者，加当归二两，甘菊花一两，附子三分；生手足四肢者，加白术二两，茯苓一两，附子五分。

【方论选录】玄参退浮游之火，得甘草之助，解其迅速之威；得柴胡之佐，能舒抑郁之气，又有引经之味，引至毒处，大为祛除。用至一斤，力量更大，又是补中兼散，则解阴毒，不伤阴气，所以建功。若些小之证与非阴证，不必用此重剂。

89080 黑虎汤(《河南中医》1981，5：17)

【组成】白及30克 旱莲草30克 侧柏叶炭20克 地榆炭20克

【用法】每日一剂或二剂，水煎服。

【功用】止血。

【主治】上消化道出血，一般常见的有上消化系溃疡，炎症，肿瘤，肝硬化门脉高压，以及药物刺激所引起的出血。

【加减】如气脱，加红参；血热妄行，可加生地炭。

【临床报道】吐血：杨某，男，30岁，教师，1977年4月18日入院。患肝硬化四年，近日吐血，解黑便，经输血、止血(云南白药、安络血、止血敏)，效不显，故拟上方。第一天日夜各一剂，第二天一剂，出血止；第四天大便化验隐血阴性。

89081 黑虎散(《杨氏家藏方》卷十六)

【组成】肥枣三枚(每枚入巴豆三枚) 赤鲤鱼鳞(干者)一两 雄狗胆三枚 血竭一两(别研)

【用法】上药入瓷盒内盛，盐泥固济，勿令透烟，炭火烧令赤，取出放冷，研细，入没药一两，百草霜三两，再研令匀。每服一钱，煎当归酒调下；或烦躁作渴，新汲水调下，不

拘时候。

【主治】妇人产后败血，恶露不尽，上冲喘满昏晕，脐腹胀痛，或烦躁狂妄，神识昏闷。

89082 **黑虎散**(《百一》卷十一)

【组成】干姜 良姜 片子姜黄各一两 巴豆三十粒(新者用二十一粒，去壳)

【用法】将上三药剉如巴豆大，一处炒令焦黑色，去巴豆不用，将余药为细末。每服三钱，于未发前一时辰热酒调下，临发时再进一服，即愈。炒药须见焦黑，生即令人泻。

【主治】疟疾。

89083 **黑虎散**(《医方类聚》卷二十三引《医林方》)

【组成】两头尖 荆芥 藿香 石膏 薄荷 天麻 羌活 细辛 独活 黑虎(烧皂角存性是也)各等分

【用法】上为细末。每服一钱，食后茶油清调下。

【主治】头风。

89084 **黑虎散**(《普济方》卷三〇二)

【组成】黑狗头一个 猪牙皂角三个 盐梅五个

【用法】用香油十二两，同浸一宿，前药九炙九浸(如煎，有人唾浸投之)，炙油干存性，研细为用。

【主治】一切金伤。

89085 **黑虎散**(《成方制剂》11册)

【组成】僵蚕(炭)7克 丁香(炭)20克 冰片10克 全蝎(炭)15克 麝香5克 穿山甲(炭)30克 蜈蚣(炭)20克 牛黄2克 蜘蛛(炭)5克 磁石(煅)15克

【用法】上制成散剂。取药粉少许，撒于患处，外贴膏药，一日更换1次。

【功用】提脓拔毒，消肿软坚。

【主治】痈疽发背，对口疔疮，无名肿毒，坚硬疼痛。

【宜忌】本品专供外用，不可入口。

89086 **黑虎膏**(《普济方》卷三一五)

【组成】当归 防风各一两 大黄 赤芍药 黄芩 黄柏 生地黄 黄连 玄参 桔梗 官桂 白芷 木鳖子仁 杏仁 血竭 猪牙皂荚 没药 乳香各半两(别研) 香油二斤 黄丹一斤(别研)

【用法】上㕮咀，药入油浸三日，铫内同煎油药，候白芷焦色为度，每用槐、柳枝各数十条搅动其油，文武火熬，却用布帛滤去滓，再入铫下丹，并乳、没末，不住手搅，熬至紫色，及有青烟起，急去火，紧搅，滴水中成珠为度；看时候冷热，加减油并丹，临时通变，倾于净器盛之，于净室修合。如痔瘘，丸如枣核扑纴入；肠痈，丸如鸡实大，每服三丸，甘草汤送下。

【主治】一切痈疖疽毒，发背，脑疽，肠痈，痔瘘，疔疮，乳痈，虎狼刀箭所伤，一应无名肿毒，及颠扑损伤，车马榼伤，杖伤，悬痈。

89087 **黑虎膏**(《普济方》卷三一五)

【组成】槐条 柳条各七十茎(每长七寸半) 巴豆八十枚(去皮) 当归二钱 木鳖子仁五枚 白芷三钱 自然铜少许(为末) 小油一斤一两 黄丹八两

【用法】先将小油锅内煎沸，下前药煎黄色，滤去滓，入丹熬成膏。治肠痈、乳痈、骨疽者，每服十五丸，如梧桐子大，甘草汤或漏芦汤送下，外贴患处；眼目赤疼痛肿者，以茶清或山栀子煎汤送下，仍贴两太阳穴；妇人胎衣不下，瘀血冲心，童便送下；月候不通，红花汤送下。

【主治】肠痈，乳痈，骨疽，眼目赤疼痛肿；妇人胎衣不下，瘀血冲心，月候不通。

89088 **黑虎膏**(《准绳·疡医》卷三)

【组成】大黄 黄连 黄芩 黄柏 当归各一两 木鳖子五钱 穿山甲三钱 乱发一丸 蛇蜕一条 麻油一斤 黄丹(水飞，炒)八两(无真的，以好光粉代之妙) 乳香一两 没药五钱 阿魏一钱半

【用法】上剉，入油浸五七日，煎熬微黑，滤去滓，入黄丹，慢火熬成膏，候冷，入乳香、没药、阿魏末，搅匀。油纸摊贴。

【主治】瘰疬，诸疮。

89089 **黑虎膏**(《寿世保元》卷九)

【组成】草乌四两 南星 半夏 大黄各二两 五倍子三两(同绿豆五两共炒焦) 干姜五钱 姜黄一两 黄柏一两

【用法】上为细末，用葱汁、米醋调成膏。贴患处，时常以葱、醋润之，毋令干燥，其膏一日又取下，加些新的，复研再贴。以消为度。

【主治】杨梅风块，作肿作痛；及痈疽瘰疬毒，并一切无名肿毒。

89090 **黑金丸**(《圣惠》卷八十五)

【异名】黑金丹(《普济方》卷三七七)。

【组成】黑铅半两 水银半两 天南星半两(炮裂，为末)

【用法】先熔铅为汁，次下水银，结为砂子，为细末，与天南星末和匀，以糯米饭为丸，如绿豆大。每一岁儿服一丸，以乳汁研之服。

【主治】小儿风痫，手脚抽掣，翻眼吐沫，久患不可者。

89091 **黑金丸**(《圣济总录》卷七十二)

【组成】沉香(剉) 附子(炮裂，去皮脐)半两 木香 青橘皮(汤浸，去白，焙) 干姜(炮) 细墨(烧红，醋研) 京三棱(煨，剉) 蓬莪术(煨，剉) 桂(去粗皮)各一分 大黄(剉) 干漆(炒烟出) 麝香(研)各半分 硇砂(研，水飞)一两

【用法】上为末，将京三棱、蓬莪术、大黄、硇砂四味，用米醋煮烂，研作糊，入众药末为丸，如梧桐子大。

【主治】食癥瘕癖聚，一切血结刺痛。

89092 **黑金丹**

《普济方》卷三七七。为《圣惠》卷八十五"黑金丸"之异名。见该条。

89093 **黑金丹**(《古今医鉴》卷四引云莱弟方)

【组成】黄连 黄芩 黄柏 山栀子 连翘 石膏 泽泻 赤芍药 大黄 枳壳 薄荷 牡丹皮 玄参 桔梗 防风 赤茯苓 荆芥各等分

【用法】上大合一剂，水八碗，煎七碗，去滓，入芒消一斤于内化开，澄去泥水，将药入锅内煎至干，须慢火铲起，入新罐内，上用新灯盏一个盖住，入水于盏内，火煅，候干，水三盏为度，取出放地上，去火毒，研为细末，入甘草末五钱搅匀。每服二钱，茶清送下。

【主治】上焦邪热，咽喉肿痛，及牙齿疼痛；伤寒误补，大潮大热，声哑不出，胸膈作痛，鼻衄吐红；痰壅火盛，癫狂谵语，一切实热之证。

89094 **黑金散**（《博济》卷三）

【组成】麻杴二斤（细杵，不用罗） 地黄三斤（拣择匀停好者，然后晒干） 皂角六梃（不蛀、肥好者，每梃截作三段） 青盐三两（杵碎，不用罗） 东引桃枝 柳枝 桑枝各十五截（如大指大各长一握） 墙头豆（生者） 马齿一斤（及盛时采，采到即于净室阴干，拘数收用）

【用法】用一斗三升瓦罐新好者，将前件药物逐味分作三处，逐一味一重重下于罐子内，药绝，用一新瓦片，可罐子口盖覆，仍于盖子中心开一窍子，出烟，罐子周围以好黄土纸筋泥固济，候干，于净房内用炭火四向慢慢烧之，须是用火得所，烟尽，拨却火，塞眼子，却黄土焙一二宿，候冷，取出药，其色如鸦羽，于瓷器内研细，切勿犯铁；更入升麻、白芷各一两为细末，入于末内令匀，以瓷器内收，密封闭，逐渐取出一匙头许，亦以小瓷器内收。每日不以旦暮或食后揩齿，表里精细耐烦揩之，悉令周回，即合口须臾。若不倦，久长用之，髭鬓自然黑润异常，牙齿坚白无脱落，口气香洁。

【功用】乌髭鬓。

【主治】髭鬓斑白，兼治牙齿一切疾病。

89095 **黑金散**（《圣济总录》卷六十五）

【组成】猪蹄合子（黑者）四十九枚（水浸洗净） 天南星一枚（大者，剉） 款冬花（带蕊者，末）半两

【用法】用瓶子一枚，铺猪蹄合子在内，上以天南星匀盖之，合了盐泥、赤石脂固济，火煅白烟出为度，候冷取出，入款冬花末并麝香一分，龙脑少许（为末）。每服一钱匕，食后煎桑根白皮汤调下；若年少即用生犀角，中年即用羚羊角末各半两代猪蹄合子。

【主治】久咳嗽喘息。

89096 **黑金散**（《圣济总录》卷九十八）

【组成】好细墨（烧）一两

【用法】上为细散。每服一钱匕，温水调下，不拘时候。

【主治】卒淋不通。

89097 **黑金散**（《圣济总录》卷一六三）

【组成】赤龙鳞（烧灰，研） 乱发（烧灰，研） 当归（切，焙） 人参 白茯苓（去黑皮）各二分 硇砂（去砂石，研）一分 麝香（别研）一钱 犀角（镑） 芍药 枳壳（去瓤，麸炒） 大黄（剉，炒）各一分

【用法】上药除发灰、麝香外，为细散，合研匀。每服一钱匕，温热水调下，空心、日午、临卧服。

【主治】孕妇产后血气冲心，烦闷，腹痛胀满。

89098 **黑金散**（《圣济总录》卷一六九）

【组成】猪悬蹄甲半两 蛇蜕皮三条 鲮鲤甲一分 猬皮一枚 鸦翅一对 蛤粉一分

【用法】上药都入在藏瓶内，用盐泥固济，烧一宿，为细散。一二岁儿每服半钱匕，猪尾血温汤调下。不出再服。

【主治】小儿疮子黑陷不出。

89099 **黑金散**（《普济方》卷三九九引《医方妙选》）

【组成】干漆二两 肉桂一两 草豆蔻半两 石榴根半两 精明雄黄半两（水磨者）

【用法】上药于瓦器中烧存性，为末，乳钵内研极细。每服一字至半钱，研入麝香少许，煎粟米调下。预先服之，得眠睡为验。

【主治】小儿虫烦。

89100 **黑金散**（《杨氏家藏方》卷十六）

【组成】鲤鱼皮 黄牛角鰓 棕榈皮 破故纸 乱发各一两 乌贼鱼骨 熟干地黄 干姜（炮） 当归（洗，焙） 木贼各半两

【用法】上剉，拌匀，入在藏瓶内，盐泥固济，候干，以炭火五斤，煅令通赤烟尽，土内埋令冷，取出，为细末。每服三钱，空心、食前麝香、米饮调下。

【主治】妇人血气虚损，经候不调，月水过多，崩中带下。

89101 **黑金散**（《医方类聚》卷九十三引《澹寮方》）

【组成】香附子半斤 高良姜五两（二味以好醋煮干，就以石灰炒） 五灵脂三两

【用法】上为细末。霹雳酒下。

【主治】妇人血气心痛。

89102 **黑金散**（《普济方》卷三二九）

【组成】香附子一两 香白芷三钱 莲蓬壳十个 糊刷二个（败棕亦可，上四味通要炒焦黑留性）

【用法】上为细末。每服二钱，用米饮调下，或霹雳酒亦得，不拘时候。

【主治】妇人血气虚损，经事不调，多因气滞不散，月水过多，崩中漏下不止。

89103 **黑金散**（《古今医鉴》卷十五引毛东园方）

【组成】当归 川椒（去目） 甘草 细辛 黑铅各四两

【用法】上剉，分作十剂。水煎服。或后入麝香一分。

【主治】曾服轻粉，致筋骨疼痛。

89104 **黑金散**（《医略六书》卷三十）

【组成】血竭三两 松墨三两 血余三两（炒灰） 百草霜三两 当归三两（醋炒） 肉桂一两半（去皮，炒黑） 赤芍一两半（醋炒黑） 延胡二两（醋浸，炒黑） 鲤鱼鳞一两半（炒黑）

【用法】上为散。每服三钱，乌梅汤煎下，去滓。

【主治】孕妇产后败血淋沥，脉涩滞者。

89105 **黑金膏**（《圣惠》卷六十三）

【组成】桂心一分 芎䓖一分 当归一两 木鳖子一分（去壳） 乌贼鱼骨一分 漏芦一分 白及一分 川乌头一分（生，去皮脐） 鸡舌香一分 木香一分 白檀香一分 丁香一分 松脂二两 乱发一两 黄丹六两 清麻油一升

【用法】上为细散。入松脂、乱发麻油内，煎令发尽，绵滤去滓澄清，拭铛令净，以慢火熬药，入黄丹，用柳木篦不住手搅，令黑色，一时下诸药末，入搅令匀，看软硬得所，于不津器内收。每用看肿处大小，于火畔煨，摊故帛上，厚贴，一日换二次。

【主治】风毒气结，坚硬疼痛，及附骨疽。

89106 **黑金膏**（《普济方》卷三一三）

【组成】黄耆 黄连 黄柏 黄芩 大黄 防风 白

蔹　白芷　南星　花粉　荆芥　猪牙皂荚　露蜂房　木鳖二枚　乌头小者一枚(碎)　蓖麻子十枚　桃仁　杏仁　柳枝　槐枝　柏枝梢各五钱

【用法】用香油一斤同煎，药焦滤去滓，候温，入黄丹半斤，五灵脂末、乳香、没药末各三钱再煎，滴水碗内为膏，油烟起便住。欲用以帛摊之。

【主治】疖毒，恶疮，臁疮，发背，风毒疮。

【备考】方中黄耆以下十三味药用量原缺。

89107　**黑鱼汤**(《疮疡经验全书》卷六)

【组成】豨莶叶　鱼不拘多少

【用法】用豨莶叶铺在锅底，中间放鱼，上以叶覆之，白水煮熟，食鱼肉并汁；其叶取出，晒干磨末，炼蜜为丸，服之。

【主治】癣疮。

89108　**黑油膏**(《中医皮肤病学简编》)

【组成】龙骨9克　五倍子18克　轻粉6克　枯矾9克　生石膏18克　寒水石18克　蛤壳粉18克　冰片1克　薄荷脑9克

【用法】上为细末，加凡士林220克，配成软膏。外用。

【主治】婴儿湿疹。

89109　**黑参丸**(《御药院方》卷九)

【组成】黑参　天门冬(去心，焙)　麦门冬(去心，炒)各一两

【用法】上为末，炼蜜为丸，如弹子大。每服一丸，以绵裹，噙化咽津。

【主治】口舌生疮久不愈。

89110　**黑参丸**(《普济方》卷二一二引《仁存方》)

【组成】苦参不拘多少(炒焦)

【用法】上为末，滴水为丸，如梧桐子大。每服五六十丸，米饮送下。一方治热痢有血，水煎服。

【主治】白痢。

89111　**黑参汤**(《银海精微》卷上)

【组成】黑参　黄芩　生地黄　赤芍药　菊花　青葙子　白蒺藜

【用法】上为末。每服四钱，水煎服。

【主治】眼目有黑花，茫茫如蝇翅者。

89112　**黑参汤**(《金鉴》卷六十五)

【组成】黑参　苦参　栀子(研)　菊花　黄连　枳壳(麸炒)　草决明　车前子　防风　大黄(炒)　升麻各二钱

【用法】水煎，食后服。

【主治】心经实火，大眦肉色深红，时觉疼痛。

89113　**黑参剂**

《医部全录》卷四五四。为《袖珍小儿》卷七“玄参剂”之异名。见该条。

89114　**黑药油**(《全国中药成药处方集》南京方)

【组成】细生地　黄柏各八两　当归　赤芍　大黄各四两　白芷　独活　麻黄各二两

【用法】用麻油八斤，桐油二斤，先将药浸泡一宿，文火熬枯，去滓滤净，再慢慢熬至滴水成珠时加黄丹(炒透)，夏季用丹七十两，冬季用丹六十两收膏，退火气再用。用油纸或牛皮纸摊之。贴患处。

【主治】疮疡破烂。

89115　**黑星丹**(《圣惠》卷二十五)

【组成】曾青　杨梅青　胡椒青　桃花石　紫石英　白石英各半两　硫黄　雄黄　光明砂　黄丹　定粉　水银各一两　生金屑一分　山泽银屑一分　真珠末一分(上药捣罗入水银，研令细，纳瓶子中，密盖头，以盐泥固济，候极干，以慢火养七日后，用大火煅之，候冷取出，用甘草水泼地，以纸衬药，摊于地上，以盆合之，一复时后细研)　龙脑　牛黄　铅霜　麝香各一两　光明砂　雄黄　犀角屑各一分

【用法】上为细末，以面糊为丸，如皂荚子大。每服一丸，以热酒送下。

【主治】一切风。

【宜忌】忌毒滑鱼肉动风物。

【备考】方中生金屑、山泽银屑用量原缺，据《普济方》补。

89116　**黑香散**(《医方类聚》卷一九二引《吴氏集验方》)

【组成】青州枣不拘多少　轻粉

【用法】枣去核，以轻粉实其中，用布纸缚定，瓦衬，煅为炭，盏合出火气，为极细末。麻油调敷。

【主治】顽疮。

89117　**黑香散**(《疡医大全》卷二十四)

【异名】黑灵丹(《中国医学大辞典》)。

【组成】橄榄核(烧灰存性)

【用法】上为极细末，每一钱加冰片二分密贮。或干掺，或麻油、猪胆汁调搽俱可。

【主治】男女下疳，痒不可当者，并一切极痒诸疮。

89118　**黑须散**(《丹溪心法附余》卷二十四)

【组成】宫粉　真蛤粉　黄丹　密陀僧各三钱　石灰一钱二分

【用法】上为细末。水调搽上，如干，水洗去药，核桃油润之。

【功用】乌髭发。

【主治】须鬓黄白不黑。

89119　**黑疮药**(《青囊秘传》)

【组成】皂角子(煅极透)

【用法】上为末。调搽。

【主治】黑疮。

89120　**黑姜散**(方出《证类本草》卷八引《集验方》，名见《仙拈集》卷一)

【组成】干姜(急于火内烧黑，不令成灰，瓷碗合放冷)

【用法】上为末。每服一钱，米饮调下。

【主治】❶《证类本草》引《集验方》：血痢。❷《仙拈集》：白痢。

89121　**黑姜散**(《仙拈集》卷一)

【组成】大块鲜姜十斤

【用法】上入不见天日粪坑内泡四十九日，然后取出洗净，用柴火烧成炭，闷煨，研末。每服二钱，白滚汤水调下，隔三五日再服；亦可陈米糊作丸服。

【主治】噎膈，反胃，呕吐。

89122　**黑神丸**(《圣惠》卷二十五)

【组成】硫黄半两(细研)　朱砂半两(细研)　水银半

两　雄黄半两(细研)

上先用硫黄、雄黄于铫子内消作汁,次下水银、朱砂,便搅结为沙子,后用一瓷盒子,盖上钻一孔子似黄米大,即安沙子在内,便用盐泥固济,只留孔子,放干,先用火半斤,去盒子四面,四寸以来至一食间,即八面加火,放黑气出尽,即用湿纸片子搭盒上孔子,才干则换,至三十片为度,其药已成,候冷细研,入后药。

麻黄一两(去根节)　天麻半两　白附子一分(炮裂)　乌蛇三分(酒浸,去皮骨,炙微黄)　白僵蚕一分(微炒)　桂心一分　干蝎一分(微炒)　天南星一分(炮裂)　天雄一分(炮裂,去皮脐)　独活一分　川乌头一分(炮裂,去皮脐)　麝香一分(细研)

【用法】上为末,每石药一两,用草药二两,入相和令匀,炼蜜和捣三二百杵,丸如豇豆大。每服三丸,以豆淋酒嚼破送下。

【主治】风证。

【宜忌】忌动风物。

89123　**黑神丸**(《苏沈良方》卷四)

【组成】漆六两(半生,半用重汤煮一半日令香)　神曲四两　茴香四两　木香　椒红　丁香各半两　槟榔(除椒外,五物皆半生半炒)四个

【用法】上丸如弹子大,取茴香末十二两,铺盖阴地阴干,候外干,并茴香收器中,极干乃去茴香。凡肾气、膀胱痃癖,七疝下坠,五膈血崩,产后诸血,漏下赤白,并丸分四服;死胎一丸,皆无灰酒下;难产,炒葵子四十九枚,捣碎酒煎下一丸。诸疾不过三服,元气十服,膈气癥癖五服,血瘕三丸。

【主治】❶《苏沈良方》:肾气、膀胱痃癖,七疝下坠,五膈血崩,产后诸血,漏下赤白,死胎,难产,血瘕。❷《云岐子保命集》:经候前先腹痛不可忍。

【临床报道】血瘕:余族子妇病,腹中有大块如杯,每发痛不可忍,时子妇已贵,京下善医者悉,常服其药莫愈,陈应之曰:此血瘕也,投黑神丸三丸,杯气尽消,终身不复作。

89124　**黑神丸**(《苏沈良方》卷十)

【异名】醉惊丸(《苏沈良方》卷十)。

【组成】腻粉一钱半　墨　白面　芦荟(炙)各一钱　麝香　龙脑　牛黄　青黛　使君子(去壳,面裹煨熟)各五分

【用法】面糊为丸,如梧桐子大。每服半丸,薄荷汤研下。要利即服一丸。

【主治】小儿急惊风、慢惊风。

【备考】本方方名,《幼幼新书》引作"黑丸"。

89125　**黑神丸**(《传家秘宝》卷中)

【组成】皂荚一斤(可长一寸,却于铛子内炒令烟尽黑色,后依次序下)　杏仁一两(去尖)　半夏　知母各一两　贝母一两

【用法】上炒令黑色,便入酥一两,搅令匀后,更入巴豆半两掺药上,不得搅动,便急器物盖,令不出烟,四面以湿纸固济其缝,候冷,更出于地上,以纸衬匀盖覆,出火毒一宿,捣罗,面糊为丸,如绿豆大。每服三丸至五丸,生姜、茶、酒任下。

【功用】消食化痰。

【主治】《圣济总录》:肺痈。肺脏壅实,痰嗽秘滞。

【备考】方中半夏用量原缺,据《圣济总录》补。

89126　**黑神丸**

《活人书》卷十八。为《普济方》卷二五六引《博济》"九仙山何处士黑神丸"之异名。见该条。

89127　**黑神丸**(《圣济总录》卷六)

【组成】硫黄(研)　丹砂(研)　雄黄(研)各一两　水银二两(上四味同结沙子)　铅丹(研)　消石(研)　定粉(研)各二两　乌蛇肉　藿香叶　干蝎(去土,炒)　白僵蚕(炒)　麻黄(去根节)　天麻　天南星(炮,去皮)　白附子(炮)　白芷　附子(炮裂,去皮脐)　麝香(研)各一两

【用法】上将前四味先结沙子,研末,次入铅丹、消石、定粉三味同炒黑色住火,次十味并用酒浸一宿,焙干,捣罗为末,与前药并后麝香合研令匀,用头醋煎膏为丸,如皂子大。每服一丸,伤寒,生姜、葱、酒磨下;中风,豆淋酒磨下;一切风痰,荆芥、薄荷汤磨下。

【主治】破伤中风,身体强直,口噤不开;伤寒,一切风痰。

89128　**黑神丸**(《圣济总录》卷十)

【组成】草乌头(炒令黑,存性)三两　地龙(去土,瓦上煿过)一两　五灵脂半两　麝香(研)一分

【用法】上除研者外为细末,再和匀,醋煮面糊为丸,如绿豆大。每服十丸,温酒送下。

【主治】风,身体疼痛。

89129　**黑神丸**(《圣济总录》卷七十二)

【组成】木香　硇砂(研)　蓬莪术(煨,剉)　京三棱(煨,剉)各半两　桂(去粗皮)　附子(炮裂,去皮脐)　干姜(炮)　干漆(捣碎,炒烟出)　大黄(煨,别为末)　青橘皮(汤浸,去白,焙)　墨(烧过)　巴豆(去皮心膜,细研出油)各一两

【用法】上以好醋一大碗,先熬硇砂令沸,入巴豆又熬数沸,次又入大黄末熬成膏,余药并捣罗为末,以膏杵和为丸,如莱菔子大。每服三丸五丸,茶、酒任下;如消食化气,生姜、橘皮汤下;小肠疝气,茴香酒下;妇人血气,当归酒下。

【功用】消积化气进食。

【主治】小肠疝气,妇人血气。

89130　**黑神丸**(《圣济总录》卷七十四)

【组成】巴豆一枚(去皮心膜,不出油)　铛墨一钱　杏仁七枚(去双仁皮尖,炒)

【用法】上为极细末,以糯米粥为丸,如秫米大。每服一丸,冷水下,立止;甚者,再服一丸。

【主治】水泻不止。

89131　**黑神丸**(《圣济总录》卷九十七)

【组成】巴豆一两(麸炒,去皮心膜,出油)　硫黄(研)一分　干姜(炮)半两　皂荚三梃(不蚛者,烧令烟尽,与硫黄同研)

【用法】上捣干姜为细末,与三味同研令匀,用蒸饼去皮汤浸,搦干,纸裹煨透,和药捣匀为丸,如梧桐子大。每服三丸,加至四丸,空心生姜汤送下。

【主治】大肠秘涩不通,风结。

89132　**黑神丸**(《幼幼新书》卷九引《张氏家传》)

【组成】乌头　草乌(并炮,去皮)　芎　香白芷　白僵蚕　羌活　甘草　灵脂(净洗)各一两(修事洗净,一处焙,研为末)　好墨一寸(同药为末)　麝香一字

【用法】上为细末,用糯米二两研为末,煮糊为丸,如此○大,阴干。药使如后:头风,茶汤嚼下一丸;伤寒,生姜、葱、茶嚼下一丸;身上生疮,蜜酒嚼下一丸;肠风痔疾,煎胡桃酒嚼下一丸;妇人血气、血风,当归汤嚼下一丸;小儿惊风,薄荷水磨下,每一丸为两服;头痛,菊花酒嚼下一丸;老人常服以好酒嚼下一丸。

【主治】头风,小儿惊风,伤寒,身上生疮,肠风痔疾,妇人血气、血风。

89133　**黑神丸**(《幼幼新书》卷十引《张氏家传》)

【组成】桔梗　麻黄(去节)　川芎　防风　香白芷　木贼　桂心(去皮)　红豆　缩砂仁　釜墨各四两　大川乌头(汤洗,去皮脐)一斤　天南星(灰炒黄裂为度)半斤　天台乌药　沉香各一两　麝香一钱

【用法】上为末,炼蜜为丸,如龙眼大。每服半丸,葱白一寸同嚼,茶酒任下,不拘时候。

【功用】活血驻颜。

【主治】一切左瘫右痪,小儿惊风,妇人产后中风,心神恍惚,头目昏晕眩;及伤风鼻塞头痛,山岚瘴气。

89134　**黑神丸**(《本事》卷一)

【异名】镇风丹(《袖珍》卷二)。

【组成】草乌头(不去皮,生用)　五灵脂(拣如鼠粪)各等分

【用法】上为末,六月六日滴水为丸,如弹子大。四十岁以下分六服;病甚一丸分二服,薄荷酒磨下,觉微麻为度。

【主治】❶《本事》:一切瘫痪风。❷《本草纲目》:风湿麻木。

【方论选录】《本事方释义》:草乌头气味苦辛大热,入足太阳、少阴,五灵脂气味甘温,入足厥阴。此因中风瘫痪年久不愈,五脏虽无伤,而经络四肢为邪痹阻,伸缩不能自如者,非辛热有毒之药及通瘀行血之品不能直走病所,故服药后欲其微知麻者,取其药性到也。

89135　**黑神丸**(《普济方》卷三四五引《杨氏家藏方》)

【组成】巴豆半两(以水二碗煮尽,去皮心,出油)　白姜半两(炮)　肉桂半两(去皮)　黑附子半两(炮,去皮)

【用法】上为末,曲糊为丸,如萝卜子大。每服三五丸,冷茶下。热茶投之,泻下三五行了,以粥止泻。

【主治】❶《普济方》引《杨氏家藏方》:产后诸疾。❷《卫生家宝产科备要》:产后小便出血,大便涩痛。

【宜忌】一日内忌热食。

89136　**黑神丸**(《局方》卷一宝庆新增方)

【异名】乌犀丸(《朱氏集验方》卷一)。

【组成】熟干地黄(净洗)　赤小豆(生)　干姜(炮)　藁本(洗,去芦)　麻黄(剉,去节,汤去沫)　川芎各六两　羌活(不见火)　甘松(洗去土)　当归(洗,去芦)各三两　川乌(炮,去皮脐)　甘草(剉)各十八两　藿香(洗去土)　香墨(烧,醋淬)各半斤　草乌(炮,去皮尖)一斤　白芷十二两

【用法】上为细末,以水煮面糊为丸,如龙眼大。每服一二丸,细嚼,茶、酒任下。

【主治】左瘫右痪,脚手顽麻,腰膝疼痛,走注四肢百节疼痛;妇人血风,脚手疼痛;打扑损伤。

89137　**黑神丸**(《局方》卷一续添诸局经验秘方)

【组成】牡丹皮　白芍药　川芎　麻黄(去根节)各四两　赤芍药　甘草各十两　荆芥　草乌(炮)各六两　乌豆八两　何首乌(米泔浸,切,焙)十二两

【用法】上为细末,水糊为丸,如芡实大。每服一丸,细嚼,茶、酒任下,不拘时候。妇人血风流注,用黑豆淋酒下;小儿惊风,煎金银汤下;伤风咳嗽,酒煎麻黄下;头痛,葱茶下。

【主治】一切风疾,及瘫痪风,手足颤掉,浑身麻痹,肩背拘急,骨节疼痛;及妇人血风,头旋眼晕,精神困倦;流注;小儿惊风,伤风咳嗽,头痛。

89138　**黑神丸**(《永类钤方》卷二十二)

【组成】白蔹一斤　白及四两　当归四两　白芍　南星六两　川乌三两　骨碎补(制)八两　牛膝九两　百草霜半两　赤小豆一升

【用法】上为末,醋糊为丸,如梧桐子大。温酒送下。

【主治】诸伤劳损,踒折筋骨,风湿挛拳。

【宜忌】孕妇勿服。

【备考】方中白芍用量原缺。

89139　**黑神丸**(《普济方》卷一一五)

【组成】川芎四两　南星一两(裂)　半夏二钱半(姜制)　天麻半两(炮裂)　防风四两　何首乌四两(米泔水浸一宿,去皮)　甘松四两(洗净)　白芷六两(大者)　川乌半两(炮)　华阴细辛二两(净)　甘草二两　桔梗四两　桂半两(去皮)　皂角绚二斤四两(烧灰存性)　干姜一两(炮)

【用法】上为细末,蜜打糯米粉子为剂,用棒锤约打一千余锤,匀为丸,如芡实大。每服二三十丸,不拘时候。如风疾,左瘫右痪,口眼㖞斜,不省人事,筋骨疼痛,手足战动,芝麻汁或葱汤送下;头疼暗风,茶清下;肝肾攻冲,脾胃虚弱,温酒下;小儿天吊风,倒地不醒,浓煎姜汤下;冷气攻冲,心腹疼痛,生姜汤下;泻痢,甘草汤下;疟疾,乌梅汤下;风牙,细嚼填牙窍内;妇人血气风,当归汤下;小儿惊风,加轻粉少许,薄荷汤下;冲冒霜露,不伏水土,山岚瘴气,当噙化。常服之效,进饮食。

【主治】风疾,左瘫右痪,口眼㖞斜,不省人事,筋骨疼痛,手足战动;头疼暗风;肝肾冲攻,脾胃虚弱;小儿天吊风,倒地不醒;冷气冲攻,心腹疼痛;泻痢;疟疾;风牙;妇人血气风;小儿惊风;冲冒霜露,不伏水土,山岚瘴气。

89140　**黑神丸**(《普济方》卷一七二)

【组成】巴豆　血余灰　百草霜

【用法】上各分停,蜜为丸,如梧桐子大。每服五七丸。

【主治】积聚,宿食不消。

89141　**黑神丸**(《普济方》卷一七三)

【组成】木香一两　官桂二两　附子一两　当归二两　干姜二两　细墨一两　白术二两　荆三棱二两　陈橘皮四两(去白)　芫花四两(以醋炒)　巴豆二两(以好醋煮数沸,焙干,炒)　槟榔三两　硇砂半两(入面煮糊)　大黄半

两(入面煮糊)

【用法】上为末,用醋面糊为丸,如麻子大。如常服、化酒食,茶汤下三五丸;心腹胀,橘皮汤下;癥块,生姜汤下;妇人血气,红花酒下;多年厌食,干柿裹十丸,生姜汤下,临卧服。

【功用】消癥瘕,化酒食。

【主治】积聚,酒食毒,冷气膨胀,五膈噎气,妇人血气,多年厌食。

89142 黑神丸(《便览》卷四)

【组成】百草霜一两　巴豆五钱

【用法】上为末,面糊为丸,如绿豆大。每服九丸,煎红花汤下。

【功用】打死胎。

89143 黑神丸(《准绳·女科》卷四)

【异名】催生丸、益母丸。

【组成】益母草(研末)

【用法】上以粥为丸。妇人临月一日三次服之;催生,缩砂饮送下;生新血,去旧血,以白汤送下;虚者,煎白术、人参、陈皮汤送下。

【功用】催生易产,生新血,去旧血。

89144 黑神丸(《良朋汇集》卷四)

【组成】京墨一两(用水研)　飞罗面一钱二分　天麻(细末)二钱　佛面真金五贴　百草霜二钱(再研)

【用法】上为丸四十粒。每服一丸,用四物汤送下。

【主治】产后一切病症。

89145 黑神丸(《杂病源流犀烛》卷二十八)

【组成】葫芦巴　石菖蒲各四两　皂角(去皮弦)二钱

【用法】面糊为丸。每服一钱半。

【主治】少腹痛。

89146 黑神丸(《北京市中药成方选集》)

【组成】香墨八两　没药(炙)八两　天麻十二两　红花六两　当归六两　百草霜八两

【用法】上为细末,过罗,每十六两细末用神曲面三两三钱打糊为丸,湿重一钱七分,朱砂为衣。每服二丸,砸碎,温开水送下。

【功用】化瘀生新,活血定痛。

【主治】经期腹痛,胸胁胀满,产后头痛。

【宜忌】孕妇忌服。

89147 黑神丹(《杨氏家藏方》卷二)

【组成】天麻(去芦)　蔓荆子　川芎各一两　防风(去芦头)　藁本(去土)　白茯苓(去皮)各七钱　细辛三钱半(去叶土)　川乌头二钱半(炮,去皮脐尖)　牛膝(酒浸一宿)　荆芥穗　甘草(剉,炒)各三钱　香白芷　赤芍药各一两三分　白僵蚕(炒去丝嘴)　细松烟墨(烧,醋淬)各四钱

【用法】上为细末,炼蜜为丸,每一两作十丸。每服一丸,细嚼,温酒送下;荆芥汤亦得,不拘时候。

【主治】一切风气上攻,口眼不正,肌肉瞤动;偏正头疼,头风。

89148 黑神丹(《御药院方》卷十一)

【组成】黑附子(炮裂,去皮脐)一两　天麻(去芦头)　天南星(炮裂)　桂(去粗皮)　半夏(浆水煮,焙干)　麻黄(去根节)　干姜(炮)各半两　草乌头二两(炮裂,去皮脐)　白附子(炒黄色)半两　麝香(去毛,细研)一两　天雄二两(慢火上炙热,好酒内蘸,如此七返,令折药力,更用童便内蘸七返,撅一坑子约深五寸,先用热火坑内炙干,去火,坑内洒酒约半升,天雄在内,瓷碗盖定,周围泥了,不教漏气,冷定取出用之)

【用法】上各修制,共为细末,炼蜜为丸,如弹子大。发热、渴,用蜜水化服;欲出汗,热酒化服;汗病后胃脘硬,爱水,依前用蜜水化服一丸。

【主治】妇人产后大发热,消渴不止,烦躁不休,或汗病后胃脘硬、爱水者。

89149 黑神丹(《医方类聚》卷一一二引《烟霞圣效方》)

【组成】荞面六钱　川大黄一两　槟榔一对(拣尖用)　细墨四钱半

【用法】上为细末,用冷水和成,分作十三至十五丸,用文武炭轻火烧动。每服一丸。如服药人,住食一日,临卧,醋半盏浸药如泥,研如面糊相似,先吃一口醋,如服药后,又一口醋送下。

【主治】远年近日酒食积病。

【宜忌】但服白粥三二日,忌生硬物。

89150 黑神丹

《普济方》卷一六三。为《三因》卷十二"青金丹"之异名。见该条。

89151 黑神丹(《奇效良方》卷五十三)

【组成】诃子四个(炒)　黑牵牛(生)　巴戟(炒)各半两　甘遂三钱　赤小豆(生)四十九粒

【用法】上为细末,面糊为丸,如绿豆大。每服十丸,加至十五丸,用薄荷汤送下,不拘时候,次用水膏药。

【主治】大麻风。

89152 黑神散(《经效产宝续编》)

【异名】黑桂散(《圣济总录》卷一六〇)、蒲黄黑神散(《卫生家宝产科备要》卷四)。

【组成】雄黑豆(小者是,炒,去黑皮)二两　当归　芍药　甘草(炙)　干姜　蒲黄(用安石器内,炒赤色)　肉桂　熟地黄(温水洗)各等分

【用法】焙干为末。每服二钱,空心温酒调下。

【主治】死胎不下,产后血运,恶露不尽,腹痛。

❶《经效产宝续编》:热病死胎腹中。❷《圣济总录》:产后血气运闷,或身体肿满,发狂,泻痢,寒热。❸《普济方》:产后虚羸,脐腹冷痛,淋露不止,或恶物不下。

【加减】若三十岁以上生产少者,不用桂、姜,却以炒生姜、红花各二两。

【方论选录】❶《医方考》:方中蒲黄能逐败血,熟地、芍药、当归能养新血,干姜、肉桂能引新血而逐败血,甘草、黑豆能调正气而逐败气。❷《医方集解》:此足太阴、厥阴药也。熟地、归、芍之润以濡血,蒲黄、黑豆之滑以行血,桂心、干姜之热以破血,用甘草者缓其正气,用童便者散其瘀逆,加酒者,引入血分以助药力也。

89153 黑神散(《圣惠》卷六十七)

【组成】乱发二团(如鸡子大,烧令烟尽)　露蜂房三

分(烧令烟尽)　腻粉一分　突厥白三分(为末)　腊月猪脂一两

【用法】上为细末。用猪脂和令匀。以柳木篦子涂于疮上。

【功用】干疮,止痛,长肉。

89154　黑神散(《博济》卷五)

【组成】羌活(去芦)　黄耆　蔓荆子　狗脊(火燎去毛)　枳壳(麸炒,去瓤)　槟榔　栝楼(以盛尽药为度,不以个数,栝楼去子,留瓤用)各等分

【用法】上为末,入栝楼中,盛以砂盒或瓦罐子内,盐泥都封涂之,火煅通赤,候冷,取出药末,更别用药如后:荆芥子、白芜荑二味与前等分,木香减半,同前药为末。每服一钱,空心用茶或酒调下,一日三次。

【主治】肠风痔疾。

89155　黑神散(《圣济总录》卷二十七)

【组成】附子三两(去脐皮,烧令烟尽)　麻黄(去节)一两　桂(去粗皮)半两

【用法】上为细散。每服二钱匕,蜜汤调下。

【主治】阴毒伤寒。

89156　黑神散(《圣济总录》卷六十八)

【组成】栝楼(取端正者,纸筋和泥,通裹于顶间,留一眼子,煅存性,地坑内合一宿)

【用法】上去泥,为散。每服三钱匕,糯米饮调下,再服止。

【主治】吐血。

89157　黑神散(《圣济总录》卷七十)

【组成】白刺猬皮(烧灰存性)半两　人中白半钱

【用法】上为细散。每用少许,搐在鼻中。

【主治】鼻中及耳皆出血不止。

89158　黑神散(《圣济总录》卷七十七)

【组成】醋石榴一枚(擘破,炭火簇烧令烟尽,急取出)

【用法】上为散。每服二钱匕,用醋石榴一瓣,以水一盏煎汤调下。

【主治】肠滑久痢、久泻。

89159　黑神散(《圣济总录》卷九十七)

【组成】藁本(去土)　乌头(炮裂,去皮脐)　皂荚(酥炙,去皮子)　密陀僧(捣碎,研)各等分

【用法】上药入熨斗内用炭火烧黑,取出为散。每服二钱匕,入腻粉一筒子和匀,煎胡荽酒调下。

【主治】久下血。

89160　黑神散(《圣济总录》卷一三四)

【组成】白面不拘多少

【用法】上炒令焦黑,以纸倾在地上出火毒,候冷取研细。每用一匙头,新水调涂患处。热痛立止。

【主治】汤火所伤。

89161　黑神散(《圣济总录》卷一五五)

【组成】杉木节半斤(烧留性)　干姜一两(烧留性)

【用法】上为散。每服一大钱匕,温酒调下,不拘时候。

【功用】安和胎气。

【主治】妊娠内挟寒冷,腹中疠痛。

89162　黑神散(《圣济总录》卷一五九)

【组成】铛墨(研)一两　白芷(为末)二两

【用法】上为极细末。每服三钱匕,童便、酒、醋共一盏调下,未产再服。

【主治】产难气欲绝,及横生者。

89163　黑神散(《圣济总录》卷一六〇)

【组成】赤龙鳞(炒)　乱发(烧灰)　乌贼鱼骨(烧灰)各三分　桂(去粗皮)　干姜(炮)　延胡索　牡丹皮　芍药　诃梨勒皮　芎䓖各半两　当归(切,焙)　生干地黄(焙)各一两　水蛭(炒)一分

【用法】上为散。每服二钱匕,炒生姜酒调下;或炒生姜、黑豆,小便调亦得。

【主治】产后血运眼花,黑暗不见物。

89164　黑神散(《产育宝庆集》卷上)

【异名】下胎乌金散(《医略六书》卷二十九)。

【组成】桂心　当归　芍药　甘草(炙)　干姜(炮)　生地各一两　黑豆(炒,去皮)二两　附子(炮,去皮脐)半两

【用法】上为末。每服二钱,空心温酒调下。须臾,胎气温暖即自出。

【主治】热病胎死或胎损,体气虚寒,败血不散。

❶《产育宝庆集》:热疾胎死腹中,产妇舌色青者。❷《普济方》:败血不散,乍寒乍热。❸《医学心悟》:热病胎损,隆冬寒月体气虚寒者。

【宜忌】《医学心悟》:药性燥烈,不宜于热病。

【方论选录】《医略六书》:产妇跌扑触损,胎死腹中,故脐腹冰冷,而腹内绞痛,面赤舌青,乃为的确之候,较难产更危。熟地补肾滋血,疗损伤之冲任;肉桂温经暖血,消胎死之阴翳。赤芍破瘀降浊以下胎;蒲黄破瘀通经以逐胎。当归养血荣经,专润胎燥;草霜温经摄血,力送死胎。黑豆补肾解毒,勿伤产母;炮姜温中逐冷,立挽回阳。甘草调和胃气以缓中州也。为散,温酒调下,俾阴翳消散,则腹中无不温暖,而阳和焕发,死胎其能羁留于腹中乎?

【备考】《医略六书》有百草霜。

89165　黑神散(《产乳备要》)

【组成】驴护干不拘多少(以桑柴火烧,以刀刮取黑煤,更刮令尽)

【用法】上为细末,入真麝香少许。如才产了及觉血上冲心晕闷,取一钱以热酒和童便调下。

【功用】防晕备急。

89166　黑神散(《鸡峰》卷十四)

【组成】乌梅　干姜　大枣各等分

【用法】上同烧存性。每服一钱,空心温米饮调下。

【主治】冷热痢,脓血不止。

89167　黑神散

《卫生总微》卷十一。为原书同卷"蛛丹散"之异名。见该条。

89168　黑神散(《陈素庵妇科补解》卷三)

【组成】赤芍　桂心　归尾　干姜　蒲黄　白芷　香附　益母草　黑豆　生地　陈皮　红花　朴消　鹿角屑　童便

【主治】妊娠热病胎死腹中。母患热病至六七日以

后，病热势不解，脏腑积热熏蒸致胎难保，儿死胎冷，浆水里胀不能自出。

【方论选录】此方干姜、鹿角屑皆行血之品，辛热故也；赤芍、生蒲黄、归尾、红花、香附、陈皮皆破血行气之药；白芷能排痛；朴消能烂胎，咸寒涩能坠，使胎下行，且能行胞中之水而易出也。

89169 **黑神散**(《陈素庵妇科补解》卷五)

【组成】红花　蒲黄　归尾　桂心　乌药　白芷　生地　刘寄奴　灵脂　陈皮　甘草　川芎　香附　玄胡　干姜　琥珀

【主治】产后儿枕痛，久痛不治，变为癥瘕诸症，以致绝产者。

【方论选录】是方红花、蒲黄、延胡、寄奴、琥珀破血祛滞，干姜、桂心、灵脂温经散寒，乌药、陈皮、附米行气止痛，四物以去旧生新，则风冷除，血块消，而痛自解矣。

89170 **黑神散**(《杨氏家藏方》卷十三)

【组成】硫黄(碎)　密陀僧(碎)　黄丹各二两

【用法】上同炒令烟绝，细研为末。用少许掺之，一日二次。

【主治】漏疮。

89171 **黑神散**(《卫生家宝产科备要》卷七)

【组成】百草霜

【用法】上为细末。每服二钱，用米醋、童便各少许调成稀膏，沸汤浸至六分盏温服，服之即顺。

【功用】催生。

【主治】横逆生。

89172 **黑神散**(《百一》卷十三)

【组成】黄牛胫骨(带髓者，不以前后脚，用炭火烧，烟尽为度取出，用米醋浸，于地上盆复令冷)　真定器(炭火煅红，米醋淬十遍，以醒为度)

【用法】上各为细末，以黄牛胫骨末七分，定器末三分拌令匀。如是扑损，用好米醋调面，入药末打如稠糊，敷贴损处，上用纸三重封贴；如是骨折，于纸上更用竹片封扎，绢帛缠缚，不得换动；若初扑损，先以热酒调下二钱甚妙；伤在腰上，食前服；伤在腰下，食后服，日进二服。

【功用】接骨定疼。

【主治】打扑伤损，筋断骨折。

89173 **黑神散**(《妇人良方》卷十八)

【异名】大进黑神散(《产宝诸方》)。

【组成】熟干地黄　蒲黄(炒)　当归　干姜(炮)　桂心　芍药　甘草各四两　黑豆(炒，去皮)半斤

【用法】上为细末。每服二钱，酒半盏，童便半盏，同煎调服。

【主治】妇人产后恶露不尽，胞衣不下，攻冲心胸痞满；或脐腹坚胀撮痛，及血晕神昏眼黑口噤，产后瘀血诸疾。

【宜忌】《产宝诸方》：忌生水、菜果、油腻、毒鱼、湿面、咸酸腌藏、米食等。

89174 **黑神散**(《妇人良方》卷二十)

【组成】熟地黄一斤　陈生姜半斤

【用法】上拌，同炒干为末。每服二钱，产前乌梅汤调下；常服酒调；经脉不通，乌梅、荆芥酒调下。

【主治】产后血块，痛经，经行后腹疼，并经脉不调。

89175 **黑神散**(《妇人良方》卷二十)

【组成】当归　刘寄奴　苦梗各十二分　延胡索(别为末)　桂心　陈皮各四分　茯苓　芍药各八分

【用法】上㕮咀。以水一升，煮取八分，调延胡索末，空心服。

【主治】新产后腹痛，恶血不尽行；新产后七八日腹痛，两胁痛。

89176 **黑神散**(《医统》卷四十二引《简易》)

【组成】百草霜不拘多少(村居者佳)

【用法】上为细末。每服二钱，糯米煎汤下；喜凉水者，新汲水调服；如衄血者，少许吹鼻；皮破出血者、灸疮出血，掺之即止。

【主治】一切吐血，及伤酒食醉饱，低头掬损，吐血致多，并血热妄行口鼻出血，但声未失者。

89177 **黑神散**(《朱氏集验方》卷十三)

【组成】百草霜　蚌粉各等分

【用法】上为末。每服二钱，用糯米饮调下，侧柏枝研汁尤效速；鼻衄，搐一字；皮破、灸疮出血、舌上出血并干掺上立止。

【主治】伤损大吐血，或因酒食饱，低头掬损，吐血至多，并血妄行，口鼻俱出，但声未失。

89178 **黑神散**(《医方类聚》卷一四一引《王氏集验方》)

【组成】陈槐花　百草霜各等分

【用法】上为细末。每服二钱，空心、粥饮调下。数服立效。

【主治】久痢不愈。

89179 **黑神散**(《急救仙方》卷三)

【组成】白术　茯苓　甘草　茴香　桂　延胡索　生地黄　川芎　芍药　蒲黄　木香　白芷　当归

【用法】上为细末。每服二钱，食后酒调下。

【功用】散血行风。

【主治】妇人血风烂弦，或因产后月水不调，血冲瞳神，痛不可忍。

【宜忌】孕妇莫服。

89180 **黑神散**(《医方类聚》卷七十引《医林方》)

【组成】麻黄根四两(烧尽烟，存性，七分)　盆消二两(水少许化开，蘸一遍，水尽为度)　自然铜二两(烧红，小便蘸)　诃子肉半两　雄黄二两　红豆一钱　没药一两　乳香一两　萝卜子一两　良姜一钱　马兜铃二两(去隔)

【用法】上为细末。噙水，鼻内搐之。

【主治】目赤疼痛不可忍者。

89181 **黑神散**(《医方类聚》卷一八八引《烟霞圣效方》)

【组成】水蛭(瓦上焙存性)　天仙子(炮焦)　没药　乳香　羊胫腚骨(烧灰)各一两　大叶莴苣子　草薢　防风(去芦)　红芍药各二两　草乌头　自然铜　梧桐泪各半两(无梧桐泪，用硼砂代之用)

【用法】上为细末。每服一钱，温酒调下。一服定痛，二服接定，三服全可，觑病大小加减用之。

【功用】接骨续筋。

【主治】打扑损伤。

89182 **黑神散**(《医学纲目》卷二十二)

【组成】白术　芍药三钱　滑石五钱　黄芩二钱半　牡丹皮二钱半　人参　川芎　归尾　陈皮　荆芥各一钱　干姜一钱　甘草一些

【主治】产后发热,腹中痛,有块,自汗恶寒。

【备考】方中白术用量原缺。

89183 **黑神散**(《医学纲目》卷二十七)

【组成】郁李仁(去皮)　麻仁　槐角各七钱　枳实　皂角仁五钱(为末)　苍术　归尾　生地各三钱　大黄(炒)一钱

【用法】上分六帖,内三样仁另研,煎服。

【主治】产后痔作,疮有头如蒜头大,或下鲜血,或紫血,大便疼。

【备考】方中枳实用量原缺。

89184 **黑神散**

《普济方》卷三四八。即《圣惠》卷八十"黑圣散"。见该条。

89185 **黑神散**(《古今医鉴》卷十二)

【组成】当归　熟地　白芍(酒炒)　肉桂(去皮)各一两　甘草(炙黄)一两　沉香　棕灰(烧存性)　蒲黄(炒黑色)　没药各一钱　乳香三钱　赤芍一钱　血竭五分

【用法】上为细末。每服二钱,空心无灰好酒调下。

【主治】产后败血致诸疾。将产血多,儿食不尽,余血裹胎难产;临产用力太早,儿不及转,横生倒出;子死腹中,母必肢体冷痛,口角出沫,指甲青黑;产后胎衣不下,血晕眼花,起坐不得;血迷心窍,不能言语;败血乘虚散流,四肢浮肿;败血为害,口渴舌燥,乍寒乍热似疟;月中饮冷,败血凝聚,腹痛难忍,或致泻痢;败血入心,烦躁发狂,言语错乱,或见鬼神如癫;败血停留肢节间,遍身疼痛;败血流入小肠,小便出血;败血结聚,小便闭涩,大便艰难;恶露未尽,失而不治,又过酸咸收敛之物而崩漏;肺败鼻中气黑;败血冲心,喉中气急发喘;败血滞脾胃,心腹胀满,呕吐似翻胃。

【备考】《奇方类编》有炮姜,无白芍。

89186 **黑神散**(《痘疹全书》卷下)

【组成】当归　熟地　川芎　干姜(炒)　桂心　青皮　香附(童便制)　木香　黑豆(炒)

【用法】水、酒各半煎服。

【主治】孕妇出痘,正当甚时,有正产者。

89187 **黑神散**(《便览》卷四)

【组成】当归　熟地　白芍　甘草　蒲黄　干姜(炒黑)各一两　雄黑豆二两(炒有烟)　人参七钱　川芎五钱　香附五钱

【用法】上为末。每服三钱,温酒和童便调下。

【主治】胎前产后诸证。

【加减】热甚,减干姜,加黄芩。

89188 **黑神散**(《准绳·幼科》卷八)

【组成】龙胆草(剉)　青胆矾各等分

【用法】上用甘锅子一个,先入胆矾在内,次入龙胆草,用盐黄泥固济,留一眼子,周围用炭火烧,至眼子上断烟为度,放冷,取出研细,入麝香少许。如有患人,看疮内大小干擦贴之;牙疼,干擦牙根;有鲜血出并肿烂牙,擦之即愈。

【主治】小儿走马疳。

89189 **黑神散**(《寿世保元》卷七)

【组成】棕皮灰　玄胡索　当归(酒洗)　赤芍　白芍　生地黄　五灵脂各一两　蒲黄一两　熟地黄一两　香附米(炒)一两　干姜(炮)一两　沉香五钱　乳香五钱　大黑豆五钱　莪术五钱　红花五钱

【用法】上为细末。每服二钱,温酒、童便调下。

【主治】妇人产后一十八症。

89190 **黑神散**

《济阴纲目》卷十。为方出《证类本草》卷五引《杜壬方》,名见《产育宝庆集》卷上"神应黑散"之异名。见该条。

89191 **黑神散**(《幼幼集成》卷一)

【组成】上青桂　全当归　杭白芍　黑炮姜　怀熟地　大黑豆(炒)各五钱

【用法】水煎,酒兑服。

【主治】产后血晕,胸腹胀痛,气粗,牙关紧闭,两手握拳,血逆之证。

89192 **黑神散**(《仙拈集》卷二)

【组成】牙皂(烧存性,以烟尽为度)

【用法】上为末。每服一钱,烧酒调下。

【主治】胃脘剧痛,诸药不效。

89193 **黑神散**(《仙拈集》卷二)

【组成】穿山甲二两(烧存性)

【用法】上为末,入麝香少许。晚间勿食,至夜深腹空时调服,及鸡鸣再服。三日便能步履如常。

【主治】一切脚气。

89194 **黑神散**(《仙拈集》卷三)

【组成】当归　熟地　白芍　肉桂各一两　蒲黄　香附　玄胡　炮姜　五灵脂　大黑豆各八钱　沉香五钱

【用法】上为末。每服二钱,温酒、童便调下;或用酒糊为丸,重三钱,空心酒服。

【主治】妇人产后一十八症。

89195 **黑神散**(《产科发蒙》卷三)

【组成】火麻(五月五日取苗洗净,无灰好酒浸一时许,土器中烧存性,为末)

【用法】产讫服一钱,则无血晕之患。

【主治】产后血晕,眼花头旋,坐起不得,或痔血不尽,上逆耳鸣,或恶寒战慄,呻吟昏愦者。

89196 **黑神膏**(《御药院方》卷十)

【组成】当归一两　杏仁(汤浸,去皮尖)一百个　黄丹六两　柳枝二十握　桃枝二十握　血余(如鸡子大)二块　小油二十二两

【用法】上除黄丹外,入锅内以慢火熬两时辰,绵滤去滓,再入锅内熬令滴水成珠不散,入黄丹,用文武火熬成黑膏。

【主治】诸疮荣卫未腐,肿痛坚硬,焮赤不消。

89197 **黑神膏**(《普济方》卷三一四)

【组成】酒二大碗　皂荚一斤

【用法】皂荚去皮粒捣碎,用酒熬至半,滤去滓,再用前汁入银石器内熬成膏。随患处贴之。

【主治】诸般疮肿痛。

89198 **黑退消**(《中医外科学讲义》)

【组成】生川乌五钱　生草乌五钱　生南星五钱　生半夏五钱　生磁石五钱　公丁香五钱　肉桂五钱　制乳没各五钱　炒甘松三钱　硇砂三钱　冰片二钱　麝香二钱

【用法】上为细末,掺布于膏药上。敷患处。

【功用】《中医外伤科学讲义》:行气活血,驱风逐寒,消肿破坚,舒筋活络。

【主治】一切阴证,或半阴半阳之肿疡。

89199 **黑桂散**

《圣济总录》卷一六〇。为《经效产宝续编》“黑神散”之异名。见该条。

89200 **黑盐顶**(《串雅内编》卷三)

【组成】盐一升(纳粗瓷瓶中,将泥头筑实,先以糠火围烧,渐加炭火候烧透赤色,盐如水汁即去火,待凝,将瓶敲破取出用)　豆豉一升(熬煎)　桃仁一两(和麸炒)　熟巴豆二两(去心膜及壳,隔纸炒令油出,须生熟得中,焦则少力,生又损人)

【用法】上捣匀,入蜜为丸,如梧桐子大。每服三丸,须平旦时服最好。患时气,用豉汁及茶送下;患心痛,酒送下,入口便止;患血痢,米饮下,初变水痢后即止;患疟,茶饮下;患骨蒸,蜜汤下。凡服药后吐利,勿以为怪,吐利若多,服黄连汁止之。或遇耐药人服药不动者,更服一二丸。其药腊月合之,用瓷瓶封固,勿令泄气。

【主治】时气,心痛,血痢,疟疾,骨蒸。

【宜忌】服药后须忌口二三日;小儿、女子忌服。

89201 **黑铅丹**(《遵生八笺》卷十八)

【组成】(出山)黑铅一斤(将二蚕砂炒成末)　青盐六两　没食子四两　升麻二两　石膏八两　香附子四两(炒焦黑)　槐角子六两(炒为末)

【用法】先将柳木作锤,擂炒铅砂成灰末,加药六味共为末,铅盒收起。每日擦牙,擦过须含半晌,以酒汨出更妙,否则,用汤亦可。

【功用】乌须发,坚齿牙。

89202 **黑铅丹**

《成方切用》。为《医部全录》卷一五四“黑锡丹”之异名。见该条。

89203 **黑铅酒**(《圣济总录》卷一四六)

【组成】黑铅一斤

【用法】上以坩埚熔作汁,投酒一升,如此十数回,候酒至半升,去铅。顿服之。

【主治】中金石药毒。

89204 **黑铅酒**(《普济方》卷二八四)

【组成】黑铅一斤　甘草三两(微炙)

【用法】上用酒一斗,着空瓶之傍,先以甘草置在酒瓶内,然后熔铅投在酒瓶中,却出酒在空瓶内取出铅,依前熔后投,如此者九度,并甘草去之,只使酒,令病者饮醉寝。

【主治】发背及诸痈毒疮并发脑,疼痛侵溃。

89205 **黑铅散**(《圣济总录》卷九十九)

【异名】青金散(《普济方》卷二三九)。

【组成】黑铅沙子(画家银涂是也)

【用法】上为极细末。每服二大钱匕,五更初肉汁调顿服。

【功用】下虫。

【主治】寸白虫累取不尽,久令人面黄,心中如饥。

89206 **黑铅散**(《幼幼新书》卷二十五引《茅先生方》)

【异名】紫金散(《幼幼新书》卷二十五引《惠眼观证》)。

【组成】黄丹　蛇床子(炒令黑)　地龙(炒令黑)各半两　青矾一分(煅过)

【用法】上为末。每服一字,揩牙龈上,一日三次。

【主治】小儿走马牙疳。

89207 **黑铅散**(《普济方》卷四十九引《杨氏家藏方》)

【组成】黑铅半斤

【用法】大锅内熔成汁,旋入桑条灰,柳木搅令成沙,以熟绢罗为末,每日早晨,如常擦牙齿,后用温水漱在盂子内,取用其水洗眼。

【功用】乌髭鬓,明目,牢齿牙。

【主治】诸般眼疾,髭黄白者。

89208 **黑疸汤**(方出《杂病源流犀烛》卷十六,名见《中国医学大辞典》)

【组成】茵陈蒿四两(捣汁,取一合)　瓜蒌根一斤(捣汁,取六合)

【用法】上冲和,顿服之。必有黄水自小便中下,如不下再服。

【主治】黑疸。

89209 **黑消散**

《幻科指掌》卷三。为《准绳·幻科》卷二“黑散”之异名。见该条。

89210 **黑雪丹**(《疡科捷径》卷中)

【组成】冰片一分　食盐五分　干姜五分　玄明粉五分　月石二钱五分　朱砂五分　百草霜二钱五分　蒲黄二钱五分

【用法】上为细末。吹之。

【主治】心脾毒火所致的舌菌。舌间浑如豆粒,泛如莲子,饮食多妨碍,破溃翻花血不止。

89211 **黑雪膏**

《普济方》卷二九六。即《朱氏集验方》卷六引赵尚书方“墨雪膏”。见该条。

89212 **黑痔丹**(《增补内经拾遗》卷四)

【异名】引痔丹。

【组成】白矾二两　蟾酥四钱　轻粉四钱　信石一两

【用法】上为细末,入锅内,上用大瓷碗盖住,醋调,炭灰封固四周,火炼二时,候冷取出为末。唾津调涂痔上,每日温水洗三日,涂三次。

【功用】枯痔,引痔。

【主治】痔瘘。

89213 **黑散子**(《经效产宝》卷下)

【组成】鲤鱼皮三两(烧灰)　芍药　蒲黄各二两　当归　没药　桂心　好墨　卷柏　青木香　麝香各一两　金生墨半两　丈夫发灰半两

【用法】上为散,以新瓷器盛,密封,勿令失气。每服一钱匕,产后以好酒下。如血晕冲心,下血不尽,脐搅刺疼痛不可忍,血块癥疾甚,日加两服,不拘时候。

【主治】血晕冲心,下血不尽,脐搅刺疼痛不可忍。块血癥疾。

【宜忌】忌冷物果子黏食。

89214 **黑散子**

《圣惠》卷七十六。为《千金》卷五"黑散"之异名。见该条。

89215 **黑散子**(《博济》卷三)

【组成】藁本　升麻　皂荚(不蚛者烧灰存性)各半两　石膏一两半

【用法】上为散。卧时以手指蘸揩擦齿上,微漱,存药气。

【功用】牢牙去疳。

【主治】牙疳宣露。

89216 **黑散子**(《圣济总录》卷二十八)

【组成】腊月猪粪

【用法】上以新砂瓶子盛,瓦盖口,炭火烧令通赤,取出安地上出火毒,入乳钵研细。每服二钱匕,空心新汲水调下。服此令疮不出。

【主治】伤寒热病,初出豌豆疮三五个。

89217 **黑散子**(《圣济总录》卷四十六)

【组成】人参　丁香皮(剉)　泽泻　附子(炮裂,去皮脐)各半两　天仙藤　白豆蔻(去皮)各一两　釜墨一分

【用法】上都入瓶子内,以泥盖头,候干,用稻糠旋旋烧一日,去火放冷,细研为散。每服三钱匕,水一小盏,入姜、枣少许,煎至六分,温服。

【功用】止逆思食。

【主治】脾虚腹胀。

89218 **黑散子**(《圣济总录》卷一三九)

【组成】大黄三两半(童便浸三日,后用纸裹煨)　巴豆一两半(浆水浸七日,炒令黄)　半两钱四十九文(以铜线系,烧红,以酒五斤淬尽)　羊胫炭一握(七茎,米醋五斤淬尽用之)

【用法】上为细散。随伤损大小贴之,疼痛立止,更无瘢痕;妇人一切败血极者,可服一字,温酒调下。

【功用】出箭头,止血,止痛。

【主治】金疮,妇人一切败血极者。

89219 **黑散子**(《圣济总录》卷一四五)

【组成】香墨半两(煅,醋淬三遍)　乌头(烧灰留性)　芎䓖　败龟(醋炙)各一两　木香二两　赤芍药(酒浸,焙,剉)　桂(去粗皮)　没药(研)　自然铜(煅,醋淬七遍)　当归(片切,酒浸,焙)　地龙(去土,炒)　乳香(研)　骨碎补　白芷各一两半

【用法】上为散。每服二钱匕,热姜酒调下,不拘时候。

【主治】腕折,筋骨疼痛。

89220 **黑散子**

《幼幼新书》人卫本卷十引《庄氏家传》。即原书古籍本"黑散"。见该条。

89221 **黑散子**(《幼幼新书》卷二十九引《婴童宝鉴》)

【组成】枣子(去核)五十个　北矾一两(作小块子,每一个枣子入一块矾,麻皮缠定,烧留性,冷后用)

【用法】上为末。每服半钱,水调下。赤者,更入好茶半钱,白者不用。

【主治】赤白痢。

89222 **黑散子**(《幼幼新书》卷十七引丁时发方)

【组成】天南星　半夏　猪牙皂角　巴豆　白矾各等分

【用法】上入瓦罐子,用火煅存性。每用半钱,齑汁调下;或麦门冬、桑白皮汤入蜜下。

【主治】小儿涎壅,咳嗽吐逆。

89223 **黑散子**(《鸡峰》卷十八)

【异名】黑散(《圣济总录》卷十五)。

【组成】天南星一个(重一两)　不蚛皂荚二梃

【用法】上同入瓶子,烧令通赤,放冷,再入川芎、荆芥穗与烧药等分用,纳川芎减半,同杵为细末。腊茶清调下;蜜水亦可。

【主治】头风,痛不可忍。

89224 **黑散子**(《三因》卷十六)

【异名】百草霜散(《普济方》卷五十九)。

【组成】釜底煤(研细)

【用法】上醋调,敷舌上下,脱去更敷。能先决出血竟,敷之弥佳。

【主治】舌忽然肿破。

89225 **黑散子**(《传信适用方》卷一)

【组成】不蛀皂角(不拘多少,烧烟绝)四两　甘草一两(炙)

【用法】上为末。新汲水调下一钱,甚者加一钱。

【功用】解暑毒。

89226 **黑散子**(《卫生家宝产科备要》卷六)

【异名】琥珀黑神散(原书卷七)、琥珀黑散(《局方》卷九吴直阁增诸家名方)、琥珀卫生散(《魏氏家藏方》卷十)、黑琥珀散(《普济方》卷三五五)。

【组成】琥珀(别研细)　朱砂(别研)　京墨(煅通赤,放冷用)　血苗灰(即鲤鱼鳞灰也)　新罗白附子(炮裂)　百草霜(乃锅底上黑煤也)　黑衣(即灶额上煤也,倒挂者亦得,又谓之乌龙尾,蚕茧灰亦得)各半两　麝(别研,极细)　白僵蚕(剉,炒去丝嘴)　川当归(洗,去芦须,切,焙)各一分

【用法】上为末。每服二钱,炒姜温酒调下。

【功用】《局方》吴直阁增诸家名方:安神顺胎,散诸病。

【主治】❶《卫生家宝产科备要》:产后诸证。❷《局方》吴直阁增诸家名方:产妇一切疾病。产前胎死,产难,横生,逆生;产后胞衣不下,衣带先断,遍身疼痛,口干心闷,非时不语,血晕眼花,乍寒乍热,四肢浮肿,言语颠狂,乍见鬼神,腹胁胀满,呕逆不定,大便秘涩,小便出血;恶露未尽,经候未还,起居饮食,便不戒忌,血气之疾,聚即成块,散即上冲,气急心疼,咳嗽多唾,四肢虚热,睡惊盗汗,崩中败证,绕脐刺痛,或即面赤,即变骨蒸;产后鼻衄,口鼻黑色气起,喉中喘急,中风口噤。

89227 **黑散子**

《普济方》卷二十二。为《三因》卷十一"温中汤"之异名。见该条。

89228 **黑散子**(《普济方》卷二十二)

【组成】青州枣一斤　生姜一斤　厚朴一两　甘草一两五钱

【用法】上剉碎，同淹三日，慢火炒黑焦，置地上出火毒三日，为末。每服二钱，水一盏，煎七分，空心服。

【功用】补益脾胃。

89229　**黑散子**

《普济方》卷一三五。为《活人书》卷十六"霹雳散"之异名。见该条。

89230　**黑散子**(《普济方》卷三六八)

【组成】川大黄半两　麻黄(去根节)　川升麻　杏仁(去皮尖)　芍药　甘草

【用法】上慢火炒令黑色，为散。每服半钱至一钱，煎荆芥汤调下。

【功用】解邪热。

【主治】小儿伤寒。

89231　**黑锡丸**(《本事》卷二)

【组成】黑铅　硫黄各三两(谓如硫黄与黑铅各用三两，即以黑铅约八两，铫内熔化，去滓直净，尽倾净地上，再于铫内熔，以皮纸五重，撮四角如箱模样，倾黑铅在内，揉取细者于绢上罗过，大抵即损绢，须连纸放地上，令稍温，纸焦易之，下者居上，将粗铅再熔、再揉再罗，取细者尽为度，称重三两，即以好硫黄三两，研细拌铅砂令匀，于铫内用铁匙不住搅，须文武火不紧不慢，俟相乳入，倾在净砖上)　葫芦巴(微炒)　破故纸(炒香)　川楝肉(去核，微炒)　肉豆蔻各一两　巴戟(去心)　木香　沉香各半两

【用法】上将砂子研细，余药末研匀入碾，自朝至暮，以黑光色为度，酒糊为丸，如梧桐子大，阴干，布袋内挼令光莹。急用枣汤吞一二百丸，但是一切冷疾，盐酒、盐汤空心吞下三四十丸；妇人艾醋汤下。

【功用】调治荣卫，升降阴阳，安和五脏，洒陈六腑，补损益虚，回阳返阴。

【主治】丈夫元脏虚冷，真阳不固，三焦不和，上热下冷，夜梦交合，觉来盗汗，面无精光，肌体燥涩，耳内虚鸣，腰背疼痛，心气虚乏，精神不宁，饮食无味，日渐瘦悴，膀胱久冷，夜多小便；妇人月事愆期，血海久冷，恶露不止，赤白带下；及阴毒伤寒，面青舌卷，阴缩难言，四肢厥冷，不省人事。

【方论选录】《本事方释义》：黑铅气味甘寒入足少阴，硫黄气味辛热入右肾命门，舶上茴香气味辛温入肝肾，附子气味辛咸大热入心肾，葫芦巴气味辛温入肾，破故纸气味辛温入脾肾，川楝子性味苦微寒入手足厥阴，肉豆蔻气味辛温入脾，巴戟气味甘温入肝肾，木香气味辛温入手足太阴，沉香气味辛温入肾。此方主治元阳虚脱，痰逆厥冷，非重镇之药，佐以辛热之剂不能直达下焦，挽回真阳于无何有之乡，乃水火既济神妙之方也。

89232　**黑锡丹**

《普济方》卷一二〇。为《杨氏家藏方》卷九"黑锡丹"之异名。见该条。

89233　**黑锡丸**(《三因》卷七)

【组成】硫黄二两(椎如皂荚子大，候铅成汁，入硫黄在内，勿令焰起，候硫黄化，倾出于九重纸，纳入一地坑，以碗盖火出)　川楝子　黑铅(不夹锡者，先熔成汁)各二两　阳起石(煅)　木香　沉香　青皮(炒)各半两　肉豆蔻一两　茴香(炒)　官桂(去皮，不见火)　附子(炮，去皮脐)　葫芦巴(炒)　破故纸(炒)各一两　乌药(去木，剉)一分

【用法】上为细末，酒糊为丸，如梧桐子大。每服三五十丸至一百丸，食前浓煎人参、茯苓、姜、枣汤送下。

【主治】阴阳不升降，上热下冷，头目眩晕，病至危笃，或服暖药，僭上愈甚者。

89234　**黑锡丹**(《杨氏家藏方》卷九)

【异名】黑锡丸(《普济方》卷一二〇)、乌金丸(《普济方》卷一二〇)。

【组成】黑锡(四两，新铫中以火熔开，用香匙撇去锡滓，入硫黄半两同炒过，取出研为细末)二两　硫黄末二两(上二味加入铫中炼成汁，取下铫，候冷再见火，如此三次，候冷，研为细末)　舶上茴香(略炒)　附子(炮，去皮脐)　木香(略炒)　川楝子肉(炒)　破故纸(炒)　肉豆蔻(面裹煨)各一两

【用法】上为细末，却将黑锡末一处和匀，酒煮面糊为丸，如梧桐子大。每服五十丸，病势重加至一百丸，空心、食前温米饮送下。服完以少干物压之。

【主治】上实下虚，真元衰败，阳气耗损，阴气独盛，上喘气促，泄泻呕逆，自汗心忡，小便频数，一切虚寒。

89235　**黑锡丹**(《局方》卷五吴直阁增诸家名方引桑君方)

【异名】医门黑锡丹(《中药成方配本》)。

【组成】沉香(镑)　附子(炮，去皮脐)　葫芦巴(酒浸，炒)　阳起石(研细，水飞)　茴香(舶上者，炒)　破故纸(酒浸，炒)　肉豆蔻(面裹，煨)　金铃子(蒸，去皮核)　木香各一两　肉桂(去皮)半两　黑锡(去滓称)　硫黄(透明者，结沙子)各二两

【用法】上用黑盏，或新铁铫内，如常法结黑锡、硫黄沙子，地上出火毒，研令极细，余药并杵罗为细末，都一处和匀入研，自朝至暮，以黑光色为度，酒糊为丸，如梧桐子大，阴干，入布袋内，擦令光莹。每服三四十粒，空心姜盐汤或枣汤下；妇人艾醋汤下；风涎诸疾用此药百粒煎姜、枣汤灌之，压下风涎，即时苏醒。

【功用】❶《局方》吴直阁增诸家名方：克化饮食，养精神，生阳逐阴，消磨冷滞，除湿破癖，安宁五脏，调畅六腑。❷《医门法律》：升降阴阳，补虚益元，坠痰。

【主治】❶《局方》吴直阁增诸家名方：脾元久冷，上实下虚，胸中痰饮，或上攻头目彻痛，目瞪昏眩；及奔豚气上冲，胸腹连两胁，膨胀刺痛不可忍，气欲绝者；及阴阳气上下不升降，饮食不进，面黄羸瘦，肢体浮肿，五种水气，脚气上冲；及牙龈肿痛，满口生疮，齿欲落者，兼治脾寒心痛，冷汗不止；或卒暴中风，痰潮上膈，言语艰涩，神昏气乱，喉中痰响，状似瘫痪，曾用风药吊吐不出者；或触冒寒邪，霍乱吐泻，手足逆冷，唇口青黑；及男子阳事痿怯，脚膝酸软，行步乏力，脐腹虚鸣，大便久滑；及妇人血海久冷，白带自下，岁久无子，血气攻注头面四肢；兼疗膈胃烦壅，痰饮虚喘，百药不愈者。❷《医门法律》：真元虚惫，阳气不固，阴气逆冲，三焦不和，冷气刺痛，饮食无味，腰背沉重，膀胱久冷，夜多小便；及阴证阴毒，不省人事。

【方论选录】《成方便读》：欲补真阳之火，必先回护真阴，故硫黄、黑铅二味，皆能入肾，一补火而一补水，以之同炒，使之水火交恋，阴阳互根之意；而后一派补肾壮阳之药，暖下焦逐寒湿，真阳返本，阴液无伤；寒则气滞，故以木香理之；虚则气泄，故以肉果固之；用川楝者，以肝肾同居下焦，肝有内火相寄，虽寒盛于下，恐肝家内郁之火不净耳。故此方治寒疝一证，亦甚得宜。

【备考】《普济方》引《海上方》无阳起石，有巴戟天；《普济方》引《如宜方》无木香。

89236 **黑锡丹**(《朱氏集验方》卷八)

【组成】黑锡(洗，熔了去渣) 硫黄(透明者，结沙子) 附子各二两 破故纸(酒浸，炒) 肉豆蔻(面裹煨) 茴香(炒) 金铃子(蒸熟，去皮核)各一两半 木香 沉香各一两

【用法】上用新铁铫内，如常法结黑锡、硫黄沙子，地上出火毒，自朝至暮，研令极细，余药并杵罗为细末，一处和停入研，酒糊为丸，如梧桐子大，阴干，入布袋内擦令光莹。每服五七十丸，空心姜盐汤或枣汤送下；妇人艾醋汤下；如一切冷疾，盐酒、盐汤空心下三四十丸；急用，枣汤吞一二百粒，即便回阳。

【功用】调治荣卫，升降阴阳，补损益虚，回阳返阴。

【主治】丈夫元脏虚冷，真阳不固，三焦不和，上热下冷，耳内虚鸣，腰背疼痛，心气虚乏，饮食无味，膀胱久冷，夜多小便；妇人月事愆期，血海久冷，恶露不止，赤白带下；及阴毒伤寒，四肢厥冷，不省人事。

89237 **黑锡丹**(《普济方》卷三七七)

【组成】黑锡二两(同水银半两，慢火结沙子) 粉霜 铁粉(各细研)各半两 麝香一分(细研) 天南星一两(炮，取末)

【用法】上同研匀，滴水为丸，如黍米大。每服十丸，煎竹叶汤送下。

【主治】癫痫及诸痫，胞络涎盛。

89238 **黑锡丹**

《医宗必读》卷六。为《幼幼新书》卷九引《养生必用》“至圣来复丹”之异名。见该条。

89239 **黑锡丹**(《辨证录》卷下)

【组成】黑锡(一两，舶硫黄末一两和入熔化，结成沙，研细)五钱 熟附子五钱 肉桂 沉香 小茴香 檀香各三钱 肉果(煨)三钱 阳起石(煨)五钱 葫芦巴三钱 广木香(煨)三钱 干姜一钱 白蔻三钱 川楝肉五钱 紫丁香二钱

【用法】上为细末，米糊为丸，如梧桐子大，阴干，用青布袋盛，擦光如银亮收住。每服四十九丸或三十二丸，淡姜汤送下。

【主治】中风痉症，痰鸣气喘。

89240 **黑锡丹**(《医部全录》卷一五四)

【异名】二味黑锡丹(《饲鹤亭集方》)、黑铅丹(《成方切用》)。

【组成】黑铅 硫黄各二两

【用法】上将铅熔化，渐入硫黄，候结成片，倾地上出火毒，研至无声为度。

【主治】❶《医部全录》：口疮。❷《医方集解》：阴阳不升降，上盛下虚，头目眩晕。

89241 **黑锡丹**(《镐京直指》)

【组成】熟地六钱 青盐四分 附子一钱五分 萸肉三钱 磁石四钱(煅) 桂心八分(冲) 沉香八分(冲) 硫黄一钱(制) 怀牛膝三钱 小茴香一钱 胡桃肉四枚(盐水炒) 黑铅一两

【功用】摄纳肾气。

【主治】痰迷神倦，喘促脉弱，肾阳不纳，防见头汗，乃孤阳上脱之虞。

89242 **黑锡散**(《百一》卷二十)

【组成】黑锡一斤(熔成汁，入桑柴白灰十两同炒，令锡尽为度，又入青盐四两，再炒少时，候冷为末，瓷瓶内封，地下埋五日，取出入下项药) 升麻 细辛各一两 诃子四两

【用法】上炒令黑色，同前后药末一处拌匀，如牙药用百日，自然黑；如要急用，每日揩牙，用好酒灌嗽，只一月见效。

【功用】乌髭鬓。

89243 **黑锡煎**(《圣济总录》卷一三一)

【组成】黑锡一斤

【用法】先熔令浮，乘热研成泥，以无灰酒一斗，煎锡至三升，瓷瓶中盛。每服一盏，调生甘草末二钱匕，日三服。甚者五七遍愈。

【主治】发背、发脑疼痛侵溃。

89244 **黑膏子**(《医方类聚》卷一九二引《新效方》)

【组成】麻油 猪脂各半斤 巴豆(去壳)二十一粒 蓖麻子肉一百粒 斑蝥十八个(去头翅足，各切碎)

【用法】上同煎令焦黑，滤去滓，取净油调大风子一味，调末敷之。若治头疮，先以温齑汁洗去疮痂，敷之。

【主治】脓窠痛疮，脓水浸淫不绝；头疮。

89245 **黑膏子**

《普济方》卷三六一。为《千金》卷五“黑散”之异名。见该条。

89246 **黑膏汤**(《医略六书》卷二十六)

【组成】生地一两 淡豆豉三钱(盐水炒) 河柳三钱(砂糖炒)

【用法】水煎，去滓温服。

【主治】伤温鼻衄，脉浮数者。

【方论选录】温邪内发，营阴暗伤，故鼻衄不止，天癸适来适断焉。淡豆豉发少阴之汗；河柳散营分之邪；生地壮水制热以止血衄也。水煎，温服，使邪热外解，则营血内和而血室宁静，经脉蓄泄有权，何有衄血不止，天癸适断之患乎。

89247 **黑膏药**(《准绳·疡医》卷六)

【组成】防风 荆芥 连翘 大黄 黄连 黄芩 黄柏 当归 赤芍药 玄参 紫金皮各一两 木鳖子 白芷 杏仁 桃仁 生地各五钱 地芫荽 黄花菀 侧柏叶 地薄荷 猪猕苧各二两 乳香 没药 儿茶 大黄 当归各一两 杉皮炭 枫香 龙骨(煅) 赤石脂(煅) 血竭 樟脑各五钱 孩儿骨(煅) 朱砂 水银各二钱半 麝香

五分

【用法】上将后十五味为末，将前二十一味铡碎，水煎熬浓汁，滤去滓再煎，令汁如饧样，入猪油二斤，慢火熬令汁干，入光粉一斤，旋入，搅至黑色成膏，滴水中成珠，可丸不粘手为度，次入黄蜡二两熔化，出火毒数日，再微熬，熔入乳香后十五味末，搅匀，油纸摊贴。

【主治】杖疮及诸疮。

89248　**黑鲫膏**(方出《千金》卷二十二，名见《三因》卷十五)

【组成】鲫鱼(破腹，勿损，纳白盐于腹中，以针缝之，于铜器中火上煎之令干)

【用法】上为末。敷疽疮中；无脓者，以猪脂和敷之。小疼痛，无怪也，十日愈。

【主治】❶《千金》：久疽。❷《三因》：附骨疽，肿热，未破已破，或脓出不愈。

89249　**黑鹤散**(《圣济总录》卷一二〇)

【组成】青盐四两　血余一分　皂荚五分　地骨皮一分　荆芥三十束(去梗)

【用法】上入瓦罐子内，盐泥固济，用炭火煅烟青为度，放冷出药细研。每用半钱，揩齿，良久，温水漱之。

【功用】牢牙，乌髭鬓。

【主治】牙断肿痛，宣露有血。

89250　**黑糖散**(《仙拈集》卷三)

【组成】陈米糖(即饧也，烧成炭)

【用法】上为末。每服三钱，黄酒童便下。

【主治】经闭干血劳。

89251　**黑霜丸**(《鸡峰》卷十四)

【组成】巴豆一个(去油)　百草霜三钱匕

【用法】上研令匀，汤浸蒸饼为丸，如芥子大。水泻，冷水送下一丸；霍乱吐泻不定者，同蝉壳一个为末，冷水调下一丸。

【主治】吐泻霍乱。

【宜忌】忌热物。

89252　**黑癣药**(《银海指南》卷三)

【组成】青葱　杏仁　松香

【用法】松香、杏仁等分研，大管青葱将二味装满，入陈菜油内浸透，烧，研细。临用麻油调，或凤凰油调。

【主治】湿毒眼癣，满面脓窠。

89253　**黑八宝丹**(《千金珍秘方选》)

【组成】川黄连八分　梅片八分　人中白一钱　马勃一钱　西瓜霜二钱　麝香一分　橄榄炭二钱　硼砂五分　雄鼠粪一钱　广尖五分　灯草炭五分

【用法】上为细末，瓷瓶收贮。吹之。

【主治】一切喉症。

89254　**黑三棱丸**

《普济方》卷一七三。即《圣惠》卷四十九"京三棱丸"。见该条。

89255　**黑牛黄丸**(《痘疹传心录》卷十七)

【组成】羚羊角　牛黄各一钱　天竺黄一钱八分　朱砂　胆星各二钱　珍珠七分　雄黄各一钱八分　麝香七分　京墨(煅存性)一钱　犀角七分　冰片二分　琥珀一钱　金箔五十张

【用法】上为末，用钩藤、甘草各三两煎成膏，为丸，带润，称四分重一丸，黄蜡固。薄荷汤化下。

【主治】小儿急慢惊风，痰涎壅盛。

89256　**黑牛髓煎**(《饮膳正要》卷二)

【组成】黑牛髓半斤　生地黄汁半斤　白沙蜜半斤(炼去蜡)

【用法】上和匀，煎成膏。空心酒服。

【主治】肾虚弱，骨伤败，瘦弱无力。

89257　**黑布药膏**(《中医皮肤病学简编》)

【组成】老黑醋250克　五倍子100克　蜈蚣一条　蜂蜜100克

【用法】上药炼成黑色稠膏。用时先将黑膏涂在蟹足肿上，再贴上黑布，每日换一次。

【主治】瘢痕疙瘩。

89258　**黑归脾丸**(《饲鹤亭集方》)

【组成】熟地四两　人参　冬术　茯神　枣仁　远志各二两　黄耆一两五钱　当归一两　木香　炙草各五钱　桂元　生姜各一两　大枣五十枚

【用法】炼蜜为丸服。

【功用】《中药成方配本》：补脾益肾，养心宁神。

【主治】心肾不交，劳伤过度，精血虚损，怔忡健忘，惊悸盗汗，发热体倦，食少不眠，肠红痔血，三阴亏损，疟疾不愈，及妇人带下。

【备考】《中药成方配本》：将熟地、龙眼肉、枣子同焗烂，枣子焗烂后去皮核，与诸药打和晒干研末，用生姜煎汤泛丸，如绿豆大，约成丸十五两。每日二次，每次二钱，开水吞服。

89259　**黑归脾汤**(《银海指南》卷三)

【组成】归脾汤加大熟地

【用法】加生姜、大枣，水煎服。

【主治】阴虚血少。

89260　**黑生肌散**(《青囊立效秘方》卷一)

【组成】川文蛤炭一两　乌梅炭一两　生石膏三两

【用法】乳至无声。

【功用】收口。

【主治】对口、搭背，脓毒已尽，四边毫无红肿。

【宜忌】若毒未尽，误用过早，反致护毒，焮疼复作。

89261　**黑白神丹**(《医级》卷八)

【组成】大鳗鲡一条　积久瓦便壶一个(先用甘草、黑大豆汤浸七日后再换汤浸，如此七次)

【用法】鳗须斤外者，清水养之五日，装入壶内，箬扎口，黄泥厚涂，炭火围煅，须煅半周时，俟冷敲出，取鳗碱炭，研极细，煮枣去皮核为丸，此为黑神丹。或以箬扎口后，用重汤两昼夜，取起研极细，以鳗捣烂为丸，为白神丹。每日服二钱，开水送下。

【主治】阴虚劳损。

89262　**黑发仙丹**(《串雅内编》卷三)

【组成】熟地一斤　苡仁　山药　桑叶各八两　白术　生何首乌各二两　巨胜子　白果各三两　黑芝麻四两　北五味二两　花椒一斤　乌头皮四两　胡桃肉三两　参片三两(无亦可)

【用法】炼蜜为丸。每服五钱,开水送下。

【功用】黑发。

89263 **黑发仙丹**

《串雅内编》卷三。为《石室秘录》卷四“黑须仙丹”之异名。见该条。

89264 **黑地黄丸**(《保命集》卷下)

【异名】地黄丸(《活法机要》)。

【组成】苍术一斤(泔浸) 熟地黄一斤 川姜冬一两,夏五钱,春七钱

【用法】上为细末,枣肉为丸,如梧桐子大。每服一百丸至二百丸,食前米饮汤或酒送下。

【功用】《医方集解》:健脾补肾。

【主治】❶《保命集》:阳盛阴虚,脾肾不足,房室虚损,形瘦无力,面多青黄而无常色。❷《兰台轨范》:脱血脾寒。

89265 **黑红软膏**(《赵炳南临床经验集》)

【组成】黑豆油二钱 京红粉二钱 利马锥二钱 羊毛脂一两四钱 凡士林八两

【用法】外用薄敷。

【功用】软坚杀虫,润肤,脱厚皮,收敛止痒。

【主治】淀粉样变(松皮癣)、牛皮癣(白疕)、神经性皮炎(顽癣)等慢性肥厚性皮肤病。

【宜忌】急性皮肤病、对汞过敏不宜用,因含汞剂不宜大面积使用。全身性用药时可分区交替外用,或间日外用。

89266 **黑豆饮子**(《圣惠》卷七十九)

【组成】黑豆一合 小麦一合 蒲黄一合 吴茱萸半两(汤浸七遍,焙干微炒)

【用法】以水二大盏,煎至一盏二分,去滓,分温四服,不拘时候。

【主治】产后赤白痢久不断,头面身体皆肿。

89267 **黑豆油膏**(《赵炳南临床经验集》)

【组成】5%黑豆油 15%氧化锌

【用法】直接涂于皮损处。

【功用】止痒,使角质还原。

89268 **黑豆神方**(《医部全录》卷三三三引《身经通考》)

【组成】何首乌(用黑豆九制)八钱 当归(酒洗) 五加皮 骨碎补(刮去毛,蜜水拌蒸) 生地 青皮(去瓤) 杜仲(姜汁炒断丝) 远志(去骨) 甘草(水浸一宿,炒) 附子(童便制,姜制,甘草制) 巴戟(酒洗,去骨) 枣仁(炒) 琐阳(酥油涂,炙) 紫梢花(去骨)五钱 枸杞子 槐角各一两 蒺藜(酒拌蒸,去刺) 肉苁蓉(酒洗,去膜) 蛇床子(酒拌蒸) 牛膝(酒蒸) 青盐二两 金樱子(去毛) 破故纸(微炒)各六钱

【用法】上药入水二十碗,煎至十碗,滓再煎十碗,共药汁二十碗,用黑豆十五碗拌浸蒸晒,以药汁完为干。

【功用】延年种子。

【加减】年少者去巴戟、附子、琐阳、紫梢花。

89269 **黑豆神散**(《病机沙篆》卷下)

【组成】黑豆半斤(炒,取皮) 川芎 当归 芍药 生地 姜 桂 甘草 蒲黄

【用法】上为末。每服二钱,童便和酒下。

【主治】闪扑伤痛。

89270 **黑豆浸酒**(《圣惠》卷四十四)

【组成】黑豆五合(炒令熟) 熟干地黄三两 杜仲二两(去粗皮,炙,微炒) 枸杞子一两 羌活一两 牛膝三两(去苗) 仙灵脾二两(去粗皮,炙微黄) 当归一两 石斛二两(去根) 侧子二两(炮裂,去皮脐) 茵芋二两 白茯苓二两 防风三分(去芦头) 川椒一两半(去目及闭口者,微炒去汗) 桂心一两 芎䓖三分 白术三分 五加皮一两 酸枣仁一两(微炒)

【用法】上细剉,用生绢袋盛,以酒二斗浸,密封,经十日后开。每于食前暖一中盏服之。

【主治】元气衰虚,风湿腰痛牵引,流入腿胫。

89271 **黑豆浸酒**(《圣惠》卷六十四)

【组成】黑豆一升(炒熟) 白花蛇一条(重五两,酒浸,炙微黄) 大麻仁二升(蒸熟) 五加皮五两(剉) 苍耳子五两(酥炒微黄) 牛蒡子一升(酥炒微黄)

【用法】上捣碎,以生绢袋盛,用好酒三斗,纳入瓷瓶中,封头,浸经七日开瓶。每于食前暖一中盏服之。

【主治】风肿,无问冷热。

89272 **黑豆浸酒**(《圣济总录》卷八)

【组成】黑豆一升(拣紧小者净淘)

【用法】上用酒五升,同入瓶中密封,用灰火煨,约至酒减半,即去豆取酒。每服二合至三合,空心及临卧时饮。

【主治】中风手足不遂。

89273 **黑豆煎膏**

《普济方》卷二四〇。即《圣济总录》卷八十一“黑豆煎”。见该条。

89274 **黑花蛇散**(《金鉴》卷十五)

【组成】麻黄一两(炙) 黑花蛇六钱(即乌蛇,酒浸) 天麻 白附子 干姜 川芎 附子(制) 草乌各五钱(泡,去皮) 蝎梢三钱五分

【用法】上为细末。每服一钱,热黄酒调下,一日二次。

【主治】破伤风,痰盛抽搐,身凉。

89275 **黑附子丸**(《圣济总录》卷七)

【组成】附子(生,去皮脐) 乌头(生,去皮脐) 虎胫骨(涂酥炙) 五灵脂(炒) 防风(去杈) 桂(去粗皮) 海桐皮(剉) 地龙(炒) 狼毒(生,去芦头,用猪血浸一宿,炙干) 自然铜(煅,醋淬七遍)各四两

【用法】上为细末,炼蜜为丸,如芡实大。每服一丸,烂嚼,空心、日午临卧温酒送下。

【主治】瘫痪中风及妇人血风。

89276 **黑附子汤**(《保婴撮要》卷三)

【组成】附子(炒,去皮)三钱 木香 人参各一钱五分 白附子一钱 甘草(炙)五分

【用法】上为散。每服三钱,加生姜五片,水煎服。若手足既温,即止后服。

【主治】慢脾风四肢厥冷。

89277 **黑附子汤**

《准绳·幼科》卷二。为《直指小儿》卷二“黑附汤”之异名。见该条。

89278 **黑附子散**(《医略六书》卷二十五)

【组成】附子三两(焙黑)　滑石三两(姜汁炒)　半夏二两(姜汁制)　瞿麦二两(姜汁炒)　通草一两半

【用法】每服三钱。加生姜三片,灯心三茎,煮汤去滓,入盐少许调服。

【功用】补火通淋。

【主治】冷淋涩痛,憎寒,脉弦细者。

【方论选录】附子补火御冷,炮黑更能燥脬中之湿;滑石通闭利窍,姜制力可御脬中之寒;半夏燥湿却水;瞿麦利水通淋;通草利小水以快小便也。生姜以散之,灯心以利之,二味煎汤,少入盐花送下,使之速归水府,则寒回春谷而憎寒自退,溲溺通调,淋数涩痛无不瘳矣。此补火通淋之剂,为冷淋涩痛憎寒之专方。

89279　黑矾甘油(《中医皮肤病学简编》)

【组成】黑矾(硫酸亚铁)20克　槐米(槐花)60克　甘油适量

【用法】上将黑矾打碎,在铁锅内加热,倒入槐花,搅动五至十分钟,视黑矾发泡热化,槐花深棕色时倒出,研末。用时取10克,加甘油15~20毫升,呈黑色糊剂,外涂伤口。

【主治】下肢溃疡。

89280　黑矾洗剂(《中医皮肤病学简编》)

【组成】蛇床子30克　苦参30克　黑矾30克

【用法】煎后熏洗阴部。

【主治】阴部瘙痒。

89281　黑弩箭丸(《瑞竹堂方》卷二)

【组成】两头尖　五灵脂各一两　没药(另研)　当归　乳香各三钱(研)

【用法】上为细末,醋糊为丸,如梧桐子大。每服十丸至五十丸,临卧温酒送下。

【主治】风湿证。

【宜忌】忌油腻、湿面;孕妇勿服。

89282　黑牵牛散

《普济方》卷二九一。为《杨氏家藏方》卷十二"神秘散"之异名。见该条。

89283　黑须仙丹(《石室秘录》卷四)

【异名】黑发仙丹(《串雅内编》卷三)。

【组成】熟地一斤　万年青三片(小用五片)　桑椹一斤　黑芝麻八两　山药二斤　南烛皮四两　花椒一两　白果一两　巨胜子三两(连壳用)

【用法】炼蜜为丸。每服五钱,早、晚用酒送下。

【功用】黑发。

89284　黑将军散(《古今医鉴》卷七)

【异名】大黄汤(《济阳纲目》卷七十)。

【组成】大黄(酒炒)

【用法】上为末。清茶调下;或用酒浸,九蒸九晒,为末,水丸如绿豆大。每服百丸,食后临卧清茶送下。

【主治】痰火太盛,眩晕难当。

89285　黑神散子(《医方类聚》卷二五八引《保童秘要》)

【组成】麻黄一分(去节)　川大黄半分(剉)　杏仁一分(去皮尖)

【用法】上以麸同炒黑色,去麸为末。每服半钱,温酒调下。

【主治】小儿壮热。

89286　黑逍遥散(《医宗己任篇》卷一)

【组成】逍遥散加熟地

【用法】水煎,去滓,微微温服。

【主治】肝胆两经郁火,以致胁痛头眩,或胃脘当心而痛,或肩胛绊痛,或时眼赤痛,连太阳,无论六经伤寒,但见阳症;妇人郁怒伤肝,致血妄行,赤白淫闭,砂淋崩浊等症。

【方论选录】《医略六书》:任劳多郁,亏损肝脾,致经气不调,经行失其常度而崩漏不已焉。生地壮水滋阴,兼能凉血止血;白术健脾燥湿,即可止漏定崩;白芍敛阴和血;当归养血归经;柴胡升阳解郁;茯苓渗湿和脾;甘草缓中和胃也。

89287　黑桑椹膏(《北京市中药成方选集》)

【组成】黑桑椹一百六十两

【用法】将桑椹水煎三次,分次过滤去滓,滤液合并,用文火煎熬,浓缩至膏状,以不渗纸为度,每两膏汁兑炼蜜一两成膏,瓶装二两。每服三至五钱,开水冲下,一日二次。

【功用】滋补肝肾,聪耳明目。

【主治】肾虚肝旺,目暗耳鸣,津液枯燥,少年鬓白。

89288　黑琥珀散

《普济方》卷三五五。为《卫生家宝产科备要》卷六"黑散子"之异名。见该条。

89289　黑蒲黄散(《陈素庵妇科补解》卷一)

【组成】蒲黄(炒黑)　阿胶(炒)　当归　川芎　白芍(炒)　熟地　生地(炒)　丹皮　荆芥(炒黑)　地榆(炒黑)　香附(醋炒)　棕灰　血余末

【功用】清热凉血,升阳补阴。

【主治】血崩。

【加减】实热者,脉沉数而实且滑,证属有余,本方去当归、熟地、香附,加知母(盐水拌炒)一钱,黄芩(炒)一钱,川连(姜汁拌炒)八分;虚寒者,脉沉迟而涩,两尺细,症属不足,本方去丹皮、生地、地榆,加人参、白术各一钱,炙草五分;过服凉药,致生内寒,或脾气虚寒甚者,少加桂、附以引血归经;因怒动肝火,左关弦洪,右尺数,本方去熟地、当归,加柴胡、丹皮、黑栀子,甚者,加龙胆草;因脾气郁结,血不归经,右关沉数而涩,左关浮而略滑,本方去荆芥、熟地,加柴胡、黑栀子、甘草;因惊动血者,左寸沉而涩,右尺细伏,本方去荆芥、川芎、香附,加茯神、远志、麦冬、枣仁;因悲哀太过,心系急,以致血崩者,右寸沉微而迟,左寸数滑,本方去熟地、荆芥,加桔梗、石莲肉、天冬、麦冬;因劳役过度者,右关沉而微,左关滑数,手足倦怠,少气,本方去荆芥,加参、耆、术、草;因阳虚下陷者,左右关寸微而涩,短气,不思食,兼泄泻,前阴后阴俱病,本方去地榆、荆芥、丹皮、生地,加参、术、耆、草、茯苓、广皮、半夏;有瘀血者,两尺沉而实,滑而有力,血来腹痛,本方去白芍、生熟地、阿胶,加赤芍、五灵脂(炒令烟尽)、红花、蒲黄(半生半炒);因湿热者,脾虚湿聚,湿生热,热则引血妄行,两尺沉数而细,本方去芍药、生熟地,少加当归,配茯苓、泽泻、黄柏(酒炒黑)、知母(盐水炒);因风热相搏,引火而致血崩者,左关浮数,本方去熟地、当归,加生地、荆芥、薄荷、防风、秦艽;因痰涎郁遏胸膈,清气不升,浊气不降,血不能归隧道致血崩者,右关滑,右寸沉涩,本方去熟地、芎、归、芍，加二陈、沉香、枳壳；因房劳太久，损伤经络致血崩者，两尺微，欲绝，本方去川芎、荆芥，加杜仲、川断；因大小新产后，气血虚惫，下床劳动太早致血崩者，两尺沉微无力，左寸微而涩，或见芤脉，本方去荆、榆、丹、附，加四君子、黄耆、山药；有七七数终五十以外，忽血崩不止者，两尺浮洪而软，饮食不进，大便或溏，不可凉药涩止，本方去荆芥、川芎，加四君子、升麻、柴胡、黄耆。

89290 **黑蔹软膏**（《赵炳南临床经验集》）

【组成】白蔹10克

【用法】用10%黑豆油软膏，加到100克，直接涂于皮损处。

【功用】收敛，止痒，还原角质。

【主治】《中医皮肤病学简编》：神经性皮炎。

89291 **黑马蹄香散**（《普济方》卷一六三）

【组成】马蹄香（焙干）

【用法】上为细末。每服二三钱，如正发时，用淡醋调下，少时刻吐出痰涎为效。

【主治】哮齁、久嗽。

89292 **黑牛续地饮**（《顾松园医镜》卷十四）

【组成】黑豆　牛膝（生用）　续断　生地　当归　玄胡　丹皮　赤芍

【主治】瘀血腰痛，痛有定处，转动若锥刀之刺，日轻夜重，小便利，大便黑，脉涩者。

【加减】如因闪挫跌扑，转舒不便，呼吸作痛者，可加乳香、没药；如不效，脉沉有力，痛甚者，或再加桃仁、大黄（韭菜汁炒）。

89293 **黑风羚羊饮**

《金鉴》卷七十七。为《秘传眼科龙木论》卷二“羚羊角饮子”之异名。见该条。

89294 **黑龙妙化膏**（《古今医鉴》卷十三）

【组成】川乌一两　草乌一两　当归一两　白芷一两　赤芍一两　生地一两　熟地一两　两头尖一两　官桂一两　三棱一两　莪术一两　穿山甲一两　木鳖子（去壳，净仁）一两　巴豆（去壳）一百个　蓖麻仁一百个

上剉碎，用香油二斤，浸三日，文武火熬至焦黑，滤去滓，将油再熬至半炷香，下黄丹炒黑色一斤，研，同熬，以柳条搅不住手，滴水成珠，不散为度，取出入后药

乳香一两　没药一两　木香各一两　麝香二钱　五灵脂一两

【用法】上为细末，入内搅匀，瓷器盛之。量疾大小，用五倍子染过狗皮，摊贴半月，一易制药，二三个月有效。

【主治】癖块血积、气积、痞积、食积。

【宜忌】忌食羊鱼等肉发物。

89295 **黑白安胎散**（《万氏女科》卷一）

【组成】白术一两　熟地一两

【用法】水煎服。

【主治】胎动。

【方论选录】此方妙在用白术以利腰脐，用熟地以固根本，药品少而功同专，此以取效神也。

89296 **黑白附子丸**（《普济方》卷三十六引《卫生家宝方》）

【组成】白附子　黑附子（炮，去皮）　白术　白茯苓各等分

【用法】上为末，面糊为丸，如梧桐子大，蚌粉为衣。每服三十丸，用麻油于手心内磨动，次滴水和油吞下。少时便吃粥一小碗即吐，吐止可服补胃药，随老少神效。

【主治】翻胃。

89297 **黑发香头油**（《外科百效全书》卷六）

【组成】何首乌　墨斗草　白芷　细辛　甘松　三奈　排草　生地黄　桑椹　侧柏叶　红豆　良姜　黑枣　核桃肉

【用法】香油久浸极妙，或芭蕉叶同胶枣蒸油擦。

【功用】乌发。

89298 **黑色疽疮膏**（《赵炳南临床经验集》）

【组成】群药：白芷三钱　当归五钱　玄参五钱　黄耆五钱　防风五钱　甘草三钱　生地五钱　蛇蜕二钱　血余三钱　蜂房五钱　穿山甲三钱　杏仁五钱

面药：樟丹三钱　乳香五钱　轻粉三钱　红粉二钱　冰片二钱　米珠一钱　麝香一钱　没药五钱　血竭二钱　儿茶五钱　龙骨三钱

其他：松香三两五钱　黄蜡二两　香油一斤

【用法】将群药放在香油内浸泡约一周后，置文火煎熬滚开，至群药炸成焦黄色，过滤去滓，加入松香、黄蜡，待溶匀后离火稍冷却后入药面，搅拌均匀，冷凝即成。用时贴敷患处。

【功用】回阳生肌，化腐提毒。

【主治】慢性溃疡，结核性溃疡。

【宜忌】阳证疮面慎用；对汞过敏者禁用。

89299 **黑豆生姜汤**（方出《圣惠》卷四十五，名见《普济方》卷二四四）

【组成】黑豆一合　生姜一两（切）　杉木节二两　沉香一两　紫苏茎叶二两　槟榔二两　童便三升　木瓜二两（干者）

【用法】上剉细，先炒黑豆、生姜令熟，后入小便并诸药，煎至二升，去滓，暖一小盏服，不拘时候。

【主治】脚气冲心，烦闷气喘，坐卧不得。

89300 **黑豆汁渍方**（《圣济总录》卷一四〇）

【组成】黑豆

【用法】浓煮汁，渍之。

【主治】恶刺。

89301 **黑枣丁香散**（方出《种福堂方》卷三，名见《医学从众录》卷三）

【组成】大黑枣七个（去核，每个内入丁香一只，煮烂去丁香）

【用法】上将枣连汤空心服。七服见效。

【主治】胃寒呕吐，兼治寒疟。

89302 **黑枣胡椒散**（方出《种福堂方》卷三，名见《医学从众录》卷三）

【组成】大黑枣（去核，每个中间入胡椒七粒，仍将枣包好，炭火上锻焦黑存性）

【用法】上为末。每服三四分，陈酒送下，三四服必愈。加木香、枳壳、红花、当归、五灵脂少许更妙。

【主治】心口胃脘痛。

89303 **黑虎子惊药**(《永乐大典》卷九七八引《王氏手集》)

【组成】天麻　蝎尾　京墨　白附子　龙脑　麝香各一钱　真珠(末)半两　金银箔各十片

【用法】上为细末,以白面十钱,滴井花水调作薄生糊,为丸如芡实大、或樱桃大。每服一丸,薄荷汤化下。

【主治】急慢惊风,天钓似痫者。

89304 **黑狗头骨散**(《圣惠》卷六十七)

【组成】黑狗头骨一两(炙令微黄)　天灵盖一两(涂酥炙令黄)　生牛皮一两(烧灰)　天南星一两(炮裂)

【用法】上为细散。每服二钱,以温酒下,一日三四次。

【主治】打扑损疮,多时不愈。

89305 **黑香四神散**(《妇科大略》)

【组成】香附四两　陈皮　乌药各二钱　甘草一钱　生姜　大枣

【主治】气盛瘀血。

【备考】方中生姜、大枣用量原缺。

89306 **黑神黄耆散**(《急救仙方》卷四)

【组成】京墨　黄牛角一只　蛇蜕一条(全)　槟榔三个　猪牙皂角十个　穿山甲　蔓荆子各一两　黑狗脊一两(去毛)　黄京子半两　枳壳半两

【用法】上为末,以瓜蒌五个去子,入药在内,用新瓦瓶盛之,后用黄泥封固,火煅烟尽再入没药、青木香末各一钱、白芜荑末半两、荆芥末一两,同前药末拌匀。每服二钱,胡桃酒下,一日三次,茶亦可。

【主治】痔证。

【备考】方中京墨用量原缺。

89307 **黑髭揩齿散**(《圣惠》卷四十一)

【组成】莲子草　鸡肠草　熟干地黄　马齿苋　酸石榴皮　海盐　青胡桃皮　没石子各一两　丁香半两　川升麻半两(末)　麝香一分(细研)

【用法】上为末,用春大麦面为饼子,装入瓶子内,密盖口不令透气,烧通赤候冷,捣细罗为散,入麝香、丁香、升麻同研令匀,每日早晨及夜卧时,常用揩齿。

【功用】黑髭。

89308 **黑了脱敏洗剂**(《中医皮肤病学简编》)

【组成】黑面神 62 克　了哥王 62 克　蛇泡勒 62 克　乌桕叶 62 克　地胆头 62 克　十大功劳 62 克　明矾 25 克

【用法】上切碎。加水 6 升,煎一二小时,用于外洗。

【主治】漆性皮炎。

89309 **黑布化毒散膏**(《赵炳南临床经验集》)

【组成】黑布药膏　化毒散软膏各等分

【用法】上混合均匀,外敷患处。

【功用】清热聚毒,化腐提脓。

【主治】疖痈初起,多发性毛囊炎,或已溃脓肿,周围皮肤浸润明显者。

【宜忌】凡疮面渗出液较多者慎用。

89310 **黑豆馏油软膏**(《外伤科学》)

【组成】黑豆馏油(或糖馏油)5 克(或 10 至 20 克)　羊毛脂 30 克　凡士林 100 克

【用法】上调匀,直接外涂皮损处,每日 2 至 3 次。

【功用】溶解角质,止痒。

【主治】慢性及亚急性皮肤病变。

遇

89311 **遇仙丹**(《三因》卷十五)

【组成】人参　紫参各一两　苦参　白僵蚕(去嘴)各二两

【用法】上为末,白面糊为丸,如梧桐子大。每服三十丸,食前温盐汤吞下,一日二次。次服疏风散。

【主治】大风癞疾,肌肉不仁,皮肤疡溃,鼻梁塌坏。

89312 **遇仙丹**(方出《百一》卷十八引孔世贤方,名见《妇人良方》卷十七)

【组成】朱砂　雄黄各一钱半　蓖麻十四个(去皮)　蛇蜕一尺

【用法】上为细末,浆水饭为丸,如弹子大。临产时,先用椒汤淋渫脐下,次安药于脐内,用蜡纸数重敷药上,以阔帛系之。须臾即生,急取下药。一丸可用三遍。

【功用】催生。

【主治】《东医宝鉴·杂病篇》:横逆产恶候,及死胎不下。

89313 **遇仙丹**(《朱氏集验方》卷六引陈必胜方)

【组成】陈皮(去白)　良姜　吴茱萸(洗)　石菖蒲　半夏(汤泡七次)　白姜　五灵脂　胡椒各半两　斑蝥二十一个(去翅足,同糯米、巴豆炒)　巴豆二十一粒(去壳,同斑蝥炒)

【用法】上为细末,醋糊为丸,如绿豆大。每服十丸,熟水或姜汤送下。

【主治】一切积滞。

89314 **遇仙丹**(《婴童百问》卷九)

【组成】牵牛三斤　大腹子三斤　锡灰二两(炙干,为末)　大黄四两　雷丸四两　青木香　鹤虱各二两　干漆二两　皂角四条

【用法】后四味煎水,用粟米煮粥,初用牵牛末,次用大腹末,三用锡灰,四用大黄,五用雷丸,六用青木香和剂为丸,如梧桐子大。每服五七丸,用姜汤熟水送下。

【功用】取诸积,进饮食,除病悦颜色。

【主治】积虫气块,五劳七伤,赤白痢疾,便血注下,皮黄水肿,十般气,十一般恶虫。

【宜忌】伤寒、孕妇不可服。

89315 **遇仙丹**

《摄生众妙方》卷一。为《松崖医径》卷下“秘传万病遇仙丹”之异名。见该条。

89316 **遇仙丹**(《摄生众妙方》卷四)

【异名】一粒金丹。

【组成】腽肭脐二钱　阿芙蓉二钱　片脑三分　朱砂三分　麝香一分　晚蚕蛾一分

【用法】上为末,放瓷碗内,别用水酒二钟,将射干草不拘多少入酒内,煎至八分,然后倾于碗内,放水面,以炭火滚四五次,取出为丸,如梧桐子大,金箔为衣。每服一丸,用砂糖或梨嚼烂送下,五七日服一次。

【功用】润三焦,补精气,安五脏,定魂魄,壮筋骨,益元阳,宽胸膈,暖腰膝,止疼痛,黑须发,牢牙齿,明眼目,返

老还少，行走轻健。

【主治】五劳七伤，或因饥饱酒食生冷过度，伤其脾胃，心腹胀满，呕吐酸水，面黄肌瘦，饮食减少，肠腹痃块，病初未觉，日久成大患者；男女诸般劳嗽，吐痰吐血，翻胃转食，咳逆风壅，痰涎冷泪，鼻流清涕，水泻痢疾，心腹疼痛，酒疸食黄，水气宿食不化，左瘫右痪。

【临床报道】山岚瘴气：《医统》：王经略于开通元年赴广东安抚，在任忽患山岚瘴气，肚腹胀满，无药可治，遍榜召医。时有一道人揭榜，云能治此病，随付药一丸，服之后取下一条，形如蛇，长尺许。疾病随痊。

89317 **遇仙丹**(《医统》卷七十八)

【组成】槟榔 牵牛末各一斤 大黄半斤 三棱 莪术各四两(醋煮) 木香二两

【用法】上为末，皂角膏为丸，如梧桐子大。每服四十丸，壮弱加减，五更初茶清送下。如未通，再吃温茶助之，尽了，白粥补之。

【功用】❶《医统》：下虫积恶物。❷《景岳全书》：追虫逐积，利癖消痰。

89318 **遇仙丹**(《痘疹传心录》卷十五)

【组成】黑丑(头末)四两 大黄 三棱 蓬术 牙皂 茵陈 枳壳 槟榔各四两 木香一两

【用法】上为末，用大皂荚打碎去子，煎浓汁，煮面糊为丸，如绿豆大。每服一钱五分，白汤送下。

【功用】《全国中药成药处方集》济南方：去虫消积。

【主治】❶《痘疹传心录》：诸般积聚。❷《全国中药成药处方集》济南方：气滞癥瘕，痰涎壅盛，反胃吐酸。

【备考】《全国中药成药处方集》济南方有广皮。

89319 **遇仙丹**(《国医宗旨》卷一)

【组成】绵纹大黄一斤(绵纸包裹，水湿过，用好酒一碗，净水一碗，注锅内，上以竹架，大黄于中，瓷盆密盖，勿令泄气，慢火徐蒸之，候酒水尽，取出去纸，切片晒干，为末) 连珠巴戟一斤(水洗净，捶，去心，研取净末)

【用法】二味和匀，生姜自然汁调和，晒干碾末，酒糊为丸，如绿豆大。壮者每服七八十丸，次三五十丸，临卧白汤送下。

【主治】痰症。

89320 **遇仙丹**(《飑后方》)

【组成】茵陈 槟榔 牙皂 三棱 莪术 枳壳 广木香各五钱 萝卜子一两 牵牛(头末，半生半熟)四两

【用法】大皂角煎水，打面糊为丸。每服三钱，茶送下。如血蛊，先服红花、桃仁、三棱、莪术、桂枝、芒消、大黄、甘草各等分，水煎服，后服此丸。

【主治】蛊症并气膈胀、食积。

89321 **遇仙丹**(《何氏济生论》卷五)

【组成】槟榔一两 木香一两 大皂角一两 黑丑(头末)一两五钱

【用法】上为末，皂角煎水为丸。每服三钱，茶清送下。

【主治】七十三般虫积。

89322 **遇仙丹**(《证治汇补》卷二)

【组成】白黑丑(头末)二两 槟榔一两 三棱 蓬术各五钱 牙皂三钱

【用法】上为末，糖拌。小儿一钱，大人三钱，空心糖汤送下。是日绝食，待虫下行，然后用薄粥汤。

【功用】《医略六书》：导饮杀虫。

【主治】❶《证治汇补》：虫症。❷《医略六书》：虫症，腹中坚实，腹痛肠鸣，脉沉紧有力者。

【方论选录】《医略六书》：白丑、黑丑导积逐饮，三棱、莪术破结攻坚，川椒温中杀虫，牙皂通窍杀虫。拌之以糖，诱虫争咂，蒸之以饼，药力得醇，下以糖汤，乃投虫所好，而易于蠢动下出也。此导饮杀虫之剂，为积饮生虫、坚实肠鸣之专方。

【备考】《医略六书》有川椒，无槟榔。

89323 **遇仙丹**(《傅青主男女科》)

【组成】生军六两 槟榔 三棱 莪术 黑丑 白丑各三两 木香二两 甘草一两

【用法】水为丸。遇发日清晨，温水化三四丸，寻以温米饮补之。

【主治】❶《傅青主男女科》：疟疾。❷《医门八法》：内伤饮食。

【宜忌】忌生冷、鱼腥、荞面。孕妇勿服。

89324 **遇仙丹**

《惠直堂方》卷三。为《瑞竹堂方》卷五“遇仙无比丸”之异名。见该条。

89325 **遇仙丹**(《串雅补》卷二)

【组成】黑丑(头末)一斤 生大黄一斤 牙皂三两 鸡心槟榔四两

【用法】上为细末，水泛为丸。每服三钱，姜汤送下。

【功用】追虫去积。

89326 **遇仙丹**

《串雅补》卷二。为原书同卷“八仙串”之异名。见该条。

89327 **遇仙丹**

《医学集成》卷三。为《苏沈良方》卷四引《灵苑方》“神保丸”之异名。见该条。

89328 **遇仙丹**(《青囊立效秘方》卷一)

【组成】净红升一两 生石膏二两 水飞桃丹二钱 银珠一钱

【用法】研至无声。

【功用】提毒，去脓脱腐。

89329 **遇仙丹**

《青囊秘传》。为原书同卷“解毒丹”之异名。见该条。

89330 **遇仙方**(《得效》卷十二)

【组成】老杉木(烧灰)

【用法】入腻粉、清油调敷。

【主治】小儿风热，外肾焮赤肿痛，日夜啼叫，不数日退皮如鸡卵壳，愈而复作。

89331 **遇仙方**(《医学纲目》卷十二)

【组成】附子(炮，去皮脐) 川乌(炮，去皮脐) 当归(酒浸，焙) 川芎 羌活 肉苁蓉(酒浸，炮) 杜仲(去皮，炒去丝，姜汁制) 黄耆 白蒺藜(炒去刺) 白术 人参 川牛膝(酒浸，焙，去芦) 防风 天麻(去苗) 白茯苓 萆薢 狗脊(炒去毛) 续断 独活 肉桂(去粗皮)

赤芍各一两　虎胫骨二两半(酥炙)

【用法】上切细,以生绢袋盛之,用无灰酒浸,密封瓶口,春三日,夏二日,秋七日,冬十日,取出晒,焙干为末,酒糊为丸,如梧桐子大。每服五十丸,空心用浸药酒一盏送下。

【主治】诸般痛风,手足艰难,筋骨疼痛,口眼㖞斜,言语謇涩。

【宜忌】忌生冷、油腻、豆腐、面食、发风之物。

89332　**遇仙汤**(《普济方》卷三四六)

【组成】当归　桂心各半两　白芷　甘草各三分

【用法】上㕮咀。水煎,食前热服。

【主治】恶露不快,肠痛满胀;或血室有冷滞不快者。

89333　**遇仙膏**(《直指》卷二十二)

【组成】川五灵脂　白芷　贝母各半两　当归二钱半

【用法】上剉细,柳枝切二十四寸,麻油六两,同上药入瓷铫一宿,慢火煎,柳枝搅药,色稍焦,入肥白巴豆二十一粒,木鳖仁(碎)五个,搅煎令黑,顿冷炉,生绢滤,再暖,入蜡半两熔尽,再顿冷炉,入净虢丹二两半,更换柳枝急搅,候色黑,滴入水如珠,入乳香、没药末各二钱,拌和,倾入瓷器候凝,覆泥地三日。贴服皆好。

【主治】痈疽、发背、毒疮等。

89334　**遇仙膏**(《医方类聚》卷七十引《经验秘方》)

【组成】炉甘石七两(用黄连剉碎,又用童便一大碗,浸黄连一宿,用砂锅一片,坐于火上,置甘石,上再用锅一片盖以煅红,时时蘸连水,水尽,取甘石细研如腻粉,称五两,黄连用三两)　当归一两　乳香三钱　轻粉二钱　麝香半钱　黄丹(水飞,干)二钱　乌鱼骨(去皮)半两　硇砂四钱(温水半盏化开,澄去渣垢,用水煮干,刮药下,称二钱)　白丁香粉一两

【用法】上为极细末,用好蜜二斤,于铜锅内熬数沸,去蜡,称二十两,再下锅,速令人以竹片搅至赤色,下甘石,次下丹,余药相合,时时下药尽,成膏子,倾银器内。每用皂角子大一块,水半盏,化开温洗。

【主治】眼疾。

89335　**遇仙膏**(《遵生八笺》卷十八)

【组成】豨莶草　海风藤　大半夏　蓖麻子　麻黄　川乌　草乌　南星　羌活　桂枝各四两　独活　细辛　玄参　当归　荆芥　金银花各一两

【用法】以上用真香油七斤,葱汁、生姜汁各二碗半,浸煎药一宿,用铜锅文武火熬煎,药色不易黑,必待滴油变黑,去滓;每药油一斤,下飞过好丹九两,候成膏,再加白水煮过松香一斤,黄蜡一斤,化搅匀,气温方入:没药、乳香、木香、轻粉、胡椒各四两,白芥子一斤,五味研为细末,入膏内,每膏一斤,入蟾酥五钱。厚纸缎绢摊贴。肉痒出冷汗方去之。

【主治】风湿骨节疼痛,或痰核肿痛,皮肤麻木,瘙痒,一切风疾。

【加减】如牙疼,去轻粉。

89336　**遇仙膏**(《疡科选粹》卷八)

【组成】当归四两　白芷四两　两头尖四两　穿山甲二十五个　巴豆(研)　蓖麻子各一百二十粒(研)　土鳖二十一个(去壳)　麻油一斤　黄丹十两(水飞,炒)　乳香　没药　轻粉　血竭　麝香各四钱

【用法】上两头尖等俱剉,入香油一斤内浸,春五、夏三、秋七、冬十日,入锅内熬白芷焦色,将锅取下温冷,用生绢滤去滓,再文武火熬,下黄丹,用桃、柳枝不住手搅,滴水不散,不老不嫩,入松香五两,搅匀,取下锅冷,乃下轻粉、麝香、血竭、乳香、没药搅匀用。贴用火烘手,熨膏药上一百余手,出汗妙。若痢疾及二便秘结,贴脐中;咳喘,贴肺俞穴。

【主治】无名肿毒,痈疽,发背,痞块,疮疡,痢疾及二便秘结、咳喘。

89337　**遇明丸**(《御药院方》卷十)

【组成】皂角三斤(二斤烧成灰,装在新瓷罐内,用瓷碟盖口,不令出烟,不用碟子后,用纸二张,水湿过,盖罐口,纸干罐冷为度)　何首乌(去粗皮)六两　牵牛头末三两(黑白各半)　薄荷叶(去土)三两

【用法】上为细末,后用皂角一斤,热水浸软,去皮弦子,用瓢,以酒二升,搓揉成浓汁,用新布滤去滓,入面一匙,同熬成膏子,入上四味为丸,如小豆大。每服二十丸。食后煎生姜汤送下,渐加至三十丸,一日一次。

【功用】清神水,行滞气,下流饮。

【主治】风痰,头目昏眩,视物䀮䀮,目见黑花飞蝇。

89338　**遇春仙**(《传信适用方》卷下)

【组成】丁香　沉香　檀香　麝香各一钱　香附子半钱

【用法】饮酒时投少许壶内。

【功用】解酒。

89339　**遇仙无比丸**(《瑞竹堂方》卷五)

【异名】遇仙丹(《惠直堂方》卷三)、遇仙无比丹(《疡科选粹》卷四)。

【组成】白术(生)　槟榔(生)　甘草(生)　牵牛(一半生一半炒)　郁李仁(汤浸,去皮)　密陀僧　斑蝥(糯米炒,去皮足翅,不用米)　防风各等分

【用法】上为末,面糊为丸,如梧桐子大。每服二十丸,早、晚煎甘草、槟榔汤送下。至月后觉腹中微痛,于小便中取下疬子毒物,有如鱼目状。已破者自合,未破者自消。

【主治】瘰疬。

89340　**遇仙无比丹**

《疡科选粹》卷四。为《瑞竹堂方》卷五"遇仙无比丸"之异名。见该条。

89341　**遇仙立效散**

《局方》卷六吴直阁增诸家名方。为《传信适用方》卷二"遇仙立效饮子"之异名。见该条。

89342　**遇仙如意丸**(《普济方》卷一一五引《瑞竹堂方》)

【异名】遇仙如意丹(《医统》卷三十)。

【组成】白茯苓(去皮)　陈皮(去白)　青皮(去瓤)各一钱　丁香　木香　人参各二钱　白术(煨)　白豆蔻仁　缩砂仁　官桂(去皮)　京三棱(炮)　石菖蒲(炒去毛)　远志(去心)　广茂(炮)各三钱　干山药半两　甘草(去皮)少许　香附子三两　牵牛头末八两

【用法】上为细末,好醋为丸,如梧桐子大。每服一百

二十丸，看老幼虚实加减丸数，临卧温水送下。气蛊水蛊，每服三百丸，一服立消。此药微利三五行，欲止脏腑，但吃凉水一口便住。利后服甘露散补之。

【主治】❶《普济方》引《瑞竹堂方》：治诸风疾病，及患恶疮；妇人月事不见，产后腹中恶物，气蛊，水蛊。❷《奇效良方》：气积，气胀，痃癖，水蛊。

【宜忌】凡食不可太饱，可食粥五七日。忌生冷、硬物、酒、肉、鱼、面。

【加减】若风疾，加地骨皮一两。

89343　遇仙如意丹

《医统》卷三十。为《普济方》卷一一五引《瑞竹堂方》"遇仙如意丸"之异名。见该条。

89344　遇仙补寿丹(《医学入门》卷七)

【组成】蝙蝠十个(捣烂，晒干)　紫黑桑椹四升(取汁，滓晒干)　杜仲　童子发各六两　天门冬三两　黄精(蜜蒸晒九次)　何首乌　熟地　川椒各四两　枸杞　当归各二两(为末)　旱莲草　秋石丹　玄胡索(各为末)各四两

【用法】用桑椹汁拌三味，晒蒸三次，酒煮三味，打糊为丸，如梧桐子大。每服不拘多少，随便饮下。

【功用】补经络，起阴发阳，开三焦，闭精气，消五谷，益血脉，安五脏，除心热，和筋骨，去盗汗，驻颜乌发，轻身健体，夜视有光。

【宜忌】忌萝卜。

89345　遇仙雄黄丹

《普济方》卷三五七。为原书同卷"朱雄丸"之异名。见该条。

89346　遇仙立效饮子(《传信适用方》卷二)

【异名】遇仙立效散(《局方》卷六吴直阁增诸家名方)。

【组成】御米壳(择净，炒黄)　川当归(去土)四两　甘草各二两(炒)　赤芍药　酸榴皮　地榆各一两(炒)

【用法】上为粗散。每服三大钱，水一盏半，煎七分，去滓，空心温服。小儿量大小加减。

【主治】诸般恶痢，或赤或白，或脓血相杂，里急后重，脐腹绞痛，或下五色，或如鱼脑，日夜无度，或噤口不食，诸药不效者。

【宜忌】忌生冷、油腻、腥臊物。

遏

89347　遏火汤(《辨证录》卷四)

【组成】人参　白术　生地各五钱　玄参一两　甘草一钱　知母一钱　天花粉二钱　陈皮五分　神曲一钱　丹皮五钱

【用法】水煎服。

【主治】忍饥过劳，伤胃动火，忽然发狂，披发裸形，罔知羞恶。

89348　遏汗丸(《石室秘录》卷二)

【组成】桑叶一斤　熟地二斤　北五味三两　麦冬六两

【用法】上为末，炼蜜为丸。每日五钱或一两，白滚水送下。

【功用】滋肾清肺。

【主治】肾火有余，肾水不足，头顶汗出，徒用止汗之药，以致目昏而耳痛。

89349　遏炎散(《辨证录》卷十二)

【组成】熟地一两　玄参　地骨皮　麦冬各五钱　北五味子　甘草各一钱　贝母五分　炒枣仁五钱

【用法】水煎服。

【主治】妇人肾水亏虚，怀孕至三四月，自觉口干舌燥，咽喉微痛，无津以润，以致胎动不安，甚则血流如经水。

遗

89350　遗花散(《青囊秘传》)

【组成】轻粉　飞东丹　牙皂各等分

【用法】上为细末。天花出在左眼，吹右耳；天花出在右眼，吹左耳。

【主治】小儿痘出目中。

89351　遗尿散(《成方制剂》3册)

【组成】粉萆薢(盐炒)500克　益智仁(盐炒)25克　朱砂25克

【用法】上制成散剂。口服，一次5克，一日2次。

【功用】暖肾，涩尿。

【主治】睡中遗尿。

【临床报道】小儿遗尿症：《世界中西医结合杂志》[2007，2(7)：387]遗尿散敷脐治疗小儿遗尿症30例，结果：痊愈3例，有效24例，无效3例。

89352　遗溺汤(《脉症正宗》卷一)

【组成】黄耆二钱　白术一钱　干姜八分　益智一钱　五味十粒　升麻三分　柴胡三分　山药一钱

【主治】下陷遗溺。

89353　遗精丸(《内外验方秘传》卷下)

【组成】熟地炭三两　白芍二两　沙蒺藜二两　制首乌二两　杜仲一两　旱莲草二两　党参三两　山药二两　丹参二两　金樱子三两(去毛)　五倍子二两(去毛)　桑螵蛸二两　莲须二两　赤石脂八钱　明矾四两　牡蛎粉二两　乌贼骨二两　煅龙骨二两　韭菜子二两

【用法】上为末，以芡实粉四两打糊为丸。每服三钱，淡盐汤送下。

【主治】男子遗精。

89354　遗山牢牙散(《卫生宝鉴》卷十一)

【异名】牢牙散(《普济方》卷三六六)。

【组成】茯苓　石膏　龙骨各一两　寒水石　白芷各半两　细辛三钱　石燕子一枚(大者；小者用一对)

【用法】上为末。早晨用药刷牙，晚亦如之。

【功用】固齿。

89355　遗忘双痊丹(《石室秘录》卷一)

【组成】人参三两　莲须二两　芡实三两　山药四两　麦冬三两　五味子一两　生枣仁三两　远志一两　菖蒲一两　当归三两　柏子仁(去油)一两　熟地五两　山茱萸三两

【用法】上为末，炼蜜为丸。每服五钱，早、晚用白滚水送下。半料两症俱痊。

【主治】遗精、健忘。

89356 **遗粮清髓汤**(《顾氏医径》卷六)

【组成】仙遗粮 炙皂荚 生槐蕊 当归 赤芍 白鲜皮 威灵仙 大风藤 忍冬藤 薏仁 花粉 山甲 蜂房 荆芥 刺蒺藜 粉萆薢

【主治】梅疮。

【加减】无汗,加麻黄;体虚,加人参;再以疮发部位酌加引经药一二味。

【宜忌】忌茶、酒、房事。

犊

89357 **犊髓全阳膏**(《普济方》卷二二四引《德生堂方》)

【组成】小牛犊儿一只(未知阴阳,不见日者,宰过,挦去毛,开破洗净,肚脏全体不遗,大锅顿煮) 黄耆一斤(剉,净皮) 甘草 官桂 陈皮 良姜各四两(粗剉) 川椒(去子,净)四两 盐二两 好酒二斗

【用法】上以各药同酒、椒、盐入肉锅内,用水添至八分锅,慢火熬肉烂如泥,取骨捶髓,尽化,滤去肉、骨、药,但净稠汁,待冷入瓮内盖覆,掘土深藏,露瓮面,如法遮蔽。凡遇吃饭、面食诸物,即取瓮内犊儿肉汁,任意调和食用,以尽为度。

【主治】体气虚弱,动感疾病,羸瘦少食。

铺

89358 **铺脐药饼**(方出《千金》卷十一,名见《杂病源流犀烛》卷五)

【组成】商陆根

【用法】捣碎蒸之,以新布籍腹上,以药铺着布上,以衣物覆其上,冷复易之,数日用之,旦夕勿息。

【主治】❶《千金》:卒暴癥。❷《杂病源流犀烛》:水蛊。

89359 **铺脐药饼**(《证治汇补》卷六)

【异名】肚脐饼(《仙拈集》卷一)。

【组成】真轻粉二钱 巴豆四两 生硫黄一钱

【用法】上为末,成饼。先以新绵铺脐上,次铺药饼,外以帛紧束之,如人行十里许,即下水,待行三五次,即去药,以温粥补之。一饼可治十人。

【主治】胀满。

锁

89360 **锁阳丸**(《丹溪心法》卷三)

【组成】龟版(炙) 知母(酒炒) 黄柏(酒炒)各一两 虎骨(炙) 牛膝(酒浸) 杜仲(姜炒) 锁阳(酒浸)各五钱 破故纸 续断(酒浸)各二钱半 当归 地黄各三钱

【用法】上为末,酒糊为丸,如梧桐子大。每服五十丸。

【功用】补精。

89361 **锁阳丸**(《全国中药成药处方集》抚顺方)

【组成】芡实 桑螵蛸 牡蛎 锁阳 云苓 莲须 龙骨 丹皮 鹿角霜 山药 山萸 泽泻各四两 柏子仁一两

【用法】上为细末,炼蜜为丸,二钱重。每服一丸,白水送下,一日三次。

【功用】涩精补肾。

【主治】心肾两虚,肾气不固,精自滑脱,心动自流,精冷精薄;妇女白带,腰酸体软,头晕目眩,耳鸣心跳;老人小儿遗尿。

【宜忌】忌辛辣物。

89362 **锁阳丸**(《全国中药成药处方集》哈尔滨方)

【异名】固精丸。

【组成】锁阳四两 龙骨 牡蛎各三两 芡实 桑螵蛸各二两半 熟地六两 山萸肉四两 山药二两 茯苓三两 泽泻 丹皮各二两 莲须 枣仁 远志各三两 柏子仁二两

【用法】上为细末,炼蜜为丸,如梧桐子大。每服二钱,白水送下,一日三次。

【功用】涩精补肾,温脬缩泉。

【主治】滑精,遗尿。

89363 **锁阳丹**(《三因》卷十三)

【组成】桑螵蛸三两(瓦上焙燥) 龙骨一两(别研) 白茯苓一两

【用法】上为末,面糊为丸,如梧桐子大。每服七十丸,食前煎茯苓盐汤送下。

【主治】脱精,泄不禁。

89364 **锁阳丹**

《普济方》卷三十三。为原书同卷“茯苓散”之异名。见该条。

89365 **锁阳丹**

《普济方》卷三十三。即《续易简》卷三“锁精丹”。见该条。

89366 **锁阳丹**(《医方类聚》卷一三四引《经验良方》)

【组成】白茯苓 木馒头和皮子(切,炒)各等分

【用法】上为末。每服二钱,空心米饮送下。

【主治】阳脱,精泄不禁。

89367 **锁金丹**

《普济方》卷二一七。为《本事》卷三“金锁丹”之异名。见该条。

89368 **锁匙散**(《喉科秘钥》卷上)

【组成】梅片二分五厘 焰消一两五钱(要枪消,煅乃佳)

【用法】上为细末。吹之。

【主治】喉证,双乳蛾。

89369 **锁精丸**(《朱氏集验方》卷二)

【组成】破故纸(炒) 青盐各四两 白茯苓二两

【用法】上为末,酒糊为丸。每服三十丸,空心酒或盐汤送下。

【主治】❶《朱氏集验方》:小便白浊。❷《奇效良方》:下元虚弱,小便白浊,或白带淋漓,小便频数。

【备考】《奇效良方》有五味子;《准绳·类方》有五倍子。

89370 **锁精丸**(《瑞竹堂方》卷一)

【组成】川独活 川续断 谷精草 石莲肉 生鸡头(去壳) 莲心 干菱米 川楝子(酥炒) 金樱子 紧龙

骨(五色) 白茯苓 木猪苓 小茴香 藕节各等分

【用法】上为细末,鸡清为丸,如梧桐子大。每服四五十丸,空心盐汤送下,干物压之。

【主治】精滑不禁。

89371 **锁精丸**(《女科指掌》卷一)

【组成】补骨脂 白茯苓 五味子 青盐各等分

【用法】上为末,酒糊为丸。每服五十丸,空心服。

【主治】妇人带下。

89372 **锁精丸**(《理瀹》)

【组成】山药 杞子 五味 萸肉 锁阳 黄柏 知母 党参 黄耆 石莲 海蛤粉各一两 白术二两

【用法】熬膏服。

【主治】遗症,多由思想或伤阴,或伤阳,或两伤。

【备考】本方方名,据剂型,当作"锁精膏"。

89373 **锁精丸**(《理瀹》)

【组成】菟丝子四两 牡蛎(煅) 金樱子(蒸) 茯苓(酒蒸)各一两

【用法】熬膏服。

【主治】遗症,多由思虑,或伤阴,或伤阳,或两伤。

【备考】本方方名,据剂型,当作"锁精膏"。

89374 **锁精丹**(《续易简》卷三)

【组成】龙骨一两 莲心二百个 半夏 木猪苓各二两

【用法】将龙骨、莲心为末,半夏用汤浸,以竹刀分四方界之,不可令断开,木猪苓如半夏切了捶扁,同半夏炒黄色,拣半夏研为末,入龙骨、莲心内,将粟米糊为丸,如梧桐子大,外别研木猪苓为末,养此丸子。每服三十丸,空心、食前盐汤送下。

【主治】肾虚遗泄。

【备考】本方方名,《普济方》引作"锁阳丹"。

89375 **锁阳固精丸**(《仙拈集》卷三引高仲白方)

【组成】沙苑蒺藜八两 山萸 芡实 莲须各四两 覆盆子 菟丝子 枸杞 续断各三两

【用法】上为末,炼蜜为丸,如梧桐子大,每服三钱,空心淡盐汤送下。

【主治】肾虚梦遗。

89376 **锁阳固精丸**(《北京市中药成方选集》)

【组成】鹿角霜二十两 龙骨(煅)二十两 牡蛎(煅)二十两 芡实(炒)二十两 韭菜子二十两 锁阳二十两 菟丝子二十两 莲子肉二十两 牛膝二十两 补骨脂(盐水炒)二十五两 青盐二十五两 杜仲(炒)二十五两 苁蓉(炙)二十五两 大茴香二十五两 莲须二十五两 巴戟天(炙)三十两 熟地五十六两 山药五十六两 山茱萸(炙)十七两 茯苓十一两 丹皮十一两 泽泻十一两 知母四两 黄柏四两

【用法】将鹿角霜等二十二味为粗末,与熟地、山萸同串晒干,共为细末,过罗,炼蜜为丸,重三钱。每服一丸,淡盐汤或温开水送下,一日二次。

【功用】温肾固精。

【主治】梦遗滑精,目眩耳鸣,腰膝酸痛,四肢无力。

89377 **锁阳固精丸**(《全国中药成药处方集》北京方)

【异名】锁阳固精丹(原书沈阳方)。

【组成】当归 熟地 山药 人参(去芦) 白术 茯苓 锁阳 牡蛎 蛤壳 黄柏 知母 杜仲 椿根皮 补骨脂各一两

【用法】上为细末,炼蜜为小丸。每服三钱,淡盐汤或温开水送下,一日二次。

【功用】❶《全国中药成药处方集》北京方:补虚固精。❷《全国中药成药处方集》沈阳方:滋补肾气。

【主治】❶《全国中药成药处方集》北京方:梦遗滑精,目眩耳鸣,腰膝酸痛,四肢无力。❷《全国中药成药处方集》沈阳方:盗汗虚烦,神经衰弱。

【宜忌】忌色欲,及食刺激性食品。

89378 **锁阳固精丸**(《全国中药成药处方集》天津方)

【组成】黄柏 知母各一两 煅牡蛎 芡实(麸炒) 莲须各三钱 煅龙骨二钱 锁阳三钱 山萸肉(酒制)五钱 茯苓(去皮) 远志肉(甘草水制)各三钱

【用法】上为细末,炼蜜为丸,三钱重,蜡皮或蜡纸筒封固。每服一丸,淡盐水送下。

【功用】补虚固精。

【主治】男子身体虚弱,梦遗滑精,虚烦心跳,目眩耳鸣,腰膝酸痛,四肢无力。

89379 **锁阳固精丸**(《全国中药成药处方集》南昌方)

【组成】芡实 莲须 山茱萸 桑螵蛸 龙骨 泽泻 牡蛎 丹皮 柏子仁 锁阳 鹿角霜 茯苓 怀山药各四两

【用法】上为细末,炼蜜为丸,如梧桐子大。每服三钱,温开水送下,一日二次。

【主治】梦遗滑精,腰膝酸痛。

【宜忌】风寒外感忌服。

89380 **锁阳固精丸**(《全国中药成药处方集》大同方)

【组成】党参一两 肉桂 炙黄耆各二两 破故纸四两 杜仲三两 小茴香四两 巴戟二两 山药四两 锁阳二两 菟丝子八两 枸杞三两 核桃仁四两 龙骨 牡蛎各一两

【用法】上为细末,炼蜜为丸。每服三钱。

【功用】滋阴补肾,涩精壮阳。

89381 **锁阳固精丸**(《全国中药成药处方集》禹县方)

【组成】熟地八两 山萸肉四两 川黄柏三两 山药 菟丝子各四两 建泽泻 锁阳 枸杞子 白茯苓各三两 莲须二两 巴戟天 牡丹皮各三两 枣仁二两 故纸三两

【用法】上为细末,炼蜜为丸,如梧桐子大。每服二钱,白开水送下。

【主治】真元不固,夜梦遗精,盗汗虚烦,阴囊湿汗。

【宜忌】火热症忌用。

89382 **锁阳固精丸**(《全国中药成药处方集》济南方)

【组成】芡实米 巴戟天 茯苓 锁阳 肉苁蓉 鹿角霜 莲须 龙骨(生) 牡蛎(生) 韭子各一两

【用法】上为细末,炼蜜为丸,如梧桐子大。每服三钱,白开水送下。

【主治】梦遗滑精,腰膝酸痛。

【宜忌】忌生冷食物。

89383 锁阳固精丹

《全国中药成药处方集》沈阳方。为原书北京方“锁阳固精丸”之异名。见该条。

89384 锁阳补肾胶囊(《成方制剂》12册)

【组成】锁阳31克 仙茅31克 巴戟天31克 当归31克 蛇床子31克 肉苁蓉(蒸)31克 韭菜子47克 五味子(蒸)20克 红参16克 牛鞭(制)16克 狗肾(制)16克 鹿茸10克 黑顺片10克 肉桂10克 小茴香10克 阳起石(煅)10克 花椒10克 菟丝子31克 杜仲(盐炒)31克 沙苑子(盐炒)31克 党参(蜜炙)31克 山茱萸(蒸)31克 淫羊藿31克 黄芪(蜜炙)31克 山药31克 熟地黄31克 补骨脂(盐炒)20克 枸杞子20克 覆盆子20克 远志20克 莲须20克 金樱子20克 泽泻10克 甘草(蜜炙)10克 茯苓10克

【用法】上制成胶囊剂。口服,一次3~5粒,一日2~3次。

【功用】补肾壮阳,填精固真。

【主治】肾阳虚或肾阴虚引起的阳痿、遗精、早泄等症。

锄

89385 锄种汤(《辨证录》卷五)

【组成】楝树根一两 槟榔 厚朴 炒栀子 百部各一钱 白术 茯苓 使君子肉各三钱

【用法】水煎服。

【功用】杀虫。

【主治】因虫作祟,胃中嘈杂,腹内微疼,痰涎上涌而呕吐。

89386 锄云止咳汤(《效验秘方·续集》岳美中方)

【组成】荆芥6克 前胡9克 茯苓15克 白前6克 杏仁9克 贝母9克 化橘红6克 连翘9克 百部草9克 紫菀9克 桔梗6克 甘草3克 芦根24克

【用法】日服一剂,水煎2次分服。

【功用】疏风清热,祛痰止咳。

【主治】慢性支气管炎。症见咳嗽痰多色白而黏,胸闷喉痒,日久不愈者。

【方论选录】本方以荆芥疏散积久之风寒余邪,前胡下气祛痰,白前祛深在之痰,浙贝母治外感咳嗽,合杏仁利肺气,有相互促进作用,橘红咳而喉痒者必用,连翘、甘草解毒,百部草镇咳,桔梗利胸膈排痰,茅根清肺热,紫菀治伤风痰咳。诸药合力共奏止嗽之功。

锅

89387 锅宜丸

《中国医学大辞典》。为《仙拈集》卷三“锅焦丸”之异名。见该条。

89388 锅粑散(《卫生鸿宝》卷一)

【组成】干饭锅粑(净末)四两 松花二两 腊肉骨头五钱

【用法】上为末。砂糖调服,不拘时候。

【主治】白泻不止。

89389 锅焦丸(《仙拈集》卷三)

【异名】锅宜丸(《中国医学大辞典》)。

【组成】锅焦(炒黄)三斤 神曲 山楂 莲肉各四两 砂仁二两 鸡肫皮一两(炒)

【用法】上为细末,加白糖、米粉和匀,焙作饼。食之。

【功用】《纲目拾遗》:健脾消食。

【主治】小儿脾胃虚弱,疳积黄瘦,水泻。

❶《仙拈集》:小儿脾胃病。❷《文堂集验方》:黄瘦,大便不结,水泻。❸《中国医学大辞典》:小儿面黄体弱,脾虚疳积,食积停滞。

锈

89390 锈刀散(《医方类聚》卷一三三引《经验良方》)

【组成】生锈刀一口(多年者最佳)

【用法】用石一块,以盆内碗盛水磨之,澄清。每服半盏或一盏,不拘时候。

【主治】一切淋涩,服药未效者。

剉

89391 剉散(《鸡峰》卷十七)

【组成】防风 枳壳 黄耆 竹叶 甘草各等分

【用法】上为粗末。每服三钱,水一大盏,加生姜二片,同煎至八分服。

【主治】痔疾。

89392 剉散(《局方》卷二绍兴续添方)

【组成】天仙藤 青蒿子(炒) 桑白皮(炒) 香附子(炒) 荆芥穗 前胡(生姜汁制,炒) 柴胡 桔梗 麻黄(去根节) 苍术(炒)各十斤 干葛 陈橘皮各十斤 茴香(炒) 秦艽 川芎 白芍药 藁本 黄耆 半夏(为粗末,姜汁炙) 川羌活各二斤半 甘草(炒) 肉桂 白芷(炒) 厚朴(去粗皮,姜汁炒)各五斤

【用法】上为粗末。每服三大钱,水一盏半,加生姜、乌梅、大枣,煎至七分,去滓温服。并两滓作一服煎。

【功用】壮筋骨,轻健肢体,进饮食。

【主治】五劳七伤,感冷冒寒,气弱体虚,多倦少力。

稀

89393 稀涎汤

《时方歌括》卷上。为《古今名医方论》卷二“稀涎千缗汤”之异名。见该条。

89394 稀涎饮

《岭南卫生方》卷中。为《证类本草》卷十四引《孙尚药方》“救急稀涎散”之异名。见该条。

89395 稀涎散

《本事》卷一。为《证类本草》卷十四引《孙尚药方》“救急稀涎散”之异名。见该条。

89396 稀涎散(《儒门事亲》卷十二)

【组成】猪牙皂角(不蛀者,去皮弦,炙)一两 绿矾 藜芦半两

【用法】上为细末。每服半钱或一二钱,斡开牙关,浆水调下灌之。

【功用】吐顽痰。

【主治】❶《儒门事亲》:膈实中满,痰厥失音,牙关紧闭,如丧神守。❷《赤水玄珠》:哮嗽。

【方论选录】《医方考》:白矾之味咸苦,咸能软顽痰,苦能吐涎沫;皂角之味辛咸,辛能利气窍,咸能去污垢。名之曰稀涎,固夺门之兵也。

89397 **稀涎散**(《医方类聚》卷二十引《济生续方》)

【组成】半夏十四枚(大者,生,切片) 猪牙皂角一条(炙)

【用法】上作一服,水二盏,煎一盏,去滓,加姜汁少许,温服。不能咽,徐徐灌之。

【主治】中风痰涎壅闭,或寒热结胸,或中湿肿满。

❶《医方类聚》引《济生续方》:风涎不下,喉中作声,状如牵锯。❷《普济方》:结胸,膈作寒热,饮食减少。❸《医门法律》:中湿肿满。

【方论选录】《医门法律》:此以半夏治痰涎,牙皂治风,比而成方。盖因其无形之风挟有形之痰,胶结不解,用此二物,俾涎散而风出也。

【备考】本方按剂型当作"稀涎汤"。

89398 **稀涎散**(《医统》卷四十三)

【组成】牙皂(炙,去皮弦)一钱 藜芦五分

【用法】上为细末。每服五分或一二钱,浆水调下,牙关不开者灌之。

【功用】吐顽痰。

89399 **稀涎散**(《医学入门》卷八)

【组成】皂角 半夏 明矾各等分

【用法】上为末。每服二钱,白汤调服,即吐。

【主治】中风,肢散涎潮,膈塞气闭不通。

89400 **稀涎散**(《准绳·类方》卷一)

【组成】江子仁六粒(每粒分作两半) 牙皂三钱(切片) 明矾一两

【用法】先将矾化开,却入二味搅匀,待矾枯为末。每用三分,吹入。诸病皆愈。痰涎壅盛者以五分,灯心汤下,喉中之痰逆上者即吐,膈间者即下。凡中风口噤不能开,用白盐梅揩齿即能开。

【主治】中风不语,牙关紧急,单蛾双蛾。

【方论选录】《丸散膏丹集成》:方用矾石之咸涩以消痰涎,牙皂之辛苦以搜风秘,俾涎散而风解。惟浊气风涌而上,清阳失位暴仆,以此先治其标,至咽喉疏通,能进汤药即止。若攻尽其痰,则液无以养筋,令人挛急筋骨,此为大戒。

【临床报道】痰滞胸膈:《续名医类案》:定西侯蒋公患上气喘急,其脉寸口洪滑,此痰滞胸膈也。合先服稀涎散二钱,更以热火频频饮之(用代探吐法殊妙),则溢而吐其痰如胶,内有一长条,裹韭叶一根,遂愈。

89401 **稀涎散**(《治痘全书》卷十四)

【组成】山豆根 薄荷 熊胆 茶芽

【主治】口疮。

❶《治痘全书》:口疮。❷《痘疹仁端录》:痘至七八朝,咽喉紧锁疼痛。❸《丸丹膏散集成》:痘疮靥不收。

【备考】《痘疹仁端录》本方用法:先将薄荷洗口,为末吹。

89402 **稀涎散**(《痘疹仁端录》卷九)

【组成】款冬花 杏仁 瓜蒌 麦冬各五钱

【用法】用梨汁煎膏,加乳蜜紧煎数沸。先用薄荷汤漱口,后服此药,时服几匙。

【主治】痘至八九日,毒存阳明,口内锁紧,疼痛难咽。

【备考】本方方名,据剂型,当作"稀涎膏"。

89403 **稀涎散**(《保婴易知录》卷下)

【组成】蝎尾 铜青各半钱 朱砂一钱 腻粉一字 麝香少许

【用法】上为末。每服一字,茶清调下。

【功用】吐风痰。

【主治】脐风已成。

89404 **稀涎散**(《活人方》卷一)

【组成】明矾一钱 枯矾一钱 牙皂(炙黄,去皮)二钱

【用法】上为细末。每服一二钱,白滚汤调下。探吐浮痰则已,不宜多吐。

【功用】探吐风痰,疏通喉膈。

【主治】中风初起,痰涎潮涌,牙关紧闭,汤药难进者。

89405 **稀痘丸**(《痘疹会通》卷四)

【组成】紫草(酒蒸) 牛蒡子(炒)各一两 甘草二两 赤小豆 山楂 连翘各五钱 防风 栀炭各四钱 荆芥 川连各三钱

【用法】甘草汤打面糊为丸,如龙眼大,辰砂为衣。每服一丸,用米汤送下;体厚者,或绿豆汤送下。痘疹未发服,逆变顺,顺变稀。

【主治】痘疹未发。

89406 **稀痘丹**(《痘疹仁端录》卷十三)

【组成】礞石(火消煅)五钱 滑石(飞过)五钱 石膏五钱 麝香二分 丝瓜蒂(烧存性)五钱 缠豆藤(烧存性)五钱

【用法】米糊为丸,朱砂为衣。和热初点,俱可服。

【功用】稀痘。

89407 **稀痘丹**

《痘疹仁端录》卷十三。为《片玉痘疹》卷五"代天宣化丸"之异名。见该条。

89408 **稀痘丹**(《惠直堂方》卷四)

【组成】红梅花一茶钟(去蒂)

【用法】立春前后三日内,采半开半含红梅花蕊一茶钟,去蒂,仍放茶钟内,以碟覆盖一周时,其气汗自然升上,却用新擂盆(未用过五辛者)捣如泥,揿成饼。将透明朱砂飞过一钱,匀掺上,缓缓研和,少加白蜜为丸,如龙眼大,晒半干,金箔为衣。每遇四绝日,日服一丸,甘草汤送下。当晚微微发热,次日遍身出瘰,是其验也。

【功用】稀痘。

【宜忌】忌铁器、荤腥。

89409 **稀痘丹**(《种痘新书》卷十二)

【组成】雄黄 朱砂各二钱 冰片二分 麝香一分

【用法】上为末,取蟾酥为丸,如绿豆大。每七岁五丸,纳生葱管内,湿纸包裹,候纸干取出,用升麻、紫草、防风、荆芥、蝉蜕、白芷、牛蒡、紫苏、葛根、木通、甘草,加灯心三十根、葱白五茎,水煎,乘热调前药末服。被盖取汗,则

毒自解。

【功用】解毒稀痘。

89410 稀痘丹

《种福堂方》卷四。为《卫生鸿宝》卷四“稀痘三豆汤”之异名。见该条。

89411 稀痘丹

《仙拈集》卷三。为《回春》卷七“稀痘万金丹”之异名。见该条。

89412 稀痘丹

《痘疹会通》卷四。为《沈氏经验方》“保婴稀痘神验丹”之异名。见该条。

89413 稀痘丹

《北京市中药成方选集》。为原书“金液丹”之异名。见该条。

89414 稀痘汤(《仙拈集》卷三)

【组成】羌活　麻黄各六分　生地　黄柏　升麻　甘草　黄连　归身各四分　防风　川芎　藁本　黄芩　柴胡　干葛　苍术各三分　红花　细辛　苏木　陈皮　白术各二分　吴茱萸　连翘各一分

【用法】每逢立春、夏、秋、冬前一日,水二钟,煎八分,露一宿,次早仍温热服。若四季服,永不出痘;服一二次者,出痘稀。

【功用】稀痘,预防出痘。

89415 稀痘汤(《疡医大全》卷三十三)

【组成】升麻　葛根　芍药　甘草各等分

【用法】水煎服。看耳后红筋枝叶,乃两经齐发未出。

【主治】初发热,痘未出者。

【加减】如一经未发者,加牛蒡子。

89416 稀痘汤(《人已良方》)

【组成】乌豆二十粒　红豆五十粒　升麻五分　荆芥三分　防风三分　生地五分　独活三分　甘草三分　当归三分　赤芍三分　连翘五分　黄连二分　黄芩二分　桔梗三分　红花二分　干葛二分　山楂六分　地骨皮三分　牛蒡子三分　蝉蜕三个(去头足)　朱砂三分(临服入)

【用法】小儿未曾出痘,如邻儿有出痘者,急服此方,痘出自稀;如身发热时,速服为妙。

【功用】解内毒而防痘疹。

89417 稀痘饮

《简明医彀》卷六。为《赤水玄珠》卷二十七“六味稀痘饮”之异名。见该条。

89418 稀痘酒(《痘疹仁端录》卷十三)

【组成】麻黄　紫草各三钱(煎汁,入)　蟾酥三厘

【用法】热酒半杯煎服。

【功用】散毒稀痘。

【备考】《医统》无蟾酥。二味细切,布囊盛之,浸无灰酒一小坛,泥封固。凡遇天行小儿发热时,与半杯或一杯,量儿大小,眼出微汗为佳。

89419 稀痘散(《医统》卷九十一)

【组成】天灵盖(小儿者佳,用米泔汤洗过净,以麝香涂之,炙黄用)一钱　辰砂(四制者,飞过,复研极细)二钱

【用法】上为末,未发之前,以败毒散煎汤调下三分或五分;看见大小出而伏陷者,升麻汤或保元汤调下。

【功用】稀痘。

89420 稀痘散(《疮疡经验全书》卷八)

【组成】蛆虫(五月五日取屎坑内蛆虫洗净,绢袋盛在风处待干,出痘时取下)

【用法】上为末。砂糖调服。

【功用】稀痘。

89421 稀痘膏(方出《万氏女科》卷一,名见《仙拈集》卷三)

【组成】大麻子(去壳,取肉,拣肥者)三十六粒　朱砂一钱(为极细末,须逗红劈砂为妙)　麝香五厘

【用法】将朱砂、麝香二味共为细末,然后入大麻,三味共研一处极细成膏子。于五月五日午时搽小儿头项、心窝、背心、两手心、两足心,两肘弯并两腋窝、两腿弯,共十三处俱要搽到,勿使药有余剩。搽后不可洗动,待其自落。本年搽过一次,出痘数粒;次年端午时再搽一次,出痘一二粒;再次年端午遇时又搽一次,痘永不出。如未过周岁儿,于七月七日,九月九日亦依前法搽之更妙。

【功用】小儿免麻痘。

89422 稀痘仙方(《赤水玄珠》卷二十七)

【异名】神验稀痘丹(《疡医大全》卷三十三)。

【组成】牛黄一钱　蟾酥三分　辰砂七分　丝瓜蒂(近蒂取五寸,烧存性)五钱

【用法】上为末。每一岁服一分,砂糖汤调下。

【功用】稀痘。

89423 稀痘神方(《纲目拾遗》卷七)

【异名】二气丸。

【组成】白梅花蕊三钱(采饱绽者,须预备晒干)　生地黄三钱　当归三钱　生甘草一钱　脐带一枚(小儿自已落下时,去灰或矾,用新瓦炙存性)

【用法】上为极细末,同煎浓汁。滤清熬膏,一日服完。

【功用】永不出痘。

89424 稀涎千缗汤(《古今名医方论》卷二)

【异名】稀涎汤(《时方歌括》卷上)。

【组成】半夏(大者)十四枚　猪牙皂角一挺(炙)　甘草一钱　白矾二钱

【用法】上为末,用生姜自然汁少许冲温水一盏,调末一钱灌之。得吐痰涎即醒。

【主治】风痰不下,喉中声如牵锯,或中湿肿满。

【方论选录】柯琴曰:用生姜、半夏之辛以散之,甘草之甘以涌之,白矾之涩以敛之,牙皂之涌以开之,此斩关夺门之势,惟禀气素实而暂虚者可用。壅塞稍疏,续进他药,不可多用以伤元气。如平素虚弱者,又当攻补兼施,六君子汤加牙皂、白矾末以吐之,则庶几矣。若误作中风治之,去生便远。

89425 稀痘三豆汤(《卫生鸿宝》卷四)

【异名】稀痘丹(《种福堂方》卷四)。

【组成】大黑豆　小赤豆　绿豆各一两(淘净)　大粉草二两(剉细,用新大竹筒一个,两头留节,开一小孔,削去竹青,入甘草于内,以木砧尖布裹塞孔,熔蜡封固,绳系放粪坑内月余,立春前三日取出)

【用法】水煮豆熟为度,逐日空心任意食豆饮汁。或

将豆晒干，入汁，再浸再晒，汁尽为度。出痘时，及将出发热，皆可服。

【功用】解毒清火，稀痘。

【方论选录】三豆皆凉，而寓生发之意。黑归肾以制相火，赤归心以制君火，绿归阳明以制胃火。

89426 **稀痘万金丹**(《回春》卷七)

【异名】稀痘丹(《仙拈集》卷三)。

【组成】麻黄根　升麻各一两半　姜活　桦皮　茜草根　栝楼根　鼠黏子(炒)　天麻　连翘各一两　当归　芍药　川芎各七钱(上剉作片，用水五升，煎至半升、去渣，入银器内，以汤顿成膏，入炼蜜少许，调匀，入后药)　朱砂五钱　冰片　雄黄各五分　蛤蟆灰一钱半　麝香七分　全蝎十四个(炙)

【用法】上为末，入前药和匀，分作十丸，以蜡封之，如弹子大。临时用猪心血或兔血调匀，热酒调下，温服。如在春、秋二分，每服一丸，使痘毒渐消，出时稀少；如遇出痘时气，身一发热，即磨服一丸，毒从大便而出；若有黑陷倒靥，化下一丸，即起死回生。

【主治】婴儿未出痘时，胎毒在脏腑，因时气而发，或黑陷倒靥。

【宜忌】如痘出至七日，若服恐泄元气。

89427 **稀痘乌鱼汤**(《冯氏锦囊·痘疹》卷十二)

【组成】七星大乌鱼一尾(小者二三尾)

【用法】十二月三十日黄昏时，煮鱼汤将儿遍身浴洗，耳鼻口孔，各要水到，不可因鱼腥而用清水洗去。

【功用】稀痘。

89428 **稀痘龙凤膏**

《冯氏锦囊·痘疹》卷十四。为《医学正传》卷八“凤龙膏”之异名。见该条。

89429 **稀痘如神散**(《赤水玄珠》卷二十七)

【组成】丝瓜　升麻　芍药(酒炒)　甘草　山楂　黑豆　赤豆　犀角(磨用)各等分

【用法】每服三钱，水煎服，不拘时候。

【功用】稀痘。

89430 **稀痘鸡蛋方**(《冯氏锦囊·痘疹》卷十四)

【组成】生鸡蛋七个(单养黄雏雌鸡一只，不可与雄鸡一处，及大生蛋七个，照次序圈记收藏，不可写字，切忌蚊虫)

【用法】用小篾篮七个盛之，用绳照数系细竹棍为记号，置厕中浸，十二月初一日将头蛋一个浸，初二日将第二个蛋浸，初三至初七照依每日浸一个，到初八日查看竹棍数记，照数将先浸者逐日取出一个，用瓦罐煮熟，空心食之。

【功用】稀痘。可令一生无疾患，身体壮实。

89431 **稀痘兔肉丹**(《种痘新书》卷十二)

【组成】活兔一只(去皮，用头肉)

【用法】将盐腌肉晒干，加茵陈、连翘各三钱，同煮取汁服。

【功用】解毒稀痘。

89432 **稀痘兔红丸**

《东医宝鉴·杂病篇》卷十一。即《古今医鉴》卷十四“太极丸”。见该条。

89433 **稀痘保婴丹**(《痘疹金镜录》卷下)

【异名】保婴丹(《赤水玄珠》卷二十七)、秘传保婴丹(《准绳·幼科》卷四)。

【组成】缠豆藤四两　真紫草茸四两(酒洗)　荆芥穗二两　牛蒡子二两　升麻二两(盐水炒)　甘草梢(生)二两　大辰砂三钱(麻黄、紫草、荔枝壳、升麻四味煮过，就将其水飞辰砂)　防风二两　天竺黄(点少许于舌上，麻涩者真)　牛黄(磨透者佳)　蟾酥(自取赤睛者不用)各一钱二分　赤小豆　黑豆　绿豆各四十九粒(炒勿令焦)

【用法】上为细末，外又将紫草三两，入水三碗，熬膏半碗，入生砂糖半盏，将前末药用紫草膏为丸，如圆眼核大，将飞过辰砂为厚衣。每服一丸，大人二丸，未出痘之先，浓煎甘草汤磨下；已发热之时，生姜汤磨下。微表之多者可少，已者可无，大有神效。

【功用】预服解毒。

【主治】痘未见点之先。

89434 **稀痘蛤蟆方**(《冯氏锦囊·痘疹》卷十四)

【组成】大蛤蟆一只

【用法】八月取大蛤蟆，去头皮骨，用净肉，盐花、香油锅内炒熟食之。十余只更妙。

【功用】预防痘疹。

89435 **稀痘鼠肉方**(《冯氏锦囊·痘疹》卷十四)

【组成】雄肥鼠　砂仁

【用法】取雄肥鼠去毛肠秽，用砂仁、食盐和水煮烂食之。痘出稀少。未食荤时与食尤妙。

【功用】稀痘。

89436 **稀痘鲫鱼方**(《冯氏锦囊·痘疹》卷十四)

【组成】鲫鱼不拘大小

【用法】去肠鳞，不可用水洗，将芫荽切细，略用盐，入鱼腹内，外以草纸包裹，火中煨熟，陆续与儿尝食。

【功用】稀解痘毒。

鹅

89437 **鹅膏**(《圣济总录》卷一一四)

【组成】鹅膏一合

【用法】以少许滴耳中。

【主治】耳聋。

89438 **鹅石散**(《普济方》卷三八七引《全婴方》)

【组成】鹅管石一钱半　井水石三钱　朱砂半钱(一方无朱砂)

【用法】上为末。每三岁服一字，杏仁汤调下。

【主治】小儿咳嗽，涎盛不通，喉中鸣响。

89439 **鹅实散**(《外科大成》卷四)

【组成】鹅眼枳实(焙)　小茴香(炒)各等分

【用法】上为末。每服二钱，用小黑豆同艾叶炒热，冲黄酒于内，去滓，调前末药，食前服之。

【主治】胁痛，疝气痛。

89440 **鹅胆膏**(《疡科选粹》卷六)

【组成】杏仁七个(去皮尖)　轻粉　胆矾各五分

【用法】上为极细末，鹅胆调，点疮上。

【主治】杨梅疮。发于面，不便见人；或发于肛门，不便大解。

89441 **鹅黄散**(《外科正宗》卷三)

【组成】真轻粉　石膏　黄柏各等分

【用法】上为极细末。干掺烂上，即可生疤，再烂再掺，毒尽乃愈。

【功用】解毒止痛，收干。

【主治】杨梅疮。溃烂成片，脓秽多而疼痛甚者。

89442 **鹅黄散**(《外科正宗》卷四)

【组成】绿豆粉一两　滑石五钱　黄柏三钱　轻粉二钱

【用法】上为细末。以软绢帛蘸药扑之。

【功用】止痛收干。

【主治】❶痤痱疮。作痒，抓之皮损，随后又疼。❷《中医皮肤病学简编》：痱子。

【备考】《中医皮肤病学简编》中鹅黄散即本方加冰片。

89443 **鹅黄散**(《金鉴》卷五十一)

【组成】黄柏　石膏(煅)各等分

【用法】上为细末。湿者干扑，干者用猪苦胆调搽。

【主治】父母梅毒遗传，小儿初生无皮。

89444 **鹅黄散**(《全国中药成药处方集》沈阳方)

【组成】煅石膏　黄柏　薄荷叶各等分

【用法】上为极细末。先用双花、甘草汤洗患处，再以药面擦患处。

【功用】燥湿止痒。

【主治】梅疮溃烂，湿疮浸淫，痛痒难忍，脓水淋漓。

89445 **鹅黄散**(《中医皮肤病学简编》)

【组成】熟石膏62克　黄柏15克　青黛9克　轻粉3克　六一散

【用法】上为细末。麻油调敷。

【主治】湿疹，皮炎，烧伤，溃疡。

【备考】方中六一散剂量原缺。

89446 **鹅梨汤**(《医醇賸义》卷三)

【组成】鹅管石五分(煅，研)　陈麻黄五分(蜜炙)　当归一钱五分　茯苓二钱　蒌仁四钱　苏子一钱五分　桑叶一钱　橘红一钱　半夏一钱　贝母二钱　杏仁三钱

【用法】梨汁两大匙，姜汁两小匙，同冲服。

【功用】《重订通俗伤寒论》：缓通肺窍，以除积痰。

【主治】❶《医醇賸义》：风痰入肺，久经吼咳者。❷《重订通俗伤寒论》：痰随火升，上壅胸膈之哮病。

89447 **鹅翎丹**(《何氏济生论》卷六)

【组成】粉炉甘石三两(用川黄连二两，龙胆草二两煎汁，甘石煅赤淬内，以酥为度，研极细如飞尘，仍入煎汁内，晒干)　官硼砂二钱　新珠子一钱　片脑五分　琥珀五分　熊胆五分

【用法】研至无声，即入前汁内，搓成如线细条，晾干，以鹅翎管贮。用时以一条夹眼角内，自化泌入，一条可治数人。

【主治】各种目疾，眼漏。

89448 **鹅翎散**(《张氏医通》卷十四)

【组成】番木鳖(麻油煮)一两　干漆(煅令烟尽)三钱　白鹅毛一只(烧存性，至不见星为度)　苦参　皂角刺各二两

【用法】上为散，分作五十服。清晨温酒或清茶送下。亦可用蜜作丸，分五十服。

【主治】疠风恶疾，赤肿腐烂。

89449 **鹅瑯丸**(《全国中药成药处方集》吉林方)

【组成】冬虫草　金牛草各六钱七分　当归三钱四分　川芎四钱　法半夏　黄耆　熟地　丹皮　山药　明党参　鹤虱各二钱　洋参五钱四分　萸肉二钱　覆花一钱四分　米壳二钱

【用法】先将米壳熬成膏，再将其它药研成末，以米壳膏为丸，如黄豆大，红色为衣，贮瓷瓶中保存。如毒重每服七丸，轻者四丸，均用白水送下。

【功用】活血助气。

【主治】麻醉各毒，遍身倦怠，四肢酸痛，咳嗽痰喘，大小便结，赤白痢疾，酒积酒寒。

89450 **鹅掌油**(方出《准绳·疡医》卷四，名见《洞天奥旨》卷十六)

【异名】鹅掌皮散(《疡科捷径》卷中)。

【组成】鹅掌皮(烧灰存性)

【用法】上为末，敷之。以桐油涂亦妙。

【主治】❶《准绳·疡医》：脚指缝烂疡。❷《疡科捷径》：脱疽。

【备考】《疡科捷径》本方用法：以麻油调敷。

89451 **鹅管散**(《医学入门》卷八)

【组成】黄连　大黄各一钱　鹅管石　赤石脂各五分　雄黄一分　片脑半分

【用法】上为末。津液调敷。

【主治】病愈后犯房，玉茎皮破肿痛。

89452 **鹅墩饮**(《疡科遗编》卷下)

【组成】青蒿二钱　木通一钱半　车前子　泽泻　防己　赤苓各一钱　滑石三钱　甘草五分

【用法】加官私草汁一匙，同水煎服。

【主治】鹅墩蛋。因暑湿积郁而成，其患在肾囊之下，形如鹅卵，疼痛异常。

89453 **鹅梨煎丸**(《博济》卷二)

【组成】鹅梨十个(大者，去皮核)　薄荷一斤　皂荚十梃(肥大不蛀者。以上三味，于酸浆水中，揉取自然汁，滤去滓，杏仁四两，去皮尖，烂研，将杏仁膏并前自然汁，同于银石器内，慢火熬成膏后，另入药末)　防风(去芦)　白蒺藜(微炒，去刺)　天麻(炙令通黄色)各二两　威灵仙一两(去泥)　甘草(炙)一两

【用法】上五味为细末，入前膏内，搜和为丸，如梧桐子大。每服十五丸至二十丸，食后用温浆水送下，临卧时再服。

【功用】大化痰涎，解壅热。

【主治】脾肺风攻皮肤成疮癣，瘙痒。

89454 **鹅梨煎丸**(《圣济总录》卷六十四)

【组成】大鹅梨二十枚(去皮核，用净布绞取汁)　皂荚十梃(不蛀者，去黑皮，用浆水二升，揉取浓汁)　生地黄半斤(净洗，研绞取汁)　生薄荷半斤(细研取汁)　蜜半斤

(以上五味,同于银石器中慢火熬成膏,入诸药末) 木香 人参 白茯苓(去黑皮) 白蒺藜(炒去角) 牛膝(酒浸一宿,切,焙干) 肉苁蓉(酒浸一宿,切,焙干)各一两 羌活(去芦头) 防风(去叉) 白术 青橘皮(去白,焙) 桔梗(剉,炒) 山芋各三分 半夏(汤洗七遍,焙干,炒过)一两 槟榔(煨,剉)二两 甘草(炙,剉)半两

【用法】上除五味为膏外,余为末,入膏拌和,杵令硬软得所,丸如梧桐子大。每服十五丸,加至二十丸,食后荆芥汤送下,一日二次。

【功用】凉心肺,利胸膈,解热毒,补元益气。

【主治】热痰。

89455 鹅掌风膏(《中国医学大辞典》引《济生》)

【组成】凤仙花(连根花叶,晒干) 苍耳草(用嫩头)各四两 血余三两 鹿角屑(生刮) 络石 虎骨 百部 茜草 翦草各二两 人指甲五钱 穿山甲 羌活 龙骨 麻黄 蕲艾 威灵仙各一两

【用法】麻油一斤,同熬至滴水不散,绞去渣,离火,再下铅粉、银朱各四两,黄蜡、乳香各二两,和匀,瓷器收贮。隔汤炖化,摊贴患处。

【主治】鹅掌风,风癞,顽癣,死肌,麻痹。

89456 鹅掌皮散

《疡科捷径》卷中。为方出《准绳·疡医》卷四,名见《洞天奥旨》卷十六"鹅掌油"之异名。见该条。

89457 鹅管眼药(《青囊秘传》)

【组成】甘石三两 琥珀二钱 朱砂一钱五分 牛黄五分 梅片三钱 雄黄一钱五分 珍珠一钱 麝香五分 青鱼胆五个 熊胆一钱 蕤仁一钱

【用法】上为末,用黄连、大黄、甘草煎膏成条,阴干,入鹅管内封固。

【主治】眼病。

89458 鹅毛管眼药(《中药成方配本》)

【组成】麝香二钱五分 熊胆五分 飞琥珀五分 冰片二钱 飞制甘石二两 飞生月石二钱 荸荠粉一两五钱 蕤仁霜五分(以上八味为甲组药) 生地八两 玄参四两 川石斛三两 麦冬三两 杞子三两 黄连三两 黄芩三两 黄柏四两 龙胆草四两 青葙子二两 决明子四两 白蒺藜二两 白菊花二两 桑叶四两 谷精珠二两 木贼草二两 焦山栀三两 石决明八两 淡竹叶二两 夜明沙四两 木鳖子一两(以上二十一味为乙组药)

【用法】将甲组药研成至极细为度;将乙组药煎浓汁,去渣,加白蜜二斤,炼熟收膏;甲组药末,每两加入乙组药膏三钱三分三厘,用厚玻璃两块,推磨成条,每条约潮重九厘。每日轻者点二至三次、重者四至五次,点于大眼角内。

【功用】消肿止痛,明目退翳。

【主治】风火赤眼,眶烂肿痛,翳膜遮睛,羞明眵多。

89459 鹅毛管眼药(《全国中药成药处方集》南京方)

【组成】光明眼药粉一两 水飞制甘石一两 冰片三分

【用法】共同乳至极细无声时,以眼药膏擦匀,分做成条,每条一分重,晾干后,以鹅翎(煮沸消毒)装之,用蜡封口。

【功用】消炎。

【主治】风火赤眼,羞明,痛痒流泪。

89460 鹅毛管眼药(《中医方剂临床手册》)

【组成】麝香 珍珠 熊胆 冰片 琥珀 炉甘石 硼砂 青葙子 谷精草 桑叶 菊花 密蒙花 决明子 蔓荆子 苍耳子 蚕砂 白蒺藜 薄荷 大黄 黄芩 黄连 黄柏 龙胆草 山栀 知母 车前子 生地黄 赤芍药 当归 牡丹皮 荆芥 防风 青蒿 石菖蒲 茯苓 银花 连翘 甘草 玄参 枳壳 苦丁茶 枸杞子 木贼草 望月砂

【用法】制成膏剂。点眼用。

【功用】清火明目,消肿去障。

【主治】目赤肿痛,怕光流泪,障翳遮睛,视物模糊。

89461 鹅毛管眼药(《成方制剂》5 册)

【组成】炉甘石(制)160 克 荸荠粉 30 克 硼砂(炒)20 克 朱砂 20 克 牛黄 1 克 冰片 7 克 麝香 2 克 黄连 10 克 蒺藜 30 克 赤芍 30 克 桑叶 30 克 谷精草 30 克 密蒙花 20 克 白芷 20 克 防风 20 克 栀子 20 克 木贼 30 克 地黄 30 克 蝉蜕(净)30 克 菊花 30 克 龙胆 30 克 决明子(碎)40 克 薄荷 20 克 桑白皮 20 克 黄柏 20 克 荆芥 20 克 玄明粉 30 克

【用法】上制成眼膏剂,每支装 0.26~0.28 克。润湿后,轻轻摩擦眼角。

【功用】散风热,止痛痒。

【主治】风火眼疾,红肿痛痒,干涩羞明,迎风流泪。

89462 鹅梨汁煎丸(《传家秘宝》卷中)

【组成】羚羊角一两 木香 青橘(汤浸,去瓤) 半夏(汤净洗,切片,用生姜制) 羌活 独活 川芎 藿香 全蝎(微用酥酒拌、炒过) 白花蛇(微用酥酒拌,炙,去皮骨) 白附子(微炒) 天麻(酒水各半浸,焙干)各半两 槟榔一两 朱砂一两(别研) 麝香半两 牛黄 龙脑

【用法】上为末,用皂角汁、薄荷汁、捣梨汁各一碗,煎成膏,和上药末一处为丸,如绿豆大。每服五至七丸,温服,或薄荷汤送下,不拘时候。

【主治】风痹。头、面、肢袭着,筋脉挛起,手足不随,痰涎胶粘,语涩昏浊,口眼偏㖞。

【备考】方中牛黄、龙脑剂量原缺。

89463 鹅掌风药水(《中国药典》)

【组成】土荆皮 250 克 蛇床子 125 克 大风子仁 125 克 百部 125 克 防风 50 克 当归 100 克 凤仙透骨草 125 克 侧柏叶 100 克 吴茱萸 50 克 花椒 125 克 蝉蜕 75 克 斑蝥 3 克

【用法】将斑蝥粉碎成细粉,其余土荆皮等十一味粉碎成粗粉,与斑蝥粉末混匀,照流浸膏剂与浸膏剂项下的渗漉法,用乙醇三倍与冰醋酸一倍的混合液作溶剂,浸渍四十八小时后,缓缓渗漉,收集渗漉液 670 毫升,静置,取上清液,加入香精适量搅匀,即得。用时将患处洗净,一日搽三至四次。灰指甲应先除去空松部分,使药易渗入。

【功用】祛风除湿,杀虫止痒。

【主治】鹅掌风,灰指甲,湿癣,脚癣。

【宜忌】外用药切忌入口，严防触及眼、鼻、口腔等黏膜处。

89464 **鹅掌风浸剂**（《中医皮肤病学简编》）

【组成】斑蝥1克 蜈蚣4条 砒霜3克 樟脑9克 白及9克 土槿皮9克 大黄9克 马钱子9克

【用法】上为细末，用米醋1000克，浸泡四十二小时后，即可应用。将患手（足）浸入药液，初次每日浸五至十分钟，二至三天后逐渐延长，每日浸一至二小时，连用二至十五天。

【主治】手癣。

黍

89465 **黍米汤**（《医心方》卷十二引《经心录》）

【组成】干黍米一升

【用法】以水三升，煮取一升，去滓，服一升，一日二服。

【主治】消渴。

89466 **黍米饮**（《圣济总录》卷三十九）

【组成】黍米二合（水淘净）

【用法】水研，澄取白汁，呷尽即愈。

【主治】干霍乱。

89467 **黍米粥**（《医方类聚》卷二五二引《食医心鉴》）

【组成】黍米一合 鸡子一枚 蜡一分（细切）

【用法】煮黍米粥，临熟下鸡子及蜡，搅匀，令熟食之。

【主治】小儿下痢，日夜数十度，渐困无力。

89468 **黍米粥**（《圣惠》卷九十六）

【组成】黍米二合 蜡一两 羊脂一两 阿胶一两（捣碎，炒令黄燥，捣末）

【用法】煮黍米作稀粥，临熟入阿胶、蜡、羊脂，搅令消，空腹食之。

【主治】诸痢不愈。

89469 **黍米粥**（《寿亲养老》）

【组成】黍米四合（净淘） 阿胶一两（炙，为末）

【用法】煮粥，临熟下胶末调和。空心食之，一服尤效。

【主治】老人痢不止，日渐黄瘦无力，不多食者。

89470 **黍叶裹敷方**（《圣济总录》卷一三五）

【组成】黍叶

【用法】捣烂，裹敷疮上，一日三次。

【主治】远年瘘疮。

89471 **黍米寸金丹**

《外科正宗》卷一。为《济生》卷八“狗宝丸”之异名。见该条。

89472 **黍谷回春膏**（《鸡鸣录》）

【组成】生附子 甘草 大蒜 青葱 甘遂各二两 海马 川椒 紫梢花 沙苑子 蛇床子 狗胆 良姜 故纸 鹿茸 木鳖子 狗头骨 山奈 五味子 大茴香各一两 海螵蛸 韭子 木香 地龙 胡椒 穿山甲 锁阳 全蝎 当归 蛤蚧 蜈蚣 蜂房各五钱（三十一味用麻油四斤浸夏五日、冬半月、春秋一旬，煎枯去渣，熬至滴水成珠，以铅丹收，待温，搅入后十三味） 肉桂二两 公丁香一两 鸦片 阳起石 石硫黄 乳香 朱砂 干安息各五钱 元精石 蟾酥 麝香各三钱（以上俱研极细） 苏合香油五钱 丁香油三钱（并徐徐搅入即成）

【用法】摊贴涌泉、肾俞、丹田等穴。

【主治】阳气虚弱，腰软脚酸，溺冷便溏，神衰痿惫。

等

89473 **等住丸**（《得效》卷十二）

【组成】当归 硫黄 牡蛎（煅）各一分 木香半两

【用法】上为末，面糊为丸，如粟米大。每服二十七丸，糯米饮入姜汁一二滴送下。

【主治】溏泻并一切泻痢。

89474 **等凉丸**（《杨氏家藏方》卷三）

【组成】黑参 龙胆草各等分

【用法】上为细末，面糊为丸，如梧桐子大。每服三十丸，食后稍空腹用人参汤送下。

【功用】去肝经热毒，清利头目，凉血消壅。

筚

89475 **筚衣汤**（《痘疹心法》卷二十三）

【组成】炊饭筚衣（如无，以炊筚煮汤亦好）

【用法】煮水，洗患处。

【主治】瘾疹疙瘩作痒。

筒

89476 **筒骨煎**（《妇人良方》卷五）

【组成】地骨皮 粉草 北柴胡 前胡 乌药 麻黄（不去节） 干葛 青蒿 苦梗 知母 天仙藤 北黄芩各一两 人参 生干地黄 秦艽 鳖甲 黄耆各半两（一方加当归、白芍）

【用法】上㕮咀，每服三钱，水一盏，酒一分，猪筒骨一茎（炙焦，分为四服），桃、柳枝各七寸，杏仁五粒（去皮尖，捶碎），煎至七分，去滓温服。加乌梅半个尤妙。

【主治】诸虚劳疾，羸瘦乏力，腰背引痛，心烦喘嗽，唾脓呕血，顽涎壅盛，睡卧有妨，胸膈气促，夜多盗汗，发焦耳鸣，皮寒骨热，一切五劳七伤，骨蒸。

筋

89477 **筋骨药**（《普济方》卷三〇九）

【组成】草乌一两 苍术五两 青皮 白芷各二两

【用法】上为末，面糊为丸，如芡实大。每服三丸，温酒送下。

【主治】折伤。

89478 **筋骨药**（《普济方》卷三一一）

【组成】川乌一个 草乌二两（去皮，生用） 乳香 当归 天麻各半两 虎骨（醋炙） 没药 自然铜 乌药 川芎 草薢 独活各一两

【用法】上为细末，酒打面糊为丸，如梧桐子大。每服十数丸，温酒送下。

【主治】一切疼痛及诸风。

89479 **筋骨散**（《永类钤方》卷二十二）

【组成】生地黄 赤芍 当归 石南藤各二两 杜白芷 骨碎补（炒，去毛）各三两 五灵脂 肉桂 山桂皮

荆芥穗各一两　桔梗四两　川乌（炮）　草乌（制）各半两　雄黑豆（煮，去皮）四两

【用法】上为末。姜汁和酒调下；妇人风损痹痛，煨葱酒调下。

【功用】除痛，壮筋骨。

【主治】新旧损伤及妇人风损痹痛。

89480　**筋骨八仙丹**（《全国中药成药处方集》呼和浩特方）

【组成】桂枝一斤半　生炙耆各一斤　茅术二两　木瓜一斤八两　牛膝一斤六两　片姜黄八两　当归身二两　川芎二两　杜仲一斤　破故纸一斤　附子二两　虎骨胶四两　肉桂　黄柏各二两　莶草四两　人参　紫苏　条芩　山药　莲肉　山萸各二两

【用法】上为细末，炼蜜为小丸服。

【功用】发汗疏风。

【主治】左瘫右痪，遍身疼痛，行步艰难，下部痿痹，伤风，一切暗风，风痫。

89481　**筋骨止痛膏**（《成方制剂》2 册）

【组成】槐枝 500 克　桑枝 1500 克　生姜 500 克　大葱 1000 克　肉桂 62.5 克　丁香 62.5 克　徐长卿 125 克　生草乌 125 克　冰片 31.25 克　樟脑 31.25 克　鲜松枝（带叶）2500 克

【用法】上制成膏剂。加温软化，贴于患处，亦可先将患处用生姜或白酒擦净再贴。

【功用】舒筋活血，搜风散寒。

【主治】筋骨麻木，腰腿臂痛，跌打损伤。

89482　**筋骨疼痛酒**（《成方制剂》5 册）

【组成】当归 50 克　木香 40 克　玉竹 200 克　黄耆 75 克　党参 75 克　重楼 100 克　虎杖 96 克　桂枝 75 克　枸杞子 75 克　秦艽 50 克　制川乌 40 克　制草乌 40 克　续断 100 克　肉桂 50 克　红花 100 克

【用法】上制成酒剂。口服，一次 10～15 毫升，一日 3 次或遵医嘱。

【功用】祛风除湿，舒筋活血。

【主治】筋骨酸痛，四肢麻木，风湿性关节炎。

89483　**筋骨痛消丸**（《新药转正》28 册）

【组成】丹参　鸡血藤　香附（醋制）　乌药　川牛膝　桂枝　威灵仙　秦艽　白芍　地黄　甘草

【用法】上制成丸剂，每袋装 6 克。口服。一次 6 克，一日 2 次，温开水送服。30 天为一疗程。

【功用】活血行气，温经通络，消肿止痛。

【主治】血瘀寒凝、膝关节骨质增生引起的膝关节疼痛、肿胀、活动受限等症。

【临床报道】膝关节增生性关节炎：《中国康复理论与实践》[2008，14(4)：376]治疗 160 例血瘀寒凝型膝关节增生性关节炎患者，对照组口服骨刺片治疗 40 例。结果：临床痊愈 23 例、显效 63 例、有效 26 例、无效 8 例，总有效率 93.8%。《广州中医药大学学报》[2006，23(3)：228]治疗 32 例膝骨关节炎患者，结果：治疗后患者的中医临床症状、日常活动及综合评分均低于治疗前（$P<0.01$），说明患者的临床症状及日常活动均有明显改善；SF-36 生存质量调查问卷评分结果也显示，治疗后患者在躯体健康、躯体角色功能、躯体疼痛、总体健康、生命活力、社会功能、情绪角色功能、心理健康等 8 个维度上较治疗前均有显著性改善（均 $P<0.01$），在综合评分上也有显著性提高（$P<0.01$）。

89484　**筋伤宁湿敷剂**（《新药转正》41 册）

【组成】当归　延胡索（醋制）　赤芍　牡丹皮　栀子　大黄　苏木　三七　乳香（制）　伸筋草　威灵仙　冰片

【用法】上制成外用酊剂，每袋含药液❶4 克（45 毫米×60 毫米）❷8 克（60 毫米×90 毫米）。贴敷，根据伤痛部位大小，分别选用合适的规格，将含有药液的无纺纱布贴敷患处，然后用弹性胶布将无纺布覆盖、固定，将伤痛部位全部覆盖为宜，每次贴敷 10 小时，一日 1 次。贴敷处一次不超过 2 贴。

【功用】活血化瘀，凉血消肿，通络止痛。

【主治】瘀血所致的伤处肿胀，瘀斑疼痛或肢体活动障碍；急性软组织损伤属上述证候者。

智

89485　**智半汤**（《杂病源流犀烛》卷三）

【组成】益智仁　半夏各五分　苍术四钱　防风二钱　白术　茯苓　白芍各一钱　生姜

【主治】肠鸣泄泻。

【备考】《类证治裁》本方用法：加生姜，水煎服。

89486　**智意汤**（《鸡峰》卷十二）

【组成】肉豆蔻　白术　益智　半夏　附子　桂　干姜各一两　藿香　甘草　茴香　人参　木香　丁香　大麦蘖　破故纸　当归　曲各半两　青皮　陈皮　荜澄茄　细辛　良姜半两

【用法】上为细末。每服三钱，水一盏，加生姜三片，大枣一个（擘破），同煎七分，去滓，空心温服。

【主治】脾胃虚弱，中满气痞，四肢怠惰，九窍不通，腰背疼痛，食下闷乱，昏倦嗜卧，愁忧伤意，胃中痞闷，饮食无味，不为肌肤，面色萎黄，大便秘涩不调，面目四肢时肿，身重，喜饥吞酸，呕逆痰水，不能消谷。

傅

89487　**傅春散**（《医统》卷九十一）

【组成】梅花蕊　桃花蕊（各取阴干）　经霜丝瓜　朱砂各二钱　甘草一钱

【用法】上为末。每服五分或三分，煎紫草饮下。

【主治】痘疮已出未出，陷伏不起，或隐在皮肤之间。

89488　**傅延年酒**（《元和纪用经》）

【组成】菊花　枸杞（取子）　肉苁蓉（酒浸，焙）　巴戟天（去心）各等分

【用法】上㕮咀，以疏绢袋盛，入醇酒，令过药袋之半，春、秋三日，冬七日，夏勿用，日足日取。温饮一杯，早、晚、日中三饮勿醉。取饮时，随其多少，还酒增之，味薄乃止。亦可以此药滓，炼蜜为丸服。

【功用】利血气，耐老轻身，明目安神，养志，补劳伤。

【主治】风寒湿痹，大风血癞，寒热邪气，阴痛余沥，梦泄失精，女子血衰，容色枯瘁，崩漏赤白，乏气百损。

集

89489 **集仙丹**(《疡科纲要》卷下)

【组成】大红三仙丹一两　明净腰黄二两　生漂牡蛎粉一两　飞净石膏四两　广丹一两　飞滑石三两

【用法】上各为细末,和匀听用。掺入疮口,不妨略多。

【功用】提脓拔毒。

【主治】疮疡脓毒未消,恶腐不脱者。

【方论选录】三仙丹提毒化腐,性颇和平,不独脓毒未清恶腐不脱者赖以化毒去腐,即至脓水净尽,新肌盎然,亦可少少用之,即以生肌收口。但金石之性,藉炉火升炼而成,功最捷而吸力亦富,全在研之极细,掺之极匀。若扑药太重,即能作痛,恒有病家知是神丹,索药自掺,往往不知分量,用之太多,反而贻害,又不容靳而不予,致贻吝惜之讥。乃为汇集中正和中之品,俾三仙并行不悖,既有提脓拔毒之效,复无多用增痛之虞,是无法之法,命名集仙,以志其实。

89490 **集圣丸**(《直指小儿》卷三)

【组成】芦荟　北五灵脂　好夜明砂(焙)　缩砂　橘皮　青皮(去白)　蓬莪术(煨)　木香　使君子(略煨,取肉)各二钱　鹰爪黄连(净)　虾蟆(晒干,炙焦)各三钱

【用法】上为末,雄猪胆二枚,取汁和药,入膏糊为丸,如麻子大。每服十五丸,米饮送下。

【主治】诸疳。

【加减】疳劳瘦弱,加当归一钱半,川芎三钱。

89491 **集圣丸**(《幼幼集成》卷三)

【组成】真芦荟(酒蒸)　五灵脂(炒)　夜明砂(炒)　真广皮(酒炒)　杭青皮(醋炒)　蓬莪术(煨)　使君肉(炒)　南木香(屑)　白当归(炒)　西川芎(酒炒)各二钱　人参(切片,焙干)　正川连(姜制)　干蟾蜍(酥炙)各三钱　西砂仁(酒炒)二钱

【用法】上为细末,用公猪胆一枚取汁,将前末和匀,粟米糊为丸,如龙眼核大。每服二丸,米饮调下。

【主治】冷热新久,一切疳证。

89492 **集圣汤**(《圣济总录》卷四十五)

【组成】附子(炮裂,去皮脐)　桂(去粗皮)　干姜(炮)　甘草(炙,剉)各一两　荜澄茄一分

【用法】上剉如麻豆大。每服三钱匕,水一盏,加盐一捻,同煎至七分,去滓服。

【主治】脾胃气不足,风冷乘之,与正气交击,心腹疼痛。

89493 **集虫丸**(《嵩崖尊生》卷九)

【组成】锡灰一钱　使君子三分　槟榔五分　三棱二分　莪术三分　芜荑三分　大黄五分

【用法】醋糊为丸。每服三十丸,砂糖水送下。

【主治】一切虫病。

89494 **集芳散**(《外科证治全书》卷五)

【组成】官白芷　川芎　藿香　木香　防风各三钱　甘草三钱五分　葱一大把

【用法】水煎洗。

【主治】一切溃烂痈疽。

89495 **集灵方**(《广笔记》卷二)

【组成】人参　枸杞　牛膝(酒蒸)　天门冬(去心)　麦门冬(去心)　怀生地黄　怀熟地黄各一斤

【用法】河水砂锅熬膏如法,加炼蜜。白汤或酒调服。

【功用】补心肾,益气血,延年益寿。

【主治】虚弱。

89496 **集灵饮**(《诚书》卷十一)

【组成】神曲(炒)　青皮　苍术(炒)　陈皮　薄桂　白术(炒)　延胡索　黄芩　草果　半夏

【用法】水煎服。

【主治】瘕癖,消瘴。

89497 **集灵胶**(《理虚元鉴》卷下)

【组成】天冬　麦冬　生地　熟地　玄参　桔梗　甘草

【用法】白蜜五斤收胶。

【主治】虚劳内热骨蒸。

89498 **集灵膏**(《内经拾遗》卷一)

【组成】生地　熟地各一斤十二两　人参(去芦)　枸杞子各一斤　麦门冬(去心)一斤四两　天门冬(去皮心)　牛膝各半斤

【用法】上㕮咀,量入水,用桑柴火熬成膏。终日随意服之。

【功用】滋心润肺,益卫养营。

【方论选录】集,集聚也;灵,灵验也。集灵,集药之灵验也。

89499 **集灵膏**(《活人方》卷三)

【组成】熟地四两　麦冬四两　枸杞子四两　牛膝三两　桂圆肉三两　黑枣肉三两　天冬二两　人参二两　黄耆二两　白术二两　陈皮一两　枣仁三两　制首乌三两　白蒺藜三两　茯神二两　地骨皮二两　贝母末二两

【用法】熬膏熟蜜收冷,调贝末,顿噙化,不拘时候,用此久服。

【功用】不偏寒燥,有裨气血。

【主治】诸阴亏损,六阳偏炽,而成虚损痨怯,咳嗽吐血,发热内蒸。

89500 **集香丸**(《局方》卷三吴直阁增诸家名方)

【组成】白豆蔻仁　缩砂仁　木香(不见火)　姜黄各四两　丁香(不见火)六两　香附子(炒去毛)四两八钱　麝香(研)八钱　甘草十六两(纳二两入药,十四两捣汁煎膏)

【用法】上为细末,入麝香拌匀,用甘草膏搜和为丸,如梧桐子大。每服一二丸,细嚼咽津,不拘时候。

【功用】宽中顺气,消宿酒,进饮食,磨积滞,去癥块。

【主治】一切气疾,胸膈痛闷,胁肋胀满,心腹疼痛,噫气吞酸,呕吐恶心,不思饮食,或因酒过伤,脾胃不和。

89501 **集香丸**(《兰室秘藏》卷上)

【组成】京三棱　广茂　青皮　陈皮　丁香皮　益智　川楝子　茴香各一两　巴豆(和皮,米炒焦)五钱

【用法】上为细末,醋糊为丸,如绿豆大。每服五七丸,食前温水、生姜汤任下。

【功用】消积滞。

【主治】伤生冷硬物不消。

89502 **集香丸**(《御药院方》卷三)

【组成】附子二个(各重五钱半以上者,须得正坐好者,炮裂,去皮脐,剜作瓮儿) 硇砂(水化开,盏子内焙干) 木香七钱半 荜茇(直者)一两 破故纸一两(炒)

【用法】上将飞过硇砂末分在附子瓮内,却用剜出附子末盖口,用和成白面裹约半指厚,慢火内烧匀黄色,去面为末,却将原裹附子面,再为细末,醋调糊为丸,如绿豆大。每服十五丸至二十丸,食后生姜汤送下。

【功用】消积磨块,祛痰疗癖。

【主治】一切积滞,不拘老弱虚损者。

89503 **集香汤**(《直指》卷十七)

【组成】沉香 丁香各二钱 木香 青木香 藿香 川芎 赤茯苓 槟榔 枳壳 甘草各三钱 乳香钱半 麝香一字(别研)

【用法】上为粗末。每服二钱半,加生姜三片,紫苏三叶,空心煎服。

【功用】透其关络。

【主治】虚肿。

89504 **集香汤**(《丹溪心法附余》卷二十四)

【组成】白豆蔻(剉)一两 缩砂(剉)一两五钱 白檀香一两(不见火) 人参一两(切) 胡椒(泡,滤干)半两 甘草(剉)三两

【用法】上为末,除檀香、人参、胡椒外,将白豆蔻、甘草,白盐四两相合盒盦一宿,次日就慢火上铁器内炒干,不可火急,恐作火气,与檀香三味共碾细,用瓷器收,汤点服。

【功用】驻容颜。

89505 **集香油**

《普济方》卷四十八。为《外台》卷三十二引《广济方》"蔓荆子膏"之异名。见该条。

89506 **集香散**

《卫生总微》卷十。为《幼幼新书》卷二十一引张涣方"集香煎"之异名。见该条。

89507 **集香散**(《痈疽验方》)

【组成】白芷 藿香 茅香 香附 防风各二钱 木香 甘草各一钱

【用法】作一剂。用水三碗煎数沸,淋洗患处。

【主治】痈疽溃烂。

89508 **集香散**

《冯氏锦囊·杂症》卷三。为《幼幼新书》卷十引《医方妙选》"顺正集香散"之异名。见该条。

89509 **集香煎**(《幼幼新书》卷二十一引张涣方)

【异名】集香散(《卫生总微》卷十)。

【组成】藿香叶 厚朴(姜制,炙) 丁香 沉香 木香各一分 白茯苓 白豆蔻 白术(炮)各半两

【用法】上为细末,入麝香一钱,拌匀,以水一升,蜜半斤,大枣三十枚,生姜二十片,于银、石器中慢火熬膏,去姜、枣不用,通风阴干。每服皂角大,乳前米饮送下。

【主治】小儿脾胃虚,不欲食,羸瘦。

89510 **集效丸**(《局方》卷八)

【组成】大黄(剉,炒)十五两 木香(不见火) 槟榔 诃黎勒(煨,去核,酒浸,焙干) 附子(炮,去皮脐) 羌活(炒、研)(一本作芜荑) 鹤虱(炒) 干姜(炮)各十两半

【用法】上为末,炼蜜为丸,如梧桐子大。每服三十丸,食前橘皮汤送下;妇人醋汤送下。

【主治】脏腑虚弱,或多食甘肥,致蛔虫动作,心腹搅痛,发作肿聚,往来上下,痛有休止,腹中烦热,口吐涎沫,即是蛔咬;又疗下部有虫,生痔痒痛。

【方论选录】《医方集解》:此手足阳明药也。虫喜温恶酸而畏苦,故有姜、附之热以温之,乌梅、诃皮之酸以伏之,大黄、槟榔、芜荑、鹤虱之苦以杀之,木香辛温以顺其气也。

【备考】本方用法"食前橘皮汤下",《医方集解》作"食前乌梅汤下"。

89511 **集雪膏**(《治疹全书》卷下)

【组成】生地 玄参 丹皮 杏仁 桔梗 贝母 百部 知母 橘红 薄荷 麦冬 鳖甲(醋炒) 桑白皮 石菖蒲各一两

【用法】上药水熬三次,去滓,再熬至三碗,入炼蜜慢火熬成膏,埋地出火毒收贮。每服数匙,津液化下,不拘时候。

【主治】疹后火邪克金,咽喉肿痛,痰涎咳嗽,口渴发热,欲成疹怯者。

89512 **集福丸**(《鸡峰》卷二十)

【组成】乌头 桂 香附子 干姜 陈橘皮 巴豆肉(麻油内慢火煎,自旦至午后,巴豆如皂子色即止,拭干。冷水浸两日,换水浸,研,瓦上去油)

【用法】每巴豆霜一两,用诸药,各以陈米一升半为末,水调成膏,直候微酸臭,即煮为硬糊,丸如绿豆大,一方朱砂为衣。每服五七丸,酒、饮任下。

【功用】消食化气,止泄泻。

【主治】腹中诸冷。

89513 **集香宝屑**(《杏苑》卷四)

【组成】白豆蔻 缩砂仁 白茯苓 甘草 橘皮 香附子各等分

【用法】细剉和匀,入盐少许,时常细嚼。

【主治】胃口有痰恶心者。

89514 **集仙固齿丹**(《种福堂方》卷四)

【组成】五倍三分 龙骨二分 甘草三分 蔗皮灰五分 人中白五分 黄柏末三分 青黛一分 枯矾一分 冰片一分 薄荷三分 儿茶三分 黄牛粪尖一个(炙存性)

【用法】上为细末。吹之。

【功用】固齿。

89515 **集成三仙丹**(《幼幼集成》卷二)

【异名】三仙丹(原书同卷)。

【组成】五灵脂一钱 南木香五钱 巴豆仁四十粒

【用法】上将灵脂、木香研为细末听用,以巴豆剥去壳,取净肉四十粒,去其肉上嫩皮,纸包水湿,入慢火中煨极熟,取起,另以绵纸包之,缓缓捶去其油,纸湿则另换,以成白粉为度,谓之巴霜,与前二味和匀,醋打面糊为丸,如绿豆大,以朱砂为衣,晒干收贮。每服五丸,或七丸、九丸,量儿大小加减。合沆瀣丹二三丸同研烂,茶清调下。待其下后,

其病立愈。

【主治】小儿纵口饮啖，食物过多，有形之物，填塞肠胃之间，不能转运传送，脾气抑郁，所以发热不退，眼闭难开，人事昏沉，四肢瘫软。

89516 **集成白玉丹**(《幼幼集成》卷四)

【组成】新出窑矿石灰一块

【用法】滴水化开成粉，用生桐油调匀，干湿得中，先以花椒、葱煎汤，洗净其疮，以此涂之。

【主治】瘰疬破烂，多年不愈，连及胸腋。

89517 **集成沆瀣丹**(《幼幼集成》卷二)

【异名】沆瀣丸(《麻疹全书》卷三)、沆瀣丹(《观聚方要补》卷十)。

【组成】杭川芎(酒洗) 锦庄黄(酒洗) 实黄芩(酒炒) 厚黄柏各九钱(酒炒) 黑牵牛(炒，取头末)六钱 薄荷叶四钱五分 粉滑石(水飞)六钱 尖槟榔七钱五分(童便洗，晒) 陈枳壳四钱五分(麸炒) 净连翘(除去心膈，取净) 京赤芍(炒)各六钱

【用法】依方炮制，和匀焙燥，研极细末，炼蜜为丸，如芡实大。月内之儿，每服一丸，稍大者二丸，俱用茶汤化服。但觉微有泄泻，则药力行，病即减矣；如不泄再服之，重病每日三服，以愈为度。此方断不峻厉，幸毋疑畏。

【主治】小儿一切胎毒，胎热胎黄，面赤目闭，鹅口疮，重舌木舌，喉闭乳蛾，浑身壮热，小便黄赤，大便闭结，麻疹斑瘰，游风癣疥，流丹隐疹，痰食风热，痄腮面肿，十种火丹。

【宜忌】胎寒胎怯面青白者忌之，乳母切忌油腻。

【方论选录】盖夫脏气流通者必不郁滞，或受毒于胎前，或感邪于诞后，遂尔中气抑郁，则见以前诸证。方内所用黄芩清上焦之热；黄柏清下焦之热；大黄清中焦之热，又藉其有推陈致新之功，活血除烦之力，能导三焦郁火从魄门而出。犹虑苦寒凝腻，复加槟榔、枳壳之辛散，为行气利痰之佐使。川芎、薄荷引头面风热从高而下趋；连翘解毒除烦；赤芍调营活血；牵牛利水，走气分而舒郁；滑石清润，抑阳火而扶阴，又能引邪热从小便而出。

89518 **集成金粟丹**(《幼幼集成》卷二)

【异名】金粟丸(《青囊秘传》)。

【组成】九制牛胆南星二两 明天麻(姜汁炒) 明乳香(去油，净)各一两 净全蝎(拣去尾足，以滚汤泡净，去其盐泥，晒干，炒) 节白附(姜汁炒)各一两 梅冰片三分 代赭石(火煅红，以好醋淬之，煅七次，淬七次，研细末，以水飞，晒干) 直僵蚕(炒去丝)各一两 赤金箔五十张 真麝香三分

【用法】上为细末，炼蜜为丸，如皂角子大，贴以金箔，每服一丸，姜汤化下。

【功用】疏风化痰，清火降气。

【主治】咳嗽上气，喘急不定，嗽声不转，眼翻手搐。

【宜忌】虚寒之痰，无根之气，绝脱之证，不可用之，以其降令重也。

【备考】《青囊秘传》有没药一两。

89519 **集成肥儿丸**(《幼幼集成》卷四)

【异名】百选肥儿丸(《春脚集》卷四)。

【组成】建莲肉二两四钱(去心皮，炒) 西砂仁六钱(炒) 漂白术一两(土炒) 人参一钱(焙，切) 京楂肉(炒) 杭白芍(酒炒) 广陈皮(去筋，酒炒) 法半夏各四钱(炒) 白茯苓一两(乳汁蒸晒) 正雅连二钱(姜制) 苡仁(炒) 六神曲各六钱(炒) 炙甘草二钱

【用法】上为细末，炼蜜为丸，弹子大。每服一丸，早、午晚米饮化下。

【主治】小儿脾胃虚弱，饮食不消，肌肤瘦削。

89520 **集成定痫丸**(《幼幼集成》卷二)

【组成】人参一两(切片，焙干) 漂白术一两五钱(切片，土炒) 白云苓(切片，姜汁拌蒸，晒干) 直广皮(酒炒) 法半夏各一两 石菖蒲五钱(取九节者，切片) 白当归一两(酒洗，晒，切) 青化桂五钱(去木皮，津浔桂不用) 杭白芍一两(酒炒) 白蔻仁(酒炒) 漂苍术(用黑芝麻拌炒)各一两 南木香五钱(忌火) 真龙骨一两(火煅醋淬研末，水飞过，晒干，取五钱) 赤金箔三十张 镜面砂三钱(研末，水飞，晒干，研用)

【用法】上为细末，炼蜜为丸，如龙眼核大，以朱砂为衣，贴以金箔，晒干，以瓷瓶收贮。每服一丸，姜汤化下，一日二次。痫症未久者服此，倘年深日久者，早服河车八味丸，午、晚服此。

【主治】小儿痫症，偶然有触则昏晕卒倒，良久苏者。

89521 **集灵接骨膏**(《种福堂方》卷四)

【组成】生地 当归 大黄 寄奴 雄鼠屎各二两 闹羊花 红花 上肉桂 川乌 草乌 大戟 芫花 甘草各一两 甘遂五钱 五灵脂 山甲各一两 紫荆皮 血余 地鳖虫各三两 野苎根四两

【用法】上用麻油四十四两，桐油二十四两，煎丹收好，加乳香、没药、血竭、阿魏各一两，加桃、柳、桑、槐更妙，另用地鳖末一两，闹羊花末五钱收。

【主治】跌打损伤。

89522 **集宝疗痹膏**(《医学从众录》卷七)

【组成】川乌 草乌 南星 半夏 当归 红花 独活 羌活 大黄 桃仁各四钱 山甲 肉桂各一钱 白芷五钱 陀僧二两 硫黄半斤 松香一斤 生姜汁一钱 麻油一斤 竹汁一碗

【用法】收煎好，加乳香、没药、血竭、胡椒、樟脑、细辛、牙皂末各二钱，若加商陆根、凤仙、闹羊花、鲜烟叶、鲜蒜、鲜豨莶等汁更妙。

【主治】风寒湿痹。

89523 **集验鹿茸丸**(《直指》卷九)

【组成】鹿茸(酥炙) 熟地黄 当归(酒浸，焙) 枸杞子 酸枣仁(慢火炒，去皮) 远志(姜汁腌，取肉，焙) 附子(炮) 沉香 牛膝(酒浸，焙) 山药(炮) 苁蓉(酒浸，焙)各一两 麝香半两

【用法】上为末，炼蜜为丸，如梧桐子大。每服五十丸，空心盐汤送下。

【功用】补养心肾，滋益血气。

【主治】诸虚劳倦。

89524 **集成三合保胎丸**(《幼幼集成》卷一)

【组成】大怀地十二两(用砂仁三两，老姜三两，同地黄入砂锅内，先以净水煮两昼夜，俟地黄将烂，始入好酒煮

之，总以地黄糜烂为度，将酒煮干取起，拣去砂仁，姜片不用，将地黄捣膏听用） 大当归（去头尾，取身切片）十二两（以好酒洗过，晒干听用） 漂白术（取净干片）十二两（以黄土研碎拌炒极黄取起，筛去土 孕妇肥白者气虚，加二两） 实条芩（枯飘者不用，取小实者切片）六两（酒炒三次，孕妇黑瘦者加一两，性躁者二两） 棉杜仲（切片）十二两（盐水拌炒，以丝断为度） 川续断（切片）十二两（酒炒）

【用法】上将后五味和为一处，火焙干燥，石磨磨细末，筛过。以前地黄膏和匀，少加炼蜜，入石臼内，捣千余杵，为丸如绿豆大。每早盐汤送三钱，晚临卧酒送三钱。每日如此，不可间断。孕妇素怯者，须两料亦可。自一月服起，过七个月方保无虞。

【主治】素惯堕胎。

【宜忌】三月内切忌房劳恼怒，犯之必堕。

【加减】至怯者，加人参。

【方论选录】因以古之内补丸、杜仲丸、白术散三方合凑，名三合保胎丸。以条芩清肝火而凉血，白术扶中气以健脾，当归养血宁心，熟地滋阴补肾，续断填损伤而坚胞系，杜仲益腰膝而暖子宫，药虽平易，功胜神丹。

焦

89525 **焦鸱散**（《医方类聚》卷二十四引《吴氏集验方》）

【组成】腊月活鸱一只 无灰酒一斗

【用法】以鸱浸酒瓶中，用砖盖瓶口，大火煅红为度，破瓶取鸱，研细末，入麝香少许，热酒调服。

【主治】破伤风；兼治男子妇人急头风。

89526 **焦瘤膏**（方出《赤水玄珠》卷三十，名见《仙拈集》卷四）

【组成】桑炭灰 枣木灰 黄荆灰 桐壳灰 荞麦灰（炒）各二升半

【用法】上以沸汤淋汁五碗许，澄清，入斑蝥四十个，穿山甲五片，乳香、冰片不拘多少（后入），煎作二碗，以瓷器盛之。临用时入新石灰调成膏，敷瘤上，干则以清水润之，其效若神。

【主治】一切瘿瘤。

89527 **焦楂化滞丸**（《成方制剂》5册）

【组成】山楂（炒焦）280克 牵牛子（炒）120克 六神曲（麸炒）70克 麦芽（炒）70克 莱菔子（炒）70克

【用法】上制成大蜜丸，每丸重9克。口服，一次1～2丸，一日2次；儿童减半。

【功用】消食宽中，理气消胀。

【主治】饮食停滞，肠胃不和，气滞不舒，膨闷胀饱。

御

89528 **御风丹**（《直指》卷三引《圣惠》）

【组成】川芎 白芍药 桔梗 细辛 白僵蚕 川羌活 南星（姜制）各半两 麻黄（去节根） 防风（去芦） 白芷各一两半 干生姜 甘草（炒）各七钱半 朱砂二钱半（为衣）

【用法】上为细末，炼蜜为丸，如弹子大。每服一丸，食前热酒化下，一日三次。

【主治】一切中风，半身不遂，神昏语謇，口眼㖞斜；妇人头风，血风，暗风倒仆，呕哕涎痰，手足麻痹。

【加减】神昏有涎者，加朱砂二钱半。

89529 **御风膏**（方出《圣惠》卷十九，名见《普济方》卷九十二）

【异名】蓖麻膏。

【组成】东西枝上蓖麻子七粒

【用法】去壳研碎，涂在手心中，以一盂子，置在手心蓖麻子上，用熟水置盂中，正则急取盂子，左瘫涂右手心，右瘫涂左手心，口眼才正，急洗去药，只随病处左右贴亦可。又治产难者，烂研涂两脚心，生下便洗去。

【主治】口眼㖞斜，由中风传入阳明经也。又治产难。

89530 **御史散**（《痈疽验方》）

【组成】生铁锈三钱

【用法】上为末。木香磨酒调下，分病上下，食前食后服之。得微汗而愈。

【主治】疔疮。

89531 **御仙酒**（《杨氏家藏方》卷一）

【组成】牛膝（净洗，切） 牛蒡根（洗净，切）各半斤 大麻子一升（净洗，炒） 枸杞子（洗净）一合 苍术一斤（净洗，切） 牛蒡子（净洗，炒） 蚕砂（净洗，炒） 秦艽（净洗，切） 羌活（去芦头，净洗，切） 防风（净洗，切） 桔梗（去芦头，净洗，切）各一两

【用法】无灰酒二斗，于瓶器内浸药，蜜封七日。每服一大盏，食后温服，常令有酒力。

【主治】偏风。手足拳挛，半身不遂。

89532 **御邪汤**（《医方简义》卷五）

【组成】泽兰二钱 黄芩一钱五分 焦栀子三钱 杏仁（光）三钱 天麻（煨）八分 琥珀一钱 川芎一钱 当归三钱 荆芥一钱 竹叶二十片

【主治】热入血室，先受邪而经水适来者。

89533 **御米丸**（《朱氏集验方》卷六）

【组成】肉豆蔻 诃子 白茯苓 白术 石莲肉 当归各半两 罂粟壳一两半（蜜炙） 乳香三钱

【用法】上为细末，水糊为丸，如梧桐子大。每服三五十丸，空心用米饮送下。

【主治】一切泻痢。

【加减】如血痢，减豆蔻、白术，加当归、粟壳。

89534 **御米汤**（《鸡峰》卷十四）

【组成】御米子（连皮）半斤 当归半两 青橘皮 陈皮 羌活 独活 丁公藤（一名南藤）各二两

【用法】上为粗末。每服二大匙头，水一大盏半，煎留半盏，去滓温服，不拘时候。

【主治】年深日近，赤白痢暴泻不已，脏腑不调。

89535 **御米汤**（《卫生总微》卷十一）

【组成】御米十粒（和壳用） 甘草二钱（炙） 当归（去芦，洗，焙）一分 黄连（去须）一分

【用法】上为末。每服一钱，乳食前米饮调下。

【主治】赤白痢。

89536 **御米汤**

《局方》卷六宝庆新增方。为《传信适用方》卷四“御米饮子”之异名。见该条。

89537　御米饮

《魏氏家藏方》卷七。为《传信适用方》卷四"御米饮子"之异名。见该条。

89538　御米酒(《医统》卷四十八)

【组成】真薏苡米酒十斗(即一百斤)　霜茄根(切片)　真桑寄生(剉)　五加皮(切)　苍耳子(炒去刺)各半斤　甘州枸杞子(净)　川牛膝(去芦)各一斤

【用法】上各制净称分两,每味分四剂,合为一剂,酒一百斤,亦分四坛,各药煮三炷香,取放土地上退火性,二七可饮,久窨尤佳。早、晚随量饮,微醺为度,此药虽平易有奇效,不可以其简而忽之。

【功用】壮筋骨,畅经络,养精元,益神气。久服行步如飞,延年益嗣,有通仙之妙。

89539　御米散

《鸡峰》卷十四。为原书同卷"固肠散"之异名。见该条。

89540　御爱丸(《传信适用方》卷二)

【组成】御米壳四两(以蜜炒黄紫焦色,干蒸饼切如骰子块,以蜜炒焦色)

【用法】上为细末,炼蜜为丸,如鸡子黄大。每服一丸,水一盏,煎化为度,热服,不拘时候。

【主治】营卫气虚,风邪进袭脏腑之间,值肠胃虚弱,糟粕不聚,便利赤白,或作脓血,脐腹疼痛,心胸痞满,里急后重,烦满渴逆,胁肋胀闷,肠内虚鸣,四肢倦乏,不进饮食。

89541　御验膏(《摄生秘剖》卷四)

【组成】血余　当归尾　川芎　赤芍药　生地黄　桃仁　红花　苏木　木香　茅香　丁香　丁皮　藿香　乌药　南星　半夏　贝母　苍术　玄参　苦参　黄芩　黄柏　大黄　山栀　天花粉　枳壳　川乌　草乌　肉桂　良姜　艾叶　防风　荆芥　白芷　细辛　羌活　独活　连翘　藁本　秦艽　麻黄　续断　牛膝　骨碎补　牙皂　五加皮　白鲜皮　白及　白蔹　大风子　蓖麻子　苍耳子　五倍子　青风藤　威灵仙　甘草节　降香节　僵蚕　全蝎　蝉蜕　蛇蜕　蜈蚣　鳖甲　山甲各一两　虾蟆一个　桃枝　柳枝　榆枝　槐枝　桑枝　楝枝　楮枝各二十一寸　乳香　没药　血竭　麝香　阿魏各五钱　松丹(水飞)五斤　麻油十二斤

【用法】各味用油浸十余日方下锅,文武火熬,待药枯黑用布滤去滓,再入锅,欲将丹旋投入,慢火熬至滴水成珠,取起候温,方入细药,搅匀,油纸摊贴。

【主治】一切风气寒湿,手足拘挛,骨节酸痛,男子痞积,女子血瘕,及腰疼、胁疼,诸般疼痛,结核转节,顽癣顽疮,积年不愈,肿毒初发,及肿块未破者。

89542　御痛汤(《赤水玄珠》卷四)

【组成】黄连(姜汁炒)　山栀仁(炒)各二钱　橘红　茯苓各一钱半　草蔻仁七分　半夏一钱　甘草四分

【用法】加生姜三片,水煎,食前服

【主治】火热腹痛。

89543　御寒汤(《兰室秘藏》卷上)

【组成】黄连　黄柏　羌活各二分　炙甘草　佛耳草　款冬花　白芷　防风各三分　升麻　人参　陈皮各五分　苍术七分　黄耆一钱

【用法】上细切,作一服。水二盏,煎至一盏,去滓,食后热服。

【主治】寒气风邪,伤于皮毛,令鼻壅塞,咳嗽上喘。

【方论选录】《医学入门》:黄连、黄柏降火,羌活、黄耆、人参补肺,甘草、款冬花,佛耳草消痰,白芷、防风、陈皮、升麻、苍术通寒气之壅塞。

89544　御寒膏(《古今医鉴》卷十)

【组成】生姜半斤(取自然汁)　牛胶三两　乳香　没药各一钱半

【用法】铜勺内煎化,移入滚汤内炖,以柳条搅至成膏,入川椒末少许,再搅匀。用皮纸摊贴患处,用鞋底烘热熨之。候五七日脱下,或起小疮不妨。

【主治】体虚人背上恶寒,或夏日怕脱衣,及妇人产后被风吹入经络,故常冷痛,或手足冷痛至骨;又治腰痛,及一切冷痹痛,湿气。

89545　御米饮子(《杨氏家藏方》卷七)

【组成】当归(洗,焙)　干姜(炮)　黄柏(去粗皮,炙)各半两　枳壳(去瓤,麸炒)　罂粟　甘草(炙)各一两　罂粟壳(蜜炙微黄)二两

【用法】上为粗末。每服三钱,用水一盏半,入连根薤白二茎,拍碎,同煎至一盏,滤滓,通口服。年老及七八岁儿,每服一钱半,二三岁,每服一钱,水一盏,依前煎至五六分,食前服。

【主治】久痢赤白,脐腹刺痛,发歇无时,昼夜频併,及下血不止。

89546　御米饮子(《传信适用方》卷四)

【异名】御米汤(《局方》卷六宝庆新增方)、御米饮(《魏氏家藏方》卷七)。

【组成】罂粟壳半两　人参一分　厚朴一两(去粗皮,剉,姜汁炒熟)　白茯苓半两　干姜一分(炮)　乌梅三个(连核用)　甘草半两(炙)

【用法】上为粗末。每用五钱匕,水一盏半,加生姜三片,枣一个,同煎至一盏,去滓温服。量儿大小,分作数服。

【主治】❶《传信适用方》:赤白痢。❷《局方》宝庆新增方:久患痢疾,或赤或白,脐腹疠痛,里急后坠,发歇无时,日夕无度,及下血不已,全不入食。

【加减】若赤多者,加黑豆三十粒同煎。

89547　御方三仙散(《续本事》卷一)

【异名】三仙散(《普济方》卷二五〇)。

【组成】蓬莪术一两　茴香二两(拣净)　阿魏三钱(真者)

【用法】上为末。每服二钱,温酒调下。

【主治】肾气。

89548　御用托里散(《普济方》卷二八五)

【组成】当归　赤芍药　牡蛎　大黄(初觉者倍加,火煨)　山栀子　黄芩　栝楼　皂角针　金银花　朴消　连翘各等分

【用法】上为末。每服三钱,水一大盏,同煎至七分,去粗滓服,不拘时候。

【功用】托里。

【主治】痈疽诸疮，气血虚微，肌肉寒冷，脓汁清稀，毒气不去，疮久不合，或聚肿不赤，结硬无脓，外证不见者。

89549 **御沟金水方**(《遵生八笺》卷十八)

【组成】山上无垢净泥黄土

【用法】用黄篾箩八个，要二尺高，将土装入八个箩内，瓷钵八个盛住，取童便七桶，倾入七箩土内，淋下，上以井花水催下，共倾在一箩土内，如淋少，再用清水催前七箩淋下水，又加上一箩，待他一夜净淋下水三五碗，以瓷瓶盛住，外以井水养之。但遇此症，待口中作渴，要茶汤吃之时，将此水半杯服之即安，至重不消三次即愈。

【主治】男女烧骨痨，干血痨，童子痨，昼夜不退热，至紧不肯服药者。

89550 **御苑匀气散**(《准绳·幼科》卷八)

【组成】桑白皮　净陈皮一两半　桔梗(炒)　甘草(炙)　赤茯苓各一两　藿香半两　木通四两

【用法】姜水煎服。

【主治】脾肺气逆，喘咳面浮，胸膈痞闷，小便不利。

89551 **御制平安丸**(《成方制剂》20册)

【组成】苍术(炒)104克　陈皮104克　厚朴(炙)104克　甘草104克　山楂(焦)104克　老范志万应神曲104克　麦芽(炒)104克　枳实(炒)67.2克　红豆蔻52克　白豆蔻52克　草豆蔻52克　肉豆蔻52克　沉香67.2克　木香52克　檀香67.2克　丁香52克

【用法】上制成丸剂，每瓶装4.5克。口服，一次1.5～3克，一日1次，用温开水或姜汤送服。

【功用】温中和胃，行气止痛，降逆止呕，消食导滞。

【主治】晕车晕船，恶心呕吐，肠胃不和，胸膈痞满，嗳腐厌食，脘腹胀痛，大便溏泻等症。

【方论选录】方中苍术苦温健脾燥湿，厚朴行气消胀除满，共为君药。陈皮理气化湿和胃，枳实行气导滞消痞，并以沉香、木香、檀香、丁香四味芳香理气药起到理气止痛、温中降逆、行气止呕的作用，共为臣药。红豆蔻、白豆蔻、草豆蔻、肉豆蔻四豆蔻共用有温中暖胃、行气化湿、散寒止痛、燥湿止泻之力。山楂、神曲、麦芽消食化积、醒脾开胃，共为佐药。甘草补中益气，调和诸药，用以为使药。诸药合用，共奏温中和胃，行气止痛，降逆止呕之功。

89552 **御制平安丹**(《慈禧光绪医方选议》)

【组成】麝香二十八两　灯草灰一百六十八两　猪牙皂八十四两　□□□五十六两　冰片二十八两　细辛二十八两　□□□十六两八钱　明雄黄二十八两　朱砂二十八两　草霜二十八两　大腹子七十两　炒苍术七十两　茯苓一百十二两　陈皮五十六两　制厚朴五十六两　五加皮五十六两　藿香八十四两

【用法】上为极细末。

【功用】解秽辟瘟，祛暑清热，健脾和胃。

89553 **御前白牙散**(《医统》卷六十四)

【组成】石膏四两(另研)　香附子一两　白芷七钱半　甘松　三奈　藿香　零陵香　沉香　川芎各三钱半　细辛　防风各半两

【用法】上为末。以温水漱口，次擦之妙。

【功用】白牙。

89554 **御院麝香散**(《医学纲目》卷十七)

【组成】白矾(枯过，另研)　白龙骨(粘舌者，另研)各半两　麝香(另研)半字

【用法】上为末。每用一字，先将冷水洗净鼻内血涕，然后吹药于鼻中；或以湿纸蘸药塞鼻，尤妙。

【主治】鼻衄不止。

89555 **御爱忘杖丸**(《普济方》卷二四二)

【组成】海金砂半两(罗过)　虎骨半两(酒浸酥)　肉桂半两(不见火)　没药三钱　乳香三钱(别研)　斑蝥三钱(去头足翼，瓦上焙干)　古老钱十文(醋煅)　朱砂三钱(为衣)

【用法】上为细末，酒糊为丸，如绿豆大。每服七丸，空心麝香酒送下。三服见效。

【主治】干湿脚气。

89556 **御爱灵黍汤**(《百一》卷二十)

【组成】大小麦各二升　甘草四两(炙)　缩砂仁一两半　生姜一斤(带皮薄切)　盐六两(白者尤佳)

【用法】上将大小麦炒熟入诸药，焙干为细末，以瓷器内盛，食前后皆可服，大小麦恐有粗皮，分别多碾，取净末用。

【功用】暖脾，克化宿饮。

【加减】加肉豆蔻八枚尤佳。

89557 **御爱姜苏丸**(《传信适用方》卷一)

【组成】紫苏叶(拣净)五两　乌梅肉(切，炒)二两　甘草(生)三分　真官桂(去粗皮)半两　香薷叶(拣净)半两　生姜(洗，切，焙干)一分　木瓜二两(干者。如生，去皮瓤，切，焙)　檀香半两(剉屑)

【用法】上为末，炼蜜为丸，如樱桃大。每服一丸，细嚼，熟水送下，不拘时候。

【功用】生津止渴。

【主治】中暑恶心，头疼烦躁。

89558 **御爱紫宸汤**(《普济方》卷一六七引《德生堂方》)

【组成】良姜　丁香　甘草　陈皮各二两　藿香　官桂　茯苓　檀香各一两　木香半两　砂仁　葛花各一两　干葛一两

【用法】上㕮咀。每服四钱，水一盏半，煎至八分，去滓服，不拘时候。

【功用】解宿酒。

【主治】呕哕恶心，不进饮食。

89559 **御容搐鼻散**(《普济方》卷四十六)

【组成】川芎　细辛　芒消　藁本各等分

【用法】上为细末。口含水，鼻中笔筒吹之。立效。

【主治】头风，面上肿毒。

89560 **御寒暖胃膏**(《理瀹》)

【组成】生姜汁　牛胶　乳香　没药　花椒　黄丹

【用法】生姜汁熬，入牛胶化开，以乳、没、黄丹收膏。掺花椒贴。

【主治】胃伤，不思饮食，胸腹胀痛，呕哕嗯心，嗳气吞酸，面黄肌瘦，怠惰嗜卧，并治腰背冷痛。

【加减】脾胃不和，加苍术、厚朴、陈皮、甘草。

89561 御制参苓白术丸(《慈禧光绪医方选议》)

【组成】人参一两　于术五钱(土炒)　茯苓二两　山药二两(炒)　扁豆二两(姜汁炒)　薏米二两(炒)　莲肉四两　陈皮二两　砂仁一两　半夏二两(姜汁炒)　黄连二钱(姜汁炒)　神曲二两　当归四两(酒洗)　杭芍二两(酒炒)　香附二两(童便炙)　炙草一两　桔梗二两　干姜二钱　红枣肉二两

【用法】上为细末,炼蜜为丸,每丸重三钱,蜡皮封固。每服一丸,米汤送下。

【功用】顺正祛邪,调脾悦色。

【主治】脾胃病或泻利后。

89562 御制除温解毒方(《良朋汇集》卷三)

【组成】辰砂益元散三钱　生姜三钱

【用法】黄酒半钟,水半钟,煎三滚,温服。

【主治】瘟疫伤寒,不论传经,风寒咳嗽,红白痢,心腹痛,孕妇伤寒红白痢,初起疔毒。

89563 御府五辛宽膈汤(《传信适用方》卷一)

【组成】拣丁香　檀香　桔梗(剉,炒)　陈皮(去白)各一两　缩砂仁(炒)　川干姜(炮)　甘草(炒)各三两　白盐二两半(炒,别研)

【用法】上为细末,入盐令匀。每服二钱,沸汤点下。

【主治】气疾。

循

89564 循络丸(《杨氏家藏方》卷一)

【异名】循络丹(《永乐大典》卷一三八七九引《可用方》)。

【组成】没药(别研)　乳香(别研)　虎骨(酥炙焦)　败龟(酥炙)　当归(洗,焙)　五灵脂各二两　白附子(炮)　天麻(去苗,酒浸,焙)　全蝎(去毒,炒)　天南星(炮)　附子(炮,去脐皮)　川乌头(炮,去皮脐尖)　杜仲(去粗皮,炒)　地龙(去土炒)　威灵仙(去苗)　牛膝(去苗,酒浸一宿)　续断　乌蛇(酒浸,去皮骨,取肉,焙)　肉苁蓉(酒浸,炙)　朱砂(别研)各一两

【用法】上为细末,酒煮面糊为丸,如梧桐子大。每服三十丸,食前温酒送下。

【主治】风痹。气滞,血脉凝涩,筋脉拘挛,肢节腰膝强痛,行履艰难。

89565 循络丸(《朱氏集验方》卷一)

【组成】五灵脂二两　防风(去芦)　川萆薢(炮,去皮脐)　狗脊(去毛)　大苍术(米泔浸)　虎骨(打碎,酒煮)　川乌(生用)各一两　川乌一两(炮,去皮脐)　没药一两(研,去砂)　乳香半两(研,去砂)

【用法】上为细末,酒煮面糊为丸,如梧桐子大。每服三十丸至五十丸,食前温酒送下;不饮者,以木瓜汤下。此药可以常服,如痛大作,则以小续命汤加槟榔、羌活、青皮煎汤,痛止则勿服。

【主治】风湿流袭,足膝筋骨肉疼痛。

89566 循络丹

《永乐大典》卷一三八七九引《可用方》。为《杨氏家藏方》卷一"循络丸"之异名。见该条。

释

89567 释担汤(《医林纂要》卷十)

【组成】金银花一两　土茯苓一两　漏芦五钱　当归五钱　大枣八两

【用法】酒煎服。

【主治】肩疽搭背,多生于劳力担负之人,使肩背气血不得舒,又感寒暑风湿,故血郁热而成毒。

89568 释绊汤(《医林纂要》卷十)

【组成】金银花一两　生黄耆五钱　人参八分　白术一钱　生甘草五分　桔梗五分　天花粉一钱　当归一钱　桂枝五分　生姜三片

【用法】水煎服。

【主治】臂腕生毒,俗曰菜篮绊。

89569 释项饮(《洞天奥旨》卷六)

【组成】白芷一钱　葛根一钱　柴胡一钱　川芎三钱　桔梗三钱　生甘草二钱　山豆根一钱　麦冬三钱　天冬三钱　紫苏一钱五分　紫花地丁五钱　天花粉三钱　蒲公英五钱

【用法】水数碗,煎一碗服。初发者用数剂即散,必须此方早治为妙。

【主治】环项痈疮。

89570 释眉丹(《洞天奥旨》卷九)

【组成】黄连五分(油调涂碗内,艾烟熏过入)　皂矾一分(末)　轻粉一分(末)　冰片半分(末)

【用法】麻油少许,再调涂之,数次痊愈。

【主治】恋眉疮。

89571 释麻丸(《惠直堂方》卷一)

【组成】白术二两(荷叶包蒸三次)　广皮八钱　山楂五钱　川连五钱(吴茱萸拌抄,去萸)　炙甘草八钱　黄芩(酒炒)七钱　木香一钱　枳实八钱(麸炒)　苍术二两(茅山者佳,米泔浸晒三次,盐水拌匀)　茯苓一两(人乳拌蒸)　人参七钱　半夏八钱(白矾汤、姜同煮)　当归一两(酒洗)　白芍一两(酒拌炒)　经霜桑叶四两(去筋)

【用法】上为细末,竹沥、姜汁、荷叶汁打神曲糊为丸,如梧桐子大,空心服二钱,开水送下。

【主治】指麻臂冷,忽觉一时昏愦,及头晕眼花。

【宜忌】忌猪首、鹅肉、发风动痰物。

【备考】服此预防,一年后,可免中风之患。

89572 释麻汤(《辨证录》卷二)

【组成】人参一钱　当归三钱　黄耆三钱　茯苓三钱　半夏一钱　白芥子一钱　陈皮一钱　白术三钱　甘草五分　附子一分　柴胡八分

【用法】水煎服。

【主治】平居无恙,只觉手足麻木,尚无口眼㖞斜。

89573 释惊汤(《辨证录》卷九)

【组成】白芍一两　当归五钱　青木香三钱　大黄三钱　枳实一钱　白芥子三钱　茯苓三钱　枳壳一钱　甘草五分　麦芽一钱　山楂十粒

【用法】水煎服。一剂而痰食尽下,不必再剂。

【功用】消痰降食,专走两胁之间,开其惊气。

【主治】偶食难化之物，忽然动惊，痰裹其食而不化，饮食减少，形体憔悴，面色黄瘦，颤寒作热，数载不愈。

89574 **释痛汤**(《辨证录》卷六)

【组成】人参三钱　黄耆三钱　白术五钱　茯苓三钱　生地五钱　麦冬五钱　当归三钱　玄参一两　甘草三分

【用法】水煎服。连服四剂而病除。

【主治】痿症。人有好酒，久坐腰痛，渐次痛及右腹，又及右脚，又延及右手不能行动，已而齿痛者。

89575 **释疑汤**(《辨证录》卷七)

【组成】人参三钱　巴戟天五钱　茯苓三钱　白术五钱　白薇二钱　甘草一钱　使君子三枚　砂仁三粒　肉桂一钱　广木香三分　菖蒲五分

【用法】水煎服。二剂轻，四剂又轻，十剂全消。

【功用】健脾消痞。

【主治】癥瘕。

89576 **释擎汤**(《辨证录》卷十三)

【组成】玄参二两　生地一两　金银花二两　当归一两　紫花地丁五钱　贝母五钱

【用法】水煎服。一剂而痛轻，二剂而痛止，已溃者再服四剂。

【功用】滋水治火，补正解毒。

【主治】擎疽。生于手心，疼痛非常。

89577 **释擎汤**(《医林纂要》卷十)

【组成】金银花一两　当归三钱　玄参五钱　生地黄三钱　紫花地丁一钱　贝母五分　天花粉五分　桂枝五分

【用法】水煎服。

【主治】擎疽，又曰穿掌。

89578 **释躁汤**(《辨证录》卷二)

【组成】玄参一两　荆芥三钱　天花粉三钱　甘草一钱　陈皮五分　茯苓三钱　菖蒲　附子各三分

【用法】水煎服。

【主治】气虚似中风者，身忽自倒，不能言语，口角流涎，右手不仁，肌肤不知痛痒。

舒

89579 **舒木汤**(《辨证录》卷四)

【组成】白芍　当归各三钱　川芎　荆芥　郁金　苍术各二钱　香附　车前子　猪苓　甘草各一钱　青皮五分　天花粉一钱

【用法】水煎服。

【主治】木郁。畏寒畏热，似风非风，头痛颊疼，胃脘饱闷，甚则心胁相连膜胀，膈咽不通，吞酸吐食，见食则喜，食完作楚，甚则耳鸣如沸，昏眩欲仆，目不识人。

89580 **舒气饮**

《辨证录》卷十二。为《傅青主男女科》“舒气散”之异名。见该条。

89581 **舒气通**(《全国中药成药处方集》)

【组成】大黄三斤　槟榔半斤　青皮四两　木香半斤　炒莱菔子四两　炒黑丑六斤　灵脂米三斤　茅术四两　川朴　陈皮各半斤　炒香附三斤　炒神曲一斤　川芎四两　炒麦芽半斤　山楂二斤　三棱　莪术　枳实　枳壳各半斤

【用法】上为细末，水为丸，如绿豆大。每服一钱五分，开水送下。

【功用】《成方制剂》：消气破滞，理气止痛。

【主治】❶《全国中药成药处方集》：膨闷胀饱，气逆不顺，呕吐酸水，两胁攻疼，胃脘结聚。❷《成方制剂》：胃肠积滞，胸闷脘痛，脘腹胀痛，呕恶便秘等。

【宜忌】忌食生冷硬物。孕妇忌服。

89582 **舒气散**(《傅青主男女科》)

【异名】舒气饮(《辨证录》卷十二)。

【组成】人参一两　紫苏梗三钱　川芎五钱　当归一两(酒洗)　陈皮一钱　白芍五钱(酒炒)　牛膝二钱　柴胡八分

【用法】加葱白七寸，水煎服。一剂逆转，儿即下矣。

【主治】妇人生产，数日而胎不下。

89583 **舒心晶**

《成方制剂》7册。为原书同册“舒心颗粒”之异名。见该条。

89584 **舒凫饮**(《古今医鉴》卷五)

【组成】白鸭一只(杀取血)

【用法】以滚水和，饮之。立止。

【主治】白痢如鱼冻色，久不愈者。

89585 **舒肝丸**(《北京市中药成方选集》)

【组成】厚朴(炙)十六两　川芎十六两　片姜黄六两　香附(炙)十六两　紫豆蔻仁十六两　枳实(炒)十六两　沉香十六两　甘草十二两　丹皮十六两　白芍十六两　柴胡十六两　橘皮十六两　砂仁十六两　玄胡索(炙)十六两　木香十六两

【用法】上为细末，炼蜜为丸，每丸重三钱，朱砂为衣，蜡皮封固。每服一丸，温开水送下。

【功用】舒肝，解郁，止痛。

【主治】两胁胀满，胃脘刺痛，呕逆嘈杂，嗳气吞酸。

89586 **舒肝丸**(《中国药典》一部)

【异名】秘制舒肝丸(《成方制剂》6册)。

【组成】川楝子150克　延胡索(醋制)100克　白芍(酒炒)120克　片姜黄100克　木香80克　沉香100克　豆蔻仁60克　砂仁80克　厚朴(姜制)60克　陈皮80克　枳壳(炒)100克　茯苓100克　朱砂27克(水飞或粉碎成极细粉)

【用法】上为细末，每100克粉末加炼蜜170～180克，制成大蜜丸，即得。每次服一丸，一日二～三次。

【功用】舒肝和胃，理气止痛。

【主治】肝郁气滞，胸胁胀满，胃脘疼痛，嘈杂呕吐，嗳气泛酸。

【宜忌】孕妇慎用。

89587 **舒肝汤**(《玉案》卷五)

【组成】白芥子　柴胡　青皮各二钱　橘核　乌药各一钱五分　淡竹沥一钟　龙胆草一钱　生姜五片

【用法】水煎服。

【主治】痰凝聚结，两胁胀痛，夜不能卧。

89588 **舒肝汤**(《中医症状鉴别诊断学》)

【组成】柴胡　白芍　白芥子　郁金　高良姜

【功用】舒肝。

89589 **舒肝饮**(《医学集成》卷一)

【组成】炒芍 当归 柴胡 白芥 莱菔 丹皮 炒枝 枳壳 桂心

【用法】水煎服。

【主治】杂证初起,肝郁气结,胸膈胀痛。

89590 **舒肝灵**(《全国中药成药处方集》大同方)

【组成】当归 杭芍 香附 柴胡 川朴 丹皮 川芎 木香各十二两 小枳实十两 广皮 片姜黄 玄胡各十二两 砂仁十五两 焦三仙二十五两 焦槟二十二两 丁香十两 乌药十二两 青皮二十二两 豆蔻末 建曲各十二两 苏打粉四十两 沉香十二两 炙草十两

【用法】上为细末,水为丸,每一百粒三钱五分,红曲、滑石为衣。每服二钱。

【主治】两胁作胀,嗳气吞酸,胃痛,食欲不振,精神不爽。

89591 **舒郁丸**(《玉案》卷四)

【组成】香附 枳实 苍术各三两 沉香一两五钱 缩砂 山栀仁 抚芎 红曲 半夏各二两

【用法】上为末,水为丸,每服三钱,空心,白滚汤下。

【主治】一切郁证。

【加减】气郁,加乌药、木香、槟榔、干姜、枳壳、桔梗;湿郁,加白术、白芷、赤茯苓、木通、苍术;痰郁,加南星、海石、瓜蒌仁、枳壳、桔梗、小皂荚;热郁,加黄连、青黛、连翘、山栀;血郁,加桃仁、红花、丹皮、当归、韭汁;食郁,加山楂、麦芽、神曲;伤冷食,胃脘痛,加草豆蔻、干姜;如春,加防风;夏,加苦参;秋、冬,加吴茱萸。

89592 **舒郁丹**(《北京市中药成方选集》)

【组成】香附(炙)二两 厚朴(炙)一两 白芍五钱 枳壳(炒)一两 橘皮四两 川芎五钱 丹皮五钱 片姜黄一两 青皮(炒)一两 柴胡五钱 橘核(炒)五钱 山楂五钱 玄胡(炙)一两 槟榔五钱 六神曲(炒)五钱 川楝子五钱 大黄三钱 甘草二钱 麦芽(炒)五钱 当归二两 赭石(煅)一两 沉香三钱 砂仁五钱 豆蔻仁三钱 木香五钱 朱砂一钱

【用法】上为细末,水为小丸,每十六两用滑石细粉四两为衣。每服二至三钱,温开水送下,一日二次。

【功用】舒郁顺气,健胃化滞。

【主治】肝郁气滞,膨闷胀饱,两胁刺痛,呃逆恶心。

【宜忌】孕妇忌服。

89593 **舒郁汤**(《竹林女科》卷三)

【组成】紫苏一钱 当归三钱

【用法】水煎服。

【主治】少妇向来难产,临期恐惧,以致气结不行,儿不能下者。

89594 **舒和汤**(《衷中参西》上册)

【组成】桂枝尖四钱 生黄耆三钱 续断三钱 桑寄生三钱 知母三钱

【主治】小便遗精白浊,因受风寒者,其脉弦而长,左脉尤甚。

【加减】服此汤数剂后未全愈者,去桂枝,加龙骨、牡蛎(皆不用煅)各六钱。

【临床报道】白浊:东海渔者,年三十余,得骗白证甚剧,旬日之间,大见衰惫,其脉左右皆弦,而左部弦而兼长。为拟此汤,服之一剂见轻,数剂后遂全愈。

89595 **舒肺汤**(《辨证录》卷五)

【组成】桔梗三钱 甘草一钱 苏叶五分 天花粉一钱 茯苓三钱 桂枝三分

【用法】水煎服。一剂而身热解,二剂而头痛鼻塞尽全愈。

【功用】散肺金之风,杜其趋入膀胱之路。

【主治】春月伤风,头痛鼻塞,身亦发热。

89596 **舒经汤**(《妇人良方》卷三)

【异名】五痹汤(原书同卷)、舒筋散(《袖珍》卷二引《简易》)、舒筋汤(《校注妇人良方》卷三)、通气饮子(《医林绳墨大全》卷八)。

【组成】片子姜黄四两 甘草 羌活各一两 白术 海桐皮 当归 赤芍药各二两

【用法】上为粗末。每服三钱,水一盏半,煎至七分,去滓温服。如腰以下疾,空心服;腰以上疾,食后服。

【主治】臂痛,亦治腰下疾。

89597 **舒经汤**

《永类钤方》卷九。为《局方》卷一淳祐新添方)"五痹汤"之异名。见该条。

89598 **舒经汤**(《辨证录》卷一)

【组成】薄荷二钱 白芍五钱 甘草八分 黄芩二分 白术二钱 茯苓五钱 桂枝三分

【用法】水煎服。

【主治】冬月伤寒,发热口苦头痛,饥不欲饮食,腹中时痛。

89599 **舒胆汤**(《慈幼新书》卷二)

【组成】当归 白芍 玄参 花粉 炒栀 柴胡 石菖蒲

【用法】水煎服。

【主治】胆气不舒,风邪乘袭,少火被郁,两耳肿痛,内流清水,久则变为脓血,身发寒热,耳内如沸汤之响,此风火燥干胆汁之候。

89600 **舒冠片**(《成方制剂》8册)

【组成】川芎400克 制何首乌534克 黄精(制)534克 红花400克 淫羊藿400克 五灵脂(醋制)267克 丹参400克

【用法】上制成片剂。口服,一次6片,一日3次。

【功用】养阴活血,益气温阳。

【主治】冠心病、心绞痛、动脉粥样硬化、高脂血症及血栓形成等。

89601 **舒眉丸**(《普济方》卷三五五)

【组成】五灵脂 蒲黄(炒)各等分 麝香少许

【用法】上为末,炼蜜为丸,如梧桐子大。每服一丸,醋汤送下。

【主治】产后痢痛。

89602 **舒结汤**(《辨证录》卷三)

【组成】柴胡 荆芥各二钱 白芍一两 甘草 半夏

独活各一钱　枣仁四钱　麦冬五钱

【用法】水煎服。一剂目瞑而卧。

【主治】肝胆气结，惊悸之后，目张不能瞑。

89603　舒泰丸（《全国中药成药处方集》沈阳方）

【组成】紫苏　藿香梗　桔梗各八钱　白芍　紫蔻仁　紫朴　广皮　青皮　茅苍术　槟榔各五钱　柴胡　川芎　广木香　粉甘草各三钱　焦三仙一两二钱

【用法】上为极细末，炼蜜为丸，二钱重。每服一丸，姜水送下。

【功用】开郁顺气，化滞消胀。

【主治】肝郁气逆，脾胃虚弱，噫气不舒，吞酸嘈杂，胁肋攻痛，牵及肩背，全身作痛，胃脘闷胀，不进饮食。

89604　舒泰丸（《成方制剂》2册）

【组成】紫苏40克　广藿香40克　桔梗40克　白芍（酒炒）25克　豆蔻25克　厚朴（姜制）25克　陈皮25克　青皮（炒）25克　苍术（炒）25克　槟榔（炒）25克　柴胡15克　川芎15克　木香15克　甘草15克　鸡内金（炒）25克　六神曲（炒）20克　山楂（炒）20克　麦芽（炒）20克

【用法】上制成丸剂。口服，一次1丸，一日2次。

【功用】舒肝理气。

【主治】膨闷胀饱，食滞不消，呕逆吞酸。

89605　舒胸片（《成方制剂》6册）

【组成】三七100克　红花100克　川芎200克

【用法】上制成片剂。口服，一次5片，一日3次。

【功用】活血，祛瘀，止痛。

【主治】瘀血阻滞，胸痹心痛，跌打损伤，瘀血肿痛；冠心病，心绞痛，心律失常，软组织挫伤。

【宜忌】孕妇慎用；热证所致瘀血者忌用。

【临床报道】冠状动脉粥样硬化性心脏病心绞痛：《河北中医》[2002,24(11):865]治疗122例，对照组予复方丹参片治疗59例。结果：治疗组显效63例，有效48例，无效11例，总有效率90.98%；对照组显效17例，有效24例，无效18例，总有效率69.49%，两组比较 $P<0.01$。

【备考】本方改为胶囊剂，名“舒胸胶囊”（见《中国药典》）。本方改为颗粒剂，名“舒胸颗粒”（见《新药转正》）。

89606　舒挛汤（《解围元薮》卷四）

【组成】薜荔枝叶梗一斤　川椒三两　侧柏叶四两

【用法】煎浓汁久洗，自然伸直。

【主治】手指挛曲者。

89607　舒痔丸（《成方制剂》4册）

【组成】槐角（炒）200克　地榆（炭）200克　枳实（麸炒）60克　槐米（炒）200克　当归100克　黄芩50克　甘草30克　牡丹皮150克　胡黄连200克　象牙屑200克　大黄100克　荆芥（炭）200克　茯苓100克　地黄200克　乳香（制）40克　刺猬皮（炒、去刺）100克

【用法】上制成丸剂。口服，一次15～20粒，一日2次。

【功用】凉血止血，清热导滞。

【主治】痔疮出血，肛门肿痛，大便干燥，脱肛下坠。

【宜忌】忌油炸煎炒、辛辣刺激性食物。

89608　舒喉散（《全国中药成药处方集》天津方）

【组成】琥珀三钱　牛黄三厘　朱砂　儿茶各一分　麝香　熊胆　生硼砂各三厘　冰片五钱

【用法】上为细末，和匀，一分五厘装瓶。每次一瓶，重者加倍，吹患处，重者每日三次，轻者二次。

【功用】解热，活血，止痛。

【主治】咽喉肿痛，乳蛾喉痹，口舌生疮，溃烂不已。

【宜忌】忌烟、酒、辛辣食物。

89609　舒筋丸（《圣济总录》卷八）

【组成】乌头（去皮脐，半生半炒）一两　牛膝（酒浸、切、焙）一两　地龙（去土，炒）一两　赤小豆二合（生为末）　乌药（剉）一两

【用法】上为末，炼蜜为丸，如梧桐子大。每服十五丸，盐汤送下，不拘时候。

【主治】筋脉中风，四肢拘挛，不得屈伸，手足无力。

89610　舒筋丸（《杨氏家藏方》卷四）

【组成】当归（洗，焙）　赤小豆（生用）　地龙（去土，炒）　甜瓜子　木瓜（去皮，切，焙）　威灵仙（去土）　白胶香（别研）　骨碎补（去毛）　海桐皮（去粗皮）　乌药　草乌头（去皮尖，炒）　五灵脂（炒）　芸薹子（炒）各等分

【用法】上为细末，酒面糊为丸，如梧桐子大。每服十五丸至二十丸，空心、食前温酒或盐汤送下，一日二次。

【主治】寒湿在经络，腰脚肿痛，行步艰难。

89611　舒筋丸（《魏氏家藏方》卷八）

【组成】天麻　白附子（炮）　当归（去芦，酒浸）　川乌头（炮，去皮脐）　宣木瓜　防风（去芦）各半两　全蝎七个（用姜汁略浸过）　乳香（别研）　没药（别研）　川椒（去目，炒出汗）　肉桂（去粗皮）各一分

【用法】上为细末，酒煮面糊为丸，如梧桐子大。每服三十丸，加至五十丸。黑豆酒送下，不拘时候。

【主治】血弱气虚，风湿乘之，筋脉不舒，颈项紧痛，不能转侧，连耳皆痛。

89612　舒筋丸（《朱氏集验方》卷一）

【组成】苍术（削成块子）　川牛膝（去芦头，剉）　肉苁蓉（剉）　木瓜（去瓤）各一两（并酒浸一宿，焙干）　虎胫骨一两（酥炙）　附子一两半（炮，去皮脐）　乳香（研）　没药（研）　官桂（不见火）　血竭（研细）各半两

【用法】上为细末，酒煮面糊为丸，如梧桐子大，每服五七十丸，空心温酒送下，一日二次。服之旬日，以手足轻，脚膝有力为验。

【功用】生阳消阴，疏风去湿。

【主治】半身不遂，手足无力，皆由饮食起居失节，阳气不敛，风邪所侵。

【宜忌】可戒羊肉猪头动风气物。

89613　舒筋丸（《普济方》卷九十七）

【组成】大天南星（炮裂）半两　杏仁（汤浸，去皮尖双仁，麸炒黄，别研）　山栀子（取仁，略炒）各一两　川乌头（炮裂）半两　自然铜一两（大小烧酒内淬十数遍，研细，水飞过，淘，别研）

【用法】上为末，入研者再拌匀，更用胡桃肉二两，汤去黄皮，研烂拌匀，法酒煮面糊为丸，如梧桐子大。每服七

丸至十丸、空心煎葱白酒送下，一日二次。三五日后，其身上如虫行是效，未觉即加丸数。

【主治】中风，手足筋急，开展艰难；妇人血风，挛却手足。

89614 **舒筋丸**(《普济方》卷一八六)

【组成】海桐皮二钱 天麻 大瓜蒌 防风 虎骨 牛膝各二钱半 沉香一钱半 木香二钱 当归一钱 乳香三钱 没药二钱 血竭二钱 甜瓜子半两 楮实一钱半 自然铜一钱 肉桂一钱半

【用法】上为细末，炼蜜为丸，如弹子大。每服一丸，细嚼，温酒送下。未服药，先饮酒半钟。

【主治】筋痹，不能屈伸。

【宜忌】忌热物。

89615 **舒筋丸**(《北京市中药成方选集》)

【组成】川牛膝一两 木香一两 补骨脂(盐炒)五钱 山甲(炙)五钱 杜仲(炒)五钱 熟地二两 白芷五钱 山茱萸(炙)一两 钻地风五钱 泽泻一两 藁本一两 马钱子(炙去毛)一两 续断五钱 蜈蚣一钱 全蝎五钱 厚朴(炙)五钱 钩藤五钱 红花五钱 当归五钱 黑豆八两 脂麻四两 桂枝五钱 羌活五钱 独活五钱 官桂五钱 秦艽五钱 狗脊(烫去毛)一两 白术(炒)一两 千年健一两 威灵仙一两 何首乌(炙)一两 川乌(炙)四两 草乌(炙)四两 土茯苓一两 肉桂(去粗皮)五钱

【用法】上为细末，炼蜜为丸，每丸重二钱。每服一丸，温开水送下，一日二次。

【功用】舒筋活络，追风散寒。

【主治】受风受寒，肩背疼痛，腰酸腿痛，四肢麻木，步履艰难。

89616 **舒筋片**(《天津市中成药规范》)

【异名】舒筋丹(《全国中药成药处方集》)。

【组成】麻黄一百六十两 制马钱子一百六十两(凡用越南、柬埔寨马钱子时，需按处方减少一倍投料) 羌活十二两 独活十二两 千年健十二两 钻地风十二两 怀牛膝十二两 乳香(炙)十二两 没药(炙)十二两 木瓜十二两 杜仲(炒)十二两 防风十二两 桂枝十二两 甘草十二两

【用法】取千年见至甘草十味共为细末，制马钱子为细末，麻黄、羌活、独活为3号粗末，与马钱子细末和匀。取马钱子细末与麻黄等混合粗末，用6倍量70%乙醇按渗漉法提取，浓稠膏约90两。混合制粒压片，包橘红色糖衣(每100两用胭脂红1.25克，柠檬黄0.31克)打光。每服二片，温开水送下，每日一次，不可过量。

【功用】祛风除湿，舒筋活血。

【主治】风寒湿引起的四肢麻木，筋骨疼痛，行走不便。

【宜忌】孕妇忌服。

【备考】《药品标准·中药成方制剂》有续断。

89617 **舒筋丹**

《全国中药成药处方集》。为《天津市中成药规范》“舒筋片”之异名。见该条。

89618 **舒筋汤**(《外科理例》卷五)

【组成】片子姜黄 甘草(炙) 羌活各一钱 当归(酒洗) 赤芍药 白术 海桐皮各二钱

【用法】上作一剂。姜水煎服。

【主治】臂痛。筋挛不能屈伸，遇寒则剧，脉紧细。

89619 **舒筋汤**

《校注妇人良方》卷三。为《妇人良方》卷三“舒经汤”之异名。见该条。

89620 **舒筋汤**

《准绳·类方》卷四。为《百一》卷三“三圣散”之异名。见该条。

89621 **舒筋汤**(《辨证录》卷八)

【组成】白芍 熟地各一两 甘菊 丹皮 牛膝 秦艽各二钱 白术五钱 枸杞二钱 葳蕤二钱

【用法】水煎服。

【主治】损筋。行役劳苦，动作不休，以至筋缩不伸，卧床呻吟，不能举步，遍身疼痛，手臂酸麻。

89622 **舒筋汤**(《医略六书》卷三十)

【组成】羌活钱半 当归三钱 片姜黄钱半(酒炒) 炙草六分 白术钱半(炒) 海风藤三钱 赤芍钱半(酒炒) 生姜三片

【用法】水煎，去滓温服。

【主治】产后拘挛，脉细弦浮涩滞者。

【方论选录】产后血亏挟滞，寒邪袭人经络，故筋脉拘挛，手足疼痛，谓之挛痹。羌活开经气以疏邪，当归养血脉以营经，西赤芍泻血滞止痛，海风藤舒筋活络，白术健脾土以运动四肢，姜黄除痹气以引入手臂，炙草缓中和胃，生姜温胃散寒也。水煎，温服，使血气运行，则寒邪外散而筋脉得养，安有拘挛不舒，疼痛不止乎。

89623 **舒筋汤**(《中医儿科学》)

【组成】天麻 何首乌 木瓜 钩藤 桂枝 海螵蛸 伸筋草 麦芽

【功用】舒筋。

89624 **舒筋饮**(《医略六书》卷三十)

【组成】羌活钱半 当归三钱 乳香二钱 片姜黄钱半 海桐皮三钱(酒炒) 米仁五钱(炒) 甘草六分

【用法】水煎，去滓，入姜汁一匙，温服。

【主治】产后筋脉拘挛，脉浮弦涩者。

【方论选录】产后血虚挟滞，风湿伤于经络，故筋脉失养，拘挛疼痛不休焉。羌活散太阳之邪，除百节之痛，当归养厥阴之血，能舒拘挛，滴乳香活血止痛，海桐皮除挛祛风，米仁渗湿热以舒筋，姜黄行手臂以除痹，炙草以缓中益胃。水煎，入姜汁，以温散行经，使痹痛分解，能血活经和，而拘挛无不舒，切痛无不解矣。

89625 **舒筋散**(《宣明论》卷三)

【组成】人参 川芎 官桂 丁香各半两 木香 天麻(酒浸，焙)各一两 井泉石四两(别为末)

【用法】上为末。每服三钱，井泉石末三钱，大豆半升，净淘，好酒一大升，煮豆软，去豆，用豆汁酒调下，后以酒送下。盖覆汗出为效。

【主治】妇人血气，并产后及热搐搦转筋，俗名鸡爪风。

89626 **舒筋散**

《百一》卷三。为原书同卷“三圣散”之异名。见该条。

89627 舒筋散

《袖珍》卷二引《简易》。为《妇人良方》卷三"舒经汤"之异名。见该条。

89628 舒筋散(《普济方》卷一五四引《直指》)

【组成】延胡索(炒) 辣桂(去粗皮) 当归各等分

【用法】上为末。每服二钱,食前温酒调下。

【功用】和血化气。

【主治】风淫血刺,身体疼痛,四肢拘挛。

89629 舒筋散(《校注妇人良方》卷四)

【组成】玄胡索(炒) 杜仲(姜汁炒) 官桂(去皮) 羌活 芍药等分

【用法】上为末。每服二钱,酒调下。

【主治】风寒伤肾,膂作痛,或闪挫气滞血瘀。

89630 舒愤汤(《辨证录》卷四)

【组成】白芍二两 炒栀子五钱 玄参一两 天花粉三钱 柴胡一钱

【用法】水煎服。一剂狂定,再剂愈,三剂全愈。

【主治】阳明胃土衰之狂病。多由为强者所折辱,愤懑不平,遂病心狂,时而持刀,时而逾屋,披头大叫。

89631 舒魂丹(《辨证录》卷十)

【组成】人参一两 白芍一两 当归五钱 白术五钱 茯苓五钱 麦冬五钱 丹砂末一钱 菖蒲一钱 柴胡一钱 郁金一钱 天花粉一钱 甘草一钱

【用法】水煎服。一剂而魂定,二剂而身合为一矣。

【功用】舒肝之郁,滋心气之燥,兼培其脾土,使土气得养,生津即能归魂。

【主治】离魂症,心肝气郁。终日思想情人,杳不可见,以至梦魂交接,日日想思,宵宵成梦,忽忽如失,遂觉身分为两,能知户外之事。

89632 舒解汤(《效验秘方·续集》卢尚岭方)

【组成】柴胡20克 白芍24克 枳壳15~30克 郁金15克 莪术15克 白头翁20克 黄连15~30克 苦参20~30克 紫石英30克 山栀15~20克 远志12克 柏子仁20克

【用法】日一剂,水煎,分二次温服。

【功用】舒肝解郁,清火宁心。

【主治】室性早搏,证属肝经郁火,火邪忧心。症见胸胁胀满,憋闷,情绪不畅,心悸不宁,心跳闷歇,情绪变化或劳累可诱发或加重,伴嗳气叹息,心烦多怒,口干口苦,胸背胀痛,失眠多梦,体倦乏力,大便不畅,舌质红,苔薄黄或薄白,脉沉弦结代。

【加减】大便秘结,舌红苔黄,加生大黄、蒲公英。心悸不宁较重,加生龙齿、琥珀;心烦多怒,重用黄连,加莲子心;失眠,加酸枣仁;胸闷胀满重者,加乌药、苏梗;口干脘痞,加甘松、知母;纳少腹胀,加厚朴、炒麦芽、焦山楂;郁火伤阴,口干渴,舌赤乏津,虚烦不寐,减黄连、山栀量,加百合30~60克、生地30克、知母15克。兼气虚体倦乏力,加人参或党参、麦芽、茯苓。胸脘满闷,苔腻挟痰者,加瓜蒌、半夏、陈皮。病程日久,肝火渐衰,宜减黄连;火去之后,宜配伍桂枝。

【方论选录】方中柴胡、白芍、枳实、郁金、莪术疏肝解郁,理气调血,疏肝兼柔养肝体;黄连、山栀、苦参、白头翁以清肝泻火,宁心除烦;远志、柏子仁、紫石英宁神养心。全方以疏郁清火宁心为主旨。其中白头翁、黄连、紫石英系经验用药。白头翁功擅清热凉肝,疏郁透达,镇惊熄风,最宜于肝经郁火之心悸。黄连苦寒,长于清心火,清心即所以泻肝,所谓实者泻其子。诚如王泰林《西溪书屋夜活录》所云:"肝火实者,兼泻心,如甘草、黄连。"黄连尤须重用,其效明显,久服未见败胃损中者。紫石英重镇宁心安神,兼有滋阴之力,善疗心悸,其滋阴之力与生牡蛎同,但镇心安神则尤胜一筹。此三药于治疗室性早搏当为必用之品。

89633 舒解散(《辨证录》卷九)

【组成】白芍 当归各二钱 天花粉 香附各一钱五分 青皮 神曲各五分 甘草一钱

【用法】水煎服。

【主治】肝气不舒,因召外感,闷闷昏昏,忽然感冒风寒,身热咳嗽,吐痰不已。

89634 舒心宁片(《成方制剂》2册)

【组成】丹参100克 川芎100克 赤芍200克 红花80克 当归80克 太子参80克 薤白80克 瓜蒌皮80克 远志(甘草制)60克 降香60克 石菖蒲60克 甘草(蜜炙)60克

【用法】上制成片剂。口服,一次5~6片,一日3次。

【功用】活血,消瘀,行气止痛。

【主治】改善冠状动脉血循环,兼治高血压病,胆固醇过高及冠心病,心绞痛。

89635 舒心颗粒(《成方制剂》7册)

【异名】舒心晶。

【组成】北沙参 丹参 黄柏 龙骨 牡蛎

【用法】上制成颗粒剂。开水冲服,一次14g,一日3次。

【功用】活血散瘀,养阴益气,定悸除烦。

【主治】心悸、怔忡,心烦失眠。

【现代研究】对大鼠急性实验性心肌缺血的影响:《齐鲁药事》[2005,24(5):310]对大鼠心肌缺血具有明显的保护作用,缩小大鼠心肌缺血面积,降低大鼠血清肌酸激酶及肌酸激酶同功酶活性。

89636 舒心糖浆(《成方制剂》8册)

【组成】党参150克 黄耆150克 红花100克 当归100克 川芎100克 三棱100克 蒲黄100克

【用法】上制成糖浆剂。口服,一次30~35毫升,一日2次。

【功用】补益心气,活血化瘀。

【主治】❶《成方制剂》:冠心病,心绞痛,胸痛胸闷,气短,乏力。❷《中国药典》:心气不足,瘀血内阻所致的胸闷。症见胸闷憋气、心前区刺痛、气短乏力。冠心病心绞痛见上述证候者。

【宜忌】孕妇慎用。

【临床报道】心律失常:《中国医药指南》[2008,6(19):93]治疗60例,对照组用胺碘酮治疗60例。结果:治疗组各项指标均优于对照组。

【现代研究】对急性心肌损伤的作用:《中国新药与临

床药理》[2000,11(6):347]能对抗垂体后叶素引起的心电图S-T段下移,提高小鼠耐缺氧能力,降低大鼠血清丙二醛、磷酸肌酸激酶、乳酸脱氢酶含量。

【备考】本方改为口服液剂,名为"舒心口服液"(见《新药转正》4册)。

89637 舒肝颗粒(《成方制剂》17册)

【组成】白芍　白术　薄荷　柴胡　醋香附　当归　茯苓　甘草　牡丹皮　栀子

【用法】上制成颗粒剂。口服,一次1袋,一日2次,用温开水或姜汤送服。

【功用】舒肝理气,散郁调经。

【主治】肝气不舒的两胁疼痛,胸腹胀闷,月经不调,头痛目眩,心烦意乱,口苦咽干,以及肝郁气滞所致的面部黧黑斑(黄褐斑)等。

【临床报道】❶肝郁气滞型腹痛:《河南中医》[2006,26(9):72]治疗147例,结果:治愈119例,好转24例,无效4例,有效率为97.3%。❷经行乳房胀痛:《中华医学实践杂志》[2005,4:154]治疗207例,结果:治愈155例,好转47例,无效5例,治愈率74.8%,总有效率97.6%。

【现代研究】❶对大鼠酒精性肝纤维化的作用:《中国中西医结合肝病杂志》[2006,16(5):273]具有良好的防治大鼠ALF的作用,其作用机制与抑制肝星状细胞激活转化、减少胶原合成有关。❷对大鼠酒精性脂肪肝的作用:《现代中西医结合杂志》[2006,15(19):2615]具有良好的防治大鼠酒精性脂肪肝的作用,其作用机制可能与降低脂质过氧化、减轻坏死炎症反应有关。

89638 舒胆胶囊(《成方制剂》8册)

【组成】大黄171.7克　金钱草429.5克　枳实214.6克　柴胡171.7克　栀子214.6克　延胡索188.8克　黄芩171.7克　木香214.6克　茵陈214.6克　薄荷脑1克

【用法】上制成胶囊剂。口服,一次4粒,一日4次。

【功用】疏肝利胆止痛,清热解毒排石。

【主治】胆囊炎、胆管炎、胆道术后感染及胆道结石。

【临床报道】急性胆囊炎:《中医杂志》[2002,43(10):759]治疗急慢性胆囊炎100例,对照组予金胆片治疗40例。结果:治疗组痊愈25例,显效53例,有效18例,无效4例,总有效率96%;对照组痊愈3例,显效19例,有效15例,无效3例,总有效率92.5%。

89639 舒眠胶囊(《新药转正》33册)

【组成】酸枣仁(炒)　柴胡(酒炒)　白芍(炒)　合欢花　合欢皮　僵蚕(炒)　蝉蜕　灯心草

【用法】上制成胶囊剂,每粒装0.4克。口服。一次3粒,一日2次,晚饭后临睡前服用。

【功用】疏肝解郁,宁心安神。

【主治】肝郁伤神所致的失眠症。症见:失眠多梦,精神抑郁或急躁易怒,胸胁苦满或胸膈不畅,口苦目眩,舌边尖略红,苔白或微黄,脉弦。

89640 舒胸胶囊

《中国药典》2010版。即《成方制剂》6册"舒胸片"改为胶囊剂。见该条。

89641 舒胸颗粒

《中国药典》2010版。即《成方制剂》6册"舒胸片"改为颗粒剂。见该条。

89642 舒腹贴膏(《成方制剂》14册)

【组成】姜膏150克　樟脑240克　薄荷脑30克

【用法】上制成膏剂。揭去贴面隔衬,根据病情按穴位贴敷:❶胃疼恶心呕吐者,贴中脘、上脘、足三里、胃俞。❷腹痛腹泻可贴神阙、下脘、天枢、足三里。❸食欲不振,脾虚胃弱者常贴足三里。成人每次选贴2~3个穴位,2~4小时换一次。儿童每次选贴1~2个穴位,每穴1/4~1/2张,每2小时换一次,或遵医嘱。如贴敷后有皮肤发红、局部痒者停用。

【功用】温中散寒,行气止痛。

【主治】胃脘痛,腹痛腹胀,恶心,呕吐,食欲不振,肠鸣腹泻,小儿泄泻。

【宜忌】孕妇慎用。皮肤病患者慎用。

89643 舒木生土汤(《辨证录》卷二)

【组成】白芍五钱　茯苓三钱　山药一钱　生枣仁二钱　远志一钱　甘草五分　白术三钱　熟地五钱　郁金一钱　人参一钱　麦冬二钱　当归二钱　玄参三钱

【用法】水煎服。

【主治】怀抱郁结,肝木不舒,以致筋挛骨痛,喉间似有一核结住不下,服乌药顺气散等药,口眼歪斜,两臂不能伸举,痰涎愈甚,内热晡热。

89644 舒中化痰汤(《玉案》卷三)

【组成】橘红　贝母　枳实　柴胡　胆南星各一钱二分　木通　半夏　蒌仁　桔梗　苏子各一钱　生姜三片

【用法】水煎,热服。

【主治】气不升降,痰涎壅盛。

89645 舒中芍药汤(《医学传灯》卷上)

【组成】陈皮　半夏　白茯　甘草　柴胡　黄芩　枳壳　桔梗　白芍　木通　贝母　瓜蒌霜　天冬

【用法】水煎服。

【主治】痰火恶风发热,脉来弦数,咳嗽气急者。

【加减】有食,加厚朴。

89646 舒中益元汤(《玉案》卷五)

【组成】人参　白术(土炒)　肉桂各一钱　莱菔子　厚朴(姜汁炒)　泽泻各一钱二分

【用法】水煎,温服。

【主治】气虚中满,肚腹膨胀,朝宽暮急,肚大筋青。

89647 舒气活络丸(《玉案》卷二)

【组成】当归(酒洗)　白芍(酒炒)　沉香(忌见火)　香附(醋制)各二两　桂枝八钱　川芎　牛膝　乌药　苍术　薏苡仁(炒)　生地(忌铁器)　柴胡　丹皮　桑寄生各二两五钱　甘草　防己　茯神各一两　大附子一个(童便黄连制)

【用法】上为末,老姜四两捣汁,加水泛为丸。每服三钱,空心白滚汤送下。

【主治】七情所惑,气血不行,手足顽麻。

89648 舒气释郁汤(《会约》卷六)

【组成】香附　枳壳　川芎　陈皮各一钱　木香三四分　当归钱半　苏梗五分　柴胡(酒炒)八分　薄荷四分

【用法】生姜五分为引。

【主治】肝胆恚怒，气逆耳闭。

89649　舒心口服液

《新药转正》4册，为《成方制剂》8册“舒心糖浆”改为口服液剂。见该条。

89650　舒心降脂片（《成方制剂》14册）

【组成】紫丹参 183 克　荞麦花粉 31.4 克　山楂 171.4 克　虎杖 34.3 克　葛根 34.3 克　红花 34.3 克　薤白 34.3 克　桃仁 11.4 克　鸡血藤 34.3 克　降香 17 克　赤芍 34.3 克

【用法】制成片剂。口服，一次 3～4 片，一日 3 次。

【功用】活血化瘀，通阳降浊，行气止痛。

【主治】气血痰浊痹阻，胸痹心痛，心悸失眠，脘痞乏力，冠心病、高脂血症见上述表现者。

【临床报道】高脂血症：《云南中医学院学报》[1990，13(1)：5]治疗 102 例，结果：治疗 60 天后，平均胆固醇降低 1.75mmol/L、甘油三酯降低 0.91mmol/L、低密度脂蛋白降低 160.4mg/dl，有效率分别为 94.5%，91.3%，79.8%，在改善临床症状方面疗效显著。

89651　舒尔经颗粒（《中国药典》2010 版）

【组成】当归　白芍　赤芍　香附　延胡索（醋制）　陈皮　柴胡　牡丹皮　桃仁　牛膝　益母草

【用法】上制成颗粒剂，每袋装 10 克。开水冲服，一次 10 克，一日 3 次，经前三日开始至月经行后二日止。

【功用】活血舒肝，止痛调经。

【主治】痛经。症见月经来潮前便觉性情急躁，胸乳胀痛或乳房有块，小腹两侧或一侧胀痛，经初行不畅，色暗或有血块。

89652　舒肝开肺汤（《效验秘方》印会河方）

【组成】柴胡 10 克　赤芍 30 克　当归 15 克　丹参 30 克　生牡蛎 30 克（先下）　广郁金 10 克　桃仁 10 克　土鳖虫 10 克　紫菀 10 克　桔梗 10 克　川楝子 12 克

【用法】水煎服，日一剂。

【功用】舒肝开肺，通利三焦，活血消胀。

【主治】慢性肝炎，迁延性肝炎及早期肝硬化所致的肝性腹胀。

【方论选录】方中柴胡、当归舒肝养肝；赤芍、丹参、郁金活血化瘀；川楝子泄肝止痛，取气为血帅，气行则血行之意；桃仁破血行瘀，以泄血结；土鳖虫、牡蛎能磨化久瘀，软坚消积；紫菀、桔梗宣肺通便，通利三焦，畅气消滞，从而消除腹胀。

89653　舒肝止痛丸（《成方制剂》9册）

【组成】柴胡 60 克　当归 100 克　白芍 80 克　赤芍 60 克　白术（炒）60 克　薄荷 40 克　甘草 40 克　生姜 40 克　香附（醋制）80 克　郁金 60 克　延胡索（醋制）40 克　川楝子 60 克　木香 60 克　陈皮 60 克　半夏（制）60 克　黄芩 80 克　川芎 40 克　莱菔子（炒）60 克

【用法】上制成丸剂。口服，一次 4～4.5 克，一日 2 次。

【功用】舒肝理气，和胃止痛。

【主治】肝脾不和，肝气郁结，胸胁胀满，呕吐酸水，脘腹疼痛。

【宜忌】孕妇慎服。

89654　舒肝化症汤（《首批国家级名老中医效验秘方精选》周信有方）

【组成】柴胡 9 克　茵陈 20 克　板蓝根 15 克　当归 9 克　丹参 20 克　莪术 9 克　党参 9 克　炒白术 9 克　黄耆 20 克　女贞子 20 克　五味子 20 克　茯苓 9 克

【用法】水煎服，每日 1 剂。头煎二煎药液相混，早、中、晚分 3 次服。亦可共碾为末，炼蜜为丸，每丸重 9 克，日服 3 丸。

【功用】舒肝解郁，活血化癥，清解祛邪，培补脾肾。

【主治】各种急慢性病毒性肝炎、早期肝硬化、肝脾肿大、肝功能异常等。

【加减】有湿热证候或瘀胆现象的，方中茵陈可重用 40～60 克，以利于清利湿热，再加赤芍、栀子，是出于祛瘀利胆的目的。虚羸不足，严重的偏于阳虚酌加淫羊藿、仙茅、肉桂以温补肾阳；偏于阴虚酌加生地、枸杞等以滋补肾阴。对于肝硬化代偿失调，血脉瘀滞、阳虚不化所出现的腹水，根据“去菀陈莝”、温阳利水的治则，在重用补益脾肾和活血祛瘀之品的基础上，尚须酌加理气利水之品，如大腹皮、茯苓皮、泽泻、白茅根等，如此标本兼治，有利于腹水消除，恢复肝脏代偿功能。

【方论选录】方中以柴胡调达肝气；茵陈、板蓝根、茯苓等清热利湿；当归、丹参、莪术等养血调肝，和血祛瘀；党参、白术、黄耆、女贞子、五味子等为扶正补虚之品，参、术、芪健脾益气，其中五味子酸收养肝。上药配伍，全面兼顾。

89655　舒肝乌龙丹（《鳞爪集》）

【组成】九香虫三两　杜仲一两六钱　於术一两　陈皮八钱　车前八钱

【用法】上为细末，炼蜜为丸。每服三钱，开水送下。

【功用】平肝舒气，补虚强胃。

【主治】肝郁不达，胸腹痞闷，两胁作痛，痰饮呕吐，气逆上冲，四肢厥冷，久则遗精带下，病成虚劳。

89656　舒肝平胃丸（《中国药典》2010 版）

【组成】姜厚朴 30 克　陈皮 30 克　麸炒枳壳 30 克　法半夏 30 克　苍术 60 克　炙甘草 30 克　焦槟榔 15 克

【用法】上制成丸剂，每 10 粒重 0.6 克。口服。一次 4.5 克，一日 2 次。

【功用】舒肝和胃，化湿导滞。

【主治】肝胃不和、湿浊中阻所致的胸胁胀满、胃脘痞塞疼痛、嘈杂嗳气、呕吐酸水、大便不调。

【宜忌】孕妇慎用。

89657　舒肝和胃丸（《全国中药成药处方集》济南方）

【组成】半夏　陈皮　甘草　白芍　乌药　郁金　青皮　根朴　草蔻　神曲　枳壳　当归　槟榔各三钱　砂仁　柴胡　泻叶各二钱　焦楂一两

【用法】上为细末，水泛为丸。每服三钱。

【主治】恶心呕吐，嘈杂吐酸，胸胁胀满。

【宜忌】孕妇忌服。

89658　舒肝和胃丸（《中国药典》1995 版）

【组成】香附（醋制）45 克　白芍 45 克　佛手 150 克　木香 45 克　郁金 45 克　白术（炒）60 克　陈皮 75 克　柴

胡15克　广藿香30克　炙甘草15克　莱菔子45克　槟榔　(炒焦)45克　乌药45克

【用法】上制成丸剂。口服,水蜜丸一次9克,大蜜丸一次2丸,一日2次。

【功用】舒肝解郁,和胃止痛。

【主治】两胁胀满,食欲不振,打嗝呕吐,胃脘疼痛,大便失调。

【临床报道】胆汁反流性胃炎:《上海铁道大学学报》[1998,19(9):61]治疗79例,对照组予吗丁啉治疗73例。结果:治疗组显效58例,有效17例,无效4例,复发9例;对照组显效56例,有效15例,无效2例,复发22例,停药后复发率治疗组低于对照组($P<0.01$)。

【现代研究】对消化系统的影响:《山西中医》[1995,11(3):38]能明显促进胃排空,抑制胃酸分泌,加快家兔在体肠运动及促进小肠推进,缓解热刺激及化学刺激所致之疼痛,抗急慢性炎症。

【备考】本方改为口服液剂,名"舒肝和胃口服液"(见《新药转正》)。

89659　舒肝和胃汤(《中医原著选读》引关幼波方)

【组成】旋覆花三钱　生赭石三钱　藿香三钱　佩兰三钱　焦白术三钱　酒芩三钱　白芍四钱　当归三钱　草蔻二钱　香附三钱

【功用】舒肝和胃,养血柔肝。

【主治】慢性、迁延性肝炎,转氨酶长期不降,证属肝胃不和型者。症见恶心欲吐,呃逆嗳气,食后胃脘胀闷,有时胃痛,两胁窜痛,厌油,大便时干时稀,脉弦滑,舌苔白或黄。

【加减】若脘腹胀甚者,加沉香末五分(分次冲服);两胁窜痛甚者,加木瓜四钱,延胡索三钱;大便干者,加瓜蒌四钱,焦四仙一两;纳少体虚,加党参五钱,云苓四钱。

89660　舒肝保坤丸(《全国中药成药处方集》济南方)

【组成】木香　厚朴　广皮各八两　沉香　玄胡　当归　艾炭　香附　生熟地各五两　川芎　红花各二两　坤草二斤

【用法】上为细末,炼蜜为丸,每丸重三钱,蜡皮封。每服一丸,白水送下。

【主治】妇人经血不调,气虚血衰,行经作痛,肝郁不舒,赤白带下。

89661　舒肝保坤丸(《成方制剂》1册)

【组成】香附(醋炙)90克　沉香12克　木香12克　砂仁12克　厚朴(姜炙)18克　枳实12克　山楂(炒)18克　莱菔子(炒)18克　陈皮18克　半夏(制)18克　草果(仁)18克　槟榔18克　桃仁(去皮)12克　红花6克　当归24克　川芎18克　益母草30克　白芍18克　五灵脂(醋炙)18克　官桂12克　干姜6克　蒲黄(炭)18克　艾叶(炭)18克　黄芪(蜜炙)24克　白术(麸炒)18克　茯苓24克　山药18克　防风18克　山茱萸(酒炙)18克　阿胶18克　黄芩18克　木瓜18克　石菖蒲12克

【用法】上制成丸剂。口服,一次1丸,一日2次。

【功用】舒肝调经,益气养血。

【主治】血虚肝郁,寒湿凝滞所致的月经不调,痛经,闭经,产后腹痛,产后腰腿痛。

【宜忌】切忌气恼忧思;孕妇忌服。

89662　舒肝健胃丸(《成方制剂》5册)

【组成】厚朴(姜制)300克　香附(醋制)400克　白芍(麸炒)500克　柴胡(醋制)300克　青皮(醋炒)200克　香橼300克　陈皮500克　檀香300克　豆蔻300克　枳壳300克　鸡内金(炒)500克　槟榔500克　延胡索(醋炒)300克　五灵脂(醋制)300克　牵牛子(炒)300克

【用法】上制成水丸剂。口服,一次3~6克,一日3次。

【功用】疏肝开郁,导滞和中。

【主治】肝胃不和引起的胃脘胀痛,胸胁满闷,呕吐吞酸,腹胀便秘。

【方论选录】方中香附、柴胡疏肝理气,解郁止痛,为君药。枳壳、厚朴、槟榔行气消积,燥湿除满,陈皮、青皮疏肝健脾,和胃止呕,散结消滞,共为臣药。牵牛子攻积导滞,豆蔻、鸡内金和中消食,檀香、香橼理气和中,散满除胀,白芍养血和肝,缓急止痛,延胡索、五灵脂活血散瘀,行气止痛,共为佐药。诸药合用,共奏疏肝解郁,导滞和中之效。

89663　舒肝健胃散(《全国中药成药处方集》南京方)

【组成】豆蔻三钱　白芍一钱五分　厚朴　龙胆草　砂仁各二钱　甘草　玄明粉　大黄各一钱　茯苓　莲肉各三钱　薏米　陈皮各二钱

【用法】上为极细末。每服二钱,开水送下。

【功用】健肠胃,舒肝气,利大便。

【主治】肝气郁结,两胁刺痛,嘈杂嗳气,胃不消化,食少胀满,吞酸作呕,肠满不运,便燥便难。

89664　舒肝消积丸(《效验秘方·续集》周信有方)

【组成】柴胡9克　茵陈20克　板蓝根15克　当归9克　丹参20克　莪术9克　党参9克　炒白术9克　黄耆20克　女贞子20克　五味子15克　茯苓9克

【用法】水煎服,日服二次;亦可共碾为末,炼蜜为丸,每丸重9克,日服三丸。

【功用】清解祛邪,补虚扶正,活血祛瘀。

【主治】各种病毒性肝炎。

【加减】有湿热证候或瘀胆现象者,方中茵陈可重用40~60克,再加赤芍、栀子。虚羸不足严重的偏于阳虚酌加淫羊藿、仙茅、肉桂以温补肾阳;偏于阴虚酌加生地、枸杞等。如见腹水,可酌加大腹皮、茯苓皮、泽泻、白茅根等。

【方论选录】方中以柴胡调达肝气,茵陈、板蓝根、茯苓等清解利湿,当归、丹参、莪术等养血调肝,活血祛瘀。党参、白术、黄耆、女贞子、五味子等,为扶正补虚之品,女贞子、五味子尤能补益肝肾。上方配伍,共成全面兼顾,整体调节。

【临床报道】乙型肝炎:《冶金医药情报》[1991,8(6):355]治疗两万余例,服药两个月到一年,结果:症状大多消失或好转。肝脾不同程度地回缩或变软,肝功能一般得到恢复或显著好转,亦有抑制乙肝病毒和促使澳抗转阴、滴度下降的效果。

89665　舒肝涤痰汤(《马培之外科医案》)

【组成】香附　当归　佛手　橘红　蒌仁　广郁金　茯苓　苏梗　枳壳　参三七　半夏　竹茹

【用法】水煎服。

【主治】肝痈六七日后，胁肋微肿，或兼咳嗽，大便不利。

89666 舒肝益脾液(《成方制剂》13册)

【组成】茵陈133克 蒲公英133克 五味子17克 茯苓67克 山楂83克 黄耆67克

【用法】上制成口服液。口服，一次15~20毫升，一日3次。

【功用】清化湿热，舒肝利胆，解毒退黄，健脾和胃。

【主治】各种类型的急、慢性肝炎、迁延性肝炎。对脾胃虚弱、体倦乏力、胁腹胀痛、胆囊炎和胃纳欠佳等有一定疗效。

【临床报道】病毒性肝炎：《湖北中医杂志》[2006,28(7):26]舒肝益脾颗粒治疗病毒性肝炎80例，对照组予乙肝宁冲剂治疗60例。结果：治疗组47例显效，23例有效，10例无效，总有效率87.5%；对照组显效15例，有效19例，无效26例，总有效率71.7%，与对照组比较$P<0.05$。

【备考】本方改为颗粒剂，名为"舒肝益脾颗粒"(见《成方制剂》19册)。

89667 舒肝调气丸(《全国中药成药处方集》天津方)

【组成】陈皮 玄胡(醋制) 黑郁金 菖蒲 五灵脂(醋炒)各一斤 枳实(麸炒)三斤 莪术(醋制)一斤 胆草二斤 丹皮一斤 郁李仁八两 厚朴花九两 炒黑丑八两 生白芍一斤 炒白丑八两 片姜黄十二两 香附(醋制) 厚朴(姜制)各三斤 广木香一斤八两 沉香八两 蔻仁一斤八两 青皮(醋炒)二斤 炒莱菔子四两

【用法】上为细末，水泛为小丸，每丸药用桃胶二钱化水，滑石三两为衣，二钱重装袋。每次服一袋，白开水送下。

【功用】舒气开郁，健胃消食。

【主治】两胁胀满，胸中烦闷，呕吐恶心，气逆不顺，倒饱嘈杂，消化不良，大便燥结。

【宜忌】孕妇及虚弱者忌服。

89668 舒肝调气丸(《成方制剂》8册)

【组成】龙胆64克 香附(醋制)96克 厚朴(姜制)96克 豆蔻48克 枳实(麸炒)96克 青皮(醋制)64克 大香48克 陈皮32克 延胡索(醋制)32克 郁金32克 石菖蒲32克 牵牛子(炒)32克 牡丹皮32克 莪术(醋制)32克 五灵脂(醋制)32克 白芍32克 姜黄24克 厚朴花18克 郁李仁16克 沉香16克 莱菔子(炒)8克

【用法】上制成丸剂。口服，一次6克，一日1~2次。

【功用】舒气开郁，健胃消食。

【主治】两胁胀满，胸中烦闷，呕吐恶心，气逆不顺，倒饱嘈杂，消化不良，大便燥结。

【宜忌】孕妇忌服。

89669 舒肝理气丸(《成方制剂》11册)

【组成】青木香100克 姜半夏100克 陈皮100克 延胡索(制)50克 玫瑰花25克 山楂50克 香附(制)100克 柴胡100克 丹参50克 甘草100克 广藿香50克

【用法】上制成丸剂。口服，一次3~6克，一日3次。

【功用】舒肝理气，解郁。

【主治】胸胁胀闷，气郁不舒。

【宜忌】服药期间忌饮酒，忌食辛辣厚味。

89670 舒肝理气汤(《临证医案医方》)

【组成】青橘叶9克 青皮9克 陈皮9克 枳壳9克 厚朴花6克 香附9克 苏梗6克 赤芍 白芍各9克 柴胡6克 郁金9克 甘草3克

【功用】舒肝，理气，止痛。

【主治】慢性肝炎属气滞型。两胁窜痛，肝区脘腹胀满，舌苔白，脉弦。

【方论选录】青橘叶、青皮走两胁，入肝胆，可舒肝理气；陈皮、枳壳、桔梗为一组常用理气药，善理中焦及两胁气滞；桔梗性升，枳壳性降，一升一降，气机通调，疼痛可止；芍药、柴胡柔肝舒肝，二药配合，一辛一酸，一舒一敛，一刚一柔，伍用甚妙，为治疗肝胆疾患的要药，临床可用于肝胆疾患的始终，柴胡又为肝胆经的引经药，可引诸药直达病所；郁金理血中之气，解郁止痛；芍药、甘草柔养缓急；厚朴花、香附、苏梗理气止痛。

89671 舒肝溃坚汤(《金鉴》卷六十四)

【组成】夏枯草 僵蚕(炒)各二钱 香附子(酒炒) 石决明(煅)各一钱五分 当归 白芍(醋炒) 陈皮 柴胡 抚芎 穿山甲各一钱 红花 片子姜黄 甘草(生)各五分

【用法】灯心五十寸为引，水三钟，煎一钟，食远温服。

【主治】筋疬，石疽。

【加减】便燥者，加乳香一钱；便溏者，加煅牡蛎一钱。

89672 舒肝解郁丸(《全国中药成药处方集》沈阳方)

【组成】蔻仁三两 紫朴八钱 广木香四钱 香附六钱 焦三仙三两 五爪橘一两 广砂八钱 清夏一两 沉香五钱 白芍一两 甘草五钱 白术一两

【用法】上为极细末，炼蜜为丸，每丸二钱重。每服一丸，白开水送下，一日二次。

【功用】强脾胃，散郁结，开郁舒气，消食止痛。

【主治】宿食不消，吞酸嘈杂，呃逆呕哕，胸闷不舒，胃脘胀痛，两胁攻痛。

【宜忌】孕妇忌服。

89673 舒肝解毒汤(《效验秘方》赵清理方)

【组成】当归12克 白芍15克 柴胡15克 茯苓15克 板蓝根15克 败酱草15克 茵陈30克 川楝子12克 银花15克 公英15克 甘草6克 生姜10克 红枣5枚

【用法】日一剂，水煎服，分二次服。

【功用】疏肝健脾，清热解毒。

【主治】急、慢性乙型肝炎，或右胁疼痛隐隐，或两胁胀痛不舒。

【加减】若两胁胀痛甚者，加青皮、佛手、川朴；若纳差、腹胀者，可加焦三仙、鸡内金；若右胁肋痛甚者，可加玄胡、郁金、丹参；若肝脾肿大者，可加炙鳖甲、三棱、莪术；若转氨酶升高者，可加五味子、黄芩、半枝莲；若体倦乏力者，可加太子参、黄耆等。

【方论选录】方中柴胡疏肝解郁，当归、白芍养血柔肝，茯苓、甘草、生姜、红枣健脾和胃，此乃逍遥散抑肝健脾之意。板蓝根、败酱草、银花、公英清热解毒。茵陈、川楝子清热利湿，疏肝利胆，为肝胆疾患所常用。以上诸药相伍，既可祛邪，又可扶正，此即寒热并用，攻补兼施，实乃治疗慢性迁延型肝炎的理想方剂。

89674 舒肝藏血汤(《辨证录》卷十一)

【组成】白芍一两　香附　荆芥　三七根(末)各三钱　陈皮一分　甘草一钱　当归　白术各五钱　白芥子一钱

【用法】水煎服。

【主治】血崩。

89675 舒郁九宝丸

《成方制剂》3册。为《北京市中药成方选集》"舒郁九宝丹"之异名。见该条。

89676 舒郁九宝丹(《北京市中药成方选集》)

【异名】舒郁九宝丸(《成方制剂》3册)。

【组成】白芍六两　豆蔻仁三两　香附(炙)八两　当归八两　白术(炒)四两　木香三两　橘皮三两　扁豆八两　丁香八钱　沉香三两　厚朴(炙)三两　茯苓八两　青皮(炒)三两　甘草二两　砂仁三两　神曲(炒)四两

【用法】上为细末，炼蜜为丸，每丸重一钱五分，蜡皮封固。每服二丸，温开水送下，一日二次。

【功用】舒郁宽胸，和胃消胀。

【主治】气郁不舒，肝胃不和，胸中满闷，恶心腹胀。

【宜忌】忌食辛辣、厚味。

89677 舒郁全睛丹(《石室秘录》卷四)

【异名】舒郁全睛汤(《疡医大全》卷十)。

【组成】白芍四钱　柴胡一钱　炒栀子三钱　甘草一钱　白芥子三钱　茯苓三钱　陈皮一钱　白术三钱

【用法】水煎服。

【功用】舒肝胆之气，泻其火与痰。

【主治】肝胆之火所致眼内长肉，如线香粗，触出眼外。

89678 舒郁全睛汤

《疡医大全》卷十。为《石室秘录》卷四"舒郁全睛丹"之异名。见该条。

89679 舒郁降火汤(《喉科家训》卷二)

【组成】制香附　大连翘　广陈皮　淡条芩　川黄柏　川黄连　天花粉　生甘草

【用法】水煎服。

【主治】怒气伤肝，兼之火郁痰滞所致小儿双单乳蛾。

89680 舒郁健脾丸(《医学六要·治法汇》卷一)

【组成】白术四两　枳实二两　香附五两　川芎一两五钱　陈皮　神曲各一两半

【用法】神曲糊为丸服。

【主治】多抑郁人，心下不舒，食少倦息。

89681 舒郁清肝汤(《中医妇科治疗学》)

【组成】当归二钱　白芍(酒炒)四钱　白术　柴胡　香附(醋炒)　郁金　黄芩各二钱　山栀仁三钱　丹皮二钱　甘草一钱

【用法】水煎，温服。

【功用】清肝解郁。

【主治】肝郁兼热之经前胁胀腹痛，性急易怒，头晕口苦而干，月经色红量多，或有块状，苔黄舌质红，脉弦数。

89682 舒郁清肝饮(《中医妇科治疗学》)

【组成】生地三钱　柴胡一钱半　白芍三钱　茯苓二钱　白术　山栀仁各二钱　益母草三钱

【用法】水煎，温服。

【功用】平肝清热。

【主治】肝郁。症见妊娠经血时下，口苦咽干，胁胀、心烦不寐，手足心发热，舌红苔微黄，脉弦数而滑。

89683 舒神灵胶囊(《成方制剂》10册)

【组成】百合50克　郁金30克　牡蛎(煅)50克　甘草(蜜炙)15克　香附(醋炙)15克　五味子30克　北合欢20克　龙骨(煅)50克　首乌藤50克　丹参20克　人参15克

【用法】上制成胶囊剂，每粒装0.3克。口服，一次3～6粒，一日2～3次。

【功用】舒肝理气，解郁安神。

【主治】神经衰弱，神经官能症，更年期综合征等。

89684 舒怒益阴汤(《辨证录》卷二)

【组成】熟地一两　当归五钱　茯苓二钱　甘草五分　白芍一两　陈皮五分　麦冬三钱　丹皮三钱　柴胡一钱　白术二钱　人参一钱

【用法】水煎服。

【功用】解其郁怒，补气补血，益阴益精。

【主治】郁怒未解，肝气未舒，怒后吐痰，胸满作痛，服四物、二陈加芩、连、枳壳之类，杳无一应，更加祛风之味，反致半身不遂，筋渐挛缩，四肢痿软，日晡益甚，内热口干，形体倦怠者。

89685 舒络养肝丸(《成方制剂》3册)

【组成】白芍24克　柴胡12克　香附（醋制）12克　木香12克　木瓜12克　秦艽12克　防风12克　独活12克　羌活12克　地枫皮12克　青风藤12克　海风藤12克　怀牛膝24克　续断18克　麻黄24克　乳香（醋制）12克　没药（醋制）12克　川芎12克　当归24克　延胡索（醋制）24克　苍术（米泔炙）12克　厚朴（姜制）12克　杜仲（炭）18克　甘草48克　赭石（煅醋淬）48克　马钱子粉72克

【用法】上制成丸剂。温黄酒或温开水送服，一次2丸，一日2次。

【功用】柔肝养血，通络止痛。

【主治】筋脉拘挛，四肢麻木，关节酸楚，疼痛，胁胀胸闷。

【宜忌】本品含毒性药，按量服用，不宜多服。孕妇忌服。体弱者慎服。

89686 舒络祛风汤(《温病刍言》)

【组成】桑叶10克　桑枝20克　秦艽6克　忍冬藤15克　竹茹12克　僵蚕10克　威灵仙5克

【功用】祛风通络，轻宣气机。

【主治】❶《温病刍言》：外感愈后，发烧已退，表邪已解，惟周身酸痛不适，倦怠无力，缠绵不愈。❷《古今名方》：用于慢性风湿性关节炎，风湿腰痛。

【方论选录】此为风邪在络，气机被阻之证。方中皆为祛风通络，轻宣气机之品，俾气机流畅，病自痊愈。若误认为虚而补之，则在络之风邪愈补愈固，病无愈期矣。

89687 舒筋三圣散

《张氏医通》卷十三。为《百一》卷三“三圣散”之异名。见该条。

89688 舒筋止痛水（《林如高正骨经验》）

【组成】三七粉六钱　三棱六钱　红花一两　生草乌四钱　生川乌四钱　归尾六钱　樟脑一两　五加皮四钱　木瓜四钱　淮牛膝四钱　70%酒精1500毫升或高粱酒二斤。

【用法】密封浸泡一个月后备用。将药水涂擦患处，每日二至三次。

【功用】祛风止痛，舒筋活血。

【主治】一切跌打损伤局部肿痛者。

【方论选录】《林如高骨伤验方歌诀方解》：药水涂擦或配合按摩，可舒张肌肤血管，温通脉络，促进血液循环，对于跌打损伤局部肿痛者，能达到活血舒筋，祛风止痛之目的。方中归尾、红花、三棱、三七、牛膝活血祛瘀；草乌、川乌、木瓜、五加皮逐风邪，散寒湿；樟脑温散止痛；配以高粱酒（或70%酒精）通血脉、祛寒气，引药势。故本方适用一般跌打损伤。

89689 舒筋立安散（《回春》卷五）

【组成】防风　羌活　独活　茯苓（去皮）　川芎　白芷　生地　苍术（米泔浸）　红花　桃仁（去皮）　南星（姜炒）　陈皮　半夏(姜炒)　白术（去芦）　威灵仙　牛膝（去芦）　木瓜　防己　酒芩　连翘　木通　龙胆草　附子（少许）　甘草

【用法】上剉一剂。水煎，入姜汁、竹沥服。

【主治】四肢百节疼痛。

【加减】腹痛甚，加乳香、没药为末调服。

89690 舒筋壮力丸（《中医外伤科学讲义》）

【组成】乳香　没药　贝母　牛膝　血竭　独活　羌活　杜仲　木瓜　桂枝　甘草　红花各50克　麻黄30克　马钱子（制）60克　防风50克

【用法】上为细末，炼蜜为丸，每丸重3克。每服一丸，温水送下，一日二次。

【主治】筋络扭伤，肌肉撕裂。

【宜忌】孕妇及阴亏者忌服。

89691 舒筋定痛片（《成方制剂》15册）

【组成】当归60克　乳香（醋制）60克　土鳖虫100克　骨碎补60克　自然铜（醋煅）60克　硼砂（煅）60克　红花60克　没药（醋制）60克　大黄60克

【用法】上制成片剂。口服，一次4片，一日2次。

【功用】活血散瘀，消肿止痛。

【主治】跌打损伤，慢性腰腿疼，风湿痹疼。

【宜忌】孕妇忌服。

89692 舒筋定痛酒（《新药转正》12册）

【组成】乳香（醋炙）　没药（醋炙）　当归　红花　延胡索（醋炙）　血竭　香附（醋炙）　自然铜（煅醋淬）　骨碎补

【用法】上制成酒剂。口服，一次20毫升，一日3次；外用涂于患处，一日3~4次。

【功用】舒筋活血，散瘀止痛。

【主治】跌打损伤，扭伤，血瘀肿痛。

【方论选录】方中乳香辛香走窜，味苦通泄入血，既能散瘀止痛，又能活血消肿；没药活血化瘀、消肿止痛，二者相须为用，为君药。香附入肝经气分，芳香辛行，为行气止痛之要药；延胡索辛散温通，可活血行气止痛；红花、血竭通利血脉、散瘀止痛，为臣药。当归温通活血、行气止痛，自然铜、骨碎补补肾强骨、活血疗伤，为佐药。诸药合用，共奏舒筋活血、散瘀止痛之功。

89693 舒筋保安散（《三因》卷一）

【异名】舒筋保肝散（《医学从众录》卷四）

【组成】干木瓜　萆薢　五灵脂　牛膝（酒浸）　天麻　续断　白僵蚕（炒去丝）　松节　白芍药　乌药（去木）　威灵仙　黄耆　川当归　防风（去叉）　虎骨各一两

【用法】用无灰酒一斗，浸上件药二十七日，紧封扎，日数足，取药焙干，捣为细末。每服二钱，用浸药酒半盏调下；吃酒尽，用米汤调下。

【功用】宣导诸气。

【主治】左瘫右痪，筋脉拘挛踡，身体不遂，脚腿少力；干涩脚气，及湿滞经络，久不能立。

89694 舒筋保肝散

《医学从今录》卷四。为《三因》卷一“舒筋保安散”之异名。见该条。

89695 舒筋活血丸（《成方制剂》1册）

【组成】土鳖虫150克　红花150克　桃仁150克　牛膝150克　骨碎补150克　续断150克　熟地黄150克　白芷150克　栀子150克　赤芍150克　桂枝150克　三七100克　乳香（制）100克　苏木100克　自然铜（醋煅）100克　大黄100克　儿茶50克　马钱子（制）50克　当归250克　冰片25克

【用法】上制成丸剂。黄酒或温开水送服。一次1丸，一日2次或遵医嘱。

【功用】舒筋通络，活血止痛。

【主治】跌打损伤，闪腰岔气，筋断骨折，瘀血痛。

【宜忌】不可过量，孕妇忌服。

【现代研究】抗炎和镇痛作用：《第一军医大学学报》［1991，11（1）：65］对小鼠扭体法和热板法诱导的疼痛均有显著的镇痛效果。

89696 舒筋活血片（《成方制剂》13册）

【组成】红花80克　香附（制）300克　狗脊（制）400克　香加皮200克　络石藤300克　伸筋草300克　泽兰叶300克　槲寄生400克　鸡血藤300克　自然铜（煅）50克

【用法】上制成片剂。口服，一次5片，一日3次。

【功用】舒筋活络，活血散瘀。

【主治】筋骨疼痛，肢体拘挛，腰背酸痛，跌打损伤。

【宜忌】孕妇忌服。

89697 **舒筋活血汤**(《伤科补要》卷三)

【组成】羌活 防风 荆芥 独活 当归 续断 青皮 牛膝 五加皮 杜仲 红花 枳壳

【用法】水煎服。

【主治】筋络、筋膜、筋腱损伤。为伤筋中期及脱臼复位后调理之剂。

89698 **舒筋活血饮**(《幼科金针》卷下)

【组成】陈皮 苍术 羌活 独活 秦艽 当归 牛膝 木瓜 桂枝 防风 米仁 续断

【用法】加生姜，水煎服。

【主治】湿痹。

89699 **舒筋活血散**(《实用正骨学》)

【组成】当归五钱 赤芍三钱 乳香 没药(去油)各三钱 西红花二钱 血竭二钱 木瓜五钱 川续断四钱 田三七五钱

【用法】上为细末。成人每服五分，小儿酌服。

【主治】骨伤后疼痛。

89700 **舒筋活络丸**(《全国中药成药处方集》武汉方)

【组成】当归三两 木瓜二两 桂枝二两 川芎二两 桑寄生二两 秦艽二两 灵仙二两 地龙二两 独活二两 胆南星二两 赤芍二两 熟地黄六两 乳香(醋炙)一两五钱 川乌(制)二两 骨碎补二两 防风二两 羌活二两 天麻二两 虎骨胶二两 五加皮二两 没药(去油)一两五钱

【用法】上为细末，炼蜜为丸，每丸二钱重，蜡壳封固。每服一丸，温开水送下。

【主治】风寒湿三种邪气引起的痹证，筋骨疼痛，拘挛麻木，腰膝无力。

89701 **舒筋活络丸**(《中医伤科学讲义》)

【组成】沉香 虎骨 龟版 檀香 蔻仁 麻黄各一两 黄连 白芷 当归 细辛 玄参 白术 香附 骨碎补 何首乌 地龙 干姜 灵仙 白花蛇 天竺黄 羌活 防风 藿香 川芎 赤芍 甘草 大黄 僵蚕 茯苓 天麻 乌梢蛇各二两 熟地四两 肉桂五钱 乳香 没药各二钱 血竭一钱 丁香二钱 麝香六分 冰片一钱 牛黄一钱 朱砂四钱

【用法】上为细末，炼蜜为丸。每服一至二丸。

【功用】《中医方剂临床手册》：祛风活络。

【主治】筋络伤后，风寒湿外邪侵入，拘挛作痛。

89702 **舒筋活络丸**(《成方制剂》1 册)

【组成】五加皮 36 克 威灵 24 克 羌活 24 克 荌草 24 克 胆南星 12 克 川芎 12 克 独活 24 克 桂枝 36 克 木瓜 24 克 当归 24 克 牛膝 24 克 地枫皮 12 克

【用法】上制成丸剂。口服，一次 1~2 丸，一日 1~2 次，用温开水或姜汤送服。

【功用】驱风祛湿，舒筋活络。

【主治】一般骨节风痛，腰膝酸痛。

89703 **舒筋活络丹**(《症因脉治》卷三)

【组成】熟地黄 白芍药 当归 川芎 秦艽 木瓜 米仁 黄柏各等分

【用法】上为丸服。

【主治】肝热痿软，筋急挛踡。

89704 **舒筋活络丹**(《全国中药成药处方集》济南方)

【组成】麻黄四两 马钱子二斤半(土炒) 乳香 没药 千年健 地风 川羌 防风 桂枝 川牛膝 木瓜 杜仲 自然铜(煅) 威灵仙 五加皮 独活 归尾 广桂各二两 地龙 荆芥各半斤

【用法】上为细末，炼蜜为丸。每服二钱，黄酒为引，白水送下。

【主治】身体麻木，手足拘挛，行步艰难，举手难伸。

【宜忌】忌食生冷，忌气怒。

89705 **舒筋活络汤**(《中医皮肤病学简编》)

【组成】鸡血藤 9 克 黄耆 5 克 木瓜 12 克 牛膝 12 克 当归 6 克 川芎 6 克 白芍 9 克 山甲 6 克 续断 9 克 威灵仙 6 克 独活 6 克 松节 9 克 生地 12 克 寄生 12 克

【用法】水煎服。

【主治】麻风。

89706 **舒筋活络酒**(《中国药典》2010 版)

【组成】木瓜 45 克 桑寄生 75 克 玉竹 240 克 续断 30 克 川牛膝 90 克 当归 45 克 川芎 60 克 红花 45 克 独活 30 克 羌活 30 克 防风 60 克 白术 90 克 蚕沙 60 克 红曲 180 克 甘草 30 克

【用法】上制成液剂，口服。一次 20~30 毫升，一日 2 次。

【功用】祛风除湿，活血通络，养阴生津。

【主治】风湿阻络、血脉瘀阻兼有阴虚所致的痹病，症见关节疼痛、屈伸不利、四肢麻木。

【宜忌】孕妇慎用。

89707 **舒筋活络膏**(《慈禧光绪医方选议》)

【组成】夏枯草三钱 鸡血藤膏五钱 金果榄三钱 冬虫夏草四钱 金银花六钱 连翘五钱 桑寄生六钱 老鹳草五钱 没药三钱 海风藤三钱 全当归四钱 生杭芍三钱 川芎二钱 细生地三钱 川羌活三钱 威灵仙三钱 独活三钱 宣木瓜三钱 广橘红三钱 川郁金三钱(研) 半夏三钱 生甘草二钱 麝香面一钱(后入)

【用法】用香油三斤，将药炸枯，滤去滓，入黄丹一斤收膏，老嫩合宜。

【主治】络阻筋伤。

【方论选录】本方用四物养血，用风药舒肝，用滋阴药养肝，用藤药通络，更用麝香辛窜搜剔风邪，于是络阻筋伤之症可痊。

89708 **舒筋活络膏**(《慈禧光绪医方选议》)

【组成】当归尾五钱 赤芍四钱 木瓜六钱 夏枯草六钱 草河车五钱 乳香四钱 金果榄五钱 生南星四钱 淮牛膝六钱 红花四钱 僵蚕四钱 川羌活五钱 片姜黄四钱 桂枝六钱 山甲四钱 麝香一钱

【用法】用麻油四斤收药炸枯，去滓，熬至滴水成珠，兑黄丹二十两收膏，老嫩合宜，俟凉后再入麝香搅匀。摊贴患处。

【功用】活血定风通络。

【主治】面风。

89709 舒筋活络膏(《全国中药成药处方集》天津方)

【组成】生虎骨二两四钱 防风九钱 红花六钱 木瓜九钱 老鹳草九钱 怀牛膝六钱 骨碎补九钱 青风藤九钱 海风藤九钱 功劳叶六钱 当归九钱 麻黄三钱

【用法】上药用香油十五斤炸枯去渣滤净，炼至滴水成珠，再入章丹九十两搅匀成膏，每膏药油十五斤兑乳香面九钱，没药面九钱，麝香一钱二分搅匀，每大张净油一两，小张净油五钱。贴于患处。

【功用】散风活血，化瘀止痛。

【主治】筋骨疼痛，手足麻木，及跌打损伤，疮疡红肿。

【宜忌】孕妇忌贴腹部。

89710 舒筋健腰丸(《成方制剂》12 册)

【组成】狗脊 600 克 金樱子 192 克 鸡血藤 360 克 千斤拔 144 克 黑老虎 360 克 牛大力 240 克 女贞子(蒸)30 克 桑寄生(蒸)180 克 菟丝子(盐制)30 克 延胡索(制)26 克 两面针 26 克 乳香(制)12 克 没药(制)20 克

【用法】上制成浓缩水蜜丸。口服，一次 5 克，一日 3 次。

【功用】补益肝肾，强健筋骨，驱风除湿，活络止痛。

【主治】腰膝酸痛，坐骨神经痛。

89711 舒筋调荣汤(《玉案》卷五)

【组成】当归 肉苁蓉 川芎各三钱 牛膝 人参 威灵仙 红花各一钱 生地二钱 丹皮 沉香各八分 黑枣二枚

【用法】食前服。

【主治】一切股痛。

89712 舒筋通络汤(《医醇賸义》卷一)

【组成】生地四钱 当归二钱 白芍一钱五分(酒炒) 川芎一钱 枸杞三钱 木瓜一钱(酒炒) 金毛脊二钱(去毛，切片) 楮实子二钱 川断二钱 独活一钱(酒炒) 牛膝二钱 秦艽一钱 红枣十枚 姜三片 桑枝一尺

【主治】中风半身不遂，血虚筋节拘挛，手指屈而不停，不能步履。

89713 舒筋跌打膏(《成方制剂》10 册)

【组成】地黄 270 克 当归 270 克 玄参 60 克 大黄 30 克 赤芍 60 克 木鳖子 60 克 白芷 60 克 血余炭 30 克 蜈蚣 1 克 肉桂 60 克 阿魏 12 克 乳香 12 克 没香 12 克

【用法】上制成膏剂，每张净重❶10 克；❷20 克。温热软化，贴于患处。

【功用】舒筋活血，驱风散寒。

【主治】跌打损伤，闪腰岔气，受风受寒，手足麻木，腰疼腿疼，积聚痞块。

89714 舒心宁口服液(《新药转正》41 册)

【组成】丹参 川芎 赤芍 红花 当归 太子参 薤白 瓜蒌皮 远志(甘草水制) 降香 石菖蒲 炙甘草

【用法】上制成口服液剂，每支装 10 毫升。口服，一次 10 毫升，一日 3 次。

【功用】活血化瘀，行气止痛。

【主治】痰瘀阻络引起的胸闷、胸痛、憋气、心悸；冠心病、心绞痛兼高脂血症见上述证候者。

89715 舒肝健胃冲剂(《成方制剂》9 册)

【组成】厚朴(姜汁炙)176 克 香附(醋炙)176 克 肉桂 44 克 鸡内金 44 克 草豆蔻 44 克 柴胡 264 克 白芍 132 克 青皮 220 克 麦曲(炒)355 克 牵牛子 352 克 五灵脂 132 克 龙胆 44 克 大黄 88 克 莱菔子(炒)88 克 陈皮 88 克

【用法】上制成颗粒剂。冲服，一次 10 克，一日 2 次，早晚空腹服，小儿酌减。

【功用】舒肝理气，健胃消食。

【主治】胸胁满闷，食后胀饱，胃脘疼痛，反胃吞酸，大便秘结。

【宜忌】孕妇忌服。

【临床报道】慢性萎缩性胃炎：《中国当代医药》[2009，16(10)：247]治疗 35 例，对照组予胃尔康治疗 35 例。结果：治疗组痊愈 12 例，显效 10 例，有效 8 例，无效 5 例，总有效率 85.7%；对照组痊愈 5 例，显效 8 例，有效 11 例，无效 11 例，总有效率 68.6%。

89716 舒筋活血洗方(《中医伤科学讲义》)

【组成】伸筋草 9 克 海桐皮 9 克 秦艽 9 克 独活 9 克 当归 9 克 钩藤 9 克 乳香 6 克 没药 6 克 川红花 6 克

【用法】水煎，温洗患处。

【功用】舒筋活血止痛。

【主治】损伤后筋络挛缩疼痛。

89717 舒筋活血洗剂(《林如高正骨经验》)

【组成】伸筋草五钱 透骨草五钱 桑寄生五钱 骨碎补五钱 土牛膝五钱 归尾三钱 红花三钱 秦艽三钱 五加皮三钱 木瓜三钱

【用法】水煎，熏洗，每剂加黄酒二两。每日一剂，熏洗二次。

【功用】舒筋活血。

【主治】下肢骨折，脱位后期，瘀血凝聚，筋结不伸。

【方论选录】《林如高骨伤验方歌诀方解》：骨折、脱位后期，瘀血凝集，筋结不伸，应予以活血通络，祛风舒筋。方中归尾、红花活血祛瘀；透骨草、伸筋草、五加皮、秦艽、木瓜祛风除湿，舒筋活血；桑寄生、骨碎补强筋续绝伤；土牛膝通利关节、引药下行。故本洗剂适用于下肢骨折，脱位后期的熏洗。

89718 舒筋活络药膏(《中医伤科学讲义》)

【组成】赤芍 1 分 红花 1 分 南星 1 分 生蒲黄 1 分半 旋覆花 1 分半 苏木 1 分半 生草乌 2 分 生川乌 2 分 羌活 2 分 独活 2 分 生半夏 2 分 生栀子 2 分 生大黄 2 分 生木瓜 2 分 路路通 2 分 饴糖或蜂蜜适量

【用法】上为细末，饴糖或蜂蜜调敷。凡士林调敷亦可。

【功用】❶《中医伤科学讲义》：活血止痛。❷《中医方剂临床手册》：活血散寒，通络止痛。

【主治】❶《中医伤科学讲义》：跌打损伤肿痛。❷《中医方剂临床手册》：筋络、筋膜、筋骨伤后酸楚肿痛。

89719 **舒肝利肺和脉膏**（《慈禧光绪医方选议》）

【组成】生香附一两　独活六钱　麻黄六钱　僵蚕六钱　小青皮八钱　山甲六钱（生）　姜（生）五钱　郁金六钱　宣木瓜一两　当归一两　杭芍六钱（生）　抚芎五钱　透骨草八钱　乳没六钱　续断八钱　五加皮六钱

【用法】用香油四斤炸枯，入黄丹令其老嫩合宜为膏，贴于肩井、肺俞穴，贴时兑麝香五厘撒于膏药中贴之。

【功用】行气活血，舒肝解郁，利肺气，通经络。

【主治】肝气郁滞，胸胁胀痛，经脉失和。

89720 **舒肝和胃口服液**

《新药转正》39册。即《中国药典》1995版“舒肝和胃丸”改为口服液剂。见该条。

89721 **舒筋止痛洗药方**（《慈禧光绪医方选议》）

【组成】酒归尾三钱　赤芍二钱（炒）　丹皮二钱　防风二钱　汉防己三钱　秦艽二钱　木瓜二钱

【用法】用水熬透，洗之。

【功用】活血止痛，侧重舒筋。

【主治】筋骨痛。

89722 **舒筋活血定痛散**（《北京中药成方选集》）

【组成】乳香（炙）十两　没药（炙）十两　香附（醋炙）十两　当归十两　血竭十两　自然铜（煅）十两　红花十两　玄胡（醋炙）十两　骨碎补十两

【用法】上为细散。每服二钱，温开水送下，一日二次。外敷，烧酒调之。

【功用】舒筋活血，散瘀定痛。

【主治】筋骨不舒，腰背酸痛，跌打损伤，血瘀作痛。

【宜忌】《中国药典》2010版：孕妇禁用；脾胃虚弱者慎用。

89723 **舒筋活血定痛散**（《全国中药成药处方集》禹县方）

【组成】当归五钱　没药三钱　川芎五钱　甘草三钱　红花五钱　血竭三钱　乳香三钱　赤芍三钱　生大黄五钱

【用法】上为细末。每服一钱，黄酒送下，一岁至三岁用二分。

【主治】气血不和，四肢疼痛，伤筋动骨，瘀血不散。

【宜忌】血亏忌用，孕妇忌用。

89724 **舒筋活血洗药方**（《慈禧光绪医方选议》）

【组成】独活二钱　秦艽三钱　防己三钱　木瓜三钱　赤芍三钱　丹皮二钱　桑枝三钱　木香一钱（研）

【用法】上药用水熬透，洗患处。

【功用】祛风除湿，通络荣筋。

【主治】筋骨疼痛，腰胯酸痛。

89725 **舒筋续骨定痛膏**（《北京市中药成方选集》）

【组成】川芎三两　细辛三两　僵蚕三两　赤芍三两　远志三两　熟地三两　苦参三两　赤石脂三两　柳枝三两　甘草三两　连翘三两　地榆三两　山甲（生）三两　栀子三两　荆芥三两　防风三两　槐枝三两　乌药三两　木通三两　榆枝三两　桃枝三两　橘皮三两　天麻三两　川楝子三两　牛膝三两　续断三两　草乌（生）三两　大风子三两　首乌三两　当归三两　苦楝皮三两　大黄三两　杜仲三两　桑枝三两　羌活三两　麻黄三两　生地三两　苍耳子三两　白芷三两　枳壳三两　苍术三两　蒺藜三两　五加皮三两　藁本三两　川乌（生）三两　白蔹三两　灵仙三两　独活三两　青风藤三两　海风藤三两　地风三两　乌梢蛇三两　千年健三两　桑寄生三两　寻骨风三两　老鹳草三两　松节三两　透骨草三两　片姜黄三两　骨碎补三两　小茴香三两　木瓜三两　海桐皮三两　大茴香三两　蜈蚣六两二钱

【用法】上药酌予碎断，每四十八两用香油二百四十两炸枯，去滓过滤，炼至滴水成珠，入黄丹一百两搅匀成膏，取出浸入冷水中去火毒后加热溶化，另兑细料，每膏药油四百两兑麝香一钱五分，苏合油四钱，樟脑四钱五分，乳香、没药、血竭、丁香各三两二钱五分。共研为细末，搅匀摊贴，每大张油重六钱，中张油重四钱，布光。微火化开，贴患处。

【功用】散风活血，舒筋止痛。

【主治】腰腿疼痛，筋骨拘挛，四肢麻木，跌打损伤。

【宜忌】孕妇忌贴。

番

89726 **番泻叶颗粒**（《成方制剂》8册）

【组成】番泻叶

【用法】上制成颗粒剂。开水冲服。肠道手术及各种检查前准备，成人顿服20克，连服2日；便秘患者一次10克，一日2次。儿童用量酌减。

【功用】泻热行滞，通便。

【主治】便秘。也可用于肠道手术、内镜、B超、腹部X线平片检查前的肠道清洁准备。

【宜忌】❶手术及各种检查前准备，服药后饮水不得少于400毫升，并按手术需要常规控制饮食。❷孕妇及糖尿病患者慎用。❸完全性肠梗阻禁用。

猢

89727 **猢孙散**（《普济方》卷三十八引《仁存方》）

【组成】猢孙姜不拘多少（去毛，炒）

【用法】酒煎，去滓，空心服。一方烧存性，碾为末，米饮调下。

【主治】肠风失血。

89728 **猢狲骨熁膏**（《圣惠》卷六十七）

【组成】猢狲骨二两　穿山甲骨二两　狗食系骨二两　腽肭脐二两　虎胫骨二两　野狸骨一两　水獭骨二两　猫儿食系骨二两

【用法】上为粗末，以米醋拌，入瓶子，以泥密封头令干，以大火烧令稍热为度，候冷取出，捣罗为末，瓷器中密盛。每用时，先以醋煮黄米粥，看损折痛处大小，入药末半钱，调令匀，摊于油单子上，裹之，上面以绵裹，系缚。重者不过三度验。其伤折处骨，先依法度排正后，即封裹。如贴药时疼痛，先用温酒调药末半钱服之，药入口其痛处立定。

【主治】一切伤折并蹉跌，骨碎压肿，晓夜疼痛不可忍。

猬

89729 **猬艾丸**(《玉案》卷六)

【组成】艾叶 槐角 地榆 当归 川芎 刺猬皮 贯众各一两 头发(煅存性)三钱 猪后甲十个(炙焦)

【用法】上为末，炼蜜为丸。每服三钱，空心米饮送下。

【主治】一切痔疮出血，里急后重。

89730 **猬皮丸**(《外台》卷二十六引《集验方》)

【组成】槐子三两 附子(炮)二两 当归二两 连翘二两 干地黄五两 干姜二两 矾石二两(烧令汁尽) 续断 黄耆各一两 猬皮一具(细切，熬令焦)

【用法】上为末，炼蜜为丸，如梧桐子大。每服十五丸，加至三十丸，饮送下，一日二次。

【主治】痔瘘。

89731 **猬皮丸**(《千金》卷二十三)

【组成】猬皮 人参 茯苓 白芷 槐耳 干地黄 禹余粮 续断各三两 蒲黄 黄耆 当归 艾叶 橘皮 白蔹 甘草各二两 白马蹄(酒浸一宿，熬令黄) 牛角鰓各四两 鳗鲡鱼头二十枚 猪悬蹄甲二十一枚(熬)

【用法】上为末，炼蜜为丸，如梧桐子大。每服二十丸，酒送下，一日二次。

【主治】崩中及痔。

【方论选录】《千金方衍义》：痔漏经久，气血冰凝，故用姜、附温散结滞；归、耆、续、地调和血气；连翘、槐子清解热邪，以助猬皮、矾石涤除毒垢之力。

89732 **猬皮丸**(《圣惠》卷二十四)

【组成】猬皮一枚(灸黄焦) 魁蛤一枚 蚺蛇头一枚(涂酥，炙微黄) 虻虫三枚(炒微黄) 蛴螬三枚(炙微黄) 鲮鲤甲三片(炙黄) 葛上亭长三枚(炙微黄) 斑蝥三枚(糯米拌炒令米黄) 蜈蚣一枚半(炙微黄，去足) 附子二枚(炮裂，去皮脐) 蜘蛛三枚(微炙) 水蛭三枚(炒微黄) 巴豆十五枚(去皮心，研，纸裹压去油) 雷丸十五枚 水银半两(以枣瓤研令星尽) 川大黄半两(剉碎，微炒) 朱砂半两(细研) 桂心半两 麝肉半两 黄连半两(去须) 石膏一两(细研，水飞过) 川芒消一两 龙骨半两 川椒半两(去目及闭口者，微炒去汗) 甘遂一分(与胡麻同炒，胡麻熟为度) 白矾灰一分 滑石一分

【用法】上为末，入研了药令匀，炼蜜为丸，如小豆大。每服一丸，以温水送下，空心、临卧各一服。未觉，每服加一丸。如小便茎中痛，即有虫下，皆已死出。细观形状，痛多即减至一丸；痛少即却加至二丸，以愈为度。

【功用】《准绳·疡科》：攻毒取虫。

【主治】乌癞。

【备考】本方方名，《普济方》引作"蝮蛇头丸"，方中麝肉，《普济方》作麝香。

89733 **猬皮丸**(《圣惠》卷六十)

【组成】猬皮二两(炙令焦黄) 槐子仁二两(微炒) 龙骨二两 槲叶一两(微炙) 干姜半两(炮裂，剉) 熟干地黄一两 当归一两(剉，微炒) 茜根三分(剉) 附子一两(炮裂，去皮脐) 芎䓖半两 槟榔一两 黄耆一两(剉) 吴茱萸半两(汤浸七遍，焙干，微炒)

【用法】上为末，炼蜜为丸，如梧桐子大。每服三十丸，食前以粥饮送下。

【主治】五痔。下血疼痛，里急不可忍。

89734 **猬皮丸**(《圣惠》卷六十)

【组成】猬皮一两(炙令焦黄) 槐木耳一两(微炒) 附子一两(炮裂，去皮脐) 当归一两(剉，微炒) 赤芍药一两 桑根白皮一两(剉) 白矾一两(烧灰) 楮根白皮一两(剉)

【用法】上为末，炼蜜为丸，如梧桐子大。每服三十丸，食前以粥饮送下。

【主治】痔疾。肛边生核有头，牵引疼痛，寒热。

89735 **猬皮丸**(《圣惠》卷六十)

【组成】猬皮一两(烧灰) 白矾一两(烧灰) 皂荚刺一两(烧灰) 硫黄半两(细研) 附子半两(炮裂，去皮脐) 榼藤子一分(去瓤壳)

【用法】上为末，以醋煮面糊为丸，如梧桐子大。每服二十丸，以温粥饮送下。

【主治】痔瘘。脓血不绝，发歇疼痛。

89736 **猬皮丸**(《圣惠》卷六十)

【组成】猬皮一两(炙微黄) 营实一两 枳实一两(麸炒微黄) 黄耆一两(剉) 槐子二两(微炒) 桑木耳一两(微炙) 地榆一两(剉) 当归一两(剉，微炒) 乌贼鱼骨一两

【用法】上为末，炼蜜为丸，如梧桐子大。每服三十丸，食前以粥饮送下。

【主治】大肠风毒，下血疼痛。

89737 **猬皮丸**(《圣惠》卷七十三)

【组成】猬皮一两(炙，微炒黄) 槐角三分 白蔹半两 黄耆三分(炒) 艾叶三分(微炒) 桂心半两 蒲黄半两 当归半两(剉，微炒) 干姜二分(炮裂，剉) 白马蹄一两(烧灰) 牛角鰓一两(烧灰) 续断三分 禹余粮二两(烧醋淬七遍) 猪悬蹄甲七枚(烧灰)

【用法】上为末，炼蜜为丸，如梧桐子大。每服三十丸，食前以温酒送下。

【主治】妇人劳伤，气血虚损，白崩，发歇不止。

89738 **猬皮丸**(《济生》卷八)

【组成】猪左足悬蹄(烧灰存性) 猬皮一枚(烧灰存性) 黄牛角鰓(烧灰存性) 贯众 槐角子(炒) 雷丸 鸡冠花 槐花(炒) 油发灰 黄耆(去芦) 香白芷 当归(去芦，酒浸) 枳壳(去瓤生用) 玄参 黄连(去须) 防风(去芦) 鳖甲(醋炙)各半两 麝香(别研)半钱

【用法】上为细末，米糊为丸，如梧桐子大。每服七十丸，加至一百丸，空心米饮送下。

【主治】五种痔瘘。

【宜忌】年高虚弱，寒湿痔疾不宜服之。

89739 **猬皮丸**(《直指》卷二十三)

【组成】槐花（微炒） 艾叶（炒黄） 枳壳（制） 地榆 当归 川芎 黄耆 白芍药 白矾（煅） 贯众各半两 猬皮一两（炙焦） 头发（烧存性）三钱 猪后蹄垂甲十枚（炙焦） 盈尺皂角一挺（去弦核，醋炙黄）

【用法】上为细末，炼蜜为丸，如梧桐子大。每服五十丸，食前米饮送下。

【主治】诸痔出血，里急疼痛。

89740 **猬皮丸**（《赤水玄珠》卷三十）

【组成】川归 川芎 白芍 枳壳各五钱 槐花（炒）三钱 艾叶（炒） 地榆 黄耆 白矾（枯） 贯众各半两 猬皮一两（炙焦） 大皂角一条（醋炙） 猪后蹄垂甲十个（炙焦） 蜂房（炒焦）二钱五分 穿山甲（炒焦）二钱五分 皂角刺（略烧）一钱五分 （一方有蝉蜕，洗净，略烧，二钱）

【用法】上为末，醋糊为丸，如梧桐子大。每服七十丸。

【主治】诸痔出血，里急后重。

89741 **猬皮丸**（《寿世保元》卷五引长葛张明山方）

【组成】刺猬皮一个（连刺酒浸，炙干） 当归（酒洗）二两 槐角（酒浸，炒）二两 黄连（酒炒）二两 地骨皮（酒炒干）二两 甘草（蜜炙）二两 乳香二钱 核桃十个（内取膈三十六片）

【用法】上为细末，醋糊为丸，如梧桐子大。每服二十五丸，白汤或酒送下，早、晚二服。一月后平复。

【主治】痔漏。

89742 **猬皮丸**（《简明医彀》卷三）

【组成】猬皮一个（火炙） 槐角 防风 当归 贯众 枳壳 黄耆 枯矾 发灰各一两 猪悬蹄小甲十个（炙）

【用法】上为末，炼蜜或醋糊为丸，如梧桐子大。每服百丸，空心白汤送下。

【主治】诸痔漏下血，远年近月皆效。

89743 **猬皮丸**（《疡医大全》卷二十三）

【组成】刺猬皮三四个（酒浸，焙） 经霜槐角子一斤 当归三两

【用法】上为末，炼蜜为丸，如梧桐子大。每服一二百丸，温酒送下。

【主治】痔漏。

89744 **猬皮汤**（《鸡峰》卷十七）

【组成】穿山甲一两（烧灰存性） 肉豆蔻末二两 猬皮一两（烧灰）

【用法】上为细末。每服半钱，妇人醋汤调下。

【主治】下血及诸痔成脓血。

89745 **猬皮汤**（《类证治裁》卷二）

【组成】猬皮（烧灰）

【用法】米饮下。猬肉煮食更妙。

【主治】产后血汗。

89746 **猬皮散**（《普济方》卷二九八引《肘后方》）

【组成】猬皮

【用法】烧灰为末。每用少许，生油调敷之。

【主治】脉痔，下部如啮。

89747 **猬皮散**（《外台》卷二十四引《删繁方》）

【组成】猬皮一具（烧） 杜仲八分（炙） 续断五分 附子（炮） 地榆各五分 厚朴八分 藁本五分 当归 桂心各五分 小露蜂房一具（烧）

【用法】上为散。每服方寸匕，以酒送下，一日三次，取愈止。

【主治】诸瘘及浮核坏败，并主男子发背，女子发乳等痈疽，或脓血肉瘤。

【宜忌】忌猪肉、生葱、冷水。

89748 **猬皮散**（《千金》卷二十二）

【组成】猬皮一具 蜂房一具 地榆 附子 桂心 当归 续断各五分 干姜 蜀椒 藁本各四分 厚朴六分

【用法】上药治下筛。每服方寸匕，空腹以酒送下，一日三次。取愈。

【主治】痈疽脓血内漏，诸漏坏败，男发背、女乳房及五痔。

【加减】加斑蝥七枚益良。

【方论选录】《千金方衍义》：猬皮、蜂房逐垢之品，椒、姜、桂、附破结之属，当归调血，续断和伤，藁本祛邪，厚朴泄滞，地榆止痛。人但知地榆止下部血，不知《本经》原有乳产疮疡，七伤五漏，除恶肉，疗金疮之治，所以痈疽痔漏俱得用之。专佐猬皮、蜂房涤除瘀积也。

89749 **猬皮散**（方出《千金》卷二十四，名见《圣济总录》卷一四二）

【组成】磁石四两 桂心一尺 猬皮一枚

【用法】上药治下筛。每服方寸匕，一日一次，即缩。

【主治】❶《千金》：肛出。❷《圣济总录》：气痔。

【宜忌】慎举重、及急带衣，断房室周年乃佳。

【方论选录】《千金方衍义》：以磁石镇摄真阴；桂心导散虚热；猬皮专治五痔阴蚀。

【备考】方中磁石，《赤水玄珠》作“礞石”。

89750 **猬皮散**（方出《千金》卷二十五，名见《圣济总录》卷一四八）

【组成】头发 猬皮各等分

【用法】上烧灰，水和饮一杯。口噤者，折齿纳药。

【主治】猘犬咬。

【方论选录】猘犬热毒发狂，多由食噉蛇虺所致犬性走肾。犯其毒者，必攻小便，毒渐成形，未由而出，故必致死。毒未成形时，急取发灰，专治五癃，关格不通之药，佐以猬皮，治五痔阴蚀下血之物，相率而荡涤之也。

【备考】《圣济总录》本方用法：每服一钱匕，温水调下。

89751 **猬皮散**（方出《千金翼》卷二十，名见《圣济总录》卷一四七）

【组成】猬皮（烧灰）

【用法】每服方寸匕，水调下。

【主治】蛊毒。

89752 **猬皮散**（《外台》卷二十六引《广济方》）

【组成】猬皮（炙） 龟甲（醋炙） 当归（剉，焙）各一两半 黄耆（剉，焙） 槐实（炒） 大黄（蒸三度，

炒）各二两　露蜂房（炙）　蛇皮（炙）　藁本（去苗土）　桂（去粗皮）各一两一分　猪后悬蹄甲十四枚（炙）

【用法】上为散。每服方寸匕，空服以米饮送下，每日二次。渐加一匕半，不利。意如前方。

【主治】五痔。

【宜忌】忌鱼、热面。

89753　**猬皮散**（《圣惠》卷二十七）

【组成】猬皮一两（烧灰）　硫黄一分

【用法】上为细末。每服一钱，空心以温酒调下。

【主治】虚劳吐血。

89754　**猬皮散**（《圣惠》卷六十）

【组成】猬皮（烧灰）　蒜茎（烧灰）　干姜（炮裂，剉）各三两　牡蛎（烧为粉）　黄牛角鰓（烧灰）　枳壳（麸炒微黄，去瓤）　酸石榴皮（炙令微黄）各一两

【用法】上为散。每服二钱，食前以粥饮调下。

【主治】肠风下血久不愈，面色萎黄。

89755　**猬皮散**（《圣惠》卷六十六）

【组成】猬皮一两（炙黄）　踯躅花三分（酒拌炒干）　龙骨一两　当归三分（剉，微炒）　王不留行三分　土瓜根三分　鼠姑三枚

【用法】上为散。每服一钱，食后以温酒送下。

【主治】鼠瘘寒热。

89756　**猬皮散**（《圣惠》卷六十六）

【组成】猬皮一枚（炙令黄色）　猬肝一具（炙令干）　猬心一具（薄切炙干）

【用法】上为细散。每服一钱，以温酒调下，晚后再服。

【主治】蚁瘘。

89757　**猬皮散**（《圣惠》卷九十二）

【组成】猬皮（炙令黄）　枳壳（麸炒微黄去瓤）　木贼　当归（剉，微炒）　槐鹅（微炙）各一两

【用法】上为细散。每服半钱，以粥饮送下，一日三次。

【主治】小儿痔疾下血，大肠疼痛。

89758　**猬皮散**（《圣济总录》卷一二七）

【组成】猬皮（炙焦）半枚　蜀椒（去目并闭口，炒出汗）　当归（切，焙）　露蜂房（炙焦）　地榆（醋炙）各三分　斑蝥（去足翅，糯米炒）　蛇蜕（剉，炒）　乌贼鱼骨（去甲）　葛上亭长（去足翅，糯米炒）各半两　鲮鲤甲（炙焦）四两　蔄如一两　细辛（去苗叶）半两　樗鸡四枚（炒）　蜈蚣（去头足，炙）一枚　蜥蜴（去头足，炙）一枚　薏苡仁　干漆（炒烟出）　蒺藜子（炒去角）　桂（去粗皮）　漏芦（去芦头）　木通（剉）　附子（炮裂，去皮脐）　牡丹皮　龙胆　土瓜根各三分　鹤骨（酒炙）　狸骨（酒炙）　雄黄（研）　蛇床子（炒）　大黄（剉，炒）　苦参各一两半

【用法】上为散。每服二钱匕，空心以温酒调下，日晚二服。渐加至三钱匕。

【主治】诸瘘。

89759　**猬皮散**（《圣济总录》卷一四一）

【组成】猬皮一枚　黄牛角鰓一对　鲮鲤甲二两　猪牙皂荚　野猪肉各一两　旧箸叶四两

【用法】上六味，用新瓶一只盛，新瓦子盖口，纸泥封，干后煅通赤，放冷取出，研为细散，入麝香少许。每服二钱匕，用胡桃仁一枚，分作二服，研细，夜卧更深服，温酒调下。久患不过五七服愈。

【主治】痔疾。

89760　**猬皮散**（《圣济总录》卷一四二）

【组成】猬皮（烧灰存性）　黄耆（剉）　熟干地黄（焙）　续断　柏叶　地榆（剉）　白芷　黄连（去须）各一分

【用法】上为散。每服二钱匕，食前温汤调下。

【主治】血痔。

89761　**猬皮散**（《圣济总录》卷一四二）

【组成】猬皮（炙焦）一枚　营实　枳壳（去瓤，麸炒）　黄耆（剉，焙）　槐豆（炒）　桑耳（微炙）各一两　人参　地榆（剉，炒）　当归（切，焙）　乌贼鱼骨（炙，去甲）各一两半

【用法】上为散。每服三钱，空心以木贼汤调下，日晚再服。以愈为度。

【主治】肠痔。生核肿痛，时下脓血。

89762　**猬皮散**（《圣济总录》卷一四三）

【组成】猬皮一个（烧灰，研）　雄鳖头三个（烧灰，研）　酸石榴皮　地榆　枳壳　槐花各一两

【用法】上六味，除二味烧灰外，各细剉一处，炒令黑色，为末，与灰研匀。每服二钱匕，食前温酒调下。

【主治】五痔，年久不愈。

89763　**猬皮散**（《圣济总录》卷一七八）

【组成】刺猬皮（剉）　陈槐花　白矾　鹿角屑各一两　王瓜半两

【用法】上五味同入沙盒子内，用盐泥固济，令干，烧令通赤，取出，为细散。每服半钱匕，加生姜自然汁二三点，用腊茶清调下。

【主治】小儿脏毒泻血。

89764　**猬皮散**（《幼幼新书》卷三十引张焕方）

【组成】猬皮（烧灰）　鳖甲（涂醋炙黄，去裙襕）　蛇蜕皮（烧灰）各一两　露蜂房半两（微炙）

【用法】上为细末，次入麝香一分，上件同拌匀。每服半钱，米饮调下。

【主治】小儿痔疾，皆由劳伤过度，损动血气，其里有虫，甚微难见。

89765　**猬皮散**（《普济方》卷二九八引《海上名方》）

【组成】猬皮一个（烧存性）

【用法】上为细末。每服二钱，入麝香少许，温酒米饮汤皆可调下。

【主治】内痔。便血不止，有头，久不愈者。

89766　**猬皮散**（《杨氏家藏方》卷十三）

【组成】白刺猬皮一枚（于铫子内爆针焦，去皮，只用针）　木贼半两（炒黄）

【用法】上为细末。每服二钱，空心食前热酒调下。

【主治】肠风下血。

89767 **猬皮散**

《直指》卷十四。为方出《千金》卷二十四（注文）引《肘后方》，名见《圣惠》卷六十“鳖头散”之异名。见该条。

89768 **猬肝膏**（《圣济总录》卷一二七）

【组成】猬肝（炙令熟）二两　芍药　芎䓖　细辛（去苗叶）各半两　羊脏脂五两　当归（切，焙）　蜡　黄连（去须）　黄芩（去黑心）　松脂各一两

【用法】上除羊脂、蜡、松脂外，为末，先熬脂令沸，下蜡、松脂销溶，即下诸药末搅令匀，以瓷合盛。涂疮上，每日三次换。

【主治】诸瘘瘰疬，阴偏肿坚，或发溃脓血不绝。

89769 **猬皮灰散**（《圣济总录》卷九十七）

【组成】猬皮（烧存性）　黄耆（剉）　熟干地黄（焙）　续断　柏叶　地榆（剉）　白芷　黄连（去须）各等分

【用法】上为散。每服二钱匕，食前温汤调下。

【主治】大便下血。

89770 **猬皮象龙丸**（《外科大成》卷四）

【组成】水银　雄黄　雌黄　矿石　禹粮石　明矾各一两（为末，入阳城罐内封固。火打三炷香，水擦碗底，俟香完过宿取出，出火毒听配后药）　猬皮（土炒）　山甲（土炒）　象牙（炒）各一两　血竭六钱　乳香　没药　猪悬蹄（煅）各五钱

【用法】上为末，用黄蜡二两溶化为丸，如绿豆大。每服五十丸，用槐花汤送下，一日三次。

【主治】痔漏退管内消，不须挂线。

【宜忌】忌茶酒，葱蒜，椒糟，房事。

猴

89771 **猴马油**（《仙拈集》卷四）

【组成】猴姜　马前子　香油各等分

【用法】将油、药共入锅内，煎枯去滓，澄清调搽。

【主治】秃疮。

89772 **猴枣散**（方出《上海市中药成药制剂规范》名见《古今名方》）

【组成】猴枣12克　羚羊角　月石　沉香　青礞石各3克　川贝母　天竹黄各6克　麝香1.2克

【用法】上为末，混匀。每服0.3～0.6克，开水送下。

【功用】清热化痰，镇痉开窍。

【主治】小儿急惊风，四肢抽搐，痰多气急，发热烦躁，喉间痰鸣。

89773 **猴姜丸**（《惠直堂方》卷一）

【组成】鲜猴姜数十斤（去毛洗净，亮去水气，捣烂揉汁听用）　远志肉一斤二两（择肥大者，以甘草四两煎汤泡拌，晒干，加猴姜汁拌透，晒干，再拌再晒，如是数十次，候远志肉至二斤四两为度）　鲜何首乌三斤（用竹刀切片，晒干，浓黑豆汁拌蒸，晒干，再拌再晒，直待首乌心内黑透为度）　补骨脂一斤（以青盐一两，水拌透，炒干）　石菖蒲一斤（蜜酒拌透，炒干）　枸杞子一斤（蜜酒拌炒）

【用法】上为细末，用黑枣肉为丸，如梧桐子大。每服三钱，早、晚用盐汤送下。

【功用】久服宁神喜睡，益记性，补下元。

89774 **猴黎酒**（《奇效良方》卷六十五）

【组成】猴黎子五个

【用法】上用酒煎，入水浸服之。疮痘即出。

【主治】疮痘出不快。

89775 **猴枣牛黄散**（《成方制剂》10册）

【组成】猴枣126克　细辛289克　琥珀（水飞）232克　草豆蔻289克　冰片25克　全蝎（制）301克　珍珠（水飞）253克　猪牙皂289克　麝香25.3克　石菖蒲235克　朱砂（水飞）126克　甘草576克　牛黄210克　川贝母（蛇胆汁制）420克　白矾（煅）189克　硝石168克

【用法】上制成散剂。口服，一岁以上一次0.36克，未满周岁一次0.18克。

【功用】除痰镇惊，通窍。

【主治】小儿惊风，痰涎塞盛。

89776 **猴枣鹭涎散**（《全国中药成药处方集》沈阳方）

【组成】猴枣五分　鹭鸶涎二钱　冬瓜仁　前胡　海浮石　瓜蒌仁　白前　牛蒡子　麻黄　桔梗　葶苈子各三钱　荆芥二钱　黄芩四钱　杏仁（炒）　生石膏　川贝各三钱

【用法】上为细末，瓷瓶贮藏。三岁以下小儿每服一分，五岁以下小儿每服二分，七岁以下小儿每服三分，白开水送下。

【功用】祛痰，利气，镇咳。

【主治】百日咳。

89777 **猴疳化毒丹**（《疡科心得集·家用膏丹丸散方》）

【组成】真珠三分　血珀五分　飞滑石八分

【用法】上为末。每服三分，乳汁调下。

【主治】幼孩遍体胎火胎毒，臀赤无皮，音哑鼻塞，或赤游丹毒。

89778 **猴耳环消炎片**（《成方制剂》6册）

【组成】猴耳环

【用法】上制成片剂。口服，一次3～4片，一日3次。

【功用】清热解毒，凉血消肿，止泻。

【主治】上呼吸道感染，急性咽喉炎，急性扁桃体炎，急性胃肠炎，亦可用于细菌性痢疾。

【临床报道】咽喉炎、扁桃体炎：《实用临床医学》［2007，8（2）：29］用猴耳环消炎片治疗咽喉炎、扁桃体炎200例，对照组予头孢氨苄胶囊治疗200例。结果：治疗组临床痊愈47例，显效90例，有效52例，无效11例，总有效率为94.5%；对照组临床痊愈20例，显效40例，有效93例，无效47例，总有效率76.5%。

【备考】本方改为胶囊剂，名为“猴耳环消炎胶囊”（见《成方制剂》）。

89779 **猴耳环消炎胶囊**

《成方制剂》6册。即原书同册“猴耳环消炎片”改为胶囊剂。见该条。

89780 **猴头健胃灵胶囊**（《中国药典》2010版）

【组成】猴头菌培养物160克　海螵蛸80克　醋延胡

索40克　酒白芍40克　醋香附40克　甘草40克

【用法】上制成胶囊剂，每粒装0.34克。口服。一次4粒，一日3次；或遵医嘱。

【功用】舒肝和胃，理气止痛。

【主治】肝胃不和，胃脘胁肋胀痛，呕吐吞酸；慢性胃炎、胃及十二指肠溃疡见上述证候者。

猫

89781　猫肉羹(《饮膳正要》卷二)

【组成】猫肉一斤（细切）　葱一握　草果三个

【用法】上药用小椒豆豉同煮烂熟，入粳米一合作羹，五味调匀。空腹食之。

【主治】水肿，浮气腹胀，小便短少。

腊

89782　腊享膏(《东医宝鉴·杂病篇》卷八)。

【组成】猪油　猯油各二两半　香油二合半　海松子油一合　松子黄蜡各三两七钱半

【用法】上各炼，去滓，和合成膏。先以药水洗，后涂之。

【主治】冻疮。

89783　腊茶丸(《圣济总录》卷六十二)

【组成】腊茶末　丁香　槟榔　青橘皮（去白，切、炒）　木香　缩砂（去皮，炒）各半两　巴豆（去皮心膜，研出油）三七粒　乌梅肉（炒）二两

【用法】上除巴豆外，为末，再同研匀，醋糊为丸，如绿豆大。每服三丸至五丸，早、晚食后温生姜汤送下。

【主治】膈气痞闷，呕逆恶心，不下饮食。

89784　腊茶汤(《普济方》三〇一)

【组成】腊茶

【用法】上用为末。先以甘草煎水洗，后用贴。

【主治】阴囊上疮。

89785　腊茶饮(方出《医学纲目》卷十三，名见《东医宝鉴·外形篇》卷一)

【组成】附子半两　芽茶一大撮　白芷一钱　细辛　川芎　防风　羌活　荆芥各半钱

【用法】水煎服。

【主治】凡赤脉翳，初从上而下者，其病必连眉棱骨痛，或脑项痛，或半边头肿痛。

89786　腊茶散

《袖珍》卷三。为《鸡峰》卷二十二“腊茶煎”之异名。见该条。

89787　腊茶散(《外科大成》卷八)

【组成】腊茶　文蛤各五钱　腻粉小许

【用法】上为末。先用葱椒煎汤洗之，次以香油调敷，或紫苏叶煎汤洗之及紫苏末掺之托之。

【主治】阴囊生疮，疼痛出水，久不愈者。

89788　腊茶煎(《鸡峰》卷二十二)

【异名】五倍散（《普济方》卷三〇一）、腊茶散（《袖珍》卷三）。

【组成】腊茶　五倍子各等分　腻粉少许

【主治】阴疮痒痛，出水，久不愈。

89789　腊鸦散(《圣惠》卷二十二)

【组成】腊月鸦一只（去爪咀）　腊月野狐肝一具（并腊月鸦同入瓷瓶中，以盐泥固济候干。以大火煅令通赤，去火取出，细研为散）　天麻三分　天南星半两（炮裂）　白附子半两（炮裂）　桑螵蛸半两（微炒）　藿香半两　干蝎半两（微炒）　蚱蝉一分（微炒）　乌蛇肉三分（酒浸，炙微黄）　白僵蚕半两（微炒）　天竹黄半两（细研）　阿胶半两（捣碎，炒令黄燥）　麝香一分（细研）　牛黄一分（细研）　龙脑一分（细研）　腻粉一分

【用法】上为细散，与前二味相和，更令研匀。每服二钱，以温酒调下，不拘时候，频服，以效为度。

【主治】急风。手足挛急，口噤项强，不知人事。

89790　腊脂膏(《圣济总录》卷一〇一)

【组成】腊月猪脂四升　大鼠一枚

【用法】上药入铛中，以文火煎之。待鼠销尽，以新绵滤去滓，入瓷盒盛。每用先以布拭，令瘢痕色赤，次以膏涂之。三五度愈。

【主治】面上瘢痕。

【宜忌】避风。

89791　腊脂膏(《外科启玄》卷十二)

【组成】大风子肉二十个　木鳖子肉二十个　轻粉五分　枯矾五分　水银一钱

【用法】上为末，用腊月猪脂调搽面上，一夜即愈。

【主治】肺风疮。

89792　腊鹅膏(《永类钤方》卷二)

【组成】五倍子　白及　阿胶（炒）各等分

【用法】上为末，津调得所涂，羊髓调尤佳。又打银作铅糖加清油煎，入烧头发灰和匀。用水净洗却，入药疮缝内。

【主治】头足皲裂。

89793　腊鼠膏(《圣济总录》卷一三四)

【组成】腊鼠（大者连毛）一枚　铅丹（研）半两　琥珀（研）半两　乳香（研）　芦荟（研）　石螺壳　车螯壳　蛤蜊壳各一两

【用法】上除鼠外为末，用清油一斤，黄蜡并腊月羊脂、猪脂各四两，并鼠入银石器内同熬浓，去滓；次入麝香、真珠末各一分，调匀，盛入瓷瓶内，密封，沉于井中二七日。欲急用只沉少顷，取上。用鹅毛扫，五七次。立愈。

【功用】除热灭瘢。

【主治】烫火疮。

89794　腊脂涂方(《圣济总录》卷一三四)

【组成】腊日猪脾脂（不得经水，细剉，用干净器研烂）

【用法】上药净瓶盛，以油单盖。埋幽阴地近水处，深一尺许，经夏取出。用时以鹅毛扫所损处。

【主治】烫火所伤。

脾

89795　脾风膏(《幼幼新书》卷九引《孔氏家传》)

【组成】天麻（酒浸一宿，切，焙，为末）　朱砂

（别研） 人参（末） 川芎（末）各一钱 干蝎梢（炒，为末） 白僵蚕（直者，炒，为末）各三七个 牛黄 龙脑（各别研）一字 麝香（别研）半钱

【用法】上为末，炼蜜为膏。每服半皂子大，荆芥、葱汤化下。

【主治】小儿一切伤风及慢惊。

89796 **脾功方**（《效验秘方·续集》黄吉赓方）

【组成】仙灵脾15克 菟丝子15克 功劳叶15克

【用法】每日1剂，水煎服。

【功用】补肾固本，助阳益阴。

【主治】慢性支气管炎迁延期向缓解期转化阶段，表现为肺脾肾亏虚者。

【加减】胸闷纳呆苔腻者，加苍术9克，厚朴6克，或六君子汤加减；畏寒肢冷较甚者，加附子片5片；阴虚内热者，加生地15克，仙灵脾改9克。

【方论选录】方中仙灵脾、菟丝子助阳填精，配以功劳叶滋阴益肺补肾，于“阴中求阳，则阳得阴助而生化无穷。”三味合用，助阳益阴补肾，使肾脏精气来复，则脾运亦健，脾气旺盛，则肺气也足，使肺脾肾功能健旺，痰浊得化。本方用药精炼，药物清灵，助阳不燥，滋阴不腻，调补肺脾肾三脏，寓意深长。治疗痼疾，贵在持之以恒。

89797 **脾阴丸**（《饲鹤亭集方》）

【组成】六神曲五两 韭菜子五两 沉香五钱

【用法】神曲糊为丸服。

【主治】腹臌胸闷，饮食不思，小便短赤，气喘难卧。

89798 **脾约丸**（《活人书》卷十八）

【组成】大黄二两（酒浸，焙干） 厚朴（刮去皮，用姜汁炙） 枳壳（麸炒，去瓤） 白芍药各半两 麻子仁一两半（微炒） 杏仁（去皮尖，炙，炒）三分

【用法】上为细末，炼蜜为丸，如梧桐子大。每服二十丸，温水送下，不拘时候。未知，加五丸十丸止。下痢，服糜粥将理。

【主治】老人津液少，大便涩，及脚气有风，大便结燥者。

89799 **脾约丸**

《直指》卷四。为《伤寒论》“麻子仁丸”之异名。见该条。

89800 **脾困散**（《幼幼新书》卷八引《博济》）

【组成】天南星（末）半钱（生用） 冬瓜子二十七粒

【用法】上件二味，用浆水一盏半，同煎至四分，空心温服。

【主治】小儿久患，转泻过多，脾胃虚弱，不进饮食，眼涩饶睡。

89801 **脾肾丸**（《杂病源流犀烛》卷一引《嵩崖尊生》）

【组成】熟地黄 山药 山茱萸 茯苓 牡丹皮 泽泻 附子 肉桂 牛膝 砂仁 车前子 补骨脂 益智仁

【主治】老人因虚衰而致喘者。

【备考】《中国医学大辞典》本方用法：上为细末，炼蜜为丸，如梧桐子大。每服三钱，熟汤送下。

89802 **脾泄丸**（方出《丹溪心法》卷二，名见《医学正传》卷二）

【组成】炒白术四两 炒神曲三两 炒芍药三两半（冬月及春初用肉豆蔻代之）

【用法】或散或汤，作饼子尤佳。

【主治】脾泻。

【备考】《医学正传》本方用法：“冬加肉豆蔻，去芍药，为细末，神曲糊为丸服”。

89803 **脾泄丸**（《脉因证治》卷二）

【组成】术（炒）二两 芍（酒炒）一两 曲（炒）一两半 楂子一两 半夏一两半 芩（炒）半两 苍术一两半

【用法】煨饭为丸服。

【主治】泄。

【加减】虚，加参、术、甘草；里急后重，加槟榔、木香、荷叶。

【备考】方中楂子、苍术用量原缺，据《医统》补。

89804 **脾泄丸**（《医学六要·治法汇》卷三）

【组成】人参 白术（土炒） 白茯 山药 陈皮各一两 黄连（炒）五钱 山楂五钱 麦芽一两 肉豆蔻三钱 泽泻一两

【主治】老幼久泻，脾虚不能转送。

89805 **脾泄丸**（《医学启蒙》卷三）

【组成】白术二两（饮上蒸） 白茯苓二两（蒸） 小茴香一两（炒） 肉豆蔻一两（面包煨 破故纸二两（炒） 广木香五钱

【用法】上为末，生姜煮红枣肉为丸，如梧桐子大。每服八十丸，空心米汤送下。甚，食前再服。

【主治】脾虚久泻，每早晨溏泻一二次。

89806 **脾积丸**（《圣济总录》卷七十一）

【组成】陈仓米一合（醋浸淘过） 青橘皮五十片（醋浸软，去白） 巴豆五十枚（去皮，麻丝系定，三味同炒干，去巴豆不用，入后药） 石棱一分 鸡爪三棱一分 蓬莪术三枚（炮、剉） 京三棱一分（炮，剉） 槟榔二枚（剉）

【用法】上为末，取一半面糊为丸，如绿豆大。每服三丸，粥饮调下；一半作散，每服一钱匕。

【主治】脾积痞气。身黄口干，胸膈满闷，肌瘦减食，或时壮热。

89807 **脾积丸**（《济生》卷四）

【组成】陈仓米半升（用巴豆七粒，去壳同米炒令赤色，去巴豆不用）

【用法】上为细末，好醋和为丸，如豌豆大。每服二十丸，食后淡姜汤送下。

【主治】食积、茶积，饮食减少，面黄腹痛。

89808 **脾积丸**（《直指》卷十五）

【异名】莪术脾积丸（《医统》卷六十九）。

【组成】蓬莪术三两 京三棱二两 良姜半两（以上用米醋一升，于瓷瓶内煮干，乘热切碎、焙） 青皮（去白）一两 南木香各半两 不蛀皂角三大梃（烧存性） 百草霜（深村锅底者佳）三匙

【用法】上为细末，用川巴豆半两，只去壳，研如泥，渐入药末，研和得所，面糊为丸，如麻子大。每服五丸，加至十丸，以橘皮汤送下。

【主治】饮食停滞，腹胀痛闷，呕恶吞酸，大便秘结。

89809 **脾积丸**

《医方类聚》卷一一一引《济生续方》。为《普济方》卷一六九引《卫生家宝》“磨积丸”之异名。见该条。

89810 **脾积丸**(《婴童百问》卷八)

【组成】山楂子（青者多用） 香附子 乌药 紫金皮 砂仁 甘草各等分

【用法】上为末，山楂子生用，捣碎成末，米糊为丸，如梧桐子大。每服三五十丸，米饮送下，大人小儿皆可服。

【主治】痏证。

89811 **脾积丸**(《活人心统》卷一)

【组成】丁香 木香（不见火） 巴豆（去壳） 高良姜（米醋煮）各半两 蓬术三两 荆三棱二两 青皮一两 皂角

【用法】上入百草霜三匙，同研为末，面为丸，如麻子大。每服十丸至二十丸，脾积气，陈皮汤送下；口吐酸水，淡姜汤送下；呕吐，藿香甘草汤送下；小肠气，炒茴香酒送下；妇人血气刺痛，淡醋汤送下。

【主治】食积，心腹膨胀作痛，口吐酸水，呕吐，小肠气，妇人血气刺痛。

【备考】方中皂角用量原缺。

89812 **脾积丸**(《医统》卷三十五)

【组成】青皮 陈皮 三棱 莪术（煨）各三钱 香附子（炒） 肉果 山楂 丁香 砂仁 槟榔 姜黄 厚朴（炒）各二钱 黄连三钱 木香一钱半 檀香 麦芽各二钱 荜茇 白豆蔻各一钱

【用法】上为细末，溶蜡为丸，如绿豆大。每服三十丸，温水送下。

【主治】食积作泻。

89813 **脾积膏**

《赤水玄珠》卷十三。为《摄生众妙方》卷五“脾胃积膏”之异名。见该条。

89814 **脾湿汤**(《石室秘录》卷三)

【组成】薏仁一两 芡实一两 茯苓三钱 车前子一钱 白术五钱 肉桂一分（不可多）

【用法】水煎服。

【主治】痛风。

【方论选录】用肉桂一分，得桂之气，而不得桂之味，始能入诸关节之间，以引去其水湿之气也。

89815 **脾寒丹**(《济众新编》卷五引《医林》)

【组成】黄丹不拘多少（火上炒紫色） 煨独头蒜

【用法】上为末，五月五日午时为丸，如梧桐子大。每服七八丸，当发日，早晨长流水面东吞下。

【主治】诸疟。

【备考】方中煨独头蒜用量原缺。

89816 **脾痿汤**(《脉症止宗》卷一)

【组成】生地二钱 当归八分 白芍一钱 白术八分 甘草五分 滑石一钱 栀子八分 茯苓一钱

【用法】水煎服。

【主治】脾痿。

89817 **脾胃积膏**(《摄生众妙方》卷五)

【异名】脾积膏（《赤水玄珠》卷十三）。

【组成】鸡子五个 阿魏五分 黄蜡一两

【用法】锅内煎一处，分作十服，细嚼空心温水送下。诸物不忌，腹作痛无妨，十日后，大便下血，乃积化也。

【主治】脾胃积。

89818 **脾风白术汤**(《金匮翼》卷一)

【组成】白术 茯苓 防风 防己各七钱五分 人参 甘草各五钱 白芍 附子 麻黄 苡仁各一两

【用法】上剉，如麻豆大。每服三钱，加生姜汁半分同煎，取七分，去滓每日三次服，不拘时候。

【主治】中风。

89819 **脾约麻仁丸**

《局方》卷六。为《伤寒论》“麻子仁丸”之异名。见该条。

89820 **脾肾双补丸**(《广笔记》卷二)

【组成】人参（去芦）一斤 莲肉（去心，每粒分作八小块，炒黄）一斤，菟丝子（如法另末）一斤半 五味子（蜜蒸，烘干）一斤半 山茱萸肉（拣鲜红肉厚者，去核烘干）一斤 真淮山药（炒黄）一斤 车前子（米泔淘净，炒）十二两 肉豆蔻十两 橘红六两 砂仁六两（炒，最后入） 巴戟天十二两（甘草汁煮，去骨） 补骨脂（圆而黑色者佳，盐水拌炒，研末）一斤

【用法】上为细末，炼蜜为丸，如绿豆大。每服五钱，空心、饥时各一次。

【主治】肾泄。

【宜忌】忌羊肉、羊血。

【加减】如虚而有火者，火盛肺热者，去人参、肉豆蔻、巴戟天、补骨脂。

【方论选录】《饲鹤亭集方》：脾肾两亏，阴阳不固，以致虚寒飧泄，腹痛泻痢，食少神倦，或酒色过伤，脏真无火，此丸有健脾暖肾之功，故曰双补。

89821 **脾肾双补丸**(《成方制剂》10册)

【组成】党参60克 熟地黄80克 山茱萸（酒蒸）60克 泽泻（盐制）60克 茯苓80克 牡丹皮60克 山药（麸炒）60克 黄耆（蜜炙）40克 当归40克 川芎20克 甘草（蜜炙）20克 白芍（炒）20克 枸杞子40克 白术（土炒）40克 莲子（去心）40克 肉桂（去粗皮）20克 五味子（酒蒸）20克 薏苡仁40克 芡实40克 牛膝40克 陈皮40克 白扁豆30克 麦冬20克

【用法】上制成丸剂。口服，一次1丸，一日2次。

【功用】健脾开胃，补益肝肾。

【主治】脾肾双亏，气阴两虚，面黄肌瘦，食欲不振。

89822 **脾肾双补汤**(《医学传灯》卷七)

【组成】人参 山药 扁豆 车前子 白茯 白芍 葳蕤 菟丝子 杜仲 山芋 白蔻 石斛

【用法】水煎服。

【主治】泄泻。

89823 脾肾双补汤

《镐京直指》二集。为《温病条辨》卷三“双补汤”之异名。见该条。

89824 脾肾双补膏(《理瀹》)

【组成】苍术 熟地各一斤 五味 茯苓各半斤 干姜一两 川椒五钱（或用砂仁末亦可）

【用法】麻油熬，黄丹收。糯米炒，熨腹。

【功用】助脾运。

89825 脾肾双益丹(《辨证录》卷九)

【组成】人参一两 白术一两 巴戟天一两 山药一两 茯苓五钱 柴胡一钱 甘草一钱 肉桂五分 山茱萸三钱

【用法】水煎服。二剂风邪全散，十剂全愈。

【主治】终日思虑忧愁，致面黄肌瘦，感冒风邪，内伤于脾肾。

【方论选录】此方补土之中，有补水之味。补之内有散邪之剂，有补之益，而无散之伤，实乃治忧思内损之神方，非只治忧思外感之妙药也。

89826 脾肾至资汤(《石室秘录》卷三)

【组成】熟地一两 麦冬三钱 五味子五分 白芍三钱 肉桂三分 白术三钱 薏仁三钱 白芥子一钱

【用法】水煎服。

【功用】补肾脾二经。

【主治】伤寒邪已尽退，正气自虚。

89827 脾肾两温汤(《辨证录》卷一)

【组成】人参三钱 白术五钱 肉桂一钱 巴戟天三钱 丁香三分 肉豆蔻一枚 芡实三钱 山药三钱

【用法】水煎服。一剂而恶寒止，二剂而呕吐尽除也。

【主治】冬月伤寒至十日，恶寒呕吐。

【方论选录】此方用参、术以健脾；用巴戟天、芡实、山药以补肾；而又用肉桂、丁香以辟除寒气。旺肾水以生脾土，则土气自温。母旺而子不贫，亦母温而子不寒也。

89828 脾胃双治饮(《石室秘录》卷三)

【组成】人参三钱 茯苓三钱 白术五钱 甘草一钱 肉桂一钱 神曲一钱 半夏一钱 砂仁三粒

【用法】水煎服。

【主治】胃吐由于脾虚，脾气不下行，自必上反而吐。

89829 脾胃两安汤(《辨证录》卷十二)

【组成】白术五钱 白茯苓 人参各三钱 陈皮五分 砂仁一粒 山药一两 薏仁五钱

【用法】水煎服。

【功用】安胎。

89830 脾胃统系丸(《北京市中药成方选集》)

【组成】白术（炒）一两 豆蔻五钱 薏米（炒）一两 山楂八钱 扁豆一两 木香三钱 枳壳（炒）一两 川楝子五钱 橘皮一两 麦芽（炒）六钱 茯苓一两 山药六钱 砂仁五钱 半夏曲五钱 柠檬一两 （以上十五味，计十八两四钱。煎膏再兑苏打三钱，薄荷冰五分）

【用法】上为细末，用膏汁泛为水丸，每十六两用滑石细粉四两为衣，闯亮。每服二钱，温开水送下，一日二次。

【功用】和脾胃，助消化。

【主治】脾胃虚弱，嘈杂倒饱，胃脘堵痛，饮食难消。

腋

89831 腋臭散(《赵炳南临床经验集》)

【组成】密陀僧八两 枯矾二两

【用法】用药粉干扑两腋下，每日一次。或用热马铃薯块、甘薯块去皮后蘸药挟于腋下，变凉为度。此法每周二次。手脚多汗，以药粉搓搽。

【主治】腋臭，手脚多汗。

【宜忌】此药切勿入口，对汞过敏者禁用。

89832 腋臭擦剂(《朱仁康临床经验集》)

【组成】密陀僧末 15 克 红粉 9 克

【用法】上为细末，用指头蘸药，擦于腋下。

【主治】狐臭。

鲁

89833 鲁王酒(《千金》卷八)

【异名】鲁公酒（《千金翼》卷十六）。

【组成】茵芋 乌头 踯躅各三十铢 天雄 防己 石斛各二十四铢 细辛 柏子仁 牛膝 甘草 通草 桂心 山茱萸 秦艽 黄芩（胡洽作黄耆） 茵陈 附子 瞿麦 杜仲 泽泻 王不留行（胡洽作天门冬，《千金翼》作王荪） 石南 防风 远志 干地黄各十八铢

【用法】上㕮咀，以酒四斗，渍之十日。每服一合，加至四五合，以知为度。

【主治】风眩心乱，耳聋，目暗泪出，鼻不闻香臭，口烂生疮，风齿瘰疬，喉下生疮，烦热，厥逆上气，胸胁肩胛痛，手不上头，不自带衣，腰脊不能俯仰，脚酸不仁，难以久立；八风十二痹，五缓六急，半身不遂，四肢偏枯，筋挛不可屈伸；贼风咽喉闭塞，哽哽不利，或如锥刀所刺，行人皮肤中，无有常处，久久不治，入人五脏，或在心下，或在膏肓，游走四肢，偏有冷处，如风所吹，久寒积聚，风湿五劳七伤，虚损百病。

【备考】方中甘草，《千金翼》作干姜。

89834 鲁公酒

《千金翼》卷十六。为《千金》卷八“鲁王酒”之异名。见该条。

89835 鲁公酿酒(《千金》卷八)

【组成】干姜 踯躅 桂心 甘草 芎䓖 续断 细辛 附子 秦艽 天雄 石膏 紫菀各五分 葛根 石龙芮 石斛 通草 石南 柏子仁 防风 巴戟天 山茱萸各四两 牛膝 天门冬各八两 乌头二十枚 蜀椒半升

【用法】上㕮咀，以水五升渍三宿，法曲一斤合渍，秫米二斗，合酿三宿，去滓，炊糯米一斗，酝三宿药成。先食服半合，每日二次，待米极消尽，乃去滓晒干，为末服。

【主治】风偏枯半死，行劳得风，若鬼所击，四肢不遂，不能行步，不自带衣，挛躄，五缓六急；妇人带下，产乳中风，五劳七伤。

89836　**鲁府遇仙传种子药酒**(《寿世保元》卷七)

【组成】白茯苓（去皮净）一斤　大红枣（煮去皮核，取肉）半斤　胡桃肉（去壳，泡，去粗皮）六两　白蜂蜜六斤（入锅熬滚，入前三味调匀，再用微火熬膏，倾入瓷坛内，又加南烧酒二十斤，糯米白酒十斤，共入蜜坛内）　绵黄耆（蜜炙）　人参　白术（去芦）　当归　川芎　白芍（炒）　生地黄　熟地黄　小茴　覆盆子　陈皮　沉香　木香　甘枸杞子　官桂　砂仁　甘草　乳香　没药　北五味子

【用法】上为细末，共入密坛内和匀，笋叶封口，面外固，入锅内。大柴火煮二炷香取出，埋于土中三日，去火毒。每日早、午、晚三时，男女各饮数杯，勿令太醉。

【功用】安魂定魄，改易容颜，添髓驻精，补虚益气，滋阴降火，保元调经，壮筋骨，润肌肤，发白再黑，齿落更生，目视有光，心力无倦，行步如飞，穷暑不侵，能除百病，交媾而后生子也。

【主治】妇人子宫虚冷，带下白淫，面色萎黄，四肢酸痛，倦怠无力，饮食减少，经脉不调，面无颜色，肚腹时痛，久无子息。

敦

89837　**敦阜丸**(《景岳全书》卷五十一)

【组成】木香　山楂　麦芽　皂角　丁香　乌药　青皮　陈皮　泽泻各五钱　巴霜一钱

【用法】上共为末，用生蒜头一两研烂，加熟水取汁，浸蒸饼为丸，如绿豆大。每服二三十丸，用汤饮送下。未愈，徐徐渐加。

【主治】坚顽食积，停滞肠胃，痛剧不行。

89838　**敦阜剂**

《名家方选》。为原书同卷“禹水汤”之异名。见该条。

89839　**敦阜糕**(《景岳全书》卷五十一)

【组成】白面（炒黄）二两　冬白术（炒黄）一两　破故纸（炒）五钱

【用法】共为末，加白糖适量，制如糕法。用清滚汤食前调服。

【主治】久泻久痢，肠滑不固，及妇人带浊。

【加减】如胃寒者，每两末加炒干姜末五分至一钱；如气有不顺，或痛或呕，每两末加丁香一钱；如滑泄不禁者，每两加粟壳末（炒黄）一钱。

89840　**敦厚散**(《辨证录》卷十一)

【组成】白术一两　半夏　人参各二钱　益智仁一钱　茯苓五钱　砂仁二粒

【用法】水煎服。

【主治】妇人脾虚湿盛，身体肥胖，痰多，不能受孕。

89841　**敦复汤**(《衷中参西》上册)

【组成】野台参四钱　乌附子三钱　生山药五钱　补骨脂四钱（炒，捣）　核桃仁三钱　萸肉四钱（去净核）　茯苓一钱半　生鸡内金一钱半（捣细）

【功用】《古今名方》温肾补脾。

【主治】下焦元气虚惫，相火微弱，致肾弱不能作强，脾弱不能健运，或腰膝酸疼，或黎明泄泻，一切虚寒诸证。

童

89842　**童真丸**(《张氏医通》卷十三)

【组成】真秋石　川贝母（去心）各等分

【用法】上为末，煮红枣肉为丸。每服二钱，空腹薄荷汤送下。

【主治】虚劳吐血，气虚喘嗽。

【加减】如脉虚气耗，加人参；若脉细数阴虚，禁用人参，加牡丹皮；脾虚溏泻，加山药、茯苓、炙甘草。

89843　**童康片**(《成方制剂》14册)

【组成】白术　陈皮　防风　黄耆　牡蛎　山药

【用法】上制成片剂。口服，一次3～4片，一日4次，嚼碎后吞服。需连服3个月。

【功用】补肺固表，健脾益胃，提高机体免疫功能。

【主治】体虚多汗，易患感冒，倦怠乏力，食欲不振。

89844　**童宝乐片**(《成方制剂》19册)

【组成】白术　党参　茯苓　甘草　黄耆

【用法】上制成片剂。嚼服，7岁以上一次10片，3～7岁一次5～10片，3岁以下一次3～5片，一日2次。

【功用】健脾益气，开胃强身。

【主治】食欲不振，大便不化，自汗盗汗，头发稀黄，面黄瘦弱，夜卧不宁等症。

89845　**童叟卫生丹**(《北京市中药成方选集》)

【组成】槟榔二两　郁金一两　三棱（炒）一两　莪术（炙）一两　于术一两　鲜姜一两　丁香一两五钱　鸡内金（炒）一两（共熬膏）　莲子肉一两　朱砂（另研）二钱　茯苓一两　山药五钱　法半夏一两　使君子肉一两　冰片（另研兑）二钱　泻叶六两　柿霜三两

【用法】上除朱砂、冰片外，共研细末，过罗、兑入上膏内，冰片、朱砂细粉混匀，用膏合蜜为丸，重五分。每服二丸，温开水送下。小儿每服一丸。

【功用】消食化滞，开胃健脾。

【主治】积滞不消，腹胀肚痛，面黄肌瘦，消化不良；及小儿积滞痞块，妇女癥瘕血块。

【宜忌】孕妇忌服。

89846　**童根桑白皮汤**

《普济方》卷一七六。即《三因》卷十“子童桑白皮汤”。见该条。

蛮

89847　**蛮龙液**(《成方制剂》13册)

【组成】雄蚕蛾25克　刺五加25克　菟丝子（酒制）17.5克　淫羊藿20克　熟地黄（盐制）10克　补骨脂（盐制）10克

【用法】上制成口服液剂。口服，一次30～40毫升，一日2次。

【功用】补肾壮阳，填精益髓。

【主治】肾虚精亏，阳痿早泄，梦遗滑精，腰膝酸痛，小便频数。

89848 蛮夷酒（《千金》卷八）

【组成】独活　丹参　礜石　干地黄各一两　附子　麦门冬各二两　白芷　乌喙　乌头　人参　狼毒　蜀椒　防风　细辛　矾石　寒水石　牛膝　麻黄　芎䓖　当归　柴胡　芍药　牡蛎　桔梗　狗脊　天雄各半两　苁蓉　茯神　金牙　薯蓣　白术　杜仲　石南　款冬各十八铢　干姜　芫荑各一合　山茱萸　牡荆子各十八铢　芫花　柏子仁各一合　石斛　桂心各六铢　甘遂二两　苏子一升　赤石脂二两半

【用法】上㕮咀，以酒二斗渍，夏三日，春、秋六日，冬九日。每服半合。

【主治】久风枯挛，三十年著床；及诸恶风，眉毛堕落。

89849 蛮夷酒（《千金》卷八）

【组成】矾石　桂心　白术　狼毒　半夏　石南　白石脂　龙胆　续断　芫花　白石英　代赭　茼茹　石韦　玄参　天雄　防风　山茱萸　桔梗　藜芦　卷柏　细辛　寒水石　乌头　踯躅　蜀椒　白芷　秦艽　菖蒲各一两　附子　远志各二两　石膏二两半　蜈蚣二枚

【用法】上㕮咀，以酒二斗，渍四日。每服一合，一日二次。十日后，取滓晒干，捣筛为散，每服方寸匕，以酒送服，一日二次，以知为度。

【主治】八风十二痹，偏枯不遂，宿食，久寒虚冷，五劳七伤；及妇人产后余疾，月水不调。

痘

89850 痘疔散（方出《本草纲目》卷九引《痘疹证治》，名见《景岳全书》卷六十三）

【组成】雄黄一钱　紫草三钱

【用法】上为末。先以银簪挑破，胭脂汁调搽。

【主治】小儿痘疔。

89851 痘疖膏（《天花精言》卷六）

【组成】楝枝　柳枝　槐枝　桃枝　红椿枝不拘多少（去皮）　真香油一斤　桐油六两　当归　白芷　地榆　甘草各二钱　猪毛一斤　黄丹半两　乳香　没药各三钱（各制为末）

【用法】上将前五枝入香油、桐油内熬焦，去滓澄清，再入当归等四味熬之，去滓澄清，再入猪毛熬化后，每两油入黄丹半两，用槐条搅匀，再入乳、没药末，同熬成膏，倾入水内，拧百遍，贮于碗内。外敷患处。

【主治】痘后毒疖疔痈。

89852 痘泻煎（《仙拈集》卷三）。

【组成】白术一钱半　人参　山药　莲肉　茯苓　肉蔻各一钱　砂仁　藿香（净叶）　肉桂各五分　木香　苍术　诃子各一分

【用法】上为末。每服二钱，米饮送下。

【主治】发痘时作泻。

89853 痘毒膏（《青囊秘传》）

【组成】红花四两　紫草一两　猪板油一斤

【用法】上将猪油烊化，入药煎枯，去滓，下黄占、白占各一两（烊化）。候冷摊贴。

【主治】痘毒，烂腐破溃者。

89854 痘疳丹（方出《理瀹》，名见《经验方汇钞》）

【组成】人中白一钱　铜绿一分半　麝香一分

【用法】上共为细末。用茶洗口齿净，以指蘸药，搽患处。

【主治】痘疹余毒，牙龈破烂出血，或成走马牙疳者。

89855 痘煮砂（《鲁府禁方》卷三）

【组成】升麻　川芎　当归各四两　甘草三钱　天麻　干葛各五钱

【用法】上剉，如豆大，东流水五瓢，于砂锅内煮，用朱砂四两，细绢袋盛之，悬于锅内，以盘覆之，文武火煮，水干续添，文火煮微沸，水干取出，晾干收贮。每服六七分，加炒过糯米三分，同研细末，用白蜜一匙，热水调下。

【功用】痘疮初发者，服之即散；见苗者，服之则稀亦稳；早回者，服之复起。

89856 痘后化毒丹（《疡科心得集》）

【组成】西黄三分　药珠三分　血珀五分　灯心灰二分　胆星三分　冰片一分　天竺黄三分　人中黄五分

【用法】上为细末。每服三分，金银花露调下。

【主治】痘后余毒走络，遍体发疡者。

89857 痘后化毒丹（《青囊秘传》）

【组成】西黄一分　珍珠五分　琥珀五分　灯心炭三分　冰片一分　胆星三分　天竺黄三分　人中黄五分　川贝母一钱　忍冬子三钱

【用法】共为细末。每服五分，金银露调服。

【主治】痘后余毒走络，遍体发疡。

89858 痘后回毒膏（《蕙怡堂方》卷四）

【组成】麻油四两　番木鳖一两（去毛）

【用法】上同煎枯，捞出木鳖，入壮人头发三两，熬化，滴水成珠，加飞丹二两，收成膏。外贴。

【主治】痘后余毒，兼治诸般热毒。

89859 痘后吹耳丹（《青囊秘传》）

【组成】黄丹　扫盆各等分

【用法】研末。吹耳。

【主治】痘毒入耳。

89860 痘毒痘疔膏（《幼科直言》卷六）

【组成】扁柏叶

【用法】上以麻油熬，去滓，或加黄蜡、黄丹少许成膏。外贴患处。

【主治】痘毒、痘疔。

89861 痘疮完善丹（《疡科遗编》卷下）

【组成】煅石膏四两　赤石脂二两　漂滑石三两　铅粉二两　真粉三两

【用法】共为末，研匀。掺之。

【功用】收湿结痂。

【主治】痘疮破烂无皮。

痞

89862 痞药

《全国中药成药处方集》南京方。为原书“痞积散”之异名。见该条。

89863 **痞膏**(《扶寿精方》)

【组成】桐油五两 松香八两 当归一两 乳香 没药各一两 真阿魏三钱

【用法】上先将松香、当归入桐油内熬枯,去滓,后入乳香、没药,将起火时入阿魏,熔化成膏,用红绢摊膏。用时先以煨生姜擦皮肤,后贴膏药,频以热手按摩,或炒盐熨之。

【主治】痞块。

89864 **痞膏**(《医方易简》卷三)

【组成】葱白汁四两 姜汁四两 水胶八钱

【用法】以好黄酒二钟,与上药同熬,滴水成珠,摊狗皮上。贴患处,待痞化尽去膏。

【主治】小儿痞块。

89865 **痞气丸**(《三因》卷八)

【组成】大乌头一分(炮,去皮脐) 附子半两(炮,去皮脐) 赤石脂(煅,醋淬) 川椒(炒出汗) 干姜(炮)各二两 桂心半两

【用法】上为末,炼蜜为丸,如梧桐子大。朱砂为衣。每服五七丸,渐加至十丸,米汤送下。

【主治】脾积。在胃脘,覆大如盘,久久不愈,四肢不收,黄疸,饮食不为肌肤,心痛彻背,背痛彻心,脉浮大而长。

89866 **痞气丸**(《东垣试效方》卷二)

【组成】厚朴(去皮)四钱半 黄连(去须)八钱 吴茱萸(洗)三钱 黄芩二钱 白茯苓(去皮,另为末)一钱 泽泻一钱(另为末) 川乌头(炮,去皮)半钱 人参(去芦)一钱 茵陈(酒制,炒)一钱半 巴豆霜四分 干姜(炮)一钱半 白术二钱 缩砂仁(去皮)一钱半 桂(去皮)四分 川椒(炒)半钱

【用法】上除巴豆霜、茯苓另研为末旋入外,同为细末,炼蜜为丸,如梧桐子大。初服二丸,每日加一丸,至便溏为度,食前淡甘草汤送下。

【主治】脾积。在胃脘覆大如盘,久久不愈,令人四肢不收,发黄疸,饮食不为肌肤。

【宜忌】积减大半勿服。

【加减】秋、冬,加厚朴五钱半,减黄连一钱,黄芩一钱;黄疸,积大不能退,加巴豆霜一分,附子(炮)一钱,砒少许。

89867 **痞气丸**

《普济方》卷一八一。即《御药院方》卷三“三脘痞气丸”。见该条。

89868 **痞块膏**(《蕙怡堂方》卷四)

【组成】川椒四十九粒(开口者) 五倍子七粒(整者)

【用法】上用真麻油四两,熬枯去滓,入铅粉二两,收成膏,离火入麝香一钱,搅匀。摊贴患处。

【主治】食积,痞胀。

【备考】妇女须候经净贴之。否则不效。

89869 **痞块膏**(《青囊秘传》)

【组成】大黄 朴消各一两

【用法】上为末,以大蒜同打成膏。外贴。

【主治】痞块。

89870 **痞疾丸**(《鲁府禁方》卷三)

【组成】阿魏二钱 天竺黄 芦荟 沉香 胡黄连 硇砂 雄黄 没药 穿山甲(炙) 草乌(炮) 三棱 莪术各三钱

【用法】共为末,将阿魏放白瓷钟内,入黄酒,再坐砂锅内溶化,取出,入群药末,搅匀为丸,如豆大。每服二丸,黄酒送下。

【主治】儿痞癖疾。

【宜忌】忌生冷、油腻、热物。

89871 **痞疾膏**(《良朋汇集》卷五)

【组成】蓖麻子(去壳) 乌桕子(打破) 生大黄各半斤

【用法】上用油四斤半,春泡五日,夏泡三日,秋七日,冬十日,炸枯黑,捞去滓,称净油一斤,下飞过黄丹半斤,再上火熬,滴水成珠,看老嫩取下,待大温再下阿魏末一两,麝香末一钱,搅匀,收罐内。用时以水炖化,摊细青布上贴之,化尽为度。

【主治】痞疾。

89872 **痞块神膏**(《医方易简》卷七)

【组成】白芥子二斤 穿山甲八两 真桐油二斤

【用法】将桐油入钢锅内先熬半晌,次入穿山甲熬数沸,再次入白芥子,俟爆止,滤去滓,入飞净黄丹八两收之,离火再入麝香末四钱,去火气七日。用时隔汤化开,不可用火,摊贴。加阿魏四两更妙。

【主治】痞块。

89873 **痞积血瘕膏**(《卹后方》)

【组成】麻油一斤 陀僧半斤 阿魏四钱 麝香三分 僵蚕四两 蜈蚣四条 全蝎四钱(去头足) 潮脑一两 甘松二两 白芷一两 草乌一两

【用法】上为细末,先将陀僧末入麻油内熬滴水成珠,取起冷定,入众药末搅匀。用狗皮摊贴痞上,外以布条扎住。

【主治】痞积血瘕。

痢

89874 **痢丸子**(《医统》卷九十三)

【组成】大半夏二个 巴豆二粒(去壳) 百草霜一钱 京墨一枚(如半夏大)

【用法】上研为末,用黄蜡三钱、清油少许,溶和为丸,如绿豆大。每服七丸,红痢,甘草汤送下;白痢,干姜汤送下;暑泄,冷熟水吞下。

【主治】痢疾,暑泄。

89875 **痢泻丸**(《经验奇方》卷上)

【组成】全当归 生白芍各六两 枳壳 槟榔 莱菔子各二两 车前子 生甘草各一两

【用法】上共研细末,水发为丸,如莱菔子大。每服五钱,小儿每服三钱,开水送下。

【主治】痢疾,泄泻。

89876 **痢带灵**(《中药制剂汇编》)

【组成】牛、羊角及蹄甲(炭)1000 克 白及 50 克

【用法】将牛、羊角及蹄甲,洗刷干净,晾干,置密闭容器内,加热闷煅 6~8 小时,至全部角质炭化,放冷取出,制

成极细粉，白及亦制成细粉，合并混匀，水泛为丸，干燥，包红色糖衣，每500粒重75g。口服每次20粒，一日三次。

【功用】止痢，止带，止血。

【主治】赤白痢疾，崩漏带下。

89877 **痢症散**(《全国中药成药处方集》武汉方)

【组成】广木香二钱 沉香一两 肉蔻霜 黄连 枯矾 厚朴各二钱 赤石脂一两半

【用法】混合研细，成净粉85～90%即得。每服一至二钱。

【主治】赤白久痢，腹痛热滞。

【宜忌】痢症初起者忌服。

89878 **痢疾丸**(《蕙怡堂方》卷一)

【组成】鸦片(净)一两 鸦胆三钱五分(剥净肉，去油) 人参三钱五分 白石榴皮(烧灰存性)二钱五分 沉香一钱 枯矾五分

【用法】上共研细末和匀，用陈米一两，以荷叶包蒸极熟，去荷叶，用饭捣药为丸，每丸重二三厘。如新起者，每服三丸；半月后者，每服一丸；红色，用蜜冲滚水送下；白色者，用洋糖冲开水送下；红白兼有，用蜜、白糖各一钱，冷水一茶匙和匀，滚水冲下。

【主治】痢疾。

【宜忌】忌鱼腥、茶七日；孕妇忌服。

89879 **痢疾丸**(《寿世新编》卷上)

【组成】漂茅术六两(炒) 熟西庄二两 生西庄二两 酒芩四两 川厚朴二两(姜汁炒) 苦杏仁三两(去皮尖) 川乌二两(姜汁炒) 羌活二两 枳壳二两 生甘草 炙甘草各一两

【用法】上为末，水酒为丸。大人每服二三钱，小儿酌与。

【主治】痢疾。

89880 **痢疾丸**(《北京市中药成方选集》)

【组成】黄连十六两 木香十六两 黄芩二十四两 地榆炭二十四两 苡米(生)四十八两 枳实(炒)二十四两 槟榔二十四两 大黄二十四两 赤芍二十四两 莱菔子(炒)二十四两 甘草八两

【用法】上共研细粉，过罗，冷开水泛为小丸，用滑石细粉闯亮。每服三钱，开水送下，一日二次

【功用】利湿，化滞，止痢。

【主治】湿热凝结，红白痢疾，脐腹疼痛，里急后重。

89881 **痢疾丸**(《全国中药成药处方集》禹县方)

【组成】吴茱萸(甘草水炙)一两五钱 广木香十两 黑地榆三十两 川黄连十两 白芍三十两 当归三十两 乌梅肉十两 白头翁二十两 金银花十五两 炒山楂三十两 川厚朴(姜炙)二十两 槟榔二十两

【用法】上共为细面，水泛为丸，如梧桐子大。每服一包，开水送服。小儿每岁服二粒。

【主治】小腹疼痛，里急后重，红白痢疾。

89882 **痢疾丸**(《中药制剂汇编》)

【组成】干马齿苋520斤 三颗针346斤

【用法】取马齿苋水煎两次，第一次2小时，第二次1小时，两次药液合并，过滤沉淀，减压浓缩至比重1.35(50℃)的稠膏。再取三颗针346斤、干马齿苋87斤，粉碎为细粉，过100目罗，混匀。取原粉及稠膏按比例制丸，低温烘干，上胶衣闯亮，每袋4钱(100粒)。每服2钱，温开水送下，一日二次。

【功用】清热止痢。

【主治】饮食不节所致之肠炎、赤痢，腹痛下坠。

89883 **痢疾散**(《寿世新编》卷上)

【异名】痢疾万应丸(《经验各种秘方辑要》)。

【组成】茅苍术三两(米泔浸，土炒焦) 生军一两(炒) 川羌二两(炒) 熟军一两(炒) 杏仁二两(去皮尖油净) 川乌一两五钱(去皮，面包煨透) 生甘草一两五钱(炒)

【用法】上共研细末。每用四分，体强病重加至一钱，小儿减半，水泻，米汤调服；噤口痢，用陈火腿脚骨蒸汁，吹去油调服。

【主治】赤白痢症，腹中滞痛，里急后重，或兼恶寒发热者。

【加减】赤痢，加灯心三十寸；白痢，加生姜三片；赤白痢，二物俱加。

89884 **痢疾膏**(《万氏家抄方》卷一)

【组成】大附子 硫黄各四两 乳香 没药各六钱 麝香六分

【用法】上为细末，松香四斤，熬清，倾地上一日，取起，用麻油一斤煎滚，以槐枝搅，滴水成珠，入松香化开，稍冷入前药末和匀。贴脐上。

【主治】痢疾，水泻。

89885 **痢必灵片**(《成方制剂》3册)

【组成】苦参500克 白芍250克 木香150克

【用法】上制成片剂。口服，一次8片，一日3次，儿童酌减。

【功用】清热利湿。

【主治】湿热痢疾，热泻，腹痛等症。

89886 **痢圣散子**(《局方》卷六(吴直阁增诸家名方)

【异名】圣散子(《医部全录》卷二六二)。

【组成】当归(去芦) 干姜(炮)各二两 黄柏皮(去粗皮) 甘草(爁) 枳壳(去瓤) 御米(即罂粟子) 罂粟壳(去蒂、盖)各四两

【用法】上为粗散。每服三钱，水一盏半，薤白二条(劈碎)，同煎八分，去滓。食前温服。老人小儿加减服之。

【主治】远年近日赤白休息痢。

【宜忌】忌生冷、油腻之物。

89887 **痢圣散子**(《局方》卷六续添诸局经验秘方)

【组成】草果(去皮) 石菖蒲(去毛) 白茯苓 麻黄(去根节) 厚朴(姜汁炙) 独活 枳壳(麸炒) 藿香 白术 细辛(洗，去叶) 吴茱萸(去梗) 甘草(爁) 木猪苓(去皮) 苍术(浸) 良姜(去芦) 赤芍药 附子(炮，去皮脐) 藁本(去芦) 柴胡(去芦) 泽泻 防风(去芦) 半夏(煮)各等分

【用法】上㕮为粗散。每服三钱，水一盏半，薤白二条(劈碎)，同煎至八分，去滓。食前温服，老人、小儿加减服食。

【主治】远年近日赤白休息痢。

【宜忌】忌生冷、油腻之物。

89888 **痢炎宁片**(《成方制剂》2册)

【组成】白头翁 陈皮 苦参 马齿苋 肉桂 山楂 铁苋菜

【用法】上制成片剂。口服,一次8片,一日3~4次。

【功用】清热解毒,燥湿止痛。

【主治】细菌性痢疾,肠炎。

【宜忌】久痢虚寒者忌用。

89889 **痢泻灵片**(《成方制剂》2册)

【组成】拳参140克 穿心莲100克 苦参170克

【用法】上制成片剂。口服,一次6~8片,一日3次。

【功用】清热解毒,止痢,止泻。

【主治】湿热痢疾、热泻。

【宜忌】久痢虚寒者慎用;脾虚寒泻者忌用。

89890 **痢疾茶剂**(《吉林医药资料》)

【组成】马齿苋3份 白头翁1份 黄柏1份

【用法】将上药晒干或烘干,碾成细粉,用30%~40%乙醇浸泡24~36小时,后滤出乙醇,回收之,将药晒干研如面。每服5克,一日3~4次,小儿酌减。

【功用】清热祛湿,消炎止痢。

【主治】细菌性痢疾。

89891 **痢下白术汤**

《医略六书》卷二十八。为《儒门事亲》卷十二"白术汤"之异名。见该条。

89892 **痢药乳香散**

《普济方》卷二〇九。为《传信适用方》卷二"乳香散"之异名。见该条。

89893 **痢疾万应丸**

《经验各种秘方辑要》。为《寿世新编》卷上"痢疾散"之异名。见该条。

【主治】痢疾。

89894 **痢疾万应散**(《北京市中药成方选集》)

【组成】杏仁(去皮,炒)一两五钱 羌活四两 草乌(炙)一两 苍术(炒)六两 酒大黄一两

【用法】共研细粉,过罗。每服一钱,温开水送服,一日二次。

【功用】解肌散寒,祛湿化痢。

【主治】寒热凝结,红白痢疾,腹痛下坠,小水涩赤。

89895 **痢疾立效饮**(《集成良方三百种》)

【组成】川当归 罂粟壳(炒黄)各四两 炒甘草(水炒)二两 赤芍药 酸榴皮 炒地榆各一两

【用法】共研细末。每服二钱,水煎去滓。空心或饭前温服。小儿酌减。

【主治】诸般恶痢,或赤或白,或脓血相杂,里急后重,脐腹绞痛,或下五色,或如鱼脑,日夜无度,或噤口不食,诸药不效者。

【宜忌】忌生冷、油腻、鱼腥。

89896 **痢疾导滞散**(《全国中药成药处方集》大同方)

【组成】川大黄三钱 广木香二钱 槟榔三钱 白芍四钱 白茯苓五钱 陈皮三钱 莱菔子四钱 车前子五钱

【用法】共为细末。三岁以下每服五分。

【主治】腹痛下痢,里急后重。

89897 **痢疾芩连丸**(《医学碎金录》)

【组成】葛根二两 苦参三两 黄芩二两 黄连一两 赤白芍各一两 滑石十五两

【用法】以上研末,纳滑石(水飞极细)和匀;另用葛根二两、苦参三两、黄芩二两、青蒿四两 枳壳二两、乌药一两煎汤;再用鲜荷叶八两(捣)、生萝卜子二两(研)、鲜藿香三两(捣)、鲜薄荷三两(捣),以上石臼捣融,加上药汤挤汁两次,再加净萝卜汁八两,泛成小丸,如绿豆大。每服三钱,一日三次。

【主治】细菌性痢疾、阿米巴痢疾、水泻等。

89898 **痢疾奇妙丹**(《全国中药成药处方集》禹县方)

【组成】槟榔一两六钱 川黄连二两四钱 车前子二两 地榆 白芍 白茯苓 全当归各一两六钱 甘草八钱 黄柏二两四钱 莱菔子 猪苓 陈皮 枳壳各一两六钱 广木香四两 南山楂三两二钱 槐花一两六钱 吴茱萸 诃子 黄芩各二两 川厚朴二两四钱 升麻一两六钱

【用法】共研细面,水迭为丸,如豌豆大。每服一包(二十四粒),每日二次。满十岁者服半包。

【主治】红白痢疾。小腹疼痛,里急后重,下坠脱肛。

【宜忌】孕妇忌服。

89899 **痢疾奇效丹**(《北京市中药成方选集》)

【组成】石榴皮四十两 椿根皮(炒)二十两 乌梅炭十两 谷芽(炒)三十六两 槟榔十六两

【用法】上共研细粉,过罗,用冷开水泛为小丸,每十六两用滑石细粉四两为衣,闯亮。每服二至三钱,温开水送下,一日二次。

【功用】分解利湿,止泄化痢。

【主治】痢疾。腹痛,大便带血,久泄不止,腰腿酸痛。

89900 **痢疾奇效方**(《寿世新编》)

【组成】萝卜(捣取自然汁)二酒杯 生老姜(自然汁)半酒杯 生蜂蜜一酒杯 陈细茶(浓煎)一盏

【用法】上和匀内服,若无鲜萝卜,可用陈干萝卜菜煎水,或多用萝卜子,冷水浸过,捣取汁均可。

【主治】痢疾。不拘红白久近,日夜不止,越二十八夜不能睡,药穷待毙者。

89901 **痢疾香连散**(《全国中药成药处方集》沈阳方)

【组成】生芍 双花炭各五钱 牛黄二分 黄芩五钱 椿皮炭三钱 山楂炭 广陈皮各四钱 广木香三钱 黄连四钱

【用法】共研极细面。成人每服五分,小儿三岁以上每服二分,开水送下。

【功用】清热导滞,化痢止泻,通气止血。

【主治】头痛身热,口渴烦躁,腹痛下痢,里急后重,胃胀呕吐,红白痢疾,脓血夹杂,脐腹绞痛,饮食积滞。

【宜忌】忌辣腥硬物。

89902 **痢疾食料丸**(《良方集腋》卷上)

【组成】陈莱菔英二斤 陈茶叶二斤 阳春砂仁四两 陈蚕豆二斤(炒)

【用法】共为细末,用鲜荷叶十三瓣,煎汤泛丸。每服

三钱，红痢，黄连一分煎汤送下；白痢，姜汤送下；红白痢，姜皮汤送下；水泻，米汤送下。

【主治】痢疾，水泻。

89903 **痢疾立验神方**（《良朋汇集》卷一）

【组成】香附　陈皮　赤芍　栀子（炒黑）　车前子（炒）　川黄连（炒）各一钱　连翘五分　木香二分（磨水，待药煎成入内）

【用法】上用水二钟，煎至一钟，温服。

【主治】痢疾。

痤

89904 **痤愈汤**（《中医皮肤病学简编》）

【组成】荆芥12克　防风9克　川芎6克　白芷4克　桔梗9克　枳壳9克　黄连6克　黄芩6克　栀子9克　连翘9克　当归9克　薄荷3克　甘草6克

【用法】水煎，内服。

【主治】痤疮。

痫

89905 **痫症汤**（《脉症正宗》卷一）

【组成】黄耆二钱　白术一钱　香附三分　川芎一钱　枣仁一钱　远志八分　半夏八分　附子一钱

【用法】水煎服。

【主治】痫症。

89906 **痫症橄榄膏**

《饲鹤亭集方》。为《绛囊撮要》“橄榄膏”之异名。见该条。

89907 **痫症镇心丸**（《饲鹤亭集方》）

【异名】痫症镇心丹（《中药成方配本》苏州方）。

【组成】犀角　胆星各一两　珍珠一钱五分　犀黄一钱　云苓　麦冬　枣仁各一两五钱　远志　黄连　菖蒲　甘草各五钱　辰砂三钱

【用法】上为末，炼蜜为丸，丸重八分，辰砂为衣，用蜡封口。每服一丸，姜汤化下。

【主治】心火炽甚，痰气昏迷，神识不清，癫痫狂疾，妄言见鬼，一切情志郁逆之症。

89908 **痫症镇心丹**

《中药成方配本》苏州方。为《饲鹤亭集方》“痫症镇心丸”之异名。见该条。

痧

89909 **痧丸**（《青囊秘传》）

【异名】灵应痧药方（《慈禧光绪医方选议》）、痧药丸、痧气丸（《全国中药成药处方集》北京方）、灵宝如意丹（《全国中药成药处方集》沙市方）。

【组成】苍术（米泔水浸）五钱　明天麻　麻黄　雄黄各六钱　朱砂六钱　麝香（后入）六分　丁香一钱　大黄一两　蟾酥（烧酒化）一钱五分　甘草四钱

【用法】上药研细，入麝香和匀，烧酒泛丸，如莱菔子大，辰砂为衣。每服七丸。

【主治】一切痧胀，山岚霍乱。

【备考】《中国药典》2010版“痧药”，即本方加“冰片”；《成方制剂》15册“痧气丸”，即本方加细辛、皂角。

89910 **痧药**（《种福堂方》卷二）

【异名】火龙丹。

【组成】牛黄一钱　麝香二钱　冰片二钱　朱砂二两（研，飞）　荜茇一钱　真金箔一百张　雄黄三两（研细）　火枪消一两　硼砂五钱　牙皂一钱

【用法】上各研极细，端午午时合。将药嗅鼻中，并放舌尖上，吃下亦可。

【主治】痧胀腹痛。

89911 **痧气丸**（《谢利恒家用良方》）

【组成】苍术四两（米泔浸）　锦纹大黄四两　真蟾酥一两五钱（好烧酒化）　明天麻二两　辰州朱砂二两（研细水飞）　腰黄一两　生矾一两　麻黄一两（去节，细剉）　木香一两　当门子三钱　月石一两

【用法】上生晒，研细末和匀，高粱酒泛丸，如萝卜子大，朱砂为衣，瓷瓶收贮，勿泄气。遇病者，先将二三丸研末，吹入鼻中，再以三四丸放舌下，俟舌麻咽下；如人已昏迷，即研末用温开水灌下；山峦瘴气，夏日旅行，空腹感受秽气，口含三丸；痈疽疔毒，及蛇蝎蛊毒所伤，捣末好酒调敷。

【主治】受寒受暑，肚腹绞痛，头眩眼黑，心口闭闷，不省人事；或上吐下泻，手足厥冷；或吐泻不出，猝然难过等症。及恶心头痛，膨胀噎膈，以及风痰等。

89912 **痧气丸**

《全国中药成药处方集》北京方。为《青囊秘传》“痧丸”之异名。见该条。

89913 **痧气丹**（《中药制剂手册》引《济世养生集》）

【异名】痧药蟾酥丸（《成方制剂》6册）。

【组成】天麻三两六钱　苍术（米泔水制）三两　麻黄三两六钱　大黄六两　甘草四两四钱　丁香六钱　麝香三钱　朱砂三两六钱　雄黄三两六钱　蟾酥（制）九钱

【用法】上先将雄黄、朱砂、麝香各研细粉，单包，蟾酥捣碎，用牛乳发透，晾干研为细粉；其余天麻等六味，共轧为细粉；另取糯米粉六两，以开水冲为稀糊，酌加冷开水调为稀液，与上药粉泛为小丸，取干丸，用雄黄一两六钱为衣。每服二至三分，温开水送服，一日一至二次；外用研粉，吹鼻取嚏。

【功用】祛暑辟秽，开窍解毒。

【主治】暑月贪凉饮冷，食物不慎引起腹痛，霍乱吐泻，牙关紧闭，四肢逆冷。

【宜忌】孕妇忌服，非时令病不宜服。

89914 **痧气散**（《成方制剂》13册）

【组成】麝香30克　牛黄20克　珍珠30克　蟾酥25克　朱砂200克　冰片40克　雄黄100克　麻黄40克　硼砂（煅）30克　银硝25克　青黛50克　人中白（煅）80克　猪牙皂30克　白矾50克　灯心草炭100克

【用法】上制成散剂。口服，一次0.3～0.6克，小儿酌减；外用将药粉搐鼻取嚏。

【功用】芳香辟秽，理气开窍。

【主治】中暑受秽，转筋抽搐，绞肠腹痛，吐泻不得，胸闷气闭，头晕眼花，神志昏迷，山岚瘴气。

【宜忌】孕妇忌服。

89915　痧药丸

《全国中药成药处方集》北京方。为《青囊秘传》"痧丸"之异名。见该条。

89916　痧药灵丹(《饲鹤亭集方》)

【组成】茅术一两　木香一两三钱　丁香一两二钱　蟾酥一两　麝香九钱　犀黄二钱　腰黄四钱　朱砂三两五钱

【用法】上各取净粉，烧酒化蟾酥打和为丸。每服数丸，藿香汤送下。

【主治】暑热外感，寒食内停，肚腹绞痛，心胸饱闷，霍乱吐泻，转筋肢冷，二便闭塞，山岚瘴气，一切浊秽成痧等症。

【宜忌】孕妇忌服。

89917　痧后清热汤(《证因方论集要》卷三引叶天士方)

【组成】玉竹　白沙参　地骨皮　川斛　麦冬　生甘草

【用法】水煎服。

【主治】痧后伏火未清，内热身痛。

【方论选录】肺主清肃，胃主宗筋，伏火熏灼，故内热身痛。方以沙参、地骨皮、麦冬清肺；玉竹、川斛、生甘草清胃。肺胃热清、伏火得除，则内热身痛自止矣。

89918　痧药蟾酥丸(《中药成方配本》苏州方)

【组成】蟾酥七两五钱　麝香三两二钱　冰片六两　腰黄二十两　公丁香八两　生月石二十两　飞朱砂四十两

【用法】上药各取净末，共研极细为度，用高粱酒三斤，泛丸晒干，另加飞朱砂八两为衣，约成丸一百零二两，每分约干重十六粒。每服八粒，开水化服。重症加倍，小儿减半。

【功用】宣浊辟秽。

【主治】中暑触秽，腹痛吐泻。

【宜忌】孕妇忌服。

89919　痧药蟾酥丸

《成方制剂》6册。为《中药制剂手册》引《济世养生集》"痧气丹"之异名。见该条。

89920　痧疫回春丹(《时病论》卷四)

【组成】苍术二两　雄黄七钱(飞净)　沉香六钱　丁香一两　木香一两　郁金一两　蟾酥四钱　麝香一钱

【用法】共研细末，水泛为丸，加飞朱砂为衣。每服五厘，开水吞服；亦可研末吹鼻。

【主治】一切痧疫。

89921　痧疫回春散(《痧疫指迷》)

【组成】川厚朴(姜制)一两　广藿梗　白檀香　制茅术各一两　制半夏一两五钱　新会皮一两　宣木瓜一两　淡吴萸五钱　川椒种八钱　制附片八钱　高良姜八钱　乌梅肉八钱　广木香　台乌片各五钱

【用法】共为极细末。每服三钱，重者加倍，开水调服。

【主治】寒湿霍乱。吐泻，脉沉，肢冷，目陷，肌肉渐次消铄。

痛

89922　痛风膏(《摄生秘剖》卷四)

【组成】姜汁一碗　葱汁一碗　广胶八两　牙皂一两　川椒一两　米醋一碗　乳香五钱　没药五钱　麝香一钱

【用法】将姜、葱汁同椒、皂煎熬，去滓，入醋再熬，再加广胶，慢火熬成膏，取起入乳没、麝香在内，和匀。每用绢或狗皮摊贴患处。

【功用】祛风散寒，行痰除湿。

【主治】痛风。

89923　痛宁酒(《简明医彀》卷三)

【组成】当归　秦艽各二两　川芎　白芍药　生地黄　苍术　羌活　黄芩各一两　猪苓　泽泻　防风　茵陈(铃儿)　苦参　虎骨(打细，酒煮)

【用法】上药以绢袋盛内，用酒浸泡，封固，十四日后取酒饮；渣晒干为末，米糊为丸，如梧桐子大。每服八十丸，空心以酒送下。

【主治】风寒湿火相乘，遍身筋骨走痛，白虎历节诸风疼痛。

【宜忌】忌发风、动火之物。

【加减】上身痛，加灵仙、升麻；下身痛，加牛膝、黄柏；臂痛，加桂枝；冬加麻黄；痛甚，加乳香研末调服。

【备考】方中猪苓以下诸药用量原缺。

89924　痛灵酒(《中药制剂汇编》引《荆州卫生》)

【组成】生川乌一两　生草乌一两　田三七五钱　马钱子五钱

【用法】将二乌洗净切片晒干，以蜂蜜半斤煎煮，将马钱子去毛，用植物油炸，田三七捣碎，混合后加水煎煮二次，第一次加水1000毫升，煎至300毫升，第二次再加水1000毫升，煎至200毫升，二次共取液500毫升，加白酒500毫升即成。每服10毫升，一日三次。十天为一疗程。

【功用】散风活血，舒筋活络。

【主治】慢性腰腿痛。

【备考】本品治疗慢性腰腿痛获效迅速，近期疗效满意，远期疗效尚待观察。本品无明显副作用。

89925　痛肿灵(《成方制剂》8册)

【组成】汉桃叶50克　豆叶九里香15克　四方木皮50克　山乌龟35克　黑吹风40克　苏木5克　过岗龙50克　大驳骨5克　千斤拔5克　桂枝5克　小驳骨5克　大头陈5克　牛大力5克　九里香25克　竹叶花椒10克　防己10克　大风艾15克　骨碎补10克　小风艾15克　木香15克　白芷15克　姜黄2.5克　朱砂根25克　当归藤25克　地瓜藤25克　走马风25克　猪牙皂25克　香附25克　水泽兰25克　猪肚木皮50克　鸡血藤50克　冰片15克　樟脑35克　薄荷脑35克

【用法】上制成酊剂。外用擦患处，重症用药棉或纱布蘸药液敷患处。

【功用】祛风除湿，消肿止痛。

【主治】风湿骨痛，跌打损伤。

89926　痛泻丸

《医林纂要》卷六引刘草窗方。即方出《丹溪心法》卷二，名见《医学正传》卷二引刘草窗方"痛泄要方"。见该条。

89927 **痛经丸**(《中国药典》一部)

【组成】当归75克　白芍50克　川芎37.5克　熟地黄100克　香附(醋制)75克　木香12.5克　青皮12.5克　山楂(炭)75克　延胡索50克　炮姜12.5克　肉桂12.5克　丹参75克　茺蔚子25克　红花25克　益母草300克　五灵脂(醋炒)50克

【用法】上将益母草、茺蔚子、丹参及熟地25克,加水煎煮二次,合并滤过,浓缩至适量,其余十二味及熟地75克粉碎成细粉,过筛混匀,用浓缩液与适量水泛丸,剩余的浓缩液包衣,干燥,打光。每次口服6~9克,一日一至二次,临经时服。

【功用】活血散寒,调经止痛。

【主治】寒凝血滞,经来腹痛。

【临床报道】痛经:《实用中医药杂志》[2006,22(3):132]治疗40例,对照组予消炎痛片治疗40例。结果:治疗组痊愈24例,好转12例,未愈4例,总有效率90.0%;对照组治愈6例,好转19例,未愈15例,总有效率62.5%,两组总有效率比较有显著性差异($P<0.05$)。

【宜忌】孕妇禁用。

【备考】《中国药典》2010版组成用量是:当归138克　白芍92克　川芎69克　熟地黄184克　醋香附138克　木香23克　青皮23克　山楂(炭)138克　延胡索92克　炮姜23克　肉桂23克　丹参138克　茺蔚子46克　红花46克　益母草551.7克　五灵脂(醋炒)92克。本方改为片剂,名"痛经片"(见《成方制剂》8册)。

89928 **痛经片**

《成方制剂》8册。即《中国药典》一部"痛经丸"改为片剂。见该条。

89929 **痛经汤**(《效验秘方·续集》艾家才方)

【组成】当归15克　熟地15克　川芎8克　苍术8克　白芍8克　香附10克　五灵脂10克

【用法】上药煎15~20分钟取汁,约200毫升。日服3次,以月经来潮前2~3天服用为宜。

【功用】调和气血,疏经止痛。

【主治】原发性痛经。

【加减】痛经实证:气滞血瘀型若偏气滞者,重用香附;偏血瘀者,重用五灵脂,酌用红花、桃仁;若滞而兼热者,方中熟地改生地,加丹皮;兼寒者加艾叶。寒湿凝滞型若满腹疼痛,二便坠胀便溏者,加巴戟;腰痛加川断。湿热瘀阻型应将熟地改生地,白芍改赤芍;清利湿热、祛瘀止痛加瞿麦、栀子。痛经虚证:经行时加桂枝、生姜,经后用肉桂、炮姜,食差加山楂,兼寒加艾叶。肝肾亏损型应去五灵脂、香附,苍术易白术或加山药,若腰骶痛甚者加杜仲、川断;夜尿频数加益智;两胁痛加川楝子、郁金;小腹两侧痛加小茴香。

【方论选录】方中当归养血活血,补中有行,活中有养,归、芎血分动药以行气血;地、芍血分静药以养精血;又以香附行血中之气,苍术健脾助运,五灵脂活血化瘀。综观全方,为调治脾、肝、肾等主要脏器对胞宫的影响,尤以治痛经为宜,视其寒热虚实之不同,用兼备之功的药物,从而使临床症状和体征得到改善,以期达到经期畅通、气血安和之目的。

【临床报道】原发性痛经:《陕西中医》[1993,14(6):243]用治疗105例,年龄最小者12岁,最大者24岁。主要症状:经行不畅,周期性腹痛,或月经不调,2~3个月32例,4~6个月49例,7~12个月24例,病发最短2天,最长11天,其中2~4天48例,5~7天29例,8~10天26例,11天以上2例,均疗效满意。

89930 **痛痢饮**(《医学集成》卷一)

【组成】归尾　白芍　黄连　枳壳　木香　莱菔　甘草

【主治】痢疾,烦渴身热,小水短赤,少腹胀痛,里急后重,形气有余,其脉数而洪滑有力者。

【备考】先进百顺丸,次用本方。

89931 **痛风药酒**(《疡医大全》卷二十八)

【组成】鳖甲(七轮者,醋炙)　甘菊花(净)　防风　杜仲　人参　甘杞子　粉丹皮　石菖蒲(去芦根)　秦艽　虎骨(酒炙)　川羌活　油松节　牛蒡子各一两　白术　黄耆　远志(去心,甘草水煮)　山萸肉　桔梗　苍耳子　僵蚕　白茯苓　牛膝　川萆薢　石蟹　天花粉　熟地　明天麻　白芍　白附子　独活　天南星(姜汁泡)　荆芥　广陈皮　白芷　茅苍术(米泔浸,炒)　川芎　当归各五钱

【用法】上以无灰酒二斗浸之,春、夏二七,秋、冬三七,封固勿泄气。每空心饮一杯,一日三次;药滓焙干,研细,好酒和丸,如梧桐子大。每服七十丸,空心好酒送下。

【主治】四肢不举。

89932 **痛风饼子**(《兰台轨范》卷六引《圣惠》)

【组成】五倍子　全蝎　土狗各八分

【用法】上为末。醋丸作如钱大饼子。发时再用醋润透,炙热贴于太阳穴上,用帕子缚之,啜浓茶。睡觉自愈。

【主治】头痛。

89933 **痛克搽剂**(《新药转正》34册)

【组成】鲜淡水珠蚌肉　三七

【用法】上制成搽剂,每瓶装20毫升。外用,喷搽患处,使局部湿润而无药液流淌。2小时一次,一日6次,或遵医嘱。

【功用】活血化瘀,消肿止痛。

【主治】瘀血阻络引起的局部肿胀、瘀斑、疼痛、功能障碍或局部发热;急性软组织损伤见上述证候者。

【临床报道】急性软组织损伤:《中国中医骨伤科杂志》[1999,7(3):13]30例,对照组予红药气雾剂治疗30例。结果:治疗组痊愈9例,显效13例。有效6例,无效2例,总有效率93.3%;对照组痊愈3例,显效8例,有效12例,无效7例,总有效率为76.6%,两组比较具有显著的差异。

89934 **痛泄要方**(方出《丹溪心法》卷二,名见《医学正传》卷二引刘草窗方)

【异名】白术防风汤(《叶氏女科》卷二)、防风芍药汤(《不知医必要》卷三)。

【组成】炒白术三两　炒芍药二两　炒陈皮一两半　防风一两

【用法】上剉,分八帖。水煎或丸服。

【主治】❶《丹溪心法》:痛泄;❷《医林纂要》:肝木乘脾,痛泻不止。

【加减】久泻,加升麻六钱。

【方论选录】❶《医方考》:泻责之脾,痛责之肝,肝责之实,脾责之虚。脾虚肝实,故令痛泻。是方也,炒术所以健脾,炒芍所以泻肝,炒陈所以醒脾,防风所以散肝。或问痛泻何以不责之伤食?余曰:伤食腹痛,得泻便减,今泻而痛不止,故责之土败木贼也。❷《医方集解》:此足太阴厥阴药也,白术苦燥湿,甘补脾温和中;芍药寒泻肝火,酸敛逆气,缓中止痛;防风辛能散肝,香能舒脾,风能胜湿,为理脾引经要药;陈皮辛能利气,炒香尤能燥湿醒脾,使气行则痛止。数者皆以泻木而益土也。

【备考】本方方名,《医统》引作"白术芍药散"。《医方考》引作"痛泻要方"《医林纂要》引作"痛泻丸"。

89935 **痛泻要方**

《医方考》卷二。即方出《丹溪心法》卷二,名见《医学正传》卷二引刘草窗方"痛泄要方"。见该条。

89936 **痛风定胶囊**(《新药转正》29册)

【组成】秦艽　黄柏　延胡索　赤芍　川牛膝　泽泻　车前子　土茯苓

【用法】上制成胶囊剂,每粒装0.4克。口服。一次4粒,一日3次。

【功用】清热祛风除湿,活血通络定痛。

【主治】湿热所致的关节红肿热痛,伴有发热,汗出不解,口渴喜饮,心烦不安,小便黄;痛风病见上述证候者。

【宜忌】《中国药典》:孕妇慎用;服药后不宜立即饮茶。

【方论选录】方中秦艽祛风湿,止痹痛,清湿热,为君药。黄柏清热燥湿,泻火解毒,川牛膝活血通经,祛风除湿,为臣药。延胡索活血、行气、止痛,赤芍清热凉血、散瘀止痛,泽泻利水渗湿、泄热,车前子渗湿消肿,土茯苓解毒除湿、通利关节,共为佐药。诸药配伍,共奏清热祛湿、活血通络定痛之功效。

89937 **痛经口服液**(《成方制剂》17册)

【组成】白芍　川芎　当归　乌药　香附

【用法】上制成口服液剂。口服,一次10~20毫升,一日2~3次。

【功用】行气活血,调经止痛。

【主治】气滞血瘀痛经,以及经期头痛。

89938 **痛经宁糖浆**(《成方制剂》11册)

【组成】当归(炒)160克　香附(制)160克　白芍(炒)160克　延胡索(炒)144克　川芎(炒)96克　甘草(炙)64克　丹参160克　川楝子(炒)144克　红花80克

【用法】上制成糖浆剂。口服,一次25毫升,一日2次,空腹时温服,用于经前7天开始服用,连续10天。

【功用】调经止痛。

【主治】月经不调,经前、行经期腹痛。

【宜忌】忌食生冷及辛酸等刺激性食物。

89939 **痛经灵颗粒**(《成方制剂》15册)

【组成】丹参15克　赤芍10克　香附(醋制)10克　玫瑰花10克　蒲黄6克　元胡(醋制)10克　五灵脂(制)6克　桂枝6克　红花6克　乌药12克

【用法】上制成颗粒剂。开水冲服,月经来潮以前五天开始服药,隔日服,每次服1~2袋,一日2次。经期开始后连服两日或遵医嘱。二至三个经期为一疗程。

【功用】活血化瘀,理气止痛。

【主治】气滞血瘀所致痛经。

【宜忌】忌生冷等物。

89940 **痛经宝颗粒**(《成方制剂》18册)

【组成】丹参　当归　莪术　红花　木香　肉桂　三棱　五灵脂　延胡索

【用法】上制成颗粒剂。温开水冲服,一次1袋,一日2次。于月经前一周开始,持续至月经来三天后停服,连续服用三个月经周期。

【功用】温经化瘀,理气止痛。

【主治】寒凝气滞血瘀,妇女痛经,少腹冷痛,月经不调,经色暗淡。

【临床报道】原发性痛经:《现代中医药》[2008,28(5):28]治疗56例,结果:治愈10例,显效27例,有效16例;无效3例,总有效率94.64%。

惺

89941 **惺芎散**(《小儿病源》卷一)

【组成】茯苓　白术　人参(去芦)　甘草　桔梗　细辛(去苗)　川芎各等分

【用法】上为粗末。每服三钱,水一茶盏,煎七分,去滓,稍热,不饥不饱时服。

【主治】小儿变蒸发热,或咳嗽痰涎,鼻塞声重。

89942 **惺松饮**(《扶寿精方》)

【组成】天麻　南星　陈皮　白术　当归　川芎　薄荷　桂枝各等分

【用法】上剉。水二钟,煎七分。加竹沥一酒杯服之。先急以苏合香丸、姜汁灌醒,再服本方。

【主治】中风。

89943 **惺神散**(《杨氏家藏方》卷二)

【组成】雄鸱枭一枚

【用法】上以瓦罐盛,黄泥固济,用炭火煅红为度,取出研细。分四服,入麝香少许,温酒送下,不拘时候。如不饮酒,以熟水调下亦得。十岁以上可作六服。

【主治】惊痫潮作,仆地无知觉,口吐涎沫。

89944 **惺脾散**(《幼幼新书》卷八引《吉氏家传》)

【组成】冬瓜子(去壳)一两　桑白皮　硫黄(生)各半两　腻粉一钱

【用法】上同研和匀。每服半钱至一钱,煎冬瓜皮汤调下,日进四服。服后体热,可困良久。泻疏且住,服芦荟丸。

【主治】泻后脾胃虚,四肢逆冷,眼慢多困,心躁吃水。

89945 **惺惺丸**(《幼幼新书》卷二十二引《玉诀》)

【组成】阳起石一分　黄鹰条二钱　白丁香　朱砂各一钱　轻粉一钱半　麝香少许(为末)　硇砂一字(醋化)　石燕子五个(煅,醋淬七次)　黄连七钱　续随子一百个(去壳,去油)

【用法】上为末,浸蒸饼为丸,如黍米大。每服三十丸,临卧时以炮皂子并葱白煎汤送服。

【主治】小儿虚积,食积乳癖。

89946 **惺惺丸**(《养老奉亲》)

【组成】桔梗 细辛 人参 甘草 茯苓 瓜蒌根 白术各一两

【用法】上为末,炼蜜为丸,如弹子大。每服一丸,温水化服。

【主治】老人春时头目不利。昏昏如醉,壮热头痛,有似伤寒。

89947 **惺惺丸**(《幼幼新书》卷二十二引《吉氏家传》)

【组成】阳起石 轻粉 粉霜 黄鹰屎 白丁香各一钱 朱砂一钱半 硇砂(挑)一钱匕 小银砂一钱 石燕一个(火煅,浸淬五度)

【用法】上为细末,汤浸蒸饼为丸,如梧桐子大。每服七丸,十至十五丸,用火煅皂角、葱白汤送下,不拘时候。

【主治】小儿疳劳黄瘦,虚中伏积,久患赤白痢者。

89948 **惺惺丸**(《幼幼新书》卷十)

【组成】辰砂 青礞石 金牙石各钱半 雄黄一钱 蟾灰二钱 牛黄 龙脑各一字 麝香半钱 蛇黄三钱(制)

【用法】上研末,水煮蒸饼为丸,如绿豆大,朱砂为衣。百日儿每服一丸,一岁儿每服二丸,食后薄荷汤化服。

【主治】惊痫百病,及诸坏症。

89949 **惺惺丸**(《卫生总微》卷十三)

【组成】青皮(温汤浸软,去瓤,焙干)一两 胡黄连一两 蓬莪术一两(炮) 巴豆(取霜)半钱

【用法】上为细末,面糊和丸,如黍米大。每服三五丸,乳食前以乳汁送下,大者白汤送下。

【主治】小儿宿食不化,心腹胀满,身热,不思乳食。

89950 **惺惺丸**(《普济方》引《十便良方》)

【组成】青荆芥一斤 薄荷一斤

【用法】上捣烂绞汁,于堉器内煎成膏,余滓晒干,火焙杵末,以前膏搜和为丸,如梧桐子大。每服二十丸,朝、暮以热汤送下。

【主治】一切风热,烦躁口干,口眼偏斜。

89951 **惺惺丸**(《普济方》卷三九三)

【组成】青木香 青皮(去白)各一钱 巴豆三七粒(炒) 胡椒七粒 砂仁三粒 蝎梢三七条 (一本无青皮、缩砂)

【用法】上为末,淡醋煮糊为丸,如麻子大,以朱砂为衣。每服三四丸,熟水吞下。如未退,再用保童丸一二服。如胸膈痛,干柿灯心汤送下;如腹痛,柿蒂、煨姜汤送下;如血痛,炒姜醋汤送下;如肾气胁下痛,茴香酒送下;大便不通,蜜水吞下;如气噎,木香汤送下;宿食不消,陈皮汤送下。

【主治】小儿百日内腹胀,或疝气,两肾大小偏坠,肿痛啼叫,不乳。

89952 **惺惺散**(《活人书》卷二十)

【组成】桔梗 细辛 人参 白术 栝楼根 甘草(炙) 白茯苓 川芎各等分

【用法】上为末。每服二钱,用水一盏,生姜二片,薄荷二叶,同煎七分,三岁以下儿,分作四五服;五岁以上儿,分作二服。

【主治】小儿风热,及伤寒时气,或疮疹发热。

【备考】《局方》卷十"惺惺散"无川芎。《幼幼新书》卷十六引《孔氏家传》"惺惺散"无川芎,有防风半两。

89953 **惺惺散**(《幼幼新书》卷八引丁时发方)

【组成】白附子(炮)一个 全蝎三十个 轻粉二钱匕 僵蚕(直)三个 白姜(皂子大)二块 铅白霜一钱匕 蝉蜕(全)七个

【用法】上为末。每服一字,或半钱,荆芥、薄荷汤调服。

【主治】乳儿搐搦渐频,见母摇头转背惊呼,发时唇眼动,面还土色。

89954 **惺惺散**(《卫生总微》卷十)

【组成】天麻半钱 全蝎半钱(炒) 糯米一钱(微炒) 甘草一钱(炙) 木香一钱(炮) 白扁豆一钱(炮) 山药一钱(焙) 茯苓一钱(微炒) 人参一钱

【用法】上为末。婴孩每服一字;二三岁儿每服半钱,水半银盏以下,枣半个,煎三五沸。温服。

【主治】小儿伤风挟惊,下泻日久,脾困不食;及恐作脾风发痫。

89955 **惺惺散**(《三因》卷十六)

【组成】石膏 甘草(生) 麻黄(去节,汤)各等分

【用法】上为末。每服二钱,水一小盏,茶半钱,葱白三寸,劈碎,煎三五沸。先嚼葱白,细咽下,去枕仰卧。如发热,再服一服,令汗出即愈。

【主治】伤寒发热,头疼脑痛。

89956 **惺惺散**(《袖珍》卷四引汤氏方)

【组成】人参(去芦)半两 白术 白茯苓 甘草 白芍药 天花粉 桔梗(去芦)各半两 细辛一分(去叶)

【用法】上为末。每服二钱,水半盏,姜一片,薄荷一叶煎服。

【主治】小儿变蒸发热,或咳嗽痰涎,鼻塞声重。

89957 **惺惺散**(《小儿痘疹方论》)

【组成】桔梗(炒) 真细辛 人参 甘草 白茯苓 真川芎 白术各一两

【用法】上为粉散。每服三钱,水一大盏,薄荷五叶,生姜三片,同煎至六分,去滓。徐徐温服,不拘时候。

【主治】小儿风热疮疹,时气头痛壮热,目涩多睡,咳嗽喘促。

89958 **惺惺散**(《活幼心书》卷下)

【组成】人参(去芦)半两 桔梗(剉碎) 白茯苓(去皮) 白术 天花粉各一两 细辛(去叶)二钱 防风(去芦) 川芎 南星(生用)各二钱半 甘草(半生半炙)七钱

【用法】上㕮咀。每服二钱,水一盏,生姜二片、薄荷叶三片,慢火煎七分。温服,不拘时候。

【功用】理虚和气,宁心清肌,止啼去烦,利咽膈,解失音。

【主治】小儿伤风伤寒,痰嗽咳逆。

89959 **惺惺散**(《医方类聚》卷二五八引王氏方)

【组成】人参 茯苓 木香(焙) 天麻 白扁豆(制)

陈米(炒)　全蝎(焙)各等分

【用法】上为末。每服半钱,加生姜、大枣,水煎服。

【主治】小儿脾困内虚,吐泻慢惊。

89960　惺惺散

《普济方》卷三六八。为原书同卷"加减惺惺散"之异名。见该条。

89961　惺惺散

《普济方》卷三七二。为《本事》卷十"人参散"之异名。见该条。

89962　惺惺散(《普济方》卷三八五)

【组成】半夏(制)　南星　苏叶　草果　陈皮(制)　厚朴(制)　槟榔　秦艽　柴胡　苍术　乌梅　良姜

【用法】上㕮咀。酒、水各一盏,桃柳枝各七寸,甘草一寸,煎去滓,露一宿。癸日鸡鸣时服。

【主治】风,头痛壅疼,咳嗽清涕,或生疹疮。

89963　惺惺散

《普济方》卷四〇三。为《局方》卷十"人参羌活散"之异名。见该条。

89964　惺惺散(《赤水玄珠》卷二十五)

【组成】人参　白术　茯苓　甘草　芍药　桔梗　细辛　麦芽各等分

【用法】上为散。每服一钱,加生姜,水煎服。

【主治】变蒸发热,或咳嗽痰涎,鼻塞声重,疮疹发热。

89965　惺惺散(《种痘新书》卷十二)

【组成】人参　白术　茯苓　甘草　桔梗　细辛　川芎各五分　薄荷　加花粉　前胡各八分

【用法】水煎服。

【主治】痘,壮热喘急,稠密毒壅者。

89966　惺惺散(《麻科活人》卷二)

【组成】人参　桔梗　白苓　白术　瓜蒌根　甘草各一钱　细辛三分　薄荷叶五分　防风　川芎各一钱

【用法】水煎温服。

【主治】风热,咽喉不利,脾不和,三焦胆经渴,小便不利。

89967　惺惺散(《同寿录》卷三)

【组成】白术(土炒)　黄芩　白芍　天花粉　桔梗各五分　人参　川芎　炙甘草各三分　细辛二分　薄荷叶一分

【用法】加姜、枣煎,食远服。

【主治】痘后感冒风寒,发热痰嗽,不敢重发者。

89968　惺惺逐痰汤(《点点经》卷二)

【组成】茯神二钱　石菖蒲　枣仁(猪心血炒)　枳壳　半夏各一钱　胆星　秦艽　槟榔　陈皮　羊藿各一钱半　干葛二钱　甘草四分

【用法】加生姜、大枣,水煎服。

【主治】酒伤发搐,人事昏迷,发狂如疯,或喊,或笑,或哭,啮人等。

阑

89969　阑尾1号(《新急腹症学》)

【组成】红藤　地丁草　川楝子

【功用】清热解毒,理气止痛。

【主治】瘀滞型阑尾炎。

89970　阑尾2号(《新急腹症学》)

【组成】红藤　三颗针　大黄(后下)　丹皮　川楝子　芒消(冲服)

【功用】清热解毒,祛瘀攻下。

【主治】阑尾炎已成脓,或轻度破溃穿孔者。

89971　阑尾3号(《新急腹症学》)

【组成】红藤　丹皮　皂角刺　炙山甲　银花　桃仁　川楝子

【功用】清热排脓,活血消肿。

【主治】脓肿型阑尾炎。

89972　阑尾炎汤(《临证医案医方》)

【组成】大黄15克(后下)　丹皮9克　冬瓜子18克　桃仁9克　元明粉9克(冲)　丹参30克　杭白芍24克　柴胡6克　金银花30克　连翘30克　败酱草15克　薏苡仁18克

【功用】消炎止痛,活血通便。

【主治】急性阑尾炎,尚未化脓,右下腹剧痛,反跳痛,甚则发热,呕吐,舌苔厚腻,脉洪数。

89973　阑尾化瘀汤(《新急腹症学》)

【组成】川楝子　金银花各15克　延胡索　牡丹皮　桃仁　大黄(后下)　木香各9克

【用法】水煎服。

【功用】行气活血,清热解毒。

【主治】瘀滞型阑尾炎初期,发热,腹痛,右下腹局限性压痛,反跳痛;或阑尾炎症消散后,热象不显著,而见脘腹胀闷,嗳气纳呆。

89974　阑尾灵颗粒(《成方制剂》20册)

【组成】金银花30克　蒲公英30克　败酱草30克　牡丹皮15克　赤芍15克　川楝子15克　大黄6克　桃仁15克　木香6克

【用法】上制成颗粒剂,每袋装12克。开水冲服,一次12克,一日3~4次或遵医嘱。

【功用】清热解毒,泻下通便,破瘀散结,理气止痛。

【主治】急性单纯性阑尾炎(瘀滞型);急性化脓性阑尾炎早期(蕴热型)。

【现代研究】❶抑制炎症作用:《黑龙江中医药》[2002,(4):54]一定剂量的阑尾灵颗粒对二甲苯所致小白鼠耳壳炎症有明显的抑制作用;对大白鼠蛋清性关节炎有明显的抑制作用。❷镇痛作用:《黑龙江中医药》[2002,(4):54]该药对热板法实验中的小白鼠有一定的镇痛作用,其中高剂量组作用显著。❸退热作用:《黑龙江中医药》[2002,(4):54]该药具有较好的退热作用,与对照组比较有显著性差异,表明其对发热有较好的疗效。

89975　阑尾炎合剂(《中西医结合治疗急腹症资料选编》)

【组成】金银花　蒲公英　败酱草　连翘　白花蛇舌草　冬瓜仁各30克　赤芍　大黄(后下)各15克　桃仁　川楝子　木香各15克

【功用】清热解毒,破瘀行滞。

【主治】急性阑尾炎,瘀滞期、蕴热期、毒热期,高热,腹痛，右下腹压痛明显，大便秘结，舌红苔黄，脉洪大滑数，白细胞增高。

【加减】高热口渴，加生石膏、知母、板蓝根、天花粉；局部有包块，加穿山甲、皂角刺、薏苡仁、红藤。

89976 阑尾消炎丸（方出《北京市中成药规范》2册，名见《中药制剂汇编》）

【组成】金银花100斤　大青叶100斤　败酱草100斤　蒲公英100斤　鸡血藤100斤　川楝子20斤　大黄30斤　木香30斤　冬瓜子30斤　桃仁20斤　赤芍40斤　黄芩30斤

【用法】依法制成丸剂。每服二钱，温开水送下，一日三次。

【功用】清热消炎。

【主治】急性阑尾炎。

【宜忌】孕妇勿服。

【备考】本方改为片剂，名为“阑尾消炎片”（见《成方制剂》2册）。

89977 阑尾消炎片

《成方制剂》2册。即《北京市中成药规范》2册“阑尾消炎丸”，改为片剂。见该条。

89978 阑尾清化汤（《新急腹症学》）

【组成】银花　蒲公英　丹皮　大黄　川楝子　赤芍　桃仁　生甘草

【功用】清热解毒，行气活血。

【主治】急性阑尾炎蕴热期，或脓肿早期，或轻型腹膜炎，见低热，或午后发热，口干渴，腹痛，便秘，尿黄。

89979 阑尾清解汤（《新急腹症学》）

【组成】金银花60克　大黄25克　蒲公英　冬瓜仁各30克　牡丹皮15克　川楝子　生甘草各10克　木香6克

【功用】清热解毒，攻下散结，行气活血。

【主治】急性阑尾炎热毒期，发热恶寒，面红目赤，唇干舌燥，口渴欲饮，恶心呕吐，腹痛拒按，腹肌紧张，有反跳痛，大便秘结，舌质红，苔黄燥或黄腻，脉洪大滑数。

89980 阑尾一号消炎片（《中药制剂汇编》）

【组成】金银花125克　大青叶125克　败酱草125克　蒲公英125克　川楝子25克　生大黄37.5克　木香37.5克　冬瓜仁37.5克　桃仁25克　赤芍50克　黄芩37.5克　滑石粉15克　红藤125克

【用法】取金银花、红藤、生大黄、木香、赤芍、黄芩干燥，粉碎，过120目筛，另取大青叶、败酱草、蒲公英、川楝子、冬瓜仁、桃仁。煎煮二次，每次沸后二小时，合并煎煮液，过滤，浓缩至400毫升，与药粉混合均匀，过16目筛，制成颗粒，60℃以下烘干，加入滑石粉混合均匀，压片，每片0.5克。每次口服10～15片，一日三次。

【功用】清热解毒，活血排脓。

【主治】急慢性及化脓性阑尾炎。

89981 阑尾二号消炎片（《中药制剂汇编》）

【组成】蒲公英1562克　厚朴260克　皂角刺260克　大黄260克　硬脂酸镁5克　淀粉170克

【用法】取蒲公英干燥粉碎，过120目筛，称取300克，剩余的粗粉与厚朴、皂刺、大黄同煎二次，合并煎煮液，过滤，浓缩成350ml，加入上药粉与淀粉，混合均匀，过16目筛，制成颗粒，60℃以下烘干，加入硬脂酸镁混合均匀，压片，每片0.5克。每次口服15片，一日四次。

【功用】清热泻湿，消痈排脓。

【主治】急慢性阑尾炎，阑尾脓肿。

焮

89982 焮肿膏（《金鉴·眼科》卷七十八）

【组成】腻粉少许　黄蜡　代赭石（研）各五钱　细瓷末　黄柏（细末）　麻油各一两

【用法】上为极细末，于铜杓内入油蜡同煎为膏。涂患处。

【主治】睑硬睛疼，初觉之时，时感疼胀，久则睑胞肿硬，睛珠疼痛，此缘膈中积热，肝经风毒上冲于目。

焰

89983 焰消散（《续名家方选》）

【组成】焰消　石膏　樟脑各等分

【用法】上研极细末。和水涂眼四周，若倒睫，则用镊子拔除睫毛后涂之。

【主治】烂弦倒睫。

湛

89984 湛露饮（《辨证录》卷七）

【组成】熟地二两　地骨皮　沙参　丹皮各五线　北五味一钱

【用法】水煎服。

【主治】夜间发热，初时出汗星星，后则渐多，日久每夜竟出大汗，至五更而止。

89985 湛江蛇药（《成方制剂》19册）

【组成】巴豆叶　半边莲　半边旗　薄荷　侧柏叶　东风桔　独脚莲　枫香叶　黑面神　鸡骨香　老鸦胆叶　两面针　了哥王　龙胆草　七星剑　山芝麻　田基黄　威灵仙　细辛　柚叶　重楼　朱砂根

【用法】上制成酒剂。口服，首次服9克，以后每隔3小时服4.5克，严重者隔1小时服4.5克。

【功用】解蛇毒，止痛，消肿。

【主治】银环蛇、金环蛇、眼镜蛇、青竹蛇及天虎、蜈蚣咬伤。

【宜忌】服药后若有腹痛，可饮少量糖水；若有胸翳现象，多饮开水。

89986 湛江蟾蜍膏（《成方制剂》11册）

【组成】蟾蜍500克　大黄（胆汁制）417克　冰片83克　蓖麻子375克　樟脑83克　大枫子375克　白芷20克　木鳖子250克　血余炭138克　巴豆500克

【用法】上制成膏剂。加温软化，贴于患处。

【功用】拔毒消肿。

【主治】痈疽、肿毒、疔疮、瘰疬及一般小疮疖。

渫

89987 渫牙散（《博济》卷三）

【组成】荆芥(去梗) 细辛 莽草 升麻各一两 木律半两

【用法】上同杵为末。每服五钱,水二盏,入槐枝十数茎,盐二钱,同煎令浓。热含冷吐。

【主治】齿牙浮动,宣露疼痛。

89988 **渫白丸**(《局方》卷四淳祐新添方)

【组成】附子一枚(六钱重者,生,去皮脐) 生硫黄(别研) 天南星(生) 半夏(生)各一两 盆消 元精石各半两

【用法】上为细末,入细面三两,水糊为丸,如梧桐子大。每服三十丸,沸汤内煮令浮,滤出,食后生姜汤送服。

【主治】膈脘痰涎不利,头目昏晕,吐逆涎沫。

89989 **渫洗疠疮药**(《疠疡机要》卷下)

【组成】何首乌 荆芥 防风 马鞭草 蔓荆子各等分

【用法】上每用十两,以水一斗,煎数沸,于无风处洗。出汗。

【主治】疠疮。

滞

89990 **滞下丸**(《广笔记》卷一)

【组成】川黄连(制)一斤 滑石末八两 槟榔四两 炙甘草三两 木香(为末,和水,隔汤焊)二两五钱 枳壳(炒)五两 白芍药(酒炒)五两

【用法】上为细末,荷叶汤稍加姜汁糊丸,如绿豆大。每服三四钱,乌梅汤吞下。

【主治】痢疾。

【加减】若治白痢,加吴茱萸,白扁豆、陈皮各三两;燥热烦渴恶心者,勿用木香;元气虚弱者,勿用槟榔,枳壳;积滞多而后重者,用槟榔、枳壳;里急色赤者,用当归;久痢,加肉豆蔻。

89991 **滞肠散**(《活幼口议》卷十九)

【组成】真铅粉半两(炒) 白石脂二钱 白矾(枯)二钱 白龙骨一钱

【用法】上为末。每服半钱匕,大者一钱,温米饮调下。

【主治】婴孩小儿肠胃虚寒,脏腑久冷,泄泻不止。

89992 **滞泻方**(《效验秘方》李今庸方)

【组成】党参 10 克 白术 6 克 茯苓 10 克 甘草 5 克 苡仁 10 克 陈皮 5 克 麦芽 10 克 黄连 3 克 石榴皮 6 克 马齿苋 10 克 神曲 6 克

【用法】水煎服。一日一剂,药汁稍浓缩,加糖,半岁以内,一次服 15 毫升,每隔2~3 小时一次;半岁至一岁,一次 20 毫升,2~3 小时一次;一岁以上,一次 25~30 毫升,2~3 小时一次。

【功用】健脾和胃,清热化滞。

【主治】小儿积滞腹泻。

【加减】若呕恶加砂仁;发热加银花;积重者加槟榔;腹痛加白芍。

【方论选录】本方的基础是四君子汤,以补脾健运为主;加苡仁甘淡利湿,亦是为了健脾;其次为神曲、麦芽、陈皮等,其主要作用为和胃化滞;余下黄连、马齿苋、石榴皮主要用于清湿热,清湿热而不伤阴而利于脾的健运,而马齿苋、石榴皮虽味酸,但却无留邪之弊,此三药均有良好的清湿热、治泻痢的效果,不论脾虚结滞或单纯湿热泄泻都有显著疗效。

89993 **滞痛饮**(《仙拈集》卷三)

【组成】当归 赤芍 肉桂 牛膝各二两 红花 苏木各一两

【用法】上为末。每服二钱,以酒送下。

【主治】妇人月经不至,腰腿疼痛。

89994 **滞下如金丸**(《广笔记》卷一)

【组成】真川连(真姜汁浸,隔土如法炒九(次)不拘斤两

【用法】上为细末,姜汁和水跌丸,如梧桐子大,贮瓷器中封固。每服四钱,如胃弱,以莲子四十粒,橘红二钱,人参二钱,升麻(醋炒)七分,煎汤吞服;腹痛,以白芍药三钱,炙甘草一钱,黄柏一钱,升麻(醋炒)七分,煎汤吞服;里急甚,以白芍药三钱,炙甘草一钱,当归二钱,升麻(醋炒)七分,煎汤吞服。

【主治】痢疾腹痛,里急后重,便下赤白。

【加减】如后重甚,加槟榔一钱五分,枳壳一钱,木香汁七匙,调入;口渴发热,调入滑石末三钱;小便赤涩,短少或不利,加滑石末三钱;赤多,加乌梅肉二钱,山楂肉三钱,红曲二钱;兼里急,用当归等加入前方;白多,加吴茱萸(汤泡一次)七分,酒炒黄芩一钱五分;恶心欲吐,即噤口痢,加人参、石莲肉、升麻(醋炒)各八分至一钱,白扁豆(炒)三钱,白芍药(酒炒)三钱;久痢不止,加肉豆蔻一钱,莲肉(去心,炒黄)三钱,砂仁(炒)一钱五分,人参三钱,白扁豆(炒,去壳)二钱,炙甘草一钱,橘红二钱,白芍药(酒炒)三钱,白茯苓二钱,共为细末,炼蜜为丸,如梧桐子大,每服三钱,米汤吞下;若积滞未尽,加滑石末三钱,每服四钱,白汤吞下;水泻无积滞者,用人参、橘红、炒砂仁煎汤吞服三钱。

湖

89995 **湖莲丸**

《广嗣纪要》卷七。为原书同卷“安胎丸”之异名。见该条。

湿

89996 **湿气药**(《全国中药成药处方集》南京方)

【组成】寒水石三钱 铅粉一钱 生石膏四钱 轻粉六分 金陀僧五钱 陶丹五分 陈石灰一钱 冰片五分 红升药一钱

【用法】共研细粉,乳至极细,冰片加后,用黄连膏调匀。外涂患处。

【功用】祛湿收水。

【主治】手脚湿疮破烂,流脓流水。

【宜忌】不可入口。

89997 **湿郁汤**(《丹溪心法》卷三)

【组成】白芷 苍术 川芎 茯苓

【主治】湿郁,周身走痛,或关节痛,遇阴寒则发,脉

沉细。

【备考】本方为原书六郁汤之一。

89998 **湿郁汤**(《准绳·类方》卷二)

【组成】苍术三钱　白术　香附　橘红　厚朴(姜汁炒)　半夏(制)　白茯苓　抚芎　羌活　独活各一钱　甘草五分

【用法】上加生姜五片,水煎服。

【主治】因雨露所袭,或岚气所侵,或坐卧湿地,或汗出衣衫,皆为湿郁,其状身重而痛,倦怠嗜卧,遇阴寒则发,脉沉而细缓者。

89999 **湿毒丹**

《青囊秘传》。为原书“湿毒散”之异名。见该条。

90000 **湿毒散**(《青囊秘传》)

【异名】湿毒丹。

【组成】蚯蚓粪一两(韭菜田内者佳)　铜绿三分　麝香　梅片　血竭各五分　扫盆一钱　松香三钱　洋冰三钱　儿茶三钱　乳香(炙)　没药(炙)各三钱　白占一两　铅粉一两　黄丹二两

【用法】研末。外掺。

【主治】下疳。

90001 **湿毒膏**(《朱仁康临床经验集》)

【组成】青黛150克　黄柏末310克　煅石膏末310克　煅炉甘石末180克　五倍子末90克

【用法】先将青黛、黄柏研细,后加入后三种药末研和,再加入凡士林调成30%油膏。涂敷皮损上,每日一二次。

【功用】收湿止痒。

【主治】慢性湿疹,皲裂性湿疹。

90002 **湿香方**(《千金》卷六)

【组成】沉香二斤十一两九铢　甘松　檀香　雀头香(一作藿香)　甲香　丁香　零陵香　鸡骨煎香各三两九铢　麝香二两九铢　熏陆香三两六铢

【用法】上为末。欲用以蜜和涂,预和歇不中用。

【主治】体臭。

90003 **湿疮膏**(《摄生众妙方》卷八)

【异名】湿疮并臁疮膏(《疡科选粹》卷六)。

【组成】黄蜡一两　猪胆二个　头发一团　轻粉二钱　香油一两

【用法】先用香油熬四五沸,然后下黄蜡,又熬五六沸,后下头发,慢火熬,用槐柳枝不住手搅,候发消化,有渣滓取出,后下轻粉,略熬一时,倾入瓷器内,用冷水浸少刻成膏。随疮之大小摊贴之。不日间毒水流出,拭干再贴。

【功用】生肌收口。

【主治】远年近日,膝下足心足背一应湿毒,疼痛不可忍,难于步履者。

90004 **湿热散**

《理瀹》。为原书“苍已散”之异名。见该条。

90005 **湿消丸**(《成方制剂》20册)

【异名】七消丸

【组成】熟地黄　地黄　北沙参　白术　白芍　乌梅(去核)　木瓜　香附(醋制)

【用法】上制成大蜜丸,每丸重9克。口服,一次1丸,一日2次。

【功用】滋阴补肾,健脾益胃,利湿消肿。

【主治】脾肾阴虚,湿盛所致单纯性肥胖,浮肿,及月经不调等症。

90006 **湿疹汤**(《临证医案医方》)

【组成】冬瓜皮30克　冬瓜子30克　赤小豆30克　薏苡仁24克　赤茯苓15克　滑石12克　银花15克　连翘15克　黄柏6克　苍术6克　胡黄连9克　甘草3克。

【用法】水煎服。

【功用】利湿,清热,解毒。

【主治】湿疹瘙痒,糜烂,流黄水。

90007 **湿疹粉**(《朱仁康临床经验集》)

【组成】煅石膏末310克　枯矾末150克　白芷末60克　冰片15克

【用法】先将冰片、白芷研细,后加煅石膏末、枯矾末,同研极细。渗水多时,用药末外掺;流水少时,用植物油调如糊外搽,亦可加入其他药膏外用。

【功用】收湿止痒。

【主治】湿疹,脚湿气。

90008 **湿疹散**(《成方制剂》5册)

【组成】蛇床子300克　马齿苋300克　侧柏叶325克　芙蓉叶325克　炉甘石(制)150克　陈小麦粉(炒黄)300克　珍珠母(煅)150克　大黄300克　甘草160克　黄柏300克　枯矾150克　冰片150克　苦参350克

【用法】上制成散剂,每袋装30克。取少许外敷患处。

【功用】清热解毒,祛风止痒,收湿敛疮。

【主治】急、慢性湿疹,脓疱疮等,对下肢溃疡等皮肤病亦具有一定疗效。

90009 **湿疹膏**(《朱仁康临床经验集》)

【组成】青黛60克　黄柏末60克　氧化锌620克　煅石膏末620克　麻油620克　凡士林930克

【用法】先将青黛入乳钵内研细,加入黄柏末研和,加氧化锌研和,加煅石膏研和,最后加入凡士林、麻油调和成膏。薄涂皮损上。

【功用】收湿止痒。

【主治】婴儿湿疹,或亚急性湿疹,渗水不多者。

90010 **湿痰丸**(方出《丹溪治法心要》卷二,名见《重订通俗伤寒论》)

【组成】南星一两　半夏二两　蛤粉三两

【用法】上为末。蒸饼为丸,青黛为衣。

【功用】燥湿痰。

【主治】湿痰。

【备考】《重订通俗伤寒论》本方用法:姜制南星、姜制半夏各一两、海蛤粉二两、上青黛二钱,共研细匀,神曲糊丸,如梧桐子大。朝、晚各服钱半或二钱,广皮汤送下。

90011 **湿痰汤**(《脉症正宗》卷一)

【组成】陈皮八分　半夏一钱　白术一钱　苍术八分　干姜八分　厚朴八分　草蔻一钱　乌药一钱

【用法】水煎服。

【主治】湿痰。

90012 **湿六合汤**(《普济方》卷三二七)

【组成】四物汤加白术　茯苓

【用法】水煎服。

【主治】中湿。身沉重无力，身凉微汗。

90013　**湿生虫丸**（《圣惠》卷三十三）

【组成】胡椒十颗　湿生虫一枚　巴豆一枚（去壳）

【用法】上先研胡椒令细，次下巴豆、湿生虫等，研令匀，用软饭和丸，如绿豆大。以绵裹一丸咬之，有涎即吐却。

【主治】❶《圣惠》：牙痛。❷《圣济总录》：风齿疼痛。

90014　**湿生虫散**（《奇效良方》卷六十五）

【组成】湿生虫不计多少

【用法】焙干为末。每服一字，以酒调下。

【主治】疮子倒靥。

90015　**湿疮踏袋**（《串雅外编》卷二）

【组成】川椒一斤

【用法】上盛于粗布袋中，下用火烘，跣足踏其上。

【主治】寒湿疮，脚气。

90016　**湿热痹片**（《成方制剂》16 册）

【组成】苍术　川牛膝　地龙　防风　防己　粉萆薢　黄柏　连翘　忍冬藤　桑枝　威灵仙　薏苡仁

【用法】上制成片剂。口服，一次 6 片，一日 3 次。

【功用】祛风除湿，清热消肿，通络定痛。

【主治】湿热痹证，其症状为肌肉或关节红肿热痛，有沉重感，步履艰难，发热，口渴不欲饮，小便黄淡。

【临床报道】湿热痹阻型风湿病：《中医正骨》［2002，14（4）：201］湿热痹颗粒治疗湿热痹阻型风湿病 300 例，对照组予正清风痛宁片治疗 102 例。结果：治疗组临床控制 84 例，显效 116 例，有效 72 例，无效 28 例，总有效率 90.7%；对照组临床控制 14 例，显效 36 例，有效 32 例，无效 20 例，总有效率 80.4%。

【现代研究】镇痛抗炎作用：《中药新药与临床药理》［2009，20（2）：123］湿热痹颗粒具有良好的镇痛抗炎作用，且以高剂量组为佳。

【备考】本方改为颗粒剂，名为“湿热痹颗粒”（《成方制剂》）。

90017　**湿疹合剂**（《中医皮肤病学简编》）

【组成】白鲜皮 9 克　秦艽 9 克　苍术 9 克　紫草根 9 克　银花 9 克　黄芩 9 克　赤茯苓 6 克　野菊花 6 克　赤芍药 6 克　黄连 3 克　生甘草 4 克

【用法】水煎。内服。

【主治】婴儿湿疹。

90018　**湿疹验方**（《效验秘方·续集》谢秋声方）

【组成】生地 12 克　丹皮 9 克　赤芍 9 克　地肤子 9 克　白鲜皮 9 克　苦参 12 克　蒲公英 30 克　黄柏 9 克　茯苓皮 12 克　泽泻 9 克　苡仁 12 克　甘草 5 克

【用法】日一剂，水煎 2 次分服。

【功用】清热利湿，凉血止痒。

【主治】各类湿疹，如浸淫疮、旋耳疮、肾囊风、奶癣等。

【加减】湿甚肢体肿胀者，加防己、赤小豆、冬瓜皮；舌苔厚腻、纳呆者，加苍术、厚朴、陈皮、法夏；口干小便黄赤者，加黄连、石膏、芦根；湿疹滋水甚多，湿毒甚者，加百部、干蟾皮、紫草；湿热已退，滋水不止者，加牡蛎、龙骨、五味子；皮肤麻木，时时酸胀者，加僵蚕、蚕砂；下肢湿疹伴静脉曲张者，加三棱、莪术、红花、桃仁；年老湿浊重或挟痰者，加土茯苓、土牛膝、玉枢丹（吞服）；湿疹患于上肢，加羌活、防风，患于下肢，加牛膝。

【方论选录】方中生地、丹皮、赤芍凉血清热；地肤子清利湿热，通利小便，白鲜皮清热燥湿祛风解毒，苦参能祛风杀虫止痒，三味合用效果甚佳；蒲公英、黄柏清热解毒；茯苓皮、泽泻、苡仁利湿清热。

90019　**湿痒油膏**（《中医皮肤病学简编》）

【组成】三黄末 6 克　青黛 3 克　紫金锭 1 克　无名异 3 克　黄丹 1 克　煅石膏 9 克　密陀僧 1 克　寒水石 6 克　铜绿 3 克　烟胶 3 克

【用法】上药共为细末，用麻油调成糊状油膏。外用。

【主治】慢性湿疹。

90020　**湿气神应膏**（《慈幼新书》卷十一）

【组成】半夏　川椒　枳壳　头垢　男子发各一两　穿山甲二两　槐条一段

【用法】上以麻油八斤，煎熬七次，去滓，下黄丹四斤成膏，再入甘松末、黄柏末、大麻子泥各一两，苏合香油二两，冷定，再入乳香、没药、血竭、儿茶各二两，麝香八钱作膏。贴患处。

【主治】湿疮。

90021　**湿风痛风汤**（《解围元薮》卷四）

【组成】石楠叶　马鞭草　辣蓼

【用法】煎汤浸洗。

【主治】痛风。

90022　**湿疡气雾剂**（《新药转正》6 册）

【组成】当归　黄柏　黄连

【用法】上制成喷雾剂。外用，取下帽，将罩横插于喷头上，将瓶体倒置，摇匀药液，揿压揿扭，距创面 20 厘米喷射，一日 4～6 次。

【功用】清热燥湿，解毒止痒。

【主治】急性湿疹见有皮肤红斑、渗液、瘙痒等属于湿热毒邪蕴于肌肤者。

【宜忌】❶在使用中如出现皮肤红肿或过敏等现象应停止使用。❷小儿面部湿疹应防止将药液喷入眼内。

90023　**湿疡雄甘膏**（《赵炳南临床经验集》）

【组成】雄黄解毒散一两　甘石粉二两　清凉膏七两

【用法】上药调匀成膏，外敷患处。

【功用】除湿收敛，润肤止痒。

【主治】慢性湿疹，下肢溃疡。

【宜忌】急性湿疹慎用。

90024　**湿疡雄冰膏**（《赵炳南临床经验集》）

【组成】雄黄解毒散一两　冰片粉三钱　清凉膏八两七钱

【用法】上药调匀成膏。外敷患处。

【功用】清热解毒，止痒定痛。

【主治】急性湿疹（风湿疡），匍行疹（火燎疮），脂溢性皮炎（面热风毒）。

90025 湿毒清胶囊(《成方制剂》16 册)

【组成】白鲜皮　蝉蜕　丹参　当归　地黄　甘草　黄芩　苦参　土茯苓

【用法】上制成胶囊剂。口服,一次 3~4 粒,一日 3 次。

【功用】养血润燥,化湿解毒,祛风止痒。

【主治】皮肤瘙痒症属血虚湿蕴皮肤证者。

【临床报道】皮肤瘙痒症:《临床皮肤科杂志》[2008,37(12):808]治疗 40 例,结果:在服药第 2 周后痊愈 10 例,显效 12 例,好转 15 例,无效 3 例,有效率为 55%。在服药第 4 周后痊愈 25 例,显效 9 例,好转 5 例,无效 1 例,有效率为 85%。

90026 湿热两治散(《洞天奥旨》卷十)

【组成】萝卜种一两

【用法】火煅存性,为末。敷于新瓦上煨微热,坐于其上。数次自愈。

【主治】坐板疮。

90027 湿润烧伤膏(《新药转正》40 册)

【组成】黄连　黄柏　黄芩　地龙　罂粟壳

【用法】上制成膏剂,每支装 40 克。外用。涂于烧、烫、灼伤等创面(厚度薄于 1 毫米),每 4~6 小时更换新药。换药前,须将残留在创面上的药物及液化物拭去。暴露创面用药。

【功用】清热解毒,止痛,生肌。

【主治】各种烧、烫、灼伤。

【临床报道】❶烧伤:《中国临床新医学》[2009,2(2):162]治疗 2340 例,同时根据病情给予抗休克、抗感染、强心、保护重要脏器等全身综合性治疗。结果:全部治愈,深Ⅱ度创面基本无瘢痕形成,浅Ⅲ度创面可自愈。结论:湿润烧伤膏对各种烧伤面积和深度烧伤均有很好的治疗效果。❷葡萄球菌烫伤样皮肤综合征:《护理实践与研究》[2009,6(2):34]方法:选择 96 例葡萄球菌烫伤样皮肤综合征患儿,随机分为对照组 41 例和观察组 55 例。两组基础治疗相同,运用相同抗菌药物静脉输入,对照组采用百多邦软膏外涂破损皮肤,观察组采用湿润烧伤膏外涂破损皮肤。结果:观察组总有效率 98.2%,对照组总有效率 63.4%。两组比较差异有显著性意义($P<0.01$)❸冻疮:《肇庆医学》[2009,(1):4]对 35 例不同程度的冻疮患者采用涂抹创面治疗。结果:经 2 周连续治疗后,痊愈 30 例,显效 4 例,无效 1 例,总有效率为 97.1%。结论:湿润烧伤膏治疗冻疮方法简单,疗效可靠。❹急性皮肤软组织擦伤:《南华大学学报·医学版》[2009,37(1):110]方法:将 324 例门诊病人,按随机数字表分为 4 组,每组 81 例,分别用湿润烧伤膏、凡士林纱布、灭菌结晶磺胺、云南白药换药。结果:与其他组比较,湿润烧伤膏组在疼痛程度、止痛、止血、3 个月内的瘢痕情况、创面感染、创面愈合时间等方面差异有显著性($P<0.05$),在愈合类型、毒副作用方面差异没有显著性意义($P>0.05$)。❺慢性溃疡:《现代中西医结合杂志》[2009,18(4):383]方法:对创伤性溃疡 19 例 21 个创面、压迫性溃疡 11 例 13 个创面、糖尿病溃疡 8 例 13 个创面、静脉性溃疡 5 例 6 个创面应用该药治疗。结果:2 周内愈合 31 个创面。3 周内愈合 8 个创面,4 周内愈合 9 个创面,超过 4 周愈合 3 个创面;死亡 1 例,失访 1 例。结论:该药能促进慢性溃疡愈合,是治疗慢性溃疡的理想药物,可作为首选药物。❻放射性皮炎:《中华现代护理学杂志》[2009,6(2):137]方法:按病情出现的先后顺序将 79 例患者随机分为两组,治疗组 40 例和对照组 39 例,比较湿润烧伤膏处理和常规处理对放射性皮炎的疗效。结果:使用湿润烧伤膏能有效地治疗放射性皮炎,使放射性皮炎的治疗效果较常规处理有明显的提高,Ⅱ度治愈率由 29% 提高到 86%,Ⅲ度治愈率由 25% 提高至 68%。❼宫颈糜烂:《延安大学学报·医学科学版》[2008,6(4):105]方法:对 100 例患者采用 LEEP 球型电极电熨,术后应用该药辅助治疗,观察术后宫颈创面愈合情况。结果:随访至术后 12 周,宫颈糜烂一次性治愈率 98%(98/100),有效率为 100%,无继发性出血和感染发生,治愈时间和宫颈糜烂的程度和类型有关。结论:宫颈糜烂电熨术后辅助湿性烧伤治疗技术治疗可提高近期愈合率,可以预防宫颈电熨术后局部出血和感染等并发症的发生($P<0.05$)。

90028 湿热壅遏汤(《古今名方》引《老中医经验选编》)

【组成】甘草梢　生地各 15 克　桔梗　柴胡各 6 克　连翘　赤芍　桃仁各 9 克　当归 2 克　红花 3 克　土茯苓 30 克

【用法】水煎服。

【功用】清热解毒、活血利湿。

【主治】狐惑病(口、眼、生殖器综合征)。眼红赤疼痛,口腔舌侧溃疡,生殖器或阴部亦有溃烂。

【加减】若眼赤不退,加木贼草、刺蒺藜各 9 克,车前子 6 克;目赤已退,适逢经至,去土茯苓、连翘,加川芎、益母草;阴部外用牛黄青黛散(人工牛黄、冰片各 1.5 克,青黛 6 克,橄榄核 30 克,煅存性,煅西月石 9 克,共研细末)外擦溃疡处。

90029 湿热痹颗粒

《成方制剂》16 册。即原书同册“湿热痹片”改为颗粒剂。见该条。

90030 湿痰内消方(《疡医大全》卷二十九)

【组成】宣木瓜五钱　紫花地丁一两五钱

【用法】上用腊酒二斤煎好,露一宿。看证上下,分食前后服。

【主治】湿痰流注。

90031 湿痰流注汤(《脉症正宗》卷一)

【组成】黄耆二钱　白术一钱　香附二钱　川芎一钱　半夏一钱　厚朴一钱　干姜八分　苍术一钱

【用法】水煎服。

【主治】湿痰流注。

90032 湿乌梅荔枝汤(《百一》卷二十)

【组成】乌梅三十个(大而有肉者,先以汤浸三五次,去酸水,取肉碾烂,与糖同熬)　桂末半两(入汤内)　球糖一斤(临时添减,与乌梅同熬得所即止)　生姜半斤(取汁,加减多少用)

【用法】上熬成膏,看可便住火。用汤或水调点。

【功用】解渴。

90033 **湿疮并臁疮膏**

《疡科选粹》卷六。为《摄生众妙方》卷八"湿疮膏"之异名。见该条。

90034 **湿热型胆石汤**(《外伤科学》)

【组成】金钱草一两 鸡内金五钱 木香五钱(后下) 茵陈一两 延胡索三钱 山栀子三钱 柴胡三钱 溪黄草(或虎杖)一两 石菖蒲三钱

【用法】水煎服。

【功用】疏肝利胆,清热利湿。

【主治】胆石症。

【加减】如化脓,加土鳖五钱,骨碎补五钱,白及五钱。

90035 **湿痰流注奇方**(《疡医大全》卷二十九引赵若予方)

【组成】木瓜一个 当归五钱 甘草三钱

【用法】细酒一斤同煎减半,再加研细乳香、没药各一钱,夜露一宿。空心热服。

【主治】湿痰流注作痛。

温

90036 **温粉**(《活人书》卷十三)

【组成】白术 藁本 川芎 白芷各等分

【用法】上为细末,每用一两,以米粉三两和匀,外扑周身。

【主治】伤寒,汗多不止。

90037 **温土汤**(《辨证录》卷五)

【组成】人参一钱 白术三钱 茯苓三钱 萝卜子一钱 薏仁三钱 芡实五钱 山药五钱 肉桂三分 谷芽三钱

【用法】水煎服。

【主治】脾虚中满。

90038 **温卫汤**(《兰室秘藏》卷上)

【组成】陈皮 青皮 黄连 木香各三分 人参 甘草(炙) 白芷 防风 黄柏 泽泻各五分 黄耆 苍术 升麻 知母 柴胡 羌活各一钱 当归身一钱五分

【用法】上作一服。水二盏,煎至一盏,去滓,食远服之。

【主治】鼻塞不闻香臭,目中流火,气寒血热,冷泪多,脐下冷,阴汗,足痿弱者。

90039 **温中丸**(《圣济总录》卷七十四)

【组成】肉豆蔻仁 硫黄(研) 干姜(生用) 附子(炮裂,去皮脐) 龙骨各二两

【用法】上为细末,用面糊和丸,如梧桐子大。每服三十丸,食前艾汤送下。

【主治】脾胃虚寒,洞泄不止,四肢逆冷,心腹疠痛。

90040 **温中丸**(《圣济总录》卷一六五)

【组成】硫黄(用柳木细研,飞过,生用)

【用法】上用水浸炊饼和丸,如梧桐子大。每服二十或三十丸,用木香少许煎汤吞下。

【主治】产后大便不通,七八月以上者。

90041 **温中丸**(《小儿药证直诀》卷下)

【异名】温白丸(《鸡峰》卷二十四)。

【组成】人参(切去顶,焙) 甘草(剉,焙) 白术各二两

【用法】上为末,姜汁面和丸,如绿豆大。每服一二十丸,米饮送下,不拘时候。

【主治】❶《小儿药证直诀》:小儿胃寒泻白,腹痛肠鸣,吐酸水,不思食;及霍乱吐泻。❷《校注妇人良方》:中气虚热,口舌生疮,不喜饮冷,肢体倦怠,饮食少思。

90042 **温中丸**(《全生指迷方》卷四)

【组成】干姜 半夏(汤洗七遍)各一两 白术二两 细辛(去苗) 胡椒各半两

【用法】上为细末,炼蜜和丸,如梧桐子大。每服三十丸,食前米饮送下。

【主治】脾咳。咳则右胁下痛引肩背,甚则不可以动,动则咳剧,口中如含霜雪,中脘隐冷,恶寒,脉紧弱。

90043 **温中丸**(《普济方》卷二十引《卫生家宝》)

【组成】大枣七个

【用法】每枣纳胡椒三粒,核桃肉一片,用湿纸包火煨,候香,即去纸与枣皮。以麝香汤嚼下。

【主治】脾痛。

90044 **温中丸**

《医方类聚》卷八十九引《施圆端效方》。为《局方》卷三绍兴续添方"温中良姜丸"之异名。见该条。

90045 **温中丸**(《医方类聚》卷一五三引《施圆端效方》)

【组成】山药二两 干姜(炮) 甘草(炒)各一两

【用法】上为细末,炼蜜为丸,如小弹子大。每服一丸,食前白汤化服。

【功用】温中和胃,补脾肾气虚。

【主治】心腹疼痛。

90046 **温中丸**(《医学纲目》卷二十二)

【组成】白术 香附(童便浸) 针砂(醋浸,炒红)各四两 山楂肉 神曲各八两 苦参一两 川芎半两(春用夏去) 吴茱萸半两(汤浸,冬用春去) 苍术(米泔浸一宿)二两五钱

【用法】上为末,醋调面糊为丸,如梧桐子大。

【主治】食积肚痛。

90047 **温中丸**

《普济方》卷三二三。为《杨氏家藏方》卷十五"温宫丸"之异名。见该条。

90048 **温中丸**

《保命歌括》卷二十七。为《丹溪心法》卷三"大温中丸"之异名。见该条。

90049 **温中丸**

《张氏医通》卷十六。为《准绳·类方》卷二引丹溪"小温中丸"之异名。见该条。

90050 **温中汤**(《鬼遗》卷四)

【组成】甘草六分(炙) 干姜六分 附子(炮,去皮脐,破)六分 蜀椒二百四十粒(去目,闭口者,出汗)

【用法】上切。以水六升,煮取二升。分温三服。

【主治】痈疽取冷过多,寒中下痢,食完出者。

【宜忌】《普济方》:忌海藻,菘菜,猪肉,冷水。

90051 **温中汤**(《外台》卷十引《古今录验》)

【组成】甘草三两(炙) 桂心四两 生姜一斤

【用法】上切，以水七升半，煎取三升。分五服。

【主治】上气喘急，胸中满，咽喉不利，气逆抢心。

【宜忌】忌生葱，海藻、菘菜。

90052 **温中汤**（《千金》卷十五）

【异名】温中厚朴汤（《普济方》卷九十一引《圣济总录》）。

【组成】干姜 厚朴各一分 当归 桂心 甘草各三分 人参 茯苓 白术 桔梗各二分

【用法】上㕮咀。以水二升，煮取九合。六十日至百日儿，每服二合半。

【主治】小儿夏月积冷，洗浴过度，乳母亦将冷洗浴，以冷乳饮儿，致发壮热，忽值暴雨凉加之，儿下如水，胃气虚弱，面青肉冷，眼陷干呕者。

90053 **温中汤**（《伤寒微旨论》卷下）

【组成】舶上丁香皮 厚朴各一两 干姜 白术 丁香枝 陈皮各二分

【用法】上为末，每服二钱，水一盏，入葱白三寸，荆芥五穗，煎至七分，去滓，热服。

【主治】伤寒胃中寒，脉沉迟，或紧或缓，胸膈满闷，腹中胀痛，身体拘急，手足逆冷。

【加减】如三服未快，及手足逆冷呕吐，更加舶上丁香皮二分，干姜一分，炮。

90054 **温中汤**（《圣济总录》卷十三）

【组成】当归（切，焙） 白术各二两 人参 附子（炮裂，去皮脐） 干姜（炮） 甘草（炙） 蜀椒（去目及闭口者，炒出汗） 桂（去粗皮）各一两

【用法】上㕮咀，如麻豆大。每服四钱匕，以水一盏半，煎取八分，去滓，温服，一日二次。

【主治】风邪所伤，肌瘦汗泄，寒中泣出。

90055 **温中汤**（《圣济总录》卷三十八）

【组成】人参 干姜（炮） 白术 甘草（炙） 当归（切，焙）各等分

【用法】上为粗末，每服三钱匕，水一盏，煎至七分，去滓。温服，不拘时候。

【主治】霍乱吐下，虚烦不止，腹中绞痛。

90056 **温中汤**（《鸡峰》卷十四）

【组成】白芍药 桂各半两 吴茱萸一百五十个

【用法】上为粗末。每服二钱，水一盏，生姜三片，煎至六分，去滓，空心温服。

【主治】痢疾腹痛。

90057 **温中汤**（《鸡峰》卷二十）

【组成】白术 枣各半斤 厚朴五两 陈皮四两 甘草三两 干姜二两 藿香 茯苓各一两

【用法】上为粗末，每服二钱，水一盏，煎至六分，去滓。食前温服。

【主治】脾胃虚寒，腹中冷痛，饮食迟化，痰饮并多，寒气上奔，心胸刺痛；及伤寒阴盛脉细沉微，手足逆冷，霍乱吐泻。

90058 **温中汤**（《三因》卷十一）

【异名】温中厚朴汤（《普济方》卷二〇七）；黑散子（《普济方》卷二十二）。

【组成】厚朴（去皮，细剉） 甘草（剉细） 生姜（洗，切） 青州枣（切）各等分

【用法】前二味捣令得所，入生姜杵匀，取出，同枣焙令微燥，入锅慢火炒令紫色，焙干为细末。每服一大钱，空腹生姜汤点服，以知为度。

【主治】虚人老人，饮啖生冷，多致腹胀，心下痞满，有妨饮食，或刺痛泄利，气痞滞闷。

90059 **温中汤**（《百一》卷二十引燕贤仲侍郎方）

【组成】缩砂仁二两 甘草（炙） 盐（炒）各三两 丁香一分 生姜半斤（去皮）

【用法】上将姜捣碎，与砂仁、甘草、盐一处拌匀，淹一宿，焙干，次入丁香，同为细末。沸汤点下。

【功用】温中。

90060 **温中汤**（《续易简》卷二）

【组成】拣参 白术 白茯苓 干姜（炮）各一两

【用法】上为细末。每服二钱，空心、食前盐汤米饮调服。

【主治】老人吐泻不止。

90061 **温中汤**（《赤水玄珠》卷八）

【组成】苍术 木香 干姜（炮）各一钱五分 厚朴 砂仁 青皮 芍药（炒）各一钱二分

【用法】上加煨姜二片，水煎，食前温服。

【主治】白痢。腹痛饱胀，不思饮食。

90062 **温中汤**（《回春》卷五）

【组成】良姜 官桂 益智仁 砂仁 木香（另研） 香附 厚朴 陈皮 茴香 当归 元胡索 甘草各等分

【用法】上剉一剂。加生姜一片，水煎服。

【主治】❶《回春》：虚痛。❷《寿世保元》：食积腹痛，其脉弦，其痛在上，以手重按愈痛，甚欲大便，利后其痛减退。

90063 **温中汤**（《傅青主女科》卷下）

【组成】人参一钱 白术一钱半 当归二钱 厚朴八分 黑姜四分 茯苓一钱 草豆蔻六分

【用法】上加生姜三片，水煎服。

【主治】产后霍乱，吐泻不止，无块痛者。

90064 **温中汤**（《脉症正宗》卷一）

【组成】干姜八分 吴萸八分 厚朴一钱 半夏八分 白术一钱 苍术一钱 黄耆一钱 青皮一钱

【用法】水煎服。

【功用】温中。

90065 **温中汤**（《金匮翼》卷六）

【组成】厚朴（姜制）一两 橘皮（去白）一两 干姜七钱 甘草（炙） 草豆蔻 茯苓（去皮） 木香各半两

【用法】上为粗末，每服二钱，水二盏，生姜三片，煎至一盏，去滓。食前温服。

【主治】土衰不运，又加客寒，聚为满痛。

90066 **温中汤**（《疡医大全》卷三十三）

【组成】陈皮 厚朴 人参 白茯苓 黄耆 官桂 半夏 当归 川芎 熟地

【用法】上加生姜为引，水煎服。

【功用】保脾胃，助气血。

【主治】痘疮三朝，身凉不渴，口气冷，痘淡白，二便清利。

【加减】泄泻，加白术，泽泻；不止，再加诃子肉，肉豆蔻。

90067　温中汤

《医部全录》卷四三六。为《圣济总录》卷八十“白术汤”之异名。见该条。

90068　温中汤（《会约》卷四）

【组成】白术一钱　山药（炒）一钱半　扁豆（炒，研）二钱　陈皮八分　厚朴（姜炒）一钱　砂仁八分　藿香一钱　干姜（炒）八分　甘草（炙）一钱　白芍一钱

【用法】水煎服。

【主治】里寒便溏，腹痛喜按，口吐冷涎，脉虚弱者。

【加减】如宿食，加炒神曲、炒麦芽各一钱；如呕逆，加生姜一钱半；如气滞者，加木香五分。

90069　温中汤（《会约》卷十四）

【组成】陈皮　砂仁　藿香　草蔻仁（煨）各一钱　香附　肉桂　干姜各一钱五分

【用法】水煎，温服。如假热拒格者，冰冷服。

【主治】寒气凝结，胀痛喜按，脉息弦紧者。

【加减】如小腹寒痛，加吴茱萸五七分；如寒甚而憟者，加附子一二钱；如呕逆者，加生姜、半夏；或理中汤加附子亦妙。

90070　温中汤（《揣摩有得集》）

【组成】白术一钱（炒）　诃子肉五分（炒）　冬虫草五分　法夏一钱　杏仁一钱（炒）　胶珠六分　云苓一钱　蔻米五分（研）　炙草五分

【用法】水煎，冲入红糖三钱服。

【功用】温中健脾，补土生金。

【主治】小儿脾肺虚，咳嗽不安。

90071　温中汤（《揣摩有得集》）

【组成】潞党参一钱半　白术一钱半（炒）　炙草五分　炮姜五分　蔻米五分（研）　丁香一分

【用法】水煎服。

【主治】小儿体弱，脾胃虚寒，吐泻，面色青白。

90072　温中汤（《临证医案医方》）

【组成】砂仁6克　白蔻仁6克　刀豆子9克　高良姜9克　吴茱萸3克　陈皮9克　香附9克　姜厚朴9克　麦芽9克　神曲9克　鸡内金9克　谷芽9克

【功用】温中止痛，理气和胃。

【主治】慢性胃炎，偏寒型。胃脘痛，遇寒加重，舌苔薄白，脉紧。

90073　温中饮（《喉科紫珍集》卷上）

【组成】党参一钱五分　甘草（炒）四分　白术一钱

【用法】上加姜汁一滴，红枣二枚，水煎服。或照上方十倍量为末，姜汁糊丸，如梧桐子大。每服一钱五分，用开水送下。

【主治】中气虚热，口舌生疮，不喜饮冷，肢体倦弱，饮食少思。

90074　温中饮（《医学集成》卷三）

【组成】人参　当归各三钱　炮姜二钱　肉桂　木香　炙草各一钱

【主治】腹痛，痛无增减，为寒者。

90075　温中饮（《医学集成》卷三）

【组成】生耆一两　当归五钱　陈皮二钱　肉桂　炮姜　麻绒　炙草各一钱　甜酒

【用法】水煎服。外用回阳玉龙膏敷之。

【主治】阴证疮势平塌，顽麻少痛，六脉沉迟。

90076　温中散（《圣惠》卷五十九）

【组成】白芍药半两　白术三分　甘草一分（炙微赤，剉）　吴茱萸一分（汤浸七遍，焙干，微炒）　桂心半两　当归半两（剉，微炒）

【用法】上为散。每服三钱，以水一中盏，入生姜半分，枣二枚，煎至六分，去滓。稍热服，不拘时候。

【主治】气痢。腹内疼痛，不欲食。

90077　温中散（《圣惠》卷七十八）

【组成】人参（去芦头）　白术　干姜（炮裂，剉）　当归（剉，微炒）　草豆蔻（去皮）各一两　厚朴一两（去粗皮，涂生姜汁，炙令香熟）

【用法】上为粗散。每服三钱，以水一中盏煎至六分，去滓温服，不拘时候。

【主治】产后霍乱，吐泻不止。

90078　温中散（《圣惠》卷八十四）

【组成】丁香一分　诃黎勒皮半两　草豆蔻三枚（去皮）　桂心一分　陈橘皮三分（汤浸去白瓤，焙）　人参半两（去芦头）

【用法】上为细散。每服半钱，以粥饮调下。

【主治】小儿腹胁虚胀，呕吐，不纳饮食。

90079　温中散（《圣惠》卷八十四）

【组成】人参一两（去芦头）　厚朴半两（去粗皮，涂生姜汁炙令香熟）　干姜一分（炮裂，剉）　白术三分　甘草半两（炙微赤，剉）　桂心半两

【用法】上为粗散。每服一钱，以水一小盏，煎至五分，去滓温服，不拘时候。

【主治】小儿霍乱，吐泻不止，小腹痛，面色青黄，四肢冷。

90080　温中散（《圣济总录》卷四十四）

【组成】陈曲（炒）　草豆蔻（去皮）　麦芽（炒）各一两　陈橘皮（汤浸，去白，焙）　甘草（炙）各半两　干姜（炮）一分

【用法】上为散。每服二钱匕，空心盐汤点服，如睡不稳，疲倦，临卧再服。

【主治】脾虚不能饮食，时发虚肿，胸胁胀满，夜睡不稳；及伤寒瘴疟后发浮肿。

90081　温中散（《圣济总录》卷一六三）

【组成】陈橘皮（去白，焙）一两半　干姜（炮）半两　白术　麦门冬（去心，炒）　甘草（炙，剉）　人参各一两　诃黎勒（炮，去核）半两

【用法】上为散。每服二钱匕，沸汤调下，不拘时候。

【主治】产后胃冷呕逆。

90082　温中散（《活幼口议》卷二十）

【组成】白术　人参　白茯苓　甘草（炙）　陈皮　青

皮　枣子　生姜

【主治】肚腹疼痛。

90083　**温中散**(《活人心统》卷一)

【组成】白术一两　干姜一两　甘草六钱　人参七钱　茯苓八钱

【用法】上为末。每服二钱,白汤调下。

【主治】感寒腹痛,吐泻。

90084　**温中散**

《古今医鉴》卷五。为《得效》卷四“丁香柿蒂散”之异名。见该条。

90085　**温中散**(《症因脉治》卷一)

【组成】厚朴　广皮　半夏　甘草　炮姜

【主治】外感寒邪闭结,口噤不语。

90086　**温中散**(《胎产心法》卷下)

【组成】人参随宜　白术一钱五分(土炒)　当归二钱　厚朴八分(姜制)　干姜四分　茯苓一钱　草豆蔻六分

【用法】上加生姜一片,水煎。温服。

【主治】产后寒滞,块痛已除,霍乱吐泻。

90087　**温中散**(《医略六书》卷三十)

【组成】人参二两半　厚朴(制)　白术(炒)　干姜　白芍(酒炒)　木香各一两半　炙草六钱

【用法】上为散。每服三钱,米饮煎,去滓温服。

【主治】腹痛吐泻,脉细紧涩者。

【方论选录】产后脾土有亏,寒气袭入,气滞于中,故腹痛不止,吐泻不已。白术崇土以健脾气之虚,厚朴散满以化寒邪之滞,干姜温中散寒,白芍敛阴和脾,炙草缓中益胃,木香调气醒脾,人参扶元气以助气化。诸药用,使脾土健运,寒邪自散,则腹痛吐泻自止。

90088　**温中煎**(《鸡峰》卷十二)

【组成】附子　川乌头　干姜　良姜各二两　荜茇　荜澄茄　胡椒　红豆　桂心各一两

【用法】上水煮,面糊和丸,如梧桐子大。每服二十丸,空心米饮送下。

【功用】温养脾胃。

【主治】脾胃不足,伏留寒气,饮食减少,肌肉消瘦,腹痛下利,胀满滑肠,胸膈膨痞,中寒气逆,干呕恶心,困倦少力,四肢沉重,久虚羸瘦,寒多热少。

90089　**温内丸**(《圣济总录》卷五十四)

【组成】厚朴(姜汁制)一斤　干姜(炮)　甘草(炙)　白术　草豆蔻(去皮)　五味子　诃藜勒皮　陈橘皮(去白)各半斤

【用法】上为末,水煮面糊为丸,如梧桐子大。每服五十丸,不拘时候。

【功用】温养脏气,厚实肠胃。

【主治】痼冷在内,饮滞伏留,阴盛阳虚,谷气衰微,清浊不分,肠胃虚弱,寒湿相乘,下利频并,饮食不入,怠惰嗜卧,烦闷不安。

90090　**温化汤**(《辨证录》卷八)

【组成】人参　茯苓　巴戟天　鳖甲各三钱　白术　黄耆各一两　肉桂　神曲各一钱　枳壳五分　白豆蔻一粒　山楂十粒

【用法】水煎服。

【主治】过于贪饕燔熬烹炙之物,馨香甘肥之品,尽情恣食,以致食不能化,胸中饱闷,久则痞满,似块非块,似瘕非瘕,见食则憎,每饭不饱,面色黄瘦,肢体日削。

90091　**温气汤**(《杂病源流犀烛》卷二十八)

【组成】青皮　香附　小茴　木香　木通　槟榔　川楝子　元胡索

【主治】少腹实痛。

90092　**温风丸**(《圣济总录》卷二十二)

【组成】白附子　阳起石　滑石各一两　寒水石四两(烧)

【用法】上为末,用糯米粥饮和丸,如梧桐子大。每服二十丸,用荆芥木香汤送下。

【主治】湿温伤寒,身凉脉短,日渐有汗,下虚上攻,头目昏痛者。

90093　**温风汤**

《寿世新编》卷下。为《直指》卷二十一“温风散”之异名。见该条。

90094　**温风散**(《直指》卷二十一)

【异名】温风汤(《寿世新编》卷下)。

【组成】当归　川芎　细辛　白芷　荜茇　露蜂房(炒)　藁本各等分

【用法】上剉。每服二钱。井水煎服,仍含漱。

【主治】❶《直指》:风冷齿痛;❷《寿世新编》:风牙,不甚肿痛,不怕冷热,牙关紧急难开,舌苔淡白,口不作渴,小便清长者。

90095　**温风散**(《医学集成》卷二)

【组成】当归　川芎　白芷　藁本　羌活　麻黄　附子　细辛　荜茇

【用法】上为散。服一半,含一半。或用干姜、荜茇、细辛煎汤含漱。

【主治】寒牙痛,不甚肿痛,喜饮热汤。

90096　**温六丸**

《医学正传》卷二。为《丹溪心法》卷五“温清丸”之异名。见该条。

90097　**温六丸**(《疹科正传》)

【组成】滑石六两　甘草一两　黄连二两　红曲二两

【用法】上为细末,滴水为丸。

【主治】红白痢疾。

90098　**温六丸**(《麻科活人》卷三)

【组成】辰砂益元散加干姜五钱

【用法】为细末。清水调下。

【主治】白痢。

90099　**温六散**(《简明医彀》卷二)

【组成】六一散六两　干姜一两

【用法】上研匀。每服三钱,姜汤送下。

【主治】泄泻,呕吐。

90100　**温正汤**(《辨证录》卷一)

【组成】人参五钱　黄耆一两　当归五钱　柴胡一钱　甘草五分　神曲一钱　桂枝三分

【用法】水煎眼。

【主治】冬月伤寒，身热汗自出，恶寒而不恶热。

90101 **温冬饮**(《石室秘录》卷四)

【组成】白术五钱　茯苓三钱　山茱萸二钱　熟地五钱　肉桂三分　生枣仁一钱　枸杞子一钱　菟丝子一钱　薏仁三钱

【用法】水煎服。

【功用】补肾。

90102 **温白丸**(《外台》卷十二引《崔氏方》)

【异名】厚朴丸(《保命集》卷中)。

【组成】紫菀三分　吴茱萸三分　菖蒲二分　紫胡二分　厚朴二分(炙)　桔梗二分　皂荚三分(去皮子，炙)　乌头十分(熬)　茯苓二分　桂心二分　干姜二分　黄连二分　蜀椒二分(汗)　巴豆一分(熬)　人参二分

【用法】上为末，和白蜜为丸，如梧桐子大。每服二丸，不知，渐加至五丸，以知为度，食后姜汤送下。

【主治】心腹积聚，久癥癖，块大如杯碗，支满上气，时时腹胀，心下坚结，上来抢心，旁攻两胁，彻背连胸，痛无常处，绕脐绞痛，状如虫咬；又疗十种水病，八种痞塞，反胃吐逆，饮食噎塞；或五淋五痔；或九种心痛，积年食不消化；或妇人不产，或断续多年，带下淋沥；或痎疟连年不愈；又疗诸风，身体顽痹，不知痛痒，或半身疼痛，或眉发堕落；或癫或痫；或妇人五邪，梦与鬼交，四肢沉重，不能饮食，昏昏默默，终日忧愁，情中不乐，或恐或惧，或悲或啼，饮食无味，月水不调，身似怀孕，连年累月，羸瘦困弊。

【宜忌】禁生冷、饧、醋、猪、羊、鱼、鸡犬、牛、马、鹅肉、五辛、葱、面、油腻、豆及糯米黏滑、郁、臭之属。

90103 **温白丸**(《圣济总录》卷二十一)

【组成】半夏(汤浸去滑，切，焙)　白附子(炮)　硫黄(研)各一两

【用法】上为末，用粳米饭和丸，如梧桐子大。每服二十丸，温酒送下；吐逆，炒生姜盐酒送下，或艾醋汤送下，不拘时候，阴毒并吃三五服。

【主治】伤寒面青，心下坚硬，开口出气，身体不热，头面多汗，四肢厥冷。

90104 **温白丸**(《圣济总录》卷四十四)

【异名】丁香半夏丸(《鸡峰》卷十八)

【组成】半夏二两(为末，生姜汁和作饼，晒干)　白术一两　丁香一分

【用法】上为末，生姜自然汁煮面糊和丸，如梧桐子大。每服二十丸，空心煎生姜汤送下。如腹痛并呕逆，食后服。

【功用】《鸡峰》：温益肺胃，思进饮食，消痰饮癖，止心嘈烦。

【主治】❶《圣济总录》：脾胃虚寒，宿食不消，痰饮停滞。❷《鸡峰》：咳嗽呕吐，胸膈痞满。

90105 **温白丸**(《圣济总录》卷五十四)

【组成】丹砂一两(研如粉，一半入药，一半为衣)　白矾(研，飞)　半夏(汤洗七遍去滑，焙)　生姜各三两(切，与半夏同捣作饼，炙黄熟为度)　白术二两　丁香半两

【用法】上除丹砂一半为衣外，捣研为细末，姜汁煮糊和丸，如梧桐子大，丹砂为衣。每服二十丸，食后、临卧生姜汤送下。

【主治】中焦虚寒，痰积不散。

90106 **温白丸**(《圣济总录》卷七十一)

【组成】柴胡(去苗)　紫菀(去苗土)　吴茱萸(汤浸，焙干炒)　菖蒲　桔梗(剉，炒)　京三棱(煨、剉)　赤茯苓(去黑皮)　人参　黄连(去须，炒)　干姜(炮)　桂(去粗皮)　蜀椒(去目并合口者，炒出汗)　巴豆(去皮心膜，研出油尽)　皂荚(去皮，炙黄)　鳖甲(去裙襕，醋炙)各一两　厚朴(去粗皮，生姜汁炙)　当归(切、焙)　乌头(炮裂，去皮脐)　黄耆(剉)各二两

【用法】上为末。炼蜜为丸，如梧桐子大。每服一二丸，加至三四丸。温酒送下。利下恶物为度。

【主治】藏腑积聚，癥癖气块，腹多疠痛，按或有形，肢节烦热，腰脚酸疼；及妇人血癖，经候不调，赤白带下等疾。

90107 **温白丸**(《小儿药证直诀》卷下)

【组成】天麻(生)半两　白僵蚕(炮)　白附子(生)　干蝎(去毒)　天南星(剉、汤浸七次，焙)各一分

【用法】上为末，汤浸寒食面和丸，如绿豆大，仍于寒食面内养七日取出。每服五七丸至二三十丸，空心煎生姜米饮送服。

【主治】小儿脾气虚困，泄泻瘦弱，冷疳洞利；及因吐泻或久病后成慢惊，身冷瘈疭。

90108 **温白丸**(《幼幼新书》卷二十八引《家宝》)

【异名】白术丁香丸(《丹溪心法附余》卷二十二)。

【组成】白术(米泔浸，炒)一分　丁香(炒)半分　半夏(炮七次)一钱半

【用法】上为末，姜汁糊丸，如绿豆大。半岁儿每服三丸，三五岁儿每服五七丸，淡姜汤吞服，早、晚各一次。

【主治】小儿久泻，脾虚不能食，食即泻下，米谷不化。

90109 **温白丸**

《鸡峰》卷二十四。为《小儿药证直诀》卷下"温中丸"之异名。见该条。

90110 **温白丸**(《魏氏家藏方》卷二)

【组成】天南星(汤泡七次)　青皮(去瓤)　白茯苓(去皮)　半夏(汤泡七次)　陈皮(去白)　丁香(不见火)　干姜(炮，洗)各等分

【用法】上为细末，姜汁打面糊丸，如梧桐子大。每服三十丸，生姜汤送下，不拘时候。

【主治】痰饮。

90111 **温白丸**(《儒门事亲》卷十五)

【组成】椿根白皮(去粗皮，酒浸，晒干)

【用法】上为末，枣肉或酒糊为丸，如梧桐子大。每服三五十丸，淡酒送下。

【主治】脏毒下血。

90112 **温白丸**(《直指小儿》卷二)

【组成】人参　防风　白附子(生)　直僵蚕　全蝎(并焙)各一钱　南星(烫七次，焙干)　天麻各二钱

【用法】上为末，飞白面糊丸，如梧桐子大，每服一丸，姜汤送下。

【功用】驱风豁痰定惊。

【主治】《幼科证治大全》：小儿吐泻久病转成慢惊，身

冷瘕疝。

90113 **温白丸**

《普济方》卷一七五引《鲍氏方》。为《圣惠》卷四十九"紫菀丸"之异名。见该条。

90114 **温白丸**(《普济方》卷三九五)

【组成】附子(炮) 桔梗各二两 人参一两 干姜二分

【用法】上为末，炼蜜为丸。二十日儿，麻子大一丸；五十日儿，胡豆大一丸；百日儿，小豆大一丸，米饮送下。

【主治】小儿寒中吐利及客忤。

90115 **温白丸**(《医方类聚》卷一九七引《御医撮要》)

【组成】紫菀 吴茱萸 皂角(去皮子，酥炙) 干姜(去皮，煨) 柴胡 桔梗 厚朴 茯苓 石菖蒲(米泔水浸一宿，切，焙干) 肉桂(去皮) 黄连 川椒(去皮子，出汗) 甘草 牛膝 当归(炒) 巴豆(去皮，麸炒黄，细研，纸裹压出油) 葶苈各二分 乌头十分(炮，去皮尖)

【用法】上为末，炼蜜为丸，如梧桐子大。初服二丸，加至三丸，临卧熟水送下。如是宿患，取微利为度，看脏腑虚实，加至五丸；如患宿疾劳病，脏腑久冷，黄黑瘦弱，吐逆腹胀，吃食减退，于五更初暖酒下三丸，粥饮下亦可；一切气痛，冷热气筑，用温酒下三丸；一切伤寒热病，浑身壮热，头痛，阴阳二毒，葱汤下三至五丸，坐间汗出，微转下恶物，麻黄汤下亦好；大小男女患惊痫，热茶下一二丸；消食化气，脏腑壅滞，食前茶酒或汤任下三丸；脐下结痛；煎橘皮汤下三丸；血痢蜜汤下；心痛石榴皮汤下；脚气，杏仁或小豆汤下；腿转筋，木瓜汤下；水泻，龙骨汤下；口疮，蜜汤下；咳嗽，百部汤下；诸般风疾，柳枝汤下；头痛，石膏汤下，或茶下；耳鸣，盐汤下，胸膈气满，木通汤下；心痰，米饮下；大小便不利，葱茶汤下；翻胃，人参汤下；疟疾，醋汤下；鬼气胀满，桃仁汤下；喉闭喉塞，吴茱萸汤下；中毒，洗衣汤下；又时气，豆豉汤下；赤眼，茶下；血淋，麻子汤下；产难，滑石汤下。

【主治】久患宿疾劳病，脏腑久冷，黄黑瘦弱，吐逆腹胀，吃食减退。

90116 **温白丸**(《理瀹》)

【组成】川乌二两半(炮) 吴萸 桔梗 柴胡 菖蒲 紫菀 黄连 炮姜 肉桂 花椒 巴豆 泽泻 皂角 厚朴各一两

【用法】上为粗末，炒热熨。

【主治】积聚，癥瘕，痃癖，痞气。

90117 **温白丹**(《鸡峰》卷五)

【组成】黑附子(炮) 白附子 川乌头 半夏 天南星各一两(上四味以浆水浸软，切焙) 干姜半两 石膏 寒水石(上三味烧)各二两

【用法】上为细末，水煮面糊丸，如豌豆大。每服五至十丸，生姜、艾叶汤送下。

【主治】伤寒及冷腹痛。

90118 **温冲汤**(《衷中参西》上册)

【组成】生山药八钱 当归身四钱 乌附子二钱 肉桂(去粗皮，后入)二钱 补骨脂(炒，捣)三钱 小茴香(炒)二钱 核桃仁二钱 紫石英(煅，研)八钱 真鹿角胶二钱(另炖同服)

【用法】水煎服。

【主治】妇人血海虚寒不孕。

90119 **温肝汤**(《会约》卷四)

【组成】当归 枸杞各二钱 茯苓 肉桂 乌药各一钱半 木香五分 小茴香五七分(炒) 吴茱萸一钱半(开水泡) 生姜七分

【用法】水煎，温服。

【主治】肝肾阴寒，阴缩。

【加减】或加附子。

90120 **温肝汤**(《效验秘方》关幼波方)

【组成】黄耆30克 附子10克 白术10克 香附10克 杏仁10克 橘红10克 党参12克 紫河车12克 白芍15克 当归15克 茵陈15克

【用法】每日一剂，水煎，早晚两次分服。

【功用】温补肝肾，健脾益气，养血柔肝。

【主治】慢性肝炎、早期肝硬化，症见面色萎黄，神疲乏力，口淡不渴，小便清白，大便稀溏，腹胀阴肿，腰酸背寒，胁下痞块，手脚发凉，舌淡苔水滑，脉沉弦弱。

【方论选录】方中附片、紫河车温补肾气；黄耆、党参、白术甘温益气，健脾燥湿；香附、茵陈清疏肝胆；白芍、当归养血柔肝；杏仁、橘红开肺气，化痰水，通三焦。诸药合用，温而不燥，补而不腻，使肾气旺、脾气健、肝气舒、邪毒解，则肝炎可消、硬化可软。

90121 **温肠丸**(《圣济总录》卷四十三)

【组成】补骨脂(炒)一两 肉苁蓉(酒浸，去皱皮，焙)一两半 狗脊(剉) 独活(去芦头)各三分 附子(炮裂，去皮脐) 巴戟天(去心) 鹿茸(酒炙，去毛)各一两 五味子三分

【用法】上为细末，炼蜜为丸，如梧桐子大。每服三十丸，盐汤或酒送下。

【主治】小肠虚寒下痢，便泄脓血，肠滑懊侬。

90122 **温肠丸**(《杨氏家藏方》卷七)

【组成】黄连(去须) 干姜(炮) 肉豆蔻(面裹煨香) 赤石脂 龙骨 吴茱萸(汤洗微炒)各半两 诃子(煨，去核)一两半

【用法】上为细末，粳米饭为丸，如梧桐子大。每服三十丸，空心、食前米饮送下。

【主治】肠胃受湿，泄泻频并，米谷不化，腹胀肠鸣，脐腹筑痛，肠滑洞下。

90123 **温肠丸**

《普济方》卷三十八。为《圣惠》卷六十"绿矾丸"之异名。见该条。

90124 **温辛散**(《杂病源流犀烛》卷十五)

【组成】木香 陈皮 羌活 苍术 紫苏 厚朴

【用法】加生姜，葱，用水煎服。

【主治】夏月感寒，寒热身重，昏眩，呕吐腹痛。

90125 **温补丸**(《普济方》卷二二四)

【组成】沉香 木通 木香 丁香 八角 茴香 杜仲(炒，去丝) 葫芦巴(炒) 楮皮(炒) 破故纸(炒) 川萆薢 韭子(炒) 甘草(焙) 肉桂 穿山甲 地龙 菊花 枸杞子各一两 无名异二分半 青木香一两

【用法】上为细末，炼蜜为丸，如梧桐子大。每服三十五丸，空心温酒送下。

【主治】诸虚。

90126 **温补汤**(《杂病源流犀烛》卷二十八)

【组成】人参　白术　川芎　当归　白芍　熟地　肉桂　木香　小茴　香附　元胡索

【主治】少腹痛而喜按。

90127 **温良汤**(《石室秘录》卷四)

【组成】熟地五钱　山药一钱　茯苓一钱　甘草一钱　女贞子一钱　麦冬三钱　白芍三钱　当归二钱　菟丝子一钱　枣仁一钱　远志八分　山药一钱　陈皮三分　砂仁一粒　覆盆子一钱

【用法】水煎服。

【功用】不热不凉，补益五脏。

【主治】虚劳。四肢无力，饮食少思，怔忡惊悸，或见于失血之后，或大汗之后。

90128 **温肾丸**(《普济方》卷二〇八)

【组成】川乌(炮)　干姜　官桂　三棱(炮)　青皮　硫黄各等分

【用法】上为末，酒糊为丸，如梧桐子大。每服三十丸，以酒送下；泄泻，用干姜汤送下。

【主治】五脏寒痛，小便多，便泄泻。

90129 **温肾丸**(方出《疮疡经验全书》卷三，名见《卫生鸿宝》卷二)

【组成】鹿茸(去毛，酥炙微黄)　附子(炮，去皮脐)　盐花(即好盐)各等分

【用法】上为末，用枣肉去皮核为丸。每服三十丸，空心以酒送下。

【主治】心瘘。胸前痛有孔，久不能愈。胃痈、井疽、心肝痈之类。

90130 **温肾丸**(《医学入门》卷七)

【组成】巴戟二两　当归　菟丝子　鹿茸　益智仁　杜仲　生地　茯神　山药　远志　蛇床子　续断各一两　山茱萸　熟地各三两

【用法】上为末，炼蜜为丸，如梧桐子大。每服三五十丸，空心温酒送下。

【功用】种子。

【加减】精虚，加钟乳粉，五味子；阳道衰，倍续断；精不固，加龙骨、牡蛎，倍鹿茸。

90131 **温肾丸**(《杏苑》卷六)

【组成】枸杞子　南星　半夏　昆布　香白芷　黄柏　苍术(盐炒)　山楂子　神曲　滑石(炒)　吴茱萸各等分

【用法】上为末，酒煮面糊为丸，如梧桐子大。每服七十丸，空心温酒送下。

【主治】木肾。顽痹硬胀大，作痛者。

90132 **温肾丸**(《杂病源流犀烛》卷七)

【组成】熟地一钱半　牛膝　肉苁蓉　巴戟　五味子　麦冬　炙草各八分　茯神　炒杜仲　干姜各五分

【主治】肾寒多唾。

90133 **温肾丸**(《会约》卷十)

【组成】熟地八两　山药(炒)　枣皮(醋蒸)各四两　泽泻一两二钱(盐水浸)　茯苓三两　补骨脂(酒炒)三两　菟丝子(淘去泥沙，酒蒸)四两　五味子(微炒)二两　肉桂四两　附子四五两

【用法】先将地黄、枣皮捣成膏，后将各药研末，加入山药打糊为丸。

【功用】补益真阴真阳，既济肾中水火。

【主治】命门火衰，五更及天明发泄，多年不愈者。

90134 **温肾丹**(《辨证录》卷十三)

【组成】鹿茸二个　附子二个　青盐二两　人参二两　瓦松二枝　红枣四个

【用法】上各为末，红枣煮熟捣和为丸。每服三十丸，空心以酒送下。

【主治】胸间生疮，因不慎酒色，遂成漏窍，长流血液，久则形神困惫，腰痛难伸，行同伛偻。

90135 **温肾汤**(《千金翼》卷十七)

【组成】茯苓　干姜　泽泻各二两　桂心三两

【用法】上㕮咀。以水六升，煮取二升，分三次温服。

【主治】腰脊膝脚浮肿不遂。

90136 **温肾汤**(《圣济总录》卷五十三)

【组成】赤茯苓(去黑皮)　白术各四两　泽泻　干姜(炮)各四两

【用法】上㕮咀，每服四钱匕，水二盏，煎至一盏，去滓。温服，空心，食前各一次。

【主治】胞痹。小便不利，腰脊疼痛，腹背拘急绞痛。

90137 **温肾汤**(《兰室秘藏》卷下)

【组成】柴胡　麻黄根各六分　白茯苓　白术　酒黄柏　猪苓　升麻各一钱　苍术　防风各一钱五分　泽泻二钱

【用法】上分作二服。每服用水二大盏，煎至一盏，去滓，食前稍热服。一时辰许方食。

【主治】面色萎黄，身黄，脚痿弱无力，阴汗。

90138 **温肾汤**(《辨证录》卷一)

【组成】人参三钱　熟地一两　白术一两　肉桂二钱

【用法】水煎服。

【主治】冬月伤寒，一二日即自汗出，咽痛，吐利交作。

90139 **温肾散**(《圣济总录》卷五十一)

【组成】桂(去粗皮)　附子(炮裂，去皮脐)各一两　青橘皮(汤浸，去白，焙)　干姜(炮)各半两　木香一分

【用法】上为散。每服二钱匕，用羊肾一对，去筋膜，切开，入药湿纸裹，慢火煨熟。空心、食前细嚼，温酒送下。

【主治】肾脏虚惫，为寒邪所中，腰背拘急，脐腹冷痛。

90140 **温肾散**(《三因》卷八)

【组成】熟干地黄一斤　苁蓉(酒浸)　麦门冬(去心)　牛膝(酒浸)　五味子　巴戟天(去心)　甘草(炙)各八两　茯神(去木)　干姜(炮)各五两　杜仲(去粗皮，姜汁腌，炒丝断)三两

【用法】上为末。每服二钱，空心温酒调下，一日二三次。

【主治】肾虚寒，阴痿，腰脊痛，身重缓弱，足腰不可以按，语音混浊，阳气顿绝。

90141 **温固汤**(《辨证录》卷五)

【组成】白术　黄耆各五钱　甘草　肉桂　北五味子各一钱　人参二钱　陈皮三分

【用法】水煎服。

【主治】春月伤风，自汗出，小便自利。

90142　**温金散**(《三因》卷十)

【组成】甘草(生用)　黄芩　桑白皮　防风(去叉)　杏仁(去皮尖)各一两(以上药物用米泔浸一宿，取出握干，略炒)　麦门冬一分(去心)　茯神半两

【用法】上为末。每服二大钱，水一盏，入黄蜡一片，如指大，同煎至七分，食后热服。

【主治】积劳，咳嗽喘闷，咯痰中有血。

90143　**温金散**(《妇人良方》卷五)

【组成】甘草　黄芩　桑白皮　防风各一两　杏仁二十七粒(制)　人参(去芦)　茯神各半两　麦门冬一分

【用法】上药前五味，用米泔浸一宿，晒干；次入人参、茯神，麦门冬三味，同为细末。每服二钱，水一盏，蜡一豆大，煎至八分，食后服。

【主治】劳嗽。

【备考】方中防风，《丹溪心法附余》引作"阿胶"。

90144　**温肺丸**(《圣济总录》卷六十五)

【组成】干姜(炮)一两半　皂荚(去皮，炙令黄)　陈橘皮(汤浸，去白，焙)　白茯苓(去黑皮)各半两

【用法】上为细末，炼蜜为丸，如梧桐子大。每服二十丸，生姜汤送下，不拘时候。

【主治】肺伏冷气，咳嗽。

90145　**温肺丸**(《鸡峰》卷十一)

【组成】紫菀　陈皮　附子　款冬花　半夏　杏仁各一两半　干姜　甘草　细辛　桂各一两　人参三分

【用法】上为细末，炼蜜和丸，如梧桐子大。每服二十丸，食前生姜汤送下。

【主治】肺挟寒，上气咳嗽，胸满短气，呕吐痰涎，喘鸣肩息，全不嗜食；及寒毒疰嗽，咯吐脓血。

90146　**温肺丸**(《杨氏家藏方》卷八)

【组成】白术一两　丁香一分　半夏二两(汤浸洗七遍，生姜汁浸一夜，焙干)　干姜一两(炮)

【用法】上为细末，生姜汁煮面糊和丸，如绿豆大。每服二十丸，生姜汤送下；腹痛，食前服；呕逆，食后服。

【主治】肺胃不和，胸膈停痰，呕吐恶心，吞酸噫醋，心腹痞满，咳嗽不止，头目昏痛。

90147　**温肺汤**(《普济方》卷一四〇引《指南方》)

【组成】五味子　细辛(去苗)　半夏(汤洗七次)　甘草　干姜各一两

【用法】上为粗末。每服五钱，水二盏，枣一枚(劈破)，同煎一盏，去滓温服。

【主治】感寒多汗。

90148　**温肺汤**(《局方》卷四绍兴续添方)

【组成】白芍药六两　五味子(去梗，炒)　干姜(炮)　肉桂(去粗皮)　半夏(煮熟，焙)　陈皮(去白)　杏仁　甘草(炒)各三两　细辛(去芦，洗)二两

【用法】上剉粗散。每服三大钱，水一盏半，煎至八分，以绢滤取汁。食后服。两服滓再煎一服。

【主治】肺虚，久客寒饮，发则喘咳，不能坐卧，呕吐痰沫，不思饮食。

90149　**温肺汤**(《圣济总录》卷六十六)

【组成】杏仁(汤浸，去皮尖双仁，炒黄)　桂(去粗皮)　麻黄(去根节)各半两　糯米三合　甘草(炙，剉)一分

【用法】上为粗末，分作五服。每服用水三盏，煎取一盏，滤去滓。用鸡子白一枚和药温服。

【功用】温肺气，止喘嗽。

【主治】寒冷伤肺，喘咳声嘶者。

90150　**温肺汤**(《鸡峰》卷十一)

【组成】麻黄五两(不去节)　杏仁三两　五味子一两　甘草一两半　桂心半两

【用法】上为细末，每服二钱，白汤调下，不拘时候。

【主治】❶《鸡峰》：寒壅相交，痰实咳嗽，咽肿疼痛，鼻塞头昏，肢体烦痛，胸膈痞闷。❷《百一》：肺寒咳嗽，声重多涕。

90151　**温肺汤**(《杨氏家藏方》卷十九)

【组成】人参(去芦皮)　白茯苓(去皮)　白术各一两　杏仁(汤浸，去皮尖，蛤粉炒)　陈橘皮(去白)　甘草(炙)　五味子各半两

【用法】上㕮咀。每服二钱，用水半盏，煎至三分，去滓放温。乳食后服。

【主治】小儿当风脱着，挟寒伤冷，内外合邪，客于肺脏，痰嗽气急，睡卧不安。

90152　**温肺汤**(《普济方》卷一五九引《余居士选奇方》)

【组成】麻黄(不去节)　杏仁(不去尖)　甘草(生用)　桂枝(微炒，去皮)　温姜(炮)各半两　五味子　细辛(去叶)各一两

【用法】上㕮咀。每服二钱，水一盏半，姜五片，葱白五寸，煎七分，热服。

【主治】冒寒咳嗽，清涕自流。

90153　**温肺汤**(《兰室秘藏》卷上)

【异名】温肺散(《景岳全书》卷六十)。

【组成】丁香二分　防风　炙甘草　葛根　羌活各一钱　升麻　黄耆各二钱　麻黄(不去节)四钱

【用法】上为粗末，水二盏，葱白三根，煎至一盏，去滓。食后服。

【主治】鼻不闻香臭，眼多眵泪。

90154　**温肺汤**(《医方类聚》卷一五〇引《济生》)

【异名】小温肺汤(《杏苑》卷五)。

【组成】人参　钟乳粉　制半夏(汤泡七次)　桂心(不见火)　橘红　干姜(炮)各一两　木香(不见火)　甘草(炙)各半两

【用法】上㕮咀，每服四钱，水一盏半，姜五片，煎至七分，去滓。温服，不拘时候。

【主治】❶《医方类聚》引《济生》：肺劳虚寒，心腹冷气，胸胁逆满，气从胸达背窜痛，饮食即吐，虚乏不足。❷《医略六书》：虚寒哮嗽，呕逆便溏，脉细者。

【方论选录】《医略六书》：肺胃两虚，寒痰内滞而哮发，呕逆大便溏泄，是虚寒从下上也。人参扶元气补肺，干姜温胃气散寒，肉桂暖血温肺，钟乳温肺镇逆，半夏燥湿化

痰,橘红利气除痰,木香调中气以和肺胃也。俾寒散气充,则肺胃不虚,何虑哮病不除,呕泄不退乎,此温肺调胃之剂,为虚寒哮病之专方。

90155 **温肺汤**(《直指》卷八)

【组成】干姜 辣桂 甘草(炙) 半夏(制) 陈皮 北五味子 杏仁(去皮尖)各一两 细辛 阿胶(炒)各半两

【用法】上为粗散。每服二钱半,加生姜,大枣水煎服。

【主治】肺虚感冷,咳嗽,呕吐痰沫。

90156 **温肺汤**(《普济方》卷一五七引鲍氏方)

【组成】阿胶半两(炙) 生姜十片 乌梅二个 甘草一寸 紫苏半两 杏仁七个 粟壳一个(净) 大半夏三个 五味子十五粒

【用法】上以水一大盏,煎六分。任意服,卧时尤佳。

【主治】嗽。

90157 **温肺汤**(《杏苑》卷五)

【组成】半夏 干姜 细辛 桂枝 麻黄 白芍 甘草 五味子 橘红 杏仁 生姜各等分

【用法】上㕮咀。水煎熟,食远温服。

【主治】肺蓄寒邪,背冷喘嗽,呕吐痰沫。

90158 **温肺汤**(《症因脉治》卷三)

【组成】款冬花 生姜 陈皮 百部 苏子 桔梗

【用法】水煎服。

【主治】肺壅不得卧而有寒者。

90159 **温肺散**(《圣济总录》卷四十八)

【组成】细辛(去苗叶)二两 甘草(炙) 干姜(炮) 五味子 白茯苓四两

【用法】上为细散,每服一钱匕,食后,临卧沸汤调服。

【主治】肺中寒,咳唾浊沫。

90160 **温肺散**(《准绳·幼科》卷八)

【组成】栝楼根半两 甘草(炙)二钱半

【用法】上为末。每服一钱,蜂蜜熟水调下。

【主治】小儿痟嗽不止。

90161 **温肺散**

《景岳全书》卷六十。为《兰室秘藏》卷上“温肺汤”之异名。见该条。

90162 **温肺膏**(《理瀹》)

【组成】生半夏(姜汁炒)三两 杏仁 苏子 炙桑皮 五味子 麻黄 细辛 干姜 陈皮 官桂 葶苈子(炒) 白蒺藜各二两 西党参 白术 苍术 黄耆 炙甘草 川芎 白芷 荆穗 独活 防风 百部 南星 当归 酒芍 桔梗 枳壳 青皮 灵仙 砂仁 沙蒺藜 旋覆花 制香附 乌药 大腹皮 巴戟天 大茴香 破故纸 吴萸 荜茇 良姜 款冬花 芫花 紫菀 厚朴 黑丑 泽泻 车前子 白附子 巴豆仁 诃子肉 川乌 白及 白蔹 皂角 木瓜 木鳖仁 蓖麻仁 炮山甲各一两 生姜 葱白 槐枝 柳枝 桑枝各四两 凤仙草(全株,干者)二两 白芥子 胡椒 川椒 核桃仁(连皮) 石菖蒲 莱菔子 白果仁 大枣 乌梅 粟壳各一两

【用法】上用油十六斤,分熬丹收,再入肉桂,丁香,木香,降香(沉香更好),白蔻仁各一两,牛胶四两,用酒蒸化,如清阳膏下法。

【主治】一切咳喘等症属肺寒者。

90163 **温降汤**(《衷中参西》上册)

【异名】健胃温降汤(原书中册)。

【组成】白术三钱 清半夏三钱 生山药六钱 干姜三钱 生赭石(轧细)六钱 生杭芍二钱 川厚朴一钱半 生姜二钱

【功用】温补开通,降其胃气。

【主治】吐衄,脉虚濡而迟,饮食停滞胃口不能消化,此因凉而胃气不降所致。

【临床报道】吐血 一童子年十三四,吐血数日不愈,其吐之时,多由于咳嗽,其脉迟濡,右关尤甚,其脾胃虚寒,不能运化饮食,胃气不能下降。为拟此汤,一剂血止,数剂咳嗽亦愈。

90164 **温经丸**(《千金翼》卷八)

【组成】干姜 吴茱萸 附子(炮,去皮脐) 大黄 芍药各三两 黄芩 干地黄 当归 桂心 白术各二两 人参 石韦各一两(去毛) 蜀椒一合(去目及闭口者,汗) 桃仁七十枚(去皮尖双仁,熬) 薏苡仁一升

【用法】上为末,炼蜜为丸,如梧桐子大。每服一丸,日服三次,先食酒送下。不知稍加,以知为度。

【主治】妇人胸胁满,月水不利,时绕脐苦痛,手足烦热,两足酸。

90165 **温经丸**(《圣济总录》卷一五一)

【组成】牛膝(酒浸,切,焙)一两半 大黄(剉,炒) 桃仁(去皮尖双仁,炒,别研)一两一分 芎䓖 桂(去粗皮) 当归(切,焙)各一两 水蛭(熬) 细辛(去苗叶)各三分

【用法】上为末,炼蜜为丸,如梧桐子大。每服二十丸,加至三十丸,空腹酒送下。

【主治】妇人月水不通,脐下撮痛。

90166 **温经丸**(《外科精义》卷下引《养生必用方》)

【组成】厚朴(姜制) 官桂(去皮) 白术 甘草(炙) 干姜(炮) 木香各一两 附子二两(炮与井水淬七次,去皮脐)

【用法】上为细末,炼蜜为丸,如梧桐子大。每服三十丸,食后饮汤送下。

【主治】陷脉瘘。

90167 **温经丸**(《简明医彀》卷三)

【组成】附子一个(制,去皮脐) 黄耆一两 人参 当归 白芍(酒炒)各五钱

【用法】上为细末,炼蜜为丸,如梧桐子大。每服五十丸,早、晚以酒送服。

【主治】遍身麻木。

90168 **温经丸**(《天津市固有成方统一配本》)

【组成】党参十两 白术(麸炒)十两 茯苓六两 黄耆(炙)四两 干姜四两 川附子(炙)二两 黑郁金四两 厚朴(姜炙)二两 肉桂六两 吴茱萸(甘草水炙)四两 沉香二两

【用法】上药共轧为细粉,和匀,炼蜜为丸。每服一丸,温开水送服,一日二次。

【功用】温经散寒，养血止痛。

【主治】妇女气虚血寒，子宫虚冷，月经不调，血色暗淡，经期腹痛；及寒湿带下。

90169 温经汤(《金匮》卷下)

【异名】调经散(《直指·附遗》卷二十六)、大温经汤(《丹溪心法附余》卷二十)、小温经汤(《血证论》卷八)、顺经散(《圣济总录》卷一五三)。

【组成】吴茱萸三两 当归 芎䓖 芍药 人参 桂枝 阿胶 生姜 牡丹皮(去心) 甘草各二两 半夏半斤 麦冬一升(去心)

【用法】上以水一斗，煮取三升，分温三服。

【主治】妇人年五十所，病下利数十日不止，暮即发热，少腹里急，腹满，手掌烦热，唇口干燥。此病属带下，瘀血在少腹不去。

【方论选录】❶《金匮要略心典》：妇人年五十所，天癸已断而病下利，似非因经所致矣。不知少腹旧有积血，欲行而未得遽行，欲止而不能竟止，于是下利窘急，至数十日不止。暮即发热者，血结在阳，阳气至暮，不得入于阴，而反浮于外也。少腹里急腹满者，血积不行，亦阴寒在下也。手掌烦热病在阴，掌亦阴也。唇口干燥，血内瘀者，不外荣也。此为瘀血作利，不必治利，但去其瘀而利自止。吴茱萸、桂枝、丹皮入血散寒而行其瘀，芎、归、芍药、麦冬、阿胶以生新血，人参、甘草、姜、夏，以正脾气。盖瘀久者荣必衰，下多者脾必伤也。❷《金匮要略释义》：温经汤中以吴茱萸、生姜、桂枝温经暖宫，阿胶、当归、川芎、芍药、丹皮和营祛瘀，麦冬、半夏润燥降逆，甘草、人参补益中气。此为养正祛邪方剂，适用于老年妇女因瘀下利，日久不愈；及妇人腹寒不孕，月经不调等症。

【备考】本方改为丸剂，名"十二温经丸"(见《成方制剂》)。改为口服液剂，名"温经养血合剂"(《成方制剂》13册)。

90170 温经汤(《千金》卷三)

【组成】茯苓六两 芍药三两 薏苡仁半斤 土瓜根三两

【用法】上㕮咀。以酒三升，渍一宿，旦加水七升，煎取二升。分再服。

【主治】妇人小腹痛。

90171 温经汤(《普济方》卷三三三引《指南方》)

【组成】人参 牛膝 甘草各一两 当归 芍药 牡丹皮 白术 官桂 芎䓖各二两

【用法】上为粗末。每服五钱，水二钟，加生姜三片，大枣一枚，煎一盏，去滓温服。

【主治】经道不通。

90172 温经汤(《圣济总录》卷五十一)

【组成】附子(炮，去皮脐) 杜仲(去粗皮，切，炒) 牛膝(酒浸，焙)各一两 干姜(炮) 桂(去粗皮) 续断 补骨脂(炒)各三分

【用法】上㕮咀，如麻豆大。每服三钱匕，水一盏，加生姜三片，煎七分，临熟入盐一捻，去滓，空心，食前温服。

【主治】肾虚寒胀，气不宣利，上攻腹内及腰背脊髀痛。

90173 温经汤(《圣济总录》卷一五一)

【组成】白茯苓(去粗皮)半两 芍药 土瓜根 牡丹(去心) 各一两半 丹砂(别研如粉) 薏苡仁各一两

【用法】上除丹砂外，为粗末，入丹砂和匀。每服三钱匕，以水七分，酒三分，共一盏，同煎至七分，去滓温服，不拘时候。

【主治】妇人月水来，腹内疠痛不可忍。

90174 温经汤

《妇人良方》卷一。为《观聚方》卷九引《十便良方》"指迷温经汤"之异名。见该条。

90175 温经汤(《万氏女科》卷一)

【组成】归身 川芎 赤芍 莪术 人参各一钱 炙草一分 川牛膝 故纸 小茴(炒)各一钱

【用法】加生姜、大枣，水煎服。

【主治】妇人寒气客入胞门，经血凝聚，致成石瘕，月信不行，其腹渐大，如孕子之状，若虚怯者，必成肿病。

90176 温经汤(《万氏女科》卷一)

【组成】陈皮 半夏 生地各一钱 川芎 白芍 红花 秦艽 乌药各八分 香附一钱五分 木通三分 青皮七分 归身尾二钱

【用法】上加生姜为引，水煎服。经行时连服三剂。

【功用】调经种子。

90177 温经汤

《妇科玉尺》卷一。为《袖珍》卷四引《简易》"小温经汤"之异名。见该条。

90178 温经汤(《竹林女科》卷一)

【组成】人参 砂仁各五钱 白术(蜜炙) 川芎 熟地 当归 厚朴(姜汁制) 香附(童便炙)各一两 夏金砂 银虫砂 侧柏叶各二两 僵蚕(炒) 防风各五钱 粉甘草二钱五分

【用法】上为细末，分作三股，将三四年老乌骨鸡一只，用竹刀杀死，除去血毛头足内脏不用水洗，用陈老酒一大碗，将研过药末纳一股于鸡肚内，一股于酒内，文武火煮极烂，将鸡骨肉并药末晒干或焙干，研极细，将留下一股药末投入鸡肉末内，和极匀，糯米饭为丸。每服五十丸，每日空心酒送下。

【主治】妇人血海虚冷，气血不足，经脉不调，腰腹疼痛，或下白带，或如鱼脑，或如米泔，信期不定，每月淋漓不止，面色青黄，四肢无力，头晕眼花。

90179 温经汤(《会约》卷十四)

【组成】当归二三钱 川芎一钱 炮姜五分 白芍(酒炒)一钱半

【用法】水煎服。

【主治】妇女血寒，月经后期者。

90180 温经汤(《胎产新书》卷四)

【组成】归尾 川芎 赤芍 肉桂 桂枝 莪术(醋炙) 故纸(盐水炒) 小茴 牛膝各二钱 甘草三分

【用法】上加生姜为引，水煎服。兼服四制乌附丸。

【主治】妇人石瘕症。因行经之后，寒气自阴户入客于胞门，以致血凝，月经不行，而腹渐大，如怀胎状。其妇壮盛，或半年后，小水长自消；若虚弱妇，必成肿症。

90181 **温胃丸**(《圣济总录》卷七十三)

【组成】吴茱萸(汤洗,醋炒) 陈曲(炒黄) 陈橘皮(汤浸,去白,焙) 白术 人参 桂(去粗皮) 熟干地黄(焙) 甘草(炙)各一两

【用法】上为末,炼蜜为丸,如梧桐子大。每服十丸,空心饭饮送下。

【主治】冷癖。醋心呕逆,宿食不消,中酒后腹脏雷鸣,时发腹痛;一切虚冷。

90182 **温胃丸**(《鸡峰》卷十二)

【组成】丁香 木香各二两 半夏一两 硫黄一分(结砂子)

【用法】上为细末,粟米饭和丸,如豌豆大。每服五七丸,姜汤送下。

【主治】吐逆。

90183 **温胃丸**

《卫生总微》卷十四。为《幼幼新书》卷二十一“温胃丹”之异名。见该条。

90184 **温胃丸**(《杨氏家藏方》卷十八)

【组成】丁香二钱 肉豆蔻二钱(面裹煨熟) 木香 人参(去芦头) 莲子心 薏苡仁(炒黄)各一钱半

【用法】上为细末。煮神曲糊为丸,如黍米大。每服二十丸,空心乳食前以温熟水送下。

【主治】小儿胃虚气逆,干哕恶心,胸膈痞闷,呕吐乳食。

90185 **温胃丸**(《魏氏家藏方》卷五)

【组成】神曲(炒) 麦芽(炒) 白术(炒)各一两 半夏三两(汤泡七次) 丁香半两(不见火) 人参(去芦)一分

【用法】上为细末,生姜自然汁为丸,如梧桐子大。每服三四十丸,姜汤送下,不拘时候。

【功用】暖胃,消痰,进食。

90186 **温胃丸**(《医方类聚》卷一五七引《施圆端效方》)

【组成】京三棱(炮,切)三分 附子一个(炮) 干姜(炮) 青皮 桂各半两

【用法】上为细末,醋糊为丸,如豆大。每服二三十丸,米饮送下。

【主治】沉寒痼冷,呕哕吐逆,心胸噎痞,减食。

90187 **温胃丸**

《普济方》卷三十五。即《圣济总录》卷四十七“调气温胃丸”。见该条。

90188 **温胃丹**(《幼幼新书》卷二十一)

【异名】温胃丸(《卫生总微》卷十四)。

【组成】人参 白术(炮)各一两 五味子 当归(焙) 高良姜各半两 木香一两

【用法】上为细末,白面糊丸,如黍米大。每服十丸,米饮送下。

【主治】小儿腹痛,啼哭不止。

90189 **温胃汤**(《千金》卷十六)

【组成】附子 当归 厚朴 人参 橘皮 芍药 甘草各一两 干姜五分 蜀椒三合

【用法】上㕮咀。以水九升,煮取三升,分三服。

【主治】❶《千金》:胃气不平,时胀,咳不能食。❷《奇效良方》:忧思聚结,脾肺气凝,阳不能正,大肠与胃气不平,胀满上冲,咳食不下,脉虚而紧涩。

90190 **温胃汤**

《脾胃论》卷下。为《内外伤辨》卷下“益胃散”之异名。见该条。

90191 **温胃汤**(《直指》卷十七)

【组成】熟附子 当归 厚朴(制) 人参 橘红 半夏曲 生白姜 甘草(炙)各一两 川椒(去合口者)三分

【用法】上剉散。每服三钱,加大枣二枚,水煎,食前服。

【主治】冷则气聚,胀满不下食。

90192 **温胃汤**(《陈素庵妇科补解》卷四)

【组成】肉桂一钱(夏月减半) 厚朴一钱 陈皮一钱 香附一钱 当归一钱半 川芎一钱 车前子一钱 枳壳一钱半 黑姜五分 桃仁一钱 半夏一钱 砂仁五分 生芝麻一钱 炒米五十粒

【功用】和胃温中顺气。

【主治】孕妇临产,胃气虚寒,或冬月去衣太早,下体受寒,或胎上逼心,气逆而忽然呕吐者。

【方论选录】临产呕吐,其故有三,胃气虚者,以温中和胃为主;外犯寒者,以散寒温胃为主;有寒邪而伤饮食者,以消食温经为主。临产之前呕吐频作,是胎上逼心,以致气逆而吐,尤当顺气温胃。是方以朴、香、半、陈消食和中,温经顺气;桂、姜行血;枳壳宽肠;桃仁破滞;车前利窍;芎、归助血。气顺血行,胎易产,呕自止也。

90193 **温胃汤**(《陈素庵妇科补解》卷五)

【组成】厚朴 陈皮 半夏 豆蔻 羌活 防风 香附 藿香 干姜 神曲 山楂 生姜 砂仁

【主治】产后呕吐。

【方论选录】妇人产后,胃气风冷,饮食停积不化,发为呕吐。治宜外散风冷,内消食积。是方以羌活、干姜祛风散寒;朴、陈、夏、蔻、藿、附、乌、砂温中行气,消磨积滞;曲楂祛胸中宿食。冷气除,食积去,则胃安,呕吐止。

90194 **温胃汤**(《东医宝鉴·杂病篇》卷六)

【组成】干姜(炮)一钱半 附子(炮) 半夏曲 厚朴 人参 陈皮 甘草(炙) 当归各一钱二分半 川椒(炒)一钱

【用法】上剉一贴。水煎服。

【主治】胃气虚冷,脘腹胀满。

90195 **温胃汤**(《症因脉治》卷一)

【组成】厚朴 砂仁 甘草 陈皮 干姜 白豆蔻 黄耆 人参 益智仁 姜黄

【主治】外受风寒,胃脘疼痛。

【方论选录】《医略六书》:胃虚寒滞,中气不能运化,故浊阴窒塞,胃脘作痛不止。白蔻宽胸快膈,厚朴散滞祛寒,干姜暖胃逐冷,陈皮利气和中,人参补胃虚,砂仁醒脾气,甘草缓中和胃,益智补火生土,姜黄调气以解寒滞。使滞化气调,则寒邪外解,而胃气融和,安有作痛之患。此温中散寒之剂,为胃虚寒滞作痛之专方。

90196 **温胃汤**(《诚书》卷六)

【组成】藿香　苍术(炒)　陈皮　青皮　干姜　厚朴(炒)　桔梗　防风　木通

【用法】上水煎,温服。

【主治】感寒唇青。

90197　**温胃汤**(《嵩崖尊生》卷九)

【组成】苍术　白术　茯苓　陈皮　炮姜　半夏　生姜

【用法】水煎服。

【主治】寒湿,呕清水。

90198　**温胃汤**(《幼科直言》卷五)

【组成】丁香少许　木香　陈皮　甘草　当归　白茯苓　白术(炒)　干姜

【用法】水煎服。

【主治】小儿胃寒,痛不即止,唇白面青,四肢厥冷。

90199　**温胃汤**(《会约》卷四)

【组成】山药(炒)三钱　扁豆(炒,研)三钱　甘草(炙)一钱半　茯苓一钱半　白术二钱　干姜(炒)一二钱　吴茱萸八分(开水泡用)　补骨脂(炒)一钱半　肉豆蔻(去油)一钱三分

【用法】水煎服。

【主治】腹冷痛下泄,手足厥逆,脉微欲绝,及下利清谷。

【加减】如阳虚寒甚者,加附子一二钱;如腹痛者,加木香三四分;如滑脱不禁者,加乌梅二个,木香(煨)三分;如肝邪侮脾者,加肉桂一二钱。

90200　**温胃汤**(《会约》卷八)

【组成】人参　白术各二钱　扁豆(炒)二钱　茯苓一钱　甘草(炙)八分　砂仁(炒)五分　淮药(炒)二钱　当归一钱半(泄者不用)　藿香六分　陈皮七分　干姜(炒)一二钱　生姜八分　莲肉(炒)二钱　红枣三枚

【用法】水煎,食远服。

【功用】温补。

【主治】饮食伤脾,或吐或泻,或困倦多汗,六脉豁大无神,此大虚之候。及病去后,阳气未舒,阴翳作滞,不思饮食者。

【加减】如泄甚者,加肉豆蔻(面煨)一二钱;阳虚下脱不固者,加附子二钱,乌梅二个;腹痛者,加白芍(酒炒)一钱半;如气滞腹痛者,加木香、白芥子之属。

90201　**温胃汤**(《理瀹》)

【组成】附子(炮)　姜厚朴　半夏　陈皮　当归　川椒各一钱

【用法】炒熨。

【主治】脾胃虚寒,腹满濡时减,吐利厥冷。

90202　**温胃汤**(《白喉全生集》)

【组成】条参五钱　银花　法夏(姜汁炒)　僵蚕(姜汁炒)各三钱　炮姜(炒)　白芍各一钱半　制附片三钱　陈皮　粉草各一钱

【用法】水煎服。

【主治】白喉,寒邪入里,白见于关内,成点成块,或满喉俱白,色如凝膏,喉内淡红微肿,时痛时止,舌苔白厚,不思饮食,目眩倦卧,或手足逆冷,腹痛欲吐。

90203　**温胃汤**(《喉证指南》卷四)

【组成】附子　当归　厚朴　党参　橘皮　芍药　甘草　干姜　蜀椒　白术　半夏

【用法】水煎服。

【主治】脾胃虚寒,胀满上冲,饮食不下。

90204　**温胃饮**(《景岳全书》卷五十一)

【组成】人参一二三钱或一两　白术(炒)一二钱或一两　扁豆(炒)二钱　陈皮一钱或不用　干姜(炒焦)一二三钱　炙甘草一钱　当归一二钱(滑泄者勿用)

【用法】水二钟,煎七分,食远温服。

【主治】中寒,呕吐吞酸,泄泻,不思饮食;及妇人脏寒呕吐,胎气不安。

【加减】如下寒带浊者,加破故纸一钱;如气滞或兼胸腹痛者,加藿香、丁香、木香、白豆蔻、砂仁、白芥子之属;如兼外邪及肝肾之病者,加桂枝、肉桂,甚者加柴胡;如脾气陷而身热者,加升麻五七分;如水泛为痰而胸腹痞满者,加茯苓一二钱;如脾胃虚极,大呕大吐不能止者,倍用参术,仍加胡椒二三分,煎熟,徐徐服之。

90205　**温胃饮**(《金鉴》卷六十二)

【组成】人参一钱　白术二钱(土炒)　干姜一钱(炮)　甘草一钱　丁香五分　沉香一钱　柿蒂十四个　吴萸(酒洗)七分　附子一钱(制)

【用法】上加生姜三片,大枣二枚,用水三钟,煎八分,不拘时候服。

【主治】痫疸。脾胃虚弱,或内伤生冷,外感寒邪,致生呃逆,中脘疼痛,呕吐清水。

90206　**温胃饮**(《会约》卷十)

【组成】白术三钱　扁豆(炒)二钱　陈皮一钱　干姜(炒)一二钱　甘草(炙)一钱　茯苓一钱半　当归一二钱(滑泄者勿用)　柴胡一二钱

【用法】水煎服。

【主治】寒湿伤脾,疟痢并作,或呕恶厌食。

【加减】如痢有微热者,加黄连佐之;如大呕大吐者,加砂仁、胡椒;如气滞胸腹痛者,加藿香、白豆蔻、白芥子之属;如里急后重者,加木香,或加腹皮。

90207　**温胃饮**(《不知医必要》卷一)

【组成】党参(去芦,米炒)　白术(净炒)各一钱半　归身　防风各一钱　陈皮五分　干姜六分　炙甘草七分

【用法】上加生姜一片,水煎服。

【主治】劳倦内伤,平素脏寒,而略兼外感者。

90208　**温胃散**(《圣济总录》卷六十四)

【组成】生姜半斤(洗,切,晒干,用盐二两腌一宿,炒过,续入陈曲末一两,同炒干)　陈橘皮(汤浸,去白,焙)　半夏(为末,生姜汁作饼,晒干)各一两　草豆蔻(大者,不去皮)三枚　甘草(炙,剉)二两　丁香一分

【用法】上为散。每服二钱匕,如茶点服。

【功用】顺气,消宿食。

【主治】留饮。

【加减】觉有胃寒,加附子半两(炮裂,去皮脐),半夏一两(汤浸,去滑七遍,切,焙)。

90209　**温胃散**(《百一》卷十九引张涣方)

【异名】温脾散(《卫生总微》卷十七)。

【组成】丁香一两　半夏(白矾水浸,炒黄)　人参　甘草　干姜　肉豆蔻　白术各半两

【用法】上为细末。每服一钱,水八分盏,入生姜二片,煎至五分,去滓。空心温服。

【主治】小儿涎多,留在两口角,此由脾胃有冷,流出渍于颐下,乃名滞颐。

90210　温胃散

《直指》卷七。为《博济》卷三"定胃散"之异名。见该条。

90211　温胃散(《医方类聚》卷一五七引《施圆端效方》)

【组成】橘皮二两　桂一两　干姜(炮)半两

【用法】上为细末。每服一钱,空心姜、枣汤调下。

【功用】温脾和气,止痛除哕。

【主治】脾胃痼冷,疼痛呕哕。

90212　温胃散

《医部全录》卷四一八引《育婴秘诀》。为《内外伤辨》卷下"益胃散"之异名。见该条。

90213　温胃膏(《理瀹》)

【组成】干姜(炒)二两　川乌　白术各一两半　苍术　党参　附子　吴萸　黄耆　麻黄　桂枝　北细辛　羌活　独活　防风　麦冬　藁本　柴胡(炒)　川芎　当归　酒芍　香附　紫苏　藿梗　杏仁　白芷　青皮　陈皮　半夏(炒)　南星　厚朴　乌药　灵仙　麦芽　神曲(炒)　枳实　泽泻　荜澄茄　草果　草蔻仁　肉蔻仁　故纸　良姜　益智仁　大茴　巴戟　荜茇　车前子　延胡　灵脂各一两　黄连(吴萸水炒)　五味子各五钱　甘草七钱　生姜　葱白各四两　艾　薤　韭　蒜头　菖蒲各二两　凤仙一株　木瓜　川椒　白芥子　胡椒各一两　大枣　乌梅肉各五个(一加木鳖仁、蓖麻仁、山甲各一两)

【用法】上两共用麻油十二斤,分熬,黄丹收。再加木香、丁香、砂仁、官桂、乳香(制)、没药各一两,牛胶四两(酒蒸化),搅千余遍,令匀。外贴。

【主治】胃寒不纳,呕泻、痞胀、疼痛诸证。

90214　温胃膏(《理瀹》)

【组成】附子二两　炮姜　白术　吴萸　官桂各一两　丁香　五味　艾叶各五钱

【用法】上熬膏。外贴。加扑汗法。

【主治】霍乱厥汗。

90215　温骨膏(《医方类聚》卷一九四引《经验秘方》)

【组成】硇砂一钱　补骨脂二钱　红苺苣二钱　真芥半升(病轻者,生二分,焙一分;病重者,全用生,不犯铜铁器)

【用法】上为细末,一同于瓷器内用滚水荡之,少时倾去水,用匙和匀。贴于患处,用葱白寸许捣烂与蜜调和密覆之,骨内热不可当者去药。择天气晴明,于不通风暖室中贴之。

【主治】骨寒冷痛。

90216　温泉汤(《医醇賸义》卷四)

【组成】当归二钱　附子八分　小茴香一钱　破故纸一钱五分(合桃肉拌炒)　乌药一钱　杜仲三钱　牛膝二钱　木香五分　广皮一钱　青皮一钱　姜三片

【功用】温肾祛寒。

【主治】肾胀。腹满引背,央央然腰髀痛。

90217　温泉饮(《辨证录》卷十)

【组成】白术一两　巴戟天一两　益智仁三钱　肉桂一钱

【用法】水煎服。

【主治】夜卧遗尿,畏寒喜热,面黄体怯,大便溏泄,小水必勤,此由肾虚,膀胱开合不利所致。

90218　温胆汤(《外台》卷十七引《集验方》)

【组成】生姜四两　半夏二两(洗)　橘皮三两　竹茹二两　枳实二枚(炙)　甘草一两(炙)

【用法】上切。以水八升,煮取二升,去滓,分三服。

【主治】大病后,虚烦不得眠,此胆寒故也。

90219　温胆汤(《三因》卷八)

【组成】半夏(汤洗去滑)　麦门冬(去心)各一两半　茯苓二两　酸枣仁三两(炒)　炙甘草　桂心　远志(去心,姜汁炒)　黄芩　萆薢　人参各一两

【用法】上剉为散。每服四大钱,用长流水一斗,糯米一升,煮蟹眼沸,扬二三千遍,澄清,取二盏,入药在内,加生姜七片,煎七分,去滓。不以时服。

【主治】胆虚寒,眩厥,足痿,指不能摇,躄不能起,僵仆,目黄,失精,虚劳烦扰,因惊胆慑,奔气在胸,喘满,浮肿,不睡。

90220　温胆汤(《三因》卷九)

【组成】半夏(汤洗七次)　竹茹　枳实(麸炒,去瓤)各二两　陈皮三两　甘草一两(炙)　茯苓一两半

【用法】上剉为散。每服四大钱,水一盏半,加生姜五片、大枣一枚,煎七分,去滓。食前服。

【主治】痰热内扰,心胆气虚,心烦不寐,触事易惊,或夜多异梦,眩悸呕恶,及癫痫等。

❶《三因》:大病后,虚烦不得眠。❷《易简》:心胆虚怯,触事易惊,或梦寐不祥,或异象眩惑,遂致心惊胆慑;气郁生涎,涎与气搏变生诸证,或短气悸乏,或复自汗,或四肢浮肿,饮食无味,心虚烦闷,坐卧不安。❸《内经拾遗方论》:主胆虚,主头风,主失心,主小儿癫痫。❹《医略六书》:痰气闭塞,耳窍不通,脉滑。

【方论选录】❶《医方集解》:此足少阳阳明药也,橘、半、生姜之辛温,以之导痰止呕,即以之温胆;枳实破滞;茯苓渗湿;甘草和中;竹茹开胃土之郁,清肺金之燥,凉肺金之所以平甲木也。如是则不寒不燥而胆常温矣。《经》曰:胃不和则卧不安;又曰:阳气满不得入于阴,阴气虚故目不得瞑。半夏能和胃而通阴阳,故《内经》用治不眠。二陈非特温胆,亦以和胃也。❷《成方便读》:夫人之六腑,皆泻而不藏,惟胆为清净之腑,无出无入,寄附于肝,又与肝相为表里。肝藏魂,夜卧则魂归于肝,胆有邪,岂有不波及肝哉。且胆为甲木,其象应春,今胆虚则不能遂其生长发陈之令,于是土不能得木而达也。土不达则痰涎易生。痰为百病之母,所虚之处,即受邪之处,故有惊悸之状。此方纯以二陈、竹茹、枳实、生姜和胃豁痰,破气开郁之品,内中并无温胆之药,而以温胆名方者,亦以胆为甲木,常欲得其春气温和之意耳。

90221　**温胆汤**(《直指小儿》卷一)

【组成】半夏(制)　枳实各二钱半　茯苓半两　橘红　甘草各一钱半　酸枣仁(温汤浸,去壳)二钱半

【用法】上剉散。每服一钱,入竹茹少许,加生姜、大枣,水煎服。

【主治】小儿惊悸顽痰。

90222　**温胆汤**(《医方类聚》卷二十三引《经验秘方》)

【组成】陈皮二钱　半夏一钱半　茯苓一钱　枳实半钱　甘草半钱　远志一钱　酸枣仁半钱

【用法】上作一服。水二盏,加生姜七片,煎至八分,空心温服。滓再煎。

【功用】定心志。

90223　**温胆汤**

《普济方》卷三十四。为《千金》卷十二"千里流水汤"之异名。见该条。

90224　**温胆汤**(《明医杂著》卷六)

【组成】半夏　枳实各一两　橘红一两五钱　茯苓七钱半　甘草(炙)四钱

【用法】每服一二钱,加生姜、大枣,水煎服。

【主治】胆气怯弱,惊悸少寐,发热呕痰,饮食少思。

90225　**温胆汤**(《陈素庵妇科补解》卷一)

【组成】远志　枣仁　茯神　当归　川芎　钩藤　半夏　广皮　甘草　香附　茯苓

【主治】妇女经行,卒遇惊恐,因而胆怯,神志失守,经血忽闭,面青筋搐,口吐涎沫,此缘惊则气乱,恐则气结故耳。

90226　**温胆汤**(《回春》卷四)

【组成】人参　白术(去芦)　茯神(去皮木)　当归(酒洗)　生地黄(酒洗)　酸枣仁(炒)　麦门冬(去心)　半夏(姜汁炒)　枳实(麸炒)　黄连(酒炒)　竹茹　山栀(炒)各等分　甘草三分　辰砂五分(临服研末调入)

【用法】上剉一剂。加生姜一片,大枣一枚,乌梅一个,水煎去滓,入竹沥调辰砂末服。

【主治】内有痰火,惊惕不眠。

90227　**温胆汤**(《活人方》卷六)

【组成】半夏三钱　橘红一钱五分　枳实一钱　黄连一钱　天麻二钱　苏子一钱五分　厚朴一钱　黄芩一钱　竹茹一钱　生姜汁五匙(泡用)

【用法】上水煎泡,加姜汁午前后服。

【主治】痰气火并结于中宫,在上则眩晕,干呕作酸;在下则腹痛便燥。

90228　**温胆汤**(《杂病源流犀烛》卷六)

【组成】人参　茯神　远志　朱砂　金石斛　生地　麦冬　枣仁　甘草　五味子　柏子仁

【主治】怔忡,包络动者。

90229　**温胆汤**(《古今医彻》卷一)

【组成】半夏　枳实　竹茹　茯苓各一钱　甘草三分(炙)　广皮一钱　钩藤钩二钱

【用法】加生姜一片,大枣一枚,水煎服。

【主治】伤寒挟惊。

90230　**温胆汤**(《笔花医镜》卷二)

【组成】制半夏一钱五分　枳实八分　陈皮　茯苓各一钱半　人参一钱　熟地　炒枣仁各三钱　远志一钱　五味子一钱　甘草(炙)五分

【用法】上加生姜三片、大枣一枚,水煎服。

【主治】胆气虚寒,梦遗滑精。

90231　**温胜散**(《鸡峰》卷十三)

【组成】肉豆蔻二个(炮,出大毒)　缩砂仁三七个

【用法】上为细末。每服二钱,粟米饮调下;枣汤下亦得。

【主治】大肠虚冷,滑泄如痢。

90232　**温胞饮**

《傅青主男女科》。为《辨证录》卷十一"温胞散"之异名。见该条。

90233　**温胞散**(《辨证录》卷十一)

【异名】温胞饮(《傅青主男女科》)。

【组成】人参三钱　白术一两　巴戟天一两　破故纸二钱　杜仲三钱　菟丝子三钱　芡实三钱　山药三钱　肉桂二钱　附子三分

【用法】水煎服。

【主治】妇人心肾火衰,胞胎寒冷,下身冰凉,非火不温,交感之时,阴中不见有温热之气。

90234　**温胎饮**(《玉案》卷五)

【组成】北五味　蕲艾　大茴香各二钱　牡蛎　川芎各一钱二分

【用法】上加生姜三片,水煎,食远服。

【主治】妊娠遗尿不禁。

90235　**温养汤**(《辨证录》卷四)

【组成】人参二钱　白术三钱　肉桂五分　半夏八分　干姜五分

【用法】水煎服。

【功用】补脾土,益肾火。

【主治】小儿癫痫。因在母腹中受惊恐之气,加之饮食失宜,一遇可惊之事,便跌仆吐涎,口作猪羊之声。

90236　**温宫丸**(《杨氏家藏方》卷十五)

【异名】温中丸(《普济方》卷三二三)。

【组成】生地黄　生姜各一斤(切碎,各研取汁,将生姜汁炒地黄滓,地黄汁炒生姜滓令干)　白芍药二两　人参(去芦头)　蒲黄(炒)　当归(洗,焙)　琥珀(别研)　白茯苓(去皮)　黄耆(蜜炙)　延胡索(炒)　麦门冬(去心)　乌梅肉(焙)各一两

【用法】上为细末,别用白艾叶一斤,水一斗,煎取浓汁,熬成膏,和前药为丸,如梧桐子大。每服五十丸,空心、食前温米饮送下。

【主治】妇女冲任虚损,血气亏伤,月水断续,来不应期,或多或少,腹中疞痛,脏气不实,客热烦壅,咽燥舌干,心神忪悸,头目昏运,肢体倦怠,腰背引痛,筋脉拘急,带下赤白,饮食进退,或发寒热。

90237　**温络汤**(《朱氏集验方》卷一)

【组成】白术(炒)　川牛膝(酒浸)　杜仲(炒)　附子(炮)　虎胫骨(酒炙)各一两　黄耆七钱半　没药　乳香　甘草　人参各半两　白姜一两半　桂心三分　当归二

两二钱　川芎七钱半

【用法】上㕮咀，加生姜三片，木瓜二片，用水一盏，煎七分，食后服。

【功用】壮筋脉，温四肢，止疼痛，下痰，止眩晕。

【主治】气血不足，风冷留于经络，足胫寒冷，筋脉虚弱，久成寒痹，手足无力，步履艰辛，骨节疼痛，多恶风冷。

90238　**温胰汤**（《急腹症方药新解》）

【组成】吴茱萸10克　干姜6克　厚朴　枳壳　柴胡各10克　川楝子12克　元胡15克　桃仁　红花各10克　大黄10克（后下）

【用法】每日一剂，水煎，分两次服。

【功用】疏肝理气，温中通下。

【主治】老年体弱患慢性胰腺炎，病程较长而复发者，腹痛喜热喜按，大便结实，舌质暗淡，舌苔薄白，脉弦而细。

90239　**温脏丸**（《景岳全书》卷五十一）

【组成】人参（随宜用，无亦可）　白术（米泔浸，炒）　当归各四两　芍药（酒炒焦）　茯苓　川椒（去合口者，炒出汗）　细榧肉　使君子（煨，取肉）　槟榔各二两　干姜（炮）　吴茱萸（汤泡一宿，炒）各一两

【用法】上为末，神曲糊为丸，如梧桐子大。每服五七十丸或百丸，饥时白汤送下。

【功用】温健脾胃，逐杀诸虫。

【主治】脏气虚寒，诸虫积既逐而复生者。

【加减】如脏寒者，加制附子一二两；脏热者，加黄连一二两。

90240　**温脏汤**（《杨氏家藏方》卷十八）

【组成】人参（去芦头）一两　白附子（炮）　白术　陈皮（去白）各半两　丁香　神曲（炒黄）　麦芽（炒黄）　甘草（炙黄）各二两半

【用法】上为细末。每服半钱，空心、食前煎枣汤调下。

【功用】常服温脏腑，暖脾胃，化宿冷，进饮食。

【主治】小儿因惊滞乳，气不宣导，冷搏肠间，下利清沫；或乳多伤脾，奶瓣不化。

90241　**温脏汤**（《普济方》卷三九七）

【组成】肉豆蔻一两（去皮）　干姜一两（炮）　厚朴半两（去皮，涂姜汁炒）　龙骨半两　附子一枚（重半两，炮，去皮）　当归半两　茅香半分

【用法】上为细末。每服一钱，水八分盏，加生姜三片，煎五分，去滓放温，乳食前服。

【主治】小儿瀼痢不止，手足逆冷。

90242　**温脐丸**（《杂病源流犀烛》卷二十七）

【组成】补骨脂五钱　巴戟　白术　杜仲　乌药　苡仁各一两　菟丝子一两半　苍术　小茴　青盐各四钱

【用法】以神曲糊丸，空心米汤送下。外用填脐散填脐中。

【主治】肾元不足，又为脾湿所困，腹痛连及少腹，脐中常湿，甚则流出黄水，脉尺虚关濡且沉。

90243　**温脐散**（《效验秘方》董廷瑶方）

【组成】肉桂1.5克　公丁香1.5克　广木香1.5克　麝香0.15克

【用法】上药共研细末，熟鸡蛋去壳，对剖去黄。纳药末于半个蛋白凹处，复敷脐上，外扎纱布。2小时后如能肠鸣蠕动，矢气频转，则为生机已得，便畅腹软，转危为安。如未见转气，可再敷一次，必可见功，屡用屡验。

【功用】温阳导滞。

【主治】小儿肠麻痹。

【方论选录】小儿肠麻痹起于泄泻后脾气虚惫，病情严重。由于药入即吐，制“温脐散”外敷法以弥补之，使即转矢气，拯危为安。本方为温香之品，借麝香的渗透之力，深入肠腔，旋运气机。若得频转矢气，为脾阳复苏之机，即是向愈之兆。

90244　**温脑散**（《传信适用方》卷一）

【组成】川芎二两　天麻　川乌（炮，去皮尖，碎剉，炒黄）各一两

【用法】上为细末。每服二钱，薄荷茶调下。

【主治】头风。

90245　**温疳丸**（《魏氏家藏方》卷十）

【组成】苍术　厚朴　陈皮　半夏　芦荟　猪胆

【用法】上为丸，如麻子大。每服二十丸，米饮送下。

【主治】小儿疳积。

90246　**温凉散**（《梅氏验方新编》卷六）

【组成】连翘　赤芍　羌活　茯苓各三钱　穿山甲　川连各二钱　山栀仁　防风　桃仁　甘草各一钱

【用法】水煎洗，后敷合口药。

【主治】外伤，秋令气凉，上有脓血者。

90247　**温通汤**（《衷中参西》上册）

【组成】椒目八钱（炒，捣）　小茴香二钱（炒，捣）　威灵仙三钱

【主治】下焦受寒，小便不通。

【加减】凉甚者，酌加肉桂、附子、干姜；气分虚者，宜加人参，助气分以行药力。

90248　**温惊丸**

《小儿药证直诀》卷下。为原书同卷“粉红丸”之异名。见该条。

90249　**温惊丸**（《永乐大典》卷九八〇引《孔氏家传》）

【组成】天南星一个（炮）　香白芷（如南星多）　京墨（天南星三分之一，烧过）　麝香少许

【用法】上为末，糊丸作小饼，如豆大，外以银箔或金箔裹之。薄荷汤化下。

【主治】小儿阴痫。

90250　**温惊丸**（《医学入门》卷八）

【组成】人参　辰砂　赤石脂　茯苓各五钱　白术一两　山药二两　乳香　麝香各二钱

【用法】上为末，炼蜜为丸，如芡实大。每服一丸，薄荷煎饮化下。

【主治】小儿因胎寒腹痛，岘乳便青，乳食不化。

90251　**温清丸**（《丹溪心法》卷五）

【异名】温六丸（《医学正传》卷二）。

【组成】干姜一两　滑石　甘草各二两

【用法】上为末，泛丸服。

【主治】❶《丹溪心法》：翻胃。❷《医学正传》：泄泻或兼呕吐者。

90252 **温清饮**

《宋氏女科》。为《丹溪心法附余》卷二十“解毒四物汤”之异名。见该条。

90253 **温清散**

《回春》卷六。为《丹溪心法附余》卷二十“解毒四物汤”之异名。见该条。

90254 **温液汤**

《千金翼》卷十五。为《伤寒论》“甘草汤”之异名。见该条。

90255 **温脾丸**(《外台》卷八引《深师方》)

【组成】干姜三两(炒) 芍药三两 蜀椒二两(汗) 小草一两(熬干) 芎䓖 茯苓 桃仁(去皮尖) 柴胡(熬干)各三两 大黄八两(切,熬令黄黑)

【用法】上为末,炼蜜为丸,如大豆许。每服十丸,一日三次。

【主治】久寒,宿食,酒澼。

【宜忌】忌大醋。

90256 **温脾丸**(《外台》卷十六引《深师方》)

【组成】大黄二两 麦曲(熬) 干姜各三两 厚朴(炙) 附子(炮) 当归 甘草(炙) 桂心 人参 枳实(炙)各一两

【用法】上为末,炼蜜为丸,如梧桐子大。每服十五丸,增至二十丸,一日三次,食已服之。

【主治】宿寒,脾胃中冷,心腹胀满,食不消化。

【宜忌】忌猪肉、冷水、海藻、菘菜、生葱等。

【备考】无当归者,用芎䓖一两代之。

90257 **温脾丸**(《外台》卷十六引《深师方》)

【组成】法曲五两(熬) 干姜(炮) 枳实(炙)各五两 附子三两(炮) 人参 甘草各二两(炙) 蜀椒一两(汗)

【用法】上为末,炼蜜为丸,如梧桐子大。每服十五丸,酒、饮皆得,不知增之。

【功用】温养五脏,消水谷,下气,令人能食。

【主治】脏气不足。

【宜忌】忌猪肉、冷水、海藻、菘菜。

90258 **温脾丸**(《千金》卷十五)

【组成】黄柏 大麦蘖 吴茱萸 桂心 干姜 细辛 附子 当归 大黄 曲 黄连各一两

【用法】上为末,炼蜜为丸,如梧桐子大。每服十五丸,空腹以酒送服,一日三次。

【主治】久病虚羸,脾气弱,食不消,喜噫。

90259 **温脾丸**(《千金翼》卷十五)

【组成】法曲 小麦蘖各五合 吴茱萸三合 枳实三枚(炙) 人参 桔梗 麦门冬(去心) 干姜 附子(炮,去皮) 细辛各二两 桂心 厚朴(炙) 当归 茯苓 甘草(炙)各三两

【用法】上为末,炼蜜为丸,如梧桐子大。每服七丸,空腹以饮送服,一日三次。

【功用】温中消谷,健脾益气。

【主治】胃气弱,大腹冷则下痢,小腹热即小便难,腹满气喘,干呕不得食。

【加减】亦可加大黄二两。

90260 **温脾丸**(《圣济总录》卷四十五)

【组成】高良姜一两 附子(炮裂,去皮脐) 干姜(炮) 胡椒(炒)各半两

【用法】上为末,炼蜜为丸,如梧桐子大。每服二十丸,生姜、橘皮汤或米饮送下,不拘时候。

【主治】脾脏冷气,腹内虚鸣。

90261 **温脾丸**

《圣济总录》卷一六五。为《千金翼》卷十五“大温脾丸”之异名。见该条。

90262 **温脾丸**

《卫生总微》卷十四。为《幼幼新书》卷六引张涣方“温脾丹”之异名。见该条。

90263 **温脾丸**(《儒门事亲》卷十二)

【组成】信一钱 甘草二钱 紫河车三钱 豆粉四两

【用法】上为末,滴水为丸。每服半钱,作十丸,临卧无根水送下。

【主治】疟。

90264 **温脾丹**(《幼幼新书》卷六引张涣方)

【异名】温脾丸(《卫生总微》卷十四)。

【组成】半夏一两(生姜六两同捣细,炒黄) 丁香 木香各一两 干姜 白术 青橘皮各半两

【用法】上为细末,蜜和为丸,如黍米大。每服十粒,米饮送下。

【主治】小儿滞颐。脾气冷,不能收制其津液,儿多涎唾,流出滞渍颐下。

90265 **温脾汤**(《普济方》卷二一一引《肘后方》)

【组成】人参 干姜 附子各二两 大黄三两

【用法】上切。以水六升,煮取一升半,分为三服。

【主治】脾胃中冷结实,头痛壮热,但苦下痢,或冷滞赤白如鱼脑。

90266 **温脾汤**(《外台》卷十四引《古今录验》)

【组成】芎䓖二两 石膏四分(碎,绵裹) 甘草四分 黄芩三两 杏仁十四枚(去皮尖,双仁,碎) 麻黄六分(去节) 蜀椒二分(去目及闭口者,汗) 防风四分 桂心五分

【用法】上切。以水八升,煮取三升,分三服。

【主治】中风发三冬,脉浮大者。

【宜忌】忌海藻、菘菜、生葱等物。

90267 **温脾汤**(《千金》卷十三)

【组成】当归 干姜各三两 附子 人参 芒消各二两 大黄五两 甘草二两

【用法】上㕮咀。以水七升,煮取三升,分服,一日三次。

【主治】腹痛,脐下绞结,绕脐不止。

90268 **温脾汤**(《千金》卷十五)

【组成】大黄四两 人参 甘草 干姜各二两 附子一枚(大者)

【用法】上㕮咀。以水八升,煮取二升半,临熟下大黄,分三服。

【主治】久下赤白,连年不止,及霍乱脾胃冷,食不消。

90269 **温脾汤**(《千金》卷十五)

【组成】大黄　桂心各三两　附子　人参　干姜各一两

【用法】上㕮咀。以水七升,煮取二升半。分三服。

【主治】积久冷热,赤白痢者。

90270 **温脾汤**(《千金》卷十八)

【组成】甘草四两　大枣二十枚

【用法】上㕮咀。以水五升,煮取二升,分三次温服之。

【主治】食饱而咳者。

【加减】若咽痛声鸣者,加干姜三两。

90271 **温脾汤**(《千金翼》卷十五)

【组成】半夏四两(洗)　干姜　赤石脂　白石脂　厚朴(炙)　桂心各三两　当归　芎䓖　附子(炮,去皮)　人参　甘草(炙)各二两

【用法】上㕮咀。以水九升,煮取三升,分三服。

【主治】脾气不足,下痢水谷,腹痛,食不消。

90272 **温脾汤**(《本事》卷四)

【组成】厚朴(去粗皮,姜制)　干姜(炮)　甘草　桂心(去皮,不见火)　附子(生,去皮脐)各半两　大黄四钱(生,碎切,汤一盏渍半日,搦去滓,煎汤时和滓下)

【用法】上细剉。水二升半,煎八合后,下大黄汁,再煎六合,去滓,澄去脚。不要晚食,分三服温服,自夜至晓令尽。不快,食前更以干姜丸佐之。

【主治】痼冷在肠胃间,连年腹痛泄泻,休作无时,服诸热药不效,宜先取去,然后调治易愈,不可畏虚以养病也。

90273 **温脾汤**(《三因》卷八)

【组成】干姜一两半　当归　黄柏　地榆各二两　阿胶(麸炒焦)　茴香(炒)　石榴皮　黄连各一两

【用法】上剉散。每服四钱,水一盏半,煎七分,去滓温服。

【主治】小肠虚寒,苦头偏痛,耳颊疼,下痢赤白,肠滑,腹中㽲痛,里急后重。

90274 **温脾汤**

《袖珍小儿》卷六。为《圣惠》卷八十四"温脾散"之异名。见该条。

90275 **温脾汤**(《会约》卷九)

【组成】山药(炒)一钱八分　白茯苓一钱二分　白术(制)一钱　薏苡仁(炒,研)二钱　芡实(炒,研)二钱　白扁豆(炒,研)二钱　桔梗八分　砂仁(去皮,炒,研)五分　甘草(炙)八分　神曲(炒)四分　白莲肉(炒,研)二钱　秫米(炒,研)一钱　红枣(去核)二枚

【用法】水煎服。与滋阴汤每日同用,早、夜服滋阴汤,中午时服本方。

【功用】平补脾胃,与滋阴汤同用,一则不畏滋阴滞胃,二则脾健而饮食增加。

【主治】脾虚失血。

【加减】若气满者,加陈皮(去白)一钱,或加真苏子(炒,研)五分,或用广木香磨汁合服;若有冷涎及胃寒者,加干姜(炒黄)三五分,加肉桂亦妙。

90276 **温脾汤**(《温病条辨》卷三)

【组成】草果二钱　桂枝三钱　生姜五钱　茯苓五钱　蜀漆三钱(炒)　厚朴三钱

【用法】上用水五杯,煮取二杯。分二次温服。

【主治】太阴三疟,腹胀不渴,呕水。

【方论选录】三疟本系深入脏真之痼疾,现脾胃证,犹属稍轻。腹胀不渴,脾寒也,故以草果温太阴独胜之寒,辅以厚朴消胀;呕水者,胃寒也,故以生姜温胃降逆,辅以茯苓渗湿而养正;蜀漆性急走疟邪,导以桂枝外达太阳也。

90277 **温脾饮**(《普济方》卷一九八)

【组成】真陈橘皮五个(去瓤)　乌梅十个　人参一分　大枣二十个　甘草五寸　草果七个　生姜五片

【用法】上洗净,分作五服。纸裹,以盐少许煨香熟,去纸,水一碗,煎一盏,去滓温服。

【功用】止渴,进饮食。

【主治】寒疟,兼脾久湿,上焦噎塞不通。

90278 **温脾饮**(《痘疹金镜录》卷一)

【组成】人参　白术　茯苓　厚朴　橘红　甘草　半夏　藿香　天麻　木香　干姜　莲肉

【用法】上加生姜、大枣、陈米百粒,用水同煎服。

【主治】小儿慢脾风。

【加减】言语不出者,加石菖蒲;泻者,加诃子;浑身厥冷,加附子;搐者,加全蝎、蝉蜕。

90279 **温脾散**(《颅囟经》卷上)

【组成】附子　干姜　甘草(炮,剉)各半两　白术一两

【用法】上为末。每服半钱,空心米饮送下。

【主治】小儿脾冷水泻,乳食不消,吃奶频吐。

【宜忌】忌鲜鱼、毒物。

90280 **温脾散**(《圣惠》卷二十八)

【组成】诃黎勒二两(煨,用皮)　肉桂二两(去皱皮)　木香一两　肉豆蔻一两(去壳)　人参一两(去芦头)　附子一两(炮裂,去皮脐)　干姜半两(炮裂,剉)　白茯苓一两　丁香半两　沉香半两　厚朴一两(去粗皮,涂生姜汁炙令香熟)　甘草半两(炙微赤,剉)　藿香半两

【用法】上为粗散。每服三钱,以水一中盏,加生姜半分,大枣三枚,煎至六分,去滓。稍热服,不拘时候。

【主治】脾胃虚冷,不思饮食。

【宜忌】忌醋物、菘菜。

90281 **温脾散**(《圣惠》卷八十四)

【异名】人参汤(《圣济总录》卷一七五)、温脾汤(《袖珍小儿》卷六)。

【组成】人参二分(去芦头)　白术半两　诃黎皮三分　木香半两　黄耆半两(剉)　白茯苓半两　藿香半两　陈橘皮半两(汤浸,去白瓤,焙)　桔梗半两(去芦头)　甘草一分(炙微赤,剉)

【用法】上为粗散。每服一钱,以水一小盏,入生姜少许,枣一枚,煎至五分,去滓温服,不拘时候。

【主治】❶《圣惠》:小儿脾气不和,食少无力。❷《局方》:脾胃不和,腹胁虚胀,不欲乳食,困倦无力,壮热憎寒。

【备考】《幼幼新书》有没食子一个。

90282 **温脾散**(《幼幼新书》卷二十七引张涣方)

【组成】厚朴(姜炙)一两　丁香　白术　干姜各半两

肉桂一分

【用法】上为细末,每服一钱,人参汤调下。

【功用】温散寒湿。

【主治】小儿寒湿呕吐。

90283 **温脾散**(《幼幼新书》卷二十七引《吉氏家传》)

【组成】苍术二钱(油葱炒赤) 陈皮(去白) 肉桂(不见火) 草果各半钱 桔梗 甘草各一钱 僵蚕少许

【用法】上为末。每服半钱,枣汤调下。

【主治】小儿吐泻,不进食。

90284 **温脾散**(《本事》卷二)

【组成】舶上茴香(炒香) 青皮(去白) 陈艾 缩砂仁 桔梗(炒) 香白芷(不见火) 厚朴(去粗皮,生姜汁炙)各一两 木香 白术 香附子(麸炒,舂去皮)各半两 甘草一两半(炙) 红豆 良姜 麦蘖 干葛各三两

【用法】上为细末。每服一钱,水一盏半,加枣一个,煎至七分。食前温服。

【功用】《丹溪心法附余》:开胃进食,温中利气,散寒湿。

【主治】脾胃病。

90285 **温脾散**

《卫生总微》卷十七。为《百一》卷十九"温胃散"之异名。见该条。

90286 **温脾散**(《儒门事亲》卷十二)

【组成】紫河车 绿豆各一两 甘草半两 砒一钱(另研)

【用法】上为细末。后入砒,研匀。每服半钱,新水一盏调下,如是隔日发,直待临睡服药;如频日发,只夜深服。

【主治】❶《儒门事亲》:疟疾。❷《卫生宝鉴》:疟疾寒热发歇,多时不愈。

【宜忌】忌荤、酒、鱼、兔等。

90287 **温脾散**(《活幼口议》卷二十)

【组成】四圣汤加黑附子 枳壳 吴茱萸 麦蘖 细辛

【用法】上为散。不拘时候服。

【主治】小儿脾虚肌瘦,神困,面无颜色,食不克化,肠胃久寒、吐逆无时。

90288 **温脾散**(《永类钤方》卷二十一)

【组成】半夏曲 丁香 木香各半两 干姜(炮)二钱半 白术(炮) 白茯苓 人参 粉草(炙)各半两

【用法】上为末。米饮调服。

【功用】温脾。

【主治】小儿脾胃虚冷,涎液自流,不能收约,而渍于颐间者,名曰滞颐。

90289 **温脾散**

《普济方》卷二〇七。为原书同卷"六神散"之异名。见该条。

90290 **温脾散**(《普济方》卷三九五)

【组成】苍术二钱(细剉,以油葱炒令赤) 陈皮 草果(不炮,去皮) 桂心(不见火)各五分 桔梗 甘草(炙)各一钱

【用法】上为末。每服半钱,枣汤调下。

【主治】小儿吐利,不进乳食。

90291 **温脾散**(《回春》卷三)

【组成】黄耆(蜜炙) 人参(去芦) 白术(土炒) 白茯苓(去皮) 山药(炒) 干姜(炒) 诃子(煨,去核) 肉蔻(煨去油) 粟壳(蜜炒) 草果(去皮) 丁香 肉桂 大附子(制) 黄连(姜汁炒) 砂仁 陈皮 甘草(炙) 厚朴(姜汁炒)各等分

【用法】上剉一剂。加生姜、大枣,水煎、空心服。

【主治】久泻。米谷不化,水谷入口,即时直下,下元虚冷,滑脱不禁。

90292 **温煦丹**(《疡科纲要》)

【组成】炒香附四两 西羌活 川独活 上安桂(去枯皮) 生南星 北细辛各三两 粉甘草四两 川乌 草乌 高良姜各二两 公丁香一两 急性子五两

【用法】各取极细净末,和匀,用时以无灰酒,加连根葱三五茎,煎沸调药,热敷患处,绢包裹,一日再易。

【主治】附骨环跳等疽,初起隐隐痛楚,渐至成块木肿者;及跌扑损伤,筋骨掣痛。

【加减】寒甚者,合四温丹等分用。

90293 **温解散**(《直指》卷二十二)

【组成】藿香叶 厚朴(制) 半夏曲 橘皮 苍术(炒) 细辛 川芎 白芷各一分 辣桂 川白姜(生) 甘草(炙)各半分

【用法】上剉散,姜、枣煎服。

【功用】温散风冷。

【主治】漏疮。

90294 **温解散**(《仙拈集》卷二)

【组成】良姜一两五钱 吴萸四两 胡椒二两

【用法】上为末。每服重者五分,轻者三分,温酒送下。

【主治】心胃因冷气刺痛。

90295 **温解散**(《仙拈集》卷二)

【组成】荔枝核(炒黄) 陈皮 硫黄(火中熔化,投水中去毒,研细)各等分

【用法】上为末,饭和为丸,如梧桐子大。每服十五丸,其疼立止。若痛甚,略加五六丸,不要再多了。

【主治】疝气上冲,如有物筑心脏,欲死,手足厥冷者。

90296 **温膈汤**(《幼幼新书》卷二十七)

【组成】丁香 草豆蔻(去皮) 人参各半两 青皮 槟榔 甘草(炙)各一分

【用法】上为末。每服半钱至一钱,加姜汁少许,温汤调下。

【功用】匀气。

【主治】小儿呕吐。

90297 **温膈散**(《圣惠》卷八十四)

【组成】人参一分(去芦头) 诃黎勒半两(煨,用皮) 草豆蔻一分(去皮) 甘草一分(炙微赤,剉) 陈橘皮一分(汤浸,去白瓤,焙) 丁香一分

【用法】上为粗散。每服一钱,以水一小盏,煎至五分,去滓温服,不拘时候。

【主治】小儿胸中有寒,气逆呕吐。

90298 **温精汤**(《嵩崖尊生》卷七)

【组成】人参　白术　当归　川芎　白芍　熟地黄各一钱　肉桂四分　木香三分　小茴香八分　香附　玄胡各四分

【主治】小腹痛，喜按。

90299　温髓汤（《圣济总录》卷五十三）

【组成】附子（炮裂，去皮脐）　人参　黄耆　细辛（去苗叶）　桂（去粗皮）各一两

【用法】上剉，如麻豆大。每服三钱匕，用水一盏，煎至七分，去滓。空心、食前温服。

【主治】髓虚骨寒。

90300　温中坐药（《济阴纲目》卷七）

【组成】吴茱萸　牛胆

【用法】将吴茱萸入牛胆中令满，阴干百日。每取二十粒，研碎绵裹，纳阴中，良久如火热。

【主治】妇人阴冷。

90301　温中坐药（《金鉴》卷四十九）

【组成】远志　干姜　蛇床子　吴茱萸

【用法】上为末。绵裹纳阴中，一日二易。内宜多服桂附地黄丸。

【主治】妇人阴冷，由风寒乘虚客于子脏，久之血凝气滞，艰于受孕。

90302　温气煮散（《圣济总录》卷四十四）

【异名】顺气汤（《普济方》卷三十五）。

【组成】木香　陈橘皮（汤浸，去白，焙）　当归（切，焙）　青橘皮（汤浸，去白，焙）　益智仁（去皮）　京三棱（炮，剉）　蓬莪术（炮）各半两　茴香子（炒）　马蔺花（酒浸一宿，炒）　甘草（炙）各一两　高良姜（炒）　沉香（剉）　丁香　肉豆蔻（去壳）　诃黎勒皮各一分　槟榔三枚（炮，剉）

【用法】上为散。每服三钱匕，水一盏，入盐少许，同煎至六分，食前温服。

【主治】脾虚，心腹刺痛，四肢乏力，不思饮食。

90303　温六合汤

《医方集解》。为原书同卷“四物加芩术汤”之异名。见该条。

90304　温平惊药（《普济方》卷三六一）

【组成】茯苓　远志　羌活　防风　白附　川芎　天麻　全蝎　粉草　山药　朱砂　代赭　麝香　白茯　白薇各等分

【用法】上为末。每服一钱，金钱薄荷汤送下。

【主治】婴儿变蒸。潮热惊悸，吐乳泻青，梦里佯啼嬉笑，情思憔悴。

90305　温胃煮散（《圣济总录》卷四十七）

【组成】人参末二钱　生附子末半钱　生姜一分（切碎）

【用法】上和匀。用水七合，煎至二合，以鸡子一枚，取清打转，空心顿服。

【主治】胃中虚冷，中脘气满，不能转化，善饥不能食。

90306　温煦薄贴（《疡科纲要》）

【组成】鲜凤仙茎（连枝叶花蕊根荄，洗净，日晒半干）一斤许　大生地六两　当归须四两　急性子五两　大南星三两　川乌　草乌　干姜　羌活　独活各二两

【用法】上各切片，用真麻油十五斤，煎沸，先入凤仙茎熬二十分钟，俟不爆，再入生地，又熬十余分钟，乃入诸药，煎枯滤净，另入净锅，文火熬沸，入筛净广丹、细淀粉各一斤半，柳木棍不住手搅极匀，滴入水中试老嫩得宜，膏成离火，入细麝香五钱、细乳香没药（去油）各一两、上安桂末、丁香末各二两，调匀，入水成团，入瓮中，清水养之，密封候用。油纸摊贴。

【主治】阴发大证，形巨肿坚，酸痛彻骨，皮肉如故者；或但骨节酸楚，尚无形块者；及肚痈肠痈，坚块深邃；内伤跌扑；风寒湿邪三气痹着，支节酸痛、举动不利。

90307　温土消瘕汤（《辨证录》卷七）

【组成】白术一两　茯苓一两　肉桂二钱　枳实二钱　人参五钱　巴戟天五钱　山楂一钱

【用法】水煎服。

【功用】温补命门，扶助脾土。

【主治】脾气虚寒，又食寒物，结于小腹之间，久不能消，遂成硬块，已而能动。

90308　温土毓麟汤（《傅青主女科》卷上）

【组成】巴戟一两（去心，酒浸）　覆盆子一两（酒浸蒸）　白术五钱（土炒）　人参三钱　怀山药五钱（炒）　神曲一钱（炒）

【用法】水煎服。

【主治】妇女脾胃虚寒，饮食不运，胸膈胀满，时多呕泄，久不受孕者。

90309　温卫补血汤（《兰室秘藏》卷中）

【异名】温胃补血汤（《医学正传》卷七）。

【组成】生地黄　白术　藿香　黄柏各一分　牡丹皮　苍术　王瓜根　橘皮　吴茱萸各二分　当归身二分半　柴胡　人参　熟甘草　地骨皮各三分　升麻四分　生甘草五分　黄耆一钱二分　丁香一个　桃仁三个　葵花七朵

【用法】上㕮咀，作一服。用水二大盏，煎至一盏，去滓，食前热服。

【主治】耳鸣，鼻不闻香臭，口不知谷味，气不快，四肢困倦，行步欹侧，发脱落，食不下，膝冷，阴汗，带下，喉中介介，不得卧，口舌益干，太息，头不可以回顾，项筋紧，脊强痛，头旋眼黑，头痛欠嚏。

90310　温中大黄汤（《千金》卷十五）

【组成】干姜　桂心　厚朴　甘草各一分　当归　人参　茯苓　白术各二分　大黄六分　桔梗三分

【用法】上㕮咀。以水二升半，煮取八合。凡儿三十日至六十日，一服二合；七十日至一百日，一服二合半；二百日以来，一服三合。

【主治】小儿暴冷水谷下，或乳冷下，青结不消；或冷实吐下，干呕烦闷；及冷滞赤白下者。

【备考】若已服诸利汤去实，胃中虚冷，下如水，干呕眼陷，烦扰不宜利者，可除大黄；若中乳，乳母洗浴水气未消，饮儿为霍乱者，但用大黄；小儿诸霍乱宜利者，使用大黄，不须利，宜温和者，则除之。

90311　温中止吐汤（《明医指掌》卷十）

【组成】白豆蔻　茯苓各一钱　半夏五分　生姜五片

【用法】水煎，磨沉香四分，热服。

【主治】❶《明医指掌》：寒吐。❷《金鉴》：小儿面色青白，粪青多沫，手足指冷，因寒而哯乳者。

90312 **温中止泻丸**（《成方制剂》13册）

【组成】香附（制）60克 陈皮60克 六神曲60克 广藿香60克 山楂（炒）48克 厚朴（姜制）48克 白术（土炒）48克 半夏（制）48克 白扁豆（姜炒）48克 茯苓48克 砂仁（姜炒）36克 豆蔻36克 麦芽（炒）30克 肉桂30克 苍术（麸炒）30克 木香30克 泽泻（麸炒）30克 丁香15克 白芷15克 甘草（蜜炙）15克 冰片7.3克 细辛（去叶）3克 生姜212克

【用法】上制成丸剂。口服，水蜜丸一次2.5～4.5克，大蜜丸一次1～2丸，一日2次，小儿酌减。

【功用】健脾暖胃，消积舒气，止痛止泻。

【主治】脾胃虚弱，食滞胀气，腹痛呕吐，寒湿肠鸣泄泻。

90313 **温中化毒汤**（《万氏家抄方》卷六）

【组成】人参 木香 白术（炒） 甘草（炙） 砂仁 白芍（炒） 枳实（炒） 陈皮 干姜（煨）

【用法】水煎服。

【主治】伤生冷或饮水而腹痛。

90314 **温中化毒汤**（《痘疹全书》卷下）

【组成】丁香 木香 人参 白术 桂心 砂仁 甘草 白芍 枳实 陈皮 干姜

【用法】水煎服。

【主治】痘症初起，因误食生冷而腹痛者。

90315 **温中化浊汤**（《医醇賸义》卷四）

【组成】炮姜五分 小茴香一钱 乌药一钱 木香五分 广皮一钱 厚朴一钱 当归一钱五分 茯苓二钱 白术一钱 佛手柑五分

【用法】水煎服。

【主治】感寒下痢，腹痛，手足冷，舌白，口不渴，脉沉细者。

【加减】病甚者加附子。

90316 **温中化痰丸**（《局方》卷四吴直阁增诸家名方）

【组成】干姜（炮） 半夏（煮）各一两 细辛（去叶，洗） 胡椒各半两 白术（焙）二两

【用法】上为细末。生姜汁打面糊为丸，如梧桐子大。每服三十丸至五十丸，汤、饮任下，不拘时候。

【主治】停痰留饮，胸膈满闷，头眩目运，好卧减食，咳嗽呕吐，气短恶心；或饮酒过多，或引饮无度，或过伤生冷，痰涎并多，呕哕恶心。

90317 **温中化痰丸**（《局方》卷四（宝庆新增方））

【异名】化痰丸（《医方类聚》卷一〇〇引《简易方》）、二姜丸（《普济方》卷一六四）。

【组成】青皮（去白） 良姜（去芦，炒） 干姜（炒） 陈皮（去白）各五两

【用法】上为细末，醋打面糊为丸，如梧桐子大。每服三、五十粒，汤饮任下，不拘时候。

【主治】停痰留饮，胸膈满闷，头眩目运，好卧减食，咳嗽呕吐，气短恶心；或饮酒过多，或引饮无度，或过伤生冷，痰涎并多，呕哕恶心。

90318 **温中化痰汤**（《李氏医鉴》卷二）

【组成】半夏 陈皮 茯苓 干姜

【用法】姜汁糊丸服。

【主治】胸膈寒痰不快。

90319 **温中分气丸**（《普济方》卷一八三引《卫生家宝》）

【组成】天南星一两 半夏一两 白术半两 香附子三两（三味用姜汁半盏、米醋半盏、水一盏同煮干） 茯苓半两 木香一分

【用法】上为细末，酒煮糊为丸，如梧桐子大。每服三十丸，温汤化下，不拘时候。

【主治】三焦气不升降，胸腹满闷。

90320 **温中平胃散**（《伤寒大白》卷三）

【组成】平胃散加豆蔻 砂仁

【主治】胃家凝结停滞，内无燥热者。

90321 **温中平胃散**（《医醇賸义》卷四）

【组成】炮姜五分 砂仁一钱 木香五分 谷芽三钱（炒） 神曲三钱（炒） 广皮一钱 茅术一钱 厚朴一钱 枳壳一钱 青皮一钱 陈香橼皮八分

【主治】胃胀腹满，胃脘痛，鼻闻焦臭，妨于食，大便难。

90322 **温中龙骨散**

《准绳·女科》卷一。为《千金》卷四“龙骨散”之异名。见该条。

90323 **温中生姜汤**（《千金》卷八）

【组成】生姜一斤 桂心四两 甘草 麻黄各三两 橘皮四两

【用法】上㕮咀。以水一斗，煮取二升半。分三服。先煎麻黄两沸，去沫，然后入诸药煮。

【主治】肺虚寒，羸瘦缓弱，战掉嘘吸，胸满肺痿。

90324 **温中白术丸**（《普济方》卷二〇六）

【组成】白术二两半 半夏二两 干姜一两 丁香半两

【用法】上为末，姜汁为丸，如梧桐子大。每服三十丸，生姜汤送下。

【主治】胃寒呕哕。

90325 **温中芎䓖汤**

《普济方》卷三三一。即《千金》卷四“芎䓖汤”。见该条。

90326 **温中托里汤**（《幼幼集成》卷六）

【组成】人参 炙黄耆 炙甘草 牛蒡子 当归身 净连翘 上薄桂 杭青皮 南木香各等分

【用法】上加大枣三枚，水煎服。

【主治】痘疮。尚未收靥，忽然倒陷，属气虚者。

90327 **温中当归汤**（《外台》卷七引《小品方》）

【组成】当归 人参 干姜 茯苓 厚朴（炙） 青木香 桂心 桔梗 芍药 甘草各二两

【用法】上切。以水八升，煮取三升，分温三服，一日三次。不耐青木香者，以犀角一两代之。

【主治】❶《外台》引《小品方》：暴冷心腹刺痛，面目青，肉冷汗出，欲作霍乱吐下；及伤寒毒冷下清水，变作青白滞下者。❷《千金》：心腹中痛，发作肿聚，往来上下，痛有休止，多热喜涎出，是蚘虫咬。

【宜忌】忌海藻、菘菜、猪肉、醋物、生葱等。

90328 温中当归汤(《圣济总录》卷五十六)

【组成】当归(切,焙)一两半 芍药(剉碎,微炒)三两 黄芩(去黑心) 朴消 桔梗(炒) 柴胡(去苗)各二两 升麻一两半

【用法】上为粗末。每服三钱匕,水一盏,煎至七分,去滓温服。

【主治】心痛发作,痛有休止,喜涎出,是为蛔虫。

90329 温中当归汤(《鸡峰》卷十一)

【组成】当归 人参 干姜 白术 厚朴 桂各二两 桔梗 白芍药各一两 附子 甘草 木香各半两

【用法】上为粗末。每服五钱,水二盏,煎至一盏,去滓温服。

【主治】寒留不去,与正气相搏,痛而不休,脉弦紧者。

90330 温中利湿汤(《医方简义》卷二)

【组成】桂枝 干姜 淡附子 白术 槟榔 葛花 白蔻仁(冲) 鸡内金 陈皮各一钱

【用法】水煎服。

【主治】酒湿伤胃阻膈,欲成噎膈者。

【加减】如大便坚燥,加酒蒸大黄三钱,大麻仁三钱;足肿,加木香一钱;如酒湿成蛊者,加黑丑一钱,炒芫荑一钱;如膀胱之气不化,囊肿如升斗者,用绵茵陈五六钱煎汤代水煎药,如不应,脉沉无力者,更宜金匮肾气丸作汤剂而服。

90331 温中运脾汤(《效验秘方》蒋仰三方)

【组成】制附子3克 肉桂1克 干姜2克 炒白术6克 炒苍术5克 茯苓6克 鸡内金5克 焦山楂10克 神曲10克 炒枳实6克 青陈皮各5克 甘草3克

【用法】水煎服,每日一剂,日服2次,其中鸡内金研末冲服。

【功用】温中运脾。

【主治】寒湿困中、脾失健运之厌食症。

【加减】兼泄泻者加砂仁3克、苡仁米30克;兼呕吐者加姜半夏6克、苏叶梗各6克、旋覆花(包)6克、蔻仁3克;兼积滞者加槟榔5克、莱菔子6克、谷麦芽各10克。

【方论选录】方中附子、肉桂去脏腑之寒湿,补火暖土;配干姜以增强暖中除寒之功;苍术、白术皆可升可降,一为阳,一为阴中之阳,一为补中除湿,一为益气和中,且能强脾土,伍茯苓共奏燥湿健脾之功而温运脾胃;枳实能消胃中之虚痞,逐心下之停水;青、陈皮破滞气,削坚积,且消食宽胃,相伍而行气导滞;鸡内金、焦山楂、神曲皆为消食开胃之品。诸药相伍,中宫得温,脾土始运,磨谷消滞,升降调和,恙疾皆除矣。

90332 温中补脾汤(《痘疹活幼至宝》卷终)

【组成】白术(去皮,炒)一钱二分 制半夏七分 蜜炙黄耆 人参各八分 白茯苓 白蔻仁 干姜(炒) 砂仁各五分 官桂 陈皮 白芍(酒炒) 炙甘草各四分

【用法】上加生姜一片,大枣一枚,用水二钟,煎八分,温服;儿小者,分数次服。

【主治】慢脾风。成于吐泻久疟之后,身冷面白,不甚搐搦,口鼻中气寒,大小便清利,昏睡露睛,微微上视,筋脉拘挛者。

【加减】虚寒甚者,加熟附子五分。

90333 温中补脾汤(《金鉴》卷五十一)

【组成】人参 黄耆(蜜炙) 白术(土炒) 干姜 附子(制) 半夏(姜制) 陈皮 茯苓 砂仁 肉桂(去粗皮,研) 白芍(炒焦) 甘草(炙) 丁香

【用法】煨姜为引,水煎服。

【功用】大补脾土,生胃回阳。

【主治】慢脾风。缘吐泻既久,脾气大伤,以致土虚不能生金,金弱不能制木,肝木强盛,惟脾是克,故曰脾风。其证闭目摇头,面唇青暗,额汗昏睡,四肢厥冷,舌短声哑,频呕清水。

90334 温中良姜丸(《局方》卷三(绍兴续添方))

【异名】温中丸(《医方类聚》卷八十九引《施圆端效方》)。

【组成】高良姜(炒)四斤 干姜(炮) 白术各二斤四两 肉桂(去粗皮)二十八两 甘草(爁)一斤

【用法】上为细末,炼蜜为丸,每一两作十二丸。每服一丸,细嚼,空心、食前生姜、橘皮汤送下;米饮亦得。

【功用】温脾胃,顺三焦,美饮食辟寒邪养正气。

【主治】寒痰结聚,气壅不通,食即辄吐,咽膈噎闷,两胁疞痛,呕吐哕逆,噫醋恶心,中满短气,噎闻食臭;及留饮肠鸣,湿泄冷泻,注下不止。

90335 温中和气饮(《万氏家抄方》卷五)

【组成】人参(去芦) 白术各一钱 茯苓(去皮) 橘红 藿香各八分 甘草(炙,去皮)五分

【用法】上加生姜三片,大枣一枚,水二盅,煎七分,温服。

【主治】小儿脾胃虚寒,吐泻,不思饮食。

90336 温中和胃汤(《胎产秘书》卷下)

【组成】人参 茯苓各一钱 当归 扁豆各二钱 陈皮 炙草 丁香 藿香各三分

【用法】加生姜三片,水煎服。

【主治】产后呕逆,痛已除而呕不止,不纳谷者。

【加减】呕止,去丁香;受寒,加吴茱萸。

90337 温中法曲丸(《圣济总录》卷十九)

【组成】法曲(炒) 吴茱萸(汤浸,焙炒) 小麦芽(微炒)各五合 枳实(去瓤,麸炒) 甘草(炙) 桂(去粗皮) 厚朴(去粗皮,生姜汁炙) 当归(切,焙) 白茯苓(去黑皮)各三两 细辛(去苗叶) 干姜(炮) 麦门冬(去心,焙) 人参 桔梗(炒) 附子(炮裂,去皮脐)各一两

【用法】上为细末,炼蜜为丸,如梧桐子大。每服七丸,食前熟水送下,一日三次。

【主治】脾痹,发咳呕汁。

90338 温中法曲丸(《医统》卷十一)

【组成】法曲(炒) 麦芽(炒)各一两 人参五钱 白茯苓 陈皮(去白) 厚朴(制) 枳实(麸炒)一两 吴茱萸(汤泡)三钱 细辛 甘草 当归(酒洗,焙) 附子(制) 干姜(炮) 桔梗各五钱

【用法】上为细末,炼蜜为丸,如梧桐子大。每服七八十丸,食前热水送下。

【功用】《法律》:温中理气,壮阳驱阴。

【主治】脾痹,发咳呕涎。

【备考】《医部全录》卷二二八"温中法曲丸"无陈及,有麦冬一两。

90339 **温中降气丸**(《杨氏家藏方》卷六)

【组成】附子一两(生,去皮脐,剉如半枣大,用生姜自然汁半升,银石器内慢火煮姜汁尽为度,薄切,焙干) 干生姜二两(连皮用) 白术 人参(去芦头) 陈橘皮(去白) 神曲(炒黄) 半夏(汤洗七次) 白附子(炮) 当归(洗,焙) 天南星 高良姜(薄切,油炒) 丁香 木香 沉香 胡椒 肉桂(去粗皮)各一两

【用法】上为细末,用生姜自然汁煮曲糊为丸,如梧桐子大。每服五十丸,生姜汤送下,不拘时候。

【主治】中寒气痞,脾胃不和,饮食减退,脐腹虚疼;及中酒吐逆,胸膈不利。

90340 **温中降气丸**(《御药院方》卷三)

【组成】京三棱(煨) 蓬莪术 青皮(去白) 陈皮(去瓤) 干姜(炮) 良姜(剉) 吴茱萸(汤洗) 木香各一两

【用法】上为细末,水煮面糊和丸,如梧桐子大。每服六七十丸,食后生姜汤送下。

【功用】常服消痞快气,进美饮食。

【主治】脾胃不和,不思饮食,心腹满闷,腹胁刺痛,呕吐痰水,噫醋吞酸,饮食迟化,或逆气上冲,或中满虚痞,胸膈不利。

90341 **温中厚朴汤**(《圣济总录》卷十七)

【组成】厚朴(去粗皮,生姜汁炙) 当归(切,焙) 干姜(炮) 桂(去粗皮) 赤茯苓(去黑皮) 白术各二两 人参 桔梗(去芦头,炒)各一两 甘草(炙)半两

【用法】上为粗末。每服三钱匕,以水一盏,煎取七分,去滓。早、晚食前温服。

【主治】久风入客肠胃,腹胀泄利。

90342 **温中厚朴汤**

《普济方》卷九十一引《圣济总录》。为《千金》卷十五"温中汤"之异名。见该条。

90343 **温中厚朴汤**

《普济方》卷二〇七。为《三因》卷十一"温中汤"之异名。见该条。

90344 **温中顺气饮**(《疮疡经验全书》卷二)

【组成】生地 茯苓 厚朴 白术 甘草 青皮 枳壳 桔梗 当归 川芎 防风 木香 白芍 蓬术

【用法】上加生姜三片,大枣二枚,水煎服,不拘时候。

【主治】风毒发疽。

90345 **温中消食汤**(《脉症正宗》卷一)

【组成】黄耆一钱 白术一钱 炮姜八分 神曲一钱 枳壳八分 山楂八分 草蔻八分 半夏八分

【用法】水煎服。

【功用】温中消食。

90346 **温中益气汤**(《卫生宝鉴》卷十八)

【组成】附子(炮,去皮脐) 干姜(炮)各五钱 草豆蔻 甘草(炙)各三钱 益智仁 白芍药 丁香 藿香 白术各二钱 人参 陈皮 吴茱萸各一钱半 当归一钱

【用法】上㕮咀。每服五钱,水二盏,煎至一盏,去滓,食前温服。病势大者服一两。

【主治】中气不足,四肢困倦,躁热恶寒,时作疼痛,不欲饮食,食则呕吐,气弱短促,怠惰嗜卧,医误作伤寒治之,发表攻里,中气愈损,爪甲微见青黑,足胫至腰冰冷,目上视而觑不转睛,咽嗌不利,小腹冷气上冲心而痛,呕吐不止,气短欲绝。

【方论选录】《内经》曰:寒淫于内,治以辛热,佐以苦甘温。方中附子、干姜大辛热,助阳退阴,故以为君;丁香、藿香、草蔻、益智仁、吴茱萸辛热温中止呕为臣;人参、当归、白术、陈皮、白芍、炙甘草苦甘温,补中益气,调和血脉,协力为佐使也。

90347 **温中益气汤**(《痘疹活幼至宝》卷终)

【组成】人参 白术(去皮,炒)各五分 生黄耆八分 归身(酒炒) 白茯苓各六分 甘草(炙) 川芎各四分 白芷 防风各三分 广木香 官桂各二分 山楂肉六分

【用法】上加生姜一片,大枣一枚(去核),水煎服。

【主治】痘疹三四日,身热虽轻而怠惰嗜卧,不思饮食,所出之疹,隐隐淡白,点粒不明,血气虚弱,不能送毒外出者。

90348 **温中救痢饮**(《慈航集》卷下)

【组成】人参二钱 甜白术五钱 云苓五钱 甘草一钱五分 干姜二钱 枳实二钱 巴戟天一两(酒炮) 车前子三钱 煨木香一钱二分

【用法】水煎服。

【功用】补气温中回阳。

【主治】痢初寒证,误用苦寒,而致寒凝于胃,胃家无阳,成为寒噤,口面色白青黄,手足冷,舌苔白滑,食不能进,呃逆下痢。

90349 **温中散滞汤**(《会约》卷七)

【组成】陈皮一钱 半夏一钱半 甘草一钱 茯苓一钱 白芍一钱二分 厚朴(姜炒)一钱二分 紫苏一钱 木香五分 苍术一钱二分 砂仁(炒,研碎)六分

【用法】水煎,温服。

【主治】阴阳不和,吐泻腹痛。

【加减】如冬天寒甚无汗,加麻黄七分;有汗,加桂枝八分;如腹中有热,或口渴拒按,大便赤热,加黄芩二钱,或加山栀(炒黑)一钱;如夏日伤暑,加扁豆二钱,香薷八分,木瓜,滑石各一钱;如泻甚,小便短赤者,加白术钱半,川萆薢三四钱,泽泻、木通各一钱,木香(煨用)三分;如气滞之甚者,加白芥子、青皮、槟榔之类。

90350 **温中散寒汤**(《会约》卷七)

【组成】当归三四钱 山药二三钱 茯苓一钱半 甘草一钱 青皮六七分 柴胡一钱半 陈皮一钱 香附七分 肉桂一二钱(或改桂枝一钱半) 生姜一钱(煨用,或改干姜炒用)

【用法】水煎,温服。

【主治】寒邪外闭,畏寒胁痛,体弱脉虚。

【加减】如外寒甚而无汗者,加麻黄一钱;内寒甚而喜按者,加附子一二钱;如呕逆者,加半夏二钱。

90351　温中镇痛丸(《成方制剂》14 册)

【组成】丁香 60 克　乳香(制)60 克　木香 80 克　没药(炒)60 克　小茴香 60 克　冰片 16 克　沉香 80 克　香附(制)160 克　檀香 80 克　降香 80 克　广藿香 80 克　麝香 4 克

【用法】上制成丸剂。口服,小蜜丸一次 3 克,大蜜丸一次 1 丸,一日 3 次。

【功用】行气解郁,散寒止痛。

【主治】气滞胃寒,胸胃刺痛,腹胀疼痛。

【宜忌】孕妇忌服。

90352　温内玉抱肚(《医方类聚》卷二一〇引《施圆端效方》)

【异名】玉襪肚(《卫生宝鉴》卷十五)。

【组成】川乌　细辛　良姜　天仙子　肉桂　牡蛎粉　胡椒　干姜

【用法】上为细末。醋糊调涂脐下,绵衣覆之。

【主治】❶《医方类聚》引《施圆端效方》:妇人虚,带下赤白,绝孕。❷《卫生宝鉴》:阴毒伤寒。

90353　温阳利水汤(《效验秘方》巴坤杰方)

【组成】熟附子 10 克(先煎)　紫油桂 6 克(后下)　潞党参 15 克　生白术 15 克　大腹皮 12 克　广木香 10 克　上沉香 6 克(后下)　泽泻 15 克　猪苓 15 克　茯苓 15 克

【用法】日一剂,水煎分二次服。

【功用】温运肾阳,健益脾气,化气利水。

【主治】晚期肝硬化,慢性肾炎(肾病型)臌胀、水肿;肝脾肾受损,气滞水聚,症见腹胀腹水,尿清短少,足肿便溏,畏寒肢冷,舌质淡紫,脉沉细虚弦或微。

【加减】心悸怔忡者,红参 6 克代换党参,加白芍 12 克;畏寒肢冷不著者,去熟附子,肉桂剂量可酌减;胀满甚者,去熟附子、潞党参,加槟榔、郁李仁各 10 克。

【方论选录】方中以温运肾阳、健益脾气为主法,配伍疏利调节水气运行以达肿退胀消。主药熟附子、肉桂均辛热,善于补火助阳,益火之源以消阴翳。辅药党参、白术健脾燥湿、增强主药助阳化气之力。佐药两组:一组辛香行气通利三焦,使气行水行。其中木香芳香辛散温通,对脘腹气滞有特效;沉香行气而温寒暖肾,大腹皮以下气宽中利水见长。一组淡渗分利退肿利水,使蓄贮水液下排。其中茯苓利水健脾可宁心;泽泻利水性寒能泄浊;猪苓利水作用较强。本方温阳利水脱胎于真武汤,温化水湿取意于五苓散。

90354　温阳降浊汤(《效验秘方》杜鱼茂方)

【组成】茯苓 15 克　白术 12 克　附片 9 克　白芍 12 克　西洋参 6 克　黄连 4.5 克　苏叶 9 克　猪苓 15 克　泽泻 15 克　生姜 12 克

【用法】附片加清水煎半小时,再入余药同煎二次,每次文火煮半小时,滤汁混匀分两次服。病重者可日服一剂半,分三次服之。

【功用】温肾健脾,降浊和中,宣通水道。

【主治】肾脾阳虚,水气泛滥,浊邪内盛上逆所致之关格证(包括肾小球肾炎、肾盂肾炎等疾病所引起的慢性肾衰竭——尿毒症)。

【方论选录】本方系在经方真武汤的基础上结合时方连苏饮巧加化裁而成。方中附片温肾扶阳,振元气;白术、茯苓、西洋参健脾制水,巩固土堤;猪苓,泽泻淡渗利水,去邪之著;苏叶、生姜、黄连辛苦合用,开降共施,一以开阴之闭而宣肺通水道,一以降邪之浊而和中止呕吐,因阳虚日久,必损及阴;浊邪郁热,阴屡受戕;且诸利水淡渗及温燥之剂,也每损阴液,故用白芍配西洋参酸甘化阴,生津补正。诸药合用,俾止复邪祛,浊降关开,关格之证自解。

90355　温肌透毒散(《救偏琐言·备用良方》)

【组成】防风五分　川芎八分　蝉蜕(去土)　桔梗　麻黄(蜜炒黑色)各三分　山楂二钱　甘草二分　陈皮六分

【用法】上加生姜五分,水煎服。

【主治】痘已发未发,为寒邪困闭者。

90356　温里退邪汤(《慈航集》卷下)

【组成】赤色鲜首乌八钱(打碎)　当归五钱　醋炙鳖甲五钱　茯神五钱　半夏二钱(制)　白芥子三钱　青皮一钱五分　柴胡五分　草蔻仁一钱(研)

【用法】加煨姜三钱,大枣三个为引,用河井水煎药。加好酒一钟对服。

【主治】足少阴肾经之疟,初病寒热俱盛,脊强腰痛,口渴,寒从下起,先脚冷,后腿冷至脐,脐冷至手而止,头以上不冷,呕吐恶心,状似寒证。

【加减】如气虚体弱者,加人参一钱五分(或以上党参一两代之);如寒多,加鹿角霜三钱;如热多,加青蒿三钱;如夜发者,加制附子一钱,炒升麻八分。

90357　温肠开闭汤(《辨证录》卷九)

【组成】巴天戟一两　白术一两　山茱萸五钱　附子二钱

【用法】水煎服。

【主治】大便闭结,小腹作痛,胸中暖气,畏寒畏冷,喜饮热汤。

90358　温证解毒散

《羊毛瘟症论》卷下。为《伤暑全书》卷下"升降散"之异名。见该条。

90359　温补双解散

《点点经》卷三。为原书同卷"救阴双解散"之异名。见该条。

90360　温补羌活丸(《幼科类萃》卷四)

【组成】羌活　川芎　人参　白附子　赤茯苓各半两　天麻一两　僵蚕(炒)　干葛(炒)　白花蛇(酒浸,焙)各一分　川附子(炮)　防风　麻黄各三钱　肉豆蔻　母丁香　藿香叶　沉香　木香各二钱　轻粉　真珠末　牛黄各一钱半　龙脑半字　麝香一字　雄黄　辰砂各二分(以上七味各另研)

【用法】上为末,熟蜜剂旋丸,如大豆大。每服一二丸,食前薄荷汤或麦门冬汤送下。

【主治】小儿吐泻失治,脾肺俱虚,致被肝木所乘,变为慢惊。

90361　温补荣气汤(《会约》卷十四)

【组成】当归三五钱(若血虚有热者宜少用)　熟地五七钱　甘草(炙)一钱五分　白芍(酒炒)一钱五分　枸杞

二钱　山药二钱　枣仁(炒)一钱

【用法】水煎,温服。

【主治】心脾血虚,脉息细数,体亏气弱,心痛潮热。

【加减】如心虚有火不可按者,加丹皮一钱半,或加生地一二钱;如血寒凝滞,加肉桂一钱半;如气滞而胀者,加陈皮、香附之类;如气虚而不能生血者,加蜜炒黄耆一钱半,或加人参更妙;如血散而不收敛者,加五味二三分,或用十全大补汤亦妙。

90362　温补逍遥散(《医学探骊集》卷五)

【组成】苍术三钱　广砂二钱　炒地榆三钱　吴茱萸四钱　陈皮三钱　罂粟壳四钱(生)　白头翁三钱　黑姜二钱　升麻二钱　泽泻三钱　甘草三钱

【用法】水煎,温服。

【主治】噤口痢及久痢。

【方论选录】方以苍术为君,扶助脾脏;以广砂,甘草,陈皮,吴萸,黑姜为臣,温暖肠胃;以升麻,泽泻为佐,升降清浊;以地榆,白头翁,粟壳为使,收敛下痢。

90363　温补鹿茸丸(《圣济总录》卷二十)

【组成】鹿茸(去毛,酥炙)四两　人参　天雄(炮裂,去皮脐)　五加皮(剉)　五味子　牛膝(酒浸,切,焙)　防风(去叉)　远志(去心)　石斛(去根)　山芋　狗脊(去毛)各一两　肉苁蓉(去皱皮,酒浸,切、焙)　熟干地黄(焙)各三两　白茯苓(去黑皮)　菟丝子(酒浸,别捣)各一两一分　覆盆子　石龙芮各二两　萆薢　石南　蛇床子(炒,去皮)　白术各三分　巴戟天(去心,酒浸,焙)　天门冬(去心,焙)　杜仲(剉,炒)各一两半　干姜(炮裂)　桂(去粗皮)　吴茱萸(炒)　附子(炮裂,去皮脐)　细辛(去苗叶)　蜀椒(去目及闭口者,炒出汗)各三分

【用法】上除菟丝子外共为末,炼蜜为丸,如梧桐子大。每服二十丸,加至三十丸,空心,食前酒送下,一日三次。

【主治】阳气虚,阴气盛,痹气内寒,如从水中出。

90364　温表调中汤(《痘疹活幼至宝》卷终)

【组成】蜜炙黄耆二钱　人参　白术　白茯苓　官桂　川芎　当归　炙甘草　炒干姜各一钱　防风八分　白芷　丁香　附子各五分

【用法】加生姜一片,同煎服。

【主治】痘症九十日间,元气不足,不能及时回水,当靥不靥,身凉,手足冷者。

90365　温肾止呕汤(《傅青主女科》卷下)

【组成】熟地五钱(九蒸)　巴戟一两(盐水浸)　人参三钱　白术一两(土炒)　山萸五钱(蒸,去核)　炮姜一钱　茯苓二钱(去皮)　白蔻一粒(研)　橘红五分(姜汁洗)

【用法】水煎服。

【主治】妇人产后恶心欲呕,时而作吐。

90366　温肾止痢汤(《慈航集》卷下)

【组成】大熟地八钱　当归三钱(酒炒)　炙甘草八分　干姜二钱(炒焦)　甜白术三钱　吴萸五分(泡)　车前子三钱(引)　煨木香一钱

【用法】水煎服。

【主治】肾虚寒痢,腹痛下坠,痢下色白,手足冷,腰酸,小便短而清。

【加减】泻痢不止,加石莲子五钱,肉果霜一钱;如阳虚,加附子一钱五分。

90367　温肾全鹿丸(《成方制剂》12册)

【组成】人参240克　鹿角胶60克　补骨脂(盐炒)48克　黄柏96克　巴戟天(制)48克　锁阳72克　川牛膝60克　五味子(醋炙)30克　小茴香(盐炒)36克　老鹳草膏30克　鹿茸120克　菟丝子48克　杜仲(炭)96克　黄耆(蜜炙)192克　香附(醋炙)144克　牛乳480克　大青盐30克　龙眼肉720克　冬虫夏草1.5克　秋石48克　楮实子30克　鹿角288克　茯苓240克　胡芦巴(炒)48克　鹿鞭22.5克　天冬48克　麦冬48克　柴狗肾1克　熟地黄96克　甘草48克　牛膝48克　琥珀48克　鲜鹿肉(带骨)960克　没药(醋炙)48克　益母草膏48克　枸杞子96克　远志肉(甘草水炙)24克　党参30克　鹿尾4克　肉苁蓉(酒炙)48克　花椒12克　覆盆30克　紫河车3.5克　川芎48克　白术(麸炒)78克　当归96克　陈皮432克　沉香96克　红花30克　地黄78克　木香48克　砂仁384克　续断48克　黄芩96克　山药48克　木瓜48克　酸枣仁50克　酸枣仁(炒)49克　桑白皮(蜜炙)30克

【用法】制成大蜜丸,每丸重9克。口服,一次1丸,一日2次。

【功用】温肾固精,益气养血。

【主治】肾阳虚弱,气血亏损引起:头晕健忘,目暗耳鸣,腰膝酸软,倦怠嗜卧,阳痿滑精,宫寒带下,滑胎小产。

90368　温肾扶脾汤(《古今名方》引《李聪甫医案》)

【组成】西党参　炒白术　云茯苓各10克　姜半夏7克　广陈皮　西砂仁各5克　炮姜炭　肉豆蔻(煨)　上油桂　炙甘草各3克　北五味2克

【功用】温肾扶脾。

【主治】脾胃虚寒,泄泻日久,日夜无度,气短浮肿,手足颤抖,面色暗滞,舌干苔白,脉沉弦。

90369　温肾降逆汤(《中医妇科治疗学》)

【组成】杜仲四钱　续断　菟丝子各三钱　桑寄生五钱　炒蕲艾三钱　广皮二钱　砂仁一钱　法夏二钱

【用法】水煎服。

【功用】温肾纳气,降逆和胃。

【主治】妇女肾虚,妊娠中期,腰胀无力,精神疲乏,饮食减少,食后即呕,小便频数量多,舌淡口和,苔薄白,脉寸滑尺缓。

90370　温肾茯苓汤(《圣济总录》卷八)

【组成】白茯苓(去黑皮)　干姜(炮)　泽泻各一两　桂(去粗皮)一两半

【用法】上为粗末。每服五钱匕,水一盏半,煎至八分,去滓,空心、食前、夜卧各一次温服。

【主治】冷湿风虚,腰重不遂,脚膝浮肿。

90371　温肾种子汤(《效验秘方》谢海洲方)

【组成】艾叶12克　香附9克　当归9克　川芎9克　熟地黄15克　吴茱萸9克　赤芍15克　川断12克　肉桂6克　黄耆15克　狗脊12克　桑寄生15克　乌药9克

小茴香4克

【用法】水煎服，日一剂，早晚各温服一次。

【功用】益肾暖宫，温经散寒。

【主治】不孕。月经后期，量少色淡，面色晦暗，精神萎靡，性欲淡漠，腹痛腿软，少腹冷痛，手足欠温，小便清长，大便不实，舌淡而苔白水滑，脉沉细或沉迟。

【方论选录】方中用四物汤加黄耆养血益气调经，香附理气和血调经，寄生、川断、狗脊温养肝肾，调补冲任，更以吴茱萸、肉桂、艾叶、小茴香、乌药等品暖寒水以温养督脉。全方既温养先天之肾气以化精，且又培补后天益气生血，使精充血足，冲任脉通，胎孕乃成。本方适宜于肾阳虚衰，胞宫寒冷所致不孕症。

90372 温肾活血汤（《效验秘方·续集》卜宝云方）

【组成】鹿角片10克　仙茅10克　淫羊藿15克　杜仲15克　狗脊15克　雷公藤15克　赤芍10克　红花5克　丹参15克　乌梢蛇20克　砂仁10克　甘草梢10克

【用法】每日一剂，水煎二次，二次分服。

【功用】温肾活血，祛风通络，散瘀逐湿。

【主治】类风湿关节炎，证属（肾）阳虚寒凝，湿阻腰腿中心型，临床特点以腰椎或髋关节疼痛为主要表现，可伴有不规则发热、脉搏加快、腰部或下肢活动不便等，多数患者有反复发作病史。

【加减】不规则发热者加知母、地骨皮、滑石；脉搏快加柏子仁、当归、石斛；寒象甚者加附片、川乌；气虚者加沙参、黄耆、玉竹；血虚者加当归、熟地、阿胶。

【方论选录】本证型的病机是肾阳虚寒，气滞血瘀，寒湿郁积，筋肉失养，久而伤骨。方中以鹿角片、仙茅、淫羊藿温肾壮阳，祛寒解凝；杜仲、狗脊补肾壮腰，祛湿除痹；雷公藤清肿止痛，软坚散结；赤芍、红花、丹参活血化瘀；乌梢蛇搜风通络，消肿止痛，砂仁化湿舒筋，甘草和中解毒。

90373 温肾消水汤（《辨证录》卷五）

【组成】人参三钱　熟地五钱　山药一两　山茱萸三钱　茯苓一两　肉桂二钱　薏仁五钱

【用法】水煎服。

【主治】肺肾俱虚，气水不行，腰重脚肿，小便不利，或肚腹肿胀，四肢浮肿，喘急痰盛不可以卧。

90374 温肾益精汤（《效验秘方》罗元恺方）

【组成】炮天雄6～9克　熟地20克　菟丝子20克　怀牛膝20克　枸杞子20克　炙甘草6克　仙灵脾10克

【用法】水煎服，日一剂。

【功用】温肾益精。

【主治】肾虚精绝异常之不育。

【方论选录】方中炮天雄、仙灵脾温肾壮阳；熟地、枸杞、菟丝子、怀牛膝滋阴养肝，平补肝肾；炙甘草调和诸药。诸药配合，平补阴阳，温肾益肝，填精育嗣。

90375 温肾调气汤（《中医妇科治疗学》）

【组成】杜仲四钱　续断三钱　桑寄生五钱　台乌药二钱　破故纸二钱　菟丝子　焦艾各三钱　炒狗脊二钱

【用法】水煎，温服。

【功用】温肾安胎。

【主治】妇女肾虚，妊娠数月，腰酸作胀，少腹疼痛有下坠感，小便多，白带较重，舌正常，苔白，脉沉缓。

90376 温肾理中汤（《效验秘方·续集》李昌源方）

【组成】制附子9克　白术9克　茯苓12克　白芍9克　干姜6克　党参9克　甘草6克　猪苓12克　泽泻12克　枳壳9克　沉香9克　三七9克　琥珀9克

【用法】每日一剂，水煎二次，早晚分服。在内服方药的同时，取甘遂100克，研为细粉，每次用5～10克，以蜂蜜调匀敷于脐上，覆盖2～3层纱布后用胶布固定，每日一换。

【功用】温肾理中行水，行气活血化瘀。

【主治】脾肾阳虚的腹水证。腹胀大而形寒肢冷，腰酸足肿，倦怠乏力，口淡不渴，食少便溏，尿少或清长，舌淡嫩、苔白滑，脉沉迟。

【方论选录】本方由真武汤合理中汤加味组成。以真武汤益火消阴、化气行水，理中汤温运脾阳以安后天之本，加猪苓、泽泻利尿消肿，枳实、沉香降气破滞，三七、琥珀活血行瘀。俾脾肾阳复，气行瘀散，则腹水可除。

90377 温肾培中汤（《效验秘方·续集》阎卓如方）

【组成】百合31克　生地15克　麦冬12克　石斛10克　牛膝12克　黑附子18克　炒知母10克　山萸10克　炒白术10克　党参25克　粳米31克

【用法】每日一剂，水煎两次，各取150毫升混合后两次温服。

【功用】温补命门，清补心肺。

【主治】重症肌无力。

【方论选录】百合配生地，益心肺之阴；麦冬、石斛滋阴以养肝；石斛配牛膝为健足之剂；山萸平补肝肾；党参、白术健脾益气；黑附子补命门真阳；炒知母苦寒，以济附子之大热；粳米益胃生津而保胃气。共奏补肾之真阴真阳，补中益气健脾之功。

90378 温肾救心汤（《效验秘方》查玉明方）

【组成】炙附子7.5克　白术25克　茯苓25克　白芍15克　生耆25克　五加皮25克　细辛5克　桂枝7.5克　五味子10克　甘草10克　生姜15克

【用法】先将药加水浸泡半小时后，水煎煮。首煎沸后慢火煎30分钟，二煎沸后慢火煎20分钟，两煎混合一起，分两次服，每次100毫升，早晚餐后一小时左右服用。

【功用】温阳益气，化湿利水。

【主治】阴盛于内，水湿内停，上凌心肺引起的心悸怔忡，尿少浮肿，喘不得卧，口唇发青之水气病（肺心病，风心病）。

【加减】下肢肿甚加防己15克；上感咽痛加鱼腥草25克；咳喘加车前子25克、杏仁15克；呕逆不食加砂仁10克、藿香4.5克。

【方论选录】本汤系真武汤衍化。寒淫所胜，治以辛热，附子壮阳益肾，温散水气；选黄耆益气利水，桂枝温阳化水，细辛平喘行水，五加消肿去水，使气化水去而肿消。配五味子收敛肺气，以益心气，使心肺得补，相得益彰。阳复而水化，改善循环，心阳得振，心衰可解。

90379 温肾散结汤（《效验秘方·续集》胡遵达方）

【组成】巴戟天12克　仙茅12克　菟丝子15克　淫

羊藿15克　枸杞子10克　三棱10克　水蛭10克　穿山甲10克　青皮10克　海藻30克　白芷15克　川楝子10克

【用法】每日一剂，水煎2次，取汁300毫升，温分2次服。

【功用】温肾助阳，祛瘀化痰，理气散结。

【主治】前列腺增生症。

【加减】临证运用时，若湿热明显者，加蒲公英、石韦、车前草以清利湿热；尿潴留者，加麻黄、苏叶以宣上启下；肾阳虚明显者，加附子、肉桂以温阳；肾阴虚明显者，加女贞子、旱莲草以滋阴；气滞明显者，加乌药、柴胡以疏肝。

【方论选录】方中巴戟天、仙茅、菟丝子、淫羊藿补肾助阳，温而不燥，枸杞子滋补肾阴，以使阴阳相济；三棱、水蛭、穿山甲破血祛瘀；青皮、川楝子、海藻、白芷疏肝化痰、软坚散结。

90380　温肺止流丹（《辨证录》卷三）

【组成】诃子一钱　甘草一钱　桔梗三钱　石首鱼脑骨五钱（煅存性，为末）　荆芥五分　细辛五分　人参五分

【用法】水煎服。

【主治】肺气虚寒，鼻流清涕，经年不愈。

90381　温肺定喘汤（《儿科证治简要》）

【组成】干姜　细辛　薄荷各2.4克　杏仁6克　苏叶　五味子各3克　麻黄1.5克

【功用】温肺定喘。

【主治】小儿寒性哮喘，形寒畏冷，面色苍白，四肢不温，咳嗽喘急，呼吸困难，口不渴，唇淡白，舌质淡，苔薄白，指纹青，脉象紧或滑。

90382　温肺桂枝汤（《医醇賸义》卷四）

【组成】桂枝五分　当归二钱　茯苓二钱　沉香五分　苏子一钱五分　橘红一钱　半夏一钱二分　瓜蒌实四钱　桑皮二钱

【用法】水煎，姜汁二小匙冲服。

【功用】温肺降气。

【主治】肺胀，虚满喘咳。

90383　温经木香丸（《圣济总录》卷五十一）

【异名】木香丸（《普济方》卷三十）。

【组成】木香　胡芦巴（炒）　补骨脂（炒）　巴戟天（去心）　茴香子（炒）　桂（去粗皮）　艾叶（炒）　附子（炮裂，去皮脐）　青橘皮（去白，焙）各一两

【用法】上为末，炼蜜为丸，如梧桐子大。每服二十丸，加至三十丸，空心、日午、临卧以温酒或盐汤送下。

【主治】肾中寒气，脐腹冷疼，腰脚酸痛，筋脉拘急。

90384　温经止痛汤（《中医妇科治疗学》）

【组成】川芎　五灵脂　白芷各二钱　焦艾　香附各三钱　生姜二钱

【用法】水煎，温服。

【功用】温经散寒。

【主治】经期感寒，少腹冷痛，喜热熨，经量少，色暗红，头疼恶寒，苔白，脉浮紧。

【加减】手足发冷，喜热恶寒，经色如黑豆汁者，加入小温经汤。

90385　温经化癥汤（《中医妇科治疗学》）

【组成】秦归　川芎　莪术　桃仁　吴茱萸各二钱　肉桂一钱　盐小茴三钱　橘核　乳香各二钱　青皮三钱　血竭二钱

【用法】水煎，温服。

【功用】散寒祛瘀。

【主治】妇女癥瘕兼寒，腹部胀硬疼痛，月经量少或停闭，面色灰暗，身体畏寒，少腹冷痛，喜热喜按，舌淡，间有浅蓝色，苔薄白，脉沉涩有力。

【加减】如有白带而腰痛者，加附子、焦艾各三钱。

【备考】本方如制丸剂，应加四倍量，并加鳖甲二两，每次服一钱，每天二次。

90386　温经白带丸（《成方制剂》9册）

【组成】鹿角霜（醋炒）150克　牡蛎（煅）143.8克　莲须62.5克　陈皮（制）62.5克　龙骨（煅）62.5克　黄柏（盐炒）50克　白术（土炒）87.5克　厚朴（姜制）50克　核桃仁14.1克　茯苓87.5克　赤芍50克　车前子（炒）62.5克　柴胡37.5克　苍术（麸炒）62.5克

【用法】制成丸剂。口服，水蜜丸一次6～9克；大蜜丸一次1丸，一日2次。

【功用】温经散寒，祛湿，固涩止带。

【主治】湿注带下，月经不调，头晕眼花，腰酸胸闷。

【宜忌】忌食生冷食物。

90387　温经定痛汤（《中医妇科治疗学》）

【组成】当归二钱　川芎一钱半　延胡二钱　红花一钱　桂枝一钱半　莪术　台乌各二钱

【用法】水煎，温服。

【功用】温经行血理气。

【主治】妇女痛经。瘀滞兼寒，少腹冷痛，喜得热熨，经色乌黑，量不太多，腰酸背寒，舌淡苔白，脉沉紧。

90388　温经活血汤（《中医妇科治疗学》）

【组成】香附三钱　台乌二钱　吴萸一钱　茅术一钱半　茯苓三钱　当归二钱　川芎一钱半　炮姜五分　乳香二钱

【用法】水煎，温服。

【功用】活血散寒止痛。

【主治】妇女痛经。寒湿凝结，经前或经期少腹疼痛，喜热熨，经色如黑豆汁，舌润口和，脉沉迟。

90389　温经活络丹（《活人方》卷三）

【组成】香附（酒制）八两　陈皮六两　当归尾六两　延胡索四两　枳壳四两　羌活三两　红花三两　抚川芎二两　独活二两　滴乳香五钱　没药五钱

【用法】共研末，炼蜜为丸，如弹子大，重三钱。每服一丸，午后、临睡陈酒化服。

【主治】气中血滞，血中气滞，经络隧道不通，筋骨关节疼痛，内伤外伤，气郁血郁并能治之。

90390　温经养荣汤（《医醇賸义》卷四）

【组成】生地三钱（切片，红花炒）　熟地三钱（切片，砂仁炒）　枸杞三钱　当归二钱　白芍一钱五分（酒炒）　鹿筋五钱（切片）　木瓜一钱（酒炒）　川断二钱　独活一

钱(酒炒)　桂枝五分　秦艽一钱　甜瓜子三钱(炒,研)　木香五分　红枣十个　姜三片　桑枝一尺

【功用】养血通络去风。

【主治】风痹。血不荣筋,风入节络。

90391　温经除湿汤(《兰室秘藏》卷中)

【异名】冲和补气汤(《东垣试效方》卷九)。

【组成】黄连一分　柴胡　草豆蔻　神曲(炒)　木香各二分　麻黄(不去节)　独活　当归身　黄柏各一分　升麻五分　羌活七分　炙甘草　人参　白术　猪苓　泽泻各一钱　黄耆　橘皮　苍术各二钱　白芍药三钱

【用法】上剉,如麻豆大,分作二服。用水二盏,煎至一盏。食远服。

【主治】四肢痿厥无力,沉重疼痛,合眼肢麻,头眩醋心,恶风寒者。

90392　温经胶附丸(《杨氏家藏方》卷十五)

【异名】温湿阿胶丸(《普济方》卷三二八)。

【组成】阿胶(蛤粉炒)　附子(炮,去皮脐)　熟干地黄(洗,焙)　白芍药(剉)各二两　艾叶四两

【用法】上以米醋二升,一处煮令醋尽,用烈火焙燥,碾为细末,酒煮面糊为丸,如梧桐子大。每服五十丸,温酒送下,不拘时候。

【功用】除风冷,暖血海。

【主治】月事过多,血气诸疾。

90393　温经益元汤(《伤寒六书》卷四)

【组成】熟地黄　人参　白术　黄耆　芍药　甘草　当归　生地　茯苓　陈皮　肉桂　大附子

【用法】上以水二钟,加生姜三片,大枣一枚,糯米一撮,捶法煎之温服。

【主治】伤寒汗后大虚,头眩振振欲擗地,肉瞤筋惕;及因发汗太过,卫虚忘阳,汗出不止;或下后痢不止,身疼痛者。

【加减】如饱闷,加枳壳,去地黄;瘦人去芍药;有热,去附子、肉桂;利不止,加炒白术、升麻,陈壁土,去当归,地黄;呕者,加姜汁制半夏;渴者,加天花粉;汗后恶风寒,属表虚,去附子、肉桂、生地,加桂枝、胶饴。

90394　温经通脉汤(《效验秘方》曹向平方)

【组成】川桂枝10克　炙黄耆15克　当归10克　炒白芍10克　北细辛5克　红花10克　炙甘草5克　木通5克　川芎6克

【用法】水煎服,日一剂。

【功用】温经散寒,养血通脉。

【主治】雷诺病(肢端血管痉挛症)。

【方论选录】桂枝味辛甘性温,功能温经散寒活血;细辛味辛性温,专司温经散寒而止痛;当归味甘辛性温,可补可散,是治血痛之要药;白芍专入肝脾,功专柔肝止痛,养血滋阴;黄耆味甘性微温,能行血中之气;上药合伍,养血通脉而缓肢端之痉挛;红花破瘀生新,且能活血止痛;川芎为血证又一要药,功专活血理气,搜风止痛;木通、红花、川芎以加强通脉活血;细辛配甘草等药有镇痛之效。

90395　温经通络汤(《赵炳南临床经验集》)

【组成】鸡血藤五钱至一两　海风藤三至五钱　全丝瓜五钱至一两　鬼见愁二至四钱　鬼箭羽五钱至一两　路路通三至五钱　桂枝三至五钱　蕲艾三至五钱　全当归三至五钱　赤白芍五钱至一两

【功用】温经通络,活血止痛。

【主治】血栓闭塞性脉管炎初期,雷诺病初期,静脉曲张,象皮腿,关节痛。

90396　温经通络膏

《中医外伤科学》。为《中医伤科学讲义》"温经通络药膏"之异名。见该条。

90397　温经滋补汤(《一盘珠》卷六)

【组成】当归　川芎　熟地　白术(土炒)　白芍(酒炒)　白茯苓　淮山药　枣皮各一钱　玄胡(酒炒)　丹皮　小茴　香附(酒炒)　泽泻　杜仲各一钱

【用法】加生姜,大枣,水煎服。

【主治】经水或前或后,不调匀,眼花目眩,腰膝酸痛,脉虚,两尺沉微。

90398　温经散寒汤(《效验秘方》蔡小荪方)

【组成】当归10克　川芎10克　赤芍12克　白术12克　紫石英20克　胡芦巴6克　五灵脂12克　金铃子10克　延胡索10克　制香附12克　小茴香6克　艾叶6克

【用法】经行腹痛开始每日1剂,早晚各服1次。

【功用】温经化瘀、散寒止痛。

【加减】受寒重者,加吴茱萸、桂枝;血瘀重者,加桃仁、红花。

【主治】经前或经时小腹拧痛或抽搐,凉而沉重感,按之痛甚,得热痛减,经行量少,色黯有血块,畏寒便溏,苔白腻,脉沉紧。

【方论选录】方中当归、川芎、赤芍活血行瘀;五灵脂、金铃子、延胡索、制香附,活血化瘀,行气止痛;白术补脾健胃,和中燥湿,以制约上述诸药伤中耗气之弊;紫石英性味甘温,入心肝经以温暖子宫。胡芦巴性味苦大温,入肾补命门之火,有温肾阳,逐寒湿的功能,故与紫石英同用则直达子宫,而起到散寒镇痛的作用;小茴香、艾叶亦有温经散寒之作用。

90399　温经摄血汤(《傅青主女科》)

【组成】大熟地一两(九蒸)　白芍一两(酒炒)　川芎五钱(酒洗)　白术五钱(土炒)　柴胡五分　五味子三分　肉桂五分(去粗皮,研)　续断一钱

【用法】水煎服。

【功用】大补肝肾脾之精血,兼散寒解郁。

【主治】妇女经水后期,经来量多者。

【加减】倘元气不足,加人参一二钱。

90400　温经摄血汤(《中医妇科治疗学》)

【组成】泡参一两　党参五钱　白术六钱　炙甘草三钱　吴茱萸一钱半　姜炭三钱　焦艾五钱

【用法】水煎服。

【功用】补脾摄血温经。

【主治】妇女脾气虚弱,暴崩或漏下,血淡清稀如水,少腹胀痛而冷,喜热熨,食少便溏,舌淡苔白,脉虚迟。

【加减】血多者,加乌贼骨二两;漏下者,加延胡炭二钱。

90401 **温经暖宫丸**(《郑氏家传女科万金方》卷一)

【组成】细辛 吴萸 川椒 秦艽 白蔹 白薇(酒浸) 白茯苓 干姜(炮) 石菖蒲(炒) 乌药 制附子各一两

【用法】上为末,炼蜜为丸,如梧桐子大。每服四五十丸,空心淡盐汤送下。

【主治】妇人无子。

90402 **温经解毒汤**(《治疹全书》卷下)

【组成】生地 当归 赤芍 川芎 桃仁 红花 独活 山楂 连翘 银花 丹皮

【主治】疹因风阻遏,血留肌表,色变青紫,身凉无汗者。

【加减】恶寒发热,加桂枝。

90403 **温经辟痧丹**(《急救痧症全集》卷下)

【组成】真川郁金 沉香 木香各一钱 乌药一钱 北细辛五钱

【用法】共研细末,以饭和丸,如芡仁大。每服三四分,砂仁汤温服。一方去细辛,加檀香、五灵脂、莱菔子、砂仁为末,水泛丸,如梧桐子大。每服五分,温茶送下。

【主治】痧症因过饮寒凉,致痧毒阻遏,结伏不出者。

90404 **温带益经汤**(《辨证录》卷十一)

【组成】熟地一两 白术 杜仲各五钱 肉桂一钱 茯苓 人参各三钱

【用法】水煎服。

【主治】妇人经来后期而量多者。

90405 **温胃丁香散**(《傅青主女科·产后编》卷下)

【组成】当归三钱 白术二钱 黑姜四分 丁香四分 人参一钱 陈皮五分 炙草五分 前胡五分 藿香五分

【用法】加生姜三片,用水煎服。

【主治】妇人产后七日外,呕逆不食者。

90406 **温胃化痰丸**(《御药院方》卷五)

【组成】半夏三两 橘皮(去白) 干姜(炮) 白术各二两

【用法】上为细末,生姜汁煮面糊为丸,如梧桐子大。每服二十丸,温生姜汤送下,不拘时候。

【主治】膈间有寒,脾胃停饮,胸中不快,痰涎不尽。

90407 **温胃补血汤**

《医学正传》卷七。为《兰室秘藏》卷中“温卫补血汤”之异名。见该条。

90408 **温胃固肠丸**(《幼幼新书》卷二十八)

【组成】肉豆蔻 缩砂仁 丁香 龙骨 诃子皮(炙) 赤石脂各等分

【用法】白面糊丸,如绿豆大。每服一二十丸,饭饮送下。

【主治】小儿泄泻。

90409 **温胃健脾丸**(《鸡峰》卷十二)

【组成】附子三两(生) 厚朴二两 大枣五十个 生姜六两(取汁,将附子等用姜汁煮透,焙干,入后药) 丁香 胡椒 肉豆蔻各半两

【用法】上为细末,水煮面糊和丸,如梧桐子大。每服三十丸至五十丸,空心、食前米饮送下。

【主治】脾虚胁寒,食少倦怠。

90410 **温胃消湿丹**(《辨证录》卷二)

【组成】人参 黄耆 茯神 巴戟天各三钱 远志一钱 肉桂三分 肉豆蔻一枚 益智仁 甘草 防风各五分

【用法】水煎服。

【主治】寒湿结于胃,呕吐不宁,胸膈饱闷,吞酸作痛,两足亦痛者。

90411 **温胃调气汤**(《陈氏幼科秘诀》)

【组成】苍术 厚朴 半夏 香附 山楂 神曲 麦芽 藿香 干姜 茯苓

【主治】小儿感寒伤食,呕吐者。

【加减】服此不止,若见是冷,可加木香、丁香、厚朴,次第加之;若是伤食,以枳实、青皮、槟榔次第加之;用前药又不止,是胃气因吐而虚,面青白唇淡,精神少,可加人参,此症必眼眶陷下,方可用参。

90412 **温胃理中汤**(《证因方论集要》卷三)

【组成】人参 白术(土炒) 炮姜 甘草(炙) 附子(制) 肉桂 丁香 乌梅

【主治】老稚体弱之人,邪传厥阴,胃中寒冷,蛔不能安。

【方论选录】理中者,所以理中焦之阳气也。参、术、姜、草温胃以除寒;复以桂、附、丁香辛热,大暖胃阳,以逐其痼冷陈寒之气,如此则离照当空,阴霾潜消矣;乌梅味酸,安蛔止呕。

90413 **温胃舒胶囊**(《成方制剂》13 册)

【组成】党参 183 克 附子(制)150 克 黄耆(炙)183 克 肉桂 90 克 山药 183 克 肉苁蓉(制)183 克 白术(炒)183 克 山楂(炒)225 克 乌梅 225 克 砂仁 60 克 陈皮 150 克 补骨脂 183 克

【用法】制成胶囊。口服,一次 3 粒,一日 2 次。

【功用】扶正固本,温胃养胃,行气止痛,助阳暖中。

【主治】慢性萎缩性胃炎、慢性胃炎所引起的胃脘冷痛,腹胀,嗳气,纳差,畏寒,无力等症。

【宜忌】胃大出血时忌用。

【备考】本方改为颗粒剂,名为“温胃舒颗粒”(见原书 18 册)。

90414 **温胆安神散**(《陈素庵妇科补解》卷三)

【组成】茯神 远志 人参 麦冬 甘草 枣仁 白术 石菖蒲 茯苓 白芍 生地 当归 玄参剉 黄芩 竹叶 辰砂

【主治】妊娠胆虚,连夜不寐。

【方论选录】是方参、神、麦、枣、远志以安神养血,通肾气以交心神;归、芍、地、苓、术、草、玄参剉以清热补血,固肾气以安胎;而菖蒲、竹叶、辰砂凉以清心,重以镇怯,皆其佐使也。

90415 **温洗眼目方**(《续名家方选》)

【组成】干姜 肉桂各等分 白矾(减半)

【用法】盛绛囊,渍热汤。淋眼中,日数次。

【主治】冷泪眼。

90416 **温脏钩藤膏**(《普济方》卷三六一)

【组成】白附 茯神 甘草 茯苓 全蝎 羌活 天

麻　防风　山药　蝉退　僵蚕　远志　人参　朱砂　麝香　金箔各等分

【用法】上为末，炼蜜为丸。钩藤、苏木汤化下。

【主治】小儿变蒸，惊焦啼叫。

【备考】本方方名，据剂型，当作“温脏钩藤丸”。

90417　**温脐化湿汤**（《傅青主女科》卷上）

【组成】白术一两（土炒）　白茯苓三钱　山药五钱（炒）　巴戟肉五钱（盐水浸）　扁豆（炒，捣）三钱　白果十枚（捣碎）　建莲子三十枚（不去心）

【用法】水煎，经来前十日服之。

【主治】下焦寒湿相争，经水将来三五日前，脐下作痛，状如刀割，或寒热交作，所下如黑豆汁者。

【方论选录】此方君白术以利腰脐之气，用巴戟、白果以通任脉，扁豆、山药、莲子以卫冲脉。所以寒湿扫除而经水自调。

90418　**温脐种子方**（《医学入门》卷一）

【组成】五灵脂　白芷　青盐各二钱　麝香一分

【用法】上为末。用荞麦粉水和成条，圈安于脐周，以前药末实于脐中，用艾灸之，但觉脐中温暖即止，过数日再灸。

【功用】温阳种子，尤宜于妇人。

90419　**温脐兜肚方**

《医学入门》卷一，为《摄生众妙方》卷十一“兜肚方”之异名。见该条。

90420　**温涩固宫汤**（《效验秘方》李培生方）

【组成】当归10克　白芍10克　川芎6克　熟地10克　艾叶6克　阿胶10克　血余炭6克　乌贼骨12克　茜草根10克

【用法】以水煎服，日服三次。

【功用】养血和血，调经止血，暖胞安宫。

【主治】充任脉虚、寒邪凝滞、小腹疼痛，月经过多，或妊娠下血、胎动不安、或产后下血、淋漓不断等。

【方论选录】本方是在经方乌贼骨丸、胶艾汤的基础上，又综合时方之有效药味加减变化而来。方中当归甘温，养肝补血和血；白芍酸敛，助当归养血和阴，缓急止痛；熟地甘温，滋肾补血，以壮血液生化之源；川芎辛温香窜，活血行气，畅通气血，下行血海，并可使熟地、当归、白芍等补而不滞；阿胶功专补血止血；艾叶温经暖胞，二者又为治崩漏、腹痛、胎漏下血之要药；乌贼骨味咸微温，收涩止血，血余炭、茜草根止血祛瘀生新。合而用之，可和血止血，养血调经，兼能安胎，是临床治疗妇产科疾病有效方剂。

90421　**温粉扑肌散**（《救偏琐言》卷十）

【组成】黄连　贝母　牡蛎粉各五钱　粳米粉一升

【用法】共磨细末。包于绢内扑之。

【主治】汗出不止。

90422　**温脾止泄丹**（《北京市中药成方选集》）

【异名】温脾止泻丸（《成方制剂》3册）。

【组成】人参（去芦）三钱　於术（土炒）三钱　茯苓四钱　山药四钱　泽泻四钱　木香二钱　肉桂（去粗皮）二钱　川附子三钱　熟地八钱　甘草三钱　黄连一钱　青皮（炒）二钱　炮姜一钱

【用法】共为细粉，炼蜜为丸，重一钱。每服一丸，温开水送下，一日二次，周岁以下小儿酌减。

【功用】温脾散寒，止泄消胀。

【主治】小儿脾气虚寒，腹痛胀满，久泄不止。

90423　**温脾止泻丸**（《北京市中药成方选集》）

【组成】砂仁二两　厚朴（炙）二两　赤苓二两　泽泻二两　肉桂（去粗皮）二两　白术（炒）四两　扁豆（炒）四两　藿香四两　猪苓　白芍四两　橘皮四两　山楂四两　木香一两　黄连一两　甘草一两　干姜一两　党参（去芦）二两

【用法】共为细粉，炼蜜为丸，每丸二钱重。每服二丸，温开水送下，一日二次。小儿服一丸或半丸。

【功用】温脾止泻，和胃散寒。

【主治】脾胃虚寒，久泻不止，腹胀作痛，面黄肌瘦。

90424　**温脾止泻丸**

《成方制剂》3册。为《北京市中药成方选集》“温脾止泄丹”之异名。见该条。

90425　**温脾止泻汤**（《明医指掌》卷十）

【组成】白术（土炒）　白茯苓各一钱　桂三分　肉果五分　甘草三分

【用法】加生姜，水煎服。

【主治】寒泻。

90426　**温脾半夏汤**（《圣济总录》卷八十八）

【异名】半夏汤（《普济方》卷二三二）。

【组成】半夏二两（姜汁制作饼，炙）　干姜（炮裂）　当归（切，焙）　附子（炮裂，去皮脐）　甘草（炙，剉）　人参　赤石脂　厚朴（去粗皮，生姜汁炙）　桂（去粗皮）各一两

【用法】上剉，如麻豆大。每服五钱匕，水一盏半，煎至一盏，去滓，分二次温服。

【主治】虚劳脾气不足，脐腹疼痛，食不消化。

90427　**温脾达生汤**（《陈素庵妇科补解》卷四）

【组成】厚朴一钱　木香一钱　肉桂一钱　车前一钱半　广皮一钱　枳壳一钱　冬葵一钱　黑姜八分　当归五钱　川芎二钱

【功用】温中和胃，消食利水，补血助产。

【主治】妇女临产泄泻。内因脾气虚弱，或先伤于饮食，或新感寒邪，因而泄泻。

90428　**温脾陈曲丸**（《圣济总录》卷九十三）

【组成】陈曲末（炒令黄色）五两　白术一两　附子（炮裂，去皮脐）三两　枳壳（去瓤，麸炒黄色）一两　甘草（炙，剉）　干姜（炮裂）　人参各二两　食茱萸（水净洗，焙干、炒）　桔梗（炒）各一两

【用法】上为细末，炼蜜为丸，如梧桐子大。每服二十丸，渐加至三十丸，每日空心米饮送下，夜卧再服。

【主治】传尸。过服冷药，损及脾气，以致食少难消气满兼利，旬月不愈者。

90429　**温脾固肠散**（《全国中药成药处方集》大同）

【组成】白术　扁豆　车前子各三钱　肉蔻　诃子肉　莲肉　薏米　炒山药各二钱　炙草钱半　高丽参二钱　广木香一钱　粟壳三钱

【用法】共研极细末，每包七分。早、晚每服一包，黑

糖、淡姜汤送下。

【主治】脾胃虚弱,久泻。

90430 **温脾祛疟汤**(《辨证录》卷八)

【组成】白术一两 茯苓五钱 山药五钱 芡实五钱 人参三钱 肉桂一钱 炮姜一钱 橘皮一钱 半夏一钱 甘草一钱 白豆蔻三粒

【用法】水煎服。

【主治】发疟之时,先寒后热,寒从腹起,善呕,呕已乃衰,热过汗出乃已。

90431 **温脾清痢饮**(《慈航集》卷下)

【组成】白芍八钱(炒) 当归八钱 白术五钱(土炒) 云苓五钱 干姜一钱五分(炒) 枳壳二钱(炒) 槟榔一钱五分 车前子三钱 甘草五分(炙)

【用法】加煨广木香一钱五分为引,水煎服。

【主治】脾虚寒痢,腹痛里急后重,小便短而不赤,痢下无红,舌苔滑白,四肢冷。

90432 **温脾暖胃散**(《普济方》卷二十二引《广南四时摄生论》)

【组成】陈橘皮 白术 厚朴各一两

【用法】上为散。每服一大钱,水一盏,加生姜、大枣,同煎至七分,空心温服。

【功用】温脾暖胃。

90433 **温湿阿胶丸**

《普济方》卷三二八。为《杨氏家藏方》卷十五"温经胶附丸"之异名。见该条。

90434 **温精毓子丹**(《辨证录》卷十)

【组成】人参二两 肉桂一两 五味子一两 菟丝子三两 白术五两 黄耆半斤 当归三两 远志二两 炒枣仁三两 山茱萸三两 鹿茸一对 肉苁蓉三两 破故纸三两 茯神二两 柏子仁一两 砂仁五钱 肉果一两

【用法】上各为末,炼蜜为丸。每服一两,每日酒送下。

【功用】温精毓子。

【主治】男子精寒,阳衰不育。

90435 **温经养血合剂**

《成方制剂》13册。即《金匮》卷下"温经汤"改为口服液。见该条。

90436 **温经通络药膏**(《中医伤科学讲义》)

【异名】温经通络膏(《中医外伤科学》)。

【组成】乳香 没药 麻黄 马前子各半斤

【用法】共为细末,用饴糖或蜂蜜调敷患处。

【功用】温经活血通络。

【主治】骨与关节筋络损伤,兼有风寒湿外邪者;或寒湿伤筋;或陈伤劳损。

90437 **温经散寒洗剂**(《外科新编》)

【组成】附子 干姜 桂枝 当归 花椒 赤芍 细辛 麻黄 红花各30克 毛皮树根120克

【用法】上药放大砂锅内,加水10碗,煎至5碗,去滓,洗患处。

【功用】温经散寒,活血止痛。

【主治】脉管炎,风寒痹痛。

90438 **温肾助阳药酒**(《新药转正》13册)

【组成】补骨脂 淫羊藿 制何首乌 熟地黄 山茱萸 枸杞子 巴戟天 菟丝子 肉苁蓉 葱子 韭菜子 蛤蚧 山药 阳起石 泽泻(制) 牡丹皮 茯苓 蜂蜜

【用法】上制成酒剂。口服。一次10~20毫升,一日2次。一个月为一疗程,必要时可用2个疗程或遵医嘱。

【功用】温肾助阳。

【主治】肾阳虚阳痿。腰膝酸软,小便清长,少腹及阴器发凉,畏寒怕冷,精神萎靡,阴茎不能勃起或勃起不坚,舌苔淡白,脉沉细数。

【方论选录】方中淫羊藿、肉苁蓉、巴戟天、韭菜子、蛤蚧、阳起石、葱子、补骨脂、菟丝子同用,以补肾益火,兴阳起痿。熟地黄、山茱萸、山药、泽泻、牡丹皮、茯苓、制首乌、枸杞子补肾滋阴,阴中求阳。蜂蜜补脾益气、和中调味。诸药合用,共奏温肾助阳之效。

90439 **温中和气救逆汤**(《寿世新编》卷上)

【组成】生潞党三两(淡姜汁炒) 泡吴萸八钱 嫩桂尖一两二钱 紫苏叶八钱 漂於术二两四钱(陈灶心土炒近黑勿枯) 高良姜一两二钱 杭白芍一两六钱 西砂仁八钱 白干姜一两六钱(炒近黑) 公丁香六钱 宣木瓜一两六钱 法半夏一两二钱 明附片三两 炙甘草一两二钱

【用法】上选道地药料,照制足戥,另用灶心土一斤打碎,将河水六大碗先煮半小时,澄清去滓,又取樟树二层皮六两,投入煮灶心土水中煎汁,和药末为丸,如梧桐子大,烘干,瓷瓶收贮,勿泄气。大人每服三四钱,开水送服,不愈再服;小儿一二岁酌与之。如呕吐太甚,百药不能纳者,速用陈藕节七枚,煎水一碗,再送吞此丸。

【功用】回阳救急,起死回生。

【主治】时疫霍乱,大吐大泻,四肢厥逆,冷汗直出,舌白不渴,渴则饮热,数口而止,面唇㿠白,腹痛转筋,脉沉细,或散乱,或伏。

【方论选录】方用理中为君,所以急救中气之脱,以止吐泻也;加萸、附者,所以温少阴之寒,救腹中之痛也;加良姜、丁香、砂仁、半夏者,所以温中和胃调气,以补理中所不及也;加木瓜、桂、芍,舒筋平肝,以救其转筋,且桂、芍并用,两和营卫,兼可救冷汗,又与姜、附回阳也;紫苏与樟皮芳香逐秽,可以行气解疫;兼之河水趋下,灶土暖中,且皆能治呕,故取效如神也。

90440 **温中养气定痛丸**(《活人心统》卷下)

【组成】白术 茯苓 陈皮 白芍各二两 人参 乌药 干姜 良姜 三棱 莪术 砂仁 官桂各五钱 木香 丁香 青皮 香附子 川归 厚朴 芦荟各三分 槟榔 玄胡索(炒)各一两

【用法】上为末,糊丸,如梧桐子大。每服七十丸,姜汤送下。

【主治】久远胃寒,心腹作痛者。

90441 **温气除寒补下丸**(《普济方》卷三四一)

【组成】葫芦巴(酒浸,焙) 龙骨(研) 菖蒲各半两 远志(去心)一两半 补骨脂(炒) 益智仁(去皮) 肉苁蓉(酒浸一宿,切,焙)各一两

【用法】上为细末,炼蜜和丸,如梧桐子大。每服三十丸,空心温酒送下。

【主治】妊娠小便利。

90442 **温阳益气复脉汤**(《效验秘方》李介鸣方)

【组成】人参 15 克　黄耆 20 克　北细辛 6～15 克　制附片 10 克　炙麻黄 6 克　麦冬 12 克　丹参 18 克　五味子 12 克　桂枝 10 克　甘草 10 克

【用法】每日 1 剂,水煎 2 次,早晚各服 1 煎。

【功用】温阳益气,和络复脉。

【主治】心肾阳虚,心阳不运所致脉象迟滞结代、心悸怔忡、胸憋气短等症。包括现代医学的病态窦房结综合征,及窦性心动过缓(单纯性)。

【加减】有房颤者加珍珠母、百合、琥珀末安神敛气,去附子、麻黄、桂枝,减细辛用量;心痛者加元胡、生蒲黄、檀香活血行气;胸憋者加瓜蒌、薤白宣痹通阳,或用菖蒲、郁金解郁理气;头晕者加菖蒲、磁石开窍通阳;气喘者加重人参用量,补元固脱。

【方论选录】方中人参、黄耆、附子益气壮阳以为君;细辛、麻黄、桂枝通阳以为臣;甘草益气兼和诸药;丹参活血通脉兼以养心;麦冬、五味子滋阴敛气,是遵景岳"善补阳者,必于阴中求阳,则阳得阴助而生化无穷"之训,辅阳气之生,制阳药之燥。各药配伍,共奏温阳益气、活血复脉之效。

90443 **温脾平胃陈粟汤**(《圣济总录》卷一三一)

【组成】陈粟米(微炒)一合　干姜(炮裂)半两　甘草(炙)四两

【用法】上㕮咀,如麻豆大。每服五钱匕,用水一盏半,煎至八分,去滓,空心温服,晚再服,以愈为度。

【主治】发背。热渴饮冷太过,致胃寒呕吐。

渴

90444 **渴忒饼儿**(《饮膳正要》卷二)

【组成】渴忒一两二钱　新罗参一两　菖蒲一钱(各为细末)　白纳八三两(系砂糖)

【用法】将渴忒用葡萄酒化成膏,和上药末和匀为剂,用诃子油印作饼。每用一饼。徐徐噙化。

【功用】生津止渴。

【主治】渴,嗽。

90445 **渴龙奔江丹**(《外科十三方考》)

【组成】水银一两　火消一两　白矾一两　青盐四钱　青矾四钱　白砒三钱　硇砂五分

【用法】上药先用瓦罐微火熔化凝定,然后用竹筒装水,缅于板凳脚上,将瓦罐倒封竹筒口,后用瓦盆装杠炭五斤,安瓦罐上,文武火炼之,则药遂逼入水中,将水倾去,澄取丹药,候水气干时,加入朱砂、麝香、冰片,共研极细末,米糊为条,阴干收贮备用。

【功用】取管化绵。

【主治】痔瘘管骨绵肉。

90446 **渴龙奔江丹**(《吴氏医方类编》卷四)

【组成】白矾一两半　火消一两三钱五分　黑矾一两　黑铅二钱半　水银(铅制)五钱　青盐五钱　明雄一钱五分　硼砂一钱五分　白砒一钱五分

【用法】各为细末,用甘子土作罐,如元宝罐样,先以文火,次下白矾,再次下青盐,次下火消、硼砂、黑矾,以物搅之,俟结于罐底,先以大接白罐盛水令满,埋与地平,口内坐大白碗一个,将药覆碗内,靠罐边以毛头纸拈筋护住,炭火三分,碱土七分,盐水和泥填满碗,用瓦围好罐,沿上排炭火六斤,发火烧之,以炭尽为度,俟冷取起,将白碗底霜用鸡翎扫下,研细,江米糊和成条,朱砂为衣。点疮口上。

【主治】一切恶疮疔毒。

90447 **渴乐宁胶囊**(《新药转正》10 册)

【组成】黄耆　黄精(酒炙)　地黄　太子参　天花粉

【用法】上制成胶囊剂,每粒装 0.45 克。口服,一次 4 粒,一日 3 次,三个月为一疗程。

【功用】益气养阴生津。

【主治】气阴两虚型消渴病(非胰岛素依赖型糖尿病),症见口渴多饮,五心烦热,乏力多汗,心慌气短等。

【临床报道】2 型糖尿病:《中国中西医结合杂志》[1997,17(1):29-31]方法:将 65 例 2 型糖尿病患者随机分为中西药组和优降糖组。中西药组服用优降糖和中成药渴乐宁胶囊,优降糖组单纯服用优降糖,连续治疗 12 周。结果:中西药组空腹血糖、餐后 2 小时血糖及糖化血红蛋白较治疗前均有明显下降($P<0.01$)。中西药组空腹血糖下降幅度和优降糖组比较无显著性差异($P>0.05$),但餐后 2 小时血糖和糖化血红蛋白下降幅度显著优于优降糖组(P 均 <0.05),并且中西药组优降糖用量及不良反应均明显少于优降糖组。

溃

90448 **溃坚丸**(《产科发蒙·附录》)

【组成】生漆　大黄　面粉各等分

【用法】上药炼蜜为丸,如梧桐子大。每服二三十丸,白汤送下。

【主治】经闭血痼腹痛者。

90449 **溃坚汤**(《回春》卷三)

【组成】当归　白术(去芦)　半夏(姜汁炒)　陈皮　枳实(麸炒)　山楂肉　香附　厚朴(姜汁炒)　砂仁　木香各等分

【用法】上剉一剂。加生姜一片,水煎,磨木香调服。

【主治】五积六聚,诸般癥瘕、痃癖、血块。

【加减】左胁有块,加川芎;右胁有块,加青皮;肉食成块,加姜炒黄连;粉面成积,加神曲;血块,加桃仁、红花、官桂,去半夏、山楂;痰块,加海石、瓜蒌、枳实,去山楂;饱胀,加萝卜子、槟榔,去白术;壮健人,加蓬术;瘦弱人,加人参少许。

90450 **溃疡丸**(《新中医》1976,2:28)

【组成】白及粉 12 克　甘草粉 18 克　蜂蜜 30 克

【用法】上药制丸 3 粒。每服 1～2 丸,日服 3 次。亦可作汤剂,水煎,蜂蜜兑服。

【功用】益胃止血。

【主治】溃疡病。

【加减】若胃酸多,加乌贼骨;痛剧,加延胡索、白芍。

【临床报道】十二指肠溃疡:赵某,男,23 岁。上腹部烧灼样疼痛 3 年多,伴有泛酸、呕血、柏油样大便三次,经 X

线胃肠钡餐检查证实为十二指肠溃疡。大便隐血试验阳性,经服溃疡丸后,一星期疼痛消失,51天后再作X线胃肠钡餐检查,见十二指肠球部溃疡面(壁龛)已修复,大便隐血试验阴性,即治愈出院。二年后随访未复发。

90451 **溃疡片**(《成方制剂》19册)

【组成】海螵蛸250克 枯矾150克 天仙子10克 延胡索80克 白及50克 乌药30克

【用法】上制成片剂。嚼碎后咽下,一次8片,一日3次。

【功用】解痉止痛,止血收敛。

【主治】脾胃不和,胃脘胀痛,吞酸嘈杂等症,胃、十二指肠溃疡,胃痉挛而见上症者。

【宜忌】心脏病、心动过速、青光眼患者及孕妇忌服。

90452 **溃疡汤**(《临证医案医方》)

【组成】乌贼骨12克 刀豆子9克 高良姜6克 砂仁6克 白蔻仁6克 香附9克 乌药9克 神曲9克 丹参15克 茯苓12克 白芍15克 甘草9克

【功用】温中制酸,理气止痛。

【主治】胃及十二指肠溃疡。胃脘疼痛,嗳气吞酸,舌苔白,脉弦或紧。

90453 **溃疡粉**(《江苏医药》1976,1:53)

【组成】乌贼骨 白及 白芍 甘草各等份

【用法】上为细末。每服3克,饭前服,一日三次。

【功用】制酸生机,缓急止痛。

【主治】溃疡病,慢性胃炎。

90454 **溃疡散**(《北京市中成药规范》)

【组成】甘草膏400斤 延胡索(醋制)180斤 白及180斤 海螵蛸180斤 黄芩(去糟朽)360斤 苡仁米(炒)180斤 泽泻120斤 天仙子3斤

【用法】将药材加工洁净,炮炙合格。取处方中甘草膏200斤,按常法提取甘草酸。以甘草膏200斤与诸药粉碎为细粉,过100孔罗,混合均匀。加甘草酸制粒,烘干,装袋,每袋50克。每服2匙,饭前一小时用温开水送下,一日三次。置室内阴凉干燥处,用后密闭保存。

【功效】健胃,消炎,止痛。

【主治】用于饮食不节伤胃引起的胃溃疡及十二指肠溃病,急慢性胃炎,吐酸胃疼。

【宜忌】忌辛辣食物;孕妇及有心脏病、血压高、肾炎、水肿患者勿服。

90455 **溃疡散**(《中医皮肤病学简编》)

【组成】雄黄9克 乳香15克 没药15克 儿茶15克 黄柏18克 青黛15克 白及31克 人工牛黄6克 冰片9克 硼酸6克

【用法】上为细末。外用。

【主治】口炎。

90456 **溃疡散**(《新急腹症学》)

【组成】枳壳三份 沉香一份 炙甘草一份 维生素V半份

【用法】氢氧化铝二份,共为细末。每服五分,每日二至三次。

【主治】溃疡病。

90457 **溃脓散**(《普济方》卷二七五)

【组成】白矾 盐各等分

【用法】上于铫子内慢火炒,去尽水,干研为末。量疮贴之。

【功用】活血,去恶肉。

【主治】恶疮溃脓。

90458 **溃脓散**(《扶寿精方》)

【组成】大黄四钱 穿山甲(炒黄色) 白僵蚕 白芷各二钱半 乳香 没药各一钱

【用法】上为细末。每服一至二钱,用当归四钱,水一钟,酒一钟,合煎至一钟,空心调下。如汤少加酒亦可。

【主治】诸肿毒疮疡,疼甚难忍,初起者。

90459 **溃脓散**(《活人心统》卷三)

【组成】白芷二钱 穿山甲二片 乳香一钱 僵蚕一钱 甘草节一钱五分

【用法】上为末,水酒调服。

【功用】追毒。

【主治】痈疽发背,瘰疬,对口,乳痈,便毒,鱼口,已成未成。

90460 **溃消散**(《医方类聚》卷一七五引《澹寮》)

【组成】川当归 汉防己 赤芍药 瓜蒌子 白芷 木鳖肉各半两 大黄七钱 木香 甘草各二钱

【用法】上㕮咀。每服二钱,酒水各半煎,去滓,露一宿,空心冷服。若病势急者,旋冷服。

【功用】宣热拔毒。

【主治】痈疽诸发。

【宜忌】此药不利于虚弱人。若疮不痛,不大热,不肿高者,不可轻用。

90461 **溃疡胶囊**(《成方制剂》11册)

【组成】瓦楞子32克 鸡蛋壳48克 陈皮16克 枯矾32克 水红花子32克 珍珠粉0.5克 仙鹤草112克

【用法】制成胶囊。口服,一次2粒,一日3次。

【功用】制酸止痛,生肌收敛。

【主治】胃脘疼痛,呕恶泛酸,胃及十二指肠溃疡。

90462 **溃疡丸Ⅰ号**(《新急腹症学》)

【组成】乌贼骨六钱 甘草五钱 干姜五钱 吴茱萸五钱 砂仁五钱 乌药三钱 元胡三钱 肉桂一钱

【主治】脾胃虚寒型溃疡病。

90463 **溃疡丸Ⅱ号**(《新急腹症学》)

【组成】乌贼骨五钱 甘草五钱 川楝子三钱 香附二钱 陈皮五钱 杭芍三钱 瓦楞子五钱

【主治】肝郁气滞型溃疡病。

90464 **溃疡丸Ⅲ号**(《新急腹症学》)

【组成】乌贼骨五钱 川楝子三钱 元胡三钱 桃仁二钱 蒲黄一钱 赤芍三钱

【主治】血瘀气滞型溃疡病。

90465 **溃疡止血方**(《效验秘方》谢昌仁方)

【组成】黄耆15克 太子参12克 白术6克 炙甘草55克 当归6克 白芍10克 阿胶珠10克 地榆炭10克 侧柏炭10克 乌贼骨12克 煅龙牡各15克

【用法】以水两碗约1000毫升,煎煮滤液350~400毫升,每日1剂,每煎2次,早晚分服。

【功用】健脾益气,养血止血,和营定痛。

【主治】上消化道出血,不论便血与吐血,尤以溃疡出血疗效最佳。

【加减】若肝郁气滞,暴怒伤肝动血,则宜加疏肝和血之郁金6克、焦栀6克、当归6克、赤芍10克、丹皮6克、牛膝12克,去益气生血之品如生耆、太子参等;热郁气滞、和降失调、久病伤络者可清中止血,加炒川连3克、陈皮6克、姜夏10克、炒竹茹6克、茯苓12克、甘草4克;胃阴亏虚,内热耗津伤络者宜养胃阴,酌加沙参12克、麦冬10克、川石斛12克、玉竹12克等,去生耆、白术。

【方论选录】上消化道出血者,以脾胃虚寒证型为多,即所谓"阴络伤则血内溢"是也。所以然者,脾胃络损,气不摄血而溢出。此因脾胃虚寒,阴络损伤,治当益气。是以参、芪、术、草补脾益气。又取其甘温之性,祛脾胃之虚寒,得以温中摄血固脉,使血行经脉之中;伍当归、白芍、阿胶珠,气血双补,阳中有阴。和营血而能止痛,乌贼骨收敛止血、且能制酸止痛,血"见黑即止",故用地榆炭、侧柏炭;更以龙牡收敛止血、益气固脱双重作用,防血随气脱之变。本方功能益气摄血、气血双调。

90466 **溃疡止血粉**(《效验秘方》谢昌仁方)

【组成】乌贼骨　白及　参三七粉

【用法】共研极细末,每次5~10克,每天2~3次,温水服下。

【功用】收敛止血,活血化瘀,制酸止痛,生肌护膜。

【主治】上消化道出血,便血,吐血。

【方论选录】方中乌贼骨功可收敛止血、制酸止痛,对胃脘痛伴吞酸、嗳气、便血者颇有功效;白及收敛,药性黏涩,止血颇佳;参三七既可止血,又能活血散瘀定痛,合而成方,收敛止血,生肌护膜,收效较佳。

90467 **溃疡宁胶囊**(《成方制剂》16册)

【组成】青黛　象牙屑　蚕茧(炭)　人指甲(滑石烫)　珍珠　珍珠层粉　牛黄　冰片

【用法】制成胶囊。口服,每晚睡前服3粒。

【功用】清热解毒,生肌止痛。

【主治】十二指肠球部溃疡,胃溃疡,糜烂性胃炎属胃热肝郁证者。

【宜忌】服药后不再进食进水。忌食辛辣物。

【临床报道】胃十二指肠溃疡:《中国中西医结合外科杂志》[1999,5(6):392]治疗350例,结果:治愈248例,好转86例,无效16例,有效率95.4%。

【现代研究】❶对胃黏膜损伤保护作用:《山东医药》[2004,44(23):20]对大鼠胃黏膜损伤有明显保护作用,可显著降低各组的溃疡指数,提高溃疡抑制率,减少炎细胞浸润并可抑制胃酸分泌,降低胃蛋白酶活性,而对胃液分泌无明显影响。❷修复溃疡作用:《河北医药》[2003,25(10):725]对幽门螺杆菌感染性胃溃疡大鼠烧灼性胃溃疡有治疗作用,可加速其愈合过程。

90468 **溃疡灵胶囊**(《成方制剂》5册)

【组成】三七20克　儿茶20克　浙贝母100克　海螵蛸150克　甘草50克　延胡索(醋制)50克　黄耆150克　白及30克　百合50克

【用法】制成胶囊剂,每粒装0.25克。口服,一次3~5粒,一日3次。

【功用】益气、化瘀、止痛。

【主治】胃及十二指肠溃疡。

【临床报道】消化性溃疡:《中国初级卫生保健》[2004,18(3):82]治疗101例,以电子胃镜检查结果为疗效评价指标。结果:总有效率为95.04%。

90469 **溃疡散胶囊**(《成方制剂》6册)

【组成】甘草500克　白及75克　延胡索150克　泽泻50克　海螵蛸75克　薏苡仁75克　黄芩150克　天仙子2克

【用法】上制成胶囊剂。口服,一次5粒,一日3次。

【功用】理气和胃,制酸止痛。

【主治】脾胃湿热,胃脘胀痛,胃酸过多,溃疡病,慢性胃炎。

90470 **溃得康颗粒**(《新药转正》32册)

【组成】黄连　蒲公英　苦参　三七　黄耆　浙贝母　白及　白蔹　海螵蛸　豆蔻　砂仁　甘草

【用法】上制成颗粒剂,空腹口服,一次10克,一日2次。

【功用】清热和胃,制酸止痛。

【主治】胃脘痛郁热证,症见胃脘痛势急迫,有灼烧感,反酸,嗳气,便秘,舌红,苔黄,脉弦数,以及消化性溃疡见于上述证候者。

【方论选录】方中黄连苦寒,清胃泻火,善开中焦湿火郁结,蒲公英、苦参清热燥湿,解毒消肿,共为君药。砂仁、豆蔻、黄耆益气和胃止痛,浙贝母、海螵蛸、三七制酸止血,通络定痛,共为臣药。白及、白蔹清热止血,敛疮生肌,共为佐药。甘草调和诸药,为使药。诸药合用,共奏清热和胃,制酸止痛之功。

滑

90471 **滑石丸**(《圣济总录》卷九十五)

【组成】滑石(碎)　续随子(去皮,研)　湿生虫(炒干)　木通各一分

【用法】上为末,面糊为丸,如梧桐子大。每服五丸,煎灯心汤送下,不拘时候。

【主治】小便不通,或淋沥疼痛。

90472 **滑石丸**(《圣济总录》卷九十六)

【组成】滑石　车前子　海蛤各一两　瞿麦穗　牡蛎(烧)　海金砂　木通(剉)　甘草(炙)各半两

【用法】上为末,炼蜜为丸,如梧桐子大。每服二十丸,小蓟汤送下,不拘时候。

【主治】小便出血疼痛。

90473 **滑石丸**(《圣济总录》卷一八二)

【组成】滑石(碎)　泽兰各二钱　粉霜一钱　续随子(去皮)半两

【用法】上为末,白面糊为丸,如绿豆大。每服五岁以下五丸,五岁以上七丸,空心、临卧以豆蔻酒送下。

【主治】小儿癞疝,肿硬疼痛。

90474 **滑石丸**(《鸡峰》卷十九)

【组成】木通　滑石各三两半　瞿麦一两半　海金砂六钱半　甘遂六钱　通草四钱　水蛭一钱　地胆十个

【用法】上为细末,糯米粥为丸,如梧桐子大。每服七丸,临卧煎灯草、滑石汤送下。

【功用】利小便。

【主治】水气。

90475 **滑石丸**(《本事》卷八)

【组成】滑石(末)不拘多少

【用法】米饮糊为丸,如梧桐子大。每服十丸,微嚼破,新汲水送下,立止。只用药末一大钱,饭少许同嚼下亦得。

【主治】伤寒衄血。

90476 **滑石汤**(《外台》卷三引《集验方》)

【组成】滑石十四分(研)　葶苈子一合(纸上熬令紫色,捣)　大黄二分(切)

【用法】以水一大升,煎取四合,顿服。兼捣葱敷小腹,干即易之。

【主治】天行病腹胀满,大小便不通。

90477 **滑石汤**(《外台》卷二十六引《古今录验》)

【组成】滑石一两　榆白皮二两　石韦一两(去毛)　地麦草二两　葵子二两

【用法】上切。以水一斗,煮取四升,分四服,一日二次。

【主治】淋。

90478 **滑石汤**(《千金》卷二十)

【组成】滑石八两　子芩三两　榆白皮四两　车前子　冬葵子各一升

【用法】上㕮咀。以水七升,煮取三升,分三服。

【主治】膀胱急热,小便黄赤。

90479 **滑石汤**(《外台》卷二引《崔氏方》)

【组成】滑石(屑)二两　葶苈子一合(熬)

【用法】以水二升,煮取七合,去滓顿服。

【主治】伤寒热盛,小便不利;兼疗天行。

90480 **滑石汤**(《外台》卷三十六引《广济方》)

【组成】滑石十六分　子芩十四分　冬葵子八分　车前草(切)一升

【用法】以水二升,煮取一升,一岁至四岁服一合,一日二次。

【主治】小儿热极,病小便赤涩或不通,尿辄大啼呼。

90481 **滑石汤**(《永乐大典》卷一〇三三引《婴孺方》)

【组成】滑石十六分　子芩十四分　冬瓜子八分　车前子一升　通草十二分　茯苓五分

【用法】以水四升半,煮一升二合,一二岁为三服,百日服一合。

【主治】小儿热病,小便赤涩不通,尿辄啼呼。

90482 **滑石汤**(《圣惠》卷三十八)

【组成】滑石半两

【用法】上为细末。以水一中盏,搅如白饮,顿服之,未愈再服。

【主治】乳石发动,烦热,烦渴不止。

90483 **滑石汤**(《圣惠》卷七十七)

【组成】滑石　瞿麦　桂心　赤芍药　石韦　槟榔　甘草(炙微赤,剉)　葵子　赤茯苓　地榆(剉)各一分

【用法】上剉。以水一大盏半,煎至一盏,入酒一小盏,更煎三五沸,去滓,分温三服。

【主治】胞衣不出,腹内疼痛不可忍,心头妨闷,四肢昏沉,不欲言语。

90484 **滑石汤**(《圣济总录》卷二十六)

【组成】滑石(碎)　冬葵子　榆白皮(剉)各等分

【用法】上为粗末。每服四钱匕,水一盏半,煎至八分、去滓,食前温服。

【主治】伤寒小肠有伏热,状如热淋磣痛。

90485 **滑石汤**(《圣济总录》卷二十六)

【组成】滑石二两　葶苈子(微炒)　防己各一两　木香半两

【用法】上为粗末。每服三钱匕,用水一盏,煎至三分,去滓,空心温服,日晚再服。

【主治】伤寒时行,少腹胀满,小便不通。

90486 **滑石汤**(《圣济总录》卷五十三)

【组成】滑石(碎)一两　乱发(烧灰)　鲤鱼齿　雀粪各一分　琥珀半两　芒消一分

【用法】上为粗末。每服三钱匕,水一盏,煎至七分,去滓温服,不拘时候。

【主治】胞转,小便不通。

90487 **滑石汤**

《圣济总录》卷五十三。为《圣惠》卷七十二“滑石散”之异名。见该条。

90488 **滑石汤**(《圣济总录》卷九十五)

【组成】滑石一两半　茅根　车前子各三分　天门冬(去心,焙)　冬瓜瓤　莨菪子(淘去浮者,煮令芽出、晒干、微炒)各一两。

【用法】上㕮咀。每服五钱匕,水一盏半,煎至一盏,去滓,食前温服,一日三次。

【主治】大小便不通。

90489 **滑石汤**(《圣济总录》卷九十八)

【组成】滑石(研)四两　冬葵子二两

【用法】上为粗末。每服五钱匕,水一盏半,煎至八分,去滓,食前温服。

【主治】热淋,小便涩痛。

90490 **滑石汤**

《圣济总录》卷九十八。为《圣惠》卷五十八“滑石散”之异名。见该条。

90491 **滑石汤**(《圣济总录》卷九十八)

【组成】滑石(碎)　白茯苓(去黑皮)　白术　木通(剉)　赤芍药　熟干地黄(焙)　五味子各一两

【用法】上为粗末。每服三钱匕,水一盏,煎至七分,去滓温服,不拘时候。

【主治】膏淋,小便肥浊。

90492 **滑石汤**(《圣济总录》卷一〇七)

【组成】滑石(碎)　黄连(去须)　芎䓖　芍药　羚羊

角(镑)　栀子仁各一两

【用法】上为粗末。每服五钱匕,水一盏半,煎至七分,去滓,食后温服,一日三次。

【主治】心经蕴热,眼干涩痛,心躁口干。

90493　**滑石汤**(《圣济总录》卷一五六)

【组成】滑石二两(研)　赤柳根(剉,焙)半两

【用法】上为粗末。每服五钱匕,水一盏半,煎至八分,去滓,食前温服。

【主治】妊娠子淋。

90494　**滑石汤**(《圣济总录》卷一五九)

【组成】滑石一两　牛膝(去苗,酒浸,切,焙)一两半　当归(切、焙)　甘草(炙)各一两　葵子(炒)二合　瞿麦穗一两半

【用法】上为粗末。每服三钱匕,水一盏,煎至七分,去滓,不拘时候服。以下为度。

【主治】胞衣不出。

90495　**滑石汤**(《圣济总录》卷一六五)

【组成】滑石　当归(切,焙)　木通(剉)各一两　冬葵子(炒)　黄芩(去黑心)　麦门冬(去心,焙)各三分

【用法】上为粗末。每服三钱匕,水一盏,煎七分,去滓,空心、食前温服。

【主治】产后小便不通,烦闷。

90496　**滑石汤**

《圣济总录》卷一七九。为《圣惠》卷九十二"滑石散"之异名。见该条。

90497　**滑石汤**(《普济方》卷三五七)

【组成】滑石　瞿麦　桂心　赤芍药　石韦　槟榔　甘草(炙微赤)　葵子　赤茯苓　地榆(剉)各一两

【用法】上剉。以水一大盏半,煎至一盏,入酒一小盏,更煎三五沸,去滓,分温三服。

【主治】胞不出,腹内疼痛不可忍,心头妨闷,四肢昏沉,不欲言语。

90498　**滑石粉**(《圣济总录》卷一三八)

【组成】滑石(研)　绿豆粉(研)　枣叶(干者为末)各一两

【用法】上为细末。遍敷之。

【主治】夏月痱盛。

90499　**滑石散**(方出《医心方》卷十二引《范汪方》,名见《外台》卷二十七引《古今录验》)

【组成】滑石二两　栝楼三两　石韦二分(去毛)

【用法】上为散。每服方寸匕,以大麦粥清下,一日二次。

【主治】❶《医心方》引《范汪方》:小便利多或白精从溺后出。❷《外台》引《古今录验》:热淋,小便数病,膀胱中热。

90500　**滑石散**(《医心方》卷十二引《范汪方》)

【组成】葵子一升　滑石一两　通草二两

【用法】上药治下筛。每服方寸匕,酒下,一日三次。

【主治】淋病。

90501　**滑石散**(方出《外台》卷二十七引《经心录》,名见《医心方》卷十二)

【组成】滑石二两　榆皮一两　葵子一两

【用法】上为散。煮麻子汁一升半,取二匕和服。即通。

【主治】大小便不通。

90502　**滑石散**(《外台》卷二十七引《古今录验》)

【组成】滑石二十分　石韦(去毛)　当归　通草　地胆(去足、熬)　钟乳(研)各二分　车前子三分　瞿麦　蛇床子二分　细辛　蜂房(炙)各一分

【用法】上为散。每服方寸匕,以葵汁麦粥下,一日三次。

【主治】石淋。茎中疼痛沥沥,昼夜百余行,内出石及血。

90503　**滑石散**(《外台》卷三十七引《古今录验》)

【组成】滑石　葵子　钟乳各一两　桂心　通草　王不留行各半两

【用法】上为散。先食讫,每服方寸匕,以酒下,一日三次。

【主治】淋。胞痛,不得小便。

【宜忌】忌生葱。

90504　**滑石散**(《千金》卷三)

【组成】滑石五两　通草　车前子　葵子各四两

【用法】上药治下筛。每服方寸匕,稍加至三匕,酢浆水下。

【主治】产后淋。

90505　**滑石散**(《医心方》卷十二引《令李方》)

【组成】滑石 30g　通草 15g　石韦 30g

【用法】上药治下筛。每服方寸匕,酒下,一日三次。

【主治】淋。胞满,不得小便。

90506　**滑石散**(《圣惠》卷十三)

【组成】滑石一(二)两　甜葶苈一两(隔纸炒令紫色)

【用法】上为细末。每服二钱,以温水调下,不拘时候频服,以通为度。

【主治】伤寒小便不通。

90507　**滑石散**(《圣惠》卷十八)

【组成】滑石二两　甜葶苈一合(隔纸炒令紫色)　汉防己一两　木通半两(剉)　猪苓一两(去黑皮)　甘草半两(炙微赤,剉)

【用法】上为粗散。每服四钱,以水一中盏,煎至六分,去滓温服,不拘时候。

【主治】热病、热毒气壅,心腹胀满,小便不通。

90508　**滑石散**(《圣惠》卷三十八)

【组成】滑石二两　木通一两(剉)　石韦一两(去毛)　瞿麦二两　川芒消一两　冬葵子一两　黄芩一两　甘草半两(炙微赤,剉)　白茅根一两(剉)

【用法】上为粗散。每服四钱、以水一中盏,煎至六分,去滓温服,一日三四次。

【主治】乳石发动,小便淋涩,小腹妨闷,心神烦热。

90509　**滑石散**(方出《圣惠》卷五十三,名见《普济方》卷一七六)

【组成】密陀僧半两(细研)　黄连半两(去须)　滑石半两(细研)　栝楼根半两

【用法】上为细末，研药令匀。每服一钱，用清粥饮调下，不拘时候。

【主治】消渴。吃水渐多，小便涩少，皮肤干燥，心神烦热。

90510 滑石散

《圣惠》卷五十五。为方出《千金》卷十，名见"外台"卷五"矾石散"之异名。见该条。

90511 滑石散(《圣惠》卷五十八)

【异名】滑石汤(《圣济总录》卷九十八)。

【组成】滑石一两　葵子一两　瞿麦半两　石韦半两(去毛)　陈橘皮一两(汤浸，去白瓤，焙)　蒲黄半两　川芒消一两　紫芩半两　赤茯苓半两　赤芍药半两

【用法】上为散。每服二钱，食前以粥饮调下。

【主治】❶《圣惠》：气淋，腹胁胀满，脐下气结，小肠疼痛。❷《圣济总录》：乳石发动，患淋积年，或数日辄发。

【备考】本方方名，《普济方》引作"十味滑石散"。

90512 滑石散(《圣惠》卷五十八)

【组成】滑石一两　葵子一两　钟乳粉一两　桂心半两　木通半两(剉)　王不留行半两

【用法】上为细散。每服二钱，食前以温酒调下。

【主治】劳淋。涩，脬中痛，不得小便。

90513 滑石散(《圣惠》卷五十八)

【异名】石韦汤(《圣济总录》卷一五六)、滑石石韦散(《鸡峰》卷十八)。

【组成】滑石二两　石韦一两(去毛)　榆白皮一两(剉)

【用法】上为粗散。每服三钱，以水一中盏，加葱白七寸，生姜半分，煎至六分，去滓，食前温服。

【主治】❶《圣惠》热淋，小便涩痛，❷《圣济总录》：妊娠小便频数，涩少疼痛。

90514 滑石散(《圣惠》卷七十二)

【组成】滑石二(一)两　车前子三分　瞿麦三分　海蛤一两(细研)　茅根三分　葵子三分

【用法】上为细散。每服二钱，食前以灯心、葱白汤调下。

【主治】妇人热淋。

90515 滑石散(《圣惠》卷七十二)

【异名】滑石汤(《圣济总录》卷五十三)。

【组成】滑石二两　寒水石二两　葵子一合

【用法】上为末。以水三中盏，煎至一盏半，去滓，食前分温二服。

【主治】妇人脬转，小便数日不通。

90516 滑石散(方出《圣惠》卷七十四，名见《圣济总录》卷九十六)

【组成】滑石　木通(剉)　冬葵子(微炒)

【用法】上为散。每服四钱，以水一中盏，加葱白七寸，煎至六分，去滓温服，不拘时候。

【主治】❶《圣惠》：妊娠子淋，小便涩痛；热淋，小肠不利，茎中急痛。❷《圣济总录》：小便不利，赤涩疼痛。

90517 滑石散(《圣惠》卷七十九)

【组成】滑石一两　木通一两(剉)　车前子一两　葵子三分　黄芩三分　麦门冬三分(去心)

【用法】上为散。每服三钱，以水一中盏，煎至六分，去滓温服，一日三四次。

【主治】产后小便淋涩，心神烦闷。

90518 滑石散(《圣惠》卷九十二)

【异名】木通黄芩汤(《圣济总录》卷一七九)。

【组成】滑石一两　子芩半两　冬葵子三分　车前子半两　赤茯苓半两　木通六分(剉)

【用法】上为散。每服一钱，以水一小盏，煎至六分，去滓温服，不拘时候。

【主治】小儿热极，小便赤涩不通，尿辄大啼，水道中痛。

90519 滑石散(《圣惠》卷九十二)

【异名】滑石汤(《圣济总录》卷一七九)。

【组成】滑石末半两　甘草一分(炙微赤，剉)　葵子半两　川大黄半两(剉，微炒)

【用法】上为散。每服一钱，以水一小盏，加葱白五寸，灯心一束，煎至六分，去滓，三四岁温服一合，不拘时候。

【主治】❶《圣惠》：小儿小便不通，心腹满闷，坐卧不安。❷《圣济总录》：小儿大便不通。

90520 滑石散

《活人书》卷十八。为《金匮》卷上"百合滑石散"之异名。见该条。

90521 滑石散(《圣济总录》卷四十三)

【异名】甘草滑石散(《鸡峰》卷十八)。

【组成】滑石一两(研)　甘草(炙，剉)　大黄(炒、剉)　黄耆(剉)　地椒　山栀子(去皮)各半两　乳香一钱(研)

【用法】上为散。每服一钱匕，食前乳香酒调下，未愈再服。

【主治】下焦滞热，阴中疼痛，小便难涩。

90522 滑石散(《圣济总录》卷九十五)

【组成】滑石(碎)　朴消(研)　木通(剉)各一两

【用法】上为散。每服二钱匕，温水调下，不拘时候。以通为度。

【主治】小便卒不通。

90523 滑石散(《圣济总录》卷九十五)

【组成】滑石(碎)　海金砂　木通(剉)各等分

【用法】上为散。每服二钱匕，空心浓煎灯心汤调下。

【主治】小便淋涩，疼痛不通。

90524 滑石散(《圣济总录》卷九十五)

【组成】滑石(碎)　桑螵蛸(炒)　桂(去粗皮)　大黄(剉，炒)各半两　黄芩(去黑心)　防己　瞿麦穗各三分　木通一分

【用法】上为散。每服二钱匕，煎木通汤调下。

【主治】膀胱热，小便不通，舌干咽肿。

90525 滑石散(《圣济总录》卷九十六)

【组成】滑石二两　栀子仁(微炒)　木通(剉)　豉(微炒)各一两

【用法】上为散。每服二钱匕，早、晚食前、夜卧煎葱

白汤调下。

【主治】风热，小便赤涩。

90526 **滑石散**(《圣济总录》卷九十七)

【组成】滑石(细研)二两(分二贴)　手足指甲(剪患人自身者，烧为灰，研细，分二贴)

【用法】滑石末一贴，以水一盏半，煎至八分，去滓，调爪甲灰一贴，空心服，至辰时再服。

【主治】大便不通，腹胀气急妨闷。

90527 **滑石散**(《圣济总录》卷九十八)

【组成】滑石四两

【用法】上为散。每服二钱匕，煎木通汤调下，不拘时候。

【主治】热淋，小便赤涩热痛。

90528 **滑石散**(《圣济总录》卷一一〇)

【组成】滑石　龙骨各一分　手爪甲(烧)半分

【用法】上为细末。以新笔涂药，点珠管上，一日三四次。

【主治】目卒生珠管。

90529 **滑石散**(《圣济总录》卷一一七)

【组成】滑石　胆矾各一两

【用法】上为散。每用一钱匕，以绵裹含，吐津。

【主治】口疮。

90530 **滑石散**(《圣济总录》卷一七六)

【组成】白滑石二钱　鲤鱼胆(干者)五枚

【用法】上为散。每服半字匕，倒流水调下。

【主治】小儿吐逆。

90531 **滑石散**(《圣济总录》卷一七九)

【组成】滑石(研)　车前子各半两

【用法】上为散。二三岁儿每服半钱匕。空心、食前粥饮调下，一日二次。

【主治】小儿小便淋涩不通，及小便血。

90532 **滑石散**(《鸡峰》卷十六)

【组成】瞿麦　滑石各一两　黑豆黄　牛乳　酥各二两　冬葵子一合　蜜二合

【用法】上为末。与酥、乳等煎成膏，热酒调下一匙，不拘时候。

【主治】难产多时不下，垂困。

90533 **滑石散**(《鸡峰》卷十八)

【组成】王不留行　滑石各五分　甘遂三分　石韦四分　葵子六分　通草十分　车前子　芍药(赤者)　蒲黄　桂　当归各六分

【用法】上为细末。每服二钱，空心茶汤送下。

【主治】石淋，血淋。

90534 **滑石散**(《卫生总微》卷十)

【组成】白滑石　白墡土(好者)各等分

【用法】上为末，研匀。每服半钱，葱白煎米饮调下。

【主治】胃热，吐奶食。

90535 **滑石散**(《医方类聚》卷一三六引《施圆端效方》)

【组成】葵子半两　滑石　石膏各一两半

【用法】上为粗末。每服四钱，水一盏半，煎至七分，去滓，食前温服。

【主治】胞转，小便不通。

90536 **滑石散**(《得效》卷六)

【组成】寒水石二两　白滑石一两　葵子一合　乱发灰　车前子　木通(去皮节)各一两

【用法】上为散。水一斗，煮取五升，时时服一升，即利。

【主治】转胞。胞为热所迫，或忍小便，俱令水气迫于胞，屈辟不得充张，外水应入不得入，内溲应出不得出，小腹急痛，不得小便，小腹胀。

90537 **滑石散**(《幼幼新书》卷三十引《宝鉴》)

【组成】滑石　瞿麦　葵子(炒)　芸薹子　甘草(炙)　山栀仁　海金砂　郁金各一分

【用法】上为末。每服半钱，灯心，葱汤调下。

【主治】淋。

90538 **滑石散**

《普济方》卷一九六。为方出《千金》卷十，名见《三因》卷十“滑石石膏散”之异名。见该条。

90539 **滑石散**(《普济方》卷二一五)

【异名】木通汤。

【组成】烂滑石　烂石膏各一两　石韦(去尾)　瞿麦穗　木通(去节)　蜀葵子各一钱

【用法】上为末。每服二钱半，用葱头二茎，灯心一握，新水一大盏，蜜二匙，煎汤调下。

【主治】小便不利，赤涩疼痛。

90540 **滑石散**(《普济方》三五七)

【组成】葵子二合　滑石末各一两

【用法】上为末。每服五钱至一两，煎蚕退灰汤调下。

【主治】横生、逆生危急者。

90541 **滑石散**(《普济方》卷四〇三)

【异名】玉浆散。

【组成】滑石　甘草(炙)各半两

【用法】上为末。每服一钱半，鸡子清酒少许调下。

【主治】疮疹出不快。

90542 **滑石散**(《万氏家抄方》卷六)

【组成】软滑石(炒，细研)　白芍　珍珠(研)

【用法】滑石、白芍同煎一伏时，去白芍，将滑石飞过，加珍珠再研，敷烂痘，但不可敷厚，恐厚则闭气。

【主治】痘臭烂，脓血淋沥。

90543 **滑石散**(《医统》卷四十二)

【组成】滑石　当归　生地黄　黄芩　苍术　甘草各等分

【用法】水煎服。

【主治】肠风下血。

90544 **滑石散**(《济阴纲目》卷十四)

【组成】滑石(研)　发灰各等分

【用法】上为末。每服一钱、生地黄汁调下。

【主治】产后小便出血。

90545 **滑石散**(《景岳全书》卷六十四)

【组成】滑石　黄柏

【用法】上为末。敷之。仍内服荆防败毒散或金银花散;热甚者,宜服大连翘饮。

【主治】小儿天疱疮。

90546 **滑石粥**(《圣惠》卷九十六)

【组成】滑石二两(碎) 粳米二合

【用法】以水三大盏,煎滑石至二盏,去滓,下米煮粥。温温食之。

【功用】导利九窍。

【主治】❶《圣惠》:膈上烦热,多渴。❷《仙拈集》:消渴。

90547 **滑石粥**(《圣济总录》卷一九〇)

【组成】滑石半两(别研) 瞿麦穗一两 粳米三合

【用法】以水三升,先煎瞿麦,取二升半,滤去渣,将汁入米,煮如常粥,将熟时入盐少许,葱白三寸,方入滑石末,煮令稀稠得所。分作三度食之。

【主治】产后小便不利,淋涩。

90548 **滑石膏**(《圣惠》卷五十八)

【组成】滑石二两(细研) 木通一两(剉) 灯心十束(剉) 大麦半两 小麦半两 酥半斤 葱白二七茎 桑根白皮半两(剉)

【用法】上药以酥和诸药,慢火煎,候葱白黄色,绵滤去滓,次入滑石末,更煎五七沸,收入瓷盒中。每服半匙,食前以温水调下。

【功用】利水道。

【主治】膀胱虚热,下砂石涩痛。

90549 **滑血饮**(《梅氏验方新编》)

【组成】归身六钱 川芎 益母各三钱 冬葵子一合 阿胶一两(炒) 滑石三钱

【用法】每服六钱,水煎服。连进二三帖。一方,更加酥油一两。

【功用】催生。

【主治】胞浆已破而胎还不下。

90550 **滑血散**(《医统》卷九十一)

【组成】赤芍药(酒浸,炒) 当归尾(酒炒) 川芎 紫草 红花各三钱 血竭一钱

【用法】上为末。每服一钱,热酒调下。不饮酒者,紫草汤下。

【主治】痘疹。血虚血滞,或出迟或倒靥,灰白不红,或黑而焦。

90551 **滑肌散**(《局方》卷八宝庆新增方)

【组成】剪草七两(不见火) 轻粉一钱

【用法】上为细末。疮湿,用药干掺;疮干,用麻油调药敷之。

【主治】风邪客于肌中,浑身瘙痒,致生疮疥;及脾肺风毒攻冲,遍身疮疥皴裂,干湿发疮,日久不愈。

90552 **滑肌散**(《救偏琐言·备用良方》)

【组成】滑石六两 甘草二两 绿豆粉三两

【用法】上为极细末。包于绢内扑之。

【主治】痘浆足半靥,红晕未收,壮热未和。

90553 **滑利散**(《种痘新书》卷十二)

【组成】木通六分 赤茯苓二钱 泽泻二钱 车前子一钱 灯心二十寸

【用法】水煎服。

【主治】痘疮,小便不通。

90554 **滑苓汤**(《辨证录》卷六)

【组成】滑石 茯苓各一两

【用法】上为末。井水调服。

【主治】因胃火热甚,而完谷不化,奔迫直泻。

90555 **滑肤散**(《普济方》卷三〇〇引《危氏方》)

【组成】鹿黎(苇芦亦可) 剪草 赤廷脂(硫黄赤色) 荆芥 蛇床 黄柏皮 白芷 枯矾 轻粉(少许)

【用法】洗净,桐油调傅之。

【主治】一切臂腿手足湿烂疮。

90556 **滑胎丸**

《普济方》卷三四三。即《圣惠》卷七十六"益气滑胎丸"。见该条。

90557 **滑胎丸**(《仙拈集》卷三)

【组成】乳香五钱 枳壳一两

【用法】上为末,炼蜜为丸。每服三十丸,白汤送下。

【功用】易产。

90558 **滑胎丹**(《鸡峰》卷二十八)

【组成】朱砂一两(成颗者)

【用法】上从端午日晒至一百日,不可着雨,如满一百日,取研如粉,用腊月兔脑髓为丸,如绿豆大。欲觉动静,以粥饮送下一丸。良久便生。

【主治】难产。

90559 **滑胎饮**(《医略六书》卷二十九)

【组成】猪油一斤 白蜜一斤 醇酒三升

【用法】水煎至一升,去滓,分二次温服。

【主治】胞死、胞干,脉涩甚者。

【方论选录】产妇子死腹中,胞干胎粘,故腹中胀闷,小腹重坠不安焉。猪油滋九地之阴以滑胎,白蜜润九天之液以滑胎。酒以行之,使天泰地交,则产门润泽,而死胎无不速下,胀闷无不自除,何小腹重坠之不痊哉。

90560 **滑胎饮**(《鸡鸣录》)

【组成】茯苓 归身各一钱五分 焦白术 煨川芎 制香附 广皮各二钱 苏梗八分 酒芩五分 炙草五分

【用法】水煎,临月服,三日进一剂,娩而止。

【主治】素患堕胎,及难产者。

【加减】气虚,加人参一钱;胎肥,加麸炒枳壳一钱五分。

90561 **滑胎散**(《圣惠》卷七十七)

【组成】榆白皮(切)一升 瞿麦三分 木通三分(剉) 牛膝(去苗)一两 大麻仁一两

【用法】上为散。每服四钱,以水一中盏,煎至六分,去滓温服。频服效。

【主治】痛楚难产。

90562 **滑胎散**(《圣惠》卷七十七)

【组成】榆白皮一两(剉) 冬葵子一合 甘草半两(炙微赤,剉) 桂心一分 黄芩半两

【用法】上为散。每服三钱,以水一中盏,煎至六分,去滓温服,不拘时候。

【主治】难产。

90563 **滑胎散**(《袖珍》卷四引《圣惠》)

【组成】益元散一两　蛇退一条(烧灰存性,须要墙头上及篱上者)　蝉蜕五个(全者)　男子乱发(入香油一两熬化)　穿山甲一片(烧存性)

【用法】上为末。用萹水一碗,入药一处煎一沸,入油头发拌匀,冷定服。

【功用】催生。

90564 **滑胎散**(《博济》卷四)

【组成】牵牛子一两　赤土少许

【用法】上为极细末。每服一钱,母觉阵频时,煎榆白皮汤调下。

【功用】催生。

90565 **滑胎散**(《圣济总录》卷一五九)

【组成】槐子(炒)　麦蘖(炒)　当归(切,焙)　滑石各等分

【用法】上为散。每服二钱匕,温酒调下,不拘时候。

【主治】妇人诸般恶产。

90566 **滑胎散**(《杨氏家藏方》卷十六)

【组成】冬葵子　肉桂(去粗皮)　泽泻　榆白皮各等分

【用法】上㕮咀。每服三钱,水一盏,加生姜三片,煎至七分,去滓,食前稍热服。

【功用】催生滑胎。

90567 **滑胎散**(《明医指掌》卷九)

【组成】滑石六钱(水飞)　冬葵子五钱　甘草一钱

【用法】上为末。每二钱,白汤调下或酒下。

【主治】坐草太早,努力太多,以致难产。

90568 **滑胎散**(《玉案》卷五)

【组成】枳壳二两　滑石　粉草各一两

【用法】上为末。每服二钱,空心白滚汤调下。

【功用】瘦胎易生。

【主治】妊娠临月。

90569 **滑胎散**

《傅青主女科·产后编》卷上。为《景岳全书》"滑胎煎"之异名。见该条。

90570 **滑胎散**(《胎产心法》卷中)

【组成】人参八分(如壮实者不用)　陈皮七分　川芎　制香附　黄芩　紫苏　大腹皮各八分(黑豆水洗净)　白芍(炒)　白术(土炒)　当归(酒洗)各一钱　砂仁五分　炙草三分

【用法】加生姜三片,葱头一个,水二钟,煎八分,温服。

【功用】预防难产。

【加减】如冬月,加麸炒枳壳一钱。

90571 **滑胎煎**(《圣济总录》卷一五九)

【组成】瞿麦一两(取穗)　酥五两　滑石　葵子各二两　黑豆皮一合　白蜜四两　牛膝一两(去苗)

【用法】上除酥,蜜外为末。将酥、蜜炼熟,入诸药末,及牛奶汁五两,煎成煎,以瓷器盛。每服半匙,温酒或汤化下,不拘时候。

【主治】难产经三四日,或横倒不出,垂死。

90572 **滑胎煎**(《景岳全书》卷五十一)

【异名】滑胎散(《傅青主女科·产后编》卷上)。

【组成】当归三五钱　川芎七分　杜仲二钱　熟地三钱　枳壳七分　山药二钱

【用法】水二钟,煎八九分,食前温服。临月宜常服数剂,以便易生。

【主治】胎气。

【加减】如气体虚弱者,加人参、白术;如便实多滞者,加牛膝一二钱。

90573 **滑胎煎**(《会约》卷十五)

【组成】当归三五钱　川芎七分　杜仲二钱(盐水炒)　熟地三钱　枳壳七分　川药二钱　白术　益母草各一钱半

【用法】或加连根葱白为引。临月宜常服数剂,以便易生。

【主治】胎气。

90574 **滑涩汤**(《医统》卷八十五)

【组成】红花一两(胚子者)

【用法】酒二钟,煎至一钟,乌梅汤二匙并服。口噤,灌之。

【主治】产后血积未绝,闷乱气闭欲绝。

90575 **滑粉散**

《中医皮肤病学简编》。为《百一》卷十"玉女英"之异名。见该条。

90576 **滑石敷方**(《圣济总录》卷一五七)

【组成】滑石二两

【用法】上为细末。每次用半两,以新汲水调,稀稠得所,涂于脐下二寸,小便即利,未利更涂之。

【主治】妊娠小便涩。

90577 **滑石三黄散**(《治疹全书》卷下)

【组成】滑石二钱　大黄　雄黄　黄连各五钱　胡粉二钱　龙骨八分　轻粉八分

【用法】上为细末。敷之。

【主治】血死肌表,色变青黑,久则身热,发肿,其青黑之色从外溃烂,脓水淋漓,痛痒不常者。

90578 **滑石木通汤**(《圣济总录》卷一八四)

【组成】滑石五两　木通三两(剉)　石韦(去毛)　瞿麦穗各二两　冬葵子五合

【用法】上为粗末。每服五钱匕,水三盏,加入茅根少许(剉碎),同煎至一盏半,去滓,更下芒消少许,煎三两沸,分温二服,空心一服,如两食久再服,微利为度。

【主治】乳石发动,淋涩。

90579 **滑石甘桔汤**(《普济方》卷一一七引《鲍氏方》)

【组成】滑石五两　甘草一两　桔梗一两

【用法】上为末。每服二钱,煎八分,食前服,旋利愈,病在膈上食后服。

【主治】脏腑蕴热,气实燥渴,心神烦躁,口苦唇焦,咽膈不快至于肿痛,小便秘涩,大便亦实,感冒烦渴。

90580 **滑石石韦散**

《鸡峰》卷十八。为《圣惠》卷五十八"滑石散"之异名。见该条。

90581 **滑石石膏散**(方出《千金》卷十,名见《三因》卷十)

【异名】二石散(《圣济总录》卷六十)、滑石散(《普济

方》卷一九六)。

【组成】滑石　石膏各等分

【用法】上为细末。每服二钱匕,以大麦粥饮调下,一日三四次。小便极利则愈。

【主治】女劳疸。

90582　滑石代赭汤(《金匮》卷上)

【异名】百合滑石代赭汤(《千金》卷十)、百合代赭汤(《伤寒全生集》卷四)、百合滑赭汤(《医学入门》卷四)。

【组成】百合七枚(擘)　滑石三两(碎,绵裹)　代赭石一枚(如弹丸大,碎,绵裹)

【用法】先以水洗百合,渍一宿,当日沫出,去其水,更以泉水二升,煎取一升,去滓,别以泉水二升煎滑石、代赭,取一升,去滓,后合和,重煎取一升五合,分温服。

【主治】百合病下之后者。

【方论选录】❶《金匮玉函经二注》赵以德:百合安心定胆,益志五脏,为能补阴也;用滑石、代赭佐以救之,滑石开结利窍,代赭除脉中风痹瘀血。❷《金匮要略心典》:百合病不可下而下之,必伤其里。百合味甘平微苦,色白入肺,治邪气,补虚清热;复以滑石、代赭者,盖欲因下药之势,而抑之使下,导之使出,也在下者引而竭之之意也。❸《金匮要略释义》:以百合润肺而养阴,滑石清热而利小便,赭石重镇而降逆气。

90583　滑石白鱼散(《金匮》卷中)

【组成】滑石二分　乱发二分(烧)　白鱼二分

【用法】上为散。每服半钱匕,饮下,一日三次。

【主治】❶《金匮》:小便不利。❷《张氏医通》:消渴、小便不利,小腹胀痛有瘀血。

【方论选录】❶《金匮玉函经二注》赵以德:滑石利窍;发乃血之余,能消瘀血,通关便,本草治妇人小便不利,又治妇人无故溺血;白鱼去水气,理血脉,可见皆血剂也。❷《金匮要略心典》:《别录》云:白鱼开胃下气,去水气;血余疗转胞,小便不通;合滑石为滋阴益气,以利其小便者也。

90584　滑石通淋散(《济阴纲目》卷十四)

【组成】赤茯苓　泽泻　木通　黄连　猪苓各八分　白术　瞿麦　山栀子　车前子各等分　滑石四分

【用法】上剉。加灯心十二茎,水煎,空心热服。

【主治】产后因血热积于小肠,经水不利,恣食热毒之物而成小便紧涩不通者。

90585　滑石藿香汤(《温病条辨》卷二)

【组成】飞滑石三钱　白通草一钱　猪苓二钱　茯苓皮三钱　藿香梗二钱　厚朴二钱　白蔻仁一钱　广皮一钱

【用法】水五杯,煮取二杯,分二次服。

【主治】滞下红白,舌色灰黄,渴不多饮,小溲不利。

90586　滑胎丹参膏

《普济方》卷三三七。为《千金》卷二"丹参膏"之异名。见该条。

90587　滑胎当归散(《圣济总录》卷一五七)

【组成】当归(切,焙)一两　麻子仁一合　吴茱萸(汤洗,去涎,焙干,再与大豆同炒香)　干姜(炮)　知母(剉)　桂(去粗皮)　黄芩(去黑心)　甘草(炙)各半两　大豆(炒,去皮)　糯米各一合

【用法】上为细散。每服二钱匕,空腹温酒调下,渐加至三钱。若欲作丸,即炼蜜为丸,如梧桐子大,每服二十丸,温酒送下。

【主治】妊娠数日不产。

90588　滑胎枳壳散(《本事》卷十引孙真人方)

【异名】枳壳散(《三因》卷十七)、枳壳汤(《卫生家宝·产科备要》卷六)、瘦胎饮(《杏苑》卷八)。

【组成】甘草一两(炙)　商州枳壳二两(去瓤,麸炒黄)

【用法】上为细末。每服二钱,空心、食前百沸汤点下,一日三次。凡怀孕六七个月以上即服。

【功用】❶《本事》引孙真人方:令儿易生。❷《三因》瘦胎易产。

【方论选录】《本事方释义》:枳壳气味苦寒,入足太阴,甘草气味甘平,入足太阴,通行十二经络,缓诸药之性,凡妇人肥胖者,怀孕六月以后,常宜服之,庶不致于难产也。

90589　滑胎枳壳散(《局方》人卫本卷九(吴直阁增诸家名方))

【异名】瘦胎枳壳散(《医方大成》卷九引《简易方》)、宽肠枳壳散(《婴童百问》卷七)、瘦胎枳甘散(《医学入门》卷八)、枳壳宽肠散(《赤水玄珠》卷二十六)、枳壳散(《准绳·类方》卷三)。

【组成】枳壳(去瓤,炒)二十四两　甘草(爁)六两

【用法】上为细末。每服一钱,空心沸汤点下,一日三次。

【功用】❶《局方》吴直阁增诸家名方:令胎滑易产;常服养胎益气,安和子脏。❷《婴童百问》:顺气止痢。

【主治】妇人胎气不足,及胎中一切恶疾。

【备考】本方方名,原书校经山房本作"枳壳滑胎散"。

90590　滑胎催生散(《圣惠》卷七十六)

【组成】葵子一两　滑石　蒲黄半两　木通半两(剉)

【用法】上为散。每服一钱,食前以温水调下。

【功用】令儿易生。

【备考】方中滑石用量原缺。

90591　滑膜炎颗粒(《成方制剂》18 册)

【组成】川牛膝　丹参　当归　防己　功劳叶　黄耆　女贞子　丝瓜络　土茯苓　豨莶草　夏枯草　薏苡仁　泽兰

【用法】制成颗粒剂。开水冲服,一次 1 袋,一日 3 次。

【功用】清热利湿,活血通络。

【主治】急、慢性滑膜炎及膝关节术后。

【宜忌】孕妇慎用。

【临床报道】膝关节创伤性滑膜炎:《中国药业》[2004,13(19):40]滑膜炎颗粒治疗膝关节创伤性滑膜炎 49 例,结果:痊愈 5 例,显效 21 例,有效 17 例,无效 6 例。

90592　滑翳决明丸(《金鉴》卷七十七)

【组成】石决明一两　车前子一两　五味子半两　细辛半两　大黄一两　茯苓一两　知母一两　茺蔚子一两　黑参一两　防风一两　黄芩一两

【用法】上为细末,炼蜜为丸,如梧桐子大。每服三

钱,食前茶清送下。

【功用】下利实热。

【主治】滑翳内障。瞳心内一点如水银银珠子之状,微含黄色,不痒不疼,无泪而遮蔽瞳神,渐渐失明,后则左右相牵俱损。

90593 **滑翳补肝汤**(《金鉴》卷七十七)

【组成】茯苓一钱　桔梗一钱　茺蔚子二钱　黄芩一钱　防风二钱　川芎一钱　知母一钱　黑参一钱　当归身二钱　人参一钱

【用法】上为粗末。以水二盏,煎至一盏,去滓,食后温服。

【功用】清散虚热。

【主治】因肝风冲上,脑脂流下所致滑翳内障。瞳心内一点如水银珠子之状,微含黄色,不痒不疼,无泪而遮蔽瞳神,渐渐失明,后则左右相牵俱损。

90594 **滑石矾石甘草散**(《方极》)

【组成】滑石　矾石各六两　甘草三两

【用法】上为末。每服一钱,温汤送下。

【主治】淋痛,小便不利者。

游

90595 **游山方**

《景岳全书》卷五十四引《良方》。为《百一》卷八"手拈散"之异名。见该条。

90596 **游山散**

《春脚集》卷二。为《百一》卷八"手拈散"之异名。见该条。

90597 **游气汤**(《外台》卷九引《古今录验》)

【组成】厚朴四两(炙)　人参　甘草(炙)　牡蛎各二两(熬)　茯苓四两　桂心　半夏各一两(洗)　栀子四枚　生姜八两　黄芩三两

【用法】上切。以水九升,煮取三升半,去滓,分服七合,日三次,夜二次。

【主治】厥逆。脏气有余,寒气虚劳,忧气惊气,其人善悸,胸中或寒,上下无常,多悲伤,流四肢、脐四边常有核游肿,大便不利。

【加减】若腹痛,去黄芩,加芍药三两。

【宜忌】忌海藻、菘菜、生葱、羊肉、饧、醋物。

滋

90598 **滋心汤**(《辨证录》卷七)

【组成】人参三钱　桑叶十四片　黄连五分　丹参三钱　麦冬五钱　甘草五分　熟地一两　山茱萸五钱　柏子仁二钱　生地五钱　白术三钱　沙参二钱　玄参三钱　丹皮三钱

【用法】水煎服。二剂心汗止,十剂不再发。

【功用】补血养心,泻火生液。

【主治】思虑过多,心虚而无血以养心,心头有汗,一身手足无汗。

90599 **滋生汤**(《产孕集》卷上)

【组成】熟地黄三钱　白芍　甘草　芎䓖　当归　阿胶各一钱　黄芩六分　砂仁一钱　糯米百粒

【主治】凡孕三月,体虚者。

90600 **滋血汤**(《局方》卷九宝庆新增方)

【组成】赤石脂(火煅红)　海螵蛸(去壳)　侧柏叶(去枝)各五两

【用法】上为细末。每服二钱,用热饭饮调下,一日连进三服,不拘时候。

【主治】妇人劳伤过度,致伤脏腑,冲任气虚,不能约制其经血,或暴下,谓之崩中,或下鲜血,或下瘀血,连日不止,淋沥不断,形羸气劣,倦怠困乏。

【备考】本方改为丸剂,名"滋荣丸"(见《得效》)。《得效》本方用法:上为末,醋糊为丸,如梧桐子大。每服三十丸,饭饮送下,空心日三服。

90601 **滋血汤**(《局方》卷九续添诸局经验秘方)

【组成】马鞭草　荆芥穗各四两　牡丹皮一两　枳壳(去瓤,麸炒)　赤芍药　肉桂(去粗皮)　当归(去苗,炒)　川芎各二两

【用法】上为粗末。每服四钱,乌梅一个,水二盏,煎至一盏,去滓,食前空心日四五服。服至半月或一月,经脉自通。

【功用】滋养通利。

【主治】妇人血热气虚,经候涩滞不通,致使血聚,肢体麻木,肌热生疮,浑身痛倦,将成劳瘵。

【备考】《准绳·女科》卷一之"滋血汤"有牛膝,无枳壳。

90602 **滋血汤**(《妇人良方》卷二)

【组成】当归　川芎　芍药　人参　麦门冬　牡丹皮　阿胶各二两　琥珀三分(别研)　酸枣仁(炒)　桂心　粉草各一两　半夏曲一两半

【用法】上为粗末。每服三大钱,水一盏,加生姜三片,煎至七分,去滓温服,一日三次。

【功用】滋养荣血,补妇人诸虚。

【主治】血海久冷。

90603 **滋血汤**(《御药院方》卷十一)

【组成】人参　白茯苓(去皮)　川芎　当归　白芍药　干山药　黄耆　熟干地黄各一两

【用法】上为粗末,用马尾罗子罗。每服五钱,水一盏半,煎至一盏,去滓温服。

【功用】益气养血,调进饮食。

【主治】妇人皮聚毛落,心肺俱损,血脉虚弱,月水过期。

90604 **滋血汤**(《普济方》卷二三一)

【组成】甘草(炙)　白芍药　黄耆各一两　熟地黄三两　蒲黄二两(炒)

【用法】上为末。每服四钱,水酒各一盏,同煎至一盏,去滓,取六分清汁,食前温服,日进三服。

【主治】虚劳吐血、衄血。

90605 **滋血汤**(《中医症状鉴别诊断学》)

【组成】党参　当归　白芍　山茱萸　枸杞子　肉桂　红花　龙眼肉

【主治】气血虚弱而致之经闭,月经大都后期而至,量少而渐至停闭,小腹尤胀痛,或面色萎黄淡白,头晕心悸;或纳少便溏,面浮肢肿,神疲乏力,舌质正常或淡,脉象细弱或

细数无力。

90606 **滋阴丸**(《普济方》卷三二二)

【组成】南木香　沉香各半两　山药末六两(煮糊)

【用法】上为细末,好酒煮糊为丸,如梧桐子大。每服六七十丸,食前米汤或温酒下。

【主治】妇人血热气虚,经候不通,或血聚肢体麻木,肌热身重,倦怠少力,将成劳瘵。

90607 **滋阴丸**(《保命歌括》卷五)

【组成】酒黄连　酒黄柏　酒知母各等分

【用法】上为细末,热汤为丸,如梧桐子大。每服二百丸,空心白汤下。仍多饮热汤,服毕少时,便以米饮食压之,使不令胃中停留,直至下元,以泻冲脉之邪。

【主治】夏热厥逆,其症气上冲咽,不得息而喘息有音,不得卧。

90608 **滋阴丹**(《产乳备要》)

【组成】熟干地黄　生干地黄　人参　白茯苓各二两　黄耆　甘菊花　枸杞子　丹参　柏子仁(炒)　白芍药各一两

【用法】上为细末,炼蜜为丸,如梧桐子大。每服五十丸,空心食前米饮下,日进二三服。

【功用】养血和气,理治荣卫,充盛肌肤,活血驻颜;久久服,大补冲任,调顺月经。

90609 **滋阴汤**(《会约》卷九)

【组成】熟地二钱　山药一钱五分　麦冬(去心,微炒)八分　当归(酒洗,去尾)一钱三分　白芍(酒炒)一钱　甘草(炙)六分　阿胶(蛤粉炒)一钱　茯苓一钱　杜仲(淡盐水炒)一钱　丹参一钱三分

【用法】水煎,早、晚服。

【主治】肝肾虚弱,不时失血,背痛咽干,咳嗽便短,倦怠遗精。

【加减】咽干而五心热者,加玄参剉一钱二分;骨蒸多汗者,加地骨皮一钱三分;血热妄动者,加生地一钱五分,青蒿一钱;阴虚不宁者,加女贞子一钱五分;咳嗽有痰者,加款冬花一钱,川贝母(微炒,研末)一钱;血来盛者,童便一杯,藕节汁或丝,茅根汁合服。服之而顺,可以多服,但中时必须以温脾汤以佐之。

90610 **滋阴汤**(《中医治疗精神病》)

【组成】党参15克　生地　熟地各12克　玄参　丹参　茯苓　远志　桔梗　当归　天冬　麦冬(去心)　炒枣仁　柏子仁　半夏　枳实　陈皮　竹茹　炙甘草各9克　五味子6～9克　生姜3片　大枣2枚　朱砂1.5克

【功用】滋阴补血,泻火除痰。

【主治】癫病日久,血虚痰热,心悸惊恐,神志恍惚,秽洁不知,语无伦次,神乏体倦。

90611 **滋阴散**(《医钞类编》卷十一)

【组成】生地　知母　黄柏　柴胡　黄芩　侧柏叶　红花　当归　白芍　木通　栀仁

【用法】上为粗末。每用二钱,水煎服。

【主治】眼中出血如射。

90612 **滋阴煎**(《揣摩有得集》)

【组成】熟地　生地各三钱　丹皮一钱　山萸肉二钱　麦冬一钱半(去心)　知母五分(盐水炒)　黄柏三分(盐水炒)

【用法】竹叶、灯心为引,水煎服。

【功用】滋阴凉血。

【主治】虚热火盛,咳嗽吐沫,牙龈肿痛,饮食不便。

90613 **滋肝散**(《幼科直言》卷四)

【组成】黄连三分(土炒)　白芍八分　陈皮六分　甘草六分　当归六分　白茯苓八分　柴胡五分　山楂肉一钱　白术八分　神曲一钱(炒)　丹皮六分

【用法】白水煎服。兼服蚵蚾芦荟丸。

【主治】小儿肝疳。多因病后湿热内蒸,肢体虽瘦,而善能哭叫,毛发稀少,饮食频进,或作烦渴,皮肤多黑,多无股肉,或便食虫。

90614 **滋补丸**(《杨氏家藏方》卷十五)

【组成】生干地黄　熟干地黄(洗焙)　刘寄奴(去根)　泽兰叶　川芎　艾叶(醋炒)　当归(洗)　牡丹皮　五味子　紫巴戟(炒,去心)　白芍药　人参(去芦头)　赤芍药　白术　附子(炮,去皮脐)　香白芷　金钗石斛(去根,细剉,酒拌炒干)　五加皮　茴香(微炒)各一两

【用法】上为细末,酒煮面糊为丸,如梧桐子大。每服五十丸,空心、临卧温酒或盐汤下。

【功用】补诸虚不足,调养血气,悦泽颜色,充肌肤,益饮食。

90615 **滋补丸**(《医方类聚》卷一五三引《瑞竹堂方》)

【组成】白芍药二两　人参一两　白茯苓(去皮)　阿胶(剉碎,面炒)　当归　地黄(生熟皆可)　半夏(生用)　鹿茸(盐炙)　黄耆(盐炙)　五味子各一两

【用法】上为细末,酒糊为丸,如梧桐子大。每服七十丸,空心温酒送下。宜常服。

【主治】下元虚弱。

90616 **滋补丸**

《寿世保元》卷五。为《鲁府禁方》卷二"滋补丹"之异名。见该条。

90617 **滋补丹**(《鲁府禁方》卷二)

【异名】滋补丸(《寿世保元》卷五)。

【组成】人参　白术　茯苓(去皮)　当归(酒洗)　川芎　熟地　白芍(酒炒)　枸杞子　杜仲(去皮,酒炒)　牛膝(去芦,酒洗)　天门冬(去心)　麦门冬(去心)　破故纸(炒)　远志(甘草水泡)　牡蛎(煅)　龙骨(煅)　金樱子(去毛)　莲蕊　甘草各等分

【用法】上为末,干山药末打糊为丸,如梧桐子大。每服百丸,空心酒下。

【主治】夜梦遗精,或滑虚损。

90618 **滋补汤**(《普济方》卷三二三引《杨氏家藏方》)

【组成】生干地黄　熟干地黄(洗焙)　刘寄奴(去根)　泽兰叶　麻黄(不去节)　干葛　青蒿　苦梗　知母　天仙藤　地黄芩各一两(炒)　人参　秦艽　鳖甲　黄耆各半两

【用法】上㕮咀。每服三钱,水一盏,酒一分,猪筒骨一茎炙焦,分为四服,桃、柳枝各七寸,杏仁五粒(去皮尖,捶碎),煎至七分,去滓温服。加乌梅半个尤妙。

【功用】补诸不足，调养血气，悦泽颜色，充肌肤，进饮食。

90619 **滋肾丸**

《兰室秘藏》卷下。为原书同卷"通关丸"之异名。见该条。

90620 **滋肾丸**(《医便》卷一)

【组成】川芎一两　当归身(酒浸烘干)二两　白芍药(酒炒)二两　人参(去芦)二两　怀熟地黄二两　甘草(炙)一两　白术(陈土炒)二两　白茯苓(去皮)二两　黄柏(去粗皮，童便浸炒)二两　知母(去皮，蜜水拌炒)二两　甘州枸杞(去梗)二两　牛膝(去芦，酒洗)二两　赤白何首乌(黑豆蒸七次)各四两

【用法】上为末，炼蜜为丸，如梧桐子大。每服九十丸，空心淡盐汤送下。

【功用】平补气血，滋阴降火。

【主治】少年或女人气血素弱。

90621 **滋肾丸**(《玉案》卷三)

【组成】黄柏　知母各四两(俱盐水炒)　肉桂四钱　山茱萸　生地　丹皮各三两(炒)

【用法】上为末，炼蜜为丸，如梧桐子大。每服六十丸，空心盐汤送下。

【主治】肾虚发热。

90622 **滋肾丸**(《玉案》卷三)

【组成】当归　生地　人参各一两　杜仲　石斛　枸杞子　山茱萸　破故纸各二两　五味子八钱　何首乌　龟版胶各一两五钱

【用法】上为细末，炼蜜为丸。每服三钱，空心滚汤送下。

【主治】口咸。

90623 **滋肾丸**(《玉案》卷五)

【组成】黄柏(姜水炒)　知母(盐酒炒)　白芍(酒炒)　麦门冬(去心)　白茯苓(去皮)　人参各二两　枸杞子　鳖甲(羊酥炙)　天门冬(去心)　生地　山茱萸(去核)　牛膝各一两二钱　甘草八钱

【用法】上为细末，炼蜜为丸。每服三钱，空心盐汤送下。

【主治】肾经不足，内热闭固，诸火不能升降，虽不甚渴，而小便不利，淋涩作痛。

90624 **滋肾丸**(《眼科全书》卷三)

【组成】当归　熟地　枸杞　白术　白芍　白茯　牛膝　胆草　覆盆子　肉苁蓉　川芎　玄参各一两　菟丝子一两半(酒煮)　苍术(米泔水浸)　防己　厚朴　远志　黄柏　知母　青葙子　石决明　蒺藜各七钱　香附　蒙花　磁石(煅，醋淬)　砂仁各五钱　甘草四钱　人参三钱

【用法】上为细末，炼蜜为丸，如梧桐子大。每服三五十丸，盐汤或酒下。

【主治】乌风内障。不痒不痛，其瞳仁不开大，渐渐昏沉，又无翳障，是由气涩使然。

90625 **滋肾汤**

《回春》卷五。为《直指》卷八"人参平补汤"之异名。见该条。

90626 **滋肾汤**(《镐京直指》)

【组成】熟地六钱　白茯苓三钱　淮山药三钱　丹皮一钱五　萸肉一钱五　泽泻一钱五　蛤蚧一钱五(炙，去头足)　龟胶三钱(后下)　煅磁石四钱　炒杜仲三钱　青盐陈皮一钱　淡菜七枚

【主治】水亏火旺，肺虚不能生肾，肾阴虚怯，咳嗽，水泛为痰。

90627 **滋肾饮**(《易氏医案》)

【组成】厚黄柏三钱　青盐一钱　升麻一钱

【用法】上以水五碗，煎汤频频漱之，咽下。

【主治】齿痛。

【临床报道】齿痛：一人患齿病，每有房劳，齿即俱长，痛不可忍，热汤凉水，俱不得入；凡有恼怒，病亦如之。十年前尚轻，十年后殊甚，每发必三五日，呻吟苦状难述，竟绝欲，服补肾丸，清胃饮俱不效。一日因疾作，七日不饮食，诊其脉，上二部俱得本体，惟二尺洪数有力，愈按愈坚，此肾经火邪太盛也。以滋肾饮饵之，药入口，且嗽且咽，下二盏，随觉丹田热气升上，自咽而出，复进二盏，其痛顿止，齿即可叩，遂愈，永不再作。

90628 **滋肾散**(《回春》卷四)

【组成】川萆薢　麦门冬(去心)　远志(去心)　黄柏(酒炒)　菟丝子(酒炒)　五味子(酒炒)各等分

【用法】上剉一剂。竹叶三片，灯草一团，水煎，空心服。

【主治】白浊初起，或半月者。

90629 **滋肾膏**(《理瀹》)

【组成】生地　熟地　山药　萸肉各四两　丹皮　泽泻　白茯苓　琐阳　龟版各三两　牛膝　杞子　党参　麦冬各二两　天冬　知母　黄柏(盐水炒)　五味　官桂各一两

【用法】麻油熬，黄丹收。掺附、桂末，或鹿茸贴心口、丹田。

【主治】老年水火俱亏，肾气虚乏，下元冷惫，腰痛脚软，夜多旋尿，面黑口干，耳焦枯者。

【加减】小儿肾疳，加川楝子，使君子。

90630 **滋肾膏**(《理瀹》)

【组成】附子二两　炮姜　党参　吴萸　麦冬各一两　黄连　五味　知母各五钱

【用法】熬贴。并用回阳返本汤，加姜、枣煎浓汁，调蜜，擦心口。

【主治】麻痧躁渴。

90631 **滋乳汤**(《衷中参西》上册)

【组成】生黄耆一两　当归五钱　知母四钱　玄参四钱　穿山甲二钱(炒捣)　路路通(大者)三枚(捣)　王不留行四钱(炒)

【用法】用丝瓜瓤作引，无者不用亦可。若用猪前蹄两个煮汤，用以煎药更佳。

【主治】产后少乳。其乳少由于气血虚或经络瘀者。

90632 **滋肺汤**(《辨证录》卷五)

【组成】石膏二钱　麦冬一两　生地三钱　黄芩　甘草各一钱

【用法】水煎服。
【功用】泻胃火。
【主治】春月伤风脉浮,发热口渴,鼻燥能食,衄血。
90633 **滋肺饮**(《幼科直言》卷五)
【组成】生地 沙参 麦冬 黄芩 归尾 桑皮 丹皮 玄参剉 枇杷叶(去毛) 白芍
【用法】藕节为引,水煎服。
【主治】小儿吐血,面赤唇红。
90634 **滋肺饮**(《幼科直言》卷五)
【组成】山药 苡仁 茯苓 白扁豆(炒) 桑皮 丹皮 归尾 甘草梢 百合
【用法】柿蒂三枚为引。
【主治】脾肺虚弱,虚火上炎,鼻常流血水者。
90635 **滋荣丸**(《产乳备要》)
【组成】熟干地黄 人参 五味子 赤芍药 当归 远志(去苗) 白茯苓(去皮) 牡丹皮 桂心 藁本各一两 防风 卷柏 细辛 山药各半两 白术三钱
【用法】上为细末,炼蜜和丸,如梧桐子大。每服三十丸,食前空心温酒下,日进三服。
【主治】妇人本经衰弱,愆期不来,及有血结成块,脐下坚硬,疼痛不消。
90636 **滋荣丸**
《得效》卷十五。即《局方》卷九宝庆新增方"滋血汤"改为丸剂。见该条。
90637 **滋荣汤**(《女科万金方》)
【组成】当归 川芎 白芍 柴胡 防风 升麻
【用法】水煎,食前服。
【主治】妇人小便淋沥不止,日夜无度,面黄乏力。
90638 **滋荣散**
《普济方》卷五十。为《御药院方》卷八"长发滋荣散"之异名。见该条。
90639 **滋胃饮**(《效验秘方》周仲瑛方)
【组成】乌梅肉6克 炒白芍10克 北沙参10克 大麦冬10克 金钗石斛10克 丹参10克 生麦芽10克 炙鸡内金5克 炙甘草3克 玫瑰花3克
【用法】日一剂,水煎分服。
【功用】滋养胃阴,舒肝柔肝。
【主治】慢性萎缩性胃炎或溃疡病并发慢性胃炎久而不愈、胃酸缺乏者。临床以胃脘隐隐作痛,烦渴思饮,口燥咽干,食少、便秘,舌红少苔,脉细数为主症。
【加减】口渴甚,阴虚重者加大生地10克;伴郁火,脘中烧灼热辣疼痛,痛势急迫,心中懊憹,口苦而燥,加黑山栀6克、黄连5克;舌苔厚腻而黄,呕恶频作,湿热留滞者,加黄连、厚朴、佛手各3克;津虚不能化气或气虚不能生津,津气两虚,兼见神疲气短、头昏、肢软、大便不畅或便溏者,加太子参、山药各10克。
【方论选录】方中乌梅肉、白芍味酸敛津生津、养肝柔肝,北沙参、麦冬、石斛等益胃滋阴,一敛一滋,两济其阴,阴亏则失其濡润,胃气失于和降,故少佐理气而不伤阴的玫瑰花、生麦芽和胃调肝,助胃运药,且能防单纯阴柔呆滞之弊。炙鸡内金健脾消食。久病入络,营虚血滞,故配以养营和血之丹参。甘草调和诸药。诸药合用,共奏酸甘化阴,养胃生津之功。
90640 **滋胎饮**(《辨证录》卷十二)
【组成】麦冬二两 黄芩三钱 生地 归身各一两 天花粉二钱 甘草一钱
【用法】水煎服。二剂狂定,四剂愈。
【功用】泻火济水。
【主治】妇人口渴出汗,大饮凉水,烦躁发狂,腹痛腰疼,以致胎动欲堕,此乃胃火炽炎,熬干胞胎之水故耳。
90641 **滋养丸**(《普济方》卷二二三引《卫生家宝》)
【组成】远志二两(去心) 人参一两(去芦) 白茯苓三两 山药五两 柏子仁二两 石菖蒲半两 熟地黄四两 天门冬三两 麦门冬三两 龙骨一两(别研)
【用法】上为细末,炼蜜为丸,如梧桐子大。每服三十丸,温酒盐汤下,食前服。
【功用】助心气,益颜色。
【主治】诸虚。
90642 **滋养丸**(《魏氏家藏方》卷十)
【组成】肉苁蓉(酒浸) 山茱萸(去核) 柏子仁(炒) 当归(去芦,酒浸) 酸枣仁(炒) 干木瓜 鹿茸(爁去毛,酥炙) 白茯苓(去皮)各一两 附子半两(炮,去皮脐)
【用法】上为细末,用生地黄自然汁熬成膏,搜和为丸,如梧桐子大。每服四十丸,空心、食前用猪腰子汤任下。
【主治】妇人真血损惫,经络干枯,精髓既亏,肌肉瘦悴,百节倦疼。
90643 **滋唇饮**(《外科证治全书》卷二)
【组成】生地黄四钱 鲜石斛三钱 竹茹 石膏(生研) 白芍 当归各二钱(生) 生甘草一钱
【用法】水煎去滓,加白蜜少许和服。
【主治】唇上干燥,渐裂开缝作痛,系脾热者。
90644 **滋润汤**(《寿世保元》卷二)
【组成】当归 生地黄 枳壳(去瓤) 厚朴(姜炒) 槟榔 大黄 火麻仁 杏仁(去皮)各二钱 羌活七分 红花三分
【用法】上剉一剂。水煎,空心温服。
【主治】风中脏者,多滞九窍,唇缓失音,耳聋鼻塞,目瞀,二便闭涩。
90645 **滋润汤**(《证治宝鉴》卷一)
【组成】麻仁 当归 生地 杏仁 羌活 大黄 槟榔 厚朴 枳实 红花
【用法】水煎服。
【主治】中风。大便不通,痰涎不盛者。
90646 **滋润汤**(《证治汇补》卷一)
【组成】当归二钱 杏仁一钱半 桃仁 橘红 枳壳 厚朴一钱 苏子一钱 牛膝一钱半
【用法】水煎,调白蜜三匙服。
【主治】中脏便燥,人虚血少,不任下药者。
90647 **滋培汤**(《衷中参西》上册)
【组成】生山药一两 於术三钱(炒) 广陈皮二钱 牛蒡子二钱(炒捣) 生杭芍三钱 玄参三钱 生赭石三

钱(轧细)　炙甘草二钱

【主治】虚劳喘逆，饮食减少，或兼咳嗽，并治一切阴虚羸弱诸证。

【方论选录】方中重用山药以滋脾之阴，佐以於术以理脾之阳；赭石、陈皮、牛蒡以降胃气，且此数药之性，皆能清痰涎，利肺气，与山药、玄参并用，又为养肺止嗽之要品也；用甘草、白芍者，取其甘苦化合，大有益于脾胃，兼能滋补阴分也。并治一切虚劳诸证者，诚以脾胃健壮，饮食增多，自能运化精微以培养气血也。

【临床报道】喘证：一人年二十二，喘逆甚剧，脉数至七至，用一切治喘药皆不效，为制此方，将药煎成，因喘剧不能服，温汤三次始服下，一剂见轻，又服数剂全愈。

90648　滋涸汤(《辨证录》卷六)

【组成】玄参一两　麦冬一两　茯苓三钱　芡实五钱　人参三钱　甘菊花三钱　女贞子三钱　生地二钱　天门冬三钱　黄芩一钱　天花粉一钱

【用法】水煎服。十剂胃气生，二十剂肺热解，三十剂痿废起，四十剂全愈。

【主治】痿病。肥胖好饮，素性畏热，一旦得病，自汗如雨，四肢俱痿，且复恶寒，小便短赤，大便或溏或结，饮食亦减。

90649　滋脾丸(《东医宝鉴·杂病篇》卷四引《必用》)

【组成】神曲(炒)　麦芽(炒)　半夏曲　陈皮　莲肉　枳壳　缩砂　甘草各一两

【用法】上为末，陈米饭和丸，如梧桐子大。每服百丸，米饮吞下。

【功用】滋脾养胃，消化饮食。

90650　滋脾饮(《辨证录》卷三)

【组成】人参三分　茯苓二钱　玄参　丹皮　芡实　茅根　山药各三钱　熟地一两　沙参五钱　甘草五分

【用法】水煎服。一剂而吐血止，再剂全愈。

【功用】平脾之火，补脾之土，补肾水，止胃火。

【主治】肾水衰，胃土虚，脾火沸腾，至唾血不止，然只唾一口而不多唾，其病似轻而实重。

90651　滋渴汤(《魏氏家藏方》卷九)

【组成】绵黄耆一两(生)　人参(去芦)　干生姜　麦门冬(去心)　乌梅肉　甘草各半两(炙)

【用法】上切成片子。每服一两，用水两碗，煎一碗许，才遇渴时，暖一半，以一半冷者和之，作熟水饮。

【主治】消渴。

【加减】若脾泄人，加草果半两。

90652　滋膵饮(《衷中参西》上册)

【组成】生箭耆五钱　大生地一两　生怀山药一两　净萸肉五钱　生猪胰子三钱(切碎)

【用法】上五味，将前四味煎汤，送服猪胰子一半，至煎滓时，再送服余一半。若遇中上二焦积有实热，脉象洪实者，可先服白虎加人参汤数剂，将实热消去强半，再服此汤。

【主治】消渴。

90653　滋燥丸(《活人方》卷六)

【组成】熟地五两　枸杞三两　牛膝三两　茯苓二两五钱　当归二两五钱　黄耆二两　麦冬二两　白芍二两　人参一两五钱　知母一两五钱　黄柏一两五钱　牡丹皮一两五钱　五味子一两　黄连一两(茱萸制)　甘草一两

【用法】上为细末，炼蜜为丸。每服四五钱，早晨空心淡盐汤吞服。

【主治】房劳内伤，肾水枯涸，肝木无所禀受，木燥火炎，本经无血可藏，精血既亏，则三焦之火乘虚攻刺于所经所络之地为痛，痛连腰肾、心胸，不能转侧，昼轻夜重，躁热憎寒，饮食减少，形容衰惫。

90654　滋燥饮(《杂病源流犀烛》卷一)

【组成】天冬　麦冬　生地　花粉　白芍　秦艽

【用法】加蜜，童便服。

【主治】肺燥。

90655　滋燥饮(《秋疟指南》卷一)

【组成】花粉二钱半　赤茯一钱半　生甘草八分　黄芩三钱　枳壳八分　杏仁一钱半　旋覆花一钱　麦冬三钱　紫菀一钱半　川连一钱　桔梗八分　玄参剉二钱半　防风五分　蜜枇杷叶一钱半

【用法】水碗半，煎至八分服。

【功用】滋燥疏散。

【主治】暑暍挟阳明燥热而烁肺，肺热甚则引风煽火，寒热往来，头痛微汗，口干燥咳，气逆不得卧寐。

【加减】若大便燥秘，加大黄。

90656　滋心阴颗粒(《新药转正》44 册)

【组成】麦冬　赤芍　北沙参　三七

【用法】制成颗粒剂，每袋装 6 克。口服。一次 6 克，一日 3 次。

【功用】滋养心阴，活血止痛。

【主治】心阴不足，胸痹心痛，心悸，失眠，五心烦热，舌红少苔，脉细数；冠心病、心绞痛见上述症候者。

【方论选录】方中麦冬味甘性凉，长于滋养心阴，清心润肺，益胃生津，为君药。北沙参养胃生津，润肺止咳，与麦冬相须为用，共为臣药。赤芍清热凉血、活血化瘀，助君臣散血分瘀热；三七活血散瘀止痛，二者共为佐药。诸药合用，共奏滋养心阴，活血止痛之效。

【备考】本方改为胶囊，名“滋心阴胶囊”(见《中国药典》2010 版)。

90657　滋水开阴汤(《囊秘喉书》卷下)

【组成】沙参二钱　知母　贝母各一钱　甘草　石菖蒲各三分　苏子　陈皮　升麻各七分　诃子肉五分　生姜一片　红枣二枚

【用法】水煎服。

【主治】未成痨瘵，遽然声哑，有痰嗽者。

90658　滋水地黄汤(《医学传灯》卷上)

【组成】熟地　山药　白茯苓　丹皮　山萸　泽泻　麦冬　白芍　玄参剉

【功用】填补真阴。

【主治】火症。相火炽盛，煎熬真阴。

90659　滋水补肝汤(《慎斋遗书》卷七)

【组成】熟地　生地　当归各一钱　白芍一钱五分　甘草一钱　柴胡　玄参剉各八分

【主治】足厥阴肝经阴虚，患火眼，霎时肿起，或足大指头循足跗内臁去内踝一寸,入腹近脐两旁,至左乳下期门边,有热如蛇行,行至胸胃而散,皆肝血不足,以致虚火为患。

90660 滋水清肝饮(《西塘感症》卷上)

【组成】熟地 山药 萸肉 丹皮 茯苓 泽泻 柴胡 白芍 山栀 枣仁 归身

【主治】火燥生风,发热,热甚而胁痛,头面手足似觉肿起者。

【临床报道】胃痛:《东庄医案》吴维师内患胃脘痛,叫号几绝,体中忽热忽止,觉有气逆左胁上,呕吐酸水,饮食俱出。或疑停滞,或疑感邪,或疑寒凝,或疑痰积。予脉之弦数,重按则濡,盖火郁肝血燥耳。与本方顿安。唯胃口犹觉劣劣,用加味归脾汤及滋肝补肾丸而愈。

90661 滋生青阳汤(《医醇賸义》卷一)

【组成】生地四钱 白芍一钱 丹皮一钱五分 麦冬(青黛拌)一钱五分 石斛二钱 天麻八分 甘菊二钱 石决明八钱 柴胡八分(醋炒) 桑叶一钱 薄荷一钱 灵磁石五钱(整块同煎)

【主治】肝风。头目昏晕,肢节摇颤,如登云雾,如坐舟中。

90662 滋生培土丸(《治疹全书》卷下)

【组成】人参 白术 茯苓 甘草 扁豆 山药 莲肉 麦冬 陈皮 神曲 山楂 苡仁 木瓜 白芍 黄连 沙蒺藜

【用法】上为细末,滴水为丸,如黍米大。每服二钱,清米汤送下。

【主治】年规疰夏。初夏时气流行,遍境发疹,或因风早没,疹潮不尽,热毒内攻,蒸留经络,令人四肢懒软,困倦嗜卧,呵欠泪出,饮食少进,稍有所劳,即发热骨蒸,至于清秋,渐渐神爽病去,来年交夏,依旧如此者。

90663 滋任益阴煎(《重订通俗伤寒论》)

【组成】炙龟版四钱(杵) 春砂仁三分(拌捣大熟地四钱) 猪脊髓一条(洗切) 生川柏六分(蜜炙) 白知母二钱(盐水炒) 炙甘草六分 白果十粒(盐炒)

【功用】清肝滋任。

【主治】肝阳下逼任脉,男子遗精,妇女带多,以及胎漏小产等症。

【方论选录】任阴不固,冲阳不潜,故以龟版滋潜肝阳,熟地滋养任阴为君;臣以知、柏,直清肝肾,治冲任之源以封髓;佐以脊髓、炙草填髓和中;使以白果敛精止带。此为清肝滋任,封固精髓之良方。

90664 滋血百补丸(《丹溪心法》卷三)

【组成】地黄半斤(酒蒸) 菟丝半斤(酒浸) 当归(酒浸) 杜仲(酒炒)各四两 知母(酒炒) 黄柏(酒炒)各二两 沉香一两

【用法】上为末,酒糊为丸服。

【功用】❶《丹溪心法》:补损。❷《东医宝鉴·杂病篇》:补血气,滋阴。

【备考】《东医宝鉴·杂病篇》本方用法:上为末,酒糊和丸,如梧桐子大。每服七十丸,盐汤送下。

90665 滋血补气汤(《杏苑》卷八)

【组成】丁香末 甘草梢(生) 甘草(炙)各三分 白芍药 生地黄 全蝎各五分 熟地黄六分 当归身 人参 防风 羌活 黄柏 知母 升麻各七分 柴胡一钱 黄耆一钱五分 五味子三十枚

【用法】上㕮咀。水煎熟,空心温服。

【主治】经水弱少,四肢懒倦,自汗微热。

90666 滋血胜金丸(《万氏家抄方》卷一)

【组成】当归半斤 川芎四两 附子二钱 生地一钱 南星二钱(姜制) 甘草一两 白术半斤 人参三两

【用法】上为末,酒糊为丸,如梧桐子大。每服五十丸,酒下。

【主治】左瘫血虚。

90667 滋血养筋汤

《东医宝鉴·外形篇》卷四。为《古今医鉴》卷十“滋筋养血汤”之异名。见该条。

90668 滋血润肠汤(《准绳·类方》卷三引《医学统旨》)

【组成】当归(酒洗)三钱 芍药(煨) 生地黄各一钱半 红花(酒洗) 桃仁(去皮尖,炒) 大黄(酒煨) 枳壳(麸炒)各一钱

【用法】上为末,以水一钟半,煎至七分,入韭菜汁半酒盏,食前服。

【主治】血枯及死血在膈,饮食不下,大便燥结。

90669 滋血润喉汤(《杏苑》卷五)

【组成】天门冬 生地黄各一钱 麦门冬 当归各八分 知母八分 青黛五分 山栀仁(炒) 牛膝各五分 片黄芩七分 贝母六分 桔梗六分

【用法】上㕮咀。入生姜汁同童便,水煎,食远温服。

【主治】咯血。津乏血干,血在咽下,咯不出,甚咯则有之;及喉间血腥气。

【加减】气喘,加杏仁六分。

90670 滋血通经汤(《辨证录》卷二)

【组成】当归 熟地各一两 黄芩 麦冬各五钱 秦艽 北五味子 天花粉各一钱

【用法】水煎服。

【主治】中风猝倒之后,遍身不通,两手两足不收,因血虚而气不顺所致之风痱。

90671 滋血清肺散

《医略六书》卷二十二。为《准绳·类方》卷三引《医学统旨》“滋阴清膈饮”之异名。见该条。

90672 滋血绳振丸(《辨证录》卷十)

【组成】黄耆二斤 当归 麦冬 熟地 巴戟天各一斤

【用法】上各为末,炼蜜为丸。每服五钱,每日早、晚白滚水送下。服二月,血旺生子,必长年也。

【主治】男子血少,面色痿黄,不能生子者。

90673 滋血舒肝汤(《中医妇科治疗学》)

【组成】当归二钱 白芍三钱 熟地二钱 山萸肉二钱 青皮一钱半 生麦芽五钱 郁李仁四钱

【用法】水煎,温服。

【功用】滋补肝肾。

【主治】带下色青,日久不愈,肝肾两虚,月经一般多

退后，量少质薄，头晕，目眩耳鸣，时有盗汗，咽喉燥痛，腰膝酸软，大便干燥，苔薄质红，脉虚数。

90674　滋血暖宫丸

《医统》卷八十四。为《摄生众妙方》卷十一"百子附归丸"之异名。见该条。

90675　滋阴八味丸

《景岳全书》卷五十一。为《医方考》卷五"六味地黄丸加黄柏知母方"之异名。见该条。

90676　滋阴八味丸(《冯氏锦囊·杂症》卷十一)

【组成】熟地黄八两(清水煮，捣烂入药)　山茱萸四两(去核，酒拌蒸，晒干炒)　牡丹皮三两(焙)　怀山药四两(炒黄)　茯苓三两(人乳拌透，晒干焙)　泽泻二两(淡盐水拌炒)　麦门冬三两(炒)　五味子一两(每个铜刀切成二片，蜜酒拌蒸，晒干焙)　肉桂(临磨刮去粗皮)一两(不见火)　制附子一两(切片焙)

【用法】上为末，用熟地捣烂入药，加炼蜜杵好为丸。每服四钱，早晨空心送下。如肺气不足者，生脉散送服；有浮火未归源者，淡盐汤送服；如偏于阴虚者，独参汤送服，或白汤送服。

【主治】劳瘵。

【加减】如肾家偏于气分不足者，去麦冬，五味，加牛膝三两，杜仲三两(俱用盐、酒拌炒)。

90677　滋阴八味丸(《饲鹤亭集方》)

【组成】麦冬　山药　首乌　青皮　熟地　桑叶　知母　丹皮各四两

【用法】熟蜜十二两为丸。每服三四钱，开水送下。

【主治】阴虚不足及小儿骨蒸，五心烦热。

90678　滋阴八味汤(《会约》卷七)

【组成】山药　枣皮各二钱　黄柏(盐水炒)　知母(盐水炒)各一钱半　熟地四钱　茯苓　丹皮　泽泻各一钱半　麦冬(去心)一钱半

【用法】水煎服。

【主治】阴虚火盛，喉颈肿痛，左尺脉弱，及喉痹者；或喉生疮而烂，久不愈，亦属阴虚者。

90679　滋阴八味汤

《证因方论集要》卷四。为《景岳全书》卷五十一"滋阴八味煎"之异名。见该条。

90680　滋阴八味煎(《景岳全书》卷五十一)

【异名】知柏地黄汤(《金鉴》卷五十三)、滋阴八味汤(《证因方论集要》卷四)、知柏六味汤(《家庭治病新书》)。

【组成】山药四两　丹皮三两　白茯苓三两　山茱萸肉四两　泽泻三两　黄柏(盐水炒)三两　熟地黄八两(蒸捣)　知母(盐水炒)三两

【用法】水煎服。

【主治】肝肾阴虚，虚火上炎，头昏目眩，耳鸣耳聋，喉痹，喘急；或阴虚火旺，下焦湿热而成之癃闭，尿频急痛，带下，阴痒，腰酸膝软，舌质红，尺脉旺。

❶《景岳全书》：阴虚火盛，下焦湿热等证。❷《金鉴》：肾虚火来烁金而喘急者。❸《证因方论集要》：阴虚火动，骨痿髓枯，喉痹而尺脉旺者。

【临床报道】❶尿潴留：《湖北中医杂志》[1985，(3)：27]用本方去山茱萸，加苡仁米治疗4例尿潴留，其中脑血管意外后遗症，截瘫继发泌尿系感染各1例，前列腺肥大2例。曾用多种方法治疗无效，服本方5剂即愈，随访1～4年未复发。❷耳疳：《陕西中医函授》[1988，(2)：40]用本方加蚤休10克，水煎服，一日一剂。共治疗小儿顽固性耳疳14例。结果痊愈11例，有效2例，无效1例。

90681　滋阴八物汤(《外科正宗》卷三)

【组成】川芎　当归　赤芍　生地　牡丹皮　天花粉　甘草各一钱　泽泻五分

【用法】上加水二钟，灯心二十根，煎八分，食前服。

【主治】悬痈初起，状如莲子，红赤渐肿，悠悠作痛者。

【加减】便秘者，加大黄一钱(蜜炒)。

90682　滋阴九宝饮(《外科正宗》卷三)

【组成】川芎　当归　白芍　生地　黄连　天花粉　知母　黄柏　大黄(蜜水拌炒)二钱

【用法】上以水二钟，煎八分，空心服。

【主治】悬痈。厚味膏粱，蕴热结肿，小水涩滞，大便秘结，内热口干，烦渴饮冷，六脉沉实有力者。

90683　滋阴三宝饮

《痘疹仁端录》卷十一。为《准绳·幼科》卷四"滋阴三宝散"之异名。见该条。

90684　滋阴三宝散(《准绳·幼科》卷四)

【异名】滋阴三宝饮(《痘疹仁端录》卷十一)。

【组成】当归　黄耆　生地　白茯苓　芍药　川参　橘红　甘草　防风　玄参剉　麦门冬(二味加倍)

【用法】上剉细。姜、枣煎服。

【功用】滋阴补血，解热疏风。

【主治】孩儿未痘之先，感冒风邪，身中火烙，头痛自汗，咳嗽不已，伤寒未愈而痘随出，伤寒之后，元气浇漓者。

90685　滋阴大补丸

《医学正传》卷三。为《洪氏集验方》卷一引陈晦叔方"西川罗赤脚仙还少丹"之异名。见该条。

90686　滋阴万病丸

《产乳备要》冀致君注引《十便良方》。为《产乳备要》"万病丸"之异名。见该条。

90687　滋阴止痢丹(《辨证录》卷七)

【组成】白芍一两　当归一两　大黄三钱　车前子五钱　槟榔二钱　萝卜子三钱

【用法】水煎服。一剂脓血减，二剂懊侬除，三剂口渴解，而痢亦顿止矣。

【主治】湿热作痢，大渴引饮，饮后又不甚快，心中懊侬，小便不利，红白相间，似脓非脓，似血非血。

90688　滋阴内托散(《外科正宗》卷三)

【组成】当归　川芎　白芍　熟地　黄耆各一钱半　皂角针　泽泻　穿山甲各五分

【用法】上以水二钟，煎八分，食前服。

【主治】囊痈已成，肿痛发热。

90689　滋阴化气汤

《卫生宝鉴》卷十七。为《洁古家珍》"黄连汤"之异名。见该条。

90690　滋阴化痰汤(《寿世保元》卷八)

【组成】当归(酒炒) 川芎 白芍(好酒炒) 熟地黄 黄柏(酒炒) 知母(酒炒) 陈皮 半夏(姜炒) 白茯苓(去皮) 甘草各等分

【用法】上剉。少用官桂为引,或以前胡,木香为引,煎服。

【主治】阴虚痰火所致之小儿尾骨痛。

【加减】如痛不止,加乳香、没药。

90691 **滋阴平肝汤**(《眼科临症笔记》)

【组成】大熟地八钱 生地四钱 寸冬三钱 知母三钱 木贼三钱 蒺藜三钱(炒) 石决明五钱 栀子三钱 黄芩三钱 云苓三钱 胆草三钱 羚羊角五分 甘草一钱 车前子三钱(炒,外包)

【用法】水煎服。

【主治】枣花障症(角膜点状浸润)。风轮花翳四起,状如枣花,两眼酸涩,头疼流泪。

【临床报道】枣花障症:曹州许某某,男。于1937年秋,忽觉头疼目赤,酸涩羞明,经他医治疗月余未效。按其脉,少阴沉细,厥阴虚数。乃肾水不足,肝木失养,虚火时常上冲,以致头疼流泪风轮生翳,初起白膜如米,久则渐大,黑珠尚露。先将睛明、四白、瞳子髎轮刺,内服滋阴平肝汤,连服十余剂,白膜略退,瞳孔始露。

90692 **滋阴甘露丸**(《济南市中药成方选辑》)

【组成】地黄二十两 熟地黄二十两 天冬十二两 枇杷叶十六两 石斛十六两 茵陈六两 黄芩(酒炒)十两 麦冬十二两 枳壳(炒)八两 甘草六两 玄参(蒸)二两

【用法】上药共轧碎或捣烂,晒干后再轧为细粉,炼蜜为丸,每丸重三钱。每服一丸,温开水送服。

【功用】养阴,清热,解毒。

【主治】由于阴虚火盛而引起的齿龈肿烂,吐血衄血,口舌生疮。

【宜忌】忌食辛辣油腻之物。

90693 **滋阴四物汤**(《嵩崖尊生》卷六)

【组成】四物汤加黄柏 知母 丹皮 肉桂

【主治】口破色淡,白斑细点,不渴,由思烦多醒少睡,虚火动而发之。

90694 **滋阴生光散**(《眼科临症笔记》)

【组成】大熟地八钱 五味子二钱 覆盆子三钱 生地五钱 知母四钱 黄柏三钱 车前子三钱(外包) 冬瓜子五钱 枸杞子四钱 甘草一钱 玄精石一钱半

【用法】水煎服。

【主治】神水将枯症(结膜干燥症)。两眼黑白尚分,气轮有皱襞,不红不疼,风轮灰白弥漫,惟水轮略带凹陷,眼泪不能润其表面,甚者无眵泪。

【临床报道】神水将枯症:叶某某,男,大名县人。壮年二目光彩;年近花甲,渐觉二目昏花。诊其脉,左尺沉细,惟左关虚数。是知肾水不足,肝木失养,虚火上冲,而水轮之神膏渐渐消耗而干枯。先服滋阴生光散,连服十余剂,月余后两目生津,又服杞菊地黄丸以巩固疗效。

90695 **滋阴生脉散**(《慎斋遗书》卷七)

【组成】麦冬五钱 生地 当归身各三钱 甘草 白芍各一钱 五味子二十粒

【主治】一切阴虚之症。

90696 **滋阴宁神汤**(《医学入门》卷七)

【组成】当归 川芎 白芍 熟地 人参 茯神 白术 远志各一钱 酸枣仁 甘草各五分 黄连(酒炒)四分

【用法】姜煎温服。

【主治】不时晕倒,搐搦痰壅。

【加减】有痰,加南星一钱。

90697 **滋阴地黄丸**

《东垣试效方》卷五。为《兰室秘藏》卷上"熟干地黄丸"之异名。见该条。

90698 **滋阴地黄丸**

《医学纲目》卷十三。为《兰室秘藏》卷上"羌活退翳丸"之异名。见该条。

90699 **滋阴地黄丸**(《赤水玄珠》卷二十六)

【组成】熟地黄一两 白茯苓四钱 山茱萸五钱 甘菊四钱 牡丹皮四钱 何首乌(黑豆蒸三次) 黄柏各四钱

【用法】上为细末,炼蜜为丸,如梧桐子大。每服三五十丸。

【主治】小儿肾阴不足,耳虚鸣,脓汁不干。

90700 **滋阴地黄丸**

《便览》卷一。为原书同卷"熟地黄丸"之异名。见该条。

90701 **滋阴地黄丸**(《回春》卷六)

【组成】熟地黄(姜汁浸、焙)四两 山药一两 白茯苓(去皮) 牡丹皮(去皮) 泽泻(去毛)各一两半 天门冬(去心) 生地(酒洗) 麦门冬(去心) 知母(酒炒,去毛) 贝母(去心) 当归(酒洗) 山茱萸(酒蒸,去核) 香附米(童便浸、炒)各二两

【用法】上为细末,炼蜜为丸,如梧桐子大。每服百丸,空心盐汤送下;痰吐,淡姜汤送下。

【主治】妇人经水不调,或不通,虚劳吐血、衄血、咳血、便血,发热咳嗽,盗汗痰喘,一切虚损瘦怯之病。

90702 **滋阴地黄丸**

《医学正印》卷上。为《医方考》卷五"六味地黄丸加黄柏知母方"之异名。见该条。

90703 **滋阴地黄丸**(《外科大成》卷三)

【组成】熟地 山药 山萸 五味子 麦冬 当归 菊花 枸杞 肉苁蓉 巴戟各等分

【用法】上为末,炼蜜为丸,如梧桐子大。每服七八十丸,空心白滚汤下。

【主治】阴虚火燥,唇裂如茧。

90704 **滋阴地黄丸**(《麻症集成》卷四)

【组成】蒸地 柴胡 天冬 川连 甘草 生地 黄芩 玉竹 知母 当归 江壳

【主治】麻症血弱气虚,不能养心,目赤。

90705 **滋阴地黄汤**(《回春》卷五)

【组成】山药 山茱萸(去核) 当归(酒炒) 白芍(煨) 川芎各八分 牡丹皮 远志(去心) 白茯苓 黄

柏(酒炒) 石菖蒲 知母(酒炒) 泽泻各六分 熟地黄一钱六分

【用法】上剉一剂。水煎,空心服。如作丸,用炼蜜为丸,如梧桐子大。每服百丸,空心盐汤送下,酒亦可。

【主治】色欲动相火,右耳聋,及大病后耳聋。

90706 滋阴地黄汤(《麻症集成》卷四)

【组成】生地 川连 酒芍 仙斗 玉竹 熟地 天冬 黄芩 羚羊 炙草

【主治】麻后血弱形虚,不能养心,肝木燥实,心火旺盛。

90707 滋阴地黄汤(《外科医镜》)

【组成】大熟地一两 毛姜四钱(即骨碎补) 山药四钱 茯苓三钱 牡丹皮三钱 泽泻三钱 麦冬三钱 北五味一钱 肉桂随宜加用

【用法】水煎服。

【主治】虚火牙痛。

90708 滋阴百补丸(《摄生众妙方》卷十)

【组成】香附子一斤(炒去毛,分四制:酒浸四两,盐水浸四两,醋浸四两,童便浸四两,俱炒,焙干) 益母草半斤(端午日采去土) 当归六两(酒洗) 川芎四两 熟地黄四两(酒洗) 芍药三两(炒) 白术四两 人参 茯苓 玄胡索(炒)各二两 甘草(炙)一两

【用法】上为细末,炼蜜为丸,如梧桐子大。每服五六十丸,空心缩砂汤或醋汤或酒或滚水任下。

【功用】《济阴纲目》:理气补虚,调经种子。

【主治】妇人劳伤,血气不足,阴阳不和,乍寒乍热,心腹疼痛,不思饮食,尪羸乏力。

90709 滋阴百补丸(《便览》卷三)

【组成】枸杞(甘州)二两 杜仲(姜炒,断丝)二两 当归(酒洗)二两 南知母(去毛,酒炒)二两 生地(酒洗)二两 熟地(酒洗)二两 人参(去芦)二两 牛膝(酒洗,焙)二两 干山药一两 山茱萸(去核)一两 菟丝子(酒煮)一两 黄柏(酒炒)三两 琐阳(酥炙)一两五 麦冬(去心)一两 天冬(去心)一两

【用法】上各制净,称足分量,为细末;外将好白术一斤,去梗,水洗二三次,切成片,水七八碗,熬至二碗,留汁,再将滓用水五碗,熬至二碗,去滓不用,将前后汁四碗,共熬至二碗半,如稀糊,和前药末,丸如梧桐子大。每服五六十丸,盐汤或盐酒送下。

【功用】扶阴助阳,健脾胃。

【主治】诸虚百损。

【加减】如心神不宁,眩晕恶逆,加菖蒲、茯神、远志、莲肉、姜半夏各一两。

90710 滋阴百补丸(《宋氏女科秘书》)

【组成】香附八两(四两新汲水浸,自辰至酉,取起晒干用之,四两童便制) 破故纸(炒)一两 当归一两五钱 山药(酒浸)一两 杜仲(姜汁炒)一两 荆芥穗(炒焦)一两 续断一两 白茯苓二两(去皮)

【用法】上为末,米糊为丸。空心米汤送下。

【主治】血崩日久,血水淋沥不止;及妇人年过五十而经血过多者。

【加减】更加人参五钱尤妙。

90711 滋阴百补丸(年氏《集验良方》卷二)

【组成】鱼鳔一斤(蛤粉炒成珠,极焦为度) 菟丝子(酒煮透,晒干) 沙苑蒺藜(洗净,焙) 枸杞子(酒拌,焙) 肉苁蓉(酒煮透,晒干) 女贞子(酒浸) 覆盆子(酒浸,去底,焙) 锁阳(酒浸) 知母(酒浸) 麦门(去心) 远志肉(甘草水泡,去骨) 当归身(酒洗) 牛膝(酒浸) 柏子仁(去油) 枣仁(去壳,炒黑) 巴戟(酒浸去骨,焙) 莲须 芡实(去壳) 丹皮(酒浸,炒) 山萸肉(酒浸蒸,去核) 白茯苓各四两

【用法】上为细末,酒糊为丸,如梧桐子大。每服三钱,空心白汤送下。

【功用】《饲鹤亭集方》:养心神,清诸热,调和血气,疏肝明目。

【主治】❶年氏《集验良方》:一切阴虚、肾水不足之证。❷《饲鹤亭集方》:阴亏热炽,咳嗽,眩晕。

90712 滋阴百补丸(《活人书》卷三)

【组成】熟地五两 杜仲三两 牛膝三两 枸杞子三两 当归二两五钱 茯苓二两五钱 山萸肉二两五钱 鹿角胶二两五钱 人参二两 黄耆二两 白术二两 白芍二两 肉苁蓉二两 龟板胶二两 锁阳一两五钱 知母一两五钱 黄柏一两五钱 肉桂一两

【用法】共研细末,炼蜜为丸。每服四五钱,早晨空心白汤吞服。

【主治】脏腑不和,营卫不调,精神不足,气血不充,以致形衰色萎,骨软筋枯,腰膝酸痛,步力艰难,饮食减少,嗜卧懒言,皮寒内热,精寒阳痿。

90713 滋阴百补丸(《仙拈集》卷三)

【组成】香附(酒,醋,盐,童便四制)一斤 益母草半斤 芍药三两 人参 茯苓 元胡各二两 甘草一两

【用法】上为末,炼蜜为丸,如梧桐子大。每服五六十丸,水酒送下。

【主治】妇女虚劳,经水不准,心腹疼痛,尪瘦。

90714 滋阴百补丸(《北京市中药成方选集》)

【组成】熟地一百二十八两 山药一百二十八两 泽泻一百二十八两 茯苓三十二两 山萸肉(炙)三十二两 巴戟肉(炙)三十二两 苁蓉(炙)三十二两 补骨脂(炒)三十二两 杜仲炭三十二两 莲须三十二两 丹皮三十二两 枸杞子九十六两 牛膝六十四两

【用法】上为细粉,炼蜜为丸,每丸重三钱。每服一丸,日服二次,温开水送下。

【功用】滋阴益气,补肾壮阳。

【主治】肾水不足,筋骨痿弱,腰痛耳鸣,气虚自汗。

90715 滋阴至宝丹(《北京市中药成方选集》)

【组成】当归一百九十二两 柴胡六十四两 白术(炒)六十四两 橘皮六十四两 茯苓六十四两 知母六十四两 贝母六十四两 地骨皮六十四两 麦冬六十四两 白芍六十四两 薄荷三十二两 甘草三十二两 沙参三十二两 香附(炙)九十六两

【用法】上为细粉,炼蜜为丸,每丸重三钱。每服一丸,日服二次,温开水送下。

【功用】滋阴退烧,调经养血。

【主治】妇人诸虚百损,经血不调,骨蒸潮热,嗽喘盗汗。

90716 滋阴至宝汤(《回春》卷六)

【组成】当归(酒洗) 白术(去芦) 白芍(酒炒) 白茯苓(去皮) 陈皮 知母 贝母(去心) 香附(童便炒) 地骨皮(去骨) 麦门冬(去心)各八分 柴胡(酒炒) 薄荷 甘草各三分

【用法】上剉一剂。加煨姜三片,水煎,温服。

【功用】调经水,滋血脉,补虚劳,扶元气,健脾胃,养心肺,润咽喉,清头目,定心慌,安神魄,退潮热,除骨蒸,止喘嗽,化痰涎,收盗汗,住泄泻,开郁气,利胸膈,疗腹痛,解烦渴,散寒热,祛体疼。

【主治】妇人诸虚百损,五劳七伤,经脉不调,肢体羸瘦。

90717 滋阴壮水膏(《理瀹》)

【组成】玄参剉四两 生地 天冬各三两 丹参 熟地 萸肉 黄柏 知母 麦冬 当归 白芍 丹皮 地骨皮各二两 党参 白术 生黄耆 川芎 柴胡 连翘 桑白皮 杜仲(炒断丝) 熟牛膝 南薄荷 川郁金 羌活 防风 香附 蒲黄 秦艽 枳壳 杏仁 贝母 青皮 橘皮 半夏 胆星 黑荆穗 桔梗 天花粉 远志肉(炒) 女贞子 柏子仁 熟枣仁 紫菀 菟丝饼 钗石斛 淮山药 续断 巴戟天 黑山栀 茜草 红花 黄芩 黄连 泽泻 车前子 木通 生甘遂 红芽大戟 生大黄 五味子(炒) 五倍子 金樱子 炒延胡 炒灵脂 生甘草 木鳖仁 蓖麻仁 炮山甲 羚羊角 镑犀角 生龙骨 生牡蛎 吴萸各一两 飞滑石四两 生姜 干姜(炒)各一两 葱白 韭白 大蒜头各二两 槐枝 柳枝 桑枝 枸杞根 冬青枝各八两 凤仙草 旱莲草 益母草各一株 冬霜叶 白菊花 侧柏叶各四两 菖蒲 小茴香 川椒各一两 发团二两

【用法】生龟版一个(腹黑者佳,黄色及汤版不可用),用小磨麻油三斤,浸熬去滓听用;将飞滑石前七十五味与后二十味共用油二十四斤,分熬去滓;合龟版油并熬丹收,再加铅粉(炒)一斤,生石膏四两,青黛,轻粉各一两,灵磁石(醋煅)二两,官桂,砂仁,木香各一两,牛胶四两(酒蒸化,如清阳膏下法),朱砂五钱,收膏备用。上贴心背,中贴脐眼,下贴丹田。阴无骤补之法,膏以久贴见效。

【主治】男子阴虚火旺,午后发热,咳嗽痰血,或郁热衄血,吐血,或涎唾带血,或心烦口干,惊悸喘息,眼花耳鸣,两颧发赤,喉舌生疮,盗汗梦遗,腰痛脊酸足痿;妇人骨蒸潮热,或经水不调,或少腹热痛,及一切阴虚有火之症。

90718 滋阴壮阳丹(《医学正印》卷上)

【组成】熟地(用淮生地酒蒸九次,晒九次)四两 石菖蒲五钱 远志 甘草(水浸去心)一两 淮山药二两 五味子七钱 肉苁蓉(酒浸,洗去鳞甲白膜)二两 菟丝子(酒浸,炒)二两 牛膝(酒浸)一两 巴戟(去心,酒浸) 续断(酒浸,洗) 茯苓(去皮) 益智仁(去皮) 黄柏(盐酒炒) 知母(酒炒)各一两五钱 破故纸(盐酒炒) 枸杞子 山茱萸(净肉) 杜仲(去皮,盐酒炒断丝) 沙苑蒺藜(炒)各二两 人参 虎胫骨(酥炙)各一两

【用法】上为末,炼蜜为丸,如梧桐子大。每服百丸,空心盐汤送下。

【功用】阴阳两补,种子。

90719 滋阴壮骨丸(《成方制剂》8册)

【组成】白芍 陈皮 干姜 龟甲 豹骨 黄柏 熟地黄 锁阳 知母

【用法】制成丸剂。口服,一次9克,一日2次。

【功用】养阴潜阳,强筋壮骨。

【主治】肾阴不足,筋骨痿软,精血亏损,骨蒸劳热。

90720 滋阴安鸣丸(《外科集腋》卷二)

【组成】生地(水煮)四两 远志(甘草汤泡,焙) 石菖蒲(焙)各八钱 生白芍 菟丝子(炒) 茯神各二两 益智仁(盐水拌炒)五钱 枣仁(炒)三两 归身(酒炒)一两 干姜炭(江西者)三钱

【用法】共研末,为蜜丸。

【主治】耳鸣。

90721 滋阴安神汤(《类证治裁》卷四)

【组成】熟地 白芍 当归 川芎 人参 白术 茯神 远志 南星各一钱 枣仁 甘草各五分 黄连四分

【功用】养阴。

【主治】❶《类证治裁》:癫症,阴亏晕仆者。❷《济阳纲目》:血气两虚,不时怔忡眩晕。

【备考】《济阳纲目》本方用法:上作一服。加生姜三片,水煎服。

90722 滋阴抑火汤(《准绳·类方》卷五)

【组成】当归 芍药(煨) 生地黄 川芎 黄连 知母 熟地黄各一钱 肉桂 甘草各五分

【用法】上以水二钟,煎七分,入童便半盏,食前服。

【主治】《准绳·杂病》:阴火上冲,怔忡不已,甚者火炎于上,或头晕眼花,或见异物,或腹中作声。

【加减】若身如飞扬,心跳不定,加紫石英、人参各一钱。

90723 滋阴抑火汤(《玉案》卷三)

【组成】当归 川芎 知母 白芍各一钱二分 生地 黄连 人参 熟地各一钱 龟版二钱 丹皮 杜仲各八分

【用法】加枣二枚,煎服。

【功用】补坎水,降离火。

【主治】阴虚火动,火起于涌泉穴者。

90724 滋阴抑火汤(《玉案》卷四)

【组成】当归三钱 知母 麦门冬 天门冬 地骨皮 丹皮各二钱 枣仁 柴胡 天花粉 人参各一钱

【用法】加灯心三十茎,水煎,食远服。

【主治】血虚火盛,朝凉晚热,精神减少,睡卧不稳。

90725 滋阴抑火汤(《玉案》卷四)

【组成】知母 人参 黄柏 天冬 麦冬各一钱 贝母 生地 当归 白芍 白术各一钱五分 煨姜炭八分。

【用法】加灯心三十茎,水煎,温服。

【主治】阴虚火动,盗汗发热,咳嗽吐血,身热脉数,肌肉消瘦,酒色过伤,已成劳瘵者。

90726 滋阴抑火汤(《杂病源流犀烛》卷二十三)

【组成】当归　生地　荆芥　防风　黄柏　知母　丹皮　甘草　灯心　白蒺藜

【主治】牙龈肿痛，头面不肿。

【加减】火甚，加丹参。

90727　滋阴含化丸（《嵩崖尊生》卷七）

【异名】滋阴清化丸（《杂病源流犀烛》卷一）。

【组成】天冬一两六钱　麦冬　生地　熟地　知母各八钱　茯苓　山药　贝母　花粉各四钱　甘草　五味子各三钱

【用法】蜜丸。含化。

【主治】虚劳咳嗽，痰热，口渴，出汗。

90728　滋阴补心汤（《慎斋遗书》卷七）

【组成】熟地三钱　当归　官桂　麦冬　生地　杏仁各一钱　白芍二钱五分　甘草　茯神各一钱　小麦一撮　大枣三枚

【主治】手少阴心经素禀原弱，日间劳心伤神，夜或房欲损精，精气怯而不能养神，以致火乘心经，患手心尾尻火热，或往或来，心跳不静，睡卧不安，惊惧不宁，睡至子时则醒，至天明反倦卧，舌心焦燥，两手小指有时忽热如电，时有时无，口鼻出入呼吸唯觉蒸热，干燥若渴，无焦腐之气，呻吟之声，但筋骨蒸热，无游行之状者。

90729　滋阴补血汤（《会约》卷十五）

【组成】当归三五钱　熟地五七钱或两余　白芍（酒炒）二钱　干姜（炒黑）一二钱

【主治】产后阴虚，阳无所依，浮散于外而发热。

【加减】如五心热，加玄参剉一钱；如烦渴便燥，是内有虚热，加麦冬，淡竹叶，生地之类。

90730　滋阴补肾丸

《明医杂著》卷六。为《兰室秘藏》卷上"益阴肾气丸"之异名。见该条。

90731　滋阴补肾丸（《回春》卷五）

【组成】熟地黄（酒洗）　当归（酒洗）　杜仲（姜汁炒）各一两五钱　川芎八钱　白芍（酒炒）　甘枸杞（盐酒浸炒）各一两　小茴香（盐酒浸炒）六钱　川楝子　黄柏（盐酒浸炒）各一两二钱　破故纸（盐酒炒）二钱　桃仁（去皮炒）五钱

【用法】上为细末，炼蜜为丸，如梧桐子大。每服八九十丸，空心热酒送下。

【功用】滋肾养血，除湿热。

【主治】腰腿酸痛。

90732　滋阴补肾丸（《准绳·伤寒》卷七）

【组成】熟地黄（酒蒸）　生地黄（酒浸）　白术各二两　人参　麦门冬（去心）　五味子　当归（酒浸）　白芍药（酒炒）　川芎　黄耆（盐水炙）　山药　蛤粉（另研极细）　茯神（去皮木）　砂仁各一两　知母（炒）一两半　黄柏（炒）二两

【用法】上为细末，炼蜜和成于石臼内杵千余下，丸如梧桐子大。每服五十丸，空心淡盐汤送下。

【功用】滋肾水，制虚火。

【主治】病后阴虚，精血不足，四肢少力、心神不宁，夜梦遗精，或虚热盗汗，饮食进少，不为肌肉，身体羸弱，面色青黄而无血色。

90733　滋阴补肾丸（《医林绳墨大全》卷四）

【组成】黄柏　知母各二两　熟地三两　归身二两　牛膝　茯苓　泽泻各一两

【用法】上为细末，炼蜜为丸，如梧桐子大。每服六七十丸，白汤送下。

【功用】抑阳补肾。

【主治】手足有汗，遇天寒则汗多，阳盛其阴者。

90734　滋阴补髓汤（《医醇賸义》卷四）

【组成】生地五钱　龟板八钱　黄柏一钱（盐水炒）　知母一钱（盐水炒）　虎胫骨一钱五分（炙）　枸杞三钱　当归二钱　党参四钱　茯苓二钱　白术一钱　金毛脊一钱五分　川断二钱　牛膝二钱

【用法】猪脊髓一条同煎。

【主治】骨痿。因远行劳倦则伤骨，逢大热而渴，或外感之热，或内蕴之热，皆消阴耗髓，故骨枯而痿，腰脊不举，足不任身。

90735　滋阴肾气丸

《玉机微义》卷二十九。即《兰室秘藏》卷上"益阴肾气丸"。见该条。

90736　滋阴明目汤（《眼科临症笔记》）

【组成】大熟地五钱　知母三钱　黄柏二钱　当归三钱　女贞子三钱　车前子三钱（炒）　菟丝子四钱　石斛三钱　蒺藜三钱（炒）　菊花三钱　楮实子三钱　覆盆子三钱　青葙子三钱　枸杞三钱　甘草一钱

【用法】水煎服。

【主治】干涩昏花症（视神经调节衰弱）。两眼不红不疼，干涩昏花，瞳孔无异常人。

【临床报道】干涩昏花症：齐河骆某某，因素好看书，几年来视力不健，遂渐渐两目干涩，视物昏花。按其脉，他脉沉细无力，惟左关略带虚数。知年迈气衰，多伤于肺，肺伤肾亏，而肝胆之火乘虚上攻头目，以致干涩昏花难愈。不宜针刺，刺伤荣卫，更难治愈。先服本方，多加补肾之品，以培其本。隔年知骆某盲疾痊愈。

90737　滋阴明目汤（《张皆春眼科证治》）

【组成】酒生地 18 克　玄参剉　麦门冬　知母　赤芍　牡丹皮各 9 克　菊花 12 克　青葙子 3 克

【功用】滋阴降火，活血明目。

【主治】肝肾阴虚，虚火上炎，目睛干涩，红赤疼痛不重，瞳神缩小或干缺，视物昏蒙，反复发作，经久不愈。

【加减】若瞳神边缘或中部有白色膜状物渗入者，可加木贼 6 克，退翳明目。

【方论选录】方中酒生地、玄参剉滋补肝肾以降浮游之火，麦门冬、知母补养肺阴以滋生水之源，赤芍、牡丹皮凉血活瘀，菊花甘寒育阴清肝而明目，青葙子苦寒凉肝退翳而散瞳。

90738　滋阴固下汤（《衷中参西》上册）

【组成】生山药一两半　怀熟地一两半　野台参八钱　滑石五钱　生杭芍五钱　甘草二钱　酸石榴一个（连皮捣烂，若无，可用牡蛎煅研一两代之）

【用法】上药用水五钟，先煎酸石榴十余沸，去滓再入诸药,煎汤两钟,分二次温饮下。

【主治】温病外感之火已消,渴与泻仍未全愈,或因服开破之药伤其气分,致滑泻不止,其人或兼喘逆,或兼咳嗽,或自汗,或心中怔忡者。

【加减】汗多者,加山萸肉(去净核)六钱。

90739 滋阴和阳汤(《效验秘方·续集》李培生方)

【组成】炙甘草12克　人参10克　生地15克　麦冬15克　阿胶12克　麻仁12克　茯神15克　炒山楂10克　砂仁10克　大枣10克

【用法】每日一剂,水煎二次,混匀后二次分服。

【功用】滋阴和阳,益气养血。

【主治】自主神经功能紊乱、心肌病、冠心病等引起的房性或室性期外收缩、心动过速、心房纤颤等。心悸气短,自汗,少寐多梦,胃纳不畅,疲乏无力,脉细或细数,或结代,舌质淡红、苔薄黄或苔剥。

【加减】若触事易惊,心悸不安,宜加龙、牡、珍珠母、柏子仁、炙远志等,以重镇潜纳,宁心安神,定惊止悸;胸闷太甚,自感窒息,呼吸不畅,可加郁金、瓜蒌皮、薤白、橘皮等通阳利气,宽胸散痹;胸部刺痛,舌质紫暗,可加三七、丹参、赤芍、制乳没等,以活血消瘀、通络止痛;心烦不寐,口糜生疮,舌质红绛,是心火太旺,则宜加入丹皮、丹参、竹叶、玄参等育阴养血、清火除烦,甚者加黄连,以苦寒直折火势。

【方论选录】方中炙甘草温阳复脉,人参益气升阳;生地、麦冬滋阴和阳,阿胶、大枣养血益心,麻仁滋阴养血;茯神健脾安神;炒山楂、砂仁运脾化积,导滞消痰。脾气健运则化源不绝,气血充盛,诸药合用,滋阴养血通阳复脉。

90740 滋阴定眩汤(《千家妙方》引刘强方)

【组成】珍珠母30克　菊花10克　沙参30克　白芍24克　枸杞15克　山茱萸15克

【用法】水煎服,每日一剂。

【功用】滋补肝肾,平肝定眩。

【主治】肝肾阴虚,肝阳上亢,髓海不足,梅尼埃综合征或高血压病。

【临床报道】眩晕:李某,女,49岁。头目眩晕,时作时止,且发作时伴耳鸣,呕吐,多梦,倦怠,口干。病已二年余,近日来又发作,症状较前为重。经临床诊断为梅尼埃综合征,投以滋阴定眩汤,服药十余剂,其病获愈。

90741 滋阴降火丸(《活人心统》卷下)

【组成】人参一两　生地黄二两　熟地黄二两　天冬二两(去心)　牡蛎(煅)一两　知母一两五钱　黄柏二两(蜜炒)　萆薢一两　麦冬(去心)二两

【用法】上以人参、黄柏、萆薢、牡蛎粉为末,余药俱洗净去心,以水酒洗净,捣膏蜜丸,如梧桐子大。每服八十丸,白汤送下。

【主治】三消。用心过度,水火不交,上渴下浊。

90742 滋阴降火丸(《医学入门》卷七)

【组成】熟地黄二两　黄柏一两半　知母　枸杞子　莲肉　茯神　人参各一两

【用法】上为末,熟地捣膏和丸,如梧桐子大。每服百丸,空心白汤送下。

【功用】滋阴降火。

90743 滋阴降火丸

《便览》卷三。为《摄生众妙方》卷二"坎离丸"之异名。见该条。

90744 滋阴降火汤

《医便》卷一。为方出《明医杂著》卷一,名见《医便》卷一"补阴散"之异名。见该条。

90745 滋阴降火汤(《医便》卷二)

【组成】当归一钱　川芎五分　白芍药(薄荷汁炒)　黄芩各七分　生地黄(姜汁炒)　黄柏(蜜水炒)　知母(酒炒)各八分　柴胡七分　熟地黄八分　麦冬八分

【用法】上用生姜一片,大枣一枚,水煎服。别以附子为末,唾津调贴涌泉穴。

【主治】阴虚火动,起于九泉。

【加减】气虚,加人参、黄耆各八分;咳嗽加阿胶、杏仁各七分,五味子三分;咯吐衄血,加牡丹皮八分,藕节自然汁三匙,犀角末五分。

【备考】《审视瑶函》有甘草梢四分。

90746 滋阴降火汤(《医学入门》卷八)

【组成】当归　生地　白芍　白术各一钱　麦门冬　甘草各五分　知母　黄柏　远志　陈皮　川芎各六分

【用法】加生姜,水煎,温服。

【功用】养血降火。

【主治】潮咳汗血,遗精无泄者。

【加减】如有痰,加瓜蒌仁、贝母;咳嗽,加五味子、阿胶;梦遗,加芡实,石莲肉;有热,加秦艽、地骨皮;吐血,咯血,加茜草根、藕汁、玄参;气虚血少,加参,耆;久病者,去川芎。

90747 滋阴降火汤(《赤水玄珠》卷十五)

【组成】当归　黄柏(盐水炒)各一钱半　知母　牛膝　生地各一钱　白芍一钱二分　甘草梢　木通各八分

【用法】水煎,食前服。

【主治】火燥血少,气不得降而淋。

90748 滋阴降火汤(《回春》卷四)

【组成】当归(酒洗)一钱二分　白芍(酒洗)二钱三分　生地黄八分　熟地黄(姜汁炒)　天门冬(去心)　麦门冬(去心)　白术(去芦)各一钱　陈皮七分　黄柏(去皮,蜜水炒)　知母　甘草(炙)各五分

【用法】上剉一剂。加生姜三片,大枣一枚,水煎,临服入竹沥、童便、姜汁少许同服。

【主治】阴虚火动,发热咳嗽,吐痰喘急,盗汗口干。

【加减】骨蒸劳热者,加地骨皮、柴胡;如服药数剂不退,加炒黑干姜三分;盗汗不止者,加黄耆、炒酸枣仁;痰火咳嗽,气急生痰,加桑白皮、紫菀、片芩、竹沥;咳嗽痰中带血者,加片芩、牡丹皮、阿胶、栀子、紫菀、犀角、竹沥;干咳无痰,及喉痛生疮声哑者,加片芩、瓜蒌仁、贝母、五味子、杏仁、桑白皮、紫菀、栀子;咳嗽痰多,加贝母,款冬花、桑白皮;喉痛生疮,声音不清,或咽干燥,用山豆根磨水噙之,再用吹喉散,噙化丸;痰火作热,烦躁不安,气随火升,并痰火怔忡嘈杂,加酸枣仁、黄芩、炒黄连、竹茹、辰砂、竹沥;痰火惊惕同治;血虚腰痛,加牛膝、杜仲;血虚脚腿枯细,无力痿弱,加黄耆、牛膝、防己、杜仲,去天门冬;梦遗泄精者,加山药、牡

蛎、杜仲、故纸、牛膝，去天门冬；小便淋浊，加车前、瞿麦、萆薢、萹蓄、牛膝、山栀，去芍药；阴虚火动，小腹痛者，加茴香、木香少许，去麦门冬；阴虚火盛，足常热者，加山栀、牛膝，去麦门冬。

【备考】此方与六味地黄丸相兼服之，大补虚劳，神效。

90749 滋阴降火汤（《杏苑》卷五）

【组成】黄柏（酒炒褐色）一钱五分　知母（酒洗）一钱　当归一钱（酒洗）　山栀仁（炒褐色）　黄芩各八分　青黛五分　麦门冬七分　白芍药七分　熟地黄一钱五分　甘草四分　童便半盏　生姜片少许

【用法】上㕮咀。水煎熟，食前温服。

【主治】干咳。肺燥血少，病久虚火上炎者。

90750 滋阴降火汤（《寿世保元》卷六）

【组成】当归一钱　川芎一钱　白芍一钱二分　川黄柏（蜜水炒）一钱　生知母一钱　怀熟地黄一钱五分　天花粉一钱　生甘草一钱　玄参二钱　桔梗（去芦）三钱

【用法】上剉一剂。水煎，入竹沥一盏，温服。

【功用】降火滋阴。

【主治】虚火上升，喉内生疮。

90751 滋阴降火汤（《红炉点雪》卷二）

【组成】知母（乳蒸）一钱　黄柏（童便蒸）九分　甘草三分　黄芩（酒蒸）四分　麦门冬（去心）四分　龙胆草（童便蒸）四分　白马骨头（酥油三分炙）一钱四分　黑玄参四分　丹参一钱　姜一片　茅根一撮

【用法】水煎，兑童便，空心服。

【主治】痰中带血，五心潮热，午后阴虚火动，脉浮而数。

90752 滋阴降火汤（《医方集解》）

【组成】四物汤加知母　黄柏　玄参

【主治】阴虚有火。

90753 滋阴降火汤（《幼科铁镜》卷六）

【组成】当归　地黄　白芍　黄连　白茯苓　知母　天花粉　莲子　黑玄参　甘草　麦冬　灯心

【主治】小儿阴虚痰结之咳嗽，涕唾带血，甚至血溢。

【备考】《幼幼集成》本方用法：净水浓煎，清晨空心服。

90754 滋阴降火汤（年氏《集验良方》卷三）

【组成】百部三钱　生地　熟地　天冬　麦冬　知母　贝母　白术（炒）　白芍（酒炒）　白茯苓　黄耆（蜜炒）　地骨皮各一钱半

【用法】水煎服。

【主治】阴虚火动，发热咳嗽，吐痰喘急，盗汗口干。

【加减】骨蒸夜热，加鳖甲三钱；痰中带血，加真阿胶三钱，倍加熟地黄；盗汗不止，加炒枣仁二钱，倍加黄耆；咽喉痒或痛，加桔梗、桑白皮，倍加贝母；咳嗽痰多喘急，加人参、沙参各二钱；遗精，加山药、芡实各五钱，牛膝二钱；小便淋闭，加车前子、萆薢各二钱；大便不实，加炒山药、扁豆各五钱。

90755 滋阴降火汤（《金鉴》卷四十）

【组成】大补阴丸加麦冬　天冬　当归　白芍　炙草　缩砂

【主治】阴虚火旺无制，妄行伤金，肺痿咳嗽。

【加减】咳甚，加百合、五味子；盗汗，加地骨皮；咯血，加郁金；痰多，加川贝母；气虚，加人参、黄耆。

90756 滋阴降火汤（《杂病源流犀烛》卷二十三）

【组成】生地　当归　黄柏　知母　川芎　赤芍　薄荷　菖蒲　生姜

【主治】右耳聋。

【加减】风，加防风；痰，加胆星；火盛，加玄参剉。

90757 滋阴降火汤（《类证治裁》卷三）

【组成】白芍一钱三分　当归一钱二分　熟地　麦冬　白术各一钱　生地八分　知母　黄柏　炙草各五分　陈皮七分

【用法】加生姜、大枣，水煎服。

【主治】肝气。病人自觉冷气从足下起入腹，此积热，虚之极者。

90758 滋阴降火汤（《医醇賸义》卷四）

【组成】生地六钱　女贞二钱　山药三钱　丹皮二钱　茯苓二钱　料豆三钱　沙参四钱　麦冬二钱　贝母二钱　杏仁三钱　谷精珠一钱五分　蝉衣一钱　生石决六钱（打碎）

【主治】阴虚夹火之眼痛。目睛不肿，微红羞明，眼珠作痛。

90759 滋阴降火汤（《麻症集成》卷四）

【组成】尖地　麦冬　川连　归身　力子　知母　川贝　鲜斛　丹参　连翘　赤芍

【主治】麻症。肺胃内郁，心热，血虚火炎。

90760 滋阴降火汤（《喉舌备要秘旨》）

【组成】熟地五分　玄参剉三钱半　麦冬一钱半　生芍药一钱半　丹皮一钱半　泽泻一钱　北沙参三钱　女贞三钱　金钗石斛一钱半　天冬一钱半

【主治】阴虚火旺之喉症。

【宜忌】如无潮热，方可用此方。

90761 滋阴降火汤（《喉科秘诀》卷上）

【组成】生地　玄参剉　天冬各二钱　白芍一钱　麦冬二钱　盐柏一钱　桔梗一钱　枯芩一钱　栀子七分　甘草三分　知母一钱　山豆根五分　丹皮一钱　泽泻一钱　薄荷五分（自汗不用）

【用法】水二碗，煎八分，空心服。

【主治】虚热喉。肾水枯竭，命门相火煎急，肾阴不能降，虚火冲喉，微微碍痛，不恶寒，独怕热。

90762 滋阴降火汤（《眼科临症笔记》）

【组成】生地一两　当归三钱　川芎二钱　赤芍三钱　黄连三钱　寸冬四钱　大贝三钱　胆草三钱　大黄三钱　木通二钱　花粉三钱　蝉蜕二钱　甘草一钱　犀角五分　石膏八钱

【用法】水煎服。

【主治】瘀血灌睛症（前巩膜炎）。症见满眼皆红，赤丝纵横，风轮红甚，眼胞微肿，热泪频流，酸痛畏光。

【临床报道】瘀血灌睛症：道口张某某，男。忽患两目赤肿，初在当地治疗，三月余，肿虽退，而痛赤未止，二目莫睹，渐至饮食减少。诊其脉，左寸弦数，左关洪大，而右关虚弱。知肝木太盛，克伐脾土，脾败金弱，不能制心肝之火，火即上壅，而又过服寒凉之品，凝滞血液不得流通而致。先服本方去大黄、石膏、犀角，加田三七五分，三四剂而轻；又加针刺，月余始分皂白，饮食起居即能自理，以后常服黄连上清丸，以导赤散点之，年余始愈。

90763 **滋阴降火汤**(《张皆春眼科证治》)

【组成】生地9克　木通3克　知母　玄参剉　赤芍各9克　牡丹皮6克　酒黄芩9克　秦皮3克

【功用】清心润肺，清肝滋肾。

【主治】心火侵肾，赤脉由眦部窜入瞳神，视物昏蒙者。

【方论选录】方中生地、木通清心泻火；知母、酒黄芩清肺解热，知母质润且养肺阴；知母合玄参剉、地黄又能滋肾；酒黄芩合秦皮且清肝热；赤芍、牡丹皮凉血活血以退目中之赤。诸药合用，有清心润肺，清肝滋肾之功。

90764 **滋阴荣血汤**(《摄生众妙方》卷四)

【组成】当归(酒洗，去芦)一钱五分　川芎(去梗)一钱　白芍药八分　甘草(炙)五分　熟地黄(酒洗)一钱　白术(去梗)一钱　广陈皮(洗净)一钱　白茯苓(去皮)八分　侧柏叶(去梗)一钱(春取东方，夏取南方，秋取西方，冬取北方)　香附子(石臼内舂去毛)一钱五分　北五味(去梗)八分　知母(去毛，不见铁)八分　麦门冬(酒洗去心)十个　黄芩(条实者，去梗)八分

【用法】上㕮咀，作一帖。用水二钟，加生姜三片，枣子一枚，煎至七分，去滓，食前服。

【主治】血证。

【宜忌】忌煎炒、鱼腥、胡椒、咸酸、油腻之物。

90765 **滋阴种子丸**(《医学正印·男科》)

【组成】知母二两(去毛皮为末，一两乳汁浸透，一两黄酒盐浸透，晒干)　天门冬(去心)二两　麦门冬(去心)二两　黄柏二两(去粗皮为末，一两乳汁浸透，一两黄酒盐浸透，晒干，炒赤色)　熟地黄(黄酒捣如泥，即和众药)二两　桑椹子二两　菟丝子(酒煮，晒干)二两　生地黄(黄酒洗过，与熟地黄总捣一处)二两　何首乌(黑白二色均用，同黑豆煮二次，去皮晒干)二两　干山药一两　牛膝(去芦)二两　黄精二两(对节生者真，酒蒸熟，与熟地捣一处)　辽五味五钱　白茯苓(去皮，去红丝)一两　枸杞子一两五钱　柏子仁(水浸一日，连壳水磨成浆，绢袋滤汁去壳，又将水面浮油掠尽，去水，存结底，晒干)一两

【用法】上为细末，炼蜜为丸，如梧桐子大。每服七八十丸，早晨淡盐汤送下，服至百日。

【主治】男子精亏无子及阴虚有火者。

90766 **滋阴保肺汤**(《准绳·类方》卷三引《医学统旨》)

【组成】黄柏(盐水炒)　知母各七分　麦门冬(去心)三钱　天门冬(去心)一钱二分　枇杷叶(去毛炙)一钱半　当归　芍药(煨)　生地黄　阿胶(蛤粉炒)各一钱　五味子十五粒　橘红　紫菀各七分　桑白皮一钱半　甘草五分

【用法】水煎服。

【主治】阴虚火动而嗽血者。

90767 **滋阴保肺汤**(《杏苑》卷五)

【组成】黄柏(酒炒)　知母(酒洗)　麦门冬一钱　黄耆一钱　黄芩(中枯者)一钱　生地黄一钱五分　甘草(生)四分　五味子四分　当归七分　山栀仁(炒)七分　桔梗三分　茯苓八分

【用法】上㕮咀。水煎熟，食后服。

【主治】肺痿。咯吐血，咳血丝，自汗。

【加减】久嗽，加款冬花五分；喘急，加杏仁三分；痰多，加贝母三分；如冬月，减寒药一半。

90768 **滋阴活血汤**(《中医妇科治疗学》)

【组成】当归二钱　白芍　熟地　天冬　麦冬　瓜蒌根各三钱　红花　桃仁各一钱　山栀仁三钱

【用法】水煎，温服。

【功用】滋水救火，兼以活血。

【主治】血热而实的月经后期。经来色紫量少，腹胀烦热，口干，苔黄，脉数。

【加减】热甚口燥渴者，以生地易熟地，并去当归。

90769 **滋阴养心丸**(《活人心统》卷下)

【组成】熟地二两(酒洗)　山药二两　归身一两五钱　茯神(去木)二两　枸杞子二两　牛膝二两　山萸肉一两　柏子仁一两　杜仲二两(炒)　远志一两　牡丹皮一两　辰砂三分

【用法】上为细末，炼蜜为丸，如梧桐子大，辰砂为衣。每服七十丸，莲子汤送下。

【主治】心肾不足，气血两虚，人倦气短。

90770 **滋阴养目汤**(《外科医镜》)

【组成】大熟地五钱　山萸肉五钱　葳蕤五钱　枸杞子三钱　甘菊花三钱　当归三钱　白芍三钱　柴胡五分　车前子二钱　白芥子二钱

【用法】水煎服。

【主治】阴虚目痛。

90771 **滋阴养血丸**

《鸡峰》卷十六。为《产乳备要》“万病丸”之异名。见该条。

90772 **滋阴养血丸**(《女科百问》卷上)

【组成】熟地　当归各一两　鹿茸二两(酥炙)

【用法】上为细末，炼蜜为丸，如梧桐子大。每服五十丸，米饮汤任下，不拘时候。

【主治】劳虚血弱，肌肉枯燥，手足多烦，肢节酸疼，头发脱落，面少颜色，少腹拘急，痛引腰背，去血过多，崩伤内竭，胸中短气，昼夜不能眠，情思不乐，怔忡多汗。

90773 **滋阴养血汤**(《痘疹会通》卷五)

【组成】鳖甲　黄芩　知母　北沙参　麦冬　地骨皮　连翘　枣一枚

【主治】麻后夜热不退，几成瘖劳。

【宜忌】此方切不宜乱用，必须审症，真是阴亏方可用，否则恐以假为真，误成瘖劳。

90774 **滋阴养血汤**(《临证医案医方》)

【组成】生地　熟地各9克　当归身9克　阿胶珠12克　白芍9克　首乌9克　枸杞子12克　炒枣仁12克　柏子仁9克　天冬　麦冬各9克　鳖甲9克　龟版9克　甘草3克

【功用】滋阴养血。

【主治】慢性肝炎(阴虚型)。头晕心悸，五心烦热，或

易怒神疲，肝区隐痛，舌质淡，少苔，脉细弦或细数。

【方论选录】方中用龟板、鳖甲、生地、天冬、麦冬等滋阴；用熟地、当归身、阿胶珠、白芍、首乌、枸杞子等以养血；用柏子仁，炒枣仁以治心悸不安，甘草调和诸药。全方配伍，共起到滋阴养血的作用。

90775 滋阴养荣汤（《医学入门》卷四）

【组成】当归二钱　人参　生地黄各一钱半　麦门冬　芍药　知母　黄柏各一钱　甘草四分　五味子十四粒

【用法】水煎，温服。

【主治】消渴。汗下过多，内亡津液，或病后水亏火炎，口燥咽干。

90776 滋阴养液汤（《效验秘方·续集》章真如方）

【组成】生地 15 克　玄参 15 克　麦冬 15 克　钩藤 10 克　桑枝 30 克　石斛 10 克　牛膝 10 克　狗脊 10 克　草决明 10 克　杜仲 10 克　海桐皮 10 克　生石膏 60 克

【用法】水煎服，每日一剂，共 2 煎，早晚分服。

【功用】养阴清热，祛风通络。

【主治】风湿性关节炎，表现为关节疼痛，得凉则舒，得热痛甚，皮肤干燥，口渴咽干，脉弦数，舌红。中医辨证属阴虚热痹者。

【加减】痛重者加当归、乳香、没药。

【方论选录】方中生地、玄参、麦冬、石斛甘寒清热，滋阴增液；草决明、生石膏甘寒清热泻火而不伤阴；牛膝、狗脊、杜仲舒筋通络，强筋壮骨；海桐皮祛风化湿，通络止痛。诸药合用共奏清热养阴，祛风通络之功。

90777 滋阴宣解汤（《衷中参西》上册）

【组成】山药一两　滑石一两　甘草三钱　连翘三钱　蝉蜕（去足土）三钱　生杭芍四钱

【主治】温病，太阴未解，渐入阳明。其人胃阴素亏，阳明府证未实，已燥渴多饮。饮水过多，不能运化，遂成滑泻，而燥渴益甚，或喘，或自汗，或小便秘；及温疹兼此证者。

【加减】若滑泻者，甘草须加倍。

【方论选录】此乃胃府与膀胱同热，又兼虚热之证。滑石性近石膏，能清胃府之热，淡渗利窍，能清膀胱之热，同甘草生天一之水，又能清阴虚之热，一药而三善备，故以之为君；而重用山药之大滋真阴，大固元气者，以为之佐、使。且山药生用，则汁浆稠黏，同甘草之甘缓者，能逗留滑石于胃中，使之由胃输脾，由脾达肺，水精四布，循三焦而下通膀胱，则烦热除，小便利，而滑泻止矣。又兼用连翘、蝉退之善达表者，以解未罢之太阴，使膀胱蓄热，不为外感所束，则热更易于消散。且蝉之性，饮而不食，有小便无大便，故其蝉又能利小便而止大便也。

【临床报道】温疹：一室女，感冒风热，遍身瘾疹，烦渴滑泻，又兼喘促。其脉浮数无力。投以滋阴宣解汤，两剂诸病皆愈。

90778 滋阴退火汤（《会约》卷四）

【组成】熟地三五钱　生地　白芍　麦冬各二钱　女贞子一钱半　甘草七分　知母　地骨皮各一钱　黄芩　生石膏各二钱

【用法】水煎服。

【主治】水亏挟火，脉浮大无力，躁扰如狂者。

90779 滋阴退翳汤（《眼科临症笔记》）

【组成】玄参五钱　知母三钱　生地四钱　寸冬三钱　蒺藜三钱（炒）　木贼三钱　菊花三钱　青葙子三钱　蝉蜕二钱　菟丝子三钱　甘草一钱

【用法】水煎服。

【主治】鱼鳞障症（结核性角膜实质炎）。症见两黑珠之上白膜层层，瞳孔微露，酸涩昏蒙，白珠略带水红色。

【临床报道】鱼鳞障症：卞某，男，东昌人，四十四岁。因心力俱劳，常夜不成眠，时觉两目酸涩，不堪重视。迨其后，薄膜四起，形如鱼鳞。初令西医调治，月余如故。按其脉，左尺沉细，关部虚数。此肾水不足，致伤肝胆，肝胆不正之火上冲于脑而致。先将鱼腰、目窗略刺；投以本方，连服数十剂，翳膜渐退，能视书上大字。后又服杞菊地黄丸半年余，鱼鳞虽无，而白膜未净、视物昏花。

90780 滋阴退翳汤（《张皆春眼科证治》）

【组成】酒生地　当归各 9 克　酒白芍　麦门冬　知母各 6 克　天花粉　木贼　谷精草　玄参刬各 9 克

【功用】润肺养肝，明目退翳。

【主治】混睛障后期邪退正衰，秽浊赤障渐退，风轮表面逐步恢复光泽，病情趋向恢复阶段者。

【方论选录】方中酒生地、当归、酒白芍补血养肝，酒生地且有育阴清热之功；麦门冬、知母、天花粉生津润肺，三味皆有除热之效；木贼、谷精草平肝退翳以明目；玄参刬滋肾养阴以护瞳。

90781 滋阴除湿丸（《外科集腋》卷四）

【组成】熟地八两　丹皮　白茯苓　泽泻各三两　山萸肉　淮山药各四两　黄柏一两　芦荟五钱

【用法】上为细末，炼蜜为丸。每服三钱，白汤送下。

【主治】八角虱（形如花蜘蛛）叮阴毛之上，发内亦生，由肝肾浊气不洁而生，更有玉茎之根痒甚，以沸汤沃之，稍止而复作，有三四窍黄水淋漓者。

90782 滋阴除湿汤（《外科正宗》卷四）

【组成】川芎　当归　白芍　熟地各一钱　柴胡　黄芩　陈皮　知母　贝母各八分　泽泻　地骨皮　甘草各五分

【用法】水二钟，加生姜三片，煎八分，食前服。

【主治】鹳口疽初起，朝寒暮热，日轻夜重，如疟。

90783 滋阴除湿汤（《朱仁康临床经验集》）

【组成】生地 30 克　玄参刬 12 克　当归 12 克　丹参 15 克　茯苓 9 克　泽泻 9 克　白鲜皮 9 克　蛇床子 9 克

【功用】滋阴养血，除湿止痒。

【主治】亚急性湿疹，慢性阴囊湿疹，天疱疮等反复不愈，日久伤阴耗血，舌淡苔净或光者。

【方论选录】方中生地、玄参刬滋阴清热，当归、丹参养血和营，茯苓、泽泻除湿而不伤阴，白鲜皮、蛇床子除湿止痒。

【备考】《效验秘方》载朱仁康同名方，方中白鲜皮改作"地肤子"。

90784 滋阴健脾丸（《医学传灯》卷上）

【组成】人参二两　麦冬三两　五味一两　白术三两　白茯苓二两　甘草一两　山药三两　石斛一两　陈皮一两

山楂三两

【主治】中宫有火，不能化物。

90785　滋阴健脾汤(《回春》卷四)

【组成】当归(酒洗)一钱　川芎五分　白芍(酒炒)八分　人参七分　白术一钱五分　生地(酒洗)八分　白茯苓(去皮)　陈皮(盐水洗，去白)各一钱　半夏(姜制)　甘草(炙)四分　麦冬(去心)　远志(去心)　白茯神(去皮木)各七分

【用法】上剉一剂。加生姜、大枣，水煎，早、晚服。

【主治】气血虚损，有痰作眩晕。

90786　滋阴脏连丸(《回春》卷四)

【组成】怀生地　熟地　山药各四两　牡丹皮　泽泻　白茯苓(去皮)　川黄连(酒炒)　槐花(人乳拌蒸)　山茱萸(酒蒸，去核)　川大黄(酒蒸九次)各三两

【用法】上为细末，装入雄猪大肠内，两头用线扎住；糯米三升，水浸透米，去水，即将药肠藏糯米瓶内蒸一炷香时为度，捣药肠为丸，如梧桐子大。每服八十丸，空心盐汤送下。

【主治】大便下血去多，心虚四肢无力，面色萎黄。

90787　滋阴凉血汤(《麻疹备要方论》)

【组成】当归　白芍　川芎　柴胡　葛根　牛蒡子　黄芩　连翘　红花

【用法】水煎服。

【主治】麻疹。

90788　滋阴消痹汤(《囊秘喉书》卷下)

【组成】当归　生地　沙参　百部各一钱　射干　地骨皮　知母　麦冬　桔梗　炒黄芩各七分　玄参剉　甘草各五分

【用法】水煎服。

【主治】肿毒，口疮，兼治咳嗽声哑。

90789　滋阴润肠丸(《摄生秘剂》卷二)

【组成】熟地黄　当归　熟大黄　生甘草　麻仁　生地黄　桃仁(去皮尖)　红花　升麻

【用法】上为末，炼蜜为丸，如梧桐子大。每服三钱，白汤送下；虚弱者，每服减一钱。

【主治】大肠秘结，血少肠枯，久不大便。

90790　滋阴润燥汤(《内经拾遗》卷一)

【组成】当归　川芎　白芍　熟地　桃仁　红花　陈皮　甘草

【用法】上用甘蔗榨汁二钟，煎八分，温服。

【功用】滋阴养血润燥。

【主治】噎膈。膈塞不通，食饮不下。

90791　滋阴润燥汤(《万氏家抄方》卷六)

【组成】山栀　黄芩　连翘　荆芥　薄荷　桔梗　花粉　前胡　当归　木通　鼠黏子

【用法】水煎服。

【主治】痘疹误服热药，咽喉肿痛，口舌生疮，眼赤肿痛。

【备考】《痘疹金镜录》本方用法：用水一钟，煎五分，温服。《痘疹传心录》有"黄连、赤芍、生地黄"，无"黄芩、桔梗、前胡"。

90792　滋阴润燥汤(《医醇賸义》卷二)

【组成】天门冬　麦门冬各一钱半　琥珀一钱　丹参二钱　玄参剉一钱五分　生地五钱　阿胶一钱半(蛤粉炒)　丹皮一钱半　泽泻一钱半　牛膝一钱半

【用法】加灯心三尺，水煎服。

【主治】小肠受燥热，水谷之精不能灌输，溲溺涩痛。

90793　滋阴润燥汤(《古今名方》)

【组成】生地　枸杞子各15克　麦冬　沙参　山楂肉各12克　阿胶10克　人参3克　甘草6克

【功用】益气养阴，生津润燥。

【主治】鼻咽癌等肿瘤病人作放射治疗后，出现口干咽燥，津枯肤燥等症。

【加减】若出血，加白茅根，仙鹤草；气虚，加黄耆，山药；血虚，加当归身，制首乌，白芍；欲呕，加竹茹，陈皮。

90794　滋阴益气汤(《何氏济生论》卷七)

【组成】熟地黄一钱五分　山药八分(炒)　丹皮六分　泽泻三分　茯苓六分　山萸一钱　黄耆(蜜炙)一钱　人参一钱　白术一钱　甘草(炙)五分　当归一钱　陈皮八分　升麻

【用法】生姜、大枣为引，水煎服。

【主治】妇人带下。

【备考】方中升麻用量原缺。

90795　滋阴益气汤(《幼科直言》卷五)

【组成】黄耆　归身　丹皮　苡仁　生地　沙参　桑皮　麦冬　白扁豆(炒)

【用法】藕节一枚为引。

【主治】痨症。咳嗽咽痛，大便燥结，面赤唇红，虚火上炎，或吐血。

90796　滋阴益阳汤(《寿世保元》卷四)

【组成】当归(酒洗)　熟地黄　生地黄　白芍(酒炒)各一钱　黄柏(蜜水炒)　知母(蜜水炒)各八分　人参五分　白术(去芦)　白茯苓(去皮)　黄耆(蜜水炒)各一钱　陈皮八分　甘草(炙)三分

【用法】上剉一剂。加大枣二枚，浮小麦一撮，水煎，温服。

【主治】盗汗，气血两虚者。

90797　滋阴益肾丸(《济阳纲目》卷六十四)

【组成】熟地黄(酒浸，焙)六两　黄柏(酒浸，炒褐色)　菟丝子(酒蒸，焙)各四两　牛膝(酒浸)　败龟版(酥炙黄)　虎骨(酥炙黄)　知母　白芍药　白术　山药　当归(酒浸)　枸杞子各三两

【用法】上为细末，地黄膏和炼蜜为丸，如梧桐子大。每服七八十丸，空心淡盐汤送下。

【功用】补元气，益肾水，降心火，生精补血，壮筋骨，悦颜色，益寿延年。

【主治】虚损。

【加减】如腰腿无力，加牛膝一两(酒浸)，败龟版一两五钱(酥炙)。

90798　滋阴益肾汤(《效验秘方》杜雨茂方)

【组成】生地15克　山萸肉10克　旱莲草12克　粉丹皮9克　泽泻10克　茯苓12克　猪苓15克　怀牛膝

12克　桑寄生15克　白茅根30克　生益母草30克　黄耆30克　小叶石韦12克

【用法】先将诸药加入清水，以能浸没上药为度，浸泡半小时左右，又文火煎煮半小时至40分钟，滤汁。共煎两次，药液混匀，均分两次，早晚各服一次。病重者日服一剂半，分三次服。

【功用】滋阴益肾，利湿清热，益气化瘀。

【主治】肾阴亏虚，水热互结，瘀血内阻之水肿，虚劳（慢性肾小球肾炎、肾盂肾炎等，以及由这些疾病引起的慢性肾功能衰退——尿毒症之较轻者）等。临床表现具有眩晕耳鸣；腰膝酸软；五心烦热；颜面或四肢浮肿；舌淡红少苔或无苔；脉细数。六项中具有三项以上者，即可确诊应用。

【加减】兼见小便涩痛、灼热、腰痛、少腹胀满者，可加滑石15克、金钱草30克以上；兼见头胀痛、面烘热、心烦少寐、血压偏高者，可酌加钩藤、天麻、石决明等，并重用桑寄生20克以上；血尿顽固者，仍用阿胶，并加用炒蒲黄、仙鹤草、大小蓟等。

【方论选录】该方在经方猪苓汤合六味地黄汤的基础上，结合现代药理研究化裁而来。猪苓汤以生地易阿胶，则滋阴作用强，活血散瘀而无阿胶滋腻之弊。合旱莲草、山萸肉、桑寄生、怀牛膝以滋补肝肾之阴，滋阴而不助湿，且旱莲草又可凉血止血，山萸肉涩精利尿，桑寄生、怀牛膝具利小便、利腰膝等作用，养血滋阴，平补肾精，以治其本。又可助茯苓、泽泻、猪苓渗利水湿，开通水道，使水邪外排。丹皮、益母草，活血凉血，既可散瘀，又可清热，益母草还具利尿除湿之功，配合生地、旱莲草，散瘀而无伤血之虞。伍猪苓、茯苓、泽泻等利湿而具散结之功，合小叶石韦、白茅根，清热解毒，利湿通淋，凉而不寒，自无凝滞结聚之忧。妙在黄耆一味，既可补脾益气，健中促运，又可伍生地等生血补虚，暗合补血汤之意；配泽泻、茯苓等开通水路，利尿排浊；合益母草、丹皮等补气活血，推血循行，周流不息；佐寄生、怀牛膝，外调肝气，以降眩晕，诚可谓一举而多得。全方合用，共奏滋补肾阴，利湿清热，益气化瘀之功。

【临床报道】慢性肾炎：应用滋阴益肾汤治疗慢性肾炎阴虚型患者91例，结果：总有效率为91.85%，各项指标如内生肌酐清除率、血清总蛋白、血清白蛋白均有提高。

90799　滋阴益神汤（《慎斋遗书》卷七）

【组成】生地　熟地　杏仁各三钱　归身三钱　甘草一钱

【主治】素患血少，阴血不足，不能生化。

【加减】有火重，加甘草。

90800　滋阴通降方（《效验秘方·续集》董建华方）

【组成】沙参10克　麦冬10克　丹参12克　白芍15克　石斛10克　香橼皮10克　枳壳10克　金铃子10克　甘草3克

【用法】每日一剂，水煎服，日服二次。

【功用】养阴通络，理气止痛。

【主治】慢性萎缩性胃炎，胃阴不足，症见胃脘隐隐灼痛，口干，纳少便干，舌红少苔。

【加减】兼湿者，养阴化湿合用，可加藿香、佩兰、泽兰、薏苡仁等；兼脾虚便稀者，滋胃与运脾并举，可加砂仁、白蔻、木瓜、茯苓等。

【方论选录】方中沙参、麦冬、白芍、石斛滋养胃阴，和胃生津，以助胃通降；香橼皮、枳壳、金铃子行气化瘀，稍佐丹参活血通络，以助气血运行；甘草配白芍酸甘养阴，濡润胃腑。

90801　滋阴清化丸（《扶寿精方》）

【组成】怀庆生地黄二两（酒浸，竹刀切捣）　天门冬二两（去皮心，晒）　陈皮（去白，盐水拌，微炒）　天花粉　贝母　熟地黄（酒浸，竹刀切）　麦门冬（酒浸透，去心捣）　薏苡仁（绢包，同糯米于砂锅内蒸一炷香，去米不用，晒干）　白茯苓（去皮，得人乳浸透更妙）　干山药　甘枸杞　白芍药（酒炒）　川玄参各一两　五味子　生甘草各五钱

【用法】上为细末，炼蜜为丸，如弹子大。每服一丸，空心、临卧不时津液噙化；沸汤调下亦可。

【功用】滋化源，清痰火。

【主治】❶《扶寿精方》：诸虚。❷《回春》：阴虚火动而后嗽者。

【备考】本方去陈皮、天花粉、贝母，加黄柏、知母各一两，名“滋阴清化膏”（见《回春》卷四）。

90802　滋阴清化丸（《疡医大全》卷二十一）

【组成】天门冬（去心）　甘枸杞　麦门冬（去心）　知母（酒洗）　当归（酒洗）　生地（酒洗）　熟地（酒煮）　川贝母（去心）各二两　北五味七钱　粉丹皮　山萸肉　玄参各一两　白茯苓　怀山药各一两五钱

【用法】上为末，炼蜜为丸。每服三钱，空心白汤送下。

【主治】肺痈。

90803　滋阴清化丸

《杂病源流犀烛》卷一。为《嵩崖尊生》卷七“滋阴含化丸”之异名。见该条。

90804　滋阴清化丸（《杂病源流犀烛》卷八）

【组成】熟地　生地　天冬　麦冬　当归　龟甲　阿胶　白芍　茯苓　山药　贝母　花粉　甘草　五味

【用法】上为细末，炼蜜为丸。含化。

【功用】润肺补脾。

【主治】虚劳。阴虚火动，内热烁金而损肺，多服寒凉而伤脾者。

【备考】原书本方治上症，加白术、建莲。

90805　滋阴清化膏

《回春》卷四。即《扶寿精方》“滋阴清化丸”去陈皮、天花粉、贝母，加黄柏、知母。见该条。

90806　滋阴清火汤（《寿世保元》卷四）

【组成】当归二钱　川芎五分　赤芍七分　生地黄一钱五分　黄柏（乳汁炒）一钱　知母（生）一钱　麦门冬（去心）一钱　牡丹皮一钱　玄参一钱　犀角一钱　山栀仁（炒黑）一钱　阿胶（炒）五分　甘草三分

【用法】上剉一剂。水煎，入十汁饮同服。

【主治】吐血衄血。

【加减】如不思食，加白术（去芦）一钱。

90807　滋阴清火汤（《寿世保元》卷六）

【组成】怀熟地黄一钱五分　山茱萸（酒蒸去核）一钱　白茯苓（去皮）一钱　山药一钱　泽泻一钱　桔梗二钱

玄参一钱　牡丹皮一钱　黄柏(蜜水炒)一钱　天门冬(去心)一钱　麦门冬(去心)一钱　甘草一钱

【用法】上剉一剂。水煎温服。外用硼砂一味，噙化咽下。

【功用】降痰消毒。

【主治】喉痹肿痛，声哑不出，饮食不下，阴虚，相火上炎，咳嗽痰喘，潮热虚劳。

90808　滋阴清火汤(《喉科家训》卷二)

【组成】大生地　粉丹皮　焦山栀　乌玄参剉　奎白芍　女贞子　玉桔梗　南薄荷　云茯苓　生甘草

【用法】水煎服。

【主治】喉疳。因肾虚火旺，升腾上窍，上腭及扁桃腺内外黏膜红白细点，平坦无刺，声不哑，不咳嗽，两尺脉虚者。

【加减】尺脉旺，加知母、黄柏(俱宜盐水炒)；男加龟版，女加鳖甲。

90809　滋阴清火散(《寿世保元》卷五)

【组成】当归二钱　生地黄三钱　熟地黄三钱　黄柏二钱　知母二钱　黄芩三钱　黄连八分　木通三钱　桑白皮三钱

【用法】上剉。上煎，空心温服。

【主治】小便淋沥疼痛。

90810　滋阴清血汤(《眼科临症笔记》)

【组成】知母五钱　黄柏三钱　生地六钱　石决明八钱　软蒺藜三钱　木通三钱　泽泻三钱　生牡蛎四钱　车前子三钱(外包)　生龟版四钱　银花三钱　菊花三钱　地骨皮三钱

【用法】水煎服。

【主治】赤膜下垂症(沙眼性血管翳)。症见头疼，赤丝满目，热泪不止，从风轮上际生赤膜一片，下侵瞳神，视物昏涩酸疼。

90811　滋阴清肺汤(《喉科家训》卷四)

【组成】鲜生地　鲜金钗　京玄参剉　剖麦冬　霜桑叶　川尖贝　湖丹皮　生甘草　枇杷叶　甜梨汁

【用法】水煎服。

【主治】疫疠喉症，转机之后，肺胃余热未清，肾阴不足，舌绛而干，喉虽清爽，燥痒无津，脉仍数者。

【临床报道】白喉：《丁氏医案》：叶女。白喉四天，咽喉左右两关烂腐，蒂丁亦去其半，身热不壮，舌质淡红，中后薄黄，脉象濡数。四日之中，粒米未入。此乃疫疠之邪，熏蒸肺胃，心肝之火内烦，用滋阴清肺汤加川连、通草一剂，咽喉腐烂渐脱，反觉焮痛，此腐烂虽去，新肉未生，仍用原方加花粉，鲜石斛，因未大便，加生川军三钱开水泡，绞汁冲服，得大便甚畅，胃热下行，白喉随愈。

90812　滋阴清肺汤(《眼科临症笔记》)

【组成】生石膏八钱　知母四钱　玄参五钱　生地四钱　丹皮四钱　银花三钱　石决明六钱　连翘三钱　蒺藜二钱(炒)　车前子三钱(外包)　甘草一钱　羚羊角五分

【用法】水煎服。

【主治】赤膜下垂症(沙眼性血管翳)。头疼，赤丝满目，热泪不止，从风轮上际生赤膜一片，下侵瞳神，视物昏涩酸疼。

【临床报道】赤膜下垂症：鄄城县李某，女，18岁。素体虚弱，因功课紧张，过用脑力，夜多失眠，常觉头疼，目酸，后觉目昏，酸疼流泪。诊其脉，寸脉浮数，尺脉沉细；视其目，气轮之上生赤膜一片，下侵风轮，酸疼流泪，怕日羞明，是知肾水不足，而肝火有余。先刺上星、合谷、太阳、攒竹等穴；内服滋阴清肺汤去羚羊角，加田七五分，胡黄连三钱。三剂后复诊，酸涩已止，赤膜稍退，再服滋阴清血汤，并点黄连膏即可。

90813　滋阴清胃丸(《回春》卷五)

【组成】当归(酒洗)　生地黄(酒洗)　牡丹皮(去骨)　栀子仁(盐水炒)各一两　软石膏(煅，醋淬)二两　黄连(酒炒)　知母　葛粉　防风各七钱　升麻　白芷各五钱　生甘草节四钱

【用法】上为细末，汤泡蒸饼，搅糊为丸，如绿豆大。每服百丸，晚上米汤送下。

【主治】阳明经血热，上下牙床红烂肉缩，齿根露者。

90814　滋阴清胃汤(《衷中参西》上册)

【组成】玄参一两半　当归三钱　生杭芍四钱　甘草一钱半　茅根二钱

【用法】煎汤两盅，分二次温服，一次即愈者，停后服。

【主治】产后温病，阳明府实，表里俱热者。

90815　滋阴清胃饮(《不知医必要》卷二)

【组成】生石膏(杵)二钱　熟地四钱　泽泻(盐水炒)一钱五分

【主治】胃火兼阴虚牙痛。

90816　滋阴清热汤(《眼科临症笔记》)

【组成】大生地六钱　熟地五钱　知母三钱　黄柏三钱　寸冬三钱　葛花四钱　地骨皮三钱　土茯苓三钱　菊花三钱　蔓荆子三钱　木贼三钱　甘草一钱　白蒺藜三钱(炒)　车前子三钱(炒)

【用法】水煎服。

【主治】聚散障症：(角膜玻璃变性)。症见大小眦微带红色，惟黑珠上云翳层层，方圆无定，聚散不一，亦不疼痒，视物昏花。

【临床报道】聚散障症：东明县萧某，男。因素日嗜酒，肝火上攻于脑，头晕目赤，翳膜始生，经当地西医调治，半年稍安。年四十，嗜酒如故，肝火又起，翳膜往来不定，隐涩羞明。诊其脉，太阳虚数，厥阴浮数。是知膀胱之虚热，不能滋养肝经之木，邪火乘势上冲于脑，以致头疼目酸，点翳四起，视物昏蒙。初服活血解毒汤十剂，视力稍有加增，又改服滋阴清热汤年余，翳膜虽未退净，而视力无碍。

90817　滋阴清膈饮(《准绳·类方》卷三引《医学统旨》)

【异名】滋阴清膈散(《证治汇补》)、滋血清肺散(《医略六书》卷二十二)。

【组成】当归　芍药(煨)　黄柏(盐水炒)　黄连各一钱半　黄芩　山栀　生地黄各一钱　甘草三分

【用法】上以水二钟，煎七分，入童便、竹沥各半酒盏，食前服。

【主治】阴火上冲，或胃火太盛，致患反胃，食不入，脉洪数者。

【临床报道】梅核气:《续名医类案》陈三农:山氏患咽喉噎塞如梅核,时时嗳气,足冷如冰,用散结化痰汤十数剂罔效,细思之,此阴火也。三阴至项而还,阴虚火炎,故嗳气噎塞足冷耳。用滋阴清膈饮数剂,诸证悉愈。

90818 滋阴清膈散

《证治汇补》。为《准绳·类方》卷三引《医学统旨》“滋阴清膈饮”之异名。见该条。

90819 滋阴清燥汤(《衷中参西》上册)

【组成】滑石一两　甘草三钱　生杭芍四钱　生山药一两

【主治】温病外表已解,其人或不滑泻,或兼喘息,或兼咳嗽,频吐痰涎,确有外感实热,而脉象甚虚数者。

【临床报道】温病:一夫人年近七旬,身体羸弱,谷食不能消化,唯饮牛乳,或间饮米汤少许,已二年卧床,不能起坐矣。于戊午季秋受温病。脉甚细数,按之微觉有力,发热咳嗽,吐痰稠黏,精神昏愦,气息奄奄。投以本方,减滑石之半,加玄参五钱,一剂病愈强半。又煎滓取清汤一茶盅,调入生鸡子黄一枚,服之全愈。愈后身体转觉胜于从前。

90820 滋阴散火汤(《一见知医》卷二)

【组成】生地　白芍　牛膝　麦冬　车前　地骨　青蒿　童便

【主治】膀胱血少,火邪妄动,小便数。

【加减】小便数而黄,加黄柏,知母。

90821 滋阴解毒汤(《幼科直言》卷一)

【组成】僵蚕　扁豆　山药　桔梗　陈皮　生黄耆　当归　黄连(土炒)　白芍(酒炒)　甘草

【用法】水煎服。

【主治】口疮并牙疳。

90822 滋阴解毒汤(《治疹全书》卷下)

【组成】生地　当归　白芍　丹皮　黄芩　连翘　防风　荆芥　木通　银花

【用法】加淡竹叶七张,灯心二十条,水煎,温服。

【主治】疹收后余邪未清,微发热,头目不清,小便黄少,大便燥结,口渴颊红,手足心热,或夜卧不宁,或口疮咽痛,或咳嗽生痰,或盗汗惊悸;兼治细疮无脓瘙痒。

【加减】发热,加柴胡,地骨皮;自汗盗汗,加黑豆,浮麦;耳痛耳聋,加石菖蒲、牛蒡子;喉音不清,加石菖蒲、牛蒡子、僵蚕;咽痛,加玄参、薄荷、桔梗、牛蒡子;口渴,加天花粉、麦冬;眼赤羞明,加白菊花、决明子;痰喘,加竹沥、姜汁;痰嗽,加杏仁、桑白皮、桔梗、贝母;气急,加杏仁、桑皮、枳实;小便黄涩,加猪苓、泽泻;大便秘结,加牛蒡、蒌仁、知母;腹胀,加大腹皮、枳壳;肉食不消,腹胀者,加山楂;停食,加厚朴、莱菔子;余毒不食,加厚朴、山楂;胃热多食,加黄连;不寐,加黄连、犀角;眼、耳、鼻、舌、唇、齿、汗、溺、咳、咯等血,俱加黄连、犀角、丹参;舌肿,加黄连、蒲黄;伸舌、弄舌、音哑唇燥,加黄连、栀子;面红,唇红,口燥咽干,手足心热,加黄连、麦冬;心烦,亦加黄连、麦冬;余毒泄泻,肛门肿痛,加黄连、车前;疖毒肿痛,或手足臂股,膝胫赤肿热痛,欲发痈疽,加何首乌、紫花地丁草、红花、牛蒡、独活、薄荷;疥疮、瘖瘰,加何首乌、苦参。

90823 滋阴静镇汤(《会约》卷十)

【组成】熟地三钱　枣皮　淮药　枸杞各一钱半　五味七分　肉桂一钱半　巴戟天一钱

【用法】水煎服;或为丸亦可。

【主治】宗气不归元,由精气亏虚,不能敛摄。

90824 滋肝养血汤(《中医妇科治疗学》)

【组成】熟地　枸杞　山萸肉　菟丝　淮药各三钱　当归二钱　柏子仁三钱　红泽兰　生谷麦芽各四钱

【用法】水煎,空心服。如作丸剂,分量加重五倍研末,炼蜜为丸。每服一钱五分,每天二次。

【功用】滋阴养血柔肝。

【主治】失血伤肝,血枯经闭,头晕目眩,夜眠多梦,胸胁胀闷,不思纳食,身体消瘦,呼吸短促,舌淡苔正常,脉虚细。

90825 滋肠五仁丸(《杨氏家藏方》卷四)

【异名】五仁丸(《得效》卷六)。

【组成】桃仁　杏仁各一两(麸炒,去皮尖)　柏子仁半两　松子仁半分　郁李仁一钱(麸炒)　陈橘皮四两(别为末)

【用法】上共将五仁别研为膏,令与陈橘皮末同研匀,炼蜜为丸,如梧桐子大。每服三十丸至五十丸,食前米饮送下。要看虚实加减。

【主治】老人及气血不足之人,大肠闭滞,传导艰难。

【备考】本方去陈皮,改作汤剂,名“五仁汤”(见《杂病源流犀烛》卷十七)。

90826 滋补大力丸(《饲鹤亭集方》)

【组成】熟地四两　山药　茯苓　杞子　枣仁　萸肉　当归　冬术　杜仲　菟丝子　龟版　虎骨各二两　白芍　苁蓉　补骨脂　覆盆子　自然铜(醋煅)各一两　青盐　乳香　没药各三钱　地龙五钱　地鳖虫二十个

【用法】用大黄鳝一条煮熟,去骨,同熟地打烂,加蜜十两为丸。

【功用】❶《饲鹤亭集方》:健脾开胃,强筋壮骨,填精髓,进饮食,肌肉充长,膂力过人。❷《北京市中药成方选集》:养血生精,强壮筋骨,活瘀止痛。

【主治】❶《饲鹤亭集方》:五脏虚衰,劳伤诸损。❷《北京市中药成方选集》:身体虚弱,腰膝酸软,跌伤血瘀,筋骨疼痛。

【备考】《北京市中药成方选集》本方用法:将鳝鱼一条酒蒸去骨,和群药晒干,共研为细粉过罗,炼蜜为丸,重三钱。每服一丸,日服二次,温开水送下,黄酒亦可。

90827 滋补正元汤(《简明医彀》卷三)

【组成】当归　黄耆　白术各一钱半　白芍(酒炒)　茯苓　茯神　生地　麦冬各一钱　人参　远志　陈皮　半夏　川芎各七分　炙草五分

【用法】上加生姜三片,黑枣一枚,水煎,早、晚服。

【主治】气血两虚,心脾耗损,神昏,有痰眩晕。

90828 滋补生发片(《成方制剂》10册)

【组成】当归60克　地黄45克　川芎30克　桑椹45克　黄耆60克　黑芝麻90克　桑叶30克　何首乌(制)90克　菟丝子45克　枸杞子45克　侧柏叶45克　熟地黄75克　女贞子60克　墨旱莲60克　鸡血藤45克

【用法】制成片剂。口服,一次6~8片,一日3次,小儿酌减。

【功用】滋补肝肾,益气养荣,活络生发。

【主治】脱发症。

90829 **滋补肝肾丸**(《效验秘方》关幼波方)

【组成】北沙参15克 麦冬12克 当归12克 五味子10克 何首乌15克 熟地10克 女贞子15克 川断15克 陈皮10克 旱莲草15克 浮小麦15克

【用法】水煎服,日一剂。或倍其量,共研细末炼蜜为丸,每丸10克,每服1~2丸,日服2次。或作蜜膏,每服一匙(10克),日服三次。

【功用】养血柔肝,滋阴补肾。

【主治】肝病后,腰酸腿软,头晕失眠,倦怠纳呆者。临床多用于肝炎恢复期,肝功能已恢复正常,见有体虚、消瘦,神经衰弱者。

【方论选录】方中女贞子、旱莲草、沙参、麦冬、川断滋补肝肾;当归、首乌、熟地补肾养血安神;五味子、浮小麦补五脏,敛心气;陈皮和胃理脾。诸药合用,重在滋补阴血、强壮肝肾以扶正固本,使余邪无法残留。

90830 **滋补肝肾汤**(《古今名方》第四章引关幼波方)

【组成】北沙参 白芍 川断 菟丝子 女贞子各15克 五味子 首乌 黄精 当归各12克 生甘草9克

【功用】滋补肝肾。

【主治】慢性迁延性肝炎,肝功能长期不正常,证属肝肾阴虚型者。症见腰腿酸软无力,劳累则肝区痛,睡眠多梦,精神疲倦,头晕目眩,有时盗汗,舌净无苔或舌质稍红,脉沉细弦。

【加减】若腰痛甚,加狗脊、桑寄生各15克;盗汗多,加生牡蛎、生龙骨、浮小麦各15克,乌梅9克;失眠重,加远志、百合各12克;梦遗滑精,加芡实、补骨脂、诃子肉各12克;肝区痛重,加草河车9克,黄连4.5克。

90831 **滋补参茸丸**

《全国中药成药处方集》吉林方。为原书"参茸丸"之异名。见该条。

90832 **滋补济阴丸**(《活人方》卷一)

【组成】熟地五两 山萸肉三两 山药三两 茯苓二两 泽泻二两 丹皮二两 芍药二两 龟版二两 地骨皮二两 黄柏一两二钱五分 知母一两二钱五分 五味子一两二钱五分 牛膝一两五钱 杜仲一两五钱 青蒿一两二钱五分

【用法】上为细末,炼蜜为丸。每服三五钱,早晨空心白滚汤送服。

【主治】心肾不交,水火不济,心液竭而心火独亢,肾水枯而骨蒸劳热,或干嗽痰红,或精滑淋漓者。

90833 **滋补养荣丸**(《东医宝鉴·杂病篇》卷四引《医方集略》)

【组成】远志 白芍 黄耆 白术各一两半 熟地黄 人参 五味子 川芎 当归 山药各一两 陈皮八钱 白茯苓七钱 生干地黄五钱 山茱萸四钱

【用法】上为末,炼蜜为丸,如梧桐子大。每服八九十丸,清米饮送下。

【功用】专补肝血。

【主治】虚劳。气血俱不足,精神短少,脾胃虚弱。

90834 **滋补健身丸**(《成方制剂》6册)

【组成】车前子(清炒)480克 菟丝子(精炒)480克 楮实子120克 茼麻子120克 甘草48克 肉桂48克 大枣60克 化橘红24克 葶苈子60克

【用法】制成丸剂。口服,一次1丸,一日2次。

【功用】补肾,理脾,祛湿,消胀。

【主治】脾胃虚弱,水不运化引起的精神倦怠,腰膝酸软,腹胀浮肿,肢体沉重,胸胀喘嗽。

90835 **滋肾大补汤**(《杏苑》卷六)

【组成】人参 黄耆 熟地黄 杜仲各一钱 当归八分 川芎六分 茯苓七分 牛膝 白芍药 黄柏 知母各五分 甘草(炙)四分 肉桂三分

【用法】上㕮咀。用生姜三片,水煎,空心温服。

【主治】精血虚惫,腰疼足软者。

90836 **滋肾生肝饮**(《校注妇人良方》卷八)

【异名】生肝饮(《医级》卷八)。

【组成】山药 山茱萸肉各一两 熟地黄(自制)二钱 泽泻 茯苓 牡丹皮各七分 五味子(杵,炒)五分 柴胡 白术 当归 甘草各三分

【用法】水煎服。

【主治】郁怒伤肝脾,血虚气滞,小便淋沥不利,月经不调,两胁胀闷,小腹作痛,或寒热往来,或胸乳作痛,或咽喉噎塞,或两脚筋挛,或肢节结核,面色青黄不泽,形气日瘦,左关弦洪,右关弦数。

90837 **滋肾宁神丸**(《成方制剂》18册)

【组成】白芍 丹参 茯苓 黄精 金樱子 牛大力 女贞子 山药 首乌藤 熟地黄 酸枣仁 菟丝子 五味子 五指毛桃 珍珠母 制何首乌

【用法】制成丸剂。口服,一次10克,一日2次。

【功用】滋补肝肾,宁心安神。

【主治】治疗肝肾亏损,头晕耳鸣,失眠多梦,怔忡健忘,腰酸遗泄,神经衰弱等症。

【宜忌】属痰火实热者忌服。

90838 **滋肾百补丸**(《丹溪心法》卷三)

【组成】当归四两(酒浸) 知母二两(酒浸) 沉香五钱 黄柏(酒炒褐色) 山药 菊花 楮实各二两 青盐一两(炒) 菟丝四两(酒炒) 杜仲(炒)二两 熟地黄八两

【用法】上为末,酒糊为丸,或炼蜜为丸服。

【功用】❶《丹溪心法》:补损。❷《东医宝鉴·杂病篇》:补血气,滋阴。

【主治】《东医宝鉴·杂病篇》:虚劳。

【备考】《东医宝鉴·杂病篇》本方用法:上为末,酒糊为丸,如梧桐子大。每服七十丸,盐汤送下。

90839 **滋肾明目丸**(《眼科秘诀》卷二)

【组成】白菊花三两 川芎五钱 白术(土炒)八钱 草决明(炒)五钱 人参三钱 陈皮四钱 栀仁(炒)八钱 肉苁蓉(酒洗去鳞甲)八钱 黄柏(盐水炒)一两 知母(盐水炒)一两 木贼(去节)一两 茺蔚子(炒)五钱 枸杞(酒洗,炙干)三两

【用法】上为细末,炼蜜为丸,如梧桐子大。每服三钱,空心淡盐汤送下。

【主治】少年中年云翳,用点药后,退的光明,但神光不外射者。

90840 滋肾明目汤(《回春》卷五)

【组成】当归 川芎 熟地黄 生地黄 白芍以上倍用 桔梗 人参 山栀 黄连 白芷 蔓荆子 菊花 甘草以上减半

【用法】上剉剂。加细茶一撮,灯心一团,水煎,食后服。

【主治】劳神肾虚,血少眼痛。

【加减】热甚,加龙胆草,柴胡;肾虚,加黄柏、知母;风热壅盛,加防风、荆芥;风热红肿,加连翘、黄芩。

90841 滋肾固冲汤(《妇产科学》)

【组成】生地五钱 枸杞子三钱 山萸肉三钱 煅龙骨一两 煅牡蛎一两 龟版四钱 黄柏三钱 旱莲草四钱 侧柏叶一两 血余炭三钱 藕节炭四钱

【功用】滋肾清热,养血止血。

【主治】功能性子宫出血,属肾阴不足者。症见出血量多,血色鲜红,两耳响鸣,舌红或光剥,脉象细数。

【加减】如心火亢甚者,加黑山栀三钱,黄连五分;肝阳偏亢者,加丹皮三钱,贯众炭四钱。

【方论选录】方中生地、枸杞养血;山萸、龟版、黄柏滋肾清热;龙骨、牡蛎益肾固冲;旱莲、侧柏、血余炭、藕节炭止血。

90842 滋肾育胎丸(《成方制剂》16 册)

【组成】阿胶 艾叶 巴戟天 白术 党参 杜仲 枸杞子 鹿角霜 桑寄生 砂仁 首乌 熟地黄 菟丝子 续断

【用法】制成丸剂。口服,一次 5g,一日 3 次,淡盐水或蜂蜜水送服。

【功用】补肾健脾,益气培元,养血安胎,强壮身体。

【主治】脾肾两虚,冲任不固所致的滑胎(防治习惯性流产和先兆性流产)。

【宜忌】孕妇忌房事。

90843 滋肾降浊汤(《张皆春眼科证治》)

【组成】枸杞子 桑椹子各 12 克 茯苓 车前子 熟地 玄参剉各 9 克 荷叶 1.5 克

【功用】滋肾明目,升清降浊。

【主治】视瞻有色。病变后期,症见暗影灰暗,神光受截,或兼头晕耳鸣,腰酸遗精,脉沉细。

【方论选录】方中熟地、桑椹子、玄参剉滋补肾阴;枸杞子生精助阳,肾中阴精充沛,阳气自升,此乃阴生阳长之意;更兼荷叶引清阳上升于目,目视自清;车前子、茯苓利水道,固肾窍,浊气自除。

90844 滋肾种子丸(《幼科直言》卷六)

【组成】大怀熟地黄八两(用蒸不用煨煮者,须捣烂,另入群药) 大怀山药四两 车前子四两(酒洗,晒干) 山萸净肉四两(烘干,不宜炒) 沙苑蒺藜二两(先用水洗去浮者,酒洗晒干) 枸杞子三两(烘干,不宜炒) 牡丹皮三两(粉口者,酒洗晒干) 九蒸何首乌四两(用大黑豆蒸,不用料豆蒸,久蒸干) 白莲须一两五钱(红莲勿用) 家芡实二两 人参一两五钱 怀牛膝一两(酒洗,晒干) 川萆薢二两(白色者,酒洗晒干) 辽五味子一两五钱(烘干) 菟丝子三两(洗去土,酒煮熟,晒干) 杜仲一两五钱(盐水拌炒,去丝) 鱼鳔二两(蛤粉炒)

【用法】上为细末,炼白蜜成丸,如梧桐子大。每日空心白滚水吞三钱。服药后随宜进饮食,将药压入下部。服药须恒,勿令间断。

【功用】种子。

90845 滋肾复明汤(《张皆春眼科证治》)

【组成】熟地 15 克 枸杞子 9 克 桑椹子 12 克 菟丝子 女贞子 车前子 肉苁蓉各 9 克 青盐少许

【功用】滋补肾阴。

【主治】肾精亏虚,视物不见,眼内干涩,头晕耳鸣,腰酸遗精,脉细弱者。

【方论选录】方中熟地、桑椹子、女贞子大补肾阴以填精;枸杞子、菟丝子、肉苁蓉阴阳双补以温肾,阴生阳长,神光自足;车前子利水道固肾窍,既防诸药腻膈伤胃,又不伤阴;青盐乌发明目,且能引诸药直达肾经。若见阴虚火旺者,可去菟丝子、枸杞子、肉苁蓉甘温之品,加知母、玄参剉、牡丹皮育阴清热之剂。

90846 滋肾保元汤(《外科正宗》卷四)

【组成】人参 黄耆 白术 茯苓 归身 杜仲 山萸肉 丹皮 熟地各一钱 附子 肉桂 甘草各五分

【用法】上以水二钟,加生姜三片,大枣二枚,莲肉七枚,水煎,食前服。

【主治】鹳口疽。元气虚弱,脓水淋漓,久而不敛。

90847 滋肾活血汤(《千家妙方》引王复生方)

【组成】桃仁 15 克 赤芍 12 克 川牛膝 12 克 瞿麦 12 克 车前草 12 克 盐黄柏 10 克 盐知母 10 克 红花 10 克 竹叶 10 克 王不留行 10 克 皂刺 10 克 乌药 10 克 甘草梢 5 克 肉桂 2 克(分冲)

【用法】加水适量,浸泡一小时,煎两次,混合后分两次服,每日一剂。病轻者一般可连服 3~4 剂,重者可连服 6~10 剂。

【主治】前列腺肥大合并尿潴留,属于瘀血与邪热结于下焦者。

【加减】气虚者,加黄耆、党参;脉数者,有热象,加双花、公英、败酱草;胃气上冲呃逆嗳气者,加旋覆花、公丁香、柿蒂等;胸满咳喘者,加紫菀、苏子等;尿血者,加白茅根、大小蓟;便秘者,加大黄、玄明粉。

【临床报道】前列腺肥大:薛某,男,67 岁,社员。患者素质尚可,近因外出跋涉,当晚即感小便不利,翌晨即排不出尿,当地卫生院诊为“前列腺肥大并急性尿潴留”。肌注青霉素、链霉素,口服乙烯雌酚,同时留置导尿管,治疗 8 日,效果不显。后予滋肾活血汤加双花 15 克,蒲公英 20 克,败酱草 15 克,服 4 剂。服一剂后即能少量排尿,二剂后排尿基本爽快,服四剂后,则排尿畅通,痛苦消失。

90848 滋肾活血汤(《效验秘方·续集》卜宝云方)

【组成】知母 15 克 地骨皮 15 克 山茱萸 20 克 白芥子 10 克 胆南星 10 克 鹿角片 15 克 淫羊藿 15 克

雷公藤15克　穿山甲15克　乌梢蛇20克　黑蚂蚁7克（瓦片焙干研粉冲服）　三七20克（研细冲服）　红花5克　神曲15克　砂仁10克

【用法】每日一剂，水煎二次，二次分服。

【功用】滋肾活血，清热逐瘀，消肿止痛，软坚散结。

【主治】类风湿关节炎。证属（肾）阴阳两亏，痰血凝聚型。

【加减】关节疼痛较剧者加全蝎5克，地鳖虫10克；得热痛减有寒象者去知母、地骨皮，加附片、川乌、桂枝。肢体麻木、苔白厚腻，脉象濡滑者，加桑枝、细辛、僵蚕、防己、苡仁。关节红肿热痛明显，伴发热、口干、烦躁、苔黄厚腻、脉象数或滑数者，去鹿角片、胆南星，酌加生地、黄柏、忍冬藤、白花蛇舌草。

【方论选录】方中以知母、地骨皮、山茱萸滋养肾阴，清退虚火；鹿角片、淫羊藿温肾壮阳，祛寒解凝；白芥子、胆南星走骨豁痰，黑蚂蚁搜风逐瘀，消肿止痛；神曲、砂仁健脾化湿，舒筋除痹。

90849　滋肾养心丸（《活人心统》）

【组成】肉苁蓉　家菊花　枸杞子　生地黄　芍药各一两

【用法】上为末，炼蜜为丸，如梧桐子大。每服七十丸，白汤送下。

【主治】心肾气虚，胖弱血少，虚火上炎，口生疮，服凉药久不愈者。

90850　滋肾柔肝汤（《千家妙方》引白光中方）

【组成】熟地20克　枣皮10克　山药20克　茯苓10克　丹皮10克　泽泻10克　杞子15克　菊花10克　当归10克　白芍60克　何首乌30克　甘草30克

【用法】水煎服，每日一剂。

【主治】肝肾阴虚，目系失养而致之麻痹性斜视。

【临床报道】麻痹性斜视：贵某，男，47岁。视物成双已四月余，曾赴成都某医院诊为“左眼麻痹性斜视”。查左眼正常，右眼球偏向内眦，转动不灵，自觉微干涩，全身尚好，舌尖红，少津，脉弦细微数。服上方二剂，眼球微能转动，但视远物仍成双，仍以上方加丹参30克，细辛1克，再服3剂，视物已不成双，只是原物宽大，纳食稍减，再以上方加陈皮、谷芽，服用四剂，眼球转动灵活，视物基本正常。后用杞菊地黄丸常服，以巩固疗效。

90851　滋肾通耳丸

《杂病源流犀烛》卷二十三。即《回春》卷五“滋肾通耳汤”改为丸剂。见该条。

90852　滋肾通耳汤（《回春》卷五）

【组成】黄柏　黄芩　知母（各酒炒）　生地黄　白芍　当归　川芎　柴胡　白芷　香附各等分

【用法】上剉一剂。水煎，温服。

【主治】肾虚耳聋而鸣。

【加减】胸膈不快，加青皮，枳壳少许。

【备考】本方改为丸剂，名“滋肾通耳丸”（见《杂病源流犀烛》卷二十三）。

90853　滋肾通关饮

《丁甘仁医案》卷六。即《兰室秘藏》卷下“通关丸”改为饮剂。见该条。

90854　滋肾疏肝汤（《效验秘方·续集》邵丽黎、汪萍方）

【组成】夜交藤30克　远志9克　石菖蒲6克　炒枣仁15克　茯苓15克　合欢皮10克　生龙齿12克　柴胡6克　陈皮9克　生地10克

【用法】水煎服。

【功用】滋肾疏肝，安神定志。

【主治】更年期综合征，症见心悸，失眠，热气上冲，烘热汗出，忧思易怒，肩背及足跟痛，舌质淡，苔薄白，脉弦细者。

【加减】临症若眩晕、手颤，加石决明、白蒺藜、钩藤；耳聋、耳鸣，加磁朱丸；失眠甚者，加琥珀粉冲服；耳聋失常者加玳瑁。

【临床报道】更年期综合征：方某，女，50岁，经断半年，自感后背痛。心悸，失眠多梦，热气上冲，汗出，胃脘不适，忧思易怒，舌质淡红，脉弦细。经多方治疗无效，以上方加琥珀粉1克冲服，6剂全身症状明显好转；继服12剂而愈。

90855　滋肾熄风汤（《医醇賸义》卷一）

【组成】熟地四钱　当归二钱　枸杞子三钱　菟丝四钱　甘菊二钱　巴戟天三钱　豨莶草三钱　天麻八分　独活一钱（醋炒）　红枣十枚　生姜三片

【主治】肾风。头目眩晕，中心悬悬，惊恐畏人，常欲蒙被而卧。

90856　滋肺生津汤（《镐京直指》）

【组成】北沙参四钱　燕根三钱　生玉竹四钱　驴胶珠三钱（蛤粉炒）　炙桑皮二钱　叭杏仁三钱（去皮尖）　白茯神三钱　川贝一钱五　野百合四钱　炙紫菀三钱　枇杷叶二钱（去毛净炙）

【功用】养肺化痰。

【主治】久嗽肺虚，痰白而多，阴亏者。

90857　滋荣收带丸（《回春》卷六）

【组成】当归（酒洗）　白芍（酒炒）　苍术（米泔制）　白茯苓（去皮）　黄柏（酒炒）　椿根皮（焙）各一两　白术二两　半夏（姜制）八钱　防风　青皮（醋炒）　升麻各五钱　木香　大甘草（炮）各四钱　川芎（盐汤浸，切）七钱　香附米（盐水浸，炒）六钱

【用法】上为末，酒打糊为丸，如梧桐子大。每服一百二十丸，空心盐汤、米汤，白汤任下。

【主治】崩后气下陷，或白带，小腹胀满痛甚。

90858　滋荣助痘汤（《嵩崖尊生》卷十五）

【组成】芍药　防风　荆芥　干葛　茯苓　半夏各五分　当归　川芎　天麻　桔梗各八分　僵蚕（炒）　升麻　陈皮　甘草各三分　全蝎（去毒，火煨）一个　红花二分

【用法】加生姜，水煎服。

【主治】痘有喷嚏，身凉之后五六日，不甚起发者。

90859　滋荣易产汤（《胎产指南》卷一）

【组成】人参一钱　川芎一钱　当归三钱　茯苓八分　炙甘草四分　陈皮五分　大腹皮八分　白术八分　黄芩八分　益母草三钱　怀生地二钱

【用法】水煎服。

【主治】凡孕妇至九个月者服之有益。

90860 **滋荣活络汤**(《傅青主女科·产后编》卷上)

【组成】川芎一钱半 当归 熟地 人参各二钱 黄耆 茯神 天麻各一钱 炙草 陈皮 荆芥穗 防风 羌活各四分 黄连八分(姜汁炒)

【主治】产后血少,口噤,项强,筋搐,类中风症。

【加减】有痰,加竹沥、姜汁、半夏;渴,加麦冬、葛根;有食,加山楂、砂仁以消肉食,神曲、麦芽以消饭食;大便闭,加肉苁蓉一钱半;汗多,加麻黄根一钱;惊悸,加枣仁一钱。

【备考】《胎产指南》有麦冬、草果,无甘草。《产宝》本方用法:用水二盏,煎至七分,稍热服。

90861 **滋荣健脾丸**(《鲁府禁方》卷一)

【组成】白术六两 白芍(炒) 白茯苓各五两 当归(酒洗) 橘红各四两 川芎三两半 甘草(蜜炙)三两 生地(酒浸) 麦芽(炒) 枳实(麸炒) 山楂肉(蒸) 黄连(姜炒)各二两半

【用法】上为末,酒糊为丸,如梧桐子大。每服七、八十丸,白水送下。

【主治】阴分不足,四肢倦怠,脾气不能布化,或五心烦热,盗汗,将成痨瘵;或大病后羸瘦,一切不足之症。

90862 **滋荣益气汤**(《产宝》)

【组成】川芎一钱 当归二钱 人参二钱 黄耆(生用)二钱 生地二钱 于术二钱 麦冬一钱 陈皮五分 升麻四分 防风三分 白芷四分 甘草(炙)四分 荆芥穗四分

【用法】上药加黑枣一枚,用水一盏半,煎七分,稍热服。

【主治】产后半月崩来。

【加减】汗多,加麻黄根五分,浮小麦一撮;大便不通,加肉苁蓉二钱;气不舒展,加木香一钱;有痰,加竹沥一匙,姜汁半匙;咳嗽,加苦杏仁二钱;惊悸,加炒酸枣仁一钱,柏子仁一钱;伤食,加神曲一钱,炒麦芽一钱;伤肉食,加炒山楂一钱,砂仁八分。

【备考】本方去麦冬,防风,加黄连,名"滋荣益气止崩汤"(见《胎产心法》卷下)。

90863 **滋荣益气汤**(《胎产心法》卷下)

【组成】人参 当归各三钱 川芎 白术(土炒) 黄耆(蜜炙)各一钱五分或一钱 熟地二钱 麦冬八分或一钱(去心) 炙草四分 五味子十粒 川附子五六分或一钱(制)

【用法】水煎服。

【主治】血块痛止而厥。

【加减】汗多,加麻黄根、炒枣仁各一钱;大便难,加酒洗肉苁蓉一钱五分。

90864 **滋荣调中汤**(《回春》卷五)

【组成】陈皮(盐水洗,去白)八分 半夏 白芍 酒芩 木瓜(盐水炒) 牛膝(酒洗,去芦) 酒柏各七分 知母(酒炒) 羌活各六分 桂枝三分 防风(去芦) 川芎(盐汤浸)各五分 当归(酒洗) 白术(去芦) 白茯苓(去皮)各一钱

【用法】上㕮一剂。加生姜三片,水煎,食远服。

【主治】臂痛及腰酸,或有时作疼。

90865 **滋荣散血汤**

《嵩崖尊生》卷六。为《外科正宗》卷二"滋荣散坚汤"之异名。见该条。

90866 **滋荣散坚汤**(《外科正宗》卷二)

【异名】滋荣散血汤(《嵩崖尊生》卷六)。

【组成】川芎 当归 白芍 熟地 陈皮 茯苓 桔梗 白术 香附各一钱 甘草 海粉 贝母 人参 昆布各五分 升麻 红花各三分

【用法】水二钟,加生姜三片,大枣二枚,煎八分,食远服。

【主治】一切瘰疬,忧抑所伤,气血不足,形体瘦弱,潮热咳嗽,坚硬肿痛,不分新久,但未穿溃者。

【加减】身热,加柴胡、黄芩;自汗盗汗,去升麻,倍人参、黄耆;饮食无味,加藿香、砂仁;食而不化,加山楂、麦芽;胸膈痞闷,加泽泻、木香;咳嗽痰气不清,加杏仁、麦冬;口干作渴,加知母、五味子;睡卧不宁,加黄柏、远志、枣仁;惊悸健忘,加茯神、石菖蒲;有汗恶寒,加薄荷、半夏;无汗恶寒,加茅术、藿香;女人经事不调,加延胡索、牡丹皮;腹胀不宽,加厚朴,大腹皮。

90867 **滋荣散坚汤**(《春脚集》卷二)

【组成】夏枯草一斤(水煎成膏,每服四五钱) 党参 黄耆 白术 当归 枣仁各一钱五分 远志 广皮各一钱 甘草 木香各五分

【用法】引加圆肉五枚,淡竹叶五分,灯芯三十寸,水煎,调服夏枯草膏。

【主治】瘰疬。结核垒垒,先小后大,初不疼痛者。

90868 **滋营养液膏**(《中风斠诠》卷三引薛一瓢方)

【组成】女贞子 旱莲草 霜桑叶 黑芝麻 黄甘菊 枸杞子 当归身 白芍药 熟地黄 黑大豆 南烛叶 白茯神 葳蕤 橘红 沙苑蒺藜 炙甘草

【用法】天泉水熬浓汁,入黑驴皮胶,白蜜炼收。

【功用】峻养肝肾。

【主治】中风。内风乍定,痰壅已开者。

90869 **滋液养胃汤**(《古今名方》引李聪甫方)

【组成】西党参 鲜石斛 麦门冬各9克 杭白芍 当归身 枇杷叶 生谷芽各10克 川贝母 广陈皮 粉甘草各5克

【功用】滋阴生津,养胃润肺。

【主治】湿温病长期发热出汗、津液耗伤之证。

【宜忌】湿温证除用甘平滋养胃阴方剂外,饮食以清淡调理为宜。食欲初旺时,仍须注意节制饮食,以使胃气渐复。

90870 **滋筋养血汤**(《古今医鉴》卷十)

【异名】滋血养筋汤(《东医宝鉴·外形篇》卷四)。

【组成】川归一钱 熟地黄一钱五分 白芍药一钱五分 川芎七分半 人参八分 五味子九粒 麦门冬(去心)一钱 黄柏一钱 知母五分 牛膝(酒浸)一钱 杜仲(酒炒)一钱 苍术一钱 薏苡仁一钱 防风六分 羌活三分 甘草三分

【用法】上㕮一剂。加姜、枣,煎服。

【主治】血气两虚，双足痿软，不能行动，久卧床褥。

【加减】筋骨痿软，加桂枝三分，陈皮八分；如觉心烦，加黄连六分，酸枣仁（炒）六分，白茯神（去木）一钱。

90871 滋筋养荣汤（《医学传灯》卷下）

【组成】当归　川芎　白芍　熟地　续断　杜仲　牛膝　木瓜　苡仁　车前　五加皮　麦冬　石斛　独活　秦皮

【主治】人壮岁之时，气血未衰，或年及五旬，形体不甚瘦弱，因湿热伤脾，不能束骨，致足痛不能行者。

90872 滋筋舒肝汤（《石室秘录》卷四）

【组成】当归三钱　芍药五钱　熟地九钱　柴胡一钱　白术五钱　肉桂一钱　白芥子一钱

【用法】水煎服。

【功用】滋肝补肾舒肝。

【主治】筋病。

90873 滋燥养荣汤（《赤水玄珠》卷二）

【异名】滋燥养营汤（《张氏医通》卷十六）。

【组成】当归（酒洗）二钱　生地黄　熟地黄　白芍药　秦艽　黄芩各一钱五分　防风一钱　甘草五分

【用法】水煎服。

【主治】皮肤皴揭，筋燥爪干。

【方论选录】《医方集解》：此手太阴足厥阴药也。前证为血虚而水涸，当归润燥养血为君。二地滋肾水而补肝，芍药泻肝火而益血为臣。黄芩泻肺热，能养阴退阳；艽、防散肝风，为风药润剂，又秦艽能养血荣筋，防风乃血药之使；甘草甘平泻火，入润剂则补阴血为佐、使也。

90874 滋燥养荣汤（《症因脉治》卷三）

【组成】当归　生地　白芍　秦艽　黄芩　荆芥　甘草　丹皮　犀角

【主治】燥热痿软。燥伤阴血，口燥唇焦，皮毛干揭，手足痿软，不能行动，左脉洪数者。

90875 滋燥养营汤

《张氏医通》卷十六。为《赤水玄珠》卷二"滋燥养荣汤"之异名。见该条。

90876 滋补水鸭合剂（《成方制剂》19册）

【组成】鸭肉2257克　冬虫夏草3.57克　熟地黄21.4克　枸杞子6.4克　女贞子0.71克　肉苁蓉12.9克　墨旱莲0.71克　黄耆4.3克　生姜适量

【用法】制成口服液。口服，一次35毫升，一日2次。

【功用】益气补血、滋阴壮阳。

【主治】全身无力，失眠多梦，食欲不振和产后病后身体虚弱等症。

90877 滋阴百补药酒（《活人方》卷六）

【组成】熟地三两　生地三两　制首乌三两　枸杞子三两　牛膝二两　沙苑蒺藜三两　鹿角胶三两　当归二两五钱　胡桃仁二两五钱　桂圆肉二两五钱　肉苁蓉二两　白芍药二两　人参二两　白术二两　葳蕤二两　龟版胶二两　白菊花二两　五加皮二两　黄耆一两五钱　琐阳一两五钱　牡丹皮一两五钱　杜仲一两五钱　地骨皮一两五钱　知母一两五钱　黄柏一两　肉桂一两

【用法】上剉碎，囊贮，以滚酒冲入大坛，泥固，外加厚纸蜜封，放窨地。过黄梅开用，早、晚随量热饮。

【功用】大补气血，调和营卫，温经舒络，壮骨益髓。

90878 滋肾健脑颗粒（《成方制剂》20册）

【组成】龟甲60克　鹿角240克　楮实子75克　枸杞子45克　人参22.5克　茯苓20克

【用法】上制成颗粒剂，每袋重20克。开水冲服，一次20克，一日2次。

【功用】补气养血，填精益髓。

【主治】健忘症，精神衰弱腰膝酸软，神疲乏力。

90879 滋阴补肾地黄丸（《方症会要》卷四）

【组成】熟地一两　生地一两五钱　柴胡八钱　天冬　炙甘草　枳壳　地骨皮　黄连五味　人参各三钱　归身　黄芩各五钱

【用法】上为末，蜜丸如梧桐子大。清茶送下。

【主治】目病。

90880 滋阴补精种玉方（年氏《集验良方》卷二）

【组成】韭子（炒）六两　川续断六两　菟丝子（酒煮）八两　盆子八两　枸杞子（酒蒸）八两　芡实子（去壳）八两　莲肉（去心）八两　山药（炒）八两　白茯苓八两　莲花蕊四两　沙苑蒺藜（炒）八两

【用法】金樱子一斤，去核，煎膏为丸，如梧桐子大。每服三钱。

【功用】固精，补肾，种子。

90881 滋阴济火补脾丸（《活人心统》）

【组成】熟地一两（酒洗）　当归（酒洗）　牛膝（炒）　茯苓（去木）　白术　山药　白芍（炒）　陈皮（洗）　枸杞子各一两　五味子四分　知母（炒）　黄柏（蜜炒）　山茱萸（去核）一两

【用法】上为末，炼蜜为丸，如梧桐子大。每服六十丸，莲子汤下。

【功用】滋阴济火，补脾益肾。

90882 滋阴凉血四物汤（《济阳纲目》卷六十三）

【异名】滋阴凉血地黄汤（原书卷九十五）。

【组成】当归一钱半　川芎　生地（酒洗）　黄耆　条黄芩　槐角子各一钱　白芍药　黄连　秦艽各八分　升麻　枳壳各五分　甘草三分

【用法】上剉。水煎，食前服。

【主治】便血及痔漏初起湿热。

90883 滋阴凉血地黄汤

《济阳纲目》卷九十五。为原书卷六十三"滋阴凉血四物汤"之异名。见该条。

90884 滋阴益肾暖精丸（《慈禧光绪医方选议》）

【组成】原生地一两（干）　山萸肉四钱　淮山药六钱（炒）　盐杜仲六钱　沙苑蒺藜六钱　白茯苓六钱　骨碎补四钱　韭菜子四钱（炒）　当归身六钱　炒杭芍四钱　金毛狗脊四钱（去毛，炙）　益智仁三钱　怀牛膝四钱　石莲蕊五钱　穞豆皮六钱　广缩砂一钱五分

【用法】上共研极细末，枣泥糊为丸，如小绿豆大。每早、晚各服二钱，淡盐汤送下。

【主治】遗精，阴囊湿冷，精少而清。

90885 滋阴清胃固齿丸（《寿世保元》卷六）

【组成】山药末一两　牡丹皮末一两　黄柏(酒炒,为末)二两　升麻末二两　当归末(酒洗)一两　玄参剉末一两　干葛末一两　黄连(酒炒,为末)一两

【用法】上用知母一两,山楂肉二两,煎浓汤,去滓,净汁煮葛粉为糊,又用籼米饭一盏,研烂,和葛粉同又研匀,调以上八味末为丸,如绿豆大,以水飞过朱砂为衣晒干。每服三钱,食后白汤送下。

【功用】固齿。

【主治】牙痛。

【宜忌】忌一切厚味、姜、蒜、椒辣诸般等物。

90886　**滋金壮水地黄丸**(《冯氏锦囊·杂症》卷十一)

【组成】熟地黄三斤(煮汁去滓,炼成膏十二两)　山茱萸六两(去核,酒拌蒸,晒,干炒)　牡丹皮四两(焙)　茯苓四两(人乳拌透,晒干,焙)　怀山药六两(炒黄)　泽泻三两(淡盐水拌,晒干,炒)　牛膝四两(淡盐水拌炒)　麦门冬(去心)五两(炒)

【用法】上为末,用熟地膏入药,加炼蜜杵好为丸。每服四钱,早晨空腹白汤送下。

【功用】养阴配阳,滋金壮水。

90887　**滋荣养气扶正汤**(《傅青主女科·产后编》卷上)

【异名】滋荣益气扶正汤(《胎产指南》卷七)。

【组成】人参二钱　炙黄耆　白术　川芎　熟地　麦冬　麻黄根各一钱　当归三钱　陈皮四分　炙草五分

【用法】加枣,水煎服。

【主治】产后寒热往来有汗,每午后应期而发,其症似疟者。

90888　**滋荣益气止崩汤**

《胎产心法》卷下。即《产宝》"滋荣益气汤"去麦冬,防风,加黄连。见该条。

90889　**滋荣益气扶正汤**

《胎产指南》卷七。为《傅青主女科·产后编》卷上"滋荣养气扶正汤"之异名。见该条。

90890　**滋荣益气复神汤**(《傅青主女科·产后编》卷上)

【组成】人参三钱　黄耆一钱(蜜炙)　白术一钱(土炒)　当归三钱　炙草四分　陈皮四分　五味十粒　川芎一钱　熟地一钱　麦芽一钱

【用法】大枣一枚,水煎服。

【主治】产后发厥,块痛已除者。

【加减】手足冷,加附子五分;汗多,加麻黄根一钱,熟枣仁一钱;妄言妄见,加益智、柏子仁、龙眼肉;大便实,加肉苁蓉二钱。

【备考】《灵验良方汇编》有麦冬、苡仁,无麦芽。

90891　**滋荣益气复神汤**(《傅青主女科·产后编》卷上)

【组成】黄耆　白术　麦冬　川芎　柏子仁　茯神　益智各一钱　人参　熟地各二钱　陈皮三分　炙草四分　枣仁(十粒)一钱　五味子十粒　莲子八枚　元肉八个

【用法】加大枣,水煎服。

【主治】产后块痛已止,妄言妄见。

90892　**滋荣舒筋健步丸**(《回春》卷五)

【组成】当归(酒洗)　白芍(酒洗)　牛膝(去芦,酒洗)各一两　白术(去芦)　茅山苍术(米泔浸)二两　川芎　羌活　防风　木瓜(酒浸,焙)　防己(酒浸,焙)　独活(酒浸一宿,焙)各七钱　肉桂(厚者)四钱　熟地黄(酒洗)一两二钱　桑寄生(酒炒)六钱　(一方加虎胫骨一两酥炙,杜仲酒炒一两)

【用法】上为细末,酒打糊为丸,如梧桐子大。每服百丸,空心淡盐汤送下;天阴,姜汤下,酒亦可。

【主治】脚气。痰湿手足不便,血虚注下,筋软不能行步兼痛者。

90893　**滋胃和中代茶饮**(《慈禧光绪医方选议》)

【组成】竹茹一钱(朱拌)　鲜青果十个(去尖,研)　厚朴花五分　羚羊五分

【用法】水煎,温服。

【主治】气虚痰生,精神萎顿,舌短口干,胃不纳食。

90894　**滋燥养血润肠丸**(《活人方》卷一)

【组成】当归尾四两　牛膝一两　麻仁一两　杏仁一两(去皮尖)　枳壳一两(炒)　桃仁一两(去皮尖)　红花一两　玄明粉一两

【用法】上为末,炼蜜为丸,如梧桐子大。每服三五钱,空心白滚汤送下。

【主治】久病及老年血枯液燥,肠胃闭塞,小水反数,大便虚秘,关格之症,难于传导。

90895　**滋阴大补丸加鹿茸方**(《医方考》卷五)

【组成】熟地黄二两　川牛膝(去芦)　杜仲(姜炒,去丝)　巴戟天(去心)　山茱萸(去核)　小茴香(略炒)　五味子(炒)　远志(去心)　肉苁蓉　白茯苓　山药各一两　红枣肉(蒸熟)十四两　石菖蒲　枸杞子各五钱　鹿茸(炙酥)

【主治】肾虚,齿长而动者。

【方论选录】肾主骨,肾虚则髓弱,髓弱则骨枯,骨枯则不能固齿,故令齿长而动。譬之败几焉,几败木枯,则紧窦之寸木摇摇而出,以水泽之,则败几润而寸木固。故治此者,宜滋阴补肾,肾不虚则龈骨润,龈骨润则齿固矣。是方也,熟地、牛膝、杜仲、山萸、五味、枸杞皆味厚之品也,可以滋阴益肾;巴戟、苁蓉、茴香、远志、石菖蒲、山药、茯苓皆甘温之品也,可以温肾生精;乃鹿茸者,取其为血气之属,得阴气之最完,故用之以为补肾填精益髓之品耳;红枣肉者,味甘益脾,故用之以剂丸也。

90896　**滋阴百补固精治病膏**(《墨宝斋集验方》卷上)

【组成】香油一斤四两　苍耳草一两　谷精草五钱　天门冬　麦门冬　蛇床子　远志(去心)　菟丝子　生地黄　熟地黄　牛膝(去芦)　肉豆蔻　虎骨　续断　鹿茸　紫梢花各一两　木鳖子(去壳)　肉苁蓉　官桂　大附子各六钱　黄丹八两　柏油二两　硫黄　赤石脂(煅)　龙骨(煅)　木香各二钱　阳起石四钱　乳香　没药　丁香　沉香各四钱　麝香一钱　黄蜡六钱

【用法】先将苍耳草入香油中熬数滚,再下谷精草以后之十四味药,熬得药黑色,又下木鳖子等四味药,少熬,待药俱焦黑枯,滤去药,将油又熬滚,方下黄丹、柏油二味,用槐条不住手搅,滴水成珠,方将硫黄以后十味药为细末投入,搅匀,又下黄蜡,倾在罐内,封固好,井水中浸七日,每个膏药用红缎一方,药三钱,贴在脐上,再用两个贴在两腰眼,

只用一钱一个。男子贴在丹田脐下,妇人贴在脐上下。

【主治】男子精冷寒,阳不举,梦泄遗精,小肠疝气;女人血崩,赤白带下,经水不调,脏寒。

90897 **滋阴降火清肺养脾丸**(《便览》卷三)

【组成】当归(全用,酒浸,焙干)一两 川芎(酒浸)五钱 白芍(酒炒)一两 生地(酒洗,姜汁浸透,焙)一两 熟地一两(同上制) 白术(去梗,泔浸,土炒)二两 南知母(去毛,酒炒)一两 黄柏二两(盐、酒焙) 阿胶一两(蛤粉炒) 麦冬(酒浸,去心,姜汁制透)一两 天冬(去心)一两(同上制) 龟版二两(酒炙透) 黄芩(酒炒)一两 陈皮(盐水浸)一两 大甘草(炙)五钱 瓜蒌仁(炒)一两 贝母(去心)一两 五味子五钱 黄连(姜汁浸炒)五钱 白茯苓(去皮)一两 紫菀(酒洗)一两 桔梗(去芦)一两 山栀(炒)一两

【用法】上为末,炼蜜为丸。每服百丸,空心、临卧用温水送下;有痰用姜汤送下。

【主治】久痰喘嗽,胸膈痞闷,饮食少进,面黄肌瘦,或咯吐唾衄过血者,及已成未成劳疾,发热盗汗。

【宜忌】久泄者不宜服。

90898 **滋阴保肺定喘宁嗽汤**(《便览》卷三)

【组成】当归一钱二分 芍药八分 天冬一钱 黄柏(盐水炒)一钱 知母(去毛,酒炒)一钱 生地八分 五味子十二粒 橘红八分 紫菀八分 桑白皮七分 甘草(炙)五分 茯苓八分 瓜蒌仁(炒)七分 阿胶(炒)六分 贝母(去心)七分 百合七分

【用法】上剉。加生姜三片,水煎服,滓再煎服。

【主治】虚劳。痰中见血,或咯血、吐血。

溉

90899 **溉喉汤**(《辨证录》卷三)

【组成】熟地二两 麦冬一两 甘草一钱 白薇五分

【用法】水煎服。先用白薇汤十剂杀其虫,后用本汤三十剂。

【功用】补肾水,益肺气,滋其化源。

【主治】喉癣。生于咽门之间,以致喉咙疼痛。其症必先作痒,面红耳热而不可忍,其后则咽唾之时,时觉干燥,必再加咽唾而后快,久则成形而作痛,变为杨梅之红瘰,或痛或痒而为癣。

曾

90900 **曾青丸**

《外台》卷十二引《古今录验》。为《古今录验》引殷仲堪方(见《外台》卷十二)"扁鹊曾青丸"之异名。见该条。

90901 **曾青丸**(《幼幼新书》卷二十二引《婴孺方》)

【组成】曾青(蒸痞倍之) 干姜(寒痞倍之) 䗪虫(血痞倍之) 紫石英 牡丹(虫痞倍之) 桂心各二分 大黄 龙骨(蛇痞倍之)各五分 蜀漆七分 龟甲(鱼痞倍之) 鳖甲(气痞倍之) 真珠 蜚蠊(风痞倍之)各三分 细辛六分 附子(炮)四分

【用法】上为末,蜜和为丸,如梧桐子大。五六岁儿未食服四丸,小儿丸子大小量儿与之,日三服。服之当微烦,勿怪。

【主治】小儿八痞。❶蒸痞,当心下坚痛,大如小杯;❷蛇痞,如板起于胁下,抢心;❸鱼痞,夹脐如手;❹寒痞,绕脐腹雷鸣;❺虫痞,当心如杯,不可动摇;❻气痞,心下如盘;❼血痞,生于寒热,腰背痛状如疟;❽风痞,脓出腹痛。

【宜忌】忌猪、鱼、菜物。

90902 **曾青丹**(《圣惠》卷九十五)

【组成】曾青四两 黄丹一两 白锡二两

【用法】先研曾青、黄丹,安于坩埚内,上以白锡为屑盖之,后入炉,以炭五斤烧之,候锡溶,即取出,放冷细研,以白粱米饭和丸,如绿豆大。每服五丸,空心以冷水送下。

【功用】压热镇心。

【主治】癫痫,惊风。

90903 **曾青汤**(《普济方》卷三七六)

【组成】曾青 甘草(炙)二分 当归 细辛 芍药 独活 大黄 麻黄(去节)各三分

【用法】上以水三升,煮取七合,一月儿服如杏核,二月儿服如二杏核大,以此为准。汤讫,当抱儿令汗出;若先下者,勿令汗出。或分五服,日三夜二,小有痫候,便可作,无病候亦可服。

【主治】少小二十五痫,日数百发者。

【加减】若自汗出,去麻黄,加麻黄根一分;若腹中急痛,加当归、芍药各一分;若缩口聚唾吐乳者,加细辛一分;中风身强,戴眼反折者,加独活一分。总当视病增减药,药皆令精新。

90904 **曾青散**(《千金》卷二十三)

【组成】曾青 荏子 礜石(一作矾石) 附子各半两 当归 防风 栝楼根 芎䓖 黄耆 黄芩 狸骨 甘草 露蜂房各二两 细辛 干姜各一两 斑猫 芫青各五枚

【用法】上为末。每服一方寸匕,以酒送下,日再服。

【主治】寒热瘰疬及鼠瘘。

90905 **曾青散**(《圣惠》卷三十三)

【组成】曾青一两 贝齿半两(烧) 乌贼鱼骨一两 铜绿一分 轻粉一分 蕤仁三分(汤浸,去赤皮) 龙脑一分 马牙消半两

【用法】上为细末。每取少许,点翳上,可二度点之。

【主治】眼生肤翳及赤脉。

90906 **曾青散**(《圣济总录》卷一一三)

【异名】磨翳散(《得效》卷十六)、摩翳散(《普济方》卷八十四)。

【组成】曾青 水晶各一两 龙脑 真珠各等分 琥珀半两

【用法】上研如粉,以铜器收盛。临卧用铜箸点如黍米许。

【功用】《普济方》:退翳。

【主治】❶《圣济总录》:目生眵䁾。❷《秘传眼科龙木论》:胞肉胶凝外障。因脾胃积热,脑内风冲入眼胞,睑有肉,初时小如麻米,年多渐长大如桃李之状,摩隐瞳仁为翳。

90907 **曾青散**(《普济方》卷五十五引《海上方》)

【组成】雄黄三分 曾青半分 黄芩一分

【用法】上为细末。每用小许纳耳中,有汁出,即以绵

子捻干用之。

【主治】耳有恶疮。

90908 **曾青散**(《杨氏家藏方》卷十一)

【组成】盆消一两　青黛二钱　没药一分　乳香一分

【用法】上研匀。每用少许搐入鼻中。

【功用】《普济方》:除昏涩,清头目。

【主治】风热攻眼,赤肿疼痛,眵泪难开。

【备考】本方名曾青散,但方中无曾青,疑脱。

90909 **曾青散**(《局方》卷七续添诸局经验秘方)

【组成】曾青四两　蔓荆子(去皮)二两　防风(去苗)白姜(炮)各一两

【用法】上为细末。每用少许,搐入鼻中。

【主治】一切风热毒气上攻,两眼多生眵泪,怕日羞明,隐涩难开,眼烂赤肿,或痒或痛;及时行暴赤眼,睛昏涩痛。

90910 **曾青膏**(《圣惠》卷三十三)

【组成】曾青一两(细研)　决明子一两　蕤仁一两(汤浸,去赤皮)　干姜一两(炮裂,剉)　黄芩三分　车前子半两　黄连一两(去须)　黄柏三分(剉)　蜜二斤

【用法】上药捣碎,入蜜拌和,于铜器中盛,以油单密封,勿漏气,于五斗饭中蒸,米熟为度,以新绵绞取汁,如此二度,每度换绵,入铜瓶中盛,入曾青搅令匀,以腊纸封,七日方用。每点以铜箸取药纳眦中,每日不限早晚点之。

【功用】消翳明目。

【主治】风内障,青盲,胎风赤烂。

【备考】方中蜜用量原缺,据《普济方》补。

90911 **曾青膏**(《幼幼新书》卷三十三引《龙木论》)

【组成】曾青一两　龙脑　乳头香　朱砂　琥珀　真珠各半两

【用法】上为末,水三盏,银器内熬一盏,入蜜半两熬膏。临睡点之。

【主治】小儿疣目。睑中生赘外障,此眼初患时,皆因脾胃壅毒上冲入眼睑眦之中,致令生肉,初时小如麻米,后三五年间渐长大,摩隐瞳仁,赤涩泪出。

90912 **曾青膏**(《秘传眼科龙木论》卷六)

【组成】曾青　秦皮　细辛　白芷　乳头香　龙脑各一分　黄连五分　诃子　木香各一两

【用法】上为末,研令匀细,以水二碗,浸三日后,煎至一盏,以束绵滤滓后,更入蜜四两,同煎为膏,盛瓷瓶中封之,勿令泄气。用之点眼立效。

【主治】眼黄膜上冲外障。因肾脏风冷,胃家极热,致眼初患之时,疼痛发歇,作时赤涩泪出,渐生黄膜,直露黑睛,难辨人物。

90913 **曾青膏**(《眼科全书》卷六)

【组成】铜绿　百药煎各等分

【用法】上入锅内煅,研为末,用蜜调成膏。临卧以少许抹在眼眩上,以薄纸贴之,来日即效。

【主治】烂眩风。

尊

90914 **尊重丸**(《医统》卷三十二引《医学集成》)

【组成】人参　沉香　丁香　木香　槟榔　车前子　葶苈各四钱　胡椒　蝎梢　滑石　海金沙　赤茯苓　白豆蔻一钱半　萝卜子六钱　郁李仁一两一钱

【用法】上为末,姜汁糊丸,如梧桐子大。每服三丸,生姜汤送下,一日三次。

【主治】蛊证。水肿、气肿,喘急,小便赤涩,大便秘结不通,一切中满单腹胀。

90915 **尊重丸**(《玉案》卷五)

【组成】沉香　丁香　人参　槟榔　广木香　青皮　陈皮　枳壳　白芷　车前子　苦葶苈　木通　赤茯苓　胡椒　海金沙　全蝎尾　白豆蔻　滑石各三钱　萝卜子八钱　郁李仁一两五钱

【用法】上为末,姜汁打糊为丸。每服二钱,空心白滚汤送下。

【主治】一切肿胀,小便涩,大便闭,并单腹胀。

奠

90916 **奠土汤**(《辨证录》卷五)

【组成】白术五钱　茯苓三钱　人参　柴胡　半夏　甘草　葛根各一钱　神曲五分

【用法】水煎服。一剂而风散,二剂而身凉,三剂而病全愈矣。

【主治】春月伤风,风伤太阴,身热,呕吐不止。

90917 **奠土汤**(《辨证录》卷七)

【组成】白术一两　茯苓一两　砂仁五分　山药一两　人参五钱　萝卜子二钱　附子三分　半夏一钱　破故纸一钱

【用法】水煎服。

【主治】饥渴而思饮食,饮食下腹便觉饱闷,必大泻后快,或早或晚,一昼夜数次以为常,面色黄瘦,肢肉减消,此非胃气之虚,乃脾气之困也。

【方论选录】此方白术、茯苓、人参皆健脾之圣药,附子、破故纸助命门之神品,山药补肾之奇味,砂仁,半夏醒脾之灵丹,而萝卜子又分清浊之妙剂也。

90918 **奠安汤**(《辨证录》卷五)

【组成】人参　茯苓各三钱　甘草　半夏各一钱　远志　柏子仁各二钱　山药　黄耆　麦冬各五钱

【用法】水煎服。

【主治】春月伤风,忽然发厥,心下悸。

90919 **奠安汤**(《医学集成》卷二)

【组成】黄耆　焦术各二两　故纸三钱　肉桂　丁香各二钱

【主治】体虚中寒,逆冷吐泻,又加烦躁。

普

90920 **普化丹**(《痧喉证治汇言》)

【组成】冰片八分　牙皂一钱六分　铜青四分　甘草一钱六分　硼砂二钱五分　青黛二钱　人中白二钱五分(煅存性)　元明粉一钱五分　明雄黄一钱五分　白僵蚕二钱　山豆根一钱六分　鸡肫皮二钱(不见水炒)　川连(焙干)一钱五分　蒲黄(微炒)一钱六分　鸭胆矾(青鱼胆

汁制)三钱　黄柏(用雄猪胆三枚,取汁拌匀晒干)一钱六分

【用法】上为极细末。吹喉。

【主治】喉痧初起,恶寒发热,咳嗽咽痛,肌肉隐隐一片如粟粒。

90921　**普化散**(《医学探骊集》卷五)

【组成】香附米二两　桂心一两　硫黄一两(炙紫色)　麝香四分　丁香二两　猪牙皂三钱　炙山甲三钱　古月一两　冰片六分

【用法】上为极细末。每服一钱,再用五分纳脐中,佃布九层,以滚水壶熨之;若大便不下,服万应丹七八丸。

【主治】陈寒结气,脾湿凝聚,绕脐痛者。

90922　**普连膏**

《中西医结合皮肤病学》。为《赵炳南临床经验集》"普连软膏"之异名。见该条。

90923　**普贤丸**(《普济方》卷三二一)

【组成】龙骨(煨)　黄连　茱萸　蓬术各等分(同炒色变为度)

【用法】上为细末,丸如梧桐子大。每服五十丸,空心石菖蒲汤送下。

【主治】妇人脾气薄,胃气弱,水谷不能消,饮食不能化,大便溏泄者。

90924　**普济丹**(《仙拈集》卷一)

【组成】生熟大黄　僵蚕各三两

【用法】上为末,生姜汁糊丸,重一钱。大人一丸,小儿半丸,井花水送下。

【主治】一切瘟疫,发热头痛,疟痢。

90925　**普济丹**(《医学集成》卷三)

【组成】茅术三钱　天麻　麻黄　明雄(水飞)三钱六分　大黄六钱　丁香六分　麝香三分　蟾酥(火酒化)九分　甘草一钱四分

【用法】共研细末,端午午时糯米粥和丸,莱菔子大,朱砂三钱六分水飞为衣,瓷器收,勿泄气。每服三、五、七丸。

【主治】中寒,中暑,感冒,胃痛,腹痛,牙痛,痧胀,疟疾,急惊,痈疽,疔毒,跌打气闭,不服水土。

【宜忌】小儿慢惊及孕妇忌服。

90926　**普济丹**(《青囊秘传》)

【组成】硫黄　川椒　樟水各二钱　明矾　枯矾各三钱

【用法】上为末,猪板油调,布包擦。

【主治】疥疮脓窠作痒。

90927　**普济方**(《李氏医鉴》卷一)

【组成】冬青叶

【用法】研烂,入朴消贴之。

【主治】一切眼疾。

90928　**普济方**(《李氏医鉴》卷二)

【组成】白丁香三十个(乃雄雀屎,凡用研细,甘草水浸一宿,焙干用)

【用法】以砂糖和作三丸。以一丸绵裹含咽。即时遂愈,甚者不过三丸。

【主治】咽塞生疮,喉痹,乳蛾。

90929　**普济散**(《魏氏家藏方》卷二)

【组成】川芎　白芷　香附子(去毛,炒)　陈皮(洗净,去白)　青皮(去瓤)　升麻　干葛　芍药　甘草(炙)　紫苏叶各等分

【用法】上为粗末。每服三钱,水一盏半,加生姜五片,煎至七分,不拘时候服。

【主治】伤寒感冒,表里未分。

【加减】如发热头痛,加连须葱白二寸;如胸满气痞,加枳壳少许。

90930　**普救丸**

《全国中药成药处方集》天津方。为原书沈阳方"英明普救丸"之异名。见该条。

90931　**普救散**(《幼幼新书》卷二十一引《王氏手集》)

【组成】延胡索二两　香附子一两

【用法】上为细末。每服一钱,白汤点服。

【主治】小儿心痛不止。

90932　**普救散**(《洪氏集验方》卷三)

【异名】二姓不传散(《百一》卷七)、千金不传散(《普济方》卷一四七引《澹寮方》)、不传散(《普济方》卷一四七)。

【组成】苍术一斤(米泔浸三日,切,焙干)　干葛半斤(切,焙)　甘草四两(炙赤色,切细)

【用法】上为粗末。每服二大钱,水一中盏,煎至七分,去滓热服。如要出汗,加连根葱白二寸同煎,并两服滓再煎一服,不拘时候。

【主治】四时伤寒,浑身发热,四肢疼痛,头重眼疼,不问阴阳二证。

【宜忌】不得犯铜铁器。

【备考】《魏氏家藏方》有香白芷六两。

90933　**普救散**(《百一》卷七引王叔咸方)

【组成】甘草四两　生姜二斤(切作片子)　苍术一斤(剉,削术尤佳)

【用法】上三味淹拌,罨一宿,次日焙干,研为粗末。每服半两,葱白二、三寸,水一碗半,煎至八分一碗,去滓热服,不拘时候。

【主治】伤寒不问阴阳表里,但三日以前未分者。

【加减】如头痛,加香白芷;腹痛,加香附子,汗出即愈。

90934　**普榆膏**(《赵炳南临床经验集》)

【组成】生地榆面一两　普连软膏九两

【用法】混匀。涂敷患处。

【功用】解毒止痒,除湿消炎。

【主治】一度烧、烫伤,亚急性湿疹、皮炎、带状疱疹、神经性皮炎、阴囊湿疹等。

90935　**普癣水**(《朱仁康临床经验集》)

【组成】生地榆 50 克　苦楝子 50 克　川槿皮 95 克　斑蝥 1.5 克(布包)

【用法】将上列三药打成粗末,装入大口瓶中,加入75%酒精(或白酒)1000 毫升,密封,浸泡二周后去滓备用。外搽每日一二次。

【功用】杀虫止痒。

【主治】体癣，神经性皮炎，花斑癣。

90936 普连软膏（《赵炳南临床经验集》）

【异名】普连膏（《中西医结合皮肤病学》）。

【组成】黄柏面一两　黄芩面一两　凡士林八两

【用法】直接涂于皮损上，或用软膏摊在纱布上，敷于患处，或加入其他药粉作为软膏基质。

【功用】清热除湿，消肿止痛。

【主治】脓疱疮（黄水疮），急性亚急性湿疹（风湿病），烫烧伤，单纯疱疹（火燎疱）、牛皮癣、红皮症。

90937 普安正气丸（《慈航集》卷上）

【组成】藿香三十两（微炒）　紫苏二十两（炒）　枳实二十五两（麸炒）　甘草五两（生研）　淡豆豉三十两（炒）　当归二十两（酒炒）　制军十五两（酒炒）　陈皮二十两（炒）　半夏二十两（姜汁炒）　焦楂三十两　炒麦芽三十两　神曲二十两（炒）　槟榔二十两（炒）　草蔻仁三十两（炒）　牛蒡子十五两（炒）　桔梗十五两（炒）　葛根二十两（炒）　莱菔子三十两（炒）　黄芩八两（酒炒）　山栀仁十五两（炒黑）　赤芍二十两（炒）　木通十二两（炒）　独活十五两（酒炒）　厚朴二十两（姜汁炒）

【用法】上药如法炮制，各研细末，炼蜜为丸，每颗四钱，照后汤送服。凡感冒伤风头痛，恶寒发热，遍身骨节疼痛，用煨姜三钱，葱头三个，煎汤化服一丸，取汁即愈；凡霍乱吐泻，用煨姜二钱，灶心土三钱，如火泻，加姜汁炒川连三分，煎汤服一丸；凡疟疾，用煨姜三钱，大枣三个，青蒿三钱，煎汤化一丸，于未来早一时服；凡红痢，用金银花三钱，川连三分（酒炒），煎汤化服一丸；凡白痢，用煨姜二钱，红砂糖三钱，煎汤化服一丸；不论红白，如腹痛，加广木香一钱五分，煎汤化服一丸；凡瘟疫，用赤饭豆五钱、青蒿三钱，煎汤化服一丸；凡斑疹，用葛根二钱，石膏五钱，炒升麻八分，生甘草五分，煎汤化服一丸；凡孕妇，用砂仁一钱五分，炒黄芩八分，煎汤化服一丸；凡产后，用当归八钱，益母草三钱，煎汤化服一丸。大人服一丸，小儿服半丸。

【主治】夏秋感受寒暑，伤风头痛，恶寒发热，遍身骨节疼痛，霍乱吐泻，瘟疫疟痢，时毒斑疹及四时不正之气。

90938 普济五蹄膏（《理瀹》）

【组成】巴豆肉一两　胡黄连　川黄连　黑丑　白丑　沙参　玄参剉　柴胡　连翘　香附　三棱　莪术　木香　地骨皮各一钱五分　天花粉　白芥子各一钱　神曲　山楂　麦芽各六分　麻油二斤四两

【用法】先将猪、羊、牛、马、驴蹄各五两熬烂，再入前药一同熬枯去渣，下黄丹一斤三两收膏。摊贴患处。

【功用】消肿拔毒。

【主治】外科疑难险症，一切无名肿毒，未成或已成者。

【宜忌】耳后、眉心忌贴。

90939 普济正气丸（《慈航集》卷上）

【组成】冬白术二十两（土炒）　陈皮十五两（炒）　山楂三十两（炒）　茅苍术二十两（芝麻炒）　制半夏二十两（姜汁炒）　槟榔二十两（炒）　茯苓二十两（炒）　紫苏二十两（微炒）　独活二十两（酒炒）　官桂五两（生研）　麦芽三十两（炒）　泽泻十五两（盐水炒）　广藿香三十两（微炒）　生甘草五两（生研）　香附二十两（盐水炒）　枳壳二十两（麸炒）　神曲二十两（炒焦）　车前子二十两（盐水炒）　厚朴二十两（姜汁炒）　草蔻仁三十两（炒）

【用法】以上药如法炮制各研净细末，炼蜜为丸，每颗四钱。凡感冒伤风头痛，恶寒发热，遍身骨节疼痛，用煨姜二钱，葱头三个，煎汤化服一丸，盖暖出汗即愈，凡霍乱吐泻，用煨姜二钱，灶心土三钱，煎汤化服一丸；凡疟疾，用煨姜三钱、黑枣三个，煎汤化一丸，在未来之早一时服；凡红痢，用金银花三钱，川连三分，煎汤化服一丸；腹痛，加广木香一钱五分同煎服；凡白痢，用煨姜三钱，红砂糖三钱，煎汤化服一丸；凡瘟疫，用赤饭豆五钱、煨姜三钱，煎汤化服一丸；凡斑疹，用观音柳三钱，炒升麻八分，煎汤化服一丸；凡孕妇，用砂仁壳一钱五分，煎汤化服一丸；凡产后，用当归八钱（酒浸），川芎一钱五分，煎汤化服一丸。大人一丸，小儿半丸。

【主治】夏秋感受寒暑，伤风头痛，恶寒发烧，遍身骨节疼痛，霍乱吐泻，瘟疫疟痢，时毒斑疹及四时不正之气。

90940 普济回春丸（《成方制剂》1册）

【组成】黄连3克　牛蒡子（炒）80克　黄芩10克　僵蚕（麸炒）80克　陈皮20克　板蓝根160克　甘草20克　桔梗20克　连翘80克　马勃80克　玄参20克　薄荷80克　朱砂24克　柴胡80克　升麻80克

【用法】制成丸剂。口服，周岁小儿一次半丸；二岁以上一次1丸，一日2次。

【功用】清热解毒，散风泻火。

【主治】小儿风热疫毒，发热头痛，头面红肿，咽喉肿痛，痄腮，颜面丹毒。

【宜忌】忌食油腻。

90941 普济回春丹（《北京市中药成方选集》）

【组成】防风二十两　连翘四十两　豆根十两　薄荷十两　川芎十两　花粉二十两　羌活二十两　当归二十两　赤小豆十两　大青叶四十两　黄连二十两　栀子（炒）四十两　黄芩四十两　升麻十两　荆芥四十两　玄参（去芦）四十两　牛蒡子（炒）二十两　滑石四十两　赤芍二十两　雄黄二十两　柴胡十两　甘草四十两

【用法】上为细末，炼蜜为丸，重一钱，朱砂为衣。每服一丸，日服二次，温开水送下，三岁以下小儿酌减。

【功用】清热退烧，解肌透表。

【主治】小儿内热发烧，伤风头痛，乍寒乍热，隐疹不出。

90942 普济回春散（《痘疹会通·霍乱转筋治法》）

【组成】制川朴一两　淡附子五钱　煨木香五钱　法半夏一两　丁香五钱　檀香一两　制茅术一两　广藿香一两　宣木瓜五钱　乌梅肉一两

【用法】上共为细末，磁瓶收贮。每服三钱，用阴阳水送下。

【主治】霍乱初发时，冷汗口渴，或吐或泻，或吐泻交作者。

90943 普济消毒饮（《袖珍小儿》卷九）

【组成】麻黄（去节留根）　羌活　防风　升麻　生地　黄柏（酒炒）各五分　川芎　藁本　葛根　苍术　黄芩（酒炒）　生黄芩　柴胡各二分　细辛　红花　苏木　陈皮

白术各一分　甘草　归身各三分　连翘　吴茱萸（炒）各半分　黄连三分

【用法】上作一服。水煎，去滓温服。

【主治】小儿痘疮初发热，及发热头目昏痛，浑身壮热，不问伤风伤食，并时气大热。

90944　普济消毒饮

《医方集解》。即《东垣试效方》卷九"普济消毒饮子"。见该条。

90945　普济消毒饮（《顾松园医镜》卷六）

【组成】连翘　黄连　黄芩　玄参　青黛　薄荷　荆芥　人参（不虚勿加）　牛蒡　甘菊　甘草　桔梗　柴胡　橘红

【用法】共为细末。半用汤调，时时呷之，病在上者，服药不厌少而频也。半用蜜丸，噙化就卧，令药性上行也。外用清凉救苦散敷之。

【功用】散邪退热消毒。

【主治】初觉憎寒壮热体重，次传头面肿盛，目不能闭，上喘，咽喉不利，舌干口燥，俗云大头伤寒风，诸药不愈者。

【加减】便秘，加酒炒大黄；若先发于鼻额，面目红肿，是属阳明，渴者，加石膏；若发于耳目之前后上下，头角红肿者，乃属少阳，倍加柴胡、花粉；若发于头顶，连于巅顶者，乃属太阳，加羌活；若三阳受邪合并头面，前后耳鼻头大如瓮者，加羌、葛，倍柴胡。

【方论选录】方中连翘、黄连、黄芩泻心肺之火；玄参治无根之火；青黛散郁火，止热烦；薄荷、荆芥散风热，清头目；牛蒡散风热，消浮肿；甘菊治头目肿痛；甘草、桔梗为舟楫之剂，恐其速下也；柴胡为升提之药，欲其达上也；橘红利气以开壅；人参扶正以驱邪；便秘加大黄，从其实而泻，釜底抽薪之法也。

90946　普济消毒饮（《羊毛温证论》）

【组成】川黄连五钱　黄芩五钱　甘草二钱　桔梗二钱　玄参剉三钱　荆芥穗二钱　防风二钱　升麻一钱　薄荷叶一钱　连翘（去心）一钱　马勃一钱　白僵蚕三钱　蝉退壳十二枚　牛蒡子（炒）一钱　柴胡一钱二分　炒山栀二钱　生大黄八钱　芒消（提净）四钱

【用法】水煎，去滓，下芒消，加黄蜜五钱，陈黄酒五钱，和温服。

【主治】羊毛温邪，恶寒壮热，体重身倦，头面肿大，或两腮肿，咽喉不利，喉蛾咽肿，口干舌刺，胸闷气胀。

【方论选录】用甘、桔、升麻、柴、薄疏通其气；芩、连、元、参、山栀以降温邪毒火；马勃、僵蚕、牛子以消肿；荆、蝉、翘、防宣热散结，再加消、黄以攻逐其热，则温毒解散，头肿皆消，而清气舒畅矣。

90947　普济消毒饮（《卫生鸿宝》卷一）

【组成】柴胡二钱　川连（酒炒）　黄芩（酒炒）　陈皮（去白）　甘草　玄参剉　桔梗　大力子（炒，研）　白芷　马勃　板蓝根（如无，以青黛代之）　薄荷各一钱　僵蚕　升麻各七分

【用法】水煎，食后徐服。或蜜拌为丸，噙化。

【主治】大头天行，初觉憎寒体重，次传头面肿盛，口不能开，上喘，舌燥，咽喉不利。

【加减】便秘，加炒大黄一钱。

90948　普济消毒饮（《麻症集成》卷四）

【组成】黄芩　玄参　僵蚕　力子　甘草　川连　瓜蒌　麦冬　连翘　薄荷

【用法】煎服。

【主治】麻症。目不开，上喘，咽喉不利，口渴舌燥。

90949　普济消毒饮（《医门补要》卷中）

【组成】桔梗　薄荷　马勃　柴胡　僵蚕　升麻　黄芩　荆芥

【主治】虾蟆瘟。

90950　普济消毒散（《回春》卷二）

【组成】黄连二两　黄芩（酒炒）二两　陈皮　玄参　生甘草　川芎　鼠黏子　白僵蚕　升麻　柴胡　葛根　薄荷　当归　大黄　连翘各五钱　人参三钱　大兰根（如无，加靛花亦可）

【用法】上为细末，炼蜜为丸，每丸重二钱。每服一丸，细嚼，白开水送下，发汗；如不及丸，用末药一钱二分，照前服；如未愈，再进一服，以汗为度，不可透风，若透风复肿，再服药，只是去皮一层方愈。

【主治】大头瘟病。

【宜忌】忌酸、冷、羊、鸡、鱼之物并房事。

【备考】方中大兰根用量原缺。

90951　普济消毒散

《温疫论》卷二。为《东垣试效方》卷九"普济消毒饮子"之异名。见该条。

90952　普济通宣丸（《北京市中药成方选集》）

【组成】防风十两　连翘十两　桔梗十两　当归十两　甘草十两　薄荷十两　羌活十两　黄芩十两　苍术（炒）十两　芥穗十两　栀子（炒）十两　川芎十两　葛根十两　白芷十两　青黛十两　细辛三两　大青叶二十两　麻黄二十两　大黄二十两

【用法】上药共研为细粉，过罗，用冷开水泛为小丸。每服二钱，日服二次，温开水送下。

【功用】散风清热，发汗解表。

【主治】感冒风寒，四肢酸痛，体倦身烧，头痛目赤，大便干燥。

90953　普济解毒饮

《续名医类案》卷五。为《医效秘传》卷一"甘露消毒丹"之异名。见该条。

90954　普济解疫丹

《温热经纬》卷五。为《医效秘传》卷一"甘露消毒丹"之异名。见该条。

90955　普济解疫丹（《丁甘仁家传珍方集》）

【组成】鲜生地一两八钱（捣汁）　淡豆豉八钱　板蓝根一两　天花粉四钱　金银花一两六钱　红紫草四钱　粪清（即金汁）一两　京玄参七钱　连翘一两　犀角二钱

【用法】诸药生晒为末，切忌火炒，研细，以犀角、地黄汁、粪清，和捣泛丸，切勿加蜜。每服三钱，开水送服，日二服，或用茶代。

【主治】温邪、温热、暑温、湿温，时疫，邪在气分，发热

倦怠，胸闷腹胀，肢酸咽肿，斑疹身黄，颐肿口渴，溺赤便闭，吐泻疟痢，淋浊疮疡舌苔淡白，或厚腻，或干黄。

90956　**普济解瘟丸**（《慈禧光绪医方选议》）

【组成】荆穗四两　玄参剉八两　大青叶四两　牛蒡四两　苦梗四两　僵蚕四两（炒）　连翘五两　薄荷三两　马勃四两　金银花五两　山豆根四两　生甘草二两　小生地八两　黄芩五两　粉丹皮四两（去心）

【用法】上共研细末，炼蜜为丸，每丸重三钱。

【主治】温毒咽肿、耳前后肿、颊肿、大头瘟。

90957　**普救万全膏**（《医学心悟》卷三）

【组成】藿香　白芷　当归尾　贝母　大枫子　木香　白蔹　乌药　生地　萝卜子　丁香　白及　僵蚕　细辛　蓖麻子　檀香　秦艽　蜂房　防风　五加皮　苦参　肉桂　蝉蜕　丁皮　白鲜皮　羌活　桂枝　全蝎　赤芍　高良姜　玄参剉　南星　鳖甲　荆芥　两头尖　独活　苏木　枳壳　连翘　威灵仙　桃仁　牛膝　红花　续断　花百头　杏仁　苍术　艾绒　藁本　骨碎补　川芎　黄芩　麻黄　甘草　黑山栀　川乌（附子）　牙皂　半夏　草乌　紫荆皮　青风藤以上各一两五钱　大黄三两　蜈蚣三十五条　蛇蜕五条　槐枝　桃枝　柳枝　桑枝　楝枝　榆枝　楮枝以上各三十五寸　男人血余三两（以上俱浸油内）　真麻油十五斤（用二十两秤称）　松香（棕皮滤净）一百斤　百草霜（细研，筛过）十斤

【用法】冬浸九宿，春秋七宿，夏五宿，分数次入锅，文武火熬，以药枯油黑，滴水成珠为度，滤去滓，重称，每药油十二两，下滤净片子松香四斤，同熬至滴水不散，每锅下百草霜细末六两，勿住手搅，俟火候成，则倾入水缸中，以棒搅和成块，用两人扯拔数次，瓷钵收贮。贴患处；咳嗽、疟疾，贴背脊心第七椎。

【主治】一切风寒湿气，走注疼痛，以及白虎历节风，鹤膝风，寒湿流注；痈疽发背，疔疮瘰疬，跌打损伤；腹中食积痞块，多年疟母，顽痰瘀血停蓄，腹痛泄利；小儿疳积；女人癥瘕；咳嗽，疟疾。

【备考】倘贴后起泡出水，此病气本深，尽为药力拔出，吉兆也，不必疑惧。

90958　**普救五瘟丹**（《松峰说疫》卷二）

【组成】冰片六分　牛黄一钱　麻黄二钱四厘　琥珀一钱五分　生甘草三钱五分

【用法】共为细末，瓷瓶收贮。用水蘸药，点两眼角一次。不汗再点，必汗出。

【主治】伤寒、瘟疫。

90959　**普济消毒饮子**（《东垣试效方》卷九）

【异名】普济消毒散（《温疫论》卷二）。

【组成】黄芩　黄连各半两　人参三钱　橘红（去白）　玄参剉　生甘草各二钱　连翘　鼠黏子　板蓝根　马勃各一钱　白僵蚕（炒）七分　升麻七分　柴胡二钱　桔梗二钱

【用法】上为细末。半用汤调，时时服之；半蜜为丸，噙化之。或加防风、薄荷、川芎、当归身，㕮咀，如麻豆大。每服五钱，水二盏，煎至一盏，去滓，食后稍热，时时服之。

【功用】《医方论》：清热解毒，祛疠疫之气。

【主治】时毒，大头天行，初觉憎寒体重，次传头面肿盛，目不能开，上喘，咽喉不利，舌干口燥。

【加减】如大便硬，加酒煨大黄一钱或二钱以利之。肿势甚者宜砭刺之。

【方论选录】❶《东垣试效方》：用黄芩、黄连味苦寒泻心肺间热以为君；橘红苦辛，玄参苦寒，生甘草甘寒，泻火补气以为臣；连翘、鼠黏子、薄荷叶苦辛平，板蓝根味苦寒，马勃、白僵蚕味苦平，散肿消毒定喘以为佐；新升麻、柴胡苦平，行少阳、阳明二经不得伸；桔梗辛温为舟楫，不令下行。❷《成方便读》：大头瘟，其邪客于上焦。故以酒炒芩、连之苦寒，降其上部之热邪；又恐芩、连性降，病有所遗；再以升、柴举之，不使其速下；僵蚕、马勃解毒而消肿；鼠、元、甘、桔利膈以清咽；板蓝根解疫毒以清热；橘红宣肺滞而行痰；连翘、薄荷皆能轻解上焦，消风散热。合之为方，岂不名称其实哉！

【临床报道】时毒：泰和二年四月，民多疫疠，初觉憎寒体重，次传头面肿盛，目不能开，上喘，咽喉不利，舌干口燥，俗云大头天行，亲戚不相访问，如染之多不救。张县丞侄亦得此病，至五六日医以承气加蓝根下之稍缓，翌日其病如故，下之又缓，终莫能愈，渐至危笃。或曰李明之存心于医，可清治之。遂命诊视。此邪热客于心肺之间，上攻头目，而为肿盛。以承气下之，泻胃中之实热，是诛罚无过，殊不知适其所至为故。遂处此方，服尽愈。

【备考】本方方名，《医方集解》引作“普济消毒饮”。

90960　**普传凝神辟秽丹**

《济急丹方》卷上。即《同寿录》卷一“凝神辟秽丹”。见该条。

善

90961　**善夺汤**（《辨证录》卷四）

【组成】茯苓一两　车前子三钱　白术三钱　柴胡一钱　白芍五钱　陈皮三分　金半夏一钱

【用法】水煎服。连服四剂而诸症渐愈。

【主治】土郁，心腹饱满作胀，时或肠鸣，数欲大便，甚则心疼两胁填实，为呕为吐，或吐痰涎，如呕清水，或泻利暴注，以致两足两跗肿，渐渐身亦重大。

【方论选录】此乃利水而不走气，舒郁而兼补正。不夺之夺，更神于夺之，何必开鬼门，泄净府始谓之夺哉！

90962　**善应膏**（《三因》卷十四）

【组成】白芷　黄耆各一两　甘草二钱　黄蜡二两　黄丹二两半

【用法】前三味为粗末，春秋用麻油四两半，夏四两，冬五两，熬药紫赤色，绵滤去滓，再入黄蜡、黄丹，以柳枝不住手搅，滴水成珠，即止。用如常法。

【功用】长肌敷瘢。

【主治】痈疽溃后。

90963　**善应膏**（《卫生宝鉴》卷十三）

【异名】神效善应膏（《医方类聚》卷一九四引《经验良方》）。

【组成】黄丹二斤（细，上等者）　没药（研）　白蔹（生）　官桂　乳香（研）　木鳖子（生）　白及（生）　当归

白芷　杏仁(生)各一两　柳枝一两(如箸条长)

【用法】上除黄丹、乳香、没药外，余药用麻油五斤，浸一宿，于炭火上铁锅内，熬至变黑色，滤去药不用，将黄丹入油内上火，用柳条如小钱粗四指长，搅令微变褐色，出火，再用柳枝搅令出烟尽，入乳香、没药，再用柳条搅令匀，候冷倾入瓷盆内，切成块，油纸裹之。用如常法。

【主治】❶《卫生宝鉴》：疮肿。❷《普济方》：五发，恶疮毒。

90964　善应膏(《永乐大典》卷一三八七七引《风科集验》)

【组成】两头尖　浮萍草　良姜各二两　芸薹子　川乌各一两(炮、去皮脐)　当归半两(去芦)　乳香(另研)　没药各少许(另研)

【用法】上为细末，醋糊调成膏。贴于患处。

【主治】诸寒痹，骨节酸痛。

90965　善应膏(《得效》卷十九)

【组成】上等黄丹八两(研极细)　白胶香　明没药　滴乳香(并别研)　大当归　川白芷　杏仁(去皮尖)　大黄　草乌　川乌　赤芍药　槟榔　生干地黄　土芎　沥青(另研入)　乱发(净洗)各一两

【用法】上除乳香、没药外，将瓷石铫盛香油一斤浸药一宿，慢火煎熬诸药黑色，再入葱白、乱发煎少时，用生绢滤去滓，留下一两药油，复将所滤油于慢火上熬，却将黄丹入油内，用长柳条槐条不住手搅，候有微烟起，提起药铫，将柳条点滴在水面上，凝结成珠不散方成膏，如不成珠再熬，直待成膏，提起药铫搅，无烟出，却入乳香、没药、白胶末搅匀，倾出瓷器内，将原留下浸药铫油一并收拾器内，用新汲水一日一换，将药器坐放水内三日，出火毒，方可用之，如膏药硬，约量加黄蜡清油，入膏内搅匀得所。贴之即愈；又治妇人吹乳，以药丸如梧桐子大。新汲水送下二十丸；肺痈肠痈，亦可为丸服，温酒米饮或北梗、甘草煎汤皆可。

【主治】诸般恶疮肿毒，发背脑疽，疬子牙肿，打扑接骨，闪肭，刀斧伤，杖疮，蛇虫毒，狗马咬，汤火、漆疮，疥癣，又治妇人吹乳，肺痈肠痈。

【宜忌】不可犯荤辛及火焙。

90966　善应膏(《医方大成》卷八)

【组成】巴豆(去壳)　僵蚕(去丝嘴)　赤芍药　白芷各五钱　五倍子二钱　黄连一钱　乱发如鸡子大　桃柳枝各七条　蓖麻子(去壳)三十粒

【用法】用清油半斤，浸药三日，慢火煎熬，令乱发焦烂，出火候冷，用绢滤去滓，再澄，却入铫内上火再熬，次入飞过黄丹四两，以桃柳枝不住手搅青烟微出为度，要滴在水上不散方成膏，却出火，搅令温，再入乳香末五钱，没药末五钱，桂心末三钱，略上火再搅令匀，却以净瓷器收贮，任意使用。

【主治】一切疮疽，及伤折损痛。

90967　善应膏(《普济方》卷三一三)

【组成】当归　白及　桂　白蔹　白芷　木鳖子仁　杏仁各一两(剉如豆)　黄丹三斤　油五斤　乳香　乱发灰　没药各半两　黄耆　当归梢各加二钱末　沥青少许

【用法】上将药油内煎令焦黄，滤去滓，再煎清油沸，下黄丹，湿柳木篦不住手搅熬六时，滴水中成珠住火，入没、乳、黄耆、当归梢末搅，盆收贮。

【主治】痈疽毒肿。

90968　善应膏

《普济方》卷三一四。为《儒门事亲》卷十五"善应膏药"之异名。见该条。

90969　善应膏(《普济方》卷三一五)

【组成】黄丹一斤(水飞)　没药　乳香　白蔹　木鳖子(去皮)　白及　当归　官桂　杏仁　白芷各一两　血竭半两　槐枝五两　柳枝五两(每条三寸)　真麻油五斤

【用法】上除乳香、没药外，十味剉碎，入油浸三日，文武火铁锅内熬黄色，滤去粗药，下黄丹，以新柳枝长五六寸，如小钱大，搅匀，令熬丹变色，掇下锅子在地，却用柳枝搅药出尽烟，方入乳香、没药、血竭搅三五十遍令匀，候药冷，倾在瓷器内，火上熔化，净纸摊贴。凡用药，先须净洗疮，然后贴药；妇人吹乳，丸梧桐子大，新汲水下二十丸；产前催生，产后赶下败血，温酒下二十丸。

【主治】一切痈疽肿毒，肢节漏疮，发背脑疽，疬子，寒湿冷痹顽麻，牙痈，打扑伤损，闪肭瘀血，毒气不散，金疮，小儿头疮发痈毒，大小便毒，蜈蚣蝎螫，臁疮，诸般恶疮及疥癣，妇人吹乳，产后败血，脐腹疼痛，经脉不行。

【宜忌】此药不可犯荤手。宜三月间合药。

90970　善泄汤(《辨证录》卷四)

【组成】熟地一两　山茱萸五钱　玄参一两　荆芥三钱　牛膝三钱　炒枣仁三钱　沙参三钱　贝母一钱　丹皮二钱

【用法】水煎服。一剂轻，二剂又轻，十剂全愈。

【功用】补肾水，泄肺金。

【主治】咳嗽气逆，心胁胀满，痛引小腹，身不能反侧，舌干咽燥，面陈色白，喘不能卧，吐痰稠密，皮毛焦枯，乃是肺气之郁。

90971　善散汤(《辨证录》卷四)

【组成】麦冬三钱　苏叶二钱　茯苓三钱　玄参二钱　甘草一钱　黄芩八分　天门冬三钱　款冬花五分　贝母一钱

【用法】水煎服。

【主治】骤感风寒，一时咳嗽，鼻塞不通，咳重痰必先清后浊，畏风畏寒。

【方论选录】此方用麦冬、天冬以安肺气，用茯苓、甘草以健脾胃之土，用玄参以润肾经之水，用苏叶、款冬花以解散其阴阳之风邪，又加黄芩以清其上焦之火，贝母以消其内膈之痰。斟酌咸宜，调剂皆当，故奏功取胜耳。

90972　善应白膏(《杨氏家藏方》卷十二)

【组成】光粉一斤(别研)　商陆粉二两(生)　续断二两　当归(洗焙)　赤芍药　白芍药各一两　柳枝二两　香白芷　川芎各半两

【用法】上剉，如麻豆大，用清麻油一斤，以铁铫或瓷器内入上药，以文武火煎药黑色为度，然后去药滓，留清油再上火煎，次入光粉，以柳枝子搅匀，与油相和得所，滴入水内试之，以不散为度，倾入新水内澄凝，然后取出，以绵子试干，再入钵内，以文武火再煎，熔入蜡半两，乳香末三钱，再以柳枝搅匀，倾入新水内，方取出试干，入瓷器收之。若一切疮肿伤折，并于所患处贴之。

【主治】痈疽发背，一切肿毒恶疮，骨节疼痛，筋脉拘挛，及诸打扑伤损。

90973 **善应膏药**(《儒门事亲》卷十五)

【异名】善应膏(《普济方》卷三一四)。

【组成】黄丹二斤　南乳香(另研)　没药(另研)　当归　木鳖子(生用)　白蔹(生用)　白矾(生用)　官桂三寸　杏仁(生)　白芷各一两　新柳枝一斤

【用法】上除黄丹、乳香、没药等外，八件用芝麻油五斤，浸一宿，用铁锅内煎令黄色，药不用。次入黄丹锅内，柳条搅令黄色，方可掇下，用柳枝搅，出大烟，入乳、没匀，令冷，倾在瓷盆内，候药硬，用刀子切作块，油纸裹。

【主治】疮疡痈肿。

90974 **善效锭子**

《玉机微义》卷十五。为原书同卷"翠青锭子"之异名。见该条。

90975 **善后养正汤**

《经验各种秘方辑要》。为《时疫白喉捷要》"养正汤"之异名。见该条。

寒

90976 **寒水丹**(《准绳·幼科》卷六)

【组成】鸡骨灰(带血肉烧过)　银朱各一钱　冰片　赤石脂各五分　棕衣灰二分

【用法】上研细末。洗净患处，徐徐掺之。

【主治】小儿臭痘。顶胁胸颈气窝处，凹烂黑臭，洞见筋骨者。

90977 **寒水散**(《医方类聚》卷二四二引《御药院方》)

【组成】青黛一钱　大豆三钱(去皮)　马牙消二钱　黄连二钱　黄柏三钱

【用法】上为细末。每用一钱，蜜少许，冷水调成膏。绯绢作花子，如小钱大，摊药于上，贴太阳穴，病左贴右，病右贴左。

【主治】肝风暴赤，目睛偏视。

90978 **寒水膏**(《医方类聚》卷一七七引《经验良方》)

【异名】寒水石膏(《普济方》卷三一三)。

【组成】寒水石二两(为末，谓之软石膏，明者，择明月盈夜，埋地中露天三日夜，薄土盖，挹其月华，取出不见火，研)　清麻油一两　黄蜡　黄丹各一两　枫香二两

【用法】上依前法，熬成稀膏，提起药铫，候无烟，下寒水石末，急调匀，又露月下三夜，日间收起。若阳症变热背疮，用之立效，不问破与不破，贴如冰。

【主治】发背。

90979 **寒冰散**(《圣济总录》卷一〇三)

【组成】马牙消三两(研，入新竹筒中密封，入地埋四十九日，取出更研)

【用法】每用一字，同黑豆末少许，以水调如糊，后同药调匀，摊纸花子上，贴太阳穴。及半月，其目必愈。

【主治】目赤多眵，碜痛。

90980 **寒冰散**(《保婴易知录》卷下)

【组成】生石膏　冰片少许

【用法】上共研末。敷舌上。如出血，石膏炒焦用。

【主治】小儿木舌。舌尖肿大，塞满口中，硬，不能转动。

90981 **寒泻片**(《成方制剂》7册)

【组成】山楂(炭)250克　炮姜(炭)125克

【用法】上制成片剂。口服，一次4片，一日3次；十岁以下减半。

【功用】温肠止泻。

【主治】寒性腹泻。

90982 **寒降汤**(《衷中参西》上册)

【组成】生赭石(轧细)六钱　清半夏三钱　蒌仁(炒捣)四钱　生杭芍四钱　竹茹三钱　牛蒡子(炒捣)三钱　粉甘草一钱半

【主治】吐血、衄血，脉洪滑而长，或上入鱼际，此因热而胃气不降也。

【临床报道】吐血：一童子，年十四，陡然吐血，一昼夜不止，势甚危急，其父通医学，自设有药房，亦束手无策。时愚应其邻家延请，甫至其村，急求为诊视。其脉洪长，右部尤重按有力，知其胃气因热不降，血随逆气上升也。为拟此汤，一剂而愈，又服一剂，脉亦和平。

90983 **寒食散**(《千金翼》卷二十二引何候方)

【组成】紫石英　白石英　赤石脂　钟乳　石硫黄　海蛤(并研)　防风　栝楼各二两半　白术七分　人参三两　桔梗　细辛　干姜　桂心各五分　附子(炮)三分(去皮)

【用法】上为散。一两分作三薄，日移一丈再服，二丈又服。

【主治】男子五劳七伤，虚羸着床，医不能治者；或肾冷脱肛阴肿。

【加减】若热，去硫黄，赤石脂，名"三石更生散"。

【备考】本方为散。酒服方寸匕，一日二次。中间节量，以意裁之。热烦闷可冷水洗面及手足身体，亦可浑身洗。名"五石更生散"。

90984 **寒通汤**(《衷中参西》上册)

【组成】滑石一两　生杭芍一两　知母八钱　黄柏八钱

【主治】下焦蕴蓄实热，膀胱肿胀，溺管闭塞，小便滴沥不通。

【临床报道】癃闭：一人，年六十余，溺血数日，小便忽然不通，两日之间滴沥全无。病人不能支持，自以手揉挤，流出血水少许，稍较轻松。揉挤数次，疼痛不堪揉挤。彷徨无措，求为诊治。其脉沉而有力，时当仲夏，身覆厚被，犹觉寒凉，知其实热郁于下焦，溺管因热而肿胀不通也。为拟此汤，一剂稍通，又加木通、海金沙各二钱，服两剂全愈。

90985 **寒淋汤**(《衷中参西》上册)

【组成】生山药一两　小茴香(炒捣)二钱　当归三钱　生杭芍二钱　椒目(炒捣)二钱

【主治】寒淋。寒热凝滞，寒多热少之淋，其证喜饮热汤，喜坐暖处，时常欲便，便后益抽引作疼。

90986 **寒喘丸**(《成方制剂》3册)

【组成】清半夏500克　大枣(去核)400克　麻黄400克　射干300克　细辛300克　款冬花300克　紫菀300克　五味子(酒制)300克　干姜200克

【用法】上制成丸剂。口服,一次3~6克,一日2次,小儿酌减。

【功用】止嗽定喘,发散风寒。

【主治】咳嗽痰盛,哮喘不止,咽喉不利,夜卧不宁。

90987　**寒痛散**(《仙拈集》卷二)

【组成】荔枝核(炮焦)　小茴香(炒)各一两　吴茱萸一钱

【用法】上为末。每服二钱,好酒入盐少许调服。

【主治】疝气腹痛。

90988　**寒湿煎**(《仙拈集》卷二)

【组成】紫苏　川芎　花椒　雨前茶

【用法】加葱白五寸,水煎,熏头一刻,热服,盖暖出汗。

【主治】因风湿而头痛者。

90989　**寒解汤**(《衷中参西》上册)

【组成】生石膏(捣细)一两　知母八钱　连翘一钱五分　蝉退(去足土)一钱五分

【主治】周身壮热,心中热而且渴,舌上苔白欲黄,其脉洪滑,或头犹觉疼,周身犹有拘束之意者。

【临床报道】温病:一人,年四十余。为风寒所束不得汗,胸中烦热,又兼喘促。医者治以苏子降气汤,兼散风清火之品,数剂病益进。诊其脉,洪滑而浮,投以寒解汤,须臾上半身即出汗,又须臾,觉药力下行,至下焦及腿亦皆出汗,病若失。

90990　**寒六合汤**(《元戎》)

【异名】姜附六合汤(《医林纂要》卷八)。

【组成】四物汤加干姜　附子

【用法】上为粗末。水煎服。

【主治】❶虚寒脉微,自汗,气难布息,清便自调。❷《医林纂要》:寒阻经血不行,兼见沉寒症者。

【备考】《医林纂要》组成为:四物汤加干姜二钱,附子一钱。

90991　**寒水石汤**(《千金翼》卷十八)

【组成】寒水石五两　泽泻　茯苓　前胡　黄芩各三两　柴胡　牛膝　白术　甘草(炙)各二两　杏仁二十粒(去皮尖、双仁)

【用法】上㕮咀。以水一斗,煮取二升,分三服。

【主治】身中大热,胸心烦满毒热。

90992　**寒水石散**(《千金》卷五)

【组成】寒水石　芒消　滑石　石膏　赤石脂　青木香　大黄　甘草　黄芩　防风　芎䓖　麻黄根各等分

【用法】上合治下筛,以粉一升,药屑三合相和,复以筛筛之,以粉儿身,一日三次。

【主治】小儿身体壮热,不能服药。

90993　**寒水石散**

《外台》卷四。即《千金》卷十"凝水石散"。见该条。

90994　**寒水石散**(《圣惠》卷三十四)

【组成】寒水石　白石英　石膏各二两　细辛半两　川升麻一两　朱砂半两(细研)　麝香一分(细研)　丁香一分　沉香半两　钟乳一两(细研)

【用法】上为细散,入研了药令匀。每早晨、夜间常用揩齿。

【功用】令齿光白。

90995　**寒水石散**(《圣惠》卷六十一)

【组成】寒水石二两　羊桃根一两(剉)　消石一两　木香半两　白蔹半两　丁香半两　榆皮半两(剉)　赤小豆一合　汉防己半两　川大黄一两(生用)

【用法】上为细散。用头醋旋调和稀稠得所,涂故软布上,贴疮头四畔赤焮处,候干即易之。其疮头别研汲斯青黛,以少许水和,时时以鸟翎敷之,勿令干燥。

【主治】痈肿热毒疼痛,攻蚀肌肉,赤色虚肿,手不可近,欲成脓,及已有脓者,四畔赤肿。

90996　**寒水石散**(《圣惠》卷八十五)

【组成】寒水石半两　紫石英半两　石膏半两　龙齿一两　贝齿半两

【用法】上捣碎。以水二大盏,煎至一盏,去滓,量儿大小加减服之。

【主治】小儿惊痫,四肢抽掣,及反张,目睛上视,色青大叫,声不转者。

90997　**寒水石散**(《苏沈良方》卷十)

【组成】寒水石　滑石(水研如泔,扬去粗者,存细者,沥干更研无声乃止)各三两　甘草粉一两(生)

【用法】量儿大小,皆与一服,热月,冷水下;寒月,温水下。加龙脑更良。

【功用】行小肠,去心热。

【主治】小儿因惊心气不行,郁而生涎,逆为大疾,及心热不可安卧。

90998　**寒水石散**(《圣济总录》卷一八〇)

【组成】寒水石一分(烧通赤地上,碗合一宿,出火毒)　白矾(熬令汁枯)一分　铅白霜一分

【用法】上为散。每用少许,掺口疮上,食后临卧用。以愈为度,咽津无妨。

【主治】小儿口疮。

90999　**寒水石散**(《普济方》卷二五五)

【组成】寒水石　石膏　磁石　滑石各三斤(捣为细末,用水一石,煮至四升四斗,去滓,入后药)　玄参剉一斤(洗,焙,剉)　羚羊角五两　升麻五两　丁香一两　木香半两　甘草八两(以上六味捣为末,入药汁中,再煮取一斗五升,去滓,顷入下二味药)　朴消(精者)二斤　消石二斤(好者,以上二味入前药汁中微火煎,不住手将柳木篦搅,候有七八斤许,投在木盆中半日久,候欲凝,却入下二味)　朱砂二两(细研)　麝香(当门子)一两二钱(乳细,以上二味入前药汁中拌匀,调令全)

【用法】上为末,同研令匀。每服一钱或二钱,冷水调下,大人小儿仔细加减,食后服。

【主治】脚气毒遍内外,壮热不解,口中生疮,狂走毒厉;及解中诸热药毒,邪热,卒黄等;及蛊毒,鬼魅,野道热毒;又治小儿惊痫热病。

91000　**寒水石散**(《普济方》卷四〇六)

【组成】寒水石　石膏　黄连　黄柏各一两

【用法】上为末。水调刷患处。

【主治】小儿丹毒游走不定,焮热,赤肿疼痛。

91001 **寒水石散**(《外科理例·附方》)

【组成】寒水石 朴消各等分

【用法】上为末。温水调服。

【主治】痔发热作痛。

91002 **寒水石粥**(《圣惠》卷九十六)

【组成】寒水石二两(捣碎) 粳米二合 牛蒡根四两(切)

【用法】上以水四大盏,煎至二盏半,去滓,下米煮粥食之。

【主治】心下烦热多渴,恍惚。

91003 **寒水石膏**(《圣惠》卷六十二)

【组成】寒水石二两 羊蹄根一两(剉) 消石一两 川大黄一两 白蔹三分 木香三分 附子三分(去皮脐) 黄连一两(去须) 丁香三分 榆白皮三分(剉) 莽草三分 赤小豆一分 汉防已一两 半夏三分 玄参一两 甘草一两(生剉)

【用法】上为细散。每用时以生蜜一合,地黄汁一合,旋成浓膏。摊于生绢上贴之,干即再换。以肿消为度。

【主治】发背痈疽,热毒猛异攻肌肉,赤色肿痛不可忍,欲成脓及已成脓,并风热毒在关节,欲结成痈。

91004 **寒水石膏**

《普济方》卷三一三。为《医方类聚》卷一七七引《经验良方》"寒水膏"之异名。见该条。

91005 **寒托里散**(《普济方》卷二八八)

【组成】黄栝楼三个(去皮取瓤子,炒) 忍冬三两(即左缠藤) 乳香一两 苏木二两 没药一两半 甘草节(炙)半两(红纹者)

【用法】上为粗末。每用药一两半,无灰酒三碗,同药入瓦瓶内,煮至一碗半,去滓。分为三服,空心日午临睡服;如要常服,即为细末,酒糊为丸,如弹子大,朱砂为衣。每服一丸,细嚼,当归酒下。打扑伤损,服至五丸即安。

【功用】止痛消肿,初发服之则消散,已成则易溃,既溃则生肌,常服活血补损,不患疮痍。

【主治】五发;打扑伤损。

91006 **寒喘膏药**(《成方制剂》5册)

【组成】川乌30克 草乌30克 连翘40克 白薇40克 赤芍40克 当归30克 大皂角25克 白芷40克 乌药30克 茯苓30克 白及30克 马钱子40克 桃枝25克 槐枝25克 柳枝25克 桑枝25克 肉桂25克 乳香(制)20克 没药(制)20克

【用法】制成黑膏药,每张净重15克。贴前洗净背后颈下第三脊椎皮肤,擦干(或用生姜擦)取膏药烘软后贴之。

【功用】温经逐寒,定喘止咳。

【主治】慢性气管炎,哮喘因受寒而发作,气喘咳嗽。

91007 **寒湿痹丸**(《成方制剂》3册)

【组成】白芍 川芎 当归 防己 甘草 荆芥 麻黄 羌活 全蝎 石斛 天麻 细辛 雄黄 制草乌 制川乌 制何首乌

【用法】制成丸剂。温黄酒或温开水送服,一次1丸,一日2次。

【功用】祛风散寒,除湿止痛。

【主治】风寒湿痹,骨节肿痛,四肢麻木,偏瘫。

【宜忌】孕妇忌服。

91008 **寒湿痹片**(《成方制剂》16册)

【组成】白芍 白术 当归 附子 甘草 桂枝 黄芪 麻黄 木瓜 威灵仙 细辛 制川乌

【用法】上制成片剂。口服,一次4片,一日3次。

【功用】祛寒除湿,温通经络。

【主治】肢体关节疼痛,疲困或肿胀,局部畏寒,风湿性关节炎。

【宜忌】孕妇忌服,身热高烧者禁用。

【临床报道】寒湿痹阻型风湿病:《中医正骨》[2002,14:5]用寒湿痹片治疗寒湿痹阻型风湿病302例,临床控制79例,显效112例,有效79例,无效32例。

【备考】本方改为颗粒剂,名为"寒湿痹颗粒"(见原书)。

91009 **寒水石粉散**(《外台》卷三十五引《崔氏方》)

【组成】寒水石 芒消 滑石 石膏 赤石脂 青木香 甘草(炙) 大黄 黄芩 芎䓖 麻黄(去节) 牡蛎(熬)各等分

【用法】上捣筛。以粉一升和药屑三合,复下筛。以粉粉儿,一日三次。热退即止。

【主治】少小壮热,不能服药者。

91010 **寒水石煮散**(《外台》卷十四引《张文仲方》)

【组成】寒水石 石膏 滑石 白石脂 龙骨各八两 桂心 甘草(炙) 牡蛎各三两(熬) 赤石脂 干姜 大黄各四两 犀角一两(屑)

【用法】上捣,以马尾罗筛之,将皮囊盛之。急系头,挂著高凉处。欲服,以水一升,煮五六沸,纳一方寸匕药,煮七八沸,下火澄清,泻出顿服,每日服亦得,百无所忌;小儿服之,即以意斟酌多少。

【主治】诸风。

【宜忌】忌生葱、海藻、菘菜。

91011 **寒水再造丹**(《洞天奥旨》卷十)

【组成】麦冬三两 生甘草一两 桔梗三钱 黄芩三钱 连翘三钱 贝母三钱 土茯苓二两 寒水石(研细末)三钱 夏枯草二两

【用法】水煎汁二碗,调寒水石末服。倘鼻尚未落,一剂不烂落也;如已烂落,一剂不再烂也,二剂全愈;倘结毒生于他处减半,多服无不奏效。

【主治】杨梅结毒至鼻烂茎烂者。

91012 **寒谷春生丹**(《大生要旨》)

【组成】熟地八两 冬白术 当归 枸杞各六两 杜仲(酒炒) 仙茅(酒浸一日) 巴戟肉(甘草汤泡) 山萸肉 淫羊藿(羊脂拌炒) 韭子(炒黄) 肉苁蓉(酒洗,去甲)各四两 蛇床子(微炒) 附子(制) 肉桂各二两

【用法】上为末,炼蜜为丸。每服七十丸,淡盐汤或温酒送下。或加人参、鹿茸更妙。

【主治】虚寒年迈,阳痿精衰无子。

91013 **寒战咬牙汤**(《痘疹会通》卷四)

【组成】人参　丁香　肉桂　川芎　黄耆　白术　楂肉　豆蔻　甘草

【用法】生姜为引,木香磨水冲服。

【主治】痘出顶陷灰白,寒战咬牙,口不渴,大便泻者。

91014 **寒疮热膏药**

《医学纲目》卷十八。即《东垣试效方》卷三"桃枝当归膏"。见该条。

91015 **寒热相兼汤**(《痘疹会通》卷四)

【组成】人参　黄耆　川芎　当归　白芷　楂肉　防风　桔梗　甘草　陈皮　紫草　黄芩　地黄

【主治】痘疹半红紫,半灰白。

【宜忌】八九日后不宜用。

91016 **寒热清脾饮**(《镐京直指》)

【组成】软柴胡一钱五　姜朴一钱　姜夏三钱　草果一钱五　黄芩一钱　赤苓三钱　灵仙一钱五　青皮一钱　老姜三片

【主治】疟疾。

91017 **寒热痹胶囊**

《成方制剂》19 册。即原书 16 册"寒热痹颗粒"改为胶囊剂。见该条。

91018 **寒热痹颗粒**(《成方制剂》16 册)

【组成】白芍　白术　地龙　防风　附子　干姜　甘草　桂皮　麻黄　知母

【用法】制成颗粒剂。开水冲服,一次 10 克,一日 3 次。

【功用】散寒清热,和营定痛。

【主治】肌肉关节疼痛,局部触之发热,但自觉怕冷畏寒,或触之不热,但自觉发热,全身热象不显,以及风湿和类风湿关节炎,见上述症候者。

【临床报道】寒热错杂型风湿病:《中医正骨》[2002,14(2):9]治疗 298 例,结果:临床控制 62 例,显效 118 例,有效 77 例,无效 41 例。

【备考】本方改为胶囊,名为"寒热痹胶囊"(见原书 19 册)。

91019 **寒凉止崩汤**(《效验秘方·续集》李培生方)

【组成】黄芩 10 克　白芍 10 克　生地 15 克　丹皮 6 克　旱莲草 15 克　白茅根 15 克　乌贼骨 10 克　血余 6 克　茜草根 6 克

【用法】每日一剂。上药先用水浸泡 30 分钟,然后再放火上煎 30 分钟,每剂煎两次,将两次煎出的药液混合,日服三次。病重者可日服两剂。上药除茅根、旱莲草用鲜外(干品亦可),黄芩、白芍、乌贼骨宜微炒用。茜草根、血余、丹皮炒炭用。

【功用】育阴凉血,消瘀止血。

【主治】月经不调,或经期错行,或经来不断,血大下如崩,或淋漓不止。

【加减】如兼血热发烧可加青蒿、白薇以清透伏热;兼腹痛可略加砂仁、制香附以开郁行气;久病漏下淋漓不止。可加清阿胶 10~15 克,以加强育阴止血的作用。

【方论选录】方用生地、白芍育阴滋液;黄芩、丹皮、白茅根清冲任伏热而凉血止血,血余、乌贼骨、茜草根炒黑止血中并有消瘀和血的作用。

91020 **寒凉降火汤**(《原瘄要论》)

【组成】生地　黄芩　黄连　山栀　石膏　花粉　杏仁　苏子　生甘草

【功用】寒凉降火清润。

【主治】疹因热火抑而不通,口唇破裂,二便不通,昏沉壮热,或身体胀痛,多发喘促,齁船痰鸣。

91021 **寒湿相连汤**(《脉症正宗》卷一)

【组成】黄耆一钱　白术一钱　苍术一钱　干姜八分　木瓜一钱　防己一钱　猪苓八分　腹皮一钱

【主治】寒湿相兼证。

91022 **寒湿痹颗粒**

《成方制剂》16 册。即原书同册"寒湿痹片"改为颗粒剂。见该条。

91023 **寒湿神应药酒**(《集验良方》卷二)

【组成】肉桂　枸杞子　大熟地　全当归　羌活　益智仁　川牛膝　汉防己　宣木瓜　杜仲各二钱(米泔水洗净炒断丝)　龙骨三钱(酥炙)

【用法】上药装入细夏布袋内,用高汾酒五斤,同入瓷瓶内,封固,隔水煮一炷香取出,放土中退火气三日。每早、晚饮二杯。

【主治】诸般风寒湿气,半身不遂,血气凝滞,步履艰辛,足膝疼痛。

91024 **寒胀中满分消汤**

《金鉴》卷四十一。为《兰室秘藏》卷上"中满分消汤"之异名。见该条。

窜

91025 **窜毒丸**(《保赤存真》卷十)

【异名】追毒保嗣丹。

【组成】穿山甲(头尾胸脊四足鳞甲各用数片)四两　刺猬皮(依上用法)三两　蝉蜕二两　皂角刺一两　蛇蜕二两　土茯苓二两　黄芩八钱　槐花米一两　川连六钱　真人参五钱　黄柏一两　栀仁一两

【主治】大人因发梅疮误服丹石,闭毒伏于命门,以致所生儿女均于月内从下身起发毒而殇。

粪

91026 **粪蛆丸**

《医统》卷八十九。为《直指小儿》卷三"蚵蚾丸"之异名。见该条。

道

91027 **道合汤**(《鸡峰》卷二十五)

【组成】削术一斤(米泔浸一宿,控干,隔纸炒)　甘草　白盐各六两　椒子一百二十粒(隔纸炒,于净地纸上摊之,用碗盖之)

【用法】上合捣时须要念道合道合四十九声,一捣一念,数足即不须念。每服二钱,加姜、枣,煎至七分,点服亦得。

【功用】健脾胃,进饮食。

91028 **道人开障散**(《直指》卷二十)

【组成】蛇蜕(洗,焙,剪细) 蝉蜕(洗,焙) 黄连(去须)各半两 绿豆一两 甘草二钱(生用)

【用法】上㕮细。每服二钱,食后、临卧新水煎服。

【主治】诸障翳。

91029 **道宁纯阳丹**(《丹溪心法附余》卷三)

【异名】导宁纯阳丹(《济阳纲目》卷十二)。

【组成】苍术(坚实者,米泔水浸三日,再换净水浸洗,切,晒干,以青盐水浸一宿) 莲肉(好者,去心,次净酒浸一宿)各四两

大公猪肚一个(壁上揉洗,浸,纳入前二味,以线缝密,用无灰酒煮烂取起,入石臼中捣烂,捏成小饼烘干,研为细末,入后药)

南星四两(净切细,以姜汁一小钟浸一宿,以灶心土同炒,去土不用) 大半夏四两(汤炮,去涎,晒干为末,以好醋浸七日,蒸熟不麻为度,入药中) 橘皮四两(㕮,以灶心土炒,去土不用) 谷芽(炒) 厚朴 白术 麦芽(炒) 甘草 人参 茯苓 白豆蔻 三棱 莪术 缩砂 荜澄茄各一两 木香 丁香 沉香各半两 粟米四两(姜汁浸炒)

【用法】上为细末,稀面糊为丸,如梧桐子大。每服七十丸,空心米饮下。

【主治】真元虚损,心肾不安,精神耗散,脾土湿败不能化食,所食五味之物不成精液,反成痰涎,聚于中脘,不能传导,以致大肠燥涩,小便反多而赤,或时呕吐酸水,久成反胃结肠之证。

遂

91030 **遂心丸**(《重订通俗伤寒论》)

【组成】煨甘遂二钱 猪心血一枚

【用法】上为丸,分作四粒。每服一丸,用鲜石菖蒲叶一钱,鲜竹叶心五十支,灯心三小帚煎汤调下。

【主治】伤寒发狂轻者。

91031 **遂心丹**(《本草纲目》卷十七引《济生》)

【异名】猪心汤(《直指小儿》卷二)、甘遂散(《得效》卷八)、朱砂甘遂丸(《万氏家抄方》卷二)、甘遂丸(《赤水玄珠》卷十四)。

【组成】甘遂二钱

【用法】上为末,用猪心取三管血和药,入猪心内缚定,纸裹煨熟,取末,入辰砂末一钱,分作四丸。每服一丸,将心煎汤调下。大便下恶物为效,不下再服。

【主治】风痰迷心,癫痫,及妇人心风血邪。

91032 **遂情汤**(《辨证录》卷八)

【组成】香附三分 白芍一两 荆芥五分 麦冬三钱 茯神三钱 白术三钱 生枣仁三钱 人参五分 神曲三分 甘草一分 柴胡五分 白芥子五分

【用法】水煎服。十剂肝气开,又十剂心气开,又十剂脾胃之气大开矣。

【主治】思结于心中,魂驰于梦寐,渐而茶饭懒吞,语言无绪,悠悠忽忽,终日思眠,面色憔悴,精神沮丧,因而畏寒畏热,骨中似疼非疼,腹内如馁非馁,乃相思之恶症。

91033 **遂愈散**(《圣济总录》卷一七六)

【组成】滑石末一钱 丁香二十七粒(为末) 藿香末半钱

【用法】上同研匀细。每服一字或半钱匕,生油调下。

【主治】❶《圣济总录》:小儿哕逆不止,乳食不进。❷《普济方》:小儿吐泻霍乱不安,烦躁不得睡,腹胀,小便赤涩,烦渴闷乱,及伤寒霍乱。

91034 **遂心正气丸**(《慈航集》卷上)

【组成】当归三十两(酒炒) 白芍三十两(酒炒) 柴胡十五两(炒) 薄荷八两(炒) 紫苏三十两(微炒) 枳壳二十两(麸炒) 厚朴二十两(姜汁炒) 青皮二十两(炒) 草蔻仁三十两(炒) 制半夏二十两(姜汁炒) 山楂三十两(炒焦) 甘草五两(生研) 藿香三十两(炒) 神曲二十两(炒) 麦芽三十两(炒) 槟榔二十两(炒) 山栀仁二十两(姜汁炒) 桔梗十五两(炒) 青蒿三十两(炒) 黄芩八两(酒炒) 钩藤二十两(炒) 制军十五两(酒炒) 天竺黄八两(炙) 香附三十两(盐水炒)

【用法】上药如法炮制,各研净细末,炼蜜为丸,每颗重四钱,照后汤头,送服一丸。凡感冒伤风,头痛发烧,遍身骨节疼痛,用煨姜二钱煎汤化服一丸,出汗即愈;凡霍乱吐泻,用煨姜二钱,灶心土三钱,煎汤化服一丸;凡水泻,用川连三分(姜汁炒),煎汤化服一丸;凡疟疾,用煨姜三钱,黑枣三个,于疟未来早一时煎汤化服一丸;凡红痢,用金银花三钱,川连三分,煎汤化服一丸;凡白痢,用煨姜二钱,大枣三个,煎汤化服一丸;凡瘟疫,用赤饭豆五钱,薄荷三分,煎汤化服一丸;凡斑疹,用老鼠粪一钱,泡汤化服一丸;凡孕妇,用砂仁一钱五分,炒黄芩三分,煎汤化服一丸;凡产后,用当归八钱,益母草三钱,煎汤化服一丸。大人一丸,小儿半丸。

【主治】夏秋感受寒暑伤风,头痛恶寒发烧,遍身骨节疼痛,霍乱吐泻,瘟疫疟痢,时毒斑疹,及四时不正之气。

谢

91035 **谢氏消疣方**(《效验秘方·续集》谢秋声方)

【组成】生地12克 板蓝根12克 丹皮9克 赤芍9克 桃仁9克 三棱9克 莪术9克 僵蚕9克 银花9克 干蟾皮9克 地肤子9克 苦参9克 红花6克 甘草4.5克

【用法】每日一剂,水煎2次,取汁300毫升,分2次温服。还可外用,将服用后之药渣加水800毫升,煎至500毫升,倒入盛器中,再加明矾9克,待水温后擦洗患处,每日一次,每次20分钟左右。

【功用】凉血化瘀,清热散风,利湿解毒。

【主治】皮肤赘疣包括扁平疣、寻常疣、跖疣、传染性软疣和尖锐湿疣。

【加减】血虚者加当归、制首乌以养血活血;脾虚湿重者加茯苓、苡仁、泽泻以健脾利湿;胃脘不舒者,减轻三棱、莪术用量,加陈皮、制香附以和胃利气;疣体略硬疼痛者,加穿山甲、石见穿以攻坚活血止痛;如证见湿毒较甚者,加百部、马齿苋以利湿杀虫解毒;如证见热毒较甚者,加山栀、黄芩以清热泻火解毒。

【方论选录】方中以生地、丹皮、赤芍、桃仁、红花、三棱、莪术凉血化瘀；僵蚕、板蓝根、银花散风清热；干蟾皮、地肤子、苦参、甘草利湿解毒。嘱用药渣煎水再加明矾外洗，一是取药物本身对局部疣体的作用；二是取明矾收敛止痒，清除污垢之功，内外结合疗效较佳。

91036 谢傅笑去散（《医灯续焰》卷十八）

【组成】乳香　没药　雄黄　胡椒　乌药　两头尖各等分

【用法】上为末。擦牙。初时甚痛，良久涎出便愈。

【主治】牙疼。

91037 谢传万病无忧散（《医学入门》卷七）

【组成】草果　黄连　滑石　泽泻各一两二钱　枳壳　木通　厚朴　陈皮　赤茯苓　车前子　猪苓　砂仁各八钱　香薷　白扁豆各二两　白术　小茴香各五钱六分　木香　甘草各二钱半

【用法】上为末。每用二钱，滚水调服；素虚者，温酒或茶清调下。如不善服末者，煎三沸服，或摊冷服。

【功用】常服可防疟痢。

【主治】夏月霍乱吐泻，烦渴尿赤，似疟非疟，似痢非痢，不服水土。

【宜忌】忌米饮，孕妇忌服。

【备考】本方方名，《东医宝鉴·杂病篇》引作“万病无忧散”。

遍

91038 遍身疼痛丸（《鲁府禁方》卷二）

【组成】全身当归　羌活　木香各一两　木通　陈皮　青皮　枳壳各七钱　川芎　白术各六钱　肉桂　独活　香附　桔梗　沉香　枳实各三钱　甘草三钱

【用法】上共为细末，神曲糊为丸，如绿豆大。每服五七十丸，热酒送下，不拘时候。

【主治】一切遍身骨节流注作痛。

91039 遍身生疮药酒（《疡医大全》卷三十五引王樵邱方）

【组成】虎骨（醋炙）　薏苡仁各一两　当归　金银花　防风　白茯苓　连翘　怀生地　贝母各四钱　苍耳子　羌活　天花粉　白芍各三钱　海风藤　黄柏　茅苍术各二钱

【用法】共入绢袋盛，好酒十斤，浸三日，隔水煮，埋地下七日，出火毒。每饮数杯。

【主治】遍身生脓窠疮。

强

91040 强中丸（《中藏经·附录》）

【组成】白术（或苍术）　陈皮（去瓤）　青皮（去瓤）　良姜（油炒）　干姜（炮）各等分

【用法】上为细末，汤浸，蒸饼为丸，如梧桐子大。每服三五十丸。

【功用】治气消食，益脾胃，进饮食。

91041 强中丸（《三因》卷十三）

【异名】强中二姜丸（《普济方》卷一六七）。

【组成】高良姜　干姜（炮）　陈皮　青皮各一两　半夏（汤洗去滑）二两

【用法】上为末，用生姜自然汁煮面糊为丸，如梧桐子大。每服二十丸至三十丸，生姜汤送下。

【功用】《普济方》：温脾胃，消寒痰、茶积。

【主治】胃脘虚寒，冷痰留滞，痞塞不通，气不升降，口苦无味，不思饮食，中满气痞者。

91042 强中丸（《普济方》卷二十五引《简易方》）

【组成】神曲（炒）　陈皮（去白）　青皮（去白）　麦蘖（炒）　干姜（炮）　良姜（用少油炒）各二两　半夏三两（汤泡）

【用法】上为细末，面打稀糊为丸，如梧桐子大。每服四五十丸，姜汤或熟水送下。

【主治】脾胃宿冷，呕哕恶心，噫气吞酸，心胸痞满，停痰留饮，胁肋刺痛，体重，不食，中酒吐酒者。

【加减】加缩砂二两尤佳。

91043 强中丸

《元戎》。为原书“小己寒丸”之异名。见该条。

91044 强中汤（《医方类聚》卷一三〇引《济生》）

【组成】干姜（炮，去土）　白术各一两　青皮（去白）　橘红　人参　附子（炮，去皮脐）　厚朴（姜制，炒）　甘草（炙）各半两　草果仁　丁香各三两

【用法】上㕮咀。每服四钱，以水一盏半，加生姜五片，大枣二枚，煎至七分，去滓温服，不拘时候。

【主治】脾胃不和，食啖生冷，过饮寒浆，多致腹胀，心下痞满，有妨饮食，甚则腹痛。

【加减】呕者，加半夏半两；或食面致胀满，加萝卜子半两。

91045 强心丸（《成方制剂》6册）

【组成】当归150克　紫河车150克　阿胶300克　牡蛎（煅）150克　熟地黄150克　麦冬50克　党参300克　白芍300克　黄芩150克　陈皮75克　龙骨（煅）150克　枸杞子150克　龙眼肉300克　酸枣仁（炒）600克　蒺藜（盐炙）300克　地锦草600克　女贞子（蜜炙）100克　鹿角霜150克　黄耆（蜜炙）300克　白术（麸炒）50克　地黄150克　天冬150克　远志（甘草炙）50克　丹参300克　石斛150克　人参30克　黄柏75克　甘草（蜜炙）75克　乌梅60克　何首乌300克　菟丝子120克　木蝴蝶150克　仙鹤草450克　五味子（醋炙）120克　墨旱莲150克　茯神300克　柴胡45克　肉桂30克　白附片30克　磁朱丸30克　玉竹300克　知母60克

【用法】上制成丸剂。口服，一次20粒，一日2次。

【功用】滋阴补气，强心安神。

【主治】气血虚弱，虚火上升引起的健忘失眠，心跳气短，惊悸不安，遗精盗汗，目暗耳鸣，腰酸腿软，午后发热，肢体倦怠。

【宜忌】孕妇忌服。

【临床报道】慢速型心律失常：《光明中医》[2003，18（105）：41]治疗80例，总有效率为83.75%，对房早、室早有效率分别为86.36%、91.67%，表明强心丸有显著对抗心律失常的作用。

91046 强心汤（《效验秘方·续集》高濯风方）

【组成】红参9克　黄耆50克　山萸肉15克　葶苈

子9克　丹参30克　甘草6克

【用法】每日一剂,水煎两次,早晚分服,或分三次服。

【功用】益气扶阳,化瘀通饮。

【主治】充血性心力衰竭。

【加减】临证若见肢冷脉微,喘急不得卧者,加附子、肉桂、泽兰;唇甲青紫,胸闷隐痛或肝肿大者,加川芎、红花、赤芍。

【方论选录】方中红参甘温,气壮而不辛,大补元气,治劳伤虚损一切气血津液不足之证;黄耆甘温,入肺脾,助红参振脾阳以滋化源,补肺气而充百脉,两药相伍,使气旺阳生,共为主药。心苦散乱而喜收敛,方用山萸肉酸温质润为辅,滋阴养血,济阴以应其阳。红参得萸肉能回归耗散之心气,且能敛汗固脱。丹参舒通心脉,活血化瘀;葶苈子辛开苦降,开肺利窍,下气行水,与丹参同用,旨在使瘀血与水饮同去;炙甘草甘温益气,养心复脉,三者共为佐使之药。全方组成,药只6味,药专力宏,共收益气扶阳、化瘀逐饮之效。

91047　强心汤(《辨证录》卷八)

【组成】人参一两　茯神五钱　当归五钱　麦冬三钱　巴戟天五钱　山药五钱　芡实五钱　玄参五钱　北五味五分　莲子心三分

【用法】水煎服。

【功用】补心经之衰,泻心包之火。

【主治】梦遗。因心气素虚,心包之火大动,致梦遗,阳痿不振,易举易泄,日日梦遗,后且不必梦亦遗,面黄体瘦,自汗夜热。

91048　强记汤(《辨证录》卷四)

【组成】熟地　麦冬　生枣仁各一两　远志二钱

【用法】水煎服。三十剂不忘矣。

【功用】补心肾。

【主治】健忘。因年老肾水竭,心血涸,致近事多不记忆,虽人述其前事,犹若茫然。

91049　强阳丸(《效验秘方》汤承祖方)

【组成】大熟地240克　当归180克　川芎120克　五味子60克　黄耆180克　补骨脂180克　菟丝子180克　金樱子180克　覆盆子180克　车前子180克　甘杞子180克　蛇床子120克　甜苁蓉180克　陈皮90克　甘草60克　黄狗肾180克

【用法】先将黄狗肾切片,文火焙,另研细粉,其余诸药捣碎研细,然后将两种药粉混合后再研,过100目筛,水汽为丸如绿豆大。每服10克,1日3次,饭前开水送服。

【功用】温补肾阳,养血和络,益肝兴阳。

【主治】已婚、未婚之阳痿病,以及肾阳虚滑精、漏精、早泄等症。

【方论选录】方中熟地、当归、川芎、黄耆,益气、养阴、活血,使气血旺盛,充养先天。黄狗肾血肉有情之品,功擅温补肾阳。补骨脂、菟丝子、金樱子、覆盆子、甘杞子、蛇床子、甜苁蓉、五味子,平补肾阴肾阳。车前子利湿通窍,使补而不滞。陈皮、甘草调和胃气,防滋补之品腻膈碍胃。诸药合用,补而不滞,共奏气血并调,阴阳同补之功。

91050　强志丸(《朱氏集验方》卷八)

【组成】菟丝子　熟地黄各二两　茯神　山药　黄耆　石莲　柏子仁　附子　远志　枸杞子　杜仲　破故纸　鹿角霜各一两

【用法】炼蜜为丸,如梧桐子大,或用朱砂为衣。每服四五十丸,空心酒送下;赤浊,用麦门冬煎汤送下。

【功用】益心血,活肾水。

【主治】虚损白浊。

91051　强肝丸(《成方制剂》5册)

【组成】当归60克　白芍60克　丹参150克　郁金60克　黄耆150克　党参60克　泽泻60克　黄精60克　地黄45克　山药60克　山楂(去核,炒)75克　神曲90克　茵陈60克　板蓝根45克　秦艽30克　甘草30克

【用法】制成丸剂,每丸重9克。口服,一次2丸,一日2次。

【功用】补脾养血,益气解郁,利湿清热。

【主治】气血不足的肝郁,脾虚肾虚慢性肝炎。

【现代研究】❶对肝组织胶原表达的影响:《北京中医药大学学报》[2008,31(6):389-391,434]与模型组比较,强肝丸能显著降低肝纤维化大鼠肝组织中羟脯氨酸水平($P<0.01$),减少肝组织中总胶原的合成和沉积($P<0.05$),下调肝组织中Ⅰ型胶原(CoLⅠ)的表达($P<0.05$)。对肝组织中胶原蛋白的合成过程有显著抑制作用,从而阻断肝纤维化的病理过程。❷对急性肝损伤的保护作用:《陕西中医》[2007,28(11):1561-1563]低剂量组可使CCL_4造模大鼠血清ALB、TP、AST、ALT、C、LN明显降低,说明强肝丸对急性肝损伤有一定的保护作用。

91052　强身酒(《成方制剂》15册)

【组成】党参(炒)100克　五加皮50克　首乌(制)75克　牛膝50克　生地黄50克　桑寄生50克　熟地黄50克　女贞子(酒制)50克　鸡血藤50克　白术(炒)50克　木瓜50克　香附(制)25克　丹参50克　陈皮25克　山药50克　半夏(姜制)25克　泽泻50克　桔梗25克　六神曲(焦)50克　大枣25克　山楂(焦)50克　红花12.5克　麦芽(炒)50克

【用法】制成药酒。口服,一次15~25毫升,一日2次。

【功用】强身活血,健胃。

【主治】身体衰弱,神倦力乏,脾胃不和,食欲不振。

91053　强胃汤

《脾胃论》卷下。为《内外伤辨》卷上“升阳顺气汤”之异名。见该条。

91054　强腰散(《效验秘方》张鉴铭方)

【组成】川乌30克　肉桂30克　干姜30克　白芷20克　南星20克　赤芍20克　樟脑30克

【用法】将上药共研为极细粉末,每次用30~50克,开水冲调如糊状,摊于纱布上,趁热敷贴于痛处,隔日一换。

【功用】温散寒邪,行滞通阻,活血镇痛。

【主治】慢性腰腿痛(寒痹型、劳损型)。

【方论选录】腰为肾之府,肾多虚而常不足。腰痛时久,久痛则虚,虚则阳气不足,阳气不足则腰无力,故法当助

阳补虚。本方以乌、桂、姜为主,有温而散寒、助阳补虚之功;辅之以白芷、南星行滞通阻,助之以赤芍活血散瘀;加樟脑有兴奋镇痛之力,使药物更加发挥其渗透作用,趁热敷上,倍感舒畅。综观全方,有助阳、补虚、通滞、镇痛、活血之功,故每用而收奇效。

91055 强阳神丹(《石室秘录》卷三)

【组成】熟地一斤　肉桂三两　覆盆子三两　黄耆二斤　巴戟天六两　柏子仁三两(去油)　麦冬三两　当归六两　白术八两

【用法】上为末,炼蜜为丸。每服一两,白滚汤送下。

【主治】阳倒不举。

91056 强肝糖浆(《成方制剂》2册)

【组成】茵陈　板蓝根　当归　白芍　丹参　郁金　黄耆　党参　泽泻　黄精　地黄　山药　山楂　六神曲　秦艽　甘草

【用法】制成糖浆。口服,一次10毫升,一日2次。每服六日停一日,八周为一疗程,停一周,再进行第二疗程。

【功用】清热利湿,补脾养血,益气解郁。

【主治】慢性肝炎,早期肝硬化,脂肪肝,中毒性肝炎等。

【宜忌】有胃、十二指肠溃疡或高酸性慢性胃炎者应减量服用,妇女经期暂停服数日。

【现代研究】对慢性肝损伤的保护作用:《基层中药杂志》[2001,15:12]强肝糖浆能显著降低四氯化碳致肝损伤大鼠血清ALT、AST,升高白蛋白、白蛋白/球蛋白比值,减轻肝细胞变性、坏死及炎细胞浸润,对慢性肝损有一定的改善作用。

91057 强力枇杷露(《成方制剂》2册)

【组成】枇杷叶69克　罂粟壳50克　百部15克　白前9克　桑白皮6克　桔梗6克　薄荷脑0.15克

【用法】制成浓缩液。口服,一次15毫升,一日3次,小儿酌减。

【功用】养阴敛肺,镇咳祛痰。

【主治】久咳劳嗽,支气管炎等。

91058 强力脑心康(吉林省通化白山制药三厂)

【组成】丹参　王浆　蜂蜜

【用法】制成口服液,每支10毫升。口服,早、晚各1支。

【主治】冠心病,神经衰弱,头痛。

91059 强中二姜丸(《直指》卷七)

【组成】良姜　干姜　青皮　陈皮　大半夏(切开,沸汤荡浸七次,焙干)各一两　南星(炮)半两

【用法】上为末,姜汁调面煮糊为丸,如梧桐子大。每服三十丸,姜汤送下。

【功效】温脾胃,消寒痰。

【主治】痰涎。

91060 强中二姜丸

《普济方》卷一六七。为《三因》卷十三"强中丸"之异名。见该条。

91061 强肌健力饮(《效验秘方·续集》邓铁涛方)

【组成】黄耆30克　五爪龙15克　党参15克　白术15克　当归10克　升麻10克　柴胡6克　陈皮10克　甘草5克

【用法】每日一剂,水煎二次,早晚分服。

【功用】补脾益气,强肌健力。

【主治】重症肌无力。其主证为脾胃虚损,证见眼睑下垂,四肢倦怠乏力,吞咽困难,纳差便溏,少气懒言,舌胖嫩,齿印,苔薄白,脉虚大或弱。

【加减】复视斜视者,可加首乌以养肝血,或加枸杞子、山萸肉同补肝肾;抬颈无力或腰脊酸软,加枸杞子、狗脊以补肾壮骨;腰酸,夜尿多者,加杜仲、桑螵蛸固肾缩泉;畏寒肢冷者加巴戟天、淫羊藿以温壮肾阳;吞咽困难者,以枳壳易陈皮,加桔梗一升一降,以调气机;口干、舌苔花剥者,加石斛以养胃阴;舌苔白厚或白浊,加云苓、苡仁以化湿;咳嗽多痰者,加紫菀、百部、橘络以化痰;夜寐多梦,心烦失眠者,加熟枣仁、夜交藤养心宁神。

【方论选录】方中重用黄耆,甘温大补脾气,以作君药;五爪龙粤人称之为"南耆",与黄耆南北呼应,功能补脾益肺,生气而不助火,与党参、白术同助黄耆,加强补气之功;据"血为气母"之理,用当归以养血生气,与上三药共助黄耆以为臣,脾虚气陷,故用升柴司升阳举陷之职;脾虚失运,且重用补气之品,则须防气滞,故用陈皮以反佐,达理气消滞之目的,与升柴共为佐药;甘草和中,调和诸药,任使药之职,本方源于李东垣之补中益气汤,但又有异于原方,东垣用药偏轻,意在升发脾阳,以达补益中气,健运脾胃;邓老之强肌健力饮中参、耆、术之用量较大,针对脾胃虚损而设,虽只增五爪龙一味。其益气强肌之力倍增。

91062 强阳保肾丸(《中国药典》2010版)

【组成】炙淫羊藿36克　阳起石(煅,酒淬)36克　酒肉苁蓉36克　盐胡芦巴48克　盐补骨脂48克　醋五味子42克　沙苑子36克　蛇床子36克　覆盆子48克　韭菜子42克　麸炒芡实60克　肉桂24克　盐小茴香30克　茯苓36克　制远志36克

【用法】上制成丸剂。每100丸重6克。口服。一次6克,一日2次。

【功用】补肾助阳。

【主治】肾阳不足所致的腰酸腿软、精神倦息、阳痿遗精。

91063 强身口服液(《成方制剂》13册)

【组成】人参30克　麦冬200克　黄耆300克　五味子100克

【用法】制成口服液。口服,一次10毫升,一日3次。

【功用】补气提神,固表止汗,生津止渴。

【主治】体制虚弱,心悸气短,虚汗口渴,神疲乏力,食欲不振。

【宜忌】外感风寒者慎用。

91064 强身壮骨酒(《成方制剂》20册)

【组成】豹骨162.5克　天麻162.5克　陈皮156.2克　桂枝306.2克　五加皮150克　秦艽100克　怀牛膝150克　木瓜306.2克　白术306.2克　杜仲306.2克　当归156.2克　川芎100克　熟地黄1250克　红釉500克　防风100克　桑枝625克　党参625克　白茄根306.2克　黄耆250克　甘松87.58　红花100克　菟丝子250克

【用法】制成酒剂。口服,一次25~50毫升,一日2~3次。

【功用】滋补健身,强壮筋骨,舒筋活络,追风祛湿。

【主治】风寒湿痹,手足麻木,筋骨疼痛,腰膝无力。

91065 强肾泄浊煎(《效验秘方·续集》陈苏生方)

【组成】桑寄生12克 川续断12克 全狗脊12克 鹿衔草12克 土茯苓30~60克 忍冬藤24~40克 连翘9~12克 白薇9~12克

【用法】水煎服,日1剂。

【功用】补肾葆真,解毒泄浊。

【主治】慢性肾病,肾功能不全者。

【加减】如见浮肿甚,小溲不利者,可加泽泻、泽兰、车前子、路路通;如见小便利而尿蛋白偏多者,加蚕茧壳、菟丝子、淮山药;如见小便利而有红细胞者,加槐米、荠菜花、蒲黄(地榆亦可用);如伴有血压高者,加杜仲、牛膝、旋覆花、代赭石;偏阴虚而见舌绛口干者,可加制川附子(先煎)、仙茅、仙灵脾、蚕蛹(制附子炮制不合规格,多有毒副作用,可加知母以解之);气虚者,加党参、黄耆,同时可加用大腹皮以疏其壅;血虚者,加首乌、杞子,同时加赤芍、当归以和其营。

91066 强肾镇痛丸(《成方制剂》3册)

【组成】桑寄生100克 续断100克 附子(制)100克 鹿角30克 核桃仁100克 党参100克 猪脊髓200克

【用法】上制成丸剂。温黄酒或温开水送服,一次2丸,一日2次。

【功用】温肾散寒。

【主治】肾虚受寒引起的腰腿酸痛,足膝无力。

91067 强脑抗痫灵(《中西医结合儿科试用新方》)

【组成】丹参240克 何首乌150克 七叶一枝花150克 天麻240克 钩藤150克 蝉蜕90克 地龙90克 石菖蒲90克 牛黄1.5克 麝香1.5克 珍珠1.5克 竺黄9克 石决明(孔脊部分)90克

【用法】先将石菖蒲前八味加适量水,煮沸两小时(钩藤煮沸不超过20分钟),纱布过滤去滓留液,将药液加热蒸发成流浸膏;再将牛黄等后五味研成细粉,掺入流浸膏内和均匀,置于干燥箱内或自然干燥后,制成散剂,装瓶备用。3岁以下,每次0.5~1.0克;3~6岁,每次1.0~1.5克;6~12岁,每次1.2~2.0克,白开水或加药引(不同的发作用不同的药引)送下,一日三次。

【主治】小儿癫痫。

【方论选录】方中丹参活血化瘀,以营养脑神经细胞;何首乌补肝肾,益精血;七叶一枝花熄风定惊;天麻、钩藤、蝉蜕、地龙祛风止痉,舒筋活络,抗惊厥;石菖蒲开窍益智,豁痰去湿;麝香开窍通络散瘀;牛黄、竺黄、石决明、珍珠平肝熄风,安神定惊。全方具有改善脑血循环,营养和恢复脑神经细胞功能,增强记忆,止痉熄风的作用。

【临床报道】癫痫:用本方治疗48例癫痫,其中1~3岁7例,3~7岁13例,7~14岁19例,16~32岁9例。男性26例,女性22例。病程多为二年左右者,以大发作者居多。平均治疗9个月。结果:抽风停止,随访一至二年未复发者37例;发作次数明显减少,或抽风停止而又复发者4例;无效7例。

91068 强筋英雄丸

《成方制剂》4册。为原书同册"强筋健骨丸"之异名。见该条。

91069 强筋健骨丸(《成方制剂》4册)。

【异名】强筋英雄丸。

【组成】制川芎240克 制草乌240克 石斛20克 半夏(制)80克 川牛膝20克 天南星(制)40克 党参40克 木瓜20克 钩藤20克 续断40克 陈皮40克 制马钱子20克

【用法】制成丸剂。用黄酒或温开水送服,一次10~15粒,一日2次。

【功用】祛风除痰,强筋壮骨。

【主治】左瘫右痪,筋骨疼痛,风湿麻木,腰膝痿软。

【宜忌】孕妇忌用。

【临床报道】❶骨关节炎:《陕西中医》[2003,24:801]治疗60例,有效率90.0%。❷中风后遗症:《山西中医学院学报》[2003,4:28]治疗42例,痊愈1例,显效15例,有效21例,无效5例。

91070 强力健身胶囊(《成方制剂》14册)

【组成】鸡血藤277克 黄精55克 金樱子(盐水制)55克 牛大力249克 女贞子(盐水制)55克 鸡睾丸44克 菟丝子(盐水制)55克 甘草166克 远志(甘草制)111克 独脚球166克 肉苁蓉(盐水制)55克 黑老虎根138克 熟地黄138克 淫羊藿111克 蚕蛾(炒)11克

【用法】制成胶囊。温开水或淡盐水送服。一次3粒,一日3次。

【功用】益肾,养血,息风。

【主治】肝肾亏损,阴血不足,头晕目眩,面色萎黄,健忘失眠,肾虚腰痛。

91071 强龙益肾胶囊(《成方制剂》14册)

【组成】牡蛎1500克 龙骨1500克 花椒目150克 丁香50克 黄耆500克 阳起石500克 鹿茸25克 防风250克 海螵蛸1500克

【用法】制成胶囊。口服,一次2~3粒,一日3次。

【功用】补肾壮阳,安神定志。

【主治】肾阳不足,阳痿早泄,腰腿酸痛,记忆衰退。

91072 强肾气附子散(《圣惠》卷三十)

【组成】附子一两(炮裂,去皮脐) 芎䓖半两 白芍药三分 当归三分 熟干地黄一两 人参一两(去芦头) 半夏半两(汤洗七遍去滑) 白茯苓三分 桂心三分 五味子三分 肉苁蓉一两(酒浸一宿,刮去皱皮,炙干) 黄耆三分(剉)

【用法】上为散。每服四钱,以水一中盏,加生姜半分,大枣三枚,煎至六分,去滓,食前温服。

【主治】虚劳少气,羸弱。

91073 强力天麻杜仲胶囊(《成方制剂》4册)

【组成】川牛膝 当归 地黄 独活 杜仲 附子 藁本 槲寄生 羌活 天麻 玄参 制草乌

【用法】上制成胶囊剂。口服,一次0.8～1.2克,一日2次。

【功用】散风活血,舒筋止痛。

【主治】中风引起的筋脉挛痛,肢体麻木,行走不便,腰腿酸痛,头痛头昏等。

【临床报道】❶脑梗死:《中成药》[2006,28(11):1602]治疗42例,基本痊愈8例,显著进步20例,进步9例,无变化5例。❷慢性脑供血不足:《中成药》[2006,28(6):827]治疗80例,能有效改善慢性脑供血不足患者头晕等自觉临床症状及增加脑血流量。

【现代研究】对脑缺血保护作用:《辽宁中医药大学学报》[2009,11(6):239]能抑制脑缺血大鼠血液流变性升高,减少脑缺血时的脑含水量,对血栓所致的血小板聚集有明显的抑制作用,对大鼠局灶性脑缺血有保护作用。

巽

91074 巽灵丹(《青囊秘传》)

【组成】柴胡　前胡　羌活　独活　防风　桔梗　枳壳各三两　茯苓二两　薄荷　川芎各三两　荆芥　葛根各四钱　黄芩　甘草各一两

【用法】上研细,将葱一斤,生姜四两煎汁泛丸。每服二、三、四、五钱不等。

【主治】一切伤寒伤风,头痛发热。

91075 巽顺丸(《张氏医通》卷十三)

【异名】乌鸡丸(《类证治裁》卷八)。

【组成】乌骨白丝毛鸡一只(男雌女雄,取嫩长者,溺倒,泡,去毛,竹刀剖胁,出肫肝,去秽,留内金,并去肠垢,仍入腹内)　乌贼骨(童便浸,晒干为末,微炒黄,取净)四两　藘茹(去梢,酒洗,切片)一两　鲍鱼(切薄片)四两

【用法】上三味入鸡腹内,用陈酒、童便各二碗,水数碗,砂锅中旋煮旋添,糜烂汁尽,捣烂熔干,骨用酥炙,共为细末,干山药末调糊为丸,如梧桐子大。每服五七十丸,空心百劳水送下。

【主治】妇人倒经,血溢于上,男子咳嗽吐血,左手关尺脉弦,背上畏寒,有瘀血者。

犀

91076 犀牛散

《普济方》卷三二六。即《圣惠》卷六十九"犀角散"。见该条。

91077 犀归汤(《洞天奥旨》卷十五)

【组成】犀角(镑末)一钱(煎好后入)　大黄(酒炒)一钱二分　牡丹皮二钱　梅仁(去皮尖)二钱　冬瓜仁二钱　薏苡仁五钱　芒消七分　当归五钱　金银花一两

【用法】上㕮咀,作一剂。水煎,空心服。

【主治】肠痈腹濡,内隐隐疗痛,大小便秘涩。

91078 犀皮汤(《御药院方》卷八)

【组成】小麦麸二两半　半夏(汤洗七次去滑,剉)一两　沉香末(半两)　生姜一两(和皮用,细切)

【用法】上都用药水两碗,加生姜同煎三两沸,生绢滤去滓,取清汁,入龙、麝少许搅匀。洗髭发。

【功用】令髭发润泽,柔软易长。

【主治】髭发干涩。

91079 犀灰散(《博济》卷三)

【异名】蚕灰散(《圣济总录》卷九十五)。

【组成】蚕退纸不拘多少(烧灰细研)　麝香少许

【用法】上二味和匀。每服二钱,米饮调下。

【主治】小便涩,尿道内痛。

91080 犀灰散(《幼幼新书》卷十六引《博济》)

【组成】巴豆　杏仁(去皮尖)　半夏各等分。

【用法】用一盒子盛之,以赤石脂闭缝了,用三斤炭火煅令透赤,即取出,放冷,细研如粉。小儿每用半字,淡姜汤调下;大人每用一字,姜汤送下。

【主治】大人、小儿咳嗽。

91081 犀灰散

《传信适用方》卷三。为《圣济总录》卷一四一"异功散"之异名。见该条。

91082 犀灰散

《普济方》卷三八七。为原书同卷引《博济》"三灰散"之异名。见该条。

91083 犀角丸(方出《外台》卷二十五(注文)引《肘后》,名见《普济方》卷二〇九)

【组成】生犀角屑　黄柏各二两　黄连　苦参各三两　当归

【用法】上为散。每服一方寸匕,空腹以糯米煮作饮调下,一日两次。

【主治】苦下,无问冷热及脓血痢。

【宜忌】《普济方》忌黏滑、生菜、油腻。

【备考】本方方名,据剂型当作"犀角散"。方中当归用量原缺,《普济方》五物各等分。

91084 犀角丸(《外台》卷十九引《深师方》)

【组成】犀角屑二分　獭肝三分(炙)　雄黄四分(研)　桂心二分　丹砂四分(研)　贝齿十分(炙,研)　巴豆三十枚(熬,去心)　蜈蚣一枚(去头足,炙)　真珠四分(研)　射罔一分　麝香一分(研)　羚羊角屑二分　牛黄二分(研)　附子一分(炮)　鬼臼二分

【用法】上为末,蜜和为丸,如胡豆大。平旦服二丸,酒、饮送下并得,一日三次。

【主治】百病鬼注,恶风入皮肤,淫淫液液,流移无有常处,四肢不仁,牵引腰背,腹胀满,心痛逆,胸满不得饮食,吸吸短气,寒热羸瘦,夜喜恶梦,与鬼神交通,咳嗽脓血。

【宜忌】忌猪肉、冷水、生葱、生血物、芦笋。

91085 犀角丸(《外台》卷七引《古今录验》)

【组成】犀角屑二分　麝香二分(碎)　朱砂四分(光明者,研)　桔梗二分　莽草二分(炙)　鬼臼二分　附子二分(炮)　桂心二分　贝齿五枚　甘草六分　芫花二分(熬)　巴豆二十枚(去心皮)　赤足蜈蚣二枚(去足,炙)

【用法】上为末,蜜和为丸,如梧桐子大。每服一丸,日渐加至三丸,饮送下。以利为度。

【主治】久心痛。腹痛积年,定不过一时间还发,发甚则数日不能食,又便出干血。

【宜忌】忌生葱、猪肉、野猪肉、芦笋、生血物。

【方论选录】《千金方衍义》:犀、麝、雄黄等味辟除恶

毒为主，明砂镇心安神，贝齿磨坚破血，桂、附鼓激诸药之性也。

【备考】《千金》有甘遂，雄黄，无甘草。

91086 **犀角丸**(《千金》卷二十四)

【组成】犀角屑 羚羊角屑 鬼臼屑 桂心末各四钱匕 天雄 莽草 真朱 雄黄各一两 贝子五枚(烧) 蜈蚣五节 射罔(如鸡子黄大)一枚 巴豆五十枚 麝香二分

【用法】上为末，蜜和为丸，如小豆大。每服一丸，一日二次，含咽，不知少增之。卒得腹满飞尸，服如大豆许二丸；若恶气肿，以苦酒和涂之，缝袋子盛药，系左臂。

【功用】辟鬼疰蛊毒。

【主治】蛊毒百病，腹暴痛，飞尸恶气肿。

91087 **犀角丸**(《外台》卷十五引《广济方》)

【组成】犀角屑 防风 人参 升麻 防葵 槟榔仁各五分 青木香 光明砂(研) 牛膝各八分 龙齿(炙) 铁精各六两 露蜂房(炙) 银箔(研)各三分

【用法】上为末，蜜和为丸，如梧桐子大。每服二十丸至二十五丸，酒送下，一日二次。

【主治】心虚，热风上冲头面，心系急，时时惊，四肢烦，腰膝冷，邪气发，神不定。

【宜忌】忌生血物、热面、荞麦、炙肉、葵、蒜，黏食。

91088 **犀角丸**(《外台》卷二十四引《近效方》)

【异名】小犀角丸(《局方》卷八)。

【组成】犀角十二分 蜀升麻 黄芩各四分 大黄五分 防风四分 巴豆二十二枚(去心皮，熬令黄) 人参四分 当归四分 黄耆四分 干蓼蓝 黄连 甘草(炙) 栀子仁各四分

【用法】上为末，别捣巴豆成膏，入末和匀，炼蜜为丸，如梧桐子大。每服三丸，暖汤送下。得利两三行，吃冷粥止即愈；不利，加至四五丸。初服取快利，后渐减丸数，取鸭溏微泄为度，肿消及和润乃止。利却黄水即觉轻，皮皱色变，一切肿皆内消。

【主治】肠痈、乳痈、发背，一切毒肿。

【宜忌】忌热面、蒜、猪肉、芦笋、鱼、海藻、菘菜、生冷、黏食。

91089 **犀角丸**(《外台》卷二十三引《经效方》)

【组成】犀角四分 升麻三分 大黄六分 牛蒡子八分 乌蛇十分(炙，去头尾) 玄参八分

【用法】上为末，蜜和为丸，如梧桐子大。每服三十五丸，午后煎牛蒡汤送下。

【主治】瘰疬。

91090 **犀角丸**(《圣惠》卷四)

【组成】犀角屑三分 天麻三分 防风三分(去芦头) 远志三分(去心) 羌活三分 沙参三分(去芦头) 茯神三分 龙齿一两 川升麻三分 天门冬三分(去心焙) 葳蕤三分 羚羊角三分 铁粉一两(细研) 金银箔各五十片(细研) 玄参三分 牛黄一分(细研) 朱砂一两(细研，水飞过) 麝香一分(细研)

【用法】上为末，入研了药和匀，炼蜜为丸，如梧桐子大。每服十五丸，以薄荷汤送下，不拘时候。

【主治】心脏中风。言语颠倒，神思错乱，头面心胸烦热，或时舌强语涩，忪悸不安。

91091 **犀角丸**(《圣惠》卷四)

【组成】犀角屑三分 防风半两(去芦头) 人参半两(去芦头) 川升麻半两 槟榔半两 天竺黄三分 光明砂一两(细研，水飞过) 龙齿二两半(细研如粉) 铁精一两(细研) 露蜂房三分(微炙) 金银箔各五十片(细研)

【用法】上为末，入研了药和匀，炼蜜为丸，如梧桐子大。每服二十丸，以温水送下，不拘时候。

【主治】心脏风热，上冲头面，心系牵急，时时惊恐，狂言不定，神志不安。

91092 **犀角丸**(《圣惠》卷五)

【组成】犀角屑一两 牛蒡子半两 射干半两 川升麻二分 麦门冬一两(去心，焙) 诃黎勒皮半两 木通半两 黄芩半两 马牙消半两(研) 龙脑一钱(研) 甘草半两(炙微赤，剉)

【用法】上为细末，入研了药令匀，炼蜜为丸，如梧桐子大。每服二十丸，食后以竹叶汤送下。

【主治】脾脏实热，咽喉不利，口舌干燥。

【宜忌】忌生果、炙爆、热面。

91093 **犀角丸**(《圣惠》卷六)

【组成】犀角屑半两 连翘三分 麦门冬三分(去心，焙) 子芩半两 川升麻三分 地骨皮一分 防风三分(去芦头) 秦艽一分(去苗) 川大黄半两 (剉碎，微炒) 栀子仁半两 漏芦一分 乌蛇二两(酒浸，去皮骨，炙微黄) 牛蒡子三分(微炒) 苦参一分(剉) 枳壳三分(麸炒微黄，去瓤) 白蒺藜一分(微炒去刺)

【用法】上为末，炼蜜为丸，如梧桐子大。每服五十丸，以温浆水送下，不拘时候。

【主治】肺脏风毒，皮肤遍生疮疱，头颔生结核。

91094 **犀角丸**(《圣惠》卷六)

【组成】犀角屑一两 川升麻三分 黄连三分(去须) 赤茯苓三分 栀子仁半分 木通一两(剉) 子芩三分 玄参三分 天门冬三分(去心，焙)

【用法】上为末，炼蜜为丸，如梧桐子大。每服二十丸，食后及夜临卧时煎淡竹叶汤送下。

【主治】肺脏壅热，烦闷口干。

91095 **犀角丸**(《圣惠》卷十五)

【组成】犀角屑 栀子仁 川大黄(剉碎，微炒) 铁粉(细研) 马牙消各一两 甘草三分(炙微赤，剉)

【用法】上为末，炼蜜为丸，如梧桐子大。每服三十丸，以温竹叶汤送下，不拘时候。

【主治】时气热毒在脏，谵语口干，烦躁。

91096 **犀角丸**(《圣惠》卷二十)

【组成】犀角屑半两 人参半两(去芦头) 茯神(半两) 川升麻(半两) 槟榔半两 龙齿半两 朱砂半两(细研) 金箔三十片(细研) 银箔五十片(细研)

【用法】上为末，入研了药令匀，炼蜜为丸，如梧桐子大。每服二十丸，以人参、竹叶汤送下，不拘时候。

【主治】风惊。心神惊恐，睡卧不安，四肢烦热。

91097 **犀角丸**(《圣惠》卷二十二)

【组成】犀角屑半两　羚羊角屑半两　牛黄一分(细研)　麝香一分(细研)　天麻一两　白附子一两(炮裂)　蝉壳半两　牛膝半两(去苗)　防风半两(去芦头)　附子一两(炮裂,去皮脐)　桂心半两　当归半两　芎䓖半两　羌活半两　白僵蚕半两(微炒)　五加皮半两　乌蛇肉一两(酒浸,炙微黄)　薏苡仁半两　麻仁一两(去根节)　朱砂一两(细研,水飞过)　远志半两(去心)　金箔五十片(细研)　银箔五十片(细研)　仙灵脾一两　道人头一两　地骨皮半两

【用法】上为末,入研了药令匀,炼蜜为丸,如梧桐子大。每服二十丸,渐至三十丸,食前以温酒送下。

【主治】风亸曳。手脚不能收摄,肌肤顽痹,筋脉不利,心神恍惚,骨节疼痛。

【宜忌】忌生冷羊血。

91098　犀角丸(《圣惠》卷二十三)

【组成】犀角屑一两　槟榔一两　人参一两半(去芦头)　防风一两半(去芦头)　羚羊角屑一两　赤芍药一两半　茯神一两　桂心一两　川大黄一两半(剉碎,微炒)　马牙消一两半　地骨皮一两

【用法】上为末,炼蜜为丸,如梧桐子大。每次三十丸,以温水送下,不拘时候。

【主治】风热,语涩心躁,舌根急,四肢痛,腰背闷,气壅不通。

91099　犀角丸(《圣惠》卷二十七)

【组成】犀角屑　胡黄连　知母　赤芍药　贝母(煨令微黄)　地骨皮　黄芩　槟榔　紫菀(洗去苗土)　木香　款冬花　乌梅肉(微炒)　柴胡(去苗)各半两　大熟黄瓜一枚(去瓤)

【用法】上为末,入黄瓜内,蒸熟烂研,入蜜少许和丸,如梧桐子大。每服三十丸,以温水送下,不拘时候。

【主治】虚劳骨热,四肢烦疼,小便赤黄,眼涩少睡。

91100　犀角丸(《圣惠》卷三十一)

【组成】犀角屑一两　乌梅肉三两(微炒)　黄连一两(去须)　秦艽二两(去苗)　贝母三分(煨令微黄)　柴胡一两半(去苗)　川升麻三分　枳壳一两(麸炒微黄,去瓤)　龙胆三分(去芦头)　鳖甲一两(涂醋,炙令黄,去裙襕)

【用法】上为末,入猪胆汁二合拌,炼蜜为丸,如梧桐子大。每服二十丸,以温粥饮送下,不拘时候。

【主治】热劳。

【宜忌】忌猪肉、苋菜。

91101　犀角丸(《圣惠》卷三十一)

【组成】犀角屑一两　獭肝一两(微炒)　柴胡一两(去芦头)　地骨皮一两　鳖甲一两(涂酥,炙令黄,去裙襕)　枳壳一两(麸炒微黄,去瓤)　人参一两(去芦头)　柏脂一两　黄耆一两(剉)　天灵盖一两(涂酥,炙令黄)　甘草一两(生用)

【用法】上为末,炼蜜为丸,如梧桐子大。每服三十丸,食前以温童子小便送下。

【主治】骨蒸劳疾,羸瘦,晚即面赤,手足酸疼,口干壮热。

【宜忌】忌炙煿、热面、苋菜。

91102　犀角丸(《圣惠》卷三十二)

【组成】犀角屑半两　玄参三分　苦参三分　丹参半两　沙参半两(去芦头)　甘菊花三分　旋覆花半两　车前子一两　槟榔三分　牵牛子一两半(微炒)　杏仁一两(汤浸,去皮尖双仁,麸炒微黄)　川大黄一两(剉碎,微炒)　前胡三分(去芦头)　黄柏根皮一两(微炒)　知母半两　白鲜皮三分　槐子一两(微炒)　赤芍药一两　芎䓖三分

【用法】上为末,炼蜜为丸,如梧桐子大。每服二十丸,食后煎淡竹叶汤送下。

【主治】肝脏壅毒,眼目昏暗,热泪出不止。

91103　犀角丸(《圣惠》卷三十二)

【组成】犀角屑半两　羚羊角屑半两　麦门冬一两(去心,焙)　黄耆一两(剉)　甘草半两(炙微赤,剉)　玄参一两　牛黄一分(细研)　天竹黄半两(细研)　郁金半两　川芒消一两(去苗)　柴胡一两

【用法】上为末,入牛黄、天竹黄同研令匀,炼蜜为丸,如梧桐子大。每服二十丸,食后煎甘豆汤送下。

【主治】眼眉骨遍痛及头疼,心躁,小便赤黄,四肢烦热,不得睡卧。

91104　犀角丸(《圣惠》卷三十五)

【组成】犀角屑半两　羚羊角屑半两　川升麻半两　生干地黄半两　黄耆半两(剉)　甘草半两(炙微赤,剉)　马兜铃根半两　马牙消一两

【用法】上为末,炼蜜为丸,如楝实大。每次一丸,以薄绵裹,含咽津,一日四五次。

【主治】咽喉闭塞不通。

91105　犀角丸(《圣惠》卷三十五)

【组成】犀角屑　川升麻一两　川大黄一两(剉碎,微炒)　黄芩半两　玄参一两　人参一两(去芦头)　黄耆半两(剉)　甘草半两(生剉)　蓝叶半两　桔梗半两(去芦头)　杏仁一两(汤浸,去皮尖双仁,麸炒微黄,别研入)

【用法】上为散,炼蜜为丸,如梧桐子大。每服二十丸,食后以温水送下。

【主治】风热上攻,咽喉干痛,如欲生疮,心胸壅闷。

91106　犀角丸(《圣惠》卷五十三)

【组成】犀角屑三分　铅霜半两(细研)　麦门冬二两(去心,焙)　铁粉一两(细研)　甘草半两(炙微赤,剉)　郁金半两　地骨皮半两　栝楼根三分　子芩半两　茯神半两　玄参半两　胡黄连三分

【用法】上为末,入研了药令匀,炼蜜为丸,如梧桐子大。每服二十丸,食后煎竹叶汤送下。

【主治】消渴。口舌干燥,烦热,心神如狂。

91107　犀角丸(《圣惠》卷五十六)

【组成】犀角屑半两　天雄半两(炮裂,去皮脐)　鬼臼半两(去须)　桂心半两　莽草半两(微炙)　真珠半两(细研)　川大黄半两(剉碎,微炒)　雄黄半两(细研)　蜈蚣五节(微炙)　贝齿五枚(烧赤)　川乌头半两(炮裂,去皮脐)　麝香一分(细研)　巴豆十五枚(去皮心,研,纸裹压去油)　羚羊角屑半两

【用法】上为末,入研了药及巴豆,都研令匀,炼蜜为丸,如梧桐子大。每服一丸,空腹以粥饮送下,渐增至二丸。

卒腹痛飞尸,服大豆大一丸;若恶气肿,以醋和涂之,以囊盛之,男左女右系之臂上,祛邪气极效。

【主治】诸尸百病恶气,腹内疼痛,毒肿。

91108 **犀角丸**(《圣惠》卷六十六)

【组成】犀角屑一分 水蛭一分(微炒令黄) 甘草一分(炙微赤,剉) 黑豆半合(炒熟,去皮)

【用法】上为末,炼蜜为丸,如绿豆大。每服三丸,空心以温酒送下。至三日小便内当下恶物,此是病出尽,即自止。如未止,即不得住药。

【主治】浮疽瘘。

91109 **犀角丸**(《圣惠》卷八十三)

【组成】犀角屑半两 羌活一分 胡黄连一分 龙齿一分

【用法】上为末,炼蜜为丸,如绿豆大。每服三丸,研破,煎金银汤送下,一日三四次。

【主治】小儿惊啼不止。

91110 **犀角丸**(《圣惠》卷八十三)

【组成】犀角屑半两 牛黄一钱(细研) 朱砂半两(细研,水飞过) 天竹黄半两(细研) 铅霜一分(细研) 腻粉半两 人参半两(去芦头) 赤茯苓半两 蚱蝉一分(细研) 龙脑一钱(细研) 麝香一钱(细研) 白附子一分(炮裂)

【用法】上为末,入研了药令匀,炼蜜为丸,如梧桐子大。每服三丸,以薄荷汤研化下。

【主治】小儿风热,心神惊悸。

91111 **犀角丸**(《圣惠》卷八十五)

【组成】犀角屑一分 蝉壳二十枚(微炙) 乌蛇半两(酒浸,去皮骨,炙令黄) 牛黄一分(细研) 青黛一分(细研) 天浆子六十枚(麸炒,去壳) 地龙一分(微炒) 蟾酥半钱(铁器上焙过,研) 朱砂半两(细研,水飞过) 防风半两(去芦头) 蚕纸一张(烧灰) 麝香一分(细研)

【用法】上为末,入研了药令匀,炼蜜为丸,如黍米大。每服二丸,以温荆芥汤送下;先研一丸,著新汲水化,滴在鼻中。得嚏为效。

【主治】小儿慢惊风,搐搦烦热。

91112 **犀角丸**(《圣惠》卷八十五)

【组成】犀角屑一分 牛黄一分(细研) 麝香一分(细研) 龙脑一分(细研) 天南星一分 水银一分 天麻一分 天竹黄一分(细研) 白附子一分(炮裂) 桂心一分 蝉壳一分 干蝎一分 乌蛇肉一分 铅霜一分 硫黄一分(与水银结砂子,细研)

【用法】上为末,同研令匀,炼蜜为丸,如绿豆大。每服三丸,以薄荷汤送下,不拘时候。

【主治】小儿急惊风,遍身壮热,心多惊悸,睡卧不安,手足跳掣,胸膈多涎。

91113 **犀角丸**(《圣惠》卷八十五)

【组成】犀角屑半两 白花蛇一两(酒浸,去皮骨,炙令黄) 天南星半两(炮裂) 白附子半两(炮裂) 干蝎半两(微炒) 天麻半两 麻黄半两(去根节。上为末,用无灰酒二大盏搅令匀,于慢火上煎,旋添酒,不住手搅,以酒尽为度) 牛黄一分 麝香半分 腻粉一分 朱砂一分 虎睛一对(微炙) 龙脑一钱 水银二分(以枣瓤研令星尽)

【用法】上为细末,都入酒煎膏内,看硬软,为丸如绿豆大。每服三丸,以竹沥送下,不拘时候。

【主治】小儿胎风。搐搦,筋脉拘急,牙关或时紧硬。

91114 **犀角丸**(《圣惠》卷八十五)

【组成】犀角屑半两 天竹黄半两(细研) 朱砂一两(细研,水飞过) 天麻半两 白附子半两(炮裂) 铅霜半两(细研)

【用法】上为末,入研了药令匀,以软饭为丸,如绿豆大。每服五丸,煎竹叶汤研下。

【主治】小儿惊痫,多涎,体热。

91115 **犀角丸**(《圣惠》卷八十五)

【异名】万金犀角丸(《普济方》卷三七八)。

【组成】犀角屑半两 朱砂一分(细研) 天竹黄一分(细研) 麝香半两(细研) 牛黄一分(细研) 天南星半两(炮裂) 干蝎半分(微炒)

【用法】上为末,水浸蒸饼为丸,如绿豆大。每服三丸,以薄荷汤送下,一日三四次。

【主治】小儿惊痫,壮热,心神不定。

91116 **犀角丸**(《圣惠》卷九十)

【组成】犀角屑三分 川升麻半两 黄芩半两 玄参半两 黄耆半两(剉) 人参半两(去芦头) 皂荚一两(去皮,涂酥炙令黄焦,去子用) 坐挐半两 川大黄一分(剉碎,微炒)

【用法】上为末,炼蜜为丸,如麻子大。每服七丸,以生甘草汤送下。

【主治】小儿热毒气壅,外攻皮肤生疖,赤肿焮痛,或时烦热,少得睡卧。

91117 **犀角丸**(《圣惠》卷九十二)

【组成】犀角屑半两 当归半两(剉,微炒) 川大黄一两(剉,微炒) 巴豆十枚(去皮心,研,纸裹压去油) 丹砂半两(细研,水飞过)

【用法】上为末,入巴豆、丹砂同研令匀,炼蜜为丸,如绿豆大。三岁儿每服三丸,以温水送下。

【主治】小儿脏腑壅滞,腹胁妨闷,大便不通。

91118 **犀角丸**(《幼幼新书》卷十七引《灵苑方》)

【组成】犀角一钱(醋末) 白术 桔梗 陈橘皮各一钱 金银箔各三片(以水银一钱,结成砂子) 巴豆三粒(去皮,枣裹烧令香熟,只取巴豆细研)

【用法】上为末,研令匀,炼蜜为丸,如小豆大。每服一、二丸,薄荷水送下。

【主治】小儿痰实结滞,时发寒热,胸中涎壅及哮呷喘急,烦躁不得睡眠。

91119 **犀角丸**(《局方》卷一)

【组成】黄连(去须) 犀角(镑)各十两 人参(去芦)二十两 大黄八十两 黑牵牛一百二十两(炒,别捣取粉六十两)

【用法】上与牵牛粉合为细末,炼蜜为丸,如梧桐子大。每服十五丸至二十丸,临卧温水送下。

【功用】除三焦邪热,疏一切风气。

【主治】风盛痰实,头目昏重,肢节拘急,痰涎壅滞,肠胃燥涩，大小便难。

91120 **犀角丸**(《圣济总录》卷五)

【组成】犀角(镑)一两　独活(去芦头)　芎䓖　羚羊角(镑)各一两半　防风(去叉)　天麻　人参各一两　白僵蚕(微炒)半两　天南星(炮，去皮脐)半两　干蝎(炒)半两　丹砂(细研)一两　龙脑(细研)一分　麝香(细研)半两

【用法】上除研药三味外，为细末，入研药和匀，炼蜜为丸，如梧桐子大。每服十五丸，食后、临卧嚼破，以荆芥茶清送下。

【主治】肝脏中风。肢体拘急，头痛旋运。

91121 **犀角丸**(《圣济总录》卷十二)

【组成】犀角(镑)半两　防风(去叉)　白花蛇(酒浸，去皮骨，炙)　丁香　木香各一两　桂(去粗皮)半两　独活(去芦头)一两　丹砂(研)二两　麝香(研)一分　龙脑(研)一分　天麻　人参各一两　天南星(炮)二两

【用法】上为细末，入研药和匀，炼蜜为丸，如鸡头实大。每服一丸，细嚼，以荆芥或温酒送下，不拘时候。

【主治】风，肌肉瞤动，头目昏眩，肢节麻痹，瘙痒疼痛。

91122 **犀角丸**(《圣济总录》卷十三)

【组成】犀角(镑)　黄芩(去黑心)　栀子仁　吴蓝各一两　升麻　黄耆(剉)　防风(去叉)　甘草(炙)各一两半　大黄(剉，炒)三两

【用法】上为末，炼蜜为丸，如梧桐子大。每服三十丸，早、晚食后米饮送下。

【主治】热毒风攻头面，咽嗌肿痛。

91123 **犀角丸**(《圣济总录》卷三十六)

【组成】犀角屑一分　常山一两　蜀漆叶半两　豉(炒)一合

【用法】上为细末，炼蜜为丸，如梧桐子大。每服十丸，未发前米饮送下。

【主治】足少阳疟，身体解㑊，或寒或热。心惕惕然汗出。

91124 **犀角丸**(《圣济总录》卷六十四)

【组成】犀角(镑)半两　半夏(浆水煮透)　天南星(黄牛胆内浸三宿，焙)各二两　大黄(用醋煮一复时，焙干)　白矾(熬令汁枯)　丹砂(研)　人参各半两

【用法】上为末。用肥皂荚十五梃，水二碗，慢火熬成膏，入前药为丸，如梧桐子大。每服二十丸，食后生姜、薄荷汤送下。

【主治】热痰。噎闷干呕，头疼目昏如醉。

91125 **犀角丸**(《圣济总录》卷六十七)

【组成】犀角屑　防风(去叉)各一两　升麻　葳蕤各三分　枳实(麸炒)　石膏(碎)各半两　甘草(炙，剉)一分

【用法】上为末，炼蜜为丸，如梧桐子大。每服二十丸，渐加至三十丸，温熟水调下，不拘时候，一日三次。

【主治】阳气偏胜，气厥多怒，心胸烦满，状如狂邪，颈脉皆动者。

91126 **犀角丸**(《圣济总录》卷七十六)

【组成】犀角(镑)　地榆　黄芩(去黑心)　黄柏(去粗皮)　甘草(炙，剉)各一两半　茜根二两　柏叶(炙)三两

【用法】上为末，炼蜜为丸，如梧桐子大。每服三十丸，食前米饮送下。

【主治】血痢，腹中疞痛。

91127 **犀角丸**(《圣济总录》卷八十一)

【组成】犀角(镑)二两　槟榔(剉)　白术　芎䓖　羌活(去芦头)　人参　赤茯苓(去黑皮)　木香　防风(去叉)　石斛(去浮皮及根，剉，焙)　牛膝(剉，酒浸，焙干)各一两

【用法】上为末，炼蜜为丸，如梧桐子大。每服二十丸，空心温酒送下，日晚再服。

【主治】风毒脚气上冲，散入四肢，虚肿无力。

91128 **犀角丸**(《圣济总录》卷八十二)

【组成】犀角(镑)　蒺藜子(炒去角)　五味子　牛膝(酒浸，切，焙)　杏仁(汤浸，去皮尖双仁，炒)　枳壳(去瓤，麸炒)　甘草(炙，剉)　人参　木通(剉)　车前子　桑根白皮各一两

【用法】上为末，炼蜜为丸，如梧桐子大。每服二十丸，温酒送下。与旋覆花汤相间服。

【主治】脚气肿，上冲心腹。

91129 **犀角丸**

《圣济总录》卷九十三。为原书同卷"青蒿丸"之异名。见该条。

91130 **犀角丸**(《圣济总录》卷一〇九)

【组成】犀角(镑)一两　人参一两半　白茯(去黑皮)　芍药　羌活(去芦头)一两半　细辛(去苗叶)　玄参各一两　山芋二两

【用法】上为细末，炼蜜为丸，如梧桐子大。每服二十丸，空心米饮送下，临卧再服。

【主治】胬肉粘睛，热痛。

91131 **犀角丸**(《圣济总录》卷一二六)

【组成】犀角(镑)　木香各一分　硇砂(研，水飞)一钱　白茯苓(去黑皮)半两　皂荚(去皮子，酥炙)　干白薄荷　大黄(剉，炒)各一两　原蚕蛾　何首乌　天麻各二两

【用法】上为细末，用生羊肉精者，细切研成膏，为丸如黍米大。每服七丸，茶清送下，不拘时候。

【主治】恶核。

91132 **犀角丸**(《圣济总录》卷一二六)

【组成】犀角屑　吴蓝　黄芩(去黑心)　山栀子仁　巴豆(去心皮，炒研出油)各半两　升麻　黄耆(剉)　防风(去叉)　甘草(炙，剉)各三分　大黄(生剉)一两半　连珠草一两

【用法】上为末，炼蜜为丸，如梧桐子大。每服三丸，米饮送下；未利，加至六七丸，取利为度。

【主治】瘰疬结核。

91133 **犀角丸**(《圣济总录》卷一二九)

【组成】犀角屑一两半　巴豆十粒(去皮心，炒研，去油)　大黄三分(蒸三度，剉)　蜀椒(去目并闭口者，炒出汗)　黄芩(去黑心)　防风(去叉)　人参　当归(切，焙)　黄耆(细剉)　藜芦(去芦头)　山栀子(去皮)　黄连(去须)　甘草(炙，剉)　升麻各半两

【用法】上为末，炼蜜为丸，如梧桐子大。每服三丸，加至四五丸，空心米饮送下。利下黄水为度。

【主治】❶《圣济总录》：肠痈。❷《普济方》：一切痈疽，发背，肿毒。

91134 **犀角丸**（《圣济总录》卷一七二）

【组成】生犀角尖（镑） 牛黄（研） 黄连（去须） 代赭各一分

【用法】上为末，拌匀，炼蜜为丸，如麻子大。一二岁儿每服三丸，用乳汁研化服；三四岁儿每服五丸，次服虎睛丸。

【主治】小儿胎风。

91135 **犀角丸**（《圣济总录》卷一七五）

【组成】犀角（镑） 青橘皮（去白，焙） 京三棱（炮，剉） 木香各半两 巴豆（去心膜，出油尽，取霜）半钱 皂荚三梃（不蚛大者，剉，炭火内烧烟绝为度，净水内蘸去火毒） 黑牵牛（炒）二两

【用法】上为细末，与巴豆研匀，面糊为丸，如麻子大。每服七丸至十丸，食后生姜、橘皮汤送下。

【功用】止痰逆，利胸膈，进乳食。

【主治】小儿宿食不消，心腹胀满。

91136 **犀角丸**（《圣济总录》卷一七八）

【组成】犀角（镑屑）一两一分 黄连（去须）一两半 女萎一两 白头翁（去芦头）一两半 茜根三分 枳壳（去瓤，麸炒黄）三分 甘草（炙）半两 赤石脂一两一分 黄芩（去黑心）一两 干蓝半两 榉皮（炙）三分 龙骨一两 黄柏（去粗皮，炙）半两

【用法】上为细末，炼蜜为丸，如麻子大。一二岁儿每服三丸，三岁至六岁儿每服四五丸，空心、午后各一服，米饮送下。

【主治】小儿赤痢，经时不止。

91137 **犀角丸**（《圣济总录》卷一八三）

【组成】犀角屑 五加皮（剉） 黄芩（去黑心）各一两 苦参 大黄（剉碎，微炒） 芍药各一两半 大青 甘草（炙）各三分 麦门冬（去心，焙）

【用法】上为末，炼蜜为丸，如梧桐子大。每服十五丸，渐加至二十丸，食后以蜜水送下，早晨、日午、晚后各一服。

【主治】乳石发动，口干寒热。

91138 **犀角丸**（《小儿药证直诀》卷下）

【组成】生犀角末一分 人参（去芦头，切） 枳实（去瓤，炙） 槟榔半两 黄连一两 大黄二两（酒浸，切片，以巴豆去皮一百个贴在大黄上，纸裹，饭上蒸三次，切，炒令黄焦，去巴豆不用）

【用法】上为细末，炼蜜为丸，如麻子大。每服一二十丸，临卧熟水送下。未动加丸。

【主治】大人、小儿风热痰实面赤，大小便秘涩，三焦邪热，腑脏蕴毒。

91139 **犀角丸**

《鸡峰》卷十七。为《传家秘宝》"犀角大丸"之异名。见该条。

91140 **犀角丸**

《卫济宝书》卷下。为原书同卷"六化丹"之异名。见该条。

91141 **犀角丸**（《宣明论》卷三）

【组成】犀角末半两 赤石脂三两 朴消二两 白僵蚕一两 薄荷叶一两

【用法】上为末，面糊为丸，如梧桐子大。每服二十丸至三十丸，温水送下，不拘时候，一日三次，如觉痰多即减丸数。

【主治】风痫。日发作有时，扬手掷足，口吐痰涎，不省人事，暗倒屈伸。

【宜忌】忌油腻物。

91142 **犀角丸**（《普济方》卷三八八引《汤氏宝书》）

【组成】犀角屑一分 栝楼根半两 蛇退皮（炙赤色） 钩藤钩子 麻黄（去节）各一分 黄耆（蜜炙） 羌活 防风 白芍药各半两 甘草一分

【用法】上为末，枣肉为丸。食后薄荷汤送下。只二服作效，头摇即止。便血次愈多，间服胃风汤，日减一日。

【主治】小儿摇头下血。乃肝血液盛，外有风热乘之，肝属木，木盛而脾土为木所克，脾与肺是子母，俱为肝所胜，而血遂浸溃于大肠，故便血不止。

【临床报道】小儿摇头下血：郑都承令嗣患七年摇头，三年下血，已服百余方，前后服治摇头者，无非风药，止血者或作痢或作肠风，百药备尝。偶安抚王尚书挽留都下，先君宰钱塘时与之有分，一日招饮，令其子劝酒，因视其疾，又扣其详，亦不能晓其标本，酒罢退思，遂处此方，但损肝祛风，益脾，数服而愈，十余日后血止而下脓，自此断根。今数年矣。

91143 **犀角丸**（《普济方》卷一一九）

【组成】犀角 黄连 黄芩 橘皮 滑石 大黄各三两 牵牛头末四两 槟榔 木香 薄荷 青皮 川芎各一两

【用法】上为细末，滴水为丸，如梧桐子大。量人虚实服。

【主治】积热，胸膈有停滞。

91144 **犀角丸**（《普济方》卷二一二）

【组成】犀角屑半两 茜根 青黛 黄连各一两（一方有桔梗）

【用法】上为末，面糊为丸，如梧桐子大。每服十五丸，米饮送下。

【主治】下痢。其色瘀黑，或如猪肝，五内切痛，此或因素服五石汤，致攻伤五脏，阴气将绝，如蛊毒之状。

91145 **犀角丸**（《眼科全书》卷四）

【组成】犀角 桑螵蛸 白菊花 赤芍 玄参 人参 山药 羌活各二两

【用法】上为细末，炼蜜为丸，如梧桐子大。每服三十丸，滚汤送下。

【主治】两睑粘睛。脾胃虚弱，风冷邪气聚于睑，致胞睑风赤湿烂，肝膈虚热，眵粘四眦，夜睡上下胞睑胶凝粘紫，血滞不散，久则渐生翳膜。

91146 **犀角丸**（《金鉴》卷六十四）

【组成】犀角 青皮 黑牵牛（半生，半炒） 陈皮各

一两　连翘（去心）五钱　新薄荷二斤（捣取汁）　皂角二枚（去子皮弦，泡捶，以布绞取汁一碗）

【用法】上为细末，用皂角汁，新薄荷汁同熬成膏，和入药末内为丸，如梧桐子大。每服三十丸，食后滚汤送下。

【主治】诸般瘰疬，兼心火上攻，两目赤涩。

91147　**犀角丸**（《疡医大全》卷三十）

【组成】天竺黄　防风　羚羊角　全蝎（酒洗）　白僵蚕　羌活　明天麻　京墨（煅微烟为度）　川黄连　犀角　胆南星　麻黄　西牛黄各等分

【用法】上为细末，蒸饼打糊为丸，如芡实大，朱砂、金箔为衣。每服一丸，薄荷汤送下。

【主治】胎毒蓐疮。小儿百日内生疮，从身渐延至头。

91148　**犀角丸**

《杂病源流犀烛》卷二十四。为《古今医鉴》卷十三引陈伯野方"犀角化毒丹"之异名。见该条。

91149　**犀角丹**（《幼幼新书》卷十二引张涣方）

【组成】犀角屑　天南星（微炒）各一两　干蝎半两（上为细末。次用）　朱砂半两（细研，水飞）　牛黄一分（研）　麝香一钱（研）

【用法】上拌匀，水浸蒸饼为丸，如黍米大。每服十五丸，煎人参汤送下。

【主治】小儿惊痫闷乱。

91150　**犀角汤**（《外台》卷二引《小品方》）

【组成】黄柏一两半　黄芩一两半　白头翁一两　黄连二两　当归一两　牡蛎一两半（熬）　犀角屑半两　艾叶半两　石榴皮一两半　桑寄生一两　甘草一两（炙）

【用法】上切。以水八升，煮取三升，分三次服。

【主治】伤寒热毒下黄赤汁，及赤如腐烂血，及赤滞如鱼脑，腹痛壮热。

【宜忌】忌猪肉、冷水、海藻、菘菜。

91151　**犀角汤**（《外台》卷十八引《苏恭方》）

【组成】犀角屑　青木香　羚羊角屑　人参　竹茹　沉香　射干各二两　麦门冬（去心）　茯苓各三两　麝香　鸡舌香各二两　石膏八两（碎，绵裹）

【用法】上切。以水六升，煮取二升二合，分四次服，相去如人行六七里，晚再服；如觉眼明心悟，若强人，作三服。

【主治】脚气。风热轻，但毒气入胃，唯心闷烦，索水洒胸面，干呕，好叫唤，欲断绝者。

【宜忌】忌五辛、羊肉、饧、醋物。

【加减】若呕逆不下食，水浆即吐出者，加半夏四两（洗），生姜二两，橘皮一两，加水一升半，煮取二升三合服。

91152　**犀角汤**（《医心方》卷八引唐临方）

【组成】犀角二两　大枣七升（碎）　香豉一升（绵裹）　紫苏茎一握　生姜二两

【用法】用水八升，煮取二升八合，分三次服，相去如人行十里，频服三剂，以气下为度。

【主治】脚气，肿已消，遍身顽痹，毒气已入，冲心而闷，呕逆不下食，或肿未消，仍有此候者。

91153　**犀角汤**（《千金》卷八）

【异名】千金犀角散（《张氏医通》卷十四）。

【组成】犀角二两　羚羊角一两　前胡　栀子仁　黄芩　射干各三两　大黄　升麻各四两　豉一升

【用法】上㕮咀。以水九升，煮取三升，去滓，分三次服。

【主治】风热毒流入四肢，历节肿痛。

91154　**犀角汤**（方出《千金》卷十二，名见《普济方》卷一八八）

【异名】瓜蒌犀角汤（《医统》卷四十二）。

【组成】蒲黄　栝楼根　犀角　甘草各二两　桑寄生　葛根各三两

【用法】上㕮咀。以水七升，煮取三升，分三次服。

【主治】吐血。酒客温疫中热毒，干呕心烦者。

【方论选录】《千金方衍义》：犀角、蒲黄治吐血热毒，栝楼、甘草主干呕心烦，葛根、桑寄生为酒客失血之专药。

91155　**犀角汤**（《千金》卷十三）

【组成】犀角　生姜各二两　栝楼根　苦参各一两　石膏六两　竹叶二撮　黄芩　升麻　青木香各三两　防己一两半　防风一两

【用法】上㕮咀。以水七升，煮取二升，分三次服，相去如人行十里久。

【主治】风毒热，头面肿。

91156　**犀角汤**（方出《千金》卷十五，名见《外台》卷二引张文仲方）

【异名】犀角地榆汤（《鸡峰》卷十）。

【组成】干蓝　犀角　地榆各二两　蜜二合

【用法】上㕮咀。以水五升，煮取一升半，去滓，下蜜，煎取五合，分三次服。

【主治】热痢，下杂血，及热毒蛊。

【方论选录】《千金方衍义》：痢下杂血，肝脾不藏可知。干蓝入肝凉血，入脾解毒，并可治疳痢，杀虫，故云治热毒蛊妙；犀角善解阳明热毒血结；地榆治七伤五漏，下焦之血；蜜能和脾解毒止痛。

91157　**犀角汤**（《外台》卷三十引《崔氏方》）

【组成】熏陆香　青木香　鸡舌香　藿香　犀角屑各二分　沉香二分　升麻七分

【用法】上切。以水六升，煮取二升半，去滓，分三次服。

【主治】恶肿。

91158　**犀角汤**

《圣济总录》卷八。为《圣惠》卷二十三"犀角散"之异名。见该条。

91159　**犀角汤**

《圣济总录》卷十二。为《圣惠》卷三十六"犀角散"之异名。见该条。

91160　**犀角汤**（《圣济总录》卷十二）

【组成】犀角（镑）　黄芩（去黑心）　山栀子仁　升麻　葛根（剉）　山茵陈（择）　生干地黄（焙）　甘草（炙，剉）各等分

【用法】上为粗末。每服三钱匕，用水一盏，加麦门冬十粒，竹叶十片，煎至七分，去滓温服。

【功用】祛风，利小肠。

【主治】风热烦躁。

91161　**犀角汤**（《圣济总录》卷十三）

【组成】犀角(镑) 白鲜皮 黄芩(去黑心) 玄参 钩藤各一两半 葛根二两 石膏(碎)三两

【用法】上为粗末。每服三钱匕,水一盏,煎至七分,去滓,加竹沥少许,再煎一二沸,食后服。

【主治】热毒风,攻心烦闷。

91162 **犀角汤**(《圣济总录》卷十六)

【组成】犀角(镑) 甘菊花(择) 玄参各三分 茯神(去木) 石膏(研)各一两半 防风(去叉) 升麻 葛根各一两

【用法】上为粗末。每服三钱匕,水一盏,加芒消末半钱匕,竹叶十片,煎至七分,去滓温服,不拘时候。

【主治】风头眩,目痛。

91163 **犀角汤**

《圣济总录》卷二十一。为《圣惠》卷十三“犀角散”之异名。见该条。

91164 **犀角汤**(《圣济总录》卷二十三)

【组成】犀角(镑) 大青 人参各三分 远志(去心)一分 升麻一两半 柴胡(去苗) 黄芩(去黑心)各一两 甘草(炙,剉)半两

【用法】上为粗末。每服五钱匕,水一盏半,加生姜半分(拍碎),芦根、茅根各五寸,同煎至半盏,去滓温服。

【主治】伤寒邪热在胃,谵言妄语,身体壮热。

91165 **犀角汤**

《圣济总录》卷二十三。为《圣惠》卷九“犀角散”之异名。见该条。

91166 **犀角汤**

《圣济总录》卷二十六。为《圣惠》卷十八“犀角散”之异名。见该条。

91167 **犀角汤**

《圣济总录》卷二十七。为《圣惠》卷十“犀角散”之异名。见该条。

91168 **犀角汤**(《圣济总录》卷二十七)

【组成】犀角(镑) 麻黄(去根节) 石膏各一两 山栀子仁一两半 黄连(去须)三分

【用法】上为粗末。每服五钱匕,水一盏半,煎至一盏,去滓温服。

【主治】伤寒热毒内盛,身发赤斑。

91169 **犀角汤**(《圣济总录》卷二十八)

【组成】犀角(镑)二两 麻黄(去根节) 黄连(去须)各一两半 木香一两

【用法】上为粗末。每服五钱匕、水一盏半,煎至八分,去滓温服。

【主治】伤寒热毒气盛,发疮如豌豆。

91170 **犀角汤**(《圣济总录》卷二十八)

【组成】犀角屑半两 茵陈蒿三分 茯神(去木) 芍药 麦门冬(去心,焙) 生干地黄(焙)各一两半 栀子仁半两

【用法】上为粗末。每服五钱匕,用水一盏半,加竹叶三七片,同煎至八分,去滓,食后温服。

【主治】伤寒九日至十日,头战掉,大汗出,恍惚狂走,眼见神鬼。

91171 **犀角汤**(《圣济总录》卷二十九)

【组成】犀角(镑)三分 黄连(去须,炒) 芍药 木通(剉) 木香 枳实(去瓤,麸炒) 射干 人参 半夏(汤洗七遍,炒干)各半两

【用法】上为粗末。每服五钱匕,水一盏半,加生姜一枣大(拍碎),煎至八分,去滓,食前温服。

【主治】伤寒发汗后变成狐惑,毒气发盛,恶闻饮食,咽中干痛,胸胁满闷。

91172 **犀角汤**

《圣济总录》卷二十九。为《圣惠》卷十四“犀角散”之异名。见该条。

91173 **犀角汤**(《圣济总录》卷二十九)

【组成】犀角(镑) 大青 甘草(炙)各三分 升麻 鸡苏茎叶 小蓟各一两 黄芩(去黑心) 芍药各一两半 生干地黄(焙) 朴消各二两

【用法】上㕮咀,如麻豆大。每服五钱匕,水一盏半,煎至八分,去滓温服。

【主治】伤寒鼻衄不止,头面俱热。

91174 **犀角汤**(《圣济总录》卷三十)

【组成】犀角(镑)一两 大黄(剉,炒)三分 芍药 黄芩(去黑心)各一两 牡丹皮三分 生干地黄(焙)一两半

【用法】上为粗末。每服五钱匕,水一盏半,煎至一盏,去滓,食后温服。

【主治】伤寒热毒不散,内有蓄瘀,吐血不止,喜忘如狂。

91175 **犀角汤**(《圣济总录》卷三十)

【组成】犀角(镑) 玄参各一两 胡黄连 甘草(炙,剉)各半两

【用法】上为粗末。每服五钱匕,水一盏半,加竹叶三七片,煎至半盏,去滓,食后温服。

【主治】伤寒后心脏虚热,满口生疮。

91176 **犀角汤**(《圣济总录》卷三十)

【组成】犀角(镑屑) 当归(切,焙) 白芷各一两 升麻 甘草(炙,剉) 射干 杏仁(汤浸,去皮尖双仁,炒黄)各半两

【用法】上为粗末。每服三钱匕,水一盏,煎至七分,去滓,食后温服,一日二次。

【主治】伤寒脾肺虚热,毒气壅塞,咽喉连舌根肿满疼痛。

91177 **犀角汤**(《圣济总录》卷三十一)

【组成】犀角屑半两 茵陈蒿三分 茯神(去木)二两 芍药一两半 山栀仁半两 麦门冬(去心,焙)一两半 生干地黄(焙)二两

【用法】上为粗末。每服五钱匕,水一盏半,加生姜半分(拍碎),竹叶三七片,同煎至七分,去滓,食后温服。

【主治】伤寒后伏热在心,怔忪惊悸,不得眠睡。

91178 **犀角汤**(《圣济总录》卷三十二)

【组成】犀角屑三分 瞿麦穗 黄芩(去黑心) 黄连(去须) 木通(剉) 栀子仁 大黄(剉,炒) 车前子各半

两　人参一两

【用法】上为粗末。每服三钱匕,水一盏,加竹叶三七片,煎至六分,去滓温服,早、晚食后各一次。

【主治】伤寒后肝气实热,目中磣痛,或生翳昏暗。

91179　犀角汤(《圣济总录》卷三十三)

【组成】犀角(镑)　龙骨各一两　木香三分　阿胶(炙令燥)一两　升麻半两　桃仁(汤浸,去皮尖双仁)一两

【用法】上为粗末。每服三钱匕,水一盏,煎至六分,去滓温服,晚再服。

【主治】伤寒后唇口生疮,心中懊侬,虫食下部,时或下利。

91180　犀角汤(《圣济总录》卷三十四)

【组成】犀角(镑)　甘草(炙)各半两　麦门冬(去心,焙)　升麻　知母(焙)　鳖甲(醋炙,去裙襕)各三分　石膏(碎)一两二钱

【用法】上为粗末。每服五钱匕,水一盏半,煎至一盏,去滓,食前温服,未发前再服。

【主治】疟。经吐下后,寒热头痛,烦渴。

91181　犀角汤(《圣济总录》卷四十三)

【组成】犀角屑　柴胡(去苗)　黄芩(去黑心)　人参各一两　白茯苓(去黑皮)　麦门冬(去心,焙)　升麻各半两　甘草(炙,剉)半分

【用法】上为粗末。每服五钱匕,水一盏半,煎至一盏,去滓,食后温服。

【主治】心壅痰实,膈热头昏,不思饮食,咳嗽烦渴。

91182　犀角汤(《圣济总录》卷四十三)

【组成】犀角(镑)　防风(去叉)　生干地黄(焙)　羌活(去芦头)　菊花　半夏(汤浸,去滑,姜汁制作饼,晒干)　玄参　黄芩(去黑心)　白术　甘草(炙,剉)　旋覆花　麦门冬(去心,焙)　前胡(去芦头)各一两半

【用法】上为粗末。每服五钱匕,水一盏半,加生姜一枣大(切),煎至八分,去滓,食后温服。

【主治】心脏实热,胸中满闷,嗔怒不常,或头旋运,或痛如破。

91183　犀角汤

《圣济总录》卷四十三。为《圣惠》卷四"犀角散"之异名。见该条。

91184　犀角汤(《圣济总录》卷五十六)

【组成】犀角(镑)一两　桃仁(汤浸,去皮尖双仁,麸炒)四十九枚　赤茯苓(去黑皮)一两半　甘草(炙,剉)三分　鳖甲(醋炙,去裙襕)三分　木香半两　大黄(剉碎,醋炒)一两　麝香(别研)一分

【用法】上为粗末。每服五钱匕,水一盏,加童便半盏,煎取一盏,去滓,空心、日午、夜卧温服。

【主治】中恶心痛,两胁胀满。

91185　犀角汤

《圣济总录》卷六十。为《圣惠》卷十八"犀角饮子"之异名。见该条。

91186　犀角汤

《圣济总录》卷六十。为《圣惠》卷五"犀角散"之异名。见该条。

91187　犀角汤(《圣济总录》卷六十)

【组成】犀角(镑)　龙胆各一两　升麻　甘草(炙)各半两　麦门冬(去心,焙)三分

【用法】上为粗末。每服三钱匕,水一盏,加生姜一枣大(拍碎),同煎至七分,去滓,加地黄汁一合,食后温服。

【主治】女劳疸及劳气热渴,额上汗出,手足俱热,小便赤涩。

91188　犀角汤(《圣济总录》卷八十三)

【组成】犀角(镑)一两　旋覆花一两半　陈橘皮(汤浸,去白,焙)一两　紫苏茎叶半握(干者)　白茯苓(去黑皮)一两半

【用法】上为粗末。每服三钱匕,水一盏半,加生姜一枣大(拍碎),豉半合,大枣二枚(擘破),同煎至八分,去滓,空心温服,一日三次。

【主治】脚气。微觉疼痹,或两胫肿,或上入腹,皮肤不仁,满闷呕逆,不下食。

【加减】若小便涩者,加桑白皮(炙,剉)二两。

91189　犀角汤

《圣济总录》卷八十三。为《圣惠》卷十四"犀角散"之异名。见该条。

91190　犀角汤

《圣济总录》卷八十三。为《千金》卷七"大犀角汤"之异名。见该条。

91191　犀角汤(《圣济总录》卷八十四)

【组成】犀角(镑)　木香　前胡(去芦头)一两　青竹茹三分　麦门冬(去心)一两半　大腹三颗(连皮子剉)

【用法】上为粗末。每服五钱匕,水一盏半,煎至一盏,去滓温服,不拘时候。

【主治】江东岭南瘴毒脚气,小欲动作,渐觉心闷,脚胫酸疼,烦热不止。

91192　犀角汤(《圣济总录》卷八十四)

【组成】犀角(镑)二两　木通(剉)三两　木香二两　黑豆二合　甘草(炙)二两　连皮大腹(剉)五颗

【用法】上为粗末。每服五钱匕,水一盏半,煎至八分,去滓,加红雪三钱匕,搅匀,不拘时候温服。须臾通利为度。

【主治】素服乳石,因食酒肉热面,发动脚气冲心,热闷腹痛。

91193　犀角汤(《圣济总录》卷八十七)

【组成】犀角(镑)　胡黄连各半两　柴胡(去苗)　人参　赤茯苓(去黑皮)　羌活(去芦头)　桔梗(炒)　芎䓖　前胡(去芦头)　白芷　鳖甲(去裙襕,醋炙熟)　甘草(炙)各一两

【用法】上为粗末。每服三钱匕,水一盏半,加生姜、竹叶各少许,煎至八分,去滓,食后温服,躁热甚频服。

【主治】热劳。头痛,四肢烦疼,浑身壮热,夜多虚汗,燥渴昏闷,眼涩无力。

【加减】如是风气发动,加生姜、荆芥煎,温服。

91194　犀角汤(《圣济总录》卷八十七)

【组成】犀角(镑)　防风(去叉)　柴胡(去苗)　知

母　桔梗　人参　黄芩（去黑心）　木通（剉）　半夏（汤洗七遍去滑，焙）　玄参　石膏各一两　麦门冬（去心，焙）　旋复花各一两半

【用法】上为粗末。每服五钱匕，水一盏半，加生姜五片，同煎至七分，去滓温服，不拘时候。

【主治】暴成热劳。心膈烦满，骨节壮热，唇干烦渴，小便赤色，头痛痰嗽，并热毒风攻击。

91195　犀角汤（《圣济总录》卷九十）

【组成】犀角屑一两　黄耆（剉）三分　龙胆（去芦头）半两　赤茯苓（去黑皮）　人参各一两　枳实（去瓤，麸炒）三分　槐实（炒香）半两

【用法】上为粗末。每用五钱匕，用水一盏半，加竹叶五片（细剉），煎至一盏，去滓，调丹砂末半钱匕，早食后及夜卧时温服。

【主治】虚劳羸瘦，愁忧思虑，神情不乐，善忘惊悸，小便秘难。

91196　犀角汤（《圣济总录》卷九十六）

【组成】犀角（镑）　鳖甲（去裙襕，醋炒）　柴胡（去苗）　山芋　续断（剉）　熟干地黄（焙）　黄芩（去黑心）　紫菀（洗，焙）　甘草（炙，剉）　秦艽（去苗土）　防风（去叉）各半两　厚朴（去粗皮，姜汁炙，剉）三分

【用法】上为粗末。每服四钱匕，水一盏半，加生姜三片，煎至八分，去滓，食前温服。

【主治】因有客热，积在脏腑，变为热劳。小便赤涩，四肢烦疼，心膈壅闷，面黄目赤，遍身壮热，骨节酸疼，饮食无味。

91197　犀角汤（《圣济总录》卷一〇四）

【组成】犀角（镑）　黄芩（去黑心）　瞿麦穗　黄连（去须）各三分　栀子仁各一两　车前子　木通（剉）　大黄（剉，炒）　柴胡（去苗）　青葙子各一两

【用法】上为粗末。每服五钱匕，水一盏半，加竹叶七片，煎取七分，去滓，加芒消半钱匕，食后温服，临卧再服。

【主治】肝心壅热，上攻眼目，暴生赤肿，隐涩疼痛。

91198　犀角汤

《圣济总录》卷一〇六。为《圣惠》卷三十三“犀角散”之异名。见该条。

91199　犀角汤（《圣济总录》卷一〇七）

【组成】犀角（镑）　木通（剉）　玄参　防风（去叉）　芍药　青葙子　大黄（剉，炒）　甘草（炙）各一两　山栀子仁三分　枳壳（去瓤，麸炒）半两

【用法】上为粗末。每服五钱匕，水一盏半，加竹叶七片，煎至七分，去滓，再加马牙消一钱匕，食后、临卧温服。

【主治】五脏风热气壅，眼干涩痛赤。

91200　犀角汤（《圣济总录》卷一〇七）

【组成】犀角（镑）　芦根（剉）　大黄（剉，炒）　麦门冬（去心，焙）各一两半　甘草（炙）一两　石膏（碎）一两

【用法】上为粗末。每服五钱匕，水一盏半，加竹叶七片，煎至七分，去滓，加芒消一钱匕，生地黄汁半合，重煎三五沸，食后、临卧温服。

【主治】脾胃热毒，眼生障翳。

91201　犀角汤（《圣济总录》卷一〇八）

【组成】乌犀角（镑）二两　黄连（去须）　甘草（炙，剉）　秦皮（去粗皮，剉）　青竹茹　栀子仁各一两　大黄（剉，炒）半两

【用法】上为粗末。每服五钱匕，水一盏半，煎至八分，去滓，食后、临卧温服。

【主治】肝血不足，虚热生浮翳，晕上黑睛，疼痛磣涩。

91202　犀角汤（《圣济总录》卷一一〇）

【组成】犀角屑　黄连（去须）　大黄（剉，炒令香）　甘草（炙，剉）　青竹茹各一两　秦皮（去粗皮，剉）半两

【用法】上为粗末。每服三钱匕，水一盏，煎至六分，去滓，投芒消半钱匕，食后温服，临卧再服。

【主治】风热上攻，目睑生疮，疼痛不止。

【备考】本方方名，《普济方》引作“犀角散”。

91203　犀角汤

《圣济总录》卷一二二。为《圣惠》卷三十五“犀角散”之异名。见该条。

91204　犀角汤

《圣济总录》卷一二二。为《圣惠》卷三十五“犀角散”之异名。见该条。

91205　犀角汤（《圣济总录》卷一二四）

【组成】犀角（镑）　玄参　枳实（去瓤，麸炒）　人参　木通（剉）　麦门冬（去心，焙）　射干　马兜铃　防风（去叉）　防己各三分　升麻一两　桃仁（汤浸，去皮尖双仁，炒）　甘草（炙，剉）　马牙消（别研）各三分

【用法】上为粗末。每服三钱匕，以水一盏，煎至五分，去滓，入马牙消少许，再煎沸，临卧、食后温服，一日二次。

【主治】咽喉不利，肺脏风热，涕唾稠黏。

91206　犀角汤

《圣济总录》卷一二四。为原书卷四十九“犀角饮”之异名。见该条。

91207　犀角汤

《圣济总录》卷一二八。为《圣惠》卷六十一“犀角散”之异名。见该条。

91208　犀角汤（《圣济总录》卷一二九）

【组成】犀角（镑）　栀子仁　赤芍药　赤茯苓（去黑皮）　黄芩（去黑心）　射干（去毛）　大黄（剉，炒）各一两

【用法】上为粗末。每服五钱匕，水一盏半，煎至一盏，去滓，加蜜一匙，搅匀，再煎一两沸，食后温服。

【主治】胃脘实热，留结为痈，阳气不得下，胃脉沉细者。

91209　犀角汤（《圣济总录》卷一三一）

【组成】犀角（镑）　人参　黄芩（去黑心）　山栀子仁　木通（剉）　连翘　升麻　芍药各三分　甘草（炙，剉）　大黄（剉，炒）各半两

【用法】上为粗末。每服五钱匕，水一盏半，煎至八分，去滓，空心温服，日晚再服。

【主治】发背初期，上似琴弦抽痛，有头。

91210　犀角汤（《圣济总录》卷一三五）

【异名】犀角饮（原书卷一三六）。

【组成】犀角（镑屑）　玄参　连翘　柴胡（去苗）各半

两　升麻　木通(剉)各三分　沉香(剉)　檀香(剉)　射干(去毛)　甘草(炙,剉)各一分　芒消　麦门冬(去心)各一两

【用法】上为粗末。每服五钱匕,水二盏,煎至一盏,去滓,食后温服,一日三次。

【主治】结阳。热郁不散,四肢肿满;诸风肿。

【备考】本方方名,《普济方》引作"犀角散"。

91211　犀角汤(《圣济总录》卷一三六)

【组成】犀角(镑)　独活(去芦头)　生麦门冬(去心,焙)　大黄(剉,炒)各二两　枳壳(去瓤,麸炒)　木香　沉香　白蔹各三两　丁香一两半　玄参九两　连翘六两　漏芦半两　木通(剉)　甘草(炙)　朴消各一两

【用法】上为粗末。每服五钱匕,水一盏半,煎至八分,去滓温服。以利为度。

【主治】气肿不消。

91212　犀角汤(《圣济总录》卷一四七)

【异名】犀角散(《普济方》卷二五二)。

【组成】犀角(镑)三两　蘘荷根四两　黄连(去须)二两　升麻三两　茜根一两　当归(切,焙)三两　羖羊皮三寸(炙焦)

【用法】上为粗末。每服五钱匕,水一盏半,煎至七分,去滓温服,不拘时候。

【主治】中五蛊下血,咽喉妨闷。

91213　犀角汤(《圣济总录》卷一六八)

【组成】犀角(镑)半两　升麻一分　大黄(剉,炒)一分　石膏(捣研)三分

【用法】上为粗末,入石膏拌匀。每服半钱匕,以水半盏,煎至三分,去滓放温,相继三服。

【主治】小儿壮热不除。

91214　犀角汤

《圣济总录》卷一七七。为《博济》卷四"犀角散"之异名。见该条。

91215　犀角汤(《圣济总录》卷一七七)

【组成】生犀角(镑)半两　柴胡(去苗)　秦艽(去苗土)各一两　白术　人参　赤茯苓(去黑皮)　木香各半两　甘草(炙)一分

【用法】上为粗末。每服一钱匕,水七分一盏,加小麦三七粒,同煎至六分,去滓温服,一日三次。

【主治】小儿潮热,骨蒸羸瘦,久嗽咳喘。

91216　犀角汤(《圣济总录》卷一七八)

【组成】犀角(镑)　苦参　黄连(去须)　地榆　黄柏(去粗皮,炙)各一两

【用法】上为粗末。每服一钱匕,水半盏,煎至三分,去滓,空心、午后分二次温服。

【主治】小儿赤白痢,日夜数十行,腹痛后重。

【备考】《普济方》有天花粉一分。

91217　犀角汤(《圣济总录》卷一七九)

【组成】生犀角屑三分　茯神(去木)一两　麦门冬(去心,焙)一两半　白术一分　甘草(炙,剉)半两

【用法】上为粗末。每服二钱匕,以水一小盏,煎至五分,去滓,食后、临卧分二次温服。

【主治】小儿盗汗,睡中惊啼。

91218　犀角汤

《圣济总录》卷一八〇。为《圣惠》卷八十九"犀角散"之异名。见该条。

91219　犀角汤(《圣济总录》卷一八二)

【组成】犀角屑　葳蕤　升麻　甘草　麦门冬(去心,焙)　赤芍药　荠苨　玄参各半两

【用法】上为粗末。每服一钱匕,水半盏,煎至四分,更入消石末一字匕,再煎溶,去滓温服。

【主治】小儿痈肿成疮。

91220　犀角汤

《圣济总录》卷一八二。为《圣惠》卷九十"犀角散"之异名。见该条。

91221　犀角汤

《圣济总录》卷一八三。为《圣惠》卷六十一"犀角散"之异名。见该条。

91222　犀角汤(《直指小儿》卷一)

【组成】犀角　防风　木通　赤茯苓　桑白皮(炒)　甘草(炙)各等分

【用法】上剉细。每服三字,水煎服。

【主治】小儿心惊热盛。

91223　犀角汤

《普济方》卷十七。即《圣惠》卷四"犀角散"。见该条。

91224　犀角汤

《普济方》卷二九九。为《圣济总录》卷一一八"乌犀汤"之异名。见该条。

91225　犀角汤(《普济方》卷三七六)

【组成】犀角屑一两　茯苓(细研)　麦门冬(去心,焙干)　人参(去芦头)　甘草(炙)　黄芩各半两

【用法】上为散。每服一钱,以水八分,加生地黄汁少许,同煎至四分,去滓温服。

【功用】退痫,镇心神。

【主治】小儿一切痫。

91226　犀角汤(《普济方》卷三八四)

【组成】犀角(镑)　柴胡(去苗)　枳壳(去瓤,麸炒)　麦门冬(去心,焙)　芍药　鳖甲(去裙襕,醋炙)各半两

【用法】上为粗末。每服一钱,水一盏,加桃仁七枚(去皮尖),将水煮过,麦门冬四十九粒,去心,煎至七分,去滓,食后、临卧分三次温服。

【主治】小儿骨热,日晓发热,面赤,五心烦躁,四肢无力,饮食减少,夜多盗汗,面色萎黄;及大小盗汗。

91227　犀角汤(《普济方》卷三八六)

【组成】犀角末　甘草　生地黄　芍药　白术　茯苓　栀子各三分　柴胡　人参　大黄　生姜各四分　黄芩二分　桂心一分

【用法】上㕮咀。水三升,煮取一升,去滓温服。

【主治】小儿上冷下热,上热下冷,难于将息者。

91228　犀角汤

《奇效良方》卷六十五。为《斑疹备急》"调肝散"之异名。见该条。

91229　犀角汤(《名家方选》)

【组成】犀角六分　芍药七分　芎䓖五分　生地黄八分

【用法】水煎服。

【主治】妊娠口中热，生疮者。

91230　**犀角饮**(《圣济总录》卷三十五)

【组成】犀角屑(镑)　升麻　玄参　常山各半两　松萝　甘草(生剉)　细辛(去苗叶)　山栀子仁各一分

【用法】上为粗末。每服五钱匕，水一盏半，煎至八分，去滓，空心徐徐温服，取吐为度。

【功用】吐痰。

【主治】痰疟。

91231　**犀角饮**(《圣济总录》卷四十二)

【组成】犀角(镑屑)一两　羌活(去芦头)一两　酸枣仁(炒)三分　茯神(去木)三分　甘菊花一两　防风(去叉)三分　人参三分　柴胡(去苗)一两

【用法】上为粗末。每服五钱匕，水一盏半，煎至八分，去滓，食后温服，一日三次。

【主治】胆虚。胆受冷，精神不安，眼目昏暗，卧起不定。

91232　**犀角饮**(《圣济总录》卷四十七)

【组成】犀角(镑)　枇杷叶(炙，去毛)　葛根(剉)　麦门冬(去心，焙)各一两

【用法】上为粗末。每服三钱匕，水一盏，煎至七分，去滓温服，不拘时候。

【主治】胃实热。呕哕，吐逆不食，头痛烦渴。

91233　**犀角饮**(《圣济总录》卷四十九)

【异名】犀角汤(《圣济总录》卷一二四)。

【组成】犀角(镑)　竹茹各一两　桔梗(炒)　柴胡(去苗)　黄芩(去黑心)一两半　朴消　生天门冬(去心)各二两

【用法】上㕮咀。每服五钱匕，水二盏，煎至一盏，去滓，下朴消少许，温服。

【主治】肺痿。咳嗽气喘，喉中有血。

91234　**犀角饮**(《圣济总录》卷一〇七)

【组成】犀角(镑)　石膏　芦根　大黄(剉，炒)　生麦门冬(去心)各一两半　甘草(炙)一两　淡竹叶五十片　生地黄二两

【用法】上㕮咀，如麻豆大。每服五钱匕，水一盏半，煎至八分，去滓，下芒消末半钱匕，更煎令沸，食后温服。

【主治】五脏风热，眼赤，并黑睛上生黄翳，隐涩疼痛。

91235　**犀角饮**(《圣济总录》卷一一二)

【组成】犀角(镑)　大黄(剉，炒)　知母(焙)　人参　白茯苓(去黑皮)　黄芩(去黑心)　玄参各一两　麦门冬(去心，焙)一两半　甘草(炙，剉)半两

【用法】上为粗末。每服三钱匕，水一盏，煎至七分，去滓，食后温服。

【主治】外物撞刺，目赤肿痛，压热。

91236　**犀角饮**

《圣济总录》卷一三六。为原书卷一三五“犀角汤”之异名。见该条。

91237　**犀角饮**(《圣济总录》卷一六二)

【组成】犀角屑　麦门冬(去心，焙)　升麻(洗，焙)　知母(切)　当归(切，焙)　甘草(炙)　生干地黄(焙)　鳖甲(醋炙，去裙襕)　石膏(打碎)　柴胡(去苗)各一两

【用法】上为粗末。每服五钱匕，水一盏半，煎至一盏，去滓，当未发前服，欲发时再服。

【主治】产后寒热疟，往来不歇。

91238　**犀角饮**(《圣济总录》卷一七八)

【异名】犀角散(《普济方》卷三九七)。

【组成】犀角(镑末)半两　榉皮(去粗皮，微炙)四两

【用法】上为粗末。一二岁儿，每服一钱匕，水七分，煎至四分，去滓，分二次温服，空心、午后各一服。

【主治】❶《圣济总录》：小儿血痢。❷《普济方》：蛊毒痢。

【备考】方中榉皮，《普济方》作：“桂皮”。

91239　**犀角饮**(《圣济总录》卷一七八)

【组成】犀角(镑)　地脉草各一两

【用法】上为粗末。一二岁儿，每服一钱匕，水一盏，煎至五分，去滓，分二次温服。

【主治】小儿蛊毒痢，下血不止。

91240　**犀角饮**(《圣济总录》卷一八二)

【组成】犀角(镑)　黄芩(去黑心)　升麻　山栀子仁　黄耆(剉)　牛黄(研)　防己各一分　朴消三分

【用法】上药除牛黄外，为粗末。每服二钱匕，以水一盏，煎取六分，去滓，下牛黄一大豆许，早晨、日晚各一服。

【主治】小儿风热游肿色赤。

91241　**犀角饮**(《幼幼新书》(古籍本)卷六引《龙木论》)

【组成】犀角一两　射干　草龙胆各半两　钓藤三分　黄芩　人参　茯苓　甘草(炙)　远志各一分

【用法】上为末。每用散一钱，水一盏，煎至五分，食后温服。

【主治】小儿通睛外障。因先误筑打着头面额角兼倒蹙扑下，令小儿肝受惊风，遂使眼目通睛。

【备考】本方方名，原书人卫本同卷作“犀角饮子”。

91242　**犀角饮**(《幼幼新书》古籍本卷三十三引《龙木论》)

【组成】犀角　防风　黄芩　芍药各一两　羚羊角　知母　人参各半两

【用法】上为末。每服一钱，水一盏，煎至五分，食后温服。

【主治】小儿青盲。因胎中受惊邪，致五七岁便患眼，初夜卧多惊、呕吐痰涎黄汁，渐失明，从一眼相牵俱损。

【备考】本方方名，原书人卫本同卷作“犀角饮子”。

91243　**犀角饮**(《幼幼新书》古籍本卷十八引《全生指迷方》)

【异名】犀角散(《痘治理辨》)。

【组成】犀角(镑)　甘草(炙)各半两　防风二两　黄芩一两

【用法】上为粗末。每服五钱，水二盏，煎至一盏，去滓温服。

【主治】痘疹已出未出者。

【备考】本方方名，原书人卫本同卷作“犀角饮子”。

91244 **犀角饮**(《魏氏家藏方》卷十)

【组成】半夏(汤泡七次，切片)半两　犀角一分(镑)　人参一分(去芦，切片)　白茯苓三钱(切片)　甘草一钱(炙)

【用法】上为粗末。每服二钱，水一盏，加生姜二片，煎至三分，去滓，不拘时候旋旋与服。

【主治】小儿心经受热，惊叫异常，目多赤脉，痰壅气满，不快乳食。

91245 **犀角饮**(《医方类聚》卷一六四引《吴氏集验方》)

【组成】雄黄一分　麝香少许

【用法】水煎，犀角汁研服。

【主治】诸毒，或喉闭，邪气恶毒入腹。

91246 **犀角饮**(《得效》卷十六)

【组成】犀角二两　黄芩半两　白附子一分(炮，去皮尖)　麦门冬一分(去心)　车前子　羌活各半两

【用法】上为散。每服三钱，水一盏半煎，食后温服。

【主治】黄膜上冲。因脾经受风，食毒伤胃，致黑睛从下生，其黄膜上冲，疼痛至甚，闭涩难开。

91247 **犀角饮**(《诚书》卷七)

【组成】菖蒲　犀角　赤小豆　赤芍药　木通　玄参　甘菊花各一钱　甘草(炙)五分

【用法】上加生姜，水煎服。

【主治】风热上壅，耳门闭外肿痛，脓水流出。

91248 **犀角饮**(《医学集成》卷二)

【组成】犀角　大力　赤芍　生地　荆芥　防风

【主治】锦霞瘟。浑身斑疹，痛痒非常。

【加减】渴，加石膏、粉葛。

91249 **犀角散**(方出《肘后方》卷七，名见《普济方》卷二五二)

【组成】真犀　麝香　雄黄

【用法】带此于身。

【主治】中蛊毒，状如鬼气者。

【备考】《普济方》本方用法：上为散。每日空心及晚食前温水调下，或带此于身。

91250 **犀角散**(《外台》卷二十五引《张文仲方》)

【组成】生犀三两　石榴皮三两(烧)　黄连三两　干蓝二两　地榆二两

【用法】上为散。每服三方寸匕，以米饮送下，一日二次。

【主治】热毒痢，痢血。

91251 **犀角散**(方出《证类本草》卷十七引《食疗本草》，名见《普济方》卷二五二)

【组成】犀角

【用法】上为末。和水服之。

【主治】卒中恶，心痛；诸饮食中毒，及药毒，热毒，筋骨中风，心风烦闷。

91252 **犀角散**(《圣惠》卷三)

【组成】犀角屑一两　羌活三分　羚羊角屑三分　人参半两(去芦头)　甘菊花半两　独活半两　芎䓖半两　白术半两　黄耆半两(剉)　石膏一两　汉防己半两　防风半两(去芦头)　黄芩半两　天麻半两　枳壳半两(麸炒微黄，去瓤)　蔓荆子半两　当归半两(剉，微炒)　甘草一分(炙微赤，剉)

【用法】上为散。每服三钱，以水一盏，加生姜半分，煎至六分，去滓温服，不拘时候。

【主治】肝中风。流注四肢，攻头面疼痛，心神烦热，言语謇涩，上焦风热，口眼㖞斜，脚膝疼痛无力。

【备考】《医方类聚》引《神巧万全方》有酸枣仁、白芷各半两，无汉防己、蔓荆子。

91253 **犀角散**(《圣惠》卷四)

【组成】犀角屑三分　防风三分(去芦头)　沙参三分(去芦头)　羌活三分　甘菊花三分　麻黄二分(去根节)　羚羊角屑三分　茯神三分　远志三分(去心)　杏仁三分(汤浸，去皮尖双仁，麸炒微黄)　白鲜皮三分　人参三分(去芦头)　柴胡三分(去芦头)　麦门冬三分(去心)　甘草一分(炙微赤，剉)

【用法】上为散。每服四钱，以水一中盏，加生姜半分，煎至六分，去滓温服，不拘时候。

【主治】心脏中风。语涩昏昧，四肢不利，翕翕发热，胸中烦悸。

91254 **犀角散**(《圣惠》卷四)

【组成】犀角屑　朱砂(细研如粉)　防风(去芦头)　细辛　天竺黄(细研)　茯神　龙脑各一分(细研)　川大黄(剉碎，微炒)　羌活　麦门冬(去心，焙)　赤芍药　白僵蚕(微炒)　槟榔各一两　羚羊角屑　甘草(炙微赤，剉)　栀子仁　子芩各半两　麝香一分(细研)

【用法】上为细散，入研了药令匀。每服一钱，煎竹叶汤调下，不拘时候。

【主治】心脏久积风热，脏腑壅滞，口干舌缩，神思不安。

【备考】方中犀角屑、朱砂、防风、细辛、天竺黄、茯神、川大黄、羌活、麦门冬、赤芍药、白僵蚕用量原缺，据《普济方》补。

91255 **犀角散**(《圣惠》卷四)

【组成】犀角屑三分　龙骨　麦门冬(去心)　黄耆(剉)　地骨皮　茯神　人参(去芦头)　麻黄根　远志　甘草(炙微赤，剉)各三分

【用法】上为散。每服四钱，以水一中盏，加淡竹叶二七片，煎至六分，去滓，食后温服。

【主治】心气壅热，手心头面多汗，胸中烦满。

【宜忌】忌炙烤热面。

【备考】本方方名，《普济方》引作“犀角汤”。

91256 **犀角散**(《圣惠》卷四)

【异名】犀角汤(《圣济总录》卷四十三)。

【组成】犀角屑三分　瞿麦三分　麦门冬一两(去心)　栀子三分　赤茯苓三分　木通三分(剉)　黄连三分(去须)　白茅根三分　甘草半两(炙微赤，剉)　杏仁三分(汤浸，去皮尖双仁，麸炒微黄)

【用法】上为散。每服四钱，以水一中盏，加竹叶二七片，煎至六分，去滓温服，不拘时候。

【主治】小肠实热。心烦，满口生疮，小便赤涩。

91257 **犀角散**(《圣惠》卷五)

【组成】犀角屑三分　独活三分　黄芩一两　川升麻一两　马牙消一两　玄参一两　射干二两　甘草半两(炙微赤,剉)

【用法】上为散。每服三钱,以水一中盏,煎至五分,去滓,加淡竹沥半合,更煎一两沸,温服,不拘时候。

【主治】脾实热。舌本强,唇口肿,咽喉窒塞,心神烦热。

91258　犀角散(《圣惠》卷五)

【异名】犀角汤(《圣济总录》卷六十)。

【组成】犀角屑三分　枇杷叶一两(拭去毛,炙微黄)　葛根三分(剉)　麦门冬一两(去心)

【用法】上为粗散。每服三钱,以水一中盏,加生姜半分,煎至六分,去滓温服,不拘时候。

【主治】胃实热。呕逆不下食。

【备考】《医方类聚》引《神巧万全方》有柴胡。

91259　犀角散(《圣惠》卷六)

【组成】犀角屑　天竺黄(细研)　人参(去芦头)　卷柏　赤箭　藁本　羌活　防风(去芦头)　芎䓖　桂心　独活　五加皮　黄耆(剉)　甘菊花　麻黄(去根节)　赤芍药　细辛　当归(剉,微炒)　枳壳(麸炒微黄,去瓤)　天门冬(去心,焙)　苍耳子　甘草(炙微赤,剉)各半两　牛黄半分(细研入)　麝香半分(细研入)

【用法】上为细散,入研了药令匀。每服一钱,以荆芥、薄荷汤调下,不拘时候。

【主治】肺脏中风。项强,皮毛焦瘁,口干心烦,头目不利,四肢无力疼痛。

91260　犀角散(《圣惠》卷九)

【组成】犀角屑三分　黄芩一两　柴胡一两(去苗)　栀子仁半两　地骨皮三分　川大黄一两半(剉碎,微炒)　川朴消一两　木通二分(剉)

【用法】上为散。每服四钱,以水一大盏,煎至五分,去滓温服,不拘时候。以微利为度。

【主治】伤寒四日,烦热不解,大小便秘涩。

91261　犀角散(《圣惠》卷九)

【异名】犀角汤(《圣济总录》卷二十三)。

【组成】犀角屑一两　川升麻一两半　柴胡一两半(去苗)　葛根一两半(剉)　吴蓝一两　甘草一两(炙微赤,剉)

【用法】上为散。每服四钱,以水一中盏,煎至六分,去滓,次入马牙消二钱,更煎三二沸,不拘时候温服。

【主治】❶《圣惠》:伤寒八日,烦热不退,四肢疼痛。❷《圣济总录》:伤寒热病,谵言妄语,四肢烦热。

91262　犀角散(《圣惠》卷九)

【组成】犀角屑一两　柴胡一两(去苗)　青竹茹一两　桔梗一两半(去芦头)　川大黄一两半(剉碎,微炒)　麦门冬一两半(去心)

【用法】上为散。每服五钱,以水一大盏,煎至五分,去滓,下芒消末一钱,搅令匀,不拘时候温服。

【主治】伤寒九日,心肺热,气急,喉中有脓血。

91263　犀角散(《圣惠》卷十)

【组成】犀角屑半两　麝香半两(细研)　牛黄(细研)　人参(去芦头)　茯神　麦门冬(去心,焙)　天竺黄(细研)　朱砂(细研)　黄芩　栀子仁　甘草(炙微赤,剉)各一分

【用法】上为细散,入研了药令匀。每服二钱,以竹叶煎汤调下,不拘时候。

【主治】伤寒汗后,心肺热不除。

91264　犀角散(《圣惠》卷十)

【组成】犀角屑　甘草(炙微赤,剉)　枳壳(麸炒微黄,去瓤)　赤芍药　麦门冬(去心,焙)　赤茯苓　葛根(剉)各半两　石膏一两

【用法】上为粗散。每服四钱,以水一中盏,煎至六分,去滓温服,不拘时候。

【主治】伤寒。四肢烦躁,头痛口干,壮热。

91265　犀角散(《圣惠》卷十)

【异名】犀角汤(《圣济总录》卷二十七)。

【组成】犀角屑一两　人参三分(去芦头)　赤茯苓半两　茵陈半两　细辛半两　陈橘皮半两(汤浸,去白瓤)　麻黄半两(去根节)　甘草半两(炙微赤,剉)

【用法】上为粗散。每服五钱,以水一大盏,加生姜半分,煎至五分,去滓温服,不拘时候。

【主治】伤寒。身体大热,小便黄赤,烦渴不止,心中闷绝,言语错乱,睡多惊恐。

91266　犀角散(《圣惠》卷十)

【组成】犀角屑　川升麻　柴胡(去苗)　葛根(剉)　川芒消各一两　甘草半两(炙微赤,剉)　蓝叶半两

【用法】上为粗散。每服四钱,以水一中盏,煎至六分,去滓温服,不拘时候。

【主治】伤寒。邪热在胃,谵语错乱。

91267　犀角散(《圣惠》卷十)

【组成】犀角屑　麻黄(去根节)　栀子仁　黄连(去须)　地骨皮　甘草(炙微赤,剉)　马牙消　郁金各一两　石膏二两

【用法】上为粗散。每服五钱,以水一大盏,煎至五分,去滓温服,不拘时候。以愈为度。

【主治】伤寒。赤斑出不止。

91268　犀角散(《圣惠》卷十一)

【组成】犀角屑半两　射干三分　柴胡一两(去苗)　川大黄三分(剉碎,微炒)　川升麻一两　甘草半两(炙微赤,剉)　黄芩三分　川芒消一两　麦门冬一两(去心,焙)

【用法】上为粗散。每服四钱,以水一中盏,加淡竹叶三七片,小麦五十粒,煎至六分,去滓温服,不拘时候。

【主治】阳毒伤寒。狂言乱走,面赤斑斑,咽喉干痛,心胸烦满,四肢拘急,小便赤黄。

91269　犀角散(《圣惠》卷十一)

【组成】犀角屑三分　茵陈三分　茯神二两　人参一两(去芦头)　栀子仁半两　赤芍药半两　麦门冬一两(去心,焙)　龙齿三分　川升麻半两　子芩三分　甘草三分(炙微赤,剉)

【用法】上为散。每服四钱,用水一中盏,加生姜半分,煎至六分,去滓温服,不拘时候。

【主治】伤寒。有狂热在心,恍惚或多惊,不得睡卧。

91270　犀角散(《圣惠》卷十一)

【组成】犀角屑三分　川升麻半两　麦门冬三分(去心)　黄柏半两(剉)　黄连半两(去须)　玄参三分　甘草半两(生剉)　杏仁三分(汤浸,去皮尖双仁,麸炒微黄)

【用法】上为散。每服四钱,以水一中盏,煎至五分,去滓温服,不拘时候。

【主治】伤寒。心肺壅热,口内生疮,烦躁不得眠卧。

91271　**犀角散**(《圣惠》卷十二)

【组成】犀角屑三分　黄芩一两　木通三分(剉)　川朴消半两　土瓜根一两　龙胆一两(去芦头)

【用法】上为散。每服四钱,以水一中盏,煎至六分,去滓温服,不拘时候。

【主治】伤寒。余热不退,心神烦躁。

91272　**犀角散**(《圣惠》卷十三)

【异名】犀角汤(《圣济总录》卷二十一)。

【组成】犀角屑一两　柴胡三分(去苗)　吴蓝三分　大青一两　川升麻一两　乌梅肉三分　黄芩三分　甘草半两(炙微赤,剉)

【用法】上为散。每服五钱,以水一大盏,加竹叶三七片,煎至五分,去滓温服,不拘时候。

【主治】❶《圣惠》:坏伤寒。日数多后,烦热不退,颊赤口干。❷《圣济总录》:伤寒过经不解,热结在里,往来寒热,烦渴躁闷。

91273　**犀角散**(《圣惠》卷十三)

【组成】犀角屑一两　黄连一两(去须,微炒)　龙骨一两　当归一两(剉,微炒)　人参三分(去芦头)　阿胶一两(捣碎,炒令黄燥)

【用法】上为粗散。每服五钱,以水一大盏,煎至五分,不拘时候温服。

【主治】伤寒。热毒攻肠胃,下痢困绝。

91274　**犀角散**(《圣惠》卷十三)

【组成】犀角屑半两　黄柏半两(微炙,剉)　黄芩半两　漏芦一分　川升麻半两　黄连三分(去须,微炒)　当归半两(剉,微炒)　牡蛎半两(烧为粉)　艾叶一分(微炒)　醋石榴皮半两(微炒)　桑寄生半两　甘草半两(炙微赤,剉)

【用法】上为散。每服四钱,以水一中盏,加薤白五寸,煎至六分,去滓温服,不拘时候。

【主治】伤寒。表实里虚,热气乘虚,攻于肠胃,下脓血,或如烂肉,或如鱼脑,腹痛壮热。

91275　**犀角散**(《圣惠》卷十四)

【组成】犀角屑三分　赤茯苓三分　枳壳三分(麸炒微黄,去瓤)　柴胡一两半(去苗)　白术三两　鳖甲一两半(涂醋,炙令黄,去裙襕)　知母半两　赤芍药三分　甘草半两(炙微赤,剉)

【用法】上为散。每服五钱,以水一大盏,加生姜半分,煎至六分,去滓温服,不拘时候。

【主治】伤寒后夹劳。烦热,四肢疼痛,不欲饮食。

91276　**犀角散**(《圣惠》卷十四)

【异名】犀角汤(《圣济总录》卷八十三)。

【组成】犀角屑三分　防风一两(去芦头)　羌活一两　秦艽一两(去苗)　桂心三分　陈橘皮三两(汤浸,去白瓤,焙)　大腹皮三分　牛膝一两半(去苗)

【用法】上为散。每服五钱,以水一中盏,加生姜半分,煎至五分,去滓温服,不拘时候。

【主治】伤寒后风毒脚气。心膈壅闷,头旋目眩。

91277　**犀角散**(《圣惠》卷十四)

【异名】犀角汤(《圣济总录》卷二十九)。

【组成】犀角屑一两　石膏三两　竹茹一两　葛根一两　丹参一两

【用法】上为散。每服五钱,以水一大盏,煎至五分,去滓温服,不拘时候。

【主治】伤寒后未平复,交合成阴阳易,壮热头疼,或鼻中出血。

91278　**犀角散**(《圣惠》卷十五)

【组成】犀角屑一两　麻黄半两(去根节)　木通半两(剉)　桂心半两　川升麻半两　葛根半两(剉)　枳壳半两(麸炒微黄,去瓤)　黄芩半两　柴胡一两(去苗)　桃仁半两(汤浸,去皮尖双仁,麸炒微黄)　甘草半两(炙微赤,剉)

【用法】上为散。每服五钱,以水一大盏,煎至五分,去滓温服,不拘时候。

【主治】时气四日,曾经发汗不解,寒热无恒,心中躁闷。

91279　**犀角散**(《圣惠》卷十五)

【组成】犀角屑　龙齿　子芩　沙参(去芦头)　葳蕤　麦门冬(去心)　川升麻　赤茯苓　赤芍药　杏仁(汤浸,去皮尖双仁,麸炒微黄)各一两　枳壳三分(麸炒微黄,去瓤)　大青三分　甘草三分(炙微赤,剉)

【用法】上为散。每服五钱,以水一大盏,煎至五分,去滓温服,不拘时候。

【主治】时气。热毒攻心,言语不定,心狂烦乱,不得睡卧。

91280　**犀角散**(《圣惠》卷十五)

【组成】犀角屑半两　丁香半两　熏陆香半两　木香半两　玄参一两　川升麻一两　麝香一分

【用法】上为细散。每服二钱,以水一中盏,煎至五分,和滓温服,不拘时候。

【主治】时气发豌豆疮。出后疼痛,心神烦闷。

91281　**犀角散**(《圣惠》卷十五)

【组成】犀角散一两　玄参一两　胡黄连半两　川升麻三分　甘草三分(生用)　大青半两

【用法】上为散。每服五钱,以水一大盏,煎至五分,去滓温服,不拘时候。

【主治】时气。心脾脏热毒上冲,遍口生疮。

91282　**犀角散**(《圣惠》卷十五)

【组成】犀角屑三分　麦门冬一两半(去心)　黄芩一两　石膏二两　川朴消一两　芦根一两(剉)

【用法】上为粗散。每服三钱,以水一中盏,加青竹茹一分,生姜半分,煎至六分,去滓温服,不拘时候。

【主治】时气。十日已上,胃中伏热不散,时有呕逆,欲得饮水。

91283　**犀角散**(《圣惠》卷十六)

【组成】犀角屑半两　防风半两(去芦头)　川升麻一两　秦艽一两(去苗)　木通一两(剉)　白鲜皮一两　甘草半两(炙微赤,剉)　槟榔一两　川芒消二两

【用法】上为散。每服五钱,以水一中盏,加生姜半分,煎至五分,去滓温服,不拘时候。

【主治】时气。头目烦疼,心神躁壅,大小便不利。

91284　**犀角散**(《圣惠》卷十六)

【组成】犀角屑一两　葛根一两(剉)　麻黄一两(去根节)　黄芩三分　甘草半两(炙微赤,剉)

【用法】上为散。每服四钱,以水一中盏,煎至六分,去滓温服,不拘时候。

【主治】时气。余热不解,心烦躁渴,表实里虚。

91285　**犀角散**(《圣惠》卷十六)

【组成】犀角屑　柴胡(去苗)　赤芍药　瞿麦　黄芩　知母　木通(剉)各一两　滑石二两　川大黄二两(剉碎,微炒)

【用法】上为散。每服五钱,以水一大盏,煎至五分,去滓温服,不拘时候。以得通为度。

【主治】时气四五日,寒热不解,头痛,心腹烦闷,小便不通。

91286　**犀角散**(《圣惠》卷十七)

【组成】犀角屑一两　人参三分(去芦头)　麦门冬三分(去心)　甘草半两(炙微赤,剉)　知母半两　赤茯苓三分　石膏二两

【用法】上为散。每服五钱,以水一大盏,加竹叶二七片,煎至五分,去滓温服,不拘时候。

【主治】热病。四肢烦闷,壮热头痛,口舌干燥。

91287　**犀角散**(《圣惠》卷十七)

【组成】犀角屑半两　天竹黄一分　马牙消一两　铁粉一两　铅霜一分　麝香半钱

【用法】上为细散。每服二钱,以竹叶汤温温调下,不拘时候。

【主治】热病。经发汗,热不解,心中躁热烦闷。

91288　**犀角散**(《圣惠》卷十七)

【组成】犀角屑半两　茵陈三分　茯神二两　赤芍药一两　栀子仁半两　麦门冬一两(去心)　生干地黄二两　人参一两半(去芦头)　白鲜皮一两

【用法】上为散。每服五钱,以水一大盏,加竹叶三七片,煎至五分,去滓温服,不拘时候。

【主治】热病。伏热在心,精神恍惚,发狂,不得睡卧。

91289　**犀角散**(《圣惠》卷十七)

【组成】犀角屑一两　知母一两　川升麻一两　黄连三分(去须)　麦门冬一两(去心)　黄芩一两　葛根一两(剉)　石膏二两　甘草半两(炙微赤,剉)

【用法】上为散。每服四钱,以水一中盏,煎至六分,去滓温服,不拘时候。

【主治】热病。汗后余热不退,头痛唇干。

【备考】本方方名,《普济方》引作"犀牛角散"。

91290　**犀角散**(《圣惠》卷十八)

【组成】犀角屑一两　栝楼根一两　川升麻一两　麦门冬二两(去心,焙)　寒水石一两　葛根一两　胡黄连一两　生干地黄一两　甘草半两(炙微赤,剉)

【用法】上为细散。每服一钱,以新汲水调下,不拘时候。

【主治】热病。毒气在心脾,口干烦闷。

91291　**犀角散**(《圣惠》卷十八)

【组成】犀角屑半两　黄连一两(去须)　川升麻三分　川大黄一两(剉碎,微炒)　川朴消一两　黄芩一两　麦门冬一两半(去心,焙)　甘草半两(炙微赤,剉)

【用法】上为粗散。每服三钱,以水一中盏,煎至六分,去滓温服,如人行十余里再服。以利为度。

【主治】热病口疮。心神烦躁,大小便壅滞。

91292　**犀角散**(《圣惠》卷十八)

【异名】大犀角散(《鸡峰》卷十)。

【组成】犀角屑一两　栀子仁半两　地骨皮半两　子芩半两　川大黄半两(剉碎,微炒)　麦门冬三分(去心)　甘草半两(炙微赤,剉)　茯神半两　川升麻半两　生干地黄一两　茅根半两(剉)　芦根半两(剉)

【用法】上为散。每服四钱,以水一中盏,煎至六分,去滓温服,不拘时候。

【主治】热病。毒气未解,心肺积热,吐血不止,心中壅闷。

91293　**犀角散**(《圣惠》卷十八)

【组成】犀角屑半两　麦门冬一两(去心,焙)　防风半两(去芦头)　黄芩半两　川升麻半两　石膏半两　川大黄半两(剉碎,微炒)　黄连半两(去须)　大青半两　甘菊花半两　栀子仁半两　甘草半两(炙微赤,剉)

【用法】上为粗散。每服三钱,以水一中盏,加淡竹叶三七片,煎至六分,去滓温服,不拘时候。

【主治】热病。热毒气攻眼,赤涩肿痛。

91294　**犀角散**(《圣惠》十八)

【组成】犀角屑半两　川大黄三分(剉碎,微炒)　龙胆半两(去芦头)　黄芩一两　人参半两(去芦头)　甘草半两(生用)　不灰木一两(以羊粪火焙为灰,细研)

【用法】上为粗散。每服三钱,以水一中盏,加竹叶二七片,煎至六分,去滓温服,不拘时候。

【主治】热病。目赤,烦躁狂语,坐卧不得。身生赤斑。

91295　**犀角散**(《圣惠》卷十八)

【组成】犀角屑一两　川升麻一两　木香一两　紫草一两　麦门冬一两(去心)　漏芦一两　麝香一分(研)　甘草半两(炙微赤,剉)

【用法】上为散。每服三钱,以水一中盏,煎至六分,去滓温服,不拘时候。

【主治】热病。疱疮出,心烦热盛。

91296　**犀角散**(《圣惠》卷十八)

【组成】犀角屑一两　葛根三分(剉)　通草一两　知母三分　人参一两(去芦头)　柴胡一两(去苗)　蓝叶三分　桔梗三分(去芦头)　桑根白皮三分(剉)　赤茯苓三分　秦艽三分(去苗)

【用法】上为散。每服四钱,以水一中盏,煎至五分,去滓,加竹沥一合,搅令匀,不拘时候温服。

【主治】热病。黄疸热渴,久患酒劳,胸满气促,皮肤

渐黄如金色。

91297 **犀角散**(《圣惠》卷十八)

【组成】犀角屑一两　大麻仁一两　麦门冬一两(去心)　黄芩一两　土瓜根一两　白鲜皮一两　栀子仁一两　川大黄二两(剉碎,微炒)　甘草半两(炙微赤,剉)

【用法】上为散。每服四钱,以水一中盏,煎至六分,去滓温服,不拘时候。

【主治】热病。恶寒壮热,大便不通。

91298 **犀角散**(《圣惠》卷十八)

【异名】犀角汤(《圣济总录》卷二十六)。

【组成】犀角屑一两　黄连一两(去须)　地榆一两半　茜根一两(剉)　黄芩一两　栀子仁半两

【用法】上为粗散。每服四钱,以水一盏,加薤白一茎,煎至六分,去滓温服,不拘时候。

【主治】热病。毒气不解,日晚即壮热,便痢鲜血,痢无期度,不下饮食。

91299 **犀角散**(《圣惠》卷十八)

【组成】犀角屑三分　黄连三分(去须,微炒)　赤芍药三分　黄芩三分　侧柏叶三分　阿胶三分(捣碎,炒令黄燥)　乌梅肉三分(微炒)　甘草三分(炙微赤,剉)

【用法】上为散。每服二钱,以粥饮调下,温服,不拘时候。

【主治】热病。热毒攻脏腑,痢下杂脓血,烦渴不止。

91300 **犀角散**(《圣惠》卷二十)

【组成】犀角屑半两　防风三分(去芦头)　枳壳三分(麸炒微黄,去瓤)　独活三分　茯神一两　黄连三分(去须)　白鲜皮半两　麦门冬一两半(去心,焙)　甘草半两(炙微赤,剉)

【用法】上为粗散。每服三钱,以水一中盏,煎至六分,去滓温服,不拘时候。

【主治】风,惊悸,心神不安。

91301 **犀角散**(《圣惠》卷二十)

【组成】犀角屑一两　人参一两(去芦头)　远志三分(去心)　甘草半两(炙微赤,剉)　桂心三分　独活三分　酸枣仁一两(微炒)　生干地黄一两

【用法】上为粗散。每服三钱,以水一中盏,加生姜半分,薄荷二七叶,煎至六分,去滓温服,不拘时候。

【功用】安神定志。

【主治】风经五脏,恍惚,惊悸。

91302 **犀角散**(《圣惠》卷二十)

【组成】犀角屑一两　白鲜皮一两　桑上寄生一两　人参一两(去芦头)　麦门冬一两半(去心,焙)　龙齿一两　防风三分(去芦头)　茯神一两　甘草半两(炙微赤,剉)

【用法】上为粗散。每服三钱,以水一中盏,煎至六分,去滓温服,不拘时候。

【主治】风狂。妄有所见,恍惚不定,发即欲走。

91303 **犀角散**(《圣惠》卷二十一)

【组成】犀角屑一两　麻黄一两(去根节)　防风三分(去芦头)　石膏二两　桂心三分　白术三分　羌活一两　人参三分(去芦头)　芎䓖三分　白茯苓三分　细辛三分　当归三分　附子一两(炮裂,去皮脐)　杏仁一两(汤浸,去皮尖双仁,麸炒微黄)　甘草半两(炙微赤,剉)

【用法】上为粗散。每服四钱,以水一中盏,加生姜半分,煎至五分,去滓,入竹沥一合,更煎一两沸,不拘时候温服。

【主治】中风。角弓反张,心神烦乱,口噤不语。

91304 **犀角散**(《圣惠》卷二十一)

【组成】犀角屑一两　白鲜皮一两　黄芩一两　玄参一两　葳蕤一两　葛根二两(剉)　石膏三两　麦门冬一两半(去心,焙)　甘草一两(炙微赤,剉)

【用法】上为粗散。每服三钱,以水一中盏,煎至五分,去滓,入竹沥半合,更煎一两沸,不拘时候温服。

【主治】热毒风。攻心腹,烦闷。

91305 **犀角散**(《圣惠》卷二十三)

【异名】犀角汤(《圣济总录》卷八)。

【组成】犀角屑一两　防风一两(去芦头)　枳壳一两(麸炒微黄,去瓤)　独活一两　桂心三分　秦艽一两半(去苗)　当归一两半(剉,微炒)　赤芍药一两　仙灵脾一两　葛根一两半(剉)　人参一两(去芦头)　赤茯苓一两半　牛膝一两半(去苗)　熟干地黄二两　黑豆三合(淘净,炒熟)

【用法】上为粗散。每服五钱,以水一大盏,加生姜半分,煎至五分,去滓温服,不拘时候。

【主治】中风。手脚不遂,关节疼痛,心胸躁热。

【加减】若躁甚语涩者,每服加竹沥半合同服。

91306 **犀角散**(《圣惠》卷二十三)

【组成】犀角屑三分　白鲜皮三分　防风三分(去芦头)　麦门冬一两(去心)　大麻仁一两　木通三分(剉)　大腹皮三分(剉)　川大黄一两(剉碎,微炒)　甘草半两(炙微赤,剉)

【用法】上为散。每服五钱,以水一大盏,煎至五分,去滓,食前温服。

【主治】大肠风热,秘涩不通,心腹壅闷。

91307 **犀角散**(《圣惠》卷二十四)

【组成】犀角屑一两　川升麻一两　玄参一两　防风一两(去芦头)　白鲜皮一两　景天花一两　白蒺藜一两(微炒去刺)　人参一两(去芦头)　沙参一两(去芦头)　甘草半两(炙微赤,剉)　马牙消　牛黄一分(细研)

【用法】上为细散,研入牛黄令匀。每服二钱,以竹叶汤调下,不拘时候。

【主治】风瘾疹,心闷。

91308 **犀角散**(《圣惠》卷二十六)

【组成】犀角屑一两　远志三分(去心)　麦门冬一两半(去心,焙)　桃花三分　酸枣仁三分(微炒)　黄耆三分(剉)　地骨皮一两　真珠末半两　石膏一两　川升麻一两　葳蕤一两　甘草半两(炙微赤,剉)

【用法】上为细散。每服三钱,食后以温酒调下。

【主治】心劳,或风热,心神不安,少得睡卧。

91309 **犀角散**(《圣惠》卷二十九)

【组成】犀角屑半两　茯神一两　赤芍药三分　人参三分(去芦头)　黄耆一两(剉)　地骨皮半两　麦门冬三分(去心)　生干地黄一两　甘草半两(炙微赤,剉)

【用法】上为散。每服三钱,以水一中盏,煎至六分,去滓温服,不拘时候。

【主治】虚劳烦热。心神不安,四肢疼痛,吃食全少。

91310 **犀角散**(《圣惠》卷三十二)

【组成】犀角屑一两 防风三分(去芦头) 羚羊角屑三分 车前子三分 川升麻三分 蔓荆子三分 甘菊花三分 细辛三分 黄芩三分 玄参三分 甘草三分(炙微赤,剉) 朱砂半两(细研) 琥珀半两(细研) 龙脑一分(细研)

【用法】上为散,都研令匀。每服一钱,食后煎麦门冬汤调下。

【主治】风赤眼。涩痛,泪出,睛疼,心膈烦热,四肢不利。

91311 **犀角散**(《圣惠》卷三十二)

【组成】犀角屑三分 栀子仁一两 木通一两(剉) 子芩三分 川大黄一两(剉碎,微炒) 瞿麦三分 车前子一两 黄连三分(去须) 川芒消一两

【用法】上为散。每服三钱,以水一中盏,加竹叶二七片,煎至六分,去滓,食后温服。

【主治】暴赤眼,肿涩疼痛。

91312 **犀角散**(《圣惠》卷三十二)

【组成】犀角屑三分 川升麻 黄芩 栀子仁 甘菊花 玄参 川大黄(剉碎,微炒)各三分 麦门冬一两半(去心,焙) 甘草半两(炙微赤,剉)

【用法】上为粗散。每服四钱,以水一中盏,加竹叶二七片,煎至六分,去滓,食后温服。

【主治】丹石毒上攻眼目,赤肿疼痛。

91313 **犀角散**(《圣惠》卷三十二)

【组成】犀角屑 栀子仁 木通(剉) 子芩 川大黄(剉碎,微炒) 瞿麦 决明子 黄连(去须) 车前子 甘菊花各一两 甘草半两(炙微赤,剉) 防风二分(去芦头)

【用法】上为散。每服三钱,以水一中盏,煎至六分,去滓,食后温服。

【主治】远年风赤眼,肿痒涩痛晕翳。

【宜忌】忌毒鱼肉,热面。

91314 **犀角散**(《圣惠》卷三十三)

【异名】生犀饮(《圣济总录》卷一〇三)。犀角汤(《圣济总录》卷一〇六)。

【组成】犀角屑 黄芩 葳蕤 防风(去芦头) 地肤子 羚羊角屑 甘草(炙微赤,剉) 马牙消各一两 麦门冬一两半(去心,焙) 黄连一两半(去须)

【用法】上为粗散。每服三钱,以水一中盏,煎至六分,去滓,食后温服。

【主治】❶《圣惠》:眼赤脉冲贯黑睛,热毒肿痛,心躁烦乱。❷《圣济总录》:肝肺风热,白睛肿胀,侵盖黑睛。

91315 **犀角散**(《圣惠》卷三十三)

【组成】犀角屑半两 羚羊角屑半两 车前子一两 枸杞子一两 槐子 五味子 青葙子 牛蒡子(微炒) 茺蔚子 胡黄连各三分 兔肝一具(微炙)

【用法】上为细散。每服二钱,食后煎槐子汤调下,临卧再服。

【主治】坠睛眼。失明,眼睛牵陷,或时发疼,视物散乱。

91316 **犀角散**(《圣惠》卷三十五)

【组成】犀角屑一两 射干一两半 马蔺根一两 枳壳一两(麸炒微黄,去瓤) 马牙消一两半 甘草一两(生用)

【用法】上为散。每服三钱,以水一中盏,加竹叶二七片,煎至六分,去滓,稍温含咽,不拘时候。

【主治】喉痹气隔,胸滞咽肿。

91317 **犀角散**(《圣惠》卷三十五)

【组成】犀角屑一两 川升麻一两 木通三两(剉) 射干一两 前胡一两半(去芦头) 川大黄一分(剉碎,微炒)

【用法】上为粗散。每服二钱,以水一中盏,加竹叶二七片,煎至六分,去滓,更入朴消末一钱,搅令匀,温服,不拘时候。

【主治】咽喉毒气所攻,气息不利,心胸烦闷。

91318 **犀角散**(《圣惠》卷三十五)

【异名】犀角汤(《圣济总录》卷一二二)。

【组成】犀角屑一两 射干二两 赤芍药一两 杏仁二两(汤浸,去皮尖双仁,麸炒微黄) 羚羊角屑一两 甘草三两(炙微赤,剉) 栀子仁半两 川升麻一两半 汉防己二两

【用法】上为粗散。每服三钱,以水一大盏,加豉半合,同煎至五分,去滓温服,不拘时候。

【主治】咽喉肿痛。皆因热在于肺脾,邪毒壅滞,心胸不利。

91319 **犀角散**(《圣惠》卷三十五)

【组成】犀角屑一两 沉香一两 木香半两 马牙消一两 鸡舌香一两 熏陆香半两 川升麻三分 射干三分 甘草半两(生剉) 黄芩半两 麝香一分(细研)

【用法】上为粗散。每服二钱,以水一中盏,加竹叶二七片,煎至六分,去滓温服,不拘时候。

【主治】咽喉毒气结塞疼痛,不下汤水。

91320 **犀角散**(《圣惠》卷三十五)

【组成】犀角屑三分 马牙消一两 白矾一分 川升麻三分 甘草半两(生剉) 桔梗半两(去芦头) 细辛一分 石膏一两 前胡三分(去芦头)

【用法】上为粗散。每服三钱,以水一中盏,煎至六分,去滓温服,不拘时候。

【主治】咽喉疼痛。四肢寒热,痰涎壅滞,烦躁头痛。

91321 **犀角散**(《圣惠》卷三十五)

【异名】射干散(《御药院方》卷九)。

【组成】犀角屑三分 射干三分 桔梗三分(去芦头) 木香半两 诃黎勒皮一两 紫苏子一两 枳壳一两(麸炒微黄,去瓤) 甘草半两(炙微赤,剉) 川升麻三分 槟榔一两 赤茯苓一两 木通半两(剉)

【用法】上为粗散。每服三钱,以水一中盏,煎至六分,去滓温服,不拘时候。

【主治】咽喉中如有肉脔,咽之不下,吐之不出,闷乱。

91322 **犀角散**(《圣惠》卷三十五)

【异名】犀角汤(《圣济总录》卷一二二)。
【组成】犀角屑半两 射干三分 桔梗三分(去芦头) 马蔺根三分(剉) 甘草半两(炙微赤,剉) 川升麻半两
【用法】上为粗散。每服三钱,以水一中盏,加竹叶七片,煎至六分,去滓,入马牙消一钱,搅令匀,细细含咽。
【主治】马喉痹。颊面肿满。

91323 **犀角散**(《圣惠》卷三十五)
【组成】犀角屑一两 玄参三分 黄耆一两(剉) 黄芩三分 络石三分 败酱三分 白蔹三分 川大黄一两(剉碎,微炒) 甘草半两(炙微赤,剉)
【用法】上为粗散。每服三钱,以水一中盏,煎至六分,去滓,入川朴消一钱,搅令匀,不拘时候温服。
【主治】咽喉中生痈疮,肿痛。

91324 **犀角散**(《圣惠》卷三十六)
【异名】犀角汤(《圣济总录》卷十二)。
【组成】犀角屑半两 甘菊花半两 前胡半两(去芦头) 枳壳半两(麸炒微黄,去瓤) 菖蒲半两 麦门冬一两(去心) 泽泻半两 羌活半两 木通半两(剉) 生干地黄半两 甘草一分(炙微赤,剉)
【用法】上为散。每服三钱,以水一中盏,煎至五分,去滓,食后服。
【主治】风毒壅热,胸心痰滞,两耳虚鸣,头重目眩。

91325 **犀角散**(《圣惠》卷三十七)
【组成】犀角屑半两 木通半两(剉) 麦门冬一两(去心,焙) 赤茯苓半两 川升麻半两 黄耆半两(剉) 马牙消半两 杏仁半两(汤浸,去皮尖双仁,麸炒微黄) 朱砂一分(细研) 龙脑一钱(细研) 甘草一分(炙微赤,剉)
【用法】上为散。每服一钱,食后以竹叶汤调下。
【主治】肺热,鼻干无涕,心神烦闷。

91326 **犀角散**(《圣惠》卷三十七)
【组成】犀角屑一两 黄芩一两 人参一两(去芦头) 生干地黄一两 麦门冬一两(去心) 栝蒌根一两 甘草半两(炙微赤,剉) 杏仁二两(汤浸,去皮尖双仁,麸炒微黄)
【用法】上为散。每服三钱,以水一中盏,煎至六分,去滓温服,不拘时候。
【主治】心肺壅热,上焦不利,吐血口干。

91327 **犀角散**(《圣惠》卷三十八)
【组成】犀角屑三分 玄参三分 赤芍药一两 柴胡一两(去苗) 知母二分 黄耆三分(剉) 葳蕤三分 甘草半两(生用) 生麦门冬一两(去心) 赤茯苓一两 地骨皮一两
【用法】上为散。每服四钱,以水一中盏,加生姜半分,煎至六分,去滓温服,不拘时候。
【主治】乳石发热,上攻头面,四肢骨节烦疼,口干心躁,不思饮食。

91328 **犀角散**(《圣惠》卷三十八)
【组成】犀角屑三分 川升麻一两 黄耆一两(剉) 玄参一两 荠苨一两 麦门冬一两(去心) 甘草一分(生剉) 地骨皮一两 木香一两 黄芩三分 葛根一两(剉) 川大黄二两(剉碎、微炒)
【用法】上为散。每服四钱,以水一中盏,加竹叶三七片,煎至六分,去滓温服,一日三四次。
【主治】乳石发作,生痈肿,心神烦躁,口干,肩背拘急,四肢疼痛。

91329 **犀角散**(《圣惠》卷三十八)
【组成】犀角屑半两 子芩一两 川芒消一两 玄参一两 麦门冬一两半(去心,焙) 川大黄一两(剉碎,微炒) 枳壳三分(麸炒微黄,去瓤) 川升麻一两 沙参三分(去芦头) 瞿麦三分 甘草半两(生用)
【用法】上为散。每服四钱,以水一中盏,加淡竹叶三七片,豉五十粒,煎至六分,去滓温服,一日三四次。
【主治】乳石发动,心神烦躁,身上生疮,四肢疼痛,小便赤涩。

91330 **犀角散**(《圣惠》卷三十八)
【组成】犀角屑半两 地榆一两 赤芍药三分木香半两 黄芩三分
【用法】上为散,分为六服。以水一中盏,煎至六分,去滓稍热服,不拘时候。
【主治】乳石发动,心神虚烦,变为下痢,腹痛,不思饮食。

91331 **犀角散**(《圣惠》卷三十八)
【组成】犀角屑一两 川升麻一两 玄参一两 川大黄一两(剉碎,微炒) 赤芍药一两 木通一两(剉) 滑石二两 当归一两(剉,微炒)
【用法】上为粗散。每服三钱,以水一中盏,加生姜半分,葱白七寸,煎至六分,去滓温服,一日三四次。
【主治】乳石发动,心神烦热,小便淋涩,脐下疼痛。

91332 **犀角散**(《圣惠》卷三十八)
【组成】犀角屑半两 子芩三分 赤茯苓一两 瞿麦三分 槟榔二分 枳实一两(麸炒微黄) 柴胡一两(去苗) 甘草半两(炙微赤,剉) 木通一两(剉) 半夏三分(汤洗七遍,去滑) 紫苏茎叶一两
【用法】上为散。每服四钱,以水一中盏,加生姜半分,煎至六分,去滓温服,一日三四次。
【主治】乳石发动,心膈气滞,痰结,不下饮食,腹胁满闷,四肢烦疼,大小肠壅滞不通。

91333 **犀角散**(《圣惠》卷四十三)
【组成】犀角屑一两 安息香半两 槟榔二两 没药半两 肉桂一两(去皱皮) 麝香一两(细研)
【用法】上为散,入麝香研令匀。每服一钱,以热酒调下,不拘时候。
【主治】恶疰心痛,烦乱不可忍。

91334 **犀角散**(《圣惠》卷四十三)
【组成】犀角屑一分 木通一分 羌活一分 黑豆半合 甘草一分(炙微赤,剉) 牛黄半钱(细研) 麝香半钱(细研) 桑根白皮一分
【用法】上细剉。以水二大盏,煎至一盏二分,去滓,入牛黄、麝香搅令匀,分三次温服,不拘时候。
【主治】中恶。心痛不可忍,如蛊毒恶疾之状。

91335 **犀角散**(《圣惠》卷四十五)

【组成】犀角屑三分　防风一两(去芦头)　羌活一两　秦艽一两(去苗)　桂心半两　赤芍药一两　大腹皮一两(剉)　牛膝一两(去苗)　槟榔一两

【用法】上为散。每服四钱,以水一中盏,加生姜半分,煎至六分,去滓温服,不拘时候。

【主治】脚气疼痛,皮肤不仁,心神烦热,眠卧不安。

91336　**犀角散**(《圣惠》卷四十五)

【组成】犀角屑三分　木香半两　槟榔一两　紫苏茎叶　沉香三分　杉木节一两(剉)　麦门冬一两(去心,焙)　赤茯苓一两　枳壳三分(麸炒微黄,去瓤)　防风半两(去芦头)　石膏二两(细研)

【用法】上为粗散。每服四钱,以水一中盏,煎至五分,去滓,入淡竹沥一合,更煎一两沸,不拘时候温服。

【主治】脚气冲心。烦喘闷乱,头痛口干,坐卧不得。

91337　**犀角散**(《圣惠》卷四十五)

【组成】犀角屑二分　川大黄一两(剉碎,微炒)　木通三分(剉)　槟榔一两　柴胡一两(去苗)　川升麻三分　枳壳一两(麸炒微黄,去瓤)　黄芩三分　独活三分　赤芍药三分　芎䓖三分　甘草半两(炙微赤,剉)

【用法】上为散。每服四钱,以水一中盏,加生姜半分,煎至六分,去滓温服,不拘时候。

【主治】脚气,春夏防发。稍觉风壅气滞,腑脏不通,心神烦闷,脚膝时痛,宜服本方。

91338　**犀角散**(《圣惠》卷四十五)

【组成】犀角屑一两　木香半两　射干一两　川升麻一两　麦门冬一两(去心)　柴胡一两(去苗)　甘草半两(炙微赤,剉)　鳖甲二两(涂酥炙令黄,去裙襕)

【用法】上为粗散。每服四钱,以水一中盏,加生姜半分,煎至六分,去滓温服,不拘时候。

【主治】瘴毒脚气,心神闷乱。

91339　**犀角散**(《圣惠》卷四十五)

【组成】犀角屑一两　川升麻三分　玄参一两(去芦头)　木香半两　葳蕤三分　麦门冬一两(去心)　射干三分　栝楼根一两　甘草三分(炙微赤,剉)　沉香三分　槟榔一两　紫苏茎叶一两　黄芩三分　荠苨三分　吴蓝三分

【用法】上为粗散。每服四钱,以水一中盏,加生姜半分,淡竹叶二七片,煎至六分,去滓温服,不拘时候。

【主治】服乳石太多,致脏腑充实,又酒面热毒过度,致令脚气壅塞,心神烦热,口干闷乱,咽喉不利。

91340　**犀角散**(《圣惠》卷四十五)

【组成】犀角屑三分　天麻三分　羌活三分　枳壳三分(麸炒微黄,去瓤)　防风三分(去芦头)　黄耆三分(剉)　白蒺藜三分(微炒去刺)　黄芩三分　槟榔一两　乌蛇二两(酒浸,去皮骨,炙微黄)　白鲜皮三分　甘草半两(炙微赤,剉)

【用法】上为散。每服四钱,以水二中盏,加生姜半分,煎至六分,去滓温服。

【主治】脚气。风毒生疮肿疼痛,心神烦热。

91341　**犀角散**(《圣惠》卷五十一)

【组成】犀角屑三分　前胡一两(去芦头)　麦门冬一两(去心)　川升麻三分　黄耆三分(剉)　半夏三分(汤洗七遍去滑)　甘草半两(生)　桑根白皮三分(剉)　枳壳三分(麸炒微黄,去瓤)

【用法】上为散。每服五钱,以水一大盏,加生姜半分,煎至五分,去滓,食后良久温服。

【主治】上焦壅滞,痰热心烦,不欲食。

91342　**犀角散**(《圣惠》卷五十二)

【组成】犀角屑半两　杏仁半两(汤浸,去皮尖双仁,麸炒微黄)　麦门冬半两(去心)　恒山半两(剉)　糯米八十一粒　甘草半两(炙微赤,剉)

【用法】上捣令碎。以水五大盏,煎至二盏半,去滓,分为五服,于发时前不拘时候温服。

【主治】肺疟。来去不定,心寒甚即发热,热则多惊,如有所见者。

91343　**犀角散**(《圣惠》卷五十五)

【组成】犀角屑一两　茵陈二两　黄芩一两　栀子仁一两　川升麻一两　川芒消二两

【用法】上为散。每服四钱,以水一中盏,加竹叶三七片,煎至六分,去滓温服,不拘时候。

【主治】急黄。心膈烦躁,眼目赤痛。

91344　**犀角散**(《圣惠》卷五十五)

【组成】犀角屑一两　黄连一两(去须)　赤芍药三分　茵陈一两　白鲜皮三分　土瓜根三分　栀子仁三分　柴胡三分(去苗)　栝蒌根三分　川大黄一两半(剉碎,微炒)　川芒消二两　子芩三分　贝齿二十枚(烧令赤,细研)

【用法】上为细散。每服二钱,不拘时候煎茅根汤调下。以利为度。

【主治】风疸疸。脏腑风热相博,心神不安,多卧少起,小便赤涩。

91345　**犀角散**(《圣惠》卷五十五)

【组成】犀角屑三分　栀子仁三分　黄芩三分　羚羊角屑三分　川升麻三分　柴胡一两(去苗)　龙胆半两(去芦头)　甘草半两(炙微赤,剉)

【用法】上为散。每服三钱,以水一中盏,加淡竹叶二七片,煎至六分,去滓温服,不拘时候。

【主治】肝黄。面色青黄,筋脉拘急,口干心躁,小便不利,言语謇涩。

91346　**犀角散**(《圣惠》卷五十五)

【组成】犀角屑一两　麦门冬一两(去心)　白鲜皮一两　葳蕤一两　黄芩一两　川大黄二两(剉碎,微炒)

【用法】上为粗散。每服四钱,以水一中盏,煎至五分,去滓,入生地黄汁一合,不拘时候温服。

【主治】奸黄。面目偏身俱黄,言语失错,心神狂乱,诈奸黠如不患人,若不与漱,即口舌干燥。

91347　**犀角散**(《圣惠》卷五十五)

【组成】犀角屑半两　白鲜皮半两　麦门冬半两(去心)　沙参半两(去芦头)　茵陈半两　川升麻半两　川朴消半两　甘草半两(炙微赤,剉)

【用法】上为散。每服四钱,以水一中盏,煎至六分,去滓温服,不拘时候。

【主治】惊黄。面色青黄,心多惊悸,口舌干燥,不肯眠卧,卧即多言语狂乱,身体壮热。

91348 **犀角散**(《圣惠》卷五十五)

【组成】犀角屑半两　牛黄一分(细研)　麝香一分(细研)　川大黄半两(剉碎,微炒)　栀子仁一分

【用法】上为细散,入牛黄、麝香同研令匀。每服一钱,以温水调下,不拘时候。

【主治】牛黄。舌如蜡色,口作嗍,不多言语,或如牛吼,眼目头面作深黄色。

91349 **犀角散**(《圣惠》卷五十六)

【组成】犀角屑三分　川升麻二分　木香半两　槟榔三分　桃仁三七枚(汤浸,去皮尖双仁,麸炒微黄)　川大黄一两(剉碎,微炒)　桑根白皮一分(剉)　麝香一钱(细研)

【用法】上为粗散。每服三钱,以水一中盏,煎至六分,去滓温服,不拘时候。

【主治】鬼疰中恶。

91350 **犀角散**

《圣惠》卷五十六。为《外台》卷二十八引《古今录验》"五蛊汤"之异名。见该条。

91351 **犀角散**(《圣惠》卷五十八)

【组成】犀角屑半两　灯心半两　榆白皮一两(剉)　赤茯苓一两　子芩一两　车前子一两　川芒消一两　木通一两(剉)　滑石二两

【用法】上为粗散。每服四钱,以水一中盏,煎至六分,去滓,食前温服。以快利为度。

【主治】膀胱积热,小便涩难。

91352 **犀角散**(《圣惠》卷五十九)

【组成】犀角屑三分　木香半两　黄芩一两半　地榆三分(剉)　黄连一两(去须,微炒)　当归一两(剉,微炒)

【用法】上为散。每服三钱,以水一中盏,煎至五分,去滓热服,不拘时候。

【主治】赤痢。腹中疼痛,小便涩,口干烦热。

91353 **犀角散**(《圣惠》卷五十九)

【组成】犀角屑一两　阿胶三分(捣碎,炒令黄燥)　黄连一两(去须,微炒)　艾叶半两(微炒)　伏龙肝一两　当归半两(剉,微炒)

【用法】上为细散。每服二钱,以粥饮调下,不拘时候。

【主治】血痢。腹痛,烦热口干。

91354 **犀角散**(《圣惠》卷五十九)

【组成】犀角屑一分　赤芍药三分　伏龙肝三分　川升麻半两　青橘皮半两(汤浸,去白瓤,焙)　当归二分(剉,微炒)　黄连三分(去须,微炒)　甘草半两(炙微赤,剉)　木香半两　地榆三分(剉)

【用法】上为散。每服四钱,以水一中盏,加生姜半分,煎至六分,去滓温服,不拘时候。

【主治】久血痢。心神烦热,腹内疼痛,不思饮食。

91355 **犀角散**(《圣惠》卷五十九)

【组成】犀角屑一两　黄连一两(去须,微炒)　木香三分　当归半两(剉,微炒)　地榆一两(剉)　黄耆一两(剉)

【用法】上为散。每服三钱,以水一中盏,煎至六分,去滓温服,不拘时候。

【主治】热痢。下赤黄脓血,腹痛心烦,困闷。

91356 **犀角散**(《圣惠》卷五十九)

【组成】犀角屑一两　白术一两　黄连一两(去须,微炒)　当归一两(剉,微炒)　地榆一两(剉)　木香半两

【用法】上为粗散。每服三钱,以水一中盏,煎至六分,去滓温服,不拘时候。

【主治】冷热痢不止,腹肚疼痛,心神烦闷。

91357 **犀角散**(《圣惠》卷五十九)

【组成】犀角屑一两　地榆一两(剉)　黄连一两(去须,微炒)　柏叶一两(微炒)　黄柏一两(微炙,剉)　黄芩一两　当归一两(剉,微炒)　赤地利一两　生干地黄一两

【用法】上为细散。每服二钱,以粥饮调下,不拘时候。

【主治】❶《圣惠》:蛊注热毒痢血,或如小豆汁,腹痛烦闷。❷《圣济总录》:蛊痢下血,如鸡鸭肝片,腹痛烦闷。

【备考】本方改为汤剂,名"地榆汤"(见《圣济总录》)。

91358 **犀角散**(《圣惠》卷六十一)

【异名】犀角汤(《圣济总录》卷一八三)。

【组成】犀角屑一两　知母一两　木通二两(剉)　赤芍药一两半　川升麻　荠苨　葳蕤　黄芩　甘草(剉)各一两半　麦门冬(去心)　马牙消各二两

【用法】上为粗散。每服四钱,以水一中盏,煎至六分,去滓,入竹沥一合,更煎一沸,不拘时候温服。

【主治】初见皮肤有疮,恐成痈,腑脏壅涩,或寒热噤痹,口干心烦。

【备考】《普济方》有川大黄(剉碎,微炒)一两。

91359 **犀角散**(《圣惠》卷六十一)

【异名】犀角汤(《圣济总录》卷一二八)。

【组成】犀角屑三分　连翘一两　射干一两　栀子仁一两　川升麻一两　当归一两　川大黄二两(剉碎,微炒)　木香三分　枳壳一两(麸炒微黄,去瓤)　赤芍药一两　甘草一两(生剉)　玄参一两

【用法】上为散。每服四钱,以水一中盏,煎至六分,去滓温服,不拘时候。

【主治】石痈。热毒气盛,肿硬疼痛,口干烦闷。

91360 **犀角散**(《圣惠》卷六十一)

【组成】犀角屑半两　知母半两　木通三分(剉)　赤芍药半两　川升麻半两　川大黄一两(剉碎,微炒)　葳蕤半两　黄芩半两　麦门冬三分(去心)　甘草半两(生剉)　马牙消一两半

【用法】上为粗散。每服四钱,以水一中盏,煎至六分,去滓温服,不拘时候。下三二行为度。

【主治】痈肿初发,热盛,口干烦渴,四肢拘急,骨节疼痛。

91361 **犀角散**(《圣惠》卷六十二)

【组成】犀角屑一两　漏芦一两　川大黄一两半(剉碎,微炒)　川升麻半两　栀子仁一两　甘草三分(生剉)　木通一两　麦门冬一两(去心)　枳壳一两(麸炒微黄,去瓤)　知母一两　玄参一两

【用法】上为粗散。每服四钱,以水一中盏,煎至六分,去滓,入地黄汁半合,更煎三二沸,不拘时候温服。

【主治】缓疽。风热毒气，结聚肿痛，寒热不止。

91362 犀角散(《圣惠》卷六十二)

【组成】犀角屑一两 玄参一两 川升麻一两 黄耆一两 赤芍药一两 麦门冬一两(去心) 川大黄二两(剉碎，微炒) 当归三分 甘草一两(生剉)

【用法】上为散。每服四钱，以水一中盏，煎至六分，去滓温服，不拘时候。

【主治】发背初觉，毒气攻背上，苦牵痛，微有赤肿。

91363 犀角散(《圣惠》卷六十二)

【组成】犀角屑一两 人参三两(去芦头) 知母三分 赤茯苓一分 麦门冬一两(去心) 地骨皮一两 黄耆一两(剉) 甘草一两(生剉) 葛根三分(剉) 栝楼根三分 川大黄三分(剉碎，微炒) 芦根一两(剉)

【用法】上为散。每服四钱，以水一中盏，煎至六分，去滓温服，不拘时候。

【主治】发背及一切疮肿，未穴，攻刺疼痛，或烦热，渴燥不食。

91364 犀角散(《圣惠》卷六十二)

【组成】犀角屑一两 石膏二两 木通一两(剉) 川升麻一两 玄参一两 甘草半两(生剉) 赤芍药一两 黄耆三分(剉) 川朴消二两

【用法】上为散。每服四钱，以水一中盏，煎至六分，去滓温服，不拘时候，如疮未穴，服之大佳。

【主治】发脑。疮未或已穴，脓出后，痛闷转甚，热乱脑中，若车马走动，痛楚不可忍。

91365 犀角散(《圣惠》卷六十四)

【组成】犀角屑一两 熏陆香一两 木香一两 鸡舌香一两 藿香一两 沉香一两 川升麻一两

【用法】上为粗散。每服四钱，以水一中盏，煎至六分，去滓温服，不拘时候。

【主治】毒肿入腹，心神烦闷，不欲饮食。

91366 犀角散(《圣惠》卷六十四)

【组成】犀角屑 木香 川升麻 吴蓝 玄参 子芩 羚羊角屑 防风(去芦头) 白蒺藜(微炒去刺) 枳壳(麸炒微黄，去瓤) 甘草(炙微赤，剉)各一两 麝香一钱(细研入)

【用法】上为细散。每服二钱，食后煎竹叶汤调下。

【主治】热毒攻皮肤，生疮疼痛。

91367 犀角散(《圣惠》卷六十六)

【组成】犀角屑三分 防风一两(去芦头) 羚羊角屑三分 薏苡仁三分 枳壳一两(麸炒微黄，去瓤) 黄芩三分 酸枣仁三分(微炒) 桂心三分 羌活三分 甘草三分(炙微赤，剉) 川升麻一两 槟榔一两

【用法】上为粗散。每服四钱，以水一中盏，煎至六分，去滓，食后温服。

【主治】风毒瘰疬，筋脉拘急，烦热疼痛。

91368 犀角散(《圣惠》卷六十六)

【组成】犀角屑一两 木通一两半(剉) 赤芍药一两半 柴胡一两半(去苗) 连翘一两 枳壳一两半(麸炒微黄，去瓤) 桔梗一两半(去芦头) 恶实二两(炒令黄色) 甘草三分(炙微赤，剉)

【用法】上为散。每服四钱，以水一中盏，煎至六分，去滓，每于食前温服。

【主治】浮疽瘘。发于颈腋，大如两指，结硬，四肢寒热。

91369 犀角散(《圣惠》卷六十九)

【组成】犀角屑一两 白僵蚕半两(微炒) 地龙半两(炒令微黄) 人中白一分 麝香一钱(细研) 生竹黄半两(细研)

【用法】上为细散，同研令匀。每服一钱，用生地黄汁二合，蜜一茶匙调下，不拘时候。

【主治】妇人血风，心神烦闷，坐卧不安。

91370 犀角散(《圣惠》卷六十九)

【组成】犀角屑半两 紫苏茎叶一两 赤茯苓一两 木香半两 赤芍药三分 红蓝花三分 槟榔三分 红雪一两半

【用法】上为粗散。每服四钱，以水一中盏，煎至六分，去滓，每于食前温服。

【主治】妇人脚气忽发，冲心闷乱，四肢烦疼。

【备考】本方方名，《普济方》引作“犀牛散”。

91371 犀角散(《圣惠》卷七十)

【组成】犀角屑半两 黄耆一两半(剉) 地骨皮半两 柴胡一两(去苗) 麦门冬三分(去心) 人参三分(去芦头) 枳壳三分(麸炒微黄，去瓤) 赤茯苓二两 红蓝花半两 赤芍药半两 甘草半两(炙微赤，剉)

【用法】上为粗散。每服四钱，以水一中盏，加生姜半分，煎至六分，去滓温服，不拘时候。

【主治】妇人客热，四肢烦闷，不思饮食。

91372 犀角散(方出《圣惠》卷七十，名见《普济方》卷三一九)

【组成】犀角屑半两 柴胡一两(去苗) 赤芍药三分 虎杖三分 红蓝花一两 黄芩半两 鳖甲一两(涂醋，炙令黄，去裙襕) 甘草三分(炙微赤，剉) 茯神三分 地骨皮三分 麦门冬三分(去心) 当归三分 枳壳三分(麸炒微黄，去瓤)

【用法】上为粗散。每服三钱，以水一中盏，加生姜半分，煎至六分，去滓温服，不拘时候。

【主治】❶《圣惠》：妇人劳。❷《普济方》：妇人热劳，心胸烦热，不思饮食，四肢多疼。

91373 犀角散(《圣惠》卷七十四)

【组成】犀角屑半两 柴胡一两(去苗) 栀子仁半两 茅苊一两 石膏三两 甘草半两(炙微赤，剉)

【用法】上为散。每服四钱，以水一中盏，加淡竹茹一分，煎至六分，去滓温服，不拘时候。

【主治】妊娠伤寒，壮热头疼躁闷。

91374 犀角散(《圣惠》卷七十四)

【组成】犀角屑 地骨皮 黄芩 麦门冬(去心) 赤芍药各一两 甘草半两(炙微赤，剉)

【用法】上为散。每服四钱，以水一中盏，煎至六分，去滓，入竹沥一合，更煎一两沸，不拘时候温服。

【主治】妊娠心烦热闷。

91375 犀角散(方出《圣惠》卷七十四，名见《普济方》三三七)

【组成】麦门冬二两(去心) 苎麻根二两(剉) 黄芩

一两　茯神一两　甘草一分(炙微赤,剉)　犀角屑半两

【用法】上为散。每服四钱,以水一中盏,加生地黄一分,淡竹叶二七片,煎至六分,去滓温服,不拘时候。

【主治】❶《圣惠》:妊娠胎动,心烦热闷。❷《普济方》:妊娠心烦愦闷,虚躁,吐逆,恶闻食气,头眩,四肢沉重,百节疼痛,多卧少起。

91376　**犀角散**(《圣惠》卷七十七)

【组成】犀角屑一两　川升麻三分　木香三分

【用法】上为散。每服三钱,以水一中盏,煎至六分,去滓温服,不拘时候。

【主治】妊娠中恶,腹痛心闷。

91377　**犀角散**(《圣惠》卷七十八)

【组成】犀角屑三分　麦门冬一两半(去心,焙)　生干地黄一两　赤茯苓一两　鸡苏一两　马兜铃三分　紫菀三分(洗去苗土)　甘草半两(炙微赤,剉)　羚羊角屑三分

【用法】上为粗散。每服四钱,以水一中盏,加生姜半分,竹茹一分,煎至六分,去滓温服,不拘时候。

【主治】产后咳嗽,吐血不止,心中烦闷,头目旋闷。

91378　**犀角散**(《圣惠》卷七十九)

【组成】犀角屑一两　苦参一两(剉)　黄连一两(去须,微炒)　黄柏一两(涂蜜微炙,剉)

【用法】上为细散。每服二钱,以粥饮调下,一日三四次。

【主治】产后热毒痢。

91379　**犀角散**(《圣惠》卷八十二)

【组成】犀角屑半两　钩藤半两　甘草一分(炙微赤,剉)　黄芩半两　栀子仁半两　川大黄半两(剉碎,微炒)

【用法】上为粗散。每服一钱,以水一小盏,煎至五分,去滓,微温服。

【主治】小儿身体温壮,心神不安。

91380　**犀角散**(《圣惠》卷八十二)

【组成】犀角屑一分　黄芩半两　麦门冬半两(去心,焙)　黄耆一分(剉)　柴胡半两(去苗)　川升麻半两　甘草半两(炙微赤,剉)

【用法】上为粗散。每服一钱,以水一盏,加淡竹叶七片,煎至五分,去滓温服。

【主治】小儿壮热,口干心烦,不欲乳食。

91381　**犀角散**(《圣惠》卷八十二)

【组成】犀角屑一分　牛黄半分(细研)　麦门冬一分(去心,焙)　钩藤一分　麝香一豆大(细研)　朱砂一分(细研)

【用法】上为细散。入研了药令匀。每服半钱,以金银温汤调下,不拘时候。

【主治】小儿客忤,惊啼壮热。

91382　**犀角散**(《圣惠》卷八十二)

【组成】犀角屑一分　钩藤一分　川升麻一分　人参三分(去芦头)　黄芩一分　甘草一分(炙微赤,剉)

【用法】上为粗散。每服一钱,以水一小盏,煎至五分,去滓服。

【主治】小儿夜啼及惊热。

91383　**犀角散**(《圣惠》卷八十三)

【组成】犀角屑　独活　麻黄(去根节)　白附子(炮裂)　干蝎(微炒)　牛黄(细研)各一分　天麻半两　天南星半两(炮裂)　麝香半分(细研)

【用法】上为细散,入研了药令匀。每服半钱,以薄荷酒调下,不拘时候。盖覆汗出。

【主治】小儿中风。口噤,腰背强硬,搐搦。

91384　**犀角散**(《圣惠》卷八十三)

【组成】犀角屑　川升麻　黄芩　柴胡(去苗)各三分　茯神　川大黄(微炒)　钩藤　麦门冬(去心,焙)　甘草(炙微赤,剉)各半两

【用法】上为粗散。每服一钱,以水一小盏,煎至五分,去滓温服。

【主治】小儿心脏壅热,夜卧狂语,及手足多掣。

91385　**犀角散**(《圣惠》卷八十三)

【组成】犀角屑　茯神　人参(去芦头)　天竹黄(细研)　朱砂(细研)　川升麻　麦门冬(去心,焙)　葛根(剉)　子芩　黄耆(剉)　羚羊角屑　赤芍药　甘草(炙微赤,剉)各一分　柴胡(去苗)　龙齿(细研)各半两

【用法】上为细散,入研了药令匀。每服半钱,以温水调下。

【主治】小儿心热,不睡多惊,狂语。

91386　**犀角散**(《圣惠》卷八十三)

【组成】犀角末半两　青黛一分　代赭一分　朱砂一分　蛇蜕皮灰一钱

【用法】上为散。每服半钱,以温水调下。

【主治】小儿烦热,昏闷多睡。

91387　**犀角散**(《圣惠》卷八十三)

【组成】犀角屑　赤芍药　芎䓖　当归　甘草(炙微赤,剉)各一分　川大黄半两(剉,微炒)

【用法】上为粗散。每服一钱,以水一小盏,煎至五分,去滓温服,不拘时候。

【主治】小儿落床,体热疼痛。

91388　**犀角散**(《圣惠》卷八十三)

【组成】犀角屑　茯神　麦门冬(去心,焙)　黄耆(剉)　人参(去芦头)各半两　甘草一分(炙微赤,剉)

【用法】上为粗散。每服一钱,以水一小盏,煎至五分,去滓温服,不拘时候。

【主治】小儿盗汗,体热咽干。

91389　**犀角散**(《圣惠》卷八十三)

【组成】犀角屑二分　茯神一两　麦门冬一两半(去心,焙)　甘草半两(炙微赤,剉)　白术　龙齿一两

【用法】上为粗散。每服一钱,以水一小盏,煎至五分,去滓温服,不拘时候。

【主治】小儿盗汗,体热,瘦瘁多惊。

【备考】方中白术用量原缺。

91390　**犀角散**(《圣惠》卷八十四)

【组成】犀角屑一分　柴胡半两(去苗)　黄芩一分　川大黄一分(剉碎,微炒)　赤芍药一分　麻黄一分(去根节)　石膏半两(细研)　栝楼瓤一分

【用法】上为粗散。每服一钱,以水一小盏,煎至五

分，去滓温服。

【主治】小儿伤寒，头痛壮热。

91391 **犀角散**(《圣惠》卷八十四)

【组成】犀角屑一两　龙胆一分(去芦头)　川大黄半两(剉碎，微炒)　川朴消一分　甘草一分(炙微赤，剉)　枳壳一分(麸炒微黄，去瓤)

【用法】上为粗散。每服一钱，以水一小盏，煎至五分，去滓温服，不拘时候。

【主治】小儿百日以来，伤寒挟实，壮热，多惊心躁。

91392 **犀角散**(《圣惠》卷八十四)

【组成】犀角屑半两　赤芍药半两　黄芩半两　麦门冬三分(去心)　川升麻半两　栀子仁半两　地骨皮半两　甘草半两(炙微赤，剉)　川大黄三分(剉碎，微炒)

【用法】上为散。每服一钱，以水一小盏，煎至五分，去滓温服，不拘时候。

【主治】小儿热疾，烦热不解，大小肠秘涩，心胸闷乱。

91393 **犀角散**(《圣惠》卷八十四)

【组成】犀角屑一分　龙胆半分(去芦头)　黄耆半两(剉)　川大黄一分(剉碎，微炒)　桑根白皮一分(剉)　钩藤一分　麻黄一分(去根节)　石膏半两　栝楼瓤半两　甘草一分(炙微赤，剉)

【用法】上为粗散。每服一钱，以水一小盏，煎至五分，去滓，分三次温服。疮子退后，浓磨犀角水涂之更良。

【主治】小儿胗瘟疮，及赤疮子。

91394 **犀角散**(《圣惠》卷八十四)

【组成】犀角屑半两　川升麻半两　白鲜皮半两　栀子仁半两　寒水石一两　川大黄半两(剉碎，微炒)　漏芦半两　赤芍药半两　甘草(炙微赤，剉)

【用法】上为散。每服一钱，以水一小盏，煎至五分，去滓温服，不拘时候。

【主治】小儿阳毒壅盛，发斑心躁，皮肤焮痛。

91395 **犀角散**(《圣惠》卷八十四)

【组成】犀角屑半两　鳖甲一两(涂醋炙令黄，去裙襕)　柴胡三分　知母半两　甘草半两(炙微赤，剉)　川大黄半两(剉碎，微炒)　恒山三分

【用法】上为粗散。每服一钱，以水一小盏，煎至五分，去滓温服，一日三四次。

【主治】小儿热瘴气为疟。

91396 **犀角散**(《圣惠》卷八十四)

【组成】犀角屑半两　桂心半两　甘草半两(炙微赤，剉)　当归半两(剉碎，微炒)　黄连半两(去须)　陈橘皮半两(汤浸，去白瓤，焙)　人参半两(去芦头)　干姜半两(炮裂，剉)

【用法】上为粗散。每服一钱，以水一小盏，煎至五分，去滓温服，一日三次。

【主治】小儿冷热不调，或时下痢，腹痛，不能饮食。

91397 **犀角散**(《圣惠》卷八十五)

【组成】犀角屑半两　人参半两(去芦头)　茯神半两　龙齿一两　麦门冬一两(去心，焙)　黄芩半两　甘草半两(炙微赤，剉)

【用法】上为粗散。每服一钱，以水一小盏，煎至五分，去滓，入生地黄汁半合，不拘时候服。

【主治】小儿惊热，睡卧不安，筋脉抽掣。

91398 **犀角散**(《圣惠》卷八十五)

【组成】犀角屑一分　天麻一分　白附子一分(炮裂)　干蝎一分(微炒)　朱砂半两(细研，水飞过)　腻粉半分　麝香一分　牛黄一分(细研)　晚蚕蛾半分

【用法】上为细散。每服半钱，煎龙胆汤放温调下，不拘时候。

【主治】小儿慢惊风。心神烦热，多惊体瘦。四肢抽掣。

91399 **犀角散**(《圣惠》卷八十五)

【组成】犀角屑三分　羌活三分　川升麻三分　茯神半两　白鲜皮半两　葛根半两(剉)　柴胡三分(去苗)　蛇蜕皮灰一分　蚱蝉三枚(微炒，去翅足)　石膏二两(细研)　甘草一分(炙微赤，剉)　钩藤半两　麦门冬一两(去心，焙)　川大黄一两(剉碎，微炒)　子芩一两

【用法】上为粗散。每服一钱，以水一小盏，煎至五分，去滓温服。

【主治】小儿心脏壅热，变为风痫。身体壮热，惊悸不安，心神烦闷，多啼少睡。

91400 **犀角散**(《圣惠》卷八十五)

【组成】犀角屑半两　钩藤半两　玄参半两　蚱蝉半两(微炒，去翅足)　甘草半两(炙微赤，剉)　川升麻半两　黄芩半两　栀子仁半两　麦门冬一两(去心，焙)

【用法】上为散。每服一钱，以水一小盏，加苦竹叶七片，煎至五分，去滓温服。

【主治】小儿热痫，面赤心躁。

91401 **犀角散**(《圣惠》卷八十六)

【组成】犀角屑　琥珀(细研)　芦荟(细研)　木香　酸石榴皮　诃黎勒皮各半两　龙齿三分(细研)　黄连(去须)　麝香(细研)　槟榔　干姜(炮裂)各一分

【用法】上为细散。每服半钱，以粥饮调下，一日三次。

【功用】消肿利气压惊。

【主治】小儿无辜疳针烙后。

91402 **犀角散**(《圣惠》卷八十九)

【组成】犀角屑　羚羊角屑　防风(去芦头)　玄参　黄芩　黄耆(剉)各一分　柴胡半两(去苗)　川大黄半两(剉，微炒)　马牙消半两

【用法】上为粗散。每服一钱，以水一小盏，煎至五分，去滓温服，一日三四次。

【主治】小儿赤眼疼痛，缘目生疮，涩痛难开，及有热泪。

91403 **犀角散**(《圣惠》卷八十九)

【异名】犀角汤(《圣济总录》卷一八〇)。

【组成】犀角屑　桔梗(去芦头)　络石叶　栀子仁　川升麻　甘草(炙微赤，剉)各一分　马牙消半两　射干半两

【用法】上为粗散。每服一钱，以水一小盏，煎至五分，去滓温服，不拘时候。

【主治】小儿喉痹。肿塞不通，壮热烦闷。

91404 **犀角散**(《圣惠》卷八十九)

【组成】犀角屑　栀子仁　生干地黄　子芩　紫参　刺蓟各一分

【用法】上为粗散。每服一钱，以水一小盏，煎至五分，去滓温服，不拘时候。

【主治】小儿四五岁以上，非时吐血。

91405　**犀角散**（《圣惠》卷八十九）

【组成】犀角屑半两　黄耆（剉）半两　麦门冬半两（去心，焙）　川大黄　赤芍药　枳壳（麸炒微黄，去瓤）　木通（剉）　甘草（炙微赤，剉）各一分　川大黄半两（剉，微炒）

【用法】上为粗散。每服一钱，以水一小盏，煎至五分，去滓温服，不拘时候。

【主治】小儿心肺气壅，脑热鼻干，心神烦躁，大小肠不利。

91406　**犀角散**（《圣惠》卷九十）

【组成】犀角屑半两　麦门冬三分（去心，焙）　玄参半两　赤芍药半两　茯苊半两　葳蕤半两　川升麻半两　甘草一分　红雪半两

【用法】上为粗散。每服一钱，以水一小盏，煎至五分，去滓，入竹沥半合，更煎一两沸，量儿大小，不拘时候分减服之。

【主治】小儿痈肿成疮，脏腑壅滞。

91407　**犀角散**（《圣惠》卷九十）

【组成】犀角屑三分　葛根半两（剉）　麦门冬一两（去心，焙）　川升麻半两　木香半两　黄耆半两（剉）　黄芩半两　甘草半两（炙微赤，剉）

【用法】上为粗散。每服一钱，以水一小盏，煎至五分，去滓温服。

【主治】小儿疽毒肿硬，壮热大渴。

91408　**犀角散**（《圣惠》卷九十）

【组成】犀角屑半两　川大黄一两（剉碎，微炒）　露蜂房一分（微炒）　川升麻半两　麦门冬半两（去心，焙）　连翘一分　川朴消一分　牛蒡子一分（微炒）　甘草一分（炙微赤，剉）　枳壳三分（麸炒微黄，去瓤）　黄耆半两（剉）

【用法】上为粗散。每服一钱，以水一小盏，煎至五分，去滓温服，不拘时候。

【主治】小儿毒肿，壮热烦闷。

91409　**犀角散**（《圣惠》卷九十）

【组成】犀角屑半两　牛蒡子半两（炒）　连翘半两　麝香一分（细研）　木通三分（剉）　玄参三分　沉香一两　丁香半两　川朴消一两

【用法】上为粗散。每服一钱，以水一小盏，煎至五分，去滓温服。

【主治】小儿瘰疬。焮肿疼痛，身体壮热，大肠壅滞，小便赤涩，心神烦躁，少得眠卧。

91410　**犀角散**（《圣惠》卷九十一）

【异名】犀角汤（《圣济总录》卷一八二）。

【组成】犀角屑三分　川升麻三分　麦门冬三分（去心）　白蒺藜三分（微炒，去刺）　甘草三分（炙微赤，剉）

【用法】上为粗散。每服一钱，以水一小盏，煎至五分，去滓温服。

【主治】小儿风瘙瘾疹，壮热心躁。

91411　**犀角散**（《圣惠》卷九十一）

【组成】犀角屑一分　黄芩一分　黄耆一分（剉）　川升麻一分　栀子仁二分　牛黄半分（细研）　汉防己一分　川朴消一分

【用法】上为细散。每服半钱，煎竹叶汤调下，不拘时服。

【主治】小儿赤游，皮肤作片赤肿，风热所致者。

91412　**犀角散**（《圣惠》卷九十三）

【组成】犀角屑半两　赤芍药三分　黄连三分（去须，微炒）　黄芩半两　知母三分　葳蕤三分　地榆半两（微炙，剉）　甘草半两（炙微赤，剉）

【用法】上为粗散。每服一钱，以水一小盏，煎至五分，去滓温服，一日三四次。

【主治】小儿热痢。烦闷腹痛，面黄体瘦。

91413　**犀角散**（《圣惠》卷九十三）

【组成】犀角屑半两　榉树皮一两（剉）　黄连半两（去须，微炒）

【用法】上为粗散。每服一钱，以水一小盏，煎至五分，去滓温服，不拘时候。

【主治】小儿热痢不愈。

91414　**犀角散**（《圣惠》卷九十三）

【组成】犀角屑一两　白术一两　黄连一两（去须，剉，微炒）　当归一两（剉，微炒）　地榆一两（剉）　木香半两

【用法】上为粗散。每服一钱，以水一小盏，煎至五分，去滓温服，不拘时候。

【主治】小儿冷热痢不止，腹痛，心神烦闷。

91415　**犀角散**（《圣惠》卷九十三）

【组成】犀角屑三分　地脉草一两

【用法】上为细散。每服半钱，以粥饮调下，一日三四次。

【主治】小儿血痢，身体壮热。

91416　**犀角散**（《圣惠》卷九十三）

【组成】犀角屑三分　白蘘荷根三分　地榆三分（微炙，剉）　桔梗三分（去芦头）　苏枋木三分

【用法】上为粗散。每服一钱，以水一小盏，煎至五分，去滓温服，不拘时候。

【主治】小儿蛊毒血痢发盛，心神烦闷，腹胀，不欲饮食。

91417　**犀角散**（《博济》卷二）

【组成】鼠黏子一两（入铫子内，以文武火隔纸炒令香为度）　甘草一分　荆芥半两

【用法】上为细末。每服一钱，以水五分一盏，煎令沸，去滓温服。

【功用】大利胸膈。

【主治】上焦壅热，咽膈肿痛不利。

【备考】本方名犀角散，但方中无犀角，疑脱。

91418　**犀角散**（《博济》卷四）

【异名】犀角汤（《圣济总录》卷一七七）。

【组成】犀角末　柴胡（去芦）　枳壳（面炒）　麦门冬

(去心) 茯苓(去皮) 芍药 大黄 桑白皮 人参 黄耆各一分 鳖甲一个(醋炙令黄)

【用法】上为细末。每服半钱,将桃仁九个(浆水煮),麦门冬十九个(去心)与桃仁同研令细,入水一盏,与药同煎至六分,去滓温服,早、晚各一服。

【主治】小儿骨热,晚后多发热,面赤,五心烦闷,四肢无力,饮食减少,夜多盗汗,面色痿黄;大人盗汗。

91419 **犀角散**(《医方类聚》卷五十四引《神巧万全方》)

【组成】犀角一两 茵陈半两 栝楼根半两 川升麻半两 龙胆草半两 甘草半两(炙微赤) 寒水石三分

【用法】上为粗散。每服五钱,水一大盏,煎至五分,去滓,入地黄汁半合,更煎一沸,不拘时候温服。

【主治】黄疸,通身并黄。

91420 **犀角散**(《医方类聚》卷一三三引《神巧万全方》)

【组成】犀角屑 石韦 王不留行 滑石 蒲黄各一两 黄芩 大黄各三分 木通 葵子 赤芍药 当归各一两半 车前子二两

【用法】上为末。每服三钱,以水一中盏,煎至六分,去滓温服。以利为度。

【主治】石淋及血淋。下砂石兼碎血片,小腹结痛,闷绝。

91421 **犀角散**(《医方类聚》卷五十四引《伤寒括要》)

【组成】犀角半两 龙齿二分 前胡二分 木通半两 甘草半两(炙)

【用法】上为散。每服五钱,水一盏,煎至六分,去滓,入牛黄末一字,搅令匀服之,不拘时候。

【主治】阳痉,通身热者。

91422 **犀角散**(《传家秘宝》卷中)

【组成】龙齿一分 辰砂半两(别研) 真牛黄一分 生乌犀角半两 新罗人参半两 白茯苓半两 远志一两 生白龙脑二钱 铁粉一分(研) 真麝香二钱(四味同研极细)

【用法】上为细末,同拌令匀。每服一字,新汲水调下,一日三次;未愈加至半钱。

【主治】心虚有热,忪悸烦惕不安,有如诈病。

91423 **犀角散**(《圣济总录》卷十九)

【组成】犀角屑 牛黄(别研) 麝香(别研) 羚羊角屑各一分 丹砂(别研)半两 防风 天麻 独活(去芦头) 人参 茯神(去木) 沙参(去芦头) 天竺黄(别研) 升麻 龙齿各一分 麦门冬(去心,焙)半两 白鲜皮一分 远志(去心)一分 龙脑(别研)半分 甘草(微炙)一分

【用法】上除别研者外,捣罗为散,同研药一处拌匀,再研细。每服三钱匕,煎麦门冬汤调下,不拘时候。

【主治】心痹。精神恍惚,恐畏闷乱,不得睡卧,志气不定,言语错乱。

91424 **犀角散**

《圣济总录》卷二十七。为《圣惠》卷十八“解毒犀角散”之异名。见该条。

91425 **犀角散**(《圣济总录》卷三十)

【组成】犀角屑半两 黄连(去须) 铅霜(研)各一分 栝楼根半两 郁金 甘草(炙,剉)各一分

【用法】上为细散,再同研匀。每服二钱匕,食后用去心麦门冬熟水调下。

【主治】伤寒咽喉痛,口中干燥不止。

91426 **犀角散**(《圣济总录》卷三十三)

【组成】犀角(镑)一两 槟榔(剉)半两 陈橘皮(汤浸,去白,焙)三分 细辛(去苗叶)半两 吴茱萸(汤洗三遍,焙干,炒)一分

【用法】上为细散。每服一钱半匕,食前生姜热酒调下,一日二次。

【主治】伤寒后脚气,两胫肿满,心中烦闷。

91427 **犀角散**(《圣济总录》卷四十一)

【组成】犀角(镑屑) 决明子 人参各一分 栀子仁 龙胆 白术各半两

【用法】上为细散。每服一钱半匕,食后良久温熟水调下。

【主治】肝元虚损,口内生疮,饮食不进。

91428 **犀角散**(《圣济总录》卷五十六)

【组成】犀角(镑) 木香各半两 麝香(细研)一分

【用法】上为散。每服二钱匕,空腹以熟水调下,未止再服。

【功用】去恶气。

【主治】卒中恶,心腹刺痛。

91429 **犀角散**(《圣济总录》卷八十七)

【组成】犀角(镑) 胡黄连各半两 远志(去心) 人参各一两 石韦(去毛)半两 酸枣仁一两 杏仁(汤浸,去皮尖双仁,麸炒,研)半两 秦艽一两

【用法】上为极细末。每服二钱匕,煎莲子心汤调下,不拘时候。

【主治】热劳。心神烦躁,羸瘦发渴。

91430 **犀角散**(《圣济总录》卷一〇六)

【组成】犀角(镑) 羚羊角(镑)各半两 青羊胆一枚 槐实 五味子 青葙子 恶实 茺蔚子 芦荟(研) 胡黄连 地骨皮各三钱 兔肝(炙干)一具

【用法】上除胆外,捣研为散,以胆汁拌匀。每服二钱匕,食后煎槐子汤调下,临卧再服。

【主治】坠睛。眼时发疼痛,视物散乱。

【宜忌】忌发热毒物。

91431 **犀角散**(《圣济总录》卷一二六)

【组成】犀角(镑) 人参 鹿角(镑) 赤茯苓(男用白,女用赤,各去黑皮) 白蔹各一分 斑蝥三十个(糯米炒熟,去米) 糯米一合

【用法】上为细散,合研令匀。看大小斟酌与服,每服二十以上二钱匕,十岁一钱匕,并以蜜二匙,水二盏,同煎至一盏,先调滑石末二钱匕,后调此散子,夜卧时服,三五日一次。至明小便内取下恶物,取愈为度。

【主治】瘰疬结实,在项上腋下,磊磊如弹丸相连。

91432 **犀角散**(《圣济总录》卷一二六)

【组成】犀角(镑屑) 芫菁(生) 斑蝥(炒)各一两 牵牛子(炒) 黑豆(生)各一分 麝香(研) 龙脑(研)各一钱

【用法】上除龙脑、麝香外，捣罗为细散，再入研药拌匀。每服一钱匕，空心热酒调下，服药后，再饮酒一盏投之。下恶物为效。

【主治】瘰疬久不愈。

91433 **犀角散**(《圣济总录》卷一二七)

【组成】犀角(镑)一两半 斑蝥(去足翅，糯米炒)十四枚 雄黄(研) 桂(去粗皮)各一两

【用法】上为散。每服半钱匕，空心、日晚温酒调下。

【主治】鼠瘘。

91434 **犀角散**(《圣济总录》卷一三一)

【组成】犀角(镑)一分 人参 大黄(剉，炒) 栝楼实(焙) 甘草(炙，剉)各半两 葛根(剉) 赤茯苓(去黑皮) 槟榔(剉) 木香各三分 芎䓖一两

【用法】上为散。每服二钱匕，空心、晚间粥饮调下。以愈为度。

【功用】解毒匀气。

【主治】发背、痈疽、一切疮肿未穴时，攻刺疼痛，或发寒热，渴躁不食。

91435 **犀角散**

《圣济总录》卷一四九。为《圣惠》卷五十七"甲香散"之异名。见该条。

91436 **犀角散**(《圣济总录》卷一五〇)

【组成】犀角(镑) 羌活(去芦头) 桑螵蛸(炒) 白鲜皮 地骨皮 蔓荆实(去皮) 丹砂(研) 酸枣仁各半两 乌头(炮裂，去皮脐) 白僵蚕(炒) 鹿角胶(炒令燥) 薏苡仁 白附子(炮) 当归(切，焙) 芎䓖 人参各一两 牛黄(研)一分 麝香(研)一钱

【用法】上为散。每服一钱匕，生姜、薄荷酒调下。

【主治】妇人中风。角弓反张，腰背反折，筋脉挛急，心神烦闷，言语不利。

91437 **犀角散**(《圣济总录》卷一六二)

【组成】犀角屑 乌蛇(酒浸，去皮骨，炙) 细辛(去苗叶) 芎䓖 独活(去芦头) 黄耆(剉) 蜀椒(去目并闭口者，炒出汗) 升麻 天麻(酒浸，焙) 羌活(去芦头) 苦参各一两 龙骨(火烧) 酸枣仁(炒) 蔓荆实各三分 枳壳(去瓤，麸炒)半两

【用法】上为散。每服三钱匕，温酒调下，每日一次，或二三服后，于温暖浴室内澡浴一次，令身内外和暖，浴后再服。

【主治】产后中风。角弓反张，筋急口噤。

【宜忌】不可太汗出，慎风冷。

91438 **犀角散**(《圣济总录》卷一六九)

【组成】犀角(镑)半两 牛黄(研)一钱 青黛(研) 熊胆(研)各一分

【用法】上为散，再和匀。每服一字匕，乳汁调下，一日二次。

【主治】小儿多惊，身体壮热，吐乳不止。

91439 **犀角散**(《圣济总录》卷一八〇)

【组成】犀角(镑)半两 升麻 恶实(微炒)各一两 麦门冬(去心，焙) 茯神(去木) 百合 桑根白皮(炙，剉) 大黄(剉，炒) 柴胡(去苗) 山栀子仁 枳壳(去瓤，麸炒)各半两 甘草(炙，剉) 桔梗(炒) 黄芩(去黑心)各一分

【用法】上为粗散。每服一钱匕，水七分，煎至四分，去滓放温，食后、临卧服。

【主治】小儿脑热，鼻干无涕。

91440 **犀角散**(《幼幼新书》卷十五引张涣方)

【组成】犀角末 川大黄(炮) 柴胡(去苗)各一两 人参半两(去芦头) 朴消 甘草(炙)各一分

【用法】上为细末。每服一钱，以水八分一盏，加生姜二片，大枣一枚，煎至五分，去滓温服。

【主治】小儿伤寒六七日，大便不通，热甚者。

91441 **犀角散**(《幼幼新书》古籍本卷二十四引《庄氏家传》)

【组成】银柴胡 川大黄 甘草(炙) 川芎 茯苓 芍药 面葛 桑白皮 地骨皮 山栀子仁 黄芩 贝母各半两

【用法】上为末。每服一大钱，水一盏，青蒿一枝，小麦十粒，煎七分，温服，更入麻黄、连翘，与前药等分为末，煎服。

【主治】小儿骨热疳。多寒热，爱卧不起。

【备考】本方名犀角散，但方中无犀角，疑脱。本方方名，原书人卫本同卷作"解毒犀角散"。

91442 **犀角散**(《鸡峰》卷十一)

【组成】白茯苓 人参 甘草 干地黄 芍药 麦门冬 黄耆 黄芩各半两

【用法】上为细末。每服一钱，水一盏，加紫苏、木瓜少许同煎至六分，食后温服。

【功用】治心经，行荣卫，凉血疗疮。

【备考】本方名犀角散，但方中无犀角，疑脱。

91443 **犀角散**(《鸡峰》卷十七)

【组成】生犀(剉末) 羚羊角(剉末) 朱砂(研) 人参各半两 牛黄一分(研) 龙脑一分(研) 麝香一分(研)

【用法】上为末，研匀，以瓷器密收之，勿令泄气。每服半钱，食后熟水调下。

【主治】太息。因饮食次惊忧悲泣，食即吐出，自后常多不快，时时太息。

91444 **犀角散**(《卫生总微》卷五)

【组成】犀角屑一钱 白术二两(水煮) 甘草半两(炙) 橘皮半两(去白)

【用法】上为细末。每服半钱，水一盏，入金银薄荷煎至七分，温服，连进三服，不拘时候。

【主治】小儿吐泻，变慢惊，发瘈瘲。

91445 **犀角散**(《杨氏家藏方》卷十九)

【组成】犀角屑 地骨皮 秦艽 麦门冬(去心) 人参(去芦头) 枳壳(麸炒，去瓤) 柴胡(去苗) 白茯苓(去皮) 鳖甲(醋浸，炙) 赤芍药 桑白皮 黄耆各等分

【用法】上㕮咀。每服二钱，水一小盏，煎至六分，乳食前去滓温服。

【主治】小儿五疳骨热，肢体瘦瘁，日晡作热，烦渴倦怠，虽能饮食，不生肌肉；及伤寒后余热不解，盗汗不止。

91446 **犀角散**(《儒门事亲》卷十二)

【组成】黄连 大黄 芍药 犀角 甘草各等分

【用法】上为粗末。每服五钱，水一盏，煎至七分，去滓温服，不拘时候。

【主治】❶《儒门事亲》：骨蒸发热，皮肤枯干，痰唾稠黏，四肢疼痛，面赤唇焦，盗汗烦躁，睡卧不安，或时喘嗽，饮食无味，困弱无力，虚汗黄瘦。❷《普济方》：五脏积热。

91447　犀角散（《直指小儿》卷二）

【组成】天麻　犀角　麦门冬　钩藤　朱砂各一钱　铁粉　雄黄各半钱　麝少许

【用法】上为末。每服半钱，以金银煎汤调下。

【主治】小儿客忤，惊啼壮热。

91448　犀角散（《御药院方》卷八）

【组成】犀角（镑）　当归　白芍药各二两　牛膝（酒浸一宿）　沉香　木香　虎头骨（酥炙）各四两　槲叶二大握　麝香半两

【用法】上除麝香外，㕮咀。每用药一两，水三盏半，煎至一盏半，滤取清汁，纳麝香半钱，搅匀，食前温服，一日三次。

【主治】风寒暑湿，毒气攻注，经脉凝涩，蓄于筋骨经隧之间，或在四肢，肉色不变，发作连骨髓痛，乍歇乍作，或昼静夜发，来去不常。

91449　犀角散（《御药院方》卷九）

【组成】大黄二两　荆芥穗一两半　甘草一两　薄荷半两

【用法】上为粗末。每用四钱，水一大盏，煎三沸，去滓，温调青雪散三钱，食后细细服。

【功用】利咽膈，下痰。

【备考】本方名犀角散，但方中无犀角，疑脱。

91450　犀角散（《卫生宝鉴》卷十八）

【组成】拣参　犀角　川羌活　山栀　黄连　青黛　川芎　甘草（炙）　吴白芷　茯苓（去皮）各等分

【用法】上为粗末。每服五钱，水一盏，加生姜三片，竹叶五七片，煎至八分，去滓，食远温服。

【主治】妇人妊娠产前诸风热，困倦，时发昏眩。

91451　犀角散（《云岐子保命集》卷下）

【组成】犀角屑　赤芍药　地骨皮　红花　甘草各半两　柴胡一两　黄耆一两半　麦门冬　人参　枳壳　赤茯苓　生地黄各七分半

【用法】上㕮咀。每服四钱，加生姜三片，水煎服。

【主治】妇人客热，四肢烦闷，疼痛。

91452　犀角散（《田氏保婴集》）

【组成】犀角末　地骨皮　麦门冬　枳壳（去瓤，麸炒）　大黄（蒸）　柴胡　茯苓　赤芍药　桑白皮　黄耆　人参　鳖甲（涂酥，炙焦）各等分

【用法】上为细末。每服二钱，入青蒿少许，水煎服。

【主治】小儿骨蒸肌瘦，颊赤口干，日晚潮热，夜有盗汗，五心烦躁，四肢困倦，饮食虽多，不生肌肉。

91453　犀角散（《外科精义》卷下）

【组成】犀角　升麻　桔梗　甘草（炙）各一两　牛蒡子（炒）四两

【用法】上为细末。每服三钱，水一盏，加竹叶五七片，煎至七分，去滓，细细热漱，温即咽之，其滓热扫项肿上。

【主治】口舌生疮，咽喉肿痛，热毒时气。

【备考】方中犀角原缺，据《杏苑》补。

91454　犀角散（《医方类聚》卷二六五引《医林方》）

【组成】白菊花　绿豆皮　谷精草　夜明砂各等分

【用法】上为细末。用干柿一个，上药一钱，米泔水煮熟，干柿和汤饮之，一日三次。

【主治】小儿痘疮入眼，成抱螺儿。

【备考】本方名犀角散，但方中无犀角，疑脱。

91455　犀角散（《永乐大典》卷八〇二〇引《经验普济本事方》）

【组成】柴胡（去苗）　前胡　人参（去芦）　茯苓（去皮）　羌活（去苗）　白芷　桔梗　川芎各半两　鳖甲（炙）　甘草（炙）各一两　犀角末　黄连各四钱

【用法】上为散。每服五钱，水一盏，加生姜二片，竹叶三钱，同煎七分，去滓，食前温服。

【主治】骨蒸热劳，烦躁面赤，口干多渴，昏沉眼涩，无力虚汗，黄瘦，饮食少味，痰嗽。

91456　犀角散

《普济方》卷八十三。即《圣济总录》卷一一〇“犀角汤”。见该条。

91457　犀角散

《普济方》卷二五二。为《圣济总录》卷一四七“犀角汤”之异名。见该条。

91458　犀角散

《普济方》卷二六一。即《圣惠》卷三十八“犀角屑散”。见该条。

91459　犀角散

《普济方》卷二七八。即《圣济总录》卷一三五“犀角汤”。见该条。

91460　犀角散

《普济方》卷三〇八。为方出《肘后方》卷七，名见《普济方》卷三〇八“升麻散”之异名。见该条。

91461　犀角散（《普济方》卷三六一）

【组成】茯神　茯苓　荆芥　防风　蓝叶　升麻　人参　薄荷　羌活　苦梗　黄芩　山栀子　川芎　白芷　山药　山慈菇　赤芍药　粉草　蝉退　大黄各等分

【用法】上为末。每服半钱，薄荷汤调下。

【主治】小儿变蒸。潮热，焦啼惊悸，暴赤眼疾。

【备考】本方名犀角散，但方中无犀角，疑脱。

91462　犀角散（《普济方》卷三六九）

【组成】犀角屑　甘草　牛蒡子　荆芥各等分

【用法】上为粗末。每服一钱，水八分，煎至五分，临卧、食前温服。

【主治】小儿心经热，天行夜发壮热，夜啼，及伤寒诸病。

91463　犀角散（《普济方》卷三八四）

【组成】犀角屑　鳖甲（酥炙）　柴胡　知母　地骨皮　胡黄连各一两　大黄　桃仁各半两（一方有桃柳枝）

【用法】上㕮咀。每服一钱，水半盏，煎至三分，去滓，不拘时候服。

【主治】小儿骨蒸,潮热盗汗,肌瘦。

91464 **犀角散**(《普济方》卷三八四)

【组成】犀角 地骨皮 芍药 柴胡 甘草 干葛各等分

【用法】上㕮散。每服二钱,水一盏,加薄荷五叶,煎服。

【主治】小儿骨蒸热,肌瘦烦赤,口干,日晚潮热,夜有盗汗,五心烦躁,四肢困倦,饮食不生肌肉;及大病愈后,余毒不解,或伤寒病后,因食羊肉,体热不除。

91465 **犀角散**

《普济方》卷三九七。为《圣济总录》卷一七八"犀角饮"之异名。见该条。

91466 **犀角散**(《袖珍小儿》卷七)

【组成】犀角一两 茵陈 干葛 升麻 龙胆草 生地黄各五钱 寒水石七钱半

【用法】上㕮散。白水煎服;若小儿忽发面黄,目皮肉尽黄,以干葛汁和蜜服。

【主治】小儿黄疸,一身黄。

91467 **犀角散**(《奇效良方》卷六十五)

【组成】犀角(镑) 甘草(炙)各半两 防风二两 黄芩半两

【用法】上为粗末。每服三钱,水一盏,煎至七分,去滓温服,不拘时候。

【主治】小儿疮疹。不恶寒,但烦躁,小便赤涩,多渴,或有赤斑点者。

91468 **犀角散**(《丹溪心法附余》卷二十二)

【组成】酸枣仁 麦门冬(去心) 人参 白附子 茯苓(去皮)各二钱 朱砂一钱

【用法】上为细末。每服半钱,磨犀角汤送下,一日二次。

【功用】压惊退热,安心定神。

【主治】小儿虚风有涎,胃气弱,或吐乳,喉中作声。

91469 **犀角散**(《诚书》卷十六)

【组成】犀角 升麻 木香 槟榔 桑皮 大黄(炒)各五钱 麝一钱 桃仁(炒)二七枚

【用法】上为末。白汤调下。

【主治】中恶,鬼疰。

91470 **犀角散**(《医钞类编》卷十五)

【组成】生犀角(取尖磨汁)二钱 川连 苍术(泔浸,麻油炒)各一钱 黄土(陈者)五钱 茶叶一大撮

【用法】水煎,去滓,入金汁半杯和匀,日夜服。

【主治】瓜瓤瘟。胸高胁起,呕汁如血。

【加减】虚,加人参(盐水炒);大便结,加大黄;渴,加瓜蒌根;表热,除苍术、黄土,加桂枝,川连;便脓血,去苍术,倍黄土,加黄柏;便滑,以人中黄代金汁。

91471 **犀角煎**(《外台》卷二十五引《古今录验》)

【组成】犀角屑 人参 当归各三两 黄连四两 蜜一合

【用法】上切。以水五升,煮取一升,去滓,纳蜜煎三沸,分为三服,一日三次。

【主治】热毒下血。

91472 **犀角煎**(《幼幼新书》卷二十九引《婴孺方》)

【组成】地脉草 黄连 葳蕤各十二分 黄柏 竹茹 茜草各八分 蜜一升 人参六分 牡蛎十分 梁州榉皮十四分 干蓝四分 犀角屑 甘草各五分

【用法】上切。以水一斗,煮取二升半,绞去滓,下蜜,火上煎,余二升,三岁一合,三四岁一合半,日二夜一次。

【主治】小儿谷痢挟毒。

91473 **犀角煎**(《圣惠》卷十八)

【组成】犀角屑一两 川升麻一两 川大黄一两(剉碎,微炒) 马牙消半两 黄柏半两(剉) 黄药一两

【用法】上为散。以水四大盏,煎至一大盏,去滓,入蜜三合相和,煎一两沸,放温,徐徐含咽。

【主治】热病。咽喉赤肿,口内生疮,不能下食。

91474 **犀角煎**(《圣惠》卷八十五)

【组成】犀角屑一两 子芩三分 知母一两 川升麻一两 人参三分(去芦头) 蚱蝉二枚(去翅足,微炒) 蛇蜕皮三寸(微炙) 柴胡半两(去苗) 钩藤三分 甘草半两(炙微赤,剉)

【用法】上为末。用水二盏,入银锅中,以文火煎取六分,去滓,入蜜二合,竹沥一大盏,再煎如饧。每服半钱,以温水调下。

【主治】小儿发惊痫,体瘦烦热。

91475 **犀角煎**(《圣济总录》卷九)

【组成】犀角(镑屑,捣为细末)二两 威灵仙十斤(紫色者) 天麻(取细末)二两 附子(炮裂,去皮脐,取末)二两 龙脑(生者,研)半两

【用法】上先将威灵仙用河水一石,煮至三斗,以绢滤去滓,只取清汁,更入醇酒一斗,同在银石器中,熬至一斗,更澄去细尘滓,次入天麻,附子末在药汁中,再以慢火煎成膏,放令温冷后,入犀角屑末、龙脑末一处同搅匀,用瓷盒子盛之。如有患者,用薄荷汤化一钱匕服。

【主治】中风。手足偏枯不随,或瘫或缓,脚气攻头面浮肿,口眼㖞斜,语涩多涎,精神恍惚,大便风秘。

91476 **犀角膏**(《幼幼新书》卷八引《仙人冰鉴》)

【组成】犀角一分 天南星一个 干蝎 白僵蚕(炒) 铁粉各一钱 巴豆三七粒 白附子(生用)二个 轻粉 麝香各少许

【用法】上各为末,研匀,用蜜炼成膏,丸如黑豆大。薄荷汤化下。

【主治】惊积。

91477 **犀角膏**(《圣惠》卷六十三)

【组成】犀角屑二两 石长生一两 苦参三两 蓝实三两 芎䓖一两 赤芍药一两 络石一两 白蔹一两 半夏一两 连翘一两 商陆一两 玄参一两 桑寄生二两 酥三两 川消石三两

【用法】上细剉,以腊月猪脂炼成者三斤入药,以文火同煎,候白蔹黄赤色,以布绞去滓,拭净铛,重煎,下酥、消石,添火炼之,不得绝急,候如稀饧,又以绵滤,纳瓷器中盛。于软帛上摊贴,一日换二次。

【主治】一切毒肿,不问大小,焮热疼痛不可忍。

91478 **犀角膏**(《圣济总录》卷一〇三)

【组成】犀角末半两　秦艽(去苗土)二两　黄连(去须)　滑石(碎)　马牙消各一两　杏仁(汤浸,去皮尖双仁,出油)半两

【用法】上为末,和匀,以砂糖水入药一处熬成膏。每用皂子大,沸汤化洗之。

【主治】赤眼肿痛。

91479　**犀角膏**(《圣济总录》卷一三五)

【组成】犀角(镑屑)　升麻　山栀子(去皮生用)　黄芩(去黑心)　芍药　芒消　连翘　大黄(剉,生用)　蛇衔草　白蔹(生用)各二两　玄参(黑坚者)三两　蒴藋(切)四两　干蓝叶(生用)一两半　生地黄十两(研绞取汁)　漏芦(去芦头,生用)二两半　猪脂四斤(不入水者,别煎)

【用法】上剉如麻豆大,与地黄汁相和,经宿,别煎猪脂,滤去筋膜停温,入诸药,以微火煎半日,去滓膏成,用瓷盒盛。以故帛涂膏贴肿处,及疮上。

【主治】热肿。

91480　**犀角膏**(《外科精义》卷下)

【组成】当归　川芎　黄耆　白芷　白蔹　杏仁　木鳖子　官桂　乳香　没药各一两　乱发灰五钱　黄丹　清油五斤

【用法】上细剉,于油内先浸一宿,于木炭火上熬至白芷、杏仁焦,滤去滓,澄清再煎,油沸下丹,以湿柳木篦子不住搅旋,滴药在水中,如珠不散,出火,候一时辰,下乳香、没药、发灰搅匀,于瓷盒内收。依常法摊用之。

【主治】五发、恶疮、结核、瘰疬、疳瘘、疽痔。

【备考】本方名犀角膏,但方中无犀角,疑脱。

91481　**犀角膏**(《普济方》卷二七八)

【组成】犀角　羚羊角　玄参　续断　大黄　白蔹　射干　白芷　黄芩　麻黄(去节)各六分　升麻十分　栀子仁二十枚　薤白五升　具蓝八分(大蓝亦可)　蛇衔(切)一升　寒水石十二分　慎火草(切)一升

【用法】上切,以竹沥三升,生地黄汁五合,渍药一宿,纳猪脂三升,微火上煎十上十下,候白芷黄,膏成去滓。涂病上。

【主治】热毒风并发背。

91482　**犀角膏**(《杂病源流犀烛》卷二十八)

【异名】除疮落菌膏(《囊秘喉书》卷下)。

【组成】犀角　琥珀各一钱　人参　茯神　辰砂　枣仁各二钱　冰片二分半(另研)

【用法】上为末,炼蜜调成膏,瓷瓶收贮。每服一弹子大,麦门冬汤化下,一日五次。

【主治】臀痈。热毒上攻,咽喉口舌生疮者。

【宜忌】溃后不宜用。

91483　**犀香丸**(《圣济总录》卷五十五)

【组成】犀角屑半两　枳壳(去瓤,麸炒)三分　丁香　麝香(研)各一分　桂(去粗皮)　槟榔(剉)　干姜(炮)　当归(切,焙)各二两　牛黄(研)半分　鬼箭羽一两　安息香二两(用胡桃四枚椎碎,一处酒浸一宿,滤去滓,更入桃仁二两,炒,去尖皮,同研如泥,酒煎成膏)

【用法】上除安息香外,捣研为末,用安息香煎和为丸,如梧桐子大。每服二十丸至三十丸,炒生姜酒送下。

【主治】心疼气痛,客忤邪气,蛊毒鬼疰。

91484　**犀豉饮**(《疫痧草》)

【组成】犀角　香豉　牛子　荆芥　连翘　栀子　马勃　大贝　蝉衣　赤芍　桔梗　甘草

【主治】疫痧乍起,疫火燎原,有内陷之势,喉烂痧隐,脉弦神烦,热盛汗少,舌绛口渴。

91485　**犀黄丸**(《外科全生集》卷四)

【异名】西黄丸(《治疗汇要》卷下),解毒犀黄丸(《全国中药成药处方集》)。

【组成】犀黄三分　麝香一钱半　乳香　没药(各去油,研极细末)各一两　黄米饭一两

【用法】上捣烂为丸,忌火烘,晒干。每服三钱,陈酒送下,患生上部临卧服,下部空心服。

【主治】乳岩,横痃,瘰疬,痰核,流注,肺痈,小肠痈。

【宜忌】本丸久服必损胃气,有虚火者勿宜;肺痈万不可用。

【备考】本方方名,《中国医学大辞典》引作"西黄醒消丸"。

91486　**犀黄串**(《串雅内编》卷三)

【组成】升麻　犀角　黄芩　朴消　栀子　大黄各二两　豉二升

【用法】上微熬,同捣末,炼蜜为丸,如梧桐子大。觉四肢大热,大便闭结,即服三十丸,取微利为度;四肢小热,食后服三十丸。

【功用】辟瘴明目。

【主治】四肢热,大便闭结。

91487　**犀黄饮**(《玉案》卷三)

【组成】玄参　犀角　升麻　甘草各二钱　大黄五钱

【用法】水煎,不拘时候服。

【主治】木舌,肿胀满口。

91488　**犀黄散**(《外科全生集》卷四)

【组成】犀黄一分　朱砂一分　玄精石二两

【用法】上和匀,研极细末。吹之立愈。

【主治】舌硬生衣,牙关不开。

91489　**犀羚散**(《寿世保元》卷八)

【组成】乌犀角　羚羊角

【用法】上二味磨冷水服之。

【主治】痘疮。紫黑干枯,变黑归肾,身如火炙之热,不泻者。

91490　**犀解散**

《痘治理辨》。为《幼幼新书》古藉本卷十八引《全生指迷方》"犀角饮"之异名。见该条。

91491　**犀麝汤**

《医部全录》卷四二四。为《幼幼新书》卷三十二引张涣方"麝犀汤"之异名。见该条。

91492　**犀牛角散**

《普济方》卷一五二。即《圣惠》卷十七"犀角散"。见该条。

91493　**犀角大丸**(《传家秘宝》)

【异名】顺经丸(《鸡峰》卷十五)、犀角丸(《鸡峰》卷十七)。

【组成】马鸣退二两　人参(去头)　干姜(炮)　附子

(炮,去皮脐) 川芎 藁本 白芜荑 柏子仁 白薇 白术 苍耳各一两 白芷五分 当归一两 泽兰九分 桔梗三两 石膏二两 甘草一两 防风五两 芍药一两 川椒二两 食茱萸五分 厚朴(去皮,姜汁炙)五分 蝉蜕二两 生犀半两

【用法】上为末,炼蜜为丸,如弹子大。每服一丸,空心温酒化下。妊娠临月,日服一丸,产时不知痛。如汗出不止,只用酒下一丸便止。肠痛积聚,朝、暮进一丸。金疮败脓,恶疮生头不合,阴中痛,月经来往不止,多少前后不一,服三五丸。绝产无子,朝暮服之。

【功用】《鸡峰》:补虚损,调顺经血,除脏冷;临日服之壮气养胎,正顺生理,润胎产后常服,滋养血气,和调阴阳,密腠理,实脏腑。

【主治】八风十二痹,寒气乳风,血瘀,子死腹中,兼胎不安及胞衣不下,腹中疞痛绕脐,呕逆气冲、心中烦满,及产后恶露不尽。中风伤寒汗不出,肠痛积聚,金疮,恶疮,阴中痛,月经往来不止,或前或后,绝产无子,泄痢赤白。

【加减】如中风兼伤寒,汗不出者,加麻黄三分(去芦,杵为末)酒煎,送下一丸。

91494 犀角饮子(《千金》卷五)

【异名】顺经丸(《鸡峰》卷十五)、犀角丸(《鸡峰》卷十七)。

【组成】犀角十八铢 茯神一两 麦门冬一两半 甘草半两 白术六铢

【用法】上㕮咀。以水九合,煎取四合,分服。加龙齿二两佳。

【主治】小儿盗汗由心脏热所致者。

91495 犀角饮子(《外台》卷二十四引《崔氏方》)

【组成】犀角三两(屑) 羚羊角三两(屑)

【用法】以水八升,煮取三升,渴即饮。尽更作之。时热恐坏,悬着井底,甚妙。

【主治】疮肿而渴。

91496 犀角饮子(《圣惠》卷十七)

【组成】犀角屑三分 石膏二两 知母三分 川升麻三分

【用法】上为细末。用水二大盏,加竹叶三七片,小麦五十粒,煎至一盏,去滓,入土瓜根汁一合,栝楼根汁一合,搅令匀。分温二服,不拘时候。

【主治】热病烦渴,饮水无度。

91497 犀角饮子(《圣惠》卷十八)

【异名】犀角汤(《圣济总录》卷六十)。

【组成】犀角屑半两 茵陈三分 黄芩半两 栀子仁半两 川升麻半两 甜竹叶一握 川大黄三分(剉碎,微炒) 川芒消三分 甘草三分(炙微赤,剉)

【用法】上为细末,拌令匀。每服半两,以水一大盏,煎至五分,去滓温服,不拘时候。

【主治】急黄。热毒攻发,舌急眼黄。

91498 犀角饮子

《幼幼新书》人卫本卷六。即原书古籍本同卷引《龙木论》"犀角饮"。见该条。

91499 犀角饮子

《幼幼新书》人卫本卷十八。即原书古籍本同卷引《全生指迷方》"犀角饮"。见该条。

91500 犀角饮子

《幼幼新书》人卫本卷三十三。即原书古籍本同卷引《龙木论》"犀角饮"。见该条。

91501 犀角饮子

《鸡峰》卷四。为《圣济总录》卷八十三"羚羊角饮"之异名。见该条。

91502 犀角饮子(《鸡峰》卷四)

【组成】犀角屑 黄芩 木香 升麻 麦门冬 石膏 甘草各一两 竹茹半两

【用法】上为散。每服三钱,水一大盏,加生姜五片,煎至七分,去滓,入紫雪一钱,搅匀,食后温服。

【主治】阳脚气。毒在腑,发热闷眊,唇口干焦,意欲嗔叫,喜明好语,两脚肿,烦极痊弱如带。

91503 犀角饮子(《杨氏家藏方》卷二十)

【组成】犀角(镑) 知母 防风(去芦头) 甘草各半两 山栀子 杏仁(去皮尖) 蔓荆子 地骨皮 白茯苓(去皮)各一两 黄芩一两半 柴胡(去苗)一两

【用法】上㕮咀。每服五钱,水一盏,煎至七分,去滓温服。

【功用】解丹石药毒。

91504 犀角饮子(《医方类聚》卷二四九引《保童秘要》)

【组成】犀角 大黄 黄芩 黄耆 升麻各一分 汉防己半分 栀子一枚 朴消三分

【用法】上剉。以水六合,煎取二大合,去滓下消,三岁以下,一日服一合。

【主治】风油。其身上亦只成片肿而色白,此是风及热所致。

91505 犀角饮子(《济生》卷五)

【组成】犀角(镑) 菖蒲 木通 玄参剉 赤芍药 赤小豆(炒) 甘菊花(去枝梗)各一两 甘草(炙)半两

【用法】上㕮咀。每服四钱,水一盏半,姜五片,煎至八分,去滓温服,不拘时候。

【主治】风热上壅,耳内聋闭,焮肿掣痛,脓血流出。

91506 犀角饮子(《卫生宝鉴》卷十八)

【组成】犀角 麦门冬(去心) 白术各半两 柴胡一两 地骨皮 枳壳(麸炒) 甘草(炒) 生地黄 当归 拣参 茯苓(去皮) 黄芩 黄耆各七钱

【用法】上为粗末。每服三钱,水一盏半,加浮小麦七十粒,生姜三片,煎至七分,去滓食后温服。

【主治】产后亡津液,虚损,时自汗出,发热困倦,唇口干燥。

91507 犀角饮子(《普济方》卷二四一)

【组成】生犀角屑 蜀升麻 黄芩 干蓝 汉防己 枳实(炙)各二两 漏芦三两(炙) 白蔹一两 栀子仁十个 甘草(炙)二两

【用法】上切,以水八升,煮二升三合,绞去滓,分温三服,不问食前后。

【主治】风毒入腰脚,暴闷痛。

【宜忌】忌海藻、菘、酢。

91508 犀角饮子(《秘传眼科龙木论》卷六)

【组成】犀角　羚羊角　大黄　人参　茯苓　知母　黄芩各一两　桔梗　防风各二两

【用法】上为末。每服一钱,以水一盏,煎至五分,去滓,食后温服。

【主治】眼小眦赤脉外障。

91509　**犀角饮子**(《医略六书》卷二十一)

【组成】犀角一钱半　玄参剉一钱半　木通一钱半　赤芍一钱半　甘菊三钱(去蒂)　赤小豆一钱半　甘草五分　生姜一片　石菖蒲三钱(根)

【用法】水煎去滓,温服。

【主治】热结耳聋,脉数者。

【方论选录】热结于中,清阳不能敷布,闭遏营气,故耳聋无闻焉。犀角清心胃之火,玄参剉清浮游之火,赤芍利营散结,甘草泻火缓中,木通降心火以通热闭,甘菊解热郁以益金水,赤小豆渗营中湿热,石菖蒲开热结窍门。稍佐生姜发散,俾热结顿开,则营气通运,而清阳振发,耳聋无不聪矣。此清热开结之剂,为热结耳聋之专方。

91510　**犀角拓汤**(《医心方》卷十四引《医门方》)

【组成】犀角　大黄　升麻　黄芩　栀子　黄连　甘草各三两

【用法】上切。以水一斗二升,煮取六升,使极冷,以故练两重入汤中,拓肿处,小燥易,恒令湿,一日一夜数百过。

【主治】痈疽始作肿,不赤而热,长甚速,非薄贴所制。

91511　**犀角饼子**(《圣济总录》卷一六九)

【组成】犀角(镑)　真珠末　丹砂(研)　蓬砂(研)　粉霜(研)　腻粉　青黛　水银(与黑铅结成沙子)各一分　龙脑(研)　麝香(研)各半钱

【用法】上为末,再同研匀,用山药煮糊为丸,如皂子大,捏作饼子。每服半饼,食后临卧薄荷汤化下。

【功用】凉膈化痰。

【主治】小儿惊热。

91512　**犀角饼子**(《普济方》卷三七二)

【组成】竹沥三合　犀角　半夏(末)　南星(末)(二味姜汁捏饼子晒干)　苦桔梗(去芦)各五钱　甘草二钱

【用法】上为末,姜汁同桑白皮汁煮面糊为饼子,研煅白矾为衣。生姜汤送下。

【主治】小儿心热惊悸。

91513　**犀角涂方**(《圣济总录》卷一四九)

【组成】犀角不拘多少

【用法】上以水磨,涂所中处。又取为细末,与麝香同研,每服一钱匕,水调下。

【主治】射工毒。

91514　**犀角屑散**(《圣惠》卷三十八)

【组成】犀角屑一两　葳蕤二两　荠苨一两　玄参一两　木通一两(剉)　石膏二两　川升麻一两　甘草半两(生用)　栝楼根一两

【用法】上为散。每服四钱,以水一中盏,加生姜半分,生地黄一分,煎至六分,去滓温服,不拘时候。

【主治】乳石发动,心神烦闷,四肢壅热。

【备考】本方方名,《普济方》引作"犀角散"。

91515　**犀角屑散**(《圣惠》卷九十二)

【组成】犀角屑　黄芩　石韦(去毛)　当归(剉)　赤芍药各半两　蒲黄一两

【用法】上为粗散。每服一钱,以水一小盏,加生地黄半分,青竹茹半分,煎至六分,去滓,量儿大小,分减服之,不拘时候。

【主治】小儿血淋涩痛,心躁体热。

91516　**犀角煮散**(《医方类聚》卷二二七引《川玉集》)

【组成】犀角　豆蔻　干姜各一分　甘草　附子(炮)各一两　木香　橘皮　肉桂各二分　人参　茯苓各三分　诃子五个

【用法】上为散。每服三钱,水二盏,煎至一盏,去滓,入牛黄一字,同服之。

【主治】妊娠小肠风冷气。

91517　**犀地玄参剉汤**(《重订通俗伤寒论》)

【组成】犀角　鲜生地　玄参剉　连翘　桑叶　丹皮　竹叶心　石菖蒲

【功用】透营泄热。

【主治】春温病邪乍入营分,神烦少寐,脉数舌红。

91518　**犀地清络饮**(《重订通俗伤寒论》)

【组成】犀角汁四匙(冲)　粉丹皮二钱　青连翘二钱半(带心)　淡竹沥二瓢(和匀)　鲜生地八钱　生赤芍一钱半　原桃仁九粒(去皮)　生姜汁二滴(同冲)

【用法】用鲜茅根一两,灯心五分,煎汤代水,鲜石菖蒲汁二匙冲。

【功用】轻清透络,通瘀泄热。

【主治】热陷包络神昏。

【方论选录】热陷包络神昏,非痰迷心窍,即瘀塞心孔,必用轻清灵通之品,始能开窍而透络。故以千金犀角地黄汤,凉通络瘀为君;臣以带心连翘透包络以清心,桃仁行心经以活血;但络瘀者必有粘涎,故又佐姜、沥、菖蒲三汁,辛润以涤痰涎,而石菖蒲更有开心孔之功;妙在使茅根交春透发,善能凉血以清热;灯心质轻味淡,更能清心以降火。此为轻清透络,通瘀泄热之良方。

91519　**犀连承气汤**(《重订通俗伤寒论》)

【组成】犀角汁两瓢(冲)　小川连八分　小枳实一钱半　鲜地汁六瓢(冲)　生锦纹三钱　真金汁一两(冲)

【功用】泻心通肠,清火逐毒。

【主治】热结在腑,上蒸心包,神昏谵语,甚则不语如尸,世俗所谓蒙闭证也。

【方论选录】此方君以大黄,黄连极苦泄热,凉泻心、小肠之火;臣以犀、地二汁通心神而救心阴;佐以枳实直达小肠幽门,俾心与小肠之火,作速通降也。然火盛者必有毒,又必使以金汁润肠解毒。此为泻心通肠,清火逐毒之良方。

91520　**犀连承气汤**(《重订通俗伤寒论》)

【组成】犀角一钱　川水连一钱　生锦纹三钱　小枳实一钱半　元明粉二钱　真川朴五分

【功用】清心通便开闭。

【主治】伤寒实热而闭,身热口渴,烦躁而动,揭去衣被,扬手掷足,循衣摸床,便闭尿赤,舌质红绛,苔焦黄或黑糙,脉沉实而数。

91521 犀角人参汤

《普济方》卷三八四。为《幼幼新书》卷二十七引丁时发方“人参散”之异名。见该条。

91522 犀角人参散

《局方》卷十吴直阁增诸家名方。为《幼幼新书》卷二十七引丁时发方“人参散”之异名。见该条。

91523 犀角三黄汤(《疡科遗编》卷下)

【组成】犀角尖七分(磨) 人中黄一钱半 土贝二钱(去心) 生石膏四钱 黄连一钱半 生地三钱 花粉二钱 升麻三分 知母一钱

【用法】水煎服。

【主治】小儿走马牙疳已溃臭腐。

91524 犀角大青汤(《伤寒图歌活人指掌》卷五)

【组成】大青三分 栀子十枚 犀角屑二钱半 豉一撮

【用法】分二服。每服水一盏半,煎至八分,去滓服。

【主治】斑疮出,烦疼。

91525 犀角大青汤(《准绳·伤寒》卷六)

【组成】犀角屑 大青 玄参剉 甘草 升麻 黄连 黄芩 黄柏 山栀子

【用法】用水煎服。

【主治】斑出已盛,心烦大热,错语呻吟不得眠,或咽痛不利者。

91526 犀角大青汤(《痘疹仁端录》卷十四)

【组成】玄参 大青 桔梗 知母 石膏 山栀 木通

【用法】人中黄、犀角冲入,烧人屎服。

【主治】婴儿胎毒发斑。

91527 犀角大黄汤(《外科启玄》卷十二)

【组成】犀角(镑末一钱,煎好。后入) 大黄(酒炒)一钱二分 牡丹皮 梅仁(去皮尖) 冬瓜仁二钱 薏苡仁 芒消 金银花三钱。

【用法】上㕮咀。水二钟煎,空心服。

【主治】肠痈。腹内隐隐疠痛,大小便秘涩。

91528 犀角大黄散(《圣济总录》卷二十八)

【组成】犀角(镑) 大黄(剉,炒)各一两 芎䓖半两 石膏二两 牛黄(研)半分

【用法】上为散。入牛黄同研令匀。每服一钱匕,煎淡竹叶调下,不拘时候。

【主治】伤寒刚痉。壮热头痛,筋脉不能舒展。

91529 犀角天麻丸(《圣济总录》卷十三)

【组成】犀角(镑) 天麻(酒浸,切,焙) 芎䓖 半夏(为末,生姜汁作饼,焙干) 菊花各半两 茯神(去木) 人参 羌活(去芦头) 阿胶(炙令燥) 丹砂(研)各一两 甘草(炙,剉)三分

【用法】上为细末,炼蜜为丸,如皂子大。每服一丸,食后、临卧细嚼,人参汤送下。

【主治】风不散,传为热中。

91530 犀角五味散(《外台》卷二十五引《许仁则方》)

【组成】生犀角(末)五两 阿胶(炙)四两 黄柏四两 艾叶 干姜各三两(一作干蓝)

【用法】上为散。初服一方寸匕,以饮下之,一日二次。稍稍加至二三匕良。

【主治】血痢之候,小腹绞痛,无期度食,不住如水,但兼血而下。

91531 犀角五香汤(《伤寒总病论》卷六)

【组成】犀角屑 丁香 乳香 木香各半两 玄参 升麻各一两 麝香一分

【用法】上为末。每服五钱,水一盏,竹沥半盏,煎八分,温服,一日三四次。

【主治】时气,豌豆疮出不快,心神烦闷。

91532 犀角五黄汤(《重订通俗伤寒论》)

【组成】犀角一钱 川连三钱 黄芩 黄柏 山栀各二钱 鲜生地 麦冬各三钱 生甘草二钱

【用法】先用生绿豆一两,水三碗,煎至绿豆皮开,取清汤,代水煎药,约至八分两碗,冲生莱菔汁半盏,时时冷饮。

【主治】阴证伤寒,服附子中毒。

91533 犀角止红丹(《北京市中药成方选集》)

【组成】鲜荷叶三十六两 当归十六两 川芎十六两 白芍十六两 生地十六两 大黄炭二两 川牛膝一两

【用法】上为细末,过罗另兑:三七面二两,朱砂面一两,犀角面三钱,混合均匀,炼蜜为丸,重二钱,蜡皮封固。每服二丸,温开水送下,一日二次。

【功效】清肺热,止吐衄。

【主治】气怒肺热,伤损经络,吐血衄血,痰中带血。

91534 犀角化毒丸

《景岳全书》卷六十三。为《小儿痘疹方论》“犀角解毒丸”之异名。见该条。

91535 犀角化毒丸(《北京市中药成方选集》)

【组成】连翘十两 大黄二两五钱 胆草五两 赤苓十两 青黛五两 甘草五两 桔梗十两 黄连一两 玄参(去芦)五两 朱砂一两五钱 冰片一钱五分 犀角一钱五分 花粉五两 菊花十两 黄芩五两

【用法】上为细末,过罗,朱砂、冰片、犀角另研兑入,炼蜜为丸,重一钱,金衣36开为衣,蜡皮封固。每服一丸,温开水送下,一日二次,周岁内酌减。

【功用】清热退烧,祛风化毒。

【主治】小儿疹后余毒,积热内蕴,牙龈出血,口臭腮重,烦躁不宁。

91536 犀角化毒丹(《古今医鉴》卷十三引陈伯野方)

【异名】犀角丸(《杂病源流犀烛》卷二十四)。

【组成】犀角(镑)三钱 桔梗一两 青黛二钱 牛蒡子(微炒)五钱 连翘(去心)六钱 玄参剉六钱 朴消三钱 生地黄(酒洗)五钱 粉草五钱 赤茯苓(去皮)五钱

【用法】上为末,炼蜜为丸,如龙眼大。每服一丸,薄荷汤化下。兼有惊,加朱砂,研细为衣。

【主治】小儿蕴积热毒,唇口肿破生疮,牙龈出血,口臭颊赤,咽干,烦躁不宁,并痘疹余毒未解,或头面身体多生疮疖。

91537 犀角化毒丹(《喉科紫珍集》卷上)

【组成】防风　连翘(去心)　桔梗(炒)　荆芥穗　当归(酒洗)各一两　玄参剉　薄荷(去梗)　生甘草　山豆根各一两　犀角(镑)　羚羊角各五钱

【用法】上为细末，炼蜜为丸，如芡实大。每服一丸，食后用灯心七寸，竹叶三片，煎汤化下。

【主治】小儿胎热积风，唇焦颊赤，咽干，咬牙，梦语；便血、溺血、衄血；小便不利，大便不通；胃热上攻，口舌生疮，走马牙疳，咽喉肿痛，口臭流涎；头面遍体疮疥，痈疽，赤游丹毒；眼目赤肿，眵泪云翳；痘症后余毒不尽，痈肿诸疮。

91538　犀角升麻丸(《金鉴》卷六十三)

【组成】犀角一两五钱　升麻一两　羌活一两　防风一两　白附子五钱　白芷五钱　生地黄一两　川芎五钱　红花五钱　黄芩五钱　甘草(生)二钱五分

【用法】上为细末，合匀，蒸饼为小丸。每服二钱，食远、临卧用茶清送下。

【主治】雀斑。

91539　犀角升麻汤(《伤寒总病论》卷四)

【组成】麻黄一分半　木香　犀角　升麻　芍药　甘草　杏仁　枳实　雄黄各一分　大黄半两　麝香一钱

【用法】上㕮咀。水二升，煎至一升半，下大黄，再煎取一升，去滓，下雄、麝末沸匀，分作三服，以大便通为度。

【主治】豌豆斑疮不快，表里不解，烦喘，大便秘，气攻腹满。

91540　犀角升麻汤(《本事》卷五)

【组成】上等犀角一两一分　真川升麻一两　防风　羌活各三两　川芎　白附子　白芷　黄芩各半两　甘草一分

【用法】上为粗末。每服四大钱，水一盏半，煎至八分，去滓，食后、临卧通口服，一日三四次。

【主治】❶《本事》：鼻额间痛，或麻痹不仁。❷《妇人良方》：阳明经热，风热牙痛，或唇颊肿痛，或手足少阳经风热，连耳作痛。

【临床报道】鼻额痛：王检正希皋，昔患鼻额间痛，或麻痹不仁，如是者数年，忽一日连口唇、颊车、发际皆痛，不可开口，虽言语饮食亦相妨，左额与颊上常如糊急，手触之则痛，此足阳明经络受风毒，传入经络，血凝滞而不行，故有此证。或以排风、小续命、透冰丹之类与之，皆不效，予制此汤赠之，服数日而愈。

91541　犀角升麻散(《幼幼新书》卷三十三引张焕方)

【组成】犀角末一两　川升麻　马牙消　黄连各半两(以上捣罗为细末)　朱砂(细研，水飞)半两　牛黄　龙脑各一分(细研)

【用法】上为细末。每服半钱，乳食后温蜜汤调下。

【主治】脑热，肺壅鼻干。

91542　犀角正心汤(《普济方》卷十六)

【组成】犀角(镑)　防风(去芦)　生干地黄(焙)　羌活(去芦头)　菊花　半夏(汤浸去滑，姜汁制作饼，晒干)　玄参　黄芩(去黑心)　白术　甘草(炙，剉)　旋覆花　麦门冬(去心，焙)　前胡(去芦头)各一两半

【用法】上药治下筛。每服五钱，水一盏半，加生姜一枣大(切)，煎八分，去滓，食后温服。

【主治】心脏实热，胸中满闷，嗔怒不常，或头旋运，或痛如破。

91543　犀角甘桔汤(《杏苑》卷六)

【组成】犀角　甘草　连翘　黄芩各一钱　桔梗　贝母各一钱五分

【用法】上㕮咀。水煎熟，食后热服。

【主治】疹子发后，咳嗽，喉疼声哑者。

91544　犀角甘菊散(《杏苑》卷六)

【组成】犀角　甘菊花　前胡　枳壳　菖蒲　泽泻　羌活　生地黄　麦门冬　木通各七分　甘草(炙)四分

【用法】上㕮咀。水煎八分，食远热服。

【主治】风毒热壅，心胸痰滞，两耳虚聋，头痛目眩。

91545　犀角玄参汤(《伤寒全生集》卷三)

【组成】犀角　升麻　香附　黄芩　人参　玄参　甘草

【用法】水煎，加大青服。

【主治】发斑毒盛，心烦狂乱，咽痛。

【备考】《准绳·伤寒》有射干，无香附。

91546　犀角玄参汤(《伤寒全生集》卷四)

【组成】犀角　玄参　甘草　桔梗　升麻　黄芩　黄连　石膏　连翘　黄柏　山栀　薄荷　麝香

【用法】水煎服。

【主治】阳毒咽痛。

【加减】大便闭，加大黄、芒消；若斑出，加大青，以青黛代之亦可。

91547　犀角玄参汤(《准绳·伤寒》卷六)

【组成】犀角屑　升麻　射干　黄芩　人参　黑玄参　甘草

【用法】用水二钟，煎至一钟，去滓温服。

【主治】发斑毒盛，心烦狂言，或咽痛者。

91548　犀角玄参散(《杏苑》卷七)

【组成】犀角　玄参　升麻　黄耆　赤芍药　麦门冬　当归各八分　甘草　大黄(微炒)各五分

【用法】上㕮咀。水煎熟，食后温服。

【主治】发背后，咽喉口舌生疮，甚至黑烂者。

91549　犀角半夏丸(《圣济总录》卷六十四)

【组成】犀角(生镑)　木香　桔梗(剉炒)各半两　半夏(汤洗七遍去滑，焙)二两　人参各一两　丹砂(细研)　槟榔(煨，剉)　青橘皮(汤浸去白，焙)各三分

【用法】上为细末，拌和匀，以生姜自然汁煮面糊为丸，如梧桐子大。每服十五丸，加至二十丸，淡生姜汤送下，不拘时候。

【功用】利咽膈，和胃气，进饮食，去风气。

【主治】风痰攻冲头痛。

91550　犀角地黄丸(《北京市中药成方选集》)

【组成】生地五钱　白芍五钱　丹皮一两　侧柏炭一两　荷叶炭二两　白茅根一两　栀子炭二两　大黄炭二两

【用法】上为细末，每十两细粉兑犀角粉五钱，混合均匀，炼蜜为丸，重二钱，蜡皮封固。每服一丸至二丸，温开水送下，一日二次。

【功用】清热凉血。

【主治】肺胃积热，肝经火旺，咳嗽吐血，鼻孔衄血，烦躁心跳。

91551 **犀角地黄汤**

《千金》卷十二。为《外台》卷二引《小品方》"芍药地黄汤"之异名。见该条。

91552 **犀角地黄汤**（《圣济总录》四十一）

【组成】犀角（镑屑）一两一分　熟干地黄（洗，切，焙）三两　羌活（去芦头）　独活（去芦头）　赤箭　石菖蒲　芎䓖　藁本（洗，焙）　没药（研）　威灵仙（洗焙）　黄耆（剉）　乌药（剉）　甘草（炙，剉）　木香　当归（切，焙）　蝉蜕（洗，焙）　防风（去叉）各一两　大黄（剉，炒）　郁李仁（去皮，研）各一两

【用法】上为粗末。每服三钱匕，水一盏，加薄荷五叶，煎至七分，去滓温服，一日三次。

【主治】肝脏壅实，风热客搏经络，动于心肺，上膈痰壅，喉嗌干燥不利，四肢淫泺，或秘或壅。

【加减】如肠有热，入地黄汁少许；大肠秘涩，加芒消一钱匕。

91553 **犀角地黄汤**（《三因》卷八）

【组成】生地黄　犀角（镑）各一两　干葛　玄参　栀子仁　升麻各三分　大黄半两（蒸）　芍药一两半

【用法】上为散。每服四钱，水一盏半，煎七分，去滓，不拘时候服。

【主治】筋实极，咳而两胁下痛，不可转动，脚下满，不得远行，脚心痛不可忍，手足爪甲青黑，四肢筋急，烦满。

【加减】恶寒体痛，加麻黄；头痛，加石膏。

91554 **犀角地黄汤**（《准绳·疡医》卷二引《济生》）

【组成】犀角（镑末）　生地黄　赤芍药　牡丹皮各一钱半　升麻　黄芩（炒）各一钱

【用法】水煎熟，入犀角末服。

【主治】胃火血热妄行，吐衄或大便下血者。

91555 **犀角地黄汤**（《直指》卷八）

【异名】犀角地黄散（《普济方》卷三六六）。

【组成】生地黄（净）四两　犀角　牡丹皮　芍药各半两

【用法】上剉。每服四钱加桃仁（去皮尖）七粒，水煎服。如无犀角，以升麻代。

【主治】血证，心忪语短，眩冒迷忘。

91556 **犀角地黄汤**（《云岐子脉诀》）

【组成】犀角　生地黄二两　黄芩一两半　黄连一两　大黄半两

【用法】上㕮咀。每服一两，水二盏，煎至一盏，去滓，食后服之。

【主治】诸热甚，血积胸中，脉寸芤者。

91557 **犀角地黄汤**（《脉因证治》卷四）

【组成】犀角一两　生地八两　白芍三两　丹皮　大黄各二两

【用法】水煎服。

【主治】瘀血狂妄。因汗不彻，吐衄不尽，瘀血在内，面黄唇白，便黑脚弱，气喘，甚则狂闷。

91558 **犀角地黄汤**（《普济方》卷三六九）

【组成】赤芍药三分　生姜　地黄二两　牡丹皮一两　犀角一两（如无，升麻代）

【用法】上㕮咀。每服一钱，水半盏，煎三分，去滓，加减服。

【功用】消化瘀血。

【主治】小儿伤寒及温病，应发汗而不解，内有瘀血者；及鼻衄，吐血不尽，内余瘀血，大便黑者；兼治疮疹出得太盛。

91559 **犀角地黄汤**（《伤寒全生集》卷二）

【组成】犀角　生地　芍药　丹皮　当归　川芎

【用法】京墨入汤调服。

【主治】热盛衄血，及漱水不欲咽。

【加减】若活血，加桃仁、红花；若止血，加黄连、山栀；止衄，加黄芩、茅花；破瘀血，加桃仁、大黄。

91560 **犀角地黄汤**（《校注妇人良方》卷二十四）

【组成】犀角（镑）　生地黄　白芍药　黄芩（炒）　牡丹皮　黄连（炒）各一钱

【用法】水煎服。

【主治】上焦有热，口舌生疮发热，或血妄行，或吐血，或下血。

【加减】若因怒而患，加柴胡、山栀。

91561 **犀角地黄汤**（《摄生众妙方》卷九）

【组成】犀角一两　生地黄　熟地黄　牡丹皮　白芍药　蒲黄　栀子　郁金　生末水（即童便）　黄柏　黄芩各五钱

【用法】上㕮咀，分作五服。水二钟，煎至一盏，温服。

【主治】鼻血不止。

91562 **犀角地黄汤**（《瘟疫论》卷上）

【组成】地黄一两　白芍二钱　犀角二钱（镑碎）

【用法】先将地黄温水润透，铜刀切作片，石臼内捣烂，再加水调糊，绞汁听用；其滓入药同煎，药成去滓，入前汁合服。

【主治】蓄血证，服桃仁承气汤后，而出血过多，余焰尚存者。

91563 **犀角地黄汤**（《伤寒大白》卷二）

【组成】生犀角　山栀　白芍药　荆芥　牡丹皮　赤芍药　生地　黄芩

【用法】水煎服。

【主治】衄及咳血、吐血。

【加减】加黄芩、荆芥，则血凉不上升；若大便实者，加当归、酒蒸大黄，其血立即归经。

91564 **犀角地黄汤**（《医学心悟》卷二）

【组成】犀角一钱五分　生地黄四钱　牡丹皮　麦冬　白芍各一钱五分

【用法】水煎服。

【主治】伤寒吐血、衄血。

91565 **犀角地黄汤**（《麻科活人》卷三）

【组成】犀角　升麻　生地黄　木通　桔梗　京芍　甘草

【用法】水煎服。

【主治】失血、衄血、便血、尿血。

91566 **犀角地黄汤**(《女科秘要》卷三)

【组成】犀角　白芍　丹皮　枳壳各一钱　生地二钱　黄芩　桔梗　百草霜各八分　甘草三分　陈皮七分

【用法】空心服。

【主治】经从口鼻出,咳嗽气急。

91567 **犀角地黄汤**(《原瘖要论》)

【组成】犀角　白芍　黑山栀　生地黄　丹皮　黄芩　红花　当归　甘草　藕节

【用法】水煎服。

【主治】❶《原瘖要论》:疹退之后,余热未尽,或热甚而失血者。❷《麻疹集成》:肺胃实火,血热,嗽血,衄血,阳毒发斑。

91568 **犀角地黄汤**(《痧喉证治汇言》)

【组成】犀角　生地　白芍　丹皮　柴胡　黄芩

【用法】水煎服。

【主治】烂喉丹痧。

91569 **犀角地黄汤**(《青囊全集》卷上)

【组成】明犀牛角二钱　生地三钱　丹皮一钱五分　黄芩一钱五分　红胡一钱　生栀子一钱　归尾三钱　甘草八分　桔梗一钱五分　红花一钱　陈皮一钱

【用法】童便一杯兑服。

【主治】吐血、下血。

91570 **犀角地黄散**

《普济方》卷三六六。为《直指》卷八"犀角地黄汤"之异名。见该条。

91571 **犀角地黄膏**(《活幼口议》卷二十)

【组成】天门冬　麦门冬(各去心)　白茯苓　茯神　生地黄(各洗)　前胡　柴胡　人参　玄参　甘草(炙)　川芎　天麻　防风　羌活

【用法】上为末,煅金墨一梃(留性),炼蜜为丸,如梧桐子大,金箔为衣。每服一粒,薄荷汤化下。

【主治】❶《活幼口议》:小儿齁鮯咳嗽,痰涎壅盛,或作喘急。❷《诚书》:闻响即掣跳者,肝肺不足,魂魄不安,原非谓惊。

【备考】本方方名,据剂型,当作"犀角地黄丸"。

91572 **犀角地榆丸**(《疡医大全》卷二十三)

【组成】犀角　黄芩　黄连　地榆　枳壳　槐米　当归　防风各等分　生地黄　乌梅肉　木耳各加倍

【用法】炼蜜为丸。每服三钱,早空心滚汤送下。

【主治】肠风。

91573 **犀角地榆汤**(《圣济总录》卷一七八)

【组成】犀角(镑)　地脉草各一两　地榆(剉)三分

【用法】上为粗末。一二岁儿,每服半钱匕,水一小盏,入蜜半匙,煎至五分,去滓,分温二服。

【主治】小儿蛊毒血痢。

91574 **犀角地榆汤**

《鸡峰》卷十。为方出《千金》卷十五,名见《外台》卷二引张文仲方"犀角汤"之异名。见该条。

91575 **犀角地榆汤**(《普济方》卷二一二)

【组成】犀角屑半两　地榆半两(剉)

【用法】以水二大盏,加蜜三合,煎至一盏,随大小增减服之。

【主治】血痢日夜不止,腹中疞痛,心神烦闷。

91576 **犀角芎䓖散**(《圣济总录》卷一一〇)

【异名】羚羊角散(《普济方》卷七十七)。

【组成】犀角(镑)　芎䓖　羚羊角(镑)　木香　槟榔(煨,剉)　茯神(去木)　山芋　前胡(去芦头)　牛膝(去苗)　桂(去粗皮)　枳壳(去瓤,麸炒)　大黄(剉,炒)各等分

【用法】上为散。每服三钱匕,空心、食前温酒调下。

【主治】眼睑紧急,倒睫拳挛。

91577 **犀角竹沥膏**(《外台》卷十五引《延年秘录》)

【组成】犀角十二分(屑)　升麻八分　蒴藋根　秦艽　独活　白及　菊花　白术　防己　白芷　当归　防风　芎䓖　青木香　寒水石(碎)　苦参　漏芦根各四分　蒺藜子二合　莽草二分　枳实二枚(四破)　栀子仁七枚　竹沥三升　吴蓝一两

【用法】上切,以竹沥渍一宿,明旦于炭火上和猪脂五升煎令九上九下,以候白芷色黄膏成,绞去滓,纳于不津器中。用摩风处,一日三次。

【主治】风热发,即头顶脉掣动急强,及热毒疹痒。

91578 **犀角防风汤**(《卫生宝鉴》卷八)

【组成】犀角　防风　甘草(炙)　天麻　羌活各一两　滑石三两　石膏一两半　麻黄七钱半(不去节)　独活　山栀子各七钱　荆芥　连翘　当归　黄芩　全蝎(炒)　薄荷　大黄各半两　桔梗半两　白术　细辛各四钱

【用法】上㕮咀。每服五钱,水二盏,加生姜十片,煎至一盏,去滓,稍热服;未汗,再一服。

【主治】一切诸风,口眼㖞斜,手足亸曳,语言謇涩,四肢麻木。

【加减】如病人脏气虚,则全去大黄。

91579 **犀角防风散**(《圣济总录》卷十一)

【组成】犀角(镑)　防风(去叉)　藁本(去苗土)　蒺藜子(炒)　枳壳(去瓤,麸炒)各一两　羌活(去芦头)　丹参　甘草(炙)各半两

【用法】上为散。每服二钱匕,温酒或荆芥茶调下,不拘时候。

【主治】风瘙痒,或生瘖癗,赤肿疼痛。

91580 **犀角红花饮**(《麻科活人》卷二)

【组成】犀角(磨汁)　红花　生地　当归尾　丹皮　连翘　牛蒡子　木通　枳壳

【用法】水煎服。

【主治】麻已出而夹斑者。

91581 **犀角豆根汤**(《麻症集成》卷四)

【组成】犀角　玄参剉　麦冬　力子　木通　豆根　桔梗　枯芩　连翘　甘草

【用法】水煎服。

【主治】麻症。上焦火盛,咽喉肿痛。

91582 **犀角连翘饮**(《陈素庵妇科补解》卷一)

【组成】犀角　连翘　丹皮　生地　枳壳　荆芥　秦艽　白芷　前胡　花粉　赤芍　葛根　薄荷　红花

【用法】水煎服。

【主治】经行发斑。

91583 **犀角郁金散**(《疮疡经验全书》卷二)

【组成】犀角屑　郁金　真珠　牛黄　粉甘草　乳香　真粉　辰砂

【用法】炼蜜为丸,噙化。

【主治】面发毒。

【备考】本方方名,据剂型,当作"犀角郁金丸"。

91584 **犀角知母汤**(《圣济总录》卷一八二)

【组成】犀角(镑)　知母(焙)　黄耆(剉)　黄芩(去黑心)　人参　丹参　葛根(剉)　大黄(剉炒)　甘草(炙)各一两　玄参三分　麦门冬(去心,焙)一两半

【用法】上为粗末。每服一钱匕,水半盏,入生地黄汁半合,同煎至四分,去滓,食后、临卧温服。

【主治】小儿痈疽。

91585 **犀角茯苓丸**(《医方类聚》卷一三二引《施圆端效方》)

【组成】赤茯苓　茵陈叶　枳实(麸炒)　前胡(去苗)各一两　甘草(炒)　杏仁(去皮尖,炒)　半夏(洗七次)　当归(焙)各三分　白术　犀角屑各一两

【用法】除杏仁为末,入杏仁研匀,炼蜜为丸,如梧桐子大。每服三十丸,食后稍空时米饮送下。量虚实加减。

【主治】一切诸黄,酒疸,身面皆黄,皮肤如尘曲色,心下坚满,小便赤黄,心烦欲呕,倦怠少力,不思饮食。

91586 **犀角柴胡散**(《杏苑》卷八)

【组成】犀角　赤芍药　地骨皮　麦门冬各七分　红花　甘草　赤茯苓　枳壳各五分　人参七分　柴胡　黄耆各一钱

【用法】上㕮咀。加生姜三片,水煎,食前服。

【主治】劳热羸瘦,四肢烦疼,心躁口干,不欲饮水。

91587 **犀角凉膈散**(《疹科正传》)

【组成】连翘　薄荷　黄芩　黑山栀　甘草　朴消

【用法】加犀角汁七茶匙服。

【主治】疹子已出而内热便秘。

91588 **犀角消毒汤**

《回春》卷三。为《医方类聚》卷二四三引《王氏集验方》"犀角消毒饮"之异名。见该条。

91589 **犀角消毒饮**(《医方类聚》卷二四三引《王氏集验方》)

【异名】犀角消毒汤(《回春》卷三)。

【组成】鼠黏子四斤(炒香)　防风半斤(去芦叉)　荆芥穗二斤　甘草一斤(炙)　犀角(磨汁)

【用法】上为粗末。每服三钱,水一盏,煎七分,入犀角汁,食后温服。小儿疹痘欲出及已出,热未解,急进此药三四服。

【功效】透肌消毒。

【主治】大人、小儿内蕴邪热,咽膈不利,痰涎壅嗽,眼赤睑肿,腮项结核,痈肿毒聚,遍身风疹,瘴毒赤瘰,及疮疹已出未出,不能快透。

【备考】方中犀角原脱,据《回春》补。

91590 **犀角消毒饮**(《丹溪心法》卷五)

【异名】犀角消毒散(《普济方》卷四〇三)。

【组成】恶实四两(炒)　甘草(炙)一两　防风半两　荆芥穗二两

【用法】上为末。食后、临睡煎紫草,糯米,园荽子汤调服,一日三次。

【主治】❶《丹溪心法》:痘疮。❷《普济方》:小儿内壅邪热,疮出不快。

【备考】本方名"犀角消毒饮",但方中无犀角,疑脱。

91591 **犀角消毒饮**(《痘疹传心录》卷十八)

【组成】犀角　生地　当归　赤芍　荆芥　防风　连翘　牛蒡　丹皮　黄芩　甘草　薄荷

【用法】水煎服。

【主治】小儿百日内,胎毒发赤肿,传过咽项,耳后项上出脓。

91592 **犀角消毒饮**(《张氏医通》卷十五)

【组成】犀角七分　连翘　鼠黏子各一钱　射干六分　甘草　防风各五分　忍冬一钱半

【用法】水煎服,不拘时候。

【主治】痘疮发疔,胃热咽肿,便秘。

91593 **犀角消毒饮**(《奇方类编》卷下)

【组成】牛蒡子(炒)　荆芥　生草　黄芩　犀角(镑)各一钱　防风六分

【用法】灯心二十根为引,水二碗,煎八分服。

【主治】瘟疫发热,舌上生苔,腮项肿痛。

91594 **犀角消毒饮**(《奇方类编》卷下)

【组成】牛蒡子(炒)　荆芥　防风　黄芩各一钱　犀角五钱　生甘草五分

【用法】水煎服。外用精牛肉切片贴之,干则另换。

【主治】❶《奇方类编》:小儿丹毒,遍身游走,风热烦躁昏愦;❷《麻科活人》:瘖后牙疳。

91595 **犀角消毒饮**(《痘科金镜赋集解》卷六)

【组成】犀角　连翘　牛蒡　桔梗　黄芩　栀子　马勃(白马粪烧存性)　陈皮　甘草　蓝根　人参

【用法】加生姜、灯心,同煎服。

【主治】元气不足,火毒太甚,痘出不快。

【加减】若身体壮实者,去人参。

91596 **犀角消毒饮**(《种痘新书》卷十二)

【组成】犀角　牛蒡　荆芥　甘草　白芍各等分。

【用法】水煎服。

【主治】痘痈。

91597 **犀角消毒饮**(《外科医镜》)

【组成】牛蒡子二钱　银花二钱　连翘二钱　栀子二钱　荆芥一钱半　赤芍一钱半　僵蚕一钱半　生甘草八分　犀角一钱　柴胡一钱　万年青一叶

【用法】水煎服。

【主治】喉痛,丹疹,并项肿如虾蟆瘟者。

【加减】如大便闭结,加生大黄四钱。

91598 **犀角消毒散**(《医方类聚》卷一七七引《经验良方》)

【组成】荆芥穗　防风　甘草　鼠黏子　羌活　白芷　独活　桔梗各等分

【用法】上为末。每服三钱,水一盏,煎至七分,不拘时候服。

【主治】发背，发脚，发手，发胁，一切恶疮。

【备考】本方名“犀角消毒散”，但方中无犀角，疑脱。

91599 **犀角消毒散**(《普济方》卷二七八)

【组成】犀角　防风　人参　大力子　甘草(生)各一两

【用法】上为末。每服五钱，水半碗，煎取一盏，冷服。

【主治】疮肿。

91600 **犀角消毒散**

《普济方》卷四〇三。为《丹溪心法》卷五“犀角消毒饮”之异名。见该条。

91601 **犀角消毒散**(《保婴撮要》卷十八)

【组成】牛蒡子　甘草　荆芥　防风各五分　犀角(镑)二分　金银花三分

【用法】水煎熟，入犀角，倾出服。

【主治】斑疹、丹毒，发热痛痒及疮疹。

91602 **犀角消毒散**(《麻疹集成》卷四)

【组成】犀角　力子　川连　净花　天冬　连翘　荆芥　甘草

【主治】丹毒实热。

91603 **犀角黄连丸**(《普济方》卷七十三引《余居士选奇方》)

【组成】犀角半两　大黄一两　黑牵牛末二两　青木(去瓤)半两　甘遂(煮)半两　大戟(浆浸)　芫花(醋炒)　木香各半两

【用法】上为末，水为丸，如梧桐子大。每服七十丸，食前温酒送下。

【主治】上壅余热，气滞不通，目睛暴发肿痛，眵黏不利，足经无力，不问远年近日。

91604 **犀角黄连汤**(《医林绳墨大全》卷一)

【组成】犀角三钱(磨)　黄连二钱　乌梅四个　木香三分

【用法】水煎，入犀角、木香汁匀服。

【主治】❶《医林绳墨大全》：狐惑；❷《治痘全书》：痘后牙疳。

91605 **犀角黄连散**(《普济方》卷一二〇)

【组成】犀角三钱　当归半两　大黄二两　芒消二两　黑牵牛(微炒，生)四两

【用法】上为细末。每服七钱，食前蜜水调服。

【功用】凉血和经。

【主治】上壅余热，下部虚寒，或遍身生疮，久不愈者。

91606 **犀角麻黄汤**(《千金》卷七)

【组成】犀角　麻黄　防风　独活　防己　芎䓖　白术　当归　羚羊角　黄芩各二两　石膏四两　生姜　甘草　杏仁　桂心各三两

【用法】上㕮咀。以水二斗，煮麻黄，去沫，取汁八升，下药煎取三升，分三服，相去十里久。服讫，覆取汗。若不愈，五日后更一剂，取汗同前。

【主治】脚气毒冲心，变成水，身体遍肿，闷绝欲死，服大犀角汤，气急不定者。

91607 **犀角麻黄汤**(《外台》卷十八引《崔氏方》)

【组成】犀角屑二两　麻黄(去节)二两　甘草(炙)一两　茯苓二两　防己二两　黄芩一两　石膏三两　附子(炮)一两　白术一两　芎䓖一两　防风一两　当归一两　生姜三分　细辛一两　桂心一两

【用法】上切。以水一斗，先煮麻黄，去沫，取汁八升，下诸药，煎取二升七合，分三服，相去十里久。服讫，覆取汗。待三四日后，若其皮肤不仁，愈即停；不愈，宜更服之，不得过三剂，即愈。愈讫，脚中无力者，宜服独活犀角汤二三剂，即愈。

【主治】脚气冲心，烦闷。

91608 **犀角清咽饮**(《医学探骊集》卷三)

【组成】真犀角三钱　桔梗三钱　栀子四钱　胖大海三个　黄连二钱　山豆根三钱　皂角刺三钱　薄荷二钱　桂枝三钱　麻黄三钱　木通三钱　甘草二钱

【用法】茶叶一捻为引，水煎服。

【主治】伤寒头痛，身热恶寒，复觉咽喉作痛者。

【方论选录】此方除桂枝、麻黄二味，其余药味纯是平淡寒凉之品，用犀角，黄连，栀子专清上焦之火；大海，豆根能止咽喉之痛；桔梗，茶叶能引药上行；木通能引火下降；薄荷、皂刺辅桂枝、麻黄散其表邪，甘草偕和诸药。

91609 **犀角搜风丸**(《御药院方》卷一)

【组成】牵牛头末四两　干生姜半两　车前子一两　白茯苓(去皮)一两　生犀屑一两半　青皮(去白)三两　陈皮(去白)二两　枳实(麸炒，去瓤)二两　木通一两　木香半两

【用法】上为细末，汤浸蒸饼为丸，如梧桐子大。每服三十丸至五七十丸，食后温生姜汤送下。

【功用】治风下痰，解结顺气。

91610 **犀角榉皮散**

《圣济总录》卷一七八。为《外台》卷三十六引《古今录验》“犀角榉皮煎”之异名。见该条。

91611 **犀角榉皮煎**(《外台》卷三十六引《古今录验》)

【异名】犀角榉皮散(《圣济总录》卷一七八)。

【组成】犀角屑十二分　梁州榉皮(炙切)二十分

【用法】以水三升，煮取一升，量大小服之。

【主治】小儿痢血。

91612 **犀角解毒丸**(《小儿痘疹方论》)

【异名】犀角化毒丸(《景岳全书》卷六十三)。

【组成】生地黄　防风　当归　犀角屑(镑)　荆芥各一两　牛蒡子(杵，炒)　赤芍药　连翘　桔梗各七钱　薄荷　黄芩(炒)　甘草各五钱

【用法】上为末，炼蜜为丸，如芡实大。每服一丸，薄荷汤送下。

【主治】❶《小儿痘疹方论》：诸积热及痘疹后余毒生疮；❷《鳞爪集》：一切口破舌痛，惊恐发搐，鹅口牙疳。

【宜忌】忌生冷油腻，煎炒等物。

91613 **犀角解毒丸**(《疹科正传》)

【组成】犀角一两(镑细，用人乳浸一宿)　薄荷四钱　黄芩五钱　连翘(去心)三钱　木通三钱　归尾五钱　甘草三钱　荆芥六钱　防风六钱　生地一两　花粉三钱　牛蒡六钱　赤芍五钱　金银花六钱

【用法】炼蜜为丸，如弹子大。白汤调服。

【主治】痘疹后余毒，及父母患广疮，以致儿生胎毒者。

【加减】痰多，重加川贝母；小儿胎毒及月乖疮，加土茯苓两许。

91614 **犀角解毒丸**（《幼科直言》卷二）

【组成】生犀角五钱（犀杯不用） 黄芩一两 贝母六钱（去心） 连翘六钱 生地一钱 甘草四钱 栀子八钱（炒） 薄荷四钱 陈皮五钱（或加黄连二钱）

【用法】上为细末，炼蜜为丸，每丸重一钱。每服一丸，白滚水化下。

【主治】痘前后内热，眼白赤红，烦躁作渴，弄舌。

91615 **犀角解毒丸**（《疡医大全》卷二十三）

【组成】犀角 升麻 羌活 防风 甘草 荆芥 牛蒡子 连翘 土枸杞各等分 金银花 当归身 生地黄 白芍药各加倍

【用法】炼蜜为丸，每服三钱，早空心滚汤送下。

【主治】肠风。

91616 **犀角解毒丸**（《治疹全书》卷下）

【组成】生地二两 银花一两五钱 连翘 黄连 茯苓 防风各八钱 犀角（磨细）二钱 荆芥 甘草各四钱 丹皮六钱

【用法】上为细末，炼蜜为丸，如樱桃大。五岁以下每服一丸，五岁以上每服二丸，大人三丸，早、晚灯心汤送下。

【主治】疹后一切余毒热症。

【宜忌】忌辛辣、煎炒、糟面、甜物、鹅、羊、鱼腥海味、火酒毒物。

91617 **犀角解毒丸**（《北京市中药成方选集》）

【组成】犀角（另兑）一钱 金银花一两 荆芥穗五钱 赤芍一两 黄连五钱 花粉五钱 大黄五钱 当归五钱 连翘一两 防风五钱 白芷八钱 生地一两 栀子（炒）八钱 桔梗五钱 玄参（去芦）五钱 滑石五钱 黄芩一两 甘草五钱 雄黄一两 牛蒡子（炒）五钱

【用法】上为细末，炼蜜为丸，重二钱。每服二丸，温开水送下。小儿减半，三岁以下酌减。

【功用】清热解毒。

【主治】毒热火盛，面赤项肿，咽喉疼痛，疹后余毒。

91618 **犀角解毒丹**（《幼科证治大全》）

【组成】牛蒡子（炒）半两 荆芥半两 防风 甘草各二钱 犀角一钱半

【用法】加竹叶，水煎服。

【主治】小儿赤白丹瘤，壮热性躁，睡卧不安，胸膈痞闷，咽喉肿痛，遍身丹毒。

91619 **犀角解毒汤**（《痘疹传心录》卷十五）

【组成】犀角 防风 生地黄 赤芍药 甘草 连翘 牡丹皮 当归尾

【用法】上为末，炼蜜为丸，如弹子大。灯心汤化下。

【主治】丹肿。

【加减】夏月，加黄连。

91620 **犀角解毒汤**（《寿世保元》卷八）

【组成】真犀角一钱（如无，升麻代之） 生地黄五分 牡丹皮一钱 赤芍一钱 黄连 枯黄芩 黄柏 栀子

【用法】上剉。水煎服。

【主治】麻疹已出，大便下血，或小便下血，吐血，衄血；或二便闭涩，疮疹稠密，热浊赤痛。

【加减】如吐血、衄血，加炒山栀子，童便和服。

【备考】方中黄连，枯黄芩，黄柏，栀子用量原缺。

91621 **犀角解毒汤**（《痘疹仁端录》卷十一）

【组成】犀角 地黄 丹皮 赤芍 白芷 甘草 连翘 荆芥 防风 木通

【用法】水煎服。

【主治】丹毒。

91622 **犀角解毒饮**（《金鉴》卷五十一）

【组成】牛蒡子（炒） 犀角 荆芥穗 防风 连翘（去心） 金银花 赤芍药 生甘草 川黄连 生地黄

【用法】灯心为引，水煎服。

【主治】赤游风。

91623 **犀角解毒饮**（《疡医大全》卷三十）

【组成】防风 荆芥穗 黄芩各一钱 犀角（镑） 甘草各五分 牛蒡子（微炒）四钱

【用法】水煎，频服。

【主治】赤游丹。红肿，游走遍体，壮热不安。

91624 **犀角解毒饮**（《痘科辨要》卷六）

【组成】生地黄 丹皮 犀角梢尖 芍药各一钱 五味子七粒 连翘 牛蒡子（炒） 玄参剉 甘草各三钱 人参一钱

【用法】水一钟半，煎六分或三分，不拘时候服。或研为末，炼蜜为丸，如弹子大。每服一丸，灯心草二十根，枣二枚，煎汤化下。或加淡竹叶三十片亦可。

【主治】痘。十日后，壮热不结痂，虽结不实，状如腊滓，而不干者。

91625 **犀角解毒散**（《幼科类萃》卷二十一）

【组成】牛蒡子（炒）一两五钱 甘草二钱半 荆芥穗五钱 防风二钱半 犀角一钱半

【用法】上为散。水煎，不拘时候服。

【主治】小儿赤丹瘤。壮热狂躁，睡卧不安胃膈闷满，咽喉肿痛，遍身丹毒。

91626 **犀角解毒片**（《中药制剂汇编》）

【组成】金银花100克 连翘100克 桔梗100克 荆芥穗100克 牛蒡子（炒）100克 甘草100克 淡竹叶100克 薄荷100克 淡豆豉100克 羚羊角1克 犀角1克 冰片5克

【用法】❶取羚羊角、犀角单研细粉，过筛。❷甘草粉碎成细粉，过筛。❸连翘、淡竹叶、照煎煮法提取两次，首次3小时，第二次2小时，将提取液澄清，滤过，蒸发至膏稠状。❹金银花、淡豆豉照热浸法提取二次，首次3小时，第二次2小时，将浸液澄清，滤过，蒸发至稠膏状。❺桔梗、牛蒡子，制粗粉，照渗漉法分别用60%乙醇作溶媒，浸渍24小时后，开始渗漉，漉液蒸发至稠膏状。❻荆芥穗照挥发油提取法提取挥发油至尽。❼薄荷用薄荷脑，薄荷油各0.5%代替。❽取❷项甘草细粉与❸、❹、❺、❻项稠膏混匀并补充适量淀粉，并加入❶项细粉照制颗粒二法制粒后，加入冰片，薄荷脑各0.5g，薄荷油0.5ml，荆芥穗油0.5ml，混匀，压片即

得,每片重约0.25g(相当原药材0.6g)。每服4片,一日三次。

【功用】解表退热。

【主治】用于感冒发烧,头痛咳嗽,咽喉肿痛。

91627 **犀角增液汤**(《镐京直指》)

【组成】犀角一钱　鲜生地六钱　鲜石斛四钱　天花粉三钱　寒水石三钱　飞滑石六钱(布包)　连翘(带心)三钱　银花三钱　活水芦根一两

【主治】湿火燔灼耗液,便闭溲赤,苔黑而燥,舌硬言謇,脉数实大者。

91628 **犀羚二鲜汤**(《华氏医方汇编》卷四)

【组成】羚羊角　犀角　鲜沙参　鲜生地　连翘　黑山栀　甘中黄　人中白　马勃　大贝母　金银花　陈金汁　玄参剉　生石膏　川黄连

【用法】水煎服。

【主治】痧点虽透而喉烂极盛,脉弦大。

91629 **犀羚三汁饮**(《重订通俗伤寒论》)

【组成】犀角尖一钱　带心连翘二钱　东白薇三钱　皂角刺三分　羚角片一钱半　广郁金三钱(杵)　天竺黄三钱(老式)　粉丹皮一钱半　淡竹沥两瓢　鲜石菖蒲汁两匙　生藕汁二瓢

【用法】先用犀、羚二角,鲜茅根五十支(去衣),灯心五分,活水芦笋一两,煎汤代水,三汁和匀同冲。临服调入至宝丹四丸和匀化下。

【功用】开窍透络,豁痰通瘀。

【主治】邪陷包络,挟痰瘀互结清窍,症必痉厥并发,终日昏睡不醒,或错语呻吟,或独语如见鬼,目白多现红丝,舌虽纯红,兼罩黏涎。

【方论选录】以犀、羚凉血熄风,至宝芳香开窍为君;臣以带心连翘宣包络之气郁,郁、丹通包络之血郁,白薇专治血厥,竺黄善开痰厥;尤必佐角刺,三汁轻宣辛窜,直达病所,以消痰瘀;使以芦笋、茅根、灯心,轻清透络。庶几痰活瘀散,而包络复其横通四布之常矣,此为开窍透络豁痰通瘀之良方。

91630 **犀羚三黄汤**(《重订通俗伤寒论》)

【组成】犀角　川连各一钱　羚角　铁粉　桃仁各二钱　鲜生地　丹参　石决明各五钱　琥珀　青黛各五分　西牛黄二分

【功效】清心泻肝。

【主治】发狂。面色赤亮,或色青赤不亮,日夜不寐,月余遂发狂言,逾垣上屋,经闭三月,脉搏长大有力,多从心火炽盛,燔胃烧肝,而为狂惑哭詈。

91631 **犀羚竹石汤**(《重订通俗伤寒论》)

【组成】犀角八分　羚角一钱　鲜竹叶心三钱　石膏六钱　赤芍　连翘　紫草各二钱　银花露二两(冲)

【用法】水煎服。

【主治】赤膈伤寒。风湿时毒,先犯少阳阳明,续被暴寒而发,乃三阳合病,状类伤寒,胸膈赤肿热痛,呓语痉厥,暴注下迫者。

91632 **犀羚镇痉汤**(方出《冷庐医话》卷三,名见《湿温时疫治疗法》)

【组成】犀角　羚羊角　连翘　金银花　玄参　生地　人中黄　生甘草

【用法】水煎服。

【主治】大人、小儿感证,热入心包,神昏谵语。

91633 **犀角人参饮子**(《千金》卷十六)

【组成】犀角　人参各三两　薤白五两　粟米一合

【用法】上㕮咀。以水四升半,煮取一升七合,下米煮令米熟,分四服,相去七里久,进一服。

【主治】呕逆,胃气虚,邪风热,不下食。

91634 **犀角旋覆花汤**(《千金》卷七)

【异名】小犀角汤(《外台》卷十八引《崔氏方》)。

【组成】犀角　旋覆花各二两　橘皮　茯苓　生姜各三两　大枣十一枚　香豉一升　紫苏茎叶一握

【用法】上㕮咀。以水八升,煮取二升七合,分三服,相去十里久服之。以气下,小便利为度。

【主治】脚气。微觉疼痹,或两胫肿满,或行起涩弱,或上入腹不仁,或时冷热,小便秘涩,喘息气冲喉,气急欲死,食呕不下,气上逆者。

【宜忌】忌醋物。

91635 **犀角紫河车丸**(《卫生宝鉴》卷五)

【组成】紫河车一具(米泔浸之一宿,洗净,焙干)　鳖甲(酥炙)　桔梗(去芦)　胡黄连　芍药　大黄　贝母(去心)　败鼓皮心(醋炙)　龙胆草　黄药子　知母各二钱半　犀角(镑末)　蓬术　芒消各一钱半　朱砂二两

【用法】上为末,炼蜜为丸,如桐子大,朱砂为衣。每服二十丸,空心、食前温酒送下。如膈热,食后服之。重病不过一料。

【主治】传尸劳。

91636 **犀角解毒化痰汤**(《麻科活人》)

【组成】犀角(磨汁)　丹皮　连翘　贝母　天花粉　薄荷　紫草茸　甘草梢各一钱　当归八分　牛蒡子九分　赤芍六分　生地黄二钱　黄连五分　淡竹叶三十片

【用法】水煎服。

【主治】麻后咳嗽气喘,唇焦结热,或烦躁不安,或口鼻出血。

91637 **犀角解毒化痰清火丸**(《痘疹活幼至宝》卷终)

【组成】生犀角一两　归尾八钱　丹皮　紫草　甘草梢　川贝母(去心)　薄荷各一两　花粉　生地黄二两　黄连　牛蒡子三钱　赤芍六钱

【用法】上为末,炼蜜为丸,如弹子大。每服一丸,竹叶汤送下。

【主治】痧疹。咳嗽气喘,唇红,结热在内,烦躁不安,或口鼻出血者。

隔

91638 **隔纸膏**(《外科经验方》)

【组成】煅石膏(为末)　枯白矾(为末)各等分

【用法】桐油调,作隔纸膏。贴之。更服荆防败毒散,如数剂不应,宜服人参黄耆汤。

【主治】臁疮,湿毒疮。

91639 **隔纸膏**(《摄生众妙方》卷八)

【组成】蕲艾(末)　飞丹　韶粉

【用法】以生桐油调匀，摊纸上。先以葱、椒、米泔水洗过，隔纸贴之。

【主治】臁疮。

91640 **隔纸膏**(《医统》卷八十一)

【组成】黄耆(末)半两　轻粉　乳香　没药各一钱　血竭五分　银朱一钱　铜绿二分

【用法】上为细末，真香油调成膏，摊油纸上，再用油单纸一层，以布针刺孔数个掩膏药上。贴之，一日一易。

【主治】臁疮。

91641 **隔纸膏**(《疮疡经验全书》卷三)

【组成】黄柏(蜜炙)　飞丹各二钱　轻粉　面粉各一钱

【用法】桐油调，作隔纸膏。贴之。

【主治】妇人血风疮。

91642 **隔纸膏**(《疮疡经验全书》卷三)

【组成】自然铜五分(好醋煅七次)　乳香　没药　血竭各一钱　黄蜡五钱　铜青五钱　细芽茶八钱(另研为末)　黄柏末四两

【用法】先用生桐油四两，煎滚取出，先加柏末，后加茶末，待略温，再入细药，次加麝香五分。

【主治】里外臁疮。

91643 **隔纸膏**(《医部全录》卷二〇二引《疮疡全书》)

【组成】面粉　白蜡各一两　黄蜡八钱　冰片一钱

【用法】先用麻油三两，火上熬化二蜡，随下面粉，次下冰片，为隔纸膏。贴之。五日后痛即止，肉即生矣。

【主治】小便疳疮大烂者。

91644 **隔纸膏**(《古今医鉴》卷十五)

【组成】鸡屎(炒)一两　松香(生)一两　百草霜八钱　雄黄五分　枯矾四分

【用法】上为末，香油调。用伞纸贴患处。摊药于纸上，再将原纸返展盖住。

【主治】一切恶疮、肿毒、顽疮。

91645 **隔纸膏**

《赤水玄珠》卷二十九。为《普济方》卷二六七引《经验良方》“隔臁膏”之异名。见该条。

91646 **隔纸膏**(《回春》卷八)

【组成】黄香(研烂)　轻粉　银朱各五钱　冰片半分

【用法】上为细末，香油调，用油单纸摊，先以针密密刺孔，将药摊于孔上夹于中。先将葱头、花椒、细茶煎水洗净疮毒，后以孔口向疮贴，用布带紧扎。夏月一日一换，冬月二日一换一洗。其臭烂不可闻者，不过五贴而愈。凡摊药，看疮大小形式摊贴。

【主治】臁疮。

【宜忌】忌诸般发物。

91647 **隔纸膏**(《遵生八笺》卷十八)

【组成】净猪油(熬化)一两　黄占五分　白占五钱　轻粉二钱　黄柏二钱(胆炙)　珍珠一钱五分　官粉三钱　赤石脂一钱(煅)

【用法】上为细末，先将前三味熔化，再下细末，为隔纸膏。先以韭菜煎汤洗净患处，然后贴之。

【主治】湿毒顽疮，臭烂臁疮。

91648 **隔纸膏**(《外科启玄》卷十二)

【组成】龙骨二钱　血竭五分　轻粉五分　冰片一分　阿魏二分　乳香　没药各一钱　麝香一分　黄丹(飞)一两　生芝麻一合(捣末)　香油三两

【用法】先将丹、油、芝麻熬数沸，再下细药。临取方下冰片、麝香搅匀，用甘草煮油纸，两面扎孔摊。贴之。

【主治】久远臁疮，顽疮结毒。

91649 **隔纸膏**

《准绳·疡医》卷四。为《普济方》卷二七六引《经验良方》“隔臁膏”之异名。见该条。

91650 **隔纸膏**(《杏苑》卷七)

【组成】乳香　没药　无名异　血竭　轻粉　百草霜各五分　万年灰　龙脑

【用法】上为细末，和匀，用菜油调匀如膏，以油单纸看患处大小做袋一个，入药于中，捏匀。缚上。

【主治】杖疮疼痛及臁疮。

【备考】方中万年灰、龙脑用量原缺。

91651 **隔纸膏**(《寿世保元》卷九)

【组成】枯矾三钱　密陀僧三钱　龙骨(煅)三钱　黄丹(水飞)三钱

【用法】用布针将油纸刺孔，桐油调药摊上。贴患处。

【主治】脚胫上生疮肿痛，顽毒溃烂，久不已。

91652 **隔纸膏**(《明医指掌》卷八)

【组成】龙骨(煅)　铅粉　铅丹各一两

【用法】上为末，香油或桐油调，油纸夹隔。须先以葱、椒煎汤，洗净然后贴上，次日又翻过贴。

【主治】臁疮不问久近，虽腐烂至骨。

91653 **隔纸膏**(年氏《集验良方》卷六)

【组成】乳香(去油)　没药(去油)　铜绿　儿茶　龙骨各一钱二分　雄黄　轻粉各一钱五分　芦荟一钱　山甲　蜈蚣　黄柏　冰片各五分

【用法】上为细末，用槐、柳、桃枝各十二寸，羊粪十二粒，幼妇血余一握，先入油锅熬枯，去滓，入真黄占二两，后入白占二两，再入官粉四两搅匀，黄丹四两搅匀，滴水成珠，将锅离火，加前药末，不住手搅，倾在水内，出火毒。

【主治】紫泡并久远裙边疮及诸疮。

91654 **隔纸膏**(《仙拈集》卷四)

【组成】松香(制)八钱　黄柏末四钱　轻粉五分

【用法】用麻油或猪油调成膏，用甘草五钱煎汤，将纸煮过晒干，针刺多眼，摊药。贴疮上，先用葱、椒汤洗净，方贴之。

【主治】结毒臁疮。

【宜忌】忌食发物。

91655 **隔纸膏**(《疡医大全》卷二十五)

【组成】无名异(洗净，微炒)一两　龙骨　血竭　乳香　没药　雄黄　牛黄　阿胶　海螵蛸各二钱　赤石脂　郁金　黄柏　黄丹各五钱　轻粉

【用法】上为细末，香油调，用黑伞纸刺孔，作隔纸膏。先用盐、葱、花椒汤洗净，拭干贴之，三日一换。

【主治】臁疮。

【备考】方中轻粉用量原缺。

91656 **隔纸膏**(《疡医大全》卷三十)

【组成】雄猪油(去皮膜) 劈毒立消丹 麻油二茶匙 飞丹三钱

【用法】将雄猪油熬化冷定,入劈毒立消丹,再加麻油、飞丹收用,摊隔纸膏。贴之。

【主治】白蛇串(又名蛇窠疮)。

91657 **隔纸膏**(《青囊立效秘方》卷二)

【组成】炙乳没各五钱 水连一两 川柏三两 湘黄二两 青黛一两

【用法】上为末,猪油捶,以油纸着肉一面刺眼,外层不刺眼,摊药夹中。贴之,六日一换。

【主治】臁疮破烂。

91658 **隔纸膏**(《寿世新编》卷中)

【组成】白蜡五钱 甘石三钱 银朱一钱 铜绿五分 枯矾五分 大梅片二分

【用法】上为细末,另包。用麻油二两,头发少许,男用女发,女用男发,熬至滴水成珠,方下各品,惟白蜡、梅片,须起锅时加之。再用油纸一块,中间密密刺孔,如患处大,以通药气,末将膏药括上,两面对折,藏药在内,四围亦须向内略卷,免药流出,外加带子扎住。敷一二日后,揩去脓垢,或仍照扎,或换过药,如脓干,即不必开着,有数日自然肌满而痊。

【主治】臁疮。

91659 **隔纸膏**(《外科方外奇方》卷四)

【组成】明矾 胡椒 川椒 皮消 淮盐砖(用火煅透) 白占各等分

【用法】上为细末,用青油烛调油纸上。贴之,须令忍痛。

【主治】臁疮。

91660 **隔纸膏**(《集成良方三百种》卷下)

【组成】香油 铜绿各四两 黄蜡一两

【用法】共溶化,微温用毡片摊。贴。避风,次日即换。

【主治】臁疮。

91661 **隔纸膏**(《外科十三方考》)

【组成】乳香 没药 血竭各一钱 轻粉 银珠各二钱 铅粉三钱 朱砂二钱 冰片一分 石钟乳三钱(煅过)

【用法】上为末,用清油四两,黄蜡四两,入锅熔化取起,瓷碗贮之,候冷定,入药在内搅匀,以棉纸摊膏。贴于患处,一日两换。贴去腐肉后,视其肉色如石榴尖样时,用熏洗汤洗净,贴解毒膏,掺加味天然散,生肌平口。

【主治】鬓疔已经溃烂化脓者。

91662 **隔毒丸**(《普济方》卷一四一)

【组成】郁李仁(去皮尖) 黑牵牛(炒) 大戟 甘遂各一分 牛黄(研) 乳香(研)各一钱 麝香(研) 龙脑(研)各半钱

【用法】上为末,同再研匀,用白面糊为丸,如梧桐子大。每服七丸,临卧煎灯心、麦冬汤送下。

【主治】伤寒结胸,心下坚痛。

91663 **隔壁膏**(《得效》卷十九)

【组成】老杉木节

【用法】用多年老杉木节烧灰,真清油调,箬叶盛。隔贴在疮上,以绢帛系定。

【主治】臁疮。

91664 **隔臁膏**(《普济方》卷二七六引《经验良方》)

【异名】隔纸膏(《赤水玄珠》卷二十九)。

【组成】当归 白芷 五倍子 黄连 雄黄各半两 乳香三钱(末) 没药 海螵蛸 血竭 黄柏 白蔹 白及 厚朴各半两 黄丹六钱 轻粉木合三盏

【用法】上为细末,和乳香、轻粉、清油调成膏。先用盐汤洗净,片帛拭干,待片时水气干,然后贴药。用油单贴药,敷疮上,绵帛缚定。有脓水出,解开,刮去不洁,再贴药。如此数次即愈。

【主治】内外臁疮。

【备考】《赤水玄珠》:"轻粉一钱"。

91665 **隔竹煮粥**(《鸡峰》卷十)

【组成】糯米 白蜡弹子大

【用法】以青竹筒一个,入水一升,下米与蜡,密封了口,重汤煮熟。稍热,任意食之。

【主治】服乳石人咳嗽有血。

91666 **隔纸膏药**(《医部全录》卷一九四引叶心仰方)

【组成】桐油一斤(熬滚,入头发四两,熬至发熔化,滤去滓) 黄蜡 白蜡 象皮末各一两 轻粉三钱

【用法】上为细末,入油内,调匀用。

【主治】烂脚。

91667 **隔纸白玉膏**(《外科百效》卷一)

【组成】雄猪油二两(熬,去滓) 黄蜡 白蜡各二两 蓖麻子仁二两(捣如泥) 麻油四两 鸡子油二两 铅粉四两 乳香末三钱 轻粉五钱 冰片五分

【用法】先将雄猪油、黄白二蜡同熬化,再将蓖麻仁、铅粉、麻油、鸡子油和匀候冷,再入乳香、轻粉、冰片搅匀,瓷罐收入。每用时以胭脂或绵片上药贴在患处。

【主治】疮毒。

91668 **隔纸拔毒生肌神膏**(《寿世新编》卷中引《龚氏方》)

【组成】金银花三钱 净青黛一钱 制甘石五钱 提白蜡一钱五分 上宫粉三钱 上四六五分 真血竭一钱

【用法】上为细末,用生猪板油(去膜)同捣,再用油纸一大块,向中间多多刺眼(如患处大),以透药性,将膏药薄薄刮上,二面闭摺,藏药在内。贴患处,外用带子扎住,缚一二日后,揩去脓垢,或仍照扎,或换过药,如脓干,即不必开看,有数日自然肌满而愈。

【主治】无论各种疖毒痈疽,但须已溃者。

疏

91669 **疏土汤**(《辨证录》卷四)

【组成】白术 茯苓各一两 肉桂三分 柴胡五分 白芍三钱 枳壳三分 半夏五分

【用法】水煎服。

【主治】因脾胃气郁所致心腹饱满作胀,时或肠鸣,数欲大便,甚则心疼,两胁填实,为呕为吐,或吐痰涎,如呕清水,或泻利暴注,以致两足两跗肿,渐渐身亦重大。

91670 **疏土汤**(《辨证录》卷九)

【组成】白术三钱　茯苓五钱　干葛五分　人参一钱　甘草三分　陈皮五分　天花粉三钱　竹叶三十片　甘菊三钱　柴胡五分

【用法】水煎服。

【功用】补胃气，散火抒郁。

【主治】热气入胃，火郁成痰，痰色黄秽，败浊不堪。

91671　**疏木饮**（《辨证录》卷二）

【组成】柴胡　薄荷　甘草　苍术　白芥子各一钱　白芍五钱　茯苓三钱　丹皮　生地各二钱　青皮五分

【用法】水煎服。

【主治】因肝木不舒而致怀抱郁结，筋挛骨痛，喉间似有一核结住不下，服乌药顺气散等药，口眼歪斜，两臂不能伸举，痰涎愈甚，内热晡热。

91672　**疏中丸**（《伏阴论》卷上）

【组成】制半夏二两　人参一两　白术五钱（生用）　升麻一两　银州柴胡一两　猪苓一两　化州橘红五钱　泽泻一两

【用法】晒干为末，米汤叠丸，勿令见火。每服三钱生姜煎汤送下，日二次，夜一次，以愈为度。小便通利，其痞自消。

【主治】伏阴病，心下痞塞，按之满闷者。

【方论选录】方以人参、白术益胃健脾，补中培土，使升、柴从九地之下升清于上，猪、泽从九天之上降浊于下，清升浊降，痞塞自开，而转痞为泰之功。在半夏、橘红之善开肺降逆耳，半夏散中有敛，力能敛清散浊，故数倍于橘红也。

91673　**疏气丸**（《圣惠》卷四十三）

【组成】牵牛子一两（微炒）　木香半两　桂心半两　槟榔一两　诃黎勒一两（煨，去皮）　陈橘皮一两（汤浸，去白瓤，焙）　桑根白皮三分（剉）　郁李仁一两（汤浸，去皮，微炒）

【用法】上为末，炼蜜为丸，如梧桐子大。每服三十丸，食前以生姜、橘皮汤送下。以利为度。

【主治】腹内诸气胀满，两胁妨闷，肩背气壅。

91674　**疏气丸**（《圣济总录》卷二十七）

【组成】京三棱（煨，剉）　牵牛子（炒）各一两　干姜（炮）半两　陈橘皮（去白，炒）一两

【用法】上为末，炼蜜为丸，如梧桐子大。每服二十丸，生姜汤送下，不拘时候。取利为度，未利再服。

【主治】伤寒后食毒所伤，心腹胀满，水谷不化，大便不利。

91675　**疏气丸**（《圣济总录》卷六十七）

【组成】大黄（剉，炒）一两半　郁李仁（去皮尖，焙）三两　枳壳（去瓤，麸炒）半两　羌活（去芦头）半两　木香一分　青橘皮（汤浸，去白，焙）半两　槟榔（炮，剉）三枚　芎䓖半两　檀香（剉）一分　陈橘皮（汤浸，去白，焙）一两（炒）

【用法】上为末，炼蜜为丸，如梧桐子大。每服二十丸，食后、临卧生姜汤送下。

【主治】上气腹胀。

91676　**疏气饮**（《医学入门》卷八）

【组成】苍术　白芷　防风　升麻　黄芩　白芍　连翘　归尾各等分　甘草节减半

【用法】水煎服。

【主治】痘疹，气实痰郁，发不出者。

91677　**疏风丸**（《儒门事亲》卷十二）

【组成】通圣散一料加天麻　羌活　独活　细辛　甘菊　首乌各半两

【用法】上为细末，炼蜜为丸，如弹子大，朱砂为衣。每服一丸，细嚼，茶、酒任下。

【主治】诸风。

91678　**疏风汤**（《陈素庵妇科补解》卷三）

【组成】荆芥　防风　柴胡　黄芩　升麻　葛根　当归　川芎　木通　生白芍　生地　木贼　密蒙　甘草　甘菊　黑小豆

【用法】水煎服。

【功用】疏风清热，凉血安胎。

【主治】妊娠目赤肿痛，甚则痛不可忍，或眵泪羞明，或痒涩起赤障。

【方论选录】是方荆、防、升、柴、葛、豆疏风清热以散火于上；芩、通、甘草泻火导热以降火于下；菊、密、木贼退赤而消肿；四物补血而滋肾，则风热清而胎安矣。

91679　**疏风汤**（《医学发明》卷九）

【组成】麻黄（去节）三两　益智仁　杏仁（炒，去皮）各一两　炙甘草　升麻各五两

【用法】上㕮咀。每服一两，水一小碗，煎至六分，去滓热服。脚蹬热水葫芦，以大汗出，去葫芦。冬月不可。

【主治】半身不遂，或肢体麻痹，筋骨疼痛。

91680　**疏风汤**（《回春》卷二）

【组成】当归　川芎　白茯苓（去皮）　陈皮　半夏（姜制）　乌药　香附　白芷　羌活　防风各八分　细辛　桂枝　甘草各三分

【用法】上剉一剂。加生姜三片，水煎，热服。

【主治】风中在腑，恶风寒，拘急不仁者。

【备考】《寿世保元》有麻黄，无桂枝。

91681　**疏风汤**（《审视瑶函》卷四）

【组成】荆芥穗　蝉退　桔梗　归尾　甘草稍各五分　防风　白芷各四分　石膏（煅）一钱二分　白芍药七分　茯苓　连翘　苍术（泔水制）各六分

【用法】加葱白一段，大米一撮，白水二钟，煎至七分，去滓，食后热服。

【主治】痘后患眼，其珠不红，眼皮弦生一小颗，数日有脓，俗谓狗翳，发后又发，甚至眼毛上发一白泡。

91682　**疏风饮**（《张皆春眼科证治》）

【组成】薄荷　荆芥各 6 克　防风 3 克　银花 15 克　酒黄芩　天花粉　桔梗各 9 克

【用法】水煎服。

【功用】疏散风邪，佐以清热。

【主治】风重于热，痛轻痒重，肿重于赤，且兼寒热头痛，脉浮数者。

【方论选录】方中薄荷、荆芥、防风疏散在表之风邪，银花、酒黄芩、天花粉清解在里之肺热，桔梗宣肺散结，合疏风之剂又有解表之功。

91683 **疏风散**(《圣济总录》卷五十四)

【组成】牵牛子(微炒)一两　大黄(剉,炒)一两　槟榔半两(剉)　陈橘皮(汤浸,去白,焙)一两

【用法】上为散。每服二钱匕,食后良久生姜蜜水调下。

【主治】三焦气约,大小便不通。

91684 **疏风散**(《三因》卷十五)

【组成】山栀子仁一两半　大黄　白滑石　熟地黄　悬豆(酥炙焦黄)各二两

【用法】上为末,入朴消半两,令匀。每服一钱,食后淡茶清调下。次以佛手膏去疮。

【主治】大风。

91685 **疏风散**(《直指》卷十五)

【组成】枳壳(制)半两　防风　羌活　独活　槟榔　白芷　威灵仙　蒺藜(炒赤,去刺)　麻仁(炒,另研)　杏仁(汤洗,去皮尖,炒,另研)　甘草(炙)各一两

【用法】上为散。每服二钱半,加生姜五片,蜜一匙,水一盏半,煎服。

【主治】风毒秘结。

91686 **疏风散**(《活幼心书》卷下)

【组成】荆芥穗一两　防风(去芦)二钱半　甘草(半生半炙)二钱

【用法】上为末。每服一钱,用无灰温酒调下,或葱汤亦好。

【主治】小儿薄劣,跌触头脑,或弄刀锥,因而破血感风,致面目伤痕浮肿。

91687 **疏风散**(《丹溪心法附余》卷二十二)

【组成】防风　犀角　麻黄(去节)　人参　当归　川芎　羌活　远志(去心)　茯神(去木)　甘草(炙)各等分

【用法】上㕮咀。水煎,食前服。

【主治】小儿五脏中风,身体不能自收,冒闷不知疼痛,口不能言,筋脉拘急,手足抽掣。

91688 **疏风散**(《幼科金针》卷上)

【组成】前胡　桑皮　陈皮　法半夏　枯芩　玉桔梗　甘草　款冬花　枳壳　苏子

【用法】加姜、枣,水煎服。防风、荆芥、杏仁、薄荷,均可加入。

【主治】小儿伤风。

91689 **疏风散**(《痘疹仁端录》卷十六)

【组成】连翘　防风　荆芥　当归　玄参剉　桔梗　葛根　杏仁　黄芩　薄荷　牛蒡　知母　甘草

【用法】加葱、姜,水煎服。服后微汗为度。

【主治】小儿麻疹,发热咳嗽,气逆作呕,腹痛者。

【宜忌】忌风寒。

91690 **疏风散**(《医略六书》卷三十)

【组成】防风一两半　桔梗八钱　僵蚕一两半　蝉衣一两半　茯苓一两半(去木)　甘草五钱

【用法】上为散。每服三钱,水煎去滓,冲竹沥一匙,姜汁少许,温服。

【主治】产后风闭不语,脉浮涩者。

【方论选录】产后心脾受风,舌本强硬,乃会厌闭塞,故舌强不语焉。防风疏散风邪之闭塞,桔梗开提血气不行,僵蚕散经络之风,蝉衣散皮肤之风,茯神通心气以利神机,甘草缓脾气以和胃肠,更冲生姜汁温豁痰涎,甜竹沥凉滋心液也。为散水煎,俾风邪散而心液通,则脾气运而舌木柔和,痰涎自化,何不语之有哉。

91691 **疏风散**(《医略六书》卷三十)

【组成】生地五两　防风一两半　连翘三两　白芷一两半　犀角一两　当归三两　川芎一两　桔梗一两　甘草一两

【用法】上为散。薤白汤煎三钱,去滓,温服。

【主治】产后乳汁不出,脉浮弦数者。

【方论选录】产后风伤营气遏热,而阳明之气不化,故乳房肿胀疼痛,乳汁不出焉。防风疏风于表,犀角清热于里,白芷开阳明之气,川芎行冲脉之血,生地滋阴凉血,连翘清热散结,桔梗开提气血,当归荣养经脉,甘草缓中泻火,以和胃气也。为散,薤白汤煎,使风热外解,则阳明之气无不化,而冲脉之血无不上荣,何乳房之疼肿不退,乳汁有不出者乎?

91692 **疏风散**(《麻疹备要方论》)

【组成】羌活　当归　白芍　连翘　升麻　苍术　干葛　生地　柴胡　甘草

【用法】水煎服。

【主治】麻疹收没后,生疮,发热不退者。

91693 **疏风散**(《治疹全书》卷下)

【组成】羌活　升麻　柴胡　葛根　当归　白芷　生地　苍术　黄柏　茯苓　连翘　银花

【用法】上为散服。

【主治】疹后遍身生疮,其热不退,法当解表,苟使不治,则年年至期而生疮者。

91694 **疏邪饮**(《景岳全书》卷五十一)

【组成】柴胡(倍用)　芍药(倍用,酒炒)　苏叶　荆芥穗　炙甘草(减半)

【用法】水一钟半煎服。

【主治】痘疹初起,发热,血气强盛,无藉滋补者。

【加减】无火者,加生姜三片;火盛内热者,加黄芩;渴者,加干葛。

91695 **疏邪饮**(《痢疟纂要》卷十三)

【组成】荆芥　紫苏　羌活　甘草　川芎　白芷　麻黄　白芍　防风

【用法】加生姜三片,葱三根,水煎,露一宿,次早温服。

【主治】疟疾初起,憎寒壮热,头疼身疼,无汗。

【加减】有痰,加陈皮;有湿,加苍术;有食,加香附、神曲。

91696 **疏邪饮**(《医级》卷七)

【组成】柴胡　葛根　荆芥　苏叶　黄芩　连翘　芍药　甘草

【用法】水煎服。

【主治】温暑时邪肤疼,身热或寒热烦呕化斑化疹之疾。

91697 **疏利汤**(《会约》卷十)

【组成】陈皮一钱　法半夏半钱　茯苓二钱　甘草

(炙)一钱　厚朴(姜水炒)　乌药　猪苓　泽泻　神曲(炒)各一钱半　吴茱萸(开水泡,焙干)五分

【用法】食远温服。

【主治】食积、水停、痰凝、气滞,肚腹胀痛,或生冷寒湿伤脏,邪实霍乱,泄利初起者。

【加减】如气痛甚者,加木香五分,砂仁七八分;如寒湿甚者,小便短赤,加苍术一钱半;如腹痛喜热喜按者,加炮干姜一钱;如小便短,大便多水者,加萆薢四钱,木香四分(煨)。

91698　**疏肝汤**(《效验秘方》盛国荣方)

【组成】香附10克　郁金10克　枳壳6克　赤芍15克　枇杷叶10克　藕节15克　川芎9克　百合15克

【用法】日一剂,水煎分服。

【功用】疏肝理气,行气活血。

【主治】胆囊炎、急慢性肝炎、慢性支气管炎、肺气肿、肋间神经痛等。证属肝气郁结、肺气怫者。临床以胸胁闷痛或呼吸迫促等气机不得舒畅之症为特点。

【方论选录】方中主以香附行气之中兼能理血,辅以郁金,破血之中兼能理气;主以枳壳入脾、肺而理气消胀,辅以赤芍入肝经而活血散瘀;杷叶专入气分,降肺胃之气逆;藕节专入血分,宣经络之瘀滞;川芎活血兼能行气;百合养阴柔肝以润燥,并防诸气药辛燥伤津之弊。诸药相伍,功能行气解郁,舒肝理气,使气行血运,源洁流清。

91699　**疏肝饮**(《鲁府禁方》)

【异名】疏肝散(《寿世保元》卷五)。

【组成】黄连(吴茱萸煎汁拌炒)二钱　当归　柴胡各一钱半　青皮一钱　桃仁(研如泥)一钱　川芎　白芍(酒炒)各一钱一分　红花五分

【用法】水煎,食远温服。

【主治】肝积。左胁下痛,或因怒气所伤,或跌闪所致。

91700　**疏肝散**

《寿世保元》卷五。为《鲁府禁方》"疏肝饮"之异名。见该条。

91701　**疏肝散**(《症因脉治》卷三)

【组成】柴胡　苏梗　青皮　钩藤　山栀　白芍药　广皮　甘草

【用法】水煎服。

【主治】肝火不得卧。因恼怒伤肝,肝气怫郁。

91702　**疏肝散**(《理瀹》)

【组成】柴胡　陈皮　青皮各一两　川芎　当归　白芍　枳壳　香附　瓜蒌　丹皮各五钱

【用法】同麸皮、醋炒,熨。

【主治】胁痛。

【加减】气,加乌药、延胡索;血,加官桂、红花;虚,加杜仲、萸肉;跌打伤瘀血,加大黄、炮山甲各五钱。

91703　**疏肝散**(《青囊全集》卷上)

【组成】柴胡一钱五分　赤芍一钱五分　陈皮一钱　川芎一钱　香附三钱　枳壳一钱　粉草八分

【用法】上为散。温服。

【主治】左胁痛。

91704　**疏表汤**(《寒温条辨》卷五)

【组成】淡豆豉三钱　羌活二钱　防风　桔梗各一钱五分　前胡　黄芩各一钱　苏叶　川芎各八分　细辛　甘草各五分　生姜二钱　葱白二茎

【用法】水煎,温服。

【主治】四时感冒风寒,鼻塞声重,或流涕不已,发热恶寒,头痛身痛者。

【加减】微汗口渴,加花粉、麦冬各一钱;满闷,加枳壳(麸炒)一钱半;热甚,加知母一钱。

91705　**疏经汤**(《竹林女科》卷一)

【组成】白芷七分　羌活　砂仁　桂枝　白术各一钱　香附一钱二分

【用法】加生姜三片,葱白三茎,空心热服。

【主治】室女十三四岁,血脉壅阻,天癸已行而忽不行,或发热,或疼痛,身体不宁,口苦面赤,寒热不定,头目晕花。

【加减】如身体不热不痛,羌活、桂枝减半,加当归、川芎各一钱;血攻心痛,加干漆(炒令烟尽),玄胡索各三分;嗽痰气急,加半夏(制)、桔梗、杏仁(去皮尖)、五味子各三分。

91706　**疏毒饮**(《喉科种福》卷三)

【组成】犀角三钱　子芩二钱　青黛四钱　白僵蚕三钱(酒炒)　知母二钱　连翘二钱　前仁二钱　全蝉蜕三钱(去土)　通草二钱　黄栀二钱　牛子二钱　熟大黄六钱

【用法】水煎服。

【主治】瘟疫白喉初起,服败毒散而白垢不退,且加长,小便短涩而黄,大便或结,或自利黑水,是毒已入心、小肠、肺、大肠。

91707　**疏胎丸**(《宋氏女科》)

【组成】四物汤加云苔子一撮(即君莲子。天罗子亦可)

【用法】水煎,于经行之后第四日起空心服,四日即止。此为多子多怨者设耳,切勿妄投。

【主治】产育艰难,或一岁一产。

91708　**疏通饮**(《玉案》卷五)

【组成】青皮　官桂　木香各一钱　当归　香附　红花　山楂　桃仁各二钱

【用法】酒煎,空心服。

【主治】因感暴怒以至经闭者。

91709　**疏凿散**

《杏苑》卷六。为《济生》卷五"疏凿饮子"之异名。见该条。

91710　**疏脾饮**(《玉案》卷六)

【组成】紫苏　柴胡　半夏各一钱　防风　青皮　厚朴　川芎各五分

【用法】加生姜三片,不拘时候,热服。

【主治】小儿因风成疟。

91711　**疏痘丹**(《疮疡经验全书》卷四)

【组成】活兔(冬月用活兔杀血,大瓷盆内阴干刮下)一两　雄黄二钱　朱砂三钱

【用法】上为细末,用白雄鸡冠上的血和前药为丸,如细绿豆大。待小儿发热时与服六七丸,用白酒浆和砂糖汤

送下,则出豆稀矣。

【功用】稀痘。

91712 **疏痘散**(《疮疡经验全书》卷八)

【组成】辰砂一钱 丝瓜蒂三寸七枚 明僵蚕七条(去头,酒炒) 蝉壳七枚(去头足)

【用法】上为末。砂糖白酒浆调服。

【主治】痘疮身体发热者。

91713 **疏痢丸**(《内外验方秘传》)

【组成】木香一两 槟榔二两 川朴三两 山楂三两 青陈皮各三两 银花尖三两 麦芽四钱 枳壳三两 元曲四两 三棱二两 香附二两 桃仁三两 葛根二两 苦参三两(焙,炒) 红茶叶四两

【用法】上为末,水泛为丸。每空心用红茶叶汤送下。

【主治】痢初起。

91714 **疏解散**

《医部全录》卷四九三。为《赤水玄珠》卷二十八"苏解散"之异名。见该条。

91715 **疏痰汤**(《辨证录》卷九)

【组成】白芍 茯神各五钱 甘草 神曲 半夏各一钱

【用法】水煎服。

【主治】郁气在肝,痰气流行,胁下支满,发嚏而痛,轻声吐痰,不敢重咯。

91716 **疏膈丸**

《小儿病源》卷三。为《圣惠》卷八十五"青黛丸"之异名。见该条。

91717 **疏清颗粒**(《新药转正》42 册)

【组成】石膏 大青叶 桑叶 芦根 甘草

【用法】制成颗粒剂,每袋装 6 克。开水冲服,1 岁以下,一次 3 克;1 ~3 岁,一次 6 克;4 ~6 岁,一次 9 克;7 岁以上,一次 12 克;一日 3 次。

【功用】清热解毒,宣泄肺胃。

【主治】小儿急性上呼吸道感染属风热证,症见:发热、鼻塞、咽痛、流涕、口渴、咳嗽、汗出、舌红或苔薄黄。

91718 **疏凿饮子**(《济生》卷五)

【异名】疏凿散(《杏苑》卷六)。

【组成】泽泻 商陆 赤小豆(炒) 羌活(去节) 大腹皮 椒目 木通 秦艽(去芦) 茯苓皮 槟榔各等分

【用法】上㕮咀。每服四钱,水一盏半,加生姜五片,煎至七分,去滓温服,不拘时候。

【主治】水气,通身洪肿,喘呼气急,烦躁多渴,大小便不利,服热药不得者。

【方论选录】❶《医方集解》:此足太阳手足太阴药也。外而一身尽肿,内而口渴便秘是上下表里俱病也。羌活、秦艽解表疏风,使湿以风胜,邪由汗出,而升之于上;腹皮、苓皮、姜皮、辛散淡渗,所以行水于皮肤;商陆、槟榔、椒目、赤豆,去胀攻坚,所以行水于腹里;木通泻心肺之水,达于小肠,泽泻泻脾肾之水,通于膀胱。上下内外分清其势,亦犹神禹疏江凿河之意也。❷《医宗金鉴》:以商陆为君,专行诸水。佐羌活、秦艽、腹皮、苓皮、姜皮行在表之水,从皮肤而散,佐槟榔、赤豆、椒目、泽泻、木通,行在里之水,从二便而出。上下、内外,分消其势,亦犹神禹疏凿江河之意也。

91719 **疏凿饮子**(《朱氏集验方》卷五)

【组成】人参 木通 半夏 附子(炮) 草果仁 木瓜 秦艽 槟榔 杏仁 赤茯苓(连皮) 橘红各一两 厚朴一两半 木香 甘草各半两

【用法】上㕮咀。每服半两,水一盏半,加生姜七片,煎至八分,去滓,不拘时候服。

【功用】下气定喘,导泉消肿。

【主治】喘。

91720 **疏气定痛汤**(《刘奉五妇科经验》)

【组成】制香附三钱 川楝子三钱 延胡索三钱 五灵脂三钱 没药一钱 枳壳一钱半 木香一钱半 当归三钱 乌药三钱

【功用】行气活血,化瘀止痛。

【主治】慢性盆腔炎腰腹疼痛,属于气滞血瘀者。

【方论选录】方中香附、川楝子、延胡索、五灵脂、没药、乌药行气活血止痛;枳壳、木香理气;当归养血。全方共奏行气活血,化瘀止痛之效。

91721 **疏气黄耆丸**(《圣济总录》卷一五七)

【组成】黄耆(剉) 枳壳(去瓤,麸炒)各一两 威灵仙二两

【用法】上为末,用面糊为丸,如小豆大。每服三十丸,温水送下,不拘时候。未通稍加之。

【主治】妊娠大便不通。

91722 **疏风五苓散**(《金鉴》卷五十四)

【组成】防风 苍术(米泔水浸) 肉桂 羌活 猪苓 泽泻 赤茯苓 白术(土炒)

【用法】引用生姜,水煎服。

【主治】阴囊肿大,痒痛坠下。

91723 **疏风止痛散**(《内外科百病验方大全》)

【组成】当归 天麻 僵蚕 乌药 牛膝 独活 石南藤 乳香 紫荆花 骨碎补各一钱 川芎五分 姜三片 葱白三个

【用法】酒煎,空心服。

【主治】下元虚冷,更兼风邪,经如鱼脑,足痛不能动履。

91724 **疏风止嗽丸**(《慈禧光绪医方选议》)

【组成】苏梗五钱(子) 防风三钱 干葛三钱 枳壳二钱(炒) 前胡三钱 桔梗三钱 桑皮三钱 杏仁三钱 半夏三钱(炙) 茯苓三钱 陈皮二钱 川贝二钱(去心) 羌活二钱 黄芩二钱 甘草一钱

【用法】上为细末,少兑炼蜜为丸,如绿豆粒大,朱砂为衣。每服三钱,白开水送下。

【功用】疏风解表,宣肺止咳化痰。

【主治】外感风寒,咳嗽痰多,或咳嗽不爽者;或久咳有痰,表邪未尽者。

91725 **疏风止嗽汤**(《重订通俗伤寒论》)

【组成】荆芥穗一钱半 苏薄荷一钱 光杏仁二钱 广皮仁八分 百部一钱半 清炙草六分 紫菀二钱 白前一钱半

【用法】水煎服。

【主治】伤寒头痛身热，恶风怕冷，鼻塞声重，咳嗽清涕，痰多白滑而稀，或自汗而咳甚，或无汗而喘息，舌苔白薄而滑，甚或白滑而腻。

91726 **疏风分理散**(《幼科金针》卷上)

【组成】荆芥　防风　苏叶　柴胡　陈皮　甘草　苍术　厚朴　木通　木香　车前

【用法】加生姜，水煎，热服。

【主治】小儿吐泻，身发寒热，呕吐痰沫，或泻青而起沫者。

91727 **疏风甘桔汤**(《包氏喉证家宝》)

【组成】生甘草　桔梗　归尾　花粉　山栀　甘葛　玄参剉　荆芥　川芎　连翘　人参　枳壳　茯苓　陈皮　防风　黄连

【用法】水煎服。

【主治】弄舌喉风。不言，舌常吐出，将手弄舌。

91728 **疏风芎归散**(《医略六书》卷三十)

【组成】当归三两　川芎一两半　人参一两半　紫苏一两半　葛根一两半(砂糖炒黑)

【用法】上为散。每服三钱，加生姜二片，葱白三枚，水煎，去滓温服。

【主治】产后伤风，脉浮涩者。

【方论选录】产后血气两虚，营卫不能布护，寒风得以伤之，故发热无汗而恶风寒焉。人参扶元气以内托；当归养营血以荣经；川芎行血气升生阳；紫苏理血气散风寒；葛根禀性轻扬，本解肌升阳药，自与产科无涉，砂糖炒黑，假之引入血分以解冲脉之邪也。为散，姜、葱汤煎，务使血气内充，则营卫布护而邪无容身之地，何发热无汗，恶风寒，为产后伤寒风之足患哉。

91729 **疏风再造丸**(《成方制剂》7册)

【组成】蕲蛇150克　红参200克　草豆蔻(炒)100克　甘草100克　赤芍50克　胆南星50克　茯苓50克　冰片15克　川芎150克　广藿香50克　油松节50克　附子(制)10克　黄芩100克　磁石(煅)50克　熟地黄100克　两头尖100克　防风100克　细辛100克　白术(炒焦)50克　地龙100克　肉桂100克　当归150克　大黄150克　黄精100克　乌药50克　乳香(炒)75克　麻黄100克　茜草100克　红花100克　檀香50克　全蝎100克　玄参50克　葛根100克　羌活100克　白芷100克　独活100克　木瓜150克　牛膝100克　三七100克　香附100克　秦艽50克　青皮50克　红曲100克　丁香100克　骨碎补(烫)50克　制何首乌100克

【用法】制成丸剂。口服，一次1丸，一日2次。

【功用】舒筋活血，化痰通络。

【主治】半身不遂，手足麻木，口眼歪斜，筋骨拘挛，屈伸不便，风寒湿痹。

【宜忌】孕妇忌服。

91730 **疏风安胎汤**(《痘疹仁端录》卷八)

【组成】荆芥　防风　连翘　黄芩　前胡　甘草　马兰　花粉(酒炒)

【用法】水煎服。

【主治】孕妇痘出三日。

【加减】血亏，加川芎、当归；腰痛，加杜仲、续断；热甚，加犀角、山栀、黄连。

91731 **疏风利水汤**(《医方新解》)

【组成】紫浮萍　紫苏各9克　桑皮　益母草　车前子各12克　白茅根各30克　金银花　连翘各18克　甘草6克

【用法】水煎服。

【功效】疏风宣肺，清热解毒，利水消肿。

【主治】风水恶风，一身悉肿，脉浮不渴，续自汗出，无大热者；亦治肺热咳嗽及风疹块。

【方论】方中浮萍、紫苏、桑皮疏风利水，共为主药；益母草、车前子、白茅根利水消肿，银花、连翘清热解毒，均为辅药；甘草解毒调和，祛痰止咳为使。

【加减】若治急性肾炎，可酌加蜂房、赤小豆、玉米须；浮肿消退，正气未复，尿蛋白仍多者，酌加黄耆、当归、石韦、蝉衣；慢性肾炎浮肿不重者，可减去桑皮、车前子、茅根，并与六味地黄汤合方；尿蛋白多者，加首乌、蜂房、党参、黄耆；上呼吸道感染、扁桃体炎、支气管炎，酌加黄芩、桔梗、杏仁之类；荨麻疹，宜加生地、赤芍、蝉衣之属。

91732 **疏风败毒散**(《准绳·疡医》卷六)

【组成】当归　川芎　白芍药　熟地黄　羌活　独活　桔梗　枳壳　柴胡　白茯苓　白芷　甘草　紫苏　陈皮　香附

【用法】加生姜、生地黄，水煎，入酒和服。

【主治】打扑诸损，动筋折骨，跌磕坠伤者。

91733 **疏风定痛丸**(《北京市中药成方选集》)

【组成】马钱子(炒去毛)三两　麻黄四两　乳香(炙)三钱　没药(炙)三钱　千年健二钱　地风三钱　桂枝三钱　牛膝三钱　木瓜三钱　自然铜(煅)三钱　甘草三钱　杜仲(生)三钱　防风　羌活三钱　独活三钱

【用法】上为细末，炼蜜为丸，重二钱。每服一丸，温开水送下，一日二次。

【功用】散寒，祛风，止痛。

【主治】❶《北京市中药成方选集》：腰腿寒疼，四肢作痛，风寒麻木，腰脚无力。❷《中国药典》：风寒湿闭阻、瘀血阻络所致的痹病，症见关节疼痛、冷痛、刺痛或疼痛致甚，屈伸不利、局部恶寒、腰腿疼痛、四肢麻木及跌打损伤所致的局部肿痛。

【宜忌】❶《北京市中药成方选集》：孕妇忌服。❷《中国药典》：按规定量服用，不宜多服；体弱者慎服；孕妇忌服。

91734 **疏风枳壳汤**(《赤水玄珠》卷二十五)

【组成】紫苏　枳壳各三钱　杏仁(去皮尖)二钱

【用法】水煎，频频与服。以大便通利，热退为度。若大便仍不行，用葱煎汤，洗其腰腹。取热葱以脐上下揩之，使其气透则通利矣。或用生葱尖纴入谷道立通。

【主治】内素有热，或有冒风，发热咳嗽，面赤气粗，大便秘结者。

【加减】热甚者，加黄芩。

91735 **疏风顺气丸**(《普济方》卷一一五引《德生堂方》)

【组成】大黄五两(半生半熟)　车前子二两半　槟榔二两　火麻子三两　山药二两　郁李仁二两　菟丝子(酒

浸） 牛膝（酒浸） 木香 苁蓉（酒浸） 白茯苓 续断 防风 枳壳（炒） 独活 人参 白术 甘草各一两

【用法】上为细末，炼蜜为丸，如梧桐子大。每服三十五丸，加至五十丸，温水送下，不拘时候。

【功用】顺三焦，和五脏，润肠胃，除风气。

【主治】冷热壅结，津液耗少，令人大便闭塞不通，及年高气弱，及有风人大便闭涩。

91736 疏风顺气丸（《摄生众妙方》卷三）

【组成】大黄五两（用酒洗过，蒸黑色） 麻仁（微炒，剉去壳，取仁）二两 山茱萸（酒浸，取皮）二两 山药二两 郁李仁（汤去皮）二两 菟丝子（淘浸，酒煮）二两 独活一两 牛膝（酒浸）二两 枳壳（去瓤，面炒）二两 槟榔二两 车前子（酒浸）二两半

【用法】上为末，炼蜜为丸，如梧桐子大。每服三五十丸，平旦、临卧茶、酒任下。

【功用】补精注颜，疏风顺气。

【主治】三十六种风，七十二般气，上热下冷，腰腿疼痛，四肢无力，多睡少食，渐渐羸瘦，懒动，颜色不完赤黄，恶疮，口苦无味，积年癖块，男子伤虚，女人无嗣，久患寒热疟疾，吐逆泻痢，便成痨瘵，百节酸疼。

91737 疏风顺气汤（方出《丹溪治法心要》卷一，名见《东医宝鉴·杂病篇》卷二）

【组成】人参 防风 麻黄 羌活 升麻 桔梗 石膏 黄芩 荆芥 天麻 南星 薄桂 葛根 赤芍药 杏仁 当归 川芎 白术 细辛 猪牙皂角各等分

【用法】加葱、姜，水煎，更入竹沥半盏同饮外，以艾火灸之，得微汗而愈。

【主治】元气平日虚弱，而受外邪兼酒色之过所致中风，口眼㖞斜，语言不正，口角流涎，或全身或半身不遂。

91738 疏风顺气汤（《幼科铁镜》卷六）

【组成】紫苏 干葛 桑皮 前胡 麻黄 杏仁 甘草

【用法】水煎服。

【主治】风寒发喘。

91739 疏风顺气汤（《接骨入骱》）

【组成】青皮 木通 厚朴 泽泻 枳实 黄芩 防风 砂仁各一钱 陈皮 没药各五分 甘草三分 红花八分 乳香六分

【用法】用水、酒煎八分，空心服。

【主治】损伤小肠，小便闭塞作痛，发热口干，面肿气急，不时作痛，口吐酸水。

91740 疏风胜湿汤（《医学传灯》卷下）

【组成】紫苏 干葛 柴胡 川芎 陈皮 半夏 前胡 苡仁 木瓜 续断 枳壳 香附 黄芩

【用法】水煎服。

【主治】脚气风湿，脉浮弦细，微微带数，风伤气分，未入于荣所以色白不红，或干脚气，不红不肿，但骨肉酸痛之轻者。

91741 疏风活血汤（方出《古今医鉴》卷十，名见《东医宝鉴·杂病篇》卷二）

【组成】当归 川芎 威灵仙 白芷 防己 黄柏 南星 苍术 羌活 桂枝各一钱 红花三分 生姜五片

【用法】水煎服。

【主治】风湿、痰、死血所致四肢百节流注刺痛，其痛处或肿或红。

91742 疏风活血散（《片玉心书》卷五）

【组成】当归 生地 川芎 赤芍 荆芥 防风 甘草 红花 苏子

【用法】水煎，入酒少许服。

【主治】小儿或因跌仆、刀斧破伤皮肤，风邪侵袭伤处，以致破伤风者。

91743 疏风活血散（《保赤存真》卷十）

【组成】全当归一钱二分 生地一钱二分 赤芍一钱二分 防风一钱二分 红花六分 川芎六分 苏木六分 炙草六分 生姜二片 红枣一枚

【主治】破伤风。

91744 疏风活络丸（《成方制剂》5 册）

【组成】制马钱子 375 克 麻黄 625 克 虎杖 313 克 菝葜 313 克 桂枝 313 克 木瓜 313 克 甘草 188 克 防风 188 克 秦艽 188 克 桑寄生 188 克

【用法】制成大蜜丸，每丸重 7.8 克。口服，一次半粒，一日两次，或于睡前服一粒。

【功用】疏风活络，散寒祛湿。

【主治】风寒湿痹，四肢麻木，关节、腰背酸痛。

【方论选录】马钱子透骨搜风，开通经络，通达关节，止痛力强，故为君药。麻黄、桂枝、防风发散风寒，胜湿止痛；秦艽、菝葜祛风除湿，荣筋止痛，共为臣药。木瓜、虎杖祛湿活血，舒筋通络；桑寄生既能祛风湿，又能补肝肾、强筋骨，均为佐药。甘草调和诸药，为使药。诸药相合，共奏祛风散寒，除湿通络之功。

【备考】本方改为片剂，名“疏风活络片”（见《成方制剂》9 册）。

91745 疏风活络片

《成方制剂》9 册。即原书 5 册“疏风活络丸”改为片剂。见该条。

91746 疏风养荣汤（《医学传灯》卷上）

【组成】白芍 当归 生地 柴胡 防风 薄荷 麦冬 地骨皮 山栀

【用法】水煎服。

【主治】痘疹轻者，微寒微热，脉细微数，愈而复发，此因湿中生热，热极生风。

91747 疏风除湿汤（《赵炳南临床经验集》）

【组成】芥穗二至四钱 防风二至四钱 蝉衣一至三钱 生薏米五钱至一两 生枳壳三至五钱 生白术三至五钱 生黄柏三至五钱 车前子五钱 车前草一两 菊花三至五钱

【用法】水煎服。

【功效】散风消肿，清热除湿。

【主治】血管神经性水肿（唇风），颜面部过敏性皮炎，颜面风肿，过敏性阴囊水肿初期（阴囊风肿）。

【方论选录】方中芥穗、防风、蝉衣散风消肿；薏米、枳壳、白术健脾利湿消肿；车前子及草黄柏清热利湿消肿；菊

花清热扬散,载药上行。

【加减】热盛者,可用野菊花;若见阴囊水肿,去菊花,倍用薏米,另加防己,以祛湿消肿。

91748 **疏风透肌汤**(《幼科金针》卷上)

【组成】防风 荆芥 羌活 前胡 蝉退 楂肉 桔梗 甘草

【用法】加生姜、葱白,水煎服。外用芫荽煎酒,拭面、头、背。

【主治】小儿乳麻。

91749 **疏风涤火汤**(《外科图说》卷三)

【组成】半夏(菜油拌炒) 升麻 甘草 薄荷 石菖蒲 生地 当归 连翘 防风 荆芥 苦参 天花粉 白术 白芍 桔梗 白芷 白蒺藜 羌活 黄芩(酒拌炒)

【用法】水煎服。

【主治】癣疮。

91750 **疏风润肠丸**

《东医宝鉴·内景篇》卷四。即《兰室秘芷》卷下"活血润燥丸"。见该条。

91751 **疏风通闭丸**(《陈素庵妇科补解》卷五)

【组成】归身三两 川芎七钱 白芍五钱 葛根三钱 秦艽五钱 丹皮二两 生地三两 赤芍五钱 天麻三钱 丹参二两 茯神一两五钱

【用法】上为末,泽兰四两煎汤,和蜜为丸,辰砂为衣。每丸重二钱,淡姜汤化下速灌,不应,连服二三丸。

【功用】养血疏风。

【主治】体虚风入三阳之经而致产后口噤。

【方论选录】是方白芷、秦艽、葛根、天麻皆能行口颊之间,而主风邪之外中;芎、归、地、赤芍、丹参逐瘀生新;茯神安心;泽兰通窍。风自消,血自充矣。

91752 **疏风理气汤**(《接骨入骱》)

【组成】防风 羌活 陈皮 紫苏 独活 枳壳 威灵仙 细辛各七分 苏木二钱 甘草三分 白芷六分 川芎六分 红花五分 黄芩五分 五茄皮三分 砂仁(去衣)一钱

【用法】水、酒各半,煎八分服。

【主治】凡伤胸、伤肝、伤心口、伤肾、伤胸骨、首骨碎损、捏碎阴囊、压伤或断而见发热发寒者。

91753 **疏风清肝汤**(《金鉴》卷六十五)

【组成】当归尾 赤芍 荆芥穗 防风 川芎 菊花 生栀 薄荷各一钱 柴胡 连翘(去心)各一钱五分 金银花二钱 甘草(生)五分

【用法】加灯心五十寸,水煎,食后服。

【主治】漏睛疮。

91754 **疏风清热汤**(《中医喉科学讲义》)

【组成】荆芥 防风 牛蒡子 甘草 银花 连翘 桑白皮 赤芍 桔梗 黄芩 花粉 玄参 浙贝

【用法】水煎服。

【主治】喉痹初起,咽喉部干燥灼热,微红、微肿、微痛,或仅起红点,吞咽感觉不利,以后红肿逐渐加重,疼痛也相应增剧。

91755 **疏风清热汤**(《张皆春眼科证治》)

【组成】薄荷3克 银花15克 赤芍9克 茅根15克 天花粉9克 枳壳3克

【用法】水煎服。

【功用】疏风清热,活血通络。

【主治】眼疮初起,胞睑微肿稍痒,渐变肿硬者。

【加减】若风热偏盛,胞睑漫肿,身兼寒热者,加牛蒡子6克。

【方论选录】方中薄荷辛凉疏表;银花辛凉,清热解毒;天花粉清胃热,生津液,且能消肿散结;茅根导湿热下行,无伤阴之弊;赤芍凉血行血,疏通络脉;枳壳行气以助赤芍行血之力。

91756 **疏风清热汤**(《中医耳鼻喉科学》)

【组成】荆芥 防风 牛蒡子 甘草 金银花 连翘 桑白皮 赤芍 桔梗 黄芩 天花粉 玄参 浙贝母

【用法】水煎服。

【功用】疏风清热,解毒利咽。

【主治】风热喉痹。咽部干燥灼热,微痛,吞咽感觉不利,其后疼痛逐渐加重,有异物阻塞感。

91757 **疏风清热饮**(《玉案》卷二)

【组成】羌活 防风 荆芥 黄芩 甘草各二三钱

【用法】水煎服。

【主治】虾蟆瘟。遍身如虾蟆之皮,皆属于风热。

91758 **疏风清热饮**(《医宗金鉴》卷七十四)

【组成】苦参二钱(酒浸,蒸晒九次,炒黄) 全蝎(土炒) 皂刺 猪牙皂角 防风 荆芥穗 金银花 蝉蜕各一钱(炒)

【用法】酒、水各一钟,加葱白三寸,煎一钟,去滓热服。

【主治】面上风癣,初如瘖瘰,或渐成细疮时作痛痒者。

91759 **疏风清热饮**(《梅氏验方新编》)

【组成】苦参(酒蒸,晒)二钱 全蝎(土炒) 皂角刺 芥穗 防风 蝉蜕 银花 白芷 桔梗各一钱

【用法】葱白三寸,酒为引。

【主治】妇女面生桃花癣。

91760 **疏风清热饮**(《言庚孚医疗经验集》)

【组成】荆芥 金银花 赤芍 防风 玄参 连翘壳 浙贝母 桔梗 天花粉 淡黄芩 牛蒡子 桑白皮各10克 甘草3克

【功用】辛凉透表,清热利咽。

【主治】风热喉痹。咽喉微肿,干燥微痛,吞咽或咳嗽疼痛加剧,有时伴有微发热,头痛,声嘶,口干唇赤,舌苔薄白或微黄。

【加减】如大便秘结,加玄明粉、大黄。

91761 **疏风清热饮**(《朱仁康临床经验集》)

【组成】荆芥9克 防风9克 牛蒡子9克 白蒺藜9克 蝉衣4.5克 生地15克 丹参9克 赤芍9克(炒) 山栀9克 黄芩9克 银花9克 连翘9克 生甘草6克

【功用】疏风清热。

【主治】风热型荨麻疹。

91762 **疏风清脑饮**(《伏瘟证治实验谈》)

【组成】杭菊花三钱 荷叶三钱 淡豆豉三钱 川藁

本一钱　苏荷叶一钱半　丹皮一钱半　玄参二钱　晚蚕砂五钱　钩藤五钱　鲜银花藤七钱　葱白(连须)七支

【用法】水煎服。

【主治】伏瘟初起,恶寒发热,项强筋急,头脑疼痛剧烈,口微渴,舌尖红者。

91763　疏风散郁汤(《陈素庵妇科补解》卷三)

【组成】藁本　羌活　白芷　荆芥　川芎　防风　柴胡　知母　青黛　芦根　竹叶　木通　泽泻　甘草　前胡　黄芩

【主治】妊娠血虚,或素有积,外感天行时疫,忽然头面赤,肿胀大,满头尽发疙瘩,成块连片,或痛或痒。

【方论选录】是方荆、防、羌、藁、紫、芷逐头脑之风,知、黛、芦、竹、黄芩清脏腑火邪,泽、通、甘草引热下行,前胡去痰热。风散于上,火降于下,胎气犹可少安。

91764　疏风散湿汤(《审视瑶函》卷六)

【组成】赤芍药　黄连　防风各五分　铜绿(另入)　川花椒　归尾各一钱　轻粉一分(另入)　羌活　五倍子各三分　荆芥六分　胆矾　明矾各三厘

【用法】水三钟,煎至一半,去滓,外加铜绿泡化,后入轻粉搅匀,汤脚用绵纸滤过澄清。用手蘸洗目烂湿处。

【主治】眼眶涩烂,因风而作。

91765　疏风滋血汤(《准绳·类方》卷四)

【组成】当归　川芎　白芍药　熟地黄　羌活　独活　红花　牛膝　防风　白芷　家葛　升麻　甘草　柴胡　桃仁

【用法】加生姜,水煎服。

【主治】颈项强痛。

91766　疏风解毒汤(《医学集成》卷二)

【组成】荆芥　大力　贝母　射干　豆根　薄荷　银花　桔梗　甘草　灯竹心

【用法】水煎服。外吹加味金锁匙。

【主治】阴证喉痹,六脉洪数。

【加减】阴虚,加生地、玄参斛;心火,加黄连;胃火,加石膏;便结,加大黄。

91767　疏风解毒汤

《梅氏验方新编》卷七。为《惠直堂方》卷三“解毒汤”之异名。见该条。

91768　疏风解毒饮(《麻疹备要方论》)

【组成】荆芥　牛蒡子　丹皮　玄参斛　贝母　苏叶　黄连　甘草　麦冬

【用法】水煎服。

【主治】麻出毒甚,烦躁不眠,紫滞不红活者。

91769　疏风解毒散(《直指》卷二十四)

【组成】白芷　细辛　蒺藜(炒去刺)　麻黄(去节)　鸡心槟榔　当归须　生干地黄　川芎　赤芍药　川独活　牵牛(微炒,取仁)　苍术(炒)　桑白皮(炒)　枳壳(制)　甘草(微炙)各等分

【用法】上为散。每服三钱,加黑豆七十粒,紫苏五叶,生姜五片,水煎服。

【主治】诸恶疮顽痒烘热,及妇人血风,遍身红斑圆点,斑中渐发疹痱,开烂成疮痒痛。

【加减】如大便秘,加些生大黄,次用贝母膏敷疮。

91770　疏风解毒散(《普济方》卷四〇六)

【组成】紫浮萍一碗　活地龙(中等者)七条

【用法】上为细末,敷之。

【主治】丹毒。

91771　疏邪利金汤(《顾松园医镜》卷七)

【组成】防风　荆芥　前胡　杏仁　桔梗　甘草　苏子　橘红

【用法】水煎服。

【主治】恶风发热,鼻塞打嚏,鼻流清涕,痰嗽或头痛。

【加减】初起,可加生姜;头痛,加川芎或甘菊;无汗,加苏叶;如热伤风,咽干喉痛,声壅或哑,加薄荷、石膏。

91772　疏邪和解汤(《疡科捷径》卷上)

【组成】柴胡　连翘　苏梗　桔梗　制蚕　土贝　牛蒡　枳壳　生草　马勃　芥子　钩藤

【用法】水煎服。

【主治】缠颈风痰。

91773　疏邪定惊汤(《明医指掌》卷十)

【组成】麻黄　羌活　白芷　防风　胆星　天麻　薄荷　黄芩　前胡　桔梗

【用法】水煎服。

【主治】夹惊伤寒属太阳者。

【加减】冬月无汗,去黄芩、薄荷,加生姜、葱白,三时去麻黄;阳明经,目痛鼻干,不得眠,脉洪而长,加葛根;少阳经,耳聋胁痛,脉弦数而呕,加柴胡、生姜、半夏、橘皮;少阳、阳明合病,加柴胡、葛根、芍药;去羌活、麻黄。

91774　疏邪实表汤(《伤寒六书》卷三)

【组成】白术　赤芍各一钱　桂枝三分　防风　川芎　羌活各八分　甘草二分

【用法】水二钟,加生姜三片,大枣三枚(捶碎),加胶饴二匙煎之,温服。无汗不可服。

【主治】冬月正伤风,头痛发热,恶寒背强,脉浮缓,自汗。

【加减】汗不止,加麻黄;喘,加杏仁、柴胡。

91775　疏邪实表汤(《救偏琐言·备用良方》)

【组成】黄耆　防风　荆芥　甘草　川芎　白芷　桔梗

【用法】加生姜一片,胡荽一钱,水煎服。

【主治】痘属气虚,皮薄色淡,身凉体静,兼有表邪外束,不拘浆前浆后。

91776　疏邪荆防散(《疡科捷径》卷中)

【组成】荆芥　象山贝母　牛蒡子　桔梗　甘草　防风　前胡　杏仁　马勃　莱菔汁

【用法】水煎服。

【主治】紧喉风,缠喉肿痛,咽喉风火留滞壅塞,痰声如拽锯。

91777　疏肝止血汤(《古今名方》)

【组成】柴胡　黄芩各6克　白芍　黑山栀　丹皮　金铃子各10克　侧柏叶60克　地榆15克　枳壳5克　黄连3克(吴茱萸炒)

【功用】疏肝解郁,凉血止血。

【主治】溃疡病出血肝郁型。

91778 **疏肝导滞汤**(《疡科心得集·方汇补遗》)

【组成】川楝子　延胡　青皮　白芍　当归　香附　丹皮　山栀

【用法】水煎服。

【主治】肝经郁滞,欲成乳癖、乳痈、乳岩。

91779 **疏肝两消汤**(《辨证录》卷八)

【组成】白芍三钱　白术五钱　陈皮一钱　半夏一钱　当归三钱　厚朴一钱　柴胡二钱　茯神三钱　白芥子一钱

【用法】水煎服。

【主治】疟病发寅、申、巳、亥之时者。

【加减】气虚者,加人参三钱;血虚者,加熟地八钱。

91780 **疏肝活血汤**(《中西医结合皮肤病学》)

【组成】柴胡　薄荷　黄芩　栀子　归尾　赤芍　红花　莪术　陈皮各9克　甘草6克

【功用】疏肝清热,活血化瘀。

【主治】盘型红斑狼疮,日光性皮炎,脂溢性皮炎,酒渣鼻,慢性荨麻疹,远心性环状红斑。

【方论】方中柴胡、薄荷、黄芩、栀子疏肝清热,归尾、赤芍、红花、莪术活血化瘀,陈皮理气和胃,甘草和中。

91781 **疏肝透毒散**(《救偏琐言·备用良方》)

【组成】僵蚕(炒)四分　蝉蜕二分　薄荷二分　钩藤六分　青皮七分　木通三分　前胡六分　山楂二钱　羌活四分　荆芥三分　灯草一分　生姜二分

【主治】痘前惊跌而发搐者。

91782 **疏肝凉血汤**(《效验秘方·续集》顾伯华方)

【组成】柴胡9克　当归12克　白芍9克　焦白术9克　茯苓9克　丹皮9克　生山栀9克　旱莲草15克

【用法】每日一剂,水煎服二次分服。

【功用】疏肝扶脾,凉血清热。

【主治】乳腺囊性增生病、导管扩张症、大导管乳头状瘤所致的乳头溢液症。

【加减】溢液色鲜红或紫者,加龙胆草6克,仙鹤草30克;溢液色淡黄者,加生苡仁15克,泽泻9克;乳腺囊性增生病加菟丝子12克、仙灵脾12克、锁阳12克;大导管乳头状瘤加白花蛇舌草30克,急性子9克,黄药子(有肝病者禁用)12克。

【方论选录】本方以丹栀逍遥散加减,柴胡、当归、白芍疏肝理气养血柔肝;茯苓、白术益气健脾实脾和肝;丹皮、山栀、旱莲草凉血清热。

91783 **疏肝流气饮**(《疡科心得集·方汇》卷上)

【组成】柴胡　薄荷　郁金　当归　丹皮　黄芩　白芍　山栀　夏枯草

【用法】水煎服。

【主治】肝郁不舒,致患乳痈,乳痰。

91784 **疏肝益肾汤**(《四明心法》卷上)

【组成】柴胡　白芍　熟地　山药　萸肉　丹皮　茯苓　泽泻

【主治】胃脘痛,大便燥结者,肝血虚也。

91785 **疏肝益胃汤**(《证因方论集要》卷三)

【组成】人参　半夏(炒)　茯苓　广皮　吴萸　白芍(炒)　淡干姜　木瓜　乌梅肉

【用法】水煎服。

【主治】胃痛,呕吐酸水。

【方论选录】人参养胃,半夏、茯苓通阳明,白芍、木瓜泄厥阴,干姜暖胃,吴萸温肝,广皮辛通,乌梅酸收。化肝和胃,自能已痛止呕。

91786 **疏肝通乳汤**(《妇科证治概要》)

【组成】当归　穿山甲　漏芦　麦冬各9克　白芍　柴胡　川芎　青皮各6克　薄荷4.5克　王不留行　栝楼各15克　皂角刺3克

【功用】疏肝解郁,通络下乳。

【主治】产后乳汁缺乏,乳汁不行,乳房胀满而痛,精神郁闷,胸胁胀满,食欲减退,甚或恶寒发热,舌黯红,苔薄黄,脉弦或数。

91787 **疏肝理肺汤**(《眼科临症笔记》)

【组成】当归五钱　生地四钱　白芍三钱　栀子三钱　桔梗三钱　寸冬三钱　黄芩三钱(酒制)　菊花三钱　甘草一钱　胡黄连三钱　参三七一钱(另包)

【用法】水煎,将参三七为细末,冲服。

【主治】两眼不肿不赤,沙涩疼痛难忍,亦不流泪,亦不羞明。

91788 **疏肝清耳汤**(《简明医彀》卷五)

【组成】黄连　黄芩　栀子　当归　青皮　胆星各一钱　香附　龙胆草　玄参各七分　青黛　木香各五分　焦姜三分

【用法】上剉。加生姜三片,水煎服。

【主治】左耳鸣聋,恚怒气郁,肝火炎灼。

91789 **疏肝清利汤**(《效验秘方》黎志远方)

【组成】柴胡9克　枳实9克　苍术9克　黄柏10克　知母10克　丹参12克　当归12克　路路通12克　牛膝15克　白茅根20克　薏苡仁20克　龙胆草18克

【用法】每日1剂,水煎服。

【主治】肝胆郁滞、湿热下注而致阳痿。

【加减】胸脘痞闷加郁金、佩兰;少腹胀痛加川楝子、五灵脂;腰部酸软加桑寄生、川断;遗精早泄加枣皮、菟丝子、枸杞;失眠多梦加合欢花、炙远志;湿热偏重加栀子、滑石;湿甚加生苍术、薏苡仁。

91790 **疏肝清肺汤**(《眼科临症笔记》)

【组成】当归四钱　川芎　赤芍各三钱　生地八钱　黄芩　栀子各三钱　川贝二钱　知母三钱　寸冬三钱　花粉三钱　银花五钱　桑皮三钱　桔梗三钱　甘草梢一钱

【用法】水煎服。小儿酌减。

【主治】皮翻黏睑症。两眼赤痒,略疼流泪,眼皮上下反黏,亦无云翳,只觉昏蒙。

91791 **疏肝清胃丸**

《简明中医妇科学》。为《疡医大全》卷二十"消乳岩丸"之异名。见该条。

91792 **疏肝散结方**(《效验秘方·续集》印会河方)

【组成】丹参30克　赤芍30克　生牡蛎30克　柴胡10克　海藻10克　昆布10克　夏枯草15克　玄参剉10克　川贝10克　海浮石15克

【用法】每日一次，水煎服两次，两次分服。

【功用】疏肝通络，软坚散结。

【主治】用于肝郁血滞，痰热互结的增生性疾病。如乳腺增生，子宫肌瘤、骨质增生、前列腺增生以及其他肿瘤等。

【加减】如前列腺增生，宜加怀牛膝、冬葵子引热下行；如乳腺增生，宜加蒲公英、橘叶，甚则三棱、莪术、山甲珠；如甲状腺腺瘤，宜加生苡仁、山慈菇、山甲珠、白芥子、黄药子；如慢性淋巴肿大，宜加连翘、生苡仁、皂刺、煅龙骨、猫爪草、山甲珠；如骨质增生，宜去昆布、海藻、玄参剉、川贝，加威灵仙、木瓜、透骨草、生山楂、鹿衔草；颈部增生加葛根，腰部增生加独活，痛甚加制马钱子。

【方论选录】方中重用丹参、赤芍、生牡蛎活血通络、散结消癥；柴胡疏肝解郁、和解透邪；海藻、昆布、夏枯草散结消瘿、化痰清热；玄参剉、川贝、海浮石涤痰散结。

91793　**疏肝散结汤**（《效验秘方》印会河方）

【组成】柴胡　牛膝　当归　赤芍　丹参　牡蛎　海藻　昆布　海浮石　玄参　贝母　夏枯草　肾精子

【用法】水煎服，每日1剂。

【功用】疏肝理气，软坚散结，活血化瘀。

【主治】痰瘀凝滞之前列腺增生症。

【方论选录】方中当归、赤芍、丹参养血活血，调理肝经，疏通经脉；柴胡疏肝解郁，条达气机，引药入于肝经；牡蛎、海藻、昆布、海浮石、玄参、贝母、夏枯草、肾精子软坚消积，消除癥积肿块；牛膝引药下行，使之直达痛所，发挥药力；肾精子颗粒甚少，取胶囊装吞或以龙眼肉包裹，可防止肾精子黏附留着牙缝中，不能发挥药力。服用此方可使瘀积得消，经脉流通，尿路通畅，癃闭之证乃因之而愈。

91794　**疏肝散瘀汤**（《玉案》卷五）

【组成】当归　红花　苏木　青皮　柴胡各一钱　山楂二钱　白芍　乌药　桂枝　甘草各八分

【用法】水煎热服。

【主治】瘀血凝结，两胁刺痛。

91795　**疏肝解郁汤**（《中医妇科治疗学》）

【组成】香附三钱　青皮　柴胡　玉京各二钱　丹参四钱　川芎一钱半　红泽兰四钱　延胡　金铃炭各二钱

【用法】水煎，温服。

【主治】肝郁气滞的经行不畅，色淡红，量少，间有血块，胸胁均胀，有时嗳气，舌苔黄，脉弦。

【加减】如色淡量少无块者，加当归三钱。

91796　**疏肝解郁汤**（《效验秘方·续集》秦伯未方）

【组成】白芍10克　柴胡5克　丹参10克　郁金6克　枳壳5克　青皮5克　陈皮5克

【功用】疏肝调气，活血解郁。

【主治】传染性黄疸性肝炎，表现为右胁或左胁胀痛、剧痛，或时痛时止，或牵及右胸、少腹、肩胛亦痛，肝大压痛，或兼见腹胀、食减、恶心、矢气等胃肠症状。舌苔薄腻或净，脉弦滑或细弦。

【加减】胁痛重或痛引少腹者，加金铃子6克、荔枝核10克；久痛不止、痛如针刺或日轻夜重者，加草红花3克，或制乳没各5克；肝区有内热感或口苦口干，或小便短黄，或皮肤瘙癣者，加大小蓟各6克，或加黄芩5克、竹茹5克；兼有头痛者，加白蒺藜10克、菊花5克；食欲呆滞、纳食不香者，加六神曲10克；有潮热、头热、掌心热、牙龈出血者，加鳖甲12克、丹皮5克；有头晕等血虚症状者加当归5克；有腰背酸痛、小便频数等肾阴虚症状者，加细生地6克；全身酸倦，中气虚弱者加黄耆6克、炒白术6克。

【方论选录】方中柴胡、枳壳疏肝理气，升清降浊；白芍缓急止痛，与枳壳同用，能通畅气滞；丹参、郁金活血和肝疏解肝郁；陈皮、青皮疏肝和胃；青皮专治胁痛。

91797　**疏乳消块丸**（《效验秘方·续集》刘文斗、杨丽清方）

【组成】醋柴胡100克　醋香附100克　郁金100克　山甲珠100克　皂角刺100克　山慈菇100克　当归150克　肉苁蓉100克　淫羊藿60克　茯苓100克　白术100克

【用法】上药精选料，依法炮制，共研成细粉，过100目筛混匀，用蜜调制成丸。每日服两次，每次一丸，饭后用温开水送下。在服该药期间停服其他药物，一个月为一疗程，一般服1～3个疗程。

【功用】疏肝理气，软坚散结。

【主治】乳腺增生。

【方论选录】该丸剂以柴胡、香附、郁金疏肝理气解郁为主药；当归补血调经；肉苁蓉、淫羊藿温补肾阳、调摄冲任为辅药；山甲珠、皂角刺、山慈菇活血化瘀，软坚散结，通利乳络；茯苓、白术健脾祛湿消痰浊为佐使，共奏疏肝理气，活血化瘀，软坚散结，调补冲任，通利乳络以达消散乳癖之功效。

【临床报道】乳腺增生：用疏乳消块丸治疗乳腺增生356例，服药1～3个月，结果：痊愈（乳房疼痛和乳房肿块完全消失）156例（占43.8%），显效（乳房疼痛基本消失，乳房肿块缩小50%）71例（占19.0%），有效（乳房肿块缩小不足50%，肿块变软疼痛减轻）110例（占31%），无效（服药3个月，乳房疼痛和乳房肿块无变化或增重）19例（占5.3%）。总有效率94.5%。

91798　**疏转枳壳丸**（《圣济总录》卷一三〇）

【组成】枳壳（去瓤，麸炒）　青橘皮（去白，焙）各半两　牵牛子（一半生，一半炒）三分　木香一分　甘草（炙）　大黄（剉，炒）各一两　皂荚（不蛀者）三梃（捶碎，以酒一升浸，绢滤，挼取汁去滓）

【用法】上除皂荚外，为末，先以皂荚汁，于火上煎成膏，即入药末，搜和为丸，如梧桐子大。每服二十丸，空心葱茶送下。以利为度，未利再服。

【主治】痈疽发背，一切热毒气，结肿疼痛，腑脏壅滞。

【备考】本方方名，《外科精义》引作“枳壳丸”。

91799　**疏经活血汤**（《万氏家抄方》卷上）

【组成】当归　白术　生地　苍术　牛膝　陈皮　桃仁　威灵仙各一钱五分　汉防己　川芎　羌活　防风　白芷各六分　龙胆草　茯苓七分　桂枝三分

【用法】水煎服。

【主治】臂痛。

【加减】有痰，加南星、半夏。

91800 **疏经活血汤**(《回春》卷五)

【组成】当归(酒洗)一钱二分　白芍(酒炒)一钱半　生地(酒洗)　苍术(米泔浸)　牛膝(去芦、酒洗)　陈皮(去白)　桃仁(去皮尖,炒)　威灵仙(酒洗)各一钱　川芎草六分　汉防己(酒洗)　羌活　防风(去芦)　白芷各六分　龙胆草六分　茯苓(去皮)七分　甘草四分

【用法】加生姜三片,水煎,空心温服。

【主治】遍身走痛如刺,左足痛尤甚。

【宜忌】忌生冷湿物。

【加减】有痰,加南星、半夏各一钱;如上身及臂痛,加薄桂三分;如下身并足痛,加木瓜、木通、盐炒黄柏、薏苡仁各一钱;如气虚,加人参、白术、龟版各七分;如血虚,倍四物汤,以姜汁酒浸炒,用红花一钱。

91801 **疏毒快斑汤**(《片玉痘疹》卷七)

【组成】荆芥穗　防风　人参　当归　连翘　甘草　桔梗　赤芍　牛蒡子

【用法】水煎服。

【主治】痘遍身稠密琐碎者。

【加减】热甚,加酒连、酒芩、地骨皮;渴者,加天花粉、葛根;气虚者,加黄耆、木香;便坚者,加紫草、枳壳;溺赤者,加车前子、木通;食少者,加白术、山楂肉、陈皮;痒者,加官桂;腹胀者,加厚朴、大腹皮;喘咳者,加知母、桑白皮;泄者,加官桂、诃子肉、干姜;痛者,加白芍、酒芩。

91802 **疏解和中丸**(《活人方》卷三)

【组成】干葛四两　陈皮二两五钱　半夏二两五钱　前胡二两　神曲二两　防风一钱五分　香薷一钱五分　青皮一两　厚朴二两　槟榔一两　羌活一两　苏叶一两

【用法】水叠丸,每服二三钱,早空心、午前姜汤送下。

【主治】疟疾初起,外感风寒暑湿之邪,内伤生冷粉面之积,兼之停痰积饮为患,致表里不清,营卫不和而寒热交作者。

91803 **疏解清肺饮**(《慈禧光绪医方选议》)

【组成】荆芥八分　前胡一钱　苏梗叶八分　桑皮一钱(蜜炙)　杏仁一钱五分(研)　桔梗一钱　建神曲一钱五分　甘草五分　麦冬二钱(去心)

【用法】生姜二片为引。

【主治】咳嗽。

91804 **疏风顺气补血汤**(《接骨入骱》)

【组成】防风　赤芍　当归各一钱　杜仲一钱五分　白芷　灵仙一钱　川芎　熟地各一钱　肉桂　陈皮各四分　青皮　牛膝各一钱　甘草三分

【用法】酒、水煎,空心服。

【主治】伤肾,两耳即聋,额黑色,面浮白光,常如哭状,肿如弓形者。

絮

91805 **絮灰散**(《圣济总录》卷一四三)

【组成】破絮(烧灰)　枳壳(去瓤,麸炒)各半两

【用法】上为散。每服二钱匕,入麝香少许,空心、食前用陈米饮调下。

【主治】肠风泻血。

登

91806 **登仙酒**

《千金》卷十二。为原书同卷"芫花散"之异名。见该条。

91807 **登仙膏**(《万氏家抄方》卷四)

【组成】麻油一斤四两　甘草二两　芝麻四两　天门冬(酒浸,去心)　麦门冬(酒浸,去心)　远志(酒浸,去心)　生地(酒洗)　熟地(酒蒸)　牛膝(去芦,酒浸)　蛇床子(酒洗)　虎骨(酥炙)　菟丝子(酒浸)　鹿茸(酥炙)　肉苁蓉(酒洗,去甲膜)　川续断　紫稍花　木鳖子(去壳)　杏仁(去皮尖)　谷精草　官桂(去皮)各三钱　松香八两　倭硫黄　雄黄　龙骨　赤石脂各(末)二钱　乳香　没药　木香　母丁香各(末)三钱　蟾酥　麝香　阳起石各二钱　黄占一两

【用法】麻油熬,下诸药:第一下芝麻;第二下甘草;第三下天门冬,麦冬、远志、生地、熟地、牛膝、蛇床子、虎骨、菟丝子、鹿茸、肉苁蓉、川续断、紫稍花、木鳖子、杏仁、谷精草、官桂;第四下松香,槐柳枝不住手搅,滴水不散;第五下倭硫黄、雄黄、龙骨、赤石脂(再上火熬一时);第六下乳香、没药、木香、母丁香(再熬,提锅离火放温);第七下蟾酥、麝香、阳起石(滴水不散);第八下黄占。用瓷罐盛之,以蜡封口,入井中浸三日,去火毒,用红绢摊。贴脐上。

【功用】存精不漏,固体壮阳,强形健力。

【主治】腰痛、下元虚损,五劳七伤,半身不遂,膀胱疝气,下焦冷气,小肠偏坠;二三十年脚腿疼麻,阳事不举,妇人白带、血淋、阴痛,血崩。

91808 **登瀛散**(《杏苑》卷八)

【组成】土茯苓二斤　防风　荆芥　五加皮　白鲜皮　木瓜各一两半　当归(酒洗)　川芎　白芍　牛膝　生地黄(酒洗)　白茯苓(去皮)　杜仲(炒)　白芷　地骨皮　青藤　槐花　黄连各一两　威灵仙一两半

【用法】上㕮咀,作十剂。每剂用水一钟半,酒一钟,煎至一钟,初一剂,加芒消、大黄各二钱,临熟下,离火,疮在上,食后服,在下,食前服。滓再煎服。余不用消黄,每日一帖。将逐日药滓晒干,积三四次者,用锅煎熬,候温洗浴。初服五帖之内,疮势觉盛,乃毒气攻外,勿惧。

【主治】远年梅疮,风漏,或筋骨疼痛,或近日初起。

骗

91809 **骗马丹**

《圣济总录》卷十。为原书同卷"苁蓉丸"之异名。见该条。

91810 **骗马丹**(《朱氏集验方》卷一)

【组成】骨碎补(去毛)　自然铜(醋煅)　虎胫骨(酒炙)　败龟(酒炙)各一两　川乌(炮)　草乌(炒,去尖)各四两　半两钱五文(醋煅)　牛膝　地龙(去土)　五灵脂　当归　乳香　没药　川芎　萆薢(炙)　羌活　藁本　天麻　防风　威灵仙(去苗)各半两

【用法】上为细末,酒糊为丸,如梧桐子大。每服三五

十丸，温酒送下，病在上，食后服，病在下，食前服，遍身疼痛，不拘时服。

【主治】风湿相搏，手足疼痛，及诸伤百损。

91811 **骗马丹**(《瑞竹堂方》卷二)

【组成】胡芦巴(盐炒黄色) 破故纸(盐炒香) 金刚骨(酒浸一宿，晒，盐炒) 骨碎补(去毛，盐炒) 甜瓜子(盐炒黄色) 胡桃仁(另研细)各一两 乳香(另研) 没药(另研) 自然铜(火煨醋蘸七次以上)各半两

【用法】上除另研外，共为细末，醋糊为丸，如梧桐子大。每服三十丸，温酒送下。病在上，食后服，病在下，食前服，一日三次。

【功用】补五脏，壮筋骨，补精髓，注颜，黑发鬓，健行步。

【主治】寒湿脚气，四时疼痛。

91812 **骗马丹**(《普济方》卷九十二引《瑞竹堂方》)

【组成】真川乌(炮)二两 川芎七钱 真苏木 地龙(去土)各半两 白芷 草乌头(泡) 续断(浸酒) 牛膝(酒浸，去芦) 肉苁蓉(酒浸) 滴乳 明松香(研) 木鳖子(去壳，不去油) 虎胫骨(酒浸，炙) 骨碎补(酒浸) 自然铜(醋淬七次，水飞) 败龟版各一两(煅红，好醋制净令黄色) 全蝎三钱(去毒，炒)

【用法】上为细末。用煮酒打陈米粉为丸，如梧桐子大。每服五十丸，食后温酒送下。

【主治】中风，口眼㖞斜，痰涎壅盛，语言謇涩，手足不仁，筋脉拘急，肢体不举；或寒湿相搏，肌肉顽麻，传入经络，筋骨疼痛，腰脚浮肿，难以屈伸；或寒湿脚气；或打扑损伤，筋骨体骱蹉跌，皮肤瘙痒，风毒疮疡。

91813 **骗马丹**(《医方类聚》卷一九五引《修月鲁般经后录》)

【组成】乳香三钱 没药五钱 沉香一两 木香一两 人参 白豆蔻 赤芍药各五钱 防风 虎骨 当归各一两 全蝎 甜瓜子各五钱 自然铜一两 白芷五钱 两头尖二两 灵脂二钱 草乌半斤(炒如老米色)

【用法】上为末，苏木煎汤打糊为丸，如梧桐子大。每服十五丸，壮盛人二十丸，酒送下。

【主治】筋骨损伤。

91814 **骗马丹**(《普济方》卷一八五)

【组成】附子一个 广木香一钱 川乌五钱 虎骨五钱 草乌五钱 细辛五钱 乳香五钱 当归一两 没药五钱 穿山甲五钱 两头尖五钱 赤芍一两 五灵脂五钱

【用法】上为细末，酒和面糊为丸，如豌豆大。每服三五丸，空心温酒一盏送下。加至十五丸。

【主治】风湿痹不仁，肢体疼痛。

缃

91815 **缃膏**

《肘后方》卷八。为原书同卷“蛇衔膏”之异名。见该条。

缓

91816 **缓中丸**(《卫生总微》卷十)

【组成】神曲(炒黄) 诃子皮(炒)各半两 吴茱萸(拣净，炒黑色)二两

【用法】上为末，炼蜜为丸，如麻子大。每服二三十丸，枣汤送下，不拘时候。

【主治】伤乳食泄泻。

91817 **缓中丸**

《卫生宝鉴》卷五。为《洁古家珍》“白茯苓陈皮丸”之异名。见该条。

91818 **缓中汤**(《千金翼》卷六)

【组成】吴茱萸一升 干姜 当归 白芷 人参 甘草(炙)各二两 麦门冬(去心) 半夏(洗去滑)各三两 芍药六两 细辛一两 生地黄一斤(取汁)

【用法】上㕮咀。以水一斗，煮取三升，去滓，纳地黄汁，更上火合煎三两沸，温服一升，一日三次。若无当归，以芎䓖四两代之。

【主治】妇人产后腹中拘急及虚满少气，产后诸虚不足。

91819 **缓中汤**(《圣济总录》卷十二)

【组成】黄耆(剉细) 防风(去叉) 地骨皮(去土) 甘草 紫苏叶各等分(并生用)

【用法】上为粗末。每服三钱匕，水一盏，煎至七分，去滓，食后、临卧服。

【主治】风热，三焦壅滞，口干，咽喉不利，咳嗽。

91820 **缓中汤**(《圣济总录》卷七十三)

【组成】干姜(炮) 槟榔 甘草(炙)各一分 鳖甲(去裙襕，醋炙) 附子(炮裂，去皮脐) 芍药(炒) 陈橘皮(汤浸，去白，焙) 厚朴(去粗皮，生姜汁炙) 人参 枳壳 桂(去粗皮) 半夏(汤洗去滑七遍，焙)各半两

【用法】上剉，如麻豆大。每服五钱匕，水一盏半，加生姜五片，煎取八分，去滓温服。

【主治】痃气急痛，腹胀，胃脘痛，呕逆不下食。

91821 **缓中汤**(《鸡峰》卷十八)

【组成】熟地黄 当归 人参 白术 阿胶 芍药 芎䓖各二两半 甘草 桂各一两半

【用法】上为粗末。每服二钱，肉汁二盏，加生姜十片，煎至七分，去滓，食前服。

【主治】肉淋，劳淋。

91822 **缓中汤**(《辨证录》卷八)

【组成】白芍一两 当归一两 人参一两 甘草一钱 熟地一两 山茱萸五钱 麦冬五钱 三七根末三钱 荆芥(炒黑)一钱 炒黑姜炭五分

【用法】水煎服。

【主治】人有失血之后，不知节劳慎色，以致内热烦渴，目中生花见火，耳内蛙聒蝉鸣，口舌糜烂，食不知味，鼻中干燥，呼吸不利，怠惰嗜卧，又不安贴。

91823 **缓中汤**(《名家方选》)

【组成】芍药一钱二分 桂枝 茯苓各六分 大枣 甘草各三分 枳壳四分 厚朴六分

【用法】水煎服。

【主治】积气，腹中拘急者。

91824 **缓气丸**(《圣济总录》卷四十七)

【组成】木香半两　桂(去粗皮)二两　人参二两　白术二两　吴茱萸(炒)二两　厚朴(去粗皮、生姜汁涂,炙令香)二两　诃梨勒皮二两　附子(炮裂,去皮)一两半　阿魏(研)半两

【用法】上为末,炼蜜为丸,如梧桐子大。每服三十丸,温熟水送下,不拘时候。

【功用】养气消痰,温中散滞。

【主治】阴阳气不行降,痞气膈气,心痛腹痛,咽喉噎闷,气道不匀,呕吐痰沫,饮食不下,大便秘利不定,或里急后重,大腹痛不可忍。

91825　**缓风散**(《普济方》卷三七五引《全婴方》)

【组成】自然铜　蜈蚣　全蝎　地龙　僵蚕各等分

【用法】上为末。竹管一个,上钻孔四十九个,先入半自然铜在筒内,次入蜈蚣一层,全蝎一层,地龙一层,僵蚕一层,自然铜一层盖面实填,油单纸封闭,皂角水煮百十沸,焙干为末,每服三岁半钱,麝香酒调下。

【主治】小儿急慢惊风,正搐被人持捉,风涎流滞,气血不通,遂成曲戾不随。

91826　**缓攻汤**(《辨证录》卷七)

【组成】白芍一两　枳壳五分　大黄一钱　槟榔五分

【用法】水煎服。

【主治】大肠湿热痢疾。

91827　**缓肠汤**(《卫生总微》卷十一)

【组成】人参(去芦)　白术　当归(去芦并土)　白茯苓　厚朴(去粗皮,生姜制)　白芍药　炙甘草各一两　阿胶(蛤粉炒,去粉)　黄耆(蜜炙)　陈粳米(炒)各二两　御米壳三两(蜜炙)

【用法】上为粗末。每服二钱,水一盏,加生姜三片,枣一个,同煎至五分,去滓,空腹食前温服,一日三次。

【主治】蛊利。下血如赤水豆汁,腹痛。

91828　**缓和剂**(《眼科锦囊》卷四)

【组成】蜀葵根五钱　亚麻仁四钱　小麦蒸饼(干者)十钱

【用法】上为末,混合,温汤为糊,摊纸上。贴于顽固之部。

【主治】硬睑硬睛。

91829　**缓唇汤**(《治疗汇要》卷下)

【组成】紫地丁一两　金银花八钱　桔梗三钱　生甘草三钱　白果肉二十枚　知母三钱

【用法】水煎服。

【主治】疔发于唇。

【加减】已溃者,加当归。

91830　**缓息丹**(《女科百问》卷下)

【组成】半夏曲二两(半夏汤洗七次,研成末,姜汁和,候干,再为末,姜汁再和,共七八次。取吃之,不辣为度)　橘红五钱　天门冬半两　杏仁二两(去皮,尖,别研成霜)

【用法】上为末,次拌研细杏仁霜,炼蜜和,每两分十五丸。每服一丸,食后服,随津调下。

【主治】肺气不调,痰壅咳嗽,上气喘满,咳嗽唾痰沫,日夕不安止。

91831　**缓息汤**(《卫生总微》卷十四)

【组成】桑白皮一两半　白茯苓半两　白僵蚕半两(炒去丝)　炙甘草一分　杏仁半两(去皮尖,研,后入)　人参一分(去芦)　桔梗(半两,去芦)　白术半两　陈皮半两(去白)

【用法】上为细末。每服一钱,水一盏,加生姜三片,杏仁二个,煎至六分,去滓,时时温服。

【主治】风伤肺气,虚喘,咳嗽上气。

91832　**缓疼煎**(《产科发蒙》卷四)

【组成】当归　川芎　芍药　地黄　焰消　甘草　车前子

【用法】水煎服。

【主治】诸淋。小便涩痛,不可忍者。

91833　**缓颊散**(《圣济总录》卷六)

【组成】天南星一枚(重半两者,用酒同生姜自然汁浸四十九日,切破,焙干)　半夏(亦如天南星浸,切,焙干)　乌头(炮裂,去皮脐)　芎劳　白附子(炮)　防风(去叉)　雄黄(研)　丹砂(研)各半两　牛黄(研)　麝香(研)各一分

【用法】上药前六味为细末,入雄黄以下四味,同研匀。每服半钱,温酒调下;如小儿急慢惊风,薄荷汤调下一字。

【主治】中风口噤,及妇人洗头中风,牙关紧急,小儿急慢惊风。

91834　**缓筋汤**(《兰室秘藏》卷中)

【异名】羌活汤。

【组成】熟地黄一分　生甘草　柴胡　红花　炙甘草　苏木　独活各二分　藁本　升麻　黄芩　草豆蔻仁　酒黄柏　生地黄　当归身　麻黄各三分　羌活三钱　苍术五分

【用法】上为粗末,都作一服。水二大盏,煎至一盏,去滓,食远服。

【主治】两目如火肿痛,两足及伏兔筋骨痛,膝少力,身重腰痛,夜恶寒,痰嗽,颈项皆急痛,目外眵目丝急,食不下。

91835　**缓中葱白汤**(《千金翼》卷六)

【组成】葱白　当归　人参　半夏(洗去滑)　细辛各二两　天门冬(去心)　芍药　干姜　甘草(炙)各六两　生地黄(取汁)　吴茱萸各一升

【用法】上㕮咀。以水七升,煮取二升,每服一升,日夜服之令尽。

【主治】产后腹痛少气。

91836　**缓肝理脾汤**(《金鉴》卷五十七)

【组成】广桂枝　人参　白茯苓　白芍药(炒)　白术(土炒)　陈皮　山药(炒)　扁豆(炒,研)　甘草(炙)

【用法】煨姜、大枣为引,水煎服。

【主治】慢惊风。

91837　**缓和二神丹**(《眼科锦囊》卷四)

【组成】艾叶　酒粕各等分

【用法】炼熟,贴敷眼胞,用温金熨之。

【主治】眼胞滞血不散,或翳膜疼痛者。

91838　**缓惊红饼子**(《普济方》卷三七一)

【组成】山药　茯苓　乳香　赤石脂　白术　全蝎

甘草各等分(一方用五灵脂)

【用法】上为细末,炼蜜为丸,如饼子服。

【主治】慢惊。

91839 **缓肝利肺化痰丸**(《慈禧光绪医方选议》)

【组成】次生地五钱 生杭芍三钱 麦冬三钱 金石斛四钱 川郁金四钱 苦桔梗三钱 橘红二钱(老树)款冬花四钱 浙贝母四钱 炒知母三钱 生桑皮三钱 生甘草一钱 云茯苓四钱 牡丹皮三钱 丹参三钱 建泽泻三钱

【用法】上为细末,炼蜜为丸,如绿豆大,朱砂为衣。每服三钱,白开水送下。

【主治】咳嗽。

十 三 画

瑞

91840 **瑞龙膏**(《外科大成》卷四)

【组成】鲜鲫鱼(大者)一尾　鲜山药如鱼长一条(去皮)

【用法】先将鱼入石臼内杵烂,次入山药,再杵如泥,量加冰片,和匀。摊敷肿处,绵纸盖之,黄酒润之。

【主治】一切肿毒,对口、乳痈、便毒红肿焮痛者,不问未成已成。

91841 **瑞白丸**

《卫生总微》卷十一。为《博济》卷四“烧青丸”之异名。见该条。

91842 **瑞红散**(《幼幼新书》卷十引《王氏手集》)

【组成】朱砂一分　蝎梢三十条　僵蚕三十个(直者)

【用法】上为末。每服一字、半钱,薄荷金银汤调下。逐日可常服之。

【主治】小儿诸惊。

91843 **瑞应丹**

《永乐大典》卷九七五。即《幼幼新书》卷十引《刘氏家传》“睡应丹”。见该条。

91844 **瑞金丸**(《万氏家抄方》卷五)

【组成】胆星五钱　半夏(法制)一钱　广陈皮(去白)一钱五分　旋覆花一钱五分　杏仁(去皮尖,炒)一钱五分　紫苏子(微焙)一钱　甘草梢八分　贝母(去心)一钱五分　牛黄七分　人参一钱　桔梗一钱

【用法】上各为净末,合一处,皂角煎汁浸蒸饼,入姜汁五匙,丸如黍米大。一岁儿一分,三岁三分,淡姜汤空心送服。有真羚羊角入一钱,更妙。

【主治】小儿风痰喘急,并喘嗽惊悸。

91845 **瑞金丹**(《张氏医通》卷十三)

【组成】川大黄(酒拌,炒黑至黄烟起为度)　真秋石各一两

【用法】上为细末,煮红枣肉为丸,如小豆大。空腹薄荷汤送下二钱;瘀在胃,吐血成盆者,犀角地黄汤送下。

【主治】虚劳,吐红瘀结者。

【加减】瘀在心包,不时惊悸,面赤神昏者,加真郁金(皮色如梧桐子,纹皱者真)三钱。

91846 **瑞金散**(《妇人良方》卷七)

【组成】片子姜黄四两　牡丹皮　莪术　红花　当归　赤芍药　川芎　桂心　延胡索各一两半

【用法】上为末。每服二钱,水一盏、酒三分,煎七分,温服,一日三次。

【主治】妇人血气撮痛,月经不行,预先呕吐、疼痛,及月信不通。

91847 **瑞香散**(《普济方》卷二〇四引《卫生家宝》)

【组成】南木香　槟榔(面裹煨,剉)　诃子(炮,去核)　川干姜(炮)　肉桂(去皮,不见火)　甘草(炙)　麦蘖(炒)　白术(炮)　白茯苓　人参(去芦头)　青皮(去白)　丁香(炮)各三两　京三棱二分　白扁豆一分(用姜汁炙)

【用法】上为细末。每服一钱,入炙紫苏,盐汤点服。

【主治】五种膈气,正气下陷,不进饮食。

91848 **瑞莲丸**(《医方大成》卷四引《经验方》)

【异名】宫方瑞莲丸(《得效》卷八)、瑞莲丸子(《医学入门》卷七)。

【组成】苍术一斤(酒浸四两,醋浸四两,米泔浸四两,生用四两)　枸杞子二两　莲肉一斤(去心皮,酒浸软,入猪肚内煮极烂,取出焙干,研猪肚为膏,每一斤约猪肚二个)　北五味子二两(去枝)　熟地黄二两(酒浸,蒸)　破故纸二两(炒)

【用法】上为末,煮猪肚膏同酒糊丸,如梧桐子大。每服四十丸,空心温酒送下。

【功用】❶《医方大成》引《经验方》:定心暖肾,生血化痰。❷《得效》:治湿定心,消痰,暖肾水,匀血,去黑痣。

【主治】❶《医方大成》引《经验方》:诸虚。❷《得效》:虚损。

91849 **瑞莲丸**(《济生》卷四)

【异名】金莲丸(《医学入门》卷七)。

【组成】白茯苓(去皮)　石莲肉(炒,去心)　龙骨(生用)　天门冬(去心)　麦门冬(去心)　远志(甘草水洗,去心)　柏子仁(炒,别研)　紫石英(火煅七次,研令极细)　当归(去芦,酒浸)　酸枣仁(炒,去壳)　龙齿各一两　乳香半两(别研)

【用法】上为细末,炼蜜为丸,如梧桐子大,朱砂为衣。每服七十丸,空心温酒、枣汤任下。

【主治】思虑伤心,便下赤浊。

91850 **瑞莲丸**(《丹溪心法》卷三)

【组成】酸枣仁(炒)　白术　人参　白茯苓　故纸(炒)　益智　大茴香　左顾牡蛎(煅)各等分

【用法】上为末,青盐酒为丸,如梧桐子大。每服三十丸,温酒送下。

【主治】小便白浊，出髓条。

91851 **瑞莲丸**（《丹溪心法》卷三）

【组成】人参 白术 赤茯苓 香薷 泽泻 猪苓 莲肉（去心） 麦门冬（去心）各等分

【用法】上剉。水煎服。

【主治】心经伏暑，小便赤浊。

91852 **瑞莲丸**（《古今医鉴》卷五引何春元方）

【组成】山药（炒）二两 莲肉二两 白术（土炒）二两 芡实二两 人参（去芦）一两 橘红一两 白茯苓一两 白芍药（酒炒）一两 甘草（炙）五钱

【用法】上为末，用雄猪胆一个，洗净煮烂，捣和药末为丸，如梧桐子大。每服一百丸，空心米汤送下。

【功用】《鲁府禁方》：补元气，健脾胃，进饮食，止泄泻。

【主治】❶《古今医鉴》：元气大虚，脾胃怯弱，泄泻不止，不思饮食。❷《寿世保元》：虚劳发热，痰嗽喘汗，泄泻腹痛，脾胃虚弱，饮食少思，骨瘦如柴。

91853 **瑞莲丸**（《医学集成》卷一）

【组成】焦术 莲米 芡实 淮山药 扁豆 广皮 白蔻 百合 生姜 甘草

【功用】补脾土。

【主治】上下失血，六脉浮细无力者。

【备考】服理阴煎去桂，或五阴煎、寿脾煎以调心脾，左归丸去龟胶以培真阴，兼服本方，以补脾土。

91854 **瑞莲散**（《袖珍》卷四引《圣惠》）

【组成】瑞莲一百枚（烧存性） 棕榈（烧存性） 当归 官桂各一两 槟榔二枚 鲤鱼鳞（烧） 川芎七钱半

【用法】上为细末。每服三钱，煨生姜酒调服，如未止，更进一服；或非时血崩者，但进三服，即止。

【主治】产后恶血崩漏，状如泉水；及非时血崩者。

91855 **瑞莲散**（《医方大成》卷十引《幼幼方》）

【组成】石莲肉一两 木香 丁香各二钱半 人参三钱 泽泻三钱 诃子肉三个 紫苏子（炒）半两 白芷半两 肉豆蔻二个（煨） 陈皮五钱

【用法】上为末。每服一钱，生姜、大枣煎汤送下。

【主治】脾胃一切虚寒，呕吐不食。

91856 **瑞莲散**（《本草纲目》卷三十三引《妇人经验方》）

【组成】陈莲蓬壳（烧存性）

【用法】上为末。每服二钱，热酒送下。

【主治】经血不止。

91857 **瑞莲散**（《产科心法》卷下）

【组成】湖莲子一百粒 棕榈炭 当归各一两 川芎五钱 鲤鱼鳞（烧灰）七钱 炮姜炭五钱

【用法】上共为末。酒调二钱服。二服自止。

【功用】止崩。

【主治】荣气空虚，不能摄血归经，以致产后血崩。

91858 **瑞莲膏**（《幼幼新书》卷二十引《吉氏家传》）

【组成】旱莲子心 浮石 干葛 海螵蛸 蒲黄各等分

【用法】上为末，炼蜜为膏，逐时丸如绿豆大。极渴，煎枇杷叶汤下；小渴，可只涂唇上。

【主治】小儿口渴。

91859 **瑞效丸**（《玉机微义》卷十五引郭氏方）

【组成】当归 京三棱 槟榔 木鳖子 穿山甲（炒）各一两 牡蛎（为末，炒山甲都用） 连翘 枳壳（炒）各一两半 硇砂（焙） 琥珀各一两 巴豆二十一粒（去油） 麝香少许

【用法】上为末，酒糊为丸，如梧桐子大。每服十丸至二三十丸，温酒送下，临卧再服。如利动脏腑，减丸数；大小便有脓血出者，却用别药调治之。

【主治】肠痈、胃痈，内积，兼男子妇人积聚证。

91860 **瑞莲丸子**

《医学入门》卷七。为《医方大成》卷四引《经验方》"瑞莲丸"之异名。见该条。

魂

91861 **魂停汤**（《鸡峰》卷十二）

【异名】魂停散（《医统》卷四十六）。

【组成】白芍药 桔梗 人参 茯苓 诃子 丁香 甘草各一两

【用法】上为末。每服二大钱，水一盏，入蜜一匙头，同煎八分，通口服，不拘时候。每晚食前空心、临卧服，即一夜中脘温温有冲和之气。

【主治】脾脏劳极。

【备考】方中白芍药，《医统》作"白药子"。

91862 **魂停散**

《医统》卷四十六。为《鸡峰》卷十二"魂停汤"之异名。见该条。

填

91863 **填阴汤**（《辨证录》卷二）

【组成】熟地四两 山茱萸 北五味三钱 麦冬一两 山药一两 白芥子五钱 破故纸一钱 牛膝三钱 附子一分

【用法】水煎服。一剂而牵搐除，再剂而口眼正，一连十剂而平复如常矣。

【功用】直补肾阴。

【主治】肾水干涸，不能上滋于心，故痰来侵心，一时迷乱而猝中，手足牵搐，口眼㖞斜，然神思则清，言语如故。

【方论选录】夫熟地、山茱、山药实填精之圣药，而麦冬、北五味又益肺之仙丹。盖单补肾水，恐水不能速生，故又补其肺，使肺金以生肾水，子母相资，更易滋润也。又虑阴不下降，故破故、牛膝下行以安于肾宫，则浊阴不致上干，而真阴自然既济矣。复加附子一分者，以阴药太多，未免过于腻滞，少加附子以行其真阴之气，非假之以助其火也。水得火之气，则水尤易生，毋怪其奏功之奇矣。

91864 **填坎汤**（《辨证录》卷七）

【组成】山茱萸一两 茯苓一两 巴戟天五钱 肉桂三钱 车前子三钱 北五味三钱 人参三钱 芡实一两 白术二两

【用法】水煎服。一剂泻轻，再剂泻又轻，连服十剂，断不再泻。

【主治】命门虚寒，长年作泻，五更时必痛泻二三次，重则五六次，至日间反不作泻。

【方论选录】此方脾肾兼补，又是分水止泻之药，则湿气自解。况得肉桂以温命门之气，则膀胱易于化水，宁复走大肠而作泻哉？

91865 填齿散(《洞天奥旨》卷十)

【组成】人参一钱　骨碎补一钱　三七末一钱　同川蒺藜二钱　乳香一钱　鼠脊骨末一钱

【用法】上各为末，用黄蜡化开，团成丸，如齿窟大。填入隙，数日即愈；如蜡化，频填自愈。

【主治】齿窟。

91866 填骨丸(《千金》卷十九)

【组成】石斛　人参　巴戟天　当归　牡蒙　石长生　石韦　白术　远志　苁蓉　紫菀　茯苓　干姜　天雄　蛇床子　柏子仁　五味子　牛膝　牡蛎　干地黄　附子　牡丹　甘草　薯蓣　阿胶各二两　蜀椒三两

【用法】上为末，白蜜为丸，如梧桐子大。每服三丸，酒送下，一日三次。

【功用】补五脏。

【主治】五劳七伤。

【方论选录】《千金方衍义》：肾主骨，填骨而用温补髓脏，必先滋培胃气，以先天之气靡不本诸后天，所以人参、白术不可缺也。

91867 填骨煎

《外台》卷十一。即《千金》卷二十一"骨填煎"。见该条。

91868 填睛丸(《圣济总录》卷一一二)

【组成】石决明一枚(净洗，别捣)　白阳起石(饭上蒸五度，研)　磁石(饭上蒸五度，研)　陈橘皮(汤浸，去白，焙)　栀子花　肉苁蓉(去皴皮，切，焙)　黑石(饭上蒸五度，研)　人参　生姜(切，焙)　厚朴(去粗皮，生姜汁炙，剉)　苦参　白芷　黄芩(去黑心)　甘草(炙，剉)　白茯苓(去黑皮)　桂(去粗皮)　防风(去叉)　杏仁(去皮尖双仁，炒，研)各二两　升麻　生干地黄(焙)各八两　龙脑(研)一分　黄连(去须)　麦门冬(去心，焙)　槐子(炒)　黄柏(去粗皮)　车前子　乳香(研)各四两　蕤仁　青葙子各三两　乌贼鱼骨(去甲并咸味)一两

【用法】上为末，炼蜜为丸，如梧桐子大。每服六丸，空心米饮送下，服讫即食，食后更服十丸，渐加至二十丸，食后即加，食前不加，食后仍以牛乳煎汤下。

【主治】青盲及内外障，或因幼小泪出，或因久视伤明，或因热病愈后，两目俱灰，或因打损，即有胬肉覆睛，或吃石药热发，两目作疮，或伤烟火，两目眇视，或两目畏日，远视不辨青赤，或两眦烂疮。

【宜忌】二年勿食五辛、热面、陈物，一年勿食羊头、肝肚、驴马兔肉、毒鱼。

91869 填骨髓煎(《鸡峰》卷七)

【组成】白茯苓二两　山茱萸　当归　巴戟　五味子　人参　远志　桂心　附子　菟丝子　天门冬　大豆黄卷各一两　肉苁蓉二两　石斛　石韦各半两

【用法】上为细末，取生地黄汁二升，生瓜蒌根汁一升，白蜜三合，牛髓二合，入银锅中煎药，搅令匀，以慢火熬成膏，收入垍盒中。每服食前以粥饮调下半匙。

【主治】虚劳干渴，羸瘦少力。

91870 填经止痛丹(《辨证录》卷十一)

【组成】熟地二两　山茱萸五钱　山叶三钱　甘草一钱　肉桂五分

【用法】水煎服。

【主治】妇人肾气空虚，经后小腹作痛。

91871 填骨万金煎(《千金》卷十二)

【组成】生地黄三十斤(取汁)　甘草　阿胶　肉苁蓉各一斤　桑根白皮(切)八两　麦门冬　干地黄各二斤　石斛一斤五两　牛髓三斤　白蜜十斤　清酒四斗　麻子仁三升　大枣一百五十枚　当归十四两　干漆二十两　蜀椒四两　桔梗　五味子　附子各五两　干姜　茯苓　桂心各八两　人参五两

【用法】上药先以清酒二斗六升，纳桑根白皮、麻子仁、枣、胶，为刻识之，又加酒一斗四升煮，取至刻，绞去滓，纳蜜、髓、地黄汁，汤上铜器煎，纳诸药末，半日许使可丸止，大瓮盛。饮吞如弹丸一枚，一日三次。若夏月暑热，煮前转味，可以蜜、地黄汁和诸药成末为丸，如梧桐子大。每服十五丸，不知，稍加至三十丸。

【主治】内劳少气，寒疝里急，腹中喘逆，腰脊痛。

【方论选录】《千金方衍义》：此方专主填补骨髓，而于天门冬大煎方中采取温补药味，添入椒、附之辛烈，故可兼治寒疝里急等疾。

91872 填窍止氛汤(《辨证录》卷三)

【组成】麦冬一两　熟地二两　菖蒲一钱

【用法】水煎服。

【主治】耳中出血，涓涓不绝，流三日不止而人死。

【方论选录】方中用熟地以填补肾经之水，麦冬以息心包之焰，二经之火息，而耳窍不闭，则有孔可钻，虽暂止血，未必不仍然越出也。故用菖蒲引二味直透于耳中，又引耳中之火，而仍返于心包，火归而耳之窍闭矣。如此用药之神，真有不可思议之妙。

91873 填睛育婴丸(《圣济总录》卷一〇二)

【组成】石决明一枚(洗刷)　阳起石(饭上炊五度)　白芷　白茯苓(去黑皮)　桂(去粗皮)　防风(去叉)　杏仁(去皮尖双仁，炒)　陈橘皮(浸，去白，焙)　栀子花　肉苁蓉(酒浸，去皴皮，焙)　生姜(切，焙)　甘草(炙，剉)　厚朴(拌生姜，炒令烟尽)　磁石末(饭上炊五度)　人参各二两　青葙子　蕤仁(水浸)各三两　升麻(剉)　熟干地黄(焙)各八两　龙脑一分　车前子　黄柏(去黑皮)　槐子　麦门冬(去心，焙)　黄连(去须)　乳香各四两　乌贼鱼骨(去甲)　黄芩(去黑心)　苦参各一两

【用法】上为末，炼蜜为丸，如梧桐子大。每服六丸，空心白汤送下，食后更服十丸，渐加二十丸。

【主治】肝肾气虚，风毒上攻，两眼赤痒肿痛昏涩，迎风多泪，及有胬肉，或头风内外障，青盲，攀睛翳膜。

91874 填精止血汤(《辨证录》卷三)

【组成】熟地二两　山茱萸四钱　麦冬五钱　北五味子一钱　炒黑荆芥三钱　白芍一两

【用法】水煎服。十剂血不再吐。

【主治】久吐血而未止,或半月一吐,或一月一吐,或三月数吐,或终年频吐,虽未咳嗽,而吐痰不已,委困殊甚。

91875 **填精益气汤**(《医学集成》卷二)

【组成】熟地二两 枸杞 菟丝 焦术 苁蓉各四钱 杜仲 故纸 当归 洋参 北耆各三钱 菖蒲 炙草各一钱 桂元 大枣

【主治】病后耳聋。

【加减】火衰,加桂、附,或启窍丹。

91876 **填精益血汤**(《辨证录》卷二)

【组成】熟地一两 山茱萸五钱 白芍五钱 当归三钱 柴胡一钱 丹皮二钱 沙参三钱 茯苓二钱 地骨三钱 白术三钱

【用法】水煎服。一剂而肝气平,二剂而胁痛止,连服十剂全愈。

【主治】贪色房劳,又兼恼怒,因而风府胀闷,两胁作痛。

塌

91877 **塌气丸**(《小儿药证直诀》卷下)

【组成】胡椒一两 蝎尾(去毒)五钱 (一方有木香一钱)

【用法】上为细末,面为丸,如粟米大。每服五七丸至一二十丸,陈米饮送下,不拘时候。

【主治】小儿寒积腹胀。

❶《小儿药证直诀》:虚胀。❷《卫生总微》:脾虚腹胀,或面目四肢发肿。❸《片玉心书》:寒胀者,因寒积郁结而胀,手足厥冷,面青气急。❹《张氏医通》:肝气乘脾腹胀。

【加减】腹大者,加萝卜子,名褐丸子。

91878 **塌气丸**(《幼幼新书》卷二十二引《庄氏家传》)

【组成】青橘皮不拘多少(用汤浸开) 巴豆每青橘皮一个,用巴豆一个(使麻线系合,热麸中炒熟,去巴豆不用)

【用法】上为末,面糊为丸,如绿豆大。三岁以上每服五丸至七丸,米饮送下,不拘时候。

【主治】小儿疳气,腹大气急,不思饮食。

91879 **塌气丸**(《幼幼新书》卷二十六引茅先生方)

【组成】川巴豆壳(用醋煮,黑色为度) 青橘皮(去白) 萝卜子各等分

【用法】上为末,醋面糊为丸,如绿豆大。每服五丸至七丸,中庸赤小豆煎汤送下。

【主治】小儿疳肿。

【宜忌】气肿、水肿不用此药。

91880 **塌气丸**(《卫生总微》卷十)

【组成】巴豆三个(去皮,分为十片) 胡椒十个 丁香十个 青橘十个(汤浸一宿,不去瓤,每个入巴豆一片,胡椒一个,丁香一个,以麻缕缠之)

【用法】上用酽米醋一碗,煮药至醋尽为度,取出,细切焙干,同为细末,粟米糊为丸,如粟米大。每一二岁儿三二丸,三四岁儿四五丸,米饮送下,一日三次。

【功用】利胸膈。

【主治】小儿啼哭未定,或气息未调,便令食乳,或寒冷相干,气逆停滞,心胸满闷,气急吐逆,乳食不化。

91881 **塌气丸**

《卫生总微》卷十四。为原书同卷"分气丸"之异名。见该条。

91882 **塌气丸**(《卫生总微》卷十四)

【组成】全蝎一钱 黑牵牛四钱(一半炒熟,一半生用) 萝卜子四钱(一半炒熟,一半生用) 陈皮二钱(去白) 青皮(去瓤)二钱 京三棱二钱(炮,剉) 蓬莪术二钱(炮,剉。一方生用)

【用法】上为细末,面糊和丸,如萝卜子大。每服一二十丸,生姜汤送下,不拘时候。

【主治】小儿脾胃气虚,腹胀满闷。

91883 **塌气丸**(《卫生总微》卷十四)

【组成】胡椒半两 甘遂一分 黑牵牛一两(炒) 木香一钱

【用法】上为细末,面糊为丸,如绿豆大。每服五七丸,生姜汤送下,不拘时候。

【主治】小儿腹胀气满如肿。

91884 **塌气丸**(《小儿病源》卷三)

【组成】青皮一两 荜茇 胡椒各半两 木香二钱半 全蝎五枚

【用法】上为末,醋糊为丸,如黄米大。一周儿服十五丸,空腹乳汁送下,粥汤亦得,一日二次。服讫候半时,得吃乳食。

【主治】小儿脾虚腹胀,或疳泻黄瘦。

91885 **塌气丸**(《卫生宝鉴》卷十九)

【组成】陈皮 萝卜子(炒)各半两 木香 胡椒各三钱 草豆蔻(去皮) 青皮各三钱 蝎梢(去毒)二钱半

【用法】上为末,糊为丸,如梧桐子大。每服三十丸,食后米饮送下,一日三次。小儿丸如麻子大,桑白皮汤送下十丸,一日三次。如阴囊洪肿冰冷,用沧盐、干姜、白面各三钱为末,水和膏子摊纸上,涂阴囊上。

【主治】中满下虚,单腹胀满虚损者。

【宜忌】白粥百日,重者一年。

91886 **塌气丸**(《普济方》卷一八一引《医方集成》)

【组成】胡椒一两 木香一钱 蝎尾(去毒)半两

【用法】上为末,面糊为丸,如绿豆大。每服二十丸,陈米饮吞下。

【主治】一切气病。

91887 **塌气丸**(《永类钤方》卷二十一)

【组成】丁香 胡椒(炒)各一分 萝卜子(炒) 白牵牛(生)各二分

【用法】上为末,糊为丸,如小豆大。三岁三十丸,米汤送下。

【主治】小儿疳气,腹胀喘急,面目浮肿。

91888 **塌气丸**(《痘疹心法》卷二十三)

【组成】木香半两 鸡心槟榔(白者)一只 黑牵牛二两(半生半炒,取头末)一两

【用法】上共为末,神曲糊为丸,如黍米大。生姜汤送下。

【主治】痘后腹虚肿胀满,或气喘粗者,此有宿垢在

里，不问余毒、食积、蓄水。

91889 **塌气丸**（《图书集成》卷四四○引《幼幼近编》）

【组成】萝卜子　木香　陈皮　莪术　五灵脂　牵牛　神曲

【用法】打面糊为丸。一岁十丸。

【主治】小儿腹胀。

91890 **塌气散**（《博济》卷二）

【组成】舶上茴香（炒）　枳壳（去白，麸炒）　茯苓　人参各一两　陈皮（去白）二两　青皮（去白）二两　甘草半两（炙）　苍术半两　丁香一分　干姜半两（炮）　高良一分

【用法】上同为末。每服一钱，水一盏，入生姜、大枣同煎至七分，热服，入盐如茶点服亦可。

【功用】《御药院方》：顺气宽中，升降利膈。

【主治】❶《博济》：虚气攻冲，心胸满闷，元气冷疼，及一切气不调顺。❷《御药院方》：中脘痞滞，心腹坚胀，胁下紧硬，喘满短气，噫息不通，呕吐痰水，大便不调。

91891 **塌气散**（《幼幼新书》卷二十一引《吉氏家传》）

【组成】甘草　茴香　白牵牛（各炒）　木香各一钱

【用法】上为末。每服半钱，紫苏汤调下。

【主治】小儿疳虚腹胀。

91892 **塌气散**（《幼幼新书》卷三十二引茅先生方）

【组成】中庸（樟柳根）　赤小豆　橘皮红　萝卜子　槟榔　甘草各半两　木香一分

【用法】上为末。每服二钱，水一小盏，生姜、大枣同煎至六分，通口服。

【主治】小儿肿后。

91893 **塌气散**（《杨氏家藏方》卷十九）

【组成】陈米一合（炒黄）　青橘皮（去白）半两（巴豆去壳二十一粒同炒黄色，去巴豆不用）　甘草一两（微炙）　黑牵牛一分（半生，半炒）　肉豆蔻二枚（面裹，煨香）

【用法】上为细末。每服半钱，五岁以上一钱，温米饮汤调下，不拘时候。

【主治】小儿饮食不调，腹胀紧急，上气喘粗，体肿面浮。

91894 **塌气散**（《永类钤方》卷二十一引《汤氏方》）

【组成】赤小豆　陈皮　萝卜子　甘草（炙）各半两　木香（炮）一分

【用法】上㕮咀。加生姜、大枣，水煎服。

【主治】❶《永类钤方》：小儿积水惊水，饮水多，停积于脾，肢肿而热。❷《奇效良方》：小儿一切浮肿。

【备考】本方原名"塌气丸"，与剂型不符，据《普济方》改。

91895 **塌气散**（《永类钤方》卷二十一）

【组成】木香一分　净青皮半两（巴豆三十粒同炒豆黄色，去巴）

【用法】上为末。三岁半钱，空心米汤调下。

【主治】腹胀气粗，并疳食攻，面目浮肿。

91896 **塌气散**（《普济方》卷三八○引《傅氏活婴方》）

【组成】槟榔五个（剉片，用巴豆去壳同炒令黄色，去巴豆不用）　橘红一钱　麦芽三钱（炒）　甘草二钱　缩砂仁半钱　枳壳一钱

【用法】上为末。每服一钱，萝卜子煎汤调下。泄去疳气即消。

【主治】小儿疳浮腹胀，经取未消。

91897 **塌气散**（《普济方》卷三八六）

【组成】赤小豆　陈皮（去白）　萝卜子　白术（炒）　茴香（炒）各五钱　木香二钱（炮）　甘草一钱（炙）　青皮五钱（加以巴豆二钱，去壳炒，去巴豆不用）

【用法】上为末。饭汤调下，或生姜、大枣汤调下；治疳水，灯心汤调下。

【主治】小儿肿满因积而作，既积而肿再作，小便不利。

91898 **塌肿汤**（《外科发挥》卷八）

【组成】甘草　干漆各三钱　生地黄　黄芩　当归　川芎各二钱　鳖甲五钱（炙）

【用法】上作一剂。用水数碗，煎数沸，去滓，常洗患处。

【主治】妇人阴户生疮，或痒痛，或脓水淋漓。

【备考】方中鳖甲，《外科理例》作"龟甲"。

91899 **塌肿汤**（《惠直堂方》卷三）

【组成】黄耆　白芍　川芎　当归　陈皮　甘草　麻黄（去节）各二两　人参　乳香（炙）　没药（炙）各五钱　罂粟壳（去顶蒂及筋，蜜炙）二两

【用法】上剉为片。每服一两五钱或二两，水煎温服。凡疮科能专守此方，未有不获全功者。能使恶疮未成即消，已成即溃，不假砭蚀，恶毒自下。

【主治】一切恶疮、发背、痈疽、疔疮痛不可忍者；或疮毒入内，神思昏倦呕吐者；又治跌打损伤，筋骨疼痛，妇人产后肚痛，恶露不快，赤白带下。

91900 **塌胀丸**

《杨氏家藏方》卷十。为《袖珍》卷三引《圣惠》"塌腹丸"之异名。见该条。

91901 **塌痒汤**（《外科正宗》卷四）

【异名】溻痒汤（《外科大成》卷二）。

【组成】苦参　威灵仙　蛇床子　当归尾　狼毒各五钱　鹤虱草一两

【用法】上用河水十碗，煎数滚，滤清，贮盆内，乘热先熏，待温后洗，临洗和入公猪胆汁二三枚同洗更妙。

【主治】妇人湿热下注，阴中作痒及内外生疮。

91902 **塌腹丸**（《袖珍》卷三引《圣惠》）

【异名】塌胀丸（《杨氏家藏方》卷十）。

【组成】赤小豆五两　陈皮二两（去白）　木香一两　商陆三两（剉细）

【用法】上为末，水为丸，如梧桐子大。每服七八十丸，赤豆汤送下。

【主治】水病浑身肿胀，喘急，小便不利。

91903 **塌气囊膏**（《普济方》卷三○○引《江阴方》）

【组成】吴茱萸　桂　附子　椒子　干姜　地龙各一分

【用法】上为末，生姜汁调成膏，摊如掌大。贴火桶子。

【主治】下冷上热之人，及跣足履地，口舌生疮，及眼痛日久不愈，服凉药越甚。

91904 **塌气退黄汤**(《兰室秘藏》卷下)

【异名】茯苓渗湿汤。

【组成】白术　柴胡各半分　升麻一分　桂枝　麻黄　吴茱萸　厚朴　羌活　草豆蔻　神曲末　苍术　泽泻　白茯苓　猪苓　黄柏　橘红各二分　青皮　黄连各五分　杏仁二个

【用法】上都作一服。水二大盏,煎至一盏,去滓,食前温服。

【主治】小儿面色萎黄,腹䐜胀,食不能下。

91905 **塌肿神应丸**(《玉机微义》卷二十引《经验方》)

【组成】三棱　莪术　青皮　陈皮　干漆(烧)各一两　芫花七钱半　大戟三钱　硇砂　巴豆霜各一钱

【用法】上前药和一处,用好米醋一大碗,慢火上煮,醋干为度,取出晒干,碾为末,醋和作丸,如梧桐子大。每服四五十丸,生姜汤送下,五更服。随用椒目六两,萝卜子半斤,炒香熟,用手帕盛,于患处熨,如冷再炒,熨至再三,大小便行后才住熨,以温稀粥补之。

【功用】导气散郁。

【主治】诸般虫毒,肚胀如鼓,脾癖癥瘕气块,饮积,气积,水积,血积,上喘气急,咳嗽倚息不得睡,服药不效者。

椿

91906 **椿皮丸**(《本事》卷五)

【组成】臭椿白皮(去粗皮,焙干)四两　苍术(泔浸一夕,去皮晒干,不见火)　枳壳(去瓤细切,麸炒黄)各二两

【用法】上为细末,醋糊为丸,如梧桐子大。每服三四十丸,空心、食前米饮送下。

【主治】脏毒肠风。缘荣卫虚弱,风气进袭,因热乘之,便血性流散,积热壅遏,血渗肠间,故大便下血。

【方论选录】《本事方释义》:臭椿皮气味辛苦寒,入手、足阳明、厥阴;苍术气味辛温,入足太阳、阳明;枳壳气味苦寒,入足太阴。此因饱食房劳,血渗大肠,腹中刺痛下血,谓之脉痔,热气蕴积不能流畅,故投以苦寒燥剂,每多效验也。

91907 **椿皮丸**(《济生》卷四)

【组成】东行椿根白皮(剉,焙)不拘多少

【用法】上为细末,醋和为丸,如梧桐子大。每服七十丸,空心、食前陈米饮送下。

【主治】肠风下血,腹中刺痛,及痔漏下血疼痛。

❶《济生》:肠风泻血不止。❷《袖珍》引经验方:下痢青血,腹中刺痛。❸《准绳·类方》:痔漏下血疼痛。

91908 **椿皮丸**

《明医指掌》卷六。为方出《丹溪心法》卷二,名见《医学入门》卷七"龟柏丸"之异名。见该条。

91909 **椿皮丸**(《惠直堂方》卷一)

【组成】白臭椿根皮　红香椿根皮(俱要在土内者方可用。去土净刮去粗皮,微焙,为末)

【用法】上药清米汤打丸,如芥子大。每服三钱,以清米汤分四五次徐徐送下。

【主治】下痢危笃,或色如羊肝者。

91910 **椿皮饮**(《圣济总录》卷一四六)

【组成】椿白皮　东柳枝(并细剉)各二合　阿魏(好者)少许

【用法】上以水三盏,同煎取一盏,去滓,空心顿服。吐出恶物即愈,吐后服蜂窠散。

【功用】解一切药毒。

91911 **椿皮散**(《圣济总录》卷一四三)

【组成】臭椿木白皮(炙)二两　干姜(炮)　甘草(炙)各三分　鸡冠花(炙)　附子(炮裂,去皮脐)　槐鹅(炙)各一两

【用法】上为散。每服二钱匕,空心食前煎枳实汤调下。

【主治】积年肠风泻血,谷食不化,肌体黄瘦。

91912 **椿皮散**(《医统》卷四十二引李东垣方)

【组成】椿根白皮二两　槐角子四两　枯白矾二两　炙甘草一两

【用法】上为细末。每服三钱,米饮调下。

【主治】血痢及肠风下血。

91913 **椿皮煎**(《松峰说疫》卷五)

【组成】生椿皮一升(切)

【用法】上以水二升半煎,每服八合。

【主治】瘟疫头痛,壮热初得二三日者。

91914 **椿皮膏**(《卫生鸿宝》卷一)

【组成】臭椿树皮(在土中者佳。去粗皮,只用白皮)二斤

【用法】上切碎入锅,水熬,滤去滓,文武火熬成膏,薄摊漂布上。先以生姜搓去垢腻,以火烘热膏,贴块上。初微痛,半日即止,俟其自落。贴时撒麝香少许更妙。

【主治】腹中痞块。

【宜忌】孕妇勿用。

【临床报道】腹胀痞硬:已验多人,即胀满腹硬过脐者,贴一二张,周围出水即愈。

91915 **椿花散**(《杨氏家藏方》卷十三)

【组成】臭橘　鸡冠花　椿花各等分

【用法】上㕮咀。每用药末二两,水三升,煎五七沸,乘热淋渫。

【主治】痔疾。

91916 **椿鸡丸**(《古今医鉴》卷五引桑环川方)

【组成】雪里炭一只(吊死,去肠毛)　黄连一两　椿根白皮一两

【用法】将黄连、椿根皮入于肚内,好酒炖熟,去药食鸡。

【主治】久痢不止。

91917 **椿荚散**(《圣济总录》卷一四三)

【组成】椿荚不以多少(将一半生用,余一半烧存性)

【用法】上为散。每服一钱匕,温米饮调下,不拘时候。

【主治】肠风泻血。

91918 **椿根汤**(《圣济总录》卷一一六)

【组成】椿根(切)一升(去皮)　盐半合　葱白(切)半升　豉半升　椒(去目及闭口者,炒出汗)一合

【用法】上以醋及清泔各三升,煎十数沸,去滓,约及一升,分作三服。有恶物下即效。

【主治】疳虫蚀入口鼻。

91919 **椿根散**(《圣惠》卷六十)

【组成】臭椿树根一两(剉) 地榆一两(剉) 黄耆一两(剉) 伏龙肝一两(细研入) 当归三分(剉,微炒)

【用法】上为细散。每于食前以粥饮调下二钱。

【主治】痔疾。大肠风冷,下部疼痛,血不止。

91920 **椿根散**(《鲁府禁方》)

【组成】椿根白皮二两 松花面 地榆 荷叶蒂(约四指长)各一两

【用法】上和匀为末。若白痢用白糖调服,红痢用黑糖调服。

【主治】痢疾。

91921 **椿白皮丸**(方出《证类本草》卷十四引《子母秘录》,名见《普济方》卷三七九)

【组成】椿白皮(晒干)二两

【用法】上为末,淘粟米去泔,研浓汁糊和丸,如梧桐子大。十岁三四丸,量数加减,一丸纳竹筒中,吹入鼻中;服丸以饮下。

【主治】小儿疳。

91922 **椿树根丸**(《金匮钩玄》卷一)

【组成】青黛 海石 黄柏

【主治】梦遗;带下。

【备考】本方名椿树根丸,但方中无椿树根,疑脱。

91923 **椿根皮丸**

《饲鹤亭集方》。为《医学纲目》卷三十四“樗皮丸”之异名。见该条。

91924 **椿根皮汤**(《医统》卷八十三)

【组成】臭椿皮 荆芥穗 藿香各等分。

【用法】上剉。煎汤熏洗。既入即止。

【主治】妇人阴痒突出。

椹

91925 **椹煎**(《鸡峰》卷十三)

【组成】椹汁三升 白蜜二合 生姜汁一合

【用法】上重汤煮椹汁三升,入盐酥再煎三沸,下姜汁、蜜等再熬合得所,下不津器中贮之。每服一合,和酒调服。

【主治】风热之疾,百种风疾。

楂

91926 **楂术膏**(《症因脉治》卷四)

【组成】白术 楂肉 陈皮 甘草

【用法】煎膏服。

【主治】脾虚多食,停积成痢。

91927 **楂苏汤**(《妇科玉尺》卷四)

【组成】山楂一两 苏木三钱

【主治】产后儿枕腹痛。

91928 **楂橘丸**(《简明医彀》卷三)

【组成】山楂四两 橘核(炒) 山栀(炒)二两 柴胡 牡丹皮 桃仁(炒) 大小茴香(俱盐炒)各一两 吴茱萸(炮)半两

【用法】上为末,酒糊为丸,如梧桐子大。每服十丸,盐汤送下。

【主治】诸疝痛。

91929 **楂糖散**(《仙拈集》卷一)

【组成】山楂(炒黑)

【用法】上为细末。每服三钱,调砂糖五钱,滚汤调匀食之。

【主治】水泻不止,红白痢疾,霍乱吐泻。

91930 **楂糖散**(《仙拈集》卷三)

【组成】山楂五钱(炒)

【用法】水煎浓,加黑砂糖三钱,和匀服之。

【主治】产后恶血攻心,儿枕作痛。

91931 **楂曲合剂**

《成方制剂》7册。为原书同册“楂曲平胃合剂”之异名。见该条。

91932 **楂朴二陈汤**(《医林绳墨大全》卷一)

【组成】山楂 厚朴 陈皮 白茯苓 半夏 甘草

【用法】加生姜三片,水煎服。

【主治】伤寒温疫初起三四日之间者。

91933 **楂曲平胃合剂**(《成方制剂》7册)

【异名】楂曲合剂

【组成】山楂200克 六神曲200克 苍术134克 厚朴134克 鸡内金134克 陈皮134克 甘草67克

【用法】制成口服液。口服,一次10~15毫升,一日3次,用时摇匀。

【功用】燥湿健脾,消食散满。

【主治】脾胃不和,不思饮食,脘腹胀满,呕吐恶心,嗳气吞酸,大便溏泄。

91934 **楂曲麦门冬汤**(《效验秘方》续集史方奇方)

【组成】南沙参15克 麦冬15克 法夏15克 粳米15克 甘草6克 山楂10克 神曲10克 鸡内金10克 麦芽15克 鱼腥草15克 鸡矢藤15克

【用法】(此为5岁小儿量)每日1剂,水煎2次,取汁100毫升,分3次服。

【功用】补脾消积,健胃生津。

【主治】小儿厌食,症见纳呆,口渴,盗汗,常易感冒咳嗽,揉鼻咬牙,面色白,消瘦,头大颈小,肚大,肋骨外翻,舌淡红,苔薄白或薄黄,手心热,纹紫,脉数。

【加减】脾虚便溏南沙参易潞党参,加白术6克;咳嗽哮喘加麻杏石甘汤;阵发腹痛,睡中磨牙加使君子肉、榧子各10克;大便燥结加火麻仁15克,酒军2克。

楝

91935 **楝子汤**(方出《千金》卷二十二,名见《圣惠》卷六十五)

【组成】楝实一升 地榆根 桃皮 苦参各五两

【用法】上㕮咀。以水一斗,煮取五升,稍温洗之,每日一次。

【主治】❶《千金》:瘑疥。❷《圣惠》:瘑癣疮,经年久不愈者。

91936 **楝子煎**(《仙拈集》卷三)

【组成】楝树子三合(经霜后取,收贮)

【用法】待正月初一日午夜子时，将楝子入锅，用水煎汤数沸，待温，以新棉花洗儿遍身。

【功用】涤秽免痘。

91937 **楝皮汁**(《卫生总微》卷十三)

【组成】楝根皮(削去外苍皮不用，只用白者)

【用法】上煮浓汁，内服。

【主治】小儿虫动，心腹疼痛。

91938 **楝花粉**(《鸡峰》卷四)

【组成】川芎　藁本　楝花各一两　丁香二两　英粉半升

【用法】上同为细末。粉身。

【功用】止汗，固阳气，御风寒雾湿，止痱子风疹瘙痒。

【备考】英粉：即精细米粉，《齐民要求》卷五："英粉，米心所成，是以光润也。"

91939 **楝陈汤**(《寿世保元》卷八)

【组成】苦楝根皮二钱　陈皮　半夏(姜炒)　白茯苓(去皮)各一钱　甘草五分

【用法】上剉一剂。生姜煎服。

【主治】小儿吐蛔虫。

91940 **楝果裘**(《外科正宗》卷四)

【组成】楝树果二个

【用法】连肉核捣烂，丝绵包裹，先用温汤漱净瘀血，塞于牙缝内。其血自止。

【主治】阳阴胃经实火上攻，血从牙缝流出。

91941 **楝实丸**(《圣济总录》卷四十二)

【组成】楝实三两(以童子小便浸一宿，文火煮烂，去核焙干)　大黄(剉，炒)　栀子仁(炒)各一两　人参　赤茯苓(去黑皮)　酸枣(半炒用，半生用，别研)　蛇黄(炒令赤，酒中淬五度，别研)各一两　金牙石(捣碎)一两一分

【用法】上除别研者外，为末，再一处拌匀，炼蜜为丸，如梧桐子大。每日早食后及夜卧用熟水下十五丸至二十丸。

【主治】胆经实热，心神惊悸，小便不利。

91942 **楝实丸**(《圣济总录》卷九十)

【组成】楝实(炒)　白术各一两　乌药(剉)　茴香子(微炒)　补骨脂(水淘去浮者，微炒)　木香各半两　厚朴(去粗皮，用生姜汁炙)一两

【用法】上为末，酒煮面糊为丸，如梧桐子大。每服二十丸，空心、食前温酒或盐汤送下，一日三次。

【功用】补益元脏，平和脾胃。

【主治】虚劳，心腹撮痛，不思饮食。

91943 **楝实丸**(《圣济总录》卷九十四)

【异名】茴香楝实丸(《医学发明》卷五)。

【组成】楝实(麸炒，去核)　茴香子(炒)　山茱萸　食茱萸　吴茱萸(汤洗，焙干，炒)　青橘皮(汤浸，去白，焙)　陈橘皮(汤浸，去白，焙)　马蔺花(醋炒)各一两　芫花(醋炒)半两

【用法】上为细末，醋煮面糊为丸，如梧桐子大。每服二十丸，空心、食前温酒送下。

【主治】小肠受邪，控睾引少腹痛。

91944 **楝实散**(《圣济总录》卷九十四)

【组成】楝实(取肉，麸炒)　茴香子(炒)　荆三棱(煨，剉)　蓬莪术(煨，剉)各等分

【用法】上为散。每服三钱匕，葱酒调下。

【主治】小肠疝气。

91945 **楝实散**(《圣济总录》卷九十四)

【组成】楝实四两(十字剉开)　巴豆(锤令微破，二味用麸一升同炒，候麸色黑，药焦黄，去巴豆并麸，取楝实去皮用)　茴香子(炒)一两　甘草(炙，剉)一两　青盐(别研)一分

【用法】上后三味，同前楝实捣为散。每服一钱匕，空心热酒调下，病作不拘时。

【主治】小肠受邪控睾，上而不下疼痛。

91946 **楝实散**(《圣济总录》卷一七九)

【组成】楝实　鸡粪各等分

【用法】上为散。每服半钱匕，冷水调下。

【主治】小儿虫痛。

91947 **楝实散**(《圣济总录》卷一八七)

【组成】楝实(剉，炒)　蓬莪术(煨，剉)　京三棱(煨，剉)　芎䓖　补骨脂(炒)　菟丝子(酒浸，别捣)各半两　木香　葫芦巴　茴香子(炒)　桂(去粗皮)　荜澄茄　陈橘皮(汤浸，去白，焙)　丁香各一分

【用法】上为散。每服二钱匕，食前热酒或生姜汤调下。

【主治】小肠撮痛。

91948 **楝实散**(《杨氏家藏方》卷十八)

【组成】川楝子(去核)半两(微炒)　甘草半两(微炒)　栝楼根一两

【用法】上为细末。每服二钱，乳食空时煎紫苏汤调下。

【主治】小儿疳黄羸瘦，好食泥土，蛔虫疠痛，发歇往来。

91949 **楝实膏**(《圣济总录》卷一六九)

【组成】楝实(去核，炒)　槐子各一两

【用法】上并拍碎，用狗脂、鹅脂各四两，同于铜铫内，以文武火煎一二十沸，去滓，入在瓷合中，候凝。涂瘢痕，一日二次。

【功用】灭瘢痕。

【主治】小儿疹痘穴后。

91950 **楝根汤**(《圣济总录》卷一七四)

【组成】楝根皮(有子者)　酸石榴根　槐根各一握(切碎，用东引者)

【用法】上以水三盏，煎取一盏，去滓，空心顿服。

【主治】小儿蛔虫攻心腹痛。

91951 **楝根粥**

《圣济总录》文瑞楼本卷一九〇。即原书人卫本同卷"苦楝根粥"。见该条。

91952 **楝椒煎**(《仙拈集》卷二)

【组成】苦楝根皮(去粗皮)五钱　川椒五钱

【用法】水煎，露一宿，次日五更先以猪肉臭其气，然后服药。其虫尽下。

【主治】虫积作痛者。

91953 **楝实洗方**(《圣济总录》卷一三七)

【组成】楝实半升(无实用根皮代) 楝叶及嫩枝(剉) 凌霄叶及藤(剉)各一升 丹参 枳壳(去瓤) 蛇床子 地榆 皂荚各三两(并细剉) 苦参三两(细剉)

【用法】上同煎浓汁,热洗患处。

【主治】一切新久干湿癣。

91954 **楝根皮丸**(《圣惠》卷十三)

【组成】东引苦楝根白皮一两(剉) 狼牙一两 白矾灰一两 猪胆三枚(取汁,用酒三合相和,重汤煮如膏)

【用法】上为末,用猪胆膏和丸,如梧桐子大。每服二十丸,食前以桃枝汤送下。

【主治】伤寒䘌蚀下部,腹中疞痛。

91955 **楝花粉敷方**(《圣济总录》卷一三八)

【组成】苦楝花不拘多少(焙干)

【用法】上为细末,入蚌粉、滑石末各少许,研匀。日频敷之。

【主治】痱子瘙痒。

91956 **楝实塞耳方**(《圣济总录》卷一一五)

【组成】楝实五合

【用法】上药烂捣。每用绵裹,如枣核大,塞耳中。

【主治】耳卒肿。

91957 **楝根下虫丸**(《医级》卷八)

【组成】苦楝根皮三两(去浮皮) 武彝茶一两五钱 槟榔七钱半 冰糖 盐各五钱

【用法】上为末,荞麦面作丸。每服三五钱,砂糖水送下。先嚼服油煎鸡蛋一二个,然后服药。

【主治】虫积胀痛。

榄

91958 **榄核散**(《洞天奥旨》卷十二)

【组成】橄榄核一钱 儿茶一钱 冰片五厘 白薇三分 生甘草三分 百部三分

【用法】上各为细末。日日搽之,每日搽五次。数日即愈。

【主治】口疮。

91959 **榄葱茶**(《成方制剂》6册)

【组成】青果(去核)2498克 生姜3885克 葱头(鲜)3885克 紫苏叶4411克

【用法】冲服,一次1~2包(袋)。

【功用】解表,平胃。

【主治】伤风感冒所致的发热,头痛,流涕,喷嚏,喉痒咽痛,胸腹胀满。

楞

91960 **楞薤煅蒌丸**(《医级》卷九)

【组成】瓦楞子(醋煅) 鸡内金一两 延胡 没药 香附各五钱 桃仁 蒌仁 苏子 白芥子 萝卜子 薤白各三钱

【用法】先用顶大瓜蒌一个,开一孔,去仁,将香附、桃仁、三子、薤白、蒌仁七味和匀,装入蒌壳内将孔盖好,麻扎纸糊,外和熟黄泥厚涂,火煅三炷香,候烟将尽,即取起置泥地候冷出火,然后打开泥取炭药,研极细,再将楞、肫、延、没四味研极匀,以荞麦面糊作丸,如梧桐子大。每服三十丸,白汤送下。

【主治】癥瘕痃食,积滞留著,以致不时冲逆胸胁,攻注腹肋切痛。

楸

91961 **楸叶汤**(《名家方选》)

【组成】楸十五钱(连茎并阴干) 槲木皮十钱 樱皮五钱

【用法】上以水一升,煮取五合,分温五服。

【主治】疡肿,一切恶毒疮。

【加减】小便不利,加木通三钱。

91962 **楸叶煎**

《普济方》卷二九三。即《圣惠》卷六十六"神效楸叶散"。见该条。

91963 **楸叶膏**(《圣济总录》卷一三〇)

【组成】楸叶(剉)十斤 马齿苋(剉)一斤 乌犀角末二两 沉香末一两

【用法】先取马齿苋、楸叶,以水五斗,煎至一斗,滤去滓,更煎至一升半,下二味药末,以柳篦搅,候稀稠得所。以故帛上涂贴,一日二次。

【主治】发背痈肿恶疮。

91964 **楸叶膏**(《圣济总录》卷一三五)

【组成】楸叶一秤(立秋日采,切) 马齿苋(新者,切)半秤

【用法】上净洗控干,砂盆内烂研,取自然汁,重绢滤过,慢火熬成膏,瓷器收之。凡有热肿,先以浆水洗肿处,次以甘草水洗,然后摊药于薄纸或绢上,随肿大小贴之,一日二次。

【主治】❶《圣济总录》:热毒气肿。❷《普济方》:发背、痈肿、恶疮。

91965 **楸叶膏**(《良方合璧》卷下引王渔洋方)

【组成】楸叶(立秋日日未出时采)

【用法】熬膏。外敷。

【主治】疮疡。

91966 **楸木汁方**(《圣济总录》卷一一七)

【组成】楸木白汁五合

【用法】每取一匙头,含咽。

【主治】口疮。

91967 **楸叶贴方**(《圣济总录》卷一三五)

【组成】楸叶(新摘者)

【用法】上取十重覆肿上,以故帛裹之,日三度易。如冬月叶干,以盐水浸良久用。或取根皮剉捣敷之,亦得。

【主治】一切肿毒,不问硬软。

91968 **楸木皮敷方**(《圣济总录》卷一一七)

【组成】楸木白皮

【用法】取上药湿贴之,一日三五次。

【主治】口吻疮。

91969 **楸叶涂敷方**(《圣济总录》卷一二九)

【组成】楸叶(阴干)一两　猪胆半两

【用法】上相和,捣烂。涂于疮上,封之。

【主治】附骨疽。

槐

91970 **槐茶**

《养老奉亲》。即方出《证类本草》卷十二引《食医心鉴》,名见《医方类聚》卷二十四"槐叶茶"之异名。见该条。

91971 **槐酒**

《千金翼》卷二十四。即《千金》卷二十三"槐子酒"之异名。见该条。

91972 **槐子丸**(《千金》卷二十三)

【组成】槐子　干漆　吴茱萸根白皮各四两　秦艽　白芷　桂心　黄芩　黄耆　白蔹　牡蛎　龙骨　雷丸　丁香　木香　蒺藜　附子各二两

【用法】上为末,炼蜜为丸,如梧桐子大。饮服二十丸,一日三次。

【主治】湿痔。

【方论选录】《千金方衍义》:方中蒺藜、白芷、秦艽、黄芩祛除风气,槐子、白蔹清解毒邪,二香、桂、附、吴茱萸根温散结滞,干漆、雷丸攻逐瘀血,牡蛎、龙骨、黄耆收敛津气。以其寒热间错,气血交攻,敛散并列,故牡痔、牝痔、气痔、血痔、干痔、湿痔咸可治之。

91973 **槐子丸**(《圣惠》卷十三)

【组成】槐子仁一两(微炒)　苦参一两(剉)　熊胆半两　干漆三分(捣碎,炒令烟出)　木香一两　槟榔一两　桃仁二两(汤浸,去皮尖双仁,麸炒微黄)

【用法】上为末,炼蜜为丸,如梧桐子大。每服二十丸,食前以荆芥汤送下。

【主治】伤寒下部䘌疮,痛痒不止。

【备考】本方方名,《普济方》引作"槐子仁丸"。

91974 **槐子丸**(《圣惠》卷三十三)

【组成】槐子仁二两　覆盆子　酸枣仁(微炒)　柏子仁　车前子　蔓荆子　茺蔚子　牛蒡子(微炒)　蒺藜子(微炒)各一两

【用法】上为末,炼蜜为丸,如梧桐子大。每服三十丸,空心以温酒送下,晚食前再服之。

【主治】肝虚风邪所攻,致目偏视。

91975 **槐子丸**(《圣惠》卷三十三)

【组成】槐子　天麻　独活　地肤子　沙参(去芦头)　人参(去芦头)　羚羊角屑各一两半　决明子二两　防风一两(去芦头)　甘菊花一两　枳壳一两(麸炒微黄,去瓤)

【用法】上为末,炼蜜为丸,如梧桐子大。每服三十丸,空心以温浆水送下,夜临卧再服。

【主治】眼风邪所攻,坠睛向下,渐渐失明。

91976 **槐子丸**(《圣惠》卷六十)

【组成】槐子仁一两(微炒)　龙骨一两　槲叶三分(微炙)　干姜三分(炮裂,剉)　当归三分(剉,微炒)　茜根三分　附子一两(炮裂,去皮脐)　黄耆三分(剉)　川大黄一两(剉碎,微炒)　乱发一两(烧灰)　吴茱萸半两(汤浸七遍,焙干,微炒)　猪后悬蹄甲七枚(炙令黄燥)

【用法】上为末,炼蜜为丸,如梧桐子大。每服三十丸,以温粥饮送下,不拘时候。

【主治】五痔下血,疼痛不止。

91977 **槐子丸**(《圣惠》卷六十)

【组成】槐子仁一两(微炒)　黄芩一两

【用法】上为末,以水浸蒸饼为丸,如梧桐子大。每服二十丸,食前煎桑耳汤送下。

【主治】痔疾。鼠乳生肛边,烦热疼痛。

91978 **槐子丸**(《圣惠》卷六十)

【组成】槐子仁二两(微炒)　干漆一两(捣碎,炒令烟出)　秦艽半两(去苗)　黄芩半两　白蔹半两　木香半两　牡蛎半两(烧为粉)　龙骨一两　附子一两(炮裂,去皮脐)　雷丸半两　白芷半两　桂心半两　白蒺藜半两(微炒,去刺)　鸡舌香半两　楝树根白皮一两(剉)

【用法】上为末,炼蜜为丸,如梧桐子大。每服三十丸,食前以粥饮送下。

【主治】湿痔。或肿痛,或鼠乳附核,或肠中痒痛,久不愈者。

91979 **槐子丸**(《圣惠》卷七十五)

【组成】槐子一两　蒲黄一分

【用法】上为末,炼蜜为丸,如梧桐子大,每服二十丸,以温酒送下,不拘时候。以痛止为度。

【主治】妊娠月数未至,而似欲产,腹痛者。

91980 **槐子丸**(《圣惠》卷九十二)

【组成】槐子一两(微炒)　黄芩一两　榼藤子二枚(去壳,炙令黄)

【用法】上为末,以水浸蒸饼为丸,如绿豆大。每服五丸,以桑耳汤送下,一日三四次。

【主治】小儿痔疾。鼠乳生肛边,烦热疼痛。

91981 **槐子丸**(《圣济总录》卷九十四)

【组成】槐子(炒)一两

【用法】上为末,炼蜜为丸,如梧桐子大。每服二十丸,空心温酒送下。

【主治】阴疝肿缩。

91982 **槐子丸**(《圣济总录》卷一四一)

【组成】槐实三两(微炒)　猬皮(焦炙)　当归(切,焙)　附子(炮裂,去皮脐)　连翘　干姜(炮)　续断　黄耆(炙,剉)各二两

【用法】上为末,炼蜜为丸,如梧桐子大。每服十五丸,空心米饮送下,日晚再服;稍加至三十丸。

【主治】牡痔。因醉饱筋脉横解,肠澼成痔,每下鲜血。

91983 **槐子丸**

《圣济总录》卷一四三。为《千金》卷二十三"小槐实丸"之异名。见该条。

91984 **槐子丸**(《鸡峰》卷十七)

【组成】槐角二两　陈橘皮　干地黄　续断各一两　黄耆　白矾　当归　干姜　黄连　附子各半两

【用法】上为细末,炼蜜为丸,如梧桐子大。每服二十至三十丸,食前热米饮送下。

【主治】肠风下血,五痔成疮。发即焮痛不可忍,大便

下血,肛脱不入,肠头生肉如鼠乳,或如樱桃,时下脓血,肿处痒痛,肛边生核,久成瘘疮。

91985 **槐子丸**(《普济方》卷八十一)

【组成】槐子　黄连(去须)各二两

【用法】上为末,炼蜜为丸,如梧桐子大。每服二十丸,食后以温浆水送下,夜临卧再服。

【主治】眼热目暗。

91986 **槐子方**(《普济方》卷三八○引《本草》)

【组成】乌牛胆　槐子

【用法】以乌牛胆酿槐子。服之。

【功用】明目。

【主治】疳湿。

91987 **槐子汤**(《圣济总录》卷一五九)

【组成】槐子(如无子,用枝。细切)一两　牛膝(去苗,酒浸,切,焙)一两半　木通(剉)　榆白皮(剉)　瞿麦穗各二两　麻子仁二合

【用法】上为粗末。每服三钱匕,水一盏,煎至七分,去滓温服,不拘时候。以下为度。

【主治】胞衣不出。

91988 **槐子汤**(《医醇剩义》卷二)

【组成】槐米三钱　蒌仁三钱　枳壳一钱(蜜水炒)　天冬一钱五分　麦冬一钱五分　玉竹三钱　麻仁三钱　苏子三钱　杏仁三钱　甘草四分　金橘饼一枚　白芝麻三钱

【主治】肺经之火,移于大肠,大便硬秘,或肛门肿痛。

91989 **槐子酒**(《千金》卷二十三)

【异名】槐酒(《千金翼》卷二十四)。

【组成】槐东南枝(细剉)一石　槐东南根(剉)三石　槐子二斗

【用法】上以大釜中安十六斛水,煮取五斛,澄取清,更煎取一石六斗,炊两斛黍米,上曲二十斤酿之,搅令调,封泥七日,酒熟取清。饮适性,常令小小醉,合时,更煮滓取汁。淘米洗器不得用水,须知此事忌生水故也。

【主治】五痔,十年不愈者。

【方论选录】《千金方衍义》:槐乃虚宿之精,寒而不滑,兼取三槐益肾清火,为痔家之专药。唯中气虚寒慎用。

【备考】《千金翼》卷二十四组成有槐白皮(细剉)一石。

91990 **槐子散**(《中藏经》卷下)

【组成】槐(用中黑子)一升　槐花二升

【用法】上同炒焦,为末。每服二钱,用水调下,空心、食前各一服。病已止。

【主治】久下血;尿血。

91991 **槐子散**(《保命集》卷下)

【组成】槐子　黄芩　木贼　苍术各等分

【用法】上为细末。食后清茶调下。

【主治】体肥气盛,风热上行,目昏涩者。

91992 **槐子散**(《良朋汇集》卷四)

【组成】槐子(炒黄)　贯众(炒黄)各等分

【用法】上共为末。每服五钱,用严醋一钟,煎滚三五沸,去滓温服。

【主治】血淋,并妇人血山崩漏不止。

91993 **槐子煎**(《圣济总录》卷一四五)

【组成】槐子(炒,为末,用酒一升浸一宿)　桂(去粗皮)　秦艽(去苗土)　白术(剉,炒)　续断　附子(炮裂,去皮脐)各一两

【用法】上除槐子外,为粗末,将槐子酒先煎,次入猪脂半斤再煎沸,即入药末再煎熟,绞去滓,瓷合盛。每服一匙,温酒调下,不拘时候。

【主治】倒仆诸筋蹴损。

91994 **槐子煎**(《幼幼新书》卷十三引张涣方)

【组成】防风　白附子　槐子(微炒)　僵蚕(微炒)各一两　麻黄(去根节)　干姜　半夏(汤洗七次)各半两

上为细末,用好醋两大盏,慢火熬成膏。次用:

牛黄　麝香各一分(研)　朱砂半两(细研,水飞)　金箔二十片(研)

【用法】上药拌匀,和成膏,为丸如绿豆大。每服五粒,温酒送下。若牙关紧急,即化破灌之。

【主治】❶《幼幼新书》引张涣方:小儿中风不省。❷《卫生总微》:中风瘖困不省。

91995 **槐子膏**(《外台》卷二十九引《深师方》)

【组成】槐子中仁　秦艽　白术　续断各一两　桂心六分　巴豆十枚(去皮心,熬)　大附子一枚(炮)

【用法】上㕮咀。以醇苦酒渍槐子等一宿,以成炼猪脂二斤,于微火上煎三上三下,候膏成,绞去滓。温酒服枣子许一枚,一日三次。并涂敷。

【主治】折腕,伤筋骨。

【宜忌】忌生葱、猪肉、冷水、芦笋、桃、李、雀肉等。

91996 **槐子膏**(《圣惠》卷六十七)

【组成】槐子三两　黄丹二十四两　头发二两　麻油二斤半　猪脂二斤　蜡五两　水杨白皮三两　桑根白皮一两　皂荚半两(去皮子)　巴豆半两(去皮心)　天雄一两(去皮脐)　当归一两　槐白皮一两　雄黄半两(细研)　麝香半两(细研)

【用法】上细剉。入脂油内,以慢火煎养一日,焦熟后,用绵滤去滓,于净锅中炒黄丹,令紫色,即下熟药汁,用柳枝搅,不令住手,候药成紫色,滴入水中成珠子,油力尽,即住火,入雄黄、麝香和匀,收于瓷盒中。逐日摊贴痛处。极效。

【主治】伤折。

91997 **槐术散**(《幼科金针》卷下)

【组成】白於术一两(米泔水浸一宿,陈壁土炒焦)　槐角米四两(炒)

【用法】上为细末。白痢,淡姜调服;赤痢,红砂糖汤调服。

【功用】健脾和血。

【主治】休息痢。

91998 **槐叶汤**(方出《千金》卷六,名见《圣济总录》卷一一六)

【组成】槐叶五升　葱白(切)一升　豉一合

【用法】上以水五升,煮取三升,分温三服。

【主治】❶《千金》:鼻窒,气息不通。❷《千金方衍义》:鼻塞有时略通。

【方论选录】《千金方衍义》：方中以槐叶清解蕴热，葱、豉解散风毒也。

91999 **槐叶茶**（方出《证类本草》卷十二引《食医心鉴》，名见《医方类聚》卷二十四）

【异名】槐芽茶（《圣惠》九十七），槐茶（《养老奉亲》）。

【组成】嫩槐叶一斤（蒸）

【用法】如造茶法，为末。如茶法煎，呷之。

【功用】明目，益气，除邪，利脏腑，顺气，除风。

【主治】❶《证类本草》引《食医心鉴》：野鸡痔下血，肠风。❷《圣惠》：兼疗诸风。❸《养老奉亲》：老人热风下血，齿痛。

92000 **槐白丸**（《圣济总录》卷一四三）

【组成】槐白皮四两（用煮枣肉四两，火上旋涂，慢火炙干脆为度） 槐花（炒） 白矾（烧令汁尽）各二两

【用法】上为末，炼蜜为丸，如梧桐子大。每服十五丸，空心米饮送下，一日三次。

【主治】肠风、痔瘘久不愈。

92001 **槐皮丸**（《圣济总录》卷九十九）

【组成】槐皮（干者，剉） 桃仁（去皮尖双仁，生用） 楝实（去核，生用）各半两

【用法】上为末，炼猪膏为丸，如人指大。以绵裹，导下部中。

【主治】蛲虫在胃，渐加羸弱。

92002 **槐皮浆**（《圣济总录》卷一四九）

【组成】槐白皮半斤（切，以苦酒二升浸半日）

【用法】上将酒洗疮上，一日数次。更将赤小豆为末，以此酒调，涂之。

【主治】蠷螋尿疮。

92003 **槐皮膏**（《外台》卷二十六引《小品方》）

【组成】槐皮五两 甘草 当归 白芷各二两 陈豉 桃仁各五十粒（去皮） 赤小豆二合

【用法】上剉，以猪脂二升煎，候白芷黄膏成，去滓。以涂之，一日三次。

【功用】《千金方衍义》：解毒和血，兼可化虫。

【主治】谷道中痒痛，痔疮。

【备考】《千金》无陈豉，有楝实五两。

92004 **槐皮膏**（《普济方》卷三十七）

【组成】槐皮三两 熏陆 辛夷 甘草 白芷各半两 巴豆七枚 漆子十四枚 桃仁十枚

【用法】上以猪脂半斤煎之，三上三下，去滓。以绵裹膏，塞下部，一日四五次。

【主治】肠风，痛痒血出。

92005 **槐耳丸**（《圣惠》卷七十二）

【组成】槐耳二两（微炙） 牛角鰓二两（炙令黄） 禹余粮二两（烧醋淬三遍） 猪悬蹄甲十枚（炙黄焦） 麝香一分（研） 白蔹 黄耆（剉） 艾叶（微炒） 蒲黄 白马蹄（酒煮一宿，炙令黄） 续断 当归（剉，微炒） 熟干地黄 鳗鲡鱼头（炙微黄） 猬皮（炙令黄焦）各一两

【用法】上为末，炼蜜为丸，如梧桐子大。每服三十丸，食前以粥饮送下。

【主治】妇人久痔，下脓血不止。

92006 **槐耳丸**（《鸡峰》卷十五）

【异名】槐耳白蔹丸（原书卷十七）。

【组成】槐耳 白蔹 艾叶 蒲黄 白芷各一两 黄耆 人参 续断 禹余粮 当归 橘皮 茯苓 猬皮 干地黄各三两 牛角腮 马白蹄各四两 猪后悬蹄二十一个

【用法】上为细末，酒煮面糊为丸，如梧桐子大。每服二十丸，空心酒送下，一日二服。

【主治】女人白崩，及痔病连血脏，服诸药不愈者，及崩漏。

92007 **槐耳汤**（《医方类聚》卷一六六引《吴氏集验方》）

【组成】槐树上木耳（烧作灰）

【用法】痛发，以枣肉碾和，水调服。

【主治】蛔心痛。

92008 **槐耳散**（《外科启玄》卷十二）

【组成】槐树上木耳不拘多少

【用法】晒干，为末。空心米汤调二钱送下，酒亦可。

【主治】肠痔下血。

92009 **槐灰散**（《良朋汇集》卷六）

【组成】槐枝不拘多少（烧灰）

【用法】上为末，以温酒调下方寸匕，食前服。

【主治】崩中或下赤白，不问年月远近。

92010 **槐豆散**（《圣济总录》卷一四二）

【组成】槐豆（炒）二两 皂荚子仁三分（炒） 枳壳（去瓤，麸炒） 防风（去叉） 桑耳各一两

【用法】上为散。每服二钱匕，煎楮根汤调下，一日三次。

【主治】肠风、五痔，下鲜血，多秘结疼痛，成气痔者。

92011 **槐豆散**（《圣济总录》卷一五六）

【组成】槐豆（炒） 当归（酒浸，切，焙） 贝母（去心） 芎䓖 人参各一两

【用法】上为散。每服二钱匕，温酒调下，一日三次。

【功用】安胎气。

【主治】妊娠咳嗽。

92012 **槐壳丸**（《鲁府禁方》卷二）

【组成】槐花（拣净，微炒）八两 枳壳（去瓤）三两

【用法】上共为细末，炼蜜为丸，如梧桐子大。每服一百丸，空心白滚汤送下。

【主治】痔疮。

92013 **槐芽丸**（《圣济总录》卷一三七）

【组成】槐芽（晒干） 皂荚芽（晒干）各一斤 苦参三两 使君子 防风（去叉） 羌活（去芦头）各一两半 乌蛇一条（酒浸，去皮骨，炙）

【用法】上为末，炼蜜为丸，如梧桐子大。每服二十丸，空心温酒送下，至晚再服。

【主治】一切癣。

92014 **槐芽茶**

《圣惠》卷九十七。为方出《证类本草》卷十二引《食医心鉴》，名见《医方类聚》卷二十四“槐叶茶”之异名。见该条。

92015 **槐芽散**（《圣济总录》卷一一二）

【异名】空心散（《普济方》卷八十三）。

【组成】槐芽　胡黄连　杨梅青各一两　龙脑(研)一钱

【用法】上为散。随左右吹在鼻内。候鼻中有黄水出,数日即愈。

【主治】❶《圣济总录》:青盲。❷《普济方》:雀目,及内外障眼。

92016　**槐花丸**(《鸡峰》卷十)

【组成】槐花一两　蒲黄　地榆　卷柏各半两　干姜一分

【用法】上为细末。每服一钱,水一盏,煎数沸,不拘时候服。

【主治】肠风下血。

92017　**槐花丸**(《仙拈集》卷二)

【组成】槐花(炒焦)　元胡(炒)　地榆(焙)　乌梅肉各一两

【用法】上为末,面糊为丸,如绿豆大。每服二十丸,黄酒送下;红痢,蜜汤送下;白痢,砂糖汤送下。

【主治】肠风下血,红白痢疾。

92018　**槐花丹**(《医林绳墨大全》卷九)

【组成】粉霜二钱四分　归尾二钱四分　血竭一钱　朱砂四钱　槐花(人乳拌七次,晒干,微炒)一两六钱　沉香一钱五分　丁香　乳香　没药　血余各一钱　牙皂　大黄　白芷梢　陈棕灰各二钱　牛黄　冰片　麝香各五分　木香　儿茶各八分

【用法】上共为细末,用绿豆粉打糊为丸,如黍米大。每服九厘,一日三次,用土茯苓、牙皂半枚煎汤送下。

【功用】杀虫去管。

【主治】痔漏。

92019　**槐花汤**(《魏氏家藏方》卷七)

【组成】橡斗子一分　槐花一两(二味同炒黄色)　白矾一分(枯)

【用法】上为细末。每服二钱,温酒调下,不拘时候。

【主治】酒毒便血,经年不效者。

92020　**槐花汤**

《准绳·类方》卷三引《医学统旨》。为《本事》卷五"槐花散"之异名。见该条。

92021　**槐花汤**(《治痘全书》卷十三)

【组成】槐花　麝香　赤小豆

【主治】痘疮,余热温壮,齿龈宣肿,牙疼不能嚼物,面赤而黄,或烦。

92022　**槐花汤**(《洞天奥旨》卷十五)

【组成】槐枝花

【用法】熬煎汤,以手熏之,及热后,将瓦松擦之,过一会以水洗之,又熏又擦,每日三五次,不过三二日全愈。

【主治】鹅掌风。

92023　**槐花饮**(《普济方》卷一八八引《余居士选奇方》)

【组成】槐花一合(炒焦)　白矾五合(生)

【用法】上研细,只作一服。水一碗,煎至半碗,温服。立效。

【主治】酒毒吐血。

92024　**槐花饮**

《赤水玄珠》卷九。为《丹溪心法》卷二"槐花散"之异名。见该条。

92025　**槐花酒**(《外科发挥》卷二)

【组成】槐花四五两

【用法】上微炒黄,乘热入酒二钟,煎十余沸,去滓,热服。未成者二三服,已成者一二服。

【主治】发背及一切疮毒,不问已成未成,但焮痛者,及湿热疮疥,肠风痔漏。

【临床报道】❶肿毒:《外科理例》:一人髀胛患毒痛甚,服消毒药不减。饮槐花酒一服,势随大退,再服托里消毒药而愈。❷发背:《外科理例》:一人发背十余日,势危脉大,先饮槐花酒二服杀其势退,再服败毒散二剂,托里药数剂,渐溃,又用桑柴烧灸患处,每日灸良久,仍以膏药贴之,灸至数次,脓溃腐脱,以托里药白术、陈皮,月余而愈。❸肩疽:《外科理例》:一人肩疽,脉数,用槐花酒一服,势顿退,更与金银花、黄耆、甘草十余服而平。

92026　**槐花散**(《圣惠》卷九十二)

【组成】槐花(微炒)　白术　熟干地黄　芎䓖各半分　黄耆(剉)　木香　当归(剉,微炒)　甘草(炙微赤,剉)各一分

【用法】上为粗散。每服一钱,以水一小盏,煎至六分,去滓温服,不拘时候。

【主治】小儿大便出血,腹痛黄瘦,不欲饮食。

92027　**槐花散**(《苏沈良方》卷七)

【组成】皂角(去皮,烧烟绝)　白矾(熬沸定)　槐花(炒黄黑色)　甘草(炙)各等分

【用法】上为末。每服二钱,白汤调下。

【功用】化胃膈热涎。

【主治】❶《苏沈良方》:热吐。❷《普济方》:膈热生涎,呕吐。

【临床报道】呕吐:嘉兴李使君,曾病呕,每食讫辄吐,如此二月,服反胃药愈甚,或谓有痰饮,投半夏旋服之,亦皆不验。服之即时愈。又有一老青衣病呕,与服之,又愈。

92028　**槐花散**(《幼幼新书》卷三十引张涣方)

【组成】槐花一两(炒)　蒲黄半两　川面姜一分

【用法】上为细末。每服半钱,新水调下。

【主治】衄血。

92029　**槐花散**(《鸡峰》卷十七)

【组成】槐花　荆芥各一分　千针草半两　伏火硇砂三钱

【用法】上同为细末。每服三钱,麝香一钱同研如粉,用好酒一盏,临卧煎热调药末下丸子,一日三服。

【主治】五痔脓血。

92030　**槐花散**(《本事》卷五)

【异名】槐花汤(《准绳·类方》卷三引《医学统旨》)。

【组成】槐花(炒)　柏叶(烂杵,焙)　荆芥穗　枳壳(去瓤,细切,麸炒黄)各等分

【用法】上为细末。用清米饮调下二钱,空心,食前服。

【主治】肠风脏毒。

【方论选录】❶《本事方释义》:槐花气味苦寒,入手足

阳明、厥阴,柏叶气味苦辛微寒,入足太阴;荆芥穗气味辛温,入足太阳、少阳,枳壳气味苦寒,入足太阴。此脏毒肠风下血不止,纯用辛凉苦寒之药,以泄肠胃之热,血得凉而宁静,则病自然减耳。❷《医方集解》:此手足阳明药也。侧柏养阴燥湿,最清血分;槐花疏肝泻热,能凉大肠;荆芥散瘀搜风;枳壳宽肠利气。

92031 **槐花散**(《卫生总微》卷十一)

【组成】槐花(拣净,炒) 地榆(炒)各等分

【用法】上为细末。每服半钱至一钱,乳食前米饮调下。

【主治】血痢不愈。

92032 **槐花散**(《洁古家珍》)

【组成】青皮 槐花 荆芥穗各等分

【用法】上为末。水煎,空心热服。

【主治】血痢久不止,腹中不痛,不里急后重。

92033 **槐花散**(方出《百一》卷十四,名见《得效》卷七)

【组成】槐花 槐角各等分(炒香黄)

【用法】上为细末。用羊血蘸药,炙热食之,以酒送下。或以猪膏去皮蘸药炙服。

【主治】脱肛。

92034 **槐花散**

《兰室秘藏》卷下。为《脾胃论》卷下"当归和血散"之异名。见该条。

92035 **槐花散**(《朱氏集验方》卷七)

【组成】槐花(炒)

【用法】上为末。用糯米饮调服二钱。仰卧。

【主治】咯血失声。

92036 **槐花散**(《医方类聚》卷一四一引《王氏集验方》)

【组成】槐花 苏木 败荷叶 赤芍药 黄连 甘草 枳壳 干莲蓬 石榴皮 当归各等分

【用法】上㕮咀。每服五钱,水一盏半,煎一盏,空心服;白痢,用白姜、枣子煎;红痢,白茅根煎;五色痢,淡竹青煎;噤口痢,石莲肉煎;小便不通,木通、泽泻、滑石、车前子煎;水泻,御米壳煎;渴者,木瓜、乌梅煎;身有热,柴胡、黄芩、麦门冬煎。

【主治】肠风下痢,脓血相杂。

92037 **槐花散**(《丹溪心法》卷二)

【异名】槐花饮(《赤水玄珠》卷九)。

【组成】苍术 厚朴 陈皮 当归 枳壳各一两 槐花二两 甘草半两 乌梅半两

【用法】水煎,空心服。

【主治】肠胃不调,胀满下血。

92038 **槐花散**(《普济方》卷三十八引《经验良方》)

【组成】槐花半两炒,半两生 山栀子一两(去皮,炒)

【用法】上为末。每服二钱,食前新汲水调下。

【主治】脏毒,酒病便血。

92039 **槐花散**

《普济方》卷四〇四。为《圣济总录》卷一六九"南朱散"之异名。见该条。

92040 **槐花散**(《奇效良方》卷六十)

【异名】槐花一物散(《医方考》卷五)。

【组成】槐花不以多少

【用法】上晒干,研末。敷舌上;或火炒,出火毒,为末,敷。如舌肿,以真蒲黄末干掺之。

【主治】舌出血不止。

【方论选录】《医方考》:诸见血皆是火证,槐花能疗血中之热,故愈。

92041 **槐花散**(《医统》卷四十二)

【组成】黄连 枳壳各三分 槐花一两

【用法】上以槐花炒二味药,去花不用,只将二味用水一盏半,煎七分,空心服。

【主治】肠胃不调,下血不止。

92042 **槐花散**(《回春》卷四)

【组成】当归 地榆各一钱 生地 芍药 黄芩 升麻各七分 枳壳 槐花 阿胶各八分 防风 侧柏叶各五分

【用法】上剉一剂。水煎,空心服。

【主治】粪后红。

92043 **槐花散**(《疡科选粹》卷五)

【组成】槐花 荆芥 枳壳 艾叶

【用法】上以水煎,入白矾量许,先熏后洗。

【主治】痔漏,或肛门肠肿流脓血,其痛如割不可忍,及肠风下血。

92044 **槐花散**(《良朋汇集》卷六)

【组成】陈槐花一两 百草霜半两

【用法】上为末。每服三四钱,温酒调下;若昏愦不省人事,则烧红秤锤淬酒送下。

【主治】血崩。

92045 **槐花散**(《金鉴》卷四十)

【组成】炒槐花 炒侧柏叶 醋炒枳壳 川黄连 炒荆芥穗

【用法】上为末。乌梅汤调服。

【主治】肠风、脏毒便血。热伤阴络,热与风合为肠风,下血多清;热与湿合为脏毒,下血多浊。

【加减】肠风,加秦艽、防风;脏毒,加炒苦楝、炒苍术。

92046 **槐花散**(《医级》卷八)

【组成】当归 防风 枳壳(麸炒) 槐花 黄芩 地榆

【用法】上为末。每服二钱,米饮送下。

【主治】五种肠风,血泄或痔漏脱肛。

92047 **槐花散**(《接骨入骱》)

【组成】槐花四两 黄芩四两

【用法】上共为细末。每服三钱,清晨空心灯心汤送下。

【主治】伤大肠,粪后去红急涩,面赤气滞。

92048 **槐芩散**(《女科切要》卷二)

【组成】炒槐米三两 黄芩二两

【用法】上炒,研为末。每服五钱,霹雳酒调服。

【主治】崩中不止。

92049 **槐连汤**(《治蛊新方》)

【组成】连翘五钱 条参五钱 青蒿一两 生地五钱 槐花一两 玄参剉五钱 黄柏三钱 贝母五钱 黄芩五钱

（酒炒） 三棱三钱 广西田州三七五钱

【用法】加烧酒一两，同水久煨服。

【主治】痞蛊。

92050 **槐角丸**（《局方》卷八宝庆新增方）

【异名】地榆槐角丸（《全国中药成药处方集》南昌方）。

【组成】槐角（去枝梗，炒）一斤 地榆 当归（酒浸一宿，焙） 防风（去芦） 黄芩 枳壳（去瓤，麸炒）各半斤

【用法】上为末，酒糊为丸，如梧桐子大。每服三十丸，米饮送下，不拘时候，久服。

【功用】❶《局方》宝庆新增方：止痒痛，消肿聚，驱湿毒。❷《中国药典》：清肠疏风，凉血止血。

【主治】五种肠风泻血。粪前有血名外痔，粪后有血名内痔，大肠不收名脱肛，谷道四面胬肉如奶，名举痔，头上有乳名瘘；及肠风疮内小虫，里急下脓血。

92051 **槐角丸**（《幼幼新书》卷二十一引《惠眼观证》）

【组成】槐角（蜜炙，为末，炒）一钱 胡椒四十九粒 巴豆二粒（不出油，研烂，入诸末再研） 丁香二十粒

【用法】上为细末，烂饭为丸，如梧桐子大。每服五丸，空心姜汤送下。

【功用】消积滞。

【主治】气疾，腹内常痛。

92052 **槐角丸**（《御药院方》卷八）

【组成】槐角一斤（麸炒令焦，熟拣净） 黄耆（剉） 枳壳（麸炒，去瓤） 熟干地黄 当归 防风各四两 木香一两

【用法】上为细末，水煮面糊为丸，如梧桐子大。每服六七十丸，温米饮送下，不拘时候。

【主治】肠风痔疾，大便涩滞，气结不通，饮食衰少，面黄肌瘦，或下血不止，或在便前，或在便后者。

92053 **槐角丸**（《直指》卷二十三）

【组成】槐角一两 防风 地榆 当归 枳壳（制） 木贼 茯神各半两

【用法】上为末，酒面糊为丸，如梧桐子大。每服三十丸，米饮送下。

【主治】肠风泻血，脱肛。

92054 **槐角丸**（《扶寿精方》引朱上卿方）

【组成】槐角子一两 枳壳（麸炒） 当归尾 黄芩（各酒洗） 黄柏 侧柏叶（各酒洗） 黄连 荆芥穗 防风 地榆各五钱

【用法】上为末，酒糊为丸，如梧桐子大。每服七十丸，空心米汤送下。

【主治】肠风下血，不问粪前后，远年近日。

【宜忌】忌生冷。

92055 **槐角丸**（《丹溪心法附余》卷十一）

【组成】槐角 当归 地骨皮 猬皮（炙）各等分

【用法】上为末，滴水为丸，如梧桐子大。每次空心服五十丸。

【主治】痔瘘。

92056 **槐角丸**（《疮疡经验全书》卷七）

【组成】槐角（去梗，为末，入乌牛胆内，挂透风处）

【用法】上为末，炼蜜为丸。每服四十丸，平胃散作汤送下。

【主治】痔漏有脓血，大便结燥，肿硬疼痛。

92057 **槐角丸**（《医略六书》卷二十五）

【组成】槐角三两（炒） 防风一两半 黄芩一两半（炒） 当归三两 枳壳八钱（炒） 升麻五钱 地榆三两（炒） 生草五钱

【用法】上为末，醋为丸。每服三钱，米饮送下。

【主治】肠风痔血，脉浮数者。

【方论选录】方中槐角清大肠以凉血，地榆涩血室以止血，黄芩清热宽肠，防风疏风胜湿，当归养血脉，枳壳破滞气，生草缓中泻火，升麻散热升清也。醋丸米饮下，使热散气清则结化风消而广府肃清，何肠风痔血之不瘥哉！此疏利之剂，为肠风痔血之专方。

92058 **槐角丸**（《疡医大全》卷二十三）

【组成】槐角子 槐花各八两 槟榔四两 黄芩三两 刺猬皮两个（酒浸，焙）

【用法】上共为细末，炼蜜为丸，如梧桐子大。每服一百丸，空心白汤送下。

【主治】痔漏。

92059 **槐角丸**（《医级》卷八）

【组成】槐角四两 侧柏叶（炒） 荆芥（炒） 白术（炒）各二两 枳壳 黄芩 地榆 当归 防风各一两

【用法】米糊为丸。每服三钱，米汤送下。

【主治】肠风下血，及脾胃虚而不调，粪后带红，脱肛。

92060 **槐角丸**（《血证论》卷八）

【组成】槐角三钱 地榆二钱 黄连一钱 黄芩三钱 黄柏三钱 生地三钱 当归三钱 川芎一钱 防风二钱 荆芥二钱 侧柏二钱 枳壳二钱 乌梅三枚 生姜一钱（汁）

【功用】清火和血。

【主治】肠风下血。

【方论选录】方中防风、生姜以祛外来之风，乌梅、荆芥以治内动之风。为肠风立法，本于仲景白头翁及葛根诸汤之意。

92061 **槐角丸**（《北京市中药成方选集》）

【组成】槐角（炒）一百四十四两 红花十二两 黄芩九十六两 防风四十八两 槐花（炒）九十六两 地榆炭九十六两 赤芍四十八两 大黄四十八两 枳壳四十八两 当归四十八两 生地九十六两 荆芥穗四十八两

【用法】共为细末，炼蜜为丸，每丸重三钱，或用冷开水泛为小丸。蜜丸每服一丸，水丸每服三钱，空腹温开水送下，一日二次。

【功用】疏风凉血，泻热润燥。

【主治】大肠火盛，滞热便秘，肠风下血，痔疮痛痒。

【宜忌】忌食辛辣厚味。

92062 **槐角丸**（《慈禧光绪医方选议》）

【组成】炒槐角一两 枳壳五钱（炒） 橘红三钱（老树） 甘草一钱

【用法】上共为细末，炼蜜为丸，如绿豆大，赤金为衣。每服二钱，梨藕汤送服。

【功用】清肠止血。

【主治】痔漏。

92063 **槐角散**(《袖珍方》卷三引《本事》)

【组成】苍术　厚朴　陈皮　当归　枳壳各一两　槐角二两　甘草　乌梅各半两

【用法】上㕮咀。每服五钱,水一盏,煎服。

【主治】❶《袖珍方》引《本事》:肠胃不调,胀满下血。❷《济阳纲目》:肠胃有湿,胀满下血。

92064 **槐角煎**(《鸡峰》卷十七)

【组成】凤眼草(用仁子,此乃樗坂壳)　槐角　地榆　枳壳各一两　荆芥穗　密陀僧(火煅)　槐花各半两

【用法】上为细末,炼蜜为丸,如梧桐子大。每服十五丸,不拘时候,妇人淡醋汤送下。

【主治】男子妇人下血。

92065 **槐角煎**(《杨氏家藏方》卷二)

【组成】槐角四两(慢火麸炒黄黑)　荆芥穗三两　菊花二两　皂角(去皮弦子,酥炙黄)一两

【用法】上同为细末,炼蜜为丸,每一两作十丸。每服一丸,细嚼,食后茶清送下。

【功用】治风凉血。

【主治】头目旋运,涕唾稠黏,皮肤瘙痒。

92066 **槐条膏**(《疡医大全》卷十八)

【组成】嫩槐条(要采一枝有七个头者,剉碎)四十九枝

【用法】麻油一斤,浸三日,用小火熬枯,去滓,入炒铅粉八两,收膏(宜春、夏熬收)。摊贴。

【主治】瘰疬,并疮毒。

92067 **槐枝汤**(《圣惠》卷三十二)

【组成】槐枝一大握　柳枝(青嫩如小指大)一大握(长三寸,切)　青钱三十文　青盐半分　生朴消一分　醋淡得所浆水三升

【用法】上于铜器中,以慢火煎,不得令火急,常微沸如鱼眼,又别以槐柳枝如箸长十数茎,以线缠,用搅药两头俱便看色变,复换新者,待浆水色如绿苔,减半,即澄滤,于瓷器中盛。候微温洗眼,不限时节用之。

【主治】眼风赤磣涩,生赤脉,及膜热泪出不止。

【宜忌】避风。

92068 **槐枝汤**(《圣济总录》卷一〇四)

【组成】槐枝(碎剉)二两　秦皮(剉)　黄连(去须)　蕤仁(去皮)　马牙消　黄柏(去粗皮,剉)　山栀子(去皮)各半两　古字钱十四文　食盐一分　淡竹叶一握(细切)

【用法】上药除钱外,为粗末。每用五钱匕,水一盏,入钱煎取一盏半,滤去滓,放温,洗眼,冷则重暖再洗。

【主治】暴赤目昏痛,泪出隐闷。

92069 **槐枝汤**(《圣济总录》卷一一九)

【异名】莽草叶散(《普济方》卷六十五)。

【组成】槐枝五握(剉)　升麻　莽草　胡桐泪各一两

【用法】上为粗末,分三服。每服用水三盏,煎三二沸,通口漱渫。

【主治】牙齿疼痛。

92070 **槐枝酒**(《圣惠》卷六十)

【组成】槐枝叶二斗(细研)　槐子仁二升(捣碎)　苍耳茎叶(细剉)一斗

【用法】上药入于釜中,以水一硕,煮取五斗,去滓澄清,看冷暖,入曲末五斤,糯米五斗,蒸令熟,都拌和,入瓮,如法盖覆,候酒熟。任性温温饮之,常令似醉。久服效。

【主治】痔疾,数年不愈。

92071 **槐枝酒**(《本草纲目》卷二十五)

【组成】槐枝

【用法】煮汁,如常酿酒。饮。

【主治】大麻痿痹。

92072 **槐枝散**(《圣惠》卷三十四)

【组成】槐枝　巨胜子(炒令黑色)　生干地黄各一两　皂荚一梃(长一尺,不蚛者)

【用法】上并剉细,入一新瓷瓶中盛,固济于瓶口上,只留一窍,如钱孔大,然后以文火烧,候瓶内药烟绝为度,便取出,为细散。每用揩齿。甚良。

【功用】去风,令齿白净。

92073 **槐枝散**(《圣济总录》卷一〇一)

【组成】槐枝(如箸大者)　青盐　胡麻子仁(炒黑色)　生干地黄各一两　皂荚(不蚛者,去皮子)二梃

【用法】上剉,入瓷瓶中,用瓦片盖,纸筋泥固济,仍盖上留一穴,如钱眼大,候干,以文武火烧烟尽,放冷为末。每旦揩牙毕,余者涂须上。少顷洗之。

【主治】须黄白。

92074 **槐枝散**(《圣济总录》卷一二一)

【组成】槐枝　无食子(捣末)　马齿苋　生干地黄　乌贼鱼骨(捣末)　胡桃(烧灰)　青橘皮(去白)　地黄花　皂荚　槲叶　葱须各一分

【用法】上剉细,入瓷瓶内,盖口,火烧烟出,细研为散。每日三上揩齿。

【功效】变白髭。

92075 **槐枝散**

《普济方》卷七十。为《圣济总录》卷一二一"揩齿槐枝散"之异名。见该条。

92076 **槐枝煎**(《圣济总录》卷一一七)

【组成】槐枝(二三月采好者,剉)　桑枝(剉)　柳枝(剉)各一斗(三味以水五斗,隔宿浸,次日入锅文武火煎,约得一斗,去滓,再入铜铛煎至五升入后药)　槐蛀虫一两　细辛(去苗叶)半两　藁木(去苗土)一两　胡桐泪　升麻　莽草各半两　麝香(研)一分

【用法】上将后七味为末,入前药汁内,更煎如饧。临卧净漱口,以药半匙敷痛处,有涎即吐之,临卧再用。

【主治】口疮。

92077 **槐枝膏**(《鸡峰》卷二十一)

【异名】三枝膏。

【组成】槐枝　柳枝　桑枝各半斤(半寸剉)

【用法】上以水一斗,煎至三升,滤去滓,慢火熬膏,入后药末:青盐一两(研)、芎(末)、细辛(末)各半两,上同搅匀,以盒子盛。每用少许,搽牙。

【主治】风热上攻,牙齿肿痛。

92078 **槐枝膏**(《杨氏家藏方》卷十二)

【组成】槐枝　黄连(去须)　黄柏各二两　巴豆半两(去壳)

【用法】上用好麻油一斤,入诸药炸令黄色,绵子滤去滓,次入黄蜡四两,熬作膏子,取出,更入腻粉半两,搅匀。擦之。

【主治】疥疮瘙痒。

92079　**槐枝膏**(《疡医大全》卷七)

【组成】槐枝(取二三寸长)三百六十段

【用法】真麻油三斤,入铜锅内,熬至枝枯黑为度,用夏布滤去滓,再入净锅内,熬至滴水成珠,入密陀僧细末半斤搅匀,再入龙骨(煅)、象皮(砂炒成珠)、血余、乳香(去油)、没药(去油)、赤石脂各五钱,研细搅匀,务须老嫩得宜,收贮。摊贴。

【主治】疮疖。

92080　**槐金散**(《圣济总录》卷九十六)

【组成】槐花(炒)　郁金(剉)各一两

【用法】上为散。每服二钱匕,煎木通汤调下,不拘时候。

【主治】小便出血。

92081　**槐肤酒**(《仙拈集》卷四)

【组成】槐子　地肤子　地丁各一钱

【用法】水煎,冲黄酒半钟,热服。出汗愈。

【主治】发背,疔疮。

92082　**槐实丸**(《圣济总录》卷十二)

【组成】槐实四两(干肥者,拣令净,水洗过,放干,慢火上麸炒令焦,微似黑色)　皂荚六两(不蚛者,剉,长三四寸,用长流水五升,黑豆一升同煮令豆香熟为度,去黑豆不用,取皂荚焙干,刮去黑皮涂酥,慢火炙令焦)　木香半两　芎䓖　枳壳(去瓤,麸炒)　菊花各一两　牵牛子二两(慢火炒令微焦黑色,别捣罗,取末一两用)　槟榔三分(鸡心者,剉)

【用法】上为末,炼蜜成剂,再入臼内,捣令熟,丸如梧桐子大。每服二十丸,食后、临卧荆芥汤送下。

【功用】化痰涎,利胸膈。

【主治】风气头目昏眩。

92083　**槐实丸**(《圣济总录》卷一四一)

【组成】槐实一两　黄耆(剉)　枳实(去瓤,麸炒黄)　贯众　白术　肉豆蔻仁　防风(去叉)　荆芥穗　樗荚(去皮,炒紫色)　苦参各一分　厚朴(去粗皮,生姜汁炙,剉)　麝香(别研)　木香　芎䓖　皂荚子黄(炒)各半两

【用法】上为末,面糊为丸,如梧桐子大。每服三十丸,食前米饮送下,晚再服。

【主治】五种痔疾。

92084　**槐实丸**(《普济方》卷八十二)

【组成】槐实　羚羊角(镑)　独活(去芦头)　天麻　沙参　地肤子　人参各一两半　防风(去芦)　甘菊花　枳壳(去瓤,麸炒)各一两　决明子二两

【用法】上为末。炼蜜为丸,如梧桐子大。每服三十丸,空心临卧淡浆水送下。

【主治】坠睛失明,眼牵陷。

92085　**槐实散**(《圣济总录》卷十六)

【组成】槐实(炒)八两　荆芥穗四两　甘草(炙)一两　防风(去叉)三两

【用法】上为散。每服一钱匕,食后茶、酒任调下。

【功用】清头目,化风痰。

【主治】风头痛。

92086　**槐实散**(《圣济总录》卷一四三)

【组成】槐实(酥炒)　防风(去叉)　枳壳(去瓤,麸炒焦黑为度)各半两　黄耆(剉,炒)一两

【用法】上为细散。每服一钱匕,茶清调下。

【主治】肠风。

92087　**槐实膏**(《圣济总录》卷一〇一)

【组成】槐实(去皮,取黑者炒,捣末)一合　马牙消(研)三钱　生地黄(捣取自然汁)一合　酥(炼)一两

【用法】上以银石器盛地黄汁,文武火上,先下槐实末,次下马牙消,不停手搅,常令如鱼眼沸,候煎减一半,即下酥,更煎三二十沸,倾出置瓷盒中。每临卧以枣核大纳鼻中,取去枕,仰卧展足。脑中出恶水勿怪。

【主治】脑虚,髭发枯悴,目暗。

92088　**槐荆丸**(《儒门事亲》卷十五)

【组成】荆芥　槐花各等分

【用法】上为末。为丸服。水煎一大碗服亦可。

【主治】痔漏。

92089　**槐荆丸**(《御药院方》卷八)

【组成】槐花(微炒)　荆芥穗(去土)　枳壳(麸炒,去瓤)各一两　白矾(生)　薄荷叶　蔚金各半两

【用法】上为细末,水面糊为丸,如梧桐子大。每服六七十丸,空心食前温粥饮送下,日进二服。

【主治】肠风痔漏,先脏腑,后便血。

92090　**槐荆散**(《圣济总录》卷一四三)

【组成】槐花(轻炒令香)一两　荆芥穗一分

【用法】上为散。每服二钱匕,煎糯米粥饮调下。血甚者,一二服效。单使槐花亦妙,食前服之。

【主治】肠风。

92091　**槐香丸**(《普济方》卷三十八)

【组成】槐花半两(炒)　黄连半两(净择,炒)　木香二两(晒干)　白矾半两(火枯微存性,研)

【用法】上为末。用乌梅十个,酸醋浸一宿,取肉熬成膏,同药捣匀为丸,如干,入少许煮梅醋,和丸如梧桐子大。每服十五丸至二十丸;下血成痢不止,加地榆三寸,捶碎煎汤下,空心食前服;或酒痢或谷道疼痛紧逼,连进三服;寻常两日一服。

【主治】脏毒肠风下血。

92092　**槐香散**(《圣济总录》卷六十八)

【异名】万金散(《普济方》卷一八八)。

【组成】槐花(不拘多少)

【用法】上火烧存性,研细,入麝香少许。每服三钱匕,温糯米饮调下。

【主治】吐血不止。

92093　**槐胆丹**(《医学入门》卷八)

【组成】槐子(十月上巳日,拣肥实者)

【用法】用瓦盆如法固济,埋背阴墙下,约二三尺深,

预先取黑牛胆五六个，腊月八日，取前槐子装在胆内，高悬阴干，至次年清明日取出，瓷器收贮。每空心白汤送下，一日服一粒，二日二粒，渐加至十五粒止，以后一日减一粒，周而复始。

【主治】不问远年近日痔漏；久服黑发固齿。

92094 槐桃膏

《圣济总录》卷一〇一。为《圣惠》卷四十一“无比神验方”之异名。见该条。

92095 槐盐散(《万氏家抄方》卷三)

【组成】食盐半斤　青盐四两

【用法】先以槐枝一把，剉寸段，以水五碗，煎至一碗，取起，后入二盐在锅内，以前汁陆续入锅煎干，研细末。每日擦牙，甚者，更以五倍子汤漱之。

【主治】食甘过多牙疼。

92096 槐耆汤(《验方新编》卷十五)

【组成】槐花　青蒿各一两　生地　紫苏　南薄荷　连翘各七钱　生黄耆　天冬　玄参剉　花粉各五钱　黄柏三钱

【用法】水煎服。

【主治】痟蛊，口干火盛者。

【宜忌】受毒极重者，戒盐、荤、女色；服药数月后，开荤、盐，近色无妨。

【加减】头痛，加白芷三钱，川芎二钱。

92097 槐胶丸(《圣济总录》卷十二)

【组成】槐胶二两　天麻　牛膝(酒浸，切，焙)各一两　蔓荆实半两　何首乌(去黑皮)一两　甘草(生，剉)半两　人参半两　生干地黄(焙)　防风(去叉)各一两　槐花(炒)　菊花各三分

【用法】上为末，用面糊和丸，如梧桐子大，以丹砂为衣。每服十五丸至二十丸，荆芥、薄荷汤送下，不拘时候。

【主治】风气肢节疼痛，遍身瘙痒麻木，头目昏痛，咽膈烦满。

92098 槐胶丸(《圣济总录》卷四十一)

【组成】槐胶(以酒化为膏)二两　牛黄(别研)　麝香(别研)各半两　羚羊角(镑)一两　石龙子(炙焦，别研)一枚　蜈蚣(微炙，别研)五枚　丹砂(研)　干蝎(微炒，别研)各半两　蜚蠊(炒焦，别研)　芫青(炒焦，别研)各七枚　虻虫(炒焦，别研)十四枚　䗪虫(炒焦，别研)七枚　巴豆四十九粒(用水煮紫色，去皮膜心，研如膏，存油)

【用法】上各为末，拌匀，用糯米粥和槐胶、巴豆成膏，以和诸药，丸如绿豆大，别以丹砂为衣。每服三丸，木香汤送下，甚至五丸，不拘时候；如人行二十里再服。以知为度。

【主治】肝约血聚，使人多怒，面青胁痛。

92099 槐胶丸

《普济方》卷九十三。为《圣济总录》卷七“神妙槐胶丸”之异名。见该条。

92100 槐胶散(《圣惠》卷二十一)

【组成】槐胶二两　白花蛇二两(酒浸，去皮骨，炙令微黄)　独活一两　白附子一两(炮裂)　防风一两(去芦头)　干蝎半两(微炒)　干姜半两(炮裂)　天南星半两(炮裂)　天麻一两　麝香一分(细研)

【用法】上为细散，入麝香研令匀。每服研薄荷汁半合，入酒三合，暖令温，调服一钱，不拘时候。

【主治】破伤风。口眼偏斜，四肢拘急，腰背强硬。

92101 槐梅膏(《外科全生集》卷四)

【组成】苏合油　槐花粉各一两　猩胆　冰片各五钱

【用法】研和，加嫩膏一两五钱，再研，封固，勿使漏气。临用涂患处。痛息，日涂二次。内服杜痔丸。

【主治】外痔。

92102 槐黄丸(《古今医鉴》卷八引周后峰方)

【组成】黄连四两(酒炒)　槐花四两(炒)

【用法】上为末，入猪大肠头，长一尺，内扎住，用韭菜二斤，水同煮烂，去菜用肠药，捣烂，丸如梧桐子大，如湿，加神曲丸。每服八十丸，空心米汤送下。

【主治】肠风，脏毒，便血，痔漏。

92103 槐黄汤(《东医宝鉴·外形篇》卷四引《必用方》)

【组成】槐花(炒)　生地黄　樗根白皮(炒)各一钱　防风　当归　白芍药　荆芥穗　川芎　黄连　枳壳各八分　地榆　乌梅　甘草各五分

【用法】上剉，作一帖。水煎，空心服。

【主治】肠风，脏毒。

92104 槐黄散(《圣惠》卷六十)

【组成】槐黄二两(微炒)　附子一两(炮裂，去皮脐)

【用法】上为细散。每于食前以温粥饮调下一钱。

【主治】五痔。

92105 槐黄散(《幼幼新书》卷三十引《孔氏家传》)

【组成】黄耆一两　当归　槐花　白术　人参　芍药各三分

【用法】上为末。每服一钱，米饮送下；小儿半钱。

【主治】便鲜血。

92106 槐萼散(《外科启玄》卷十二)

【组成】槐萼(炒)　生地黄(酒拌，蒸)　青皮　白术　荆芥各六分　川芎四分　升麻　当归身(酒浸)各一钱

【用法】上为末。每服三钱，空心米饮送下。煎服亦妙。

【主治】肠风、痔漏下血。

92107 槐鹅散(《圣惠》卷九十二)

【组成】槐鹅　侧柏(炙微黄)　荆芥穗　棕榈(烧灰)　黄牛角䚡(烧灰)　牛膝(去苗)各半两

【用法】上为细散。每服半钱，以粥饮调下，一日三四服。

【主治】小儿痔疾，下血不止，热毒气流注，发歇疼痛。

92108 槐榆散(《景岳全书》卷六十一)

【组成】槐花　地榆各等分(俱炒焦)

【用法】上用酒煎，饮之。

【主治】血崩及肠风下血。

92109 槐榆煎(《外伤科学》)

【组成】槐花三钱　地榆三钱　金银花四钱　茵陈蒿四钱　土茯苓五钱　甘草一钱五分　浙贝母三钱　白芷三钱　桔梗三钱

【用法】水煎服。
【功用】清肠，润便，止血。
【主治】初、中期内痔出血，大便较难者。
92110 **槐蛾散**(《圣济总录》卷一五二)
【组成】槐蛾不以多少(烧灰)
【用法】上为细散。每服二钱匕，食前温酒调下。
【主治】妇人漏下，淋沥不绝。
92111 **槐子仁丸**(《普济方》卷一四三。即《圣惠》卷十三"槐子丸"。见该条。)
92112 **槐子仁散**(《圣惠》卷七十二)
【组成】槐子仁一两(微炒)　营实　猬皮(炙令黄色)　桑耳　木贼　黄耆(剉)　当归(剉，微炒)　乌贼鱼骨各一两　皂荚子半两(微炒)　麝香一分(研入)　枳壳半两(麸炒微黄，去瓤)
【用法】上为细散，入研了药令匀。每服二钱，食前以荆芥汤调下。
【主治】妇人痔疾，肛门痒痛，下血不止。
92113 **槐艾洗法**(《胎产心法》卷下)
【组成】槐条　艾叶不拘多少
【用法】连须葱一条，将槐、艾用水同煎煮，入醋少许，频频洗之；若乳顶傍生疮，脓出洗净，与儿吮之，随以松罗茶叶末掺上。
【主治】产妇乳上结核，乳痈。
92114 **槐白皮汤**(《普济方》卷二九八引《肘后方》)
【组成】槐白皮二斤
【用法】上细剉。以水一斗五升，煎至一斗，去滓，入盆坐熏，冷即再热。虫当随便利自出。更捣槐白皮末，绵裹一钱，纳下部中。
【主治】脉痔有虫，下脓血不止。
92115 **槐白皮汤**(方出《圣惠》卷三十，名见《普济方》卷三〇一)
【组成】槐白皮二两　黄柏一两半　香茅叶一两半
【用法】上细剉。以水三升，煎至二升，去滓，看冷暖洗之。
【主治】虚劳，阴湿痒生疮。
92116 **槐白皮汤**(《圣济总录》卷一六九)
【组成】槐白皮一两　益母草五两
【用法】上以水五升，煎至三升，去滓，浴儿了，更取芸薹菜浓煎汁再浴。作芸薹菜与乳母吃，亦佳。
【主治】小儿未满百日，患痘疮。
92117 **槐白皮汤**(《卫济宝书》卷下)
【组成】槐白皮一两　桑白皮　紫藤香(即降真香)　防风各半两
【用法】上㕮咀。水三升煎至一升半，代猪蹄汤洗。
【功用】化毒气，散脓汁，生肌肉，止疼痛。
【主治】疽疮。
92118 **槐白皮散**(《圣惠》卷三十四)
【组成】槐白皮　地骨皮各一两　松节一两(剉)
【用法】上为散。每用五钱，以浆一中盏，煎五七沸，去滓。热含冷吐。
【主治】齿风，疼痛不止。
92119 **槐白皮散**(《圣惠》卷三十四)
【组成】槐白皮二两　枸杞根　附子(炮裂)　防风(去芦头)　芎䓖各一两　川椒一百粒(去目及闭口者，微炒去汗)
【用法】上为散。每用三钱，以水一大盏，煎至七分，去滓。热含冷吐。
【主治】齿龈风，连腮肿痛。
92120 **槐白皮散**(《御药院方》卷九)
【组成】槐白皮半两　地骨皮　荜茇　五灵脂各半两　蛇床子(微炒)　乳香(另研)各二钱半　麝香半钱(另研)
【用法】上为细末，入研药令匀。每用少许贴牙病处，吐津，误咽不妨；如痛不已，用药末三钱，水一盏煎令沸，和滓热漱冷吐，并不拘时候。
【主治】牙齿动摇，不住寒热，嚼物隐痛，时发时止。
92121 **槐白皮膏**(《千金翼》卷二十四)
【组成】槐白皮五两　赤小豆二合　楝实　桃仁各五十枚　当归三两　白芷　甘草各二两
【用法】上以成煎猪膏一斤，微火煎白芷色黄，去滓。摩病上，兼导下部中。
【主治】下部痒痛，痔疮。
92122 **槐白皮膏**(《圣惠》卷六十)
【组成】槐白皮五两(剉)　赤小豆五合(捣碎)　白芷　甘草二两　木鳖仁二两　槐子三两(捣碎)　楝子三两　当归三两
【用法】上细剉，以猪膏一斤半，以慢火煎，候白芷黄赤色，绵滤去滓。取滓涂摩痔上。
【主治】痔疾。下部痒痛，肛边生肉，结如鼠乳，肿硬疼痛。
92123 **槐白皮膏**(《圣济总录》卷一四二)
【组成】槐白皮五两　赤小豆五合　楝实　槐实各五十枚　当归(切，焙)三两　白芷　甘草各二两　猪脂三斤
【用法】上剉细七味，先煎脂令沸，下诸药同煎，候白芷黄赤色，绵绞去滓，瓷盒盛。每用涂摩疮上，一日三五次。
【主治】脉痔，下部痒痛成疮。
92124 **槐角子丸**(方出《本事》卷五，名见《杨氏家藏方》卷十三)
【组成】皂角(去皮弦，醋炙)　黄耆(蜜炙)　荆芥穗　木香　露蜂房　猬皮(炙焦黄，剉)　鳖甲(淡醋煮，去裙膜，洗净，酸醋炙黄)　槐子　桔梗(炒)　穿山甲(剉碎，蚌粉炒)　芍药各一两　大黄(湿纸裹，甑上蒸)半两
【用法】上为细末，炼蜜为丸，如梧桐子大。每服二三十丸，食前温汤送下，一日三次。未知，加至五十丸。
【主治】痔有鼠乳结核，作渴疼痛。
92125 **槐角子汤**(《疮疡经验全书》卷三)
【组成】槐角子　枳壳　黄耆　黄连各五分　薄荷二钱
【用法】上㕮咀，作二服。水二钟，煎至八分，空心服。
【功用】除腹内之毒。
【主治】外痔并漏，根蒂落下，然后服此药。
92126 **槐角煎丸**(《外科精义》卷下)
【组成】天麻　川芎　甘草(炙)　黄药子　甘菊花　人参各一两　何首乌　苦参各一两五钱　荆芥穗　防风各二两　槐角(并仁，另放)　皂角(不蛀者)各四两(水一斗煮软，揉汁去滓，取仁熬成膏子，其皂角取肉研成膏子为

用者)

【用法】上除皂角膏外,槐仁与诸药为细末,入膏内搜和,炼蜜为丸,如豌豆大。每服五十丸,食后竹叶汤送下。

【主治】疮疡瘰疬,疥癣赤肿等疮。

92127 槐枝烙方(《圣济总录》卷一一九)

【组成】槐枝(烧令热)

【用法】上于痛处齿缝中烙之。即愈。

【主治】牙齿疼痛。

92128 槐荚子丸(《圣济总录》卷一四二)

【组成】槐荚子(麸炒)二两　枳壳(去瓤,麸炒)威灵仙(去土)各一两　干姜(炮)　白矾(烧令汁尽)各半两　熟干地黄(焙)　连翘　当归(切,焙)　陈橘皮(汤浸,去白,焙)各一两　附子(炮裂,去皮脐)　续断各半两

【用法】上为末,炼蜜为丸,如梧桐子大。食前陈米饮送下十丸至二十丸。

【主治】血痔,因便清血随出者。

92129 槐荚煎丸(《圣济总录》卷一四二)

【组成】槐荚一斤(净洗,并子烂研,入水半升同研捩取汁)　白蜜二两(与槐荚汁同熬成膏)　枳壳(去瓤,麸炒)一两　黄耆(剉)　防风(去叉)各半两　杏仁(汤去皮尖双仁,麸炒,研入)　皂荚子(炮,去皮)各三分

【用法】上除前膏并杏仁外,为末,与杏仁和匀,以槐荚膏再和,丸如梧桐子大。每服二十丸,早、晚食前清米饮送下。

【主治】脉痔生疮,下血痒痛。

92130 槐皮洗眼汤(《圣惠》卷三十二)

【组成】槐子(皮)一两(剉)　秦皮一两　黄连半两(去须)　淡竹叶一握　蕤仁半两(汤浸,去赤皮)　栀子仁半两　黄柏半两(剉)　马牙消半两　青盐一分

【用法】上为粗散。每用药一两,以水三大盏,入古字钱十四文,煎至两盏,去滓,每暖三合,洗眼日三度。

【主治】眼赤痛。

【宜忌】避风。

92131 槐耳白敛丸

《鸡峰》卷十七。为原书卷十五"槐耳丸"之异名。见该条。

92132 槐花一物散

《医方考》卷五。为《奇效良方》卷六十"槐花散"之异名。见该条。

92133 槐花当归散(《袖珍》卷三引《圣惠》)

【组成】槐花(炒)四两　何首乌二两　川芎二两　当归二两　甘草少许

【用法】上为末。每服二钱,食后临卧米泔调下。

【主治】眼目血灌瞳仁如火,眼睑胀痛。

92134 槐花金银酒(《医学启蒙》卷四)

【组成】槐花二合　金银花五钱

【用法】同酒二碗,煎服之。取汗。

【主治】疮疡。

92135 槐花枳壳散(《普济方》卷二九六)

【组成】槐花　黄连　枳壳(炒)　百药煎各二两

【用法】上为末。每服三钱,空心饭水调服。

【主治】诸种痔疮便血。

92136 槐连四物汤(《济阴纲目》卷十四)

【组成】当归　川芎　赤芍药(炒)　生地黄　槐花　黄连(炒)各一钱　御米壳(去蒂,蜜炙)五分

【用法】上剉。水煎服。

【功用】《金鉴》:清热坚肠。

【主治】产后热滑血痢,脐腹疼痛。

【宜忌】《济阴纲目》汪淇:此止涩之剂,非滑勿投,慎之。

92137 槐角地榆丸(《外科大成》卷二)

【组成】槐角四两(炒黄)　地榆(炒黑)　地黄(炒焦)　黄芩(炒)　荆芥(炒)各二两　枳壳一两五钱　归尾一两

【用法】上共为末,炼蜜为丸,如梧桐子大。每服三钱,空心白滚汤送下,一日二次。

【主治】痔漏肿痛出血。

【宜忌】忌煎炒热物。

92138 槐角地榆丸(《全国中药成药处方集》抚顺方)

【异名】地榆丸。

【组成】槐角八两　防风四两　黄柏六两　当归四两　大艽四两　枳壳四两　地榆炭四两　山栀四两　熟军四两　黄连二两　生地四两　黄芩四两

【用法】上共为细末,蜜丸二钱重。每服二钱,米汤或开白水送下。

【功用】清热凉血。

【主治】肠风便血,大肠积热,络脉受伤,先血后便,痔疮下血,痔疮破裂,淋漓下血,瘙痒难堪,疼痛异常。

【宜忌】忌食辛辣。

92139 槐角地榆丸(《成方制剂》10册)

【组成】槐角(炒)200克　枳壳(炒)100克　地榆(炭)100克　栀子(炒)100克　地黄100克　白芍(酒炒)100克　荆芥100克　椿皮(炒)100克　黄芩100克

【用法】上制成丸剂。口服,一次1丸,一日2次。

【功用】清热止血,消肿止痛。

【主治】大便下血,大肠积热,痔疮肿痛。

【宜忌】忌辛辣食物。

92140 槐角地榆汤(《准绳·类方》卷六)

【组成】地榆　槐角　白芍药(炒)　栀子(炒焦)　枳壳(炒)　黄芩　荆芥

【用法】上入生地黄,水煎服。

【主治】痔漏,脉芤下血者。

92141 槐角地榆散(《疡科选粹》卷五)

【组成】槐角四两　地榆　黄芩　当归　防风　枳壳　生地黄　茯苓　雄黄　白矾　寒水石(炒过)　文蛤各二两　熊胆二钱　牛黄一钱　片脑二钱

【用法】上为末,入瓶内,黄蜡封口,不可泄气。用时看疮大小,大者三钱,小者二钱,以滚汤二碗,入新瓶内包好,重汤煮滚,将瓶对疮口熏之,待温,倾出小钵内,熏洗七次。其疮自愈。

【主治】五种痔疮。

92142 **槐角利膈丸**(《卫生宝鉴》卷十二)

【组成】牵牛一两半　皂角一两(酥炙)　槐角(炒)　半夏各五钱

【用法】上为末,生姜汁打糊为丸,如梧桐子大。每服三五十丸,食后生姜汤送下。

【主治】风胜痰湿,胸膈痞满,及喘满咳嗽。

92143 **槐角枳壳汤**(《准绳·类方》卷六)

【组成】槐角(炒)　枳壳(炒)　黄连　黄芩　当归　白芍药　赤茯苓　甘草　乌梅(烧存性)

【用法】上入生地黄,煎服。

【主治】痔漏下血。

92144 **槐枝八仙散**(《御药院方》卷九)

【组成】新槐枝(取东引者五握,细剉,对本人称重)一两半　生干地黄　地骨皮　梧桐律　莽草各一两　细辛(去苗)半两　青盐　乳香各二钱半(另研)

【用法】上除槐枝、乳香、青盐外,同为细末,另外槐枝、乳香、青盐搅匀停,分作八服。每服用水三盏,煎三沸,去滓,带热缓缓漱之,误咽无妨,冷即吐去。痛愈不宜再漱。

【主治】牙齿疼痛。

【宜忌】忌甘甜之物。

92145 **槐榆生地汤**(《顾松园医镜》卷十五)

【组成】槐花　地榆　黄芩　银花　生地　白芍　生鸡子　甘草　荆芥(炒焦)　荷叶蒂

【用法】水煎服。或用猪脏丸服(另用槐花填入脏中,煮烂,去槐花捣和丸药,取其引入大肠)。

【主治】肠风脏毒下血,便血初起者。

【加减】热甚,加犀角、黄连。

【方论选录】方中槐花、地榆、黄芩、银花清热除湿;生地、白芍、生鸡子补阴凉血;甘草调和诸药;荆芥能入血分,性升上行;荷叶蒂补助脾胃,升发阳气。共奏清热除湿凉血,佐以升举之效。

榆

92146 **榆丁散**(《医宗金鉴》卷七十五)

【组成】防风　地榆　紫花地丁　马齿苋各五钱

【用法】上共研细末。每服三钱,温米汤调下。

【主治】❶《医宗金鉴》:破伤风,头汗多出,而身无汗者。❷《伤科汇纂》:破伤风,证在半表半里者。

92147 **榆仁丸**(《小儿药证直诀》卷下)

【组成】榆仁(去皮)　黄连(去头)各一两

【用法】上为细末,用猪胆七个,破开取汁,与二药同和入碗内,甑上蒸九日,每日一次,候日数足,研麝香五分,汤浸一宿,蒸饼同和成剂,丸如绿豆大。每服五七丸至一二十丸,米饮送下,不拘时候。久服。

【主治】疳热瘦悴有虫。

92148 **榆白汤**(《鸡峰》卷十八)

【异名】榆皮散(《普济方》卷二一五)。

【组成】榆白皮　黄芩　瞿麦　茯苓(赤者)　通草　郁李仁　栀子　鸡苏叶各等分

【用法】上为粗末。每服二钱,水一盏,煎至七分,去滓温服。

【主治】❶《鸡峰》:劳淋,热淋。❷《普济方》:肾气伤溏,劳淋不止,无时遗沥,或热淋妨闷。

92149 **榆皮汤**(《外台》卷二十七引《小品》)

【异名】榆白皮汤(《普济方》卷二一四)。

【组成】榆皮半斤　滑石二两(一方一两)　黄芩一两(一方二两)　甘草(炙)　瞿麦各二两　葵子一升

【用法】上切。以水一斗,煮取三升,温服一升,旦服。

【主治】❶《外台》引《小品》:诸淋。❷《普济方》:气淋结涩,泄便不利。

【宜忌】忌海藻、菘菜。

92150 **榆皮汤**(《外台》卷二十七引《古今录验》)

【组成】瞿麦二两　防葵一两　榆白皮一两　葵子一升　滑石二两(一方四两)　黄芩一两(一方二两)　甘草二两(一方一两,炙)

【用法】上切。以水一斗,煮取三升,分二服。

【主治】诸淋。

92151 **榆皮汤**(方出《千金》卷二,名见《胎产心法》卷中)

【组成】榆白皮

【用法】细切。煮汁三升,服之。即下。

【主治】胎死腹中;或母有疾,欲下胎,或难生者。

【备考】方中榆白皮用量,《胎产心法》作"一握"。

92152 **榆皮汤**(《圣济总录》卷九十八)

【组成】榆皮　桂(去粗皮)　芎䓖各半两　木通　瞿麦穗各一两　人参三分

【用法】上剉如麻豆大。每服五钱匕,水一盏半,煎至八分,去滓温服,不拘时候。

【主治】冷淋,小便涩。

92153 **榆皮汤**(《圣济总录》卷九十八)

【组成】榆皮(剉)　滑石各二两　冬葵子一合半(炒)　石韦(去毛)一两　瞿麦穗一两半　笔头灰半两

【用法】上为粗末。每服三钱匕,水一盏,煎至七分,去滓温服,不拘时候。

【主治】血淋热痛。

92154 **榆皮汤**(《圣济总录》卷九十八)

【异名】榆白皮汤(《普济方》卷二一五)。

【组成】榆皮(洗,切,焙)　黄芩(去黑心)　瞿麦穗　甘草(炙,剉)　滑石(碎)　泽泻(剉)　赤茯苓(去黑皮)各一两

【用法】上为粗末。每服三钱匕,水一盏,煎至七分,去滓温服,不拘时候。

【主治】膏淋。

92155 **榆皮汤**

《普济方》卷二一五。为《千金》卷二十"榆皮通滑泄热煎"之异名。见该条。

92156 **榆皮汤**

《普济方》卷三二一。即《圣惠》卷七十二"榆皮散"。见该条。

92157 **榆皮饮**(《圣济总录》卷九十八)

【组成】榆白皮(洗,剉)　瞿麦(取穗)　赤茯苓(去黑皮)　鸡苏　栀子仁　木通(剉)　郁李仁(汤浸,去皮尖,炒)各半两

【用法】上为粗末。每服三钱匕，水一盏，煎七分，去滓温服，不拘时候。

【主治】小便卒暴淋涩不通。

92158 **榆皮散**（《圣惠》卷七）

【组成】榆白皮三分（剉） 葵根三分（剉） 泽泻三分 木通三分（剉） 瞿麦三分 赤茯苓三分 桑螵蛸三分（微炒） 甘草三分（炙微赤，剉） 川芒消二两 当归半两（剉，微炒） 子芩一两 石韦三分（去毛）

【用法】上为粗末。每服三钱，水一中盏，入生姜半分，煎至六分，去滓，食前温服。

【主治】肾脏实热，膀胱气滞，小便赤黄，涩痛不通。

92159 **榆皮散**（《圣惠》卷七）

【组成】榆白皮三分（剉） 车前子三分 葵根三分 木通三分（剉） 瞿麦三分 白茅根三分（剉） 桑螵蛸一两（微炒） 赤茯苓一两 黄芩三分

【用法】上为粗末。每服三钱，以水一中盏，入生姜半分，同煎至六分，去滓，食前温服。

【主治】膀胱实热，小便赤涩。

92160 **榆皮散**

《圣惠》卷五十八。为《千金》卷二十"榆皮通滑泄热煎"之异名。见该条。

92161 **榆皮散**（《圣惠》卷七十二）

【组成】榆白皮（剉） 木通（剉） 赤芍药 猪苓（去黑皮） 滑石各三分 葵子半两 黄芩半两

【用法】上为细散。每服二钱，食前以木通汤调下。

【主治】妇人小便不通，小腹疼痛。

【备考】本方方名，《普济方》引作"榆皮汤"。

92162 **榆皮散**

《普济方》卷二一五。为《鸡峰》卷十八"榆白汤"之异名。见该条。

92163 **榆羊丸**（《洞天奥旨》卷九）

【组成】地榆二两 当归三两 羊蹄后壳三副（土炒）

【用法】上共为末，饭为丸。每服三钱，于未饮食饭前服之，一日三次。一月即愈，不再发。

【主治】各种痔疮。

【方论选录】地榆出脏之湿热也；当归补新血也；羊蹄壳直达于直肠，故用此为使，且此物亦去湿热，相济成功。

92164 **榆枝汤**（《圣济总录》卷九十八）

【组成】榆枝半两 石燕子三枚

【用法】上为粗末。每服三钱匕，水一盏，煎至七分，去滓温服，不拘时候。

【主治】气淋，脐下满急切痛。

92165 **榆砂汤**（《医学入门》卷七）

【组成】地榆四钱 砂仁七枚 生甘草一钱半 炙甘草一钱

【用法】水煎，温服。

【主治】结阴便血不止，渐渐极多者。

92166 **榆根散**（《洞天奥旨》卷十六）

【组成】地榆一斤（为细末） 三七根末三两 苦参末四两

【用法】上和匀。凡虎咬伤，急用猪油贴之，随贴随化，连地榆等三味末掺之，随湿随掺。血即止，而痛即定。

【主治】虎咬伤，血大出，溃烂疼痛。

92167 **榆白皮汤**（方出《圣惠》卷五十八，名见《圣济总录》卷九十六）

【组成】榆白皮三两（剉） 葵子一合 滑石三两 石韦一两（去毛） 瞿麦一两 生干地黄一两

【用法】上为散。每服五钱，以水一大盏，煎至五分，去滓，入笔头灰二枚，搅匀，每食前温服。

【主治】❶《圣惠》：血淋涩痛。❷《圣济总录》：小便出血，水道中涩痛。

92168 **榆白皮汤**

《圣济总录》卷九十二。为原书卷五十一"榆白皮饮"之异名。见该条。

92169 **榆白皮汤**（《圣济总录》卷九十五）

【组成】榆白皮 甘草（炙，剉）各一两半 滑石三两 桂（去粗皮）一两

【用法】上㕮咀。每服四钱匕，水一盏半，煎至一盏，去滓食前服，一日三次。

【主治】❶《圣济总录》：大小便俱不通。❷《普济方》：妊娠大小便不通。

92170 **榆白皮汤**（《圣济总录》卷九十六）

【组成】榆白皮 车前子 冬葵根 木通（炙）各一两 瞿麦穗 茅根 桑螵蛸（炙）各半两

【用法】上细剉。每服五钱匕，水一盏半，煎至八分，去滓温服。

【主治】膀胱积热，小便赤涩。

92171 **榆白皮汤**（《圣济总录》卷一五七）

【组成】榆白皮（剉） 冬葵子各一两

【用法】上为粗末。每服三钱匕，以水一盏，煎至七分，去滓，空心食前温服，一日三次。

【主治】妊娠小便不通利。

92172 **榆白皮汤**（《圣济总录》卷一六六）

【组成】榆白皮（剉碎）四两 桂（去粗皮） 当归（切，炒） 甘草（炙，剉） 滑石各一两

【用法】上为粗末。每服三钱匕，水一盏，煎至七分，去滓，食前温服。以利为度。

【主治】产后大小便不通。

92173 **榆白皮汤**

《圣济总录》卷一七九。为《圣惠》卷九十二"榆白皮散"之异名。见该条。

92174 **榆白皮汤**（《医方类聚》卷二二九引《王岳产书》）

【组成】榆白皮一两 葵子二合 甘草八铢（炮） 桂心一分

【用法】上剉作煮散，分为两剂。每剂以水一升，煎取一大盏，无时顿服。须臾即生。

【主治】难产，及胎不转动。

92175 **榆白皮汤**

《女科百问》卷下。为《圣惠》卷七十七"榆白皮散"之异名。见该条。

92176 **榆白皮汤**

《普济方》卷二一四。为《外台》卷二十七引《小品》“榆皮汤”之异名。见该条。

92177 **榆白皮汤**

《普济方》卷二一四。为《圣惠》卷五十八“榆白皮散”之异名。见该条。

92178 **榆白皮汤**

《普济方》卷二一五。为《圣济总录》卷九十八“榆皮汤”之异名。见该条。

92179 **榆白皮饮**(《圣济总录》卷五十一)

【异名】榆白皮汤(原书卷九十二)。

【组成】榆白皮(剉)半升　滑石(碎)四两　黄芩(去黑心)　木通(剉)　瞿麦各三两　石韦(去毛)二两　冬葵子半升　车前草(剉)一升

【用法】上为粗末。每服五钱匕,水二盏,煎至一盏,去滓温服,不拘时候。

【主治】肾脏实热,小便赤黄,结涩不利,痛楚;及虚劳肾热,小便难,色如栀子汁。

92180 **榆白皮散**(《圣惠》卷五十八)

【异名】榆白皮汤(《普济方》卷二一四)。

【组成】榆白皮半两(剉)　甘遂半两(煨令黄)　瞿麦半两　犀角屑半两　赤茯苓三两　木通(剉)半两　山栀子半两　川芒消一两　子芩半两　滑石半两

【用法】上为散。每服三钱,以水一中盏,煎至五分,去滓,每于食前温服。

【主治】热淋。小腹胀满,数涩疼痛。

92181 **榆白皮散**(《圣惠》卷六十六)

【组成】榆白皮(剉)　槐白皮(剉)　赤小豆　大麦面　桑白皮(剉)　川朴消　皂荚(去黑皮,涂酥,炙微黄焦,去子)各半两

【用法】上为细散,用鸡子清和如膏。以旧布上摊,可肿大小贴之,干即易之。

【主治】风热肿毒,项生瘰疬。

92182 **榆白皮散**(《圣惠》卷七十七)

【异名】榆白皮汤(《女科百问》卷下)。

【组成】榆白皮一两　葵根一两(剉)　牛膝三分(去苗)　瞿麦一两　大麻仁三分　木通半两(剉)

【用法】上为粗散。每服四钱,以水一中盏,煎至六分,去滓温服,不拘时候。

【功用】《局方》:滑胎易产。

【主治】❶《圣惠》:难产。❷《局方》:妊娠曾因漏胎去血,或临产惊动太早,产时未至,秽露先下,致使胎胞干燥,临产艰难。

【备考】方中葵根,《局方》作“冬葵子”。

92183 **榆白皮散**(《圣惠》卷七十九)

【组成】榆白皮三分(剉)　木通一两(剉)　黄芩半两　当归三分(剉,微炒)　葵子半两　赤芍药半两　滑石一两　蒲黄半两　川大黄一两(剉碎,微炒)

【用法】上为散。每服三钱,以水一中盏,入生姜半分,煎至六分,去滓温服,不拘时候。

【主治】产后大小便秘涩,小腹疼痛。

92184 **榆白皮散**(《圣惠》卷九十二)

【异名】榆白皮汤(《圣济总录》卷一七九)。

【组成】榆白皮(剉)　瞿麦各一两

【用法】上为粗散。每服一钱,以水一小盏,煎至五分,去滓温服,不拘时候。

【主治】小儿诸淋,水道中涩痛。

92185 **榆白皮散**(《圣济总录》卷一五七)

【组成】榆白皮(剉)　王不留行　滑石各一两

【用法】上为细散。每服二钱匕,煎灯心汤调下。

【主治】妊娠小便不通,心神闷乱,少腹急痛。

92186 **榆白皮散**(《圣济总录》卷一六五)

【组成】榆白皮(剉)　木通(剉,炒)　黄芩(去黑心)　葵子(炒)各半两　芎䓖　芍药(炒)　滑石(捣,研)　蒲黄各三分

【用法】上为散。每服二钱匕,浓煎木通汤调下。

【主治】产后小便秘涩,小腹疼痛。

92187 **榆白皮散**(《鸡峰》卷十)

【组成】榆白皮　韭子　滑石各一两　沉香　黄耆　黄橘皮　黄芩　甘草各二分　瞿麦二两

【用法】上为细末。每服二钱,米饮调下。

【主治】久挟风冷入脬中,小便肥浊如膏,或如稠泔成块者。

92188 **榆白皮散**(《鸡峰》卷十六)

【组成】榆白皮三两　当归二两　熟地黄四两

【用法】上为粗末。每服五钱,水一盏,加生姜三片,煎至六分,去滓温服,不拘时候。

【主治】妊娠忽暴下血,及胎燥不动摇。

92189 **榆白皮散**(《鸡峰》卷十八)

【组成】通草十二分　榆白皮　鸡苏　茯苓(赤者)各六分　当归　葵子各一大合　瞿麦四分　大黄六分　芍药(赤者)六分　滑石三分　芒消十二分　麦冬八分

【用法】上为粗末。每服二钱,水一盏,煎至六分,去滓,食前温服。

【主治】五淋结痛。

92190 **榆白皮散**(《三因》卷十七)

【组成】榆白皮　槐枝　瞿麦　木通　大麻仁各等分

【用法】上为剉散。每服五大钱,水二盏,煎七分,去滓,一日二服。临产预服。

【主治】滑胎。

92191 **榆白皮散**(《妇人良方》卷十六)

【组成】榆白皮　甘草各二两　葵子一两

【用法】上为粗末。每服二钱,水一盏,煎至七分,去滓温服。

【功用】滑胎易生。

【主治】《医略六书》:产难窍道干涩,脉涩者。

【方论选录】《医略六书》:方中榆白皮滑以去着,生甘草甘以泻热,冬葵子滑胎利窍以催生也。为散水煎,使窍道滑利则产门无干涩之患,而胎孕无留着之虞,何而生产艰难不顺哉!

92192 **榆白皮散**(《医方类聚》卷一三三引《经验良方》)

【组成】榆白皮半两　瞿麦　甘草各七钱半

【用法】上为细末。热水调下半钱。

【主治】诸淋，水道涩痛。

【加减】血淋，加蒲黄，热汤服。

92193 **榆白皮散**(《医略六书》卷二十八)

【组成】榆白皮三两 当归三两 熟地五两 冬葵子三两 秦艽一两半

【用法】上制为散。每服三钱，米饮送下。

【主治】妊娠漏血胎燥，脉虚涩者。

【方论选录】方中熟地补阴滋血以养胎，当归养血荣经以润胎，秦艽活血通经脉，榆皮润燥利窍道，冬葵子滑窍利水以分清浊也。为散，米饮下，使溺道通利，则源清流洁而血道自闭，无不胎润经荣，何患久漏不除乎。

92194 **榆皮索饼**(《养老奉亲》)

【组成】榆皮二两(切，用水三升煮，取一升半汁) 白面六两

【用法】上搜面作之，于榆汁拌煮，下五味，葱、椒空心食之，常三五服。

【功用】极利水道。

【主治】老人淋病。小便不通利，秘涩少痛。

92195 **榆白皮索饼**(《圣惠》卷九十六)

【组成】榆白皮二两(切) 面四两

【用法】上以水一大盏半，煎榆白皮取汁一盏，去滓，浸面作索饼，熟煮，空心食之。

【主治】五淋。小肠结痛，小便不快。

92196 **榆白皮煮散**(《圣济总录》卷一五八)

【组成】榆白皮(刮净，剉碎) 当归(切，焙)各半两

【用法】上为粗末。每服三钱匕，水一盏，入生姜三片，同煎至七分，去滓，空心服。

【主治】妊娠堕胎后，下血出不止。

92197 **榆白皮敷方**(《圣济总录》卷一八二)

【组成】榆白皮

【用法】烂捣如泥，封颈上，频易。

【功用】小儿颈生瘰疬。

92198 **榆皮滑胎散**(《卫生家宝产科备要》卷七)

【组成】榆白皮二两(切，焙)

【用法】上为细末。每服二钱，煎糯米饮调下，空心食前服。

【主治】妊娠入月，多往往坐蓐，不觉胎下。

【宜忌】如未入月不可先服。

92199 **榆地玄归汤**(《辨证录》卷十)

【组成】地榆三钱 当归一两 玄参一两 生地一两

【用法】水煎服。连用十剂全愈。

【功用】急泻肠中之火。

【主治】大肠之火奔迫而出，不必大便而脱肛，疼痛非常。

92200 **榆槐脏连丸**(《成方便读》卷三)

【组成】川连二两 槐米 地榆炭各一两五钱 猪大肠二尺(洗净)

【用法】先将地榆、槐米装入猪大肠内，用米泔水煮烂，和入川连，打为丸。

【主治】湿热郁于大肠，逼于血分，症见新久痔漏，肠风下血，脱肛痛痒，肠痈脏毒。

【方论选录】方中黄连之苦寒性燥，专除湿热者为君；而以地榆、槐米之凉血疏风者佐之；因病在大肠，故以猪大肠引之入肠，然后三药得以建其功而除其病耳。脏连丸一方，种种不同，似推此方为独得。

92201 **榆槐脏连丸**

《全国中药成药处方集》南京方。为原书“脏连丸”之异名。见该条。

92202 **榆皮通滑泄热煎**(《千金》卷二十)

【异名】榆皮散(《圣惠》卷五十八)、榆皮汤(《普济方》卷二一五)。

【组成】榆白皮 葵子各一升 车前子五升 赤蜜一升 滑石 通草各三两

【用法】上㕮咀。以水三斗，煮取七升，去滓下蜜，更煎取三升，分三服。妇人难产亦同此方。

【主治】❶《千金》：肾热，应胞囊涩热，小便黄赤，苦不通；及妇人难产。❷《圣惠》：肾热脬囊涩，小便色赤如血。

【方论选录】《千金方衍义》：方中皆属利水伤津之味，惟赤蜜虽能导火，兼可通津。以其专利窍，故产难亦得用之。

楼

92203 **楼莲胶囊**(《新药转正》35册)

【组成】白花蛇舌草 天葵子 水红花子 重楼 鳖甲(制) 莪术 半边莲 土鳖虫 水蛭(烫) 红参 制何首乌 龙葵 鸡内金(炒) 乌梅(去核) 水牛角浓缩粉 砂仁 没药(制) 白英 乳香(制)

【用法】制成胶囊饭后服，一次6粒，一日3次，6周为一疗程或遵医嘱。

【功用】行气化瘀，清热解毒。

【主治】原发性肝癌2期气滞血瘀证，合并肝动脉插管化疗，可提高有效率和缓解腹胀、乏力等症状。

【现代研究】对荷瘤动物的影响：《中国社区医师》[2006,8(147):86]本品3种剂量(0.08g、0.16g、0.32g/kg)灌胃BALB/C裸鼠移植性肝癌模型，连续28天，结果：楼莲胶囊治疗组和阳性对照组(5-Fu)动物瘤体明显缩小，楼莲胶囊的作用与(5-Fu)相近。

榉

92204 **榉叶散**(《圣惠》卷七十三)

【异名】榉树叶散(《普济方》卷三三〇)。

【组成】榉树叶三两 甘草一两(炙微赤，剉) 麦门冬二两半(去心，焙) 干姜一两(炮裂，剉)

【用法】上为粗散。每服四钱，以水一中盏，入大枣三枚，煎至六分，去滓温服，不拘时候。

【主治】妇人崩中下五色，或赤白不止。

92205 **榉皮汤**(《圣济总录》卷一四七)

【组成】榉木皮 蔷薇根各等分

【用法】上为细散。以水并酒共三盏，同煮取二盏，去滓，温分二服。利下蛊物为效。

【主治】蛊毒。

92206 **榉皮散**(《圣惠》卷九十三)

【组成】榉树皮一两　栝蒌根三分　白茯苓三分　人参半两(去芦头)

【用法】上为细散。以粟米饮调下半钱,不拘时候。

【主治】小儿痢渴不止。

92207　**榉皮饮子**(《外台》卷三十六引《古今录验》)

【组成】梁州榉皮十二分　栝楼　茯苓各八分　人参六分　粟米二合

【用法】上切。以水三升煮,取一升二合,去滓分服。

【主治】小儿渴痢。

92208　**榉柳叶汤**(《千金翼》卷八)

【组成】榉柳叶三斤　麦门冬(去心)　干姜各二两　大枣十枚(擘)　甘草一两(炙)

【用法】上㕮咀。以水一斗煮榉柳叶,取八升,去滓,纳诸药,又煮取三升,分三服。

【主治】妇人崩中下血。

92209　**榉树叶散**

《普济方》卷三三〇。为《圣惠》卷七十三"榉叶散"之异名。见该条。

92210　**榉皮洗眼方**(《圣济总录》卷一〇五)

【组成】榉皮(去粗皮,切)二两　古钱七文

【用法】以上水一升半,煎取七合,去滓热洗,冷则再暖。

【主治】飞血赤脉。

92211　**榉树菌子丸**(《圣惠》卷九十二)

【组成】榉树菌子一两　虾蟆一枚(炙令黄)　胡荽子一合　黄牛角鰓(炙黄)一两　鳗鲡鱼头一枚(炙令黄)

【用法】上为末,以水煎白胶香和丸,如弹子大。用瓶纳如装香法,烧一丸,熏下部。

【主治】小儿痔,下血不止,肛边生鼠乳,疼痛。

酪

92212　**酪酥煎丸**(《外台》卷三引《深师方》)

【组成】酪酥三合　蜜三合　大青一两

【用法】上三味合煎三沸。稍稍敷口。以愈为度。

【主治】天行热盛,口中生疮。

鹊

92213　**鹊石散**(《本事》卷九)

【组成】黄连(去须)　寒水石各等分

【用法】上为细末。每服二钱,浓煎甘草汤放冷调服。

【主治】伤寒发狂,或弃衣奔走,逾墙上屋。

【方论选录】《本事方释义》:黄连气味苦寒,入手少阴,能泻心火;寒水石气味甘寒,入手足太阳,能清暑热;伤寒热邪上郁心包,致发狂奔走,逾墙上屋,昼夜不宁。此二味能泻丙丁,使之下行,则热邪之势衰,神识自然安矣。

92214　**鹊巢散**(方出《圣惠》卷五十八,名见《圣济总录》卷九十五)

【组成】蔷薇根五两(剉)　鹊巢中草(烧为灰,细研)

【用法】上以水三大盏,先煮蔷薇根取汁一盏半,去滓,每于食前取汁一小盏,调下鹊巢灰二钱。

【主治】小便不禁。

鼓

92215　**鼓皮汤**(方出《圣惠》卷八十八,名见《圣济总录》卷一七七)

【组成】败鼓皮三分(炙令黄,剉)　苦参一两(剉)　蘘荷根一两

【用法】上为粗散。每服一钱,以水一小盏,煎至三分,去滓温服,一日三四次。

【主治】小儿中蛊毒。腹内如石,面目青黄,小便淋沥,变易无常。

92216　**鼓皮散**(《普济方》卷二五三引《直指》)

【组成】鼓皮五寸　蔷薇五寸

【用法】酒、水煎服。

【主治】蛊毒。下血如鸡肝,昼夜不绝,脏腑败坏,待死而已者。

92217　**鼓胀丹**(《内外验方秘传》)

【组成】巴豆霜一钱　甘遂三钱　大戟一钱五分　芫花三钱　槟榔一两　青皮一两　陈皮一两　厚朴一两　皂角一两　良姜一两　黑白丑各一两　净轻粉一钱　小茴香八钱　葶苈子二钱

【用法】上晒干,为细末。每早姜汤送下四分,壮者六分。

【主治】鼓胀。

92218　**鼓神汤**(《辨证录》卷十)

【组成】熟地　麦冬各五钱　白芍　地骨皮　沙参各三钱　甘草　贝母各三分　人参　神曲各五分　白术三钱　丹皮一钱

【用法】水煎服,日服一剂。服一剂,精神自旺,不困倦矣。

【主治】疰夏。

92219　**鼓子花散**(《鸡峰》卷二十五)

【组成】深色鼓子花一斤　白芷　秦椒各半斤　肉桂一两　熟干地黄二两

【用法】上同为细末。每日五钱,空心粥饮调下,以食压之。服月余日则白变为黑。

【功用】变白发为黑发。

92220　**鼓皮醋涂方**(方出《圣惠》卷六十五,名见《圣济总录》卷一三三)

【组成】鼓皮手许大

【用法】上以酽醋渍一宿。取汁涂之;或烧为灰,细研,以面脂和敷之。

【主治】月蚀疮。

92221　**鼓腹遇仙丹**(《方症会要》卷二)

【组成】白丑头末四两(半生半炒)　白槟榔一斤　茵陈　莪术　三棱　牙皂角各五钱

【用法】上为末,醋糊为丸,如绿豆大。五更时冷茶送下三钱。行后随以温粥补之,忌食他物。

【主治】鼓胀。

【宜忌】壮实宜服,虚弱人不可轻用。

蒜

92222　**蒜丸**(《三因》卷十八)

【异名】蒜香膏(《卫生总微》卷十四)、蒜乳丸(《普济

方》卷三六一)。

【组成】大蒜一颗(慢火煨香熟,取出细切,稍研,日中或火上焙半干,研) 乳香半钱(别研)

【用法】上研匀,为丸如芥子大。每服七粒,以乳汁送下。

【主治】小儿冷证腹痛,夜啼。

92223 **蒜丸**(《得效》卷七)

【组成】杜仲 川乌 破故纸 人参 巴戟各等分

【用法】上为末,蒜膏为丸,如梧桐子大。每服三十丸,盐汤温酒送下。

【主治】白浊。

92224 **蒜丹**(方出《圣惠》卷五十二,名见《普济方》卷一九八)

【组成】独颗蒜一颗 黄丹半两

【用法】上件药相和,为丸如黑豆大。候发时,以温茶下二丸

【主治】寒疟。手足鼓颤,心寒面青。

92225 **蒜酒**(《圣济总录》卷八十四)

【组成】蒜二升(去心,切,炒) 桃仁一升(去皮尖双仁,炒,研) 豉一升(炒香)

【用法】上药以生绢袋盛,纳净瓷瓮中,用好酒一斗浸,密封头,春夏三日,秋冬七日。初服半盏,加至一盏,量性饮之,一日三四次服,常令有酒色。若酒尽,更入酒五升,加好椒一二合,良。

【主治】初觉似有脚气。

92226 **蒜煎**(《外台》卷三十一引《广济方》)

【组成】剥了蒜二升 牛乳五升 牛膝一大斤(末)

【用法】上以蒜纳牛乳中煎之,候蒜消尽,搅勿住手,下牛膝末,煎成于器中贮之。食前以酒和两匙服。

【功用】益气力,温中下气。

【主治】冷气。

【宜忌】忌羊血。

92227 **蒜煎**(《养老奉亲》)

【组成】大蒜一斤(去皮,细切) 大豆黄(炒)二斤

【用法】以水一升和二味,微火煎之,似稠即止。每服三二匙,空心食啖。

【功用】补肾气。

【主治】老人中风邪毒,脏腑壅塞,手足缓弱。

92228 **蒜丸子**(《普济方》卷一九八)

【组成】良姜 厚朴 附子各三钱

【用法】上为末,大蒜为丸。于发日绝早,煎乌梅汤,匀作三服,早食前,令服尽。

【主治】寒疟,寒多热少。

92229 **蒜丹丸**(《直指》卷十二)

【组成】虢丹(煅) 穿山甲(热灰中炮焦)各一分 土朱(即代赭石)半两

【用法】上为末,以独头蒜煨,去皮,研膏为丸,如梧桐子大。每服十丸,生姜、乌梅、紫苏煎汤送下。

【功效】截疟消痰。

92230 **蒜灰散**(《圣济总录》卷一三三)

【组成】蒜一百颗

【用法】上去根苗,切,晒干,铁锅内露地,烧令通热,扇去灰,入蒜在内,用一净盆盖之,周围以净土护缝,不令透风,经一宿取出,扇去灰土,捣研令极细。不拘多少,干敷疮上。

【主治】诸恶疮下注,气血冷,新肉不生。

【宜忌】热毒恶疮不可敷。

92231 **蒜红丸**(《百一》卷二引华宫使方)

【组成】拣丁香 木香 沉香 槟榔 青皮(去白) 陈皮(去白) 缩砂仁 蓬莪术(炮) 牵牛 草果子各一两 肉豆蔻(面裹,煨) 粉霜各一钱 白茯苓(去黑皮) 人参各半两 蒜二百枚(一半生用,一半火煨熟)

【用法】上为细末,以生、熟蒜研细,生绢扭取汁,旋用药末为丸,如梧桐子大。每服五七丸至十五丸,食后淡盐汤送下。

【主治】脾积。腹胀如鼓,青筋浮起,坐卧不得者。

【宜忌】忌咸、酸、鱼、鲊、茶、酱、腌藏鸡鸭、生冷、马牛杂肉之类,只吃淡白粥一百日。

92232 **蒜红丸**(《万氏家抄方》卷二)

【组成】槟榔 丁香 沉香 青皮(去瓤) 陈皮 莪术 砂仁 草果仁 茯苓各五钱 黑牵牛七钱 人参二钱 肉豆蔻(去油) 荜澄茄各三钱

【用法】上为细末,生蒜五十个,煨蒜五十个,取汁为丸。盐汤送下。

【主治】脾积胀如鼓,青筋浮起,坐卧不安。

92233 **蒜豆膏**(《圣济总录》卷一四〇)

【组成】大蒜一颗 巴豆七枚(去皮)

【用法】上同研成膏。敷之,一日一易。

【主治】竹木针刺,入肉不出;恶疮。

92234 **蒜连丸**(《本事》卷五)

【异名】金屑万应膏(《丹溪心法》卷二)。

【组成】鹰爪黄连(末)

【用法】用独头蒜一颗,煨香烂熟,研和入臼,为丸如梧桐子大。每服三四十丸,陈米饮送下。

【主治】脏毒。

92235 **蒜连丸**(《魏氏家藏方》卷七)

【组成】黄连一两(去须,剉,用茱萸一两同炒,去茱萸)

【用法】上为细末,独头大蒜湿纸裹煨熟,研烂,搜黄连为丸,如梧桐子大。每服三十丸,食前米饮送下。

【主治】脏腑虚滑。

92236 **蒜连丸**(《直指》卷二十六)

【组成】黄连(晒干,为末) 独头蒜一颗(煨熟,取肉研细)

【用法】上入米醋些子捣和为丸,如梧桐子大,晒干。每服三四十丸,陈米饮送下。

【主治】诸血妄行。

92237 **蒜肚丸**(《风劳臌膈》)

【组成】猪肚一个 大蒜头十个 砂仁一两

【用法】上二药入肚中,以线缝好,煮至肚烂为度,服之。泄气即愈。

【主治】单腹胀,肠覃。

92238 **蒜肚方**(《外科正宗》卷四)

【组成】公猪肚一具　大蒜囊四十九枚

【用法】上去壳入肚内，以线扎口，水煮极烂，用盐、醋蘸肚，随便食之；气味甚者，用癞虾蟆一个入内同煮，肚烂去虾蟆、大蒜，用热酒食之。洗浴发汗，避风三日，其气顿改。

【主治】体气(胡气)。

92239　**蒜乳丸**

《普济方》卷三六一。为《三因》卷十八“蒜丸”之异名。见该条。

92240　**蒜贴膏**(《卫生总微》卷十三)

【组成】石燕子(煅)　半夏各等分

【用法】上为末，用蒜一头杵烂，摊在旧绯绢帛子上，比儿患处大小，剪作靥子，掺药上，贴患处；候病儿口鼻中蒜气时，揭去帛子。作效，更不得吃药。

【主治】乳癖。

92241　**蒜香膏**

《卫生总微》卷十四。为《三因》卷十八“蒜丸”之异名。见该条。

92242　**蒜饼丸**(《朱氏集验方》卷二引周亨叔方)

【组成】蒜

【用法】用蒜丸酒饼子，如梧桐子大。每服一丸，五更热酒送下，或十丸亦可。

【主治】疟疾。

92243　**蒜饼子**(《杨氏家藏方》卷十三)

【组成】独头蒜一头　白胶香三钱

【用法】上于砂盆内，烂捣如泥，捻作小饼子，如当三钱大。用大瓶一只，先抄灰火在内，次将饼子置在灰火上，烧令烟出，坐在瓶上熏之。

【主治】风冷结滞成痔，疼痛难忍。

92244　**蒜姜酒**(《圣济总录》卷三十六)

【组成】独窠蒜一颗　生姜一分

【用法】上研碎，以酒半升调，去滓。未发时，旋旋服之。

【主治】胃疟，饥不能食。

92245　**蒜浆饮**(《卫生鸿宝》卷一)

【组成】大蒜头二个(研烂)　路旁热土(即日晒处净土，若瘀泥不用)

【用法】上搅新汲井水调和，滤去滓，灌入。即苏。

【主治】中暑。

92246　**蒜豉丸**(《外科大成》卷二)

【组成】淡豆豉(为末)　大蒜(煨)

【用法】上捣和为丸，如梧桐子大，朱砂为衣。每服三十丸，空心用红枣、灯心汤送下。

【主治】阴汗湿痒。

92247　**蒜豉汤**　(方出《千金》卷九，名见《外台》卷四)

【组成】蒜五子(并皮研之)　豉心一升

【用法】上以三岁男儿尿二升，煮五六沸，去滓服之。

【主治】❶《千金》：瘴气，❷《外台》：温气。

92248　**蒜煎汤**(《圣济总录》卷八十九)

【组成】甘草(炙)　秦艽(去土)　当归(洗，切，焙)　玄参(洗，焙)　延胡索各二两　常山四两　山栀子(去皮)二两　鳖甲(九肋者，去裙襕，酥炙令黄)三两　黄耆(剉)　乌梅(去核，炒)　芎䓖各二两

【用法】上剉，如麻豆大，瓷盒收，勿泄气。每服二钱匕，水八分一盏，入蒜一瓣去两头，煎至六分，去滓温服，一日三次。

【主治】虚劳。夜多虚汗，肌体瘦弱，减食困劣，咳嗽不止。

92249　**蒜螺丹**(《经验良方汇抄》卷下)

【组成】大田螺四个　大蒜五个　车前三钱

【用法】上研末，加麝香少许，再研为饼。每用一个贴脐中，将膏药盖之。水从小便出。

【主治】小儿水肿，腹胀，小便不利。

92250　**蒜汁涂方**(《圣济总录》卷一四九)

【组成】蒜(洗，切，细研)

【用法】上以桑根白皮汁和，涂咬处。

【主治】蜈蚣咬。

92251　**蒜西瓜方**(方出《良朋汇集》卷二，名见《仙拈集》卷一)

【组成】西瓜一个

【用法】切去顶，如满瓤，挖去瓤三成，入蒜瓣以满为度，将原顶盖之，放在新砂锅内，又著新锅合上，用煤火蒸熟。瓜蒜汤尽食之。三日之内尽消，屡验，救活人多矣。

【主治】蛊胀。

【宜忌】不忌盐、酱。

92252　**蒜泥拔毒散**(《喉证指南》卷四)

【组成】老蒜二瓣(捣如泥)

【用法】上用梧桐子大许，敷经渠穴，以皮纸包裹微系。阅五六时启视，即起水泡，用银针刺破，揩尽毒水。

【功用】拔毒。

【主治】急喉证。

92253　**蒜煮壮脾丸**(《朱氏集验方》卷四)

【组成】厚朴　苍术　白茯苓各二两　陈皮七钱　甘草二钱半　诃子一两　附子　川乌各一两　生姜半斤　枣子五十枚　大蒜十个(去皮，煮烂)

【用法】上为细末，神曲糊丸。每服百十丸，空心米饮、盐汤任下。

【功用】壮脾。

蓝

92254　**蓝子散**(《鬼遗》卷二)

【组成】蓝子五合　升麻八两　甘草四两(炙)　王不留行四两

【用法】上为末。每服二方寸匕，冷水调下，日三夜二；及以一方寸匕水和匀，涂疮上。

【功用】解毒。

【主治】金疮，中茵药。

92255　**蓝玉散**(《简明医彀》)

【组成】六一散加青黛　薄荷末

【用法】灯心汤调下。

【主治】火邪上炎，肺受金克，欲悲而呃。

92256　**蓝叶汤**(《圣济总录》卷一七八)

【组成】蓝叶一分　黄连(去须)半两　白茯苓(去黑皮)一分　冬瓜子(炒)半两

【用法】上为粗末。每服一钱匕，入蜜少许，水一小盏，煎至五分，去滓，分温二服，空心、午后服。

【主治】小儿赤白痢，挟热多渴。

92257 **蓝叶汤**(《圣济总录》卷一八二)

【组成】吴蓝叶 犀角(镑) 升麻 黄耆(剉) 山栀子仁 连翘 甘草(炙)各半两 黄芩(去黑心) 大青 玄参各一分 大黄(剉，炒)三分

【用法】上为粗散。每服一钱匕，水七分，煎至四分，去滓，食后、临卧温服。

【主治】小儿疽疮。

92258 **蓝叶汤**(《普济方》卷三九七)

【组成】蓝叶一两 地龙 人参 乌梅 冬瓜子 蜗牛壳(炒) 赤茯苓 黄连各半两

【用法】上为细末。每服一钱，水一小盏，煎至六分，去滓，乳食前温服。

【主治】❶《普济方》：血痢不断。❷《准绳·幼科》：无辜疳，血痢不断。

92259 **蓝叶散**(《圣惠》卷十八)

【组成】蓝叶一两 犀角屑一两半 木香一分 川升麻一两半 玄参一两 瞿麦一两 甘草半两(炙微赤，剉)

【用法】上为散。每服五钱，以水一大盏，煎至五分，去滓温服，不拘时候。

【主治】热病，热毒盛，疱疮出，头黑者。

92260 **蓝叶散**(《圣惠》卷五十三)

【组成】蓝叶一两 川升麻一两 麦门冬一两(去心) 赤芍药一两 玄参一两 黄耆一两(剉) 甘草一两(生，剉) 川大黄二两(剉碎，微炒) 犀角屑一两 沉香一分 葛根一两(剉)

【用法】上为散。每服四钱，以水一中盏，煎至六分，去滓温服，不拘时候。

【主治】渴利，口干烦热，背生痈疽，赤焮疼痛。

92261 **蓝叶散**(《圣惠》卷八十五)

【组成】蓝叶半两 人参半两(去芦头) 知母半两 钩藤三分 玄参三分 川升麻三分 葛根三分(剉) 子芩一分 犀角屑一分 射干一分

【用法】上为细散。三五岁儿，以竹沥半合，调半钱服，一日三次。

【主治】小儿头额体背俱热，大便秘涩，眼赤心闷，乍睡乍惊，精神昏浊，与人不相主，当欲作痫状。

92262 **蓝叶散**(《圣惠》卷九十一)

【异名】升麻黄芩汤(《圣济总录》卷一八二)。

【组成】蓝叶一两 黄芩 犀角屑 川大黄(剉碎，微炒) 柴胡(去苗) 栀子仁各一分 川升麻一分半 石膏一分半 甘草半分(炙微赤，剉)

【用法】上为粗散。每服一钱，以水一小盏，煎至五分，去滓，下竹沥半合，更煎三两沸，放温服之，不拘时候。

【主治】小儿月内发一切丹。

92263 **蓝叶散**(《圣惠》卷九十一)

【组成】蓝叶半两 麦门冬半两(去心) 川升麻半两 犀角屑三分 木通半两(剉) 茯神半两 马牙消三分 甘草半两(炙微赤，剉)

【用法】上为粗散。每服一钱，以水一小盏，煎至五分，去滓，放温服之。

【主治】小儿漆疮，四肢壮热。

92264 **蓝叶散**(《圣惠》卷九十三)

【组成】蓝叶一分 黄连半两(去须，微炒) 赤茯苓一分 冬瓜仁半两 酸石榴皮半两(剉碎，微炒) 赤石脂一两

【用法】上为粗散。每服一钱，以水一小盏，煎至五分，去滓，入蜜半茶匙，更煎三两沸服之，不拘时候。

【主治】小儿痢渴，烦热不止。

92265 **蓝叶散**(《直指》卷二十四)

【组成】白芷 柴胡 知母 杏仁(去皮) 川芎 赤芍药 生地黄 川升麻 干葛 生甘草各一分 烂石膏 栀子仁各半分 蓝叶(日干)一分

【用法】上为细末。每次一钱半，新水煎服。

【主治】诸丹发热赤肿。

【加减】热甚，加黄芩、玄参剉。

92266 **蓝汁方**(《医统》卷四十六)

【组成】生蓝青叶(捣取自然汁)一大碗 雄黄 枯白矾 安息香 红硬降真香各五分 麝香少许

【用法】上以雄黄等同研，入蓝汁内，月初五更空心服。

【功用】解诸毒。

【主治】瘵虫、恶虫。

92267 **蓝汁饮**(《圣济总录》卷一四九)

【组成】蓝叶(洗，切)

【用法】上绞取汁。每服半盏，麝香一字和服之。

【主治】蜘蛛咬。

92268 **蓝汁饮**(方出《卫生总微》卷十一，名见《伤科要法》)

【组成】蓝青叶

【用法】上捣令极烂，绞取汁，略温，每服半合或一合，不拘时候。

【主治】脏寒泄泻，下利纯白，腹中绞痛，虚气胀满，手足逆冷。

92269 **蓝花汤**(《圣济总录》卷一三七)

【组成】蓝花 漏芦(去芦头) 大黄(剉，炒) 升麻 黄芩(去黑心)各一两

【用法】上为粗末。每服五钱匕，水一盏半，竹叶二七片，煎至一盏，下芒消末一钱匕，再煎一沸，去滓，空心温服。如已得利，去芒消。

【主治】代指肿痛。

92270 **蓝花药**(《成方制剂》3册)

【组成】冰片 儿茶 胡黄连 琥珀 滑石粉 枯矾 硼砂 青黛 石膏 玄明粉

【用法】口服，一岁以内一次10粒，二岁至四岁一次25粒，五岁至十岁一次30粒，十岁以上一次50粒，一日2～3次。

【功用】清热解毒，消疳。

【主治】急慢性扁桃体炎，齿龈红肿，咽喉疼痛，小儿疳症。

92271 **蓝花酒**(《仙拈集》卷一)

【组成】靛花三钱　酒一盅　鸡子清一个

【用法】搅匀,服下。

【主治】大头疫。

92272 **蓝花散**(《卫生总微》卷十八)

【组成】红蓝花一两(洗,焙干)　黄柏一两(剉)　乌鱼骨半两　黄芩半两(以上为末)　雄黄半两(研,水飞)　麝香一分(研)

【用法】上拌匀。每用少许,以新绵子缠捻子搵药塞耳中,一日二易。

【主治】小儿聤耳内生疮,或有脓汁。

92273 **蓝吹药**(《喉科紫珍集·补遗》)

【组成】熟软石膏五钱　生硬石膏三钱　冰片三分　青黛三钱

【用法】上共为细末。吹口疮、咽喉。

【主治】口疮、咽喉实火。

【备考】本方为原书"三色吹药"之一。

92274 **蓝饮子**(《医方大成》卷八引《经验方》)

【组成】蓝根　砂糖

【用法】上相和,擂水服之;或更入薄荷汁尤妙。

【功用】解砒毒及巴豆毒。

92275 **蓝青丸**(《千金》卷三)

【组成】蓝青(熬)　附子　鬼臼　蜀椒各一两半　厚朴　阿胶　甘草各二两　艾叶　龙骨　黄连　当归各三两　黄柏　茯苓　人参各一两

【用法】上为末,炼蜜为丸,如梧桐子大。每服二十丸,空腹以饮送下。

【功用】《千金方衍义》:破逐瘀积。

【主治】产后下痢。

【方论选录】《千金方衍义》:产后滞下而至寒热交错,毒邪胶固于内,连、柏不足以挫其威,参、附不足以固其脱,法无可愈之机,乃取法外之法以治变中之变。蓝青、鬼臼,《本经》虽有解毒杀虫之治,《本草》小青条下且主血痢腹痛,但世罕知;其他蜀椒、龙骨为痢久虚滑而设;胶、艾、当归为肝虚血脱而设;甘、茯、厚朴为脾虚气滞而设,则又不离于常度也。

92276 **蓝青丸**(《千金》卷二十)

【组成】蓝青汁三升　黄连八两　黄柏四两　乌梅肉　白术　地榆　地肤子各二两　阿胶五两

【用法】上为末。以蓝青汁和,微火煎,丸如杏仁大,七月七日合大良。饮服三丸,一日二次。

【主治】中焦热,水谷下痢。

【方论选录】《千金方衍义》:本方取蓝青之清热解毒,兼连、柏之苦燥湿热,地肤子之清利膀胱,地榆之散血中火,白术之健脾逐血,阿胶之滋血润燥,乌梅之收耗散津。为热痢水谷不消之的方。

【备考】方中地肤子,《圣济总录》作地骨皮。

92277 **蓝青汤**

《圣济总录》卷一八二。为《圣惠》卷九十一"蓝青散"之异名。见该条。

92278 **蓝青散**(《圣惠》卷九十一)

【异名】蓝青煎(《圣济总录》卷一八二)、蓝青汤(《圣济总录》卷一八二)。

【组成】蓝青半两　寒水石一两　石膏一两　犀角屑一两　柴胡一两(去苗)　知母半两　杏仁半两(浸汤,去皮尖双仁,麸炒微黄)　黄芩一两　栀子仁半两　甘草半两(炙微赤,剉)　赤芍药三分　羚羊角屑三分

【用法】上为粗散。每服一钱,以水一小盏,煎至五分,去滓,入竹沥、蜜、生葛等汁共一合,更煎三两沸,放温服之,不拘时候。

【主治】小儿一切丹毒,大赤肿,身体壮热如火,已服诸药未损者。

92279 **蓝青散**(《直指》卷二十四)

【组成】蓝青　知母　甘草　杏仁(去皮尖)各五钱　黄芩　升麻　柴胡　寒水石　石膏　山栀　赤芍药各四钱　羚羊角三钱

【用法】上剉。每次三钱,水煎服。

【主治】一切丹毒赤肿。

92280 **蓝青煎**

《圣济总录》卷一八二。为《圣惠》卷九十一"蓝青散"之异名。见该条。

92281 **蓝实丸**(《圣惠》卷三十三)

【组成】蓝实　决明子　青葙子　枳壳(麸炒微黄,去瓤)　黄连(去须)　地肤子　川大黄(剉碎,微炒)　甘菊花　甘草(炙微赤,剉)　茺蔚子　车前子　蕤仁(汤浸,去赤皮)　羚羊角屑　防风(去芦头)　生干地黄　细辛　赤茯苓各半两　兔肝一具(晒干)　鲤鱼胆(晒干)七枚

【用法】上为末,炼蜜为丸,如梧桐子大。每服二十丸,食后以清粥饮送下。

【主治】肝脏风热,两目𥆨𥆨,视物不明。

92282 **蓝实丸**(《圣济总录》卷一一五)

【组成】蓝实　茯神(去木)　防风(去叉)各一两一分　黄连(去须)一两半　人参半两　菖蒲　远志(去心)各三分

【用法】上为末,炼蜜为丸,如梧桐子大。每服二十丸,空心温水送下。

【主治】时行,心气夺,耳聋。

92283 **蓝药膏**(《中医皮肤病学简编》)

【组成】青黛 15 克　海螵蛸 68 克　石膏末 125 克　冰片 3 克　凡士林 936 克

【用法】调膏。外用。

【主治】神经性皮炎,慢性湿疹。

92284 **蓝根饮**(《圣济总录》卷一四六)

【异名】蓝根散(《奇效良方》卷六十九)。

【组成】蓝根(剉)一握　芦根(剉)一握　绿豆(研)一分　淀脚(研)一合

【用法】先将蓝根、芦根以水一碗,煎至七分,去滓,次将后二味和匀,分三服;或一二服利下恶物,不用再服。

【功用】解毒。

【主治】❶《圣济总录》:中药毒。❷《景岳全书》:毒药、热药诸毒。

92285　**蓝根散**（《阎氏小儿方论》）

【组成】板蓝根一两　甘草三分（剉，炒）

【用法】上同为细末。每服半钱或一钱，食后取雄鸡冠血三两点，同温酒少许同调下。

【主治】疮疹出不快及倒靥。

92286　**蓝根散**

《奇效良方》卷六十九。为《圣济总录》卷一四六“蓝根饮”之异名。见该条。

92287　**蓝根膏**（《圣济总录》卷一三一）

【组成】板蓝根　黄芩（去黑心）　黄连（去须）　大黄各一两　白及一分　乳香半两

【用法】上为末。新汲水调成膏，量大小贴之，日四夜二。

【主治】背痈如鳖底，又如蒲扇，疼痛不止。

92288　**蓝袍散**（《杂病源流犀烛》卷二十四）

【组成】铜青（水飞净）　生甘草各二钱　白芷一钱　硼砂二钱　楝子（去蛀，打碎，炒黑，研末）二钱

【主治】一切口疳口碎，走马胎疳，痧痘后疳，口糜口腐。

92289　**蓝淀膏**（《鸡峰》卷二十四）

【组成】蓝淀

【用法】敷之，日十度，夜四度。

【主治】急疳蚀唇鼻口，欲死。

92290　**蓝根涂方**（《圣济总录》卷一四九）

【组成】蓝根并叶（不拘多少）

【用法】上洗净，捣烂。涂头面及身上，频用为佳。

【主治】中水毒，寒热。

92291　**蓝漆煎丸**（《东医宝鉴·杂病篇》卷五引《乡集方》）

【组成】蓝漆二两　人参　杏仁　胡桃肉各一两

【用法】上为末，炼蜜为丸，如弹子大。每服一丸，姜汤或米饮嚼下。

【主治】痰嗽。

92292　**蓝芩口服液**（《新药转正》39册）

【组成】板蓝根　黄芩　黄柏　胖大海　栀子

【用法】制成口服液口服，一次20毫升，一日3次。

【功用】清热解毒，利咽消肿。

【主治】上呼吸道感染，急性咽炎、肺胃实热证所致的咽痛、咽干、咽部灼热等症。

【宜忌】❶孕妇慎用。❷脾虚便溏及胃痛者慎用。

【临床报道】❶放射性咽炎：《临床军医杂志》[2007，35(6)：828-829]本品治疗100例放射性咽炎，结果：治疗组总有效率89%。❷急性上呼吸道感染：《中国中医急症》[2001，15(11)：1190]本品治疗急性上呼吸道感染78例，结果：总有效率93.59%。❸急性咽炎：《南京中医药大学学报》[2006，22(4)：261-262]本品治疗急性咽炎80例，结果：治愈54例；显效21例；进步5例；无效0例。❹慢性咽炎：《右江民族医学院学报》[2006，28(6)：1047]本品治疗慢性咽炎68例，结果：治愈率41.18%；总有效率79.41%。

【现代研究】体外抑菌作用：《现代医药卫生》[2007，23(3)：423]本品对金黄色葡萄球菌、甲型溶血性链球菌、乙型溶血性链球菌、化脓性链球菌、肺炎球菌、类白喉棒状杆菌、大肠杆菌有抑菌作用。

92293　**蓝根人参散**（《鸡峰》卷十）

【组成】芦蓝根一两　人参半两

【用法】上细剉。每服二钱，水一大盏，煎至六分，去滓，食后温服。

【主治】一切血。

92294　**蓝机圣砭脑膏**（《普济方》卷四十四引《江阴方》）

【组成】桂　附子　半夏各等分（并生用）

【用法】上以姜汁调膏。贴之。

【主治】两额角并头顶痛。

92295　**蓝青汁灌耳方**（《圣济总录》卷一一五）

【组成】板蓝叶一握

【用法】上研，取汁。少少灌入耳中。

【功用】百虫入耳。

蓖

92296　**蓖梳散**（《医级·杂病》卷八）

【组成】蓖箕　木梳各一具

【用法】上洗净，截一半煅，研为末，一半煎汤调服。

【主治】嚼虱成癥，下虫不止。

92297　**蓖麻丸**（方出《千金》卷六，名见《圣济总录》卷一一四）

【异名】蓖麻膏（《卫生总微》卷十八）。

【组成】蓖麻一百颗（去皮）　大枣十五枚（去皮核）

【用法】上熟捣，丸如杏仁大。纳耳中。二十日愈。

【主治】耳聋。

92298　**蓖麻丸**（《圣惠》卷三十六）

【组成】蓖麻子半两（去皮）　杏仁半两（汤浸，去皮尖）　桃仁半两（汤浸，去皮尖）　巴豆一两（二枚，去皮心）　食盐半两　附子一分（去皮脐，生用）　熏陆香二分　磁石一两　菖蒲一两　蜡四两　木通半两（剉）

【用法】上先捣菖蒲、食盐、磁石、木通、熏陆香、附子等，为末；次捣蓖麻子、杏仁、桃仁、巴豆四味，纳蜡同捣，丸如枣核大。用塞耳中，一日四五度，抽出重捻之，三日一易。以愈为度。

【主治】耳聋，三十年无所闻。

92299　**蓖麻丸**（《圣济总录》卷一一四）

【异名】大通膏（《杨氏家藏方》卷二十）、蓖麻子丸（《普济方》卷五十三）、蓖麻丸（《准绳·类方》卷八）。

【组成】蓖麻子（去皮）半两　乳香　食盐　巴豆（去皮，炒）各一分　松脂　蜡　杏仁（汤浸，去皮尖双仁，炒）各半两

【用法】上捣烂如膏。捻如枣核，塞耳中，三日一易。

【主治】耳聋。

92300　**蓖麻丸**（《圣济总录》卷一二四）

【组成】蓖麻仁　红曲各等分

【用法】上研细，用砂糖和丸，如皂子大。以绵裹含之。痰出立效。

【主治】一切鲠。

92301　**蓖麻丸**（《圣济总录》卷一八二）

【异名】蓖麻丸（《普济方》卷三九九）。

【组成】蓖麻仁三十枚　棘刚子(去皮)二十枚　石燕子(烧)一枚　滑石(末)二钱匕　麝香(研)半钱匕
【用法】上为末,稀面糊为丸,如绿豆大。每服十五丸,空心煎灯心汤送下。一服即消。
【主治】小儿癞疝。
92302　**蓖麻丸**
《普济方》卷五十三。为《圣济总录》卷一一四"塞耳杏仁膏"之异名。见该条。
92303　**蓖麻丸**
《普济方》卷三九九。为《圣济总录》卷一八二"蓖麻丸"之异名。见该条。
92304　**蓖麻丸**
《准绳·类方》卷八。为《圣济总录》卷一一四"蓖麻丸"之异名。见该条。
92305　**蓖麻丸**(《张氏医通》卷十五)
【组成】蓖麻仁二十一粒　皂角(煨,取肉)五分　地龙(大者)二条　全蝎二个　远志肉　磁石(煅,飞)　乳香各二钱　麝香少许
【用法】上为末,溶黄蜡为丸。塞耳中。
【主治】久聋。
92306　**蓖麻汤**(《疡医大全》卷二十四)
【组成】扁柏叶　槐叶　青蒿叶　柳叶　蓖麻叶　桃叶　金银花　艾叶各等分
【用法】煎汤熏洗。
【主治】阴匶。
92307　**蓖麻饮**(《圣济总录》卷七十九)
【组成】蓖麻子二十枚(成熟者,去皮)
【用法】上细研。以水半盏,调匀,一服令尽,至日中当吐下水汁,若水不尽,三日后更服三十枚,犹未尽者,更作。愈后节饮及减食,食糜粥以养之。
【功用】利小便。
【主治】大腹水肿。
92308　**蓖麻酒**(方出《千金》卷八,名见《圣济总录》卷十一)
【组成】蓖麻子脂一升　酒一斗
【用法】上以铜钵盛,著酒中一日,煮之令熟。服之。
【主治】腲退风,半身不遂,失音不语。
92309　**蓖麻散**(《圣济总录》卷一七四)
【组成】蓖麻子二十枚(去皮,别研)　天浆子(去壳)十枚　生蝎三十枚　石榴一枚(取却石榴子及七分,盛三味药在内,作泥球固济,烧令通赤,候药香气出即熟,取出打破球便捣罗为末,入后药三味)　天南星　半夏　白附子各一分半
【用法】上将后药三味,并生用为散,与前药相和,研令匀。酒调下一字。重者不过两服。
【主治】小儿中风。
92310　**蓖麻散**(《鸡峰》卷四)
【组成】蓖麻子叶
【用法】上药切,捣,薄裹之。一日二三易。若冬月无蓖麻叶,取蒴藋捣碎,和酒糟三分相合一分,令蒸熟及热封裹肿上,如前法,一日二易,肿即消。
【主治】脚气初发,从足起至膝骨肿疼者;顽痹。
92311　**蓖麻散**(《朱氏集验方》卷九)
【组成】蓖麻子七粒　焰消半钱
【用法】上为细末,研成膏。每用少许,冷水灌,漱去之。
【功用】合疮口。
【主治】喉疮,用针讫。
92312　**蓖麻散**(《医方类聚》卷一七九引《烟霞圣效方》)
【组成】蓖麻七个(去皮)　地百子一钱(新干,瓦上烧灰)　海马一个　地胆一对　地丁草一钱　铜末一钱　斑蝥二个　雄黄一钱　砒霜一字
【用法】上为细末。贴之。
【主治】疔疮。
92313　**蓖麻膏**
方出《圣惠》卷十九,名见《普济方》卷九十二。为原书同卷"御风膏"之异名。见该条。
92314　**蓖麻膏**(方出《本草图经》引《海上集验方》见《证类本草》卷十一,名见《魏氏家藏方》卷十)
【组成】蓖麻子七枚
【用法】研如膏,涂脚心底子及衣,才下便即洗去,如生肠出不收,用药涂顶心,其肠即收。
【主治】❶《本草图经》引《海上集验方》:难产及胞衣不下。❷《仙拈集》:竹木入肉。
【备考】《仙拈集》本方用法:捣涂,痛止便出。
92315　**蓖麻膏**
《卫生总微》卷十八。为方出《千金》卷六,名见《圣济总录》卷一一四"蓖麻丸"之异名。见该条。
92316　**蓖麻膏**(《杨氏家藏方》卷十四)
【组成】蓖麻子(去壳,别研)　木鳖子(去壳,别研)各二两　苍耳(烧去烟)一两　雄黄一两(别研)　金毛狗脊(去毛)半两
【用法】上各自为末,和匀,用半筒骨髓二两和成膏得所。每用蓖子挑在手心内,醋调,量疮口大小涂遍,用薄纸盖了,上用沙木板夹定,频用醋扫;或因酒后卧湿地,或原有寒湿,臂肿冷麻,依前调药涂,用纸盖了,频用醋扫。即愈。
【主治】打扑闪肭;或酒后卧湿地,或原有寒湿,臂肿冷麻;一切痈肿。
92317　**蓖麻膏**(《活幼心书》卷下)
【异名】蓖麻膏(《准绳·幼科》卷九)。
【组成】蓖麻子一两
【用法】上药烂杵为膏,捻作饼子,两指宽大,贴囟上。
【主治】暴患脱肛。
【加减】阴证脱肛,加生附子末,葱蒜同研作膏,依前法贴之。
92318　**蓖麻膏**(《普济方》卷九十二)
【组成】大蓖麻子十四枚(正东南枝上取七枚,正西枝上取七枚)　巴豆七枚(去皮)
【用法】上为泥,成膏子后,加麝香半钱,一处和成膏子。左患搐,安药于右手劳宫穴内,用纸七重,盖定药丸上,碗坐在药上,碗用热沸水蒸之;如右患用左手,略坐一时,用手托碗便正也。
【主治】口眼㖞斜不正。
92319　**蓖麻膏**

《准绳·幼科》卷九。为《活幼心书》卷下"草麻膏"之异名。见该条。

92320 **蓖麻膏**(《仙拈集》卷一)

【组成】蓖麻子(去壳)

【用法】研烂。左歪涂右,右歪涂左。一经改正,即速洗去。

【主治】口眼歪斜。

92321 **蓖麻膏**(《经验广集》卷四)

【组成】沥青一两 蓖麻四十九粒 杏仁(去皮尖)十三粒

【用法】上共捣,自然黏软成膏。贴之。

【主治】鼠疮,不拘已破未破。

92322 **蓖麻子丸**(《圣济总录》卷一二七)

【组成】蓖麻子一千颗(半生用,半瓦内炒令烟起) 矾石一两(瓦上熔三五沸,放冷研) 黑豆六颗(三粒生用,三粒瓦上炒熟)

【用法】上并不得犯铁器,一处细杵匀烂,丸如皂子大。每服一丸,盐汤送下,妇人醋汤送下,不拘时候。

【主治】瘰疬。

92323 **蓖麻子丸**(方出《直指》卷二十一,名见《普济方》卷五十四)

【异名】草麻子丸(《准绳·类方》卷八)。

【组成】蓖麻子二个(一个去油用) 远志(去心) 乳香 磁石(火烧,醋淬七次,研细,水飞)各二钱 皂角(煨,取肉)半梃 生地龙(中者)一条 全蝎二个(焙)

【用法】上为细末,入蜡捣丸。柱入耳。

【主治】久聋。

92324 **蓖麻子丸**

《普济方》卷五十三。为《圣济总录》卷一一四"蓖麻丸"之异名。见该条。

92325 **蓖麻子丸**(《普济方》卷五十三)

【组成】蓖麻仁五合 杏仁 菖蒲 磁石 桃仁 石盐 通草各三钱(分) 巴豆一分 附子二分(钱) 熏陆香 松脂各十分 蜡八分

【用法】上先捣草、石令为细末,后入松脂、蜡,合捣,令可丸,即丸如枣核大。绵裹塞耳,一日四五度,出之转捻,不过三四日易之。

【主治】耳聋。

92326 **蓖麻子方**(《圣济总录》卷一二五)

【组成】蓖麻子(炒黄,风中吹干)

【用法】每服温汤送下一枚,不拘时候,日服三五枚;服之五日后,捣玄参为散,食后温米饮调下一钱匕,与蓖麻相间服;三日后,依前只服蓖麻五日,后却与玄参同服三日,周而复始。

【主治】项下结核渐成瘤病。

92327 **蓖麻子散**(《圣惠》卷八十三)

【组成】蓖麻子二十枚(去皮,别研) 雀儿饭瓮十枚 干蝎三十枚 石榴一颗(大者)(以上四味,将石榴取却子,及七分,盛药三味在内,用泥裹作球,以慢火炙干,烧令通赤,赤后闻药气透出,即熟,候冷取出,出泥细研) 干蝎一分 天南星一分半 半夏一分(汤洗七遍,去滑) 白附子一分半

【用法】上后药四味,并生用,都为细散,入前烧了药,都研令匀。每服一字,以温酒调下。其重者不过三两服。

【主治】小儿中风,手足不随,诸药不效者。

92328 **蓖麻子膏**(《杨氏家藏方》卷二)

【组成】沥青(别研) 黄蜡 轻粉 硫黄(别研) 蓖麻子(去皮,研)各二钱 麻油一两

【用法】上为细末,将油、蜡同文武火熬令蜡溶,入前件药末,搅成膏子,取出用瓷盒子盛之。每用少许于患处擦之。

【主治】肺风,面易生疮,并酒渣鼻。

92329 **蓖麻子膏**(《慈禧光绪医方选议》)

【组成】蓖麻子一两

【用法】去皮捣泥。摊布光上,贴面跳动处,或掺于大肥皂内贴之亦可。

【功用】祛风活络,消肿拔毒。

【主治】手臂风疾及痈疽肿毒。

92330 **蓖麻煎丸**(《圣济总录》卷十八)

【组成】蓖麻子(去皮)十两 黄连(去须)五两(二味细剉,以水一斗同煮令水尽,控干,不用黄连,将蓖麻子细研为膏) 九节菖蒲三两 白附子一两

【用法】上除前膏外,为末,入蓖麻膏中拌匀,炼蜜和丸,如梧桐子大。每服三十丸,薄荷茶下,一日三次。

【主治】大风疾。

蓟

92331 **蓟叶汤**(方出《圣惠》卷十八,名见《普济方》卷一八八)

【组成】生刺蓟

【用法】上捣,绞取汁。每服一小盏,入生蜜一匙,搅令匀,服之。

【主治】热病吐血。

92332 **蓟根酒**(《千金翼》卷八)

【组成】大小蓟根各一斤(切)

【用法】上以酒一斗,浸五宿。服之,随意多少。

【主治】妇人暴崩中,去血不止。

92333 **蓟菀汤**(《不居集》下集卷十一)

【组成】小蓟 紫菀 丹皮 桃仁 滑石 贝母 桑皮 枳壳 甘草 栀子 白芍

【功用】清上化痰去瘀。

【主治】咳嗽,吐红痰挟瘀血,上盛下虚。

【方论选录】方中小蓟、紫菀、丹皮、桃仁、滑石消瘀;贝母、桑皮、枳壳清肺化痰;甘草、栀子、白芍养阴除热。

蓬

92334 **蓬术丸**(《准绳·幼科》卷八引《集验方》)

【组成】三棱 莪术(并煨) 净陈皮 净香附(炒) 萝卜子(炒)各半两 砂仁 净青皮 净枳壳(麸炒) 胡黄连 芦荟各三钱 胡椒二钱半

【用法】上为细末,糊为丸,如黄米大。每服三十丸,加至四五十丸,温米饮送下,一日二三次。

【主治】乳食不化，心腹胀满，一切所伤。

【宜忌】忌生冷硬物。

92335　**蓬术汤**（《医彻》卷三）

【组成】蓬术七分（醋煮）　甘草节三分　远志肉（甘草制）　人参　金银花　贝母（去心，研）　香附（醋炒）　白芍药（酒炒）　当归身各一钱

【用法】水煎服。

【主治】乳核。

92336　**蓬术散**（《妇科玉尺》卷一）

【组成】蓬术　干漆　胡桃

【用法】上为末。酒调下。

【主治】妇人血气游走。

92337　**蓬仙丸**（《普济方》卷三六一）

【组成】桂心（去皮）　乳香　蓬莪术（炮）各一钱

【用法】上为细末，酒煮糊为丸，如小豆大。每服一岁三丸，空心时钩藤汤送下。

【主治】小儿心腹刺痛，躯身啼哭，肠冷便青，发稀面黄，肚腹膨胀。

92338　**蓬香散**（《圣济总录》卷一五〇）

【组成】蓬莪术（煨，剉）　京三棱（煨，剉）　荆芥穗　沉香（剉）　厚朴（去粗皮，生姜汁炙）　桂（去粗皮）　乌药　当归（切，焙）　延胡索　天麻　附子（炮裂，去皮脐）各一两

【用法】上为末。每服二钱匕，生姜自然汁少许，和温酒调下，一日三次。

【主治】妇人血风，每至天阴，即先头旋，眼睛痛，头目昏，躁闷怔忪，手足热疼，吃食减少，经候不匀，有时腹痛，或多便利。

92339　**蓬莱丸**（《串雅内编》卷一）

【组成】苍术八两（米泔浸透，陈壁土炒）　半夏（姜汁制）　柴胡　黄芩　厚朴（姜汁炒）　广皮　枳实（炒）　羌活　苏叶　木通各四两　山楂（炒）　莱菔子（炒）各六两

【用法】上为末，鲜荷叶煎汤，和药晒干，加神曲六两，打糊为丸，重三钱，另用朱砂五钱，雄黄一两，研末为衣。每服大人一丸，小儿、孕妇及吐血、虚损人半丸，头痛寒热，葱、姜汤送下；咳嗽痰喘，姜汁汤送下；中暑，香薷、扁豆汤送下；疟疾，姜汁冲服；红白痢，木香、槟榔汤送下；霍乱吐泻，藿香、砂仁汤送下；腹痛水泻，赤芍、车前子汤送下；饱闷，陈皮、木香汤送下；不服水土，广藿香汤送下；山岚瘴气、蛊毒虫积，槟榔汤送下；不识病原诸症，白滚水送下。

【主治】感冒，瘟疫时症。

【宜忌】服药后忌食生冷面食。

92340　**蓬莱火**（《纲目拾遗》卷二引《家传医要》）

【组成】西黄　雄黄　乳香　没药　丁香　麝香　火消各等分

【用法】上为末，用紫棉纸裹药末，捻作条，如宫香粗，以紧实为要。用时剪二三分长一段，以粽黏粘肉上点著，不过三次，即除根。若点穴不愈，灸至药尽，皮肉发爆，病即立愈。每次三壮，重者不过三次，即除根，不复再发。

【主治】风痹，跌扑，瘰疬，水胀，膈气，胃气。

【宜忌】灸后忌猪肉，待疮平复再食。

【加减】去西黄，加硼砂、草乌，皆可。

92341　**蓬莱枣**（《解围元薮》卷三）

【组成】北红枣一斤（取肥大不破者，用千年叶、川椒煎汤，洗去枣上泥，阴干）　五台草取自然汁十碗（一名猫耳眼，又名浓灌草）　透骨草（即马鞭草）　左缠藤（即金银花）　夏枯草　透天龙（即茜草）　土风藤（即九龙草）　蒲公英各取汁一碗　黄花根一两

【用法】上各草于二月中旬收采，加白酒浆二碗，共入砂锅内文火慢煎汁尽，外用沉香、麝香末为衣更妙。每服先吃一枚，三日外增三枚，五日外增五枚，常服之。如病人手指挛瘸屈倒五年者，服二斤；十年者，服四斤；二十年者，不治。服时要在静处避风端坐养神。仍以扁柏、川椒汤洗手。其煮过枣汁，为疮疽围药，极好。或以金银花藤（蒸晒）为末，和为丸，外科服之甚妙，风科服之亦好。

【主治】瘫痪，痿烂，臭恶困顿者。

92342　**蓬莱雪**（《外科百效全书》卷二）

【组成】硼砂一钱　雄黄　芒消各二分　熊胆　儿茶各一分　枯矾一分半

【用法】上为末，火上焙干，再研再焙干，入片脑二分。吹入喉中。内用防风通圣散加麝香一分，调入服之，以利为度。

【主治】喉风。

92343　**蓬莱雪**（《喉科紫珍集》卷上）

【组成】黄芩（生）　黄连（生）　栀子（炒黑，各研细末）　雄黄　硼砂　牛胆消各三钱　鸡内金　人中白　枯矾各一钱　制青梅（煅存性）　青黛各五分　（上为细末，入后七味）　牛黄　麝香各三分　铜青　熊胆　珍珠　冰片各五片　儿茶八分

【用法】上共研匀，收贮。每遇喉症，以少许吹于患处，一日夜十余次。徐徐流出痰涎，渐愈。如有腐烂臭秽，用猪牙皂、扁柏叶同捣，和水去滓，灌漱令净。

【主治】咽喉七十二症。

【备考】制青梅法：大青梅一斤（去核），入白矾、食盐各五钱，拌匀，再以蜒蚰虫不拘多少，层层间之，一日夜取梅，晒干，以汁尽为度，煅存性用。

92344　**蓬莪汤**（《普济方》卷三一一）

【组成】莪术五钱　没药一两　当归一两半（一方无没药）

【用法】上为粗末。每服二钱，以水一盏，煎至七分，去滓温服，一日三次。若为细末，热酒调下亦得。

【主治】伤扑疼痛。

92345　**蓬莪散**（《博济》卷五）

【异名】蓬莪术汤（《圣济总录》卷一四五）。

【组成】蓬莪术　白僵蚕各一两　苏木一两　没药半两

【用法】上为细末。每服二钱，以水一盏，煎至七分，温服，一日三五服。

【主治】伤扑疼痛。

92346　**蓬莪散**（《鸡峰》卷十）

【组成】蓬莪术　茴香　生茶各等分

【用法】上为细末。每服二钱，水一大盏，盐二钱　葱

白二寸，同煎至七分，和滓空心温服。

【主治】小便暴不通。

92347 **蓬莪散**（《卫生总微》卷十四）

【组成】蓬莪术（炮熟透，剉杵）

【用法】上为细末。每服一钱，热酒调下，不拘时候。

【主治】小儿气刺心腹痛。

92348 **蓬煎丸**（《局方》卷三吴直阁增诸家名方）

【异名】蓬莪术丸（《圣济总录》卷一八七）。

【组成】猪胰一具　京三棱　蓬莪术（二味醋煮令透，切，焙，为末）各四两（以上二味同猪胰入硇砂熬膏）　川楝子（去核）　山药　槟榔　枳壳（去瓤，麸炒）　茴香（炒）　附子（炮，去皮脐）各二两　硇砂半两

【用法】上为细末，入猪胰硇砂膏，同醋糊为丸，如梧桐子大。每服十丸至十五丸，生姜汤送下，妇人淡醋汤送下，不拘时候。

【功用】常服顺气宽中，消积滞，化痰饮。

【主治】脾胃虚弱，久有伤滞，中脘气痞，心腹膨胀，胁下坚硬，胸中痞塞，噫气不通，呕吐痰水，不思饮食，或心腹引痛，气刺气急，及疗食癥酒癖，血瘕气块，时发疼痛，呕哕酸水，面黄肌瘦，精神困倦，四肢少力；又治女人血气不调，小腹疠痛。

【备考】本方方名，《普济方》引作"蓬术煎丸"。

92349 **蓬术煎丸**

《普济方》卷二十三。即《局方》卷三吴直阁增诸家名方"蓬煎丸"。见该条。

92350 **蓬莪术丸**（《圣惠》卷五十）

【组成】蓬莪术一两　诃黎勒皮二两　白术一两　桂心二两　干姜一两（炮裂，剉）　赤茯苓二两　陈橘皮二两（汤浸，去白瓤，焙）　木香一两　甘草半两（炙微赤，剉）

【用法】上为末，炼蜜为丸，如梧桐子大。每服三十丸，以粥饮送下，不拘时候。

【主治】五膈气。胸膈不利，腹胁胀痛，胃气虚弱，食饮不下。

92351 **蓬莪术丸**（《圣惠》卷七十一）

【组成】蓬莪术三分　草薢半两（剉）　芫花一两（醋拌，炒令干）　神曲一两（炒令微黄）　京三棱三分（微炮，剉）　木香半两　麦蘖一两（炒令微黄）　麝香一分（细研）　鳖甲一两（涂醋，炙令黄，去裙襕）

【用法】上为末，用醋煮面糊为丸，如梧桐子大。每服二十丸，以热酒送下，不拘时候。

【主治】妇人痃癖气，两胁妨胀或疼痛，不欲饮食。

92352 **蓬莪术丸**（《圣惠》卷七十一）

【组成】蓬莪术三分　桂心半两　当归半两（剉，微炒）　赤芍药半两　槟榔半两　鳖甲一两（涂醋，炙令黄，去裙襕）　川大黄二两（剉碎，微炒）　枳壳半两（麸炒微黄，去瓤）　木香半两　昆布半两（洗去咸味）　琥珀半两　桃仁一两（汤浸，去皮尖、双仁，麸炒微黄）

【用法】上为末，炼蜜为丸，如梧桐子大。每服三十丸，食前以粥饮送下。

【主治】妇人癥痞，腹脐妨痛，令人体瘦，不思饮食。

92353 **蓬莪术丸**（《圣惠》卷七十一）

【组成】蓬莪术一两　牛膝三分（去苗）　没药三分　当归三分（剉，微炒）　木香三分　桂心三分　硇砂一两（别研）

【用法】上为末，用酽醋煎硇砂成膏，入药末和丸，如梧桐子大。每服十丸，食前以热酒送下。

【主治】妇人久积血风冷气，经候不调，心腹疼痛。

92354 **蓬莪术丸**（《圣惠》卷八十一）

【组成】蓬莪术一两　五灵脂二两　酽醋一升

【用法】上为末，以醋熬为膏，为丸如梧桐子大。每服十丸，以茴香汤送下，热酒下亦得，不拘时候。

【主治】产后心腹有宿冷疼痛。

92355 **蓬莪术丸**（《圣济总录》卷五十五）

【组成】蓬莪术（湿纸裹煨，剉）　青橘皮（汤浸，去白，焙干）　茴香子（炒）　干姜（炮）　甘草（炙，剉）　吴茱萸（汤洗，焙干，炒）各一两　阿魏少许（醋浸，研膏，入面作饼子，炙干）

【用法】上为末，醋煮面糊为丸，如芡实大。每服一丸，加至二丸，煨生姜煎汤嚼下。

【主治】心脾痛，霍乱吐泻。

92356 **蓬莪术丸**（《圣济总录》卷七十二）

【组成】蓬莪术（炒）一两　桂（去粗皮）三分　芍药　槟榔（剉）　枳壳（去瓤，麸炒）　当归（切，焙）　木香　昆布（洗去咸汁）　沉香（剉）　白芷（炒）各半两

【用法】上为末，炼蜜为丸，如梧桐子大。每服二十丸，煨姜、木瓜汤送下。

【主治】久积癥癖，气攻左胁，如覆杯，及妇人血瘕。

92357 **蓬莪术丸**（《圣济总录》卷九十四）

【组成】蓬莪术（炮，剉）　木香　大黄（剉，炒）　当归（切，炒）　芎䓖　京三棱（炮，剉）　草豆蔻（去皮）　桂（去粗皮）　桃仁（去皮尖双仁，炒）各一两　肉豆蔻（炮）半两　干漆（炒令烟出）一两

【用法】上为末，醋面糊为丸，如梧桐子大。每服二十丸，温酒或生姜汤送下，不拘时候。

【主治】七疝，脐腹坚痛。

92358 **蓬莪术丸**

《圣济总录》卷一八七。为《局方》卷三吴直阁增诸家名方"蓬煎丸"之异名。见该条。

92359 **蓬莪术丸**（《御药院方》卷四）

【组成】五灵脂　木香　当归（去芦头）　良姜（剉，微炒）　蓬莪术（炮）各等分

【用法】上为细末，用蜜、面糊为丸，如梧桐子大。每服三五十丸，热酒调下，不拘时候。

【主治】九种心痛，胸膈滞气，及腹胁疠刺疼痛，不可忍者。

92360 **蓬莪术丹**（《御药院方》卷三）

【组成】蓬莪术　京三棱　木香　白芍药　鳖甲各半两　白术　人参各一两　当归二钱半

【用法】上为细末，用浸，蒸饼为丸，如豌豆大。每服三十丸，食后温粥饮送下。

【功用】常服调和荣卫，美进饮食，消积聚，长肌肉。

【主治】久患癖瘕积聚，心腹痃闷，饮食减少，四肢困倦，欲成劳瘵。

92361 **蓬莪术丹**（《普济方》卷三九〇）

【组成】蓬莪术（炮） 当归（洗）各一两 木香 人参 桂心各半两 黑牵牛一分（微炒黄）

【用法】上为细末，白面糊为丸，如黍米大。每服十粒，生姜汤送下。

【主治】小儿心腹疼痛，不可忍。

92362 **蓬莪术汤**（《圣济总录》卷九十四）

【组成】蓬莪术一两（炮） 干姜半两（炮） 附子（炮裂，去皮脐）一两 芎䓖三分 桂（去粗皮）一两 白术三分 槟榔一两 芍药一两

【用法】上剉，如麻豆大。每服三钱匕，水一盏，煎七分，去滓温服，不拘时候。

【主治】寒疝，四肢逆冷，气弱汗出。

92363 **蓬莪术汤**

《圣济总录》卷一四五。为《博济》卷五"蓬莪散"之异名。见该条。

92364 **蓬莪术饮**（《圣济总录》卷五十五）

【组成】蓬莪术（生用）一两

【用法】上为粗末。每服三钱匕，水、醋各半盏，煎至七分，去滓热服。

【主治】心痛。

92365 **蓬莪术散**（《元和纪用经》）

【组成】蓬莪术六分（醋浸，切，炒） 赤芍药 当归 甘草（炙） 吴茱萸 肉桂 干漆（炒烟尽，下茱萸炒，次下众药，略炒）各二分

【用法】上为末。每服方寸匕，酒调下，再服即愈。炒盐、酒调下尤佳。

【主治】冷气厥心痛。

92366 **蓬莪术散**（《圣惠》卷四十九）

【组成】蓬莪术一两 鳖甲二两（涂醋，炙令黄，去裙襕） 赤芍药半两 槟榔一两 肉桂一两（去皱皮） 枳壳一两（麸炒微黄，去瓤） 当归一两（剉，微炒） 干姜半两（炮裂，剉） 京三棱一两（炮，剉） 川大黄一两（剉碎，微炒） 木香一两 柴胡一两半（去苗）

【用法】上为粗散。每服三钱，以水一中盏，入生姜半分，煎至六分，去滓温服，不拘时候。

【主治】久积癥癖，气不消散，胁下似覆杯，多吐酸水，面目萎黄，或腹中疞痛。

92367 **蓬莪术散**（《圣惠》卷七十二）

【组成】蓬莪术一两 当归一两（剉，微炒） 桂心半两 芎䓖半两 川大黄一两（剉，微炒） 牡丹半两 木香半两 延胡索半两 赤芍药半两 桃仁三分（汤浸，去皮尖双仁，麸炒微黄）

【用法】上为细散。每服一钱，食前以温酒调下。

【主治】妇人胞络夙夹风冷，每至月事来时，脐腹多痛。

【备考】《普济方》卷三三四有赤石脂，无川大黄、赤芍药。

92368 **蓬莪术散**（《圣惠》卷七十八）

【组成】蓬莪术一两 当归一两（剉，微炒） 蒲黄三分 桂心三分 川大黄一两（剉碎，微炒） 桃仁一两（汤浸，去皮尖双仁，麸炒微黄）

【用法】上为细散。每服二钱，以暖酒调下，不拘时候。

【主治】产后恶血滞留，憎寒壮热，心腹疼痛。

【备考】本方方名，《普济方》引作"蓬莪术散"。

92369 **蓬莪术散**（《圣惠》卷八十三）

【组成】蓬莪术 人参（去芦头） 桂心 黄芩 生干地黄 木香 甘草（炙微赤，剉）各一分

【用法】上为细散。每服半钱，以橘皮汤调下，不拘时候。

【主治】小儿心痛，发歇不定。

92370 **蓬莪术散**（《博济》卷四）

【组成】蓬莪术 当归（炒） 大黄（纸裹煨，慢火煨，候纸黄色住） 桃仁（去尖，麸炒黄色）各一两 桂心 芎䓖 牡丹皮 延胡索（炒） 木香 赤芍药各半两

【用法】上为细末。每服一钱，温酒调下，午前、临卧各一服。

【主治】产后血海气虚，腹脏疼痛，心胸痃闷，每遇经脉行，或多或少，及有块积者。

92371 **蓬莪术散**（《普济方》卷四十一引《护命方》）

【组成】蓬莪术（炮，剉） 茴香子（炒） 芎䓖 牛膝（酒浸，切细）各半两 桂（去粗皮）一分

【用法】上为散。每服三钱，放银石器内，煎葱汤调下。

【主治】小肠虚冷，时发刺痛。

92372 **蓬莪术散**（《圣济总录》卷七十三）

【组成】蓬莪术（煨，剉）半两 胡椒一分 附子（炮裂，去皮脐）半两

【用法】上为散。每服半钱匕，醋汤调下，不拘时候。

【主治】癖气发歇冲心，疼痛不知人。

92373 **蓬莪术散**（《圣济总录》卷八十三）

【组成】蓬莪术（煨，剉）一两半 延胡索（炮）一两 蛤粉三两 陈橘皮（汤浸，去白，焙）一两

【用法】上为散。每服一钱匕，用炒黑豆五十粒，生姜三片，以水一盏，同煎至六分，去滓，调药，温服，不拘时候。

【主治】风毒脚气吐逆。

92374 **蓬莪术散**（《圣济总录》卷一五一）

【组成】蓬莪术（煨）一两 当归（切） 红芍药 芎䓖 蒲黄 桂（去粗皮） 延胡索 乌药 没药（别研） 五灵脂各半两 干姜（炮）一分

【用法】上为散。每服二钱匕，食前、日午、卧时以温酒调下。

【主治】室女月水欲行，攻脐腹疼痛。

92375 **蓬莪术散**（《圣济总录》卷一六一）

【组成】蓬莪术（煨熟） 桂（去粗皮） 干漆（捣碎，炒烟出）各半两 吴茱萸（汤洗，微炒）一分

【用法】上为散。每服二钱匕，温酒调服。

【主治】产后血块攻筑疼痛。

92376 **蓬莪术散**（《圣济总录》卷一六一）

【组成】蓬莪术（炮，剉） 紫葳（微炒） 木香（炮） 羌活（去芦头） 细辛（去苗叶） 当归（切，炒） 芎䓖各

一两

【用法】上为散。每服三钱匕,用温酒调下,一日二次。

【主治】产后血块恶露不尽,攻筑疼痛。

92377 **蓬莪术散**(《圣济总录》卷一七六)

【组成】蓬莪术(炮,切)半两　阿魏一钱(水化开,浸蓬莪茂一宿,慢火炒干)

【用法】上为细散。每服半钱匕,紫苏米饮调下。

【主治】小儿脾胃气弱,乳食不化,乳饮留于胁下,因寒成癖。

92378 **蓬莪术散**(《幼幼新书》卷二十二引茅先生方)

【组成】蓬莪术　青橘皮(去白瓤)　益智各半两　木香一分　糯米一两

【用法】上为末。每服一大钱,用陈米饮调下,一日四次。

【主治】小儿痃气,一切气疾。

92379 **蓬莪术散**(《幼幼新书》卷三十六引邓俊民方)

【组成】蓬莪术四钱(生,温水洗过用)　丁香(母丁香不用)　杏仁(汤洗,去皮尖)各七粒

【用法】上为细末。每用猪靥一枚,针穿去麻油灯焰上烧令香熟,破开入药末一字在内,含化咽津,一日三次,稍退,可徐徐服半月除根。

【功用】消项气,磨宿滞积气。

【主治】瘿气。

【宜忌】忌油、盐、鸡、鱼。

92380 **蓬莪术散**(《普济方》卷一八四引《卫生家宝》)

【组成】蓬莪术二两(酽醋炙煮)　木香一两(煨)

【用法】上为末。每服半钱,淡醋汤送下。

【主治】一切冷气,抢心切痛,发即欲死;或久患腹痛,时复发动者。

92381 **蓬莪术散**

《普济方》卷二四五。为《圣济总录》卷八十三“蓬莪术散”之异名。见该条。

92382 **蓬莪术散**

《普济方》卷二四八。为《圣济总录》卷九十四“蓬莪术煮散”之异名。见该条。

92383 **蓬莪术散**(《郑氏家传女科万金方》卷二)

【组成】香附三两　当归(酒洗)　赤芍　熟地　蓬术　元胡　白术(土炒)　枳壳　黄芩　青皮一两五钱　川芎　三棱　砂仁(炒)　干漆二两　红花　甘草一两

【用法】上为末。每服三钱,空心酒调下。

【功用】散血和气。

【主治】妇人经脉断绝,腹中常有块痛,头晕眼花,饮食少进。乃气禀虚弱,以致断经太早,腹中瘀血未散,不时攻痛。

92384 **蓬虆根汤**(《圣济总录》卷七十一)

【组成】蓬虆根(剉)二两　牡丹皮(剉)　赤芍药各一两　桂(去粗皮)　枳壳(去瓤,麸炒)各三分　槟榔(剉)　当归(切,焙)　生干地黄(焙)各一两半　生姜(去皮,切,焙)半两

【用法】上为粗末。每服三钱匕,水一盏,煎至七分,去滓温服,空心、日晚各一服。

【主治】久积结癖气不散,左胁下如覆杯,咽酸吐水,面目萎黄,此名肥气;并女子血瘕。

92385 **蓬虆根散**(《圣惠》卷四十八)

【组成】蓬虆根二两(剉)　牡丹一两　赤芍药一两　桂心三分　京三棱一两(炮裂)　枳壳二分(麸炒微黄,去瓤)　槟榔一两

【用法】上为粗散。每服三钱,水一中盏,入生姜半分,煎至六分,去滓,食前稍热服。

【主治】肥气。在左胁下,似覆怀,咽酸吐水,面目萎黄,胸膈不利。

92386 **蓬莪术煮散**(《圣济总录》卷九十四)

【异名】蓬莪术散(《普济方》卷二四八)。

【组成】蓬莪术(煨)　槟榔(生,剉)　附子(炮裂,去皮脐)　甘草(炙,剉)　桂(去粗皮)各一两　胡椒半两　芎䓖　白术各三分

【用法】上为散。每服二钱匕,水一盏,煎至七分,温服,不拘时候。

【主治】心疝。心痛,肢体虚冷。

蒿

92387 **蒿艾酒**

《普济方》卷一一〇。即《圣惠》卷二十四“白艾蒿酿酒”。见该条。

92388 **蒿虫丸**(《慈幼新书》卷七)

【组成】朱砂　轻粉各一钱

【用法】上为细末,取青蒿节内虫(须七月初旬取,迟则生翅飞去)同研,丸如麻子大,晒干,瓷罐收贮。每服一岁一丸,人乳汁调化下。

【主治】小儿惊风。

92389 **蒿柳汁**(《松峰说疫》卷五)

【组成】黄蒿心七个　柳条心七个

【用法】上入碗内捣烂,或少加水亦可,滤去滓,用鸡子一个,飞金三贴,和汁搅匀。令病人一口吸尽。随即炒盐半碗,研细罗下,用手蘸盐将病人胸腹并前后心遍擦,再速用黄蒿、柳条熬滚水将病人周身荡之,照方如是者三次,立时发汗而痊。

【主治】瘟疫、伤寒,不论日之多少。

92390 **蒿草饮**(《洞天奥旨》卷五)

【组成】青蒿一两　玄参一两　生地一两　川芎一两　夏枯草一两　细辛一钱　蔓荆子一钱

【用法】水煎服。一剂轻,二剂愈。

【主治】鬓疽。

92391 **蒿豉丹**(《本草纲目》卷十五引《圣济总录》)

【组成】青蒿(五月五日采)　艾叶各等分

【用法】上同豆豉捣作饼,晒干。每用一饼,以水一盏半煎服。

【主治】赤白痢下。

92392 **蒿穗敷方**(《圣济总录》卷一三七)

【组成】蒿穗二两(黄燥者)

【用法】上为散。以醋调和,涂摩癣上,一日三二次。

【主治】一切癣。

92393 **蒿皮四物汤**(《笔花医镜》卷三)

【组成】生地三钱　北沙参　炙鳖甲各二钱　归身　白芍　青蒿各一钱　地骨皮一钱五分　丹皮八分　甘草五分

【主治】内热属阴虚者。

92394 **蒿芩清胆汤**(《重订通俗伤寒论》)

【组成】青蒿脑一钱半至二钱　淡竹茹三钱　仙半夏一钱半　赤茯苓三钱　青子芩一钱半至三钱　生枳壳一钱半　陈广皮一钱半　碧玉散(包)三钱

【功用】和解胆经。

【主治】足少阳胆与手少阳三焦湿遏热郁,三焦气机不畅,胆中相火炽,致胸闷作呕,寒热如疟。

【方论选录】❶《重订通俗伤寒论》:足少阳胆与手少阳三焦合为一经,其气化一寄于胆中以化水谷,一发于三焦以行腠理。若受湿遏热郁,则三焦之气机不畅,胆中之相火乃炽,故以蒿、芩、竹茹为君,以清泄胆火;胆火炽,必犯胃而液郁为痰,故臣以枳壳、二陈,和胃化痰;然必下焦之气机通畅,斯胆中之相火清和,故又佐以碧玉,引相火下泄;使以赤苓,俾湿热下出,均从膀胱而去。此为和解胆经之良方,凡胸痞作呕,寒热如疟者,投无不效。❷《中医大辞典·方剂分册》:方中青蒿、黄芩为君,清少阳胆热;配伍竹茹、陈皮、半夏、枳壳为臣,清胃降逆而化痰;合用赤茯苓、碧玉散为佐使者,既可导胆热下行,又能利湿和中调药。诸药合用,使少阳胆热可清,脾胃痰湿得化,则诸症自愈。

蒺

92395 **蒺藜丸**(《外台》卷二十六引《古今录验》)

【组成】蒺藜子　干地黄各一分　鹿茸(炙)十分　白蔹八分　磁石十分(研)　矾石(炼)十分　铁精　桂心　续断各五分　巴戟天　芍药　玄参　通草　升麻　牛膝　寄生各八分　泽泻七分　射干八分　苁蓉十分　海藻八分(如发者)

【用法】上为细末,以蜜和为丸,如梧桐子大。每服十丸,渐增至二三十丸,饮送下,一日二次。

【主治】㿗疝。

92396 **蒺藜丸**(《千金》卷二十三)

【组成】蒺藜子　大黄各一两　败酱一分　桂心　人参　附子　薏苡仁　黄连　黄耆　鸡骨　当归　枳实　芍药　通草各三分

【用法】上为末,炼蜜为丸,如梧桐子大。每服三丸,不知,益至五丸,食前以饮送下,一日三次。

【功用】除热。

【主治】妇人乳肿痛。

【方论选录】《千金方衍义》:用大黄、黄连解热,桂心、附子散结,人参、黄耆固本,当归、芍药和营,败酱、薏苡败脓,枳实、通草利窍,尤赖蒺藜破除恶血,鸡骨引入厥阴也。

92397 **蒺藜丸**(《圣惠》卷二十四)

【组成】白蒺藜一两(微炒,去刺)　秦艽一两(去苗)　羌活半两　苦参半两(剉)　黄芩半两　赤茯苓一两　细辛半两　枳壳三分(麸炒微黄,去瓤)　乌蛇三两(酒浸,去皮骨,炙微黄)

【用法】上为末,炼蜜为丸,如梧桐子大。每服三十丸,以温蜜汤送下,不拘时候。

【主治】风瘙痒,生痞瘟。

92398 **蒺藜丸**(《三因》卷十四)

【组成】白蒺藜(微炒,去刺)　海藻(浸洗,去咸)　泽泻各一两　茴香(炒)一两半　桂心　木通　牛膝(剉,酒浸)　五味子　木香(煨)　槟榔各二两　茯神(去木)　人参　远志(水浸,去心,姜汁炒)各三两　川楝(去皮核,麸炒)　桃仁(去皮尖,炒,别研)　赤芍药　续断　山茱萸　苁蓉(酒浸)　青皮各四两

【用法】上为末,炼蜜为丸,如梧桐子大。每服三五十丸,空心、食前温酒或盐汤送下。

【主治】囊核坚大,行动艰辛,发作牵连偏坠疼痛。

92399 **蒺藜丸**(《急救仙方》卷三)

【组成】石决明　川芎　白芷　防风　木贼　石膏　覆盆子　楮实(去壳,用米)　蝉蜕　蔓荆子　青葙子　车前子　细辛　菊花　旋覆花　密蒙花　龙胆草各等分

【用法】上为末,炼蜜为丸,如梧桐子大。每服四十丸,食后茶清送下;如诸虚,盐汤送之;实者,茅根、蔗汤送下;缺珠,猪肝煎汤送下;垂帘障,每服二十丸,四物汤送下;如重甚,加白柿、桑白皮、茅根、蔗煎汤送下。

【功用】退诸障膜。

【主治】障翳。

92400 **蒺藜丸**(《医略六书》卷二十四)

【组成】蒺藜三两(去刺,炒)　乌头一两(姜汁炮)　山栀二两(姜汁炒)

【用法】上为末,淡盐水捣为丸。每服三钱,沸汤送下。

【主治】寒束湿热疝痛,脉弦数者。

【方论选录】寒束湿热之邪,闭遏经气,不能统运其流行之机,故邪结成疝,小腹疼痛不止焉。蒺藜疏厥阴之经,乌头逐外束之寒,山栀清内蕴湿热也。盐水丸,沸汤下,使湿热并化,则经气清和,而寒邪无不外解,疝气无不内消,何疼痛之不除哉?此分解之剂,为寒束湿热疝痛之专方。

92401 **蒺藜丸**

《仙拈集》卷二。为方出《肘后方》卷一,名见《圣济总录》卷一〇〇"蒺藜子丸"之异名。见该条。

92402 **蒺藜丸**(《全国中药成药处方集》吉林、哈尔滨方)

【异名】蒺藜明目丸。

【组成】桔梗　蒺藜　木贼　羌活　蝉蜕　薄荷　防风　草决　覆盆子　当归　川芎　白芍　生地　白芷各七两

【用法】上为细面,用水泛为小丸,如梧桐子大。每服二钱,白水送下,一日二三次。

【功用】平肝明目,退翳清热。

【主治】肝旺肾虚,目生障翳,视物昏花,迎风流泪,羞明畏光,雀目,青盲;瘀火上灼,目赤焮肿,胬肉胀痛,热泪不止;白膜遮睛,血丝贯瞳,眼泡浮肿,瞳仁散大。

【宜忌】忌食辛辣;孕妇忌服。

92403 **蒺藜汤**(《圣济总录》卷九十四)

【组成】蒺藜子(炒,去角)　附子(炮裂,去皮脐)　山

栀子仁各一两

【用法】上㕮咀，如麻豆大。每服五钱匕，水一盏半，煎至八分，去滓，食前温服。

【主治】阴疝。

92404 **蒺藜汤**（《妇人良方》卷八）

【组成】蒺藜三两（炒至赤黑色，臼内以木棒舂去刺，拣，簸净） 酸枣仁一两（炒令香）

【用法】上为粗末。每服三钱，水一盏，煎至七分，去滓温服。

【主治】风入肠间，或秘或利。

92405 **蒺藜汤**

《普济方》卷一九二。为《外台》卷二十引《集验方》"葱豆洗汤"之异名。见该条。

92406 **蒺藜汤**（《外科大成》卷三）

【组成】白蒺藜一两

【用法】上为粗末。以水二钟，煎至一钟，入食盐一撮，漱之。

【主治】牙衄及牙痛根肿动摇者。

92407 **蒺藜汤**（《医学心悟》卷四）

【组成】白蒺藜（麸炒，去刺，研）一钱五分 羌活 防风各七分 甘草（炙）五分 荆芥 赤芍各一钱 葱白（连须用）二段

【用法】水煎服。

【主治】目暴赤肿痛。

【加减】若伤煎、炒、炙煿之物，加连翘、山楂、黄连；若伤酒，更加葛根。

92408 **蒺藜散**（《医心方》卷四引《深师方》）

【组成】蒺藜子 栀子仁 香豉各一升 木兰皮半斤

【用法】上为末，酢浆和如泥。暮卧，涂病上，明旦汤洗去。

【功用】《普济方》：灭瘢。

【主治】皻、皯、黵。

92409 **蒺藜散**（方出《千金》卷二十二，名见《洞天奥旨》卷八）

【组成】蒺藜子一升（烧为灰）

【用法】上以酽醋和，封头上，经宿便愈。或针破头，封上更佳。

【主治】一切疔肿。

92410 **蒺藜散**（《千金》卷二十二）

【组成】蒺藜子一升（熬令黄）

【用法】上为末。以麻油和之如泥，炒令焦黑，以敷故熟布上，如肿大小，勿开孔，贴之。

【主治】气肿痛。

92411 **蒺藜散**（《圣惠》卷六十九）

【组成】白蒺藜三分（微炒，去刺） 羚羊角屑三分 黄芩半两 细辛半两 人参半两（去芦头） 苦参半两（剉） 蛇床子半两 秦艽半两（去苗） 防风半两（去芦头） 麻黄半两（去根节） 当归半两（剉，微炒） 甘草半两（炙微赤，剉） 莽草三分（微炙） 枳壳半两（麸炒微黄，去瓤）

【用法】上为散。每服三钱，以水一中盏，煎至六分，去滓温服，不拘时候。

【主治】妇人风瘙，皮肤中如虫行，及生瘾疹，搔之作疮，面肿心烦。

92412 **蒺藜散**（《圣济总录》卷三十）

【异名】蒺藜子散（《普济方》卷二九九）。

【组成】蒺藜子（炒，去角） 白扁豆（炒）各一两

【用法】上为散。每服一钱匕，如茶点服，不拘时候。

【主治】伤寒后脾胃热壅，唇口常有疮。

92413 **蒺藜散**（《直指》卷十九）

【组成】蒺藜（杵去刺） 草乌头（水浸三日，逐日换水，去皮，晒）各半两 白芷 白附（生） 苍术（炒） 荆芥穗各二钱半

【用法】上为末，米糊为丸，如梧桐子大。每服三十丸，上则茶清，下则盐酒送服。

【主治】癞风。上攻耳鸣目眩，下注阴湿疮痒。

92414 **蒺藜散**（《瑞竹堂方》卷三）

【组成】蒺藜根

【用法】上烧灰。贴患处。动牙即牢。

【主治】打动牙齿。

92415 **蒺藜散**（《普济方》卷五十）

【组成】蒺藜子一石（于七月、八月熟时收，晒干，舂去刺）

【用法】上为末。每服二钱，新汲水调下，一日三次，勿令中绝。

【功用】断谷长生。服之一年以后，冬不寒，夏不热；服之二年，老者复少，鬓白复黑，齿落重生；服之三年，身可长生。

92416 **蒺藜散**（《普济方》卷二三九）

【组成】蒺藜子并苗叶（于七月七日采，阴干，烧存性）

【用法】上为细末。每服二钱，食后煎芜荑酒调下，一日三次。

【主治】蛲虫。又治诸虫。

92417 **蒺藜散**（《医统》卷九十一）

【组成】白蒺藜 谷精草 防风 羌活 生蛤粉各等分

【用法】上为细末。每服二钱，水调下。

【主治】痘疮入目肿痛。

92418 **蒺藜散**（《医学入门》卷七）

【组成】白蒺藜（生）

【用法】上为末。擦牙。或水煎，入盐一捻，带热时时漱之。久则大效。

【功用】固齿。

【主治】风虚牙齿疼痛，龈肿动摇。

92419 **蒺藜散**（《准绳·幼科》卷六）

【组成】蒺藜 甘草 羌活 防风各等分

【用法】上为细末。每服二钱，水调服。有拨云见日之效。

【主治】痘疹入眼。

92420 **蒺藜散**（《仁端录》卷七）

【组成】白蒺藜 淡豆豉各等分

【用法】上为末。用醋水调涂。

【主治】痘疮溃烂。

92421 **蒺藜散**（《痧胀玉衡》卷下）

【异名】丝三(《痧症全书》卷下)、十九号大畜方(《杂病源流犀烛》卷二十一)。

【组成】白蒺藜(捣去刺)二两 泽兰 姜黄 卜子 楂肉 茜草 土贝母(净)各一两 玄胡索 五灵脂各一两五钱 槟榔七钱 金银花八钱 乌药 青皮各六钱 桃仁(去皮尖)一两二钱

【用法】上为末。每服一钱,温酒调下。

【主治】食积瘀血,痧毒凝滞成块,日久不愈者。

92422 **蒺藜散**(《痘麻绀珠》卷十)

【组成】白蒺藜 白菊花 蝉蜕 荆芥穗 防风 木贼草

【用法】上为末。白汤调下。

【主治】痘疮入眼,肿疼,或生翳膜。

92423 **蒺藜散**(《异授眼科》)

【组成】白蒺藜(炒) 芍药 茯苓 甘草 石决明(盐水炒) 川芎(炒) 羌活 当归 防风 苍术(米泔浸,炒) 蝉蜕 麻黄各等分

【用法】上为细末。白滚水送下。

【主治】头风注于目,每早晨昏花者。

92424 **蒺藜子丸**(方出《肘后方》卷一,名见《圣济总录》卷一〇〇)

【异名】蒺藜丸(《仙拈集》卷二)。

【组成】蒺藜子

【用法】蜜为丸,如胡豆大。每服二丸,一日三次。

【功用】《仙拈集》:延年益寿。

【主治】❶《肘后方》:卒中五尸,腹痛胀急、不得气息,上冲心胸,旁攻两胁,或磥块踊起,或挛引腰脊。❷《仙拈集》:耳聋。

92425 **蒺藜子丸**(《外台》卷十五引《延年秘录》)

【异名】白蒺藜丸(《圣惠》卷二十四)。

【组成】蒺藜子六分 黄耆 独活 白芷 防风 薯蓣各三分 枳实(炙) 人参 黄连各四分 葳蕤 地骨白皮各二分 桂心一分

【用法】上为末,蜜和为丸,如梧桐子大。每服十丸,加至十五丸,酒送下,一日二次。

【功用】除风热,消疹,兼补益,坚筋骨,倍气力。

【主治】热风冲头面,痒如虫行身上,时有风疹出。

【宜忌】忌猪肉、生葱。

92426 **蒺藜子丸**(《圣济总录》卷十一)

【组成】蒺藜子(沙苑者,酒浸令软,研作膏) 枳实(去瓤,麸炒)各一两半 独活(去芦头) 天门冬(去心,焙) 桂(去粗皮)各三分 白术 人参各一两

【用法】上为极细末,拌匀,炼蜜为丸,如梧桐子大。每服二十丸,用薄荷酒送下,空心、日午、临卧各一次

【主治】风热相并,体生痦瘟,发即攻冲,头面赤热,皮肤瘙痒,盛则成疮,不欲饮食。

92427 **蒺藜子丸**(《圣济总录》卷一一〇)

【组成】蒺藜子(炒,去角)一两 兔粪(喂黑豆后收者)二两(焙) 蝉蜕(去土,炒) 蛇蜕(炙) 木贼(以盒盛之,略烧存性,为末) 决明子(微炒)各一两

【用法】上为末,用淡豆豉一两,白面一匙,先烂研豉,入水和面煮糊为丸,如梧桐子大。每服十丸,加至二十丸,早、晚食后用淡竹叶汤送下。

【主治】眼内有疮,但睛不损者。

92428 **蒺藜子汤**

《千金》卷二十四。为《外台》卷二十引《集验方》"葱豆洗汤"之异名。见该条。

92429 **蒺藜子汤**(《圣济总录》卷十一)

【组成】蒺藜子(炒,去角)二两 仙灵脾 防风(去叉) 芎䓖 萆薢 白石脂 枳壳(去瓤,麸炒)各一两半 桂(去粗皮) 黄芩(去黑心)各半两 白术 麻黄(去根节) 羌活(去芦头) 天雄(炮裂,去皮脐) 羚羊角屑 黄连(去须)各一两 旋覆花(炒)三分

【用法】上剉,如麻豆大。每服五钱匕,用水一盏半,入生姜二片,乌梅肉半枣大,同煎至八分,去滓温服。

【主治】风疹发歇不愈,或赤或白,瘙痒至甚。

92430 **蒺藜子散**(《圣济总录》卷十一)

【组成】蒺藜子(炒,去角)二两 枳壳(去瓤,麸炒) 荆芥穗 羌活(去芦头) 防风(去叉)各一两 苍术(米泔浸一宿,刮皮,剉,炒)四两

【用法】上为散。每服一钱匕,温酒或腊茶调下,不拘时候。

【主治】风瘙皮肤瘾疹痒痛,或有细疮。

92431 **蒺藜子散**(《圣济总录》卷一五九)

【异名】贝母散(《普济方》卷三五六)。

【组成】蒺藜子(炒,去角) 贝母(去心)各二两

【用法】上为散。每服二钱匕,温酒调下;熟水调下亦得。未下再服,以下为度。

【主治】产困乏,腹痛,目有所见,儿及衣俱不下。

92432 **蒺藜子散**

《卫生总微》卷十八。为方出《千金》卷六名见《圣惠》卷三十七"灌鼻蒺藜汁"之异名。见该条。

92433 **蒺藜子散**

《普济方》卷二九九。为《圣济总录》卷三十"蒺藜散"之异名。见该条。

92434 **蒺藜浴汤**(《圣济总录》卷十一)

【组成】蒺藜子(炒) 茺蔚子 羊桃(剉) 蒴藋根苗(切) 漏芦(去芦头) 苦参(剉)各半斤 盐四两

【用法】上为粗末。每全料以水三石,煮取二石五斗,去滓,于温室中淋浴,仍先饱食即入浴,久浸最良,可隔夜一浴。浴讫衣覆取汗,慎外风。

【主治】风毒瘙痒瘾疹,渐成痦瘟。

92435 **蒺藜贝母汤**(《圣济总录》卷六十五)

【组成】蒺藜子(炒,去角) 贝母(去心) 紫菀(去苗土) 百合 麻黄(去根节) 天雄(炮裂,去皮脐) 枳壳(去瓤,麸炒) 赤石脂各一两半 桑根白皮(剉) 桂(去粗皮) 地榆 五味子 贯众 黄连(去须)各一两 黄芩(去黑心)半两 旋覆花(微炒)三分

【用法】上为粗末。每服五钱匕,水一盏半,入生姜三片,煎至八分,空心、食前去滓温服。

【主治】久咳嗽。

92436 **蒺藜苦参丸**

《疯门全书》。为原书同卷"小神丸"之异名。见该条。

92437 **蒺藜明目丸**

《全国中药成药处方集》吉林、哈尔滨方。为原书同卷"蒺藜丸"之异名。见该条。

92438 **蒺藜涂敷方**(《圣济总录》卷一三六)

【组成】蒺藜子(炒,去角)　赤小豆各一两

【用法】上为散。用鸡子白调如糊,涂敷肿上,干即易之。

【主治】气肿。其状如痈,虚肿色不变,皮上急痛。

蒟

92439 **蒟酱汤**(《圣济总录》卷五十四)

【组成】蒟酱二两　高良姜三分　荜澄茄半两

【用法】上为粗末。每服三钱匕,水一盏,煎至七分,去滓,入苦酒数滴,热呷。以知为度。

【主治】中焦有寒,阴凝胃口,哕噫不止。

92440 **蒟酱散**(《御药院方》卷九)

【组成】蒟酱　细辛各半两　大皂角一梃(去皮子,青盐每窍隙满,火烧存性,细研用)

【用法】上为细末。如痛时,用软牙刷蘸药刷痛处。

【主治】牙齿疼痛,发作往来不已。

蒴

92441 **蒴藋汤**(《普济方》卷一〇八引《肘后方》)

【组成】蒴藋一两(切碎)

【用法】上以水三碗,煎至五七沸。冷暖得所,洗患处。

【主治】一切风瘾疹。

92442 **蒴藋汤**(《外台》卷十五引《延年秘录》)

【组成】蒴藋根(切)　蒺藜子　羊桃(切)　楮枝(切)　茺蔚子　石盐各半升　辛夷仁　矾石各三两(一方加兔藿)

【用法】上切。以水一斗,煮取三升,去滓,纳盐搅令消。用涂风疹,上下涂之。

【主治】风疹。

92443 **蒴藋汤**(《圣惠》卷九)

【组成】蒴藋五两　槐枝三两　柳枝四两　桃枝三两　枸叶四两　豉一升　葱白十茎

【用法】上细剉。以水三斗,煎取二斗,去滓,于无风处看冷暖淋背。淋背讫,便吃葱豉粥了,以衣盖取汗。

【功用】发汗。

【主治】伤寒一日,壮热头痛。

92444 **蒴藋汤**(《圣惠》卷五十五)

【组成】蒴藋半斤　柳枝半斤　桃枝半斤　黄栌木五两

【用法】上细剉。以水三斗,煎至二斗,去滓,入白矾末一两,搅令匀,温温浴之。

【主治】体黄。

92445 **蒴藋汤**(《圣惠》卷九十一)

【异名】蒴藋浴水(《普济方》卷四〇五)。

【组成】蒴藋二两　防风　羊桃根　石楠　秦艽　川升麻　苦参　茵芋　芫花　蒺藜子　蛇床子　黄矾　枳壳各一两

【用法】上细剉和匀。每用三两,以水一斗,煎至五升,去滓,看冷暖洗浴。避风。

【主治】小儿风瘙瘾疹。

92446 **蒴藋汤**(《圣济总录》卷一二〇)

【组成】蒴藋二两　蜀椒(去目及闭口者,炒出汗)一分　吴茱萸(汤浸,焙)半两　乌贼鱼骨(去甲)一两　桂(去粗皮)半两　桃胶一两

【用法】上为粗末。每用五钱匕,以水一盏,煎十余沸,去滓,更入酒半盏,又煎十余沸,热漱冷吐。

【主治】风齿肿疼,及头面肿痛,口急不开。

92447 **蒴藋汤**(《圣济总录》卷一三六)

【组成】蒴藋苗(切)五升

【用法】上以水一斗,煮取七升,去滓,淋洗。

【主治】风毒攻肌肉,皮肤浮肿。

92448 **蒴藋酒**(方出《证类本草》卷十一引《梅师方》,名见《圣济总录》卷八十)

【组成】蒴藋根(刮去皮,捣汁)一合

【用法】上和酒一合,暖,空心服,当微吐利。

【主治】❶《证类本草》引《梅师方》:水肿,坐卧不得,头面身体悉肿。❷《圣济总录》:水气,通身黄肿。

92449 **蒴藋散**(《圣济总录》卷八)

【组成】蒴藋根(去皮土,切,焙)

【用法】上为散。每服一钱匕,渐加至一钱半,空心温酒调下。

【主治】风腰脚不随。

92450 **蒴藋散**(《御药院方》卷八)

【组成】蒴藋　吴茱萸　顽荆　黄耆　防风　防己各四两　踯躅花　白独活　荆芥穗　藁本各二两

【用法】上为粗末,都入水半碗,葱白二七茎(细剉),木瓜半个(挼碎),拌令匀,作三份。每服用药一份,于铫内慢火炒令通热,用绵帛两重裹药熨痛处。如觉药微冷,依前别炒余药,更换熨之,三剂必减。

【主治】荣卫不顺,气血偏虚,风寒湿气攻注,脚膝疼痛。

92451 **蒴藋煎**(《圣惠》卷二十四)

【组成】蒴藋根五两　白蒺藜三两　兔藿三两　羊桃三两　虎杖三两　盐二两　辛夷二两　白矾二两

【用法】上剉,并生用,都捣筛令匀。每用药五两,以水一斗,煮取二升,去滓,更煎至半升,每用棉蘸药涂于患处,频涂之。

【主治】赤白风瘾疹。

【备考】《准绳·疡医》:有细辛,无羊桃。

92452 **蒴藋煎**(《圣济总录》卷八)

【组成】生蒴藋根汁　生地黄汁各一升　附子(炮裂,去皮脐,别捣,密绢细罗为末)一两　酥四两　生姜汁二合　蜜四两

【用法】上先取蒴藋、地黄汁并附子末,同煎炼成稀膏,后入酥、蜜、姜汁,更煎令稠,入瓷器中。每服半匙,空腹及夜卧温酒调下。

【主治】中风,手足不随。

92453 **蒴藋煎**(《圣济总录》卷一三六)

【组成】蒴藋根(洗,切)八斤

【用法】上烂研,以水三斗,浸绞取汁,熬如稠膏,取猪脂一斤,熔去滓,下火停冷,与前膏和匀,更煮三五十沸。每服一匙至二匙,空心、临卧热酒调下。又取涂抹患处。

【主治】风肿。

92454 **蒴藋煎**(《中国接骨图说》)

【组成】忍冬 蒴藋 接骨木 艾 石菖 莲叶 折伤木各一两 食盐一合

【用法】上以水二升,煎取一升,洗损处。

【主治】打扑疼痛,肿不消。

92455 **蒴藋膏**(《外台》卷十五引《延年秘录》)

【组成】蒴藋根(切) 蒺藜子各一升 附子 独活 犀角屑 蔷薇根 白芷 防风 苦参 白及 升麻 白敛 防己各三两 川椒 莽草 青木香 蛇床子 蛇衔草各二两 茺蔚子(切)一升 枳实五枚(炙) 茵芋二两半(切)

【用法】上切,以苦酒渍,令淹匝一宿,明旦铜器中炭火上用猪膏五升煎,令三上三下,以候白芷色黄膏成,绞去滓,纳不津器中。用摩风疹。

【主治】身痒,风瘙瘾疹。

92456 **蒴藋膏**(《圣惠》卷二十四)

【组成】蒴藋根二两 白蒺藜一两 附子一两(去皮脐) 独活一两 犀角屑一两 蔷薇根二两 白芷一两 防风一两 苦参一两 川升麻一两 漏芦一两 汉防己一两 川椒一两 木香一两 蛇衔草 茺蔚各一两 枳壳一两 莽草一两

【用法】上并生用,细剉,以头醋浸,令淹一宿,明旦用铜石银锅器中盛,于慢火上用腊月炼成猪脂二斤半与药同煎,令白芷赤色膏成,滤去滓,盛于瓷盒中。每取涂摩所患处。累用即愈。

【主治】风瘙瘾疹,皮肤中苦痒,搔之血出。

92457 **蒴藋根汁**(方出《外台》卷二十七引《范汪方》,名见《圣济总录》卷九十七)

【组成】蒴藋根一把(捣末)

【用法】以水和绞去滓,强人服一升。数用有效。

【主治】下部闭不通及脚气。

【备考】《圣济总录》本方用:嫩新蒴藋根一把,烂捣,以水二盏,更同研,生布绞取汁,分三服,食前饮之,强人分二服。

92458 **蒴藋根汤**(《圣惠》卷二十四)

【组成】蒴藋根五两 蒺藜苗五两 景天半两 蛇床子二两 玉屑三两

【用法】上以水一斗五升,煮取一斗,去滓,看冷热洗所患处,一日二次。药水冷即暖用之。

【主治】风,身体生瘾疹。

【备考】《准绳·疡医》无景天、玉屑,有当归五两,细辛二两。

92459 **蒴藋涂方**(《千金》卷二十二,名见《圣济总录》卷一八二)

【组成】蒴藋叶

【用法】上烂捣,涂敷丹上。干即易之,以愈为度。

【主治】小儿五色丹。

92460 **蒴藋浴水**

《普济方》卷四〇五。为《圣惠》卷九十一"蒴藋汤"之异名。见该条。

92461 **蒴藋蒸汤**(《千金》卷十八)

【组成】蒴藋根叶(切)三升 菖蒲叶(切)二升 桃叶皮枝(剉)三升 细糠一斗 秫米三升

【用法】上以水一石五斗,煮取米熟为度,大盆器贮之,于盆上作小竹床子罩盆,人身坐床中,四面周围将席荐障风,身上以衣被盖覆。若气急时,开孔对中泄气,取通身接汗,可得两食久许,如此三日,蒸还,温药足汁用之,若盆里不过热,盆下安炭火。

【主治】皮虚,主大肠病,寒气关格;皮肤一切劳冷。

【方论选录】《千金方衍义》:蒴藋治寒痹拘急,菖蒲通利九窍,桃叶辟邪散血,糠米蒸发肉腠,共襄作汗之功也。

92462 **蒴藋煎丸**(《圣惠》卷二十一)

【组成】蒴藋叶汁二升 海桐皮一两(剉) 牛膝一两(去苗) 羌活一两 当归一两 侧子一两(炮裂,去皮脐) 桂心一两 仙灵脾一两 石斛一两(去根,剉) 郁李仁一两(汤浸,去皮尖,微炒)

【用法】上为末,先以好酒二升和蒴藋汁,于银锅中熬令稠,和诸药末为丸,如梧桐子大。每服二十丸,空心及晚食前以温酒送下。

【主治】风脚膝软弱,履步不得,骨节疼痛。

蒲

92463 **蒲公汤**(《中医皮肤病学简编》)

【组成】薏仁31克 地丁15克 蒲公英15克 当归15克 牛膝9克 茯苓9克 紫背天葵9克 贝母6克 甘草6克

【用法】水煎,内服。

【主治】足跟溃疡。

92464 **蒲公散**(《古今医鉴》卷九)

【组成】蒲公英(净,炒)四两 血余(洗净)四两 青盐四两(研)

【用法】用瓷罐一个,盛蒲公英一层,血余一层,青盐一层,盐泥封固,腌(春、秋五日,夏三日,冬七日),桑柴火煅令烟尽为度,候冷取出,碾为末。每服一钱,清晨酒调服。

【功用】乌须生发。

92465 **蒲龙散**(《医学正印》卷下)

【组成】龙骨一两 蒲黄五钱

【用法】上为末。每服二钱,酒调下,每日三次,可暂服。

【主治】妊娠无故尿血,遇小解辄血下。

92466 **蒲灰酒**(《医林纂要》卷十)

【组成】旧蒲包(烧灰存性,包盐者为妙) 蚯蚓泥 砂糖

【用法】和酒调下。

【主治】刑伤,杖伤。

92467 **蒲灰散**(《金匮》卷中)

【组成】蒲灰七分 滑石三分

【用法】上为散。每服方寸匕，饮调下，每日三次。

【主治】小便不利；厥而皮水者。

【方论选录】❶《金匮玉函经二注》：膀胱血病涩滞，致气不化而小便不利也。蒲灰、滑石者，本草谓其利小便，消瘀血。蒲灰治瘀血为君，滑石利窍为佐。皮水，用蒲黄消经络之滞，利小便为君；滑石开窍通水，通以佐之，小便利则水下行，逆气降。❷《金匮要略心典》：蒲，香蒲也，能去湿热，利小便，合滑石为清利小便之正法也。

【备考】本方方名，《张氏医通》引作“蒲黄散”。

92468 **蒲灰散**（《疑难急症简方》）

【组成】蒲黄（炒黑）

【用法】可填可掺，可服。

【功用】清火止血。

【主治】血泄不止，及舌衄，鼻血，重舌，木舌，并下部诸血。

92469 **蒲灰散**（《效验秘方》范玉金方）

【组成】生蒲黄 70 克　滑石粉 30 克　栀子（炒）30 克　当归 30 克　生地 30 克　木通 30 克　赤茯苓 30 克　生甘草 30 克

【用法】上药共为细末，每次 15 克，水煎煮沸后连渣服之，日 3 次。尿急尿频、尿意不尽等尿道刺激症缓解后，即去赤芍、当归、生地、赤茯苓、木通、甘草，仅用蒲黄、滑石粉、栀子（炒）三味，按原比例配制。服法同上。

【主治】湿热下注，热瘀互结所致的血精证。

【宜忌】服药期间禁忌房事；治好之后亦当节制。

92470 **蒲虎汤**（《医醇賸义》卷四）

【组成】生熟蒲黄各六分　琥珀一钱　丹参三钱　茯神二钱　当归二钱　赤芍一钱　黄连六分　木香五分　灯芯三尺

【主治】心火下陷，烦扰不安，下利脓血。

92471 **蒲柏饮**（《辨证录》卷十）

【组成】菖蒲一钱　玄参　麦冬各一两　柏子仁三钱　贝母一钱

【用法】水煎服。四剂愈。

【主治】心包火盛，无端大笑不止，或背人处自笑，异于平素。

92472 **蒲栀煎**（《效验秘方·续集》陈之才方）

【组成】蒲公英 10～15 克　焦山楂 5～9 克　茵陈 15 克　制香附 12 克　广郁金 12 克　枳壳 6 克　青皮 4.5 克　陈皮 4.5 克　忍冬藤 10 克　鸡内金 10 克

【用法】日 1 剂，水煎服，2 次分服。并用皮硝外敷。取 25 克皮硝捣细末装入缝制的小布袋，睡前敷于右上腹胆囊区，次晨起取下，以皮硝烊化为有效，每晚 1 次，连续使用至不烊化则停用。

【功用】清热利胆，疏肝理气。

【主治】胆囊炎，胆石症。

【宜忌】患者忌食酸、辣、甜味油腻之食品。

【加减】痛甚者加玄胡索 9 克，川楝子 6 克；腹胀加大腹皮 10 克，霍梗 9 克，苏梗 9 克；舌苔腻加厚朴 6～9 克，焦薏仁 30 克；便秘加玄明粉 9～12 克冲服，全瓜蒌 12 克；有烧灼感加海螵蛸 15 克，煅瓦楞子 15 克；发热加银花 9 克；纳差加焦谷芽 9 克，焦麦芽 9 克，山楂炭 12 克；有泛恶感或呕吐加姜半夏 9 克，姜竹茹 6 克；有阴虚之象加玄参 9 克，麦冬 9 克，天花粉 9 克。

【方论选录】方中蒲公英是清热解毒的传统药物，现代药理已证实了它有良好的抗感染作用，对胆囊的炎症及胆结石有效；山栀有清热利湿、泻火凉血之功，唯性味苦寒，多服碍胃，依陈老经验，炒焦后，可缓和苦寒之性，故临床喜用焦山栀而少用生山栀；茵陈退黄，人人皆知，但它还有利胆之功，能增加胆汁分泌。此三药与忍冬藤同用，加强了清热除湿、消肿利胆之力，再配伍香附、郁金、枳壳、青陈皮以疏肝理气、消积化滞，合鸡内金消食化石。运用蒲栀煎、皮硝内服外敷结合的治疗方法，经多年的临床实践证实，收到了良好的效果。

92473 **蒲茸散**（《医级》卷八）

【组成】鹿茸（酥炙）　生地　当归各一两　蒲黄（炒）一合　冬葵子二两（炒）

【用法】上为末。每服一钱，温酒调下；若炼蜜为丸，如梧桐子大。每服二十丸，淡盐汤送下。

【主治】尿血日夜不止而不痛者。

92474 **蒲桃浆**（《养老奉亲》）

【组成】蒲桃汁一升　白蜜三合　藕汁一升

【用法】上相合，微火温，三沸即止，空心服五合，食后服五合，常服殊效。

【主治】老人五淋秘涩，小便紧痛，膈闷不利者。

92475 **蒲桃煎**（《医方类聚》卷一三三引《食医心鉴》）

【组成】蒲桃（绞取汁）五合　藕汁五合　生地黄汁五合　蜜五合

【用法】上相和，煎如稀饧，食前服三二合，日再服。

【主治】热淋，小便涩少，碜痛滴血。

92476 **蒲根汤**（《圣济总录》卷七十五）

【组成】蒲根（剉）二两　粟米（淘）二合

【用法】以水三盏，煎取一盏半，去滓，分二次温服，空心、日午再服。

【主治】热痢。

92477 **蒲柴饮**（《洞天奥旨》卷七）

【组成】柴胡二钱　丹皮三钱　苍术二钱　茯苓三钱　白术五钱　白芍药五钱　蒲公英五钱　天花粉二钱　远志一钱　黄芩一钱

【用法】水煎服。三剂即消。

【主治】箕门痈，勇疽。

【加减】已溃者，去黄芩，加黄耆五钱、当归五钱。

92478 **蒲黄丸**（《圣惠》卷二十九）

【组成】蒲黄一两　菟丝子一两半（酒浸三宿，晒干，别捣为末）　熟干地黄一两　蔓荆子二两　葵子一两　续断一两　芎䓖二两　当归一两

【用法】上为末，炼蜜为丸，如梧桐子大。每服三十丸，食前以粥饮送下。

【主治】虚劳小便出血。

92479 **蒲黄丸**（《圣惠》卷五十八）

【组成】蒲黄一两　生干地黄二两　葵子一两　黄耆一两（剉）　麦门冬二两（去心，焙）　荆实三分　当归三分

(剉,微炒) 赤茯苓一两 车前子三分

【用法】上为末,炼蜜为丸,如梧桐子大。每服三十丸,食前以粥饮送下。

【主治】虚损,膀胱有热,尿血不止。

92480 **蒲黄丸**(《圣济总录》卷一五二)

【组成】蒲黄三两(微炒) 龙骨二两半 艾叶一两

【用法】上为末,炼蜜为丸,如梧桐子大。每服二十丸,煎米饮或煎艾汤送下,一日二次。

【主治】妇人月候过多,血伤漏下不止。

92481 **蒲黄丸**(《圣济总录》卷一五三)

【组成】蒲黄 龙骨各三两

【用法】上为末,炼蜜为丸,如梧桐子大。每服三十丸,食前黄耆汤送下。

【主治】妇人血伤,兼赤白带下不止。

92482 **蒲黄丹**(《济阳纲目》卷二十二)

【组成】蒲黄三合 干地黄 桑耳 甘草 芒消 茯苓 人参 柏叶 阿胶 艾叶 生姜各一两 禹余粮 黄连各一两 赤石脂一两二钱半

【用法】上㕮咀。以水一斗,煮取四升,分作五服。

【主治】血痢。

92483 **蒲黄方**(《准绳·疡医》卷六)

【组成】蒲黄 旧青布

【用法】上并纳在小口瓶中,烧取烟,熏疮。汁出愈。

【主治】金疮,中风寒水露,肿痛入腹。

92484 **蒲黄汤**(《外台》卷二引《古今录验》)

【异名】止血蒲黄散(《圣惠》卷十一)。

【组成】蒲黄 桑寄生 桔梗(一作栝楼) 犀角屑 甘草各二两(炙) 葛根三两

【用法】上切。以水七升,煮取三升,去滓,分三服,徐徐服之。

【主治】伤寒温病,天行疫毒,及酒客热伤中,吐血不止,面黄干呕,心烦。

【宜忌】忌海藻、菘菜、猪肉。

【备考】本方方名,《普济方》引作"蒲黄散"。

92485 **蒲黄汤**(《千金》卷三)

【组成】蒲黄五两 桂心 芎䓖各一两 桃仁二十枚 芒消一两 生姜 生地黄各五两 大枣十五枚

【用法】上㕮咀。以水九升,煮取二升半,去滓,纳芒消,每日分三次服。

【主治】产后余疾,胸中少气,腹痛头疼,余血未尽除,腹中胀满欲死。

92486 **蒲黄汤**(《千金》卷三)

【组成】蒲黄半两 大黄 芒消 甘草 黄芩各一两 大枣三十枚

【用法】上㕮咀。以水五升,煮取一升,清早服。至日中下,若下不止,进冷粥半盏即止;若不下,与少热饮自下。人羸者半之。

【主治】产后余疾。有积血不去,腹大短气,不得饮食,上冲胸胁,时时烦愦逆满,手足悁痛,胃中结热。

92487 **蒲黄汤**(《千金》卷五)

【组成】蒲黄 大黄 黄芩各十铢 甘草八铢 麦门冬十铢 芒消七铢 黄连十二铢

【用法】上㕮咀。以水二升,煮取一升,去滓,纳芒消,分三服,视儿羸瘦消息半之。大小便血即愈。

【主治】小儿落床堕地,如有瘀血腹中,阴阴寒热,不肯乳哺,但啼哭叫唤者。

【宜忌】忌冷食。

92488 **蒲黄汤**(《千金翼》卷二十四)

【组成】蒲黄一升 当归 白芷 白石脂各三两 黄连 芎䓖 干地黄 甘草各二两

【用法】上㕮咀。以水一斗,煮取三升,分三服。

【主治】诸痔下血。

92489 **蒲黄汤**(《袖珍》卷二引《圣惠》)

【异名】蒲黄散(《准绳·类方》卷六)。

【组成】赤茯苓 木通 车前子 桑白皮(炒) 荆芥 灯心 赤芍药 甘草(微炒) 蒲黄(生) 滑石各等分

【用法】上为末。每服二钱,食前葱白、紫苏煎汤调下。

【主治】心肾有热,小便不通。

92490 **蒲黄汤**(《圣济总录》卷一五二)

【组成】蒲黄(轻炒) 当归(切,焙) 柏叶(炙令黄色) 艾叶(炙,焙)各一两 伏龙肝一两半 生干地黄(焙) 黄芩(去黑心)各二两

【用法】上为粗末。每服三钱匕,水一盏,煎至七分,去滓,空心食前温服,每日二次。

【主治】妇人因月水来,延引不止,遂成血伤。

92491 **蒲黄汤**(《圣济总录》卷一五七)

【组成】蒲黄一两 芒消半两 芎䓖一两 桂(去粗皮)三分 桃仁半两(去皮尖双仁,炒) 生干地黄(焙)二两 人参一两

【用法】上为粗末。每服三钱匕,水一盏半,煎至八分,去滓温服,不拘时候。

【主治】半产后,胸中气短,腹胁疞痛,余血不尽,烦满闷乱。

92492 **蒲黄汤**

《幼幼新书》卷三十九引张涣方。为《圣惠》卷八十三"蒲黄散"之异名。见该条。

92493 **蒲黄汤**(《内经拾遗》卷一)

【组成】蒲黄一两(炒褐色) 清酒十爵

【用法】将蒲黄入清酒内沃之,温服。

【主治】血菀上焦之薄厥。

【方论选录】蒲黄能消瘀安血,清酒能畅气和营。

【备考】本方方名,据剂型,当作"蒲黄酒"。

92494 **蒲黄汤**(《普济方》卷二一一)

【组成】干姜半两 雀粪半两 蒲黄半两

【用法】上为末。用软饭为丸,如梧桐子大。每服十丸,以粥饮送下,不拘时候。

【主治】赤白下痢。

92495 **蒲黄饮**(《圣济总录》卷一六〇)

【组成】蒲黄(微炒)一两半 芒消(研)三分 芎䓖半两 桂(去粗皮)半两 鬼箭半两 生干地黄(焙)二两 桃仁(汤浸,去皮尖双仁,麸炒黄色)二十枚

【用法】上为粗末。每服三钱匕,加大枣二枚(擘),水

一盏,同煎至七分,去滓温服。

【主治】产后恶血不尽,攻心乏力,腹痛胀满,头痛。

92496 **蒲黄饮**(《普济方》卷一八九)

【组成】糯米(炒) 蒲黄 青黛 白面各一两

【用法】上为末。每服五钱,水调下。

【主治】吐血,鼻衄不止。

92497 **蒲黄饮**(《痧证汇要》卷四)

【异名】土三(《痧症全书》卷下)、四十三号鼎象方(《杂病源流犀烛》卷二十一)。

【组成】牛膝三钱 独活 枳壳 连翘 桃仁(去皮尖) 泽兰 赤芍 山楂 姜黄 蒲黄各一钱

【用法】水煎,微冷服。

【功用】散瘀,引火下行。

【主治】痧毒。

92498 **蒲黄酒**(《外台》卷二十引《范汪方》)

【组成】蒲黄一升 小豆一升 大豆一升

【用法】以清酒一斗,煮取三升,去豆,分三服。

【主治】风虚水气,通身肿,亦治暴肿。

92499 **蒲黄酒**(《圣济总录》卷一五八)

【组成】蒲黄(炒)一合 槐子十四枚(为末)

【用法】以酒三盏,煎至二盏,去滓,分二次温服,未下更服。

【主治】妊娠堕胎,胞衣不出。

92500 **蒲黄散**(《外台》卷二十五引《深师方》)

【异名】鹿茸散(《圣惠》卷七十三)。

【组成】蒲黄三合 当归一两 鹿茸一枚(烧)

【用法】上为散。每服方寸匕,食前饮调下,每日三次。

【主治】❶《外台》引《深师方》:卒下血。❷《千金》:妇人漏下不止。

92501 **蒲黄散**(《医心方》卷十二引《深师方》)

【组成】甘草一分 干姜一分 蒲黄一分

【用法】上为末。每服方寸匕,酒调下,每日三次。

【主治】卒下血。

92502 **蒲黄散**(《鬼遗》卷二)

【组成】麻勃一两(七月七日者) 蒲黄二两

【用法】上为散。每服一钱匕,温酒调下,每日五次,夜再二服。

【主治】金疮内瘘。

92503 **蒲黄散**(《医心方》卷二十三引《产经》)

【组成】蒲黄一升 生蓟叶(晒令干,为末)二升

【用法】上为末。每服方寸匕,酒调下,每日三次。

【主治】产后溲有血不尽。

92504 **蒲黄散**(《千金》卷三)

【异名】单行蒲黄散(《千金翼》卷六)、蒲黄散子(《杂病源流犀烛》卷十七)。

【组成】蒲黄

【用法】每服方寸匕,以东流水调下。

【主治】产后出血烦闷,或儿枕腹痛,痔漏出血。

❶《千金》:产后烦闷。❷《本事》:产后出血太多,虚烦发渴。❸《普济方》引《便产须知方》:产后血瘕儿枕疼痛,由产后气羸,恶露未尽,新血与故血相搏而致。症见腹中有块,上下时动,痛不可忍。❹《杂病源流犀烛》:痔漏出血属瘀血者。

【备考】《本事》本方用法:每服二钱,饮调下;渴燥甚者,新汲水调下。

92505 **蒲黄散**(《千金》卷二十五,名见《普济方》卷三一二)

【组成】蒲黄八两 附子一两

【用法】上为末。每服方寸匕,酒调下,每日三次。不知增之,以意消息。

【主治】从高堕下有瘀血。

92506 **蒲黄散**(《千金》卷二十五)

【组成】蒲黄一升 当归二两

【用法】上为末。每服方寸匕,食前酒调下,每日三次。

【主治】腕折瘀血。

92507 **蒲黄散**(《外台》卷二十二引《千金》,名见《普济方》卷二九九引《海上方》)

【异名】蒲黄一物散(《医方考》卷五)。

【组成】蒲黄

【用法】上为末。敷之。不过三度愈。

【功用】《医方考》:清气凉血。

【主治】重舌,舌肿,口疮,男子阴下湿痒。

❶《外台》引《千金》:重舌,舌上生疮,涎出。❷《普济方》引《海上方》:口疮。❸《得效》:舌肿满,口不能声。❹《普济方》:男子阴下湿痒。

【临床报道】舌疮:《普济方》:李莫安抚内子,夜半忽不能言,烛之乃舌下生一舌上戴,急取《外台》检此方,五七敷即愈。

92508 **蒲黄散**(《千金翼》卷二十)

【组成】蒲黄一升 当归 桂心各二两

【用法】上为散。每服方寸匕,酒调下,日三夜一。

【主治】被打,腹中有瘀血。

92509 **蒲黄散**(《医心方》卷七引《令李方》)

【组成】蒲黄二两 桐皮二两 甘草二两

【用法】上为末。粉创上。不过三愈。

【主治】阴蚀疮。

92510 **蒲黄散**(《圣惠》卷六)

【组成】蒲黄三分 当归半两(剉,微炒) 人参半两(去芦头) 天门冬半两(去心,焙) 麦门冬半两(去心,焙) 甘草半两(生用) 黄耆一两(剉) 赤芍药半两 阿胶一两(捣碎,炒令黄燥) 生干地黄一两

【用法】上为细散。每服一钱,以粥饮调下,不拘时候。

【主治】肺壅热气逆,吐血。

92511 **蒲黄散**(《圣惠》卷十)

【组成】蒲黄三分 犀角屑半两 子芩三分 紫苏茎叶半两 侧柏叶半两 甘草一分(炙微赤,剉)

【用法】上为粗散。每服五钱,以水一大盏,煎至六分,去滓;以伏龙肝半两,水浸,取清一合,相和令匀,分为二服,不拘时候,以愈为度。

【主治】伤寒鼻衄不止,心胸烦闷。

92512 **蒲黄散**(《圣惠》卷二十七)

【组成】蒲黄三分 甘草一分(炙微赤,剉) 当归(剉,微炒) 人参(去芦头) 白芍药 阿胶(捣碎,炒令黄

燥） 麦门冬一两（去心，焙） 黄耆（剉） 刺蓟 生干地黄各半两

【用法】上为细散。每服二钱，以粥饮调下，不拘时候。

【主治】虚劳肺热吐血。

92513 **蒲黄散**（《圣惠》卷三十六，名见《普济方》卷五十九引《海上方》）

【组成】乌贼鱼骨 蒲黄各等分

【用法】上为末。每用少许，涂舌上。

【主治】❶《圣惠》：舌肿强。❷《普济方》引《海上方》：舌忽然肿硬，或出血如涌。

92514 **蒲黄散**（《圣惠》卷三十七，名见《普济方》卷一九〇）

【组成】蒲黄二两 石榴花一两（末）

【用法】上为散。每服一钱，以新汲水调下。

【主治】鼻衄经久不止。

92515 **蒲黄散**（《圣惠》卷三十七，名见《圣济总录》卷六十九）

【组成】蒲黄半两

【用法】温水调下，未愈再服。

【主治】卒吐血不止。

【备考】《圣济总录》本方用法：每服三钱匕，冷水调下，不拘时候。

92516 **蒲黄散**（《圣惠》卷三十七，名见《鸡峰》卷十）

【组成】蒲黄一两（微炒） 龙骨一两（烧赤）

【用法】上为细散。每服二钱，糯米粥饮调下。

【主治】❶《圣惠》：九窍、四肢、指歧间出血。❷《鸡峰》：鼻血。

【备考】《鸡峰》本方用法：上为细末，干搐鼻中。

92517 **蒲黄散**（《圣惠》卷六十七）

【组成】蒲黄一两 当归三分 桂心三分 延胡索一两 芎䓖三分 赤芍药一两 菴蕳子三分 没药一两 附子一两（炮裂，去皮脐） 栗子一两（去壳，阴干） 川大黄一两（剉碎，微炒） 芸薹子一两

【用法】上为细散。每服一钱，温酒调下，频服，不拘时候。

【功用】止痛散血。

【主治】从高坠下，落马坠车，辗着腕损，骨碎筋伤，内损，恶血攻心闷绝，坐卧不安。

【备考】服本方前须先按摩，排正筋骨。

92518 **蒲黄散**（《圣惠》卷六十七）

【组成】蒲黄一两 当归一两（炒微黄） 桂心一两 续断一两 白芷一两 甘草半两（炙微赤，剉） 藕节二两 生干地黄二两

【用法】上为细散。每服一钱，温酒调下，不拘时候。

【主治】伤损，腹内、膈上、四肢瘀血不散，恶闻人声，气塞不通。

92519 **蒲黄散**（《圣惠》卷六十七）

【组成】蒲黄三分 芎䓖半两 当归半两（剉，微炒） 桂心半两 白芷一分 细辛一分

【用法】上为细散。每服二钱，生姜酒调下，日三四服。

【主治】骨折筋伤，恶血攻心，烦闷。

92520 **蒲黄散**（《圣惠》卷七十，名见《普济方》卷三一九）

【组成】鹿角胶二两（捣碎，炒令黄燥） 艾叶一两（微炒） 续断一两 蒲黄一两

【用法】上为细散。每服二钱，煮竹茹粥饮调下，不拘时候。

【主治】妇人鼻衄，出血数升，不知人事。

92521 **蒲黄散**（《圣惠》卷七十三）

【组成】蒲黄一两 鹿茸一两半（去毛，涂酥，炙令黄） 当归一两半（剉，微炒） 阿胶一两（炙令黄燥） 乌贼鱼骨一两（炙黄） 生干地黄一两

【用法】上为细散。每服二钱，食前以温酒调下。

【主治】妇人漏下五色。

【备考】本方方名，《普济方》引作"蒲黄阿胶汤"。用法除生干地黄外，为粗末。每服二钱，水一盏，地黄汁半盏同煎，取一盏，去滓，空心、日午、临卧温服。

92522 **蒲黄散**（《圣惠》卷七十七）

【组成】蒲黄三分 桂心一两 赤芍药一两 牛膝二两（去苗）

【用法】上为粗散。每服四钱，以水、酒各半盏，煎至六分，去滓温服。

【主治】堕胎，胞衣不出，腹中疞痛，牵引腰脊。

92523 **蒲黄散**（《圣惠》卷七十九）

【组成】蒲黄一两 当归一两 赤芍药一两 麦门冬一两（去心） 生干地黄一两 鬼箭羽半两

【用法】上为散。每服三钱，以水一中盏，入竹叶二七片，粳米五十粒，煎至六分，去滓温服，不拘时候。

【主治】产后血气上攻胸膈，烦闷不安。

92524 **蒲黄散**（《圣惠》卷八十）

【组成】蒲黄二两 荷叶三片（干者） 牡丹三分 延胡索三分 甘草三分（炙微赤，剉）

【用法】上为散。每服四钱，以水一中盏，煎至五分，次入蜜一匙，生地黄汁一小盏，再煎五七沸，去滓，分温二服，不拘时候。

【主治】产后血晕，烦闷不识人，或狂言妄语，气喘欲绝。

【备考】《局方》有生干地黄，煎药时不加地黄汁。

92525 **蒲黄散**（《圣惠》卷八十）

【组成】蒲黄一两 牛膝一两（去苗） 菴蕳子半两 桂心三分 鬼箭羽半两 川大黄半两（剉，微炒）

【用法】上为散。每服三钱，以水一中盏，加生姜半分，煎至六分，去滓稍热服，不拘时候。

【主治】产后恶露不下，心腹疼痛。

【备考】《普济方》有桃仁、当归。

92526 **蒲黄散**（《圣惠》卷八十三）

【异名】蒲黄汤（《幼幼新书》卷三十九引张涣方）。

【组成】蒲黄 川大黄（剉，微炒） 当归（剉，微炒） 琥珀 生干地黄 赤芍药各半两 桂心一分

【用法】上为粗散。每服一钱，以水一小盏，煎至五分，去滓温服，不拘时候。

【主治】小儿落床堕地，如有瘀血，腹中痛。

92527 **蒲黄散**（《圣惠》卷八十九）

【组成】蒲黄一分 露蜂房一分（微炙） 白鱼一钱

【用法】上为末。每用少许,酒调,敷重舌口中疮上,一日三次。

【主治】小儿重舌,口中生疮涎出。

92528　**蒲黄散**(《圣惠》卷八十九)

【组成】蒲黄一分　伏龙肝半两　乱发灰一分

【用法】上为细末。每用半钱,暖生地黄汁调下,不拘时候。

【主治】小儿吐血不止。

92529　**蒲黄散**(《圣济总录》卷五十三)

【组成】蒲黄　滑石各一两

【用法】上为散。每服二钱匕,鸡子清调下。

【功用】《医略六书》:通经利窍。

【主治】❶《圣济总录》:胞转不得小便。❷《医略六书》:男子跌扑,女子经停,致血结经络,经气不能施化,内连脏腑而腹痛浮肿,脉沉涩微数。

【方论选录】《医略六书》:蒲黄通经破瘀,滑石通闭利窍。使血化气调,则经府清和,而腹痛自退,安有浮肿之患。

92530　**蒲黄散**(《圣济总录》卷七十)

【组成】蒲黄　柏子仁(研)　当归(切,焙)　阿胶(炙燥)　棕榈(烧存性,研)　乱发灰(研)各一钱

【用法】上为散。每服二钱匕,生藕节自然汁调下;如肺损吐血,地黄自然汁调下;肠风下血,用樗根皮煎汤调下;妇人带下,艾汤调下。

【主治】鼻衄,肺损吐血,肠风下血,妇人带下。

92531　**蒲黄散**(《圣济总录》卷九十六)

【组成】蒲黄(微炒)二两　郁金(剉)三两

【用法】上为散。每服一钱匕,空心、晚食前粟米饮调下。

【主治】膀胱有热,小便血不止。

92532　**蒲黄散**(《圣济总录》卷一三九)

【组成】蒲黄　生干地黄(焙)各一两半　甘草(炙,剉)三分　黄耆(剉)　当归(切,焙)　芎䓖　白芷　续断各一两

【用法】上为散。每服三钱匕,空心酒调下,日三四服。血化为水下。若口噤,斡开口与之,仍加大黄一两半。

【主治】金疮血出,腹胀欲死。

92533　**蒲黄散**(《圣济总录》卷一四四)

【组成】蒲黄一合　当归(切,焙)　桂(去粗皮)　续断　白芷各一两　甘草(炙,剉)半两　生干地黄(焙)二两

【用法】上为散。每服一钱匕,空心温酒调服,一日二次。

【主治】伤损,腹内瘀血不散,不欲闻人声,胸中气塞,便利出血等。

92534　**蒲黄散**(《圣济总录》卷一四四)

【组成】蒲黄　当归(切,焙)　芍药(剉)　桂(去粗皮)各一两

【用法】上为散。每服二钱匕,温酒调下,不拘时候。

【主治】坠堕内损,血结不行。

92535　**蒲黄散**(《圣济总录》卷一四五)

【组成】蒲黄二两　当归(切,焙)　桂(去粗皮)　人参　槟榔各一两

【用法】上为细散。每服二钱匕,水一盏,煎至七分,去滓温服,不拘时候。

【主治】打扑一切损伤血瘀,时吐,唾中出血。

【备考】原书文瑞楼本本方用法:上为细散。每服二钱匕,温酒调下,不拘时候。

92536　**蒲黄散**(《圣济总录》卷一五一)

【组成】蒲黄　毡灰　炒面各半两

【用法】上为细散。每服二钱匕,煎地黄酒调下。

【主治】妇人月水久不绝。

92537　**蒲黄散**(《圣济总录》卷一五五)

【异名】当归散(《普济方》卷三四四)。

【组成】蒲黄(微炒)　当归(焙令香,剉)　龙骨　阿胶(炙令燥)　生干地黄(焙)各半两　牛角䚡(黄牛角上者,炙令焦)一两　芎䓖半两

【用法】上为散,研均细。每服二钱匕,食前用煎艾煮米饮调下。

【主治】妊娠卒下血,令胎不安,脐腹撮痛。

92538　**蒲黄散**(《圣济总录》卷一五九)

【组成】蒲黄一合(研)　槐子(微炒)半两

【用法】上为细散。每服二钱匕,温酒调下,须臾即生。

【主治】腹痛虽甚,二三日不产。

92539　**蒲黄散**(《圣济总录》卷一五九)

【组成】蒲黄(微炒)　甘草(炙)　桂(去粗皮)　陈橘皮(汤浸去白,焙)各三分　牛膝(去苗,酒浸,切,焙)一两

【用法】上为散。每服二钱匕,温酒调下,不拘时候,以下为度。

【主治】胎死腹中,若子已出,胞衣不下,腰背痛。

92540　**蒲黄散**(《圣济总录》卷一六三)

【组成】蒲黄一两　干姜(炮)半两　姜黄(切)　当归(切,焙)　桂(去粗皮)　人参各一两

【用法】上为散。每服一钱匕,空心、日午、临卧煎人参调下。

【主治】产后血气痛,烦闷渴燥。

92541　**蒲黄散**(《鸡峰》卷十)

【组成】生地黄八两　蒲黄一升　地骨皮五两　黄芩　芍药　生竹茹各三两

【用法】上为细末。每服二钱,水一盏,煎至六分,去滓,食后温服。

【主治】劳热所致大便出血,及口鼻出血,血上心胸,气急。

92542　**蒲黄散**(《鸡峰》卷十三)

【组成】木贼一两　蒲黄二两

【用法】上为末。每服二钱,米饮调下,不拘时候。

【主治】忧思之气不散而乘于血,或怒气伤肝,逆气上行,血溢流散,或饮酒过多,热入于阴而伤于血,以致纯下清血,日久不止,脉或散或涩。

92543　**蒲黄散**(《三因》卷十五)

【组成】蒲黄三两　水银一两

【用法】上为末。先以猪肉汤浸洗,挹干,以药掺之。

【主治】阴蚀疮。

92544 **蒲黄散**(《杨氏家藏方》卷十九)

【组成】蒲黄一分　黄连　白及各半两　黄柏(去粗皮)二两　赤小豆一两

【用法】上为细末。每用一钱,井花水调作膏子,封贴囟上,日一易之。

【主治】小儿肝热上攻,眼生翳膜。

92545 **蒲黄散**(《普济方》卷二九七引《儒门事亲》)

【组成】蒲黄一两　血竭半两

【用法】上为细末。每用少许,贴于患处。

【主治】痔漏。

92546 **蒲黄散**(《直指小儿》卷四)

【组成】生蒲黄　油发灰各等分

【用法】上为细末。每服一钱,暖生地黄汁或米饮调下。

【主治】小儿吐血、咯血。

92547 **蒲黄散**(《云岐子保命集》)

【组成】芍药二两五钱　知母二两　生姜　当归　蒲黄各二两　红花五钱　荷叶中心蒂七个　生地黄汁一盏

【用法】上㕮咀。以水二升,煎至一升,去滓,下蒲黄煎四沸,空心分作三服。

【主治】产后三四日,恶露不下,呕逆壮热。

92548 **蒲黄散**(《得效》卷六)

【组成】生姜自然汁(年少者)十两(年老者)二十两　鸭子一个(打碎,入姜汁内搅匀)　蒲黄三钱

【用法】上煎至八分,入蒲黄煎五七沸,空心温服。

【主治】妇人胎前产后赤白痢。

92549 **蒲黄散**(《得效》卷十四)

【组成】车前子　黄芩　蒲黄　生地黄　牡蛎　芍药各一分

【用法】上为末。每服方寸匕,空心米饮调下。

【主治】妇人产后大小便不利,下血。

【宜忌】忌食面、蒜。

92550 **蒲黄散**(《得效》卷十八,名见《普济方》卷三〇三)

【组成】蒲黄不拘多少

【用法】上为末。热酒灌下。

【主治】打扑伤,金疮闷绝。

92551 **蒲黄散**

《普济方》卷一三八。即《外台》卷二引《古今录验》"蒲黄汤"。见该条。

92552 **蒲黄散**(《普济方》卷二一二)

【组成】蒲黄三合　干地黄　桑茸　甘草　芒消　茯苓　人参　柏叶　阿胶　艾叶　生姜各二两　禹余粮　黄连各二两　赤石脂五钱

【用法】上拌匀。以水一斗,煮取四升,分五服温饮。

【主治】血痢。

92553 **蒲黄散**(《普济方》卷三二九)

【组成】破故纸(炒黄)　蒲黄(炒)　千年石灰(炒黄)各等分

【用法】上为细末。每服三钱,空心用热酒调服。

【主治】妇人血海崩。

92554 **蒲黄散**

《普济方》卷三八八。即《圣惠》卷九十二"冬葵子散"。见该条。

92555 **蒲黄散**

《准绳·类方》卷六。为《袖珍》卷二引《圣惠》"蒲黄汤"之异名。见该条。

92556 **蒲黄散**(《济阴纲目》卷一)

【组成】黄芩五分　当归　柏叶　蒲黄各四分　生姜二分　艾叶一分　生地黄二十四分　伏龙肝十二分

【用法】上㕮咀。以水二升,煎取八合,分二服。

【主治】妇人血经不止。

92557 **蒲黄散**

《张氏医通》卷十六。即《金匮》卷中"蒲灰散"。见该条。

92558 **蒲黄散**(《中国接骨图说》)

【组成】马鞭草　蒲黄　乌头各四钱

【用法】上入无灰酒或霹雳酒炼为泥。涂患处,厚六七分,以绢或纸覆之,用火针熨其上。

【主治】骨节疼痛。

92559 **蒲黄膏**(《圣惠》卷三十六,名见《卫生宝鉴》卷十)

【组成】细辛一分　蒲黄一分　杏仁三分(汤浸,去皮尖双仁)　曲末三分(微炒)

【用法】上为末,研杏仁如膏,和匀,捻如枣核大。绵裹塞耳中,一日一易,以愈为度。

【主治】耳卒聋。

92560 **蒲黄膏**

《直指》卷十四。为《圣济总录》卷七十八"蒲黄敷方"之异名。见该条。

92561 **蒲黄膏**(《中医皮肤病学简编》)

【组成】鲜蒲公英(洗净,捣泥状)125克　雄黄10克　冰片3克

【用法】上药混合均匀。外用。

【主治】急性炎症非化脓期及淋巴腺结核。

【宜忌】药物保存时间,不要超过二十四小时。

92562 **蒲槐散**(《圣济总录》卷七十)

【组成】蒲黄　槐花各半两　防己　人参各一分

【用法】上为散。每服一钱匕,食后新汲水调下。

【主治】鼻衄不止。

92563 **蒲醋丸**(《女科指掌》卷四)

【组成】真蒲黄(炒)

【用法】上为末,熬米醋为丸。每服五十丸,米饮送下。

【主治】❶《女科指掌》:产后恶露不绝。❷《医略六书》:产后污血未尽,新血又虚,致血露不净,腹痛尪羸,日当一日。

【方论选录】《医略六书》:蒲黄一味,性能破瘀行血,炒黑醋丸,又能涩血止血,以定污血之漏血。米饮调下,使污血去尽,则新血自生,而经脉完复,其血露无不净,腹痛无不除,何尪羸日当之有哉。

92564 **蒲藕丸**(《魏氏家藏方》卷七)

【组成】熟干地黄一两　当归(去芦)　黄连(去须)　石菖蒲各半两

【用法】上为细末，生藕节取汁，炼蜜为丸，如梧桐子大。每服四五十丸，食前米饮熟水任下。

【主治】大便下血无时，久不愈者。

92565 **蒲公英汤**（《经验良方》）

【组成】蒲公英 芦根 野艾蒿各二钱 大黄一钱

【用法】水煎。

【主治】黄疸。

92566 **蒲公英汤**（《衷中参西》上册）

【组成】鲜蒲公英四两（根叶茎花皆用，花开残者去之，如无鲜者可用干者二两代之）

【用法】煎汤两大碗，温服一碗，余一碗乘热熏洗。

【主治】眼疾肿疼，或胬肉遮睛，或赤脉络目，或目睛胀疼，或目疼连脑，或羞明多泪，一切虚火实热之证。

【加减】目疼连脑者，宜用鲜蒲公英二两，加怀牛膝一两煎汤饮之。

92567 **蒲公英酒**

《疡科选粹》卷四。为《医学纲目》卷十九"蒲公英忍冬酒"之异名。见该条。

92568 **蒲公英酒**（《景岳全书》卷六十四）

【组成】蒲公英一握

【用法】上捣烂。入酒半钟，取酒温服，滓贴患处。甚者不过三五服即愈。

【主治】乳痈、吹乳，不问已成未成。

92569 **蒲公英膏**（《惠直堂方》卷四）

【组成】蒲公英十数斤

【用法】上熬，用香油半钟收成膏。外贴。

【主治】诸毒瘰疬，痘疮疔疮。

92570 **蒲黄末散**（《普济方》卷六十五引《仁存方》）

【组成】蒲黄末半钱 乳香末 白芷末各半钱 雄黄末一钱

【用法】上和匀。每用一字，以纸蘸药，随左右紧塞耳内，仍以荆芥咬在痛牙上。

【主治】牙疼。

92571 **蒲黄散子**

《杂病源流犀烛》卷十七。为《千金》卷三"蒲黄散"之异名。见该条。

92572 **蒲黄散膏**（《普济方》卷五十九）

【组成】蒲黄

【用法】上调成膏。敷舌上下，以纸卷蓖麻（碎）烧烟熏之。

【主治】舌肿满，口不能言。

92573 **蒲黄敷方**（《圣济总录》卷七十八）

【异名】蒲黄膏（《直指》卷十四）。

【组成】蒲黄

【用法】上以猪脂和。敷肛上，手按抑令入，日二三次。

【主治】脱肛不收。

92574 **蒲醋饮子**（《济阴纲目》卷十一）

【组成】真蒲黄不拘多少

【用法】熬米醋令稠，和药成膏。每服一弹子大，食前醋汤化开服，月内每日一二服。

【功用】逐败滋新。

【主治】新产，及一切恶露与血积。

【备考】本方方名，据剂型，当作"蒲醋膏"。

92575 **蒲公草涂方**（《圣济总录》卷一四〇）

【组成】蒲公草（连根茎叶）四两

【用法】上捣烂，绞取白汁。频涂之。

【主治】狐尿刺，日夜躁痛，不得眠睡。

92576 **蒲索四物汤**（《胎产心法》卷下）

【组成】当归一钱五分 川芎八分 熟地黄二钱 白芍（酒炒） 延胡索（醋炒）各一钱 蒲黄七分（炒） 干姜五分（炒黑）

【主治】产后恶露不止。

【备考】产后忌芍药，而此方用之，审恶露不止四字，则产日已久矣，故不忌也。

92577 **蒲黄一物散**

《医方考》卷五。为方出《外台》卷二十二引《千金》，名见《普济方》卷二九九引《海上方》"蒲黄散"之异名。见该条。

92578 **蒲黄当归散**（《圣济总录》卷一六〇）

【组成】蒲黄 当归 芍药 泽兰叶 延胡索 白芜荑（炒） 桂（去粗皮）各等分

【用法】上为细散。每服二钱匕，四日外热酒调下，四日内用童子小便调下。

【主治】产后三日或七日内败血不散。

92579 **蒲黄阿胶汤**

《普济方》卷三二九。即《圣惠》卷七十三"蒲黄散"。见该条。

92580 **蒲黄通瘀煎**（《医略六书》卷三十）

【组成】当归三钱 赤芍一钱半 肉桂一钱半（去皮） 泽兰三钱 荆芥一钱半（炒灰） 蒲黄三钱 五灵脂三钱 枳壳一钱半（炒） 炮姜一钱半 益母草三钱

【用法】水煎，去滓温服。

【主治】产后经寒，气滞血瘀而恶露不通，身热胀满，腹痛势甚，脉涩大者。

【方论选录】当归养血和血以荣经，赤芍破血活血以降瘀，蒲黄破瘀通恶露，灵脂破瘀降浊阴，肉桂温经通血闭，泽兰泻热通经闭，荆芥散热和血，枳壳破滞化气，炮姜温中逐寒，益母去瘀生新。水煎温服，使经寒散而中气暖，则瘀血化而恶露自通，身热胀满无不退，腹中痛疼无有不除者。

92581 **蒲黄鹿茸散**（《赤水玄珠》卷二十一）

【组成】蒲黄（炒） 鹿茸（炙） 当归 生地 葵子（炒） 续断（酒炒）各等分

【用法】上为末。每服二钱，酒调下，日三服。

【主治】劳损尿血，发热内热，或寒热往来，口干作渴。

92582 **蒲黄黑神散**

《卫生家宝产科备要》卷四。为《经效产宝续编》"黑神散"之异名。见该条。

92583 **蒲黄黑神散**（《续易简方论后集》卷二）

【组成】生熟干地黄一两半（熟者须是自蒸九遍，或二十余遍，如黑角色，不可经冷水，增称一两，生者干称半两） 当归（酒浸半日，焙）一两一分 肉桂（去粗皮）一两一分

(不见火) 干姜(炮)一两一分 白芍药一两 甘草(炙)一两 真蒲黄(白纸衬炒)一两 附子(炮)二钱 黑豆一两半(炒,去皮)

【用法】上为细末。每服三钱匕,产后血少,小便调下;胎死腹中,温酒调服,须臾胎暖自下。

【主治】妇人产后血少,或胎死腹中,四肢冷,吐沫,爪甲青黑,或胎衣不下,血晕,口干痞闷,乍寒乍热,四肢浮肿。

【加减】产后月内不语,加独活末半钱,温酒调下;水泻不止,加干姜末半钱,清米饮调下;恶痢不止,浓煎罂粟壳汤调下;若遍身疼痛,加黄耆末半钱,温酒调下;血崩不止,加炙艾一块,如鸡子大,煎浓汤调下;呕逆恶心,浓煎人参橘皮汤调下;中风牵搐,加荆芥末半钱,仍煎荆芥汤调下;恶露儿枕,血块刺痛,加玄胡索、京三棱各半钱,酒调下;血渴不止,加蒲黄,煎葛根汤调下;心腹刺痛,加玄胡索末半钱,温酒调下;咳嗽微微汗出,加人参、白术末各半钱,生姜汤调下;小便出血及不出,加琥珀末半钱,煎木通汤调下;鼻衄,煎茅花根汤调下。

92584 **蒲黄鲤鱼散**(《普济方》卷三一一)

【组成】蒲黄二两 鲤鱼鳞五两(炒灰) 芸薹子一两(末) 生地黄汁五合

【用法】上先将蒲黄、芸薹子放入沙盆内,再以慢火旋滴地黄汁于内,炒令汁尽,以干为度,与鲤鱼鳞灰一起研为末。每服二钱,以童子热小便调下,不拘时候。

【主治】车马坠扑伤折,恶血冲心迷闷。

92585 **蒲公英忍冬酒**(《医学纲目》卷十九)

【异名】蒲公英酒(《疡科选粹》卷四)。

【组成】蒲公英 忍冬藤

【用法】蒲公英细研,以忍冬藤浓煎汤,入少酒佐之。随手便欲睡,睡觉已失之矣。

【主治】天蛇头,乳痈。

【备考】《疡科选粹》本方用法:二药各一两,酒煎服,滓捣烂敷患处。

92586 **蒲地蓝消炎片**(《成方制剂》3册)

【组成】黄芩450克 蒲公英1200克 苦地丁300克 板蓝根450克

【用法】制成片剂。口服,一次5~8片,一日4次;小儿酌减。

【功用】清热解毒,抗炎消肿。

【主治】疖肿,腮腺炎,淋巴腺炎,扁桃体炎等。

【临床报道】上呼吸道感染(风热证):《现代中西医结合杂志》[2007,16(10):1335]蒲地蓝消炎片治疗上呼吸道感染(风热证)55例,结果:痊愈46例,占84%;总有效率98%。

92587 **蒲黄黑荆芥散**(《陈素庵妇科补解》卷五)

【组成】蒲黄(半生半炒)二钱 黑荆芥一钱二分 川芎一钱 赤芍一钱 生地一钱 当归一钱二分 红花八分 丹参二钱 延胡索一钱二分 炮干姜八分 黑豆百粒

【功用】逐瘀养血。

【主治】产后发狂属败血入心者。

蓉

92588 **蓉豆散**(《古方汇精》卷二)

【组成】芙蓉叶(或根,或花。鲜者捣烂,干者研末) 赤小豆(研末)各等分

【用法】上用蜜调。涂疮四围,中间留顶,干则频换。

【主治】一切外症初起,已成未成者。

92589 **蓉参丸**(《医级》卷八)

【异名】鸦参丸。

【组成】鸦片泥五两 人参三钱 肉桂一钱半 沉香一钱半 枸杞三钱

【用法】上为末,以鸦片煎净膏为丸,如绿豆大。每服一丸,晨、晚开水送下。

【功用】强脾胃,进饮食,涩精气,暖丹田,聚精神,止泻利,起痿,种子续嗣。

【主治】气虚气滞,肝胃心脾诸痛。

蒟

92590 **蒟莲饮**(《准绳·类方》卷六)

【组成】石莲肉 干山药各等分

【用法】上为细末。每服三钱,生姜茶煎汤调下。

【主治】滞下。

蒸

92591 **蒸鸡丸**(《普济方》卷三七九引《金婴方》)

【组成】黄连一两 柴胡一两 芜荑 鹤虱各半两 秦艽 知母 茯苓 使君子各一两

【用法】上为末,以黄雄鸡一只(重一斤者)笼之,专以大麻子饲之,至五日后,去毛令净,于臂后开孔,去肠肚净拭干,入前药于鸡腹内,以线缝之;取小甑,先以黑豆铺甑底,厚三寸,安鸡在甑中,四傍以黑豆围裹,上以黑豆盖好,自日出时蒸至晚,候温冷,取鸡净肉研和得所,如硬,入酒面糊同药末为丸,如赤豆大。每服二岁十二丸,米汤吞下,无时服;十五岁儿以温酒送下。

【主治】小儿疳劳,骨蒸潮热,盗汗瘦弱,腹急面黄,饮食不生肌肉,日哭夜啼,多渴少餐。

【宜忌】忌食猪肉、黄雌鸡肉。

【备考】《补要袖珍小儿》无茯苓,有丹参。

92592 **蒸鸡丸**

《玉机微义》卷五十。为《幼幼新书》卷二十六引《家宝》"鸡肉煎丸"之异名。见该条。

92593 **蒸饼方**(《医统》卷七十五)

【组成】素熟蒸饼一个 密陀僧少许

【用法】将蒸饼切作两半,乘热各掺密陀僧少许,急夹在腋下。睡少时俟冷掷之。

【主治】体气。

92594 **蒸脐方**(《扶寿精方》)

【组成】荞麦(以水和为一圈,径寸余,脐大者,经二寸) 乳香 没药 豭鼠粪(即一头尖) 青盐 两头尖 川续断各二钱 麝香一分

【用法】上各为末,入荞麦圈内,置脐上,上覆槐皮(去粗,半分厚),加豆大艾炷,灸至腹内微作声为度,不可令内痛,痛则反损真气,槐皮觉焦即更新者,每年中秋日蒸一次。若患风气有郁热在腠理者,加女子月信拌药则易汗,汗出而

疾随愈。

【功用】却疾延年。

【主治】上部火或腹心宿疾，妇人月信不调，赤白带下，男子遗精白浊，或风热郁于腠理。

92595 **蒸脐方**(《证治宝鉴》卷八)

【组成】夜明砂　麝香

【用法】先以麝香少许擦脐，再将夜明砂填满脐，以槐皮去外粗皮，大如脐样，用针刺数孔加于夜明砂上；以面和酒周围成堵，实以炒盐，灸以指顶大艾七七壮。若盐湿当频换。

【主治】脾泻。

【加减】如病甚，加附子在砂上。

92596 **蒸脐方**(《卫生鸿宝》卷一)

【组成】五灵脂(生)八钱　青盐(生)五钱　鼠粪(微炒)　木通各三钱　夜明砂(微炒)　葱头(干)各二钱　乳香　没药各一钱　麝香少许

【用法】上为细末。先和荞面作圆圈置脐上，再将药末二钱放脐中，用槐皮(剪钱大一块)放面圈上，以艾圆灸之。

【主治】一切沉寒痼冷，血瘀气滞之疾。

92597 **蒸猪肚**(《圣济总录》卷一八九)

【组成】猪肚一枚(净洗去脂)　人参　陈橘皮(汤浸，去白，焙)各一两　粟米饭半升　猪脾一枚(切)

【用法】上捣人参、橘皮为末，以猪脾拌饭，入二味末及盐、酱、椒、姜等末三钱匕相合，纳猪肚中，缝合，蒸熟。空腹食之。

【主治】脾胃气弱，不下食。

【备考】方中猪脾，《普济方》作“猪肺”。

92598 **蒸膝汤**(《辨证录》卷十)

【组成】生黄耆八两　金钗石斛二两　薏仁二两　肉桂三钱

【用法】水煎二碗，先服一碗，即拥被而卧，觉身中有汗意，再服第二碗，必两足如火之热，切戒不可坐起，任其出汗，至汗出到涌泉之下，始可缓缓去被，否则万万不可去也。一剂病去大半，再剂病全愈。

【主治】鹤膝风。足胫渐细，足膝渐大，骨中酸痛，身渐瘦弱，属水湿者。

【备考】《外科证治全书》有牛膝。

92599 **蒸熨方**(《圣济总录》卷一〇〇)

【组成】芥子(蒸熟，焙)一升(为末)　铅丹二两

【用法】上和匀，分作两处，用疏布袋盛之。更换蒸熟，熨痛处。

【主治】遁尸飞尸，及暴风毒肿流入头面四肢；走注风毒，疼痛流移不定。

92600 **蒸熨方**(《普济方》卷一三一)

【组成】吴茱萸(汤洗，焙干)三升

【用法】上以温酒浸令通湿，以生绢袋二个盛，蒸令极热。取茱萸袋子更换烙熨四肢、前后心及手足心，候气通彻即止。

【主治】伤寒，四肢厥冷。

92601 **蒸大黄丸**(《千金》卷二)

【组成】大黄三十铢(蒸)　枳实　芎䓖　白术　杏仁各十八铢　芍药　干姜　厚朴各十二铢　吴茱萸一两

【用法】上为末，炼蜜为丸，如梧桐子大。每服二丸，空腹酒送下，一日三次，不知稍加之。

【功用】养胎，令易产

【方论选录】《千金方衍义》：养胎而用小承气，用法奇矣。小承气而兼温养血气之味，变化尤奇。大黄得姜、术则热可宣通，姜、萸得枳、厚则辛能开泄，加以芎、芍和荣，杏仁利气，不特产时儿无阻逆之患，并杜产后母无瘀积之虞，然惟质实气固者宜之。若资禀凉薄及虚阳上盛之妇，谅不处是方也。

92602 **蒸牛蒡方**(《圣惠》卷九十六)

【组成】牛蒡嫩叶一斤(洗如法，秋冬用根，春夏用叶)　好酥不拘多少

【用法】以酥炸牛蒡叶熟，更洗去苦味，重以酥及五味焦炒。食之，兼堪下饭。

【功用】解丹石诸毒。

【主治】风热。

92603 **蒸胡麻散**(《医统》卷六十一)

【组成】胡麻一石

【用法】上蒸三十遍，捣末。每日调服尽一升。

【功用】明目洞视，明察秋毫。

92604 **蒸猪肚丸**(《医抄类编》卷二十二)

【组成】木香五钱　黄连　生地　青皮　鳖甲(童便炙)　银柴胡各一两　猪肚一具

【用法】上药入肚内，线缝，悬瓦罐内煮极烂，取出，研细捣丸，如麻子大。米饮送下。

【主治】疳劳虚热。

92605 **蒸饼快活丸**(《医宗说约》卷五)

【组成】小麦面一斤　青矾一钱

【用法】小麦面作饼十六个，每个重一两，内裹青矾，外以湿纸包黄泥封固，炭火内煅透，取出候冷，为细末，用红枣米泔水煮熟，去皮核，捣烂如糊，同饼末杵匀为丸，如黍米大。每服三五十丸，清水汤送下，碾化下亦可。

【功用】健脾化积，进食肥肌。

【主治】小儿丁奚疳症，皮肤瘦削，骨露如柴，肚大青筋，小便浊，睡卧躁乱，神气昏沉。

92606 **蒸脐补气散**(《内外科百病验方大全》)

【组成】五灵脂　夜明砂　枯矾各一两

【用法】上为细末，分为四包，存贮听用。每逢春分、秋分、夏至、冬至先一日，避风，用温水将脐眼洗净，纳麝香五厘于脐内，将荞面为圈(面圈深寸许，横径一寸六七分)，烘微温安脐上，药一包铺圈内，以蕲艾绒作团(每团重一分，或六七厘)放药末上，用香火烧燃，若干岁即烧若干团，烧完用荞面作饼如圈大(如无荞麦，麦粉亦可)盖圈上，俟药冷，缓缓取下。久久行之，不可间断，受益无穷。

【主治】气虚体倦，肚腹畏寒，下元虚冷。

【宜忌】忌茶七日。

92607 **蒸脐秘妙方**

《遵生八笺》卷十八。为《医学入门》卷一“彭祖固阳固蒂长生延寿丹”之异名。见该条。

蒙

92608 **蒙花散**

《治痘全书》卷十四。为《局方》卷七“密蒙花散”之异名。见该条。

92609 **蒙姜黄连丸**(《济生》卷四)

【异名】家姜黄连丸(《冯氏锦囊·女科》卷十七)。

【组成】干姜(炮) 黄连(去须) 缩砂仁(炒) 芎䓖 阿胶(剉,蛤粉炒) 白术各一两 乳香三钱(另研) 枳壳半两(去瓤炒)

【用法】上为细末,同盐梅三个(取肉),入少醋杵为丸,如梧桐子大。每服四十丸,白痢,干姜汤送下;赤痢,甘草汤送下;赤白痢,干姜甘草汤送下,并不拘时服。

【主治】妊娠冷物伤脾,辛酸损胃,冷热不调,胎气不安,气血凝滞,下痢赤白,时有时无,肠鸣后重,谷道疼痛者。

禁

92610 **禁鼠丹**(《洞天奥旨》卷十三)

【组成】猫粪一钱 轻粉一分 三七根五分

【用法】上各焙干,为细末。填满疮口,即结靥而愈。

【主治】鼠啮疮。

92611 **禁精汤**(《千金》卷十九)

【组成】韭子二升 粳米一合

【用法】上于铜器中熬之,俟米黄黑,趁热以好酒一斗投之,绞取汁七升,每服一升,一日三次。尽二剂。

【主治】失精羸瘦,酸削少气,目视不明,恶闻人声。

【方论选录】《千金方衍义》:韭子能逐败精,助相火,为房劳不禁之专药;加稻米则充胃气,利膀胱,以予败浊之出路。

楚

92612 **楚王瓜子丸**(《外台》卷七引《古今录验》)

【组成】桂心五分 茱萸三两 白薇一分 干姜四分 乌头三分(炮) 蜀椒五分(汗) 芎䓖四分 防葵二分 白芷三分

【用法】上为末,炼蜜为丸,如梧桐子大。每服一丸,食前服,每日三次。不知,稍稍增之,以腹中温,身中侬侬为度。

【主治】心腹寒疝,胸胁支满,食饮不化,寒中腹痛,及呕痢风痓,颈项强急,不得俯仰。

【宜忌】忌生葱、猪肉、冷水。

碑

92613 **碑记丹**(《全国中药成药处方集》吉林方)

【组成】石榴 陈皮 三棱 豆霜 灵脂 大戟(制) 芫花 甘遂(制) 葶苈 桃仁 豆豉 川军 皂角 乌梅 枳壳 青皮 木香 麦芽 神曲各六钱七分

【用法】上为细末,醋糊为丸,如绿豆大。每服十五丸,早、晚温开水送下。

【功用】舒肝理气,去积导下。

【主治】心口疼痛,伤酒伤食。

【宜忌】孕妇忌服。

硼

92614 **硼砂丸**(《圣惠》卷四十九)

【组成】硼砂半两(细研) 干姜半两(炮裂,剉) 川乌头一两(炮裂,去皮脐) 芫花半两(醋拌炒令干) 皂荚半两(去黑皮,涂酥炙令焦,去子) 京三棱半两(微煨,剉) 五灵脂一两 巴豆半两(去皮,细研,纸裹压去油)

【用法】上为末,入硼砂、巴豆,同研令匀,用醋熬为膏,丸如梧桐子大。每服二丸,空心及临卧时以生姜橘皮汤送下。

【主治】癖气,在两胁结聚不散。

【备考】本方方名,《普济方》引作“硇砂丸”,《鸡峰》作“大硇砂丸”。方中硼砂,《普济方》《鸡峰》均作“硇砂”。

92615 **硼砂丸**(《圣惠》卷四十九)

【组成】硼砂 细桑条子

【用法】上先取腊月细桑条子,不限多少,烧作灰,略以水淋却苦汁后,晒令灰干,收之;先研硼砂,以水化消,拌灰令干湿得所,每一两硼砂,管灰三两,取一个固济了瓷瓶子,底下先铺干灰半寸,次下硼砂灰填实,口头更着干灰覆盖,然后用文火烧,武火煅令通赤,候冷取出重研;于竹筲箕内铺纸三重,然后安灰,以水淋之,候药透过纸,待硼砂味断,即休淋水;别取小瓷钵子一二个,盛药汁于热灰火内养之,常令鱼眼沸,直至汁尽,候干,别入固济了瓶子内,便以大火煅一食久,待冷取出细研,用粟米饭为丸,如绿豆大。每服五丸,空心以暖酒送下。

【功用】补暖水脏,暖子宫,杀三虫。

【主治】痃癖冷癥块,及丈夫腰脚,妇人血气。

【备考】本方方名,《普济方》引作“硇砂丸”。方中硼砂,《普济方》引作“硇砂”。

92616 **硼砂丸**(《圣惠》卷四十九)

【组成】硼砂一两(细研) 硫黄一两(细研,水飞过) 木香半两 槟榔一两 川大黄三两(剉碎,微炒) 牵牛子三两(微炒) 吴茱萸半两(汤浸七遍,焙干,微炒) 京三棱一两(微煨,剉) 当归一两(剉,微炒) 肉桂一两(去皱皮) 青橘皮一两(汤浸,去白瓤,焙) 鳖甲一两(涂醋,炙令黄,去裙襕)

【用法】上为末,炼蜜为丸,如梧桐子大。每服三十丸,空心及晚食前以温酒送下。

【主治】癥病不消,四肢羸困,不欲饮食,久不愈。

【备考】本方方名,《普济方》引作“硇砂丸”。方中硼砂,《普济方》引作“硇砂”。

92617 **硼砂丸**(《圣惠》卷四十九)

【组成】硼砂一两(细研) 京三棱半两(煨,剉) 芫花半两(醋拌,炒令黄) 猪牙皂荚半两(去黑皮,涂酥,炙令黄) 巴豆半两(去皮心,研,纸裹压去油) 干漆半两(捣碎,炒令烟出) 干姜半两(炮裂,剉) 大戟半两(剉,炒令黄色) 川乌头半两(炮裂,去皮脐)

【用法】上为末,入研药令匀,于银锅子内,以头醋一升半,慢火熬,候可丸,即入油单内裹,旋丸如绿豆大。每服三丸,空心及临卧时以生姜橘皮汤送下。

【主治】食不消,结成癥癖,心腹胀痛。

【备考】本方方名,《普济方》引作"芫花丸""硇砂丸"。方中硼砂,《普济方》引作"硇砂"。

92618　**硼砂丸**(《圣惠》卷四十九)

【组成】硼砂一两(细研)　鳖甲一两(涂醋,炙令黄,去裙襕)　川大黄一两(剉碎,微炒)　木香二分　肉桂二分(去皱皮)　附子二分(炮裂,去皮脐)　巴豆半两(去皮心,研,纸裹压去油)　京三棱二两(微炒,剉)　槟榔二分　干姜三分(炮裂,剉)　皂荚五梃(不蛀者,捶碎,以醋浸两宿,挼绞取汁,熬成膏)

【用法】上为末,入研药令匀,以皂荚膏为丸,如绿豆大。每服三丸,空心生姜汤送下。

【主治】癥瘕,腹内疼痛。

【备考】本方方名,《普济方》引作"硇砂丸"。方中硼砂,《普济方》引作"硇砂"。

92619　**硼砂丸**(《圣惠》卷四十九)

【组成】硼砂半两　巴豆半两(去皮心,研,纸裹压去油)　干姜半两(炮裂,剉)　附子一两(炮裂,去皮脐)　青橘皮一两(汤浸,去白瓤,焙)　京三棱一两(微煨,剉)　干漆一两(捣碎,炒令烟出)　香墨半两(锭)

【用法】上各为细散,先取硼砂、巴豆细研,用头醋两碗煎为膏,然后入诸药末相和为丸,如绿豆大。每服三丸,食前温酒送下。

【主治】食癥及气块,攻刺心腹,疼痛不可忍。

【备考】本方方名,《普济方》引作"硇砂丸"。方中硼砂,《普济方》引作"硇砂"。

92620　**硼砂丸**(《圣惠》卷四十九)

【组成】硼砂半两(细研)　青礞石一分(细研)　穿山甲一分(炙令黄焦)　磁石一分(烧,醋淬七遍,捣碎,研如粉)　京三棱一分(微煨,剉)　干漆一分(捣碎,炒令烟出)　虻虫五十枚(炒令微黄,去翅足)　水蛭五十枚(炒令微黄)　巴豆十五枚(去皮心,研,纸裹压去油)　赤石脂一分(细研)

【用法】上为末,入巴豆研令匀,用软饭为丸,如小豆大。每服三丸,小儿一丸,以烧蒸饼灰汤送下。一复时后,取下恶物。若是血气块,当归酒下,不过五服愈。

【主治】积年厌食癥,血气及癥块。

【备考】本方方名,《幼幼新书》引作"硇砂丸"。方中硼砂,《幼幼新书》引作"硇砂"。

92621　**硼砂丸**(《圣惠》卷五十)

【组成】硼砂一两(细研)　沉香一两　木香一两　诃黎勒皮一两　附子一两(炮裂,去皮脐)　槟榔一两半　干姜一两(炮裂,剉)　桃仁一百二十枚(汤浸,去皮尖双仁,麸炒微黄)

【用法】上为末,入硼砂同研令匀,炼蜜为丸,如梧桐子大。每服二十丸,生姜汤送下,不拘时候。

【主治】五种膈气,壅滞气逆,心腹胀痛,宿食不消。

92622　**硼砂丸**(《圣惠》卷五十九)

【组成】硼砂一两　硫黄二两　黄丹二两　白矾二两

【用法】上为细末,入瓷瓶中,开口,用文火微养,渐加火,以赤为度,入地下埋三日,出火毒了,细研,以软饭为丸,如绿豆大。每服五丸,食前温酒送下。

【主治】冷痢久不愈,食饮不化,面无颜色,行坐乏力。

92623　**硼砂丸**(《圣惠》卷六十)

【组成】硼砂一两　朱砂一两　黄丹一两　砒霜半两

【用法】上为细末,入瓷盏子内,欹口,小火烧令烟出为度,停冷;又细研,再入火烧,如此七遍了,入麝香一分,同研令细,以面糊为丸,如梧桐子大。每服五丸,食前枳壳汤送下。

【主治】痔瘘,下血不止,肌体黄瘦,四肢无力。

【宜忌】忌食热物。

【备考】本方方名,一作"硇砂丸"。方中硼砂,一作"硇砂"。

92624　**硼砂丸**(《圣惠》卷九十)

【组成】硼砂一分　砒黄一分

【用法】上为细末,以糯米饮为丸,如小麦粒大。用时先烙破,纳一丸。五日内其疬子当坏烂自出,后用生肌膏贴之。

【主治】小儿瘰疬,结核肿硬。

【备考】本方方名,一作"硇砂丸"。方中硼砂,一作"硇砂"。

92625　**硼砂丸**(《局方》卷七)

【组成】麝香一两(研)　硼砂(研)　甘草(浸汁,熬膏)各十两　牙消(枯,研)二两　梅花脑(别研)三分　寒水石(烧通赤红)五十两

【用法】上为末,用甘草膏子和搜为丸。每两作四百丸。每服一丸,含化咽津。

【功用】化痰利膈,生津止渴。

【主治】风壅膈热,咽喉肿痛,舌颊生疮,口干烦渴。

92626　**硼砂丸**(《圣济总录》卷一二二)

【组成】硼砂　马牙消各一分　丹砂半分　斑蝥二枚(去头翅足,炒)

【用法】上为末,以生姜自然汁煮面糊为丸,如梧桐子大,腊茶为衣。每服二丸,腊茶送下。

【主治】咽喉肿痛,及走马喉痹。

92627　**硼砂丸**(《普济方》卷五十三引《德生堂方》)

【组成】硼砂　信石　巴豆(去壳)　红娘子各等分

【用法】上为细末,蒸饭为丸,如豌豆大。用新绵裹一丸,塞入耳内,夜塞日去之。

【主治】耳聋。

92628　**硼砂丸**

《普济方》卷六十三。为原书同卷引《博济》"天门冬丸"之异名。见该条。

92629　**硼砂丸**

《普济方》卷一三四。即《圣惠》卷十"金花硼砂丸"。见该条。

92630　**硼砂丸**(《袖珍》卷三)

【组成】硼砂三钱　脑子半钱　麝香半钱　薄荷叶二钱

【用法】上以甘草膏子为丸,朱砂为衣。

【功用】❶《袖珍》:令人饮酒不醉。❷《丹溪心法附

余》:消酒清膈。

92631　**硼砂丸**(《杂病源流犀烛》卷七)

【组成】木香　沉香　巴霜　青皮　铜青　硼砂

【用法】上为细末,炼蜜为丸服。

【主治】膀胱气。小腹肿痛,小便秘涩,服五苓散后小便如墨汁,膀胱之邪去,便通痛止者。

92632　**硼砂丹**(《张氏医通》卷十五)

【组成】硼砂(生研)　白矾(生研)各一钱　西牛黄　人爪甲(焙脆,研)各一分

【用法】上为极细末,以烂白霜梅肉三钱研糊作丸,分作四丸。噙化。

【功用】涌顽痰。

【主治】缠喉风,风热喉痹。

92633　**硼砂散**(《圣惠》卷三十五)

【组成】硼砂半两　马牙消半两　滑石半两　寒水石半两　龙脑半钱　白矾三钱

【用法】上为极细末。每服半钱,以新汲水调下,不拘时候。

【主治】悬壅肿痛。

92634　**硼砂散**(《圣惠》卷六十六)

【组成】硼砂一分　斑蝥三七枚(糯米拌炒,米黄为度,去头翅足)　干漆半两(捣碎,炒令黄色)　水马三七枚(去足,炒黄)　白芷半两　滑石一两　桂心半两

【用法】上为细散。每服一钱,空腹、晚食前以粥饮调下。

【主治】瘰疬经久不愈。

【备考】本方原名硼砂丸,与剂型不符,据《普济方》改。本方方名,一作"硇砂散"。方中硼砂,一作"硇砂"。

92635　**硼砂散**(《袖珍》卷三引《圣惠》)

【组成】硼砂　僵蚕　百药煎　川芎各三钱　山豆根　盆消　薄荷　紫河车各半两　青黛一钱

【用法】上为末。每用半钱,小儿一字,吹掺咽中,水调亦可。

【主治】咽喉疮肿,闭塞不通。

92636　**硼砂散**(《普济方》卷六十二引《博济》)

【异名】真圣散。

【组成】硼砂(研)　胆矾(研)各一分　马牙消(研)半两　龙脑一钱　铅白霜三钱

【用法】上研细。每以箸头点于悬痈子两边,如开口不得,以笔管吹之。

【主治】咽喉闭塞。

92637　**硼砂散**(《伤寒总病论》卷三)

【组成】硼砂　僵蚕　牙消　白矾　甘草　雄黄各一分　硇砂半分　草乌头尖四个

【用法】上为细末。每服一钱,米饮调,细细呷之。

【主治】喉咽痛塞。

92638　**硼砂散**(《圣济总录》卷一二二)

【组成】硼砂(研)　甘草(剉)各一分　马牙消　人参各半两

【用法】上为细散。每服半钱匕,含化咽津,不拘时候。

【主治】咽喉紧肿疼痛;咽喉生疮,腥臭疼痛。

92639　**硼砂散**(《圣济总录》卷一八〇)

【组成】硼砂(研)　甘草(炙)各半两　白芷二钱　白药子二两　蒲黄一两

【用法】上为散。每服半钱匕,三岁以上,每服一钱匕,薄荷煎汤,食后入蜜少许调下。

【主治】小儿木舌长大。

92640　**硼砂散**(《圣济总录》卷一八〇)

【组成】硼砂(研)　矾蝴蝶(研)　密陀僧(研)各半钱

【用法】上用生蜜四两,与药同熬紫色,以新水冰冷,瓷合盛。每用以鸡翎敷之。

【主治】小儿口疮。

92641　**硼砂散**(《幼幼新书》卷三十三引《惠眼观证》)

【组成】硼砂　硇砂　马牙消　白矾各等分

【用法】铫子内炒过,细研,入轻粉重研匀。临卧以鹅翎管子吹一字以上入耳。

【主治】风热上攻,耳聋,或因聤耳,干后塞却所致者。

92642　**硼砂散**(《鸡峰》卷二十一)

【组成】硼砂　枯矾　蛇皮　皂角刺(火烧)各半两

【用法】上为细末。每用少许吹入喉中。血出是效。

【主治】喉闭不通者。

92643　**硼砂散**(《普济方》卷二九九引《海上名方》)

【组成】青黛　石膏　硼砂　脑子

【用法】上为末。抄半钱,临卧敷口内。

【主治】口疮。

92644　**硼砂散**(《局方》卷七淳祐新添方)

【组成】山药(生)六斤　脑子(研)七两　牙消(生)二十四两　麝香(研)四两　甘草　硼砂(研)各二十两

【用法】上为细末。每服半钱,如茶点服。

【主治】卒患喉痹,闭塞不通,肿痛生疮,语声不快,风壅痰毒,鼻衄出血。

92645　**硼砂散**(《直指》卷十六)

【组成】硼砂(细研)　琥珀　赤茯苓　蜀葵子　陈橘皮(不去白)各等分

【用法】上为末。每服二钱半,用葱头二片,去心麦门冬二十一粒,蜜二匙,新水煎取清汁调下;或绿豆水浸,和皮研,清汁调下。

【主治】砂石淋,急痛者。

92646　**硼砂散**(《御药院方》卷九)

【组成】南玄参　贯众　白茯苓(去皮)　缩砂仁　滑石(研)　荆芥穗　甘草(生用)　山豆根　青黛(研)各半两　硼砂(研)三两　蒲黄　薄荷叶各一两　寒水石(烧过,研)三两半

【用法】上为细末,入研药匀。每服半钱,新汲水调下;或诸舌胀,掺在舌上,咽津无妨,不拘时候。

【主治】心脾风毒热所发,咽喉生疮肿疼痛,或子舌胀,或木舌重舌,胀至肿闷塞,水浆不下。

92647　**硼砂散**(《普济方》卷三〇七)

【组成】硼砂一两　生萎葱各适量

【用法】硼砂细研为末,以园内生萎葱就上取葱角尖,倾入硼砂末,却以角尖覆一七日,握出葱,倾硼砂汁于一张

紧薄纸上，阴干。每在伤处，取钱孔大纸贴之。

【主治】诸蛇咬痛肿。

92648 **硼砂散**(《普济方》卷三六一)

【组成】硼砂 豆粉 朱砂各等分

【用法】上为末。掺口中。

【主治】小儿变蒸，生口疮。

92649 **硼砂散**(《奇效良方》卷六十一)

【组成】硼砂半两 朴消一两 片脑三钱 朱砂一钱 雄黄半钱 麝香少许

【用法】上为细末。以竹筒纳药，吹入喉中。

【主治】喉风。

92650 **硼砂散**(《奇效良方》卷六十四)

【组成】硼砂 蒲黄 净消 孩儿茶 薄荷 甘草各二钱 青黛一钱 片脑少许

【用法】上为末。每用少许，敷点口中疮处。

【主治】小儿口舌生疮，咽喉不利，重舌马牙。

92651 **硼砂散**(《外科百效》卷二)

【组成】脑子五厘 硼砂 牙消各一钱 熊胆 麝香各一分

【用法】上为末。或吹，或薄荷煎水吞下。

【主治】单双缠喉风，咽喉满塞。

92652 **硼砂煎丸**(《圣惠》卷五)

【组成】硼砂二两(白色不夹石者，研) 阿魏一分 神曲一两(为末) 诃黎勒一两(用皮) 丁香半两 荜茇半两 附子半两(炮裂，去皮脐) 青橘皮半两(汤浸，去白瓤，焙) 白芥子半两 茴香子半两 槟榔半两

【用法】上诃黎勒以下诸药为末，以好酒一升，先煎硼砂，次入阿魏同煎五七沸，后以绵滤过，再煎之，下神曲末，搅令匀，慢火熬成膏，拌和诸药末为丸，如梧桐子大。每服十五丸至二十丸，食前以生姜汤送下，或温酒送下。

【主治】脾脏虚冷，心腹有积滞气，发歇疼痛，心膈不利，两胁胀满，不能饮食。

【备考】本方方名，一作“硇砂煎丸”，方中硼砂，一作“硇砂”。

92653 **硼砂煎丸**(《圣惠》卷四十八)

【组成】硼砂二两(不夹石者，细研，以酒醋各一升，熬如膏) 干漆一两(捣碎，炒令烟出) 防葵一两 木香一两 川大黄一两半(剉碎，微炒)

【用法】上为细末，入硼砂膏中，再入少蒸饼为丸，如绿豆大。每服十丸，空心温酒下。

【主治】肥气，经年不散，左胁下状如覆杯，天阴即疼痛。

【备考】本方方名，《医方类聚》引作“硇砂煎丸”。方中硼砂，《医方类聚》引作“硇砂”。

92654 **硼砂煎丸**(《圣惠》卷四十八)

【组成】硼砂二两(不夹石者，细研，以酒醋各半升熬如膏) 干漆一两(捣碎，炒令烟出) 桂心一两 汉椒一两(去目及闭口者，微炒去汗) 干姜半两(炮裂，剉) 附子一两(炮裂，去皮脐) 槟榔一两 川大黄二两(剉碎，微炒)

【用法】上为细末，入硼砂膏中，更入蒸饼少许，和溶为丸，如梧桐子大。每服十五至二十丸，空心温酒送下。

【主治】伏梁气，久积在心下，横大如臂，发歇疼痛，胸下拘急，腹胁满闷。

【备考】本方方名，《医方类聚》引作“硇砂煎丸”。方中硼砂，《医方类聚》引作“硇砂”。

92655 **硼砂煎丸**(《圣惠》卷四十八)

【组成】硼砂一两(不夹石者，细研) 芫花一两(醋拌，炒令干) 木香一两 京三棱一两(微煨，剉) 川乌头半两(去皮脐，剉碎，盐拌炒令黄) 鳖甲一两(涂醋，炙令黄，去裙襕)

【用法】上除硼砂外，为细末，先以米醋一升，慢火熬硼砂，次下诸药，同熬令稠，入少许蒸饼和溶为丸，如绿豆大。每服十丸，食前以生姜汤送下。

【主治】痞气结聚不散，心腹疼痛。

【备考】本方方名，《医方类聚》引作“硇砂煎丸”。方中硼砂，《医方类聚》引作“硇砂”。

92656 **硼砂煎丸**(《圣惠》卷四十八)

【组成】硼砂三两(不夹石者，细研，以酒醋各一升，慢火熬令如膏) 附子一两(炮裂，去皮脐) 吴茱萸半两(汤浸七遍，焙干微炒) 木香三分 桃仁一两(汤浸，去皮尖双仁，麸炒微黄，研入) 防葵三分(剉碎，醋拌令黄) 槟榔三分

【用法】上为细末，入桃仁令匀，纳硼砂煎中，再入少蒸饼和溶为丸，如梧桐子大。每服十五丸，食前以温酒送下。

【主治】奔豚气在小腹，积聚成块，发歇痛。

【备考】本方方名，《普济方》引作“硇砂煎丸”。方中硼砂，《普济方》引作“硇砂”。

92657 **硼砂煎丸**(《圣惠》卷四十八)

【组成】硼砂二两(不夹石者，细研，以醋一升半，与芫花末同熬如膏) 芫花一两(炒令黄，捣罗为末) 川乌头半两(炮裂，去皮脐) 川大黄一两(剉碎，微炒) 鳖甲一两(涂醋，炙令黄，去裙襕) 当归半两 木香半两 桂心半两 蓬莪术半两 京三棱半两(炮，剉) 干漆三两(捣碎，炒令烟出) 青橘皮三分(汤浸，去白瓤，焙)

【用法】上为细末，纳前煎中，更入少蒸饼为丸，如梧桐子大。每服十五丸，食前以温酒送下。

【主治】积聚气，久不消散，腹胁胀痛，面无颜色，四肢不和。

【备考】本方方名，《普济方》引作“硇砂煎丸”。方中硼砂，《普济方》引作“硇砂”。

92658 **硼砂煎丸**(《圣惠》卷四十九)

【组成】硼砂一两(不夹石者，研) 干漆末一两 京三棱末一两 巴豆一两(去皮心，研，纸裹压去油。以上四味，用头醋五升，于瓷器内，以慢火熬三日成膏，入后药末) 川大黄一两(剉碎，微炒) 附子一两(炮裂，去皮脐) 青橘皮一两(汤浸，去白瓤，焙) 香墨一两 当归一两(剉，微炒)

【用法】上为末，入前煎中相和为丸，如绿豆大。每服三丸，以温酒送下。

【主治】一切积滞气，胸膈不利，饮食难化，心腹结硬，

欲成癥瘕，面色萎黄，脐腹多痛。

【备考】本方方名，《普济方》引作“硇砂煎丸”。方中硼砂，《普济方》引作“硇砂”。

92659 **硼砂煎丸**（《圣惠》卷七十）

【组成】硼砂二两（以醋一升，熬成膏）鳖甲一两（涂醋，炙令黄，去裙襕）桃仁一两（汤浸，去皮尖双仁，麸炒微黄）木香一两 当归一两（剉碎，微炒）五灵脂一两

【用法】上为末，用硼砂膏为丸，如梧桐子大。每服二十丸，空心及晚食前以暖酒送下。

【主治】妇人冷劳气，心腹积聚攻腹胁疼痛，四肢羸瘦，不欲饮食。

【备考】本方方名，一作“硇砂煎丸，”《济阴纲目》作“硇砂丸”。方中硼砂，一作“硇砂”。

92660 **硼砂煎丸**（《普济方》卷二四五）

【组成】硼砂半两（研如粉，入后皂荚汁中，同煎至一升，下酒五升，再煎至一升，下童子小便三升，不住手搅至二升，住火）皂荚十梃（将五梃以水五升，浸一宿，去皮，每梃为三截，用生姜五两研自然汁涂，炙至姜汁尽为度，去子捣；另五梃以灰火煅熟，去皮，捶碎，于前浸皂荚水中洗尽，滤去滓，入罐内煎）白附子（生用）地龙（去土，炒）槟榔（生用）附子（炮裂，去皮脐）各一两 半夏二两（汤洗七次，焙干，生用）天麻半两（生用）

【用法】上为末，入硼砂煎中，于火上搅匀，候硬软得所，取出为丸，如梧桐子大，稍硬，更入熟蜜和丸，焙干，用瓷器盛，勿令透气。每服十五丸至二十丸，男子忽脚膝硬，头旋恶心，不思饮食，心间胀满，行履不得，空心日午用豆淋酒并童子小便送下；男子忽脚膝风痛，行履不得，口干舌涩，空心、日午用豆淋酒送下；男子干脚气发动，脚膝烦疼，腰脚酸，心燥闷，干渴，见粥药皆呕逆，汗出气喘，皆是干脚气冲心，先取牵牛子一两（生用），陈橘皮一钱，同为末，取黑豆二合（炒半熟，以童子小便八合浸后，滤去豆），入生姜自然汁二合，搅匀分为三盏，每用一盏，调牵牛、橘皮末一钱煎，送服上药二十丸，当日进三服；男子风毒欲发，手脚拘急，背膊烦疼，身心燥闷，温酒送下；男子肾脏风毒气，鼻塞耳聋，腰脚重滞，葱酒送下；妇人血气闷乱，刺心欲绝者，当归酒送下；产后手脚挛急，口干不食，烂研芥子酒送下；妇人血不通，煎红花酒去滓送下；妇人血气诸疾，荆芥酒送下；血风诸疾，薄荷酒送下。

【功用】常服通百脉，暖下元，解风脚，润身体，畅四肢，坠痰涎，明耳目。

【主治】脚气，脚弱肿，大便赤涩，小便赤少；及男子忽脚膝硬，头旋恶心，不思饮食，心间胀满，行履不得；男子忽脚膝风痛，行履不得，口干舌涩；或男子干脚气发动，脚膝烦疼，腰脚酸，心燥闷，干渴呕逆，汗出气喘，干脚气冲心者；男子风毒欲发，手脚拘急，背膊烦疼，身心燥闷；男子肾脏风毒气，鼻塞耳聋，腰脚重滞；妇女血气闷乱，刺心欲绝者，产后手脚挛急，口干不食；妇人血不通，血气、血风诸疾。

【宜忌】有妊妇人不得服。

【加减】更加麝香、龙脑为丸亦妙。

碎

92661 **碎骨丹**（《中医伤科学讲义》）

【组成】骨碎补九斤 白及片四斤 陈皮九斤 茄皮九斤 虎膝骨四双 冰片一斤 麝香八两 三七九斤 地鳖虫四斤 血竭四斤 乳香九斤 川断四斤 硼砂二斤 没药九斤 雌雄活鸡各二只（捣成泥）

【用法】上为细末，用蜂蜜、冷水调成药膏。摊贴。

【主治】骨折、骨碎、骨裂。

碌

92662 **碌丹散子**（《普济方》卷七十三引《卫生家宝方》）

【组成】黄丹 白矾 胆矾各半钱（一处煅过）白鳝二钱 铜青二钱

【用法】上为细末。每服半钱，沸汤泡洗。

【主治】一切赤烂睑风眼。

感

92663 **感气丸**（《圣济总录》卷一七二）

【组成】附子（炮裂，去皮脐，为末）一大钱匕 腻粉二钱匕 瓜蒂（为末）二十七枚 麝香（当门子）一枚

【用法】上除麝香、腻粉外为末，用豮猪胆汁调匀，入麝香在内，以猪胆皮盛，线挂于黄土壁上，逐日未洗面时，先以漱口水反复喷七日，却取药再研细，以猪胆汁为丸，如麻子大，丹砂为衣。每服五丸至七丸，量儿加减，空心、夜卧温熟水送下。

【主治】小儿惊疳。

92664 **感字丸**（《疯门全书》）

【组成】白花蛇 白蒺藜 白僵蚕 白鲜皮 枫子肉 荆芥穗 北防风 香白芷 漂苍术 苏薄荷 香独活 白苦参 土麻仁 大熟地 杭酒芍 当归尾 小川连 厚黄柏 片黄芩 焦栀子 牡丹皮 川芎 花槟榔 净银花 条甘草

【用法】米糊为丸。茶送下。

【主治】麻风。

92665 **感应丸**（《三因》卷十一）

【异名】太乙神明再造感应丹（《得效》卷四）。

【组成】肉豆蔻 川姜（炮）百草霜各三两 木香一两半 荜澄茄 京三棱（炮）各一两 巴豆一百粒（去皮心，别研）杏仁一百粒（去皮尖，别研）酒蜡四两 油一两 丁香一两

【用法】上除巴豆、杏仁外，并为细末，次下巴豆、杏仁等和匀，先将油煎蜡令熔化，倾在药末内，和为丸，如绿豆大。每服三五丸，食后、临卧熟水吞下。小儿每服如黍米大二三丸。

【主治】虚中积冷，气弱有伤，不能传化，心下坚满，两胁膨胀，心腹疼痛，噫宿腐气；及霍乱吐泻，或复迟涩，久痢赤白，脓血相杂，米谷不消，久病形羸，面黄口淡，不能饮食。

92666 **感应丸**（《局方》卷三绍兴续添方）

【异名】感应丹（《臞仙活人方》卷下）、威喜丸（《兰台轨范》卷一）。

【组成】百草霜（用村庄家锅底上刮得者，细研）二两 杏仁（净者，去双仁）一百四十个（去尖，汤浸一宿，去皮，别研极烂如膏）南木香（去芦头）二两半 丁香（新拣者）一

两半　川干姜(炮制)一两　肉豆蔻(去粗皮,用滑皮仁子)二十个　巴豆七十个(去皮心膜,研细,出尽油如粉)

【用法】上除巴豆粉、百草霜、杏仁三味外,余四味捣为细末,与前三味同拌,研令细,用好蜡匮和,先将蜡六两溶化作汁,以重绵滤去滓,以好酒一升,于银石器内煮蜡熔,数沸倾出,候酒冷,其蜡自浮,取蜡称用。凡春夏修合,用清油一两,于铫内熬令末散香熟,次下酒煮蜡四两,同化作汁,就锅内乘热拌和前项药末;秋冬修合,用清油一两半,同煎煮热作汁,和匮药末成剂,分作小锭子,以油单纸裹,旋丸如绿豆大。每服三、五粒,温水吞下。小儿每服如黍米大五丸,干姜汤送下,不拘时候。

【功用】磨化积聚,消逐温冷,疗饮食所伤,快三焦滞气。常服进饮食,消酒毒,令人不中酒。

【主治】虚中积冷,气弱有伤,停积胃脘,不能传化;或因气伤冷,因饥饱食,醉酒过多,心下坚满,两胁胀痛,心腹大疼,霍乱吐泻,大便频并,后重迟涩,久痢赤白,脓血相杂,米谷不消,愈而复发;中酒呕吐,痰逆恶心,喜睡头旋,胸膈痞闷,四肢倦怠,不欲饮食;妊娠伤冷,新产有伤,若久有积寒,吃热药不效者;久病形羸,荏苒岁月,渐致虚弱,面黄肌瘦,饮食或进或退,大便或秘或泄,不拘久新积冷;又治小儿脾胃虚弱,累有伤滞,粪白鲊臭,下痢水谷,连绵月日,用热药及取转不效者。

【方论选录】《医方集解》:此手足阳明药也。肉蔻逐冷消食,下气和中;丁香暖胃助阳,宣壅除癖;木香升降诸气,和脾疏肝;杏仁降气散寒,润燥消积;炮姜能逐痼冷而散痞通关;巴豆善破沉寒而夺门宣滞,寒积深痼,非此莫攻;百草霜和中温散,亦能消积治痢为佐也。

92667　感应丸(《普济方》卷一七二)

【组成】杏仁(生)　巴豆(去皮)　晋枣(去核)

【用法】枣中装巴豆二个,同杏仁纸裹,水蘸湿,烧熟,捣烂为丸,如绿豆大,用油单纸包裹备用。每服五七丸,空心送下。

【主治】积聚,宿食不消。

92668　感应丹

《臞仙活人方》卷下。为《局方》卷三绍兴续添方"感应丸"之异名。见该条。

92669　感应膏(《鸡峰》卷十四)

【组成】木香　丁香　肉豆蔻　干姜各三分　杏仁　巴豆各三十个　百草霜一分　硇砂三分(细研)

【用法】上为末,用麻油少许炼熟,下黄蜡一两熔了,放温同前药一处搅和为丸,如黍米大。每服三五丸至七丸,白汤送下,不拘时候。

【主治】饮食不消,肢体倦息。

92670　感冒丸(《成方制剂》2册)

【组成】麻黄50克　紫苏叶50克　苦杏仁50克　薄荷50克　前胡50克　金银花50克　石膏100克　菊花50克　黄芩100克　甘草25克　桔梗50克　桑叶50克

【用法】制成丸剂。口服,一次1~2丸,一日2~3次。

【功用】清热止咳,宣肺平喘。

【主治】感冒,头痛发热、鼻流清涕,咳嗽声重,气逆喘急。

92671　感冒水(《成方制剂》6册)

【组成】羌活30克　麻黄60克　桂枝45克　荆芥穗45克　防风30克　白芷30克　川芎30克　石菖蒲15克　葛根45克　薄荷15克　苦杏仁60克　当归30克　黄芩60克　桔梗30克

【用法】制成口服液。口服,一次5毫升,一日2次。

【功用】散风解热。

【主治】外感风寒引起的头痛身烧,鼻塞流涕,恶寒无汗,骨节酸痛,咽喉肿痛。

92672　感冒汤(《仙拈集》卷一)

【组成】厚朴　陈皮　半夏　白芷　桔梗　茯苓各一钱　甘草五分　姜三片　葱白三寸

【用法】水煎服。汗出愈。

【主治】时症恶寒发热,身痛头晕,咳嗽。

【加减】腹胀,加腹皮;恶心,加藿香;头痛,加川芎;食积,加枳壳,麦芽。

92673　感亭丸(《名家方选》)

【组成】槐花　熏陆(纳土器上,微火消烁焦之而入槐花调和)　枣肉(炒为末)　胡桃仁各二十钱　轻粉五钱

【用法】上为末,糊为丸。每服一分,兼用土茯苓五钱,萎蕤三钱,以水五合,煎取三合,温服。

【主治】梅毒。

【宜忌】禁醋、酒、油、臭物、鱼、鸟。

92674　感通汤(《圣济总录》卷六十五)

【组成】甘草(炙,剉)　麻黄(去根节)　芎䓖　马兜铃　防风(去叉)各一两　黄明胶(炙燥)三钱

【用法】上为粗末。每服二钱匕,水一盏,煎至七分,去滓,早、晚食后温服。

【主治】暴感风邪咳嗽。

92675　感应救急丹

《全国中药成药处方集》(上海方)。为《经验各种秘方辑要》"观音救急丹"之异名。见该条。

92676　感冒发散汤(《奇方类编》卷下)

【异名】发散汤(《仙拈集》卷一)。

【组成】防风一钱　紫苏一钱二分　干葛一钱四分　前胡一钱　桔梗一钱　苍术八分　羌活八分　陈皮三分　川芎三分　白芷三分　香附一钱　赤芍六分　细辛二分　甘草二分　生姜三片

【用法】水煎,热服。取汗。如感冒重无汗,再服一剂,表症自除。

【主治】风寒感冒无汗。

92677　感冒汤1号(《临证医案医方》)

【组成】桑叶9克　桑枝30克　苇根30克　菊花9克　淡豆豉15克　山栀9克　连翘15克　金银花15克　忍冬藤24克　蔓荆子9克　薄荷6克　甘草3克

【用法】上为一剂,若病重者,可一日服二剂。分头煎、二煎,每隔四小时服一次。

【功用】辛凉解表。

【主治】风热型感冒。发热,汗出,头胀痛,周身骨节酸痛,鼻塞,流浊涕,口咽干,小便黄热,舌苔白或薄

黄,脉浮数。

92678 感冒汤2号(《临证医案医方》)

【组成】麻黄3克　桂枝3克　荆芥穗6克　防风9克　羌活6克　辛夷6克　淡豆豉9克　苇根20克　甘草3克

【用法】水煎服。

【功用】辛温解表。

【主治】风寒型感冒。恶寒或微发热,无汗,头痛,周身骨节酸痛,鼻塞,流清涕,舌苔薄白,脉浮紧。

92679 感冒软胶囊(《成方制剂》6册)

【组成】羌活30克　麻黄60克　桂枝45克　荆芥穗45克　防风30克　白芷30克　川芎30克　石菖蒲15克　葛根45克　薄荷15克　苦杏仁60克　当归30克　黄芩60克　桔梗30克

【用法】上制成胶囊剂。口服,一次2~4粒,一日2次。

【功用】散风解热。

【主治】外感风寒引起的头痛身热,鼻塞流涕,恶寒无汗,骨节酸痛,咽喉肿痛。

【临床报道】风寒感冒:《中国中医药信息杂志》[2001,8(07):52]治疗75例,痊愈14例,显效26例,有效27例,无效8例。

92680 感冒退烧片(《成方制剂》2册)

【组成】板蓝根168克　荆芥穗126克　拳参126克　葛根126克　柴胡126克

【用法】上制成片剂。口服,一次8~12片,一日2次;小儿酌减。

【功用】清热散风,解表。

【主治】内热外感风寒引起的四肢酸懒,发热怕冷,鼻流清涕,咳嗽咽痒。

92681 感冒消炎片(《成方制剂》18册)

【组成】臭灵丹　蒲公英　千里光

【用法】上制成片剂。口服,一次6片,一日3次。

【功用】散风清热,解毒利咽。

【主治】感冒发热,咳嗽,咽喉肿痛,乳蛾,目赤肿痛。

92682 感冒康胶囊(《成方制剂》11册)

【组成】穿心莲叶细粉250克　野菊花(全草)51.6克　一枝黄花51.6克　蓝花参51.6克　野木瓜51.6克

【用法】上制成胶囊剂。口服,一次3~4粒,一日2~3次。

【功用】清热,消炎,解毒。

【主治】风热感冒,流感,咽喉肿痛,痢疾肠炎,疔疮肿痛。

92683 感冒舒颗粒(《中国药典》2010版)

【组成】大青叶　连翘　荆芥　防风　薄荷　牛蒡子　桔梗　白芷　甘草

【用法】上制成颗粒剂,每袋装15克。开水冲服。一次15克,一日3次;病情较重者,首次可加倍。

【功用】疏风清热,发表宣肺。

【主治】风热感冒,头痛体困,发热恶寒,鼻塞流涕,咳嗽咽痛。

92684 感冒疏风丸

《成方制剂》13册。即原书11册"感冒疏风片"改为丸剂。见该条。

92685 感冒疏风片(《成方制剂》11册)

【组成】麻黄绒50克　苦杏仁75克　桂枝75克　白芍(酒炙)125克　紫苏叶50克　防风75克　桔梗50克　独活50克　甘草50克　大枣(去核)75克　生姜(捣碎)50克　谷芽(炒)125克

【用法】上制成片剂。口服,一次4片,一日2次。

【功用】辛温解表,宣肺和中。

【主治】风寒感冒,发热咳嗽,头痛怕冷,鼻流清涕,骨节酸痛,四肢疲倦。

【备考】本方改为丸剂,名"感冒疏风丸"(见原书)。

92686 感冒解表丸(《成方制剂》10册)

【组成】苏叶84克　川芎84克　防风84克　白芷84克　白芍(酒炒)84克　连翘84克　羌活84克　葛根84克　甘草50克　陈皮84克　清半夏50克　桂枝50克　麻黄(蜜制)50克　升麻50克　广藿香67克　茯苓50克

【用法】上制成丸剂,口服,一次1丸,一日2次。

【功用】清热解表。

【主治】四时感冒,恶寒发热,头痛眩晕,咳嗽吐泻。

【宜忌】孕妇忌服。

92687 感冒解毒片(《成方制剂》11册)

【组成】蓝花参5000克　鸡月今花2500克　一枝黄花2500克

【用法】上制成片剂。口服,一次2片,一日3次;小儿酌减。

【功用】祛风,清热,解毒。

【主治】伤风感冒,恶寒发热,头痛咳嗽,咽喉疼痛。

【备考】本方改为颗粒剂,名"感冒解毒颗粒"(见原书同册)。

92688 感冒解痛散(《成方制剂》11册)

【异名】伤风散。

【组成】荆芥200克　麻黄200克　白芷200克　苍术(炒)200克　陈皮200克　甘草100克

【用法】制成散剂。口服,一次10克,一日2次。

【功用】祛风除湿散寒,宣肺化痰止咳。

【主治】风寒咳嗽,鼻流清涕,声重,恶寒无汗,头痛身困。

【宜忌】身体虚弱者忌用。

92689 感冒止咳合剂

《成方制剂》20册。即原书2册"感冒止咳颗粒"改为口服液剂。见该条。

92690 感冒止咳颗粒(《成方制剂》2册)

【组成】柴胡100克　金银花75克　葛根100克　青蒿75克　连翘75克　黄芩75克　桔梗50克　苦杏仁50克　薄荷脑0.15克

【用法】上制成颗粒剂。开水冲服,一次1袋,一日3次。

【功用】清热解表,止咳化痰。

【主治】感冒发热,头痛鼻塞,伤风咳嗽,咽喉肿痛,四肢怠倦,流行性感冒。

【备考】本方改为糖浆剂,名"感冒止咳糖浆"(见原书3册)。改为口服液剂,名"感冒止咳合剂"(见原书20册)。

92691 感冒止咳糖浆

《成方制剂》3册。即原书2册"感冒止咳颗粒"改为糖浆剂。见该条。

92692 感冒伤风咳茶(《成方制剂》14册)

【组成】桔梗20克　浙贝母10克　荆芥10克　枇杷叶20克　厚朴10克　天花粉40克　桑叶30克　紫苏叶10克　薄荷10克　防风20克　前胡20克　甘草10克

【用法】用水煎服,一次15克,一日1~2次。

【功用】祛风,解表,止咳。

【主治】伤风咳嗽,发热头痛,流涕鼻塞,喷嚏喉痒。

92693 感冒退热颗粒(《中国药典》1995版)

【组成】大青叶200克　板蓝根200克　连翘100克　拳参100克

【用法】上制成颗粒剂。开水冲服,一次1~2袋,一日3次。

【功用】清热解毒。

【主治】上呼吸道感染,急性扁桃体炎,咽喉炎。

【备考】本方改为口服液,名为"感冒退热口服液"(见《新药转正》30册)。

92694 感冒清热胶囊

《新药转正》30册。即《中国药典》1995版"感冒清热颗粒"改为胶囊剂。见该条。

92695 感冒清热颗粒(《中国药典》1995版)

【组成】荆芥穗200克　薄荷60克　防风100克　柴胡100克　紫苏叶60克　葛根100克　桔梗60克　苦杏仁80克　白芷60克　苦地丁200克　芦根160克

【用法】上制成颗粒剂。开水冲服,一次1袋,一日2次。

【功用】疏风散寒,解表清热。

【主治】风寒感冒,头痛发热,恶寒身痛,鼻流清涕,咳嗽咽干。

【备考】本方改为胶囊剂,名为"感冒清热胶囊"(见《新药转正》30册)。

92696 感冒解毒灵茶(《成方制剂》13册)

【组成】紫苏叶25克　苦杏仁15克　前胡20克　羌活15克　防风15克　川芎15克　金银忍冬叶20克　陈皮15克　连翘20克　牛蒡子10克　麦冬15克　桑白皮15克　板蓝根50克

【用法】口服,一次2袋,一日2次,置有盖杯内加开水150~200毫升,浸泡15分钟左右,加糖适量使溶解,将药液一次服完,再加适量开水浸泡当茶饮。

【功用】宣肺解毒,清热止咳。

【主治】风热感冒,头痛发烧,鼻塞流涕,咳嗽 咽痛,肢体酸痛等症。流行性感冒见以上证候者亦可服用。

【备考】本方改为颗粒剂,名为"感冒解毒灵颗粒"(见同书19册)。

92697 感冒解毒颗粒

《成方制剂》11册。即原书同册"感冒解毒片"改为颗粒剂。见该条。

92698 感冒解热颗粒(《成方制剂》2册)

【组成】麻黄45克　菊花45克　白术45克　羌活45克　防风45克　生姜30克　石膏150克　葛根90克　钩藤60克

【用法】上制成颗粒剂。开水冲服,一次1~2袋,一日3次或遵医嘱。

【功用】疏风清热。

【主治】伤风感冒所致的发热,头痛,项强,恶风无汗,周身酸紧等症。

92699 感冒炎咳灵糖浆(《成方制剂》2册)

【组成】一点红400克　一枝黄花300克　板蓝根250克　甘草150克　生姜25克

【用法】上制成糖浆剂。口服,一次10~20毫升,一日3次,小儿酌减。

【功用】解毒解热,消炎止咳。

【主治】感冒,流感,腮腺炎,咽喉炎,扁桃体炎,支气管炎。

92700 感冒退热口服液

《新药转正》30册。为《中国药典》1995版"感冒退热颗粒"改为口服液。见该条。

92701 感冒解毒灵颗粒

《成方制剂》19册。为同书13册"感冒解毒灵茶"改为颗粒剂。见该条。

雷

92702 雷丸(《本草纲目》卷十七引《孙天仁集效方》)

【组成】草乌头　川乌头　两头尖各三钱　硫黄　麝香　丁香各一钱　木鳖子五个

【用法】上为末,以熟蕲艾揉软,合成一处,用钞纸包裹。烧熏痛处。

【主治】瘫痪顽风,骨节疼痛,下元虚冷,诸风痔漏下血,一切风疮。

92703 雷楔(《丹溪心法附余》卷十六)

【异名】紫金锭子。

【组成】续随子五两　川乌头　甘草各二两　蟾酥　雄黄　白矾各一两　麝香七钱半　辰砂一两五钱　片脑二钱　人言　轻粉各五钱　桔梗一两五钱　黄连一两三钱　白丁香三钱　巴豆四十九粒(去壳油心膜)

【用法】上各为细末,再入乳钵内投蟾酥、巴豆同研匀,面糊为丸,成锭子,如指弹大,阴干。如遇诸疮,以井花水磨涂疮上,如干再涂。

【主治】疔疮诸恶疮肿毒。

92704 雷丸丸(《外台》卷十六引《删繁方》)

【组成】雷丸(熬)　橘皮　石蚕(炙)　桃皮(炙)各五分　狼牙六分　贯众二枚　芜荑(熬)　青葙子　蜀漆各四分　僵蚕三七枚(熬)　茱萸根皮七分　乱发如鸡子大(烧末)

【用法】上蒸,切,为末,白蜜为丸,如梧桐子大。每服七丸,清白饮送下,不觉,更加至二七丸为度,一日二次。

【主治】心劳热伤心,有长虫名蛊虫,长一尺,贯心为病。

92705 **雷丸丸**(《圣济总录》卷一四一)

【异名】鹤虱丸(原书卷一四三)。

【组成】雷丸 鹤虱(炒) 白矾灰各一两 皂荚针灰 舶上硫黄(研)各半两

【用法】上为散,醋煮面糊为丸,如梧桐子大,雄黄末为衣。每服二十丸,空心、食前麝香温酒送下。

【主治】牡痔,生鼠乳疮,痔瘘脓血不止,积年不愈者。

【备考】《普济方》有百部一两半。

92706 **雷丸丸**(《圣济总录》卷一四三)

【组成】雷丸三两 紫芝 白芷 紫菀各二两 贯众五两 秦艽(去苗土) 厚朴(去粗皮,生姜汁炙)各一两 藁本(去苗土)二两 乱发灰三两 䗪虫(炒) 石南(炙)各半两 猪悬蹄(炙焦)十枚

【用法】上为末,炼羊脂为丸,如梧桐子大。每服二十丸,空心煎米饮送下,日晚再服。

【主治】五痔瘘血日久,众药不愈者。

92707 **雷丸丹**(《幼幼新书》卷二十五引《万全方》)

【组成】雷丸(生) 鹤虱(生) 使君子(去壳,生) 胡黄连(微炒) 芦荟(研)各半两 麝香半两(研入) 蟾一枚(酒浸一宿,慢火炙熟,去皮足骨,焙) 木香 肉豆蔻各一分 芜荑一两(去皮,微炒,研入) 朱砂二钱(研少许,为衣)

【用法】上为末,用豮猪胆四个,将汁倾入瓷盏中,外以重汤煮过,和杵为丸,如黍米大。每服五丸至七丸,空心、日午、临卧麦门冬熟水送下。

【主治】小儿一切疳,肚胀腹满,手脚枯细,眼目口鼻生疮,身体壮热,痢下泔淀,日渐羸瘦,面无光泽。

92708 **雷丸汤**(《千金》卷五)

【异名】雷丸浴汤(《幼幼新书》卷十九引《婴孺方》)。

【组成】雷丸二十枚 大黄四两 苦参三两 黄芩一两 丹参二两 石膏三两

【用法】上㕮咀。以水二斗,煮取一斗半,浴儿,避目及阴,浴讫以粉粉之,勿厚衣,一宿复浴。

【主治】❶《千金》:小儿忽寒热。❷《幼幼新书》引《婴孺方》:小儿烦热。

92709 **雷丸酒**

《疯门全书》。为《圣惠》卷二十四"雷丸散"之异名。见该条。

92710 **雷丸散**(《外台》卷二十三引《古今录验》)

【组成】雷丸 桂心 牡蛎各五分(熬)

【用法】上为末。粉身,每日三次。

【功用】止汗。

【主治】热汗。

92711 **雷丸散**(《圣惠》卷二十四)

【异名】雷丸酒(《疯门全书》)。

【组成】雷丸一两 雄黄三分(细研) 消石一两(细研) 雌黄三分(细研) 朱砂一两(细研,水飞过) 阿魏一两(面裹煨,以面熟为度) 藜芦半两(去芦头) 犀角屑半两 紫石英半两(细研,水飞过) 斑蝥二十枚 芫青二十枚(与斑蝥用油麻一合同炒,麻熟为度,取出)

【用法】上为细散,又将苦参五两、消石四两捣碎,以生绢袋盛,入瓷瓶中,用无灰酒一斗,浸七日,密封头。每取一中盏暖过,食前调下二钱。

【主治】大风疾。

92712 **雷丸散**(《圣惠》卷四十三)

【组成】雷丸 贯众 狼牙 当归(剉,微炒) 槟榔 陈橘皮(汤浸,去白瓤,焙) 桂心 鹤虱各一两

【用法】上为细散。每服一钱,蜜汤调下。以利下虫为度。

【主治】❶《圣惠》:诸虫心痛不可忍。❷《圣济总录》:九种心痛,虫痛为先。

【备考】《圣济总录》本方用法:以粟米饮调下。

92713 **雷丸散**(《证类本草》卷十四引《经验前方》,名见《圣济总录》卷九十九)

【组成】雷丸不拘多少(水浸软,去皮,切,焙干)

【用法】上为末。每日五更初先吃炙肉少许,次用药半钱,稀粥调下。

【主治】寸白虫。

92714 **雷丸散**

《圣济总录》卷十一。为《圣惠》卷二十四"丹参散"之异名。见该条。

92715 **雷丸散**(《圣济总录》卷九十九)

【组成】雷丸(炮)一两 芎䓖一两

【用法】上为细散。每服一钱匕,空腹、日午、近晚煎粟米饮调下。

【主治】三虫。

92716 **雷丸散**(《鸡峰》卷十一)

【组成】雷丸 鹤虱 萆薢 芜荑各四两 干姜 干漆 石脂各三两 龙胆 槟榔各六两 当归五两

【用法】上为细末。每服三钱,煎石榴根汤调下。

【主治】蛔虫咬心痛,闷绝,坐卧不安。

92717 **雷丸散**(《杨氏家藏方》卷十八)

【组成】雷丸 使君子(炮,去壳) 鹤虱 榧子肉 槟榔各等分

【用法】上为细末。每服一钱,乳食前温米饮调下。

【功用】消疳杀虫。

【主治】诸疳。

92718 **雷丸散**(《杨氏家藏方》卷二十)

【组成】槟榔(鸡心者)一两 雷丸(圆净内白者,研,忌火)一两 雄黄(别研) 黄丹 韶粉各半两

【用法】上为细末。每服一大钱,油饼泡汤调服,二更时服。

【主治】寸白虫。

92719 **雷丸散**(《直指》卷二十四)

【组成】水银 硫黄 雄黄各二钱半(用乳钵入点醋同研,令星尽为度) 雷丸 阿魏 贯众末各二钱半 麝香半钱

【用法】上为极细末。每服一钱,天明温酒调下,明日又服。

【功用】取虫。

【主治】风癞。

92720 **雷丸散**(《准绳·类方》卷五)

【组成】雷丸 雄黄(研,水飞) 朱砂(研,水飞) 滑石 紫石英(研) 犀角屑 牛黄各半两(研) 斑蝥(去头足翅) 芫青各二十个(去头足翅,并用糯米炒) 白蔹 阿魏各二钱半

【用法】上为细末。每服一钱,空心清酒调下。

【主治】疠风。

92721 **雷丸膏**(《圣惠》卷八十五)

【组成】雷丸一分 甘草一分(两) 防风一两(去芦头) 白术三分 桔梗二分(去芦头) 莽草一两 川升麻一两

【用法】上为末,先以猪膏一片,入铛,慢火煎令熔,后下药末,以柳蓖不住手搅成膏,绵滤,入瓷盒盛之。每有患者,摩其顶及背。

【主治】小儿痫,及伤寒百病。

92722 **雷丸膏**(《普济方》卷三七七)

【组成】雷丸 莽草各如鸡子黄大 猪脂一斤

【用法】上先煎猪脂,去滓,下药,微火上煎七沸,去滓。摩痛处;小儿不知痛处,先摩腹背,乃摩余处五十遍,勿近阴及目;一岁以帛包膏摩,微炙身。

【主治】小儿风痫,掣疭戴眼,极者日数十发;并治大人贼风。

92723 **雷氏方**(《元戎》卷十二)

【组成】木贼二两 香附子一两 朴消半两

【用法】上为细末。每服三钱,血色黑者,用好酒一盏,煎三五沸;红赤者,水一盏,煎至七分,空心和滓温服,一日二次。

【主治】妇人血崩,血气痛不止,远年近日不愈者。

【宜忌】忌生冷、硬物、猪鱼肉、杂物。

【加减】脐下作痛者,加乳香、没药、当归各一钱。

【备考】本方方名,《本草纲目》引作"雷氏木贼散"。

92724 **雷火针**(《景岳全书》卷五十一)

【组成】白芷 独活 川芎 细辛 牙皂 穿山甲(炮,倍用) 丁香 枳壳 松香 雄黄 乳香 没药 杜仲 桂枝各一钱 硫黄二钱 麝香酌量 熟艾二三两(一方有巴豆仁八分,斑蝥三钱,去头足翅)

【用法】上为粗末,取艾铺底,掺药于上,用好皮纸卷筒,先须用线绊约两头,防其伸长,然后加纸再擀,务令极实,粗如鸡子尖样,用鸡子清尽刷外层,卷而裹之,阴干。用时向灯上点着,随用纸三五层,或布亦可,贴盖患处,乘热按于纸上。

【主治】风寒湿毒之气留滞经络而为痛为肿,不能散者。

92725 **雷火针**(《疡医大全》卷二十九)

【异名】热熨针(《全国中药成药处方集》北京、南京方)。

【组成】蕲艾一两 朱砂二钱 穿山甲(土炙) 桃皮 草乌 川乌 乳香 雄黄 没药 硫黄各一钱 麝香五分

【用法】上为细末,以蕲艾铺粗纸上,入药末三钱捲成筒,如爆竹式,将药筒入瓶内,以箬叶、油纸封口,埋屋下地中四十九日取出。患处用青布或红布摺二十四层,将针灯上点着吹息,隔布针之。患内暖极即止。不过三次即愈。

【功用】祛风散寒,通经活络。

【主治】风寒湿气痰滞于经络血脉之中,闭塞不通而痛。

92726 **雷火针**(《春脚集》卷三)

【组成】乳香 官桂 血竭 丁香 麝香各六分 杏仁一分四厘 真蕲艾一两 木香六分 沉香四钱 檀香四钱

【用法】上各为粗末,以纸卷紧。用时蘸香油点着吹灭,照穴道针之。

【主治】一切腿痛。

92727 **雷击散**

《治疗汇要》卷下。为《痧证汇要》卷一"丹平散"之异名。见该条。

92728 **雷击散**

《经验各种秘方辑要》。为原书同卷"加味宝华散"之异名。见该条。

92729 **雷轰丹**(《辨证录》卷七)

【组成】雷丸 红花 甘草各二钱 白芍 车前子各五钱 泽泻 猪苓各二钱

【用法】水煎服。

【主治】受毒作泻。无端一时作泻,大泻倾盆,腹痛不止,面青唇黑,几不欲生,肛门之边宛如刀割。

92730 **雷岩丸**(《宣明论》卷十四)

【组成】肉苁蓉一两 牛膝一两 巴戟一两(酒浸一宿,去皮心) 菊花二两 黑附子(青盐二钱,以河水三升同煮水尽为度,去皮脐)一两 枸杞子二两 川椒三两(去目)

【用法】上为末,原浸药酒煮面糊为丸,如梧桐子大。每服十丸,空心酒送下。

【功用】久服大补肾脏,添目力。

【主治】肾水不能溉济于肝,肝经不足,风邪内乘,上攻眼目,泪出,羞明怕日,多见黑花,生障,翳膜遮睛,睑生风粟,或痒或痛,隐涩难开;及久患偏正头痛,牵引两目,渐觉细小,视物不明者。

92731 **雷金散**(《卫生宝鉴》卷十四)

【组成】雷丸末八分 郁金末七分 黑牵牛末一钱半

【用法】上为末。用时以生油调下三两匙,饭压之。

【主治】诸虫。

92732 **雷音丸**(《良朋汇集》卷二)

【组成】干姜(炒) 巴豆皮各等分

【用法】上为细末,面糊为丸,如绿豆大,百草霜为衣。每服五十丸,滚白水送下。

【功用】散气消满。

【主治】腹大如鼓,已下几次不愈者。

92733 **雷音丸**(《回生集》卷上)

【组成】巴豆二两(去仁不用,只用豆皮,每豆二两,可得皮三四钱,微炒黄色,万不可用豆仁一粒) 缩砂仁一两(炒) 川大黄三钱(半生半炒) 干姜三钱(炒黑) 广木香三钱(炒黑) 牙皂二个(去筋,炒) 甘遂一钱五分(以甘草水浸三日,日换一次,看水无黑色为度,然后用面包,向

火煨之,面俱黄色而止)

【用法】上为细末,绢罗过,醋打面糊为丸,如绿豆大,锅底烟煤研细为衣,晒干。每服三四十丸,晨空心姜汤送下。每服可泄水二三次,日服日泻,日泻日消,大便渐实,小便渐长渐白,直服至水尽为度,但须量老少壮弱,泻之多寡,加减丸数,不可拘执。此药治病,多则一料,少则半料必愈。

【主治】水臌,酒积,食积。

【宜忌】忌盐酱一百多日。

【备考】此药虽泄而不伤元气。

92734 雷逐丹(《辨证录》卷五)

【组成】雷丸三钱 当归 白芍各五钱 红花一两 雄黄 厚朴 槟榔各二钱 枳实 甘草各一钱

【用法】水煎服。一剂下恶秽一桶愈。

【主治】臌胀。虫结于血中,似臌而非臌,单腹胀满,四肢手足不浮肿,经数年不死者。

92735 雷丸浴汤(《圣惠》卷八十二)

【组成】雷丸三分 牡蛎三分 黄芩三分 细辛三分 蛇床子一两

【用法】上药以水一斗,煎取七升,去滓,分为两度,看冷暖用,先令浴儿头,勿令水入耳目,次浴背膊,后浴腰以下。浴讫避风,以粉扑之。

【主治】小儿寒热,惊啼不安。

92736 雷丸浴汤

《幼幼新书》卷十九引《婴孺方》。为《千金》卷五“雷丸汤”之异名。见该条。

92737 雷火神针(《外科正宗》卷三)

【组成】蕲艾三钱 丁香五分 麝香二分

【用法】药与蕲艾揉和,先将夹纸作筒,如指粗大,用艾药灌入筒内垒实。临用以肖山纸七层平放患处,将针点着一头,对患处隔纸捺实,待不痛方起针,病甚者再针一次。七日后火疮大发,自取功效。

【主治】风寒湿毒袭于经络为患,漫肿无头,皮色不变,筋骨疼痛,起坐艰难,不得安卧。

92738 雷丸鹤虱散(《外台》卷七引《广济方》)

【组成】雷丸八分 鹤虱八分 贯众八分 狼牙八分 桂心八分 当归八分 槟榔八分

【用法】上为散。每服方寸匕,空腹煮蜜水半鸡子许调下,一日二服,若重不过三服则愈。

【功用】杀虫。

【主治】心痛三十年不愈。

【宜忌】忌生葱、生冷、油腻、猪鱼、小豆、大蒜等。

92739 雷公救疫丸

《谢利恒家用良方》。为原书“霹雳丸”之异名。见该条。

92740 雷氏千金丸(《千金》卷十七)

【组成】大黄五分 巴豆仁六十枚 桂心 干姜各二两 消石三分

【用法】上为末,炼蜜为丸,如大豆大。每服二丸。已死者,折齿灌之。

【功用】行诸气。

【主治】宿食不消,中恶,心腹痛如刺,及疰。

92741 雷氏千金丸(《千金翼》卷十五)

【组成】消石三分(熬) 大黄四两 巴豆一分(去心皮,熬)

【用法】上为末,炼蜜为丸,如小豆许。每服一丸,饮送下,一日二次。以利为度。

【功用】解散发动。

92742 雷氏木贼散

《本草纲目》卷十五。即《元戎》卷十二“雷氏方”。见该条。

92743 雷真君逐火丹(《医略存真》)

【组成】当归四两 生黄耆三两 茯苓三两 大黄五钱 甘草五钱 黑荆芥三钱 防风一钱 黄芩三钱

【用法】水煎服。

【主治】汤火伤。

【宜忌】不可内饮冷水,饮则必死。若外用冷水淋洗,涂以凉药,毒火逼入于里,亦令杀人。

【方论选录】当归为君,以之和血;黄耆为臣,托其正气,使火邪不致内攻;茯苓泄肺金之热;大黄、黄芩泻阳明之火;甘草解毒定痛;荆、防使火邪仍从外出。

【临床报道】汤火伤:有人被火药炸伤,头面肿腐,咽肿气粗,汤饮难咽;又一妇人,被火焚遍身,几无完肤,两臂发黑,呼号不已,医治罔效。予用本方遂应,二人俱投二剂而愈。

零

92744 零陵香油(《圣惠》卷四十一)

【组成】零陵香半两 乌麻油一两 茅香半两 莲子草一两 细辛半两 藁本半两 芎䓖半两 白芷半两 生铧铁五两(捣碎) 诃黎勒皮一两 没食子一两 酸石榴皮一两 牛膝一两(去苗) 白檀香一两 沉香一两 地骨皮半两

【用法】上剉细,并铧铁,以绵裹入油中浸四十九日,药成。常用梳头,经年尤验。

【功用】益发令黑,光滑润泽。

雾

92745 雾散消毒饮(《喉科种福》卷三)

【组成】马勃二钱 防风一钱 陈皮一钱 白僵蚕四钱(酒炒) 贝母一钱 桔梗二钱 荆芥一钱 全蝉蜕(去土)三钱 银花一钱 连翘一钱 甘草一钱 薄荷八分 牛蒡子一钱

【用法】一日服二三贴。又以燕垒丹加葱敷颈上,用推针法,务令毒从上散,不使下趋深入。若白垢已见,最宜守方,须服至白垢退尽为度。

【主治】瘟疫白喉初起,恶寒发热,头痛背胀,遍体骨节疼痛,精神怠倦,初病未入里者。

摄

92746 摄风酒(《得效》卷十三)

【组成】寻风藤一两 五加皮一两半 虎胫骨 乌药 石南叶 苍术各五钱 三角尖一两(石上生者佳) 骨碎

补七分半　青木香　威灵仙　川续断　当归　乳香　川羌活　北细辛各二钱半　青藤根一两　川牛膝四钱　防风五钱　南木香二钱半　石薜荔一两(石上生者佳)　苏木五钱　甘草节五钱　生姜一两半　大川乌一只(分作四份,只生用一份)

【用法】上㕮,用无灰酒一坛,将药盛于布袋内放酒坛中,油纸封缚,仍以锅盛水,将坛于锅内用慢火自辰时煮至午时,连坛取出。每日随意温服药酒,重者服至两料愈,不拘时候。如夏月恐停久作酸,只用半料,用小坛酒依上煮服。

【主治】白虎历节风,及诸般风湿,流注四肢,大风鹤膝,一切风疾,四肢拘挛,不能坐立,凡是骨节去处,皆尽浮肿,夜痛号哭,诸药不效。

【备考】方中苏木用量原缺,据《普济方》补。

92747　**摄生方**(《医统》卷七十六)

【组成】铜青半两　石绿三钱

【用法】上为末,水调生面糊为丸,如芡实大。每服一丸,新汲水磨下。

【主治】哑瘴。

92748　**摄生饮**(《直指》卷三)

【组成】圆白南星(湿纸裹煨)　南木香　半夏(用白沸汤就铫蘸少顷)各一钱半　辣细辛　苍术(生)　甘草(生)　细节石菖蒲各一钱

【用法】上㕮,分二服。每服以水盏半,加生姜七厚片,煎取其半,乘热调苏合香丸三丸。先以皂角肉为细末,管子揭些吹入鼻中,候喷嚏即灌药。牙噤者,用乌梅肉揉和南星、细辛末,以中指频擦自开。

【主治】一切卒中。中风、中寒、中暑、中湿及痰厥、饮厥、气厥等。

【加减】痰盛,加炙全蝎二枚。

【备考】《育婴秘诀》治大人、小儿卒中,以本方调惊气丸服。

92749　**摄血丹**(《辨证录》卷十二)

【组成】黄耆　白术各五钱　人参二钱　甘草　荆芥　破故纸各一钱　续断二钱　肉果一枚

【用法】水煎服。

【主治】妇人有胎虽不动,腹亦不疼,然时常有血流出。

92750　**摄阳汤**(《辨证录》卷七)

【组成】人参一两　黄耆一两　白芍五钱　麦冬五钱　北五味一钱　山茱萸三钱　熟地一两

【用法】水煎服。二剂汗少止,四剂汗大止,十剂全愈。

【主治】汗证。

【方论选录】此方用参、耆以大补其气,气足则肺气有养,皮毛自固;益之麦冬、五味则肺金不特自足以卫外,兼可以分润于肾水;犹恐汗出太多,必损耗真阴,更加熟地、山茱以益精,使肺金不必又来下生肾水,则肺气旺而皮毛益固矣;增入白芍一味以收敛肝气,则肝木自平,使肺金无仇家之犯逼,则肺气安然,自能行其清肃之气而下输于膀胱,则上下之气舒,而心中生液不来克肺,则肺金有权得以自主,安肯听汗之自出哉。

92751　**摄阴汤**(《产孕集》卷上)

【组成】黄耆五钱　阿胶三钱　归身二钱　白术二钱　甘草五分(炙)　棕榈皮一钱(炙)　乌贼骨一钱五分(炙)　荆芥一钱(炒)

【用法】水煎服。

【主治】血崩不止。

92752　**摄阴汤**(《产孕集》卷下)

【组成】熟地黄五钱　人参三钱　黄耆二钱　当归一钱五分　荆芥穗(炙)　棕榈皮(炙)　甘草(炙)各一钱　熟附子一钱五分

【用法】作一服。

【主治】血崩不止,唇青肉冷,汗出目瞑。

92753　**摄阴煎**(《外科证治全书》卷二)

【组成】活磁石一两　地黄　首乌　龟版　鳖甲各五钱　山茱萸肉　白芍　山药各二钱　五味子一钱五分

【用法】水煎二次,去滓,食前温服。如为丸,则将方内磁石减半,龟、鳖、首乌各减二钱,依方合十剂,水为丸,每服五六钱,清晨淡盐汤送下。

【主治】高年元阴虚损,气机上逆,以致耳鸣。

92754　**摄真汤**(《杂病源流犀烛》卷十八)

【组成】鱼鳔　生龙骨　桑螵蛸　芡实　茯苓　五味子　秋石

【用法】前六味水煎,秋石冲服。

【主治】屡因嗔怒,肝阳升而上涌,气冲心热,呛咳失血,坠则遗精,暮热晨汗,脉象虚数,为阴阳枢纽失固者。

92755　**摄营煎**

《景岳全书》卷五十一。为原书同卷“寿脾煎”之异名。见该条。

92756　**摄脾丸**(《养老奉亲》)

【组成】木香　诃子(炮,去核)　厚朴(生姜汁炙)　五倍子　白术各等分

【用法】上为末,用烧粟米饭为丸,如梧桐子大。每服十丸,米饮送下。

【主治】老人乘秋,藏腑虚冷,滑泄不定。

92757　**摄魂汤**(《辨证录》卷十)

【组成】生枣仁五钱　麦冬一两　熟地一两　白芍一两　当归五钱　山茱萸五钱　人参一两　茯神五钱　远志二钱　巴戟天五钱　柏子仁三钱　白芥子二钱

【用法】水煎服。

【主治】离魂症。心肾两伤,水火不交,觉自己之身分而为两,他人未见而己独见者。

92758　**摄生妙用方**(《本草纲目》卷十六)

【组成】旱莲草(七月取,连根)一斤

【用法】用无灰酒洗净,青盐四两,腌三宿,同汁入油锅中炒(存性),研末。日用擦牙,连津咽之。

【功用】乌须固齿。

92759　**摄血固冲汤**(《中医妇科治疗学》)

【组成】党参六钱　黄耆四钱　白术三钱　龙骨五钱　乌贼骨一两　阿胶珠　茜草根　龟版各三钱　广三七一钱　血余炭三钱

【用法】水煎,温服。

【主治】产后劳倦过度,阴道突然大出血,或动手术后

出血不止，色红无块，腰微胀而腹不痛，舌苔正常，脉数无力。

搏

92760 **搏金散**（《普济方》卷二一七）

【组成】人参一两　白茯苓二两　络石二两　龙骨一两（煅）

【用法】上为末。每服二钱，空心、临卧米饮调下。

【主治】❶《普济方》：脱精自泄。❷《奇效良方》：便浊。皆缘心肾水火不济，或因酒色，遂至以甚，谓之土淫。

搐

92761 **搐药**（《洁古家珍》）

【异名】搐鼻散（《医学纲目》卷十三）。

【组成】薄荷叶二钱　青黛一钱　石膏一钱　芒消　川芎各半钱　细辛二钱　蔓荆子三分

【用法】上为细末。鼻内搐之。

【主治】❶《洁古家珍》：目疾。❷《济阳纲目》：目外障。

92762 **搐药**（《杂类名方》）

【组成】苍耳　薄荷叶　盆消　石膏各一钱（乱纹者水飞）　乳香　华细辛　贯芎各半钱

【用法】上为极细末。晨、午、夕三时搐之。

【主治】偏头疼，眼疾。

92763 **搐药**（《得效》卷十六）

【组成】鹅不食草

【用法】塞鼻中。

【主治】目赤后暴生翳。

92764 **搐药**（《丹溪心法》卷四）

【组成】软石膏　朴消各五钱　脑子　荆芥　檀香皮　薄荷各一钱　白芷　细辛各二钱

【用法】上为末。搐鼻。

【主治】头风。

【备考】本方方名，《济阳纲目》引作“搐鼻药”。

92765 **搐鼻方**（《得效》卷十七）

【异名】搐鼻药（《医统》卷六十四）。

【组成】雄黄　没药各一钱　乳香半钱

【用法】上为末。每用少许，如左侧疼，搐入左鼻，又吹入左耳；如右侧疼，搐右鼻，吹入右耳。

【主治】牙疼。

92766 **搐鼻法**（《育婴秘诀》）

【异名】救苦散。

【组成】川芎　藿香　藜芦各三钱　玄胡索　牡丹皮　朱砂（水飞）各二钱

【用法】共为极细末，以少许吹鼻，得嚏，则邪气出矣。

【主治】治伤风寒，头目不清并客忤。

92767 **搐鼻药**（《三因》卷十六）

【组成】荜茇　良姜各一分　白芷一钱　细辛半钱

【用法】上为末。每服一小字。先含水一口，分搐鼻内，吐水即止。

【主治】八般头风，及眩晕、恶心吐逆，诸药不治者。

92768 **搐鼻药**（《医方类聚》卷二十三引《经验秘方》）

【组成】细辛　甘草　人参　藜芦　川芎各一钱　盆消半钱

【用法】每用一字，搐鼻。

【主治】偏正头风，浑身壮热。

92769 **搐鼻药**（《得效》卷十六）

【异名】搐鼻散（《银海精微》卷下）。

【组成】雄黄（水透过）　辰砂各二钱　细辛半两　脑麝各少许

【用法】上为末。口含水，取药少许搐鼻中。

【主治】目风热肿赤难开。

92770 **搐鼻药**（《普济方》卷三七四）

【组成】蜈蚣一条（赤脚全头者）　蝎梢四尾　僵蚕七个（直者，去嘴，生用）

【用法】上为细末。用鹅毛管吹入鼻中，取嚏。

【主治】小儿惊风。

92771 **搐鼻药**

《医统》卷六十四。为《得效》卷十七“搐鼻方”之异名。见该条。

92772 **搐鼻药**

《济阳纲目》卷七十。即《丹溪心法》卷四“搐药”。见该条。

92773 **搐鼻香**（《元戎》）

【组成】牡蛎（煅）　紫梢花　韶脑　母丁香　黄狗头骨（煅）　蛇床子　破故纸　桂心各等分

【用法】上为细末，炼蜜为丸，如鸡头子大。每用一丸。

【主治】子宫久冷，赤白带下。

92774 **搐鼻散**（《圣济总录》卷一一〇）

【组成】道人头三两（为细末）　乳香一钱

【用法】上为末。每用一钱，于香饼子上烧烟，搐鼻内。

【主治】赤眼生疮肿痛。

92775 **搐鼻散**（《幼幼新书》卷十引《茅先生方》）

【组成】瓜蒂一钱　细辛半钱

【用法】上为末。每用半字，吹入鼻中取嚏。打喷嚏，候眼开，便服大青丹取下积热，并下惊涎，后调气。

【主治】小儿惊风四十八候。

92776 **搐鼻散**（《幼幼新书》卷九引丁安中方）

【组成】赤脚蜈蚣一条

【用法】用温汤浸软，竹刀纵切分左右两边；次用螳螂一个，亦分左右，将螳螂、蜈蚣左右各焙干，研为细末。男发搐用左边药末，搐于左鼻内；女发搐用右边药，搐于右鼻内；如两手搐，用左右药搐左右鼻内。

【主治】小儿急慢惊风，搐搦不醒。

92777 **搐鼻散**（《普济方》卷六十五引《海上方》）

【组成】红豆　荜茇　良姜　威灵仙各等分

【用法】上为细末。每用少许，搐入鼻中。

【主治】牙痛，诸药不效者。

92778 **搐鼻散**（《朱氏集验方》卷九，名见《医方类聚》卷七十四引《吴氏集验方》）

【组成】白矾　铜青各等分

【用法】上为末。每用一字，吹入鼻中。

【主治】缠喉风。

92779 **搐鼻散**(《袖珍》卷一引危氏方)

【组成】细辛不拘多少

【用法】上为末。每用一字,搐鼻中。

【主治】暗风倒地,不省人事。

92780 **搐鼻散**

《医学纲目》卷十三。为《洁古家珍》"搐药"之异名。见该条。

92781 **搐鼻散**(《医统》卷六十一)

【组成】黄丹　牙消各一两　雄黄三钱　没药五分

【用法】上为细末。先令患人口含温水,然后以管吹入鼻中,左目病则吹左鼻,右目病则吹右鼻。

【主治】一切火眼及内障。

【宜忌】久患眼疾而甚者不可吹。

92782 **搐鼻散**

《银海精微》卷下。为《得效》卷十六"搐鼻药"之异名。见该条。

92783 **搐鼻散**(《痘疹金镜录》卷一)

【组成】半夏　细辛各一钱　荆芥七分　牙皂三钱　麝香一分

【用法】上为细末。纸条蘸药取嚏。

【主治】小儿惊风。

92784 **搐鼻散**(《济阳纲目》卷一〇二)

【异名】搐鼻通天散(《医学心悟》卷六)。

【组成】细辛(去叶)　皂角(去皮弦)各一两　半夏(生用)五钱

【用法】上为极细末,瓷瓶收贮,勿泄气。每用一二分,吹入鼻孔中取嚏。

【主治】梦魇,喉症牙关紧急及中恶等不省人事。

❶《医学心悟》:魇梦不醒。❷《医钞类编》:缢死,压死,中恶。❸《喉证指南》:诸喉证,牙关紧急,不省人事。

92785 **搐鼻散**(《玉案》卷三)

【组成】木鳖子一个(去壳)

【用法】为末。绵裹塞鼻,左塞右,右塞左,其拳毛各分上下。

【主治】拳毛倒睫。

92786 **搐鼻散**(《医林绳墨大全》卷五)

【组成】细辛　川芎　石膏　皂角末各五分　雄黄　焰消各七分

【用法】上为细末。先含温水一口,再吹药入鼻,左痛吹右,右痛吹左;或左痛竟吹左,右痛竟吹右。

【主治】头痛。

92787 **搐鼻散**(《嵩崖尊生》卷六)

【组成】麻黄根五分　苦丁香五分　红豆十粒　羌活二钱　连翘二钱

【用法】上为末。鼻吸之。

【主治】阴湿挟痰之头重。

92788 **搐鼻散**(《金匮翼》卷五)

【组成】青黛　石膏　芒消　郁金　薄荷　牙皂

【用法】上为末。搐鼻。

【主治】湿热头痛。

92789 **搐鼻散**

《异授眼科》。为《兰室秘藏》卷上"搐药麻黄散"之异名。见该条。

92790 **搐药不卧散**(《普济方》卷一一五引《瑞竹堂方》)

【组成】藿香　石藿花(黄者)　人参　藜芦(去苗叶,取根)　芍药　谷精草　苦丁香　石膏(研)　川芎　甘草各等分

【用法】上为细末。每用三字,口噙水,左右鼻内搐之。作嚏为效。

【主治】一切风疾。

92791 **搐药瓜蒂散**(《卫生宝鉴》拔粹本)

【组成】瓜蒂二钱　母丁香一钱　黍米四十九个　赤小豆半钱

【用法】上为极细末。每夜两鼻孔内搐便睡,明日取下黄水,便服黄连散。

【主治】黄疸,遍身如金色。

【备考】本方方名,原书人卫本作"搐鼻瓜蒂散"、《中国医学大辞典》引作"嗅鼻瓜蒂散"。原书人卫本本方用法:先将瓜蒂为细末,次入二味同碾,罗为末。每于夜卧令病人先含水一口,两鼻孔内搐入半字以下,吐了水便睡,至半夜或明日取下黄水,旋用熟帛揾了,直候取水定,便服黄连散。病轻五日见效,重者半月取效。

92792 **搐药斩邪散**(《御药院方》卷九)

【组成】藜芦七钱(去苗)　川芎半两　细辛二钱半(去苗叶)　草乌头尖十个

【用法】上为细末。每用少许,鼻内搐之。

【主治】喉中肿痛不消,及痰盛气不宣通。

92793 **搐药麻黄散**(《兰室秘藏》卷上)

【异名】搐鼻散(《异授眼科》)。

【组成】麻黄一两　当归身一钱

【用法】上为粗末,炒黑色,入麝香、乳香少许,共为细末。含水,鼻内搐之。

【主治】内外障眼。

92794 **搐药碧云散**

《东垣试效方》卷五。为《兰室秘藏》卷中"碧云散"之异名。见该条。

92795 **搐鼻开关药**(《奇效良方》卷六十四)

【组成】皂角(煨,去皮)　北细辛　南星(生用)　半夏(生用)各等分　麝香少许

【用法】上为极细末。每用少许,以竹管盛药,吹入鼻中。牙关紧,用乌梅煎浓汁,调和药末,擦入两牙关内。搐而嚏者可医,不嚏者难治。

【主治】惊风。

92796 **搐鼻瓜蒂散**

《卫生宝鉴》卷十四人卫本,即原书拔粹本"搐药瓜蒂散"。见该条。

92797 **搐鼻瓜蒂散**(《保命歌括》卷二十九)

【组成】瓜蒂

【用法】上为末。每用少许,吹鼻中。滴水徐徐出一昼夜,湿尽痛止为度。

【主治】湿气在头,偏头痛久不愈,服药及灸针不效者。

92798 **搐鼻夺命散**(《普济方》卷八十八引《德生堂方》)

【组成】蔓荆叶　石菖蒲　谷精草　东平薄荷各四钱　芎劳二钱半　藜芦二钱　细辛二钱半

【用法】上为细末。先令患者吃葱茶一盏,后噙水在口,却用手捻药末少许搐入鼻内;如手不可动,以苇管吹入。即时痰唾涕喷,随时见效,如三次吹药不涕喷,其病难治,以顺气之药,服之为妙。

【主治】中风不省人事,口眼㖞斜,痰涎壅塞,半身偏废;及卒中风痫,即阴证伤寒,手指青冷,诸般眼疾暴发者。

92799 **搐鼻如圣散**(《成方切用》卷三)

【组成】皂角(去皮弦,炙)　白矾　雄黄　藜芦

【用法】上为末。搐鼻。

【主治】缠喉急痹,牙关紧闭。

92800 **搐鼻神效散**(《普济方》卷一三四引《德生堂方》)

【组成】真胆矾不拘多少

【用法】上为细末。苇管吹入鼻。

【功用】止血。

92801 **搐鼻透关散**

《金匮翼》卷五。为《圣济总录》卷一二二"透关散"之异名。见该条。

92802 **搐鼻通天散**(《丹溪心法·附余》卷一)

【组成】川芎　细辛　黎芦　白芷　防风　薄荷各一钱　猪牙皂角(刮去皮)三个

【用法】上为细末。用芦筒纳药,每用少许,吹入鼻中。

【主治】卒暗中风倒地,牙关紧急,人事昏沉。

92803 **搐鼻通天散**

《医学心悟》卷六。为《济阳纲目》卷一〇二"搐鼻散"之异名。见该条。

92804 **搐鼻通气散**

《内科摘要》卷下。为《原机启微》卷下"搐鼻碧云散"之异名。见该条。

92805 **搐鼻通气散**(《外科大成》卷二)

【组成】玄胡索　玄参各三钱　牙皂　川芎各二钱　细辛　藜芦　草乌各一钱　闹羊花六分

【用法】上为末。用纸捻蘸药,送入鼻内,每日三次。取嚏为度,以嚏出脓者必愈,无嚏者不治。

【主治】时毒焮肿,咽喉不利者。

92806 **搐鼻通关散**(《眼科全书》卷六)

【组成】杨梅皮　踯躅花根　薄荷叶　白芷　粉草　细辛各等分　牙皂少许　麝香半分

【用法】上为细末。搐鼻或吹入鼻孔。凡点药先用此搐鼻为妙。

【功用】洗泪清上。

92807 **搐鼻通顶散**(《医方类聚》卷七十引《经验秘方》)

【组成】金头蜈蚣二个　全蝎二个　滑石五钱　盆消二钱半　乳香　没药　川芎　石膏各一钱　细辛　藿香叶各半钱

【用法】上为极细末。搐或芦管贮之,以鼻吸上,日三五服。

【主治】偏正头痛,及眼目昏暗,暴赤甚者。

【加减】治眼,加青黛、薄荷叶各一钱。

92808 **搐鼻碧云散**(《原机启微》卷下)

【异名】搐鼻通气散(《内科摘要》卷下)。

【组成】鹅不食草二钱　青黛　川芎各一钱

【用法】上为细末。先噙水满口,每用如米许,搐入鼻内,以泪出为度,不拘时候。

【主治】❶《原机启微》:眼目肿胀红赤,昏暗羞明,瘾涩疼痛,风痒鼻塞,头痛脑酸,外翳攀睛,眵泪稠黏。❷《外科正宗》:结毒入于巅顶,以致头疼胀痛如破者。

【方论选录】❶《原机启微》:以鹅不食草解毒为君;青黛去热为佐;川芎大辛,除邪破留为使。升透之药也,大抵如开锅盖法,常欲使邪毒不闭,令有出路。然力少而锐,搐之随效,宜常搐以聚其力,诸目病俱可用。❷《成方便读》:青黛、川芎清肝火而疏肝郁,鹅不食草能开肺而取嚏。用治肺之药,吹入肺之窍,使金令下行,肝邪自愈,翳障自除耳。

【备考】本方方名,《本草纲目》引作"碧云散"。

搠

92809 **搠罗脱因**(《饮膳正要》卷一)

【组成】白面六斤(和,按作钱样)　羊肉二脚子(熟切)　羊舌二个(熟切)　山药一斤　蘑菇半斤　胡罗卜五个　糟姜四两(切)

【用法】上用好酽肉汤同下,炒葱、醋调和。

【功用】补中益气。

颐

92810 **颐养汤**(《辨证录》卷三)

【组成】当归一两　香附　茯神　丹皮　玄参各二钱　柏子仁　沙参　黄芩各二钱　远志五分　麦冬五钱　甘草一钱

【用法】水煎服。

【主治】舌下牵强,手大指次指不仁,两臂麻木,或大便秘结,或皮肤赤晕。

92811 **颐和春胶囊**(《成方制剂》19册)

【组成】人参75克　川牛膝50克　狗肾(制)100克　锁阳100克　鹿茸(去毛)12.5克　淫羊藿200克　鹿鞭(制)3克　沙参100克　冰片2.5克　蛇床子200克　熟地黄100克　韭菜子(炒)125克　覆盆子75克　附子(制)50克　路路通75克

【用法】上制成胶囊剂。口服,一次4~5粒,一日2次。

【功用】补肾壮阳,健脑强心。

【主治】肾阳虚引起的阳痿、遗精、精冷不孕,腰膝酸软等症。

【宜忌】阴虚发热型、湿热型患者忌服。

输

92812 **输卵管阻塞不孕方**(《效验秘方》许润三方)

【组成】❶口服方:柴胡10克　枳壳12克　赤芍12克　生甘草3克　丹参30克　三七粉3克(分吞)　穿山甲20克　麦冬10克　皂刺10克　路路通10克　❷热敷方:透骨草30克　川乌10克　威灵仙20克　肉桂10克

乳香20克 没药20克 当归20克 红花10克 丹参30克 赤芍15克 ❸灌肠方：丹参30克 赤芍30克 三棱15克 莪术15克 枳实15克 皂角刺15克 当归15克 乳香10克 没药10克 透骨草15克

【用法】口服方每日1剂。热敷方将药共轧成绿豆大颗粒，装布袋内，滴入少许白酒，蒸40分钟，敷下腹部，再在布袋上面压热水袋保温，温度维持在40℃左右，40～60分钟，每日1次，2日更换1袋。灌肠方每晚一剂，浓煎200毫升，保留灌肠，温度以39℃左右为宜，每日1次；每灌肠10次，休息3～4日。上三法经期均停用。

【功用】舒肝理气，活血化瘀，润管通管。

【主治】输卵管阻塞所致不孕症，多有不同程度的乳胀、小腹疼痛、经前腹痛等。

【加减】如兼见下腹痛、黄带多、质稠气秽者加龙葵、蛇莓；经前乳房胀痛者加露蜂房、荔枝核；经期小腹冷痛或带多清稀、气腥者加鹿角霜、肉桂；输卵管积水者加大戟、䗪虫、仙灵脾或荔枝核、泽兰；输卵管结核者加夏枯草、蜈蚣；子宫发育不良者加山萸、紫河车；面色苍白、舌质淡者加黄耆、当归。对合并黄体不健，亦即基础体温上升不良或黄体基础体温维持时间短者，每届月经中期应加用补肾壮阳之品，如鹿角霜、肉桂、紫河车等以提高黄体水平。在经前数日，冲任气血充盛，可重用活血化瘀之品。经后气血较虚，需酌加补养药。

【方论选录】方中用丹参、三七促使瘀血消散、促进粘连松解，以利输卵管恢复正常生理功能。配用穿山甲、皂刺、路路通等通管良药，使其透达输卵管炎症粘连、堵塞之区域，再加上麦冬养阴生津，能润能通，具有润管通管之功。

龄

92813 **龄龟丸**(《全国中药成药处方集》(抚顺方))

【组成】龟版一斤 当归八两 白芍八两 牛膝五两 桃仁二两 红花二两 鹿胶二两 杜仲三两 黄耆 山药各五两

【用法】上为细末，水滚小丸。每服一钱，一日二次，白水送下。

【功用】滋养强壮。

【主治】男子肾虚，女子血亏，腰腿酸痛，下肢萎弱，周身麻木，气短心跳，四肢无力，血枯经闭。

【宜忌】忌食生冷。孕妇勿服。

督

92814 **督会汤**(《医林纂要》卷十)

【组成】金银花八两 黄耆四两 玄参剉三两 天门冬三两 熟地黄二两 人参一两 黄柏(酒炒)五钱 砂仁三钱 甘草(炙)二钱 藁本一两

【主治】真脑痈在巅顶，尺脉无根，沉指不见，由命火上炎，肾水枯涸所致者。

【方论选录】方中以金银花、黄耆、玄参剉、天门冬清肺金以生肾水；熟地黄补肾水以制命火；人参以补中；黄柏以滋阴；砂仁以化命门之气；天冬以下三才封髓丹也，故用此以平骨髓之热；藁本藉此为使，引入督脉上行于巅顶以治脑痈。

鉴

92815 **鉴远汤**(《辨证录》卷三)

【组成】附子 北五味各一钱 熟地 葳蕤各一两 山茱萸五钱

【用法】水煎服。

【主治】近视。

92816 **鉴鼻汤**(《圣济总录》卷一五八)

【组成】铜鉴鼻(别捣为细末) 大黄(剉，微炒) 芍药 生干地黄(微炒)各一两 甘草(炙，剉) 芎䓖 干漆(炒去烟)各一分 枣七枚(去核，焙) 乱发鸡子大(烧灰)

【用法】上为粗末。每服三钱，水一盏，煎至七分，去滓，投芒消少许，再煎一二沸，温服，相次更服。

【主治】妊娠堕胎后血露不出，心腹疼痛。

嗅

92817 **嗅鼻渊方**(《便览》卷一)

【组成】辛夷仁五分 苍耳子三分 白芷一钱 薄荷叶五分 川芎五分 木通三分 羌活五分 黄连(酒炒)三分 黄芩(酒炒)三分 荆芥穗三分 防风五分 甘草三分 栀子三分 连翘三分 白术五分 滑石五分 石膏三分 当归五分 赤芍三分 酒大黄五分 沉香二分 皂角一分

【用法】加葱白一根，生姜一片，水煎服。

【主治】鼻渊。

92818 **嗅鼻瓜蒂散**

《中国医学大辞典》。即《卫生宝鉴》拔粹本“搐药瓜蒂散”。见该条。

嘣

92819 **嘣骨散**(《准绳·疡医》卷五)

【组成】马蹄金 马蹄藤 白马骨 紫金皮 钩藤钩 铁马鞭 酒坛根 马蹄香 天灯心 山苏木 赤牛膝 地茄根 紫金藤 李子根 臭木待根 乌苞子根 穿山蜈蚣

【用法】水、酒各半煎服。

【主治】嘣骨马癀。

暖

92820 **暖下丸**(《魏氏家藏方》卷七)

【组成】大附子二只(生，去皮脐) 生姜一斤 好丁香四七粒

【用法】将生姜研细，取自然汁；煮附子，候软，切作片子，再慢慢煮，候附子九分熟，滤出焙干；入丁香同研为末，却将煮附子姜汁熬膏为丸，如小梧桐子大。每服三十丸至五十丸，食前煎沉香汤(香附、白茯苓、缩砂仁、甘草、沉香、姜、枣)送下。

【主治】脏寒泄泻。

92821 **暖下丸**

《朱氏集验方》卷八。即方出《本草图经》引《续传信方》(见《证类本草》卷九)，名见《寿亲养老》卷四“补骨脂煎”改为丸剂。见该条。

92822 **暖中丸**(《医学纲目》卷二十一)

【组成】陈皮　苍术　厚朴(制)　三棱　白术　青皮各五钱　香附一斤　甘草二两　针砂十两(炒红,醋淬)

【用法】上为末,醋糊为丸。每服五十丸,空心盐姜汤送下,晚食前酒下亦可。

【功用】杀肝邪,舒脾气。

【主治】黄胖。

【宜忌】忌狗肉。气虚者不宜用。

92823 **暖风汤**(《眼科全书》卷五)

【组成】细辛　五味子　防风　茺蔚子　藁本　知母黄芩　川芎　龙胆草　蔓荆子　木贼　苍术　夏枯草香附

【用法】白水煎,食后服。

【主治】充风泪出外障。

92824 **暖阳汤**(《辨证录》卷九)

【组成】白术　肉苁蓉各一两　附子一钱

【用法】水煎服。

【主治】大便秘结。

92825 **暖肝饮**(《医学集成》卷二)

【组成】熟地　当归　附子　炮姜　吴萸　花椒葱白

【主治】寒中厥阴,猝倒不语,面青唇白,呕吐清水,腹痛拘急,舌卷囊缩者。

92826 **暖肝煎**(《景岳全书》卷五十一)

【组成】当归二钱　枸杞三钱　茯苓二钱　小茴香二钱　肉桂一钱　乌药二钱　沉香一钱(木香亦可)

【用法】水一钟半,加生姜三五片,煎七分,食远温服。

【主治】肝肾阴寒,小腹疼痛,疝气。

【加减】如寒甚者,加吴茱萸、干姜;再甚者,加附子。

【方论选录】《谦斋医学讲稿》:本方以温肝为主,兼有行气、散寒,利湿作用。以当归、杞子温补肝脏,肉桂、茴香温经散寒,乌药、沉香温通理气,茯苓利湿通阳。凡肝寒气滞,症状偏在下焦者,均可用此加减。

92827 **暖肠丸**(《普济方》卷三九八)

【组成】木香　肉豆蔻　丁香　胡椒各等分

【用法】上为末,蒸饼为丸,如绿豆大。每服三、五丸,米饮送下。

【主治】疳痢。久泻不止,脏腑冷热。

92828 **暖肾丸**(《史载之方》卷上)

【组成】牛膝(酒浸一宿)　石斛　巴戟(去心)　草薢(盐水煮)　川芎各半两　续断　茯苓　附子(炮)　当归细辛　五味子　菟丝子各一分(酒浸两宿)

【用法】上为末,炼蜜为丸,如梧桐子大。每服七十丸,空心米饮送下。

【主治】元气虚乏,肾水极寒,发为寒战,冷汗自出,六脉微细而沉者。

92829 **暖肾丸**

《保命集》千顷堂本卷下。即原书人卫本同卷"煨肾丸"。见该条。

92830 **暖肾丸**(《直指》卷十五)

【组成】葫芦巴(炒)　故纸(炒)　川楝肉(用牡蛎炒,去牡蛎)　大熟地黄(洗,焙)　益智仁　鹿茸(酒炙)　山茱萸　代赭石(煮熟,醋蘸七次,研细)　赤石脂各三分龙骨　海螵蛸　熟艾(米醋浸一宿,炙焦)　丁香　沉香滴乳香各二分　禹余粮(煅,醋淬,碎为度,细研)三分

【用法】上为细末,水煮糯米糊为丸,如梧桐子大。每服五十丸,食前石菖蒲煎汤送下。

【主治】肾虚多溺,或小便不禁而浊。

92831 **暖肾散**(《圣济总录》卷五十二)

【组成】荜澄茄　蜀椒(去目及合口者,炒出汗)　干姜(炮)各半两　附子(炮裂,去皮脐)　桃仁(去皮尖双仁,炒黄)　茴香子(炒)　桂(去粗皮)　蒺藜子(炒)　枳壳(去瓤,麸炒)　泽泻　槟榔(剉)各三分

【用法】上为散。每服三钱匕,空心温酒调下,日再服。

【主治】肾气发动,攻腰腿,四肢疼痛。

92832 **暖肾散**(《圣济总录》卷七十九)

【组成】巴戟天(去心,麸炒黑)　甘遂(炒黄)各一分槟榔(一枚生,一枚炮)二枚　木香　苦葶苈(纸上炒)各一分　大麦蘖　芫花(醋浸,炒黄)　陈橘皮(去白炒)各半两腻粉一钱　沉香(剉)　泽泻各一分

【用法】上为散。每服二钱匕,用猪腰子一只,以竹刀子割开,去筋膜,作三片,掺药末在内,用湿纸裹,慢火煨令香熟,先煮葱白三茎,令熟细切,将葱与粟米同煮粥一碗,临卧先食粥一半,方食腰子,药后再食粥令尽,至五更大便并小便下赤黄恶物乃验。

【主治】水气肿满。

92833 **暖肾散**(《圣济总录》卷八十五)

【组成】附子(炮裂,去皮脐)一两　泽泻一两半　桂(去粗皮)一两半　蜀椒(去目并闭口者,炒出汗)　杏仁(汤去皮尖双仁,炒黄)　当归(剉,焙)各一两

【用法】上为细散。每服五钱匕,空心冷酒调下,日再服。

【主治】肾冷所致久患腰痛。

92834 **暖金丹**(《活幼口议》卷十三)

【组成】天麻一分　白花蛇(炙,取肉)二钱(如无,乌梢蛇代用)　全蝎二十一个(酒炒)　蜈蚣(赤脚者)二条(炙,去毒)　白附子(炮)一分　白僵蚕二钱(去丝,炒)黑附子尖三枚　牛黄一分(如无,以黄牛胆代之,加用)天南星(炮)半两　辰砂(另研)半两　麝一钱

【用法】上为末,炼蜜为丸,如皂子大。煎金银薄荷汤磨化下。

【主治】婴孩小儿急惊八候四证,未全脱去,尚存风热痰涎,其惊风证候,欲再发作。

92835 **暖肺汤**(《眼科龙木论》卷五)

【组成】茺蔚子　细辛　五味子　干地黄各一两半藁本一两半　知母　黄芩　芎䓖各一两

【用法】上为末。每用一钱,以水一盏,煎至五分,去滓,食后温服。

【主治】冲风泪出外障。

【备考】本方方名,《普济方》卷七十六引作"暖肺散"。《普济方》中有防风,无干地黄。

92836 **暖肺散**

《普济方》卷七十六。为《眼科龙木论》“暖肺汤”之异名。见该条。

92837 **暖炉丹**(《医学正印》卷上)

【组成】潮脑(入碗升打三次如灰色)三钱　蛇床子五钱　牡蛎一钱　母丁香三钱　良姜一钱　紫梢花一钱

【用法】上为细末,津唾为丸,如樱桃大。每次一丸,用丝绵裹纳子户中,留滞在外,坐定片时便觉温热,一日一换。

【主治】妇人子宫寒冷,不能生育。

92838 **暖胃丸**(《医方大成》卷三引《澹寮》)

【组成】硫黄(研)　白矾(制炒)　丁香　茴香(炒)　木香各一两　半夏二两(姜汁炒)

【用法】上为末,姜汁面糊为丸,如梧桐子大。每服二十丸,空心米饮送下。

【功用】暖胃,去虚痰,利冷饮。

【主治】痰饮。

92839 **暖胃丸**(《医学探骊集》卷五)

【组成】江子十粒(去皮,肥润者)　黄蜡二钱(欲多配此二味倍之)

【用法】以香油半两入铁勺内,再将江子仁入内,微火上炸之,俟江子仁外边淡黑色,破开其中紫色,即将油倾去,将江子仁研成细泥;入黄蜡于勺内,用微火烤之,俟黄蜡熔化,将江子仁泥与黄蜡融和一处研之,俟凝取出为丸,如梧桐子大。每早、晚各服一二丸,温水送下。

【主治】郁闷之气,客于中宫,脾胃皆为其所困,久之日不嗜食者。

【备考】原书治上症,用针法行针后,乃以此丸助针暖胃。

92840 **暖胃汤**(《御药院方》卷五)

【组成】生姜一斤(去皮,净洗,横纹切作片子,用盐二两掺入生姜中令匀,腌一宿取出,入银石器内,慢火炒,续入上好神曲细末一两,与姜同炒令干)　丁香半两　齐州大半夏一两(汤洗七次,去滑,焙干,为细末,以生姜自然汁和作饼子,焙干)　大草豆蔻三个(去皮)　甘草一两(炙)　陈皮一两(汤浸,微去白瓤,焙)

【用法】上为细末。每服一钱,空心或食前沸汤点服。

【功用】大辟风寒雾露之气。

【主治】痰嗽胸膈不快,多吐寒痰;兼治饮酒过多。

92841 **暖胃汤**(《会约》卷四)

【组成】白芍一钱二分　干姜(炮)二钱　丹参三钱　厚朴(姜炒)一钱　木香三分　香附(醋炒)六分　吴茱萸(制)一钱半　生姜一钱

【用法】水煎服。

【主治】伤寒,阴寒虚满,脉弱便泻。

【加减】寒甚者,加附子一二钱;食因寒滞,加神曲一钱,麦芽一钱,俱炒用;大便不通,加当归二三钱。

92842 **暖胃胶**(《点点经》卷二)

【组成】牙猪肚(洗净污秽,真七醋浸一炷香)一个　白茯苓(乳汁拌蒸,晒干,为末)四两　胡椒(研末)一钱　净糯米一碗　麻油一两

【用法】入肚内,用青线缝口,重汤煮至绒烂如胶。缓缓咽下,日服数次。若不吐出,接服二三个,自然胃气畅顺。

【主治】酒伤胃,膈噎痰湧,咳嗽,饮食难进。

92843 **暖胃散**(《奇效良方》卷二十六)

【组成】苍术四两

【用法】用黄泥和浆水煮令透,洗净焙干,碾为细末。每服二钱,空心米饮调下;或酒煮面糊和丸,如梧桐子大,每服五十丸,米汤送下。

【主治】心脾疼不可忍。

92844 **暖胃膏**(《验方新编》卷四引林屋山人方)

【组成】生姜一斤(捣取自然汁碗许)　牛皮胶　乳香末　没药末各五钱

【用法】上同煎,胶化离火,将药作三四大膏药。每用一张,贴胃脘痛处,用绸绑捆;三时后,取周岁小孩所穿之鞋一双,铜锣上烘极热,在膏上轮流熨之,熨至膏硬,换膏再贴,再绑三时再熨,至愈为止。止后用熨胃丸。

【功用】温中降气,暖胃消痰。

【主治】胃脘痛。

92845 **暖胞丸**(《医略六书》卷二十六)

【组成】吴茱萸三两(生用)　蛇床子三两(酒炒)

【用法】上为末,炼蜜为丸,如枣核大。绢裹纳阴中。内服八味丸。

【主治】阴中冰冷,脉紧细者。

【方论选录】寒湿内袭,阴中冰冷,谓之阴冷,艰于孕育。吴茱萸温暖下元以祛寒湿,蛇床子祛除下湿以清胞脉,蜜丸绢纳,内服八味丸以暖子宫,何患阴冷不除,孕育不再。

92846 **暖宫丸**(《局方》卷九)

【组成】生硫黄六两　禹余粮(醋淬,手捻为度)九两　赤石脂(火煅红)　附子(炮,去皮脐)　海螵蛸(去壳)各三两

【用法】上为细末,醋糊为丸,如梧桐子大。每服十五丸至二十丸,空心、食前温酒或淡醋汤送下。

【主治】冲任虚损,下焦久冷,脐腹疞痛,月事不调,或来多不断,或过期不至,或崩中漏血,赤白带下,或月内再行,淋沥不止,带下五色,经脉将至,腰腿沉重,痛连脐腹,小便白浊,面色萎黄,肢体倦怠,饮食不进,渐至羸弱;及治子宫久寒,不成胎孕。

92847 **暖宫丸**(《局方》卷九)

【组成】沙参(净洗)　地榆　黄耆　桔梗　白薇　牛膝(酒浸一宿)　杜仲(去粗皮,姜汁炙)　厚朴(去粗皮,姜汁炒)　白芷各半两　干姜(炮)　细辛(去苗)　蜀椒(去目及闭目,炒出汗)各一分　附子(大者,炮,去皮脐)一个

【用法】上为细末,炼蜜为丸,如梧桐子大。每服二十至三十丸,空心温酒或枣汤吞下。

【主治】冲任虚损,下焦久冷,脐腹疞痛,月事不调,或来多不断,或过期不至,或崩中漏血,赤白带下,或月内再行,淋沥不止,带下五色,经脉将至,腰腿沉重,痛连脐腹,小便白浊,面色萎黄,肢体倦怠,饮食不进,渐至羸弱;及治子宫久寒,不成胎孕。

92848 **暖宫丸**(《杨氏家藏方》卷十五)

【组成】当归(洗,焙)二两　续断　藁本(去土)　吴

茱萸(汤洗七遍,焙干)　五味子　人参(去芦头)　白茯苓(去皮)　白术　绵黄耆(蜜炙)　川芎　香白芷　缩砂仁　干姜(炮)　萆薢(酒浸一宿)各一两　石斛三两(去根)　牡蛎(煅通红,研碎)　香附子(炒)　熟干地黄(洗,焙)　山药　菟丝子(好酒煮软,焙七分干,砂盆内研碎,焙干)　羌活(去芦头)　白龙骨(别研)各二两　茴香一两半(炒)　山茱萸(去核)半两　延胡索半两　川椒半两(炒出汗)

【用法】上为细末,炼蜜为丸,如梧桐子大。每服五十丸,空心食前,温酒或醋汤送下。

【功用】大益气血。

【主治】冲任脉弱,经候不调,因成带下;妊娠不牢,久无子息,日渐羸瘦,手足烦热,欲变骨蒸。

92849　**暖宫丸**(《百一》卷十八)

【组成】当归　川芎　禹余粮(醋淬七遍)各一两　川姜　附子(炮,去皮脐)　桂心各三两

【用法】上为细末,酒糊为丸,如梧桐子大。每服三十丸,空心食前酒送下,日进二三服,增至五七十丸。

【功用】《普济方》:调补产后。

92850　**暖宫丸**(《医学入门》卷八)

【组成】当归　川芎　白芍　熟地　茯苓　牡丹皮　艾叶　龙骨　牡蛎　赤石脂各等分

【用法】面糊为丸,如梧桐子大。每服五十丸,艾醋汤送下。

【主治】赤白带下及子宫虚冷无子。

92851　**暖宫丸**(《良朋汇集》卷四)

【组成】蛇床子四钱　肉桂　杏仁　母丁香　菟丝子　白及　细辛　吴茱萸　薏苡仁　砂仁　牡蛎　川椒各一钱

【用法】上为细末,炼蜜为丸,如樱桃大。每用一丸,入阴户内,多时即化,每日一丸。

【主治】赤白带下,又兼种子。

92852　**暖宫丸**

《一盘珠》卷六。为《产乳备要》"螽斯丸"之异名。见该条。

92853　**暖宫丸**(《仙拈集》卷三)

【组成】香附六两(醋煮)　艾叶(酒煮)　当归　黄耆各三两　白芍　吴萸　川芎各二两　生地一两　官桂五钱

【用法】上为末,醋糊为丸,如梧桐子大。每服五十丸,空心白汤送下。

【主治】赤白带下,虚寒诸证。

92854　**暖宫丸**(《全国中药成药处方集》哈尔滨方)

【组成】香附六两　艾炭　当归　黄耆各三两　吴萸三钱　白芍　川芎各二两　川断一两半　熟地一两　贡桂五钱

【用法】上为细末,炼蜜为丸,每丸重二钱。每服一丸,经血寒者,红糖水为引,其它均白水送下,日服二、三次。

【功用】养血散寒,理气化湿。

【主治】子宫寒冷,经血衍期,腹痛结块,腰腿疼痛,久不生育;肝郁气滞,气结胸脘,胸脘胀痛,纳少嗳气;积湿浸滞,带脉不宣,湿浊下注,带下白滑,腰酸腹痛,面苍体软;痛经气滞,白带。

【宜忌】忌食腥冷,孕妇勿服。

92855　**暖脏丸**(《魏氏家藏方》卷七)

【组成】吴茱萸(汤泡七次,炒)　黄连(去毛,剉,炒令赤色)各等分

【用法】上为细末,用大蒜头煨熟,研烂为丸,如梧桐子大。每服三十丸,空心、食前米饮送下。

【主治】泻痢。

92856　**暖脐丸**(《全国中药成药处方集》沈阳方)

【组成】母丁香二钱　去皮木鳖子一枚　台麝香五厘

【用法】先将丁香、木鳖子碾成极细面,再和麝香研匀,姜糊为小丸,朱砂为衣。每用一丸,研面纳入脐中,用暖脐膏贴脐上,热水带熨之。

【功用】祛寒镇痛。

【主治】虚寒腹痛,痢疾,泄泻呕哕,四肢寒厥。

92857　**暖脐膏**(《年氏集验良方》卷二)

【组成】韭子一两　蛇床子一两　附子一两　川椒三两　肉桂一两　独蒜一斤

【用法】上用香油二斤浸十日,加丹熬膏。

【主治】脾气不实,五劳七伤,命门火衰,阳痿精冷。

92858　**暖脐膏**(《理瀹》)

【组成】生附子五钱　甘遂　甘草各三钱

【用法】用葱汁熬膏和药。加蟾酥、麝香、鸦片、丁香末摊贴。

【主治】九种心胃痛,并呕吐,噎膈,久痢 疝气。

92859　**暖脐膏**(《理瀹》)

【组成】柏子尖　松毛心各五斤　附子八两

【用法】上用麻油熬,黄丹、铅粉收膏。加肉桂摊贴。

【主治】九种心胃痛,并呕吐,噎膈,久痢 疝气。

92860　**暖脐膏**(《理瀹》)

【组成】生地　熟地　天冬　麦冬　附子　肉桂　远志　牛膝　苁蓉　肉蔻仁　杏仁　木鳖仁　菟丝子　蛇床子　鹿胶　虎胶各二钱　紫梢花　阳起石　阿芙蓉

麻油熬,黄丹收,松香调匀,槐柳枝搅,下:

雄黄　硫黄　赤石脂　龙骨　朱砂　沉香　木香各三钱　麝香一钱　黄蜡三钱

【用法】红缎摊贴脐,两月一换。

【功用】壮阳益气。

【主治】阳衰气虚;并治风痪。

【备考】方中紫梢花、阳起石、阿芙蓉用量原缺。

92861　**暖脐膏**(《王氏医存》)

【组成】熟地　附子　甘草　良姜各二钱　香麻油八两

【用法】将药入油熬枯,去滓,去脚,约得净油六两,再熬至滴水成珠;再入新炒桃丹三两,不住手搅,熬试至不老不嫩为度;再用木香、血竭、五灵脂、肉桂各二钱,共研细末,和入膏中,摊布。贴患处。

【主治】一切寒疾。

92862　**暖脐膏**(《外台寿世》卷一)

【组成】香油一斤(一方用麻油)　生姜(切片)一斤　黄丹(飞过)八两

【用法】熬膏,摊布。加红药丸贴脐上。

【主治】水泻、白痢。

【宜忌】孕妇忌贴。

【备考】红药丸用硫黄三钱，母丁香一钱，射香三分。独蒜数枚捣如泥，入前三味，研匀为丸，如桐子大，飞朱砂为衣。

92863 暖脐膏（《青囊秘传》）

【组成】母丁香　白胡椒各二钱　倭硫黄　绿豆粉各三钱　吴茱萸一钱

【用法】上为末，用太乙膏四两，隔水炖化，将药末和入令匀。贴于脐上。

【主治】寒邪入里，太阴受病，脘腹胀痛，大便泄泻。

92864 暖脐膏（《中药成方配本》）

【组成】肉桂末三钱　公丁香末三钱　白胡椒末四钱　万应膏药肉八两

【用法】将药肉炖化，搅入药末，用软红布薄摊，每张约一钱。贴脐上。

【功用】温中散寒。

【主治】脐腹受寒，腹痛泄泻。

92865 暖脐膏（《膏药方集》）

【组成】清膏肉（即将棉子油十斤煎透，加入东丹三至五斤，熬至滴水成珠）四两　胡椒二钱　肉桂三钱　母丁香二钱　硫黄（制）三钱　吴茱萸一钱

【用法】上为细末，和入清膏肉内，摊布上，每张用药肉一钱对脐孔贴之。

【主治】小儿受寒，腹痛泄泻。

92866 暖脐膏（《北京市中药成方选集》）

【组成】当归四两　白芷四两　乌药四两　小茴香四两　木香二两　大茴香四两　生香附四两

【用法】上药酌予碎断，用香油二百四十两炸枯，过滤去滓；炼至滴水成珠，入黄丹一百两搅匀成膏，取出入冷水中出火毒，后加热溶化；另兑：乳香一两、母丁香一两、没药一两、肉桂一两、沉香一两、麝香一钱五分，共为细末，过罗，每二百四十两膏油，兑入以上细粉，搅匀摊贴，大张油重五钱，小张油重二钱五分布光。用时微火化开，贴脐上。

【功用】行气止痛，暖脐止泻。

【主治】少腹冷痛，痞满寒胀，大便溏泻。

【宜忌】孕妇忌贴。

92867 暖脐膏（《全国中药成药处方集》武汉方）

【组成】真麻油五斤　生天雄一斤　炮姜八两　广木香　香橼皮　小茴各四两　黄丹三十两　没药末二两　肉桂末十二两

【用法】取天雄、炮姜、广木香、香橼皮、小茴五味，加麻油五斤，浸七日，入油锅内，熬至药枯黑为度，滤净滓，再熬至滴水成珠；加炒黄丹三十两，棍搅至烟尽微冷，再加没药、肉桂末十二两，入膏内搅匀成膏，倾钵内收贮，浸冷水中三日，炖化去火毒，听用。摊时重加肉桂末五两，母丁香一两，倭硫黄三两，生香附八两，麝香二钱，研粉。每张加药粉二厘，以红布为壳，每张重二钱。贴于腰脐上。

【主治】呕吐泄泻，脐腹疼痛。

【宜忌】孕妇忌用。

92868 暖脐膏（《中国药典》1995 版）

【组成】当归 80 克　白芷 80 克　乌药 80 克　小茴香 80 克　八角茴香 80 克　木香 40 克　香附 80 克　乳香 20 克　母丁香 20 克　没药 20 克　肉桂 20 克　沉香 20 克　麝香 3 克

【用法】制成膏药。外用，加温软化，贴于脐上。

【功用】温里散寒，行气止痛。

【主治】寒凝气滞，少腹冷痛，脘腹痞满，大便溏泻。

【宜忌】孕妇禁用。

【临床报道】婴幼儿泄泻：《浙江中医学院学报》［2003，27（05）：95］暖脐膏敷脐治疗婴幼儿泄泻 120 例，结果：痊愈 68 例，显效 29 例，有效 12 例，无效 11 例。

【现代研究】抗鼠腹泻的药理研究：《中国中西医结合脾胃杂志》［1997，5（03）：165］研究表明：暖脐膏能调整胃肠功能，抑制亢进及正常小肠推进运动，促进胃排空，促进小肠吸收，对蓖麻油刺激小肠及番泻叶刺激大肠所致的腹泻均有抑制作用。

92869 暖脾丸（《传家秘宝》）

【组成】黑附子　干姜　甘草　陈皮　官桂　苁蓉　缩砂　茴香　红豆蔻　蛮姜　荜澄茄各一两（依常法修制为细末）　舶上硫黄半两（别研如粉）

【用法】上药搅拌令匀，每用药末三钱，用猪肚一枚，盛入盐花二钱，葱七茎，同用线扎定，煮烂为度。空心吃。

【功用】补脏气。

【主治】虚冷。

92870 暖肝益肾汤（《医学集成》卷二）

【组成】熟地　当归　枸杞　杜仲　附子　沉香　丁香　吴萸　刀豆壳（炮）

【主治】肝肾虚寒之呃逆。

92871 暖肚封脐膏（《纲目拾遗》卷二引《周氏家宝》）

【组成】韭菜子　蛇床子　大附子各一两　肉桂一两　川椒三两　倭硫黄一两　麝香三分　独蒜一枚

【用法】麻油三斤，入粗药浸半月，熬至枯色，去滓，再熬至滴水成珠，加黄丹十二两，再熬俟冷，加细药听用。

【功用】夏天贴之，秋后不生痢疾。

【宜忌】孕妇忌贴。

92872 暖肾助火汤（《揣摩有得集》）

【组成】潞参三钱　白术三钱（土炒）　山药三钱（炒）　巴戟天五钱（去心，盐水炒）　覆盆子五钱（盐水炒）　桑螵蛸三钱（盐水炒）　附子片一钱半　上元桂一钱半（去皮，研）　芡实三钱（炒）　肉苁蓉一钱（洗净）

【用法】水煎，温服。

【功用】补暖肾经。

【主治】一切色欲过度，肾经虚寒缩阳之症。

92873 暖肾疝气丸（《北京市中药成方选集》）

【组成】白术（炒）五两　茯苓四两　泽泻三两　橘核（炒）三两　肉桂（去粗皮）三两　木香二两　川楝子三两　牡蛎（煅）三两　硫黄（豆腐炙）四两　知母（炒）三两　川附子二两　干姜二两　黄柏（炒）三两　昆布二两　山甲（炙）二两　乳香（炙）二两　小茴香（炙）五两　丁香二两

【用法】上为细末，用冷开水泛为小丸，每十六两用滑石细粉四两为衣，闯亮。每服二钱，日服二次，温开水送下。

【功用】舒气止痛，暖肾散寒。

【主治】小肠疝气，少腹抽痛，睾丸偏坠，坚硬肿大。

92874 **暖胃正气汤**(《普济方》卷三九四)

【组成】栅木皮

【用法】水煎服。

【主治】小儿吐乳、霍乱吐泻。

92875 **暖胃和中汤**(《会约》卷四)

【组成】山药(炒)一钱半　茯苓一钱三分　扁豆(炒，研)二钱　乌药一钱二分　吴茱萸(开水泡一次)七分　陈皮八分　草豆蔻(煨，研)八分　木香三分　甘草(炙)八分

【用法】水煎服。

【主治】腹痛胀满，喜热恶食，脉沉紧者。

92876 **暖胃备急丸**(《普济方》卷一八四)

【组成】益智二钱　橘皮(炙)　甘草(炙)各二钱　阿魏一分(醋淘洗去砂，以麸为饼子，炙黄)　生姜一斤(切作片子，盐二两一处炒)

【用法】上为末，用糯米粥为丸，如弹子大，朱砂为衣。每服一丸，空心用生姜汤并木瓜汤嚼下；温酒亦可。

【主治】一切冷气，心疼气闷，吐逆霍乱。

92877 **暖胃调中散**(《会约》卷十五)

【组成】白术二钱　白芍一钱　干姜(炒)　甘草　肉蔻(面裹煨)各八分　肉桂一钱

【用法】上为末。枣汤调服。

【主治】产后脾胃虚寒，腹痛泄泻。

92878 **暖胃舒乐片**(《成方制剂》8 册)

【组成】黄耆 113 克　大红袍 45 克　延胡索 45 克　白芍 113 克　鸡矢藤 113 克　白及 113 克　砂仁 6 克　五倍子 6 克　肉桂 11 克　丹参 45 克　甘草 45 克　炮姜 45 克

【用法】制成片剂。口服，一次 5 片，一日 3 次。

【功用】温中补虚，调和肝脾，行气活血，止痛生肌。

【主治】脾胃虚寒及肝胃不和型胃溃疡，十二指肠溃疡，慢性胃炎，症见脘腹疼痛，腹胀喜温，反酸嗳气。

92879 **暖胃搐麻汤**(《揣摩有得集》)

【组成】生耆　党参各三钱　白术五钱(土炒)　山药五钱(炒)　巴戟天一两(去心，盐水炒)　芡实三钱(炒)　覆盆子一两(盐水炒)　桑螵蛸三钱(盐水炒)　续断一钱半　归身三钱　枣仁三钱(炒黑)

【用法】水煎服。

【主治】肝肾虚寒，气血亏虚，妇女一切腰腿疼痛，手足搐麻。

【宜忌】不可服风药。

92880 **暖宫万灵丸**(《普济方》卷三二二引《德生堂方》)

【组成】川芎　当归　芍药　熟地黄　生地黄各三两　白茯苓　牡丹皮　肉桂　玄胡　黄耆　泽兰　卷柏　牛膝(酒浸)　香附子(炒)　白术　甘草　没药(另研)　吴茱萸(炒)各二两　木香一两　薯蓣　山茱萸　桂心各一两　石斛一两半(去根)　钟乳粉三分　藁本　五味子各一两

【用法】上为末，炼蜜为丸，如梧桐子大。每服三十丸，空心及晚食前以温酒送下。

【主治】冲任虚损，下元久冷，脐腹疠痛，月水不调，或前或后，或多或少，过期不来，或来时崩下，或月内再行，淋沥不止，带下五色，经脉时至，肢体倦怠，饮食不进，渐至羸瘦。及子宫久寒，不成孕。

92881 **暖宫孕子丸**(《成方制剂》2 册)

【异名】调经种子丸。

【组成】熟地黄 240 克　香附(醋炙)120 克　当归 90 克　川芎 90 克　白芍(酒炒)60 克　阿胶 60 克　艾叶(炒)90 克　杜仲(炒)120 克　续断 90 克　黄芩 60 克

【用法】制成丸剂。口服，一次 8 丸，一日 3 次。

【功用】滋阴养血，温经散寒，行气止痛。

【主治】血虚气滞，腰酸疼痛，经水不调，赤白带下，子宫寒冷，久不受孕等症。

【宜忌】孕妇忌服。

92882 **暖宫妙应丸**(《袖珍》卷四)

【组成】艾叶　龙骨　当归　川芎　牡蛎　白芍药　牡丹皮　茯苓　赤石脂　熟地各等分

【用法】上为末，面糊为丸，如梧桐子大。每服五十丸，空心艾醋汤送下。

【主治】妇人赤白带下，及子宫虚冷，无子者。

92883 **暖宫定痛汤**(《刘奉五妇科经验》)

【组成】橘核三钱　荔枝核三钱　小茴香三钱　胡芦巴三钱　延胡索三钱　五灵脂三钱　川楝子三钱　制香附三钱　乌药三钱

【功用】疏散寒湿，温暖胞宫，行气活血，化瘀止痛。

【主治】慢性盆腔炎属于下焦寒湿，气血凝结者，或宫冷不孕。

92884 **暖宫螽斯丸**(《东医宝鉴·杂病篇》卷十引《医方集略》)

【异名】壬子丸(《摄生众妙方》卷十一)。

【组成】厚朴一两二钱半　吴茱萸　白茯苓　白及　白蔹　石菖蒲　白附子　桂心　人参　没药各一两　细辛　乳香　当归(酒浸)　牛膝(酒洗)各七钱半

【用法】上为细末，炼蜜为丸，如小豆大。酒下一二十丸。壬子日修合。

【功用】调经种子。

【主治】妇人不孕。

92885 **暖盐豉熨方**(《外台》卷三十六)

【异名】盐豉熨方(《圣惠》卷八十二)。

【组成】盐　豉各等分

【用法】上捣作饼如钱许，安新瓦上炙令热。熨脐上。愈止。

【主治】小儿脐著湿。

暗

92886 **暗治饮**(《洞天奥旨》卷十二)

【组成】黄柏三钱　茯苓五钱　蒲公英三钱　柴胡一钱　白芍五钱　生甘草五钱　龙胆草一钱　豨莶草二钱

【用法】水煎服。

【主治】袖手疖。生龟头之颈上，皮包于内而外不显。

92887 **暗治饮**(《外科医镜》)

【组成】当归五钱　白芍三钱　茯苓三钱　炒栀子一钱半　柴胡八分　海螵蛸二钱

【用法】水煎服。

【主治】妇人阴蚀疮。

92888 **暗香汤**(《百一》卷二十)

【组成】香附子一两(拣大而无皮者,炒) 缩砂仁一两半(炒) 木香一分 檀香一钱 甘草二两(炙) 胡椒一钱(炒)

【用法】上为细末。入盐点服,不拘时候。

【功用】清神爽气。

92889 **暗香汤**(《医统》卷九十八)

【组成】梅花

【用法】梅花将开时,清旦摘取半开花蕊连蒂置瓶内,每一两用炒盐一两洒之,不可以手触坏,用厚纸数重封固置阴处。次年取时,先置蜜于盏内,然后取花头二三个内于中,滚汤一泡,自开如新。

【功用】调脾胃。

晴

92890 **晴明散**(《秘传眼科龙木论》卷七)

【组成】黄连(去须) 当归(去芦,洗) 赤芍药 滑石(细研)各五两

【用法】上为细末,研滑石拌匀。每用半钱,沸汤点,澄清去滓,热洗。

【功用】退翳膜。

【主治】外障风毒上攻,眼疼赤肿,或睑眦痒烂,时多热泪昏涩。

【宜忌】忌一切腌藏、鱼酢、酒、面等毒物。

睡

92891 **睡圣散**(《扁鹊心书·神方》)

【组成】山茄花(即风茄花,八月收) 火麻花(八月收)

【用法】上为末。每服三钱,小儿一钱,茶、酒任下。一服后,即昏睡,可灸五十壮,醒后再服再灸。

【功用】人难忍艾火灸痛,服此即昏睡不知痛,亦不伤人。

【备考】八月中,火麻花已过时,恐作七月为是。

92892 **睡安散**(《普济方》卷三七五引《全婴方》)

【组成】辰砂 乳香 血竭各一钱 麝香半钱 人参 酸枣仁(炒) 南星(炮) 白附子各半两 全蝎二十一个 蜈蚣一条(酥炙黄,酒浸一宿)

【用法】上为末。二岁一字,薄荷汁好酒煎沸调下。得睡是效。

【主治】小儿急慢惊风,潮搐不定,不得安睡。

92893 **睡红散**(《幼幼新书》卷九引《家宝》)

【组成】乌蛇(项下七寸,用酒浸一宿,去皮骨,炙黄色)一钱 青黛二钱 蝎梢十个(炒) 牛黄 硼砂 脑子 水银砂子 真珠末各半钱 麝香一字 金银箔各一十片 乌蛇尾(酒浸一宿,去皮骨,炙黄色) 蛇黄(入火内烧令红,于米醋浸入,煅,如此三度) 京墨(烧烟尽) 天南星末(用生姜汁浸) 半夏末(用生姜汁浸一宿)各一钱

【用法】上牛黄、麝香、硼砂、脑子、金银箔先研极匀,次入水银砂子再研,将余药捣罗为末,一处研匀。每服婴孩半字,半岁一字,一二岁半钱,二三岁一钱,以意加减,金银薄荷汤调下。如一服搐定,即用调胃气观音散二三服;如小儿再作气粗发搐,宜进鸡舌香散二三服。

【主治】婴孩、小儿急慢惊风,手足搐弱,目瞪,口眼相引。

92894 **睡红散**(《幼幼新书》卷九引郑愈方)

【组成】赤头蜈蚣一条(去足) 曼陀罗子一个 天南星二个(只取心,如指头大两块) 乳香一块(如指头大) 土狗子(去头足) 全蝎各七个 朱砂一钱 脑 麝各少许

【用法】上为末。每服一大钱,分二百服,用金银薄荷汤调下。

【主治】小儿慢惊。

92895 **睡应丸**(《普济方》卷三七四)

【组成】南星 白附子 青黛 朱砂各一钱 雄黄一钱 轻粉一字 全蝎一个 金箔三片 脑子 麝香各少许 巴豆七粒(去壳膜油)

【用法】上为末,用生姜汁糊为丸,铁盐粉为衣。每服七丸,荆芥汤送下;如常服,木瓜汤送下;如惊风,麝香汤送下。

【主治】小儿惊吐渐止得睡。

92896 **睡应丹**(《幼幼新书》卷十引《刘氏家传》)

【组成】京墨 天南星 白附子 朱砂 雄黄(各末)各一钱 金箔二片 脑 麝各少许 青黛(末)半钱 全蝎一枚 轻粉三钱

【用法】上为末,煮糊为丸。壮热,金银薄荷汤化下;如微微吐逆,手足冷,吃食进退,睡中忽叫二三声,此乃心脏惊气不散,金箔汤下三五丸,卧时更煎人参汤下一服;或时时泻青物,煎木瓜汤下五七丸。

【主治】诸惊。

【备考】本方方名,《永乐大典》引作“瑞应丹”。

92897 **睡洪散**(《幼幼新书》卷七引《吉氏家传方》)

【组成】佛花三朵(又名曼陀罗花) 乳香 朱砂各一分 麝香

【用法】上为细末。每服半钱或一字,红酒调下。

【主治】小儿夜啼不住。

【备考】方中麝香用量原缺。

92898 **睡黄散**(《传家秘宝》卷三)

【组成】鼠黏子一两半(微炒) 雄黄半两 马牙消半两 甘草半两 牛黄少许

【用法】上为细末。每服二钱,用猪胆汁与新汲水调下。患者相次便睡,微有汗出。如时气舌胀,咽喉肿及热极者,如前法斟酌多少服之。

【主治】鼻衄。

92899 **睡惊丸**(《幼幼新书》卷九引《仙人水鉴》)

【组成】天南星一个(大者,酒浸,杵为末) 乳香 水银(结成砂子) 琥珀末各一钱 牛黄 白龙脑各半钱 青黛三钱

【用法】上为细末,入石脑油和为丸,如红豆大。每服一丸,薄荷汤化服。后睡觉顿安。大人伤风,用茶嚼下亦可。

【主治】小儿急慢惊风,大人伤风。

92900 **睡惊丸**(《博济》卷四)

【组成】白龙脑 朱砂各一钱(末) 香墨(末) 青黛(末) 芦荟(末)各一钱 腻粉一钱 使君子二个

【用法】以寒食面糊为丸,如梧桐子大。每服一丸,用薄荷水化下。

【主治】小儿慢惊风,身体壮热,手足微瘈。

92901 **睡惊丸**(《幼幼新书》卷九引《庄氏家传》)

【组成】水银(砂子) 朱砂(水飞) 牛黄(研) 雄黄(研) 麝香(研) 脑子(研) 芦荟(研) 轻粉(研) 天麻(末) 螺青各一钱 天南星(末)半钱 天竺黄(末) 川大黄(末)各三钱 石脑油少许

【用法】上为末,炼蜜为丸,如鸡头子大。每服一丸,薄荷汤化下。睡是应。

【主治】小儿急慢惊风。

92902 **睡惊丸**(《幼幼新书》卷八引郑愈方)

【组成】龙脑半钱 朱砂二钱 京墨 青黛 芦荟各二钱半 使君子七个 腻粉二钱 牛黄一字 麝香半字 干蝎三个 金银箔各五片(为衣)

【用法】上为末,以寒食面糊为丸,如梧桐子大,金银箔为衣。二岁、五岁以上二丸,薄荷汤化下。

【功用】取下惊涎。

【主治】❶《幼幼新书》:小儿惊风耽睡。❷《卫生总微》:慢惊身热,瘛疭昏愦。

92903 **睡惊丸**(《幼幼新书》卷九引《孔氏家传》)

【组成】白附子(末) 蝉壳(末)各一钱匕 天麻(末) 朱砂(末) 大附子(炮裂,去皮脐,为末) 青黛(末) 天南星(以白矾汤浸一宿,焙干,为末) 雄黄(末) 全蝎(去尖毒,为末)各半钱匕 麝香(别研)半字匕 脑子一字匕(别研入药)

【用法】上为末,入飞罗面少许,滴冷水为丸,如米粒大。每服一丸,以薄荷汤磨破化下。

【主治】小儿慢惊风。

92904 **睡惊丸**(《幼幼新书》卷九引丁时发方)

【组成】青黛三钱 僵蚕 乳香 天南星各半钱 蝎十四个 硼砂 芦荟各一钱半 使君子七个 轻粉 朱砂各一钱 龙脑薄荷一分 京墨少许 巴豆三个 脑 麝各少许

【用法】上为末,炼蜜为丸。看儿大小,金银煎汤化下。

【主治】小儿慢惊风。夜啼多热,口沫涎生。

92905 **睡惊丸**(《幼幼新书》卷十引《刘氏家传》)

【异名】青金丹(《本事》卷十)。

【组成】使君子五个(灯上烧成灰) 金箔五片 银箔三片 脑 麝各少许 腻粉半钱 香京墨似枣尖大

【用法】上为末,生面糊为丸,如豌豆大。每服一丸,温熟水或薄荷水化破下。膈上有涎即吐出,腹中有积滞即泻出,如虾蟆青苔之类,大段惊风,一切不须三服必效。如小儿有疾即灌,良久便睡;如睡惊常服,一丸分两服,小儿则间日可服半丸。

【功用】《本事方释义》:安土熄风。

【主治】❶《幼幼新书》引《刘氏家传》:小儿一切惊。❷《本事》:小儿一切惊疳,食积,风痫。

【方论选录】《本事方释义》:使君子肉气味甘温,入足太阴、阳明;香墨气味甘温,入足少阴、厥阴;金银箔气味辛平,入手太阴、足厥阴;腻粉气味甘寒,入足厥阴、阳明;麝香气味辛温入手足少阴、厥阴;薄荷汤送引药入经络也。小儿惊疳、食积、风痫之症,皆由中宫气馁,以致肝风内动,此药能安土熄风,故用之良验也。

92906 **睡惊丸**(《幼幼新书》卷十引《刘氏家传》)

【组成】粉霜 京墨(烧过) 芦荟各半钱 天南星一钱(汤浸,去皮脐) 巴豆二粒(去油) 使君子四个(去尖,麸炒黄)

【用法】上入脑、麝少许,滴水为丸,如梧桐子大。一岁儿每服半丸,三岁以上一丸,量儿大小,金银薄荷汤化下。

【主治】小儿惊风,浑身壮热。

92907 **睡惊丸**(《幼幼新书》卷十引《王氏手集》)

【组成】牛黄 犀角 龙脑 铅白霜 白附子 蝎梢 人参 茯苓 珍珠末 腻粉各半两 朱砂一钱 金银箔各五片 麝香一字

【用法】上为细末,汤浸蒸饼为丸,如绿豆大。每服二丸,小儿每服一丸,以人参、茯苓煎汤吞下。

【主治】大人小儿一切惊。

92908 **睡惊丸**(《幼幼新书》卷二十七引《王氏手集》)

【组成】半夏(末,制) 乳香 犀角(末)各一钱

【用法】上为末,用生姜自然汁煮面糊为丸,如绿豆大。每服七丸至十丸,夜卧薄荷水化服。

【功用】《普济方》:化痰涎,镇心神。

【主治】发热,惊悸,吐逆。

92909 **睡惊丸**

《卫生总微》卷六。为《局方》卷十绍兴续添方“睡惊丹”之异名。见该条。

92910 **睡惊丸**

《普济方》卷三七三引《全婴方》。为《博济》卷四“如圣青金丸”之异名。见该条。

92911 **睡惊丸**(《普济方》卷三八四)

【组成】代赭石 蛇黄半两(淬) 铁粉南星(姜汁炮,浸七次) 金星石 银精石各三钱 黄连 麝香各一钱

【用法】上为末,加脑子半钱,炼蜜为丸,如鸡头子大。每服一丸,煎薄荷汤送下。

【主治】小儿惊热,夜啼,精神恍惚,睡卧不安,涎嗽心躁。

92912 **睡惊丸**(《普济方》卷四〇一)

【组成】青黛 硼砂 脑子 麝香 山药 茯苓 甘草 金箔

【用法】上为末,炼蜜为丸,如皂角子大,朱砂为衣。临眠以薄荷汤化下。

【主治】小儿客忤惊热,夜啼烦躁,搐搦口噤,上视,或冷或热,痰涎壅盛。

92913 **睡惊丹**(《局方》卷十绍兴续添方)

【异名】睡惊丸(《卫生总微》卷六)。

【组成】蛇黄(火煅红,米醋淬五遍,再将醋煮干为度) 天南星(碾为粉,用薄荷汁为饼,炙熟) 茯苓(去皮) 铁

粉(重罗) 使君子仁各半斤 脑子(别研)半两 麝香(别研)一两 银箔(研) 金箔(研)各一百片

【用法】上为末，糯米糊为丸，如皂荚子大，朱砂为衣。每服一丸，五岁儿分二服，三岁以下儿分三、四服，薄荷汤磨下，更量岁数加减。

【功用】安神镇心，定惊控痰。

【主治】❶《局方》：小儿惊邪，风热痰壅，咽膈不利，夜卧不安，睡中啼哭，惊风搐搦。❷《易简方》：因惊者泄泻，其色必青。

92914 **睡惊散**(《幼幼新书》卷二十二引《吉氏家传》)

【组成】郁金半两 辰砂半钱 麝香 乳香各一字 陈皮二两(去白，一分) 巴豆十四粒(同郁金炒熟，不用巴豆)

【用法】上为末。每服一字，看大小加减，薄荷汤送下。

【功用】镇心取积。

【主治】惊疳积滞。

92915 **睡惊膏**(《幼幼新书》卷九引《惠眼观证》)

【组成】赤脚蜈蚣一条 轻粉四匣子 巴豆七粒(不出油) 汞(用四个枣结)二钱 白附子(尖)四十个 蝎梢十四个 青黛二钱 麝香少许(研)

【用法】上为末，于汞枣肉内都研匀。每服一皂子大，薄荷汤磨下。如小儿近七岁，气盛涎多，须加倍服之。

【主治】急惊，或中惊后涎盛。

92916 **睡惊膏**(《幼幼新书》卷九引茅先生方)

【组成】青黛末(好者)半钱(次者一钱匕) 全蝎二七个 川巴豆七片(汤浸，去皮心膜，又用冷水浸一宿，纸揩干) 轻粉半钱 水银一钱

【用法】上以枣肉四个，研杀水银星尽，入前药，都为末，研成膏。周岁儿每用米粒大，看儿大小加减用之，用童子小便和酒，磨此药灌下。如儿牙噤，口不开，却将药三二滴，滴入鼻中，其口自开，便灌下药，不久，通下涎来，便依形候，看病用药。

【主治】小儿慢惊风。

92917 **睡脾散**(《圣济总录》卷一七〇)

【组成】桑螵蛸四枚 干薄荷叶 干蝎(全者，炒) 人参 干山药 天南星(炮) 半夏(生姜汁浸透，切，焙)各一分

【用法】上为细散。每服半钱匕，麝香粟米饮调下。

【主治】小儿慢惊风。

92918 **睡安胶囊**(《成方制剂》20 册)

【组成】酸枣仁(炒) 五味子 远志 首乌藤 丹参 石菖蒲 知母 甘草 茯苓

【用法】制成胶囊。口服，一次 3 粒，一日 3 次。

【功用】养血安神，清心除烦。

【主治】心烦不寐，怔忡心悸，梦多易醒或久卧不眠。

92919 **睡惊十宝丹**(《幼幼新书》卷十引《刘氏家传方》)

【组成】朱砂 轻粉 芦荟 青黛 京墨 寒食面 脑 麝各等分 使君子量加一倍(煨) 金箔十片

【用法】上为末，以寒食面煮糊为丸，如虎睛丸大，金箔为衣。临卧量大小，薄荷汤化下。

【主治】一切惊病。

92920 **睡惊太乙丹**(《婴童百问》卷七)

【异名】太乙丹(《保婴撮要》卷七)。

【组成】桔梗一两(炒) 藿香叶半两 扁豆(炒)半两 白芷三钱 川芎三钱

【用法】上为末，炼蜜为丸，如芡实大，辰砂、麝香为衣。每服半丸，薄荷汤磨下；正粪色，枣汤送下；夜啼，灯心、钩藤汤磨下。

【功用】安神镇惊。

【主治】夜啼粪青。

【加减】加白术、茯苓、白芍药尤妙。

蛸

92921 **蛸矾散**(《仙拈集》卷二)

【组成】海螵蛸 枯矾各一钱 麝香一分 干胭脂五分

【用法】上为末。吹耳内。

【主治】耳出脓水。

蜈

92922 **蜈甲散**(《仙拈集》卷四)

【组成】蜈蚣(炙)七钱 鳖甲(炙)二钱

【用法】上为末。每服三分，酒送下。至四五服，骨自出，再用药生肌收口。

【主治】多骨疽。诸疮出脓后，因内有死骨而久不收口。

92923 **蜈蚣丸**(《圣济总录》卷一六七，名见《普济方》卷三六〇)

【组成】赤足蜈蚣一条 棘刚子五枚

【用法】上烧成灰，饭和为丸，如麻子大。每服三至五丸，乳汁送下。

【主治】小儿撮口。

92924 **蜈蚣丸**(《朱氏集验方》卷十一)

【组成】白附子 天南星 赤脚蜈蚣 防风 半夏

【用法】上剉。在地上掘一小窍，用炭火煅炼约半日，一日尤好，地脉透热，入黄子醋在窍，至八分满，随倾诸药煮之；再用瓷碗一只快捷盖住，以泥封四围，至次日相对方取出，焙干为末，以豮猪心血同炼蜜为丸，不拘丸子大小。量儿大小投药，薄荷汤送下。

【主治】小儿惊风。

【备考】《普济方》诸药各等分。

92925 **蜈蚣方**(《直指小儿》卷一)

【异名】蜈蚣散(《袖珍小儿》卷二)。

【组成】赤足蜈蚣半枚(去足，炙令焦)

【用法】上为末，入麝香少许，以猪乳一合和之。分三次服。

【主治】小儿口噤不开。

【备考】《赤水玄珠》载猪乳取法为：令小猪儿吮吃，方其吃时，将小猪后脚提起，其口即开，急将取之，即得乳也。

92926 **蜈蚣汤**(《千金》卷十七)

【异名】牛黄散(《圣惠》卷五十六)。

【组成】蜈蚣一枚 牛黄一分 大黄二两 丹砂 人参各三分 细辛 鬼臼 当归 桂心 干姜各一两 黄芩

麝香各半两　附子四枚

【用法】上㕮咀。以水一斗，煮取三升，去滓，下牛黄、麝香末，分三次服。

【主治】恶疰。邪气往来，心痛彻背，或走入皮肤，移动不定，苦热，四肢烦疼，羸乏短气。

92927　**蜈蚣饯**(《外科正宗》卷四)

【组成】桐油二两　独活　白芷　甘草　蜈蚣各一钱

【用法】上药入桐油内煎滚。将臁疮洗净，用白面水调作圈，围在疮之四边，毋令泄气走油，将脚放平，以茶匙挑油乘热渐渐加满，待油温取去，腐肉、风毒自然脱下。再用解毒紫金膏搽上，纸盖绢扎，三日一换。

【主治】臁疮多年，黑腐臭烂作疼，诸药不效者。

【宜忌】《灵验良方汇编》：愈后忌发物，煎炒一年。

92928　**蜈蚣油**(《东医宝鉴·外形篇》卷四引《医学入门》)

【组成】大蜈蚣一条(端午日取)

【用法】穿于竹签上阴干，临发时剪一寸，煅(存性)。以桐油调涂。轻则不发，重则次年对周日又发，再剪一寸，用法同前，则可断根。

【主治】诸痔。

92929　**蜈蚣油**(《疡科选粹》卷五)

【组成】生蜈蚣数条

【用法】上浸麻油内，俟生霉，略熬，使虫化。外涂患处。

【主治】疮癣。

92930　**蜈蚣油**(《洞天奥旨》卷十)

【组成】蜈蚣十条(为末，不可经火)　白芷三钱(为末，白者佳)　雄黄三钱(为末)　生甘草三钱

【用法】将后三药浸于香油二两内三日。再以油调蜈蚣末涂搽患处，随浸随调外搽亦可。

【主治】蛇窠疮；亦治蛇咬伤成疮。

92931　**蜈蚣油**(《外科全生集》卷四)

【组成】活蜈蚣三条

【用法】上于菜油内浸三四日。用时先取生木鳖片浸数日，入锅煮透，取汤洗发，洗后取蜈蚣油搽头，至愈方止。

【主治】蛀发癣。

92932　**蜈蚣散**(《保命集》卷中)

【组成】蜈蚣一对　鳔三钱　左蟠龙五钱(炒，烟尽为度。野鸽粪是也)

【用法】上为细末。每服一钱，清酒调下。次当下之。

【主治】破伤风。

【宜忌】但有里证不可服。

【备考】《医学纲目》本方用法：上为细末，用防风汤调服。

92933　**蜈蚣散**(《儒门事亲》卷十五)

【组成】蜈蚣头　乌头尖　附子底　蝎稍各等分

【用法】上为细末。每用一字或半字，热酒调下，如噤了牙关，用此药斡开灌之。

【主治】破伤风。

92934　**蜈蚣散**(《医方类聚》卷二十四引《烟霞圣效方》)

【异名】蜈蚣全蝎散(《直指·附遗》卷三)。

【组成】蜈蚣一对　全蝎一对

【用法】上为细末。如搐时，每用一字，鼻内搐之。

【主治】破伤风搐搦，角弓反张。

92935　**蜈蚣散**

《袖珍小儿》卷二。为《直指小儿》卷一“蜈蚣方”之异名。见该条。

92936　**蜈蚣散**(《赤水玄珠》卷十)

【组成】赤脚蜈蚣(以竹筒盛姜汁浸，焙干)一条　乌鸡粪二钱半(先将鸡于五日前以火麻子喂之，然后取其粪用)　槟榔二钱半　辰砂一钱二分半　麝香一钱(另研)

【用法】上为细末，和匀。入煎药内服。凡合药宜六甲建除日，不可令患者知；如利下恶物并虫，急用火烧，其病者所穿衣服被褥尽烧之，食葱粥将息，以复元气，务要清心静养。

【主治】传尸劳。

92937　**蜈蚣散**(《准绳·疡医》卷三)

【组成】穿山蜈蚣　花心蜈蚣　背子蜈蚣　山苏木　飞天蜈蚣　金头蜈蚣　酒坛子根　赤牛膝　臭不待根　紫背草　紫金藤

【用法】上以酒煎服；不饮酒人则以水煎，入少酒和服。又用过路蜈蚣、溪女叶煎水浸洗。

【主治】病穿掌。手心结毒，焮赤肿痛。

92938　**蜈蚣散**(《疡科选粹》卷五)

【组成】蜈蚣黄、赤足者各一条

【用法】上为细末。防风汤调服。

【主治】破伤风。

92939　**蜈蚣散**(《洞天奥旨》卷十三)

【组成】白芷一两(取白色者)　雄黄五钱　蜈蚣三条　樟脑三钱

【用法】上各为极细末。以香油调搽肿处，随干随扫。蛇毒尽出而愈。

【主治】蛇咬疮。

92940　**蜈蚣散**(《张氏医通》卷十四)

【组成】蜈蚣五十条(去头足，酒煮)　雄黄二钱　牛膝(生)　穿山甲(生膝涂，炙)　槟榔　薏苡仁(炒)各一两

【用法】上为散。每服二钱，酒调下。药后出汗，连服三日。

【主治】痨风赤肿。

92941　**蜈蚣散**(《疡医大全》卷十九)

【组成】大蜈蚣一条　全蝎七个　雄黄三钱　(一方无全蝎)

【用法】上为末。用鸡子清调敷患处，外以猪胆皮套上。即愈。

【主治】天蛇毒。

92942　**蜈蚣散**(《集成良方三百种》卷下)

【组成】蜈蚣一条(焙)　雄黄五分　白芷五分　僵蚕二个　元寸三厘　甘草三分

【用法】上为细末。用小茄子一个煨半熟，将药末填入内，套指上；如无茄子，用鸡子开孔去黄，加药末套之；或用猪胆入药末套入亦可。

【主治】疔疮阳毒。

92943　**蜈蚣膏**(《验方新编》卷十一)

【组成】大蜈蚣(长四五寸者)八条(小者用二十条)　土木鳖子二十四个　真小磨麻油一斤

【用法】将二药放麻油内泡三日,用文武火熬起青烟,将滓捞净(不净贴之作痛),加入黄丹四两,用柳枝不住手搅动,熬至滴水成珠,用罐收贮,浸冷水中数日,拔去火毒。用时以布摊贴。贴之数日即效。

【功用】拔毒生肌。

【主治】一切已破无名恶毒,无论久近轻重者;并治疯犬及百虫咬伤。

92944　**蜈硝散**(《千家妙方》上册)

【组成】蜈蚣 12 克　全蝎 56 个　火硝 6 克　甘草 6 克

【用法】上为细末,分作二十八包。每日早、晚各一包,白凉开水送下。

【功用】化腐生肌,解毒消肿。

【主治】胸椎骨结核属阴毒内泛证者。

92945　**蜈蝎散**(《中医皮肤病学简编》)

【组成】全蝎一个　蜈蚣二条

【用法】上共捣碎,装入核桃空壳(去仁)内,用线缠紧,黄土泥封,文火上烧至泥壳有声为止,亦可用陶器焙烤,取出研为细末。每日一个(剂量为 2 克),睡前服用。小儿体弱者,分二次内服。

【主治】疖。

92946　**蜈蚣油膏**(《中医皮肤病学简编》)

【组成】蜈蚣一条(焙干,去头足)

【用法】上为细末,用植物油 20 毫升搅拌均匀。外敷患处。

【主治】淋巴腺结核。

92947　**蜈蚣鸽卵**(《效验秘方》赵清华方)

【组成】蜈蚣 1 条　鸽卵 1 个

【用法】先将蜈蚣研细末,再将鸽蛋打开,放在碗内同蜈蚣面搅匀,然后放油内煎吃之。日 3 次,早、午、晚饭前吃之,15 天为 1 疗程。

【主治】阳痿、早泄。

【方论选录】蜈蚣味辛温,亦纯阳之品,能兴阳事疗阳痿,用之有实验,余重为上品。鸽卵即雀卵同类,《纲目》著,此卵善治阳痿早泄,有兴阳固精之功能,又能明目健脑充神之作用。二药同用,可为阴阳双补,大有相助之功。

92948　**蜈蚣全蝎散**

《直指·附遗》卷三。为《医方类聚》卷二十四引《烟霞圣效方》"蜈蚣散"之异名。见该条。

92949　**蜈蚣星风散**(《金鉴》卷七十五)

【组成】蜈蚣二条　江鳔三钱　南星　防风各二钱五分

【用法】上为细末。每用二钱,黄酒调服,一日二次。

【功用】搜风发汗。

【主治】破伤风。

92950　**蜈蚣矫正饮**(《千家妙方》上册)

【组成】蜈蚣 1 条(去头足)　地龙 12 克　当归 12 克　赤芍 10 克　鸡血藤 15 克　羌活 10 克　防风 10 克　白芷 10 克　川芎 9 克

【用法】水煎服。每日一剂。

【功用】祛风散寒,去瘀化痰,通经活络。

【主治】面神经炎属风湿痰阻,瘀停经脉者。

92951　**蜈蚣舒郁汤**(《效验秘方》石春荣方)

【组成】大蜈蚣 2 条(研末分吞)　地龙 10 克　海参 10 克(研末分吞)　蚕蛹 15 克　柴胡 10 克　香附 10 克　王不留行 10 克　白芍 20 克　当归 15 克

【用法】水煎服,日 1 剂。

【功用】疏达肝脉,畅行宗筋,展势起痿。

【主治】心情不畅,抑郁不舒,肝失疏泄之阳痿。

【方论选录】方中蜈蚣为君,辛温有毒,善入厥阴肝经,"走窜之力最速,内而脏腑,外而经络,凡气血凝聚之处皆解开之"(《医学衷中参西录》),故为肝郁阳痿之君药。柴胡、香附疏肝理气。地龙、王不留行活血化瘀,畅达宗筋。海参、蚕蛹滋肾壮阳。当归、白芍养血柔肝,并防蜈蚣等辛燥之品耗伤阴血。诸药配合,共奏疏肝、柔肝、养血、补肾之功。

92952　**蜈蚣蝎梢散**

《普济方》卷三七四。为原书同卷引《卫生家宝》"一字散"之异名。见该条。

蜗

92953　**蜗牛丸**(《圣惠》卷八十六)

【组成】蜗牛四十九枚　蛇蜕皮二条　干蟾一枚(截取前脚以前用之。以上三味均烧为灰,细研)　芦荟一分(细研)　熊胆一分(研入)　夜明砂一分(微炒)　瓜蒂二七枚　黄连一分(去须)　麝香半钱(细研)

【用法】上为末,用豮猪胆汁为丸,如绿豆大。每服三丸,温水送下,量儿大小加减服之。

【主治】小儿一切疳。

92954　**蜗牛丸**(《圣惠》卷八十七)

【组成】蜗牛三分(烧灰)　谷精草三分(碎切)　夜明砂三分(微炒)　干蟾一两(涂酥,炙令焦黄)　瓜蒂末半两　雄黄一分　麝香一分

【用法】上为末,用蒸饼为丸,如绿豆大。每服三丸,粥饮送下,每日三次。

【主治】小儿干疳,面青目涩,脑热鼻疮,眼生障膜,毛发焦黄,肌肤羸瘦。

92955　**蜗牛丸**(《圣济总录》卷一二六)

【组成】蜗牛半碗　鸡苏半斤

【用法】上同研极细,水浸宿蒸饼为丸,如梧桐子大。每服十五丸,疮未破者,浆水送下;已破者,薄荷汤送下,一日三次。

【主治】瘰疬已破或未破者。

92956　**蜗牛丸**(《普济方》卷三九八)

【异名】黄金丸。

【组成】蜗牛壳一两(微炒)　夜明砂三分(微炒)　龙骨一两　黄连三分(去须,微炒)

【用法】上为末,炼蜜为丸,如梧桐子大。每服七丸,以粳米粥饮研化服之,每日三四服,量儿大小,临时加减。

【主治】小儿痢渴不止,壮热腹痛。

92957　**蜗牛散**(《圣惠》卷六十)

【组成】蜗牛五枚(炙令黄)　蛴螬三枚(炙令黄)　蝼蛄三枚(炙令黄)　赤石脂一分　白龙骨二分　麝香一分(细研入)

【用法】上为细散。每服一钱,食前粥饮调下。

【主治】痔。生疮肿痛,下血不止。

92958　**蜗牛散**(《圣惠》卷六十六)

【组成】蜗牛壳一钱(末)　皂荚子(煨,去皮,取末)三钱　乳香(如莲子大)一枚　腻粉一钱

【用法】上为末,用鸡子一枚,打开取清去黄,调药末,却入壳内,以湿纸三五层裹,放饭甑内蒸,候饭熟取出。空心以五味肉汁嚼下。后冷暖水漱口,良久,泻出青物,少年者只作一服,年老者分为二服,临时以意加减服之。

【主治】气毒瘰疬,生于颈腋,累累如桃李,大小不定,肿硬疼痛。

92959　**蜗牛散**(《圣惠》卷八十二,名见《普济方》卷三六〇)

【组成】蜗牛子十枚(去壳,细研如泥)　莳萝末半分

【用法】上为末。用奶汁和涂于口畔。

【主治】小儿胎热撮口。

92960　**蜗牛散**(《圣惠》卷八十七)

【组成】蜗牛壳二七枚(烧灰)　角蒿一两(烧灰)　麝香末半钱　黄柏末半钱　细辛末半分　石胆一杏仁大

【用法】上为细末。每取少许,贴于患处,每日三次。

【主治】小儿口齿疳疮,蚀口鼻中欲尽。

92961　**蜗牛散**(《圣惠》卷八十七)

【组成】蜗牛壳(烧灰)　麝香　白狗粪(烧灰)　人粪灰　蝙蝠(烧灰)　青黛　蟾头(烧灰)各半两

【用法】上为细散。每取少许,吹于鼻中,再以蜜和贴口齿上。

【主治】小儿口齿疳疮,臭烂不愈。

92962　**蜗牛散**(《圣惠》卷九十三)

【组成】蜗牛三十枚　蛇蜕皮一分　莨菪子半两(水淘,去浮者)　干蜣螂半两　臭黄一分　夜明砂一分

【用法】上入瓷瓶子内,以泥封瓶口,烧令药熟,候冷取出,捣为细散。每服半钱,粥饮调下,每日三四服。

【主治】小儿疳痢久不愈,肌体黄瘦,爱食泥土。

92963　**蜗牛散**(《圣济总录》卷七十)

【组成】蜗牛(焙干)一分　乌贼鱼骨半钱

【用法】上为散。每用一字,用时先含水一口,再以药搐鼻。

【主治】血热冲肺,鼻衄不止。

92964　**蜗牛散**(《圣济总录》卷七十八)

【组成】蜗牛三七枚(烧灰,细研)　磁石(火煅,醋淬)一两(细研)

【用法】上为细末。每服二钱匕,空心米饮调下,日午再服。

【主治】痢后脱肛。

92965　**蜗牛散**(《圣济总录》卷一七二)

【组成】蜗牛(干者)　白狗粪灰　虾蟆灰各一分　麝香(研)少许

【用法】上为散。每用一字匕,吹鼻中,并以蜜和涂齿上。

【主治】小儿口齿疳。唇口痒痛,龈肉赤黑色,气息臭秽,牙齿摇动。

92966　**蜗牛散**(《三因》卷十五)

【组成】蜗牛不拘多少(以竹索串,瓦上晒干,烧存性)

【用法】上为末,入轻粉少许,猪脊髓调,用纸花量病人大小贴之。

【主治】瘰疬,不论溃破与否。

92967　**蜗牛散**(《得效》卷七)

【组成】蜗牛螺一个　冰片　脑子　麝香各少许

【用法】上同入瓦器内盛,顿逼半日,自化成水。用时以少许点疮上。

【主治】痔疮肿胀,作热如火。

92968　**蜗牛散**(《普济方》卷四〇五)

【组成】蜗牛壳一两　真牛乳半升

【用法】上入铫中,以慢火上熬令乳尽,将蜗牛壳取出研如粉,入大黄末一分,更研令细。每服半钱,以皂荚子仁汤送下。大小便中利出恶物即愈。

【主治】小儿瘰疬。

92969　**蜗牛煎**(《圣济总录》卷一七二)

【组成】蜗牛壳七枚(旧死者,皮薄黄白色者)

【用法】上净洗,漉干,纳酥蜜于壳中,瓷盏盛,纸糊头,炊饭上蒸之,下馈时即坐甑中;装饭又蒸,饭熟取出,细研如水淀。渐渐与服,一日服尽。

【主治】小儿无辜疳。

92970　**蜗牛膏**(《济生》卷八)

【组成】蜗牛一枚　麝香三分

【用法】以小砂合子盛蜗牛,以麝香掺之,次早取汁。外涂痔处。

【主治】痔疮。

92971　**蜗牛膏**(《奇效良方》卷五十一)

【组成】蜗牛一枚　片脑　麝香各少许

【用法】上同研烂,用瓷盒盛,次早取汁。外敷疮上。

【功用】《医学入门》:止痛消肿。

【主治】痔疮。

92972　**蜗牛膏**(《摄生众妙方》卷七)

【组成】片脑半分　熊胆一分　蜗牛(大者)一个(去壳研烂)

【用法】上共研成膏。入水一二滴,涂患处。

【主治】痔疮。

【宜忌】忌酒及动风发物。

92973　**蜗牛膏**

《本草纲目》卷四十二。即方出《圣惠》卷三十六,名见《普济方》卷五十三"蜗牛子膏"。见该条。

92974　**蜗牛膏**(《回春》卷四)

【组成】蜗牛三枚

【用法】上连壳研为泥,再加麝香少许。用时贴脐中,以手揉按之。

【主治】大小便不通属热闭者。

92975　**蜗牛膏**(《仙拈集》卷四)

【组成】蜗牛

【用法】上捣烂。外敷患处。
【功用】止痛消肿。
【主治】肿毒恶疮。
【加减】加雄黄少许尤妙。

92976 **蜗牛膏**(《仙拈集》卷四)
【组成】蜗牛七个(入盐少许) 荔枝肉三个
【用法】上共捣烂。外敷疮上。
【功用】消肿止痛。
【主治】对口初起六七日内。

92977 **蜗蜂丹**(《洞天奥旨》卷九)
【组成】蜗牛十个 黄蜂窠二钱 生甘草一钱 白矾一钱
【用法】将蜗牛捣烂,涂秃遍透;再将后三味研为细末,以猪油调敷,如用熊油调搽更妙。
【主治】秃疮。

92978 **蜗膏水**(《洞天奥旨》卷十六)
【组成】蜗牛十条 生甘草三钱(为末) 冰片三分 白矾一钱
【用法】上盛在瓷碗内,露一宿,则蜗牛化为水。以鹅翎扫前水于头上,三日愈。
【主治】头上生疮作癞,或胎毒成癞头。

92979 **蜗牛子膏**(《圣惠》卷三十六,名见《普济方》卷五十三)
【组成】蜗牛子一分 石胆一分 钟乳一分
【用法】上为细末,用一瓷瓶盛之,以炭火烧令通赤,候冷取出,研入龙脑少许。每用油调药少许,滴入耳中。
【主治】耳聋。
【备考】本方方名,《本草纲目》引作"蜗牛膏"。

92980 **蜗牛灰散**(《圣惠》卷八十六)
【组成】蜗牛灰 白狗粪灰 蜣螂灰 白矾灰 人粪灰 芦荟 虾蟆灰 兰香秆灰 蚺蛇胆 蜘蛛灰 地龙灰各一分
【用法】上为细末。每用少许,将苇管斜批,吹药于鼻中;如齿龈上有疮,则以蜜和药涂于纸上贴之,下部有疮则纳之。
【主治】小儿急疳疮,累医未效。

92981 **蜗牛柏霜散**(《洞天奥旨》卷十)
【组成】黄柏二钱 没药一钱 轻粉一钱 粉霜一钱 雄黄二钱 冰片三分 丹砂五分 孩儿茶三钱 枯矾一钱 蜗牛十个
【用法】上各为末。以猪胆调涂,每日数次。搽三日渐愈。
【主治】杨梅疮。

蛾

92982 **蛾黄散**(《济生》卷五)
【组成】黄柏(去皮) 寒水石(烧)各等分
【用法】上为细末。干贴患处。
【主治】口疮,赤白疼痛,唇破;兼治热疮。

92983 **蛾喉宁片**
《成方制剂》3册。即原书同册"冬凌草片"之异名。见该条。

蜍

92984 **蜍蝉退壳酒**(《医方易简》卷十)
【组成】土茯苓五两 大虾蟆一个
【用法】用好醇酒五斤浸上药,封瓶口,滚水煮二炷香久,取出。待次日饮之,以醉为止,盖被出汗。余存之酒,每日随量饮之,酒尽即愈。
【主治】杨梅结毒,疮色淡白者。

蜂

92985 **蜂儿丸**(《圣惠》卷二十三)
【组成】蜂儿一两 白花蛇肉一两 天雄一两(去皮脐) 天南星一两 干蝎一两 白僵蚕一两 桑螵蛸一两 地龙一两 麝香半两(细研)
【用法】上并生用,为细末,以酒煮槐胶入炼蜜少许为丸,如梧桐子大。每服五丸,温酒送下,不拘时候。
【主治】风证,四肢拘挛疼痛。

92986 **蜂矾散**(《良方集腋》卷下)
【组成】露蜂房(大者,连子)一个
【用法】将明矾研细末,填满蜂房之内,仰置瓦上,炭火炙(存性),研细收贮听用。治牛皮癣,以酸醋调敷;痔漏拔管,以油调敷。
【主治】癣疮,痔漏。

92987 **蜂房汤**(《圣济总录》卷一二〇)
【组成】蜂房一枚(炙,劈碎) 豉四十九粒 蜀椒(去目并合口者)二七粒
【用法】上以水二盏半,煎十余沸,去滓,热含冷吐。若齿龈肿者尤效。
【主治】牙齿痛有虫。

92988 **蜂房汤**(《圣济总录》卷一二〇,名见《古方选注》卷下)
【组成】猪牙皂荚(炙,去皮子) 露蜂房(炒) 蜀椒(去目并合口,炒) 细辛(去苗叶)各等分
【用法】上为散。每服一钱匕,水一盏,煎沸,热含冷吐,不拘时候。
【主治】风蛀牙齿疼痛。
【方论选录】《古方选注》:蜂房汤,风火湿䘌蛀蚛之方也。蜂房、川椒去风而能杀虫,牙皂、细辛去风之功胜,蛇床子去湿之功多。风湿既去,虫自消灭。
【备考】《古方选注》有蛇床子。

92989 **蜂房汤**
《圣济总录》卷一八三。为方出《千金翼》卷二十二,名见《外台》卷三十八"蜂房饮"之异名。见该条。

92990 **蜂房汤**(《杏苑》卷六)
【组成】露蜂房一钱 川乌 白芷各六分 细辛四分 川椒五分 明矾少许
【用法】上用沸汤半钟泡,去滓。于无风处温漱;滓再泡漱。
【主治】牙齿疼痛不可忍者。

92991 **蜂房饮**(方出《千金翼》卷二十二,名见《外台》卷三十八)
【异名】蜂房汤(《圣济总录》卷一八三)。
【组成】露蜂房一升(炙)
【用法】上切。以水三升,煮取一升,每服五六合,每日二次。石从小便下如细砂,砂尽则停药。

【功用】❶《千金翼》:下石。❷《圣济总录》:除热。
【主治】石发热困苦。
【备考】《圣济总录》:若不定,隔三五日再服。

92992 **蜂房散**(《圣惠》卷七十二)
【组成】露蜂房灰　白茅根　葵子　乱发灰　车前子　滑石各一两
【用法】上为细散。每服一钱,食前以灯心汤调下。
【主治】妇人五淋,小便涩痛不通。

92993 **蜂房散**(《圣惠》卷九十二)
【组成】蜂房一枚(炙令微焦)
【用法】上为细散。每服半钱,以粥饮调下。
【主治】小儿卒大便不通。

92994 **蜂房散**(《圣济总录》卷一六六)
【组成】露蜂房(烧灰)
【用法】上为细末。每服二钱匕,水一盏,煎至六分,温服,不拘时候。
【主治】妒乳。产后乳汁不出,蕴积在内,结成痈肿。

92995 **蜂房散**(《圣济总录》卷一七九)
【组成】蜂房(炙)　乱发各三分
【用法】上同烧灰,为细末。每服半钱匕,米饮调下,每日三次。
【主治】小儿淋。

92996 **蜂房散**(《直指》卷二十一,名见《普济方》卷六十八)
【组成】直僵蚕　蜂房(炒)各等分　樟脑半分
【用法】上为末。将皂角肉挼浓浆,煮少顷,和作小丸,塞痛孔。
【主治】虫蛀牙痛。

92997 **蜂房散**(《直指》卷二十二)
【组成】多孔露蜂房(炙黄)三分　穿山甲(炙焦)　龙骨各一分
【用法】上为末。入麝香,用腊月猪脂调敷,湿则干掺。
【主治】久年漏疮,或暂愈复发,或移于别处。
【备考】本方方名,《普济方》引作"露蜂房散"。

92998 **蜂房散**
《普济方》卷二九二。即《圣济总录》卷一二六"贴疮蜂房散"。见该条。

92999 **蜂房散**
《普济方》卷三六六。为《圣济总录》卷一八一"露蜂房散"之异名。见该条。

93000 **蜂房散**(《古今医鉴》卷十五)
【组成】露蜂房一个(以生盐筑满诸孔眼,火烧存性,去盐)　胆矾　天花粉　蝉蜕各等分
【用法】上后三味为细末,用纸包三分,与蜂房同活鲫鱼一对以酒煮至鱼熟。于无风处细嚼,连刺饮酒,后痒自上而下,赶入四肢。
【主治】白癜风。

93001 **蜂房膏**(《外台》卷二十六引《删繁方》)
【异名】露蜂房煎(《圣济总录》卷一四一)。
【组成】蜂房三两(炙)　生槐白皮十两　楝实　桃仁各五十枚(熬)　白芷二两　赤小豆一合(碎)　猪膏一升半
【用法】上㕮咀,绵裹,以苦酒一升渍一宿,下膏煎,取酒尽膏成,去滓。用时取杏子大,以绵裹纳肛门中。亦可为散,每服一方寸匕,酒调下。
【主治】肾劳虚,或酒醉当风损及肾脏致成酒痔,肛门肿生疮。因酒劳伤发者,泻清血,肛门疼痛。

93002 **蜂房膏**(《圣惠》卷六十六)
【组成】露蜂房一两　蛇蜕皮半两　玄参半两　黄耆三分　杏仁一两(汤浸,去皮尖双仁,研)　乱发如鸡子大　黄丹五两
【用法】上剉细,用麻油一斤,先煎发及杏仁;候发消尽,即以绵滤去滓,都入铛中,将前药煎令焦黄,又滤去滓;下黄丹,以柳木篦不住手搅,候熬成膏,即倾于瓷盒中盛,旋取涂于帛上。外贴。
【主治】瘰疬生头,脓水不干,疼痛。

93003 **蜂房膏**
《圣济总录》卷一二六。为《圣惠》卷六十六"露蜂房膏"之异名。见该条。

93004 **蜂房膏**(《圣济总录》卷一四九)
【组成】蜂房(剉)　苍耳各半两
【用法】上为末,用蓝青汁调。厚涂螫处。
【主治】蜂螫疼痛。

93005 **蜂姜丸**(《东医宝鉴·杂病篇》卷五引《丹溪心法》)
【组成】香附　白僵蚕(炒)　海蛤粉　瓜蒌仁　蜂房　杏仁　神曲各等分
【用法】上为末,以姜汁、竹沥入蜜为丸,如樱桃大。含化咽下。
【主治】酒痰嗽及积痰久嗽,痰留肺脘,黏滞如胶,气不升降。

93006 **蜂蛇散**
《医学入门》卷八。为《圣济总录》卷一三二"露蜂房散"之异名。见该条。

93007 **蜂窝散**(《回春》卷五)
【组成】马蜂窝　白蒺藜　花椒　艾叶　葱头　荆芥　细辛　白芷各等分
【用法】上剉。醋煎,口噙漱良久,吐出再噙。
【主治】牙痛或肿,风牙、虫牙,牙痛、牙长痛不可忍。

93008 **蜂窝散**(《杂病源流犀烛》卷二十三)
【组成】蜂房一个　胡椒　川椒各适量　黄柏三片(如指大)
【用法】在蜂房每孔内入胡椒、川椒各一粒,用碗盛之,入水令满,再加黄柏,以碟盖纸封固,重汤煮二炷香,取出。候温噙漱之,良久吐出。
【功用】杀虫。
【主治】疳䘌。由饮食余滓,积齿缝间,腐肉之气淹渍,致齿龈有孔,虫生其间,蚀一齿尽,又蚀一齿,致成此病。

93009 **蜂窠散**(《圣济总录》卷一四六)
【组成】土蜂窠(炒,研末)一两　赤小豆　糯米　粟米　蓝实(四味并生用)各二两　猪苓(去黑皮)

茅苊(剉)各半斤　马蔺(干者)二两　(一方入猪粪炒焦)

【用法】上为散。每服三钱匕,温水调下,空心日晚服。

【主治】中药毒吐后。

93010　**蜂窠膏**(《千金》卷二十三,名见《普济方》卷二九三)

【组成】露蜂房

【用法】上为末,以腊月猪脂和。外敷孔上。

【主治】❶《千金》:漏作疮孔。❷《普济方》:蜂瘘,或风瘘结肿,常出恶脓水。

93011　**蜂窠膏**(《圣济总录》卷一四三)

【组成】蜂窠(烧灰)半两(研)　蚰蜒一个(大者,研作膏)　水银粉一钱(研)　铅丹一钱(研)

【用法】将上三味研药和入膏内,更入麝香半钱匕,同研匀。每用少许,敷疮上。

【主治】痔瘘累经熏洗未效者。

93012　**蜂霜散**(《杂病源流犀烛》卷三十)

【组成】蜂壳粉　百草霜各等分

【用法】上为末。每服二钱,糯米饮调下。

【主治】跌仆损伤。

93013　**蜂房灰散**(《圣济总录》卷一七五)

【异名】露蜂房散(《卫生总微》卷十四)。

【组成】露蜂房二两

【用法】上以快火烧成灰,研细。每服一字匕,饭饮调下。

【主治】小儿咳嗽。

93014　**蜂房酿酒**(《圣惠》卷二十四)

【异名】露蜂房酒(《圣济总录》卷十八)。

【组成】露蜂房五两　苦参四斤

【用法】上剉细,用水三斗,煮取一斗二升,去滓,浸曲四斤半,炊秫米三斗,入曲蘖搜拌,如常酝法,酒熟压去糟。每于食前暖一小盏服之。

【主治】乌癞。

蜣

93015　**蜣龙丸**(《外科方外奇方》卷二)

【组成】地龙一斤(生于韭菜地上者。以酒洗去泥,瓦上炙干,为末)　蜣螂虫八个(炙干,为末)　刺猬皮(连刺)五钱(炙,为末)　真象牙屑一两(为细末)　穿山甲一两(麻油炒黄,为细末)

【用法】上和匀,再研,炼蜜为丸,如梧桐子大。大人每服八分,小儿每服五分,开水送下。服药未完,其管自能逐节推出,剪去败管,药毕管自退尽。

【主治】一切远年疮毒成管,脓血时流,久不收口。

【宜忌】忌口百日。

93016　**蜣螂丸**(《圣惠》卷六十)

【组成】蜣螂七枚(五月五日收,去足翅,微炙,捣末)　新牛粪半两　好肥羊肉一两(炒令香)

【用法】上捣如膏,为丸如莲子大。用时炙令热,以新绵薄裹,纳肛门中。经半日,少吃饭即大便中虫俱出,三五度即愈。

【主治】肛门痒,或出脓血,傍有虫生孔窍内。

93017　**蜣螂丸**(《普济方》卷二九三引《卫生家宝》)

【组成】蜣螂虫(自死者)一分(烧为灰)　巴豆一枚(去壳,烧为灰,微存性)

【用法】上为细末,以津为丸,如麻子大。每用一丸,纳入漏疮孔内。

【主治】恶漏疮经久不愈,恶肉内溃。

93018　**蜣螂丸**(《吴鞠通医案》卷三)

【组成】蜣螂虫一两　降香三两　小茴香三两(炒)　穿山甲三两(炒)　片姜黄三两　归须四两　川楝子三两　两头尖二两　海桐皮三两　口麝三两　滴乳香一两　地龙(去泥)二两

【用法】上为细末,酒、水各半为丸。每服二钱,每日二至三次,服两月而止。

【功用】缓通肝络。

【主治】痹证病久入络,夹痰饮疝瘕,六脉洪大。

93019　**蜣螂汤**

《普济方》卷三七七。为《卫生总微》卷五"蜣螂散"之异名。见该条。

93020　**蜣螂散**(《卫生总微》卷五)

【异名】蜣螂汤(《普济方》卷三七七)。

【组成】干蜣螂三分(微炒)　天麻半两　防葵半两　蝎梢一分　威灵仙半两(洗,焙。以上先为末)　川芒消　天竺黄各一分(二味同为细末)

【用法】上为散。每服一字或半钱,乳香汤调下,量大小加减与服,不拘时候。

【主治】小儿风痫发搐。

93021　**蜣螂散**(《普济方》卷三〇一引《德生堂方》)

【组成】屎蜣二三个(炙令干,为末)　轻粉一钱

【用法】上和匀。以乌龙德生膏药捏作锭子,蘸药入疮孔内,再用膏药外贴在疮上。频频换药,直至生肉。

【主治】冷疳透骨相穿,脓水常流不愈。

93022　**蜣螂散**(《摄生众妙方》卷六)

【组成】蜣螂(大者)一个(小者)一个

【用法】上以新瓦焙干存性,为末。用好酒调下;不能饮者,和滚水及酒各半调服。

【主治】风痰壅塞,大便闭结,欲下不下者。

93023　**蜣螂散**(《仙拈集》卷一)

【组成】屎蜣螂不拘多少(洗净,用新瓦焙干,不可太焦)

【用法】上为末。每服五分,大麦汤送下。

【主治】噎膈。

93024　**蜣螂散**(《仙拈集》卷四)

【组成】蜣螂脑子五六个

【用法】上捣烂。外敷患处,骨即出。

【主治】顽疮久不收口,内有骨者。

93025　**蜣螂膏**(《杨氏家藏方》卷十四)

【组成】大蜣螂一枚　巴豆半枚(去皮)

【用法】上一处研烂,瓷盒盛。遇有箭疮,则敷之。以簇出为度。

【功用】出箭头。

93026　**蜣螂膏**(《痈疽验方》)

【组成】蜣螂三个(肚白者佳)　黄麻虫十个

【用法】上捣匀。拨破患处贴之。如患在手足,间有红丝上臂,于丝尽处以针挑断出血,仍用前药。毒盛者,更服败毒药。

【主治】疔毒。

跨

93027　跨痈煎(《仙拈集》卷四)

【组成】黄耆三钱　人参二钱　川芎　当归各一钱　白芷　官桂　甘草　防风各五分

【用法】水、酒煎,空心服。一服痛止,再服内消,十服肉生。

【主治】跨马痈。

93028　跨鹤丹(《解围元薮》卷三)

【组成】五加皮　海桐皮　川乌　川芎　赤芍各五钱　干姜　肉桂各一钱

【用法】上为末。每服三钱,用水二盏,将青钱一个,入青油浸三日,同煎服。

【主治】鸡爪风。

跳

93029　跳骨片

《成方制剂》17册。即《外科十三方考》下编"跳骨丹"改为片剂。见该条。

93030　跳骨丹(《外科十三方考》下编)

【组成】马钱子十六两(先用童便浸,每三日换新童便一次,如每天一换更好。满四十九日后取出,换用米泔水浸七日,最后再以清水透三日,水当勤换。去皮,炒干,研粉)　枳壳八两(去瓤。在马钱子浸于童便中至二十五日时,将枳壳投入一齐浸渍,至二十四日时取出,再用清水漂二日,焙干研粉)　羌活二两　独活二两　北辛二两　黄耆八两　红花二两　血竭四两　乳香四两　没药四两　台乌二两　狗脊四两　土鳖四两　三七四两　朱砂二两　骨碎补八两　潼蒺藜四两　自然铜四两(火煅,醋淬七次)　飞天蜈蚣四两(产四川灌县者)

【用法】上各为细末。一岁至十岁每用一分至一分半;十岁至二十岁每用二分至三分;二十岁至三十岁每用四分至五分;三十岁至四十岁每用五分至六分;四十岁至六十岁每用六分,此后均以六分为度,不可多用。用时以水一盏(能饮酒者,水酒各半更好),同引药放入壶中煨浓,然后泌出药水,调药末服之,每晚一次,伤重者可早晚各服一次。引药如下:伤在头部者,用川芎、升麻各三钱;伤在两臂及两手者,用桂枝、桑寄生各三钱;伤在胸前者,用枳壳、桔梗各三钱;伤在肾部者,用补骨脂三钱;伤在小腹者,用大腹皮三钱;伤在腰间者,用杜仲四钱(伤重者加倍);伤在右胸者,用陈皮、木香各三钱;伤在左胸者,用骨皮、香附各三钱;伤在两腿脚者,用木瓜三钱、牛膝五钱;伤在背上者,用独活三钱、麻黄根一钱;伤在全身者,用红牛膝根八钱;伤后大便不通者,用桃仁、木通、熟军各二钱。凡受伤者,除按上述以所伤部位加引药外,无论何部,均宜再加仙桃草五钱为引。服此药时,若伤处上有夹板者,须放松之,以防止全身发生痉挛时,使被压部分发生不良结果。如伤在手足,则睡时当使受伤部位露于被外。如手足伸缩异动,此乃药力到达之征。如服药过量痉挛太甚时,可多服生豆浆以解之,或煎上好肉桂五钱服之。痉挛过后,再绑好夹板;若药后皮肤变黑者无碍。

【主治】骨折骨挫诸症。

【宜忌】服后当避风,忌食豆类,以及各种荤腥。更忌房事。

【加减】伤重者,可另加碎蛇末少许掺合用之,以骨接好为度。方中飞天蜈蚣亦可去之,于每料药中均加入碎蛇(又名脆蛇)六钱,仙桃草四两。

【备考】本方改为片剂,名"跳骨片"(见《成方制剂》)。

嗣

93031　嗣育保胎丸(《成方制剂》3册)

【异名】保胎丸。

【组成】黄耆40克　党参40克　茯苓40克　白术(麸炒)40克　甘草5克　当归40克　川芎30克　白芍40克　熟地黄40克　阿胶20克　桑寄生30克　菟丝子40克　艾叶(炭)40克　荆芥穗10克　厚朴(姜炙)10克　枳壳(去瓤麸炒)30克　川贝母20克　羌活5克　鹿茸粉3克

【用法】上制成丸剂。口服,一次2丸,一日2~3次。

【功用】补气养血,安胎保产。

【主治】孕妇气血不足引起的恶心呕吐,腰酸腹痛,足膝浮肿,胎动不安,屡经流产。

罩

93032　罩胎饮

《郑氏家传女科万金方》卷二。为《女科万金方》"罩胎散"之异名。见该条。

93033　罩胎散(《三因》卷十七)

【组成】卷荷叶(嫩者,焙干)一两　蚌粉花半两

【用法】上为末。每服二钱,入蜜少许,食前以新汲水调下。

【主治】妊娠伤寒,大热,闷乱燥渴,恐伤胎脏。

【备考】《永类钤方》:多合涂腹上尤妙。

93034　罩胎散(《女科万金方》)

【异名】罩胎饮(《郑氏家传女科万金方》卷二)、罩胎煎(《叶氏女科》卷二)。

【组成】当归　白芍药各三钱　枳壳四钱　砂仁　川芎各二钱　甘草六分

【用法】上剉散,分作二大服。每服以水一钟半,煎至七分,空心热服;滓再煎,分六服。

【主治】孕妇禀气薄,或病后受胎,怀胎一月,头晕恶心,不思饮食,六脉浮紧。

【宜忌】忌食生冷等物。

93035　罩胎散(《普济方》卷三四一)

【组成】赤茯苓(去皮)　白术　当归(中截)　白芍药　赤芍药　柴胡　干葛　人参(去芦)　桔梗(去芦)　黄芩

防风　陈皮(去白)　荆芥　枳壳　紫草　阿胶(炒)　糯米(炒)　川白芷　甘草(炙)　川芎　缩砂仁(炒)

【用法】上剉。每服三钱,入银器内(如无,则用瓦器),以水一盏半,加干柿蒂七枚、野苎根七寸、甜瓜蒂七枚,上用小荷叶盖定,煎,去滓,盏盛,研入金箔、银箔适量,仍用荷叶盖覆,空心服。

【功用】解热毒。

【主治】孕妇痘疮已发。

【加减】大热,加郁金。

93036　**罩胎散**(《医统》卷九十一)

【组成】人参　白术　茯苓　甘草　当归　川芎　芍药　柴胡　干葛　桔梗　黄芩　陈皮　枳壳　紫草　砂仁各等分

【用法】上每服五钱,水二盏,煎至一盏,温服,不拘时候。

【主治】孕妇痘疮。

93037　**罩胎散**(《医方考》卷六)

【组成】当归　川芎　人参　白术　茯苓　甘草　黄芩　砂仁　柴胡　干葛　桔梗　紫草　阿胶　防风　荆芥　白芷　白芍药

【功用】益气养血,解毒疏邪。

【主治】孕妇出痘。

【方论选录】以孕妇而痘,则血气大虚矣。故用当归、川芎、芍药、阿胶以养血,又用人参、白术、茯苓、甘草以补气;乃黄芩、砂仁、紫草、桔梗所以安胎解毒;柴胡、干葛、防风、荆芥、白芷所以利表疏邪。养血补气,则安其内;解毒疏邪,则利其外。安内利外,治道毕矣。

【备考】《痘疹仁端录》有黏米,无桔梗。

93038　**罩胎散**(《麻科活人》卷四)

【组成】白术　当归　白芷　白芍　茯苓　柴胡　川芎　阿胶　陈皮　砂仁　甘草

【用法】糯米引,水煎服。

【主治】妊娠出麻,麻收之后。

93039　**罩胎煎**

《叶氏女科》卷二。为《女科万金方》"罩胎散"之异名。见该条。

蜀

93040　**蜀仙丹**(《百一》卷一引钱观文方)

【组成】辰砂四两(细研,水飞过)　杏仁二两(去皮尖,研)　宣州木瓜三枚

【用法】将木瓜切下盖子,以竹刀斡去瓤,先入朱砂实按,次入杏仁填满,却以盖子覆之;用竹签定,以生绢袋子裹之,入瓷器中蒸一百遍,候数足取出;刮去木瓜粗皮,为细末,候可丸即丸,如绿豆大。每服十丸,空心温酒米饮送下。

【功用】大壮元气,去百病。

【宜忌】木瓜忌铁。

93041　**蜀仙丹**(《疡科选粹》卷七)

【组成】穿山甲一钱　金毛狗脊一钱　硇砂　血竭各五钱　磁石　自然铜　青礞石　龙骨各一钱

【用法】上为细末,黄蜡为丸,如梧桐子大,朱砂为衣。先吃冷茶二碗,后以茶送下二丸,即时吐出,如迟以鹅翎搅之。

【主治】骨鲠。

93042　**蜀脂饮**(《元和纪用经》)

【组成】蜀脂(即黄耆,为末)　炙甘草四分

【用法】上为末。每服方寸匕,水一升,煎三分减一,温凉适性,分三次服之,大小以岁加减。

【功用】消风凉肌,解热止烦,不生疮疖,长肌肉,利心肺,凉而有补。

【主治】小儿百病,寒热痰嗽,赤目咽痛,血痢渴燥,身体有疮,脓溃赤肿。

93043　**蜀椒丸**(《千金》卷十八引王叔和方)

【组成】蜀椒五分　乌头　杏仁　菖蒲　皂荚　礜石(一云矾石)各一分　细辛　款冬花　紫菀　干姜各三分　吴茱萸　麻黄各四分

【用法】上为末,炼蜜为丸,如梧桐子大。暮卧吞二丸。二十年久咳,不过三十丸。

【主治】❶《千金》:上气咳嗽。❷《鸡峰》:上气咳嗽,心下坚痛,咽中腥臭,胸胁支满,气息不通,面目浮肿,喉中呀呻,咳逆短气,呼吸气塞,语声不出,久新诸嗽。

【方论选录】《千金方衍义》:辛温破结之剂汇集一方,以治积年冷气顽痰,可谓峻矣。更需礜石之专攻腹中坚癖,皂荚之去风拔毒,通关利窍,何惮二十年久嗽不能克应乎。

【备考】《鸡峰》有桂、无麻黄。

93044　**蜀椒丸**(《外台》卷七引张文仲方)

【组成】蜀椒一升(出汗)　半夏一升(洗)　附子一两(炮)

【用法】上为末,炼蜜为丸,如梧桐子大。每服五丸,一日三次。

【主治】胸中气满,心痛引背。

【宜忌】忌食猪、羊肉、饧等。

93045　**蜀椒丸**(《圣济总录》卷四十六)

【组成】蜀椒(去目及闭口者)十两　厚朴(去粗皮)十两(以生姜汁炙令香,细剉)　盐花十两　附子(炮裂,去皮脐,剉碎)二两

【用法】上以水一斗,于银石器内以文武火熬,候水尽为度,焙干为末,炼蜜同糯米粉糊为丸,如梧桐子大。每服二十丸至三十丸,空心温酒送下;如大肠滑泄,生姜米饮送下。

【主治】脾胃气虚弱,多困羸瘦,面黄口淡,不思饮食。

93046　**蜀椒丸**(《圣济总录》卷四十八)

【组成】蜀椒(去目并闭口,炒出汗)一两　干姜(炮)半两　猪牙皂荚(去皮,涂酥炙)一两　葶苈子(隔纸炒)三分

【用法】上为末,以枣肉为丸,如梧桐子大。每服三丸,煎桑根白皮汤送下,不拘时候。

【主治】肺气喘急,坐卧不得。

93047　**蜀椒丸**(《圣济总录》卷五十五)

【组成】蜀椒(去目并闭口,炒出汗)　芍药　桔梗(炒)　细辛(去苗叶)　桂(去粗皮)　干姜(炮裂)各三分　附子(炮裂,去皮脐)一分

【用法】上为末，炼蜜为丸，如梧桐子大。每服十五丸，空心温酒送下，一日二次。

【主治】肾心痛与背相引，身体伛偻。

93048　**蜀椒丸**（《圣济总录》卷六十七）

【组成】蜀椒（去目及闭口者，炒出汗）半两　人参　半夏（汤洗七遍，去滑）　菖蒲　柴胡（去苗）　桂（去粗皮）　桃仁（去皮尖双仁，麸炒微黄）　木香　吴茱萸（汤洗微炒）　干姜（炮裂，剉）　细辛（去粗叶）　桔梗（剉）　赤茯苓（去黑皮）　芎䓖各三分　大黄（剉，炒）二两

【用法】上为末，炼蜜为丸，如梧桐子大。每服十丸，食前温酒送下。渐加至二十丸。

【主治】诸气积聚坚牢，心腹胀痛。

93049　**蜀椒丸**（《圣济总录》卷六十七）

【组成】蜀椒（去目及闭口者，炒出汗）三两　麦门冬（去心，焙）　甘草（炙）各五两　远志（去心）　桂（去粗皮）　细辛（去苗叶）各三两　附子（炮裂，去皮脐）一两半　人参四两　干姜（炮）二两

【用法】上为末，炼蜜为丸，如弹子大。每服一丸，食前含化细咽之。药后喉中胸中当热，药力稍尽，更进一丸，日三夜二服。

【主治】上气咳逆，喘息短气。

93050　**蜀椒丸**（《圣济总录》卷九十八）

【组成】蜀椒（去目及闭口者，炒出汗）三两　杏仁（汤浸，去皮尖双仁，炒黄，研）四两

【用法】上先以醇酒一升半，熬令酒尽，取椒焙为末，杏仁别捣，相和为丸，如梧桐子大。每服二十丸，空心盐汤送下，晚再服。

【主治】阴汗，小便多，冷淋。

93051　**蜀椒丸**（《圣济总录》卷一〇一）

【组成】蜀椒（去目及闭口者）　杏仁（去皮尖双仁）各八两　熟干地黄一斤

【用法】上先剉地黄入净瓷器中，以酒一升浸一宿取出，与杏仁同研如膏；次用炭火烧地令赤，以酽醋泼，乘热将椒置其上，以盆覆之，四面泥涂，令勿透风，候冷取出，为末，合和前膏，入糯米饭一升，同捣为丸，如梧桐子大。每服三十丸，空心温酒送下。

【功用】令白发变黑。

【主治】髭发白。

93052　**蜀椒丸**（《圣济总录》卷一〇二）

【组成】蜀椒（去目并闭口者，炒出汗）　熟干地黄（焙）各一两　苍术（米泔浸一宿，切，焙干）五两

【用法】上为末，炼蜜为丸，如梧桐子大。每服二十丸，温酒或盐汤送下。

【主治】肝肾虚，风攻眼目昏暗，时见虚花。

93053　**蜀椒丸**（《圣济总录》卷一〇九）

【组成】蜀椒（去目及闭口者）一斤（用盐一斤拌腌三宿，三次换盐，焙，去盐）　玄参（剉）半斤

【用法】上为末，炼蜜为丸，如梧桐子大。每服三十丸，食后临卧盐汤送下。

【主治】眼见黑花。

93054　**蜀椒丸**

《圣济总录》卷一七七。为《千金》卷五“当归丸”之异名。见该条。

93055　**蜀椒丸**（《圣济总录》卷一七八）

【组成】蜀椒（去目及闭口者，炒出汗）一两　干姜（炮裂）一分

【用法】上为末，炼蜜为丸，如小豆大。一岁儿每服五丸，空心面汤送下。未止，日午再服。

【功用】止腹痛。

【主治】小儿深秋冷痢。

93056　**蜀椒丸**（《普济方》卷三五二）

【组成】泽兰叶一两　芜荑仁（炒黄色）　石膏（火煅）　白芷　蜀椒（去目并合口者，炒出汗）　干姜（炮裂）　藁本（去苗）　厚朴（去粗皮，生姜汁炙）　人参　白术　细辛（去苗叶）　桂（去粗皮）　防风（去芦）　当归（切，焙）　芎䓖　甘草（炙赤）各半两　柏子仁（炒令黄）半两

【用法】上为末，炼蜜为丸，如梧桐子大。每服三十丸，温酒或米饮送下，不拘时候。

【功用】调补气血。

【主治】产后虚羸，月内不快，颜色萎黄，四肢无力。

93057　**蜀椒汤**（《外台》卷三十四引《经心录》）

【组成】蜀椒二合（汗）　芍药三两　半夏（洗）　当归　桂心　人参　甘草（炙）各二两　生姜汁五合　蜜一升　茯苓二两

【用法】上切。先以水九升煮椒令沸，下诸药，煮取二升半，去滓；下姜汁、蜜等更煎，取三升，一服五合，渐至六合，服尽为止。

【主治】产后心痛属大寒者。

【宜忌】勿食冷物。

【方论选录】《千金方衍义》：产后心腹痛总宜温理血气，内补当归建中专和营解邪，产后恒宜服之。此以本气虚寒，故于方中加入蜀椒、人参、茯苓、半夏温散胃家痰气，生姜用汁取其迅速，蜜代饴、枣，不独安中，兼滋桂心、半夏之燥也。

93058　**蜀椒汤**（《医心方》卷十引《经心方》）

【组成】吴茱萸一升　当归一两　芍药一两　黄芩一两　蜀椒二合

【用法】上以水八升，煮取二升半，分三服。

【主治】寒疝痛，腹胀奔胸。

93059　**蜀椒汤**（《脚气治法总要》卷下）

【组成】蜀椒四升

【用法】以水四斗，煮取三斗半，瓮盛，下著火暖之，悬板为桥，去汤上二寸许，以脚蹋板，柱脚坐，四周以棉絮密塞，勿令泄气，若天冷即出，入被，以粉摩之一食久，更入瓮，下火不绝，勿使汤冷。如此消息，不过七日，得伸展多矣。

【功用】消赤肿。

【主治】脚气肿挛。

93060　**蜀椒汤**（《圣济总录》卷四十）

【组成】蜀椒（去目并闭口者，炒出汗）一分　乌梅七枚（去核，熬）

【用法】上㕮咀，以水二盏，煎取一盏，再入蜜一匙头，煎两沸，空腹顿服之。老人亦可服。

【主治】霍乱转筋。

93061 **蜀椒汤**(《圣济总录》卷一一六)

【组成】蜀椒(去目及闭口者,炒出汗)半两　干姜(炮)一分　附子(炮裂,去皮脐)半两　桂(去粗皮)一分　山芋三分　细辛(去苗叶)半两　石斛(去根)一分　山茱萸半两　杏仁五十粒(去皮尖双仁,炒,研)　麻黄(去根节)　白附子(炮)　甘草(炙)各半两

【用法】上剉,如麻豆大。每服二钱匕,水一盏,煎至七分,去滓,空心温服。

【主治】鼻塞,气息不通。

93062 **蜀椒汤**(《圣济总录》卷一一九)

【组成】蜀椒(去目并闭口,炒出汗)　盐(研)　土蜂房各一分

【用法】上为粗末。每服五钱匕,以水三盏,入葱白三寸拍破,煎十余沸,热漱冷吐,一日三五次。

【主治】牙齿疼痛。

93063 **蜀椒汤**(《圣济总录》卷一二〇)

【组成】蜀椒(去目并闭口者)　桂(去粗皮)各一两　白矾(烧灰)半两

【用法】上为粗末。每用三钱匕,水一盏,煎三五沸,去滓,热含冷吐,以愈为度。

【主治】牙齿虫疼痛。

93064 **蜀椒汤**(《圣济总录》卷一二〇)

【异名】蜀椒散(原书卷一二一)。

【组成】蜀椒(去闭口及目,炒出汗)三十粒　莽草(炙)　细辛(去苗叶)　菖蒲　牛膝(去苗,焙)　枳壳根皮(剉,焙)各半两

【用法】上剉,如麻豆大。以水三盏,煎三五沸,热漱冷吐。

【主治】风齿痛不可忍;及牙齿动摇疼痛。

93065 **蜀椒汤**(《圣济总录》卷一二一)

【组成】蜀椒(去目并闭口者,炒出汗)　芎䓖　细辛(去苗叶)　升麻　莽草　防风(去叉)　黄芩(去黑心)各一分

【用法】上为粗末。每用五钱匕,水二盏,煎三五沸,去滓,热漱冷吐。

【主治】牙齿风䘌疼痛。

93066 **蜀椒汤**(《圣济总录》卷一三四)

【组成】蜀椒(去目及闭口者)　白芷　防风(去叉)盐各一分　芎䓖三分

【用法】上剉。以水三升,煎至二升,去滓温洗,冷即再暖,频洗。

【主治】冬月寒冻,面目手足肉裂。

93067 **蜀椒汤**(《圣济总录》卷一三四)

【组成】蜀椒(去目及闭口者)一两

【用法】上以水五升,煎至三升,去滓,热洗患处,后嚼生糯米敷之。

【主治】漆疮。

93068 **蜀椒汤**(《圣济总录》卷一八二)

【异名】蜀椒散(《普济方》卷四〇七)。

【组成】蜀椒(去目并闭口,炒出汗)　盐各二两

【用法】上以清酒五升,煎至二升,数数蘸之。其药可用五六日。

【主治】❶《圣济总录》:小儿冻疮。❷《普济方》:小儿冷,手皲折痛,及脚瘃肿硬。

93069 **蜀椒汤**(《普济方》卷六十九)

【组成】蜀椒　莽草　雀李根　独活各二两　细辛　芎䓖　防风各一两

【用法】上㕮咀。以酒二升半,煮三五沸,去滓,热含冷吐,更含之,勿咽汁。

【主治】头面风,口齿疼痛不可忍。

93070 **蜀椒汤**

《普济方》卷二四八。为《外台》卷七引《小品方》"解急蜀椒汤"之异名。见该条。

93071 **蜀椒饮**(《圣济总录》卷一六〇)

【组成】蜀椒(去目及闭口者,炒出汗)一分　羊肉一斤(去脂,切碎,以水三升煮,取肉汁一升半,澄令清)　当归(切,焙)半两　桂(去粗皮)半两　生干地黄(剉)一两　豉(微炒)半两

【用法】上除肉外,为粗末。每服三钱匕,加生姜三片、葱白一茎(切),取肉汁一盏半,煎至七分,去滓温服。

【主治】产后恶露未尽,血气㽲痛,四肢蒸热。

93072 **蜀椒散**(《外台》卷十引《深师方》)

【组成】蜀椒五合(去目并闭口者,汗)　桂心　甘草各一两(炙)　通草　半夏(洗)各三两

【用法】上为末。每服方寸匕,以饮调下,日三夜一次。

【主治】咳逆上气,腹中有坚痞,往来寒热,令人羸瘦,不能饮食,或时下痢,腹中如绞,在脐上下关,此疝气上肠,有气涌逆使然。

【宜忌】忌食海藻、菘菜、羊肉、饧、生葱。

93073 **蜀椒散**(《医心方》卷十五引《深师方》)

【组成】蜀椒　桂心　甘草　干姜　芎䓖　当归各一两

【用法】上为末。每服方寸匕,酒调下,日三夜再。疮未合,可常服。

【功用】长肉排脓。

【主治】痈肿自溃。

93074 **蜀椒散**(《千金》卷十三)

【组成】蜀椒　食茱萸各一两　桂心　桔梗各三两　乌头半两　豉六铢

【用法】上为末。每服方寸匕,食后酒送下,一日三次。

【主治】胸痹达背。

【方论选录】《千金方衍义》:胸痹达背隐痛而无噎塞短气,胃虽阻逆,当非实满可知。故但须椒、萸、桂以散寒结,桔梗、香豉以导虚逆,崔氏乌头丸之变方也。

93075 **蜀椒散**(《圣惠》卷四十八,名见《圣济总录》卷九十四)

【组成】川椒一分(去目及闭口者,微炒出汗)　附子一两(炮裂,去皮脐)　干姜半两(炮裂,剉)　半夏半两(汤洗七遍,去滑)　甘草半两(炙微赤,剉)　桂心半两

【用法】上为散。每服三钱,以水一中盏,加粳米半分,生姜半分,大枣三枚,煎至六分,去滓,稍热服,不拘时候。

【主治】寒疝。心痛如刺,绕腹中尽痛,白汗出,气欲绝。

93076 **蜀椒散**(《圣济总录》卷一二〇)

【组成】蜀椒(去目并闭口,炒出汗)半两 猪牙皂荚(去黑皮)一分

【用法】上为散。每用半钱,绵裹置疼处咬之,良久涎出。

【主治】风牙龈肿,疼痛不可忍。

93077 **蜀椒散**

《圣济总录》卷一二一。为原书卷一二〇"蜀椒汤"之异名。见该条。

93078 **蜀椒散**(《圣济总录》卷一二八)

【组成】蜀椒(去目并闭口,炒出汗)半两 熟干地黄(焙) 白蔹 防风(去叉) 黄芩(去黑心) 人参 桂(去粗皮) 芎䓖 附子(炮裂,去皮脐)各一两 赤小豆一合(炒令熟) 甘草(炙,剉)一两

【用法】上为散。每服二钱匕,早晚食前以温酒调下,以愈为度。

【主治】痈疽内虚。

93079 **蜀椒散**(《普济方》卷六十九)

【组成】蒴藋五两 蜀椒一两 吴茱萸 独活 乌贼鱼骨 桃胶各一两 桂心半两 酒一合

【用法】上切。以水二升,煮取八合,投蒴藋汁及酒,更煎取一小升,去滓,就病处含之,一日三次,以愈为度。

【主治】牙疼,及牙龈风肿,口急不开,面目虚肿。

93080 **蜀椒散**

《普济方》卷四〇七。为《圣济总录》卷一八二"蜀椒汤"之异名。见该条。

93081 **蜀葵汤**(《经验良方》)

【组成】蜀葵八钱 大黄一钱

【用法】水煎服。

【主治】肠痈。

93082 **蜀葵膏**(《直指》卷二十二)

【组成】黄蜀葵花

【用法】上用盐掺,收入瓷器密封,可经年不坏。同时外敷患处,则自平自溃。

【主治】痈疽肿毒恶疮。

【备考】《普济方》:若无黄蜀葵花,根叶亦可。《仙拈集》本方用法:上连茎叶捣烂,敷患处;干者为末,蜜调涂之。

93083 **蜀葵膏**(《医便》卷三)

【组成】蜀葵根适量 人参 白术 青皮 陈皮 甘草梢 牛膝各等分

【用法】上用蜀葵根煎汤,去滓,再入诸药,煎成汤,入研细桃仁、玄明粉各少许,乘热饮之。二服当见块下,如病重者须补接之后,加减再行此方。

【主治】妇人血块。

93084 **蜀漆丸**(《外台》卷五引《延年秘录》)

【组成】蜀漆 知母 升麻 白薇 地骨皮 麦门冬各五分 乌梅肉 鳖甲(炙) 葳蕤各四分 石膏八分 甘草三分(炙) 常山六分 豆豉一合(熬)

【用法】上为末,炼蜜为丸,如梧桐子大。每服十丸,饮送下,每日二次,加至二十丸。

【主治】❶《外台》引《延年秘录》:岭南瘴气发,乍寒乍热,积劳似疟。❷《千金翼》:痎疟连年不愈。

【宜忌】忌食海藻、菘菜、人苋、生葱、生菜。

【加减】加光明砂一两尤佳。

【备考】《圣惠》有朱砂、麝香。

93085 **蜀漆丸**(《外台》卷五引《近效方》)

【组成】蜀漆 青木香 升麻 鳖甲(炙) 牡蛎(熬) 朱砂 猪苓 香豉各四分 常山 大黄各八分

【用法】上为末,炼蜜为丸,如梧桐子大。每服十二丸,米汤送下,一日二次,渐愈至平复止。

【主治】瘴疟不愈。

【宜忌】忌人苋、油腻、陈臭、生血等物。

93086 **蜀漆丸**(《圣惠》卷五十二)

【组成】蜀漆半两 乌梅肉半两(微炒) 石膏一两(细研) 鳖甲一两(涂醋,炙令黄,去裙襕) 恒山半两(剉) 香豉一合(炒干) 甘草半两(炙微赤,剉) 知母半两 苦参半两(剉) 麝香半两(细研) 桃仁半两(汤浸,去皮尖双仁,麸炒微黄)

【用法】上为末,入研药令匀,炼蜜为丸,如梧桐子大。每服二十丸,空心温酒送下,晚食前再服;粥饮下亦得。

【主治】肝热,或为肝疟,颜色苍苍,颤掉气喘,变成劳疟,积年不愈。

93087 **蜀漆丸**(《圣惠》卷八十四)

【组成】蜀漆一分 杏仁一分 (汤浸,去皮尖双仁,麸炒微黄) 黄连一分(去须) 桂心一分 甜葶苈一分(隔纸炒令紫色) 川芒消半两 川大黄半两(剉碎,微炒)

【用法】上为末,炼蜜为丸,如麻子大。每服五丸,粥饮送下。

【主治】小儿久疟不断,胸胁下痞坚。

93088 **蜀漆丸**(《圣济总录》卷三十五)

【组成】蜀漆叶 牡蛎(烧赤) 黄芩(去黑心)各一两 大黄(生,剉) 甘草(炙,剉) 犀角屑各三分 知母(焙)半两

【用法】上为末,炼蜜为丸,如梧桐子大。每服二十丸,空心温水送下。

【主治】痎逆多时,久疟不愈,及面目四肢黄肿。

93089 **蜀漆丸**(《圣济总录》卷一七五)

【组成】蜀漆 细辛(去苗叶) 龙胆 附子(炮裂,去皮脐)各半两 干姜(炮) 牡丹皮 虻虫(微炒) 桂(去粗皮) 曾青(研)各三分

【用法】上为末,炼蜜为丸,如绿豆大。每服五丸,空心米饮送下。

【主治】小儿坚痞,面黄羸瘦,丁奚,不欲食,食不充饥,心中躁闷,时发寒热,五脏虚胀,腹中疞痛。

93090 **蜀漆方**(《圣济总录》卷一二八)

【组成】蜀漆(干者)半两 桑根白皮二两

【用法】上为末。每用适量,以熔牛皮胶及酒调和,外敷肿处,每日三五次。

【主治】石痈。痈疽结硬未成脓。

93091 **蜀漆汤**(《千金》卷三)

【组成】蜀漆叶一两 黄耆五两 桂心 甘草 黄芩各一两 知母 芍药各二两 生地黄一斤

【用法】上㕮咀。以水一斗,煮取三升,分三次服。

【主治】产后虚热往来,心胸烦满,骨节疼痛,头痛壮热,晡时辄甚,又如微疟。

【方论选录】《千金方衍义》:草蓐中发露得风,因而虚热烦满,晡时辄甚,颇有似乎疟状,故借疟症门中蜀漆以疗之。蜀漆性劣,耆、草和之;芩、知性寒,桂心散之;地黄、芍药专清血分之热也。

93092 **蜀漆汤**(《千金》卷五)

【组成】蜀漆 甘草 知母 龙骨 牡蛎各半两

【用法】上㕮咀。以水四升,煮取一升,去滓,一岁儿少少温服半合,每日二次。

【主治】❶《千金》:小儿潮热。❷《普济方》:百日儿壮热,气息虽得歇,眼不开,小便赤黄。

【方论选录】《千金方衍义》:此即《金匮》蜀漆散之变方。彼治大人牡疟,故用浆水款蜀漆,以搜痰涎;此治小儿潮热,故用知母佐牡蛎以静伏热;用甘草者,即《外台》牡蛎汤去麻黄而易知母,一以表散,一以内解,两不移易之定法。

93093 **蜀漆汤**(《外台》卷五引《救急方》)

【组成】白薇 蜀漆 知母 甘草(炙) 苦参 升麻 龙胆各二两 常山 大黄(别渍,后下)各四两 鳖甲(炙) 石膏(碎) 茯苓 黄芩各三两 香豉二合(裹) 独蒜七颗(切) 淡竹叶(切)一升

【用法】上切。以水一斗渍之,并春酒二升,合煮取三升,去滓,分三服,未发前一服,欲至发时又一服,皆温之。当发日勿见人,在一静房卧,药滓置病儿头边,仍以药汁涂手面,过时任出。

【主治】疟瘴疠,经百日或一年以上,服诸药不能愈者。

【宜忌】忌肥腻、腥臊、滑物、生冷、海藻、人苋、大酢、菘菜、生葱、生菜。

93094 **蜀漆汤**(《圣惠》卷五十二,名见《普济方》卷二〇〇)

【组成】蜀漆半两 甘草半两 天灵盖一两(涂酥,炙令黄) 生黑豆一合 桃仁半两(汤浸,去皮尖双仁) 乌梅肉七枚(微炒) 竹叶一握。

【用法】上剉细。以水三大盏,煎取一盏半,去滓,分为三服,空心一服,未发前一服,发时一服。

【主治】劳疟,发歇无常,日渐羸瘦。

【备考】方中乌梅肉、竹叶用量原缺,据《普济方》补。

93095 **蜀漆汤**(《圣济总录》卷三十七)

【组成】蜀漆 常山 人参 赤茯苓(去黑皮) 桂(去粗皮)各一两 大黄(炮)半两

【用法】上为粗末。每服三钱匕,水一盏,加生姜五片,大枣三枚(擘),同煎至八分,去滓温服,不拘时候。

【主治】疟,发热身黄,小便不利。

93096 **蜀漆汤**(《圣济总录》卷六十六)

【组成】蜀漆 郁李仁(去皮,炒) 甘草(炙,剉) 当归(切,焙) 柴胡(去苗) 黄连(去须)各一两 射干 大腹 桑根白皮 芎䓖 牵牛子(炒) 天雄(炮裂,去皮脐)各一两半 陈橘皮(去白,焙) 桂(去粗皮) 苍术(去皮)各三分 桃仁(去皮尖双仁)二十枚

【用法】上剉,如麻豆大。每服五钱匕,水一盏半,加生姜五片,煎至八分,去滓温服,不拘时候。

【主治】三焦咳嗽,中满气逆,面目浮肿,咯唾痰饮。

93097 **蜀漆汤**(《朱氏集验方》卷二)

【组成】蜀漆(即常山苗子,若用叶尤佳) 桂心 甘草 茯苓各一两 黄耆五两 生地黄一斤 知母 芍药各二两

【用法】上㕮咀。每服三钱,水煎服,不拘时候。

【主治】一切疟疾。

【备考】《普济方》有乌梅。

93098 **蜀漆散**(《金匮》卷上)

【组成】蜀漆(洗去腥) 云母(烧二日夜) 龙骨各等分

【用法】上为散。未发前以浆水调下半钱,临发时服一钱匕。

【主治】牡疟,疟多寒者。

【加减】温疟,加蜀漆半分。

【方论选录】❶《医方考》:病源于顽痰癥瘕者,此方主之。顽痰乃至阴所化,癥瘕乃凝结之阴,故令人有寒无热。蜀漆、云母、龙骨既经烧炼,则味涩而辛热,味涩可以固既脱之阳,辛热可以消固结之阴。仲景治火劫亡阳之证,于桂枝汤去芍药加蜀漆、龙骨辈,名曰救逆汤,是二物之为纯阳可知。云母烧二日夜,则寒性亦去而纯阳矣,宜仲景之用之也。❷《金匮玉函经二注》:心者牡脏也,邪在心而成疟,故曰牡疟。何以言之?心肺居上,阳也,而心乃阳中之阳,今邪气结伏心下,则心虚。《内经》曰:心虚者,热收于内,则阳气不行于外,故外寒。积聚津液以成痰,是以牡疟反多寒也。用蜀漆和浆水以吐所结之痰邪;龙骨以疗气伏心下者;云母安脏补虚,以除内收之热。若夫温疟亦用是,少加蜀漆治者,亦为邪气结伏在心下,致伤气而不入于阴,反独盛在外,以成热而不寒,故亦以此去其所结也。❸《张氏医通》:蜀漆性升,上涌顽痰最速,云母性温,开发阴邪最猛,二味相须,较之常山,阳起石更捷。又恐涌泄太过,即以龙骨敛固其津,仍取龙性纯阳,同气相求,佐上药以发越阴分伏匿之邪,则牡疟之寒自已。❹《金匮要略心典》:疟多寒者,非真寒也。阳气为痰饮所遏,不得外出肌表,而但内伏心间。心,牡脏也,故名牡疟。蜀漆能吐疟痰,痰去则阳伸而寒愈;取云母、龙骨者,以蜀漆上越之猛,恐并动心中之神与气也。❺《古方选注》:《金匮》云牡疟,《外台》曰牡疟,皆言心经之疟也。心为阴中之阳,邪气结伏于心下,心阳郁遏不舒,疟发寒多热少,不可谓其阴寒也。主之以蜀漆散,通心经之阳,开发伏气,而使营卫调和。蜀漆,常山苗也,苗性轻扬,生用能吐;云母在土中,蒸地气上升而为云,故能入阴分,逐邪外出于表;然邪气久留心主之宫城,恐逐邪涌吐,内乱神明,故佐以龙骨镇心宁神,则吐法转为和法矣。

93099 **蜀水花膏**(《外台》卷十五引《古今录验》)

【组成】蜀水花 白附子 麝香 白蔹 商陆 鹰屎白各二两

【用法】上切,以猪膏二升合煎,沸三上二下,膏成。

外敷患处。

【主治】疬疡。

【备考】《圣惠》有当归、无商陆。本方用法：上剉细，用猪脂一斤合煎诸药焦黄，去滓，候冷入麝香搅令匀，盛于瓷盒中。用摩患处，以愈为度。

93100 **蜀金牙散**(《外台》卷十三引《深师方》)

【异名】金牙散(《千金翼》卷二十)。

【组成】金牙一分(研) 蜈蚣(炙) 蜥蜴(石上者，炙) 附子(炮)各一枚 人参四分 蜣螂七枚(炙) 徐长卿 芫青(炙) 斑蝥(去翅足，熬)各十四枚 雄黄一分(研) 桂心四分 鬼臼二分 野葛一分(炙) 毒公三分 芎䓖二分 石长生 椒(去汗目) 大黄 甘草(炙) 蛇蜕皮(炙) 露蜂房(炙) 曾青(无，蓝青代，别研) 真珠(别研) 丹砂各二分 鬼督邮 乌头(炮) 狼毒各二分 石膏五分(研) 蔺茹一分 芜荑 鬼箭 藜芦(炙) 鹳骨(炙) 雷丸 干漆(熬) 龟甲(炙)各二分 狼牙四分 亭长七枚(炙) 贝母二枚 凝水石五分 牛黄(别研) 胡燕屎各四分 桔梗三分 铁精一分(研) 消石二分(研)

【用法】上为散。每服一刀圭，食前酒调下，一日二次，不知稍增之。有虫随大小便出。

【主治】鬼疰风邪，鬼语尸疰，或在脊胁，流无常处，不喜见人，意志不定，面目脱色，目赤鼻张，唇焦，爪甲黄。

【宜忌】忌猪肉、冷水、生葱、海藻、菘菜、生血、狸肉。

93101 **蜀葵子汤**(《圣济总录》卷九十五)

【组成】黄蜀葵子三四十粒

【用法】上为细末。以汤冲绞取汁一小盏，顿服。

【主治】小便不通。

93102 **蜀葵花散**(《普济方》卷三〇七)

【组成】雄黄二钱 李子仁一钱 蜀葵花叶(五月五日午时采)半钱

【用法】上为末。先用针于蝎伤疼处拨，再用药搽之。

【主治】蝎子咬。

93103 **蜀椒救中汤**

《温病条辨》卷二。为原书同卷“救中汤”之异名。见该条。

93104 **蜀漆鳖甲丸**(《圣济总录》卷三十三)

【组成】鳖甲(去裙襕，醋炙) 蜀漆 知母(焙) 乌梅(去核) 苦参 常山 萎蕤各一两 豉一合(熬) 石膏二两 细辛(去苗叶) 甘草(炙)各三分

【用法】上为末，炼蜜为丸，如梧桐子大。每服十五丸，空心温酒送下，晚再服。

【主治】伤寒后肝疟。由邪热客于足厥阴经所成，颜色苍苍，战掉，或似热劳。

93105 **蜀椒榼藤子丸**(《圣济总录》卷一四三)

【组成】蜀椒(去目并闭口，炒出汗，木杵轻捣，取红)四两 榼藤子大者一个(劈破，炙)

【用法】上为末，枣肉为丸，如梧桐子大。每服十五丸至二十丸，空心温酒送下。

【主治】痔瘘。不限年月深浅，肿痛穿穴，脓血不止。

煦

93106 **煦育膏**(《霉疠新书》)

【组成】沥青(五十目细研) 黄蜡二十钱 牛脂十钱 麻油五十钱(即准一合二勺五撮)

【用法】上先煮麻油片时许，更下黄蜡、牛脂令溶化，乃入沥青末搅转，离火用细旧绢滤净，纳瓷器。外贴患处。

【功用】祛腐生新。

【主治】痈疽发背，诸般恶疮溃烂。

照

93107 **照药**(《古今医鉴》卷十五)

【组成】水银一钱 黄丹一钱(炒) 血竭五钱(为末) 广锡一钱 京香三分(无麝香者)

【用法】上为细末，将艾绒铺纸上，入药在中，卷条放碗内，入香油一碗，将药条作灯草照之。用时将灯入木桶内，四围用单被围住，勿令泄灯气，令病人眼看灯，口噙凉水，热则又换，看照尽药条为度。

【主治】远年日久一切杨梅天泡疮毒，甚至腐烂肌肉，流脓出汁，臭不可闻，痛不可忍，先服茯苓汤，再用此方。

93108 **照月饮**(《一草亭》卷三)

【组成】真雄黄(为末，水飞候干)五厘

【用法】用生鸡剖取热肝，擂极烂，和雄黄，温酒调服。

【主治】雀目。

93109 **照水丸**(《圣济总录》卷一一一)

【组成】龙脑 滑石 丹砂(通明者) 乌贼鱼骨(去甲)各一钱

【用法】上各为细末，再同研匀。先用黄蜡(皂子大)二三块，纳新白瓷盏内，于慢火上熔，用纱帛子滤过，在净盏内再熔了，与前药末共同拌和，捏作饼子，如半破豌豆大，用薄绢或纱袋子盛了；以硇砂半两，放在净碗内，上交横安竹片，铺药饼，借硇砂气熏，用大棒一片，合碗口，勿令透气；掘一地坑，放药碗在坑内，用竹箪子一片盖了，然后以黄土盖之，七日取出，净瓷瓶中收药饼，硇砂不用。临卧将一饼扎在眼眦头，即睡至晓，用水一碗，向东觑水碗，其药自落在水中浮浴，却用绢帛子裹起，安洁净处，临卧依前再使，每饼可用半月，候药力慢时，方易一饼，如两目有疾，即用两饼。

【主治】眼生翳障及一切目疾。

93110 **照水丸**(《准绳·类方》卷七)

【组成】海螵蛸一钱 朱砂五分 片脑半分 黄蜡八分

【用法】上为末，先溶蜡，搅微冷入末，和为丸，如麻子大。临卧纳眼中翳膜上，次日照水自落。

【主治】目翳。

93111 **照水丹**(《续本事》卷四)

【异名】点水丹(《普济方》卷七十八)。

【组成】朱砂半两 海螵蛸一钱

【用法】上于乳钵内细碾，水飞过澄取，又用黄蜡少许溶，旋入药，待要用时就火旋丸，如萝卜子大。临睡时用一丸点入眼角，紧合眼睡着，次日用温汤洗下，未全退者更用一服。用此药后，或更以所吃药与之尤妙。

【主治】❶《续本事》：目翳。❷《普济方》：眼翳，及外障赤翳，贯瞳仁攀睛，翳厚者。

【备考】《普济方》朱砂用半钱。

93112 **照水丹**（《永乐大典》卷一一四一二引《卫生家宝》）

【组成】轻粉一字　脑子半字　麝香半字　辰砂半钱　硼砂半钱　水银三字　硇砂半字　铜青半两　杏仁三粒（汤去皮尖）

【用法】上为细末，用蜡一块（如弹子大）熔，用药和匀，以小盒盛，旋取作饼。睡时安眼头，天明以水一盏，照下，看膜，依前收，夜再用。

【主治】翳膜。

93113 **照水丹**（《永乐大典》一一四一三引《经验普济加减方》）

【组成】蛇蜕皮一条（全者，净，烧灰，细研）　水银一钱　黄丹一钱（二味同研砂子）　乌鸡子一个（去膜，细研如粉）　硇砂一钱（细研）　乌贼鱼骨二钱（研如粉）

【用法】取黄蜡半两熔汁入前药末，同熬成膏，以柳枝搅匀，为丸，如麻子大，或指甲上按作饼子。每用二饼，临卧放贴于眼大眦，或眼翳膜上，明旦未洗面时，用水一大碗，取药放入水中照，其药自落于水中，却看下翳膜多少，未下，再贴必验。顽翳膜厚者，不过半月；小可者，三五日效。

【主治】远年日近，翳膜瘀肉，昏暗痒痛。

93114 **照水丹**（《永乐大典》卷一一四一二引《大方》）

【组成】伏退鸡子壳（烧灰）　木贼草（去节，烧灰）各等分

【用法】上为细末，溶蜡二两，同药灰四两搅匀，捏成锭子，临用时火边旋丸如芥子大。临卧时各眼中安一丸，翌日以井花水洗出。

【功用】磨翳退障。

愚

93115 **愚鲁汤**（《岭南卫生方》卷中）

【组成】北柴胡（去芦）　南人参（去芦）各等分

【用法】上㕮咀。每服三钱，加生姜三片，大枣一个，热服，不拘时候。

【主治】伤寒瘴疾，头疼发热，其脉洪实。

93116 **愚鲁汤**（《内经拾遗》卷一）

【组成】银州柴胡（去须）　辽东人参（去芦）

【用法】水二钟，加生姜三片，红枣二个，煎至八分，食后服。

【主治】❶《内经拾遗》：咳嗽，血枯经闭。❷《普济方》引《澹寮》：劳热。

【备考】柴也愚，参也鲁，方用柴胡、人参，假此以名汤。

遣

93117 **遣虫丸**（《永类钤方》卷二十）

【组成】槟榔　芜荑（去皮）　雷丸　定粉　鹤虱（炒）各等分

【用法】上为末，煎苦楝汤煮糊为丸，如绿豆大。每服三十丸，使君子煎汤送下。

【主治】小儿虫动腹痛，啼叫吐涎沫。

93118 **遣怒丹**（《辨证录》卷二）

【组成】白芍二两　柴胡一钱　甘草一钱　乳香末一钱　广木香末一钱　白芥子三钱　桃仁十粒　生地三钱　枳壳三分

【用法】水煎服。一剂痛轻，四剂痛止，十剂病除。

【主治】气恼拂抑，肝胆气郁，两胁作痛，终年累月不愈，或时而少愈，时而作痛，病来之时，身发寒热，不思饮食。

【方论选录】夫平肝之药，舍白芍实无第二味可代，孰知白芍必多用而后能取胜，用至二两，则其力倍于寻常，自能遍舒其肝气；况助以柴胡之疏泄，甘草之调剂，桃仁、白芥以攻其败瘀，乳香、广木以止其疼痛，安得不直捣中坚以解散其敌垒哉。

雉

93119 **雉肝散**（《圣济总录》卷一七二）

【组成】雉肝一具（干者捣，湿者熬为末）

【用法】上分三服。每服半钱匕，于服丹砂散后米饮调下。

【主治】小儿无辜疳。

93120 **雉脑膏**（《圣济总录》卷一三四）

【组成】雄雉脑一枚（捣烂）　黄蜡与脑等量　清油减半

【用法】上同于慢火上熬成膏，去滓，以瓷器收贮。每用如面油涂摩疮上。

【主治】冻面、冻耳及诸冻疮久不愈，年年发歇，先痒后痛，然后肿破出黄水，及血出不止。

稚

93121 **稚儿灵颗粒**（《成方制剂》4册）

【组成】白扁豆　白芍　白术　陈皮　大枣　当归　党参　地黄　茯苓　浮小麦　甘草　功劳叶　黑大豆　牡蛎　木香　南沙参　山药　石菖蒲　太子参　五味子　仙鹤草　远志　何首乌

【用法】制成颗粒剂。开水冲服，一次9～15g，一日2次。

【功用】益气健脾，补脑强身。

【主治】小儿厌食，面黄体弱，夜寝不宁，睡后盗汗等症。

【临床报道】小儿迁延性腹泻：《浙江中医药大学学报》[2009，33(03)：352]稚儿灵颗粒治疗小儿迁延性腹泻60例，结果：显效39例，有效15例，总有效率90%。

【备考】本方改为膏滋，名为“稚儿灵膏滋”（见原书13册）。

93122 **稚儿灵膏滋**

《成方制剂》13册。即原书4册“稚儿灵颗粒”改为膏滋剂。见该条。

稠

93123 **稠柳饼**（《痘疹传心录》卷十八）

【组成】稠柳子（梗叶似梅，七八月采子，晒干）

【用法】上为末。每用一两,以大米粉和作饼,蒸熟食之。

【主治】小儿水肿。

锡

93124 **锡圭丸**(《产论翼》)

【组成】大戟　甘遂　荞麦各一钱　大黄八分　巴豆七分

【用法】上五味为末,粳米糊为丸,如粟子大。每服五六十丸,白汤送下。

【主治】难产妇小便闭而危急者。

93125 **锡灰丸**(《直指》卷二十五)

【组成】锡灰(研细末)一两　鸡心槟榔　贯众各半两　木香二钱半　轻粉　黄丹(为衣)各二钱

【用法】上为细末,酒醋煮面糊为丸,如荔枝干大。每服一丸,米泔浸软,于黄昏不饥饱时,吃肉脯一片引虫,俟少刻,温酒嚼下。天明虫出。

【主治】寸白诸虫。

93126 **锡灰膏**(《疡医大全》卷十九)

【组成】锡灰(筛取细者)二钱五分　轻粉一钱五分　葱白一根

【用法】上药同生犍猪油(去皮、膜)捣膏。搽疮上,外以三退纸封之。三日全愈。

【主治】蚂蚁窝,血疯臁疮,痒极不可忍者。

93127 **锡灰膏**(《疡科纲要》卷下)

【组成】纸锭灰(筛取极细者)　东丹　冰片　猪板油

【用法】捣匀。摊贴患处。

【主治】远年臁疮。

93128 **锡类散**(《金匮翼》卷五,名见《温热经纬》卷五)

【组成】西牛黄五厘　冰片三厘　真珠三分　人指甲五厘(男病用女,女病用男)　象牙屑三分(焙)　青黛六分(去灰脚,净)　壁钱二十个(焙。土壁砖上者可用,木板上者不可用)

【用法】上为极细末。吹患处。

【主治】❶《金匮翼》:烂喉痧。❷《温热经纬》:烂喉时证,及乳蛾、牙疳、口舌腐烂,凡属外淫为患,诸药不效者。

【临床报道】❶消化性溃疡:《广西中医药》[1987,3:13]:治疗68例。每次用本方0.6克,氢氧化铝凝胶15毫升,颠茄合剂15毫升,混和后温开水送服,每晚1次,3周为一疗程。结果,三周内症状总缓解率为79.4%,溃疡痊愈率66.2%。❷摄食性食管炎:《江苏中医杂志》[1987,8:42]:氢氧化铝凝胶30毫升,加锡类散1支均匀混合。每日临睡时,平卧后口服,服后不再进水,2周为一疗程,共治疗摄食性食管炎30例。结果显效15例,有效9例,无效6例,总有效率80%。❸慢性非特异性溃疡性结肠炎:《山西中医》[1987,4:31]:锡类散0.6~1.2克,加生理盐水100~200毫升保留灌肠(16例加庆大霉素4万~8万单位),每晚睡前一次,15天为一疗程,治疗62例慢性非特异性溃疡性结肠炎。结果痊愈46例,显效11例,好转4例,无变化1例、总有效率98.3%。❹宫颈糜烂:《辽宁中医杂志》[1988,10:18]:治疗170例。在病人非月经期及非妊娠期,用0.25g锡类散均匀喷涂于宫颈糜烂面上,每日一次。结果上药1~7次痊愈。其中1次痊愈94例,2~3次51例,4次以上21例,4例中断治疗。❺手足口病并发口腔溃疡:《安徽医学》[2008,29(4):353]用锡类散吹入口腔黏膜溃疡处,或用棉签湿润后蘸涂敷溃疡面,治疗手足口病并发口腔溃疡33例。结果:24小时后患儿口腔溃疡面愈合,能进食水,无疼痛感觉者24例,48小时愈合,能进食水,无疼痛感觉者9例。

【备考】本方改为含片剂,名"锡类含片"(见《成方制剂》2册)。

93129 **锡类散**(《赵炳南临床经验集》)

【异名】八味锡类散(《成方制剂》12册)。

【组成】西瓜霜料二钱　生硼砂二钱　生寒水石三钱　青黛六钱　冰片五分　珍珠(豆腐制)三钱　硇砂(炙)二钱　牛黄八分

【用法】❶《赵炳南临床经验集》:用药少许吹患处。❷《成方制剂》:灌肠。

【功用】清热利咽,消肿止痛。

【主治】《成方制剂》:内有蕴热,外感时邪引起的瘟疫白喉,咽喉肿痛,喉闭乳蛾,兼治结肠溃疡。

【临床报道】❶口腔溃疡:王某,男,38岁。1972年6月17日初诊,口腔经常反复发作溃疡十四年。近一年来会阴部也出现溃疡。经诊断为"白赛氏综合征"。用滋阴降火内服汤药,外用锡类散治疗一月余,溃疡完全愈合。随访三个月未再复发。❷口腔扁平苔藓,王某,女,17岁,1971年9月20日初诊。舌面上起疙瘩五个多月,呈乳白色,如瓜子样大小,疼痛,诊断为口腔内扁平苔藓,用滋补肝肾,健脾利湿剂内服,外用锡类散涂患处。加减治疗三个多月后皮损完全消退。

93130 **锡粉丸**(《鸡峰》卷十六)

【组成】锡粉　水银各一钱

【用法】上同研,不见水银为度,枣肉和丸,如豌豆大。每服五十丸,瞿麦汤送下。

【主治】妊娠胎死腹中,其母面色赤,舌青者。

93131 **锡类含片**

《成方药剂》2册。即《赵炳南临床经验集》"锡类散"改为片剂。见该条。

93132 **锡蔺脂丸**(《圣济总录》卷十)

【组成】锡蔺脂　白僵蚕(炒)　芎䓖　藿香叶　天南星(炮)　白芷　甘松(去土)　乳香(研)　枫香脂(研)　骨碎补(去皮毛)各半两　乌头(新汲水浸一宿,去皮脐,切,焙干)　羌活(去芦头)　自然铜(煅,醋淬)各一两　糯米(炒令黑色)二两

【用法】上为末,煮糯米粥为丸,如梧桐子大。每服五丸至七丸,细嚼,食后、临卧炒地黄酒送下。

【主治】风寒客搏,血气凝涩不通,历节疼痛,甚则短气汗出,肢节不得屈伸。

93133 **锡磷脂丸**(《百一》卷三)

【异名】锡麟脂丸(《普济方》卷九十七)。

【组成】锡磷脂一两　自然铜二两(同入坩埚内火煅一时辰,醋淬)　天雄一对(炮,去皮脐)　附子一对(重六钱者,炮,去皮脐)　草乌头二两(炮,去皮脐)　防风　没药

天南星(炮) 赤小豆(炒) 白僵蚕 白附子 破故纸(炒) 川萆薢 五灵脂 胡芦巴 白胶香各一两 乳香半两 糯米三合 骨碎补四两(去毛)

【用法】上为细末,以好无灰酒制为丸,如梧桐子大。每服三十丸,更量虚实加减,空腹胡桃酒送下。

【主治】❶《百一》:诸风瘫痪。❷《普济方》:痛风。

93134 锡麟脂丸

《普济方》卷九十七。为《百一》卷三“锡磷脂丸”之异名。见该条。

锢

93135 锢蒂散(《仁端录》卷八)

【组成】人参 柴胡 香附 陈皮 黄耆 生地 芍药 荆芥 木通 川椒(炒黑)

【用法】上药加莲房壳(带蒂)一片,葡萄(著根者)七粒,水煎服。

【主治】孕妇出痘疹。

锦

93136 锦节丸(《济生》卷二)

【组成】真锦灰 藕节灰各半两 滴乳香一钱(别研)

【用法】上为细末,炼蜜为丸,如龙眼大。每服一丸,食后及临卧噙化。

【主治】咳血,呕血。

93137 锦灰散(《圣济总录》卷一六七)

【组成】锦帛(烧灰,微存性)一钱 雄鼠粪(微炒)七粒 大枣(去核)三分 麝香(研)少许

【用法】上为散。看脐欲落不落时,即用药封之。

【主治】小儿初生至七日,脐风发肿,欲落者。

【宜忌】忌外风入。

93138 锦灰散(《杏苑》卷八)

【组成】锦片 木贼 棕榈皮 柏叶 艾叶 干漆 鲫鳞 鲤鳞 血余 当归各等分

【用法】上药煅存性,为细末。入麝香少许,温酒调服。

【主治】血崩不止。

93139 锦朱丸(《御药院方》卷五)

【组成】乳香(研) 朱砂(研) 白矾灰(研) 皂荚子(炮裂,为末) 铅白霜(研) 铁粉(研)各一两 半夏曲二两

【用法】上为细末,生姜汁面糊和丸,如绿豆大。每服十五至二十丸,生姜汤送下;惊悸语涩,金银汤或荆芥汤送下。

【主治】膈痰风厥,头目昏痛,眼黑旋运,怔忪恶心,惊悸恍惚,梦寐不安,渐发冒昧,不知人事。

93140 锦红片(《方剂学》引上海龙华医院方)

【组成】生大黄 蒲公英 红藤 厚朴

【用法】制成片剂。每服4片,一日三次。

【功用】❶《方剂学》:清热解毒,活血消痈。❷《中医外科学》:清热解毒,行气通腑,活血消肿。

【主治】急性阑尾炎。

【备考】本方改为汤剂,名“锦红汤”(见《中医外科学》)。

93141 锦红汤

《中医外科学》。即《方剂学》引上海龙华医院方“锦红片”改作汤剂。见该条。

93142 锦庇汤(《洞天奥旨》卷五)

【组成】黄耆三两 肉桂三钱 生甘草一两 荆芥(炒)三钱 天花粉三钱 贝母二钱 锦地罗五钱 茯苓一两

【用法】水煎服。一剂即散大半,二剂全消。

【主治】阴痈初起。

93143 锦鸠丸(《局方》卷七)

【异名】羊肝丸(《圣济总录》卷一一二)、神驻锦鸠丸(《原机启微》卷下)。

【组成】草决明子 蕤仁(去皮) 羌活(去芦) 瞿麦各三两 细辛(去苗) 牡蛎(洗,火煅取粉) 黄连(去须) 杜蒺藜(炒,去尖角) 防风(去芦) 肉桂(去粗皮) 甘菊花(净)各五两 白茯苓(去皮)四两 斑鸠一只(去皮、毛、肠、嘴、爪,用文武火连骨炙干) 羯羊肝一具(薄批,炙令焦) 蔓荆子二升(淘洗,绢袋盛,饭甑蒸一伏时,晒干)

【用法】上为末,炼蜜和丸,如梧桐子大。每服十五丸至二十丸,空心、日午、临卧以温水或温酒送下,一日三次。如久患内外障眼,服诸药无效者,渐加服五十丸;暴赤眼疼痛,食后用荆芥汤送下二十丸。

【主治】肝经不足,风邪内乘上攻,眼暗泪出,怕日羞明,隐涩痒痛,瞻视茫茫,多见黑花,或生翳膜。

【方论选录】《原机启微》:方以甘菊花、草决明主明目为君;以蕤仁、牡蛎、黄连、蒺藜除湿热为臣;以防风、羌活、细辛之升上,瞿麦、茯苓之分下为佐;以斑鸠补肾,羊肝补肝,肉桂导群药入热邪为使。

93144 锦线油(《外科全生集》卷四)

【组成】当归 生军各一两

【用法】上为细末。麻油调敷。

【主治】汤火烫。

93145 锦草汤(《洞天奥旨》卷六)

【组成】白芍一两 当归一两 炒栀子三钱 生甘草五钱 锦地罗一两

【用法】水煎服。数剂愈。

【主治】胁上生痈,并治肝痈。

93146 锦琥汤(《效验秘方》刁焕伟、张文曾方)

【组成】大黄(锦纹) 半夏各10~15克 琥珀5~15克

【用法】大黄、半夏水煎成200毫升,用100毫升冲琥珀5~10克,1次服完,每日早晚各服1次。初用本方,药量从轻到重,因人而异,服用前3剂时大黄用量10克,病人服药后,大便每日不超过2次,大黄可用到15克。个别患者服药后有轻度腹痛,不用停药,2日后腹痛可自行缓解。

【主治】慢性前列腺炎。

【临床报道】慢性前列腺炎:本组34例,治愈30例,好转2例,无效2例。全组34例服药1~2周症状消失或明显减轻,除2例前列腺液达不到正常标准,2例前列腺液无变化,30例病人均经直肠指诊,前列腺按摩,取前列腺液常

规涂片高倍镜检,白细胞数均少于10个,无白细胞成堆现象,卵磷脂小体达70%以上。

93147 **锦蓉散**(《古方汇精》卷二)

【组成】锦纹大黄十六两　白芷四两　芙蓉叶三两　玄参二两

【用法】各取净末,研至无声为度。用葱汁黄蜜调敷。

【主治】一切外症初起,红热火症。

93148 **锦鳞膏**(《杨氏家藏方》卷十九)

【组成】鲫鱼(去鳞)

【用法】取皮贴软疖上。

【主治】小儿软疖不愈者。

锭

93149 **锭粉丸**(《活人心统》卷下)

【组成】锭粉不拘多少　葱汁

【用法】上为末,混合为丸,如梧桐子大。每服三十丸,花椒汤送下。

【主治】心痛。

93150 **锭子疮药**(《青囊秘传》)

【组成】尖槟一两　西丁五钱　皮消五钱

【用法】上为末。吐涎放手掌心,搓之作锭。

【主治】疔疮。

93151 **锭子眼药**(《儒门事亲》卷十五)

【组成】黄丹一两(飞)　黄柏半两(去皮)　黄连半两(去须)　枯白矾半两　炉甘石半两(用黄连制)　铜绿半两　硇砂三钱　川乌三钱(炮)　干姜二钱　蝎梢一钱　信半钱(火煅)　乳香少许　没药少许

【用法】上为细末,入豆粉四两,浇蜜和就如大麦许锭子。入眼大眦头,待药化,泪出为效。

【主治】目外障。

简

93152 **简妙膏**(《医方类聚》卷八十三引《吴氏集验方》)

【组成】桑椹(自熟落地者,研自然汁)半升　诃子十枚(麻油内煎令熟,又诃子十枚,用麦麸炒令黄色,并去核,为细末)

【用法】将诃子末同桑椹汁和停,以银器盛,重汤煮成膏子,瓷瓶盛,密封收。如染髭,即用温水洗净髭,以猪胞裹指蘸药捻髭。临用,次早以胡桃、松子研细润之。

【功用】染髭。

93153 **简易玉红膏**(《外科方外奇方》卷二)

【组成】真香油二十两(火上熬滚)

【用法】下净头发五钱,滓令净,鸡子十个,打破黄白搅匀,徐入油内熬枯去滓,下黄占五两,化开离火,再入飞丹五两,搅匀之。摊贴。

【功用】生肌收功,止痛拔毒。

93154 **简易圣灵丹**(《外科学讲义》)

【组成】羊角　核桃壳各等分(烧灰存性)

【用法】上研细末。每服一钱五分,用酒调下,早晚各一服。服四日后,毒从大便出,如血如脓。半月毒尽后,虚者即以八珍汤调理,以善其后。

【主治】杨梅初起。

催

93155 **催生丸**

《准绳·女科》卷四。为原书同卷"黑神丸"之异名。见该条。

93156 **催生丸**

《良朋汇集》卷四。为《局方》卷九"催生丹"之异名。见该条。

93157 **催生丹**(《圣惠》卷七十七)

【组成】金箔三十片　银箔三十片　麝香一钱　朱砂半两(细研)

【用法】上为细粉,以腊月兔脑髓和丸,如梧桐子大。每服五丸,难产至七丸,临产时以茅香汤送下。

【主治】难产。

【备考】《普济方》本方用木香汤送下。

93158 **催生丹**(《局方》卷九)

【异名】神效催生丹(《卫生家宝产科备要》卷六)、顺生丹(《校注妇人良方》卷十七)、兔脑丸(《医学六要》卷七)、催生丸(《良朋汇集》卷四)、兔脑催生丹(《女科指掌》卷四)、催生兔脑丸(《灵验良方汇编》卷上)、手握丹(《胎产心法》卷四)、速产兔脑丸(《饲鹤亭集方》)。

【组成】麝香(别研)一字　乳香(别研极细)一分　母丁香(取末)一钱　兔脑髓(腊月者,去皮、膜,研)

【用法】上拌匀,以兔脑和丸,如鸡头瓤大,阴干,用油纸密封贴。每服一丸,温水送下。

【主治】产妇生理不顺,产育艰难,或横或逆。

93159 **催生丹**(《产育宝庆集》卷上)

【异名】催生汤(《三因》卷十七)。

【组成】苍术(米泔浸)二两　桔梗一两　陈皮六钱　白芷　桂心　甘草(炙)各三钱　当归　川乌头(炮,去皮尖)　干姜(炮)　厚朴(制)　南星(炮)　附子(炮,去皮脐)　半夏(汤洗七次)　茯苓　芍药各二两　杏仁(炒,去皮尖)　阿胶(面炒)各二钱五分　川芎一钱半　枳壳(面炒)四钱　南木香一钱

【用法】上为末。每服一大钱,温酒送下;觉热闷,用新汲水调白蜜服。

【主治】❶《产育宝庆集》:胎死腹中,或产母气乏委顿,产道干涩。❷《三因》:产妇阵疏难产,经二三日不生。

93160 **催生丹**(《普济方》卷三五七)

【组成】兔脑二个　通明乳香二两(碎)

【用法】上腊月内取头中髓,涂于纸上,令吹干,通明乳香入前干兔头髓,同研,须腊月修合,以猪肉和丸,如鸡头子大,用纸袋盛贮,透风悬。每服一丸,醋汤送下,良久未产,更用冷酒下一丸,即产。

【功用】催生。

【主治】难产。

93161 **催生丹**(《肯堂医论》卷下)

【组成】益母草四两　焦白芷(炒)　滑石　百草霜各二两

【用法】上为末。每服四钱,临产时芎归汤送下。

【功用】催生。

93162 **催生丹**(《仙拈集》卷三)

【组成】益母草一斤 当归八两 乳香六两 甘草四两 麝香三钱

【用法】上为末,炼蜜为丸,如龙眼大。临产用乳香五分煎汤送下。

【功用】催生。

【宜忌】凡催生之药,不宜早用,恐是转换,犹迟数日,须胞破时服之。

93163 **催生丹**(《文堂集验方》卷三)

【组成】车前子二钱

【用法】上为末。酒调服即下;不饮酒者,水调服。

【主治】难产及横生倒产。

93164 **催生丹**(《沈氏经验方》)

【组成】净归身二钱(酒洗) 白芍二钱(酒炒) 川芎一钱(酒洗) 黄芩一钱半(酒炒) 绵黄耆二钱(蜜炙) 陈皮八分 大腹皮一钱(去毛)

【用法】水煎,加酒半杯冲服。产前二三月,可时服一剂。常服更妙。

【功用】催生。

93165 **催生汤**(《圣济总录》卷一五九)

【组成】王不留行 京三棱(煨,剉) 牵牛子(炒) 百合 当归(切,焙) 威灵仙各一两半 雷丸 大黄(剉,炒) 天雄(炮裂,去皮脐)各一两 桂(去粗皮) 甘草(炙)各三分 大腹二两(剉)

【用法】上㕮咀,如麻豆大。每服五钱匕,水一盏半,煎至八分,去滓温服。

【主治】妇人临产,胞伤风冷,腹痛频并,不能分娩。

93166 **催生汤**

《三因》卷十七。为《产育宝庆集》卷上"催生丹"之异名。见该条。

93167 **催生汤**

《医方类聚》卷二二九引《易简方》。为《仙传理伤续断秘方》"五积散"之异名。见该条。

93168 **催生汤**(《得效》卷十四)

【组成】苍术二两(米泔浸洗,切,焙黄色) 小原枳壳(麸炒,去瓤) 白桔梗 薄陈皮(去白) 杨芍药 川白芷 大川芎各一两 大当归(去尾)一两 交趾桂(去粗皮,不见火) 半夏(汤洗) 粉草 麻黄(去节) 军姜(去皮) 厚朴(去粗皮,姜汁炒) 南木香(不见火) 杏仁(去皮尖,别研) 白茯苓各五钱

【用法】上为末。每服二钱,顺流水温暖调下;若觉热闷,白蜜汤送下,或剉散,入真米醋一合煎服。才觉痛密,破水后便可服。

【主治】妊娠欲产,痛阵尚疏,难产经三二日不生,胎死腹中,或产母气乏委顿,产道干涩。

【方论选录】方内用杨芍药、肉桂能开通子宫,其余药皆助气之盛,关窍自通;麻黄内通阳气,阳气盛则血行,血行则产矣,外却寒邪,去积聚,皆得其宜,寒月用之,甚为的当。

93169 **催生汤**(《回春》卷六)

【组成】桃仁(炒,去皮) 赤芍 牡丹皮(净) 白茯苓(去皮) 官桂各一钱

【用法】上剉一剂。水煎,热服。候产母腹痛、腰痛,见胞浆水下者方可服。

【主治】❶《回春》:难产。❷《医略六书》:血实产难,脉紧涩滞者。

【方论选录】《医略六书》:方内桃仁破瘀通经以运胎,官桂温经散寒以缓胎,赤芍破瘀活血以逐胎,赤苓渗湿利营以下胎,丹皮凉血泻热以防上僭也。水煎热服,俾经寒外散,则血瘀顿化而胎孕灵活,产门自开,何致生产艰难,不得顺下哉!

93170 **催生汤**

《胎产心法》卷二。为原书同卷"补气行滞汤"之异名。见该条。

93171 **催生饮**(《回春》卷六)

【异名】催生如圣散(《郑氏家传妇科万金方》卷三)。

【组成】当归 川芎 大腹皮(洗) 枳壳(麸炒) 白芷各等分

【用法】上剉一剂。水煎,温服。

【主治】《回春》:燥涩紧敛,生产难者。《医略六书》:临产血亏气滞,不能荣润其胎,故生产艰难,脉涩滞者。

【方论选录】《医略六书》:方中当归养血,以荣胎气;川芎活血,以行血气;白芷通经散滞;枳壳泻滞化气;大腹皮泻滞气,以推送胎元。水煎温服,使血活气行,则胎元运动而无阻遏之患,何致生产艰难不顺哉!

93172 **催生药**

《洪氏集验方》卷五。为方出《证类本草》卷五引《杜壬方》,名见《产育宝庆集》卷上"神应黑散"之异名。见该条。

93173 **催生散**(《圣惠》卷七十七)

【组成】牵牛子一两(微炒) 禹余粮一分(烧,醋淬三遍)

【用法】上为细散。每服二钱,煎榆白皮汤调下,宜频服。

【主治】难产。

93174 **催生散**(《袖珍》卷四引《圣惠》)

【组成】朴消不以多少

【用法】日晒夜露,七七日取为末。如产难中少调二三钱服。立下。

【功用】催生及止痛。

93175 **催生散**(《本草纲目》卷五十一引《博济》)

【组成】腊月兔脑髓一个(摊纸上令匀,阴干)

【用法】候母痛极时,用钗股夹定,灯上烧灰,煎丁香汤调下。

【功用】催生。

93176 **催生散**(《丹溪心法》卷五)

【异名】催生神应黑散(《宋氏女科》)。

【组成】白芷(灰) 百草霜 滑石

【用法】上为末。用芎归煎汤调下,或姜汁服亦可。

【主治】❶《丹溪心法》:难产。❷《宋氏女科》:难产因坐草太早,努力过多,或已破水血干者,及月水不调,崩漏。

【宜忌】《灵验良方汇编》:候儿顺产门,方煎服。若未

正先服，反催偏生。

【备考】《灵验良方汇编》本方用各等分，为末。每服二钱，煎芎归汤送下。

93177 **催生散**(《丹溪心法附余》卷二十一)

【异名】三退散(《医学入门》卷八)、三脱散(《胎产秘书》卷上)。

【组成】蛇蜕一条　蝉蜕二七个　人退(即男子头发)一团(如鸡蛋大)

【用法】上俱烧为末。分作三服，酒调下。

【主治】怀孕不曾行动，舒伸忍痛，曲身而卧，故子在腹中不能转动，致有横逆难产，甚则子死腹中。

93178 **催生散**(《回春》卷六)

【组成】白芷　伏龙肝　百草霜　滑石各等分　甘草减半

【用法】上为细末。用芎、归汤入酒、童便各少许，调前末服之。二次立效。

【主治】难产并胞衣不下。

93179 **催生散**(《增补内经拾遗》卷四)

【组成】车前子五钱　当归三钱　白芷二钱　红花一钱五分(体弱者减半)

【功用】催生。

93180 **催生散**(《青囊秘传》)

【组成】半夏(姜制)　白及(生，晒干，研)

【用法】上为细末。难产，一二日不下，每服三分，陈酒送下；三四日不下或横倒产，每服六分；五六日不下，产母危在顷刻，或儿已死腹中，或儿被稳婆手伤，骨肉断于腹中，每服九分，皆用陈酒调冲服。

【主治】难产。

93181 **催生膏**(《理瀹》)

【组成】大龟一个(要板黑者为佳，黄色者不佳，约二三斤，愈大愈妙。用小磨麻油浸数日，熬枯去滓，再将油炼老，下炒黄丹收，加炒铅粉四两，搅匀)

【用法】临用以粘三钱摊皮纸上，令产妇平身安睡，贴膏脐上，外加敷药：车前子二两，川芎、全当归各一两，冬葵子七钱，枳壳、白芷、半夏、白蔹各四钱，共研末，入榆面三两，益元散二两，和匀。每用一两，以姜葱汁、陈酒、醋调敷；胞干，用炼猪油调；夏天天热，用麻油、白蜜、鸡清调敷。如下死胎，加附子、官桂。睡醒自生。

【功用】安神息力以催生。如生产尚早，亦能安胎。

【主治】难产，数日不安，及交骨不开者。

93182 **催汤丸**(《中国药典》2010版)

【组成】藏木香膏30克　藏木香20克　悬钩子茎(去皮、心)90克　宽筋藤(去皮)50克　干姜20克　诃子肉36克　余甘子40克　毛诃子(去核)20克　螃蟹甲60克

【用法】上制成丸剂。每丸重4克。水煎服，用冷水约400毫升浸泡1～2小时后，煎至约300毫升，趁热服汤。一次1～2丸，一日3次。

【功用】清热解表，止咳止痛。

【主治】感冒初起，咳嗽头痛，关节酸痛；防治流行性感冒。

【宜忌】肾病患者慎用。

93183 **催乳丸**(《成方制剂》1册)

【组成】当归40克　通草10克　麦芽80克　川芎20克　穿山甲(醋制)10克　漏芦40克　地黄40克　黄耆40克　鹿角霜40克　白芍40克　木香20克　王不留行(炒)20克

【用法】上制成丸剂。口服，一次1丸，一日2次。

【功用】助气补血，活络下乳。

【主治】产后气血亏损，乳汁不通，乳汁稀少。

93184 **催乳汤**(《医学集成》卷三)

【组成】黄耆　熟地各八钱　人参　当归各五钱　川芎　枸杞　通草　王不留行各二钱

【用法】用上药炖猪蹄服。

【主治】产妇乳汁过少。

93185 **催乳散**(《惠直堂方》卷四)

【组成】漏芦　通草各一钱　贝母二钱　白芷一钱

【用法】上为末。用猪前蹄一个，酒水各半煎汤送下。

【功用】催乳。

【主治】乳汁不通。

【宜忌】不可用盐。

93186 **催经散**(《医方类聚》卷二一〇引《徐氏胎产方》)

【组成】凌霄花不以多少

【用法】上为末。每服二钱，温酒调下，食前服。

【主治】妇人经脉不行。

93187 **催脓散**(《治疹全书》卷下)

【组成】番木鳖(切碎)　草乌(去芦)各五钱

【用法】上为末。水调，用鹅毛蘸搽之，中留一头，豆许大，以待出脓。频搽之，不过半日即破，用此催脓速愈。

【主治】痘疹后脓毒已成，势不能散者。

93188 **催浆方**(《易简方便医书》卷五)

【组成】鸽子一只(去毛足，剖开，入黄耆、白党参)

【用法】上蒸一炷香久为度，服之。

【主治】痘症起胀时。

93189 **催浆饮**(《不知医必要》卷三)

【组成】黄耆(酒炒)八分　川芎　白芷　牛子各五分　肉桂(去皮，另炖)三分　当归一钱五分　鹿茸(酥炙)　生地(酒炒)各一钱　白芍七分　山甲(炒)三分

【用法】水煎服。二剂后即去山甲。

【主治】空仓痘，外虽起发而内无脓浆者。

93190 **催痔散**(《普济方》卷二九五)

【组成】穿山甲七片(火煅)　蝼蛄一个(煅)　血余一两(烧灰)　黄颡鱼一个(粪缸内片时，火煅过了)　脑子　麝香各少许

【用法】上为末。贴患处。

【主治】五种痔疾。

93191 **催蛰丹**(《准绳·幼科》卷六)

【组成】虎牙　人牙各一枚(酥炙)

【用法】上研细。和人参、丁香末，乳酒和服。

【主治】小儿痘逾八九朝，脓浆虽不充裕，突然寒战咬牙。

93192 **催痘汤**(《辨证录》卷十四)

【组成】人参三分　牛蒡子一钱　当归二钱　川芎一

钱　黄耆二钱　茯苓一钱　桔梗五分　陈皮二分　连翘三分　肉桂半分

【用法】水煎服。一剂而色红，二剂则顶突贯浆矣。

【功用】补气化毒催浆。

【主治】小儿血气亏欠，痘疮已出四五日后，大小不等，根窠不甚红泽，色暗顶陷不能起发者。

93193　**催潮散**（《医方类聚》卷一八五引《施圆端效方》）

【组成】天南星　半夏（生）各一两

【用法】上为细末。每服一钱，热酒调下，先嚼生姜少许，后嚼生姜少许。

【主治】针铁箭头等锋刃器，入皮肉、筋骨害人，不能出。

93194　**催生桂散**（《卫生家宝产科备要》卷七）

【组成】官桂（去皮，晒干，不得见火）

【用法】上为细末。每服二钱，沸汤或童子小便调下。

【主治】三五日不能产者。

93195　**催生铅丹**

《济生》卷九。为《三因》卷十七“铅丹”之异名。见该条。

93196　**催生黑散**

《妇人良方》卷十七。为方出《证类本草》卷五引《杜壬方》，名见《产育宝庆集卷上“神应黑散”之异名。见该条。

93197　**催生大圣丹**（《普济方》卷三五七）

【组成】片脑　麝香　母丁香　腊月兔脑子

【用法】上用兔脑子捣和为丸。如无鲜脑，用米饮捣和，金箔为衣，丸如梧桐子大。临产时用酒或虀汤、米饮咽下。

【功用】催生。

93198　**催生万全汤**

《胎产心法》卷中。为《冯氏锦囊·杂证》卷十七“新订催生保产万全方”之异名。见该条。

93199　**催生开骨丹**（《墨宝斋集验方》卷上）

【组成】五月五日午时择透明朱砂　透明滴乳各等分

【用法】先将朱砂飞过，为粗末，次将乳香入铜铫内溶化，与朱砂末和匀，乘热为丸，如芡实大。每服一丸，临产痛至不可忍时，用井花水面东吞下。

【功用】临产催生。

93200　**催生为全散**

《宋氏女科》。为《医方类聚》卷二二八引《局方》“催生如圣散”之异名。见该条。

93201　**催生龙蜕散**

《明医指掌》卷九。为《得效》卷十四“龙蜕散”之异名。见该条。

93202　**催生四物汤**（《鲁府禁方》卷三）

【组成】当归（酒洗）二钱　南芎二钱　桂枝　鬼箭　白芷　苏木　红花　干姜　牛膝（去芦）　牡丹皮　玄胡索各五分　麝香（另研）三分（临卧入汤药内搅匀服之）

【用法】上剉一剂。水、酒煎服。即下。

【主治】胎连日不下，死于腹中。

93203　**催生四物汤**（《妇科玉尺》卷三）

【组成】四物汤加枳壳　蜀葵子

【主治】横生逆产。

93204　**催生立应散**（《古今医鉴》卷十二）

【组成】车前子一两　当归一两　冬葵子三钱　牛膝二钱　白芷三钱　大腹皮二钱　枳壳二钱　川芎二钱　白芍一钱

【用法】上剉。水煎熟，入酒少许服之。

【主治】❶《古今医鉴》：难产及横生逆产。❷《医略六书》：临产胞浆先破，产门干涩，致窍闭难产，脉弦涩。

【方论选录】《医略六书》：方内车前子清降通闭，冬葵子滑胎利产，香白芷开泄阳明，大腹皮疏利逆气，当归养血脉润胎，枳壳破滞逆泻气，川芎行血中之气，白芍敛阴中之血，牛膝逐胎下行以易产。为散，入酒煎，使血液内充，则滞气亦化，而沟满渠通窍道润泽，何有难产之患，乃致横生逆下哉。

93205　**催生圣散子**

《普济方》卷三五六。为《圣济总录》卷一五九“圣散子”之异名。见该条。

93206　**催生夺命丹**（《普济方》卷三五六）

【组成】牡丹皮（秋少用）　白茯苓（春少用）　桂（夏少用）　赤芍药（冬少用）　桃仁（去皮，另研）　泽泻各一两

【用法】上为末，炼蜜为丸，如弹子大。细嚼，淡醋汤送下。此药于五月五日至心修合。

【主治】妇人临月坐草而难产者。

93207　**催生夺命丹**（《普济方》卷三五六）

【异名】催生夺命如神丹（《医学正传》卷七）。

【组成】牡丹皮　枳壳　赤芍药各一钱　蝉蜕二钱　青皮　阿胶（炒）　甘草（炙）　五加皮　芸薹子　贯众　蚕退纸（火炙焦）各半钱　花蕊石半钱　乳香一字

【用法】上为细末，炼蜜为丸，如弹子大。临坐草嚼下，枣汤送下。

【功用】催生。

93208　**催生夺命丹**（《良朋汇集》卷四）

【组成】母丁香末二钱　乳香　没药各一钱　麝香二分半

【用法】上为细末，用腊月初八日兔脑合丸，如鸡头子大，朱砂为衣。每服一丸，冬天热酒送服，夏天滚水送服。

【主治】临产胎不顺者，或横或倒，或几日不下。

93209　**催生防葵散**（《圣惠》卷七十七）

【组成】防葵一两　滑石三分　朱砂一分（细研）　冬葵子三分　木通三分（剉）　瞿麦三分　榆白皮三分（剉）　飞生毛一分（烧灰）

【用法】上为粗散。每服四钱，以水一中盏，煎至六分，去滓温服。

【主治】难产。三二日产不得，喘息不调，腹内疠痛。

93210　**催生如圣丸**（《卫生家宝产科备要》卷六）

【组成】乳香（好明净者，研如粉）

【用法】上以生猪心血和丸，如梧桐子大。每服三十丸，觉腹痛时浓煎茅香汤送下，嚼破服。端午合。

【主治】难产，横生倒产。

93211　**催生如圣汤**（《宋氏女科》）

【组成】苍术　枳壳　桔梗　陈皮　芍药　白芷　川

芎　当归　肉桂　半夏　甘草　干姜　厚朴　木香　杏仁　茯神

【用法】上加生姜三片，大枣三枚，顺流水煎服。才觉腹痛，但破水后，即可服此药。

【主治】妊妇欲产，痛阵尚疏，经三二日不生，或产母气乏萎顿，产道干涩，致令难产；及胎死不下者。

【宜忌】未经破水者，不可服。

93212　**催生如圣散**(《医方类聚》卷二二八引《局方》)

【异名】催生独圣散(《丹溪心法》卷五)、催生为全散(《宋氏女科》)。

【组成】黄蜀葵花不拘多少(焙干)

【用法】上为末，熟汤调下。或有漏血，胎脏干涩，难产痛剧者，并进三服，良久腹中气宽，胎滑即产下。如无花时，只用葵子烂研小半合，以酒调，滤去滓，温过，频服尤妙。胎死不下，煎红花、温酒调下。

【主治】胎脏干涩，难产痛剧，或胎死不下。

93213　**催生如圣散**

《准绳·女科》卷四。为方出《证类本草》卷五引《杜壬方》，名见《产育宝庆集》卷上"神应黑散"之异名。见该条。

93214　**催生如圣散**

《郑氏家传妇科万金方》卷三。为《回春》卷六"催生饮"之异名。见该条。

93215　**催生如圣散**(《胎产良方》)

【组成】车前六分　当归一钱　秦艽一钱　川牛膝八分　白芷六分　大腹皮六分　枳壳(炒)六分　川芎六分　芍药(炒)六分

【用法】黄酒为引，水煎服。

【主治】难产。

93216　**催生如神散**

《妇人良方》卷十七。为方出《证类本草》卷五引《杜壬方》，名见《产育宝庆集》卷上"神应黑散"之异名。见该条。

93217　**催生如意丹**(《救产全书》)

【组成】明乳香末一钱　鸡蛋清一个(二味置碗内)

【用法】上以好人参二钱，切片，煎滚汁汤冲入碗内，用筷急搅均匀，乘热服之。

【主治】将产胞衣水破后，腰腹并痛，阵阵紧急者。

93218　**催生如意散**(《陈素庵妇科补解》卷三)

【组成】官桂　甘草　川芎　白芷　陈皮　赤芍　当归　木香　厚朴　南星　车前　葵子　百草霜　枳壳　麻黄　益母草

【功用】催生保产。

【主治】妊娠身居富贵，口厌肥甘，忧乐不常，饮食不节，饱则即卧，贪闲久坐，血多饮溢，气壅痰生，致令胞胎肥厚，或偏，或侧，任其横仰，腹皮宽胀，行动艰难，临期难产，致有不测。

【宜忌】九月以后，儿已转身，可服。劳苦之家，胎瘦形癯者勿服。

【方论选录】方中官桂行血；甘草补中瘦胎散中，用此为佐；川芎配归补血，但随众药则行；白芷芳香通窍；陈皮利膈，赤芍破气血瘀；当归同芎、桂补中有行；木香通利三焦；厚朴利气开结；南星痰盛可用；车前利水滑胎；葵子滑胎；百草霜辛温行血；枳壳瘦胎。又补按：此方芎、归、益母草、甘草以养胎；陈、芍、香、朴以顺气，使开结疏通；南星、白芷祛痰利窍；车前、冬葵以滑胎；枳壳宽肠；官桂、百草霜辛温行血；麻黄开腠泻肺，因宜酌用。

93219　**催生如意散**(《陈素庵妇科补解》卷四)

【组成】当归　川芎(二味量人酌用)　冬葵子一钱　车前子一钱　肉桂(夏月不用，冬月八分，春秋六分)　丁香五分　滑石二钱　红花一钱　乌药一钱　生芝麻二钱　黄杨头七个　枳壳一钱半(虚人减半)

【功用】行气滑胎催生。

【主治】妊妇本质强壮，奉养太过，起居安逸，绝无忧劳者。

【宜忌】九月以后，十月之内，可预服数剂。

【方论选录】是方用桂、丁辛热以行血破血；乌药，红花以行血顺气，通其壅滞；枳壳以宽肠；冬葵、滑石、芝麻以滑胎；车前利气，芎、归乃佛手散也，虚人难产则倍加大剂，以助行血气。

93220　**催生如意散**(《妇人良方》卷十七)

【异名】如意散(《准绳·女科》卷四)。

【组成】人参(为末)　乳香各一钱　辰砂半钱

【用法】上为细末。临产时，急用鸡子清一个调药末，再用生姜自然汁调开，冷服。如横生倒生，即时端顺，子母平善。

【主治】《妇人良方》：横生倒生。❷《医略六书》：产妇气虚血滞，胎虽弥月，临蓐未能转正，以用力太猛，故致横生倒产，心烦不宁，脉软涩者。

【宜忌】临产腰疼方可服之。

【方论选录】《医略六书》：人参扶元补气以通血脉；乳香散瘀活血以逐胎元；辰砂镇坠心气，安神定志，以除烦也。为散，更以蛋清调下，俾元气内充，则血脉运动，而心烦得宁，儿身转正，胎产无不顺，何致横生倒逆产哉。

93221　**催生乳香丸**(《医方类聚》卷二二九引《琐碎录》)

【异名】乳朱丸(《医方类聚》卷二二九引《胎产救急方》)。

【组成】乳香(以蛤粉略炒，不得焦，但软为候，俟冷去粉，就乳钵内，面东顺手归怀研细)

【用法】上取猪心血滴为丸，面西出手研搜丸，如鸡子头大，朱砂为衣，以红纱袋盛，挂于房门上，每觉作痛时，冷酒磨下一丸。如急时磨下，吞下亦得。

【主治】产难，亦治倒产。

93222　**催生乳香膏**

《玉机微义》卷四十九。即《妇人良方》卷十七"催生神妙乳珠丹"。见该条。

93223　**催生兔血散**

《妇人良方》卷十七。为《全生指迷方》卷四"兔血散"之异名。见该条。

93224　**催生兔脑丸**

《灵验良方汇编》卷上。为《局方》卷九"催生丹"之异名。见该条。

93225　**催生柞木饮**(《本草纲目》卷三十六引《产宝》)

【异名】催生柞木叶饮(《圣济总录》卷一五九)、催生柞木饮子(《妇人良方》卷十七)、柞木饮(《回春》卷六)、催生神柞散(《寿世保元》卷七)、柞木饮子(《济阴纲目》卷十)、催生神柞饮(《大生要旨》卷三)。

【组成】大柞木枝一大握(长一尺,洗净)　大甘草五寸(并寸折)

【用法】以新汲水三升半,同入新砂瓶内,以纸三重紧封,文武木煎至一升半。待腰腹重痛,欲坐草时,温饮一小盏,便觉心下开豁;如渴,又饮一盏,至三四盏,觉下重便生。

【主治】❶《本草纲目》引《产宝》:妇人难产。❷《圣济总录》:妇人横产倒生,死胎在腹,胀烂不出。

【宜忌】切不可坐草太早,及坐婆乱为也。

【备考】方中柞木枝,《圣济总录》用柞木叶一把(并细枝,剉)。

93226　**催生顺气饮**(《陈素庵妇科补解》卷四)

【组成】当归　川芎　肉桂　木香　乌药　广皮　枳壳　冬葵子　红花　车前子　生芝麻

【功用】顺气催生。

【主治】妇人临产,忽然胎反上冲心者,由气不顺,或胞浆先干,子道干涩,儿难转身,是以上逼也。

【方论选录】妇人气血虚者,坐草努力太过,忽然胎反上逼,必有昏晕,不省人事之变。盖胎上冲,必有热血随之,惟顺气和血则胎自下。是方芎、归、红花行血和血,香、桂、乌、广、枳壳顺气行气,冬葵、车前、芝麻滑胎束胎。气顺、血和、胎滑三法具而催生之诀尽矣。

93227　**催生独圣散**

《丹溪心法》卷五。为《医方类聚》卷二二八引《局方》“催生如圣散”之异名。见该条。

93228　**催生神圣散**(《女科万金方》)

【组成】车前子一两　冬葵子三钱　白芷三钱　枳壳三钱

【用法】水煎,不拘时温服。

【功用】催生。

【加减】连日未产者,加牛膝二钱;痛而紧坠,则入大腹皮八钱;欲产不产而无痛阵者,血虚,则加白芍、川芎、川归尾、红花各一钱。

93229　**催生神柞饮**(《大生要旨》卷三)

【组成】生柞枝(洗,剉)　益母草各一两　川芎五钱　当归五钱　人参三分

【用法】水二钟,煎一钟,温服。

【主治】少妇初产,交骨不开,或因临盆太早,用力催逼,儿横腹内者。

93230　**催生神柞饮**

《大生要旨》卷三。为《本草纲目》卷三十六引《产宝》“催生柞木饮”之异名。见该条。

93231　**催生神柞散**

《寿世保元》卷七。为《本草纲目》卷三十六引《产宝》“催生柞木饮”之异名。见该条。

93232　**催生神效散**(《朱氏集验方》卷十引《胡氏经效方》)

【异名】千里马(《济阴纲目》卷十)、如神散(《女科指掌》卷四)。

【组成】旧草马(即路上破草鞋)一只

【用法】产妇坐草时取路旁旧草马一只,用鼻络小耳绳烧灰,温酒调服。

【功用】催生。

【方论选录】《沈氏女科辑要》:千里马得人最下之气,佐以童便之趋下,酒性之行血,故用之灵验。此药不寒不热,最是稳剂。

【备考】《济阴纲目》本方用法:童便和酒调下三钱。

93233　**催生神验方**(《郑氏家传女科万金方》卷三)

【组成】茉莉花七朵(花开时摘下,夹书本中,勿令泄气,临时用鲜者更佳)　芝麻一撮

【用法】先将茉莉花盛洁碗中,次将芝麻入铜勺内炒香,用水一茶碗,倾入芝麻中,煮一二沸,连芝麻倾入茉莉花碗中,少盖片时,泡出花味,与产妇服之。气壮者,连汤带药食下;气弱者,只吃汤,立时有效。

【主治】坐草三日不生,人事昏愦。

【宜忌】未足月者,切勿服。

93234　**催生益母丸**(《胎产新书》卷五)

【组成】益母草(五月五日采茎,阴干,不令见日,忌铁器,研末)半斤　车前子一两(研)　冬葵子　枳壳　牛膝各五钱

【用法】上为末,蜜为丸,如弹子大。每服一丸,临产以酒和童便化送,米汤亦可。

【功用】将产催生。

【加减】如体气不顺,腰痛阵痛,血先行太多,欲产未产,加川芎、当归、生地各二钱,煎汤磨木香二钱入药;如虚晕,加人参五分;夏月热产,加滑石一钱五分,甘草三分,煎汤送下;冬月冷产,加官桂三分,煎汤送下。

93235　**催生通灵散**

《卫生家宝产科备要》卷三。为《产乳备要》“通灵散”之异名。见该条。

93236　**催生黑子散**

《丹溪心法附余》卷二十一。为方出《证类本草》卷五引《杜壬方》,名见《产育宝庆集》卷上“神应黑散”之异名。见该条。

93237　**催生遇仙丹**

《古今医鉴》卷十二。为方出《百一》卷十八,名见《妇人良方》卷十七“催生万金不传遇仙丹”之异名。见该条。

93238　**催生滑胎汤**(《墨宝斋集验方》卷上)

【组成】当归一钱　川芎六分　甘草三分　白茯苓七分　枳壳六分　紫苏六分　滑石六分　益母草三钱　木通五分　大腹皮八分

【用法】水一钟,煎八分,不拘时服,将产时用。

【功用】令孕妇易生。

93239　**催生滑胎散**(《博济》卷四)

【组成】槐子(炒)　麦糵(炒)　贝母(炒)　滑石　当归(炒)

【用法】上为细末。每服二钱,于未产月十日前,每日空心用温酒送下。

【功用】催生滑胎。

93240 **催生蓖豆膏**(《产宝诸方》)

【组成】蓖麻四粒(去皮) 巴豆二粒(去皮)

【用法】上烂研,贴脐中。才产后便去之,以蛤粉扑脐中。

【主治】难产,救不可者。

93241 **催生槐豆散**(《产宝诸方》)

【组成】槐豆(炒令香黄) 当归(酒浸,焙) 贝母(炒) 川芎(生)各等分

【用法】上为细末。产前一二日,每服二钱,空心以温酒调下。产后服,逐败血,炒生姜豆淋酒下。

【功用】催生。

93242 **催生鼠肾丸**(《何氏济生论》卷八)

【组成】朱砂二钱 明雄黄二钱 真琥珀六分 麝香三分半 雄鼠腰子外肾各一付(去油)

【用法】上前四味,研如飞尘,入鼠肾再研,成丸,分作四服,蜡封。临产时取一丸,用甘草、柞树枝二味,各七寸,煎汤调服。

【功用】催生。

【主治】横生逆产。

93243 **催生柞木叶饮**

《圣济总录》卷一五九。为《本草纲目》卷三十六引《产宝》"催生柞木饮"之异名。见该条。

93244 **催生柞木饮子**

《妇人良方》卷十七。为《本草纲目》卷三十六引《产宝》"催生柞木饮"之异名。见该条。

93245 **催生神应黑散**

《宋氏女科》。为《丹溪心法》卷五"催生散"之异名。见该条。

93246 **催生夺命如神丹**

《医学正传》卷七。为《普济方》卷三五六"催生夺命丹"之异名。见该条。

93247 **催生安胎救命散**(《卫生家宝产科备要》卷六)

【组成】乌药四两(别用醋炒黄色) 前胡半两(拣净) 菊花一两(去梗) 蓬莪术二两(炮,乘热剉碎) 当归半两(去芦须,洗,切,焙)

【用法】上剉,用好米醋炒干为度,同为末,用新瓷罐收,勿令失气味。如死胎在腹,每服三钱,用炒姜豆淋酒调下,连进三服,立下;死血冲心,每服二钱,用炒姜豆淋酒调下,入童子小便半盏;安胎,每服一钱,用热酒调下;血山崩,每服一钱,用热酒调下;寻常催生,每服三钱,用炒姜豆淋酒调下,只一二服,立生。

【主治】产难,死胎在腹,死血冲心,血山崩,产后一切血疾。

93248 **催生神妙佛手散**

《妇人良方》卷十二。为张文仲引徐王效方(见《外台》卷三十三)"神验胎动方"之异名。见该条。

93249 **催生神妙乳珠丹**(《妇人良方》卷十七)

【异名】神妙乳砂丹(《校注妇人良方》卷十七)。

【组成】乳香(细研)

【用法】上以猪心血为丸,如梧桐子大,朱砂为衣,晒干。每服一粒,如催生,冷酒化下。良久未下,再服一粒;如大段难产时,以莲叶心蒂七个,水二盏,煎至一盏,放温化下一粒,良久未下,亦可再服;如胞浆先破,恶水来多,胎干不得卧时,须先与四物汤及通真丸补养其血气,次更浓煎葱汤,放冷如体,令坐婆洗产户,须是款曲洗,令气上下通畅,仍更用酥调滑石末涂产户里,次服此药;如胎死不下者,用黑豆三合,好醋半升,煮令豆烂,取汁一盏放温,化下药一粒,须臾便下矣,万一未下,亦可再服;若胎横逆不顺,即先服如神散,再服此药,复以此药催之。

【功用】催生。

【主治】难产。胞浆先破,恶水来多,胎干不得卧,或胎横逆不顺,及胎死不下,或胎下胞衣未下。

【备考】本方方名,《玉机微义》引作"催生乳香膏""乳朱丹",《本草纲目》引作"开骨膏"。

93250 **催生神效七圣散**(《妇人良方》卷十七)

【异名】七圣散(《普济方》卷三五六)、七宝散(《济阴纲目》卷十)。

【组成】延胡索 没药 白矾 白芷 姜黄 当归 桂心各等分

【用法】上为细末。临产阵痛时,烧铧刃铁(即犁头)令通赤,淬酒,调药三钱,服一二杯。立产。

【功用】催生。

【宜忌】临产腰痛,方可服之。

93251 **催生神效圣功散**(《卫生家宝产科备要》卷六)

【组成】榆白皮(取深大根,剖去赤皮,取粉红色者,去心,薄切,焙干) 滑石各一两 没药半钱(研) 当归一分(去芦,洗,切) 朱砂半钱(别研)

【用法】上为细末,次入朱砂,再研和匀。每服二大钱,水七分盏,煎三二沸,及九个月以来,方可服。如临产觉阵痛,亦依前法服。

【功用】催生,滑胎易生。

【宜忌】自服此药,忌登高厕。

93252 **催生万金不传遇仙丹**(《百一》卷十八,名见《妇人良方》卷十七)

【异名】雄黄丸(《医方类聚》卷二二九引《经验良方》)、催生遇仙丹(《古今医鉴》卷十二)。

【组成】蓖麻子十四粒(去壳) 朱砂(研) 雄黄(研)各一钱半 蛇蜕一尺(烧存性)

【用法】上为末,浆水饭和丸,如弹子大。临产时先用椒汤淋渫脐下,次安药一丸于脐中,用蜡纸数重覆上,以阔帛束之。须臾即生,急取下药,一丸可用三次。

【功用】催生。

鼠

93253 **鼠粥**(《医统》卷八十七)

【组成】肥鼠一个(去皮,细切)

【用法】上用粳米四合煮粥。空心服。一二度愈。

【主治】水肿,腹胀身肿。

93254 **鼠化散**(《千金珍秘方选》)

【组成】屋上猫粪(曾经霜露,须色白不臭者,炙脆) 冰片一分

【用法】上为细末。每用少许,掺患处。

【主治】走马牙疳。

93255 **鼠矢汤**(《外台》卷三引《必效方》)

【异名】鼠矢豉汤(《伤寒活人指掌图》卷五)

【组成】雄鼠屎五枚(两头尖者) 豉一升 栀子二十枚(擘) 枳实三枚(中破,炙令黄)

【用法】上以水五升,煮取二升四合,分四次服,各相去如人行十里久。

【主治】天行劳复。

【加减】大便涩,加大黄二两。

【备考】方中枳实,《伤寒活人指掌图》作"枳壳",另有葱白二寸。

93256 **鼠矢汤**(《外台》卷三引《广济方》)

【组成】雄鼠屎三七枚(熬末,汤成下) 干葛二两 栀子十四枚(擘) 葱白一升 豉八合

【用法】上切。用水三升,煮取一升七合,去滓,纳鼠屎末,分二次温服,服别相去如人行六七里。微汗,内消不利。

【主治】天行热气,愈后劳发,头痛如初病者。

93257 **鼠灰散**(《外台》卷二十三引《集验方》,名见《圣惠》卷六十六)

【组成】蛇腹中鼠 虾蟆

【用法】上烧为末。每服方寸匕,酒送下。

【主治】❶《外台》引《集验方》:鼠瘘。❷《圣惠》:瘰疬脓水不绝。

【备考】《圣惠》本方用:二味各一枚,烧灰,为末。用生油调,摊于帛上贴之,日一度换之。

93258 **鼠灰散**(《疡科选粹》卷七)

【组成】陈灰六两 大黄一两 童子发灰 乳香 没药 蒲黄(略炒)各三钱

【用法】上石灰、大黄同炒至石灰紫色为度,研为细末,和匀,取未开眼小鼠捣极烂,和药又捣极匀,为饼布包,悬挂阴干,研末。敷患处。

【主治】金疮。

93259 **鼠肉方**(《种痘新书》卷十二)

【组成】雄鼠(肥大者,去皮毛,肠垢)

【用法】上用盐醋煮熟,与儿食之。

【功用】稀痘。

【宜忌】只用砂锅白水煎,不用椒、葱、蒜、韭之类。

93260 **鼠肉煎**(《圣惠》卷八十八)

【组成】鼠肉五两(生用) 鳖甲三分(生用) 陈橘皮半两(汤浸,去白瓤,焙) 甘遂一分(为末)

【用法】上除甘遂末外并剉。以水二大盏,煎至五分,去滓,下甘遂末,匀搅,一二百日儿奶癖,一日服尽半合;二三岁儿,一日服尽一合;四五岁儿,一日服尽二合。如利多即少服,看儿虚实与服之。如利不止,煮大麦面汤解;煮鼠肉汁作粥服之亦佳。

【主治】小儿癥瘕羸瘦。

93261 **鼠肉臛**(《千金翼》卷七)

【组成】鼠肉五两 羊肉六两 麞肉半斤

【用法】上三味作臛食之。

【主治】妇人乳无汁。

93262 **鼠妇散**(《千金翼》卷七)

【组成】鼠妇七枚(熬黄)

【用法】酒服之。

【主治】产后小便不利。

93263 **鼠肾丸**(《惠直堂方》)

【组成】鼠肾子一对(用烧酒浸三日,去皮膜) 轻粉 雄精各一钱 檀香三分 麝一分

【用法】上研为丸,分十二粒,阴干,瓷瓶收贮。俟交骨开,清汤下一丸。

【主治】难产。

93264 **鼠肾丸**(《仙拈集》卷三)

【组成】雄黄一钱 朱砂八分 麝香一分

【用法】上为末,密收;捕雄老鼠,将头藏入竹筒内,以快刀割开皮,取肾一对,去红筋,用硬肉,共前药捣匀为丸,如绿豆大,阴干,蜜收。临产难生,每用一丸,当归煎汤送下,少顷即生。

【主治】难产。

93265 **鼠油膏**(《杨氏家藏方》卷十四)

【组成】鼠一枚(熬取油) 蜣螂 皂角(烧灰) 定粉 龙骨各一钱 乳香少许(别研)

【用法】上为细末,以鼠油和成膏子。贴药疮口内,其上更用磁石末盖之,箭头自出。

【功用】出箭头。

93266 **鼠油膏**(《普济方》卷二七七)

【组成】香油一斤 大鼠二个(去皮肠)

【用法】将大鼠入油内煎熟,滤去滓。每用时以鹅毛蘸药搽患处。

【主治】汤烫、火烧疮。

93267 **鼠骨散**(《片玉心书》卷五)

【组成】雄鼠一只(烂尽肉,取骨研末) 麝香少许

【用法】上和匀。先用针刺出血,再以此散擦上。良久以姜汤漱口。

【主治】小儿牙齿落而不再生,由于舌舐之故,其肉顽厚者。

93268 **鼠胆丸**(《普济方》卷五十三)

【组成】曾青一钱 龙脑半钱 凌霄花三钱 鼠胆一个

【用法】上为细末,用一字吹入耳内;后用鼠胆滴汁入耳内,随即用绵子塞内。从晚塞到晨鸡报晓,取绵子,耳内鸣,效。

【主治】远年近日耳聋不闻人声。

93269 **鼠胆丹**(《吉人集验方》)

【组成】鼠胆一个 川乌头一个(水泡去皮) 北细辛二钱 胆矾一钱半

【用法】上为极细末,以鼠胆和匀,焙干研细,入麝香一分。口含茶满口,吹入耳中,每日二次,十日见功。

【主治】耳久聋不愈。

93270 **鼠胆方**(《肘后方》卷六,名见《圣济总录》卷一一四)

【组成】鼠胆

【用法】上取汁滴入耳内。不过三次愈。或令人侧

卧，沥一胆尽，须臾胆汁从下边出，初出益聋，半日顷乃愈。

【主治】耳卒聋，或三十年老聋。

93271 **鼠屎汤**（《外台》卷二引《古今录验》）

【组成】鼠屎二十一枚　豉一升（绵裹）　栀子七枚（擘）　大黄三两（切）

【用法】上以水五升，煎取二升七合，分三次服。微取汗，应小鸭溏下。

【主治】伤寒劳复。

93272 **鼠屎汤**（《外台》卷二引崔氏方）

【组成】栀子二十七枚（擘）　豉五合　鼠屎（两头尖者）二十七枚

【用法】上以浆水二升，煮取一升，去滓顿服。

【主治】伤寒劳复。

93273 **鼠屎汤**（《伤寒总病论》卷三）

【异名】薤根豭鼠矢汤（《保命歌括》卷二）。

【组成】薤根一升　豭鼠屎二十一个（为末。矢头尖硬者是，即牡鼠也）

【用法】上用水三升，煮薤根至一升半，去滓，下鼠屎末，再煎三沸，温饮一盏，相次三服。衣覆必有黏汗为效，未汗再作一剂。

【主治】男子劳房成复病及阴阳易。

93274 **鼠脂方**（《圣惠》卷三十六）

【组成】鼠脂半合　青盐一钱　地龙一条（系头捻取汁）

【用法】上以鼠脂、地龙汁调青盐，温过绵蘸之，即侧卧，捻滴耳中。

【主治】久聋，二三十年不愈者。

93275 **鼠蒜膏**（《外科大成》卷三）

【组成】鼠粪　大蒜

【用法】鼠粪为末，杵大蒜和成膏。涂之。

【主治】白秃及诸疮疥癣起白痂者。

93276 **鼠璞散**（《医林纂要》卷十）

【组成】鼠璞（小鼠初生，未出毛者）　古圹石灰（研细，大黄炒，去黄用）

【用法】上合捣如泥，阴干，更研细。敷伤处。

【主治】金伤出血，受伤非殊绝者。

【方论选录】方中鼠璞生长气血筋骨肌肉，石灰能止血去瘀。药贱而功大。

93277 **鼠黏汤**（《寿亲养老》）

【组成】鼠黏子三两（炒令香熟）　甘草半两（炙）

【用法】上为细末。每服一钱，食后临卧如常点之。

【主治】老人春时胸膈不利，痰壅气噎及咽喉诸疾。

93278 **鼠黏汤**

《普济方》卷四〇三。为《活人书》卷二十一“鼠黏子汤”之异名。见该条。

93279 **鼠矢豉汤**

《伤寒活人指掌图》卷五。为《外台》卷三引《必效方》“鼠矢汤”之异名。见该条。

93280 **鼠肉汁粥**（《卫生总微》卷十四）

【组成】鼠肉

【用法】上煮汁，作粥与食。

【主治】小儿诸癥。

93281 **鼠尾草丸**（《肘后方》卷四，名见《普济方》卷一九四）

【组成】鼠尾草　马鞭草各十斤

【用法】水一石，煮取五斗，去滓，更煎，以粉和为丸，如大豆大。每服二丸，加至四五丸。

【主治】卒大腹水病。

【宜忌】禁食肥肉、生冷。

【备考】《普济方》本方用法：为丸如小豆大，轻粉为衣。每服三丸至六丸，米饮送下。

93282 **鼠尾草散**（《圣惠》卷五十九）

【组成】鼠尾草四两　地榆三两

【用法】上细剉。每服半两，以水一大盏，煎至六分，去滓，不拘时候，分二次温服。

【主治】久血痢，连年不愈者。

93283 **鼠尾草散**（《圣济总录》卷五十四）

【组成】鼠尾草五两　槐花（炒）三两　犀角（镑）　黄连（去须）　栀子仁各二两　黄芩（去黑心）　白芍药　地榆（剉）　甘草（生剉）各一两

【用法】上为散。每服二钱匕，稍增至三钱，早、晚食前用温酒调下。以知为度。

【主治】中焦结热，下赤白沃。

93284 **鼠毒神方**（《救急选方》卷下）

【组成】当归　芎䓖　生地　芍药各一钱　沉香　洋参各五分　茯苓七分　紫檀八分　白檀六分　甘草二分　千屈菜八钱六分

【用法】每贴二钱，水煎服。若发斑，于其上以针去恶血，兼服紫金锭。

【主治】鼠咬毒。或经久寒热淋沥如劳，或遍身发紫赤斑，或骨节疼痛，精神不爽。亦治猫咬毒。

【宜忌】忌食一切油腻动风物。

93285 **鼠屎豉汤**（《肘后方》卷二，名见《外台》卷二引《古今录验》）

【组成】鼠矢（两头尖者）二七枚　豉五合

【用法】以水三升，煎半，顿服之。温覆取汗愈。有麻子仁，纳一升，加水一升；亦可纳枳实、葱白一虎口。

【主治】❶《肘后方》：时气病起，诸复劳者。❷《外台》引《古今录验》：病新愈，早起及食多劳复。

93286 **鼠黏子汤**（《活人书》卷二十一）

【异名】消毒犀角饮（《局方》卷六吴直阁增诸家名方）、消毒犀角饮子（《御药院方》卷九）、消毒犀角散（《普济方》卷二七二）、鼠黏汤（《普济方》）卷四〇三）、消毒饮子（《明医指掌》卷六）、消毒犀角汤（《玉案》卷三）、鼠黏子散（《医略六书》卷二十）。

【组成】鼠黏子四两（炒香）　甘草一两（炙）　防风半两　荆芥穗二两

【用法】上为末。每服二钱，食后临卧沸汤点服，逐日三服。老幼皆宜服。

【功用】❶《活人书》：利咽膈，化痰涎，止嗽。春、冬间常服免生疮疖。❷《医略六书》：疏风散热。

【主治】❶《活人书》：小儿疹痘欲出，未能得透皮肤，热气攻咽喉，眼赤心烦者。❷《局方》吴直阁增诸家名方：大人、小儿内蕴邪热，咽膈不利，痰涎壅嗽，眼赤睑肿，腮项结核，痈肿毒聚，遍身风疹，瘅毒赤瘭，及疮疹已出未出，不能快透者。

【方论选录】《医略六书》：方中防风散风邪以胜湿，荆芥走血分以疏风，甘草缓中泻火，大力子力能疏散风热，以发痧疹也。水煎温服，使风散湿除，则遏热亦外泄而痧疹无不透矣，此疏风散热之剂，为痧疹不出之专方。

93287 **鼠黏子汤**（《兰室秘藏》卷下）

【组成】昆布　苏木　生甘草　蒲黄　草龙胆各一分　鼠黏子　连翘　生地黄　当归梢　黄芩　炙甘草　黄连各二分　柴胡　黄耆各三分　桔梗三钱　桃仁三个　红花少许

【用法】上剉如麻豆大，都作一服。水二盏煎至一盏，去滓稍热，食后服。

【主治】耳痛生疮。

【宜忌】忌寒药利大便。

93288 **鼠黏子汤**（《兰室秘藏》卷下）

【异名】黍黏子汤（《普济方》卷四〇三）、鼠黏连翘汤（《杏苑》卷六）。

【组成】鼠黏子（炒香）　当归身（酒洗）　炙甘草各一钱　柴胡　连翘　黄耆　黄芩各一钱五分　地骨皮二钱

【用法】上㕮咀。每服三钱，水一盏半，煎至一盏，去滓温服。

【主治】小儿斑疹已出，稠密，身表热。

93289 **鼠黏子汤**

《普济方》卷四〇三。为《兰室秘藏》卷下"鼠黏子汤"之异名。见该条。

93290 **鼠黏子汤**（《医方类聚》卷二六五引《经验良方》）

【异名】消毒饮。

【组成】鼠黏子一两（微炒）　甘草　川升麻　荆芥　防风各二钱半

【用法】上㕮咀。每服三钱，水一盏，煎至六分，量儿大小加减服。

【主治】小儿痘疮收靥者，余毒未散，身热，大便坚实，口舌生疮，咽喉肿痛。

93291 **鼠黏子汤**（《古今医鉴》卷九）

【组成】连翘　黄连（酒炒）　玄参　桔梗　栀子（炒）　生甘草　牛蒡子（炒）　龙胆草（炒）　板兰根（即靛子）

【用法】上剉。水煎，食后服，随饮酒一二盏。

【主治】耳内生肿如樱桃，痛极。

【加减】感脑，加香附子一钱。

【备考】本方名鼠黏子汤，但方中无鼠黏子，疑脱。

93292 **鼠黏子汤**（《片玉痘疹》卷七）

【组成】射干　桔梗　连翘　甘草　鼠黏子

【用法】水煎，入竹沥和饮。如痛用一圣散吹之。

【主治】痘疮咽喉痛者。

93293 **鼠黏子汤**（《准绳·幼科》卷六引朱丹溪方，名见《图书集成·医部全录》卷四九五）

【组成】鼠黏子六钱　甘草五分　犀角　白术各三钱　荆芥　防风　枳壳各一钱

【用法】水煎，温服。

【主治】小儿痘疮余毒未散，食谷太早，补住毒气者。

93294 **鼠黏子汤**（《杏苑》卷六）

【组成】鼠黏子一钱五分　荆芥穗一钱　甘草七分　射干　麻黄各八分

【用法】上㕮咀。水煎，不拘时候服。

【主治】痘疮已溃，余热未退，或生疮毒肿痛，或作寒热者。

93295 **鼠黏子汤**（《外科正宗》卷二）

【组成】鼠黏子　桔梗　当归　甘草梢　赤芍　连翘　玄参　地骨皮　防风　天花粉　木通各一钱　大黄（炒）二钱

【用法】水二钟，煎至八分，食前服，滓再煎服。

【主治】鬓疽初起，热多寒少，头眩作痛，口燥咽干，渴常饮冷，二便秘涩，六脉沉实有力，烦闷疼痛者。

93296 **鼠黏子汤**

《幼幼集成》卷六。为《疮疡经验全书》卷八"四味鼠黏子汤"之异名。见该条。

93297 **鼠黏子汤**（《医彻》卷一）

【组成】牛蒡子（焙，研）　枳壳　甘草（炙）　柴胡　连翘　黄芩　桔梗各一钱　薄荷叶二钱

【用法】水煎服。

【主治】少阳为邪，发热，耳前后肿。

【备考】本方名鼠黏子汤，但方中无鼠黏子，疑脱。

93298 **鼠黏子酒**（《圣惠》卷九十五）

【组成】鼠黏子一斗

【用法】以水淘去浮者，晒干，捣碎，于净砂盆内入无灰酒五升，研令极烂，即以绢罗滤取白汁，其滓再以酒五升研之，候滤白汁尽为度，续入酒二斗，相和令匀，纳不津器中密封，春、秋二七日，夏一七日，冬三七日，日足则开。每日平旦以物搅起令浊，即取温服一小盏，次一小盏服讫，封之。勿使气泄，良久方可饮食，晚间再服。病重者，服尽二硕即愈；若初觉即急服，不过一二斗愈；亦疗历节风，痛贼风，风痹顽麻，重者不过五斗愈；腰脚疼痛，筋节急，重病后汗不留，四肢强直，服三斗愈；或因热食，体中如锥刺，口㖞面戾，头旋心闷，呕吐，风在心脏，服三四斗愈。

【主治】一切风。

93299 **鼠黏子散**（《三因》卷十六）

【组成】鼠黏子（炒）　丹参　升麻　甘草（炙）　干薄荷（炙）各等分

【用法】上剉散。每服三钱，水一盏半，煎至七分，去滓，不拘时候服，小儿量与之。

【主治】伤寒斑疮毒气，咽膈不利，声不出，疼痛。

93300 **鼠黏子散**（《御药院方》卷九）

【组成】鼠黏子　马牙消　寒水石（生）各一两　大黄（生）半两

【用法】上为细末。每服三钱，蜜水一盏调匀，和滓服，不拘时候。

【主治】时行热毒攻发咽喉及颈外肿痛。

93301 **鼠黏子散**（《普济方》卷六十三）

【组成】鼠黏子一两（铫子内以文武火隔纸炒令香为度）　甘草一分　荆芥半两

【用法】上为细末。每服一钱,水三分一盏,煎令沸,去滓温服。

【功用】大调胸膈。

【主治】上焦壅热,咽膈肿疼不利。

93302 **鼠黏子散**

《医略六书》卷二十。为《活人书》卷二十一"鼠黏子汤"之异名。见该条。

93303 **鼠圣一粒丹**(《医学正印》卷下)

【组成】大雄鼠一个(活捉者,猫咬及药死者不用,割取外肾子一双,又取其腰子一双,余骨肉不用) 上好乳香不拘多少(炙出汗,研为细末)

【用法】上将鼠腰肾子四枚,去膜研烂,入乳香末又研匀,以可丸为度,丸如梧桐子大,外用好辰砂末为衣,阴干。每遇难产,只用一丸,另用乳香煎汤,待温服之,即时产下。

【主治】妇人难产,一二日不下者。

93304 **鼠疬土瓜丸**(《疡医大全》卷十八)

【组成】土瓜根 白及 泽兰叶 漏芦 胡桃肉 射干 夏枯草 沙参各三两 草连翘(去心)六两

【用法】上磨细,酒糊为丸,如梧桐子大。每服三十丸,小儿减半,空心盐酒送下。

【主治】瘰疬已溃或未溃者。

93305 **鼠疬马刀丸**(《疡医大全》卷十八)

【组成】大枳壳七个(切作十四片,滚水泡软,去瓤,每两片内纳斑蝥一个,大黄九分,两片合紧,用线扎好,入砂锅内,放半砂锅水,煮至水干为度,去斑蝥,大黄,只取枳壳晒干研细)

【用法】炼蜜为丸,如绿豆大。每服三分,一日三次,白汤送下。宜先服六味地黄汤加益母草三剂,再服此丸。

【主治】瘰疬。

93306 **鼠膏涂敷方**(《圣济总录》卷一三五)

【组成】死鼠一头(烧灰)

【用法】上为细末。以猪脂调如糊,涂敷疮上,一日三五次。

【主治】灸疮不愈者。

93307 **鼠瘘瘰疬膏**(《外台》卷二十三引《集验方》)

【组成】白马牛羊猪鸡等矢屑各一斤 漏芦 藁本各一斤

【用法】上药并于石上烧作灰研,绢筛之,以猪脂一升三合,煎乱发一两半令沸,发尽乃纳诸药屑,微火上煎五六沸,药成。先去疮上痂,以盐汤洗,新绵拭疮令燥,然后敷膏,若无痂犹须汤洗,日二次。若著膏,当以帛覆,无令风冷。瘰疬以膏敷上,亦日二次。

【主治】鼠瘘,瘰疬。

93308 **鼠黏连翘汤**

《杏苑》卷六。为《兰室秘藏》卷下"鼠黏子汤"之异名。见该条。

93309 **鼠屎栀子豉汤**(《外台》卷二引《古今录验》)

【组成】豉二升(绵裹) 鼠屎二十一枚 栀子七枚(擘) 麻黄三两(去节)

【用法】上以水五升,煮取二升,每服七合,一日三服,汗微出。

【主治】伤寒食不消,劳复脉实者。

93310 **鼠黏子解毒汤**(《疮疡经验全书》卷一)

【组成】鼠黏子 甘草 升麻 生地黄 天花粉 连翘 白术 黄芩 黄连 山栀仁 桔梗 青皮 防风 玄参

【主治】❶《疮疡经验全书》:伤寒十余日以上得汗已解,无潮热,脉平静,而余毒上攻,咽喉痛者;舌生疮如黄粟,外症怯寒而口张。❷《金鉴》:酒毒喉闭。由酒毒蒸于心、脾二经,热壅咽喉,喉肿色黄,其人面赤,目睛上视。

【备考】《金鉴》有葛根。水煎,食后服。

93311 **鼠黏子解毒汤**(《疮疡经验全书》卷四)

【组成】鼠黏子一钱(炒研) 当归 生地 芍药(酒炒) 白术 防风 荆芥 甘草 黄连 升麻 黄芩 木通 红花 小柴胡

【用法】水一钟,加灯心,煎服,大人倍加。

【主治】积热在内,痘经月不能脱痂,眼亦不能开者。

93312 **鼠疫毒核消毒散**(《鼠疫约编》)

【组成】连翘一两 薄荷叶三钱 马勃四钱 牛蒡子六钱 荆芥穗三钱 僵蚕五钱 板兰根五钱 玄参一两 苦桔梗一两 银花一两 甘草五钱

【用法】上为粗末。每服六钱,病重者八钱,用干芦根四钱,先煎水碗半,以芦根水熬药末二三滚,去滓服,轻者一日三服,重者一时许一服。

【主治】鼠疫。

魃

93313 **魃奶散**(《普济方》卷四〇〇引《全婴方》)

【组成】豆蔻 母丁香 宣连 胡黄连各等分

【用法】上为末。三岁半钱,空心米饮调下。

【主治】小儿饮母魃奶黄瘦。

魁

93314 **魁蛤丸**(《产科发蒙》卷六)

【组成】香附(醋煮)四两 桃仁 瓦楞子(即魁蛤,煅,醋煮一昼夜)各二两 大黄(蒸) 牡丹皮 当归各一两 川芎 红花各半两

【用法】上为末,蒸饼为丸,如梧桐子大。每服三五十丸,空心温酒送下。

【主治】妇人瘀血作痛,经闭不行。

93315 **魁蛤散**(《圣惠》卷九十二)

【组成】魁蛤三分(细研) 狗阴一具(炙令黄) 白术半两 桂心一分

【用法】上为散。一二岁儿,每服半钱,空心粥饮调下,晚后再服,酒送下。

【主治】小儿阴癞。

愈

93316 **愈风丸**(《圣济总录》卷十八)

【组成】白牵牛(半生半炒) 虎骨(炙,醋淬)各一两 山栀子仁 甘菊花 当归(切,焙) 骨碎补 白芥子各半两 草乌头三两(纳一两于童子小便内浸三日,余二两以桑

柴烧为灰） 地龙（去土） 硇砂（研）各一分 牛膝（酒浸，切焙） 肉苁蓉（酒浸，切焙） 麻黄（去根节） 自然铜（煅，醋淬七遍） 萆薢 地骨皮各一两 乌头（炮裂，去皮脐） 枫香脂（炒） 胡芦巴（炒）各半两

【用法】上为末，醋煮面糊为丸，如梧桐子大。每服三十丸，温酒送下，空心、日中、临卧各一服，加至五十丸。第三日用淋渫药。

【主治】大风疾。

93317 **愈风丸**（《杨氏家藏方》卷二）

【组成】天麻（去苗） 白附子（炮） 羌活（去芦头） 天南星（炮） 川芎 细辛（去叶土） 香白芷 槟榔子各一两 白蒺藜（微炒，去刺）二钱半 肉桂（去粗皮） 半夏（汤洗七次） 陈橘皮（去白）各七钱半

【用法】上为细末，生姜自然汁煮面糊为丸，如梧桐子大。每服三十丸，食后生姜汤送下。

【主治】风运气滞，头目不清，痰多上壅。

93318 **愈风丹**（《儒门事亲》卷十五）

【组成】芍药 川芎 白僵蚕（炒） 桔梗 细辛（去叶） 羌活各半两 麻黄（去节） 防风（去芦） 白芷 天麻 全蝎（炙）各一两 甘草三钱 南星半两（生姜制用）

【用法】上为末，炼蜜为丸，如弹子大，朱砂半两为衣。每服一丸，细嚼，茶酒吞下。

【主治】诸风疾。

93319 **愈风丹**（《疠疡机要》卷下引海藏方）

【组成】苦参一斤（取末）四两 皂角一斤（剉寸许，无灰酒浸一宿，以水一碗，捣成汁，去滓，以砂器中文武火熬） 土花蛇一条（去肠，阴干，酒浸，取净肉，晒干为末） 白花蛇 乌梢蛇各一条（依前酒浸，取肉为末）

【用法】上为末，入前二味和为丸，如梧桐子大。每服六七十丸，空心通圣散送下，干物压之，日三服。间日浴之，汗出为度。

【主治】癞病手足麻木，眉毛脱落，遍身生疮；及疠风瘾疹，皮肤燥痒，搔破成疮。

93320 **愈风丹**（《普济方》卷一一五引《瑞竹堂方》）

【组成】通圣散 四物汤 黄连解毒汤各一料 羌活 细辛（去叶） 甘菊 天麻 何首乌 薄荷 独活各一两

【用法】上为细末，炼蜜为丸，如弹子大。每服一丸，细嚼，不拘时候，以茶、酒任下。

【主治】诸般风证，偏正头风。

【备考】方中通圣散，《医统》作“防风通圣散”。

93321 **愈风丹**（《普济方》卷一一六）

【组成】荆芥穗 乌药 天南星 川芎 黑附子 天麻 甘草 当归各一两（一方以防风代甘草）

【用法】上为细末，炼蜜为丸，如弹子大。每服一丸，茶清酒任下。

【主治】诸风。

93322 **愈风丹**（《医方类聚》卷二十四引《御医撮要》）

【组成】龙脑薄荷三两 天麻二两 天南星一两半 白附子一两 玄参一两半 大川乌头一两半

【用法】上为细末，后入龙脑、麝香各一分，研令极细，以怀州皂荚二梃（去皮子，切碎，入水三升，浸一宿，挼取浓汁，去滓，同蜜半升，入银器内，以文武火熬成膏一升，将此膏和前药，若药干，即以炼蜜和入臼内，捣一千杵，丸如大鸡头大。每服一丸，不拘时候，茶、酒任下。

【主治】一切风，凉风。

93323 **愈风丹**

《丹溪心法·附余》卷一。为《松崖医径》卷下“秘传愈疯丹”之异名。见该条。

93324 **愈风丹**（《校注妇人良方》卷三）

【组成】天麻 牛膝（同酒浸） 萆薢（另研细） 玄参各六两 杜仲七两 羌活十四两 当归 熟地黄 生地黄各一斤 独活五两 肉桂三两

【用法】上为末，炼蜜为丸，梧桐子大。常服五七十丸，病甚至百丸，空心、食前温酒或白汤送下。

【主治】妇人诸风肢体麻木，手足不遂，不能动履者。

【备考】本方原名“愈风汤”，与剂型不符，据《准绳·类方》改。

93325 **愈风丹**（《回春》卷二）

【组成】苍术（酒浸） 香白芷 南川乌（火炮） 南草乌（火炮）各四两 天麻 当归（酒洗） 防风 何首乌（火炮） 荆芥穗 麻黄（去根节） 石斛（去根，酒洗） 甘草各一两 南芎五钱

【用法】上为细末，炼蜜为丸，如弹子大。每服一丸，临卧茶清送下。急闷风，茶清送下；产后咳嗽肺风，红花汤送下；遍身筋骨疼痛，乳香汤送下；腰疼耳聋，肾气风，荆芥汤送下；眉毛脱落大风，天麻汤送下；口发狂言气心风，朱砂汤送下；十指断裂，盐汤送下；饮食无味，皂角汤送下；遍身疥癣肺风，茶送下；口眼㖞斜，茶汤送下；迎风冷泪，米泔汤送下；手足皮肿，天麻汤送下；大肠下血，烧独蒜汤送下；心胸闷，胸膈噎塞，姜汤送下；发狂吐沫，荆芥汤送下；妇人黄肿，当归汤送下；五般色淋，盐汤送下；鼻生赤点，葱汤送下；手足热困，苏木汤送下；发须脱落，盐汤送下；小儿脐风撮口，朱砂汤送下；耳作蝉声，川椒汤送下；口吐酸水，茴香汤送下；膀胱疼痛，艾醋汤送下；起坐艰难，地黄汤送下；偏正头痛，茶汤送下；眼跳热痒，米汤送下；小儿急慢惊风，金煎汤送下；手足麻痹，石榴皮汤送下；小儿吐虫，皂角汤送下；妇人赤白带下，甘草汤送下。

【主治】三十六种风。

【宜忌】勿见风，忌猪肉、雀肉三日。

93326 **愈风丹**（《墨宝斋集验方》卷上）

【组成】白芍药六两 当归（酒洗）六两 黄连七钱 川芎六两 何首乌（黑豆蒸过）一两 甘草（炙）四两 黄芩三两 生地黄二两五钱 秦艽（去芦，净肉）三两 羌活一两 天麻一两五钱（煨） 独活一两 荆芥三两 菖蒲（九节者）一两 防风三两 大黄（酒蒸）一两 南星（如半夏制）三两 滑石（水飞）三两 连翘（去子）三两 石膏（火煅，另研）一两 白僵蚕（炒，去丝嘴）一两 山栀（炒）一两五钱 蝉蜕（去土）一两 海桐皮一两五钱 麻黄（去节）三两 白术（炒）二两 桔梗一两五钱（炒） 红花一两五钱 玄明粉八钱 薄荷（炒）三两

【用法】上除石膏、玄明粉、滑石另研极细，余俱为末，

同一处炼蜜为丸,如梧桐子大。每服五七十丸,食前白滚汤送下。

【功用】养血清热,疏风化痰,通畅经络。

【主治】诸风。

93327 **愈风丹**(《证治宝鉴》卷一)

【组成】大黄 芒消 荆芥 麻黄 栀子 赤芍 连翘 甘草 桔梗 川芎 归身 石膏 滑石 薄荷 黄芩 白术 羌活 独活 细辛 天麻 甘菊 半夏 南星 橘红 茯苓 黄连 黄柏 枳实 熟地 制首乌

【用法】上研末。蜜为丸服。

【主治】中风。

93328 **愈风丹**(《成方制剂》3册)

【组成】制川乌80克 制草乌80克 苍术80克 白芷80克 当归20克 天麻20克 防风20克 荆芥穗20克 麻黄20克 石斛20克 制何首乌20克 羌活20克 独活20克 甘草20克 川芎10克

【用法】制成丸剂。口服,一次1丸,一日2次。

【功用】祛风散寒,活血止痛。

【主治】半身不遂,腰腿疼痛,手足麻木,偏正头痛,风寒湿痹。

【宜忌】孕妇遵医嘱服用。

93329 **愈风汤**(《卫生总微》卷六)

【组成】香附子(炒,揉去毛) 川芎 羌活(去芦)各等分

【用法】上为细末。每服一钱,水半盏,入酒两滴,同煎至七分,温服,急者汤酒调服。

【主治】小儿中风,瘖困不省。

93330 **愈风汤**(《保命集》卷中)

【异名】大愈风汤(《普济方》卷一一四)、羌活愈风汤(《洁古家珍》)。

【组成】羌活 甘草 防风 蔓荆子 川芎 细辛 枳壳 人参 麻黄 甘菊 薄荷 枸杞子 当归 知母 地骨皮 黄耆 独活 杜仲 吴白芷 秦艽 柴胡 半夏 前胡 厚朴 熟地黄 防己各二两 茯苓 黄芩各三两 石膏四两 芍药三两 生地黄 苍术各四两 桂枝一两

【用法】上剉。每服一两,水二盏,煎至一盏,去滓温服;如遇天阴,加生姜煎,空心一服,临卧再煎药滓服,俱要食远服,空心一服,嚥下二丹丸,为之重剂,以安神;临卧一服,嚥下四白丹,为之轻剂,以清肺。

【功用】行导诸经,安心养神,调阴阳。初觉风动,服此不致倒仆。

【主治】中风证内邪已除,外邪已尽者;及小儿惊痫搐急,慢惊风;脾肾虚,筋弱语言难,精神昏愦;内弱风湿;一臂肢体偏枯,或肥而半身不随,或恐而健忘者。

【加减】假令一气之微汗,用愈风汤三两,麻黄一两,均作四服,一服加生姜五片,空心服,以粥投之,得微汗则佳;如一旬之通利,用愈风三两,大黄一两,亦均作四服,如前煎,临卧服,得利则妙;常服之药,不可失四时之转,如望春大寒之后,加半夏二两(通四两),柴胡二两(通四两),人参二两(通四两),谓迎而夺少阳之气也;初夏三日,加石膏二两(通六两),黄芩二两(通五两),知母二两(通四两),谓迎而夺阳明之气也;季夏之月,加防己二两(通四两),白术二两,茯苓二两(通五两),谓胜脾土之湿也;初秋大暑后,加厚朴二两(通四两),藿香二两,桂一两(通二两),谓迎而夺太阴之气也;霜降之后望冬,加附子一两,桂一两(通二两),当归二两(通四两),谓胜少阴之气也,得春减冬,四时类此,虽立法于四时之加减,又宜临病之际,审病之虚实热寒,土地之宜,邪气之多少。

93331 **愈风汤**

《医学正传》卷七引朱丹溪方。为《丹溪心法·附余》卷二十一引《圣惠》“愈风散”之异名。见该条。

93332 **愈风汤**(《活人心统》卷一)

【组成】防风 人参 川归 羌活 川芎 柴胡 前胡 茯苓 枳壳 甘草 细辛 秦艽

【用法】水二钟,加生姜一片,煎至七分,食远服,滓再煎服。

【主治】诸不足风症,气血两虚,病后诸风。

【加减】恶寒,加肉桂;满闷,加厚朴;无汗,加麻黄;五心发热,加知母、地骨皮;气虚呕泻,加黄耆、白术;烦渴,加石膏;肾虚,加枸杞子、熟地黄;头风,加羌活、白芷;肝热风淫眼目,抽搐,加蔓荆子、菊花;湿痰,加半夏。

93333 **愈风汤**

《校注妇人良方》卷十九。为方出《活人书》卷十九,名见《玉机微义》卷三十九“举卿举败散”之异名。见该条。

93334 **愈风汤**(《万氏女科》卷三)

【组成】羌活 防风 当归(酒炒) 川芎 白芍(酒炒) 桂 黄耆 天麻 秦艽各二钱

【用法】生姜、大枣为引,水煎,热服。

【主治】产后中风。因产后正气暴虚,百节开张,风邪易入,调理失宜,风即中之,不省人事,口目蠕动,手足挛曲,身如角弓。

93335 **愈风汤**(《回春》卷二)

【方药】人参(去芦)一钱二分 白术(去芦)一钱二分 白茯苓(去皮)一钱二分 当归(酒洗)一钱二分 川芎八分 白芍(酒炒)一钱 陈皮一钱 半夏(姜制)一钱 枳实(麸炒)七分 防风 羌活各七分 甘草三分

【用法】上剉一剂,加生姜三片,大枣二枚,水煎,临卧入竹沥、姜汁,磨木香调服。先宜本经药治之,后用此方调理。

【主治】一切风症,卒中、初中,中腑、中脏及脏腑俱中。

93336 **愈风汤**(《玉案》卷二)

【组成】独活 羌活 蝉壳 半夏(姜矾制) 川芎 黄芩(酒炒)各一钱二分 黄连(姜汁炒) 白芍(酒炒) 当归 陈皮 荆芥 防风各八分 生地 威灵仙 金沸草 僵蚕 贝母 茯苓各一钱五分 胆星八分

【用法】水二钟,加生姜五片,大枣二枚,煎至八分,温服。

【主治】一切中风,言语难,肝肾虚,筋骨弱,及风热体重,四肢偏枯,半身不遂。

93337 **愈风汤**(《疡医大全》卷二十八)

【方药】苍术 陈皮 甘草 防风 皮消 苦参 瓦松 胡麻仁 紫背浮萍各等分

【用法】煎汤，洗浴。

【主治】痛风。

93338 **愈风汤**

《采艾编翼》。为《医便》卷三"愈风饮"之异名。见该条。

93339 **愈风饮**（《医便》卷三）

【异名】愈风汤（《采艾编翼》）。

【组成】川芎一钱二分　当归一钱二分　生地黄八分（姜汁炒）　熟地黄八分（姜汁炒）　红花四分（酒炒）　牛膝八分（酒炒）　半夏一钱（姜制）　甘草四分（炙）　橘红八分（去白，盐水洗）　羌活六分　防风六分　天麻一钱　南星（姜制）一钱　白术一钱五分　白茯苓一钱　薄桂枝六分（冬月七分）　黄芩八分（酒炒）　酸枣仁八分（炒）　白芍药二钱（酒炒）　黄柏三分（酒炒，夏月五分）

【用法】上作一服。水二钟，煎一钟，临服入姜汁、淡竹沥各三茶匙，清晨温服。

【功用】活血消痰，疏风顺气，走肌表，利关节。

【主治】中风。半身不遂，手足欠利，语言费力，呵欠喷嚏，口眼㖞斜宽弛，头目眩晕，痰火炽盛，筋骨时痛，头痛心悸。

【加减】冬月，减黄芩三分，加炮川乌二分，桂亦减半；风病减川乌、桂；羌活风家要药，若冬有感冒加至一钱。

93340 **愈风酒**（《潜斋简效方》）

【组成】陈海蜇十二两　马料豆　嫩桑枝　松针（杵烂）各四两

【用法】醇酒七斤，封浸煮炷香。

【主治】诸风。

93341 **愈风散**（《妇人良方》卷十九引华佗方）

【异名】如圣散（《证类本草》卷二十八引《经验方》）、青金散（《产宝诸方》）、荆芥散（《卫生家宝产科备要》卷六）、再生丹（《续医说》卷九引《曾公谈录》）、独行散（《本草纲目》卷十四）、华佗愈风散（《准绳·女科》卷五）、举轻古拜散（《明医指掌》卷九）。

【组成】荆芥（略焙为末）

【用法】每服三钱，豆淋酒调下，用童子小便亦可，口噤者灌，齿龈噤者吹鼻中皆效。

【主治】产后中风，口噤，牙关紧急，手足瘛疭如角弓状，血晕，四肢强直，不省人事。

93342 **愈风散**（《丹溪心法·附余》卷二十一引《圣惠》）

【异名】愈风汤（《医学正传》卷七引朱丹溪方）。

【组成】荆芥穗（焙）　当归身尾各等分

【用法】上为末。每服三钱，豆淋酒调下，用童便亦可，口噤者斡开灌之。一方蜜为丸，或面糊为丸，如梧桐子大。每服五十丸，空心米饮送下。

【主治】产后中风，不省人事，口噤牙禁，手足瘛疭，角弓反张，口吐涎沫；血晕，四肢强直，或築心眼倒，吐泻欲死者。

【备考】豆淋酒：用大黑豆不拘多少，炒焦，投好酒中。

93343 **愈风散**（《普济方》卷二七二）

【组成】菊花（去枝梗）　乌头（炮）　乌蛇（炙）　地骨皮　川芎　桔梗　苦参各三两　草乌（炮）二两

【用法】上㕮咀。每服三两，用好酒一瓶，浸七日取出，温服一盏，日食三次。

【主治】风寒暑湿等疮。

【宜忌】忌发风等物。

93344 **愈风散**（《医统》卷九十三）

【组成】淡豉（为末）　真水银　轻粉　枳壳末

【用法】上各抄小钱上二钱，五更初煎糯米饮调下。至早饭后，稍觉困倦，欲睡不睡，乃药力搜风使然，逐下恶物后，次服鹤虱丸。

【主治】一切新久大风恶疾。

【备考】鼻梁塌者不治。

93345 **愈风散**（《麻症集成》卷四）

【组成】力子　防风　蝉蜕　竹叶　僵蚕　紫金花　地龙干

【主治】麻疹。因风寒所触，一出即没，喘急肿满者。

93346 **愈金汤**（《圣济总录》卷一七二）

【组成】山栀子（炒黄）一两　瞿麦半两　木通（剉）半两　滑石（研）一分　甘草（炙）一两　竹叶（切，焙）一两

【用法】上为粗末。二岁儿每服一钱匕，水一盏，入沙糖皂子大，同煎五分，去滓温服，一日两次。

【主治】小儿疳渴喜水，小便淋。

93347 **愈疟酒**（《齐民要术》卷七）

【组成】米一石　曲一斤（为末）

【用法】四月八日，上二味，俱酘水中，待酢，煎一石，取七斗，待冷，入曲四斤，一宿，上生白沫起，炊秫一石，冷酘三日酒成，频频温饮之。

【主治】诸疟疾。

93348 **愈疟散**（《绛囊撮要》）

【组成】代赭石五块（烧红，醋淬）　朱砂五分　砒霜一豆大

【用法】用纸包七重，打湿煨干，入麝香少许为末，香油调一分，涂鼻尖上及眉心四肢。

【主治】小儿疟疾。

【宜忌】切忌入口。

93349 **愈毒汤**（《医学六要·治法汇》卷五）

【组成】土茯苓四两　白鲜皮　苦参　金银花各三钱　黄柏一钱　皂角子三十粒　薏苡　木通　防风各二钱

【主治】曾病梅疮而头痛不止，或咽中痛，或臂膊有一块痛，属疮毒者。

【加减】气虚，加参、耆；血虚，加四物。

93350 **愈带丸**（《仙拈集》卷三）

【组成】寒水石　荞面各等分

【用法】上研细末，用水为丸，如弹子大，阴干。临服时用一丸，烧灰存性为末，黄酒调服。出汗即愈；病重者炒热，艾熏脐。

【主治】赤白带下。

93351 **愈带丸**（《成方制剂》10 册）

【组成】当归 90 克　白芍 120 克　芍药花 90 克　熟地黄 90 克　艾叶（炒炭）90 克　棕榈炭 90 克　蒲黄（炒）120 克　百草霜 90 克　鸡冠花 120 克　香附（醋炙）90 克　木香 90 克　知母 60 克　黄柏 60 克　牛膝 90 克　干姜

(微炒)90克　肉桂(炒焦)90克　甘草(蜜炙)90克

【用法】上制成丸剂。口服,一次6克,一日2次。

【功用】益气调经,散寒止带。

【主治】气虚血亏,子宫寒湿引起的经血不调、赤白带下、凝滞腹痛、腰腿酸软、骨蒸潮热、头晕耳鸣。

【宜忌】❶忌食生冷油腻。❷孕妇忌服。

93352　**愈带丸**(《饲鹤亭集方》)

【组成】熟地四两　白芍五两　当归三两　川柏　良姜各二两　川芎一两　椿根皮十五两

【用法】米饮糊丸服。

【主治】妇人冲任不固,带脉失司,赤白带下,经浊淋漓。

93353　**愈哕汤**(《普济方》卷一三八)

【组成】香附子三两(炒)　橘皮　生姜(切)各一两

【用法】上以水二升,煮取一升,温服五合。

【主治】伤寒下后哕者。

93354　**愈疮枣**(《外科全生集》卷四)

【组成】红枣三斤　猪板油一斤　陈酒三斤

【用法】共入砂锅煮干,加水三斤,煮至一半,不时取食,暑天均五六次煮。

【主治】疮症。

93355　**愈疯丸**(《秘传大麻疯方》)

【组成】生漆半斤(用蟹五只竹刀切碎,拌漆内滤去滓,煮三炷香)　豨莶半斤(九蒸九晒)　苍耳草(净仁)四两　雄黄五钱　苦参六两　防风四两

【用法】共为末,将前漆水为丸,如梧桐子大。每服十五丸,加至五十丸,七十丸止。

【主治】白点疯。

【宜忌】忌生冷、猪、羊、鹅肉等物。

93356　**愈浊丸**(《丹溪心法》卷五,名见《仙拈集》卷二)

【组成】良姜　芍药　黄柏各二钱(炒成灰)　椿树根皮一两半

【用法】上为末,粥为丸。每服四五十丸,空心服。

【主治】带下赤白浊。

【备考】方中良姜,《仙拈集》作"干姜"。

93357　**愈疸汤**(《仙拈集》卷一)

【组成】地骨皮三两　砂仁一两　黑枣四两(砂仁藏内)

【用法】分四剂,用水二碗,煎至七分,露一宿,五更热服。深者三帖必效。

【主治】黄疸。

93358　**愈黄丹**(《妇产科学》)

【组成】水蛭三钱　虻虫二钱　制乳没各二钱　黄连二钱　蜂房三钱　黄柏三钱　丹皮四钱　龙胆草五钱

【用法】上药研末,各取净粉,照方三十料混合后用银花三两煎汤,水泛为丸,雄黄三钱为衣(忌高温烘)。每次五分,一日二次,吞服。

【功用】健脾化湿,清热解毒。

【主治】湿毒下注之子宫颈癌。患者一般情况尚好,但有白带绵下,量多,伴有腥臭,或见红,口干苦,腹疼,苔薄腻或黄腻,舌质红,脉滑数。

93359　**愈蛊散**(《医统》卷三十二引《医林方》)

【组成】瞿麦　葛根　甘遂各五钱　牵牛　芫花　滑石　葶苈　胡椒各三钱

【用法】上为细末。每服一钱,加至二钱,空心好酒调服。

【主治】十种蛊气。

93360　**愈痔丸**(《全国中药成药处方集》沈阳方)

【组成】石莲子　制大黄　象牙　槐角各二两　黄连　黄芩　赤芍　川芎　黄柏　当归　怀牛膝各一两　蛇蜕　全蝎各五钱　京墨三钱

【用法】上为细末,炼蜜为丸,重二钱。每服一丸,白开水送下。

【功用】消肿排脓,化腐生新。

【主治】内痔、外痔。疼痛流水,结核不消,溃烂成脓,日久生管,肛门肿痛。

【宜忌】忌辛辣油腻。

93361　**愈痔散**(《御药院方》卷八)

【组成】南乳香(别研)　槐花(微炒)　木香　商枳壳(麸炒,去瓤)　鹤虱　荜澄茄(去蒂)　白芜荑各一两

【用法】上为细末。始服时先嚼桃核一个,次用热酒一盏,调药二钱,空心食前日进一服。

【主治】一切肠风痔漏,无问新久。

【宜忌】忌发热风动气等物。

93362　**愈渊丸**(《成方制剂》20册)

【组成】黄芩(酒制)50克　栀子50克　玄参50克　辛夷50克　苍耳子50克　麦冬30克　地骨皮30克　赤芍30克　连翘30克　白芷30克　薄荷30克　荆芥30克　花粉30克　甘草30克　桔梗30克

【用法】上制成丸剂。口服,一次1丸,一日3次。

【功用】清肺泻火,消肿止痛。

【主治】肺热鼻塞,不闻香臭,鼻孔红肿,咽喉肿痛。

93363　**愈痛丸**(《杨氏家藏方》卷五)

【组成】雷丸　石菖蒲　姜黄各一两　五灵脂(去砂石)　槟榔各半两　延胡索三钱　茴香(炒)　胡椒各二钱　蝎梢(去毒,微炒)　斑蝥(麸炒黄色,去头足翅)各二十一枚　没药一分(别研)　巴豆一百粒(不去油,别研)

【用法】上为细末,入巴豆和匀,醋煮面糊为丸,如绿豆大,朱砂为衣。每服三丸,热醋汤送下;如小肠气,食后热酒调灯心灰送下。

【主治】心腹作痛,往来无定,及小肠疝气。

93364　**愈痛丸**(《魏氏家藏方》卷六)

【组成】川萆薢　鳖甲　川当归(去芦,酒浸)　三棱(炮)　破故纸(炒)　神曲(炒)　蓬莪术(炮)　麦蘖(炒)　熟干地黄(洗)各一两　干漆(炒令烟尽)　延胡索(炒)　茴香(淘去沙,炒)　沉香(不见火)　肉桂(去粗皮,不见火)　没药各半两(别研)　麝香半钱(别研)

【用法】上为细末,醋煮面糊为丸,如梧桐子大。每服二十丸至三十丸,温酒或盐汤送下,不拘时候,一日二服。

【主治】惊忧气滞,脾肾积寒,内夹冷气,久成痃癖癥瘕,透隐皮肤,或两胁牵痛不已,及小肠奔豚气痛。

93365　**愈痛丸**(《普济方》卷三一八)

【组成】续断　杜仲(炒去丝)　山药　川芎　独活(去芦)　狗脊(火燎去毛,酒浸一宿,焙干)　萆薢(酒浸蒸,焙干,急用不浸)各等分

【用法】上为细末,酒调糊为丸,如梧桐子大。每服五十丸,空心盐酒送下;妊娠用阿胶汤送下。

【主治】妇人肾气不足,身疼腰痛;妊娠损劳其肾,伤动其候,风寒所侵,血气所搏,妇人肠系胞络腰疼,孕难安保者;既产而有所损耗肾经,气血暴伤,风邪袭之得入,留滞腰间,气腰痛者。

93366　**愈痛丸**(《玉案》卷五)

【组成】当归　白芍　羌活　川芎　香附各二两(艾煮)　肉桂五钱　玄胡索　桃仁各八钱　乳香　没药各三钱(箬炙去油)

【用法】上为末,以酒为丸。每服二钱,空心白滚汤送下。

【主治】产后遍身疼痛。

93367　**愈痛散**(《医方类聚》卷九十三引《济生》)

【组成】五灵脂(去砂石)　玄胡索(炒,去皮)　蓬莪术(煨,剉)　良姜(剉,炒)　当归(去芦,洗)各等分

【用法】上为细末。每服二钱,热醋汤调下,不拘时候。

【主治】急心痛,胃痛。

【备考】《玉案》有甘草。

93368　**愈风饼子**(《儒门事亲》卷十二)

【组成】川乌半两(炮制)　川芎　甘菊　白芷　防风　细辛　天麻　羌活　荆芥　薄荷　甘草(炙)各一两

【用法】上为细末,水浸蒸饼为剂,捏作饼子。每服三五饼子,细嚼,茶酒送下,不拘时候。

【主治】雷头,胸中有寒痰,多沐,使头上赤肿核,或如生姜片酸枣之状;妇人头风眩晕,登车乘船亦眩晕眼涩,手麻发脱,健忘喜怒者。

93369　**愈创软膏**(《常用中成药》)

【组成】檵木叶浸膏　煅甘石　煅石膏　煅寒水石　煅珍珠母　冰片

【用法】制成油膏。将药膏均匀地涂在纱布上,面积应比创面稍大,贴于患处,外用纱布包扎固定,每日换药一次。如用于脱痂,药膏要摊稍厚些;如脓液减少,可隔日换药一次。

【功用】清热消炎,生肌收口。

【主治】烧伤。

93370　**愈癣药酒**(《药奁启秘》)

【组成】苦参子　槟榔　白及　洋樟　土槿皮　木通　方八　生姜　百部　花椒各一两

【用法】高粱酒三斤浸之。涂患处。

【主治】一切癣疾。

93371　**愈三消胶囊**(《新药转正》28 册)

【组成】黄耆　地黄　熟地黄　麦冬　天冬　玄参　五味子　淫羊藿(制)　丹参　红花　当归　黄连　知母　党参　天花粉　红参　鹿茸

【用法】上制成胶囊剂。饭前口服,一次 8 粒,一日 3 次。疗程 3 个月或遵医嘱。

【功用】养阴生津,益气活血。

【主治】轻、中度 2 型糖尿病属气阴两虚夹瘀症者,症见口渴喜饮,易饥多食,疲倦乏力,自汗盗汗,舌质暗、有瘀斑,脉细数等。

【宜忌】❶孕妇忌服。❷病情属阴虚火旺者不宜服用。

【临床报道】糖尿病:《医学研究通讯》[1998,27(12):12]治疗 2 型糖尿病 300 例,结果:对空腹及餐后 2 小时血糖均有明显改善,疗效以 50 岁以上老龄组疗效最好。

【现代研究】❶对大鼠血糖的影响:《医学研究通讯》[1998,27(12):12]能明显降低四氧嘧啶型糖尿病大鼠的血糖。❷对血清甘油三酯的影响:《医学研究通讯》[1998,27(12):12]能明显降低四氧嘧啶型糖尿病大鼠的血脂。

93372　**愈风化痰丸**(《直指·附遗》卷四)

【组成】何首乌(酒浸)　僵蚕　光乌(酒浸,去皮)　全蝎　南星(姜制)　半夏(便煮)　桑寄生　荆芥　牙皂(瓦炒)　破故纸(炒)　陈皮(去白)　菟丝子(炒)各二两　地黄(去土)八两　木香一两　沉香一两半　白芍药(酒炒)　川乌(酒浸,去皮)　天麻一两二钱　黄芩(酒炒)二两　防风(去芦)　汉防己　白术(炒)　当归(酒洗)各二两　羌活　独活各一两五钱　杜仲(姜汁炒)四两　巴戟(去心)三两

【用法】上共为细末,酒打米糊为丸,如梧桐子大。每服一百丸,空心、食前酒送下,日服二次。

【主治】历节风。

93373　**愈风四物汤**(《妇科玉尺》卷四)

【组成】四物汤加荆芥　细辛　麻黄　防风　甘草

【主治】产后头风。

93374　**愈风换肌丹**(《寿世保元》卷九)

【组成】白花蛇二条(头尾全者,酒浸,二三日去骨阴干)　苦参四两　皂角五斤(去皮弦,用酒浸一宿,取出,以水熬膏)

【用法】上为末,以皂角膏和丸,如梧桐子大。每服七十丸,以防风通圣散送下。

【主治】疠风。手足麻木,毛落眉脱,满身癞疹,搔痒成疮。

93375　**愈风润燥汤**(《古今医鉴》卷二引孙尚书方)

【组成】川芎一钱　当归一钱二分　熟地黄　生地黄(姜汁炒)　牛膝(酒炒)　红花各八分　羌活　防风各六分　南星(制)　天麻　半夏(制)　橘红(盐水洗)　白茯苓　黄芩各一钱半　桂枝五分　白术(炒)二钱　白芍药　酸枣仁　黄柏各七分　甘草(炙)四分

【用法】上㕮咀。水煎,临服入竹沥、姜汁各三匙。

【功用】半攻半补。

【主治】诸风瘫痪,痿,痹。

93376　**愈风润燥汤**

《杂病源流犀烛》卷十二。为《回春》卷二“加减润燥汤”之异名。见该条。

93377　**愈风燥湿化痰丸**

《景岳全书》卷五十四。为《医统》卷十二“燥湿化痰丸”之异名。见该条。

猿

93378　**猿猴入洞**(《疡科遗编》卷下)

【组成】推车虫二十个　大花蜘蛛五个(如五个有五色者最妙)

【用法】上药共打和为丸，如芥菜子大，阴干。临用纳一丸入管内，外用膏盖。

【主治】一切痔管并痈疽虚管。

93379　**猿猴上树方**(《遵生八笺》卷十八)

【组成】黑牯牛胆一个　槐子一两(焙)　五倍子(炒焦，去烟)一两　石榴皮五钱(焙)　白矾一钱

【用法】共为细末，装胆内，吊起阴干十四日，先将铅打一罐，将胆内药物尽倾入罐，去胆皮，再加核桃油一小盏，桑霜三钱，麝香一分，搅入胆药内，封罐，重汤煮一炷香取起。须白用肥皂汤洗洁，以猪脬或鸡食袋、油纸包手指，蘸药捻须下半节，不必近根，自然上去，其黑如漆。

【功用】乌须发。

馏

93380　**馏水石膏饮**(《衷中参西》上册)

【组成】生石膏(轧细)二两　甘草三钱　麻黄二钱

【用法】上用蒸汽水(僻处若无汽水，可用甘澜水代之)煎二三沸，取清汤一大碗，分六次温服。前三次，一点钟服一次，后三次，一点半钟服一次。病愈则停服，不必尽剂，下焦觉凉者，亦宜停服。

【主治】胸中先有蕴热，又受外感，胸中烦闷异常，喘息迫促，其脉浮洪有力，按之未实，舌苔白而未黄者。

【方论选录】此方取汽水轻浮之力，能引石膏上升，以解胸中之烦热；甘草甘缓之性，能逗留石膏不使下趋，以专其上行之力；少佐麻黄解散太阳之余邪，兼借以泻肺定喘，而胸中满闷可除。

【临床报道】伤寒：奉天东站经理矿务钱慕韩，患之同乡，其妇人于仲冬得伤寒，四五日间喘不能卧，胸中烦闷异常，频频呼唤，欲自开其胸。诊其脉浮洪而长，重按未实，舌苔白厚。知其证虽入阳明，而太阳犹未罢也。为拟此方，汤成后，俾徐徐分六次服之，因病在上焦，若顿服，恐药力下趋，则药过病所，而病转不愈也。服至三次，胸间微汗，病顿见愈，服至尽剂，病愈十之八、九。再诊其脉，关前犹似浮洪，喘息已平，而从前兼有咳嗽未愈。继用玄参一两，杏仁(去皮)二钱，蒌仁、牛蒡子各三钱，两剂全愈。

腻

93381　**腻香散**(《普济方》二九九引《旅舍方》)

【组成】黄柏(蜜炙)一钱　腻粉　麝香各少许

【用法】上研匀。贴之，一日三次。

【主治】口舌唇吻等疮。

93382　**腻粉丸**(《圣惠》卷六十六)

【组成】腻粉一钱　定粉半两(炒，微黄)　夜明砂一两(微炒)　桂心半两　斑蝥一分(以糯米拌炒米黄为度，去头翅足)　犀角屑三分

【用法】上为末，同研令匀，用软饭和丸，如绿豆大。每于食前以暖酒送下五丸。

【主治】气毒瘰疬，结硬疼痛，不能消散者。

93383　**腻粉丸**(《圣惠》卷七十一)

【组成】腻粉一钱　硇砂一分　青黛一钱　悉蔺脂一钱　巴豆十枚(去皮、心，研，纸裹压去油)

【用法】上都研令极细，以蒸饼和丸，如绿豆大。每服三丸，五更初以温酒送下。如下得恶物，看多少，次日更加减服之。

【主治】妇人远年食癥，黄瘦不欲饮食。

93384　**腻粉丸**(《圣惠》卷八十五)

【组成】腻粉半分　巴豆霜半分　郁金一分(末)　地龙一分(末)　麝香半分(细研)　马牙消一分

【用法】上都研令细，以糯米饭和丸，如绿豆大。一岁一丸，以薄荷汤送下；三岁以上即服三丸。

【主治】小儿天钓。脏腑风热壅滞，四肢抽掣，大小便不利。

93385　**腻粉丸**(《圣惠》卷八十六)

【组成】腻粉一钱　麝香一钱(细研)　蟾酥半钱　牛黄一分(细研)　朱砂一分(细研)　巴豆二十枚(用油一小盏，于铫子内煎候热，即一个个抛入油内，爆者拈入水内，总了控出，去黑皮及油用)

【用法】上都研令匀，用水浸蒸饼和丸，如黄米大。每服一丸，以粥饮送下，一日二次。稍利为度

【主治】小儿惊疳。身体壮热，发歇不定，腹中壅闷。

93386　**腻粉丸**(《圣惠》卷八十八)

【组成】腻粉一钱　雄雀粪一分(微炒)

【用法】上都研令匀，以枣瓤和丸，如粟米大。每服一丸，以新汲水送下。取下黏滞恶物为效。

【主治】小儿乳癖。胁下结块不消者。

93387　**腻粉丸**(《医方类聚》卷一四一引《王氏集验方》)

【组成】腻粉五钱　定粉三钱

【用法】上研匀，水浸蒸饼心为丸，如绿豆大。每服七丸或十丸，空心煎艾汤送下。

【功用】血痢。

93388　**腻粉散**(《圣惠》卷五十七，名见《普济方》卷三〇八)

【组成】腻粉一分　生姜汁

【用法】上药调和。涂咬处。

【主治】蜈蚣咬伤。

93389　**腻粉散**(《圣惠》卷六十五)

【组成】腻粉一两　黄连一两(去根末)　胡粉一两(炒令微黄)　松脂一两

【用法】上都细研。先以温浆盐水洗疮令净，拭干，以散敷之；如疮干，用生油调涂。以愈为度。

【主治】月蚀疮。

93390　**腻粉散**(《圣惠》卷八十三)

【组成】腻粉一分　皂荚一梃(长七八寸者，去黑皮，涂酥，炙令香熟)

【用法】将皂荚为末，入腻粉同研令匀。不拘时候，以温水调下一字。

【主治】小儿热渴不止。

93391　**腻粉散**(《圣惠》卷九十)

【组成】腻粉一分　黄耆一分(剉)　糯米三七粒　斑蝥二七枚(去翅足，糯米拌炒令黄)

【用法】上为细散。每服一字，空腹以温酒调下。良

久，吃少许醋汤，病随小便中出。

【主治】小儿瘰疬。

93392 **腻粉散**（《御药院方》卷八）

【组成】腻粉二钱　藜芦末半两　狼毒末三钱

【用法】上三味拌匀。每用干擦患处。

【主治】皮肤受风邪，发作痒痛诸疮。

93393 **腻粉散**（《普济方》卷三〇七）

【组成】腻粉一分　香墨少许　荜茇少许

【用法】上为散。每用半麦许，点大眦角，男左女右。其痛立止。

【主治】蝎螫。

93394 **腻粉散**（《普济方》卷三〇八）

【组成】腻粉半两　麝香少许

【用法】上相和研匀。生姜汁调涂咬处。

【主治】蜈蚣咬伤。

93395 **腻粉膏**（《圣惠》卷三十二）

【组成】腻粉一两

【用法】以口脂调如膏。每日于大眦上点三五度。

【主治】眼赤烂，开不得。

93396 **腻粉膏**（《圣惠》卷六十四）

【组成】腻粉一两　胡粉一两（细研）　松脂半两　猪脂六两（炼了者）　黄连一两（去须，捣末）　甘草一两（生捣末）

【用法】先以猪脂煎松脂，化后去滓，下四味搅令匀，倾于瓷盒中。每日涂三四次。

【主治】热毒风疮肿痛。

93397 **腻粉膏**（《普济方》二九九引《圣惠》）

【组成】杏仁二两（汤浸，去皮尖，炒令黄黑色）　豉二两（微炒）　腻粉二分　硫黄半两（细研）

【用法】上先捣杏仁、豉如泥，即入腻粉、硫黄，同研令匀。先以葱、盐汤洗，后以生油调涂之。

【主治】头疮，年久不愈者。

93398 **腻粉膏**（《圣济总录》卷一一〇）

【组成】腻粉　水银　粉霜各一分

【用法】上三味，用瓷钵令男子溺六十日后，用铫子内铺纸一重，衬三味药，以湿纸罩铫面，中心留一窍，如指大，以前瓷钵复之。用湿纸封缝，更以湿沙厚拥四面，钵上置水一盏，慢火熬，候干冷取钵，扫取水银。令患者就病目卧，取药半豆大，纳在耳中，少时目痒揉之，翳随手落。避风将息三两日。

【主治】痘疮入目生翳，累治不效者。

93399 **腻粉敷方**（《圣济总录》卷一四八）

【组成】腻粉一分

【用法】上一味，用生姜自然汁调匀。敷患处。

【主治】一切虫啮痛。

93400 **腻粉滑石丸**（《鸡峰》卷十九）

【组成】腻粉　滑石　海蛤　大麦蘖各二钱　粉霜　硇砂各一钱　斑蝥四十九个

以上末之，以石脑油和团面裹烧熟，再入：

白丁香　白鹰调　鹳鹊粪　燕子粪各二钱

【用法】上研匀，与前药再用石脑油和丸，如梧桐子大。每服一丸，用大瞿麦汤送下。

【主治】水气。

腰

93401 **腰子汤**（《医学入门》卷三）

【组成】猪腰子一枚　香蕈　葱白　芍药各一两

【用法】水煎，温服。

【主治】产后蓐劳，虚羸喘促，寒热如疟，肢痛面黄。

93402 **腰子散**（《直指》卷十八）

【组成】黑牵牛（炒熟）　白牵牛（炒熟）各等分

【用法】上为末。每服挑三钱匕，猪腰一副，薄切开缝，入川椒五十粒，茴香一百粒，以牵牛末遍掺入肾中，线系，湿纸数重裹，煨香熟，出火气，灯后空腹嚼吃，好酒送下。少顷就枕，天明取下恶物即愈。

【主治】疝气、肾气作痛。

93403 **腰疼丸**（《成方制剂》14 册）

【组成】补骨脂（盐炒）150 克　南藤（山蒟）150 克　续断 50 克　吉祥草 75 克　牛膝（酒炒）38 克　山药 38 克

【用法】制成丸剂。口服，一次 1～2 丸，一日 2 次。

【功用】行气活血，散瘀止痛。

【主治】闪跌扭伤与急性劳损等腰痛。

93404 **腰痛丸**（《中国药典》2010 版）

【组成】杜仲叶（盐炒）100 克　盐补骨脂 75 克　狗脊（制）75 克　续断 75 克　当归 100 克　赤芍 40 克　炒白术 75 克　牛膝 75 克　泽泻 50 克　肉桂 25 克　乳香（制）25 克　土鳖虫（酒炒）40 克

【用法】上制成丸剂，❶每 10 粒重 0.75 克；❷每 10 粒重 1 克。用盐水送服。一次 9 克，一日 2 次。

【功用】补肾活血，强筋止痛。

【主治】肾阳不足，瘀血阻络所致的腰痛及腰肌劳损。

【宜忌】孕妇禁用；阴虚火旺及实热者慎用。

【备考】本方改为片剂，名“腰痛片”（见原书）。

93405 **腰痛片**

《中国药典》2010 版。即原书“腰痛丸”改为片剂。见该条。

93406 **腰痛汤**（《脉症正宗》卷一）

【组成】熟地二钱　当归一钱　黄耆一钱　杜仲一钱　香附一钱　川芎一钱　升麻三分　青盐三分

【主治】肾虚腰痛。

93407 **腰痛汤**（《脉症正宗》卷一）

【组成】熟地二钱　当归一钱　香附一钱　川芎一钱　青皮八分　木通八分　白芍八分　薄荷八分

【主治】失志腰痛。

93408 **腰痛饮**

《仙拈集》卷三。即《达生篇》卷中“紫酒”。见该条。

93409 **腰痛酒**（《中药制剂汇编》）

【组成】杜仲五钱　破故纸三钱　苍术三钱　鹿角霜三钱

【用法】上为粗末，加入白酒一斤，浸泡七日，过滤，去滓即成。口服，每次二酒杯，早、晚各一次，连服七日。

【功用】温肾散寒，除风利湿。

【主治】风湿腰痛,远年腰痛。

93410 **腰痛神方**(《种福堂方》卷二)

【组成】雄猪腰子一付(铜刀破开,去中间血膜及外边油腻) 青盐(炒)二钱 大茴一钱五分 当归一钱五分 杜仲五钱(去丝)

【用法】上为末,入腰子内,放瓷器中过一宿,明早用韭菜上下铺蒸熟,用火酒洗去药末,将腰子用铜刀切片,好陈酒空心送下,多年者吃五六付,乍起者一二付。即愈。

【主治】腰痛。

93411 **腰痛神方**(《种福堂方》卷二)

【组成】杜仲 补骨脂 牛膝 香附各三钱 青盐一钱半

【用法】将雄猪腰二对,竹刀剖开去筋丝,每个内外拌药,用湿草纸包,灰火煨熟,去药,酒下。一醉即愈。

【主治】腰痛。

93412 **腰腹痛丸**(《医学正印》卷下)

【组成】杜仲三两(酥炙) 阿胶四两(蛤粉炒) 麦门冬四两(去心) 生地黄六两(酒洗) 白芍八两(生用四两,酒炒四两) 北五味子三两 青蒿子三两 山茱萸肉三两 银柴胡一两 枳壳三两(江西陈者良,半生半炒) 艾叶二两(用浸香附醋打糊饼晒干) 鳖甲四两(醋炙) 枇杷叶(去毛,蜜炙)十两

【用法】上为末,醋煮山药粉糊为丸,如梧桐子大。每服三钱,空心淡醋汤送下。

【主治】经行先期,腰腹疼痛。

93413 **腰椎痹痛丸**(《成方制剂》16 册)

【组成】白芷 萆薢 赤芍 当归 独活 防风 防己 骨碎补 桂枝 海风藤 红花 千年健 秦艽 桑寄生 桃仁 威灵仙 五加皮 续断 制草乌

【用法】上制成丸剂。口服,一次 2 克,一日 3 次。

【功用】壮筋骨,益气血,舒筋活络,祛风除湿,通痹止痛。

【宜忌】感冒发热者勿服。

【主治】实证腰痛。

93414 **腰痛六合散**(《回生集》卷上)

【组成】杜仲(炒断丝) 肉苁蓉(酒洗,去鳞甲) 川巴戟 小茴香 补骨脂(盐汤净浮水面者掠去不用) 净青盐各等分

【用法】上为细末听用。再用羊腰子二个,将竹刀剖开,散药末在上,仍合住,外用熟面包好,微火煨熟,好酒送下。

【主治】腰痛伛偻不能步履。

93415 **腰痛立安散**(《摄生众妙方》卷七)

【组成】杜仲(去皮,炒断丝) 橘核(炒,取仁)各等分

【用法】上为末。每服二钱,入盐少许,食前温酒调下。

【主治】腰痛。

93416 **腰痛宁胶囊**(《中国药典》2010 版)

【组成】马钱子粉 土鳖虫 川牛膝 甘草 麻黄 乳香(醋制) 没药(醋制) 全蝎 僵蚕(麸炒) 麸炒苍术

【用法】上制成胶囊剂,每粒装 0.3 克。黄酒兑少量温开水送服。一次 4~6 粒,一日 1 次。睡前半小时服或遵医嘱。

【功用】消肿止痛,疏散寒邪,温经通络。

【主治】寒湿瘀阻经络所致的腰椎间盘突出症、坐骨神经痛、腰肌劳损、腰肌纤维炎、风湿性关节痛,症见腰腿痛、关节痛及肢体活动受限者。

【宜忌】孕妇及儿童禁用;心脏病、高血压及脾胃虚寒者慎用;不可过量久服。

93417 **腰滞二妙汤**(《名家方选》)

【组成】毛莨根 前胡 桑白 蕈菜(细剉)各等分 肉桂少许

【用法】上二钱半为一剂,以水三合,煮取二合,滓再以水二合煮取一合。

【主治】妇女赤白带下,或产后腰弱不能步者。

93418 **腰痹通胶囊**(《中国药典》2010 版)

【组成】三七 川芎 延胡索 白芍 牛膝 狗脊 熟大黄 独活

【用法】上制成胶囊剂,每粒装 0.42 克。口服。一次 3 粒,一日 3 次,宜饭后服用。30 天为一疗程。

【功用】活血化瘀,祛风除湿,行气止痛。

【主治】血瘀气滞、脉络闭阻所致腰痛,症见腰腿疼痛、痛有定处、痛处拒按,轻者俯仰不便、重者剧痛不宜转侧;腰椎间盘突出症见上述症状者。

【宜忌】孕妇忌服;消化性溃疡性患者慎服或遵医嘱。

93419 **腰痛二号验方**(《效验秘方·续集》石仰山方)

【组成】川楝子 10 克 香附 10 克 青皮 10 克 陈皮 10 克 元胡 12 克 当归 10 克 丹参 12 克 白芥子 10 克 制草乌 10 克 桑寄生 12 克 狗脊 12 克

【用法】日 1 剂,水煎 2 次,早晚分服。

【功用】行气止痛,活血化瘀。

【主治】气滞血瘀型腰痛。常见于跌打挫闪损伤腰部,使恶血留于经脉之中发生的腰痛,证候特点为腰部痛胀,痛处拒按,转侧仰俯不利,局部可伴有肿胀等症。

【方论选录】方中川楝子、香附、元胡、桃仁、丹参等活血化瘀,配以制草乌通畅太阳督脉阳气,以助行气活血,狗脊、桑寄生以固真气之损,白芥子的运用,为其用药之妙,因气滞血瘀,肾气不利,可能会引起津气凝聚不畅,与气血相互结滞,白芥子不但能够通导行气,更能开结宣滞,从而增强了治疗效力。损伤性腰痛损伤腰部或附近经络,致经脉瘀阻而腰痛,病之初多为气滞血瘀,每用此方多获良效,若病程延久,反复发作,即所谓“久病及肾”,则需以温肾补虚为治疗原则。

93420 **腰痛三号验方**(《效验秘方·续集》石仰山方)

【组成】生地 15 克 熟地 15 克 杜仲 10 克 菟丝子 10 克 仙灵脾 15 克 补骨脂 10 克 山茱肉 10 克 独活 10 克 桑寄生 10 克 狗脊 12 克 陈皮 10 克 青皮 10 克

【用法】日 1 剂,水煎 2 次,早晚分服。

【功用】温肾补虚,固腰息痛。

【主治】肾气亏虚型腰痛。常见于腰部损伤后治疗不及时,不彻底,导致症情缠绵,腰痛反复发作,证候特点为腰部隐隐作痛,腰膝疲软,喜按喜揉,遇劳更甚,经常反复

发作。

【方论选录】方中菟丝子、补骨脂、仙灵脾温肾补其精气，生熟地、山茱肉滋补肾之阴血，温凉结合，其意在温通、阴中求阳。杜仲、狗脊、桑寄生健筋壮骨、固腰，以益养肾之气血，当归养肝之血以生肾中之阴（肝肾同源）。青陈皮行气和血健脾胃，独活通行少阴督脉，以助气化为引药。全方用药把阴中求阳与阳中求阴辨证地统一了起来，其意在治病必求于本。肾气亏虚性腰痛亦见于老年人腰椎骨质增生所致之腰痛，临床运用腰痛三号验方，亦获良效。

腽

93421 **腽肭脐丸**（《圣惠》卷九十八）

【组成】腽肭脐一两（酒刷，炙微黄） 附子三分（炮裂，去皮脐） 石斛三分（去根，剉） 鹿茸一两（去毛，涂酥，炙微黄） 牛膝三分（去苗） 肉豆蔻三分（去壳） 山茱萸三分 桂心半两 人参半两（去芦头） 白茯苓半两 沉香三分 蛇床子半两 覆盆子三分 黄耆半两（剉） 熟干地黄一两 槟榔三分 木香三分 巴戟三分 泽泻半两 补骨脂三分（微炒） 吴茱萸半两（汤浸七遍，焙干，微炒） 肉苁蓉一两（酒浸一宿，刮去皱皮，炙干） 菟丝子一两（酒浸三日，晒干，别捣为末）

【用法】上为末，炼蜜为丸，如梧桐子大。每服三十丸，空心以温酒送下，晚食前再服。

【主治】腑脏虚弱，肌体羸瘦，下元冷惫，腰膝疼痹，心腹胀满，脾气乏弱，不思饮食，面无颜色，虚损不足。

93422 **腽肭脐丸**（《圣惠》卷九十八）

【组成】腽肭脐一两（酒刷，炙微黄） 鹿茸一两（去毛，涂酥，炙微黄） 肉苁蓉一两（酒浸一宿，刮去皱皮，炙干） 菟丝子一两（酒浸三日，晒干，别捣为末） 阳起石一两（酒煮半日，细研，水飞过） 附子一两（炮裂，去皮脐） 茴香子一两 桂心三分 山茱萸三分 独活三分 天麻三分 干蝎三分（微炒） 人参三分（去芦头） 石斛一两（去根，剉） 芎䓖一两 木香一两 补骨脂一两（微炒） 白术三分 荜茇三分 熟干地黄一两 牛膝三分（去苗） 远志一两（去心） 铁粉一两（细研） 槟榔一两 朱砂一两（细研，水飞过） 麝香半两（细研）

【用法】上为末，入诸研了药合匀，炼蜜为丸，如梧桐子大。每服三十丸，空心及晚食前以温酒送下。

【功用】温脾胃，思饮食，安心志，强气力，利腰脚，补虚损。

【主治】肾脏风虚冷气。

93423 **腽肭脐丸**（《圣惠》卷九十八）

【组成】腽肭脐一两（酒刷，炙微黄） 荜澄茄一两 附子一两（炮裂，去皮脐） 泽泻三分 芎䓖三分 沉香一两 石龙芮三分 肉豆蔻三分（去壳） 牛膝一两（去苗） 蛇床子三分 薯蓣一两 覆盆子一两 巴戟三分 槟榔一两 桂心一两 木香一两 麝香一两（细研） 白术三分 远志三分（去心） 石斛一两（去根，剉） 补骨脂一两（微炒） 山茱萸三分 肉苁蓉一两（酒浸一宿，刮去皱皮，炙干） 母丁香半两

【用法】上为末，入麝香研令匀，炼蜜为丸，如梧桐子大。每服三十丸，渐加至四十丸，空心以温酒送下。

【功用】补益丹田，固济水脏，安神益智，明目驻颜，壮腰膝，充肌肤，补虚冷，安脏腑。

93424 **腽肭脐丸**（《局方》卷五）

【异名】大腽肭脐丸（《圣济总录》卷一八六）、赐方腽肭脐丸（《杨氏家藏方》卷九）。

【组成】腽肭脐一对（慢火酒炙令熟） 硇砂（研飞）二两 精羊肉（熟切碎烂，研） 羊髓（取汁）各一斤 沉香 神曲（炒）各四两

以上六味，用无灰好酒一斗，同于银器内，慢火熬成膏，候冷入下项药：

阳起石（用浆水煮一日，细研飞过，焙干用） 人参（去芦） 补骨脂（酒炒） 钟乳粉（炼成者） 巴戟（去心） 川芎 肉豆蔻（去壳） 紫苏子（炒） 枳壳（去瓤，麸炒） 木香 荜澄茄 葫芦巴（炒） 天麻（去苗） 青皮（去白） 丁香 茴香（舶上，炒）各二两 肉桂（去粗皮） 槟榔 蒺藜子（炒） 大腹子各二两半 山药一两半 苁蓉（洗，切片，焙）四两 白豆蔻（去壳）一两 大附子（炮，去皮，脐，用青盐半斤，浆水一斗五升煮，候水尽，切，焙干）八两

【用法】上为末，入煎膏内搜成剂，于臼内捣千余杵，丸如梧桐子大。每服二十丸，空心温酒送下；盐汤亦得。

【功用】补虚壮气，暖背祛邪，益精髓，调脾胃，进饮食，悦颜色。

【主治】五劳七伤，真气虚惫，脐腹冷痛，肢体酸疼，腰背拘急，脚膝缓弱，面色黎黑，肌肉消瘦，目暗耳鸣，口苦舌干，腹中虚鸣，胁下刺痛，饮食无味，心常惨戚，夜多异梦，昼少精神，小便滑数，时有余沥，房室不举，或梦交通，及一切风虚痼冷。

93425 **腽肭脐丸**（《圣济总录》卷一八六）

【组成】腽肭脐（酒浸，微炙） 鹿茸（去毛，酥炙） 肉苁蓉（酒浸，切，焙） 牛膝（酒浸，切，焙） 人参 木香 独活（去芦头） 天麻 白术 防风（去叉） 巴戟天（去心） 麝香（研） 铁粉（研） 五味子各一两 石斛（去根） 沉香（剉） 白茯苓（去黑皮） 远志（去心） 菖蒲（米泔浸，切，焙） 山芋 荜澄茄 丁香 肉豆蔻（去壳） 诃黎勒皮各三分 槟榔（剉） 熟干地黄（焙） 萆薢 松花各一两半 丹砂（研） 赤石脂（研）各二两

【用法】上为细末，同罗令匀，炼蜜和丸，如梧桐子大。每服二十丸至三十丸，空心、食前温酒送下，粟米饮亦得。

【功用】滋润肌肤，悦泽颜色，进饮食。

【主治】元脏虚冷，腰膝无力疼痛。

93426 **腽肭脐丸**（《魏氏家藏方》卷六）

【组成】鹿茸（爁去毛，酥炙） 当归（去芦，酒浸） 破故纸（炒） 杜仲（姜制，炒去丝） 五味子（去枝） 附子（炮，去皮脐） 舶上茴香（炒）各一两 沉香（不见火） 腽肭脐（酒浸） 龙骨（煅） 钟乳粉各半两 熟干地黄二两（洗）

【用法】上为细末，蜜和酒打糊为丸，如梧桐子大。每服三十丸，空心盐酒送下。

【功用】补心肾，壮阳益阴，固下元。

93427 **腽肭脐丸**(《济生》卷一)

【组成】腽肭脐一对(酒蒸熟，打和后药) 天雄(炮，去皮) 附子(炮，去皮脐) 川乌(炮，去皮尖) 阳起石(煅) 钟乳粉各二两 独体朱砂(研极细) 人参 沉香(不见火，别研) 鹿茸(酒蒸)一两

【用法】上为细末，用腽肭脐膏入少酒，臼内杵和为丸，如梧桐子大。每服七十丸，空心盐酒盐汤任下。

【主治】五劳七伤，真阳衰惫，脐腹冷痛，肢体酸疼，腰背拘急，脚膝缓弱，面色黧黑，肌肉消瘦，目眩耳鸣，口苦舌干，饮食无味，腹中虚鸣，胁下刺痛，心常惨戚，夜多异梦，昼少精神，小便滑数，大肠溏泄，时有遗沥，阳事不举，但是风虚痼冷。

93428 **腽肭脐丸**(《朱氏集验方》卷八)

【组成】腽肭脐一对(酒煮烂用) 大附子(炮，去皮脐) 五味子 川乌(炮) 菟丝子(酒浸，焙干)各二两 鹿茸(蜜炙) 麋茸 鹿角胶各一两半 沉香 青盐(别研) 阳起石(火煅) 葫芦巴(炒) 钟乳粉各一两 麝香一钱

【用法】上为细末，用腽肭脐杵烂和药，将所煮腽肭脐、酒煮山药末为糊，丸如梧桐子大。每服七十丸，空心酒服。

【功用】补真助阳，益壮根本。

【主治】虚损。

93429 **腽肭脐丸**(《朱氏集验方》卷八)

【组成】腽肭脐一对 鹿角胶 鹿角霜 麋茸各二两 熟地黄 葫芦巴 菟丝子 巴戟(去心) 钟乳粉 乳香 没药 当归 牛膝 苁蓉 茴香 天雄 附子各一两 沉香半两 朱砂二钱 麝香一钱

【用法】先将腽肭脐酒浸一宿，煮烂，杵成膏，将浸药酒化麋鹿胶同为膏子，次下乳香、麝香、没药、朱砂、乳粉研为末，将余药研为细末，再于干钵内同研千百下，别用羊白腰子三对，羊白脊髓五条，酒煮熟烂，研为膏，用腽肭脐，麋鹿角胶，搜拌药末成剂得所，若稍干打酒糊些小，同搜成剂，入臼杵三五千杵，丸如梧桐子大，窨一宿，慢火上焙干，用无油罐子盛，纸密封上。每服三五十丸，空心温酒送下。

【功用】补真助阳，益壮根本。

【主治】虚损。

93430 **腽肭脐丸**(《朱氏集验方》卷八)

【组成】腽肭脐一对 麋茸(去毛、酒浸一宿，炙) 鹿茸(去毛，酒浸一宿，炙) 苁蓉(酒浸一宿)各五两 当归 茯神(去皮心) 朱砂(蜜煮) 牛膝(酒浸一宿) 五味子 巴戟(去心)各三两 青盐(炒)一两 阳起石(酒煮一日) 沉香各二两 附子三两(炮，去皮) 菟丝子五两(净酒浸一宿)

【用法】上为细末，用腽肭脐并鹿角胶为膏子，丸如梧桐子大。每服七十丸至一百丸，食前盐酒汤送下。

【功用】补真助阳，益壮根本。

【主治】虚损。

93431 **腽肭脐丸**

《医学正印》卷上。为《广笔记》卷二“通真延龄丹”之异名。见该条。

93432 **腽肭脐酒**(《本草纲目》卷二十五)

【组成】腽肭脐

【用法】上酒浸擂烂，同曲、米如常酿酒饮。

【功用】助阳气，益精髓，破癥结冷气，大补益人。

93433 **腽肭脐散**(《圣惠》卷六十七)

【组成】腽肭脐一两(酒刷，炙微黄) 熟干地黄一两 芸薹子一两 桂心半两 桑根白皮一两(剉) 没药一两 当归一两(剉，微炒)

【用法】上为细散，不拘时候以温酒调下二钱。

【功用】接骨补筋。

【主治】踠折骨碎筋伤。

【备考】本方方名，《普济方》引作“补骨腽肭脐散”。

93434 **腽肭脐散**(《圣济总录》卷一八七)

【组成】腽肭脐(切，焙) 吴茱萸(汤洗，焙，炒) 甘松(洗，焙) 陈橘皮(汤浸，去白，焙) 高良姜各一分

【用法】上为末。先用猪白胰一个，去脂膏，入葱白三茎，椒十四粒，盐一捻，同细剉，银石器中炒，入无灰酒三盏，煮令熟，去滓，每服七分盏，调药二钱匕，一日三次。

【主治】下元久冷，虚气攻刺心脾，小肠冷痛不可忍。

93435 **腽肭脐膏**(《圣惠》卷六十七)

【组成】腽肭脐二两 当归二两 附子二两(去皮脐，生用) 桂心三两 羌活一两 芎䓖一两 麒麟血一两 乌蛇一两 乳香一两 木香一两 续断一两 生干地黄二两 白芷一两 穿山甲一两 猬皮一两 桃仁一两(汤浸，去皮尖) 莨菪子二两 杏仁一两(汤浸，去皮) 紫草一两 棘针一两 柳枝一两 槐枝一两 赤芍药一两 白蔹一两 防风一两 细辛一两 葱白十四茎(连须) 黄蜡一两 密陀僧一两 沥清香一两 驼脂二两 羊脂三两 猪脂二十两 清麻油五两 黄丹三升(炒令紫色)

【用法】上细剉。先以猪、羊、驼脂等于大锅内文火煎取清汁，去滓，后入麻油，煎令如鱼眼沸，次下棘针、柳枝、槐枝、葱白等四味。煎令黄焦，滤去滓，即下腽肭脐等药，以炭火养一七日后，绵滤去滓，却入锅内，旋下黄丹，用柳枝子不住手搅，候转紫色，稀稠得所，即成膏，于瓷盒中盛。每用于纸上摊贴伤损处。

【功用】接骨止痛。

【主治】伤折。

93436 **腽肭补天丸**(《医学入门》卷七)

【组成】腽肭脐 人参 白茯苓(姜汁煮) 当归 川芎 枸杞 小茴香各一两半 白术二两半 粉草(蜜炙) 木香 茯神各一两 白芍 黄耆 熟地黄 杜仲 牛膝 故纸 川楝 远志各二两 胡桃肉三两 沉香五钱

【用法】上为末，用制腽肭酒煮面糊为丸，如梧桐子大。每服六十丸，空心盐酒送下。

【主治】男妇亡阳失阴，诸虚百损，阴痿遗精，健忘白带，子宫虚冷。

【加减】男，加知、柏；女，加附子。

93437 **腽肭脐真方**

《何氏济生论》卷七。为《墨宝斋集验方》卷上“延龄育子方”之异名。见该条。

腮

93438 **腮腺炎片**(《成方制剂》3册)

【组成】板蓝根　蒲公英　连翘　蓼大青叶　牛黄　夏枯草

【用法】上制成片剂。口服,一次6片,一日3次。

【功用】清热解毒,消肿散结。

【主治】用于腮腺炎。

腹

93439 **腹宁汤**(《辨证录》卷十二)

【组成】当归一两　续断二钱　阿胶三钱　人参三钱　麦冬三钱　炙甘草一钱　山药三钱　熟地一两　肉桂二分

【用法】水煎服。一剂痛轻,二剂痛止,多服更美。

【功用】补气补血止痛。

【主治】产后血虚小腹痛,按之即止。

93440 **腹皮饮**(《郑氏家传女科万金方》卷四)

【组成】紫苏　青皮　五味　桔梗　草果　甘草　陈皮　大腹皮　茯苓

【用法】加姜,入盐少许,水煎服。

【主治】产后腹胀发浮,小水不利,气急胸闷,身热。

【加减】小便不通,加滑石、木通。

93441 **腹疝汤**(《杂病源流犀烛》卷二十八)

【组成】人参　黄耆　茯苓　白术　炮附子　沉香　木瓜　羌活　川芎　紫苏　甘草

【用法】加姜煎服。

【功用】通调脏气。

【主治】疝气腹痛,即五脏疝不干睾丸者。

93442 **腹痛丹**(《内外验方秘传》卷下)

【组成】吴萸　附子　干姜　官桂　木香　陈皮　五灵脂　小茴　枳壳　乳香　草果　乌药　草朴　元胡索　胡椒

【用法】晒干为细末。每服三钱,温花酒送下。

【主治】腹痛。

93443 **腹痛煎**(《仙拈集》卷三)

【组成】木通　芍药　五灵脂(炒)各等分

【用法】每服五钱,水醋各半盏,煎至七分,温服。

【主治】妇人脐腹疼痛。

93444 **腹可安片**(《成方制剂》11册)

【组成】扭肚藤100克　火炭母100克　车前草33克　救必应67克　石榴皮33克

【用法】上制成片剂。口服,一次4片,一日3次。

【功用】清热利湿,收敛止痛。

【主治】急性胃肠炎、消化不良引起的腹痛、腹泻、呕吐。

【现代研究】对胃肠道的药理作用:《中药材》[1999,22(09):46]腹可安片治疗急性胃肠道疾病的药理基础是止泻,抑制小肠推进作用以及抑制胃肠道平滑肌收缩。

93445 **腹安颗粒**(《成方制剂》9册)

【组成】仙鹤草160克　火炭母240克　铁苋菜240克　鬼针草480克　土荆芥480克

【用法】上制成颗粒剂。开水冲服,一次20克,一日3~4次。

【功用】清热解毒,燥湿止痢。

【主治】痢疾,急性胃肠炎,腹泻、腹痛。

【宜忌】孕妇慎用。

93446 **腹皮和中汤**(《点点经》卷一)

【组成】腹皮　酒军　明粉各二钱　当归　六曲　厚朴　枳实　砂仁　玄胡　白术各一钱　甘草六分

【用法】葱为引。

【主治】胸膈疼痛,吞酸气闷。

93447 **腹痛广济散**(《医略六书》卷三十)

【组成】人参一两半　厚朴八钱(制)　当归三两　陈皮一两半　茯苓一两半　炙甘草五钱　生姜七片　砂糖三两(炒灰)

【用法】上为散。酒煎三钱,去滓温服。

【主治】胁肋腹痛,脉软弦涩者。

【方论选录】产妇努力太过,中气大伤,不能统运营血,故胁肋胀满,腹痛不止。人参补中气之虚,厚朴散腹胁之满,当归养血以荣经,陈皮利气以和胃,茯苓渗湿气,炙草益胃气,煨生姜温胃散滞气,砂糖灰去宿生新血以行血滞也。为散酒煎,务使中气内充,则血不复滞,而经脉清和,何患胁肋疼胀不去乎。

93448 **腹痛六合汤**(《元戎》)

【组成】四物汤加莪术　肉桂

【主治】血虚而腹痛,微汗而恶风。

鹏

93449 **鹏雪膏**(《眼科全书》卷六)

【组成】大黄　黄连　秦皮　活石各等分

【用法】上为末。每服一钱,汤泡,澄清,洗眼。

【主治】眼生翳膜。

腾

93450 **腾药**(《刘寿山正骨经验》)

【组成】当归　羌活　红花　白芷　防风　制乳香　制没药　骨碎补　续断　宣木瓜　透骨草　川椒各等分

【用法】上为粗末。每用药末120克加大青盐、白酒各30克拌匀,装入白布口袋内缝妥备用。洗用:煎水,熏洗伤处,每日3次,翌日仍用原汤煎洗,可用5~6天。腾用:用药袋2个,放入蒸笼内,蒸热后轮换敷在伤处,每日腾1~2次,每次腾1小时即可,用毕将药袋悬挂在阴凉处,翌日用时,再在药袋上洒少许白酒,夏季两药袋可用4~5天,冬季可用6~7天。

【功用】温经通络,活血散瘀,消肿止痛,舒筋接骨。

【主治】骨折、脱位与一切伤筋疾患,以及陈旧性损伤而兼痹者。

【宜忌】皮肉有损伤,或新鲜损伤而红肿热痛严重者忌用洗,腾后避风寒。

【加减】手部,加桂枝,郁李仁;足部,加黄柏、茄根;腿部,加牛膝,虎骨;腰部,加杜仲、桑寄生;胸部,加郁金,茵陈;右胁部,加陈皮,枳壳;左胁部,加栀子,降香;肩部,加川芎、片姜黄;骨折,加土鳖虫,自然铜;兼风寒,加厚朴、肉桂;理气,加葱头、天仙藤;活血,加汉三七,木槿花;舒筋,加芙蓉叶、金果榄。

雏

93451 **雏凤丸**(《摄生众妙方》卷十一)

【组成】辰砂三钱 当归 芍药 川芎 熟地黄各二钱

【用法】上为细末,用头窝乌骨鸡,雄雌各一只,置放一处,不可与群鸡相混,候生卵时,将初生头卵记放,待生卵数足,将初生卵顶巅上开一窍,将卵黄倾出,和上药末,仍入壳内,以厚纸封之,众卵内覆之,待群鸡生,将药卵出壳,以蜜丸之。空心好酒服三四十丸。药尽就有孕。

【主治】妇人无子。

93452 **雏凤精**(《成方制剂》16册)

【组成】白芍 补骨脂 沉香 当归 杜仲 茯苓 覆盆子 甘草 狗鞭 枸杞子 黄耆 鸡胎 九节菖蒲 莲须 鹿茸 牡丹皮 牛膝 人参 肉苁蓉 肉桂 砂仁 山药 熟地黄 锁阳 羊鞭 羊外肾 淫羊藿 泽泻

【用法】口服,一次10毫升,一日2次。

【功用】温肾壮阳,补气养血。

【主治】气虚贫血,腰酸背痛,四肢乏力,头晕耳鸣,神衰失眠,心慌心跳,肾亏泄滑,记忆减退,食欲不振及妇女宫冷,月经不调症。

【现代研究】对小鼠免疫功能的影响:《泰山医学院学报》[1990,11(03):194]雏凤精能完全或部分对抗免疫抑制剂的免疫抑制作用,对细胞及体液免疫功能均有一定保护和促进作用。

触

93453 **触饮丸**(《鸡鸣录》)

【组成】苍术十两(泔水浸,脂麻酱拌炒) 茯苓 制半夏各二两 蒸透西洋参 蛤壳 猪苓各二两 葶苈(炒)一两五钱 白芍 泽泻各一两 沉香六钱 蓬术(酒炒)八钱 橘红(盐水炒)七钱 郁金 干姜(炮)各五钱 公丁香 小川连各三钱

【用法】上研细,用竹沥二分,姜汁一分泛丸,如绿豆大。

【主治】胃脘痛。因胃寒蓄饮而致者,饮食畏冷,恶甜吞酸吐水,心下时痛。

93454 **触痰丸**(《普济方》卷一六四)

【组成】枳壳 茯苓 南星 半夏各半两 风化消二钱 僵蚕二钱半 全蝎三个

【用法】上为细末,姜汁为丸。每服五六十丸,姜汤送下,不拘时候。

【主治】一切痰饮。

解

93455 **解散**(《千金》卷九引崔文行方)

【异名】皮瘴散(《外台》卷一)。

【组成】桔梗 细辛各四两 白术八两 乌头一斤(烧)

【用法】上为散。若中伤寒,服钱五匕。覆取汗,解;若不觉,复少增之,以知为度;若时气不和,旦服钱五匕;辟恶气,欲省病,服一服。皆酒服。

【功用】❶《千金》:辟恶气。❷《准绳·伤寒》:无病预服以辟寒。

【主治】时气不和,伤寒发热。

【宜忌】《外台》:忌生菜、猪肉、桃、李、雀肉等。

93456 **解散**(《千金》卷二十四)

【异名】大黄汤(《普济方》卷二六三)。

【组成】升麻 大黄 黄连 甘草 黄柏各三两 芍药六两 白鸭通五合 黄芩四两 栀子仁十四枚 竹叶(切) 豉各一升

【用法】上㕮咀。以水三斗,先煮鸭通、竹叶,取一斗二升,去滓澄清,取一斗,纳药,煮取三升,分三服。

【主治】服散后盛热实,大小便赤。

【加减】若上气者,加杏仁五合;腹满,加石膏三两。

93457 **解凡散**(《普济方》卷三六三)

【组成】生蟹足 白蔹各半两

【用法】上为末。以乳汁和,敷囟上。

【主治】小儿头骨连囟开作缝者。

93458 **解仓饮**

《中国医学大辞典》。即《准绳·类方》卷八"解热饮子"。见该条。

93459 **解风丸**(《疮疡经验全书》卷三)

【组成】荆芥穗 防风 白蒺藜 苦参 胡麻子 薄荷各等分

【用法】上为末,皂荚水和为丸。一日服三四次,用百沸汤或清饭汤送下。

【主治】大麻风。

93460 **解风汤**(《圣济总录》卷十三)

【组成】人参 芎䓖 石膏(碎,研)各二两 防风(去叉) 独活(去芦头) 甘草(炙,剉) 麻黄(去根节,汤煮,掠去沫,焙)各一两 细辛(去苗叶)半两

【用法】上为粗末。每服三钱匕,水一盏,生姜三片,薄荷五叶,煎至七分,去滓温服,不拘时候。

【主治】中风寒热,头目昏眩,肢体疼痛,手足痹,上膈壅滞。

93461 **解风汤**

《医学纲目》卷六。即《宣明论》卷二"解风散"。见该条。

93462 **解风散**(《鸡峰》卷五)

【组成】荆芥 麻黄 石膏 细辛 羌活 人参 川芎各一两 甘草半两

【用法】上为细末。每服二钱,水一盏,煎至七分,温服,不拘时候。

【功用】解利风寒。

【主治】风寒头昏,拘急,体倦。

93463 **解风散**(《宣明论》卷二)

【组成】人参 川芎 独活 麻黄(去节,汤洗,焙)各

一两　甘草一两　细辛(去苗)半两

【用法】上为末。每服三钱,水一盏半,加生姜五片,薄荷叶少许,同煎至八分,不拘时候。

【功用】《中国医学大辞典》:解散虚风。

【主治】风成寒热,头目昏眩,肢体疼痛,手足麻痹,上膈壅滞。

【方论选录】❶《医门法律》:风入既久,胃气致虚,故以人参为君;臣以麻黄、川芎,佐以独活、细辛,使以甘草,而和其营卫,乃可收其外解之功也。❷《中国医学大辞典》:今人但知人参为补虚之药,不知人参有祛邪荡实之功。此证因虚风久袭,若独用麻黄,无人参助其胃气,必不能奏效也。

【备考】本方方名,《医学纲目》引作“解风汤”。

93464 **解邪丹**(《惠直堂方》卷一)

【组成】虎头骨二两　朱砂　雄黄　雌黄　鬼臼　芜荑　鬼箭羽　藜芦各一两

【用法】上为末,蜜为丸,如弹子大。囊盛一丸,系右臂上,或于病人户内烧之。

【功用】避邪祟。

93465 **解邪汤**(《辨证录》卷一)

【组成】桂枝三分　茯苓五钱　当归三钱　生地五钱　白术三钱　陈皮三分　甘草一钱　麦冬五钱

【用法】水煎服。

【主治】冬月伤寒,邪欲返于太阳而不能返,身热六日,而汗不解,仍有太阳之症。

93466 **解肌丸**(《幼幼新书》卷三十引《王氏手集》方)

【组成】防风　地骨皮各一分

【用法】上烧砂糖为丸。每服一丸,食后煎紫苏汤送下。

【主治】外搏风邪,内挟痰饮,热在上焦,寒热往来,烦渴颊赤,心忪减食,咳嗽有血。

93467 **解肌汤**(《外台》卷一引《古今录验》)

【组成】葛根四两　麻黄(去节)　茯苓各三两　牡蛎二两(熬)

【用法】上切。以水八升,煮取三升,分三服,徐徐服之。得汗通则止。

【主治】伤寒发热,身体疼痛。

【宜忌】忌酢物。

93468 **解肌汤**(《外台》卷三引《延年秘录》)

【组成】干葛四两　麻黄三两(去节)　芍药二两　黄芩二两　甘草一两(炙)　大枣十二枚(擘)　桂心一两

【用法】上切。以水八升,煮取二升半,去滓,分三服。得汗愈。

【主治】天行病二三日,头痛壮热者。

【宜忌】忌海藻、菘菜、生葱等。

93469 **解肌汤**(《千金》卷九)

【组成】葛根四两　麻黄一两　黄芩　芍药　甘草各二两　大枣十二枚

【用法】上㕮咀。水一斗,煮取三升,饮一升,日三服。三四日不解,脉浮者,宜重服发汗。

【功用】发汗。

【主治】伤寒、温病。

93470 **解肌汤**(《圣惠》卷九)

【组成】麻黄一两(去根节)　甘草一分(炙微赤,剉)　赤芍药半两　葛根一两半(剉)　石膏一两半　桂心三分　杏仁半两(汤浸,去皮尖双仁,麸炒微黄)

【用法】上为散。每服四钱,以水一中盏,入生姜半分,大枣三枚,煎至六分,去滓,不拘时候,稍热频服。衣盖,以汗出为效。

【主治】❶《圣惠》:伤寒初患一日。❷《普济方》伤寒初患一日,体热头痛。

93471 **解肌汤**(《圣惠》卷九)

【组成】麻黄半两(去根节)　桑根白皮半两(剉)　赤芍药一分　栀子仁一分　前胡一分(去芦头)　甘草一分(炙微赤,剉)　杏仁一分(汤浸,去皮尖双仁,麸炒微黄)　桂心一分

【用法】上为散。每服五钱,以水一大盏,入生姜半分,煎至五分,去滓,稍热频服,不拘时候。以厚衣盖出汗。

【主治】伤寒一日,邪毒气在皮肤肌肉。

93472 **解肌汤**(《圣惠》卷九)

【组成】干姜一两(炮裂,剉)　麻黄一两(去根节)　赤芍药三分　黄芩三分　石膏一两

【用法】上为散。每服五钱,以水一大盏,入葱白二茎,豉半合,煎至五分,去滓,不拘时候,稍热服,如人行三五里再服。汗出愈。

【主治】伤寒二日,头痛壮热,骨节烦疼。

93473 **解肌汤**(《伤寒微旨论》卷上)

【组成】芍药二两　麻黄(去节)三分　升麻　甘草(炙)各半两

【用法】上为末。每服三钱,水一盏半,入豉半合,煎至八分,去滓热服。

【主治】伤寒阴阳俱有余,两手脉浮数,或紧或缓,三部俱有力,无汗恶风,时届立春以后至清明以前者。

【加减】如三五服后犹恶风者,加麻黄半两、石膏一两。

【备考】方中芍药,《医学纲目》引作“石膏”。

93474 **解肌汤**(《袖珍》卷四引汤氏方)

【组成】麻黄(去节)半两(冬用七钱半)　人参　芍药各半两　川芎　前胡各二钱半　独活半两

【用法】上㕮咀。每服一钱,水半盏,加生姜一片,薄荷一叶,煎服。

【功用】《普济方》:透肌散毒。

【主治】伤寒发热,心烦燥渴。

93475 **解肌汤**(《普济方》卷一四七引《保生回车论》)

【组成】麻黄一两(去根节)　苍术四两(去粗皮)　羌活半两　甘草半两(炙)　荆芥穗半两

【用法】上为粗散。每服三钱匕,水一盏,加生姜三片,煎至六分,去滓温服,续服二三服。微汗出即解。

【主治】伤寒。

93476 **解肌汤**(《云岐子脉诀》)

【组成】葛根　黄芩各一两　麻黄(去节)半两　赤芍药四钱

【用法】上㕮咀。每用一两,生姜七片,水二盏,煎至一盏,食前去滓热服。

【主治】邪气在表,上气浮肿。

93477 解肌汤(《得效》卷一)

【组成】葛根一两 黄芩 芍药各半两 甘草(炙)一分

【用法】上为散。每服五钱,水一盏半,枣子一枚,煎八分,日三服。三四日不解,脉浮者,宜重服发汗。

【主治】伤寒、温病、天行,头痛壮热。

93478 解肌汤(《得效》卷十五)

【组成】柴胡 麻黄 木通 茯苓 犀角 蒲黄 黄芩 赤芍药 葛粉 生地黄 甘草各等分

【用法】上为散。每服四钱,水一盏半,加生姜三片、红枣二枚煎,不拘时候温服。

【功用】退热。

【主治】妇人劳伤,感冒体热,鼻血。

93479 解肌汤(《普济方》卷一四二)

【组成】恒山二两 柴胡四两 知母 甘草 青蒿子 桃枝各一两 桂 生姜二两 乌梅十二枚 葱白 薤白各三寸 柳枝一握 鳖甲(醋炙,去裙襕)二两

【用法】上以水一斗二升,煮取六升,去滓,再煮取三升,温服一升,寒热前后各一服。

【主治】伤寒往来寒热,有时肢节烦疼者;久疟。

【加减】不用葱、薤亦良。

【备考】方中桂用量原缺。

93480 解肌汤

《普济方》卷三六九。为《局方》卷二“升麻葛根汤”之异名。见该条。

93481 解肌汤(《婴童百问》卷六)

【组成】葛根一两 麻黄(去节)半两 芍药半两 甘草半两 桂枝二钱半

【用法】上吹咀。每服三钱,水一盏,加大枣一枚,煎至六分,去滓,稍热服。以汗出为度。

【主治】小儿伤寒温病,时行寒疫,头痛项强,畏寒,肢体拘急,骨节烦疼,腰脊强痛,胸膈烦闷,无汗恶风。

【加减】夏月,加石膏、升麻各一钱。

93482 解肌汤(《万氏家抄方》卷五)

【组成】川升麻 甘草(生用) 干姜 黄芩各一钱 赤芍一钱五分 麻黄(去节)五分

【用法】上吹咀。每服二三钱,桃、柳枝各七根,水一钟,煎六分,不拘时候温服。

【主治】小儿遍身赤肿,不能睡卧。

93483 解肌汤(《诚书》卷十二)

【组成】防风 山楂 紫苏 天花粉 薄荷 陈皮 枳壳各五分 茯苓三分 甘草二分

【用法】水煎服。

【主治】发热有惊。

93484 解肌汤(《诚书》卷十五)

【组成】羌活 天花粉 荆芥 丹皮 甘草 红花 黄连 防风 金银花 贝母

【用法】水煎服。

【主治】疮毒壅盛。

【加减】热极,加紫草;腹胀,加熟大黄。

93485 解肌汤(《幼科直言》卷五)

【组成】枳壳 干葛 陈皮 防风 川芎 桔梗 柴胡 薄荷

【用法】葱白一寸为引。兼服抱龙丸。微汗即愈。

【主治】小儿元气无亏,湿气蒸肺,致患肿症。

93486 解肌汤(《小儿诸热辨》)

【组成】羌活 柴胡 葛根 防风 荆芥(分量量儿大小)

【主治】小儿风搐初起而轻者。

【加减】风盛抽掣,加天麻、钩藤;痰涎壅盛,加橘红、半夏;鼻塞,加葱白;指冷,加生姜;吐乳,加麦芽。

【方论选录】羌活太阳,柴胡少阳,葛根阳明,荆、防随所应而至,以开腠理者也。此一方为发表之总剂也。

93487 解肌汤(《伤科方书》)

【组成】广皮一钱 防风一钱 葛根一钱 木通一钱 羌活一钱二分 荆芥一钱五分 前胡一钱 桔梗一钱 苏叶一钱五分

【用法】加葱白三根,生姜三片,水煎服。

【主治】人于既跌之后,或相打受伤之后,感冒经风,发寒发热,头身皆痛。

93488 解肌散(《圣惠》卷十)

【组成】知母 川升麻 天门冬(去心) 黄芩 葛根(剉) 柴胡(去苗)各一两 石膏一两半

【用法】上为粗散。每服五钱,以水一大盏,煎至五分,去滓,不拘时候温服。

【主治】伤寒汗后,余热不除。

93489 解肌散

《圣惠》卷十五。为《千金》卷九“解肌升麻汤”之异名。见该条。

93490 解肌散(《圣惠》卷十六)

【组成】葛根一两(剉) 柴胡一两(去苗) 麻黄三分(去根节) 赤芍药半两 黄芩半两 甘草半两(炙微赤,剉) 桂心半两 石膏二两

【用法】上为散。每服五钱,以水一大盏,入生姜半分,煎至五分,去滓,不拘时候温服之。

【主治】时气五七日,头痛,余热不解。

93491 解肌散(《圣惠》卷十七)

【组成】麻黄一两(去根节) 石膏二两 川升麻一两 甘草一两(炙微赤,剉) 赤芍药一两 柴胡一两(去苗) 桔梗一两(去芦头) 杏仁一两(汤浸,去皮尖双仁,麸炒微黄)

【用法】上为粗散。每服五钱,以水一大盏,入生姜半分,煎至五分,去滓,不拘时候热服。衣覆取汗,未汗再服。

【主治】热病一日,头痛身热,四肢烦疼。

93492 解肌散(《圣惠》卷八十四)

【组成】赤芍药半两 杏仁一分(汤浸,去皮尖双仁,麸炒微黄) 麻黄三分(去根节) 桂心一分 川大黄一分(剉碎,微炒) 甘草一分(炙微赤,剉)

【用法】上为粗散。每服一钱,以水一小盏,煎至五分,滤去滓,不拘时候温服。

【主治】小儿伤寒发热,四肢烦疼。

93493 **解肌散**(《圣惠》卷八十四)

【组成】麻黄二分(去根节) 杏仁半两(汤浸,去皮尖双仁,麸炒微黄) 赤芍药半两 贝母半两(煨微黄) 石膏一两(细研) 柴胡半两(去苗) 葛根半两(剉) 甘草半两(炙微赤,剉)

【用法】上为散。每服一钱,以水一小盏,煎至五分,去滓,不拘时候温服。

【主治】小儿时气壮热,头疼咳嗽,不能食。

93494 **解肌散**(《圣惠》卷八十四)

【组成】麻黄三分(去根节) 葛根半两(剉) 赤芍药半两 黄芩半两 川升麻半两 甘草半两(炙微赤,剉)

【用法】上为散。每服一钱,以水一小盏,入葱白五寸,煎至五分,去滓,不拘时候温服。令有汗出即愈。

【主治】小儿热病,头痛口干,身体壮热,心神烦躁。

93495 **解肌散**(《活幼口议》卷二十)

【组成】白术 人参 白茯苓 甘草(炙) 麻黄 干葛 天麻 朱砂

【主治】伤寒身热,头痛烦渴。

93496 **解肌散**(《普济方》卷三六八)

【组成】地骨皮 槟榔 芍药 当归各半两 甘草(炙) 石膏各一分 麻黄(去节,用汤浸洗)一钱

【用法】上为末。每服半钱,水一盏,煎至六分,温服。

【主治】小儿伤寒壮热。

93497 **解肌散**(《普济方》卷三六八)

【组成】石膏 寒水石 滑石 甘草(炙) 半夏(制)各等分

【用法】上为末。每服一钱,以水一小盏,加生姜三片,薄荷一叶,煎至二分,温服。

【主治】小儿伤寒发渴。

93498 **解肌散**(《普济方》卷四〇六)

【组成】赤芍药二钱半 甘草二钱 干葛一钱 麻黄(去节)一钱 黄芩一钱 川升麻二钱

【用法】上㕮咀。每服半钱,桃、柳条各七寸,水六分,同煎,温服。如发热气壅,宜先用虎睛丸、麦煎散。

【主治】小儿火丹。

93499 **解肌散**(《婴童百问》卷十)

【组成】人参 钓藤 桔梗 甘草 川芎各三钱 葶苈一钱(炒) 白茯苓二钱 杏仁四十九个(去皮尖) 石膏(煅) 麻黄(去节)各四钱

【用法】上为散。每服二钱,加大枣一枚,水一盏,煎半盏服。

【主治】婴孩伤寒风,面部红赤,嗞呀,浑身壮热,咳嗽,齁船,咽喉间如拽锯之声,服人参散后得热退,患稍轻,脉候不洪数,面不大赤,不加烦躁,呻吟谵语,为轻可之候者。

【宜忌】若是麻痘疮疹,便不得下此药。

93500 **解妄汤**(《辨证录》卷四)

【组成】人参一两 黄连 茯神 柏子仁 玄参 丹参各三钱 生枣仁五钱 甘草一钱 肉桂二分

【用法】水煎服。一剂狂定,二剂痊愈。

【功用】清心。

【主治】人有心热,心神散乱,易喜易笑,狂妄谵语,目有所见。

93501 **解交饮**(《幼幼新书》卷十四引《谭氏殊圣》)

【组成】元明粉一钱

【用法】上加红粉散二钱,分作四服,茶调下。次服救生丸及真珠散。

【主治】小儿初得伤寒两日,发时壮热,四肢寒,朝轻暮剧。

【备考】本方方名,原书同卷人卫本作"解交饮子"。

93502 **解交散**(《普济方》卷三六九)

【组成】茵陈 升麻 茯苓 甘草(炙)各一钱

【用法】上为末。每服半钱,葱白汤调下。

【主治】小儿伤寒。

93503 **解关散**(《卫济宝书》卷下)

【组成】麻黄三分(去节) 大黄三分 肉桂半分 甘草半两(炙) 诃子五个(去核) 枳壳 木通各一两 木瓜一个

【用法】上为末。每服二钱,水一盏,加生姜三片,葱白三寸(连须),煎至八分,通口服。片时自然汗出,再进数服,痛热即减。

【功用】去恶毒脓血。

【主治】疽毒。头痛寒热,心烦闷躁,肌困无力。

93504 **解阳汤**

《普济方》卷一三五。即《圣济总录》卷二十七"解毒汤"。见该条。

93505 **解劳散**(《杨氏家藏方》卷十)

【组成】白芍药一两半 柴胡(去苗) 鳖甲(醋浸,炙黄) 枳壳(去瓤,麸炒)各一两 甘草半两(炙) 赤茯苓(去皮)半两

【用法】上㕮咀。每服五钱,水一盏半,入生姜三片,枣子一枚,煎至七分,食后温服。

【主治】虚劳,积气坚硬,噎塞,胸胁引背彻痛。

93506 **解呃汤**(《辨证录》卷四)

【组成】茯神三钱 白芍三钱 当归二钱 白术五钱 苏叶五分 麦冬五钱 白芥子三钱 柴胡一钱

【用法】水煎服。一剂而呃逆即止。

【功用】散郁,消痰,润肺。

【主治】气恼之后,肝又血燥,肺又气热,气逆而不舒,一时呃逆而不止。

【方论选录】此方为散郁之神方,不特治呃逆而已也。用白术以利腰脐之气,用柴、芍、当归以舒肝胆之气,用苏叶、麦冬以润肺金之气,用茯神以通心与膀胱之气,用白芥子以宣膜膈之气,是一身上下之气尽行流通,又何虞下焦之气不上升于咽喉乎?

93507 **解围汤**(《辨证录》卷六)

【组成】人参五钱 熟地一两 山茱萸五钱 当归一两 茯神五钱 生枣仁五钱 柴胡一钱 白芍一两 远志二钱 半夏二钱 玄参三钱 菖蒲一钱

【用法】水煎服。

【功用】止肾热,散心寒,舒肝郁。

【主治】心肾不交,寒热时止时发,一日四五次以为

常，热来时躁不可当，寒来时颤不能已。

93508 **解围煎**（《眼科锦囊》卷四）

【组成】桂枝 薄荷 橘皮各中 芍药 罂粟壳各大 小茴香小

【用法】水煎服。

【主治】腹痛或眼目疼痛及浮肿者。

93509 **解利汤**（《辨证录》卷六）

【组成】石膏二钱 知母一钱 甘草五分 半夏一钱 白术三钱 猪苓一钱 茯苓三钱 泽泻一钱 肉桂一分

【用法】水煎服。连服十剂痊愈。

【功用】解暑利湿。

【主治】夏日伤暑而湿气不解，自汗，两足逆冷至膝下，腹胀满，不省人事。

93510 **解余汤**（《观聚方要补》卷一引《孝慈备览》）

【组成】黄芩 柴胡 干葛各一钱 前胡 枳壳各六分 赤芍 桔梗 连翘各五分 甘草 薄荷各三分 茯苓 半夏各二钱 川芎一钱

【用法】水煎服。

【主治】❶《观聚方要补》：伤寒。❷《家庭治病新书》：伤寒过经不解，发热或潮热，口干舌燥者。

【备考】方中茯苓、半夏、川芎用量原缺，据《家庭治病新书》补。

93511 **解肝煎**（《景岳全书》卷五十一）

【异名】解恨煎（《笔花医镜》卷四）。

【组成】陈皮 半夏 厚朴 茯苓各一钱半 苏叶 芍药各一钱 砂仁七分

【用法】水一钟半，加生姜三五片，煎服。

【主治】肝郁气滞之胸胁胀满疼痛，泄泻，胎动不安。

❶《景岳全书》：暴怒伤肝，气逆胀满阴滞。❷《叶氏女科》：肝气滞逆胀满之胎动不安。❸《医门八法》：气泻。肝木克土，脾气受伤，遇怒则泻。

【加减】如胁肋胀痛，加白芥子一钱；如胸膈气滞，加枳壳、香附、藿香之属。

【方论选录】《谦斋医学讲稿》：本方名为解肝，实际上除白芍养肝、苏叶兼能芳香舒气外，均属化湿行滞，调理脾胃之品，适应于土壅木郁的证候。因脾胃湿阻气滞，影响肝气条达，必须着重中焦治本，故方中不用柴胡疏肝而用苏叶，取其能舒肝郁，亦能和脾胃，脾胃健运则肝气自畅。故解肝的意义在于解肝之围，而不是直接治肝。

【备考】《不知医必要》有藿香，无半夏。

93512 **解肠汤**

《急救仙方》卷四。为《医方类聚》卷一八四引《秘传李防御五痔方》“解肠散”之异名。见该条。

93513 **解肠散**（《医方类聚》卷一八四引《秘传李防御五痔方》）

【异名】解肠汤（《急救仙方》卷四）。

【组成】威灵仙一分 蕤仁一分 贯众一两

【用法】上为末。每服二钱，麝香酒调服。

【主治】脏毒泻血。

93514 **解表汤**（《圣济总录》卷二十二）

【组成】甘草（炙，剉）二两 生姜二两半 黑豆二合

【用法】上㕮咀。每服五钱匕，水一盏半，煎至八分，去滓顿服。厚衣盖复出汗。

【主治】初得伤寒时气，壮热头痛。

93515 **解表汤**（《临证医案医方》）

【组成】桑叶4.5克 蝉蜕1.5克 淡豆豉4.5克 苇根6克 薄荷1.5克 菊花3克 连翘4.5克 山栀1.5克 甘草1.5克

【用法】以上为三岁儿童用量。

【功用】辛凉解表。

【主治】麻疹前期或风热感冒，发热，鼻塞，流涕，眼泪汪汪，咳嗽，声音嘶哑。

【方论选录】方中用桑叶、蝉蜕、淡豆豉、薄荷辛凉解表；苇根、菊花、连翘、山栀、甘草清热解表。

93516 **解表饮**（《疮疡经验全书》卷六）

【异名】解表散（《霉疮秘录》卷下）。

【组成】麻黄 紫苏 桔梗各三钱 川芎 升麻 当归 忍冬花各五钱 僵蚕 蝉蜕各三钱五分 子羊肉十两

【用法】用煮酒十碗，煎至三钟，顿服。厚衣盖覆，出汗透为度。

【主治】下疳便毒同起，内作筋骨疼痛者。

【宜忌】其被浸水中，大便去空野。

93517 **解表散**（《圣惠》卷十三）

【组成】附子一两（炮裂，去皮脐） 麻黄一两（去根节） 干姜半两（炮裂，剉） 薄荷一分

【用法】上为粗末。每服五钱，以水一大盏，煎至五分，去滓，不拘时候热服。衣盖出汗。

【主治】两感伤寒，毒气传受，阴阳交并。

93518 **解表散**（《幼幼新书》卷九引《石壁经》）

【组成】荆芥 杏仁（去皮尖，或炒黄色，别研）各半两 京芎二钱 麻黄（去节） 防风 甘草（炙）各半两 赤茯苓半两或三钱半

【用法】上为末。每服一钱，加葱白三寸，生姜三片，水一盏，煎三、五沸，连进二服。汗出避风。如常服，每服半钱，葱汤调下。

【主治】小儿慢惊。

93519 **解表散**（《活幼心书》卷下）

【组成】麻黄（不去根节） 杏仁（汤泡，去皮尖） 赤茯苓（去皮）各一两 川芎 防风（去芦） 枳壳（水浸润，剉片，麦麸炒微黄）各二两 甘草（半生半炙）七钱半

【用法】上㕮咀。每服二钱，水一盏，加生姜二片，葱一根，煎七分，不拘时候温服。

【主治】伤风感冷，咳嗽痰喘，呕吐泻痢，惊悸有热，证在表里者。

【加减】有热，入薄荷同煎。

93520 **解表散**

《霉疮秘录》卷下。为《疮疡经验全书》卷六“解表饮”之异名。见该条。

93521 **解苦散**（《洞天奥旨》卷十一）

【组成】玄参五钱 生地五钱 羌活一钱 黄柏二钱 白茯苓三钱 升麻五分 丹皮三钱

【用法】水煎服。

【主治】天火丹。

93522 **解郁丹**(《青囊秘传》)

【组成】尖香附不拘多少

【用法】晒,磨为末服之。

【主治】一切气滞脚肿之症。

93523 **解郁汤**(《医学入门》卷七)

【组成】柴胡　黄连　黄芩　黄耆　地骨皮　生地　熟地　白芍各等分

【用法】水煎服。

【主治】衄血。

93524 **解郁汤**(《傅青主女科》卷下)

【组成】人参一钱　白术五钱(土炒)　白茯苓三钱　当归一两(酒洗)　白芍一两(酒炒)　枳壳五分(炒)　砂仁三粒(炒,研)　山栀子三钱(炒)　薄荷二钱

【用法】水煎服。

【功用】开肝气之郁结,补肝血之燥干。

【主治】妊娠怀抱忧郁,肝气不通,以致子悬,胎动不安,两胁闷而疼痛,如弓上弦。

【加减】加薏仁三四钱尤妙。

93525 **解郁汤**

《嵩崖尊生》锦章书局本卷九。即《回春》卷三"破郁丹"改作汤剂。见该条。

93526 **解郁汤**

《疡医大全》卷十二。为《石室秘录》卷四"解魋汤"之异名。见该条。

93527 **解郁汤**(《疡医大全》卷二十六)

【组成】苏叶　广陈皮　半夏　当归　郁金　香附　白芍　远志肉　白茯苓　青皮(醋炒)　钩藤钩

【用法】水煎服。

【主治】妇女脚气,因气恼恚怒而发,两胁作胀,腿脚酸痛。

【加减】气涩,加煨木香。

93528 **解郁汤**(《杂病源流犀烛》卷二十七)

【组成】陈皮　远志　生地　香附　白芍　川芎　当归　半夏　青皮　茯神　贝母　苏叶　桔梗　山栀　木通　甘草　姜

【主治】女子乳病,始而但肿硬不痛,后微痛者。

93529 **解郁散**(《医略六书》卷二十八)

【组成】槟榔八两　车前子八两

【用法】上为散。每服三钱,米饮调下。

【主治】孕妇气淋,溺有余沥,脉沉者。

【方论选录】妊娠气滞,三焦水府不得施化,故淋沥涩滞,溺出不止,此为气淋。槟榔疏化气滞,分理三焦,则决渎自可有权;车前清利蕴热,宣通淋闭,则水府无不施化也。二味成方为散,米饮调下,使滞气调适,则膀胱之气亦化而小便无不清长快利,何淋沥涩滞之有?胎孕无不自安矣。

93530 **解明散**(《银海精微》卷下)

【组成】当归　赤芍药　黄芩　菊花　柴胡　地骨皮　车前子　桔梗　生地黄　栀子　连翘各一两

【用法】水煎服。

【主治】气旺而血衰,阳多阴少,热邪归于心,致患眼痛而体热者。

93531 **解氛散**(《辨证录》卷十一)

【组成】地骨皮一两　丹皮　沙参各五钱　白芥子三钱　山药一两

【用法】水煎服。服一月,骨蒸自退,便可望子矣。

【功用】清骨中之热,补肾中之阴。

【主治】妇人肾水亏虚,骨髓内热,口干舌燥,骨蒸夜热,遍体火焦,咳嗽吐沫,断难生子。

93532 **解疝汤**(《辨证录》卷九)

【组成】肉桂二钱　白芍　白术各二两　柴胡一钱　沙参五钱

【用法】水煎服。

【主治】厥阴受寒,气上冲于肝,致患疝气,睾丸作痛,两胁胀满,按之益疼。

93533 **解炎汤**(《辨证录》卷九)

【组成】黄连五分　天花粉二钱　黄芩一钱　麦冬一两　茯苓五钱　桔梗一钱　甘草三分　陈皮三分　神曲五分

【用法】水煎服。一剂渴解,二剂痰消,不必三剂。

【功用】清心肃肺,消痰降火。

【主治】心火克肺,肺失清肃,水邪入之,气凝不通,液聚不达,口吐涎沫,渴欲饮水,然饮水又不能多,仍化为痰而吐出。

93534 **解沫散**(《辨证录》卷六)

【组成】熟地二两　麦冬二两　山芋　丹皮各一两　车前子五钱

【用法】水煎服。

【功用】纯补肾水,以制阳光。

【主治】肾水不足,肾火上沸,致患消渴,口干舌燥,吐痰如蟹涎白沫,气喘不能卧,但不甚大渴,渴时必须饮水,然既饮之后,即化为白沫。

93535 **解毒丸**(《圣惠》卷三十九)

【组成】金星礜石　银星礜石　太阴玄精　云母粉　不灰木(以牛粪火烧令通赤)各二两

【用法】将四味用炭火烧令通赤,与不灰木同入盆,下盖出火毒,一宿后细研如粉,入龙脑二钱,更研令匀,以糯米粥和丸,如豇豆大。每服一丸,以生姜汁少许,并新汲水研破服之。

【功用】解诸药毒。

93536 **解毒丸**(《圣济总录》卷三十四)

【组成】半夏(醋浸一宿,漉出晒干)　甘草(炙,剉)各一斤　赤茯苓(去黑皮)二两

【用法】上为细末,生姜自然汁和丸,如梧桐子大。每服四丸,加至八丸,新汲水送下。如昏闷不省者,生姜自然汁送下。

【主治】伤暑中暍。

93537 **解毒丸**(《圣济总录》卷一四六)

【组成】大枣二枚(去皮核)　巴豆三七粒(去皮心膜,不出油)

【用法】上研匀,只作四丸,逐丸以大针穿,就麻油上熏令黑,用瓷盒贮。遇中毒者,每服只一丸,随所中毒物汁

咽下，不得嚼破。一二时辰取下毒，其毒即包裹所服药下。或不知所中毒物，即以茶清一大盏，放温咽下。

【主治】中药毒，心腹切痛不可当，欲死者。

93538 **解毒丸**(《三因》卷十)

【组成】板蓝根四两(干者，净洗，晒干) 贯众一两(剉，去土) 青黛(研) 甘草(生)各一两

【用法】上为末，蜜为丸，如梧桐子大，以青黛为衣。如稍觉精神恍惚，恶心，即是误中诸毒，急取药十五丸，烂嚼，用新水送下，即解。用水浸炊饼为丸尤妙。如常服，可三五丸，大解暑毒。

【主治】误食毒草并百物毒，暑毒。

93539 **解毒丸**(《三因》卷十五)

【组成】瓜蒌根三两 甘草半两(炒) 大黄一分(生) 朴消一分(别研)

【用法】上为末，面糊为丸，如绿豆大。每服二十丸至三十丸，白汤送下。

【主治】大风。

93540 **解毒丸**(《杨氏家藏方》卷二十)

【组成】五味子三两 大戟一两 山慈菇半两 板蓝根半两 续随子(去皮)一两 麝香一钱(别研)

【用法】上为细末，研匀，水煮糯米糊为丸，每一两作十丸，阴干，用雄鸭头血为衣，候经宿，布袋挂当风处。每服一丸，热酒磨下。

【功用】解一切饮食毒及诸药毒。

【主治】一切饮食中毒及中诸药毒；溺死、缢死、磕死，或汤烫、火烧，气已绝，但心头微热者。

93541 **解毒丸**(《洁古家珍》)

【组成】滑石 黄芩 贯众 茯苓 山栀子 干姜 草龙胆 大豆 青黛 甘草 薄荷 寒水石各一两 益智仁 缩砂仁 大黄 山豆根 生地黄 桔梗 百药煎 紫河车 粉花(即豆粉) 马勃 板蓝根 黄药子各半两

【用法】上为细末，炼蜜为丸，如弹子大。每服一丸，新汲水化下，细嚼或噙化亦得；小儿半丸；如妇人血晕不省，每服一丸，生姜、薄荷水磨下。

【功用】补真益气，化毒除风，发散瘟疫毒邪之气。

【主治】一切积滞不解，停留作毒，上焦壅热，咽喉不利，口干多渴；伏暑烦闷，霍乱不宁；山岚瘴气，食毒酒毒，吐逆不定；游风丹毒，迷惑昏困，不省人事，虚烦发躁；赤眼口疮；四时伤寒，瘟疫毒邪；四方人不服水土；一切诸毒；妇人血晕不省。

【备考】方中紫河车，《医学纲目》作"草河车(即蚤休)"。

93542 **解毒丸**(《普济方》卷二七二引《德生堂方》)

【组成】贯众 茯苓 黄药子 蓝根 干姜 地黄 雄大豆 甘草 滑石 缩砂仁 阴地厥 薄荷各二两 土马鬃 绿豆粉 益智仁 寒水石 山豆根 紫河车 马屁勃 草龙胆 白僵蚕(炒) 百药煎 大黄各一两

【用法】上各焙干为末，用蜜拌蒸饼为丸，如小弹子大，用银箔为衣。每一丸细嚼，新水送下。小儿一丸分作四服，熬薄荷汤令冷磨下。

【功用】《医方类聚》：辟疫。

【主治】一切诸毒疮痍，咽喉肿痛。

93543 **解毒丸**(《普济方》卷二五一)

【组成】山豆根三两 板蓝根二两 甘草四两(炙) 山慈菇三两 土马鬃二两 续随子仁二两 黄药子二两 大黄一两 紫河车三两 木通二两 盆消二两 五味子二两 藿香二两 寒水石二两 雄黄二两 贯众二两 白僵蚕二两 干葛一两 茜草根一两 薄荷二两 绿豆粉三两 百药煎二两 朱砂一两 麝香半两

【用法】上为细末，蒸饼为丸，如弹子大，用螺青三两和匀，一半为衣。每服半丸，用生姜蜜水化下。

【功用】解世间一切不测等毒。

【主治】诸恶物，蛊毒，砒毒，菌毒，河豚鱼毒。

【备考】《奇效良方》无藿香，有蔻仁二两；《摄生众妙方》无寒水石、五味子，有石膏、五倍子。

93544 **解毒丸**(《普济方》卷二八六)

【异名】三黄解毒丸(《回春》卷二)。

【组成】大黄 黄连 栀子 黄芩各五钱 牵牛 滑石各一两

【用法】上为细末，滴水为丸，如梧桐子大。每服三四十丸，温水送下。加减用服之。

【主治】❶《普济方》：中外诸邪毒痈肿疮，筋脉拘挛，寝汗咬牙；一切热毒惊悸。❷《回春》：五淋，便浊，痔漏。

93545 **解毒丸**(《普济方》卷四〇四)

【组成】雄黄一分 巴豆二十七粒(去油) 郁金一分(一方加半夏一分)

【用法】上为末，白糊为丸，如小豆大。三岁三丸，食前薄荷汤送下；如咳嗽痰喘，食后服。

【功用】解诸药毒。

【主治】小儿疮痘毒胜，身热痈疽，咳嗽有痰，气急，并疮痘正出，伤食肚疼。

93546 **解毒丸**(《袖珍小儿》卷七)

【组成】玄参 连翘各三钱 升麻 黄芩各二钱 芍药二钱 当归 羌活 防风 生地黄 荆芥 甘草各二钱

【用法】上为末，炼蜜为丸，如芡实大，以青黛为衣。灯心、薄荷汤送下。

【主治】小儿一切疮毒肿疖，丹毒，赤游肿。

93547 **解毒丸**(《医学正传》卷六)

【组成】白芷十两 木香五两 硇砂(研)一钱六分 贯众(取新者，去皮，切，晒干杵末)四两 朴消四两(另研) 萝卜子(去壳，醋浸炒，另研末)四两 京墨八钱(另研)

【用法】上和匀，糯米糊为丸，如龙眼大，青黛为衣，阴干。每服一丸，无灰酒磨化下。

【主治】疔肿。

93548 **解毒丸**(《医学正传》卷八)

【异名】清热解毒丸(《保婴撮要》卷九)。

【组成】寒水石(研) 石膏(研)各一两 青黛五钱

【用法】上以二石细研如粉，入青黛和匀，汤浸蒸饼为丸，如芡实大。每服一丸，食后茶汤或新汲水化下，或细嚼姜水下亦可，三岁儿服半丸，量岁数加减服之。

【主治】❶《医学正传》：小儿痘疹，未出而先发搐，兼外感风寒之邪者。❷《保婴撮要》：小儿五脏积热，毒气上

攻，胸臆烦闷，咽喉肿痛，赤眼壅肿，头面发热，唇口干燥，两颊生疮，精神恍惚，心忪闷乱，坐卧不安；及伤暑毒，面赤身热，心烦躁而渴，饮食不下；中诸毒；及惊风潮热，痰涎壅塞，心胸烦躁，颊赤多渴，坐卧不稳。

【备考】《保婴撮要》本方用法：惊风潮热者，每服半粒。

93549 **解毒丸**(《疮疡经验全书》卷六)

【组成】白芷一两　斑蝥四十九个(二物和一处，用酒拌湿透，文火炒燥，拣去斑蝥，用白芷)　全蝎　胡桃肉各一两(二物新瓦上焙微焦)　生大黄一两(晒燥)

【用法】上为细末，酒面打糊为丸，如绿豆大。每服三钱，热酒送下。

【主治】下疳初起。

93550 **解毒丸**(《外科大成》卷三)

【组成】杏仁(去皮尖)二两(另研)　栀子十两　大黄五两

【用法】上为末，炼石蜜一斤为丸，如梧桐子大。每服二三钱，茶汤送下。

【主治】漏睛出脓。

93551 **解毒丸**(《仙拈集》卷三)

【组成】牛黄三分　朱砂　雄黄各七分　乳香　没药各五分　麝香一钱　山慈菇一钱

【用法】上为末，蜜为丸，重三分。每服一丸，金银花汤送下。外用紫芦散。

【主治】❶《仙拈集》：小儿竹衣乖。无皮肤，脓血淋漓，赤剥，杨梅一切胎毒。❷《古方汇精》：妇女为丈夫梅疮所过，结毒之气，渐至阴户湿烂，流血不止，沿至产门，外绕肛门，肿硬溃脓，出水不休，疼痛不堪者。

93552 **解毒丸**(《疡医大全》卷三十四)

【组成】黑铅一斤(打成片，剪如豆大)　山中黄土一斤(研细)

【用法】二物入锅炒至铅化，去铅不用，只将黄土水叠为丸。每服三钱，酒送下。十服即好。

【主治】杨梅疮，杨梅漏，服过灵药久不愈，必内有轻粉毒为患者。

【备考】灵药：水银一两，劈朱砂，明雄黄各五钱，硫黄三钱，白矾一钱。上研细末，入阳城罐内，用铁盏合好，盐卤和泥封固，以铁丝扎紧，用银炭十斤，先文后武火，升三柱香为度，取起冷定开看，铁盏上药即是。

93553 **解毒丸**(《霉疮证治》卷下)

【组成】白面八钱　大黄四钱　雄黄二钱半　蝮蛇　蜈蚣　血竭各一钱半　乳香　没药各一钱　轻粉五分

【用法】上为末，蜜为丸，如梧桐子大。日服三钱。

【主治】梅毒。

93554 **解毒丹**

《外科精要》卷中。为《百一》卷十七“神仙解毒万病丸”之异名。见该条。

93555 **解毒丹**(《脉因证治》卷下)

【组成】紫背车螯(大者)

【用法】上以盐泥固济，煅红，出火毒，甘草膏为丸。甘草汤下。恶物，用寒水石(煅红入瓮，沉井中)、腊猪油调敷。

【主治】一切发背、痈疽、金石毒。

93556 **解毒丹**(《古今医鉴》卷十六)

【组成】黄丹　水粉　青黛　焰消　绿豆粉

【用法】上为末。以小蓝挼水调下。

【主治】中信毒在腹中，已下者。

【加减】腹痛，倍黄丹、豆粉，井花水调下。

93557 **解毒丹**(《外科真诠》卷下)

【组成】冰片二分　轻粉五分　白矾二分　灯心灰二分　麻根灰三钱　凤凰衣一钱

【用法】上为细末。先用麻揉破再掺。

【主治】蜘蛛疮重者，生于皮肤间，如水窠疮相似，淡红微痛，五六个成簇，亦能荫开。

93558 **解毒丹**

《易简方便》卷一。为《医方易简》卷四“解瘟丹”之异名。见该条。

93559 **解毒丹**(《青囊秘传》)

【异名】遇仙丹。

【组成】熟石膏一两　青黛二钱

【用法】研极细末。入凉血散内，或菜油调搽。

【功用】《外科传薪集》：长肉生肌。

【主治】❶《青囊秘传》：丹毒，湿疹。❷《外科传薪集》：火烫，烂腿疮。

93560 **解毒丹**(《药奁启秘》)

【组成】青黛二钱　黄柏二钱　熟石膏二两

【用法】上为末。麻油调敷。

【主治】湿疮痒痛红肿。

93561 **解毒丹**(《中医皮肤病学简编》)

【组成】熟石膏 62 克　黄柏 15 克　青黛 9 克　轻粉 3 克

【用法】上为细末。麻油调敷。

【主治】湿疹，皮炎，烧伤，溃疡。

93562 **解毒汤**(《圣济总录》卷二十一)

【组成】柴胡(去苗)半两　黄芩(去黑心)　荆芥穗各一分

【用法】上剉，如麻豆大。每服五钱匕，水一盏半，生姜一枣大(拍碎)，煎至八分，去滓，入生地黄汁一合，白蜜半匙，更煎三五沸，热服。

【主治】伤寒，初觉烦热，头疼脚痛。

93563 **解毒汤**(《圣济总录》卷二十七)

【组成】麻黄(去根节)　人参　赤茯苓(去黑皮)　桂(去粗皮)各半两　麦门冬(去心，焙)　葛根(剉)各三分　杏仁(汤浸，去皮尖双仁，炒)　甘草(炙，剉)各一分

【用法】上为粗末。每服五钱匕，水一盏半，加生姜一枣大(拍碎)，煎至八分，去滓温服，不拘时候。

【主治】阳毒伤寒，口舌干燥。

【备考】本方方名，《普济方》引作“解阳汤”。

93564 **解毒汤**

《卫生总微》卷八。为《外台》卷二引《小品方》“芍药地黄汤”之异名。见该条。

93565 **解毒汤**

《保命集》卷中。为方出《肘后》卷二,名见《外台》卷一引崔氏方"黄连解毒汤"之异名。见该条。

93566 **解毒汤**(《小儿痘疹方论》)

【组成】黄连三分　金银花　连翘各五分

【用法】水煎服。

【主治】小儿一切热毒肿痛,或风热侵犯脾胃,肌肤瘙痒。

93567 **解毒汤**(《痘治理辨》)

【组成】荆芥　甘草　鼠黏子

【用法】上用水一钟半,加生姜一片,煎至五分。

【主治】痘症十四日前后。

93568 **解毒汤**(《痘疹心法》卷二十三)

【异名】溯源解毒汤。

【组成】当归身　川芎　生地黄　白芍药　甘草(生)　人参　连翘　黄连　陈皮　木通各等分

【用法】上剉细。加淡竹叶十片,水一盏,煎半盏,去滓温服,不拘时候。

【主治】❶《痘疹心法》:胎毒。❷《张氏医通》:痘疮血气弱,干焦黑陷。

93569 **解毒汤**(《疮疡经验全书》卷六)

【组成】连翘　荆芥　木通　黄连　生地　牛膝　忍冬花　滑石　甘草　何首乌各等分

【用法】用水二大钟,煎八分服,滓再煎七分服。

【主治】下疳初起。

93570 **解毒汤**(《片玉心书》卷五)

【组成】玄参　连翘　升麻　黄芩　赤芍　当归　羌活　防风　生地　甘草　荆芥穗

【主治】小儿因气血凝而热乘之,致生痈毒肿疖。

【加减】秘结者,加大黄、木通。

93571 **解毒汤**(《回春》卷四)

【异名】八宝汤。

【组成】黄连　黄芩　黄柏　栀子　连翘　槐花各二钱半　细辛　甘草各四分

【用法】上剉一剂。水煎,空心服。

【主治】脏毒下血。

93572 **解毒汤**(《痘疹传心录》卷十五)

【组成】当归尾　生地黄　紫草　紫花地丁　翻白草　牛蒡子　蝉蜕

【主治】五六日间痘疔。

93573 **解毒汤**

《东医宝鉴·杂病篇》卷七。即《得效》卷十九"水师晶明"之异名。见该条。

93574 **解毒汤**(《疡科选粹》卷六)

【组成】皂角刺　薏苡仁　防风　天花粉　木瓜　白鲜皮　荆芥　金银花　川芎　木通各一钱　土茯苓二两五钱

【用法】上用水三碗煎服。

【功用】解杨梅初发之毒。

【主治】杨梅疮初发者。

【加减】若欲除结毒之患,与铅、酒兼用。

93575 **解毒汤**(《治痘全书》卷十三)

【组成】防风　羌活　川芎　白芷　柴胡　紫草　蝉蜕　麻黄　姜　葱

【功用】透脓散腐。

【主治】热毒痘疮发不出,麻疹。

93576 **解毒汤**(《玉案》卷六)

【组成】黄芩　黄柏　黄连各一钱　甘草　连翘　天花粉　皂角刺各五分

【用法】加竹叶十片,不拘时候呷之。

【主治】小儿一切肿硬焮赤,诸般丹毒初起。

93577 **解毒汤**(《玉案》卷六)

【组成】防风　薄荷　荆芥　石膏　知母各八分　桔梗　甘草　牛蒡子　连翘　木通　枳壳各六分

【用法】上加淡竹叶二十片,水煎服。

【主治】痧症初起,天时温暖。

93578 **解毒汤**(《仁端录》卷十六)

【组成】川芎　当归　生地　白芍　黄连　黄芩　山栀　牛蒡　连翘　甘草　桔梗

【主治】疹出谵语如狂;阳毒得泄,疹出稠密红紫而痢下清水;毒尚留连肺胃,疹发后烦热呕吐。

93579 **解毒汤**(《证治宝鉴》卷十)

【组成】荆芥　防风　牛蒡　羌活　连翘　甘草

【用法】水煎服;外用赤小豆研细,醋调敷肿。

【主治】痄腮肿毒。

93580 **解毒汤**(《治痧要略》)

【组成】连翘　地丁　牛蒡子各八分　穿山甲　木通　青蒿各五分　菊花一钱　银花三钱　土贝八分

【用法】上加胡桃肉一枚,水煎,温服。

【主治】痧滞经络肌肉,发为肿毒疔疮。

【加减】毒在背,加皂刺;在面,加白芷;在胸,加瓜蒌、僵蚕;在手足,倍银花。

93581 **解毒汤**(《惠直堂方》卷三)

【异名】疏风解毒汤(《梅氏验方新编》卷七)。

【组成】土茯苓一两　米仁　防风　木瓜　木通　白鲜皮各七分　金银花一两　皂角刺四分

【用法】水煎服。

【主治】❶《惠直堂方》:杨梅疮,服杨梅疮煎方后毒未尽者。❷《梅氏验方新编》:杨梅疮初起结肿,筋骨疼痛。

【加减】气虚,加人参;血虚,加熟地三钱,归身一钱。

93582 **解毒汤**

《医略六书》卷二十八。为《济阴纲目》卷八"三物解毒汤"之异名。见该条。

93583 **解毒汤**(《种痘新书》卷四)

【组成】连翘　牛蒡各一钱　枳壳　木通各六分　防风　桔梗各五分　紫草七分　川芎　升麻　虫退　黄芩　黄连各四分　前胡一钱　麦冬八分　甘草三分

【功用】解毒。

【主治】痘疮外感风寒,毒气壅盛,憎寒壮热,咳嗽流涕,服加减升麻汤、扶元宣解汤后,依然大热熏蒸,眼红唇紫,舌有黄苔,口中气臭,狂言谵语,二便不通,恶风恶寒,嘎齿咬牙,腹中隐隐作痛者。

【方论选录】翘、蒡、芩、连解毒除烦,枳、桔、防、木疏风开窍，芎、虫退达气上升。清毒之方，莫良于此。服之觉烦闷少解则止，候痘出而中自安，而热亦渐退矣。盖热以发痘，痘未出，其热终不退也。

93584 **解毒汤**(《叶氏女科》卷三)

【组成】人参　白术(蜜炙)　生地黄各二钱　黄耆　银花　茯苓各一钱　连翘(去心)四分　青皮三分　白芷五分　乌梅一枚　大枣一枚

【用法】水煎服。

【主治】乳痈脓出，寒热如疟。

93585 **解毒汤**(《麻科活人全书》卷二)

【组成】黄连　黄芩　栀仁　木通　桔梗　(一方有贝母，无桔梗)

【用法】水煎服。

【主治】麻疹热甚，火毒不退，及初出者。

93586 **解毒汤**(《一盘珠》卷五)

【组成】苍术　陈皮　厚朴　甘草　大黄各二分　黄芩　芒消　花粉各一钱

【用法】灯心为引。

【主治】便毒初起。

93587 **解毒汤**(《幼幼集成》卷四)

【组成】润玄参　净连翘　绿升麻　片黄芩　京赤芍　全当归　川羌活　北防风　怀生地　荆芥穗　淮木通各一钱　炙甘草五分

【用法】加灯心十茎，水煎，热服。

【功用】托毒。

【主治】小儿疮疥，误用搽洗，逼毒入腹。

【加减】大便秘，加酒大黄。

93588 **解毒汤**(《仙拈集》卷二)

【组成】黄连　当归各一钱　苦参　荆芥各二钱

【用法】水煎，食远服。

【主治】肠风下血，不论粪前粪后。

93589 **解毒汤**(《痘疹会通》卷四)

【组成】银花三两　北防风　荆芥　牛蒡子　木通　连翘　甘草各一钱

【主治】痘疹蕴留不散之毒。

93590 **解毒汤**(《疯门全书》)

【组成】荆芥　苍术　羌活　白芷　黄柏　黄芩　丹皮　赤芍　大黄　当归　川芎　枳壳　泽泻　甘草　银花

【用法】灯心为引。食远服。

【主治】麻风轻者。

93591 **解毒汤**(《经验百方良方续录》)

【组成】大当归八钱二分　金银花　生绵耆各五钱　生甘草一钱六分

【用法】上用酒三碗煎服。服后宜避风出汗。轻者半剂，重者一二剂，外贴玉红膏。未成者消，已成者溃。

【主治】阳痈，乳痈。

【加减】上部加川芎，中部加桔梗，下部加牛膝各一钱五分；乳痈，加桔梗一钱五分，用酒二碗，煎至一碗，服后汗出自消。

93592 **解毒汤**(《医学集成》卷三)

【组成】荆芥　防风　黄芩　黄连　连翘　大力子　犀角　薄荷　大青　人中黄　灯心　芦根

【主治】麻疹已出后没。

93593 **解毒汤**(《血证论》卷八)

【组成】大黄一钱　黄连三钱　黄芩三钱　黄柏二钱　栀子(炒)三钱　赤芍二钱　枳壳一钱　连翘一钱　防风三钱　甘草一钱

【主治】脏毒。

【方论选录】解毒者，谓解除脏毒也。脏毒由火迫结在肛门，故用泄火之药极多。其用白芍者，兼行其血，血行则火无所着。用枳壳者，兼行其气，气行则火自不聚。而火势之煽，每挟风威，故以防风去风以熄火，且防风上行外达，使火升散，则不迫结肛门，此即仲景白头翁汤之意。

93594 **解毒汤**(《包氏喉证家宝》)

【组成】玄参　木通　淡竹叶　生地　生山栀各等分　灯草心二十根

【用法】水煎，将好时加入生大黄四钱，朴消二钱(水泡去滓)，滚二三沸，温服；或将朴消冲服更妙。

【主治】咽喉三十六证。

【加减】如挟风痰热毒攻心，言语狂妄，加三黄，并研朱砂、珍珠末服。

93595 **解毒汤**(《张皆春眼科证治》)

【组成】银花18克　蒲公英12克　酒黄芩9克　天花粉6克　薄荷3克　赤芍9克

【主治】天行赤眼(流行性结膜炎)。

【加减】若兼风轮生翳，可加秦皮1.5克以清肝退翳。

【方论选录】方中重用银花、蒲公英清热解毒；酒黄芩、天花粉清肺解热；薄荷清透，引毒邪从肌表而出；赤芍凉血活血，以退目中之赤肿。

93596 **解毒饮**

《种痘新书》卷十二。为《赤水玄珠》卷二十八"解毒散"之异名。见该条。

93597 **解毒饮**(《霉疮证治》卷下)

【组成】防己　芎藭　当归　忍冬花　白鲜皮　连翘　羌活各三两　皂荚半两　萆薢四两

【用法】水煎服。

【主治】霉疮。

93598 **解毒饮**(《痘科辨要》引汪氏方)

【组成】当归(酒洗)　芍药　人参　山楂　黄耆(蜜炙)　荆芥　牛蒡(炒，研碎)　防风各二分　炙甘草一分

【用法】水煎，温服。

【主治】痘疮十一二日，发热，当靥不靥，及痂落无托靥者。

【加减】若是阳证，加黄连四分，黄芩(共酒洗)二分；热甚者，加生黄芩、生黄连、银柴胡各三分；若是阴证，加肉桂。

93599 **解毒饮**(《卫生鸿宝》卷六引《丹方汇编》)

【组成】大黑豆(或绿豆，一方小黑豆与绿豆并用)　生甘草

【用法】上熬浓汁。冷服半盏，细细饮之。

【主治】金石、草木、鸟兽、百药之毒。

93600 **解毒剂**(《霉疠新书》)

【组成】穿山甲　大黄　黄芩　反鼻(烧存性)　忍冬　甘草各中　土茯苓大

【用法】水煎，温服。

【主治】便毒，下疳，疥癣。

【加减】小便不利者，加茯苓。

93601　**解毒散**(《圣惠》卷六十一)

【组成】犀角屑　木通(剉)　川升麻　赤芍药　川朴消各一两　石膏二两　甘草(生，剉)　玄参　麦门冬(去心)各半两

【用法】上为粗散。每服四钱，以水一中盏，煎至六分，去滓，不拘时候温服。

【主治】痈疽始觉。

93602　**解毒散**(《圣惠》卷六十二)

【组成】犀角屑三分(麸炒)　川升麻半两　栀子仁二分　木通一两(剉)　麦门冬三分(去心)　枳壳三分(麸炒微黄，去瓤)　甘草三分(生剉)　葛根三分(剉)　地骨皮一两

【用法】上为散。每服四钱，以水一中盏，入生地黄一分，豉半合，煎至六分，去滓，不拘时候温服。

【主治】热毒发背，焮肿疼痛，烦热，渴。

93603　**解毒散**(《圣济总录》卷三十四)

【组成】商陆根(切开如血色者，阴干)。

【用法】上为散。每服一钱匕，新汲水调下。牛、马、驴、骡喘急热发倒仆，调三钱灌之。立止。

【主治】伤暑，胸膈躁闷，昏晕倒仆欲死。牛、马、驴、骡喘急热发倒仆。

93604　**解毒散**(《圣济总录》卷一四六)

【组成】石绿(不拘多少)

【用法】上研细。每服一钱匕，研莱菔子汁调下。立吐，吐得毒出，即服和气药调补。

【主治】中一切毒药，唇口麻，目暗，心腹如刀刺，或吐出血。

93605　**解毒散**(《杨氏家藏方》卷十二)

【组成】皂角子一百粒(麸炒黑色)　连翘一两半　薄荷叶半两(晒干)　甘草三钱(半生半炙)

【用法】上为细末。每服一大钱，食后茶、酒任意调下。

【主治】疬子，经宣积取毒尚未退者。

【备考】《普济方》有桔梗。

93606　**解毒散**

《杨氏家藏方》卷十九。为《外台》卷二引《小品方》"芍药地黄汤"之异名。见该条。

93607　**解毒散**(《百一》卷十七)

【组成】石菖蒲　白矾各等分

【用法】上为细末。每服二钱，新汲水调下。不出两服，必效。

【主治】一切毒药中毒。

93608　**解毒散**(《济生》卷八)

【组成】寒水石二两　龙骨半两　黄连(去须)　黄柏各一两　轻粉一钱

【用法】上为细末，和鸡子清调。以鸡羽扫疮上。

【功用】去热肿，收赤晕。

【主治】疔疮、热疮有赤晕者。

【加减】若是热疮，加黄丹半两。

93609　**解毒散**(《医方类聚》卷一六七引《经验秘方》)

【异名】国老饮(《得效》卷十)。

【组成】白矾(研)　甘草各等分

【用法】上为细末。每服二钱，冷水调下。

【功用】《古方汇精》：解一切毒。

【主治】❶《医方类聚》引《经验秘方》：毒蛇、射工、沙虱等伤著人，眼黑口噤，手足直强，毒气入腹。❷《得效》：蛊毒。

93610　**解毒散**(《医学纲目》卷三十七)

【组成】寒水石　滑石　石膏各等分　辰砂少许

【用法】上三石为末，入辰砂。量儿大小，灯心汤调下。

【主治】小儿黑斑红斑，疮痒瘾疹。

93611　**解毒散**(《医学纲目》卷三十七)

【组成】赤小豆　木鳖子　橡斗子　南星　大黄　朴消

【用法】上为末。用慈菇、薄荷、靛青和蜜水调，涂患处，外用雄黄围之，却服荆芥、解毒二散。

【主治】小儿黑斑红斑，疮痒瘾痒。

93612　**解毒散**(《普济方》卷二一五)

【组成】百药煎　黄连　滑石　木香　车前子各等分

【用法】上为细末。每服方寸匕，空心灯草汤调下。重者日进二服。

【主治】血淋。

93613　**解毒散**(《外科心法》卷七)

【组成】黄连　黄丹　松香各五钱　轻粉　雄黄各一钱

【用法】上为末。用麻油调搽。

【主治】诸疮溃烂疼痛。

93614　**解毒散**(《疠疡机要》卷下)

【组成】巴豆肉　皮消各一两　黄蜂窠　黑狗脊各七钱　白芷　雄黄　猪牙皂角　羊蹄根　轻粉　蝉壳(去土)　枯矾　寒水石各五钱

【用法】上为末。腊猪油调搽。

【功用】解外毒。

【主治】风疮。

【宜忌】解毒散虽能攻毒，而伤良肉，不宜多用。

93615　**解毒散**(《疠疡机要》卷下)

【组成】黄柏(炒)　山栀各等分

【用法】上为末。水调搽。若破而脓水淋漓，用当归膏或烛油调搽。

【主治】一切疮毒风疹痒痛。

93616　**解毒散**(《保婴撮要》卷十一)

【组成】大黄　黄柏　山栀　寒水石各等分

【用法】上为末。水调搽；若破而脓水淋漓，用当归膏或清烛油调尤善。

【主治】一切毒疮风疹痒痛。

93617　**解毒散**(《古今医鉴》卷十五)

【组成】雄黄三钱　白硼砂三钱(入铜勺内，微火炒)　胆矾六钱(打碎，先炒白色，再炒紫色)

【用法】上为细末。治疮，或将烧酒、或吐津抹湿疮上，将末药着指磨上；治眼，用津抹湿眼胞，将药抹之；喉闭，吹喉中。

【主治】诸疮肿毒，并喉闭、赤眼暴发疼痛。

93618 **解毒散**(《赤水玄珠》卷二十八)

【异名】解毒饮(《种痘新书》卷十二)。

【组成】金银花五两 甘草一两 木通 防风 荆芥 连翘 牛子各三钱

【用法】上用酒、水各一钟煎服。

【主治】痘母。痘未出而先发肿块者。

【加减】如泄，加诃子、豆蔻；痘红者，加炒黄芩、芍药；疮痒者，加归身、生地，或加何首乌尤佳；疼痛者，加赤芍。

93619 **解毒散**(《幼科折衷》)

【组成】牛蒡 防风 荆芥 甘草 犀角

【用法】上为散。水煎服。

【主治】丹毒。

93620 **解毒散**(《良朋汇集》卷五)

【组成】川乌 草乌 藤黄各等分

【用法】上为末。用醋调，搽患处。

【主治】无名肿毒疮。

93621 **解毒散**(《种痘新书》卷十一)

【组成】连翘 牛子 知母 玄参 荆芥 前胡 地骨皮 黄芩 山栀 木通 甘草

【主治】麻疹收后，余毒发热。

93622 **解毒散**(《疡医大全》卷三十三)

【组成】黄芩 栀子 连翘 乌梅 苏薄荷 甘草各等分

【用法】水煎服。

【主治】痘不收靥。

93623 **解毒散**(《痘疹会通》卷三)

【组成】紫苏 干葛 桔梗 陈皮 川朴 甘草 半夏 茯苓 枯壳 前胡 地肤 知母(秋石丹化水拌炒) 黄柏(童便浸一日，炒黑)

【主治】无论痘与非痘，但见身热头痛，呵欠烦闷，睡中惊悸，嚏喷眼涩，鼻出清涕，耳凉尻凉，手足酸软，服过加减升麻汤者。

93624 **解毒散**(《济众新编》卷五)

【组成】黄丹三钱 枯矾石 雄黄 乳香 没药 白芷 王不留行 人中白 轻粉各一钱 胆矾 辰砂各五分

【用法】上为末。掺患处。

【主治】湿癣。

93625 **解毒散**(《外科证治全书》卷五)

【组成】白矾四两 雄黄一两 贯仲二两

【用法】上为细末。和滚水，待温洗之。后用集芳散。

【主治】一切痈疽溃久恶腐甚者。

93626 **解毒锭**(《卫生鸿宝》卷六引《验方摘要》)

【组成】明雄黄 大蒜 糯米粽

【用法】端午日午时合成锭。佩之于身，如行水陆之路，能辟一切邪气妖氛。外敷诸蛇蝎蜈蚣等伤，内服解各种毒症，俱用烧酒或开水调治。

【功用】辟一切邪气妖氛。

【主治】诸蛇蝎蜈蚣等伤及各种毒症。

93627 **解毒膏**(《圣惠》卷六十三)

【组成】川升麻一两 白蔹二两 漏芦一两 连翘一两 川芒消一两 蛇衔草二两半 黄芩一两半 栀子仁三十枚 蒴藋根二两

【用法】上剉碎，以酒拌半日，用猪脂一斤半，煎药令黑色，即膏成，绵滤去滓，以瓷器盛。于软帛上摊贴，日二换之。

【主治】一切毒肿疼痛。

93628 **解毒膏**(《灵验良方汇编》卷二)

【组成】细块矾红 明净松香各一斤

【用法】上为极细末，麻油调稠。先将疮用葱、艾、甘草等汤洗净，搽上此药，以软布条扎之至紧，毋令血行，三日一换。至效。

【主治】杨梅结毒，腐烂作臭，诸药不效；及诸毒、顽臁。

93629 **解毒膏**(《良方汇录》卷上)

【组成】马齿苋(捣汁)一钟 猪油一钟 白蜜一钟

【用法】上药熬膏。涂之。

【主治】小儿痘疹后，余毒结成痈疽，连珠不已；及年久恶疮，头上秃疮。

93630 **解毒膏**(《外科十三方考》卷中)

【组成】白芷 白蔹 白及 川乌 草乌 黄芩 独活 细辛各一钱五分 荆芥 栀子 连翘 羌活 黄连 阿胶 海藻 山甲 昆布 大黄 木鳖 血余 赤芍 薄荷 牛膝 木瓜 防风 石燕 海带 黄柏 桃枝 柳枝 桑枝 杉枝 天丁 密陀僧各一两 水粉四两(炒过) 黄丹三两 香油八两

【用法】上为咀片，将香油入锅熬之，投前药(除血余、黄丹、陀僧、铅粉四味)入内熬枯，去滓滤过，然后下铅粉(先煅过)、血余、陀僧、黄丹，至漆黑、滴水成珠时停火，收入罐内备用。用时以软纸摊贴之。

【主治】阳症疮毒。

93631 **解毒膏**(《外科十三方考》卷中)

【组成】白及三钱 白蔹三钱 番木鳖一两 露峰房三钱 蛇退一钱半 山甲三钱 铅粉一两 陀僧一两 桑枝 槐枝 桃枝各三十寸 血余如鸡子大一团 马齿苋五斤(煮汁兑入)

【用法】将各药共合一处，用香油一斤，同入锅中，炸枯去滓，然后加入铅粉、陀僧，再熬至滴水成珠时，收贮备用。

【主治】阳症疮毒。

93632 **解带汤**(《嵩崖尊生》卷十四)

【组成】椿根皮(炒)二钱 醋香附 白芍 白术各一钱 侧柏 黄连 黄柏(俱酒炒)各五分 白芷三分

【主治】带下由肝经湿热、怒气所致而腹不痛者。

【加减】腰腿痛，加四物四钱，羌活、防风各一钱；肥人，加苍术、半夏、南星；腹痛者，是湿热郁结，加黑姜四分，吴萸一分，木香二分，玄胡五分。

93633 **解带散**(《鸡峰》卷十九)

【组成】海带 海藻 昆布 益智 木香 雷丸 萝卜子 皂皂黄各等分

【用法】上为细末。每服二钱,酒一盏,煎之。服后须分泄百次,不拘时候。

【主治】水肿,腹胀如鼓,上气喘急,前后心刺痞,小便不利。

93634 **解带散**(《古今医鉴》卷十一)

【组成】归身一钱半　川芎八分　白芍(酒炒)　白术(炒)各一钱二分　苍术(米泔浸,炒)　香附(醋炒)　丹皮(酒洗)　茯苓(去皮)各一钱　陈皮(去白)一钱　玄胡(炒)八分　甘草(炙)四分

【用法】上剉一剂。生姜煎,空心服。

【主治】妇人血气不调,湿热白带,四肢倦怠,五心烦热,痰郁嘈杂。

93635 **解带散**(《医略六书》卷二十六)

【组成】当归二两　苍术一两(炒)　白芍一两半(炒)　香附二两(醋炒)　茯苓一两　丹皮一两　白术二两(炒)　川芎一两　甘草五钱

【用法】上为散。每服三钱,空心米饮调下。

【主治】湿热白带。冲任为湿热所伤,而带脉不能收引,故带下色白淫溢不已,脉缓涩者。

【方论选录】苍术燥湿强脾,白术健脾燥湿,当归养血荣经脉,白芍敛阴和血脉,茯苓渗湿以清经气,丹皮凉血以清伏热,香附调气解郁,川芎活血调经,甘草缓中以和胃气也。为散以散之,米饮以和之,使脾胃调和,则湿热自化而带脉完固,何带下之淫溢不已哉?

93636 **解胃汤**(《辨证录》卷一)

【组成】青蒿五钱　茯苓二钱　甘草五分　麦冬五钱　玄参三钱　竹叶五十片

【用法】水煎服。一剂而胃热清,再剂而潮热退,不必三剂。

【功用】息阳明之焰,解少阳之氛。

【主治】冬月伤寒,邪在阳明,欲出而未出,至八日而潮热未已。

93637 **解骨丸**(《圣济总录》卷一四〇)

【组成】雄黄(研)　蜣螂(研)　象牙末各等分

【用法】上为散,炼蜜为丸,如黍米大。纳疮口内,复细嚼羊肾脂摩贴之,觉痒箭头自出矣。

【主治】箭镞不出。

93638 **解急饮**(《玉案》卷六)

【组成】野菊花(捣汁)一盏

【用法】滚酒送下,一日连进三服。

【主治】一切疔疮。

93639 **解疮散**(《普济方》卷五十五)

【组成】赤芍药　白芍药各半两　木鳖子仁　当归　甘草　大黄汁各一两　黄芩　防风各二钱半

【用法】上为末。每服五钱,水煎,食后临卧服。

【主治】气虚热壅,或失饥冒暑,风热上壅,耳内闭痛,脓血流出。

93640 **解疫汤**(《嵩崖尊生》卷九)

【组成】苍术一两　防风　白术　白芍　羌活各一钱

【主治】疫痢。

93641 **解恨煎**

《笔花医镜》卷四。为《景岳全书》卷五十一“解肝煎”之异名。见该条。

93642 **解语丸**(《医学纲目》卷十引王海藏方)

【异名】神仙解语丹(《杂病源流犀烛》卷十二)。

【组成】白附子　石菖蒲　远志　全蝎　羌活　天麻　南星　白僵蚕

【用法】上为细末,蜜为丸,如绿豆大。服之。

【主治】中风语言不正。

【备考】《玉案》本方用:白附子、石菖蒲、远志各一两,全蝎三钱,羌活、天麻、僵蚕各五钱。上为细末,蜜丸如绿豆大。每服三十丸,空心生姜汤送下。

93643 **解语丹**

《永类钤方》卷十一。为《妇人良方》卷三“神仙解语丹”之异名。见该条。

93644 **解语汤**

《简易方》引《资寿方》(见《医方类聚》卷二十)。为《圣惠》卷十九“桂心散”之异名。见该条。

93645 **解语汤**(《女科撮要》卷下)

【组成】附子(炮)　防风　天麻　酸枣仁各一两(炒)

【用法】每服二三钱,水煎服。

【主治】产后风客心脾,舌强不言。

93646 **解语汤**(《赤水玄珠》卷一)

【组成】羌活　防风　天麻　肉桂　川芎　南星　陈皮　白芷　当归　人参　甘草　酸枣仁　羚羊角　(一方有石菖蒲、远志)

【用法】水煎,入竹沥半盏,再一滚服。

【功用】《中国医学大辞典》:祛风,化痰,通络。

【主治】❶《赤水玄珠》:中风。❷《准绳·类方》:中风失音不语。

93647 **解语散**

《传家秘宝》卷中。为《圣惠》卷十九“桂心散”之异名。见该条。

93648 **解结丸**(《活人心统》卷一)

【组成】川黄连一两五钱　黄柏一两　川当归　枳壳(炒)　川厚朴　陈皮　青皮　莪术(煨)各一两　皂角五钱　滑石　枳实(炒)　香附子　黄芩　莱菔子各一两(炒)　三棱(炮)一两　木香一两　槟榔一两　大黄三两　黑丑头三两　朴消一两

【用法】上为末,水为丸,如梧桐子大。每服八十丸,食前白汤送下。

【主治】下痢积滞作痛,风气秘结,痰积。

93649 **解热丸**(《圣济总录》卷一六九)

【组成】甘草(生,剉)　铁粉(研)　青黛(研)各半两

【用法】上为末,再研匀,炼蜜为丸,如芡实大。每服一丸,熟水化下。

【主治】小儿出疮。

93650 **解热方**(《直指》卷十六)

【组成】生车前草

【用法】研细。井水调下。

【主治】黄疸,热淋。

93651 **解热方**(《直指》卷十六)

【组成】车前子

【用法】炒，为末。米饮调下。

【主治】洞泄，五疸。

93652 **解热方**(《直指》卷二十二)

【组成】小黑豆二合　紫苏一茎　姜七片

【用法】上细剉。煎汤，食后服。

【主治】瘰疬四畔红肿多汁，属热证者。

93653 **解热汤**(《普济方》卷二二八)

【组成】柴胡　白术　枳壳　白茯苓各一钱(剉)

【用法】上药分作二剂，每剂用童子小便、水、酒共一升，煎至半升，去滓，分二次温服。以效为度。

【主治】饮酒虚劳生热。

93654 **解热汤**(《医学集成》卷三)

【组成】生地　当归　黄芩　黄连　玄参　麦冬　柴胡　荆芥

【主治】风火上攻，头顶极痛。

93655 **解热饮**

《证治宝鉴》卷十。为《准绳·类方》卷八"解热饮子"之异名。见该条。

93656 **解热饮**(《眼科阐微》卷四)

【组成】黄丹(飞)　软石膏末各二钱

【用法】入酒杯内，加凉水，羊毛笔蘸药水，涂上下眼皮，一日数次。

【主治】小儿痘后，双目开而后闭。

【宜忌】勿令药水入眼内。

93657 **解晕汤**(《辨证录》卷十二)

【组成】荆芥三钱　人参一两　当归一两　炮姜一钱　黄耆一两

【用法】水煎服。一剂晕止，二剂心定，三剂气旺，四剂血生，不再晕也。

【功用】大补气血。

【主治】妇人甫产后，气虚欲脱，致成血晕，忽然眼目昏晕，恶心欲吐，额上鼻尖有微汗，鼻出冷气，神魂外越。

【加减】或人参力不能用，减去大半，或少用一二钱，余如分两多服数剂，无不奏功也。

93658 **解钳丸**(《赤水玄珠》卷十五)

【组成】木鳖子二两(净，去油，用木通二两，切碎，同炒焦黑色，去木通)　茴香二两(用斑蝥二十一枚，去头翅足，同炒香熟，去斑蝥)　黑丑二两(用萝卜子二两，略研碎，同炒香熟，去萝卜子)　半夏二两(用薜荔二两，向阳者，剉碎，同炒黄色，去薜荔)　补骨脂二两(用猪苓二两，剉碎，同炒，去猪苓)

【用法】上为末，酒糊为丸，如梧桐子大。每服三十丸，空心炒姜盐灯心酒送下，午后、临睡各一服。

【主治】小肠气及膀胱气，横痃竖痃，木肾偏坠，下部诸疝气痛。

93659 **解铃丸**(《杨氏家藏方》卷十)

【组成】茴香一两(用青盐一两，研细同炒，和盐用)　蝎梢一分(去毒，炒)　蓬莪术(用纸数重裹，油内浸，灯上烧过，研剉)一两

【用法】上为细末，酒煮面糊为丸，如梧桐子大。每服三十丸，空心、食前，温酒、盐汤送下。

【主治】奔豚气疼痛，手足踡缩，不可忍者。

93660 **解烦汤**(《辨证录》卷五)

【组成】人参　巴戟天　麦冬各五钱　白术一两　炒枣仁三钱　菖蒲五分　神曲一钱　白豆蔻二粒

【用法】水煎服。

【功用】健其脾胃，益其心肾。

【主治】春月伤风，邪不尽散，脾胃既衰，肺肾亦衰，心无水养，肾与心不交，身热下利六七日，咳而呕，心烦不得眠。

93661 **解菌汤**(《辨证录》卷十)

【组成】生甘草二两　白芷三钱

【用法】水煎服。服后乃用鹅翎扫其咽喉，引其上吐，必尽吐出而愈。即或已过胃中，鹅翎探引不吐，亦必腹疼下泻，可庆安全。

【主治】误食竹间之蕈，或吞树上之菌，遂至胸胀心疼，腹痛肠泻而死。

【方论选录】盖生甘草原是解毒之神品，又得白芷最解蛇毒，相助同攻，自易下逐而尽消也。

93662 **解蛇油**(《洞天奥旨》卷十六)

【组成】蜈蚣不拘多少

【用法】入真香油，瓷瓶收贮。搽之，不二次即愈。

【主治】蛇窝疮生于皮毛作痛，并治诸疮。

93663 **解悬汤**(《辨证录》卷十二)

【组成】白芍一两　当归一两　炒栀子三钱　枳壳五分　砂仁三粒　白术五钱　人参一钱　茯苓三钱　薄荷三钱

【用法】水煎服。一剂闷痛除，二剂子悬定，三剂全安。去栀子多服数剂，尤妙。

【功用】平肝解郁。

【主治】妇人怀抱忧郁，肝气不通，以致胎动不安，两胁闷痛，如子上悬。

93664 **解悬汤**(《辨证录》卷十三)

【组成】人参二两　当归四两　川芎二两　荆芥三钱　益母草三两　麦冬一两　炮姜一钱

【用法】水煎服。四剂而乳头收，再四剂痊愈。

【功用】急救胃气而补血。

【主治】妇人产后，亡血过多，胃中空虚，胃血干燥，两乳细小，下垂过小腹，痛甚。

【方论选录】此方人参生胃气于无何有之乡，当归、川芎于乘危至急之地；用荆芥、益母草分解各脏腑，以归其经络；用麦冬、炮姜者，因阳明胃火之燥，未免火动而炎烧，产后不便大用寒凉，故用麦冬微凉之品，稍解其火势之烈也。

93665 **解悬汤**(《医林纂要》卷十)

【组成】黄耆二两　当归一两　人参三钱　川芎三钱　荆芥三分　益母草　生地黄各一钱　炮姜三分

【用法】水煎服。

【功用】补血荣筋。

【主治】产后去血过多，气热血虚，肝筋缓弛，或乳少过服通乳之药，血不足于经脉而气虚，因儿之吮以下垂，则筋从所引而弛，致患乳悬证，两乳细小，下垂过腹，痛不

可忍。

【方论选录】黄耆、当归，此补血汤；人参宜大补中气；川芎以行血中之气；荆芥去血中风湿；益母草补肝和胃，燥湿行血；生地黄滋血而平热则筋自收，用当病情，难产后亦不忌；炮姜以和胃，亦以补肝。

93666 **解焚汤**(《辨证录》卷二)

【组成】酒蒸大黄二钱　柴胡一钱　白芍一两　当归一两　白芥子二钱　炒栀子二钱

【用法】水煎服。

【功用】泄火养肝。

【主治】天禀甚厚，又素好烧酒，一时怒气相激，火盛而肝伤，致成口眼㖞斜，有似中风而未尝身仆，且善饮食，其脉洪大有力。

【方论选录】用大黄以泻其火酒之毒，用栀子以泄其肝木之火，用二味祛除，未免过于迅利，复用芍药、当归以大补其肝血，盖血足而火自息也；加柴胡、白芥子以舒其肝叶之气而消其膜膈之痰，痰消而肝气益舒，肝气舒而风象自去。倘误以为中风也，而妄加入麻黄、羌活等药，愈祛风而愈动其火矣。或不去滋肝而反去补气，则阳旺而气盛，转来助火，肝中血燥，益足以增添怒气，势必火亢自焚，而成卒中之症矣。

93667 **解蛛丹**(《洞天奥旨》卷十)

【组成】苎麻根灰三钱　冰片二分　轻粉五分　抱出鸡蛋壳(烧灰)一钱　灯草灰二分　白明矾三分

【用法】上为细末。掺疮上，即痊。然后须用苎麻揉搽皮破，掺药。

【主治】蜘蛛疮。

93668 **解暑片**(《常用中成药》)

【组成】朱砂 180 克　大黄 120 克　麻黄　天麻　雄黄　雌黄　硼砂　茅术各 96 克　山慈菇　大戟　五倍子　千金霜　鬼箭羽各 90 克　丁香 60 克　麝香　沉香　檀香　降香　苏合香油各 45 克　冰片　细辛　肉桂各 30 克(一方有滑石)

【用法】上为片剂，4 片袋装。每服 2～4 片，化服。小儿减半。

【功用】解暑避秽。

【主治】暑季发痧，腹痛吐泻，头晕胸闷，神志不清。

93669 **解暑汤**(《外科证治全书》卷四)

【组成】连翘　金银花　赤芍　天花粉　滑石(飞)　车前子(炒，研)　甘草　泽泻

【用法】上加淡竹叶十片，水煎，温服无时。

【功用】清暑利湿。

【主治】疖毒，湿热怫郁，先见红晕，次发肿痛，患不满寸者；及男妇大小，无论有疖无疖，时逢酷暑，俱宜服之。

【加减】天时炎暑酷热，人未有不伤其正气者，故凡解暑用之，更加蜜炙黄耆五七钱，以助益元气尤妙，名为"黄耆解暑饮"；如疖毒溃脓亦可加生耆与群药等分用。

93670 **解暑汤**(《揣摩有得集》)

【组成】香薷五分　扁豆一钱半(炒)　法夏一钱　茯神一钱　薏米五分(炒)　滑石一钱　熟军五分　黄芩五分　生草五分

【用法】竹叶、灯心引。

【功用】清热解暑。

【主治】小儿夏月受热，昏迷不醒，身烧口干，小便赤黄。

93671 **解暑散**(《辨证录》卷六)

【组成】香薷　茯苓各三钱　甘草　黄连各一钱　白术一两　白扁豆一钱　白豆蔻一粒

【用法】水煎服。一剂即愈。

【功用】散其内热而消暑。

【主治】行役负贩，驰驱于烈日之下，感触暑气，致令中暍，一时猝倒。

93672 **解链汤**(《千家妙方》上册引齐仲贤方)

【组成】白芍 20 克　生地 25 克　菊花 10 克　蒺藜 15 克　白芷 10 克　葛根 15 克　生石膏 25 克　赭石 20 克

【用法】水煎服，每日一剂。

【功用】平肝熄风，兼泻少阳相火。

【主治】链霉素中毒，头昏，摇头，筋紧，心烦，属三焦少阳相火为病者。

【临床报道】链霉素中毒：张某，40 岁，女，于 1975 年 1 月 25 日来诊。患者于 1974 年 11 月 22 日因肺炎曾连续注射青、链霉素一个月，以后又单独使用链霉素三、四天，即出现头昏、摇头、筋紧等症状。停用链霉素四天后，因症状加剧，曾注射 654-2 无效。此后上述症状从未减退，间或出现鼻衄、心烦、大便干。临床确诊为链霉素中毒反应。其舌质红，脉沉涩。用解链汤治疗，经服药 12 剂后痊愈，追踪观察二年未见复发。用解链汤先后治疗八例链霉素中毒病人，均收到满意效果。

93673 **解湿丹**(《医学集成》卷三)

【组成】二术　二苓　二活　防风　灵仙　桑枝　甜酒

【主治】臂痛湿邪胜，其痛重着。

93674 **解湿汤**(《医学集成》卷三)

【组成】白芍二两　茯苓一两　鸡冠花干五钱　炒栀三钱

【主治】青带。

93675 **解寒汤**(《辨证录》卷八)

【组成】人参五钱　白术一两　附子三分　苍术三钱　川芎二钱　柴胡五分

【用法】水煎服。二剂汗出而愈。

【功用】补二经之虚，兼散其寒邪。

【主治】行房之后，阳明与冲脉之气，皆夺其所用，其中空虚，寒邪相犯，邪乘虚而入，舍于二经之间，一时病症，自卯足寒，自酉分方热，至寅初乃休，一日一夜只苏一时。

【方论选录】此方用参、术以大补其气，佐之苍术、川芎、柴胡以发其汗，用附子以引至阳明、冲脉、宗筋、气街之所，自然气因补而无秘寒之忧，邪得散而无闭结之患矣。

93676 **解寒散**(《嵩崖尊生》卷六)

【组成】羌活　前胡　紫苏　桔梗　旋覆花　甘草　枳壳　陈皮　升麻　干葛

【主治】感冒鼻塞，必兼咳嗽。

93677 **解雷汤**

《类证治裁》卷五。为《杂病源流犀烛》卷二十五“沈氏荷叶汤”之异名。见该条。

93678 **解腥丹**(《辨证录》卷三)

【组成】甘草二钱 桔梗二钱 麦冬五钱 桑白皮三钱 枯芩一钱 天门冬三钱 生地三钱 贝母五分 丹皮三钱

【用法】水煎服。连服二剂而痛止,再服四剂而臭除。

【功用】补肺以凉肺,补心以凉心,补胃以清胃。

【主治】生长膏粱,素耽饮酒,劳心过度,心火太盛,移热于肺,胃火助之,致咽喉臭痛。

93679 **解缚汤**(《辨证录》卷二)

【组成】黄耆一两 当归五钱 人参五钱 附子一钱 白芍五钱 葳蕤一两 白术五钱 熟地五钱 天花粉二钱 秦艽三钱 羌活一钱

【用法】水煎服。一连四剂身知痛痒,十剂痊愈。

【功用】益气补血,祛风化痰。

【主治】风邪乘虚入腑,遍身麻木而身又不颠仆,状似中风。

93680 **解酲丸**(《医林纂要》卷六)

【组成】葛花四两 砂仁二两 泽泻一两 白术(米炒)二两 人参二两 茯苓二两 黄连五钱 陈皮五钱 鹿衔草一两 枳椇六两

【用法】捣枳椇汁,和酒曲为丸(无枳椇则煮地黄四两捣和)。每服五钱。

【主治】酒积受伤,及因酒伤呕吐泄泻者。

【方论选录】葛花轻虚上浮,以散湿热之气而救肺;砂仁辛温行气,以消酒食之积而和脾胃;泽泻微咸泻水,以通膀胱之道而利小便;白术、人参、茯苓,此即四君子汤,而白术、茯苓皆以燥湿,人参、甘草皆以补中,且人参最能解酒;黄连以去积热,以厚肠胃;陈皮以疏滞气,以行湿痰;鹿衔草以强肾气、以消积水,能固卫和荣,益精填髓,《内经》用此合术及泽泻以治酒后汗出漏风之证;枳椇甘寒,功专解酒,缓肝和胃,清心保肺,故用此为君。

93681 **解酲汤**(《普济方》卷二十四引《十便良方》)

【组成】胡椒 桂心 丁香各一分 檀香二铢(三钱) 藿香半两(不见火) 甘草三两(炙) 白盐四两(炒)

【用法】上为末。每取一钱,沸汤点服,不拘时候。

【主治】饮酒过度,脾胃不健,不思饮食。

93682 **解酲汤**

《脉因证治》卷下。为《内外伤辨》卷下“葛花解酲汤”之异名。见该条。

93683 **解酲汤**(《遵生八笺》卷十一)

【组成】白茯苓一钱半 白豆蔻仁五钱 木香二钱 橘红一钱半 莲花青皮一分 泽泻一钱 神曲一钱(炒黄) 缩砂三钱 葛花半两 猪苓(去黑皮)一钱半 干姜一钱 白术二钱

【用法】上为细末,和匀。每服二钱,白汤调下。但得微汗,酒疾去矣。

【主治】中酒。

【宜忌】不可多食。

93684 **解酲饮**(《辨证录》卷六)

【组成】干葛 白术 人参 石膏各三钱 麦冬三两 茯苓五钱 半夏一钱

【用法】水煎服。

【功用】生养胃气,泻火利湿。

【主治】人有好酒,肺胃蕴热,热中有湿,致成痿症,久坐腰痛,渐次痛及右腹,又及右脚,延及右手,不能行动,已而齿痛。

93685 **解魅丹**(《辨证录》卷十)

【组成】白矾二钱 甘草 藜芦一钱

【用法】水煎,执病人灌之。一剂必大吐而愈,不可再剂也。

【主治】火热在胃,致发狂症,裸体瞠目,大诟且怯人,不使近医,药治之即倾于地,无可如何。

【备考】方中甘草用量原缺。

93686 **解瘟丹**(《医方易简》卷四)

【异名】解毒丹(《易简方便》卷一)。

【组成】苍术半斤 明雄黄二两 白芷四两 肉桂一两 艾叶四两 乳香 檀香 甘松 三柰 唵叭香各一两 硫黄五钱

【用法】上为细末,入榆面三合,加红枣(煮烂,去核)同榆面煮糊为丸,阴干收好,勿令泄气,须端午日制。遇有时疫,或端午、夏至前后,日焚二三丸。

【功用】远瘟鬼及蛇蝎等物。

93687 **解噤丸**(《丹溪心法附余》卷六,名见《东医宝鉴·内景篇》卷四)

【组成】黄连半斤

【用法】上㕮咀,生姜四两切片,与黄连同炒,去姜,只取黄连为细末,同陈米饭一处捣烂,丸如梧桐子大。每服七八十丸,赤者陈米饮送下;白者陈皮汤送下;赤白相参者,陈米橘皮汤送下。

【主治】噤口痢。

93688 **解凝散**(《古方汇精》卷二)

【组成】远志 真菊叶各三钱 荆芥 全当归 丹参各五分

【用法】上药各取净末,和匀研细。蜜酒、葱汁调敷;治痰凝结核,每药末一钱,加入真川贝二分,芒消四厘,外敷。

【功用】散坚硬。

【主治】痈疽气凝血滞,初起坚硬;痰凝结核。

93689 **解蘗汤**(《辨证录》卷八)

【组成】白术二两 茯苓五钱 肉果二枚 柞木枝五钱

【用法】水煎服。十剂愈。

【功用】解酒毒,益脾肾。

【主治】好耽曲蘖,致成酒积,久则脾肾两亏,五更作泻,淹淹忽忽,饮食少思,时多呕吐,盗汗淋漓。

93690 **解鬱汤**(《石室秘录》卷四)

【异名】解郁汤(《疡医大全》卷十二)。

【组成】黄芩三钱 甘草三钱 桔梗五钱 紫菀二钱 百部一钱 天门冬五钱 麦冬三钱 苏叶一钱 天花粉

三钱

【用法】水煎服。四剂可消。

【功用】清其肺中之邪,去其鼻间之火。

【主治】❶《石室秘录》:肺金之火热壅于鼻而不得泄,鼻大如拳,疼痛欲死。❷《疡医大全》:鼻疮。

93691 **解五蒸汤**(《外台》卷十三引《古今录验》)

【组成】甘草一两(炙) 茯苓三两 人参二两 竹叶二把 葛根 干地黄各三两 知母 黄芩各二两 石膏五两(碎) 粳米一合(一方无甘草、茯苓、人参、竹叶)

【用法】上切。以水九升,煮取二升半,分为三服。亦可以水三升,煮小麦一升,乃煮药。

【主治】虚劳骨蒸。

【宜忌】忌海藻、菘菜、芜荑、火醋。

93692 **解仓饮子**(《三因》卷十六)

【异名】解热饮子(《赤水玄珠》卷三引《卫生宝鉴》)。

【组成】赤芍药 白芍药各半两 当归 炙甘草 大黄(蒸) 木鳖子(去壳)各一两

【用法】上为散。每服四钱,水煎,食后、临卧服。

【主治】气虚热壅,或失饥冒暑,风热上壅,耳内聋闭彻痛,脓血流出。

93693 **解风痹汤**

《永乐大典》卷一三八七九引《风科集验》。为《外台》卷十六引《删繁方》"麻黄止汗通肉解风痹汤"之异名。见该条。

93694 **解心痛片**(《成方制剂》6册)

【组成】瓜蒌360克 香附180克 淫羊藿180克

【用法】上制成片剂。口服,一次6~8片,一日3次。

【功用】宽胸理气,通脉止痛。

【主治】治疗冠心病,胸闷,心绞痛。

93695 **解水毒饮**

《中国医学大辞典》。即方出《千金》卷二十五,名见《杏苑》卷七"解水毒饮子"。见该条。

93696 **解百毒散**(《肘后》卷七)

【组成】桑白汁一合

【用法】服之。须臾,吐利蛊出。

【主治】中蛊毒。

93697 **解交饮子**

《幼幼新书》(人卫本)卷十四引《谭氏殊圣》。即原书同卷古籍本引《谭氏殊圣》"解交饮"。见该条。

93698 **解疠神丹**(《辨证录》卷十)

【组成】茯苓三钱 白术五钱 薏仁五钱 黄连一钱 玄参一两 金银花三两 柞木枝三钱

【用法】水煎服。连服十剂,未烂者可愈,已烂者再服二十剂可愈也。

【功用】健脾去湿,化毒解酒。

【主治】感酒湿之毒而成大麻风者。

93699 **解毒仙草**(《疡医大全》卷三十四)

【组成】金银花嫩枝叶

【用法】每年二三月金银花未曾起花时採取嫩枝叶,即放篮内盖住,不可见太阳,携回挂风头阴干,用时以纸包置杯中,俟燥研细。每服一钱,加黑铅一钱,土茯苓八两打碎,七碗水煎三碗,每日早、午、晚各饮一碗,轻者二三十服,重者五六十服。

【主治】杨梅结毒。

【宜忌】宜食瓜子、花生、茶、醋、公鸡、鲤鱼、猪首、牛羊肉、虾子。

93700 **解毒饮子**(《圣惠》卷十七)

【组成】生地黄汁三合 黄芩二分 生姜一分 白蜜半匙

【用法】上细剉黄芩、生姜二味,以水一大盏,煎至六分,去滓,次入地黄、蜜,更煎三两沸,不拘时候,分二次温服。

【主治】热病,初觉烦躁头疼,腰脚痛。

93701 **解毒饮子**(《张氏医通》卷十五)

【组成】柴胡八分 紫草六分 防风七分 白芷五分 荆芥七分 鼠黏子一钱 川芎 蝉蜕 木通各五分

【用法】水煎,热服。

【主治】小儿痘为风寒所遏而起发迟者。

93702 **解毒药散**(《千金》卷二十四)

【组成】荠苨一分 蓝(并花)二分

【用法】上七月七日取蓝,阴干,为末。每服方寸匕,水和服,一日三次。

【功用】解百药毒。

93703 **解毒神丹**

《卒中辑要》。为《石室秘录》卷六"解恶神丹"之异名。见该条。

93704 **解药毒方**(《朱氏集验方》卷十四引《类编》)

【组成】生姜 赤小豆 山豆根 黑蛤粉

【用法】捣捩姜汁,以三味为末。调敷之。

【主治】狼毒中毒。

【临床报道】狼毒中毒:王仲礼嗜酒,壮岁时疮渣发于鼻,延于颡,心甚恶之,服药弗效。僧法满使服何首乌丸,当用二斤,适坟仆识草药,乃掘得之。其法忌铁器,但入砂钵中,藉黑豆蒸熟,既成,香味可人,念所蒸水必能去风证,以颒面,初觉极热,渐加不仁,至晚大肿,眉、目、耳、鼻浑然无别,望之者莫不惊畏。王之母高氏曰:凡人感风癞,非一日积,吾儿遇毒,何至于是?吾闻生姜汁、赤小豆解毒,山豆根、黑蛤粉能消肿。亟命仆捣捩姜汁,以三味为末,调敷之。中夜即消,到晓如初。盖先采何首乌,择焉不精,为狼毒杂其中,以致此挠也。

93705 **解恶仙丹**(《石室秘录》卷五)

【组成】人参三钱 茯苓五钱 天南星三钱 附子一钱

【用法】水煎服。即苏。

【主治】中恶中痰。

【加减】虚人,加人参至一两。

93706 **解恶神丹**(《石室秘录》卷六)

【异名】解毒神丹(《卒中辑要》)。

【组成】金银花三两 生甘草五钱 白矾五钱 白芷三钱

【用法】水煎服。

【功用】解恶,化毒。

【主治】中恶。犯蛇毒之气与各虫之毒气，其症肚胀腹大，气满口喘，身如燥裂而不可忍之状，大便闭结，小便黄赤，甚则阴头胀大，疼痛欲死者。

93707 **解热饮子**(《颅囟经》卷下)

【组成】麦门冬　小芦根　竹叶　干葛　漏芦　犀角屑

【用法】上用水四合，药半两，煎一合，无问食前后，徐徐与之。

【主治】小儿赤游肿，或如丹，烦渴，浑身赤瘤，壮热。

93708 **解热饮子**

《赤水玄珠》卷三引《卫生宝鉴》。为《三因》卷十六"解仓饮子"之异名。见该条。

93709 **解热饮子**(《准绳·类方》卷八)

【异名】解热饮(《证治宝鉴》卷十)。

【组成】赤芍药　白芍药各半两　当归　川芎　炙甘草　大黄(蒸)　木鳖子(去壳)各一两

【用法】上为散。每服四钱，水一盏，煎至七分，食后、临卧服。

【主治】气虚热壅，耳内聋闭彻痛，脓血流出。

【备考】本方方名，《中国医学大辞典》引作"解仓饮"。

93710 **解晕神丹**(《辨证录》卷五)

【组成】人参　半夏各二钱　茯苓五钱　南星一钱　天麻　乌药　陈皮　菖蒲各五分　当归三钱　柴胡一钱

【用法】水煎服。

【功用】补阴以助阳。

【主治】阳气虚而不能入于阴血之中，致患阴热之厥，夜间发热，一时厥逆，昏晕如死人状，惟手足温和，喉中痰响，不能出声，手足筋脉多红，饮之水必不吐。

93711 **解酒仙丹**(《寿世保元》卷二)

【组成】白果仁八两　葡萄八两　薄荷叶一两　侧柏枝一两　细辛五分　朝脑五分　细茶四两　当归五钱　丁香五分　官桂五分　砂仁一两　甘松一两

【用法】上为细末，炼蜜为丸，如芡实大。每服一丸，细嚼，清茶送下。

【功用】解酒。

93712 **解冤神丹**(《疡医大全》卷二十五)

【组成】人参八两　白术五两　川贝母　白芥子　白茯苓　生甘草　青盐各三两　半夏　白矾各二两

【用法】上为末，米饮为丸。每服五钱，早、晚白汤送下，自然渐缩小而愈。

【主治】人面疮。初起之时，臂痛发痒，以手搔之，渐渐长大，久则渐渐露形，大如茶钟，眼耳口鼻俱全，但无头发须眉。

93713 **解湿仙丹**(《石室秘录》卷三)

【组成】防己二钱　泽泻一钱　猪苓一钱　肉桂三分　白术五钱　甘草五分　山药三钱　白芥子一钱

【用法】水煎服。初起之时，三四剂即可奏功；痛至经年累月者，非服两月不效也。

【功用】入肾而去湿气。

【主治】湿气入于两腰子，致腰痛而不能下俯，背脊骨痛，两腿酸痛。

93714 **解渴饮子**(《魏氏家藏方》卷九)

【组成】人参(去芦)　绵黄耆(蜜炙)　麦门冬(去心)　干葛(有粉者)　枇杷叶(刷去毛，蜜炙)　生木瓜(去皮)各二两　甘草一两半(炙)　乌梅肉　生姜各半两

【用法】上细剉。用水约斗余，银石锅内煮百十沸，候欲饮时，温半盏许，自在饮之，须食后服。

【功用】生津液，除烦躁，止渴。

【主治】消渴。

93715 **解下除湿汤**(《准绳·疡医》卷五)

【组成】海藻(洗)　黄柏　三棱　香附　青皮　栀子(炒)　连翘　槟榔　木通

【用法】上用薄荷煎服。

【主治】瘤。湿热郁结，血气凝滞，作核成瘤，在下部者。

93716 **解水毒饮子**(《千金》卷二十五。名见《杏苑》卷七)

【组成】吴茱萸一升　生姜(切)一升半　犀角　升麻　橘皮各二两　乌梅十四枚

【用法】上㕮咀。用水七升，煮取二升，分二服。

【功用】《千金方衍义》：辟邪解毒。

【主治】人忽中水毒，手足指冷或至肘膝者。

【方论选录】《千金方衍义》：方中吴茱萸下气辟邪除湿止痛，生姜辟一切不正之气，犀角散恶血，解诸毒蛊疰，升麻辟除瘴疠蛊毒，橘皮下气通神，逐秽恶诸邪，乌梅解热毒敛正气。

【备考】本方方名，《中国医学大辞典》引作"解水毒饮"。

93717 **解血平气汤**(《傅青主男女科·男科》卷上)

【组成】白芍二两　当归二两　荆芥三钱(炒)　黑栀三钱　红花二钱　柴胡八分　甘草一钱

【用法】水煎服。

【功用】舒气止血。

【主治】大怒吐血。怒伤肝，不能平其气，其吐也，或倾盆而出，或冲口而来，一时昏晕，死在顷刻。

【方论选录】方中用白芍平肝又舒气，荆芥、柴胡引血归经，当归、红花生新去旧。

93718 **解肌化毒汤**(《万氏家抄方》卷六)

【组成】升麻　荆芥穗　苍术(炒)　甘草　赤芍　连翘　黄柏(酒炒)　葛根

【用法】水煎服；更以益元散蜜水调敷，令不溃烂。

【主治】痘疹有湿热，至灰白而腥臭者。

【备考】《片玉痘疹》有天花粉。

93719 **解肌化斑汤**(《片玉痘疹》卷七)

【组成】升麻　葛根　木通　牛蒡子　桔梗　地骨皮　天花粉　荆芥穗　酒黄柏　甘草　黄芩

【用法】水煎服。

【主治】小儿痘疮发热，痘既出，热仍不减者。

【加减】大便结者，加紫草。

93720 **解肌升麻汤**(《千金》卷九)

【异名】解肌散(《圣惠》卷十五)。

【组成】升麻　芍药　石膏　麻黄　甘草各一两　杏

仁三十枚　贝齿二枚(一作贝母十八铢)

【用法】上㕮咀。以水三升,煮取一升,尽服。温覆发汗便愈。

【主治】时气三四日不解。

【方论选录】《千金方衍义》:麻杏甘石汤本治发汗后汗出而喘无大热者,乃越婢汤之变方。此治时气三四日不解,亦用此汤加升麻以治疫瘴,芍药以护营血,贝齿以镇邪毒,取其咸润走血利水而镇摄时气之毒,非正伤寒例药也。

【备考】《圣惠》卷十五之"解肌散"用法加入生姜半分,大枣三枚同煎。

93721　**解肌出汗方**(《圣惠》卷十)

【组成】葛根一两(剉)　石膏二两　麻黄一两(去根节)　黄芩半两　赤芍药半两　桂心半两　甘草半两(炙微赤,剉)

【用法】上为细散。每服二钱,不拘时候以暖酒调下,并三服。衣盖取汗。

【主治】伤寒热毒未解,欲生豌豆疮,发热疼痛。

93722　**解肌宁嗽丸**(《北京市中药成方选集》)

【组成】麻黄五两　前胡二十两　菊花二十两　黄芩二十两　枳壳(炒)二十两　桑叶十两　桔梗十两　橘皮十两　紫苏叶十两　贝母十两　生石膏十六两　杏仁(去皮炒)八两　甘草五两

【用法】上为细末,炼蜜为丸,每丸重一钱。每服一丸,三岁以下儿酌减,日服二次,温开水送下。

【功用】清热解表,止嗽化痰。

【主治】小儿感冒风寒,憎寒发热,咳嗽气促。

93723　**解肌宁嗽丸**(《中国药典》2010 版)

【组成】紫苏叶 48 克　前胡 80 克　葛根 80 克　苦杏仁 80 克　桔梗 80 克　半夏(制)80 克　陈皮 80 克　浙贝母 80 克　天花粉 80 克　枳壳 80 克　茯苓 64 克　木香 24 克　玄参 80 克　甘草 64 克

【用法】以上十四味,粉碎成细粉,过筛,混匀。每 100 克粉末加炼蜜 100～120 克制成大蜜丸,即得。每丸重 3 克。口服。小儿周岁一次半丸,二岁至三岁一次 1 丸,一日 2 次。

【功用】解表宣肺,止咳化痰。

【主治】外感风寒、痰浊阻肺所致的小儿感冒发热、咳嗽痰多。

93724　**解肌发汗散**(《普济方》卷三六九)

【组成】麻黄四两(去节)　杏仁(炒)　桂心各一两　大黄十二铢

【用法】上为末。二百日儿乳汁和服大豆大四丸。抱汗出。

【主治】小儿伤寒发热。

93725　**解肌苍术散**(《圣济总录》卷一七四)

【组成】苍术　厚朴(去粗皮,生姜汁炙,剉)　陈橘皮(汤浸,去白,焙)各一两　干姜(炮)三分　甘草(炙)半两

【用法】上为散。每服一钱匕,水一小盏,入生姜、大枣各少许,同煎至六分,热服。

【主治】小儿伤寒,胃气不和。

93726　**解肌败毒饮**(《玉案》卷六)

【组成】柴胡　防风　独活　前胡　荆芥各八分　蝉蜕　桔梗　薄荷　川芎　紫苏　紫草各六分

【用法】葱白三茎,胡荽一握,水煎,痘疹初起三日内服。

【主治】痘疮初起。

93727　**解肌透痧汤**(《喉痧症治概要》)

【组成】荆芥穗一钱五分　净蝉衣八分　嫩射干一钱　生甘草五分　粉葛根二钱　熟牛蒡二钱　轻马勃八分　苦桔梗一钱　前胡一钱五分　连翘壳二钱　炙僵蚕三钱　淡豆豉三钱　鲜竹茹二钱　紫背浮萍三钱

【主治】痧麻初起,恶寒发热,咽喉肿痛,妨于咽饮,遍体酸痛,烦闷泛恶。

【加减】如呕恶甚,舌白腻,加玉枢丹四分冲服。

93728　**解肌调中饮**(《明医指掌》卷十)

【组成】羌活　防风　柴胡　干葛　苏叶　黄芩　枳实　厚朴　神曲　山楂　陈皮　半夏

【用法】加砂仁五分,生姜三片煎服。

【主治】夹食伤寒。

【加减】冬月去黄芩,加麻黄;夏月加石膏;渴,加天花粉,去半夏;有汗,去苏叶,加芍药;胸中满闷,加枳壳、桔梗;喘,加杏仁;嗽,加金沸草、前胡;表邪退而便秘者,去羌活、防风、苏叶、干葛,加大黄。

93729　**解肌麻黄散**(《圣惠》卷十五)

【组成】麻黄一两(去根节)　赤芍药一两　桂心半两　甘草半两(炙微赤,剉)　细辛半两　杏仁三分(汤浸,去皮尖双仁,麸炒微黄)

【用法】上为散。每服四钱,以水一中盏,煎至六分,去滓热服,不拘时候。衣覆取汗。

【主治】时气三日,表不解,热毒相传,或呕或嗽。

93730　**解肌清肺丸**(《成方制剂》4 册)

【组成】紫苏叶 30 克　葛根 90 克　菊花 60 克　板蓝根 90 克　桑白皮(蜜炙)90 克　紫苏子(炒)30 克　苦杏仁(去皮炒)90 克　前胡 90 克　白前 60 克　川贝母 90 克　黄芩 90 克　栀子(姜炙)90 克　知母 90 克　冰片 6 克　牛黄 15 克

【用法】制成丸剂。口服,一次 2 丸,一日 3 次;周岁以内小儿酌减。

【功用】解肌退热,清肺化痰。

【主治】风热感冒,烦热口渴,咳嗽气喘,咳痰黄稠,咽喉肿痛,大便燥结。

93731　**解肌散火汤**(《痘疹会通》卷四)

【组成】葛根　防风　楂肉　桔梗　牛蒡子　升麻　紫草　红花　北柴胡　赤芍　黄芩　甘草

【用法】芫荽为引。

【主治】痘疹初热。

93732　**解肌蠲暑饮**(《秋疟指南》卷一)

【组成】枳壳八分　桔梗八分　麦冬三钱　香薷三分　黄芩二钱半　杏仁一钱半　生甘草六分　滑石三钱　粉葛一钱半　生扁豆一钱　川连一钱　玄参一钱半　防风四分

【用法】水二碗,煎至一碗服。

【主治】风疟兼暑疟。寒热往来,头痛,口渴,溺赤,舌苔焦黄,甚或谵语,脉浮滑兼数。

93733 **解肝清胃饮**(《慈航集》卷下)

【组成】当归八钱　生白芍八钱　枳实二钱　槟榔二钱　草蔻仁一钱(研)　生甘草五分　白僵蚕三钱(炒)　桔梗三钱

【用法】初病胸口胀闷,一服即松。第二日加柴胡八分,薄荷六分,再二服全解。

【主治】锁喉瘟流行时,见胸口胀闷,周身酸痛,恶寒,忽然咽喉堵塞,滴水不能下咽者。

93734 **解表二陈汤**(《东医宝鉴·杂病篇》卷五引《医鉴》)

【组成】二陈汤一贴加紫苏叶　麻黄　杏仁　桑白皮　紫菀　贝母　桔梗各五分

【用法】加生姜三片,水煎服。

【主治】哮吼。

93735 **解表升麻汤**(《兰室秘藏》卷下)

【组成】升麻　羌活　苍术各一钱　防风八分　柴胡　甘草各七分　当归　藁本各五分　橘皮三分

【用法】上㕮咀,作一服。水二盏,煎至一盏,去滓温服。后以葱醋汤发之,得微汗为效。

【主治】遍身壮热,骨节疼痛。

【加减】冬加麻黄(不去节),春加麻黄(去节)。

93736 **解表石膏散**(《圣惠》卷十五)

【组成】石膏三两　豉二合　麻黄一两(去根节)　葛根二两(剉)　白术二两　桂心一两　白芷一两　芎䓖一两　当归一两(剉,微炒)

【用法】上为粗散。每服五钱,以水一大盏,入生姜半分,大枣三枚,煎至五分,去滓,不拘时候热服。衣覆取汗。

【主治】时气一日,头项腰脊痛,恶寒。

93737 **解表附子散**(《圣惠》卷九)

【组成】附子一两(炮裂,去皮脐)　干姜一分(炮裂,剉)　麻黄半两(去根节)　桂心半两　芎䓖半两　乌头半两(炮裂,去皮脐)

【用法】上为细散。每服一钱,以水一中盏,入生姜半分,煎至六分,去生姜,和滓,不拘时候热服;良久,更以热酒调下一钱。当便汗出。

【主治】伤寒头痛身热,四肢不利。

93738 **解表泄火汤**(《片玉痘疹》卷八)

【异名】解毒泻火汤(《幼幼集成》卷五)。

【组成】酒芩　大力子(炒)　归尾　酒栀仁　连翘　山豆根　甘草　桔梗　升麻　葛根　地骨皮

【用法】水煎,入烧过人屎调服。服后热退者,生;不退者,死。

【主治】痘疮起发,因火胜致根窠赤,顶亦赤而带艳者。

93739 **解表追风丸**(《成方制剂》5册)

【组成】香附(制)40克　细辛10克　乌药40克　荜茇10克　广藿香40克　冰片10克　柴胡40克　雄黄10克　荆芥40克　砂仁16克　薄荷40克　丁香16克　陈皮(制)40克　豆蔻8克　独活20克　甘草8克　川芎(制)20克　天花粉8克　朱砂20克　紫苏叶30克　天麻20克　白芷60克　檀香48克　半夏(制)24克　防风50克

【用法】制成水蜜丸。口服,一次1.6克;制成大蜜丸口服一次1丸;一日2~3次。

【功用】祛风解表,健胃和中。

【主治】体虚有风,头晕头痛,不思饮食,胸腹满闷,产妇风气。

93740 **解表神妙散**(《一盘珠》卷八)

【组成】防风　荆芥　紫苏　蝉退　薄荷　木通　细辛　赤芍各五分

【用法】淡豆豉七粒为引。

【主治】小儿脐风初始轻者。

93741 **解表消毒饮**(《准绳·幼科》卷三)

【组成】黄耆(上部酒拌炒,中部米泔拌炒,下部盐水炒)一钱半　葛根　升麻　赤芍药　玄参　牛蒡子(炒研)　麻黄(去根节)　甘草各五分　连翘一钱

【用法】水一钟,加生姜三片,葱白一根,煎至七分,温服,不拘时候。

【主治】小儿疮疡,高肿焮痛,便利调和,脉浮而洪,有表证者。

【加减】病在手少阴分野,加细辛三分;足少阴,加独活七分;手太阴,加桔梗、白芷各五分;足太阴,加苍术七分;手厥阴,加柴胡七分;足厥阴,加柴胡、青皮各五分;手太阳,加藁本五分;足太阳,加羌活七分;手阳明,加白芷五分;足阳明,加升麻,葛根各七分;手足少阳,加柴胡七分。

93742 **解表清金散**(《成方制剂》7册)

【组成】薄荷150克　桔梗150克　黄芩250克　麻黄150克　前胡150克　茯苓150克　冰片50克　紫苏叶100克　麦冬150克　清半夏200克　橘红150克　石膏300克　甘草150克　苦杏仁(炒)150克　川贝母250克

【用法】制成散剂。口服,一周岁每次服1克,二至三周岁每次服2克,周岁以下酌减,一日2次。

【功用】清热解表,镇咳祛痰。

【主治】感冒鼻塞,咳嗽喘促,周身壮热。

93743 **解表清肺丸**(《成方制剂》11册)

【组成】紫苏叶10克　桑叶10克　前胡20克　浙贝母10克　桔梗10克　胆南星(酒炙)20克　陈皮10克　黄芩20克　青黛7克　天花粉20克　枳壳(麸炒)20克　山楂(炒)15克　甘草5克

【用法】制成丸剂。口服,一次1丸,一日2次;周岁以内小儿减半。

【功用】解表清热,止嗽化痰。

【主治】小儿内热外感引起的头痛身热,咳嗽痰盛,气促作喘,咽喉疼痛,烦躁不安。

93744 **解郁开结汤**(《辨证录》卷四)

【组成】白芍一两　当归五钱　白芥子三钱　白术五钱　生枣仁三钱　甘草五分　神曲二钱　陈皮五分　薄荷一钱　丹皮三钱　玄参三钱　茯神二钱

【用法】水煎服。

【功用】解郁开结。

【主治】郁病。思想结于心,中气郁而不舒,困卧终

日,痴痴不语。

93745 **解郁化痰丸**(《摄生众妙方》卷六)

【组成】天门冬一两(去心) 黄芩一两(酒炒) 海粉二两(另研) 瓜蒌仁一两(另取肉) 橘红一两(去白) 桔梗五钱(去草) 香附米五钱(淡盐水浸透,炒去毛) 连翘五钱(去枝) 青黛二钱(另研) 芒消二钱(去土) 牛黄五分(另研) 竹沥一两

【用法】上为细末,炼蜜为丸,如龙眼核大。细嚼化后,用清汤送下。

【功用】解郁化痰。

【主治】痰嗽。

93746 **解郁化痰丸**(《疬科全书》)

【组成】夏枯草 白芍各三钱 白芷 羌活 秦艽 茯苓 半夏 葛根 煅牡蛎 杭白菊各二钱 天麻一钱半

【用法】上研末,为丸。每服三钱,早、晚饭后淡盐汤送下。作汤剂亦可。

【功用】解郁化痰。

【主治】头风疬。挟头风而来,多因肝气郁结而成者。

93747 **解郁行滞汤**(《效验秘方·续集》李培生方)

【组成】柴胡10克 白芍12克 炒枳壳10克 制香附10克 郁金10克 陈皮10克 茯苓15克 丹参15克 炒山楂10克

【用法】每日1剂,水煎2次,混匀后2次分服。

【功用】疏肝解郁,养心安神。

【主治】心脏神经官能症,神经官能症,更年期综合征引起的心律失常。

【加减】若心悸怔忡,心率较快者,加龙、牡、珍珠母等以定惊安神;心胸懑闷,有窒息感者,加瓜蒌皮、薤白、苏梗等以宽胸理气;胸闷多痰,舌苔较腻者,加川贝、石菖蒲、橘红等化痰通络;心神不宁、夜不安寐者,加柏子仁、炙远志、合欢皮等养血安神;胸闷刺痛,难以耐受者,加桃仁、红花、赤芍等活血化瘀;心烦急躁,卧寐不安者,加炒山楂、黄连、玄参等清心除烦。

【方论选录】方中柴胡疏肝解郁;白芍柔肝养阴,可为柴胡理肝之助;枳壳理脾行滞,消胀除满;香附疏肝理气,解郁调经;郁金行气活血,与柴胡、白芍同用可解郁通经;陈皮理脾化湿,除痰理气;茯神健脾利湿,养心安神。丹参活血化瘀,养心安神;炒山楂健脾化积,除痰导滞。诸药合用,疏肝解郁,养心安神。

93748 **解郁合欢汤**(《医醇賸义》卷二)

【组成】合欢花二钱 郁金二钱 沉香五分 当归二钱 白芍一钱 丹参二钱 柏仁二钱 山栀一钱五分 柴胡一钱 薄荷一钱 茯神二钱 红枣五枚 橘饼四钱

【主治】郁火。所欲不遂,郁极火生,心烦意乱,身热而躁。

93749 **解郁软坚汤**(《千家妙方》卷下引李聪甫方)

【组成】全当归10克 赤芍药10克 正川芎5克 北柴胡5克 川郁金6克 白蒺藜10克 漂昆布10克 净海藻10克 制香附6克 酒青皮5克 山慈菇5克 蒲公英13克 鹿角霜15克(先煎)

【用法】水煎服,每日一剂。

【功用】疏肝解郁,和血软坚。

【主治】肝郁结滞之乳腺小叶增生。两乳肿块坚硬,推之不移,皮色如常,隐隐作痛,经前肿块变大,经后复小。

93750 **解郁和中汤**(《回春》卷三)

【组成】陈皮(去白)一钱二分 赤茯苓一钱 半夏八分 青皮(去瓤,醋炒)五分 香附米(童便炒)一钱 枳壳(麸炒)一钱 栀子一钱 黄连(姜汁炒)七分 神曲(炒)七分 厚朴(姜炒)七分 前胡八分 苏子(研碎)七分 生甘草四分

【用法】上剉一剂。加生姜五片,水煎,热服。

【主治】胸膈痞满,内热夜不安卧,卧则愈闷。

93751 **解郁和肝丸**(《北京市中药成方选集》)

【组成】当归二十三两 栀子(炒)二十三两 黄芩五两 茯苓五两 橘皮五两 枳壳(炒)五两 厚朴(炙)五两 郁金五两 木香五两 香附(炙)十七两 川芎九两二钱五分 白芍十五两 神曲(炒)十五两 山楂十五两 砂仁三两二钱五分 青皮(炒)六两 甘草二两五钱 法半夏九两二钱五分 苍术(炒)九两二钱五分 柴胡三两二钱五分

【用法】上为细末,冷开水泛为小丸,每十六两用滑石细粉三两五钱为衣闯亮。每服二钱,日服二次,温开水送下。

【功用】舒肝开郁,顺气消胀。

【主治】肝郁不舒,气逆胸满,两胁膨胀,胃痛恶心。

93752 **解郁活血汤**(《中医妇科治疗学》)

【组成】当归二钱 白芍三钱 柴胡二钱 茯苓三钱 薄荷一钱 丹皮二钱 山栀仁二钱 白术三钱 泽兰叶四钱 郁金二钱 甘草一钱

【用法】水煎服。

【功用】舒郁行气活血。

【主治】经闭气郁证。肝郁气滞,经闭不行,面色青黄,精神抑郁,烦躁性急,头晕耳鸣,胸胁作胀,食少嗳气,舌尖红,苔微黄而燥,脉弦数或弦紧。

93753 **解郁调胃汤**(《回春》卷二)

【组成】白术一钱 陈皮(盐水洗)一钱 白茯苓(去皮)一两 归尾(酒洗)一钱二分 赤芍(酒浸)八分 川芎六分 生地黄(酒洗,姜汁拌,晒干)八分 香附米八分 神曲(炒)七分 栀子仁(盐水炒)一钱二分 麦芽(炒)七分 桃仁(去皮)四两 生甘草四分

【用法】上剉一剂。加生姜三片,水煎,热服。

【主治】郁证。因怒、忧、思、虑、劳心而致胃脘血液耗损,痰火内郁,水浆易下而食物难消,若噎膈之症;或气分之火壅遏于中而时作刺痛者。

【加减】若胸膈刺痛,加姜黄(酒炒)八分;若胸噎闷,加枳壳(麸炒)七分;胸内烦热,加黄连六分;大便不利,加酒蒸大黄二钱二分;有痰,加半夏(姜汁炒)八分,去地黄;饮食不美,去地黄,加白术五分;呕吐,加藿香一钱,去地黄、川芎、桃仁。

93754 **解郁清肝汤**(《张皆春眼科证治》)

【组成】柴胡6克 酒黄芩 香附各9克 青皮3克

银花12克　青黛0.6克　赤芍　牡丹皮各9克

【功用】疏肝解郁，清肝泻火。

【主治】风轮激开。因怒气伤肝，气血挟郁火冲逆于上，目珠胀痛，白睛赤丝紫胀，风轮泛高，青睛表层骤起裂痕，且兼胸满胁痛，脉弦有力者。

【方论选录】方中柴胡、香附、青皮疏肝理气，酒黄芩、青黛、柴胡清解肝中之郁火，赤芍、牡丹皮清肝经血热，银花清热解毒。诸药合用，则有疏肝解郁，清肝泻火之功。

93755　解郁散毒汤(《洞天奥旨》卷八)

【组成】白芷四钱　白芥子三钱　香附二钱　郁金二钱　柴胡一钱五分　茯苓二钱　蒲公英三钱　陈皮五分　生甘草一钱　白矾一钱　当归三钱　野菊花根二钱　薏苡仁三钱　乳香末一钱

【用法】水数碗，煎一碗，连服八剂。

【主治】血胤疮，腋疬。

【加减】如已溃者，本方倍加当归，少加附子二分，去郁金、野菊花、白矾、加黄耆三钱，白术五钱。

93756　解郁散结方(《效验秘方·续集》朱小南方)

【组成】香附9克　合欢皮9克　娑罗子9克　路路通9克　广郁金9克　焦白术3克　炒乌药3克　陈皮3克　炒枳壳3克

【用法】日1剂，2次水煎温服。

【功用】行气开郁，健脾和胃。

【主治】临经3~7天乳房胀痛，或乳头疼痛，乳胀兼有结块，以及乳胀结块兼有灼热感等，至经来1~2天消失，于下次月经前重复发作的各种证型乳胀。

【加减】乳胀甚者加青橘叶、橘核；乳胀痛者加川楝子、蒲公英；乳胀有块者加王不留行、穿山甲；乳胀有块兼有灼热感者加海藻、昆布；兼有肾虚者加杜仲、续断；兼有血虚者加当归、熟地；兼有冲任虚寒者加鹿角霜、肉桂；兼有火旺者加黄柏、青蒿；小腹两旁掣痛者加活血藤、白头翁。

【方法选录】香附能调经理气，为妇科要药，配合郁金、合欢皮二味皆能理气解郁，郁金又能活血消胀，合欢皮更可解愁，三品相配，相得益彰；再加白术、陈皮、枳壳健脾和胃，以增进食欲，取指迷宽中丸之意；娑罗子、路路通疏通经络，两药同用，服后上易嗳气，下则矢气，因而乳胀、腹胀俱减，效颇显著；乌药则香窜散气，能消肿止痛。综合全方有舒肝开郁，疏通经络，调经止痛，健脾和胃之功用。

93757　解炎化酒汤(《辨证录》卷十)

【组成】人参一两　柞木枝二两　黄连三钱　茯苓五钱　菖蒲一钱　寒水石三钱

【用法】水煎一碗，以井水探冷灌之。

【主治】恣饮烧酒，力不能胜，一时醉倒。

【加减】苟无人参，以黄耆二两代之。

【方论选录】此方以柞木解其酒毒；黄连，寒水石解其火毒；菖蒲引入心中；用茯苓以分消其酒湿之气；然必用人参以固其气者，使气不随酒俱散，盖烧酒系气酒也，热极则气易散越，固其真气，而火可泻，毒可解也，倘只泻其火而解其毒，火泻毒解而气脱矣，气脱而身将何在哉？此人参之所以必用。

93758　解毒十宣汤(《疮疡经验全书》卷六)

【组成】猪苓　泽泻　当归　生地　白芍　防风　荆芥　木通　甘草　黄芩　枳壳　小柴胡　天花粉

【用法】白水煎，乳母及子同服。

【主治】飞游毒。因荣卫受其肌热，故生此疽，赤肿走注不定。

93759　解毒三贤饮

《疡医大全》卷三十三。为《局方》卷十“消毒散”之异名。见该条。

93760　解毒大青汤(《外科正宗》卷二)

【异名】解毒清火汤(《外科大成》卷四)。

【组成】玄参　桔梗　知母　大青叶　升麻　石膏　山栀　人中黄　麦门冬　木通各一钱

【用法】水二茶钟，淡竹叶、灯心各二十件，食远服。

【主治】疔疮误灸，逼毒入里，致生烦躁，谵语不定者。

【加减】便秘，加大黄；闷乱，加烧人粪。

93761　解毒大表汤(《点点经》卷三)

【组成】归尾　赤芍　荆芥　防风　二花　土苓　白茯苓　陈皮　车前　滑石　腹皮　泽泻　猪苓　桔梗　枳壳

【用法】生姜为引。

【主治】疥癣入腹，毒伤脏腑，肚腹膨胀，疮痂黑色，人将垂死者。

93762　解毒大黄散

《嵩崖尊生》卷六。为《外科正宗》卷二“解毒天浆散”之异名。见该条。

93763　解毒万灵丸(《成方制剂》7册)

【组成】苍术(炒)800克　石斛100克　麻黄100克　全蝎(漂)100克　羌活100克　当归100克　荆芥100克　甘草(炙)100克　防风100克　天麻100克　细辛100克　何首乌100克　朱砂60克　川芎100克　雄黄60克　制草乌100克　制川乌100克

【用法】上制成丸剂。打碎，用葱头煎汤或热酒化服，一次2~3丸，一日1~2次。

【功用】祛风除湿，解毒止痛。

【主治】阴疽发背，湿痰流注，气血阻滞，遍身走痛。

【宜忌】服药后避风使出汗；阳症疮疡及孕妇禁用。

93764　解毒万病丹

《兰台轨范》卷一。为《百一》卷十七“神仙解毒万病丸”之异名。见该条。

93765　解毒天浆饮

《疡医大全》卷三十四。为《外科正宗》卷三“解毒天浆散”之异名。见该条。

93766　解毒天浆散(《外科正宗》卷二)

【异名】解毒大黄散(《嵩崖尊生》卷六)。

【组成】石决明(生研)　僵蚕　穿山甲(土炒)　防风　连翘　羌活　乳香　甘草　金银花　黄连　归尾各一钱　大黄三钱　天花粉四两(新鲜未晒者，石器捣烂，投水一碗，搅匀绞去滓用)

【用法】用花粉净汁一碗半，同药煎至八分，入酒一杯，空心热服。行过三次，方用饮食。

【主治】脑疽积毒日深，坚肿木硬，口燥舌干，恶心烦渴,六脉沉实有力,大便秘结不通者。

【宜忌】忌食煎炒发物。

93767 **解毒天浆散**(《外科正宗》卷三)

【异名】解毒天浆饮(《疡医大全》卷三十四)。

【组成】天花粉二钱 防风 防己 皂角针 白鲜皮 连翘 川芎 当归 风藤 木瓜 金银花 蝉蜕 薏苡仁各一钱 甘草五分 土茯苓二两

【用法】水二钟,煎八分,临服入酒一杯,量病上下服之。

【主治】杨梅疮。不问新久,遍身溃烂,及筋骨作疼者。

【加减】病在下部,加牛膝。

93768 **解毒木通汤**(《外科正宗》卷三)

【组成】木通 黄连 龙胆草 瞿麦 滑石 山栀 黄柏 知母各一钱 芦荟 甘草各五分

【用法】水二钟,灯心二十根,煎八分,食前服。

【主治】下疳。男妇房术热药所伤,致玉茎、阴户痒痛,小水涩滞,白浊滑精,至夜阳物兴举,不得眠者。

93769 **解毒内托汤**

《金鉴》卷五十九。为《景岳全书》卷六十三“解毒内托散”之异名。见该条。

93770 **解毒内托饮**(《杂症会心录》卷下)

【组成】何首乌三钱(生用) 甘草一钱 当归一钱五分 赤芍一钱 贝母一钱 丹皮一钱 黑豆三钱 忍冬藤二钱

【用法】水二杯,煎服。

【功用】内托,预防陷肺。

【主治】体虚疮发。

93771 **解毒内托散**(《景岳全书》卷六十三)

【异名】解毒内托汤(《金鉴》卷五十九)。

【组成】金银花 黄耆 当归 赤芍药 防风 甘草节 荆芥 连翘 木通

【用法】水煎,入酒少许服。

【主治】❶《景岳全书》:痘痈。❷《金鉴》:痘后余毒。因痘灌浆之时,毒气太盛,未得尽化,留藏于经络,聚而不散,轻则发为疮疖,重即成痈,或在肌肉之虚处,或发于关节摇动之际,不论已溃未溃者。

93772 **解毒内消汤**(《刘奉五妇科经验》)

【组成】连翘一两 金银花一两 蒲公英一两 败酱草一两 冬瓜子一两 赤芍二钱 丹皮二钱 川军一钱 赤小豆三钱 甘草节二钱 土贝母三钱 犀黄丸三钱(分两次吞服)

【功用】清热解毒,活血化瘀,消肿止痛。

【主治】盆腔脓肿属于热毒壅聚者。

【方论选录】方中重用连翘、银花、蒲公英、败酱草清热解毒消痈;丹皮、赤芍清热凉血活血;川军活血破瘀而又清热解毒,三者均能除败血生新血,消肿排脓;冬瓜子,赤小豆入血分,清热消肿排脓;甘草节、土贝母清热解毒消肿;另配犀黄丸以加强活血消肿清热止痛之效。

93773 **解毒化热汤**(《种痘新书》卷十二)

【组成】牛蒡 赤芍各一钱 连翘八分 归尾七分 桔梗 人中黄各六分 升麻 干葛 防风 荆芥各四分 红花五分 蝉蜕三分

【用法】加烧人粪末一钱调服。

【主治】痘稠密红紫者。

【加减】弱者,加人参六分。

93774 **解毒化斑汤**(《片玉痘疹》卷八)

【组成】人参 黄耆 甘草 归梢 川芎 大力子(炒) 防风 连翘 荆芥穗

【用法】水煎,入烧过人屎和服。

【主治】痘疮起发,因中气不足,致四围起发,中心落陷,密而重者。

【加减】寒月,加官桂。

93775 **解毒化斑汤**(《寿世保元》卷四)

【组成】牡丹皮 生地黄 木通 归尾 远志(甘草汤泡,去心) 犀角(以乳汁磨下)一二钱 紫草茸 知母 牛蒡子 茜根 甘草(生,带梢者) 穿山甲(炒成珠,研末)一钱

【用法】上用水煎药,调下山甲末并犀角汁同服。

【主治】斑疹。

93776 **解毒化斑汤**(《伤寒大白》卷四)

【组成】大力子 荆芥 防风 川连 桔梗 蝉蜕 生甘草

【功用】清热化斑。

【主治】斑痧发出,里有热者。

93777 **解毒化斑汤**(《痧痘集解》卷六)

【组成】荆芥 黄芩 山楂 木通 丹参 连翘 荷鼻 黄连 芦根 知母 紫草 山栀 银花 桔梗 苏木

【主治】血热发斑。

93778 **解毒化斑汤**(《痧痘集解》卷六)

【组成】玄参 黄芩 柴胡 芦根 知母 山栀 连翘 荷鼻 丹皮 丹参 生地 山楂 通草 荆芥

【主治】血热发斑。

93779 **解毒化滞汤**(《景岳全书》卷六十三)

【组成】防风 荆芥 枳壳 神曲(炒) 麦芽(炒)各五分 连翘 黄芩 茯苓 前胡各七分 桔梗一钱 山楂 甘草各三分

【用法】水一钟,煎五分,作十余次,徐徐服之。

【主治】小儿疹后吃食太早,咬指甲,撕口唇,搋眼毛,看手咬人。

93780 **解毒牛黄丸**(《治痘全书》卷十四)

【组成】牛黄 郁金 杏仁 巴豆 薄荷

【用法】水为丸。如梧桐子大。每服一丸。

【主治】痘后余毒,或攻眼,或喉痛,牙疳痰壅,惊搐。

93781 **解毒牛黄丸**(《种痘新书》卷十二)

【组成】郁金 牛黄各一钱 杏仁十四个 巴豆(去油)五分

【用法】共为末,米糊为丸,淮芍汤送下。

【主治】痘后余毒,痰壅惊悸。

93782 **解毒升麻散**(《圣惠》卷十)

【组成】川升麻 栀子仁 大青 黄芩 甘草(炙微赤,剉)各一两 石膏二两

【用法】上为粗散。每服五钱,以水一中盏,入生地黄

汁半合，煎至六分，去滓，不拘时候温服。

【主治】伤寒热毒不解，欲变成斑。

【备考】本方方名，《普济方》引作“升麻散”。

93783 **解毒乌龙膏**(《仙拈集》卷四)

【组成】木鳖子(去壳)　半夏各二两　小粉四两　草乌五钱

【用法】上于铁勺内慢火焙至黑色为度，研细。以新汲水调搽，一日一换。

【主治】诸毒高肿焮痛，赤晕不消。

93784 **解毒六郁丸**(《春脚集》卷四)

【组成】香附(醋炒)　苍术(米泔水浸，炒)　抚芎　神曲　栀子(炒黑)　陈广皮　花粉　黄芩各等分

【用法】上为末，炼蜜为丸，每丸重三钱。如遇各证，每日早晚用白滚汤各调送一丸；若乳妇奶胀硬作痛，或发寒热，用真广皮煎汤调服一丸。

【主治】六郁。气郁、血郁、痰郁、火郁、食郁、湿郁，其中以气郁为主。及触受时行湿热之气，壅于四肢脉络，发为痈肿，焮热疼痛溃腐；及臁疮赤痛，乳妇奶胀硬作痛，或发寒热。

【宜忌】忌食猪肝发物。

93785 **解毒玉壶丸**(《普济方》卷六十一引《卫生宝鉴》)

【组成】白茯苓　贯众　硼砂(别研)　马屁勃二钱　紫河车(水煮)　山豆根　乌鱼骨　金星凤尾草　山药　白术　白僵蚕　密陀僧各四钱　大甘草一钱　寒水石三钱　坯子胭脂一钱　乳香四钱(别研)　麝香半钱(别研)　象牙末一钱

【用法】上各炒焙为末，内乳香、麝香、胭脂、硼砂各研，入众药末中拌，用薄面糊为丸，如弹子大，再用煅过软石膏，研作末为衣，阴干。服时将药一丸，水一盏，浸一茶时，磨药数遍饮之，余药留再服。一药医数人之疾。

【主治】喉风喉闭，及误吞针钱竹刺物，及诸恶毒物。

93786 **解毒四物汤**(《丹溪心法附余》卷二十)

【异名】温清饮(《宋氏女科》)、温清散(《回春》卷六)。

【组成】黄连　黄柏　黄芩　山栀子　当归　川芎　白芍　熟地黄各一钱

【用法】用水二钟，煎至一钟，去滓，食前温服。

【主治】妇人经水不住，或如豆汁，五色相杂，面色痿黄，脐腹刺痛，寒热往来，崩漏不止。

93787 **解毒四物汤**(《古今医鉴》卷八)

【组成】当归(酒洗)八分　川芎五分　白芍(炒)六分　生地黄一钱　黄连(炒)六分　黄芩(炒)八分　黄柏(炒)七分　栀子(炒黑)七分　地榆八分　槐花(炒)五分　阿胶珠六分　柏叶(炒)六分

【用法】水煎，空心服。

【主治】大便下血，不问粪前粪后，肠风脏毒。

【加减】腹胀，加陈皮六分；气虚，加人参三分、白术三分、木香三分；肠风，加荆芥五分；气下陷，加升麻五分；心血不足，加茯苓六分；虚寒，加炒干姜五分。

93788 **解毒生化丹**(《衷中参西》上册)

【组成】金银花一两　生杭芍六钱　粉甘草三钱　三七二钱(捣细)　鸦胆子(去皮，拣成实者)六十粒

【用法】上先将三七、鸦胆子用白沙糖化水送服，次将余药煎汤服，病重者，一日须服两剂始能见效。

【功用】化腐生肌。

【主治】痢久郁热生毒，肠中腐烂，时时切疼，后重，所下多似烂炙，具有腐败之臭。

【临床报道】❶大便下血：一人年五十二。因大怒之后，中有郁热，又寝于冷屋之中，内热为外寒所束，愈郁而不散，大便下血。延医调治，医者因其得于寒凉屋中，谓系脾寒下陷，投以参、耆温补之药，又加升麻提之。服药两剂，病益增重，腹中切疼，常常后重，所便之物，多如烂炙。更延他医，又以为下元虚寒，而投以八味地黄丸，作汤服之，病益加重。后遇诊视，其脉数而有力，两尺愈甚。确知其毒热郁于肠中，以致肠中腐烂也。为拟此方，两剂而愈。❷痢疾：一妇人，年五十许，素吸鸦片，又当恼怒之余，初患赤痢，滞下无度。因治疗失宜，渐至血液腐败，间如烂炙，恶心懒食，少腹切疼。其脉洪数，纯是热象。亦治以此汤，加知母、白头翁各四钱，当日煎滓。又另取鸦胆子六十粒，三七二钱，送服，每日如此服药两次，三日全愈。

93789 **解毒生肌散**(《圣惠》卷六十二)

【组成】石灰一分(多年故船上者佳，以净器中烧令赤)　黄丹一分(炒令紫色)　龙骨一分　麝香一分　椹子一分　密陀僧一分

【用法】上为细散。每用敷之。

【主治】发背。

93790 **解毒生肌膏**(《成方制剂》11册)

【组成】紫草800克　当归800克　白芷400克　甘草400克　乳香(醋制)266克　轻粉88.8克

【用法】制成膏。外用，摊于纱布上敷患处。

【功用】活血散瘀，消肿止痛，解毒拔脓，祛腐生肌。

【主治】各类创面感染，二度烧伤。

【宜忌】开始敷用本品时，疮面脓性分泌物增多，只需轻轻沾去分泌物即可，不宜重擦。一周后分泌物逐渐减少。治疗过程中，宜勤换敷料。

【临床报道】内臁骨外露：《山东中医杂志》[1993，12(5)：29]治疗内臁骨外露32例，全部愈合。

【现代研究】大鼠糖尿病足的实验研究：《中国中西医结合急救杂志》[2008，15(4)：233]可以改善大鼠糖尿病足的微循环，缩短足溃疡愈合时间。

93791 **解毒必胜散**(《博济》卷四)

【异名】必胜汤(《圣济总录》)卷一六九)、必胜散(《幼幼新书》卷十八)。

【组成】牛蒡子不限多少(炒令熟)

【用法】上为细末。每服一钱，入荆芥二穗，水一盏，同煎至七分，放温与服；如疮疹已出，更与服亦妙。

【主治】疮疱将出，未能匀遍透肌。

93792 **解毒地黄丸**(《圣济总录》卷一三一)

【组成】生干地黄(焙)二两　黄耆(剉)　栝楼根　黄芩(去黑心)　麦门冬(去心，焙)各一两半　桑螵蛸十五枚(剉，炒)　大黄(剉、炒)　人参　栀子仁　肉苁蓉(焙)　前胡(去芦头)　升麻　芍药　知母(焙)　王不留行各一

两　远志(去心)　败酱　地脉草各半两　干枣十五枚(汤浸,去皮、核,以蜜一升和蒸成膏)

【用法】上为末,入枣膏为丸,如梧桐子大。每服三十丸,加至五十丸,空心米饮送下,日晚再服。

【主治】痈疽发背,时作寒热,疼痛不食。

93793　**解毒地黄汤**(《外科医镜》)

【组成】鲜生地四钱　赤芍一钱半　丹皮一钱　犀角一钱　黄芩一钱　黄柏一钱　栀子一钱　川连六分　甘草八分(生)

【用法】水煎服。

【主治】上腭悬痈。

93794　**解毒百用膏**

《准绳·疡医》卷二。为《医方类聚》卷一九〇引《修月鲁班经》"散毒百用膏"之异名。见该条。

93795　**解毒托里散**(《片玉痘疹》卷八)

【组成】大力子(炒)　人中黄　桔梗　荆芥穗　酒红花　当归梢　防风　蝉蜕　升麻　葛根　赤芍　连翘

【用法】水煎,入烧过人屎同服。如服此药红活光壮者,此正气内实,毒不能留,即止后药;如服后病势淹延者,此邪气甚,正气衰,不能成就,宜屡服之;如服此药当起不起,此必有变,不可治之。

【主治】痘稠密毒甚者。

93796　**解毒至神汤**(《外科医镜》)

【组成】玄参二钱　知母二钱　石膏二钱　连翘二钱　牛蒡子二钱　大黄二钱(生)　枳壳一钱　川连六分　甘草八分(生)　淡竹叶二十片

【用法】水煎服。

【主治】漆疮肿腐。

【加减】如火甚者,加芒硝。

93797　**解毒回生丹**(《陈素庵妇科补解》卷三)

【组成】黑小豆一升　绿豆一升　生甘草二两　连翘一两　天花粉一两　黄芩一两　麝香二分　金箔二十张　辰砂五钱　雄黄五钱　山慈菇一两　白扁豆(去皮)二两

【用法】先将黑、绿二豆同甘草煎取浓汁一升,次将连翘、天花粉、扁豆、黄芩、山慈菇、雄黄、辰砂、麝香共研极细末,即用前汁加炼蜜为丸,每丸重二钱五分,外用金箔为衣。临服再用煎汁一碗,调温化服。

【功用】清热解毒。

【主治】妊娠误食毒药,如消石、巴豆、砒霜、乌附等味,毒物如野菌及无名草药酿酒,病死牛羊鸡豚等,内则伤胎气,血下不止,甚则牙闭口噤,身热汗出,心神昏冒,状类癫痫。

【方论选录】黑小豆、绿豆、甘草甘凉而解毒;雄黄、慈菇辛凉而解毒;扁豆去皮则性不涩,可以利水,使毒从小便而出;麝香开窍,引解毒之药上以护心,下以护胎;连翘、花粉、黄芩清热化痰,毒性之物未有不热者也;辰砂清心;金箔镇怯兼解肝心热结之毒。毒去则胎自安。

【临床报道】中毒:余至英溪医一宦家妇,其妾用银罐内黑汁置饭内毒其嫡妻,饭后即不能语,口齿耳目出血,危在须臾。其夫邀余诊治,左寸脉紧有力,按之微滑。余曰:毒已中心,然喜其按之而微滑也。前方连服三丸,目能动,七孔血稍止,但口作微语状,而泪流两颊,余意药力尚微,安能救垂危之症?仍于前方加大黄三钱,作一汤与之恣饮,夜半腹痛,下如黄浆,如豆汁,如猪肝成片结块者斗许。盖幸其毒置饭中,故可下而救也。随以黑小豆、扁豆、绿豆各三合,白糯米五合煮稀粥徐徐调养之。后以十全大补汤去桂,加银花,紫花地丁十余剂而平。

【备考】唇不青、齿不黑者可救。

93798　**解毒行血膏**(《疡科选粹》卷七)

【组成】当归　刘寄奴　头发(洗净)　生地黄各一两

【用法】用芝麻油六两,铜锅内煎四味,至发溶药里,滤滓入白蜡八钱,不住手搅,候药稍温下生寒水石、煨大黄、嫩黄柏、生白矾各一两,轻粉二钱,俱为极细末,搅至药冷,埋土内出火毒,收。候患者涂之。

【主治】汤火所伤,肌肉烂,血液不行,毒无从解。

93799　**解毒防风汤**

《小儿痘疹方论》。为《保命集》卷下"防风汤"之异名。见该条。

93800　**解毒防风汤**(《金鉴》卷五十六)

【组成】黄芩　生地黄　甘草　连翘(去心)　牛蒡子(炒,研)　荆芥　防风　金银花　赤芍　升麻

【用法】引加生姜,水煎服。

【主治】痘当落痂之后,血有余热,复外感于风,致瘢凸不平,色赤而艳,或发热,或作痒。

93801　**解毒防风汤**(《痘麻绀珠》卷十七)

【组成】金银花五钱　甘草　木通　防风　荆芥　连翘　牛蒡子各一钱

【用法】同紫草煎汤服。外用蚬子水摩之。

【主治】痘痂落后,热毒未尽,而疮瘢复起成凸者。

93802　**解毒收肌散**(《点点经》卷一)

【组成】白葛花　当归　仙茅　甘葛各二钱　乳香　云苓　拐枣　腹皮　条参　玄胡　二花各一钱半　甘草三分

【用法】黑枣为引。

【主治】酒毒作疽。酒凝气结,瘤疽骨节已溃,脓水不干。

93803　**解毒如神散**(《疡科选粹》卷八)

【组成】大甘草不拘多少(去皮)

【用法】上为极细末。用竹筒一个,刮去青,两头留节,开一孔入粉草在内,待满,用油灰塞孔,勿令泄气,五月端午午时入粪坑中,以砖缚在竹上,坠沉粪底四十九日取出(或立冬月放粪中,立冬前一日取起),长流水洗净,埋土中七日,去其粪气,阴干为末。砂糖调服一钱。亦可外敷。

【主治】诸般肿毒疔疮,及小儿痘疹。

93804　**解毒寿婴丹**(《痘疹仁端录》卷十三)

【组成】黄连三钱　连翘七钱　赤芍五钱　玄参三钱　生地三钱　甘草二钱　丝瓜近蒂三寸(霜降后取存性)

先用前料为细末,次入后药:

西牛黄一钱　生玳瑁一钱(如无以好琥珀代之)　珍珠七分　乌犀(磨末)三钱　羚羊角(磨末)三钱　真麝香二分　冰片一分　好青黛一钱(研极细)

【用法】令前后和匀,以甘草膏为丸,如芡实大,朱砂

三钱为衣,再以金箔外裹,熔蜡为丸。量儿大小,用灯心汤磨服。

【主治】解胎毒稀痘。

【临床报道】小儿肥疮:一儿头面多生肥疮,身上生狗癣疥,服此药,大便解去垢秽,如涎涕者,诸症悉愈。

93805 **解毒护童膏**(《疡医大全》卷三十三)

【组成】金银花一斤(用水入铜器内,煎至滓无苦味为度) 粉甘草四两(用水煎至滓无甜味为度,去滓)

【用法】上二汁和匀,用文武火慢煎约十碗至三四碗,入米白糖收成膏,埋土内一日,出火气。每早以百沸汤冲一钟与小儿吃。

【功用】一切疮毒不生,并可稀痘。

93806 **解毒利湿汤**(《中医皮肤病学简编》)

【组成】银花31克 炒苡仁31克 生黄耆3克 连翘15克 茯苓15克 汉防己12克 猪苓12克 泽泻12克 桂枝9克 甘草3克

【用法】水煎,内服。

【主治】剥脱性皮炎。

【加减】发痒,加蛇床子、僵蚕;腹胀,加大腹皮;下肢,加牛膝、木瓜。

93807 **解毒快斑汤**(《痘疹心法》卷二十三)

【组成】羌活 防风 升麻 葛根 柴胡 川芎 白芷 紫草 桔梗 甘草 麻黄(炒)

【用法】上剉细。生姜、葱白作引,水煎服。取汗。

【功用】解热毒,令痘易出易靥。

【主治】疮疹发热,热气甚者,其毒必多,痘发自密,难发难靥,且多他变者。

93808 **解毒快斑汤**(《痘疹活幼至宝》卷终)

【组成】连翘七分 牛蒡子(炒研)六分 荆芥七分 防风六分 蝉蜕五个 山楂肉二钱 归尾六分 生地二钱 川芎五分 桔梗 黄芩(酒炒) 干葛 紫草各八分

【用法】水煎服。加观音柳二三分更妙,不可多用。

【主治】痧疹。

93809 **解毒奇良汤**(《惠直堂经验方》卷三)

【组成】土茯苓二两 防己 防风 花粉 角刺 白鲜皮 连翘 川芎 木瓜 当归 风藤 金银花 蝉蜕 米仁各一钱 生甘草五分

【用法】水煎,加酒一小杯服。

【主治】杨梅疮。不问新久骨痛溃烂,壮健者。

【加减】下部,加牛膝五分。

93810 **解毒和中汤**(《嵩崖尊生》卷十五)

【组成】防风 荆芥 泽泻 猪苓 陈皮各五分 连翘 黄芩 茯苓 前胡 贝母各七分 甘草二分

【主治】斑疹泄泻。

93811 **解毒金花散**

《袖珍》卷一。为《普济方》卷二一二"解毒金药散"之异名。见该条。

93812 **解毒金药散**(《普济方》卷二一二)

【异名】解毒金花散(《袖珍》卷一)。

【组成】黄连 黄柏各一两 黄芩 赤茯苓 白术 赤芍药各半两

【用法】上罗匀。每服四钱,水一盏,煎至七分,去滓温服,不拘时候。

【主治】下痢脓血热毒。

【加减】如腹痛,加栀子二枚煎服。

93813 **解毒泻火汤**

《幼幼集成》卷五。为《片玉痘疹》卷八"解表泄火汤"之异名。见该条。

93814 **解毒泻心汤**(《外科正宗》卷四)

【组成】黄连 防风 荆芥 山栀 黄芩 牛蒡子 滑石 玄参 知母 石膏各一钱 甘草 木通各五分

【用法】水二钟,加灯心二十根,煎八分,食远服。

【主治】心经火旺,酷暑时临致生天泡,发及遍身者。

93815 **解毒泻肝汤**(《外科证治全书》卷三)

【组成】防风 山栀 石膏 黄芩 苍术 木通 生甘草各二钱

【用法】加灯心三十根,水、酒各半煎,食前服。外先用苦参、菖蒲、野艾熬汤热洗,次用线针将泡挑破,泄去毒水,贴洞天膏。内服此汤。如湿重流水者,则以五美散撒之,更用膏盖贴。

【主治】肝脾风湿攻注之田螺泡。生足掌,初如火燎,随生紫白黄泡,闷肿硬疼,不能着地,连生数泡,皮厚难于自破,三五日成片湿烂,甚则足跗俱肿,寒热往来者。

93816 **解毒泻肝汤**(《张皆春眼科证治》)

【组成】柴胡9克 龙胆草3g 酒黄芩9克 银花30克 川黄连6克 生地 玄参 赤芍 牡丹皮各9克

【功用】清肝泻火,解毒除风。

【主治】花翳白陷。肝胆风热火毒炽盛,症见抱轮红赤,白陷深入风轮内层,色黄带绿,发展迅速者。

【方论选录】方中柴胡、龙胆草、酒黄芩以清肝泻火,柴胡且有疏风之力;银花清热解毒,疏散风热;用川黄连有肝实泻子之意;用生地、玄参、恐火灼肾阴、损及瞳神;赤芍,牡丹皮皆能入肝,以清肝经血分。

93817 **解毒泻脾汤**(《外科正宗》卷四)

【组成】防风 牛子 山栀 石膏 黄芩 苍术 甘草 木通各一钱

【用法】水二钟,灯心二十根,煎八分,量病上下,食前后服之。外先以线针挑破泄去毒水,太乙膏盖。

【主治】脾经风湿攻注之田螺泡。多生手足,忽如火燃,随生紫白黄泡,不久渐大,胀痛不安。

93818 **解毒降脂片**(《成方制剂》14册)

【组成】虎杖

【用法】上制成片剂。口服,一次2~3片,一日3次。

【功用】清热解毒,利湿,并有升高白细胞和降血脂作用。

【主治】急慢性肝炎,慢性支气管炎及风湿性关节炎;可用于高脂血症,化疗、放疗引起的白细胞降低。

【宜忌】服本品后,尿呈黄色或红色,有轻度腹痛、便稀等副作用,服药2~3天或停药后可恢复正常。

93819 **解毒承气汤**(《重订通俗伤寒论》)

【组成】银花三钱 生山栀三钱 小川连一钱 生川柏一钱 青连翘三钱 青子芩二钱 小枳实二钱 生锦纹

三钱　西瓜消五分　金汁一两(冲)　白头蚯蚓二支

【用法】先用雪水六碗,煮生绿豆二两,滚取清汁,代水煎药。

【功用】峻下三焦毒火。

【主治】疫毒。

【加减】如神昏不语,人如尸厥,加局方紫雪,消解毒火,以清神识。

【方论选录】此方用银、翘、栀、芩轻清宣上以解疫毒;黄连合枳实,善疏中焦,苦泄解毒,即所谓疏而逐之也;黄柏、大黄、瓜消、金汁咸苦达下,速攻其毒,即所谓决而逐之也;雪水、绿豆清解火毒之良品。合而为泻火逐毒,三焦通治之良方。

93820　**解毒承气汤**(《寒温条辨》卷五)

【组成】白僵蚕(酒炒)三钱　蝉蜕(全)十个　黄连一钱　黄芩一钱　黄柏一钱　栀子一钱　枳实(麸炒)二钱五分　厚朴(姜汁炒)五钱　大黄(酒洗)五钱　芒消三钱(另入)

【主治】温病三焦大热,痞满燥实,谵语狂乱,不识人,热结旁流,循衣摸床,舌卷囊缩,及瓜瓤疙瘩温,上为痈脓,下血如豚肝,厥逆,脉沉伏者。

【加减】痞满燥实坚结非常者,大黄加至两余,芒消加至五钱;虚极,加人参二钱五分,如无参,用熟地黄一两,归身七钱,山药五钱,煎汤入前药煎服。

93821　**解毒活血汤**(《医林改错》卷下)

【组成】连翘二钱　葛根二钱　柴胡三钱　当归二钱　生地五钱　赤芍三钱　桃仁八钱(研)　红花五钱　枳壳一钱　甘草二钱

【用法】水煎服。

【主治】瘟毒吐泻转筋初得者。

【宜忌】若见汗多,肢冷,眼塌不可用。

93822　**解毒活血汤**(《霍乱论》卷四)

【组成】连翘　丝瓜络　淡紫菜各三钱　石菖蒲一钱　川连(吴萸水炒)二钱　原蚕砂　地丁　益母草各五钱　生苡仁八钱　银花四钱

【用法】地浆或阴阳水煮生绿豆四两,取清汤煎药。和入生藕汁或白茅根汁,或童便一杯,稍凉徐徐服。

【主治】温暑痧邪,深入营分,转筋吐下,肢厥汗多,脉伏溺无,口渴腹痛,面黑目陷,势极可危之证。

93823　**解毒活血汤**(《衷中参西》中册)

【组成】连翘三钱　柴胡二钱　葛根二钱　生地五钱　赤芍三钱　红花五钱　桃仁八钱　川朴一钱(后下)　当归一钱半　甘草二钱　苏木二两

【用法】水煎服。轻证初起,每三点钟服一次,危证初起,两点钟服一次,或合数剂熬膏,连连服之。

【主治】鼠疫。脉道阻滞,形容惨淡,神气模糊,恶核痛甚者。

【加减】或热,或渴,或出汗,或吐血,加生石膏一两,鲜芦根汁一杯,和药膏服,并多服羚羊角,犀角所磨之汁;孕妇加桑寄生一两,黄芩一两,略减桃仁、红花。

93824　**解毒活血汤**(《张皆春眼科证治》)

【组成】银花9克　连翘6克　赤芍　牡丹皮　酒黄芩　天花粉各9克　荆芥　防风　枳壳各3克

【功用】清热解毒,活瘀除风。

【主治】椒疮。因脾胃积热,外受风热毒邪,结于胞睑,络脉不畅,气血瘀滞而致。睑内发生细小颗粒,色红而坚,状如花椒。

【加减】热邪偏盛,血滞较重,胞睑肿硬者,可加酒大黄6克以清胃火,加红花3克以活血通络。

【方论选录】方中银花、连翘清热解毒散结;酒黄芩、天花粉清除胃中积热;赤芍,牡丹皮活血凉血,祛瘀通络;枳壳行脾胃之气。

93825　**解毒活血汤**(《古今名方》引天津259医院方)

【组成】首乌　夏枯草各15克　鸡血藤　泽兰　金银花各24克　玄胡　郁金各12克　乳香　没药　血竭各6克　丹参　玄参各21克

【功用】活血化瘀,清热解毒。

【主治】血瘀毒热证。症见皮肤无名肿胀,发硬,色素沉着,皮肤光亮萎缩,舌质紫黯,苔黄,脉细数有力。应用于硬皮病,雷诺病等。

【加减】若气血虚,加黄耆、桂枝、当归、白芍;阳虚,加附子、肉桂。

93826　**解毒活血汤**(《效验秘方·续集》张作舟方)

【组成】蒲公英15克　板蓝根15克　蚤休15克　白花蛇舌草15克　三棱10克　莪术10克　白蒺藜10克　龙葵10克

【用法】每日1剂,水煎服,日服2次。4周为1个疗程,未愈者可再服24个疗程。

【功用】清热解毒,活血祛风。

【主治】银屑病又名牛皮癣,其特征是周身皮肤发生大小不等、境界清楚的鳞屑性红斑。

【加减】血热甚皮损鲜红者,加茅根、生地;风盛痒甚,鳞屑较多者,加乌蛇、僵蚕;风湿阻络,关节痹痛,加秦艽、白鲜皮;血燥伤阴,皮损干燥呈大斑块者,加当归、丹参、女贞子。

【方论选录】本方治疗以清热毒,活血祛风为法。用蒲公英、板蓝根、蚤休、白花蛇舌草、龙葵清热解毒;三棱、莪术活血化瘀;白蒺藜祛风止痒。现代药理学证实,蒲公英、白花蛇舌草、三棱、莪术等能改善局部微循环,减轻炎症反应,提高机体的免疫功能,从而达到较好的治疗效果。

93827　**解毒济生汤**(《外科正宗》卷二)

【组成】川芎　当归　黄柏　知母　天花粉　金银花　麦门冬　远志　柴胡　黄芩　犀角　茯神各一钱　甘草　红花　升麻(手指加)　牛膝(足指加)各五分

【用法】水二钟,煎八分,临服入童便一杯,随病上下服。

【主治】脱疽初起,恶寒体倦,发热作渴,或肿或紫,或麻或痛,四肢倦怠,心志恍惚不宁者。

93828　**解毒济阴汤**(《保婴撮要》卷十五)

【组成】连翘　山栀(炒)　黄芩(炒)　黄连(炒)各一钱　赤芍药一钱五分　金银花二钱　甘草一两

【用法】每服二三钱,水煎服。外敷抑阳散。

【主治】疮疽臀肿作痛。

【加减】大便秘结者，量加炒大黄。

93829 **解毒养阴汤**（《赵炳南临床经验集》）

【组成】西洋参一～三钱（另煎，兑服） 南北沙参五钱～一两 耳环石斛五钱～一两 黑玄参五钱～一两 佛手参五钱～一两 生黄耆三～五钱 干生地五钱～一两 紫丹参三～五钱 双花五钱～一两 公英五钱～一两 二冬三～六钱 玉竹三～五钱

【功用】益气养阴，清热解毒。

【主治】皮、外科感染性疾病，毒热伤气伤阴，正气已伤而毒热未尽阶段，相当于败血症的后期。

【方论选录】方中以西洋参、南北沙参、石斛、玄参、佛手参、二冬、玉竹大剂养阴清热为主，生耆、丹参补气血又能活血，银花、公英解余毒。热病后期气阴大伤，正气不能鼓邪外出，虽见毒邪未尽，若再过用苦寒清解之剂中伤脾胃，正气则更衰，致使毒邪滞留膏肓，不能逆转，所以以益气养阴为主，重点在于扶正佐以清热，使之正复邪去，扶正以祛邪。

93830 **解毒神妙散**（《一盘珠》卷八）

【组成】熟庄黄 川连 化石 枳壳 木通 钩藤 姜虫 连翘 甘草各等分

【用法】灯心为引。

【主治】小儿脐风初始者。

【加减】五六日不愈，大便闭结，加推车郎一只（去头足，瓦炙干）。

93831 **解毒退痈汤**（《痘疹会通》卷四）

【组成】归尾 北柴胡 防风 大力子 赤芍 栀仁 甘草 乌药 薄荷 木通 楂肉 枳壳 桔梗 川连 连翘

【主治】痘疮收完之际，手足遍身成痈毒。

93832 **解毒凉血汤**（《赵炳南临床经验集》）

【组成】犀角（镑）二～四分 生地炭五钱～一两 双花炭五钱～一两 莲子心三～五钱 白茅根五钱～一两 花粉五钱～一两 紫花地丁三～五钱 生栀仁二～四钱 蚤休五钱～一两 生甘草二钱 川黄连三钱 生石膏二～四两

【用法】先用石膏煮水后，去滓，煮群药服。

【功用】清营，凉血，解毒。

【主治】外科感染性疾病，毒热入于营血，相当于败血症阶段。

【方论选录】方中犀角清热凉血，解毒定惊，生地炭、双花炭能入血分清血分之毒热，又能养阴护心，两药同伍可有犀角之功能；地丁，蚤休清热解毒；花粉、白茅根、莲子心养阴凉血清心；栀子、黄连清三焦毒热而重点在于清心热；生甘草解毒调和诸药。

93833 **解毒消炎丸**（《山东省药品标准》）

【组成】丁香450克 雄黄200克 蟾酥200克 朱砂150克

【用法】上为细末，蟾酥粉碎过80目筛，加70%乙醇适量，待其胀透，加入朱砂、雄黄末搅拌均匀，45℃干燥后，粉碎成细粉，过筛，再加入丁香细粉混匀，过筛。用60%～70%乙醇泛为细小水丸，45℃以下干燥，另取百草霜适量上衣，外包虫胶、玉米朊即得，每50粒重1克。饭后服，一次4～6粒，一日3次；儿童一次2～3粒，婴儿一次1粒，外用适量，用冷开水或醋烊化后敷患处。

【功用】解毒，消肿，止痛。

【主治】痈、疖、疔疮，毒虫咬伤，乳蛾，喉风，喉痛，一般咽喉红肿疼痛。

93834 **解毒消炎膏**（《中药制剂手册》引天津市先锋中药厂方）

【组成】黄芩四百八十两 连翘三百二十两 南星一百六十两 白芷一百六十两 冬青油四十八两 薄荷脑九十六两 冰片一百九十二两 汽油一千八百五十六两 橡胶六百五十六两 羊毛脂八十两 氧化锌六百四十两 凡士林三十二两 松香五百四十四两

【用法】取黄芩至白芷四味，共轧为3号粗末，松香轧为细粉，橡胶轧成薄片，取黄芩等四味粗末，用5倍量90%乙醇按渗漉法提取，滤液回收乙醇，浓缩为稠膏约300两，将橡胶薄片置汽油内，立即搅拌30分钟后，密封浸泡18～36小时；取出置搅拌罐内，搅拌3小时，加入冬青油，羊毛脂、凡士林搅拌1小时，加入氧化锌继续搅拌1小时后，加入松香搅拌2小时，入薄荷脑、冰片和黄芩等浓缩膏，将所有药料加完后，继续搅拌2小时至全部溶解，均匀为止。移入滤胶机内，用80～100目铜筛网过滤，装入桶内密封，静置三至七天，然后涂胶制成胶布。直接贴于患处，每日更换一次。

【功用】清热解毒，消肿镇痛。

【主治】疖肿，疮痈，乳腺炎，静脉炎，皮下蜂窝组织炎等皮肤化脓性疾患。

93835 **解毒消瘴散**（《准绳·疡医》卷二）

【组成】柴胡 黄芩 黄柏 栀子 木通 赤芍药 当归 防风 连翘 大黄 甘草 青木香 紫金皮 鸡屎子 诈死子 青黄乂 嫩柏根 苦花子

【用法】薄荷，生地黄煎服。

【主治】疔疮瘴气发热者。

93836 **解毒消癥汤**（《效验秘方·续集》张梦侬方）

【组成】沙参12克 玉竹12克 旋覆花10克 代赭石30克 昆布15克 海藻15克 三棱15克 莪术15克 炙鳖甲15克 夏枯草80克 白花蛇舌草80克 白茅根50克

【用法】每日1剂，水煎2次，早晚分服。或增大剂量，水煎久熬滤渣取汁1000毫升，加蜂蜜适量熬和，分2日频频饮服。

【功用】润燥活血，解毒消癥。

【主治】鼻咽癌，食道癌等各种类型的肿瘤。

【宜忌】治疗期间禁食各种鸡、牛、羊、狗肉、猪蹄、鲤鱼、鲇鱼、黄颡鱼、虾、蟹、辣椒、葱、蒜等一切发疮动火之物，禁酒及房事。

【方论选录】本方集软坚、散结、败毒、消肿、破癥、消核及润燥生津，滋阴增液，调气活血于一身，善治各种肿瘤。沙参、玉竹滋阴润燥，可助瘤体软化；旋覆花、代赭石化瘀通络行气降逆；昆布、海藻消痰软坚散结；三棱、莪术活血化瘀，破癥消肿；炙鳖甲活血滋阴软坚散结；夏枯草、白花蛇舌草、白茅根清热解毒。

93837 **解毒润肠汤**（《证治宝鉴》卷八）

【组成】槟榔　车前子　茵陈　芍药　木香　黄芩　黄连　青橘皮　防风

【用法】谷芽、灯心煎服。

【主治】大孔痛。有湿热之毒流于大肠。

93838 **解毒通脉汤**（《刘奉五妇科经验》）

【组成】桃仁三钱　大黄二钱　水蛭二钱　虻虫二钱　银藤一两　生石膏八钱　丹皮二钱　连翘五钱　栀子三钱　黄芩三钱　延胡索二钱　赤芍二钱

【功用】活血化瘀，清热解毒，通脉止痛。

【主治】寒湿阻络，恶露不下，毒邪逆串经脉，气血壅滞，堵塞血脉，郁久化热所致的产后急性血栓性静脉炎。发热肢肿，疼痛难忍。

【方论选录】方中水蛭、虻虫入血分，化瘀血，蚀死血；桃仁活血化瘀；大黄入血分，化瘀血，清解血分毒热；赤芍、丹皮清热凉血，活血破血；石膏，连翘，栀子，黄芩清热解毒而散结；金银藤清热解毒，通血脉活络；延胡索行气活血止痛。此方边清边通，使湿毒热邪得以清解，瘀血死血得以活散。

93839 **解毒排脓汤**（《张皆春眼科证治》）

【组成】银花12克　连翘6克　天花粉9克　白芷3克　薏苡仁　赤芍各9克　甘草3克

【功用】清热解毒，消肿排脓。

【主治】土疡（亦叫土疳、针眼、眼疮）后期脓成，肿核局限，顶部变软或露出黄白色脓头。

【加减】若患者禀赋虚弱，病势不重，当去花粉、连翘，加黄耆补气，当归补血以扶其正，避免疖肿连续发生。

【方论选录】方中银花、连翘清热解毒，消肿散结，意在清除余邪使疖肿更加局限；天花粉、白芷、薏苡仁消肿排脓，薏苡仁且能补中，配甘草，意在邪去而不伤正。

93840 **解毒排脓散**（《医方类聚》卷一九〇引《修月鲁般经》）

【组成】连翘　川芎　柴胡　酒芩　青皮　忍冬　牛蒡子　黄耆　皂角刺　大黄　当归

【用法】上㕮咀。每服五钱，水二钟，煎至七分，去滓温服。

【主治】肿毒。

93841 **解毒救苦汤**（《痧痘集解》卷六）

【组成】连翘　牛蒡　桔梗　防风　荆芥　羌活　黄芩　人中黄

【用法】加竹沥、姜汁少许为引。

【功用】解毒透肌达表。

【主治】痘疮。

93842 **解毒银花散**（《嵩崖尊生》卷十二）

【组成】忍冬枝叶花（并用）二两　生黄耆四两　甘草一两　酒二十两

【用法】煮三炷香时饮之。即高肿。

【主治】阴毒不起，色变紫黑。

93843 **解毒清火汤**

《外科大成》卷四。为《外科正宗》卷二"解毒大青汤"之异名。见该条。

93844 **解毒清肝汤**（《张皆春眼科证治》）

【组成】银花15克　柴胡　归尾各6克　酒黄芩9克　秦皮3克　赤芍　车前子各9克　防风1.5克

【功用】清热解毒，泻火除风。

【主治】凝脂翳初起，风热偏盛，胞睑微浮，白睛赤脉纵横，羞明流泪，结眵黏稠，风轮出现肥厚星点，或凝脂成片。

【方论选录】方中银花清热解毒；柴胡、酒黄芩清泻肝胆火邪，秦皮清肝退翳，赤芍、归尾活血通络以退目中之赤肿，车前子清肺养肝以明目，防风搜逐肝中之风以散邪。

93845 **解毒清热汤**（《赵炳南临床经验集》）

【组成】公英一两　野菊花一两　大青叶一两　紫花地丁五钱　蚤休五钱　花粉五钱　赤芍三钱

【功用】清热解毒。

【主治】疔、疖、痈、急性丹毒初期及一切体表感染初起。

【方论选录】本方力专解毒清热。方中公英解毒，长于消痈；紫花地丁解毒，长于治疔毒；大青叶解毒，清热凉血，常用于治疗瘟疫斑疹，丹毒等症；蚤休能解肝胆之郁热，熄上扰之火毒，善治上焦痈肿疮毒；佐以赤芍凉血活血散瘀；花粉清热生津护阴。药少力专，各尽其用。

93846 **解毒清热饮**（《效验秘方》刘绍勋方）

【组成】银花30克　连翘30克　菊花30克　桑叶20克　薄荷15克　柴胡10克　芦根20克　甘草15克　黄芩15克　蝉蜕15克　生石膏20～30克　滑石20～30克

【用法】先煎生石膏20～30分钟，然后煎群药，水煎服，早晚各服1次。

【功用】清热解毒，辛凉透表。

【主治】流行性感冒、病毒性感冒，高热、低热均可服用。

【加减】如兼见咳嗽加前胡15克，杏仁15克，橘红20克；痰多者加川贝10～15克，海浮石20～30克。

【方论选录】银花、连翘清热解毒；薄荷、柴胡发汗解表，清解外邪；蝉蜕疏风清热，定惊解痉；桑叶宣通肺络，清泄风热；菊花明目疏风，清降肺火；甘草、芦根清上焦风热，兼养胃阴；生石膏清阳明之热，而无伤津之弊；滑石利窍，清热解肌，有发汗作用；黄芩清气泄热。据抗菌试验，银花抗菌谱较广，连翘对流感病毒有抑制作用，于是使患者的邪热，一从汗解，一从便解，从而使邪退病除。

93847 **解毒清凉散**（《重订通俗伤寒论》）

【组成】芙蓉叶　大青叶各五钱　青黛　人中黄各二钱

【用法】上研末，鲜菊叶、天荷叶捣汁调匀。先以细银针刺肿处出紫血，即以薄棉拭干滋水，再以此散涂敷患处。

【功用】泄其热毒以消肿。

【主治】赤膈伤寒。胸膈赤肿热疼，外发紫疱，舌胎边红，中黄糙起刺，甚或黄中夹现黑点。

93848 **解毒清营汤**（《赵炳南临床经验集》）

【组成】金银花五钱至一两　连翘五钱至一两　公英五钱至一两　干生地五钱至一两　白茅根五钱至一两　生

玳瑁三钱至五钱　丹皮三钱至五钱　赤芍三钱至五钱　川连一钱至三钱　绿豆衣五钱至一两　茜草根三钱至五钱　生栀子二钱至四钱

【功用】清营解毒，凉血护心。

【主治】疔、疖、痈肿毒热炽盛，气营两燔，及一切化脓性感染所引起的毒血症早期。症见高烧，烦渴，甚或出现神志方面症状。

【加减】高烧显著者，可重用生玳瑁，另加犀角粉一至二分，水煎兑服或冲服；大便干燥数日未解，加大黄。

【方论选录】方中金银花、连翘、公英清热解毒；栀子清三焦热，配合川连重在清心热；丹皮、赤芍、茜草根清热凉血活血；干生地、白茅根养阴凉血护心；生玳瑁清热解毒，镇心平肝；莲子心、绿豆衣能清心中之邪热。诸药相辅相成，清解之中又能养阴扶正，养阴之中又能凉血活血。

93849　**解毒散结汤**（《张皆春眼科证治》）

【组成】银花15克　黄芩　连翘各9克　蒲公英12克　天花粉9克　赤芍12克　薄荷4.5克

【功用】清热解毒，消肿散结，活血散瘀。

【主治】土疡（亦叫土疳、针眼、眼疮）中期，胞睑红肿硬结，或肿连颧额，疮形坚硬，疼痛拒按者。

【加减】若肿核结于眦部胞睑，当加炒栀子6克以清心热；白睛红赤肿胀者，再加桑皮9克，泻肺利水以除白睛之赤肿。

【方论选录】方中银花、蒲公英、连翘清热解毒，连翘散结之力颇著；天花粉，黄芩清热泻火，二者合用不湿不燥，泻火之力尤专；赤芍活血凉血以散瘀；薄荷辛凉疏表以除风。

93850　**解毒葛根汤**

《幼幼集成》卷五。为《痘疹心法》卷二十二“葛根解毒汤”之异名。见该条。

93851　**解毒雄黄丸**（《局方》卷八）

【异名】雄黄解毒丸（《丹溪心法》卷四）、金粟丹（《普济方》卷一六三引《经验良方》）、雄黄丸（《急救仙方》卷二）、雄金丸（《普济方》卷六十）、雄黄救命丹（《普济方》卷一一六）、“散毒雄黄丸”（《医学六要·治法汇》卷八）、益清雄黄丸（《嵩崖尊生》卷六）。

【组成】郁金　雄黄（研飞）各一分　巴豆（去皮，出油）十四个

【用法】上为末，醋煮面糊为丸，如绿豆大。每服七丸，小儿服二丸或三丸，用热茶清送下。吐出顽涎，立便苏省，未吐再服。如至死者，心头犹热，灌药不下，即刀、尺、铁匙斡开口灌之，吐泻些小无妨。

【功用】❶《局方》解毒。❷《普济方》：去积下热。

【主治】❶《局方》：缠喉风及急喉痹，卒然倒仆，失音不语，或牙关紧急，不省人事；上膈壅热，痰涎不利，咽喉肿痛，赤眼痈肿，一切毒热；小儿喉咙赤肿及惊热痰涎壅塞。❷《普济方》：中风卒然倒仆，牙关紧急，不省人事；哮喘。

93852　**解毒雄黄散**（《圣惠》卷六十八）

【组成】雄黄一分（细研）　芦根半两（剉）　白蔹半两　大麻仁一分（微炒）

【用法】上为细散，都研令匀。每服一钱，以温酒调下，一日四五服。

【主治】毒箭所伤。

93853　**解毒雄黄散**（《外科正宗》卷四）

【组成】雄黄四两　硫黄八两

【用法】上为细末。柏油调搽，纸盖之，三日一换。

【主治】风湿流注腿脚，致生血风顽疮，紫黑瘙痒者。

93854　**解毒提斑汤**（《喉科家训》卷二）

【组成】犀角　连翘　葛根　玄参　赤芍　丹皮　麦冬　紫草　川贝　人中黄

【用法】水煎服。

【主治】风温温毒时行热邪深入阳明荣分，口渴咽痛，目赤唇肿，气粗烦躁，舌绛齿燥，痰咳，甚至神昏谵语，下利黄水者。

93855　**解毒紫金膏**（《外科正宗》卷三）

【异名】“紫金膏”（《外科大成》卷四）。

【组成】细块矾红　明净松香各一斤

【用法】上研极细末，麻油调稠。先将疮上用苍术一两，川椒三钱，水五碗，煎至四碗，入罐内，将疮对罐口，以热气熏之，半热，倾药盆内，淋洗疮上，以洁净布挹干后，以此药膏搽疮上，纸盖上，以软布条扎紧，毋令血行，三日一换。或煎葱、艾、甘草等汤熏洗也可。

【主治】杨梅结毒，腐烂作臭，脓水淋漓，诸药不效者；兼治诸毒顽臁等疮。

【宜忌】愈后忌发物煎炒。

93856　**解毒紫金膏**（《经验广集》卷四）

【组成】防风　荆芥　连翘　赤芍　归尾　红花　黄芩　黄柏　僵蚕　蝉蜕　白芷　甘草　大黄　银花　川乌　草乌　独活　苍术　细辛　秦艽　川椒　骨碎补　首乌　蛇床子　木鳖子　大枫　蜈蚣各五钱

【用法】麻、猪、桐油各半斤，将前药浸油内，用文武火煎至药枯黑去滓，再煎加黄丹十两，滴水成珠为度，待温下乳香、没药末各五钱，瓷器收贮听用。外贴。

【主治】诸般恶疮，瘰疬，痰核，痈疽，发背，杨梅，疔毒，肿毒破烂，并跌打损伤，筋骨疼痛。

93857　**解毒犀角散**（《圣惠》卷十八）

【异名】“犀角散”（《圣济总录》卷二十七）。

【组成】犀角屑一两　黄芩一两　栀子仁半两　大青二两　牛黄半两（细研）　马牙消一两　天竹黄半两（细研）　赤茯苓半两　麦门冬一两半（去心，焙）　黄连半两（去须）　麝香一钱（细研）　甘草半两（生用）

【用法】上为细散。每服二钱，不拘时候煎竹叶汤调下。

【主治】热病，毒气外攻，皮肤斑出，狂乱躁热。

93858　**解毒犀角散**

《幼幼新书》人卫本卷二十四。即原书同卷古籍本“犀角散”。见该条。

93859　**解毒犀黄丸**

《全国中药成药处方集》。为《外科全生集》卷四“犀黄丸”之异名。见该条。

93860　**解毒疏痘汤**（《赤水玄珠》卷二十八）

【组成】防风　荆芥　羌活　柴胡　川芎　白芷　当

归　连翘　黄芩　黄连　麻黄　紫草　蝉蜕

【用法】加姜、葱、水煎服。

【功用】预服解热去毒，已出解热毒斑疹。

【主治】妇女痘，色红紫，口干，壮热，谵语。

93861　**解毒辟瘟丹**(《医方易简》卷四)

【组成】苍术十两　厚朴四两(姜汁炒)　陈皮三两　炙草二两　苏叶六两　藿香四两　羌活六两　防风六两　北细辛四两　川芎四两　白芷三两　石膏五两　山楂肉四两　麦芽四两(炒)　枳壳二两(炒)　黄芩六两　升麻三两　黑山栀三两　神曲八两

【用法】上为细末，神曲打糊为丸，如弹子大，或丸如梧桐子大亦可。每服姜、葱煎汤送下。

【功用】解散。

【主治】四时感冒风寒，头痛发热，及瘟疫山岚瘴气。

93862　**解毒槟榔丸**(《普济方》卷一六九)

【组成】槟榔　黄连　青皮　陈皮(去白)　木香　沉香　巴戟(酒浸，去心)　当归　广术(火炮)　枳壳(炮，去瓤)　香附子(炒)　甘草(去皮炙)　大黄各一两　黄柏三两　牵牛头末四两

【用法】上为细末，滴水为丸，如梧桐子大。每服三十丸，或四十至五十丸；调血脉，每服五十丸，生姜汤送下，温酒亦可，食后食前，量病上下。急宜多服，速利三五行为妙。

【功用】抑上奉下，壮阳，强筋骨，添髓，起阳道，益子精，益寿。流湿润燥，推陈致新，滋阴阳，散郁结，活气血，发痛消痒，调血脉。

【主治】心火有余，肾水不足，上实下虚，呕吐酸水，痰涎不利，大便脓血闭涩，风壅精热，口苦烦燥，涕唾稠，咳嗽，血溺血崩，腹胀气满，手足痿弱，四肢无力，面色痿黄；及酒疸食黄，宿食不消，口苦生疮，骨蒸肺痿，寒热往来；疟疾，肠风，痔漏，癥瘕血积，成块硬积，诸恶疮疔肿，背疔疽疮；四方人不服水土，伤寒结胸；妇人赤白带下，血崩漏不止，血胎艰难。

93863　**解毒蕲蛇丸**(《全国中药成药处方集》福州方)

【组成】蕲蛇四两　蝉蜕一两　全蝎五钱　川连一两二钱　大枫二两　苦参二两　大黄二两　木通一两五钱　防风一两六钱　荆芥一两　羌活一两五钱　独活一两　豨莶草一两五钱　胡麻二两　苍术二两　银花二两　首乌二两　土茯苓三两　山栀二两　薄荷二两　枯芩一两　甘草一两　玄参二两　黄柏二两　连翘一两五钱　川朴一两五钱　朴消一两　苦梗二两　苡米四两

【用法】上共研细末，水泛为丸服。

【功用】泻火解毒，祛风凉血，滑肠利便。

93864　**解毒薷苓汤**(《增补内经拾遗》卷三)

【组成】黄连　黄芩　黄柏　山栀(去皮)各一钱　泽泻一钱二分　猪苓　赤茯苓(去皮)　白术(土炒)各八分　肉桂一分　扁豆　厚朴(制)各九分　香薷三钱

【用法】水二钟，加生姜三片，乌梅一个，煎八分，冷服。

【功用】解暑热。

【主治】痎疟。

【方论选录】解毒，黄连解毒汤也；薷，香薷饮也；苓，五苓散也。三方合用，复方之制也。

93865　**解带利湿汤**(《辨证录》卷十一)

【组成】白果　茯苓各一两　泽泻　车前子　炒栀子各二钱

【用法】水煎服。

【主治】妇人任脉湿热，带下色黄，宛如黄荼浓汁，其气带腥。

93866　**解急蜀椒汤**(《外台》卷七引《小品方》)

【异名】蜀椒汤(《普济方》卷二四八)。

【组成】蜀椒二百枚(炒出汗)　附子一枚(炮)　粳米半升　干姜半两　半夏十二枚(洗)　大枣二十枚　甘草一两(炙)

【用法】上切。以水七升，煮取三升，澄清，热服一升，不愈，更服一升。

【功用】解结逐寒。

【主治】寒疝气，心痛如刺，绕脐腹中尽痛，白汗出，困急欲死者。

【宜忌】忌猪、羊肉，饧，海藻，菘菜。

93867　**解疫清金饮**(《喉科紫珍集》卷上)

【组成】苏薄荷　牛子　苏桔红　丹皮各一钱　桔梗　赤芍　大贝各一钱五分　花粉一钱二分　甘草八分

【用法】投三数剂，兼用吹散可愈。

【主治】风火客感时行喉症。

93868　**解怒补肝汤**(《辨证录》卷十)

【组成】白芍一两　当归五钱　泽泻一钱　柴胡一钱　荆芥一钱　甘草一钱　枳壳三分　丹皮三钱　天花粉二钱

【用法】水煎服。

【主治】肝血少，少逢拂意之事，便觉怒气填胸，不能自遣，嗔恼不已。

93869　**解结提金散**(《医方类聚》卷一五四《寿域神方》)

【组成】柴胡二两(去芦)　川芎五钱　甘草五钱　陈皮五钱(去白)　人参一两五钱　桔梗五钱　乳香一两　没药五钱　粟壳十两(去顶，切丝，水泡，晒干，蜜炒黄色)

【用法】上为细末。每服三钱，用乌梅三个同煎，用水一大盏，煎至七分，去乌梅，临卧或空心连滓温服，一日一服。

【主治】五劳七伤，久年咳嗽，诸药不效者。

93870　**解结舒气汤**(《辨证录》卷三)

【组成】白芍一两　当归一两　炒枣仁一两　郁李仁三钱

【用法】水煎服。

【功用】补肝胆之血，解肝胆气结。

【主治】惊悸之后，肝胆气结，致目张不能瞑。

93871　**解热化毒汤**(《痘疹仁端录》卷十一)

【组成】前胡　桔梗　山楂　木通　丹参　荷鼻　紫草　苏木　连翘　金银花

【用法】水煎服。

【主治】血热发斑。

93872　**解热化斑汤**(《痧痘集解》卷六)

【组成】前胡　桔梗　山楂　木通　丹参　连翘(去心)　黄连　芦根　知母　紫草　山栀　银花　荷鼻(荷叶近梗处之蒂)

【用法】以上分两，各随经络见症，斟酌多寡用之。

【主治】五脏大热，血凝不化，痘窠粒不分，脚地不清。

【宜忌】非五经血热火盛不宜轻用。

【加减】胃火盛，可加生石膏，恐其胃烂也；血斑凝结过甚者，少加苏木以化之；肺脏属金，本无火症，若他脏有火，逼于肺脏，可加天冬。

【方论选录】方中前胡解肌安表；桔梗利咽喉，清气道，能发散，善开提，为诸药之舟楫；山楂理滞气郁结；木通能开热闭；丹参清心火，凉心血；连翘除膈热，并解六经之火；荷鼻破斑；黄连泻心火，银花解肝火，芦根解脾火，知母解肾火，紫草解胃火，山栀解心肝二经火；何以既用黄连、银花，而又用山栀者，盖肝乃木脏，心乃火脏，木能生火，二脏火独盛也。

93873 **解热化痰汤**（《回春》卷二）

【组成】苏子　白芥子　枳实　黄连　桔梗　黄芩　瓜蒌仁　石膏　杏仁　乌梅　黄柏

【用法】上剉一剂。加生姜一片，水煎，温服。

【主治】伤寒结胸，有痰、有热、有气滞，并咳嗽失声。

93874 **解热至圣丹**（《石室秘录》卷一）

【异名】石室丹（《医学集成》卷三）。

【组成】白芍七钱　炒栀子三钱　甘草一钱　当归三钱　生地五钱　陈皮八分

【用法】水煎服。

【功用】泻其肝木之旺，而去其郁热之火。

【主治】肝经热邪来犯包络，致心痛呼号，不能安于床席。

【备考】《医学集成》有枳壳。

93875 **解热除毒丸**（《疯门全书》）

【组成】川黄连（姜汁拌炒）八两　片黄芩（酒蒸）一两二钱　黑玄参（乳蒸）一两五钱　土麻仁三两　净银花（酒蒸）一两一钱　川羌活二两一钱　白蒺藜（炒去刺）四两　白鲜皮（酒蒸）一两一钱　真蕲蛇二两　枫子肉四两

【用法】上为细末，米糊、冬蜜四两为丸。每日早、午、晚三次各服一钱，茶送下。此方可常服。

【主治】麻风。

93876 **解热柴陈汤**（《医学传灯》卷上）

【组成】柴胡　黄芩　半夏　甘草　陈皮　白茯　山栀　赤芍　苡仁　贝母

【主治】身发疙瘩，有如丹毒，痛痒不常，脓水淋沥者。

【加减】身热，加荆、防；肤燥，加蝉衣。

93877 **解热消暑散**（《石室秘录》卷六）

【组成】青蒿一两　干葛一钱　香薷一钱　茯苓一两　白术三钱　白扁豆二钱　陈皮一钱

【主治】感犯暑邪，上吐下泻。

【方论选录】此方妙在用青蒿、茯苓为君，青蒿最能解暑而去热，一物而两用之，引其暑热尽从膀胱而出；干葛、香薷之类不过佐青蒿以去暑也；尤妙在用白术以健脾胃之气，则暑热退而胃气不伤，胜于香薷饮多矣。

93878 **解热感冒片**（《成方制剂》2册）

【组成】荆芥穗50克　防风75克　白芷50克　柴胡50克　葛根125克　薄荷75克　蒲公英100克　板蓝根125克　苦地丁100克　黄芩200克　芦根100克　玄参100克　苦杏仁75克　甘草50克

【用法】制成片剂。口服，一次12片，一日2次，小儿酌减。

【功用】清热解表。

【主治】外感风寒引起的头痛，鼻塞流涕，发烧怕冷，咳嗽音哑，咽喉干痛。

93879 **解热辟瘟丹**（《青囊立效秘方》卷二）

【组成】佩兰四两　郁金四两　桔梗四两　豆豉六两　杏仁六两　苡仁八两　薄荷三两　蝉蜕四两　枳壳三两　神曲四两　泽泻四两　银花四两　连翘四两

【用法】晒脆研细末，水法为丸。每服三钱，开水送下。轻者二副，重者四副，小儿减半，其病可退。

【功用】驱上焦邪气。

【主治】温疫。先畏寒，随壮热，头重呕恶，胸闷烦躁，口不作渴者。

【宜忌】此方只宜于夏、秋，不宜于春、冬两季。

93880 **解热镇静锭**（《全国中药成药处方集》武汉方）

【组成】陈京墨二两　儿茶　川黄连　胡黄连各一两　冰片六分　麝香五分　熊胆二钱　西牛黄五分

【用法】取上药混合研细，按净粉量加米粉50%，用适量水煮成糊状，和成为锭，每钱不得少于二十粒。内服每次三至五分，熟汤送下；外用以醋研敷。

【主治】风热痰壅，口眼歪邪，牙疳喉痹，霍乱痞痢，血热便血，臁疮肿毒，及疔毒攻心。

【宜忌】孕妇慎服。

93881 **解烦益心汤**（《辨证录》卷四）

【组成】人参二钱　黄连一钱　生枣仁三钱　白术一钱　茯神三钱　当归二钱　玄参五钱　甘草三分　枳壳五分　天花粉二钱

【用法】水煎服。

【功用】补心，清心。

【主治】阴阳偏胜，火有余而水不足，遇事或多言而烦心者，常若胸中扰攘纷纭而嘈杂。

【方论选录】此方纯是入心之药。清火而加入消痰之药者，有火必有痰也，痰火散而烦自释矣。况又有补心之剂，同群并济哉！

93882 **解酒化毒丹**（《古今医鉴》卷四）

【组成】白滑石（水飞）一片　白粉葛三两　大粉草三两

【用法】上为末。每服三钱，不拘时候以冷水调下，日进两三次。

【主治】饮酒过多，遍身发热，口干烦渴，小便赤少。

93883 **解酒散火汤**（《石室秘录》卷二）

【组成】熟地半两　当归三钱　白芍三钱　地榆三钱　黄连三钱　柞树枝五钱　葛根一钱　甘草一钱

【用法】水煎服。一剂必下血更多，二剂略少，三剂全愈。

【主治】酒毒深结之下血。

【方论选录】方中妙在用熟地、当归、芍药以生新血，新血生，则旧血必去；又妙在地榆以凉大肠，而柞木以去酒毒，所以相济而成功也。

93884 **解酒舒筋散**(《点点经》卷二)

【组成】条参　白术　桂枝　淮膝　秦艽　天麻　杜仲　当归　元胡各一钱五分　肉桂一钱　天雄　姜炭各八分　干葛二钱　甘草三分

【用法】松杉节、茄根打细为引，黄酒半杯兑服。

【主治】酒伤，四肢瘫痪厥冷，麻木不仁，半身不遂。

93885 **解散人参汤**(《医心方》卷二十引《深师方》)

【组成】人参二两　白术二两　枳实二两　栝楼二两　干姜二两　甘草二两

【用法】上药以水八升，煮取二升半，分三次服。

【主治】服石散发，作冷热不适。

93886 **解散甘草汤**(《医心方》卷二十引《深师方》)

【组成】甘草一两半　茯苓一两　生姜一两

【用法】上药以水三升，煮取一升半，分三次服。

【主治】服石散发，烦闷不解。

93887 **解暑三白饮**

《丹溪心法附余》卷二。为《局方》卷二宝庆新增方"解暑三白散"之异名。见该条。

93888 **解暑三白散**(《局方》卷二宝庆新增方)

【异名】三白散(《本草纲目》卷十九)、解暑三白饮(《丹溪心法附余》卷二)。

【组成】泽泻　白术　白茯苓各等分

【用法】上㕮咀。每服半两，水一盏，加生姜五片，灯心十茎，煎八分，去滓，不拘时候服。

【主治】冒暑伏热，引饮过多，阴阳气逆，霍乱呕吐，小便不利，脏腑不调，恶心头晕。

93889 **解暑败毒饮**

《中医皮肤病学简编》。为《洞天奥旨》卷九"解暑败毒散"之异名。见该条。

93890 **解暑败毒散**(《洞天奥旨》卷九)

【异名】解暑败毒饮(《中医皮肤病学简编》)。

【组成】香薷二钱　蒲公英三钱　青蒿二钱　茯苓二钱　甘草一钱　归尾一钱　黄芩五分　黄连五分　大黄八分　天花粉一钱五分

【用法】水煎服。十岁小孩如此，大人增半，小儿五岁减半。服后可用膏药。

【功用】清暑解火。

【主治】❶《洞天奥旨》：时毒暑疖。❷《中医皮肤病学简编》：痱子。

93891 **解暑神奇丹**(《石室秘录》卷一)

【组成】香薷二钱　青蒿五钱　石膏一钱　干葛一钱　车前子一钱　茯苓三钱　白术一钱　厚朴一钱　陈皮一钱　甘草一钱

【用法】水煎服。

【主治】伤暑。

【宜忌】此方纯是解暑之药，亦因其气壮而用之，气虚人最忌。

93892 **解暑清痢饮**(《慈航集》卷下)

【组成】藿香三钱　赤芍五钱　枳壳二钱(炒)　莱菔子三钱(炒，研)　车前子三钱　槟榔二钱　陈皮一钱五分　当归八钱

【用法】煨姜二钱为引，水煎服。

【主治】夏三月，人患痢疾。

【加减】如痢初起，恶寒发烧，此有表邪，宜加紫苏一钱五分，淡豆豉三钱；如腹痛，加广木香一钱五分；如痢红多，加酒炒川连三五分；如腹胀下坠，遍数多，加酒制大黄三五钱。

93893 **解渴百杯丸**(《杨氏家藏方》卷二十)

【组成】木瓜十枚(烂蒸去皮，细研)　乌梅(去核)一斤　甘草七两半(炙)　干葛二两　川芎　余甘子　紫苏叶各半两　百药煎一两(研)　白盐十两(炒)

【用法】上为细末，同研匀，将木瓜搜和为丸，如鸡头子大。每服一丸，含化。

【主治】渴甚。

93894 **解痰平气汤**(《点点经》卷三)

【组成】苍术　半夏　陈皮　胆星　枳壳　葶苈　杷叶(去毛，炙)　当归　腹皮　青皮　甘草

【用法】葱白为引。

【主治】酒伤喘息，口流痰涎，或吐白沫，或大渴不休。

93895 **解醒止泻汤**(《辨证录》卷七)

【组成】白术一两　山茱萸一两　茯苓一两　柞木五钱　黄连三五分　白芍五钱　附子一分

【用法】水煎服。多服为佳。或十服之后，改为丸剂，朝夕服三月。

【功用】大补脾肾，解其湿热之毒。

【主治】酒湿伤脾肾，终年饮酒，不知禁忌，逞醉入房，过于泄精，久则脾气大伤，变成水泻，一感风寒，遂大泻不止，如溏如积。

【方论选录】此方脾肾双补之药也。用柞木、黄连以解其酒毒；用苓、术以消其水湿；用芍药以敛其耗脱之阴；用附子一分，引群药入肾，以扫荡其湿热，而非助其命门之虚阳也。

93896 **解五毒救命散**(《传信适用方》卷四)

【组成】白矾一匙　建茶二匙(为末)

【用法】上用新水半碗调服。不过两服，良久恶心吐出。

【主治】中毒。

93897 **解肌地骨皮汤**(《圣济总录》卷五十四)

【异名】地骨皮汤(《普济方》卷四十三)。

【组成】地骨皮　人参　柴胡(去苗)　栀子(去皮)　甘草(生剉)各一两

【用法】上为粗末。每服三钱匕，水一盏，入竹叶七片，同煎至六分，食后去滓温服。

【主治】中焦热结，唇焦面赤，或时烦躁，四肢拘倦。

93898 **解郁安神颗粒**(《成方制剂》4册)

【组成】柴胡40克　大枣30克　石菖蒲40克　半夏(制)30克　白术(炒)30克　浮小麦100克　远志(制)40克　甘草(炙)30克　栀子(炒)40克　百合100克　胆南星40克　郁金40克　龙齿100克　酸枣仁(炒)50克　茯苓50克　当归30克

【用法】制成颗粒剂。开水冲服，一次5克，一日2次。

【功用】疏肝解郁,安神定志。

【主治】情志不舒,肝郁气滞等精神刺激所致的心烦、焦虑、失眠、健忘、更年期综合征,神经官能症等。

【临床报道】更年期抑郁症:《陕西中医》[2006,27:442]治疗30例,结果:治疗组治愈18例,好转10例,无效2例,有效率为93.3%。

93899 **解毒至宝神丹**(《冯氏锦囊·杂症》卷十九)

【组成】人参三七(微火焙,研)二钱 嫩滑石(细研)三钱 真琥珀(研细末)四分 珍珠(生研极细)四分 生甘草(晒燥,研细)一钱

【用法】各研极细和匀。每服二分,加至三四分,人小者一分加至二分,萆薢三钱煎汤调服。

【功用】清热解毒。

【主治】杨梅结毒,一切热毒,久患骨蒸,热毒流注,六脉俱数。

93900 **解毒合白虎汤**(《不知医必要》卷三)

【组成】生石膏一钱 知母七分 黄连四分 连翘七分 金银花一钱 甘草五分

【用法】加粳米一撮煎服。

【主治】痧症,烦躁大渴。

93901 **解毒香豉饮子**(《圣惠》卷十八)

【组成】香豉二两 石膏三两 栀子仁一两 大青一两 川升麻一两 川芒消一两 甘草半两(生用) 川大黄一两(剉碎,微炒)

【用法】上细剉,拌合令匀。每服半两,用水一大盏,入生姜半分,葱白七寸,煎至五分,去滓,不拘时候温服。

【主治】心肺脏热,毒攻于皮肤,遍生赤斑,重者其色紫黑。

93902 **解炽发醒头膏**(《医统》卷六十六)

【组成】荆芥穗二钱 香油半两 柏子油少许

【用法】先以荆芥入油煎焦,再加柏油少许。擦发,顷时梳之自开。

【功用】梳发自开。

93903 **解热退烧浸膏**(《北京市中成药规范》)

【组成】柴胡六十斤 赤芍四十斤 甘草二十斤 板蓝根六十斤 葛根六十斤 桔梗六十斤 黄芩(去朽)八十斤 生石膏二百斤 白芷四十斤 羌活四十斤

【用法】将白芷、赤芍打碎块,生石膏打碎渣;煮提:生石膏(先煎4小时再下群药),柴胡、赤芍、甘草、桔梗、黄芩、板蓝根、葛根提三次;提油:白芷、羌活(约24小时)油尽收药液;合并以上药液,沉淀过滤,减压浓缩成稠膏,兑入老蜜50%加热搅匀,待膏凉到48~52℃时兑入挥发油混匀,每百斤成品膏兑入防腐剂0.5%(苯甲酸钠0.4%、尼泊金乙脂0.1%、用乙醇溶化)搅匀,每二钱五分作一支。每服一支,每日三次,热开水冲服。

【功用】清热退烧。

【主治】外感发热作冷,头痛口渴,全身倦痛。

93904 **解暑湿济急丸**(《内外验方秘传》卷下)

【组成】香薷八分 苡仁三两 杏仁二两 郁金一两五钱 扁豆一两 银花一两五钱 滑石二两 苍术一两 藿香一两 泽泻一两 草朴一两五钱 僵虫一两五钱 枳壳一两 薄荷八钱 连翘一两

【用法】晒干为末,水泛丸。每服三钱,开水送下,小儿服一钱。

【主治】夏月受暑烦热。

93905 **解肌干葛五物饮**(《外台》卷三引许仁则方)

【组成】葛根(切)五合 葱白(切)一升 生姜(切)一合 豉心一升(绵裹) 粳米二合(研碎)

【用法】上药切。以水五升,煮取豉心,以上四味,取三升半汁,去滓,纳粳米屑,煮令米烂,带热顿啜。候尽,微覆取汗。

【主治】阴阳伤寒,病经一二日,身体壮热头痛,骨肉酸楚,背脊强,口鼻干,手足微冷,小便黄赤者。

【备考】原书治上症,宜先合煮桃柳三物汤浴之,后服本方。

93906 **解表化痰平喘汤**(《效验秘方》邵经明方)

【组成】炙麻黄9克 杏仁9克 桂枝9克 陈皮9克 半夏9克 苏子9克 炙甘草6克

【用法】每日1剂水煎,2次分服,以喘平为期。

【功用】温散解表,理气降逆,化痰平喘。

【主治】哮喘,凡外感风寒或痰饮所致者。包括支气管哮喘、喘息性支气管炎。

【宜忌】热喘、虚喘不宜。中病即止,不可久用。年老病久,肾虚者慎用。

【加减】内有痰火、微感外邪,证见微恶寒,身壮热,痰稠色黄,吐之不利,舌苔干燥或色黄,脉数或滑者,减去桂枝、苏子,加知母、贝母、生石膏以清热利痰平喘;病程较长,损及于脾,健运失司,化生痰饮,上注于肺,阻塞气道,喉中痰鸣,舌苔白或腻,脉象缓弱,加党参、白术补中健脾;寒甚加干姜温化痰湿,喘可自平。

【方论选录】本方所主治之哮喘,病因多为外感风寒,侵袭于肺,内伏痰饮上逆,壅塞气道。用麻黄、杏仁、桂枝为君,温散寒邪以解表,可使肺气得以宣通;内伏痰饮、故用陈皮、半夏、茯苓为臣以消痰化饮;佐甘草增强祛痰和中健脾之力;加苏子为使,其有助陈皮、半夏理气降逆化痰之功。本方具有温散解表、理气降逆、化痰平喘之作用。

93907 **解郁舒肺和脉膏**(《慈禧光绪医方选议》)

【组成】生香附六钱 僵蚕五钱 石菖蒲五钱 苏梗四钱 白芥子四钱 橘络四钱 全当归一两 青皮五钱 赤芍药五钱 丹参六钱 片姜黄五钱 桑枝一两 透骨草八钱 鸡血藤膏八钱

【用法】上用香油三斤,将药炸枯,滤滓,兑丹熬至老嫩合宜。摊贴肺俞穴处。

【功用】化痰通络。

93908 **解毒生肌定痛散**(《急救仙方》卷一)

【组成】黄连一两 黄柏 苦参各四两 木贼 防风各一两 羌活 独活

【用法】上㕮咀,大瓦瓶盛水,入前药煎汤,以芦甘石十斤,用炭火煅通红,钳在药内,不问片大小,皆要令酥,内青色方好,如石不酥,再将前药滓煎汤,以石淬酥方住,却将瓦盆盖在地上一昼夜,收去火毒,候干研极细末,此石十斤用石膏二十斤,别研极细拌匀,和后药:赤石脂(煅)、谷丹

(炒),此两味同煎研和,南木香、血竭、降真香、乳香、没药、白芷、黄连、黄柏、白蔹各等分,龙骨(煅),朱砂,何首乌,有虫,加轻粉,苦参,百药煎,雄黄,水不干,加螵蛸(去皮),上为细末,与前药拌用之。敷中间。

【主治】痈疽,发背,乳痈,人面,外臁,金刀,诸般恶疮肿毒。

【备考】方中羌活、独活及用法中诸药用量原缺。

颖

93909 **颖曲氏回春膏**(《全国中药成药处方集》禹县方)

【组成】当归　木鳖子各三两　栀子　牙皂　白及　川乌　草乌　乌药　白蔹　连翘各二两五钱　苦参　槐枝各四两　西大黄　乳香(去油)　没药(去油)　血竭　儿茶　明雄　樟脑各一两五钱　麝香一钱　葱白一斤　生姜二斤　香油七斤　广丹三斤八两

【用法】以香油将药煎枯去滓,加丹熬成膏,下乳香、没药、血竭、儿茶、明雄、麝香、樟脑即成。按患处大小贴用,温开水暖软,夏天用水捏成薄片,摊在布上,贴到患处。

【主治】疔毒恶疮,无名肿毒,跌打损伤,冻疮臁疮,牙疼痄腮,脚气狗咬,搭背对口,鼠疮瘰疬,附骨阴疽,手足麻木,胃口腹疼,鹤膝风症,气痞寒积,乳岩乳核,臂腰腿疼。

鲇

93910 **鲇鱼丸**

《普济方》卷一〇〇。为《杨氏家藏方》卷二“朱粉散”之异名。见该条。

93911 **鲇鱼方**(《养老奉亲》)

【组成】鲇鱼肉一斤　葱白半握

【用法】以白水煮令熟,空心以蒜、醋、五味,渐渐食之,常作尤佳。

【主治】老人五痔,血下不愈,肛门肿痛,渐瘦者。

93912 **鲇鱼头骨灰散**(《治疫全书》卷五)

【组成】鲇鱼头骨(烧灰存性)

【用法】上研细。热黄酒调服二三分。

【主治】伤寒、瘟疫瘾疹不能发,服此即发。

鲊

93913 **鲊汤丸**(《圣济总录》卷一七八)

【异名】鲊鱼汤丸(《幼幼新书》卷二十九引汉东王先生方)。

【组成】粉霜　腻粉　丹砂　硇砂各一钱　白丁香一钱　乳香半钱　巴豆(去皮心)半钱(不出油,研)

【用法】上为细末,煮枣肉和成剂,每服旋丸如粟米大二丸,量儿大小加减,煎鱼鲊汤下,次用调胃药和之。

【主治】小儿纯痢脓血。

93914 **鲊汤丸**(《幼幼新书》卷九引《惠眼观证》)

【组成】龙脑　麝香各一字　青黛(炒,末)三钱半　白丁香(炒,末)三钱　水银　轻粉　天南星　滑石(炒,末)各二钱　巴豆三十六粒(浸,去皮,烂研,用纸裹,去油再研)

【用法】上药合和令匀,入巴豆霜内,一向研三四百下,又倾出研脑、麝香,方入前药都研,复倾出研饭少许。如硬,入水数滴令匀烂,方却用药为丸,如绿豆大。一岁每服十五丸,二岁二十丸,三四岁下二十五丸,五六岁下三十二丸,余更随大小、虚实加减。下疳虫攒心,用皂子二十一个(炮过)捶损煎汤送下;赤白泻痢,小鱼鲊煎汤送下;其余候,并以葱白煎汤送下,一更时吃,至天明通下青白黏涎。候众人食时,先以淡粥补之,次进匀气散。如患急惊,只以此药捶碎下,亦吐涎来。或慢惊至第二日、第三日,补实脾气,下此药压涎亦得,不拘时候。

【功用】下涎。

【主治】急慢惊风,伤寒呕逆,壮热,大小便闭塞,腹胀虚膨,渴水,疳虫攒心,赤白滞痢,惊膈,霍乱吐泻,脾风等疾。

【宜忌】忌生硬食二日;涎未下,不得吃水。

93915 **鲊汤丸**(《朱氏集验方》卷十一)

【组成】南星　乳香　滑石　白丁香　青黛一钱　轻粉二钱　金银箔五片　巴豆十六粒(去油心)　锡末(先将水银安纸上,溶入挪碎)

【用法】上为末,糊为丸,如粟米大。每服三十丸,薄荷汤送下;如疳积,鲊汤送下;胀满,茴香汤送下;赤白痢,甘草汤送下;疟疾,桃柳枝汤送下。

【主治】疳积。

93916 **鲊汤丸**(《普济方》卷三九二)

【组成】雷丸二钱　甘遂一钱　粉霜半钱(研)　滑石二钱　白墡土一钱　轻粉半钱　芫花少许(用醋炒,或醋调面裹煨)　青黛三钱　水银(同铅煅,入脑、麝少许)

【用法】上为末,烂饭捣成丸,如菜子大。未周者随月数与之,半岁不可喂;如惊或奶疳,金钱薄荷汤送下,或葱白汤送下;三岁二十丸,疳瘦五十丸;满身浮肿、毛发黄坚,用净洗鱼鲊煎汤送下;疳痨腹大汤使如前;一日止可两服,不可连进。五六岁常服只十五丸。自然疏泄利去滞积,如未甚退,加一二服,积尽而泄自疏,但吃白粥补之,不可用甘草药调理,则成相反。

【主治】虚中坚积,外疾气蛊,腹大膨胀,遍身浮肿。

【宜忌】忌甜物一月。

93917 **鲊鱼汤丸**

《幼幼新书》卷二十九引汉东王先生方。为《圣济总录》卷一七八“鲊汤丸”之异名。见该条。

鲍

93918 **鲍鱼汤**(《千金翼》卷六)

【组成】鲍鱼一斤半　麻子仁　细辛　茯苓　生姜(切)　五味子各一两　地黄五两

【用法】上㕮咀。以水一斗,煮鲍鱼如食法,取汁七升,纳药煎取三升,分为三服。

【主治】产后腹中虚极,水道闭绝逆胀,咽喉短气。

93919 **鲍鱼汤**(《千金翼》卷八)

【组成】鲍鱼　当归各三两(切)　阿胶(炙)四两　艾(如鸡子大)三枚

【用法】上以酒三升,水二升合煮,取二升五合,去滓,纳胶烊令尽,一服八合,日三服。

【主治】妇人漏血崩中。

93920 **鲍鱼羹**(《圣济总录》卷一九〇)

【组成】鲍鱼肉(切细)半斤 麻子仁(别研)一两半 香豉(别研)半合 葱白(切碎)三茎

【用法】先取鲍鱼肉,以水三升煮熟,后入麻仁、豉、葱白等煮作羹。任意食之。

【主治】产后乳汁不下。

93921 **鲍鱼大麻子羹**(《千金翼》卷七)

【组成】鲍鱼肉三斤 麻子仁一升

【用法】上与盐豉、葱作羹,任意食之。

【功用】妇人产后下乳。

鮀

93922 **鮀甲散**(《圣济总录》卷一五二)

【组成】鮀甲二两半(炙) 当归(切,焙)二两 桑耳二两半(炙,金色者为上) 人参 狗脊(去毛)一两半 禹余粮(煅,醋淬)二两半 白石脂二两 吴茱萸(汤洗,炒)一两 柏叶二两 赤芍药一两半 桑寄生二两 厚朴(去粗皮,生姜汁炙,剉)一两半 桂(去粗皮)一两一分 黄耆(剉)二两 熟干地黄(焙)二两

【用法】上为散。每服二钱匕,食前米饮调下,一日二次。

【主治】妇人经血日久不止,或赤白,或青黑,颜色不定。

93923 **鮀甲散**(《圣济总录》卷一五二)

【组成】鮀甲(炙) 桑耳各二两半(金色者,炙) 当归(切,焙) 吴茱萸(汤洗,焙干,炒)各一两半 赤芍药半两 柏叶(熬) 桑寄生 熟干地黄(焙) 乌贼鱼骨(去甲) 人参 禹余粮(煅,醋淬)各二两

【用法】上为散。每服二钱匕,米饮调下,空心服。

【主治】妇人经血不止,五色不定。

煞

93924 **煞疳保童丸**(《圣惠》卷八十六)

【组成】青黛半两 熊胆一分 黑狗胆一枚 麝香半两 芦荟一分 鲤鱼胆五枚 蟾头灰一分 蜗牛一分(炙令黄为末) 水银一分(以少枣肉研令星尽)

【用法】上以青黛等细研,次下诸胆,研令匀,入炼了蜜和丸,如黄米大。每服五丸,以冷水送下。

【功用】《普济方》:杀五疳。

【主治】小儿一切疳,体瘦毛干,毛发焦黄,心热烦躁。

【备考】本方方名,《普济方》引作"保童丸"。

靖

93925 **靖乱汤**(《辨证录》卷七)

【组成】白芍一两 车前子五钱 黄连一钱 甘草一钱 枳壳一钱 木通一钱 广木香五分 茯苓三钱

【用法】水煎服。

【主治】痢疾。

韵

93926 **韵姜汤**(《百一》卷二十)

【组成】生姜一斤 甘草五两 盐六两 缩砂仁三两

【用法】先将甘草炙过,用姜、盐为碎块子,同淹一宿,焙干,乘热罨一宿,缩砂仁为细末,汤点如常服。

【功用】温脾益胃,消酒化食。

【主治】胸膈痞闷,呕吐恶心。

93927 **韵姜汤**(《医方类聚》卷一六五引《吴氏集验方》)

【组成】生姜一斤(不洗,薄切) 乌梅四两(捶碎,焙令焦) 甘草四两(炙,剉) 盐四两(炒)

【用法】上同拌一宿,晾干入,焙为末,沸汤点服。

【功用】醒酒。

93928 **韵姜饼子**(《杨氏家藏方》卷二十)

【组成】半夏四两(为末,生姜汁搜和作饼子,焙干,为细末,再用姜汁和焙,如此三遍为度) 生姜一斤(切作片子,以青盐二两研细,同淹一宿,于日中晒干,如无青盐,则用食盐) 草豆蔻(去皮微炒)二两 杏仁(汤浸,去皮尖,研如膏)二两 甘草四两(炙黄) 檀香一两半

【用法】上为细末,用白面二两,蜜水煮糊,入杏仁在内搜和,以印子脱诸花样如钱大。每服一二饼,细嚼,沸汤送下。

【功用】温中降气,破饮逐痰,除口气,爽心神。

【主治】酒食过伤,肢体怠堕。

新

93929 **新吹**(《青囊秘传》)

【组成】川连三钱 黄芩三钱 黑栀三钱 月石三钱 熊胆二钱五分 枯矾二钱 青黛五钱 冰片六分 儿茶(炙)四钱 雄黄一钱 青梅干五钱 牛黄一钱 珍珠二钱五分 铜青二钱五分 中白(炙)五钱 麝香三分 牛胆消三钱 鸡内金(炙)一钱

【用法】研粉。吹之。

【主治】口疳疮。

93930 **新瓦散**(《圣济总录》卷一三四)

【组成】新瓦(煅,醋淬二七遍) 使过炼银锅子(煅,醋淬二七遍)各五两

【用法】上捣,研为散。生油调敷。

【主治】汤火所伤。

93931 **新瓦散**(《赤水玄珠》卷四)

【组成】多年瓦一片

【用法】将瓦烧红,入驴尿内淬二十一次,研末,仓米饭焦为末,二分饭末,一分瓦末,蜡精和饭为丸,以驴尿和平胃散服之。

【主治】反胃。

93932 **新水散**(《百一》卷十三,名见《普济方》卷二七七)

【组成】箬叶(煮酒瓶头蒻尤妙)

【用法】烧灰存性,灰敷之。

【主治】汤火伤。

93933 **新宁膏**(《不居集》上集卷十五)

【组成】生地 麦冬各十两 龙眼肉 苡仁各八两 橘红三两 桔梗 甘草 贝母各二两 薄荷叶五钱

【用法】煎成膏,将苡仁、贝母、薄荷为末调入。

【主治】咳嗽，属火炎热郁，气衰不足者。

93934 **新雪片**（《成方制剂》14册）

【组成】磁石86克　石膏43克　滑石43克　寒水石43克　硝石86克　芒硝86克　栀子22克　竹叶卷心220克　广升麻43克　穿心莲220克　珍珠层粉9克　沉香13克　冰片2.3克　人工牛黄9克

【用法】制成片剂。口服，小片一次4片，大片一次2片，一日3次。

【功用】消炎解热。

【主治】各种热性病之发热，如扁桃体炎、上呼吸道炎、咽炎、气管炎、感冒所引起的高热，以及温热病之烦热不解。

【临床报道】❶高热：《时珍国医国药》[2007，18(7)：1745]治疗40例，痊愈25例，显效9例，无效6例，总有效率85.0%。❷急性化脓性扁桃体炎：《中国中医急症》[2007，16(7)：815]治疗53例，显效12例，有效33例，无效8例。

【备考】本方改为颗粒剂，名为"新雪颗粒"(见《中国药典》)。

93935 **新三妙散**（《赵炳南临床经验集》）

【组成】黄柏面十两　寒水石面五两　青黛面一两

【用法】上和匀，直接撒布，或用鲜芦荟蘸搽，或用植物油调成糊状外用。

【功用】除湿清热，解毒止痒。

【主治】急性湿疹、婴儿湿疹、过敏性皮炎、脓疱病。

93936 **新五玉膏**（《朱仁康临床经验集》）

【组成】祛湿散1560克　硫黄末150克　五倍子末150克　铅粉150克　玉黄膏2200～2500克

【用法】先将四种药末研和，逐渐加入玉黄膏内调和成膏，嫌干可加入香油少许。薄涂皮损上。

【功用】润肌止痒。

【主治】神经性皮炎，脂溢性皮炎。

93937 **新石灰散**（《普济方》卷三〇二）

【组成】新石灰二升　青蒿(切)　艾叶(切)各一斤

【用法】上先捣青蒿、艾叶，绞取浓汁，拌石灰令尽，晒干，研入黄丹、突厥白术各三两令匀，封金疮，血止立效。

【功用】止血，除疼痛，续筋骨，生肌肉。

【主治】金疮。

93938 **新光一号**（《中医皮肤病学简编》）

【组成】薄荷脑(研细)　冰片(研细)各8克　95%酒精100毫升　石炭酸3毫升　饱和明矾液55毫升

【用法】将薄荷脑及冰片置于酒精中溶解，再入它药，即成乳白色混悬液体。如合并细菌感染时，痒甚，可先涂本药，待干后，再涂如意金黄散软膏(金黄散40克，凡士林100克，调成软膏)，包扎即可。

【主治】稻田皮炎。

93939 **新光二号**（《中医皮肤病学简编》）

【组成】凡士林100克　松香80克　明矾适量

【用法】凡士林放入锅内熔化后，加入松香，待其熔化后，趁热用三层纱布过滤，待药液冷却至36℃时，加入明矾细粉(过120目筛)，随下随搅，以免成块，完全搅匀后，分装待用。下水前涂肤。

【主治】稻田皮炎。

93940 **新安金药**（《慈幼新书》卷七）

【组成】胆星　天麻各一两　天竺黄　山栀仁各四钱　大黄　甘草　朱砂各三钱　雄黄　天花粉　当归　麻黄　硼砂　羌活　川芎　防风各五钱　龙胆草一两二钱　麝香二钱

【用法】上为细末，炼蜜为丸，如芡实大，金箔为衣。僵蚕、贝母、钩藤煎汤送下。

【主治】小儿慢惊，惊时不省人事。

93941 **新青黛散**（《赵炳南临床经验集》）

【组成】青黛六钱　象牙消六钱　朱砂六钱　黄连三钱　黄柏三钱　生玳瑁六分　雄黄三分　牛黄三分　冰片一分　硼砂三分

【用法】上为散。直接外用于口腔疮面上。

【功用】清热解毒，收敛定痛。

【主治】口腔溃疡，扁平苔藓。

93942 **新备急丸**（《古今名方》引金如寿经验方）

【组成】巴豆霜80毫克　生大黄末80毫克　生黄连末140克

【用法】共和匀，装入肠溶胶囊，每粒0.3克，每服2～3粒，一日一次，温开水送下。一般服三天。

【功用】通里峻下，清热解毒。

【主治】各和类型阑尾炎，尤其是急性单纯性阑尾炎(瘀滞型)、急性蜂窝组织炎性阑尾炎(蕴热型)。

【备考】新备急丸一定要用温开水送下，服药后4小时未排便的，再服一次。如体温过高，可用金银花30克煎水，待冷却后送服本丸。

93943 **新骨痨丸**（《效验秘方》赵永昌方）

【组成】当归15克　熟地15克　牛膝9克　威灵仙9克　木瓜9克　杜仲9克　茯苓9克　川芎9克　乳没各9克　川断12克　补骨脂15克　骨碎补15克　茜草根15克　羌活15克　黑木耳250克

【用法】上药共为细末，炼蜜为丸，丸重6克，每服1丸，日服2次，亦可煎汤，常以3日为1疗程。

【功用】滋肾温阳强筋骨，补气养血通经络。

【主治】骨结核。

【方论选录】方中熟地、牛膝、川断、补骨脂、骨碎补、杜仲为补肾益精之品，又能坚骨强筋；归芎行血以补血；茯苓健脾以祛湿；羌活、木瓜、灵仙祛风湿而通上下经络；乳香、没药祛瘀止痛又能生新；更有茜草根一味，据临床和现代药理研究有抗结核之功，故为必用之品；而黑木耳又有益气活血之力，丸方每每用之。全方共具滋肾温阳强筋骨，补气养血通经络之功。

93944 **新消风散**（《中医皮肤病学简编》）

【组成】全蝎9克　僵蚕9克　薄荷6克　生地15克　苦参6克　荆芥6克　防风6克　牛蒡子9克　蝉蜕4克　甘草3克

【用法】水煎，内服。

【主治】皮肤瘙痒症。

93945 **新雪颗粒**

《中国药典》2010 版。即《成方制剂》14 册“新雪片”改为颗粒剂。见该条。

93946 **新绿云膏**

《医方易简》卷三。为《卫生鸿宝》卷二引《养生集》“绿云膏”之异名。见该条。

93947 **新订六郁汤**(《眼科临症笔记》)

【组成】香附二钱　云苓三钱　苍术三钱(炒)　陈皮一钱半　栀子一钱半　川芎一钱　神曲二钱(炒)　焦山楂三钱　谷芽三钱(炒)　玄胡二钱　砂仁八分　桔梗三钱

【用法】水煎服。

【主治】阴阳翳症(角膜上皮细胞营养性退化)。两眼或左或右,风轮之上,白点两个,一高一低,不疼不酸,常觉昏涩流泪。

93948 **新方乌头药**(《御药院方》卷十)

【组成】诃子皮　当归各一两一钱　没食子二两二钱　醋石榴皮一两　五倍子半两　百药煎一两一钱

【用法】上为细末。先用大麦面半两,荞麦面半两,针砂一两六钱,将二面醋调,熬成糊,入针砂调匀,先用温浆皂角洗净发,后上针砂面糊药。擦过后,用前件乌头药一两,有使不尽面糊调药,遍擦发上,用荷叶包裹一宿,用温浆水洗净为度。

【功用】乌发。

93949 **新方清咽汤**(《喉科家训》卷二)

【组成】乌玄参　女贞子　大生地　剖麦冬　潼木通　粉丹皮　枣杞子　生首乌　大连翘　生甘草　南薄荷

【用法】水煎服。

【主治】劳碌喉风。肝肾两虚,发于扁桃腺内,黏膜红点,根白不肿,常有血腥之气。

93950 **新加三拗汤**(《重订通俗伤寒论》)

【组成】带节麻黄六分　荆芥穗二钱　苦桔梗一钱　金橘饼一枚　苦杏仁一钱半　苏薄荷一钱　生甘草五分　大蜜枣一枚

【功用】宣上发汗。

【主治】风伤肺、寒伤太阳,头痛恶寒,无汗而喘,咳嗽白痰。

【方论选录】何秀山:此方以麻黄汤去桂枝为君,而麻黄留节,发中有收;苦杏仁留尖取其发,留皮取其涩,略杵取其味易出;甘草生用,补中有散。三味与仲景法相拗,故名。俞氏佐以荆、薄疏风,桔、甘宣上,使以橘饼、蜜枣,辛甘微散,变仲景峻剂为平剂,以治风伤肺、寒伤太阳,头痛恶寒,无汗而喘,咳嗽白痰等症,效如桴鼓,可谓屡用达药,善于化裁者矣。

93951 **新加木贼煎**(《重订通俗伤寒论》)

【组成】木贼草一钱半　淡香豉三钱　冬桑叶二钱　制香附二钱　鲜葱白三枚　焦山栀三钱　粉丹皮二钱　夏枯草三钱　清炙草五分　鲜荷梗五寸

【功用】和解偏重清泄。

【主治】伤寒少阳证,热重寒轻。

【方论选录】何秀山:木贼草味淡性温,气清质轻,色青中空,节节灵通,与柴胡之轻清疏达,不甚相远,连节用之,本有截疟之功,故张景岳代柴胡以平寒热,俞氏加减其间,君以木贼,领葱、豉之辛通,从腠理而达皮毛,以轻解少阳之表寒;臣以焦栀,领桑、丹之清泄,从三焦而走胆络,以凉降少阳之里热;佐以制香附,疏通三焦之气机,夏枯草轻清胆府之相火;使以甘草和之,荷梗透之。合而为和解少阳,热重寒轻之良方。

93952 **新加玉女煎**(《重订通俗伤寒论》)

【组成】生石膏六钱(研)　紫石英四钱(研)　淮牛膝一钱半　大熟地六钱(切丝)　灵磁石四钱(研)　东白薇四钱　石决明五钱(杵)　原麦冬三钱(朱染)　知母二钱(秋石一分化水炒)　青盐陈皮一钱

【用法】先用熟地丝泡取清汤,先煎三石,百余沸,代水煎药。

【功用】清肝镇冲,育阴潜阳。

【主治】肝挟胆火,化风上翔,冲气上而冲心,心中痛热,甚则为气咳,为呃逆,为晕厥,名冲咳、冲呃、冲厥。

【方论选录】何秀山:本方以三石、白薇镇逆纳冲为君;臣以牛膝、决明,降逆气而潜肝阳,麦冬、熟地养胃液以滋肾阴;佐以秋石水炒知母咸苦达下;使以青盐陈皮辛润疏中。此为清肝镇冲,育阴潜阳之良方。

93953 **新加正气汤**(《效验秘方》王传吉方)

【组成】苏叶 10 克　藿香 10 克　连翘 15 克　薄荷 5 克　白芷 10 克　川连 10 克　黄芩 10 克　甘草 5 克

【用法】水煎服,1 日 1 剂,水煎约 150 毫升。1 岁以内 1 次服 20 毫升,2 岁以内 30 毫升,3 岁以内 40 毫升,隔 2 小时服 1 次,日服 4 次。3 岁以上 150 毫升,日分 3 次服之。

【功用】解表化湿,清热和中。

【主治】小儿外感表证,风邪夹温、阻中化热者。证见发热汗少、头痛身重、困倦嗜睡、纳呆便溏、胸闷泛恶、呕吐腹痛、鼻塞流涕、咳嗽不甚、口渴而不多饮,苔白多或滑腻,舌质偏红,脉浮濡而数。

【加减】咳嗽可加前胡 10 克、杏仁 5 克;恶心呕吐加半夏 10 克、陈皮 5 克;腹泻加滑石 12 克、炒薏苡仁 10 克。

【方论选录】本方系于《和剂局方》藿香正气散的基础上加减而成。方中主以藿香芳香化湿、理气和中而能解表;辅以苏叶、白芷、薄荷解表而化湿邪,四味合用解表化湿之功相得益彰;佐以黄连、黄芩、连翘、甘草清热解毒。综观全方具有解表化湿、清热和中之效。

93954 **新加白虎汤**(《重订通俗伤寒论》)

【组成】苏薄荷五分(拌研)　生石膏八钱　鲜荷叶一角(包)　陈仓米三钱　白知母四钱　益元散三钱(包煎)　鲜竹叶三十片　嫩桑枝二尺(切寸)

【用法】先用活水芦笋二两,灯芯五分,同石膏半分,先煎代水。

【功用】清肝胃,辛凉心肺。

【主治】热汗烦渴,皮肤隐隐见疹,溺短赤热,甚则咳血昏狂。

【方论选录】何秀山:本方以白虎汤法辛凉泄热,甘寒救液为君,外清肌腠,内清脏腑;臣以芦笋化燥金之气,透疹痦而外泄,益元通燥金之郁,利小便而下泄;佐以竹叶、桑枝通气泄热;使以荷叶、陈米清热和胃。妙在石膏配薄荷拌研，既有分解热郁之功，又无凉遏冰伏之弊，较长沙原方尤为灵活，此为辛凉甘寒，清解表里三焦之良方。

93955 新加苦参汤（《张皆春眼科证治》）

【组成】苦参15克　川黄连3克　薏苡仁9克　银花15克　赤芍9克　荆芥9克　防风3克

【用法】水煎服。

【主治】风赤疮痍。

93956 新加香薷饮（《温病条辨》卷一）

【组成】香薷二钱　银花三钱　鲜扁豆花三钱　厚朴二钱　连翘二钱

【用法】上以水五杯，煮取二杯，先服一杯，得汗止后服，不汗再服，服尽不汗，再作服。

【主治】手太阴暑温，形如伤寒，右脉洪大，左手反小，面赤口渴，但汗不出者。

93957 新加酒沥汤（《重订通俗伤寒论》）

【组成】细生地四钱　白归身一钱半　广橘白八分　苏薄荷三分　生白芍三钱　清炙草六分　川柴胡四分（蜜炙）　玫瑰花三朵（冲）　陈绍酒二匙（分冲）　淡竹沥两瓢（与酒和匀同冲）

【功用】滋阴养血，调气疏郁。

【主治】阴虚血亏，气滞郁结。

【方论选录】何秀山：血多虚而气多滞，必先调气，继则活络，最忌辛燥克削，重伤气血。故以归、地、芍、草养血柔肝为君；遵肝苦急，急食甘以缓之之《经》旨；臣以橘白、柴、荷清芬疏气，以肝喜散，急食辛以散之也；佐以竹沥、绍酒涤痰和血，以肝性刚，宜柔宜疏是也；使以玫瑰花者，色能活血，香能疏气，足为诸药之先导。此为滋阴养血，调气疏郁之方。

93958 新加黄龙汤（《温病条辨》卷二）

【组成】细生地五钱　生甘草二钱　人参一钱五分（另煎）　生大黄三钱　芒消一钱　玄参五钱　麦冬五钱（连心）　当归一钱五分　海参二条（洗）　姜汁六匙

【用法】水八杯，煮取三杯，先用一杯，冲参汁五分，姜汁二匙，顿服之。如腹中有响声，或转矢气者，为欲便也，候一二小时不便，再如前法服一杯，候二十四刻不便，再服第三杯。如服一杯即得便，止后服。酌服益胃汤一剂，余参或可加入。

【主治】阳明温病，应下失下，正虚邪实。

【方论选录】此处方于无可处之地，勉尽人力，不肯稍有遗憾之法也。旧方用大承气加参、地、当归，须知正气久耗，而大便不下者，阴阳俱惫，尤重阴液消亡，不得再用枳、朴伤气而耗液。故改用调胃承气，取甘草之缓急，合人参补正；微点姜汁，宣通胃气，代枳、朴之用，合人参最宜胃气；加冬、地、玄参，保津液之难保，而又去血结之积聚；姜汁为宣气分之用，当归为宣血中气分之用；再加海参者，海参咸能化坚，甘能补正，其液数倍于其身，其能补液可知，且蠕动之物，能走络中血分，病久者必入络，故以之为使也。

93959 新加羚角饮（《张皆春眼科证治》）

【组成】羚羊角0.3克　酒黄芩9克　柴胡6克　酒大黄9克　元明粉3克　知母　玄参各9克　银花30克　赤芍9克　酒茺蔚子6克

【主治】花翳白陷。

93960 新伤续断汤（《中医伤科学讲义》）

【组成】当归尾四钱　地鳖虫二钱　乳香　没药各一钱　自然铜（醋煅）四钱　丹参二钱　骨碎补四钱　泽兰叶二钱　延胡索一钱半　苏木三钱　续断三钱　桑枝四钱　桃仁二钱

【用法】煎汤内服。

【功用】续断骨。

【主治】新伤骨折初、中期。

93961 新补菊叶汤

《普济方》卷一一五。为《宣明论》卷三“菊叶汤”之异名。见该条。

93962 新制止呃汤（《羊毛温证论》）

【组成】人参一钱　半夏八分　甘草五分　葶苈子一钱　白芍三钱　熟附子五分　吴茱萸五分（用黄连五分煎水拌炒）　云茯苓二钱　西瓜子壳四两

【用法】水煎，去滓服。

【主治】羊毛温毒，余邪气虚，呃逆，心烦不宁，食少作哕，神倦微热，胸胀不卧。

93963 新制兰膏汤（《羊毛温证论》）

【组成】泽兰叶三钱　石膏五钱　蝉蜕壳十二枚　白僵蚕二钱　桔梗二钱　甘草一钱　防风一钱　炒栀子一钱　薄荷叶一钱　黄芩一钱　新会橘红一钱　元明粉一钱　当归一钱　白芍药二钱　雄黄二分　黄蜜三钱

【用法】水煎去滓，下元明粉、雄黄，黄蜜和匀，温服。

【主治】羊毛温邪，气血亏损，或产后半月内伏羊毛毒火，胸闷食少，寒热头身作痛，呕吐黄水，口苦黏腻，腹胀胁痛，遍身麻木，倦怠神昏，气阻发厥。并治余邪口淡作干，烦热不寐。

【加减】如毒重深伏，加熟大黄二钱和服。

93964 新制柴连汤（《眼科纂要》卷上）

【组成】柴胡　川连　黄芩　赤芍　蔓荆　山栀　胆草　木通　甘草　荆芥　防风

【主治】目暴痒、暴肿、暴红、暴痛，一二日后或畏风、畏明之甚，见风则痛如针刺，或泪下如滚汤者，此风而兼热也。

93965 新制润下丸（《证治汇补》卷二）

【组成】陈皮四两（盐水拌，煮透晒干为末）　炙甘草一两

【用法】水酒糊为丸，如绿豆大，清茶化下。

【功用】降痰。

【主治】《医略六书》：胃虚痰滞，气不流行，痰因气涩，胸中痞满，恶心食少，脉弦者。

【方论选录】《医略六书》：陈皮理中气，气化则痰消；制以盐水，功专润下，使以炙甘草缓中益胃，则痰气自化。盖痰涎消化而诸脏皆受其荫，安有痞满恶心之患？此和中益胃之剂，乃使痰气润下之专方。

93966 新制通幽汤（《证治汇补》卷一）

【组成】当归　红花　桃仁　韭汁　香附　牡丹皮　苏子　桔梗　陈皮

【用法】水煎，磨槟榔五分，调和服。

【主治】幽门不通，大便秘结，上冲吸门，呕食不下，肠燥胃闭，将成噎塞。

【方论选录】《医略六书》：血积津枯，不能濡润胃脘而将成噎塞，故便闭气冲，呕食不下。当归养血润燥，桃仁破郁开结，桔梗宣通肺气，苏子解郁润肠，香附理血中之气，丹皮凉血分之热，红花活血养血，陈皮利气和中，韭汁行血滞，槟榔通气闭也。俾血活气降，则燥润结开，而饮食自纳，安有噎塞将成之患？此润燥开结之剂，为血实气闭之专方。

93967 **新制理中散**(《伏阴论》卷上)

【组成】人参　白术(生用)　茯苓　枳实各一两　干姜　陈皮　砂仁各三钱　甘草五钱

【用法】共炒焦，为细末。每服五钱，水一杯煎，日二服，夜一服。

【主治】呕利中虚，脾胃困顿，新进饮食，不能运化，与乘虚上逆之痰气相博，故心下痞硬，按之则痛者。

【方论选录】中虚夹寒，脾胃困惫。方中以人参益胃，白术健脾，甘草和中补土，干姜温中散寒，又加茯苓导邪，枳实通壅。仍以理中名者，燮理中气之义也。中气旺则运化有权，不问寒凝气滞，虚逆结胸，皆可立除。兹复加砂仁、陈皮，助诸前药，温中补土，行气导痰，虽有坚积，亦当自化。

93968 **新制救疫汤**(《杂症会心录》卷下)

【组成】黑豆三钱　绿豆三钱　白扁豆三钱　贝母一钱　甘草一钱　金银花二钱　丹皮一钱　当归三钱　玉竹三钱　老姜三片　大生何首乌五钱　黄泥五钱　赤饭豆三钱

【主治】疫症。

【加减】泄泻者，当归易丹参。

93969 **新制犀角散**(《医略六书》卷二十)

【组成】大黄三两　羌活一两半　犀角一两半　防风一两半　羚角一两半　甘草一两半　黄芩一两半　栀子一两半　黄柏一两半

【用法】上为散。每服五钱，水煎，去滓温服。

【功用】清热解毒。

【主治】热毒流入四肢，历节肿痛，脉数者。

【方论选录】酷嗜辛辣，热毒素蕴于内，泛滥于外，故历节肿痛为害。大黄荡涤肠胃之热毒，大便不实当以黄连易之，黄连清心脾之火，兼能燥湿；犀角清心胃之火，又当凉血；羚角清肺肝之火，并可除风；黄芩清肺肠之火，性兼抑肝；黄柏清肾膀胱之火，力兼存阴；栀子清三焦之火，更泄小便；甘草调和中气，以和诸药也；防风升阳散肿，行气于四肢；羌活通利关节，行气于六府。为散，水煎，俾热散湿行，则历节之肿自退，而历节之痛无不除矣。此清热解毒之剂，为热毒流注肿痛之专方。

93970 **新制蠲痹汤**(《医略六书》卷二十)

【组成】苍术一钱半　羌活一钱半　白术一钱半(炒)　茯苓一钱半　官桂一钱半　泽泻一钱半　甘草五分

【用法】水煎，去滓，冲竹沥、姜汁各数匙热服。

【主治】寒湿袭虚，关节不利，故身体沉重酸疼，天阴转甚，脉弦缓者，谓之冷痹。

【方论选录】苍术燥湿强脾，甘草缓中和胃；羌活散寒湿，关节可利；白术健脾土，营卫可行；茯苓渗湿清脾肺，泽泻泻湿利膀胱，务使外着之湿自无复留之地。更以官桂温营散寒，竹沥、姜汁行经活络也。俾经府交通，则三阳皆泰而寒湿并散，身重酸疼，无不自退，阴晦乃天道之常，岂必病人乎？此温经燥湿祛寒之剂，为身重酸疼冷痹之专方。

93971 **新法半夏汤**(《局方》卷三宝庆新增方)

【组成】陈皮(去白)　炒神曲　炮干姜各四两　丁皮　木香　白茯苓各七钱半　甘草四钱半　草果(煨，去皮)　半夏曲二两三钱(炒)

【用法】上为细末。每服三钱点服，无时常服。

【功用】温平破痰，开胃健脾，消酒进食。

【主治】脾胃不和，中脘气滞，宿寒留饮，停积不消，心腹刺痛，胁肋膨胀，呕吐痰水，噫气吞酸，中酒吐酒，哕逆恶心，头痛烦渴，倦怠嗜卧，不思饮食。

【备考】原书卷四续添诸局经验秘方“新法半夏汤”有桔梗、青皮、无神曲、木香、草果。主治相同。

93972 **新法半夏汤**(《局方》卷四淳祐新添方)

【组成】缩砂仁　神曲(炒)　草果仁　橘红(净洗，去白)各五两　白豆蔻仁　丁香各半两　甘草(生，炙)二两　大半夏四两(汤浸七次，每个切作两片，用白矾末一两，沸汤浸一昼夜，漉出，别用汤洗去矾，俟干，一片切作两片，再用生姜自然汁于银盂中浸一昼夜，却于汤中炖令姜汁干尽，以慢火焙燥，为细末，再用生姜自然汁搜成饼子，晒干或焙干，炙黄，勿令色焦)

【用法】上为细末。每服一钱，先用生姜自然汁调成膏，入炒盐少许，沸汤点服。

【主治】脾胃气弱，痰饮不散，呕逆酸水，腹胁胀痞，头旋恶心，不思饮食。

93973 **新法枯痔散**(《外科十三方考》卷下)

【异名】对丹。

【组成】新石灰二两　干碱(即干碳酸纳粉)二两　青黛五钱　冰片五钱

【用法】先将石灰，青黛二物研细，然后加入干碱、冰片二物，再研匀之，即成。须用瓶严密紧封备用。用时以水调和涂痔核上。

【主治】痔核。

93974 **新定乌附丸**(《金匮翼》卷六)

【组成】天台乌药二两　白豆蔻五钱　沉香五钱　茯苓一两　香附四两　甘草一两

【用法】上为细末。炼蜜为丸，如弹子大。每服一丸，食后淡生姜汤化下。

【主治】心痛。气刺攻痛，但忍气即发者。

93975 **新定龙骨散**(《产科发蒙》卷四)

【组成】龙骨三钱　五倍子五钱

【用法】上为极细末，酽醋和调。贴脐中，以纸盖其上。

【主治】自汗盗汗。

93976 **新定白术汤**(《医学从众录》卷六)

【组成】白术(生用)五钱至一两　杜仲(生用)五钱或一两　附子二三钱

【用法】水煎，空心服。

【主治】腰痛而重，诸药不效者。

【加减】脉沉而微，口中和，加肉桂一钱；脉沉而数，口中热，去附子，加黄柏一钱。

93977 新定补元煎(《产科发蒙》卷四)

【组成】人参一二钱或四五钱　白术　炒姜　贝母　牡蛎　五味子各一钱二分　诃子　乌梅　甘草各五分

【用法】以水五合半，煮取一合，去滓温服。

【主治】产后蓐劳。咳嗽吐痰，寒热盗汗，颜色青惨，或面戴阳，肢体乏力，或大便滑利者。

【加减】蒸热，加地骨皮、鳖甲、胡黄连；咳嗽甚者，加沙参、百部根、天门冬；下利不止者，加熟附子、肉豆蔻。

93978 新定桂苓汤(《金匮翼》卷六)

【组成】桂一钱　茯苓三钱　人参一钱　甘草五分　芍药一钱　生姜五分

【用法】上作一服。水煎，空心服。

【主治】肾逆胃痛。

93979 新定清宁膏(《医宗必读》卷六)

【异名】清金宁嗽膏(《集验良方》卷三)、清宁膏(《金鉴》卷四十一)。

【组成】麦门冬(去心)十两　生地黄(酒炒)十两　广橘红三两　桔梗二两　甘草二两　龙眼肉八两

【用法】上煎成膏，以苡仁八两(淘净炒熟)，川贝母二两(糯米拌炒，米熟去米)，真苏州薄荷叶(净)五钱，忌火，俱为细末，拌匀煎膏。时时挑置口中，噙化。

【主治】劳嗽吐血。

93980 新定薏仁汤(《医学从众录》卷六)

【组成】薏仁一两　附子一二钱　木瓜一钱五分　牛膝二三钱

【用法】水煎，空心服。

【主治】腰疼筋挛，难以屈伸者。

【加减】如脉洪，重按有力，口中热，去附子，加白术五钱。

93981 新添三黄丸

《宣明论》卷九。为《博济》卷一“金花丸”之异名。见该条。

93982 新碧桃仙片(《成方制剂》2册)

【组成】淫羊藿50克　百部50克　夏枯草50克　何首乌50克　马兜铃50克　知母200克　粉萆薢300克　土茯苓100克　鸡胆汁10克　甘草酸铵25克

【用法】制成片剂。口服，一次4～8片，一日3次；缓解后服用量可酌减。

【功用】镇咳，祛痰，平喘，消炎。

【主治】咳嗽，痰多，气喘。

93983 新增快气汤(《墨宝斋集验方》卷上)

【组成】砂仁　甘草　香附子各二钱二分　桔梗　陈皮各一钱

【用法】用水二钟，生姜三片，煎至一钟，去滓温服，不拘时候。

【主治】一切气结，心腹胀满，胸膈噎塞，噫气吞酸，胃中痰逆呕吐；及宿酒不解，不思饮食。

93984 新定开瞽神方(《女科要旨》卷四)

【组成】茺蔚子(隔纸烘)　玄参(酒浸)各八两　香附(为末，以人乳拌五次)　柴胡(酒拌烘)各四两　泽泻(酒拌烘)　防风(黄耆汁拌)　白菊花各三两

【用法】上为末，炼蜜为丸，如梧桐子大。每服三钱，菊花汤送下。

【主治】妇人眼病。

93985 新定吴茱萸汤(《金匮翼》卷六)

【组成】人参一钱　吴茱萸三分(泡淡)　川连六分　茯苓二钱　半夏一钱半　宣州木瓜七分

【用法】上作一服。加生姜煎服。

【主治】胃脘痛，不能食，食则呕，其脉弦。

93986 新定枇杷叶饮(《观聚方要补》卷一)

【组成】枇杷叶一钱五分　扁豆　茯苓　陈皮各五分　缩砂仁四分　麦门冬一钱　木香三分　甘草一分

【用法】水煎服。

【功用】解暑毒。

【主治】中暑。

【加减】吐泻，去麦门冬，加丁香；热盛，加香薷、黄连。

93987 新绛旋覆花汤

《湿温时疫治疗法》卷下。为《金匮》卷下“旋覆花汤”之异名。见该条。

93988 新订大黄䗪虫汤(《黑热病证治指南》)

【组成】酒制大黄　单桃仁　酒炒当归　甜桂心　小青皮　金铃子　酒炒䗪虫　煨干漆　酒炒山甲　小枳实　山楂肉　延胡索

【主治】黑热病。皮肤黧黑，眼眶青陷，环唇黑黯，颈长而细，颈脉跳动，四肢细弱，惟腹独大，大如覆瓮，腹皮青黑，绷急光亮，筋露如网，舌光淡如镜，脉弦细郁结。

93989 新订萆薢分清饮(《效验秘方》王乐匋方)

【组成】粉萆薢12克　猪茯苓各10克　滑石12克　生甘梢4克　炒川黄柏10克　王不留行10克　炙山甲片10克　京赤芍10克

【用法】水煎服，日1剂。

【功用】清热利湿，活血化瘀。

【主治】慢性前列腺炎属湿热瘀滞者。

【加减】瘀滞甚者，酌加西琥珀4～6克(饭丸吞，或田七4～6克)；痛行精索者，酌加炒橘核15克，台乌药6克；肾阴虚者，酌加干地黄12～18克，沙苑子10克，女贞子10克；肾阳虚致阳痿者，去黄柏、茅根，加熟附片6～10克、巴戟天10克、肉桂6克；镜检有脓细胞者，酌加败酱草10克，猫爪草15克。

93990 新订鳖甲解肝煎(《黑热病证治指南》)

【组成】酥炙鳖甲　酒炒䗪虫　甜桂心　小青皮　煨蜀漆　炙山甲　酒炒大黄　漂尽海藻　当归　奎白芍　生牡蛎　青柴胡

【主治】黑热病。皮肤黧黑，眼眶青陷，环唇黑黯，颈长而细，颈脉跳动，四肢细弱，惟腹独大如覆瓮，腹皮青黑，绷急光亮，筋露如网，引及腹肋高张，触手则肋膜皆痛，呼吸亦痛，每至夜半，其痛尤烈，此时痛胀并作，烦苦不可名状，舌青晦淡滑，脉弦细郁结。

93991 新加八味地黄汤(《重订通俗伤寒论》)

【组成】厚附块一钱半　大熟地六钱(炒松)　山萸肉八分　紫石英四钱(杵)　紫瑶桂五分　淮山药三钱(杵)

浙茯苓四钱　泽泻一钱半

【用法】先用铁落五钱，镇元黑锡丹三钱，用水六碗，煎成四碗，取清汤代水煎药。

【功用】补阳镇冲。

【主治】肾气虚喘，动则喘甚，腰痛足冷，小便不利，肾水上泛为痰，嗽出如沫而味咸。

93992　新加甘麦大枣汤(《重订通俗伤寒论》)

【组成】生白芍　山萸肉各一钱半　淮小麦　红枣肉　白石英各三钱　清炙草一钱

【功用】养心安神。

【主治】其人数欠伸，喜悲伤欲哭，犹如神灵所作，妇女最多此病。

93993　新加瓜蒌薤白汤(《重订通俗伤寒论》)

【组成】瓜蒌仁(炒香)三钱　光桃仁七粒　干薤白(酒洗，捣)二钱　杜苍术八分　制香附　丹皮各一钱半　控涎丹七分　藏红花五分　韭白汁两匙　姜汁两滴(同冲)

【用法】水煎，调香砂宽中散服。

【主治】痰瘀成囊，脘腹虽多满痛，按之则呱呱有声，甚则肠间抽疼。

93994　新加羌活左经汤(《保命歌括》卷十四)

【组成】羌活　防风　当归　川芎　白术　干姜(炮)　半夏　柴胡　牛膝　木瓜　防己　桂心各等分

【用法】每服五钱，生姜、大枣为引，水煎服。

【主治】脚气。四气流注足厥阴经，手足拘挛，半身不遂，痰涎吐沫，转筋，腰膝痛，大小便难。

【加减】吐涎沫，加吴萸(炒)；大便秘，加桃仁泥、当归；小便秘，加木通，并等分。

93995　新加附子左经汤(《保命歌括》卷十四)

【组成】熟附　干姜(炮)　麻黄(去节)　细辛　炙草　白茯苓　白术　桂心　泽泻　五味子各等分

【用法】上㕮咀。每服五钱，水一盏，生姜、大枣为引，水煎服。

【主治】脚气。四气流注于足少阴经，脚气入腹，腹胀疼痛，上气喘急，此为肾经虚寒所致。

【加减】脚气冲心，加炒黄柏，更加附子末，津调捏作饼子，贴涌泉二穴上，以艾炷多灸，引泄引其热下行。

93996　新加附子理中汤

《湿温时疫治疗法》卷下。为《医林改错》卷下“急救回阳汤”之异名。见该条。

93997　新加金水六君丸(《重订通俗伤寒论》)

【组成】熟地四两　姜半夏　归身各一两半　茯苓三两　广橘红一两　炙黑甘草五钱　淡附子七钱　北细辛三钱　五味子二钱

【用法】煮米仁浆糊丸，外用水澄生半夏、生姜二粉为衣。每服三钱，早、晚空心淡姜汤送下。

【主治】积虚哮喘。

93998　新加桂枝左经汤(《保命歌括》卷十四)

【组成】桂枝　厚朴(炒)　枳壳(炒)　防风　白术　苍术　陈皮　半夏(洗)　炙草　茯苓　神曲(炒)各等分

【用法】每服五钱，生姜、大枣为引，水煎，空心服。

【主治】脚气。四气流注于足太阴经，骨节烦疼，四肢拘急，自汗短气，小便不利，腹胀满，食不化。

【加减】呕吐，加木瓜；肿甚，加大腹皮。

93999　新加耆桂五物汤(《杂病证治新义》)

【组成】黄耆　桂枝　芍药　当归　牛膝　桑寄生　薏苡　杜仲　生姜　大枣

【用法】水煎服。

【主治】血虚，痿躄不仁。

94000　新加黄芩黄连汤(《效验秘方·续集》颜德馨方)

【组成】黄芩 10 克　黄连 10 克　生石膏 50 克　知母 10 克　金雀根 10 克　徐长卿 10 克　赤芍 10 克　银花 10 克　鲜生地 20 克　苦参 50 克　升麻 6 克　甘草 5 克　赤小豆 50 克　木通 10 克

【用法】每日 1 剂，水煎 2 次，早晚分服。重者可 1 日 3 次。

【功用】清热解毒，凉血活血。

【主治】白塞病。证属热毒内蕴，上攻于肺系，下注于外阴而发为口腔、咽喉、外阴部溃疡。

【方论选录】方中取芩、连、银花、升麻、甘草清热解毒，配以石膏、知母加强清热之力，赤芍、生地凉血，赤小豆渗湿清热，解毒排脓，再加利湿之木通，化湿止痒之苦参，共奏清热解毒、凉血渗湿之功。金雀根清肺，活血通脉，徐长卿利水消肿，活血解毒。

94001　新补薄荷白檀汤

《普济方》卷四十七。即《宣明论》卷三“薄荷白檀汤”。见该条。

94002　新制阴阳攻积丸(《医宗必读》卷七)

【异名】攻积丸(《杂病源流犀烛》卷十四)、阴阳攻积丸(《类证治裁》卷三)。

【组成】吴茱萸(泡)　干姜(炒)　官桂(去皮)　川乌(炮)各一两　黄连(炒)　半夏(洗)　橘红　茯苓　槟榔　厚朴(炒)　枳实(炒)　菖蒲(忌铁)　玄胡索(炒)　人参(去芦)　沉香　琥珀(另研)　桔梗各八分　巴霜(另研)五钱

【用法】上为细末，皂角六两，煎汁泛为丸，如绿豆大。每服八分，渐加一钱五分，生姜汤送下。

【主治】五积六聚，七癥八瘕，痃癖虫积，痰食，不问阴阳。

【备考】《张氏医通》引本方无橘红、槟榔、厚朴、枳实、菖蒲、桔梗，名“乔氏阴阳攻积丸”。

【方论选录】《医略六书》：虫、血、痰、食留滞，阴阳积结于中，皆能成积聚癥瘕痃癖，故胀满疼痛不已。吴萸温中散寒以开癥瘕，黄连清热燥湿以消痞结；厚朴散积聚之满，枳实消心下之痞；桔梗开提气血，槟榔化滞攻坚；干姜暖胃祛寒，官桂暖血散积；半夏燥湿痰，橘红利气痰；人参扶元气以助药力，菖蒲通窍门以开结气；琥珀散瘀血消积，沉香降逆气散聚；延胡活血滞，川乌透经络；茯苓渗湿和脾，巴霜攻坚荡实。皂角汁丸姜汤下，乃开其痰以散痃癖聚积也。使肠胃迅扫一空，则经络之积气自散，而胸中阳气敷布，阴霾顿灭，何患诸积不消，痛胀不去耶？此攻补热寒之剂，为夹攻阴阳诸积总方。

94003　新制苏子降气汤(《医略六书》卷二十六)

【组成】首乌四钱(土炒) 苏子三钱(油炒) 川贝三两(去心) 橘红一钱半 丹参一钱半 苡仁四两(炒) 茯苓一钱半

【用法】水煎,去滓温服。

【主治】妇人血亏冲脉不足,致气不归原,痰多气喘,咳嗽经愆,脉弦滑尺濡者。

【方论选录】首乌补任脉,养冲脉,以滋血室之虚弱;丹参去宿血,生新血,以和血室之不调;茯苓渗湿和脾,米仁舒脾渗湿,以治痰之生化;川贝清热化痰,苏子降气散痰,以治痰之上逆;橘红利气降痰以解表。水煎温服,使痰化气行,则肺气肃清而冲脉下顺,咳嗽自除,何天癸之不能渐调哉?

94004 **新制橘皮竹茹汤**(《温病条辨》卷二)

【组成】橘皮三钱 竹茹三钱 柿蒂七枚 姜汁三茶匙(冲)

【用法】水五杯,煮取二杯,分二次温服,不知再作服。

【主治】阳明湿温,气壅为哕者。

【加减】有痰火者,加竹沥、瓜蒌霜;有瘀血者,加桃仁。

【方论选录】《金匮》橘皮竹茹汤,乃胃虚受邪之治,今治湿热壅遏胃气致哕,不宜用参、甘峻补,故改用柿蒂。柿成于秋,得阴明燥金之主气,且其形多方,他果未之有也,故治肺胃之病有独胜;柿蒂乃柿之归束处,凡花皆散,凡子皆降,凡降先收,从生而散而收而降,皆一蒂为之也,治呃逆之能事毕矣。

94005 **新定牛黄清心丸**

《重订通俗伤寒论》。为《温病条辨》卷一"安宫牛黄丸"之异名。见该条。

94006 **新定加味冰硼散**(《疡科纲要》)

【组成】漂人中白三两 老月石二两 薄荷尖二钱 梅花冰片五钱 明腰黄一两

【用法】各为细末和匀。外用。

【主治】咽喉痛腐,口疳,舌疮,牙疳,重舌。

【加减】牙疳多血,加蒲黄炭、枣信炭。

94007 **新定加减锡类散**(《疡科纲要》)

【组成】漂净人中白二两 西牛黄五钱 老月石二两 鸡爪川连一两 明雄黄一两五钱 真川贝 广郁金各八钱 金余灰(即人指甲,洗净,炒松,弗焦,研细)六钱 上梅片四钱

【用法】各为极细末,和匀。点患处。极效。

【主治】咽喉腐烂,及口疳、牙疳、舌疮。

94008 **新定拯阳理劳汤**(《医宗必读》卷六)

【异名】拯阳汤(《证治汇补》卷二)、拯阳理劳汤(《金鉴》卷四十)、救阳理劳汤(《冯氏锦囊·杂证》卷一)。

【组成】黄耆二钱(酒炒) 人参二钱(去芦) 肉桂七分(去皮) 当归一钱半(酒炒) 白术一钱(土炒) 甘草五分(酒炒) 陈皮(去白)一钱 北五味四分(打碎)

【用法】水二钟,加生姜三片,枣肉二枚,煎一钟服。

【主治】劳伤气耗,倦怠懒言,动作喘乏,表热自汗,心烦,偏身作痛。

【加减】如烦热口干,加生地黄;气浮心乱,加丹参、枣仁;咳嗽,加麦门冬;挟湿,加茯苓、苍术;脉沉迟,加熟附子;脉数实,去桂,加生地黄;胸闷,倍陈皮,加桔梗;痰多,加半夏、茯苓;泄泻,加升麻、柴胡;口渴,加干葛;夏月,去肉桂;冬月,加干姜。

94009 **新定拯阴理劳汤**(《医宗必读》卷六)

【异名】拯阴汤(《证治汇补》卷二)、救阴理劳汤(《冯氏锦囊·杂证》卷一)、拯阴理劳汤(《杂病源流犀烛》卷二)。

【组成】牡丹皮一钱 当归身一钱(酒洗) 麦门冬一钱(去心) 甘草(炙)四分 苡仁三钱 白芍药七分(酒炒) 北五味三分 人参六分 莲子三钱(不去皮) 橘红一钱 生地黄二钱(忌铜铁器,酒、姜水炒透)

【用法】水二钟,加大枣一枚,煎一钟,分二次徐徐呷之。

【主治】阴虚火动,皮寒骨热,食少痰多,咳嗽短气,倦怠焦烦。

【加减】肺脉重按有力者,去人参;有血,加阿胶、童便;热盛,加地骨皮;泄泻,减归、地,加山药,茯苓;倦甚,用人参三钱;咳者,痰燥也,加贝母、桑皮;嗽者,湿痰也,加半夏、茯苓;不寐,加枣仁;汗多亦用。

94010 **新定胆制咽喉药**(《疡科纲要》)

【组成】真小川连一两 条子芩五钱 真川柏五钱 白僵蚕(炙燥)三钱 漂人中白二两 老月石一两 薄荷叶二钱

【用法】各为极细末,和匀,腊月收青鱼胆,带胆汁盛药末,线扎,挂当风处阴干,去胆皮,细研,每一胆,倾去胆汁一半,乃入药末,加指甲炭二钱,明腰黄五钱,西瓜霜一两,蜒蚰制青梅肉五钱,焙燥,研,每药末一两,加上梅片一钱,和匀密收,红肿腐烂者皆效;若但红肿而未腐者,此药一两,可配枯矾二钱吹之。

【主治】风火喉证及口疳舌疮。

94011 **新定黄连香薷饮**(《怡堂散记》)

【组成】香薷 黄连 厚朴 麦芽 生扁豆 木瓜 陈皮 半夏 茯苓 甘草

【用法】量儿大小煎服。

【主治】暑月吐泻初起。

94012 **新定清中止呕方**(《金匮翼》卷七)

【组成】半夏一钱 茯苓二钱 陈皮一钱 竹茹一钱 干葛五分 生姜五分 芦根五钱 枇杷叶三片 麦冬一钱 白风米一百粒

【主治】胃热呕吐。

94013 **新添半夏瓜蒌丸**(《宣明论》卷九)

【组成】半夏(生姜制) 瓜蒌 杏仁(去皮尖) 麻黄 白矾(枯) 款冬花各等分

【用法】上为末,生姜汁打面糊为丸,如梧桐子大。每服二十丸,煎生姜汤送下,不拘时候。

【主治】远近痰嗽,烦喘不止者。

94014 **新订黑热病何人饮**(《黑热病证治指南》)

【组成】制首乌 银柴胡 白归身 炙鳖甲 怀山药 潞党参 香青蒿 炒白芍 粉甘草 生绵耆

【主治】黑热病。皮肤黧黑,眼眶青陷,环唇黑暗,颈长而细,颈脉跳动,寒热升降,极不规则,舌嫩红无神,形神

虚羸,骨蒸盗汗,脉弦细虚数。

94015 新订黑热病秦艽汤(《黑热病证治指南》)

【组成】酒炒秦艽 粉葛根 归身 小青皮 山甲 水炒柴胡 羌独活 赤芍 蜀漆 桃仁

【主治】黑热病。皮肤黧黑,眼眶青陷,环唇黑黯,颈长而细,颈脉跳动,寒热升降,极不规则,舌光淡无神,于高热时,舌红唇裂,惟外形并无大热,口虽渴能饮,亦为暂时的需要,脉弦细郁数。

94016 新订参蟾驱蛊化疳汤(《黑热病证治指南》)

【组成】潞党参 粉甘草 绿升麻 当归 使君 山药 雄黄 干蟾蜍 胡黄连 炙鳖甲 芜荑 鸡金 云苓 辰砂

【主治】黑热病。皮肤黧黑,眼眶青陷,环唇黑暗,颈长而细,颈脉跳动,羸瘦肢细,常默默然如丧神守,饮食或恶而却走,或背人窃啖,或不食,或兼数人量,面黑,乍现白纹,唇疮舌蚀,脉弦细紧数。

94017 新定催生保产万全方(《冯氏锦囊·杂症》卷十七)

【异名】催生万全汤(《胎产心法》卷中)。

【组成】人参 当归 川芎 桃仁 干姜 甘草 红花 肉桂

【用法】加大枣一枚,水煎,温服。

【功用】催生。

94018 新订黑热病牙疳秋霜散(《黑热病证治指南》)

【组成】乌犀角 粉霜 白矾 原麝香 砒霜 冰片

【用法】上为散,掺入患处。

【功用】去腐化毒。

【主治】黑热病。走马牙疳,口臭龈烂,牙脱如朽,穿腮见骨,痰鸣喘息。

94019 新订黑热病苍柏消疳饮(《黑热病证治指南》)

【组成】制苍术 大附子 山楂肉 煨黑姜 小青皮 粉甘草 宣木瓜 粉萆薢 炙川柏 炒独活 怀牛膝 尖槟榔 炙鸡金 黑大豆 汉防己

【主治】黑热病(阴性)。牙疳腐烂,及两腿浮肿青黑,甚则黑斑溃烂。

【加减】如牙疳甚者,去附子,加黄连、石膏;如青腿甚者,再加威灵仙、五加皮。

94020 新订黑热病芦荟消疳饮(《黑热病证治指南》)

【组成】朱拌芦荟 银柴胡 苏薄荷 京玄参 生川柏 川木通 广藿香叶 胡黄连 绿升麻 白桔梗 炮姜炭 生甘草

【主治】黑热病(阳性)。牙疳腐烂,两腮浮肿胀大,甚则面目尽肿。

【备考】方中川柏、炮姜,用量约二与五之比,如川柏三钱,炮姜用六分是也。

94021 新订黑热病消疳外贴膏(《黑热病证治指南》)

【组成】飞青黛 明乳香 白砒 真轻粉 原麝香

【用法】各药研为极细末,同香油调稠,薄摊纸上,捶实阴干。用时,沙漏水洗净腐肉,贴盖患处。

【功用】去腐化毒。

【主治】黑热病。牙疳腐烂,两腮胀大,溃烂流脓,血水淋漓不止。

94022 新订黑热病血毒性鼻衄汤(《黑热病证治指南》)

【组成】乌犀角 川锦纹 生蒲黄 生赤芍 人中黄 粉丹皮 生玳瑁 单桃仁 京玄参 金银花 粉葛根 怀牛膝

【主治】黑热病。皮肤黧黑,眼眶青陷,环唇黑暗,颈长而细,颈脉跳动,鼻衄频出,血出鲜红,颇多,舌苔四边红刺,中心灰垢,脉弦大紧数,唇结紫色血瓣,口臭牙衄,或同时并见。

94023 新订黑热病郁血性鼻衄汤(《黑热病证治指南》)

【组成】制锦纹 炒䗪虫 生蒲黄 青柴胡 怀牛膝 煨蜀漆 单桃仁 炙山甲 甜桂心 生香附 夜明砂 生赤芍

【主治】黑热病。皮肤黧黑,环唇黑暗,眼眶青陷,颈长而细,颈脉跳动,鼻衄频出,黑暗瘀结,舌苔霉黑,淡滑无神,脉细弦紧涩,唇结淡黄血瓣,便溏粪血,或肢体由枯细而转呈浮肿,面目亦有同时浮肿者。

94024 新订黑热病贫血性鼻衄汤(《黑热病证治指南》)

【组成】潞党参 白归身 生绵耆 炮姜炭 鹿角胶 炙龟版 怀牛膝 大熟地 奎白芍 炙黑草 甜桂心 清阿胶 炙鳖甲

【主治】黑热病,皮肤黧黑,眼眶青陷,环唇黑暗,颈长而细,颈脉跳动,鼻血频出,血出清薄,舌苔淡红,光滑无神,脉弦数空虚。

94025 新订黑热病溃脓性下痢汤(《黑热病证治指南》)

【组成】赤小豆 鸦胆子 银花 地榆 黄连 小青皮 紫雪丹 全当归 制锦纹 槐花 桃仁 黄柏 川楝子

【主治】黑热病。目赤如鸠目,四眦黑,腹中痛,痛如肢解,自下痢,痢下恶血,寒热口渴,舌青霉龌龊,脉弦紧数大。

裛

94026 裛衣香(《外台》卷三十二引《备急方》)

【组成】藿香 零陵香 甘松香各一两 丁香二两

【用法】上细剉如米粒大,微捣,以绢袋盛衣箱中。

【功用】熏衣。

94027 裛衣香(《外台》卷三十二引《备急方》)

【组成】泽兰香 甘松香 麝香各二两 沉香 檀香各四两 苜蓿香五两 零陵香六两 丁香六两

【用法】上粗捣,绢袋盛。衣箱贮之。

【功用】熏衣香身。

94028 裛衣香(《外台》卷三十二引《备急方》)

【组成】麝香(研) 苏合香 郁金香各一两 沉香十两 甲香四两(酒洗,熬) 丁香四两 吴白胶香三两 詹糖香六两

【用法】上捣碎,以绢袋盛。裛衣。

【功用】熏衣香身。

94029 裛衣香(《千金》卷六)

【组成】零陵香 藿香各四两 甘松香 茅香各三两 丁子香一两 苜蓿香二两

【用法】上各捣，加泽兰叶四两，为粗末用之，极美。
【功用】熏衣。
94030 **裛衣香**（《千金》卷六）
【组成】零陵香二两　藿香　甘松香　苜蓿香　白檀香　沉水香　煎香各一两
【用法】上合捣，加麝香半两，粗筛。
【功用】熏衣。
94031 **裛衣香**（《千金》卷六）
【组成】藿香四两　丁香七枚　甘松香　麝香　沉香煎香
【用法】上粗筛，和为干香以裛衣。大佳。
【功用】熏衣。
94032 **裛衣香**（《千金翼》卷五）
【组成】沉香　苜蓿香各五两　丁香　甘松香　藿香　青木香　艾纳香　鸡舌香　雀脑香各一两　麝香半两　白檀香三两　零陵香十两
【用法】上各捣，令如黍粟麸糠等物，令细末。乃和令相得，若置衣箱中，必须绵裹之，不得用纸。
【功用】熏衣。

廓

94033 **廓清饮**（《景岳全书》卷五十一）
【组成】枳壳二钱　厚朴一钱半　大腹皮一二钱　白芥子五七分或一二钱　萝卜子（生捣）一钱（如中不甚胀，能食者，不必用此）　茯苓（连皮用）二三钱　泽泻二三钱　陈皮一钱
【用法】上以水一钟半，煎七分，食远温服。
【主治】三焦壅滞，胸膈胀满，气道不清，小水不利，年力未衰，通身肿胀，或肚腹单胀，气实非水等证。
【加减】如内热多火，小水热数者，加栀子、木通各一二钱；如身黄，小水不利者，加茵陈二钱；如小腹胀满，大便坚实不通者，加生大黄三五钱；如肝滞胁痛者，加青皮；如气滞，胸腹疼痛者，加乌药、香附；如食滞者，加山楂、麦芽。

痱

94034 **痱子粉**（《赵炳南临床经验集》）
【组成】冰片一钱　薄荷冰一钱　甘石粉五钱　滑石粉一两　黄柏二钱
【用法】上研细粉。直接扑撒。
【功用】清热敛汗，解毒止痒。
【主治】痱子、尿布皮炎（湮尻疮）。
94035 **痱子粉**（《成方制剂》7 册）
【组成】滑石 300 克　白芷 60 克　薄荷脑 10.5 克　官粉 60 克　枯矾 30 克　冰片 6 克　香精 1 克
【用法】制成粉剂。外用适量，扑擦患处。
【功用】清风祛湿，清凉止痒。
【主治】汗疹，痱毒，湿疮痛痒。

痹

94036 **痹药**（《伤科汇纂》卷七）
【组成】猴姜（即骨碎补）　香附各一钱　草乌一钱半　川芎一钱
【用法】上共为细末。每用姜酒调服。饮醋即解。
【功用】凡接骨入臼，先用此药服之，软其筋骨。
94037 **痹症汤**（《脉症正宗》卷一）
【组成】黄耆二钱　香附二钱　当归一钱　川芎八钱　木瓜一钱　苡仁一钱　附子八分　熟地二钱
【用法】水煎服。
【主治】痹症。
94038 **痹痛酊**（《成方制剂》4 册）
【组成】山葡萄藤 1400 克　穿山龙 200 克　鹿骨胶 100 克　制草乌 100 克
【用法】制成酊剂。口服，一次 25 毫升，一日 3 次，饭后服用。
【功用】祛风通络，消肿止痛。
【主治】急、慢性风湿性关节炎。
94039 **痹通药酒**（《成方制剂》19 册）
【组成】制草乌 25 克　当归 8.3 克　高良姜 8.3 克　丁香 8.3 克
【用法】制成药酒。口服，一次 5 毫升，一日 2 次，早晚空腹服。
【功用】温经止痛，活血祛风。
【主治】风湿麻木，腰背冷痛，风湿、类风湿关节炎，坐骨神经痛，骨质增生等。
【宜忌】服后两小时内禁热饮食。高血压、心脏病、孕妇忌用。
94040 **痹痛宁胶囊**（《新药转正》29 册）
【组成】马钱子粉　全蝎　僵蚕（麸炒）　麻黄　苍术（麸炒）　乳香（制）　没药（制）　川牛膝　刺五加浸膏　甘草
【用法】制成胶囊，口服，一次 2 粒，一日 2 次。2 周为一疗程或遵医嘱。
【功用】祛风除湿，消肿定痛。
【主治】寒湿阻络所致的痹病，症见筋骨关节疼痛，肿胀，麻木，重着，屈伸不利，遇寒加重者。
【宜忌】❶孕妇忌服。❷小儿及体弱者，肝、肾功能障碍及单纯性高血压病人遵医嘱服用。❸本品不宜久服，不宜超量服用。
【临床报道】痹证：《长春中医学院学报》［2001，17（4）：17］治疗 120 例，显效 55 例，有效 58 例，无效 7 例，总显效率为 45.83%，总有效率为 94.17%，治疗前后血沉存在非常显著差异。

痼

94041 **痼冷丸**（《千金》卷十六，名见《普济方》卷一二〇）
【组成】曲末三升　白术五两　干姜　桂心各三两　吴茱萸　蜀椒各二两
【用法】上药治下筛。每服方寸匕，米饮调下，一日二次，空腹服。不过五剂，诸冷顿愈。
【主治】心腹痼冷，百治不愈。
【备考】《普济方》本方用法：上为细末，蜜水糊为丸，

如梧桐子大,每服五十丸或一百丸,米饮送下。

瘀

94042 **瘀血汤**

《普济方》卷三五一。为《金匮》卷下"下瘀血汤"之异名。见该条。

94043 **瘀血汤**(《脉症正宗》卷一)

【组成】生地二钱　当归一钱　丹皮八分　栀子一钱　蒲黄八分　桃仁八分　元胡八分　川芎一钱

【用法】水煎服。

【主治】热瘀血。

94044 **瘀血汤**(《脉症正宗》卷一)

【组成】黄耆一钱　白术一钱　香附二钱　川芎一钱　附子八分　干姜六分　桃仁八分　红花八分

【用法】水煎服。

【主治】寒瘀血。

94045 **瘀血汤**(《脉症正宗》卷一)

【组成】归尾八分　川芎一钱　大黄一钱　枳壳八分　白芍八分　灵脂一钱　赤苓八分　童便一杯

【用法】水煎服。

【主治】外因瘀血。

94046 **瘀血痹胶囊**(《中国药典》2010 版)

【组成】乳香(制)　没药(制)　红花　威灵仙　川牛膝　香附(制)　姜黄　当归　丹参　川芎　炙黄耆

【用法】上制成胶囊剂,每粒装 0.4 克。口服。一次 6 粒,一日 3 次或遵医嘱。

【功用】活血化瘀,通络止痛。

【主治】瘀血阻络所致的痹病,症见肌肉关节剧痛、痛处拒按、固定不移、可有硬节或瘀斑。

【宜忌】孕妇禁用;脾胃虚弱者慎用。

【备考】本方改为颗粒剂,名"瘀血痹颗粒"(原书)。

94047 **瘀血痹颗粒**

《中国药典》2010 版。即原书"瘀血痹胶囊"改为颗粒剂。见该条。

94048 **瘀滞型胆石汤**(《外伤科学》)

【组成】金钱草一两　茵陈一两　威灵仙一两　郁金五钱　柴胡四钱　姜黄一钱五分　枳壳五钱　青皮三钱　木香八钱(后下)

【用法】水煎服。

【功用】疏肝利胆,行气化瘀。

【主治】胆绞痛或单纯性胆囊炎(瘀滞型)。

瘖

94049 **瘖瘟丸**(《赵炳南临床经验集》)

【组成】防风三钱　川军三钱　元明粉三钱　荆芥穗四钱　麻黄一钱　赤芍五钱　焦栀子五钱　连翘一两　粉草五钱　苦桔梗三钱　条芩五钱　白术四钱　苦参五钱　苍耳子五钱

【用法】共为细末,水泛为丸(或制片)。每服一至三钱,一日二次,温开水送下。

【功用】清热除湿,散风止痒,涤清肠胃。

【主治】急性荨麻疹(瘖瘟),皮肤瘙痒症(瘾疹)等。

【备考】本方制成片剂,名"瘖瘟片"(见原书)。

94050 **瘖瘟片**

《赵炳南临床经验集》。即原书"瘖瘟丸"改为片剂。见该条。

痰

94051 **痰顶**(《串雅补》卷一)

【组成】乌梅五枚(去核,焙干)　制半夏三钱　大黄三钱

【用法】上焙为细末,炼蜜为丸,如龙眼大。每服一丸,滚汤化服。无论一切痰症,皆可吐出。

【主治】痰症;小儿惊风。

94052 **痰顶**(《串雅补》卷一)

【组成】白信(布包,绿豆煮过用)　巴霜各一钱　雄黄三钱　枯矾四钱　半夏五钱

【用法】上为细末,绿豆粉糊为丸,如绿豆大。每服一丸,临卧时冷茶送下。

【主治】哮喘。

94053 **痰火方**(《墨宝斋集验方》卷上)

【异名】痰火神丸(年氏《集验良方》卷四)。

【组成】广陈皮(去白)一两　好白术二两(陈壁土炒)　黑枳实一两(麦麸炒)　天花粉二两　陈枳壳一两(麦麸炒)　前胡二两　山楂肉一两　生甘草四钱　大半夏二两(用姜汁泡三次,一次约用姜三两,捶碎,用水一碗熬滚,入半夏炮;如此者三。共要炮一日,取起,晒干用)　大黄五两(用上好锦纹大黄一斤,将好水白酒五斤,入铁锅内煮,酒干为度,晒干,切片,再入锅内微火炒黑,细细夹碎,晒极干,同前药磨为末用)

【用法】上药共为末,用老米作羹为丸,如梧桐子大。每服六七十丸,不拘清晨、晚间,用白滚汤送下。

【功用】清痰降火,止嗽定喘。少年服之无痨怯吐红之患,老年服之亦无中风痰厥之忧,解日用饮食煿炙五脏六腑之毒,兼消酒积,去皮里膜外湿痰。

【主治】男妇老幼一切痰火。

【加减】春月,加白芍药二两;夏月,加黄连二两(姜汁炒,秋冬不加)。

94054 **痰块膏**

《千金珍秘方选》。为原书"阳和至宝膏"之异名。见该条。

94055 **痰饮丸**(《常见病的中医治疗研究》)

【组成】苍术　白术　莱菔子各 90 克　肉桂 30 克　附片　甘草　白芥子各 45 克　苏子 60 克

【用法】共为细末,水泛为丸。每服 6 克,一日二次。

【功用】温肺散寒,理气化痰。

【主治】慢性咳嗽,气促,痰多稀薄,受寒易犯病,可用于老年慢性支气管炎。

【宜忌】《中国药典》:孕妇禁服。心脏病、高血压患者慎用。

94056 **痰郁汤**(《丹溪心法》卷三)

【组成】海石　香附　南星(姜制)　瓜蒌(一方无南星、瓜蒌,有苍术、川芎、栀子)

【主治】痰郁。
【加减】春,加芎;夏,加苦参;秋、冬,加吴茱萸。
【备考】本方为“六郁汤”之一。

94057 **痰郁汤**(《杂病源流犀烛》卷十八)
【组成】苏子 半夏 前胡 炙草 当归 陈皮 沉香 瓜蒌(净仁) 胆星 枳实 香附 浮石
【主治】痰郁。动则喘满或嗽,寸脉沉而滑者。
【加减】如虚,加黄耆;寒冷,加肉桂。

94058 **痰郁汤**(《类证治裁》卷三)
【组成】杏仁 瓜蒌 枳实 陈皮 茯苓 甘草 香附 浮石 苏子
【主治】痰郁。

94059 **痰毒顶**(《串雅补》卷一)
【组成】白信五钱(用豆腐一大方块,中挖一池,放信于池内,以原豆腐盖好,煮一炷香,去腐用信) 生半夏五钱 生南星五钱 腰雄黄五钱
【用法】上为细末,神曲糊为丸,如卜子大。每服三粒至四粒。若顶虚眩者,龙眼汤补之。小儿减半。
【功用】吐痰毒。
【主治】痃疾。

94060 **痰核丸**(《类证治裁》卷二)
【组成】硼砂 沉香 贝母 百草霜 钟乳粉 陈皮 茯苓 白术 甘草 苏叶 鹅管石 石膏
【用法】白糖和丸服。
【主治】痰核。

94061 **痰核酒**(《类证治裁》卷二)
【组成】都管草根三斤 兔耳一枝箭 白果 紫花地丁各一斤 威灵仙二两
【用法】酒一坛煮。
【主治】痰核。

94062 **痰喘丸**(《重订通俗伤寒论》引王氏方)
【组成】白檀香 白豆蔻 蛤粉 川贝 麦冬 儿茶各一两 淡天冬 薄荷叶各五钱 苦桔梗 广木香各三钱 麝香 梅冰各五分
【用法】共研细,以甘草四两熬膏为丸,如芡实大。每噙化一丸。
【主治】痰喘日久。

94063 **痰嗽丸**(《魏氏家藏方》卷二)
【组成】半夏四两(为末,以生姜汁调成饼子,炙) 苍术(去皮)三两(切片,用米泔水浸一宿,晒干,用醋炒三次) 陈皮(去白,姜汁制,新瓦上炒)
【用法】上为细末,姜汁为丸,如梧桐子大。每服四五十丸,米饮送下,一日三次。
【主治】痰嗽,状如劳疾。

94064 **痰癖丸**(《普济方》卷一三九)
【组成】芫花(苦酒浸,熬干) 干姜(色黑者)各一两
【用法】上为末,炼蜜为丸,如梧桐子大。每服三粒至五粒,饮送下。
【主治】少阳病,胁下痛,有停水者。

94065 **痰火神丸**
年氏《集验良方》卷四。为《墨宝斋集验方》卷上“痰火方”之异名。见该条。

94066 **痰气俱安汤**(《会约》卷十二)
【组成】陈皮(去白)二三钱 半夏二钱 胆星一二钱 海石二钱 白芥子(炒,研)七分 泽泻 木通各一钱三分
【用法】水煎,温服。
【主治】癫。因气逆痰滞,塞心窍,壅经络,僵仆搐搦,强直昏迷。
【加减】如大便闭结而火不下者,加大黄,不应加芒消;如痰盛,火不降者,加童便;如舌黄,小水不利者,加栀子;如口渴喜冷者,加生石膏;如胸胀痛者,加青皮;如痰因风鼓,加钩藤钩、姜蚕;如经络痰滞不活,加竹油、姜汁。但所加者,分量宜重。

94067 **痰火越鞠丸**(《寿世保元》卷三)
【组成】海石(研,水飞)三两 胆星一两 瓜蒌仁三两 山栀(炒黑)三两 青黛(水飞过)八分 香附(童便浸)二两 抚芎二两 苍术(米泔水浸透,搓去黑皮,切片炒)二两
【用法】上为细末,汤泡蒸饼为丸,如绿豆大。每服一百丸,临卧白汤送下。
【主治】嘈杂。痰火内动,如阻食在膈,令人不自安。

94068 **痰块百效膏**(《千金珍秘方选》)
【组成】制甘遂二两 红芽大戟三两 麻黄四钱 白芥子八钱 生南星一两六钱 僵蚕一两六钱 朴消一两六钱 藤黄一两六钱 姜半夏一两六钱
【用法】上加麻油、铅粉,熬膏摊贴。
【主治】痰块。
【加减】如已溃者,加九一丹少许。

94069 **痰郁润下丸**(《医略六书》卷十九)
【组成】胆星二两 黄连一两半 半夏一两半(制) 黄芩一两半 橘红一两半 白矾二两
【用法】上为末,姜汁、竹沥糊为丸,水飞朱砂为衣。每服三钱,银铺金箔汤化下。
【主治】痰郁变生怪症,脉滑沉数者。
【方论选录】痰郁心包,膻中之气不化,而堵塞神明,故变生诸般奇怪之证。胆星化热痰以清肝胆;半夏化湿痰以醒脾胃;黄连清热燥湿,以熄心包之火;橘红利膈除痰,以快膻中之气;黄芩清热于上,白矾消痰于中。丸以姜汁、竹沥,善搜经络之痰;衣以水飞朱砂,乃为镇心安神之助。夫肝藏魂,肺藏魄,金箔汤化,俾金能制木,则木火自平,而痰郁自解,魂魄俱安,怪证自痊。此豁痰清火之剂,洵为怪证属痰火之专方。

94070 **痰核痰瘰膏**(《易简方便》卷四)
【组成】肥皂(去皮弦核)二斤
【用法】长流水一二钵浸,春五,夏三,秋七,冬十日,取出捣碎,仍和水内,再滤去滓,单用水煎至滴水成珠,再入生白蜜三两收膏,去火气。摊贴,每日换二次。此膏易溶,每霉天常复火,或用白蜡成膏亦可。
【主治】瘰疬。

94071 **痰核瘰疬膏**(《种福堂方》卷二)
【组成】猫头骨牙爪一付(火煅存性) 蜣螂虫(炙) 磁石(醋煅)各五钱 乳香 没药各一钱(去油) 生明矾

五钱(入雄猪脚爪壳内煅存性) 海藻一两 大贝母一两 蓖麻子肉五钱

【用法】用麻油四两,同上海、贝、麻三味,熬至滴水不散,滤去滓,入乳、没再熬,将稠离火,乘滚入猫头、蜣螂、磁石、飞矾搅匀,炖冷水中去火气,乘软取起打条,临用摊贴。凡去滓后入细药时,仍用青州丹,少加松香、黄蜡,看老嫩得宜,方入猫头等末,始易成膏。如已穿破,再取客厕梁上尘加入。治未穿破者,贴之即消。

【主治】瘰疬。

94072 痰嗽化痰丸

《医部全录》卷二四五。为《济阳纲目》卷二十八“化痰丸”之异名。见该条。

94073 痰迷心窍灵丹(《青囊立效秘方》卷二)

【组成】甘遂一钱二分 辰砂五分 硫黄一钱二分 芫花一钱二分 海藻一钱三分

【用法】用公猪心一个,以竹刀剖开,入各药在内,用线缝好,蒸一枝香取出,花酒冲服。再以甘遂、甘草末酒和匀,贴肚脐上,外盖膏药。

【主治】痰迷心窍。

94074 痰喘半夏颗粒(《成方制剂》11册)

【组成】半夏(制)480克 川贝母48克 肉桂48克 豆蔻(去壳)48克 沉香48克 丁香48克 西洋参48克 白芷192克 细辛192克 天竺黄18克 朱砂24克 甘草288克 陈皮288克 川芎192克 枳壳(麸炒)192克 白术(麸炒)192克 青皮(麸炒)192克 泽泻192克 白芍(麸炒)192克 山楂192克 五味子(制)192克 酸枣仁192克 干姜128克 薄荷油3.2克

【用法】制成颗粒剂。吞服或冲服,一次3克,一日2次;重者一日3次。

【功用】止咳,化痰,平喘。

【主治】新老咳嗽,痰多气喘。

慎

94075 慎火草散(《千金》卷四)

【组成】慎火草 白石脂 禹余粮 鳖甲 干姜 细辛 当归 芎䓖 石斛 芍药 牡蛎各二两 黄连 蔷薇根皮 干地黄各四两 熟艾 桂心各一两

【用法】上药治下筛,每服方寸匕,空腹酒调下,一日三次,稍加至二匕。

【主治】崩中漏下,赤白青黑,腐臭不可近,令人面黑无颜色,皮骨相连,月经失度,往来无常,小腹弦急,或苦绞痛上至心,两胁肿胀,食不生肌肤,令人偏枯,气息乏少,腰背痛连胁,不能久立,每嗜卧困懒。

【加减】苦寒多者,加附子、椒;热多者,加知母、黄芩各一两;白多者,加干姜、白石脂;赤多者,加桂心、代赭各二两。

【方论选录】《千金方衍义》:此方以慎火草为主,慎火即是景天,力能辟火,故又名慎火,《本经》主大热火疮,身热烦,邪恶气,而用以治崩中带下,取其能祛肝家湿热也;佐以石斛、黄连,专为清火而设;石脂、余粮,专为固脱而设;姜根、辛艾,专为温经而设;芎、归、芍、地,专为和营而设;鳖甲、牡蛎,专为软坚而设;蔷薇根皮,专为阴蚀不瘳而设,亦《本经》之主治也。

94076 慎火草散(《千金》卷四)

【组成】慎火草十两(熬令黄) 当归 鹿茸 阿胶各四两 龙骨半两

【用法】上为末。每服方寸匕,先食酒调下,一日三次。

【主治】漏下。

【方论选录】《千金方衍义》:以慎火草熬黄,杀其苦寒之性,资以鹿茸、龙骨、阿胶、当归温补固本,藉慎火之清热治标。此中奥义,惟《千金》得之。

94077 慎火草散(《圣惠》卷九十一)

【组成】慎火草半两 紫葛半两(剉) 消石半两

【用法】上为细散,用冷水调涂之,干即再涂,以愈为度。

【主治】小儿一切丹。

94078 慎火草散(《圣济总录》卷一七四)

【组成】慎火草(干者)半两(景天草是也) 丹参 麻黄(去根节,先煎,掠去沫,焙) 白术各一分

【用法】上为散。一二岁儿,每服半钱匕,浆水调服;三四岁儿,每服一钱匕,一日三次。量儿大小加减。

【主治】小儿汗出中风,一日之时,儿头颈腰背热,二日即腹热,手足不屈。

94079 慎火草汁涂方(《圣济总录》卷一八二)

【组成】慎火草

【用法】上绞取汁,先以刀子微镰丹上,令血出涂药,以愈为度。

【主治】小儿神灶丹。起两额旁,不出一日变为赤黑包。

阖

94080 阖缝丹(《辨证录》卷三)

【组成】猴姜 人参 北五味 三七根末各一钱 甘草二分

【用法】各为细末,擦牙,含漱即止血。后用六味丸,则不再发。

【主治】齿缝出血。其血之来,如一线之标。

煤

94081 煤红膏(《中西医结合皮肤病学》)

【组成】京红粉30克 利马锥4克(炼丹后下剩锅底的药粉) 白蜡4克 凡士林加到100克 煤焦油若干

【用法】先将前四味调制成京红粉膏,后以京红粉膏和煤焦油按不同比例调制1.10%(90克比10克)、2.15%(85克比15克)和3.20%(80克比20克)的煤红膏。用时先洗浴,除去鳞屑,然后外搽煤红膏,扑以滑石粉,每一至二日换一次药,由低浓度煤红膏开始,根据病损消退情况,采用较高浓度煤红膏。

【主治】银屑病,湿疹,神经性皮炎。

【备考】上述煤红膏的汞含量较高,可有汞的中毒反应,所以近年来采用5%京红粉与10%煤焦油配成软膏治疗,也有较好的疗效。

煨

94082 **煨肝散**(《博济》卷三)

【组成】苍术三两　缩砂(去皮)　柴胡(去芦)　厚朴(姜汁炙,去皮)　桔梗各一两　芫荑三分　桂心二分(去皮)　陈皮(去白)　远志(去心)　北紫菀各半两　胡椒一分

【用法】上为末。每服用豮猪肝四两,切作三片,每片用末一大钱许,掺于肝上,入葱白、莳萝、盐等,令有滋味,一重重布了,麸片裹之,煻灰火内煨令通熟,面焦黄色即得,去面取肝,空心服之,其面可二分以来,或细切肝,以散拌和,如作角子,如常煿熟食之亦得。并以薄米饮下之。

【功用】暖胃消食,止泻。

【主治】脾元虚冷,滑泄不止,口内生疮,腹中冷,不思饮食。

【宜忌】忌生冷、毒物等。

94083 **煨肝散**(《杨氏家藏方》卷七)

【组成】川椒(去目出汗)　茴香(炒)　缩砂仁　丁香　木香　肉豆蔻(面裹煨香)各半两　附子(炮,去皮脐)　白术各一两(上二味,入生姜四两,用醋煮十数沸,焙干)

【用法】上为细末。每服三钱,用豮猪肝或羊肝二两,切作片子,批开,掺药末在内,更用好纸三两重裹,慢火煨,候肝熟,取出,细嚼,温酒送下,一日三次,不拘时候。

【主治】脏腑久虚,挟寒滑泄,全不入食,口生白疮。

94084 **煨附丸**(《活幼口议》卷十九)

【组成】黑附子二钱(末)　丁香五个

【用法】上以水搜附末,裹丁香,再用面剂包于煻灰中煨熟,去面为末,生姜自然汁为丸,如麻子大。每服三十丸,煎姜、枣汤送下。

【主治】小儿积滞吐,胸膛郁结,中脘痞闷,气不舒畅,闻秽呕逆即吐。

94085 **煨枣方**(《直指》卷十八)

【组成】斑蝥(去头足翅)一个

【用法】将斑蝥入大枣中,线系,湿纸包,置慢火中煨令香熟,去蝥。空腹食枣,以桂心、荜澄茄煎汤送下。

【主治】小肠气痛,不可忍。

94086 **煨肾丸**(《鸡峰》卷十二)

【组成】附子　葫芦巴　破故纸　茴香各一两(炒香熟)

【用法】上为细末,烂研羊腰子为丸,如梧桐子大。每服三五十丸,空心温酒送下,食前亦得。

【主治】阳气衰弱,腰痛,脉冷,精滑,阴痿,脐腹疞刺,减食力劣。

94087 **煨肾丸**(《宣明论》卷十二)

【组成】川楝子　马蔺花　破故纸　胡芦巴　茴香(炒)各等分

【用法】上除茴香外,四味酒浸,同为末,煮面糊为丸,如梧桐子大。每服十丸至二十丸,空心、食前温酒送下。

【主治】男子腰膝疼,夜多小便者。

94088 **煨肾丸**(《保命集》卷下)

【异名】牛膝丸(《活法机要》)。

【组成】牛膝　萆薢　杜仲　苁蓉　防风　菟丝子　白蒺藜　胡芦巴　破故纸各等分　肉桂半之

【用法】上为细末,酒煮猪腰子捣为丸,如梧桐子大。每服五七十丸,空心酒送下。

【功用】益精暖中,消谷。

【主治】肾肝损及脾损,谷不化,腰痛不起者。

【备考】本方方名,原书千顷堂本作"暖肾丸"。

94089 **煨肾丸**(《普济方》卷二七二引《澹寮方》)

【组成】草乌一两(盐一两入水少许作咸汁,浸二宿,一日一次翻转,切,用铫子炒黄赤色,为末)　猪腰(竹刀去膜,入盐煨熟,竹刀碎,研烂入草乌内)

【用法】上二味研匀,醋糊为丸,如梧桐子大。每服大人五十丸,小儿三十丸,空心盐酒送下。

【主治】遍身生疮,阴囊两脚尤甚,耳痒目赤等证。

94090 **煨肾方**(《圣济总录》卷一八五)

【组成】巴戟天(米泔浸,去心)　荜澄茄　茴香子(炒)　附子(浆水煮三二十沸,控干,炮裂,去皮脐)各等分

【用法】上为末。每服用羊肾一对,各批开,去白,入药末一钱半匕,匀掺,入葱丝少许,用湿纸裹,慢火中煨熟食之。

【主治】阳衰,下脏虚弱。

94091 **煨肾散**(《医学正传》卷四引《局方》)

【组成】杜仲三钱(炒丝断)

【用法】上为细末,以猪腰子一只,薄劈作五、七块,以椒、盐腌去腥水,掺药末在内,以荷叶包裹,更加湿纸二三重外包,慢火煨熟食之,无灰酒送下。

【主治】肾虚腰痛。

94092 **煨肾散**(《圣济总录》卷五十一)

【组成】茴香子(炒)　荜澄茄　巴戟天(去心)各一两　干姜(炮)半两　桂(去粗皮)三分　附子(炮裂,去皮脐)半两　蜀椒(去目并闭口者,炒出汗)三分

【用法】上为散。每服二钱匕,用羊肾一对,批破,掺药在内,入盐、葱、椒各少许,湿纸裹煨熟,空心细嚼,温酒送下。

【主治】肾中寒邪,气海虚冷,腰脚重痛,小便频数。

94093 **煨肾散**(《圣济总录》卷一八六)

【组成】黄耆(蒸过,焙干)　白蒺藜(炒)　羌活(去芦头)各半两

【用法】上为散。每服猪肾一对,入末四钱,盐少许,掺于肾内,湿纸裹,煨熟食之,次用温酒一盏,投之妙。

【主治】虚风。

94094 **煨肾散**(《魏氏家藏方》卷八)

【组成】连珠甘遂　木香(不见火)　桔梗各一两　槟榔一个

【用法】上生为末。每服二钱,更量虚实增减,用雄猪石子二只,破开去膜,入药掺在内外,用葱白、汉椒、盐少许,纸裹煨香熟,五更初细嚼,无灰酒送下,天明取下毒物,或鸡子白,或黄或黑,如鸡冠块子,是积也。或肾脏有积,风气及腰背疼,并可服之;如泻下病源,即用白粥补之。

【主治】五种脚气。

【宜忌】忌诸汤药,切忌有甘草,相反也。

94095 **煨肾散**(《御药院方》卷六)

【组成】甘遂半两(生)　木香一两

【用法】上为细末，每服用药二钱，以豮猪腰子一只，薄批开，去筋膜，掺药在内淹匀，用荷叶裹定，外用湿纸五重，以麻缕缠定，更用水蘸过，干湿得所，于文武火内煨熟，纸干为度，临卧细嚼，少用温酒送下。当下黄水。

【主治】肾经积水不散，流于经络，腿膝挛急肿闷，往来疼痛。

94096 **煨肾散**(《普济方》卷二四四引《鲍氏方》)

【组成】丁香　木香　槟榔　大黄　甘遂　黑牵牛　桔梗各等分

【用法】上为末，雄猪肾一副，切开入之，加川椒、盐、葱头三个，湿纸包，煨香熟，出火毒，细食酒下。

【主治】五种脚气。阳毒干脚气，两足赤，脚骨热痛，头晕疼痛；阴毒风证，一处痛，骨肿，坚硬如石，不可行；湿证，两膝下恶疮脓水不干，嗽喘上气，四肢冷麻；冲心证，口张目直，身急，哽不言，如中风；肾脏证，足疼腰硬痛。

94097 **煨肾散**(《袖珍方》卷三)

【组成】杜仲(去粗皮，姜汁制炒)　茴香各五铢(炒)　沉香一铢　巴戟一两(去心)　(一方无巴戟)

【用法】每早用猪肾子一个，切，入药末二钱，青盐少许，纸裹浸湿，炮令熟，和药嚼咽下，一日进一服。

【主治】肾气虚攻耳，耳有如蝉声、水声。

94098 **煨肾散**(《保命歌括》卷十三)

【异名】烧腰散(《嵩崖尊生》卷十三)。

【组成】杜仲(姜汁拌，炒断丝)　肉苁蓉(酒洗)　巴戟天(取肉)　破故纸(炒)　小茴香(炒，去沙土)　青盐(煅)各一两

【用法】上为末。每服二钱，用豮猪腰子一对，竹刀劈开，每个装药一钱，绵纸包，放火中煨熟服，温酒咽下。

【主治】肾虚腰痛。

94099 **煨肾散**(《准绳·类方》卷四，名见《景岳全书》卷五十四)

【组成】杜仲　肉苁蓉　破故纸　人参　当归　秋石　川巴戟　鹿角霜各等分

【用法】上为末。用猪腰子一个，洗净血水，淡盐浥过，劈开两半，勿令断，中间细花开，用前药掺入，另用稀绢包裹，线缚定，外用小糖罐，入酒少许，罐上用纸封固，毋令走泄药气，煮腰子候熟，取食之，饮醇酒三杯。

【主治】腰痛。

94100 **煨姜丸**(《医方类聚》卷一〇三引《神巧万金方》)

【组成】丁香一两　大附子　肉豆蔻(去壳)　木香　青橘皮各半两

【用法】上为末，煮枣肉为丸，如豌豆大。每服用生姜一块，批开，纳药三丸，湿纸裹，煨熟，烂嚼，盐汤送下。

【主治】反胃呕哕吐食，数日不定。

94101 **煨姜丸**(《圣济总录》卷五十五)

【组成】附子(大者)二枚(刀刻作一小口，入硇砂三分，面裹煨，面熟去面)　丁香半两

【用法】上为末，新汲水为丸，如梧桐子大。每服七丸，生姜一块，切两片剜空，入药在内，以湿纸裹，煨令姜软，和姜嚼细，盐汤送下。

【主治】胃心痛，吐清水，上吐下泻及一切冷痰。

94102 **煨姜丸**(《局方》卷三绍兴续添方)

【组成】附子　硇砂　木香　生姜

【用法】用大附子五十个，各重半两者，去皮脐，以尖刀子剜去心子，约容硇砂半钱，实之；却以附子末和面作饼子，裹附子，用文武火煨令黄，用木香如附子之半，同为细末，以水为丸，如芡实大；复以生姜一块，擘作两片，以药在内，湿纸裹，令煨，候姜熟，白汤嚼下，空心服。

【主治】本脏虚，饮食不化，或成痃癖，或发心痛，冷水积脾，结聚疼痛；一切冷气等疾。

94103 **煨姜丸**(《鸡峰》卷十二)

【组成】硇砂一两　附子半两　豆蔻仁　胡椒　干漆各一分

【用法】上为细末，枣和丸，如芡实大。每服一丸，生姜剜作合子，入药，湿纸裹，煨之，细嚼，饮送下。

【主治】胃冷。

94104 **煨姜丸**(《御药院方》卷四)

【组成】木香　附子(炮，去皮脐)　硇砂(好明者)　桂(去粗皮)各一两　沉香　丁香　陈皮(去白)　舶上茴香　荜澄茄　青皮(去白)各半两　槟榔　鸡舌香(即母丁香)各等分

【用法】上为细末，如酒煮稀面糊为丸，如小弹子大，每一两作十六丸。每服一丸，用生姜一块，切作两处，各剜取成坑子，安药在内，以湿纸裹，于慢火煨令纸焦为度，取出和姜细嚼，空心食前温酒或盐汤送下。

【主治】脾胃虚冷，饮食不消，呕哕气逆，心胸痞闷，腹胀心痛，积滞寒饮，膈气酒病，恶心虚烦，不入粥食。

94105 **煨姜丸**(《医方类聚》卷一〇二引《吴氏集验方》)

【组成】草果(炮)　良姜　茴香　丁香　吴茱萸　木香　川楝子(去核)　石菖蒲　白姜　荜茇各等分

【用法】上为末，陈皮糊为丸，如小鸡头子大。每以一丸入枣肉内，次入生姜，合湿纸裹煨熟，取出，去火气，嚼，煎艾汤送下；妇人，艾醋汤送下；翻胃，人参汤送下。

【主治】冷热脾痛。

94106 **煨姜汤**(《普济方》卷一五七引《十便良方》)

【组成】生姜一斤半(于星火内煨熟切片)　杏仁半斤(去皮尖，蒸透)　甘草四两(末)　山药三两(末)　神曲三两(末)

【用法】上先将生姜、杏仁同研细，取三件药末，和为饼子，焙干为细末，着炒盐花五两，食后、临卧滚和沸汤点一二钱。

【主治】肺寒咳嗽，日久不止，并上焦气逆。

94107 **煨姜散**(《古今医鉴》卷五)

【组成】生姜一大块

【用法】直切薄片，勿令折断，层层掺盐于内，以水湿苎麻密缚，外又用纸包，水蘸湿，火煨令熟，去纸捣烂。和稀米饮服之。

【主治】呕吐恶心。

94108 **煨葱方**(《圣济总录》卷一四四)

【组成】葱(青白俱用，去根不切)三十茎

【用法】上药灰火中煨透，众手乘热木槌捶碎，裹患

处，以软帛缚之，冷即易。

【主治】伤折，恶血不散。

94109 **煨蒜方**（《千金》卷十五，名见《得效》卷六）

【组成】独头蒜

【用法】烧熟，去皮，绵裹纳下部中，气立通。又削姜裹盐导之，及干姜、盐、杏仁捣丸导之并佳。

【主治】胀满，大便不通。

94110 **煨石子散**（《普济方》卷三十二引《博济》）

【组成】黄耆　白蒺藜（炒）　巴戟天（去心）　川椒（炒）　白附子　茴香　川芎　木香各等分

【用法】上为末，每服用猪腰子一对，去筋，掺药一钱半，盐半钱，用湿纸裹煨熟为度，空心以温酒或米饮嚼下。

【主治】肾脏风。上攻下注，脚膝肿痛。

94111 **煨姜苋方**（《圣济总录》卷七十七）

【组成】马齿苋（细切）一握　生姜（细切）二两

【用法】上和匀，用湿纸裹，煨熟，不拘多少，细嚼，米饮咽下。

【主治】久痢不止，或赤或白。

94112 **煨猪肝方**（《圣惠》卷九十七）

【组成】猪肝四两（去筋膜）　芜荑一两（捣末）

【用法】上薄切猪肝，掺芜荑末，调和令匀，溲面裹，更以湿纸裹三、五重，煻火煨令熟，去面，空心食之。

【主治】产后赤白痢，腰疼腹痛，食少。

94113 **煨鲫鱼方**（《朱氏集验方》卷六）

【组成】鲫鱼

【用法】嘴下拈去胆与肠肚，入白矾一大豆许，同煨熟，入盐醋吃。

【主治】噤口痢。

94114 **煨肝茵陈散**（《圣济总录》卷一五〇）

【组成】茵陈蒿　犀角（屑）　石斛（去根）　人参　芍药　桔梗（炒）　防风（去叉）　柴胡（去苗）　细辛（去苗叶）　白术　桂（去粗皮）　吴茱萸（汤洗，焙干，炒）　当归（切，焙）各一两

【用法】上为散。每服五钱匕，用猪肝一具，切作五段，每服用一段，薄切作小片子，入药末拌令匀，以湿纸裹，慢火煨熟，取出细嚼，以米饮送下。

【主治】妇人血风劳，四肢疼痛，心腹胀满吐逆，面无颜色，经脉不调。

94115 **煨肾附子散**（《圣济总录》卷一八五）

【组成】豮猪肾一只　附子（末）一钱

【用法】上将猪肾批开，入附子末，湿纸裹，煨熟，空心稍热服之，即饮酒一盏送下。

【主治】肾脏虚惫，遗精盗汗，梦交。

94116 **煨脐种子方**（《经验广集》卷三）

【组成】韭菜子　蛇床子　附子　肉桂各一两　川椒三两

【用法】上以麻油二斤，飞丹十三两，将药熬枯去滓，熬至滴水成珠，摊如酒杯大，贴之。又用硫黄一两，丁香一钱，麝香三分研末，捣独蒜为丸，如豌豆大，每用一丸，安于脐内，用膏盖之。

【主治】男子精寒痿弱，白浊遗精；女人子宫虚冷，赤白带下。

煅

94117 **煅蒌散**（《医级》卷八）

【组成】黄瓜蒌一个　苏子　莱菔子　芥子各三钱　人中黄二钱

【用法】将瓜蒌切去盖，倾出其仁，取三钱和前药拌匀，纳瓜蒌中，将原盖盖好，用桑皮纸糊之，以黄泥厚涂作团，用文武火煅至烟将尽，取起俟冷，去泥，将药研细末。每服二钱，神曲汤调下。

【主治】痰积腹满，窒碍胸膈。

94118 **煅金液丹**（《博济》卷四）

【异名】金液丹（《苏沈良方》卷三）、金液散（《普济方》卷三九五）。

【组成】硫黄（一名石亭脂，一名金液）三五两至十两（并煅，得舶上黄为第一，余黄并使得，但无夹杂为上；碎碾入罐子内，可得八九分，无妨）

【用法】上药取煅药罐子一个，盛药在内，下盖子了，采狗蹄草一大握（本名五龙芮），大镳草一大握（稻田中生，一茎四花，如田字，亦名水田草，独茎生），将二草入铁臼内烂捣，更入掬黄土同杵匀如泥（若无上件二草，且只使益母草代之亦可），便将裹药罐子底下，并周匝可厚五六分，只至口缝不裹，然后置于平地上，四面簇炭五六斤，上面安熟火一斤以来，烧之，直候火烧药罐子九分来通赤，专看口缝处有碧焰子起，便急手拨炭火，急将柴灰三斗都盖勿令气焰出，直候冷，拨灰取出，刮去泥土。（以上是煅一度诀也，度度依此煅之）第二度依前法，杵药草裹固煅之如前法，煅五度，若火候得所，煅出如熟鸡子香，即是候也。若急要服，只煅两度亦可服之（煅度数多者为妙）。煅度数足，便于净地上埋炉子一宿出火毒（凡逐度煅了，刮去下面砂石尤妙），又取出炉子，于铫子著水煮一二十沸，然后敲破炉子，取药杵烂，更入乳钵内点，煎水研烂如泥，并无粗者，却研令干，每一两药用蒸饼一两以来，浸握出水了，入药内和合，更与茶臼内杵令匀，如面，为丸如梧桐子大，晒干。孩子留末子研细，以米饮调，以盂子灌之；夜啼心惊，奶伤有痰涎者，并速研药一分以来，令吸之，一日二次，自然便放逐，下积物。多多与服，并无忌。

【主治】小儿三五岁患无辜，泻痢。

94119 **煅落铁屑膏**（《千金》卷二十三，名见《圣惠》卷六十六）

【组成】煅落铁屑　狗颊车连齿骨（炙）　虎粪　鹿皮（合毛烧灰）各等分

【用法】上为末，以猪膏和。纳疮中，须臾易之，一日五六次。

【主治】一切漏。

满

94120 **满天秋**（《玉案》卷六）

【组成】石膏一两（煅）　茜草　寒水石　人中白各三钱　甘草　红曲各二钱五分　郁金　紫草茸　辰砂各二钱

【用法】上为末。每服三钱，灯心汤调下。

【主治】痘疮。自发热至起胀时,有热证者。

94121 **满店香**(《医方类聚》卷一九五引《修月鲁般经》)

【组成】丁香七钱半　藿叶　零陵香　甘松各一两半　白芷梢　香附　当归　桂　益智　槟榔　白蔻一两　麝一钱半

【用法】上为末,炼蜜为丸,如梧桐子大。噙化三五丸。身口香。遇酒,用此香亦香。

【功用】除积取虫,消气消块。

【主治】五劳七伤,山岚瘴气,心腹疼痛,传尸劳瘵,风壅积热,冷热咳嗽,风痰气盛,齁船,翻胃吐食,十膈五噎,脏痞积,诸虫诸疸,诸风诸气,食积、酒积、茶积,肠风痔漏,大风疥癞,小肠五疝,气块痃癖瘕聚,十种水气,宿食不消,泻利,疟疾,久年伤损,腹胁瘀血刺痛,女经不调,赤白带下,血气蛊肿,鬼气鬼胎,血崩;小儿癫痫,五疳八痢,误吞铜钱等。

滇

94122 **滇壶丹**(《韩氏医通》卷下)

【组成】白僵蚕(略炒)三钱　全蝎一钱五分(酒洗,瓦焙)　大黄(生用)五钱

【用法】上为细末。鸡未鸣时,蜜汤调下三五匙,午后粥补,明日又服,以虫出疮干为度。以蜜汤旋和末为丸亦可。

【主治】霉疮。

【备考】梦感滇人相授,治霉疮甚验。

源

94123 **源泉汤**(《会约》卷二)

【组成】当归一钱半　生地二钱(用大本支摘碎,酒浸一时)　熟地三钱　白芍一钱半(酒炒)　阿胶(蛤粉炒成珠)一钱半　枸杞一钱二分　青蒿七分　丹参二钱半　干姜(炒黑过心)五至七分　山药一钱半　玄参一钱　陈皮七分　地骨皮一钱

【用法】水煎,日服一剂,或多服。

【主治】血虚劳热骨蒸,五心热,大便干燥,小便黄涩。

【加减】如尺脉弱,血虚有寒者,加肉桂一钱;如妇人产后,加益母草三钱;若五心不热,减玄参;如骨不蒸热,去地骨皮;如胃寒作呕者,去生地。

94124 **源吉林甘和茶**(《成方制剂》19册)

【组成】紫苏叶193克　青蒿193克　香薷193克　薄荷96克　葛根193克　前胡193克　防风193克　黄芩193克　连翘96克　桑叶145克　淡竹叶193克　广藿香289克　苦丁茶72克　水翁花72克　荷叶289克　川木通96克　栀子193克　茵陈145克　粉萆薢145克　槐花193克　威灵仙96克　苍术145克　厚朴96克　陈皮48克　乌药145克　布渣叶289克　山楂48克　槟榔96克　紫苏梗193克　龙胆48克　旋覆花145克　甘草241克　牡荆叶(嫩叶)2760克　千里光(嫩叶)2422克　玉叶金花1678克

【用法】盒装茶。开水泡服或煎服,一次2~3盒,一日1~2次。风寒感冒者另加生姜两片,葱头两个,紫苏叶3克同煎。袋泡茶:开水泡服,一次2~3袋,一日1~2次。

【功用】疏风清热,解暑消食,生津止渴。

【主治】感冒发热,头痛,骨节疼痛,食滞饱胀,腹痛吐泻。

溻

94125 **溻肿汤**(《御药院方》卷八)

【组成】蒲公英(黄花地丁)　枸杞苗　鹭鸶藤　升麻　葛根各等分

【用法】上为粗末。每用半两,水一升,煎十沸,去滓。热溻;冷则再暖。

【主治】诸肿痛不消,或筋脉拘挛,不能屈伸。

94126 **溻肿汤**(《外科精义》卷下)

【组成】芍药　丹参　黄芩(去黑心)　白蔹各等分

【用法】上㕮咀。用药五钱,水一升,煎十沸,帛蘸,频溻之。

【主治】外阴蚀,下疳疮疮肿痛。

94127 **溻痒汤**

《外科大成》卷二。为《外科正宗》卷四"塌痒汤"之异名。见该条。

94128 **溻痒汤**(《外科医镜》)

【组成】蛇床子一两　川椒三钱　白矾三钱

【用法】水煎,乘热熏之,温则洗之,数日即愈。

【主治】妇人阴蚀,又名䘌疮。

94129 **溻肿升麻汤**

《外科精义》卷下。为《外台》卷三十引《小品方》"升麻汤"之异名。见该条。

溪

94130 **溪螺散**(《幼幼新书》卷二十八引《惠眼观证》)

【组成】缸底下溪螺四十九个(先以水浸出泥)　干葛粉半两

【用法】葛粉掺在螺上,盛在碗内,却盏子盖之一宿,取螺上粉,晒干。每服一钱,以退猪汤调下。

【主治】泄泻。

滚

94131 **滚金丸**(《百一》卷五)

【组成】干姜(不炮)　真橘皮(不去白,洗)　天南星(生用)　半夏(不汤洗)各一两

【用法】先用生姜一两(不去皮)捣烂,制半夏、南星末作曲,却用余药共一处为末,以生姜自然汁为丸,如梧桐子大;又以雄黄少许为衣。每服三五十丸,姜汤送下,不拘时候。临卧服尤佳。

【主治】《普济方》:痰积中脘,眩瞑呕吐,头疼恶心,时吐酸水。

94132 **滚金丸**(《普济方》卷三八七)

【组成】南星四两(生)　枳壳一两(麸炒)

【用法】上为末,姜汁糊为丸,如绿豆大,金银箔为衣。每服二十丸,薄荷汤送下。

【主治】一切痰饮涎吐,胸满呕逆。

94133 **滚涎丸**(《杨氏家藏方》卷十九)

【组成】天南星(炮)　半夏(慢火炮裂,生姜二两取汁浸一宿,焙干)　白僵蚕(炒去丝嘴)各一两　猪牙皂角一分(去皮丝,炙黄色)

【用法】上为细末,炼蜜为丸,如黍米大。每服十丸,茶清送下,乳食后服。

【主治】小儿风涎壅盛,咳嗽喘急。

94134 **滚涎膏**(《卫生总微》卷五)

【组成】龙脑一字　朱砂一钱半(末)　硼砂末三钱　马牙消五钱　铅霜二钱　水银二钱(结砂子)　牛黄一字　麝香一字

【用法】上同研,自然成膏,为丸如杨梅核大,每服一丸,梨汁化下,不拘时候。

【主治】慢惊风,潮搐无时。

94135 **滚痰丸**(《玉机微义》卷四引《养生主论》)

【异名】沉香滚痰丸(《墨宝斋集验方》卷上)、礞石滚痰丸(《痘疹金镜录》卷上)。

【组成】大黄　黄芩各八两　沉香半两　青礞石(消煅)一两

【用法】上为细末,水丸,如梧桐子大。

【主治】❶《玉机微义》引《养生主论》:痰证,变生千般怪症。❷《摄生秘剖》:头风目眩,耳鸣,口眼蠕动,眉棱耳轮痛痒;四肢游风,肿硬;噫气吞酸,心下嘈杂,心气疼痛,梦寐奇怪,手麻臂痛,口糜舌烂喉闭,或绕项结核,胸腹间如二气交纽,噎塞烦闷,失志癫狂,心下怔忡,喘咳呕吐等证。

【方论选录】❶《玉机微义》:此以大黄、黄芩为君,大泻阳明湿热之药,礞石以坠痰,沉香则引诸气上而至天,下而及泉为使也,以上二方有实热者可用。❷《医方考》:大黄能推荡,黄芩能去热,沉香能下气,礞石能坠痰。是方乃攻击之剂,必有实热者始可用之,若与虚寒之人,则非宜矣。又礞石由焰消煅炼,必陈久为妙,若新煅火毒未除,则不宜服。❸《摄生秘剖》:痰不自动,因气而动;气不自升,因火而升;积之既久,依附肠胃,回薄曲折,处以为棲,治之窠臼,谓之老痰。其变现之症,种种怪异,难以测识,莫可名状。非寻常药可能疗也。隐君见及此,故用大黄为君,以开下行之路;黄芩为臣,以押上潜之火;礞石慓悍之性,游行肠胃,踵其回薄曲折之处,荡而涤之,几于剖刮肠剖骨之神,故以为佐;奔驰于上中下三焦间、飞门、魄门之窍者,沉香之力,故以为使。必须服之得法,则效如响应,用水一口送过咽,即便仰卧,令药在咽膈间,徐徐而下,半日不可饮水,不可起身坐行言语,直待药气除逐上焦痰滞,然后动作。大抵服罢,喉间稠黏壅塞不利者,乃痰气泛上,药力相攻耳,少顷,药力既胜,自然宁贴。

【临床报道】❶幻视:《古今医案按》:一妇病热,目视壁上,皆是红莲花满壁,医用滚痰丸下之,愈。❷癫症:《南雅堂医案》:神呆,忽啼忽笑,言语无序,脉沉兼滑,系顽痰实火,胶结为患,症非虚寒可比,治法不嫌其峻。兹用滚痰法主之:青礞石三两,焰消一两,大黄八两(酒蒸),淡黄芩八两(酒洗),沉香一两(研)。先将上两味同入瓦罐内,以盐和泥封固。入火煅至石如黄金色为度,用清水飞净,和后药三味水泛为丸。每服二钱,姜汤送下。❸痰饮喘咳:《扫叶庄医案》:高年久不更衣,痰气上窒。滚痰丸投之。❹癫痫:《四川中医》[1983,(6):39]:杨某,男,8岁。两年前,突然昏倒,不省人事,牙关紧闭,吐血涎沫,四肢抽搐,甚则小便失禁。经服用苯妥英钠等,病情有所好转。但持续服用数月而出现痴呆,语无伦次,因而停药。近半年来又复发如初,现每日发作二三次。醒后神志恍惚,站立不稳,时喃喃自语,傻笑,答非所问,流涎,质黏稠,味臭秽。饮食一般,大便数日一行,干燥。舌质黄腻,脉滑数有力。此系痰火为患,宜重投泻火涤痰之剂。处方:大黄20克(后下),礞石(火消煅)20克,黄芩10克,沉香4克。服药三剂,痫证发作每日减为一次,发作持续时间也有所缩短,流涎大减,大便正常。以上方加法夏9克,贝母6克,白附子6克,枳实9克,菖蒲6克,胆星6克,僵蚕9克,朱茯神9克,远志6克,苦参9克,服药三剂,诸症大减,行走自如,未再流涎。有时夜间突发惊恐,但痫证未再发作。唯痴呆、傻笑仍同前。此病系痰火扰心,迷闷孔窍,日久损伤神明,非药物短时间所能奏效。遂嘱其服用成药定痫丸或紫金锭以根除病因。随访至今,未复发。

【备考】本方原文为:甑里翻身甲挂金,于金头戴草堂深。相逢二八求斤正,消煅青礞倍若沉。十七两中零半两,水丸桐子意常斟。千般怪证如神效,水泻双身却不任。《伤寒大白》有黄柏。

94136 **滚痰丸**(《准绳·类方》卷二引《养生主论》)

【异名】神秘沉香丸(原书同卷)、沉香礞石滚痰丸(《不居集》下集卷八)。

【组成】大黄(蒸少顷,翻过再蒸少顷,即取出,不可过)　黄芩各八两　青礞石(消煅如金色)　沉香　百药煎(此用百药煎,乃得之方外秘传,盖此丸得此药,乃能收敛周身顽涎,聚于一处,然后利下,甚有奇功,曰倍若沉者,言五倍子与沉香,非礞倍于沉之谓也)各五钱

【用法】上为末,水为丸,如梧桐子大。食后、空心白汤送服。一切新旧失心丧志,或癫或狂,每服一百丸;气盛能食,狂甚者,加二十丸,临时加减消息之;一切中风瘫痪,痰涎壅塞,大便或通或结者,每服八九十丸,或加至百丸,永无秘结之患;一切阳证风毒脚气,遍身游走疼痛,每服八九十丸,未效,加至百丸;一切无病之人,遍身筋骨疼痛不能名者,或头疼牙痛,或摇或痒风注等证,风寒鼻塞,身体或疼或不疼,非伤寒证者,服八九十丸,痰盛气实者加之;一切吞酸嗳逆,膈气及胸中疼闷,腹中气块冲上,呕沫吐涎,状如反胃,心下恍惚,如畏人捕,怵惕不安,阴阳关格,变生乖证,食饥伤饱,忧思过虑,心下嘈杂,或痛或哕,或昼夜虚饱,或饥不喜食,急慢喉闭,赤眼,每用加减服;一切新旧痰气喘嗽,或呕吐,头运目眩,加减服之;一切腮颔肿硬,若瘰疬者,及口糜舌烂,咽喉生疮者,每服六七十丸,加蜜少许,一处嚼碎噙化,睡时徐徐咽之;一切男妇大小虚实,心疼连腹,身体羸瘦,发时必呕绿水黑汁冷涎,乃至气绝,心下温暖者,量虚实加减服之;若事属不虞之际,至于百丸,即使回生,未至颠危者,虚弱疑似之间,只服三十丸或五十丸,立见生意,然后续续进之,以愈为度,兼服生津化痰,温中理气之药;一切荏苒疾病,凡男妇患非伤寒内外等症,或酒色过度,或吐血,或月事愆期,心烦志乱,或腹胀胁痛,劳倦痰眩,或暴行日中,因暑伏痰,口眼㖞斜,目痛耳聩鼻塞,骨节酸疼,干呕恶心,诸

般内外疼痛,百药无效,众医不识者,依前法加减服之。大抵服药,须临卧在床,用熟水一口许咽下便卧,令药在喉膈间徐徐而下;如日间病出不测,疼痛不可忍,必欲急除者,须是一依前卧法服,大半日不可食汤水及不可起身行坐言语,直候药丸除逐上焦痰滞恶物,过膈入腹,然后动作,方能中病,每夜须连进二次,次日痰物既下,三五次者,仍服前数,下五七次或直下二三次而病势顿已者,次夜减二十丸;头夜所服,并不下恶物者,次夜加十丸;人壮病实者,多加至百丸,惟候虚实消息之。或服过仰卧,咽喉稠黏,壅塞不利者,痰气泛上,乃药病相攻之故也;少顷,药力即胜,自然宁贴。往往病久结实于肺胃之间,或只暴病全无泛滥者,服药下咽即仰卧,顿然百骸安静,五脏清宁,次早先去大便一次,其余遍数皆是痰涕恶物,看什么粪,用水搅之,尽是痰片黏涎,或稍稍腹痛,腰肾拘急者,盖有一种顽痰恶物,闭气滑肠,里急后重者,状如痢疾,片饷即已,若有痰涎易下者,快利不可胜言,顿然满口生津,百骸爽快,间有片时倦怠者,盖因连日病苦不安,一时为药力所胜,气体暂和,如醉得醒,如浴方出,如睡方起,此药并不洞泄刮肠大泻,但取痰积恶物,自肠胃次第而下,腹中糟粕,并不相伤,其推下肠腹之粪,则药力所到之处,是故先去其粪,其余详悉,不能备述者,当自知之。

【主治】痰之为病,或偏头风,或雷头风,或太阳头痛,眩晕如坐舟车,精神恍惚;或口眼瞤动,或眉棱耳轮俱痒,或颔腮四肢游风肿硬,似疼非疼;或浑身燥痒,搔之则瘾疹随生,皮毛烘热,色如锦斑;或齿颊似痒似痛而无定所,满口牙浮,痛痒不一;或嗳气吞酸,鼻闻焦臭,喉间豆腥气,心烦鼻塞,咽嗌不利,咯之不出,咽之不下,或因喷嚏而出,或因举动而吐,其痰如墨,又如破絮,或如桃胶,或如蚬肉;或心下如停冰铁,闭滞妨闷,嗳嚏连声,状如膈气;或寝梦刑戮刀兵剑戟,或梦入人家,四壁围绕,暂得一窦,百计得出,则不知何所;或梦在烧人地上,四面烟火枯骨,焦气扑鼻,无路可出;或不因触发忿怒悲啼下泪而寤;或时郊行,忽见天边两月交辉,或见金光数道,回头无有;或足膝酸软,或骨节腰肾疼痛,呼吸难任;或四肢肌骨间痛如击戳,乍起乍止,并无常所;或不时手臂麻疼,状如风湿,或卧如芒刺不安,或如毛虫所螫,或四肢不举,或手足重滞;或眼如姜蜇胶黏痒涩,开合甚难;或阴晴交变之时,胸痞气结闭而不发,则齿痒咽痛,口糜舌烂,及其奋然而发,则喷嚏连声,初则涕唾稠黏,次则清水如注;或眼前黑暗,脑后风声,耳内蝉鸣,眼瞤肉跳。治之者或曰腠理不密,风府受邪;或曰上盛下虚,或曰虚,或曰寒,或曰发邪,病势之来,则胸腹间如有二气交纽,噎塞烦郁,有如烟上冲头面烘热,眼花耳鸣,痰涎涕泪,并从肺胃间涌起,凛然毛竖,喷嚏千百,然后遍身烦躁,则去衣冻体,稍止片时,或春、秋乍凉之时,多加衣衾,亦得暂缓,或顿饮冰水而定,或痛一醉而宁,终不能逐去病根。

94137 滚痰丸

《普济方》卷一〇四。即《御药院方》卷五"坏痰丸"之异名。见该条。

94138 滚痰丸(《普济方》卷三七四)

【组成】江子　半夏　朱砂　腻粉　雄黄　郁金(或加南星尤妙)各等分

【用法】上为末,饭为丸,如麻子大。每服七丸,用薄荷汤送下。量大小加减服之,利痰涎为度,未利再服。

【主治】小儿喉中涎响,手足瘈疭,目睛上视,即急慢惊风证。

94139 滚痰丸

《便览》卷三。为原书同卷"演气丹"之异名。见该条。

94140 滚痰丸(《镐京直指》)

【组成】青礞石四钱　沉香八分　制锦纹五钱　广木香一钱　黄芩一钱五分　枳实二钱

【主治】顽痰怪症,睡醒神浊,妄言不觉,便闭气逆,痰火上壅。

溏

94141 溏泄散

《仙拈集》卷一。为《本事》卷四"五味子散"之异名。见该条。

滂

94142 滂沱汤(《石室秘录》卷二)

【组成】玄参九钱　升麻二钱　黄芩四钱　麦冬七钱　防风三钱　天花粉三钱　苏叶一钱　青黛三钱　生甘草三钱　生地九钱　桑白皮五钱

【用法】水煎服。

【主治】伤寒发斑,身热,心内如火,口渴呼水,气喘舌燥,扬手出身;或中暑热之气,大渴饮水,数桶不止,汗如雨下,大喊狂呼,日重夜轻,此皆阳火。

溢

94143 溢经汤(《辨证录》卷十一)

【组成】熟地一两　白术一两　山药五钱　生枣仁三钱　白芍三钱　当归五钱　丹皮二钱　沙参三钱　柴胡一钱　杜仲一钱　人参二钱

【用法】水煎服。连服八剂而经通,服一月人健,不再经闭,兼易受孕。

【主治】妇人年未至七七之期,经水先断者,此非血枯,乃为血闭。

94144 溢胆汤(《宣明论》卷二)

【组成】黄芩(去朽)　甘草(炙)　人参各二两　官桂一两　苦参　茯神各半两

【用法】上为末。每服三钱,水一盏,煎至八分,去滓温服,不拘时候。

【主治】谋虑不决,胆虚,气上冲口中,上溢则口苦,是清净之府浊扰之气上溢。

溯

94145 溯源丹(《寿世保元》卷七)

【组成】当归(酒洗)　熟地黄(酒蒸)　蕲艾(醋炒)各二两　香附(醋浸,炒)三两　川芎(米泔制)　人参各一两二钱　白芍(酒炒)　阿胶(蛤粉炒)　白术(去芦)　茅根各六钱　椿根皮(酒炒)　黄柏(酒炒)各一两　地榆七钱　白茯苓(去皮)八钱　白石脂七钱

【用法】上为细末,米醋糊为丸,如梧桐子大。每服五

六十丸，空心米汤送下。

【主治】妇人赤白带下。上热下寒，口出恶气，或咽干，或牙痛，或耳鸣，或遍身流注疼痛，发热憎寒，或口吐酸水，或心腹气痛，或下五色腥臭。

94146 **溯源散**(《医学正传》卷二)

【异名】除原散(《医学入门》卷七)、除源散(《东医宝鉴·杂病篇》卷四)。

【组成】原食物(烧灰存性)一两　生韭菜(连根)一握

【用法】原食物(或糍粽，或肉食)烧灰存性，细研为末，韭菜杵汁调服，过一二时，以东垣枳实导滞丸百余粒催之，其所伤之宿食即下，热退而愈。

【主治】伤于食物，致恶寒发热久不愈；或伤寒后食诸物致食复，潮热不已者。

94147 **溯源救肾汤**(《冯氏锦囊·杂证》卷二十)

【组成】熟地四钱　炒麦冬一钱五分(去心，炒黄)　炒黄白术二钱　白芍药(酒炒)一钱二分　生杜仲二钱　川续断一钱五分　牛膝二钱　姜炭六分

【用法】加灯心、莲子，水煎，食前温服。

【主治】产后阴虚发热，身痛自汗，恶食头疼，口干，恶寒恶热者。

【加减】如腹有微痛，加益母草一钱；如虚甚者，冲人参汤服。

94148 **溯源解毒汤**

《痘疹心法》卷二十三。为原书同卷"解毒汤"之异名。见该条。

94149 **溯源解毒汤**(《育婴秘诀》卷四)

【组成】酒芩　苍术(酒炒)　白蒺藜(酒浸，炒去刺)　蔓荆子(酒炒)　何首乌(酒炒)　胡麻(炒)　酒升麻

【用法】上为末，酒糊为丸，如麻子大。每服三五十丸，防风汤送下。由乳母服用。

【主治】小儿脑疳，头皮光急，发结如穗，满头饼疮，脑热如火。

溺

94150 **溺白散**(《金鉴》卷六十五)

【异名】人中白散(《玉钥》卷上)。

【组成】溺垢(即妇人尿桶中白碱，火煅)五钱　白霜梅(烧存性)　枯白矾各二钱

【用法】上研细末，先用韭根、松萝茶煎成浓汁，乘热以鸡翎蘸洗患处，去净腐肉，见津鲜血，再敷此药，日敷三次。若烂至咽喉，以芦筒吹之。

【主治】走马牙疳。

【备考】《玉钥》有冰片二分。

94151 **溺血丹**(《脉因证治》卷上)

【组成】生地四两　苏木根　淡竹叶　山栀(炒)　滑石　甘草　蒲黄(炒)　藕节　当归

【主治】溺血之属热者。

94152 **溺绿散**(《济阳纲目》卷一〇七)

【组成】溺垢(即妇人尿桶中白垢，火煅)一钱　铜绿三分　麝香一分半

【用法】上为末。敷之。

【主治】小儿走马牙疳。

粳

94153 **粳米汤**(《全生指迷方》卷四)

【组成】附子(炮，去皮脐，切片子)半两　半夏(汤浸七遍，切片子)二两半　甘草(炙，剉碎)一两　陈粳米二两半

【用法】上拌和，分作十二服。每服用水三盏，加生姜十片，同煮至一盏，去滓温服。

【主治】腹痛而呕，脉紧细而滑。

94154 **粳米饮**(《圣济总录》卷一八八)

【组成】粳米泔一升

【用法】上一味，顿饮之。立止。

【主治】吐血不止，心闷。

94155 **粳米饮**(《圣济总录》卷一八九)

【组成】仓粳米(净淘，控干)四合　薤白七茎　羊肾脂五两　豉(用水四升，煎取二升，去滓澄清)

【用法】上熬肾脂，煎薤白令熟，入豉汁与米同煮，空腹食之。

【主治】冷痢寒结不散，日夜无度。

94156 **粳米粥**(《圣济总录》卷一八九)

【组成】粳米(淘)一合　薤白七茎(细切)　豉二十五粒　枳壳(去瓤，麸炒，为末)一分　生姜汁半合　大枣(擘破)二枚　陈橘皮(去白，焙干，为末)一分

【用法】上药除薤白、米外，以水三盏，先煎诸药至二盏，去滓，下薤、米再煮，以熟为度，空腹任意食之。

【主治】反胃羸瘦，四肢痿弱。

94157 **粳米粥**(《普济方》卷二五九)

【组成】粳米二合　曲末一两(微炒)

【用法】上煮粥，空腹食之。

【主治】脾胃气弱，食不消化，痢下赤白不止；亦主小儿无辜痢。

94158 **粳酥粥**(《圣济总录》卷一九〇)

【组成】真酥三合　芜荑仁(微炒，别捣末)三钱半

【用法】上先取白粳米半升净淘，以水多少煮粥，候熟下酥，并芜荑末搅匀。任意食之，食不尽，分作两度。

【主治】久淋不愈。

94159 **粳米桃仁粥**(《圣惠》卷九十六)

【组成】粳米二合　桃仁一两(去皮尖双仁，研)

【用法】以桃仁和米煮粥。空腹食之。

【主治】上气咳嗽，胸膈伤痛，气喘。

煎

94160 **煎膏**

《普济方》卷二二八。即方出《千金翼》卷十二，名见《圣惠》卷九十七"煎猪肪方"。见该条。

94161 **煎麦散**(《博济》卷一)

【异名】麦煎汤(《圣济总录》卷八十八)、麦煎散(《三因》卷十)。

【组成】大鳖甲二两(醋煮三五十沸后，净去裙襕，另用好醋煮令香)　银州柴胡二两(去苗)　大川乌头一两

(炮制去皮脐) 玄参三两 干漆一两(炒) 干葛一两 秦艽二两(去土) 人参一两 茯苓一两

【用法】上为末。每服二钱,先用小麦三七粒,煎汤一盏,去麦,同煎至七分,温服,食后或临卧时服之。

【功用】退劳倦,调顺经络。

【主治】营卫不调,夜多盗汗,四肢烦疼,饮食进退,肌瘦面黄。

94162 煎柿散

《卫生总微》卷八。为《类证活人书》卷二十一"通圣散"之异名。见该条。

94163 煎金汤

《全生指迷方》卷二。为《普济方》卷二八九引《指南方》"剪金散"之异名。见该条。

94164 煎金饮(《普济方》卷三七六)

【异名】代赭石散。

【组成】代赭石

【用法】以代赭石为细末,水飞极细,晒干。每服半钱或一钱,用真金煎汤调下,连进三服。

【主治】小儿不拘阴阳证发痫者。

94165 煎蜜散(《普济方》卷三〇一)

【组成】黄柏

【用法】上烂煮,洗局部,又用白蜜涂之;或以蜜炙焦为末,敷于疮上。

【主治】男子阴疮损烂。

94166 煎附子法(《传信适用方》卷二引王季远方)

【组成】生大附子一个(重九钱以上者,去皮脐,切片;捶碎亦得) 晋枣十枚 生姜(切)二两

【用法】用水三大盏,入附子、晋枣、生姜,以炭火银石器煎,别用水一盏,遇沸即用水旋旋点之,点尽水,煎至一大盏为度;取滓,再用水二盏,煎至一盏,同前一盏,共用沉香磨一钱,青盐一钱,再煎沸即止,放温,分作二次,服毕以蒸饼压之,再温第二服,止用重汤温,不可再煎也。

【功用】补益。

【备考】本方方名,《普济方》引作"附子煎"。

94167 煎银饮子(《圣惠》卷八十三)

【组成】银五两 石膏二两 寒水石二两 蚕蛹茧二两

【用法】上以水三升,入银石三味,煎至一升,去银石;次下蛹茧,更煎至七合,去滓,每服半合,温温服之,不拘时候。

【主治】小儿热渴不止。

94168 煎猪肪方(《千金翼》卷十二,名见《圣惠》卷九十七)

【组成】不中水猪肪一大升 葱白一茎

【用法】上以葱白入猪肪内,煎令葱黄止,候冷暖如人体,空腹平旦顿服之令尽,暖盖覆,卧至日晡后乃食白粥稠糜,过三日服补药(羊肝一具细切,羊脊骨膜肉一条细切,曲末半升,枸杞根十斤,切,以水三大斗,煮取一大斗,去滓。上药合和,下葱白、豉汁,调和羹法,煎之如稠糖,空腹饱食之)。

【主治】大虚羸,困极。

【备考】本方方名,《寿亲养老》引作"煎猪脂方",《普济方》引作"煎膏"。

94169 煎猪脂方

《寿亲养老》。即方出《千金翼》卷十二,名见《圣惠》卷九十七"煎猪肪方"。见该条。

94170 煎膏药方丹(《胎产指南》卷八)

【组成】玄参五钱 苦参五钱 黄芩五钱 杏仁五钱 白芷五钱 大黄五钱 金银花五钱 天花粉五钱 连翘五钱 归尾一两 赤芍五钱 丹皮五钱 黄耆五钱

【用法】每一料,用真麻油一斤,真粉心半斤,将各药剉片,入油浸二宿,文武火煎,以药纯黑为度,去滓净,然后研细粉心入药,用桃枝不住手搅,滴水成珠不散为度,再加阿魏末一钱,名阿魏膏。

【主治】一切痈疽,恶毒诸疮。

慈

94171 慈云散(《伤科汇纂》卷七)

【组成】番木鳖 川乌 土鳖虫 鹿角(煅)各二两 穿山甲一两六钱 明天麻 草乌 川芎 升麻 当归尾 闹羊花 生香附 僵蚕各一两 蜈蚣 斑蝥各四钱

【用法】上各制毕,研极细末。重者服一钱,轻者用六分或八分,俱用无灰酒调服。盖被取汗,不可见风,必须汗干,然后出帏幕。

【功用】接骨回生。

【主治】跌打损伤,及痈疽疔肿大毒,初起即消,已成即溃。

94172 慈济丸(《直指》卷四)

【组成】宣木瓜二两 川乌(炮,去皮脐) 黄耆 蒺藜(炒去刺) 当归 防风 萆薢 牛膝 天台乌药各一两 赤小豆 茴香(炒) 地龙(去土) 老白胶(研筛) 川五灵脂各三分

【用法】上为细末,酒面稀糊丸,如梧桐子大。每服四十丸,食前紫苏汤送下。

【主治】脚气。游走两足,转上腰腿,疼痛不能转侧。

94173 慈航丹(《全国中药成药处方集》抚顺方)

【组成】当归四两 川芎三两 坤草六两 香附二两

【用法】上为细末,炼蜜为丸,每丸重二钱或三钱,朱砂为衣。每服二钱,一日二次,黄酒送下。

【功用】活血调经。

【主治】经水不调,赤白带下,癥瘕血痨;胎前产后血迷晕耗,生产迟延,胎衣不下,子痫子挛,肝气冲心。

【宜忌】忌食生冷。

94174 慈航散

《外科十三方考》卷下。为原书同卷"枳马二仙丹"之异名。见该条。

94175 慈航膏(《中医皮肤病学简编》)

【组成】侧柏叶 125 克 大黄 31 克 当归 31 克 地榆 31 克 血余 46 克 露蜂房 10 克 黄蜡 93 克 香油 500 毫升

【用法】常法炼膏。外用。

【主治】烫火伤。

94176 慈菇汤(《洞天奥旨》卷八)

【组成】山慈菇二钱　苍耳子三钱　当归一两　白芷二钱　王不留行三钱　天花粉三钱

【用法】水二碗,煎至一碗,加酒一杯,再煎共一杯服之。必出汗而愈。

【主治】诸疔疮。

94177 慈救丹(《普济方》卷三七五引《典药方》)

【组成】朱砂二钱(先研)　全蝎(不去毒,文武火微焙净,次下乳钵)三钱　江子(不去油,去心膜,大白者,三下乳钵)十四粒　麝香(当门子,四下乳钵,候研至无声则可用)一钱

【用法】上研细,煮面块为丸,如麻子大,阴干。一岁一丸,验岁数服,急惊,薄荷汤送下;慢惊,曲蟮泥泡汤送下;候一茶时,调无忧散服。若卖与人,必与两服,服后忽吐,再吃一服,不吐则泻,其病退则休服此药,服后或吐或泻,其病愈矣。

【主治】急慢惊风。

94178 慈丹胶囊(《新药转正》35册)

【组成】莪术　山慈菇　马钱子粉　蜂房　鸦胆子　人工牛黄　僵蚕　丹参　黄耆　当归　冰片

【用法】制成胶囊,口服,一次5粒,一日4次,一个月为一个疗程,或遵医嘱。

【功用】化瘀解毒,消肿散结,益气养血。

【主治】原发性肝癌瘀毒蕴结证,合并介入化疗,可改善临床症状,提高病灶缓解率。

【宜忌】孕妇忌服。

【临床报道】原发性肝癌:《光明中医》[2004,19(6):73]治疗原发性肝癌34例,肿块有所缩小,甲胎蛋白下降,生存期大于2年的占50%。

【现代研究】❶对离体癌细胞的作用:《光明中医》[2004,19(6):73]在离体培养的人癌细胞株实验证明,慈丹胶囊对白血病细胞K562和HL60、胃癌FGC85、肝癌SMMC7721均有直接抑制作用。❷对在体癌细胞作用:《光明中医》[2004,19(6):73]慈丹胶囊在1.6g/kg连续10～14日灌服时,对小鼠肉瘤S180的最高抑瘤率是62.89%,小鼠宫颈癌U14是56.22%,小鼠Lewis肺癌是49.78%,小鼠黑色素瘤的最高抑瘤率是41.84%,与单纯模型组比较,差异在统计学上均有显著意义。

塞

94179 塞耳丸(《外台》卷二十二引《广济方》)

【组成】巴豆二枚(去皮,熬)　桃仁(去皮,熬)二枚　松脂大豆许

【用法】上药捣,作二丸。绵裹塞耳中。

【主治】耳鸣。

94180 塞耳丸(《圣惠》卷三十六)

【异名】松脂膏(《普济方》卷五十三)。

【组成】松脂半两　杏仁一分(去皮尖)　巴豆半分(去皮膜)　椒目末半两　葱汁半合

【用法】上药捣烂如膏,拈如枣核大。绵裹塞耳中。

【主治】耳聋。

94181 塞耳丸(《圣惠》卷三十六)

【异名】桃仁膏(《普济方》卷五十四)。

【组成】桃仁一分(汤浸,去皮)　松脂一分　椒目末半分　巴豆七枚(去皮心)

【用法】上药捣炼膏,拈为枣核大,绵裹一丸塞耳中,三日一易之。

【主治】耳聋。

94182 塞耳丸

《济生》卷八。为《普济方》卷五十四引《圣济总录》"塞耳丹"之异名。见该条。

94183 塞耳丸

《仙拈集》卷一。为《宣明论》卷十三"断魔如圣丹"之异名。见该条。

94184 塞耳丹(《普济方》卷五十四引《圣济总录》)

【异名】塞耳丸(《济生》卷八)。

【组成】石菖蒲一寸　巴豆一枚(去皮)　全蝎一枚(去毒)

【用法】上为细末,葱涎打和为丸,如枣核大。绵裹,纳耳中。

【主治】耳聋,气道壅塞,两耳聋聩;耳卒疼痛不能忍。

【备考】《青囊秘传》有麝香一字。

94185 塞耳丹(《三因》卷六)

【组成】青黛　桂心　砒　巴豆　硫黄各等分

【用法】上并不去皮壳,不修治,为末,以五月五日五家灰粽角为丸,如枣核大。绵裹定,当发日塞耳中,男左女右。

【主治】疟疾。

【宜忌】忌荤腥。

94186 塞耳丹(《得效》卷十一)

【组成】水银一钱　虢丹五钱

【用法】上同作六丸,入熔银窝中,园瓦上盖,湿纸糊护定,用香炉盛炭火烧,一日后取出,以薄绵裹之。疹疮在右,塞右耳;在左,塞左耳。立见坠下。

【主治】疹疮入眼。

94187 塞耳药(《古今医鉴》卷九引宋兰皋方)

【组成】壁钱　胡椒末

【用法】用壁钱包胡椒末,如左边痛,塞右耳;右边痛,塞左耳。手掩枕之,侧卧,少时额上微汗即愈。

【主治】牙痛。

94188 塞耳散(《圣济总录》卷一一五)

【组成】菖蒲　附子(炮裂,去皮脐)各一分

【用法】上为细散,麻油调,绵裹如枣核大,塞耳中。

【主治】耳卒痛,不能忍。

94189 塞里散

《医方类聚》卷一七五。即《外科精要》卷下"托里散"。见该条。

94190 塞鼻丸(《仙拈集》卷一)

【组成】伏龙肝

【用法】上为末,水泛为丸。塞两鼻孔。

【主治】闻药即吐,百药不效者。

94191 塞鼻丹(《鲁府禁方》卷一)

【组成】草乌一个　巴豆三个　胡椒七个　大枣二个

【用法】上为末，枣肉为丸，如梧桐子大。每用一丸，绵花裹，于未发之先，塞鼻孔中，男左女右。

【主治】疟疾。

94192　**塞鼻丹**(《金鉴》卷八十八)

【组成】朱砂　麝香　丁香　乌梅肉　川乌　草乌　当归　三柰各一钱　乳香三钱　皂角七分

【用法】上为细末，用独头蒜泥为丸。以丝绵包裹，塞于鼻中。

【主治】跌打损伤，鼻中流血不止，神气昏迷，牙齿损伤，虚浮肿痛者，及一切衄血之证。

94193　**塞鼻丹**(《理瀹》)

【组成】薄荷　细辛　巴霜　冰片末各等分

【用法】上研末。棉裹塞鼻。一时头顶冰凉，咽喉即开。愈后鼻疮并无害，以银花甘草水洗之。

【主治】喉痹、喉蛾溃烂，水浆不入。

94194　**塞鼻丹**(《青囊秘传》)

【组成】麝香二分五厘　辛夷三分　巴豆(即净江子，去油)四分　西牛黄二分　细辛四分　牙皂角四分　蟾酥七分　冰片二分五厘　朱砂三分　生半夏三分　雄黄四分

【用法】上为细末。每用二厘，红枣包，塞鼻孔，左乳塞左，右乳塞右。一周时得涕即愈。

【主治】乳症。

94195　**塞鼻散**(《圣惠》卷三十七)

【组成】猬皮一枚

【用法】上烧为灰，细研。每用半钱，绵裹纳鼻中，数易之，乃愈。

【主治】鼻衄。

94196　**塞耳桂膏**

《普济方》卷五十五。即《圣济总录》卷一一五“桂膏”。见该条。

94197　**塞鼻桂膏**

《普济方》卷五十七。即《圣惠》卷三十七“桂膏”。见该条。

94198　**塞耳杏仁膏**(《圣济总录》卷一一四)

【异名】蓖麻丸(《普济方》卷五十三)。

【组成】杏仁(去皮尖双仁，别研)　蓖麻子(去皮，别研)各一两　食盐(别研)二分　乳香(别研)一分　巴豆(去皮心，别研)一分　附子(炮裂，去皮脐)一分　桃仁(去皮尖双仁，别研)一两　磁石(火烧醋淬一七遍)一两　木通(剉)半两　蜡二两　菖蒲一两

【用法】上除别研外，捣罗为末，后入别研者相和，捣丸，捻如枣核大。绵裹塞耳中，一日四五次。

【主治】风聋久不愈者。

【备考】本方方名，《普济方》引作“杏仁膏”。

94199　**塞耳附子方**(《圣济总录》卷一一四)

【组成】附子一枚(生，去皮)

【用法】上以醋渍三两宿，令润透里，削一头尖，纳耳中，灸上二七壮，令气透耳中。即愈。

【主治】耳聋，牙关急。

94200　**塞耳枫香丸**(《圣惠》卷三十六)

【组成】枫香一两　巴豆七枚(去皮心，微炒)　松脂三两半　黄蜡半两　婆律膏半两　胡桃仁半两

【用法】上药先捣枫香、巴豆，后下松脂，又捣，次销蜡下之，捣令稠和，后下婆律膏、胡桃仁，熟捣如泥，膏成，为丸如枣核大。以绵裹纳耳中，一日三两次。有汁出尽即愈。

【主治】耳聋，二十年不愈。

【备考】本方方名，《普济方》引作“枫香丸”。

94201　**塞耳桃仁方**(《圣济总录》卷一一四)

【组成】桃仁(汤浸，去皮尖双仁，炒)一分

【用法】上捣烂，捻如枣核，以赤楮皮裹。塞耳中。

【主治】耳聋。

94202　**塞耳黄耆丸**(《圣济总录》卷一一五)

【组成】黄耆(剉)一两　芍药半两　当归(切，焙)半两　干姜(炮)半两　蜀椒(去目并闭口)一分

【用法】上为末，入生地黄三两(切)，和杵令匀。以枣核大，薄绵裹，塞耳中，日夜易之。

【主治】诸虫入耳，耳肿不闻语声，有脓血。

94203　**塞耳硫黄散**(《圣惠》卷三十六，名见《普济方》卷五十四)

【组成】雄黄一分　硫黄一分

【用法】上为末，以绵裹纳耳中。以愈为度。

【主治】耳聋。

94204　**塞鼻甘遂散**(《圣惠》卷三十七)

【组成】甘遂　细辛　附子(炮裂，去皮脐)　木通(剉)各一分

【用法】上为细散。每用半钱，以绵裹塞入鼻中。当有清水出，病重者或下三二升，当以卧时安药，若微痛则忍之。

【主治】鼻塞不闻香臭。

【宜忌】勿触风冷。

94205　**塞鼻瓜蒂散**(《圣惠》卷三十七，名见《普济方》卷三十六)

【组成】瓜蒂半两　细辛一分

【用法】上为细散，以绵裹豇豆大，塞鼻中。须臾通矣。

【主治】鼻痈气息不通。

94206　**塞鼻瓜蒂散**(《圣惠》卷三十七，名见《圣济总录》卷一一六)

【组成】瓜蒂

【用法】上为末。绵裹，塞鼻中。

【主治】鼻塞。

94207　**塞鼻瓜蒂散**(《圣惠》卷三十七)

【组成】瓜蒂一分　藜芦一分

【用法】上为细散。每服半钱，用狗胆汁和，绵裹，塞于鼻中，一日三次。

【主治】鼻塞不闻香臭。

94208　**塞鼻皂荚散**(《圣惠》卷三十七)。

【异名】皂荚散(《圣济总录》卷一一六)。

【组成】皂荚　细辛　辛夷　川椒(去目及闭口者，微炒去汗)　附子(炮裂，去皮脐)各一分

【用法】上为散。每取半钱，用棉裹，塞鼻中；以少许吹之亦得。

【主治】塞鼻不通。

94209 **塞鼻菖蒲散**

《圣惠》卷三十七。为《外台》卷二十二引《古今录验》“皂荚散”之异名。见该条。

94210 **塞鼻雄黄丸**(《圣惠》卷三十七)

【组成】雄黄半两 甘草一分(炙微赤,剉) 附子一分(炮裂,去皮脐) 细辛一分

【用法】上为末,用狗胆和丸,如枣核大。以绵裹一丸,纳鼻中。移时恶物出三二升,愈。

【主治】❶《圣惠》:鼻痈。❷《普济方》:齆鼻。

【备考】《普济方》用羊胆汁和丸。

94211 **塞耳赤石脂散**(《圣济总录》卷一八一)

【组成】赤石脂 白矾(熬令汁枯) 黄连(去须) 乌贼鱼骨(去甲)各一分(一方无赤石脂,有龙骨)

【用法】上为散。每取少许,绵裹,塞耳中。大人可用一钱匕。

【主治】小儿聤耳脓血。

窦

94212 **窦气饮**(《救偏琐言》卷十)

【异名】窦气散(《痘科辨要》)。

【组成】丹皮 荆芥 青皮 山楂 穿甲 牛蒡 木通 赤芍 姜蚕 蝉蜕

【用法】加芦笋十株煎服,临服和大桑虫汁。

【主治】痘,血至而气不至,郛壳不长,或平或陷,而不充肥者。

94213 **窦气散**

《痘科辨要》。为《救偏琐言》卷十“窦气饮”之异名。见该条。

94214 **窦侍御仙酒**(《杨氏家藏方》卷一)

【组成】牛膝(净洗,切) 牛蒡根(净洗,切)各半斤 大麻子一升(净洗,炒) 枸杞子(净洗)一合 苍术一斤(净洗,切) 牛蒡子(净洗,炒) 蚕砂(净洗,炒) 秦艽(净洗,切) 羌活(去芦头,净洗,切) 防风(净洗,切) 桔梗(去芦头,净洗,切)各一两

【用法】上用无灰酒二斗,于瓶器内浸药,密封七日。每服一大盏,食后温服,常令有酒力。

【主治】偏风。手足拳挛,半身不遂。

鲎

94215 **鲎胆散**

《本草纲目》卷四十五。即《圣济总录》卷十八之“鲎鱼胆散”。见该条。

94216 **鲎鱼胆散**(《圣济总录》卷十八)

【组成】鲎鱼胆 白矾 绿矾(各生用) 腻粉 水银 麝香各半两

【用法】上药一处细研,时点少许水,研水银星尽为度。每服一钱至二钱匕,井华水空心调下,至午时未动,腹空更一服。后咳出稠黏涕唾,或泻下五色毒涎为效,一月内可三度服。若牙疼,齿缝中涎出乃愈。更量人虚实用之。

【主治】大风癞。

【备考】本方方名,《本草纲目》卷四十五引作“鲎胆散”。

豢

94217 **豢龙汤**(《医醇賸义》卷二)

【组成】羚羊角一钱五分 牡蛎四钱 石斛三钱 麦冬一钱五分(青黛少许拌) 南沙参四钱 川贝二钱(去心研) 夏枯草一钱五分 丹皮一钱五分 黑荆芥一钱 薄荷炭一钱 茜草根二钱 牛膝二钱 茅根五钱 藕五大片

【主治】鼻衄。

粱

94218 **粱米汤**

《圣济总录》卷一七九。为《千金》卷十五“四物粱米汤”之异名。见该条。

94219 **粱米汤**(《圣济总录》卷一八四)

【组成】粱米一合 黄连(去须,剉碎)三两

【用法】上药粗捣筛,以水四盏,煎至一盏半,分三服,去滓,食前温服,一日令尽。

【主治】乳石发散,已经快利,热尚不退,兼痢不断。

94220 **粱米饮**(《千金翼》卷十八,名见《圣济总录》卷四十)

【组成】粱米粉五合

【用法】以水一升半和之如粥,顿服。须臾即止。

【主治】霍乱吐利,心烦不止。

94221 **粱米饮**(《圣济总录》卷三十九)

【组成】黄粱米(淘)五升

【用法】上以水一斗,煮取五升,澄清,稍温饮之;糯米饮亦得。

【主治】霍乱吐下,大渴多饮。

94222 **粱米粥**(《圣惠》卷九十五)

【组成】白粱米三合 荆芥一握 薄荷叶一握 豉三合

【用法】上以水三大盏,煮荆芥、薄荷、豉,取汁二盏,澄滤过,入米煮作粥,空腹食之。

【主治】中风。心脾热,言语謇涩,精神昏愦,手脚不遂,口喎面戾。

94223 **粱米粥**(《圣济总录》卷一八八)

【组成】青粱米半升(净淘)

【用法】上以水三升,煮稀粥饮之。以愈为度。一方用米半升,水三升,烂研,取泔饮之。

【主治】消渴。

94224 **粱豉汤**(《普济方》卷三四九)

【组成】猪肾一具(切,去筋) 淡豆豉五合(绵裹) 白粱米三合 葱白(切)一升 人参 当归各一两

【用法】上以水三升,煎八合,分二服。

【主治】产后虚羸喘乏,寒热如疟,名曰蓐劳。

酱

94225 **酱蜜涂方**(《圣济总录》卷一三七)

【组成】酱汁一合 蜜一两

【用法】上和煎令沸,稍热涂敷,一日五七次。即愈。

【主治】代指掣痛。

福

94226 **福寿丹**(《慈禧光绪医方选议》)

【组成】朱砂一分(末) 黄连一分(末) 甘草五厘(末)

【用法】蜜水调服。

【功用】新生儿开口。

94227 **福胎饮**

《本草纲目》卷十四。为《朱氏集验方》卷十"瘦胎饮子"之异名。见该条。

94228 **福胎饮**(《叶氏女科》卷二)

【组成】当归一两(酒洗) 枳壳(麸炒) 川芎各三钱 益母草二钱 黄耆五钱

【用法】水煎服。临盆将产,服此最妙。

【功用】催生。

【主治】难产。

94229 **福庭丸**(《圣济总录》卷九十六)

【组成】附子(去皮脐,剉)一两 厚朴(去粗皮)二两(同附子用生姜汁浸一宿,于瓷器内炒)

【用法】上为末,用酒煮陈曲末为糊丸,如梧桐子大。每服十五丸至二十丸,空心食前用,生姜盐汤送下。

【主治】大便失禁,并肠鸣。

94230 **福神丹**(《三因》卷十五)

【组成】诃子四个(炮) 巴戟(炒) 黑牵牛(生)各半两 甘草三钱(生) 赤小豆四十九粒(生)

【用法】上为末,面糊为丸,如绿豆大。每服十丸至十五丸,薄荷汤送下。次用水膏药。

【主治】大风。

94231 **福靛散**(《惠直堂方》卷一)

【组成】靛青花三钱 鸡子清一个

【用法】烧酒一碗,共打匀,吃下。即愈。

【主治】大头瘟。项肿腮大,形如虾蟆。

94232 **福字阿胶**(《成方制剂》18 册)

【组成】陈皮 甘草 驴皮

【用法】一次 3~9 克,一日 1~2 次。用黄酒或开水炖化服,或遵医嘱。

【功用】养阴,止血,补虚,润燥。

【主治】虚劳咳嗽,咯血,吐血,衄血,妇女崩漏,胎动不安等症。

94233 **福寿药酒**

《全国中药成药处方集》兰州方。为原书"健体固本药酒"之异名。见该条。

94234 **福寿胶囊**(《成方制剂》18 册)

【组成】巴戟天 枸杞子 何首乌 黑豆 绞股蓝 灵芝 玫瑰茄 余甘子

【用法】上制成胶囊剂。口服,一次 4 粒,一日 3 次。

【功用】滋补肝肾,调养脏腑,益气养血,扶正固本,具有提高握力,改善视力,改善性功能状态,防治冠心病和消退老年斑的作用。

【主治】改善中老年人的疲倦乏力,头晕耳鸣,失眠多梦,腰膝酸软,畏寒肢冷和夜尿频或余沥等临床症状。

94235 **福幼理中丸**(《全国中药成药处方集》天津方)

【组成】人参(去芦)二两 炒枣仁 枸杞子各一两 熟地二两 干姜 白术(麸炒) 生黄耆各一两 当归 山萸肉(酒制)各五钱 故纸(盐炒)一两 核桃仁五钱 生白芍一两 肉桂(去粗皮)五钱

【用法】上为细粉,炼蜜为丸,一钱重。每斤丸药用朱砂面三钱上衣,蜡皮或蜡纸筒封固。每次服一丸,周岁以内酌减,白开水化服。

【功用】扶气健脾,温中祛寒。

【主治】脾虚气弱,呕吐久泄,面色萎黄,身体消瘦,精神不振,食欲缺乏。

【宜忌】忌食寒凉、生冷、油腻。积滞吐泻忌用。

94236 **福寿二味散**(《普济方》卷一七七)

【组成】干姜(生用) 石决明各等分

【用法】上为细末。每服一钱,用男儿津,唾于左手心内,调令稀稠得所。

【主治】诸病烦渴。

94237 **福寿保生丸**(《普济方》卷三八〇引《德生堂方》)

【组成】芦荟 木香各一两 芜荑仁 使君子 砂仁 胡黄连 神曲 广术 三棱(炒) 陈皮 干虾蟆各七两半

【用法】上为细末,水糊为丸,如粟米大。每服五七丸,温米汤送下,量岁数加服,一日二次。八九日后,大便黑为验。

【主治】小儿一切脾疳癖积,饮食无时,诸物所伤脾胃,因食寒热,积作成气块,腹肚胀满,喜怒不常,坚硬为脾,身热虚汗,而且多睡,或黑或瘦,口鼻生疮。

【宜忌】切忌荤、生冷、硬物。

94238 **福寿保生丸**(《普济方》卷三八二)

【组成】芦荟 南木香各二两 蓬术 芜荑 使君子仁 黄连 青皮(去白) 砂仁 陈皮(去白) 神曲各七钱半

【用法】上宿蒸饮糊为丸。每服三十丸,米汤送下。

【主治】小儿干疳,肌肉消瘦。

94239 **福建香茶饼**(《松峰说疫》卷五)

【组成】沉香 白檀各一两 儿茶二两 粉草五钱 麝香五分 冰片三分

【用法】上为细末,糯米汤调为丸,如黍大。噙化。

【功用】辟一切瘴气瘟疫、伤寒、秽气。

禆

94240 **禆脾丸**(《外台》卷二十五引《集验方》)

【异名】建脾丸(《奇效良方》卷十三)。

【组成】附子(炮)一两 蜀椒(汗)一两 桂心二两 赤石脂 黄连 人参 干姜 茯苓 大麦蘖 陈面(炒) 石斛 当归各二两 钟乳三两(研)

【用法】上捣筛,蜜和为丸,如梧桐子大。每服十丸,以酒送服,一日三次,稍稍加之。

【主治】脾滑胃虚弱,泄下不禁,饮食不消,雷鸣绞痛。

辟

94241　**辟风汤**(《御药院方》卷一)

【组成】独活(洗去土,焙干)　防风(去芦头)　吴白芷　桂藁本(去土)　麻黄(去节,微炒)　白芍药(去皮)　天麻各一两　川乌头(炮裂,去皮,捶碎炒黄)半两　藿香叶(去土)半两　川芎七钱　羌活(去苗)三钱　甘草(剉,炒)半两　白花蛇(酒浸,去皮骨)半两　白僵蚕(炒黄)三钱　全蝎(去毒,炒黄色)半两　朱砂(为衣)二两　白附子(炮制,捣碎,炒微黄)四钱　天南星(牛胆酿,炒黄)四钱　远志(汤浸,去心,焙)三钱

【用法】上为细末,炼蜜为丸,每两作十丸,朱砂为衣。每服一丸,细嚼或化服,用生姜汤送下,麝香汤亦得;如破伤风,豆淋酒送下;急风痫病,人参汤送下,不拘时候。

【主治】诸风疾,无问新久者。半身不遂,口眼㖞斜,语言謇涩,精神昏愦,痰涎并多,咽嗌不利;及风虚头痛目眩,旋运欲倒,或心忪健忘,恍惚不宁,手足麻痹,颤掉无力,筋脉拘急,骨节烦疼,行步艰难。

94242　**辟邪丸**

《圣济总录》卷三十七。为原书卷三十六"妙应丸"之异名。见该条。

94243　**辟邪丸**(《育婴秘诀》卷二)

【组成】人参　白茯苓　炙甘草　使君子肉　夜明粉　干蟾灰各一钱　沉香五分　雄黄(水飞)　朱砂(飞)各一钱　黄连一钱五分　麝香少许

【用法】上为末,猪胆汁和粟米糊为丸,如黍米大。每服二十一丸至三十五丸,米饮送下。

【主治】惊风,邪祟似痫。

94244　**辟邪丸**(《医宗必读》卷六)

【组成】雄黄一两　丹参　鬼箭羽　赤小豆各二两

【用法】上为末,炼蜜为丸,如梧桐子大。每服五丸,空心温水送下。

【功用】预防瘟疫。

94245　**辟邪丹**

《鸡峰》卷十四。为《圣济总录》卷三十六"妙应丸"之异名。见该条。

94246　**辟邪丹**

《普济方》卷二三五引《海上名方》。为原书同卷"小灵宝丹"之异名。见该条。

94247　**辟邪丹**

《医方类聚》卷二一五引《徐氏胎产方》。为方出《圣惠》卷七十,名见《妇人良方》卷六"辟瘟丹"之异名。见该条。

94248　**辟邪丹**(《奇效良方》卷十二)

【组成】雄黑豆(一作小豆)　绿豆各四十九粒　信砒半钱(另研)　黄丹一钱(为衣)

【用法】上为末,于端午日同入乳钵内,滴水为丸,分作三十粒,每服一粒,用东南桃心七枝研汁,将井花水于早晨日欲出未出时吞之,醋汤亦得,三日一服。

【主治】岚瘴、鬼疟、食疟频并者。

【宜忌】忌荤腥。孕妇不可服。

94249　**辟邪丹**(《医学正传》卷五)

【组成】人参　茯神　远志　鬼箭羽　九节　菖蒲　白术　苍术　当归各一两　桃奴(焙干)五钱　雄黄(另研)　辰砂(另研)各三钱　牛黄一钱(另研)　金箔二十片　或加麝香一钱

【用法】以桃奴以上诸药为细末,雄黄、辰砂,牛黄三味末子和匀,以酒调米粉,打糊为丸,如龙眼大,金箔为衣。每服一丸,临卧以木香汤化下。更以绛香囊盛五七丸,悬床帐尤妙。

【主治】冲恶怪疾。

94250　**辟邪丹**(《景岳全书》卷六十三)

【组成】苍术(以黄连代之更妙)　乳香　降真香　甘松　北细辛　芸香各等分

【用法】上为末,水为丸,如豆大,每焚一丸熏之,良久又焚一丸,不可太多,只是略有香气,使之不可间断。烧于房中

【功用】辟一切秽恶邪气。

94251　**辟邪散**

《良朋汇集》卷六。为方出《圣惠》卷七十,名见《妇人良方》卷六"辟瘟丹"之异名。见该条。

94252　**辟邪膏**(《幼幼新书》卷七引张涣方)

【异名】沉香降气汤(《医灯续焰》卷十六)。

【组成】降真香(剉)　白胶香　沉香　虎骨(微炙)　鬼臼(去毛)　草龙胆　人参(去芦头)　白茯苓各半两

【用法】上为细末,次入水磨雄黄半两,细研水飞;次研麝香一钱,都拌匀,炼蜜为丸,如芡实大。每服一粒,煎乳香汤化下。及别丸如弹子大,用丝绢袋子盛,令儿衣服上带之,仍卧内常烧,神妙。

【主治】婴儿血气未实,神气软弱,经履鬼神粗恶暴气,吐下青黄赤白,水谷解离,其状似发痫者,但眼不上载,脉不弦急,名曰客忤。

94253　**辟尘膏**(《活幼心书》卷下)

【组成】油烟细墨

【用法】以新汲井水浓磨,入元明粉半钱和匀为膏。用笔多点目内。三五次即效。

【主治】小儿尘埃入目,揩成肿热作痛,啼哭不已。

94254　**辟谷丹**

《万氏家抄方》卷三上,为《医方类聚》卷一五〇引《济生续方》"天地丸"之异名。见该条。

94255　**辟谷丹**(《仙拈集》卷四)

【组成】大黑豆五斗(淘尽,蒸二遍,去皮)　火麻子三斗(水浸一宿,蒸三遍,令开口)

【用法】各捣为末,后共捣团如拳,入甑蒸,戌时蒸至子时止,寅时出甑,午时晒干,为末。干服,以饱为度。不许食一切他物。服四五顿,不饥,令人红润不枯。若渴,煎麻子仁饮;若欲如旧饮食,用冬葵子仁三合研末,煎汤冷服,解下前物如金色,再用饮食,并无所损。

【功用】强健面貌。

94256　**辟谷散**(《寿世保元》卷十)

【组成】山药　莲肉(去心皮)　芡实(去壳)　白扁豆(去壳,炒)　绿豆(去壳,炒,末)各八两　薏苡仁(去壳)十

二两　小茴(炒)四两　白粳米(炒黄)二升

【用法】上共磨为末。每用五钱,滚白汤调服;或用白汤调,蒸糕食之亦妙。

【功用】救荒辟谷。

94257　**辟疫丹**(《赤水玄珠》卷一)

【组成】雄黄末一钱　麝半分

【用法】用黑枣肉捣为丸,如枣核大,朱砂为衣。绵包,塞入鼻中,男左女右,入病家不染疫气。

【功用】预防瘟疫。

94258　**辟疫酒**(《华佗神医秘传》卷四)

【组成】大黄十五铢　白术　桂心各十八铢　桔梗　蜀椒各十五铢　乌头六铢　菝葜十二铢

【用法】上捣末,盛绛袋中,以十二月晦日中悬沉井底,令至泥。正月朔旦平晓出药,置酒中煎数沸,饮之。

【功用】预防瘟疫。

94259　**辟病散**(《肘后》卷八)

【异名】真珠贝母散(《圣济总录》卷三十三)、辟瘟病散(《普济方》卷一五一)、真珠散(《普济方》卷一五一)。

【组成】真珠　桂肉各一分　贝母三分　杏仁二分(熬)　鸡子白(熬令黄黑)三分

【用法】上为末。岁旦服方寸匕;若岁中多病,可月月朔望服。

【功用】辟温病。

94260　**辟秽丹**(《医方类聚》卷一六九引《经验良方》)

【组成】细辛半两　甘松一两　川芎二两

【用法】上为细末,水为丸,如弹子大,久窨为妙。每烧一丸。加麝香少许尤好,无亦可。

【功用】辟秽气。

94261　**辟秽丹**(《普济方》卷四〇三)

【异名】祛秽散、辟秽散(《东医宝鉴·杂病篇》卷十一)。

【组成】苍术　北细辛　甘松　川芎　乳香　降香

【用法】上为末,水为丸。烈火焚之。

【功用】熏解秽恶。

94262　**辟秽丹**

《仙拈集》卷四。为《奇方类编》卷下“早起避秽丹”之异名。见该条。

94263　**辟秽香**(《痘疹世医心法》卷二十三)

【组成】苍术一斤　大黄半斤

【用法】上剉细,研末,放火炉中烧之,不可间断。

【功用】辟秽。

【备考】痘家常宜焚之。

94264　**辟秽散**

《东医宝鉴·杂病篇》卷十一。为《普济方》卷四〇三“辟秽丹”之异名。见该条。

94265　**辟秽散**(《瘟疫论》卷下)

【组成】川芎　藿香　藜芦各三钱　牡丹皮　玄胡各二钱　朱砂(水飞)一钱　雄黄(水飞)　白芷　牙皂各四钱

【用法】上为极细末。每早、晚或看病出房,先噙水口中,吸些许入两鼻取嚏,出清涕为佳,再减去皂角,以为小丸,亦可噙嚼。牲畜受瘟者,以末吹入两鼻,即愈。

【功用】预防瘟疫。

94266　**辟暑丹**(《圣惠》卷九十四)

【组成】雄黄　白石脂　曲滩中石　磁石　丹砂各等分

【用法】各研细末,水飞过,候干,同研令匀,以炼成白松脂和丸,如梧桐子大。每服五丸,每日空心以温水送下。服六十日后,夏月可以衣裘。

【功用】避暑。

【备考】《遵生八笺》有人乳,无曲滩中石。

94267　**辟温丹**(《穷乡便方》)

【异名】辟瘟丹(《松峰说疫》卷五)、避瘟丹(《齐氏医案》卷六)。

【组成】红枣一斤(核研末,肉杵膏)　苍术一斤(不必制)

【用法】苍术为细末,以枣膏杵为丸,如弹子大。每置炉中烧一丸。

【主治】湿瘟。

94268　**辟温粉**(《外台》卷四引《肘后》)

【组成】川芎　苍术　白芷　藁本　零陵香各等分

【用法】上为散,和米粉,粉身。若欲多时,加药增粉用之。

【功用】断温疫。

【主治】温疫转相染着至灭门,延及外人,无收视者。

94269　**辟寒丹**(《辨证录》卷九)

【组成】肉桂三钱　茯苓五钱　白术五钱　甘草一钱　橘核三钱　荔枝核三个(捣碎)

【用法】水煎服。

【主治】膀胱寒结,小水甚勤,睾丸缩入,遇寒天更痛者。

【方论选录】此方用肉桂为君,既能温命门之火,复能祛膀胱之寒;白术、茯苓又是利水之剂;橘核、荔核又善定睾丸之痛,非肉桂相引,不能直入而散其寒结也。

94270　**辟寒汤**(《普济方》卷二十三引《十便良方》)

【组成】茴香三两　高良姜二两　丁香一分　甘草二两(剉)　白盐三两(同甘草炒)　胡椒五钱

【用法】上为细末。每服一钱,沸汤点服。不拘时候。

【主治】脾寒胃弱,呕逆恶心,腹胁胀痛。

94271　**辟寒散**(《医醇賸义》卷三)

【组成】川芎八分　防风一钱　白芷五分　广皮一钱　半夏一钱五分　羌活一钱　秦艽一钱　枳壳一钱　苏梗一钱

【用法】加生姜三大片,水煎服。

【功用】辛温解散。

【主治】痎疟初发,外有寒邪。

94272　**辟瘟丸**(《圣济总录》卷三十三)

【组成】玄参(炒)五两　苍术(炒)三两　芎䓖(炒)　白芷(炒)　羌活(去芦头,生用)　甘草(炙,剉)　乌头(炮裂,去皮脐)各一两　安息香一分　龙脑　麝香各半钱(研)

【用法】上药除脑、麝外,余捣罗为细末,入脑、麝拌匀,粟米粥为丸,如弹子大,阴干,纱袋盛,安近火处。每服一丸,时疾,生姜蜜水磨下;阴毒面青,熟水磨下。

【主治】伤寒疫疠传染,及头目昏重,项膂拘急,胸膈不通。

94273 **辟瘟丹**(《圣惠》卷七十,名见《妇人良方》卷六)

【异名】辟邪丹(《医方类聚》卷二一五引《徐氏胎产方》),辟邪散(《良朋汇集》卷六)。

【组成】虎头骨二两 朱砂一两(细研) 雄黄一两(细研) 雌黄一两(细研) 鬼臼一两 皂荚一两 鬼箭一两 芜荑一两 藜芦一两

【用法】上药生用,为细末,炼蜜为丸,如弹子大,囊盛一丸,男左女右系臂上;及取一丸,当患人户前烧之。

【主治】妇人与鬼交通。

94274 **辟瘟丹**(《奇方类编》卷下)

【组成】紫苏二两 香附四两(童便、醋、盐水、酒四制) 苍术二两(土炒) 麦冬一两(去心) 木香一两(忌火) 白扁豆二两(炒黄色) 雄黄五钱(研末) 薄荷二两 管仲八两(洗净,煎膏) 连翘二两 山楂肉三两(炒黑) 广藿香叶一两(晒燥,研) 降香末三两

【用法】上为细末,用生姜一斤,捣汁拌入药内,再用炼蜜为丸,朱砂飞净为衣,每丸重三钱。每服一丸,时症伤寒,山楂薄荷汤送下;疟疾,柴胡陈皮汤送下;痢疾,赤者当归汤送下,白者淡姜汤送下。小儿孕妇,止服半丸。

【主治】时症伤寒,四时瘟疫、疟疾。

【宜忌】忌生冷、鱼腥、煎炒、油腻。

94275 **辟瘟丹**(《种福堂方》卷二)

【组成】乳香 苍术 细辛 川芎 甘草 降香各一两 或加檀香一两

【用法】共为细末,枣肉为丸,如芡实大。烧之。

【功用】防瘟疫,辟秽恶。

【备考】此药烧之,能令瘟疫不染,空房内烧之,可辟秽恶。

94276 **辟瘟丹**(《回生集》卷上)

【组成】红枣二斤 茵陈(切碎)八两 大黄(切片)八两 加水安息更妙(如无亦可)

【用法】上合一处,清早烧。

【功用】却时症瘟气。

【备考】原书注:水安息系外洋来者。又,方中用量、用法,《纲目拾遗》引作:水安息五钱;诸药合为锭,每晨焚之。

94277 **辟瘟丹**

《松峰说疫》卷五。为《穷乡便方》"辟温丹"之异名。见该条。

94278 **辟瘟丹**(《瘟疫条辨摘要》)

【组成】檀香二两 降香一两 藿香四两 乳香一两 防风一两 黄柏二两 连翘二两 砂仁壳一两 生大黄四两 苍术一两五钱 薄荷叶二两 速香二两

【用法】上为末,用浓茶和丸,如核桃大,晒干。每日置屋内烧烟,令气透入鼻中;或以粗末,炉中烧之,更为简便。另加芸香一两共研,尤妙。

【功用】辟瘟疫。

94279 **辟瘟丹**(《痧证汇要》卷一)

【组成】生甘草 金银花 绿豆各四两 净黄土一斤

【用法】上为末,水捣石菖蒲汁为丸,如梧桐子大。每服三钱,痧疫行时预服之以辟瘟;病中暑毒者,连进三服,皆陈皮汤下。

【功用】辟瘟。

94280 **辟瘟丹**(《华陀神医秘传》卷四)

【组成】雄黄 雌黄 曾青 鬼臼 真珠 丹砂 虎头骨 桔梗 白术 女青 川芎 白芷 鬼督邮 芜荑 鬼箭羽 藜芦 菖蒲 皂荚各一两

【用法】上为末,蜜丸如弹子大,绢袋盛。男左女右带之。或吞如梧桐子一丸,烧弹大一丸户内,极效。

【主治】卒中恶病及时疫。

94281 **辟瘟丹**(《中药成方配本》)

【组成】麝香一两五钱 冰片一两 沉香一两五钱 公丁香二两 檀香一两五钱 降香一两五钱 麻黄三两二钱 细辛一两 天麻三两二钱 腰黄三两二钱 雌黄三两二钱 生月石三两二钱 山慈菇三两 大戟三两 五倍子三两 千金霜三两 肉桂一两 大黄四两 茅术三两二钱 鬼箭羽三两 飞朱砂六两 苏合香油一两五钱

【用法】各取净末,一并和匀,加糯米粉十一两,调浆,将苏合香油烊入,打和为块,分做一千一百三十四块,每块约干重六分;或轧片,每片约干重二分五厘。每用一块至二块(片剂二片至四片),开水化服,小儿减半。

【功用】辟秽解浊。

【主治】感寒触秽,腹痛吐泻,头晕胸闷。

【宜忌】孕妇忌服。

94282 **辟瘟丹**(《中医内科学》)

【组成】羚羊角 朴消 牙皂 广木香 黄柏 茅术 茜草 黄芩 姜半夏 文蛤 银花 川连 犀角 川朴 川乌 玳瑁 大黄 藿香 玄精石 郁金 茯苓 香附 桂心 赤小豆 降香 鬼箭羽 朱砂 毛茨菇 大枣 甘遂 大戟 桑皮 千金霜 桃仁霜 槟榔 蓬莪术 胡椒 葶苈子 牛黄 巴豆霜 细辛 白芍 公丁香 当归 禹余粮 滑石 山豆根 麻黄 麝香 菖蒲 水安息 干姜 蒲黄 丹参 天麻 升麻 柴胡 紫苏 川芎 草河车 檀香 桔梗 白芷 紫菀 芫花 雌黄 琥珀 冰片 陈皮 腰黄 斑蝥 蜈蚣 石龙子

【用法】将上药炼丸,吞服。

【功用】芳香开窍,辟秽化浊。

【主治】寒霍乱,暴起呕吐下利,腹痛或不痛,胸膈痞闷,四肢清冷。

94283 **辟瘟汤**(《圣济总录》卷三十三)

【组成】甘草 大黄各二钱 皂荚一钱(并生用)

【用法】上细剉,用水二盏,煎至一盏,去滓,空心热服。至晚下恶物为效。

【主治】时疫瘟疠。

94284 **辟瘟散**(《应验简便良方》卷下)

【组成】茅山苍术五钱 草果(去壳,煨)二钱 贯仲二钱 羌活二钱 生甘草二钱 法半夏二钱 川芎二钱 公丁香二钱 防风一钱 荆芥尾二钱 细辛一钱 枳壳二

钱　皂角(去皮,刮去子)二钱　香薷一钱　豆砂一钱　石菖蒲一钱　滑石二钱　藿香二钱　熟军二钱　桔梗一钱五分　神曲一钱　前胡二钱　白芷二钱　红胡(酒炒)一钱五分　陈皮二钱　薄荷二钱　广木香二钱　梗朴二钱

【用法】上为细末,绸绢节净,用好瓶收贮,勿令漏气。凡遇急症者,先用二分,吹入鼻内,再用滚姜汤冲服,凡病重者,随即全愈。

【主治】伤风伤寒,憎寒壮热,头痛身痛,项痛,背强腰痛,目胀鼻塞,身重,风痰咳嗽,上呕下泻,口渴便赤,内伤饮食,外感风寒四时不正之气,霍乱转筋,痧症,瘟疫,瘴气,痨气,疟疾,赤眼,口疮,湿流毒,流注,脚气,腮肿,火喉,喉痈,喉风,喉肿,痢,热斑症,赤游。并治朱砂症,又名心经症,其病即起,初时脉息周散,牙关紧闭,手足麻木,浑身发软,闭目不语,喉肿心疼,心慌。

【备考】用本方治朱砂症,须急视前后心有红丝者,点用针刺破出血,内有红丝,随即挑出血,即好,出紫血即愈,可免事。惟此症传染甚多,顷刻不救,急宜早早备用。

94285　**辟风锭子**(《摄生众妙方》卷十)

【组成】全蝎二十个(生用)　牛胆南星(腊月用肥泽无病犍牛胆一个,将南星入内,悬高处四十九日后取出,各晒干,收用)七钱　防风　白附子各五钱　干生姜三钱　川乌　天麻　川芎　白芷　人参各五钱　牛黄三钱　辰砂一两　麝香二钱　片脑三钱　薄荷　木香　白术各五钱　白僵蚕二十个(生用)　一方加天竺黄五钱

【用法】上为极细末,用麻黄一斤,甘草半斤,蜂蜜二两,煎作膏,令稀稠得宜,将前药末和匀为锭,金箔为衣。急惊风,手足搐搦,用金银磨汤化下;慢惊风,四肢不收,昏昏如眠,不省人事,淡姜汤化下,各量儿大小虚实,或半分,一分、二分、三分,斟酌与服;大人破伤诸风,温酒下。

【主治】小儿急慢惊风;大人诸风,破伤风。

94286　**辟宫子丸**(《圣惠》卷二十一)

【组成】辟宫子一条(亦名守宫,酒浸三日,晒干,捣罗为末)　腻粉半分

【用法】上药同研令匀,以煮槐胶和丸,如绿豆大。每服七丸,拗口开,以温酒灌下七丸,不拘时候。逡巡汗出愈,未汗再服。

【主治】破伤风,身体拘急,口噤,眼亦不开。

94287　**辟瘟线香**

《理瀹》。为《卫生鸿宝》卷一"辟瘟集祥香"之异名。见该条。

94288　**辟瘟病散**

《普济方》卷一五一。为《肘后》卷八"辟病散"之异名。见该条。

94289　**辟瘴饮子**(《医统》卷七十六)

【组成】陈皮七分　半夏一钱(制)　茯苓　厚朴(姜制)各七分　人参　枳壳(炒)　砂仁(炒)各五分　甘草(炙)三分

【用法】上以水二钟,加生姜三片,大枣二枚,煎一钟服。

【功用】瘴时行。无事之时,先服此则不感染。

94290　**辟历夺命丹**

《易简方便医书》卷六。为《傅青主女科·产后编》卷下"夺命丹"之异名。见该条。

94291　**辟邪避瘟丹**(《饲鹤亭集方》)

【组成】降香　檀香各四两　箭羽　丹参　茅术　连翘心　白芷　细辛　当归　丹皮　佩兰各二两

【用法】生晒为末,榆粉打浆为大丸。凡遇四时不正瘟疫流行,宜常焚烧,不致传染,岁末多烧,可以辟邪避瘟,空室久无人住,湿毒最易害人,此丹烧之,可以远害。

【功用】辟邪避瘟。

94292　**辟谷木耳丸**(《圣济总录》卷一九八)

【组成】木耳(捣末)　大豆(炒熟,捣末)各八两　大枣(煮熟,去皮核,研)一升

【用法】上炼蜜为丸,如鸡卵大。有食日服一丸,无食日服二丸,逢食即食,无食亦不饥矣。

【功用】辟谷。

94293　**辟谷丹砂丸**(《圣济总录》卷一九八)

【组成】丹砂(研,水飞过)　白蜡各一斤

【用法】上药先细切白蜡,铜器煮清酒令沸,投蜡于酒中,候蜡消,置器于冷水中,用柳木篦子不住手搅,勿令猛火,候煎成膏,取出,放于不津瓷器中,为丸,如梧桐子大。每服十丸,温水送下。每一服得三七日不饥;又一服一月不饥;再一服得一百日不饥。从此三服以后,每百日一服。如服药后觉渴饮冷水一盏,服至周岁以外,自觉身轻体健,延年不老,即不饥矣。如欲饮食之时,先煮淡葵菜吃一次,然后每日依常饮食无碍。

【功用】辟谷。

94294　**辟谷凝灵膏**

《普济方》卷二六四。为《千金》卷二十七"茯苓膏"之异名。见该条。

94295　**辟恶启脾丸**(《医级》卷八)

【组成】苍术一两　藿香　茯苓　广皮　半夏　砂仁　甘草　香附　白术　神曲　白蒺藜(以上各为末)各五钱　绿矾四两(醋炒七次,摊地出火毒,研)　皂角二两　红枣六两(蒸,去皮核)

【用法】将皂角预煎汤一大碗,再投枣熬,搅如膏,入前末,杵作丸子。每服钱许,早晚生姜汤,白滚汤任下。若服后,身现红斑,急煎枣汤或银花甘草汤服;黄退肿消,可不必尽料;若犹未痊,日服减半可也。

【主治】黄胖症。因受阴霾恶气,病发脾经,通身黄肿,食则胸闷,小便自利,动则气浮。

94296　**辟秽驱毒饮**(《集成良方三百种》卷中)

【组成】西牛黄八分(研,冲)　人中黄三钱　九节菖蒲五分　靛叶一钱半　忍冬蕊五钱(鲜者蒸露亦可)　野郁金一钱

【功用】芳香辟秽,解毒护心。

【主治】鼠疫。秽毒内闭,毒气攻心,病者发头疼,四肢倦怠,骨节禁锢,或长红点,或发丹疹,或呕或泻,舌干喉痛,间有猝然神昏,痰涌窍闭。

【加减】如见结核,或发斑,或生疔,加藏红花八分,单桃仁三钱,熊胆四分送服;大渴引饮,汗多,加犀角,金汁;神昏谵语,宜用至宝丹,或安宫牛黄丸,开水和服,先开内窍。

94297 **辟温杀鬼丸**(《千金》卷九)

【异名】杀鬼丸(《育婴秘诀》卷二)。

【组成】雄黄 雌黄各三两 羖羊角 虎骨各七两 龙骨 龟甲 鲮鲤鱼 猬皮各三两 樗鸡十五枚 空青一两 芎䓖 真朱砂各五两 东门上鸡头一枚

【用法】上为末,烊蜡二十两,并手为丸,如梧桐子大,正旦门户前烧一丸,带一丸,男左女右,独宿、吊丧、问病,各吞小豆大一丸,天阴大雾日,烧一丸于户牖前佳。

【功用】熏百鬼恶气。

【备考】《保命歌括》有禹余粮,无空青,龟甲作"鳖甲"。

94298 **辟寒救腹丹**(《辨证录》卷十二)

【组成】白术三两 茯苓三钱 肉桂三钱 金银花三两 附子一钱 当归二两 蛇床子五钱

【用法】水煎服。

【主治】肚痈,生于小腹间。

【方论选录】此方用白术为君者,以白术专利腰脐之气也;而后以金银花、蛇床子祛其毒气,则毒气易消;然恐寒极不能直入,故又加附、桂斩关突围而进也;惟是桂、附、术、床俱是一派干燥之物,邪虽祛除,未免耗血,故用当归阳中之阴,少制其横,则阴寒渐散,而又无阳旺之虞。

94299 **辟瘟杀鬼丸**

《兰台轨范》卷七。为《肘后》卷二"虎头杀鬼方"之异名。见该条。

94300 **辟瘟集祥香**(《卫生鸿宝》卷一)

【异名】辟瘟线香(《理瀹》)。

【组成】苍术 桃枝(向东南者)各十二斤 白芷 山柰各八斤 檀香 降香 甘松 大茴香 桂皮 香附各三斤 乌头二斤 贯众 鬼箭羽 白蒺藜各一斤 雄黄 雌黄各八两

【用法】上药晒干研细,榆面拌匀,令做香匠以细竹丝为骨,做成线香,随时焚点。

【功用】天行瘟疫、瘟病、蛇毒气、瘴气,闻之易愈,并不传染。

殿

94301 **殿胞煎**(《景岳全书》卷五十一)

【异名】殿胎煎(《一见知医》卷一)。

【组成】当归五七钱或一两 川芎 炙甘草各一钱 茯苓一钱 肉桂一二钱或五七分

【用法】水一钟,煎八分,热服。

【主治】产后儿枕疼痛。

【加减】如脉细而寒或呕者,加干姜(炒黄色)一二钱;如血热多火者,去肉桂,加酒炒芍药一二钱;如脉弱阴虚者,加熟地三五钱;如气滞者,加香附一二钱或乌药亦可;腰痛,加杜仲一二钱。

94302 **殿胎煎**

《一见知医》卷一。为《景岳全书》卷五十一"殿胞煎"之异名。见该条。

障

94303 **障脐汤**(《辨证录》卷三)

【组成】大黄五分 当归 生地各一两 地榆三钱

【用法】水煎服。一剂即止血。

【主治】脐中流血,其血不十分多,夹水流出,人亦不十分狼狈。

94304 **障源散**(《飑后方》,名见《何氏济生论》卷七)

【组成】棉花籽不拘多少

【用法】炒烟尽,为末。每服三钱,空心酒调下。

【主治】血崩如泉。

94305 **障眼明片**(广州众胜药厂)

【组成】绵黄耆 15% 枸杞子 12% 防党参 12% 山萸肉 8% 菊花 10%

【用法】制成片剂。每服 4 片,每日三次。每个疗程为 3~6 个月。

【功用】补益肝肾,健脾调中,升阳利窍,退翳明目。

【主治】初、中期老年性白内障,陈旧性眼底病,以及视力疲劳,精神困倦,头晕眼花,腰酸健忘。

94306 **障眼明片**(《中国药典》2010 版)

【组成】石菖蒲 决明子 肉苁蓉 葛根 青葙子 党参 蔓荆子 枸杞子 车前子 白芍 山茱萸 甘草 菟丝子 升麻 蕤仁(去内果皮) 菊花 密蒙花 川芎 黄精 熟地黄 关黄柏 黄芪

【用法】上制成片剂,❶薄膜衣片每片重 0.21 克;❷薄膜衣片每片重 0.42 克;❸糖衣片(片芯重 0.21 克)。口服。❶、❸一次 4 片;❷一次 2 片,一日 3 次。

【功用】补益肝肾,退翳明目。

【主治】肝肾不足所致的干涩不舒、单眼复视、腰膝酸软或轻度视力下降;早、中期老年性白内障见上述证候者。

【宜忌】忌食辛辣食物。

缚

94307 **缚手散**(《医方类聚》卷二三八引《吴氏集验方》)

【组成】大萝卜一寸

【用法】将萝卜于新瓦上煅黄存性,酒和童便各半盏,煎六分,温服。

【主治】产后肚痒。

94308 **缚虎丸**(《局方》卷六吴直阁增诸家名方)

【组成】砒(成块好者,乳细) 黄蜡各半两

【用法】上将黄蜡熔开,下砒,以柳条七个,逐个搅,头焦即换,俟用足取起,旋丸如梧桐子大,每服一丸,痢,冷水送下,脾疼亦然;腰痛,冷酒送下。并食前。小儿丸如黍米大,每服一丸,汤使同上。

【主治】休息痢经一二年不愈,羸瘦衰弱;兼治脾疼腰痛。

缠

94309 **缠金丹**(《医方类聚》卷一一一引《神巧万全方》)

【组成】朱砂半两(研,水飞过) 粉霜 硫黄(研) 消石 硇砂(飞过)各一钱 轻粉二钱 砒霜 龙脑各半钱(研)

【用法】上为末,入去皮心膜巴豆半两研匀,用黄蜡半两,熔作汁,同和旋丸,如绿豆大。每服五至七丸,温浆水

送下。

【主治】虚积痰涎，累经取下，脏腑虚者。

94310 **缠金丹**(《局方》卷六吴直阁增诸家名方)

【组成】硇砂 乳香各二钱半 杏仁(去皮尖) 巴豆(去皮心膜，出油)各八钱半 黄蜡 朱砂各一两 木鳖半两 白胶香一钱 黄丹二两半 砒霜(醋煮，煅)三钱半

【用法】上研为细末，熔蜡为丸，如麻子仁大。每服一丸，小儿半丸，水泻，新汲水送下；赤痢，甘草汤送下；白痢，干姜汤送下；赤白痢，甘草干姜汤送下；并放冷，临卧服。

【主治】大人小儿一切泻痢，无问冷热赤白，连绵不愈，愈而复发，腹中疼痛者。

【宜忌】孕妇莫服。忌热物一二时辰。

94311 **缠金丹**(《鸡峰》卷十四)

【组成】消石 腻粉 硇砂 粉霜 砒各一分 硫黄二分 巴豆霜 龙脑各一分 辰砂 蜡各半两

【用法】上同研匀细，熔蜡为丸，如梧桐子大。每服三丸，临卧米饮送下。

【主治】久积泻痢。

94312 **缠金丹**(《本事》卷二)

【组成】木香 丁香 沉香 槟榔 官桂(去粗皮，不见火) 胡椒 硇砂(研) 白丁香各一钱 肉豆蔻 飞矾各一分 马兜铃 南星(炮) 五灵脂(拣如鼠屎者，淘去沙石，晒干) 瓜蒌根 半夏(汤洗七次)各半两 朱砂三分(水飞，留半为衣)

【用法】上为细末，入二味研药和匀，生姜汁煮糊为丸，如梧桐子大。每服三丸，生姜汤送下，或干嚼萝卜下。

【主治】五种积气及五噎，胸膈不快，停痰宿饮。

【方论选录】《本事方释义》：广木香气味辛温，入足太阴；丁香气味辛温，入手足太阴、少阴、阳明；沉香气味辛温，入足少阴；槟榔气味辛温，入足太阴，太阳；官桂气味辛温，入足厥阴；胡椒气味辛热，入足太阴，少阴、厥阴；硇砂气味咸苦微温，入足阳明、厥阴；白丁香气味苦辛温，入手太阴、阳明；肉豆蔻气味辛温，入足太阴，阳明；飞矾气味酸寒涩，入手太阴，足厥阴；马兜铃气味苦辛微温，入手太阴，最能宣壅痹；南星气味辛温，入足厥阴，五灵脂气味甘温，入手太阴、足厥阴，瓜蒌根气味苦寒，入手太阴、足阳明；半夏气味辛温，入足阳明；朱砂气味苦温，入手少阴。此治五种积气及五噎之疴，痰饮停扰，胸膈不快，非一二处受病，乃十二经皆被病魔窃踞，生姜为丸为引，萝卜为引者，亦取其引药入内，分途走经络之意也。

94313 **缠喉散**(《仙拈集》卷二)

【组成】白僵蚕(研细末) 生姜汁少许

【用法】和水灌下。

【主治】缠喉风。

94314 **缠喉散**(《全国中药成药处方集》大同方)

【组成】巴豆霜三钱 上辰砂一钱 明雄二钱 倒退虫七个

【用法】共为细末，每包一分。每服一分，开水化服。量儿酌减。

【主治】缠喉风。

十　四　画

瑶

94315　瑶池露(《喉科紫珍集》卷下)

【组成】白芷　山奈　藿香　防风　细辛　荆芥　甘草　银花　黄柏　地骨皮　苦参各等分

【用法】煎汤,温温噙漱。

【主治】喉疳。咽中腐烂,臭秽难闻。

静

94316　静气汤(《石室秘录》卷一)

【组成】白术三钱　茯苓三钱　白芍三钱　陈皮五分　甘草五分　麦冬三钱　玄参三钱　天花粉一钱　苏子一钱

【用法】水煎服。

【主治】心烦气动,肺燥胃干之症。

94317　静心汤(《辨证录》卷八)

【组成】人参三钱　白术五钱　茯神五钱　炒枣仁　山药各一两　芡实一两　甘草五分　当归三钱　北五味十粒　麦冬五钱

【用法】水煎服。二剂遗止,十剂永不再遗。

【功用】大补心气之虚。

【主治】男子用心过度,心虚,心动不宁,心火上炎,水火相隔,肾关大开,以致梦遗。其症口渴舌干,面红颧赤,眼闭即遗,一夜有遗数次者,疲倦困顿。

94318　静宁散(《洞天奥旨》卷十三)

【组成】轻粉三分　五倍子一钱(炒)　古石灰　丝瓜根四钱　冰片一分　僵蚕(炒)一钱

【用法】上药研末,先以冬瓜皮、丝瓜叶煎汤洗之,掺之即愈。如疮干痛,加生甘草五分,以蜜搽之。

【主治】马汗疮。原生疮之人,沾马汗而烂者。

94319　静顺汤(《三因》卷五)

【组成】白茯苓　木瓜干各一两　附子(炮,去皮脐)　牛膝(酒浸)各三分　防风(去叉)　诃子(炮,去核)　甘草(炙)　干姜(炮)各半两

【用法】上剉散。每服四大钱,以水一盏半,煎至七分,去滓,食前服。

【主治】辰戌之岁,病身热头痛,呕吐,气郁中满,瞀闷少气,足痿,注下赤白,肌腠疮疡,发为痈疽。

【加减】自大寒至春分,宜去附子,加枸杞半两;自春分至小满,依前入附子、枸杞;自小满至大暑,去附子、木瓜、干姜,加人参、枸杞、地榆、香白芷、生姜各三分;自大暑至秋分,依正方,加石榴皮半两;自秋分至小雪,依正方;自小雪至大寒,去牛膝,加当归、芍药、阿胶(炒)各三分。

94320　静待汤(《石室秘录》卷一)

【组成】白芍　当归各三钱　茯苓五钱　柴胡五分　甘草一钱　白芥子一钱　丹皮二钱　枣仁一钱

【用法】水煎服。

【主治】拂逆之症,火郁不得舒,躁急,不可一刻停留。

94321　静神丸(《证类本草》卷二十四引孙真人方,见《普济方》卷二十六)

【组成】胡麻三升(去黄黑者,微炒令香,研为末)　白蜜三升

【用法】上和调,煎,为丸,如梧桐子大。旦服三十丸。年若过四十以上,服之效。

【功用】《普济方》:治肺气,润五脏,休粮,填人骨髓,甚有益于男子。

94322　静神丹(《杂病源流犀烛》卷六)

【组成】酒当归　酒生地　姜远志　茯神各五钱　石菖蒲　黄连各二钱半　朱砂二钱　牛黄一钱　金箔十五片

【用法】猪心血和丸,如黍米大,金箔为衣。每服五十丸,灯心汤送下。

【主治】忧思过度,令人惕然心跳动而不自安者。

【备考】本方改作散剂,名“静神散”(见《中国医学大辞典》)。

94323　静神散

《中国医学大辞典》。为《杂病源流犀烛》卷六“静神丹”改作散剂。见该条。

94324　静镇汤(《会约》卷十四)

【组成】白芍　黄芩　生地　陈皮　柴胡各一钱　甘草　防风　桂枝　紫苏各八分　当归一钱半

【用法】水煎,热服,服三四剂。

【主治】妇人经行时,因冒风寒,以致热入血室而夜不宁者。

【加减】如内热,加连翘;如口渴,加葛根;如热甚,加石膏、知母;如寒甚,加生姜。

94325　静灵口服液(《成方制剂》4册)

【组成】茯苓　龙骨　牡丹皮　女贞子　山药　熟地黄　远志　泽泻

【用法】上制成口服液剂。口服,3～5岁,一次半瓶,一日2次;　6～14岁,一次1瓶,一日2次;14岁以上,一次1瓶,一日3次。

【功用】滋阴潜阳,宁神益智。

【主治】儿童多动症，见有注意力涣散，多动多语，冲动任性，学习困难，舌质红，脉细数等肾阴不足，肝阳偏旺者。

【宜忌】忌辛辣刺激食物，外感发热暂停服用，待表证愈后可继服。

【临床报道】小儿多动症：《现代医院》[2005,5(11):59]用静灵口服液治疗小儿多动症40例，结果：显效25例，有效8例，无效7例，总有效率为83%。

碧

94326 **碧丹**(《尤氏喉科秘书》)

【组成】玉丹三分　百草霜半匙(研细)　灯草灰(如瓦灰色)一厘　甘草末三匙　薄荷末二分(研极细)　好冰片半分(多加尤妙)

【用法】再研匀，入小瓷罐，塞紧口，勿令出气。频频吹喉。

【功用】《杂病源流犀烛》：消痰清热，祛风解毒，开喉痹，出痰涎。

【主治】喉症。单双鹅、连珠鹅、喉痈、喉癣、喉菌初起、缠喉风、牙齩、牙疔毒、舌痈、紫舌胀、木舌重舌初起、上颚痈、颈痈、面痈、托腮。

【加减】症凶者，冰片多于甘草；将愈，甘草多于冰片。

【宜忌】此药须临时配合，若五六日即无用，如遇阴雨天，一日即无用。

【备考】❶制玉丹法：生明矾打碎如指大，倾入银罐内，炭火煅，以筷刺入罐底，搅之无块为度；次将上好牙消，打碎投下，约十分之三，再将硼砂打碎投下，亦十分之三，再将生矾逐渐投下，候其烊尽，照前投消、硼少许，如是逐层投完，待至铺起，罐内发高如馒头样止，方架炭火烧至干枯。然后用洁净瓦一大片，覆罐上，一时取去，将牛黄少许为末，用水四五匙，调匀，滴丹上，将罐仍入内，火烘干，即取起，连罐覆洁净地上，用纸衬地上，再将碗覆之，过七日，收储听用。轻松无坚纹者佳。如有坚纹，不堪用，或留作蜜调药中用。煅时火候，初宜缓火，然亦不可过缓，恐致矾僵，不易溶化，后必坚实，中间及后，须用武火，又如矾未溶化，即投消、硼，必不尽溶，势必坚实，罐须煨透，不令爆碎，倾过银者不用。此丹必多制，愈久愈妙。❷《杂病源流犀烛》有牙皂少许。

94327 **碧丹**

《疡科心得集·家用膏丹丸散方》为原书同卷“冰青散”之异名。见该条。

94328 **碧雪**(《圣惠》卷九十五)

【异名】碧雪散(《普济方》卷三七八)。

【组成】川升麻二两　黄芩　钩藤　犀角屑　大青各五两　青黛二两　虎睛一对　天竹黄半两　麝香一分　龙脑一分　川朴消一斤　竹沥三合

【用法】虎睛、天竹黄、麝香、龙脑、青黛别研细入，余药并细剉，用水一斗，煎至三升，滤去滓，澄清，下朴消，微火更煎，以柳木篦搅，勿住手，候消散，下竹沥并研了药，更搅令匀，候稍凝，即于新瓦盆中盛，经宿即凝，捣罗为散。每服二钱，以金银汤调下，食后并夜临卧时服。

【主治】心热惊狂，诸痫热病。

94329 **碧雪**(《中藏经·附录》)

【组成】焰消二两　甘草二两(不炙，生用)　青黛半两　僵蚕半两

【用法】上为细末，取黄牛胆汁和之，令匀，却入胆内，当风吊。如咽喉肿痛，即含化。

【主治】口疮，咽喉肿痛。

【备考】腊月合过，百日中用。

94330 **碧雪**(《济生》卷五)

【异名】碧雪散(《普济方》卷六十引《仁存方》)。

【组成】蒲黄　青黛　硇砂　焰消　甘草各等分

【用法】为细末。每用手指捻，掺于喉中，津咽或呷少冷水送下，频频用之。

【主治】❶《济生》：一切壅热，咽喉闭肿不能咽物，口舌生疮，舌根紧强，言语不正，腮项肿痛。❷《片玉心书》：重腭、重舌、木舌。

94331 **碧雪**(《局方》卷六续添诸局经验秘方)

【异名】碧雪膏(《回春》卷五)、碧雪丹(《济阳纲目》卷二十五)、碧云散(《嵩崖尊生》卷六)。

【组成】芒消　青黛　石膏(煅过，研飞)　寒水石(研飞)　朴消　消石　甘草　马牙消各等分

【用法】将甘草煎汤二升去滓，却入诸药再煎，用柳木篦不住手搅，令消溶得所，却入青黛和匀，倾入砂盆内，候冷，结凝成霜，研为细末。每用少许，含化咽津，不拘时候；如喉闭壅塞不能咽物者，即用小竹筒吹药入喉中，频用神效。

【主治】一切积热，咽喉肿痛，口舌生疮，心中烦躁，咽物妨闷，或喉闭壅塞，水浆不下；天行时疫，发狂昏愦。

【备考】方中消石，《济阳纲目》作“滑石”；《玉案》去朴消、消石，加牛黄三钱。

94332 **碧雪**(《准绳·幼科》卷三)

【组成】芒消　青黛　寒水石　石膏　朴消　马牙消　甘草各一钱

【用法】为极细末。敷患处。

【主治】小儿丹毒。

94333 **碧雪**(《简明医彀》卷五)

【组成】蒲黄　青黛(画家用者)　软石膏(煅)　硼砂(明亮者)　甘草各一钱　冰片二分　玄明粉或焰消(淡者)一钱

【用法】各研极细末，入冰片和匀。频掺咽下；如喉闭，芦管吹入。或蜜和为丸。噙化。

【主治】心脾有火，一切热壅，舌疮，舌根紧强，腮颊肿痛，咽肿；及一切积热，喉闭口疮，发热烦闷。

94334 **碧云汤**(《扁鹊心书·神方》)

【组成】荆芥穗二两　牛蒡子(炒)一两　真薄荷一两

【用法】上为末。每服三钱，食后茶送下。

【主治】风痰上攻，头目昏眩，咽喉疼痛，涎涕稠黏。

94335 **碧云散**(《普济方》卷三七〇引《全婴方》)

【组成】石绿四钱　轻粉一钱

【用法】上为末。每服一字，薄荷汤入酒少许同调下。

良久先吐后利。

【主治】小儿急惊风；卒中，涎潮气粗，不省人事。

94336 **碧云散**(《宣明论》卷十四)

【组成】胆矾(研)半两　铜青(研)一分　粉霜　轻粉各一钱

【用法】上为细末。每服一字，薄荷汤送下；中风，浆水送下；如吐多不定，煎葱白汤送下。

【主治】小儿惊风有涎。

94337 **碧云散**(《魏氏家藏方》卷九)

【组成】明净白矾(为末，瓦上熔成汁)一钱　巴豆(去壳)一粒

【用法】入巴豆在矾内，候矾干为度，细研，分作四服。每服一字，以竹管吹入咽中。涎出为效。

【主治】喉闭。

【备考】本方方名，《证治要诀类方》引作"碧雪散。"

94338 **碧云散**(《兰室秘藏》卷中)

【异名】搐药碧云散(《东垣试效方》卷五)。

【组成】细辛　郁金　芒消各一钱　蔓荆子　川芎各一钱二分　石膏一钱三分　青黛一钱五分　薄荷叶二钱　红豆一个

【用法】上为极细末。口噙水，鼻内搐之。

【主治】❶《兰室秘藏》：头痛。❷《普济方》：眼目赤痛。

【备考】本方方名，《普济方》引作"川芎散"。

94339 **碧云散**(《医学纲目》卷十三)

【组成】麻黄根一两　归身一钱　乳香少许　麝香少许

【用法】将当归、麻黄为粗末，炒黑色，入乳、麝，研极细。噙化，搐入鼻中。

【主治】目外障。

94340 **碧云散**

《保婴撮要》卷四。为《卫生总微》卷十五"绿霞散"之异名。见该条。

94341 **碧云散**

《本草纲目》卷二十。即《原机启微》卷下"搐鼻碧云散"。见该条。

94342 **碧云散**

《济阳纲目》卷一〇六。为《奇效良方》卷六十一"碧雪散"之异名。见该条。

94343 **碧云散**(《玉案》卷六)

【组成】象牙(泥裹，煅存性)　雄黄(煅)　凤凰衣(煅)各一钱　鸡肫皮五个(煨)　南枣(煅)　面粉　珍珠　茶叶(煅灰)各二钱

【用法】上为末。先用杏仁煎汤洗，后以此散搽患处。

【主治】蛀筋疳。

94344 **碧云散**(《外科大成》卷四)

【组成】石膏(煅)　轻粉各一两　铜绿　胆矾各五钱

【用法】共为细末，罐收。湿疮干掺；干疮用公猪胆汁调点，一日一次，三日自干而愈。

【主治】杨梅疮。已服药至根脚不红，疮势已退者。

94345 **碧云散**(《外科大成》卷四)

【组成】杏仁四十九粒(去皮尖，去油，为粉)　银朱二钱　轻粉五钱　儿茶四钱　冰片二分　麝香一分

【用法】上为末。猪胆汁调搽。

【主治】杨梅疮，已服药至根脚不红，疮势已退者。

94346 **碧云散**

《嵩崖尊生》卷六。为《局方》卷六续添诸局经验秘方"碧雪"之异名。见该条。

94347 **碧云散**(《慈幼新书》卷六)

【组成】冰片　铜绿各五分

【用法】上为极细末，用蜜调粘入钟子内，以柏木板一小块，艾一小丸，安放板上烧烟，将钟子内药，向烟熏之，俟烟尽，再取井水滴数点，入药调匀。用新笔缓缓蘸抹眼皮红处数次，勿见风。

【主治】痘风眼。

94348 **碧云散**(《金鉴》卷六十三)

【组成】川芎　鹅不食草各一两　细辛　辛夷各二钱　青黛一钱

【用法】上为细末。患者口噙凉水，令人以芦筒吹入左右鼻孔内，取嚏为效；或每用少许，鼻常吸之，其效缓。

【主治】❶《金鉴》：头风，眉棱酸痛。❷《药奁启秘》：脑漏，常流浊涕。

94349 **碧云散**(《疫喉浅论》卷下)

【组成】西牛黄三分　冰片二分　硼砂二钱　甘草五分　黄连一钱　黄柏一钱　青黛一钱　青鱼胆二个(晒干，如无鱼胆，以青果核灰代之)

【用法】上为极细末。吹患处。

【主治】疫喉腐烂甚，红紫痛甚者。

94350 **碧云散**(《慈禧光绪医方选议》)

【组成】鹅不食草三钱　细辛一钱五分　苏薄荷三钱　青黛三钱(飞净)

【用法】上研极细面，以瓶盛之，勿令泄气，分装二瓶。

【主治】头痛脑酸，眵泪稠黏，及风痒鼻塞。

94351 **碧云散**(《慈禧光绪医方选议》)

【组成】南薄荷一钱　菊花一钱　川芎一钱　白芷一钱　鹅不食草三分　青黛三分　冰片二分

【用法】上研细末，过重罗。闻鼻少许。

【主治】上焦风热久蕴，鼻孔燥痛，觉有气味，或见涕有黑丝。

94352 **碧云散**(《北京市中药成方选集》)

【组成】鹅不食草二钱　川芎二钱　薄荷二钱　白芷二钱　青黛二钱

【用法】上为细粉，每一两细粉兑冰片五分，研细混和均匀，装瓶重四分。用少许，嗅入鼻内。

【功用】通关散风。

【主治】风热上攻，头痛目眩，眼睛红赤风痒。

94353 **碧云散**(《全国中药成药处方集》呼和浩特方)

【组成】薄荷三两　青黛一两　细辛五钱　川芎一两　鹅不食草一两五钱　冰片二分

【用法】共为细面。

【功用】《中药制剂手册》：散风清热。

【主治】《中药制剂手册》：风热上攻引起的头痛目眩，

鼻塞声重，眼红眵黏，眼睑肿胀，羞明发涩。

【备考】《中药制剂手册》本方用法：冰片、青黛，各另研，鹅不食草等四味，共为细粉，混合。每用少许，搐入鼻内。

94354 **碧云膏**(《圣惠》卷三十二)

【组成】腊月猪脂五两(炮，去滓) 铜绿一两(细研) 腻粉半两

【用法】将药盛油瓷瓶内，以篦子搅令匀后，冷凝结为膏。每用先以热盐浆水洗眼后，涂一大豆许于赤烂处，一日三次。

【主治】眼赤烂。

94355 **碧云膏**(《圣济总录》卷一三二)

【组成】石绿(研)不以多少 乳香(研) 麒麟竭(研) 没药(研)各半钱 腻粉二钱匕 黄蜡三两 松脂一两

【用法】先将石绿细研，次下乳香、麒麟竭、没药、腻粉同研细，用瓷碗火上化黄蜡如油，次入松脂，亦化为油，入少熟油，用柳枝搅，滴在水上，硬软得所，次入前药末，以柳篦子搅，看颜色深浅得所为度，绵虑过，瓷器中收，于软帛上摊。贴患处，日二换。

【主治】一切恶疮，痛不可忍者。

94356 **碧云膏**(《本草纲目》卷五十引张三丰方)

【组成】羯羊胆(腊月取)十余枚

【用法】上以蜜装满，纸套笼住，悬檐下，待霜出扫下。点之。

【主治】烂弦风，赤眼流泪，不可近光，及一切暴赤目疾。

94357 **碧云膏**(《医统》卷六十一)

【组成】铅粉 铜绿各一两 乳香 没药各一钱 冰片一分

【用法】上为细末，大黄熬膏作锭子用，晒干。用时以井水磨下，新笔涂眼四周，不得入目。

【主治】倒睫及肿烂弦风。

94358 **碧云膏**(《眼科全书》卷六)

【组成】铜青五分 轻粉三分 麝香一分 黄丹一钱

【用法】上研末，加炼蜜一两和前药末为膏。点眼。

【主治】云翳。

94359 **碧天丸**(《兰室秘藏》卷上)

【异名】井珠丸。

【组成】枯白矾二分 铜绿七分(研) 瓦粉(炒黑)一两

【用法】先研白矾、铜绿令细，旋旋入粉，同研匀，熟水和之，共为一百丸。每用一丸，热汤半盏，浸一二个时辰，临卧洗至觉微涩为度，合半时辰许洗毕，瞑目便睡。一丸可洗十遍，再用汤内坐令热。

【主治】目疾累服寒凉药不愈，两眼蒸热，如火之熏，赤而不痛，满目红丝，血脉贯睛，瞀闷昏暗，羞明畏日，或上下睑赤烂，或冒风沙而内外眦皆破。

【宜忌】此药治其标，若里实者不宜用。

94360 **碧天丹**(《银海精微》卷下)

【组成】铜青五钱 明矾四钱 五倍子一钱 白墡土一钱 海螵蛸一钱 薄荷叶五分

【用法】上为末，用老姜汁搅和为丸，如圆眼核大。要用时，将一丸淡姜汤一盏泡散，洗眼弦，次日再洗。依此洗三四次即愈。

【主治】远年近日烂弦风眼。

94361 **碧玉丸**

《医方大成》卷七。即《御药院方》卷九“咽喉碧玉散”改为丸剂。见该条。

94362 **碧玉丸**(《鲁府禁方》卷二)

【组成】生白矾 枯白矾各等分

【用法】上为末，稀糊为丸，如樱桃大。每服四丸，烧酒送下。立止。

【主治】心胃刺痛。

94363 **碧玉丸**(《准绳·幼科》卷九)

【组成】青黛 明白矾(生用) 天南星(生用) 滑石各二钱半 轻粉五十贴 全蝎(去尖毒)十五尾 巴豆四十九粒(去壳膜心，存油。碎切，入乳钵杵极细)

【用法】除轻粉、巴豆外，余五味或晒或焙，为末，仍入前二味，同在乳钵内杵匀，姜汁煮糯米粉为糊，丸如粟壳大。每服七丸至九丸或十一丸，空心用淡姜汤送下；热甚者，薄荷汤送下，或不拘时候。

【主治】痰嗽气喘，胸满，饮食减少，睡不得宁，烦躁有热。

94364 **碧玉丸**(《观聚方要补》卷一引《医门秘旨》)

【组成】铜绿三钱 钟乳粉五分

【用法】共为末，葱汁为丸，如绿豆大。每服十丸，白汤送下。少顷痰吐如涌泉。

【主治】痰盛。

94365 **碧玉丹**(《圣惠》卷九十五)

【异名】应病丹。

【组成】硫黄四两 水银一两 雄黄一两 消石四两 古字钱一百五十文(烧令通赤，于瓶中淬之，垢净即止)

【用法】上细研，令水银星尽，用一固济了瓷瓶子，入钱一重，药一重，遍布令尽，以瓦塞瓶口，以盐泥固之，候干，以文火逼去阴气，常用炭半斤，烧一伏时，后常更用炭三斤，烧半日，放冷取之，其药如碧玉色，研为末，以热夹绢裹，于土炕中培一伏时，出火毒，以粟米饭和丸，如麻子大。但有疼痛，以温酒下五丸。不过二服效。

【主治】一切疼痛。

94366 **碧玉丹**(《杨氏家藏方》卷二)

【组成】白矾(生) 粉霜 朱砂(别研) 天南星(火炮)各一钱 蜈蚣二条(炙) 白僵蚕七枚(炒去丝嘴) 麝香一字(别研) 鹞鸱头一枚(烧灰)

【用法】上为细末，同猪心血为丸，如绿豆大。每服五丸，加至七丸，麦门冬、远志煎汤送下，不拘时候。

【主治】暗风五痫，涎潮仆地，不省人事。

94367 **碧玉丹**(《魏氏家藏方》卷十)

【组成】阳起石(煅，酒煮亦得) 太阴玄精石(煅) 黑附子(炮，去皮脐)各一两 青黛 寒水石(煅) 天南星(姜制) 白附子(生) 半夏(汤泡七次)各半两

【用法】上为细末，再研极细无声为度，面糊为丸，如

麻子大。每服二十丸，薄荷汤送下；如大人霍乱吐泻，丸如梧桐子大，每服三五十丸，用井底泥水送下。

【主治】小儿虚冷痰上。

94368 **碧玉丹**（《观聚方要补》卷十引《医意商》）

【组成】天花粉 石膏各六钱 南星（姜、矾、牙皂汤煮熟） 胆南星各四钱 青黛二钱 冰片六厘

【用法】上为细末，白蜜调匀。每服三四岁者，一钱五分，周岁者，一钱许。服后片时仰卧。

【主治】顿嗽无时，连声不已，与食吐出而止。

94369 **碧玉丹**（《疡医大全》卷十一）

【组成】黄连 杏仁霜 秦皮 苏薄荷各一两 铜青三钱 明矾一钱五分 川椒五分 官粉一钱

【用法】上为细末，用乌梅肉五钱，入井水少许浸烂，加白果肉三两同捣如泥，和前药末为丸，龙眼核大。每用一丸，入凉水五六匙浸化，任点洗。

【主治】一切火眼并痘风，赤烂弦风，拳毛倒睫，泪涩难开。

94370 **碧玉丹**（《重楼玉钥》卷上）

【组成】胆矾三钱 白僵蚕六钱（炒去丝嘴，拣直者佳）

【用法】上为细末，加麝香一分。每用少许，吹咽喉中。

【主治】喉风急闭。

94371 **碧玉散**（《圣济总录》卷一一七）

【组成】胆矾半两（锅子内烧通赤，地上出火毒）

【用法】上研细。每取少许，敷疮上，有清涎吐之。

【主治】口疮，诸药不效者。

94372 **碧玉散**

《宣明论》卷十。即原书同卷"益元散"加青黛。见该条。

94373 **碧玉散**

《卫生宝鉴》卷十一。为《御药院方》卷九"咽喉碧玉散"之异名。见该条。

94374 **碧玉散**（《医方类聚》卷七十五引《经验秘方》）

【组成】腊月黑犍牛胆一枚 马牙盆消 白矾各等分

【用法】上研细，装胆内，挂房檐背阴处阴干，取出研细。以苇筒吹患处。

【主治】双单乳蛾，咽喉极肿，气不能出，水不能下。

94375 **碧玉散**（《普济方》卷六十三）

【组成】僵蚕 青黛各一两 蒲黄 盆消 甘草各二两 薄荷三两

【用法】上为末。每用少许吹咽喉内。咽之无妨，频用妙。

【主治】咽喉肿痛。

94376 **碧玉散**

《普济方》卷一百四十七。即原书同卷"益元散"加青黛。见该条。

94377 **碧玉散**（《普济方》卷三八一）

【组成】铜青三钱 麝香一字 轻粉一字

【用法】上为细末。手指捻药末，搽牙，临卧时用药贴在疮上。

【主治】牙疳肿烂。

94378 **碧玉散**（《袖珍》卷三）

【组成】铜绿 硼砂 白矾各等分

【用法】为细末。油调搽。

【主治】癣。

94379 **碧玉散**（《医统》卷八十一）

【组成】青靛 黄柏末各二钱 滑石末二钱

【用法】上二末以青靛调和如泥。用皂角针挑去泡水，次敷药。

【主治】天疱疮。

94380 **碧玉散**（《准绳·类方》卷七）

【组成】踯躅花 脑荷 羌活 川芎 细辛 防风 荆芥 蔓荆子 白芷各一钱 风化消 石膏（煅） 青黛 黄连各三钱 鹅不食草三两

【用法】上为细末。吹鼻中，一日吹二次。

【主治】眼睛肿胀，红赤昏暗，羞明怕日，瘾涩难开，疼痛风痒，头重鼻塞，脑鼻酸疼，翳膜胬肉，眵泪稠黏，拳毛倒睫，一切眼证。

94381 **碧玉散**（《济阳纲目》卷一〇六）

【组成】朴消（明净者）一两 雄黄（明亮者）二钱 青黛 甘草各一钱 薄荷一钱半

【用法】上为末，和匀，瓷器内盛贮。临病，量多少取出，用竹筒吹入喉中，轻者立效；重者用真珠草（即五爪龙）取其根捣汁，入米醋少许，入碧玉散，漱出痰涎，自解；牙关紧者，用地白根（即马蓝头）取根洗净，捣汁，入米醋少许，滴鼻孔中，牙关自开，如痰壅咽喉干涸，以此汁探之。

【主治】喉痹。痰涎壅盛。

94382 **碧玉散**（《幼科证治大全》）

【组成】滑石一两 青黛五钱 石膏（煅）五钱 甘草五钱

【用法】上为末。每服二钱，滚汤调服；热不退，柴胡、薄荷汤送下。

【主治】小儿十分潮热，五七日不退。

94383 **碧玉散**（《金鉴》卷六十三）

【组成】黄柏末 红枣肉（烧炭存性）各五钱

【用法】共研极细末。香油调搽患处。

【主治】燕窝疮，俗名羊胡子疮。生于下颏，初生小者如粟，大者如豆，色红热痒微痛，破津黄水，形类黄水疮，浸淫成片，但疙瘩如攒，由脾胃湿热而成；及黄水疮，初如粟米，痒而兼痛，破流黄水，浸淫成片，随处可生。

94384 **碧玉散**（《麻科活人》卷三）

【组成】辰砂一钱 桂府滑石（水飞过）六两 甘草一两 青黛少许

【用法】上为细末。每服二三钱，清水调下。

【功用】散肝火。

【主治】暑月小便不利。

【宜忌】老人虚火及病后伤津而小便不利者，不宜用。

94385 **碧玉散**（《外科证治全书》卷一）

【组成】黄柏末 红枣肉（焙干存性，为末）各等分 枯矾减半

【用法】上为细末。香油调敷。

【主治】燕窝疮。生于下颏，初如粟如豆，色红热微痒痛，破津黄水，颇类黄水疮，但疙瘩如攒，属脾胃湿热者。

94386 **碧玉散**(《外科证治全书》卷二)

【组成】硼砂三钱　胆矾　冰片各三分

【用法】上为细末。用时以箸头蘸点患处。

【主治】喉瘤。形如圆眼核大,红丝相裹,或单或双,生于喉旁,亦有顶大蒂小者,属肝胆郁怒郁热而成。

94387 **碧玉散**(《中医皮肤病学简编》)

【组成】黄柏(研末)20克　香油40毫升

【用法】调成糊状,外敷。

【主治】婴儿耳、鼻、口围湿疹。

94388 **碧玉膏**(《医方类聚》卷一七七引《新效方》)

【组成】乳香(松香亦可)二钱　铜青一钱　蓖麻仁　木鳖仁各半钱

【用法】上为细末,和匀,置石上。铁斧捶打一二百下,如硬,添蓖麻,软,添松香,得所为度。涂故帛上贴之,有脓拭净再贴,亦粘肉。

【主治】痈疽肿毒软疖。

【加减】未溃者,加巴豆三五粒。

94389 **碧玉膏**

《医部全录》卷三七六。为《外科正宗》卷三"神仙碧玉膏"之异名。见该条。

94390 **碧玉膏**(《疡医大全》卷七)

【组成】蓖麻仁(去皮尖,捣烂)　杏仁(去皮,捣烂)各四十九粒　铜绿二两七钱(用水一碗,将铜绿研细,投入水中,搅匀)　片松香五斤(研细)

【用法】用真麻油十二两,入锅内熬滚,次下蓖麻、杏仁,熬至滴水成珠为度,夏布滤去滓,将油复入净锅内,用文武火熬滚,徐徐投下松香末,用桃槐枝不住手搅匀,倾入瓷盆内,候膏将凝,然后加水浸之,用手揉扯以去火毒,另用瓷罐或桐杓盛贮数月。用时以热汤炖化,摊贴。

【功用】活血止痛,拔毒消肿,敛毒透脓,去腐生新。

【主治】痈疽发背,瘰疬马刀,乳痈乳岩,流火流注,肿块风毒,横痃痔漏,囊痈,冬瓜痈,贴骨疽,一切腰背臀腿毒疖,多骨疽,蟮拱头,脚隐漏蹄。

94391 **碧叶膏**(《鲁府禁方》卷三)

【组成】菠菜叶不拘多少。

【用法】捣极烂取汁。扫敷在患处。二三次即愈。

【主治】小儿遍身丹毒。

94392 **碧穷丹**

《幼科类萃》卷十四。为《局方》卷一"碧霞丹"之异名。见该条。

94393 **碧金散**(《幼幼新书》卷三十一引张涣方)

【组成】苦楝根一两(炙)　猪牙皂角三梃(烧灰)　鹤虱　槟榔　使君子仁各半两　青黛半两　麝香一分

【用法】上为细末。每服一字,煎淡猪肉汤调下,不拘时候。

【主治】小儿大便虫下及生寸白虫。

94394 **碧金散**(《鸡峰》卷二十二)

【组成】蜈蚣一对(全者,一雌一雄,其雌者小,雄者大)　麝香半钱　铜绿二钱　绿矾一钱

【用法】上为末,先将铜绿、蜈蚣同研七分细,续入麝香、绿矾研极细。每用时先以大针拨去疮口死肉,至有血出,急捻一纸条抄药少许在上,觉药微行,急点少油在疮上揩匀,次以沉水膏花子贴盖疮口,量疮势大小用之。

【主治】丁疮及发背,脑疽,脚气下注,一切恶疮。

94395 **碧油膏**(《外科精要》卷下)

【组成】桃枝　柳枝　桑枝　槐枝　乳香(另研)　血竭(研)各五钱　黄丹(净)四两

【用法】用麻油十两,煎焦去滓,入丹再煎成膏,入乳香血竭。灸后用此。

【功用】止痛排脓。

【主治】一切疮疡。

94396 **碧穹丹**

《准绳·幼科》卷二。为《局方》卷一"碧霞丹"之异名。见该条。

94397 **碧香丹**(《卫生总微》卷十)

【组成】天竺黄　不灰木(烧赤放冷)　赤石脂　龙骨(煅)各一两(先为细末)　腻粉　定粉　铅白霜　蛤粉各一两(别研)

【用法】上拌匀,入麝香半两,再研,滴水和丸,如鸡头子大。每用一粒或半粒,同蚫螺儿二个细研,沸汤浸化,却用冷水沉极冷服。

【主治】小儿吐泻后,大渴不止,不得眠睡,甚则变痫。

【备考】方中腻粉,《普济方》作"铁粉"。

94398 **碧珠丹**(《圣惠》卷九十五)

【组成】青矾半斤　硫黄二两

【用法】以醋一斗二升,于锅中煮,待干取出,入瓷瓶中,盖头以六一泥固济。候干,以火五斤,煅一伏时,寒泉出毒了,细研,以面糊和丸,如麻子大。每服十丸,每日空腹以柏子仁汤送下。

【主治】脏腑积冷,肠风痔疾,一切泻痢。

【备考】方中青矾,《鸡峰》作"青盐"。

94399 **碧珠散**(《易简方便》卷三)

【组成】珍珠(新白者)一钱　青缸花五钱(即靛缸浮水,水飞过)　真轻粉一两

【用法】珍珠入豆腐内煮数滚,取出,研极细无声,加青缸花、真轻粉共研极细,瓷罐收贮。外搽患处,若下疳,用甘草汤洗净,猪脊髓调搽;诸疮不生皮者,可干掺。

【主治】下疳腐痛难忍;汤泡火烧,皮损肉烂,疼痛不止;及妇人阴蚀疮、小户嫁痛。

94400 **碧粉散**(《卫生总微》卷十九)

【组成】蛇床子一两(微炒)　狼毒半两　硫黄半两　青黛半两

【用法】上为末,腻粉少许拌匀。好油调涂擦。

【主治】小儿遍身疥癣如粟,痒而搔之,脓血出。

94401 **碧雪丹**

《济阳纲目》卷二十五。为《局方》卷六续添诸局经验秘方"碧雪"之异名。见该条。

94402 **碧雪丹**(《喉科紫珍集》卷上)

【组成】白萝卜苗(无苗时用鲜萝卜一斤代之)四两　荸荠苗(无苗时用鲜荸荠一斤代之)五两　鲜土牛膝根五两(干者用七两,又名天名精)　鲜银花叶四两(干者用六两)

上用囊盛之,入长流水浸一宿,取起,带水磨搅匀,澄清取粉,每粉一两为一料,配入后料:

远志(去心)八分(甘草水泡) 丹皮 人中黄 人中白各一钱 桔梗三钱 僵蚕(甘草水泡,去水上浮油) 硼砂 真川贝 马勃各五分 珍珠四分 西牛黄五厘 冰片三厘

【用法】远志、丹皮、桔梗、僵蚕四味,用文火焙,其余八味各生研极细末,无声为度,并入前粉和匀。吹患处;或用土牛膝鲜者一两,和人乳汁半酒杯,捣汁,加当门麝三厘,和药为丸,如绿豆大,舌下含。

【主治】一切风痹蛾癣,时行诸症。

【加减】已经溃烂者,珍珠倍之,加琥珀四分,真紫金藤八分,俱要研极细。

94403 **碧雪散**

《普济方》卷六十引《仁存方》。为《济生》卷五"碧雪"之异名。见该条。

94404 **碧雪散**

《普济方》卷三七八。为《圣惠》卷九十五"碧雪"之异名。见该条。

94405 **碧雪散**

《证治要诀类方》卷三。即《魏氏家藏方》卷九"碧云散"。见该条。

94406 **碧雪散**(《奇效良方》卷六十一)

【异名】碧云散(《济阳纲目》卷一〇六)。

【组成】灯芯灰二钱 硼砂一钱

【用法】上为细末。每用少许,吹入喉中,有涎吐出。

【主治】咽喉闭壅,一时不能言语,痰涎壅盛。

94407 **碧雪煎**(《圣惠》卷九十五)

【组成】大青三两 吴蓝叶二两 竹茹三两 麦门冬二两(去心) 子芩二两 甘草三两(生用) 枳壳三两(去瓤) 地骨皮三两 龙胆三两(去芦头) 犀角屑二两 玄参三两 赤茯苓二两 川升麻二两 羚羊角犀二两

上细剉,以水二斗,煮至一斗,去滓澄清。

龙齿二两(细研) 牛黄二两(细研) 麝香一两(细研) 青黛五两(细研) 朴消十斤(炼过者)

【用法】将煎药汁入于锅内,下朴硝,以慢火煎,不住手搅,令稀稠得所,下龙齿、牛黄、麝香、青黛等,搅令匀,入瓷器中收。每有患者,以冷水调下半匙。

【主治】心神烦热,时行温病,癫痫,热毒,头痛,赤眼口疮,酒黄,大人小儿一切热病。

94408 **碧雪膏**

《回春》卷五。为《局方》卷六续添诸局经验秘方"碧雪"之异名。见该条。

94409 **碧雪霜**(《医方易简》卷五)

【组成】朴消一两 牙消一两 芒消一两 石膏一两 寒水石一两(飞过) 青黛一两 甘草一两 僵蚕一两

【用法】先将甘草、僵蚕煎汤去滓,入诸药再煎,用柳木棍不住手搅,令消溶得所,再入青黛和匀,倾入砂盆内,候冷结凝成霜,研为极细末。口痛,每用少许含化;如喉痛,吹入喉中即愈。

【主治】一切积热,口舌生疮,心烦喉闭,燥热肿痛,天行时热。

94410 **碧绿散**(《医统》卷九十)

【组成】绿豆粉半两 大黄末二钱

【用法】上和匀。用姜汁、薄荷汁、蜜调涂患处。

【主治】小儿赤游丹毒。

94411 **碧琳丹**(《证类本草》卷五引《经验方》)

【组成】生铜绿二两 硇砂一两 麝香一分

【用法】上将,净洗,于乳钵内研细,以水飞过,去砂石澄清,同绿摊于纸上晒干;硇砂以水化,去砂石,澄清,同绿粉于新石器内慢火熬令干,取辰日辰时,面向辰位上修合,再研匀,入麝香,同研,以糯米糊和丸,如弹子大,阴干。如卒中者,每丸作二服,用薄荷酒研下;瘫痪并一切风,用朱砂酒研化。候吐出涎沫青碧色,并泻下恶物为验。

【主治】痰涎潮盛,卒中不语。

【宜忌】《普济方》引《博济》:忌动风毒物。

94412 **碧霞丸**(《圣济总录》卷一六九)

【组成】巴豆(去皮心膜,研出油尽)三十粒 硫黄(研) 乳香(研)各一钱 腻粉(炒)二钱匕 青黛(研)半钱

【用法】上药研细和匀,用糯米饭为丸,如绿豆大。每服二岁二丸,冷薄荷汤送下;急惊风,用棘刚子、新薄荷汤研下。

【主治】小儿急惊。

94413 **碧霞丸**

《赤水玄珠》卷四,为《证类本草》卷五引《经验方》"碧霞丹"之异名。见该条。

94414 **碧霞丹**(《圣惠》卷八十五)

【组成】硫黄半分 腻粉一钱 青黛一分 巴豆七粒(研去油)

【用法】上研令细,用软饭和丸,如黍米大。每服二丸,以薄荷汤送下,不拘时候。

【主治】❶《圣惠》:小儿急惊风。❷《普济方》:小儿膈实涎盛者。

【备考】《普济方》引本方有朱砂一分。

94415 **碧霞丹**(《证类本草》卷五引《经验方》)

【异名】碧霞丸(《赤水玄珠》卷四)。

【组成】北来黄丹四两

【用法】上筛过,用好米醋半升同药入铫内煎,令干,却用炭火三秤,就铫内煅透红,冷取研细为末,用粟米饭为丸,如梧桐子大。每服七丸,煎醉汤送下,不嚼,只一服。

【主治】吐逆。

94416 **碧霞丹**(《局方》卷一)

【异名】碧穷丹(《幼科类萃》卷十四)、碧穹丹(《准绳·幼科》卷二)。

【组成】石绿(研九度,飞)十两 附子尖 乌头尖 蝎梢各七十个

【用法】上为末,入石绿令匀,面糊为丸,如鸡头大。每服一丸,急用薄荷汁半盏化下,更入酒半合,温暖服之;如牙关紧急,斡开灌之。须臾吐出痰涎,然后随证治之。

【主治】卒中急风,眩运僵仆,痰涎壅塞,心神迷闷,牙关紧急,目睛上视,及五种痫病,涎潮搐搦。

【备考】本方方名,《医学纲目》引作“碧露丹”。

94417 **碧霞丹**(《鸡峰》卷十九)

【组成】寒水石　滑石　腻粉各半两　粉霜　硇砂各三钱

【用法】上同研匀,滴水为膏,用湿纸一张裹在内,面一斤和作球,盛药于牛粪熟火内烧面匀翻焦熟为度,取药出,用青黛半两同研,滴水为丸,如豌豆大。第一日服三粒,一日三次。嚼龙脑或生姜、灯心、木通汤送下。

【主治】十种水气。

94418 **碧霞丹**(《宣明论》卷十四)

【组成】龙脑　麝香　硇砂各二钱　血竭　没药　乳香　铜青各一钱　硼砂三钱

【用法】上为末,滴水为丸,如梧桐子大。每用一丸,新水化开,点之。

【主治】一切恶眼风赤者。

94419 **碧霞丹**(《普济方》卷三七〇引《全婴方》)

【组成】石绿一两　胆矾半两　白矾　轻粉各一钱

【用法】上为末,面糊丸,如鸡头子大。五岁每服一丸,生油化下,吐涎立效。

【主治】小儿急中卒风,牙关紧急,不省人事。

94420 **碧霞丹**(《百一》卷十一)

【异名】神效碧霞丹(《东医宝鉴·杂病篇》卷七)。

【组成】巴豆(取肉,去油,别研细)　官桂(去粗皮,研细)　硫黄(去砂石,研细)　白矾(别研细)　青黛(别研细)各等分

【用法】于五月一日修治,用纸各裹,以盘盛,至端午日午时,用五家粽尖和前药为丸,如梧桐子大。有患以新绵裹,男左女右,塞于鼻窍中,妇人有患,男子相与安之。一丸可治七人,于未发前一日安之,约度寻常发过一时许,方可取出,如再用时,醋蘸过以绵裹之。

【主治】疟疾。

94421 **碧霞丹**(《儒门事亲》卷十五)

【组成】铜绿　白土　芒硝各等分

【用法】上为末,丸如皂子大。每用一丸,白汤研化,洗之。

【主治】赤眼暴发,赤瞎。

94422 **碧霞丹**(《卫生宝鉴》卷十)

【组成】铜绿三钱　枯白矾三钱　乳香一钱

【用法】上为末,将黄连熬成膏子,入药,丸如鸡头子大。水浸开洗之。

【主治】目赤肿,隐涩难开。

94423 **碧霞丹**(《永乐大典》卷一一四一二引《经验普济加减方》)

【组成】南硼砂　硇砂　乳香　铜绿(各研)　螺儿粉各五钱

四味入猪胆汁和膏,摊碗内,艾烟熏,就入:

轻粉　砂糖　麝香各一钱　龙脑半钱　猪胆二个

【用法】上为细末,入前碗内相和为丸,如弹子大。每用一丸,沸汤化一盏,点洗。

【主治】诸般病眼,无问久新,昏晕,肿毒,隐涩,翳膜,发赤睛痛,羞明怕日。

94424 **碧霞丹**

《广笔记》卷三。为《御药院方》卷十“神仙碧霞丹”之异名。见该条。

94425 **碧霞丹**(《惠直堂方》卷三)

【组成】铜绿一两　蟾酥二钱　巴豆霜一钱　麝五分

【用法】上为细末,用蜗牛捣为丸,如米粒大。刺疮出血,入药粒,膏盖之。

【主治】疔疮不疼者。

94426 **碧霞丹**(《仙拈集》卷二)

【组成】千年石灰　独蒜

【用法】共捣为丸,如梧桐子大,辰砂为衣。每服十三丸,烧酒送下;急痛,陈石灰三钱澄清,烧酒送下;胃痛,浓煮小蒜,食饱,勿著盐,黄酒送下即愈。

【主治】九种心痛。

94427 **碧霞丹**(《理瀹》)

【组成】炉甘石(制)　黄丹(炒)各二两　铜绿八钱　海螵蛸五钱　归尾　没药　血竭　白丁香　硼砂　牙硝　乳香　青盐　轻粉　雄黄　元明粉　胆矾　明矾　朱砂各一钱　熊胆一分　冰片三分　麝一分　黄连一两　川芎　当归　赤芍　生地　柴胡　龙胆草　蕤仁　杏仁　蝉蜕　菊花　黄柏　五倍　羌活　防风　木贼草各三钱

【用法】麝前二十一味共研细末;后下十六味熬膏,槐、柳、桑枝各五钱搅,令条尽为度,去滓入蜜,和前药为丸,蜜不足加阿胶五钱,煎汤和药。临用热水化洗。

【主治】目内外障。

94428 **碧霞丹**(《饲鹤亭集方》)

【组成】飞青黛　硼砂　人中白(煅)　元明粉　儿茶　薄荷叶　川连　山豆根　天虫　马勃　胆星　金果榄各五钱　大梅片一钱五分

【用法】共研至无声,瓷瓶密收。吹点。

【主治】风火上郁,咽喉糜痛及牙痛。

94429 **碧霞丹**(《全国中成药处方集》沈阳方)

【组成】当归　没药各二钱　血竭　白丁香　硼砂　冰片　台麝香各一钱

【用法】上研极细面,熬黄连膏,和为小丸。每用一丸,新汲水半盏,瓷器浸汁洗之。

【功用】清热,磨云,退障。

【主治】视物不清,干涩难睁,内障眼疾。

94430 **碧霞浆**(《解围元薮》卷四)

【组成】羌活　独活　白芷　川乌　细辛　菖蒲　苍术　风藤　苦参　当归　防风　升麻　藁本　蒺藜　荆芥　木瓜　薄荷　茄根　防己　天麻　川芎　射干　麻黄　水萍　胡麻　葳蕤　首乌　木香　檀香　沉香　仙灵脾　威灵仙　蛇床子　枲实　金银花　羊踯躅花各五钱

【用法】酒浆一坛,入药五两,隔汤煮透,俟冷,每饮一杯,避风二时,朝夕饮。

【主治】痛风寒湿痿困诸症。

94431 **碧霞散**(《扁鹊心书·神方》)

【组成】猪牙皂角(炙,去皮弦)　铜青(另研)　大黄(生用)　金线重楼(即金钱钓虾蟆)各五钱

【用法】上为末。每服一钱,小儿三五分,白汤灌下;牙关紧者,鼻中灌下。吐痰即愈。

【主治】痰涎壅盛，卒仆或发惊搐，一切急症。

94432 **碧霞散**(《得效》卷十六)

【组成】铜青三钱 滑石一钱 土膏半两 轻粉 麝香各少许

【用法】上为末。每用少许，汤泡洗眼。

【主治】目疾。

94433 **碧霞散**(《医方类聚》卷七十引《烟霞圣效方》)

【组成】青黛一两 铜绿三钱 硇砂一钱

【用法】上为细末。每服半钱，滚水调，临卧洗之。

【主治】连眶赤烂，退翳。

94434 **碧霞散**(《济阳纲目》卷一)

【组成】石绿(拣上色精好者研筛，水飞再研)二三钱 冰片三四豆许

【用法】上研匀。以生薄荷汁，合温酒调服。微微令涎自口角流出，自苏。

【主治】中风，痰迷心窍，癫狂烦乱，人事昏沉，痰涎壅盛；五痫、心风。

94435 **碧霞膏**(《御药院方》卷十)

【组成】铜绿(研)二两 乳香(研)二钱 没药(研)一钱 松脂四两 白胶香(研)一钱半 黄蜡一字 芝麻油(另炼香熟，冬添夏减)

【用法】上先炼松脂，滤去滓，次下白胶香，又下芝麻油，搅令匀，看硬软得所，续次下黄蜡，再搅令匀，又次下乳香、没药、铜绿末搅令匀，令冷，于瓷盒子内盛。每用之，上熁药摊于纸上，贴患处。

【主治】肉刺。

94436 **碧霞膏**(《医方类聚》卷七十引《施圆端效方》)

【组成】黄丹二两 枯白矾一两 净蜜半斤

【用法】上先将黄丹炒紫色，入枯白矾，蜜内熬紫色，入水一盏，再煎稀稠合宜，瓷器内盛。每用皂子大，白汤半盏化开，热洗眼，冷即再温再洗，可用八九次。

【主治】赤眼肿疼，生疮，一切目疾。

94437 **碧霞膏**

《医方类聚》卷一九四引《经验秘方》。为原书同卷“神应膏”之异名。见该条。

94438 **碧霞膏**(《准绳·类方》卷七)

【组成】炉甘石 黄丹各四两 铜绿二两 黄连一两 当归尾二钱 乳香 没药 朱砂 硼砂 血竭 海螵蛸 青盐 白丁香 轻粉各一钱 麝香五分

【用法】上为细末，黄连膏为丸，如皂角子大。每用一丸，新汲水半盏，于瓷盒内浸洗，每一丸可洗四五次。大病不过一月，小病半月，冷泪三日见效。

【主治】目内外障。

94439 **碧螺散**(《外科大成》卷四)

【组成】丝瓜(取皮，搭于石灰墙上阴干)

【用法】上为末。干掺。如经风见水，伤处发肿者，水调敷之，其肿立消。

【主治】金疮初伤出血。

94440 **碧螺膏**(《外科大成》卷一)

【组成】松香(取嫩白成片者佳，为末，筛过，用铜盆以猪油遍擦之，入水至滚，入香，不住手搅之，以香沉底为度，即倾冷水内，拔扯百十次，以不断为度)一斤 麻油三两

【用法】将麻油煎滴水成珠，入松香，文火熔化，看老嫩取起，离火住滚，徐徐入糠青、胆矾各净末五钱，以柳枝左搅，以匀为度。如老加熟猪油二三钱。用绿纸薄摊，贴之。

【主治】下部湿疮疥癣，结毒痰串疬疮。

94441 **碧露丹**

《医学纲目》卷四。即《局方》卷一“碧霞丹”。见该条。

94442 **碧云锭子**

《普济方》卷二七四。即原书同卷“青金锭子”加砒一钱(生用)。见该条。

94443 **碧玉饼子**(《医统》卷六十一)

【组成】坯子一两 黄丹八钱 乳香 没药各二钱 珍珠 琥珀各一钱 硼砂 海螵蛸各二钱 熊胆二钱 冰片一钱 青盐五分 麝香三分

【用法】上研极细，和匀，又乳至无声，作饼子，瓷罐收密。用新汲水或乳汁磨，点目眦内。

【主治】眼疾。

94444 **碧玉锭子**

《普济方》卷二七四。即原书同卷“青金锭子”加枯矾一钱。见该条。

94445 **碧玉锭子**(《准绳·疡医》卷三)

【组成】铜青三钱 胆矾(生) 白矾(煅) 白丁香 信石(煅) 硇砂(生) 雄黄 朱砂 乳香 没药 轻粉各一钱 麝香 片脑各少许

【用法】上为末，稠糊为锭子，如豆大，带扁些及作药线阴干。先用拔毒膏点破疮口，上贴膏药，直至腐肉去尽，只贴膏药，以肉生满为度。

【主治】瘰疬恶疮。

94446 **碧桃浸液**(《中医皮肤病学简编》)

【组成】青嫩碧桃叶50克

【用法】上浸于75%酒精500毫升，24～48小时后，取出外用。

【主治】荨麻疹。

94447 **碧落神膏**(《洞天奥旨》卷十五)

【组成】吸铁石一两 金银花一斤 生甘草三两 蒲公英八两 当归四两 炙黄耆八两 香油五斤

【用法】用香油熬至滴水成珠，去滓，入黄丹二斤，再熬软硬得所，即成膏矣；再加轻粉三钱，麝香一钱，冰片三钱，赤石脂一两，儿茶五钱，黄柏五钱，乳香三钱，没药三钱，各研细末，掺于膏上。临时酌疮之轻重用之。大约初起不必用细药，出毒后必须加之。

【主治】疡、痈疽、疔疮、肿毒。

94448 **碧霞梃子**(《活法机要》)

【组成】铜绿一两 硇砂二钱 蟾酥一钱

【用法】上为细末，烧饭和作梃子。每用刺不觉痛者，须刺血出，方纴药在内，以膏贴之。

【主治】恶疮透了不觉疼痛者。

94449 **碧霞锭子**

《普济方》卷二七四。即原书“青金锭子”加砒一钱(煅用)。见该条。

94450 **碧玉通神散**(《普济方》卷三六五)

【组成】黄柏（蜜涂炙，取末）半两　青黛一分　脑子少许

【用法】上和匀。候儿睡着，干掺口中，及置舌下咽之。

【主治】口疮。

94451　**碧油五枝膏**（《普济方》卷二九二引《鲍氏方》）

【组成】桃枝　柳枝　桑枝　槐枝　皂角枝各一握

【用法】上剉细，麻油十两，煎至八分，净入。

【功用】止痛。

【主治】瘰疬发毒，脓血瘀肉。

94452　**碧雪保命丹**（《集成良方三百种》卷下）

【组成】青黛　牙消　蒲黄　硼砂　朱砂（飞净）　生甘草末　枯矾各等分　冰片少许

【用法】共研细。吹患处。

【主治】红白口疮及喉症。

熬

94453　**熬漆丸**（《圣济总录》卷九十九）

【组成】好漆　醇酒　白蜜各半升

【用法】上三味于铜器中和匀，微火熬令可丸，如鸡头大。每服一丸，宿勿食，空腹温酒送下，虫未下再服。

【主治】蛲虫在胃，令人渐羸。

墙

94454　**墙衣散**（《外台》卷三十二引《千金翼》）

【异名】垣衣散（《圣惠》卷四十一）。

【组成】墙衣五合（晒干，捣末）　铁精一合　合欢木灰二合　水萍末三合

【用法】上为末。以生油和少许如膏，以涂发不生处，日夜二次，即生发。

【功用】生发。

【主治】眉发髭不生。

【备考】本方方名，《普济方》卷五十引作“生发墙衣散”。

94455　**墙苔散**（《洞天奥旨》卷九）

【组成】绿苔（要墙上生者，刮下）五钱（火焙干，为细末）　羊爪壳五副（用后蹄，不用前爪）　炒白术一两　茯苓二两　槐花五钱　白芷一两

【用法】共为细末，米饭为丸。每日临卧先服一钱，后压之美膳。一月即内消而管化。

【主治】痔漏久不愈者。

榛

94456　**榛子粥**（《济众新编》卷七）

【组成】榛子（水洗，去皮）不拘多少

【用法】用水磨，滤取汁，煮沸，以粳米作泔，量入成粥。和蜜服。长服甚佳。

【功用】益气力，宽肠胃，不食不饥，开胃健行，平脾胃，长肌肉，温中止痢，壮气除烦。

94457　**榛蘑木耳丸**（《医学探骊集》卷五）

【组成】榛蘑半斤　木耳四两　川杜仲四钱　牛膝五钱　木瓜五钱　川椒四钱　乳香五钱

【用法】上为末，炼蜜为丸，如弹子大。每服一丸，每日早晚滚水送下。

【主治】寒腿，年久不愈。

榼

94458　**榼藤散**（《圣惠》卷六十）

【组成】榼藤子一两（取仁）　鳖甲一两（涂醋，炙令黄）　当归三分（剉，微炒）　黄耆一两（剉）　槐子一两（微炒）　川大黄一两（剉碎，微炒）　露蜂房三分（微炒）　蛇蜕皮一两（烧灰）　藁本半两　桂心半两　猪后悬蹄甲七枚（炙令焦黄）

【用法】上为细散。每服二钱，食前粥饮调下。

【主治】痔。下血不止，生疮肿痛。

94459　**榼藤散**（《圣济总录》卷一四三）

【组成】榼藤子（烧存性）　芜蔚子（炒）各半两　地榆　白矾（烧令汁尽）　臭椿根（蜜炙焦）各一两

【用法】上为末。每服二钱匕，温酒一小盏，入麝香一字，同调下，空心服。

【主治】肠风，五痔，久不愈。

94460　**榼藤散**（《圣济总录》卷一四三）

【异名】榼藤子散（《普济方》卷二九八）。

【组成】榼藤子不拘多少

【用法】上为散。先以蜜调少许，涂痔瘘疮上，次用温酒调下一钱匕，食前服。

【主治】痔瘘久不愈。

94461　**榼藤散**（《圣济总录》卷一四三）

【组成】榼藤子三个（生油涂，炙熟，取肉）　续断　鸡冠花（炒）　乌贼鱼骨（去甲，炙）各一两

【用法】上为散。每服二钱匕，空心温酒调下，日晚再服。

【主治】诸痔瘘，脓血不绝，羸瘦。

94462　**榼藤子丸**（《圣济总录》卷一四二）

【组成】榼藤子半两　威灵仙（拣净，剉碎，水淘洗过，焙干）　大黄（煨过）各二两

【用法】上为末，炼蜜为丸，如梧桐子大。每服三十丸，空心、食前温米饮送下。

【主治】肠痔。下部肿痛，便血后重，坐卧不安。

94463　**榼藤子丸**（《宣明论》卷十三）

【组成】黄耆　枳实　槐花　荆芥穗　凤眼草各二两　榼藤子一对（炙）　皂子三百个（炙）

【用法】上为细末，面糊为丸，如梧桐子大。每服二三十丸，空心酒送下；米饮亦得。

【主治】肠风泻血，湿热内甚，因为诸痔久而不治，乃变成瘘。

【宜忌】忌油腻、生冷、猪、鱼、臭血物等。

94464　**榼藤子丸**（《杨氏家藏方》卷十三）

【组成】附子一两　草乌头　川乌头　刺猬皮　猪牙皂角　榼藤子　皂角刺　枳壳各半两　白矾一分

【用法】上并剉碎，入砂罐内，炭火烧留性，为末，酒煮面糊为丸，如梧桐子大。每服二十丸，温酒送下，一日二次，不拘时候。

【主治】痔疮久不敛者。

94465 **榼藤子丸**(《御药院方》卷八)

【组成】榼藤子一个(重七钱者,酥炙,和皮用) 茴香(炒) 皂角刺(烧存性) 猬皮(烧存性) 枯白矾 白附子(炮) 枳壳(麸炒黄,去瓤) 樗皮(焙干)各半两 乳香二钱半

【用法】上为细末,醋面糊为丸,如梧桐子大。每服四五十丸,食前温酒送下;如有痔疮疼痛,醋研五七丸,津唾涂患处。

【主治】肠澼下血,痔漏结核疼痛。

94466 **榼藤子散**(《圣惠》卷六十)

【组成】榼藤子二枚(取仁) 皂荚子一百枚(与榼藤子仁同以酥炒黄) 牛角鰓灰五两 酸石榴皮灰三两

【用法】上为细散。每服一钱,食前以粥饮调下;小儿痔疾,每服半钱,温酒调下。

【主治】痔疾,下血无时。

94467 **榼藤子散**

《普济方》卷二九八。为《圣济总录》卷一四三"榼藤散"之异名。见该条。

榧

94468 **榧子煎**(《奇效良方》卷六十七,名见《医统》卷七十八)

【组成】榧子四十九枚(去壳)

【用法】上药以砂糖水半盏,砂锅煮干。熟食之,每月上旬平旦空心服七枚,七日服尽。

【功用】化寸白虫为水。

【主治】寸白虫。

94469 **榧子贯众汤**(《方剂学》)

【组成】榧子 槟榔 红藤各一两 贯众五钱

【用法】水煎取汁,分二次服。每次服药时随吃生大蒜二至三瓣。连用三天。

【功用】驱钩虫。

【主治】钩虫病。

【方论选录】方中榧子、槟榔、贯众、大蒜都是驱虫药,其中榧子、贯众二味多用于驱钩虫;方中红藤一药,味苦性平,能入血分,清热解毒,散结消肿,常用以治肠痈,因钩虫寄生可使肠壁损伤和出血,故用为辅佐之品。

榠

94470 **榠子丸**(《普济方》卷二〇七,名见《本草纲目》卷三十二)

【组成】豆蔻二颗(米醋面调裹之,置灰中煨令黄焦,和面研末) 榠子末(炒)一两 陈仓米(焦炒,为末)二钱

【用法】上用陈仓米煎作饮,调前二物三钱,旦暮各一服。

【主治】❶《普济方》:脾泻。❷《本草纲目》:久泻虚痢,腹痛者。

榴

94471 **榴灰散**(《医级》卷八)

【组成】石榴一个

【用法】烧灰存性,为末。衄者,吹鼻;下血者,内服。

【主治】血泄窍滑,鼻衄或下血。

94472 **榴花散**(《圣惠》卷三十七,名见《圣济总录》卷七十)

【组成】人中白一分 石榴花半两 故绵灰半两

【用法】上为细末,入麝香一钱更研令匀。每用少许,吹入鼻中。

【主治】鼻衄久不止,诸药无效者。

94473 **榴花散**(《医方考》卷三)

【组成】百叶榴花

【用法】晒干,为末。吹入鼻中。

【主治】衄不止者。

【方论选录】榴花之红,有使入血;榴花之涩,可使止血。一夫当关,此药近之。

94474 **榴附饮**(《朱氏集验方》卷十)

【组成】酸石榴皮(米醋炒) 香附子

【用法】上为末。每服二钱,米饮调下。

【主治】产后泻。

94475 **榴梅散**(《卫生总微》卷五)

【组成】大石榴一枚 全蝎五个

【用法】将石榴割顶去子,剜作瓮,入全蝎在内,却以顶盖之,纸筋捶黄泥封裹了,先用微火炙干,渐加大火煅通赤,良久去火,放冷去泥,取其中焦者,细研为散。每服半钱,乳调下。搐者服之便定,不会服者灌之。儿稍大,用防风汤调下,不拘时候。

【主治】小儿风痫。

槟

94476 **槟半丸**(《不居集》上集卷二十六)

【组成】半夏一两 槟榔 雄黄各三钱

【主治】兀兀欲吐,恶心欲倒。

94477 **槟连丸**(《丹溪治法心要》卷三)

【组成】白术 黄连 砂仁 陈皮 半夏曲 神曲 蓬术各一两 藿香 槟榔 青皮 丁香 麦糵 三棱 姜黄 良姜 白豆蔻 茯苓 桂花 连翘 山楂各五钱 川附半只 吴茱萸二钱

【用法】上为末,姜糊为丸。每服七八十丸,姜汤或白汤送下,一日三次。

【主治】翻胃,或朝食而暮出者,或下咽而吐者,或胃脘作痛者,或必得尽吐而爽者,或见食即吐者。

94478 **槟连散**(《三因》卷十四)

【异名】圣效散(《杨氏家藏方》卷十二)、槟榔散(《传信适用方》卷三)。

【组成】槟榔 黄连各半两 穿山甲(大者,烧存性)十片

【用法】上为末。先点好茶,以翎毛刷过疮,仍以清茶调药敷疮上。如热甚,则以鸡子清调敷;脓已溃,则用长肌药;未溃,则用替针丸。

【主治】痈疽疮肿,未溃已溃者。

94479 **槟连散**

《卫生宝鉴》(《济生拔粹》本)。即原书人卫本卷十三

"木香散"。见该条。

94480 **槟苏散**(《医方大成》卷五)

【异名】槟榔散(《外科理例》)、槟苏败毒散(《吴氏医方汇编》)。

【组成】紫苏　香附子各二两　陈皮　甘草　槟榔　木瓜各一两

【用法】上㕮咀。每服四钱,水一盏,加生姜、葱,水煎服。

【功用】疏通气道。

【主治】风湿脚痛。

94481 **槟苏散**(《外科正宗》卷三)

【异名】苏槟散(《中国医学大辞典》)。

【组成】槟榔　紫苏　木瓜　香附　陈皮　大腹皮各一钱　木香三分　羌活五分

【用法】水二钟,生姜三片,葱白三茎,煎一钟,空心服。

【主治】风湿流注,脚胫酸痛,或麻痹不仁,呕吐不食。

94482 **槟苏散**(《医林绳墨大全》卷五)

【组成】槟榔　紫苏叶　桑白皮　赤茯苓(去皮)　木通(去皮)各一钱　炙甘草　紫菀　前胡(去芦)　百合　杏仁(去皮尖)各七分半

【用法】加生姜五片,水二钟煎,不拘时候温服。

【主治】脚气湿热肿痛冲心,坐卧不得。

【加减】痛,加木香;肿,加大腹皮;发热,加大黄、黄芩。

94483 **槟苏散**(《医部全录》卷一九四)

【组成】苍术二钱　香附子　紫苏叶　陈皮　木瓜　槟榔　羌活　牛膝各一钱　甘草五分

【用法】上剉。加生姜三片,葱白三茎,水煎服。

【功用】疏通气道。

【主治】风湿脚气,肿痛拘挛。

94484 **槟沉饮**(《玉案》卷五)

【组成】槟榔　沉香(磨水)　官桂　广木香各一钱(磨水)　大腹皮　青皮　香附　小茴香各一钱五分

【用法】加生姜五片,水煎服。

【主治】妇人阴疝。小腹近阴之处,结聚胀痛,或皮内顶起如鸡子大者。

94485 **槟陈汤**

《幼科证治大全》。为《玉案》卷六"槟陈饮"之异名。见该条。

94486 **槟陈饮**(《玉案》卷六)

【异名】槟陈汤(《幼科证治大全》)。

【组成】山楂　青皮　草果各八分　槟榔　枳实　半夏　柴胡　麦芽各六分

【用法】加生姜三片,空心煎服。

【主治】小儿因食成疟。

94487 **槟茱丸**(《魏氏家藏方》卷五)

【组成】槟榔一个(剜去心,入乳香一粒如豆大,面裹煨,去面)　茱萸(炒)　官桂(去粗皮)各一钱(不见火)

【用法】上为细末,打和为丸,共分二服,煎葱酒三四沸调下。

【主治】心脾痛。

94488 **槟桂汤**(《医部全录》卷一八三)

【组成】槟榔　桂心　葛根　甘草(减半)　细辛　半夏(制)　桔梗　枳壳　川芎　防风各等分

【用法】水煎服。

【主治】心疼。

94489 **槟粉散**

《普济方》卷三〇〇。为方出《医方类聚》卷七十六引《卫生十全方》,名见《朱氏集验方》卷九引黎居士方"立效散"之异名。见该条。

94490 **槟梅汤**(《简明医彀》卷六)

【组成】槟榔　枳实　香附　木香　砂仁　厚朴　干姜　肉桂　川楝子　楝根皮各等分　甘草减半　川椒二十粒　乌梅二个

【用法】加生姜一片,水煎服。

【主治】虫痛。

【加减】未止,加黄连。

94491 **槟黄丸**(《顾松园医镜》卷十四)

【组成】鸡心槟榔　雄黄　制绿矾各等分

【用法】上为末,饭为丸,如米大。空心每服一钱至三钱。

【主治】胃脘心腹因虫作痛,痛有休止,面生白斑,或吐清水,淡食而饥则痛,厚味而饱则安。

94492 **槟榔丸**

《千金翼》卷十九。为《外台》卷二十引《范汪方》"大槟榔丸"之异名。见该条。

94493 **槟榔丸**(《千金翼》卷十九)

【组成】槟榔　桂心　栝楼　麻黄(去节)　杏仁(去皮尖双仁,熬)　茯苓　椒目　白术各三两　附子(炮,去皮)　吴茱萸五合　厚朴(炙)　干姜　黄耆　海藻　木防己　葶苈(熬)　甘草(炙)各二两

【用法】上为末,炼白蜜为丸,如梧桐子大。饮服二丸,一日三次,加至四丸。不知,又加二丸,可至十二丸。

【主治】老小水肿,虚肿,大病客肿作喘者。

94494 **槟榔丸**(《外台》卷七引《广济方》)

【组成】槟榔七个　芍药五分　枳实七枚(炙)　人参五分　大黄十六分　青木香六分　桂心四分

【用法】上药治下筛,炼蜜为丸,如梧桐子大。空腹服二十丸,一日二次,渐加至二十五丸。微泄为度。

【主治】❶《外台》引《广济方》:一切气,妨闷不能食。❷《圣惠》:心悬急,懊痛,气逆不顺。

【宜忌】忌生菜、热面、炙肉、蒜、黏食、生葱。

【备考】《圣惠》本方用法:以温酒送下。

94495 **槟榔丸**(《圣惠》卷六)

【组成】槟榔一两　羌活一两　郁李仁二两(汤浸,去皮尖,微炒)　木香一两　川大黄一两(剉,微炒)　牵牛子(捣罗取末)一两　青橘皮一两(汤浸,去白瓤,焙)　麻仁二两(剉,研如膏)

【用法】上为末,炼蜜为丸,如梧桐子大。每服二十丸,食前以生姜汤送下。

【主治】❶《圣惠》:大肠实热,秘涩不通,心烦闷乱。❷《圣济总录》:大肠秘涩,冷热相攻,寒热如疟。

94496 **槟榔丸**(《圣惠》卷十一)

【组成】槟榔一两　木香半两　诃黎勒皮一两　桂心三分　木通半两(剉)　枳壳半两(麸炒微黄,去瓤)　人参半两(去芦头)　赤芍药三分　半夏半两(汤洗七遍,去滑)

【用法】上为末,炼蜜为丸,如梧桐子大。每服二十丸,以生姜汤送下,不拘时候。

【主治】伤寒,心胸不利,上气喘促,腹胁妨闷。

94497　**槟榔丸**(《圣惠》卷十四)

【组成】槟榔半两　陈橘皮半两(汤浸,去白瓤,焙)　桂心半两　赤芍药半两　附子半两(炮裂,去皮脐)　干姜一分(炮裂,剉)　牵牛子五两(微炮,别杵罗取末二两半)

【用法】上为末,炼蜜为丸,如梧桐子大。每服三十丸,食前以温姜汤送下,相次以生姜粥饮投之。良久当利,未利再服。

【主治】伤寒后虚冷,腰间有积滞,气流注腰脚,疼不可忍。

94498　**槟榔丸**(《圣惠》卷十五)

【组成】槟榔半两　马蔺花一分(微炒)　甜葶苈半两(隔纸炒令紫色)　猪牙皂荚半两(去皮,炙令黄焦)

【用法】上为末,炼蜜为丸,如梧桐子大。每服二十丸,以竹叶汤送下,不拘时候。

【主治】时气结胸,烦闷喘急。

94499　**槟榔丸**(《圣惠》卷四十二)

【组成】槟榔一两　川大黄一两(剉碎,微炒)　枳壳一两(麸炒微黄,去瓤)　甜葶苈一两(隔纸炒令紫色)　郁李仁一两(汤浸,去皮,微炒)　木通一两(剉)　杏仁一两(汤浸,去皮尖双仁,麸炒微黄)

【用法】上为末,炼蜜为丸,如梧桐子大。每服三十丸,以生姜汤送下,一日三四次。

【主治】上气,胸中满闷,大便不利。

94500　**槟榔丸**(《圣惠》卷四十三)

【组成】槟榔　鹤虱　桂心　吴茱萸(汤浸七遍,焙干,微炒)　陈橘皮(汤浸,去白瓤,焙)各一两

【用法】上为末,炼蜜为丸,如梧桐子大。每服三十丸,以热酒送下,不拘时候。

【主治】诸虫心痛,多吐,四肢不和,冷气上攻,心腹满闷。

94501　**槟榔丸**(《圣惠》卷四十四)

【组成】槟榔二两　牵牛子一两(微炒)　陈橘皮一分(汤浸,去白瓤,焙)　食茱萸半两

【用法】上为末,以稀饧为丸,如梧桐子大。每服三十丸,食前以温水送下。以利为效。

【主治】臂腰疼痛,不能转动。

94502　**槟榔丸**(《圣惠》卷四十五)

【组成】槟榔一两　赤茯苓一两　紫苏茎叶一两　木香半两　桂心半两　大麻仁一两　木通三分(剉)　羚羊角屑三分　枳壳三分(麸炒微黄,去瓤)　川大黄一两(剉碎,微炒)　郁李仁一两(汤浸,去皮,微炒)　泽泻三分

【用法】上为末,炼蜜为丸,如梧桐子大。每服三十丸,食前温水送下。以利为度。

【主治】脚气发动,大小便秘涩,腹中满闷,连膀胱里急,四肢烦疼。

94503　**槟榔丸**(《圣惠》卷四十九)

【组成】槟榔三分　枳壳一两(麸炒微黄,去瓤)　桔梗半两(去芦头)　鳖甲一两(涂醋炙令黄,去裙襕)　人参半两(去芦头)　白术三分　桂心三分　木香三分　前胡三分(去芦头)　川乌头三分(炮裂,去皮脐)　川大黄一两(剉碎,微炒)　当归三分(剉,微炒)

【用法】上为末,炼蜜为丸,如梧桐子大。每服三十丸,以温酒送下,不拘时候。

【主治】痃气。发即两胁弦急,心肋胀痛,不能饮食。

94504　**槟榔丸**(《圣惠》卷四十九)

【组成】槟榔一两　枳壳三分(麸炒微黄,去瓤)　桔梗三分(去芦头)　人参三分(去芦头)　白术半两　桂心半两　柴胡二两(去苗)　陈橘皮三分(汤浸,去白瓤,焙)　川大黄一两(剉碎,微炒)　芎䓖半两　草豆蔻一两(去皮)

【用法】上为末,炼蜜为丸,如梧桐子大。每服三十丸,以温酒送下,不拘时候。

【主治】痃癖气发,即两胁急满,四肢烦闷,不能食。

94505　**槟榔丸**(《圣惠》卷四十九)

【组成】槟榔一两半　川大黄二两(剉碎,微炒)　白术三分　枳壳三分(麸炒微黄,去瓤)　木香半两　柴胡一两(去芦头)　鳖甲二两(涂醋炙令黄,去裙襕)

【用法】上为末,炼蜜为丸,如梧桐子大。每服三十丸,食前以暖酒送下。

【主治】食不消,成癥癖,令人四肢干瘦,不欲饮食。

94506　**槟榔丸**(《圣惠》卷五十)

【组成】槟榔一两　桂心一两　干姜一两(炮裂,剉)　赤茯苓一两　诃黎勒皮一两　白豆蔻半两(去皮)　陈橘皮一两(汤浸,去白瓤,焙)　甘草一分(炙微赤,剉)　人参半两(去芦头)　枳实半两(麸炒微黄)　细辛半两　厚朴一两(去粗皮,涂生姜汁炙令香熟)

【用法】上为末,炼蜜为丸,如梧桐子大。每服三十丸,以生姜汤送下,不拘时候。

【主治】五膈气。或宿食不消,或为霍乱,或心腹疼痛,腹胀,不思饮食。

94507　**槟榔丸**(《圣惠》卷五十)

【组成】槟榔一两　白术一两　陈橘皮一两(汤浸,去白瓤,焙)　厚朴二两(去粗皮,涂生姜汁炙令香熟)　前胡一两(去芦头)　高良姜一两(剉)　桃仁一两(汤浸,去皮尖双仁,麸炒微黄)　半夏一两(汤洗七遍,去滑)

【用法】上为末,炼蜜为丸,如梧桐子大。每服二十丸,以生姜汤送下,不拘时候。

【主治】膈气。痰结脾冷,食饮不下,胸中刺痛。

94508　**槟榔丸**(《圣惠》卷五十)

【组成】槟榔半两　高良姜三分(剉)　桂心一分　陈橘皮半两(汤浸,去白瓤,焙)　厚朴半两(去粗皮,涂生姜汁炙令香熟)　诃黎勒皮半两　半夏半两(汤洗七遍,去滑)　草豆蔻半两(去皮)　白术半两

【用法】上为末,炼蜜为丸,如梧桐子大。每服三十丸,以生姜汤送下,不拘时候。

【主治】脾肺气冷,上攻胸膈,呕吐酸水,不思饮食,腹胁虚胀。

94509 **槟榔丸**(《圣惠》卷五十一)

【组成】槟榔一两　防葵一两　白术一两　桂心一两　麦蘖一两(微炒)　前胡一两(去芦头)　鳖甲一两(涂醋炙令黄,去裙襕)　木香半两　枳壳半两(麸炒微黄,去瓤)

【用法】上为末,酒煮面糊为丸,如梧桐子大。每服二十丸,食前以生姜汤送下。

【主治】饮癖。心腹胀满,不能下食。

94510 **槟榔丸**(《圣惠》卷五十四)

【组成】槟榔一两　甜葶苈一两(隔纸炒令紫色)　甘遂半两(煨令微黄)　汉防己半两　川朴消一两　当归一两(剉,微炒)　木通一两(剉)　川大黄一两(剉碎,微炒)　滑石二两　泽泻半两　猪牙皂荚半两(去皮,炙微黄)　商陆一两　牵牛子一两(微炒)　陈橘皮一两(汤浸,去白瓤,焙)

【用法】上为末,以醋饭为丸,如梧桐子大。每服二十丸,空心以粥饮送下。以利为度,未得快利,即再服之。

【主治】十种水气。腹胀喘嗽,大小便涩。

94511 **槟榔丸**(《圣惠》卷五十四)

【组成】槟榔一两　海蛤一两(细研)　桂心半两　诃黎勒皮一两　汉防己一两　木香一两　桑根白皮一两(剉)　郁李仁一两　旋覆花半两

【用法】上为末,炼蜜为丸,如梧桐子大。每服三十丸,煎木通汤送下,一日三服。

【主治】水气。心腹鼓胀,四肢羸瘦,喘息促急,食饮渐减,小便涩少,脐下妨闷。

94512 **槟榔丸**(《圣惠》卷五十八)

【组成】槟榔一两　诃黎勒皮一两　柴胡三分(去苗)　桂心一两　草豆蔻半两(去皮)　木香半两　郁李仁一两(汤浸,去皮,微炒)　川大黄一两(剉碎,微炒)　吴茱萸半两(汤浸七遍,微炒)

【用法】上为末,炼蜜为丸。如梧桐子大。每服二十丸,食前以生姜汤送下。

【主治】肠胃冷热不和,大便难秘,食饮不消,心腹妨闷。

94513 **槟榔丸**(《圣惠》卷六十)

【组成】槟榔二两(捣末)　白矾三两(捣碎)　黄丹一两

【用法】将白矾、黄丹,入瓷瓶子内,以五斤火烧令通赤,候冷取出,细研,入槟榔末,相拌令匀,炼蜜为丸,如梧桐子大。每服二十丸,食前以粥饮送下。

【主治】痔疾,大肠疼痛生疮。

94514 **槟榔丸**(《圣惠》卷六十一)

【组成】槟榔一两　芎䓖半两　羌活半两　川大黄二两(剉碎,微炒)　羚羊角屑三分　人参半两(去芦头)　枳壳三分(麸炒微黄,去瓤)　牵牛子二两(一半生,一半微炒)　陈橘皮半两(汤浸,去白瓤,焙)　木香半两

【用法】上为末,炼蜜为丸,如梧桐子大。每服二十丸,食前以粥饮送下,以利为度。

【主治】痈肿发背,一切恶疮及乳痈,结聚肿硬热痛,大小便秘涩。

94515 **槟榔丸**(《圣惠》卷七十五)

【异名】茯苓丸(《圣济总录》卷一五七)。

【组成】槟榔一两　赤茯苓一两　白术三分　桑根白皮一两(剉)　郁李仁一两(汤浸,去皮尖,微炒)　枳壳三分(麸炒微黄,去瓤)　甜葶苈一两(隔纸炒令紫色)

【用法】上为末,炼蜜为丸,如梧桐子大。每服二十丸,食前以粥饮送下。

【主治】妊娠身体浮肿,心腹胀满,小便涩,喘息促。

94516 **槟榔丸**(《圣惠》卷七十九)

【组成】槟榔一两　枳壳三分(麸炒微黄,去瓤)　诃黎勒皮一两　木香半两　当归半两(剉,微炒)　陈橘皮一两(汤浸,去白瓤,焙)　川大黄一两(剉,微炒)　郁李仁三分(汤浸,去皮,微炒)　桑根白皮一两(剉)　赤芍药半两　牵牛子一两(微炒)

【用法】上为末,炼蜜为丸,如梧桐子大。每服二十丸,食前以生姜、橘皮汤送下。

【主治】产后风虚,头面浮肿,胸胁刺痛,四肢烦疼,不欲饮食。

94517 **槟榔丸**(《圣惠》卷八十四)

【组成】槟榔一分　丁香一分　川大黄半两(剉碎,微炒)　桂心一分　陈橘皮半两(汤浸,去白瓤,焙)　诃黎勒皮半两　人参一分(去芦头)

【用法】上为末,炼蜜为丸,如绿豆大。每服五丸,以薄荷、生姜汤研下,不拘时候。

【主治】小儿乳食不节,伤于脾胃,致往来寒热,时复呕吐,不欲乳食,渐至羸瘦。

94518 **槟榔丸**(《圣惠》卷八十六)

【组成】槟榔　朱砂(细研)　阿魏(面裹,煨面熟为度)　代赭(细研)　乳香(研入)　木香　五灵脂　麝香(细研)　肉豆蔻(去壳)各一分　蟾头一枚(炙黄色)　巴豆七枚(去皮心,研,纸裹压去油)

【用法】上为末,同研令匀,以面糊为丸,如黍米大。每服二丸,以温生姜汤送下。

【功用】长肌肤,益颜色,化宿食,利气调中,破积聚。

【主治】小儿食癖气,腹胀。

94519 **槟榔丸**(《圣惠》卷八十六)

【组成】槟榔半两　木香半两　续随子一分　青黛半两(细研)　麝香半两(细研)　蟾头一枚(涂酥炙令焦黄)

【用法】上为末,入研了药令匀,炼蜜为丸,如绿豆大。每服三丸,以温水送下。

【主治】小儿气癖。腹胀烦热,大便难。

94520 **槟榔丸**(《圣惠》卷八十八)

【组成】槟榔半两　牵牛子半两(微炒)　干姜一分(炮裂,剉)　枳壳一分(去瓤,麸炒微黄)　川大黄半两(剉碎,微炒)各半两　甘草一分(炙微赤,剉)

【用法】上为末,炼蜜为丸,如绿豆大。每服五丸,空心温水送下,晚后再服。

【主治】小儿宿食不化,发热有时。

94521 **槟榔丸**(《圣惠》卷九十八)

【组成】槟榔　桂心　枳壳(麸炒微黄,去瓤)　木香　郁李仁(汤浸,去皮,微炒)　诃黎勒皮　川大黄(剉碎,微炒)各一两

【用法】上为末,炼蜜为丸,如梧桐子大。每服三十

十四画

槟

丸，以温酒送下。

【主治】一切气，脏腑壅滞。

94522 **槟榔丸**（《圣惠》卷九十八）

【组成】槟榔半两　郁李仁半两（汤浸，去皮，微炒）　川大黄半两（剉碎，微炒）　青橘皮三分（汤浸，去白瓤，焙）　木香半两　牵牛子二两（微炒）　木通半两（剉）

【用法】上为末，炼蜜为丸，如梧桐子大。每服二十丸，食前以温水送下。

【主治】脏腑壅滞，心膈烦满，大小肠不利。

94523 **槟榔丸**（《圣惠》卷九十八）

【组成】槟榔一两　枳壳一两半（麸炒微黄，去瓤）　牵牛子三两（微炒）　羚羊角屑一两　前胡一两（去芦头）　大麻仁一两

【用法】上为末，炼蜜为丸，如梧桐子大。每服三十丸，食前以生姜汤送下。以利为度。

【主治】上焦壅塞，头目不利，大小肠秘涩，心腹满闷。

94524 **槟榔丸**（《圣惠》卷九十八）

【组成】槟榔二两　诃黎勒三两（生，用皮）　桂子一两　木香一两　郁李仁二两（汤浸，去皮，微炒）　桃仁一两（汤浸，去皮尖双仁，麸炒微黄）　枳壳一两（麸炒微黄，去瓤）　白豆蔻半两（去皮）

【用法】以桃仁、郁李仁同研如膏，其诸药为末，入桃仁等膏，研令匀，以面糊为丸，如梧桐子大。每服三十丸，食前以温酒送下。

【主治】一切气，心腹壅胀，不能下食。

94525 **槟榔丸**（《普济方》卷三十七引《圣惠》）

【组成】槟榔　大黄（蒸）　麻子仁（炒，去壳，别研）　枳壳（麸炒）　羌活（去芦）　牵牛（炒）　杏仁（去皮尖，炒）　白芷　黄芩各一两　人参半两

【用法】上㕮咀，为末，炼蜜为丸，如梧桐子大。每服四十丸，空心用熟水送下。以大腑流利为度。

【主治】大肠实热，气壅不通，心腹胀满，大便秘实。

94526 **槟榔丸**（《普济方》卷一〇五引《博济》）

【组成】黑牵牛四两（拣去杂物二两，炒令香起方得；二两生用，重洗，焙，杵为末；取三两用）　槟榔半两　木香一分　陈橘皮一分（去白）　干姜一分（炮）

【用法】上为末，同煮粟米糊，细研，搜为丸，如梧桐子大，晒干，以瓷盒盛之。并夜卧，浓煎姜汤送下三十丸。饮食伤，煎枣汤送下；痰涎壅喉痛头疼，食后生姜汤送下十五丸；妇人产前后诸疾，煎生姜汤送下；止渴，枣汤送下。

【功用】通利三焦，疏逐风气，宽胸膈，化痰涎，散腹胁壅滞，清头目，化酒食毒。

94527 **槟榔丸**（《圣济总录》卷五）

【组成】槟榔（煨）半两　防己三分　赤芍药三分　羚羊角（镑）三分　人参半两　白茯苓（去黑皮）半两　薏苡仁（炒）一两一分　独活（去芦头）三分　芎䓖半两　桂（去粗皮）半两　附子（炮裂，去皮脐）一两　防风（去叉）一两　酸枣仁（炒）三分　当归（切，焙）半两　柏子仁（生用）半两　杏仁（汤浸，去皮尖双仁，炒）三分　熟干地黄（焙干，冷捣）一两

【用法】上为末，炼蜜为丸，如梧桐子大。每服二十丸，空心食前温酒送下。

【主治】脾中风。口面偏斜，言语謇涩，心烦气浊，手臂腰脚不随。

94528 **槟榔丸**（《圣济总录》卷十）

【组成】槟榔一两半　干姜（炮）　木香　皂荚（去皮，酥炙）各一两　牵牛子三两（捣罗为末，取一两）　青橘皮（汤浸，去白，焙）二两

【用法】上为末，炼蜜为丸，如梧桐子大。每服二十丸，食前冷葱茶送下。微利为效。痛减即少服。

【主治】风气攻注，腰脚疼痛，手足沉重。

94529 **槟榔丸**（《圣济总录》卷十二）

【异名】木香丸（《卫生宝鉴》卷八）。

【组成】槟榔（剉）　大黄（剉，炒）各二两　陈橘皮（汤浸，去白，焙）　木香　附子（炮裂，去皮脐）各一两　芎䓖　羌活（去芦头）　独活（去芦头）　桂（去粗皮）各半两　人参一两　京三棱（煨）半两　肉豆蔻六枚（去皮）

【用法】上为末，每用此末二两，别捣牵牛子取细末一两，炼蜜为丸，如梧桐子大。每服十丸至十五丸，临卧生姜橘皮汤送下。

【功用】调荣卫，利胸膈，清头目，化痰涎，明视听，化积滞。

【主治】风气。

94530 **槟榔丸**（《圣济总录》卷十七）

【组成】槟榔（剉）一两　黑牵牛子六两（捣，取粉三两）　麦蘖　防风（去叉）　何首乌　苦参　大黄各二两（并生用）　陈橘皮（汤浸，去白，焙）三两　木香一两　羌活（去芦头）一两　皂荚十梃（不蚛者，以水五升挼取浓汁，去滓，熬为膏）

【用法】上为末，以皂荚膏为丸，如梧桐子大。每服二十丸至三十丸，盐酒送下。

【主治】风气内结，大肠不通利，及四肢疮疹瘙痒，夜卧不安。

94531 **槟榔丸**（《圣济总录》卷十七）

【组成】槟榔二枚（剉，为细末）　黑牵牛子四两（捣，取末二两）

【用法】拌匀，炼蜜为丸，如梧桐子大。每服二十丸，温生姜汤送下，不拘时候。更看脏腑虚实加减。

【主治】风秘。大便不通，发躁引饮。

94532 **槟榔丸**（《圣济总录》卷四十四）

【组成】槟榔（剉）　木香各二两　芍药　枳壳（去瓤，麸炒）各三分　桂（去粗皮）　大黄（剉，炒）各一两

【用法】上为末，炼蜜为丸，如梧桐子大。每服十丸，空心米饮送下。利下为度。

【主治】脾实，腹胁坚胀，泾溲不利。

94533 **槟榔丸**（《圣济总录》卷五十）

【组成】槟榔（剉）　大黄（剉，炒）　枳壳（去瓤，麸炒）各二两　桃仁（去皮尖双仁，面炒，研）　火麻仁（研）　青橘皮（汤浸，去白，焙）　木香各一两

【用法】除桃仁、麻子仁研外，为末，再同研匀，炼蜜为丸，如梧桐子大。每服二十丸，温水送下，一日二服，以知为度。

【主治】肠胃受热，气不宣通，瘕聚沉宓，腹胁胀满，大便秘涩。

94534 **槟榔丸**(《圣济总录》卷五十)

【组成】槟榔(炮，剉)一两　大黄(剉，炒)二两　木香半两　陈橘皮(汤浸，去白，焙)一两　牵牛子二两(内一两生捣为末；一面炒令熟，别捣为末)

【用法】上为末，入牵牛子末和匀，炼蜜和，更于臼内涂酥杵令匀熟为丸，如梧桐子大。每服三十丸，空心温酒送下。

【主治】大肠受热，瘕聚沉宓，秘涩不通。

94535 **槟榔丸**(《圣济总录》卷五十六)

【组成】槟榔(剉)一两半　陈橘皮(去白，焙)　芜荑　牵牛子(炒)各一两　木香半两

【用法】上为细末，炼蜜为丸，如小豆大。每服二十丸，橘皮汤送下，空心、日午、临卧各一服。

【主治】虫兼气心痛。

94536 **槟榔丸**(《圣济总录》卷五十七)

【组成】槟榔(剉)　芍药(赤者)　桂(去粗皮)　干漆(炒烟出)　京三棱(炮，剉)　蓬莪术(炮，剉)各一两

【用法】上为末，醋煮面糊为丸，如鸡头子大，丹砂为衣。每服一丸，生莱菔子一块同嚼，温熟水送下，不拘时候。

【主治】寒气结强，腹内疼痛。

94537 **槟榔丸**(《圣济总录》卷五十七)

【组成】槟榔(剉)　桂(去粗皮)　当归(切，焙)　赤芍药　桃仁(汤浸，去皮尖双仁，麸炒)　诃黎勒(煨，去核)　蓬莪术(焙，剉)各一两　青橘皮(汤浸，去白，焙)二两

【用法】上为末，炼蜜为丸，如梧桐子大。每服二十丸，温酒送下，不拘时候。

【主治】胁肋疞痛，上攻心胸。

94538 **槟榔丸**(《圣济总录》卷六十三)

【组成】槟榔(剉)　肉豆蔻各半两(去壳)　半夏(汤洗七遍，去滑，焙)　干姜(炮)青橘皮(汤浸，去白，焙)各一两

【用法】上为末，生姜汁煮面糊为丸，如绿豆大。每服五丸，食后生姜汤送下。

【主治】支饮，胸膈痞闷。

94539 **槟榔丸**(《圣济总录》卷六十五)

【组成】槟榔(剉)　陈橘皮(汤浸，去白，焙)　枳壳(去瓤，麸炒)各一两　干姜(炮，去皮)一钱半　桑根白皮(剉，炒)半两　牵牛子(微炒)三两

【用法】上为细末，炼蜜为丸，如梧桐子大。每服二十丸，食后、临卧淡生姜汤送下。

【主治】三焦咳，腹满不欲食。

94540 **槟榔丸**(《圣济总录》卷七十一)

【组成】槟榔一两(一半煨，一半生)　木香(微炒)半两　安息香(研)一分　桂(去粗皮)　青橘皮(去白，麸炒)各半两　吴茱萸(汤洗，焙)一分

【用法】上为末，以猪胆二十枚，水煮如饧，和前末捣为丸，如小豆大。每服七丸，空心嚼破，暖酒送下。

【主治】肾积气奔豚。从少腹上冲心，昏乱，呕吐，疼痛。

94541 **槟榔丸**(《圣济总录》卷七十二)

【组成】槟榔(生，剉)二枚　巴豆(去皮心膜，麸炒)二十一粒　青橘皮(汤浸，去白，焙)半两　牵牛子(炒)　大黄(湿纸裹，煨)　干漆(炒烟出)各一分　硇砂(研)一钱

【用法】上为末，汤浸蒸饼为丸，如绿豆大，以丹砂为衣。每服一至二丸，温水送下；如要宣转取食积，每服三五丸，或七丸十丸，空心煎葱白汤送下，宣后服和气人参汤。

【功用】取积聚，消宿食。

94542 **槟榔丸**(《圣济总录》卷七十二)

【组成】槟榔(煨，剉)三两　木香　郁李仁(去皮，研细)　柴胡(去苗)　大黄(剉)各一两半　枳壳(麸炒，去瓤)　桂(去粗皮)　诃黎勒(煨，去核)各一两　干姜(炮)半两　草豆蔻(去皮)五枚

【用法】上为末，入郁李仁同研令匀，炼蜜为丸，如梧桐子大。每服十五丸，空心温酒送下，日晚再服。

【主治】食癥气。

94543 **槟榔丸**(《圣济总录》卷七十九)

【组成】槟榔(炮，剉)三个　大戟(剉，炒)半两　牵牛子(炒)　滑石(碎)　海蛤　瞿麦穗　旋覆花　甘遂(炒)各一分

【用法】上为末，用软饭为丸，如绿豆大。每服七丸至十丸，煎商陆汤送下。若作散，每服一钱匕，亦煎商陆汤调下；如躁，米饮调下。如取利动，继服葶苈丸。

【主治】十种水气。

94544 **槟榔丸**(《圣济总录》卷七十九)

【组成】槟榔(煨)　牵牛子(炒)　赤小豆(炒)　郁李仁(汤浸，去皮，炒)　桑根白皮(剉)　肉豆蔻(去壳)　杏仁(去皮尖双仁，麸炒)各一两

【用法】上为末，炼蜜为丸，如小豆大。每服十丸，以温水送下，一日二次。

【主治】涌水。

94545 **槟榔丸**(《圣济总录》卷八十)

【组成】槟榔(煨，剉)　牵牛子(半生，半炒)　葶苈(隔纸炒)各一两　恶实　木香　青橘皮(汤浸，去白)　郁李仁(去皮尖，炒，研)　枳壳(不去瓤)　白茯苓(去黑皮)　防己各半两　大黄(湿纸裹，灰火中煨令香熟)一分

【用法】上为末，炼蜜为丸，如梧桐子大。每服四十丸，空心煎桑根白皮汤送下。

【主治】水气。

94546 **槟榔丸**(《圣济总录》卷八十四)

【组成】槟榔(剉)　牵牛子(炒)各五两　木香　肉豆蔻(去壳)　桂(去粗皮)　柏子仁(炒)　羌活(去芦头)　芎䓖　当归(切，炒)　青橘皮(去白，炒)　人参　赤茯苓(去黑皮)各半两　陈曲(炒)三分

【用法】上为末，炼蜜为丸，如梧桐子大。每服二十五丸，空心、临卧生姜汤送下。以利为度。更量虚实，加减牵牛子。

【主治】风毒脚气，大小便不通。

94547 **槟榔丸**(《圣济总录》卷一二五)

【组成】槟榔(剉)　海藻(洗去咸，焙)　昆布(洗去咸，焙)各三两

【用法】上为末，炼蜜为丸，如弹子大。每服一丸，含化。

【主治】瘿病，咽喉肿塞。

94548 槟榔丸(《圣济总录》卷一七六)

【组成】槟榔(剉) 丹砂(研) 阿魏(面裹，煨熟) 代赭(研) 乳香(研) 木香 五灵脂 肉豆蔻(去壳)各一两 巴豆(去心膜，出油尽)半两 蟾头一枚(炙焦)(一方有麝香)

【用法】上为细末，面糊为丸，如黍米大。每服二丸，温生姜汤送下。

【功用】长肌肤，益颜色，化宿食，破积聚和气。

【主治】小儿食疳，腹胀。

【备考】本方方名，《普济方》引作"调中槟榔丸"。

94549 槟榔丸

《普济方》卷三八〇引《医方妙选》。即《幼幼新书》卷二十三引张涣方"槟榔丹"。见该条。

94550 槟榔丸(《鸡峰》卷四)

【组成】槟榔 芎各等分

【用法】上为细末，炼蜜为丸，如梧桐子大。每服三十丸，姜汤送下，不拘时候。

【主治】脚气服药后麻痹渐退，而但微痛拘急，大便秘涩。

94551 槟榔丸(《鸡峰》卷七)

【组成】茯神 山药 人参 五味子 附子 石斛 牛膝 苁蓉各八分 远志 鹿茸 泽泻 山茱萸 蛇床子 黄耆 诃子 桂各六分 熟地黄十分 麻仁 钟乳各十二分 槟榔十分

【用法】上为细末，炼蜜为丸，如梧桐子大。每服二十丸，空心酒送下。

【主治】男子五劳七伤，虚乏羸瘦。

94552 槟榔丸(《鸡峰》卷二十)

【组成】桂心 干姜 茯苓 槟榔 甘草 人参 细辛 诃子皮 白芍药 枳壳各等分

【用法】上为细末，炼蜜为丸，如梧桐子大。每服十五丸，空心温酒送下，嚼破服亦可。

【主治】忧膈、食膈、冷膈、气膈、热膈。或宿酒不消，或为霍乱，或心痛醋心，腹胁气胀，不食，或饮食伤饱。

94553 槟榔丸(《本事》卷三)

【异名】丁香半夏丸(《医学发明》卷一)。

【组成】槟榔三分 丁香一分(不见火) 半夏一两(汤洗七次) 细辛(去叶) 干姜(炮) 人参各半两(去芦)

【用法】上为细末，姜汁煮糊为丸，如梧桐子大。每服二三十丸，姜汤送下，一日三服。

【主治】心下停饮冷痰，头目晕眩，睡卧口中多涎。

【方论选录】《本事方释义》：槟榔气味苦辛温，入足太阴太阳，能消积下气；丁香气味辛热，入足阳明太阴；半夏气味辛温，入足阳明；细辛气味辛温，入足少阴；干姜气味辛温，入手足太阴；人参气味甘温，入足阳明；心下停饮冷痰，非辛温不能驱逐，非甘温补药不能养正气，正气大旺，停饮自去耳。

94554 槟榔丸(《扁鹊心书》)

【组成】槟榔 芍药 苦楝子(炒) 马兰花各一两

【用法】上为末。每服四钱，酒煎热服。

【主治】小便淋涩不通，及血淋，石淋。

94555 槟榔丸(《卫生总微》卷十四)

【组成】槟榔 木香各二钱 青皮 姜黄各一两 萝卜子(炒) 牵牛子(各取末)七钱半

【用法】上为末，糊为丸，如黍米大。每服三十丸，食后生姜汤送下。

【主治】小儿疳气腹胀，四肢肿满，气急喘闷，小便不利。

94556 槟榔丸(《杨氏家藏方》卷四)

【组成】槟榔 赤芍药 白术 当归(洗，焙) 陈橘皮(去白) 乌药 青橘皮(去白)各一两

【用法】上为细末，面糊为丸，如梧桐子大。每服七十丸，空心、食前温熟水送下。

【主治】脚气攻冲，腿膝肿痛。

94557 槟榔丸(《杨氏家藏方》卷十八)

【组成】青橘皮(去白，巴豆肉五枚同炒，去巴豆不用) 槟榔 萝卜子 香附子(炒香) 木香各一分 黑牵牛半两(微炒)

【用法】上为细末，生姜自然汁煮面糊为丸，如黍米大。每服十丸，温米饮送下，不拘时候。

【主治】小儿疳气腹胀，胸膈痞闷，喘息不安。

94558 槟榔丸(《保命集》卷中)

【组成】槟榔二钱半 陈皮(去白)一两 木香二钱半 牵牛(头末)半两

【用法】上为细末，醋糊为丸，如梧桐子大。每服十五丸至二十丸，米饮送下；生姜汤亦可。

【主治】食伤脾胃，心腹满，口无味。

94559 槟榔丸(《医方类聚》卷二五四引《保童秘要》)

【组成】白槟榔 肉豆蔻各二枚 附子 当归 青橘皮 吴茱萸 桂心各二分 青木香 白芜荑仁 大黄(炮) 干姜 玄豆(生用) 胡黄连各一分 续随子三分(去壳)

【用法】上为细末，炼蜜溲，更捣一千杵，方为丸，如梧桐子大。每日随岁数空腹服，熟水送下。

【主治】一切疳。

94560 槟榔丸(《阴证略例》)

【组成】槟榔一分 木香一分 枳实半两(炒) 牵牛(头末)半两 陈皮(去白)半两

【用法】上为细末，醋糊为丸，如梧桐子大。每服二十丸，米饮生姜汤送下。

【主治】饮食过多，心腹膨闷。

94561 槟榔丸(《兰室秘藏》卷上)

【组成】炙甘草一钱 木香 人参 槟榔各二钱 陈皮五钱

【用法】上为细末，汤浸蒸饼为丸，如梧桐子大。每服五十丸，食前白汤送下。

【功用】破滞气，消饮食。

94562 槟榔丸(《御药院方》卷四)

【组成】丁香　木香各二钱半　槟榔　舶上丁香皮　青皮(去白)　陈皮(去白)　缩砂仁　桂(去粗皮)各半两　肉豆蔻一钱　乌梅(全用)二两　巴豆(不去皮,别捣)一两　硇砂(别研)三钱

【用法】上为细末,醋面糊为丸,如绿豆大,不得见日并火,只风中阴干。每服三五丸,食后生姜汤放冷送下。

【主治】气不宣通,饮食迟化,胸膈痞闷,噫气吞酸,头目重闷,胁肋刺痛,呕逆恶心。

94563　**槟榔丸**(《医方类聚》卷九十四引《烟霞圣效方》)

【组成】槟榔半两　芫花一两(醋炒)　藜芦半两　狼牙草半两　巴豆十五个(去皮心膜油)

【用法】上为细末,醋糊为丸,如梧桐子大。每服八九丸,热醋送下,不拘时候。

【主治】心气疼痛。

94564　**槟榔丸**(《医方类聚》卷八十九引《施圆端效方》)

【组成】槟榔(大者)三个　牵牛(半生,半麸炒)三两　桂一两　陈皮(去白)二两　干姜(炮)三两　青皮(去白)二两

【用法】上为细末,醋糊为丸,如大豆大。每服二十丸,茶酒任下;妇人心腹痛,醋送下;男子,茴香酒送下。

【功用】消宿食酒饮,停滞痞闷。

【主治】气滞胸膈,心腹疼痛。

94565　**槟榔丸**(《脉因证治》卷三)

【组成】槟榔二钱　陈皮八钱　牵牛(头末)四钱

【用法】醋糊为丸,如梧桐子大。每服二十丸,姜汤送下。

【主治】伤之轻者,饮食不化,心腹鼓胀。

94566　**槟榔丸**

《普济方》卷一六八。即原书同卷"秘传掌中金丸"加槟榔、木香各一两。见该条。

94567　**槟榔丸**

《普济方》卷一九一。即《圣济总录》卷七十九"防己槟榔丸"。见该条。

94568　**槟榔丸**(《普济方》卷一九四)

【组成】槟榔　郁李仁各一两　续随子　甘遂各半两(炒黄)　藺茹八钱　樟柳根　黑牵牛　大黄各一两　木通　海金砂各半两　滑石一两

【用法】上为细末,面糊为丸,梧桐子大。每服三十丸,温酒送下。如泻,白粥补之。常服只十丸至十五丸。

【主治】水蛊。

【宜忌】忌盐、醋、油、酱、油腻、生冷、面粉半年。

94569　**槟榔丸**(《普济方》卷三六一)

【组成】麻逸槟榔　大腹子　红丹(香匙煅)各等分

【用法】上为末,面糊为丸,如麻子大;三岁以下如小麻子大。每服十丸,萝卜煎汤送下三日,灯心汤送下三日,霹雳汤送下三日(汤用姜钱十片,水一盏,烧秤锤浸水,候沸止去锤,将此下药,号称霹雳汤)。

【主治】小儿盘肠气瘸。

94570　**槟榔丸**(《普济方》卷三八○)

【组成】木香　槟榔　人参　黄连各等分

【用法】上为末,烂饭为丸,如绿豆大。每服十丸,饭汤饮送下。

【主治】疳病十三候,粪中食不化,水谷不曾消,皮肤如粟米。

94571　**槟榔丸**(《普济方》卷三八六)

【组成】黑牵牛三两(炒)　青木香　青皮　防风　槟榔各一两

【用法】上为末,面糊为丸,如芥子大。每服二十丸,桑白皮汤送下。

【主治】小儿遍身浮肿。

94572　**槟榔丸**(《普济方》卷三九九)

【异名】槟榔遣虫丸(《丹溪心法附余》卷二十二)。

【组成】鸡心槟榔　鹤虱　贯众　芜荑　川楝肉　使君子肉　雷丸　雄黄　干漆(存性)　轻粉　巴豆(去壳油)　木香　黄丹(煅)　锡灰(炒不见星如灰)各等分

【用法】上为末,酒煮面糊为丸。五更用猪肉、葱油、煎酱细嚼,莫吞。虫头向上,便用肉汁调化虫散吞下槟榔丸,至巳时取下虫,方可饮食。

【主治】蛔厥腹痛。怒啼干痛,吐清涎,人中唇鼻皆黑,谓之蛔厥,多似慢惊,但唇紫。

94573　**槟榔丸**(《婴童百问》卷五)

【组成】槟榔五钱　木香(面裹,煨)三钱　青皮五钱(去瓤,巴豆三十粒,去壳同炒,去巴豆)　陈皮半合(炒法亦用巴豆同青皮)

【用法】上为细末,蒸饼为丸,如黍米大,用米饮食前服。丸数多少量儿大小虚实加减。

【主治】小儿伤食,得之痛刺胁肋,心胸烦闷,饮食不下,吐逆恶心,久不医治,渐成痞癖。

94574　**槟榔丸**(《医学正传》卷四)

【组成】三棱(细切,醋炒)五钱　莪术(细切,醋炒)五钱　槟榔一两　枳实(去瓤,麸炒黄色)　陈皮(去白)各半两　芜荑二钱半　雷丸五钱　鹤虱三钱(略炒)　干漆五钱(炒无烟)　木香三钱(不见火)　良姜二钱(陈壁土炒)　砂仁一钱(去壳)　麦蘖面五钱(炒)　胡黄连三钱(炒)　甘草(炙)三钱　神曲五钱(炒黄色)

【用法】上为细末,醋米糊为丸,如绿豆大。每服三五十丸,空心淡姜汤送下。今加使君子肉五钱尤妙。

【主治】小儿疳病,积气块痛,腹大有虫。

94575　**槟榔丸**(《疮疡经验全书》卷六)

【组成】槟榔二两　枳壳二两　大黄四两　木瓜一两半　木香一两

【用法】上为末,炼蜜为丸,如梧桐子大。每服三十丸,空心任意送下。用铁箍散敷之。

【主治】肾气游风。

94576　**槟榔丸**(《幼科金针》卷下)

【组成】槟榔二两　大黄二两　枳实一两　木香一两

【用法】上为细末,神曲和为丸。

【主治】痢疾初起实症。

94577　**槟榔丸**(《幼幼集成》卷四)

【组成】小槟榔一两　南木香五钱　鹤虱子五钱　光贯众五钱　广锡灰五钱　陈漆渣(服灰)　正轻粉二钱　白雷丸二钱　巴豆霜二钱

【用法】以漆渣灰五钱,同众药研为细末,醋煮面糊为丸,如麻子大。每服二十丸,五更时苦楝根皮煎汤送下。

【功用】杀诸虫。

【主治】小儿一切虫积。

94578 **槟榔丹**(《幼幼新书》卷二十三引张涣方)

【组成】槟榔(面裹,炮,面干为度) 胡黄连 木香各一两 代赭石一分(以上各为细末,次用) 香墨(烧存性,细研) 麝香(研细)各一分

【用法】上为细末,粳米饭为丸,如粟米大。每服十粒,煎橘皮汤送下,食后服,量儿大小加减。

【主治】食疳,能食,不生肌肉。

【备考】本方方名,《普济方》引作"槟榔丸"。

94579 **槟榔汤**(《千金》卷十一)

【组成】槟榔二十四枚 母姜七两 附子七枚 茯苓 橘皮 桂心各三两 桔梗 白术各四两 吴茱萸五两

【用法】上㕮咀,以水九升,煮取三升,去滓,分温三服。

【主治】肝虚寒,胁下痛,胀满气急,目昏浊,视物不明。

【加减】气喘者加芎䓖三两,半夏四两,甘草二两。

【方论选录】《千金方衍义》:一派温补肝脾药中,独用槟榔以破胁满气急,则桂、附、姜、萸、苓、术、桔、橘力祛中外虚寒,而无旺气扼腕之患矣。

94580 **槟榔汤**(《千金》卷十三)

【组成】槟榔四枚(极大者) 槟榔八枚(小者)

【用法】上㕮咀,以小儿尿二升半,煮减一升,去滓,分三服。频与五剂永定。

【功用】破胸背恶气。

【主治】音声塞闭。

【方论选录】《千金方衍义》:气病声音塞闭,故专取大腹槟榔以破恶气;兼小者,以散滞血,而声自通矣。

94581 **槟榔汤**(《千金》卷十七)

【组成】槟榔三七枚 细辛一两 半夏一升 生姜八两 大黄 紫菀 柴胡各三两 橘皮 甘草 紫苏(冬用子) 茯苓各二两 附子一枚

【用法】上㕮咀,以水一斗,煮取三升,分三服,相去如行十里久。消息气力强弱,进二剂后隔十日,更服前桔梗破气丸。

【主治】气实若积聚,不得食息。

【加减】若有癥结坚实如石,加鳖甲二两,防葵二两;气上,加桑白皮(切)二升,枳实、厚朴各二两。

【方论选录】《千金方衍义》:《金匮》大黄附子汤本治寒积,胁下偏痛,发热,脉紧弦。《千金》参入半夏、生姜、茯苓、甘草、橘皮、紫苏、紫菀、柴胡、槟榔等味,总皆大黄、附子、细辛三味之辅佐耳。

94582 **槟榔汤**(《千金》卷二十四)

【组成】槟榔三十枚(捣碎)

【用法】以水八升,煮取二升,分再服。

【主治】凡服散之后忽身体浮肿,多是取冷过所致。

94583 **槟榔汤**(《外台》卷七引《广济方》)

【组成】槟榔十颗 生姜 青木香各三两 橘皮 枳实(炙) 甘草(炙) 大黄各二两

【用法】上切。以水六升,煮取二升半,绞去滓,分温三服;服别如人行四五里进一服。取微利。

【功用】下气。

【主治】心头冷硬结痛。

【宜忌】忌生菜、热面、炙肉,海藻、菘菜。

94584 **槟榔汤**(《外台》卷十九引《广济方》)

【组成】槟榔二七枚 杏仁四七枚(去皮尖,捣)

【用法】以小便一大升,煮取半升,分为二服,相去五六里许,一日一服。如腹中欲须利,槟榔并子捶碎,如前煮取汁,服之即快利。

【主治】上气。

94585 **槟榔汤**(《圣济总录》卷七)

【组成】槟榔七枚(煨,剉) 黑豆(小者,炒)二升 桑根白皮(炙,剉)二两 郁李仁(去皮尖,微炒)半两

【用法】上为粗末。每服五钱匕,水一盏半,入生姜半分 切碎,煎至一盏,去滓,空心临卧温服。

【主治】柔风,四肢不能收摄;并风毒脚气,行履不得。

94586 **槟榔汤**(《圣济总录》卷三十二)

【异名】槟榔饮(原书卷七十九)。

【组成】槟榔(并皮剉)五枚 桑根白皮(炙令黄色,剉)一两 陈橘皮(汤浸,去白,焙干)三分 吴茱萸(水浸一宿,炒干)一分 防己一两 木通(剉碎)一两一分 郁李仁(汤浸,去皮,微炒)一两

【用法】上为粗末。每服三钱匕,水一盏半,煎取七分,去滓温服,一日二次。

【主治】伤寒病后,脾肾气虚,欲成水病,四肢面目浮肿,小便涩,喘急;水气,四肢不和,面目浮肿,小便涩,气急促。

94587 **槟榔汤**(《圣济总录》卷三十四)

【组成】槟榔(剉) 桂(去粗皮) 常山 陈橘皮(汤浸,去白,焙)

【用法】上为粗末。每服三钱匕,酒半盏,水一盏,煎至一盏,去滓,未发前温服。

【主治】寒疟。

94588 **槟榔汤**(《圣济总录》卷三十六)

【组成】槟榔(剉) 青橘皮(汤浸,去白,焙) 前胡(去芦头) 白术 莪蒾各一两

【用法】上为粗末。每服三钱匕,水一盏,煎至七分,未发前去滓温服。

【主治】脾疟寒热。

94589 **槟榔汤**(《圣济总录》卷三十七)

【组成】槟榔三两(生剉)

【用法】上为粗末,每服二钱匕,水一盏,煎至七分,日午一服。凡服此药,隔夜先服磁石丸,次日服丹砂散,当日午服槟榔汤,至夜再依此次第服之。三日后病势减,药减半,病势尽,药即止。

【功用】解蕴毒。

【主治】瘴气。

94590 **槟榔汤**(《圣济总录》卷三十八)

【组成】槟榔(剉) 陈橘皮(汤去白,焙干) 白茯苓(去黑皮) 防风(去叉) 人参 麦门冬(去心,焙) 紫苏茎叶 甘草(炙) 诃黎勒(煨黄,去核)各一两

【用法】上为粗末。每服五钱匕，入生姜一分（拍碎），陈米半合，水两盏，煎至九分，去滓温服，一日三次；每呕逆时，相次热服。

【主治】霍乱呕吐，腹胁胀满。

94591　**槟榔汤**（《圣济总录》卷三十九）

【组成】槟榔七枚（剉）

【用法】上为粗末。每服五钱匕，水一盏，童子小便半盏，煎至一盏，去滓温服，一日二次。

【主治】干霍乱，上气冲急欲闷绝，大小便不通。

94592　**槟榔汤**（《圣济总录》卷四十八）

【组成】槟榔二枚（剉）　诃黎勒两枚（去核）　陈橘皮（汤浸，去白，焙）三分　甘草（炙）半两　桑根白皮一两三分　豉（去皮）半合

【用法】上㕮咀，如麻豆大。每服五钱匕，水二盏，入生姜一枣大（拍碎），葱白五寸（切），同浸一宿，次日煎至一盏半，去滓温服。

【主治】肺气胀，心腹满闷。

94593　**槟榔汤**（《圣济总录》卷五十二）

【组成】槟榔（生，剉）　木香各半两　菴蕳子　桔梗（炒）各二两　桂（去粗皮）　附子（炮裂，去皮脐）各一两

【用法】上㕮咀，如麻豆大。每服三钱匕，水一盏，煎至七分，去滓温服。

【主治】肾脏虚冷，气攻腹胁，胀满疼痛。

94594　**槟榔汤**（《圣济总录》卷五十四）

【组成】白槟榔四两（一半煨，一半生用）　肉豆蔻（去壳）　木香各一两　青橘皮（去白，焙）　厚朴（去粗皮，生姜汁炙透）　枳壳（去瓤，麸炒）　京三棱（煨，剉）　桂（去粗皮）　人参　白茯苓（去黑皮）　陈曲（炒）　麦蘖（炒）　干姜（炮）　白术　诃黎勒（炮，去核）　甘草（炙，剉）各二两

【用法】上为粗末。每服三钱匕，入生姜一块拍破，大枣二枚（去核），同煎至七分，去滓温服，不拘时候。

【主治】三焦气满，虚胀及一切脏腑气疾。

94595　**槟榔汤**（《圣济总录》卷五十四）

【组成】槟榔（生，剉）　大腹皮（剉）　白术　五味子（炒）　枳壳（去瓤，麸炒）　黄耆（剉）　桑根白皮　陈橘皮（汤浸，去白，焙）　防己　木通（剉）　厚朴（去粗皮，生姜汁炙）　桂（去粗皮）各一两　木香　大黄（湿纸裹煨）　人参各半两

【用法】上为粗末。每服三钱匕，水一盏，加生姜三片，大枣二枚（擘破），同煎至七分，去滓温服，早晨临卧服。

【功用】宽胸膈，利小肠。

【主治】三焦积气，渐成水病，腹胀，四肢浮肿。

94596　**槟榔汤**（《圣济总录》卷五十五）

【组成】槟榔（微煨）　桂（去粗皮）　郁李仁（汤浸，去皮尖，炒熟）　附子（炮裂，去皮脐）　当归（焙）各三分　陈橘皮（去白，焙）一两

【用法】上剉，如麻豆大。每服五钱匕，水二盏，入生姜一分（拍碎），同煎至一盏，去滓，食前服。

【主治】心痛。寒气上逆，心中妨闷，脉沉而紧。

94597　**槟榔汤**（《圣济总录》卷五十六）

【组成】槟榔（微煨）二枚　酸石榴皮（微炒）三分　桃符（剉碎）一枚　胡粉一分

【用法】上为粗末。每服二钱匕，水一盏，煎至半盏，又下酒一合，更煎取沸，去滓，空心温服，日晚再服。

【主治】虫心痛，疞刺不可忍。

94598　**槟榔汤**（《圣济总录》卷五十六）

【组成】槟榔（微煨，剉）五枚　桂（去粗皮）　当归（切，焙）　木香各一两　陈橘皮（汤浸，去白，焙）三分　附子（炮裂，去皮脐）一两

【用法】上剉，如麻豆大。每服三钱匕，水一盏，入生姜一枣大（拍破），同煎至七分，去滓，空心、日晚温服。

【主治】寒气客于心，心中妨痛，脉来沉紧。

94599　**槟榔汤**（《圣济总录》卷五十七）

【组成】槟榔十枚（剉碎）　生姜（去皮，薄切，焙干）　陈橘皮（汤浸，去白，焙）　枳壳（去瓤，麸炒）　甘草（炙，剉）各三两　大黄（剉，炒）　木香各二两

【用法】上为粗末。每服三钱匕，水一盏，煎至七分，去滓温服。微利即效。

【主治】心腹卒胀痛。

94600　**槟榔汤**

《圣济总录》卷五十七。为《圣惠》卷四十三“槟榔散”之异名。见该条。

94601　**槟榔汤**（《圣济总录》卷五十七）

【组成】槟榔（剉）　诃黎勒（煨，去核）各二两　吴茱萸（陈者，淘七遍，焙干，炒）一两半　陈橘皮（汤浸，去白，焙）三两

【用法】上为粗末。每服五钱匕，水一盏半，煎至八分，去滓，空腹温服，一日二次。

【主治】息积，胁下气逆满闷。

94602　**槟榔汤**

《圣济总录》卷五十八。为《圣惠》卷五十三“槟榔散”之异名。见该条。

94603　**槟榔汤**（《圣济总录》卷六十二）

【组成】槟榔（剉）　诃黎勒皮（炒）　荜澄茄　赤茯苓（去黑皮）　人参　青橘皮（汤浸，去白，焙）　甘草（炙，剉）　沉香（剉）　麦蘖（炒）　厚朴（去粗皮，生姜汁炙）　京三棱（炮，剉）　白术各等分

【用法】上为粗末。每服三钱匕，水一盏，加生姜二片，大枣二枚（擘），煎取七分，去滓温服，日三夜一。

【主治】诸膈气。心胸烦结，噎塞不通，饮食日减。

94604　**槟榔汤**

《圣济总录》卷六十三。为《圣惠》卷五十一“槟榔散”之异名。见该条。

94605　**槟榔汤**（《圣济总录》卷六十六）

【组成】槟榔（剉）十四枚　蜜二合　高良姜一两　枇杷叶（刷去毛，炙）一握　生姜（切，焙）三两　酥三两

【用法】先将四味为粗末，以水三升，煎取一升，去滓，下酥、蜜，煎三五沸，分温三服，相去如人行八九里再服。重者不过三剂。

【主治】上气，腹胀胸满，咳嗽不下食。

94606　**槟榔汤**（《圣济总录》卷六十七）

【组成】槟榔二两(剉) 木香一两 陈橘皮(汤浸,去白,焙) 青橘皮(汤浸,去白,焙) 白术各三两 京三棱(煨,剉) 蓬莪术(剉)各五两 枳壳(去瓤,麸炒)二两

【用法】上为粗末。每服五钱匕,水二盏,加生姜三片,盐少许,煎至一盏,去滓,稍热服,不拘时候。

【功用】利胸膈,消胀满。

【主治】上气。

94607 **槟榔汤**(《圣济总录》卷七十一)

【组成】槟榔 细辛(去苗叶)各一两 半夏(陈者,汤洗七遍,焙干)五两 紫苏 甘草(炙,剉) 大黄(剉,炒) 陈橘皮(汤浸,去白,焙)各二两 生姜(切,焙) 紫菀(去苗土) 柴胡(去苗) 各三两 附子一枚(炮裂,去皮脐) 赤茯苓(去黑皮)四两

【用法】上剉,如麻豆大。每服三钱匕,水一盏,煎至七分,去滓温服。

【主治】积聚结实,腹满刺痛,泄利不止。

【加减】若有癥瘕癖结,加鳖甲(去裙襕,醋炙)、防葵各二两;上气,加桑根白皮(剉)三两,枳壳(去瓤,麸炒),厚朴(去粗皮,生姜汁炙)各二两。

94608 **槟榔汤**(《圣济总录》卷七十二)

【组成】槟榔二两(微煨,剉) 赤茯苓(去黑皮) 芍药 京三棱(微煨,剉) 陈橘皮(汤浸,去白,焙)各一两半 郁李仁(汤浸,退去皮)一两 食茱萸(去叶)三分

【用法】上为细末。每服三钱匕,水一盏,煎至七分,去滓温服,空腹、午后各一次。

【主治】癥癖,腹满如鼓,坐卧不安,食即欲吐,气闷喘急。

94609 **槟榔汤**(《圣济总录》卷七十三)

【组成】槟榔(白者,剉)一两半 赤茯苓(去黑皮) 芍药 陈橘皮(汤浸,去白,焙) 吴茱萸(陈者,淘七遍,炒) 郁李仁(汤退去皮,别研如膏) 诃黎勒(煨,去核)各三分 京三棱(煨,剉) 桑根白皮(焙,剉)各一两

【用法】上为粗末。每服五钱匕,水一盏半,煎至八分,去滓温服,食前后各一服。

【主治】结瘕。脉弦腹满,坐卧不安,食即欲吐,喘息急。

【加减】若服后频利,即减槟榔、郁李仁。

94610 **槟榔汤**(《圣济总录》卷七十九)

【组成】槟榔(煨,剉)三枚 牵牛子(炒) 葶苈(隔纸炒) 桑根白皮(炙,剉)各一两 赤小豆(炒)半合 郁李仁(去皮尖,炒)一两 防己 猪苓(去黑皮)各三分

【用法】上为粗末。每服五钱匕,水二盏,加生姜一枣大(拍碎),同煎至一盏,去滓,空心温服,一日三次,以利为度。

【主治】十种水气。遍身洪肿,气喘,小便赤涩。

94611 **槟榔汤**(《圣济总录》卷八十一)

【组成】槟榔(剉)半两 防风(去叉) 桂(去粗皮) 当归(切,焙) 赤茯苓(去黑皮各一两) 犀角屑一分 麻黄

【用法】上除麻黄外,为粗末。每服先取麻黄末二钱匕,水一盏半,煎至十余沸,掠去沫,入药末五钱匕,用大枣三枚(擘碎),同煎至七分,去滓,空心温服,近晚再服。

【主治】风毒脚气。无力痛痹,四肢不仁,失音不语,毒风冲心。

94612 **槟榔汤**(《圣济总录》卷八十二)

【组成】槟榔(剉) 防风(去叉) 防己 桂(去粗皮)各一两 麻黄(去根节)二两 陈橘皮(汤浸,去白,焙)一两半 杏仁(去皮尖双仁,炒) 秦艽(去苗土) 附子(炮裂,去皮脐)各半两 葛根(剉)二两 甘草(炙,剉)一两半

【用法】上剉,如麻豆大。每服五钱匕,水一盏半,加生姜三片,同煎至一盏,去滓温服,不拘时候。

【主治】脚气虚肿,气满不食。

94613 **槟榔汤**(《圣济总录》卷八十二)

【组成】槟榔(剉)二两 桑根白皮三两 黑豆半升

【用法】上为粗末。每服五钱匕,水一盏半,煎取一盏,去滓温服,日三夜一。

【主治】湿毒脚气,肿满,小便少。

94614 **槟榔汤**(《圣济总录》卷八十二)

【组成】白槟榔一枚(生,捣取末一钱匕) 生姜汁少许

【用法】以童子小便二合相和,煎一沸,微温顿服。

【主治】脚气攻心,烦满及脚膝浮肿。

94615 **槟榔汤**(《圣济总录》卷八十三)

【组成】槟榔二两(剉) 诃黎勒七枚(取皮) 大腹皮二七枚 牵牛子二两(炒)

【用法】上为末。以童子小便一升,生姜一分(擘碎),先下大腹皮及诃黎勒末各二钱匕,煎至七合,次下槟榔、牵牛末各二钱匕,更煎更沸,不限早、晚,旋旋服之。快利三五行为效。

【主治】湿脚气。膝浮肿,气攻入腹,腹满气急,面如土色,大小肠不通,气欲绝。

94616 **槟榔汤**(《圣济总录》卷八十四)

【异名】槟榔散(《普济方》卷二四五)。

【组成】槟榔七枚(剉) 木香 郁李仁(汤浸,去皮尖,炒,研)各二两 木通(剉) 桑根白皮(炙,剉)各三两

【用法】上为粗末。每服三钱匕,水一盏,煎至七分,去滓,入牵牛子末一钱匕,搅匀,空心服之。大小便通利,气快为度。

【主治】脚气肿满,坐卧不得,气上冲心,大小便秘涩。

94617 **槟榔汤**(《圣济总录》卷八十四)

【组成】槟榔末 大腹皮末 陈橘皮末三钱

【用法】上为粗末。先以童子小便并水各一盏,煎大腹、陈橘皮末至一盏半,次下槟榔末,再煎煮沸,去滓,旋旋温服,未退再服。

【主治】岭南脚气卒发,冲心闷乱。

94618 **槟榔汤**

《圣济总录》卷九十四。为《圣惠》卷四十八"槟榔散"之异名。见该条。

94619 **槟榔汤**

《圣济总录》卷九十四。为《圣惠》卷四十八"槟榔散"之异名。见该条。

94620 **槟榔汤**(《圣济总录》卷九十六)

【组成】槟榔(剉) 枳壳(去瓤,麸炒) 桔梗(炒)各一两 木香半两

【用法】上为粗末。每服二钱匕,水一盏,加生姜三片,大枣二枚(擘),煎至七分,去滓温服,不拘时候。

【主治】头面浮虚,心胸膨胀,小便赤涩,欲作水候。

94621 **槟榔汤**(《圣济总录》卷九十九)

【组成】槟榔(剉)十四枚 薤白(细切)一盏许 盐豉一盏许

【用法】先将槟榔为粗末,与余物各分为三份,煎,每份以水三盏,煎至一盏半,去滓,分三服,隔宿勿食,侵早空心一服,如人行六七里一服。虫未下再服。

【主治】寸白虫。

94622 **槟榔汤**(《圣济总录》卷九十九)

【组成】槟榔三枚(灰火煨过)

【用法】上为粗末。用水三盏,煎至一盏半,去滓,分三服,空腹、日午、前近夜各一服,其虫尽下。或和葱白、盐、豉同煮饮之。

【主治】三虫。

94623 **槟榔汤**(《圣济总录》卷一〇七)

【组成】槟榔十枚(煨,剉) 赤茯苓(去黑皮) 陈橘皮(汤浸,去白,焙) 桔梗(炒) 白术各一两 桂(去粗皮) 防风(去叉)各半两

【用法】上为粗末。每服五钱匕,水一盏半,煎至七分,去滓,空心、日晚温服。

【主治】肝风热,目赤干涩,磣痛难开。

94624 **槟榔汤**(《圣济总录》卷一五三)

【组成】槟榔(剉) 赤芍药 人参 百合各半两 知母(焙)一分 木香半两 枳壳(去瓤,麸炒) 牛膝(剉) 赤茯苓(去黑皮)各三分 郁李仁(去皮尖双仁) 牡丹(去心) 牵牛子(炒)各半两

【用法】上为粗末。每服三钱匕,水一盏,煎至七分,去滓温服,日二夜一。

【主治】妇人血分,攻头面,身体浮肿,烦热心闷。

94625 **槟榔汤**(《圣济总录》卷一六三)

【组成】槟榔(剉) 白术(切) 当归(切,焙) 桂(去粗皮) 京三棱(煨,剉) 蓬莪术(煨,剉) 厚朴(去粗皮,生姜汁炙) 陈橘皮(去白,焙)各一两

【用法】上为粗末。每服三钱匕,水一盏,煎至七分,去滓温服,不拘时候。

【主治】产后胃气虚,呕逆不止,或吐食不纳。

94626 **槟榔汤**

《圣济总录》卷一五七。为《圣惠》卷七十四"槟榔散"之异名。见该条。

94627 **槟榔汤**(《本事》卷四)

【组成】槟榔末三钱 生姜三片 紫苏七叶 陈皮三枚

【用法】以水一大盏,煎七分,去滓,稍热服,不拘时候。

【主治】脚气。

【方论选录】《本事方释义》:槟榔气味辛温,能下气,入足太阴、太阳;生姜气味辛温,入手足太阴;紫苏气味辛温,入足太阳;陈橘子气味辛温微酸,入足厥阴。脚气疼痛不能履地者,皆因风湿入络,气血凝滞不得流行,故以辛温疏其经络也。

【临床报道】脚气:少府监韩正彦暴得疾,手足不举,诸医以为风,针灸臂腿不知痛。孙兆作脚气治,与此药乃愈。

94628 **槟榔汤**(《济生》卷三)

【组成】槟榔 香附子(去毛) 陈皮(去白) 紫苏叶 木瓜(去瓤) 五加皮 甘草(炙)各半两

【用法】上㕮咀。每服四钱,水一盏半,加生姜五片,煎至八分,去滓温服,不拘时候。

【功用】顺风防壅。

【主治】一切脚痛。

【加减】妇人脚气多由血虚,加当归半两;室女脚痛多由血实,加赤芍药一两半;如大便秘结虚弱者,加枳实,壮盛者加大黄。

94629 **槟榔汤**(《普济方》卷二四四)

【组成】槟榔七枚(碎) 橘皮一两 厚朴二两 生姜四两 吴茱萸二两

【用法】以水二升,煎取一升一合,分三服,如人行相去六七里久,复服之。

【功用】去冷气。

【主治】寻常气满。

94630 **槟榔汤**(《普济方》卷二四五)

【组成】槟榔七枚(碎) 生姜三两 橘皮二两 杏仁三十枚(去皮尖)

【用法】上切。以水四升,煮取一升五合,分二服,相去七八里久;或作半剂一服亦得,气胀发则服之,愈止。

【功用】下气消胀。

【主治】诸脚气,定时候间腹满,不能食者。

94631 **槟榔汤**(《普济方》二四八)

【组成】槟榔(生,剉) 桃仁(去皮尖、双仁,炒) 郁李仁(炒去皮) 荆三棱(炮)各一两 桂(去粗皮) 青橘皮(汤浸去白,焙)各半两

【用法】上为散。每服三钱,水一盏,加生姜三片,煎七分,去滓温服,不拘时候。

【主治】寒疝积聚。胸腹坚急胀满,不思饮食。

94632 **槟榔汤**(《医学入门》卷四)

【组成】槟榔 枳壳各等分 黄连少许

【用法】水煎,温服。

【主治】结胸痞气未成。

94633 **槟榔汤**

《张氏医通》卷十四。为《圣惠》卷四十五"槟榔散"之异名。见该条。

94634 **槟榔饮**(《千金》卷十八,名见《普济方》卷一六四)

【组成】槟榔十二枚 生姜 杏仁 白术各四两 半夏八两 茯苓五两 橘皮三两

【用法】上㕮咀。以水一斗,煮取三升,去滓分三服。

【主治】胸中痰饮,肠中水鸣,食不消,呕吐水。

【方论选录】《千金方衍义》:杏仁开拓胸中之气,姜、半消豁膈上之痰,槟榔、茯苓泄利肠中之水,柑橘二皮一寒

一温,升降上下之气,此惟病气未固,元气未漓者宜之。

【备考】方中白术,《千金方衍义》作“柑皮”。

94635 **槟榔饮**(《圣济总录》卷五十三)

【组成】槟榔(生,剉) 羚羊角(镑) 大黄(剉)各半两 甘草(炙,剉) 赤茯苓(去黑皮) 防己(剉)各一两

【用法】上为粗末。每服五钱匕,水一盏半,煎至一盏,去滓温服。

【主治】胞囊实热,溲便癃闭,日夜不通。

94636 **槟榔饮**(《圣济总录》卷五十四)

【组成】槟榔五枚(剉) 木香一两 生姜(切,焙) 青橘皮(汤浸,去白,焙) 芎䓖各半两 前胡(去芦头)一分 丁香 山芋各半两

【用法】上为粗末。每服三钱匕,水一盏,煎至七分,空心温服。

【主治】三焦荣卫不通,气满水胀。

【加减】脚肿,加牵牛子半两;面目浮肿,加郁李仁半两。

94637 **槟榔饮**

《圣济总录》卷七十九。为原书卷三十二“槟榔汤”之异名。见该条。

94638 **槟榔饼**(《圣济总录》卷三十四)

【组成】槟榔(剉) 瞿麦穗 茴香子(炒) 荆芥穗 麦蓝子 大黄(煨,剉)各一分

【用法】上为末,用面三钱 和作六饼,慢火烧熟。每日空心烂嚼一饼,温酒送下。

【主治】暑气。每到夏月即发,四肢无力,不思饮食。

94639 **槟榔散**(《普济方》卷二九九引《肘后方》)

【组成】槟榔

【用法】上为散。每用半钱,涂舌及唇上。

【主治】口疮白疮。

94640 **槟榔散**(《千金》卷十五)

【组成】槟榔八枚(皮子并用) 人参 茯苓 陈曲 厚朴 麦糵 白术 吴茱萸各二两(一方有橘皮一两半)

【用法】上药治下筛。每服二方寸匕,食后酒调下,一日二次。

【主治】脾寒,饮食不消,劳倦气胀噫满,忧恚不乐。

【方论选录】《千金方衍义》:脾寒,饮食不消,劳倦气胀噫满,虽用槟榔皮子、曲、糵、厚朴,不得吴茱萸之温中下气,噫满必不能除;不得参、苓、白术之扶助胃气,冷食必不能化。尤妙在和滓酒服,以行温散之力也。

94641 **槟榔散**(《外台》卷六引《广济方》)

【组成】槟榔十六分 人参六分 茯苓八分 橘皮六分 荜茇六分

【用法】上为散。平晨空服,取生姜五大两,合皮捣,绞取汁,温,纳散方寸匕,搅调,顿服之,一日一服,渐加至一匕半。若利多减,以微通泄为度。

【主治】吐酸水,每食则变作醋水吐出。

【宜忌】忌酢物、生冷、油腻、猪、鱼。

94642 **槟榔散**(《普济方》卷二三八引《产经》)

【组成】槟榔一枚(面裹煨熟,去面) 赤茯苓各等分

【用法】上为粗末。每用五钱,水一盏半,煎至七分,去滓,空心食前温服。

【主治】胎前诸般淋涩,小便不通,医作转脬,用他药不愈者;及寻常男子妇人血淋。

94643 **槟榔散**(《幼幼新书》卷十九引《形证论》)

【组成】槟榔 大黄(蒸) 青皮各一分 黑牵牛一钱(炒) 木香少许

【用法】上为末。每服一钱,薄荷蜜水调下。

【功用】疏风顺气。

【主治】伏热心烦。

94644 **槟榔散**(《圣惠》卷三)

【组成】槟榔一两 五味子一两 白术一两 桔梗一两(去芦头) 酸枣仁一两(微炒) 附子一两(炮裂,去皮脐) 鳖甲一两(涂醋炙微黄,去裙襕) 沉香一两 白茯苓一两 陈橘皮半两(汤浸,去白瓤,焙)

【用法】上为散。每服三钱,以水一中盏,入生姜半分,煎至六分,去滓温服,不拘时候。

【主治】肝气不足,虚寒,胸胁下痛胀满,气急,目昏浊,视物不明。

【宜忌】忌苋菜。

94645 **槟榔散**(《圣惠》卷三)

【组成】槟榔一两 枳壳三分(麸炒微黄,去瓤) 防风三分(去芦头) 川大黄一两(剉碎,微炒) 羌活三分 当归三分(剉,微炒) 肉桂半两(去皱皮) 赤芍药三分 大麻仁一两 芎䓖三分 木香三分 郁李仁一两(汤浸,去皮尖,微炒) 赤茯苓一两 木通三分(剉) 羚羊角屑三分

【用法】上为散。每服三钱,以水一中盏,入生姜半分,同煎至六分,去滓,食前温服。

【功用】疏风调气,利四肢。

【主治】肝脏风毒,流注脚膝,筋脉拘急疼痛,大便秘涩,心胸壅闷。

94646 **槟榔散**(《圣惠》卷五)

【组成】槟榔三分 白术一两 草豆蔻半两(去皮) 诃黎勒一两(煨,用皮) 丁香一分 人参一两(去芦头) 厚朴一两(去粗皮,涂生姜汁炙令香熟) 桂心半两 陈橘皮三分(汤浸,去白瓤,焙)

【用法】上为散。每服一钱,以清粥饮调下,不拘时候。

【主治】脾气虚,心腹胀满,不能食。

【加减】忌生冷,油腻。

94647 **槟榔散**(《圣惠》卷七,名见《普济方》卷三十一)

【组成】槟榔一分 棘针钩子一合(微炒)

【用法】上为散,都作一服。以水一大盏,煎至五分,又入好酒半中盏,更煎三五沸,去滓稍热,分为二服,不拘时候。

【主治】肾脏冷气,卒攻脐腹,疼痛拘撮甚者。

94648 **槟榔散**(《圣惠》卷七)

【组成】槟榔三分 茴香子三分 附子一两(炮裂,去皮脐) 桂心三分 当归三分(微炒) 芎䓖三分 丁香半两 白豆蔻三分(去皮) 吴茱萸半两(汤浸七遍,焙干,微炒) 木香三分 青橘皮三分(汤浸,去白瓤,焙)

【用法】上为散。每服四钱,以水一中盏,加大枣三枚,煎至六分,去滓热服,不拘时候。

【主治】肾脏虚冷气攻心腹疼痛,两胁胀满。

94649 **槟榔散**(《圣惠》卷九)

【组成】槟榔一两　牵牛子一两(微炒)　川大黄半两(剉碎,微炒)　青橘皮半两(汤浸,去白瓤,焙)

【用法】上为散。每服二钱,以温茶调下,不拘时候。良久,吃姜粥,利三两行,如未利再服。

【主治】伤寒五日,少阴受病,口舌干燥,烦渴欲水,心膈不利,大肠秘涩,其脉滑,气逆不顺者。

94650 **槟榔散**(《圣惠》卷九)

【组成】槟榔半两　诃黎勒皮半两　陈橘皮半两(汤浸,去白瓤,焙)　甘草半两(炙微赤,剉)　桑根白皮三分(剉)

【用法】上为散。每服五钱,以水一大盏,入生姜半分,葱白一茎,煎至五分,去滓温服,不拘时候。

【主治】伤寒九日,心中满闷,腹胀喘急。

94651 **槟榔散**(《圣惠》卷十一)

【组成】槟榔一两　白术一两　木香三分　人参一两(去芦头)　诃黎勒皮三分　陈橘皮一两(汤浸,去白瓤,焙)

【用法】上为散。每服二钱,以水一中盏,加生姜半分,大枣三枚,煎至五分,去姜、枣,和滓温服,不拘时候。

【主治】伤寒食毒,腹胀喘急。

94652 **槟榔散**(《圣惠》卷十一)

【组成】槟榔半两　诃黎勒一两(用皮)　桑根白皮半两(剉)　木香一分　桂心一分　甘草一分(炙微赤,剉)　川大黄三分(剉碎,微炒)　人参半两(去芦头)　赤茯苓三分　枳壳三分(麸炒微黄,去瓤)

【用法】上为散。每服二钱,以水一中盏,加生姜半分,大枣二枚,煎至五分,即去姜、枣,和滓温服,不拘时候。

【主治】伤寒。气壅烦喘,腹胁妨闷,不欲饮食。

94653 **槟榔散**(《圣惠》卷十三)

【组成】槟榔　当归(剉,微炒)　川大黄(剉碎,微炒)　川朴消　赤茯苓各一两　枳壳三分(麸炒微黄,去瓤)

【用法】上为散。每服四钱,以水一中盏,加生姜半分,煎至六分,去滓,空心稍热服,如人行五七里再服。以利为度。

【主治】伤寒后,阴阳气结,腹痛,胃中有宿食不消。

94654 **槟榔散**(《圣惠》卷十三)

【组成】槟榔一两　榆白皮一两(剉)　桂心半两　滑石半两　甘草半两(炙微赤,剉)　川大黄二两(剉碎,微炒)

【用法】上为散。每服五钱,以水一大盏,加生姜半分,煎至五分,去滓温服,不拘时候。以得利为度。

【主治】伤寒。大便不通,小便赤涩。

94655 **槟榔散**(《圣惠》卷十四)

【组成】槟榔三分　羚羊角屑三分　木香三分　郁李仁三分(汤浸,去皮,微炒)　吴茱萸一分(汤浸七遍,焙干,微炒)　陈橘皮三分(汤浸,去白瓤,焙)

【用法】上为散。每服三钱,以水一中盏,煎至六分,去滓温服,不拘时候。

【主治】伤寒后脚气上攻,心腹妨闷,坐卧不安。

94656 **槟榔散**(《圣惠》卷十四)

【组成】槟榔　麦蘖(炒令微黄)　白术　人参(去芦头)各一两　曲二两(炒令微黄)　桔梗半两(去芦头)

【用法】上为粗散。每服三钱,以水一中盏,加生姜半分,大枣三枚,煎至五分,去滓温服,不拘时候。

【主治】伤寒愈后,食早伤脾胃,劳复。

94657 **槟榔散**(《圣惠》卷十七)

【组成】槟榔一两　白术一两　枳壳一两(麸炒微黄,去瓤)　人参一两(去芦头)　陈橘皮一两(汤浸,去白瓤,焙)　麦蘖一两(麸炒微黄)　川大黄三分(剉碎,微炒)　甘草三分(炙微赤,剉)

【用法】上为粗散。每服三钱,以水一中盏,加生姜半分,煎至六分,去滓温服,不拘时候。

【主治】热病。心腹胀满,四肢烦闷,不欲饮食。

94658 **槟榔散**(《圣惠》卷二十三)

【组成】槟榔一两　木香三分　羌活三分　川朴消二两　牵牛子三两(微炒)　陈橘皮一两(汤浸,去白瓤,焙)　川大黄一两(剉碎,微炒)

【用法】上为细散。每服三钱,空腹以生姜汤调下。以利为度。

【主治】大肠风热,秘涩不通,四肢烦闷。

94659 **槟榔散**(《圣惠》卷二十九)

【组成】槟榔三分　川大黄一两(剉碎,微炒)　木香一分　枳壳三分(麸炒微黄,去瓤)　甘草一分(炙微赤,剉)　郁李仁一分(汤浸,去皮尖)

【用法】上为散。每服三钱,以水一中盏,煎至六分,去滓,食前温服。

【主治】虚劳,脏腑气滞,大便难,头目昏,心酸壅闷。

94660 **槟榔散**(《圣惠》卷二十九)

【组成】槟榔三分　赤茯苓一两　木香半两　陈橘皮三分(汤浸,去白瓤,焙)　木通半两(剉)　赤芍药三分　瞿麦三分　当归三分　大腹皮一两(剉)　紫苏茎叶三分　人参三分(去芦头)　桂心三分

【用法】上为粗散。每服三钱,以水一中盏,煎至六分,去滓,食前稍热频服。

【主治】虚劳。小便淋沥,脐下坚胀。

94661 **槟榔散**(《圣惠》卷三十一)

【组成】槟榔三分　赤芍药三分　木香三分　赤茯苓一两　桔梗一两(去芦头)　诃黎勒三分(煨,用皮)　桃仁三分(汤浸,去皮尖双仁,麸炒微黄)　鳖甲二两(涂醋炙令黄,去裙襴)　京三棱一两(煨,剉)

【用法】上为粗散。每服三钱,以水一中盏,加生姜半分,煎至六分,去滓,食前温服。

【主治】骨蒸,腹中痃癖,胁下妨痛,渐至瘦劳。

94662 **槟榔散**(《圣惠》卷三十一)

【组成】槟榔一枚(末)　豉心五十粒,葱白七寸　桃仁二七枚(汤浸,去皮尖双仁,麸炒微黄,研)　青蒿汁二合

【用法】用童便一大盏相和,煎至八分,去滓,分温二服,不拘时候。

【主治】骨蒸劳,咳嗽壮热。

94663 **槟榔散**(《圣惠》卷三十八)

【组成】槟榔半两　赤茯苓三分　川大黄一两半(剉碎,微炒)　枳实三分(麸炒微黄)　木香半两　赤芍药半两　芎䓖三分　甘草一分(炙微赤,剉)

【用法】上为散。每服四钱,以水一中盏,加生姜半分,煎至六分,去滓温服,不拘时候。

【主治】乳石发动,烦热,心膈痞满,大肠气壅,腹痛,不思饮食。

94664 **槟榔散**(《圣惠》卷三十八)

【组成】槟榔一两　川芒消一两　甘草半两(炙微赤,剉)　枳壳一两(麸炒微黄,去瓤)　川大黄一两(剉碎,微炒)

【用法】上为细散。每服二钱,煎竹茹汤调下,如人行十里再服。以利为度。

【主治】乳石发动,心燥烦热,痰结,不下饮食,大小肠壅滞,腰背疼重。

94665 **槟榔散**(《圣惠》卷四十二)

【组成】槟榔一两　半夏一两(汤洗七遍,去滑)　青橘皮半两(汤浸,去白瓤,焙)　前胡一两(去芦头)　附子半两(炮裂,去皮脐)　细辛半两　赤茯苓一两　桂心一两　紫苏茎叶一两　川大黄一两(剉碎,微炒)　甘草半两(炙微赤,剉)

【用法】上为散。每服三钱,以水一中盏,加生姜半分,煎至六分,去滓温服,不拘时候。

【主治】气实,胸中逆满,痞塞不能食,呼吸短气。

94666 **槟榔散**(《圣惠》卷四十二,名见《普济方》卷一八七)

【组成】槟榔一两　桂心半两

【用法】上为细散。每服一钱,煎生姜童便调下,不拘时候。

【主治】胸痹。心背痛,恶气所攻,音声闭塞。

94667 **槟榔散**(《圣惠》卷四十三)

【组成】槟榔三分　当归一两(剉,微炒)　蓬莪术三分　吴茱萸一分(汤浸七遍,焙干,微炒)　阿魏一分(面裹煨,令面熟为度)　木香三分

【用法】上为细散。每服一钱,以热酒调下,不拘时候。

【主治】冷气攻心腹疞痛,少思饮食。

94668 **槟榔散**(《圣惠》卷四十三)

【组成】槟榔一两　木香三分　高良姜半两(剉)　青橘皮半两(汤浸,去白瓤,焙)　桃仁半两(汤浸,去皮尖双仁,麸炒微黄)　桂心半两

【用法】上为细散。每服一钱,以热酒调下,不拘时候。

【主治】恶疰心痛,手足逆冷。

【备考】本方用法原缺,据《医方类聚》补。

94669 **槟榔散**(《圣惠》卷四十三)

【异名】槟榔汤(《圣济总录》卷五十七)。

【组成】槟榔　枳壳(麸炒微黄,去瓤)　桔梗(去芦头)　白术　赤芍药　丹参各一两

【用法】上为散。每服二钱,以水一中盏,加生姜半分,煎至六分,去滓温服,不拘时候。

【主治】腹内气胀肠鸣,胸背切痛。

94670 **槟榔散**(《圣惠》卷四十三)

【组成】槟榔一两　海藻一两(洗去咸味)　人参一两(去芦头)　陈橘皮一两(汤浸,去白瓤,焙)　木香半两　芎䓖一两　桂心一两　干姜半两(炮裂,剉)

【用法】上为粗散。每服三钱,以水一中盏,加生姜半分,煎至六分,去滓,食前温服。

【主治】腹内诸气胀满。

94671 **槟榔散**(《圣惠》卷四十四)

【组成】槟榔三分　泽泻半两　牡丹半两　桂心半两　羌活半两　赤芍药半两　枳壳半两(麸炒微黄,去瓤)　防风半两(去芦头)　赤茯苓半两　羚羊角屑半两　木香半两　川大黄一两(碎,微炒)

【用法】上为散。每服四钱,以水一中盏,加生姜半分,煎至六分,去滓,食前温服。

【主治】腎腰疼痛不止,是膀胱风壅气盛,血脉滞留于腰间,故攻击而痛。

94672 **槟榔散**(《圣惠》卷四十五)

【组成】槟榔一两　旋覆花半两　犀角屑一两　桂心半两　紫苏茎叶一两　赤茯苓一两　木通半两(剉)　陈橘皮一两(汤浸,去白瓤,焙)　前胡一两(去芦头)　桑根白皮一两(剉)　白前半两　甘草半两(炙微赤,剉)

【用法】上为散。每服四钱,以水一中盏,加生姜半分,葱白二七寸,豉一百粒,煎至六分,去滓温服,不拘时候。

【主治】湿脚气。肿满,喘促烦闷,大小便滞涩。

94673 **槟榔散**(《圣惠》卷四十五)

【异名】槟榔汤(《张氏医通》卷十四)。

【组成】槟榔一两　木香半两　茴香子半两(微炒)

【用法】上为散。每服三钱,以童子小便一中盏,煎至六分,去滓温服,不拘时候。

【主治】脚气冲心,烦闷不识人。

94674 **槟榔散**(《圣惠》卷四十五,名见《普济方》卷二四四)

【组成】槟榔一两　木香半两　陈橘皮一两(汤浸,去白)　吴茱萸半两(汤浸七次,焙干,炒)　干木瓜一两　紫苏茎叶一两

【用法】上为散。每服四钱,以水一中盏,加生姜半分,煎至六分,去滓温服,不拘时候。

【主治】脚气冲心,烦闷喘促。

94675 **槟榔散**(《圣惠》卷四十五)

【组成】槟榔一两　陈橘皮一两(汤浸,去白瓤,焙)　猪苓一两(去黑皮)　木瓜一两(干者)　紫苏茎叶一两　桑根白皮一两(剉)

【用法】上为粗散。每服四钱,以水一中盏,加生姜半分,煎至六分,去滓温服,不拘时候。

【主治】脚气。心腹胀满,烦闷喘促。

94676 **槟榔散**(《圣惠》卷四十五,名见《普济方》二四五)

【组成】槟榔一两　陈橘皮一两(汤浸,去白瓤,焙)　枳壳一两(麸炒微黄,去瓤)　红雪二两　吴茱萸一两(汤浸七遍,焙干,微炒)

【用法】上为细散。每服二钱,熟水调服,不拘时候。

【主治】脚气。心腹胀满，喘促，不下食。

94677　**槟榔散**（《圣惠》卷四十五）

【组成】槟榔一两　桑根白皮一两（剉）　紫苏茎叶一两　诃黎勒皮一两　萝卜子一两（微炒）

【用法】上为粗散。每服四钱，以水一中盏，加生姜半分，葱白二七寸，煎至六分，去滓，每于食后温服。

【主治】脚气。头面虚肿，腹胁妨闷。

94678　**槟榔散**（《圣惠》卷四十五）

【组成】槟榔一两　独活半两　赤茯苓半两　枳壳一两（麸炒微黄，去瓤）　羚羊角屑半两　沉香半两　川大黄一两（剉碎，微炒）　芎䓖半两　甘草半两（炙微赤，剉）

【用法】上为粗散。每服四钱，以水一中盏，加生姜半分，煎至六分，去滓，食前温服。

【功用】疏风调气。脚气春、夏防发。

94679　**槟榔散**（《圣惠》卷四十五）

【组成】槟榔一两　桑根白皮一两　茯神三分　地骨皮三分　黄连三分（去须）　葳蕤三分　麦门冬三分（去心）　甘草半两（炙微赤，剉）　川大黄一两（剉碎，微炒）　川升麻三分　犀角屑一两　赤芍药半两（剉）　黄耆半两（剉）　枳壳半两（麸炒微黄，去瓤）

【用法】上为粗散。每服四钱，以水一中盏，加生姜半分，煎至六分，去滓温服，不拘时候。

【主治】服乳石致脏腑壅滞，发脚气肿满，四肢烦疼，口干心躁，夜卧恍惚。

94680　**槟榔散**（《圣惠》卷四十五）

【组成】槟榔三分　木通一两（剉）　赤芍药半两　甘草半两（炙微赤，剉）　紫苏茎叶一两　川升麻二分　黄芩二分　瞿麦三分　赤茯苓三分　川大黄一两（剉碎，微炒）

【用法】上为粗散。每服四钱，以水一中盏，加生姜半分，煎至六分，去滓温服，不拘时候。

【主治】脚气。大小便秘涩，腹壅闷，脚膝烦疼，口干咽燥，不欲饮食。

94681　**槟榔散**（《圣惠》卷四十七）

【组成】槟榔一两　赤芍药一两　人参一两（去芦头）　白术一两　芎䓖一两　桂心一两　陈橘皮一两（汤浸，去白瓤，焙）　前胡一两（去芦头）　枳壳一两（麸炒微黄，去瓤）　附子一两（炮裂，去皮脐）　大腹皮一两（剉）　甘草半两（炙微赤，剉）

【用法】上为散。每服四钱，以水一中盏，加生姜半分，煎至五分，去滓温服，不拘时候。

【主治】中焦虚寒，气滞不调。

94682　**槟榔散**（《圣惠》卷四十八）

【组成】槟榔一两　牵牛子一两　木香半两　白术三分　陈橘皮半两（汤浸，去白瓤，焙）　高良姜半两　诃黎勒皮三分　枳实半两（麸炒微黄）　甘草半两（炙微赤，剉）

【用法】上为散。每服三钱，以水一中盏，煎至六分，去滓，食前稍热服。

【主治】痞气。心腹胀硬，食饮不下。

94683　**槟榔散**（《圣惠》卷四十八）

【组成】槟榔一两　赤茯苓三分　赤芍药三分　食茱萸三分　京三棱三分　诃黎勒皮三分　郁李仁一两（汤浸，去皮，微炒）　青橘皮三分（汤浸，去白瓤，焙）

【用法】上为散。每服三钱，以水一中盏，加生姜半分，煎至六分，去滓温服，不拘时候。

【主治】息贲气。胸膈妨实，右胁下坚急，上气咳嗽。

94684　**槟榔散**（《圣惠》卷四十八）

【组成】槟榔一两　沉香半两　白蒺藜半两（微炒，去刺）　木香半两　附子一两（炮裂，去皮脐）　桂心半两　诃黎勒皮一两　青橘皮半两（汤浸，去白瓤，焙）　麝香一分（研入）

【用法】上为细散，入麝香令匀。每服二钱，以温酒调下，不拘时候。

【主治】奔豚气。小腹胀硬，心中满闷。

94685　**槟榔散**（《圣惠》卷四十八）

【异名】槟榔汤（《圣济总录》卷九十四）。

【组成】槟榔一两　京三棱一两（炮，剉）　木香一两　桂心半两　桃仁一两（汤浸，去皮尖双仁，麸炒微黄）　青橘皮半两（汤浸，去白瓤，焙）　郁李仁一两（汤浸，去皮，微炒）

【用法】上为散。水一中盏，入生姜半分，煎至六分，去滓，食前稍热服。

【主治】❶《圣惠》：积气，腹胁坚急，心胸胀满，不能饮食。❷《圣济总录》：寒疝积聚，胸腹坚急，胀满不食。

94686　**槟榔散**（《圣惠》卷四十八）

【组成】槟榔一两　赤芍药半两　枳壳半两（麸炒微黄，去瓤）　芎䓖半两　赤茯苓半两　柴胡一两（去苗）　木香半两　川大黄一两（剉碎，微炒）　当归二分（剉碎，微炒）　陈橘皮一两（汤浸，去白瓤，焙）　桃仁半两（汤浸，去皮尖双仁，麸炒微黄）　甘草一分（炙微赤，剉）

【用法】上为粗散。每服三钱，以水一中盏，煎至六分，去滓稍热服，不拘时候。

【主治】积聚，心腹两胁疼痛。

94687　**槟榔散**（《圣惠》卷四十八）

【异名】槟榔汤（《圣济总录》卷九十四）。

【组成】槟榔半两　芎䓖半两　桔梗半两（去芦头）　当归半两（剉，微炒）　桂心半两　赤芍药半两　白术半两　木香半两　川大黄二两（剉碎，微炒）

【用法】上为粗散。每服四钱，以水一中盏，煎至六分，去滓温服，不拘时候。

【主治】❶《圣惠》：积聚。心腹胀满，不能下食。❷《圣济总录》：寒疝积聚，结块攻注，心腹胀满。

94688　**槟榔散**（《圣惠》卷四十九）

【组成】槟榔半两　川乌头一两（炮裂，去皮脐）　当归半两（剉，微炒）　赤芍药半两　陈橘皮三分（汤浸，去白瓤，焙）　人参半两（去芦头）　枳壳半两（麸炒，微黄）　干姜一两（炮裂，剉）　桂心半两　厚朴半两（去粗皮，涂生姜汁炙令香熟）　半夏半两（汤洗七遍，去滑）　甘草一分（炙微赤，剉）

【用法】上为散。每服三钱，以水一中盏，加生姜半分，煎至六分，去滓温服，不拘时候。

【主治】痃气急痛，腹胀胃虚，不下食。

94689 **槟榔散**(《圣惠》卷四十九)

【组成】槟榔一两　木香半两　白术三分　陈橘皮三分(汤浸,去白瓤,焙)　赤芍药三分　桑根白皮三两(剉)　木通二两(剉)　牵牛子二两(微炒)　川大黄一两(剉碎,微炒)

【用法】上为粗散。每服三钱,以水一中盏,入生姜半分,煎至六分,去滓温服,不拘时候。

【主治】癖结。腹胀满,喘促,大小便难。

94690 **槟榔散**(《圣惠》卷五十)

【组成】槟榔三分　前胡一两(去芦头)　桂心半两　郁李仁二分(汤浸,去皮,微炒)　草豆蔻半两(去皮)　川大黄一两(剉碎,微炒)　枳壳三分(麸炒微黄,去瓤)　干姜半两(炮裂,剉)　木香三分　甘草一分(炙微赤,剉)

【用法】上为散。每服三钱,以水一中盏,加生姜半分,煎至六分,去滓,稍热服,不拘时候。

【主治】膈气。心胸妨闷,不能下食。

94691 **槟榔散**(《圣惠》卷五十)

【组成】槟榔一两　人参一两半(去芦头)　肉豆蔻一两(去壳)　白术一两　陈橘皮一两(汤浸,去白瓤,焙)　半夏三分(汤洗七遍,去滑)　荜拨一两　高良姜一两(剉)　厚朴二两(去粗皮,涂生姜汁炙令香熟)

【用法】上为散。每服三钱,以水一中盏。煎至六分,去滓稍热服,不拘时候。

【主治】五膈气。脾胃寒,不能下食,呕吐酸水,时时胸膈刺痛。

94692 **槟榔散**(《圣惠》卷五十)

【组成】槟榔一两　厚朴二两(去粗皮,涂生姜汁炙令香熟)　甘草半两(炙微赤,剉)　川大黄一两(剉碎,微炒)　白术一两　诃黎勒皮一两　陈橘皮一两半(汤浸,去白瓤,焙)　吴茱萸半两(汤浸七遍,焙干,微炒)　桂心一两

【用法】上为粗散。每服三钱,以水一中盏,加生姜半分,煎至六分,去滓,稍热服,不拘时候。

【主治】醋咽吐水及白沫,食饮不消,腹胁胀满。

94693 **槟榔散**(《圣惠》卷五十一)

【组成】槟榔一两　人参一两(去芦头)　半夏一两(汤洗七遍,去滑)　杏仁半两(汤浸,去皮尖双仁,麸炒微黄)　桔梗半两(去芦头)　陈橘皮三分(汤浸,去白瓤,焙)　干姜一分(炮裂,剉)　甘草半两(炙微赤,剉)　白术一两

【用法】上为散。每服五钱,以水一大盏,加生姜半分,煎至五分,去滓温服,不拘时候。

【主治】胸膈痰饮,腹中虚鸣,食不消化,或加吐逆。

94694 **槟榔散**(《圣惠》卷五十一)

【异名】槟榔汤(《圣济总录》卷六十三)。

【组成】槟榔一两　人参一两　桂心一两　甘草一两(炙微赤,剉)　郁李仁一两(汤浸,去皮)　赤芍药一两　川大黄二两半(剉碎,微炒)　白术一两　泽泻一两　木香一两　枳实半两(麸炒微黄)

【用法】上为散。每服三钱,以水一中盏,加生姜半分,煎至六分,去滓温服,不拘时候,以微利为度。

【主治】留饮,宿食不消,腹中积聚。

94695 **槟榔散**(《圣惠》卷五十一)

【组成】槟榔三分　半夏一两(汤洗七遍,去滑)　陈橘皮一两(汤浸,去白瓤,焙)　赤茯苓一两　白术二两　桂心三分　人参一两(去芦头)　杏仁三分(汤浸,去皮尖双仁,麸炒微黄)

【用法】上为散。每服四钱,以水一中盏,加生姜半分,煎至六分,去滓温服,不拘时候。

【主治】胸中痰壅,呕逆,不纳饮食,四肢少力,腹内水鸣。

94696 **槟榔散**(《圣惠》卷五十三)

【异名】槟榔汤(《圣济总录》卷五十八)。

【组成】槟榔一两　桑根白皮一两(剉)　赤茯苓一两　紫苏茎叶一两　木通一两(剉)　麦门冬一两(去心)

【用法】上为散。每服四钱,以水一中盏,加生姜半分,葱白七寸,煎至六分,去滓温服,不拘时候。

【主治】消渴。饮水不止,小便复涩,心腹连膀胱胀闷,胸膈烦热。

94697 **槟榔散**(《圣惠》卷五十四,名见《普济方》卷一九二)

【组成】槟榔末半两　甘草一分(炙微赤,剉)　生姜一两(切)　桑根白皮一两(剉)　商陆一两(切)

【用法】上除槟榔外,用水二大盏,煎取一大盏,去滓,五更初分作二服,每服调下槟榔末一分,至平明当利,如未利,即再服之。

【主治】石水病。腹肿,膀胱紧急如鼓,大小便涩。

94698 **槟榔散**(《圣惠》卷五十四)

【组成】槟榔半两　木香半两　桂心半两　紫苏茎叶一两　郁李仁一两半(汤浸,去皮,微炒)　赤茯苓一两　木通一两(剉)　陈橘皮一两(汤浸,去白瓤,焙)　牵牛子二两(微炒)

【用法】上为细散。每服二钱,空心以桑根白皮汤调下,夜临卧时再服。

【主治】水气。脚膝浮肿,大小便不利,上气喘急。

94699 **槟榔散**(《圣惠》卷五十七)

【组成】槟榔一两　芜荑仁半两　狼牙二分　白蔹一分　鹤虱一分(纸上微炒过)

【用法】上为细散。每服药时,不得吃夜饭,候至四更以来,以暖水一小盏,调下三钱。其虫泻下。

【功用】下虫。

【主治】九虫在脏,日久相生转多。

94700 **槟榔散**(《圣惠》卷五十七)

【组成】槟榔二两　桑根白皮三分(剉)　芜荑仁半两　陈橘皮三分(汤浸,去白瓤,焙)

【用法】上为细散。又取酸石榴东引根二握,剉碎,以浆水一中盏,煎至五分,去滓,令温调下二钱,五更初服药,至明未有所下,即便再服。当日且宜吃粥,未服药前,宜先嚼淡肉干脯咽汁,汁引动虫后,即服药。每以月一日二日三日服之,余日勿服。

【主治】寸白虫。

94701 **槟榔散**(《圣惠》卷五十八)

【组成】槟榔半两　丁香母一分　桂心一分　木香半两　龙脑一钱(细研)　猪苓一两(去黑皮)　当归半两(剉,微炒)

【用法】上为细散。每服一钱,煎生姜葱汤调下,不拘时候。

【主治】冷淋。腹胁胀满,小肠急痛。

94702 **槟榔散**(《圣惠》卷五十八)

【组成】槟榔一两　枳壳一两(麸炒微黄,去瓤)　牵牛子一两(微炒)　桑根白皮一两(剉)　川大黄一两(剉碎,微炒)　郁李仁一两(汤浸,去皮尖,微炒)　陈橘皮一两(汤浸,去白瓤,焙)

【用法】上为粗散。每服四钱,以水一中盏,煎至六分去滓温服,如人行十里再服。

【主治】大肠卒不通,腹胁胀满,气上冲心膈。

94703 **槟榔散**(《圣惠》卷六十)

【组成】槟榔　川大黄(剉碎,微炒)各一两　沉香　赤芍药　防风(去芦头)　芎䓖　犀角屑　甘草(炙微赤,剉)各半两　枳壳三分(麸炒微黄,去瓤)

【用法】上为散。每服四钱,水一中盏,煎至六分,去滓,食前温服。

【主治】大肠风热,气毒攻肛门,赤肿疼痛。

94704 **槟榔散**(《圣惠》卷六十四)

【组成】槟榔半两　甘草半两(剉)　郁金半两　木香半两　黄连半两(去须)　麝香一分(细研)

【用法】上为细散,研和令匀,先取砒霜少许安疮上,用生油调散敷之;有脓水,即干掺于上;如法系裹,日再换之。

【主治】冷疮不愈。

94705 **槟榔散**(《圣惠》卷六十六)

【组成】槟榔一两　前胡一两(去芦头)　人参半两(去芦头)　赤茯苓一两　枳壳半两(麸炒令黄,去瓤)　防风半两(去芦头)　甘草一分(炙微赤,剉)　沉香半两　牛蒡子一两(微炒)

【用法】上为粗散。每服四钱,以水一中盏,加生姜半分,煎至六分,去滓,空心及晚食前温服。

【主治】气毒瘰疬。心膈壅闷,不可饮食。

94706 **槟榔散**(《圣惠》卷六十七)

【组成】槟榔一两　刘寄奴一两　桑寄生一两　熟干地黄一两　赤芍药三分　当归三分(剉,微炒)　龟壳一两(涂酥炙令微黄)　桃仁一两(汤浸,去皮尖双仁,麸炒微黄)

【用法】上为细散,每服二钱,以温酒调下,不拘时候。

【功用】接筋骨,通瘀血,止疼痛。

94707 **槟榔散**(《圣惠》卷六十七)

【组成】槟榔一两　黄连(去须)一两　木香一两

【用法】上为细散。薄贴于疮上。

【功用】长肉止痛,生肌。

【主治】《局方》:痈疽疮疖脓溃之后,外触风寒,肿焮结硬,脓水清稀,出而不绝,内膜空虚,恶汁臭败,疮边干急,好肌不生;及疔疮瘘恶疮,连滞不愈,下疰臁疮,浸溃不敛。

94708 **槟榔散**(《圣惠》卷七十一)

【组成】槟榔三分　前胡三分(去芦头)　赤芍药半两　芎䓖三分　青橘皮三分(汤浸,去白瓤,焙)　桂心半两　桔梗半两(去芦头)　木香半两　甘草一分(炙微赤,剉)　川大黄一两(剉碎,微炒)　枳壳半两(麸炒微黄,去瓤)

【用法】上为散。每服四钱,以水一中盏,加生姜半分,煎至六分,去滓温服,不拘时候。

【主治】妇人心胸气壅,两胁胀满,不欲饮食。

94709 **槟榔散**(《圣惠》卷七十一)

【组成】槟榔半两　当归一两(剉,微炒)　桂心半两　木香半两　吴茱萸一分(汤浸七遍,焙干,微炒)　赤芍药一两　青橘皮一两(汤浸,去白瓤,焙)

【用法】上为细散。每服一钱,以热酒调下,不拘时候。

【主治】妇人血气攻心,胸膈壅滞,腹胁虚胀。

94710 **槟榔散**(《圣惠》卷七十一)

【组成】槟榔一两　桔梗三分(去芦头)　桂心一两　陈橘皮三分(汤浸,去白瓤,焙)　鳖甲一两(涂醋炙令黄,去裙襕)　枳壳三分(麸炒微黄,去瓤)　川大黄一两(剉碎,微炒)　当归半两(剉,微炒)　桃仁一两(汤浸,去皮尖双仁,麸炒微黄)

【用法】上为粗散。每服三钱,以水一中盏,加生姜半分,煎至六分,去滓温服,不拘时候。

【主治】妇人脏腑气滞,心腹胀满,不能饮食。

94711 **槟榔散**(《圣惠》卷七十四)

【异名】槟榔汤(《圣济总录》卷一五七)。

【组成】槟榔一两　赤茯苓一两　桔梗半两(去芦头)　大腹皮一两(剉)　木通一两(剉)　甘草半两(炙微赤,剉)　桑寄生半两　郁李仁一两(汤浸,去皮尖,微炒)

【用法】上为散。每服四钱,以水一中盏,煎至六分,去滓温服,不拘时候。

【主治】妊娠大小便不通,心腹妨闷,不欲饮食。

94712 **槟榔散**(《圣惠》卷七十五)

【组成】槟榔一两　人参半两(去芦头)　陈橘皮三分(汤浸,去白瓤,焙)　白术半两　前胡一两(去芦头)　枳壳三分(麸炒微黄,去瓤)　赤茯苓一两　芎䓖半两　甘草一分(炙微赤,剉)

【用法】上为散。每服四钱,以水一中盏,加生姜半分,大枣三枚,煎至六分,去滓温服,不拘时候。

【主治】妊娠心腹胀满,两胁妨闷,不下饮食,四肢少力。

94713 **槟榔散**(《圣惠》卷七十五)

【异名】枳实汤(《圣济总录》卷一五五)。

【组成】槟榔三分　枳实半两(麸炒微黄)　人参半两(去芦头)　柴胡半两(去苗)　赤茯苓半两　草豆蔻一两(去皮)　白术三分　木香半两　桂心半两

【用法】上为散。每服三钱,以水一中盏,加生姜半分,煎至六分,去滓稍热服,不拘时候。

【主治】妊娠心痛,或两胁胀满,不下饮食。

94714 **槟榔散**(《圣惠》卷七十九)

【组成】槟榔一两　车前子三分　冬瓜仁二分　川大黄一两(剉碎,微炒)　木通一两(剉)　桂心半两　甘草半两(炙微赤,剉)　当归半两(剉,微炒)　滑石一两　川朴消一两

【用法】上为散。每服三钱,以水一中盏,煎至六分,

去滓温服，不拘时候。

【主治】产后大小便秘，心腹胀满，气促。

94715　**槟榔散**(《圣惠》卷八十三)

【组成】槟榔半两　厚朴半两(去粗皮，涂生姜汁炙令香熟)　丁香一分

【用法】上为粗散。每服一钱，以水一小盏，煎至五分，去滓温服，不拘时候。

【主治】小儿气不和，心腹胀满，不欲乳食。

94716　**槟榔散**(《圣惠》卷八十八)

【组成】槟榔半两　枳壳一分(麸炒微黄，去瓤)　赤芍药一分　柴胡一分(去芦头)　知母一分　人参一分(去芦头)　地骨皮一分　甘草一分(炙微赤，剉)　川大黄半两(剉碎，微炒)

【用法】上为粗散。每服一钱，以水一小盏，煎至五分，去滓，放温，量儿大小，分减服之。

【主治】小儿腹内痞结，壮热不能乳食，心胸烦壅。

94717　**槟榔散**(《圣惠》卷八十八)

【组成】槟榔半两　赤茯苓一分　神曲一分(炒微黄)　枳壳半两(麸炒微黄，去瓤)　人参半两(去芦头)　陈橘皮一分(汤浸，去白瓤，焙)　麦蘖一分(炒微黄)　川大黄半两(剉碎，微炒)　甘草一分(炙微赤，剉)

【用法】上为粗散。每服一钱，以水一小盏，入生姜少许，葱白二寸，煎至五分，去滓温服，一日三四服。

【主治】小儿伤饱太过，脾气稍壅，面色赤黄，手足俱热，心腹胀闷。

94718　**槟榔散**(《圣惠》卷八十八)

【组成】槟榔半两　川大黄半两(剉碎，微炒)　牵牛子半两(微炒)　甜葶苈半两(隔纸炒令紫色)

【用法】上为细散。每服半钱，以温水调下，一日二三服。量稍大增之，以利为效。

【主治】小儿水气，肿满喘促，坐卧不安。

94719　**槟榔散**(《圣惠》卷九十二)

【组成】槟榔三分　狼牙草一分　酸石榴根三分　赤芍药半两　川朴消半两

【用法】上为粗散。每服一钱，以水一小盏，煎至五分，去滓，量儿大小，分减温服，不拘时候。

【主治】小儿蛔虫咬心疼痛。

94720　**槟榔散**(《圣惠》卷九十二)

【组成】槟榔半两　苦楝根皮半两(剉)　麝香一钱(细研)　东引石榴皮半两(剉)

【用法】上为细散。入研了药令匀，五岁儿每服，以热茶调下半钱。

【功用】下虫。

【主治】小儿蛔虫攻脏腑疞痛。

94721　**槟榔散**(《圣惠》卷九十二)

【组成】槟榔二枚(为末)　猪牙皂角三梃(烧)　苦楝子五枚(为末)

【用法】上为散。每服半钱，空心煎苦楝根白皮汤调下。

【主治】小儿寸白虫久不愈。

94722　**槟榔散**(《博济》卷二)

【组成】槟榔　木香　人参　甘草(炙)　荆三棱(劈破，煨)　干姜(炮)　官桂(去皮)　青皮(去白)　厚朴(去皮，用姜汤炙令香黄色)　神曲(炒)　白术(米泔浸一宿，焙干)各等分

【用法】上为末，每服点半钱，入盐少许。如患脾胃病及肾膈气，每服一钱，入盐汤服。

【功用】醒酒化气。

【主治】胸膈注闷，噎塞不快，不思饮食；脾胃一切病，并肾膈气。

94723　**槟榔散**(《博济》卷三)

【组成】白槟榔(煨令微黄)半两　芫花(醋拌令干)　泽泻　甜葶苈(隔纸于铫子内炒令紫色)　郁李仁(汤浸，去皮，微炒)　汉防己各一两　陈皮(去白，炒)半两　瞿麦(只取花)半两　藁本一分　滑石三分　大戟三分(剉碎，微炒)

【用法】上为末。每服一钱，用桑白皮浓煎汤，空心调下。当时取碧绿水，后如烂羊脂，即愈。如未尽，隔日再服，看肿消如故，更不用服。

【主治】水疾及诸般气肿。

94724　**槟榔散**(《博济》卷五)

【组成】槟榔(炮)一斤　甘草　黄连　密陀僧各一分　木香一分

【用法】上为末。先以温盐浆水洗过疮，挹干，以唾调贴之。

【功用】止痛生肌。

【主治】肾脏风攻注生疮，兼疗恶疮。

94725　**槟榔散**(《医方类聚》卷十引《简要济众方》)

【组成】槟榔一两　大黄三分(剉碎，炒)　甘草半两(炙)　朴消半两

【用法】上为散。每服二钱，水一中盏，加生姜少许，蜜一匙头，同煎六分，去滓食后，热服。

【主治】大肠实热，气盛上壅，腹胀烦闷不通。

94726　**槟榔散**(《医方类聚》卷十引《神巧万全方》)

【组成】槟榔　木香各三分　胡芦巴　肉豆蔻　沉香　桂心　舶上茴香各半两

【用法】上为散。每服二钱，温酒调下，不拘时候。

【主治】盲肠气疼痛。

94727　**槟榔散**(《伤寒总病论》卷三)

【组成】槟榔二个(一生，一煨)

【用法】上为细末，酒二盏，煎一盏四分，作两服，温饮之。

【主治】发汗或下后痞满，或成寒实结胸，气塞不通；兼治蛔厥，心腹刺痛。

94728　**槟榔散**(《活人书》卷十八)

【组成】橘叶一大握　沙木一握　小便小盏　酒半盏(同以上药煎)

【用法】煎数沸，调槟榔末二钱，食后服。

【主治】脚肿。

94729　**槟榔散**(《圣济总录》卷二十六)

【组成】槟榔(剉)二两　木香　枳壳(去瓤，麸炒)　陈橘皮(汤浸，去白，炒)各一两　白术　大戟(剉，炒)各半

两　杏仁(汤浸,去皮尖,炒)　干姜(炮)各三分

【用法】上为细散。每服一钱匕,煎生姜汤调下,不拘时候。

【主治】伤寒伏热在肠胃,大便不通。

94730　**槟榔散**(《圣济总录》卷二十七)

【组成】槟榔(剉)　郁李仁(去皮)各一两　大腹皮(剉)三分　木香　陈橘皮(汤浸,去白,炒)各半两

【用法】上为散。每服二钱匕,生姜汤调下。

【主治】伤寒食毒,腹胀气急,大小便不通。

94731　**槟榔散**(《圣济总录》卷三十三)

【组成】槟榔(剉)　木香各一两　郁李仁(微炒,去皮)　桂(去粗皮)各三分　吴茱萸(汤洗三遍,焙干,炒)半两　牛膝(去苗,酒浸,焙)　赤茯苓(去黑皮)各三分

【用法】上为细散。每服一钱半匕,食前煎桑根白皮、木通汤调下,一日二次。

【主治】伤寒后脚气攻心闷绝。

94732　**槟榔散**(《圣济总录》卷三十三)

【组成】槟榔(剉)　陈橘皮(汤浸,去白,炒干)　桂(去粗皮)　芍药　附子(炮裂,去皮脐)各半两　干姜(炮裂)一分　牵牛子五两(入糯米百粒同炒,米色黄即住,捣罗取末三两,其滓不用)

【用法】上为散,入牵牛子末和令匀,每服三钱匕,空心温酒调下。服药了吃少姜粥,良久利下腰间积滞物;如不利,即加至四钱匕,以利为度。

【主治】伤寒后腰痛,或腰内有冷脓,及膀胱气痛。

94733　**槟榔散**(《圣济总录》卷四十五)

【组成】槟榔(半两)　人参　白茯苓(去黑皮)各一两　木香　陈橘皮(汤浸,去白,炒)　五味子　甘草各一两(炙)

【用法】上为细散。每服二钱匕,沸汤点服,不拘时候。

【主治】谷劳。身重,四肢少力,食已好卧,昏愦。

94734　**槟榔散**(《圣济总录》卷五十五)

【组成】槟榔(生,剉)半两　姜黄(半两)

【用法】上为细散。每服二钱匕,热酒调下。

【主治】心痛不止。

94735　**槟榔散**(《圣济总录》卷五十六)

【组成】槟榔(剉)　蜀椒(去闭口并目,炒出汗)各半两

【用法】上为散。每服二钱匕,米饮调下,空心、日晚各一服。

【主治】蛔咬心痛。

94736　**槟榔散**(《圣济总录》卷六十二)

【组成】槟榔(生剉)　京三棱(煨)　蓬莪术(煨)　甘草(炙)　茴香子(炒)　益智子(去皮,炒)　青橘皮(去白,焙)　干姜(炮)各一两

【用法】上为散。每服二钱匕,沸汤调下,一日二次。

【主治】膈气吐逆,不下食。

94737　**槟榔散**(《圣济总录》卷七十一)

【组成】槟榔(剉)　诃黎勒(煨,去核)各二两　吴茱萸(陈者,汤洗,焙干,炒)一两半　牵牛子(微炒)三两

【用法】上为散。每服一钱匕,童便半盏,空心调下。如患阴阳二毒、伤寒及脚气亦可服。

【主治】贲豚气逆,冲心满闷。

94738　**槟榔散**(《圣济总录》卷七十九)

【组成】槟榔二枚(生)　郁李仁(去皮尖,炒)　芫花(炒)　甘遂(炒)　续随子　木通(剉)各二两　海蛤一钱　陈橘皮(去白,焙)　商陆各一分

【用法】上为散。每服一钱匕,温酒调下,临卧服。至五更取下恶物为验。

【主治】水气肿满。

94739　**槟榔散**(《圣济总录》卷八十三)

【组成】白槟榔五枚(剉)　大腹皮七枚　木香一两三分

【用法】大腹皮细剉,木香、槟榔各捣为末。每服以童子小便一盏,先煎大腹皮一枚,木香末二钱匕,至八分,去滓,次下槟榔末三钱匕,更煎一两沸,和滓空心温服,一日二次。

【主治】脚气浮肿,渐变成水,心腹胀满,大小便不通,气急喘息。

94740　**槟榔散**(《圣济总录》卷九十七)

【组成】槟榔二枚(剉)　朴消(研)　大黄(剉,炒)　青橘皮(汤浸,去白,焙)各一两

【用法】上为散。每服二钱匕,食后临卧葱蜜汤调下。

【主治】风热大便不通。

94741　**槟榔散**(《圣济总录》卷九十九)

【组成】槟榔(剉)一两半　当归(切,焙)　鹤虱各三分　贯众(剉)　雷丸(炮)各半两　芜荑仁(微炒)　陈橘皮(汤浸,去白,焙)各三分

【用法】上为散。每服二钱匕,空心煎枣汤调下,至晚再服,渐加至三钱匕。

【主治】蛔虫、寸白虫。

94742　**槟榔散**(《圣济总录》卷九十九)

【异名】寸白虫饮子(《普济方》卷二三九)。

【组成】石榴根(剉)　陈橘皮(汤浸,去白,焙)　桑根白皮各一两

【用法】上为细末,分作三服。每服二钱匕,水一盏半,煎取一盏,去滓,五更初调生槟榔末,至天欲明不泻,至晓又一服。如虫母未下,再服,或泻不止,吃冷粥止之。

【主治】寸白虫。

94743　**槟榔散**(《圣济总录》卷九十九)

【组成】槟榔一枚(剉)　酸石榴皮一分(剉,焙)

【用法】上为散。分作三分,先用二分,以淡猪肉汁调下,五更初服,后半时辰再将一分服之。即时取下虫。

【主治】寸白虫。

94744　**槟榔散**(《圣济总录》卷九十九)

【组成】槟榔(如鸡心者)一枚(为末)

【用法】欲服药,隔宿不吃晚食,放饥睡,先用盐、醋等炙杂肉脯一片香熟,次日五更,令病人空腹嚼脯咽津,却吐出肉,用温米饮调槟榔末一钱匕,顿服即睡。至午前取下虫方可食,甚者不过再服,月一至初五以前服。

【主治】寸白虫。

94745　**槟榔散**(《圣济总录》卷一三三)

【异名】槟榔膏(《鸡峰》卷二十二)。

【组成】槟榔(剉)半两　干猪粪半两(烧存性)　龙骨一分　腻粉二钱匕

【用法】捣罗三味,入腻粉研匀。先以盐汤洗疮,熟绢裛干,以生油调药如膏,贴疮,三日一易。三五易定愈。

【主治】里外臁疮,远年不愈者。

【宜忌】忌无鳞鱼、炸热面。

94746　**槟榔散**(《圣济总录》卷一三五)

【组成】槟榔(生,为末)　寒水石(炭火烧红去灰,细研)各半两　龙骨(研)　白敛末　白及末各一分

【用法】上为末。每用薄掺疮口内,次以诸膏药贴。

【功用】生肌敛疮。

【主治】诸疮。

94747　**槟榔散**(《圣济总录》卷一三六)

【组成】槟榔(剉)　凝水石(煅过)各一两　乌头(大者)一枚(去脐皮,生用)　吴茱萸一钱半(生用)　硫黄半两(研)

【用法】上为细末。用生油调敷之。

【主治】一切毒肿,或痒或痛。

94748　**槟榔散**(《圣济总录》卷一三九)

【组成】白槟榔(剉)　黄连(去须)各一两

【用法】上为散。敷之。血断痛止。

【功用】接筋补骨。

【主治】金疮血出痛甚。

94749　**槟榔散**(《圣济总录》卷一四一)

【组成】槟榔(剉,炒)　瞿麦穗　泽泻(酒浸)　防己　甜葶苈(隔纸炒)各半两　藁本(去苗土)　滑石(碎)各半两　木香　芫花(醋浸,炒令焦黄)各一两　干漆(炒令烟尽)半分　陈橘皮(汤浸,去白,炒)　郁李仁各半两(与橘皮同炒,去皮)

【用法】上为细散。每服二钱匕,温酒调下,一日三次,不拘时候。

【主治】风气稽留下部,结成牝痔,生疮下血肿痛。

94750　**槟榔散**(《圣济总录》卷一四五)

【组成】槟榔(生,剉)　黄连(去须)　木香各一两　龙骨(煅过)半两

【用法】上为散。随疮大小敷之。

【功用】止痛生肌。

【主治】伤损,疮口不合。

94751　**槟榔散**(《圣济总录》卷一四七)

【组成】槟榔(剉)半两

【用法】上为散。每服一钱至二钱匕,煎葱蜜汤调下,空心食前服。

【主治】诸蛊在脏腑久不愈。

94752　**槟榔散**(《圣济总录》卷一六六)

【组成】槟榔(剉)半两　桂(去粗皮)　芎䓖　独活(去芦头)　木香各半两　大黄(剉,炒)　郁李仁(去皮尖双仁,别研)　赤茯苓(去黑皮)各一两

【用法】上为散。每服二钱匕,食前温水调下,以利为度。

【主治】产后大小便不通,脐下疼痛,兼腹满急胀。

94753　**槟榔散**(《圣济总录》卷一七九)

【组成】槟榔(剉)一枚　酸石榴皮(剉)　苦楝根(剉)　陈橘皮(汤浸,去白,焙)各一分

【用法】上为散。每服半钱匕,米饮调下,食前服。

【主治】小儿虫痛频发,面青,呕吐冷痰,渐至肌瘦。

94754　**槟榔散**(《幼幼新书》卷三十一引茅先生方)

【组成】槟榔　雷丸(汤浸,去皮)　使君子肉　画粉各半两　腻粉一分

【用法】上为末。每服一钱匕,炙牛肉掺吃,不久即便取虫。

【主治】疳虫。

94755　**槟榔散**(《幼幼新书》卷二十二引《刘氏方》)

【组成】甘草(炮)　木香(面煨)各一分　槟榔二个　青皮半两(同巴豆肉二十粒炒半时,去豆)　陈米半合(制同上)

【用法】上为末。每服半钱或一字,葱汤调服。溏利愈。

【主治】食积,疳积,肚胀。

94756　**槟榔散**(《卫生总微》卷十三)

【组成】槟榔一个　木香一钱

【用法】上为末。每用一钱,煎楝根白皮汤调下。须在月初五四日间,至五更头,先嚼肉脯一小片,只咽其汁,少顷服药,至日午前虫下。

【主治】寸白、蛲、蛔诸虫。

【宜忌】食粥一二日,不须服补药。忌生冷硬物五七日佳。如楝根赤者,不堪用,用即害人。

94757　**槟榔散**(《卫生总微》卷十八)

【组成】槟榔　铜绿　贝母各等分

【用法】上为细末。如患干口疮,生蜜调扫之;若患湿口疮,干掺。

【主治】诸口疮。

94758　**槟榔散**(《宣明论》卷六)

【组成】槟榔　枳壳各等分

【用法】上为末。每服三钱,煎黄连汤调下,温服,不拘时候。

【主治】伤寒阴病,下之太早,成痞,心下痞满而不痛,按之软,虚也。

94759　**槟榔散**(《三因》卷十二)

【组成】槟榔一两

【用法】上为末。每服一钱至二钱,煎茶蜜汤调下,空心、食前服。

【主治】诸虫在脏腑,久不愈。

94760　**槟榔散**(《杨氏家藏方》卷二十)

【组成】槟榔(鸡心者)　干漆(炒令烟出)各一两　石灰(火煅放冷)三两

【用法】上为细末。每服一钱,用热汤调,放温,连二服,不拘时候。

【主治】虫动心痛。

94761　**槟榔散**

《传信适用方》卷三。为《三因》卷十四“槟连散”之异名。见该条。

94762 **槟榔散**(《普济方》二四四引《卫生家宝》)

【组成】鸡心槟榔十个　陈皮一两(去白)

【用法】上为末,分作十服。煎木瓜汤调下。

【主治】脚气动,脚膝肿满。

94763 **槟榔散**(《保命集》卷中)

【组成】槟榔二钱　木香一钱半　轻粉少许

【用法】上为粗末。用荆黄汤调服。如为丸亦可,用水浸蒸饼为丸,如小豆大,每服二十丸,食后。

【主治】暴吐,上焦气热所冲。

94764 **槟榔散**(《魏氏家藏方》卷八)

【组成】干生姜　紫苏茎叶　陈橘皮(须久年者,去白)　桔梗(炒,去芦)各等分

【用法】上㕮咀。每服三钱,水二盏,煎至八分,去滓,下槟榔末二钱,再煎三数沸,食稍空时服之;徐徐行履,药力过,又进一服。

【主治】脚气上攻,头面四肢浮肿,上气喘急。

【宜忌】忌一切咸物。

94765 **槟榔散**(《济生》卷四)

【组成】槟榔不拘多少

【用法】上为细末。每服二钱,用蜜汤点服,不拘时候。

【主治】肠胃有湿,大便秘涩。

94766 **槟榔散**(《直指》卷六)

【组成】鸡心大槟榔　贯众各二分　石菖蒲　木香各一分　炙甘草一钱

【用法】上剉。每服三钱,水煎,空心吞灵砂十丸,或金液丹。

【主治】虫动脾痛,乍去乍来,呕吐清沫。

94767 **槟榔散**(《直指》卷二十四)

【组成】鸡心槟榔　木香　硫黄　姜黄各半两　吴茱萸二钱　麝香一字

【用法】上为末。麻油调敷,有脓则干掺。

【主治】冷疮。

94768 **槟榔散**(《朱氏集验方》卷二)

【组成】槟榔　草果子　乌梅各一个　常山　柴胡　干葛　厚朴(制)　甘草

【用法】先剉草果子、乌梅,其余五味只以槟榔为则,作一服。常山多些,小有热多,干葛加些小,生姜一大块,擘破,用大汤盏作酒一盏半,于未发之前一日,煎取一盏半,临卧取一盏服之,留滓半盏,又添起水酒共一盏半,浸滓到天明,再煎取一盏服之,只可作一服便愈,好后却忌口二三日方佳。如热多,则加水,寒多,则加酒。直要慢火煎,生则吐人。

【主治】疟疾,不问寒热。

94769 **槟榔散**(《朱氏集验方》卷二)

【组成】大槟榔三个　常山一钱　乌梅一个　鳖甲一钱(煨)

【用法】上为散。鸡鸣时,一碗酒、一碗水,煎至半碗,候十分冷服。饭食茶汤亦要冷吃。

【主治】疟疾。

94770 **槟榔散**(《朱氏集验方》卷十二)

【组成】全蝎七个　斑蝥十四个　巴豆十四粒　槟榔一个　麻油十五钱

用麻油慢火煎,先入全蝎,次入斑蝥,次入巴。随巴下槟榔,见巴黑色,方入黄蜡一两,候熔,去前四味药滓不用,只用蜡油,入后药:

黄柏皮二钱(炙)　雄黄一钱(研)　生硫黄一钱(研)　蛇床子二钱(研)　虢丹一钱(水飞)　海螵蛸一钱　白胶香　黄连　杏仁　轻粉　麻油(胶香与油先溶)

【用法】上为细末。同入麻油中调,敷疮。

【主治】臁疮。

94771 **槟榔散**(《御药院方》卷九)

【组成】槟榔　荆芥穗　茵草　升麻　羌活　藁本　木香　细辛各半两

【用法】上药不见火,为细末。每用半钱,敷在肿痛处,吐津,误咽无妨,不拘时候。

【功用】祛风热,清肿痛。

【主治】牙齿疼痛,连龈下颊俱肿。

94772 **槟榔散**(《御药院方》卷十)

【组成】大槟榔一个　红娘子一个　黑狗脊　硫黄　赤石脂　黄连各半两　轻粉一钱

【用法】上为细末。每用药少许,干掺患处。

【功用】敛疮。

94773 **槟榔散**(《活幼口议》卷十八)

【组成】木香　槟榔　人参　黄连　甘草(炙)各等分

【用法】上为末。每服一钱,小者半钱,熟水调服。

【主治】肾疳宣露。

【方论选录】《医林纂要》:槟榔、木香以升降上下之气,甘草、人参以安养中气,气壮且和,而后虫𧏾不生;君黄连以厚肠胃,清湿热,而黄连、槟榔皆可杀虫。又苦坚肾水,宣散阳明之火,故可治肾疳齿牙宣露。

94774 **槟榔散**(《医方类聚》卷一二九引《王氏集验方》)

【组成】茯苓皮　槟榔　枳壳　桑白皮　紫苏叶　大腹皮　猪苓(去黑皮)　泽泻　白术　川羌活　川芎　葶苈子(隔纸炒)　陈皮　甘草　商陆　木通　生姜皮各等分

【用法】上为粗末。每服四钱,水一盏半,煎至一盏,一日三服。

【主治】水气浮肿。

94775 **槟榔散**

《普济方》卷一九二引《医方集成》。为《宣明论》卷八"茯苓散"之异名。见该条。

94776 **槟榔散**(《瑞竹堂方》卷三)

【组成】鸡心槟榔　舶上硫黄各等分　片脑少许

【用法】上为细末。用绢帛包裹,时时于鼻上搽摩,鼻闻其臭,即效。又加蓖麻子肉为酥油调,临睡少搽于鼻上,终夜得闻。

【主治】鼻头赤。

94777 **槟榔散**(《医学纲目》卷二十八)

【组成】陈皮一大握　苍术(炒)一握

【用法】上煎数沸,调槟榔末二钱,食后服。

【主治】脚肿。

94778 **槟榔散**(《普济方》卷三十九)

【组成】槟榔(至大者)半枚　麦门冬(熟水磨)一钱

【用法】重汤烫热服之。一方为末,每服二钱,蜜汤点服。一方用童子便、葱白煎服。

【主治】大小便不通;肠胃有湿,大便秘涩。

94779　**槟榔散**(《普济方》卷一九四)

【组成】槟榔　白茯苓　白附子　白术　芫花　蓬术　大戟　甘遂　黑牵牛　巴戟　青皮　荆三棱(炒)　肉桂　茴香各等分

【用法】上为末。每服一钱,用樟柳根煎汤调服。一更前后取脚上水;二更煎升麻汤下,取面上水;三更煎赤小豆汤下,取手上水;四更煎桑白皮汤下,取肚中水;五更煎茶酒下,取膜中水。

【主治】男子、妇人蛊气,及下元腿膝虚肿。

94780　**槟榔散**

《普济方》卷二〇五。即《圣惠》卷五十"下气槟榔散"。见该条。

94781　**槟榔散**

《普济方》卷二〇五。为《圣惠》卷五十"利气槟榔散"之异名。见该条。

94782　**槟榔散**

《普济方》卷二四五。为《圣济总录》卷八十四"槟榔汤"之异名。见该条。

94783　**槟榔散**(《普济方》卷三〇一)

【组成】槟榔(烧灰存性)　轻粉

【用法】上为末。入轻粉,用蒸饭甑盖上滴泪调敷之。

【主治】疳疮浸淫不愈。

94784　**槟榔散**(《普济方》卷三八八)

【组成】赤芍药一两　槟榔一斤(面裹)

【用法】上为末。同灯心、枣子煎汤调下。

【主治】气淋。

94785　**槟榔散**(《袖珍》卷二)

【异名】灵槟散(《医学入门》卷七)。

【组成】五灵脂　槟榔

【用法】上为末。每服三钱,煎菖蒲汤调下。隔夜先将猪肉、盐酱煮熟,令患人细嚼,休吞了,吐出,却服前药,空心食前服。

【主治】心脾疼。

94786　**槟榔散**

《外科理例》。为《医方类聚》卷九十八引《医方大成》"槟苏散"之异名。见该条。

94787　**槟榔散**(《医统》卷七十一)

【组成】槟榔　木香　当归(炒)各半两　母丁香　桂心各一钱　冰片一钱(细研)　猪苓(去黑皮)一两

【用法】上为细末。每服一钱,食前生姜、葱汤调下。

【主治】气淋,小肠急痛。

94788　**槟榔散**(《疮疡经验全书》卷三)

【组成】紫苏　枳壳　厚朴　甘草　芍药　陈皮　青皮　腹皮　香附　槟榔　防风

【用法】加生姜三片,大枣一枚,水煎服。

【主治】脚心痈。

94789　**槟榔散**(《普济方》卷二九六引《鲍氏方》)

【组成】槟榔一钱半　黑牵牛三钱

【用法】上为细末。宿不晚食,早起食白煮肉六两,少顷以汁调药饮之。至午下针头白虫等,不数行自止。食软饭三日,以威灵仙煎汤洗痔,自然脱落。

【主治】痔如翻花,更衣则出谷道外,发即痛楚,或下血。

94790　**槟榔散**

《疡科选粹》卷八。为《卫生宝鉴》(人卫本)卷十三"木香散"之异名。见该条。

94791　**槟榔散**(《洞天奥旨》卷十一)

【组成】槟榔二钱　生甘草一钱

【用法】上为末。米醋调搽。

【主治】胡次丹。先从脐上起,黄肿,是任经湿热所致。

94792　**槟榔散**(《医学心悟》卷三)

【组成】槟榔　牛膝　防己　独活　秦艽各一钱　青木香　天麻　赤芍各八分　桑枝二钱　当归五分

【用法】水煎服。

【主治】湿脚气。

94793　**槟榔散**(《不居集》下集卷十二)

【组成】槟榔一两(切小块)　砂仁　白蔻仁　丁香各一两　橘皮　生姜各半斤　盐一两

【用法】用河水二碗浸一宿,次日用慢火焙干,为末收贮。每服用一撮,细嚼酒下;或开水调下亦可。

【主治】酒食过度,胸膈臌胀,口吐清水,一切积聚。

94794　**槟榔散**

《杂病源流犀烛》卷二十八。为《医学入门》卷八"硫槟散"之异名。见该条。

94795　**槟榔散**(《青囊秘传》)

【组成】槟榔一斤　木香八两

【用法】上为末。敷之。

【主治】风疮。

94796　**槟榔粥**(《圣惠》卷九十七)

【组成】槟榔一枚(熟水磨令尽)　生姜汁半两　蜜半合　粳米二合

【用法】以水一大盏半,先将米煮粥,欲熟,次下槟榔汁等,更煮令熟,空心顿服。

【主治】❶《圣惠》:脚气心腹妨闷。❷《圣济总录》:脚气喘闷,大肠壅涩。

94797　**槟榔粥**

《圣济总录》卷一九〇。为原书卷九十九"槟榔煎"之异名。见该条。

94798　**槟榔煎**(《圣济总录》卷九十九)

【异名】槟榔粥(原书卷一九〇)。

【组成】槟榔(炮,剉)五枚　酸石榴根皮(入土五寸东引者,去土,细剉)一升

【用法】先将槟榔为粗末,与石榴根各均分作三度用,每度用水二升半,煎至一升半,绞去滓,入粟米一合,煮如粥,平旦空心顿吃。利下虫即效。

【主治】蛔虫。

94799　**槟榔煎**(《医统》卷七十六)

【组成】槟榔　苍术　厚朴(姜制)　陈皮　草果各五

分　甘草一寸　生姜一块(湿纸包煨)

【用法】水二钟,加大枣三枚,煎至八分,食远热服。

【主治】山岚瘴气,寒热呕吐,腹满,不思饮食。

94800　槟榔膏

《鸡峰》卷二十二。为《圣济总录》卷一三三"槟榔散"之异名。见该条。

94801　槟楝饮(《玉案》卷四)

【组成】槟榔五钱　苦楝根六钱(向东南者,洗净)

【用法】水一碗,入黑糖少许煎服。

【主治】诸虫积久,肚腹胀大者。

94802　槟蜡散(《千金珍秘方选》)

【组成】槟榔(晒干,研末)二钱　黄蜡(研碎)二钱　大麦粉二钱八分

【用法】上为末,和匀,用红糖拌吃。如脐凸腹软者不效。

【主治】疳膨食积。

94803　槟漆丸(《本事》卷七,名见《本事方释义》卷七)

【组成】槟榔一两半　干漆(烧令烟尽)半两　龙胆一两

【用法】上为细末,炼蜜为丸,如梧桐子大。每服十丸至十五丸,熟水吞下。

【功用】制虫,解劳,悦泽肌肤,去劳热。

【方论选录】《本事方释义》:槟榔气味辛温,入足太阴、阳明;龙胆草气味苦寒,入足厥阴;干漆气味辛温,入足厥阴。因虫积发热致肌肤不润,容色不泽,以上三味,最能杀虫解热,故用之屡效。

94804　槟榔子丸(《外台》卷十二引《延年秘录》)

【组成】槟榔子六分　桔梗四分　当归四分　人参五分　桂心四分　前胡四分　橘皮三分　厚朴三分(炙)　白术四分　甘草五分(炙)　乌头四分(炮)　干姜四分　茯神四分　鳖甲五分(炙)　大黄四分　龙齿六分(炙)

【用法】上药治下筛,蜜和为丸,如梧桐子大。每服十丸,饮汁送下,一日二次,加至二十丸;酒下亦得。

【主治】腹内痃癖气满,胸背痛,不能食,日渐羸瘦,四肢无力,时时心惊。

【宜忌】忌醋、苋菜、生葱等。

94805　槟榔饼子(《普济方》卷三八六)

【组成】槟榔一分　郁李仁半两(浸,去皮,微炒)

【用法】上为末。以大麦面一两,和作饼子,煻灰内煨熟。量儿大小与吃,以温水下之。即得通利气下也。

【主治】小儿水气,四肢浮肿,腹胁妨闷。

94806　槟榔煎丸(《圣济总录》卷七十三)

【组成】槟榔三两(剉,捣为末,酒一升熬成膏)　吴茱萸(为末,醋一升熬成膏)　京三棱(为末,醋半升熬成膏)　硫黄　巴豆各一两(去皮,以绢袋子盛,用水五升与硫黄同煮及一升将硫黄与巴豆同研)　木香　白豆蔻(去皮)　肉豆蔻(去壳)　桂(去粗皮)　陈橘皮(汤浸,去白,焙)　青橘皮(汤浸,去白,焙)　高良姜　荜拨　诃黎勒皮　白术各一两　胡椒一分　当归(切,焙)　干漆(炒烟出)各半两　草豆蔻(去皮)一两

【用法】上为末,与前三味膏同搜为丸,如绿豆大。每服三五丸,生姜汤送下,食后服。

【主治】痃癖气及两胁积聚,并妇人血刺疼痛。

94807　槟榔煎丸(《圣济总录》卷一三六)

【组成】槟榔(剉)　羌活(去芦头)　枳壳(去瓤,麸炒)　独活(去芦头)　白牵牛(略炒)　黑牵牛(略炒)各半两

【用法】上为末,用大皂角一尺以上者一梃,挼汁煎膏,和丸如梧桐子大。每服三十丸,临卧温酒或热水送下。

【主治】风毒疮疥,一切风瘙。

94808　槟芍顺气汤(《瘟疫论》卷下)

【异名】槟榔顺气汤(《杂病源流犀烛》卷二十)。

【组成】槟榔　芍药　枳壳　厚朴　大黄

【用法】加生姜,水煎服。

【主治】下痢频数,里急后重,兼舌苔黄,得疫之里证者。

94809　槟苏败毒散(《校注妇人良方》卷二十四)

【组成】人参　羌活　独活　前胡　柴胡　桔梗　枳壳(麸炒)　茯苓　川芎　甘草各一钱　槟榔　紫苏

【用法】水煎服。

【主治】疮疡焮痛,寒热,或拘急头痛。

94810　槟苏败毒散

《吴氏医方汇编》。为《医方大成》卷五"槟苏散"之异名。见该条。

94811　槟榔一物汤(《直指》卷四)

【组成】鸡心大槟榔

【用法】上为末。每服三钱,用紫苏叶七叶连梗,橘皮一全个(不去白),生姜五片,煎汤乘热调下;脚气冲心闷痛,用童便煎服;脚心串痛,温酒调下。

【主治】脚气攻注手足不能举。

94812　槟榔大黄汤(《圣济总录》卷九十一)

【异名】大黄汤(《普济方》卷二三四)。

【组成】槟榔四枚(剉)　大黄(剉)　甘草各一两　皂荚一梃(不蛀者)

【用法】上为粗末。用童便五盏,煎至三盏,去滓,露一宿,分为三服,空心一服,至日午不动再服,至申时不动更一服,皆冷服之。动利后,将药滓焙干,入木香半两,捣为末。每服一钱,温米饮调下,一日三次,不拘时候。

【主治】虚劳积滞。

94813　槟榔木香丸

《赤水玄珠》卷九。为《御药院方》卷三"木香槟榔丸"之异名。见该条。

94814　槟榔四消丸(《北京市中药成方选集》)

【组成】槟榔(焦)三十二两　枳实(炒)十二两　山楂(焦)十二两　木香四两　砂仁四两　厚朴(炙)十六两　橘皮十二两　香附(炙)十二两　二丑(炒)八两　大黄十二两　麦芽(炒焦)八两　青皮(炒)十二两　芒消四两　黄芩八两

【用法】上为细粉,过罗,用冷开水泛为小丸。每服二钱,温开水送下。

【功用】消化食水，顺气宽胸。

【主治】宿食停水，气逆结滞，胸腹胀满，两胁膨闷。

【宜忌】孕妇忌服。

94815 **槟榔四消丸**(《中国药典》1995 版)

【组成】槟榔 200 克　大黄(酒炒)400 克　牵牛子(炒)400 克　猪牙皂(炒)50 克　香附(醋制)200 克　五灵脂(醋炒)200 克

【用法】制成水丸，口服，一次 6 克，一日 2 次。或制成大蜜丸，一次服 1 丸，一日 2 次。

【功用】消食导滞，行气泻水。

【主治】食积痰饮，消化不良，脘腹胀满，嗳气吞酸，大便秘结。

【宜忌】孕妇忌服。

【备考】本方改为片剂，名"槟榔四消片"(见《成方制剂》)。

94816 **槟榔四消片**

《成方制剂》9 册。即《中国药典》1995 版"槟榔四消丸"改为片剂。见该条。

94817 **槟榔苍柏丸**(方出《丹溪心法》卷三，名见《医学入门》卷七)

【异名】苍术黄柏丸(《景岳全书》卷五十七)、苍术防己丸(《明医指掌》卷六)。

【组成】苍术　黄柏　槟榔　防己　南星　川芎　白芷　犀角各等分

【用法】上为末。酒糊丸服。

【主治】湿热食积，痰饮流注。

【加减】如血虚，加牛膝、龟版；肥人，加痰药。

94818 **槟榔利膈丸**(《普济方》卷一六四引《杨氏家藏方》)

【组成】槟榔一两半　木香一两　人参一两半　半夏四两(汤洗七次)　杏仁一两半(水煮，去皮)　青皮一两半　栝楼三个(炒，去瓤)　桔梗一两半　牵牛(头末)三两　肉桂半两

【用法】上为末，姜汁并水煮糊为丸。每服三十丸，食后姜汤送下。

【主治】五饮痰厥上攻，痰涎壅滞，呼吸喘促，仰卧艰难。

94819 **槟榔利膈丸**

《御药院方》卷五。为原书同卷"半夏利膈丸"之异名。见该条。

94820 **槟榔附子汤**(《普济方》卷一八二)

【组成】槟榔(大者)四七枚　附子一枚　甘草　柴胡三两　生姜　橘皮　半夏一升　桂心　当归　枳实各二两

【用法】上㕮咀。以水一斗，煮取三升，分三服。五日一剂，服三剂。

【主治】积年患气发作有时，心腹绞痛，忽然气绝，腹中坚实，医所不治，肠胃有虫。

94821 **槟榔枳壳丸**(《御药院方》卷三)

【组成】槟榔　木香各四钱　丁香皮　厚朴(姜制)　玄胡　荆三棱　蓬莪术　雷丸　青皮　枳壳　陈皮　当归各半两　牵牛二两　萝卜子一两半

【用法】上为细末，醋面糊为丸，如梧桐子大。每服五六十丸，食后生姜汤送下。

【功用】宽中利膈，行滞气，消饮食。

【主治】胸膈噎塞，腹胁胀满，心下痞痛，大小便不利，及一切气滞不匀。

94822 **槟榔顺气汤**

《杂病源流犀烛》卷二十。为《瘟疫论》卷下"槟芍顺气汤"之异名。见该条。

94823 **槟榔神芎丸**(《丹溪心法》卷四。名见《医学纲目》卷二十九)

【组成】神芎丸加槟榔

【主治】耳聋有湿痰者。

94824 **槟榔消痞散**(《全国中药成药处方集》)

【组成】槟榔炭二两　鸡内金一两　蓼实四两　焦山楂二两半　使君子肉一两半

【用法】上为细末。小儿五岁以内者，每服二三分，五岁以上者每服五分至一钱，开水送下。

【功用】通肠胃，化宿食，破坚结，杀虫导积。

【主治】小儿食积、奶积、虫积、水积，一切积聚，饮食不思，腹痛膨胀，肚大青筋，四肢瘦弱。

94825 **槟榔益气汤**(《医学六要》卷八)

【组成】槟榔(多用)　人参　白术　当归　黄耆　陈皮　升麻　甘草　柴胡　枳壳

【用法】加生姜，水煎服。

【主治】关格，因劳后气虚不运者。

94826 **槟榔黄葵散**(《圣济总录》卷一三二)

【组成】槟榔一个(生者)　木香　黄蜀葵花　黄连(去须)

【用法】将槟榔称见分两，余药与槟榔等分，为细散。先以温浆水洗疮净，看大小，入腻粉少许，蜜调涂于故帛上敷之，二三日易之。

【主治】恶疮久不愈者。

94827 **槟榔滑石散**(《丹溪心法》卷三，名见《医统》卷五十九)

【组成】苍术二两　防风一两　槟榔六钱　香附八钱　川芎六钱　条芩四钱　滑石一两二钱　甘草三钱

【用法】上为末。或丸或散皆可服。

【主治】湿痰脚气，大便滑泄。

94828 **槟榔遣虫丸**

《丹溪心法附余》卷二十二。为《普济方》卷三九九"槟榔丸"之异名。见该条。

94829 **槟榔橘皮汤**(《证类本草》卷十三引《梅师方》，名见《杂病源流犀烛》卷十七)

【组成】槟榔四两　橘皮二两

【用法】上为细末。每服方寸匕，空心生蜜汤调下。

【主治】❶《证类本草》引《梅师方》：醋心。❷《杂病源流犀烛》：嘈杂。

94830 **槟榔橘红散**(《赤水玄珠》卷四)

【组成】白槟榔一枚　橘红二钱半

【用法】水煎服。

【主治】呕吐。

94831 **槟榔鹤虱散**(《外台》卷七引《广济》)

【组成】当归　桔梗　芍药　橘皮　鹤虱各八分　人参六分　桂心六分　槟榔十分

【用法】上为散。每服方寸匕，空腹煮姜枣汤调下，渐渐加至二匕。

【主治】诸虫心痛，无问冷热，蛔虫心痛。

【宜忌】忌猪肉、生葱、油腻、小豆、黏食等。

酽

94832 **酽醋方**（《圣济总录》卷一一四）

【组成】酽醋二合

【用法】上一味，温，灌耳中，以帛塞定。半日许必有物出，即愈。

【主治】耳聋。

酴

94833 **酴醾丸**（《杨氏家藏方》卷二十）

【组成】木香半两　甘草半两（炙）　丁香枝杖一两　姜黄一两

【用法】上为细末，炼蜜为丸，每两作四十丸。每服一丸，细嚼，温热水送下。

【功用】顺气宽膈，美进饮食。

酿

94834 **酿羊肚**（《圣惠》卷九十七）

【组成】羊肚一枚（治如常法）　羊肉一斤（细切）　人参一两（去芦头，捣末）　陈橘皮一两（汤浸，去白瓤，焙）　肉豆蔻一枚（去壳，用末）　食茱萸半两（末）　干姜半两（末）　胡椒一分（末）　生姜一两（切）　葱白二七茎（切）　粳米五合　盐末半两

【用法】取诸药末，拌和肉、米、葱、盐等，纳羊肚中，以粗线系合，勿令泄气，蒸令极烂。分三四度空腹食之，和少酱、醋无妨。

【主治】脾气弱，不能下食。

94835 **酿乳丸**（《名家方选》）

【异名】木通丸（《产科发蒙》卷四）。

【组成】木通叶六钱　牡蛎四钱　麦冬二钱

【用法】上为细末，糊为丸，如大豆大，蒲黄为衣。白汤送下。

【主治】产后百日间乳汁不通者。

【宜忌】禁五辛、青菜类；又嫌他药并用。

【备考】胎妊中亦可服。

94836 **酿乳汤**（《名家方选》）

【组成】黄耆　甘草　麻黄　黄连　木通各等分

【用法】上为细末。每用药一钱，则加入白砂糖一钱，以此类推；茄茎煎汁调服，频用之。

【主治】乳母被风寒侵袭而乳不出；或因气滞而乳闭者。

94837 **酿乳煎**（《经验各种秘方辑要》引《邵大年临证秘要方》）

【组成】西党参三钱　川抚芎一钱　川贝母一钱（去心）　生黄耆五钱　王不留行一钱（研）　茯苓三钱　酒炒归身二钱　炙甘草八分　橘核二钱（生，研）

【用法】加红枣五枚，水煎服。凡怀孕至八九个月，按月投二三剂，神效。产后罔验。

【功用】养气养血，疏补兼用，酿乳。

94838 **酿猪肚**（《医方类聚》卷一〇二引《食医心鉴》）

【组成】猪肚一枚（净洗）　人参（去芦头）　陈橘皮（汤浸，去白瓤，切）各四分　馈饭半升　猪脾一枚（净洗，细切）

【用法】以馈饭拌人参、橘皮、脾等，酿猪肚中，缝缀讫，蒸令极熟。空腹食之，盐酱多少任意。

【主治】脾胃气弱，不多下食。

94839 **酿猪肚**（《圣惠》卷九十七）

【组成】豮猪肚一枚（净洗，去脂）　杏仁一两（去皮尖，研）　人参一两（去芦头）　白茯苓一两　陈橘皮半两（汤浸，去白瓤，焙）　干姜一分（炮裂）　芜荑一分　汉椒一分（去目及闭口者，微炒去汗）　莳萝一分　胡椒一分　黄牛酥一两　大枣二十一枚（去核，切）　糯米五合（淘，看肚大小临时加减）

【用法】上为末。每用药一两，入酥、枣、杏仁、米等分，相和令匀，入猪肚内，以麻线缝合，即于甑内蒸令熟，切作片。空心渐渐食之。

【主治】五劳七伤，羸瘦虚乏。

94840 **酿猪肚**（《圣惠》卷九十七）

【组成】猪肚一枚（净洗）　白石英一两（捶碎）　生地黄一合（切）　紫石英一两（捶碎，与白石英同绵裹）　川椒三十粒（去目及闭口者，微炒去汗，捣末）　馈饭半两　盐少许　葱白二茎（去须，切）

【用法】诸药拌和，纳猪肚内，以麻线缝定，蒸令烂熟；取出石英，细切。任性食之。

【功用】令人肥白，悦颜色。

【主治】虚损不足。

94841 **酿蒸鸭**（《医统》卷八十七）

【组成】白鸭一只（去内外，洗净）　馈饭半斤

【用法】将馈饭加姜、椒、葱，入鸭腹中，缝定，烂蒸熟。食之。

【主治】水气胀满，浮肿，小便涩少。

94842 **酿乳当归散**（《育婴秘诀》卷二）

【组成】当归　川芎　赤芍　生地黄　香附　炙甘草各等分　桂心　煨姜各减半

【用法】上㕮咀。水煎，乳母食后服，少顷，捏去宿乳，与儿吮之。

【功用】温补。

【主治】胎寒。母娠时多热病，乃服寒凉之药，令儿受之，生后昏昏多睡，间或吮乳泻白；或生后受寒，百日之内，忽病战慄，口冷，手卷曲不伸，手亦握拳，腹痛，昼夜啼哭不止。

94843 **酿乳赤芍散**（《育婴秘诀》卷二）

【组成】生地黄（酒洗）　黄芩　川芎　当归　木通（酒洗）　炙甘草　赤芍　天花粉　连翘各等分

【用法】上㕮咀。加淡竹叶，水煎，乳母食后服之，令捏去宿乳，亦须少与儿吮之。

【主治】胎热。母娠时喜食辛热煎炒之物，或患热病，失于清解，使儿受之，生后目闭面赤，眼胞浮肿，常以身努，呢呢作声，或时啼叫，或时惊烦，遍身壮热，小便黄涩。若不

早治,则丹瘤疮疖由此生矣。

酸

94844 **酸收丸**(《会约》卷十)

【组成】人参　山药(炒)　白术　炙草各三两　高良姜一两半　诃子肉二两　石榴皮(醋炒)二两　白石脂二两　五味子一两

【用法】上为末,醋糊为丸。米汤送下。如下焦作胀,用枳壳、腹皮、木香、陈皮煎汤送下。

【主治】泄泻日久。

94845 **酸枣丸**(《千金》卷二十一)

【异名】酸枣仁丸(《圣济总录》卷五十八)。

【组成】酸枣一升五合　酢安石榴子五合(干子)　葛根　覆盆子各三两　乌梅五十枚　麦门冬四两　茯苓　栝楼根各三两半　桂心一两六铢　石蜜四两半

【用法】上为末,炼蜜为丸,如酸枣大。每次一丸,含化,不限昼夜,以口中润为度。尽复更合,无忌。

【主治】❶《千金》:口干燥。❷《圣济总录》:消渴。

【方论选录】《千金方衍义》:酸枣丸中专以酸收为主,唯取桂通阳气,葛行津液,石蜜温脾,茯苓安胃,麦门冬滋肺,栝楼根止渴,覆盆子助阳,亦能收敛精血也。

94846 **酸枣汤**(《金匮》卷上)

【异名】酸枣仁汤(《法律》卷六)。

【组成】酸枣仁二升　甘草一两　知母二两　茯苓二两　芎䓖二两

【用法】以水八升,煮酸枣仁,得六升,纳诸药,煮取三升,分温三服。

【主治】❶《金匮》:虚劳,虚烦不得眠。❷《张氏医通》:盗汗。

【方论选录】❶《法律》:虚劳虚烦,为心肾不交之病。肾水不上交心火,心火无制,故烦而不得眠。方用酸枣仁为君,而兼知母之滋肾为佐,茯苓、甘草调和其间,芎䓖入血分,而解心火之躁烦也。❷《古今名医方论》罗东逸:枣仁酸平,应少阳木化,而治肝极者,宜收宜补,用枣仁至二升,以生心血,养肝血,所谓以酸收之,以酸补之是也。顾肝郁欲散,散以川芎之辛散,使辅枣仁通肝调营,所谓以辛补之。肝急欲缓,缓以甘草之甘缓,防川芎之疏肝泄气,所谓以土葆之。然终恐劳极,则火发于肾,上行至肺,则卫不合而仍不得眠,故以知母崇水,茯苓通阴,将水壮金清而魂自宁,斯神凝魂藏而魄且静矣。此治虚劳肝极之神方也。❸《金匮要略心典》:虚劳之人,肝气不荣,则魂不得藏;魂不藏故不得眠。酸枣仁补肝敛气,宜以为君;而魂既不归容,必有浊痰燥火乘间而袭其舍者,烦之所由作也。故以知母、甘草清热滋燥,茯苓、川芎行气除痰,皆所以求肝之治而宅其魂也。❹《古方选注》:虚烦、胃不和、胆液不足,三者之不寐,是皆虚阳溷扰中宫,心火炎而神不定也,故用补母泻子之法,以调平之。川芎补胆之用,甘草缓胆之体,补心之母气也;知母清胃热,茯苓泄胃阳,泻心之子气也;独用枣仁至二升者,取酸以入心,大遂其欲而收其缓,则神自凝而寐矣。❺《成方便读》:凡有夜卧魂梦不安之证,无不皆以治肝为主;欲藏其魂,则必先去其邪。方中以知母之清相火,茯苓之渗湿邪;川芎独入肝家,行气走血,流而不滞,带引知、茯,搜剔而无余;然后枣仁可敛其耗散之魂,甘草以缓其急悍之性也。虽曰虚劳,观其治法,较之一于呆补者不同也。

【临床报道】❶失眠:《医学と药学》[1986,1:185]:用酸枣仁汤提取物2.5g,一日三次,连续四周,对31例失眠症患者进行治疗。结果:对"入睡"、"熟睡感"二项指标的效果较显著,给药二周即有良好疗效。对于"睡中觉醒"、"醒后舒适感""白天精神"等也有明显改善。综合评定:获中等度以上改善者8例,占25.8%,轻度以上改善者20例,占64.5%。对病情轻者疗效较好。❷卑惵症:《中医杂志》[1986,(8):17]:以酸枣仁汤原方加大剂量,治愈卑惵症1例。患者表现为怠惰沉闷,日处内室,自愧无能,遇人则不胜赧颜,惭惧羞怯,或隐匿而避之,烦而少眠,易惊颤,爪甲枯白而凹,唇舌色淡,脉弦细。原方服30剂告愈。后依方制丸,巩固四个月。随访五年,再未复发。

【现代研究】镇静、催眠作用:《国外医学·中医中药分册》[1983,6:368]:给正常人服用酸枣仁汤后,用多种波动描记器记录用药前后波动图,并以入睡度、熟睡度、觉醒时的爽快感等指标综合判定疗效,结果表明在整个实验期间,服药者的入睡度、熟睡度及觉醒爽快感均较好。提示本方确能改善睡眠及睡眠的质量。

【备考】本方改为糖浆剂,名"酸枣仁糖浆"(见《成方制剂》5册)。

94847 **酸枣汤**(《外台》卷二引《深师方》)

【异名】酸枣仁汤(《活人书》卷十八)、枣仁汤(《治痘全书》卷十四)。

【组成】酸枣仁四升　麦门冬一升(去心)　甘草二两(炙)　蝭母二两(知母也)　茯苓二两　芎䓖二两　干姜三两

【用法】上切。以水一斗六升,煮酸枣,取一斗,去枣纳药,煮取三升,去滓,分三次温服。

【主治】伤寒及吐下后,心烦乏气,昼夜不眠。

【宜忌】忌海藻、菘菜、大醋。

94848 **酸枣汤**(《千金》卷十二)

【组成】酸枣仁三升　人参　桂心　生姜各二两　石膏四两　茯苓　知母各三两　甘草一两半

【用法】上㕮咀。以水一斗,先煮酸枣仁,取七升,去滓,下药煮,取三升,分三服,一日三次。

【主治】虚劳烦扰,奔气在胸中,不得眠。

【方论选录】《千金方衍义》:《金匮》酸枣汤治虚劳虚烦不得眠。此治奔气在胸中,故退芎䓖而进桂心,加人参助茯苓以降逆气;石膏佐知母以泄虚烦;生姜辛散,以行知母、石膏之性也。

94849 **酸枣饮**(《外台》卷十七引《延年秘录》)

【异名】人参汤(《圣济总录》卷九十)。

【组成】酸枣仁一升　人参二两　白术二两　橘皮二两　五味子二两半　桂心一两　茯苓二两　生姜四两

【用法】上切,以水六升,煮取二升半,去滓,分三服。

【主治】虚烦不得眠,肋下气冲心。

【宜忌】忌桃、李、雀肉、生葱、酢物。

94850 **酸枣饮**(《外台》卷十七引《延年秘录》)

【组成】酸枣二升　茯苓三两　人参三两　生姜一两半　麦门冬一两(去心)　橘皮二两(陈者)　杏仁二两(去皮尖,碎)　紫苏二两

【用法】上切。以水七升,煮取一升半,分再服。

【功用】下气。

【主治】虚烦不得眠。

【宜忌】忌大酢。

94851　**酸枣饮**(《外台》卷十七引《延年秘录》)

【组成】酸枣仁一升　茯神二两　人参二两　生姜三两

【用法】上切。以水五升,煮取一升二合,去滓,分再服。

【主治】虚烦不得眠。

【宜忌】忌酢物。

94852　**酸枣散**

《普济方》卷三十四。为《圣济总录》卷四十二"中正汤"之异名。见该条。

94853　**酸枣粥**(《饮膳正要》卷二)

【组成】酸枣仁一碗

【用法】上一味,用水绞取汁,下米三合煮粥,空腹食之。

【主治】虚劳心烦,不得睡卧。

94854　**酸粉液**(《喉科家训》卷一)

【组成】元明粉五钱　西月石四钱　制牙皂二钱

【用法】共为细末。以酸醋一两和匀,外用。

【功用】退炎,消肿,除痰。

【主治】咽头、喉头各种肿痛,痰多。

94855　**酸浆丸**(《圣济总录》卷五十四)

【异名】酸浆实丸(《普济方》卷四十三)。

【组成】酸浆实五两　苋实三两　马蔺子(炒焦)　大盐(别研)　榆白皮(剉)各二两　柴胡(去苗)　黄芩(去黑心)　栝楼根(剉)　蔄茹各一两

【用法】上为末,炼蜜为丸,如梧桐子大。每服二十丸至三十丸,用木香汤送下,不拘时候。以知为度。

【主治】下焦肠胃伏热,妇人胎热产难。

94856　**酸浆饮**(《圣济总录》卷九十六)

【组成】酸浆草(采嫩者)

【用法】洗,研,绞取自然汁。每服半合,酒半盏,和匀,空心服之。未通再服。

【主治】小便赤涩疼痛。

94857　**酸浆饮**(《圣济总录》卷一五九)

【组成】五叶酸浆草不拘多少

【用法】取自然汁半盏,酒半盏,染胭脂半钱匕,和匀,温饮之。未效再服。

【功用】安胎。

【主治】横产倒生。

94858　**酸浆酒**(《圣济总录》卷九十五)

【组成】酸浆草一握

【用法】研取自然汁,与醇酒相半。和服,立通。不饮酒者,用甘草三寸,生姜一枣大,剉,同研,用井华水五分盏,滤取汁,和服亦得。

【主治】小便不通,气满闷。

94859　**酸浆酒**(《圣济总录》卷一五九)

【组成】酸浆(挼自然汁)

【用法】每服半盏,暖酒半盏调之,顿服。

【主治】难产。

94860　**酸浆膏**(《圣济总录》卷一七二)

【组成】酸浆草根(生者)一握(细剉,以洗净乱发缠裹成一团。酸浆草成小窠子,结实红色,似栀子,中心有子如樱桃。又名苦蚺也)　皂荚二挺(不蛀者。捶,剉)　附子(去皮脐,生,为末)半两　白矾(研)一钱　麝香一皂子大(研,留在乳钵内)

【用法】先用米醋一碗,入酸浆草根及皂荚两味,慢火煎至半碗,去滓,入附子、白矾末,更熬成膏,取出,候冷,刮入麝香乳钵内,研匀,以瓷盒收贮。患者先用盐汤漱剔牙缝,令净,然后以指蘸药膏揩之;如龈烂,以帛子摊药贴。

【主治】小儿牙疳出血,牙龈臭烂;风牙、走马疳、蛀牙等。

94861　**酸榴浆**(《圣济总录》(人卫本)卷一〇一)

【组成】酸石榴(五月内于东南枝上拣平坐不侧而大者)一枚

【用法】于顶上箸扎眼子,深一寸余;用水银半两灌于眼子内,不得封闭,从风日雨露,至十月叶落尽时取下,壳内尽成水。每用时以鱼胞裹指头,点药捻之。

【功用】令发还黑。

【主治】须发黄白。

【备考】本方方名,原书文瑞楼本作"醋榴浆"。

94862　**酸石榴丸**

《圣济总录》卷十八人卫本。为《圣惠》卷二十四"醋石榴子方"之异名。见该条。

94863　**酸石榴汤**(《圣济总录》卷一一七)

【组成】酸石榴子一两　酸枣仁(去核)　麦门冬(去心,焙)各二两　覆盆子一两半　葛根三两　乌梅(去核)五十枚　甘草(炙,剉)一两　栝楼根一两半

【用法】上为粗末。每服五钱匕,水一盏半,煎至一盏,日服三次,不拘时候。

【主治】口干。

94864　**酸石榴煎**(《圣惠》卷七十四)

【组成】酸石榴七枚(并皮细切,研,后更入水一中盏再研,绞取汁,去滓)　鹅梨十颗(捣,绞取汁)　荆芥五两(细剉,入水一中盏,研,绞取汁)　薄荷五两(细剉,入水一中盏,研,绞取汁)　牛蒡根半斤(净洗,切,研,绞取汁)竹沥一中盏　生姜(地黄)汁一中盏　白蜜三两

以上诸药汁相和,于银石锅中慢火熬如饧,入后药末:

赤箭二两　独活一两　羚羊角屑一两　防风一两(去芦头)　桑寄生一两　阿胶一两(捣碎,炒令黄燥)

【用法】后六味为细末,研令细,入前煎中搅令匀,瓷器中盛。每服一大匙头,以温酒调下,不拘时候。

【主治】妊娠中风,口眼不正,言语謇涩,手足不遂。

94865　**酸枣仁丸**(《圣惠》卷三)

【组成】酸枣仁一两(微炒)　地榆皮一两　茯神一两

【用法】上为细末,炼蜜为丸,如梧桐子大。每服三十

丸，糯米粥饮送下，不拘时候。

【主治】❶《圣惠》：胆虚不得睡。❷《医方类聚》引《神巧万全方》：胆虚冷，神思昏沉，头旋目暗。

【备考】《医方类聚》引《神巧万全方》有朱砂一两。

94866 **酸枣仁丸**（《圣惠》卷十四）

【组成】酸枣仁三分（微炒） 枸杞子三分 甘菊花三分 白茯苓三分 远志半两 天门冬一两半（去心，焙） 人参三分（去芦头） 防风三分（去芦头） 桂心三分 赤石脂一两 龙齿一两 柏子仁三分

【用法】上为末，炼蜜为丸，如梧桐子大。每服三十丸，以粥饮送下，不拘时候。

【主治】伤寒后心虚惊悸，发即恍惚不定，眠卧不安。

94867 **酸枣仁丸**（《圣惠》卷二十三）

【组成】酸枣仁一两半（微炒） 羚羊角屑一两半 防风一两半（去芦头） 晚蚕砂 附子 藁本 槟榔各一两半 柏子仁一两 羌活一两 赤芍药一两 熟干地黄二两

【用法】上为末，炼蜜为丸，如梧桐子大。每次三十丸，以温酒送下，不拘时候。

【主治】风毒流注四肢，筋脉拘挛疼痛，不得睡卧。

94868 **酸枣仁丸**（《圣惠》卷二十七）

【组成】酸枣仁（微炒） 榆叶 麦门冬（去心，焙）各二两

【用法】上为末，炼蜜为丸，如梧桐子大。每服三十丸，以糯米粥饮送下，不拘时候。

【主治】虚劳烦热，不得睡眠。

94869 **酸枣仁丸**（《幼幼新书》卷二十三引《万全方》）

【组成】酸枣仁（微炒） 芦荟（研） 蝉壳（去头足，炒） 朱砂（研） 干蝎（微炒） 天南星（炮裂） 蛇蜕（烧灰）各一分 青黛半两（研入） 龙脑半分（研入） 蟾头一枚（炙令黄） 蜣螂（去翅足，微炒） 天浆子（微炒）各七枚

【用法】上为末，用独头蒜烧熟，并醋饮为丸，如绿豆大。每服三丸，空心粥饮送下。

【主治】肝疳羸瘦。

94870 **酸枣仁丸**（《圣济总录》卷四十二）

【组成】酸枣仁（炒） 地榆（和苗用）各一两 丹砂（研） 茯神（去木） 人参 菖蒲（剉）各半两

【用法】上药除丹砂外，为细末，入丹砂令匀，炼蜜为丸，如梧桐子大。每服二十丸，米饮送下，不拘时候。

【主治】❶《圣济总录》：胆气虚热，不睡。❷《卫生宝鉴》：胆经不足，心经受热，精神昏愦，恐畏多惊，情思不乐，时有盗汗，虚烦不眠，朝愈暮剧，或发眩运。

94871 **酸枣仁丸**（《圣济总录》卷四十二）

【组成】酸枣仁二两（微炒，捣，研） 人参 白术 白茯苓（去粗皮） 半夏（汤洗七遍，去滑，切，焙） 干姜（炮）各一两半 陈橘皮（去白，焙） 榆白皮（剉） 旋覆花 前胡（剉）各一两 槟榔五枚（捶碎）

【用法】上为末，炼蜜为丸，如梧桐子大。每服二十丸，空心、食前煎枣汤送下，一日二次，加至三十丸。

【主治】胆虚，睡眠不安，精神恐怯。

94872 **酸枣仁丸**

《圣济总录》卷五十八。为《千金》卷二十一“酸枣丸”之异名。见该条。

94873 **酸枣仁丸**（《圣济总录》卷七十一）

【组成】酸枣仁（生用） 薏苡仁 紫苏子（炒，研） 木通（剉） 枳壳（去瓤，麸炒） 坐拏草 木香 大黄（剉，炒） 黄耆（剉） 麦门冬（去心，焙） 升麻 赤茯苓（去黑皮）各一两

【用法】上为末，炼蜜为丸，如梧桐子大。每服二十丸，渐加至三十丸，煎麦门冬汤送下。

【主治】肝积肥气，久不已，变疟，令人热多寒少，小便赤涩。

94874 **酸枣仁丸**（《圣济总录》卷九十六）

【组成】酸枣仁（生用） 薏苡仁（炒） 木通（剉） 黄耆（剉） 枳壳（去瓤，麸炒） 升麻（剉） 大黄（剉，炒） 麦门冬（去心，焙） 木香 赤茯苓（去黑皮） 坐拏草各一两

【用法】上为末，炼蜜为丸，如梧桐子大。每服二十丸，加至三十丸，煎麦门冬汤送下。

【主治】膈上虚热，喉咽噎塞，小便赤涩，神困多睡。

94875 **酸枣仁丸**（《圣济总录》卷一〇二）

【组成】酸枣仁（生用） 菟丝子（酒浸一宿，晒干） 葳蕤 槐子各一两 车前子一两半

【用法】上为末，以羊胆汁和丸，如梧桐子大。每服二十丸，食后温水送下，临卧再服。

【主治】肝肾气虚，眼目昏痛不可忍。

94876 **酸枣仁丸**（《杨氏家藏方》卷十七）

【组成】酸枣仁（炒） 人参（去芦头） 朱砂（别研） 乳香（别研）各二钱 白茯苓（去皮） 真珠末各一钱

【用法】上为细末，炼蜜为丸，每一两作四十丸。每服一丸，二岁以上儿服二丸，食后荆芥汤化下。

【功用】压惊邪，宁眠睡。

【主治】小儿心神不安，眠睡不稳。

94877 **酸枣仁丸**（《济生》卷一）

【组成】茯神（去木） 酸枣仁（炒，去壳） 远志仁（去心，炒） 柏子仁（炒，别研） 防风（去芦）各一两 生地黄（洗） 枳壳（去瓤）各半两 青竹茹二钱五分

【用法】上为细末，炼蜜为丸，如梧桐子大。每服七十丸，熟水送下，不拘时候。

【主治】胆气实热，不得睡，神思不安。

94878 **酸枣仁丸**（《脉因证治》卷上）

【组成】枣仁（炒）一两 参 桂各一钱 茯苓三钱 石膏半两 猪苓三钱

【主治】虚劳，虚烦不得眠。

94879 **酸枣仁丸**（《杏苑》卷七）

【组成】酸枣仁 台术 人参 白茯苓 破故纸 益智仁 八角茴香 左顾牡蛎各一两

【用法】上为末，青盐、酒煮面糊为丸，如梧桐子大。每服三十丸，空心温酒、米汤送下。

【主治】白浊，小便如髓条者。

94880 **酸枣仁汤**（《证类本草》卷十二引《胡治方》）

【组成】酸枣仁二升 茯苓 白术 人参 甘草各二两 生姜六两

【用法】上切。以水八升，煮取三升，分四服。

【主治】惊悸不眠。

94881 **酸枣仁汤**(《证类本草》卷十二引《简要济众方》，名见《圣济总录》卷四十二)

【异名】生枣汤(《冯氏锦囊·杂症》卷十二)。

【组成】酸枣仁一两(研，生用) 腊茶二两(以生姜汁涂，炙令微焦)

【用法】上为粗末。每服二钱匕，水七分，煎至六分，去滓温服，不拘时候。

【主治】胆风毒气，虚实不调，昏沉睡多。

【备考】本方方名，《医方类聚》引作"酸枣仁散"。

94882 **酸枣仁汤**

《活人书》卷十八。为《外台》卷二引《深师方》"酸枣汤"之异名。见该条。

94883 **酸枣仁汤**(《圣济总录》卷三十一)

【组成】酸枣仁(炒)三两 麦门冬(去心，焙)二两 地骨皮(剉)一两

【用法】上为粗末。每服三钱匕，水一盏，加生姜三片，同煎至七分，去滓温服，不拘时候。

【主治】伤寒后，虚烦不得眠睡，头目昏眩。

94884 **酸枣仁汤**(《圣济总录》卷三十二)

【异名】人参汤(原方卷四十二)。

【组成】酸枣仁(微炒)二两 人参一两 石膏(碎)半两 赤茯苓(去黑皮)三分 桂(去粗皮)半两 知母(切，焙) 甘草(炙)各半两

【用法】上为粗末。每服五钱匕，水一盏半，煎至八分，去滓温服，不拘时候。

【主治】伤寒汗后，虚烦不得眠睡。

94885 **酸枣仁汤**(《圣济总录》卷三十二)

【组成】酸枣仁(炒) 榆皮(切)各三两

【用法】上为粗末。每服三钱匕，水一盏，煎至七分，去滓温服。

【主治】大病后及虚劳不得眠。

94886 **酸枣仁汤**(《圣济总录》卷八十三)

【组成】酸枣仁(炒)二两 薏苡仁(炒)一两半 人参三分 茯神(去木)一两 麦门冬(去心，焙)半两

【用法】上为粗末。每服四钱匕，水一盏，煎至七分，去滓热服，一日三次，不拘时候。

【主治】风毒散攻，下焦冷注，四肢疼痛，脚膝痛痹；及风邪干脏，心神恍惚，筋脉拘挛。

94887 **酸枣仁汤**(《圣济总录》卷八十九)

【组成】酸枣仁(生，研) 羌活(去芦头) 杜仲(去粗皮，酥炙) 五加皮各一两半 萆薢 桂(去粗皮)各一两 茯神(去木)三两

【用法】上为粗末。每服五钱匕，水一盏半，入竹沥一合，煎至一盏，去滓，空心温服。

【主治】肾风劳，两髀冷痛，腰脊不可俯仰，行履不得。

94888 **酸枣仁汤**(《圣济总录》卷一五六)

【组成】酸枣仁(炒)二两 芍药 防风(去叉) 柴胡(去苗) 赤茯苓(去黑皮) 犀角(镑) 五味子 甘草(炙) 人参 槟榔(剉)各一两

【用法】上为粗末。每服五钱，水一盏半，煎至一盏，去滓温服，不拘时候。

【主治】妊娠烦懊虚闷，四肢疼痛，不睡。

94889 **酸枣仁汤**(《本草纲目》卷三十六引《简便方》，名见《回春》卷四)

【异名】酸枣参苓饮(《幼科证治大全》)。

【组成】酸枣仁 人参 茯苓各等分

【用法】上为末。每服一钱，米饮调下。

【主治】❶《本草纲目》引《简便方》：睡中汗出。❷《回春》：多睡及不睡。

【备考】本方用法，《回春》作：水煎服。如不要睡，即热服；如要睡，即冷服。

94890 **酸枣仁汤**(《痘疹心法》卷十二)

【组成】酸枣仁(去壳，取仁) 甘草(炙) 生地黄 栀子仁 麦门冬 人参 当归身各等分

【用法】上剉碎。加灯心，水一盏，煎七分，去滓温服，不拘时候。

【主治】❶《痘疹心法》：痘疹太密，血虚，烦躁不得眠者。❷《景岳全书》：心肺虚热，烦躁惊啼；痘疹血热血燥。

94891 **酸枣仁汤**

《准绳·类方》卷一。为《永类钤方》卷十三"秘传酸枣仁汤"之异名。见该条。

94892 **酸枣仁汤**(《景岳全书》卷五十三)

【组成】枣仁(微炒) 人参各一钱 麦冬三钱 竹茹二钱

【用法】加龙眼肉五枚，水煎服，不拘时候。

【主治】病后气血俱虚，内亡津液，烦热，诸虚不眠者。

94893 **酸枣仁汤**

《法律》卷六。为《金匮》卷上"酸枣汤"之异名。见该条。

94894 **酸枣仁汤**(《金鉴》卷五十五)

【组成】当归 白芍(炒) 生地 茯苓 酸枣仁(炒) 知母(炒) 黄柏(炒) 五味子 人参 黄耆(炙)

【用法】水煎服。

【主治】心虚，阴气不敛，盗汗，睡则多惊。

94895 **酸枣仁饮**(《圣济总录》卷一六八)

【组成】酸枣仁一两 蛇蜕皮(炙)三条 人参 羌活(去芦头)各半两 甘草(炙)一分

【用法】上为粗末。每服二钱匕，水一盏，入薄荷三叶，同煎至七分，去滓，分温三服。

【主治】小儿风虚潮热，龂齿谵语。

94896 **酸枣仁酒**(《圣惠》卷四十五)

【组成】酸枣仁三两 干葡萄五两 黄耆三两 天门冬二两(去心) 赤茯苓三两 防风二两(去芦头) 独活二两 火麻仁半斤 桂心二两 羚羊角屑三两 五加皮三两 牛膝五两(去苗)

【用法】上剉，用生绢袋盛，以酒三斗，浸六七日。食前随性暖服之。

【功用】光泽肌肤，润养脏腑。

【主治】脚气疼痛。

94897 **酸枣仁散**(《圣惠》卷三)

【组成】酸枣仁一两(微炒) 枳实一两(麸炒微黄)

五味子一两　白术一两　白茯苓一两　泽泻一两　芎䓖一两　麦门冬一两(去心)　黄耆一两(剉)　甘草半两(炙微赤,剉)

【用法】上为散。每服三钱,以水一中盏,煎至六分,去滓温服,不拘时候。

【主治】肝气不足则伤胆,胆伤则恐惧,面色青白,筋脉拘急,目视不明。

94898　**酸枣仁散**(《圣惠》卷三)

【组成】酸枣仁一两(微炒)　羌活三分　防风三分(去芦头)　桑根白皮半两(剉)　芎䓖一两　枳壳半两(麸炒微黄,去瓤)　羚羊角屑三分　甘菊花半两　甘草半两(炙微赤,剉)

【用法】上为末。每服三钱,以水一中盏,入生姜半分,煎至六分,去滓温服,不拘时候。

【主治】肝风,筋脉拘挛,四肢疼痛,心神烦,不得睡。

94899　**酸枣仁散**(《圣惠》卷三)

【组成】酸枣仁三分(微炒)　薏苡仁三分　人参三分(去芦头)　黄松节三分(剉)　五加皮三分　茯神三分　桂心三分　羌活三分　枳壳半两(麸炒微黄,去瓤)

【用法】上为细末。每服一钱,温酒调下,不拘时候。

【主治】肝脏风,四肢筋脉抽掣疼痛,不欲饮食。

94900　**酸枣仁散**(《圣惠》卷三)

【组成】酸枣仁一两半(微炒)　独活半两　牛膝一两(去苗)　仙灵脾一两　山茱萸半两　芎䓖半两　赤箭一两　甘菊花半两　海桐皮半两　虎胫骨一两(涂酥炙令黄)　羚羊角屑半两　骨碎补半两　侧子一两(炮裂,去皮脐)　萆薢半两　桑寄生半两　木香半两　麝香一分(细研入)　桂心一两

【用法】上为细散,研入麝香令匀。每服二钱,食前以温酒调下。

【主治】肝脏风,流注脚膝疼痛,筋脉不利,行立无力。

94901　**酸枣仁散**(《圣惠》卷三)

【组成】酸枣仁一两(微炒)　羌活一两　柏子仁三分　白芍药半两　茯神三分　熟干地黄三分　甘菊花三分　防风三分(去芦头)　当归半两(剉,微炒)　人参三分(去芦头)　黄耆一两(剉)　甘草半两(炙微赤,剉)

【用法】上为散。每服三钱,以水一中盏,煎至六分,去滓温服,不拘时候。

【主治】胆虚冷,精神不宁,头目昏眩,恒多恐畏。

【宜忌】忌生冷、猪、鱼等。

94902　**酸枣仁散**(《圣惠》卷十二)

【组成】酸枣仁一两(微炒)　麦门冬半两(去心)　防风半两(去芦头)　当归三分(剉,微炒)　白茯苓三分　芎䓖半两　羚羊角屑三分　人参三分(去芦头)　黄耆三分(剉)

【用法】上为散。每服四钱,以水一中盏,入生姜半分,大枣三枚,煎至六分,去滓温服,不拘时候。

【主治】伤寒后体虚乏力,筋脉拘急,四肢疼痛,不得睡卧。

94903　**酸枣仁散**(《圣惠》卷十九)

【组成】酸枣仁一两(微炒)　羚羊角屑一两　丹参一两　防风一两(去芦头)　汉防己一两　甘菊花一两　麻黄一两(去根节)　羌活一两　石膏二两(细研)

【用法】上为细散。每服二钱,以温酒调下,不拘时候。

【主治】中风,口面偏斜;痰壅头痛。

94904　**酸枣仁散**(《圣惠》卷二十二)

【组成】酸枣仁半两(微炒)　败龟三分(涂酥炙令黄)　虎胫骨一两(涂酥炙令黄)　羌活三分　牛膝三分(去苗)　桂心三分　附子三分(炮裂,去皮脐)　枳壳三分(麸炒微黄,去瓤)　地龙一两(微炒)　当归一两　没药半两　乳香半两　补骨脂三分(微炒)　赤芍药三分

【用法】上为细散。每次二钱,以温酒调下,不拘时候。

【主治】白虎风。痛彻骨髓,昼静夜发。

94905　**酸枣仁散**(《圣惠》卷二十三)

【组成】酸枣仁一两半(微炒)　败龟二两(涂酥炙令黄)　虎胫骨二两(涂酥炙令黄)　羌活一两　秦艽一两半(去苗)　防风一两半(去芦头)　牛膝一两(去苗)　芎䓖一两半　桂心一两　骨碎补一两　茵芋一两　附子一两(炮裂,去皮脐)　枳壳一两(麸炒微黄,去瓤)　当归一两半(剉,微炒)　木香一两

【用法】上为细散。每服二钱,空心及晚食前以温酒调下。

【主治】历节风疼痛。

94906　**酸枣仁散**(《圣惠》卷二十六)

【组成】酸枣仁八两(微炒)　虎胫骨八两(涂酥炙令黄)　熟干地黄八两　杜仲三两(去粗皮,炙令黄)　桂心三分　牛膝三两(去苗)

【用法】上细剉,以清酒一斗五升浸,经三日,晒干后入酒又浸三日,晒干,如此浸令酒尽,捣为细散。每服二钱,食前以温酒调下。

【主治】骨极。肾虚,脚膝、骨髓酸痛。

94907　**酸枣仁散**(《圣惠》卷二十七)

【组成】酸枣仁　人参(去芦头)　黄耆(剉)　乌梅肉(微炒)　麦门冬(去心)　白茯苓各一两　覆盆子　栝楼　甘草(炙微赤,剉)各半两

【用法】上为散。每服四钱,以水一中盏,煎至六分,去滓温服,不拘时候。

【主治】虚劳。口舌干燥,心神烦渴,不得睡卧。

94908　**酸枣仁散**(《圣惠》卷二十七)

【组成】酸枣仁(微炒)　当归　茯神　黄耆(剉)　人参(去芦头)　五味子各一两　防风(去芦头)　甘草(炙微赤,剉)　远志(去心)　猪苓(去黑皮)　桂心　芎䓖　白术　白芍药　熟干地黄各半两

【用法】上为粗散。每服四钱,以水一中盏,入生姜半分,大枣三枚,煎至六分,去滓温服,不拘时候。

【主治】虚劳烦热,惊恐,不得睡卧。

94909　**酸枣仁散**(《圣惠》卷二十七,名见《普济方》卷二三三)

【组成】酸枣仁一两(微炒)　白茯苓一两　人参一两(去芦头)　当归半两　麦门冬一两半(去心,焙)　紫苏子一两(微炒)　杏仁一两(汤浸,去皮尖双仁,炒微黄)　陈橘皮三分(汤浸,去白瓤,焙)　甘草半两(炙微

赤,剉)

【用法】上为粗散。每服四钱,以水一中盏,煎至六分,去滓温服,不拘时候。

【功用】调顺荣卫。

【主治】虚劳烦热,不得睡卧。

【宜忌】忌醋物、菘菜。

94910 酸枣仁散(《圣惠》卷二十八)

【组成】酸枣仁一两(微炒) 甘草三分(炙微赤,剉) 白茯苓一两 半夏三分(汤洗七遍去滑) 前胡半两(去芦头) 五味子三分 桂心半两 人参一两(去芦头)

【用法】上为粗散。每服三钱,以水一中盏,入生姜半分,煎至六分,去滓温服,不拘时候。

【主治】虚劳惊悸,奔气在胸中,不得眠睡。

94911 酸枣仁散(《圣惠》卷三十二,名见《普济方》卷七十五)

【组成】酸枣仁 五味子 蕤仁(汤浸,去赤皮)各一两

【用法】上为细散。每服一钱,食后以温酒调下。

【主治】肝脏风虚,目视𥆧䀮,常多泪出。

94912 酸枣仁散(《圣惠》卷六十八)

【组成】酸枣仁二两(微炒) 芎䓖二两 甘草二两(炙微赤,剉)

【用法】上为细散。每服二钱,用温水调下,一日四次。

【主治】金疮烦闷。

94913 酸枣仁散(《圣惠》卷六十九)

【组成】酸枣仁三分(微炒) 犀角屑半两 黄耆三分(剉) 赤芍药三分 枳壳半两(麸炒微黄,去瓤) 防风半两(去芦头) 细辛半两 茯神一两 当归三分(剉,微炒) 龙齿三分 桑根白皮一两 独活半两 子芩三分 麦门冬三分(去心) 石膏二两 人参一两(去芦头) 羚羊角屑三分 甘草半两(炙微赤,剉)

【用法】上为粗散。每服四钱,以水一中盏,入生姜半分,大枣二枚,煎至六分,去滓温服,不拘时候。

【主治】妇人血风,心神惊悸,头痛,眠卧不安,四肢烦疼,不思饮食。

94914 酸枣仁散(《圣惠》卷六十九)

【组成】酸枣仁三分(微炒) 防风半两(去芦头) 羚羊角屑三分 羌活半两 牛膝半两(去苗) 芎䓖半两(去苗) 桂心半两 赤芍药三分 赤茯苓三分 当归三分(剉,微炒) 红花子三分 生干地黄三分 地骨皮半两 麦门冬半两(去心) 甘草半两(炙微赤,剉)

【用法】上为粗散。每服四钱,以水一中盏,入生姜半分,薄荷七叶,煎至六分,去滓温服,不拘时候。

【主治】妇人血风烦闷,四肢烦疼,心神多躁,吃食减少。

94915 酸枣仁散(《圣惠》卷七十一)

【组成】酸枣仁三分(微炒) 防风半两(去芦头) 牛膝三分(去苗) 羌活半两 当归三分(剉,微炒) 芎䓖三分 桂心三分 木香三分 海桐皮一分 杜仲三分(去粗皮,微炙,剉) 附子三分(炮裂,去皮脐) 萆薢三分(剉) 续断三分 甘草一分(炙微赤,剉)

【用法】上为散。每服四钱,以水一中盏,入生姜半分,煎至六分,去滓,食前温服。

【主治】妇人血气风虚,腰脚疼痛,头目昏闷,食少无力。

94916 酸枣仁散(《圣济总录》卷十)

【组成】酸枣仁(炒)半两 败龟(酥炙令黄)二两 秦艽(去苗土)一两半 虎骨(酒炙令黄)二两 羌活(去芦头)一两 防风(去叉)一两一分 牛膝(去苗,酒浸,切,焙)一两 芎䓖一两一分 桂(去粗皮) 白芷 蒲黄(炒) 附子(炮裂,去皮脐)各一两 枳壳(去瓤,麸炒) 当归(切,焙)各一两半

【用法】上为散。每服三钱匕,温酒调下,空心、夜卧各一服。

【主治】白虎风,历节疼痛不可忍。

94917 酸枣仁散(《袖珍小儿》卷二)

【组成】人参二钱 茯神五钱 粉草一钱 辰砂五分 麝香少许 麦门冬二钱 远志肉 酸枣仁

【用法】上为末。钩藤汤调下。

【主治】惊心不宁,怕怖恍惚。

【加减】内钓,加木香。

【备考】方中远志肉、酸枣仁用量原缺。

94918 酸枣仁散

《医方类聚》卷十。即方出《证类本草》卷十二引《简要济众方》,名见《圣济总录》卷四十二"酸枣仁汤"。见该条。

94919 酸枣仁粥(《圣惠》卷九十六)

【组成】酸枣仁半两(炒令黄,研末,以酒三合浸汁) 粳米三合

【用法】先以粳米煮作粥,临熟下酸枣仁汁,更煮三五沸。空心食之。

【功用】养肝宁心,安神止汗。

【主治】❶《圣惠》:中风,筋骨风冷顽痹;或心脏烦热,躁渴不得睡卧。❷《长寿药粥谱》:老年性失眠,心悸怔忡,自汗盗汗。

94920 酸枣仁粥(《圣惠》卷九十七)

【组成】酸枣仁二两

【用法】以水二大盏半,研,滤取汁,以米二合煮作粥,候临熟,入地黄汁一合,更微煮过。不拘时候食之。

【主治】骨蒸,心烦不得眠卧。

【备考】本方方名,《医钞类编》引作"枣仁粥";《赤水玄珠》引作"酸枣地黄汤"。

94921 酸枣仁煎(《圣惠》卷三)

【组成】酸枣仁一两(一半生用,一半炒熟用) 败龟二两(涂酥炙令黄) 琥珀三分(细剉如粉) 海桐皮一两(剉) 仙灵脾一两 萆薢一两(剉) 当归一两(剉,微炒) 羌活一两 石斛一两(去根节,剉) 牛膝一两(去苗) 巴戟一两 木香一两 丹参一两 独活一两 芎䓖一两 杜仲一两(去粗皮,炙令微黄,剉) 熟干地黄一两 虎胫骨二两(涂酥炙令黄) 附子二两(炮裂,去皮脐) 蜜三升 酥二两 桃嫩枝一握(剉) 柳嫩枝一握(剉) 桑嫩枝一握(剉)

【用法】上为细末,用清酒五升,于银锅内先煎桃、柳

嫩枝，令黄色后去滓，下药末更煎二三十沸，下蜜、酥，慢火煎成膏，用瓷器盛。每服一茶匙，温酒调下。

【主治】肝风。筋脉拘挛，骨节疼痛，腑脏久虚气弱。

94922 酸枣仁煎（《圣惠》卷三）

【组成】酸枣仁五两（微炒，捣罗为末，取二两半，其滓不用） 乳香三两（研如粉） 蜜四两 牛黄一分（研） 糯米二合（炒黄，杵末） 朱砂半两（细研，水飞过）

【用法】上药用酒一中盏，和蜜等一处，慢火煎如稀饧。每服一茶匙，以温酒调下，不拘时候。

【主治】胆虚不睡。

94923 酸枣仁煎（《圣惠》卷二十五）

【组成】酸枣仁五两（半生半炒） 萆薢 赤箭 羌活 海桐皮（剉） 仙灵脾 白蒺藜 石斛（去根，剉） 牛膝（去苗） 巴戟 附子（去皮脐） 当归 桂心 丹参 防风（去芦头） 芎䓖 踯躅 骨碎补 羚羊角屑 木香 杜仲（去皱皮，剉） 狗脊 威灵仙各一两

【用法】上为末，以好酒五升，白蜜五合，同于银锅内以慢火熬，后下诸药末，用柳木篦不住手搅，令稀稠得所，入麝香末一钱令匀，于瓷器中盛。每服一茶匙，食前以温酒调下。

【主治】一切风。

94924 酸枣仁煎（《圣济总录》卷七）

【组成】酸枣仁（生用）三两 败龟（醋炙）一两 海桐皮（剉）二两 仙灵脾（去粗茎） 赤石脂 萆薢（炒）各一两 羌活（去芦头）二两 虎骨（涂酥炙）一两半 蒺藜子（炒去角） 石斛（去根） 牛膝（去苗，酒浸，切，焙） 巴戟天（去心） 附子（炮裂，去皮脐） 木香 杜仲（去粗皮，炙，剉） 熟干地黄（焙干）各一两 白蜜（次入）四两 牛酥（次入）一两半 桑枝一握（长一寸，剉）

【用法】上十九味，将十六味捣罗为末，后用清酒一斗，先煎桑枝令黄色，滤去桑枝，却下药末，更煎取沸，次下白蜜、牛酥，煎如稀膏，用瓷盒盛。每服半匙许，温酒调下，空心、日午、夜卧服。

【主治】柔风，身体疼痛，行履不得；中风筋骨拘急。

【备考】原书卷八有"赤箭"，无"赤石脂"。

94925 酸浆实丸

《普济方》卷四十三。为《圣济总录》卷五十四"酸浆丸"之异名。见该条。

94926 酸石榴皮散（《圣惠》卷九十三）

【组成】酸石榴皮一两（剉碎，炒令微焦） 硫黄一分

【用法】上为细散。每服半钱，以粥饮调下，一日三四次。

【主治】小儿冷痢，百药不效。

94927 酸石榴皮散（《圣济总录》卷七十六）

【组成】酸石榴皮一两 枳壳一两（麸炒微黄，去瓤） 当归二分（剉，微炒）

【用法】上为细末。每服二钱，粥饮调下。

【主治】血痢久不止。

94928 酸石榴皮散（《得效》卷六）

【组成】石榴皮 陈皮 甘草 川当归 罂粟壳（去蒂萼瓤）各半两

【用法】上为散。用水十盏，煎取三盏，次用茯苓七分，粉草七分，北五味子七个，为末，将前药汁入此三味再煎五七沸，去滓，空心温服。甚者不过两剂，轻者一剂。

【主治】下痢，诸药不效。

94929 酸枣仁浸酒（《圣惠》卷二十五）

【组成】酸枣仁三两（微炒） 羌活一两 牛膝二两（去苗） 山茱萸二两 桂心三两 仙灵脾二两 萆薢二两 芎䓖二两 天麻二两 肉苁蓉二两（剉，去皱皮） 虎胫骨三两（涂酥炙令黄） 生干地黄三两 甘菊花一两半 天雄二两（炮裂，去皮脐） 桑寄生一两半

【用法】上细剉，以生绢袋盛，用好酒三斗，于净瓷瓶中浸，密封瓶口，五日后开取。每服一盏，温饮，一日三五度，常令醺醺。瓶中酒少，旋更添之，候药无味，即更修合，以愈为度。

【功用】暖脏腑，利脚膝，止疼痛。

【主治】风气。

94930 酸枣仁煎饼（《圣惠》卷九十六）

【组成】酸枣仁三分（炒熟，捣末） 人参一分（末） 茯神一分（末） 糯米四两（水浸，细研） 白面四两

【用法】上为末，入米、面中，以水调作煎饼食之。要着肉臛五味食之并可。

【主治】风热，头面浮热，心神昏闷，不得睡卧。

94931 酸枣仁糖浆

《成方制剂》5 册。为《金匮》卷上"酸枣汤"改为糖浆剂。

94932 酸枣地黄汤

《赤水玄珠》卷十四。即《圣惠》卷九十七"酸枣仁粥"。见该条。

94933 酸枣参苓饮

《幼科证治大全》。为《本草纲目》卷三十六引简便方"酸枣仁汤"之异名。见该条。

94934 酸枣茯神汤（《杏苑》卷七）

【组成】茯神 柏子仁 酸枣仁 熟地黄各一钱五分 桂心三分 人参一钱五分 五味子八分 白芍药六分 甘草（炙）四分 生姜三片

【用法】上㕮咀。用水煎取八分，临卧热服。

【主治】胆气虚怯，头痛目眩，心神恐畏，遇事多惊。

94935 酸枣仁甘草汤（《圣济总录》卷三十二）

【组成】酸枣仁（微炒）四两 甘草（炙，剉） 当归（焙，切） 桂（去粗皮） 人参 白茯苓（去黑皮） 石膏（碎） 芎䓖各半两 远志（去心）一分

【用法】上为粗末。每服五钱匕，水一盏半，煎至一盏，去滓温服，不拘时候。

【主治】伤寒后，劳损，烦躁不得眠。

94936 酸枣仁黄芩汤（《圣济总录》卷三十二）

【组成】酸枣仁（微炒）二两 黄芩（去黑心） 麦门冬（去心，焙）各半两 远志（去心）一分 人参（切）一两 桂（去粗皮）三分 茯神（去木）一两 甘草（炙）半两 萆薢一分

【用法】上为粗末。每服五钱匕，水一盏半，加生姜五片，煎至一盏，去滓，食前温服，一日二次。

【主治】伤寒后余热未散，不得眠睡。

嘉

94937　**嘉禾散**(《局方》卷三)

【异名】谷神散(原书同卷)、谷神嘉禾散(《得效》卷五)。

【组成】枇杷叶(去毛尽,涂姜汁,炙令香熟为度)　薏苡仁(微炒)　白茯苓(去皮)　人参(去芦)　缩砂仁(去皮)各一两　大腹子(微炒)　随风子(如无,楝实,诃子亦得)　杜仲(去皮,用姜汁与酒合和涂,炙令香熟微焦)　石斛(细剉,酒拌,微炒)　藿香叶　木香　沉香　陈皮(去白)各三分　谷蘖(微炒)　槟榔(炒)　丁香　五味子(微炒)　白豆蔻(微炒,去皮)　青皮(去瓤)　桑白皮(微炒)各半两　白术(炒)二两　神曲(微炒)　半夏(汤洗七遍,生姜一分,切作片子,与半夏同捣烂,作饼炙黄,各一分)　甘草(炙)一两半

【用法】上为末。每服二钱,水一盏,入生姜二片,肥枣三枚,同煎至七分,温服,不拘时候。如疗五噎,入干柿一枚同煎,十服见效;如疗膈气,吐逆羸困,入薤白三寸,枣五枚同煎,妇人亦可服。

【功用】常服育神养气,和补脾胃,进美饮食。

【主治】中满下虚,五噎五膈,脾胃不和,胸膈痞闷,胁肋胀满,心腹刺痛,不思饮食,或多痰逆,口苦吞酸,胸满短气,肢体怠惰,面色萎黄;如中焦虚痞,不任攻击,脏气虚寒,不受峻补,或因病气衰,食不复常,禀受怯弱不能多食,尤宜服之。

94938　**嘉谷散**(《圣济总录》卷一四一)

【组成】陈粟米(炒焦)半升

【用法】上为细末。每服一钱匕,空心白汤点下。次服藤子散。

【主治】牝痔,生疮肿痛,有血。

蔷

94939　**蔷薇丸**(《千金》卷六)

【组成】蔷薇根　黄芩　鼠李根　当归　葛根　白蔹　石龙芮　黄柏　芍药　续断　黄耆各一两　栝楼根二两

【用法】上为末,蜜和为丸,如梧桐子大。每服十丸,一日三服。

【主治】口中疮,身体有热气痱瘰。

【备考】《千金翼》有黄连一两。

94940　**蔷薇丸**(《千金》卷二十三)

【组成】蔷薇根三两　石龙芮　黄耆　鼠李根皮　芍药　黄芩　苦参　白蔹　防风(一作防己)　龙胆　栝楼根各一两　栀子仁四两

【用法】上为末,蜜丸如梧桐子大。每服十五丸,米饮送下,一日二次。

【主治】身体有热气瘰疬,及常有细疮,并口中有疮。

94941　**蔷薇丸**(《普济方》卷二八五)

【组成】蔷薇根　枸杞根各一百斤　食蜜　生地黄各十斤

【用法】上㕮咀。先以水煮二根令味浓,取二斗,去滓;次纳地黄煮令烂,绞去滓,微火煎令如粥;次纳蜜搅令相得。每如弹丸许,食后服。

【主治】风湿体痛,不能饮食;兼痈疽后虚羸。

94942　**蔷薇汤**(方出《千金》卷六,名见《普济方》卷二九九)

【组成】蔷薇根　黄芩　当归　桔梗　黄耆　白蔹　鼠李根皮　大黄　芍药　续断　黄柏　葛根各一两

【用法】上为末。每服方寸匕,一日二次;亦可用浆水服之。

【主治】口数生疮,连年不愈。

94943　**蔷薇汤**(《千金翼》卷十一)

【异名】蔷薇饮子(《伤寒总病论》卷三)。

【组成】蔷薇根一升

【用法】以水七升,煮取三升,去滓,含久即吐,定更含,少入咽亦佳,夜未睡以前亦含之,三日不愈,更令含之,愈为度。

【主治】积年口疮。

94944　**蔷薇散**

《普济方》卷六十四。即方出《圣惠》卷三十五,名见《圣济总录》卷一二四"蔷薇根散"。见该条。

94945　**蔷薇散**(《普济方》卷四〇七)

【组成】蔷薇根一两(细剉)　地榆根(剉)　虎头骨各半两

【用法】上为细末。每用一字,先以温盐汤净洗,拭干敷之。

【主治】小儿月蚀疮。

94946　**蔷薇膏**(《圣惠》卷六十五)

【组成】蔷薇一升(剉,春、夏用枝,秋、冬用根)　铅丹十五两(炒令紫色)　松脂十两(炼成者)

【用法】上用油三升,先煎蔷薇待黑,即去滓,下松脂候消,绵滤过,下铅丹,文火煎,搅勿停手,待色变凝成膏。帛上摊贴,一日二换。

【主治】恶疮不识名者。

94947　**蔷薇膏**(《圣济总录》卷一一七)

【组成】蔷薇根　郁李根　水杨皮　牛蒡根(并细切)各一斤　苍耳一升　露蜂房(碎劈)三枚　生地黄(切)　升麻　当归(洗切)各一两　地骨皮　白芷　石胆(研)各半两　熟铜粉(研)　麝香(研)各一分

【用法】上十四味,先以前六味细切,水二斗,煎至五升,葛布绞去滓;次入地黄、升麻、当归、地骨皮、白芷再煎至二升,绵滤去滓;慢火又煎成膏,乘热下后三味研药,搅令匀,瓷器盛。每含如弹丸大,吐津。

【主治】风热上攻,口疮多年不愈。

94948　**蔷薇灰散**(方出《外台》卷八引《深师方》,名见《圣济总录》卷一四〇)

【组成】蔷薇灰末

【用法】每服方寸匕,一日三次。

【主治】竹木刺。鱼骨哽及刺不出;及折箭刺入,脓囊不出,坚燥及鼠瘘。

【备考】《圣济总录》本方用法:每服一钱匕,温酒调下,空腹、日午、夜卧各一服。

94949　**蔷薇饮子**

《伤寒总病论》卷三。为《千金翼》卷十一"蔷薇汤"之异名。见该条。

94950 **蔷薇根饮**(《圣济总录》卷一二三)

【异名】蔷薇根散(《鸡峰》卷二十一)。

【组成】蔷薇根皮一两　升麻三分　生干地黄　黄柏各半两　铅白霜(研)一钱

【用法】上为末,入铅霜研匀。每服二钱匕,水一盏,入蜜半匙,煎至七分,稍通口,热漱咽嗌,冷即吐之,及时用药末掺疮上。

【主治】喉咽生疮,连舌颊痛不可忍者。

94951 **蔷薇根散**(方出《圣惠》卷三十五,名见《圣济总录》卷一二四)

【组成】蔷薇根

【用法】上为细散。每服一钱,以水调下。

【主治】❶《圣惠》:诸鱼骨鲠在喉中,诸法不去者。❷《圣济总录》:折箭刺入膜囊不出,及鼠瘘。

【备考】本方方名,《普济方》引作"蔷薇散"。

94952 **蔷薇根散**(《圣惠》卷三十六)

【组成】蔷薇根皮四两　黄柏二两(剉)　川升麻二两　生干地黄五两

【用法】上为散。每服五钱,以水一中盏,煎至五分,去滓,温温含咽。

【主治】口舌疮,攻胸中皆生疮。

94953 **蔷薇根散**(《圣惠》卷三十六)

【组成】蔷薇根一两(去泥土)　黄芩三分　地骨皮三分　桔梗三分(去芦头)　白蔹三分　川大黄三分(剉碎,微炒)　鼠李根白皮三分　赤芍药三分　续断三分　黄柏三分(剉)　黄耆三分(剉)　葛根三分　石龙芮三分　瓜蒌根一两

【用法】上为细散。每服一钱,以米饮调下,一日三四服。

【主治】口数生疮,连年不愈。

94954 **蔷薇根散**(《圣济总录》卷一一七)

【组成】蔷薇根(剉)一握　蜀椒(去目并闭口,炒出汗)四十九粒

【用法】上为散。以浆水二盏,煎五七沸,去滓,热含冷吐。

【主治】口疮。经年发歇,饮食艰难。

94955 **蔷薇根散**

《鸡峰》卷二十一。为《圣济总录》卷一二三"蔷薇根饮"之异名。见该条。

94956 **蔷薇根煎**(《千金翼》卷八)

【组成】蔷薇根　柿根　菝葜　悬钩根各一斛

【用法】上皆剉,合著釜中,以水淹,使上余四五寸,水煮使三分减一,去滓,会汁煎如饴,为丸如梧桐子大。每服十丸,一日三服。

【主治】妇人崩中及痢,一日夜数十起,大命欲死者。

94957 **蔷薇根膏**(《圣惠》卷三十四)

【组成】蔷薇根三两　地骨皮　葱根　胡粉各一两　蜡一分

【用法】前三味都剉,以水二大盏,煎至半盏,以重抄纸半张浸之,晒干更浸,汁尽为度,干了,以粉、蜡涂之于上,剪作条子。夜卧贴之。

【主治】齿䘌。

94958 **蔷薇散煎**(《圣惠》卷九十五)

【组成】蔷薇根茎(剉碎,熟蒸,晒干)

【用法】上为末。每服二钱,酒调下,温服亦可。浓煮汁为煎,酒调服之更佳。

【功用】久服令人轻健。

94959 **蔷薇根皮散**(《圣惠》卷七十三)

【组成】蔷薇根皮一两(剉)　慎火草半两　白薇一分　桂心半两　败龟一两(涂酥,炙令黄)　黄连一两(去须,微炒)　干姜半两(炮裂,剉)　细辛半两　熟干地黄一两　当归一两(剉,微炒)　芎䓖半两　石斛一两(去根,剉)　白芍药半两　禹余粮二两(烧,醋淬七次)　艾叶一两(微炒)　牡蛎二两(烧为粉)

【用法】上为细散。每服二钱,食前温酒调下。

【主治】妇人崩中漏下赤白青黑,腐臭不可近,令人面黑,皮骨相连,月经失度,往来无常,小腹弦急,或时腹内疠痛,不欲饮食。

94960 **蔷薇遗粮汤**(《霉疠新书》)

【组成】土茯苓七钱　蔷薇根五钱　桔梗二钱　五茄皮一钱

【用法】以水六合,煮取三合,温服,不拘时候。

【主治】结毒,咽喉破啮者。

蔓

94961 **蔓荆丸**(《直指》卷二十四)

【组成】蔓荆子　枸杞子　牛蒡子(炒)　黑牵牛(炒)　胡麻　白芷　何首乌　威灵仙　荆芥穗　独活　蒺藜(炒,去刺)　细辛(去苗叶土)　僵蚕(炒,去丝)　道人头(去刺,取仁)各半两　皂荚刺(炒焦)　苦参　大草乌(去皮尖,生)各一两

【用法】上为细末。大枫油和丸,如梧桐子大。每服二十四丸,食前茶清下。

【主治】大风。

94962 **蔓荆汤**(《史载之方》卷上)

【组成】蔓荆子　羌活　独活　麻黄　荆芥穗　芍药　木通　甘草各等分

【用法】上为细末。每服三钱匕,以水一盏,葱白一支,同煎,食后和滓服。

【主治】肝经之热,小府赤痛,六脉弦急而长,又发寒慄者。

94963 **蔓荆酒**(《普济方》卷五十三)

【组成】蔓荆子(微炒)一升

【用法】上以酒二升浸,寒七日,暑三日,去滓,任性饮之。

【主治】耳聋。

94964 **蔓荆散**(《圣惠》卷二十二)

【组成】蔓荆子三分　防风半两(去芦头)　枳壳三分(麸炒微黄,去瓤)　山茱萸半两　麻黄三分(去根节)　旋覆花三分　甘菊花三两　芎䓖三分　莽草三分(微炙)　甘草半两(炙微赤,剉)　羚羊角屑三分

【用法】上为粗散。每服三钱,以水一中盏,入生姜半分,煎至六分,去滓温服,不拘时候。

【主治】头面风,皮肤不仁,头疼心闷,四肢不利。

94965　**蔓荆散**(《得效》卷十六)

【异名】小洗肝散。

【组成】土瓜根　蔓荆子　荆芥　甘草　栀子各等分

【用法】上为散。每服三钱,水一盏煎,先熏后服,食后用之。

【主治】目赤肿涩痛,多泪。

94966　**蔓荆散**(《李氏医鉴》卷二)

【组成】蔓荆子　麦冬　桑白皮　甘草　升麻　木通　菊花　赤茯苓　前胡　赤芍

【用法】为散服。

【主治】风热壅塞,气滞不通,因热聚脓,耳出腥脓。

94967　**蔓菁散**(《圣济总录》卷九十四)

【组成】蔓菁根不拘多少(剉碎)

【用法】上为散。温水调涂肿处,或以绢帛敷之。以愈为度。

【主治】阴疝肿缩。

94968　**蔓菁散**(《圣济总录》卷一〇八)

【组成】蔓菁子四两(洗)　蛇蜕二两

【用法】先用瓷罐盛蔓菁子,火烧黑焦无声后钳出,入蛇蜕在内,又轻烧蛇蜕成灰,候冷细研。每服半钱匕,食后温酒调下,一日三服。

【主治】肝虚,风邪攻目,目晕,瞻视不明。

94969　**蔓菁散**

《普济方》卷七十六。为《外台》卷二十一引《必效方》“蔓菁子散”之异名。见该条。

94970　**蔓荆子汤**(《兰室秘藏》卷上)

【异名】人参补胃汤(《东垣试效方》卷五)、人参益胃汤(《医方集解》)。

【组成】蔓荆子二钱五分　黄柏(酒拌炒四遍)　白芍药各三钱　黄耆　人参各一两　炙甘草八钱

【用法】上㕮咀。每服三五钱,水二盏,煎至一盏,去滓,临卧温服。

【主治】劳役饮食不节,内障眼病。

【方论选录】《医方集解》:此足太阴阳明药也。参、耆、甘草大补中气以强脾胃,蔓荆升清阳而通九窍,白芍入厥阴而和荣血,黄柏除湿热而滋肾水。使精气足而清阳升,则脏腑和而障翳退矣。

94971　**蔓荆子汤**

《准绳·幼科》卷三。为《直指》卷二十一“蔓荆子散”之异名。见该条。

94972　**蔓荆子散**(《圣惠》卷二十二)

【组成】蔓荆子三分　赤箭半两　细辛半两　麦门冬一两(去心,焙)　地骨皮半两　石膏一两　黄芩三分　防风三分(去芦头)　羚羊角屑三分　枳壳三分(麸炒微黄,去瓤)　芎䓖三分　茯神三分　甘菊花三分　甘草半两(炙微赤,剉)　半夏三分(汤洗七遍去滑)

【用法】上为粗散。每服三钱,以水一中盏,入生姜半分,煎至六分,去滓温服,不拘时候。

【主治】风头旋,晕闷,起则欲倒。

【宜忌】忌热面、饴糖、羊肉。

94973　**蔓荆子散**(《圣惠》卷三十)

【组成】蔓荆子一两　酸枣仁一两(微炒)　防风一两(去芦头)　百合二两　枳实一两(麸炒微黄)　桂心一两　薏苡仁二两半　木通一两半(剉)　牵牛子三两(微炒)

【用法】上为粗散。每服三钱,以水一中盏,入生姜半分,煎至六分,去滓,食前温服。

【主治】虚劳伤筋,风引筋脉,拘挛疼痛,或时肢节浮肿,手指不可拳。

94974　**蔓荆子散**(《圣惠》卷三十四)

【组成】蔓荆子　生干地黄　地骨皮　角蒿各一两　郁李根皮二两

【用法】上为粗散。每用半两,以水二大盏,煎至一盏,去滓,热含冷吐。

【主治】牙齿根宣露挺出,皆是积热风毒所为者。

94975　**蔓荆子散**(《圣惠》卷六十九)

【组成】蔓荆子三分　防风三分(去芦头)　羌活三分　芎䓖二分　羚羊角屑三分　细辛半两　枳壳二分(麸炒微黄,去瓤)　甘菊花半两　前胡三分(去芦头)　白芷半两　藁本半两　石膏二两　赤茯苓三分　旋覆花三两　麻黄三分(去根节)　荆芥三分　甘草半两(炙微赤,剉)

【用法】上为散。每服四钱,以水一中盏,入生姜半分,煎至六分,去滓温服,不拘时候。

【主治】妇人风眩,头目昏闷烦疼,言语謇涩,痰逆,不下饮食。

94976　**蔓荆子散**(《医方类聚》卷六十七引《神巧万全方》)

【组成】蔓荆子　防风　独活　黑参　栀子仁　车前子　黄芩　甘菊花　甘草(炙)　秦皮　地肤子各一两　细辛一两半

【用法】上为末。每服三钱,水一中盏,煎至六分,去滓,食后温服。

【主治】肝脏壅热,风毒所攻,眼赤肿痛,生胬肉侵睛。

94977　**蔓荆子散**(《直指》卷二十一)

【异名】蔓荆子汤(《准绳·幼科》卷三)。

【组成】川升麻　木通　赤芍药　桑白皮(炒)　麦门冬(去心)　生地黄　前胡　甘菊　赤茯苓　蔓荆子　甘草(炙)各等分

【用法】上剉散。每服三钱,加生姜、红枣煎,食后、临卧服。

【主治】内热,耳出脓汁。

94978　**蔓荆子散**

《准绳·类方》卷五。为《圣济总录》卷十八“蔓荆实散”之异名。见该条。

94979　**蔓荆子散**(《幼幼集成》卷四)

【组成】蔓荆子　粉干葛　赤芍药　信前胡　桑白皮　淮木通　怀生地　杭麦冬　赤茯苓各一钱　绿升麻　小甘草各五分

【用法】加灯心十茎,水煎服。

【主治】小儿肾气上冲,灌为聤耳。

94980　**蔓荆子膏**(《外台》卷三十二引《广济方》)

【异名】蔓荆实膏、集香油(《普济方》卷四十八)。

【组成】蔓荆子一升　生附子三十枚　羊踯躅花四两　葶苈子四两　零陵香二两　莲子草一握

【用法】上切,以绵裹,用油二升渍七日。每梳头常用之。若发稀及秃处,即以铁精一两,以此膏油于瓷器中研之,摩秃处。其发即生也。

【功用】生发。

【主治】头风白屑痒,发落,头重旋闷。

94981　**蔓荆子膏**(《圣惠》卷四十一)

【组成】蔓荆子三两　桑寄生五两　桑根白皮二两　白芷二两　韭根二两　鹿角屑二两　马鬐脂五合　五粒松叶三两　甘松香一两　零陵香一两　生乌麻油三斤　枣根皮汁三升

【用法】上剉细,绵裹,纳脂及油枣根汁中,浸一宿,以慢火煎,数数搅,候白芷色焦黄,膏成,去滓,收瓷盒中。每日揩摩须发不生处。十日后即生。

【主治】血虚头风,须发秃落不生。

94982　**蔓荆实丸**(《圣济总录》卷十九)

【组成】蔓荆实(去浮皮)三分　防风(去叉)　羌活(去芦头)　桔梗(炒)　白附子(炮)　枳壳(去瓤,麸炒)　蒺藜子(炒去角)各半两　皂荚半斤(不蚛者,新水浸一宿,揉熟,绢滤去滓,入面少许,同煎成膏)

【用法】上为末,入膏中和捣,丸如梧桐子大。每服二十丸,食后熟水下。

【主治】皮痹不仁。

94983　**蔓荆实丸**(《圣济总录》卷一〇四)

【异名】羚羊角丸(《普济方》卷七十四)。

【组成】蔓荆实(去皮)　羚羊角(镑)　山栀子仁　甘菊花各一两半　防风(去叉)二两半　萎蕤　大麻仁(研)　麦门冬(去心,焙)　朴消(研)各三两　赤芍药二两

【用法】上为末,炼蜜为丸,如梧桐子大。每服二十丸至三十丸,食后、临卧温熟水下。

【主治】风热攻眼赤。

94984　**蔓荆实丸**(《圣济总录》卷一二五)

【组成】蔓荆实(去白皮,炒)一分　甘草(炙,剉)一两　羊靥二十枚(去脂膜,炙,别捣)　白蔹半两　椒目一分　小麦面(微炒)一两

【用法】上为末,与羊靥末相和,以好酱更捣,丸如梧桐子大。每服五丸,酒送下,稍稍加之。

【主治】瘤。

94985　**蔓荆实汤**(《圣济总录》卷一〇六)

【组成】蔓荆实(去皮)　甘菊花　羌活(去芦头)　黄芩(去黑心)　芎䓖　防风(去叉)各一两　石膏三两　甘草(炙剉)半两

【用法】上为粗末。每服四钱匕,以水一盏半,煎至七分,去滓,食后、临卧温服。

【主治】目睛疼痛,上连头疼。

94986　**蔓荆实散**(《圣济总录》卷十一)

【组成】蔓荆实　何首乌各二两　羌活(去芦头)　威灵仙(去土)　荆芥穗　防风(去叉)各一两　苦参一分

【用法】上为散。每服二钱匕,温酒调下,一日三服,不拘时候。

【主治】风瘙瘾疹,手足麻木。

94987　**蔓荆实散**(《圣济总录》卷十八)

【异名】蔓荆子散(《准绳·类方》卷五)。

【组成】蔓荆实(揉去白皮,生用)四两　胡麻(捣为末,炒熟)半两　天麻二两　菊花(未开者良,生用)四两　天南星(炮裂)一两　枸杞(生用)四两　苦参(捣取粉)四两

【用法】上为散。每服二钱匕,温酒调下,日三夜一。每服宜去食前后稍远,恐药食相犯。

【主治】肺脏风毒,发作如癞,变成恶风证。

【备考】《准绳·类方》本方用法:上为细末。每服二钱,煎荆芥汤调下,茶清亦可,一日二服。

94988　**蔓荆实散**(《圣济总录》卷四十九)

【组成】蔓荆实(去白皮)　大黄(剉)　威灵仙(去土)　天麻各一两

【用法】上为散。每服二钱匕,蜜酒调下。

【主治】肺热壅盛,痰嗽喘急。

94989　**蔓荆实散**(《圣济总录》卷一二八)

【组成】蔓荆实(微炒)一两　甘草一寸半(半生半熟)

【用法】上为散。每服二钱匕,以温酒调下,一日三服。

【主治】乳痈疼痛。

94990　**蔓荆实散**(《圣济总录》卷一五七)

【组成】蔓荆实二两

【用法】上为散。每服二钱匕,温水调服,空心、午前各一服。

【主治】妊娠小便涩,不通利。

94991　**蔓荆实膏**

《普济方》卷四十八。为《外台》卷三十二引《广济方》“蔓荆子膏”之异名。见该条。

94992　**蔓菁子丸**(《圣惠》卷三十三)

【组成】蔓菁子　五味子　枸杞子　地肤子　青葙子　决明子　楮实子(水淘去浮者,微炒)　茺蔚子　菟丝子(酒浸三日,晒干,别捣为末)各一两

【用法】上为末,炼蜜为丸,如梧桐子大。每服二十丸,空心、晚食前温酒送下。

【主治】眼昏暗,不能远视。

94993　**蔓菁子汤**(《普济方》卷二六二)

【组成】蔓菁子一升　茯苓三两　蓼蓝子　人参　荠苨　甘草(炙)　黄芩　白术各三两

【用法】上切。以水五升,煮蔓菁子取二升,去滓,纳余药煮,分服;若口噤,以物灌之。即愈。

【主治】口噤,气上欲绝。

94994　**蔓菁子散**(《外台》卷二十一引《必效方》)

【异名】蔓菁散(《普济方》卷七十六)。

【组成】蔓菁子六升

【用法】上一味蒸之,看气遍合甑下,以釜中热汤淋之,即晒干,如此三次讫,为细末。每服方寸匕,渐加至三匕,食后清酒调下,夜再服。

【主治】❶《外台》引《必效方》：青盲，瞳子不坏者。❷《圣济总录》：时气病后，眼忽失明，但瞳仁不损者。

94995 **蔓菁子散**（《圣惠》卷三十三）

【组成】蔓菁子一斤（以水淘净） 黄精二斤（和蔓菁子九蒸九晒干）

【用法】上为细散。每服二钱，空心以粥饮调下，日午、晚食后以温水再调服。

【功用】补肝气，明目，延年益寿。

【主治】眼昏暗不明。

94996 **蔓菁子散**（《圣惠》卷八十九）

【组成】蔓菁子

【用法】上为末。以猪脂调，涂于秃处。

【主治】小儿头秃不生发，苦痒。

94997 **蔓菁子散**（《圣济总录》卷六十一）

【组成】蔓菁子二两

【用法】上为散。每服二钱匕，空心，食前井华水调下，一日三次。

【主治】黄汗。汗出如柏汁，沾衣，身体虚浮。

94998 **蔓菁子粥**（《圣惠》卷九十七）

【组成】蔓菁子三合 粳米三合

【用法】上捣碎，入水二大盏，绞滤取汁，著米煮粥，空心食之。

【功用】补中明目，利小便。

94999 **蔓菁子膏**（方出《千金》卷二十四，名见《普济方》卷二六二）

【组成】蔓荆子（熬） 杏仁 黄连 胡粉各一两 水银二两

【用法】上捣蔓菁子、杏仁为膏，以猪脂合研令水银灭。以涂患处，日三夜一。

【主治】服散发，疮肿。

蔗

95000 **蔗浆粥**（方出《本草纲目》卷三十三引董氏方，名见《长寿药粥谱》）

【组成】甘蔗汁一升半 青粱米四合

【用法】煮粥。日食二次。

【功用】❶《本草纲目》引董氏方：润心肺。❷《长寿药粥谱》：补脾养胃，生津止渴，润燥止咳，解酒毒。

【主治】❶《本草纲目》引董氏方：虚热咳嗽，口干涕唾。❷《长寿药粥谱》：反胃呕吐，及老人热病后期津伤，口干舌燥。

【备考】《长寿药粥谱》青粱米作粳米。

蔺

95001 **蔺花散**（《鸡峰》卷十二）

【组成】马蔺花 川楝子 海柑子核（柑皮肉不中食，只核可用） 荔枝核 附子（炮，切片，羊肾一对，细切，同焙，不用肾） 沉香各半两 木香 薰陆香 甘草各一分 麝香一分

【用法】上为粗末。每服二钱，水一盏，入炒生姜、盐茴香同煎至七分，去滓，空心温服。

【主治】元阳气弱，肾精不能制水，循运失时。

95002 **蔺花散**（《普济方》卷四〇七）

【组成】马蔺花子

【用法】上为末。煎汤淋洗。

【主治】冻疮久不愈。

蔻

95003 **蔻附丸**（《医学入门》卷七）

【组成】肉豆蔻二两 附子一两半

【用法】上为末。粥丸如梧桐子大。每服八十丸，莲子煎汤下。

【主治】脏寒脾泻；及老人中气不足，久泻不止。

95004 **蔻香丸**（《普济方》卷二〇七引《家藏经验方》）

【组成】木香 人参 甘草（炙）各一两 罂粟壳（盖房炒黑色）二两 肉豆蔻十枚（醋面裹，煨黄赤色，去面不用）

【用法】上为细末，炼蜜为丸，随大小加减旋丸。清粥饮化下，不拘时服。寒热泄泻，惊风入脾，霍乱吐泻，不纳奶食，大便不消化，痢下赤白，石榴皮煎汤化下。

【功用】和脾顺气，止泄痢。

【主治】小儿腹疼，脏寒，大便青色，腹肚虚鸣，频并不止，及寒热泄泻，惊风入脾，霍乱吐泻，不纳奶食，大便不消化，痢下赤白。

蔚

95005 **蔚金丸**

《医统》卷四十九。为《医方考》卷五引《本事》“白金丸”之异名。见该条。

95006 **蔚金散**（《儒门事亲》卷十二）

【组成】蔚金（即郁金） 滑石 川芎各半两

【用法】上为细末。每服一二钱，量虚实加减，以韭汁调，空心服之。

【主治】头痛眩晕，头风恶心，沐浴风；风寒湿三气合而为痹，及手足麻木不仁者。

【备考】本方方名，《普济方》引作“郁金散”。

蓼

95007 **蓼汤**（《赤水玄珠》卷十六）

【组成】蓼一大握

【用法】水煎汤熏洗，或以帛蘸汤熨患处。

【主治】霍乱转筋不止。

95008 **蓼酒**（《千金》卷七）

【组成】蓼（八月三日取）

【用法】晒燥把之，如五升大，六十把，水六石，煮取一石，去滓，以酿酒。如常法。随多少饮之。

【主治】胃脘冷，不能饮食，耳目不聪明，四肢有气，冬卧脚冷。

95009 **蓼叶散**（《圣惠》卷六十五）

【组成】蓼叶 柏叶 黄丹 胡粉 附子 粟米 石胆 川大黄 白矾 蛇蜕皮 干蟾 晚蚕蛾 密陀僧各一两 榠樝

【用法】上细剉，入瓷瓶中固济，烧令熟，取出捣罗为

末，入龙脑、麝香各半分，更研令匀细。先以温汤淋洗，后敷贴，一日二次。

【主治】无名疮。

95010 **蓼汁饮**(《普济方》卷三〇七)

【组成】生蓼汁

【用法】上捣生蓼汁饮之；少少以渣敷疮上，或以蓝青敷之亦可。

【主治】蛇咬伤。

95011 **蓼花膏**(《赵炳南临床经验集》)

【组成】鲜白蓼花纯花(洗净)十斤

【用法】上用净水八十斤，煎煮3小时后，过滤取汁，再煎煮浓缩至五十两成膏，加入等量蜂蜜贮存备用。每次服二钱，日服二次。

【功用】祛风活血，退白斑。

【主治】白癜风(白驳风)，女阴白斑。

95012 **蓼草膏**(《外科启玄》卷十一)

【组成】鲜蓼草十斤(晒干，烧灰存性，淋灰汁，熬膏至半碗听用) 风化窑脑(即石灰)一两

【用法】上二味调匀，入瓷罐收贮封固。如遇阴毒，将笔蘸点在患处。不二次退透知痛，出黑水血尽，将膏药贴之自愈。

【主治】阴发背，黑凹不知痛者。

聚

95013 **聚气汤**

《袖珍》卷二引《仁存方》。为《全生指迷》卷二"七气汤"之异名。见该条。

95014 **聚功丸**(《杨氏家藏方》卷十五)

【组成】附子(六钱者)一枚(炮，去皮脐) 当归(洗，焙) 人参(去芦头) 赤芍药 半夏(汤洗七遍) 木香 青橘皮(去白) 陈橘皮(去白) 白术 蓬莪术(炮) 厚朴(姜汁制炒)各一两 干漆三分(炒匀，烟出为度)

【用法】上为细末，生姜汁煮面糊为丸，如梧桐子大。每服三十丸，橘皮汤或米饮送下，不拘时候。

【功用】温经止痛，破块散寒，调血气，进饮食。

95015 **聚仙丸**(《良朋汇集》卷五)

【组成】沙苑蒺藜一斤(先去刺，为末，取净末四两，余滓用水泡三五日，取他汁浆，入锅内熬膏听用) 莲蕊须四两(黄色者) 芡实四两 枸杞二两 菟丝子饼二两 山萸肉(新者)四两 覆盆子(去蒂，酒拌蒸)二两 川续断(酒泡一宿，焙干)二两 金樱子(去外刺内瓤)三两 真龙骨(五色者，火煅，童便浸七次)五钱

【用法】上为细末，合一处，同前蒺藜膏，为丸如梧桐子大。每服三钱，盐汤、黄酒任下；求速效者，日进二服。

【主治】遗精。

【加减】求种子者，龙骨倍量，加金樱子熬二两。

95016 **聚金丸**(《杨氏家藏方》卷十三)

【组成】黄连四两(一两水浸晒干，一两炒，一两炭火炮，一两生用) 防风(去芦头) 黄芩各一两

【用法】上为细末，煮面糊为丸，如梧桐子大。每服五十丸，量意加减，以米泔浸枳壳水下，不拘时候。冬月入大黄一两，三时不须。

【主治】因蓄热或酒毒，致大便下血，发热烦躁，腹中热痛，作渴喜忘，舌涩目昏，脉来弦数。

95017 **聚宝丸**

《婴童百问》卷三。为《直指小儿》卷二"聚宝丹"之异名。见该条。

95018 **聚宝丸**

《广笔记》卷二。为原书同卷"神效沉香丸"之异名。见该条。

95019 **聚宝丹**(《普济方》卷二一七引《卫生家宝》)

【组成】牡蛎一两 硫黄二钱 龙骨二钱 白石膏五钱 白矾三钱(另研)

【用法】上为末。入锅子内，将白矾盖四味药上，二斤火煅无烟为度，乳细，酒糊为丸，如鸡头子大。每服一粒，空心盐枣子汤送下；妇人赤白带下血崩，淡竹叶葱汤送下；血海冷，艾醋汤送下。

【主治】诸虚，男子遗精白浊，淋病；妇人赤白带下，血崩。

95020 **聚宝丹**(《直指小儿》卷二)

【异名】聚宝丸(《婴童百问》卷三)。

【组成】人参 茯神 琥珀 天麻 直僵蚕(炒) 防风 南星(炮) 白附子(生) 全蝎(炙) 乌蛇肉(酒浸，焙)各一钱 朱砂五分 麝香少许

【用法】上为末，炼蜜和丸，如梧桐子大。每服一丸，菖蒲汤调下。

【主治】小儿慢惊风。

95021 **聚宝丹**(《医方类聚》卷八十九引《吴氏集验方》)

【组成】琥珀 木香 当归(去芦，净洗) 人参(去芦) 没药(别研)各半两 真珠一钱 辰砂 乳香 麝香 当门子各二钱半

【用法】上为细末，冷沸汤为丸，如鸡头子大。食后、临睡温酒磨下一粒；枣汤亦得。

【主治】心疾。

95022 **聚宝丹**(《瑞竹堂方》卷一)

【组成】白茯苓(去皮) 山茱萸(去核) 五味子 干山药 石莲肉 鸡头肉 金樱子 巴戟(去心) 破故纸(炒) 杜仲(去粗皮，炒断丝) 牛膝(酒浸) 熟地黄(酒浸，焙) 石菖蒲 远志(去心) 枸杞子(酒浸，焙) 龙骨 楮实 茴香(炒) 仙茅 肉苁蓉(酒浸，焙干) 沉香各一两

【用法】上为细末，枣肉为丸，如梧桐子大。每服五十丸，以朱砂为衣。空心温酒或盐汤送下；如有气滞不顺，用木香调气散，入盐少许，汤调送下。

【功用】温中正气，祛风活血，逐寒除湿，填精益髓，强阴壮阳，聪耳明目，开心益智，暖胃化食，消痰宽中，杀九虫，通九窍，补五脏，秘精气，止梦遗，除咳嗽，养肌肤。

【主治】五劳七伤，诸虚不足，腰膝疼痛。

95023 **聚宝丹**(《活人心统》卷三)

【组成】没药 琥珀 木香 当归各一两 辰砂 麝香各一钱 乳香 玄胡索(炒)各一两

【用法】上为末，水泛为丸，如小圆眼大。每服一丸。

【主治】妇人血海虚冷，外乘风寒，搏结不散，积聚成块，血气攻痛；及经候不调，崩中带下。

95024　**聚宝丹**

《女科秘要》卷一。为《女科百问》卷上"神仙聚宝丹"之异名。见该条。

95025　**聚宝散**(《普济方》卷七十四)

【组成】龙胆二两　黄连一两　荆芥一两　鼠黏子　大黄各一两　薄荷二两

【用法】上为散。每服一钱，水一盏，煎至七八分，去滓，食后服。

【主治】眼目赤肿疼痛。

95026　**聚宝膏**(《御药院方》卷十一)

【组成】朱砂二两　犀角屑　西琥珀　玳瑁各一分　南硼砂　龙脑各一钱　牛黄　麝香各半钱　人参　茯苓各三分　紫河车二两　甘草(生)一两　银箔五片(研)　茯神一分　珍珠一分

【用法】上为细末，炼蜜和丸，如鸡头子大，每两作三十丸。每服半丸，煎薄荷叶汤化下，乳后常服。

【功用】安魂定魄，治惊宁神，响音声，利咽嗌，解诸毒，凉上焦，疗惊搐。

【主治】小儿一切惊风，壮热涎多，精神昏愦，目睛上视，手足搐搦，饶睡多惊。

95027　**聚珍丸**(《朱氏集验方》卷六)

【组成】川百药煎　陈槐花(炒)各半两　感应丸一贴　薄荷煎二贴　麝香少许

【用法】上为末，拌匀，炼蜜为丸，如梧桐子大。每服二十丸，食前服，男子用龙牙草煎汤下，女子用生地黄煎汤下。

【主治】血痢，酒痢。

95028　**聚珍丸**(《朱氏集验方》卷十)

【组成】艾煎丸　卷柏丸　茴香丸　乌鸡煎丸　巴戟丸

【用法】上五药合作一药。盐汤、温酒任下，兼服沉香荆芥散。

【主治】妇人小产后虚羸，百节疼痛，不进饮食，百药不效。

95029　**聚瑶丹**(《普济方》卷一七七)

【组成】辰砂二两　铁铧粉二两一分(煅)　牡蛎一两一分(煅)　人参半两　珍珠十两　大金箔二百片(研)　天花粉一两　宣连一两(九节者，去须)　苦参一两　扁豆(白者)一两　知母一两一分

【用法】上为末，生瓜蒌根嫩者取汁一盏，入炼蜜二盏，于银石器内，煎七八沸，候冷搜和为丸，如梧桐子大。每服三十粒，麦门冬汤送下，一日五次。

【主治】消渴。

95030　**聚精丸**(《准绳·女科》卷四)

【组成】黄鱼鳔胶一斤(白净者，切碎，用蛤粉炒成珠，以无声为度)　沙苑蒺藜八两(马乳浸两宿，隔汤蒸一炷香久，取起焙干)

【用法】上为末，炼蜜为丸，如梧桐子大。每服八十丸，空心温酒、白汤任下，男子服。

【功用】养精种子。

【主治】《医略六书》：肾气虚衰，失于封藏，精滑不固，脉涩，不胜腻补者。

【方论选录】《医略六书》：鳔胶膏液之属，大滋肾脏脂膏，而脏腑咸受；其益沙藜秘涩之属，大封精气蛰藏，而诸窍无不秘密矣。炼蜜以润之，使肾脏内充则精气自固，而蓄泄有权，精滑有不止者乎？此聚精摄液之剂，洵为肾虚封藏不固之专方。

【宜忌】忌食鱼及牛肉。

95031　**聚香饮子**(《济生》卷三)

【组成】檀香　木香　乳香　沉香　丁香(并不见火)　藿香叶各一两　延胡索(炒去皮)　川乌(炮，去皮尖)　片子姜黄(炒)　桔梗(去芦，剉，炒)　桂心(不见火)　甘草(炙)各半两

【用法】上㕮咀。每服四钱，水一盏半，加生姜七片，大枣一枚，煎至七分，去滓温服，不拘时候。

【主治】七情所伤，遂成七疝，心腹胀痛引腰胁连背，不可俯仰。

95032　**聚宝养气丹**(《朱氏集验方》卷八)

【组成】代赭石　紫石英　赤石脂　禹余粮各二两(醋淬，水飞过，搜作锭子，候十分干，入砂盒内养火三日，罐子埋地中一宿，出火毒，入后药)　阳起石(煅)　肉豆蔻(面包，煨)　鹿茸(酒炙)　破故纸(酒炒)　钟乳粉　五灵脂(酒研)　茴香(酒炒)　柏子仁　当归(酒浸，炙)　远志(去心，酒炒)　没药(别研)　白茯苓　附子(炮)　天雄(炮)　胡椒　沉香　丁香　木香　乳香　黄耆(蜜炙)　山药　苁蓉(焙)　肉桂　巴戟各半两　血竭　琥珀　朱砂　麝香各三钱

【用法】上为细末，糯米煮糊为丸，如梧桐子大，留朱砂、麝香少许为衣。每服三十丸，空心人参煎汤或枣汤下；妇人醋汤下。

【主治】诸虚不足，气血怯弱，头目昏晕，肢节倦怠，心志昏愦，夜梦失精，小便滑数，脾胃气虚；又治诸风瘫痪，半身不遂，语言謇涩，肢体重痛，寒湿气痹；或久寒宿冷泄泻，发疟寒热，下痢赤白，及肠风，痔瘘，下血不止；妇人子宫久冷，崩漏，带下五色，月候不调，腹胁刺痛，血瘕血闭，羸瘦乏力。

95033　**聚宝黄龙散**(《医部全录》卷四一五引《要诀》)

【组成】龙实(龙骨中有之深黄或淡黄色紧掬人舌者是)　白矾灰　蜗牛壳　南粉　牛黄各一钱

【用法】上为末。每用少许，贴窍子内，时时用之。

【主治】齿龈疳蚀，有窍子不合者。

95034　**聚香羊肉丸**(《传信适用方》卷一)

【组成】木香(湿纸裹，微炮，剉)半两　丁香(去梗，不见火)半两　白豆蔻(去壳)半两　红豆(炒)半两　肉豆蔻(湿纸裹，炮，剉碎)半两　胡椒(炒)半两　附子(炮裂，沸汤泡，去皮脐，剉)半两　荜茇(炒)半两　干姜(剉，炒，洗净)半两　诃子肉(炮，去核)半两　高良姜(去芦，剉碎，洗，焙)半两　陈皮(汤泡，去白，焙干)半两　草果子(去壳并皮)半两　厚朴半两(去粗皮，以生姜半两杵碎，并厚朴半两，淹一宿，炒令黄色)　肉苁蓉(酒浸一宿，微炙，切片)

一两　鹿茸(去皮毛,劈片,酥炙令紫黄色,洗净)一两　缩砂仁三两　精羊肉(去筋膜,净取)二斤(成片薄批,盐、酒、葱各少许淹两时辰,沸汤焯过,取出压干,研如菘脯,焙干入)

【用法】上为细末,别用神曲研为细末,做熟糊,丸如梧桐子大,候干。每服六十粒,食前米饮、温酒任便吞下。

【主治】脾元久虚,胸膈噎塞,呕逆恶心,痰逆,腹肚疼痛,脏腑泄泻,两胁胀闷,腹内虚鸣,饮食不进,面无颜色,渐成虚羸,精神不爽,四肢乏力,口苦舌干,老人久不思食。

截

95035　**截风丸**(《直指小儿》卷一)

【异名】截风丹(《活幼口议》卷十二)。

【组成】天麻　直僵蚕(炒)　南星(炮)各二钱　麝少许　赤蜈蚣一条(大者,酒浸,炙)　白附子(炮)　防风　朱砂　全蝎(焙)各一钱

【用法】上为末,炼蜜为丸,如梧桐子大。每服一丸,薄荷汤送下。

【主治】小儿惊风痰搐。

95036　**截风丹**

《活幼口议》卷十二。为《直指小儿》卷一"截风丸"之异名。见该条。

95037　**截风散**(《永类钤方》卷二十一)

【组成】寒水石　白芷各等分

【用法】上为末。醋调,或生葱自然汁亦佳,调贴患处。

【主治】游赤丹毒如瘤,自上而下,或自下而上,初发者。

95038　**截风散**(《幼科金针》卷上)

【组成】天麻　白附子(泡,去皮)　半夏(制)　钩藤　茯神　胆星　僵蚕(炒,去丝)　石菖蒲　全蝎(净,炒)　黄芩

【用法】水煎,加竹沥、姜汁、沉香磨汁,调牛黄同服。

【主治】小儿急惊风。

95039　**截水丸**(《医方类聚》卷一二九引《吴氏集验方》)

【组成】缩砂仁二两(炒)　蓬术一两半(汤浸一宿,炒)　汉椒一两(炒出汗,去目)　桂一两(不见火,去黑皮)　苍术一两(麦麸炒,去油)　青皮一两　茱萸一两(醋浸一宿,炒)　雄黄半两(通明者)

【用法】上为末,炼蜜为丸,如梧桐子大。每服二十丸,食后酒送下。

【主治】水肿;心痛,不消饮食。

95040　**截血膏**

《准绳·疡医》卷六。为《外科集验方》"洪宝丹"之异名。见该条。

95041　**截诃散**(《普济方》卷三四二引《医学类证》)

【异名】人参散。

【组成】人参(去芦)　黄耆(蜜炙)　阿胶(炒)　甘草(炙)　苎根　木香(不见火)　青竹茹　芎䓖　陈皮(去白)　附子(炮)　生姜　糯米各等分

【用法】上为末。每服二钱,水一盏,煎至八分,通口服。

【主治】胎未实,或房室惊触,劳力过度,伤动胞胎;或食毒物,致子宫虚滑,经血沥淋,若不急治,败血凑心,子母难保,日渐胎干危亡者。

【宜忌】忌生冷、鸡鸭、鱼面。

95042　**截疟丸**(《嵩崖尊生》卷十五)

【组成】白术　槟榔　山楂(并子)　常山(白酒煮干,炒紫色)各二钱　草果一钱(醋煮)

【用法】神曲为丸。每服三钱,发日五更滚汤服。

【主治】❶《嵩崖尊生》:小儿疟疾初期。❷《胎产心法》:妊娠疟疾初起。

【备考】本方改为汤剂,名"截疟汤"(见《胎产心法》)。

95043　**截疟丸**(《青囊秘传》)

【组成】巴豆霜六分　梅片一分　雄黄　朱砂　轻粉各六分　斑蝥十四个　白土三分　麝香一分

【用法】上药研末,糯米为丸,约一百粒。每取一粒,用小膏药贴大椎穴,或经渠穴(男左女右),一日一夜后取下。

【主治】疟疾。

【宜忌】虚人勿用。切勿入口。

95044　**截疟丸**(《内外验方秘传》卷下)

【组成】槟榔一两五钱　常山三两(酒浸)　半夏三两　草果一两五钱　炒六曲三两　麦芽三两　桃仁三两　三棱二两　乌梅二两　莪术二两　雄黄八钱　云母石一两五钱(煅)　䗪虫二两　阿魏一两五钱　夜明砂八钱　鳖甲四两(醋炙)

【用法】上药晒干为末,水泛为丸。每服三钱,虚人二钱,小儿一钱,早晨开水送下。

【主治】三阴久疟。

95045　**截疟丹**(《扁鹊心书·神方》)

【组成】硫黄一两　雌黄(色红,出阴山者)一两　砒霜一钱

【用法】上为末,入罐内,盐泥封固,阴干,打火三香,冷定取出,醋糊为丸,如梧桐子大。每服五丸,空心米饮送下。

【主治】一切疟疾。

【备考】凡用砒,要将萝卜切去盖,下段挖空,入砒以盖盖好,纸包火煨透,存性取出。今此丹是打火炼过,不必萝卜制。为丸时须研和极匀,若次匀,恐砒有多有少,多处或致损伤人命。

95046　**截疟丹**(《直指》卷十二)

【组成】土朱二两半(净末)　真绿豆粉二两(一两生入药,一两煮糊)　信砒半两(有锋芒者,研细,生)

【用法】上用绿豆粉糊筑和三件,丸如麻子大。每服只二丸,新汲水研极软,空心服。是日饮食微和而已。

【主治】疟疾。

【备考】本方方名,《普济方》引作"丹砂丸",方中土朱,改作"丹砂"。

95047　**截疟丹**

《证治要诀类方》卷四。即《局方》卷八宝庆新增方"胜金丸"。见该条。

95048　**截疟丹**(《摄生众妙方》卷四)

【组成】独蒜(五月五日取)不拘多少

【用法】杵烂,入好黄丹再杵,干湿适匀为丸,如圆眼大,晒干收贮。但疟疾二三发后,临发日鸡鸣时以药一丸,略捶碎,取井花水面东服之。即止不再发。

【主治】疟疾。

95049　**截疟丹**(《郑氏家传女科万金方》卷五)

【组成】雄精一两　人参五钱

【用法】上为末,端午日粽尖打为丸。发时取东井水服。

【主治】妇人久疟疾,而腹中生痞块,名曰疟母。

95050　**截疟丹**(《郑氏家传女科万金方》卷五)

【组成】巴豆五钱　青黛五钱　白矾五钱　白芷二钱　官桂五钱　朱砂一钱　麝香五钱　附子三分　雄黄一钱　硫黄五钱

【用法】上各为末,端午日午时修合,用粽尖七枚为丸,如黄豆大。每用一丸,将绵裹之,待疟将来时塞鼻中,男左女右,候过取出即愈。

【主治】妇人久疟疾,而腹中生痞块,名曰疟母。

95051　**截疟丹**(《种福堂方》卷二)

【异名】眉心膏(《理瀹》)。

【组成】斑蝥　巴豆肉　朱砂各一钱　麝香二分　雄黄一钱五分　蟾酥五分

【用法】上用黑枣二三个,捣丸如绿豆大。贴眉心穴,一周时揭下,投长流水中。

【主治】❶《种福堂方》:疟疾。❷《理瀹》:久疟经年,寒热连绵,体壮实者。

【备考】《理瀹》用法:枣肉为泥,如绿豆大。先用生姜汁、烧酒、麦面捣匀,作饼七枚,涂天柱、颈骨及背心、胸坎、臂弯、腿弯七处,再用此贴眉心神庭穴,周时揭去。

95052　**截疟丹**(《青囊立效秘方》卷一)

【组成】灵仙　吴萸　官桂　草果　白胡椒　常山　川乌　草乌各二钱

【用法】上为细末。掺膏药上,贴肚脐。约一二日即好。

【主治】疟疾。

95053　**截疟丹**(《青囊秘传》)

【组成】威灵仙

【用法】上研末。贴脐;或鲜者捣烂塞耳,男左女右。

【主治】疟疾。

95054　**截疟汤**

《胎产心法》卷上。即《嵩崖尊生》卷十五　“截疟丸”改为汤剂。见该条。

95055　**截疟饮**(《女科万金方》引陈光远方)

【组成】青皮　半夏　甘草　黄芩　柴胡　茯苓　川芎　陈皮　常山　紫苏　乌梅　槟榔　枳壳

【用法】水、酒各一钟,加生姜三片,煎至八分,露一宿,清晨向东温服。

【主治】疟疾。

95056　**截疟饮**(《普济方》卷一九七)

【组成】恒山　草果　槟榔　柴胡　黄耆　鳖甲　甘草各等分　乌梅少许(用二个)

【用法】上用酒一盏,煎至半盏,隔宿露至五更,复温,朝东服。

【主治】诸疟疾。

95057　**截疟饮**(方出《万氏家抄方》卷二,名见《增补内经拾遗》卷三)

【组成】人参　常山各五钱

【用法】上剉碎。微火上同炒,去常山不用,只用人参煎汤,未发前服。

【功用】截疟。

【主治】疟疾虚甚者。

【备考】《增补内经拾遗》本方用法:上同炒,去常山不用,只用人参,以酒二钟,煎至八分,露一宿,空心温服。

95058　**截疟饮**(《寿世保元》卷八)

【组成】白术(去芦)　苍术(米泔浸)　陈皮　青皮(去瓤)　柴胡　黄芩　猪苓　泽泻　常山　甘草

【用法】上剉一剂。加姜、枣,水煎,露一宿,温服。

【主治】疟疾。

【加减】有汗而热多者,加人参、黄耆、知母、前胡;无汗热多者,加干葛、紫苏;寒多,加干姜、草果;痰多,加半夏、贝母;食积,加枳实、山楂、麦芽、神曲;夜发者为阴分,加当归、升麻;二日三日一发者,加人参、黄耆、白术、乌梅,去苍术;单寒,加干姜、附子、人参,去柴胡、茯苓、猪苓、泽泻;腹痛,加厚朴、槟榔;室女热入血室,加小柴胡汤。

95059　**截疟饮**

《医宗必读》卷七。为《景岳全书》卷五十四“捷疟饮”之异名。见该条。

95060　**截疟饮**(《幼科秘诀》)

【组成】全归三钱　川芎三钱　甘草三钱　何首乌二两(新而大者佳)

【用法】阴阳水各一大碗,煎一碗,临日面朝东,五更温服。

【主治】久疟成劳者。

95061　**截疟饼**(《千金珍秘方选》)

【组成】明雄　朱砂　轻粉　巴霜　人言各三分　斑蝥(去头足翅)七个　冰片五厘

【用法】上为细末,于五月五日午时修合,用粽尖为丸,如绿豆大,捏成饼子。用黑膏药贴胁下软肉处,男左女右;或眉心正中。一周时起泡,即去之。

【主治】大小疟疾,日久不愈。

95062　**截疟煎**(方出《医学正传》卷二,名见《仙拈集》卷一)

【组成】常山一钱五分　槟榔一钱　丁香五分　乌梅一枚

【用法】上细切,作一服。用好酒一盏浸一宿,临发日清晨饮之。

【主治】久疟不愈。

95063　**截疟煎**(《医林绳墨大全》卷一)

【组成】常山一钱　槟榔三钱　柴胡七分　白术一钱　当归七分　陈皮五分　甘草三分　茯苓七分　黄耆一钱　人参五分

【用法】水二钟,煎至八分服。截后以柴苓汤加青皮饮调理脾胃,消导。

【主治】疟疾。

95064 **截泻丸**(《串雅内编》卷一)

【组成】黄丹(飞过)　枯矾　黄蜡各一两　石榴皮八钱(炒)

【用法】将蜡于小铜勺内熔化,再以丹、矾等三味研细末,投入乘热为丸,如绿豆大。每服五丸,空心服。红痢,清茶下;白痢,姜汤下。

【主治】一切久泻,诸药不效者。

95065 **截泻汤**(《傅青主男女科·男科》卷下)

【组成】苡仁二两　白芍二两　山药一两　车前子一两　黄连五钱　茯苓五钱　泽泻二钱　甘草二钱　肉桂三分　人参三钱

【用法】水煎服。

【主治】泄泻。一日五六十回,倾肠而出,完谷不化,粪门肿痛,如火之热。

95066 **截毒散**

《永乐大典》卷一〇三七引《医方妙选》。为《圣惠》卷九十一“大黄散”之异名。见该条。

95067 **截毒散**(《普济方》卷二八四)

【组成】穿山甲(用蛤粉炒焦,取甲)一两　木香半两　白丁香一分

【用法】上为细末。每服二字,栝蒌酒调下,不拘时候。

【主治】发背痈疽,未有赤肿大痛。

95068 **截咳方**(《效验秘方·续集》姜春华方)

【组成】百部9克　天浆壳3只　南天竹子6克　马勃3克

【用法】8岁以下儿童减半,日1剂,水煎2次分服。

【功用】肃肺截咳。

【主治】咳嗽诸症,咽痒喉痛,阵咳频频。

【加减】新感外邪而暴咳者,去天浆壳、南天竹子加前胡9克;风寒者加麻黄3克,风热者加开金锁15克,牛蒡子9克;伴发热者再加鱼腥草15克,鸭跖草15克;咽痛喉痒音哑者加蝉衣9克或僵蚕9克;若外感兼湿痰偏盛,痰多而咳者,加百部9克,马勃3克,制半夏9克,陈皮6克,胆南星3克,桔梗3克;久咳正虚去马勃,加五味子敛肺补肾,益气生津止咳;久咳气虚者可加党参9克,黄耆9克,黄精9克;阴虚干咳者另加北沙参9克,麦冬9克,天冬9克;痰黄难咯者属阴虚夹有痰热,酌加南沙参、竹沥以润肺化痰。

【方论选录】百部性味苦甘微温,功能温肺润肺,下气止咳,因百部温润而不燥,又有开泄降气作用,故能治新久诸般咳嗽,尤为久咳良药,也是基本方中截咳主药;天将壳又名天浆壳,性味甘辛温,功能化痰止咳平喘,稍具强壮作用,与百部配合,民间用治百日咳有良效;南天竹子性微苦、涩,微甘、平,有小毒,功专止咳,有较好的镇咳作用;马勃性味辛平,功能清肺利咽,可泄肺热而止咳。四味药相辅相成,既能温肾润肺,又能清肺肃肺,邪去肺宁,其咳则遽然而止。

95069 **截疮散**(《外科传薪集》)

【组成】嫩松香一两　雄精一钱

【用法】上为细末。入竹沥,纸卷成条,浸菜油一宿,取出,倒挂火烧,滴油涂之。即愈。

【主治】一切疥癞脓窠诸疮。

95070 **截哮汤**(《效验秘方·续集》洪广祥方)

【组成】生黄耆10~15克　白术6~10克　防风10~15克　怀山药15~30克　胡颓子叶10~15克　牡荆子10~15克　鬼箭羽10~15克

【用法】水煎服,每日1剂。或研末制成蜜丸,每次10克,日服3次。连服3~6个月。

【功用】扶正固本,行瘀祛痰。

【主治】哮证缓解后的患者,尤其适用于中、老年体虚气衰,反复易感冒者。亦可用于喘息型支气管炎缓解期患者。

【加减】如肾气虚者加菟丝子、山萸肉;肾虚者加女贞子、胡桃肉;肾阳虚者加巴戟天、补骨脂;瘀血证重者加地鳖虫、丹参。

【方论选录】方中用黄耆补气固表;白术健脾、补中焦以助肺气;防风助黄耆益气御风;怀山药益气补中,滋养肺肾,且有定喘宁嗽之功,与白术相配增强实脾之力。哮证缓解期,虽虚多实少,但毕竟虚中夹实,痰瘀余邪未尽,遇气候骤变,极易引起病情反复。故伍牡荆子、鬼箭羽、胡颓子叶利气祛痰行瘀,补中兼疏,以防气机壅滞,有利于提高扶正固本之效果。本方为玉屏风散的变通方剂。针对哮证患者体虚气衰,易感外邪而设。

95071 **截疳丸**(《医方类聚》卷二五五引《新效方》)

【组成】青皮　陈皮　蓬术　三棱　茯苓　使君子　白术　香附各四两　黄连　芦荟各二两　胡黄连　芜荑　木香各一两　麝香一钱(另研)

【用法】上㕮咀,入雄猪肚子内,一个入不尽,则用两个,以线缝定,同酒醋于砂锅煮令糜烂取出,切碎肚子,和药入臼杵细,晒干,研为细末,入麝香和匀,以煮药汁为丸,如粟米大。每服二三十丸,食前米饮送下。

【主治】五疳。

95072 **截疳散**(《杨氏家藏方》卷十八)

【组成】蝼蛄二枚(大者,用砒少许,同蝼蛄以盐泥固济,用火烧令通赤,放冷用)。

【用法】取出蝼蛄灰,入麝香少许,研细为末。先将盐汤漱口,后用鹅毛点药扫患处。

【主治】小儿走马牙疳,牙龈溃烂。

95073 **截疳散**(《活法机要》)

【组成】黄连半两　白敛　白及　黄丹各一两　轻粉一分　龙脑　麝香各半分　密陀僧一两

【用法】上为细末,和匀。干掺或纴疮口中,以膏贴之。

【主治】年深疳瘘疮。

95074 **截流丹**(《辨证录》卷十一)

【组成】茯苓　炒黑荆芥　车前子各三钱　牛膝　人参各三钱　熟地一两　白术一两　蕲艾一钱　肉桂三分

【用法】水煎服。

【主治】妇人月经来时,贪欢交感,精冲血管,一交感流血不止者。

95075 **截流汤**(《辨证录》卷三)

【组成】熟地二两　生地　麦冬各一两　三七根末三钱　菖蒲一钱

【用法】水煎服。

【主治】肾虚耳中出血，涓涓不绝。

95076 **截黄丸**（方出《串雅内编》卷一，名见《青囊秘传》）

【组成】青矾四两（煅成赤珠子） 当归四两（酒酿浸七日，焙） 百草霜三两

【用法】上为末，以浸药酒打糊为丸，如梧桐子大。每服五丸至七丸，温汤送下。一月后黄去病愈。

【功用】截黄。

【主治】脾积黄肿。

95077 **截惊丸**（《活幼心书》卷下）

【组成】龙胆草（去芦） 防风（去芦） 青黛 钩藤（和钩） 净黄连 牛黄 甘草 朱砂末（水飞）各五钱 薄荷叶二钱半 麝香半钱

【用法】上除牛黄、麝香外，余八味剉晒，或焙为末，仍同前二味乳钵内杵匀，炼蜜为丸，如芡实大。每用一丸至二丸，温汤或茶清化服。

【主治】小儿惊风搐掣，烦躁有热，两目上视，口噤牙关。

95078 **截惊丸**（《普济方》卷三七三）

【组成】全蝎一钱（去毒） 天麻一钱 白附子一钱 南星一钱 防风二钱 蝉壳一钱 僵蚕二钱（去丝） 朱砂二钱（另研） 麝香半钱（另研） 蛇含石一两（好醋火淬七次）

【用法】上为末，用五月五日五家粽子为丸；作锭亦得。薄荷汤磨化下。

【主治】小儿一切惊风。

95079 **截惊丸**（《杨氏家藏方》卷十七）

【组成】乌蛇头一枚（酒浸，焙干） 蜈蚣一条（涂酥，炙焦） 全蝎一钱（去毒，微炒） 川乌头一分（炮，去皮脐） 麻黄（去根节）一钱 麝香半钱（别研）

【用法】上为细末，次入麝香研匀。半岁儿，每服一字；周岁儿，每服半钱，煎荆芥汤调下，不拘时候。

【主治】小儿慢惊潮搐，目睛斜视，口眼牵引，牙关紧急，胎风胎痫。

95080 **截喘汤**（《效验秘方》姜春华方）

【组成】佛耳草15克 碧桃干15克 老鹳草15克 旋覆花10克 全瓜蒌10克 姜半夏10克 防风10克 五味子6克

【用法】日1剂，水煎服。

【功用】降逆纳气，化痰截喘。

【主治】咳嗽痰多，气逆喘促。现代医学用于慢性支气管炎、肺气肿、支气管哮喘。

【加减】气虚者加白参3克，黄耆80克；肾虚者加苁蓉15克，巴戟天15克，补骨脂15克，亦可加蛤蚧3~6克；阴虚有热者加黄柏、知母、玄参、生地各9克；咳甚引起喘促无痰或痰不多者可加南天竹子6克，马勃6克，天浆壳3只；热喘加石膏15克，知母、黄芩各10克；寒喘加炮附片9克，肉桂3克，并以鹅管石9克研粉服或加服紫金丹（紫金丹：砒石5克，明矾10克，豆豉100克，糊丸绿豆大小，每服七八丸，日服2次，有肝肾病勿服，有效与否一星期为止，切勿多服常服）；痰多咯出不爽者加苏子、白芥子、莱菔子各10克；胃家实便秘者加服调胃承气汤一剂，喘止后常服河车大造丸、左归丸或右归丸，每服3克，每日2次。

【方论选录】方中佛耳草功专化痰止咳平喘；老鹳草功能祛风活血，清热解毒；碧桃干酸苦收敛，《饮片新参》有“除劳嗽”的记载，民间有治顽喘的经验。上三味除痰镇咳而平喘逆。辅以旋覆花开结化痰，降逆止咳；瓜蒌清上焦之积热，化浊痰之胶结，开胸中痹阻；姜半夏清痰下气，去胸中痰满尤佳；佐以五味子补肾纳气，镇咳敛肺；防风《药法类象》谓“治风通用，泻肺实”。上方共具清肺化痰、降逆纳气截喘之效。

95081 **截瘴丸**（《瘴疟指南》卷下）

【组成】常山五两（醋炒七次） 乌梅四十粒（去核） 槟榔四十粒 甘草三两

【用法】上同炒，为细末，姜汁打米糊为丸，如梧桐子大。每服二十一丸，未发时好酒吞下，一日服七八次尤妙，正发时莫服。

【主治】瘴病不问冷热，或一日一发，或二日一发，或三日一发。

【宜忌】瘴止后，忌鸡、鱼、羊肉及鲊面、葱、韭、蒜、生冷瓜果，一切毒物。避风寒，戒房事，毋忿怒。

95082 **截瘴散**（《岭南卫生方》卷中）

【组成】常山（鸡骨样者良） 茯神（去皮木） 肉桂（去粗皮）各等分 甘草减半

【用法】上剉散。每服半两，用时酒一大半碗，浸一宿，于当发日早晨空心冷服，服后未须吃热物热汤，滓再浸，临发时再服。

【主治】瘴疾，或先寒后热，或先热后寒，或三日两日而发，或间日连日而作。

【宜忌】忌葱、蒜、韭、羊肉、鱼腥、鲊面、生冷果子、一切毒物，避风寒，戒房室。

95083 **截癫丸**

《串雅内编》卷一。为《医方考》卷五引《本事》“白金丸”之异名。见该条。

95084 **截水肿丸**（方出《串雅内编》卷一，名见《青囊秘传》）

【组成】葶苈子四两（炒）

【用法】上为末，以红枣肉为丸，如梧桐子大。每服十五丸，桑皮汤送下，一日三服。

【功用】截水肿。

【主治】遍身肿满，手按之仍起者。

【备考】《青囊秘传》：泻水，用苦葶苈；清肺热，用甜葶苈。

95085 **截疟仙丹**（《寿世保元》卷八）

【组成】雄黑豆四十九粒（黑豆圆者是） 人言五分

【用法】五月五日午时用黑豆先一日以水泡去皮，研烂，入人言，同研为丸，如黄豆大，雄黄一钱为衣，阴干收贮。临发热早晨无根水送下一丸。

【主治】疟疾。

【宜忌】忌热酒热物一时，仍忌鱼腥、生冷之物三日。

95086 **截风生胃汤**（《魏氏家藏方》卷十）

【组成】天南星一个（须半两以上重者，慢火炮熟，细剉） 好人参不拘多少（焙干，细剉）

【用法】上各用一钱半，水一盏，加生姜二小片，大枣一枚，冬瓜子仁十四粒，慢火同煎，取浓汁，每服作三二次吃，仍先尝过，恐麻儿口，用注儿灌下。

【主治】小儿禀受气弱，脏腑泄泻，乳奶不化，或泻清水，乃惊证之渐者。

95087 **截疟七宝丸**

《成方制剂》4册。即《简易方》引《局方》“七宝饮”改为丸剂。见该条。

95088 **截疟七宝饮**

《医学正传》卷二。即《简易方》引《局方》（见《医方类聚》卷一二二）“七宝饮”。见该条。

95089 **截疟不二饮**（《万氏家抄方》卷五）

【组成】槟榔　草果　知母　贝母　陈皮　枳壳　半夏　常山　乌梅　苍术　柴胡

【用法】上用酒一钟，水一钟，加生姜三片，煎至半钟，露一宿，五更温服，滓隔宿再煎服之。

【主治】疟疾已发四五次者。

95090 **截疟立验汤**（《会约》卷十）

【组成】陈皮一钱　半夏一钱半　茯苓一钱　甘草一钱　青皮七分　白豆蔻（去壳，微炒，研）一钱二分　柴胡一钱五分　桂枝一钱二分　苏叶一钱　生姜二钱　知母一钱二分　黄芩一钱五分

【用法】上水煎，首一次轻煎，于疟未发前三时服；次煎加常山（酒炒）一钱四分，草果仁（或面或饭包煨，捣碎）八分，槟榔八分，多水久煎服，但要于疟未发前一时服。若早则药力过，迟则疟已来矣。能如法服，则疟立止。

【主治】疟疾。

【宜忌】凡男女大小及孕妇俱宜。

【加减】疟若寒重，桂枝、生姜、苏叶三味各加五分，若热重，知母、黄芩二味各加五分。

95091 **截疟青蒿丸**（《丹溪心法》卷二）

【异名】青蒿丸（《穷乡便方》）。

【组成】青蒿　冬瓜叶（一作冬青叶）　官桂　马鞭草各一两

【用法】上焙干为末，水为丸，如胡椒大。每一两分四服，于当发之前一时服尽。

【主治】疟疾。

【备考】本方方名，《医学纲目》引作“绝疟青蒿丸”。方中诸药用量原缺，据《医学纲目》补。

95092 **截疟闻香袋**（《吉人集验方》下集）

【组成】常山　草果　川乌　陈皮　甘草

【用法】上共研为末，将药装入绢袋之中。时时闻于鼻间，其疟自止。再将胡椒、雄黄各一钱，研末，将饭研烂为丸，如梧桐子大，朱砂为衣。将一丸放于脐中，外以膏药盖之，疟即可止。

【主治】疟疾。

95093 **截疟常山饮**（《丹溪心法》卷二）

【异名】常山饮（《医统》卷三十七引《医学集成》）。

【组成】穿山甲（炮）　草果　知母　槟榔　乌梅　甘草（炙）　常山

【用法】上㕮咀。水酒一大碗，煎至半碗，露一宿，临发日早服。得吐为顺。

【主治】疟疾。

【加减】一云加半夏、柴胡，去穿山甲；如吐，加厚朴，或加青皮、陈皮。

95094 **截疟雄神丸**（《摄生众妙方》卷四）

【组成】雄黄　人参　神曲各五钱

【用法】上为末，五月五日午时用粽子尖七个和为丸，如赤豆大。病未发时，面东服七丸，无根水送下。

【主治】疟疾。

95095 **截疟温脾饮**（《赤水玄珠》卷八）

【组成】白术五钱　生姜五钱

【用法】水煎，空心服。

【主治】脾虚痰涎上涌，疟发作则吐。

95096 **截疫保命丹**（《良方合璧》卷上）

【组成】大劈砂二两四钱（生研极细，水飞净，研至无声为度，用以为灰）　腰雄黄二两四钱（生研极细，水飞净，研至无声为度）　公丁香二两四钱（生研极细）　广木香二两四钱（生晒，研极细）　杜蟾酥二两四钱（好烧酒浸化，杵入）　珍珠二钱（生研极细，研至无声为度）　真西珀八钱（生研至极细无声为度）　嫩薄荷一两（入怀中煸脆，研细）　茅苍术二两四钱（去粗皮，生研极细）　水飞滑石二两四钱（研至无声为度）　锦纹大黄四两八钱（生晒，研极细）　当门子麝香六钱（俟诸药末俱齐修合时，研细和匀）　云母石四钱（煅，研细）　五灵脂六钱（研细，酒飞，去砂，晒干再研）

【用法】上药各为极细末，愈细愈佳，然后称准分两，拌匀，以好烧酒浸蟾酥杵和为丸，如莱菔子大，水飞朱砂为衣，碗合箕播，摩荡令光坚，晒干，瓷瓶收贮。每服七丸，重者多至三服，此丹入口须含在舌心，令其自化，舌上发麻，然后咽下；洞泄无度者，藿香汤送下二十一丸。

【功用】御外邪，守内变，通正气，驱积秽，复绝脉。

【主治】腹痛吐泻，霍乱晕厥，里急后重。

磁

95097 **磁凤丸**（《点点经》卷三）

【组成】寸香一分　木香　丁香　沉香各一钱五分　白磁粉八钱　红花一钱半　牡蛎五钱　白豆蔻五钱

【用法】上为细末，炼蜜为丸，如菜子大。每服一钱，砂糖水化下，一日三次，半月服完为度。外用化坚膏贴之，立消。

【主治】气血凝结，两胁并肚腹或脐下坚硬大痛，走移不定。

【宜忌】忌发物。

95098 **磁石丸**（《圣惠》卷七）

【组成】磁石二两（烧，醋淬七遍，细研，水飞过）　肉苁蓉二两（酒浸一宿，刮去皱皮，炙干）　钟乳粉二两　黄耆一两（剉）　巴戟一两　石斛一两（去根，剉）　白茯苓半两　桂心一两　杜仲一两（去粗皮，炙令微赤，剉）　当归半两（剉，微炒）　鹿茸一两（去皮，涂酥炙微黄）　五味子半两　天门冬三分（去心，焙）　续断半两　木香半两　菟丝子一两（酒浸三日，晒干，别捣）　阳起石一两（细研）

牛膝一两(去苗) 远志三分(去心) 附子一两(炮裂,去皮脐) 泽泻三分 覆盆子三分 沉香三分 熟干地黄一两 丹参一两(去芦头) 干漆三分(捣碎,微炒)

【用法】上为末。炼蜜为丸,如梧桐子大。每服三十丸,空心及晚食前以温酒送下,渐加至五十丸。

【主治】肾气虚损,骨痿羸瘦,耳鸣心烦,小腹里急,气引膀胱,连腰膝疼痛,不欲饮食。

95099 **磁石丸**(《圣惠》卷七)

【组成】磁石一两(烧,醋淬七遍,捣碎细研,水飞过) 阳起石三分(酒煮半日,细研,水飞过) 硇砂一两 木香一两 干蝎三两(微炒) 白矾灰半两 银末半两 自然铜半两(细研) 阿魏半两(研入)

【用法】先研硇砂,以醋调涂于铜叶上,以新盆盖七日,刮取绿,细研;诸药别捣罗为末,同研令匀,用醋煮面糊为丸,如绿豆大。每服十丸,食前以热生姜酒送下。

【主治】盲肠气,久患不愈。

95100 **磁石丸**(《圣惠》卷二十六)

【组成】磁石二两(烧,醋淬七遍,细研,水飞) 五味子一两 鹿茸一两(去毛,涂酥炙令黄) 菟丝子一两(酒浸一宿,焙干,别捣为末) 蛇床子一两 车前子一两 白茯苓一两 桂心一两 黄耆一两(剉) 肉苁蓉一两(酒浸一宿,刮去皱皮,炙干) 防风一两(去芦头) 阳起石一两(细研,水飞过) 附子一两(炮裂,去皮脐) 山茱萸一两 熟干地黄一两

【用法】上为末。炼蜜为丸,如梧桐子大。每服三十丸,空心以温酒送下,渐加至四十丸,晚食前再服。

【主治】劳极,肾虚劳损,卧多盗汗,小便余沥,阴湿萎弱。

95101 **磁石丸**(《圣惠》卷三十)

【组成】磁石二两(烧,醋淬七遍,捣碎,细研,水飞过) 阳起石一两(细研,水飞过) 白石英一两(细研,水飞过) 菟丝子一两(酒浸三日,晒干,别捣为末) 熟干地黄一两 石斛一两(去根,剉) 五味子三分 栝楼根三分 防风三分(去芦头) 巴戟一两 桂心三分 人参一两(去芦头) 蛇床子三分

【用法】上为末,炼蜜为丸,如梧桐子大。每服三十丸,食前以温酒送下。

【功用】补养肾脏。

【主治】虚劳少气。

95102 **磁石丸**(《圣惠》卷三十)

【组成】磁石一两半(烧,醋淬七遍,捣碎,研细,水飞过) 朱砂半两(细研,水飞过) 补骨脂半两(微炒) 肉苁蓉三分(酒浸一宿,刮去皱皮,炙干) 神曲三分(炒令微黄) 远志半两(去心) 木香半两 覆盆子半两 五味子半两 熟干地黄三分 巴戟半两 桂心半两 牛膝三分(去苗) 石斛三分(去根,剉) 薯蓣半两 甘草半两(炙微赤,剉) 车前子半两

【用法】上为末,入研了药令匀,炼蜜为丸,如梧桐子大。每服三十丸,食前煎黄耆汤送下。

【主治】虚劳目暗。

95103 **磁石丸**(《圣惠》卷三十三)

【组成】磁石二两(烧,醋淬七遍,杵碎,细研,水飞过) 肉苁蓉一两(酒浸一宿,刮去皱皮,炙令干) 菟丝子二两(酒浸三日,晒干,别捣为末) 熟干地黄一两 石斛一两(去根,剉) 巴戟一两 五味子半两 补骨脂一两(微炒) 木香半两 桂心半两 远志一两(去心) 甘草半两(炙微赤,剉)

【用法】上为末,入研了药令匀,炼蜜为丸,如梧桐子大。每服三十丸,食前以温酒送下。

【主治】眼因患后起早,元气虚弱,目无翳膜,视物昏暗,欲成内障。

95104 **磁石丸**(《圣惠》卷三十三)

【组成】磁石二两(烧,醋淬七遍,细研,水飞过) 柏子仁一两 黄耆一两(剉) 防风三两(去芦头) 干姜半两(炮裂,剉) 白茯苓一两 远志二分(去心) 桂心三分 附子一两(炮裂,去皮脐) 地骨皮半两 巴戟一两 牛膝一两(去苗) 熟干地黄一两 覆盆子二两 鹿茸二两(去毛,涂酥,炙微黄) 肉苁蓉一两(酒浸一宿,刮去皱皮,炙令干)

【用法】上为末,入磁石研令匀,炼蜜和为丸,如梧桐子大。每服三十丸,空心及晚食前以温酒送下。

【主治】眼见黑花,冲风泪出,远视不明。内外障翳,不问远近。

【宜忌】忌动风炙煿物。

95105 **磁石丸**(《圣惠》卷三十三)

【组成】磁石三两(烧赤,醋淬七遍,捣碎,细研,水飞过) 菟丝子二两(酒浸三日,晒干,别捣为末) 桂心 黄耆(剉) 羚羊角屑 车前子 薯蓣各一两 细辛半两 熟干地黄一两半

【用法】上为末,炼蜜为丸,如梧桐子大。每服三十丸或至四十丸,空心以温酒送下。

【主治】肝肾风虚,眼目昏暗,四肢无力。

95106 **磁石丸**(《圣惠》卷三十六)

【组成】磁石一两 菖蒲半两 木通半两(剉) 熏陆香半两 杏仁半两(去皮尖,生用) 松脂半两

【用法】上为末,用黄蜡熔和为丸,如莲子大,长半寸已来,可入耳门。以细钗子穿透,塞耳中。

【主治】耳聋多时不愈。

95107 **磁石丸**(《圣惠》卷九十八)

【组成】磁石十两(大火烧令赤,投于醋中淬之七度,细研,水飞过,以好酒一升煎如饧) 肉苁蓉二两(酒浸一宿,刮去皱皮,炙干) 木香二两 补骨脂二两(微炒) 槟榔二两 肉豆蔻二两(去壳) 蛇床子二两

【用法】上为末,与磁石煎相合为丸,如梧桐子大。每服二十丸,空心以温酒送下。

【功用】补暖水脏,强益气力,明耳目,利腰脚。

95108 **磁石丸**(《圣惠》卷九十八)

【组成】磁石三两(烧,醋淬七遍,细研,水飞过) 雄黄二两(细研,水飞过) 桂心一两 菟丝子二两(酒浸三日,晒干,别捣为末) 雄雀粪一分 牛酥一分

【用法】将磁石、雄黄二味,取鸡子二枚,打破小头,作孔,出白,调和二味令匀,却入于鸡子壳内,以数重纸糊定,

后即与鸡同抱之。二十日后取出,细研,并菟丝子、桂心二味,入牛酥等,以蜜为丸,如绿豆大。每服三丸至五丸,空心以温酒送下。

【功用】暖腰肾,壮筋骨,明耳目,利脚膝;补暖强元气。

95109 **磁石丸**(《博济》卷二)

【组成】羌活 陈皮 木香 泽泻 赤茯苓(去皮) 附子(炮,去皮脐) 槟榔 白术 诃子(炮,去皮用) 肉苁蓉 椒红 上好磁石(吸铁多者。烧赤,入醋淬十次,细研,水飞过,至极细为妙) 乌头(炮) 桑白皮(另研为末,不用筋滓) 鳖甲(醋炙令黄) 官桂(去皮) 黄耆(另研,取细末)各半两

【用法】上为末。用羊石子或豮猪石子(去筋膜,生,研细)和米再杵一二千下,如硬更入酒,糊为丸,如梧桐子大,焙干。每服二十丸至三十丸,空心、日午温酒送下。

【主治】诸气肿。

【宜忌】切忌房室并腌藏诸毒物,须至百日外。次用补药。

95110 **磁石丸**(《医方类聚》卷九引《简要济众方》)

【组成】磁石二两(紧者) 硇砂半两(去石)

【用法】上药同捣研为末,于瓷盒子内固济,烧令通赤,候冷,细研为末,以酒煮羊肾子细切,研,糊和丸,如梧桐子大。每服二十丸,空心、食前盐酒、盐汤送下。

【功用】补肾脏,明目,暖丹田。

95111 **磁石丸**(《圣济总录》卷三十七)

【组成】磁石三两(煅,醋淬七遍)

【用法】上为末,醋煮面糊为丸,如梧桐子大。每服三十丸,新汲水送下,临卧一服。

【主治】瘴气。

95112 **磁石丸**(《圣济总录》卷五十一)

【组成】磁石(火煅,醋淬,研) 附子(炮裂,去皮脐) 补骨脂(炒) 肉苁蓉(酒浸,去皱皮,焙) 桂(去粗皮)各一两 续断 柴胡(去苗) 巴戟天(去心) 桃仁(汤浸,去皮尖双仁,麸炒) 白茯苓(去黑皮) 人参 山芋 木香 厚朴(去粗皮,生姜汁炙) 远志(去心) 当归(切,焙) 牛膝(酒浸一宿,切,焙) 黄耆(剉)各三分 羊肾一对(去筋膜,水煮熟,切,焙) 白蒺藜(炒去角) 蜀椒(去目并开口者,炒出汗) 枳壳(去瓤,麸炒)各半两 槟榔一枚(剉)

【用法】上为末,炼蜜为丸,如梧桐子大。每服二十丸,温酒送下,空心、午前各一服。

【主治】肾经虚惫,四肢无力,面体少色,恶风寒,手足冷,骨节痛,耳内蝉鸣。

95113 **磁石丸**(《圣济总录》卷五十九)

【组成】磁石(火烧,醋淬二七遍)一两 大豆二合 荠苨(洗,切) 人参 赤茯苓(去黑皮) 葛根(剉)各三分 石膏(碎)一两一分 黄芩(去黑心) 栝楼根 甘草(炙,剉) 知母(焙)各一两

【用法】上为细末,炼蜜为丸,如梧桐子大。每服三十丸,温水送下,一日三次。

【主治】消渴内虚,热结成痈疽。

95114 **磁石丸**(《圣济总录》卷九十二)

【组成】磁石(烧令赤,醋淬五遍,水飞)五两 五味子 人参各一两 白茯苓(去黑皮)半两 桂(去粗皮)一分 黄耆(剉) 赤芍药 防风(去叉) 地骨皮各半两 甘草(炙,剉)一分

【用法】上为细末,炼蜜为丸,如梧桐子大。每服二十丸,空腹米饮送下。

【主治】虚劳,肾气内伤,小便余沥,阴下湿痒,四肢羸极,梦寐失精,夜有盗汗。

95115 **磁石丸**(《圣济总录》卷九十四)

【组成】磁石(火煅,醋淬七遍) 龙骨各一两 白茯苓(去黑皮) 牡蛎(火煅)各二两

【用法】上为末,炼蜜为丸,如梧桐子大。每服三十丸,盐汤送下,空心、日午、临卧各一次。

【主治】蛊病。少腹热痛,精液出白。

95116 **磁石丸**(《圣济总录》卷九十八)

【组成】磁石(火煅,醋淬三七遍) 肉苁蓉(酒浸,切,焙) 泽泻 滑石各一两

【用法】上为末,炼蜜为丸,如梧桐子大。每服三十丸,温酒送下,不拘时候。

【主治】膏淋。小便肥如膏。

95117 **磁石丸**(《圣济总录》卷一〇二)

【组成】磁石(火煅,醋淬十遍) 车前子各三两 羚羊角(镑) 茯神(去木) 防风(去叉) 菟丝子(酒浸一宿) 牛膝(酒浸,切,焙) 山芋 山茱萸 白茯苓(去黑皮) 覆盆子 槟榔(煨,剉) 枸杞子 芎䓖各一两半 熟干地黄(焙)二两 甘菊花一两

【用法】上为末,炼蜜为丸,如梧桐子大。每服四十丸,空心煎黄耆汤送下。

【主治】肾劳。眼目昏暗。

95118 **磁石丸**

《圣济总录》卷一〇九。为《千金》卷六"神曲丸"之异名。见该条。

95119 **磁石丸**(《圣济总录》卷一一二)

【组成】磁石二两(烧赤,醋淬七遍) 五味子(炒) 牡丹皮 附子(炮裂,去皮脐) 玄参各一两

【用法】上为末,炼蜜为丸,如梧桐子大。每服三十丸,空心盐汤送下。

【主治】❶雷头风,恐成内障。❷《眼科龙木论》:雷头风内障。初患之时,头面多受冷热毒风冲上,头旋,犹如热病相似,俗称雷头风。或呕吐,或恶心,年多冲入眼内,致令失明;或从一眼先患,瞳仁或大或小不定,后乃相损,眼前昏黑,不辨三光。

【备考】《眼科龙木论》有干姜。

95120 **磁石丸**(《圣济总录》卷一一四)

【组成】磁石(煅,醋淬七遍,研)半两 菖蒲 狼牙 杏仁(汤浸,去双仁皮尖,炒,研) 木通(剉) 食盐(研) 熏陆香(研) 松脂(研) 巴豆(去皮壳,炒,研) 蜡(熔入药捣) 生地黄(洗,研)各四两

【用法】前三味为末,次同研者药捣三二百杵,可丸即丸,如枣核大。绵裹塞耳中,一日一次。

【主治】久聋。

95121 **磁石丸**(《圣惠》卷一二四)

【组成】磁石(煅,醋淬,研) 陈橘皮(汤浸,去白,焙) 白矾灰 恶实(炒) 浆水脚(多年者。晒干,炒紫色)各一分

【用法】上为散,别用浆水脚为丸,如芡实大。每含一丸,咽津。

【主治】骨鲠在喉中不出。

95122 **磁石丸**(《圣济总录》卷一五三)

【组成】磁石(火煅,醋淬三七遍) 白茯苓(去黑皮) 附子(炮裂,去皮脐)各一两 人参 当归(切,炒) 干地黄(焙)各一两

【用法】上为末,炼蜜为丸,如梧桐子大。每服二十丸至三十丸,温酒或米饮送下,空心、日午、夜卧各一次。

【主治】妇人阴气衰弱,血枯不荣,月事不来。

95123 **磁石丸**

《鸡峰》卷二十五。即《圣济总录》卷七十八"磁石散"改为丸剂。见该条。

95124 **磁石丸**(《幼幼新书》卷二十九引《万全方》)

【组成】磁石(烧,醋淬七遍,飞)二两 猬皮(炙黄焦) 桂心 鳖甲(醋炙黄净) 卷柏各一两

【用法】上为末,炼蜜为丸,如绿豆大。三岁每服七丸,粥饮送下。

【主治】脱肛。腹冷,肛痛。

95125 **磁石丸**(《三因》卷八)

【组成】磁石(煅,醋淬) 龙齿(煅) 苁蓉(酒浸) 茯苓各二两 人参 麦门冬(去心) 远志(去心) 续断 赤石脂(煅,醋淬) 鹿茸(酥炙)各一两半 地黄(干者)三两 韭子(炒) 柏子仁 丹参各一两一分

【用法】上为末,炼蜜为丸,如梧桐子大。每服三十丸至五十丸,食前温酒送下。

【主治】精虚极。尪羸惊悸,梦中遗泄,尿后遗沥,小便白浊,甚则茎弱核微,小腹里急。

95126 **磁石丸**(《杨氏家藏方》卷十四)

【组成】斑蝥五十枚(全者) 屁盘虫五十枚(去头羽) 磁石一两(四面紧者) 硇砂一两(别研) 巴豆二十枚(去壳,生用) 川乌头二十枚(生用,不去尖)

【用法】上为细末,以枣肉为丸,如鼠粪大,纴疮口内,箭头自出。如疮口生合不见,于旧瘢上灸三壮,以津液化药,敷在灸疮上,用湿纸贴定,候肉痒,以物枕疮口,卧良久,箭头自出。

【功用】出箭头。

【主治】金镞箭头入腹内,及在身体诸处禁穴,或着骨,断折不能取者。

95127 **磁石丸**(《普济方》卷七十二引《卫生家宝》)

【组成】磁石一两(煅,醋淬) 菖蒲 川乌(焙,去皮尖) 巴戟 黄耆 苁蓉 玄参各等分

【用法】上为细末,炼蜜为丸,如梧桐子大。每服二十丸,盐酒、盐汤送下,空心服。

【功用】补肝肾虚,上止冷泪,散黑花。

95128 **磁石丸**(《普济方》卷三十三引《济生》)

【组成】磁石(醋煅)二两 肉苁蓉(酒浸) 鹿茸(酒浸) 续断(酒浸) 杜仲(炒去丝) 柏子仁(炒,研) 赤石脂(火煅) 熟地(酒蒸) 山茱萸(取肉) 菟丝子(酒浸) 巴戟(去心) 韭子(炒)各一两

【用法】上为末,酒糊为丸,如梧桐子大。每服七十丸,空心温酒、盐汤任下。

【主治】精虚极。惊悸羸瘦,梦中遗泄,尿后便遗白浊,甚则阴痿,小腹里急。

95129 **磁石丸**(《朱氏集验方》卷八引湘中赵伯海方)

【组成】磁石(醋煅) 黄耆(蜜炙) 覆盆子 赤茯苓(去皮)各半两 干姜(炮) 巴戟(去心) 桂心 鹿茸(蜜炙)各三钱 苁蓉(酒浸,焙干) 牛膝(酒浸,焙干) 川椒(炒)各四钱 柏子仁(别研) 防风 地骨皮 远志(去心)各二钱半 大附子一个(炮,去皮) 大川乌一个(炮,去皮) 紫梢花(去木)各一两

【用法】上为细末,酒煮面糊为丸,如梧桐子大。每服三十丸,汤、酒任下。

【主治】心肾诸虚不足。

【加减】妇人白带下及男子泄精,加龙骨半两,海螵蛸一两,牡蛎半两(盐泥固济,火煅)。

95130 **磁石丸**(《朱氏集验方》卷九)

【组成】磁石(煅,醋淬七次) 白术 神曲 枸杞子 麦芽 当归 人参 熟地黄 辰砂 牛膝 白茯苓 干菊花各等分

【用法】上为末,酒糊为丸。每服五十丸,白汤吞下。

【功用】明目清神。

95131 **磁石丸**(《局方》卷一续添诸局经验秘方)

【组成】磁石(烧,醋淬二十遍,捣罗如粉)十两 牛膝(酒浸,焙)六两 黄踯躅(炒)八两 川芎 肉桂(去粗皮) 赤芍药 黑牵牛(炒)各四两 草乌(炮,去皮脐)十四两

【用法】上为细末,酒糊为丸。每服三十丸,煨葱盐酒送下,煨葱茶下亦得;偏正头痛,生葱茶送下;妇人血风,浑身疼痛,头目眩晕,面浮体瘦,淡醋汤送下,一日三次。

【功用】补益,去风明目,活血驻颜。

【主治】肾脏风毒上攻,头面浮肿,耳鸣眼暗,头皮肿痒,太阳穴痛,鼻塞脑闷,牙齿摇动,项背拘急,浑身瘙痒,瘾疹生疮,百节疼痛,皮肤麻痹,下注脚膝,筋脉拘挛,不能屈伸,脚下隐痛,步履艰辛。

95132 **磁石丸**(《永乐大典》卷一〇三六引《方便集》)

【组成】磁石二钱(细研,重筛) 龙骨二钱(煅三五次,醋淬,细研之)

【用法】上为末,和匀,熔黄蜡为丸,如小指大。煎楮实汤送下。

【主治】骨鲠针铁等。

95133 **磁石丸**(《永类钤方》卷十一引《石人屏曾氏家藏》)

【组成】磁石三两(醋淬,水飞) 牛膝(酒浸) 巴戟(去心,酒浸) 肉桂 远志肉 干姜(炮) 附子(炮) 黄耆(蜜炙) 防风 覆盆子(炒) 柏子仁(炒,别研) 地骨皮(各制,净取)各一两 鹿茸(酒炙) 白茯苓 菟丝(酒蒸) 生干地黄 当归各二两

【用法】上为末,炼蜜为丸,如梧桐子大。空心盐酒汤送下。

【主治】肝肾不足，体弱眼昏，内障生花，不计远近。

95134 **磁石丸**(《普济方》卷一一五引《仁存方》)

【组成】磁石一两　蛇含　石燕各一两　石碌半两(并煅，醋淬七次)　雄黄　轻粉　朱砂　牛黄各半两　麝香二钱

【用法】上为细末，以好酒瓷器内熬之，可丸则丸，入麝香一处为丸，如芡实大。每服一丸，荆芥薄荷酒化下。如是大段风涎暗风，昏迷不省事，更入轻粉少许，白矾半钱(研)，用药二丸磨，尽作一服灌下便安，服后有汗出见效。三日一服，小儿一丸分三服。

【主治】一切瘫痪暗风。

95135 **磁石丸**

《普济方》卷五十三。为方出《肘后方》卷六，名见《圣济总录》卷一一四"菖蒲丸"之异名。见该条。

95136 **磁石丸**

《普济方》卷五十四。为《圣济总录》卷一一四"补肾鹿茸丸"之异名。见该条。

95137 **磁石丸**(《普济方》卷二三四)

【组成】磁石二两(烧令赤，以醋淬七次，捣碎，研，水飞过)　鹿茸一两五钱(去毛，涂酥炙微黄)　人参(去芦头)　黄耆(剉)　白茯苓各一两　远志(去心)　附子(炮裂，去皮脐)　牡蛎各三分(烧为粉)　牛膝一两(去苗)　防风三分(去芦头)　楮实子一两五钱(水淘，去浮者，焙干)　五味子五钱　薯蓣　巴戟各三分　石斛一两(去根，剉)　桂心二分　熟干地黄一两　肉苁蓉三分(酒浸一宿，刮去粗皮，炙干)

【用法】上为末，炼蜜为丸，如梧桐子大。每服三十丸，空心及晚食前以温酒送下。

【功用】补肾虚。

【主治】虚劳。肾脏乏弱，耳聋或常闻钟磬风雨之声。

95138 **磁石丸**(《普济方》卷三二六)

【组成】磁石

【用法】酒浸，火烧为末，糯米粥为丸，如梧桐子大。每服二十丸，空心滑石汤送下。一方为散，温酒调服一钱。

【主治】子宫不收，名瘣疾，痛不可忍者。

【备考】本方原名磁石散，与剂型不符，据《本草纲目》改。

95139 **磁石丸**(《准绳·类方》卷七)

【组成】黄耆　青盐　人参　紫巴戟　苁蓉　附子　木香　沉香　防风　牛乳　牛膝　覆盆子　桂心　干姜　远志　熟地黄　茯苓　磁石　苍术　陈皮　白术　川芎　槟榔　大腹皮　白芷　青皮　乌药　独活各等分

【用法】上为细末，炼蜜为丸，如梧桐子大。每服三十丸，温盐汤送下。

【主治】肝肾虚，蟹眼睛疼。

95140 **磁石丸**(《准绳·类方》卷八)

【组成】磁石(火煅，醋淬七次)　防风　羌活　黄耆(盐水浸，焙)　木通(去皮)　白芍药　桂心(不见火)各一两　人参半两

【用法】上为末，用羊肾一对(去脂膜)捣烂，打酒糊为丸，如梧桐子大。每服五十丸，空心温酒、盐汤送下。

【主治】耳聋，风虚。

95141 **磁石丸**(《霉疮证治》卷下)

【组成】蓖麻仁二十一粒　皂荚(猪牙物)五分　地龙(大者)二条　全蝎二个　远志　磁石(煅，水飞)　乳香各二钱　元寸一分

【用法】上为末，熔黄蜡为丸。塞耳中。

【主治】耳中肿痛，属实者。

95142 **磁石引**(《仙拈集》卷二)

【组成】上好新铁片三块

【用法】咬于口内，用磁石塞于两耳，静坐，其耳忽鸣而通，有顷刻通者，有坐数日通者。

【主治】耳聋。

95143 **磁石汤**(《外台》卷十六引《删繁方》)

【组成】磁石五两(碎，绵裹)　茯苓　大青　人参　白术　菖蒲　芍药各三两　竹叶(切)一升　赤石脂二两(绵裹)

【用法】上切。以水九升，煮取二升五合，去滓，分为三服。

【主治】心劳热。心主窍，窍主耳，耳枯焦而鸣，不能听远。

【宜忌】忌羊肉、饧、酢物、桃李、雀肉等。

【备考】《圣济总录》无竹叶。

95144 **磁石汤**(方出《千金》卷六，名见《普济方》卷五十五)

【组成】磁石　白术　牡蛎各五两　甘草一两　生麦门冬六两　生地黄汁一升　芍药四两　葱白一升　大枣十五枚

【用法】上㕮咀，以水九升，煮取三升，分三服。

【主治】肾热，背急挛痛，耳脓血出，或生肉塞之，不闻人声。

【方论选录】《千金方衍义》：肾开窍于耳，肾热则风生于下，风生则激于上，故欲治肾热，先须镇摄真精，所以首推磁石，《本经》专主耳聋；佐以牡蛎，兼地黄、门冬，则滋益精气；芍药收敛营血；白术、甘草杜风实脾；葱白散邪通阳；大枣助诸经，补身中不足也。

95145 **磁石汤**(《圣济总录》卷九)

【组成】磁石(烧赤，醋淬七遍)三两　防风(去叉)三两　五味子二两　甘草(炙，剉)一两　玄参二两　附子(炮裂，去皮脐)一两　牡丹(去心)二两

【用法】上剉，如麻豆大。每用五钱匕，以水二盏，入黑豆三十五粒，同煎至一盏，去滓，空心、日午、夜卧服。

【主治】中风偏枯，骨酸无力。

95146 **磁石汤**(《圣济总录》卷五十一)

【组成】磁石(醋淬)　肉苁蓉(酒浸，焙干)各二两　沉香一两半　五味子　附子(炮裂，去皮脐)　覆盆子　狗脊(去毛)　白茯苓(去黑皮)各一两　猪肾一只　槟榔三分

【用法】上药除肾外，㕮咀如麻豆大。每服五钱匕，以水二盏，先煮猪肾，取一盏半，去肾，入药再煎取八分，去滓，食前温服。

【主治】肾脏劳伤。

95147 **磁石汤**(《圣济总录》卷五十二)

【组成】磁石（火煅，醋淬二七遍）二两　附子（炮裂，去皮脐）一两　黄耆（剉，炒）　五味子　白术　地骨皮　桂（去粗皮）　牡蛎（火煅）　泽泻　白茯苓（去黑皮）　人参　熟干地黄（焙）各三分

【用法】上㕮咀，如麻豆大。每服三钱匕，先以水二盏，羊肾一具（去筋膜，切开），煮取一盏，去羊肾入药，并生姜三片，大枣二枚（擘破）再煎至七分，去滓，食前通口服。

【主治】肾脏虚损，骨髓枯竭，小便滑数，腰背拘急，耳鸣色暗，阳气痿弱。

95148　**磁石汤**（《圣济总录》卷五十八）

【组成】磁石一两半（捣如麻粒大，先以水淘去赤汁，候干，分为五贴，每贴用绵裹入药内煎）　黄耆（剉）　地骨皮（剉）　生干地黄（焙）　五味子　桂（去粗皮）　枳壳（去瓤，麸炒）　槟榔（剉）各半两

【用法】上八味，七味粗捣筛，分为五贴，每贴先用水三盏，与磁石一贴，同煎至一盏半，去滓，分二服。

【主治】消渴。肾脏虚损，腰脚无力，口舌干燥。

95149　**磁石汤**（《圣济总录》卷五十九）

【异名】肾沥汤（《普济方》卷一八〇）。

【组成】磁石六两（别捣如米粒，分为二十贴，每煎时取一贴，绵裹）　黄耆（细剉）　杜仲（去粗皮，炙）　人参　五味子各一两半　熟干地黄（焙）二两

【用法】上除磁石外，粗捣筛，分为二十贴。每贴先用水三盏，羊肾一只（切作四片，去筋膜），与磁石一贴同煎至二盏，去磁石、羊肾，下药末，更同煎至一盏半，去滓，温分二服。

【主治】消肾。小便白浊如凝脂，形体羸瘦。

95150　**磁石汤**（《圣济总录》卷八十六）

【组成】磁石（煅，醋淬五七遍）一两半　黄耆（剉）三分　杜仲（去粗皮，炙）一两　白石英（碎）一两一分　五味子（炒）一两　白茯苓（去黑皮）三分　白术一两半

【用法】上为粗末。每服五钱匕，水一盏半，煎至一盏，去滓，食前温服，一日二次。

【主治】肾劳虚寒，饥不欲食，面色黧黑。

95151　**磁石汤**（《圣济总录》卷一〇九）

【组成】磁石五两（杵捣，生绢袋盛，用水五升，煎取二升半，去磁石，方下诸药煎之）　黄耆　人参　沉香　芎䓖　桂（去粗皮）　菖蒲　当归（焙）　补骨脂（炒）　熟干地黄（焙）　肉苁蓉（酒浸，去皱皮，炙）　附子（炮裂，去皮脐）　羌活（去芦头）　五味子　干姜（炮）　覆盆子各一两

【用法】上药除磁石外，剉如麻豆大，拌令匀。每剂一两半，用大羊肾一对，去脂膜，细切，用磁石水三盏，煮羊肾令熟，次下药，煎取一盏半，去滓，分作二服。

【功用】补诸不足。

【主治】脾肾风虚，下元久冷，眼生黑花，或时昏暗。

95152　**磁石汤**（《医方类聚》卷二一二引《仙传济阴方》）

【组成】芍药二钱　白术三钱　北柴胡五钱　地黄二钱　地骨皮三钱　甘草三钱

【用法】上㕮咀。水煎，空心服。

【主治】妇人经行时，手足受水触血风所致，手足心时时有烦热。

【备考】本方名磁石汤，但方中无磁石，疑脱。

95153　**磁石汤**（《普济方》卷五十三）

【组成】磁石十二两（碎，绵裹）　石上菖蒲四两　通草三两　瞿麦二两　山茱萸三两　白术三两　独活四两　芎䓖二两　薯蓣二两　甘草三两（炙）　附子三两（炮）　桂心三两　生姜五两　杏仁二两（去皮尖，熬碎）　茯神二两　人参　前胡各三两　葱白（切）一升　竹叶一握　石膏二两（碎，绵裹）

【用法】上切。以水一斗四升，煮取一升半，去滓，分三服。宜向暮服之令尽，慎如常法。

【主治】耳聋及风气脚气。

95154　**磁石汤**（《玉案》卷五）

【组成】磁石四两

【用法】煎汤，先以磨刀水拭润其肠，再服磁石汤即上。

【主治】盘肠生。

【备考】服药时以蓖麻子四十九粒，捣烂，涂产妇头顶。

95155　**磁石饮**（《圣济总录》卷五十九）

【组成】磁石（性紧者）四两

【用法】上杵碎，以水五升，瓷器中煮取四升，候冷，多少旋饮之，不拘时候。

【主治】消渴后成痈疽。

95156　**磁石酒**（《千金》卷十九）

【组成】磁石　石斛　泽泻　防风各五两　杜仲　桂心各四两　桑寄生　天雄　黄耆　天门冬各三两　石南二两　狗脊八两

【用法】上㕮咀，酒四斗浸之。服三合，渐加至五合，一日二次，亦可单渍磁石服之。

【主治】丈夫虚劳冷，骨中疼痛，阳气不足，阴下痛热。

【方论选录】《千金方衍义》：祛风逐湿，摄火归源，利骨强筋，虚劳之治法备矣。

95157　**磁石酒**（方出《圣惠》卷三十六，名见《普济方》卷五十四）

【组成】故铁三十斤

【用法】以水七斗，渍经三宿，取汁，入曲三十斤，米五斗，如常造酒法，候熟，取磁石一斤，渍酒中三宿，饮酒取醉。后以磁石安在耳上，放好覆头卧，醒去磁石，即愈。

【主治】久聋。

95158　**磁石酒**（《圣济总录》卷一一四）

【组成】磁石（捣碎，绵裹）半两　木通　菖蒲（米泔浸一二日，切，焙）各半斤

【用法】上㕮咀，以绢囊盛，用酒一斗浸，寒七日，暑三日。每饮三合，一日二次。

【主治】耳聋耳鸣，常如风水声。

95159　**磁石酒**

《杨氏家藏方》卷二十。为《圣惠》卷三十六“磁石浸酒”之异名。见该条。

95160　**磁石散**（《鬼遗》卷二）

【组成】磁石三两　滑石三两

【用法】上药治下筛，白饮服方寸匕，日五次，夜二次。

【主治】金疮肠出，欲入。

95161　**磁石散**（方出《千金》卷六，名见《普济方》卷五十三）

【组成】磁石四两　天门冬　地骨皮　生姜各三两

山茱萸　茯苓　菖蒲　芎䓖　枳实　白芷　橘皮　甘草　土瓜根　牡荆子各二两　竹沥二升

【用法】上㕮咀。以水八升，煮减半，纳沥，煮取二升五合，分三服，五日一剂。

【主治】耳聋。

95162　**磁石散**（方出《千金》卷二十五，名见《圣惠》卷六十八）

【组成】磁石　滑石　铁精各三两

【用法】上为末，粉肠上，后用磁石末，饮服方寸匕，日五次，夜二次。

【主治】金疮肠出。

【方论选录】《千金方衍义》：肠出不可稍懈，急须镇摄以敛固之。镇摄无如铁精，敛固无如磁石；用滑石者，取其滑泽利窍，可无艰涩之虞。内服磁末，子母相招，手足相援，莫切于此。

95163　**磁石散**（《圣惠》卷七）

【组成】磁石二两（捣碎，水淘去赤汁）　五味子三分　羚羊角屑三分　熟干地黄一两　黄耆三分（剉）　玄参三分　丹参三分　麦门冬一两（去心）　白茯苓三分　泽泻三分　桂心三分　枳实三分（麸炒微黄）

【用法】上为粗散。每服四钱，水一中盏，加生姜半分，煎至六分，去滓，食前温服之。

【主治】肾气不足，胸中少气，目常茫茫，小腹胀疼，腰背急痛，阳气衰弱，两耳虚鸣，心烦咽干，饮食无味。

95164　**磁石散**（《圣惠》卷七）

【组成】磁石二两（捣碎，水淘去赤汁）　黄耆一两（剉）　杜仲一两（去粗皮，炙微黄，剉）　五味子一两　白石英一两（细研入水）　白茯苓一两　白术一两　当归一两（剉，微炒）　沉香一两

【用法】上为散。每服五钱，以水一大盏，加生姜半分，大枣五枚，煎至五分，去滓，食前温服。

【主治】膀胱虚冷，饥不欲食，面色萎黑，腰肋疼痛。

95165　**磁石散**（《圣惠》卷二十六）

【组成】磁石二两（去心，捣碎，水淘去赤汁）　赤茯苓一两　木通一两（剉）　人参一两（去芦头）　羚羊角屑一两　赤石脂一两　菖蒲一两　远志一两（去心）　麦门冬一两半（去心，焙）

【用法】上为粗散。每服四钱，以水一中盏，入竹叶二七片，煎至六分，去滓，食前温服。

【主治】心劳热。心气通于肾，开窍在耳，若心病则耳枯燥而鸣，则不能远听。

95166　**磁石散**（《圣惠》卷二十七）

【组成】磁石三两（捣碎，水淘去赤汁）　黄耆一两（剉）　杜仲一两半（去粗皮，微炙，剉）　五味子三分　白石英一两　白茯苓一两　白术一两　附子一两（炮裂，去皮脐）　桂心三分

【用法】上为散。每服三钱，以水一中盏，煎至六分，去滓，食前温服。

【主治】虚劳。脾肾气寒，饥不欲食，面色黑，少气不足。

95167　**磁石散**（《圣惠》卷三十六）

【组成】磁石二两（捣碎，水淘去赤汁）　防风三分（去芦头）　羌活三分　黄耆一两（剉）　白芍药一两　木通三分（剉）　桂心半两　人参一两（去芦头）

【用法】上为粗散。每服四钱，以水一大盏，入羊肾一对，切去脂膜，同煎至四分，去滓，食前温服。

【主治】风虚耳聋。

95168　**磁石散**（方出《圣惠》卷三十六，名见《普济方》卷五十四）

【组成】磁石一两（捣碎，水淘去赤汁）　木通一两（剉）　防风一两（去芦头）　枳壳三分（麸炒微黄，去瓤）　桑根白皮一两（剉）　生干地黄一两

【用法】上为散。每服五钱，水一大盏，煎至五分，去滓，空腹服。

【主治】暴热耳聋，心膈壅闷。

95169　**磁石散**（方出《圣惠》卷三十六，名见《普济方》卷五十五）

【组成】磁石一分（烧令赤，醋淬七遍，研）　龙骨一分　白矾灰一分

【用法】上为散，以生地黄汁和，捻如枣核大。绵裹一丸塞耳中，一日三次易之。

【主治】聤耳。通耳脓水出，日夜不止。

95170　**磁石散**（《圣惠》卷四十四）

【组成】磁石一两（捣碎，水淘去赤水）　沉香半两　山茱萸半两　黄耆半两（剉）　桂心半两　五味子半两　熟干地黄半两　肉苁蓉半两（酒浸一宿，刮去皱皮，炙干）　附子半两（炮裂，去皮脐）　萆薢半两（剉）　白茯苓半两　牛膝半两（去苗）　人参半两（去芦头）

【用法】上为粗散。每服四钱，以水一中盏，入生姜半分，大枣三枚，煎至六分，去滓，食前温服。

【主治】肾着腰痛，及膀胱气壅，不得宣通，致腿膝沉重。

95171　**磁石散**（《圣惠》卷五十三）

【组成】磁石二两半（捣碎，水淘去赤汁）　熟干地黄三两　麦门冬一两（去心）　桑螵蛸三分（微炒）　黄耆三分（剉）　人参三分（去芦头）　桂心三分　白茯苓三分　五味子三分　甘草一分（炙微赤，剉）　龙骨三分　萆薢半两（剉）

【用法】上为粗散。每服用豮猪肾一对，切去脂膜，以水二大盏，煎至一盏，去滓，入药五钱，加生姜半分，煎至五分，去滓，空心温服，晚食前再服。

【主治】大渴后虚乏羸瘦，小便白浊，口舌干燥，不思饮食。

95172　**磁石散**（《圣济总录》卷五十九）

【组成】磁石（引铁者。火烧，醋淬二十遍）一两　黄耆（细剉）　地骨皮（洗）　生干地黄（焙）各三分　五味子　枳壳（去瓤，麸炒）　桂（去粗皮）　槟榔（剉）各半两

【用法】上为细散。每服三钱匕，温水调下，一日三次。

【主治】消渴后成痈疽。

95173　**磁石散**（《圣济总录》卷七十一）

【组成】磁石（烧，醋淬，研）　肉豆蔻（去壳）　木香　槟榔（剉）各一两

【用法】上为散。每服三钱匕，以生葱一茎，细切，热酒投调下。

【主治】贲豚冷气，上冲昏乱，四肢软弱不收。

95174　**磁石散**(《圣济总录》卷七十八)

【组成】磁石(火煅,醋淬)四两　桂(去粗皮)一两　猬皮一枚(炙令黄熟)

【用法】上为末。每服二钱匕,米饮调下。

【主治】肛门不收,里急后重。

【宜忌】慎举重及急衣带,断房室周年。

【备考】本方改为丸剂,名"磁石丸"(见《鸡峰》卷二十五)。《鸡峰》用法:每服五十丸,空心、食前米饮送下,一日二次。候服药了、吃食罢,腹中稍空,即用新生铁加水一斗,煮取汁五升,微热淋洗,至夜临卧时再淋洗一次,用鳖头一枚(自死者)烧成灰,为细末,掺凸出肛门上,炙旧履底按熨之令入。

95175　**磁石散**(《圣济总录》卷一一四)

【组成】磁石(煅,醋淬七遍)　熟干地黄(焙)　菖蒲(米泔浸一宿,剉,焙)　牡丹皮　白术各一两　附子(炮裂,去皮脐)　人参　白茯苓(去黑皮)　芎䓖　大黄(剉,炒)　牡荆子(微炒)　桂(去粗皮)　当归(切,焙)　桑螵蛸(切破,炙)各半两　羊肾一对(薄切,去筋膜,炙干)

【用法】上为散。每服一钱匕,温酒调下,一日三次,加至二钱匕,不拘时候。

【主治】肾气虚弱,气奔两耳作声,甚则成聋。

95176　**磁石散**(《圣济总录》卷一三九)

【组成】磁石五两

【用法】上为细散。量疮口大小,以意敷之。

【功用】止痛断血。

【主治】金疮烦痛。

95177　**磁石散**(《杨氏家藏方》卷二十)

【组成】磁石四两(用米醋煎沸,将磁石蘸七次)

【用法】上为细末。每服一钱,空心麝香米饮调下。次用铁片烧红放冷,同葱根煎汤,洗净托上。

【主治】脱肛。

95178　**磁石散**

《济生》卷五。为《圣济总录》卷一一四"桂心汤"之异名。见该条。

95179　**磁石散**(《活幼口议》卷二十)

【组成】景德镇瓷器不拘多少

【用法】上打碎,埋灶内,炭火铺上,经一宿取出,放地上出火毒,碾为末,入黄丹水调。敷汤火伤处。

【主治】小儿汤火伤。

95180　**磁石散**

《普济方》卷二十九。为《外台》卷十七引《深师方》"补肾方"之异名。见该条。

95181　**磁石散**

《普济方》卷五十四。为《圣济总录》卷一一四"桂心汤"之异名。见该条。

95182　**磁石散**(《本草纲目》卷十)

【组成】磁石(酒浸)半两　铁粉二钱半　当归五钱

【用法】上为末。每服二钱,米汤调下。

【主治】子宫不收。

95183　**磁朱丸**

《原机启微》卷下。即《千金》卷六"神曲丸"。见该条。

95184　**磁砂丸**

《医学入门》卷七。为《千金》卷六"神曲丸"之异名。见该条。

95185　**磁贝合剂**(《中医皮肤病学简编》)

【组成】灵磁石31克　紫齿贝31克　代赭石31克　生牡蛎31克　地骨皮31克　红花6克　桃仁9克　怀牛膝9克　白芍9克　黄柏4克　山慈菇4克

【用法】水煎,内服,方中前四味药,需先煮半小时。成人与儿童剂量相同。

【主治】跖疣。

【加减】患部疼痛显著者,加石决明31克;质坚而厚者,加穿山甲6克;手部亦有者,加金银花藤9克。

【宜忌】孕妇忌服。

95186　**磁贝合剂**(《中医皮肤病学简编》)

【组成】灵磁石31克　代赭石31克　紫贝齿31克　生石决明12克　生白芍6克　紫草31克

【用法】水煎内服。方中前四味药,先煎半小时。成人与儿童剂量相同。

【主治】青年扁平疣。

【加减】皮损在上部者,加桑叶4至9克;在下部者,加黄柏9克,银花12克;方中石决明可用生牡蛎31克代。

95187　**磁石肾羹**(《圣惠》卷九十七)

【异名】磁石猪肾羹(《养老奉亲》)。

【组成】磁石一斤(捣碎,水淘去赤汁,绵裹)　猪肾一对(去脂膜,细切)

【用法】以水五升煮磁石,取二升,去磁石,投肾,调和以葱、豉、姜、椒作羹。空腹食之,作粥及入酒并得。磁石常用煎之。

【功用】养肾脏,强骨气。

【主治】久患耳聋。

95188　**磁石浸酒**(《圣惠》卷三十六)

【异名】磁石酒(《杨氏家藏方》卷二十)。

【组成】磁石五两(捣碎,水淘去赤汁)　山茱萸一两　木通一两　防风一两(去芦头)　薯蓣一两　菖蒲二两　远志一两(去心)　天雄一两(炮裂,去皮脐)　蔓荆子一两　甘菊花一两　芎䓖一两　细辛一两　肉桂一两(去皱皮)　熟干地黄三两　干姜一两(炮裂,剉)　白茯苓一两

【用法】细剉,拌和,用生绢袋盛,以酒二斗,浸经七日后,每日任性饮之,以愈为度。

【主治】风虚,耳中悾悾闹,便聋不闻人语声。

95189　**磁石千金丸**

《普济方》卷三十三。为《圣济总录》卷九十二"人参丸"之异名。见该条。

95190　**磁石木香丸**(方出《圣惠》卷三十,名见《普济方》卷二二四)

【组成】磁石三两(烧令通赤,以醋淬七遍,捣碎,研,水飞过)　木香一两　附子三两(炮裂,去皮脐)　干姜三两(用浆水一斗,盐花一合,与附子一处以慢火煮,水尽为度,切片,焙干)　汉椒三两(醋浸一宿,取出,用炭火半称,先烧地令通赤,将椒薄摊于地上,以盆子盖却一宿,取出)

【用法】上为细散,入磁石都研令匀,用羊肾二对,切

去脂膜，入砂盆内细研，同酒二升，同熬成膏，入药末为丸，如梧桐子大。每服三十丸，空心及晚食前以盐汤送下。

【主治】虚劳目暗，或见黑花。

95191 **磁石六味丸**(《杂病源流犀烛》卷二十三)

【异名】磁石地黄丸(《饲鹤亭集方》)。

【组成】磁石　熟地　山药　山萸　丹皮　茯苓　泽泻

【用法】为丸服。

【主治】老年耳聋。

95192 **磁石地黄丸**

《饲鹤亭集方》。为《杂病源流犀烛》卷二十三“磁石六味丸”之异名。见该条。

95193 **磁石羊肾丸**(《朱氏集验方》卷九)

【组成】磁石末二两(火煅七次，醋淬，用葱子一合，木通三两，用水同煎一昼夜，去葱子、木通)　川椒(去目)　石枣(去核)　防风　白术　茯苓　北细辛　山药　川芎　远志肉　大川乌(炮)　木香　当归　菟丝子(酒浸，炒)　黄蓍　鹿茸(酒浸一宿，炙)各一两　肉桂六钱半　熟地黄(九蒸)二两　石菖蒲一两半

【用法】上为末，用羊肾两对(去皮膜)，以酒煮烂，和诸药末细研，以所煮羊肾酒搅糊为丸，如梧桐子大。每服百十丸，空心温酒、盐汤任下。与清神散相间服。

【主治】风虚不爽，时有重听，或有风痹之状。

【宜忌】忌牛肉、鸡、鸭子。

95194 **磁石羊肾粥**(《圣济总录》卷一九〇)

【组成】磁石半斤(捣碎，淘三遍，绵裹，置器中)　羊肾一对(去脂膜，研烂)　米三合

【用法】用水五升，先煮磁石，取汁二升，去磁石，下羊肾及米煮粥，临熟入酒一合，调和如常法。空腹服。

【功用】养肾脏，强骨气，益精髓，除烦热。

【主治】耳聋。

95195 **磁石荠苨丸**(《医略六书》卷二十二)

【组成】煅磁石二两　熟地四两　人参一两半　鹿茸二两　荠苨二两　茯苓一两半　大豆三两　玄参一两半　地骨一两半　石斛一两半　花粉一两半　沉香三钱　猪肾一对

【用法】上为末，煮烂猪肾，捣蜜为丸。每服五钱，空心沸汤送下。

【主治】强中消渴，不交精泄，脉虚数细滑者。

【方论选录】阳虚热炽，阳强不能统运津液以上敷下蛰，故消渴于上，精泄于下。磁石引金入水，熟地滋肾补阳；盐茸壮阳补肾以充督脉，人参补气扶元以益肺虚；荠苨清肺金，肃肺气；茯苓渗脾湿，利肺气；大黑豆补肾虚润燥，玄参清浮热存阴；金石斛平热益阴，天花粉清胃泻热；地骨皮清肌退热，贡沉香降气归肾；更用猪肾补肾虚，乃血肉之味，足以滋补形躯也。俾肾阴充足，则肾阳无不潜藏，而阴自柔和，安有强中精泄，消渴不止之患乎？此扶阳涤热之剂，为强中消渴精泄之专方。

95196 **磁石猪肾羹**

《养老奉亲》。为《圣惠》卷九十七“磁石肾羹”之异名。见该条。

豨

95197 **豨莶丸**(《证类本草》卷十一引《成讷方》)

【异名】火轮丹(《普济方》卷二二〇引《鲍氏方》)、九蒸单豨莶丸(《医学入门》卷七)。

【组成】豨莶

【用法】九蒸九晒，捣末为丸，如梧桐子大。每服二三十丸，空心温酒或米饮送下。服至二千丸，所患忽加，不得忧虑，是药攻之力；服至四千丸，必得复故；五千丸，当复丁壮。

【主治】中风。

【备考】江陵府节度使进豨莶丸方：臣有弟䜣，年三十一，中风床枕五年，百医不差。有道人钟针者，因睹此患，曰：可饵豨莶丸，必愈。其药多生沃壤，高三尺许，节叶相对，其叶当夏五月以来收，每去地五寸剪刈，以温水洗泥土，摘其叶及枝头，凡九蒸九晒，不必大燥，但取蒸为度，仍熬，捣为末，为丸服。臣依法修合，与䜣服，果如其言。钟针又言，此药与本草所述功效相异，盖出处盛在江东，彼土人呼猪为豨，呼臭为莶气，缘此药如猪莶气，故以为名。但经蒸晒，莶气自泯。每当服后，须吃饭三五匙压之。五月五日采者佳。奉宣付医院详录。

95198 **豨莶丸**(《张氏医通》卷十四)

【组成】豨莶(五月取赤茎者，阴干，以净叶蜜酒九蒸九晒)一斤　芍药　熟地各二两　川乌(黑豆制，净)六钱　羌活　防风各一两

【用法】炼蜜为丸。每服二钱，空心温酒送下。

【主治】疠风脚弱。

95199 **豨莶酒**(《万氏家抄方》卷四)

【组成】鲜豨莶草叶(洗净，晒干)二斤

【用法】入绢袋装，用好酒四十斤，蒸一时，浸百日服。

【功用】去风湿，养精神，长须发，美容颜。

【主治】一切风症。

95200 **豨莶酒**(《景岳全书》卷六十四)

【组成】豨莶草一二两

【用法】酒、水各半煎服。被盖暖卧少顷，即可消散。能饮者纯用酒煎尤妙。

【主治】破伤风，外邪初入，或风入于脏。

95201 **豨莶散**(《准绳·疡科》卷一)

【组成】豨莶草(其叶长如牛舌，其气如猪臭者)　小蓟根　五爪龙　生大蒜各等分

【用法】上药细研，用酒和匀，滤去滓，服一碗。得大汗通身而愈。

【主治】痈疽发背及一切疔毒。

【备考】本方方名，据剂型当作“豨莶酒”。

95202 **豨莶散**(《活人方》卷六)

【组成】豨莶草不拘多少(去梗，取叶，晒干)

【用法】陈酒拌透蒸过，晒干，再拌再蒸，如法九次，晒燥，为细末，炼蜜为丸。每服四五钱，早空心温酒吞服。

【主治】风寒湿三气，着而成痹，以致血脉凝涩，肢体麻木，腰膝酸疼，二便燥结，无论痛风痛痹，湿痰风热，宜于久服。

95203　**豨桐丸**(《济世养生集》)

【组成】地梧桐(俗谓臭梧桐,不论花叶梗子俱可采取,切碎晒干,炒,磨末子)一斤　豨莶草(炒,磨末子)八两

【用法】上药和匀,炼蜜为丸,如梧桐子大。每服四钱,早、晚用白滚汤送下。

【功用】《成方制剂》:祛风通络。

【主治】❶《济世养生集》:男妇感受风湿,或嗜饮冒风,内湿外邪,传于四肢脉络,壅闷不舒,以致两足软酸疼痛,不能步履,或两手牵绊,不能仰举。凡辛劳之人常患此症,状似风瘫。❷《成方制剂》:风湿性关节炎或半身不遂,原发性高血压。

【宜忌】忌食猪肝、羊血、番茄等物。

【备考】本方改为胶囊剂,名“豨桐胶囊”(见《中国药典》)。

95204　**豨桐胶囊**

《中国药典》2010版。即《济世养生集》“豨桐丸”改为胶囊剂。见该条。

95205　**豨莶风湿丸**(《成方制剂》12册)

【组成】豨莶草200克　威灵仙150克　桑枝150克　桑寄生150克　槐枝100克　防己100克

【用法】上制成丸剂。口服,小蜜丸一次6克,大蜜丸一次1丸,一日2次。

【功用】祛风除湿,通络止痛。

【主治】四肢麻痹,腰膝无力,骨节疼痛及风湿性关节炎。

95206　**豨莶至阳汤**(《千家妙方》)

【组成】九制豨莶草50克　黄耆15克　天南星10克　白附子10克　川附片10克　川芎5克　红花5克　细辛2.5克　防风10克　牛膝10克　僵蚕5克　苏木10克

【用法】水煎服,每日一剂。

【功用】温补阳气,通经活血。

【主治】阳虚血凝,脑出血(内囊出血)。

95207　**豨莶至阴汤**(《千家妙方》)

【组成】制豨莶草50克　干地黄15克　盐知母20克　当归15克　枸杞子15克　炒赤芍29克　龟板10克　牛膝10克　甘菊花15克　郁金15克　丹参15克　黄柏5克

【用法】水煎服,每日一剂。

【功用】养阴清热,通经活血。

【主治】脑血栓,属阴虚热亢,内风暗动,经脉血滞。

95208　**豨莶杜术汤**(《辨证录》卷七)。

【组成】白术二两　杜仲五钱　茯苓五钱　车前子三钱　豨莶五钱　山药一两

【用法】水煎服。

【主治】女劳疸。肾气虚损,四肢酸痛,夜梦惊恐,精神困倦,饮食无味,举动乏力,心腹胀满,脚膝痿缓,房室不举,股内湿痒,水道涩痛,时有余沥,小腹、满身尽黄,额上黑。

95209　**豨蛭络达胶囊**(《新药转正》38册)

【组成】豨莶草(蜜酒制)　水蛭　姜半夏　秦艽　天麻　三七　土鳖虫　川芎　红花　冰片　桃仁　麝香　丹参　人工牛黄　胆南星

【用法】上制成胶囊剂。口服,每次3～4粒,一日3次。

【功用】化痰活血,熄风通络。

【主治】缺血性中风(轻型脑梗死)中经络急性期风痰瘀血痹阻脉络证,症见半身不遂,口舌歪斜,语言不清,偏身麻木,头晕,脉弦滑。

【宜忌】❶孕妇禁用;❷产妇慎用。

摧

95210　**摧肝丸**(《赤水玄珠》卷十四)

【组成】胆星　钩藤　黄连(酒炒)　滑石(飞)　铁华粉各一两　青黛三钱　僵蚕(炒)五钱　天麻(酒洗)二两　辰砂(飞)五钱　大甘草二钱

【用法】上为末,以竹沥一碗,加姜汁少许打糊为丸,如绿豆大。每服一钱五分,食后及夜茶送下。

【功用】镇火平肝,消痰定颤。

【主治】颤振。

【宜忌】忌鸡、羊。

嫛

95211　**嫛婗至宝丹**(《饲鹤亭集方》)

【异名】小牛黄丸。

【组成】川连(猪胆汁拌炒)　菖蒲各一钱五分　天麻(煨)　天虫(炒)　橘红　茯神　远志　胆星　荆芥各三钱　桔梗　蝉蜕　半夏　郁金　防风各二钱　全蝎　甘草各一钱　薄荷四钱　枳壳　酒军各五钱　石决明(煅)七钱

【用法】共为末,用钩藤一两五钱煎汤,加赤糖五钱,熬稠为丸,每料匀分一百五十丸,辰砂金箔为衣。每服一丸,寒证淡姜汤,热证钩藤、薄荷汤化服。

【主治】小儿风热惊痫,厥逆。

雌

95212　**雌朱丸**(《普济方》卷三八七)

【组成】叶子雌黄

【用法】银锅内熬成汁,为末,饭为丸,如小豆大。一岁一丸,杏仁汤送下。

【功用】坠痰。

【主治】小儿咳嗽。

95213　**雌鸡方**(《圣惠》卷九十七)

【异名】雌鸡粥(《养老奉亲》)。

【组成】黄雌鸡一只(去毛羽肠脏)　肉苁蓉一两(酒浸一宿,刮去皱皮,切)　生薯药一两(切)　阿魏少许(炼过)　米二合(淘入)

【用法】上先将鸡烂煮,擘,去骨取汁,下米及鸡肉、苁蓉等,都煮粥,入五味。空心食之。经月余,肌肉充盛,老成年少。

【功用】益下元,壮气海。

【主治】五劳七伤。

95214　**雌鸡炙**(《医统》卷八十七)

【组成】黄雌鸡一只(净如常)
【用法】上以椒酱刷,炙令熟。空心渐食。
【功用】极补脏腑。
【主治】老人脾胃虚冷下痢。
95215 **雌鸡面**(《医统》卷八十七)
【组成】肥雌鸡一只
【用法】上细研作臛,煮汁,作面或馄饨。空心食。
【主治】赤白痢,不下食。
95216 **雌鸡散**(《普济方》卷三〇一)
【组成】黄雌鸡(先以粉滑石为末,和饭与鸡食之。后取鸡食)
【用法】取鸡食之。
【功用】甚补益。
【主治】阴下湿痒。
95217 **雌鸡粥**
《养老奉亲》。为《圣惠》卷九十七"雌鸡方"之异名。见该条。
95218 **雌黄丸**(《医心方》卷二十六引《灵奇方》)
【组成】雌黄 白礜石 黑石脂各等分
【用法】上以白松脂丸如小豆大。每次吞五丸。
【功用】避热,夏可重衣。
95219 **雌黄丸**(《圣惠》卷二十二)
【组成】雌黄一两(细研,炒令褐色) 黄丹一两(炒令褐色) 麝香一钱(细研)
【用法】上药相和,研令匀,用牛乳一升,慢火熬成膏,候可丸,即丸如梧桐子大。每服七丸,以温酒送下,不拘时候。
【主治】风痫。欲发即精神不定,眼目不明,瘈疭恶声,嚼舌吐沫。
95220 **雌黄丸**(《圣惠》卷三十六)
【组成】雌黄一分(细研) 蟾酥粉
【用法】上药相和,以瓷器盛,于饭甑内蒸一饮,熟久候冷,看得所,丸如粟米大。绵裹一丸,含咽津。
【主治】口疮。多痰涎,久不愈。
95221 **雌黄丸**(方出《圣惠》卷四十六,名见《普济方》卷一六三)
【组成】雌黄一分 雄黄二分 杏仁七枚(汤浸,去皮尖双仁,麸炒微黄)
【用法】上为细末,以蟾酥为丸,如粟米大。以灯心煎汤送下三丸,不拘时候。
【主治】咳嗽喘急。
95222 **雌黄丸**
《圣惠》卷八十八。为《幼幼新书》卷三十二引《婴孺方》"雄黄丸"之异名。见该条。
95223 **雌黄丸**(《博济》卷一)
【组成】雌黄一两(用小瓷盒子内盛,上用不灰木末一钱,云母末一钱,蚯蚓粪一钱,水飞黄丹一钱,滴水和匀作饼子,盖头石脂锁口灰半碗,盖盒子上,用三斤炭烧。如不闻药香,未得住火,如闻药香,即住火为度,放冷取出,净去上面横子药滓,令净,研细末,称约及钱许,入下二味) 马兜铃子(去皮) 甘草各四钱半
【用法】上为末,炼蜜为丸,如皂子大。以绵裹一丸,含化。
【主治】吐血,衄血。
95224 **雌黄丸**(《圣济总录》卷三十三)
【组成】雌黄(研) 雄黄(研)各一分 虎骨 羖羊角(镑)各二两 龙骨 猬皮各一两 空青半两(研) 龟甲一两 樗鸡七枚 芎䓖二两 真珠三两(研) 鲮鲤甲一两
【用法】上为末,再同研匀,熔蜡和丸,如弹子大。正旦户前烧一丸;男左女右,系一丸于臂上,遇时行亦依此用。
【功用】辟瘟疫,去百恶。
95225 **雌黄丸**(《圣济总录》卷四十七)
【组成】雌黄一分(研) 甘草半分(生)
【用法】上为末,烂饭和丸,如梧桐子大。用五叶草、糯米同煎汤,送下四丸。
【主治】胃反。呕吐不止,饮食不下。
95226 **雌黄丸**(《圣济总录》卷六十五)
【组成】雌黄半两(研) 丹砂 铅霜 腻粉各一钱(研)
【用法】上为细末,糯米粥为丸,如绿豆大。每服三丸,用蛤粉汤送下,一日三次。
【主治】大人小儿呀呷嗽。
95227 **雌黄丸**(《圣济总录》卷九十六)
【组成】雌黄(研如粉)一两半 干姜半两(剉,入盐四钱匕,同炒黄色)
【用法】上为末,用干蒸饼为末,入水内拌和捣熟为丸,如绿豆大。每服十丸,加至二十丸,空心盐汤送下。
【主治】❶《圣济总录》:小便滑数。❷《本草纲目》:肾消尿数。
95228 **雌黄丸**(《幼幼新书》卷十六引茅先生方)
【组成】雌黄(细研) 鸡内金(是鸡粪黄) 延胡索 半夏(生用)各等分
【用法】上为末,用枣肉为丸,如○此大,每服七丸、十丸,用灯心汤吞下。
【主治】小儿咳嗽。
95229 **雌黄丸**
《准绳·类方》卷二。为《证类本草》卷四引《胜金方》"金粟丸"之异名。见该条。
95230 **雌黄丹**(《幼幼新书》卷三十二引张涣方)
【组成】雌黄 雄黄(各研细) 川大黄(慢火炮黑) 鬼臼(去毛)各一两 桃仁三十个(汤浸,去皮尖,研) 白头翁半两(以上并为细末,次用) 麝香一分(别研) 巴豆十粒(去皮心膜,纸裹出油)
【用法】上都研匀,以羊脂五两熔和诸药成膏,如黍米大。每服三粒至五粒,荆芥汤冷下。
【主治】小儿尸疰病。
95231 **雌黄方**
《普济方》卷一五七。为《证类本草》卷四引《胜金方》"金粟丸"之异名。见该条。
95232 **雌黄散**(方出《圣惠》卷二十四,名见《圣济总录》卷十八)
【组成】雌黄不限多少
【用法】上为细末。以醋并鸡子黄和令匀,涂于疮上,

干即更涂。

【功用】杀虫。

【主治】乌癞疮。

【备考】方中鸡子黄,《圣济总录》作"鸡子清"。

95233 **雌黄散**(《圣惠》卷八十七)

【组成】雌黄一分(细研) 箬叶一两(炙令黄色) 黄芩半分 螺师壳一分(炙令黄)

【用法】上为末。夜间即与贴,掺在齿龈及疮上。

【主治】小儿忽有疳疮,口及齿龈生烂肉,口臭。

【备考】本方方名,《普济方》引作"雄黄散"。方中雌黄,《普济方》作雄黄。

95234 **雌黄散**(《圣惠》卷九十)

【组成】雌黄半两(细研) 赤小豆半两 胡粉半两(研入) 吴茱萸半两(生用) 黄连半两(去须) 黄柏半两(剉) 干姜半两(生用) 蛇床子半两 腻粉半两(研入)

【用法】上为末。以生油旋调如面脂,涂于疮上。每用先以槐枝汤洗疮令净,拭干,然后敷药。

【主治】小儿恶疮,人不识者。

95235 **雌黄膏**(《鬼遗》卷五)

【组成】雌黄 白蔹 雄黄 漆头 蔺茹各一两 乱发一团(如鸡子大)

【用法】上共为末,以不中水猪脂二升,先煎乱发令尽,下诸药再微火煎,候膏成,放凝。涂疮上,一日三四次。

【主治】妇人妒乳生疮。

95236 **雌黄膏**(《圣惠》卷四十)

【组成】雌黄一两(细研) 黄连一两半(去须) 苦参一两 礜石 蔺茹一两 莽草半两 朱砂二分(细研)

【用法】上先细剉四味,以腊月猪脂一斤,慢火同煎,三上三下,去滓,下研了药,不住手搅令成膏,入瓷盒中盛。每用少许,涂于疮上。

【主治】头上生疮,及一切恶疮,诸药治不愈者。

95237 **雌黄膏**(《圣惠》卷九十一)

【组成】雌黄半两(细研) 黄连半两(去须) 蛇床子半两 黄柏半两(剉) 芜荑半两 藜芦半两(去芦头) 消石半两 莽草半两 苦参半两(剉) 松脂三两 杏仁一两(汤浸,去皮,别研如膏)

【用法】上为细散,以腊月猪脂半斤,和松脂煎令熔,先下杏仁,次下诸药,搅令匀,煎成膏,收于不津器中。用时先以泔清净洗疮,拭干,涂于故帛上贴,日二换之。

【主治】❶《圣惠》:小儿癣。不计干湿,瘙痒不绝。❷《普济方》:小儿瘑癣风痒。

95238 **雌雄丸**

《准绳·类方》卷五。为《外台》卷十五注文引《范汪方》"雄黄丸"之异名。见该条。

95239 **雌雄散**(《直指》卷二十三)

【组成】斑蝥一雌一雄(足翅全者,新瓦焙焦,去头翅足) 贯众二钱 鹤虱 甘草各五分

【用法】上为细末,作两服。每服一钱,好茶浓点调下。

【主治】瘰疬。

95240 **雌雄散**(《仙拈集》卷一引《原体集》)

【组成】壁虎二条(雌雄各一)。

【用法】先备小竹筒二个,内置香油,入虎浸一宿,在古瓦上慢慢炙脆,研末,每一钱加麝香三分。每服只用一分二厘,作三次服下,一次五厘,二次四厘,三次三厘,烧酒送下。即开关,先吃稀粥,三五日后,方可吃饭;初起者一服,久者二服全愈。

【主治】膈气。

95241 **雌黄涂方**(《圣济总录》卷一八二)

【组成】雌黄(研) 戎盐(研)各一两

【用法】上以鸡子白调,涂丹上,一日三五次。以愈为度。

【主治】小儿野火丹。发遍身,斑如梅李状。

95242 **雌黄芍药丸**(《千金》卷二十三)

【组成】雌黄 茯苓 芍药 续断 干地黄 空青 礜石 干姜 桔梗 蜀椒 恒山 虎肾 狸肉 乌脑 斑蝥各一分 矾石一分 附子一两

【用法】上为末,炼蜜为丸,如大豆大。以酒服十丸,一日二次。

【主治】因新沐湿结发,汗流于颈,致发瘰疬漏,始发于颈,有根,初苦痛,令人寒热,其根在肾。

【方论选录】《千金方衍义》:新沐中风,则为首风;新沐受湿,湿着于脑,则为瘰疬,日久不散,失其阳和,蕴毒而成其漏。故用雌黄阴毒之物,以破阴毒之结;佐以芍药除血痹,破坚积,此本经主治专取养营之功以和失调之血,则痹自开,积自散矣;其余虎肾、狸肉、乌脑、斑蝥截风解毒,礜石、空青、附子、恒山破结开痰,专赖芍药以固阳根之力。

95243 **雌雄四黄散**(《外科正宗》卷四)

【组成】石黄 雄黄 硫黄 白附子 雌黄 川槿皮各等分

【用法】上为细末。紫癜醋调,用竖槿木毛头蘸药擦患上;白癜用姜切开,蘸药擦之。

【主治】紫白癜风皮肤作痒,日渐开大。

【宜忌】擦后三日,忌下汤水;戒食鸡、鹅、牛、羊、煎炒、海腥、火酒等件,不复发。

95244 **雌雄霹雳火**(《外科正宗》卷二)

【组成】艾茸二钱 丁香 雌黄 雄黄各二分 麝香一钱

【用法】上共为极细末,搓入艾中,作安豆大丸,放于患上灸之。毋论痛痒,以肉焦为度;如毒已经走散,就红晕尽处排炷灸之,痛则至痒,痒则至痛为妙。灸后仍用提疔麦子贴上膏盖,次服蟾酥丸,及解毒济生汤兼治,转回活色,有脓为妙。

【主治】脱疽及一切发背初起不疼痛者。

蜚

95245 **蜚龙分师丸**(《疡医大全》卷二十八)

【组成】白僵蚕 白花蛇 穿山甲 香蛇 蚕砂 全蝎 鹿角(炒)各一两 蜈蚣五钱 蝉蜕二两

【用法】上为末。每服四分,酒送下。若此药加入各方内,无不取效。

【主治】大麻风。

裴

95246 **裴公八毒膏**(《千金》卷七)

【异名】八毒膏(《普济方》卷九十一)。

【组成】蜀椒 当归 雄黄 丹砂各二两 乌头 巴豆各一升 薤白一斤 莽草四两

【用法】上㕮咀,苦酒三升渍一宿,用猪脂五斤,东向灶苇薪火煎之五上五下,候薤白黄色,绞去滓,研雄黄、丹砂如粉,纳之,搅至凝乃止,膏成盛不津器中。温酒服如枣核大,得下止;若毒气甚,咽喉闭塞不能咽者,折齿纳葱叶口中,以膏灌葱叶中令下;病肿者,向火摩肿上;若岁中多温,欲省病及行雾露中,酒服之,纳鼻中亦得;诸蜈蚣、蛇、蜂等毒者,以膏置疮上,病在外,悉敷之摩之。

【主治】卒中风毒,腹中绞刺痛,飞尸入脏;及魇寐不寤,尸厥奄忽不知人;宿食不消;中蜈蚣、蛇、蜂等毒者;若岁中多温,欲省病及行雾露中者。

【方论选录】《千金方衍义》:熬膏都用麻油,此则并用猪脂者,取异类有情,易通血气之病也。

95247 **裴氏五毒神膏**(《肘后方》卷八)

【异名】雄黄膏(《普济方》卷二五四)。

【组成】雄黄 朱砂 当归 椒各二两 乌头一升

【用法】上以苦酒渍一宿,猪脂五斤,东面陈芦煎五上五下,绞去滓,纳雄黄、朱砂末,搅令相得,毕。诸卒百病,温酒服如枣核一枚,不愈更服,得下即除;四肢有病,可摩,痈肿诸病疮,皆摩敷之,夜行及病冒雾露,皆以涂人身中,佳。

【主治】中恶,暴百病。

【备考】本方方名,《普济方》引作“五毒神膏”。

嗽

95248 **嗽烟筒**

《丹溪心法》卷二。为《宣明论》卷七“焚香透膈散”之异名。见该条。

赚

95249 **赚气丸**(《幼幼新书》卷二十一引《九籥卫生方》)

【组成】萝卜子半两(用巴豆肉一分拍破,同炒黑色,去巴豆不用) 木香一分

【用法】上同为细末,蒸饼心和丸,如绿豆大。每服五丸,橘皮汤送下。

【主治】小儿腹胀气急。

95250 **赚气丸**(《卫生总微》卷十四)

【组成】丁香一钱 萝卜子半两(用巴豆一分拍破,同炒至黑色,去巴豆不用)

【用法】上为末,水浸蒸饼心和丸,如绿豆大。每服五丸,橘皮汤送下,不拘时候。

【主治】小儿腹胀。

95251 **赚气散**(《博济》卷一)

【组成】荆三棱五两 白术三两 蓬莪术五两(煨熟,杵末) 枳壳(去白)一两(麸炒) 木香半两

【用法】上同为末。每服二钱,加生姜三片,水一盏,煎六分,温服;如和脾胃,即更入大枣同煎;若解伤寒,并三两服,汗出立愈。

【功用】治气调中,和脾胃。

【主治】❶《御药院方》:心胸痞闷,腹胁虚胀,饮食减少,气不宣通。❷《得效》:伤寒两胁刺痛攻心。

95252 **赚气散**(《御药院方》卷五)

【组成】甘草(炒) 桔梗各一两 人参一两半 乌梅肉三钱 杏仁(汤浸,去皮尖,麸炒)一两 御米壳一两半(盐豉一两,沸汤浸一时许,取浸御米壳一宿,再用蜜水拌匀炒)

【用法】上为细末。每服二钱,水一盏,同煎至七分,去滓,稍热服,不拘时候。

【主治】新久喘嗽不已。

95253 **赚胸散**(方出《圣惠》卷十三,名见《普济方》卷一四一引《十便良方》)

【组成】枳实二两(麸炒微黄) 桂心一两

【用法】上为细散。每服二钱,以温水调下,不拘时候。

【主治】伤寒结胸,气噎塞,烦闷。

蜻

95254 **蜻蜓展势丹**(《效验秘方》石春荣方)

【组成】大蜻蜓40只 原蚕蛾30只 露蜂房(酒润)20克 炙首乌20克 丁香10克 木香10克 桂心10克 酒当归20克 胡椒5克 生枣仁20克

【用法】共为细末,炼蜜为丸如梧桐子大,或为散。每服7~10克,每日2~3次,空腹以黄酒送服。

【功用】峻补肾督,壮阳展势。

【主治】腰膝酸软,畏寒肢冷,舌淡苔白,脉沉迟,证属肾督亏虚之阳痿。

【方论选录】方中蜻蜓、蚕蛾为通补养身之品,于补益之中,尤活泼之性,皆可入肾、督、肝脉,用其血肉有性之体峻补肾督肝脉之虚,以壮阳展势起痿。露蜂房、丁香、木香、桂心、胡椒温照肾督,益火之原。枣仁、当归、首乌,滋阴养血,阴中求阳,使源泉不竭;并防温阳惊烈之品伤阴耗血之弊。诸药合用,肾督得补,肝脉得温,阳痿得起,共奏峻补肝肾、壮阳展势之功。方中以蜻蜓为君,临床验证,确有良效。《名医别录》云其功能“强阴、止精”。《日华子本草》云其“壮阳、暖水脏”。《陆心本草》谓其“治肾虚阳痿”。临床观察,本品可入肾经、督脉,能补肾兴阳,以强壮阴器,且活而不滞,补中有行,实为治疗肾虚阳痿之佳品。

蜡

95255 **蜡丸**(《普济方》卷一六九)

【组成】巴豆一百二十粒(去皮并心膜,研细) 腻粉一两 金箔十片(研) 朱砂二钱(研) 黄蜡半两

【用法】上熔黄蜡,丸如梧桐子大。房色伤风,肾脏风,远年日近,积滞气块,痨病水气,同用腻粉半钱,先置喉中,次以药三丸,用温米饮吞下,急以水漱口,恐腻粉损齿;如伤毒药,用生姜酒送下一丸。病浅者一宿,二三十年者三五日,方取下,如取下复收其药,洗而再服尤佳;如体弱人服之,即进饮食倍常。

【主治】一切年深日近积毒。

95256 **蜡脂**(《外台》卷三十二引《崔氏方》)

【异名】蜡脂膏(《普济方》卷五十二)。

【组成】白蜡十两(炼令白) 桃花 菟丝子 白芷 木兰皮 细辛 辛夷仁 白茯苓 土瓜根 栝楼根 白附子 杜蘅 桃仁(去皮) 杏仁(去皮)各三分 蔓菁子油二升半 羊髓 牛髓 鹿髓脂各二合

【用法】上并细切,以苦酒渍一宿,用上件蜡油、髓脂等,煎如面脂法,其蔓菁油、酒在前,煎令烟出后,始下蜡、髓讫,纳诸药,候白芷色黄膏成。任用,每以澡豆洗面后以涂之。

【主治】面疱。

95257 **蜡脂**(《外台》卷三十二引《崔氏方》)

【组成】蔓菁油三升 甘松香一两 零陵香一两 辛夷仁五分 白术二升 细辛五分 竹茹一升 竹叶(切)五合 白茯苓三分 蘼芜花三分 羊髓半升(以水浸,去赤脉,炼之) 麝香一分

【用法】上切,以绵裹,酒浸经再宿,绞去酒,以脂中煎,缓火令沸,三日许香气极盛,膏成,及炼蜡令白,看临熟下蜡调,瓷硬得所,贮。洗面后,以涂之。

【主治】面疱。

95258 **蜡酒**(《圣济总录》一五四)

【组成】蜡一钱

【用法】上以清酒二盏,煎三五沸,投蜡令销,顿服。

【主治】妊娠胎动,腹痛下血。

95259 **蜡粥**(《圣惠》卷十)

【组成】黄蜡半两 粳米三合(细研)

【用法】上先以水煮粳米作粥,临熟,次下蜡,更煮,候蜡消,温温服之。

【主治】霍乱后气脱虚羸,或渴不止。

95260 **蜡滴**(《圣济总录》卷一四〇)

【组成】黄蜡半两

【用法】上熔汁,看冷热得所,滴肿痛处。即愈。

【功用】狐尿刺棘人肿痛。

95261 **蜡丸子**(《鸡峰》卷十八)

【组成】黄蜡二两 灯心二束 木香 肉豆蔻各一分 硇砂半两

【用法】上药并灯心并入蜡油铫子内,铁箸搅,候烟尽,放冷取出,丸如梧桐子大。每服三丸,以温酒调舶上茴香末一钱送下。先炒灯心,欲烟尽,后入三味药更炒,移时稍丸服之。

【主治】淋证。

95262 **蜡丸子**(《普济方》卷三九二引《幼幼新书》)

【组成】硇砂 粉霜 辰砂(并研) 腻粉各一分 川乌头(去皮脐,生用)一两半(取细末) 青橘皮(去白,取末)一两 黑牵牛(取粉称)一两 巴豆(肥者)一两(去皮膜,用盐四两同炒讫至紫色,去盐不用,又生巴豆去皮干称一分,去心膜,与炒熟巴豆同研极细,入前件众药末再同研匀)

【用法】上药末,每一两用黄蜡二两先消作汁,次投药末,搅令极匀,放温,丸如梧桐子大。每服量人虚实五粒;如药经年,加至七粒;小儿虚积潮热,寒热,亦与服绿豆大三粒,生姜木瓜汤送下,夜卧服;凡有冷积,胸膈不利,先吃一服;冷泻不止,或赤白痢尤宜,服药即愈;如痢甚者,三更初一服,次日再一服。立效。

【主治】大人、小儿一切积滞,泻利,或累经取转,气已虚为病未去者。

95263 **蜡杏汤**(《普济方》卷二三五引《医学切问》)

【组成】柴胡 桔梗 甘草各一钱 老鼠 刺根 黄芩 茴香(炒) 罂粟壳(去蒂根,蜜炙) 胡椒各二钱 乌梅 黄蜡 杏仁 款冬花各一钱

【用法】上以新瓦瓶盛水三四碗,安药在内密封,慢火煨熟。睡至四更暖服一盏,吃尽用好酒三四碗,再煨滓服,亦如前。

【主治】远年近日劳疾。

【加减】妇人,加当归;男子,加人参;吐血,加阿胶、北五味子。

95264 **蜡肝散**

《经验广集》卷二。即《圣济总录》卷一一〇"蛤粉丸"改为散剂。见该条。

95265 **蜡苓丸**(《直指》卷十七)

【组成】黄蜡 雪白茯苓各四两

【用法】上茯苓为末,熔蜡和丸,如弹子大。每服一丸,不饥饱细嚼下。

【功用】补虚,治浊,止渴。

【主治】❶《直指》:消渴。❷《得效》:妇人血海冷,白带,白淫,白浊。

95266 **蜡矾丸**

《直指》卷二十三。为《备急灸法》"矾黄丸"之异名。见该条。

95267 **蜡矾丸**(《活人心统》卷一)

【组成】南星 大半夏各一两 明矾一两二分(半熟半生)

【用法】上为末,好黄蜡二两化开候温,入前末搅匀,丸如梧桐子大。每服十五丸,卧时好酒送下。

【主治】久年风痰咳嗽。

95268 **蜡矾丸**(《解围元薮》卷四)

【组成】闹羊花(酒拌,九蒸晒) 草乌(酒浸,炒) 白矾 黄占(熔化)各等分

【用法】上为末,加蜜少许为丸,如卜子大。每服五六十丸,酒送下。

【主治】疠风。

95269 **蜡矾丸**(《玉案》卷六)

【组成】黄蜡一斤 明矾八两(研末) 朱砂八钱(研细)

【用法】上先以蜡熔开,入明矾末,搅和投水中,众手丸如绿豆大,朱砂为衣。每服一百丸,白滚汤送下。

【功用】护心膜,防毒气攻心。

【主治】发背痈疽,并一切肿毒。

95270 **蜡矾丸**(《仙拈集》卷四)

【组成】黄蜡 枯矾各一两 乳香 没药各一钱 雄黄二钱

【用法】上为末,熔蜡为丸,如梧桐子大,朱砂为衣。每服五十丸,视疮上下蜜水送下。

【功用】护卫心膜，消解诸毒。

95271 **蜡矾丸**（《寒温条辨》卷四）

【组成】生白矾二两　白及一两（一方无白及；一方有琥珀三钱）

【用法】上为细末，用黄蜡四两熔化，去净滓，入药末为丸。白滚水送下一钱，一日三次。

【功用】护膜托里，解毒化脓。

95272 **蜡矾丸**（《玉钥》卷上）

【组成】黄蜡一两　枯矾五钱　乳香一钱五分（去尽油）　没药一钱五分（去尽油）

【用法】后三味共为细末，即用黄蜡为丸。每服二钱，开水送下。

【主治】喉风穿腮出脓者。

95273 **蜡矾丸**（《医学集成》卷三）

【组成】黄蜡一两　白矾六分

【用法】将蜡熬化稍冷，入矾末为丸，如豆大。疮在上，服一两；在下，服七钱，小儿减半；酒和开水送下。初起即消，已成即溃。

【主治】诸般疮毒，不拘生在何宫。

【宜忌】忌葱三日。

95274 **蜡矾针**（《青囊秘传》）

【组成】黄蜡　枯矾少许

【用法】上将黄蜡熔化，入枯矾于内，丸成小长条。纳入窍内。脓尽，用生肌散敷之。

【主治】漏管。

【备考】方中黄蜡用量原缺。

95275 **蜡矾纸**（《医学入门》卷八）

【组成】麻油二两　川椒四十九粒

【用法】上用慢火煎枯黑，去滓，入槐枝四十九寸，煎枯黑去滓，入黄蜡一两，枯矾一钱，轻粉二钱，俟熔化，即用棉纸叠十二重，看疮大小，剪成方块，以纸捻钉住，入冷油内渗透，勿使焦黄，取起。贴时先用槐枝、葱、椒煎汤洗拭，取前纸贴之，外另用油纸绯绢紧缚，每周时取下近疮纸一重。候纸取尽，则疮痊愈，其效如神。

【主治】臁疮，气虚脓多者。

95276 **蜡享膏**（《东医宝鉴·杂病篇》卷八）

【组成】猪脂　猫油各二两半　香油二合半　海松子油一合　松脂　黄蜡各三两七钱半

【用法】上各炼，去滓，和合成膏。先以药水洗，后涂之。

【主治】冻手疮。

95277 **蜡油膏**（《回春》卷七）

【组成】腊猪油（半生半熟）　雄黄　水银各等分

【用法】上研三味和匀，先将水洗净脓汁，后敷药。

【主治】小儿头疮。

95278 **蜡油膏**（《疡科选粹》卷六）

【组成】猪板油二两　黄占　白占各四钱　乳香　没药　轻粉各一钱

【用法】先以猪板油熬，去膜，滴水成珠，再下黄占、白占，化尽取起，又下乳香、没药、轻粉，调如膏药。涂疮上。

【主治】脓疮，滋湿不愈。

95279 **蜡茶丸**（《普济方》卷三九七）

【组成】豉八十粒（炒令黄焦）　大豆（炒令黄焦，去皮）半两　黄连（去须）　消石各一分　黄瓜（醋炒焦）七分　巴豆二十枚（去皮，麸炒，令出香油）

【用法】上为细末，入熔蜡一分，并炼蜜和丸，如黍米大。一二百日内儿每服二丸；一二岁儿，每服可五丸；三四岁儿，每服七丸；空腹米饮送下。

【主治】小儿下痢脓血，寒热不除。

95280 **蜡香丸**（方出《赤水玄珠》卷三十，名见《卫生鸿宝》）

【组成】黄蜡一两　松香末三分

【用法】上将黄蜡熔化，投松香末，搅匀。每用少许，安刀头上，熔化，滴入折中。经宿即愈。

【主治】❶《赤水玄珠》：冬月脚折皮裂，行步疼痛。❷《卫生鸿宝》：牛程蹇。即脚后老皮内痛，起疸成漏，久不完口，不能着地。

【备考】《卫生鸿宝》本方用法：看疮口大小，用药为丸，塞住漏眼，布裹勿动；十数日，漏干着地不痛，渐渐行动，漏内肉长，自将药顶出。

95281 **蜡脂膏**

《普济方》卷五十二。为《外台》卷三十二引《崔氏方》“蜡脂”之异名。见该条。

95282 **蜡梅丸**（《普济方》卷一一七引《十便良方》）

【组成】腊梅花（末）　干姜（末）　甘草（末）　枇杷叶　百药煎　乌梅肉（末）各一两　蜡五两

【用法】上熔蜡开，投蜜二两，和上件药捣为丸，如芡实大。夏月长途，一日服一丸。妙。

【主治】止渴生津。

95283 **蜡黄膏**（《瑞竹堂方》卷五）

【组成】槐条　椿皮　桃条　楝条　柳条　荆芥

【用法】上熬汤，不时荡洗，无浆绢帛揾干，用生黄蜡于纸上量疮大小摊膏十个，即将十层都拴疮上，三日一洗疮，除去着疮蜡纸膏药一个，余仍贴。不消一月，无问年深日近，必然痊好。

【主治】臁疮。

95284 **蜡匮丸**

《得效》卷六。为《本事》卷四“灵砂丹”之异名。见该条。

95285 **蜡弹丸**（《三因》卷十六）

【组成】白茯苓二两　山药（炒）三两　杏仁（去皮尖，炒）一两半　黄蜡二两

【用法】上以前三味为末，研匀，熔蜡为丸，如弹子大。盐汤嚼下。

【主治】耳聋。

❶《三因》：耳虚聋。❷《普济方》：肾虚耳聋。❸《准绳·类方》：肺虚，耳虚聋。

【方论选录】《准绳·类方》：山药、茯苓、杏仁皆入于太阳，山药大补阴气，惟杏仁利气，乃补中有通也。

95286 **蜡酥煎**（《圣济总录》卷一八八）

【组成】黄蜡（先熔令销，倾入水内拨去滓）　酥　牛乳各四两

【用法】上同和于铫内煎，以柳木篦搅匀，倾瓷盒内。

每服一匙，含化，不拘时候。

【主治】肺损，吐血紫黑色不止。

95287 **蜡煎丸**

《千金》卷十五。为原书同卷"四续丸"之异名。见该条。

95288 **蜡煎汤**

《冯氏锦囊·杂症》卷十一。为《杨氏家藏方》卷八"蜡煎散"之异名。见该条。

95289 **蜡煎饼**(《圣惠》卷九十六)

【组成】鸡子五枚(取黄) 薤白三茎(去须，细切) 白面四两 蜡一两

【用法】上将鸡子并薤白调和面，作煎饼，用蜡揩铛，唯熟为妙，空腹任意食之。

【主治】赤白痢。

95290 **蜡煎散**(《鸡峰》卷十一)

【组成】防风 桑白皮 甘草各等分(米泔浸一日)

【用法】上为细末。每服二钱，以蜡一块子同煎，水一盏，煎至七分，去滓，食后温服。更不须丸。

【主治】瘫嗽。

95291 **蜡煎散**(《杨氏家藏方》卷八)

【异名】蜡煎汤(《冯氏锦囊·杂症》卷十一)。

【组成】百合(去苗) 人参(去芦头) 麦门冬(去心，焙) 干山药 贝母(去心，微炒) 白茯苓(去皮) 甘草(炙) 黄明鹿角胶(炙。如无，以阿胶代之) 杏仁(去皮尖双仁者不用，麸炒黄，别研)各等分

【用法】上㕮咀，将杏仁别研，拌匀。每服二钱，水一中盏，入黄蜡一皂子大，煎至七分，去滓，食后、临卧温服。

【主治】久嗽不止，痰多气喘，或虚劳咯血。

95292 **蜡煎散**(《御药院方》卷五)

【组成】款冬花 紫菀(洗去土，焙干) 甘草(炙)各三分 五味子(炒)半两 桑白皮(炒) 桔梗 杏仁(汤浸，去皮尖，麸炒) 紫苏叶各一两

【用法】上为粗末。每服四钱，水一大盏，入黄蜡少许，同煎至七分，去滓，食后、临卧温服。

【功用】顺肺气，利咽膈，止咳嗽，化痰涎。

【备考】《济阳纲目》有茶花。

95293 **蜡煎散**(《普济方》卷二三五引《医学切问》)

【组成】白鸡冠花子 木香各一钱 人参(盐炒，去芦) 马屁勃 青蒿子一勺(童子小便浸三宿) 鳖甲(醋炙) 款冬花各半两 糯米一勺 甘草二钱

【用法】上为末。每服三钱，水一盏，乌梅、黄蜡煎，不拘时候服。

【主治】一切劳疾。

95294 **蜡蜜丸**(《幼幼新书》卷二十九引《婴孺方》)

【组成】盐豉八十粒(炒香) 巴豆十四粒(去皮心膜，出油) 大豆一鸡子大(炒) 黄连三方寸 芫花一方寸 消石一方寸 白蜡一鸡子黄大

【用法】上为末，研合，炼蜡丸之。四十日儿，服黍大一丸；一百日儿，二丸；二百日，麻子大二丸；一岁，胡豆大一丸；大人下病，如大豆三丸；每日一次。肠中病下，日中药力尽，至暮不止者，复服一丸；夜半病下，鸡鸣药力尽不止者，明早复服一丸。谓下赤白也，极者不过三服。

【主治】小儿诸注下及脓血，寒热不绝。

95295 **蜡薤饼**(《圣济总录》卷一八九)

【组成】白蜡一两一分 鸡子三枚(取黄) 薤白五茎(研细) 白面三两

【用法】上以鸡子黄与薤白、面等调作饼子，用蜡代油煎取熟，空心食之。

【主治】赤白痢。

95296 **蜡纸角方**(《圣济总录》卷一一四)

【组成】蜡纸一张

【用法】上剪为四片。每一片，于箸上紧卷，抽却箸，以蜡纸卷子安耳中，燃之，待火欲至耳，急除去，当有恶物出在残纸上，日一角之。角了以蜡塞定。

【主治】耳聋。

95297 **蜡烛平胃膏**(《普济方》卷三〇一)

【组成】平胃散 蜡烛油

【用法】上用平胃散，以蜡烛油煎过，候冷，调敷疮。

【主治】肾脏风疮。

蜥

95298 **蜥蜴丸**(《千金》卷十一)

【组成】蜥蜴二枚 蜈蚣二枚 地胆五十枚 䗪虫三十枚 杏仁三十枚 蜣螂十四枚 虻虫三十枚 朴消一两十八铢 泽漆 桃奴 犀角 鬼督邮 桑赤鸡各十八铢 芍药 虎骨各一两半 甘草一两 巴豆一两十八铢 款冬花十八铢 甘遂一两六铢 干姜一两

【用法】上为末，别治巴豆、杏仁如膏，纳药末研调，下蜜捣为丸如麻子大。先食饮服三丸，每日一次。不知，加之。不敢吐下者，一丸日一服。有人风冷注癖坚二十年者，得愈。

【主治】癥坚水肿，蜚尸，遁尸，百注，尸注，骨血相注，恶气鬼忤，蛊毒邪气往来，梦寤存亡，留饮结积，虎狼所啮，猘犬所咋，鸩毒入人五脏，妇人邪气鬼忤。

【备考】方中桃奴，《圣惠》作"桃仁"。

95299 **蜥蜴丸**(《圣惠》卷四十九)

【组成】蜥蜴一枚(微炙) 蜈蚣一枚(微炙) 鬼臼一两半(去须) 汉防己一两半 当归一两半(剉，微炒) 川大黄三两(剉碎，微炒) 川芒消二两 赤芍药二两 甘草一两(炙微赤，剉)

【用法】上为末，炼蜜为丸，如梧桐子大。每服十丸，以温酒送下，不拘时候。以利为度。

【主治】暴癥坚结，四肢瘦瘁，食少无力。

95300 **蜥蜴丸**(《圣惠》卷六十六)

【组成】蜥蜴一枚(微炙) 芫青十枚(以糯米拌炒，米黄为度，去头足翅) 麝香一分(细研) 犀角屑三分 斑蝥十枚(以糯米拌炒，米黄为度，去翅足头) 大豆黄卷三分 甘草三分(炙微赤，剉) 地胆十枚(以糯米拌炒，米黄为度，去翅足头)

【用法】上为末，入麝香研匀，用软饭和丸，如绿豆大。每日三丸，空心以粥饮送下。一月自效。

【主治】瘰疬久不愈，出脓水肿痛，日夜不止。

蜘

95301　**蜘蛛丸**

《普济方》卷二五〇。即《金匮》卷中“蜘蛛散”改为丸剂。见该条。

95302　**蜘蛛线**(《外科十三方考》卷下)

【组成】大黄二两　黄柏一两半　黄芩一两　归尾一两　大戟六钱　芫花六钱　甘遂五钱　地榆二两　槐角一两　防风一两　生地一两　连翘一两　土苓二两　巴豆五钱　白砒一两　血竭五钱　乳香一两　没药一两　白矾一两　香墨一两　花蜘蛛一百枚(用麻布采取浆,入药水中)

【用法】上共煎水,将生白麻线入水中同煮,直至水干为止,将麻线取出(后七味是浆线时用)。局部消毒,拭干。以球头银丝由瘘管外口轻轻插入管道,使由瘘管口穿出,待银丝经瘘管内口进入直肠时,即将挂子进入肛内,套住银丝,向外一拉,银丝即弯曲,由挂子上拉出肛门;将药线一端结于银丝顶端球部,然后将银丝慢慢由原进入之外口拉出,使药线一端于瘘外口,另一端于肛门外;将药线与银丝连接处剪断,如鞋匠穿线法,将外端近管口之线松劲,使二股成为一孔,然后将内端线头引入孔中,再将药线慢慢由内端肛门引出,成为双线,再将线两端打单结,使线紧贴管口,留药线约五、六公分长,最后在线的两顶端合并打死结,外敷消炎膏,以胶布固定。于挂线二三日后,视患部有无发炎现象,再将线端死结剪去(原来单结不动),直至完全脱落时,在伤面上涂消炎膏。

【主治】痔核不愈,溃破之后,成为瘘孔。

95303　**蜘蛛线**(《外科十三方考》卷下)

【组成】银花二两　土苓一两　槐子二两　大黄　黄芩　黄连　黄柏　大戟各二两　芫花一两　甘遂五钱　生地　地榆各一两　防风二两

【用法】将各药煎水煮线,使药水尽吸入线中,再用乳香五钱,没药五钱,白矾一两,陀僧、血竭、黄芩各五钱,京墨一两,花蜘蛛六十只,用麻布采取汁入药水中,浆药线,用法同前方。

【主治】痔瘘。

95304　**蜘蛛散**(《金匮》卷中)

【组成】蜘蛛十四枚(熬焦)　桂枝半两

【用法】上为散。每服八分一匕,饮和服,一日二次。蜜丸亦可。

【主治】阴狐疝气者,偏有大小,时时上下。

【备考】本方改为丸剂,名“蜘蛛丸”(见《普济方》)。

95305　**蜘蛛散**(《三因》卷十六)

【组成】大蜘蛛一个(以黄泥入少赤石脂,捣罗极细,入盐少许,杵炼为一窠,蜘蛛在内,焚以火,近烧令通红,候冷剖开)

【用法】上为细末。入轻粉一字,用酽醋调成膏,临卧敷腋下。明早登厕,必泻下黑汁,臭秽不可闻,于远僻处倾弃埋之,免致染人。

【主治】狐臭熏人,不可向迩者。

95306　**蜘蛛散**(《袖珍小儿》卷二)

【组成】蜘蛛一枚(去足嘴,炙令焦)

【用法】上为末。猪乳调灌。

【主治】小儿噤口不开。

95307　**蜘蛛散**(《医统》卷六十七)

【组成】大蜘蛛

【用法】以好酒浸过研烂,同酒调开,澄去滓,临卧服。

【主治】颊下结核不消。

95308　**蜘蛛散**(《赤水玄珠》卷二十六)

【组成】大蜘蛛(盐泥包裹,煅存性,为末)一钱　铁锈末三分

【用法】猪胆汁调敷。

【主治】脱肛。

95309　**蜘蛛膏**(《医林纂要》卷九)

【组成】蜘蛛一个(须黑色腹大者。无蜘蛛,则壁间蟢子身黑背白作窠一席一盖而居其中者,亦可用。倘蟢子亦无,则用其窠,惟色麻褐而大,窠有席无盖者名壁劳,不可用也)　铜绿五分

【用法】上为细末,麝香少许合和。擦齿上。

【主治】走马牙疳。其证初作口臭,转见齿黑,久则龈烂,热血迸出,甚则牙皆脱落者。

95310　**蜘蜂丸**(《效验秘方》朱良春方)

【组成】花蜘蛛 30 克　炙蜂房 60 克　熟地黄 90 克　紫河车 60 克　仙灵脾 60 克　淡苁蓉 60 克

【用法】其研细末,蜜丸如绿豆大。每服 6～9 克,早晚各 1 次,开水送下。

【功用】补肾填精,化瘀通窍。

【主治】劳倦伤神,思虑过度,精血暗耗,下元亏损,而致阳事不举者。

【方论选录】方中花蜘蛛、炙蜂房、紫河车血肉有情之品,功善滋阴补阳。仙灵脾、淡苁蓉、熟地双补肾之阴阳。诸药合用,共奏温养肾阴肾阳之功。另外,方中花蜘蛛、蜂房尚有化瘀通窍之功,对于阳虚血瘀者尤有良效。

95311　**蜘蛛摩方**(《圣济总录》卷六)

【组成】蜘蛛(大者)一枚

【用法】摩其偏缓颊车上及耳前后,视正则止。亦可向火摩之,或取蜘蛛大网丝成团如弹子,摩之亦得。

【主治】中风口㖞。

95312　**蜘蛛枯矾散**(《中医皮肤病学简编》)

【组成】蜘蛛(腹大色黑)1 个　白矾 12 克　明雄黄 3 克

【用法】将白矾放入铁勺内,再将蜘蛛打死,放在白矾上面,用火烧炼,使白矾无稀液,蜘蛛干为度,凉后取出,加入明雄黄,共为细末,贮好。用少许吹入口内,一日二次。

【主治】鹅口疮。

蝉

95313　**蝉朱散**(《普济方》卷三六一)

【组成】蝉蜕(水洗过)　朱砂　白茯苓各一两

【用法】上为末。临卧用鸡冠血并蜜汤调下。

【主治】小儿夜啼。

95314　**蝉壳丸**(《圣惠》卷八十五)

【组成】蝉壳一分(微炒)　乌蛇一两(酒浸,去皮骨,

炙令黄) 青黛一分(细研) 白僵蚕一分(微炒) 麝香一分(细研) 白附子一分(炮裂) 豮猪胆一枚 蟾酥一分 蜣螂三枚(微炒) 蚺蛇一分(微炒)

【用法】上为末。以软饭入猪胆汁同为丸,如黍米大。先将一丸,用奶汁研破,滴在鼻中,候嚏,即以薄荷汤送服三丸。三岁以上,加丸服之。

【主治】小儿天瘹,身体发热,口内多涎,筋拘急,时发惊掣。

95315 **蝉壳丸**(《圣惠》卷八十六)

【组成】蝉壳一分(微炒) 干蝎半分(微炒) 朱砂一分(细研) 麝香一分(细研) 雄黄一分(细研) 青黛半两(细研) 龙脑半分(细研) 腻粉一钱(研) 蜣螂五枚(去翅足,炒微黄) 牛黄半分(细研) 乌蛇三分(酒浸,去骨,炙微黄) 蟾头一枚(涂酥,炙微黄) 甜葶苈一分(隔纸炒令紫色) 巴豆十枚(去皮心,研,纸裹压去油)

【用法】上为末,入研了药令匀,用猪胆汁为丸,如黄米大。每服三丸,以粥饮送下。

【主治】小儿一切风疳,日渐羸瘦,体热心惊,摇头揉鼻,四肢烦躁,皮肤黄黑,毛发干枯,日久不愈。

95316 **蝉壳丸**(《圣惠》卷九十三)

【组成】蝉壳一分(去足,微炒) 蜗牛壳一分 干漆一分(捣碎,炒令烟出) 狗头灰三分 夜明沙一分(微炒)

【用法】上为末,汤浸蒸饼为丸,如绿豆大。每服一岁一丸,以粥饮送下。儿大随年加之。

【主治】小儿疳痢久不愈,日夜度数无恒。

95317 **蝉壳丸**(《幼幼新书》卷十九引《庄氏家传》)

【组成】蝉壳 麝香 天南星各半分 朱砂二分 蝎一个(首足全)

【用法】上为末,烂饭为丸,如粟米大。每服五七丸,熟水送下。

【主治】小儿积热诸疾,初冬孩子壅热涎嗽。

95318 **蝉壳汤**(《圣济总录》卷一八一)

【组成】蝉壳 羊子肝

【用法】上为末。每服二钱匕,用水煎羊子肝汤调下,一日三次。

【主治】小儿疮疹入眼,成翳膜。

95319 **蝉壳汤**(《幼幼新书》卷十六引张涣方)

【组成】蝉壳(炒) 五味子(汤洗七遍,焙干) 人参(去芦头)各一两 陈皮(汤浸,去白,焙干) 甘草(炙)各半两

【用法】上为细末。每服半钱,姜汤调下。

【主治】小儿肺气不利。

95320 **蝉壳汤**(《诚书》卷十五)

【组成】蝉壳 甘草 山楂 黏子 杏仁 荆芥 连翘 防风

【用法】水煎服。

【主治】发热,疮毒将出未出。

95321 **蝉壳饮**

《普济方》卷三七一引《卫生家宝》。为《永乐大典》卷九八〇引《养生必用》"钓藤饮子"之异名。见该条。

95322 **蝉壳散**(《圣惠》卷二十二)

【组成】蝉壳二两(微炒)

【用法】上为细散。每服一钱,以温酒调下,不拘时候。

【主治】风,头旋脑转。

95323 **蝉壳散**(《圣惠》卷八十三)

【异名】二圣散(《卫生总微》卷六)、二圣膏(《普济方》卷三七四)。

【组成】蝉壳(取五月五日树东南枝上者) 寒食白面各等分

【用法】上为细末。以酽醋调为糊。如患左斜,右边涂之;右斜,左边涂之。候口正,急以水洗却药。

【主治】小儿中风,口㖞斜僻。

95324 **蝉壳散**(《圣惠》卷八十三)

【组成】蝉壳(微炒) 桔梗(去芦头) 陈橘皮(汤浸,去白瓤,焙) 人参(去芦头) 甘草(炙微赤,剉)各一分 半夏半分(汤洗七遍去滑)

【用法】上为细散。每服一字,用生姜粥饮调下,一日三五次。

【主治】小儿咳嗽痰壅,不欲乳食。

95325 **蝉壳散**(《圣惠》卷八十三)

【组成】蝉壳一分(微炒) 桔梗半两(去芦头) 陈橘皮半分(去皮,汤浸,去白瓤,焙) 半夏一分(汤洗七遍去滑) 汉防己一分 甘草一分(炙微赤,剉)

【用法】上为细散。每服一字,以生姜粥饮调下。一岁以上,加之半钱。

【主治】小儿心胸痰壅,咳嗽,咽喉不利,作呀呷声。

95326 **蝉壳散**(《圣惠》卷八十七)

【组成】蝉壳(微炒) 青黛(细研) 蛇蜕皮灰 滑石 麝香(细研)各一分

【用法】上为细散,都研令匀。每用绿豆大,吹入鼻中,一日三次。

【主治】小儿鼻疳痒。

95327 **蝉壳散**

《圣济总录》卷一〇六。为《博济》卷三"蝉蜕散"之异名。见该条。

95328 **蝉壳散**(《幼幼新书》卷十二引张涣方)

【组成】蝉壳 人参(去芦头)各半两 黄芩 茯神 川升麻各一分(共为细末) 牛黄一分(研) 天竺黄(研) 牡蛎(研)各一钱

【用法】上同研匀。每服半钱,荆芥、薄荷汤调下。

【主治】诸痫挟热。

95329 **蝉壳膏**(《圣济总录》卷一〇一)

【组成】蝉壳四十九枚 乌梅七枚(去核,微炒) 绿矾一两 茧卤一合 青古钱七文 杏仁七枚(汤浸,去皮)

【用法】上药除钱外,为极细末,入卤中调之。先以皂荚水洗,拭干,用钱腋下摩之,候热稍拔去腋下毛,即以药涂之,仍用腻粉覆其上。三两度便愈。

【主治】血气蕴积,成狐臭。

95330 **蝉花丸**(《普济方》卷七十八引《卫生家宝》)

【组成】密蒙花 威灵仙(去芦) 白蒺藜(炒,去尖) 木贼(去毛节) 草决明(炒) 菊花(去梗) 楮实子(炒) 石决明(火煅) 蝉蜕(麻油净洗) 青葙子(瓦上炒) 川

芎　羌活(生)各半两　旋覆花　甘草　荆芥穗各一两

【用法】上为细末,炼蜜为丸,每两作十五丸。每服一丸,食后、临卧细嚼,用浓煎灯心、麦门冬汤送下,一日三次。

【主治】年深日近,诸般内外障眼,风毒气毒,翳膜赤脉,逆顺横开,胬肉攀睛,眩睑赤烂,多眵多泪,昏暗不明,视物茫茫。

95331　**蝉花丸**

《嵩崖尊生》卷六。即《局方》卷七续添绪局经验秘方"蝉花无比散"改为丸剂。见该条。

95332　**蝉花散**(《圣济总录》卷一〇八)

【组成】蝉花　柏子仁　郁李仁(去皮)　甘草(剉,炙)　大黄(炒,剉)　延胡索　远志(去心)　防风(去叉)　密蒙花　石韦(去毛)　乌贼鱼骨(去甲)　草茶芽各半两

【用法】上为散。每服一钱匕,食后米饮调下,一日三次。

【主治】一切眼疾昏暗。

95333　**蝉花散**(《小儿药证直诀》卷下)

【组成】蝉花和壳　白僵蚕(直者,酒炒熟)　甘草(炙)各一分　延胡索半分

【用法】上为末。每服一岁一字,四五岁半钱,食后蝉壳汤下。

【主治】惊风夜啼,咬牙,咳嗽,及疗咽喉壅痛。

95334　**蝉花散**(《局方》卷七绍兴续添方)

【异名】蝉蜕散(《杏苑》卷六)。

【组成】蝉蜕(洗净去土)　谷精草(洗去土)　白蒺藜(炒)　菊花(去梗)　防风(不见火)　草决明(炒)　密蒙花(去枝)　羌活　黄芩　蔓荆子(去白皮)　山栀子(去皮)　甘草(炒)　川芎(不见火)　木贼草(净洗)　荆芥穗各等分

【用法】上为细末。每服二钱,食后、临卧用茶清调下;或用荆芩汤入茶少许调下亦得。

【主治】肝经蕴热,风毒之气内搏,上攻眼目,翳膜遮睛,赤肿疼痛,昏暗,视物不明,眼涩难开,多生眵泪,内外障眼。

95335　**蝉花散**(《杨氏家藏方》卷十一)

【组成】蝉蜕(去土)半两　苍术二两半(米泔浸一宿,切,焙)　荆芥穗　甘草(炙)　木贼(去节)各一两半　密蒙花　甘菊花　旋覆花　黄连(去须)　石决明(火煅)　草决明　黄芩　谷精草　仙灵脾　青葙子　薄荷叶(去土)　羌活(去芦头)　川芎　防风(去芦头)　白蒺藜(炒去刺)各一两　细辛(去叶土)半两　羯羊肝一具(切,焙干)

【用法】上为细末。每服二钱,食后用川椒汤调下,茶清亦得。

【主治】肝经蕴积风毒,上攻眼目,肿痛昏暗,或生翳膜,视物不明。

95336　**蝉花散**(《普济方》卷三〇六引《卫生家宝》)

【组成】蛇蜕皮一两(火烧存性,研为末)　蝉壳半两　青黛半两　华阴细辛三钱半

【用法】上为细末。每服三钱,酒调下。如六畜损伤成疮,用酒灌,如犬伤,用酸浆子和吃。蛆皆化为水,蝇子不敢再落。又以生寒水石末掺上。

【主治】夏月犬伤,及诸般损伤,蛆虫极盛,臭恶不可近之者。

95337　**蝉花散**(《直指》卷二十)

【组成】蝉壳(洗,晒)　甘菊　川芎　防风　羌活　山栀子仁　白蒺藜(炒去刺)　草决明(炒)　荆芥穗　蔓荆子　谷精草(洗,晒)　密蒙花　木贼(去节,童尿浸,晒)　苍术(米泔浸,焙)　甘草(炙)各等分

【用法】上为末。每服二钱,食后米泔、茶清任下。

【主治】风眼,热眼,昏涩肿疼,渐生翳膜。

95338　**蝉花散**(《永类钤方》卷二十)

【组成】蝉壳(下半截)

【用法】上为末。初生小儿,每服一字,薄荷汤入酒少许调下。或者以上半截为末,依汤调下,啼复如初。

【主治】小儿夜啼不止,状如鬼祟。

95339　**蝉花散**(《普济方》卷三六一)

【组成】蝉花　白茯苓　人参　防风　白附子　甘草　山药　全蝎　天麻　朱砂　麝香各等分

【用法】上为末。每服一字,金钱薄荷汤点下。

【主治】小儿变蒸,风痰潮热,焦啼。

95340　**蝉花散**(《普济方》卷三六七)

【组成】白茯苓三钱　玄胡索半两　茯神三钱　粉草二钱　蝉蜕二十个(去足)　蝉花二对　乌蛇肉(酒浸,去皮)　天麻　全蝎(炒)　白僵蚕各一两(炒。以上捣罗为末。次用)　朱砂半两(水飞)　龙脑一钱

【用法】上拌匀。每服半钱,温酒调下。

【主治】风痰。

95341　**蝉花散**(《扶寿精方》)

【组成】蝉蜕　甘菊花　当归　生地黄　玄参　赤芍　羌活　连翘　柴胡　木贼　石决明(煅,童便淬)　草决明　白蒺藜(炒去刺)　蔓荆子　青葙子　荆芥　防风　薄荷　升麻　黄连　黄芩　栀子　黄柏　枳壳　龙胆草　谷精草　夏枯草　桔梗

【用法】上剉。白水煎,食后服。

【主治】目疾发翳。

95342　**蝉花散**(《银海精微》卷上)

【组成】蝉蜕　菊花　蒺藜　蔓荆子　草决明　车前子　防风　黄芩　甘草各等分

【用法】水煎服。

【主治】黑睛生白翳,凹入不平成陷,羞明而不痛者。

95343　**蝉花散**(《医学入门》卷八)

【组成】白蒺藜　甘草　木贼　防风　山栀　草决明　青葙子　蝉蜕　川芎　荆芥　蔓荆子　密蒙花　菊花　草龙胆各等分

【用法】上为末。每服二钱,茶清或荆芥汤调下。

【主治】肝经蕴热,毒气上攻,眼目赤肿,昏翳,多泪羞明,一切风毒。

95344　**蝉花散**(《痘疹全书》卷上)

【组成】蝉蜕　黄连(酒炒)　密蒙花　归梢　木通　川芎　防风　酒栀仁　柴胡梢　龙胆草　白豆蔻

【用法】淡竹叶为引,水煎服。

【功用】泻心肝之火。

【主治】❶《痘疹全书》：痘疹，两眼红脉萦缠，或目肿不开，多生眵泪。❷《医部全录》引《幼科全书》：咽喉疮痛。

95345 **蝉花散**（《赤水玄珠》卷二十八）

【组成】蝉蜕　地骨皮各一两

【用法】上为末。每服二三匙，白酒调下，一日二三次。

【主治】痘，发热发痒抓破者。

95346 **蝉花散**（《明医指掌》卷八）

【组成】石决明二两　川芎　羌活　当归　茯苓　炙甘草　防风　赤芍药　蒺藜　蝉蜕　苍术　蛇退　谷精草　甘菊花　龙胆草

【主治】目疾障翳。

95347 **蝉花散**（《眼科全书》卷四）

【组成】羌活　独活　桑白皮　黄芩　谷精草　川芎　细辛　石膏　荆芥　蒺藜　蔓荆子　车前子　牛蒡子　桂枝

【用法】白水煎，食后服。

【功用】退五脏毒热。

【主治】五脏毒风所蕴，热极上冲，眼目突起，睛高外障。

【备考】本方名为蝉花散，但方中无蝉花，疑脱。

95348 **蝉花散**（《灵验良方汇编》卷一）

【组成】蝉蜕　甘菊　谷精草　羌活　防风　白蒺藜（炒去刺）　草决明　密蒙花　荆芥穗　川芎　蔓荆子　木贼　甘草（炙）　黄芩　栀子（炒）各等分

【用法】上为末。每服三钱，茶清调下，若欲取速效，则即将此方煎服亦可。

【主治】肝经风热，毒气上攻，眼目赤痛及一切内外翳障。

【加减】若火重者，加黄芩、栀子；若患久者，加生地、麦冬，或熟地、枸杞，或当归、白芍俱可。

95349 **蝉花散**

《医级》卷八。为原书同卷“蝉冠散”之异名。见该条。

95350 **蝉花散**（《慈航集》卷下）

【组成】灯花七个　朱砂五钱

【用法】上为散。用蝉蜕十四个（去头足，用肚）煎汤，和服。即止。

【主治】小儿夜啼不止。

95351 **蝉砂丸**（《普济方》卷三六一）

【组成】蝉蜕十四枚（全者，去大脚，为末）　朱砂一字

【用法】蜜调为丸。使吮之。

【主治】小儿惊热夜啼。

95352 **蝉冠散**（《医级》卷八）

【异名】蝉花散。

【组成】蝉头一对　青蒿蠹二个　荆芥穗　川芎各三分　当归　白芷各五分

【用法】上为末。痛时服之。即效。

【主治】偏正头风，不拘久暂。

95353 **蝉退汤**

《医学入门》卷八。为《卫生总微》卷八“蝉蜕饮子”之异名。见该条。

95354 **蝉退饮**

《婴童百问》卷十。为原书卷二“蝉蜕钩藤饮”之异名。见该条。

95355 **蝉退饮**（《麻疹集成》卷四）

【组成】蝉蜕　当归　防风　赤芍　茯苓　石决　蛇蜕　川芎　羌活　白蒺藜　苍术　甘草

【用法】水煎服。

【主治】目有旋螺突出。

95356 **蝉退散**（《医统》卷六十四引《圣惠》）

【组成】蝉蜕　蜂房　僵蚕　牛膝　草乌　荆芥　细辛　地松各等分

【用法】上㕮咀。每服二钱，水一钟煎，漱牙，冷则吐出。

【主治】风虫牙痛。

95357 **蝉退散**（《幼幼新书》卷十八引丁安中方）

【组成】蝉蜕（去土）　蛇蜕（炙）　升麻（洗）　蒺藜（炒去角）　黄连（炒）　谷精草　大青叶　仙灵脾　威灵仙　井泉石各半两　朱砂　螺粉各一分。

【用法】上为细末。每服半钱或一钱，蜜水调下。

【主治】斑疮翳障，眼不见光明。

95358 **蝉退散**（《普济方》卷二九六引《卫生家宝》）

【组成】蝉蜕　蛇床子　穿山甲　皂角刺　木鳖子各等分。

【用法】上为粗末。每用不拘多少，烧熏痔。再用洗药。

【主治】痔漏。

95359 **蝉退散**（《得效》卷十一）

【组成】蝉蜕六十个（去土足翅）　荆芥穗一两　甘草半两（蜜炙）　大黄半两（纸裹煨）　黄芩半两（生用）　蝎梢五十个（去毒）

【用法】上为散。每服二钱，水一盏，加白茅根煎，温服。夜啼蝉蜕，疹疮紫草。得利止。

【主治】惊风天钓，心热夜啼，惊痫。

95360 **蝉退散**（《得效》卷十二）

【异名】蝉蜕散（《医统》卷九十）。

【组成】蝉蜕半两

【用法】水一碗，煎汤，洗肿处。其痛立止，肿亦消。再温再洗。后仍与五苓散加灯心煎服。

【主治】多坐地为风或虫蚁咬着，阴囊忽肿。

95361 **蝉退散**（《普济方》卷三六〇引《傅氏活婴方》）

【组成】蝉蜕　朱砂　麝香　脑子各等分

【用法】上研令匀。贴儿唇上。

【主治】撮口。

95362 **蝉退散**（《治痘全书》卷十三）

【组成】蝉蜕　白芷　地骨皮各等分

【用法】每服三五分，酒调下。

【主治】痘疮，表有风热而痘色滞者。

95363 **蝉退膏**

《婴童百问》卷十。为《杨氏家藏方》卷十九“蝉蜕膏”之异名。见该条。

95364 **蝉退膏**（《治痘全书》卷十三）

【组成】蝉蜕　白芷　地骨皮　白芍各等分

【用法】熬膏服。

【主治】痘痒不能食，色淡白者。

95365　**蝉蚕散**（《医林纂要》卷九）

【组成】蝉蜕（去嘴脚，炙）四个　僵蚕（去丝嘴，焙）四条　全蝎（炙，去毒）一钱　茯苓五分　钩藤钩一钱　朱砂少许

【用法】上为末。每服一钱，竹沥调下。

【主治】小儿撮口，面目黄赤，舌强唇青，气息喘急，啼声不出，聚口皱面，不能饮乳；甚者腹胀青筋，挛急引痛。

95366　**蝉菊散**（《朱氏集验方》卷九）

【组成】蝉蜕（净，先去尘土）　白菊花各等分

【用法】上为末。每服二钱，水一盏，入蜜少许同煎，乳食后量儿大小服之。

【主治】斑疮入目，或病后生翳障。

95367　**蝉猪散**

《东医宝鉴·杂病》卷十一。即《小儿药证直诀》卷下"蝉蜕散"。见该条。

95368　**蝉蜕丸**（《圣济总录》卷五）

【组成】蝉蜕　干蝎（炒，去土）　附子（生，去皮脐）　五味子各一两（用酒三升浸三日，取出焙干）　乌蛇（酒浸，去皮骨，炙）　天麻　天南星（炮）各二两　白附子（炮）　芎䓖　白僵蚕（炒）　防风（去叉）　蔓荆实（去白皮）　干姜（炮）　麻黄（去根节）　狗脊（去毛）　雄雀粪（炒）各一两　当归（切，焙）三分　雄黄（研）一分　丹砂　麝香各三分（研）

【用法】上为末，炼蜜为丸，如弹子大。每服半丸，薄荷酒嚼下；急风瘫痪，及攻注筋骨疼痛，薄荷汁化开一丸，以热酒投下，向患处卧，衣被盖出汗，睡觉疼痛即定。

【主治】急风卒中，半身不遂，腰脚软弱，历节疼痛，手足拘挛，口面㖞斜，言语謇涩，白癞顽麻，心惊恍惚，肢体战掉，腲腿瘫痪，及脚气风肿疼痛。

95369　**蝉蜕丸**（《圣济总录》卷一七三）

【组成】蝉蜕（去足）　麝香（研）各一分　青黛（研）　阿胶（炙燥）各半两　蛇蜕皮一条（烧灰）　瓜蒂七枚

【用法】上为末，稀糊为丸，如绿豆大。五岁以下，每服三丸或五丸，米饮送下，空心、日午、近夜各一次。更量儿大小加减。

【主治】小儿疳痢，或黄或青，项细腹胀，口鼻生疮，日加羸瘦。

95370　**蝉蜕饮**（《永乐大典》卷九八〇引《卫生家宝》）

【组成】钩藤钩子三分　川芎　白僵蚕（去嘴，炒）　蝉蜕（去足）各半两　蛇皮（炙）　蜣螂五枚（炙，去头翅足）　附子（炮，去皮尖）

【用法】上为末。每服二钱，水一盏，煎至六分，去滓，分三次温服。

【主治】小儿吐利后，脏虚慢惊，手足时瘈疭多睡，眼上视，乳食不进。

【加减】急惊有热证，去附子不用。

【备考】方中附子、蛇皮用量原缺。

95371　**蝉蜕散**（《袖珍》卷三引《圣惠》）

【组成】蝉蜕壳　僵蚕各等分

【用法】上为末。酸醋调，涂四围，留疮口。候根出稍长，然后拔根出，再用药涂疮。一方不用醋，只用油调涂。

【主治】疔疮。

95372　**蝉蜕散**（《博济》卷三）

【异名】蝉壳散（《圣济总录》卷一〇六）、蝉壳明目散（《痘疹心法》卷二十三）、明目散（《痘疹传心录》卷十五）。

【组成】蝉蜕　地骨皮　宣连　菊花　白术　苍术　牡丹皮　草龙胆各一两　甜瓜子半斤

【用法】上为末。每服一钱半，食后、临卧瓜子、荆芥同煎汤调下。

【主治】时疾上攻，眼目赤疼涩肿，兼生翳膜疮。

【宜忌】忌热面、牙豆、醋、酱。

95373　**蝉蜕散**（《小儿药证直诀》卷下）

【异名】蝉壳明目散（《痘疹全书》卷下）。

【组成】蝉蜕（去土，取末）一两　猪悬蹄甲二两（罐子内盐泥固济，烧存性）　羚羊角（细末）

【用法】上为末，入羚羊角（细末）一分拌匀。每服一字，百日外儿五分，三岁以上一二钱，食后温水或新水调下，日三四次，夜一二次。

【主治】斑疮入眼，半年以内者。

【备考】本方方名，《东医宝鉴·杂病》引作"蝉猪散"。

95374　**蝉蜕散**（《幼幼新书》卷十九引《吉氏家传》）

【组成】蝉壳三个（炒）　漏芦　羌活　天麻　防风　当归　升麻　川白芷　射干　苦桔梗　甘草（炙）　川芎　地骨皮各等分

【用法】上为末。每服一钱，水一盏，煎四分，温服。

【主治】风热面赤，浑身壮热如火。

95375　**蝉蜕散**（《得效》卷十九）

【组成】蝉蜕（去头足翼土）二十个　薄荷叶一两

【用法】上为末。每服二钱，小酒调服，不拘时候。

【主治】饮酒后遍身痒如风疮，抓至血出，其痒止后痛。

【备考】方中小酒，《医方类聚》引《良方》云：江西名小酒，江东名白酒，江淮、江北名水酒，大意不用法酒调此药也。

95376　**蝉蜕散**

《奇效良方》卷六十五。为《卫生总微》卷八"蝉蜕饮子"之异名。见该条。

95377　**蝉蜕散**

《医统》卷九十。为《得效》卷十二"蝉退散"之异名。见该条。

95378　**蝉蜕散**（《准绳·幼科》卷六）

【组成】蝉蜕　密蒙花　黑豆壳　绿豆壳　明月砂各等分

【用法】上为细末。每服一钱，以猪羊肝一片，劈开，入药末在内，麻扎定，米泔煮熟，频与食肝饮汤。

【主治】痘后眼目风肿及生翳膜。

95379　**蝉蜕散**

《杏苑》卷六。为《局方》卷七（绍兴续添方）"蝉花散"之异名。见该条。

95380　**蝉蜕散**（《医林纂要》卷九）

【组成】蝉蜕四十九个(只用后一截)

【用法】上为极细末。分作四服,用钩藤汤调下。

【主治】风热夜啼。

95381 **蝉蜕膏**(《杨氏家藏方》卷十九)

【异名】蝉退膏(《婴童百问》卷十)。

【组成】蝉蜕(去土) 当归(汤洗,焙) 防风(去芦头) 甘草(炙) 川芎 荆芥穗 升麻各等分

【用法】上为细末,炼蜜为丸,每一两作四十丸。每服一丸,煎荆芥汤化下,不拘时候。

【功用】御风邪,辟恶气,透肌表,快疮疹。

95382 **蝉蜕膏**(《普济方》卷四〇三)

【组成】蝉蜕(去土) 当归 防风 甘草(炙) 川芎 荆芥穗 升麻 陈皮 紫草 赤芍药各等分

【用法】上为末,炼蜜为膏。每一两作四十丸,木香汤下。

【主治】御风邪,辟恶气,透肌肉,发痘疮。

95383 **蝉蝎散**(《直指小儿》卷二)

【异名】全蝎散(《婴童百问》卷三)。

【组成】全蝎七个(去尾尖) 蝉壳二十一个 甘草二钱半(炙) 大南星一个(炮香)

【用法】上为末。每服半钱,加生姜、大枣,水煎服。

【主治】慢惊。

95384 **蝉翼散**(《陈素庵妇科补解》卷三)

【组成】蝉翼蝉蜕(去头足只取两翼)二十枚 细辛五分 当归一钱二分 白芍(生)一钱 大生地二钱 茯神 远志 麦冬各一钱 马兜铃五分 玄参一钱 猪胆一枚 川芎一钱

【主治】妊娠耳聋。

【方论选录】蝉以翼鸣,其声在两翼而出,细辛入耳窍,故以二味为君;四物养血,神、志、麦、玄清心除热安胎为臣;马兜铃清空象肺,猪胆苦寒为佐使也。

95385 **蝉壳灰丸**(《圣惠》卷八十六)

【组成】蝉壳灰 淀花 蛇蜕皮灰 干蝎二十一枚(微炒) 附子(去皮脐,生用) 朱砂(细研) 麝香(细研)各一分

【用法】上为末,都研令匀,以熟水浸寒食蒸饼为丸,如麻子大。每服五丸,以粥饮调下。

【主治】小儿无辜疳。

【备考】本方原名蝉壳灰散,与剂型不符,据《幼幼新书》改。

95386 **蝉花饼子**(《医方类聚》卷二十一引《修月鲁般经》)

【组成】川芎 甘草各二两 防风 天麻 细辛 半夏 蝉花(微炒,去土) 川乌(炮,去皮脐)各半两 南星 荆芥穗 干生姜(炮)各一两

【用法】上为末,汤浸蒸饼,捻作饼子。每服五七饼,食后茶汤下。

【主治】头风。

95387 **蝉蜕饮子**(《卫生总微》卷八)

【异名】蝉蜕一物散(《普济方》卷四〇三)、蝉蜕散(《奇效良方》卷六十五)、蝉退汤(《医学入门》卷八)、蝉蜕一物汤(《准绳·幼科》卷六)。

【组成】蝉蜕十枚(去泥土、洗净,碎之)

【用法】用水三大盏,煎至八分,去滓,分二次服。出不快者,带热服之;若出多,要消退者,放冷服。

【主治】❶《卫生总微》:痘疮出不快。❷《普济方》:疮疹渐作,身热似伤寒候,只耳脚尖稍冷,或腹痛者。

95388 **蝉蜕饼子**(《圣济总录》卷一〇七)

【组成】蝉蜕(洗,焙) 木贼(新者) 甘菊花各一两 芎䓖 荆芥穗各二两 甘草(炙,剉)半两 苍术(米泔浸,切,焙)三两

【用法】上为末,炼蜜为丸,捏成饼子,如钱大。每服一饼,食后良久细嚼腊茶下,一日三次。

【功用】去翳晕。

【主治】目风冷泪。

95389 **蝉壳明目散**

《痘疹心法》卷十二。为《博济》卷三"蝉蜕散"之异名。见该条。

95390 **蝉壳明目散**

《痘疹全书》卷下。为《小儿药证直诀》卷下"蝉蜕散"之异名。见该条。

95391 **蝉花无比丸**

《明医指掌》卷八。即《局方》卷七续添绪局经验秘方"蝉花无比散"改为丸剂。见该条。

95392 **蝉花无比丸**(《惠直堂方》)

【组成】蝉蜕一两(去土翅足,微炒) 蛇蜕六钱(微炒) 羌活 当归 川芎 防风 白茯苓(研末,水飞) 炙甘草 石决明(东流水浸一宿,盐水微炒)各四两 赤芍药十三两 山栀子(炒黑)二两 白蒺藜(米拌炒黄,去刺,米不用)半斤 黄芩 甘菊花各三两 苍术(米泔浸半日,晒干,用芝麻一斤拌炒,去辣味净,去芝麻)十五两 生地 熟地 香附 草决明 夏枯草各四两

【用法】上为末,蒸饼糊为丸。每服二钱,晚食后睡时以清茶送下。

【主治】远近风眼,气眼,睑上风疹痛痒,翳膜侵睛,头风牵搐,两目渐小,眼眶赤烂或白睛带青,黑珠带白,黑白之间,赤环如带,谓之抱轮红障,视物如雾,睛白高低,或口干舌苦,泪多羞涩,及小儿痘疹眼病。

【宜忌】忌发风之物。

95393 **蝉花无比散**(《直指》卷二十)

【组成】石决明(用东流水入盐煮一伏时,捣研如粉) 当归 防风 羌活各三两 蝉壳(洗,晒) 甘草(炙)各二两 蛇皮(皂角水洗,新瓦焙) 荆芥 细辛各一两 茯苓四两 蒺藜(炒去刺)八两 芍药 苍术(童便浸二宿,去皮,切,晒)各十两

【用法】上为细末。每服二钱,食后米泔、茶清任下。

【主治】风眼,气眼,昏、泪、痒、翳膜,或头风牵引,眼小胞烂。

95394 **蝉花无比散**(《局方》卷七续添诸局经验秘方)

【异名】蝉蜕无比散(《异授眼科》)。

【组成】蛇蜕(微炙)一两 蝉蜕(去头足翅)二两 羌活 当归(洗,焙) 石决明(用盐同东流水煮一伏时漉出,捣研如粉) 川芎各三两 防风(去叉枝) 茯苓(去皮)

甘草(炙)各四两　芍药(赤者)十三两　蒺藜(炒去刺)半斤　苍术(浸,去皮,炒)十二两

【用法】上为末。每服三钱,食后米泔调下,茶清亦得。

【功用】常服祛风,退翳明目。

【主治】远年近日一切风眼,气眼攻注,眼目昏暗,睑生风粟,或痛或痒,渐生翳膜,侵睛遮障,视物不明;及久患偏正头风,牵搐两眼,渐渐细小,连眶赤烂;及小儿疮疹入眼,白膜遮睛,赤涩隐痛。

【宜忌】忌食发风毒等物。

【备考】本方改为丸剂,名"蝉花无比丸"(见《明医指掌》卷八)、"蝉花丸"(《嵩崖尊生》卷六)、"无比丸"(《杂病源流犀烛》卷二十二)。

95395　**蝉花无比散**(《杂病源流犀烛》卷二十二)

【组成】苍术(童便浸一夜,切,晒)　白芍药各一两　白蒺藜八钱　茯苓四钱　蛇蜕(皂角水浸,焙)　荆芥　细辛各一钱

【用法】上为末。每服二钱,茶清下。

【主治】偏风牵引,风起㖞偏,双目㖞斜,频泪无翳,不痒不痛。

【备考】本方名蝉花无比散,但方中无蝉花,疑脱。

95396　**蝉花无比散**(《笔花医镜》卷二)

【组成】蝉蜕二两　羌活一两　川芎　石决明　防风　茯苓　赤芍各一两五钱　白蒺藜八两　炙甘草　当归各三两　苍术(米泔浸)一两

【用法】上为末。开水服。

【主治】目赤肿痛。

95397　**蝉青煮肝散**(《施圆端效方》引张君王方,见《医方类聚》卷七十)

【组成】谷精草(去土)　蝉壳(去嘴脚土)　定粉　石决明　蛇蜕皮二尺

【用法】上为细末。每服二钱,猪肝二两,竹刀批开,掺药了,卷麻扎定,米泔煮熟,分三五次,就盐细嚼,煮肝汤送下。

【主治】小儿疳气,斑疹,云昏翳膜,一切病眼。

【加减】如泻,加定粉半两。

95398　**蝉退甘草汤**(《奇效良方》卷六十五)

【组成】大蝉蜕二十一个(去足)　甘草一钱半

【用法】用水半碗,煎至一小盏,旋旋与服。

【主治】小儿斑疮。

95399　**蝉蜕一物汤**

《准绳·幼科》卷六。为《卫生总微》卷八"蝉蜕饮子"之异名。见该条。

95400　**蝉蜕一物散**

《普济方》卷四〇三。为《卫生总微》卷八"蝉蜕饮子"之异名。见该条。

95401　**蝉蜕无比散**

《异授眼科》。为《局方》卷七续添诸局经验秘方"蝉花无比散"之异名。见该条。

95402　**蝉蜕钩藤饮**(《婴童百问》卷二)

【异名】蝉退饮(原书卷十)、蝉蜕钩藤散(《兰台轨范》卷八)。

【组成】钩藤　天麻　茯苓　川芎　白芍药各二钱　甘草　蝉蜕各一钱

【用法】上为散。灯心煎,加木通、麦门冬、防风、羌活各一钱。

【主治】肚疼惊啼。

【备考】《兰台轨范》本方用法:每服一钱,灯心汤下。

95403　**蝉蜕钩藤散**

《兰台轨范》卷八。为《婴童百问》卷二"蝉蜕钩藤饮"之异名。见该条。

95404　**蝉蜕猪肝散**(《痘疹定论》卷二)

【组成】猪肝(切尖)四两　兔粪八枚　蝉蜕二十四只(去头足)

【用法】先将兔粪、蝉蜕用清水二大碗入于瓷罐内,慢火熬滚,令性味俱出,后将猪肝切成薄片(若深黑羯羊肝更好),入于汤内,一刻即熟,先饮汤,后食肝。两月之久,翳膜可消散一半,百日之久痊愈。

【主治】痘后毒火上攻,两目有翳膜遮盖黑珠者。

【宜忌】性情戒燥暴恼怒。忌煎、炒、辛热之物。

踊

95405　**踊乌散**

《普济方》卷一五六引《经验良方》。为《百一》卷十一引荆岑方"养肾散"之异名。见该条。

鹘

95406　**鹘突羹**(《证类本草》卷十四引《食医心鉴》)

【组成】鲫鱼半斤

【用法】将鱼细切作鲙,沸豉汁热投之,着胡椒、干姜、莳萝、橘皮(为末)。空心食之。

【主治】脾胃气冷,不能下食,虚弱乏力。

罂

95407　**罂粟丸**(《卫生总微》卷十一)

【组成】罂粟壳一两(蜜炒)　酸石榴皮(烧存性)四钱　甘草半两(炙)　阿胶一钱(剉,蛤粉炒,去粉)

【用法】上为末,炼蜜为丸,如小鸡头子大。每服一丸,水六分盏化开,煎至四分,乳食前温服。

【主治】诸般赤白痢。

95408　**罂粟丸**(《景岳全书》卷五十九)

【组成】罂粟壳(新者一半,去蒂,切,焙干。陈者一半,泡,去筋膜,炒)各一两

【用法】上为末,炼蜜为丸,如弹子大。每服一丸,临睡嚼下。

【主治】一切久嗽劳嗽。

95409　**罂粟汤**(《全生指迷方》卷二)

【组成】罂粟不拘多少

【用法】上为细末,煮稀粥,入蜜饮之。

【功用】解金石毒。

【主治】❶《全生指迷方》:胃干而渴,肌肉不仁。由居处卑湿,以水为事,肌肉濡渍,痹而不仁,是谓肉痿。❷《普济方》:肾渴。

95410　**罂粟汤**(《局方》卷六吴直阁增诸家名方)

【组成】艾叶(去梗) 黑豆(炒,去皮) 陈皮(去白) 干姜(炮) 甘草(炙)各二两 罂粟壳(去蒂,密炙)四两

【用法】上为粗散。每服三钱,水一盏半,煎至一盏,去滓,食前温服。

【主治】肠胃气虚,冷热不调,或饮食生冷,内伤脾胃,或饮酒过度,脐腹疞痛,泄泻肠鸣,下痢或赤或白,里急后重,日夜频并,饮食减少,及肠胃受湿,膨胀虚鸣,下如豆汁,或下鲜血。

【宜忌】忌生冷油腻等物。

95411 罂粟汤(《魏氏家藏方》卷七)

【组成】大罂粟壳十枚(赤痢蜜炙,白痢生用) 甘草半寸(炙) 橘皮一两(去白)

【用法】上用陈米半合,水两碗,同煎至一碗,分作三服,咽下驻车丸。

【主治】痢疾。

95412 罂粟汤(《朱氏集验方》卷十)

【组成】罂粟壳 甘草 乌梅各等分

【用法】上㕮咀。白水煎服。

【主治】妇人妊娠痢疾,里急后重,百药不效者。

95413 罂粟饮(《普济方》卷三九七)

【组成】丁香五钱 黄连(去须) 粟壳(去蒂萼)各一两 甘草一两 僵蚕半两(炒去丝) 沉香三钱

【用法】用生姜二两(切)同炒,为末。每服一钱,米饮下;赤痢,生地黄七寸,白痢,乌梅一钱,并煎汤调下。如有热,小柴胡汤解之。

【主治】赤白痢。

95414 罂粟散(《普济方》卷三二一)

【组成】罂粟壳十枚(去白瓤) 陈木香一块(如小钱大) 橘皮一枚(去瓤)

【用法】上为粗末。用水一碗半,煎至一碗,温服。

【主治】产前产后痢,不问赤白。

95415 罂粟散(《普济方》卷三九五)

【组成】罂粟壳一两(炒) 陈皮一两(炒) 诃子一分(炮,去核) 缩砂仁 甘草(炙)二钱

【用法】上为末。每服三岁半钱,食前米饮下。

【主治】小儿久新吐泻,不思乳食,或成白痢。

95416 罂粟粥(《奇效良方》卷十八)

【组成】白罂粟米二合 人参(为末)二钱 生山芋五寸长(细切)

【用法】用水一升二合,煮取六合,入生姜自然汁及盐泥少许,搅匀,分二次服,不拘时候。

【主治】翻胃,不下食。

95417 罂粟膏(《普济方》三九七)

【组成】罂粟壳不拘多少(瓦上用醋炒黄)

【用法】为末,炼蜜为丸,如鸡头子大。每服三岁一丸,米汤化下。

【主治】小儿赤白痢,不思食,下痢频并。

【备考】本方方名,据剂型,当作"罂粟丸"。

95418 罂粟膏(《外科正宗》卷四)

【组成】麻油四两 罂粟花十五朵(无花以壳代之)

【用法】将花(壳)浸油内,煎枯滤清,将油再入勺内,下白占三钱熬化,倾入罐内,待四边将凝时,下真轻粉细末二钱,搅匀,水内顿冷取起,临用将泡挑破,用抿脚挑膏,手心中捺化,搽患上,软绵纸盖扎,一日换二次。其疼即止。次日将软帛挹净腐皮,再搽之自愈。

【主治】汤泼火烧,皮肉损烂,疼苦焮热,起泡,流水者。

95419 罂榆汤(《魏氏家藏方》卷七)

【组成】罂粟壳(去顶蒂瓤,蜜炒)半斤 赤芍药 陈皮(去白) 甘草(炙)各半两 地榆四两 五倍子一两

【用法】上为粗末。每服三钱,水一盏,加生姜三片,大枣一枚,煎至七分,去滓,食前温服。

【主治】痢疾。

95420 罂粟饮子(《卫生总微》卷十一)

【组成】罂粟壳半两(蜜炙) 人参(去芦)一分 厚朴(去粗皮,生姜制)一两 白茯苓半两 干姜一分(炮) 乌梅三个(去仁,连核用) 御米壳三个 阿胶三片(蛤粉炒焦,去粉)

【用法】上为末。每服一钱,水酒各半盏,煎数沸,乳食前温服。

【主治】赤白滞利。

【宜忌】呕吐者不可服。

95421 罂粟神圣散(《宣明论》卷九)

【组成】御米壳一两(蜜炒) 乌梅肉 拣人参 诃子肉 葶苈 桑白皮各五钱

【用法】上为细末。每服二三钱,临卧百沸汤调下。

【主治】久新日夜咳嗽不止者。

毓

95422 毓真膏(年氏《集验良方》卷二)

【组成】当归五钱 远志五钱 人参五钱 白芷三钱 红花三钱 五味子三钱 附子三钱 肉桂五钱 苍术三钱 鹿茸一对 甘草三钱 黄耆五钱 白及三钱 紫梢花五钱

【用法】上用麻油二斤,春浸五日,夏三日,秋七日,冬十日,慢火熬黑色,滤去滓,入黄丹一斤,搅至滴水成珠,不粘手为度,随取起,热烟将尽即入麝香三钱,阳起石三钱,乳香三钱,丁香三钱,鸦片三钱,共为极细末,缓缓加上,不住手搅,收瓷器内盖好,掘地窖埋一月,取起作膏。如用时,将铜匙或磁杯盛滚水顿化开膏,方无火气,贴脐上。

【功用】固精保元,暖肾,补腰膝,去寒湿;久贴暖子宫,助生育,生阳气,暖命门,生精毓水,开脾胃,爽精神。

【主治】一切腹痛,痞疾,梦遗,五淋,白浊,色欲过度,阳事不举;妇人经水不调,赤白带下。

95423 毓清丸(《奇方类编》卷下)

【组成】陈皮四两(分作四分,乳酒、甘草、水、艾汁各浸一宿,晒干) 山茱萸(去核,酒蒸,晒干)二两 胡索(炒)二两 地黄四两(分作二分,酒、姜汁各浸极透,晒干) 香附米八两(分作四分,童便、酒、醋、盐水各浸一分,浸五日,晒干,炒) 当归四两(分作二分,一分酒浸,炒;一分人参三钱煎汁浸,晒干) 条芩二两(酒蒸,炒) 白术四两(米泔浸,切片,黄土炒) 覆盆子(炒)一两 砂仁(去壳,炒)一两 川芎(酒炒)三两

【用法】共为末,用山药糊为丸,如梧桐子大。每早服五十丸,晚服六十丸,白汤送下,女子服。

【功用】顺气生血,易孕。

95424 毓麟丸(《惠直堂方》卷四)

【组成】人参一两五钱　条芩(盐水炒)二两　归身　杜仲各三两　白术(炒)四两　川断(酒浸)一两五钱　陈皮一两　熟地一两五钱　阿胶(炒)二两　香附(童便浸,晒干)四两　(一方加蜜炙黄耆一两五钱)

【用法】上共为末,米糊为丸,如绿豆大。每服七八十丸,空心清汤送下。服至七个月平安,可以止药。

【功用】保胎。

95425 毓麟丸(《仙拈集》卷三)

【组成】丹参三两　香附　川芎　当归　白芍　茯苓　丹皮　益母各二两

【用法】磨末,蜜丸。每次三钱,空心服,桂圆汤送下。

【功用】调经种子。

95426 毓麟丸(《饲鹤亭集方》)

【组成】白棉花子仁二十四两(用秋石一两六钱,加水溶化,浸一日晒干,再用陈酒浸片刻,取出,入木甑内锅上蒸半日,取出晒干,再用此法蒸棉花子仁黑色为度)　熟地十二两　潼蒺藜　线鱼胶各六两　川萆薢　麦冬各四两　五味子　杜仲　补骨脂各二两四钱　杞子八两　当归　牛膝各三两二钱　茯苓五两　楮实子三两　柏子霜三钱

【用法】上为细末,用羊肾四条,盐酒浸,打烂为丸。男妇均可服。

【功用】填补精髓,妙合阴阳,求嗣得孕,益寿延年。

【加减】如男有遗精,女有白带,去牛膝,加覆盆子二两四钱。

95427 毓麟丸

《北京市中药成方选集》。为《景岳全书》卷五十一“毓麟珠”之异名。见该条。

95428 毓麟丹

《医级》卷九。为《景岳全书》卷五十一“毓麟珠”之异名。见该条。

95429 毓麟珠(《景岳全书》卷五十一)

【异名】毓麟丹(《医级》卷九)、毓麟丸(《北京市中药成方选集》)。

【组成】人参　白术(土炒)　茯苓　芍药(酒炒)各二两　川芎　炙甘草各一两　当归　熟地(蒸捣)各四两　菟丝子(制)四两　杜仲(酒炒)　鹿角霜　川椒各二两

【用法】上为末,炼蜜为丸,如弹子大。每服一二丸,空心用酒或白汤嚼下,或为小丸吞服亦可。服一二斤即可受胎。

【功用】《北京市中药成方选集》:补气养血,调经种子。

【主治】妇人气血俱虚,经脉不调,或断续,或带浊,或腹痛,或腰酸,或饮食不甘,瘦弱不孕。

【加减】男子服,宜加枸杞、胡桃肉、鹿角胶、山药、山茱萸、巴戟肉各二两;妇人经迟腹痛,宜加酒炒破故纸、肉桂各一两,甚者再加吴茱萸五钱(汤泡一宿,炒用);如带多腹痛,加破故纸一两,北五味五钱,或加龙骨一两(醋煅用);如子宫寒甚,或泄或痛,加制附子、炮干姜随宜;如多郁怒气,有不顺而为胀为滞者,宜加酒炒香附二两,或甚者再加沉香五钱;如血热多火,经早内热者,加川续断、地骨皮各二两,或另以汤剂暂清其火,而后服此,或以汤引酌宜送下亦可。

95430 毓麟珠(《竹林女科证治》卷四)

【组成】熟地黄　当归　菟丝子(制)各四两　淮山药(姜汁制)　枸杞子　胡桃肉　巴戟肉　鹿角胶　鹿角霜　杜仲(酒炒)　山茱萸(去核)　川椒(去目)　人参　白术(蜜炙)　茯苓　白芍(酒炒)各二两　川芎　炙甘草各一两

【用法】上为末,蜜为丸,如梧桐子大。每服七八十丸,空心白汤送下。

【主治】男子肾中精寒,精虽射入子宫而元阳不足,阴无以化,不孕或孕而多女。

95431 毓麟酒(《奇方类编》卷下)

【组成】桑椹　枸杞子　山萸肉各三两　故纸(炒)四两　牛膝　菟丝子　韭子　楮实子各三两　肉苁蓉　覆盆子各四两　蛇床子一两　莲须二两　巴戟三两　山药一两(炒)　木香一两

【用法】上共为粗末,麻布袋盛之,用火酒四十斤,煮三炷香,去火气。

【功用】固精种子,温补肾经。

95432 毓麟膏(《惠直堂方》卷四)

【组成】人参一两　桑寄生一两　蚕沙一两五钱　生地　杜仲　续断　阿胶各一两　地榆五钱　当归二两　熟地二两　砂仁一两

【用法】上药用麻油一斤半,按季浸,桑柴熬药枯去滓,下飞过红丹十二两,黄占二两成膏,离火,下紫石英(火煅,醋淬)七钱,赤石脂(煅)七钱,龙骨(煅)三钱,为末,入膏内搅匀,收贮。摊贴,如惯于三月堕者,先一个月预贴腰眼,七日一换,保过三月之期,以后半月一换,至十月满而止,万无一失;遗精淋带经闭,贴肾俞穴、下丹田;其余俱贴患处。

【功用】能保胎十月无虞。

【主治】妇人久惯小产;肾虚腰痛,遗精白浊;女人淋带,血枯经闭;诸疮久烂。

95433 毓麟固本膏(《北京市中药成方选集》)

【组成】杜仲三两　小茴香三两　川附片二两　牛膝三两　续断三两　甘草三两　大茴香三两　天麻子三两　紫梢花三两　补骨脂三两　肉苁蓉三两　熟地三两　木香一两　生龙骨一两　锁阳五钱

【用法】上药酌予碎断,用香油二百四十两炸枯,去滓过滤,炼至滴水成珠,入黄丹一百两,搅匀成膏,取出放入水中,出火毒后加热溶化,另兑:沉香五钱,乳香一两,没药一两,鹿茸(去毛)六钱,母丁香一两,海马四两,计六味,重八两一钱,共研为细粉过罗,每二百四十两膏油,兑以上细粉搅匀摊膏,大张油重六钱,中张油重四钱,布光。男子贴肾俞穴,妇人贴脐上。

【功用】补肾固精,散寒止痛。

【主治】肾虚体弱,梦遗滑精,偏坠疝气,腰酸腿软,妇女痛经,带下。

95434 毓麟固本膏(《慈禧光绪医方选议》)

【组成】杜仲　熟地　附子　苁蓉　牛膝　故纸　续断　官桂　甘草各四两　生地　大茴香　小茴香　菟丝子　蛇床子　天麻子　紫梢花　鹿角各一两五钱　羊腰一对　赤石脂　龙骨各一两

【用法】用香油八斤，熬枯去滓，用黄丹四十八两，再入雄黄、丁香、沉香、木香、乳香、没药各一两，麝香三分，阳起石五分搅匀成膏。妇人贴脐上，男子贴左右肾俞穴各一张，丹田穴一张，用汗巾缚住，勿令走动，半月一换。

【功用】补肾固精，温经散寒，种子。

箬

95435　**箬叶散**(《普济方》卷二一六引《指南方》)

【异名】箬灰散(《魏氏家藏方》卷九)。

【组成】干箬叶(烧灰)一两　滑石半两

【用法】上为细末。每服三钱许，空心米饮调下。

【主治】❶《普济方》引《指南方》：小便先涩后不通。❷《全生指迷方》：心经蕴热传于小肠，小便微涩赤黄，渐渐不通，小腹胀满，脉大而牢者。

【备考】方中"干箬叶"剂量原缺，据《全生指迷方》补。《全生指迷方》本方用法：上为细末，沸汤浸服；若小便暴不通，点好茶一杯，入生油三两点饮之。

95436　**箬叶散**(《圣济总录》卷六十八)

【组成】箬叶半两(烧灰)　枫香脂一两

【用法】上为散。每服一钱匕，煎黄牛皮汤调下，不拘时候。

【主治】吐血成块不止。

95437　**箬叶散**(《圣济总录》卷九十)

【组成】箬叶(烧灰)一两　麝香一钱(研)

【用法】上二味研匀。每服一钱匕，食后、临卧煎阿胶人参汤调下。

【主治】虚劳吐血不止。

95438　**箬叶散**(《普济方》卷三八八引《全婴方》)

【组成】茶箬(烧灰存性)

【用法】为末。食前米汤调下。

【主治】小儿大便有血，或纯下血。

95439　**箬灰散**(《普济方》卷三八八引《全婴方》)

【组成】多时茶篰中箬(烧灰存性)一两　滑石末半两

【用法】并为末。每服一钱，灯心煎汤调下。

【主治】小儿尿血，阴茎中痛。

95440　**箬灰散**

《魏氏家藏方》卷九。为《普济方》卷二一六引《指南方》"箬叶散"之异名。见该条。

箍

95441　**箍药**(《外科发挥》卷二)

【组成】芙蓉叶　白芷　大黄　白及　山慈菇　寒水石(煅)　苍耳草　黄柏(炒)各等分

【用法】上各另为末。用水调，搽四围，中如干，以水润之。

【主治】发背毒甚，胤走不住。

95442　**箍药**(《遵生八笺》卷十八)

【组成】黄狗下颌一付(烧灰存性)二两　蚕末一两　白蔹一两

【用法】上为末。以米醋调匀，涂疮留顶。初发者消，已发者，黄水流尽即愈。

【主治】痈疽疖毒。

95443　**箍药**(《遵生八笺》卷十八)

【组成】川乌　黄柏各等分

【用法】为末。猪胆调，围四周，只留中一空出气。

【主治】痈疽疖毒。

95444　**箍药**(《遵生八笺》卷十八)

【组成】当归　黄柏　羌活各等分

【用法】上为细末。疮初起，将鹭鸶藤擂汁，调敷疮之四围。自然收小，出毒水，不可掩于疮头，恐毒气不出为害也。

【主治】痈疽疖毒。

95445　**箍眼药**(《疡医大全》卷十一)

【组成】官粉四两　铜青五钱　白灵药四钱　麝香冰片各三分

【用法】上共研极细，用黄柏、归尾各四两，水七碗，煎至半碗，去滓，入广胶三钱化开，入前药做长条，阴干。用清水磨涂上下四围三次，待干洗去。

【主治】远年近日诸般赤肿眼疾，火眼。

95446　**箍瘤膏**(《理瀹》)

【组成】大黄　海藻　昆布　芫花各二两

【用法】上以青炭灰水加醋熬，入半夏、五倍、南星末各一两，石灰(炒红，研)二两收。

【功用】初起箍之可消，已成箍过百日可不再大。

【主治】瘤之初起者。

95447　**箍毒神丹**(《洞天奥旨》卷十一)

【组成】地榆二钱　天花粉一钱　菊花根一把　生甘草一钱　芙蓉叶十四片　蒲公英(鲜者)一把

【用法】将干研末。捣鲜药取汁调之敷上。则毒不走开，内自化矣。

【主治】手足丫毒疮。

95448　**箍药奇方**(《良朋汇集》卷五)

【组成】鲜鸭蛋三个(煮熟去皮，入锅内煎出油)　虾蟆头二个(炭火内烧存性，为末)　银朱三钱(共搅蛋油内)

【用法】瓷罐收贮，封口，勿令泄气。遇对口发背诸毒，疼痛不可忍者，用鹅翎扫疮周围，留顶以出毒气。

【功用】束紧疮根，出毒气止痛。

【主治】发背痈疽，诸般肿毒。

熏

95449　**熏筒**(《疡科选粹》卷六)

【组成】苍术五钱　荆芥一两　防风一两　雄黄五钱　川椒三钱　樟脑一钱　蛇床子五钱　土木鳖肉五钱

【用法】上为末，以艾先铺粗纸上，以药末四钱匀掺，卷作筒，先以前汤(金银花、苦参、防风、荆芥、当归尾)浴之，次燃火熏之，取烧过药(存性)掺之。立效。

【主治】风湿疥癣。

95450　**熏草汤**(《外台》卷十六引《小品方》)

【组成】熏草　人参　干地黄　白术　芍药各三两　茯神　桂心　甘草(炙)各二两　大枣十二枚(擘)　(一方有茯苓三两)

【用法】上切。以水八升,煮取三升,分为二服,每服如人行四五里。

【主治】梦失精。

【宜忌】忌桃、李、雀肉、大酢、海藻、菘菜、生葱。

95451　**熏草汤**

《圣济总录》卷二十九。为《外台》卷二引《小品方》"熏草黄连汤"之异名。见该条。

95452　**熏草散**(《圣惠》卷十四)

【组成】熏草一两　龙骨二两　熟干地黄二两　白术三分　人参(去芦头)　茯神　桂心　甘草(炙微赤,剉)　白芍药各三分

【用法】上为散。每服五钱,以水一大盏,入枣三枚,煎至五分,去滓,食前温服。

【主治】伤寒后虚损,肾气不足,夜梦失精。

95453　**熏草散**(《圣惠》卷三十)

【组成】熏草三两　人参二两(去芦头)　龙骨一两　赤石脂一两　熟干地黄二两　白术二两　棘刺一两(微炒)　车前子一两　白芍药二两　茯神一两　桂心一两半　甘草一两(炙微赤,剉)

【用法】上为粗散。每服四钱,以水一中盏,入枣三枚,煎至六分,去滓,食前温服。

【主治】虚劳梦中失精,虚乏少力。

95454　**熏疥方**(《外科大成》卷四)

【组成】核桃一个(油者更佳,劈两半,取仁)　胶枣肉一个　水银二分

【用法】上研匀,入壳内,合口,糊纸条封缝二层。用时取红炭置炉内,将药桃安火上,不住拨转,令桃壳遍黑,火将入内时,将炉入被内,令患者曲膝驾被熏之,以绢帛护阴囊,塞被头,露头面,候烟尽取出。次日其疥更甚,由内毒尽发于外也。避风二日,照前再熏一个,则疮结痂,陆续脱愈,至重者不过三个。

【主治】疥疮。

95455　**熏洗方**(《仙传外科集验方》)

【组成】桑白皮(杀伤此为主)　白芷一两半　赤芍二两　乌药(肿骨痛此为主)　左缠藤　荆芥　橘叶　藿香(臭烂加此)　柏叶根

【用法】上剉散,随证加减。每药一两重,用水二碗煎,温温用瓶斟洗。如伤损遍身,重者,可于小房内无风之处,用火先烧红大砖数片,先用热药汤熏洗,如气息温,又用红砖逐旋,淬起药气令热,得少汗出为妙。

【主治】一切痈疽发背诸疮,打破伤损骨断,未破或未断而肿痛者。

【加减】如洗金疮,加荆芥、桑白皮;臭,加藿香;毒疮,加乌柏根皮。

95456　**熏洗方**

《回春》卷四。为《松崖医径》卷下"秘传熏洗方"之异名。见该条。

95457　**熏洗汤**(《眼科阐微》卷二)

【组成】石菖蒲　地锦草　菊花各等分

【用法】上煎汤。先以热气熏之,后温而洗之。后服杞实粥。

【功用】通窍。

【主治】年老日久,气血衰弱,翳膜遮睛,瞳神昏暗。

【备考】原书治上症,先用开窍引内服五七剂,外用本方熏洗。

95458　**熏洗汤**(《集成良方三百种》卷下)

【组成】银花三钱　川羌　独活　荆芥　防风　苍术　薄荷　川乌　苏叶　桑叶各二钱　桃叶　槐叶各一大握

【用法】水煎,熏洗。避风。

【主治】痈疽。

95459　**熏洗汤**(《外科十三方考》)

【组成】银花三钱　羌活　独活　川乌　草乌　防风　苍术　薄荷　苏叶各二钱　桑叶　桃叶　槐叶　樟叶各一握

【用法】各药共同煎水,乘热先熏后洗。洗后避风。未成者,熏洗后,将药滓捣涂患处,已成者,再加猪蹄汤淋洗。

【功用】祛风解毒,散结消肿,化腐生肌。

【主治】痈疽肿毒。

【加减】加黄柏、川军、生地更妙。

95460　**熏黄散**(《圣济总录》卷七十八)

【组成】雄黄(研)　丹砂(研)　食盐(研)　青黛(研)　丁香　矾石(熬令汁枯,研)　铁衣　栀子仁　麝香(研)各一分　莨菪子　细辛(去苗叶)　土瓜根　干姜(炮)　甜葶苈(纸上炒)　菖蒲　虾蟆(烧灰,研)　蜀椒(去目及闭口,炒出汗)　故靴底(烧灰,研)各一钱　天灵盖(枯腐者)一分(炙)

【用法】上为散。每用一钱匕,以绵裹纳下部中,每日两次换药,有疮即敷其上。

【主治】疳湿䘌。下赤黑血,肛门虫蚀赤烂,日夜疼痛。

95461　**熏秽散**(《一盘珠》卷九)

【组成】苍术　细辛　甘松　川芎　乳香　降香

【用法】共为细末。烧烟熏。内服夺命丹。

【功用】解诸秽气。

【主治】痘,外触秽气,忽然倒靥,心神不宁,烦躁谵语。

95462　**熏痔丸**(《圣济总录》卷一四一)

【组成】白鳝鱼骨　韭子各等分

【用法】上为末,面糊为丸,如弹子大。火烧熏之。

【主治】痔疾。

95463　**熏痔汤**(《圣济总录》卷一四二)

【组成】苦桃皮　李根皮　扁蓄　苦参各一两

【用法】上剉碎。以水六升,煎至四升,去滓,乘热熏洗,日三五次。

【主治】脉痔。生疮痒痛,下部如虫啮。

95464　**熏痔散**(《外科精义》卷下)

【组成】威灵仙三两

【用法】上用水一斗半,煎至七八沸,去火,就盆上坐,令气熏之,候通手淋溻,冷即再暖。

【主治】痔疾。

95465　**熏硫散**(方出《圣惠》卷六十八,名见《普济方》卷三〇〇)

【组成】熏陆香　硫黄各一分

【用法】上药同研令匀。涂肉刺上,以烧钗烙之。

【主治】肉刺。

95466　**熏脾汤**(《辨证录》卷五)

【组成】熟地　白术各五钱　山茱萸四钱　破故纸一钱　杜仲三钱　附子五分

【用法】水煎服。

【功用】补火生土,补水生火。

【主治】肾虚中满,饮食知味,多食则饱闷不消。

95467　**熏解汤**(《辨证录》卷五)

【组成】石膏三钱　干葛二钱　甘草一钱　荆芥一钱　茯苓五钱　麦冬五钱

【用法】水煎服。

【主治】春月伤风汗多,微发热恶风,口不渴。

【方论选录】干葛、荆芥乃发汗之药,何用之反能止汗?不知伤风多汗,乃风煽之也,此用之以散其风,风息而火亦息;况用石膏以泻胃火,火静而汗自止;又得麦冬以滋其肺,茯苓以利其水,甘草以和其中,安得而出汗哉!

95468　**熏膈丸**(《本事》卷三)

【组成】麦门冬(去心)　甘草(炙)各半两　人参(去芦)　桂心(不见火)　细辛(去叶)　川椒(去目并合口,微火炒,地上出汗)　远志(去心,炒)　附子(炮,去皮脐)　干姜(炮)各二钱

【用法】上为细末,炼蜜为丸,如鸡头子大。绵裹一丸,食后含化,日夜三服。

【主治】胸膈闷塞作噎。

95469　**熏陆香丸**(《御药院方》卷十一引《九籥卫生方》)

【组成】血竭半两　乳香二钱半

【用法】上同研细,火上炙干,滴水为丸,如酸枣大。每服一丸,薄荷酒化下,不拘时候;如夏月婴儿患上证,为细末,薄荷人参汤调下,不拘时候。

【功用】安神魂,益心气。

【主治】小儿虚风慢惊,潮搐瘈疭。

95470　**熏陆香丸**(《圣济总录》卷四十四)

【组成】熏陆香(研)　沉香　人参　桂(去粗皮)　白术　白豆蔻(去皮)各半两　木香　丁香　赤茯苓(去黑皮)　莎草根(去毛)　甘草(炙)各三分　丹砂(别研)　安息香(别研)各一两

【用法】上为末,以安息香入蜜,同炼和丸,如鸡头子大。每服一丸,细嚼,空心、食前生姜汤或陈橘皮汤送下。

【主治】脾胃虚,宿食不消,胁肋胀满,胸膈不利,心腹引痛,不思饮食。

95471　**熏陆香丸**(《杨氏家藏方》卷十六)

【组成】乳香(别研)　沉香　木香各一分　丁香二钱　肉豆蔻(面裹煨香)　人参(去芦头)各一分　青橘皮(去白)三分　延胡索(炒香)　当归(洗,焙)各二钱半　蓬莪术(煨,切)一分　硇砂一钱(不夹石者,研细,用醋飞过)　甘草(微炙)　没药(别研)　血竭(别研)各二钱

【用法】上为细末,炼蜜为丸,每一两作三十丸。每服一丸,细嚼,炒生姜、盐汤送下,或用当归酒下,不拘时候。

【功用】调经止痛,安和脏气。

【主治】妇人血气凝涩,经候不行,有时作痛。

95472　**熏陆香散**(《圣惠》卷七十一)

【组成】熏陆香半两　百合半分　雄鼠粪半分　盐半钱

【用法】上为细散。用醋调涂贴。

【主治】妇人乳痈,肿未穴,痛不可忍;及已成疮,久不愈者。

【备考】方中雄鼠粪,《圣济总录》作"雄雀屎"。

95473　**熏疥饼子**(《外科大成》卷四)

【组成】银朱三钱　桑木炭五钱　红枣肉二十一个

【用法】共捣如泥,分六丸,晒干。每用一丸,熏被。

【主治】疥疮。

95474　**熏疥饼子**(《外科大成》卷四)

【组成】水银一钱　芸香一两　红枣肉十个　细茶末一钱

【用法】上共研匀,分六饼。每早用炉盛炭火,入药一饼熏被,至晚去炉卧之,三日三饼,十日全愈。如无芸香,好安息香二十枝代之。

【主治】疥疮。

95475　**熏耳雄黄散**(《圣济总录》卷一一四)

【组成】雄黄　防风(去叉)　菖蒲　礜石　乌头(去皮脐)　椒(去目并闭口,炒出汗)各一分　大枣核十枚

【用法】上为散,以香炉中安艾一弹子大,次着黄柏末半钱匕于艾上,复以药二钱匕着艾上,火燃向耳熏之。

【主治】耳聋。

95476　**熏草黄连汤**(《外台》卷二引《小品方》)

【异名】熏草汤(《圣济总录》卷二十九)。

【组成】黄连四两(去皮)　熏草四两

【用法】上切。以白浆一斗,渍之一宿,煮取二升,去滓,分为二服。

【主治】狐惑。

【宜忌】忌猪肉、冷水。

95477　**熏痔立效方**(《圣济总录》卷一四三)

【组成】蛇蜕四两(细剪令碎)　蝉蜕四两(细剪令碎)　白矾(生研)一两　皂荚二梃(为末)

【用法】上四味拌匀,分为六帖。每用一帖,瓷碗内如烧香法,盛入桶内,烧令烟出,就上坐熏之,烟尽即止。

【主治】痔瘘久不愈者。

95478　**熏痔必效散**

《普济方》卷二九八。为《圣济总录》卷一四三"必效散"之异名。见该条。

95479　**熏敷立效散**(《圣济总录》卷一四一)

【组成】蜣螂七枚(夜飞扑落者尤妙)

【用法】上入瓷盒子固济,文火煅之,存性为末。先以温水洗之,用药末烧熏毕,复以药末掺之,用薄纸贴上。

【主治】痔疾。

【备考】本方方名,《普济方》引作"立效散"。

95480　**熏脐延龄种子方**(《医学正印》卷上)

【组成】五灵脂二钱　川续断二钱　两头尖二钱　乳香二钱　没药二钱　青盐二钱　麝香一分　红铅一分

【用法】上为末。每年中秋日,令人食饱仰卧,用莜麦

面汤和，搓成条，圈于脐上，径过寸许，如脐大者，再阔之，以前药末实其中，用槐树皮一块，削去粗皮，只用半分厚，覆圈药之上。如豆大艾壮灸之，但觉脐内微温即好，槐皮觉焦，即换新者。不可令痛，痛则反泄真气。灸至行年岁数为止。灸之觉饥，再食再灸，或至冷汗如雨，或腹内作声作痛，大便有涎沫等物出为验。只服米汤稠粥，白肉好酒，以助药力。

【功用】能令百脉和畅，毛窍皆通。上至泥丸，下达涌泉，撤脏腑之停邪，驱三焦之宿疾。

【主治】男子下元虚损，遗精腰软，阳事不举，中年无子者；女子月信不调，赤白带下，子宫寒冷，久不成胎者。

稳

95481 稳心颗粒（《中国药典》2010 版）

【组成】党参　黄精　三七　琥珀　甘松

【用法】上制成颗粒剂，❶每袋装 9 克；❷每袋装 5 克（无蔗糖）。开水冲服。一次 1 袋，一日 3 次或遵医嘱。

【功用】益气养阴，活血化瘀。

【主治】气阴两虚，心脉瘀阻所致的心悸不宁，气短乏力，胸闷胸痛；室性早搏、房性早搏见上述证候者。

【宜忌】孕妇慎用。

僧

95482 僧甘散

《普济方》卷三〇一。为《医方类聚》卷一九二引《施圆端效方》“僧铅散”之异名。见该条。

95483 僧矾散（《赤水玄珠》卷二十六）

【组成】密陀僧二钱　枯矾一钱　冰片少许

【用法】上为末。先用苦参汤，或防风、荆芥汤洗，再以上药敷患处。

【主治】脱肛。

95484 僧铅散（《医方类聚》卷一九二引《施圆端效方》）

【异名】僧甘散（《普济方》卷三〇一）。

【组成】密陀僧半两　甘草（炒焦）一分　黄丹一钱（炒）　麝香一分

【用法】上为细末。干贴；或油调上。

【主治】下阴疳疮。

95485 僧伽应梦人参散（《局方》卷二绍兴续添方）

【异名】应梦人参散（《三因》卷六）、应梦人参汤（《医钞类编》卷六）。

【组成】甘草（炙）六两　人参　桔梗（微炒）　青皮（去瓤）　白芷　干葛　白术各三两　干姜（炮）五钱半（一方无甘草）

【用法】上为细末。每服二钱，水一盏，入生姜二片，大枣二个，煎七分，通口服；如伤寒，入豆豉同煎，热服，不拘时候。

【主治】伤寒体热头痛，及风壅痰嗽咯血。

鼻

95486 鼻吸散（《良朋汇集》卷五）

【组成】川芎　白芷　乳香　没药　雄黄各二钱　火消四钱五分

【用法】上为细末。用时取少许鼻中吸之。

【主治】伤寒憎寒，头身疼痛，痘疹不出，或初出不透，风寒咳嗽；及受暑恶心，目肿，咽喉肿痛，牙疼，心腹疼痛。

95487 鼻炎片（《中国药典》2010 版）

【组成】苍耳子　辛夷　防风　连翘　野菊花　五味子　桔梗　白芷　知母　荆芥　甘草　黄柏　麻黄　细辛

【用法】上制成片剂，小片包糖衣，大片包薄膜衣（每片重 0.5 克）。口服。一次 3～4 片（糖衣片）或 2 片（薄膜衣片），一日 3 次。

【功用】祛风宣肺，清热解毒。

【主治】急、慢性鼻炎风热蕴肺证，症见鼻塞、流涕、发热、头痛。

95488 鼻炎灵（《古今名方》）

【组成】苍耳子（捣）　白芷　辛夷各 60 克　冰片粉 6 克　薄荷霜 5 克　芝麻油 500 毫升　液状石蜡 1000 毫升

【用法】将前三味与芝麻油同放锅内，浸泡 24 小时，加热，待炸成黑黄色捞出，再下余三味药，搅匀，冷却后过滤，分装眼药水瓶内。用时仰头滴鼻，每次滴 1～2 滴，日滴一至二次。

【功效】疏风祛湿，芳香透窍，清热消肿，化瘀止痛，滋润黏膜，收缩息肉。

【主治】慢性鼻炎、萎缩性鼻炎、过敏性鼻炎、鼻息肉等。症见鼻黏膜充血，或干燥萎缩，鼻塞流涕，嗅觉失灵等。

95489 鼻衄丹（《青囊秘传》）

【组成】龙骨　蒲黄各一钱　茅针花五分　梅片二分

【用法】上共为细末。吹于鼻中。

【主治】鼻衄。

95490 鼻通丸（《成方制剂》4 册）

【组成】苍耳子（炒）187.5 克　辛夷 62.5 克　白芷 125 克　鹅不食草 62.5 克　薄荷 187.5 克　黄芩 187.5 克　甘草 62.5 克

【用法】上制成丸剂。口服，一次 1 丸，一日 2 次。

【功用】清风热，通鼻窍。

【主治】外感风热或风寒化热，鼻塞流涕，头痛流泪，慢性鼻炎。

95491 鼻疳散（《金鉴》卷五十二）

【组成】青黛一钱　麝香少许　熊胆五分

【用法】上为细末。干者用猪脊髓调贴，湿者干上。

【主治】鼻疳。

95492 鼻疳散（《仙拈集》卷二）

【组成】乳香　没药　孩儿茶　鸡肚胵（焙黄）各一钱

【用法】上为末。搽患处。

【主治】鼻额诸疳。

95493 鼻痔丸（《仙拈集》卷二）

【组成】瓜蒂（炒）　甘遂（炒）各四钱　枯矾　松香（为衣）各五分

【用法】香油调硬些为丸。每用一丸，入鼻内点痔，一日一次。

【主治】鼻痔。

95494 鼻痔丹（《青囊秘传》）

【组成】瓜蒂四钱　甘遂一钱　螺壳炭　草乌炭各五

分 （一方有枯矾五分）

【用法】上共为细末，麻油调作丸，如鼻孔大。每日以药塞鼻。

【功用】使痔化为水。

【主治】鼻痔。

95495 **鼻痔散**（方出《奇方类编》卷上，名见《仙拈集》卷二）

【组成】辛夷（去毛）四两 桑白皮四两 栀子一两 枳实二两 桔梗二两 白芷二两

【用法】上共为末。每服二钱，淡萝卜汤送下。

【主治】鼻痔。

95496 **鼻渊丸**（《成方制剂》6册）

【组成】苍耳子672克 辛夷126克 金银花42克 茜草42克 野菊花42克

【用法】上制成丸剂。口服，一次12粒，一日3次。

【功用】祛风宣肺，清热解毒，通窍止痛。

【主治】鼻塞鼻渊，通气不畅，流涕黄浊，嗅觉不灵，头痛，眉棱骨病。

【临床报道】急、慢性鼻炎及鼻窦炎：《现代中西医结合杂志》[2005，14（1）：32]治疗569例，结果：急性鼻炎症状、体征有效率均为100.0%，慢性单纯性鼻炎症状有效率为95.0%，体征有效率为93.3%，慢性肥厚性鼻炎症状有效率为78.3%，体征有效率为71.7%，慢性鼻窦炎症状有效率为92.7%，体征有效率为91.5%。

【备考】本方改为片剂，名"鼻渊片"（见《成方制剂》）。

95497 **鼻渊片**

《成方制剂》6册。即原书同册"鼻渊丸"改为片剂。见该条。

95498 **鼻搐散**（《永乐大典》卷一一四一二引《经验普济加减方》）

【组成】乌鱼骨 雄黄 细辛 荜茇 木香 良姜 胡椒 石决明 草决明各二钱 龙脑 麝香 乳香各少许 川芎二钱

【用法】上为细末。先含水一口，鼻搐药末一字。吐了水，揉两目三二十次，用角瓶角眼，一时间取下病根瘀肉脂膜见效，五七次取尽浮晕。

【主治】眼目内浮翳膜，瘀肉，昏痒。

95499 **鼻嗅散**（《仙拈集》卷一）

【组成】硫黄 乳香各等分

【用法】上为末。酒煎，急令患人嗅气。

【主治】呕吐，服药不效者。

95500 **鼻嗅散**（《仙拈集》卷一）

【组成】雄黄二钱 酒一盏

【用法】上煎至七分，急令嗅热气。

【主治】呕吐，服药不效者。

95501 **鼻炎灵丸**（《成方制剂》10册）

【组成】苍耳子（微炒）200克 辛夷150克 白芷30克 细辛30克 黄芩30克 薄荷40克 川贝母40克 淡豆豉40克

【用法】上制成丸剂，口服，一次6克，一日3次。

【功用】祛风清热，消肿通窍。

【主治】鼻渊、鼻塞、鼻流浊涕等急、慢性鼻炎。

95502 **鼻炎糖浆**（《成方制剂》2册）

【组成】黄芩156克 白芷156克 麻黄72克 苍耳子156克 辛夷156克 鹅不食草156克 薄荷73克

【用法】上制成糖浆剂。口服，一次20毫升，一日2～3次。

【功用】清热解毒，消肿通窍。

【主治】急慢性鼻炎。

95503 **鼻咽灵片**（《成方制剂》11册）

【组成】山豆根203克 茯苓102克 天花粉102克 蛇泡簕203克 麦冬102克 半枝莲203克 玄参203克 石上柏407克 党参162克 白花蛇舌草203克

【用法】上制成片剂。口服，一次5片，一日3次。

【功用】清热解毒，软坚散结，益气养阴。

【主治】胸膈风热，痰火郁结，热毒上攻，耗气伤津之证。常见口干，咽痛，咽喉干燥灼热，声嘶头痛，鼻塞，流脓涕或涕中带血。现代医学用于急慢性咽炎、口腔炎，鼻咽炎及鼻咽癌放疗、化疗辅助治疗。

【宜忌】忌食辛辣等刺激性食物及油炸食物。

【临床报道】急性咽喉炎：《中草药》[2008，39（2）：258]用鼻咽灵片治疗急性咽喉炎317例，对照组予以口服万通炎康片治疗105例，结果：治疗5天后，治疗组临床痊愈率为29.3%，显效率为42.9%，有效率为24.6%，无效率为3.2%；对照组临床痊愈率为19.0%，显效率为43.8%，有效率为33.3%，无效率为3.8%。治疗组症状体征改善优于对照组，差异显著（$P<0.05$）。

95504 **鼻通宁滴剂**（《成方制剂》6册）

【组成】鹅不食草500克 辛夷125克

【用法】上制成滴剂。滴鼻，一次1～2滴，一日2～3次。

【功用】通窍开塞，消炎解毒。

【主治】慢性鼻窦炎，感冒鼻塞，对鼻息肉有辅助治疗作用。

95505 **鼻渊舒胶囊**

《新药转正》29册。即《成方制剂》18册"鼻渊舒口服液"改为胶囊剂。见该条。

95506 **鼻窦灌注液**（《中医耳鼻喉科学》）

【组成】辛夷花30克 白芷30克 黄耆60克 薄荷30克 羊藿叶30克 野菊花30克 桂枝30克 当归30克 栀子30克

【用法】鼻窦内积脓经冲洗并排清积液后，将本方灌入2～3毫升。

【功用】辛温祛风，消炎解毒，调和气血，培补正气。

【主治】鼻渊，上颌窦炎。

95507 **鼻咽清毒颗粒**（《成方制剂》18册）

【组成】苍耳子 党参 两面针 龙胆草 蛇泡簕 夏枯草 野菊花 重楼

【用法】上制成颗粒剂。口服，一次20g，一日2次，30日为一疗程。

【功用】清热解毒，化痰散结。

【主治】热毒蕴结鼻咽，鼻咽肿痛，以及鼻咽部慢性炎症，鼻咽癌放射治疗后分泌物增多等症。

【临床报道】变应性鼻炎:《中国中西医结合耳鼻咽喉科杂志》[2003,11(5):231]治疗34例,对照组给予口服扑尔敏治疗31例,结果:治疗组短期缓解16例,显效15例,无效3例,总有效率为91.18%;对照组短期缓解8例,显效13例,无效10例,总有效率为67.74%。两组比较差异有显著性意义($P<0.05$)。

95508 鼻渊舒口服液(《成方制剂》18册)

【组成】白芷　薄荷　苍耳子　柴胡　川木通　川芎　茯苓　黄耆　黄芩　桔梗　细辛　辛夷　栀子

【用法】上制成口服液。口服,一次10毫升,一日2~3次,7日为一疗程。

【功用】清热解毒,疏风排脓,通鼻窍。

【主治】鼻窦炎、慢性鼻炎。

【临床报道】❶急性鼻炎:《中国新药杂志》[1999,8(8):548]治疗120例,痊愈及显效率为85.83%。❷急性鼻窦炎:《中国新药杂志》[1999,8(8):548]治疗180例,痊愈及显效率为96.25%。❸慢性化脓性鼻窦炎:《现代医药卫生》[2006,22(15):2365]治疗186例,对照组给予鼻炎康片治疗160例。结果:治疗组治愈97例,显效58例,好转21例,无效10例,总有效率为94.6%;对照组治愈63例,显效47例,好转15例,无效35例,总有效率78.1%。

【现代研究】❶对大鼠足肿胀和小鼠耳廓肿胀的作用:《中国新药杂志》[1999,8(8):547]本方对大鼠角叉菜胶性足肿胀和小鼠二甲苯所致耳廓肿胀均有显著抑制作用。❷对发热家兔的作用:《中国新药杂志》[1999,8(8):547]本方对发热家兔有较为明显的解热作用。❸对小鼠镇痛、皮肤过敏的抑制作用:《中国新药杂志》[1999,8(8):547]本方对小鼠疼痛、二硝基氯苯(DNCB)所致迟发过敏反应、同种被动皮肤过敏有明显的抑制作用。❹对小鼠免疫功能的调节作用:《中国新药杂志》[1999,8(8):547]本方能促进小鼠溶血素抗体生成,显著促进小鼠全血细胞吞噬功能,明显促进小鼠外周血T淋巴细胞和B淋巴细胞的转化率,提高小鼠炭粒廓清功能,对小鼠红细胞免疫有明显的促进作用。❺抗菌作用:《中国新药杂志》[1999,8(8):547]本品对溶血性链球菌、肺炎双球菌、金葡菌及其耐药菌株、表皮葡萄球菌、绿脓杆菌、大肠杆菌、白色念珠菌、变形杆菌等有较好抑制作用。❻抗病毒作用:《中国新药杂志》[1999,8(8):547]实验表明:本方对呼吸道合胞病毒RSV和腺病毒ADV3型、7型均有灭活作用。❼对急性鼻窦炎大鼠基因表达谱影响:《浙江中医杂志》[2007,42(5):297]可以影响许多基因的表达,并从多途径、多环节、整体上调控炎症反应。❽对急性鼻窦炎大鼠鼻黏膜中肿瘤坏死因子α(TNF-α)的影响:《时珍国医国药》[2008,19(1):120]研究表明:鼻渊舒口服液可以通过调节TNF-α与受体结合和受体后信号传导,下调黏附分子和趋化因子的表达和分泌,减弱白细胞的黏附、游出和聚集,从而发挥抗炎作用,促进急性鼻窦炎的痊愈。

【备考】本方改为胶囊剂,名“鼻渊舒胶囊”(见《新药转正》29册)。

95509 鼻窦炎口服液(《成方制剂》13册)

【组成】白芷　薄荷　苍耳子　柴胡　川木通　川芎　茯苓　黄耆　黄芩　荆芥　桔梗　龙胆草　辛夷　栀子

【用法】上制成口服液。口服,一次10毫升,一日3次,20日为一疗程。

【功用】通利鼻窍。

【主治】鼻塞不通,流黄稠涕。现代医学用于急、慢性鼻炎,副鼻窦炎等。

【临床报道】鼻窦炎:《中国民间疗法》[2004,12(6):56]治疗768例,对照组予以藿胆丸治疗768例,结果:治疗组痊愈387例,显效196例,好转152例,无效33例,总有效率为95.7%;对照组痊愈272例,显效186例,好转123例,无效187例,总有效率为75.65%。两组比较,有显著性差异($P<0.01$)。

【现代研究】❶对鼻黏膜中嗜酸性粒细胞作用:《临床耳鼻咽喉科杂志》[2005,19(5):227]对鼻腔黏膜下嗜酸性粒细胞有抑制作用。❷对家兔实验性上颌窦炎的作用:《中药新药与临床药理》[2005,16(5):336]可消除急性化脓性鼻窦炎家兔全身及局部的炎症反应。

睾

95510 睾丸汤(《辨证录》卷九)

【组成】白芍二两　小茴香三钱　橘核一钱　柴胡一钱　沙参五钱

【用法】水煎服。

【功用】平肝气。

【主治】厥阴受寒,睾丸作痛,两胁胀痛,按之益疼者。

獐

95511 獐骨丸(《圣惠》卷九十八)

【组成】獐骨四两(涂酥炙微黄)　桑螵蛸二两(微炒)　钟乳粉二两　石斛(去根,剉)　肉苁蓉(以酒浸一宿,刮去皱皮,炙干)　鹿茸(去毛,涂酥炙微黄)　菟丝子(酒浸三日,晒干,别捣为末)　龙骨　黄耆(剉)　五味子　牡蛎粉　巴戟　防风(去芦头)　诃黎勒皮　附子(炮裂,去皮脐)　桂心　羚羊角各一两

【用法】上药为末,入研了药令匀,炼蜜和捣为丸,如梧桐子大。每服三十丸,渐加至四十丸,空心温酒送下。

【功用】填精补髓。

【主治】男子水脏虚冷,诸有不足。

95512 獐骨汤(《千金》卷三)

【组成】獐骨一具　远志　黄耆　芍药　干姜　防风　茯苓(一作茯神)　厚朴各三两　当归　橘皮　甘草　独活　芎䓖各二两　桂心　生姜各四两

【用法】上㕮咀。以水三斗,煮獐骨,取二斗,去骨,纳药煎,取五升,去滓,分五服。

【主治】产后虚乏,五劳七伤,虚损不足,脏腑冷热不调。

膜

95513 膜韧膏(《外伤科学》)

【组成】白凤仙花二十两　山栀子二十两　细辛二十两　红花二十两　独活二十两　当归二十两　制乳香二十

两　制没药二十两　羌活二十两　苏木二十两　樟脑二十两　生甘草十两　公丁香十两　血余炭十两　生石膏十两　山柰十两　红黏谷子三十两　血竭五两

【用法】上共研细末。蜂蜜调敷患处。

【功用】活血舒筋，消肿止痛，祛寒通络。

【主治】跌打损伤初、中、后期。

膈

95514　**膈汤**（《普济方》卷一五一引《资寿方》）

【异名】真汤（原书同卷引《简易方》）。

【组成】苦桔梗　荆芥穗　薄荷叶　干葛　甘草节　栝蒌根　牛蒡子各等分

【用法】上为粗末。每服三钱，水一盏，煎至七分，去滓，日进三五服，不拘时候。

【主治】四时不正之气，及伤寒未分证候，疮疹欲出未出；及脾寒似疟，潮热往来，壮热如蒸，两耳黯，唇青，面色黧黑，口苦舌干，四肢倦怠，饮食无味。

95515　**膈气丸**（《青囊秘传》）

【组成】五灵脂三钱　阿魏三钱　猪胆汁三个

【用法】上将五灵脂研末，阿魏炖烊，入猪胆汁和丸晒干，叫童子吐涎，润湿透，再晒再吐润，如此八九次晒干。每服七丸或九丸。三五服可效。

【主治】痰膈。

【备考】方中童子涎，可用竹沥代之。

95516　**膈气散**（《局方》卷三）

【组成】肉豆蔻仁　木香　干姜　厚朴（去粗皮，生姜汁制，炒）　青皮（去白）　甘草（爁）各五两　三棱（炮）　益智仁　莪术（炮）　肉桂（去粗皮）　陈皮（去瓤）　槟榔　枳壳（去瓤，麸炒）各十两

【用法】上为细末。每服二钱，水一盏，入生姜二片，大枣半个，同煎七分，和滓热服；如不及煎，入盐少许，沸汤点服亦得，不拘时候。

【功用】常服顺气宽中，消痃癖积聚，散惊忧恚气。

【主治】五种膈气。三焦痞塞，胸膈满闷，背膂引疼，心腹膨胀，胁肋刺痛，食饮不下，噎塞不通，呕吐痰逆，口苦吞酸，羸瘦少力，短气烦闷。

95517　**膈毒丸**（《圣济总录》卷二十二）

【组成】郁李仁（去皮）　黑牵牛（炒）　大戟　甘遂各一分　牛黄（研）　乳香（研）各一钱　麝香（研）　龙脑（研）各半钱

【用法】上为末，同研匀，用白面糊为丸，如梧桐子大。每服七丸，临卧煎灯心、小麦汤送下。

【主治】伤寒结胸，心下坚痛。

95518　**膈噎汤**（《脉症正宗》卷一）

【组成】熟地二钱　当归一钱　天冬二钱　阿胶二钱　柿饼　玄参各一钱　贝母一钱　桔梗六分

【用法】水煎服。

【主治】膈噎。

95519　**膈噎膏**

《类证治裁》卷三引缪仲淳方。为《种福堂方》卷二引缪仲淳方“秘传膈噎膏”之异名。见该条。

95520　**膈下逐瘀汤**（《医林改错》卷上）

【组成】灵脂二钱（炒）　当归三钱　川芎二钱　桃仁三钱（研泥）　丹皮二钱　赤芍二钱　乌药二钱　玄胡一钱　甘草三钱　香附一钱半　红花三钱　枳壳一钱半

【用法】水煎服。病轻者少服，病重者多服，病去药止，不可多服。

【功用】《医林改错注释》：活血逐瘀，破癥消结。

【主治】积聚痞块，痛不移处，卧则腹坠，及肾泻、久泻由瘀血所致者。

【加减】病人气弱者，加党参三五钱。

【方论选录】《医林改错注释》：方中当归、川芎、赤芍养血活血，与逐瘀药同用，可使瘀血祛而不伤阴血；丹皮清热凉血，活血化瘀；桃仁、红花、灵脂破血逐瘀，以消积块；配香附、乌药、枳壳、元胡行气止痛；尤其川芎不仅养血活血，更能行血中之气，增强逐瘀之力；甘草调和诸药。全方以逐瘀活血和行气药物居多，使气帅血行，更好发挥其活血逐瘀，破癥消结之力。

【临床报道】❶胸膜粘连：《北京中医》[1987，(4)：24]本药加味治疗60例。病程2～21年，其中重型（粘连在8cm以上者）15例，中型（粘连在5～8cm之间者）17例，轻型28例。兼风寒者加桂枝、荆芥、防风；风热者，加金银花、连翘、薄荷；胸中郁热，咳吐黄痰者，加黄芩、瓜蒌、桑白皮；胸中有寒痰，加干姜、细辛、五味子；气虚者，加黄耆，党参。服药32～64剂。结果：痊愈33例，显效23例，有效2例，总有效率为96.6%。❷慢性盆腔炎：《江西中医药》[1988，(2)：28]本方加减治疗64例。其中6个月～1年者19例，5年者35例，5～10年者7例，10年以上者3例。气虚者加黄耆、党参；血虚者加熟地、熟首乌；阴虚者加沙参、麦冬；阳虚者加熟附片、炮姜；兼湿热内蕴者加黄芩、泽泻；兼热毒蓄积者加双花、连翘。连续服药15～50剂。结果：痊愈21例，好转37例，总有效率90.6%。❸小儿久泻：《新中医》[1981，(12)：26]用本方加减治疗小儿久泻120例。病程2～6个月64例，6～9个月32例，9～12个月24例。方用灵脂1.5克，当归2克，川芎1.5克，桃仁2克，丹皮2克，赤芍2克，乌药1.5克，延胡1.5克，甘草2克，香附2克，红花1.5克，枳壳1.5克（此为1岁小儿一日水煎剂量，其他年龄适当增减），脾胃虚弱加白术、茯苓、黄耆；脾肾两虚加附子、肉桂、黄耆；大便次数多呈水样者可加诃子、苡仁。结果：痊愈46例，有效53例，无效21例。总有效率82.5%。

【现代研究】❶抑制小鼠免疫功能：《中医药信息》[1987，(4)：39]小鼠免疫特异性抗原结合细胞花结形成实验结果表明，给药组免疫特异性抗原结合细胞数量较对照组明显减少，说明本药对小鼠免疫反应的早期阶段有较强的抑制作用。另溶血空斑实验证明，给药组PFC数目明显少于对照组，说明本药对B细胞功能亦有较强的抑制作用。❷刺激免疫作用：《中成药研究》[1987，(9)：29]本药能促进小鼠腹腔巨噬细胞功能，与对照组比较，给药组巨噬细胞吞噬指数明显提高；小鼠脾脏酸性磷酸酶活性高于对照组，差异非常显著；腹腔巨噬细胞EA花环形成率给药组高于对照组。❸肝纤维化大鼠肝脏组织α-平滑肌肌动蛋白（α-SMA）和基质金属蛋白酶-2（MMP-2）表达的影响：《齐齐

哈尔医学院学报》[2008,29(15):1800]膈下逐瘀汤可能通过下调肝组织中 α-SMA 和 MMP-2 的表达,调控细胞外基质合成与降解,从而发挥抗肝纤维化作用。❹对肝硬化大鼠一氧化氮(NO)、内皮素-1(ET-1)及血栓素 B_2(TXB_2)、6-酮-前列腺素 $F_{1\alpha}$(6-Keto-$PGF_{1\alpha}$)含量的影响:《河北中医》[2008,30(2):195]膈下逐瘀汤可通过有效地抑制 NO、ET-1 的产生,恢复血管平滑肌的正常舒缩状态,改善肝脏血流动力学;可显著降低肝硬化大鼠血清 TXB_2 和 6-Keto-$PGF_{1\alpha}$ 含量,调节二者的比例,使其达到适宜的有效浓度,以消除血小板聚集和血栓形成,改善肝脏微循环。❺对肝癌 Bel-7402 细胞增殖的影响:《中国组织工程研究与临床康复》[2007,11(12):2375]对肝癌 Bel-7402 细胞有明显的生长抑制作用,呈良好的剂量-效应关系。实验结果并显示该方抑制 Bel-7402 细胞的增殖机制可能是第 10 号染色体同源丢失性磷酸酶-张力蛋白基因表达增多的原因。

膍

95521 膍胵散(《圣济总录》卷五十八)

【组成】鸡肶胵黄皮　鸡肠各五具(炙干)　鹿角胶(炙燥)　白龙骨　白石脂　漏芦(去芦头,炙)各一两　土瓜根三两　黄连(去须)　苦参　牡蛎粉各二两半　桑螵蛸三七个(炙)

【用法】上为散。每服一钱匕至二钱匕,米饮调下,日三夜一。旬日见效。

【主治】久渴。

95522 膍胵散(《普济方》卷三〇一)

【组成】肶胵　麝香各等分

【用法】用浆水洗患处,就温搽即可。

【主治】瘑疮连年月深不退者。

鲛

95523 鲛鱼皮散(《证类本草》卷二十一引《胡治方》)

【组成】鲛鱼皮(炙)　朱砂　雄黄　金牙椒　天雄　细辛　鬼臼　麝香　干姜　鸡舌香　桂心　莽草各一两　贝母半两　蜈蚣(炙)　蜴蜥(炙)各二枚

【用法】上为末。每服半钱匕,渐增至五分匕,温清酒送下,一日三次。

【主治】五尸鬼疰,百毒恶气。

95524 鲛鱼皮散(《外台》卷二十八引《集验方》)

【组成】鲛鱼皮(鹊鱼斑皮是)　犀角　麝香(研)　龙骨　丹砂(研)　雄黄(研)　蘘荷叶　鹿角(炙)各一分　蜈蚣一枚(炙)　椒一分(汗)　干姜一分　贝子十枚　鸡舌香一分

【用法】上为散。空心酒服一钱匕,一日三服。

【主治】鬼注,蛊注,毒气变化无常者。

鲜

95525 鲜角膏(《外科证治全书》卷四)

【组成】新鲜皂角数斤(五月初旬取)

【用法】捣烂入锅熬汁,汁浓沥出,易水再熬二三度去滓,以汁共归一处,加醋慢熬成膏。刮破患处敷之。毒水流尽,再敷数次痊愈。

【主治】年久阴顽恶癣,诸治不效者。

95526 鲜陈汤

《古今医鉴》卷五。为《金匮》卷中"小半夏汤"之异名。见该条。

95527 鲜茄饮

《仙拈集》卷四。为方出《广笔经》卷三,名见《古方选注》卷下"茄蒂汤"之异名。见该条。

95528 鲜石斛膏(《北京市中药成方选集》)

【组成】鲜石斛一百六十两　麦冬三十二两

【用法】上药酌予切碎,水煎三次,分次过滤去滓,滤液合并,用文火煎熬,浓缩至膏状,以不渗纸为度,每两膏汁兑炼蜜一两成膏。每服五钱,日服二次,热开水冲服。

【功用】养阴润肺,生津止渴。

【主治】男女阴虚,肺热上攻,咽干口燥,烦闷耳鸣。

95529 鲜生地露(《中药成方配本》)

【组成】鲜生地一斤

【用法】用蒸气蒸馏法,每斤吊成露二斤。每用四两,隔水温服。

【功用】养阴清血。

【主治】吐血,鼻血。

95530 鲜佛手露(《中药成方配本》)

【组成】鲜佛手一斤

【用法】用蒸气蒸馏法,每斤吊成露四斤。每用四两,隔水温服。

【功用】宽胸利气。

【主治】肝胃不和,胸闷气滞。

95531 鲜佩兰露(《中药成方配本》)

【组成】鲜佩兰一斤

【用法】用蒸气蒸馏法,每斤吊成露二斤。每用四两,隔水温服。

【功用】辟秽疏表。

【主治】暑湿头晕。

95532 鲜荷叶汤(《类证治裁》卷六)

【组成】鲜荷叶　青菊叶　夏枯草　黄芩　山栀　苦丁茶　蔓荆子　连翘

【用法】水煎服。

【主治】因暑邪闭窍致左耳聤痛者。

95533 鲜藿香露(《中药成方配本》)

【组成】鲜藿香一斤

【用法】用蒸气蒸馏法,每斤吊成露二斤。每用四两,隔水温服。

【功用】芳香宣浊。

【主治】暑湿气滞,胸闷呕恶。

95534 鲜小蓟根汤(《衷中参西》卷上)

【组成】鲜小蓟根(洗净,剉细)一两

【用法】上用水煎三四沸,取清汤一大茶钟饮之,一日宜如此饮三次;若畏其性凉者,一次用六七钱亦可。

【主治】花柳毒淋,兼血淋者。

竭

95535 竭红跌打酊(《成方制剂》14 册)

【组成】红花20克　儿茶20克　当归尾20克　白矾10克　苏木20克　芦荟20克　乳香20克　安息香20克　没药20克　血竭20克

【用法】上制成酊剂。外用,用棉花浸药液后擦患处,一日2～3次。

【功用】散瘀消肿,活络止痛。

【主治】跌打、筋骨扭伤,积瘀肿痛。

【宜忌】皮肤破损处勿用。

端

95536　**端效丸**(《医统》卷八十四)

【组成】菟丝子(酒制)　枸杞子　破故纸(酒洗,微炒)　韭子(炒)　茴香(盐炒)　穿山甲(炮)　金墨(烧烟尽)　远志(去心)　莲花蕊　红花　莲肉(去皮心)　母丁香　芡实子　牛膝(酒洗)　木香各一两　巴戟(酒洗,去心)　益智仁　川楝肉　青盐　沉香各五钱

【用法】上为末,酒糊为丸,如梧桐子大。每服五十丸,空心酒送下;不饮酒者,盐汤送下,食干物压之。

【功用】壮阳益气,补髓添精。

【主治】元气不足,肾虚阳脱,易萎易泄,尺脉俱微。

辣

95537　**辣椒风湿膏**(《成方制剂》9册)

【组成】辣椒250克　薄荷脑30克　冰片30克

【用法】上制成贴膏。贴于患处。

【功用】祛风散寒,舒筋活络,消肿止痛。

【主治】关节疼痛,腰背酸痛,扭伤瘀肿及慢性关节炎和未溃破的冻疮等。

【宜忌】❶皮肤表面有破口的患处及溃破的冻疮不宜使用。❷敷贴后若有不适,应停止敷贴。

韶

95538　**韶粉散**(《小儿痘疹方论》)

【异名】灭瘢散(《得效》卷十一),灭痕膏(《外科启玄》卷十二)。

【组成】韶粉一两　轻粉一钱

【用法】上为末。入炼猪脂油拌匀如膏,薄涂疮瘢上。

【主治】小儿痘疮才愈,而毒气尚未全散,疮痂难落,或欲落不落,其瘢犹黯,或凹凸肉起。

95539　**韶粉膏**(《普济方》卷三一五)

【组成】韶粉一两　银朱　樟脑各半两　青盐四钱　松香一两　龙骨　虎骨(油炙)各半两　白丁香　地龙(瓦焙,去土)各二钱　穿山甲二钱半　全蝎五枚(瓦煅,去梢)　乳香　没药各一两　血竭六钱　脑子半钱　轻粉六钱　麝香半钱　蛤粉二钱

【用法】上诸药剉如豆大,入油内浸三宿,文武火熬药色焦黄,滤去滓,再上火煎沸,先下黄丹,次下银朱,用柳枝三两根不住手搅,候药色略变,抬下,不住手搅成膏,滴水中成珠不散,轻重得所,温冷,却次第下药末,第一松、乳、没、血竭,第二龙骨、虎骨、韶粉、蛤粉,第三白丁、蝎、山甲、地龙,第四轻粉、脑、麝、樟脑,加狗脑骨(烧灰,为末),搅匀,入瓷罐内,掘坑,埋三宿,去火毒。摊贴。

【主治】恶疽疮毒,疖漏,发背,脑疽,瘰疬,疔疮,牙床肿痛,打扑伤损,刀斧割伤,杖疮,汤火所伤;小儿头面疮疖,丹流热毒,蜈蚣、蜂、蝎、蛇、犬伤,毒痔、臁疮,诸般疮疖、无名肿毒;风湿脚气,小肠疝气,劳瘵咳嗽,风虚头痛,耳鸣,腰腹疼痛;妇人血气刺痛,吹奶肿痛。

敲

95540　**敲鸡散**(《普济方》卷三〇九)

【组成】水蛭半两(炒)　麝香少许　半两钱十文(醋蘸淬七次)　金色自然铜半两(醋蘸淬)

【用法】上为细末。先以汤洗,用竹木夹定,后复服药;每服半字,好酒调下。多用则吐不受。服药约如人行二十里则完。

【主治】骨折伤损。

【备考】常以鸡敲折颈骨,略与此药治,隔宿杀鸡视之,伤处如丝绕。诚可信矣。

95541　**敲枕散**

《普济方》卷三八七。为《三因》卷十二“人参散”之异名。见该条。

裹

95542　**裹白散**

《普济方》卷一五〇。即《御药院方》卷七“神圣热药”。见该条。

膏

95543　**膏药**(《保命集》卷下)

【组成】好芝麻油半斤　当归半两　杏仁四十九个(去皮)　桃柳枝各四十九条(长四指)

【用法】上用桃柳二大枝,新绵一叶包药,系于一枝上,纳油中,外一枝于盛油铁器中搅之,煎成,加黄丹三两,一处熬,滴水中成珠为度。

【主治】疮疡。

95544　**膏药**(《疡医大全》卷十九引《济生》)

【组成】凤仙花(连根花叶,晒干)　苍耳叶(嫩头)各四两　血余三两　鹿角屑(生刮)　络石　虎骨　百部　茜草　剪草各二两　人指甲五钱　穿山甲　羌活　龙骨　麻黄　蕲艾　威灵仙各一两

【用法】上用麻油一斤,同熬至滴水不散,绞去滓,离火,再下铅粉四两,银朱四两,黄蜡二两,乳香二两和匀,瓷器收贮。临用隔汤炖化,摊贴。

【主治】鹅掌风,指甲变厚,及风癞顽癣,死肌麻痹。

95545　**膏药**(《医方类聚》卷一七七引《经验良方》)

【组成】当归　官桂　川乌　香白芷　草乌　玄参　大黄　干地黄　赤芍药各半两　桃柳枝各二十一寸　红丹　白胶香各半斤　蜡二两半　密陀僧一两半

【用法】上用清油十两,先将当归、桃柳枝等十味入油内煎,以黑为度,去滓,滤净油,慢火再煎,徐徐却入红丹,用长柳枝频频搅匀,药将成,入白胶香,次入蜡,又次入密陀僧,将药滴入水中成珠为度,出药,坐水中一日夜,出火毒

可用。

【主治】发背疮。

95546 膏药(《急救仙方》卷五)

【组成】麻油五两　巴豆二十八粒　柳条二十八寸

【用法】用火煎之，候巴豆黑色，滤去滓，以黄丹二两逐渐放入，用柳枝不住手搅，滴水中不散，成膏不粘手，住火，再加乳香一钱和匀，瓦器盛之。候冷摊用。

【主治】诸疮。

95547 膏药(《急救仙方》卷五)

【组成】清油一斤　头发二两(并煎至溶)　甘草节　当归尾　黄连　巴豆　蓖麻子　黄栝楼　木鳖子各二两

【用法】上煎二沸，去滓，再入水粉五两，又煎至沸，入黄丹七两，又煎至沸，入乳香末一两，用桃柳枝不住手搅，挑入水中，滴水成珠，不粘手，则膏成矣。

【主治】诸疮。

95548 膏药(《普济方》卷三一三)

【组成】木鳖子仁　五灵脂　巴豆肉五粒　芫花(如无，炉甘石代亦得)　黄丹　白胶香　香油

【用法】上为末，先将前五味同油煎赤色，滤去滓，入丹、胶香熬，无油珠不粘手为度。

【主治】一切毒疮肿毒。

【备考】方中除巴豆肉外，余药用量原缺。

95549 膏药(《普济方》卷三一三)

【组成】雄黄二钱半　黄丹一两　老松脂　轻粉各一钱　龙骨二钱　乳香一钱半　降真香二钱　巴豆二钱半

【用法】上用香油二两半煎熬末药，候巴豆黄黑色为度，再入松脂，又入丹收成膏。入雄黄等，摊贴。如疮未破，再将去壳巴豆一枚(捣烂)置膏中，贴患处。

【主治】诸般恶毒疮。

95550 膏药

《普济方》卷三一三。为《圣济总录》卷一四八“神仙膏”之异名。见该条。

95551 膏药(《普济方》卷三一五)

【组成】真香油一斤　黄丹半斤　巴豆七十粒　木鳖子五枚　穿山甲五片

【用法】香油用铁锅熬滚，下穿山甲，煎黄色取出，却下木鳖子，亦煎黄色取出，然后下巴豆熬黄色取出，用生绢滤去滓，将油入砂锅内浸；火再熬，下丹，用柳枝三条不住手搅一时久，候沫高三寸可住手，将油滴水中不散成珠为度。

【主治】一切恶疮，打扑走注疼痛。

95552 膏药(《普济方》卷三一五)

【组成】沥青　蓖麻各一两

【用法】上同捣烂，摊纸上。贴疮。

【主治】诸疮，一切打伤肿毒。

95553 膏药(《秘传打损扑跌药方》)

【组成】川乌一两　甘草一两　大黄六钱　当归八钱　赤芍五钱　白芷五钱　连翘一两　白蔹一两　官桂五钱　木鳖子五钱　槐　柳　桃　桑枣枝各八钱　苦参一钱　皂角八钱

【用法】上㕮咀，用真麻油二斤，浸药一日，以火熬油老，滴水成珠，以绵子滤去滓，将油再熬一滚，入飞过黄丹十二两，用柳枝频搅，滴摊油纸上以不粘手为度，收起待冷听用。风寒湿气所伤，跌扑闪伤，一切疼痛，心腹痛，吼喘咳嗽，贴背心；泻痢，贴脐；头痛，眼痛，贴太阳穴；一切无名肿毒，疔、臁、发背、流注、疖毒疮疡，俱贴患处。

【主治】风寒湿气所伤，跌扑闪伤；一切疼痛，心腹痛，吼喘咳嗽，泻痢，头痛，眼痛；一切无名肿毒，疔、臁、发背、流注、疖毒、疮疡。

95554 膏药(《赤水玄珠》卷三十)

【组成】猪油(熬去滓)一两　香油三钱　乳香　没药各五钱　孩儿茶七钱　冰片一分　轻粉五分　麝香一分

【用法】二油同熬，离火稍冷，加乳香、没药搅匀，再入孩儿茶搅匀，又入冰片、轻粉、麝香，待冷，做膏药。贴患处。

【主治】杨梅疮漏。

95555 膏药(《外科启玄》卷十一)

【组成】真麻油　清桐油各半斤　猪毛三两

【用法】二油煎滚，下猪毛熬化后，下黄丹八两，滴水成珠，去火毒。摊贴。

【主治】发背诸疮。

95556 膏药(《外科启玄》卷十二)

【组成】沉香　麝香　轻粉　银朱　荔枝肉各等分

【用法】入熟鱼胶捣成膏。贴患处。

【主治】瘰疬硬核不消不破。

95557 膏药(《外科启玄》卷十二)

【组成】当归　白芷　黄连　白及　白蔹　黄柏　厚朴　五倍子　雄黄　没药　血竭　海螵蛸　黄丹(飞)各六钱　乳香二钱半　轻粉一钱

【用法】上为末，香油熬熟，调成膏。贴之，外用布包定。有脓水，常洗去之，药水内加盐洗之效。

【主治】内外臁疮。

95558 膏药(《䲣后方》)

【组成】牛皮胶一斤　姜汁半斤　瓦上白霜二两

【用法】苍耳草汁一碗，共熬成膏。布摊贴。

【主治】风寒湿气，左瘫右痪，三五年不能动。

95559 膏药(《䲣后方》)

【组成】金星凤尾草一两五钱(如无，鸭掌金星亦可)　水竹叶一两(凤尾竹叶尤佳)　葱根(连须)三十根　朝东侧柏叶一两二钱　白芷一两二钱

【用法】上剉，用真香油一斤二两浸药一日，用火熬，看白芷焦黄为度，用棉纸兜滤去滓，拭锅干净，方入锅，用火再熬，每油一斤，入上好铅粉一两，用竹杖搅匀，文武火熬沸，看起黑烟，再入铅粉一两，用竹杖不住手搅，看黑烟起，又投铅粉一两，如此四次为度，滴水中成珠不散，已成膏，取起连锅，坐土凹中，去火毒，任用。

【主治】无名肿毒。

95560 膏药(《良朋汇集》卷一)

【组成】人言四钱(研末)　巴豆霜四钱(研末)　红枣一百个(煮，去皮核)

【用法】将前二味同枣肉捣匀，做大者如芡实大，小者如黄豆大。如泻，葱搽肚脐，入药，量大小一丸，纳脐上，无论何膏药盖之。

【主治】痢疾。

95561 **膏药**(《良朋汇集》卷三)

【组成】猪毛三斤(清水洗净,晒干)　松香三斤(炙过,二味于铁锅内,将锅立起架铁条,火烧成珠,只用四两)　葱半斤　蒜半斤　姜半斤(三味捣烂,拧取汁)　定油二斤　黄丹十二两(飞过,炒)　朝脑一钱五分

【用法】将汁、油先入锅内,炼得烟尽,方下黄丹,熬至滴水成珠,温时再下朝脑、毛灰,搅匀。摊贴。

【主治】水泻痢疾;及跌打损伤疼痛。

95562 **膏药**(《奇方类编》卷下)

【组成】香油一斤　野大黄根半斤

【用法】煎枯,去滓,入黄丹六两,熬成膏。摊贴之。

【主治】一切寒凉腰气,筋骨流痰。

95563 **膏药**(《医部全录》卷一九四引叶心仰方)

【组成】蒺藜四钱　冰片　麝香各一分　乳香(去油)　没药(去油)　轻粉各一钱　青龙骨　象皮各二钱

【用法】上为末,用麻油四两,蒸滚,先放松香二两,熬至滴水成珠,入铅粉二钱,黄丹一两,取起。贴患处。

【主治】裙边疮。

95564 **膏药**(《医部全录》卷二一四引叶心仰方)

【组成】柏子油一斤(用文武火熬至黑色,再入铅粉八两,熬至滴水成珠,取起,入后药末)　轻粉　象皮各三钱　乳香　没药各四钱(二味去油)

【用法】上为末,入煎油内。纸摊贴。

【主治】裙边疮及久烂者。

95565 **膏药**(《外科图说》卷四)

【组成】千里光自然汁十两　煮酒六两　肉当归　大黄　赤芍　肉桂　生地　玄参　苦参　踯躅花各五钱

【用法】文火煎浓,约存汁一碗许;用麻油二十四两,加头发三两,煎至滴水成珠,入前药汁,文火煎和,加研细铅粉,密陀僧各五两,缓缓搅转,候火候却好,滴水不老不嫩,离火,加入研细乳香、没药、黄占、白占各三钱,麝香三分,粉霜一钱,收罐坐水中,去火毒。摊之,用重汤顿软贴。

【功用】拔毒吸脓,暖筋骨,长肌肉。

【主治】杨梅疮及癣疮,鹅掌风,结毒破烂。

95566 **膏药**(《易简方便》卷四)

【组成】蜂房一个

【用法】拭尽孔内渣秽,不可损破,将松香研极细末,放入孔内八分满即止,再用香油灌入,以溢出为度,置于极大旧铁金锹上,以铁钳夹稳,下以文武火烧之,候蜂房熔化为膏,滴水成珠,便是火候,取出。以帛摊用。

【主治】一切恶毒。

95567 **膏药**(《青囊秘传》)

【组成】嫩松香二斤　姜汁　葱汁各一碗　醋一碗

【用法】先将姜、葱渣再煮一碗,将松香入内浸透,煮后再入前汁,等煮至白泡沫不起,再入阿魏二两,标朱三两,乳香(去油)一两,没药(去油)一两,麝香二钱,和透再炼。麻油夏用四两,冬用八两,熬好。摊大膏药用。

【功用】软坚止痛发散。

【主治】痰毒肿块。

95568 **膏药**(《秘传大麻风方》)

【组成】桐油　黄丹各四两　龙骨一两　乳香　没药各五钱　大风油八两　蛇床　血竭　轻粉　人发　川椒　雄黄各五钱　硫黄一两

【用法】先将粗药入桐油煎黑,去滓,煎好成膏,下细药。收贮听用。

【主治】紫云风。

95569 **膏药**(《秘传大麻风方》)

【组成】荆芥　防风　白芷　羌活　黄芩　阿魏各三两　大黄　生地　水龙骨(即船上的油灰)　僵蚕各三两　乳香　没药　血竭　雄黄　轻粉　全蝎各五钱　穿山甲一两　蝉退一两　蜈蚣一两　宫粉五钱

【用法】先将粗药入香油一斤煎黑色,去滓成膏后,用细药收之听用。

【主治】珍珠风。遍身疙瘩块,久而不治,遍身作痒。

95570 **膏子药**(《丹溪心法附余》卷二十四)

【组成】天门冬(去心)二两　麦门冬(去心)半两　黄柏(蜜炙)二两　知母一两半　当归身一两　白芍药一两　白术八钱　菖蒲一两半　甘草半两

【用法】大约药一两,用水二大碗,熬至一碗,去滓,再熬成膏。每服二匙,食前白汤调下。

【功用】补阴。

【主治】阴虚。

【加减】中满者,去甘草。

95571 **膏子药**(《尤氏喉科秘书》)

【异名】蜜调药(原书)、膏滋药(《疡医大全》卷十七)。

【组成】薄荷　玉丹　川贝母　灯草灰　甘草　冰片　百草霜

【用法】先将玉丹、百草霜研和匀后,入灯草灰再研,入薄荷、甘草、贝母,研极细,方入冰片,再研和。白蜜调服,频频咽之。症重,兼服煎药及用吹药。

【主治】喉痈、喉癣、喉菌。

【备考】本方方名,《杂病源流犀烛》引作"胶子蜜调药"。

95572 **膏发煎**

《金匮》卷下。为原书卷中"猪膏发煎"之异名。见该条。

95573 **膏淋汤**(《衷中参西》上册)

【组成】生山药一两　生芡实六钱　生龙骨(捣细)六钱　生牡蛎(捣细)六钱　大生地(切片)六钱　潞党参三钱　生杭芍三钱

【主治】膏淋之证,小便溷浊,更兼稠黏,便时淋涩作疼。

【方论选录】此证由肾脏亏损,暗生内热。损则蛰藏不固,精气易于滑脱;内热暗生,则膀胱熏蒸,小便改其澄清。久之,三焦之气化滞其升降之机,遂至便时牵引作疼,而混浊稠黏矣。故用山药、芡实以补其虚,而兼有收摄之功;龙骨、牡蛎以固其脱,而兼有化滞之用;地黄、芍药以清热利便,潞参以总提其气化,而斡旋之也。若其证混浊,而不稠黏者,是但出之溺道,用此方时,宜减龙骨、牡蛎之半。

95574 **膏滋药**

《疡医大全》卷十七。为《尤氏喉科秘书》"膏子药"之

异名。见该条。

95575　**膏蜜汤**(《普济方》卷三四九)

【组成】猪膏二分　白蜜　生地黄(切)各一升

【用法】用猪膏煎地黄赤色,出之,纳蜜和之令调。分五服,一日三次。

【主治】产后余血冲心,痛急欲死。

95576　**膏髓酒**(《外台》卷十二引《删繁方》)

【组成】猪肪膏三升　牛髓二升　油五升　姜汁三升　生地黄汁三升　当归四分　蜀椒四分(汗)　吴茱萸五合　桂心五分　人参五分　五味子七分　芎䓖五分　干地黄七分　远志皮五分

【用法】上药九味为散;取膏、髓等五种汁,加水一斗同煎,取水并药汁俱尽,但余膏在,停小冷,下散,搅令调,火上煎三上三下,燥器贮凝,冷为饼。每取方寸,以清酒一升暖下,昼两服,夜一服。

【主治】癖、羸瘠。

【宜忌】忌生葱、芜荑。

95577　**膏母化斑散**

《幼幼新书》卷十八引《张氏家传》。为原书同卷"化斑散"之异名。见该条。

腐

95578　**腐草散**(《活幼心法》卷末)

【组成】取多年盖屋覆墙陈草(或晒干,或焙干)

【用法】上为细末。掺之。倘遍身破损,摊席上,令光身坐卧。

【主治】痘疮扒破。

95579　**腐尽生肌散**(《金鉴》卷六十二)

【组成】儿茶　乳香　没药各三钱　血竭三钱　旱三七三钱　冰片一钱　麝香二分

【用法】上为末。撒之。

【主治】一切痈疽等诸毒,破烂不敛者。

【加减】有水,加龙骨(煅)一钱;欲速收口,加珍珠一两,蟹黄(用蟹蒸熟取黄,晒干听用)二钱,或用猪脂油(去渣)半斤,加黄蜡一两,熔化倾碗内,稍温,加前七味调成膏,摊贴之;若杖伤,则旱三七倍用。

瘟

95580　**瘟疫汤**(《脉症正宗》卷一)

【组成】生地二钱　当归一钱　黄芩八分　连翘八分　黄连八分　滑石八分　大黄三钱　桑皮八分

【用法】水煎服。

【主治】瘟疫。

瘦

95581　**瘦胎丸**(《万氏女科》卷二)

【组成】枳壳(麸炒)四两　白术　当归　甘草各一两

【用法】炼蜜为丸,辰砂为衣。每服五十丸,食前白汤送下。

【功用】防其难产。

【主治】孕妇八九月,形盛胎肥腹大,坐卧不安。

95582　**瘦胎饮**

《杏苑》卷八。为《本事》卷十引孙真人方"滑胎枳壳散"之异名。见该条。

95583　**瘦胎饮**(《郑氏家传女科万金方》卷二)

【异名】瘦胎散(《女科指掌》卷三)。

【组成】益母草　白芍　香附　枳壳　砂仁　甘草各一钱　当归　益智仁各一钱五分

【用法】水煎服。

【主治】五六月胎气不和,肚腹膨胀,腰腹疼痛,不思饮食,劳倦殊甚。

95584　**瘦胎饮**(《张氏医通》卷十五)

【异名】枳壳散。

【组成】黄芩一两(酒炒)　白术一两　枳壳(炒)七钱半

【用法】上为散。每服二钱,饥时砂仁汤送下,在九个月时服。不可多服,恐伤正气。

【主治】妊娠体肥,胎气不运。

【宜忌】瘦弱者勿服。

95585　**瘦胎饮**(《叶氏女科》卷二)

【组成】泽泻　白芍　枳壳(麸炒)　益母草　茯苓各一钱二分　砂仁　益智仁　香附(制)各四钱　当归身　白术(蜜炙)各七分　柴胡　甘草各五分

【用法】水煎,空心服。

【主治】胎临五月,妊娠困弱,但觉腹重贪睡,饮食无味,腹中膨胀。

95586　**瘦胎散**

《证类本草》卷十三引《杜壬方》。为《本事》卷十引孙真人方"滑胎枳壳散"之异名。见该条。

95587　**瘦胎散**(《女科万金方》)

【组成】当归二钱　白芍药　益母草各四钱　枳壳四钱　砂仁　香附子各三钱　甘草一钱　茯苓五钱　小茴香二钱五分

【用法】分三服。每服用水一钟半,煎七分,空心服。

【主治】妊娠五六月,困弱腹重贪睡,饮食不知气味,肚中膨胀,胎动。

95588　**瘦胎散**(《寿世保元》卷七)

【组成】枳壳五钱　香附子三钱　甘草一钱半

【用法】上为末。每服二钱,百沸汤调下,临月服之。

【功用】缩胎易产。

【主治】胎肥壅隘,动止艰辛。

95589　**瘦胎散**

《女科指掌》卷三。为《郑氏家传女科万金方》卷二"瘦胎饮"之异名。见该条。

95590　**瘦人搐药**(《丹溪心法》卷四)

【组成】软石膏　朴消各五钱　脑子　荆芥　檀香皮　薄荷各一钱　白芷　细辛各二钱

【用法】上为末。搐鼻内。

【主治】头风。

95591　**瘦胎饮子**(《朱氏集验方》卷十)

【组成】香附子(炒)四两　缩砂(炒)三两　甘草(炙)一两

【用法】上为细末。每服二钱，米饮调下。

【功用】❶《朱氏集验方》：妊娠自九月十月服，永无惊恐。❷《本草纲目》：顺胎。

【备考】本方方名，《本草纲目》引作"福胎饮"。

95592 瘦胎枳甘散

《医学入门》卷八。为《局方》人卫本卷九吴直阁增诸家名方"滑胎枳壳散"之异名。见该条。

95593 瘦胎枳壳散

《医方大成》卷九引《简易方》。为《局方》人卫本卷九吴直阁增诸家名方"滑胎枳壳散"之异名。见该条。

95594 瘦胎调气散（《郑氏家传女科万金方》卷二）

【组成】黄芩　白术　当归各二钱　猪苓　泽泻　枳壳各一钱　白芍七分　陈皮五分　甘草三分

【用法】加生姜，水煎服。

【主治】怀孕八月，烦闷不安，饮食不下，脾胃不和，似利非利，胎常升降。

瘘

95595 瘘疮止水丸（《青囊秘传》）

【组成】云母粉四两　樟冰八分（先将云母粉放一半于银碗内垫底，次入樟冰，上再以云母粉盖之，火煅樟冰，气出即止）　黑铅六钱（铁勺内化开，入铜绿六钱，立取出）

【用法】先将上药依方配好，两味和匀，开水为丸。每服三分。

【主治】瘘疮。

慢

95596 慢白汤（方出《中医临证撮要》，名见《古今名方》）

【组成】西党参9克　全当归9克　生白术9克　生黄耆15克　怀山药15克　云茯苓15克　熟枣仁15克　制首乌15克　银柴胡3克　炒白芍6克　大红枣6枚

【功用】补气血，益脾肾。

【主治】慢性白血病。头昏耳鸣，心悸气短，纳食不香，面色萎黄，浮肿，腰酸腰痛，疲乏无力，潮热，腹胀，大便时结时溏，舌苔淡薄，或薄白，脉象细濡涩，或沉微迟。

【加减】骨蒸潮热，去生白术、当归、红枣，加生龟版、生鳖甲各24克，地骨皮、青蒿梗各9克；盗汗，去当归、银柴胡，加粉龙骨15克，牡蛎24克（先煎），麦冬12克，五味子3克。口干，去当归、白术、大枣，加北沙参9克，冬青子15克，粉丹皮6克；肝脾肿大，去生黄耆，加炙鳖甲24克（先煎），大丹参9克，粉丹皮6克；颈部腋下瘰疬，去党参、黄耆、当归、白术、怀山药、红枣，加夏枯草12克，黑玄参12克，川贝母9克，天花粉12克，生牡蛎24克，粉丹皮6克；鼻衄，去党参、黄耆、当归、白术、山药、银柴胡、大红枣，加焦山栀、肥知母各9克，侧柏叶、大生地、旱莲草、黑玄参各12克，冬青子15克，京赤芍6克。

95597 慢肾汤（《效验秘方·续集》赵棻方）

【组成】淫羊藿15克　鹿衔草15克　川续断15克　金狗脊9克　潞党参15克　稻香陈皮6克　麦芽30克　谷芽30克　土茯苓15克　金丝草15克　益母草9克　紫苏叶6克　秋蝉衣6克　粉甘草4克

【用法】日1剂，水煎2次，早晚分服。

【功用】温补脾肾，淡渗利湿。

【主治】慢性肾炎，脾肾两虚证，表现为反复浮肿，面色白，纳食不香，形神倦怠，腰膝酸楚，小溲不利，脉弱，舌淡等。

【加减】如遇淋雨沐浴，寒湿束表，症见头重头痛，周身酸楚，胸脘痞满，倦怠无力，脉濡，苔白腻者，酌加制香附、苍术、川朴、霍香之类；如遇风邪犯肺，咽痒咳嗽，痰白质稀，脉虚浮，苔薄白者，酌加蜜麻黄、苦杏仁、桔梗、前胡之类；如遇湿热交蒸，症见浮肿溲赤，口干不欲饮，低烧不撤，神倦纳呆，脉濡数，舌红苔厚浊者，酌加连翘、赤小豆、蚕砂、炒苡仁之类；如遇热毒内聚，症见高烧咽痛，溲赤便干，口渴喜饮，脉数，舌红苔黄厚者，加银花、板蓝根、蒲公英、丹皮、火麻仁、六神丸之类。如尿蛋白偏高者，酌加山萸、芡实、鸡内金、怀山药之类；脓细胞偏高者，酌加鱼腥草、连翘、蒲公英之类；红细胞偏高者，酌加仙鹤草、藕节、生蒲黄之类。

【方论选录】方中以淫羊藿、鹿衔草温补肾阳，配合川续断、金狗脊补肾强腰，四药具有强筋骨，祛风湿作用。慢性肾炎始由急性肾炎转化而来，而急性肾炎为风湿外侵或风水外犯所致，久则留连于经络脏腑，如肾脏本虚，则客于肾脏，形成本虚标实格局。故治疗慢性肾炎，选用温肾药的同时，如能注意选用兼有祛风湿功能的药物，则能提高疗效。党参、稻香陈皮、谷麦芽温土暖脾，取后天以助先天，有化源不乏之意。此四味与前四味，相辅相成，不可分割，患者只有在脾运旺健，命火充盛的条件下，才能充分地吸收水谷精微以荣养身体，再则阳和之气一充，与疾病作长期抗争才有资本。金丝草、益母草、土茯苓均具有利尿消肿而不伤正之功。苏叶、蝉衣既能驱逐风邪，又能宣开肺气发汗消肿，以利水之上源，能增强消肿利尿之力。粉甘草调和诸药。

95598 慢惊丸（《北京市中药成方选集》）

【组成】白术（炒）三钱　人参（去芦）三钱　肉桂（去粗皮）三钱　川附子三钱　枸杞子三钱　泽泻四钱　熟地四钱　丁香一钱　甘草二钱（以上共研为细粉过罗）　麝香五分

【用法】上为细末，混合均匀，炼蜜为丸，重五分，蜡皮封固。每服一丸，周岁以内小儿酌减，温开水送下，一日二次。

【功用】扶阳祛寒，温脾止泄。

【主治】小儿吐泄日久，慢脾惊风，面色青白，昏睡神短，天吊鼻搧，四肢厥冷。

【备考】《成方制剂》3册"慢惊丸"无麝香。

95599 慢惊丸（《天津市固有成方统一配本》）

【组成】人参三钱　白术（麸炒）三钱　橘皮三钱　甘草（炙）一钱　茯苓三钱　山茱萸（酒蒸）二钱　炮姜三钱　肉豆蔻（煨）二钱　防风三钱　天南星（制）二钱　白芍一钱　天麻二钱　当归二钱　肉桂一钱

【用法】山茱萸单放，将人参等十三味共轧为细粉，取部分细粉与山茱萸同轧碎，干燥后，轧为细粉，再与其余细粉陆续配轧，和匀，过80～100目细罗，炼蜜为丸，每丸重一钱（含药量约四分五厘）。每服一丸，周岁内酌减，温开水送下，一日二次。

【功用】扶阳祛寒，健脾止泻。

【主治】脾胃阳虚引起的慢脾惊风，面色青黄，昏睡神衰，天吊鼻搧，四肢厥冷。

95600 慢惊饮（《仙拈集》卷三）

【组成】人参一钱 黄耆二钱 白芍八分 甘草五分 生姜一片 葱一寸

【用法】水煎服。

【主治】慢惊风。

95601 慢脾散（《仙拈集》卷三）

【组成】白术 半夏 白附 全蝎 甘草各五分 人参 南星 茯苓各七分 木香二分 姜一片

【用法】水煎服。

【主治】小儿吐泻不止，作慢脾风，睡困昏沉，默默不食。

95602 慢脾散（《采艾编翼》卷二）

【组成】白术一两 老米一合

【用法】拌山间净色黄土浸一宿，次早去石泥不用，新瓦焙干为末。每服五分，粥或滚水下。

【主治】慢惊。

95603 慢肝宁方（《效验秘方·续集》谷济生方）

【组成】党参30克 沙参30克 生地15克 熟地15克 川楝子10克 枸杞15克 麦冬10克 当归10克 垂盆草30克 鸡骨草30克 丹参30克 郁金10克 首乌10克

【用法】每日1剂，每剂2煎共200毫升，早晚分服，每疗程3个月。

【功用】养阴舒肝，清毒利湿。

【主治】慢性肝炎，脾肾阴虚证，头晕目涩，腰膝酸软，舌红少津，脉细数。

【方论选录】本方以一贯煎化裁为"慢肝宁"方，生熟地为君，滋阴养血以补肝肾；首乌、枸杞以养肝肾之阴；沙参、麦冬以养肺胃之阴，使胃阴充肺阴足，金水相生，滋水涵木。少量川楝子加入大量甘寒养阴药中则不伤正反能疏肝气，以随其肝木条达之性。当归活血养血。根据经验，当归可改善肝内血流量，有保护肝细胞的作用，促进肝细胞再生，抗脂肪肝等作用。丹参活血祛瘀，凉血清热，可使肝脾不同程度的回缩，变软，改善肝内微循环。郁金行气解郁，活血祛瘀，利胆清心，长期大量服用能使白蛋白增加，纠正蛋白倒置。党参补中益气、健脾、生津，能促进网状内皮系统的吞噬功能，改善机体的免疫状况；鸡骨草、垂盆草均为清热解毒之中草药，治疗表明二药有较好的降酶作用。诸药合用使湿热得清，肝阴得养，肝气得舒，从而得到治疗慢性肝炎的目的。

【加减】如见早期肝硬化者可加入炙龟版、鳖甲滋阴软坚。如属肝胆湿热型，则非本方所宜。

95604 慢肝六味饮（《千家妙方》）

【组成】太子参15克 茯苓15克 白术12克 川萆薢10克 黄皮树叶15克 甘草5克

【用法】每日一剂，水煎服。

【功用】健脾补气，扶土抑木。

【主治】慢性肝炎。

【临床报道】华某，女，40岁，干部。患无黄疸型传染性肝炎已一年余，不能坚持工作已数月。症见怠倦，胃纳差，胁痛，面色黄滞，唇淡，舌淡嫩，苔白厚，脉弦，肝大2.5厘米，谷丙转氨酶500单位。给予服用慢肝六味饮，加扁豆12克。服药半个月后，胁痛减，精神见好，胃纳增，仍怠倦。去黄皮树叶，再进半月，谷丙转氨酶降至200单位。照上方加减服药3个月，检查正常，坚持又用药半年使疗效巩固。随访五年余，未见复发。

95605 慢肾宁合剂（《新药转正》28册）

【组成】黄耆 桂枝 淫羊霍 地黄 阿胶 茯苓 泽泻（盐炒） 黄芩（酒炒） 败酱草 牡丹皮 益母草

【用法】上制成口服液。口服，一次25～35毫升（小儿酌减），一日3次，2～3个月为一疗程或遵医嘱。

【功用】益气温阳，利湿化瘀。

【主治】肺脾气虚，脾肾阳虚所致的水肿、头晕、乏力、纳差及慢性肾炎见于上述症状者。

95606 慢肾宝合剂（《成方制剂》14册）

【组成】地骨皮 龟甲 全蝎 太子参 泽泻

【用法】上制成口服液。口服，一次5毫升，一日3次。

【功用】益气滋肾，利水通络。

【主治】气阴两虚，面肢浮肿，腰膝酸痛，倦怠乏力。慢性肾小球肾炎属上述证候者。

【宜忌】尿毒症患者忌服。

【临床报道】慢性肾炎：《中国实验方剂学杂志》[2007，13(12)：56]用慢肾宝合剂治疗慢性肾炎90例，对照组予慢肾宁合剂治疗30例，结果：治疗组临床缓解11例，显效24例，有效33例，无效22例，总有效率为75.8%；对照组临床缓解4例，显效8例，有效8例，无效10例，总有效率为66.7%。

95607 慢肾简验方（《效验秘方·续集》裘沛然方）

【组成】黄耆30克 煅牡蛎30克 巴戟15克 黄柏10克 泽泻15克 土茯苓30克 黑大豆30克 大枣7枚

【用法】用清水将诸药浸泡半小时，文火煎煮40分钟，滤汁。共煎两次，取汁400毫升，早晚各服1次。

【功用】补气健脾益肾，利水泄浊解毒。

【主治】慢性肾炎。

【加减】如兼畏寒，咽痛，发热等表证，加蝉蜕、苍耳草、白芷、羌活；如血压明显升高，加夏枯草、防己；清利水湿可用玉米须、薏苡仁、茯苓、猪苓等；固肾涩精可加覆盆子、芡实、金樱子、肉苁蓉等；活血化瘀可加益母草、丹参、桃仁、红花等。

【方论选录】方中大剂黄耆功盖人参，有补气、固表、摄精、祛毒、和营、利尿之功，且无留滞之弊。一般剂量用30～60克。巴戟肉与黄柏相伍，一阳一阴，皆为补肾要药。前者温而不热，益元阳、补肾气。后者苦寒，滋益肾阴。李东垣云其有"泻热补水润燥"之功。上二味与黄耆相合，补气健脾益肾，为治本之图。牡蛎为水生动物，性寒属阴，生用有利水气之功，且能潜阳，所谓"壮水之主，以制阳光"；煅用敛精，对长期蛋白流失者，颇为适用。黑大豆入脾肾二经,《本草纲目》载其"治肾病,利水下气,制诸风热,活血解毒。"对消除蛋白尿及纠正低蛋白血症有一定功效。土茯苓清泄湿毒,泽泻善利水湿,大枣健脾胃,和营血。全方本标兼顾,补泻合治,有补气健脾益肾,利水泻浊解毒之功。

95608 **慢性肝炎丸**(《北京市中成药规范》)

【组成】板蓝根 50 斤 甘草 20 斤 茵陈 50 斤

【用法】将药材加工洁净,取甘草、板蓝根 10 斤,煮提三次,时间分别为 3 小时、2 小时、1 小时;茵陈热浸二次,时间分别为 2 小时、1 小时。合并以上药液,过滤沉淀,减压浓缩至比重 1.4～1.5,温度(50℃)的稠膏。取板蓝根 40 斤,粉碎成细粉,过 100 目筛。制丸:将稠膏加入老蜜(120℃,为原粉量的一倍),趁热与药粉混合均匀,调成适宜稠度,制成小丸,待凉后用干酪素上衣即可。上衣:取干酪素 100 克,加 3～4 倍水,水浴加热,边搅边加入饱和碳酸钠溶液 10～15毫升,调节 pH 7.5～8,过滤后再加入少量乙醇调至适当浓度即得。包糖衣。每服 15～20 粒,温开水送下,一日二次。

【功用】清肝消胀。

【主治】慢性肝炎,迁延性肝炎,周身无力,食欲不振,腹胀,肝区疼痛。

【宜忌】忌各种酒类。

95609 **慢性肠炎丸**(《效验秘方·续集》朱锡祺方)

【组成】焦楂炭 135 克 苍术 60 克 淮山药 60 克 苦参 60 克 白头翁 60 克 补骨脂 45 克 川朴 30 克 煨木香 30 克 蚂蚁草 30 克 升麻 24 克 炮姜 24 克

【用法】上药共研细末,水泛为丸。日服 2 次,每次 6 克。服 1 料药为 1 疗程。

【功用】清热燥湿,健脾止泻。

【主治】慢性结肠炎。症以腹泻、腹痛及粪便中带有黏液或兼有脓血为主。但对大便呈"带鱼肚肠"样的患者(古云五色病)须排除结肠肿瘤;对五更泄、鸡鸣泄,要考虑肠结核;另外,血吸虫感染或早期肝硬化者,也可能出现慢性腹泻,应予鉴别。

【方论选录】本方川朴、苍术燥湿健脾;白头翁清利湿热;煨木香、苦参清热止泻;补骨脂、炮姜温中益肾;淮山药、升麻健脾益气,升提中气;焦楂炭味酸收敛,涩肠止泻;蚂蚁草清热解毒,利湿止泻。慢性结肠炎病在结肠,服用汤药,经胃及小肠,已尽吸收,到达结肠,药力薄弱,故疗效欠佳。于是以丸剂代之,取"丸者缓也"之意,使药力至肠道发挥作用,定名"慢性肠炎丸"。

95610 **慢支固本颗粒**(《新药转正》14 册)

【组成】黄耆 白术 当归 防风

【用法】上制成颗粒剂。口服,每次 3～4 粒,一日 3 次。

【功用】补肺健脾,固表和血。

【主治】慢性支气管炎非急性发作期之肺气虚,肺脾气虚证,证见乏力自汗,恶风寒,咳嗽,咯痰,易感冒,食欲不振等。

【宜忌】本品重在固本扶正,慢性支气管炎急性发作或咳喘较重者不适用。

95611 **慢肝养阴胶囊**(《成方制剂》9 册)

【组成】北沙参 85 克 枸杞子 125 克 麦冬 85 克 川楝子 85 克 五味子 85 克 当归 85 克 地黄 165 克 党参 165 克 桂枝 45 克 人参 20 克

【用法】上制成胶囊。口服,一次 4 粒,一日 3 次。

【功用】养阴清热,滋补肝肾。

【主治】迁延性肝炎,慢性肝炎,肝炎后综合征。

【临床报道】❶病毒性肝炎:《中国社区医师》[2004,6(18):49]治疗 90 例,结果:基本治愈率 38.8%,总有效率为 95.6%。❷慢性乙型肝炎:《浙江中医杂志》[1999,(2):92]治疗 58 例,对照组予猪苓多糖注射液及联苯双脂滴丸治疗 51 例。结果:治疗组显效 51 例,有效 5 例,无效 2 例,总有效率为 96.6%;对照组显效 36 例,有效 11 例,无效 4 例,总有效率为 92.2%,经统计学处理,无显著性差异($P>0.05$)。

95612 **慢肝解郁胶囊**(《成方制剂》13 册)

【组成】当归 31 克 白芍 41 克 三棱 10 克 柴胡 31 克 茯苓 31 克 白术 20 克 甘草 20 克 薄荷 20 克 丹参 85 克 麦芽 136 克 香橼 68 克 川楝子 17 克 延胡索 34 克

【用法】上制成胶囊。口服,一次 4 粒,一日 3 次。

【功用】疏肝解郁,健脾养血。

【主治】迁延性肝炎或慢性肝炎,症见肝区胀痛,胸闷不舒,食欲不振,腹胀便溏者。

95613 **慢咽宁袋泡茶**(《新药转正》33 册)

【组成】地黄 太子参 玄参 麦冬 浙贝母 蒲公英 薄荷

【用法】上制成袋泡茶剂。口服。一次 25～35 毫升(小儿酌减),一日 3 次,2～3 个月为一疗程或遵医嘱。

【功用】养阴清热,消肿利咽。

【主治】慢性咽炎属于阴虚痰热证,症见咽痛,咽干,咽赤灼热或痰黏者。

熁

95614 **熁药**(《圣惠》卷四十四)

【异名】烙药(《普济方》卷一五五)。

【组成】附子一两(生用) 吴茱萸一两 蛇床子一两

【用法】上为末。每用半两,以生姜自然汁调如膏,摊放帛上,于痛处贴熁,用衣服系定。觉痛热即愈,未退再贴。

【主治】腰痛至甚,起坐不得。

95615 **熁散**(《圣济总录》卷一二八)

【组成】黄连(去须) 白蔹 鼠粪 积雪草 大黄(炒,剉) 甘草(炙,剉)各半两

【用法】上为散。用浆水调为膏,贴之,干即易。

【主治】乳痈。

95616 **熁肿膏**(《秘传眼科龙木论》卷五)

【组成】代赭石 黄蜡各半两 细瓷末 麻油各一两 腻粉少许 黄柏一两

【用法】上为末,于铫子内入油蜡同煎为膏。涂睑上。

【主治】睑硬睛疼外障。

95617 **熁毒膏**(《圣惠》卷三十二)

【组成】川大黄三两　木香一两　玄参二两　白蔹二两　射干二两　川芒消二两

【用法】上为散，以鸡子白调为膏。贴熷眼睑上，干即易之。

【主治】针眼，碜涩肿痛。

95618　**熷贴方**（《圣济总录》卷一二八）

【组成】盐草根　生蒻头各半两

【用法】上捣如泥。贴之。

【主治】乳痈肿疼。

熄

95619　**熄火汤**（《石室秘录》卷三）

【组成】熟地九钱　山茱萸三钱　北五味二钱　麦冬玄参各九钱　附子一分　白芥子三钱

【用法】水煎服。

【主治】肾水不足，火热风痱。

95620　**熄风定颤方**（《效验秘方·续集》周仲瑛方）

【组成】地黄 12～15 克　石斛 15 克　白芍 15～30 克　肉苁蓉 10～15 克　续断 15 克　白蒺藜 15 克　海藻 12 克　僵蚕 10 克　炙鳖甲 15 克（先煎）　煅龙骨 20 克（先煎）　煅牡蛎 20 克（先煎）　石决明 30 克（先煎）　炮山甲 10 克（先煎）

【用法】水煎，每日 1 剂，分 2 次服。

【功用】滋肾柔肝，平肝熄风。

【主治】震颤麻痹。

【加减】震颤显著时，宜重镇熄风为主，方中可加珍珠母、天麻，亦可酌加重方中鳖甲、龙骨、牡蛎、石决明之量；筋僵、拘挛、肌张力较高，可选加木瓜及大剂白芍、甘草柔肝解痉，也可重用地龙、全蝎熄风通络解痉；舌质紫暗、脉来细涩、面色晦滞，宜重用祛瘀药；如有中风、手足麻木、半身不利，则选水蛭、当归、鸡血藤、路路通；如兼胸痹心痛，可用丹参、檀香、桂枝；如颈僵肩臂疼痛，宜入葛根、姜黄；糖尿病则宜加鬼箭羽；痰浊内盛、舌苔厚腻或血脂较高时，可重用僵蚕、胆星、海藻，并增荷叶、苍术；内热偏盛、面赤舌红，可酌予白薇、功劳叶、女贞子、墨旱莲、槐花、夏枯草、黄柏、漏芦等滋阴泻火两顾；阴精亏损、体虚显著时，可重用枸杞、首乌、黄精、杜仲、牛膝、桑寄生、楮实子、麦冬；阴损及阳或阳气本虚，可配加巴戟天、仙灵脾、黄耆、锁阳之温润，忌用刚燥之属；失眠、心悸、紧张，除用重镇之品外，尚可加五味子、茯神、玉竹、熟枣仁养心宁神或参用桂枝加龙骨牡蛎汤通阳宁神两顾之法；反应迟钝、记忆不敏，可重用首乌、续断、石菖蒲、远志、五味子以补肾荣脑，化痰开窍。

【方论选录】震颤麻痹的主要病机特点是肝肾亏虚，痰瘀内生，阻滞脑络，以致肝风内动。治疗以培补肝肾，化痰通络为基本大法。本方仿地黄饮子立方，滋肾柔肝，平肝熄风。方用地黄、石斛、白芍、肉苁蓉滋肾柔肝。续断补肾壮骨。白蒺藜、海藻、僵蚕柔肝祛风兼能化痰通络。炙鳖甲滋阴潜阳。煅龙牡、石决明重镇潜阳，平肝熄风。炮山甲活血化瘀。震颤麻痹的治疗需标本兼顾，风、痰、瘀的兼夹和主次均可以本方为基本方，随症灵活加减。

漆

95621　**漆甲散**（《洞天奥旨》卷十）

【组成】穿山甲一副　全明雄黄四两（为末）

【用法】将雄黄末用真生漆和匀，刷在甲上，微炙微刷，以尽为度。将穿山甲分记上中下左右共作六块，各另研细末，用四年陈醋冬米饭为丸。每服五钱，白滚汤送下。患左用左，患右用右，患上服上，中服中，下服下，如在通身，一起制服。

【主治】大麻风。

95622　**漆香散**（《圣济总录》卷九十九）

【组成】干漆（炒令烟出）二两　雄黄（研）五钱　麝香（研）一钱

【用法】先捣干漆为细末，次入雄黄、麝香，再同研匀，以密器盛之。每服一钱匕，食前煎苦楝根汤调下，小儿以意加减。

【主治】大人小儿腹中虫动，痛发不止。

95623　**漆黄丸**（《张氏医通》卷十四）

【组成】生漆　雄黄（另研）　皂角刺各四两　蟾酥麝香（另研）各三钱

【用法】以水三升，先入皂角刺至一升，去滓，下漆，煎沸如八成银花相似，候漆浮花尽，则水干不粘手，即离火；却下雄黄、麝香、蟾酥，木槌研匀为丸，如绿豆大。每服五十丸，午时、五更用热酒送下。木形人服之。身疮音哑者，急以生蟹捣汁频进，并涂患处以解之。

【主治】疠风赤肿，硬痛不痒。

95624　**漆雄丸**（《医学入门》卷七）

【组成】真生漆一斤（锅内溶化，麻布绞去滓，复入锅内熬干）　雄黄一两（为末）

【用法】为丸如梧桐子大。每服四分，大麦芽煎汤送下。

【主治】水蛊。

95625　**漆煎丸**（方出《外台》卷二十六引《肘后方》，名见《普济方》卷二三九）

【组成】清漆（绵滤过。一方用好盐）　白蜜　清酒各半斤

【用法】上同搅令匀，于铜锅中，微火煎，常令沸，不住手搅，候如膏，可丸即止，丸如雀卵大。每服一丸，隔宿不食，空心温酒化破送下。虫即下，不下再服。亦可丸如梧桐子大。每服二十丸，空心酒送下。

【主治】蛔虫、蛲虫在胃，令人渐渐羸瘦。

95626　**漆燕散**（《圣济总录》卷一八二）

【组成】漆燕一枚（入瓦瓶子内，用盐泥固济，阴干，炭火烧令通赤为度，放冷，研令细）　续随子（去皮）一分

【用法】上为细末。每服半钱，米饮调下。

【主治】小儿阴核，气结肿大，或偏肿疼痛。

潄

95627　**潄汤**（《千金》卷六）

【组成】腐棘刺二百枚

【用法】以水二升，煮取一升，旋旋含之，日四五度，以愈止。

【主治】齿痛。

95628 **漱药**(《慈禧光绪医方选议》)

【组成】生石膏二钱 薄荷一钱 川椒一钱 紫荆皮二钱 独活二钱 食盐一把

【用法】用水熬,随意漱之。

【主治】牙龈肿痛。

【方论选录】方中生石膏甘寒,清胃经之火,川椒辛温大热,可温中散寒止痛,两药寒热并用;紫荆皮苦平,活血通络,消肿解毒;独活辛苦微温,祛风胜湿止痛;薄荷辛凉,散在上风热;食盐味咸,清热解毒而顾肾。因之本方配伍颇寓深意,且药性寒热相兼,虚实顾及,可以久用。

95629 **漱药**(《慈禧光绪医方选议》)

【组成】薄荷叶一钱 僵蚕一钱五分 连翘二钱 赤芍三钱 生石膏三钱(研) 没药二钱 丹皮二钱 食盐一匙

【用法】以水熬透,随时漱之。

【功用】清热祛风,解毒泻火。

【主治】口腔糜烂,牙齿肿痛,或咽喉疼痛。

95630 **漱药**(《慈禧光绪医方选议》)

【组成】生石膏三钱(研) 酒芩一钱五分 忍冬一钱 丹皮一钱 苏薄荷六分 川椒五分

【用法】用水熬透,漱之。

【功用】祛风,清热凉血,消肿止痛。

【主治】牙龈肿痛。

95631 **漱药**(《慈禧光绪医方选议》)

【组成】炒僵蚕一钱五分 连翘二钱 乳香二钱 银花一钱五分 炙元胡二钱 石膏四钱(生研) 元明粉一钱

【用法】以水煎透,随时漱口。

【主治】牙龈肿痛。

95632 **漱药**(《慈禧光绪医方选议》)

【组成】梅花点舌丹六粒(研,包) 冰硼散三分(包) 银花三钱 生石膏四钱(研) 生蒲黄一钱(包) 乳香二钱(研) 川椒一钱五分 食盐一钱五分

【用法】水煎,漱口。

【主治】牙龈肿痛。

95633 **漱口方**(《慈禧光绪医方选议》)

【组成】生石膏四钱 赤芍二钱 连翘二钱 红花一钱 大青盐二钱 银花二钱

【用法】水煎,漱口。

【功用】清热解毒。

【主治】牙龈肿痛。

95634 **漱口方**(《慈禧光绪医方选议》)

【组成】薄荷叶一钱 银花一钱五分 石膏三钱(生) 赤芍二钱 青连翘一钱五分 没药一钱 川椒六分 食盐半匙(研)

【用法】水煎,漱之。

【功用】清热解毒,活血通络。

【主治】牙痛。

【方论选录】本方以清热解毒为主,兼以清胃泻火,活血通络,惟方中加辛温大热之川椒,系属寒热并用。据《药性本草》载,川椒可"除齿痛",用之当有裨益。

95635 **漱口方**(《慈禧光绪医方选议》)

【组成】荆芥穗一钱 薄荷一钱 僵蚕一钱五分 连翘二钱 赤芍药二钱 银花一钱五分 石膏三钱(生研) 食盐一匙

【用法】以水熬透,随时漱之。

【主治】齿痛。

【方论选录】芥穗辛温,祛风解表,且性轻扬,可祛头面郁滞之风邪;薄荷辛凉,疏解风热,其性凉散,可解上攻之风热,两味一热一寒,相得益彰;石膏大寒,专清胃火;食盐味咸,亦能解毒;僵蚕可祛风散结,《本草纲目》载,可治"风虫齿痛",是药亦可用之擦牙,以止齿痛。

95636 **漱口方**(《慈禧光绪医方选议》)

【组成】生石膏三钱(研) 赤芍一钱五分 僵蚕一钱 连翘一钱五分 金银花一钱 没药一钱 食盐二钱

【用法】水煎,漱口。

【功用】清胃泻火,祛风解毒,活血通络。

【主治】齿痛。

95637 **漱口方**(《慈禧光绪医方选议》)

【组成】生蒲黄一钱(包) 石膏三钱(生) 赤芍二钱 银花一钱 川锦纹一钱 川椒一钱 薄荷七分 食盐一钱(研)

【用法】水煎,漱口。

【主治】齿痛。

95638 **漱口方**(《慈禧光绪医方选议》)

【组成】金银花二钱 赤芍二钱 薄荷一钱 僵蚕八分 生石膏四钱(炒) 蒲黄一钱(生) 大黄七分 食盐一匙

【用法】水煎,漱口。

【主治】齿痛。

95639 **漱口水**(《幼幼新书》卷二十五引《婴孺方》)

【组成】莨菪子 独活各四分 甘草(炙)五分 川芎 当归各一分 竹叶六分 楮树根二分(即蔓桃根)

【用法】上为末。每服一匕,水八合,煎四合,候温暖,下地黄汁少许,晨夕含并漱口。

【功用】坚牙杀虫生齿。

【主治】牙疳。

95640 **漱口汤**(《圣惠》卷三十八)

【组成】黄芩三两 川升麻二两 甘草二两(生,剉) 石膏五两 蔷薇根三两(剉)

【用法】上剉。以水五大盏,煎至二大盏,去滓,冷含漱口。良久吐却,日十余度即愈。

【主治】乳石发动。因饮食失度,毒热上攻,口舌生疮。

95641 **漱口汤**(《圣惠》卷三十八)

【组成】黄柏一两 龙胆二两(去芦头) 黄连二两(去须) 川升麻三两 苦竹叶一握

【用法】上剉细。以水四大盏,去滓,温含吐,五七口止,每日五七度,以愈为度。

【主治】乳石发动。因饮食失度,毒热上攻,口舌生疮。

95642 **漱口药**(《慈禧光绪医方选议》)

【组成】紫荆皮二钱 防风二钱 苏薄荷二钱 食盐

三钱　生甘草二钱　生石膏四钱

【用法】水煎，漱口。

【功用】疏风清火，凉血，解毒消肿。

【主治】口腔溃烂。

95643　**漱风散**(《御药院方》卷九)

【组成】荆芥穗　藁本　细辛　香附子各等分

【用法】上为粗末。每用五钱，水一盏半，煎至一盏，去滓，热漱冷吐，不拘时候。

【主治】牙齿疼痛，龈肿。

95644　**漱风散**(《解围元薮》卷四)

【组成】甘草　石斛　藁本　麻黄　乳香各一两　当归　苍术　细辛　荆芥　川芎　全蝎(去硝泥，炙)　牙皂两头尖　升麻　白芷　胡麻各三两　草乌三两六钱　川乌二个(各重一两，童便浸，煨)

【用法】上为末。每服五七分，酒下。麻木者，三四服即愈。

【主治】癞疾。

95645　**漱毒散**(《御药院方》卷九)

【异名】败毒散(《丹溪心法附录》卷十二)。

【组成】薄荷叶三钱　荆芥穗半两　细辛一钱　地骨皮(去粗皮)一两

【用法】上为粗末。每用七钱，水二盏，煎至一盏半，去滓，食后温漱冷吐。

【主治】风热上攻，牙齿疼痛，久而不愈。

95646　**漱喉散**(《痧喉证治汇言》)

【组成】元明粉　雄黄

【用法】上为细末。每用二三钱，调入萝卜汁，炖温一大碗，以毛笔蘸汁洗扫之，或漱喉，吐去老痰。有土牛膝打汁调和更妙，但不可多咽，防作泻。

【主治】烂喉痧。

95647　**漱口地黄散**(《御药院方》卷九)

【组成】黄芩八两　甘草(生)二两半　荆芥穗一两　薄荷叶一两

【用法】上为细末。每用二钱，水一盏，入薄荷少许，煎三两沸，去滓，热漱冷吐，不拘时候。

【主治】脾热、风热上攻，咽喉肿痛生疮，闭塞不通，或舌胀。

【备考】本方名漱口地黄散，但方中无地黄，疑脱。

95648　**漱口沉香散**(《御药院方》卷九)

【异名】沉香散(《奇效良方》卷六十二)。

【组成】香附子八两　沉香　升麻各一两　华细辛半两

【用法】上为细末。每用二钱，水一大盏，同煎至三两沸，去滓，温漱冷吐，快咽不妨，一日三四次，不拘时候。

【主治】牙槽热毒之气冲发，齿龈肿痛或生疮。

95649　**漱牙羌活散**(《普济方》卷六十五)

【异名】羌活散(《摄生众妙方》卷九)。

【组成】薄荷一钱半　羌活一钱　大黄半钱

【用法】上㕮咀，作一服。用水二盏，煎至一盏，去滓，温漱冷吐，咽亦无妨。

【主治】牙疼。

95650　**漱咽青盐散**(《圣济总录》卷一二〇)

【组成】青盐　龙骨(生)各四两　湿鸡头一升(以青盐拌一宿，炒令通黑)

【用法】上为散。平日及临卧先漱口令净，以药散如常揩齿，良久，以温酒漱咽。

【功用】牢牙秘精补益。

【主治】牙齿蛀蚛。

滴

95651　**滴水丸**(《圣济总录》卷一七六)

【组成】黄柏(去粗皮，剉)　轻粉(研)　丹砂(研)　天南星(炮)　半夏(生姜汁浸一宿，汤洗去滑，焙)各一钱　巴豆十粒(去心皮，出油尽)　水银(结沙子)半皂子大

【用法】上为末，再同研匀，滴水为丸，如绿豆大。每服二丸或三丸，煎生姜葱白汤送下。

【主治】小儿乳癖。

95652　**滴耳油**(《金鉴》卷六十五)

【组成】核桃仁(研烂，取油)一钱

【用法】兑冰片二分。每用少许，滴入耳内。

【功用】消肿生肌。

【主治】耳疳出脓。

95653　**滴耳油**(《全国中药成药处方集》北京方)

【组成】胡桃仁油二钱　冰片二分　麝香一分

【用法】将冰片、麝香研极细与胡桃仁油搅匀，装瓶。先将耳内脓水拭净，每用二至三滴，滴入耳内。

【功用】消炎止痛。

【主治】耳内生疮，流脓流水，肿痛作痒。

95654　**滴虫汤**(方出《中医临证撮要》，名见《古今名方》)

【组成】金银花　连翘壳　赤茯苓　车前子　淡竹叶各12克　生薏苡仁15克　怀牛膝　嫩苦参各9克　黄柏　生栀子各6克　生苍术　淡黄芩各4.5克

【功用】清化湿热。

【主治】滴虫性阴道炎。

【加减】孕妇，去薏苡仁、牛膝，加生白术、怀山药；浮肿，加冬瓜皮、五加皮；头昏痛，加白蒺藜、夏枯草；胃脘不适、便溏，去金银花、黄柏、黄芩、栀子，加老苏梗、藿香梗、炒白术、扁豆衣；腰酸痛，加桑枝；少腹痛，加柴胡、川楝子。

95655　**滴乳膏**(《普济方》卷二四一)

【组成】大蒜一个(剥去皮，捣细)　滴乳香二钱　没药二钱　白胶香三钱　明阿胶三钱

【用法】上用好酒一二盏许煎熬，使大蒜烂成膏为度，次入没药，酒干再添；再用草乌头尖二钱，桂枝二钱，木鳖三钱，并为细末，入前药内，一处煎熬稠黏为膏。略候温，乘热敷痛处，外用皮纸贴，再用粗纸揉软，醋沃，火烘热，裹定。良久即痒痛愈。

【主治】风脚气。脚手关节入风疼痛。

95656　**滴金丸**(《圣济总录》卷一七九)

【组成】雄黄　麝香各半钱　白矾三钱

【用法】上为细末，粟米饭为丸，如麻子大。每服五丸，煎苦楝汤送下。

【主治】小儿虫动心腹痛。

95657　**滴金膏**(《杨氏家藏方》卷十一)

【组成】乌鸡胆汁

【用法】临卧点眼中。

【主治】眼迎风冷泪不止。

95658　**滴油散**(《得效》卷五)

【组成】真蚌粉(瓦炒令通红,地上出火毒,拌青黛少许)

【用法】同淡齑水滴麻油数点服。

【主治】痰嗽面浮。

95659　**滴眼汤**

《伤寒总病论》卷三。为《外台》卷二引张文仲方"秦皮汤"之异名。见该条。

95660　**滴鼻灵**(《中医耳鼻喉科学》)

【组成】鹅不食草 650 克　辛夷花 150 克

【用法】煎水二次,药液混和,浓缩成 1.5 升,加盐酸麻黄素粉 3.75 克,葡萄糖粉 15 克,过滤消毒,瓶装备用。滴入鼻中。

【主治】鼻渊。

95661　**滴滴金**(《普济方》卷二七三)

【组成】硇砂　轻粉　人言　雄黄　朱砂各一钱　麝香少许

【用法】上为细末。疮头上针刺开,贴药,黄水出效。

【主治】疔疮。

95662　**滴滴金**(《准绳·幼科》卷六)

【组成】狗头(去肉,留脑髓,酥炙脆)

【用法】上为细末。浓煎酒下。

【主治】痘疮,寒战咬牙。

95663　**滴露膏**(《医学探骊集》卷六)

【组成】大风子二十四粒(去皮)　江子仁三十六粒(要肥润者)　核桃一个(去皮)　水银一钱(炙成泥或成面用)

【用法】上药前三味用香油炙紫色,入水银细研成膏。从头顶往下,有疥无疥之处,遍身全行抹到,惟男子前裆,妇人两乳不抹,此两处若见药膏,恐其溃烂;抹后用微火烤之,半日后,其遍身必起一层红点,三五日即干,结小薄靥,其湿毒已全托出,永不再发。

【主治】疥疮。

95664　**滴鼻栀子仁煎**(《圣惠》卷三十七)

【异名】栀子膏(《圣济总录》卷四十九)。

【组成】栀子仁　苦参　木通(剉)各一两

【用法】上剉细,以好酒四两,煎令香,去滓,倾于瓷盒中。旋以少许,滴入鼻中。

【主治】风热,鼻内生疮。

演

95665　**演气丹**(《便览》卷三)

【异名】滚痰丸、七宝丸。

【组成】广木香一两(不见火)　大川乌七钱(炮)　南芎五钱　山柰五钱　萝卜子(炒)七钱　肉豆蔻(煨)六钱　巴豆(去心)七钱

【用法】上为细末,煮枣(去皮核)为丸,如黄豆大。每服一丸,白萝卜嚼烂送下,不拘时候;黄酒送亦可,姜汤尤好。

【主治】诸般食积、气积、噎食、膈食、膈气,寒痰结聚,膈气不通;饮食所滞生痰,上攻气喘,堵塞不通,吐痰不绝,胸膈胀满,气滞不散,风痰壅盛,不问老少年月深浅。

漏

95666　**漏风汤**(《嵩崖尊生》卷八)

【组成】黄耆六钱　甘草一钱　防风　麻黄根　桂枝各二钱

【主治】醉后当风,不论冬夏,额上常有汗出。

95667　**漏芦丸**(《圣惠》卷四十五)

【组成】漏芦一两　葳蕤一两　槟榔一两　枳壳一两(麸炒微黄,去瓤)　防风半两(去芦头)　独活半两　秦艽一两(去苗)　五加皮三分　赤芍药三分　川大黄一两(剉碎,微炒)　黄耆三分(剉)　黄芩半两　乌蛇三两(酒浸,去皮骨,炙微黄)

【用法】上为末,炼蜜为丸,如梧桐子大。每服三十丸,以温酒送下,不拘时候。

【主治】脚气肿盛,生疮久不愈,脓血长流,疼痛发歇。

95668　**漏芦丸**(《圣惠》卷九十三)

【组成】漏芦二两　猪肝一两(焙干)　楮树根白皮一两(剉)

【用法】上为末,炼蜜为丸,如弹子大。每服一丸,以温水研下,不拘时候。

【主治】小儿无辜疳痢,羸弱,不欲饮食;腹内虫动作,多吐清水。

95669　**漏芦丸**(《圣济总录》卷五十一)

【组成】漏芦(去芦头,生)　荜茇(生)　木香　干蝎(头尾足全者,炒)各半两　阿魏一分(用醋化面和作饼,慢火炙)　硇砂一分(别研)

【用法】上为末,炼蜜为丸,如鸡头子大。每服一丸,煨葱酒嚼下,不拘时候。

【功用】补益元脏。

【主治】肾虚冷。

95670　**漏芦丸**(《圣济总录》卷八十三)

【组成】漏芦　葳蕤(焙,切)　乌蛇(酒浸,去皮骨,炙)各三两　苦参四两　枳壳(去瓤,麸炒)二两　秦艽(去苗土)　麦门冬(去心,焙)各一两半　防己一两　玄参三两　白术　黄耆(剉)各一两半　大黄(剉,炒)三两　黄芩(去黑心)一两

【用法】上为末,炼蜜为丸,如梧桐子大。每服三十丸至四十丸,恶实根酒送下。

【功用】轻腰脚,通肠胃,去肺中热毒。

【主治】脚气肿满生疮,积年不愈,或饮酒壅滞,散在腠理;及风痒疥癣,毒气下注。

95671　**漏芦丸**(《圣济总录》卷八十七)

【组成】漏芦(去芦头)一两　艾叶(去梗,炒)四两

【用法】上为末,用米醋三升,入药末一半,先熬成膏,后入余药为丸,如梧桐子大。每服三十丸,食前用温米饮送下。

【主治】冷劳泄痢，及妇人产后带下诸疾。

95672 **漏芦丸**(《准绳·疡医》卷五)

【组成】漏芦一两　枳壳(麸炒，去瓤)　苦参各三两　防风　川大黄　乌蛇

【用法】上为细末，炼蜜为丸，如梧桐子大。每服三十丸，食后用温浆水送下。

【主治】风瘾疹。

【备考】方中后三药用量原缺。

95673 **漏芦汤**(《肘后方》卷五)

【异名】漏芦散(《圣惠》卷六十四)、漏芦煮散(《圣济总录》卷一三〇)。

【组成】漏芦　白蔹　黄芩　白薇　枳实(炙)　升麻　甘草(炙)　芍药　麻黄(去节)各二两　大黄三两

【用法】以水一斗，煮取三升。其丹毒须针刺去血。

【主治】痈疽、丹疹、毒肿、恶肉。

【备考】《圣惠》本方用法：上为散。每服二钱，以水一中盏，煎至五分，去滓温服，不拘时候。

95674 **漏芦汤**(《千金》卷二)

【组成】漏芦　通草各二两　石钟乳一两　黍米一升

【用法】上㕮咀。同煎，候米熟，滤去滓，温服，不拘时候。

【主治】产后无乳汁。

95675 **漏芦汤**(《千金》卷五)

【异名】漏芦连翘汤(《千金》卷十)、漏芦散(《圣惠》卷九十)、千金漏芦汤(《卫生总微》卷二十)、漏芦煮散(《普济方》卷二八五)。

【组成】漏芦　连翘　白蔹　芒消　甘草各六钱　大黄一两　升麻　枳实　麻黄　黄芩各九铢

【用法】上㕮咀。以水一升半，煎取五合，儿生一日至七日，取一合，分三服；八日至十五日，取一合半，分三服；十六日至二十日，取二合，分三服；二十日至三十日，取三合，分三服；三十日至四十日，取五合，分三服。

【主治】小儿热毒痈疽，赤白诸丹毒疮疖，眼赤痛，生翳障。

95676 **漏芦汤**(《千金》卷二十二)

【异名】千金漏芦汤(《局方》卷八宝庆新增方)。

【组成】漏芦　白及　黄芩　麻黄　白薇　枳实　升麻　芍药　甘草各二两　大黄二两

【用法】上㕮咀。以水一斗，煮取三升，分三服。

【主治】❶《千金》：痈疽。❷《局方》宝庆新增方：痈疽发背，丹毒恶肿，时行热毒，发作赤色，瘰疬初发，头目赤痛，暴生障翳，吹奶肿痛，一切无名恶疮。

【备考】方中白薇、枳实，《局方》作白蔹、枳壳。

95677 **漏芦汤**(《医学正传》卷六引《千金》)

【组成】漏芦　连翘　黄芩　白蔹　枳壳　升麻　麻黄(去根节)　朴消各一两(另研)　大黄　紫花地丁　金银花各半两

【用法】上除朴消外，为细末，入消和匀。每服三钱，水一盏，加生姜三片，薄荷三叶，煎至七分，空心温服。利下恶物，止药。

【主治】疔肿。

95678 **漏芦汤**(《幼幼新书》卷三十六引《婴孺方》)

【组成】漏芦　连翘　白蔹　芒消　甘草(炙)各一分　细辛　升麻　枳实(炙)　麻黄(去节)　黄芩各三分　大黄四分

【用法】水一升，煮五合，七日儿一合为三服，一岁服五合。

【主治】热毒痈疽，赤白丹毒，疮疖。

95679 **漏芦汤**

《圣惠》卷六十四。为《外台》卷三十引《小品方》“升麻汤”之异名。见该条。

95680 **漏芦汤**(《圣济总录》卷十八)

【组成】漏芦(去芦头)　乌蛇(去皮骨，酒炙)　独活(去芦头)　黄耆(炙)　白蔹　白茯苓(去黑皮)　生姜(切，炒)　大黄(剉碎，醋炒)各一两　升麻(生用)　麻黄(去根节，煎去沫，焙)　枳实(去瓤，麸炒)　芍药　防己　玄参　甘草(炙)　附子(炮裂，去皮脐)各三分　栀子仁一两一分　石膏(碎)一两半

【用法】上剉如麻豆大。每服五钱匕，以水一盏半，煎取一盏，去滓温服；要利，空心、临卧各一服。

【主治】大风癞，身体成疮，眉鬓堕落，瘖瘟瘙痒，搔之黄水出者。

95681 **漏芦汤**(《圣济总录》卷一二六)

【组成】漏芦(去芦头)　连翘　木通(剉)　桂(去粗皮)　犀角屑　黄芩(去黑心)　柴胡(去苗)　玄参　大黄(剉，炒)　知母(焙)各一两

【用法】上为粗末。每服十三钱匕，水一盏，煎至八分，去滓，下朴消半钱，空心，临卧温服。以快利为度。

【主治】瘰疬初结，时发寒热。

【备考】本方方名，《普济方》引作“知母汤”。

95682 **漏芦汤**(《圣济总录》卷一二六)

【组成】漏芦(洗，焙)半两　海藻(洗，焙)半两　连翘一两　沉香(剉)半两　山栀子仁一分　玄参　丹参各一两

【用法】上为粗末。每服三钱匕，水一盏半，煎至八分，去滓温服。

【主治】瘰疬久不愈，将欲破者。

95683 **漏芦汤**(《圣济总录》卷一二九)

【组成】漏芦(去芦头)　升麻　连翘　麻黄(去根节)各一两　大黄　防己　木香　白蔹　沉香各三分

【用法】上为粗末。每服五钱匕，水一盏半，加竹叶七片，煎至一盏，搅匀，去滓，空心温服。取利三两行，未利再服。

【主治】附骨疽。

95684 **漏芦汤**(《圣济总录》卷一三五)

【异名】漏芦散(《准绳·疡医》卷五)。

【组成】漏芦(去芦头)　升麻　大黄(剉，醋炒)　黄芩(去黑心)各一两　蓝叶　玄参(黑坚者)各半两

【用法】上为粗末。每服十五钱匕，水六盏，加竹叶二十一片，同煮至三盏，去滓，下芒消末半钱匕，空心、日午、夜卧分温三服。利即减，未利，即加服数。

【主治】❶《圣济总录》：脏腑久有积热，发为毒肿，向

夜疼痛。❷《卫生宝鉴》:时疫疙瘩,头面洪肿,咽嗌堵塞,水药不下,一切危恶疫疠。

95685 漏芦汤(《圣济总录》卷一三七)

【组成】漏芦(去芦头) 升麻 大黄(剉,炒) 黄芩(去黑心)各一两 玄参三分

【用法】上为粗末。每服五钱匕,水一盏半,加竹叶二七片,同煎至一盏,下芒消末一钱匕,再煎沸,去滓,空心温服。如已得利,即去芒消。

【主治】代指。筋骨脏腑中热,焮赤肿痛。

95686 漏芦汤(《圣济总录》卷一五一)

【组成】漏芦(去芦头) 当归(切,焙) 红花子 枳壳(去瓤,麸炒) 白茯苓(去黑皮) 人参各半两

【用法】上为粗末。每服三钱匕,水一盏,煎至七分,去滓温服,不拘时候。

【主治】室女月水不调。

【备考】本方方名,《普济方》引作"调经散"。

95687 漏芦汤(《集验背疽方》)

【组成】黄耆(生用) 连翘各一两 大黄一分(微炒) 漏芦一两(有白茸者)各一两 甘草半两(生用) 沉香一两

【用法】上为末。姜、枣汤调下。

【功用】退毒下脓。

【主治】脑疽、痈疽毒盛者。

95688 漏芦汤(《外科精义》卷下)

【组成】漏芦 白蔹 黄芩(去黑心) 麻黄(去节) 枳实(麸炒,去瓤) 升麻 芍药 甘草(炙) 朴消各一两 大黄二两

【用法】上除消外,余㕮咀,与消同和匀。每服三钱,气实人五钱,水一盏半,文武火煎七沸,去滓,空心热服。

【主治】一切恶疮,毒肿丹瘤,瘰疬疔肿,鱼睛五发,瘭疽。初觉一二日,便如伤寒,头痛烦渴,拘急恶寒,肢体疼痛,四肢沉重,恍惚闷乱,坐卧不宁,皮肤壮热,大便秘涩,小便赤黄。

【宜忌】妊身莫服。

95689 漏芦汤(《外科精义》卷下)

【组成】漏芦 楝实 大黄 黄芩 芍药 甘草各五钱

【用法】上为粗末。每服三钱,水一盏半,加灯草三十茎,同煎至一盏,去滓温服,不拘时候。

【主治】妇人吹奶初觉。

95690 漏芦汤

《普济方》卷二八三。为原书同卷"黄芩散"之异名。见该条。

95691 漏芦汤(《普济方》卷三六七)

【组成】木通一两 漏芦一两 当归一两(洗) 白茯苓一两 天麻一两 羌活一两 甘草(炙)半两 荆芥半两

【用法】上为末。每服一钱,水一盏,加生姜二片,薄荷三叶,煎五分,去滓温服。

【主治】小儿半身不遂。

95692 漏芦汤(《伤寒全生集》卷四)

【组成】漏芦 升麻 大黄 黄芩 甘草 蓝叶 牛蒡子 玄参 桔梗 连翘 青木香 苦参 薄荷

【用法】水煎服。

【主治】时毒,头面红肿,咽喉闭塞,水药不下;素有脏腑积热,发为肿毒疙瘩,一切肿疡恶疮便实者。

95693 漏芦汤(《医统》卷二十五)

【异名】漏芦升麻汤(《景岳全书》卷六十四)。

【组成】漏芦二钱 升麻一钱半 大黄(酒浸,量轻重用之) 黄芩(酒洗)五分 生甘草一钱 蓝叶(如无,用青黛) 黑云参 牛蒡子(炒,研) 苦梗 连翘各一钱

【用法】水煎服。

【主治】时毒,头面红肿,咽嗌堵塞,水药不下;及脏腑素有积热,发为肿毒疙瘩,一切红肿恶毒。

【加减】便结者,加芒消。

95694 漏芦汤(《疡科选粹》卷五)

【组成】漏芦 甘草 槐皮 五加皮 白蔹各七钱五分 白蒺藜二两

【用法】上为粗末。每用五两,水煎,去滓,淋洗。

【主治】脚气,脚上风毒肿痛。

95695 漏芦汤

《景岳全书》卷六十一。为《局方》卷九"漏芦散"之异名。见该条。

95696 漏芦汤(《外科大成》卷四)

【组成】漏芦一钱五分 紫花地丁 荆芥 当归 连翘 薄荷 白芷 升麻各一钱 麻黄三钱 大黄二钱 生甘草四分

【用法】水二钟,煎八分,食远温服,盖衣取微汗,渣再煎服。次日,麻黄用二钱,大黄用一钱半,甘草用六分,温服;第三日则麻黄、大黄、甘草各用一钱,温服;如肿尚未消尽,照第三日方再三二服,无不愈者。如不欲汗,则麻黄少用,温服之;如大便不实及不欲下者,则少用大黄,不用亦可;随病上下,在食前、食后服。如便毒,服利药,正气伤,皮厚未穿者服此一汗,不砭而穿。

【主治】痈疽疔肿,不问阴阳初起者,及初溃红肿尚未消尽者,及湿烂疥疮等毒。

95697 漏芦汤(《医林绳墨大全》卷九)

【组成】漏芦 紫花地丁 荆芥 当归 连翘 薄荷 白芷 升麻各一钱

【用法】水二钟,煎八分,热服。

【主治】肿毒。

【加减】如治便毒,加猪苓、泽泻;如在上者,加川芎、桔梗;面上,加蔓荆子;下部,加牛膝、木瓜、薏苡仁;如红肿势凶,大便秘结,加大黄三钱,麻黄三钱,甘草四分;如大便不秘,减大黄一钱半,次日红肿尽退,只用神灯照之;若红肿未退,加大黄、麻黄各一钱半,甘草一钱,服至肿消,若红肿未尽,主药及加药各一钱五分,煎服。

95698 漏芦汤(《医略六书》卷三十)

【组成】漏芦三钱 赤芍一钱半 当归三钱 川芎一钱 枳壳一钱半(炒) 木香一钱半 桔梗一钱 角刺三枚 白芷一钱半 甘草五分

【用法】水煎,去滓温服。

【主治】乳汁不出，脉沉滞涩者。

【方论选录】产后素多郁怒，血气壅结而乳窍不通，故乳房肿胀，乳汁不出。漏芦疏利以通乳窍，赤芍破血，以行血滞，当归养血活血，川芎活血行气，枳壳破滞气以行气化，木香调中气以醒脾胃，桔梗开提气血，白芷通利阳明，甘草缓中解毒，角刺退肿攻坚。水煎，温服，使气行血活，则阳明经气肃清，而冲脉之血无不上荣，安有乳窍不通，乳汁不出之患哉。

95699 漏芦散(《千金》卷二)

【组成】漏芦半两　石钟乳　栝楼根各一两　蛴螬三合

【用法】上为末。每服方寸匕，食前糖水下，一日三次。

【主治】妇人乳无汁。

95700 漏芦散(《圣惠》卷十)

【组成】漏芦　陈橘皮(汤浸，去白瓤，焙)　前胡(去芦头)　麻黄(去根节)　黄芩　杏仁(汤浸，去皮尖双仁，麸炒微黄)各一两

【用法】上为散。每服四钱，以水一中盏，煎至六分，去滓温服，不拘时候。

【主治】伤寒斑出，隐疹如锦文，咳嗽，心神烦闷，呕吐不止。

95701 漏芦散(《圣惠》卷十八)

【组成】漏芦一两半　木通一两　蓝叶一两　犀角屑一两　栀子仁一两　玄参一两　川升麻一两　川朴消一两　甘草半两(炙微赤，剉)

【用法】上为散。每服三钱，水一中盏，煎至六分，去滓，入生地黄汁半合，温服，不拘时候。

【主治】热病，毒气攻皮肤，生疮痒痛。

95702 漏芦散(《圣惠》卷六十一)

【组成】漏芦一两　木通三分(剉)　川升麻一两半　赤芍药一两　桑根白皮三分(剉)　黄芩一两半　枳壳一两(麸炒微黄，去瓤)　甘草三分(炙微赤，剉)

【用法】上为散。每服四钱，以水一中盏，煎至六分，去滓温服，一日三四次。

【主治】热毒痈疖。

95703 漏芦散(《圣惠》卷六十二)

【组成】漏芦　白蔹　黄芩　白薇　赤芍药　甘草(生剉)　枳实(麸炒微黄)　麻黄(去根节)各一两　川大黄一两半(剉碎，微炒)

【用法】上为散。每服四钱，水一中盏，煎至六分，去滓温服，不拘时候。

【主治】发背肿痛烦闷。

95704 漏芦散(《圣惠》卷六十二)

【组成】漏芦一两　白蔹一两　黄芩一两　麻黄一两(去根节)　知母一两　枳实二两(麸炒微黄)　川升麻一两　犀角屑一两　赤芍药一两　川大黄二两(剉碎，微炒)　甘草三分(生，剉)

【用法】上为散。每服四钱，以水一中盏，煎至六分，去滓温服，不拘时候。

【功用】除烦热，解毒。

【主治】发背及一切疮毒，攻冲寒热，大肠秘涩。

95705 漏芦散(《圣惠》卷六十二)

【组成】漏芦一两　连翘一两　栀子仁一两　黄芩一两　黄耆一两(剉)　防风一两(去芦头)　石韦一两(去毛)　苦参一两(剉)　甘草一两(生，剉)　犀角屑一两

【用法】上为粗散。每服四钱，以水一中盏，煎至六分，去滓温服，不拘时候。

【主治】发背疮溃后，脓水不止。

【备考】方中苦参，《普济方》作“人参”。

95706 漏芦散(《圣惠》卷六十四)

【组成】漏芦一两　白蔹一两　黄芩一两　麻黄一两(去根节)　知母一两　枳实一两(麸炒微黄)　川升麻一两　犀角屑一两　赤芍药一两　甘草一两(炙微赤，剉)　川芒消二两　川大黄二两(剉碎，微炒)

【用法】上为散。每服三钱，水一中盏，煎至五分，去滓温服，不拘时候。

【主治】毒肿疼痛，心神烦热，大肠秘涩。

95707 漏芦散

《圣惠》卷六十四。为《肘后方》卷五“漏芦汤”之异名。见该条。

95708 漏芦散(《圣惠》卷六十五)

【组成】漏芦一两　羌活二两　川升麻一两　木通一两(剉)　枳壳二两(麸炒微黄，去瓤)　赤芍药一两　甘草一两(炙微赤，剉)　川朴消二两　防风二两(去芦头)

【用法】上为散。每服三钱，以水一中盏，煎至六分，去滓，食后温服。

【主治】风瘑疮热肿。

95709 漏芦散(《圣惠》卷六十九)

【组成】漏芦三分　当归三分(剉，微炒)　地龙半两(微炒)　防风半两(去芦头)　羌活半两　白芷半两　没药半两　甜瓜子半两　败龟一两(涂酥，炙令黄)　虎胫骨一两(涂酥，炙黄)　桂心半两　牛膝三分(去苗)

【用法】上为细散。每服一钱，以热酒下，不拘时候。

【主治】妇人血风走注，疼痛无有常处。

95710 漏芦散(《圣惠》卷八十一)

【组成】漏芦二两　木通一两半(剉)　土瓜根二两　滑石一两半

【用法】上为散。每服四钱，以水一中盏，加葱白五寸，煎至六分，去滓温服，不拘时候。

【主治】产后乳汁不下，心胸妨满。

95711 漏芦散(《圣惠》卷八十一)

【组成】漏芦三分　栝楼根一两　土瓜根一两　木通二两(剉)　蛴螬五枚(微炒)

【用法】上为细散。每服一钱，温酒调下，不拘时候。

【主治】产后乳汁不下，心胸妨满。

95712 漏芦散(《圣惠》卷八十六)

【异名】煮肝散(原书卷九十三)、漏芦煮肝汤(《卫生总微》卷十二)。

【组成】漏芦一两

【用法】上为细散。每以猪肝一两，散药一钱，盐少许，斟酌以水煮，空心顿服，粥饮下之。

【主治】小儿无辜疳，肚胀或时泻痢，冷热不调。

95713　**漏芦散**

《圣惠》卷九十。为《千金》卷五"漏芦汤"之异名。见该条。

95714　**漏芦散**(《圣惠》卷九十)

【组成】漏芦一分　当归一分(微炒)　黄柏一分(剉)　黄连一分(去须)　五倍子一两(烧令烟尽)　麝香一分(碾细)　腻粉二钱(碾入)

【用法】上为散。入碾了药,更碾匀。每用时,先暖盐浆水洗疮令净,拭干,以生油调稀稠得所,涂于疮上;如已干处,即不再涂,余湿赤处,即更涂之,以干为度,药后不得洗之。

【主治】小儿头面身体生赤疮,湿痒,黄水不止。

95715　**漏芦散**(《普济方》卷三四六引《博济》)

【组成】漏芦　地锦　蔓荆子各等分

【用法】上为末。温酒调服。

【功用】产后下奶。

95716　**漏芦散**(《局方》卷九)

【异名】漏芦汤(《景岳全书》卷六十一)。

【组成】漏芦二两半　蛇蜕十条(炙)　瓜蒌十个(急火烧令焦存性)

【用法】上为细散。每服二钱,温酒调下。

【主治】乳妇气脉壅塞,乳汁不行;及经络凝滞,乳内胀痛,留蓄邪毒,或作痈肿。

【备考】方中瓜蒌,《景岳全书》作土瓜根。

95717　**漏芦散**(《圣济总录》卷九)

【组成】漏芦(去芦头)　地龙(去土,炒)　当归(切,焙)　附子(生用,去皮脐)各一两半　天麻二两　白花蛇(酒浸经宿,去皮骨,炙)　乌蛇(酒浸经宿,去皮骨,炙)　干蝎(去土,炒)　黄耆(细剉)　桑根白皮(剉,炒)　没药(研)　丹砂(研)各半两　栗楔　牛膝(酒浸,切,焙)　麻黄(去根节)　羌活(去芦头)　天南星(生用)　独活(去芦头)　虎骨(酥炙黄)　白僵蚕(炒)各一两　麝香(研)二钱

【用法】除别研药外,为细末,即入别研者拌和令匀。每服半钱匕,研胡桃酒调下,豆淋酒亦得;如急中风,手足挛拳,言语謇涩,服一钱匕。服了就所患痛处卧,立应,或有汗出。

【主治】中风偏枯,手足不随。

【宜忌】慎外风。

95718　**漏芦散**(《圣济总录》卷一三二)

【异名】漏芦膏(《圣济总录》卷一六六)。

【组成】漏芦一两　米粉半两　黄芩一两(去黑心)

【用法】上为细散。水调如膏,涂于乳上。

【主治】乳汁不时泄,蓄积于内,遂成痈,名妒乳。

95719　**漏芦散**(《圣济总录》卷一六六)

【组成】漏芦(去芦头)　地锦　蔓荆实(去白皮)　黄耆(剉)　当归(切,焙)　威灵仙(去土)各一两。

【用法】上为散。每服二钱匕,温酒调下,不拘时候。

【主治】产后乳汁不通,肿痛。

95720　**漏芦散**(《普济方》卷三八三)

【组成】漏芦一两

【用法】上为细散。每服半钱,空心、午后以水磨犀角汤下。

【主治】小儿无辜疳,肚胀,或时泻痢,冷热不调。

95721　**漏芦散**

《准绳·疡医》卷五。为《圣济总录》卷一三五"漏芦汤"之异名。见该条。

95722　**漏芦膏**(方出《外台》卷二十三引《范汪方》,名见《圣惠》卷六十)

【组成】白马矢屑　白牛矢屑　白羊矢屑　白猪矢屑　白鸡矢屑各一斤　漏芦　藁本各一斤

【用法】并于石上烧作灰,研,绢筛之,以猪脂一升三合煎乱发一两半令沸,发尽,纳诸药屑,微火上煎五六沸,药成。先去疮上痂,以盐汤洗,新绵拭疮令燥,然后敷膏。若无痂,尤须汤洗,一日二次。若着膏,当以帛覆。

【主治】鼠瘘及瘰疬。

【宜忌】忌风冷。

95723　**漏芦膏**(《圣济总录》卷一三七)

【组成】漏芦　地榆　附子(去皮脐)　杏仁(汤浸,去皮尖双仁)各一两　藜芦(去芦头)　木通　莽草　白芷　吴茱萸　细辛(去苗叶)各半两　蜀椒(去目并合口)　蜡各二两　清油一斤

【用法】上药十一味剉细,先熬油令沸,下诸药煎,候白芷赤黑色,停冷,绵绞去滓,拭铛令净,再下油并蜡同煎,候蜡尽,瓷盒盛收。旋涂患处,仍用丁香散粉之,一日三五次。

【主治】一切癣。

95724　**漏芦膏**

《圣济总录》卷一六六。为《圣济总录》卷一三二"漏芦散"之异名。见该条。

95725　**漏胎汤**(《脉症正宗》卷一)

【组成】黄耆一钱　白术一钱　熟地二钱　当归一钱　阿胶一钱　杜仲一钱　麦冬八分　续断八分

【用法】水煎服。

【主治】漏胎。

95726　**漏芦煮散**

《圣济总录》卷一三〇。为《肘后方》卷五"漏芦汤"之异名。见该条。

95727　**漏芦煮散**

《普济方》卷二八五。为《千金》卷五"漏芦汤"之异名。见该条。

95728　**漏芦升麻汤**

《景岳全书》卷六十四。为《医统》卷二十五"漏芦汤"之异名。见该条。

95729　**漏芦连翘汤**

《千金》卷十。为原书卷五"漏芦汤"之异名。见该条。

95730　**漏芦煮肝汤**

《卫生总微》卷十二。为《圣惠》卷八十六"漏芦散"之异名。见该条。

95731　**漏芦溻肿汤**

《疡科选粹》卷一。为《外台》卷三十引《小品方》"升麻汤"之异名。见该条。

95732　**漏芦橘皮汤**(《外台》卷四引《古今录验》)

【组成】漏芦　橘皮　甘遂　麻黄(去节)　杏仁(去皮尖)　黄芩各二两

【用法】以水九升,煮取三升,分四服。得下为佳。

【主治】冬温未即病,至春被积寒所折,不得发,至夏热其春寒解,冬温毒始发出肌中,斑烂隐疹如锦文而咳,心闷呕吐清汁,眼赤口疮,下部亦生疮者。

95733　**漏胎安胎饮**(《医略六书》卷二十八)

【组成】熟地五钱　黄耆三钱(蜜炙)　当归三钱(醋炒)　川芎一钱　白芍一钱半(醋炒)　艾叶八分(醋炒黑)　阿胶三钱(血余灰炒)　地榆三钱(炒炭)　甘草五分　荷叶

【用法】水煎,去滓温服。

【主治】漏胎脉软数者。

【方论选录】妊娠气血两亏,冲任无操蓄之权,而血得漏泄于外,故漏胎下血不已。熟地补血以滋养其胎,黄耆补气以固摄其血;当归养血荣冲任,白芍敛阴止漏血;川芎行血海以升阳,阿胶补阴血以安胎;艾叶振冲任之阳,阳密则漏血自止;荷叶举阳明之阳,阳举则陷下可回;甘草缓中和胃;地榆涩血止漏。水煎,温服,俾气血内充,则冲任完固而胎得所养,何漏胎之足患哉?

【备考】方中荷叶用量原缺。

95734　**漏管内消丸**(《外科方外奇方》卷二)

【组成】刺猬皮(炙)　真象皮各五钱　甘草节(鳖血拌,炒燥)一两　小赤豆(晒)二两　赤芍(炒)一两　松花(焙)一两　炙甲片二钱　象牙屑(晒)二两　黄明胶(蛤粉炒)二两　银花(炒)七钱

【用法】上为细末,以米仁磨粉,水煎浆糊为丸,如梧桐子大。每服一钱半,滚水送下。

【主治】痈疽发背,疮痔成漏。

精

95735　**精气丸**(《风劳臌膈》)

【组成】麦冬　人参各三钱　陈皮　炙草　桔梗各五钱　五味子二十一粒

【用法】上为细末,水浸油饼为丸,如芡实大。每服一丸,细嚼,津液咽下。

【主治】虚劳。呼吸少气,懒言语,无力动作,目无精光,面色皖白,气血兼虚。

95736　**精明汤**(《圣济总录》卷一一一)

【组成】羚羊角(镑)二两　当归(切,炒)　黄芩(去黑心)　栀子仁　淡竹叶　芍药　木贼　大黄(剉,炒)　荆芥穗　石决明各一两

【用法】上为粗末。每服四钱匕,加苦竹叶十片,水一盏半,煎至七分,去滓温服,一日三次。

【主治】内外障翳。

95737　**精乌胶囊**(《成方制剂》15 册)

【组成】制何首乌 500 克　黄精(制)500 克　女贞子(酒蒸)250 克　墨旱莲 250 克

【用法】上制成胶囊。口服,一次 6 粒,一日 3 次,两周为一疗程。

【功用】补肝肾,益精血,壮筋骨。

【主治】失眠多梦,耳鸣健忘,头发脱落及须发早白。

【备注】本方改为颗粒剂,名为“精乌颗粒”(见原书同册)。

95738　**精乌颗粒**

《成方制剂》15 册。即原书同册“精乌胶囊”改为颗粒剂。见该条。

95739　**精血补片**(《成方制剂》6 册)

【异名】益脑片。

【组成】生晒参 100 克　红参 100 克　制何首乌 200 克　紫河车 200 克　五味子 200 克　陈皮 120 克

【用法】上制成片剂。口服,一次 2~3 片,一日 3 次或遵医嘱,儿童酌减。

【功用】补肝肾,益气血,养心神。

【主治】神经衰弱,精神萎靡,头晕目眩,心悸失眠。

【宜忌】脾胃湿热、纳呆等禁用。

95740　**精制狗皮膏**(《中药制剂手册》)

【组成】生川乌八百两　防己二百五十六两　山柰二百五十六两　透骨草一百六十两　元胡一百六十两　干姜一百二十八两　辣椒三十二两　蟾酥三两　樟脑一百二十八两　薄荷脑九十六两　冰片四十八两　冬青油五十六两

辅料:橡胶六百五十六两　羊毛脂八十两　凡士林三十二两　氧化锌六百四十两　松香五百四十四两　汽油一千八百五十六两

【用法】上药蟾酥至冬青油与后药单放。将生川乌至辣椒等七味共轧为 3 号粗末,蟾酥、松香分别轧为细粉,过 80 目细罗,橡胶轧为薄片。取生川乌等七味粗末用 4 倍量 90% 乙醇按渗漉法提取,滤液回收乙醇浓缩为稠膏约 460 两。取蟾酥细粉用热回流法提取二次,第一次加 4 倍量 80% 乙醇,回流 3 小时,第二次加 3 倍量 60% 乙醇,回流 2 小时,合并提取液,回收乙醇,浓缩为稠膏约 1.5 两。将橡胶薄片置汽油内,立即搅拌使胶片很快松散,搅拌 30 分钟后,密封浸泡 18~36 小时。取浸泡后的胶浆置搅拌罐内,搅拌 3 小时,加入冬青油、羊毛脂、凡士林,搅拌 1 小时,加入氧化锌,继续搅拌,1 小时后,加入松香,搅拌 2 小时加入樟脑、薄荷脑、冰片和蟾酥浓缩膏及生川乌等浓缩膏,将所有药料加完后,继续搅拌 2 小时至全部溶解、均匀为止。移入滤胶机内,用 80~100 目铜筛网过滤,装入桶内密封,静置三至七天。取混合胶浆置涂胶机上涂胶。在涂胶前 1 小时,开放送热设备,待烘道温度达 85~90℃时,开始涂胶。每涂 20 米落机(剪下)一次。将落机胶布切为 6 厘米宽小段,每两段胶面中间夹一层硬质纱布(或塑料薄膜),再切成 4.5 公分长的小片。上药一料,约用白布 500 米,纱布 300 米,切 6×4.5 公分片 75,000 片,公差率 ±3%。要求胶面匀平,薄厚一致,每张 6×4.5 公分,每袋装四张,密封,置室内阴凉干燥处。先将患处皮肤洗净擦干,撕去纱布,贴敷。根据面积大小,贴 1~3 张。

【功能】舒筋活血,散寒止痛。

【主治】筋骨痛,急性扭伤、挫伤,肌肉疼痛及风湿痛,肝区疼痛。

95741　**精制冠心片**(《成方制剂》6 册)

【组成】丹参 456 克　赤芍 228 克　川芎 228 克　红

花228克　降香152克

【用法】上制成片剂。口服，一次6～8片，一日3次。

【功用】活血化瘀。

【主治】心血瘀阻之冠心病，心绞痛。

【备考】本方改为颗粒剂，名“精制冠心颗粒”（见《中国药典》2010版）；制成软胶囊，名“精制冠心软胶囊”（见《新药转正》38册）。

95742　精制猴枣散（《成方制剂》5册）

【组成】猴枣400克　天竺黄300克　川贝母200克　沉香100克　羚羊角100克　硼砂（煅）100克　麝香40克　青礞石（煅）100克

【用法】上制成散剂。口服，一次0.3克；或遵医嘱。

【功用】清热，化痰，镇惊。

【主治】小儿惊风，痰涎壅盛，气喘痰鸣，烦躁不宁。

95743　精制五加皮酒（《成方制剂》13册）

【组成】陈皮56.2克　玉竹45.5克　红花15.6克　姜黄4.5克　五加皮2.7克　茯苓6.7克　地黄6.7克　党参6.7克　白术（麸炒）3.4克　麦冬3.4克　木瓜3.1克　牛膝2.7克　菊花0.8克　肉豆蔻3.6克　檀香3.6克　豆蔻仁2.7克　砂仁2.4克　丁香1.8克　木香1.2克

【用法】上制成药酒。口服，一次15毫升，一日2次。

【功用】强筋壮骨，活血祛风，健脾除湿。

【主治】肝肾不足，筋骨痿软，风湿痹痛，筋骨拘挛，四肢麻木，腰腿酸痛，胸膈痞闷。

【宜忌】孕妇忌服。

95744　精制冠心颗粒

《中国药典》2010版。即《成方制剂》6册“精制冠心片”改为颗粒剂。见该条。

95745　精制冠心软胶囊

《新药转正》38册。即《成方制剂》6册“精制冠心片”改为软胶囊剂。见该条。

95746　精天下第一下部药（《臞仙活人心方》卷下）

【组成】灵砂（水飞过）　龙骨（火煅，飞，酒煮，焙干）各二两　缩砂仁　诃子（用小者，热灰煨，取肉）各半两

【用法】上为末，米糊为丸，如绿豆大。每服十五丸至三十丸，空心温酒送下，临卧熟汤送下。

【功用】助阳补精。

【主治】夜遗梦泄。

赛

95747　赛针散（《外科启玄》卷十一）

【组成】巴豆五分　轻粉　硇砂　白丁香各一钱半

【用法】上为末。醋调涂之。

【主治】痈疽有头不破，及疔肿时毒生于四肢上，其势微缓，畏针者。

95748　赛命丹（《医学入门》卷八）

【异名】赛夺命丹（《简明医彀》卷八）。

【组成】蟾酥　朱砂　雄黄　胆矾　血竭　乳香　没药各三钱　蜈蚣　麝香各五分　细辛　全蝎　蝉蜕　穿山甲　僵蚕　牙皂各六钱　白矾（用信少许同枯，去信不用）　片脑各五分

【用法】上为末，端午日用酒糊为丸，如绿豆大，每服三丸，用葱酒一小钟送下，被盖出汗，或不汗，再进一丸，服后吃白粥调理。

【主治】痈疽发背，疔疮乳痈，鱼口便毒，一切无名肿毒，及小儿脐风。

【宜忌】忌黄瓜、水茄，一切动风之物。

95749　赛金丸（《青囊秘传》）

【组成】海金沙三钱　芫荑三钱　白蒺藜（盐水炒）三钱　龙胆草一钱　血珀一钱　松香五分

【用法】鸡子清为丸，朱砂五分为衣服。

【主治】下疳。

95750　赛金丹（《医学入门》卷八）

【组成】明矾四两　黄丹二两

【用法】将明矾溶化，入黄丹，以银钗搅之，慢火熬令紫色，先以针周回挑破，津液调药敷数度。无令疮干，其疔即消。

【主治】十三种疔疮。

【加减】如不溃，加信石一钱，雄黄、硇砂各五分。

95751　赛金散

《外科大成》卷二。为原书同卷“二仙丹”之异名。见该条。

95752　赛宝丹（《眼科秘诀》卷一）

【组成】炉甘石一两（用火精石制）　蕤仁一两（制）　琥珀（用新布包，捶碎，研细末）　小珍珠（光明者，用豆腐煮过，温水洗三四次，布包捶碎，研细末）　玛瑙（重煅）　珊瑚（稍重煅）　车渠（轻煅）　石蟹（又轻煅，热水研）　雌雄石（入醋内煅七次）各五钱　金银箔各二百张（共制过，细研水飞，以不刺牙为度，方合作一处，擂十万下，将药包紧，勿令泄气）　荆芥　真薄荷　草决明　防风　羌活　白菊花　木贼　千里光　蕤仁（去油）各五钱

【用法】荆芥以下九味剉细，加水三大碗，浸二三日，用水煎十余滚，倾出，去滓澄清，熬膏。须留一钟，加乳汁一钟，同熬至一钟，调前项药，捶之，令膏尽捶于药中，名为万捶膏。又捶成大条为赛宝丹。点眼中。

【主治】翳膜红丝遮蔽瞳仁。

95753　赛空青（《眼科阐微》卷二）

【组成】生白矾三分　雪梨一枚（去皮核）

【用法】先将矾为细末，入梨片内共研，绢滤过成汁，加净蜜些许，搅匀，封固，重汤煮过，待冷。扫眼皮内外，一日五至七次。

【主治】目内云翳退时，有热气目眵者。

95754　赛珍散

《喉科指掌》卷一。为原书同卷“佛宝丹”之异名。见该条。

95755　赛春雷（《玉案》卷六）

【组成】麻黄　紫草各一两　甘草　白附子各五钱　僵蚕　蝉蜕各三钱　穿山甲一钱五分　蟾酥一钱　蜈蚣一条（炙）　全蝎八分

【用法】上为末。另以麻黄二两，紫草、红花各一两，酒、水各一碗煎，去滓，再熬成膏，入蜜三两，再略熬，同前末

为丸，如龙眼大。每服一丸，灯心汤化下。

【主治】痘疮红紫焦枯，或因风寒，痘不起发，内热壅甚，痘郁不出。

95756 **赛夺命丹**

《简明医彀》卷八。为《医学入门》卷八"赛命丹"之异名。见该条。

95757 **赛霉安散**(《成方制剂》16册)

【组成】石膏　冰片　朱砂

【用法】上制成散剂。创口先用冷开水或茶水洗净擦干，敷满药粉，后用纱布包扎，旧伤口、溃疡或新伤口有红肿者，每日换药一次；口、鼻、喉及子宫颈、阴道等疾病，可将药粉直接撒到患处，一日2～3次。

【功用】清热止血，收敛祛湿，化腐生肌。

【主治】口、鼻、喉黏膜溃疡、发炎、出血，牙周溃疡，皮肤碰伤、刀伤、慢性溃疡，子宫颈糜烂，阴道炎，痔疮，肛瘘，褥疮等症，也可作新生婴儿脐粉。

【宜忌】勿与水混合使用。

【临床报道】湿热下注型细菌性阴道炎：《福建中医学院学报》[2006，16(5)：12]阴道喷粉治疗486例，对照组予治糜灵栓阴道给药175例，结果：治疗组治愈97例，显效242例，有效118例，无效29例，总有效率94.0%；对照组治愈35例，显效84例，有效31例，无效25例，总有效率85.7%。

95758 **赛金化毒散**(《痘疹金镜录》卷下)

【异名】化毒散(《痘科正宗》卷下)。

【组成】乳香　没药各一钱(出汗，研细，配众药)　川贝母(去心，炒)　雄黄　黄连　天花粉各一钱(生用)　大黄(半炒半生)各二钱　甘草七分　赤芍二钱(炒)　冰片一分半　牛黄二分　珠子四分(研至无声为度)

【用法】上为散。痘内有伏毒，啼号不已，经日不起，并发痈发疔者，用蜜汤调服此散。痘若抓伤或攒簇堆聚，或点见枭恶干焦，紫黑板硬等象，以此散调入油胭脂内，用绵纸为膏药，贴之。

【功用】清热化毒。

【主治】❶《痘疹金镜录》：痘疮。❷《北京市中药成方选集》：小儿疹后，余毒未净，烦躁口渴，便秘，及小儿疮疖溃烂。

95759 **赛金化毒散**(《成方制剂》3册)

【组成】乳香(制)50克　黄连50克　没药(制)50克　甘草35克　川贝母50克　赤芍100克　雄黄25克　冰片10克　天花粉50克　牛黄10克　珍珠20克　大黄(酒炒)37克

【用法】上制成散剂。口服，周岁至三岁一次0.5克，一日2次，周岁以下酌减。

【功用】清热解毒。

【主治】小儿毒火内热，口疮，咽炎，咳嗽，便秘。

95760 **赛胃安胶囊**(《成方制剂》17册)

【组成】石膏　冰片

【用法】上制成胶囊剂。口服，一次3粒，一日3次，饭前半小时用开水送服，口腔食管炎去胶囊壳含吞药粉。

【功用】止血，消炎，收敛，促进肉芽新生，使溃疡面愈合。

【主治】胃、十二指肠溃疡，急、慢性胃炎，食管炎，口腔炎。

【宜忌】❶服药期间忌服碱性药物。❷本品应空腹服用，使该药接触溃疡面机会较多，愈合更快。❸症状消失后，应继续服药3～4周，使溃疡面全部愈合，以免复发。

【临床报道】小儿口腔溃疡：《浙江中医杂志》[2006，41(11)：666]治疗60例，对照组涂敷西瓜霜治疗30例。结果：治疗组治愈46例，好转13例，无效1例，总有效率98.3%；对照组治愈16例，好转8例，无效6例，总有效率80.0%。两组疗效比较，有显著性差异($P<0.01$)。

蜜

95761 **蜜饵**(《千金翼》卷十二)

【组成】白蜜二升　腊月猪肪脂一升　胡麻油半升　干地黄末一升

【用法】上药合和，以铜器重釜煎令可丸，为丸如梧桐子大。每服三丸，一日三次，以知为度。

【功用】久服肥充益寿，补虚。

【主治】羸瘦，乏气力。

95762 **蜜酒**(《本草纲目》卷二十五引孙真人方)

【组成】砂蜜一斤　糯米饭一斤　面曲五两

【用法】熟水五升，同入瓶内，封七日成酒。寻以蜜入酒代之亦良。

【主治】风疹，风癣。

95763 **蜜煎**(《伤寒论》)

【组成】食蜜七合

【用法】于铜器内，微火煎，当须凝如饴状，搅之勿令焦着，欲可丸，并手捻作梃，令头锐如指大，长二寸许，当热时急作，冷则硬。以纳谷道中，以手急抱，欲大便时乃去之。

【主治】阳明病，自汗出，若发汗，小便自利者，此为津液内竭，虽硬不可攻之。

【临床报道】伤寒阳明便秘证：《伤寒九十论》庚戌仲春，艾道先染伤寒近旬日，热而自汗，大便不通，小便如常，神昏多睡。诊其脉，长大而虚。用蜜煎导之三次，先下燥粪，次泄溏，已而汗解。

95764 **蜜煎**(方出《肘后方》卷四，名见《千金》卷十八)

【组成】常山四两　甘草半两

【用法】水七升，煮取三升，纳蜜半升，每服一升，不吐更服。

【主治】胸膈上痰饮。

95765 **蜜膏**(《医心方》卷十八引《范汪方》)

【组成】白蜜一两　乌贼骨两铢(一方一两)

【用法】乌贼鱼骨治下筛，纳蜜中，搅令相得。薄涂疮上，一日二次。

【主治】火烂疮。

95766 **蜜膏**(《疡科选粹》卷八)

【组成】松香(一斤四两，醋、葱汁煮过，为末，筛净)一斤　黄蜡　白蜡各一两　轻粉一两　乳香　没药　樟脑　象牙末(炒)　竹蛀末　龙骨(火煅)　赤石脂(醋煅)　面粉(炒)　海螵蛸(去壳)　人中白(煅)各五钱　孩儿茶三

钱　血竭六钱　白蜜一两　桐油十三两

【用法】先将松香熔化，次下桐油，次下黄白二蜡，次下龙骨等味，次下轻粉、象牙末、乳没药、樟脑、白蜜。

【主治】诸般疮肿恶毒，臁疮湿毒，瘰疬，杨梅结毒，下疳久不收敛者。

95767　**蜜瓜膏**（《幼幼新书》卷十六引丘松年方）

【组成】瓜蒌皮（蜜涂，慢火炙）

【用法】上为末。每服一钱，蜜调成膏。时抹儿口。

【主治】小儿咳嗽。

95768　**蜜花散**（《疮疡经验全书》卷九）

【组成】金银花（洗净，于瓦罐内用无灰酒浸满，候火一伏时取出，晒干，末之）五两

【用法】炼蜜为丸。渴时蜜汤送下，渴止为度。

【主治】渴。

【宜忌】此散肠厚者宜服，恐作泻故也，慎之。

【备考】本方方名，据剂型，当作"蜜花丸"。

95769　**蜜连膏**（方出《圣惠》卷三十二，名见《普济方》卷七十四）

【组成】蜜四两　黄连（去须，为末）　蕤仁（汤浸，去赤皮，细研）各半两　龙脑半钱（研入）

【用法】上为细散，与蜜相合，入铜器中，慢火熬如稀饧，用新绢滤过，候药稍冷，入龙脑，搅令匀，以瓷器盛。用铜箸点药于眼大眦，一日二三次。

【主治】眼赤肿痛。

95770　**蜜皂丸**（《古今医鉴》卷十四）

【组成】蜜二三两　皂角末二三钱

【用法】熬蜜如饴，入皂角末拌匀，捻作梃子三四条。将一条纳谷道中。如不通，再换一条，必通矣。

【主治】痘疮。大便不通，发狂谵语，小便红。

95771　**蜜附汤**（《三因》卷九）

【异名】蜜附子汤（《易简》）。

【组成】附子（生，去皮脐，切作四片，以白蜜煎，令附子变色，以汤洗，去蜜，切）半两　桂心　芍药各三分　甘草（炙）四钱

【用法】上为散。每服四大钱，水一盏，加生姜五片，大枣二枚，煎至七分，去滓，食前服。

【主治】❶《三因》：心腹疼痛，或吐或泄，状如霍乱；及冒涉湿寒，贼风入腹，拘急切痛。❷《易简》：疝气发作。

【加减】大便秘结，加白蜜半匙同煎。

95772　**蜜油膏**（《医学探骊集》卷四）

【组成】蜂蜜二两　香脂油二两（生）

【用法】将生香脂油切碎，入蜜内，再入净水半茶钟，微火上炖之，俟其油熟。趁热用羹匙饮之。

【主治】咳嗽气来过猛，冲击咽喉之皮膜，失其润泽之常，不痛不肿，惟言语费力，不易作声者。

95773　**蜜柏散**（《准绳·类方》卷八）

【组成】黄柏不拘多少（蜜炙灰色）

【用法】上为细末。临卧干掺上。

【主治】口疮。

【宜忌】忌酒、醋浆。

95774　**蜜草散**（《杨氏家藏方》卷十三）

【组成】甘草　柏枝各二两　莲蓬　五倍子　黄柏　大黄　黄连（去须）　黄芩各一两

【用法】上为细末。每服半两，水三升，煎三五沸，加朴消二钱，候溶化，乘热熏，通手淋洗。

【主治】肠胃风热毒气，结成痔，肿热痛，作脓血，破后久不愈，多变漏疮者。

95775　**蜜香丸**（《圣济总录》卷九十九）

【组成】密陀僧（煅）一两　麝香（研）半钱　硫黄（研）一分　定粉（研）半两

【用法】上为细末。醋煮面糊为丸，如梧桐子大。每服十丸，空心芜荑汤送下。

【主治】蛲虫。

95776　**蜜香散**（《辨证录》卷六）

【组成】木蜜三钱　麝香三分

【用法】酒为丸。用黄连一钱，茯苓三钱，陈皮五分，神曲一钱，人参三钱，煎汤送服丸药，日用三丸，丸尽而愈。

【功用】平脾中虚热，解酒消果。

【主治】素健饮啖，脾气虚热，忽得消渴疾，日饮水数斗，食倍而溺数，服消渴药益甚。

【方论选录】麝能散酒，且最克瓜果；木蜜乃枳椇也，酿酒之房，苟留木蜜，酒化为水。故合用二味，以专消酒果之毒。酒果之毒既消，用参、苓、连、曲之类，以平脾中之虚热，则腹中清凉，何消渴之有哉。

95777　**蜜桃酥**（《回春》卷二）

【组成】当归　川芎　白芍　生地黄各一两　人参（去芦）　白茯苓（去皮）各三钱　白术（去芦）　陈皮　半夏（姜炒）　厚朴（姜炒）　苍术（用米泔浸二日）　香附　枳壳（去瓤）各一两　乌药　砂仁　杏仁（去皮尖）　木香　沉香各五钱　天门冬（去心）　麦门冬（去心）　五味子　破故纸　小茴　牛膝（去芦）　枸杞子　川椒　何首乌　肉苁蓉　川乌（炮，去皮尖）　草乌（炮，去皮尖）各五钱　细辛　白芷　麻黄　防风　羌活　独活　干姜　官桂　甘草各一两　五加皮五钱　小红枣八两　北蜜八两　真酥油八两　胡桃肉八两（泡，去皮）

【用法】上剉。用生绢袋盛之，用好酒一大金华坛浸药三日，封固放锅内，悬胎煮三个时辰，取出埋土中三日，出火毒。每服三盏，空心服，一日三次。其药滓晒干为末，本酒打糊为丸，如梧桐子大。每服三十丸，空心本酒送下。

【主治】久患风寒湿痹，左瘫右痪。

95778　**蜜脂煎**（《圣济总录》卷一四九）

【组成】白蜜　腊月猪脂各两匙许　雄黄（细研）三钱

【用法】上药先将蜜并脂煎沸，倾在瓷盆中，入雄黄搅转，通口旋旋饮之。

【主治】蜂螫，毒不出，痛不定。

95779　**蜜脂煎**（《医学入门》卷七）

【组成】猪脂二斤（熬，去滓）　白蜜一斤

【用法】再炼少顷，滤净，入瓷器内，俟成膏。每服一匙，不拘时候。

【功用】常服润肺。

【主治】暴失音声嘶。

95780　**蜜脂膏**（《医学集成》卷三）

【组成】当归一两　杏仁五钱

【用法】浓煎,冲蜂蜜、猪油、香油服。

【主治】一切大便燥结。

95781　**蜜消汤**(《赤水玄珠》卷十五)

【异名】蜜消煎(《金鉴》卷四十四)。

【组成】好蜜一钟　皮消二钱

【用法】用滚水一碗冲,空心调下。

【主治】大小便不通。

【备考】《金鉴》本方用法:煎溶化服。

95782　**蜜消煎**

《金鉴》卷四十四。为《赤水玄珠》卷十五"蜜消汤"之异名。见该条。

95783　**蜜粉膏**(《医方类聚》卷二四一引《吴氏集验方》)

【组成】丹粉　蜜

【用法】上药调和,饭上蒸些时候取下。以鸡毛扫抹所患处。

【主治】麻舌。

95784　**蜜调方**(《医学探骊集》卷五)

【组成】郁李仁五钱(研极细面)　芝麻酱二两　蜂蜜二两

【用法】少加滚水调和一处,温服。

【主治】虚弱之人,大便燥结。

95785　**蜜调药**

《尤氏喉科秘书》。为原书"膏子药"之异名。见该条。

95786　**蜜萝卜**(《仙拈集》卷二)

【组成】大萝卜不拘多少

【用法】蜜浸。早、晚任服。

【主治】肠风。

95787　**蜜萝卜**(《仙拈集》卷三)

【组成】白萝卜(取汁)　蜜各等分

【用法】上药和匀。每服三匙。立效。

【主治】赤白痢。

95788　**蜜黄饮**(《古今名方》)

【组成】大黄末 10～15 克　蜂蜜 30 克

【用法】冲服。

【功用】润肠通下。

【主治】用于手术后粘连性肠梗阻,大便秘结者。

【加减】若腹部胀满,加川朴、木香;恶心呕吐,加半夏、竹茹;腹痛,加川楝子、香附。

95789　**蜜雪梨**

《经验广集》卷三。为《回春》卷七"蜜梨噙"之异名。见该条。

95790　**蜜梨噙**(《回春》卷七)

【异名】蜜雪梨(《经验广集》卷三)。

【组成】甜梨一个

【用法】刀切勿断,入蜜于内,面裹,灰火煨熟。去面吃梨。

【主治】咳嗽喘急。

95791　**蜜酥煎**(方出《外台》卷十注文引《延年秘录》,名见《医统》卷四十四引《良方》)

【组成】杏仁三大升(去皮尖,研如泥)　白砂蜜一大升　牛酥二大升

【用法】杏仁于瓷盆中捣碎,用水研取汁五升,净铜铛内勿令脂腻,先倾三升汁于铛内,刻木记其浅深,又倾二升汁,以缓火煎,煎至于所记处,即入蜜、酥二味,还煎至所记处,药乃成,贮不津瓷器中。每服一匙,温酒调下,每日三次。不能饮酒,和粥服亦得。妇人服之更佳。

【功用】补虚损,去风冷,悦泽肌肤。

【主治】上气咳嗽,胸痛。

95792　**蜜犀丸**(《扁鹊心书·神方》)

【组成】槐角(炒)四两　当归　川乌　玄参(炒)二两　麻黄　茯苓(乳拌)　防风　薄荷　甘草各一两　猪牙皂角(去皮弦子,炒)五钱　冰片五分(另研)

【用法】先以前十味为末,后入冰片和匀,炼蜜为丸,如樱桃大。每服一丸,小儿半丸,细嚼茶清送下。

【主治】半身不遂,口眼㖞斜,语言不利,小儿惊风发搐。

95793　**蜜赋散**(《圣济总录》卷十七)

【组成】大黄(煨,剉,捣末)　牵牛子(生杵为末)各三钱　甘遂(炒微黄,捣为末)一钱　腻粉半钱

【用法】上研匀。每服二钱匕,食前浓煎蜜汤调下。

【主治】风热气盛,大小肠秘涩。

95794　**蜜蜡膏**(《普济方》卷三〇八)

【组成】猪脂　蜜各五合　蜡二两

【用法】上药和煎如膏。候冷以涂患处。一方和煎,稍稍食之。

【主治】蜂螫。

95795　**蜜髓煎**(《圣济总录》卷一四七)

【组成】猪骨髓(研)五两　蜜一碗

【用法】同煎令熟,分为十服,一日服三四次。

【主治】中蛊毒。腹内坚痛,面目青黄,病变无常。

95796　**蜜附子汤**

《易简》。为《三因》卷九"蜜附汤"之异名。见该条。

95797　**蜜胆导方**(《圣济总录》卷二十六)

【组成】白蜜三合　猪胆一枚　腻粉半分

【用法】先炼蜜一二十沸,次下猪胆汁,慢火煎成膏,入腻粉相和为丸,如枣核大。以薄绵裹,纳下部中,未通再用。

【主治】伤寒后,大便秘涩,服药不通。

95798　**蜜栗子丸**(方出《圣惠》卷二十二,名见《圣济总录》卷十五)

【异名】蛇黄丸(《济生》卷三)。

【组成】蛇黄二十枚(小者)

【用法】上以槲树汁拌,火煅令通赤,取出于净地上一宿出火毒后,细研如面,又用狗胆一枚,取汁相和,以粟米饭为丸,如绿豆大。每服十五丸,以暖酒送下,不拘时候。三五日后当吐出恶痰涎便愈。

【主治】风痫。不问长幼,并是积热风痰攻心所致者。

【备考】《普济方》:蜜栗子,小蛇黄是也。

95799　**蜜渍柏皮**

《得效》卷一。为《外台》卷二引《深师方》"黄柏蜜"之异名。见该条。

95800　**蜜剂解毒丸**(《原机启微》卷下)

【组成】石蜜(炼)一斤　山栀十两(末)　大黄五两(末)　杏仁(去皮尖)二两(另研)

【用法】炼蜜为丸，如梧桐子大。每服三十丸，加至百丸，茶汤送下。

【主治】眼目隐涩，稍觉眊矂，视物微昏，内眦开窍如针，目痛，按之漫漫脓出。

【方论选录】本方以杏仁甘润治燥为君，以燥为热之原也；山栀微苦寒，治烦为臣，以烦为热所产也；石蜜甘平，温安五脏为佐，为其解毒除邪也；大黄苦寒，性走不守，泻诸实热为使，为攻其积，不令其重叠不解也。

95801 **蜜渍黄柏汁**

《伤寒图歌活人指掌》卷四。为《外台》卷二引《深师方》"黄柏蜜"之异名。见该条。

95802 **蜜葱猪胆汤**(《医林改错》卷下)

【组成】猪胆一个(取汁) 白蜜四两四钱(调和一处) 葱头四个(带白一寸) 黄酒半斤

【用法】用酒煎葱二三沸，将酒冲入蜜胆内服之。立效。

【功用】《医林改错注释》：清热润燥，通阳开窍。

【主治】通身肿，肚腹不大。

95803 **蜜煮朱砂丹**(《普济方》卷二六五《家藏经验方》)

【组成】辰砂十两(去夹石者) 蜜十斤 人参 白茯苓 白术 附子 川椒 仙灵脾 龙胆草 白芍药 熟地黄 黄耆 肉苁蓉 远志 巴戟 破故纸 石斛 菟丝子 益智 五味子 柏子仁 黄菊花 覆盆子 麦门冬 枸杞子各一两

【用法】上剉细，各取一半于瓶内盛，以绢袋子盛好块砂十两，以麻线悬于瓶口竹片子上，注河水半瓶，重汤煮过三昼夜，取出候干，再入蜜十斤，并前件一半余药，倾于蜜内搅匀，复入砂子袋子内，依前悬挂，河水煮十五昼夜，取出焙干，研过令细，以糯米粽子尖角为丸，如梧桐子大。每服五七丸，空心煎人参或枣汤送下。

【主治】定心志，轻身体，明目。

95804 **蜜煎止痒丹**(方出《石室秘录》卷四，名见《疡医大全》卷二十三)

【异名】止痒丹(《卫生鸿宝》卷二)。

【组成】蛇床子 楝树根各三钱 甘草一钱

【用法】上为细末。同蜜煎成，作一条，导入粪门，听其自化。一条即止，痒而愈。

【主治】脏头风。

95805 **蜜煮朱砂煎丸**(《鸡峰》卷二十九)

【组成】光明成颗粒朱砂(每一两，管蜜三两，先将朱砂用纱帛裹定，将蜜置银器或垍器中，下朱砂于蜜内，以重汤煮三昼夜，取出，用新汲水洗净，又用温热水再洗蜜净，微火焙干，研令极细)

【用法】上药与蒸熟软烂枣(去核)同研，清水煮面糊为丸，如梧桐子大。每服五七丸，空心，食前米汤送下，一日三次。

【功用】固中下，益脾胃。

【宜忌】忌羊血。

寤

95806 **寤生丸**(《女科百问》卷下)

【组成】枳实六两 桑白皮(干)六两

【用法】上药入大铛内，以河水煮半日许，候枳实透软，去桑白皮不用，取枳实(去瓤)薄切作小片子，焙干，再入木香半两，甘草(炙)半两，共为细末，炼蜜为丸，如梧桐子大，晒干。每服三十丸，加至五七十丸，空心、日午、临卧用温米饮送下，一日三次。

【主治】难产。

95807 **寤生丸**(《妇人良方》卷十五)

【组成】乳香一分 枳壳一两

【用法】上为细末，酒糊为丸，如梧桐子大。怀孕九月以后，每服三十丸，空心温酒送下。

【主治】瘦胎，滑利，易产。

褐

95808 **褐丸**(《苏沈良方》卷四)

【组成】乌头(炮，去皮) 桂 香附子(微炒) 干姜(炮) 陈橘皮(微炒)

【用法】先用川巴豆取肉，麻油内慢火煎，自旦及午，候巴豆如皂子色，即止，净拭，冷水中浸两日，日再换水，又拭干，研如油极细，须研一日方可用，以钱匙刮出，薄摊新瓦上，如一重纸厚，候一复时，以铁匙刮下，再研极细，每巴豆霜一两，诸药各五两(为细末)，与巴豆更研令匀，陈米一升半，为细末，水调成膏，直候微酸臭，即煮为硬糊，细研令无块硬处，乃与众药一处为丸，如绿豆大。每服五七丸，随汤使下。

【功用】和脾胃，消食化气，进食，止泻去积。

【主治】腹中诸冷积，食物壅隘。

95809 **褐丸子**

《小儿药证直诀》卷下。即原书同卷"塌气丸"加萝卜子。见该条。

95810 **褐丸子**(《幼幼新书》卷二十六引张涣方)

【组成】萝卜子一两半(炒) 黑牵牛一两(炒) 胡椒一分半 木香一两 蓬莪术(湿纸裹，煨)各半两

【用法】上为细末，面糊为丸，如粟米大。每服二十丸，仙人骨汤送下。

【主治】小儿疳气，腹胀如鼓，及奶癖，食癖。

95811 **褐丸子**(《百一》卷十九)

【组成】萝卜子(炒) 莪术(炮)各一两 胡椒半两

【用法】上为末，糊为丸，如绿豆大。每服十五丸至二十丸，萝卜子汤送下，不拘时候。

【主治】小儿伤食腹胀。

95812 **褐丸子**(《医方类聚》卷二五四引《保童秘要》)

【组成】走石 金线重楼 郁金各等分

【用法】上为末，用猪胆一个，倾出一半，留一半，盛药在胆内，煮令熟，放冷，于乳钵内细研，入牛黄、麝香各少许，用醋煮面糊为丸，如麻子大。每服三丸，陈米饮送下。

【主治】小儿惊疳。

95813 **褐丸子**(《活幼口议》卷十七)

【组成】萝卜子二两(微炒) 陈皮(去白) 青皮(去白)各一两 京三棱(炮)一两 黑牵牛一两半(半炒半生，焞尤佳) 蓬莪术(炮)一两 胡椒半两 木香一分

【用法】上为细末，面糊为丸，如麻子大。每服三五十

丸,煎萝卜汤送下。

【主治】小儿阴阳不和,脏腑怯弱,乳食不消,心腹胀满,呕逆气急;或肠鸣泄泻频并,腹中冷痛,食癥乳癖,痃气痞结,积聚肠胃,或秘或利,头面肿满。

95814 **褐丸子**(《得效》卷十二)

【组成】萝卜子(炒)一两　陈皮　青皮　好槟榔　黑牵牛(取仁,半生半炒)　北五灵脂　赤茯苓　蓬莪术(煨)各半两

【用法】上为末,飞罗面糊为丸,如绿豆大。每服十五丸,紫苏、桑白皮煎汤送下。

【主治】因虚中有积,疳积肿胀,腹肚紧胀,头面虚浮。

褊

95815 **褊银丸**(《幼幼新书》卷九引《博济》)

【异名】水银扁丸子(《局方》卷十)。

【组成】水银一两　黑铅一分(同结砂子)　川巴豆(去皮、心,醋煮令黄色,研)一两　黄明胶一片(慢火炙令黄)　百草霜二两(研)　香墨一寸(研)　腻粉(研)　干蝎(全整者)　铅白霜(研)　青黛(研)　牛黄(研)各一分

【用法】上药除合研药外,细杵,罗为末,再一处细研千百下,用粟米饭为丸,如绿豆大,捻褊。每服五至七丸,干柿汤送下;薄荷汤亦得。更酌儿大小、肥瘦、虚实加减与服之,唯利下青黏滑涎为效。

【功用】常服解心肺痰壅不利。

【主治】❶《幼幼新书》引《博济》:小儿急慢惊风,涎潮发搐。❷《局方》:小儿惊风壮热,涎盛喘粗,或发搐搦,目睛上视,及乳哺不节,胸满呕逆,精神迷闷,发痫瘈疭。

95816 **褊银丸**(《圣济总录》卷一七一)

【组成】天南星(炮)半钱　青黛(研)一钱　蝎梢(炒)四十枚　粉霜(研)　水银　滑石各一钱　半夏七枚(用生姜汁煮)　龙脑(研)　麝香(研)各半字　腻粉(研)半钱

【用法】上为末,用水浸炊饼为丸,如梧桐子大,捏作饼子。每服一至二饼,薄荷汤化下。

【主治】小儿惊痫,涎盛,搐搦不定。

95817 **褊银丸**(《小儿药证直诀》卷下)

【组成】巴豆(去皮、油、心膜,研细)　水银各半两　黑铅二钱半(水银结砂子)　麝香五分(另研)　好墨八钱(研)

【用法】将巴豆末并墨再研匀,和入砂子、麝香,陈米粥为丸,如绿豆大,捏褊。每服一岁一丸,二三岁二三丸,五岁以上五六丸,食后煎薄荷汤放冷送下。不得化破,更量虚实增减。

【主治】风涎膈实上热,及乳食不消,腹胀喘粗。

95818 **褊银丸**(《幼幼新书》卷二十八引茅先生方)

【组成】轻粉(研)　粉霜　画粉　白丁香各二钱

【用法】上为末,滴鸡子清为丸,捏作饼子,如鸡头大。每服一岁一饼,多一岁加半饼,先用灰火炮令饼子黄赤色,夜半饭饮灌下。

【主治】小儿积痢。

95819 **褊银丸**

《医学纲目》卷三十六。即《本事》卷十"扁银丸"。见该条。

95820 **褊银丸**(《普济方》卷三九三)

【组成】白术　桔梗　陈橘皮各一分　银箔三片(水银一钱,同结成砂子)　犀角末一钱(研)　巴豆二粒(去皮,枣一个裹,烧熟)

【用法】上为末,炼蜜为丸,如小豆大,捻令褊。每服一丸,薄荷汤研下。

【主治】小儿食积,壮热作寒。

褪

95821 **褪金启脾丸**(《简明医彀》卷二)

【组成】苍术　香附　制矾各四两　茵陈铃儿　白术　厚朴　陈皮　青皮各三两　干漆(炒令烟尽)　蓬术　三棱各二两　川椒　甘草各一两

【用法】上为末,用大黑枣煮一滚,去皮、核,捣烂为丸,如干,添枣汤匀,如梧桐子大。每服五十丸,空心米汤或姜、枣汤送下。病去七分,止药。

【主治】黄肿腹胀。

95822 **褪金启脾丸**(《活人方》卷一)

【组成】白术四两　茵陈四两　苍术二两　陈皮二两　香附二两　神曲二两　青皮一两五钱　红曲一两五钱　猪苓一两五钱　泽泻一两五钱　针砂一两　绿矾一两

【用法】醋糊为丸。每服一二钱,空心米饮汤或姜汤送下。

【主治】中气久虚,湿热内滞,胃强脾弱,多食易饥,面目肢体虚黄浮肿,呕恶喘急,绵绵腹痛,形神困倦,腰脚酸软,行走不利,并治懒黄。

肇

95823 **肇妊丸**(《简明医彀》卷七)

【组成】香附一斤四分(盐、酒、童便捣光,人乳、米醋各浸三日,晒干)　当归(酒浸)　熟地(酒蒸,姜汁拌)　川芎　白芍药(酒炒)各四两　白术(土炒)　泽兰叶　陈皮各二两　黄柏(酒炒)　甘草(酒炒)　阿胶(酒蒸化)各一两

【用法】上为末,磨地入胶,酒糊为丸。每服百丸,空心米汤送下。

【功用】调经养血,顺气健脾。

嫩

95824 **嫩鼠丹**

《卫生鸿宝》卷六。为《古今医鉴》卷十六引周梅江方"金枪丹"之异名。

嫦

95825 **嫦娥加丽丸**(《成方制剂》17册)

【组成】蟾蜍　赤芍　川芎　丹参　当归　韭菜子　人参　蛇床子　薏苡仁　淫羊藿

【用法】上制成丸剂。口服,一次4粒,一日3次,2~3个月为一疗程。

【功用】补肾益气，养血活血，调经赞育。

【主治】肾阳虚损之更年期综合征，月经紊乱，痛经，功能性不孕症，性欲减退等症。

【宜忌】孕妇及肾阴虚患者忌服。服药期间若患感冒应暂停服，痊愈后可继续服用；若出现口舌干燥、便秘等不适现象，可酌减用量或多饮水，症状消失后仍可服用。

【现代研究】对小鼠核酸、蛋白质合成、血浆皮质酮与血浆环核苷酸含量的影响：《四川中草药研究》[1992，32：13]对小鼠脾脏DNA、蛋白质，肝脏RNA以及血清蛋白质合成均有明显促进作用，并能显著升高血浆皮质酮与cAMP含量。

翟

95826 **翟平薯蓣丸**（《千金翼》卷十五）

【组成】薯蓣　牛膝　菟丝子　泽泻　干地黄　茯苓　巴戟天　赤石脂　山茱萸　杜仲（炙）各二两　苁蓉四两　五味子一两半

【用法】上为末，炼蜜为丸，如梧桐子大。每服二十丸，酒送下，日一次，夜一次。

【主治】诸虚劳损。

【加减】瘦者，加敦煌石膏二两；健忘，加远志二两；少津液，加柏子仁二两。

【宜忌】慎食蒜、醋、陈、臭等物。

翠

95827 **翠云散**（《外科正宗》卷三）

【异名】翠玉散（《中医皮肤病学简编》）。

【组成】铜绿　胆矾各五钱　轻粉　石膏（煅）各一两

【用法】上为极细末，瓷罐收贮。湿疮干掺，干疮用公猪胆汁调点，三日点三次。其疮自干而愈。

【主治】杨梅疮，已服内药，根脚不红，疮势已退者。

95828 **翠云散**（《外科传薪集》）

【组成】熟石膏五钱　牛黄一钱　铜绿一钱

【用法】上为细末。用葱管一根（约一寸半长），一头置菜油中，然后再蘸此药置耳中，每日换二次。

【主治】小儿耳中漏脓。

95829 **翠云锭**（《外科正宗》卷四）

【异名】翠云锭子（《金鉴》卷六十五）。

【组成】杭粉五两　铜绿末一两　轻粉一钱

【用法】上为极细末。用黄连一两，同川米百粒，水一碗，煎一半，再熬折去二分，和药作锭，阴干。临时用清水少许，净砚上磨浓，鸡羽蘸搽，用针割后涂之。箍搽更效。

【功用】《医钞类编》：疏脓长肌解毒。

【主治】❶《外科正宗》：眼胞菌毒，烂弦风眼，或暴赤肿痛者。❷《医钞类编》：一切菌毒痈疽。

95830 **翠玉散**

《中医皮肤病学简编》。为《外科正宗》卷九"翠云散"之异名。见该条。

95831 **翠玉膏**（《卫生宝鉴》卷十三）

【组成】沥青一两　黄蜡　铜绿各二钱　没药　乳香各一钱

【用法】先研铜绿为末，入油调匀，又将黄蜡、沥青火上熔开，次下油，调铜绿搅匀，将没药旋入搅匀。用河水一碗，将药倾在内，用手扯拔匀，油纸裹。视疮大小，分大小块，口嚼，捻成饼子，贴于疮上，纸封，三日一易之。

【主治】臁疮。

95832 **翠玉膏**（《外科精义》卷下）

【组成】明沥青四两　铜绿二两　芝麻油三钱　猪胆三个

【用法】先于炭火上熔开沥青，入油令沸，下铜绿、胆汁搅匀，倾滤入新水中，用手搏搦于瓷器收贮，用于绯光绢上。看疮大小摊贴，不换。只一上便痊。

【主治】软疖脓水逗留，愈后复发。

95833 **翠碧丸**（《圣济总录》卷五十八）

【组成】青黛（研）　麦门冬（去心，焙）　葛根（剉）各一两　半夏（汤洗七遍去滑，切，焙）二两　人参　知母（焙）各半两　瓜蒌根三分　天南星（牛胆制者）半两　寒水石（火煅）三两

【用法】上为末，面糊为丸，如梧桐子大，金箔为衣。每服十五丸，食后、临卧人参、竹叶汤送下。

【主治】烦渴不止，咽干，躁热昏闷。

95834 **翠霞散**

《外科精义》卷下。为《医方类聚》卷一九一引《经验秘方》"翠霞膏"之异名。见该条。

95835 **翠霞膏**（《医方类聚》卷一九一引《经验秘方》）

【异名】翠霞散（《外科精义》卷下）。

【组成】滑石一两　铜绿各五钱　轻粉二钱　片脑　麝香各五分　粉霜一字

【用法】上为细末。每蘸药纴于疮口上，以膏药贴之。

【功用】去毒生肌。

【主治】百杂恶疮。

【备考】再加滑石二两，名"二圣散"（见《外科精义》）。

95836 **翠云锭子**

《金鉴》卷六十五。为《外科正宗》卷四"翠云锭"之异名。见该条。

95837 **翠青锭子**（《玉机微义》卷十五）

【异名】善效锭子。

【组成】铜青四钱　明矾（枯）　韶粉　乳香（另研）　青黛各一钱半　白蔹　轻粉各一钱　麝香半钱　杏仁三七粒（另研，去皮尖）

【用法】上为细末，稠糊为锭子，或糯米饭和亦得。看浅深纴之，直至疮平复，尤可用之。

【功用】追脓，长肌。

【主治】脑疽、发背、恶疮并溃烂。

【加减】如有死肉，加白丁香一钱半。

95838 **翠霞锭子**（《玉机微义》卷十五）

【组成】铜绿　寒水石（煅）　滑石各三钱　明矾　腻粉　砒霜　云母石（研如粉）各一钱二分半

【用法】上为细末，糊为锭子，如麻黄粗细，长短不拘。量疮口深浅纴之。如修合此，候天色晴明则可。

【主治】瘘疮年深冷痛，日久恶疮，有歹肉者。

95839 **翠莲解毒片**(《成方制剂》5册)

【组成】翠云草1140克　穿心莲380克　山芝麻570克　岗梅570克　五指柑285克　薄荷190克

【用法】上制成片剂,口服,一次4片,一日3~4次。

【功用】清热解毒,发散风热。

【主治】风热感冒,高热,头痛,咽喉肿痛及咳嗽等症。

鹜

95840 **鹜粥**(方出《证类本草》卷十九引《食医心镜》,名见《医统》卷八十九)

【异名】鸭粥(《药粥疗法》)。

【组成】青头鸭　粳米

【用法】用青头鸭一只,细切,煮极熟,入粳米,加五味作粥食。

【功用】补虚劳,滋阴血,健脾胃,消水肿。

【主治】❶《证类本草》引《食医心镜》:十种水病。❷《药粥疗法》:身体虚弱,骨蒸潮热。

熊

95841 **熊汤**(《饮膳正要》卷一)

【组成】熊肉二脚子(煮熟,切块)　草果三个

【用法】用胡椒三钱,哈昔泥一钱,姜黄二钱,缩砂二钱,咱夫兰一钱,葱、盐、酱一同调和服。

【主治】风痹不仁,脚气。

95842 **熊肉羹**(《饮膳正要》卷二)

【组成】熊肉一斤

【用法】于豆豉中,入五味、葱、酱,煮熟,空腹食之。

【主治】❶《圣济总录》:中风手足不随;❷《饮膳正要》:诸风脚气,痹痛不仁,五缓筋急。

95843 **熊冰散**(《玉案》卷六)

【组成】熊胆　冰片　芦荟　雷丸各二钱　银珠五分

【用法】上为末。以胡萝卜煨半熟,绵裹蘸药,入幽门。

【主治】内痔。

95844 **熊冰膏**(《医学入门》卷八)

【组成】熊胆二分半　冰片半分(为末)

【用法】用白雄鸡胆三个(取汁),或用蜗牛、田螺、井水,同调匀,入罐内,勿令泄气。临卧以手指搽痔上。先以药水洗净,后上药有效。

【主治】久年漏疮,或暂愈复发,或移于别处。

95845 **熊参汤**(《救急选方》)

【组成】熊胆豆粒许

【用法】煎人参汤,化开灌之。

【主治】元气亏损,痫厥瘈疭。

95846 **熊胆丸**(方出《圣惠》卷五十二,名见《普济方》卷二〇〇)

【组成】熊胆　五灵脂　恒山(剉)　野鸡粪(雄者)各半分

【用法】上为末,以醋煮面糊为丸,如黑豆大。正发时,冷水送下一丸。

【主治】久疟。

95847 **熊胆丸**(《圣惠》卷八十六)

【组成】熊胆(研入)　蜗牛(炒令微黄)　黑狗胆　黄连(去须)　胡黄连　丁香　麝香(细研)　沉香　水银(以枣肉少许研令星尽)　鲤鱼胆　青黛各一分

【用法】上为末,炼蜜为丸,如黄米大。每服五丸,以冷水送下,不拘时候;粥饮下亦得。

【主治】小儿一切疳,肌体干瘦,发竖毛焦,心神烦热。

95848 **熊胆丸**(《圣惠》卷八十七)

【组成】熊胆一分　狗脊半两(去毛)　白芜荑半两　蛇蜕皮灰半两　黄丹半两(炒令紫色)　干蟾头半两(炙令焦黄)

【用法】上为末,用枣肉为丸,如绿豆大。每服三丸,以粥饮化下。更以藿香汤浴儿,用青热衣盖,虫当自出。

【主治】小儿蛔疳出虫。

95849 **熊胆丸**(《圣惠》卷八十七)

【组成】熊胆(细研)　朱砂(细研)　麝香(细研)　蚺蛇胆(细研)　蜣螂(微炙)　瓜蒂各半两

【用法】上为末,入研了药令匀,用豮猪胆汁为丸,如绿豆大。先用桃柳汤浴儿了,用粥饮送下三丸。以青衣盖,当有虫出也。

【主治】小儿五疳出虫。

95850 **熊胆丸**(《圣惠》卷九十三)

【组成】熊胆五分　附子一枚(炮裂,去皮脐)　巴豆七枚(去皮心,研,纸裹压去油)　定粉一两(炒微黄)　黄丹二两(点炒令紫色)　砒霜一钱(细研)　硫黄一分(细研)　干姜一分(煨裂,剉)　诃黎勒一分(煨,用皮)

【用法】上为末,汤浸蒸饼为丸,如黄米大。每服二丸,以冷水送下。

【主治】小儿疳痢,脾胃虚冷,乳食不化,脐腹疼痛。

【宜忌】切忌热物。

95851 **熊胆丸**(《普济方》卷一九八引《圣惠》)

【组成】砒霜(研)半两　丹砂(研)　麝香(研)　雄黄(研)　熊胆各一分

【用法】以熊胆和前四味为丸,如绿豆大。发日空心冷水送下二丸,临发时再服一丸,皆以冷饭压。或当日便止,或大作乃愈。如欲吐,即以暖水下之,当吐出痰涎即愈。

【主治】心疟。

95852 **熊胆丸**(《局方》卷十)

【组成】熊胆(研)　胡黄连(末)各二钱　使君子(麸炮,为末)　天浆子(麸炒)各七个　青黛(研)一钱　寒食面三钱　麝香(研)一分　细墨(烧,淬)半钱

【用法】上药同研令匀,用白面糊为丸,如黍米大。每服五丸至七丸,米饮送下,不拘时候。

【功用】杀疳退惊。

【主治】壮热昏愦,吐呕痰涎,颊赤面黄,鼻干目涩,有时盗汗,或即虚惊,荏苒不除,乳食不进。

95853 **熊胆丸**(《幼幼新书》卷九引《万全方》)

【组成】熊胆　五灵脂(别杵为末,飞过)　附子(去皮)　天南星　干蝎(三味生用)各半两　蝉壳(去头足,生用)一分

【用法】上为末。以百沸汤化熊胆、五灵脂二味,入银器中熬成膏,和入余药末,为丸如绿豆大。每服未满月儿一丸,二岁以下二丸,渐大,以意加之,以乳汁化下。汗出为效。

【主治】小儿慢惊风，四肢搐搦。

95854 **熊胆丸**（《圣济总录》卷六）

【组成】熊胆（研） 天麻 紫菀（去土） 防风（去叉） 丹砂（研） 牛黄（研） 麝香（研） 龙骨各半两

【用法】将四味捣罗为末，与别研四味和匀，炼蜜为丸，如梧桐子大。每服二十丸，桑槐根汤送下，不拘时候。

【主治】破伤中风。

95855 **熊胆丸**（《圣济总录》卷一〇八）

【组成】熊胆一个 石决明二两 车前子 泽泻 细辛各一两 干地黄 茺蔚子各二两 黄牛胆一钱

【用法】上为末，炼蜜为丸，如梧桐子大。每服十五丸，二十丸亦得，清茶送下。

【主治】因伤寒患后起早，余热不消，体虚未复，多食热物，至令眼疾，或见黑花，瞳仁开大，发歇不定，睑赤泪出，瘀肉肿胀。

95856 **熊胆丸**（《圣济总录》卷一七三）

【组成】熊胆（研） 胡黄连 夜明砂（炒） 青黛（研） 黄连（去须）各一分 肉豆蔻（去壳）一枚 芦荟（研）一分 龙脑（研）一钱 蟾头（酥炙）一枚 麝香（研）二钱 使君子（去壳）一分 丁香半分 没食子一分

【用法】上药除研者外，捣罗为末，粟米饭为丸，如绿豆大。每服七丸至十丸，米饮送下，一日三次。

【主治】小儿疳痢，腹大肌瘦。

95857 **熊胆丸**（《卫生总微》卷十二）

【组成】熊胆 使君子仁各等分

【用法】上为细末，放入瓷器中蒸溶，宿蒸饼为丸，如麻子大。每服二十丸，米饮送下，不拘时候。

【主治】小儿疳，羸瘦。

95858 **熊胆丸**（《卫生总微》卷十二）

【组成】熊胆 芦荟 胡黄连各半两 牛黄一分（研） 麝香一钱（研） 蟾酥少许（研，入面煮糊和剂）

【用法】上为细末，入蟾酥糊为丸，如绿豆大。每服五七丸，麝香汤送下。

【主治】一切诸疳，羸瘦。

95859 **熊胆丸**（《卫生总微》卷十二）

【组成】熊胆 雄黄 佛顶青各半两（入麝香少许同研） 肉桂末 人参各一钱（末）

【用法】上为末，同匀，糯米粥为丸，如绿豆大。每服五七丸，米饮送下，不拘时候。

【主治】疳瘦肚肿，烦渴吃水。

95860 **熊胆丸**（《医说》卷三引《夷坚志》）

【异名】神效熊胆丸（《济阳纲目》卷一〇一）。

【组成】南熊胆一分 黄连 密蒙花 羌活各一两半 防己二两半 草龙胆 蛇蜕（炙） 地骨皮 大木贼（去节） 仙灵脾各一两 瞿麦 旋覆花 甘菊花各半两 蕤仁肉二钱半 麒麟竭一钱 蔓菁子一合（水淘）

【用法】上为细末，以羯羊肝一具煮其半，焙干，杂于药中，取其半生者，去膜烂研，入上件药杵为丸，如梧桐子大。每服三十丸，饭后米饮送下。

【主治】两目失光，翳膜障蔽。

95861 **熊胆丸**（《普济方》卷三七七）

【组成】真熊胆 铁粉（各细研） 朱砂（细研，水飞） 生天南星（末） 雄黄（水磨精明者，同研）各半两 粉霜一分（研） 脑麝（研）各一钱

【用法】上药拌匀。用豮猪胆一枚取汁，和诸药为丸，如黍米大。每服十丸至二十丸，煎金银薄荷汤送下。

【功用】镇心安神。

【主治】癫痫。

95862 **熊胆丸**（《眼科全书》卷四）

【组成】熊胆 车前子 泽泻 细辛 石决明 牛胆 茺蔚子 干地黄 龙胆草

【用法】上为细末，炼蜜为丸，如梧桐子大。每服三四十丸，白汤或酒送下。

【主治】伤寒热病后外障。

95863 **熊胆酊**（《中医皮肤病学简编》）

【组成】熊胆 15 克 樟脑 10 克 儿茶 10 克

【用法】先将儿茶用开水煮后，加樟脑、熊胆，浸于 90% 酒精 500 毫升内，制成酊剂。

【功用】皮肤消毒。

95864 **熊胆散**（《圣惠》卷八十六）

【组成】熊胆（细研） 甜葶苈（微炒） 莨菪子（炒令微黑） 虾蟆灰 人粪灰 白矾灰 麝香（细研） 雄黄（细研） 芦荟（细研） 硫黄（细研）各一分

【用法】上为散，都研令匀。如有疮处，宜薄敷之；如鼻痒，即取少许逐日吹鼻中三两遍，以愈为度。

【主治】小儿急疳虫，口内及齿龈作疮。

95865 **熊胆散**（《圣惠》卷九十三）

【组成】熊胆半两 黄连三分（去须，微炒） 干马齿苋一两 没食子一枚 蚺蛇胆半两 犀角屑二两

【用法】上为细散。一二百日儿，每服一字；二三岁，每服半钱，空心、午后用新汲水调下。

【主治】小儿热痢，壮热吐乳。

95866 **熊胆散**（《圣惠》卷九十三）

【组成】熊胆一分 芦荟三分 黄连半两（去须，微炒） 没食子一枚 干马齿苋一两

【用法】上为细散。每服半钱，以粥饮调下，一日三四次。

【主治】小儿热痢，全不欲乳食，身体壮热。

95867 **熊胆散**（《证类本草》卷十六引《斗门方》）

【组成】熊胆

【用法】涂之。更以雄黄同酒磨服之。

【主治】水弩射人。

95868 **熊胆散**（《圣济总录》卷一七三）

【组成】熊胆（研） 雄黄（研） 青黛（研） 丹砂（研） 黄矾（烧令汁枯） 细辛（去苗叶） 莨菪子（炒）各半两 芦荟（研） 龙胆 当归（切，焙） 白矾（烧令汁尽） 蝉蜕（炒） 虾蟆（炙焦）各三分 麝香（研） 黄连（去须） 黄柏（去粗皮） 甘草（炙）各一两

【用法】上为细散。六十日至百日孩子，每服一字匕，一二岁半钱匕，三四岁一钱匕，早晚、食前用米饮调下。

【主治】小儿一切疳痢。

95869 **熊胆散**（《圣济总录》卷一七三）

【组成】熊胆　牛黄　雄黄　五灵脂　丹砂　麝香各半两　蚺蛇胆(以上细研)　黄连(去须)　干蝎(去土)　天麻　蜗牛(炒)　马兜铃根(干者)　大黄(剉碎,炒)各一分

【用法】熊胆等七味研令如粉,黄连等六味捣罗为散,再同研令极细。每服一字至半钱匕,早晨、午间、临卧用米饮调下。或以蜜为丸,如麻子大,每服三丸至五丸。

【主治】小儿二十四种疳。

95870　**熊胆散**(《御药院方》卷十)

【组成】熊胆一钱　雄黄　轻粉各半钱　麝香一字

【用法】上为细末。干掺药于疮口上。

【主治】痔漏。疮口不合,脓汁清稀,肿硬不消。

95871　**熊胆散**(《疡医大全》卷二十三)

【组成】冰片一分　熊胆二分

【用法】上为细末。先将大田螺一个,用尖刀挑起螺靥,入药在内,放片时,待螺化出浆水,用鸡羽扫痔上。频频用之愈。

【主治】痔疮。坚硬作痛,脱肛肿泛不收。

95872　**熊胆散**(《良方合璧》卷上)

【组成】熊胆五分　孩儿茶二分　冰片一分

【用法】上为末。用人乳调点患处。热汁自下而肛收矣。

【主治】脱肛气热者,痔疮。

95873　**熊胆煎**

《圣济总录》卷一七二。为《圣惠》卷九十"熊胆膏"之异名。见该条。

95874　**熊胆膏**(方出《圣惠》卷四十,名见《普济方》卷二九九)

【组成】龙胆一分(去芦头,捣为末)　熊胆一分(细研)

【用法】同研令匀,以生油调,日可两三度涂之。

【主治】热毒上攻,发赤根白头疮于头上。

95875　**熊胆膏**(《圣惠》卷九十)

【异名】熊胆煎(《圣济总录》卷一七二)。

【组成】熊胆一分　蚺蛇胆一分　芦荟一分　牛黄一分　麝香半两　龙脑一分

【用法】上为细末,以井花水三合和匀,瓷器中盛,于重汤内煮,数添水,可半日,投三五粒糯米,煮烂即膏成。仍数以篦子搅药四畔,勿令药干。每取两豆许,渐渐吹鼻中,及涂口疮,频使药两日,即停一日,看儿发变青,即止。

【主治】小儿身上及口面生疳疮,并诸般疳疾。

【备考】《幼幼新书》有黄矾,无麝香。

95876　**熊胆膏**(《圣济总录》卷一三二)

【组成】熊胆(研)一钱　腻粉半分　雄黄(研)　麝香(研)各半钱　槟榔(末)一字

【用法】上药研匀。于腊月用豮猪胆一个,取汁和药,却入药在胆内,用绵绳系定揉匀,以松明黑烟熏令遍黑挂于阴处。如恶疮有指面大者,用黍米许贴之;如钱大者,用绿豆许贴之。恐药干难贴,薄以津唾调如稀糊涂之,仍用薄桦皮盖贴,以帛子系之。药不宜多用。

【主治】一切恶疮。

95877　**熊胆膏**(《永乐大典》卷一一四一二引《卫生十全方》)

【组成】羯羊胆一枚(大者)　白砂蜜半两　杏仁七枚(去皮尖双仁,研)　黄连(去须,捶碎)三寸　南硼砂半钱(别研)　乳香少许(别研)　轻粉少许

【用法】先将胆汁并蜜倾在瓷盏内,次入黄连、杏仁浸一宿,绵滤过,次下余药,用纸两三重紧封口。掘地坑五寸,入药盏坐定,盖之三十日,取出点之。

【主治】翳膜遮障,昏涩隐痛;及风毒上攻,胬肉侵睛,或暴赤肿痛。

95878　**熊胆膏**(《得效》卷七)

【组成】熊胆　片脑各少许(研细)

【用法】用井花水调。以鸡毛搽痔上。

【主治】痔漏。

95879　**熊胆膏**(《张氏医通》卷十五)

【组成】炉甘石(煅过水飞,丸如弹子大;每净一两,分作十丸,用川黄连三钱,浓煎去滓,烧淬之,汁尽为度,净者)二钱　琥珀五分　玛瑙(水飞净)三钱　珊瑚(水飞净)三分　珍珠(煅,飞净)三分　朱砂(水飞净)五分　冰片二分　麝香二分

【用法】和匀,瓷罐收贮。每用少许,点大眦上,一日二三次。

【主治】一切老翳。

【备考】本方名熊胆膏,但方中无熊胆,疑脱。

95880　**熊胆膏锭**(《准绳·类方》卷七)

【组成】炉甘石六两　黄丹三两　黄连一两　当归　朱砂　硼砂各二钱　白丁香　海螵蛸　白矾(生)　轻粉各一钱　乳香　没药　熊胆　麝香各五分　片脑一钱(除脑、麝外,余各另制细末,称,合和匀,入黄连末、当归末,水调匀,绵绢滤净去滓,入末碾至千万余下,晒干,入麝香碾极嫩罗过,次入片脑碾匀,复罗,却入后膏成剂)　黄连半斤　龙胆草　防风　当归　生地黄各二两　诃子八枚(去核,研末)　蕤仁二钱半　鹅梨四个(取汁)　猪胰子两个(用稻草挪洗,去膏膜,干净无油为度,再用布包捣烂入药)　冬蜜二两(另熬干酥为度)

【用法】黄连以下九味,洗净剉碎,以井水浸于铜器内或瓷器内,春五、夏二、秋三、冬七日,滤去滓,以滓复煎三四次,取尽药力,以熟密绢开绵纸在上滤过,澄清,去砂土,慢火煎熬,槐、桑、柳枝各四十九条,长一尺,搅不住手,互换搅尽枝条,待如饴糖相类,入蜜和匀,瓷碗盛,放汤瓶口上,蒸顿成膏,复滤净,滴入水中沉下成珠,可丸为度,待数日出火毒,再熔化,入末和匀,杵为丸锭,阴干,金银箔为衣。每以少许,井水化开,鸭毛蘸点眼,又以热汤泡化洗眼。当以棱针刺目眶外,以泻湿热,如倒睫拳毛,乃内睑眼皮紧,当攀出内睑向外,以棱针刺出血,以泻伏火,使眼皮缓则毛立出,翳膜亦退。

【主治】风热上攻,眼目昏花,眵多矆泪,眊矂紧涩,痒极难忍,胬肉攀睛,沙涩难开,翳膜覆瞳,目眶岁久赤烂,俗称为赤瞎;一切眼疾。

95881　**熊锭神丹**

《经验汇钞良方续录》。为《良方集腋》卷上"万应救急熊锭神丹"之异名。见该条。

95882　**熊油虎骨膏**(《饲鹤亭集方》)

【组成】虎骨全副(捶碎) 熊油十斤 当归 川芎 木瓜 牛膝 杜仲 天麻 南星 藁本梢各八两 羌活 独活 防风 骨碎补 川断 胡芦巴 淫羊藿 草豆蔻 海风藤 钻地风 清风藤各四两

【用法】用真麻油八十斤,香油亦可,浸七日夜,如法熬膏。以炒黄丹二十斤收膏,俟将凝定再下香料细药:肉桂、公丁香、乳香、没药、血竭、儿茶各八两,樟冰、原麝各二两,预研净末,徐徐搅匀,瓷坛密收。摊贴。

【功用】强阳长力,壮骨填精,舒筋活络,胜湿祛风除痹。

95883 **熊油虎骨膏**(《慈禧光绪医方选议》)

【组成】首乌 草乌 文蛤 川断 大黄 枳壳 栀子 川乌 羌活 桃仁 苦参 黄芩 益母草 海风藤 白鲜皮 灵仙 玄参 白芷 荆芥 青皮 生地 藁本 木通 苍术 僵蚕 芫花 银花 良姜 茵陈 麻黄 秦皮 前胡 甘草 黄柏 知母 乌药 山甲 牛膝 蒺藜 杜仲 远志 薄荷 升麻 防风 杏仁 山药 泽泻 当归 贝母 苍耳子 香附 地榆 陈皮 白术 南星 连翘 黄连 白及 独活 白芍 大风子 柴胡 桔梗各五钱 熊骨八两 虎骨一斤 桑寄生二钱 天麻 红花各一两 桃条 柳条 榆条 槐条各五条

【用法】用香油十斤,熬枯去滓,入黄丹五斤收膏,再入麝香、冰片各二钱五分,肉桂、丁香各一两,血竭、乳香、没药各一钱匕。

【功用】补肾,强筋,壮骨,活血,除湿,祛风。

95884 **熊油虎骨膏**(《慈禧光绪医方选议》)

【组成】虎骨一架 肉桂三两 乳香六两 没药五两 当归八两 血余四两 熊油五两 香油十五斤 章丹七斤八两(净)

【用法】浸泡虎骨七日,剔净筋肉一日,晒凉虎骨一日,炸炼虎骨熬膏二日。先将虎骨炸酥后,再炸当归、血余二味,去滓后入熊油再炼,将油炼好,兑丹后再将肉桂、乳香、没药共研极细面,兑入膏内。

【功用】驱风邪,实腠理,活血疏风,镇痛。

【主治】风寒痿痹。

95885 **熊胆天麻丸**

《卫生总微》卷十二。为《幼幼新书》卷二十三引张涣方“熊胆天麻丹”之异名。见该条。

95886 **熊胆天麻丹**(《幼幼新书》卷二十三引张涣方)

【异名】熊胆天麻丸(《卫生总微》卷十二)。

【组成】真熊胆 使君子(去壳) 胡黄连 天麻 羌活 蝉壳各一两 芦荟 干蟾(酥炙黄)各半两

【用法】上为细末,粳米饭为丸,如黍米大。每服十丸,煎荆芥汤化下。

【主治】肝疳羸瘦,摇头揉目,百脉拘急。

95887 **熊胆天麻丹**(《普济方》卷三八二)

【组成】天麻 羌活 熊胆 蝉壳 使君子(去壳)

【用法】上为细末,粳米饮为丸,如黍米大。每服十丸,煎荆芥汤送下。

【主治】风疳羸瘦,摇头揉目,百脉拘急。

95888 **熊胆夺命散**(《鲁府禁方》)

【组成】熊胆一分(研末)

【用法】凉水调服。立苏。

【主治】伤寒热极发狂,不认亲疏,燥热至甚。

95889 **熊胆冰黄散**(《囊秘喉书》卷下)

【组成】胡黄连 儿茶 硼砂各三钱 熊胆 牛黄各七分 冰片三分

【用法】上为末。吹喉中痛处。

【主治】喉痹肿痛。

95890 **熊胆救心丸**(《中国药典》2010 版)

【组成】熊胆粉 0.2 克 蟾酥 1.67 克 冰片 2 克 人工麝香 0.2 克 人参 6.7 克 珍珠 3.4 克 人工牛黄 0.5 克 猪胆粉 1.5 克 水牛角浓缩粉 1.67 克

【用法】上制成丸剂,每 10 粒重 0.25 克。口服。一次 2 粒,一日 3 次。

【功用】强心益气,芳香开窍。

【主治】心气不足所致的胸痹,症见胸闷、心痛、气短、心悸。

【宜忌】小儿及孕妇禁用。

95891 **熊胆痔疮膏**(《成方制剂》12 册)

【组成】熊胆 32.5 克 珍珠母 32.5 克 麝香 1.95 克 炉甘石(煅)163 克 冰片 19.5 克

【用法】上制成膏剂。外用适量,涂搽患处。

【功用】清热解毒,收湿敛疮。

【主治】痔疮痛痒、肛门破裂、红肿流水。

95892 **熊胆麝香丸**(《卫生总微》卷十二)

【组成】熊胆一钱(研) 麝香半钱(研) 壁宫一枚(去头足尾,面裹煨熟,研) 黄连(去须,取末)一钱

【用法】上为极细末,以蟾酥为丸,如黍米大。每服五丸,米汤送下,不拘时候。

【主治】小儿一切疳疾,心腹虚胀,爱食泥土,四肢壮热。

缩

95893 **缩水丸**(《杨氏家藏方》卷十)

【组成】甘遂半两(用麸炒透,裹黄褐色) 黄连(去须)一两

【用法】上为细末,水浸蒸饼为丸,如绿豆大。每服二丸,薄荷汤送下,不拘时候。

【主治】消渴。

【宜忌】忌甘草三日。

95894 **缩水丹**

《百一选方》卷二。为原书同卷“荜茇丸”之异名。见该条。

95895 **缩地汤**(《简明医彀》卷七)

【组成】砂仁一两(研细) 怀地黄二两(酒炒)

【用法】水、酒各二碗,煎取一碗,分两次服。

【主治】胎动必欲下者。

95896 **缩舌散**(《玉案》卷三)

【组成】冰片二钱 朱砂三钱

【用法】上为细末。猪胆汁调敷。

【主治】舌长过寸。

95897 缩舌散(《惠直堂方》卷四)

【组成】朱砂

【用法】上为末。敷之。

【主治】产后舌出,及房欲后舌出不收。

95898 缩舌膏

《普济方》卷五十九引《仁存方》。为《医方类聚》卷七十七引《济生续方》"如神散"之异名。见该条。

95899 缩汗煎(《仙拈集》卷二)

【组成】黄耆 白芍各五钱 桂枝三钱

【用法】水煎,入酒温服。

【主治】自汗、盗汗。

95900 缩住汤(《医方类聚》卷二二七引《仙传济阴方》)

【组成】缩砂仁一两 益智仁半两

【用法】上为末。每服三钱,空心白汤下。

【主治】胎漏。

95901 缩肛散(《种福堂方》卷二)

【组成】鳖头一个(煅) 枯矾三分 五倍子(煅)三分

【用法】上为极细末。掺之。

【主治】脱肛。

95902 缩毒散(《普济方》卷二七八)

【组成】白芷二两 山栀子二两半

【用法】上为细末。每服二钱,用酒调下,随病服。

【主治】诸般肿毒。

95903 缩砂丸(《圣惠》卷五十九)

【组成】缩砂三分(去皮) 当归半两(剉,微炒) 干姜三分(炮裂,剉) 青橘皮三分(浸,去白瓤,焙) 吴茱萸半两(汤浸七遍,焙干微炒) 肉豆蔻半两(去壳) 厚朴一两半(去粗皮,涂生姜汁,炙令香熟) 白术一两 附子一两(炮裂,去皮脐)

【用法】上为末,炼蜜为丸,如梧桐子大。每服三十丸,以粥饮送下,不拘时候。

【主治】冷痢不愈,渐加羸弱,吃食减少。

95904 缩砂丸(《圣惠》卷五十九)

【组成】缩砂一两(去皮) 黄连一两(去须,微炒) 附子一两(炮裂,去皮脐) 干姜半两(炮裂,剉) 木香半两 吴茱萸一两(汤浸七遍,焙干微炒)

【用法】上为末,用醋软饭为丸,如梧桐子大。每服三十丸,以米饮送下,不拘时候。

【主治】冷气水泻,日夜三二十行,腹中疞痛,四肢不和。

95905 缩砂丸(《圣济总录》卷七十七)

【组成】缩砂蜜(去皮)一两(为末) 肉豆蔻(去壳)半两(为末) 羊肝(去筋膜)半具(细切)

【用法】上药拌和令匀,用面和作饼子裹,又以湿纸三重裹,于煻灰火内煨令香熟,去焦面纸,研细为丸,如梧桐子大。每服三十丸,空心用米饮送下,一日二次。

【主治】休息痢。

95906 缩砂丸(《圣济总录》卷七十七)

【组成】缩砂蜜(去皮) 附子(炮裂,去皮脐) 干姜(炮) 厚朴(去粗皮,生姜汁炙) 陈橘皮(汤浸去白,焙) 肉豆蔻(去壳)各半两

【用法】上为末,炼蜜为丸,如梧桐子大。每服三十丸,食前米饮送下。

【功用】消化水谷,温暖脾胃。

【主治】冷气腹痛不止,休息气痢,劳损及冷滑下痢不禁,虚羸。

95907 缩砂丸(《中藏经》卷下)

【异名】缩砂丹(《普济方》卷一八二引《经效济世方》)。

【组成】天南星四两(汤浸洗七遍,切,焙干) 良姜四两 缩砂仁二两

【用法】上为细末,生姜自然汁煮面糊为丸,如梧桐子大。每服十五丸或二十丸,擦生姜浸汤送下,不拘时候。

【功用】❶《中藏经》:消积温中,顺气,利胸膈。❷《局方》淳祐新添方:温中消滞,消饮进食。

【主治】❶《中藏经》:风痰,伤生冷,呕逆,泄泻。❷《局方》淳祐新添方:胸膈噎闷,心腹冷痛。

95908 缩砂丸(《御药院方》卷七)

【组成】缩砂仁 黄连(去须,微炒) 附子(炮,去皮脐) 吴茱萸(汤洗七次,焙干,微炒) 诃子皮 肉豆蔻各一两 干姜(炮) 木香各半两

【用法】上为细末,水煮面糊为丸,如梧桐子大。每服五七十丸,食前米饮送下。

【主治】大便泄泻,米谷不化,腹中疼痛,不思饮食。

95909 缩砂丸(《袖珍》卷三)

【组成】砂仁七钱 甘松 益智各五钱 香附子一两

【用法】甘草膏子为丸服。

【功用】饮酒令人不醉。

95910 缩砂丹

《普济方》卷一八二引《经效济世方》。为《中藏经》卷下"缩砂丸"之异名。见该条。

95911 缩砂汤(《局方》卷十宝庆新增方)

【组成】丁香皮(不见火)六两 缩砂仁(不见火) 甘草(炒)各十二两 桔梗(焙)六十两

【用法】上为细末。每服一钱,入盐少许,食前沸汤点下。

【功用】消滞气,宽胸膈,健脾胃,进饮食,止呕吐。

【主治】一切冷气,心腹刺痛,胸膈痞闷,胁腹胀满,呕逆恶心,饮食无味,脾胃不和,酒食多伤,呕吐不止。

95912 缩砂汤

《妇人良方》卷十二。为《杨氏家藏方》卷十六"安胎散"之异名。见该条。

95913 缩砂汤(《直指》卷十四)

【异名】缩砂散(《准绳·类方》卷六)。

【组成】缩砂 黄连 木贼

【用法】上为末。每服二钱,米饮调下。

【主治】大肠虚而挟热,脱肛红肿。

95914 缩砂汤(《直指》卷二十六)

【组成】缩砂 桑寄生各半两 当归 川芎 艾叶(炒) 阿胶(酥炒)各三钱 南木香 甘草(炙)各二钱

【用法】上为散。每服三钱,加生姜五片,大枣二枚,水煎服。下血水者,更以真料理中汤加缩砂佐之。

【主治】胎动，腹胁腰痛，或忍痛失气，胎又不动，血水间下。

95915 **缩砂汤**（《医方类聚》卷一九八引《居家必用》）

【组成】缩砂仁四两　乌药二两　乌附子（炒）二两　粉草（炙）二两

【用法】上为细末。每服二钱，加炒盐，沸汤点服。

【功用】常服快气进食。

【主治】中酒者。

95916 **缩砂汤**（《医学探骊集》卷五）

【组成】广缩砂五钱　陈皮三钱　焦白术四钱　炮姜四钱　厚朴四钱　槟榔三钱　粉甘草二钱

【用法】水煎，温服。轻者先用广砂二三个嚼而咽之，其中宫立即舒展。甚者可服本方。

【主治】嗳气吞酸。

【方论选录】方中缩砂为君，祛寒开胃；佐以厚朴、陈皮扶脾助胃，炮姜、槟榔升阳暖胃，白术、甘草调中益胃；寒去胃平，则吞酸不作矣。

95917 **缩砂饮**（《朱氏集验方》卷四）

【组成】缩砂仁　萝卜子（研自然汁，浸缩砂仁一宿，炒干又浸，又炒，不压。萝卜子汁多，浸数次炒干）

【用法】以缩砂为细末。每服一大钱，米饮调下。

【主治】气胀，气蛊。

95918 **缩砂饮**（《活幼心书》卷下）

【组成】沉香一两　缩砂仁二两　乌药二两　净香附四两　甘草（炙）一两二钱

【用法】除沉香不过火，余四味剉，焙，仍同沉香研为细末。每服一钱，用温盐汤调下，或空心烧盐汤调下亦好，及紫苏枣汤尤妙。

【功用】和胃气，消宿食，理腹痛，快膈调脾。

【主治】心腹痛。

95919 **缩砂饮**

《女科指掌》卷三。为《妇人良方》卷一“缩砂散”之异名。见该条。

95920 **缩砂饮**（《家庭治病新书》）

【组成】缩砂五粒　制香附　苏梗　白芍　仙半夏各一钱五分　杜仲　续断各二钱　黄芩　白术各一钱

【用法】水煎服。

【主治】胎前体弱，腰痛，气分不舒或呕者。

95921 **缩砂酒**（《本草纲目》卷二十五）

【组成】砂仁（炒，研）

【用法】袋盛浸酒，煮饮。

【功用】消食和中，下气，止心腹痛。

95922 **缩砂散**（《圣济总录》卷一七五）

【组成】缩砂仁　木香　丁香　牵牛（炒一半熟，一半生用）各一两　腻粉一分

【用法】上为散。每服一字匕，酒调下。

【主治】小儿腹胀，手足渐细，精神昏冒，不欲饮食。

95923 **缩砂散**（《卫生总微》卷十一）

【组成】缩砂一两（去皮）

【用法】上为末。每用一钱，以猪腰子一片劈开，入药末在内，绵系，米泔煮熟，与儿食之，次服白矾丸。

【主治】小儿滑泄，肛头脱出。

95924 **缩砂散**（《妇人良方》卷一）

【异名】缩砂饮（《女科指掌》卷三）。

【组成】新缩砂仁不拘多少

【用法】于新瓦片上炒香，为细末。每服三钱，米饮调下。

【主治】血崩，胎动不安，痢疾。

❶《妇人良方》：血崩。❷《赤水玄珠》：休息痢。❸《何氏济生论》：胎动不安，堕在须臾者。

【备考】《准绳·女科》本方用法：每服二钱，热酒调下；不饮酒者，米饮调下。

95925 **缩砂散**（《济生》卷七）

【组成】缩砂仁不拘多少

【用法】上为细末。每服二钱，入生姜自然汁少许，沸汤点下，不拘时候。

【主治】妊娠胃虚气逆，呕吐不食。

95926 **缩砂散**（《普济方》卷六十四）

【组成】缩砂仁　甘草　贯众各等分

【用法】上为粗末。如一切鲠，以绵裹少许含之，旋旋咽津，久则随痰出。

【主治】骨鲠。

【临床报道】滁州蒋教授，因食鲤鱼玉蝉羹为鱼肋所鲠。凡治鲠药，如象牙屑之属，用之者不效，或令服此药，连进三剂，至夜一咯而出，因戏云：此管仲之力也。

95927 **缩砂散**

《准绳·类方》卷六。为《直指》卷十四“缩砂汤”之异名。见该条。

95928 **缩泉丸**（《魏氏家藏方》卷四）

【组成】乌药　益智（炒）　川椒（去目并合口者，出汗）　吴茱萸（九蒸九晒）各等分

【用法】上为细末，酒煮面糊为丸，如梧桐子大。每服五六十丸，临卧盐汤送下。

【主治】丈夫小便频数。

95929 **缩泉丸**

《医方类聚》卷一三五引《济生续方》。为《魏氏家藏方》卷六“固真丹”之异名。见该条。

95930 **缩泉汤**（《张春皆眼科证治》）

【组成】熟地　枸杞子各12克　山萸肉　酒白芍各9克　五味子3克　巴戟天9克　细辛1.5克　车前子9克

【用法】水煎服。

【功用】补肝肾，固泪泉，助肾阳，温寒水。

【主治】肝肾不足，泪泉不固，不时泪下；肾阳不足，流泪清冷。

【加减】兼风邪，加防风3克。

【方论选录】方中熟地、山萸肉、酒白芍、五味子滋补肝肾，以固泉敛液；巴戟天、枸杞子温补肾阳，以化寒水；细辛通泪窍，以疏泪液环流之道；车前子利水湿，以引水液下行。

95931 **缩泉饮**（《何氏济生论》卷五）

【组成】益智仁（盐炒）　石菖蒲各等分

【用法】水煎服。

【主治】小便不禁。

95932 **缩泉散**(《中国儿科医鉴》)

【组成】鸡屎三钱　桂枝五分

【用法】上为末。每服一钱,酒调下,一日三次。

【主治】小儿夜尿症。

95933 **缩胎丸**

《准绳·女科》卷四。即《丹溪心法》卷五"束胎丸"。见该条。

95934 **缩胎丸**

《准绳·女科》卷四。为《医方类聚》卷二二七引《新效方》"束胎丸"之异名。见该条。

95935 **缩胎饮**

《同寿录》卷三。为《丹溪心法》卷五"达生散"之异名。见该条。

95936 **缩胎散**(《普济方》卷三四〇)

【组成】枳壳二两　香附子二两　甘草一两半

【用法】上为末。孕妇未产前,日常服,如茶点之。能缩胎生产绝易,须百沸汤点下。

【主治】妊娠下痢赤白,心腹疞痛,小便涩。

95937 **缩前康**(《效验秘方》白成振方)

【组成】刘寄奴 15 克　虎杖 15 克　王不留行 10 克　琥珀(研冲)3 克　炮山甲 10 克　夏枯草 15 克　黄耆 50 克

【用法】水煎服,日 1 剂。

【主治】前列腺肥大,排尿困难,尿频,尿线细,甚者尿液淋沥点滴而出。

【方论选录】方中黄耆益气助阳,扶正固本;穿山甲、刘寄奴祛瘀散结;王不留行开膀胱气闭;琥珀化瘀通淋;虎杖清热消炎祛瘀;夏枯草软坚散结。风药共合能补阳行气活血祛瘀,攻坚散结,使前列腺之肿块缩小,尿道梗阻解除而愈。

95938 **缩脾丸**

《景岳全书》卷五十八。即《百一》卷六"补脾丸"。见该条。

95939 **缩脾饮**(《局方》卷二宝庆新增方)

【组成】白扁豆(去皮,炒)　干葛(剉)各二两　草果(煨,去皮)　乌梅肉(净)　缩砂仁　甘草(炙)各四两

【用法】上㕮咀。每服四钱,水一大碗,煎八分,去滓,以水沉冷服,或欲热欲温,任意服,代熟水饮极妙。

【功用】解伏热,除烦渴,消暑毒,止吐利。

【主治】❶《局方》宝庆新增方:霍乱之后,因服热药太多,致添烦渴者。❷《得效》:伏暑热,烦渴躁闷,干湿霍乱。

【方论选录】《杏苑》:大暑烦渴,吐泻霍乱,用砂仁、扁豆、草果消暑气,止吐泻霍乱;乌梅收肺热;佐葛根生津液。

【备考】《得效》有生姜,无甘草。

95940 **缩脾饮**

《妇人良方》卷十四。为《易简方》"增损缩脾饮"之异名。见该条。

95941 **缩脾饮**(《普济方》卷三九五)

【组成】缩砂仁三两　草果仁　乌梅肉　白扁豆(姜制炒)　香薷各一两　甘草(炙)五分　干葛一两

【用法】上剉,加生姜,水煎服。

【主治】婴孩吐泻。

95942 **缩瘤丸**(《经验广集》卷四)

【组成】海藻　昆布　海螵蛸　海粉　海螺(项下摇,用长螺,不摇,用圆螺)各等分　甘草减半

【用法】上为末,炼蜜为丸,如绿豆大。每夜口中噙化一丸。

【主治】瘿瘤。

95943 **缩阳秘方**(《古今医鉴》卷八)

【组成】水蛭九条(入碗水养住,至七月七日取出阴干)　麝香　合香各等分

【用法】上为细末,蜜少许为饼。遇阳兴时,即将少许擦左脚心,即时萎缩。过日复兴,再擦。

【主治】阳兴。

95944 **缩砂蜜丸**(《圣济总录》卷七十七)

【组成】缩砂蜜(去皮)一两　肉豆蔻(去壳)半两　黄连(去须)二两　当归(切,焙)　赤石脂　陈橘皮(去白,酒浸一宿,晒干)各一两

【用法】上为末,炼蜜为丸,如梧桐子大。每服二十丸,空心温浆水送下,日晚再服。老人及妊娠人并可服。

【主治】气痢。胃与大肠虚不能制,昼夜无度,渐令人黄瘦,食不为肌肉,困重无力,眼目昏涩,十年不愈。

95945 **缩砂蜜丸**(《鸡峰》卷十四)

【组成】厚朴　附子　干姜　艾叶各三两(为粗末,生姜四两拌匀,焙干)　肉豆蔻　诃子皮各一两半　吴茱萸　缩砂仁　草豆蔻　陈皮各一两

【用法】上为细末,水煮面糊为丸,如梧桐子大。每服三十丸,空心米饮送下。

【主治】久痢。颜色相杂,腹中常冷,水谷不化,肠鸣,里急后重,疼痛,或下如赤豆汁,或如鱼脑者。

95946 **缩砂蜜散**(《圣济总录》卷三十八)

【组成】缩砂蜜(去皮,炒)　陈曲(炮)　白术(剉,炒)　干姜(炮)　龙骨　赤石脂　吴茱萸(汤浸,焙炒)　川芎　芍药各等分

【用法】上为散。每服二钱匕,热米饮调下,不拘时候。

【主治】霍乱。心腹冷痛,呕逆恶心,大肠滑泄。

95947 **缩泉胶囊**

《新药转正》43 册。即《魏氏家藏方》卷六"固真丹"改为胶囊剂。见该条。

95948 **缩痔秘方**(《种福堂方》卷二)

【组成】大团鱼头一个

【用法】搽痔上。

【主治】内痔。

95949 **缩毒金粉散**(《普济方》卷二七八)

【组成】郁金半两　白芷一两　天花粉一两　甘草半两　川芎一两　干葛一两

【用法】上为细末。每服二钱,茶清调下。如无郁金,用黄芩或蒲黄,皆可代用。

【主治】诸肿。

95950 **缩砂二陈汤**(《济阴纲目》卷八)

【组成】半夏　陈皮(去白)　砂仁(炒)各一钱　白茯

苓二钱　甘草(炙)五分

【用法】加生姜三片,大枣一枚,乌梅肉少许,水煎服一二剂。后服茯苓丸。

【主治】妊娠脾胃虚弱,饮食不化,呕吐不止。

95951　缩砂香附汤

《得效》卷三。为《百一》卷六“宽气汤”之异名。见该条。

95952　缩宫逐瘀汤(《中医症状鉴别诊断学》)

【组成】当归　川芎　蒲黄　五灵脂　党参　枳壳　益母草

【用法】水煎服。

【功用】活血祛瘀。

【主治】血瘀恶露不断。

缫

95953　缫丝汤

《回春》卷五。为《直指》卷十七“茧丝汤”之异名。见该条。

十 五 画

璇

95954 璇玑神化散

《吴氏医方汇编》卷四。为《疡科选粹》卷一“南星膏”之异名。见该条。

增

95955 增力丹

《医学探骊集》卷三。即原书同卷“万应丹”去檀香、三棱、莪术,加紫蔻、官桂。见该条。

95956 增半汤(《医部全录》卷三三五引丹溪方)

【组成】藿香二钱　半夏(汤泡,炒黄)三钱半　人参　丁香皮各一钱半

【用法】加生姜七片,水煎服。

【主治】胃虚中寒,停痰留饮,呕吐呃逆。

95957 增光片(《成方制剂》11 册)

【组成】党参 100 克　石菖蒲 18 克　茯苓 30 克　泽泻 24 克　五味子 18 克　麦冬 36 克　枸杞子 200 克　当归 100 克　牡丹皮 24 克　远志(甘草水制)18 克

【用法】上制成片剂。口服,一次 4 ~ 6 片,一日 3 次。

【功用】补益气血,滋养肝肾,明目安神,增加视力。

【主治】近视眼。

95958 增明丸(《御药院方》卷十)

【组成】当归　芍药　川芎　熟干地黄　木香　连翘　甘草　槟榔各一两　山栀子　薄荷叶　黄芩各半两　大黄二两　芒消七钱半　牵牛(轻炒,取头末)一两半

【用法】上为细末,烧饭为丸,如梧桐子大。每服三四十丸,茶清或荆芥汤送下,诸饮送下亦得,日进一二服,不拘时候。

【主治】眼目昏暗,翳膜遮睛,或眼见黑花,热泪时出,视物不明者。

95959 增明膏(《杨氏家藏方》卷十一)

【组成】盆消半两　硼砂三钱　马牙消一钱　青盐一钱半　轻粉半钱　脑子半钱　麝香一字　硇砂一字

【用法】上为极细末。每用粟米大点眼内。

【主治】眼生翳膜,隐涩难开,或暴发赤眼肿痛。

95960 增食丹(《效验秘方·续集》何世英方)

【组成】焦神曲 9 克　焦山楂 15 克　云茯苓 9 克　清半夏 6 克　陈皮 9 克　连翘 6 克　莱菔子 6 克　焦麦芽 6 克　焦谷芽 6 克　炒枳壳 6 克　厚朴 6 克　砂仁 3 克　焦内金 9 克　焦槟榔 9 克

【用法】每日 1 剂,水煎取汁 100 毫升,分 3 次餐后服。或制成水丸,每丸 0.3 克。1 日总量:1 岁 4 丸,3 岁 9 丸,6 岁 12 丸。分 2 ~ 3 次服。

【功用】健胃化食导滞。

【主治】纳呆、食后胀饱、停乳、停食、嗳气、矢气、消化不良有腹泻及大便黏稠腥臭者。

【方论选录】本方系由保和丸(山楂、神曲、半夏、茯苓、陈皮、连翘、莱菔子)加槟榔、谷芽、炒枳壳、厚朴、砂仁、焦内金、焦麦芽而成。保和丸功专消积和胃,清热利湿,又加以上诸药,可增强其消食导滞之功,故为解决停水停食、湿热内生之专药。因小儿脏气未充,脾胃功能薄弱,故本方治疗消化不良之厌食症,必须本着中病即止,攻邪勿伤正的原则。

95961 增损汤

《外台》卷七。即《千金》卷十三“增损当归汤”。见该条。

95962 增损散(《鬼遗》卷四)

【组成】黄耆五分(脓多倍之)　小豆一分(热,口干倍之)　芎䓖二分(肉未生倍之)　白蔹三分(有脓疮不合倍之)　瓜蒌三分(若小便利倍之)

【用法】上为细末。每服方寸匕,温酒调服,一日三次。

【主治】痈疽最脓。

95963 增爱丸(《百一》卷十一)

【组成】玄胡索　威灵仙(去节)各半两　破故纸一两(半两生,半两炒熟)　黑牵牛一两(半两生,半两炒熟)　大蒜一枚(每瓣用箸钻孔,入去壳巴豆一粒,用纸裹数重,水湿,慢火煨香熟,去纸并巴豆不用)　宣州木瓜一个(切下盖子,入艾叶填满,却盖了,以麻线系定,饭上蒸烂)

【用法】上为末,先将木瓜、大蒜研烂,后入药末为丸,如梧桐子大。每服二十一丸,空心用馓子茶吞下。

【主治】干湿脚气。

【宜忌】忌动气毒物。

95964 增液汤(《温病条辨》卷二)

【组成】玄参一两　麦冬八钱(连心)　细生地八钱

【用法】用水八杯,煮取三杯,口干则与饮令尽,不便

再作服。

【功用】❶《温病条辨》:增水行舟。❷《中医大辞典·方剂分册》:滋阴清热,润肠通便。

【主治】❶《温病条辨》:阳明温病,无上焦证,数日不大便,当下之,若其人阴素虚,不可行承气者。❷《中医大辞典·方剂分册》:阳明温病,津液不足,大便秘结,口渴,舌干红,脉细稍数或沉而无力。

【方论选录】❶《温病条辨》:温病不大便,偏于阴亏液涸之半虚半实证。方取玄参为君,其味苦咸微寒,壮水制火,通二便,启肾水上潮于天;麦冬治心腹结气,能补能润能通,故以为佐;生地亦主寒热积聚,逐血痹,用细者取其补而不腻,兼能走络也。三者合用,可收增水行舟之功。❷《方剂学》:方中玄参养阴生津,清热润燥;麦门冬滋液润燥;生地养阴清热。三药合用则具增液润燥之功。

【临床报道】❶外感发热所致阴津亏损证:《光明中医》[2004,19(1):22]治疗190例,结果:治愈64例,显效46例,有效56例,无效24例,总有效率87.37%。❷便秘:《光明中医》[2004,19(1):22]治疗177例,结果:治愈47例,显效54例,有效53例,无效23例,总有效率87.00%。

【现代研究】❶对腹泻所致小鼠失水的影响:《福建中医学院学报》[1995,5(4):26]增液口服液26g/kg能明显减轻番泻叶所致小鼠腹泻的严重程度,保留体内水分。❷对腹泻大鼠电解质平衡、血液黏度及体重的影响:《福建中医学院学报》[1995,5(4):26]增液口服液能迅速缓解体内缺水而引起的种种不良变化,本品对体内水分的保留略强于口服补液盐。❸对小鼠肝脂质过氧化物(LPO)含量的影响:《福建中医学院学报》[1995,5(4):26]本品能保护四氯化碳(CCl_4)对肝脏的损害,具有维生素E(V_E)样清除自由基的作用。❹实验小鼠氧代谢的影响:《中成药》[1996,18(7):29]本方能降低小鼠耗氧量,增强小鼠耐缺氧能力,并提示该作用呈现量效关系。❺对小鼠免疫功能的影响:《中成药》[1996,18(7):29]本方能增加胸腺重量,能明显对抗环磷酰胺对正常小鼠的血清溶血素生成抑制作用,明显抑制小鼠迟发型炎症反应,对环磷酰胺所致白细胞下降时间有一定延缓作用。❻对小鼠微血管血流的影响:《中成药》[1996,18(7):29]本方能对高分子葡萄糖造成的微血管血流流速流态障碍有明显改善,并显著扩张微动脉管径。

【备考】本方改为颗粒剂,名"增液颗粒"(见《成方制剂》15册)。改为口服液剂,名"增液口服液"(见《新药转正》40册)。

95965 增生平片(《新药转正》43册)

【组成】山豆根　拳参　北败酱　夏枯草　白鲜皮　黄药子

【用法】上制成片剂。口服,一次20毫升,一日3次,或遵医嘱。

【功用】清热解毒,化瘀散结。

【主治】食管上皮增生,具有呃逆,进食吞咽不利,口干,口苦,咽痛,便干,舌暗,脉弦滑等热瘀内结表现者。

【宜忌】❶肝功异常者忌服;❷素体虚寒者忌服;❸孕妇忌服。

【临床报道】❶食管上皮细胞增生:《中国实验方剂学杂志》[1997,3(1):28]治疗108例(热瘀内结证75例,肝郁气滞证33例),对照组用安慰剂。结果:治疗组的食管上皮增生好转率导光镜检查为45.4%,活检病理检查为55.5%,对照组分别是8.3%和27.8%,治疗组明显优于对照组,治疗组2个证候间比较,热瘀内结证疗效优于肝郁气滞证($P<0.05$)。❷口腔扁平苔藓:《实用口腔医学杂志》[2001,17(1):50]治疗100例,对照组予左旋咪唑片治疗100例,结果:治疗组痊愈12例,显效26例,好转52例,无效10例,总有效率为90%;对照组痊愈1例,显效4例,好转57例,无效38例,总有效率为62%。❸甲胎蛋白低浓度持续阳性肝病:《中西医结合肝病杂志》[2000,增刊:117]治疗35例,对照组采用一般护肝支持疗法,结果:治疗组AFP阴转率与AFP总下降率均高于对照组(P均<0.05)。❹肠上皮化生:《现代医药卫生》[2005,21(1):10]治疗99例,结果:有效率59.6%,且不良反应低(1.98%)。❺慢性胃炎伴肠化生:《中成药》[2005,27(6):附11]治疗106例,结果:逆转有效率60.9%。

【现代研究】❶对小鼠网织内皮系统吞噬功能的影响:《中华肿瘤杂志》[1994,16(6):419]本方可以明显增强小鼠网织内皮系统吞噬异物的功能。❷对小鼠淋巴细胞转化反应的影响:《中华肿瘤杂志》[1994,16(6):419]本方可显著促进T淋巴细胞的应答功能。❸对小鼠天然杀伤(NK)细胞的影响:《中华肿瘤杂志》[1994,16(6):419]本方有增强NK细胞的杀伤活性。❹对小鼠脾细胞产生白细胞介素-2(IL-2)的影响:《中华肿瘤杂志》[1994,16(6):419]本方显著提高小鼠脾细胞产生IL-2的能力。❺对小鼠皮肤迟发性超敏反应的影响:《中华肿瘤杂志》[1994,16(6):419]本方与对照组的反应强度比较,两者差异有显著性意义。❻对小鼠外周血溶血素含量的影响:《中华肿瘤杂志》[1994,16(6):419]实验表明:本方可提高小鼠外周血溶血素含量。

95966 增液颗粒

《成方制剂》15册。即《温病条辨》卷二"增液汤"改为颗粒剂。见该条。

95967 增力再生丸(《成方制剂》3册)

【组成】人参70克　黄耆(蜜炙)70克　熟地黄70克　当归(酒洗)70克　白芍70克　川芎70克　白术70克　茯苓70克　薏苡仁50克　鸡血藤50克　钩藤50克　僵蚕50克　防风50克　羌活50克　木瓜50克　牛膝(酒洗)50克　乌药50克　杜仲(盐炒)50克　附子(制)30克　肉桂30克　沉香30克　甘草30克　大枣30克

【用法】上制成丸剂。口服,一次1丸,一日2次。

【功用】补气养血,舒筋活络。

【主治】气血虚弱,筋骨疼痛,四肢麻木,中风,半身不遂,遗精失血,再障贫血。

【宜忌】孕妇慎用。

95968 **增加败毒散**（方出《朱氏集验方》卷一，名见《普济方》卷二四二）

【组成】败毒散一帖加大黄 荆芥穗各半钱

【用法】上为散，重拌和。分作二服，依法水煎服。以大便利为度。过秋则以香苏散间服，亦加前二项药，虚弱人略加些小。

【主治】脚气。

95969 **增补八珍汤**（《点点经》卷二）

【异名】八珍除痰汤（原书卷四）。

【组成】当归 川芎 白芍 熟地 怀耆（炙） 白术 茯苓 陈皮 泽泻 羊藿 葛花各一钱 甘草五分

【用法】上加生姜、大枣，水煎服。

【主治】酒毒成痫，发痫后，气血虚耗。

95970 **增补引火汤**

《外科医镜》。为《辨证录》卷三"引火汤"之异名。见该条。

95971 **增补拈痛汤**（《点点经》卷一）

【组成】天麻 川芎各二钱 分葱七茎

【用法】水、酒煎服。

【主治】阳火升腾，不拘酒伤。

【宜忌】禁风忌油。

95972 **增补省风汤**（《明医指掌》卷二）

【组成】半夏一钱（姜制） 防己一钱 全蝎二钱（去翅足） 胆星 甘草（炙） 生白附 生川乌 木香各五分（不见火）

【主治】中风。口眼㖞僻，痰涎壅盛者。

95973 **增补消毒饮**（《外科医镜》）

【组成】牛蒡子二钱 金银花二钱 连翘二钱 玄参二钱 荆芥一钱半 僵蚕一钱半 桔梗一钱半 薄荷一钱 板蓝根一钱 马勃八分 生甘草八分

【用法】水煎服。

【主治】时毒喉痛。

【加减】如病甚便秘，去桔梗，加生军三钱。

95974 **增味二陈汤**（《东医宝鉴·杂病篇》卷四引《医方集略》）

【组成】半夏 陈皮 茯苓 栀子 炒黄连 炒香附子各一钱 枳实 川芎 苍术各八分 白芍药七分 神曲（炒）五分 甘草三分

【用法】上剉作一帖。入生姜三片，水煎服。

【主治】吞酸。

95975 **增味五痹汤**（《直指》卷三）

【异名】五痹汤（《普济方》卷一一八引《如宜方》）

【组成】羌活 防己 片子黄 白术 海桐皮 当归 白芍药各一两 甘草（炙）七钱半

【主治】风寒湿合而为痹，肌体麻痹不仁。

95976 **增味五痹汤**（《金鉴》卷三十九）

【组成】麻黄 桂枝 红花 白芷 葛根 附子 虎骨 羚羊角 黄耆 甘草 防风 防己 羌活

【主治】气血实之人所患痹实证。

95977 **增味四物汤**

《兰室秘藏》卷中。为《保命集》卷下"增损四物汤"之异名。见该条。

95978 **增味四物汤**（《叶氏女科》卷一）

【组成】熟地黄 当归 川芎 白芍各一钱 黄芩 知母（酒炒） 黄连（姜汁炒） 黄柏（酒炒） 甘草各五分

【用法】加生姜，水煎服。

【主治】经来过多，不问形肥形瘦，皆属热者。

95979 **增味导赤散**（《直指》卷十六）

【异名】加味导赤散（《普济方》卷三八八）。

【组成】生干地黄（洗、晒） 木通 黄芩 生甘草 车前子 山栀仁 川芎 赤芍药各等分

【用法】上为末。每服三钱，加竹叶十片，生姜三片，水煎服。

【主治】❶《直指》：血淋，尿血。❷《普济方》引《如宜方》：黄疸有热，小便赤涩，面目黄。

95980 **增损二陈汤**（《叶氏女科》卷二）

【组成】白术（蜜炙） 陈皮 茯苓各二钱 黄芩一钱五分 炙甘草一钱

【用法】上加生姜二片、大枣三枚，水煎服。

【主治】妊娠客热犯胃而心痛者。

95981 **增损八物汤**（《万氏女科》卷二）

【组成】人参 白术 茯苓 归身 白芍 川芎各一钱 炙草五分 熟地一钱 黄芩 黄耆（炙） 羌活 防风 秦艽各二钱

【用法】上加生姜、大枣，水煎多服，以平为度。

【主治】妊娠中风。

95982 **增损八物汤**（《片玉痘疹》卷七）

【组成】人参 黄耆 白术 甘草 当归 川芎 牛蒡子（炒） 荆芥穗 赤芍药 防风 连翘 桔梗 葛根

【用法】水煎服。

【功用】补中托里发表。

【主治】气血本虚，不能载毒使之即出，痘疹过期四五六日始出者。

95983 **增损八物汤**（《胎产心法》卷上）

【组成】人参 白术（土炒） 归身（酒洗） 白芍 熟地 艾叶 条芩 黄柏 知母 阿胶（蒲黄炒成珠，去蒲黄不用） 甘草各等分

【用法】加生姜、大枣，水煎，食远服。兼服杜仲丸。

【主治】妊娠漏胎，气血两虚，胎中有热，下元不固者。

95984 **增损三才丸**（《医学纲目》卷三十五）

【组成】天门冬（酒浸，去心） 熟地黄（酒蒸） 人参（去芦） 远志（去心） 五味子 茯苓（去心，酒浸，焙干） 鹿角（酥炙）

【用法】上为细末，炼蜜为丸，如梧桐子大。每服五十丸，空腹好酒送下。

【主治】妇人体瘦，宫内无血，不孕者。

【加减】一法加白马茎（酥炙）；年老欲补，加混元衣整个入药；一法加麦门冬，令人有力；一法加续断以续筋骨；一法加沉香，暖下焦虚冷；一法加附子，补相火

不足。

95985　**增损五积丸**

《医学入门》卷八。为《脉因证治》卷三“五积丸”之异名。见该条。

95986　**增损五积丸**(《杂病源流犀烛》卷四)

【组成】黄连(肝积五钱,脾、肾积七钱,心、肺积一两半)　厚朴(肝、心、肺积五钱,脾、肾积八钱)　川乌(肝、肺积一钱,心、肾、脾积五分)　干姜(肝、心积五分,肺、脾、肾积一钱半)　人参(肝、心、脾、肺积二钱,肾积五分)　茯苓一钱半　巴霜五分

【用法】上为末,炼蜜为丸,如梧桐子大。初服每次二丸,渐加,以微溏为度。

【主治】积块,不拘脐上下左右。

【加减】肝积,加柴胡一两,川椒四钱,莪术三钱,皂角、昆布各二钱半;心积,加黄芩三钱,肉桂、茯神、丹参各一钱,菖蒲五分;肺积,加桔梗三钱,天冬、陈皮、青皮、白豆蔻各一钱,紫菀、川椒各一钱半;脾积,加吴萸、黄芩、砂仁各二钱,泽泻、茵陈各一钱,川椒五分;肾积,加元胡索三钱,苦楝肉、全蝎、附子、独活各一钱,泽泻、菖蒲各二钱,肉桂三分,广香五分。

95987　**增损五痹汤**(《保命歌括》卷十五)

【组成】羌活　防己　白术　当归　白芍　防风　黄耆(炙)　片子姜黄各等分　炙草减半

【用法】上㕮咀。加生姜十片,水煎,看病在上下服。

【主治】风寒湿合而为痹,肌体麻痹不仁者。

95988　**增损双解汤**

《古今名方》。为《寒温条辨》卷二“增损双解散”之异名。见该条。

95989　**增损双解散**(《寒温条辨》卷四)

【异名】加减双解散(《羊毛瘟症论》卷下)、增损双解汤(《古今名方》)。

【组成】白僵蚕(酒炒)三钱　全蝉蜕十二枚　广姜黄七分　防风一钱　薄荷叶一钱　荆芥穗　当归各一钱　白芍一钱　黄连一钱　连翘(去心)一钱　栀子一钱　黄芩二钱　桔梗二钱　石膏六钱　滑石三钱　甘草一钱　大黄(酒浸)二钱　芒消二钱

【用法】水煎去滓。冲芒消,入蜜三匙,黄酒半酒杯,和匀冷服。

【功用】❶《寒温条辨》:解散内外阴阳之毒;❷《古今名方》:解郁散结,清热导滞,表里双解。

【主治】温毒流注,无所不至,上忤则颈痛,目眩耳聋;下流则腰痛足肿;注于皮肤,则发斑疹疮疡;壅于肠胃,则毒利脓血;伤于阳明,则腮脸肿痛;结于太阴,则腹满呕吐;结于少阴,则喉痹咽痛;结于厥阴,则舌卷囊缩。

【临床报道】温病:戊寅四月,商邑贡生刘兆平年八旬患温病,表里大热,气喷如火,舌黄口燥,谵语发狂,脉洪长滑数。予用双解散治之,大汗不止,举家惊惶,急易大复苏饮一服汗止。但本证未退,改制增损双解散,方两剂而病痊。

95990　**增损平胃散**(《魏氏家藏方》卷五)

【组成】苍术(米泔浸一宿,刮去粗皮,净剉,晒干或焙)　厚朴(去粗皮,剉,生姜一两(研汁淹一宿,炒焙)　陈皮(去白,剉,炒)各一两　干姜(洗,剉,炒)　黄耆(软者,剉,盐水拌湿)　甘草(劈作两片,炙黄)　白茯苓(剉,盛饭上蒸一饭时,焙干或晒干)各半两

【用法】上为细末。每服二钱,食前沸汤点服。加人参半两,或二钱半(去芦),同茯苓同制尤佳。

【功用】健脾胃。

95991　**增损术附汤**(《易简方》)

【组成】白术　附子各一两　甘草半两

【用法】加生姜、大枣,水煎服。

【主治】寒湿相搏,身体烦疼,而脚软痛;及气虚头眩,履湿地,觉腰重脚弱。

95992　**增损甘露饮**(《古今名方》引蔡福养经验方)

【组成】熟地15克　生地12克　麦冬　天冬　枇杷叶各9克　石斛　玄参　茵陈各18克　枳壳　甘草各6克

【功用】清虚火,养胃阴。

【主治】复发性口疮(口腔溃疡),唇内口腔多处溃烂,自觉热痛,舌苔黄腻,脉象弦细。

95993　**增损四斤丸**(《御药院方》卷六)

【组成】牛膝　天麻　木瓜各半斤　全蝎四两(上各剉,用好酒二升浸三日,取出焙干)　乳香四两(别研)

【用法】上为细末,研匀,用浸药酒煮面糊为丸,如梧桐子大。每服三十至五十丸,食前温酒送下。

【主治】风寒湿冷客搏经络,或痛或不仁;及诸脚气痛。

95994　**增损四物汤**(《产育宝庆集》)

【组成】当归　人参　芍药　川芎　炮姜各一钱　甘草(炙)四钱

【用法】上㕮咀。每服四钱,水一盏,姜三片,煎至六分。去滓热服。

【主治】❶《产育宝庆集》:产后阴阳不和,乍寒乍热者。❷《局方》续添诸局经验秘方:妇人气血不足,四肢怠惰,乏力少气,兼治产后下血过多,荣卫虚损,阴阳不和,乍寒乍热。

【方论选录】《济阴纲目》汪淇笺:夫血病治血,气病治气,人所易也。而血病补气,气病补血,人未尽知。故四物复有增损之法。盖以地黄滞气而损脾,非四肢怠惰,乏力少气者所宜,故当损;而人参、甘草,所以益脾也,故当增。若炮姜既能温中,又能引血以归气,此增损之妙也。

95995　**增损四物汤**(《产宝诸方》)

【组成】川芎二两　川当归二两　芍药一两　熟地黄一两　人参一两　麦门冬一两(去心)　枳壳半两(麸炒,去瓤)　甘草一分

【用法】上为粗末。每服三钱加生姜二片,水一盏,煎八分,去滓,空心服。

【主治】妇女损血伤气,四肢无力,腿脚疼痛,血不潮心,自汗膈满。

95996 **增损四物汤**(《宣明论》卷十一)

【组成】川芎　当归　芍药　熟地　白术　牡丹皮各半两　地骨皮一两

【用法】上为末。每服五钱,水一盏,煎至六分,去滓,食前温服。

【功用】补血脏,温经驻颜。

【主治】月经不调,心腹疼痛。

95997 **增损四物汤**(《保命集》卷下)

【异名】增味四物汤(《兰室秘藏》卷中)、加减四物汤(《医学纲目》卷二十五引东垣方)、加味四物汤(《会约》卷十四引《良方》)。

【组成】四物汤加广术　京三棱　桂　干漆各一两

【用法】各依法制,如四物汤煎服。

【主治】❶《保命集》:妇人血积。❷《张氏医通》:停经血滞,少腹结痛。

95998 **增损四物汤**

《朱氏集验方》卷十。为《活人书》卷十九"加减四物汤"之异名。见该条。

95999 **增损四物汤**(《女科万金方》)

【组成】川芎　赤芍　陈皮　香附　苏木

【主治】临产因为忤动所伤者。

96000 **增损四物汤**(《医学正传》卷七引《良方》)

【组成】当归　川芎　生地黄　柴胡各等分

【用法】上细切。每服五钱,水一盏半,煎至一盏,温服。

【主治】产后阴虚发热,或日间明了,暮发寒热。

96001 **增损四物汤**(《医略六书》卷三十)

【组成】人参一钱半　当归三钱　桂心一钱半　炮姜一钱半　白芍一钱半(酒炒)　川芎八分

【用法】水煎去滓。温服。

【主治】妇人产后冲任两虚,气血不足,寒邪乘虚陷伏经中,腹痛不止,脉紧细者。

【方论选录】方中用人参扶元补气以生血脉;当归养血荣经以益冲任;川芎行血中之气,善能举陷升阳;白芍敛营中之阴,力主和脾止痛;炮姜温中逐冷;桂心温经散寒。水煎,温服,使血气内充,则寒邪外散,冲任融和,则腹痛自除。

96002 **增损四顺汤**(《外台》卷一引崔氏方)

【组成】甘草二两(炙)　人参二两　龙骨二两　黄连干姜各二两　附子(中型者,炮,去黑皮)一枚

【用法】上切。以水六升,煮取二升,分二服,不愈复作。

【主治】少阴病,寒多,表无热,但苦烦愦,默默而极,不欲见光,有时腹痛,其脉沉细而不喜渴,已十余日而下利不止,手足微冷,及无热候者。

【宜忌】忌海藻、菘菜、猪肉、冷水。

【加减】下而腹痛,加当归二两;呕者,加橘皮一两。

96003 **增损白术散**(《御药院方》卷二)

【组成】白术　葛根　茯苓(去皮)　藿香叶　人参木香各一两　陈皮二两　干生姜一钱

【用法】上为粗末。每服五钱,水一大盏半,煎至七分,去滓温服,不拘时候;或凉服亦得。

【功用】生津止渴,顺气下痰。

【主治】《丹溪心法附余》:伤寒杂病后,一切吐泻烦渴,虚损气弱,及酒积呕哕。

96004 **增损乐令汤**(《三因》卷十三)

【组成】黄耆　人参　橘皮　当归　桂心　细辛　前胡　甘草(炙)　茯苓　麦门冬(去心)　芍药各二两　附子(炮,去皮脐)　熟地黄各一两　半夏(汤洗)二两半　远志三分(去心)

【用法】上剉为散。每服四钱,水一盏半,加姜五片,枣二个,煎七分,去滓。食前温服。

【主治】诸虚不足,小腹急痛,胁肋膜胀,脐下虚满,胸中烦悸,面色萎黄,唇干口燥,手足逆冷,体常自汗,腰背强急,骨肉酸痛,咳嗽喘乏,不能饮食,或因劳伤过度,或因病后不复。

【加减】腹满食少,去枣;下焦虚冷,不甚渴,小便数者,倍人参、当归、附子;烦渴引饮,加栝楼根;遗泄白浊,加龙骨、白蔹;小腹急引心痛者,加干姜。

96005 **增损地黄丸**(《增补内经拾遗》卷四)

【组成】当归二两(全用)　熟地半斤(怀庆者佳)　黄连一两(净)

【用法】上以酒浸一宿,焙干为末,炼蜜为丸,如梧桐子大。每服五十至一百丸,经少,温酒送下;经多,米饮送下。

【主治】妇女月经不调,久而无子。

96006 **增损地熏汤**

《女科万金方》卷一。为《活人书》卷十九"增损柴胡汤"之异名。见该条。

96007 **增损当归丸**

《玉机微义》卷三十二。为《元戎》卷十一"海藏当归丸"之异名。见该条。

96008 **增损当归汤**(《千金》卷十三)

【组成】当归三两　黄芩　朴消　桔梗　柴胡各四两　升麻三两　芍药一两半　(一方有厚朴一两)

【用法】上㕮咀。以水八升,煮取二升半,分二服。

【主治】心腹中痛,发作肿聚,往来上下,痛有休止,多热喜涎出,是蛔虫咬也,服温中当归汤二三剂不效者。

【备考】本方方名,《外台》引作"增损汤"。

96009 **增损当归汤**(《圣济总录》卷一八三)

【组成】当归(切,焙)　赤茯苓(去黑皮)　人参　前胡(去芦头)　黄芩(去黑心)各一两　桂(去粗皮)一两　芍药　甘草(炙)各一两　麦门冬(去心,焙)二两　小麦一合　竹叶半两

【用法】上为粗末。每服五钱匕,以水二盏,加枣二枚(擘破),煎至一盏,去滓。空心温服,日午再服。

【主治】乳石发为痈疽,肿痛烦热。

96010 **增损竹叶汤**(《鬼遗》卷三)

【组成】竹叶一握(切)　当归　茯苓　人参　前胡　黄芩　桂心　芍药各三两　甘草三两(炙)　大枣二十枚

小麦一升　麦门冬一升(去心)

【用法】上剉切。以水一斗六升,煮竹叶、小麦,取一斗一升,去滓,纳诸药,煮取三升,温服,一日三次。

【主治】痈疽,肿痛烦热。

【加减】夜重,加黄耆二两;胸中恶,加生姜六两;下者,减芍药、黄芩各六分;如体强、羸者,以意消息之。

96011　增损竹叶汤(《外台》卷三十八)

【组成】黄连　麦门冬(去心)　竹叶(切)　人参各二两　枳实(炙)　栀子各一两　甘草(炙)　茯苓各二两

【用法】上切。以水八升,煮取三升,分服之。

【功用】解散下气。

【主治】乳石发动,热气上冲。

96012　增损伏梁丸(《济阳纲目》卷四十一)

【组成】枳壳(去瓤,麸炒)　茯苓　厚朴　人参　白术　半夏　三棱(煨)各等分

【用法】上为末,面糊为丸,如梧桐子大。每服五十丸,米饮送下,食远服。

【主治】心积。

96013　增损如圣汤(《御药院方》卷九)

【异名】增损如圣散(《普济方》卷六十四)。

【组成】桔梗二两　甘草(微炒)一两五钱　防风半两　枳壳(汤浸,去瓤)二钱半

【用法】上为细末。每服三钱,水一大盏,煎至七分,去滓。入酥如枣大,搅匀,食后温服。

【主治】心肺风热,攻冲会厌,语声不出,咽喉妨闷肿痛。

96014　增损如圣散

《普济方》卷六十四。为《御药院方》卷九"增损如圣汤"之异名。见该条。

96015　增损如圣散(《丹溪心法附余》卷十二)

【组成】桔梗二两　甘草(炙)一两半　防风半两　枳壳(制)二钱半　黄芩一两

【用法】上为末。每服三钱,水煎,食后服。

【主治】上焦热壅,口舌生疮。

96016　增损启膈散(《古今名方》)

【组成】川贝母　郁金　当归　桃仁　沙参　蜣螂虫　急性子　昆布各9克　丹参　海藻各12克　红花6克

【功用】化痰软坚,活血散瘀。

【主治】食管癌中期,痰瘀互结。吞咽困难,甚则水饮难下,胸膈疼痛,泛吐黏痰,大便坚硬,或吐下如赤豆汁,形体消瘦,肌肤枯燥,舌红或青紫,脉细涩。

96017　增损奔豚汤(《济阳纲目》卷四十一)

【组成】甘李根皮(焙干)　干葛各六分　川芎　当归　黄芩　半夏(汤泡七次)各一钱　芍药　甘草(炙)各五分

【用法】上剉。加生姜,水煎服。

【主治】肾积。

96018　增损肾气丸(《普济方》卷二五〇引泗州杨吉老方)

【组成】干地黄二两　薯蓣　泽泻各四两　茯苓　牡丹皮　附子(炮,去皮脐)　桂心(去皮)各一两　山茱萸五两

【用法】上为细末,炼蜜为丸,如梧桐子大。每服十丸,空心、食前温酒送下。

【功用】填精补髓止渴。

96019　增损肾沥汤(《外台》卷十七引《小品方》)

【组成】肾一具(猪羊并得)　远志二两　麦门冬一升(去心)　人参二两　五味子二合　泽泻二两　干地黄二两　茯苓一两　桂心二两　当归二两　芎藭二两　黄芩一两　芍药一两　生姜五两　枣二十枚　螵蛸二十枚(炙)　鸡肶胵里黄皮一两

【用法】先用水一斗五升煮肾,取一斗三升,去肾煎药,取三升,去滓,分三服。

【主治】肾气不足,消渴引饮,小便过多,腰背疼痛。

【宜忌】忌生葱、芜荑、酢物。

96020　增损肾沥汤(《千金》卷七引《深师方》)

【组成】黄耆　甘草　芍药　麦门冬　人参　肉苁蓉　干地黄　赤石脂　地骨皮　茯神　当归　远志　磁石　枳实　防风　龙骨各一两　桂心　芎藭各二两　生姜四两　五味子三合　半夏一升　白羊肾一具　大枣三十枚

【用法】上㕮咀。以水二斗煮羊肾,取汁一斗二升,纳诸药,煮取四升,分为五服。

【主治】风虚劳损挟毒,脚弱痹痛或不随,下焦虚冷,胸中微有客热,心虚惊悸不得眠,食少失气味,日夜数过心烦,迫不得卧,小便不利,又时复下。

【加减】不利下者,除龙骨、赤石脂;小便赤涩,以赤茯苓代茯神,加白术三两;多热,加黄芩一两;遗溺,加桑螵蛸三十枚。

96021　增损肾沥汤(《千金》卷十九)

【组成】羊肾一具　人参　石斛　麦门冬　泽泻　干地黄　栝楼根　地骨皮各四两　远志　生姜　甘草　当归　桂心　五味子　桑白皮(一作桑寄生)　茯苓各二两　大枣三十枚

【用法】上㕮咀。以水一斗五升,煮肾取一斗二升,去肾纳药,煮取三升,去滓。分三服。

【主治】大虚不足,小便数,吸嘘焦烁引饮,膀胱满急。

【备考】每年三伏中服此三剂,于方中商量用之。

96022　增损肾沥汤(《千金》卷二十一)

【组成】羊肾一具　远志　人参　泽泻　干地黄　桂心　当归　茯苓　龙骨　黄芩　甘草　芎藭各二两　生姜六两　五味子五合　大枣二十枚　麦门冬一升

【用法】上㕮咀。以水一斗五升,煮羊肾,取一斗二升,下药煮取三升。分三服。

【主治】肾气不足,消渴,小便多,腰痛。

【备考】本方方名,《普济方》引作"补损肾沥汤"。

96023　增损肥气丸(《济阳纲目》卷四十一)

【组成】当归　苍术各一两半　青皮(炒)一两　三棱　莪术　铁孕粉各三两(三味入醋同煮一伏时)　蛇含石(煅,醋淬)五钱

【用法】上为末，醋煮米糊为丸，如绿豆大。每服四十丸，当归酒送下。

【主治】肝积。

96024 增损泽兰丸(《外台》卷三十四引《延年方》)

【组成】泽兰(熬)七分 防风 干地黄 当归 细辛 桂心 茯苓 芍药 人参 甘草(炙) 藁本 乌头(炮) 麦门冬(去心) 石斛 紫菀 川芎各五分 干姜 柏子仁 芜荑仁 厚朴 川椒(汗)各四分 白术 黄耆各六分 紫石英(研) 石膏(研)各八分

【用法】上为细末，炼蜜和丸，如梧桐子大。每服二十至三十丸，以酒送下，一日二次。

【主治】产后风虚劳损，黄瘦。

【宜忌】忌如常法。

96025 增损泽兰丸(《千金》卷四)

【异名】增减泽兰丸(《经效产宝》卷中)。

【组成】泽兰 甘草 当归 芎䓖各四十二铢 附子 干姜 白术 白芷 桂心 细辛各一两 防风 人参 牛膝各三十铢 柏子仁 干地黄 石斛各三十六铢 厚朴 藁本 芜荑各半两 麦门冬二两

【用法】上为末，炼蜜为丸，如梧桐子大。每服十五至二十丸，空腹酒送下。

【功用】理气血，补虚损。

【主治】产后百病。

96026 增损建中汤(《观聚方要补》卷六引叶氏方)

【组成】黄耆建中汤去胶、饴、姜、枣 加五味子 五加皮 干葛 乌梅

【主治】口燥咽干，舌上麻木，不知甜苦，不喜饮食。

96027 增损承气丸(《外台》卷六引《延年秘录》)

【组成】前胡七分 枳实七分(炙) 桂心五分 干姜五分 吴茱萸五分 茯苓四分 芍药六分 厚朴十分(炙) 橘皮十分 大黄七分 杏仁七十枚(去皮尖)

【用法】上为末，纳杏仁脂中研调，度蜜和丸，如梧桐子丸。每服七丸，食后少时，酒、饮任下。以气宣下泄为度。

【主治】胸胁支满，背上时有一答热则痛，腹胀多噫，醋咽气逆。

【宜忌】忌生葱，火醋。

96028 增损茵芋酒(《妇人良方》卷三引《指迷方》)

【组成】茵芋叶 川乌(炮，去皮尖) 石楠叶 防风 川椒(炒去汗) 女萎 附子(炮) 北细辛 独活 卷柏 肉桂 天雄(炮，去皮) 秦艽 防己各一两 踯躅花(炒) 当归 生干地黄各二两 芍药一两

【用法】上㕮咀，以酒二斗渍之，冬七日，夏三日，春、秋各五日。初服一合，渐增之，以知为度，令酒气相续。

【主治】妇人贼风，偏枯，半身不遂，肌肉干燥，渐渐细瘦，或时酸痛。

96029 增损复脉汤(《湿温时疫治疗法》卷下引《验方传信》)

【组成】高丽参一钱半 提麦冬三钱 大生地三钱 炙甘草一钱 生白芍三钱 真阿胶一钱半 山萸肉八分 北五味三分 乌贼骨三钱 净白蜡三钱

【功用】提补酸涩。

【主治】湿温化痢疾，虚坐努责，按腹不痛，一日数十度，小腹腰膂抽掣酸软，不耐坐立，寝食俱废，阴虚欲垂脱者。

96030 增损柴胡汤(《活人书》卷十九)

【异名】增损地熏汤(《女科万金方》卷一)。

【组成】柴胡三钱 人参 甘草(炙) 半夏(汤泡) 白芍药 陈橘皮 川芎各三分

【用法】上剉，如麻豆大。每服五钱匕，以水一大盏，加生姜三片、大枣一枚，煎至七分，去滓，食后温服，一日三次。

【主治】妇人产后虚羸，发寒热，饮食少，腹胀。

96031 增损柴胡汤(《保命集》卷下)

【组成】柴胡八钱 黄芩四钱半 人参三钱 半夏三钱 石膏四钱 知母二钱 黄耆五钱 甘草四钱(炙)

【用法】上为粗末。每服半两，加生姜五片，大枣四个，以水一盏半，煎至一盏，温服，不拘时候。

【主治】产后经水适断，感于异症，手足牵搐，咬牙昏冒。

96032 增损柴胡汤(《医略六书》卷三十)

【组成】人参一钱半 柴胡八分 秦艽一钱半 半夏一钱半(姜蜜制) 黄芩一钱半 羚羊角一钱半 甘草八分

【用法】水煎去滓，冲竹沥一杯，姜汁一匙，温服。

【主治】产后瘈疭，脉弦数者。

【方论选录】产后气虚阳陷，风热浸淫，则痰涎内扰，而筋脉失养，故瘈疭不已。人参扶元以补气之虚，柴胡升提以举阳之陷，黄芩清热淫于膈，秦艽祛风淫于经，制半夏化痰涎之内扰，羚羊角熄风热之侵淫，甘草缓中泻火以安内攘外也。水煎，入竹沥、姜汁，使风热两解，则痰涎自化，而经脉清和，筋得所养，瘈疭无不自痊矣。

96033 增损健脾丸(《千金》卷十五)

【组成】钟乳粉 赤石脂各三两 礜石(一方用矾石) 干姜 苁蓉 桂心 石斛 五味子 泽泻 远志 寄生 柏子仁 人参 白头翁 天雄 当归 石榴皮 牡蛎 龙骨 甘草各二两

【用法】上为末，炼蜜为丸。每服二十丸，加至四十丸，以酒送下，一日三次。

【功用】止痢。

【主治】丈夫虚劳，五脏六腑伤败受冷，初作滞下，久变五色，赤黑如烂肠，极臭秽者。

96034 增损息贲汤(《济阳纲目》卷四十一)

【组成】半夏(汤洗七次) 吴茱萸(汤洗) 桂心各一钱半 人参 桑白皮(炙) 苦葶苈各七分 甘草(炙)五分

【用法】上剉。加生姜七片，大枣二枚，水煎服。

【主治】肺积。

96035 增损流气饮(《张氏医通》卷十三)

【组成】半夏 赤茯苓 陈皮各一钱 甘草(炙)五分 苏叶 香附 槟榔(大便溏去之) 木香 大腹皮 枳壳 桔梗各七分 人参一钱五分 肉桂 厚朴(姜制)各八分

生姜七片　红枣二枚(擘)

【用法】水煎，热服。

【主治】诸气郁滞，胸膈痞满，面目浮肿。

96036　**增损资胃饮**(《证治宝鉴》卷十二)

【组成】四兽饮去草果，加藿香、厚朴、川芎、当归

【用法】加生姜、大枣，水煎服。

【主治】脾虚身痒，卒然一身痒不可住者。

96037　**增损通圣散**(《奇效良方》卷五十九)

【组成】鼠黏子　桔梗　桑皮　紫菀各一钱半　荆芥穗二钱　甘草(生用)一钱

【用法】用水二钟，加生姜五片，煎一钟，食后服。

【主治】肺气不和，鼻塞不利。

96038　**增损理中丸**(《外台》卷三引《崔氏方》)

【异名】枳实理中丸(《活人书》卷十八)、加减理中丸(《圣济总录》卷二十五)。

【组成】人参二两　白术二两　甘草二两(炙)　干姜六分(炮)　枳实四枚　茯苓二两

【用法】上为末，炼蜜为丸，如弹子大，每服一丸，熟水送下，不歇复服。

【主治】时行四五日，大下后或不下，皆心中结满，两胁痞塞，胸中气急，厥逆欲绝，心胸高起，手不得近。

【宜忌】忌海藻、菘菜、酢物、桃李、雀肉。

【加减】渴者，当加栝楼根二两，不渴除之；下者，当加牡蛎(熬)二两，不下勿用。

【备考】本方改作汤剂，名“枳实理中汤”(见《易简方》)。

96039　**增损理中丸**(《外台》卷六引《延年方》)

【组成】人参六分　白术六分　厚朴六分(炙)　茯苓六分　甘草六分(炙)　姜屑二分

【用法】上为末，炼蜜为丸，如梧桐子大。每服十丸，加至十五至二十丸，水饮送下；以酒送下亦得。

【功用】止泄痢，下气能食。

【主治】霍乱。

【宜忌】忌海藻、菘莱、桃李、雀肉，大醋及生冷。

96040　**增损理中丸**(《伤寒图歌活人指掌》卷五)

【异名】增减理中丸(《医统》卷十四)。

【组成】人参　白术各二两　甘草　干姜各一两五钱　黄芩五钱　枳壳十二片

【用法】上为细末，炼蜜为丸，如弹子大。每服一丸，沸汤化服。

【主治】太阴下之，胸痛硬满，诸结胸证。

【加减】《医统》：有汗，加牡蛎。

96041　**增损理中散**

《圣济总录》卷四十六。为《传家秘室》“理中散”之异名。见该条。

96042　**增损黄芩汤**(《圣济总录》卷一七九)

【异名】黄芩汤(《普济方》卷三九八)。

【组成】黄芩(去黑心)　枳壳(去瓤，麸炒)　榉皮(剉)　甘草(炙，剉)　黄柏(去粗皮，炙，剉人参　白术各二两　甘草　干姜各一两五钱　黄芩五钱　枳壳十二片)各一两　女萎　石膏(碎)　栝楼根　竹叶(切)各一两半　赤茯苓(去黑皮)一两三分

【用法】上为粗末。每服一钱匕，水七分，煎至四分，去滓，分温二服，空心、晚食后各一次。

【主治】小儿洞泄下痢，壮热而渴。

96043　**增损黄连丸**(《外台》卷二十五引《延年方》)

【组成】黄连　黄耆　龙骨各三分　当归　甘草(炙)各五分　干姜　厚朴(炙)各六分　地榆　白术　人参各一分

【用法】上为末，炼蜜为丸，如梧桐子大。每服十五丸，加至二十丸，饮、酒任下，一日二次。

【主治】腹内冷，食不消，及冷痢。

96044　**增损黄柏汤**(《圣济总录》卷一七九)

【组成】黄柏(去粗皮，炙)半两　黄芩(去黑心)一两　枳壳(去瓤，麸炒)半两　榉皮(炙)一两一分　竹叶　人参各半两　石膏(捣罗为末)一两

【用法】上剉，如麻豆大。一岁儿每服一钱匕，水七分一盏，煎至四分，去滓，分温二服，空心、午后各一服。

【主治】小儿大热痢兼渴。

96045　**增损续命汤**(《千金》卷五)

【异名】续命汤(《圣惠》卷八十三)、芎活汤(《续易简方》卷五)。

【组成】麻黄　甘草　桂心各一两　芎䓖　葛根　升麻　当归　独活各十八铢　人参　黄芩　石膏各半两　杏仁二十枚

【用法】上㕮咀。以水六升，煮麻黄去上沫，纳诸药，煮取一升二合，三岁儿分四服，一日令尽，少取汗，得汗以粉粉之。

【主治】小儿卒中风恶毒，及久风四肢角弓反张不随，并䠇曳僻不能行步。

96046　**增损续断丸**(《本事》卷三引杨吉老方)

【异名】增减续断丸(《赤水玄珠》卷十二)、续断丸(《寿世保元》卷五)。

【组成】川续断(洗推去节，焙，剉)　薏苡仁　牡丹皮　山芋　桂心(不见火)　白茯苓(去皮)　黄耆(蜜炙)　山茱萸(连核)　石斛(去根，净洗，细剉，酒炒)　麦门冬(用水浥去心)各一两　干地黄(九蒸九晒，焙干)三两　人参(去芦)　防风(去钗股，炙)　白术(炮)　鹿角胶各七钱

【用法】上为细末，炼蜜为丸，如梧桐子大，每服三四十丸，空心、食前温酒送下。

【主治】荣卫涩少，寒湿从之，痹滞关节不利而痛者。

【方论选录】《本事方释义》：川续断气味苦辛微温，入足厥阴经；薏苡仁气味甘平淡渗，入足太阴经；牡丹皮气味辛平，入足少阳；桂心气味辛甘热，入足厥阴；山芋气味甘平，入脾胃；茯苓气味甘平淡渗，能引药达下，入足阳明；黄耆气味甘平，入手足太阴；山茱萸气味酸微温，入肝肾；石斛气味甘平微苦，入足三阴；麦门冬气味甘寒苦，入手太阴少阴；干地黄气味甘寒微苦，入足少阴；人参气味甘温，入脾胃；防风气味辛甘平，入足太阳；白术气味甘温，入脾；鹿角胶气味咸温，入足少阴太阳。

此荣卫涩少，寒湿之邪乘虚而入，致痹滞关节不利而痛，以补足三阴之药固本，以渗利驱风之品祛病，则三焦荣卫皆不受病矣。

96047 增损黑锡丹(《得效》卷三)

【组成】黑锡丹头二两　川楝子　阳起石　木香　沉香　青皮(炒)各半两　白豆蔻　茴香　官桂(去粗皮，不见火)　绵附(炮，去皮脐)　葫芦巴　破故纸(炒)各一两　乌药(去木，剉)一分　磁石(火煅、醋淬七次，细研水飞)

【用法】上为末，酒糊为丸，如梧桐子大。每服五十丸，加至七十丸，浓煎人参、茯苓、姜、枣汤空心吞下。

【主治】下虚，阴阳不升降，上热下寒，头目眩晕，病至危笃，或服暖药上僭愈甚者。

【备考】方中磁石用量原缺。

96048 增损黑锡丹(《医学启蒙》卷三)

【组成】黑锡砂　磁石各一两　巴戟天　附子　破故纸　川楝子　肉豆蔻　木香　沉香　桂心各一钱　小茴香二钱

【用法】上为末，酒糊为丸，如梧桐子大。每服五十丸，盐汤送下。

【主治】上盛下虚，水火不济，阴阳不交，上重下轻，头目眩运，心慌神乱，睡卧不安。

96049 增损痞气丸(《济阳纲目》卷四十一)

【组成】附子(炮)　赤石脂(煅，醋淬)　川椒(炒出汗)　干姜　桂心各半两　大乌头(炮，去皮脐)二钱半

【用法】上为末，炼蜜为丸，如梧桐子大，朱砂为衣。每服十丸，米饮送下。

【主治】脾积。

96050 增损缩脾饮(《易简方》)

【异名】缩脾饮(《妇人良方》卷十四)。

【组成】草果仁四钱　乌梅三两　甘草二两半

【用法】上㕮咀。每服五钱，水一碗，加生姜十片，煎八分，浸以熟水令极冷，任意饮服。

【功用】解伏热，除烦渴，消暑毒，止吐利。

【主治】霍乱之后，服热药太多，致烦躁口渴者。

96051 增损缩脾饮(《卫生宝鉴》卷十六)

【组成】草果　乌梅　缩砂　甘草各四两　干葛二两

【用法】上㕮咀。每服五钱，水一碗，加生姜十片，煎至八分，水浸令极冷，旋旋服之，不拘时候。

【功用】解热躁，除烦渴，消暑毒，止吐利。

【主治】霍乱后服热药太多者。

96052 增料正气散(《朱氏集验方》卷二)

【组成】金不换正气散加槟榔三个　草果子一个　乌梅一个　常山少许

【用法】上作一服。加生姜、大枣，半酒半水二盏，同煎一盏，去滓，五更放冷服。

【主治】疟疾。

96053 增益八味丸(《朱氏集验方》卷八)

【组成】熟干地黄(酒洒九蒸，晒干)　鹿茸(去毛，炙)　五味子各四两　山药(大块者，酒浸一宿)　山茱萸(去核)　大附子(一两者，炮)　牛膝(酒浸一宿)各二两　白茯苓　牡丹皮(去骨)　泽泻(酒浸一宿)各一两半

【用法】上为细末，用真鹿角胶半斤，剉细，于银石器中，法酒和为丸，如梧桐子大。每服五十丸，空腹温酒、盐汤任下。

【功用】滋养肝肾，益心血，利足膝，充肌肤，悦颜色。

96054 增益归茸丸(《得效》卷八)

【异名】归茸丸(《寿世保元》卷四)。

【组成】熟干地黄(酒浸，九蒸)　鹿茸(去毛，酥涂炙)　五味子各四两　山药(酒浸)　山茱萸(去核)　大附子(炮，去皮脐)　川牛膝(酒浸一宿)各二两　白茯苓　牡丹皮(去骨)　泽泻(酒浸一宿)各一两半　大当归四两(去芦)　黄连二两(去芦)

【用法】上为末，用真鹿角胶半斤，剉细入银石器中，酒糊为丸，如梧桐子大。每服五十丸，空心温酒、盐汤送下。

【功用】养肝肾，益心血，利足膝，实肌肤，悦颜色。

【备考】本方方名，《普济方》引作“补益归茸丸”。

96055 增益四物汤(《朱氏集验方》卷十二)

【组成】川芎　当归　地黄　甘草　芍药　防风　荆芥　金星凤尾草各等分

【用法】上㕮咀，每服三大钱，水一盏半，煎八分服。

【主治】一切疮。

96056 增益四物汤(《竹林女科》卷三)

【组成】熟地黄　当归各三钱　白芍二钱　川芎　升麻　白芷各一钱　血余炭五分(另入)

【用法】水煎服。

【主治】产后月余，恶露淋漓不止，已为陷下者。

96057 增减六君汤(《辨证录》卷九)

【组成】人参　熟地　白术各五钱　甘草　陈皮　神曲各五分　柴胡一钱　茯苓三钱　肉桂三分

【用法】水煎服。

【主治】肾虚感邪，邪不遽入于肾而舍于肺。

96058 增减地黄汤(《石室秘录》卷一)

【组成】附子一个　熟地二两　山茱萸一两　北五味五钱　麦冬九钱　茯苓一两　泽泻一两　丹皮一两　山药一两　肉桂三钱

【用法】上用水十余碗，煎至四碗。探凉与病人二日内服尽。

【主治】肺痨。上焦火盛，痰如涌泉，面赤喉痛，上身不欲盖衣，而下身冰凉，此假热真寒证。

96059 增减泽兰丸

《经效产宝》卷中。为《千金》卷四“增损泽兰丸”之异名。见该条。

96060 增减定志丸(《传信适用方》卷二)

【组成】鹿茸半两(酥炙)　远志一两(去心，炒)　菖蒲(炒)　茯神(炒)　酸枣仁(炒)　干地黄(炒)　当归(炒)各一两　人参(炒)　白术(炒)各一两　麝香一分(研入)

【用法】上为末，炼蜜为丸，如梧桐子大。朱砂为衣。

每服三十丸，人参汤送下。

【功用】养心肾，安魂魄，滋元气，益聪明。

【主治】健忘差谬，梦寐不宁，怔忡恍惚，精神昏眊。

96061 增减逍遥散(《辨证录》卷一)

【组成】白芍 白术各三钱 当归 人参 炒黑荆芥 白芥子各二钱 柴胡一钱 甘草五分 陈皮 神曲各三分

【用法】水煎服。

【主治】冬月伤寒。身热十二日而仍不退，不见发厥，此为伤寒虚极，欲厥而不得。

96062 增减逍遥散(《辨证录》卷五)

【组成】白芍五钱 茯苓 白术各三钱 陈皮 柴胡 神曲各一钱 白豆蔻一粒

【用法】水煎服。

【主治】病时而吐，时而不吐，吐则尽情吐出，有似反胃，而非反胃，此因郁而成者。

96063 增减理中丸

《医统》卷十四。为《伤寒图歌活人指掌》卷五“增损理中丸”之异名。见该条。

96064 增减敛阳丹(《普济方》卷二二四引《经验良方》)

【组成】川楝子(去核皮，取净肉，微炒)一两半 沉香 木香(不见火) 茴香(去枝梗，净炒) 旧附子(炮裂，去皮脐)各一两 钟乳粉二帖 破故纸(去皮，炒)各一两半 肉豆蔻(面裹煨令赤，去面)一两 厚朴(去粗皮，不见火)一两 葫芦巴(酒炒干，净)一两二分 嫩鹿茸(酒炙，不令伤火)二两 当归头(去芦，酒炙，净)一两半 灵砂(拣墙壁多者，研细)四两

【用法】上为细末，用无灰小酒，煮糯米糊为丸，如梧桐子大，晒干，不可焙。每服五六十丸，空心盐汤或酒送下。

【功用】安神益志，顺气调荣卫。

【主治】诸虚不足，心肾不交。

96065 增减续断丸

《赤水玄珠》卷十二。为《本事》卷三引杨吉老方“增损续断丸”之异名。见该条。

96066 增液口服液

《新药转正》40册。即《温病条辨》卷二“增液汤”改为口服液剂。见该条。

96067 增液承气汤(《温病条辨》卷二)

【组成】增液汤加大黄三钱 芒消一钱五分

【用法】上以水八杯，煮取三杯，先服一杯，不知再服。

【主治】阳明温病，津液不足，无水舟停，下之不通，间服增液仍不下者。

96068 增液承气汤(《镐京直指》)

【组成】鲜生地一两 鲜石斛五钱 玄参六钱 麦冬四钱 知母四钱 连翘三钱 黏子二钱 生锦纹六钱 人中黄一钱 元明粉二钱 枳实三钱

【用法】水煎，去滓。温服。

【主治】温邪乘胃，咳呛便闭，唇焦鼻煤，舌黑黄燥，谵语口渴。

96069 增液逐瘀汤(《效验秘方·续集》段行武方)

【组成】秦艽 10 克 桃仁 10 克 红花 10 克 鸡血藤 15 克 没药 6 克 五灵脂 6 克(包煎) 地龙 10 克 生地 20 克 玄参 15 克 天冬 10 克 麦冬 10 克

【用法】每日 1 剂，分早晚 2 次水煎服。

【功用】养阴清热，活血止痛。

【主治】带状疱疹后遗神经痛。

【加减】疼痛发于头部加川芎 10 克，蜈蚣 3 条；发于躯干部加元胡 10 克，香附 15 克；发于上肢者加姜黄 10 克；发于下肢者加牛膝 10 克；胃脘部不适，大便溏泻可酌加砂仁 6 克，山药 20 克以开胃健脾；大便干结可加酒川军 6 克以通便泄热。

【方论选录】本方以增液汤配合《医林改错》的身痛逐瘀汤加减而成。用桃仁、红花、鸡血藤、没药、五灵脂、秦艽、地龙等活血通络止痛而不伤阴；再配以滋而不腻，滋而能通之生地、玄参、天麦冬以增其液，使阴液充，经络通，损伤复。

96070 增液解毒汤(《朱仁康临床经验集》)

【组成】生地 30 克 玄参 12 克 麦冬 9 克 石斛 9 克(先煎) 沙参 9 克 丹参 9 克 赤芍 9 克 花粉 9 克 银花 15 克 连翘 9 克 炙鳖甲 9 克 炙龟版 9 克 生甘草 6 克

【功用】养阴增液，清热解毒。

【主治】剥脱性皮炎，红皮症。

96071 增精补肾丸(《全国中药成药处方集》沈阳方)

【组成】菟丝子二两 五味子五钱 枸杞 石斛 熟地黄 覆盆子 楮实子 苁蓉 车前子 沉香各一两 青盐五钱

【用法】上为极细末，炼蜜为丸，二钱重。每服一丸，淡盐汤送下。

【功用】助肾增精，强壮滋补。

【主治】肾亏阳痿，梦遗滑精，头晕腰酸，筋骨无力，四肢倦怠等虚损证。

【宜忌】忌食生冷。

96072 增损大柴胡汤(《寒温条辨》卷四)

【组成】柴胡四钱 薄荷二钱 陈皮一钱 黄芩二钱 黄连一钱 黄柏一钱 栀子一钱 白芍一钱 枳实一钱 大黄二钱 广姜黄七分 白僵蚕(酒炒)三钱 金蝉蜕十个

【用法】水煎去滓，入冷黄酒一两，蜜五钱，和匀冷服。

【主治】温病热郁腠理，以辛凉解散，不致还里，而成可攻之证。

【加减】呕，加生姜二钱。

96073 增损禹余粮丸(《千金》卷四)

【组成】禹余粮 龙骨 人参 桂心 紫石英 乌头 寄生 杜仲 五味子 远志各二两 泽泻 当归 石斛 苁蓉 干姜各三两 蜀椒 牡蛎 甘草各一两

【用法】上为末，炼蜜为丸，如梧桐子大。每服十丸，加至二十丸，空心以酒送下。

【主治】女人劳损崩中，经来量多，不可禁止，积日不断，五脏空虚，失色黄瘦，崩竭暂止，少日复发，不耐动摇，小劳辄剧。

【备考】发时服汤，未宜与此丸，若是疾久，可长与此方。

96074　增制史国公药酒（《疡科心得集·家用膏丹丸散方》卷下）

【组成】桂枝　秦艽　防风　牛膝　萆薢　当归　虎骨　川芎　川断　杞子　红花　鳖甲　白茄根　豨莶草　老松节　五灵脂　嫩桑枝　樟木　杜仲　狗脊　独活　苡仁　蚕砂　五加皮　姜黄　甘草　槐枝　苍耳子　川乌　草乌　柳枝　海风藤

【用法】上药先将烧酒浸五日后，再入陈酒浸煮，不拘时候饮之。

【主治】寒湿流经，历节风痹。

96075　增损三黄石膏汤（《寒温条辨》卷四）

【组成】石膏八钱　白僵蚕（酒炒）三钱　蝉蜕十个　薄荷二钱　豆豉三钱　黄连　黄柏（盐水微炒）　黄芩　栀子　知母各二钱

【用法】水煎去滓，入米酒、蜜调，冷服。

【功用】《古今名方》：清热解毒，生津止渴。

【主治】温病三焦大热，五心烦热，两目如火，鼻干面赤，苔黄唇焦，身如涂朱，烦渴引饮，神昏谵语。

【加减】如腹胀痛，大便燥结，加大黄。

【方论选录】寒能制热，故用白虎汤；苦能下热，故用解毒汤。佐以荷、豉、蚕、蝉之辛散升浮者，以温病热毒至深，表里俱实，扬之则越，降之则郁，郁则邪火犹存，兼之以发扬，则炎炎之势皆烬也。此内外分消之法，犹兵之分击者矣。

96076　增损防风通圣散（《御药院方》卷一）

【异名】通圣散（《医统》卷六十二）。

【组成】鼠黏子　桔梗　桑白皮　紫菀茸各半两　荆芥穗三两　甘草二两（各生用）

【用法】上为粗末，防风通圣散各一半和匀。每服八钱，水一盏半，加生姜五片，同煎至七分，去滓，食后温服。

【主治】肺气不和，鼻塞不利。

96077　增损补中益气汤（《顾氏医径》卷四）

【组成】人参　当归　白术　云苓　川芎　白芍　菔子　沉香

【主治】产后膨胀。因产后瘀血不去，误用攻伐，胃气反损，满闷益增，气不升降，血不行经，虚邪内积，大虚转实者。

96078　增损皇甫栀子汤（《医心方》卷二十引《小品方》）

【组成】豉一升半　栀子十四枚　黄芩二两半

【用法】以水六升，煮取三升，去滓，纳豉，令得二升，分三服。

【功用】折石势除热。

【主治】人虚石盛。

96079　增损柴胡四物汤（《万氏女科》卷三）

【组成】北柴胡　人参　半夏　炙草　归身（酒炒）　川芎　干姜　桂　姜三片　枣三枚

【用法】水煎服。

【功用】补虚扶正。

【主治】胎前病疟，产后未愈。

【加减】久疟，加蜜炙黄耆，醋炙鳖甲各一钱。

96080　增损普济消毒饮（《寒温条辨》卷四）

【组成】玄参三钱　黄连二钱　黄芩三钱　连翘（去心）　栀子（酒炒）　牛蒡子（炒，研）　兰根（如无，以青黛代之）　桔梗各二钱　陈皮　甘草（生）各一钱　全蝉蜕十二个　白僵蚕（酒炒）　大黄（酒浸）各三钱

【用法】水煎去滓，入蜜、酒、童便冷服。

【主治】大头瘟。初觉憎寒，壮热体重，次传头面肿甚，目不能开，上喘，咽喉不利，口燥舌干。

【方论选录】芩、连泻心肺之热为君；玄参、陈皮、甘草泻火补气为臣；翘、栀、蒡、兰、蚕、蜕消肿解毒定喘为佐；大黄泻热斩关，推陈致新为使；桔梗为舟楫载药上浮，以开下行之路也。

96081　增损普济消毒饮（《温病刍言》）

【组成】黄芩10克　黄连5克　玄参10克　连翘12克　马勃5克　牛蒡子10克　薄荷5克　僵蚕10克　金银花15克　芦根30克　荆芥5克　板蓝根15克　苦梗3克

【功用】清热解毒，疏风消肿。

【主治】❶《温病刍言》：流行性腮腺炎。❷《古今名方》：头面部及咽喉肿痛，如无名肿毒，牙龈肿痛，急性扁桃体炎等。

【加减】大便燥，加酒军。

【方论选录】方中芩、连、银、翘、板蓝根、马勃清热解毒以消肿，且马勃清轻专上焦，故能治头面咽喉肿痛；牛蒡子、僵蚕、薄荷、荆芥疏风散邪，俾毒热由表而散；苦梗载药上行开泄上焦；玄参治浮游之火以利咽喉。

96082　增减八物柴胡汤（《万氏女科》卷一）

【组成】人参　白茯苓各一钱　炙草五分　归身　白芍　生地　麦冬　知母　柴胡各一钱　淡竹叶十五片

【用法】水煎服。

【主治】经闭不行，骨蒸潮热，脉虚者。

【加减】有汗，加地骨皮；无汗，加牡丹皮；血虚热甚，加黑干姜一钱。

96083　增减乌药顺气散（《证治宝鉴》卷一）

【组成】乌药　陈皮　前胡　枳壳　桔梗　川芎　香附　半夏　青皮

【用法】上为散，加生姜，水煎服。

【主治】中风。七气为患，脉沉滑者。

96084　增减水药皇子汤（《幼幼新书》卷二十八引《婴孺方》）

【组成】龙骨　牡蛎（煅赤）各一两　人参　干姜　甘草（炙）　赤石脂各三分　细辛　附子（炮）各二分　黄连五分

【用法】上以水四升，煮取一升半，分三服，一日三次。

【主治】小儿注下三四日者。

96085　增减顺气木香丸（《普济方》卷一四七引《德生堂方》）

【组成】藿香正气散加木香一钱　缩砂仁五粒

【用法】为丸服。

【主治】忧郁血气流注，遍体刺痛、紧满。

96086　增减黄连泻心汤（《重订通俗伤寒论》）

【组成】小川连八分　青子芩一钱半　飞滑石六钱

淡竹沥两瓢　小枳实一钱半　仙半夏一钱半　生苡仁五钱

【用法】先用冬瓜子一两，丝通草二钱，灯心五分，煎汤代水，再煎上药，去滓，加生姜汁两滴，鲜石菖蒲叶一钱半搓熟生冲。

【功用】清泄包络心经实火。

【主治】肺胃痰火湿热，内蕴心经包络，致神昏谵语，心烦懊侬，舌苔黄腻。

【方论选录】何秀山：方以连、芩、枳、半苦辛通降以除痰火为君；臣以滑、苡、瓜、通凉淡泄湿；佐以姜、沥二汁辛润涤痰；妙在使以菖蒲、灯心芳淡利窍，通神明以降心火。此为泻心通络，蠲痰泄湿之良方。

96087　**增减旋覆代赭汤**（《重订通俗伤寒论》）

【组成】旋覆花三钱（包煎）　吴茱萸一分（拌炒）　小川连六分　制香附二钱　代赭石三钱（拌）　仙半夏一钱半　新会皮一钱半　沉香汁二匙（冲）

【用法】先用鲜刮淡竹茹四钱，鲜枇杷叶一两（去毛净，剪去大筋）煎汤代水。

【功用】清降肝逆。

【主治】肝气横逆，轻则嗳气胸痞，重则呃逆胃胀。

【加减】呃逆甚者，加公丁香九支，柿蒂三十个，辛通苦涩以止呃；痞胀甚者，加真川朴一钱半，槟榔汁两匙（冲），辛开重降以宽胀；食滞者，加莱菔子一钱半拌炒春砂仁八分，消食和气以导滞；便秘者，加苏子一钱半拌捣郁李仁四钱，辛滑流气以通便。

【方论选录】何秀山：方以旋、赭重降逆气为君；臣以茱、连、橘、半苦辛通降以清肝和胃；沉香，香附辛香流气以疏肝平逆；妙在佐以竹茹，使中结之肝气旁达；使以枇杷叶，令上逆之肝气清降。此为清肝降逆，佐金制木之良方。

96088　**增损阮氏小青龙汤**（《外台》卷三引《崔氏方》）

【异名】小青龙汤（《普济方》卷一四九）。

【组成】麻黄二两（去节）　芍药二两　桂心一两　甘草二两（炙）　细辛一两

【用法】上切。以水六升，煮取二升，每服七合，温服。

【主治】天行数日，或十数日而表不解，心下有水，热毒相搏，遂呕，时复有咳者。

【宜忌】忌海藻、菘菜、生葱、生菜。

96089　**增损续命长理石汤**（《圣济总录》卷一七四）

【组成】长理石（碎）　石膏（碎）　赤石脂（碎）　白石脂（碎）　滑石（碎）　桂（去粗皮）　大黄（剉，炒令香）　麻黄（去根、节，先煎，掠去沫，焙）　防风（去叉）　牡蛎（烧碎）　龙骨（碎）　栝楼根（剉）各半两　甘草（炙）一两　寒水石一分

【用法】上为粗末。一二岁儿每服一钱匕，水半盏，煎至三分，去滓温服，一日三次。服后汗出，以粉敷之。

【主治】小儿卒中风，状如欲绝。

【加减】若有热者，加大黄；不汗者，加麻黄。

槿

96090　**槿皮酒**（《外科证治全书》卷四）

【组成】白槿皮　南星　槟榔各一两　生木鳖　樟脑各五钱　斑蝥三十个　蟾酥三钱

【用法】各为粗末，共浸入滴花烧酒一斤听用。遇癣先用穿山甲刮破，以酒搽之，一日一次，至愈乃止。

【主治】癣疮重者。

96091　**槿皮膏**（《疡科选粹》卷六）

【组成】川槿皮　白及各二两　百部五钱　大枫子七钱　槟榔四钱　草乌　文蛤各三钱　南星二钱　草果二个　蝉蜕一钱五分　轻粉三钱　硫黄二钱　雄黄五分　麝香五厘　枯白矾五分

【用法】上轻粉以下五味各为极细末，川槿皮等十味用酽醋四大碗，慢火熬至一碗，滤去滓，再用慢火熬成膏，入轻粉等五味搅匀，收贮瓷瓶，以穿山甲爬破癣皮搽之。

【主治】风癣。由风冷湿邪客于肌肤，搏于血气所生，初如钱大，渐渐长开，或圆或斜，有框栏，抓搔顽痹，不知痛痒。

96092　**槿花散**（方出《百一》卷十四，名见《普济方》卷二九六）

【组成】木槿花不拘多少（采时不得用手，以竹箸就窠子摘，以细竹篾串眼在风头令干）

【用法】用时以水煎沸数滚，用盆盛。先以气嘘，候通手洗之。

【主治】肠风痔漏。

横

96093　**横翳还睛丸**（《金鉴》卷七十七）

【组成】石决明一两　车前子一两　生地黄二两　黄芩一两　防风二两　细辛五钱　五味子半两　黑参一两　人参一两

【用法】上为细末，炼蜜为丸，如梧桐子大。每服三钱，空心茶清送下。

【主治】内虚肝邪胃热，上冲于脑，脑脂下流入眼，致成内障，睛生横翳，又称剑脊翳，形如剑脊，自瞳中映出于外，中高边薄，横格于瞳仁中心，色白如银。

樗

96094　**樗白汤**

《回春》卷六。为《摄生众妙方》卷十“樗白皮汤”之异名。见该条。

96095　**樗皮丸**（《圣济总录》卷一六五）

【异名】樗根白皮散（《鸡峰》卷十六）。

【组成】臭樗根皮（剉，炒）

【用法】上为末，水和为丸，如枣核大，以面捏作小馄饨二七枚，煮熟，空腹吞之，一日二次。

【主治】❶《圣济总录》：产后血痢不止。❷《鸡峰》：妇人久痢及疳痢，诸方不愈者。

【宜忌】《鸡峰》：忌油腻、热面。

96096　**樗皮丸**（《医学纲目》卷三十四）

【异名】樗树根丸（《摄生众妙方》卷七）、固下丸（《李氏医鉴》卷八）、椿根皮丸（《饲鹤亭集方》）。

【组成】芍药五钱　良姜三钱（烧灰）　黄柏二钱（炒成炭）　椿根皮一两半

【用法】上为末，以粥和丸。每服三五十丸，空腹米饮吞下。

【主治】赤白带有湿热者。

96097 **樗皮丸**(《医统》卷七十四)

【组成】臭樗皮(微炒) 酸石榴皮 黄连 阿胶(炒)各一两 艾叶三分(微炒)

【用法】上为细末，醋糊为丸，如梧桐子大。每服七十丸，空心米饮送下。

【主治】痔漏下血及脓血不止。

96098 **樗皮丸**(《女科指掌》卷一)

【组成】樗根白皮(向东南者，米泔水洗，去黑皮，晒干，酒炒) 陈皮 茯苓 半夏 香附 川芎 苍术 黄柏 炮姜 地榆 牡蛎

【用法】醋糊为丸，每服六十丸，以饮送下。

【主治】湿痰下注，带下如倾，头眩呕哕，麻木，脉滑，肌肥者。

96099 **樗皮散**(《圣济总录》卷一四八)

【组成】臭樗皮(细切) 阿魏 芫花 夜明砂(炒) 罗木(镑)

【用法】上为粗末，以慢火于房内焫之。

【功用】辟蚊子。

96100 **樗皮散**(《本草纲目》卷三十五引《仁存堂方》)

【组成】樗根白皮三钱

【用法】用水一盏，煎至七分，入酒半盏服。

【主治】下血经年。

96101 **樗皮散**(《医学六要·治法汇》卷一)

【组成】樗根白皮二两 槐角仁四两 枯白矾二两 甘草(炙)

【用法】上为细末。每服三钱，清米饮调下。

【主治】下血及血痢，下后不止。

【备考】方中甘草用量原缺。

96102 **樗鸡膏**(《圣济总录》卷一三四)

【组成】樗鸡十二枚 蜜蜂十二枚 芫青八枚(去翅足，炒) 蜈蚣二条(长五寸者，无以野葛代之) 斑蝥六十枚(去翅足) 藜芦(去芦头) 蔺茹 铅丹各一两 附子(炮裂，去皮脐)二两 巴豆六十粒(去皮) 猪脂二斤

【用法】上除猪脂、铅丹外，剉碎，先熬猪脂令沸，下诸药，煎至半日，滤去滓，绵布绞滤过，再煎，下铅丹，以柳篦搅令匀，以瓷合盛。取涂摩疮上，一日三五次，以愈为度。

【主治】㾃疮。

96103 **樗枝散**(《普济方》卷三五七)

【组成】樗枝(取皮，焙干)一握

【用法】上加连根葱五茎，汉椒一撮，用水五升，同煎三升，去滓，倾盆内，乘热裹候，通手淋洗，倾入五升瓶内，再煎一沸，依前再用，五度洗了，睡少时。

【主治】产后子肠下出，不能收拾，不论年深者。

【宜忌】忌食盐藏、酢酱、热面、发风毒物及用心力房劳等事。

96104 **樗参散**

《医学入门》卷七。为《本草衍义》卷十五"人参散"之异名。见该条。

96105 **樗柏丸**(《医学入门》卷七)

【组成】樗白皮一两 黄柏三两 青黛 干姜各三钱 滑石 蛤粉 神曲各五钱

【用法】上为末，神曲糊丸，如梧桐子大，每服七十丸，空心白汤送下；虚劳四物汤送下。

【主治】湿热痰火白浊症，兼治便毒。

【加减】痰甚，加南星、半夏。

96106 **樗根汤**(《圣济总录》卷一七八)

【组成】樗根白皮(炙香，剉)三分 无食子一枚 肉豆蔻(去壳)一枚 茜根(剉)半两 茶末一分

【用法】上为粗末。每服一钱匕，水七分，煎至四分。去滓温服，早、晚各一次。

【主治】小儿泻血不定。

96107 **樗根散**(《苏沈良方》卷八)

【组成】樗根皮一两 枳壳半两 甘草一分(炙)

【用法】上为末。每服二钱，食前粥饮送下。

【主治】水泻。里急后重，数走圊者。

96108 **樗根散**(《圣济总录》卷一四二)

【组成】樗根皮(洗，切) 枳壳(去瓤，麸炒)各三两 皂荚子(取仁，炒)二两

【用法】上为散。每服二钱匕，早、晚食前温米饮调下。

【主治】脉痔痒痛，下血不止。

96109 **樗根散**(《圣济总录》卷一四三)

【组成】樗根皮(剉，炒) 臭橘(晒干，剉，炒)各三两

【用法】上为散。每服一钱匕，煎皂荚子汤调下；米饮调亦得。

【主治】肠风下血不止。

96110 **樗根散**(《卫生总微》卷十一)

【组成】樗根白皮一截 诃子七个(取皮，去核)

【用法】用河水三升，煮取一升，去滓，时时呷服。一方二味等分，为粗末，每服二钱，水一盏，煎至半盏，去滓温服。利住，吃淡粥。

【主治】小儿积年毒利，无休息。

96111 **樗白皮丸**(《便览》卷四)

【组成】樗根白皮 山茱萸(去核) 苦参 香附各五钱 龟板 栀子各二两 黄柏一两 干姜 贝母各二钱 白术 白芍各七钱半 白葵花五钱

【用法】上为末，酒糊为丸。每服七八十丸，空心温水送下。

【主治】白带。

96112 **樗白皮丸**

《国医宗旨》卷三。为《古今医鉴》卷八"樗根白皮丸"之异名。见该条。

96113 **樗白皮汤**(《摄生众妙方》卷十)

【异名】樗白汤(《回春》卷六)。

【组成】樗白皮(即臭椿)二钱 枯芩一钱五分 熟地黄一钱 当归头一钱五分 地榆一钱 川芎一钱 芍药八分 生地黄七分 伏龙肝一钱 南艾叶六分(炒)

【用法】上用水二钟，醋一匙，煎至八分，空心服。

【主治】崩漏不止，血下无度。

96114 **樗白皮散**(《得效》卷六)

【组成】樗根白皮一握　粳米五十粒　葱白一握　甘草一二寸　豉二合

【用法】上用水一升，煮取半升，顿服。小儿量大小加减。

【主治】下痢，诸药不效者。

96115 **樗白皮散**(《普济方》卷二一三)

【组成】樗根白皮　大麻油　酢泔淀　椒　豉

【用法】上以水五升，先取椒、豉煎，绞取汁二升，和樗汁、麻油、泔淀三味，分为二分。一分灌下部，隔一日复取余者再灌，其药温用。

【主治】久痢。

96116 **樗白皮散**

《杂病源流犀烛》卷十七。为《本草衍义》卷十五“人参散”之异名。见该条。

96117 **樗白棋子**(《卫生总微》卷十二)

【组成】樗根白皮(捣碎)

【用法】上研细，以面拌和，切作小颗棋子，日晒少时，又拌面一次，凡三过为度，用水煮熟，加盐醋顿服。

【主治】小儿疳气瘦弱，下利白脓，久而不愈，困重者。

96118 **樗树皮散**(《圣惠》卷五十九)

【组成】樗树皮一两(炙黄，剉)　甘草一分(炙微赤，剉)　川椒五粒(去目及闭口者，微炒去汗)

【用法】上以水二大盏，浸一宿，煎至中盏内七分，去滓，食前温服。

【主治】赤白久痢不止。

96119 **樗树皮散**(《圣惠》卷五十九)

【组成】樗树皮一两(炙黄，剉)　橡实一两　地榆一两(剉)　黄连一两(去须，微炒)　甘草半两(炙微赤，剉)

【用法】上为细散。每服二钱，以粥饮调下，不拘时候。

【主治】久血痢，日夜不止。

96120 **樗树根丸**(《万氏家抄方》卷二)

【异名】樗根皮丸(《东医宝鉴·内景篇》卷一引《入门》)。

【组成】椿根白皮(炒)

【用法】上为末，酒糊为丸服。或用八物汤加青黛、海石、黄柏煎汤吞服。

【主治】房劳内伤，气血两虚，不能固守，精滑不时，或作梦遗。

96121 **樗树根丸**

《摄生众妙方》卷七。为《医学纲目》卷三十四“樗皮丸”之异名。见该条。

96122 **樗树根散**(《圣惠》卷九十三)

【组成】臭樗根皮一分(剉，炒微黄)　枳壳半两(麸炒微黄，去瓤)　黄连半分(去须，微炒)　芜荑半分(微炒)　赤芍药半分

【用法】上为粗散。每服一钱，以水一小盏，加入豉三十粒，葱白一茎，煎至五分，去滓，量儿大小，分减温服，不拘时候。

【主治】小儿脓血痢，如鱼脑，困重。

96123 **樗根皮丸**

《东医宝鉴·内景篇》卷一引《入门》。为《万氏家抄方》卷二“樗树根丸”之异名。见该条。

96124 **樗白固经丸**

《简明医彀》卷七。为方出《丹溪心法》卷五，名见《医方类聚》卷二一〇引《新效方》“固经丸”之异名。见该条。

96125 **樗根白皮丸**(《古今医鉴》卷八)

【异名】樗白皮丸(《国医宗旨》卷三)。

【组成】白术　枳实(面炒)　茯苓　柴胡　升麻各二钱　黄柏(盐水炒)　知母(盐水炒)　牡蛎(煅)各三钱　韭子(炒)一两　芍药(炒)五钱　樗根白皮七钱

【用法】上为末，神曲糊丸。每服五十丸，空心盐汤送下。

【主治】湿热伤脾，遗精久不止。

96126 **樗根白皮散**

《鸡峰》卷十六。为《圣济总录》卷一六五“樗皮丸”之异名。见该条。

96127 **樗根米泔汁**(《卫生总微》卷十二)

【组成】樗根白皮　粟米泔

【用法】将樗根白皮煮取浓汁半鸡子壳，和入粟米泔半鸡子壳。同灌下部。

【主治】疳气瘦弱，下利白脓，久而不愈。

樱

96128 **樱茹汤**(《名家方选》)

【组成】樱茹　槲木皮各四钱　杨梅皮一钱　忍冬二钱　甘草少许

【用法】水煎服。

【主治】一切血毒热肿。

96129 **樱桃丸**(《普济方》卷一一五)

【组成】川乌一只(大者，去皮，生用)　羌活一两　麝香五分(另研)　脑子五分(另研)　草乌半钱(去皮，生用)　川独活一两　当归一两半(去芦)　海桐皮(去皮)一两　威灵仙(去芦)一两　朱砂一两(细研，一半入药，一半为衣)

【用法】上为细末，炼蜜为丸，如樱桃大，朱砂为衣。每服一丸，细嚼，食前、临卧温酒送下。

【主治】手足风疾。

96130 **樱桃散**(《普济方》卷三〇七)

【组成】樱桃叶　生姜

【用法】上同捶碎。入酒捣研，调敷伤处。

【主治】诸种蛇伤。

96131 **樱桃煎**(《仙拈集》卷三)

【组成】樱桃核四十九粒，葱头一个

【用法】水煎服。

【主治】闷痧。

96132 **樱桃胶囊**(《中药制剂汇编》)

【组成】干樱桃叶

【用法】煎剂水浴浓缩，烤干制粉，分装胶囊，每粒含生药1.4克。每次3～4粒，早、中、晚三次口服。

【功用】止咳化痰。

【主治】慢性气管炎。

96133 **樱桃树叶栓**(《中药制剂汇编》)

【组成】樱桃树叶2000克(洗净)

【用法】上药加水浸没，煮沸一小时；四层纱布过滤，残渣加水煮沸一小时。合并二次滤，浓缩成400毫升，加入苯甲酸钠，将明胶用少许蒸馏水浸泡一小时，待明胶湿透后，沥去多余水分，再加甘油、浓缩液，搅拌匀后，水浴上蒸发至4000克，灌入模具，制成栓剂。将栓置于阴道后穹窿处，连续上药十天。

【功用】杀虫，消炎，止痒。

【主治】滴虫性阴道炎。

橡

96134 **橡子散**(《圣惠》卷九十三)

【组成】橡实二两(微炒)　干柏叶半两(微炙)

【用法】上为细散。每服半钱，水煮乌梅汁调下，不拘时候。

【主治】小儿水谷痢，日夜不止。

96135 **橡斗散**(《朱氏集验方》卷六)

【组成】橡斗子一合(内以生硫黄合之，纸裹，以盐泥固济，火煅存性，候冷)

【用法】上为细末。空心酒调下。

【主治】便血。

96136 **橡斗散**(《幼科发挥》卷四)

【组成】栎橡子壳不拘多少。

【用法】将橡斗入盐填满，二斗相合，放火中烧过，研末搽牙。

【主治】小儿齿根黑烂，臭息出血者，名走马疳。

96137 **橡斗膏**(《直指》卷十四)

【组成】橡斗子(烧存性)

【用法】上为末，猪脂和敷。

【主治】脱肛。

96138 **橡实汤**(《圣济总录》卷七十六)

【异名】橡实散(《普济方》卷二一一)。

【组成】橡实壳(炒)　甘草(炙)　荔枝壳　石榴皮各等分

【用法】上为细末。每服半两，水一盏半，煎至八分，去滓温服。

【主治】赤白痢疾。

96139 **橡实散**(《圣惠》卷五十九)

【组成】橡实一两　酸石榴皮一两(微炒)　黄牛角䚡一两(烧灰)

【用法】上为细末。每服二钱，以粥饮调下，不拘时候。

【主治】赤白痢，日夜不禁。

96140 **橡实散**(《圣惠》卷五十九)

【组成】橡实一两　干姜一两(炮裂，剉)

【用法】上为细散。每服二钱，以粥饮调下，不拘时候。

【主治】赤白久痢，日夜不止。

96141 **橡实散**(《圣济总录》卷七十六)

【组成】橡实二枚(满壳入密陀僧末，炭火煅赤，为末)　诃黎勒皮(为末)与前等分

【用法】上为细末，分作五服，空心、食前米饮调下。

【主治】新久脓血痢。

96142 **橡实散**

《普济方》卷二一一。为《圣济总录》卷七十六“橡实汤”之异名。见该条。

96143 **橡斗子散**(《圣惠》卷七十九)

【组成】橡斗子灰二钱　白矾灰二钱　密陀僧半钱　龙骨半钱　自然铜半两　乱发灰一钱　麝香半钱(细研)

【用法】上为细散。每服半钱，食前以粥饮调下。

【主治】产后休息痢。

96144 **橡斗子散**(《续易简方》卷四)

【组成】橡斗子　槐花各一两(同炒黄色)　白矾一分

【用法】上为细末。每服二钱，温酒调下。

【主治】酒痢便血，经年不愈者。

槲

96145 **槲叶饮**(《圣济总录》卷一五二)

【组成】槲叶脉二两半(炙，剉)　地榆二两(剉)　阿胶(炒令燥)　青竹茹各一两

【用法】上为粗末。每服三钱匕，水一盏，煎七分，去滓温服，日二夜一。

【主治】妇人经血不得止。

96146 **槲叶散**(《圣惠》卷十六)

【组成】槲叶一两　地榆三分(剉)　木贼三分(剉)　赤芍药三分　伏龙肝三分

【用法】上为细散。每服二钱，以粥饮调下，不拘时候。

【主治】时气，大肠实热，下血不止，脐下㽲痛。

96147 **槲叶散**(《圣济总录》卷六十八)

【组成】槲叶不拘多少

【用法】上为散。每服二钱匕，水一盏，煎五七沸，和滓温服，不拘时候。

【主治】吐血。

96148 **槲皮汤**(《圣济总录》卷一四七)

【组成】槲木北阴白皮一大握(长五寸，细剉)

【用法】上用水三盏，煎至一盏，去滓，空腹顿服。得吐即愈。

【主治】蛊毒。

96149 **槲皮汤**(《圣济总录》卷一六六)

【组成】槲皮三升(细切)

【用法】上用水一斗，煮取七升，通手便洗，频暖洗之，不拘时候。

【主治】产后妒乳，结滞成痈肿，发热疼痛。

96150 **槲皮汤**(《卫生总微》卷十一)

【组成】新槲皮不拘多少(去外黑皮，细切，晒干)

【用法】每服二钱，水一盏，煎至半盏，去滓，更煎如膏。量儿大小，食前温服。

【主治】小儿诸般赤白痢。

96151 **槲皮散**(《圣惠》卷六十六)

【组成】槲皮一分(炙黄) 玄参一分 蝉壳五枚 苦参一分(剉) 斑蝥二七枚(去头足翅,糯米拌炒,令米黄为度) 白僵蚕四十九枚(微炒赤)

【用法】上为细散,每服二钱,每日空心以盐茶调下。良久以盐茶投之,小便内当取下恶物。

【主治】风瘘。出赤水,肿痛。

96152 **槲皮散**(《圣济总录》卷一二八)

【组成】槲皮三两(烧令烟尽)

【用法】上为细散。每服二钱匕,空腹米饮调下,日晚再服。

【主治】附骨痈。

96153 **槲皮散**(《圣济总录》卷一四七)

【组成】槲木北阴白皮 桃根白皮各四两(细剉) 猬皮灰 乱发灰各一两 大麻子汁五升

【用法】先以水五盏,煮槲皮、桃根皮,取浓汁二盏,和麻子汁。每服暖汁一盏,调乱发灰、猬皮灰二钱匕,令病人少食旦服,须臾用水一盆,以鸡翎引吐于水中,如牛涎诸蛊并出。

【主治】蛊毒下血,如烂肉片,心腹疞痛,如有物啮,若不即治,蚀入五脏乃死。

96154 **槲皮散**(《丹溪心法附余》卷二十二)

【组成】槲皮(去粗皮)不拘多少。

【用法】上切碎。用水煎汤,频洗。

【主治】婴孩、小儿患瘰疬作痛。

96155 **槲皮煎**(《圣惠》卷六十六)

【组成】槲树根北阴白皮十片 厕屋上雌雄鼠粪各十四枚(微炒用粒)

【用法】上药以水一硕,先煮槲皮取一斗,去滓,重煎如饧,入鼠粪及酒一升,搅匀。每服半匙,每日空心以温酒调下。服后得疮中虫出即愈。

【主治】鼠瘘。

96156 **槲皮膏**(《圣济总录》卷一二七)

【组成】槲木白皮(细切)五斤

【用法】上以水二斗,煎至三升,绞去滓,重熬成膏。每服半枣大,渐加至枣许,每日空心服,一日二次。兼敷疮上,一日三两度。

【主治】诸瘘。

樟

96157 **樟木散**(《圣惠》卷二十七)

【异名】三木节散(《圣济总录》卷八十七)。

【组成】樟木瘤节三两(剉) 皂荚瘤节三两(剉) 槐木瘤节三两(剉) 天灵盖一两(涂酥炙令黄) 牛黄三分(细研) 麝香半两(细研)

【用法】上为细散,入牛黄、麝香令匀。每服二钱,空心及晚食前以温酒送下。

【主治】风劳。羸瘦,面色青黄,肢节烦重,神思不安,脏腑虚伤,有虫所作,令人心躁,食饮无味。

96158 **樟木散**(《普济方》卷二四五)

【组成】樟木一两(涂生姜汁炙令黄)

【用法】上为散,每服一钱,以粥饮调下,不拘时候。

【主治】脚气。痰壅呕逆,心胸满闷,不下饮食。

96159 **樟木散**(《丁甘仁家传珍方选》)

【组成】樟木炭不拘多少。

【用法】上为末。粥饮汤调敷。

【主治】流火。

96160 **樟木煎**(《嵩崖尊生》卷七)

【组成】樟木

【用法】煎汤。大吐之。

【主治】搅肠痧(干霍乱)。腹痛甚,四肢冷。

96161 **樟冰散**(《惠直堂方》卷二)

【组成】艾五分 川椒七粒(开口者) 樟脑三钱

【用法】上药盛碗内,上用一碗对合扣紧,用纸封固,下以炭火如鸡子大一块炙之,佛香一寸为度,冷定开取升上碗内白霜。取少许纳牙内。

【主治】牙痛。

【备考】霜以白色为妙,若火猛则色红。一方川椒、樟冰、薄荷等分,升如上法亦妙。

96162 **樟冰散**(《青囊秘传》)

【组成】樟冰一钱 月石三钱 大泥一分 薄荷一钱 僵蚕一钱

【用法】上为末。搽擦痛处。

【主治】牙痛。

96163 **樟柳散**(《鸡峰》卷十九)

【组成】白樟柳一斤 陈皮二两 木香一两 赤小豆面四两

【用法】上为细末,加水和丸,如绿豆大。每服二十丸,橘皮汤送下;或为散,作鲤鱼羹,如料入用。

【主治】诸般水肿。

96164 **樟脑丹**(《洞天奥旨》卷八)

【组成】樟脑三钱 雄黄三钱

【用法】上为末。先用荆芥根剪碎,煎沸汤,温洗良久,看烂破紫黑处,以针刺出血,再洗三四次,然后用樟脑、雄黄末麻油调匀,上出水,次日再洗再扫,以愈为度。

【主治】瘰疬溃烂,牵至胸前、两腋或两肩上,块如芥子大,四五年不愈者。

【宜忌】专忌酒色。

96165 **樟脑油**(《中医皮肤病学简编》)

【组成】硫酸镁 10 克 甘草 10 克 樟脑油 10 毫升

【用法】上药置于乳钵内,研至液化。外用。

【主治】带状疱疹。

96166 **樟脑酊**(《中医皮肤病学简编》)

【组成】土槿皮 6 克 樟脑 6 克 斑蝥 1.5 克 酒精 60 毫升

【用法】先将土槿皮、斑蝥研成粉,加入酒精浸三天。过滤后,滤液加樟脑备用。每日外搽一次,用消毒纱布包,以起水疱结痂自愈。

【主治】神经性皮炎。

96167 **樟脑散**

《不知医必要》卷四。为《外科证治全书》卷三“樟硫散”之异名。见该条。

96168 **樟脑膏**(《仙拈集》卷四)

【组成】樟脑五六钱　猪油　葱白

【用法】共捣烂,厚敷疮上,油纸裹好,扎紧,一日一换。不可见风。

【主治】臁疮。

96169 **樟硫散**(《外科证治全书》卷三)

【异名】樟脑散(《不知医必要》卷四)。

【组成】硫黄一钱　樟脑　川椒红　生白矾各二钱

【用法】上为末。用白萝卜一个掏空,将药填满,以萝卜盖之,纸包三四层,灰火内煨半时许,俟冷取出。同熟猪油调稠,搽患处。

【主治】钮扣风。生于颈下天突穴之间,由汗出之后,风邪袭于皮腠,起如粟米,瘙痒无度,抓破津水,误用水洗,浸淫成片。

96170 **樟雄散**(《医级》卷八)

【组成】樟脑　风化消　雄黄各等分

【用法】上为末。掺擦牙缝。

【主治】虫蛀牙痛。

96171 **樟辣酊**(《中医皮肤病学简编》)

【组成】纯樟脑 10 克　新鲜红辣(洗净,切碎)5 ~ 10 克

【用法】先将樟脑溶于酒精内,再将红辣泡入酒精内,历五七日,最后加甘油。外涂。

【主治】冻疮。

96172 **樟丹油膏**(《疡科纲要》卷下)

【组成】锌养粉　东丹　凡士林　樟冰量加

【用法】上同杵匀成膏,樟冰分量视痒轻重而定。用时先洗洁净,拭干脓水,再涂此膏,重者用绵纱轻裹,一日一换。

【主治】游风湿注,黄水疮,脓窝疮,脓水浸淫,痒不可忍。

橄

96173 **橄榄丸**(《杨氏家藏方》卷二十)

【组成】百药煎一两　白梅肉二钱　檀香二钱　蒲黄二钱　脑子一分(研)　麝香一分(研)

【用法】上研匀,甘草膏和丸,如绿豆大。每服三五丸,含化。

【功用】生津液,压壅热。

96174 **橄榄丸**(《得效》卷十五)

【组成】川百药煎　乌梅　甘草　石膏各等分

【用法】上为末,炼蜜为丸,如弹子大。每服一丸,噙化。

【功用】止渴润咽喉。

【主治】❶《普济方》:妇人口干烦躁。❷《证治要诀》:咳嗽。

96175 **橄榄汤**(《百一》卷二十)

【组成】百药煎三两(细切作片子)　檀香(剉,焙)　白芷各半两　甘草(炙)一两

【用法】上为细末。沸汤点服。

【功用】《遵生八笺》:止渴生津。

96176 **橄榄饮**(《准绳·幼科》卷六)

【组成】橄榄

【用法】从中截断,取汁少许,口服。

【主治】小儿痘疹倒靥。

96177 **橄榄散**(《杨氏家藏方》卷十三)

【组成】橄榄核不拘多少

【用法】灯上烧灰,为细末。每服二钱,空心、食前陈米饮调下。

【主治】肠风下血,久不愈者。

96178 **橄榄散**(《济生》卷五)

【组成】橄榄不拘多少(烧灰)

【用法】上为细末。以猪油调涂患处。

【主治】唇紧,燥裂生疮。

96179 **橄榄散**(《普济方》卷三〇〇引《海上名方》)

【组成】橄榄核

【用法】上烧存性,为末,入轻粉,油调涂。

【主治】冻脚疮。

96180 **橄榄散**(《温氏经验良方》)

【组成】橄榄一斤(连核捣烂)

【用法】上用砂锅煮成稀糊,每服一匙,早、晚开水冲服。

【主治】多年羊癫疯症。

96181 **橄榄膏**(《绛囊撮要》)

【异名】痫症橄榄膏(《饲鹤亭集方》)。

【组成】橄榄十斤

【用法】砂锅内煮数滚,去核,入石臼内捣烂,仍入原汤煎腻出汁,易水再煎,煎至无味,去滓,以汁共归一锅,煎浓成膏,加白明矾八钱,研细入膏和匀。每服三钱,开水送服,早、晚各一次。初起轻者,取橄榄咬破一头,蘸矾末入口,味美易食,至愈为止。

【主治】❶《绛囊撮要》:癫痫,及肝火上逆之症;❷《饲鹤亭集方》:木火生痰,痰迷心窍,神昏痫厥,口吐涎沫者。

96182 **橄榄膏**

《全国中药成药处方集》上海方。为原书"青果膏"之异名。见该条。

96183 **橄榄晶颗粒**(《成方制剂》9 册)

【组成】姜半夏 75 克　紫苏叶 50 克　苦杏仁 100 克　高良姜 25 克　山楂片 100 克　小茴香 50 克　花椒 50 克　绿衣枳实 50 克　甘草 100 克　陈皮 75 克　香附 50 克　厚朴 75 克　薄荷 50 克　砂仁 25 克　桂皮 50 克　丁香 25 克　八角茴香 25 克　鲜青果 900 克(或咸青果 1125 克)

【用法】上制成颗粒剂。开水冲服,一次 15 克,一日 3 ~ 6次。

【功用】开胃下气,消食导滞,祛暑止泻,增进食欲,醒酒止呕。

【主治】食积停滞,食欲不振,胸腔痞满,暑湿腹泻,醉酒呕吐。

聤

96184 **聤耳散**(《外科全生集》卷四)

【组成】鲜鳇鱼脑中枕骨(煅)

【用法】上研末，每两加冰片一钱，研匀。用时拭干脓水，取少许吹入耳内。吹三四次立愈。

【主治】耳内有脓作痛。

96185 **聤耳散**(《疡科遗编》卷下)

【组成】石首鱼枕骨二两(炙) 胭脂一钱(炙) 冰片三钱

【用法】共研匀细。吹耳内。

【主治】小儿聤耳流脓。

96186 **聤耳流脓药** (《疡科纲要》卷下)

【组成】龙骨 枯矾各三钱 黄丹二钱 元寸二分

【用法】上各为细末。先以核桃肉打油滴入，棉花卷净，后入本药，再滴核桃油二滴。

【主治】聤耳流脓。

96187 **聤耳出脓水散**(《外台》卷二十二引《集验良方》)

【组成】矾石 乌贼鱼骨 黄连 龙骨

【用法】上为末。以枣核许绵裹塞耳中，一日二次。

【主治】聤耳脓水不断者。

聪

96188 **聪耳丸**(《本草纲目》卷十三引《龚氏经验方》)

【组成】细辛

【用法】上为末，熔黄蜡为丸，如鼠屎大。绵裹一丸塞之。

【主治】诸般耳聋。

【宜忌】戒怒气。

96189 **聪耳汤**(《便览》卷一)

【组成】柴胡 石膏 知母 黄芩 生地 川芎 南星 黄柏 桔梗 甘草 芍药 枳壳 前胡

【用法】上加生姜三片，水煎服。

【主治】耳聋失聪。

96190 **聪耳汤**(《古今医鉴》卷九)

【组成】当归(酒洗)一钱 白芍(酒炒)一钱 川芎一钱 生地黄(酒洗)一钱 知母(酒炒)一钱 陈皮一钱 乌药一钱 白芷一钱 防风(酒洗)一钱 羌活(酒洗)一钱 独活(酒洗)一钱 细辛七分 薄荷一钱 蔓荆子一钱 藁本(酒洗)一钱 黄柏(酒炒)一钱

【用法】上作一剂。水煎，食后服。用药后头低睡一时。

【主治】耳重听。

96191 **聪明汤**(《古今医鉴》卷八)

【组成】白茯神 远志肉(甘草水泡) 石菖蒲(去毛，一寸九节者)各三两

【用法】上为极细末。每日三五钱，煎汤，空心食后服，不拘次数。

【主治】不善记而多忘者。

96192 **聪耳四物汤**(《鲁府禁方》卷三)

【组成】当归(酒洗) 川芎 赤芍 生地黄各一钱 石菖蒲 酸枣仁(炒) 白芷 木通 枳壳(麸炒) 青皮(去瓤) 荆芥 薄荷 藁本各七分 甘草二分

【用法】上剉。水煎，食后服。

【主治】耳闭。

96193 **聪耳地黄丸**(《吴氏医方汇编》卷一)

【组成】六味地黄丸加远志 石菖蒲 牛膝各一两 杏仁八钱

【用法】上为蜜丸，如梧桐子大，每服五十丸，以酒送下。

【主治】耳病。

96194 **聪耳达郁汤**(《重订通俗伤寒论》)

【组成】冬桑叶 夏枯草 鲜竹茹 焦山栀 碧玉散 鲜生地各二钱 女贞子三钱 生甘草四分 鲜石菖蒲汁四匙(冲)

【功用】清肃余热。

【主治】黄耳伤寒。火清毒解，尚觉耳鸣时闭者。

96195 **聪耳芦荟丸**(《外科正宗》卷四)

【组成】芦荟 大黄(蒸熟) 青黛 柴胡各五钱 龙胆 当归 山栀 青皮 黄芩各一两 木香二钱 南星三钱 麝香五分

【用法】上为末，神曲糊为丸，如绿豆大。每服二十一丸，食后姜汤送下，一日三次。

【主治】肝胆有火，耳内蝉鸣，渐至重听，不闻声息者。

96196 **聪耳芦荟丸**(《重订通俗伤寒论》)

【组成】生熟川军 芦荟 青黛 柴胡各五钱 龙胆草 黄芩 山栀 当归 青皮各一两 青木香 杜胆星各二钱 当门子五分

【用法】神曲糊丸。每服八分至一钱，以麻黄连翘赤小豆汤送下。外用清涤耳毒水灌耳。

【功用】苦寒清利，解毒泻火。

【主治】黄耳伤寒。两耳红肿黄亮，扪之焮热而痛，两腮红肿痛甚，耳中亦红肿，筑筑然痛，时有黄涎流出，声如蝉噪，两目发黄，身热体痛，恶寒无汗，背脊拘挛串痛，强直难伸，不能转侧，溺短赤涩，脉右濡滞，左浮弦略紧，舌苔白腻带黄，边尖色红，病由风热挟湿温时毒引起的流行性中耳炎。

96197 **聪耳抑火汤**(《何氏济生论》卷六)

【组成】黄芩 柴胡 当归 香附 花粉各八分 木通 薄荷 枳壳各四分 贝母 菖蒲 甘草各六分 防风 桔梗各七分 黄连四分

【用法】水煎服。

【主治】痰火上升，耳窍闭塞不通者。

96198 **聪耳益气汤**(《增补内经拾遗》卷四)

【组成】人参 白术 白茯苓 甘草 黄耆 当归 防风 荆芥 橘皮 升麻 柴胡 石菖蒲

【用法】上㕮咀，作一服。水二钟，煎八分。空心温服。

【功用】益气聪耳。

【主治】精脱耳聋。

96199 **聪明益气汤**(《医学集成》卷一)

【组成】黄耆 人参 焦术 当归 橘红 升麻 柴胡 防风 石菖蒲 荆芥 荠草

【用法】水煎服。

【主治】肾虚久病耳聋者。

赭

96200 **赭石挨癖丸**(《保赤存真》卷九)

【组成】赭石（水飞） 青皮（醋炒） 莪术（煨） 木香 肉桂各三钱 巴豆霜（去油） 大黄各一钱

【用法】上为末，醋煮面糊为丸，如萝卜子大。每服五丸，姜汤送下。

【主治】血膜裹水成癖，胁旁时时作痛，时发潮热，或寒热往来似疟，气壮者。

96201 **赭遂攻结汤**（《衷中参西录》上册）

【组成】生赭石二两（轧细） 朴消五钱 干姜二钱 甘遂一钱半（轧细，药汁送服）

【用法】水煎，送服甘遂末。若呕多者，可先用赭石一两，干姜半钱煎服，以止其呕。

【主治】因饮食过度，或因恣食生冷，或因寒火凝结，或呕吐日久，胃气冲气皆上逆而不下降，宿食结于肠间，不能下行，大便多日不通。

【加减】热多者，去干姜；寒多者，酌加干姜数钱。

【方论选录】朴消虽能软坚，然遇大便燥结过甚，肠中毫无水分者，其软坚之力将无所施；甘遂辛窜之性，最善行水，能引胃中之水直达燥结之处，而后朴消因水气流通，乃得大施其软坚之力；特是甘遂力甚猛悍，以攻决为用，能下行亦能上达，若无以驾驭之，服后恒至吐泻交作，况此证多得之涌吐之余，或因气机不能下行，转而上逆，未得施其攻决之力，而即吐出者，故用赭石以镇逆，干姜以降逆；且干姜性热，朴消性寒，二药并用，善开寒火之凝结，使肠间停滞得以下行。

豌

96202 **豌豆汤**（《圣济总录》卷八十二）

【组成】豌豆二升

【用法】上用水五斗，葱白十茎劈碎，椒三分，煮取汤二斗，倾入两瓷瓮，两脚各放瓮中浸，遣人从膝上淋洗百遍。

【主治】脚气，抬肩喘。

96203 **豌豆香薷散**（方出《圣惠》卷四十七，名见《普济方》卷二〇一）

【组成】豌豆三合 香薷三两

【用法】上以水三大盏，煎至一盏半，去滓，分为三服，温温服之，如人行五里再服。

【主治】霍乱。吐利转筋，心膈烦闷。

醋

96204 **醋附丸**

《校注妇人良方》卷一。为《医方大成》卷十引《澹寮方》“醋煮香附丸”之异名。见该条。

96205 **醋附方**（《奇效良方》卷五十八）

【组成】附子

【用法】将附子以醇醋煮一宿，削如枣核，以棉裹塞耳中。

【主治】耳聋，疼痛。

96206 **醋鸡子**（《圣济总录》卷一六〇）

【组成】酽醋 生鸡子

【用法】先以酽醋半盏，煎数沸，打破鸡子一枚，投于醋中，熟搅令匀，顿服之。

【主治】产后血运迷闷，不省人事，面唇青冷。

96207 **醋泡方**（《朱仁康临床经验集》）

【组成】荆芥18克 防风18克 红花18克 地骨皮18克 皂角刺30克 大枫子30克 明矾18克

【用法】上药用米醋1500毫升，放盆中泡三至五天备用。每天晚上将手或脚浸泡半小时，每剂药连续泡两周为一疗程，有效继续泡二至三个疗程。

【主治】鹅掌风，干脚癣。

96208 **醋煮散**（《女科万金方》）

【异名】醋煎散（《张氏医通》卷十五）。

【组成】三棱 莪术 官桂 赤芍 香附 甘草 乌药

【用法】临服加醋一匙。

【主治】❶《女科万金方》：产后胎衣不下，血闷冲心。❷《张氏医通》：经行少腹结痛；产后恶露不行。

【加减】血盛，加红花、当归、青皮。

【备考】《张氏医通》本方用法，通用醋炒，为散，每服三钱，空心砂糖汤调服。

96209 **醋黄散**（《血证论》卷八）

【组成】大黄一钱 郁金子一钱 降香一钱 三七一钱 当归三钱 牛膝二钱（上用醋炒）

【用法】上为末。以酒、童便冲服。

【功用】下瘀止血。

【主治】吐血。血既止后，其经脉中已动之血，有不能复还故道者，上则着于背脊胸膈之间，下则着于胁肋少腹之际，着而不和必见疼痛之症，或流注四肢则为肿痛，或滞于肌腠则生寒热。

96210 **醋煎丸**（《杨氏家藏方》卷十五）

【组成】高良姜（剉碎，入油炒黄）二两 干姜（炮）二两 附子四枚（重六钱者，去皮脐尖） 金毛狗脊（去毛）一两

【用法】上为细末，别用艾叶末二两，酽醋三升，煎至一升半，次入面一两，再熬成膏，和前药末为丸，如梧桐子大。每服三十丸，空心、食前淡醋汤送下。

【主治】血海久冷，赤白带下，月候不调，脐腹刺痛。

96211 **醋煎散**（《杨氏家藏方》卷十六）

【组成】高良姜一两 当归（洗，焙） 肉桂（去粗皮） 白芍药 陈橘皮 乌药各十两

【用法】上为细末。每服三钱，水半盏，醋半盏，同煎至七分。通口服之，不拘时候。

【主治】妇人血气，腹胁刺痛不可忍者；及产后败血，儿枕刺痛。

96212 **醋煎散**

《张氏医通》卷十五。为《女科万金方》“醋煮散”之异名。见该条。

96213 **醋榴浆**

《圣济总录》文瑞楼本卷一〇一。即原书人卫本“酸榴浆”。见该条。

96214 **醋鳖丸**（《医学入门》卷七）

【组成】鳖甲 诃黎勒皮 干姜各等分

【用法】上为末，醋糊为丸，如梧桐子大。每服三十丸，空心白汤送下。

【主治】瘕癖。

96215　醋大黄丸

《胎产心法》卷中。为方出《儒门事亲》卷十五，名见《卫生宝鉴》卷十八"血竭膏"之异名。见该条。

96216　醋石榴丸

《圣济总录》文瑞楼本卷十八。为《圣惠》卷二十四"醋石榴子方"之异名。见该条。

96217　醋石榴煎(《圣惠》卷二十三)

【组成】醋石榴皮一两　防风一两(去芦头)　羌活一两半　桂心一两　白术一两　赤箭一两　附子一两(炮裂，去皮脐)　赤茯苓一两　牛膝一两(去苗)　赤芍药一两　枳壳一两(麸炒微黄，去瓤)　山茱萸一两　羚羊角屑一两

【用法】上为末。用酒五升，慢火熬成膏，盛于不津器中。食前以暖酒调下半匙。

【主治】中风。手脚不遂，口面偏斜，语涩垂涎。

96218　醋石榴子方(《圣惠》卷二十四)

【异名】醋石榴丸(《圣济总录》卷十八文瑞楼本)、酸石榴丸(《圣济总录》卷十八人卫本)。

【组成】酸石榴七颗(去皮，置于盆内，炊饭甑上蒸烂，绞取汁)　冬消梨二十颗(去皮核，研绞取汁)　羌活一两　犀角屑半两　防风一两(去芦头)　干薄荷叶一两　茺蔚子半两　白附子半两(炮裂)　苦参半两(剉)　人参一两(去芦头)　乌喙半两(炮裂，去皮脐)

【用法】上药除汁外，为末，取前二味煎如膏，和丸如梧桐子大。每服二十丸，以温酒调下，不拘时候。

【主治】紫癜风。

96219　醋石榴饮子(《圣惠》卷十九)

【组成】醋石榴皮一枚(剉)　生姜一两(折碎)　青州枣十四枚(掰，去核)　黑豆二合

【用法】上以淡浆水三大盏，煎至一盏半，去滓，入牛乳三两，好梨二颗(绞取汁)，和令匀。温服一合，不拘时候。

【主治】中风不得语。

96220　醋制香附丸(《成方制剂》3册)

【组成】香附(醋制)280克　益母草10克　当归20克　熟地黄20克　白芍15克　柴胡15克　川芎10克　延胡索(醋制)10克　乌药10克　红花9克　干漆(炭)10克　三棱(醋制)10克　莪术(醋制)10克　艾叶(炭)10克　牡丹皮5克　丹参5克　乌梅5克

【用法】上制成丸剂。口服，一次1丸，一日2次。

【功用】调气和血，逐瘀生新。

【主治】气滞血瘀，癥瘕积聚，行经腹痛，月经不调。

【宜忌】孕妇忌服。

96221　醋酒白丸子(《幼幼新书》卷二十七引《婴孺方》)

【组成】半夏(洗)　人参各三分　桔梗　附子(炮，去皮脐)　干姜各四分

【用法】上为末，以苦酒和丸，如小豆大。一岁儿每服一丸，一日三次。

【主治】小儿吐利中寒并客忤。

96222　醋煮三棱丸(《卫生宝鉴》卷十四)

【组成】川芎二两(醋煮微软，切片)　京三棱四两(醋煮软，竹刀切片，晒干)　大黄半两(醋纸裹，火煨，切)

【用法】上为末，水糊为丸，如梧桐子大。每服三十丸，温水送下，不拘时候。

【主治】远年近日一切积聚。

96223　醋煮香附丸(《医方大成》卷十引《澹寮方》)

【异名】醋附丸(《校注妇人良方》卷一)。

【组成】大香附子(置盆中擦去皮，以米醋浸半日，用瓦锅慢火煮令醋热，滤出切片)

【用法】上研为粉，用米醋煮糊为丸，如梧桐子大，晒干。每服五十丸，淡醋汤送下。

【主治】妇人经候不调，血气刺痛，腹胁膨胀，头晕恶心，崩漏带下，便血癥瘕。

醇

96224　醇醨汤(《外台》卷五引《深师方》)

【组成】生姜三两　乌梅三七枚(劈，一方十四枚)　甘草三两(炙)　桂心二两　常山三两　蘘荷根三两

【用法】上切。以水六升，煮取一升曰醇，未发时须顿服，更以水三升，煮取一升曰醨，至发不断，复顿服。别方说，发日平旦服醨一升，以醇着头边，若欲发便服醇。

【主治】疟。

【宜忌】忌海藻、菘菜、生葱、生菜。

96225　醇醨汤(《外台》卷五引《备急》)

【组成】大黄三分　甘草一分半(炙)　常山一分半

【用法】上以水三升，煮取一升，去滓；更水二升煮滓取一升。未发服醨，醨是后煮者；相次服醇，醇是先煮者。

【主治】间日疟。

【宜忌】忌菘菜，海藻，生葱，生菜。

醉

96226　醉仙丹(《中藏经》卷下)

【组成】麻黄一升(去节，水煮去沫，焙干，作末)　南星七个(大者)　大附子三个(黑者)　地龙七条(去土)

【用法】上除麻黄外，先末之，次将麻黄末用醇酒一斤熬成膏，入药末和丸，如弹子大。每服一丸，食后、临卧以酒含化。汗出为度。

【主治】五脏气虚，风寒暑湿蓄积于中，久而不散，偏枯不遂，皮肤不仁。

96227　醉仙丹

《景岳全书》卷六十四。为《博济》卷五"醉仙散"之异名。见该条。

96228　醉仙汤(《眼科阐微》卷三)

【组成】羌活　防风　柴胡　苍术　白芷　川芎　当归　生地　黄柏(盐水炒)　牛膝　杜仲(盐水炒)　香附(醋炒)　白茯苓各一钱(小儿各七分)

【用法】上用醇黄酒一碗，水一碗，煎至一碗，加食盐七厘搅匀，温服。如能饮者，再饮酒二三杯。

【主治】中年后气血渐衰，患时行目疾，用寒凉药过多，目疾愈后，神光渐减，视物皆花。

96229　醉仙散(《博济》卷五)

【异名】醉仙丹(《景岳全书》卷六十四)。

【组成】胡麻子　牛蒡子　枸杞子　蔓荆子各半两（四味药拣净，洗，一处同炒令烟出为度）　苦参半两　瓜蒌根　防风（去芦）各半两　白蒺藜半两

【用法】上为末，每十五钱药末，入轻粉二钱，一处拌匀。每服一钱，空心、日午、临卧各一服。

【主治】大风疾，遍身隐疹瘙痒麻木。

【备考】服药后五七日间，先于齿缝内出臭黄涎，浑身疼痛，次后便利下脓血，此是病根得除也。

96230　**醉红散**（《杨氏家藏方》卷十七）

【组成】蜈蚣一条（炙）　白僵蚕（炒，去丝嘴）　全蝎（去毒）各七枚　香白芷　朱砂（别研）各一钱　天仙子一字　曼陀罗花七枚　天南星一枚（大者，作合子，将天南星碎末塞之，用无灰酒浸一宿，湿纸裹，入地坑内，盖合坑口，用炭火二斤煅，时取开用酒浇之，候火尽取出，焙干）

【用法】上为细末。每服一字，病甚者服半钱，急惊，薄荷自然汁调下；慢惊，荆芥汤入酒三五点同调下，不拘时候。

【主治】小儿急慢惊风，潮搐涎盛，口眼偏斜，精神昏闷。

96231　**醉红散**（《小儿病源方论》卷三）

【组成】天南星一枚（大者，酒浸湿纸裹煨熟，焙干）　蜈蚣一条（酒炙）　白僵蚕（去丝嘴）　全蝎（去毒）各七枚　天仙子一字　朱砂（别研）　紫菀　杏仁　龙骨　防风　龙胆草　蝉衣　百合　牛黄（别研）　白芷　麝香各一钱　升麻三钱　大黄（煨）四钱　酥一两　蜜三两

【用法】上药先将牛黄、麝香、朱砂各研为末，除酥、蜜外，余共为末，用水一升，入银锅内煎至三合，以新绵滤去滓，再入锅内，入牛黄、朱砂、麝香末及酥、蜜，以柳篦不住手搅，慢火熬如稠饧为止，入瓷盒内盛，密盖收之。周岁儿每服一鸡头实大，沸汤化下，一日二三次。

【主治】小儿急慢惊风，潮搐涎盛，口眼偏斜，精神昏闷。

96232　**醉红散**（《普济方》卷一〇〇）

【组成】蔓陀罗花半两　朱砂四钱　乳香四钱　天南星四钱（汁制）

【用法】上为细末。每服三钱，酒一盏半，煎至一盏，温服，不拘时候。

【主治】风痫，日夜癫。

96233　**醉消散**

《疡医大全》卷七。为原书同卷“神化丹”之异名。见该条。

96234　**醉惊丸**

《永乐大典》卷九七五引《吉氏家传》。为《苏沈良方》卷十“黑神丸”之异名。见该条。

96235　**醉乡宝屑**（《传信适用方》卷三）

【组成】陈皮四两　缩砂四两　红豆一两六钱　甘草二两四钱　生姜一斤（以上并㕮咀）　盐一两　丁香一钱（剉）　白豆蔻仁一两（碎）

【用法】上同巴豆八粒（不去皮壳，用铁线串定）同用水煮，去巴豆不用，焙干。醉后随意服之。

【功用】宽中化痰，解酲。

【主治】醉酒后恶心呕吐。

96236　**醉乡宝屑**（《奇效良方》卷三十一）

【组成】陈皮　缩砂各四两　红豆一两六钱　甘草（炙）二两四钱　生姜一斤　丁香一钱　槟榔一两　白豆蔻仁一两半

【用法】上为粗末。每用少许，细嚼咽下。

【功用】宽中化痰，止呕解酲。

96237　**醉翁仙方**（《寿世保元》卷六）

【组成】白头翁一斤（去叶，用根）

【用法】上分四服，每服四两，用酒煎。一日三次，二日服尽。

【主治】遍身疙瘩成块如核，不红不痛，皆痰流注而成结核。

96238　**醉头风饼儿**（《女科百问》卷上）

【组成】僵蚕（去丝嘴）　天南星各等分

【用法】上为细末，生姜自然汁和作饼，如钱大，厚五分，阴干。每服一饼，用平胃散三钱，生姜五片，大枣二个，水三大盏，先煎一沸，次将饼捶碎入汤同煎一二沸。

【主治】妇人头晕，挟痰多呕吐者，状若醉头风。

敷

96239　**敷药**（《外科全生集》卷四）

【组成】人指甲　血余

【用法】上置瓦上炙存性，研细末，每两药粉加麝香一钱，再研匀细。日敷患处。初发时，每日五鼓时取服三黄丸四钱，以热陈酒送下，醉盖被取汗；或以泻肝汤每日早晚轮服。

【功用】长肉收口。

【主治】梅杨结毒。

96240　**敷疔散**（《痘学真传》卷七）

【组成】真珠五分　冰片二分　牛黄三分　孩儿茶　血余　黄柏各一钱

【用法】上为末，加血余再研，外敷。

【主治】痘疔。

96241　**敷疔膏**（《准绳·疡医》卷二）

【组成】生蓝叶不拘多少（洗净）

【用法】上叶捣烂，外敷患处，以梗煎酒服。

【主治】疔疮及无名肿毒，瘴气。

96242　**敷和汤**（《三因》卷五）

【组成】半夏（汤洗）　枣子　五味子　枳实（麸炒）　茯苓　诃子（炮，去核）　干姜（炮）　橘皮　甘草（炙）各半两

【用法】上剉为散。每服四钱，水一盏半，煎七分，去滓，食前服。

【主治】已亥之岁，厥阴风木司天，少阳相火在泉，病者中热，而反右胁下寒，耳鸣泪出，掉眩，燥湿相搏，民病黄疸浮肿，时作瘟疠。

【加减】自大寒至春分，加鼠黏子一分；自春分至小满，加麦门冬（去心）、山药各一分；自小满至大暑，加紫菀一分；自大暑至秋分，加泽泻、山栀仁各一分；自秋分直至大

寒，并依正方。

96243 **敷疠膏**(《医级》卷八)

【组成】雄黄 硫黄 白矾 草乌 蛇床(烧存性)各等分

【用法】上为末。蜜水调敷。

【主治】疠风疼痒。

96244 **敷毒散**(《片玉心书》卷五)

【组成】绿豆粉不拘多少

【用法】上为细末。以淡醋调敷肿处，干则易之。内服消毒饮。

【主治】热毒所作，耳旁赤肿。

96245 **敷故散**(《点点经》卷一)

【组成】苍术三钱(米泔水浸过，炒干)

【用法】研末，调敷。外用久盖酒坛旧絮袜一只，烘热，将仙术掷上及匀，趁热捆于痛处。

【主治】酒病血凝气注，痰瘤伤水，骨节疼痛，不分上下。

96246 **敷药散**(《慈禧光绪医方选议》)

【组成】绿豆一两 蝉蜕一钱 荆芥穗三钱 泽兰三钱 秦皮二钱 夏枯草二钱 连翘三钱 白芷三钱 蔓荆子三钱

【用法】共研细面。每用三四钱，淡蜜水调敷。

【功用】祛风清热，消肿解毒。

【主治】皮肤病，丹毒。

96247 **敷贴药**(《医方类聚》卷一九一引《王氏集验方》)

【组成】紫荆皮 独活 白及 大黄 南星 羌活各等分

【用法】上为细末。冷水调贴患处。

【主治】诸疮。

96248 **敷疮药**(《普济方》卷四〇八)

【组成】剪草 宣连 苦参各等分

【用法】上为细末。洗了，次用麻油、轻粉调敷。

【主治】湿疮。

96249 **敷涎膏**(《朱氏集验方》卷十一)

【组成】黄丹 腻粉

【用法】上为末，用蜜调蒸两次。睡时以鹅毛涂敷舌上。

【主治】小儿鹅口、木舌。

96250 **敷脐方**(《直指小儿》卷一)

【组成】瓜蒂 南星 白蔹 赤小豆各等分

【用法】上为末。每用三钱，用芭蕉自然汁调，敷脐四边。

【主治】小儿脐风。

【备考】本方方名，《普济方》引作“敷脐散”。

96251 **敷脐散**

《普济方》卷三六〇。即《直指小儿》卷一“敷脐方”。见该条。

96252 **敷瘰丹**(《类证治裁》卷八)

【组成】乳香 没药 血竭 麝香 辰砂 儿茶 龙骨 白芷 甲片 百草霜 雄黄 鲤鱼胆各等分

【用法】研，敷，外用膏贴。内服立效散。

【主治】瘰疬。初起寒热，拘急肿痛。

96253 **敷身香粉**(《普济方》卷二六八)

【组成】粟米一斗(作粉) 青木香 麻黄根 附子(炮) 甘松香 藿香 零陵香 牡蛎各二两

【用法】上为末，绢袋盛。浴后敷身。

【功用】香身。

96254 **敷穿板药**(《准绳·疡医》卷四)

【组成】地灯心 桁榭根

【用法】上以醋煎蒸熏，渣敷患处。

【主治】足心痈。

96255 **敷穿板药**(《准绳·疡医》卷四)

【组成】滑菜根

【用法】砍烂敷之。

【主治】足心痈。

96256 **敷穿板药**(《准绳·疡医》卷四)

【组成】仙人掌根 水杨梅根

【用法】砍烂敷之。

【主治】足心痈。

96257 **敷痔神膏**(《医方类聚》卷一八三引《卫生十全方》)

【组成】槐皮 槐花 楝实(切) 当归(切)各六钱 甘草 白芷 木鳖子各三钱 赤小豆半合

【用法】上用猪脂五两煎，候白芷赤黄色，用绵滤，停冷。羽毛刷敷患处。

【主治】痔漏。

96258 **敷阳固精丸**(《奇方类编》卷下)

【组成】人参二两 黄耆(酒炒)二两 官桂二两 熟附子一个 川芎一两 杜仲一两(姜炒) 山药(炒)四两 破故纸(炒)四两 小茴香(炒)四两 菟丝子八两(酒煮) 巴戟二两(去心，酒浸) 锁阳二两(酒煮)

【用法】上为末，炼蜜为丸，如梧桐子大。每服三钱，空心滚汤送下。

【主治】阳痿不举，肾虚不固，心肾不交。

96259 **敷齿立效散**(《活幼口议》卷十八)

【组成】鸭嘴胆矾一钱(煅红，研) 麝香少许

【用法】上研匀。每以少许敷齿龈上。

【主治】小儿走马牙疳，牙齿溃烂，出血，齿落。

96260 **敷药六仙散**(《保婴撮要》卷十一)

【组成】苦参 独活 大枫子(去壳油) 枯矾五钱

【用法】上为末。柏油调敷。

【主治】诸疳疮疥。

96261 **敷药合掌散**(《普济方》卷二七二引《澹寮方》)

【异名】合掌散(《东医宝鉴·杂病篇》卷八)。

【组成】槟榔五个(为末) 硫黄五钱(生者，研细) 腻粉半钱

【用法】上和匀。每服一钱，安于手心内，油调，夜卧时涂外肾，不得洗手，拭令干。

【主治】身生疮，百药不效。

96262 **敷药必效散**(《保婴撮要》卷十四)

【组成】黄连 黄柏 龙胆草各一两 轻粉五分

【用法】上为末。油调搽。入片脑更效，若用当归膏调敷尤佳。

【主治】下疳腐溃作痛。

96263 **敷药神功散**(《疡医大全》卷八)

【组成】川乌(炮) 黄柏(炙)各等分

【用法】上研细。滴醋调敷,无头漫敷;有头敷四围留顶。

【主治】痈疽。

96264 **敷药瞿麦散**(《得效》卷十六)

【组成】瞿麦

【用法】上药炒令黄色,为末。用鹅涎调,逐时涂眦头。

【主治】❶《得效》:尘埃飞扬入目,粘睛不脱;或被飞砂所伤疼痛,隐涩不开。❷《普济方》:一切眼疾肿痛;浸淫疮等。

96265 **敷贴脚气药**(《朱氏集验方》卷一)

【组成】大戟 茱萸 大黄 官桂各等分

【用法】上为细末。酸醋调敷痛处。

【主治】脚气。

96266 **敷疮如圣散**(《普济方》卷二七二)

【组成】全蝎半两(全者) 紫荆皮一两 明矾八钱 白及一两(好者) 斑蝥二钱(去翅)

【用法】上为细末。先用葱盐汤洗疮口,后以水调药敷患处。如干再用水调。

【主治】诸疮腿脚破裂,皮肉溃烂,脚底穿心。

96267 **敷鼻白矾膏**(《圣惠》卷三十七)

【组成】白矾一两(烧灰)

【用法】上为末,以羊脂旋和少许,敷着息肉上。

【主治】鼻中息肉,不闻香臭。

96268 **敷鼻瓜蒂膏**(《圣惠》卷三十七)

【异名】瓜蒂膏(《普济方》卷五十六)。

【组成】陈瓜蒂一分

【用法】上为末。以羊脂和少许,敷息肉上,一日三次。

【主治】鼻中息肉。

96269 **敷鼻蚯蚓散**(《圣惠》卷三十七)

【异名】地龙散(《圣济总录》卷一一六)、蚯蚓散(《普济方》卷五十六)。

【组成】白颈蚯蚓一条(韭园内者) 猪牙皂荚一梃

【用法】上纳于瓷瓶中,烧熟,研细。先洗鼻内令净,以蜜涂之,敷药少许在内,令清水下尽。

【主治】鼻中息肉。

96270 **敷药大枫子膏**(《保婴撮要》卷十一)

【组成】真轻粉一两 枯矾一两 黄连二两 大枫子肉二两(研膏) 蛇床子二两 柏油六两

【用法】上为末,另入大枫子膏和匀,更入柏油捣成膏。每用少许,涂患处。

【主治】疮疥。

蕙

96271 **蕙草汤**(《外台》卷二引《范汪方》)

【异名】蕙草散(《圣惠》卷十三)。

【组成】蕙草三两 黄连四两 当归二两

【用法】上以水六升,煮得二升,适寒温。饮五合,一日三次。

【主治】伤寒,发热下痢。

【宜忌】忌猪肉、冷水等物。

96272 **蕙草散**

《圣惠》卷十三。为《外台》卷二引《范汪方》“蕙草汤”之异名。见该条。

蕤

96273 **蕤仁丸**(《圣济总录》卷一〇九)

【组成】蕤仁三两 芍药 防风(去叉)各三分 茺蔚子 青葙子 黄芩(去腐) 黄连(去须) 石决明各一两一分 枳壳(去瓤,麸炒) 桂(去粗皮)各一两

【用法】上为细末,枣肉和丸,如梧桐子大。每服二十丸至三十丸,食前黄耆汤送下,一日二次。

【主治】眼生胬肉。

96274 **蕤仁丸**(《圣济总录》卷一一〇)

【组成】蕤仁(去皮) 决明子(微炒) 秦皮(去粗皮,剉) 车前子 甘菊花 黄连(去须) 防风(去叉) 蓝实 槐子各一两半 柴胡(去苗) 人参 白茯苓(去黑皮) 山芋 芎䓖 大黄(剉,炒令香)各一两 甘草(炙)一两半

【用法】上为末,炼蜜为丸,如梧桐子大。每服三十丸,空心米饮送下。

【主治】目生疮,赤肿疼痛,心躁,视物不明。

96275 **蕤仁丸**(《圣济总录》卷一一二)

【组成】蕤仁(去皮) 地肤子 石决明(净洗,别捣) 人参 细辛(去苗叶) 地骨皮(去土) 白茯苓(去黑皮) 白术各二两 楮实三两 石胆(研如粉)半两 空青(别研如粉) 防风(去叉)各一两半 熟干地黄(焙)三分 鲤鱼胆五枚 青羊胆一枚

【用法】上除胆及研药外,细剉,焙,为末,入研药拌匀,胆汁和,炼蜜为丸,如梧桐子大。每服二十丸,食后、临卧米饮送下,一日二次。

【主治】眼见黑花飞蝇,涩痛昏暗,渐变青盲。

96276 **蕤仁丸**(《圣济总录》卷一一二)

【组成】蕤仁三两 黄连(去须) 车前子各二两 人参 麦门冬(去心,焙)各三分 青葙子(汤浸,焙干) 防风(去叉) 黄芩(去黑心) 生干地黄(焙) 秦艽(去苗土) 羚羊角末各一两半 甘草(炙,剉) 天门冬(去心,焙) 丹参(炒) 升麻(炒) 苦参(炒) 羌活(去芦头) 地肤子(汤洗,炒) 决明子(炒) 地骨皮(炒) 菊花(焙) 玄参(炒)各一两一分

【用法】上为末拌匀,炼蜜为丸,如梧桐子大。每服二十丸至三十丸,食后百合汤送下。

【主治】内外障眼。

96277 **蕤仁丸**(《圣济总录》卷一八一)

【组成】蕤仁(汤浸去皮,别捣)一两半 兔肝(炙)一具 栀子仁 黄芩(去黑心) 黄连(去须)各半两 升麻 决明子各三分 细辛(去苗叶)一分

【用法】上为末,炼蜜为丸,如绿豆大,每服三丸至五丸,温水送下,早晚各一次。

【主治】小儿热毒气盛,翳膜侵睛,兼赤眼疼痛。

96278 **蕤仁丸**(《异授眼科》)

【组成】蕤仁(去皮油)六两　黄连一两　石决明(煅)一两　玄精石(煅)二两

【用法】上为末,用黑羊肝一具,竹刀切去筋膜,切片,瓦上焙干为末,同上药末糊为丸。每服七十丸,以茶送下。

【主治】目被物损坏,肿而未破者。

96279 **蕤仁汤**

《普济方》卷七十四。为《圣济总录》卷一〇三"洗眼蕤仁汤"之异名。见该条。

96280 **蕤仁散**(《圣惠》卷十)

【组成】蕤仁　漏芦　黄芩　犀角屑　连翘　川升麻　甘草(炙微赤,剉)　川大黄(剉碎,微炒)各一两　栀子仁半两　枳实半两(麸炒微黄)

【用法】上为散。每服五钱,以水一大盏,加竹叶三七片,煎至五分,去滓温服,不拘时候。

【主治】伤寒热毒攻眼,障翳赤肿。

96281 **蕤仁散**(《圣惠》卷三十二)

【组成】蕤仁二两(去皮)　黄芩二两　栀子仁一两　黄连一两(去须)　秦皮二两(剉)　犀角屑一两　甘草半两

【用法】上为散。每服三钱,以水一中盏半,加竹叶七片,同煎至六分,去滓,食后温服。

【主治】眼暴赤。

96282 **蕤仁散**(方出《圣惠》卷三十二,名见《普济方》卷七十一)

【组成】古文钱四十九文(字号分明者,先捣青盐二两为末,一行钱上,用一行盐末,如此排尽钱盐为度,安一净砖上,以火烧令通赤,吹去灰尘)　蕤仁(汤浸,去赤皮)　黄连(去须)　黄柏(剉)各一分

【用法】上为粗散。取前钱盐一处,用水二大盏,煎至一中盏,去滓,以绵滤过,不拘时候点之。

【主治】远年风赤眼。

96283 **蕤仁散**(《圣惠》卷三十三)

【组成】蕤仁三分　决明子三分　黄连一两(去须)　柴胡一两(去苗)　葳蕤一两　川大黄三分(剉碎,微炒)　黄耆一两(剉)　甘草半两(炙微赤,剉)

【用法】上为粗散。每服三钱,以水一中盏,煎至六分,去滓,食后温服。

【主治】眼生花翳。

96284 **蕤仁散**(《圣惠》卷三十三)

【组成】蕤仁一两(汤浸,去赤皮)　赤茯苓一两半　秦艽一两(去苗)　柴胡一两(去苗)　川大黄半两(剉研,微炒)　枳壳一两半(麸炒微黄,去瓤)　车前子三分　青葙子三分　赤芍药三分

【用法】上为散。每服三钱,以水一中盏,煎至六分,去滓,食后温服。

【主治】眼障翳,多年不退。

【宜忌】忌炙煿、热面、毒滑、鱼肉。

96285 **蕤仁散**(《圣惠》卷三十三)

【组成】蕤仁一两(汤浸,去赤皮)　甘草(炙微赤,剉)　黄芩　枳壳(麸炒微黄,去瓤)　地肤子各半两

【用法】上为粗散。每服四钱,以水一中盏,煎至六分,去滓,食后温服。

【主治】眼大眦生赤脉,冲贯黑睛。

96286 **蕤仁散**

《圣济总录》卷一〇四。为《圣惠》卷三十二"蕤仁膏"之异名。见该条。

96287 **蕤仁散**(《圣济总录》卷一〇九)

【组成】蕤仁(去皮)一两半　羌活(去芦头)　天麻　槐子　山栀子各一两　黄芩(去黑心)　黄连(去须)　菊花各半两

【用法】上为散。每服一钱匕,食后温熟水调下,一日二次。

【主治】眼见黑花,昏暗。

96288 **蕤仁散**(《普济方》卷四〇四)

【组成】蕤仁(去皮,炙)　黄芩　栀子仁　黄连　黄柏皮　川升麻　甘草(炙)各一两

【用法】上为细末。每服二钱,用水一盏,煎至六分,去滓,食后温服。如翳障重者,兼服密蒙花散。

【主治】小儿痘疮入眼,目生翳障。

96289 **蕤仁煎**(《圣惠》卷三十三)

【组成】蕤仁(汤浸,去赤皮,研)　青盐三分　黄连一两(去须,捣研)

【用法】上以酸浆水一中盏,煎取一小盏,去滓,纳一铜器中,别取鲤鱼胆,乌鸡胆各一枚,取汁入前药汁中,用槐枝如指大,长一尺,去皮作梃,自昼至夜,研之勿住手,以绵滤过,于瓷盒中盛。每以铜箸取少许点眼眦中。慎风。

【主治】眼风热碜涩,生赤脉,冲注瞳仁,热泪疼痛。

96290 **蕤仁煎**(《圣惠》卷八十九)

【组成】蕤仁一分(汤浸,去皮)　黄丹半两　井盐半分　黄连末一两　龙脑半两　麝香一钱　蜜五两

【用法】上除脑、麝、蜜外,都为细末,以水一大盏,入蜜同煎,令稀稠得所,用新绵滤去滓,入麝香、龙脑末,调搅令匀,入瓷器中盛。每用铜箸点少许,一日二次。

【主治】小儿眼生翳膜,瞳仁昏昧。

96291 **蕤仁煎**(《圣济总录》卷一一一)

【组成】蕤仁(去皮尖,铺在银盂底)　黄连(去须,净洗,铺在蕤仁上)各二两

【用法】上用古老钱四十九文,铺黄连上,以井花水二盏,浸不得过钱,用七年熟艾四两,紧打成一炷,在古老钱上烧,密盖盂口,不令出风,候烧过艾炷,去灰并古老钱、黄连、蕤仁等,取下艾烟在水内,入白蜜二两,同煎一盏,去滓,次用麝香、龙脑各二分,蓬砂一字,细研和膏,再熬热密封,入井水内,浸七日,出火毒。先用白汤洗眼,灯心点药入眼内,一日三次。勿令见风。

【主治】眼生翳障昏暗,目涩赤肿隐痛。

96292 **蕤仁膏**(《圣惠》卷三十二)

【组成】蕤仁半两(去赤皮)　石胆一钱　腻粉半两　黄蜡半两

【用法】上除蜡外,一处细研如粉,后以蜡入油少许,煎如面脂,纳药中搅为膏。每取豆大,点目中。

【主治】眼风热赤烂。

96293 **蕤仁膏**(《圣惠》卷三十二)

【异名】蕤仁散(《圣济总录》卷一〇四)。

【组成】蕤仁三分(去赤皮、细研) 腻粉半分 龙脑半分

【用法】上都研令匀细。每日三度点之。

【主治】风毒冲眼赤痛,晕翳不退。

96294 **蕤仁膏**(《圣惠》卷三十二)

【组成】蕤仁一两(去赤皮,研如膏) 腻粉 胡粉 青盐各一分

【用法】上都入乳钵内,研令极细。每用粳米,点于胬肉上。点时切宜避风。

【主治】眼生胬肉,赤脉贯瞳仁。

96295 **蕤仁膏**(《圣惠》卷三十二)

【组成】蕤仁一两(去赤皮,研如泥) 白龙脑一钱(细研) 腻粉一分 黄连一分(去须,捣末) 胡粉一钱(细研) 紫贝一钱(烧灰,细研) 牛酥一两

【用法】上于银石器中先溶酥,即下蕤仁等,搅散煎数沸,以绵滤去滓,入龙脑和匀,于密器中盛。每以铜箸头取如麻子大,点于目大小眦中,一日二三次。

【主治】眼眦睑风赤,两角生疮,肿烂痒痛。

【备考】《圣济总录》方中有真牛乳,无牛酥。

96296 **蕤仁膏**(《圣济总录》卷一〇四)

【组成】蕤仁(去皮,研) 铅丹(重罗)各半两 井盐(研)一分 石胆(研)半钱 黄连(去须,捣碎,细罗)一两 龙脑(研) 麝香(研)各半钱 蜜五两

【用法】上除龙、麝、蜜外,先将蕤仁等重研如粉,以水一升,入蜜五两,同煎令稀稠得所,新绵滤去滓,入龙、麝末,调合令匀,瓷器盛。每以铜箸点少许。

【主治】眼暴赤痛,膜障瞳仁。

96297 **蕤仁膏**(《圣济总录》卷一〇四)

【组成】蕤仁(去皮)二两 丹砂(研)一分 青钱十文 斗子盐(末) 盐绿(末)各半钱

【用法】上用新好绵裹,于银石器中以井华水一盏,浸经一宿,如稀膏。每卧即以绵于大眦头点之,经两宿点了,停二三日再点。点时宜于深暗房中避风三二日。

【主治】眼暴赤肿痛并翳膜,但瞳仁不损者。

96298 **蕤仁膏**(《圣济总录》卷一〇四)

【组成】蕤仁(去皮,研) 胡黄连(末)各一分 鸡子一枚(去黄留清)

【用法】上以绵裹,纳鸡清中,浸一宿。揾眼,一日数次,后则洗之。

【主治】眼暴赤热毒。

96299 **蕤仁膏**(《圣济总录》卷一〇五)

【组成】蕤仁二七枚(去皮) 杏仁十枚(去皮尖双仁) 腻粉一钱匕 龙脑半钱

【用法】上同研令极细,入好酥少许,再研成膏。每临卧先以温浆水洗眼,拭干后用药,如面油涂之。

【主治】风眼,两睑赤烂。

96300 **蕤仁膏**(《圣济总录》卷一一三)

【组成】蕤仁(研) 马蹄决明(捣末) 黄连(去须,捣末)各一两 黄柏(去粗皮,捣末)三分

【用法】上各为细末,用白蜜清者二升和匀,入铜器中,以油单密封,于饭上蒸之,饭熟为度,取出以绵绞去滓,入轻粉二钱,龙脑末一分搅和,再入铜器中,以蜡封口。旋取如麻子大,点眦头,一日二次。

【主治】目生眵䁾。

96301 **蕤仁膏**(《幼幼新书》卷三十三引《吉氏家传》)

【组成】蕤仁(去油) 青盐 脑子 腊月猪脂 熊胆各等分

【用法】上研极细,外障入乌头尖些许。乳汁化点。

【主治】眼睛风热,肿赤痒痛。

96302 **蕤仁膏**(《万氏家抄方》卷三)

【组成】蕤仁(净仁,用纸裹笔管碾去油) 硼砂一钱 麝香三分

【用法】上同研极细末,收入瓷瓶贮之。点眼内。

【主治】翳障。

96303 **蕤仁膏**(《医学入门》卷七)

【组成】净蕤仁一两 硼砂一钱二分 片脑五分 熊胆三钱

【用法】上为末,用生蜜四两调匀,瓷罐收贮。点眼。

【主治】翳障。

96304 **蕤仁膏**(《准绳·幼科》卷八)

【组成】蕤仁四十九粒(去皮,出油) 脑子少许

【用法】上研成膏,灯心点少许。

【主治】小儿眼疳。

96305 **蕤仁膏**(《程松崖眼科》)

【组成】蕤仁(水浸,去皮)一两

【用法】上研烂,用水两碗,煮至一酒杯,滤去滓,炖热,再下研就极细真铜绿、胆矾各五分,搅匀。以鸭毛翎蘸点眼皮之下,内服搜风散。

【主治】眼弦作痒及烂者。

96306 **蕤仁膏**(《张氏医通》卷十五)

【组成】蕤仁(去皮,研极细,压去油)五钱

【用法】上以浓煎秦皮汁调和,隔纸瓦上焙熟,有焦者去之,涂净碗内,以艾一钱,分作三团,每团中置蜀椒一粒,烧烟起时将碗覆烟上,三角垫起熏之,烟尽晒干,再研入朱砂、麝香各半钱,瓷瓶收贮。每用麻子大点大眦,一日二次。

【主治】风热眼生赤脉,痒痛无定。

【加减】如点老翳,加硼砂少许。

96307 **蕤仁膏**(《疡医大全》卷十一引《张氏眼科家秘》)

【组成】蕤仁霜一两五钱 朱砂(水飞) 黄丹(水飞) 硼砂各二钱 冰片 麝香各五分

【用法】共乳极细,用炼蜜调成膏,密贮。每用少许点大小眦。

【主治】一切风火眼,远年、近日眼疾。

96308 **蕤宾丸**

《家塾方》。为方出《千金》卷二十一,名见《家塾方》"平水丸"之异名。见该条。

96309 **蕤仁洗汤**(《医心方》卷二十引《深师方》)

【组成】蕤仁二十枚　细辛半两　苦竹叶一枚　黄连一两

【用法】上用水三升，煮取一升半，可一日三洗，亦可六七洗。

【主治】散家目赤痛。

96310　蕤仁春雪膏

《原机启微》卷下。为《局方》卷七淳祐新添方"春雪膏"之异名。见该条。

96311　蕤仁点眼方(《圣惠》卷三十二)

【组成】蕤仁半两(去赤皮，细研)　腻粉一分　青盐一钱

【用法】上药相合，细研如粉，以乳汁少许，和研如膏。遍涂于茶碗中，以熟艾鸡子大一团，安于地坑内烧之，以药茶碗盖，候烟尽为度，取出，再入乳汁研成膏。每以铜箸取少许点之。

【主治】眼风赤，经年不愈。

96312　蕤仁洗眼汤(《圣济总录》卷一〇五)

【组成】蕤仁(去皮，研)一两　苦竹叶(洗，细切)三握　细辛(去苗叶)半两

【用法】上以水二升，煎取一升，滤去滓。微热洗眼，冷即再暖，以愈为度。

【主治】眼飞血赤脉及发痛。

蕲

96313　蕲艾汤(《眼科全书》卷三)

【组成】蕲艾　薄荷　菊花各三钱　南星　全蝎各一钱半　细辛五钱　麝香一分

【用法】水煎，食后服。

【主治】雷头风，目内障。

96314　蕲艾膏(《医学入门》卷八)

【组成】蕲艾　川椒各五钱　水粉一两　黄丹三钱　轻粉一钱

【用法】上为末，熟麻油调膏。隔纸贴之。

【主治】内臁。

96315　蕲蛇酒(《医学心悟》卷六)

【组成】蕲蛇(去头尾)一具　生地二两　黄柏　苦参　丹参　菊花　银花　丹皮　赤芍　当归　枸杞子　蔓荆子　赤茯苓　萆薢　百部各一两　秦艽　独活　威灵仙各五钱　桑枝一两五钱

【用法】上煮好生酒五六斤，退火七日饮。

【主治】大麻风。皮肤肿裂，瘙痒顽麻，如树皮吐汁之状，甚则眉毛剥落，鼻柱崩坏。

96316　蕲蛇酒(《喻选古方试验》)

【组成】蕲蛇一条(酒洗，润透，去骨刺及近头三寸，只取肉)四两　羌活　归身　天麻　秦艽　五加皮各二两　防风一两

【用法】上以生绢袋盛之，入金华酒坛内，悬胎安置，入糯米生酒醅五壶，浸袋，箬衣密封，安坛于大锅中，水煮一日，取起，埋阴地七日取出。每饮一二杯。仍以滓晒干研末，酒糊为丸，如梧桐子大，每服五十丸，煮酒吞下。

【主治】中风伤酒，半身不遂，口目㖞斜，肤皮㿔痹，骨节疼痛；及年久疥癣，恶疮风癞。

【宜忌】切忌见风、近色及鱼、羊、鹅、面发风之物。

96317　蕲蛇酒(《医林纂要》卷十)

【组成】生黄耆三两　当归二两　白术一两　茯苓一两　防风五钱　羌活五钱　荆芥穗五钱　红花三钱　生甘草一两　银花二两　蝉蜕五钱　白蒺藜五钱　苦参二两　白花蛇(全具，酒浸三日，去皮骨，用肉)

【用法】上煮酒二十斤，随意饮之，以微醺为度。

【主治】大麻风。

96318　蕲蛇酿(《摄生秘剖》卷四)

【组成】真蕲蛇(酒洗)　地龙(去土)各三两　当归(酒洗)　川芎(微炒去汁)　赤芍药　天门冬　苍术(米泔浸)　木鳖子(去壳)　细辛　白芷　荆芥穗　蔓荆子　甘菊花　石菖蒲　威灵仙　何首乌　明天麻　胡麻　草乌　白蒺藜(去刺)　炙甘草　紫参　沙参　苦参　木贼草(去节)　定风草(即天麻苗)　不灰木各一两　烧酒五十斤

【用法】上咀片，用绢袋盛之，悬于坛内，酝酿月余。食后避风饮之，以醉为妙。

【主治】大麻风年深不愈，眉毛脱落，鼻梁崩坏，额颅肿破，身癞肤裂，足趾溃烂；诸般风湿。

【方论选录】身半以上天之阳，病则气受之，气受则上病，故眉落鼻坏颅破；身半以下地之阴，病则血受之，血受则下病，故肤癞足裂趾堕。此酿以细辛、白芷、天麻、蔓荆、灵仙、荆芥、甘菊、木贼、川芎、蒺藜、木鳖子、定风草亲上驱风，胜湿散邪；不灰木、石菖蒲、草乌、苍术、苦参、紫参、沙参、首乌、当归、甘草、天冬、赤芍、胡麻亲下除湿，解毒活血；用地龙者，泥盘之物，湿土所化，故能引诸药以就湿；蕲蛇者，奔腾之类，风动之象，故能君诸药以驱风；用烧酒者，为诸药之向导，令其彻上彻下，行十二经而通治。此酿诚为深达疠风之奥旨。

96319　蕲蛇药酒(《成方制剂》5册)

【组成】蕲蛇(去头)120克　防风30克　当归60克　红花90克　羌活60克　秦艽60克　香加皮60克

【用法】上制成酒剂。口服，一次15～30ml，一日2次。

【功用】活血通络，祛风除湿。

【主治】关节疼痛，四肢麻木。

96320　蕲蛇风湿酒(《成方制剂》2册)

【组成】蕲蛇(去头)100克　桑枝80克　熟地黄80克　淫羊藿80克　侧柏叶(鲜)80克　秤钩风80克　马尾松根(鲜、去粗皮)80克　白芍50克　当归50克　大血藤32克　麻口皮子药50克　石南藤32克　桂枝32克　杜仲(盐水炒)6克　续断32克　木瓜16克　川牛膝16克　甘草16克　狗脊(去毛)16克

【用法】上制成药酒。口服，一次15～30ml，一日2次。

【功用】祛风除湿，通经活络。

【主治】风湿痹痛，骨节疼痛，四肢麻木，屈伸不利，腰膝酸软，风湿性关节炎，腰肌劳损，跌打损伤后期。

96321 **蕲蛇追风酒**(《成方制剂》14册)

【组成】蕲蛇(酥炙)375克 豹骨(酥炙)156克 杜仲156克 当归313克 枸杞子94克 首乌(制)156克 川乌(制)63克 续断94克 桂枝313克 甘松63克 威灵仙94克 党参156克 白术125克 松节94克 狗脊125克 地枫皮125克 龟板(酥炙)156克 细辛78克 仙茅63克 羌活94克 穿山甲(炒炮)63克 黄耆156克 鳖甲(酥炙)156克 独活156克 附片(制)63克 五加皮125克 草乌(制)63克 秦艽94克 甘草(炙)94克 木瓜94克 秤钩风78克 川芎125克 天麻63克 白芍94克 川牛膝94克 熟地黄156克

【用法】上制成药酒。口服,一次9~15克,一日2次。

【功用】祛风除湿,通经活血。

【主治】风寒湿痹,瘫痪,手足麻木,腰膝酸软。

蕊

96322 **蕊珠丸**

《圣济总录》卷一五〇。为《苏沈良方》卷五"蕊珠丹"之异名。见该条。

96323 **蕊珠丸**(《普济方》卷十八引《经验良方》)

【组成】猪心一个(取血) 朱砂一两(为衣) 青靛花一匙

【用法】先将青靛花晒干,次取猪心血,一处同研烂,次入朱砂末,丸如梧桐子大。每服二十丸,茶酒送下。不拘时候。甚者不过三服。

【主治】心恙。

96324 **蕊珠丹**(《苏沈良方》卷五)

【异名】蕊珠丸(《圣济总录》卷一五〇)。

【组成】辰砂一两一分(凤尾草一握水研汁煮砂,原水洗,干研) 桃仁四十九枚(生) 附子一分半(纸裹煨) 安息香一分(蜜一分,酒少许,煮煎成膏) 麝香二钱 阿魏(薄切,微焙) 木香各半两 牛黄一分

【用法】上和丸,如豆大。每服五丸至十丸,妇人桃心醋汤送下;丈夫桃心盐汤送下。

【功用】❶《苏沈良方》:镇心空膈,去人邪气。❷《圣济总录》:镇心安神,去邪气,止惊悸。

【主治】妇人血攻寒热,及惊忧成疾者。

96325 **蕊珠汤**(《洞天奥旨》卷六)

【组成】熟地一两 生地一两 麦冬一两 甘菊花一两 金银花一两

【用法】上用水四碗,煎至一碗。温服,连服四剂。

【主治】手背生疽。

震

96326 **震升丸**(《经目屡验良方》)

【组成】荷叶不拘多少(烧灰存性)

【用法】上用鳝鱼血合捣为丸,如梧桐子大。每服三四钱,空心白汤送下。

【主治】痔疮并肠风下血。

96327 **震伏丸**(《外科证治全书》卷四)

【组成】郁金 乳香(去油) 没药(去油) 五灵脂 当归 延胡索 赤芍 远志 石菖蒲 茯神 牡蛎

【用法】上为末,酒糊为丸服。

【功用】活血凉血,散热通结。

【主治】心经气血两虚,邪留不去,血与痰火郁积不散,致生伏梁。起脐下,至心下,大如臂,久则令人心烦。

96328 **震灵丸**(《成方制剂》4册)

【组成】赤石脂(醋煅)200克 禹余粮(醋煅)200克 朱砂50克 紫石英(醋煅)200克 赭石(醋煅)200克 乳香(制)100克 没药(制)100克 五灵脂(醋炒)100克

【用法】上制成丸剂。口服,一次9克,一日2~3次,空腹温开水送服。

【功用】固涩冲任,止血定痛。

【主治】崩漏,吐血,咳血,便血,尿血。

96329 **震灵丹**(《三因》卷八)

【组成】丁头代赭石 禹余粮石(拣红紫色无金丝者) 紫石英 赤石脂各四两

【用法】各为细末,并入砂盒内,用赤石脂固口缝,以炭一簇顶煅,候火消及七分存三分火,取出盒子令冷,开却盒,先于地下掘一坑,深尺余,用厚纸两重衬定,倾药在上,以新瓦盆子覆之,四畔将黄土遍壅,一宿取出,再入乳香、没药二两、五灵脂二两,都为细末,一处将前药合和匀,再研极细,煮糯米糊和匀,杵数千下,丸如芡实大,再服二丸或五丸,空心浓煎姜、枣汤下。

【功用】补虚壮气,暖肾祛邪,益精髓,温脾胃,进饮食、悦颜色;常服育神养气,轻身延年。

【主治】真气虚惫,脐腹冷痛,肢体酸疼,腰背拘急,脚膝缓弱,面色萎黄,目眩耳鸣,心怔气短,大便自利,小便频数,口干烦渴、饮食无味,大治妇人崩中带下三十六病,小儿惊痫,及一切痼冷风虚。

【宜忌】忌六畜血。

96330 **震灵丹**

《普济方》卷二〇七。为《局方》卷五吴直阁诸家名方引唐冲虚先生三品制炼方"玉华白丹"之异名。见该条。

96331 **震灵丹**(《妇科大略》)

【异名】紫金丹。

【组成】乳香 五灵脂 没药(另研去砂)各二两 朱砂一两 禹余粮(醋淬,捻碎为度)

【主治】妇人气血不足,崩漏,虚损带下,子宫寒冷无子。

96332 **震灵丹**(《天津市中成药规范》)

【组成】人参 蛇床子 覆盆子 炒枣仁各十两 生地黄 茯苓(去皮)各五斤 制远志 枸杞子各一斤四两 当归 麦门冬 玄参 菟丝子(盐水炒) 补骨脂(盐水炒)各二斤八两

【用法】上为末,冷开水泛为小丸,用桃胶二钱化水,生赭石粉一两三钱,滑石粉七钱,上衣闯亮。每服一钱五分,温开水送下,一日二次。

【功用】补气和血,培元养心。

【主治】肾脏衰弱,梦遗滑精,伤脑健忘,头晕失眠。

96333 **震灵散**(《产科发蒙》卷二)

【组成】茯苓十钱 辰砂五钱

【用法】上为极细末。每服七八分,白汤送下。

【主治】妇人妊娠脏燥,心中虚悸,烦闷气逆。

96334 **震泽汤**(《准绳·幼科》卷六)

【组成】人参　黄耆　芍药　生地黄　防风　甘草

【用法】水煎服。

【主治】痘症痒塌。

96335 **震蛰丹**(《痘疹仁端录》卷十四)

【组成】鹿茸　胎骨　晕鹅蛋(灰)　当归　人参各等分

【用法】上为末。或加紫河车。

【主治】虚寒痘症。

96336 **震蛰丹**(《准绳·幼科》卷五)

【组成】穿山甲四钱(酒洗净,和砂仁,陈米炒卷,去砂仁、米用)　白芍(酒浆煮焙)四钱　红曲三钱　蟾酥三钱

【用法】上为细末。每用酒浆,量儿大小加减,大者一分,小者半分,若逾十二三岁者斟酌加之,用升麻煎酒调服。

【主治】小儿发热三四朝,痘或隐隐伏于皮肤,或形于头面一二颗,或标于身体四五颗,不宜补泻者。

撒

96337 **撒合散**(《外科证治全书》卷四)

【组成】真降香　五倍子　制松香各等分

【用法】上为细末,收贮听用。

【主治】金疮。

96338 **撒速汤**(《饮膳正要》卷一)

【组成】羊肉二脚子　羊头蹄一付　草果四个　官桂三两　生姜半斤　哈昔泥(如回回豆子两个大)

【用法】上以水一铁络,熬成汤,于石头锅内盛顿,下石榴子一斤,胡椒二两,盐少许,炮石榴子用小油一勺,哈昔泥如豌豆大者一块(炒鹅黄色微黑),汤沫子油去净,澄清,用甲香、甘松、哈昔泥、酥油烧烟熏瓶封贮。任意。

【主治】元脏虚冷,腹内冷痛,腰脊酸疼。

96339 **撒豆成兵方**(《喉科种福》卷四)

【组成】巴豆一粒　葱白一个

【用法】捣烂,塞鼻孔。或用醋调巴豆末灌鼻中。

【主治】乳蛾。

撩

96340 **撩痰方**(《医学纲目》卷三十六)

【组成】川乌尖　白附尖各七个(去皮,生用)　蝎梢七枚　石绿少许

【用法】上为末,一处和匀。用软鸡翎蘸药入喉中,频以帕子拭之。

【主治】慢惊风。

96341 **撩痰散**(《普济方》卷三七四)

【组成】川乌尖(生)　附子尖(生)　南星尖(生)　半夏(生)　蝎梢各一钱

【用法】上为末。鹅翎点醋蘸药,搅喉引痰出。

【主治】婴孩惊风。

96342 **撩膈汤**(《外台》卷五引《深师方》)

【组成】常山三两　甘草三两(炙)　松萝二两　乌梅十四枚　黄芩二两　瓜蒂十四枚　栀子仁十四枚(劈)

【用法】上切。以酒二升渍一宿,明旦以水四升煮取三升,分三服。

【主治】疟疾。

【宜忌】忌海藻、生葱、生菜、菘菜。

96343 **撩膈汤**(《圣济总录》卷二十九)

【组成】苦参一两　甘草半两(生用)

【用法】上剉细。用浆水一盏半,煎至八分,去滓,五更初服。良久即吐。

【主治】伤寒狐惑,病在上焦。

96344 **撩膈散**(《千金》卷十八)

【异名】吐痰丸(《普济方》卷一六七)。

【组成】瓜丁二十八枚　赤小豆二十枚　人参(去芦头)　甘草各一分

【用法】上为末。每服方寸匕,以酒送服,一日二次。

【主治】心上结痰,饮实寒冷,心闷;亦治诸黄。

撮

96345 **撮口散**

《普济方》卷三六〇。即《圣惠》卷八十二"钩藤散"。见该条。

96346 **撮气散**(《扁鹊新书》神方)

【组成】白术　干姜各二两　黄耆(蜜水拌炒)　附子　川椒　杏仁各一两　甘草五钱

【用法】上为粗末。每服四钱,水煎,温服。初服冷热相持,觉烦闷欲吐,少顷撮定,肺气自然下降。

【主治】凉药伤肺,饮食不下,胸膈饱闷,吞酸气逆,久嗽不止。

96347 **撮风散**(《直指小儿》卷一)

【组成】赤脚蜈蚣半条(炙)　钩藤一分　朱砂　直僵蚕(焙)　蝎梢各一钱　麝一字

【用法】上为末。每服一字,用竹沥调下。

【主治】小儿撮口。

96348 **撮风散**(《普济方》卷三六〇)

【组成】赤脚蜈蚣半条(炙)　白僵蚕七个　朱砂一钱　麝香一字(上四味别研)　川乌(炮)　半夏(姜制)　南星(姜制)　钩藤　天麻(炮)　荆芥穗各一钱(同研和前药)

【用法】上为末。用猪乳,或竹沥,或用东引槐枝十根,各五寸,入火煨出津液,拭去灰,于乌驴乳或猪乳内浸,以槐枝点药滴入口中。

【主治】小儿脐风,撮口风。

96349 **撮口散**(《袖珍》卷四)

【组成】蜈蚣(赤脚者,炙)半条　朱砂　虫梢(蝎尾)　僵蚕(炒)各一钱　麝香一字

【用法】上为末。每服一匙,竹沥调下。

【主治】小儿脐风撮口。

96350 **撮合山**(《扶寿精方》)

【组成】五倍子　绛真香(各炒)

【用法】上为细末。敷患处。

【主治】疮疡皮肉不生,久不合口。

96351 **撮合山**(《扶寿精方》)

【组成】乳香二钱　苦丁香　没药　血竭各一钱　赤石脂　轻粉各五分　蚕壳十个(烧存性)

【用法】上研细末。敷疮上。

【主治】疮疡皮肉不生,久不合口。

【加减】如仍不收口,加枯矾三分。

96352 **撮肿汤**(《医方类聚》卷七十三引《吴氏集验方》)

【组成】北细辛(去土)　独活　鹤虱各等分

【用法】上㕮咀。每服四钱,水一盏,煎至八分,放温漱口。

【主治】牙痛作肿。

96353 **撮毒散**(《普济方》卷二七二)

【组成】槟榔　山栀子　白龙　白及　白蔹　白芥子　五灵脂　木鳖子各等分

【用法】上为末。如疮破,揾干贴;如肿硬,水调扫于疮上。

【主治】一切硬肿疖,恶物咬伤,汤火烧伤,车辗马踏伤等。

96354 **撮口脐风散**(《揣摩有得集》)

【组成】炒扁豆一钱　法夏五分　蔻仁三分(研)　木香三分　干姜一分　附子片一分　上元桂一分(去皮,研)　小茴香三分(炒)　生甘草三分

【用法】水煎服。

【主治】初生小儿为风寒所侵,肚痛难忍,聚唇撮口,眼闭口噤,啼声如鸦,或声不能出,口吐白沫,或喉痰潮响,喘息气急,甚者舌强,面青,腹胀筋青,抽搐天吊。

擒

96355 **擒风汤**(《直指小儿》卷一)

【组成】白附　僵蚕　全蝎各一钱(焙)　赤蜈蚣一个(去足,酒研生葱、生薄荷浸一宿;焙干)　川姜黄　炮南星　麻黄(去节)　羌活各一钱　牙消半钱

【用法】上为末。每服一字,薄荷汤调下。

【功用】定搐。

【主治】小儿急惊。

96356 **擒虎丹**(《医方类聚》卷九十八引《施圆端效方》)

【组成】五灵脂　荆芥　川乌(炮,去皮)　当归(切,焙)　白胶香　自然铜(醋浸烧二次)各二两

【用法】上为细末,酒糊为丸,如梧桐子大。每服十丸至十五丸,食后热酒送下,日进二服。

【主治】寒湿走注,脚痹,腰膝痛重。

96357 **擒虎散**(《御药院方》卷八)

【组成】没药　当归　黑牵牛　生大黄各一两　甘草(生)一钱

【用法】上为粗散,每服五钱匕,用皂角刺七个,捶碎,隔宿以酒一升浸之,来日取酒一盏,更加水一盏,纳瓜蒌子七粒,同煎至七分,去滓。取八分盏,食远温服。以利为度。

【功用】疏导肠胃中涩滞郁积之毒气。

【主治】三焦不和,胸膈痞闷,气不升降,饮食迟化,肠胃燥涩,大便秘硬。

撞

96358 **撞气丸**(《博济》卷二)

【组成】木香半两　荆三棱一两(炮)　青皮一两(去白)　胡椒一两　官桂一两(去皮)　干姜半两(炮)　木瓜末一两　茴香一两(炒)　甘草一两(炒)　槟榔一两(炮)　阿魏一钱(用白面和,煨熟)

【用法】上为末,水浸蒸饼和丸,如弹子大,朱砂为衣。每服一丸,盐汤嚼下。

【主治】一切气。

96359 **撞气丸**(《圣济总录》卷五十四)

【组成】荜澄茄　木香　干姜(炮)　桂(去粗皮)各半两　胡椒一分　白豆蔻(去皮)半两　荜茇一分　诃黎勒(煨,取皮)半两　白术半两　人参半两　白茯苓(去黑皮)半两　阿魏一钱(研细,以白面半两,入醋同和作饼,煿熟)

【用法】上为末,炼蜜为丸,如梧桐子大。每服二十丸,空心、食前米饮送下。

【主治】三焦胀气满。

96360 **撞气丸**(《圣济总录》卷六十二)

【组成】雌黄(研)　附子(炮裂,去皮脐)　丹砂(研)　木香　寒水石(研)　人中白(研)各半两　麝香(研)一钱

【用法】先将雌黄入铫子,将寒水石盖雌黄上,用油纸烛十二个,烧尽为度,次将众药为末,和令匀,以粟米饭和丸,如芡实大。每服一丸,用生葱一二寸同嚼,温酒送下;妇人以当归绿豆酒送下。

【主治】膈气噎塞,不下饮食。

96361 **撞气丸**(《鸡峰》卷十一)

【组成】良姜(生)　干姜(炮)各一两　半夏二两(作曲用)　青皮(不去白)　陈皮(不去白)各一两　巴豆十四个(去皮,同青陈皮炒巴豆令黄色,去巴豆)

【用法】上为细末,生姜汁糊为丸,如梧桐子大。每服二十丸至三十丸,食前煎生姜汤送下。

【主治】一切痰积心痛不可忍者。

96362 **撞气丸**

《普济方》卷一七一。即《圣济总录》卷七十一“应急撞气丸”。见该条。

96363 **撞关饮子**(《奇效良方》卷四十一)

【组成】丁香(不见火)　沉香(不见火)　砂仁(去壳)　白豆蔻(去壳)　三棱(炮)　香附(去毛)　乌药各一钱半　甘草(炙)半钱

【用法】上作一服。以水二盏,煎至七分,食远温服。

【主治】关格不通,气不升降,胀满者。

96364 **撞气阿魏丸**(《局方》卷三绍兴续添方)

【组成】茴香(炒)　青皮(去白)　甘草(炒)　蓬莪术(炮)　川芎　陈皮(去白)各一两　白芷半两　丁香皮(炮)一两　缩砂仁　肉桂(去皮)各半两　生姜四两(切作片子,用盐半两淹一宿,炒黑色)　胡椒　阿魏(醋浸一宿,以面同为糊)各二钱半

【用法】上为末,用阿魏糊和丸,如芡实大,每药丸一斤,用朱砂七钱为衣。丈夫气痛,炒姜盐汤送下一至二粒;妇人血气,醋汤送下;常服一粒,嚼烂,茶、酒任下。

【主治】五种噎疾，九般心痛，痃癖气块，冷气攻刺，及脾胃停寒，胸满膨胀，腹痛肠鸣，呕吐酸水，丈夫小肠气，妇人血气，血刺等疾。

辘

96365 **辘轳丹**（《解围元薮》卷三）

【组成】细辛 川芎 黄耆 防风 金毛狗脊 菖蒲 独活 丹皮 牛膝 米仁各一两 山药 苍耳实 当归 巴戟 秦艽各一两五钱 藁本 漏芦 牛蒡 天麻 虎骨各一两 蒺藜三两

【用法】上为末，酒糊为丸，如梧桐子大。每服五十丸，以酒送下。以粗药末加柴胡煎汤洗浴。

【主治】大风恶癞，手足筋挛，屈曲瘫痪者。

噎

96366 **噎膈膏**

《冷庐医话》卷三。为《类证治裁》卷三引缪仲淳方“膈噎膏”之异名。见该条。

96367 **噎膈仙方**（《证治汇补》卷五）

【组成】白硼砂一钱半 真青黛一钱 乌角沉香二钱

【用法】上为细末。再用白马尿一斤（如反胃者用黑驴尿），白萝卜一斤取汁，生姜半斤取汁，共于铜锅内熬成膏。每服三茶匙，加前药末七厘，白汤调下，一日三次。

【主治】噎膈。

嘹

96368 **嘹亮丸**（《回春》卷五）

【组成】人乳四两 白蜜四两 梨汁四两 香椿芽汁四两（如无，用淡香椿为末）

【用法】上药共一处和匀，重汤煮熟。白滚水送下，不拘时候。

【主治】久失音，声哑。

噙

96369 **噙化丸**

《得效》卷十五。为方出《本草衍义》卷十八，名见《妇人良方》卷六“含化丸”之异名。见该条。

96370 **噙化丸**（《赤水玄珠》卷三引丹溪方）

【组成】瓜蒌仁 青黛 杏仁 海蛤粉 桔梗 连翘 风化消

【用法】上为末，姜汁炼蜜为丸。噙化。

【主治】痰核在咽。

96371 **噙化丸**（《回春》卷五）

【组成】拣参五钱 怀生地一两 生甘草二两 白桔梗三钱 山豆根八钱 片脑三分 南薄荷叶

【用法】上为细末，炼蜜为丸，如龙眼大。每服一丸，分三次服，临卧时噙入口中，津液渐渐化下。

【主治】咽喉肿痛，或声不清，或声哑，咽喉干燥，或生疮者。

96372 **噙化丸**（《准绳·女科》卷三）

【组成】薄荷叶四两 桑白皮 天门冬（去心） 麦门冬（去心） 知母（去皮毛） 百部 贝母（去心） 柿霜各二两 枇杷叶（去毛，蜜炙） 诃子肉 阿胶 橘红 紫菀 款冬花各一两半 栝楼仁（去油） 栝楼皮瓤 黄芩 杏仁（炒，去皮尖油，取净霜） 白茯苓 元明粉 铅白霜 桔梗各一两 旋覆花 马兜铃 五味子各七钱半 硼砂五分 冰片一钱（真者）

【用法】上为极细末，梨膏为丸，如无梨膏，则以白蜜、竹沥、梨汁熬至滴水不散为度，丸如龙眼大。噙化一丸。

【功用】清肺化痰，止嗽定喘。

【主治】妇人咳嗽。

96373 **噙化丸**（《准绳·幼科》卷五）

【组成】薄荷叶二两 诃子肉七钱 桔梗一两 甘草七钱 瓜蒌皮瓤一两 白僵蚕（炒）七钱 风化消五钱 鼠黏子（炒）一两

【用法】上为极细末，炼蜜为丸，如芡实大。噙化咽津，小儿则调化，频抹其口中。

【主治】小儿痘疮，毒气不解，上攻咽喉，声音不出。

96374 **噙化丸**（《外科正宗》卷二）

【异名】咽津丹（《喉科紫珍集》卷上）。

【组成】胆矾 硼砂 明矾 牙皂 雄黄各等分

【用法】上为末，红枣煮烂取肉为丸，如芡实大。空心噙化一丸，温黄酒一杯过口。内服苏子降气汤。

【主治】❶《外科正宗》：梅核气，乃痰气结于喉中，咽之不下，吐之不出，如毛草常刺作痒，新则吐酸妨闷，久成闭塞。❷《青囊秘传》：喉痈喉蛾，一切气火上逆，冲塞咽喉，汤水难下。

96375 **噙化丸**（《何氏济生论》卷二）

【组成】青黛 贝母 硼砂 薄荷 山豆根 柿霜各等分

【用法】上为末，炼蜜为丸，如芡实大。噙口中，用唾津徐徐化下。

【主治】咳嗽。

96376 **噙化丸**（《医林绳墨大全》卷二）

【组成】香附（童便浸） 北杏仁（童便浸，去皮尖，炒） 山栀仁（炒） 青黛 海粉 瓜蒌仁 诃子肉 马兜铃

【用法】上为细末，入白硼砂少许，和炼蜜姜汁少许为丸。每次噙化一丸，白汤送下。

【主治】咳嗽咯血。

96377 **噙化丸**（《眼科阐微》卷三）

【组成】当归 川芎 木贼 天麻 干菊花 白蒺藜 黄连 藁本 羌活 独活 青葙子 楮实子 荆芥 苍术 甘草 夜明砂各等分

【用法】上为末，炼蜜为丸，如指顶大。噙化，早、晚各一次。

【主治】眼胞肿硬，疼痛难忍。

96378 **噙化丸**（《重订通俗伤寒论》引陈氏方）

【组成】米炒西洋参六钱 醋制香附 广橘红各四钱 川贝 桔梗各三钱 松罗茶二钱（蒸烂）

【用法】上为末，同竹沥、梨膏为丸，每丸一钱。临卧噙化。

【功用】疏通胸膈中脘。

【主治】夹痞伤寒。

96379　**噙化丸**(《活人方》卷七)

【组成】生地二钱　麦冬二钱　紫菀二钱　川贝母二钱　知母一钱五分　百部一钱五分　桔梗一钱五分　青黛一钱　川黄连五分　硼砂五分　薄荷叶五分　粉甘草五分

【用法】上为极细末,用金膏代蜜和丸。不时噙化。

【功用】清散上焦郁火,滋溉心肺燥热,顺气清痰,杀虫宁嗽。

96380　**噙化丸**(《仙拈集》卷二)

【组成】山豆根一两　硼砂二钱　冰片　麝香各少许

【用法】上为末,用青鱼胆为丸,如弹子大。每服三五丸,噙化咽下。

【主治】喉痛。

96381　**噙化丸**(《杂病源流犀烛》卷一)

【组成】熟地黄　阿胶　五味子　贝母　款冬花　杏仁　人参　炙甘草

【用法】上为末,炼蜜为丸。噙化。

【主治】久咳不止,诸药不效。

96382　**噙化丸**(《喉症紫珍集》卷上)

【组成】牛黄二钱　新江子仁(去净油)四十九粒　制半夏八分　雄黄五钱　陈胆星五钱　硼砂二钱　郁金六钱　川连六钱

【用法】上为末,以好醋糊丸,如小梧桐子大。每服一丸,甘草汤送下。口内噙化更妙。

【主治】诸般喉症。

【宜忌】虚火及孕妇忌用。

96383　**噙化丸**(《医方易简》卷六)

【组成】孩儿茶一两　白檀香一两　白蔻仁一两　桔梗一两　麦冬一两(去心)　蛤粉一两　川贝一两(去心)　南薄荷　天门冬各五钱　木香三钱　麝香三分　真冰片五分

【用法】上为细末,用甘草四两熬膏为丸,如梧桐子大。每次噙化一丸。

【功用】祛痰降气,止嗽定喘。

96384　**噙化丸**(《饲鹤亭集方》)

【组成】薄荷四两　川贝　桔梗　柿霜各二两　月石　儿茶　甘草　吉梅各一两

【用法】上为末,冰糖为丸。每服一丸,开水送下。

【功用】生津液,清肺热。

【主治】真阴亏,少火旺,灼金,咳嗽气逆,口干咽燥。

96385　**噙化丸**(《中药成方配本》苏州方)

【组成】玉露霜二两　百合二两　川贝母二两　柿霜二两　茯苓一两　海浮石一两　生西月石二钱　生甘草五钱　薄荷五钱

【用法】上药生晒　共研细末,用薄荷煎汤,化炼蜜五两半为丸,分做一百粒,每粒约干重一钱四分。每次噙化一丸,一日二次。

【功用】清热润肺。

【主治】肺热咽燥,咳嗽痰多。

96386　**噙化丹**(《医学六要·治法汇》卷六)

【组成】百药煎　乌梅肉　紫苏心叶　人参　麦门冬　甘草

【用法】上为末,炼蜜为丸,如弹子大。每次噙化一丸。

【功用】生津止渴。

【主治】消渴。

96387　**噙化丹**(《古今医鉴》卷七)

【组成】天门冬一两(酒蒸,瓦焙)　麦门冬一两(酒蒸,瓦焙)　生地一两五钱　熟地一两五钱　知母一两(酒炒)　贝母一两(炒)　杏仁一两(炒)　紫菀一两(炒)　款冬花二两(水洗,焙干)　阿胶八钱(蛤粉炒成珠)　当归一两(酒洗,焙干)　枳实一两(炒)　桔梗一两(炒)　半夏一两(制)　黄连一两(炒)　黄芩一两(炒)　米仁七钱(炒)　花粉一两(炒)　青礞石(煅)八钱　薄荷二两(水洗,焙)

【用法】上为极细末,炼蜜为丸,如弹子大。夜卧口噙化下。

【主治】阴虚劳嗽。

96388　**噙漱方**(《灺后方》)

【组成】蕲艾二钱　花椒二钱　黑枣二钱　连须葱七根

【用法】上用水三碗,煎熟豆为度。温噙漱。

【主治】咳嗽。

96389　**噙化仙方**(《回春》卷四)

【组成】甜梨汁　白萝卜汁　生姜汁　白糖各二两　辽五味(去梗)一两　款冬花　紫菀　桔梗各二两

【用法】上共熬成膏,入人参末一钱和匀为丸,如弹子大,至晚噙化一丸。不过十丸,其病可痊。

【主治】五劳七伤,吐脓、吐血、吐痰,咳嗽喘急。

96390　**噙化三黄丸**(《袖珍》卷三)

【组成】山豆根一两　硼砂二钱　龙脑少许　麝香少许

【用法】上为末,青鱼胆汁为丸,如绿豆大。每服三五丸,噙化咽津。

【主治】咽喉痛。

96391　**噙化三黄丸**

《奇效良方》卷四十八。为《袖珍》卷三"三黄丸"之异名。见该条。

96392　**噙化上清丸**(《鲁府禁方》卷四)

【组成】五倍子(打碎,去内末净)一斤　水白酒曲二两

【用法】上为细末,合一处令匀,将细茶煎卤,冷和为糊,如烙饼样放瓷盆内,上用瓷拌盖严,放木桶内,上下周围俱铺穰草,口间上用草拍盖住,次日验看发动作热,用棍动仍旧盖住,看盖上有水擦净,如此一日二次,看搅擦水,至二七日尝之,其味凉甜为止,后加薄荷三两,白硼砂二两,砂仁(焙),甘松(焙),玄明粉各五钱(为末),与前药一处,用梨汁熬膏,捣和为丸。任意噙化。加片脑尤妙。如无梨汁,用柿霜白汤和之亦可。

【功用】香口生津,止痰清热,宁嗽,清头目。

96393　**噙化上清丸**(《慈禧光绪医方选议》)

【组成】桔梗　花粉　葛根　百药煎　柿霜　玫瑰　木樨各一两　乌梅肉　前胡　甘草　薄荷　麦冬　杏仁各

六钱　硼砂六钱　白檀香二钱　冰糖二斤八两

【用法】上共研极细面，以玫瑰、木樨合水为丸，打为芡实米大。噙化。

【功用】清音化痰，宽畅胸膈。

【主治】咽喉肿痛，口舌生疮。

96394　**噙化上清丸**（《北京市中药成方选集》）

【组成】薄荷六十四两　甘草二十四两　天花粉十六两　儿茶十六两　硼砂十六两　柿霜十六两　麦冬八两　百药煎八两　檀香八两　豆蔻仁二两　葛根十六两　砂仁一两二钱　甘松八钱　丁香四两　白糖六百四十两

【用法】上药共研细粉过罗，用热开水泛为小丸，每两做三十粒。每服一粒，口内噙化。

【功用】祛暑解热，清咽利膈。

【主治】感受暑邪，里热烦渴，口燥咽干，失音声哑，津液不生。

96395　**噙化上清片**（《河南省药品标准》）

【组成】甘草 10 克　石膏 10 克　硼砂 5 克　薄荷粉 400 克　薄荷油 5 克　白糖 1040 克

【用法】取硼砂、石膏混匀，制成细粉，与薄荷粉混匀，甘草用 1∶100 氨水 10 倍量渗漉，漉液浓缩液至 4ml，细粉与白糖混匀，再与甘草浓缩混匀，用 50% 乙醇制粒，烘干，加 1% 硬脂酸镁和薄荷油拌匀压片，片重 0.5 克。每次噙化一片。

【功用】清热散风。

【主治】上焦风热，咽喉肿痛，口燥舌干，头目不清，口渴心烦，咽干声哑。

96396　**噙化太平丸**

《寿世保元》卷四。为《医方类聚》卷一五〇引《劳证十药神书》"太平丸"之异名。见该条。

96397　**噙化止咳丸**（《全国中药成药处方集》禹县方）

【组成】川贝母　冬花　花粉　陈香橼各二两　诃子　薄荷各一两　天冬　麦冬　紫菀各二两　玄参　桔梗　甘草各一两　五味　乌梅肉各五钱　柿饼四两　梨汁　萝卜汁各一碗　饴糖二两　玄明粉五钱　姜汁三钱

【用法】先将川贝等前六味研细面，再将余药煎熬成膏，和药为丸，如梧桐子大。每次五粒，每用一粒噙化；小儿每次二粒，开水调化送下。

【主治】肺经燥热，干咳无痰，久咳阴虚火热。

【宜忌】寒咳忌用。

96398　**噙化止嗽丸**（《御药院方》卷五）

【组成】款冬花（炒）　杏仁（去皮尖，麸炒）　贝母（去心，炮）各一两　吴白芷　甘草（炙）各一两半

【用法】上为细末，炼蜜为丸，每两作十五丸。每服一丸至二丸，时时噙化，不拘时候。

【功用】润养心肺。

【主治】肺气不和，一切咳嗽。

96399　**噙化玉液丹**（《眼科阐微》卷三）

【组成】五倍子一斤（打开去瓤虫）

【用法】上用六安茶四两，熬浓汁，浸半月后，看倍子上出白毛，倒出研如泥，每两倍子加白硼砂二钱，真川贝母四钱，真柿霜四钱，儿茶三钱，粉草三钱，乌梅二钱，薄荷二钱，各为极细末，与倍子一处，炼蜜为丸，如龙眼核大。点眼时噙化一丸。

【功用】化痰清涎，明目祛火。

【主治】眼赤昏，少神采，咽喉痰涎不利。

96400　**噙化龙脑丸**（《杂病源流犀烛》卷二十四）

【组成】冰片　射干各二分半　钟乳粉　升麻　牙消　黄耆各一钱　大黄　甘草各五分　生地五钱

【用法】上为蜜丸服。

【主治】喉肿。

96401　**噙化润金丹**（《玉案》卷四）

【组成】玄参　贝母　款冬花　麦门冬各五钱　牛黄一钱　金沸草　知母各二钱　明硼砂八分　乌梅肉　当归各一钱八分

【用法】上为细末，以梨汁蒸膏为丸，如芡实大。每次一丸，噙口中，润化咽下。

【功用】清气化痰，生津保肺，滋阴降火，止嗽定喘。

【主治】诸般咳嗽，久久不愈者。

96402　**噙化紫金丹**（《玉案》卷四）

【组成】川贝母　天花粉　紫参　玄参　款冬花　密蒙花　紫菀茸各五钱　牛黄八分　青礞石　海粉　黄芩　甘草　桔梗各二钱

【用法】上为极细末，炼蜜六两为丸，如芡实大。每次一丸，噙化润下。

【主治】肺热咯血，劳嗽不止。

96403　**噙化荜澄茄丸**（《御药院方》卷八）

【组成】荜澄茄半两　薄荷叶三钱　荆芥穗一钱半

【用法】上为细末，糖霜蜜和为丸，如樱桃大。每次一丸，时时噙化咽津。

【主治】鼻塞不通。

瞑

96404　**瞑眩膏**（《三因》卷十二）

【组成】大萝卜（切一指厚）四五片

【用法】用好白蜜二两，萝卜蘸蜜安于净铁铲上，慢火炙，反复炙令软，蜜尽为度。候温细嚼，以盐汤一盏送下。

【主治】诸淋，疼痛不可忍受；及砂石淋。

蝴

96405　**蝴蝶散**（《普济方》卷九十六）

【组成】矾蝴蝶　密陀僧各三分

【用法】上同研匀。每服半钱匕，温水调灌之。若牙紧不能下药，即鼻饲之。

【主治】急中风，牙关紧，不能转舌，语涩。

蝎

96406　**蝎乌汤**（《医方大成》卷十引汤氏方）

【组成】川乌一两（去皮脐，生用）　全蝎十个（去梢后毒）

【用法】上加生姜七片，水煎去滓。分作三服。

【主治】惊风。手足搐搦，涎潮上壅。

96407　**蝎乌散**（《得效》卷九）

【组成】全蝎半两　天麻三钱　苍术一两（去皮，炒令

黄） 草乌二钱（生用） 黑附子二钱（炮，去皮脐，炒）

【用法】上为末。每服一钱匕，用黑豆炒热淋酒调，热服。药气所致麻痹少时，其病随安。

【主治】经年腰脚虚弱，筋骨疼痛，难于屈伸者。

96408 **蝎红散**（《普济方》卷三七四引《傅氏活婴方》）

【组成】南星（炮） 全蝎 朱砂 腻粉 脑子

【用法】上为末。金银薄荷汤送下。

【主治】小儿惊风，顽痰上视。

96409 **蝎尾散**

《幼幼新书》卷九。为《圣惠》卷八十五"神效蝎尾散"之异名。见该条。

96410 **蝎尾散**（《普济方》卷三七○）

【组成】蝎尾二七枚（生用） 白附子二七枚（生用） 黑铅一钱 水银一钱（二味同结砂子） 附子尖二七枚（生用） 半夏七枚（汤洗，去滑） 天南星底七枚（生用） 乌头尖七枚（去皮，生用）

【用法】上为细散。每服半字，以薄荷汤调下。若儿在百日内，一字可分四次服。如作丸以枣肉和丸，如绿豆大，以马蔺草汤送下一丸。

【主治】小儿急惊风。

96411 **蝎尾散**（《普济方》卷三八五）

【组成】茯苓 蝎尾 飞罗面 朱砂 山药 麝香 甘草

【用法】上为末，麝香汤入酒数滴调服。

【主治】小儿风热。

96412 **蝎附丸**（《医方类聚》卷八十一引《济生续方》）

【组成】大附子一枚 全蝎（去毒）二个 钟乳粉二钱半

【用法】上将附子挖去心，安全蝎在内，余附为末，同钟乳粉及面少许，水和作剂，包裹煨令熟，并为细末，擂葱涎为丸，如梧桐子大。每服七十丸，空心、食前用椒盐汤送下。

【主治】气虚头痛。

【备考】本方改作散剂，名"乳附全蝎散"（见《医方类聚》引《澹寮》）。

96413 **蝎附散**（方出《幼幼新书》卷十引《张氏家传》，名见《魏氏家藏方》卷十）

【组成】大附子一钱（炮，去皮脐） 大全蝎七个 大白附子三个（炮） 天麻二钱

【用法】上为细末。每服半钱，浓煎冬瓜子汤调下。

【功用】醒脾，去虚风。

96414 **蝎附散**（《杨氏家藏方》卷十一）

【组成】附子底 蜈蚣头 川乌头尖各二枚 蝎梢七枚（不去毒）

【用法】上为细末。先用竹杖刺动牙龈，次以纸捻纴药一粟米许，甚者不过二三次。

【主治】❶《杨氏家藏方》：牙痛不止。❷《普济方》引澹氏方：风蚛牙痛，肿痒动摇，牙龈溃烂，牙宣出血，口气。

96415 **蝎附散**（《杨氏家藏方》卷十七）

【组成】天南星一枚（重二两者，捶碎） 附子一枚（重七钱者，捶碎，上二味用生姜四两取汁，入好酒一盏，于银石器中同煮令汁尽，焙干为末） 白附子七枚（炮裂） 全蝎七枚（去毒，微炒） 辰砂半两（别研） 代赭石二两（火煅，研细）

【用法】上为细末，入脑子、麝香各一钱，研匀。每服一字，用酸浆水半盏，入麻油两滴，冬瓜子三粒，同煎三五沸，放冷，取一茶脚许调服，候少时再服一服；如无酸浆水并冬瓜子，只用薄荷汤调亦得，不拘时候。

【主治】小儿吐泻日久，或大病后生风，时发搐搦，目睛斜视，手足瘈疭，冒闷昏塞，身体强硬，角弓反张。

96416 **蝎附散**（《永乐大典》卷一一四一二引《卫生家宝》）

【组成】姜粉 附子尖各一分 全蝎一分 薄荷一两 青黛一两 鹅不食草半两

【用法】上为细末。含水，搐少许于鼻中。

【主治】眼生翳膜。

96417 **蝎附散**（《魏氏家藏方》卷十）

【组成】全蝎七个（用龙脑薄荷裹，麻黄缚之，酒浸，炙干，去麻黄、薄荷不用） 人参一钱（去芦，蒸过） 白术一钱（蜜炙黄） 附子（六钱重者，去皮脐）一钱 梓朴（五钱重，甘草水煮焙干，甘草不用）一钱

【用法】上为末。每服半钱，竹茹汤调下。一日之间须数服为妙。

【主治】小儿吐泻既久，已成惊证，手足搐搦，口眼牵斜。

【宜忌】急惊切不可服。

96418 **蝎附散**（《妇人良方》卷四）

【组成】附子（炮，去皮脐） 川乌（炮，去皮尖） 麻黄（去节） 僵蚕（炒） 南星 防风各三钱 雄黄 朱砂 全蝎各一钱半 白芷 藁本各半两

【用法】上为细末。每服半钱，葱茶调下，食后服。

【主治】一切风邪头痛，夹脑风气，痰涎壅盛，呕逆恶心，口吐清水，暗风眩晕，眼见黑花，牙关紧急，口眼㖞斜，面目瞤动，头项拘急，肩背引痛，耳痒目昏，四肢麻木；及洗头浴出暴感风邪，头目昏痛，两太阳穴痛，远年头风，乍愈乍发，服他药无效者。

【宜忌】孕妇不可服。

96419 **蝎附散**（《直指小儿》卷二）

【组成】全蝎七个 附子（炮）二钱 南星（炮） 白附子（炮） 木香各一钱

【用法】上为末。每服半钱，加姜四片，慢火熟煎。旋服。

【功用】回阳气，豁风痰。

【主治】慢脾风。

96420 **蝎附散**（《直指》卷四）

【组成】小附子（去皮） 生草乌头（炮，去皮脐） 苍术（炒） 牛膝（酒浸，焙） 川芎 当归 天麻各半两 防己 白芷 黄耆（蜜炙） 全蝎（焙）各一分

【用法】上为末。每服一钱，食前黑豆淋酒调下，兼用核桃肉研酒下。

【主治】肝肾气虚，风入筋骨，手足缓弱。

96421 **蝎附散**（《普济方》卷三六六）

【组成】南星一枚（重二两，打碎） 附子一枚（重七钱，生，去皮脐，剉）

【用法】上用生姜四两取汁，入好酒一盏，于银石器中

同煎令汁尽，焙干，为末服。

【主治】小儿吐泻既久，或大病后生风，时发搐搦，目睛斜视。

96422 **蝎虎丹**（《幼幼新书》卷二十四引张涣方）

【组成】干蝎虎（雄者，微炙）一枚　蜗牛壳　淀花兰香根各一分（以上捣罗为细末，次入）　水磨雄黄　麝香各一分　龙脑半分（细研）

【用法】上拌匀，煎米醋打白面糊为丸，如黍米大。每服十粒，乳食后煎芝麻汤调下。

【功用】截疳祛毒。

【主治】《卫生总微》：诸疳羸瘦，下痢证候全备，及无故疳毒。

96423 **蝎虎散**（《直指小儿》卷二）

【组成】褐色生蝎一个（连血细研）

【用法】上入朱砂末并麝少许，同研，薄荷调作一服。继以二陈汤与之。

【主治】小儿惊痫。

96424 **蝎星丸**（《普济方》卷四〇六）

【组成】全蝎十五只　南星　白附子　僵蚕　白矾各二钱

【用法】上为末，蒸饼为丸，如粟米大，朱砂为衣。每服用葱白、薄荷汤送下。仍以青金丹服之。如未见速效，可加巴豆二三粒，去油磨霜和丸，以疏通惊积，宣下顽痰。

【主治】小儿痄腮，风痰。

96425 **蝎蚣散**（《外科大成》卷一）

【组成】全蝎　蜈蚣　木香

【用法】上为末。掺之，上以膏药盖之。

【主治】风毒所胜，疮口紧硬，贴膏无脓者。

96426 **蝎蚣散**（《中医皮肤病学简编》）

【组成】全蝎一个　蜈蚣一条

【用法】上研细粉，以鸡蛋一个搅拌，用香油或豆油炒熟吃下，每晨一个，不用铁锅，铝锅可用。

【主治】淋巴腺结核。

96427 **蝎倍散**（《普济方》卷五十五）

【组成】五倍子一两（炒）　全蝎三钱（烧存性）　白矾（枯）一钱

【用法】上为末，入麝香少许。吹入耳中。

【主治】聤耳，脓出不止。

96428 **蝎梢丸**（《圣济总录》卷一六九）

【组成】蝎梢（微炒）一钱　白附子（炮）半两　天南星（炮）一分　夜明砂（微炒）半两　白僵蚕（直者，炒）七枚　腻粉（研）一钱　青黛（研）一皂子大　龙脑（研）　麝香（研）各半钱

【用法】上为末，再同研匀，面糊为丸，如芡实大。每服一丸，临卧薄荷汤化下。

【主治】小儿惊热，心神不宁，时发瘈疭。

96429 **蝎梢丸**（《圣济总录》卷一七二）

【组成】蝎梢（炒）半两　天麻　附子（炮裂，去皮脐）　木香　蓬莪术（煨，剉）各一分　青黛一两　丹砂　麝香　腻粉（四味同研）各半分

【用法】上为末，炼蜜为丸，如绿豆大。每服一丸，薄荷汤或柳枝汤送下。

【主治】小儿惊疳。

96430 **蝎梢丸**（《幼幼新书》卷二七七引庄氏方）

【组成】蝎梢（炒）　半夏（汤洗七次）　丁香（拣，炒）　朱砂　白附子（炮裂）各一分

【用法】上为末，姜汁面糊为丸，如绿豆大。每服十丸至十五丸，姜汤送下。

【功用】镇惊，化痰，祛风，兼止嗽，定吐逆，除一切惊积。

96431 **蝎梢丸**（《幼幼新书》卷十引郑愈方）

【组成】蝎梢　朱砂（飞，半为衣）　僵蚕各一分　天麻　芎劳　羌活　半夏（洗七次，姜制）　当归　胆星　麝各半两

【用法】上为末，糯米粥为丸，如芡实大。每服一丸，荆芥汤化下，口噤先擦牙。

【主治】小儿惊风生涎，时发壮热手足搐动，卧不安稳，牙关紧急。

96432 **蝎梢丸**（《卫生总微》卷十三）

【组成】黑铅二钱（以水银二钱结砂子）　轻粉二钱　粉霜二钱　天南星一分　木香四钱　白丁香四钱（炒）　青黛二钱　全蝎二钱（去毒）　乳香一钱　巴豆霜半钱　滑石二钱　麝香半钱　脑子半钱

【用法】上为细末，面糊为丸，如黍米大。每服五七丸，乳汁或米饮送下。

【主治】小儿乳食所伤，痰涎壅滞，诸般积聚，急惊食痫。

96433 **蝎梢丸**（《魏氏家藏方》卷二）

【组成】全蝎（黄色者佳）　延胡索（炒）　牡丹皮　川楝子（炮，去核）　当归（去芦）　茴香（淘去沙）各等分

【用法】上药同炒黄色，共为末，酒糊为丸，如梧桐子大。每服二三十粒，细嚼，茴香炒盐半钱，以酒送下，不拘时候。

【主治】偏坠及颓气、小肠气。

96434 **蝎梢丸**（《普济方》卷三七四）

【组成】全蝎（微炒）　白附子（煨制）各半两　半夏一两（切片，姜汁制，焙干）　通明硫黄一两

【用法】上为末，姜汁糊丸，如麻子大。每服三十丸，荆芥汤送下。

【主治】小儿胎气虚弱，吐利生风，昏困嗜卧，潮搐。

96435 **蝎梢饼**（《医学入门》卷八）

【组成】蜈蚣一条　蝎梢　乳香　白花蛇　朱砂　南星　僵蚕各五钱　麝香三钱

【用法】上为末，酒糊作饼。每服一饼，人参或薄荷煎汤磨化。牙关紧者，用以擦牙尤妙。

【主治】小儿脐风撮口，惊风瘈疭反张，不纳乳食，四肢尽冷。

96436 **蝎梢散**（《圣济总录》卷一六九）

【组成】蝎梢七枚　乌头尖七枚　半夏一枚（浆水煮过）　丹砂（研）半字　附子（生，去皮脐）一分

【用法】上为细散。每服一字，煎柳枝汤送下。

【主治】小儿急慢惊风。

96437　蝎梢散(《幼幼新书》卷十三引《张氏家传方》)

【组成】人参三钱　僵蚕(直)一分　全蝎十四个　辰砂　麝各一分

【用法】上为细末。每服一字,金银薄荷汤调服。

【主治】小儿胎风,天钓,客忤,急慢惊风,往来潮搐,涎盛喘逆,哽气不安。

【加减】如慢惊,即入白附子末一分。

96438　蝎梢散(《卫生总微》卷六)

【组成】蝎梢七个　朴消一钱

【用法】上同研细末。每用一字或半钱,揩牙。须臾牙关口噤自开,然后进别药。

【主治】小儿诸痫潮发,牙关紧急,口噤不开,药难进口者。

96439　蝎梢散(《卫生家宝》卷四)

【组成】蝎梢四十九枚(用薄荷叶逐个包裹,以丝扎定,于砂铫中滚转,炒令薄荷干酥为度)　白僵蚕四十九个(生姜汁浸,炒干去嘴)

【用法】上为末,入生脑子半钱,麝香少许,研匀。每服半钱许,用紫色雄鸡肝煎汤调下。在服药前,先用生脑子一字填入脐心,用艾炷灸七壮;不觉,灸二七壮。

【主治】小儿胎风,及百晬孩儿脐风撮口,他药不能救疗者。

96440　蝎梢散(《兰室秘藏》卷中)

【组成】白芷　当归身　柴胡各二分　桂枝　升麻　防风　藁本　黄耆各三分　羌活五分　草豆蔻皮一钱　麻黄(去节)一钱五分　蝎梢少许　羊胫骨灰二钱五分

【用法】上为细末。先用温水漱口净,后擦之。

【主治】大寒风犯脑,牙齿疼痛。

96441　蝎梢散(《朱氏集验方》卷四)

【组成】胡椒一两　蝎尾半钱(去刺)

【用法】上为末,面糊为丸,如粟米大。每服五七丸至一二十丸,陈米饮送下。

【主治】腹胀。

【备考】本方方名,据剂型,当作"蝎梢丸"。

96442　蝎梢散(《普济方》卷三六九)

【组成】全蝎十四个　甘草(炙)　川芎各二钱　麻黄(去节)　防风　薄荷叶各一钱

【用法】上为末,入朱砂一钱细研,入药内和匀。每服一钱,水半盏,煎至三分,温服。

【主治】伤风发热,睡卧不安,直视涎盛,时作惊掣。

96443　蝎梢散(《医统》卷九)

【组成】蝎梢七个

【用法】上为细末。热酒调服。

【主治】破伤风。

96444　蝎梢膏(《幼幼新书》卷十引《朱氏家传》)

【组成】蝎梢(不以多少,为细末,新好者)一两

【用法】上用石榴一枚,开作瓮子,去子,以无灰酒半盏调蝎末,入石榴,以盖盖定,坐文武火上时时搅动,熬膏,取出冷定。每服一钱,金银薄荷汤调服。

【主治】小儿久病后,或吐泻生惊,转成慢脾风者。

【宜忌】急惊勿服。

96445　蝎梢膏(《杨氏家藏方》卷二十)

【组成】蝎梢七枚(焙)　淡豆豉二十一粒(拣大者,焙)　巴豆七粒(去心膜、油)

【用法】上先研蝎梢、豆豉令细,别研巴豆成膏,和前二味同研匀,捏作小枣核状。用葱白小头取孔,入药一粒在内,用薄绵裹定,临卧时塞耳中,来日取出,未通再用,以通为度。

【主治】远年近日耳聋。

96446　蝎梢膏

《普济方》三七一。为《幼幼新书》卷九引《医方妙选》"螵蛸膏"之异名。见该条。

96447　蝎梢膏(《鸡鸣录》)

【组成】全蝎二十一只　地龙六条　土狗二个　五倍子五钱

【用法】共研末,酒调。贴太阳穴。

【主治】头风。

96448　蝎螯膏(方出《医学纲目》卷二十,名见《东医宝鉴·杂病篇》卷八)

【组成】全蝎七枚　斑蝥十枚　巴豆肉二十枚　香油一两

【用法】上同熬,候色焦去滓,入黄蜡一钱候溶收膏。朝擦暮愈,勿损皮肉。

【主治】牛皮癣。

96449　蝎霜散(《普济方》卷三七五引《全婴方》)

【组成】全蝎(薄荷叶裹,线扎炙,薄荷叶焦为度)　粉霜　轻粉各等分

【用法】上为末。一岁服一字,薄荷汁调下。良久吐利为痊。如慢惊首尾,先以少许神宝丹。

【主治】小儿急慢惊风,涎潮喉中有声。

【宜忌】急惊勿用。

96450　蝎麝散(《直指》卷十八)

【组成】全蝎(紧实而全者,不拘多少,焙干)

【用法】上为末。病发时,每用蝎末一钱,入麝半字,分作二服,温酒调下,如人行十里,又进后服。

【主治】膀胱小肠气痛。

96451　蝎梢饼子(《永乐大典》卷九七八引《卫生家宝》)

【异名】乳麝丸(《直指小儿》卷二)。

【组成】全蜈蚣一条(赤脚者)　蝎梢半两　麝香三钱(别研)　白花蛇肉半两(酒浸,去皮骨净)　乳香半两(别研)　朱砂半两(别研)　天南星半两(煨熟)　白僵蚕半两(生用)

【用法】上为细末,入三味别研药和匀,酒糊为丸,捏作饼子。每服一饼,煎人参或金银薄荷汤送下,不拘时候。

【主治】小儿急慢惊风,热极生风。

96452　蝎梢梃子(《杂病源流犀烛》卷二十三)

【组成】穿山甲一大片(以蛤粉炒赤)　蝎梢七个　麝香少许

【用法】上共为末,以麻油化蜡和作梃子。棉裹塞之。

【主治】耳卒鸣,且失聪。

96453　蝎梢半夏丸(《御药院方》卷一)

【组成】蝎梢(去刺,炒)　白僵蚕(生姜汁炒)各半两

天南星(炮)　半夏(汤洗七次,用生姜汁制作曲)　明天麻(去芦头)　川独活(去芦头)　白花蛇(酒浸,取肉)　川芎　南青皮(去白)　紫苏叶　拣木香　防风(去芦头)各半两

【用法】上用为细末,用生姜自然汁打糊为丸,如梧桐子大,以朱砂为衣。每服三十至五十丸,食后生姜汤送下。

【功用】祛风化痰,清爽头目。

【主治】风壅痰实,咳嗽鼻塞,头目昏痛,手足麻木,颈项强直,筋脉不利。

96454　蝎螯南星散(《普济方》卷四〇八)

【组成】荜茇三钱半　半夏(生)二钱半　南星(生)一钱半　白矾(生)一钱　雄黄二钱

【用法】上为细末。每用一捻,就痛处搽之,醋调贴之。

【主治】蝎螯蜈蚣所伤,痛不可忍。

96455　蝎麝白丸子(《得效》卷十三)

【组成】半夏七两　川乌一两　白附子二两　天南星三两　天麻一两　全蝎五钱　防风一两　生麝香五分

【用法】上为末,姜汁糯米糊丸,如梧桐子大。每服一二十丸,淡姜汤送下,不拘时候;瘫痪风,温酒送下,一日三服;小儿惊风,薄荷汤送下。

【功用】除风化痰。

【主治】男子妇人半身不遂,手足顽麻,口眼㖞斜,痰涎壅塞;及小儿惊风,大人头风,洗脑风,妇人血风。

蝮

96456　蝮蛇酒(《本草纲目》卷二十五)

【组成】活蝮蛇一条(一方有人参)

【用法】上以醇酒一斗,封埋马溺处,周年取出,蛇已消化。每服数杯。

【功用】《中医外科学》:祛风化湿,解毒定惊。

【主治】❶《本草纲目》:恶疮,诸瘘,恶风顽痹,癫疾。❷《中医外科学》:麻风,肌肉麻痹不仁,筋脉拘急,皮肤燥痒或破烂者。

96457　蝮蛇头丸(《圣济总录》卷十八)

【组成】蝮蛇头(炙焦)　猬皮(炙焦)　魁蛤(炙)　蛴螬(生用)各一枚　水蛭(生用)　虻虫(去翅足,生用)　葛上亭长(去翅足,生用)各七枚　蜈蚣(炙)二枚　大蜘蛛(炒)三枚　䗪虫(炙)四枚　雷丸(炮)四十枚　附子(炮裂,去皮脐)三枚　水银　丹砂各一两　消石一分(与水银、丹砂同研水银星尽,滴醋炒)　大黄(剉,炒)　桂(去粗皮)　滑石(研如粉)　甘遂(与芝麻同炒,不用芝麻)　射罔各一两　石膏(研如粉)二两　蜀椒(去目及闭口者,炒出汗)　芒消(研如粉)各半两　巴豆(去皮心,炒)十五粒　龙骨(研)三分　矾石(枯,研如粉)　黄连(去须)各一分　鲮鲤甲(炙用)七片

【用法】上为极细末,炼蜜为丸,如梧桐子大。每服二丸,加至三丸,空心、临卧温酒送下;未觉小便涩痛,更加一至二丸,以知为度。

【主治】白癞。

96458　蝮蛇头丸

《普济方》卷一一一。即《圣惠》卷二十四"猬皮丸"。见该条。

96459　蝮蛇地丁酒(《中药制剂汇编》)

【组成】蝮蛇一二条　紫花地丁一两

【用法】取活蝮蛇置于瓶中,加入70%乙醇或60度白酒1000毫升,加紫花地丁,封口,置于阴凉处,约3个月后即可使用,放置时间愈长愈好,药液用完后可随时添加。用脱脂棉蘸取药液敷患处,再用塑料布盖于药棉之上,每日更换数次,保持药棉湿润。

【功用】清热消炎。

【主治】软组织化脓性感染。

蝌

96460　蝌蚪拔毒散(《金鉴》卷六十二)

【组成】寒水石(研极细末)　净皮消(研极细末)　川大黄(研极细末)各等分　虾蟆子(初夏时,河内蝌蚪成群,大头长尾者,捞来收坛内,泥封口,埋至秋天,化成水)

【用法】上用蝌蚪水一大碗,入前药末各二两,阴干再研匀,收瓷罐内。用时以水调涂患处。

【主治】一切火毒,瘟毒,无名大毒。

蛎

96461　蛎蜓丸(《疡医大全》卷十八)

【组成】蛎蜓虫不拘多少(焙干)

【用法】上为末,红枣去皮核取肉为丸,如梧桐子大。每服三钱,清晨白汤送下。

【主治】瘰疬。

蝼

96462　蝼蛄散(方出《外台》卷八引《深师方》,名见《圣济总录》卷一二四)

【组成】蝼蛄脑

【用法】一物吞即下;刺不出者,以涂刺疮上。

【主治】诸骨鲠及刺不出。

96463　蝼蛄散(《普济方》卷三〇一)

【组成】蝼蛄(上截放于葱管内阴干)三分　麝香少许

【用法】上为末。蟾眉汁急着手和为丸,如芥子大。每用一丸,纴在疮上。

【主治】痔疮漏,年久不效。

96464　蝼蛄散(《仙拈集》卷四)

【组成】蝼蛄　五倍子

【用法】面包火煨,研为末。凉水调敷患处,用纸盖其上,其针自出。

【主治】箭头、铁针并竹木刺入肉。

96465　蝼蛄膏(《圣惠》卷六十六)

【组成】蝼蛄十四枚(烧灰,研粉)　蝇十枚(研)

【用法】上合研匀,以炼雄猪脂和作膏。着疮中。

【主治】蟹瘘。

96466　蝼蛄麝香散(《圣济总录》卷九十五)

【组成】蝼蛄(活者)一枚

【用法】上生研,入麝香少许,新汲水调下。

【主治】小便不通,诸药无效者。

蝙

96467 **蝙蝠散**(《奇效良方》卷五十四)

【组成】蝙蝠一个　猫头一个

【用法】上二物撒上黑豆同烧，至骨化，为细末。疮湿则干掺之；疮干则以香油调敷之。内服连翘汤。

【主治】瘰疬，多年不愈者。

96468 **蝙蝠散**(《银海精微》卷上)

【组成】蝙蝠肝一个　石膏一两　黄丹　石决明(煅)　白蒺藜(炒)各二两

【用法】上药研为细末。每服二钱，米汤送下。无蝙蝠肝，用羊肝一片，切作四块，以药一二钱掺肝内，以麻线缚定，入罐内用米泔水煮熟，次早食肝喝汤；为丸服尤妙。

【主治】大人、小儿雀目，至申酉时目不见物。

96469 **蝙蝠散**(《医学入门》卷七)

【组成】大蝙蝠一个　朱砂三钱

【用法】将朱砂填入蝙蝠腹内，以新瓦盛火炙令酥为度，候冷为末。每个分作四服，体弱年幼者作五服，空心白汤送下。

【主治】痫证。

96470 **蝙蝠消血散**(《鬼遗》卷二)

【组成】蝙蝠三枚

【用法】上烧令烟尽，为末。每服方寸匕，以白水送下，一日内服尽，当下如水。

【主治】金疮血肉瘘。

96471 **蝙蝠粪涂方**(《圣济总录》卷一三六)

【组成】蝙蝠粪

【用法】上研细，以冷水调涂之。

【主治】风毒肿。

踯

96472 **踯躅丸**(《圣惠》卷二十)

【组成】踯躅花一两(酒拌炒令干)　天麻一两　羌活一两　汉防己一两　干蝎半两(微炒)　白僵蚕一两(微炒)　天南星半两(炮裂)　白附子半两(炮裂)　蝉壳半两　蜣螂半两(去头翅足，微炒)　朱砂一两(细研，水飞过)　金箔五十片　银箔五十片

【用法】上为末，入金银箔朱砂，都研令匀，炼蜜为丸，如梧桐子大。每服十丸，以温酒送下，不拘时候。

【主治】瘫缓风。手足不遂，心神烦闷，睡卧不安。

96473 **踯躅丸**(《圣济总录》卷一五〇)

【组成】踯躅花　干蝎(全者，炒)　乌头(炮炙，去皮脐)各半两　地龙(阴干)二十条

【用法】上为末，炼蜜为丸，如小豆大。每服五至七丸，煎荆芥酒送下。

【主治】妇人血风走注，随所留止疼痛。

96474 **踯躅散**(《外台》卷二十八引《小品方》)

【组成】羊踯躅　干姜　藜芦(熬)　附子(炮)　巴豆(去皮心，熬)　野葛皮　肉桂　丹砂(研)　雄黄(研)　蜈蚣(炙)各一分

【用法】上为散。以水服一刀圭；不知，加一粟米。

【主治】蛊毒腹痛，注下赤血。

【宜忌】忌猪肉、芦笋、生血物、生葱、狸肉。

96475 **踯躅散**(《圣惠》卷二十二)

【组成】踯躅花一两(酒拌，微炒)　白花蛇肉一两(酒浸，炙令微黄)　天雄一两(炮裂，去皮脐)　甘菊花半两　天麻一两　肉桂一两(去皱皮)　藁本一两　细辛三分　羌活一两　秦艽一两(去苗)　防风三分(去芦头)　羚羊角屑三分　甘草半两(炙微赤，剉)

【用法】上为细散。每服二钱，以温酒调下，不拘时候。

【主治】风毒气上攻，头痛目眩。

96476 **踯躅花丸**(方出《本草纲目》卷十七引《续传信方》，名见《杂病源流犀烛》卷十六)

【组成】踯躅花　天南星

【用法】上生捣作饼，甑上蒸四五遍，以稀葛囊盛之，临时取焙为末，蒸饼为丸，如梧桐子大。每服三丸，温酒送下；腰脚骨痛，空心服，手臂痛食后服。

【主治】风痰注痛。

96477 **踯躅花油**(《金鉴》卷六十三)

【组成】踯躅花根四两

【用法】上捣烂，用菜油一碗，炸枯去滓，加黄蜡少许，布滤候冷。青布蘸擦，一日三次。毡帽戴之，勿令见风。

【功用】驱虫止痒。

【主治】秃疮，白痂垒迭，痒若虫行者。

96478 **踯躅摩风膏**(《圣惠》卷二十五)

【组成】踯躅花　羌活　防风(去芦头)　芎䓖　杏仁(汤浸，去皮)　细辛　当归各一两　白蔹　白及　白芷　丹参　苦参　玄参　桂心　附子(去皮脐)　川乌头(去皮脐)　皂荚(去黑皮)　汉椒(去目)　莽草　川大黄各半两

【用法】上细剉，以米醋一升，拌令匀，湿经三宿后，慢火炒令干，用腊月猪脂二斤，以慢火同煎一日，候药味出尽，以新布绞去滓，更以绵滤过，再入锅中煎，以柳木篦不住手搅成膏，候凝，收于瓷盒中。每取一弹子大，摩于痛上。

【主治】风，肢节多痛，肌肉顽痹，或遍体疮癣，或隐疹风瘙。

96479 **踯躅花涂洗方**(《圣济总录》卷一三四)

【组成】踯躅花三斤

【用法】上以水五升，于瓷瓶内浸半月，滤去滓。取洗疮上，一日三次。更炙鲊，涂摩疮上。

【主治】瘑疮。

墨

96480 **墨龙丸**(《圣惠》卷七十三)

【组成】黑龙尾煤　乱发灰　神曲(微炒)各一两

【用法】上为末，以枣肉和丸，如梧桐子大。每服二十丸，食前以枳壳汤送下。

【主治】妇人痔疾下血，疼痛不可忍。

96481 **墨汁散**(《洞天奥旨》卷九引《保寿堂方》)

【组成】旱莲草一把(根须洗净，石臼捣如泥)

【用法】上以极热酒一盏冲入，取汁饮之，滓敷患处。

【主治】痔漏。

96482 **墨奴丸**(方出《外台》卷二十八引《范汪方》,名见《千金》卷十七)

【组成】釜底墨五合 盐一撮

【用法】上和研匀。以水一升搅调服。

【主治】❶《外台》引《范汪方》:中恶,痛欲绝;❷《千金》:卒得恶疰,腹胀。

96483 **墨附丸**

《医学入门》卷八。为《万氏家抄方》“神效墨附丸”之异名,见该条。

96484 **墨香丸**(《简明医彀》卷七)

【组成】香附米一斤(用酒、醋、童便、米泔各浸一周时,晒干用) 蕲艾四两(去梗,好醋数碗煮干,捣成饼,晒燥) 上品青墨一两(煅烟尽,醋淬,研细入药) 当归 川芎 人参 熟地黄(酒拌,饭上蒸) 白茯苓 木香各一两

【用法】上为末,糊丸如梧桐子大。每服六十丸,空心温酒或醋汤送下。

【主治】妇人久无孕育,月经不调,数月堕胎或半产。

96485 **墨雪膏**(《朱氏集验方》卷六引赵尚书方)

【组成】蜒蚰虫一个 脑子一撮

【用法】上药放在砚上,用京墨同磨成水。涂患处。

【主治】痔头热肿,痛不可忍,睡卧不安。

【备考】本方方名,《普济方》引作“黑雪膏”。

96486 **墨蒜散**(《普济方》卷二七二)

【组成】大蒜 鼠屎 京墨各等分

【用法】上为末。调敷之。

【主治】诸疮着白痂复发。

暹

96487 **暹逻清解散**(《全国中药成药处方集》沈阳方)

【组成】暹逻角三钱 藏红花三钱 黄连二钱 金银花三钱 连翘二钱 牛蒡子二钱 荆芥穗二钱 防风二钱 赤芍二钱 生白芍二钱 薄荷五分 元芩二钱 山楂二钱 甘草二钱 冰片六分 牛黄二分 珍珠三分 片砂三钱

【用法】共研极细面。每服半分至三分,白开水送下。

【功用】清火解毒,消炎退热。

【主治】内热咳嗽,面红目赤,身热神昏,斑疹瘾疹,诸种疮毒。

96488 **暹逻紫草丸**(《全国中药成药处方集》吉林方)

【组成】珍珠二分 朱砂五分 牛黄 梅片 青黛 乳香 没药各三分 玄参五钱 雄黄五分 紫草五钱 羚羊 羌活 琥珀 甘草 暹逻角 桃仁 菊花各三钱 双花 地丁各一两

【用法】先将珍珠、朱砂、梅片、牛黄另研为粉,再将余药一处研细,陆续调匀,炼蜜为丸,丸重三分五厘,大赤金为衣,绵纸包裹,蜡皮封固,贮瓷坛中。三岁以上小儿,每服一丸,七岁以上每服二丸,病重者日夜服三四次。

【功用】宣透痘疹,解毒消热。

【主治】天花欲出,皮里含蓄,身热面赤,两目含泪,耳尻寒凉,烦躁惊啼,天花结痂,余毒不尽,鼻疮口臭,耳脓目烂,牙疳舌腐,痘痂不落,底盘紫黑;麻疹隐伏,欲出不出,毒火反攻,壮热神昏,咽喉肿痛,气喘抬肩,麻疹之后,毒热不退,晡热蒸烧;及胎毒皮肤溃烂,红肿焮痛,一切疮疡火毒。

镇

96489 **镇元丸**(《产论》)

【组成】水银 黑锡 辰砂各十钱

【用法】于铁盆中以柳片搅之,以不见星为度,糊丸。先以夜寅刻分服其半,不已则于次日寅刻再与之。

【主治】产后癫狂。

96490 **镇元饮**(《玉案》卷四)

【组成】人参 当归 白术 黄耆 五味子各一钱 山茱萸 肉苁蓉 麦门冬 黄柏 生地各一钱二分 莲肉十枚

【用法】上加灯心三十茎,水煎八分,临卧时服。

【功用】固肺经。

【主治】自汗。

96491 **镇风丹**

《袖珍》卷二。为《本事》卷一“黑神丸”之异名。见该条。

96492 **镇风汤**(《疡医大全》卷二十六)

【组成】橘红 半夏 茯神 钩藤 天麻 白芍 当归 秦艽 枣仁 川续断

【用法】白水煎。或加癞葡萄藤一钱;或加赤金为引。

【主治】妇女脚气,肝风内鼓,搐搦拘挛,心中跳动,腿脚锥痛,面青厥逆。

96493 **镇风汤**(《衷中参西录》上册)

【组成】钩藤钩三钱 羚羊角一钱(另炖,兑服) 龙胆草二钱 青黛二钱 清半夏二钱 生赭石二钱(轧细) 茯神二钱 僵蚕二钱 薄荷叶一钱 朱砂二分(研细,送服)

【用法】以磨浓生铁锈水煎服。

【主治】小儿急惊风。其风猝然而得,四肢搐搦,身挺颈痉,神昏面热,或目睛上窜,或痰涎上壅,或牙关紧闭,或热汗淋漓。

96494 **镇风散**(《外科正宗》卷四)

【异名】鳔风散(《嵩崖尊生》卷九)。

【组成】鳔胶(切段,微焙) 杭粉(焙黄) 皂矾各一两(炒红色) 朱砂(另研)三钱

【用法】上为细末。每服二钱,无灰热酒调服;如猪羊等风,发时昏倒,不省人事者,每服三钱。外灸伤处七壮,知疼痛者乃为吉兆。

【主治】❶破伤风。诸药不效,事在危急者。❷《嵩崖尊生》卷九:痫症。

96495 **镇心丸**(《外台》卷十五引《深师方》)

【异名】牛黄丸(《圣济总录》卷五)。

【组成】银屑一分半(研) 牛黄九铢 丹砂(研) 甘草(炙) 麦门冬(去心) 远志(去心)各五分 防葵 人参 防风 细辛 茯神 椒(汗) 附子(炮) 紫石英(研)各四分 桂心 干姜各六分 菖蒲 紫菀各三分

【用法】上为末,炼蜜为丸,如梧桐子大。每服三丸,食前服,一日三次,不知,稍稍增之。

【主治】老小心气不足,虚弱,时苦小语,劳则剧;及风邪百病。

【宜忌】忌海藻、菘菜、生菜、生葱、猪肉、生血、酢物、饧等。

96496 **镇心丸**(《千金》卷五)

【组成】银屑十二铢　水银二十铢　牛黄六铢　大黄六分　茯苓三分　茯神　远志　防己　白蔹　雄黄　人参　芍药各二分　防葵　铁精　紫石英　真朱各四分(一方无牛黄)

【用法】先将水银和银屑研如泥,别治诸药,和丸如麻子大。三岁儿每服二丸,随儿大小增之。

【功用】镇心气。

【主治】小儿惊痫百病。

96497 **镇心丸**(《千金》卷十四)

【组成】紫石英　茯苓　菖蒲　苁蓉　远志　大黄　大豆卷　麦门冬　当归　细辛　卷柏　干姜各三分　防风　人参　泽泻　秦艽　丹参各六分　石膏　芍药　柏子仁各三分　乌头　桂心　桔梗　甘草　薯蓣各七分　白蔹　铁精　银屑　前胡　牛黄各二分　白术　半夏各八分　干地黄十二分　䗪虫十二枚　大枣五十枚

【用法】上为末,蜜、枣和丸,如梧桐子大。每服五丸,加至二十丸,一日三次。

【主治】虚损,梦寤惊悸,风邪鬼注,寒热往来,腹中积聚,忧恚结气;男子失精;妇人赤白注漏,或月水不利。

96498 **镇心丸**(《千金翼》卷十二)

【组成】防风五分　人参五分　龙齿五分　芎䓖一两　铁精一两　当归一两　干地黄五分　黄耆一两　麦门冬五分(去心)　柏子仁一两　桂心一两　远志五分(去心)　白鲜皮三分　白术五分　雄黄一两(研)　菖蒲一两　茯苓一两　桔梗一两　干姜五分　光明砂一两(研)　钟乳半两(研)

【用法】上为末,炼蜜为丸,如梧桐子大。先服玄参三两,干地黄三两,黄耆三两,地骨皮三两,苁蓉三两,丹参五两,牛膝三两,五味子三两,麦门冬三两(去心),杏仁二两(去皮尖),细辛三两,磁石五两,生姜三两(切),茯苓三两,橘皮二两,韭子半升,柴胡二两(去苗),㕮咀,以水三斗,煮取三升,分三服;后三日乃服上丸五丸,渐加至十五丸,稍加至三十丸,一日二次,食后饮服。

【主治】损心不能言语,心下悬急苦痛,举动不安,数数口中腥,客热心中百病。

【宜忌】慎腥臭等,常宜小进食为佳,宜吃酥乳,倍日将息;药服讫仰卧少时,即左右换卧,及数转动,腰底安物,不得劳役身心;服丸后二日风动,药气冲头,两眼赤痛,久而不愈者,法取枣根(直入地二尺者)白皮一握,水一升,煮取半升,服之即愈。

96499 **镇心丸**(《千金翼》卷十六)

【组成】秦艽　柏实　当归　干漆(熬)　白蔹　杏仁(去皮尖双仁,熬)　芎䓖各三分　泽泻一两　干地黄六分　防风　人参各四分　甘草一两(炙)　白术　薯蓣　茯苓　干姜各二分　麦门冬(去心)二两　前胡四分

【用法】上为末,炼蜜为丸,如梧桐子大。每服十丸,食前以饮送服,一日三次,不知,稍增之。

【主治】胃气厥实,风邪入脏,喜怒愁忧,心意不定,恍惚喜忘,夜不得寐,诸邪气病。

【宜忌】忌海藻、菘菜、芜荑、桃李、雀肉、酢物等。

96500 **镇心丸**(《外台》卷十五引《广济方》)

【组成】茯神　人参　龙齿(研)　升麻　石膏(研)　黄芩　茯苓　麦门冬各八分(去心)　银箔二百番(研)　虎睛一具(炙)　枳实(炙)　白蔹　玄参　芍药　葳蕤　甘草(炙)各六分　生姜二分

【用法】上为末,炼蜜为丸,如梧桐子大。每服十五丸,渐加至三十丸,食后以饮送服,一日二次。

【功用】安心神,久服长寿。

【主治】热风惊悸。

【宜忌】忌海藻、菘菜、醋、蒜、面、黏食、陈臭等物。

96501 **镇心丸**(《幼幼新书》卷十一引《婴孺方》)

【组成】人参　桂心　蜀椒　茯苓　附子(炮)各三分　细辛　干姜　半夏　牛黄各二分　桔梗十分　白薇五分　防葵四分

【用法】上为末,炼蜜为丸,如小豆大。五六岁儿每服三丸,一日三次,先食服下。

【主治】小儿痫,时时发作,将成厥者。

96502 **镇心丸**(《圣惠》卷四)

【组成】犀角屑一两　天竺黄半两(细研)　朱砂半两(细研如粉)　铅霜一分(细研)　牛黄一分(细研)　龙齿半两　金箔五十片(研)　人参一两(去芦头)　茯神一两　远志半两(去心)　生干地黄半两　龙胆半两(去芦头)　铁粉三分(细研)

【用法】上为末,入研了药,和研令匀,炼蜜为丸,如小豆大。每服七分,煎竹叶汤送下,不拘时候。

【主治】心风。狂言多惊,迷闷恍惚。

96503 **镇心丸**(《圣惠》卷四)

【组成】紫石英(细研,水飞)　朱砂(细研,水飞)　白石英(细研,水飞)　龙齿(细研)　人参(去芦头)　细辛　赤箭　天门冬(去心,焙)　干熟地黄　白茯苓　犀角屑　沙参(去芦头)　菖蒲　防风(去芦头)各一两　远志半两(去心)

【用法】上为末,都研令匀,炼蜜为丸,如梧桐子大。每服三十丸,温酒送下,不拘时候。

【主治】心风。恍惚,惊恐失常,或瞋恚悲愁,情意不乐。

96504 **镇心丸**(《圣惠》卷六十七)

【组成】虎睛一对(用生羊血浸一宿,滤出阴干)　金箔五十片(细研)　银箔五十片(细研)　朱砂二两(细研,水飞)　茯神半两　羚羊角屑一两　远志半两(去心)　人参半两(去芦头)　麦门冬一两(去心,焙)　蒲黄一两

【用法】上为末,枣肉入炼蜜同和为丸,如梧桐子大。每服三十丸,以茯神汤送下,食后、夜卧时服。

【功用】定魂魄。

【主治】因折伤惊悸,心神烦闷。

96505 **镇心丸**(《圣惠》卷六十九)

【组成】铁精三分　人参一两(去芦头)　茯神一两　龙齿三分　金箔一分　铅霜一分半(金银箔同细研)　银箔一分　紫菀三分(洗去苗土)　麦门冬一两半(去心,焙)

甘草半两(炙微赤,剉)　黄芩半两　生干地黄一两

【用法】上为末,入研了药,同研令匀,炼蜜为丸,如梧桐子大。每服十丸,食后竹叶汤送下。

【主治】妇人血风。气壅,多惊悸,烦躁。

96506　**镇心丸**(《圣惠》卷八十五)

【组成】牛黄一分(细研)　犀角屑半两　金箔三十片(细研)　银箔三十片(细研)　川大黄半两(剉碎,微炒)　茯神半两　子芩半两　马牙消半两(细研)　麝香一分(细研)　朱砂半两(细研,水飞过)　天竺黄半两(细研)　龙齿一两(细研)

【用法】上为末,都研令匀,炼蜜为丸,如绿豆大。每服三丸,以竹沥研下,不拘时候。

【主治】小儿惊热,烦躁,多渴少睡。

96507　**镇心丸**(《圣惠》卷八十五)

【组成】金箔五十片(细研)　银箔五十片(细研)　水银半两(以小枣肉研令星尽)　牛黄一分(细研)　川大黄三分(剉碎,微炒)　远志一分(去心)　防葵半两　汉防己一分　白蔹一分　铁粉半两(细研)　紫石英半两(细研,水飞)　真珠末半两　雄黄半两(细研)　人参半两(去芦头)　白芍药半两　茯神三分

【用法】上为末,入金银等都研令匀,炼蜜为丸,如绿豆大。每服三丸,以薄荷汤送下,一日三次。

【主治】小儿惊痫。

96508　**镇心丸**(《普济方》卷三七五引《博济方》)

【组成】金银箔各三十片　牛黄一钱(研)　茯神半两(去皮)　铁粉半两(研)　龙脑一钱(研)　防葵半两　人参半两　雄黄一分(研)　朱砂半两(研)　犀角一分(剉)　大黄一分(蒸)　龙齿一钱

【用法】上为细末,炼蜜为丸,如小芡实大。看儿大小,薄荷汤化下。

【功用】化痰理惊。

【主治】小儿急慢惊风,搐搦不定,中焦壅热;大人心神不定,多怔忪。

96509　**镇心丸**(《医方类聚》卷十引《简要济众方》)

【组成】朱砂一两　乳香三分　白芥子半两

【用法】上各研令细,煮稀面糊为丸,如梧桐子大。每服十五丸,食后、临卧煎桃枝汤送下。

【主治】心脏邪热,恍惚惊怖,不得眠睡。

96510　**镇心丸**(《医方类聚》卷二十引《神巧万全方》)

【组成】牛黄　铅霜各一分(研入)　天竹黄　朱砂　龙齿　远志(去心)　生干地黄　松脂(研)各半两　铁粉三分　犀角屑　人参　茯神　麦门冬(去心)各一两　金箔五十片

【用法】上为末,和匀,炼蜜为丸,如小豆大。每服七丸,煎竹叶汤送下,不拘时候。

【主治】心风。狂言多惊,迷闷恍惚。

96511　**镇心丸**(《养老奉亲》)

【组成】辰砂一两　桂一两　远志(去心)　人参各一两　茯苓二两　麦门冬(去心)　石菖蒲　干地黄各一两半

【用法】上除辰砂外,并为末和匀,炼蜜为丸,如梧桐子大。朱砂为衣。每服十至十五丸,空心薄荷酒吞下。

【功用】益心气,养心神,聪明耳目。

【主治】老人心气不足,健忘。

96512　**镇心丸**(《圣济总录》卷十四)

【组成】银箔五十片　水银　黑锡各半两(同水银结砂子,与银箔共研)　龙齿　人参　远志(去心)　麝香(研)　丹砂(研)　犀角(镑)　牛黄(研)各半两　虎睛一对(酒浸一宿,炙微黄)

【用法】上为末,同研令匀,炼蜜和丸,如梧桐子大。每服三丸,食后、临卧荆芥汤送下。

【功用】化利风涎。

【主治】风邪惊冒,郁闷心烦,伸欠倦怠。

96513　**镇心丸**(《圣济总录》卷十四)

【组成】紫石英(别研)　丹砂(别研)　茯神(去木)　银屑(别研)　雄黄(别研)　菖蒲　人参　桔梗(剉,炒)　干姜(炮)　远志(去心)　甘草(炙,剉)　当归(切,焙)　桂(去粗皮)各半两　防风(去叉)　细辛(去苗叶)　铁精(研)　防己各一两

【用法】上为末,入别研药和匀,炼蜜为丸,如小豆大。每服十五丸,渐加至二十丸,米饮送下。

【主治】心气虚弱,风热所乘,惊悸不宁,胸中逆气,魇梦参错,谬忘恍惚。

96514　**镇心丸**(《圣济总录》卷十四)

【组成】远志(去心)一两一分　铁精　杏仁(去皮尖双仁,炒)　芎䓖　麦门冬(去心,焙)　牡蛎各一两半　龙齿(研)　白茯苓(去黑皮)各二两　防风(去叉)　当归(切,焙)　人参　鬼臼　白术　生干地黄　丹参　桔梗(去芦头,炒)　甘草(炙)各一两一分　紫菀(去土)　卷柏(去土)　山茱萸　桂(去粗皮)　干姜(炮)　防己　白蔹　羚羊角(镑)各一两　牛黄(别研)半两　麝香(别研)三分　银箔四百片(别研)　虎睛一对(酒浸,炙令黄,别研)

【用法】上为细末,炼蜜为丸,如梧桐子大。每服二十丸,渐加至三十丸,食后以酒送下。一日二次。

【主治】风邪惊悸,恍惚悲伤,或梦寐不安。

96515　**镇心丸**(《圣济总录》卷十五)

【组成】干漆(碎)四两　人参半两　黄耆(剉)　萆薢各一两(上四味以醋五升同煮干,炒令青烟出即住)　麝香(研)一分　丹砂(研)半两

【用法】上为细末,用狗胆四枚,取汁同醋煮面糊为丸,如樱桃大。每服半丸,以磨刀水化下。

【主治】诸风痫。

96516　**镇心丸**(《圣济总录》卷四十三)

【组成】茯神(去木)　人参　甘草(炙,剉)　龙齿各一两半　升麻　枳壳(去瓤,麸炒)各一两　银箔二百片　麦门冬(去心,焙)二两

【用法】上为末,炼蜜为丸,如梧桐子大。每服十五至二十丸,早、晚食后米饮送下。

【主治】心虚惊悸,或因忧虑神气不安。

96517　**镇心丸**(《圣济总录》卷四十三)

【组成】丹砂(别研)　人参　甘草(炙,剉)　黄芩(去黑心)　栝楼根各一两　凝水石(碎研)二两　牛黄(研)

犀角(镑)　知母各半两　龙脑(别研)一钱

【用法】上为细末,炼蜜为丸,如芡实大。每服一丸,人参汤嚼下。

【主治】心热实,忪悸恍惚,痰壅昏倦,上盛渴躁,夜卧不稳。

96518　**镇心丸**(《圣济总录》卷九十二)

【组成】丹砂(研)　铁粉(研)　远志(去心)　人参各半两　茯神(去木)一两　牛黄(研)　龙脑(研)各一分　虎睛(研)一双　琥珀(研)一分　金箔(研)五片　银箔(研)五片

【用法】上为极细末,枣肉为丸,如梧桐子大。每服十丸,空心煎金银汤送下。

【功用】安五脏,镇心神。

【主治】脉极。惊悸,烦满,恐畏。

96519　**镇心丸**(《圣济总录》卷九十八)

【组成】黄芩(去黑心)　大黄各一两(炙熟)　荆芥穗　鸡苏(去梗)　甘草(炙)　芍药　山栀子各二两

【用法】上为末,水煮面糊为丸,如梧桐子大。每服三十丸,温熟水送下,不拘时候。

【功用】镇保心气,宁养神志,宣畅气血,解诸邪壅。

【主治】黄疸鼻衄,小水淋痛,目赤暴肿,或作飞血证。

96520　**镇心丸**(《圣济总录》卷一〇〇)

【组成】紫石英二两(研)　丹砂一两(研)　雄黄(研)　白茯苓(去黑皮)　茯神(去木)　银屑　菖蒲　桔梗(去芦头,炒)　人参　干姜(炮)　远志(去心)　甘草(炙,剉)各二两　防风(去芦头)　防己　当归(切,焙)　桂(去粗皮)　铁精　细辛(去苗叶)各一两

【用法】上为末,炼蜜为丸,如梧桐子大。每服十丸,食后熟水送下,一日三次,稍增之。

【主治】心气怯弱,常多魇梦,恍惚谬忘。

96521　**镇心丸**(《圣济总录》卷一一一)

【组成】远志(去心)　人参　赤茯苓(去黑皮)　柏子仁　细辛(去苗叶)　茺蔚子　山芋　车前子各一两

【用法】上为末,炼蜜为丸,如梧桐子大。每服十丸,空心茶汤送下。

【主治】心热生丁翳。

96522　**镇心丸**(《圣济总录》卷一六九)

【组成】人参末　白茯苓(去黑皮,为末)　山芋(末)　凝水石(煅,研)　寒食面各一两　甘草(末)三分　麝香(研)半钱　龙脑(研)半钱　甜消(研)二钱　丹砂(研)二两半

【用法】上为极细末,炼蜜为丸,如鸡头子大。每服半丸至一丸,食后临卧煎金银薄荷汤化下。

【功用】压惊坠涎,安神定魄。

【主治】小儿惊热,手足潮搐,咬牙直视。

96523　**镇心丸**(《圣济总录》卷一七一)

【组成】银箔(研)一百片　蜣螂三枚(去头足,炙)　大黄(剉,炒)　丹砂(研)各一两半　升麻　黄芩(去黑心)　犀角(屑)　山栀子仁　龙齿　麦门冬(去心,焙)　铁粉各一两

【用法】上为末,炼蜜为丸,如梧桐子大。每服一丸,三至五岁,每服二丸至三丸,七至十岁,每服五丸,大人每服十五,儿童乳后新汲水研灌之,大人食后温浆水送下。

【主治】小儿惊痫。

96524　**镇心丸**(《小儿药证直诀》卷下)

【组成】朱砂　龙齿　牛黄各一钱　铁粉　琥珀　人参　茯苓　防风各二钱　全蝎七个(焙)

【用法】上为末,炼蜜为丸,如梧桐子大。每服一丸,薄荷汤送下。

【功用】《普济方》:化痰镇心。

【主治】小儿心热惊痫。

96525　**镇心丸**(《小儿药证直诀》附方)

【组成】甜消(白者)　人参(去芦头)　甘草(炙,取末)　寒水石(烧)各一两　干山药(白者)　白茯苓各二两　朱砂一两　龙脑　麝香各一钱(后三味并研碎)

【用法】上为末,炼蜜为丸,如芡实大,如要红色,入顶好胭脂二钱。每服半丸至二丸,食后温水化下。

【功用】凉心经。

【主治】❶《小儿药证直诀》:小儿惊热痰盛;❷《普济方》:惊热痰盛,及心神恍惚,睡卧不安。

【备考】本方用薄荷汤化下,名"眠膏"(见《普济方》)。

96526　**镇心丸**(《幼幼新书》卷十九引《聚宝方》)

【组成】朱砂　铁粉(飞)　天竺黄　钩藤各半两　麝一分

【用法】上为细末,生蜜为丸,如小豆大。每服一丸,薄荷汤化下。

【主治】小儿心热涎生,眠睡不安。

96527　**镇心丸**(《幼幼新书》卷十引茅先生方)

【组成】朱砂(别研)　白附子　白僵蚕(酒洗)　蝉蜕(去翅足净洗)　茯神(去皮)各半两　全蝎一分(去尾丁)　片脑　麝香各随意加入

【用法】上为末,拌合薄荷自然汁为丸,如豌豆大,银朱拌脑、麝为衣。每服一丸,用金银薄荷汤磨下。

【主治】小儿诸惊。

96528　**镇心丸**(《幼幼新书》卷八引《刘氏家传》)

【组成】朱砂　雄黄(通明者,研)各一钱　全蝎(生,为末)七个　麝香　龙脑各半字　巴豆七粒(以纸出油尽成霜,同众药和匀,出油了,取十二字)

【用法】上研匀,水糊为丸,如粟米大,阴干。每岁一丸,随年数,金银薄荷汤送下,不拘时候。常服二丸。

【功用】退壮热,逐恶涎。

【主治】小儿惊风,热积惊泻,痰涎壅滞,咳嗽。

96529　**镇心丸**(《幼幼新书》卷十引《吉氏家传》)

【组成】朱砂　犀角(末)　升麻　大黄各半两

【用法】上为细末,炼蜜为丸,如绿豆大。每服三丸,薄荷汤送下。

【主治】小儿惊风。

96530　**镇心丸**(《幼幼新书》卷十引《吉氏家传》)

【组成】半夏十个(大者)　硼砂　朱砂各一钱(为末)

【用法】上将半夏以刀切开,将硼砂等末纳入,用好瓦一片安半夏,却将好醋滴在硼砂等内,久炙取干,研烂,用粟

米糊为丸，如梧桐子大。每服五七丸，金银薄荷汤送下。

【功用】镇惊坠涎。

【主治】小儿惊风。

【备考】本方原名镇惊散，与剂型不符，据《普济方》改。

96531　**镇心丸**（《易简方》）

【组成】人参　茯苓　甘草各五两　山药十五两　紫河车二两半（黑豆水煮饮，切片，焙干）　朱砂（研）十两　麝香五分　龙脑一两　牙消一两半

【用法】上为细末，炼蜜为丸，如芡实大，用金箔一百二十片为衣。每服一丸，薄荷汤送下。

【功用】镇心神。

【主治】惊恐。

96532　**镇心丸**（方出《百一》卷一，名见《得效》卷八）

【组成】大附子一个（去皮脐）

【用法】切作片子，疏绢袋盛，用地黄自然汁一大升，于银石器中慢火熬，候地黄汁将尽，取出附子，晒干为末，再入余地黄汁研制成丸，如绿豆大。每服三十丸，米饮送下。

【主治】老人、虚人用心过度，心气不足，心脉虚弱者。

96533　**镇心丸**（《医方类聚》卷二五八引《保童秘要》）

【组成】叶子青　朱砂　麝香　磨刀石（新瓦上磨取）各等分

【用法】上为末，用荆芥水为丸，如芡实大。每服一丸，用荆芥、薄荷汤磨下。

【功用】镇心坠涎。

【主治】小儿惊风。

96534　**镇心丸**（《魏氏家藏方》卷四）

【组成】益智仁二两　龙骨（煅）半两　牡蛎粉　茯神（去木）各一两　龙齿一分

【用法】上为细末，酒煮面糊为丸，如梧桐子大。每服三十丸，空腹盐汤送下；妇人艾醋汤送下。

【主治】白浊。

96535　**镇心丸**

《御药院方》卷六。为《局方》卷五"预知子丸"之异名。见该条。

96536　**镇心丸**（《眼科龙木论》卷三）

【组成】石决明　人参　茯苓　大黄各一两　远志　细辛　干山药　防风各二两

【用法】上为末，炼蜜为丸，如梧桐子大。每服十丸，空腹茶清送下。

【主治】膜入水轮，外障。

96537　**镇心丸**（《眼科龙木论》卷六）

【组成】银液（取银箔，以水银销之为泥，合消石及盐研为粉，烧出水银，淘出盐石，研细用之）　川芎　藁本　人参　细辛各一两　石决明　远志　黑参各半两

【用法】上为末，炼蜜为丸，如梧桐子大。每服十丸，空心茶送下。

【主治】眼生黑，外障。

96538　**镇心丸**（《普济方》卷二一五）

【组成】川大黄　车前子　乱发灰

【用法】上为细末。每服二钱，食前葱汤调下。

【功用】镇保心气，宁养神志，宣畅气血，解诸邪壅。

【主治】黄疸鼻衄，小水淋痛，目赤暴肿，或作飞血证。

【备考】本方方名，据剂型，当作"镇心散"。

96539　**镇心丸**

《普济方》卷三七四。即《直指小儿》卷二"镇痰丸"。见该条。

96540　**镇心丸**

《普济方》卷三七四。为《幼幼新书》卷十九引《相漓方》"小镇心丸"之异名。见该条。

96541　**镇心丸**（《普济方》卷三七五）

【组成】乌鸟屎（又名燕子屎，新瓦焙干）　京香墨（醋煅）　虎睛　麻黄　豆豉　牛黄　黄蜡　麝香少许　珍珠　地龙（活者，全）　干蝎十个（炒）　南星（作薄片，用童便浸三日，焙）　防风　白鲜皮　猢狲骨　朱砂　风化消（除麝、蝎外）各等分

【用法】上为细末，用水飞过，用银圈杵作饼子，以麝香、朱砂为衣。每服一钱，卧时用井水磨服，时病身热，疮疖热毒，用姜汁磨服。

【主治】小儿诸风，急慢惊痫。

96542　**镇心丸**（《普济方》卷三九二）

【组成】丁香半分　天竺黄　石膏各一分　生犀（末）一钱　牛黄少许

【用法】上为末，炼蜜为丸，如绿豆大。每服二粒，春、夏枳壳汤下；秋、冬茯苓汤送下。

【主治】小儿当心硬，或两胁胀硬不适。

96543　**镇心丸**（《袖珍小儿》卷二）

【组成】桔梗　山药　山栀　甘草各等分

【用法】上为末，炼蜜为丸，如樱桃大，金银箔为衣。每服一丸，薄荷汤送下。

【功用】安心镇惊。

【主治】小儿惊风。

96544　**镇心丸**（《幼科类萃》卷十四）

【组成】朱砂　龙齿　牛黄各一钱　铁粉　琥珀　人参　茯神　防风　全蝎七个（炙）

【用法】上为末。三岁儿每服一字，灯心汤调下。

【主治】小儿风痫。

【备考】铁粉至防风五味药用量原缺。

96545　**镇心丸**（《医学入门》卷六）

【组成】远志　雄黄　铁粉　琥珀各二钱　辰砂一钱　麝香五分

【用法】上为末，枣肉为丸，如黄豆大，金银箔二十片为衣。每服一丸，麦门冬煎汤化下。

【主治】心痫。面赤目瞪，吐舌，心烦，惊悸。

96546　**镇心丸**

《赤水玄珠》卷六。为《三因》卷九"大镇心丹"之异名。见该条。

96547　**镇心丸**（《眼科全书》卷五）

【组成】羚羊角　人参　白茯苓　远志　山药　款冬花　防风　玄参　柴胡　知母　麦冬　熟地

【用法】上为末，炼蜜为丸，如梧桐子大。每服三四十丸，空心以煮酒送下。

【主治】膜入水轮外障，日久，不疼不痛，不泪不红，如钉入木，如玉有瑕，如玳瑁之有黑点。

96548 **镇心丸**（《审视瑶函》卷五）

【组成】牛黄一钱（另研） 生地（酒洗，炒） 当归身（酒洗，炒） 远志肉（去心） 茯神各五钱 金箔十五片 石菖蒲（九节者佳） 川黄连各二钱半 辰砂二钱（另研）

【用法】六味草药为细末，后入牛黄、辰砂为末，猪心血为丸，如黍米大，金箔为衣。每服五六十丸，煮猪心汤送下。

【主治】心痫惊悸，忧愁思虑伤心，惕然心跳，动振不安，面赤吐舌，目瞪。

96549 **镇心丸**（《医略六书》卷二十二）

【组成】熟地八两 枣仁四两 茯神三两（去木） 人参四两 麦冬四两（去心） 五味二两 天冬四两（去心） 山药四两（炒） 远志二两 龙齿三两 肉桂三两（去皮） 朱砂一两

【用法】上为末，炼蜜为丸。每服五钱，米饮送下。

【主治】怔忡不宁，脉弦数极者。

【方论选录】怔忡乃阴虚为假热所迫，气不归原，忪动而不宁。熟地补阴滋肾以吸九天之气，人参补气扶元以生九地之阴；枣仁养心气以下达，茯神清精府以定志；麦冬清心润肺，天冬润肺益阴；五味生津敛阴，远志通肾交心；山药补脾阴以媾水火；龙齿镇浮越以安魂魄；肉桂导火平肝，朱砂定心安神。丸以白蜜之甘润，汤以米饮之和胃，使脾胃调和，金水并益，而心气自降，假热潜藏，心阴充足，则怔忡自退哉。

96550 **镇心丹**（《鸡峰》卷七）

【组成】熟地黄 远志 茯苓 柏子仁 白术各一两半 人参 菖蒲 麦门冬 酸枣仁 木通 百部 贝母 茯神 甘草 朱砂 天门冬 赤石脂 防风 桂各一两 枣肉四两

【用法】上为细末，炼蜜为丸，如梧桐子大。每服三十丸，人参汤送下；如血气虚弱，食少不眠，煎酸枣仁汤送下。

【主治】忧愁思虑，过伤心气，神色损变，志意沉伏，怔忪恍惚，眩冒恐怯惊怖；及治骨热诸劳，失精乱梦，飞尸鬼注，肌瘦色黄，食少倦怠，夜寝盗汗，胃府气痞；以致大怒小恐所伤，吐血失血，丈夫劳损，妇人血虚，产前产后虚损，种种心疾。

96551 **镇心丹**（《三因》卷九）

【组成】光明辰砂（研） 白矾（煅汁尽）各等分

【用法】上为末，水泛为丸，如芡实大。每服一丸，煎人参汤食后送服。

【主治】心气不足，惊悸自汗，烦闷短气，喜怒悲忧，悉不自知，亡魂失魄，状若神灵所扰；及男子遗泄，女子带下。

96552 **镇心丹**（《传信适用方》卷二）

【组成】黄耆五两（炙） 干熟地黄二两半（洗） 五味子二两半（去枝梗） 柏子仁二两半（研） 远志二两半（去心） 白茯神五两（去木） 人参五两 酸枣仁五两（去皮，炒） 朱砂三两（别研）

【用法】上为细末，炼蜜为丸，如梧桐子大，以朱砂为衣。每服三十丸，温酒或人参汤送下。恍惚惊悸，怔忡不止，煎人参、茯神汤送下；盗汗不止，麦麸汤送下；乱梦失精，人参、龙骨汤送下；卒暴心痛，乳香汤送下；肌热虚烦，麦门冬汤送下；大便下血，当归、地榆汤送下；中风不语，薄荷、牛黄汤送下。

【功用】安镇心脏，补养心气。常服安神镇心，益寿延年。产后安胎，产后补虚。

【主治】惊忧思虑过伤，心气不足，怔忡盗汗，乱梦失精，卒暴心痛，中风不语，风痫癫狂，客忤不省，悲哭无常，色脱神悴，飞尸鬼注，恍惚惊悸，吐血便血，虚劳羸瘦，病后虚烦，不得眠睡；及胎动不安，产后体虚。

96553 **镇心丹**（《卫生总微》卷三引胡御带方）

【组成】铁粉一分 蛇黄一两（煅，醋淬七次） 代赭石半两（煅，醋淬十次） 马屁勃半两 麝香一分（别研）

【用法】上为细末，炼蜜为丸，如小豆大。每服一粒，食后磨剪刀环水化下。

【主治】小儿风热惊热，眠睡不安及惊痫发搐。

96554 **镇心丹**（《卫生家宝》引俞山人方，见《普济方》卷十六）

【组成】苁蓉一两（焙干） 牛膝一两（细剉，酒浸，焙） 菟丝子一两（酒浸，煮研） 五味子半两（拣） 人参二两（去芦头） 山药二两 鹿角霜二两 远志二两（去心） 龙齿一两（飞） 黄耆半两（蜜炙） 茯苓二两（白者） 石菖蒲半两 茯神二两（同茯苓一处用柏叶裹定蒸九次）

【用法】上为细末，炼蜜为丸，如梧桐子大。每服三十丸，空心盐米饮或酒盐汤吞下，渐加至四十丸；用辰砂为衣，食后人参汤下，闭目良久。

【功用】常服安神，去百邪，调顺荣卫，补养真气。

【主治】忧愁思虑过伤，心气不足，恍惚惊悸，骨热诸劳，失精乱梦，飞尸鬼疰，肌瘦色黄，食衰倦怠，心腑不利，以致大恐所伤，及吐血便血，种种心疾。

96555 **镇心丹**（《普济方》卷十六引《卫生家宝》）

【组成】人参（洗净，去芦，切） 茯神（去皮） 绵黄耆（去芦） 当归（洗净，去芦） 酸枣仁（去皮，别研） 菖蒲（节密者） 熟干地黄 柏子仁（别研成膏）各一两 肉苁蓉半两（洗净） 远志半两（去心） 五味子半两 朱砂六钱（别研）

【用法】上为细末，与柏子仁一处和匀，炼蜜为丸，如梧桐子大。朱砂为衣。每服二十丸，食后、临卧温酒送下。

【主治】忧愁思虑繁多，以致心气不足。

96556 **镇心丹**（《丹溪心法附余》卷十九引《济生方》）

【组成】远志（甘草水煮，去心） 熟地黄（酒洗，蒸，焙） 新罗人参 木鳖子（炒，去壳） 白术各五两 麦门冬（去心） 当归（去芦，酒浸，焙） 石菖蒲 石莲肉（去心，炒） 黄耆（去芦） 茯神（去木） 柏子仁（拣净） 茯苓（去皮） 益智仁各三两 朱砂五十两

【用法】将人参等十四味各如法修制，剉碎拌匀，次将朱砂滚和，以夹生绢袋盛贮，用麻线紧系袋口，用瓦锅一只，盛水七分，重安银罐一只于锅内，入白蜜十斤，将药袋悬之中心，不令着底，使蜜浸过药袋，以柔柴火烧令滚沸，勿使火歇，煮三日，蜜焦黑，候足七日住火，取出淘出众药，洗净朱砂令干，入牛心内，入白蜜于重汤内，蒸如汤干，复以热水从

锅弦添下，候牛心蒸烂，取朱砂再换牛心，如上法蒸，凡七次，其砂已熟，用汤水淘净，焙干，入乳钵，玉杵研至十分，米粽为丸，如豌豆大，阴干。每服二十丸，食后参汤、枣汤、麦门冬汤任下。

【主治】男子妇人心气不足，神志不宁，一切心疾。

96557 镇心丹

《医学纲目》卷十三。为《三因》卷九“大镇心丹”之异名。见该条。

96558 镇心丹

《证治要诀》卷四。为《局方》卷五宝庆新增方“平补镇心丹”之异名。见该条。

96559 镇心丹(《丹溪心法附余》卷十)

【组成】好辰砂不拘多少

【用法】上为细末，以猪心血和匀，蒸饼裹之，蒸熟取出为丸，如梧桐子大。每服一丸，食后、临卧人参汤送下。

【主治】诸痫。

96560 镇心丹(《杏苑》卷六)

【组成】芒消（重煎，淡如白雪，另研）　人参　甘草（生）各五钱　白茯神　干山药各七钱五分　麝香　金箔　朱砂（一半为衣，另研）五钱　寒水石（烧红、放冷，另研）三钱

【用法】依法制度为末，炼蜜为丸，如芡实大，朱砂与金箔为衣。每服一丸，用薄荷汤化开，临时加龙脑米粒大一块，研细和匀同服。

【主治】惊悸，眠多异梦，随即惊觉者。

96561 镇心丹(《辨证录》卷四)

【组成】人参　白芍各一两　丹砂一钱　铁落一钱　天花粉一钱　山药五钱　远志二钱　生枣仁五钱　茯苓三钱

【用法】水煎服。

【主治】惊悸。

96562 镇心汤(《千金》卷十四)

【组成】防风　当归　大黄各五分　泽泻四分　白蔹四分（一方三两）　菖蒲　人参　桔梗各三分　白术　甘草各十分　紫菀　茯苓各二分（一方各三两）　秦艽六分　桂心　远志　薯蓣　石膏各三分　大豆卷四分　麦门冬五分（一方五两）　粳米五合　大枣十五枚　干姜二分　附子　茯神各二两

【用法】上㕮咀。以水一斗二升，先煮粳米令熟，去滓，纳药煮取四升，每服八合，日三夜一。

【主治】风虚劳冷，心气不足，喜忘恐怖，神志不定。

96563 镇心汤(《外台》卷十五引《崔氏方》)

【组成】茯神　半夏（洗）　生姜各四两　羚羊角（屑）　当归　人参　防风　芎䓖　杏仁（去皮尖）　桔梗各二两　龙齿（碎，绵裹）　石膏（碎，绵裹）各三两　防己　桂心各一两半　竹沥一升

【用法】上切。以水一斗，煮减半，纳竹沥，煎取二升八合，去滓，分温三服，相去如人行十里。

【主治】风邪虚悸，恍惚悲伤，梦寐不安。

【宜忌】忌酢物、羊肉、猪肉、饧、生葱等。

96564 镇心汤(《扁鹊心书·神方》)

【组成】人参　茯苓　石菖蒲（桑叶水拌炒）　远志　木香　丁香各一钱　甘草　干姜各五钱　大枣三枚

【用法】水煎，空心服。

【主治】心气不足，为邪气所乘，狂言多悲，梦中惊跳。

96565 镇心汤(《古今医鉴》卷八)

【组成】当归一钱二分　川芎七分　生地黄八分　片芩八分　黄连六分　栀子仁七分（炒）　酸枣仁一钱（炒）　远志一钱（制）　麦门冬（去心）一钱　白芍八分

【用法】上剉一剂。加生姜，水煎服。

【主治】心慌。

96566 镇心散(《圣济总录》卷七)

【组成】白牵牛（半生半炒）　防风（去叉）　甘草（剉）各一两

【用法】上为细末。每服二钱匕，新汲水调下。服了后，便令患者就所患一边卧于铺上，随即服追魂散三钱匕，用酒一盏煎两沸，和滓服尽。当汗出如胶水。

【主治】瘫缓风。四肢缓弱无力。

96567 镇心散(《圣济总录》卷十六)

【组成】丹砂（研）二钱　犀角（镑）一字　人参三钱　白茯苓（去黑皮）三钱　牛黄（研）一字　麝香（研）三字

【用法】上为细散，入研者三味，再研匀。每服半钱匕，或一字匕，薄荷汤调下。

【主治】小儿惊热，神乱形跃。

96568 镇心散

《鸡峰》卷十一。为《千金》卷十四“大镇心散”之异名。见该条。

96569 镇心散(《活幼口议》卷二十)

【组成】四圣汤加朱砂　羌活　防风　天麻

【主治】心神不宁，惊悸烦赤，瘈疭。

96570 镇心散(《普济方》卷一四九)

【组成】白龙骨（紧者）不拘多少

【用法】上为细末。每服二钱，新汲水调下。

【主治】时气汗后发狂。

96571 镇心散

《育婴秘诀》。为原书“秘传三圣散”内容之一。见该条。

96572 镇心散(《宋氏女科》)

【组成】桂心　甘草　细辛　人参　干姜　生地　茯神　远志　归身　川芎　防风　辰砂一分（另研）

【用法】用纹银十两　水二碗半　煎至一碗半，入药煎至七分。入辰砂调匀，空心温服，滓再煎。

【主治】产后心气虚损，卒惊狂语，或歌笑嗔哭，骂詈，或因虚发为风痉者。

96573 镇心膏(《幼幼新书》卷十二引张涣方)

【组成】远志一两（去心）　汉防己　人参（去芦头）　川大黄（微炮）　茯神各半两（上为细末，次用）　好朱砂一两（细研，水飞）　龙脑一钱（细研）　水磨雄黄一分　金箔三十片　银箔二十片

【用法】上为细末，炼蜜成膏。每服一皂子大，乳后薄荷汤送下。

【主治】小儿惊痫，及痫发挟热者。

96574 **镇包汤**(《一见知医》卷三)

【组成】人参 茯神 远志 丹砂 生地 石斛 枣仁 麦冬 五味 柏子仁 甘草

【主治】包络病,心中憺憺而动。

96575 **镇邪饮**(《玉案》卷二)

【组成】紫朴 胆星 苍术 广木香 橘红各一钱 甘草 辰砂各三分

【用法】上用水二钟,加生姜汁半盏,酒一盏,同煎温服。先以苏合丸灌醒,再服此方。

【主治】尸厥。

96576 **镇阳丸**(《辨证录》卷十)

【组成】熟地八两 生地 茯苓 麦冬 山药 地骨皮 沙参各四两 牛膝 天门冬 车前子各二两 玄参八两

【用法】上各为末,炼蜜为丸。每服五钱,白滚水送下。

【主治】男子精力甚健,入房甚久,泄精之时,如热汤浇入子宫,妇人受之必然吃惊,反不生育者。

96577 **镇阴煎**(《景岳全书》卷五十一)

【组成】熟地一二两 牛膝二钱 炙甘草一钱 泽泻一钱半 肉桂一二钱 制附子五七分或一二三钱

【用法】上用水二钟,速煎服;格阳喉痹,冷服。

【主治】阴虚于下,格阳于上,真阳失守,则血随而溢,以致大吐大衄,六脉细脱,手足厥冷,危在顷刻,血不能止者。

【加减】兼呕恶者,加干姜、炒黄芩一二钱;如气脱懒言,脉弱极者,宜速加人参,随宜用之。

96578 **镇阴煎**(《白喉全生集》)

【组成】熟地黄四钱 泽泻 怀牛膝各五分(盐水炒) 制附片三钱 僵蚕二钱 银花一钱五分 肉桂四分(去粗皮) 炙甘草一钱 煨姜一片

【用法】水煎服。

【主治】白喉虚寒证。白见于关内,色明润成块,甚或凹下,不红不肿,不甚疼痛,饮食稍碍,舌苔白滑,二便如常,或自溏泄,间或寒热往来,两颧作红,嘴唇燥裂。

96579 **镇坎散**(《全国中药成药处方集》杭州方)

【组成】大西瓜一只 春砂仁一两 独子大头蒜四十九枚

【用法】先将西瓜蒂边开一孔,挖出瓜瓤,只留沿皮无子者,将砂仁及蒜头装入,仍用瓜蒂盖好,用坛头泥以陈酒化开,涂于瓜上令遍,约厚一寸,于泥地上挖一小坑,用砖将瓜搁空,下以炭火煅之,四周均烧,约煅半日熄火,待其自冷,次日打开去泥净,取瓜炭及药,研为细末。每服一至二钱,陈酒或米饮送下。

【功用】调气利水。

【主治】蓄水臌胀。腹大异常,胀硬如鼓,气逆喘满,二便不畅,面目浮肿。

96580 **镇肝丸**(《局方》卷七)

【异名】补肝丸(《医部全录》卷一四六)。

【组成】蔓荆子(去白皮) 地肤子 人参 茺蔚子 决明子 白茯苓(去皮) 远志(去心) 防风(去芦叉)各一两 青葙子 地骨皮去土 柴胡(去芦) 山药 车前子 柏子仁(炒) 玄参 甘菊 甘草(炙)各半两 细辛(去苗)一分

【用法】上为末,蜜水煮糊为丸,如梧桐子大。每服二十丸,食后米饮送下,一日二次。

【主治】肝经不足,内受风热,上攻眼目,昏暗痒痛,隐涩难开,堆眵多泪,怕光羞明,时发肿赤,或生障翳。

96581 **镇肝丸**(《圣济总录》卷一一二)

【组成】山芋 茺蔚子各二两 防风(去叉)一两半 石决明(别研) 车前子 细辛(去苗叶) 人参 白茯苓(去黑皮) 柏子仁(研)各一两

【用法】上为末,炼蜜为丸,如梧桐子大。针后每服二十丸,食前茶清送下。

【主治】惊振内障眼。

96582 **镇肝丸**(《御药院方》卷八)

【组成】皂角六梃(去皮弦,二梃涂酥炙黄;二梃用陈皮末二两,水调涂,炙黄;二梃用青皮末二两,水调涂,炙黄)

【用法】上为细末,用精羊肉汁为丸,如梧桐子大。每服三十丸,渐加至六十丸,食后、卧时用温水送下。

【功用】内消。

【主治】瘰疬结核肿硬。

96583 **镇肝丸**(《卫生宝鉴》卷十九)

【组成】当归 天竺黄(研) 生地黄 川芎 竹叶 龙胆草(去芦) 防风 川大黄(煨) 川羌活各等分

【用法】上为末,炼蜜为丸,如鸡头大。小儿每服二丸,大人每服三五丸,用冰糖水化下,不拘时候。次服天麻散。

【主治】肝经风热所致小儿急惊风,目直上视,抽搐,昏乱不省人事。

96584 **镇肝丸**(《癍论萃英》)

【组成】泻青丸去栀子 大黄

【主治】肝虚。

96585 **镇肝丸**(《眼科龙木论》卷五)

【组成】羌活 石决明各二两 藁本一两半 干山药 细辛 五味子 茯苓 车前子 人参各一两

【用法】上为末,炼蜜为丸,如梧桐子大。每服十丸,空心以茶送下。

【主治】暴赤眼后,瞳仁干缺,生翳外障。

96586 **镇肝丸**(《眼科龙木论》卷六)

【组成】车前子 人参 茯苓 石决明 五味子 细辛各一两半 干山药二两

【用法】上为末。每服一钱,每日空心米汤调下。

【主治】瞳仁干缺外障。

【备考】本方方名,《中国医学大辞典》引作"瞳缺泻肝丸"。

96587 **镇肝丸**(《普济方》卷三七四)

【组成】全蝎一枚 麝香少许 酸枣仁一钱 脑子一分 辰砂一钱

【用法】上为细末,猪心血为丸,如菜子大。每服七丸,灯心汤送下。

【主治】小儿失心,惊气风证。

96588 **镇肝丸**(《眼科全书》卷三)

【组成】人参　白茯苓　五味子　石决明　细辛　山药　藁本　车前子　羌活　楮实子　夏枯草　石斛

【用法】上为末，炼蜜为丸，如梧桐子大。每服四十丸，茶清送下。

【主治】肝脏劳热，沉翳内障，眼前常见黑花。

96589　**镇肝丸**

《明医指掌》卷十。为原书同卷“泻青丸”之异名。见该条。

96590　**镇肝丸**（《异授眼科》）

【组成】苍术八两（米泔水浸）　谷精草三两　黄芩三两　木贼三两（去节）　石决明一两（煅）　皂角末一两

【用法】上为末，羊肝一具，不落水，以竹刀刮去膜，研烂如泥，入药末和丸，如梧桐子大。服泻肝汤，赤肿消后，每服三十丸，茶清送下。

【主治】春来木旺之时，肝热生风，眼热赤肿，泪如雨，羞明怕日，不便开张。

96591　**镇肝汤**（《医方简义》卷四）

【组成】煅龙骨二钱　石菖蒲五分　枣仁（炒）一钱　石决明（生）八钱　琥珀一钱　青黛五分（冲）　煅磁石一钱　姜半夏一钱五分

【用法】上加竹茹一团，水煎服。

【主治】木旺致惊，兼小儿惊风。

【加减】四肢逆冷，加桂枝四分，姜汁一匙冲服。

96592　**镇肝饮**（《玉案》卷三）

【组成】菊花　旋覆花　石决明　茺蔚子各一钱　车前子　蔓荆子　枸杞子各一钱六分

【用法】上加灯心三十茎，水煎，食后服。

【主治】黑风内障。

96593　**镇肝散**（《卫生总微》卷十八）

【组成】胡黄连　栀子仁各一两　甘草（微炙）　马牙消　青葙子各半两　真珠一分（另研）　牛黄一分（别研）

【用法】上为末，拌匀，每服一钱，加荆芥、薄荷各少许，用水一盏，煎至半盏，去滓。食后温服。

【功用】《准绳·幼科》：去痰热，退翳膜。

【主治】痰热眼生翳膜。

96594　**镇补丹**（《普济方》卷十六引《卫生家宝》）

【组成】禹余粮（烧赤，醋淬三五遍，别研）一两　蛇黄（烧赤醋淬三两遍，坩锅内烧之，别研）半两　石莲肉一两（硬者，炒，去皮，称末）　白龙骨一两（别研）　紫石英一两（烧过，别研）　代赭石三钱（烧过，别研）　赤石脂一两（别研）　酸枣仁半两（去皮）　乳香一钱（别研）　辰砂一钱　白茯苓半两

【用法】上为细末，和匀，煮枣肉为丸，如梧桐子大。每服二三十丸，莲心煎汤送下，不拘时候；如夜不睡，以乳香暖酒服；不吃酒者，煎枣仁汤送下。

【功用】常服宁心定志。

【主治】心气劳伤，夜间少寐。

96595　**镇灵丹**（《普济方》卷一一七）

【组成】太阴玄精石　硫黄　盆消各一两

【用法】上为细末，入银器内炒令鹅黄色，候冷，入轻粉一钱，再同研极细，水浸一宿蒸饼，干研细，搜和为丸，如鸡头肉大。凌晨面朝北，叩齿七遍，用井花水吞下一二丸。

【主治】中暍。冰雪不能解者，阴阳交错，中脘痞塞，头疼恶心。

96596　**镇怯丸**（《何氏济生论》卷五）

【组成】代赭石（醋淬，不计煅数，以酥为度，研，水飞）五钱　旋覆花　杜仲（盐炒断丝）　荔枝（炒，研）　胡芦巴（酒洗净，焙香）各一两　石菖蒲（研）五钱　青盐（煅，研）五钱

【用法】上为末，以荔枝肉熬膏糊为丸，如豌豆大，沉香末为衣。每服百丸，白汤送下。

【主治】相火虚炎，厥逆冲突，或胀或痛，或有形，或无形者。

96597　**镇经汤**（《医统》卷八十四）

【组成】当归一钱半　白芍药　生地黄　黄柏各七分　阿胶珠　条黄芩　知母　甘草　川芎各五分　香附子（制）　姜黄连各八分　白芷三分

【用法】上用水一盏半，煎七分，空心服。

【主治】肾阴虚，不能镇守相火，经水先期而至，过多不止。

96598　**镇胃丸**（《杏苑》卷四）

【组成】人参一钱　甘草一两　柴胡一两　黄芩五钱　生姜二两　半夏一两　青黛七钱（另研，为衣）

【用法】上为末，姜汁浸蒸饼为丸，如梧桐子大。每服七十丸，食后姜汤送下。

【主治】中气亏败，肝火上乘而作呕吐者。

96599　**镇胃散**（《疡医大全》卷三十三）

【组成】藿香　砂仁　白术

【用法】上加生姜、大枣、糯米七粒为引，水煎温服。

【主治】痘疮呕吐不止。

96600　**镇庭散**（《宣明论》卷十四）

【组成】郁金　大黄各半两　甘草三钱　轻粉一钱

【用法】上为末。每服半钱，用薄荷汁、朱砂细研，冷水以木匙沥下。

【主治】小儿惊喘，肚胀咳嗽。

96601　**镇宫丸**（《济生》卷十）

【组成】代赭石（火煅，醋淬七次）　紫石英（火煅，醋淬七次）　禹余粮（火煅，醋淬七次）　附子（醋炙）各二两　阳起石（煅红，细研）　芎䓖　鹿茸（燎去毛，醋蒸，焙）　茯神（去木）　阿胶（剉，蛤粉炒成珠子）　蒲黄（炒）　当归（去芦，酒浸）各一两　血竭（别研）半两

【用法】上为细末，用艾煎醋汁，打糯米和丸，如梧桐子大。每服七十丸，空心米饮调下。

【主治】妇人崩漏不止，或下五色，或赤白不定，或如豆汁，或状若豚肝，或下瘀血，脐腹胀痛，头晕眼花，久久不止，令人黄瘦，口干心烦不食。

96602　**镇逆汤**（《衷中参西录》上册）

【组成】生赭石六钱（轧细）　青黛二钱　清半夏三钱　生杭芍四钱　龙胆草三钱　吴茱萸一钱　生姜二钱　野台参二钱

【主治】呕吐。因胆火上冲，胃气上逆者。

96603　**镇神丹**（《辨证录》卷四）

【组成】人参四两　当归三两　白术五两　生枣仁三两　远志二两　生地三两　熟地八两　白芥子一两　茯苓三两　柏子仁一两　龙骨一两(醋淬用)　虎睛一对　陈皮三钱　麦冬三两

【用法】上各为末,炼蜜为丸。每服五钱,早、晚白滚开水送下。

【主治】心肝血虚,神魂不安,惊悸用安定汤仍不止者。

96604　镇神汤(《辨证录》卷九)

【组成】人参　炒枣仁　茯苓　山药各五钱　远志一钱　巴戟天三钱　甘草五分　黄连三分

【用法】水煎服。

【主治】怔忡善忘,口淡舌燥,发热多汗,四肢疲软,小便白而浊,脉虚大而数,由思虑过度而成者。

96605　镇银膏(《新药转正》30 册)

【组成】黄连　白鲜皮　花椒　知母

【用法】上制成膏剂。外用,用软毛刷蘸药涂皮肤与皮损部位。涂药后用聚乙烯塑料薄膜包封,每 5 天换药一次(详细用法遵医嘱)

【功用】祛风解毒,活血润燥。

【主治】血热型、血燥型、血瘀型等各种证型的寻常型银屑病患者。

【宜忌】皮肤破损部位及脓疱型、红皮症型银屑病禁用。

【临床报道】寻常型银屑病:《山东中医药大学学报》[1999,23(3):199－200]治疗 105 例,结果:临床治愈率达 82.86%,总有效率 100%,治愈病例皮损消退时间一般在 35～50 天之间。

【现代研究】对实验小鼠细胞作用:《山东中医药大学学报》[1999,23(3):199－200]本品高、中剂量对雌激素周期阴道上皮细胞有丝分裂有非常显著的抑制作用,对小鼠尾鳞片颗粒层的形成有明显的促进作用。

96606　镇惊丸(《卫生总微》卷五)

【组成】茯神(去皮及心内木)　人参(去芦)　防葵　铁粉(研)　朱砂(研,水飞)各半两　雄黄(研,水飞)　犀角屑　龙齿(别研)　大黄(蒸)各一分　牛黄(研)　龙脑(研)各一分　金银箔各三十片

【用法】上为细末,炼蜜为丸,如小芡实大。每服半丸或一丸,薄荷汤化服,不拘时候。

【主治】惊痫发搐,中焦壅热痰盛。

96607　镇惊丸(《魏氏家藏方》卷十)

【组成】天麻　天南星(炮)　蝉壳　防风(去芦)　朱砂(别研)　僵蚕(直者,微炒去丝)各一分　全蝎十四个(去毒)　雄黄(别研)　白附子(炮)　麝香(别研)各一分　金箔　银箔各二十片

【用法】上为细末,乳汁为丸,如梧桐子大。每服一二丸,薄荷汤送下。

【主治】小儿惊风。

96608　镇惊丸(《活幼心书》卷下)

【组成】人参(去芦)三钱　粉草(半生半炙)　茯神(去皮木根)　僵蚕(去丝)　枳壳(去瓤,麸炒)各五钱　白附子　南星(剉碎,腊月黄牛胆汁酿经一夏)　白茯苓(去皮)　硼砂　牙消　朱砂(水飞)各二钱半　全蝎(去毒)十尾　麝香一字

【用法】上将牙消、硼砂、麝香、朱砂用乳钵乳细,余药为末,入乳钵内与前四味和匀,用糯米粉水煮糊为丸,如梧桐子大,以银朱为衣。每服三五丸或七丸,急惊用茶清磨下;慢惊用生姜、附子煎汤温服。

【功用】常服宁心镇惊,疏风顺气。

【主治】急慢惊风,风痰上壅,手足抽掣,口眼㖞斜,烦躁生嗔,精神昏闷。

96609　镇惊丸(《直指小儿》卷三)

【组成】紫石英(烧,醋淬,研)　铁粉　远志肉(姜制、焙)　茯神　人参　琥珀　滑石　南星(炮)　蛇黄(煅,醋淬)各一分　龙齿　熊胆半分　轻粉三字

【用法】上为细末,炼蜜为丸,如梧桐子大。朱砂为衣,每服一丸,金银汤调下;或用猪乳调,拭入口中。

【主治】小儿惊痫。

96610　镇惊丸(《医方类聚》卷二五八引《修月鲁般经》)

【组成】蛇含石二钱(煅淬)　代赭石二钱(煅淬)　青礞石(煅,醋淬)三钱　全蝎(炒)　五灵脂　滴乳香(研)　白附子(略煨)各二钱　朱砂(别研)　没药各一钱　巴豆十粒(去油,存性)

【用法】上为末,猪心血为丸,如绿豆大。每服五七丸;小儿服如芥子大,一岁者每服三粒,薄荷汤临卧时送下。

【主治】小儿急慢惊风,夜啼不安,或被吓发热,或吐乳;亦治男子妇人心痫。

96611　镇惊丸(《医学纲目》卷三十六)

【组成】琥珀二钱半　青黛半两　辰砂二钱半　天竺黄二两　天麻一两　真珠母二钱半　芦荟　柴胡各半两　青皮　甘草各二钱半　胆星二两　雄黄一钱半　乳香一两　青礞石(煅)半两

【用法】上为末,甘草膏为丸,如芡实大。慢惊参术汤送下;急惊薄荷姜蜜汤送下。

【主治】急慢惊风。

96612　镇惊丸(《奇效良方》卷六十四)

【组成】辰砂　铁粉　京墨各一两　片脑　麝香各一字

【用法】上为末,面糊为丸,如梧桐子大。每服三四丸,用荆芥汤送下,不拘时候。

【主治】小儿惊风咬牙,心神不宁。

96613　镇惊丸(《丹溪治法心要》卷八)

【组成】珍珠一钱　琥珀三钱　金箔十片　胆星五钱　牛黄二钱　麝香五分　天竺黄　雄黄各三钱　辰砂三钱半

【用法】上为末,姜汁糊丸,如梧桐子大。每服六丸,薄荷、姜、蜜汤送下。

【功用】宁神退热,化痰止嗽。

【主治】小儿急慢惊风。

96614　镇惊丸(《采艾编翼》卷二)

【组成】朱砂(飞)一钱半　白茯苓二钱半　白附子二钱半　胆星二钱半　淮山药(微炒)二钱半　白术(土炒)一钱　蝉蜕(去头足)五分

【用法】合研末,放饭上蒸熟,另下麝香一钱半,炼蜜

为丸,每丸重七分,薄荷汤送下。

【主治】小儿急惊。

96615 **镇惊丸**(《种痘新书》卷三)

【组成】天竹黄　胆星　朱砂各四钱　天麻五钱　防风三钱　甘草二钱　僵蚕(炒)　全蝎(去足)各三钱　花粉四钱　礞石(青色,煅过而成金色者)六钱　琥珀　神砂二钱

【用法】共为末,朱砂、神砂二味,将一半入药一半为衣作丸,如龙眼大。以灯心磨金银汤送下。

【主治】痘前惊风发搐者。

96616 **镇惊丸**(《金鉴》卷五十一)

【组成】茯神　麦冬各五钱(去心)　辰砂　远志(去心)　石菖蒲　枣仁各三钱(炒)　牛黄一钱半　川黄连三钱(生)　珍珠二钱　胆星五钱　钩藤钩五钱　天竺黄五钱　犀角三钱　甘草二钱(生)

【用法】上共研细末,炼蜜为丸,每丸重五分。量儿大小与之,用淡姜汤送下。

【主治】小儿惊痫。

96617 **镇惊丸**(《吴氏医方汇稿》卷二)

【组成】川连(去须)一钱　黄芩(生)一钱　天麻一钱　胆星一钱　大黄(生、熟)各一钱　礞石(煅)五分　生甘草五分

【用法】上为细末,面糊为丸,如黄豆大,朱砂为衣。每服一二丸,薄荷、灯心汤送下。加犀角,羚羊更效。

【主治】小儿受惊,大便青色。

96618 **镇惊丸**(《玉钥》卷上)

【异名】四神丸。

【组成】山药四两　桔梗二两　栀炭二两　甘草一两

【用法】上为细末,米糊为丸,如莲子大。朱砂为衣。每服一丸,薄荷、灯心汤送下。

【主治】喉症已平。

【加减】上气者,加广陈皮一两。

96619 **镇惊丸**(《中药成方配本》)

【组成】琥珀五钱　飞朱砂一两　煅青礞石五钱　珠粉一钱五分　天竺黄一两　胆星一两　白附子三钱　天麻五钱　全蝎三钱　僵蚕一两　天花粉一两　水飞寒水石一两　西牛黄五分　飞腰黄五钱　麝香一钱　生甘草三两

【用法】上各取净末和匀,将甘草煎汁,去滓,同白蜜二两炼熟,化水泛丸,约成丸九百五十粒,金箔四百五十张为衣。每服三至五粒开水化服,每日二次。

【功用】祛风痰,镇惊搐。

【主治】小儿惊风,痰喘搐搦。

96620 **镇惊丹**(《玉案》卷六)

【组成】南星(姜汁炒)　防风　枳实(麸炒)　天麻(甘草水浸,煨)　半夏(姜制)　桔梗各二两四钱　熟大黄(九蒸九晒)　生大黄　礞石(生用)各一两　巴豆霜(去油净)二钱　辰砂　雄黄各四钱

【用法】上为末,炼蜜为丸,如粟米大。每服三四分,姜汤送下;有风寒,葱汤送下。

【主治】小儿急慢惊风,发喘痰盛或咳嗽;及痰迷心窍,不能言语。

96621 **镇惊丹**(《不知医必要》卷二)

【组成】当归三钱　朱砂(研末)二分

【用法】用猪心一只,切片,同蒸。连汁食之。

【主治】夜寐惊悸。

96622 **镇惊片**(《山东省药品标准》)

【组成】大黄 200 克　竹黄 100 克　钩藤 40 克　甘草 100 克　薄荷 40 克　胆南星 40 克　全蝎 60 克　橘红 40 克　朱砂 34.9 克

【用法】❶将朱砂研极细粉,取大黄量的 20%,竹黄量的 50%,及全蝎尾,粉碎过筛,混匀。❷将钩藤、甘草、橘红、胆星、全蝎身及大黄、竹黄的剩余部分,照煎煮法提取两次,首次 2 小时,第二次 1 小时 30 分,合并提取液澄清过滤,蒸发至比重 1(90°测)。❸将❶项细粉与❷项稠膏相合,制成颗粒,加入薄荷油 0.2 毫升,薄荷脑 0.2 克,混匀,压片即得,每片重 0.3 克。未满 1 岁服 1 片;二岁以上服 2 片。

【主治】小儿惊风,高热抽搐,咳嗽呕吐,烦躁不安。

96623 **镇惊散**(《家庭治病新书》引《医方大成》)

【组成】制南星八分　防风　蝉退　薄荷各一钱　生甘草　白附子(制)各六分

【用法】水煎服。

【主治】痰实咳嗽,壮热生惊。

96624 **镇惊散**(《回春》卷七)

【组成】朱砂(细研)　牛黄少许

【用法】取猪乳汁调稀,抹入口中。加麝香少许尤效。

【主治】小儿胎中受惊,产出不满月而惊。

【备考】《经验广集》引本方用量,朱砂五分(飞),牛黄五厘。

96625 **镇惊散**(《眼科锦囊》卷四)

【组成】鹿角霜二钱　铁锈五分　龙脑二分

【用法】上为末。白汤送下。

【主治】小儿惊风,二目直视。

96626 **镇惊散**(《成方制剂》7 册)

【组成】胆南星 625 克　甘草 313 克　半夏(制)219 克　广藿香 313 克　天麻(姜制)500 克　防风 125 克　钩藤 188 克　僵蚕(姜制)188 克　白术(炒)375 克　细辛 94 克　薄荷 125 克　白附子(姜醋制)94 克　茯苓 313 克　麝香 14.1 克　全蝎(制)125 克　冰片 28 克　檀香 313 克　琥珀(水飞)35 克　石菖蒲 157 克　羚羊角 7.9 克　天竺黄 625 克　朱砂(水飞)113 克　山药(炒)375 克　猪牙皂 94 克

【用法】上制成散剂。口服,小儿一次 1 瓶,两个月的婴儿一次半瓶。

【功用】祛风清热,除痰镇惊。

【主治】小儿惊风发热,痰涎壅盛。

96627 **镇惊锭**(《普济方》卷三八四)

【组成】全蝎(炙)四分　僵蚕三分　朱砂三分　牛黄　冰片　黄连各四分　天麻　胆星　甘草各二分

【用法】上为细末。每服六七厘,灯心、薄荷加金器煎汤送服。

【主治】小儿内热发惊。

96628 **镇惊膏**(《全国中药成药处方集》天津方)

【组成】大黄十两　钩藤　薄荷各二两　淡全蝎三两　天竺黄　甘草各五两　胆星　七爪橘红各二两

【用法】上药熬汁去滓过滤，将汁炼至滴毛头纸上，背面不阴为度；每斤青蒿兑蜜二斤熬收膏，每斤膏兑朱砂末一两三钱，搅匀装瓶，每瓶装药一钱。一岁以内儿每服半瓶，二岁以上者，每次服一瓶，白开水冲服。

【功用】散风，解热，镇惊。

【主治】小儿急热惊风，咳嗽，呕吐痰涎，昏迷不醒，面红身热，惊痫抽动，烦躁口渴，大小便秘。

96629　**镇液丹**(《古今医鉴》卷七)

【组成】防风一两(炒)　黄耆二两(蜜炙)　白术一两(略炒)　中桂一两　芍药一两(酒炒)　大附子二两(面裹煨，去皮脐，童便浸炒)

【用法】上为末，酒糊为丸。每服五十丸，空心温酒送下。加酸枣仁尤妙。

【主治】自汗。

96630　**镇液丹**(《理瀹》)

【组成】生黄耆二两　白术　枣仁　熟地　当归　白芍　柏子仁　麻黄根各一两　五味子　防风　龙骨各五钱　牡蛎粉一两五钱　赤石脂一两二钱

【用法】上共研为末，用红枣肉、黑小豆、浮小麦各二两，煎汁化牛胶五钱和丸。临用酌以开水磨涂心口；亦可用麻油熬膏，黄丹收贴。

【主治】自汗盗汗。

96631　**镇脾散**(《圣济总录》卷四十七)

【组成】京三棱(炮)一两半　丁香三分

【用法】上为散。每服一钱匕，沸汤点服，不拘时候。

【主治】胃反恶心，粥药不下。

96632　**镇痛膏**(《中药制剂汇编》)

【组成】松针500克　樟脑75克　山栀子500克　黄丹100克　桐油1500克

【用法】将松针、栀子浸入油内泡5~7天，然后将油置锅内，加热提取有效成分，炸至焦枯时捞出药渣，继续熬炼成滴水成珠，加入黄丹不断搅拌，待冷后倒入冷水内、浸泡一周以上，将膏药水浴溶化后，加入樟脑细粉搅拌均匀，用竹签摊于厚纸或布中央，冷后折合即得。外贴患处，每贴五天。

【功用】祛风活血，散瘀消肿。

【主治】风湿腰腿痛，跌打扭伤肿痛。

96633　**镇痫片**(《上海市药品标准》)

【组成】红参　郁金　珍珠母　牛黄　朱砂　茯苓　枣仁　胆星　石菖蒲　远志　麦冬　莲子心　甘草

【用法】上依法制片。每服4片，一日三次。

【功用】祛痰开窍。

【主治】癫痫痰多，神志昏迷，四肢抽搐者。

96634　**镇摄汤**(《衷中参西录》上册)

【组成】野台参五钱　生赭石五钱(轧细)　生芡实五钱　生山药五钱　萸肉五钱(去净核)　清半夏二钱　茯苓二钱

【主治】胸膈满闷，其脉大而弦，按之似有力，非真有力，此脾胃真气外泄，冲脉逆气上干之证。

【加减】服药数剂后，满闷见轻，去芡实，加白术二钱。

96635　**镇痰丸**(《直指小儿》卷二)

【组成】北矾(火煅拈，水飞过)　直僵蚕(米醋浸，焙)各一分　天南星(切片，浓皂角水浸一宿，焙)二分

【用法】上为末，稀糕糊丸，如麻子大。每服五丸，姜汤送下，喉风，用皂角水研开灌下。

【主治】诸风顽痰，喉风缠痹。

【备考】本方方名，《普济方》引作“镇心丸”。

96636　**镇精丹**(《验方新编》卷一)

【组成】石膏　蝉蜕　栀子　槐花　白菊花各一钱　生地　蒙花各二钱　草决明一钱五分　甘草五分

【用法】水煎服。

【主治】瞳仁反背。

96637　**镇风润气丸**

《杂病源流犀烛》卷十七。为《医方类聚》卷九十六引《千金月令》“大麻丸”之异名。见该条。

96638　**镇心化痰丸**(《普济方》卷三九〇)

【组成】南星　半夏　白矾　白附子　杏仁(去皮尖，炒)　铁孕粉　巴豆(去心壳油)　铅白霜

【用法】上皆生用，为末，烂饭为丸，如绿豆大，朱砂为衣。每服三二十丸，葱白、薄荷汤送下。一二剂必利，间以进食丸，利积为妙。

【主治】痃痰痰多。

96639　**镇心牛黄丸**(《圣济总录》卷九十)

【异名】牛黄丸(《普济方》卷二三三)。

【组成】牛黄(研)　紫菀(去苗土)　菖蒲各二两　防风(去叉)　人参　细辛(去苗叶)　蜀椒(去目及闭口者，炒出汗)　茯神(去木)　附子(炮裂，去皮脐)　紫石英(研)　防葵各一两　铁精一分半　桂(去粗皮)　干姜(炮)各一两半　丹参　远志(去心)　麦门冬(去心，焙)　甘草(炙)各一两一分

【用法】上为末，炼蜜为丸，如梧桐子大。每服十丸，空腹米饮送下，一日二次。

【主治】气虚惊悸，语则劳乏气短。

96640　**镇心至宝丹**(《局方》卷十续添诸局经验秘方)

【组成】天南星(煨)　白附子(炮)　雄黄(研)　干蝎各半两　白僵蚕(去丝嘴，炒)　郁金各一两　龙脑(研)　麝香(研)各二钱五分　辰砂(研)一分　腻粉二钱　滑石末二两

【用法】上为细末，炼蜜为丸，如皂荚子大，金、银箔为衣。每服一丸，食后、临卧薄荷汤送下。

【功用】常服镇心神，凉咽膈。

【主治】小儿惊风搐搦，壮热涎多，鱼口鸦声，眼睛直视。

96641　**镇心当归汤**(《圣济总录》卷十四)

【组成】当归(切，焙)　羚羊角(镑)各二两　龙齿(碎)三两　茯神(去木)四两　人参一两　防风(去叉)　芎䓖　杏仁(汤退去皮尖双仁，炒)各二两　半夏(汤洗去滑七遍)　生姜(与半夏同捣，炒干)各四两　桔梗(炒)二两　石膏(碎)三两　防己(剉)二两　桂(去粗皮)一两半

【用法】上为粗末。每服十钱匕，以水三盏煎至二盏，

去滓，入竹沥一合更煎两沸，分三服，每日空心、午时、夜卧各一服。

【主治】中风邪，虚悸恍惚，悲伤，或梦寐不安。

96642 **镇心朱砂丸**(《圣惠》卷六十九)

【组成】朱砂一两半(细研，水飞过) 龙脑一分(细研) 牛黄半两(细研) 龙齿一两 天竹黄一两(细研) 虎眼二对(酒浸一宿，微炙) 蛇骨皮三分 紫石英一两(细研，水飞过) 白僵蚕三分(微炒) 马牙消一两(细研) 金箔 银箔各一百片(细研) 赤箭一两 当归三分(剉，微炒) 蔓荆子半两 麝香半两(细研) 犀角屑一两 远志一两(去心) 铅霜一两(细研) 人参一两(去芦头) 茯神一两半(去木) 麦门冬一两半(去心，焙) 独活一两 甘菊花一两 防风一两(去芦头) 子芩一两 甘草半两(炙微赤，剉)

【用法】上为末，入研了药，更研令匀，炼蜜为丸，如梧桐子大。每服十丸，食后、临卧以荆芥薄荷汤加竹沥半合送服。

【主治】妇人血风，气壅多惊悸，头目旋痛，烦热恍惚。

96643 **镇心安神丸**(《成方制剂》5册)

【组成】朱砂50克 黄连10克 甘草25克 当归50克 生龙齿60克 茯苓60克 熟地黄30克 地黄20克 黄耆100克 远志(炒)50克 柏子仁100克 酸枣仁100克

【用法】上制成小蜜丸。口服，一次20丸；制成大蜜丸口服，一次1丸，一日2次。

【功用】镇心安神，养血除烦。

【主治】心血不足，精神恍惚，惊悸怔忡，烦躁不眠。

96644 **镇心安神丹**(《魏氏家藏方》卷十)

【组成】防风(去芦) 天麻 人参(去芦) 天竺黄各二钱 白附子(炮)一钱 僵蚕十条(直者，炒去丝) 全蝎十个(去毒) 朱砂(生，别研) 牛黄 麝香各少许(并别研)

【用法】上为细末，炼蜜为丸，如梧桐子大。每服一丸，煎薄荷汤送下，不拘时候。

【主治】风痰壅盛，神思不爽，多困少力。

96645 **镇心安神汤**(《效验秘方·续集》张立生方)

【组成】远志10克 柏子仁10克 茯苓12克 菖蒲60克 郁金10克 钩藤12克 益智仁10克 莲子心6克 厚朴6克 枣仁10克 香附10克 朱砂3克 琥珀1.5克

【用法】每日1剂，水煎2次，早晚分服，方中朱砂、琥珀不入煎剂。另研末冲服。

【功用】镇心安神，疏肝解郁，涤痰清热。

【主治】癫痫，精神分裂症，抑郁症。

【加减】狂躁，加天竺黄、胆星清热化痰、清心利窍，酌加川连清心热；病情严重者加羚羊角粉清心肝邪热；肝阳上亢烦躁不安者，加生龙牡、生石决、生玳瑁滋阴潜阳，镇肝安神；胸中郁闷不舒、喜悲伤欲哭，加合欢花、玫瑰花、夜交藤和肝解郁、散结安神；心悸自汗者，加生黄耆、龙眼肉、浮小麦养心止汗；食少纳呆，呕逆者，加鸡内金、焦三仙、生谷麦芽、生姜、竹茹健胃止呕、消食导滞；痫症的治疗，常加全蝎、僵蚕、天麻、钩藤(重用)，并多配合羚羊角粉以镇惊定痫、化痰解痉。

【方论选录】本方由柏子养心汤、朱砂安神丸、归脾汤及菖蒲郁金汤等组合而成。在镇心安神的基础上，着重疏肝解郁，涤痰清热。方中以远志、柏子仁、茯苓、枣仁、朱砂、琥珀益心气、安心神；菖蒲、郁金、益智仁、钩藤、莲子心清心辟秽、开窍涤痰；香附、川厚朴疏肝理气解郁。

96646 **镇心驱邪散**(《活幼口议》卷二十)

【组成】四圣汤加沉香 朱砂

【主治】小儿夜啼烦躁，肚腹冷痛。

96647 **镇心定痫汤**(《杂病证治新义》)

【组成】菖蒲 远志 黄连 胆星 半夏 竺黄 钩藤 僵蚕 龙齿

【用法】水煎，送服磁朱丸。

【主治】诸痫。

【加减】重症，加牛黄、全蝎。

96648 **镇心追风散**(《圣济总录》卷十四)

【异名】追风散(《普济方》卷一〇三)。

【组成】干蝎(去土，首尾全者，去爪，生用)四枚 附子(炮裂，去皮脐) 乌头(生，去皮脐) 白附子(生) 天南星(生)各一分 丹砂(研)一钱半 麝香(研)半钱 龙脑(研)半钱 半夏(生姜汁浸一宿，切，焙)一分

【用法】上为散，入研了药，再同研令匀细，入瓷盒中盛。每服半字，渐加至一字，煨葱白酒调下，一日二三服。

【功用】分涎利膈，安神定志。

【主治】小儿惊风。

96649 **镇心真珠丸**(《幼幼新书》卷十引《吉氏家传》)

【组成】北寒水石(硬尖者，细研如粉，以雪水浸三宿，又研，以水澄下脚为度，再研)五钱

【用法】上为细末，倾出纸上摊一宿，收入瓷盒内。每服一字，以鸡子清为丸，仍以鸡子清磨下。

【主治】惊风大热者。

【备考】本方名"镇心真珠丸"，方中无真珠，疑脱。

96650 **镇心真珠丸**(《幼幼新书》卷二十二引《吉氏家传》)

【组成】真珠 巴豆霜 滑石各一分 半夏(姜汁浸)三分 续随子三分 白附子半两 寒食面二分 天南星半两(姜汁浸七次)

【用法】上为末，滴水为丸，如绿豆大。二岁儿每服一二丸，加减葱白汤送下；疳积，使君子汤送下。

【功用】退积滞，化风涎，利胸膈。

【主治】小儿久积惊疳。

96651 **镇心铅霜散**(《圣惠》卷八十三)

【组成】铅霜一分(细研) 天竹黄一分(细研) 朱砂二钱(细研) 柏子仁 白附子(炮裂) 牛黄(细研) 龙脑(细研) 麝香(细研)各一钱

【用法】上为细散，入研了药，都研令匀。每服半钱，以荆芥、薄荷汤调下，一日三四次。

【主治】小儿心肺风热，多惊者。

96652 **镇心爽神汤**(《简易》引《叶氏方》，见《医方类聚》卷一五〇)

【组成】石菖蒲(去毛)半两 甘草(炙黄)四钱 人参(去芦) 赤茯苓(去皮) 当归(酒浸)各三钱 南星(炮)

一分　橘皮(去白)　干山药　紫菀(去芦)　半夏(汤洗七次)　川芎(不见火)　五味子(去梗)　细辛(去苗)　柏子仁(微炒)　枸杞子各二钱　酸枣仁(浸,去壳,炒)　通草　麦冬(去心)　覆盆子各一钱半

【用法】上为粗散。每服三钱,水一大盏,加蜜一匙,煎取五分,去滓,入麝香少许,再煎一二沸,放温服,不拘时候。

【功用】镇心安神。

【主治】心肾不交,上盛下虚,心神恍惚,多惊悸,小便频数,遗泄白浊。

96653　**镇心银屑丸**(《幼幼新书》卷十一引《婴孺方》)

【组成】银屑　黄耆　大黄　鳖甲(炙)　甘草(炙)各四分　细辛　桂心各二分　茯苓　柴胡　黄芩　人参　芍药各三分　葵子三分　牛黄一分

【用法】上为末,炼蜜为丸,如大豆大。常服。

【主治】痫瘥,虑有余疾。

96654　**镇心犀角丸**(《圣惠》卷八十五)

【组成】犀角屑半两　蚺蛇胆一分　川升麻半两　子芩半两　龙齿半两(细研)　铁粉半两(细研)　牛黄一分(细研)　麝香半两(细研)

【用法】上为末,都研令匀,用软饭和丸,如绿豆大。每服五丸,以粥饮送下。

【主治】小儿惊热。

96655　**镇阴地黄汤**(《外科医镜》)

【组成】大熟地一两　山萸肉四钱　山药四钱　茯苓三钱　丹皮三钱　泽泻三钱　淡附子一钱　上肉桂一钱　怀牛膝三钱　牡蛎三钱(煅)

【用法】水煎,冷服。

【主治】阴火喉痹。

96656　**镇肝决明丸**(《医方类聚》卷六十五引《龙树菩萨眼论》)

【组成】决明子十二分　地肤子八分　茯苓六分　远志六分　青葙子六分　茺蔚子　蔓荆子　薯蓣各六分　玄参八分　车前子八分　地骨皮六分　柏子仁六分　大黄六分　细辛四分　人参六分　黄芩六分　甘草四分　黄连十分　防风六分

【用法】上为丸,如梧桐子大。每服二十丸,加至四十丸,食后以饮送下。

【主治】虚热眼暗。

96657　**镇肝明目方**(《医统》卷六十一)

【组成】牯牛胆(腊月取用)　黑豆不拘多少

【用法】将黑豆入胆内,经百日后取用。每服三七粒,食后以酒送下。

【主治】肝虚,当风泪下。

96658　**镇肝固胆汤**(《眼科临症笔记》)

【组成】何首乌五钱　生地四钱　熟地四钱　金石斛三钱　菟丝子三钱(炒)　茺蔚子三钱　甘草一钱　冬虫草五分　车前子三钱(炒,另包)

【用法】水煎服。

【主治】心脏衰弱,肾水不足,肝胆之精液不能上注于目,致生水晶障,两眼风轮色白清莹,膏厚满珠,头疼目酸,不时流泪。

96659　**镇肝复遂汤**(《效验秘方·续集》焦树德方)

【组成】生石决明 25 ~ 35 克(先煎)　生牡蛎 20 ~ 30 克(先煎)　生代赭石 20 ~ 30 克(先煎)　钩藤 30 克(血压高者后下)　胆南星 10 克　制半夏 10 克　化橘红 12 克　茯苓 15 克　全蝎 6 ~ 9 克　桑枝 30 克　红花 10 克　桃仁 10 克　赤芍 12 克　白芍 12 克　菖蒲 10 克　郁金 10 克　炙山甲 6 ~ 9 克(先煎)　竹沥汁 50 ~ 60 毫升　羚羊角粉 1 ~ 1.5 克

【用法】日 1 剂,水煎 2 次,早晚分服。先煎的药物需煎煮 20 分钟后,再加入其他药物同煎。后下的药物需待诸药煎煮好后再加入进去,1 ~ 2 沸后即可,方中竹沥汁兑入药汁中同服,服时滴入姜汁 2 ~ 3 滴。羚羊角粉冲入药汁中服。

【功用】镇肝熄风,化痰活络。

【主治】脑血栓形成刚发病后,或突患脑溢血轻症(出血量少,未出现神志昏迷者)。

【加减】半身不遂主要在上肢者,可减郁金、赤芍,加片姜黄 9 ~ 12 克、葛根 10 克、羌活 6 克;在下肢者,减药同上,加桑寄生 30 克、怀牛膝 15 克、川断 15 克、地龙 9 克;言语不利明显者,可加羌活 6 克,改全蝎为 9 ~ 12 克;口眼歪斜较重者,减药同上,加白僵蚕 9 ~ 12 克、白附子 6 克、白芷 6 克;大便不畅通者,加川军 3 ~ 6 克、全瓜蒌 30 克,把桃仁改为桃仁泥;患肢有时出现拘挛者,可加伸筋草 30 克、生苡米 30 克、鸡血藤 15 克。

【方论选录】本方以安魂汤和导痰汤加减化裁而成。方中以生代赭石镇肝降逆,生石决、生牡蛎养肝阴,潜肝阳,为主药;以南星、半夏、钩藤、全蝎、羚羊角化痰熄风,牛膝(配代赭石)引风阳下行,以交于阴中,共为辅药;用白芍养血柔肝,郁金舒郁化风,橘红、茯苓,健脾化湿,菖蒲开窍涤痰,红花、桃仁、赤芍活血行瘀,以应血行风自灭之理,桑枝祛风活络,通达四肢,竹沥善祛经络之痰(滴入生姜汁既助辛通之力,又防寒滑伤胃),共为佐药;以炙山甲通经络直达病所为使药。

96660　**镇肝熄风汤**(《衷中参西录》上册)

【组成】怀牛膝一两　生赭石一两(轧细)　生龙骨五钱(捣碎)　生牡蛎五钱(捣碎)　生龟版五钱(捣碎)　生杭芍五钱　玄参五钱　天冬五钱　川楝子二钱(捣碎)　生麦芽二钱　茵陈二钱　甘草一钱半

【主治】内中风证。其脉弦长有力,或上盛下虚,头目眩晕,或脑中作疼发热,或目胀耳鸣,或心中烦热,或时常噫气,或肢体渐觉不利,或口眼渐形歪斜,或面色如醉,甚或颠仆,昏不知人,移时始醒,或醒后不能复元,精神短少,或肢体痿废,或成偏枯。

【加减】心中热甚者,加生石膏一两;痰多者,加胆星二钱;尺脉重按虚者,加熟地黄八钱,净萸肉五钱;大便不实者,去龟版、赭石,加赤石脂一两。

96661　**镇肝熄风汤**(《中医妇科治疗学》)

【组成】生赭石　龙骨　牡蛎各五钱　白芍　玄参　天冬各三钱　川楝子一钱　宣木瓜　钩藤各三钱

【用法】水煎温服。

【主治】肝风内动,产后时有发热,头目晕眩而筋惕,

忽然四肢抽动,牙关紧闭,口眼歪斜,不省人事,面色时红时白,舌淡红,苔黄,脉数。

96662 **镇肾决明丸**(《普济方》卷八十二引《眼科龙木论》)

【组成】石决明　菟丝子　五味子各一两　干山药　干地黄　细辛　知母各一两半

【用法】上为末,炼蜜为丸,如梧桐子大。每服十丸,空心以茶送下。

【主治】蟹目疼痛,外障。

96663 **镇国将军丸**(《寿世保元》卷三)

【组成】锦纹大黄一斤(切薄片、分作四处,一分用川黄连一两,去毛、切片,水浸汁,拌大黄同炒干为度;一分用吴茱萸一两,去梗,用水泡成汁,拌大黄同炒干为度;一分用人乳汁浸拌大黄,炒干为度;一分用童便浸大黄,炒干为度)

【用法】上四分共合一处,为细末,酒打米糊为丸,如梧桐子大,将一半三蒸三晒,将一半晒干,各包听用、每服半生半熟三十丸,白痢,用吴茱萸煎汤送下;赤痢,用黄连煎汤送下;赤白痢,用吴茱萸黄连煎汤送下。

【主治】痢疾。

96664 **镇固秘真丸**

《医钞类编》卷十四。为《圣济总录》卷九十二“秘真丸”之异名。见该条。

96665 **镇胃止吐汤**(《治痘全书》卷十三)

【组成】附子　甘草　白术　干姜　茯苓　陈皮　半夏　藿香　砂仁

【用法】水煎服。

【主治】痘疮,虚呕不止。

96666 **镇逆白虎汤**(《衷中参西录》上册)

【组成】生石膏三两(捣细)　知母一两半　清半夏八钱　竹茹粉六钱

【用法】上用水五盅,煎汁三盅。先温服一盅,病愈者,停后服;未愈者,过二时,再温服一盅。

【主治】伤寒温病,邪传胃腑,燥渴身热,白虎汤证俱,其人胃气上逆,心下满闷者。

96667 **镇逆承气汤**(《衷中参西录》上册)

【组成】芒消六钱　赭石二两(研细)　生石膏二两(捣碎)　潞党参五钱

【用法】上用水四盅,先煎后三味,汤将成加芒消,煎一二沸,取清汁二盅。先温服一盅,过三小时,若腹中不觉转动,欲大便者,再温服余一盅。

【主治】寒温阳明腑实,大便燥结,当用承气汤下之,而呕吐不能受药者。

96668 **镇神锁精丹**(《广嗣纪要》卷二)

【组成】人参一两　茯神一两　远志(甘草水煮,去心)一两　柏子仁一两　酸枣仁(去壳)一两　石菖蒲一两　白龙骨(煅)　牡蛎(煅)各二两五钱　辰砂(水飞,留一钱为衣)五钱

【用法】上为末,炼蜜为丸,如弹子大,朱砂为衣。每服一丸,枣汤送下。

【主治】神不守舍,从欲而动,昼有所感,夜梦随之,心不摄念,肾不摄精,久而不已,遂成虚损。

96669 **镇脑宁胶囊**(《中国药典》2010 版)

【组成】猪脑粉　细辛　丹参　水牛角浓缩粉　川芎　天麻　葛根　藁本　白芷

【用法】以上九味,除猪脑粉、水牛角浓缩粉外,其余细辛等七味粉碎成细粉,过筛,加入猪脑粉、水牛角浓缩粉,混匀,装入胶囊,制成 1000 粒,即得。每粒装 0.3 克。口服。一次 4~5 粒,一日 3 次。

【功用】熄风通络。

【主治】风邪上扰所致的头痛头昏、恶心呕吐、视物不清、肢体麻木、耳鸣;血管神经性头痛、高血压、动脉硬化见上述证候者。

96670 **镇惊朱砂丸**(《外科证治全书》卷三)

【组成】朱砂(飞)　雄黄　附子(炮,去皮脐)各一两　麝香一分　巴豆仁二十粒(去油)

【用法】上研细和匀,炼蜜为丸,如麻子大。每服三丸,以车前草煎汤送下。以利为度。

【主治】虾蟆气。右胁有声如虾蟆,常欲以手按之,否则声声相接。

96671 **镇惊安神丸**

《普济方》卷三七五。为原书同卷“辰砂乳香丸”之异名。见该条。

96672 **镇惊定痉散**(《全国中药成药处方集》沈阳方)

【组成】犀角一两　冰片三钱　麝香一钱　玳瑁一两　雄黄　牛黄各三钱　琥珀一两　朱砂五钱　金箔五十页　安息香三钱　羊角虫二十个　僵蚕一两　生铁落三钱　寒水石　胆星各一两

【用法】上为极细末。每服一钱,轻者减半;小儿一岁以上者每服一分,五岁以下者每服二分,白开水送下。

【功用】清热安神,镇痉定痫。

【主治】中恶气绝,中风不语,中诸毒物,疫毒烦躁,吐逆闷胀,邪入心胞,神昏瞀乱,头目眩晕,心悸不眠,癫狂痫厥;小儿急惊,卒中客忤,精神错乱,风痰流涎,四肢搐搦。

【宜忌】忌食辣腥刺激性食物。

96673 **镇惊造命丹**(《简明医彀》卷六)

【组成】蛇含石(微火煨熟,炭火煅红,醋淬七次,研细水飞,澄去水,晒干研细)四两　代赭石(如上煅研)　辰砂(水飞)　青礞石(煅金色,水飞,重研)　南星(牛胆制)　茯神各五钱　僵蚕(洗,炒)　蝉蜕(去土)　白附子　使君子　天麻(各末)三钱　牛黄(陕西)七分　麝香五分　冰片三分

【用法】上研匀,炼蜜和丸,金箔为衣。大人每服二钱,小儿一钱,婴儿三五分,灯心、薄荷汤化服;金银煎汤尤好。

【主治】小儿胎惊,急慢惊风,癫痫不省人事,目直上视,惊风痰壅,睡中惊跳,夜卧不安,啼哭不止,客忤内钓,一切惊疾,奇形怪状,不能辨名者;及大人因惊忧劳损,卧不安寝,怔忡恍惚,恐怖癫狂;妇人产后不语,昏愦啼笑。

96674 **镇痛消炎散**(《中医皮肤病学简编》)

【组成】栀子 125 克　丹皮 93 克　白芷 93 克　血竭 15 克　冰片 9 克

【用法】先将血竭于乳钵内研细,再加入冰片共研细,

后与前三味药末和匀，用50%酒精调成糊状。外敷。

【主治】因输液引起的静脉炎。

96675 **镇精真珠丸**(《圣惠》卷三十)

【异名】真珠丸(《准绳·类方》卷六)。

【组成】真珠六两(以牡蛎六两加水同煮一日，去牡蛎)

【用法】上为细末，于乳钵内入水研三五日后，宽着水飞过，候干，用蒸饼和丸，如梧桐子大。每服二十丸，食前温酒送下。

【主治】虚劳梦泄。

96676 **镇癫宁心丸**(《北京市中药成方选集》)

【组成】节菖蒲五钱 陈皮五钱 枣仁(炒)五钱 黄芩八钱 礞石(煅)四钱 乳香(炙)四钱 没药(炙)四钱 白术(炒)四钱 蒌仁(炒)四钱 生地四钱 白附子(炙)四钱 当归四钱 牙皂三钱 法半夏三钱 南星(炙)三钱 远志(炙)三钱 天麻三钱 僵蚕(炒)三钱 黄连三钱 白芍三钱 甘草三钱 茯苓四钱 人参(去芦)三钱

【用法】共研细粉，过罗，加朱砂一钱，犀角一钱，沉香三钱，麝香五钱，研和令匀，炼蜜为丸，重五分，蜡皮封固。每服1~2丸，温开水送下，一日二次。

【功用】镇惊，豁痰，安神。

【主治】神经错乱，癫痫疯狂，痰迷心窍，烦躁不安。

【宜忌】忌气恼忧思。

96677 **镇心大牛黄丸**(《普济方》卷十六引《博济》)

【组成】牛黄半两 真珠 琥珀 朱砂 麝香 天竺黄 石膏 龙齿 雄黄各一两 马牙消一两 铁粉二两(以上并各研如粉) 天门冬(去心) 龙胆 防风 升麻 人参 黄芩 甘草(炙) 茯神(去皮木) 菖蒲 远志(去心) 露蜂房 秦艽 知母 犀角(末) 钩藤各半两 川大黄一两 金箔五十片 银箔五十片 麦门冬半两(去心)

【用法】上依法修制，麦门冬至大黄等味为细末，与上诸药同研匀细为度，炼蜜为丸，如梧桐子大。每服二十丸，温水送下，一日三次。

【主治】心脏虚风，神情恍惚，往往惊悸，狂言妄语，或似癫痫。

96678 **镇心省睡益智方**(《千金翼》卷十六)

【组成】远志五十两(去心) 益智子 菖蒲各八两

【用法】上为末，每服方寸匕，醇酒送服。一百日有效。

【主治】❶《千金翼》:心风;❷《医钞类编》:风湿多眠，狐惑多眠。

96679 **镇肝明目羊肝丸**(《审视瑶函》卷五)

【组成】羯羊肝一具(新瓦焙干，竹刀切片) 官桂 柏子仁 羌活 家菊花 白术(土炒) 五味子 细辛各五钱 川黄连(炒)七钱

【用法】上为细末，炼蜜为丸，如梧桐子大。每服四十丸，空心、食远沸汤送下。

【主治】青盲。

稷

96680 **稷香丸**(《普济方》卷三八三)

【组成】黄连 青皮 芜荑仁 胡黄连 芦荟 神曲各半分 麦芽 木香 当归 肉豆蔻 使君子 三棱 蓬术各一分

【用法】上为末，面糊为丸，如绿豆大。每服二十丸，米饮送下。

【主治】五疳多虫，羸瘦黄悴，泻痢无常。

稻

96681 **稻藁洗方**(《圣济总录》卷一四二)

【组成】稻藁

【用法】烧灰，以汤淋汁，洗下部，一日五遍，取愈为度。

【主治】血痔，风冷积年难愈。

稼

96682 **稼穑散**(《证治宝鉴》卷十一)

【组成】谷芽 人参 藿香 甘草 陈皮 苍术 栀子 葶苈 豆蔻 苏梗

【用法】上为散。内服。

【主治】右胁痛。

箭

96683 **箭蚰散**(《卫生总微》卷十八)

【组成】竹箭内蛀虫粪屑二钱 坯子胭脂二钱 凌霄花(干者)二钱 海螵蛸二钱 麝香一字(研，后入)

【用法】上为细末。每用时，先以绵拈子搌耳中脓尽，乃以纸拈蘸药入耳中，一日三次。

【主治】小儿聤耳内生疮，或有脓汁。

黎

96684 **黎洞丸**(《金鉴》卷七十五)

【异名】嵺峒丸(《外科全生集》卷四)、黎洞丹(《种福堂方》卷四)、嵺峒丹(《青囊秘传》)。

【组成】三七 生大黄 阿魏 孩儿茶 天竺黄 血竭 乳香 没药各二两 雄黄一两 山羊血(无真者，以小子羊鲜心血代之)五钱 冰片 麝香 牛黄各二钱五分(以上各研细末) 藤黄(以秋荷叶露泡之，隔汤煮十余次，去浮沉，取中，将山羊血拌入，晒干)二两

【用法】取秋露水化藤黄，拌药捣千余下，如干，加炼蜜少许为丸，重一钱，黄蜡封固。每服一丸，黄酒化下，外敷亦用黄酒磨涂此药。如在夏天修和，取天落水拌之为丸。

【功用】《仙拈集》:续筋接骨，疏风活络。

【主治】金疮跌扑伤，发背痈疽，恶疮，瘰疬，刑伤，疯犬咬伤，蜂、蛇、蝎毒。

【备考】《外科全生集》无山羊血、麝香。

96685 **黎洞丹**

《种福堂方》卷四。为《金鉴》卷七十五“黎洞丸”之异名。见该条。

96686 **黎洞膏**(年氏《集验良方》卷六)

【组成】麻油二十两 番木鳖三十个(瓷片去毛，打破) 猪胆八个 三七五钱 老鸭胆一两 五灵脂一两 黄柏六钱 黄连五钱 黄芩 大黄各三钱

【用法】上药熬枯，滤去滓，再熬至油滴水成珠，下炒飞黄丹十两，黄占四两，白占二两，搅匀，下火后，入细药、儿茶二两，乳香（去油）、没药（去油）各七分，血竭五钱，雄黄三钱，藤黄二钱，冰片二钱，山羊血二钱（共为细末），入前膏内搅匀。

【主治】无名肿毒。

僵

96687　**僵蚕丸**（《圣济总录》卷七）

【组成】白僵蚕（炒）　乌头（炮裂，去皮脐）　没药（研）各一两　蜈蚣（炙）半两

【用法】上为末，酒煮面糊为丸，如梧桐子大。每服四十丸，薄荷酒送下，一日三次。

【主治】瘫痪风，手足不遂，言语不正。

96688　**僵蚕丸**（《直指》卷二十一）

【组成】白僵蚕（炒）　明白矾（生）

【用法】上为末，以白梅肉为丸，如皂子大。每服一丸，薄绵包入喉。少顷涎水出而愈。

【主治】❶《直指》：喉风。❷《杂病源流犀烛》：痰盛急喉闭。

96689　**僵蚕丸**（《医统》卷四十三）

【组成】白僵蚕　瓜蒌仁　杏仁　诃子　贝母　五倍子各等分

【用法】上为末，粥为丸，如梧桐子大。每服五十丸，白汤送下。

【主治】郁痰。

96690　**僵蚕汤**（《瑞竹堂方》卷二）

【组成】好茶末一两　白僵蚕一两

【用法】上为细末，放碗内，用盏盖定，倾沸汤一小盏，临卧再添汤点服。

【主治】嗽喘，喉中如锯，不能睡卧。

96691　**僵蚕散**（《圣济总录》卷一二二）

【异名】开关散（《御药院方》卷九）。

【组成】白僵蚕三枚　枯矾一分

【用法】上为散。每服一钱匕，生姜，蜜水调下，细呷。

【主治】缠喉风，一切喉痹急危。

96692　**僵蚕散**（《圣济总录》卷一三七）

【组成】白僵蚕（炒去丝）四十枚　斑蝥二十枚（全者，生用）　腻粉一钱

【用法】上为细末。干癣用生油调涂，湿癣只干揩贴之。并候黄水出，及数数痒痛，永除根本，亦无瘢痕。

【主治】一切新干湿癣。

96693　**僵蚕散**（《圣济总录》卷一四六）

【组成】白僵蚕（直者，炒）

【用法】上为散。每服一钱匕，粥饮调下。吐出毒，愈。

【功用】解一切药毒。

96694　**僵蚕散**（《圣济总录》卷一七二）

【组成】白僵蚕（炒）　马牙消（研）　郁金　干蝎（去土，炒）各半两

【用法】上为散。每服一字匕，乳汁调服，甚者半钱匕，不拘时候。

【主治】小儿天钓。

96695　**僵蚕散**（《卫生总微》卷十六）

【组成】白僵蚕（炒去丝咀）　当归（去芦，洗净）各等分

【用法】上为细末。每服半钱或一钱，煎车前子汤调下；若砂淋者，煎羊蹄草汤调下，不拘时候。

【主治】小儿小便赤涩不通；亦治血淋、砂淋。

96696　**僵蚕散**（《直指》卷二十四）

【组成】白僵蚕（直者，去嘴，焙尽丝令黄）

【用法】上为末。好茶清，入些姜汁调服。

【主治】❶瘾疹。❷《赤水玄珠》：偏正头痛，并挟脑风，连太阳头痛者。

96697　**僵蚕散**（《普济方》卷六十引《仁存方》）

【异名】三白散。

【组成】僵蚕一条　马勃拳大者（瓦上揩成末）　白矾（皂子大，生）　天南星一个（炮）

【用法】上为末。大人每服一钱，小儿每服半钱，生姜自然汁调下。

【主治】喉闭。

96698　**僵蚕散**

《普济方》卷六十三。为《圣济总录》卷一二二“如圣散”之异名，见该条。

96699　**僵蚕散**（《普济方》卷六十九）

【组成】僵蚕　藁本　白芷各等分

【用法】上为细末。每以少许揩牙疼处，用盐水灌漱。

【主治】风壅牙疼。

96700　**僵蚕散**（《普济方》卷三〇六）

【组成】马鞭梢五寸（烧灰）　雄鼠粪（炒）二十枚　白僵蚕（炒）半两

【用法】上为末。以猪脂二两，调敷咬处。一日易三次。

【主治】被马咬伤损皮肉，疼痛。

96701　**僵蚕散**（《普济方》卷三六七）

【组成】蔓荆子　黄耆　茯苓　人参　南星　天麻　僵蚕（炒）　独活　羌活　葛根　甘草　荆芥各等分

【用法】上为散。加生姜三片，薄荷同煎，服之。

【主治】小儿偏身不遂，口流涎沫。

96702　**僵蚕散**

《普济方》卷三七二。为《圣惠》卷八十五“白僵蚕散”之异名。见该条。

96703　**僵蚕散**（《玉机微义》卷五十）

【组成】僵蚕半两　羌活一两　麝香半钱

【用法】上为末。二岁儿每服半钱，姜汁少许调和，沸汤浸服；又以菖蒲末于舌根上频用之。

【主治】小儿中风，不语失音。关膈不通，精神昏愦。

96704　**僵蚕散**（《医略六书》卷二十八）

【组成】白附子一两　僵蚕一两（炒）　半夏一两（制）　南星一两（制）　天麻一两（煨）　蝉衣一两

【用法】上为散。每服五钱，水煎，去滓，加生姜汁一匙，温服。

【主治】孕妇中风，痰涌口噤，脉滑者。

【方论选录】白附子祛风开痹气，明天麻胜湿祛风邪；僵蚕疏风化痰，专行经络，蝉衣善脱衣肤，宣通元府；南星散风痰以快胸膈，半夏燥湿痰以醒脾胃也。为散水煎，加生姜汁以散黏痰涎，务使风邪外解，则痰涌自消，而经气清和，壅塞顿解，胸宇无不廓然，何有口噤痰逆之患，胎孕无不自安矣。

96705 **僵蚕散**（《医彻》卷三）

【组成】僵蚕二钱（汤净） 半夏 防风 前胡 荆芥 桔梗 葛根 枳壳 玄参 薄荷各一钱 大力子一钱半（焙） 甘草三分 生姜一片

【用法】水煎服。

【主治】喉风。

96706 **僵蚕膏**（《婴童百问》卷一）

【组成】赤脚蜈蚣半条（炙） 钩藤一钱 朱砂一钱 直僵蚕（焙）一钱 全蝎梢一钱 麝香一字

【用法】上为末。每服一字，取竹沥调下，竹沥解热。

【主治】小儿撮口。

【备考】本方方名，据剂型，当作“僵蚕散”。

96707 **僵蚕膏**（《保婴撮要》卷一）

【组成】真僵蚕三枚（去嘴，略炒）

【用法】上为末。蜜调搽口中。

【主治】小儿撮口。

96708 **僵黄丸**（《东医宝鉴·杂病篇》卷七引易老方）

【异名】内府仙方（《喉科紫珍集》卷下）。

【组成】白僵蚕一两 大黄二两

【用法】上为末，生姜汁为丸，如弹子大。每服一丸，井水研下。

【主治】大头病及喉闭。

96709 **僵蚕涂敷方**（《圣济总录》卷一三五）

【组成】白僵蚕（炒）

【用法】上为末。涂敷疮口内，以熟艾作炷，灸之；痒痛，初恶脓出，后清血出，更用蚕末塞疮内，以帛裹定。

【主治】远年瘘疮不愈。

96710 **僵蚕全蝎敷治方**（《慈禧光绪医方选议》）

【组成】僵蚕三钱 全蝎二个（去毒） 香皂三个

【用法】共捣成泥，随意糊之。温酒或开水和服亦可。

【功用】祛风痰，止痉挛。

【主治】面肌抽筋，口眼㖞斜。

僻

96711 **僻巽锭子**（《银海精微》卷上）

【组成】牛胆南星七钱 防风 干姜各三钱 白附子五钱 牛黄三分 川乌 白芷 薄荷 木香 白术 白茯苓 人参各五钱 朱砂一钱 麝香五钱 白僵蚕二十个（生用） 片脑五分

【用法】上为细末，冬用蜜二斤，甘草半斤煎作膏，稀稠得宜，将次药末和作锭子，金箔为衣。约一钱一个，或七分一个，夏用麻黄一斤，甘草半斤，用水三四碗砂锅内煎至一钟之时，入蜜一斤，缓缓熬炼，滴水内成珠，方将前药搜和为丸，即作锭子也。小儿急慢惊风，手足搐搦，金银箔磨汤化下一锭；大人破伤风，酒化下三四锭子。

【主治】痰盛，肝胆受风，瞳仁开大，眼不收而展缩者；及小儿通睛，瞳仁阔大。

德

96712 **德生丹**（《本草纲目》卷五十二引《集简方》）

【组成】人乳三酒杯（无病妇人） 麝香末少许 木香末二分

【用法】用无病妇人乳三酒杯，将瓷碟晒极热，置乳于中，次入麝香末少许，木香末二分，调匀服，后饮浓茶一酒盏，即阳败。次日服接命丹，服毕，面、膝俱赤，如醉思睡，只以白粥少少养之。

【主治】虚损劳瘵。

虢

96713 **虢丹膏**（《普济方》卷二七二）

【组成】虢丹五两 巴豆十粒 麻黄二两 方竹 柳条各五节

【用法】上件以油焦，下竹、柳、巴、黄四味，煎黑色，却入虢丹打匀黑为度，令冷。

【主治】一切疮疖。

鲤

96714 **鲤鱼汁**（《圣济总录》卷一九〇）

【组成】鲤鱼一头重半斤（煮治如食法） 葵菜六茎（去根） 葱白二茎（细切）

【用法】以水五盏，煮令熟，入少许盐，取却鱼菜等，将汁饮之。

【主治】妊娠小便淋。

96715 **鲤鱼汤**（《医心方》卷二十三引葛氏方）

【组成】鲤鱼肉三斤 葱白一斤 香豉一升

【用法】水六升，煮取二升，分再服。

【主治】产后虚羸，自汗出。

96716 **鲤鱼汤**（《外台》卷十引《古今录验》）

【组成】生鲤鱼一尾 熟艾二升 白蜜一升 紫菀 牡蛎各四两（熬） 款冬花一升 杏仁二十枚 豉半升 射干二两 细辛三两 饴八两 菖蒲二两

【用法】上㕮咀。药和纳鱼腹中，置铜器中，蒸之五斗米饭下，药成，服一升，日三次，夜一次。

【主治】咳逆上气，喉中不利。

【宜忌】忌生菜、羊肉、饧。

96717 **鲤鱼汤**（《外台》卷二十引《古今录验》）

【组成】鲤鱼五斤 茯苓六两 泽漆五两（炙） 人参二两 杏仁一两 泽泻五两 甘草二两（炙）

【用法】上切。以水二斗五升，煮鱼取一斗半汁，纳药，煮取四升，未食服一升，一日三次。以小便利为度。

【主治】通身手足面目肿，食饮减少。

【宜忌】忌海藻、松菜、酢物。

96718 **鲤鱼汤**（《千金》卷二）

【异名】千金鲤鱼汤（《校注妇人良方》卷十五）。

【组成】鲤鱼一头（重二斤） 白术五两 生姜三两 芍药 当归各三两 茯苓四两

【用法】上㕮咀，以水一斗二升，先煮鱼熟，澄清，取八升，纳药煎，取三升，分五服。

【主治】❶《千金》：妊娠腹大，胎间有水气。❷《普济方》：妊娠小便不利，身重恶寒，起则眩晕及水肿。

【方论选录】《医略六书》：妊娠肝脾两虚，不能输化，以制其湿，故遍身浮肿，小便涩少焉。鲤鱼下气利水，橘红化气利肺，当归养肝血以营经，白芍敛肝阴以安胎，白术健脾制湿，茯苓清肺和脾。煮鱼汁入药，务使肝脾气化则湿运，气调而小水自快，何患浮肿不退，胎孕不安乎。

【宜忌】《普济方》：忌桃、李、雀肉、酢物。

【备考】❶本方方名，《外台》卷三十三引作"生鱼汤"。❷《三因》有陈皮少许。

96719 **鲤鱼汤**(《千金》卷三)

【组成】鲤鱼二升　葱白(切)一升　豉一升　干姜二两　桂心二两

【用法】上㕮咀。以水一斗，煮鱼取六升，去鱼，纳诸药，微火煮取二升，去滓，分再服，取微汗即愈。

【主治】妇人体虚，流汗不止，或时盗汗。

96720 **鲤鱼汤**(《外台》卷二十引《传效方》)

【组成】鲤鱼一枚(重三斤)　桂心三两　紫菀一两　木防己二两　黄芩一两　消石二两　干姜二两　人参二两

【用法】上切。以水一斗五升，煮鱼如食法，取汁一斗二升，出鱼纳药，煮取三升，去滓，先食温服一升，一日三次。

【主治】水肿腹大，面目身体手足尽肿，喘咳短气，又胁满不得卧。

【宜忌】忌生姜。

96721 **鲤鱼汤**(《医方类聚》卷二二七引《食医心鉴》)

【组成】鲤鱼一头(治如食)　葱白一握(切)

【用法】以水三升，煮鱼及葱令熟，空心食之。

【主治】妊娠胎动，玄府壅热，呕吐不下食，心烦躁闷。

96722 **鲤鱼汤**(《圣惠》卷九十七)

【组成】鲤鱼一头(长一尺者，治如食法)　生姜一两(切)　豆豉一合　葱白一握(去须，切)

【用法】以水五升，煮鱼等令熟，空腹和汁食之。

【主治】妊娠，胎脏壅热，不能下食，心神躁闷。

96723 **鲤鱼汤**(《圣济总录》卷八十)

【组成】鲤鱼一枚重三斤(净，去鳞肠肚)　桂(去粗皮)　紫菀(去苗土)各三两　防己　黄芩(去黑心)　消石(研如粉)　人参各二两

【用法】上七味，除鱼外，研末，用水一斗，煮鱼如食法，取汁五升，去鱼。每服药末五钱匕，汁一盏半，煎至一盏，去滓温服，一日三次。

【主治】水肿，腹大喘咳，胸胁满不得卧。

【备考】《圣济总录》卷八十无干姜。

96724 **鲤鱼汤**(《女科百问》卷下)

【组成】当归　白芍药(去皮)各四钱　白术半两

【用法】上㕮咀。每服四钱，用鲤鱼一尾，不拘大小，破，洗去鳞肠，白水煮熟，去鱼，每服鱼汁一盏半，加姜五片，橘皮少许，煎一盏，空心服。如胎水去未尽绝，再服。

【主治】胎死腹中，两脚浮肿；亦有胎水遍身肿满，心胸急胀，胸肚不分。

96725 **鲤鱼汤**(《饮膳正要》卷一)

【组成】大新鲤鱼十头(去鳞、肚，洗净)　小椒末五钱

【用法】用芫荽末五钱，葱二两(切)，酒少许，盐一同淹拌，清汁内下鱼，次下胡椒末五钱，生姜末三钱，荜茇末三钱，盐醋调和服。

【功用】止渴，安胎。

【主治】黄疸。

【宜忌】有宿瘕者不可食之。

96726 **鲤鱼汤**(《饮膳正要》卷二)

【组成】大鲤鱼一头　赤小豆一合　陈皮二钱(去白)　小椒二钱　草果二钱

【用法】入五味调和匀，煮熟。空腹食之。

【主治】消渴，水肿，黄疸，脚气。

96727 **鲤鱼汤**

《普济方》卷一八三。即《外台》卷十引《古今录验》"己效鲤鱼汤"。见该条。

96728 **鲤鱼汤**(《医统》卷三十一)

【组成】鲤鱼二斤(去肠肚，鳞，洗净)　赤茯苓　猪苓　泽泻　紫苏各一两　杏仁(去皮尖及双仁者，炒)

【用法】上㕮咀，先用水五升，煮鱼取汁三升，去鱼，纳药煮至二升。食前温服一盏，鱼亦食之。妙。

【主治】卒浮肿上气，喘急，小便急涩，大便难。

96729 **鲤鱼贴**(《圣济总录》卷一八○)

【组成】鲤鱼一枚(去骨，切肉作片)

【用法】上一味，将鱼肉贴于舌上，以线系定。

【主治】小儿木舌长大。

96730 **鲤鱼脍**(《养老奉亲》)

【组成】鲤鱼肉十两

【用法】上切，作脍如常法，以蒜、醋、五味调和，空心常食之，一日一次。

【主治】老人痔，下血久不愈，渐加黄瘦无力。

【宜忌】忌鲊甜食。

96731 **鲤鱼散**(《圣惠》卷八十)

【组成】鲤鱼二两　乱发一两　皂荚一梃(长七八寸者)　硇砂一两　穿山甲一两　香墨半两

【用法】上件药，同入于固济了瓷瓶内，密封泥，候干，用炭火烧令通赤，待冷取出，入麝香一分，同研令极细。每服一钱，红兰花酒调下，不拘时候。

【主治】产后恶血不散，冲心痛闷。

【备考】本方方名，《普济方》引作"鳣鱼散"。方中鲤鱼，《普济方》引作"鳣鱼"。

96732 **鲤鱼粥**(《圣惠》卷九十五)

【组成】鲤鱼一头(可重一斤，去肠，洗净)　商陆二两(剉)　赤小豆三合　紫苏茎叶二两

【用法】上于净锅中，着水五大盏，都候鱼烂熟，空腹食之。其汁入葱白、生姜、橘皮，及少醋，调和作羹食之，其豆亦宜吃。甚效。

【功用】利小便。

【主治】水肿。

96733 **鲤鱼粥**(《圣济总录》卷一九○)

【组成】鲤鱼一头(治如食法)　糯米一合　葱二七茎

（细切） 豉半合

【用法】以水三升，煮鱼至一半，去鱼，入糯米、葱、豉煮粥食之。

【功用】妊娠安胎。

【主治】妊娠胎动不安。

96734 **鲤鱼煎**（《医统》卷四十四）

【组成】鲜鲤鱼一尾（不论大小，将鲤去鳞，血洗净，切作脍，榨去血水）

【用法】以姜、醋制而食之，加蒜、齑亦得。

【主治】上气咳嗽，胸膈烦闷，气喘。

96735 **鲤鱼羹**（《圣惠》卷九十七）

【组成】鲤鱼一头（重一斤，治如食法，切） 莼菜四两（切）

【用法】上调和入豉汁中，煮作羹食之。

【主治】脚气冲心，烦躁不安。

【备考】《普济方》卷二五九有葱白。

96736 **鲤鱼羹**（《圣济总录》卷一九〇）

【组成】鲜鲤鱼一头（理如食法） 黄耆（剉，炒） 当归（切，焙） 人参 生地黄各半两 蜀椒（拣十粒，炒） 生姜一分 陈橘皮（汤浸，去白）一分 糯米一合

【用法】上九味，剉八味令匀细，纳鱼腹中，用绵裹合，以水三升，煮鱼熟，将出，去骨，取肉及取鱼腹中药同为羹，下少盐、醋，热啜汁吃。

【主治】妊娠伤动胎气不安。

96737 **鲤鱼羹**（《普济方》卷二五九）

【组成】鲤鱼一枚（制如食法） 莼菜四两 葱白二合

【用法】上调和豉汁，煮作羹食之。

【主治】脚气冲心烦躁，言语错谬。

96738 **鲤鱼臛**（《圣惠》卷七十五）

【组成】鲤鱼一斤（修事净，切） 阿胶一两（捣碎，炒令黄燥） 糯米二合

【用法】上药以水二升，入鱼、胶、米，煮令熟；入葱白、生姜、橘皮、盐各少许，更煮五七沸。食前吃。如有所伤，且吃五七日效。

【主治】妊娠胎动不安，心腹刺痛。

96739 **鲤鱼臛**（《圣惠》卷七十五）

【组成】鲤鱼二斤 糯米一升

【用法】上如法作臛，入葱、豉，少著盐、醋食之。一月中，三五次作食之。

【主治】妊娠不长，兼数伤胎。

96740 **鲤鱼臛**（《养老奉亲》）

【组成】鲤鱼肉十两 葱白一握 麻子一升（熬、细研）

【用法】上以水滤麻子汁，和煮作臛，下五味、椒、姜调和，空心时渐服之，常服尤佳。

【主治】老人水气病，身体肿，闷满气急，不能食，皮肤欲裂，四肢常疼，不可屈伸。

96741 **鲤鱼臛**（《养老奉亲》）

【组成】鲤鱼一斤（取肉） 莼菜四两 粳米三合（研）

【用法】上切，以葱白一握相和煮臛，下五味、椒、姜调和。空心食之，常食。

【主治】老人脚气逆，心闷烦躁，心神狂误，亦治水气。

96742 **鲤脑粥**

《医统》卷八十七。为《圣惠》卷九十七“鲤鱼脑髓粥”之异名。见该条。

96743 **鲤鲮丸**（《串雅内编》卷一）

【组成】归尾五钱 大黄 荆芥穗 桔梗 乳香（炙） 没药（炙）各二钱 黄芩 连翘各三钱 防风 羌活各二钱五分 全蝎一钱 蝉退（去头）二十个 僵蚕二十五条 雄黄七分 牛皮胶（土炒）一两 金头蜈蚣（去头足）四条（分四法制，一条用姜汁涂上焙干；一条用香油涂上焙干；一条用醋涂上焙干；一条用酥炙） 穿山甲四两（亦作四制，一两用红花五钱，煎汤煮，焙干；一两用牙皂五钱，煎汤煮，焙干；一两用紫草节五钱，煎汤煮，焙干；一两用苏木五钱，煎汤煮焙干）

【用法】上为末，米醋打烂为丸，重一钱二分，朱砂一钱五分为衣，贮瓷瓶，麝香五分养之。每服一丸，滚酒送下。

【功用】未成内消，已成多脓，神效异常。

【主治】无名肿毒，瘰疬。

96744 **鲤鱼皮散**（《普济方》卷三五一）

【组成】鲤鱼皮灰 乱发灰 益智子（去皮）各半两 虻虫（微炒） 水蛭（微炒）各一分 当归（剉，微炒）三分

【用法】上为散。每服一钱，以热酒调下，不拘时候。

【主治】产后恶血未尽，结聚腹痛。

96745 **鲤鱼齿汤**（《普济方》卷三五四引《便产须知》）

【组成】鲤鱼齿一二〇个 葵子三合 黄芩五钱 瞿麦二钱 车前子 木通各二钱

【用法】水二升，煎取一升，入齿末，空心服，每日三次。

【主治】产后淋痛及血淋。

96746 **鲤鱼煮豆**（《医统》卷八十七）

【组成】大豆二升 白术一两 鲤鱼肉一斤

【用法】以水煮令豆烂熟。空心常食，以汁咽之。

【主治】老人水肿，手足俱胀。

96747 **鲤鱼鳞散**（《普济方》卷三五一）

【组成】鲤鱼鳞二两 乱发 故绯帛各一两

【用法】上同入瓶子内，以瓦子盖，盐泥缝，渐次着火烧令通赤为度，候冷取出，细研为散，入曲末一两，更同研令匀。以热酒调下二钱，不拘时候。

【主治】产后腹痛。

96748 **鲤鱼泽漆汤**

《金匮翼》卷四。为方出《肘后方》卷三，名见《普济方》卷一九三“鲤鱼茯苓汤”之异名。见该条。

96749 **鲤鱼茯苓汤** 方出（《肘后方》卷三，名见《普济方》卷一九三）

【异名】鲤鱼泽漆汤（《金匮翼》卷四）。

【组成】鲤鱼一头五斤 泽漆五两 茯苓三两 桑根白皮（切）三升 泽泻五两

【用法】以水二斗煮鱼，取半斗，去鱼入药，煮取四升，分四服。服之小便当利，渐消也。

【主治】❶《肘后方》：肿入腹，苦满急，害饮食。❷《金匮翼》：石水。

【宜忌】《金匮翼》：忌酢物。

96750 **鲤鱼脑髓粥**（《圣惠》卷九十七）

【异名】鲤脑粥(《医统》卷八十七)。
【组成】鲤鱼脑髓二两　粳米三合
【用法】煮粥,以五味调和,空腹食之。
【主治】耳聋久不愈。

鲩

96751 **鲩鱼胆膏**(《圣惠》卷八十九)
【组成】鲩鱼胆二枚　灶底土一分(研)
【用法】上药相和,调涂咽喉上,干即易之。
【主治】小儿咽喉痹肿,乳食难下。

鲫

96752 **鲫鱼丸**(《圣济总录》卷一二七)
【组成】鲫鱼三寸(去肠,以和皮巴豆填满腹中,麻皮缠,以一束干草烧,烟尽研细)
【用法】粳米粥为丸,如绿豆大。每服一丸,粟米饭饮送下,未利加一丸,以利为度。每日以此为准,尽剂乃安,病甚破者,见效尤速。
【主治】瘰疬。
96753 **鲫鱼丸**(《朱氏集验方》卷五)
【组成】鲫鱼一斤
【用法】不去鳞肠,只于肚下近头处开一孔,入信石一块,重一钱,令深入在内,即以鱼入竹筒内,外以青蒿捣泥固济,候干,火煅竹筒通红,候冷,出泥取鱼,去烧不过者,研细,入蚌粉三钱,研得所,为丸如绿豆大,朱砂为衣。每服四或五、六丸,临卧砂糖冷水送下。
【主治】❶《朱氏集验方》:呴喘。❷《普济方》引《家藏经验方》:肺经久受邪气,初发则寒从背起,冷如冰雪,渐渐喘促,气不相续,痰涎壅塞,咯吐不出,坐卧不得,莫可支吾,两肩耸竖,曲背怒目,困惫欲绝。
【宜忌】服后忌热物。
96754 **鲫鱼丸**(《仙拈集》卷四)
【组成】大鲫鱼(去肠肚)一尾　鼠粪七钱　大风子五钱　巴豆三钱
【用法】上研末,共入鱼肚内,用纸包缚,黄泥封固,煅至烟尽为度,取出冷定,研细末,米糊为丸,如绿豆大。每服二钱,空心黄酒送下。
【功用】内消瘰疬。
【主治】马刀瘰疬。
96755 **鲫鱼汤**(《千金》卷二)
【异名】鲫鱼酒(《圣惠》卷八十一)。
【组成】鲫鱼七寸　猪肪半斤　漏芦八两　石钟乳八两
【用法】上切猪肪,鱼不须洗治,清酒一斗二升合煮,鱼熟药成,绞去滓,适寒温,分五服,其间相去须臾,一饮令药力相及。
【功用】下乳汁。
【主治】妇人产后乳汁不行。
96756 **鲫鱼贴**(《圣济总录》卷一〇九)
【组成】鲫鱼(鲜者)
【用法】上一味,去皮骨,取肉一片,中央开一窍,正贴眼上,一日三五次易之。
【主治】目生胬肉,涩痛。
96757 **鲫鱼脍**(《医方类聚》卷二三八引《食医心鉴》)
【异名】鲫鱼熟脍(《圣惠》卷九十七)。
【组成】鲫鱼一斤(作脍)　莳萝　橘皮　芜荑　干姜　胡椒各一分(作末)
【用法】上以脍投热豉汁中良久,下诸末,调和食之。
【主治】产后赤白痢,脐肚痛,不下食。
96758 **鲫鱼脍**(《圣济总录》卷一八九)
【组成】小鲫鱼一斤(如常脍法)　蒜　醋　椒　姜　盐
【用法】上先将鱼切作薄片,以蒜、齑、椒、姜、盐拌和食之,不用别物兼食。
【主治】赤白痢。
96759 **鲫鱼酒**
《圣惠》卷八十一。为《千金》卷二“鲫鱼汤”之异名。见该条。
96760 **鲫鱼散**(《圣惠》卷三十四)
【组成】大鲫鱼一枚　砒霜一分　干地黄末一两
【用法】上件药,先割破鲫鱼腹,去肠,入砒霜及地黄末,以纸裹鱼,入火烧,烟绝取出,去其纸灰,更入白矾灰、麝香各少许,细研为散。每用半钱,掺湿纸片子上,贴患处。
【主治】齿漏疳宣露,脓血出。
96761 **鲫鱼散**(方出《圣惠》卷四十四,名见《普济方》卷三〇一)
【组成】鲜鲫鱼一枚(去肠肚、鳞)
【用法】以密陀僧细研,满填鱼腹内,用线缝合,用慢火炙令干,不得焦黑,捣为末,入麝香一钱,细研。每用药,先以暖盐浆水洗令净洁,用软帛拭干,避风贴散,以帛慢系,每日一洗一换。
【主治】阴生疮蚀欲落者。
96762 **鲫鱼散**(《圣济总录》卷一三三)
【组成】鲫鱼(去肚肠)一枚　黄连(去须)半两　铅丹　密陀僧(碎)　胡粉(研)各一钱
【用法】上五味,将前三味入鲫鱼肚内,却缠合固济了,烧通红取出,候冷,同粉研为细末。用猪胆汁调,敷疮上。
【主治】下注疮。
96763 **鲫鱼散**(《本事》卷四)
【组成】大鲫鱼一个(去肠,留胆,纳绿矾末填满,缝口,以炭火炙令黄干,为末)
【用法】每服一钱,陈米饮送下。
【功用】引浊下行,扶中。
【主治】反胃噎膈。
【方论选录】鲫鱼气味甘温,入足阳明、太阴;绿矾气味咸酸微凉,能引浊下行;陈米饮送药,扶中气也。此亦治反胃之病,中宫虽有阴窃踞,不耐辛温之刚燥,甘温酸咸之品引浊下趋,即以陈米饮调中,勿使中土失职,真王道之药也。
96764 **鲫鱼散**(《杨氏家藏方》卷十三)
【组成】鲫鱼七枚(长二寸者)　莨菪子三钱
【用法】将鲫鱼取去肠肚,净洗了,用莨菪子均入在七枚鱼肚内，以线系了，文武火上慢慢炙令通里黄并骨焦，研细。每服一钱，空心温酒调下。

【主治】痔漏。

96765 **鲫鱼散**（《万氏家抄方》卷三）

【组成】鲫鱼一个（破开，去肠，入白矾令满，瓦上烧存性）

【用法】上为末。用鸡毛卷药敷之。

【主治】痔漏久不愈。

96766 **鲫鱼散**（《疡科选粹》卷八）

【异名】敛口生肌散 （《惠直堂方》卷三）、生肌散（《会约》卷十九）。

【组成】鲫鱼一尾（不用水洗，去肠，羯羊粪填满鱼腹为度）

【用法】上用炭火烘焦，为极细末。干掺。

【主治】背疽大溃，脏腑仅隔一膜，脓少，欲收敛者。

96767 **鲫鱼粥**（《医方类聚》卷二三八引《食医心鉴》）

【组成】鲫鱼一斤半　红米三合

【用法】以纸各裹鱼，于煻灰中炮令熟，去骨，研，煮粥熟，下鲫鱼，搅令匀。空心食，盐、葱、酱如常。

【主治】产后赤白痢，脐肚痛不可忍，不可下食。

96768 **鲫鱼粥**（《圣惠》卷九十七）

【组成】鲫鱼肉一斤　粟米三合（别煮粥）

【用法】用湿纸裹鱼，煨熟，去骨细研，候粥熟，下鱼，入盐、醋调和。空心食之。

【主治】产后赤白痢，脐下痛，不下食。

96769 **鲫鱼粥**（《养老奉亲》）

【组成】鲫鱼肉七两　青粱米四两　橘皮末一分

【用法】上相和煮作粥，下五味、椒、酱、葱调和。空心食之。

【功用】和脏腑。

【主治】老人赤白痢，刺痛，不多食，痿瘦。亦治劳。

96770 **鲫鱼膏**（《圣惠》卷六十五）

【组成】鲫鱼一头（中者）　乱发（如鸡头大）二枚　雄黄一两半（细研）　硫黄一两（细研）　猪脂半斤

【用法】上件药，先煎猪脂令沸，即下鱼煎烟尽，次下发令销，滤去滓，下雄黄，硫黄末，搅令匀，盛于瓷器中。不拘时候涂之，以愈为度。

【主治】诸癣疮，或干或湿，痛痒不可忍。

96771 **鲫鱼膏**（《圣惠》卷六十五）

【组成】鲫鱼一头　雄黄半两（细研）　腻粉半两　猪脂半斤　乱发一鸡子大

【用法】上件药，先将猪脂熬令沸，即下鱼煎令焦，次下发令销，去滓，下雄黄、腻粉搅令匀，泻于瓷器中。待冷涂之，不过五七度，无不愈者。

【主治】一切疮癣，或干或湿，痛痒不可忍。

96772 **鲫鱼膏**（年氏《集验良方》卷六）

【组成】牛脚合二只　羊角二只　穿山甲　番木鳖各一两　猪脚合三十个　南星一两　赤芍一两　白及一两　商陆一两五钱　地丁一两五钱　白紫英花（即夜合花）一两五钱　巴豆肉五钱　大黄四两　蓖麻子二两　生地二两　当归二两　玄参三两　鲫鱼一尾（约十两重）

【用法】麻油三斤，将药煎枯，滤去滓，再熬滴水成珠，每油二两，入炒过黄丹一两收之。

【主治】百样疮毒。

96773 **鲫鱼膏**（《仙拈集》卷三）

【组成】活鲫鱼一个　山药一段（如鱼长）

【用法】同捣如泥，敷扎，上以纸盖之。二三日内立消。

【主治】乳痈初起。

96774 **鲫鱼膏**（《仙拈集》卷四）

【组成】活鲫鱼一尾（重三四两，去鳞、肠、骨）　鲜山药寸半　发垢一两

【用法】共捣烂。初起者满敷即消，已成形者留头出毒，换一二次即愈。

【主治】对口，发背。

96775 **鲫鱼膏**（《疡医大全》卷七）

【组成】大蛤蟆　活乌背鲫鱼各七个　蓖麻仁十二两

【用法】麻油二斤，同蛤蟆、鲫鱼、蓖麻子文武火熬枯，滤去渣，熬至滴水成珠，离火，入真轻粉四两，铅粉十二两，收藏。临用取膏摊贴。

【功用】未成即散，已成拔毒提脓。

【主治】一切无名肿毒，并治脓窠疮疖。

96776 **鲫鱼膏**（《疡医大全》卷七）

【组成】大鲫鱼一尾　巴豆四两　蓖麻仁六两　甘草五钱

【用法】用菜油、麻油各一斤，先将鲫鱼炸枯成渣，再入巴豆、蓖麻、甘草熬枯，滤净，熬滚离火，将铅粉徐徐投下，搅匀成膏。摊贴。

【主治】痈疽，疮疖。

96777 **鲫鱼膏**（《增补验方新编》卷十一）

【组成】净巴豆肉六两　蓖麻子肉六两（去壳）　香油一斤半　蛤蟆两个（每个含人发一团）　活大鲫鱼五条

【用法】先将巴豆肉、蓖麻子入油内浸三日，再将蛤蟆浸一宿，临熬时入活鲫鱼，共熬枯去净渣，慢火熬油滴水成珠，离火，倾于净锅内，再加铅粉二斤半，乳香末五钱，不时搅动，冷定为度。用时重汤炖化，薄纸摊贴。

【主治】诸疮肿毒，溃破流脓，并治脚生鸡眼。

【宜忌】乳岩及一切色白阴疽忌用；永戒食蛤蟆。

96778 **鲫鱼膏**（《理瀹》）

【组成】鲫鱼一个三钱　皮消五分　杏仁　木鳖仁　甘遂　甘草各一两

【用法】加葱、蜜同捣。临用掺麝香，贴。

【主治】食积痞块，疳疾腿肿，湿气疮毒。

96779 **鲫鱼羹**（《圣济总录》卷一九〇）

【组成】鲫鱼一斤　蛴螬五枚

【用法】上二味依常煮羹。食后食之。

【主治】产后乳无汁。

96780 **鲫鱼羹**

《普济方》卷二五七。即《圣济总录》卷一八九“莼菜羹”。见该条。

96781 **鲫鱼羹**（《饮膳正要》卷二）

【组成】大鲫鱼二斤　大蒜两块　胡椒二钱　小椒二钱　陈皮二钱　缩砂二钱　荜茇二钱

【用法】上件酱、盐、料物、蒜入鱼肚内，煎熟作羹，五

味调和令匀。空心服之。

【主治】脾胃虚弱,泄痢久不愈者。

96782 **鲫鱼羹**(《饮膳正要》卷二)

【组成】大鲫鱼一头(新鲜者,洗净,切片) 小椒二钱(为末) 草果一钱(为末)

【用法】用葱三茎,煮熟,入五味。空腹食之。

【主治】久痔,肠风,大便常有血。

96783 **鲫鱼围药**(《青囊秘传》)

【组成】鲫鱼一条 山药三寸 白砂糖少许 火石(即打火石)一小块 (一方有苏木屑,生猪油)

【用法】上并打烂,围肿处。

【主治】一切无名肿毒。

96784 **鲫鱼砒方**(《奇效良方》卷六十二)

【组成】鲫鱼一个

【用法】破开,入信于内,放在地孔中,候鱼身上自然霜,扫,灯心点虫牙,咳嗽自落。

【主治】虫牙痛。

96785 **鲫鱼胆膏**(方出《圣惠》卷三十六,名见《圣济总录》卷一一四)

【组成】鲫鱼胆一枚 乌驴脂少许 生油半两

【用法】上三味和匀,纳于葱管中七日,滴于耳内,愈。

【主治】耳聋。

96786 **鲫鱼熟脍**

《圣惠》卷九十七。为《医方类聚》卷二三八引《食医心鉴》"鲫鱼脍"之异名。

【主治】产后虚冷,下痢腹痛,食少。

96787 **鲫鱼熟脍**(《圣惠》卷九十七)

【组成】鲫鱼一斤(鲜者,治如食法)

【用法】上细切作脍,以羊肉汁,入椒、干姜、莳萝、荜茇、橘皮、酱、醋等,煮令熟。空心食之。

【主治】脾胃冷气,不能下食,虚弱无力。

96788 **鲫鱼熟脍**(《养老奉亲》)

【组成】鲫鱼肉九两(切作脍) 豉汁七两 干姜半两 橘皮末半两

【用法】上以椒、酱、五味调和,豉汁沸即下鲙鱼煮熟,下二味。空心食之,每日一次,其效尤益。

【主治】老人脾胃气冷,痢白脓涕,腰脊疼痛,瘦弱无力。

96789 **鲫鱼涂敷方**(《圣济总录》卷一三三)

【组成】生鲫鱼长三寸 豉一合

【用法】上二味,合捣令细。涂敷疮上,一日三次。

【主治】疮癣浸淫。

齑

96790 **齑汁丸**(《杨氏家藏方》卷八)

【组成】杏仁七粒(去皮尖) 巴豆一粒(去皮膜) 朱砂少许

【用法】上研成膏,为丸如黄米大。每服三丸,临卧淡齑汁送下。小儿服一丸。如酒积,温酒送下。

【主治】嗽并酒食所伤。

96791 **齑半散**(《普济方》卷三七三引《卫生家宝》)

【组成】半夏二两 厚朴二两

【用法】用浆水一斗,煮一复时,去厚朴,只用半夏为细末,入真生脑子少许和药。每服周岁半钱,腊茶清调下,一日二次。久服不妨。不是风候,不入脑子。

【功用】去涎去风。

【主治】惊风,涎潮搐搦。

96792 **齑汤煎**(《医统》卷四十四)

【组成】粟壳 乌梅肉 陈皮 人参 木香 五味子 桔梗 杏仁 石膏 甘草(炙)各等分

【用法】每服八钱,齑水二盏煎服。

【主治】诸般咳嗽不已。

96793 **齑水驻车丸**(《普济方》卷三〇〇)

【组成】驻车丸加齑水

【用法】齑水口含净洗,却用《局方》驻车丸,研细敷之。

【主治】嵌甲脓出,痛不可忍。

熟

96794 **熟艾丸**(《圣济总录》卷一六四)

【组成】熟艾(炒)四两 附子(炮裂,去皮脐) 陈橘皮(去白,切,炒) 干姜(炮)各一两

【用法】上为末,面糊为丸,如梧桐子大。每服三十丸,食前米饮送下。

【主治】产后冷泻,日久不止。

96795 **熟艾方**(《圣济总录》卷十八)

【组成】艾叶(别揉令熟) 砒霜(研) 水银(与雄黄同研) 腻粉(研) 硫黄(研) 丹砂(研) 阿魏(酒化,去沙石,面和作饼,炙) 附子(炮裂,去皮脐,捣) 雄黄(研细,入水银,点醋再研令星子尽,始入腻粉、砒霜、硫黄、丹砂同研)各一两 麝香(研)半两 猪牙皂荚一斤(去皮子,别为末)

【用法】上除艾叶、皂荚别捣为末外,并合和细研,用纸四张,先布艾,次掺皂荚末,又次诸药末,卷刀切如饼馅,着碗内烧,以小木甑子笼碗,以衣衬四边,坐于上熏,以衣被遮壅定,不令透出气,热闷即俯伏。

【主治】大风癞。

96796 **熟艾汤**(方出《千金》卷十二,名见《医方类聚》卷八十四引《王氏集验方》)

【组成】熟艾三鸡子许

【用法】水五升,煮取二升,顿服。

【主治】忽吐血一二口,或是心衄,或是内崩。

96797 **熟艾汤**(《千金翼》卷八)

【组成】熟艾一升 蟹爪一升 淡竹茹一把 伏龙肝半斤 蒲黄二两 当归一两 干地黄 芍药 桂心 阿胶 茯苓各二两 甘草五寸(炙)

【用法】上㕮咀。以水一斗九升,煮艾,取一斗,去滓纳药,煮取四升,纳胶令烊尽。每服一升,一日令尽。羸人以意消息之,可减五六合。

【主治】妇人崩中,血出不息,逆气虚烦。

96798 **熟艾汤**(《圣济总录》卷六十九)

【组成】熟艾(用糯米半合炒) 松黄 柏叶(炙)各半两

【用法】上为粗末。每服三钱匕,水一盏,煎至七分,

去滓温服，不拘时候。

【主治】心经蕴热，舌上血出，及诸失血。

96799 **熟艾汤**(《圣济总录》卷七十四)

【组成】熟艾(炒) 附子(炮裂，去皮脐) 甘草(炙，剉) 干姜(炮) 赤石脂各半两 黄连(去须)一两 阿胶(炙令燥)三分

【用法】上剉，如麻豆大。每服五钱匕，水一盏半，煎至八分，去滓，空心、食前温服。

【主治】洞泄冷痢。

96800 **熟布汤**

《圣济总录》卷一五三。为《圣惠》卷七十三“熟干地黄散”之异名。见该条。

96801 **熟地酒**(《仙拈集》卷二)

【组成】熟地四两(捣汁)

【用法】入滴花烧酒二斤，隔汤炖热，竹箸搅匀。俟冷定随虚日饮至愈。

【主治】手足骨骱疼痛。

96802 **熟地膏**(《北京市中药成方选集》)

【组成】大熟地四百八十两

【用法】将熟地煎熬三次，分次过滤去滓，合并滤液，用文火煎熬浓缩至膏状，以不渗纸为度，每一两膏汁兑炼蜜一两成膏，装瓶，重二两。每服三至五钱，开水冲下。

【功用】滋阴补肾，添精益髓。

【主治】❶《北京市中药成方选集》：血虚发热，精髓不充，腰腿酸软。❷《全国中药成药处方集》济南方：体虚血亏，及妇女胎产等症。

96803 **熟附丸**(《得效》卷十五)

【组成】大川芎 当归 赤石脂(煅) 白龙骨 木贼(去节) 熟附子各等分

【用法】上为末，醋糊为丸，如梧桐子大。每服五十丸，米饮送下。渐安。

【主治】崩漏。

【临床报道】崩漏：《奇效良方》：一妇人年五十已上，经断七年，忽然经行，遂成崩漏，发热腹痛，两月不愈，予诊其脉，虚细疾数，予曰：此乃阴虚而致，宜服此药。

96804 **熟附汤**(《麻疹备要方论》)

【组成】熟地 制附子

【用法】水煎服。

【功用】冲开寒痰，返真阳于内府。

【主治】麻疹。中气虚寒，浮阳外越，有不得终日之势。

96805 **熟枣汤**(方出《圣惠》卷三，名见《冯氏锦囊·杂症》卷十二)

【异名】熟枣仁汤(《会约》卷七)。

【组成】酸枣仁一两(炒令香熟)

【用法】上为细散。每服二钱，以竹叶汤调下，不拘时候。

【主治】胆虚不得睡。

96806 **熟铧膏**(《鸡峰》卷二十四)

【组成】熟铧一个(就光处用清油灯熏)

【用法】以乳汁调成膏。以竹杖缠母或父头发一块子，如皂子大，浸药在上，揩口中，使睡着。须臾白点自无。

【主治】小儿鱼口白点危笃者。

96807 **熟寐丸**(《仙拈集》卷二)

【组成】人参 乳香 朱砂各三两 枣仁(炒黑)五钱

【用法】上为末，炼蜜为丸，如弹子大。临卧龙眼汤送下。

【主治】不寐。

96808 **熟大黄汤**(《三因》卷十三)

【组成】大黄(切如豆大) 生姜各半两(切)

【用法】上同炒令焦黄，以水一大盏，浸一宿，五更去滓顿服。天明所下如鸡肝者，即恶物出。

【主治】❶《三因》：坠堕闪肭，腰痛不能屈伸。❷《得效》：打扑腰痛，恶血蓄瘀，痛不可忍。

96809 **熟四物汤**(《医门八法》卷三)

【组成】当归身五钱(炒) 白芍二钱(醋炒) 熟地 乌梅肉三个(去壳)

【功用】敛肝气，养肝血。

【主治】气虚所致胁痛而空虚无物者。

【备考】方中熟地用量原缺。

96810 **熟四物汤**(《医门八法》卷四)

【组成】白芍三钱(醋炒) 熟地三钱 川芎二钱 桂心一钱(研) 附片一钱 当归身五钱(炒)

【用法】月服五剂。三阅月即全愈矣。

【主治】血寒经迟者，色多不鲜，涩滞而少，脏气畏寒喜暖。

【宜忌】须于经期前十日服之。

96811 **熟四物汤**(《医门八法》卷四)

【组成】川芎三钱 酒芍三钱 熟地三钱 桂心二钱 附片二钱 荆穗五钱(炒，研) 姜炭三钱(捣) 艾叶一钱半(捣) 当归身七钱(炒)

【用法】水煎，成人黄酒一大杯热服。蒙被发汗。

【主治】经血正行，误饮冷水，或受寒风，经血忽止，诸痛旋作，且有兼见发热憎寒，谵语发狂者。

96812 **熟地黄丸**(《圣惠》卷九十八)

【异名】熟干地黄丸(《普济方》卷二二一)。

【组成】熟干地黄三两 牛膝(去苗) 远志(去心) 巴戟 石斛(去根，剉) 桂心 车前子 菟丝子(酒浸三日，晒干，别捣为末) 覆盆子 天门冬(去心，焙) 何首乌 白茯苓 黄耆(剉) 鹿茸(去毛，涂酥炙微黄) 附子(炮裂，去皮脐) 沉香各二两

【用法】上为末。炼蜜为丸，如梧桐子大。每日服五十丸，空心以温酒送下。

【功用】益颜色，美髭鬓，补虚损。

【主治】下元虚冷，腰脚无力。

96813 **熟地黄丸**(《卫生宝鉴》卷十八)

【组成】熟地黄二两二分 山茱萸 白芜荑 干姜(炮) 代赭石(醋淬) 白芍(炒)各一两 厚朴(姜制) 白僵蚕(炒)各半两

【用法】上为末，炼蜜为丸，如梧桐子大。每服四五十丸，酒送下，一日三次。

【主治】妇人月经不调，每行数日不止，兼有白带，渐渐瘦悴，饮食少味，累年无子。

96814 熟地黄丸

《丹溪心法》卷四。即《兰室秘藏》卷上"熟干地黄丸"。见该条。

96815 熟地黄丸

《医学纲目》卷十三。即《本事》卷五"地黄丸"。见该条。

96816 熟地黄丸

《普济方》卷二一六。即《圣惠》卷五十八"熟干地黄丸"。见该条。

96817 熟地黄丸

《普济方》卷三一九。为《圣惠》卷七十"熟干地黄丸"之异名。见该条。

96818 熟地黄丸(《银海精微》卷下)

【组成】熟地黄一两　五味子　枳壳(炒)　甘草(炙)各三钱

【用法】上为细末,炼蜜为丸。每服一百丸,食远清茶送下,一日三次。

【主治】血弱阴虚,不能养心,致心火旺,阳火盛,偏头肿闷,瞳子散大,视物则花。

【宜忌】忌食辛辣物及寒冷物。

96819 熟地黄丸(《便览》卷一)

【异名】滋阴地黄丸、生熟地黄丸。

【组成】熟地(酒浸,真者)一两　柴胡(去芦)八钱　天门冬(酒浸,去心)　甘草(炙)　枳壳　地骨皮　黄连　人参　五味子各三钱　防风　当归(酒洗,焙)　生地(真)各一两半

【用法】上为末,炼蜜为丸,如梧桐子大。每服七八十丸,茶清送下。

【主治】血少神劳,肾虚,眼目昏黑,瞳子散大。

96820 熟地黄丸

《明医指掌》卷六。为《丹溪心法》卷四"生熟地黄丸"之异名。见该条。

96821 熟地黄丸(《杂病源流犀烛》卷二十二)

【组成】熟地　决明子　黄连　牛膝　酒黄柏　杞子　菟丝子　柴胡　生地　五味子

【主治】肾虚不足,视不分明,渐成内障。

96822 熟地黄丸

《杂病源流犀烛》卷二十二。为《圣惠》卷三十三"熟干地黄丸"之异名。见该条。

96823 熟地黄汤(《三因》卷十八)

【异名】熟干地黄汤(《局方》卷九续添诸局经验方)、地黄汤(《普济方》卷三五三)、熟地黄散(《普济方》卷三五三)。

【组成】熟地黄一两　人参三两　麦门冬二两　栝楼根四两　甘草半两

【用法】上为散。每服四钱,水二盏,加糯米一撮,生姜三片,枣三枚,煎七分,去滓,食前服。

【主治】产后虚渴不止,少气脚弱,眼昏头眩,饮食无味。

96824 熟地黄汤

《普济方》卷一四二。为《圣惠》卷十三"熟地黄散"之异名。见该条。

96825 熟地黄汤

《校注妇人良方》卷一。为《圣济总录》卷一五三"干地黄汤"之异名。见该条。

96826 熟地黄散(《圣惠》卷十三)

【异名】百合半夏汤(《圣济总录》卷二十九)、熟地黄汤(《普济方》卷一四二)。

【组成】熟干地黄二两　百合　人参(去芦头)　半夏(汤浸七遍去滑)　白茯苓　黄连(去须)　知母各一两

【用法】上为散。每服五钱,以水一大盏,入生姜半分,煎至五分,去滓温服,不拘时候。

【主治】伤寒百合病。久不愈,不思饮食,日渐羸瘦。

【备考】方中熟干地黄、白茯苓,《圣济总录》作生干地黄,赤茯苓。

96827 熟地黄散(《圣惠》卷四十四)

【组成】熟干地黄一两　牛膝三分(去苗)　干漆半两(捣碎,炒令烟出)　白术半两　桂心半两　木香半两

【用法】上为散。每服二钱,食前以温酒调下。

【主治】腰胯及胁肋疼痛不可忍。

96828 熟地黄散(《圣惠》卷六十一)

【组成】熟干地黄一两　黄耆一两(剉)　麦门冬一两(去心)　黄芩半两　人参一两(去芦头)　石膏一两　芎䓖半两　当归半两　白茯苓一两　甘草半两(生用)

【用法】上为散。每服四钱,以水一中盏,煎至六分,去滓温服,不拘时候。

【主治】痈发后脓溃不止,肌体虚热,口干食少。

96829 熟地黄散(《圣惠》卷六十一)

【组成】熟干地黄一两　黄耆一两(剉)　人参一两(去芦头)　当归半两(剉碎,微炒)　芎䓖二两　白芍药半两　白茯苓一两　甘草半两(炙微赤,剉)　桂心半两　麦门冬一两(去心)　续断一两

【用法】上为散。每服四钱,以水一中盏,加生姜半分,枣三枚,煎至六分,去滓温服,一日三四次。

【主治】痈疽、发背、发乳,大去脓血后内虚少气。

96830 熟地黄散(《圣惠》卷六十八)

【组成】熟干地黄三分　续断三分　杜仲三分(去粗皮,炙令黄,剉)　当归一两(剉,微炒)　附子一两(炮裂,去皮脐)　秦艽一两(去苗)　故败弩筋一两(烧灰)

【用法】上为细散。每服二钱,以温酒调下,不拘时候。

【主治】金疮,弓弩所中,伤筋断骨,屈伸不得。

【备考】本方方名,《医方类聚》引作"熟干地黄散"。

96831 熟地黄散(方出《圣惠》卷七十九,名见《普济方》卷三五二)

【组成】赤石脂一两　当归半两(剉,微炒)　牡蛎半两(烧为粉)　鹿茸半两(去毛,涂酥,炙令微黄)　熟干地黄一两

【用法】上为细散。每服二钱,食前以粥饮下。

【主治】产后崩中,下血不止,淋沥不绝,黄瘦虚损。

96832 熟地黄散

《妇人良方》卷二十一。为《圣惠》卷八十"熟干地黄散"之异名。见该条。

96833 熟地黄散

《普济方》卷十六。即《圣惠》卷四“熟干地黄散”。见该条。

96834 熟地黄散

《普济方》卷二三二。即《圣惠》卷二十七“熟干地黄散”。见该条。

96835 熟地黄散

《普济方》卷三四二。即《圣惠》卷七十七“熟干地黄散”。见该条。

96836 熟地黄散

《普济方》卷三五三。为《三因》卷十八“熟地黄汤”之异名。见该条。

96837 熟地黄散

《准绳·女科》卷五。为《圣惠》卷七十八“熟干地黄散”之异名。见该条。

96838 熟附子汤(《杂病源流犀烛》卷十七)

【组成】熟附子(去皮)　枯矾各一两

【用法】上为末。每服三钱,米饮下。

【主治】便血。下血虚寒,日久肠冷。

【备考】本方原名“熟附子丸”,与剂型不符,据《中国医学大辞典》改。

96839 熟枣仁汤

《会约》卷七。为方出《圣惠》卷三,名见《冯氏锦囊·杂症》卷十二“熟枣汤”之异名。见该条。

96840 熟蚕豆散(《医学从众录》卷八)

【组成】炒熟蚕豆壳

【用法】上为末。每服三四钱,加砂糖少许调下。

【主治】胎漏。

96841 熟铜末散

《御药院方》卷九。为《圣惠》卷三十四“铜末散”之异名。见该条。

96842 熟猪肚方(《仙拈集》卷二)

【组成】木耳　青菜　猪肚

【用法】共煮常食。木耳入猪大肠内煮食。猪肚一个,洗净,槐花(炒,为末)入肠内,扎两头,加醋入砂锅内煮烂吃。或为丸如梧桐子大,每服三十丸,温酒送下。

【主治】肠风下血。

96843 熟干地黄丸(《圣惠》卷四)

【组成】熟干地黄三分　前胡半两(去芦头)　柏子仁半两　铁精一两(细研)　白茯苓三分　泽泻半两　黄耆三分(剉)　牛黄半两(细研)　桑螵蛸二枚(微炒)　独活三分　人参一两(去芦头)　桂心三分　秦艽三分(去苗)　芎䓖半两　麦门冬三分(去心,焙)　远志半两(去心)　朱砂一两(细研,水飞过)　阿胶三分(捣碎,炒令黄燥)　紫石英半两(细研,水飞过)　防风半两(去芦头)　甘草半两(炙微赤,剉)　杏仁三分(汤浸,去皮尖双仁,麸炒微黄)

【用法】上为末,入研了药令匀,炼蜜为丸,如梧桐子大。每服十丸,以温酒送下,不拘时候。

【主治】心脏风虚,多惊悸,神思昏乱,志意不定。

96844 熟干地黄丸(《圣惠》卷七)

【异名】干地黄丸(《普济方》卷三十二)。

【组成】熟干地黄一两　山茱萸一两　薯蓣一两　白茯苓一两　石斛一两(去根)　桂心一两　附子一两　(炮裂,去皮脐)　牛膝一两(去苗)　巴戟一两　五味子一两　泽泻一两　黄耆三分(剉)　天门冬半两(去心,焙)　柏子仁一两　鹿角胶一两(捣碎,炒令黄燥)　菟丝子一两(酒浸三日,晒干,别捣为末)　肉苁蓉二两(酒浸一宿,刮去皱皮,炙令干)

【用法】上为末,炼蜜为丸,如梧桐子大。每服三十丸,空心及晚食前以温酒送下。

【主治】肾脏虚损,肌体羸瘦,骨痿无力,腰脚酸疼,小便混浊。

96845 熟干地黄丸(《圣惠》卷二十六)

【异名】干地黄丸(《普济方》卷三十三)。

【组成】熟干地黄二两　白茯苓一两　牛膝一两(去苗)　羚羊角屑三分　酸枣仁一两(微炒)　萆薢三分(剉)　黄耆一两(剉)　肉苁蓉一两(酒浸一宿,刮去皱皮,炙)　桂心三分　石斛一两(去根,剉)　薯蓣一两　人参一两(去芦头)

【用法】上为末,炼蜜为丸,如梧桐子大。每服三十丸,空心及晚食前以温酒送下。

【主治】骨极。羸瘦,心神虚烦,脚膝疼痛,久立不得。

96846 熟干地黄丸(《圣惠》卷二十七)

【组成】熟干地黄二两　川椒半两(去目及闭口者,微炒去汗)　肉桂二两半(去皱皮)　干漆(捣碎,炒令烟出)　萆薢(剉)　防风(去芦头)　附子(炮裂,去皮脐)　川乌头(炮裂,去皮脐)　牛膝(去苗)各一两

【用法】上为末,炼蜜为丸,如梧桐子大。每服三十丸,空心及晚食前以温酒送下。

【主治】虚劳偏枯,气血不足,肢节无力。

96847 熟干地黄丸(《圣惠》卷二十九)

【组成】熟干地黄一两　黄耆一两(剉)　蒲黄三分　鹿茸一两(去毛,涂酥炙微黄)　菟丝子一两(酒浸三宿,晒干,别捣为末)　葵子一两　当归三分　车前子一两　赤茯苓三分

【用法】上为末,炼蜜为丸,如梧桐子大。每服三十丸,食前以粥饮送下。

【主治】虚劳内损,小便出血,时复涩痛。

96848 熟干地黄丸(《圣惠》卷三十)

【组成】熟干地黄一两　蛇床子半两　薯蓣半两　牡蛎粉三分　天雄三分(炮裂,去皮脐)　远志半两(去心)　桂心半两　枸杞子三分　鹿药半两　五味子半两　黄耆一两(剉)　人参三分(去芦头)　杜仲一两(去粗皮,炙微黄,剉)　鹿茸一两(去毛,涂酥炙微黄)　车前子三分　覆盆子三分　磁石一两(烧通赤,醋淬七遍,捣细,研,水飞过)　雄蚕蛾半两(微炒)　菟丝子一两半(酒浸三日,晒干,别研为末)　石斛一两(去根,剉)　雄鸡干一两(微炙)　肉苁蓉一两(酒浸一宿,刮去皱皮,炙干)　阳起石一两半(酒煮一日,细研,水飞过)　白茯苓三分

【用法】上为末,炼蜜为丸,如小豆大。每服二十丸,食前以温酒送下。

【主治】虚劳阴痿,脏腑乏弱,面无颜色,肢体俱悴。

96849　**熟干地黄丸**(《圣惠》卷三十三)

【异名】干地黄丸(《圣济总录》卷一〇九)、熟地黄丸(《杂病源流犀烛》卷二十二)。

【组成】熟干地黄　石斛(去根)　菟丝子(酒浸三日,晒干,别捣为末)　防风(去芦头)　黄耆(剉)　车前子　茺蔚子　覆盆子　肉苁蓉(酒浸一宿,刮去皱皮,炙干)　磁石(烧醋淬七遍,细研,水飞过)　地肤子各一两　兔肝一两半(炙干)

【用法】上为末,炼蜜为丸,如梧桐子大。每服三十丸,空心以盐酒送下,晚食前再服。

【主治】肾虚而致眼中见黑花,右手尺脉沉而数者。

96850　**熟干地黄丸**(《圣惠》卷三十七)

【组成】熟干地黄　龙骨(烧赤)　黄耆(剉)　紫苏子(微炒)　蒲黄　当归　附子(炮裂,去皮脐)　艾叶(微炒)　白矾(烧令汁尽)　阿胶(捣碎,炒令黄燥)各一两　枳壳半两(麸炒微黄,去瓤)

【用法】上为末,炼蜜为丸,如梧桐子大。每服三十丸,空心及晚食前以粥饮送下。

【主治】内伤风冷,大便下血不止。

96851　**熟干地黄丸**(《圣惠》卷四十六)

【组成】熟干地黄二两　桂心一两　山茱萸一两　五味子一两　肉苁蓉一两(酒浸一宿,剉,去皱皮,炙令干)　丹参一两　泽泻一两　甘草一两(炙微赤,剉)　钟乳粉一两　白茯苓二两

【用法】上为末,炼蜜为丸,如梧桐子大。每服三十丸,以温水送下,一日三次。

【主治】气嗽不止。下焦风冷,上攻于肺,心胸短气,四肢羸弱,饮食无味,虚损不足。

【备考】本方原名"熟干地黄散",与剂型不符,据《普济方》改。

96852　**熟干地黄丸**(《圣惠》卷五十八)

【组成】熟干地黄一两　土瓜根一两　黄耆一两(剉)　菝葜一两(剉)　漏芦二两　地骨皮一两(剉)　栝楼根二两　桑螵蛸一两(微炒)　龙骨二两

【用法】上为末,炼蜜为丸,如梧桐子大。每服三十丸,食前以蜜水送下。

【主治】小便数,饮水多。

【宜忌】宜常服牛马乳。

【备考】本方方名,《普济方》引作"熟地黄丸"。

96853　**熟干地黄丸**(《圣惠》卷六十九)

【组成】熟干地黄一两　萆薢一两　当归一两(剉,微炒)　防风一两(去芦头)　桂心一两　干漆一两(捣碎,炒令烟出)　附子一两(炮裂,去皮脐)　川椒半两(去目及闭口者,炒去汗)　川乌头半两(炮裂,去皮脐)

【用法】上为细末,炼蜜为丸,如梧桐子大。每服十丸,食前以温酒送下。

【主治】妇人中风偏枯,手足瘦细,顽痹无力者。

【备考】本方原名"熟干地黄散",与剂型不符,据《圣济总录》改。

96854　**熟干地黄丸**(《圣惠》卷七十)

【异名】熟地黄丸(《普济方》卷三一九)。

【组成】熟干地黄一两　当归半两(剉碎,微炒)　芎䓖半两　鳖甲一两(涂醋炙令黄,去裙襕)　人参三分(去芦头)　白芍药三分　白术三分　桂心半两　五味子半两　黄耆三分(剉)　牛膝三分(去苗)　附子三分(炮裂,去皮脐)　陈橘皮一两(汤浸,去白瓤,焙)　白茯苓三分　甘草一分(炙微赤,剉)

【用法】上为末,炼蜜为丸,如梧桐子大。每服三十丸,空心及晚食前以温酒送下。

【主治】妇人冷劳虚损,肌体消瘦,颜色萎黄,四肢无力,月候不调,少思饮食。

96855　**熟干地黄丸**(《圣惠》卷七十二)

【组成】熟干地黄二两　牡丹一两　柏子仁一两(微炒)　白芍药半两　当归半两(剉,微炒)　人参三分(去芦头)　紫石英一两(细研,水飞过)　白茯苓三分　桂心半两　附子半两(炮裂,去皮脐)　泽兰三分　白薇半两　萆薢半两(剉)　牛膝三分(去苗)　石斛二分(去根节)　白术半两　细辛半两　芎䓖半两　吴茱萸半两(汤浸七遍,焙干,微炒)　木香半两　槟榔半两

【用法】上为末,炼蜜为丸,如梧桐子大。每服三十丸,空心及晚食前以温酒送下。

【主治】妇人月水不利。四肢羸瘦,吃食减少,渐觉虚乏,无子。

96856　**熟干地黄丸**(《圣惠》卷八十)

【组成】熟干地黄二两　乱发一两(烧灰)　代赭一两(细研)　干姜半两(炮裂,剉)　马蹄半两(烧令烟绝)　牛角䚡二两半(烧灰)　阿胶一两(捣碎,炒令黄燥)

【用法】上为末,炼蜜为丸,如梧桐子大。每服二十丸,食前以粥饮送下。

【主治】产后恶露不绝,或崩血不可禁止,腹中疞痛,喘息气急。

96857　**熟干地黄丸**(《圣惠》卷八十)

【异名】地黄丸(《普济方》卷三四九)。

【组成】熟干地黄　石斛(去根,剉)　黄耆(剉)　白茯苓　麦门冬(去心,焙)　肉桂(去皱皮)　枸杞子　肉苁蓉(酒浸一宿,剉,去皱皮,炙令干)　白芍药　当归(剉,微炒)　芎䓖　人参(去芦头)　续断　桑寄生各一两

【用法】上为末,炼蜜为丸,如梧桐子大。每服三十丸,食前以粥饮送下。

【主治】产后褥劳。虚羸气短,胸胁满闷,不思饮食。

96858　**熟干地黄丸**(《圣惠》卷八十一)

【组成】熟干地黄一两　当归三分(剉,微炒)　防风半两(去芦头)　萆薢一两(剉)　黄耆一两(剉)　续断一两　泽兰一两　芎䓖三分　五味子三分　白术三分　甘草半两(炙微赤,剉)　附子一两(炮裂,去皮脐)　白薇半两　细辛半两　桂心半两　人参半两(去芦头)　柏子仁三分　白茯苓三分

【用法】上为末,炼蜜为丸,如梧桐子大。每服三十丸,以温酒送下,一日三次。

【主治】产后虚羸,及一切余疾。

96859　**熟干地黄丸**(《圣惠》卷八十一)

【组成】熟干地黄一两　当归半两(剉,微炒)　附子

一两(炮裂,去皮脐) 黄耆一两(剉) 续断半两 白术半两 桂心半两 人参三分(去芦头) 赤石脂一两 麦门冬一两半(去心,焙) 芎䓖三分 白茯苓三分 五味子三分 柏子仁一两 肉苁蓉三分(酒浸一宿,刮去皱皮,炙令干)

【用法】上为末,炼蜜为丸,如梧桐子大。每服三十丸,空心及晚食前以温酒送下。

【主治】产后虚羸,瘦弱食少。

96860 熟干地黄丸(《局方》卷九)

【组成】熟干地黄(酒浸) 五味子(拣净) 柏子仁(微炒,别研) 芎䓖各一两半 泽兰(去梗)二两一分 禹余粮(火烧红,醋淬七遍,细研) 防风(去芦叉) 肉苁蓉(酒浸一宿) 白茯苓(去皮) 厚朴(去粗皮,姜汁炙) 白芷 干姜(炮) 山药 细辛(去苗) 卷柏(去根)各一两 当归(去芦,酒浸,炒) 藁本(去芦,洗) 甘草(炙)各一两三分 蜀椒(去目及闭口者,微炒去汗) 牛膝(去苗,酒浸一宿) 人参 续断 蛇床子(拣净,微炒) 芜荑(炒) 杜仲(去粗皮,炙黄) 艾叶(炒)各三分 赤石脂(煅,醋淬) 石膏(煅,研飞)各二两 肉桂(去粗皮) 石斛(去根) 白术各一两一分 紫石英(煅,醋淬,研飞)三两

【用法】上为末,炼蜜为丸,如梧桐子大。每服三十丸,空心、食前温酒或米饮送下。

【功用】常服养血补气,和顺荣卫,充实肌肤,调匀月水,长发驻颜,除风去冷,令人有子。

【主治】妇人风虚劳冷,一切诸疾。或风寒邪气留滞经络,气血冷涩,不能温润肌肤;或风寒客于腹内,则脾胃冷弱,不能克消水谷;或肠虚受冷,大便时泄;或子脏挟寒,久不成胎,月水不调,乍多乍少,或月前月后,或淋漓不止,或闭断不通;结聚癥瘕,面体少色,饮食进退,肌肉消瘦,百节酸疼,时发寒热,渐至羸损;带漏五色,阴中冷痛,时发肿痒,月水将行,脐腹先痛;皮肤皱涩,瘾疹瘙痒,麻痹筋挛,面生䵟䵳,发黄脱落,目泪自出,心忪目眩;及产后劳损未复,肌瘦寒热,颜色枯黑,饮食无味,渐成蓐劳。

【宜忌】妊娠不宜服之。

96861 熟干地黄丸(《圣济总录》卷一三九)

【组成】熟干地黄(焙干)四两 杏仁(汤退去皮尖双仁,炒,别研) 牛膝(去苗,酒浸,焙)各一两半 苦参(细剉,焙干) 菟丝子(酒浸,焙,捣) 肉苁蓉(酒浸,切,炒) 黄耆(炙,剉) 萆薢(炒)各一两 桂(去粗皮) 青木香(生用)各一分 诃黎勒(煨熟,去核)半两 升麻三分

【用法】上除杏仁外,为细末,入杏仁别捣,再罗匀,炼蜜为丸,如梧桐子大。每服二十丸至三十丸,空心温酒送下。

【主治】远年伤折,忽因风气不和,于旧伤处疼痛不可忍者。

96862 熟干地黄丸(《圣济总录》卷一五七)

【组成】熟干地黄(焙) 巴戟天(去心) 肉苁蓉(酒浸一宿,切,焙) 五味子 山茱萸(醋浸一宿,炒) 蒺藜子(炒去角) 萆薢 山芋 蜀椒(去目及合口者,炒取红) 续断各一两 菟丝子(酒浸,别捣) 杜仲(去粗皮,蜜炙)各半两 沉香一分

【用法】上为细末,炼蜜为丸,如梧桐子大。每服十五丸,食前温酒送下。

【主治】妊娠小便不禁,脐腹疼痛。

96863 熟干地黄丸(《圣济总录》卷一八五)

【组成】熟干地黄(焙) 枳壳(去瓤,麸炒) 地骨皮(洗,焙) 菟丝子(酒浸,别捣末) 牛膝(酒浸,切,焙)各五两

【用法】上为末,炼蜜为丸,如梧桐子大。每服二十至三十丸,空心盐汤送下。

【功用】平补。

96864 熟干地黄丸(《鸡峰》卷七)

【组成】车前子 熟干地黄 葵子 鹿茸

【用法】上为细末,炼蜜为丸,如梧桐子大。每服三十丸,食前米饮送下。

【主治】虚劳损,小便出血,时复涩痛。

96865 熟干地黄丸(《鸡峰》卷十六)

【组成】熟地黄一两半 白芍药 人参 当归 芎䓖各一两 阿胶半两 犀角屑一分

【用法】上为细末,炼蜜为丸,如梧桐子大。每服三十丸,食前米饮送下。

【主治】妇人吐血、下血,通谓之脱血,此由将温过度,或起居失节,喜怒不常,血乃妄行,血既不足,故月候为之缩日。

96866 熟干地黄丸

《鸡峰》卷十九。为《圣惠》卷五十三"干地黄丸"之异名。见该条。

96867 熟干地黄丸(方出《本事》卷二,名见《普济方》卷二二四)

【组成】熟地黄五两(洒酒,九蒸九晒,焙干) 菟丝子四两(酒浸,晒干,用纸条子同研别末) 鹿茸三两(酥炙黄,燎去毛) 附子二两(炮,去皮脐) 沉香一两

【用法】上为细末,加麝香半钱研匀,炼蜜为丸,如梧桐子大。每服三十丸至五十丸,盐酒或盐汤送下。

【功用】补益脾胃。

【主治】风虚劳损挟毒,脚弱疼痹或不遂,下焦虚冷,胸中微有客热,心虚惊悸不得眠,食少失气味,日夜数过,心烦迫不得卧,小便不利,又时复下。

【方论选录】此方专补脾肾。熟地黄气味甘寒微苦,入肾;鹿茸气味甘温,入足少阴、太阳;菟丝子气味甘平,入足少阴、太阴;附子气味咸温,入手、足少阴;沉香气味辛温,入肾,能走下焦;再佐以麝香之走窍,盐酒之送药。盖高年中下两亏者,非此不能效也。

96868 熟干地黄丸(《普济方》卷二二四引《卫生家宝》)

【组成】熟干地黄十两(温汤洗过,焙干) 枸杞子五两(拣择净,洗,焙干) 肉桂半两(不见火,去粗皮)

【用法】先将熟干地黄、枸杞子二味捣为细末,别捣桂为细末,一处拌匀,炼蜜为丸,如梧桐子大。每服三十丸至五十丸,空心、食前用温酒或温熟水送下,一日二次。

【功用】平补,益颜色,填骨髓,去劳倦。

【主治】膈热咯血。

96869 熟干地黄丸

《普济方》卷三四二引《十便良方》。为《鸡峰》卷十七"熟干地黄丹"之异名。见该条。

96870 熟干地黄丸(《兰室秘藏》卷上)

【异名】滋阴地黄丸(《东垣试效方》卷五)、生熟地黄丸(《摄生众妙方》卷九)、干熟地黄丸(《医方考》卷五)。

【组成】人参二钱　炙甘草　天门冬(汤洗,去心)　地骨皮　五味子　枳壳(炒)　黄连各三钱　当归身(酒洗,焙干)　黄芩各五钱　生地黄(酒洗)七钱五分　柴胡八钱　熟干地黄一两

【用法】上为细末,炼蜜为丸,如梧桐子大。每服一百丸,茶汤送下,一日二次。

【功用】养血,凉血,收火之散大,除风之热。

【主治】血弱阴虚,风热上攻头目,致偏头肿闷,瞳子散大,视物则花。

【宜忌】《原机启微》:忌食辛辣、寒冷。

【方论选录】《原机启微》:《内经》云:热淫所胜,平以咸寒,佐以苦甘,以酸收之。以黄连,黄芩大苦寒除邪气之盛为君;当归身辛温,生熟地黄苦甘寒养血凉血为臣;五味子酸寒,体轻浮上,收瞳子之散大,人参、甘草,地骨皮、天门冬,枳壳苦甘寒泻热补气为佐;柴胡引用为使也。

【备考】❶本方方名,《丹溪心法》引作"熟地黄丸"。❷改为汤剂,名"生熟地黄汤"(见《审视瑶函》)。

96871 熟干地黄丸

《普济方》卷二二一。为《圣惠》卷九十八"熟地黄丸"之异名。见该条。

96872 熟干地黄丸(《医方类聚》卷九十六引《御医撮要》)

【组成】熟干地黄　山药各二两　杜仲　五味子　牛膝　茯蓉各一两　菟丝子　补骨脂各半两

【用法】上为末,炼蜜为丸,如梧桐子大。每服十丸,渐加十五丸,空心、日午、临卧温酒送下。

【功用】补中益精,滋润肌肤,悦泽颜色。

【主治】肾弱,腰膝冷痛。

96873 熟干地黄丹(《鸡峰》卷十七)

【异名】熟干地黄丸(《普济方》卷三四二引《十便良方》)。

【组成】熟干地黄　白芍药　川芎　当归　艾叶　阿胶　干姜　白术各一两　甘草半两

【用法】上为细末,炼蜜为丸,如梧桐子大,晒干。每服三十丸,空心米饮送下。

【功用】安养胎气。

【主治】妇人血脏虚冷,妊娠时复漏下。

96874 熟干地黄汤(《圣济总录》卷四十三)

【组成】熟干地黄五两

【用法】上剉,如麻豆大。以水五盏,煎至三盏,去滓,空心、日午、临卧分三次温服。

【主治】虚热多汗。

96875 熟干地黄汤(《圣济总录》卷四十九)

【组成】熟干地黄(焙)　芎䓖各五两　桂(去粗皮)　人参各三两　桑根白皮二两

【用法】上㕮咀,如麻豆大。每服五钱匕,水一盏半,煎至八分,去滓温服。

【主治】肺痿,小便数。

96876 熟干地黄汤(《圣济总录》卷一五〇)

【组成】熟干地黄(焙)　黄耆(剉)　人参　麻黄(去根节)　当归(切,焙)　芎䓖　秦艽(去土苗)　鳖甲(去裙襕,醋炙)各一两　延胡索　甘草(炙,剉)　赤芍药　桂(去粗皮)　前胡(去芦头)　地骨皮　柴胡(去苗)各三分

【用法】上为粗末。每服三钱匕,水一盏,加生姜二片,大枣、乌梅各一枚,煎至六分,去滓温服,一日三次。

【主治】妇人血风虚劳,邪气相乘,肢节疼倦,口苦舌干,不思饮食,寒热头痛,虚汗不止。

96877 熟干地黄汤(《圣济总录》卷一五五)

【组成】熟干地黄(焙)　白术　甘草(炙,剉)　白茯苓(去黑皮)各三分　阿胶(炙燥)　木香各一两　细辛(去苗叶)　人参　防风(去叉)　白芷各半两

【用法】上为粗末。每服三钱匕,以水一盏,煎至七分,去滓温服,一日三次。

【主治】妊娠胎萎燥,羸瘦不长。

96878 熟干地黄汤(《圣济总录》卷一五五)

【组成】熟干地黄(炒)　当归(切,焙)　熟艾(炒干)　芎䓖各一两　阿胶(炙燥)　甘草(炙,剉)各半两

【用法】上为粗末。每服三钱匕,以水一盏,煎至七分,去滓温服,一日三次。

【功用】滋气血,益胞脏。

【主治】妊娠胎萎燥,过时未产。

96879 熟干地黄汤

《圣济总录》卷一六四。为《圣惠》卷八十一"熟干地黄散"之异名。见该条。

96880 熟干地黄汤(《圣济总录》卷一六四)

【组成】熟干地黄(焙)一两半　桂(去粗皮)　白茯苓(去黑皮)　甘草(炙,剉)　鳖甲(去裙襕,涂醋炙)　麦门冬(去心,炒)　当归(切,炒)　人参　牛膝(去苗,剉)　白术(剉,炒)各一两　淡竹叶一两(切)

【用法】上为粗末。每服三钱匕,水一盏,煎七分,去滓温服,不拘时候。

【主治】产后蓐劳,寒热瘦悴。

【备考】本方方名,《产科发蒙》引作"怀熟地汤"。

96881 熟干地黄汤(《妇人良方》卷二十一)

【组成】熟干地黄二两　人参　北五味子　石斛　白茯苓　白术　鹿角胶　附子各一两　桂心　当归　川芎　泽兰叶　黄耆　续断各三分

【用法】上㕮咀。每服四钱,水一盏,加生姜三片,大枣一枚,煎至六分,去滓温服,不拘时候。

【主治】产后虚羸,短气不能食。

96882 熟干地黄汤

《局方》卷九续添诸局经验方。为《三因》卷十八"熟地黄汤"之异名。见该条。

96883 熟干地黄汤

《普济方》卷三五三。为《圣惠》卷七十八"白茯苓散"之异名。见该条。

96884 熟干地黄散(《圣惠》卷四)

【组成】熟干地黄三分　远志半两(去心)　菖蒲一两　陈橘皮三分(汤浸,去白瓤,焙)　芎䓖半两　桂心半两

人参一两(去芦头)　白茯苓一两　白芍药半两

【用法】上为散。每服三钱,水一中盏,煎至六分,去滓温服,不拘时候。

【主治】心气虚,忧恐恍惚,心腹痛,胀满食少。

【备考】本方方名,《普济方》引作"熟地黄散"。

96885　**熟干地黄散**(《圣惠》卷四)

【组成】熟干地黄一两　当归一两(剉,微炒)　龙骨一两　人参一两(去芦头)　甘草一两(炙微赤,剉)　桔梗一两(去芦头)　黄耆二两(剉)　桂心一两　半夏三分(汤洗七遍去滑)　茯神一两　远志半两(去心)　枳壳一两(麸炒微黄,去瓤)　白术半两

【用法】上为散。每服三钱,以水一中盏,加生姜半分,枣三枚,白粳米五十粒,煎至六分,去滓温服,不拘时候。

【主治】心气不足,恍恍惚惚,朝瘥暮甚,心中憧憧,胸满,不下食饮,阴阳气虚,脾胃不磨,不欲闻人声。

【宜忌】忌炙爆,热面。

96886　**熟干地黄散**(《圣惠》卷五)

【组成】熟干地黄一两　白茯苓三分　当归一分(剉,微炒)　麦门冬三分(去心,焙)　干姜半两(炮裂,剉)　川椒一分(去目及闭口者,微炒出汗)　吴茱萸一分(汤浸七遍,焙干,微炒)　桂心三分　甘草一两(炙微赤,剉)　人参一两(去芦头)　五味子三分　木香三分

【用法】上为细散。每服二钱,食前以温酒调下。

【主治】胃中虚冷,肌肉不荣,身体枯燥,骨节皆痛。

【宜忌】忌生冷。

96887　**熟干地黄散**(《圣惠》卷七)

【组成】熟干地黄一两　天门冬一两(去心)　五味子三分　附子一两(炮裂,去皮脐)　当归三分(剉,微炒)　芎䓖三分　黄耆三分(剉)　桂心三分　山茱萸三分　石斛三分(去根)　沉香一两　磁石一两(捣碎,水淘去赤汁)

【用法】上为散。每服四钱,水一中盏,加生姜半分,煎至六分,去滓,食前温服。

【主治】肾气不足,胸胁时痛,骨节酸疼,目常茫茫,耳不审听,背膂拘急,体重嗜卧。

96888　**熟干地黄散**(《圣惠》卷十二)

【组成】熟干地黄一两半　白芍药一两　羚羊角屑一两　茯神一两　黄耆一两(剉)　麦门冬一两(去心)　酸枣仁一两(微炒)　人参一两(去芦头)

【用法】上为散。每服四钱,以水一中盏,煎至六分,去滓,入鸡子清一枚,搅令匀,温服。

【主治】伤寒。体虚心烦,不得眠卧,四肢少力。

96889　**熟干地黄散**(《圣惠》卷十四)

【组成】熟干地黄一两　黄芩三分　白芍药一两　五味子三分　桂心半两　甘草半两(炙微赤,剉)　当归半两(剉,微炒)　半夏半两(汤洗七遍去滑)　人参半两(去芦头)

【用法】上为散。每服五钱,以水一大盏,加生姜半分,煎至五分,去滓温服,不拘时候。

【主治】伤寒后夹劳,百节疼痛,不能饮食,四肢少力。

96890　**熟干地黄散**(《圣惠》卷十八)

【组成】熟干地黄三分　白芍药三分　黄耆一两半(剉)　阿胶半两(捣碎,炒令黄燥)　当归半两(剉,微炒)　人参三分(去芦头)　天竺黄三分

【用法】上为细散。每服二钱,以黄耆汤调下,不拘时候。

【主治】热病鼻衄出多,面无颜色,昏闷虚困。

96891　**熟干地黄散**(《圣惠》卷二十七)

【组成】熟干地黄二两　川乌头半两(炮裂,去皮脐)　人参一两(去芦头)　桂心半两　干姜半两(炮裂,剉)　黄耆一两(剉)　白芍药半两　川椒一分(去目及闭口者,微炒去汗)　白茯苓一两　白术三分　半夏半两(汤洗七遍去滑)　当归一两

【用法】上为粗散。每服三钱,以水一中盏,加生姜半分,大枣三枚,煎至六分,去滓,食前温服。

【主治】虚劳。里急少气,心胸疼冷,手足不和,身体每日汗出。

96892　**熟干地黄散**(《圣惠》卷二十七)

【组成】熟干地黄　牡蛎　黄耆(剉)　人参(去芦头)　麦门冬(去心)　白茯苓各一两　续断　白芍药　桂心　五味子　甘草(炙微赤,剉)　当归　白术　山茱萸各三分

【用法】上为散。每服四钱,以水一中盏,加生姜半分,大枣三枚,煎至六分,去滓,食前温服。

【主治】虚劳不足,四肢无力,不能饮食,食即多汗。

【备考】本方方名,《普济方》引作"熟地黄散"。

96893　**熟干地黄散**(《圣惠》卷二十九)

【组成】熟干地黄一两　柏叶三分　黄芩三分　当归一两　甘草半两(炙微赤,剉)　阿胶一两(捣碎,炒令黄燥)　黄耆一两(剉)　车前叶一两

【用法】上为粗散。每服三钱,以水一中盏,煎至六分,去滓,食前温服。

【主治】虚劳内伤,小便出血,阴道中痛,时加寒热。

96894　**熟干地黄散**(《圣惠》卷三十)

【组成】熟干地黄一两　酸枣仁三分(微炒)　黄耆一两(剉)　当归三分　牛膝一两(去苗)　桂心三分　五加皮三分　白芍药三分　防风三分(去芦头)　人参一两(去芦头)　薏苡仁一两　附子一两(炮裂,去皮脐)　白茯苓一两　甘草半两(炙微赤,剉)

【用法】上为散。每服四钱,以水一中盏,加生姜半分,煎至六分,去滓,食前温服。

【主治】虚劳气弱,四肢少力,筋脉拘挛,骨节疼痛,不欲饮食。

96895　**熟干地黄散**(《圣惠》卷三十六)

【组成】熟干地黄一两半　磁石一两(捣碎,水淘去赤汁)　桂心一两半　附子半两(炮裂,去皮脐)　人参一两(去芦头)　牡荆子一两　当归一两(剉,微炒)　牡丹皮半两　白茯苓一两　芎䓖半两

【用法】上为散。每服先以水一大盏半,入羊肾一对(去脂膜,切),煎至一盏,去肾,入药五钱,加大枣三枚,生姜半分,同煎至五分,去滓,食前温服。

【主治】劳聋。肾气不足,耳无所闻。

96896　**熟干地黄散**(《圣惠》卷五十三)

【组成】熟干地黄一两　鸡肶胵一两(微炒)　黄耆一两(剉)　白茯苓一两　麦门冬三分(去心)　龙骨一两半　桑螵蛸三分(微炒)　牡蛎粉一两　人参一两(去芦头)　牛膝一两(去苗)　枸杞子三分

【用法】上为散。每服三钱,以水一中盏,煎至六分,去滓温服,不拘时候。

【主治】消肾。小便滑数,口干心烦,皮肤干燥,腿膝消细,渐至无力。

96897　**熟干地黄散**(《圣惠》卷七十)

【组成】熟干地黄一两　牛膝一两(去苗)　当归一两(剉细,微炒)　芎䓖三分　卷柏三分　防风三分(去芦头)　桂心半两　柏子仁一两　白薇一两

【用法】上为散。每服三钱,以水一中盏,煎至六分,去滓,空心温服。

【主治】妇人子脏积冷,血气不调,久无子断绪者。

96898　**熟干地黄散**(《圣惠》卷七十)

【组成】熟干地黄一两　白芍药三分　柴胡一两　鳖甲二两(涂酥,炙令黄,去裙襕)　当归三分(剉,炒微黄)　苍术一两(剉,炒令黄)　姜黄三分　琥珀三分(细研)　羌活半两　芎䓖三分　木香半两　厚朴三分(去粗皮,涂生姜汁,炙令香熟)　桂心半两　陈橘皮三分(汤浸,去白瓤,焙)　牛膝一两(去苗)

【用法】上为散。每服四钱,以水一中盏,加生姜半分,煎至六分,去滓,稍热服,不拘时候。

【主治】妇人血风劳冷,气攻心腹疼痛,四肢不和,吃食减少,日渐羸瘦。

96899　**熟干地黄散**(《圣惠》卷七十二)

【组成】熟干地黄　黄芩　当归(剉,微炒)　地榆(剉)　伏龙肝　艾叶(微炒)　柏叶(微炒)各一两　芎䓖半两

【用法】上为粗散。每服三钱,以水一中盏,加生姜半分,大枣二枚,煎至五分,去滓,食前温服。

【主治】妇人月水不断,口干烦热,吃食减少,四肢无力。

96900　**熟干地黄散**(《圣惠》卷七十二)

【组成】熟干地黄二分　菴蕳子　延胡索　当归(剉,微炒)　木香　京三棱(微煨,剉)　蓬莪术　桂心　赤芍药各半两

【用法】上为粗散。每服二钱,以水一中盏,入生姜半分,煎至六分,次入酒二合,更煎三两沸,去滓,食前稍热服。

【主治】妇人月水每来,不得快利,脐下疼痛不可忍。

96901　**熟干地黄散**(《圣惠》卷七十三)

【异名】芍药散(《圣济总录》卷一五二)。

【组成】熟干地黄一两半　白芍药一两　牡蛎一两(烧为粉)　白芷三分　干姜三分(炮裂,剉)　附子一两(炮裂,去皮脐)　桂心一两　黄耆一两(剉)　龙骨一两　龟甲二两(涂酥,炙令黄)　芎䓖一两

【用法】上为细散。每服三钱,食前以温酒调下。

【主治】妇人赤白带下,经年不愈,渐渐黄瘦。

96902　**熟干地黄散**(《圣惠》卷七十三)

【异名】熟布汤(《圣济总录》卷一五三)。

【组成】熟干地黄一两半　甘草半两(炙微赤,剉)　蒲黄半两　蟹爪二合(微炙)　白茯苓三分　桂心三分　阿胶二两(捣碎,炒令黄燥)　白芍药三分　当归三分(剉,微炒)　伏龙肝三分　铫布三两(烧灰)

【用法】上为粗散。每服四钱,以水一中盏,加竹茹一分,煎至六分,去滓温服,不拘时候。

【主治】❶《圣惠》:妇人崩中下血不止,心神烦闷,头目昏重。❷《圣济总录》:妇人血伤兼赤白带,日夜不止,闷绝。

【备考】方中铫布,《圣济总录》作熟布皮。

96903　**熟干地黄散**(《圣惠》卷七十五)

【组成】熟干地黄二两　人参二两(去芦头)　芎䓖二两　龙骨一两　阿胶三两(捣碎,炒令黄燥)　当归三分(剉,微炒)　麦门冬三分(去心)

【用法】上为散。每服四钱,以水一中盏,加大枣三枚,煎至六分,去滓,食前温服。

【主治】妊娠胎漏,腹痛不止,心神虚烦。

96904　**熟干地黄散**(《圣惠》卷七十七)

【组成】熟干地黄　阿胶(捣碎,炒令黄燥)　艾叶(微炒)　芎䓖　杜仲(去皱皮,炙微黄,剉)　当归(剉,微炒)各一两

【用法】上为粗散。每服四钱,以水一中盏,加大枣三枚,煎至六分,去滓温服。不拘时候。

【主治】妊娠数月以来,举重惊胎,小腹疞痛不可忍。

【备考】本方方名,《普济方》引作"熟地黄散"。

96905　**熟干地黄散**

《圣惠》卷七十七。为《外台》卷三十三引《删繁方》"黄耆散"之异名。见该条。

96906　**熟干地黄散**(《圣惠》卷七十八)

【异名】龙齿散(《普济方》卷三五三)、熟地黄散(《准绳·女科》卷五)。

【组成】熟干地黄一两　人参三分(去芦头)　茯神三分　龙齿一两　羌活三分　桂心半两　黄耆一两　白薇一两　远志三分(去心)　防风半两(去芦头)　甘草半两(炙微赤,剉)

【用法】上为粗散。每服三钱,以水一中盏,加生姜半分,大枣三枚,煎至六分,去滓温服,不拘时候。

【主治】产后心虚惊悸,神思不安。

96907　**熟干地黄散**(《圣惠》卷七十八)

【组成】熟干地黄　桂心　细辛　杏仁(汤浸,去皮尖双仁,麸炒微黄)各半两　五味子　人参(去芦头)　白术　白茯苓　百合　当归(剉,微炒)各三分　甘草一分(炙微赤,剉)　陈橘皮(汤浸,去白瓤,焙)

【用法】上为粗散。每服四钱,以水一中盏,加生姜半分,大枣三枚,煎至六分,去滓温服,不拘时候。

【主治】产后虚羸。四肢无力,吃食减少,常多咳嗽。

96908　**熟干地黄散**(《圣惠》卷七十八)

【异名】地黄散(《普济方》卷三五五)。

【组成】熟干地黄一两　牡蛎粉一两　白术二分　黄耆三分(剉)　当归(剉,微炒)　甘草(炙微赤,剉)　桂心　五味子　芎䓖　赤芍药各半两

【用法】上为粗散。每服三钱,以水一中盏,加生姜半分,煎至六分,去滓温服,不拘时候。

【主治】产后体虚。微喘汗出,乏力,腹内疞痛。

96909 **熟干地黄散**(《圣惠》卷七十九)

【异名】干熟地黄散(《济阴纲目》卷十一)。

【组成】熟干地黄一两 伏龙肝一两 黄耆一两(剉) 赤石脂一两 阿胶半两(捣碎,炒令黄燥) 甘草半两(炙微赤,剉) 白术半两 当归三分(剉,微炒) 人参半两(去芦头) 芎䓖半两 艾叶半两(微炒)

【用法】上为散。每服三钱,以水一中盏,加生姜半分,煎至六分,去滓温服,不拘时候。

【主治】产后崩中。头目旋晕,神志昏迷,四肢烦乱,不知人事。

96910 **熟干地黄散**(《圣惠》卷八十)

【异名】熟地黄散(《妇人良方》卷二十一)。

【组成】熟干地黄 人参(去芦头) 白术 白芍药 白茯苓各一两 续断 黄耆(剉) 桂心 五味子 当归(剉,微炒) 麦门冬(去心) 芎䓖各三分

【用法】上为散。每服四钱,以水一中盏,加生姜半分,大枣三枚,煎至六分,去滓温服,不拘时候。

【主治】产后蓐劳。皆由体虚,气力未复,劳动所致,四肢烦疼,时有寒热,不思饮食。

96911 **熟干地黄散**(《圣惠》卷八十一)

【异名】熟干地黄汤(《圣济总录》卷一六四)。

【组成】熟干地黄二两 人参一两(去芦头) 芎䓖三分 泽兰三分 续断三分 黄耆三分(剉) 五味子一两 当归三分(剉,微炒) 白茯苓一两 鹿角胶一两(捣碎,炒令黄燥) 白术一两 桂心三分 石斛一两(去根,剉) 附子一两(炮裂,去皮脐)

【用法】上为粗散。每服三钱,以水一中盏,加生姜半分,大枣三枚,煎至六分,去滓温服,不拘时候。

【主治】产后虚羸短气,不能饮食。

96912 **熟干地黄散**(《圣惠》卷八十一)

【组成】熟干地黄一两 羚羊角屑半两 羌活半两 黄耆一两(剉) 酸枣仁半两(微炒) 当归三分(剉,微炒) 人参三分(去芦头) 麦门冬三分(去心) 白芍药三分 防风半两(去芦头) 芎䓖三分 白茯苓三分 甘草半两(炙微赤,剉)

【用法】上为散。每服四钱,以水一中盏,加生姜半分,大枣三枚,煎至六分,去滓温服,一日三次。

【主治】产后风虚劳损,四肢烦疼,夜卧不安,渐加羸瘦。

96913 **熟干地黄散**(《圣惠》卷八十一)

【组成】熟干地黄一两 当归二分(剉,微炒) 白术半两 甘草一分(炙微赤,剉) 赤芍药半两 桂心半两 小草半两 细辛半两 芎䓖半两 吴茱萸一分(汤浸七遍,焙干,微炒)

【用法】上为粗散。每服二钱,以水一中盏,煎至六分,去滓温服,不拘时候。

【主治】产后血气上攻心痛,四肢厥冷,不纳饮食。

96914 **熟干地黄散**(《准绳·女科》卷二引《神巧万全方》)

【组成】熟干地黄 柴胡 黄耆 苍术 牛膝(去苗)各一两 鳖甲(醋炙黄)二两 白芍药 当归 姜黄 琥珀 厚朴(去皮,姜汁涂炙) 川芎 陈橘皮(去白)各七钱半 木香 桂心 羌活各半两

【用法】上为散。每服四钱,以水一中盏,加生姜半分,煎取六分,热服。

【主治】妇人血风劳冷,气攻心腹疼痛,四肢不和,食减少,日渐羸瘦。

96915 **熟干地黄散**(《局方》卷九)

【组成】丹参(去芦头) 防风(去芦叉) 当归(去芦,微炒) 细辛(去苗) 藁本(去芦,洗) 芎䓖各半两 人参(去芦) 熟干地黄(酒洒蒸,焙)各一两 白茯苓(去皮) 肉桂(去粗皮) 白术各一两 续断三分 附子(炮,去皮脐) 黄耆(去芦)各三分

【用法】上为粗散。每服四钱,水一盏半,加生姜半分,大枣三个(擘破),煎至一盏,滤去滓,食前温服。

【主治】妇人劳伤血气,脏腑虚损,风冷邪气乘虚客搏,肢体烦痛,头目昏重,心多惊悸,寒热盗汗,羸瘦少力,饮食不进。

96916 **熟干地黄散**(《圣济总录》卷一六三)

【组成】熟干地黄(焙)二两 当归(切,炒)一两半 吴茱萸(汤洗,焙干,炒)半两 细辛(去苗叶)三分 甘草(炙,剉) 芍药各一两

【用法】上为散。每服二钱匕,温酒调下,不拘时候。

【主治】产后气血凝滞攻腰痛。

96917 **熟干地黄散**

《医方类聚》卷一八五。即《圣惠》卷六十八“熟地黄散”。见该条。

96918 **熟水草果饮**(《百一》卷二)

【组成】乌梅肉四两 草果 干姜(炮)各三两 赤茯苓二两 甘草(炙)半两

【用法】上㕮咀。每服半两,水一盏半,煎至一盏,去滓,瓷器盛,以熟水调和,随意服之。

【主治】翻胃。

96919 **熟地添精丹**(《辨证录》卷八)

【组成】熟地二两 麦冬 山药 芡实各一两 北五味一钱

【用法】水煎服。

【主治】梦遗。

96920 **熟料五积散**

《医学入门》卷八。为《理伤续断方》“五积散”之异名。见该条。

摩

96921 **摩药**(《医述》卷十四)

【组成】豆豉数合

【用法】水拌令湿,捣熟,丸如鸡子大。先摩儿囟顶、足心各五六遍;再摩心口及脐。摩之食顷,破视丸中有细毛为验,掷丸道中,痛即止。

【主治】小儿客忤。

96922 **摩膏**(《千金》卷二十一)

【组成】生商陆一斤　猪膏一斤(煎,可得二升)

【用法】上药和煎令黄,去滓。以摩肿,亦可服少许,并涂以纸覆之,燥辄敷之。不过三日愈。

【主治】水肿。

【方论选录】《千金方衍义》:用商陆、猪脂外摩消肿,其法最善,取服良非所宜,此瞑眩之品不减苦瓠,苟非水土刚强,禀质壮实,病邪全盛之时,难以任此。吾吴风气柔弱,每见愚医不审而率意妄投,未有不相引丧亡而已,因识此以为盲瞽之戒。

96923　**摩膏**(《本草图经》引《箧中方》,见《证类本草》卷九)

【组成】牛蒡茎叶(捣取浓汁)二升

【用法】上以无灰酒一升,盐花一匙头,煻火煎令稠成膏,以摩痛处,风毒散自止。摩时,须极力令作热乃速效。冬月无苗,用根代之亦可。

【主治】风头及脑掣痛不可禁者;亦主时行头痛。

96924　**摩膏**(《圣惠》卷二十)

【异名】摩顶膏(原书卷二十一)。

【组成】牛蒡根(净洗,切,捣碎,绞取汁)半升

【用法】上将汁入无灰酒一小盏,盐花半匙,慢火煎如稠膏。用少许热摩痛处。

【主治】热毒风攻头目,风头痛,及脑角牵痛,脑中掣痛,日夜不可忍者。

【宜忌】宜避风。

【备考】本方方名,《普济方》引作"摩头膏"。

96925　**摩膏**(《圣济总录》卷一四五)

【异名】摩风膏(《准绳·类方》卷四)。

【组成】蓖麻子(去皮,研)一两半　草乌头(生,为末)半两　乳香(研)一钱

【用法】上药和匀,量多少加炼成猪脂研为膏。每取少许,涂伤处,炙手摩之令热辄效。如痛甚不可摩,即涂肿痛处。

【主治】❶《圣济总录》:打仆内损疼痛。❷《准绳·类方》:风毒攻注,筋骨疼痛。

96926　**摩膏**

《普济方》卷四十六。为方出《千金》卷十三,名见《圣惠》卷四十一"茼茹膏"之异名。见该条。

96927　**摩风膏**(《圣惠》卷二十五)

【组成】野驼脂　腊月猪脂　狗脂　鹅脂各二两(一处细切,用清油一斤,于锅内同煎化尽,滤去滓)　桂心半两　没药半两　麒麟竭半两　白芷半两　白附子半两(生用)　附子半两(生用)　天麻半两　吴茱萸半两　青盐半两　马牙消一分　川朴消一分

【用法】上为末,入油锅内,用慢火从卯时熬至巳时,入黄蜡六两,消尽蜡,倾在盒内,加麝香一分,雄黄半两,腻粉半两,共烂研,入在药盒内,用柳枝搅令匀。每有患者,频摩之。

【主治】一切风毒,筋急,肿硬疼痛。

96928　**摩风膏**(《圣惠》卷二十五)

【组成】当归三两　白芷一两　附子三两(生,去皮脐)　细辛二两　桂心一两　天雄三两(生,去皮脐)　干姜二两　芎䓖二两　川乌头二两(生,去皮脐)　朱砂一两(细研)　雄黄一两(细研)　醋三升　松脂半斤　生地黄三两(捣,绞取汁)　猪脂五斤(炼成者)

【用法】上剉细,以地黄汁及醋浸一宿,滤出,入猪脂中,慢火煎之,候白芷色黄即膏成,绵滤去滓,入丹砂、雄黄及松脂等,以柳木篦搅令匀,于瓷器中盛。每取少许,摩于病处。如胁下聚如杯者,摩及涂之即愈;又面目黧黑消瘦,是心腹中冷,酒调服半匙,一日三次。

【主治】一切痛风。

96929　**摩风膏**(《圣惠》卷六十七)

【组成】羌活半两　防风三分(去芦头)　芎䓖一两　踯躅花半两　甘菊花半两　附子一分(去皮脐)　桂心三分　汉椒一两半(去目)　川乌头一分(去皮脐)　当归半两　皂荚一分(去皮子)　鲮鲤甲三分　甘草一两　白及一分　栝楼根一分　紫葛一分　乌蛇半两　猬皮一分　莽草半两　细辛半两　杏仁一分(汤浸,去皮尖双仁)　苦参一两　白蔹半两　蜡五两　露蜂房一分　猪脂三斤(切)

【用法】上剉细,以米醋二升,拌匀,经二宿后,以火微微炒之令干,用猪脂和药,以慢火煎一日,以绵滤于瓷盒内盛,不令水污着。如有伤折筋骨者,取此膏摩之。

【主治】筋骨俱伤后,夹风疼痛。

96930　**摩风膏**(《圣济总录》卷十一)

【组成】龙骨二两　虎骨(酒炙)三两　当归(切,焙)桂(去粗皮)各一两(上为末)　苦酒二升　皂荚(去黑皮,炙,为末)八两

【用法】上药除酒外,为末。先将酒别取皂荚十挺,挼取汁去滓,入铛中煎减半,即入皂荚末熬,再入前四味药末,候如稀饧,入瓷盒盛。患者旋取揩摩身体。

【功用】祛风毒。

【主治】皮肤痹痹,不知痛痒。

96931　**摩风膏**(《圣济总录》卷十八)

【组成】防风(去叉)　羌活(去芦头)　芎䓖　细辛(去苗叶)　蜀椒(去目并合口者,炒出汗)　当归(切,焙)　踯躅花各三分　白蔹　白及　丹参　苦参　黑参　桂(去粗皮)　附子(去皮脐)　乌头(去皮脐)　皂荚(去黑皮)　莽草各一分　杏仁(去皮尖并双仁)半两

【用法】上剉细,如麻豆大。以米醋一升拌匀,浸三宿,熬干,用腊月猪脂二斤,再以文武火煎一日,以绵滤去滓,于瓷瓶内贮。每用少许,摩痹痹处。

【主治】风疾愈后,肌肉痹痹,遍体疮癣,或瘾疹瘙痒,及风湿着痹,一切风毒。

96932　**摩风膏**(《御药院方》卷十)

【组成】黄耆(去粗皮)一两二钱　当归(去芦头)三钱　白芍药　茅香　甘草　防风各二钱半　白芷　杏仁(汤浸,去皮尖)　桃仁(汤浸,去皮尖)　藿香叶(去土)　檀香　川芎　零陵香各三钱　白附子　沉香　白及　白蔹　天麻　独活　木香各二钱半　木通二钱　大瓜蒌瓤(剉)一个　龙脑(研)四钱　清油一斤二两　黄蜡(冬月用)九两半(夏月用)十二两半

【用法】上剉,用清油浸七日,于净石器或瓷器或银器中,以慢火煎,候白芷微黄色,以白绵滤去滓,于净瓷器罐内密封澄一宿,再滤过,于上等瓷碗中慢火再轻温熬动,下黄

蜡，和令匀，放温，次下研细龙脑末，于瓷盒内盛。每用少许，摩擦患处。

【功用】摩风止痒，消肿定痛。

【主治】头面、唇、鼻诸疮，肌肉裂痛。

96933 **摩风膏**(《活幼口议》卷二十)

【组成】苦参 沥青 芫荑(炒) 黄蜡各一钱 巴豆三粒(去壳) 轻粉五分 真麻油半两 蝎二枚

【用法】上药同油煎至巴豆焦，滤去滓，入轻粉和匀。敷疥。

【主治】小儿遍身疥瘙痒。

96934 **摩风膏**(《外科精义》卷下)

【组成】白附子 白芍药 白茯苓 零陵香 白及 白蔹 白芷 白檀 藿香 升麻 细辛 黄耆 甘草 杏仁(去皮尖)各五钱 脑子一分 瓜蒌根一两 大瓜蒌二两(去皮) 黄蜡六两 脂麻油一斤

【用法】上药剉，油内浸百日，于腊月慢木炭火上银石器内，煎至白芷微黄色，离火，入瓜蒌二味着内，煮百沸，重绵滤去滓，再慢火上炼油香，下削净蜡溶开为度，倾在瓷器内收贮，上掺脑子，密封。旋用磨风涂之。

【功用】摩风止痛，灭瘢痕。

【主治】头面五发疮肿，疥癣烫火破伤。

96935 **摩风膏**(《秘传眼科龙木论》卷四)

【组成】木香 当归 白芷 黑附子 细辛 藁本 防风 骨碎补各一两 乌头 芍药 肉桂各一两半 猪脂半斤 牛酥 鹅脂各四两

【用法】上为末，以麻油半斤浸药末一宿一日，以文武火煎如膏为度。摩之。

【主治】风牵㖞偏外障。

96936 **摩风膏**(《秘传眼科龙木论》卷四)

【组成】黄耆 细辛 当归 杏仁各一两 白芷一两半 防风 松脂 黄蜡各一两 小麻油四两

【用法】上为末，煎成膏。涂之。

【主治】❶《秘传眼科龙木论》：风牵睑出外障。❷《普济方》：鹘眼凝睛外障。

【备考】《审视瑶函》本方用法：先将蜡、油溶化，前药共为细末，慢火熬膏搅入，退其火性。贴太阳穴。

96937 **摩风膏**(《普济方》卷五十二)

【组成】白及 白蔹 檀香 零陵香 白芷 茅香 藿香 蜡 白胶各等分

【用法】上为粗末，以香油煎焦色，去滓，却入蜡、白胶，加麝香少许。

【主治】面疮。

96938 **摩风膏**

《普济方》卷一一二。为《外台》卷十五引《古今录验》“附子膏”之异名。见该条。

96939 **摩风膏**(《活人心统》卷三)

【组成】大风子肉十四个 杏仁二十个(为膏) 枯矾二钱 川椒(末)三钱 蛇床子(末)五钱 红银朱一钱 雄黄一钱五分 樟冰二钱

【用法】上药用桐油三两研匀为丸，如弹子大。瓷器盛之，每用少许，呵烊遍擦之。

【主治】疥癣风癞，诸湿痒疮，及妇人阴蚀疮，漆疮，火丹，诸般恶疮。

96940 **摩风膏**(《医统》卷六十一)

【组成】木香 当归 白芷 黑附子 防风 细辛 藁本 骨碎补各一两 乌头 芍药 肉桂各一两半 猪脂六两

【用法】上为细末，以麻油半斤浸一日夜，文武火熬如膏为度。涂摩之。专治目赤肿痛，白姜为水调，贴脚掌心。

【主治】赤目肿痛。风牵眼泪，㖞偏外障。

96941 **摩风膏**

《杏苑》卷八。为《杨氏家藏方》卷二十“摩风黄耆膏”之异名。

96942 **摩风膏**

《准绳·类方》卷四。为《圣济总录》卷一四五“摩膏”之异名。见该条。

96943 **摩风膏**(《准绳·疡医》卷五)

【组成】附子 川乌头 防风各二两 凌霄花 踯躅花 露蜂房各一两

【用法】上剉细，用猪脂三斤煎炼，看药黄焦，去滓候冷，收瓷盒中。摩风癜上，以愈为度。

【主治】白癜风。

96944 **摩风膏**(《墨宝斋集验方》)

【组成】蛇床子 黄柏 荆芥 全蝎 白芷 穿山甲 川椒 剪草 犀角 川槿皮 风子肉 枯矾(熬黑)各三钱 雄黄 雌黄 硫黄 轻粉 人言各三钱 黄蜡四两 麻油一斤

【用法】将前十二味药，入麻油内浸一月，再煎熬至药呈焦黑色，滤去滓；下后六味细末并黄蜡，搅匀，待冷成膏收用。

【主治】三十六种风邪。

96945 **摩风膏**(《眼科全书》卷四)

【组成】当归 川芎 白芷 防风 细辛 香附 木香 赤芍 肉桂 骨碎补 没药

【用法】上药用猪脂或牛脂或鹅脂，入黄蜡熬膏。摩擦面部。

【主治】风牵㖞斜外障。

96946 **摩风膏**(《仁端录》卷十五)

【组成】芜荑 苦参 川椒 硫黄 轻粉 巴豆 松香 黄占

【用法】上用麻油煎成。调涂擦之。

【主治】痘痂虽落，失于调理，毒滞不散，风邪不清，怫郁既久，渐生疥癞。

96947 **摩风膏**(《玉钥》卷上)

【组成】川乌头(即大川附子之尖)一个 灯心灰五分

【用法】以乳钵底磨汁入辛乌散用。

【主治】喉风。

96948 **摩风膏**(《青囊秘传》)

【组成】麻黄四钱 羌活一钱 防风 升麻 白及各二钱 当归三钱

【用法】将香油十两，入药煎枯，去滓，下净黄占一两，烊化，倾入钵内。候冷搽之。

【功用】祛风润肌。

【主治】一切肌肤燥裂，游风白屑。

96949 **摩风膏**(《全国中药成药处方集》沙市方)

【组成】麻黄一两　羌活二钱　升麻四钱　松香三钱　白及　防风　当归各三钱　黄蜡二两

【用法】上药除黄蜡外，用香油一斤浸药五日，用文武火熬枯去滓，再入黄蜡搅匀。涂搽患处。

【功用】祛风湿秽毒。

【主治】皮起白屑，痒如虫行，肌肤枯燥。

96950 **摩头散**(《千金》卷十三)

【异名】摩顶散(《圣惠》卷四十)。

【组成】茼茹　半夏　蜀椒各六分　乌头八分　莽草四分　桂心七分　附子　细辛各一两

【用法】上药治下筛，以大酢和。摩头，记日数，三日头肤痛，四五日后一着药如前，十日以酢浆洗头，复摩药即愈。若生息肉并咽喉中息肉，大如枣欲塞，以药摩之即愈。耳鼻齿有疾并用之良。

【主治】❶《千金》：头面风，头中五十种病。❷《圣惠》：风毒攻脑疼痛。

【方论选录】《千金方衍义》：茼茹治大风恶毒，半夏逐湿开痰，蜀椒治寒热痹痛，乌头治寒湿痹，桂心利关节结气，莽草治头风痈肿，附子治寒湿拘挛，细辛治头痛脑痛，百节拘挛。八味辛散药中，得苦酒之酸收，使药内达以搜逐病根，何惮风毒不除，息肉不化耶。

96951 **摩头膏**

《普济方》卷一〇三。即《圣惠》卷二十"摩膏"。见该条。

96952 **摩发膏**(《圣惠》卷四十一)

【组成】细辛一两　防风一两(去芦头)　续断一两　芎䓖一两　皂荚一两　柏叶二两　辛夷一两　白芷二两　桑寄生三两　泽兰二两半　零陵香二两半　蔓荆子四两　竹叶(切)三合　松叶(切)三合　乌麻油四升

【用法】上剉细，以桑根白皮半斤，水三升，煮取一升，又取韭根汁三合相和，浸药一宿，以绵裹入于油中，微火煎三上三下，候白芷色黄，去滓，以瓷器盛之。用涂摩头发，日夜二三次。

【功用】长发及生发。

96953 **摩顶油**(《圣惠》卷二十一)

【组成】生油二斤　乏铧铁半两　消石一两　寒水石一两　马牙消一两　曾青一两

【用法】上为细散，以绵裹，入油中浸七日。用少许于顶上及掌中摩之，并滴鼻中。

【功用】镇心，定魂魄。

【主治】脑中热毒风攻，眼内生障翳。

96954 **摩顶油**(《圣济总录》卷十五)

【组成】莲子草(五六月收)　栀子叶　生麦门冬　生地黄　吴蓝(上五味并捣取汁)各三升　连翘　秦艽(去苗土)　甘草(剉)　防风(去叉)　细辛(去苗叶)　地骨皮　大青　紫草茸　紫苏子叶各一两

【用法】上药除汁外，为粗末，用绢袋盛，同五味药汁煎减半，去滓澄清后，入生麻油一升和匀，重煎又减半，收入瓶内二七日，细研马牙消四两搅匀。每用时，量多少摩顶上。

【主治】脑风头旋，恶心昏闷，发歇不定。

96955 **摩顶散**

《圣惠》卷四十。为《千金》卷十三"摩头散"之异名。见该条。

96956 **摩顶散**

《普济方》卷四十四。为《三因》卷二"附子摩头散"之异名。见该条。

96957 **摩顶膏**(《圣惠》卷二十一)

【组成】乏铧铁八两　黑铅四两　诃黎勒皮一两　零陵香一两　莲子草一两　防风一两(去芦头)　附子一两(炮裂，去皮脐)　花消三两

【用法】上剉细，绵裹，用清麻油二斤，于通油瓷瓶中浸，密封。七日后，取摩顶上及涂头。

【主治】热毒风攻脑，发落，头目昏闷，白屑甚者。

96958 **摩顶膏**

《圣惠》卷二十一。为原书卷二十"摩膏"之异名。见该条。

96959 **摩顶膏**(《圣惠》卷三十二)

【异名】摩顶青莲膏(《圣济总录》卷一一一)。

【组成】生油二升　黄牛酥三两　莲子草汁一升　淡竹叶一握　大青一两半　葳蕤一两半　曾青一两(细研)　石长生一两半　吴蓝一两　槐子一两半　川朴消一两半　青盐二两　栀子仁一两半

【用法】上剉细，绵裹于铛中，先下油、酥及莲子草汁，然后下诸药，以文火煎半日，即以武火煎之，候莲子草汁尽其膏即成，去滓，更细澄滤过，油瓷瓶盛。每以铁匙取少许，夜间临卧时涂顶上，细细以匙摩，摩令消散入发孔中，顿觉清凉，轻者不过五六次，重者用膏半剂即愈。摩膏之法：每隔三夜摩一次，并日恐药驱风毒太急，乍有触动。摩膏后三二日便能生发，风毒自散也。合药取莲子草汁，须是八九月采之，其汁方浓有力，余时不堪也。

【功用】生发，退热毒风。

【主治】肾虚眼暗，内障，花翳，赤眼，流泪，睛痛，脱发，偏正头风。

❶《圣惠》：肾虚眼暗，五脏毒风气上冲入脑，脑脂流下为内障，眼暗映翳，赤眼风毒，冷热泪出，眼睛如针刺痛等一切眼疾，及脱发。❷《圣济总录》：花翳。❸《普济方》：偏正头风。

96960 **摩顶膏**(《圣惠》卷三十二)

【组成】青盐　莲子草　牛酥各三两　吴蓝　葳蕤　栀子仁　槐子　犀角屑　络石　玄参　川朴消(别研)　大青　空青(细研)各二两　竹叶两握　石长生一两

【用法】上药以油三升，先微火煎熟，次下诸药，添火煎炼三十余沸，布绞去滓，拭铛，更微火炼之，入酥及盐、朴消、空青等味，炼如稀饧。又以绵绞，纳瓷器中盛。欲卧时用摩顶上。

【主治】脑热，眼睛头旋，发落，心中烦热。

96961 **摩顶膏**(《圣惠》卷三十二)

【组成】附子一两(炮裂，去皮脐)　木香一两　朱砂

一分　龙脑半钱　青盐一两半　牛酥二两　鹅酥四两

【用法】附子、木香为末，入朱砂以下五味，同研令匀，以慢火熬成膏。每用少许，顶上摩之，不拘时候。

【主治】眼前见花，黄黑红白不定。

96962　**摩顶膏**(《圣惠》卷八十二)

【组成】羊髓三两　当归三分(剉，微炒)　细辛三分　白芷三分　木通三分　野猪脂三两

【用法】上剉，先下脂、髓于锅中，入诸药以慢火煎，候白芷色焦黄药成，以绵滤去滓，以瓷盒盛令凝。每用少许，涂顶门上摩之，兼以少许入鼻内。

【主治】小儿鼻塞脑闷，吃奶不得。

96963　**摩顶膏**(《圣济总录》卷一〇九)

【组成】空青(研)　青盐(研)各半两　槐子　木香　附子各一两　牛酥二两　鹅脂四两　龙脑半钱　丹砂(研)一分　旱莲草(自然汁)一升

【用法】上将草药为末，先以莲草汁、牛酥、鹅脂银器中熬三五沸，下诸药末煎减一半即止，盛瓷器中。临卧用旧铧铁一片，重二三两，蘸药于顶上，摩三二十遍，令入发窍中，次服决明丸。

【主治】肝肾虚风上攻，眼生黑花，或如水浪。

【宜忌】忌铁器。

96964　**摩顶膏**(《圣济总录》卷一一一)

【组成】莲子草　蓝青各一握　油一升

【用法】上剉细，纳瓶中，以油浸之，纸封头四十九日。每夜卧时，令人以铁匙点药，摩顶脑上四十九遍至一百二十遍佳。此药须五月五日平旦时合。

【功用】生发凉脑。

【主治】一切眼疾，翳膜遮障，头痛。

96965　**摩顶膏**(《秘传眼科龙木论》卷三)

【组成】子鹅脂　牛酥　木香各一两　盐花一两半　朱砂　龙脑各一分

【用法】上为末，和成膏。每日两次摩顶上。

【主治】❶《秘传眼科龙木论》：花翳白陷外障。❷《眼科全书》：眼眶疼或太阳痛及眉骨痛。

【备考】《眼科全书》本方用法：上为细末，用鹅、牛脂熬滚入末同熬成膏，若软，再酌加黄占。用手蘸摩擦头额诸痛处，或作饼贴痛处。

96966　**摩罗丹**(《成方制剂》16册)

【组成】白芍　白术　百合　川芎　当归　地榆　茯苓　鸡内金　九节菖蒲　麦冬　蒲黄　三七　石斛　乌药　玄参　延胡索　茵陈　泽泻

【用法】上制成丸剂。口服，大蜜丸一次1～2丸，小蜜丸一次55～110粒，一日3次，饭前用米汤或温开水送下，或遵医嘱。

【功用】和胃降逆，健脾消胀，通络定痛。

【主治】慢性萎缩性胃炎及胃疼，胀满，痞闷，纳呆，嗳气，烧心等症。

【宜忌】忌食刺激性食物及饮料；孕妇慎用。

【临床报道】❶慢性萎缩性胃炎肠上皮化生：《北京中医药大学学报》[1994，17(1)：33]治疗200例，治愈率69.5%，好转率12.5%，总有效率82%，是治疗萎缩性胃炎肠上皮化生的有效良药，对预防胃癌的发生有重要的作用。❷浅表性和萎缩性胃炎：《河北医药》[2008，28(8)：766]治疗168例，对照组用法莫替丁糖衣片治疗56例，治疗组治愈38例，显效69例，有效51例，无效10例，总有效率为94.0%；对照组治愈10例，显效18例，有效18例，无效10例，总有效率为82.1%。

【现代研究】❶对大鼠实验性慢性胃溃疡的作用：《天津医药》[1991，(8)：481]摩罗丹口服液可以降低胃酸的分泌。❷对实验性慢性胃炎大鼠胃分泌功能的影响：《天津医药》[1990，(3)：179]摩罗丹口服液能显著提高正常大鼠胃蛋白酶活性，能较好地预防慢性胃炎的发生。

96967　**摩勒香**(《圣惠》卷二十四)

【组成】摩勒香一斤(乳头内拣光明者是)

【用法】上为细末，入牛乳五升，甘草末四两，于瓷合中盛，都搅令匀，露一夜，次日加盖，入甑中蒸，炊三斗米熟即止，再露之，又蒸，如此三遍，方可服之。每服一茶匙，空心及晚食前以温酒调下。如体上有疮者，以麸两硕作一卧槽，令其内卧，服药后倍有恶物出，至三日三夜当愈。

【主治】大风疾。

96968　**摩挲丸**(《局方》卷一)

【组成】黑参(拣润者洗，焙干)　地榆(去苗)　川乌(炮，去皮脐)　木香　丁香各八两　天台乌药　熏陆香(用滴乳香别研)　雄黄(研，飞)　乌犀(镑，别研细)　龙脑(别研)　辰砂(研，飞)　自然铜(烧赤，醋淬)　麝香(别研)各四两　天麻(去苗)一斤　真珠末(细研)二两(缺，以龙齿代)

【用法】上为末，研匀，炼蜜为丸，如楮实大。每服一丸，温酒化下，不拘时候。病重者服一月全安，轻者半月愈，初患五七服可安。

【主治】中风瘫缓，半身不遂，口眼㖞斜，言语謇涩，精神昏塞，步履艰难，或肌肉偏枯，手足亸曳，或筋脉拘挛，不得屈伸，及气痹并诸风身体疼痛。

【宜忌】服讫，避风处衣被盖覆令汗出。

96969　**摩挲丸**(《永乐大典》卷一四九四八引《经验普济加减方》)

【组成】硼砂　硇砂　粉霜　砒霜　赤头胡　元菁　水蛭　虻虫各三钱(并炒，为末)　好石碌一两

【用法】上药同于砂盆内研极细末，旋添米醋，复研如甜瓜色，再入米醋慢火熬稠，欲验，滴在羊、猪死血上，其血化为清水是成，至冷稠，丸如梧桐子大。每服三至五丸，看老衰少壮，加减丸数服之。

【主治】妇人诸积滞，血块，血闭疼痛。

96970　**摩痛饮**(《玉案》卷四)

【组成】陈皮　半夏　甘草　白芍各一钱　香附　苍术　厚朴　胆星　青皮　乌药各二钱

【用法】水煎。热服。

【主治】湿痰腹痛。

96971　**摩痛膏**(《圣惠》卷六十七)

【组成】丁香半两(别为末)　麝香半两(细研)　野驼脂十两　腊月猪脂二十两　羌活半两　芎䓖半两　木鳖子一两(去壳)　防风半两(去芦头)　栝楼根一两　附子一两(去皮脐，生用)　细辛半两　牛膝半两(去苗)

【用法】上剉细，以米醋二升，拌令匀，经三宿，纳铛中炒令稍干，下野驼脂及猪脂等，以慢火煎，候诸药焦黄色，即住火，用绵滤去滓，后下丁香、麝香搅令匀，以瓷合盛。旋取摩之。

【主治】伤筋骨，肿痛不可忍。

96972 **摩腰丸**(《圣惠》卷四十四)

【组成】丁香(末)半两　麝香半两(细研)　芸薹子(末)一两　硫黄半两(细研)　龙脑二钱(细研)　腽肭脐(末)二两

【用法】熬野驼脂和为丸，如鸡头子大。每用二丸，热炙手于腰间摩令热彻为度，若摩两脚，渐觉轻健。

【功用】壮益肾气。

【主治】五肿腰痛，肾脏久冷。

96973 **摩腰丸**(《圣惠》卷四十四)

【组成】腻粉一分　麝香一分(细研)　朱砂一分(细研)　硫黄一两(细研)　白矾灰一两　母丁香一两　干姜一两　木香一两　附子一两　吴茱萸一两(汤浸七遍，焙干，微炒)　陈橘皮一两(汤浸，去白瓤，焙)　雀粪一两(以绢袋子盛，于水中摆取白尽，取此水澄之，晒干)　杏仁一两(去皮尖，研之，依前绢袋子盛水中摆取霜，晒干)

【用法】上为末，炼蜜为丸，如半枣大。用时取生姜自然汁小半盏，于铫子中煎一二沸，倾于盏内，浸药一丸，良久药破，以指研之令细，旋旋以指点摩腰上，候热彻，摩尽为度，便以绵裹肚系之。

【主治】腰疼痛，俯仰不得。

96974 **摩腰丹**(《御药院方》卷八)

【异名】神仙磨腰丹(《普济方》卷一五四)。

【组成】附子(炮裂，去皮脐，为末)　白矾(烧灰)　橘皮(去瓤，为末)　丁香　木香　雄黄(研)　硫黄(研)　吴茱萸(为末)　杏仁(去皮尖)　干姜(炮)各一两　麝香(别研)　腻粉(别研)各一钱　朱砂(研)一两

【用法】上为细末，炼蜜为丸，每两作八丸。每用一丸，生姜汁化开，薄摊痛处，用绵裹，干后手擦，令药力入里为妙。

【功用】《普济方》：活血脉，实骨髓，暖血脏，成胎孕。

【主治】❶《御药院方》：寒湿腰痛。❷《普济方》：男子水脏久虚，五劳七伤，衰弱，鬓发早白，腰膝疼痛；妇人水脏久虚，血散子宫，耳聋目暗，秽恶之病，风劳。

【备考】《普济方》无雄黄。

96975 **摩腰丹**

《医学纲目》卷二十八。即《丹溪心法》卷四"摩腰膏"。见该条。

96976 **摩腰丹**

《济阳纲目》卷七十五。为《医统》卷五十八引《三因》"摩腰膏"之异名。见该条。

96977 **摩腰方**(《圣惠》卷四十四)

【组成】巴戟一两　附子一两(生，去皮脐)　阳起石一两(细研)　硫黄一两(细研)　雄雀粪一两　川椒一两(去目)　干姜一两(剉)　木香一两(剉)　菟丝子一两(酒浸三日，晒干，别捣为末)　韭子一两(微炒)

【用法】上为末，以真野驼脂熬成油，滤去滓，待冷入诸药末为丸，如弹子大。洗浴后，取一丸分作四丸，于腰眼上，热炙手摩之。

【主治】久冷腰痛。

96978 **摩腰散**(《圣惠》卷四十四)

【组成】野狐头及尾骨各一两(炙令焦黄)　硫黄半两(细研)　硼砂半两(细研)　黄狗阴茎一具(炙微黄)　针砂一两

【用法】上为末，取莨菪子半升，酒二升，浸一宿后，滤去莨菪子，取酒和前药末令匀，入瓷瓶中，以油单密封，又坐于一大瓶中，以蚕砂埋却，坐于饭上蒸之，以饭熟为度，取出晒干为散。以黄狗胆及脂入少许麝香为丸，摩腰。

【主治】五种腰痛，肾气衰冷，阳惫腰痛。

96979 **摩腰膏**(《医统》卷五十八引《三因》)

【异名】摩腰丹(《济阳纲目》卷七十五)。

【组成】附子　乌头尖　南星各二钱半　干姜一钱　雄黄　潮脑　丁香各一钱半　麝香五分

【用法】上为细末，炼蜜为丸，如弹子大。每用一条，生姜汁化开，如厚粥样，烘热，置掌中磨腰上，令尽粘肉，烘绵衣缚定，腰热如火，间三日用一丸。或加吴茱萸、桂皮。

【主治】寒湿腰痛。

【备考】《张氏医通》卷十四有蜀椒。

96980 **摩腰膏**(《医方类聚》卷一五三引《经验秘方》)

【组成】母丁香(大拣丁香亦得)　木香　朱砂(水飞，另研)　杏仁(去皮尖，另研)　藿香　白附子(去皮尖)　干姜(炮)　蛇床子　沉香　官桂　生硫黄　吴茱萸(酒浸)　枯白矾　雄黄(水飞，另研)　陈皮(去白)各一两　麝香　轻粉各减半

【用法】上除轻粉、麝香另研为末，余药共为细末，却入二味和匀，炼蜜为丸，如弹子大。每用一丸，生姜自然汁煎滚，盏中浸化良久，研开为汁，于静室中，令人蘸药于腰上摩之，以尽为度，用绵裹系，逡巡腰上如火燎为验。若摩一丸如火，二丸舒畅血脉，三丸颜色光洁，十丸体轻身健，气全精足，至百丸其功甚大，不可为之过当。

【功用】《普济方》：补下元虚败，悦颜轻身，益精坚髓。

【主治】男女五劳七伤，气血衰弱及下坠疝气，髭鬓早白，面色萎黄，耳聋肾虚，腰膝疼痛，寒湿脚气，半身不遂，气血衰败；妇人子宫久冷无孕，及赤白带下，并诸恶疾。

96981 **摩腰膏**(《丹溪心法》卷四)

【组成】附子尖　乌头尖　南星各二钱半　雄黄一钱　樟脑　丁香　干姜　吴茱萸各一钱半　朱砂一钱　麝香五粒(大者)

【用法】上为末，炼蜜为丸，如龙眼大。每用一丸，姜汁化开如粥厚，火上顿热，置掌中，摩腰上，候药尽粘腰上，烘棉衣包敷定，随即觉热如火，日易一次。

【主治】❶《丹溪心法》：老人虚人腰痛，并妇人白带。❷《万氏家抄方》：寒湿腰痛。

【备考】❶本方方名，《医学纲目》引作"摩腰丹"。《卫生鸿宝》引作"摩腰紫金膏"。❷方中朱砂，《卫生鸿宝》作"蜀椒"。

96982 **摩腰膏**(《普济方》卷一五四)

【组成】陈皮一两(去白)　阳起石五钱　干姜　沉香

官桂（去粗皮） 舶上硫黄 吴茱萸 雄黄 蛇床子各五钱 枯白矾一两 杏仁一两（去皮尖） 轻粉一钱 麝香一钱半 附子一个（须一两者，炮，去皮脐） 母丁香一两 朱砂一钱二分

【用法】上药除轻粉、朱砂、麝香另研外，余药共为细末，后入上三味和匀，炼蜜为丸，如弹子大。临用时，取生姜自然汁煎浓，后入药一丸，良久浸化研之，令人手蘸药，涂于腰肚上摩之，以尽为度，须用绵裹肚腰上，其热如火，每日一次。

【功用】壮筋骨，助元阳。

【主治】老壮一切腰痛痼冷，腿脚寒湿。

96983 摩腰膏（《医宗必读》卷八）

【组成】附子尖 乌头尖 南星各三钱半 干姜 麝香五分半

【用法】上为细末，炼蜜为丸，如龙眼大。每用一丸，生姜汁化开如厚粥，火上烘热，于掌上摩腰中，候药尽即烘棉衣裹紧，腰热如火，间二日用二丸。

【主治】老人腰痛，妇人白带。

【备考】方中干姜用量原缺。

96984 摩翳散

《普济方》卷八十四。为《圣济总录》卷一一三“曾青散”之异名。见该条。

96985 摩翳膏（《秘传眼科龙木论》卷六）

【组成】石决明 水晶 朱砂 龙脑 珍珠末各一分 琥珀二分

【用法】上为细末，后入酥为膏。每至夜后点眼。

【主治】❶《秘传眼科龙木论》：眼小眦赤脉外障。❷《普济方》：血灌瞳仁，渐生翳障。

96986 摩挲石散（《秘传眼科龙木论》卷五）

【组成】摩挲石少许 曾青 龙脑 石胆各一分

【用法】上为细末。早晨、夜后点眼。

【主治】血灌瞳仁外障。

【备考】本方方名，《普济方》引作“婆娑石散”。

96987 摩化龙脑丸（《普济方》卷三七一）

【组成】水银一分 金箔二十片 银箔二十片（三味细研为子）

【用法】上为末，令匀，炼蜜为丸，如黍米大。每服三丸，以温酒送下。

【主治】小儿慢惊风，潮痰发。

96988 摩风白芷膏（《圣惠》卷二十五）

【组成】白芷半两 防风半两（去芦头） 附子半两（去皮脐） 白芍药半两 当归半两 川椒半两（去目） 羌活半两 藁本半两 川乌头半两（去皮脐） 细辛半两 生姜五两 白僵蚕半两 黄蜡五两 猪脂二斤半（水浸二宿，逐日一换）

【用法】上剉细，先煎猪脂，去滓，入诸药煎至白芷色焦赤，以绵滤去滓，澄清，拭铛令净，慢火熬，入蜡消为度，用瓷盒盛。每取少许，于火畔熁手摩之。

【主治】风毒流注，骨节疼痛，筋脉挛急。

96989 摩风神验膏（《圣惠》卷二十五）

【组成】硫黄三两（细研） 雄黄三两（细研） 朱砂三两（细研） 附子四两（生，去皮脐） 天雄四两（生，去皮脐） 人参三两（去芦头） 当归三两 细辛三两 防风三两（去芦头） 白芷二两 桂心三两 干姜三两 芎䓖三两 川椒三两（去目及闭口者） 独活三两 菖蒲三两 川大黄三两 藁本三两 白术三两 吴茱萸三两 松脂半斤（后入）

【用法】上剉细，以酒浸一复时，然后别取生地黄半斤捣绞取汁，同入猪脂中，以慢火煎之，以药味尽为度，以绵滤去滓，后入松脂、雄黄、硫黄、朱砂等，以柳枝不住手搅，至膏凝，收于瓷盒中。病在内，即以酒服弹子大；病在外，即取弹子大，热炙手摩之。

【主治】风，身体痛痹，头风目眩，伤风项强，耳鼻俱塞。

96990 摩风黄耆膏（《杨氏家藏方》卷二十）

【异名】摩风膏（《杏苑》卷八）。

【组成】黄耆 当归（洗，焙） 防风（去芦头） 檀香 栝楼（去皮） 香白芷各半两 甘松（去土） 零陵香 川芎 甘草 生干地黄 木香 藁本 白蔹各一分 杏仁四十九枚（去皮尖） 赤芍药一钱 麻油一斤（如水清者）

【用法】上剉，焙干，入油内慢火熬一伏时，去诸药不用，再称熬的油，每一两入黄明蜡四钱，再于火上化开蜡，熬少时，用新绵子滤去滓，盛于瓷器内。作面脂用。

【功用】嫩容，袪风。

【宜忌】熬药时不得用铜、铁器，须在银、石器内熬。

96991 摩头附子膏（《圣济总录》卷十六）

【组成】附子（炮裂，去皮脐） 盐花各半两

【用法】上为细末，以麻油和如稀饧。洗头摩之，每日三次。

【主治】风头眩。

96992 摩顶立成膏（《圣济总录》卷十五）

【组成】青莲花二朵 青黛（研）四两 龙脑（研）一两半 石膏（研）一两 麝香（研）一两半 芒消（研） 消石（研）各二两 凝水石（研） 朴消（研）各一两 桑寄生五两 莲子草三两 白杨木皮（剉）二两（一方去青莲花，用盐绿）

【用法】以水三升，先煎桑寄生、莲子草、白杨皮，滤去滓，再煎，下朴消、凝水石、消石，减火微煎，候凝取出，晒干细研，入诸药再研令匀，以密器盛。每用二钱，以生麻油研熟，下清水五匙更研，候如粥，用少许于前顶连囟百会两鬓处，涂摩数百遍。

【功用】散热毒。

【主治】头风肿痒，脑热生疮，目暗赤痛。

96993 摩顶青莲膏（《圣济总录》卷一〇七）

【组成】生麻油二升 酥 曾青（研）各一两 大青 栀子叶 长理石 葳蕤 朴消 吴蓝各一两半 槐子一两一分 淡竹叶一握 空青（研）二两 盐花三两 莲子汁（八九月取）一升

【用法】上药除油、酥、汁外，为粗末，以绵裹之，先于净铛中下酥、油，后下诸药，以文武火煎半日，次下莲子汁同煎，汁尽膏成，滤去滓，澄清收入通油瓶内。每夜临卧以小铁匙挑一钱许，涂顶上，细细用铁匙摩之，令消入毛孔中，即脑中清凉，轻者不六七度，重者摩至半剂，隔二五夜用一次，

每次须摩至三千余遍。兼能生发。

【主治】五脏风毒上攻，眼目障翳，及肾虚眼暗，障膜睛斜。

96994 **摩顶青莲膏**

《圣济总录》卷一一一。为《圣惠》卷三十二“摩顶膏”之异名。见该条。

96995 **摩顶明目膏**(《圣济总录》卷一〇五)

【组成】生麻油二升 真酥五两 车前叶 淡竹叶(洗，剉)各半两 吴蓝 大青 黄连(去须) 山栀子仁 黄芩(去黑心) 甘草(炙) 麦门冬(去心) 槐白皮 柳白皮 马齿苋实(研) 生犀角(镑) 马牙消(别研) 朴消(别研)各一分 盐花(研)半两

【用法】上药除消、盐、油、酥外，剉细，绵裹入通油瓷瓶中，绵罩口，重汤煮三复时，挼去滓，更新绵滤过，置生铁器中。每日饭后及卧时用药滴头顶心，以生铁熨斗摩顶一二千下。

【功用】祛目中热毒。

【主治】风热冲目，赤脉胬肉，昏障痛涩。

96996 **摩顶细辛膏**(《圣惠》卷二十二)

【组成】细辛三两 当归三两 桂心二两 天雄二两(去皮脐，生用) 白芷一两半 芎䓖一两 干姜一两 乌头二两(去皮脐，生用) 松柏叶四两 生地黄五斤(取自然汁) 朱砂一两(细研) 猪肪三斤

【用法】上捣筛如麻子大，以地黄汁浸一宿，先煎猪肪，销去筋膜，下火停冷，下地黄汁并浸者药同煎令白芷色黄，去滓，入朱砂末，用柳木篦不住手搅，令凝，收于瓷盒内。用摩头顶。

【主治】风头眩。

96997 **摩顶黑发方**(《圣惠》卷四十一)

【组成】白芷 附子(去皮脐，生用) 连翘 防风(去芦头) 卷柏 零陵香 蔓荆子 莲子草 踯躅花 川芒消各一两

【用法】上剉细，用绵裹，以生油二斤浸，经三日，略煎取药力，放冷。每用涂顶，揩令入肉。

【主治】发黄。

96998 **摩腰紫金丹**(《活人方》卷六)

【组成】附子尖二钱五分 乌头尖二钱五分 南星二钱五分 雄黄一钱五分 樟脑一钱五分 丁香一钱五分 吴茱萸一钱 肉桂一钱 朱砂一钱 干姜一钱 麝香二分

【用法】上为细末，蜜熬葱汁为丸，如鸡头子大。每用一丸，以姜汁化开敷患处，上贴万灵膏或蠲痛膏。

【主治】❶《活人方》：风寒湿三气而兼痰饮，留滞于经络血脉之中，闭塞不通而痛。❷《疡医大全》：腰痛。

96999 **摩腰紫金膏**

《卫生鸿宝》卷一。即《丹溪心法》卷四“摩腰膏”。见该条。

97000 **摩障灵光膏**(《金鉴》卷七十八)

【组成】黄连(剉如豆大，童便浸一宿，晒干，为末)一两 黄丹(水飞)三两 当归(酒洗)二钱 麝香五分 乳香五分 轻粉一钱 硇砂一钱 白丁香一钱 龙脑一钱 海螵蛸(俱另研细末)一钱 炉甘石(以黄连一两煎水，淬七次，研细)六两

【用法】先用好白蜜十两，熬五七沸，以净纸搭去蜡面，除黄丹外，下余药，用柳木搅匀，次下黄丹再搅，慢火徐徐搅至紫色，却将乳香、麝香、轻粉、硇砂和匀入上药内，以不粘手为度。点眼用。

【主治】❶《金鉴》：混睛。❷《中国医学大辞典》：目生翳障。

瘠

97001 **瘠肥丸**(《外科证治全书》卷四)

【组成】川芎一两 当归一两 肉桂五钱 沉香五钱 红花一两 延胡索一两 香附一两 蓬莪术五钱 赤芍一两 青皮一两

【用法】上为末，酒或醋为丸。每服二三钱。

【功用】和肝散积行血。

【主治】由气血两虚，逆气瘀血相并而成之肥气，左胁下如覆杯，痛引小腹。

瘫

97002 **瘫痪乌龙方**(《秘传大麻风方》)

【组成】川乌五钱(炮，去皮尖) 五灵脂五钱(淘去砂)

【用法】上为末，加冰片少许，麝香一分，共为细末，滴井水为丸，如皂角子大。每服一丸，以生姜汁化开，临卧五更好酒调下。疾轻者数日见效，一年以上者一月可愈。

【主治】麻风。

懊

97003 **懊侬散**(《外台》卷二引《范汪方》)

【组成】藿芦十分 干漆二分 萹蓄二分

【用法】上药各为细末，和匀。每服一钱匕，食前粥饮下，一日二次。

【主治】❶《外台》引范汪方：伤寒心中懊侬，下利，谷道中烂伤。❷《千金》：热患有蛔虫懊侬。

【方论选录】《千金方衍义》：藿芦走气分，更益以干漆破血，萹蓄杀虫，化湿热。

97004 **懊侬散**(《千金》卷十八)

【组成】萹蓄半两 藿芦 雷丸 青葙 女青 桃仁各三两

【用法】上药治下筛。每服方寸匕，粥汁送下，亦可酒服，一日三次。加至二匕。

【功用】杀虫除䘌。

【主治】湿䘌疮烂。

【方论选录】《千金方衍义》：懊侬亦是虫䘌为患，故用萹蓄、藿芦杀气分虫；雷丸，青葙子、女青、桃仁破血䘌也。

憎

97005 **憎爱丸**(《魏氏家藏方》卷八)

【异名】忘杖丸。

【组成】黑牵牛(炒) 延胡索(炒) 当归(去芦)各一两 破故纸一两三分(酒浸一宿，瓦上炒熟)

【用法】上为细末，以独头蒜湿纸裹煨熟，研成膏子为

丸，如梧桐子大。每服十丸至十五丸，空心、食前温酒送下，一日二次。

【主治】腰痛。

潜

97006 **潜龙汤**(《医醇賸义》卷二)

【组成】龙齿二钱 龟版八钱 生地五钱 龙骨二钱 知母一钱 黄柏一钱 人参一钱 玄参二钱 蛤粉四钱 肉桂四分

【用法】以鲍鱼一两，切片煎汤，代水煎药服。

【主治】肾火不蛰藏，飞腾于上，口燥咽干，面红目赤，耳流脓血，不闻人声。

97007 **潜行散**(《医学纲目》卷十二引丹溪方)

【组成】黄柏(酒浸，焙干)

【用法】上为末。生姜汁和酒调服，必兼四物等汤相间服妙。

【主治】❶《医学纲目》引丹溪方：痛风。❷《东医宝鉴·杂病篇》：血虚阴火痛风，及腰以下湿热注痛。

【备考】《济阳纲目》本方用法：每服三钱，煎四物汤调下，多服取效。

97008 **潜行散**(《症因脉治》卷三)

【组成】黄柏(炒)

【用法】上为末，水为丸服。

【功用】滋阴补肾，壮骨健行。

【主治】热痹。

【备考】本方方名，据剂型，当作“潜行丸”。

97009 **潜阳汤**(《医方简义》卷四)

【组成】熟地四钱 茯神 山药 泽泻各三钱 丹皮二钱 萸肉一钱 炙龟版 炙鳖甲 生牡蛎各五钱 莲须一钱 琥珀八分

【用法】水煎服。

【主治】阴火内炽，自遗虚证。

97010 **潜灵散**(《仙拈集》卷三)

【组成】鳖甲一个(陈醋一斤，将甲用醋淬炙，完醋为度)

【用法】上为末。每服三钱，黄酒下。

【主治】妇女经闭并血崩，儿枕作痛。

97011 **潜阳宁神汤**(《效验秘方·续集》张琪方)

【组成】夜交藤30克 熟枣仁20克 远志15克 柏子仁20克 茯苓15克 生地黄20克 玄参20克 生牡蛎25克 生赭石(研)30克 川连10克 生龙骨20克

【用法】水煎服，日1剂。

【功用】滋阴潜阳，清热宁心，益智安神。

【主治】心烦不寐，惊悸怔忡，口干舌燥，头晕耳鸣，手足烦热，舌红苔薄，脉象滑或弦数。

【加减】若阴亏甚，舌红少苔或无苔者，可加麦冬15克、百合20克、五味子10克；情怀抑郁，烦躁易怒者，可加合欢花15克、柴胡15克，以解郁安神；兼大便秘者多为胃家郁热，所谓“胃不和则卧不安”，可加小量大黄，以泻热和胃。

【方论选录】本方用黄连以清心火，生地黄、玄参滋阴潜阳，更用龙牡、赭石以潜镇阳气，使阳入于阴。然此病日久，思虑过度，暗耗心阴，故再用远志、柏子仁、酸枣仁、夜交藤养心安神。不寐常见初睡之时忽然跳跃，似惊而醒，有似心虚胆怯而实非，乃阳亢阴亏，初入之时交合浅而脱离快，自然阴阳不能相济而复醒。因此，除滋阴潜阳外，必须用黄连以直折心火，从而达到泻南补北、心肾相交、阴平阳秘之目的。

97012 **潜阳活血汤**(《张皆春眼科证治》)

【组成】酒生地15克 玄参 生牡蛎各9克 石决明6克 牡丹皮 赤芍 茜草各9克

【功用】滋阴潜阳，活血祛瘀。

【主治】云雾移睛症。阴虚火旺，血不循经，幻影微红，头晕目眩，颧赤舌红，失眠盗汗，脉细数。

【方论选录】方中酒生地，玄参滋阴降火；生牡蛎，石决明重镇潜阳，清热滋阴；牡丹皮，赤芍活血凉血，祛瘀通络；茜草既有行血化瘀之效，又有凉血止血之功，既能祛已出之积血，又能防新血再出。

97013 **潜阳填髓丸**(《杂病源流犀烛》卷十八)

【组成】熟地黄八两 石斛膏 线胶各四两 莲子 芡实各三两 麦门冬 茯神 五味子 沙苑蒺藜各二两 远志一两

【用法】上为细末，金樱膏为丸服。

【主治】肾脏精气亏，相火易动难制，致梦遗精浊，烦劳即发，频年不愈。

97014 **潜阳熄风汤**(《朱仁康临床经验集》)

【组成】生熟地各15克 当归9克 何首乌9克 紫贝齿30克 磁石15克 生龙牡各15克 代赭石15克 珍珠母30克 白芍9克

【功用】潜阳熄风，养血和营。

【主治】泛发性神经性皮炎，慢性荨麻疹。

潮

97015 **潮脑膏**(《外科启玄》卷十二)

【组成】黄连一两 白芷五钱 轻粉三钱 潮脑二钱 川椒三钱

【用法】上为细末，用熟菜子油调稠，摊在一个大碗底上，倒合将瓦高支，用艾四两揉作十团，烧熏碗底上药，如油干，再添油拌再熏，必待艾尽。乘热搽在患处，外用油纸草纸包之，次日即消，不过三宿全好。

【主治】血风疮。

澳

97016 **澳泰乐颗粒**(《成方制剂》18册)

【组成】白芍 返魂草 黄精 麦芽 郁金

【用法】上制成颗粒剂。口服，一次1袋，一日3次。

【功用】疏肝理气，清热解毒。

【主治】疲乏无力，厌油腻，纳呆食少，胁痛腹胀，口苦恶心，甲、乙型肝炎及各种慢性肝炎见上述证候者。

【宜忌】《中国药典》：忌酒及辛辣油腻食物。

【临床报道】慢性乙型肝炎：《中国地方病防治杂志》[2003，18(3)：184]治疗100例，对照组予肝脾康胶囊治疗80例。治疗组基本治愈28例，有效64例，无效8例，总有效率92.0%;对照组基本治愈14例,有效52例,无效14例,总有效率80.0%。

澄

97017 澄化汤(《衷中参西》上册)

【组成】生山药一两 生龙骨(捣细)六钱 牡蛎(捣细)六钱 牛蒡子(炒,捣)三钱 生杭芍四钱 粉甘草一钱半 生车前子(布包)三钱

【主治】小便频数,遗精白浊,或兼疼涩,其脉弦数无力,或咳嗽,或自汗,或阴虚作热。

97018 澄水饮(《圣济总录》卷五十八)

【组成】银汤瓶内硷 水萍(焙干) 葛根(剉)各等分

【用法】上为粗末。每服五钱匕,水一盏半,同煎至一盏,去滓温服。

【主治】渴疾。

97019 澄茄丸

《医学入门》卷七。为《普济方》卷五十六引《御药院方》"荜澄茄丸"之异名。见该条。

97020 澄泉散(《准绳·幼科》卷五)

【组成】黄耆 当归 红花

【用法】上药和酒入坛,固密煮之。另用蝉蜕、金丸(即雄鸡尾后硬石子)细研。以药酒调服。

【主治】痘中板黄。

97021 澄泉散(《痘疹仁端录》卷二)

【组成】归身 黄耆各一两 僵蚕 蝉蜕各二钱

【用法】先将归、耆用酒煎,次入蝉、蚕末,调服。数次自然融合。

【主治】痘疮。

97022 澄清饮(《得效》卷五)

【组成】南星 蚌粉 知母 贝母 半夏 白矾各等分

【用法】上为散。每服三钱,水一大盏,加生姜五片煎,去滓澄清,俟温,于食后临睡徐徐吸服,小儿亦可服。

【主治】诸症痰嗽,服他药不效者。

97023 澄清饮(《得效》卷十一)

【组成】白矾二钱半 南星 半夏 蚌粉 知母 贝母 甘草各五钱 人参三钱

【用法】上为散。每服二钱,加生姜二片,乌梅半个,水煎,澄清。徐徐吸服。

【主治】痰壅咳嗽不止;亦治小儿因饮乳逆气,触于肺经作嗽久不止。

97024 澄清散(《回春》卷七)

【组成】白术 茯苓 白芍(炒) 黄连(姜汁炒) 泽泻 山楂(去子)各一钱 青皮四分 甘草(生)二分

【用法】上剉。水煎,空心服。

【主治】小儿大便白,小便浊,或澄之如米泔。

97025 澄清散(《活人方》卷四)

【组成】瓜蒂二钱 母丁香二钱 黍米三钱 赤小豆三钱 醋炒大黄一两

【用法】上为极细末。每夜以一分,吹两鼻孔内,复睡,当时以涕泪横泗,次日以二便顺利,则湿热自消。不效再吹。

【主治】外感、内伤有余之湿热为病,上则头重鼻塞,时流浊涕,下则二便短涩,黄赤不利。

97026 澄源丹

《三因》卷十。为《圣济总录》卷五十八"银宝丸"之异名。见该条。

97027 澄源固本丸(《何氏济生论》卷五)

【组成】半夏 橘红 荔核(打碎,炒焦,研)二两 胡芦巴(另研) 旋覆花(另研)二两五钱 代赭石(煅,醋淬酥,飞)二两 吴茱萸(盐汤泡七次)五钱

【用法】荔肉熬膏为丸。每服二钱,白汤送下。

【主治】痰饮。

【备考】方中夏、橘、胡芦巴用量原缺。

糊

97028 糊犬(《臞仙活人心方》)

【组成】犬一只(黄者大补,黑者次之,余色者又次之)

【用法】退净毛,剔去骨,盐、酒、醋浴过。每肉一斤,用醇酒一盏,醋一盏,白盐半两,油、酱少许,前料量下拌匀;再用冬瓜一个,切去盖,取出瓤,将肉盛于内,仍用盖合了,又用竹签签定,纸封住不令漏气,以稻草将冬瓜缠定,外用盐泥固济,却用稻糠火烧半着,将冬瓜埋在火中,不用大火煨,过一宿至次日割开,任意食之,其冬瓜亦可食也。如无冬瓜,只用砂锅、瓦罐煮之。

【功用】安五脏,补绝伤,益阳事,轻身益气。

【宜忌】莫与蒜同食,能损人。

鹤

97029 鹤寿丹(《圣惠》卷八十五)

【异名】天浆子丸(《普济方》卷三七)。

【组成】天浆子七枚(内有物者,微炒) 蝉蜕二七枚 牛黄一钱(细研) 青黛一钱(细研) 地龙三条(微炒) 蟾酥一钱(研入) 朱砂半两(细研,水飞过) 防风半两(去芦头) 蚕纸一张(烧灰) 麝香一钱(细研) 乌蛇半两(酒浸,去皮骨,炙令黄)

【用法】上为末,炼蜜为丸,如黍米大。每服三丸,以新汲水研下,不拘时候。

【主治】小儿急惊风,口噤,手足抽掣,眼目直视,多吐涎沫,四肢壮热。

【备考】《普济方》有半夏。

97030 鹤顶丸(《普济方》卷三二九)

【组成】艾叶一两(醋半盏,煮干,为末) 牡蛎一两三钱(盐泥煅) 赤石脂一两半(醋淬七次) 吴茱萸一两半(汤泡,去涎) 干姜一两半(炮制) 龙骨一两(盐泥煅) 当归七钱半(酒浸) 附子半两(泡,去皮)

【用法】上为细末,醋糊为丸,如梧桐子大,以赤石脂为衣。每服五十丸,空心用艾叶盐汤乌梅煎送下。

【主治】带下之证有三:未嫁之女,月经初不止,或浴之以冷水,或热而扇,或当风,此室女病带下之由;有家之妇,阴阳过多,即伤胞络,风邪乘虚而入,胞络触冷,遂使秽液与血水相连带下之;产后带下,由亡失血气,伤动胞络,

门开而外风袭，肌体虚冷风入，冷风与热气相连，故成液而下，冷则多白，而热则多赤，冷热相交，赤白俱下，月经不断。

【备考】方中吴茱萸用量原缺，据《奇效良方》补。

97031 **鹤顶丸**

《普济方》卷三七〇。即《圣惠》卷八十五“红丸子”。见该条。

97032 **鹤顶丹**（《局方》卷十）

【组成】麝香（研）二两半　朱砂（研，飞）一百两　牙消（枯研）一百二十五两　寒水石粉一百一十两　甘草（炒，为末）三十五两

【用法】上为末，炼蜜为丸，每一两二钱作十丸。大人每服一丸，以温生姜水化下。如治中暑，加生龙脑少许，同研细，以新水化下；小儿一丸分四次服，更量大小加减。小儿脏腑积热，心神不宁，夜卧狂叫，口舌生疮者，食后用薄荷自然汁化下。

【主治】风壅痰实，咽膈不利，口干烦渴，睡卧不安；中暑头痛，躁渴不解。

97033 **鹤顶丹**（《圣济总录》卷一二二）

【组成】甜消四两（炒）

【用法】上为细末，先掘地作坑子，揩净，入甜消在内一时辰，出火毒，取出加熟甘草末半两，麝香、生龙脑各一钱，硼砂二钱半，马牙消一两，丹砂一钱半共为细末，水为丸，如鸡头子大。每服一丸，含化咽津。小儿只作散，每服半钱匕，新汲水调下。

【主治】喉咽肿痛。

97034 **鹤顶丹**

《圣济总录》卷一六九。为《圣惠》卷八十五“红丸子”之异名。见该条。

97035 **鹤顶丹**（《鸡峰》卷四）

【组成】辰砂　椒红　青盐各五两（上药纳银瓶内，木塞瓶口，油纸封，重汤煮七昼夜，入地坑出火毒，一宿后入下药）　鹿茸五两一分（酒浸，水洛，焙干）　参五两　茅术五两九分

【用法】上药共拌匀，同杵三五百下，丸如梧桐子大。每服四十丸，空心、食前米饮送下。

【功用】强脚膝，补气，能令气下行，安五脏，填骨髓，补虚羸，去百病。

97036 **鹤顶丹**（《鸡峰》卷七）

【组成】辰砂（打碎千百遍，入水不住手研七日可用，浸去黄脚，别以器中沥干）五两　青盐五两

【用法】上为细末，面糊为丸，如梧桐子大。每服二三十丸，空心米饮送下。

【功用】强脚膝，补气，能令气下行，安五脏，填骨髓，补诸虚，去万病。

97037 **鹤顶丹**（方出《直指》卷七，名见《金匮翼》卷二）

【组成】虢丹　白矾各二两

【用法】以钱王砖挖一火孔，先入虢丹，次入白矾，盖顶，用炭一斤，煅至火尽矾枯丹黑，出火毒，研细，煮稀面糊为丸，如麻子大。每服十五丸，用沸汤泡生姜汁送下。诸顽痰迷塞，关窍不通，声音不出，以三十丸研末，入全蝎少许，用自然姜汁澄取清者调灌，须臾吐痰即效。凡喘促胸膈澎湃，寸脉急数，须从权吐之，中满由实而喘者，与解毒雄黄丸。

【功用】控痰开窍。

【主治】❶《直指》：喘嗽，顽痰迷塞，关窍不通，声音不出。❷《鸡鸣录》：痰厥。

97038 **鹤顶丹**（《医方类聚》卷一四一引《施圆端效方》）

【组成】白胶香一钱　木鳖子半两（净）　黄丹二两半　朱砂　黄蜡各一两　杏仁　巴豆各八钱　信砒三钱半　硇砂　乳香各二钱半

【用法】上为细末，熔蜡为剂，入油二十点，令软，油单裹，丸如麻子大。每服一丸，小儿半丸，泄泻，冷水送下；赤痢，甘草汤送下；白痢，干姜汤送下；赤白痢杂，干姜、甘草汤下。

【主治】一切泻痢，无问冷热赤白，连绵不愈，愈而复发，腹中疼痛。

【宜忌】忌进食一时辰，孕妇不可服。

97039 **鹤顶丹**（《活幼心书》卷下）

【异名】二仙丹（《外科传薪集》）。

【组成】明白矾一两　真银朱半两

【用法】上为末，用熨斗盛少炭火，坐小瓦盏在上，平抄矾、朱末一钱，入盏中熔化，急刮出就搓成丸。每服一丸，研细，茶清调匀温服，或入姜汁少许同炒下。听心上有隐隐微声，结者自散。不动脏腑，不伤真气，无问虚实证皆可投。

【主治】结胸，痰症发热，或咽喉如拽锯及痰厥。

❶《活幼心书》：阴阳二证结胸。❷《医学入门》：痰症发热，或咽喉如拽锯者。❸《杂病源流犀烛》：痰厥。

【方论选录】白矾能化痰解毒，银朱是水银或硫黄炼成，专破积聚，故治结胸，胜陷胸、承气、泻心三药。

【备考】《医学入门》本方用法：上为末。每次一匕，入瓷器内熔化，乘热捻丸，如龙眼核大，薄荷煎汤化下。

97040 **鹤顶丹**

《得效》卷十。为原书同卷“四川丸”之异名。见该条。

97041 **鹤顶丹**

《普济方》卷二五五。为原书同卷“朱砂鹤顶丹”之异名。见该条。

97042 **鹤顶丹**（《奇效良方》卷六十四）

【组成】乳香　没药各五钱　杏仁十四个（去皮尖）　巴豆二十五粒（去油）　黄蜡　黄丹（飞）各一两

【用法】上为末，用黄蜡溶化为丸，如黍米大。每服七丸，赤痢，甘草汤下；白痢，干姜汤下，不拘时候。

【主治】下痢赤白，里急后重。

97043 **鹤顶丹**（《万氏家抄方》卷五）

【组成】寒水石（煅）　石膏各二两　甘草二钱

【用法】上为末，甘草浓煎汁为丸，如芡实大，辰砂为衣。薄荷汤送下。

【主治】小儿积热，及暑月火盛心烦，并麻瘄热症，一切结热。

97044 **鹤顶丹**（《诚书》卷十）

【组成】半夏（制七次）　杏仁（制七次）　巴豆（制）

各二十一粒

【用法】上为末，打成片，入干胭脂五分，乌梅水浸面糊为丸。姜汤送下。

【主治】伤食发热，腹胀便闭。

97045 **鹤顶丹**(《女科指掌》卷一)

【组成】艾叶五两(醋煮) 牡蛎(煅) 龙骨(煅)各三两 当归二两 附子一两(炮) 赤石脂三两(煅，研)

【用法】醋糊为丸，石脂为衣。每服五十丸，乌梅汤送下。

【功用】调经。

97046 **鹤顶红**(《疡医大全》卷三十四)

【组成】杏仁 轻粉 银朱各五分

【用法】上为细末。鹅胆汁调点。痔干，以唾津润湿，干掺；痔潮，干搽。

【主治】杨梅疮及鸡冠痔。

97047 **鹤虱丸**(《外台》卷七引《延年秘录》)

【组成】鹤虱三两

【用法】上为末，炼蜜为丸。每服二十丸，平旦蜜浆水送下，一日一次。

【主治】蛔虫。恶心吐水，心痛。

97048 **鹤虱丸**(《外台》卷七引《延年秘录》)

【组成】鹤虱六两 吴茱萸五两 橘皮四两 桂心三两 槟榔四两

【用法】上为末，炼蜜为丸，如梧桐子大。每服二十丸，蜜汤送下，一日二次。加至三十丸，以虫出为度。

【主治】蛔虫心痛。

【宜忌】忌生葱。

97049 **鹤虱丸**(《圣惠》卷四十三)

【组成】鹤虱 附子(炮裂，去皮脐) 狼牙 槟榔 干漆(捣碎，炒令烟出) 白术 甘草(炙微赤，剉) 陈橘皮(汤浸，去白瓤，焙)各一两 干姜三分(炮裂，剉) 吴茱萸三分(汤浸七遍，焙干，微炒) 狼毒一两半(剉碎，醋拌炒黄)

【用法】上为末，炼蜜为丸，如梧桐子大。每服十五丸，粥饮送下，不拘时候。

【主治】积年常患虫心痛，吐水不能食。

97050 **鹤虱丸**(《圣济总录》卷五十五)

【组成】鹤虱(炒) 木香 槟榔(剉) 陈橘皮(汤浸，去白，焙) 芜荑(炒) 附子(炮裂，去皮脐) 干姜(炮裂)各一两

【用法】上为末，炼蜜为丸，如小豆大。每服三十丸，食前橘皮汤送下。

【主治】久心痛，经年不止。

97051 **鹤虱丸**

《圣济总录》卷一四三。为原书卷一四一"雷丸丸"之异名。见该条。

97052 **鹤虱丸**(《圣济总录》卷一七三)

【组成】鹤虱(轻炒) 胡黄连 芦荟(研) 丹砂(研)各一分 青黛(研)三分

【用法】上为末，更入乳钵内，研令细，用米泔煮猪胆令熟，取汁和为丸，如麻子大。每服三五丸，早晨、午间、日晚米饮送下。

【主治】小儿一切疳病。

97053 **鹤虱丸**(《直指》卷二十一)

【组成】猪牙皂角三钱 川椒一钱半 生明矾 鹤虱各一钱

【用法】上为末，饭为丸，如麻子大。纳于虫牙孔中，有痰吐之。

【主治】虫蚀齿痛。

97054 **鹤虱丸**(《医统》卷九十三)

【组成】鹤虱二两(微炒，须自来者为良) 防风一两 地榆 麻黄(去节) 雄黄(明者，另研) 天麻各半两

【用法】上为细末，醋糊为丸，如梧桐子大。每服三十五丸，温酒送下，一日三次。不拘岁月，以效为度。

【主治】一切大风恶疾，除鼻梁塌者不治，其余久新见患，服之无不愈者。

【宜忌】忌鸡、猪、鱼、蒜、黏滑油腻、烧炙煎睟、胡椒热物、房事。

97055 **鹤虱饮**(《圣济总录》卷五十六)

【组成】鹤虱(微炒) 苦楝根(有子者良，焙)各一两 硇砂(研如粉)一分

【用法】前二味为粗末，入研药和匀。每服三钱匕，水二盏，同煎至一盏，下朴消末一钱，煎沸去滓，空心服。

【主治】蛔咬心痛。

97056 **鹤虱散**(方出《千金》卷十三，名见《外台》卷七引张文仲方)

【组成】鹤虱一两

【用法】上为末。空腹以温酢一盏和服。虫当吐出。

【主治】虫心痛。

97057 **鹤虱散**(《普济方》卷二三九引《千金》)

【组成】波斯鹤虱三两

【用法】上为散。以肥猪肉或肥羊肉，加葱豉为臛汁，每服一方寸匕，不食晚饭，次日晨空腹以臛汁和服。稍多饮臛汁佳。若不能散服，即炼蜜为丸，如梧桐子大。每服十丸，仍以此臛汁送下，或空心以苦酒送下。要服此丸散使尽，已后三十日，勿杂食。永愈。

【主治】蛔虫并三虫及诸虫。

【备考】《圣济总录》卷九十九：鹤虱为一两半。

97058 **鹤虱散**(《圣惠》卷三十四)

【组成】鹤虱 细辛 露蜂房(烧灰)各半两 腻粉 麝香(细研)各一分

【用法】上为散，入研了药令匀。每用半钱，掺湿帛上，于临卧时贴患处。

【主治】牙齿风疳，脓血虫，牙根有虫。

97059 **鹤虱散**(《圣惠》卷九十二)

【组成】鹤虱一分 川大黄一分(剉碎，微炒) 川朴消半两

【用法】上为粗散。以水一大盏，煎至七分，去滓，三岁儿温服半合，一日三次。

【主治】小儿多吐蛔虫。

97060 **鹤虱散**(《圣济总录》卷九十九)

【组成】鹤虱(去土，微炒)三分 槟榔(炮，剉)一两二分 楝根皮(结子东南引者，以石灰如拳大，水一碗浸一宿，晒干)二两半 陈橘皮(去白，微炒)半两 大麦蘖(炒)一

十五画

鹤

两半　牵牛子(一半生用,一半炒熟)三两　糯米一合

【用法】上为散。每服二钱匕,空心煎粟米饮调下,如未转泻,即更服,并煎姜蜜汤时时热服。

【主治】疳蛔、寸白虫、蛔虫等发作心腹疞痛。

97061　**鹤虱散**(《圣济总录》卷九十九)

【组成】鹤虱(微炒)二两　藿芦(微炒)一两

【用法】上为细散。每服一钱匕,用猪羊肉臛汁调下,空腹、日午、近夜各一次。

【主治】三虫。

97062　**鹤虱散**(《圣济总录》卷一七九)

【组成】鹤虱(炒黄)　槟榔(剉,生用)　胡粉(炒黄)　苦楝根皮(剉)各一两　白矾(烧过)一分

【用法】上三味为散,入白矾、胡粉同研匀细。每服一字匕,米饮下。

【功用】止痛,杀虫。

【主治】小儿诸虫心痛,发歇无时。

97063　**鹤虱散**(《圣济总录》卷一七九)

【组成】鹤虱(炒)　苦楝根皮各一分　槟榔(剉)一枚　牵牛子(炒)一分　使君子(去皮)十枚

【用法】上为细散。每服半钱匕,米饮调下。

【主治】小儿虫痛,面好伏地,口吐清水。

97064　**鹤虱散**(《普济方》卷二三九)

【组成】雷丸　鹤虱　黑狗脊(烧去毛)　使君子　苦楝根　槟榔各一两　轻粉一钱

【用法】上为末。每服三钱,葱白五根熬汤,滴香油少许入药内五更服。如要服此药隔夜不食夜饭,次早五更空心烧猪肉二两重吃后却服药,若大便余时不行,单用牵牛头末三钱,浆水调服,取下虫物,有一托长余,节节相连,屡见效。

【主治】腹内诸积、虫积,无时攻心疼痛,及口中或大便时有虫出者。

97065　**鹤虱散**

《普济方》卷三九九。为《田氏保婴集》"安虫散"之异名。见该条。

97066　**鹤龄丹**

年氏《集验良方》卷二。为《何氏济生论》卷七"龟龄集"之异名。见该条。

97067　**鹤膝汤**(《魏氏家藏方》卷九)

【组成】鼓椎草(又名鹤膝草)

【用法】水煎,灌漱。

【主治】牙痛。

97068　**鹤脑骨丸**

《圣惠》卷五十六。即《千金》卷十七"鹳骨丸"中鹳骨改用"鹤脑骨"。见该条。

97069　**鹤虱槟榔汤**(《外台》卷七引《必效方》)

【组成】鹤虱二两(小儿用一两)　槟榔二七枚

【用法】以猪肉汁六升,煮槟榔取三升,去滓,纳鹤虱末,先夜不食,明旦空腹顿服之。须臾病下及吐水,永愈。

【主治】蛕心痛。

【宜忌】忌生冷,酢七日。

97070　**鹤膝风药酒**(《外科十三方考》)

【组成】当归　赤芍　川芎　白芷　防风　牛膝　木瓜　苡仁　羌活　厚朴　苍术　陈皮　荆芥　土茯苓　熟地　升麻　甘草　桑寄生　石南藤　白蒺藜

【用法】上剉,布袋盛之,以好酒十斤放坛内,纳药其中,坛口用荷叶封住,放在火内烧三炷香久,冷定取起。每日空心饮之,尽量而止。肿处以棉包裹,不可受风,以常温暖为佳。

【主治】鹤膝风,肿起痛如针刺。

熨

97071　**熨风散**(《外科精义》卷下引《玉于子中箱集》)

【组成】羌活　防风　白芷　当归　芍药　细辛　芫花　吴茱萸　官桂各等分

【用法】上为粗末。作二剂,赤皮葱连须(切)半斤,同酽醋拌匀,炒令极热,帛裹于疮上熨之,稍冷即换药,熨之上下,痛止而已。

【主治】❶《外科精义》引《玉于子中箱集》:百杂疮肿。❷《疡科选粹》:风痛。

97072　**熨火汤**(方出《圣惠》卷七十一,名见《普济方》卷三二五)

【组成】赤小豆五合(粗研破)　葱二七茎(并须,细切)　白矾二两(碎研)　甘草一两(生剉)　乳香半两　芥子二合　桑根白皮一两(细剉)

【用法】上药用青布裹,于锅内以水三升,煮药令熟,乘热熨肿处,冷即再暖熨之,一日可熨五至七次,则令内消。

【主治】妇人乳痈风毒,肿久不消,未成脓者。

97073　**熨顶散**(《普济方》卷三六三)

【组成】半夏　川乌　川芎　桂心　细辛　百合　白及　柏子仁　朗黎树根(焙)各等分

【用法】上为末。用煨大蒜和酒,捣成饼子贴之,又用绯绢贴之,用炙手频频熨之。

【主治】婴孩长头方面,囟大不合,手足痿小,不能行步,头顶软弱,体瘦面光。

97074　**熨背散**(《千金》卷十三)

【组成】乌头　细辛　附子　羌活　蜀椒　桂心各五两　芎䓖一两六铢

【用法】上药治下筛。帛裹,微火炙令暖,以熨背上,至愈乃止。

【主治】胸痹,胸背疼痛而闷。

【宜忌】慎生冷。

【方论选录】《千金方衍义》:背者,胸之腑,乌、附、蜀椒内服则温经络,外熨则通腠理,佐以辛、桂、芎䓖开导血气;羌活专行脊脉以予邪之出路,变乌头丸为熨法也。

97075　**熨胃丸**(《验方新编》卷四引林屋山人方)

【组成】紫油厚朴三斤(用老姜二斤切片,同煮一时,去姜不用)　干姜四两(用甘草二两同煮一时,去甘草不用)

【用法】将二味炒干,为细末,黑枣煮汤(去皮核)为丸。每服二钱,开水送下,久服断根。

【功用】温中降气,暖胃消痰。

【主治】胃脘痛。

【备考】原书治上症,用暖胃膏痛止后,继用本方。

97076　熨烙泥(《接骨图说》)

【组成】酒糟七十钱　冬青叶五十钱　桂枝　合欢皮　生地黄各七钱

【用法】上先细剉冬青叶三味为末，和糟入臼杵为泥，团之如饚饼大，以纸作盂，盛药于其中，置患处烙其上。

【主治】打扑及肩臂手足不可屈伸者。

97077　熨痛丸(《圣济总录》卷一四八)

【组成】雄黄(研)　矾石(熬令汁枯)各半两

【用法】上为末，消蜡和，乘热为丸，如弹子大，以蜡纸收藏。遇螫，将药火上炙令热，乘热熨痛处，冷又炙，熨数次。

【主治】蝎螫。

97078　熨痛膏(《杨氏家藏方》卷四)

【组成】干姜(炮)　大麦(炒)各二两

【用法】上为细末。每用一两，以童便半斤同熬成膏，稀稠得所，趁热用篦子摊上痛处，纸盖，以帛子包裹系定，烧新瓦片，以厚纸裹，熨药上，令干透。

【主治】寒湿客搏经络，四肢骨节疼痛。

97079　熨眼饼子

《圣济总录》卷一一〇。为《圣惠》卷三十二"熨眼药饼子"之异名。见该条。

97080　熨洗蒴藋汤(《圣惠》卷六十四)

【组成】蒴藋一两　藜芦一两(去芦头)　郁金一两　苦参一两　白芷一两　水荭一两　甘草一两(生用)　桑根白皮一两　柳枝(去叶，细剉)五合　苦楝皮(细剉)三合　藁本半两　枳壳半两　盐末二两

【用法】上剉细，以水二斗，煎取一斗五升，滤去滓，用软帛两事替换，乘热熨洗患处，水冷为度。余滓重煎用之。

【主治】脚疮，久伤风毒，攻冲肿焮，脓水不止。

97081　熨烙当归散(《御药院方》卷八)

【组成】防风(去芦头)　当归(去芦头)　藁本(去土)　独活(剉，去土)　荆芥穗　顽荆叶各一两

【用法】上为粗末。每用药一两半，盐四两慢火炒令热，用绢袋盛之，去痛处熨烙。

【主治】寒湿留注，腰腿疼痛，经脉逆滞不得宣通。

97082　熨眼药饼子(《圣惠》卷三十二)

【异名】熨眼饼子(《圣济总录》卷一一〇)。

【组成】川大黄　郁金　黄连(去须)各一两

【用法】上为末，每用五钱，以醋粟米饴和捣，捏如饼子。用手帕子裹，不住手熨之妙。

【主治】眼肿生翳，脸垂，疼痛难开。

【备考】《圣济总录》本方用法：上为散，每用五钱匕，以酸粟米饭，和搜令匀，捏作一饼子，以软帛裹，不住手熨。

劈

97083　劈毒丹(《理瀹》)

【组成】雄黄　盆消　冰片　麝香

【用法】上为极细末。点眼大眦。一茶时即消肿定痛，三日愈。

【功用】消肿定痛。

【主治】白蛇缠及蜈蚣、疯犬等伤痛。

豫

97084　豫固丸(《圣济总录》卷三十七)

【异名】预固丸(《奇效良方》卷十二)。

【组成】丹砂　雄黄各一两(并水飞，令干)　鬼臼半两(为末)　阿魏一分(法酒半升，熬成膏)

【用法】上为末，阿魏膏为丸，如鸡头子大。绯绢袋贮十丸，常执手中频嗅，瘴气内行不着人，遇瘴病者，井花水嚼下三丸，五服可愈。

【主治】岭南诸瘴。

97085　豫知散(方出《千金》卷十四，名见《医方类聚》卷一五九引《永类钤方》)

【组成】龙骨　虎骨　远志各等分

【用法】上药治下筛。每服方寸匕，食后服一日二次。

【功用】聪明益智。

【主治】❶《千金》：好忘，❷《医方类聚》引《永类钤方》：神思虚弱。

【方论选录】《千金方衍义》：龙骨入肝敛魂；虎骨透骨追风，风从内发而上扰于窍者，非此不治；更取远志交通上下，以病本阴邪，专力久服可以永熄虚阳，恒保贞固。

【备考】《医方类聚》引《永类钤方》本方用法：上为细末，生姜汤下。

十 六 画

靛

97086 **靛花丸**(《景岳全书》卷六十)

【组成】靛花 薄荷叶(苏州者)各等分

【用法】上为细末,炼蜜为丸,如弹子大。每服一丸,临睡噙化。

【主治】缠喉风,声不出。

97087 **靛青饮**(《治疫全书》卷五)

【组成】靛青一大匙

【用法】以新汲井水和服。

【主治】天行瘟疫,时气热毒,烦躁狂言,尚未至发狂之甚。

橙

97088 **橙皮丸**(《御药院方》卷二)

【组成】沉香 白术各半两 木瓜(干者,去皮) 乌梅肉各一两 橙皮(去白,焙干)五钱 白茯苓(去皮) 糖霜各二两 干生姜二钱半

【用法】上为细末,用甘草膏子和成剂,每两作二十五丸。欲作渴,用水化开,寒热温凉任意饮之;欲噙化亦得。

【功用】调中顺气,生津止渴。

97089 **橙香饼儿**(《饮膳正要》卷二)

【组成】新橙皮一两(焙,去白) 沉香五钱 白檀五钱 缩砂五钱 白豆蔻仁五钱 荜澄茄三钱 南硼砂三钱(别研) 龙脑二钱(别研) 麝香二钱(别研)

【用法】上为细末,甘草膏和剂,印饼。每用一饼,徐徐噙化。

【功用】宽中顺气,清利头目。

橘

97090 **橘饮**(《元和纪用经》)

【组成】橘皮六两 甘草二两 干姜一两

【用法】上㕮咀,分十六服。以水二升,加生姜五分,煮至一升,去滓温服。

【主治】呕咯不止及伤寒呕哕。

【加减】有痰,加半夏七粒,破之;有寒,加附子一枚,四破之,一同煮。

97091 **橘子酒**(《普济方》卷三一二引《圣济总录》)

【异名】橘核酒(《准绳·类方》卷四)。

【组成】橘子(炒,去皮)

【用法】上为细末。每服二钱,酒调下。未止再作。

【主治】坠堕打扑,闪肭腰痛,恶血蓄瘀,痛不可屈伸。

97092 **橘甘汤**(《医方类聚》卷八十九引《施圆端效方》)

【组成】桔梗二两 甘草(炙) 橘皮 半夏(姜制)各一两

【用法】上为粗末。每服三钱,水二小盏,加生姜七片,同煎至一盏,去滓温服,不拘时候。

【主治】咽喉噎塞堵闭,咳咯脓或血。

97093 **橘甘散**(《东医宝鉴》卷五引《医学正传》)

【组成】橘皮 生姜(焙干) 神曲(炒)各等分

【用法】上为末,温水为丸,如梧桐子大。每服五七十丸,米饮送下,一日两次。

【主治】气嗽,痰嗽。

【备考】本方方名,据剂型,当作“橘甘丸”。

97094 **橘甘散**(《医学入门》卷七)

【组成】橘皮(去白)四两 甘草(炙)一两

【用法】上为末。每服二钱,白汤调下。

【主治】痰嗽。

97095 **橘归丸**(《朱氏集验方》卷十)

【组成】橘皮二两 当归一两

【用法】上为细末,炼蜜为丸,如梧桐子大。温酒送下。

【主治】妇人怒气伤肝,血失常经,手足俱有血丝路者。

【备考】本方改为汤剂,名“橘归汤”(《中国医学大辞典》)。

97096 **橘归汤**

《中国医学大辞典》。即《朱氏集验方》卷十“橘归丸”改为汤剂。见该条。

97097 **橘叶汤**(《伤寒微旨论》卷下)

【组成】橘叶 半夏 厚朴各半两 藿香 葛根各三钱

【用法】上为末。每服三钱,水一盏,加生姜一块如枣大,擘破,同煎至七分,去滓热服。

【主治】芒种以后至立秋以前,阳气衰,两手脉沉细无力,或胃膈痛,身体拘急疼痛,手足逆冷。

【加减】三五服后脉尚力小,手足逆冷,加细辛三分。

【备考】本方方名,《医学纲目》引作“橘皮汤”。方中橘叶,《医学纲目》作“橘皮”。藿香、葛根用量原缺,据《医学纲目》补。

97098 **橘叶汤**(《奇效良方》卷六十一)

【组成】臭橘叶

【用法】煎汤连服。

【主治】咽喉间生肉，层层相叠，渐渐肿起，不痛，多日乃有窍子，臭气自出，遂退饮食。

97099　**橘叶汤**（《疡科心得集·方汇》卷中）

【组成】橘叶　蒲公英　象贝母　夏枯草　青皮　当归　赤芍　花粉　香附　黄芩

【主治】乳痈。焮红漫肿，或初起，或渐成脓者。

97100　**橘叶散**（《医学正传》卷六引丹溪方）

【异名】橘皮散（《疡科选粹》卷四）、散肿汤（《玉案》卷六）。

【组成】青皮　石膏　甘草节各五分　瓜蒌子一钱　当归头五分　皂角刺一钱半（去尖，略炒出汗）　金银花五分　没药　蒲公英各五分

【用法】上细切，作一服。加青橘叶一小握，以酒一盏半，煎至一盏，食后或临卧时服。

【主治】妇人百不如意，久积忧郁，乳房内有核如鳖棋子。

【备考】《疡科选粹》名"橘皮散"，无金银花。

97101　**橘叶散**（《外科正宗》卷三）

【组成】柴胡　陈皮　川芎　山栀　青皮　石膏　黄芩　连翘各一钱　甘草五分　橘叶二十片

【用法】水二茶盅，煎八分，食远服。

【主治】妇人有孕胎热为内吹，有儿吃乳为外吹，致乳结成肿痛，寒热交作，甚者恶心呕吐。

97102　**橘叶散**（《古今医彻》卷三）

【组成】金银花　瓜蒌　青皮　当归　皂针　连翘各一钱　橘叶十片　柴胡七分　甘草节三分

【用法】水煎服。

【主治】乳痈。恶寒发热，乳房红肿。

【加减】心思不遂者，加远志、贝母。

97103　**橘半饮**（《玉案》卷五）

【组成】当归　柴胡　生地各八分　白芷　半夏　橘红　山楂　川芎各一钱

【用法】加生姜三片，水煎服，不拘时候。

【主治】产后疟疾。

97104　**橘皮丸**（方出《肘后方》卷三，名见《鸡峰》卷十一）。

【组成】陈橘皮　桂心　杏仁（去皮尖，熬）各等分

【用法】上为末，炼蜜为丸。每服二十丸，饭后茶汤送下。

【主治】气嗽，不问多少时者。

【宜忌】忌生葱。

97105　**橘皮丸**（《外台》卷二十六引《范汪方》）

【组成】橘皮四分　牙子　芜荑各六分

【用法】上为末，炼蜜为丸，如梧桐子大。每服三十丸，食前浆水送下，一日两次。

【主治】寸白虫。

【备考】方中牙子，《普济方》作"狼牙"。

97106　**橘皮丸**（《普济方》卷二四三引《指南方》）

【组成】橘皮不拘多少（净，去枝梗，日晒干）

【用法】上为末，炼蜜为丸，如梧桐子大。每服三十丸，姜汤送下。

【主治】膝胫痿弱。

97107　**橘皮丸**（《脚气治法总要》卷下）

【组成】橘皮（去瓤）四两　生姜二两

【用法】上为末，以蜜半斤，炼化去上沫，下药末入内，熬成膏，可丸即丸，如梧桐子大。每服三十丸，生姜汤送下。每日服之，即不生壅滞。

【主治】脚气。风燥便秘，气不下行，中焦胀满，饮食少思。

97108　**橘皮丸**（《圣济总录》卷十九）

【组成】陈橘皮（汤浸，去白，焙）　桔梗（剉，炒）　干姜（炮裂）　厚朴（去粗皮，生姜汁炙）　枳实（去瓤，麸炒）　细辛（去苗叶）各三分　胡椒　蜀椒（去闭口及目，炒汗出）　乌头（炮裂，去皮尖）各二两　荜茇二两半　人参　桂（去粗皮）　附子（炮裂，去皮脐）　白茯苓（去黑皮）　前胡（去芦头）　防葵　芎䓖各一两　甘草（炙）　当归（切，焙）各二两　白术　吴茱萸（汤洗，焙干，炒）各一两半　大黄（湿纸裹，煨香熟）半两　槟榔（剉）一两　葶苈（隔纸炒）一分　紫苏子（炒）二两

【用法】上为末，炼蜜为丸，如梧桐子大。每服十丸，温酒送下，一日三次；觉有热者，空腹服之。

【主治】肺痹。上下痞塞不能息。

97109　**橘皮丸**（《圣济总录》卷二十七）

【组成】陈橘皮（去白，炒）　草豆蔻（去皮）　桂（去粗皮）　枳壳（去瓤，麸炒）　木香各一两　大黄（剉，炒）二两　鳖甲（去裙襕）一两半（用硇砂一分，研醋五合浸炙）

【用法】上为末，炼蜜为丸，如梧桐子大。每服二十丸，空心生姜汤送下。

【主治】伤寒食毒。恶寒，腹胁急胀，呕吐不下食，手足厥冷。

97110　**橘皮丸**（《圣济总录》卷五十七）

【组成】陈橘皮（汤浸，去白，焙）　青橘皮（汤浸，去白，焙）　干姜（炮）　大黄（剉，炒）　京三棱（炮，剉）　厚朴（去粗皮，涂生姜汁炙）　牵牛子（一半生，一半炒）各半两

【用法】上为细末，醋煮面糊为丸，如梧桐子大。每服十五丸，加至二十丸，食后生姜汤送下。

【主治】久腹胀气滞，肠胃结涩。

97111　**橘皮丸**（《圣济总录》卷七十七）

【组成】陈橘皮（汤浸，去白，焙）三两　干姜　木香　枳壳（去瓤，麸炒）　芍药各三两　桂（去粗皮）　大黄各一两

【用法】上为末，炼蜜为丸，如梧桐子大。每服三十丸，空腹生姜汤送下，一日二次。

【主治】气痢。赤白不止，下冷上热。

97112　**橘皮丸**（《圣济总录》卷八十一）

【组成】陈橘皮一斤（以童便浸一日，去白，用炭火半秤，烧地令赤，以酒一升洒于热地上，将橘皮铺在地上，着盆合一复时）　朴消一斤（浆水二升，煎令水尽）　白茯苓（去黑皮）四两

【用法】上为末，再研细，炼蜜为丸，如梧桐子大。每服三十丸，空心米饮送下。以微利为度，如利多即减服。

【主治】脚气，吃食不下。

97113　**橘皮丸**（《鸡峰》卷十二）

【组成】厚朴　橘皮（黄者）　神曲　大麦芽各一两

【用法】上为细末，醋煮面糊为丸，如梧桐子大。每服三十丸，空心白汤送下。

【主治】腹胀。

97114　**橘皮丸**（《鸡峰》卷十七）

【组成】海藻　白前　黄橘皮各三分　杏仁　茯苓　芍药　桂各五分　人参　白术　吴茱萸　葶苈各一两　昆布　枣肉　桑白皮　苏子各五合

【用法】上为细末，炼蜜为丸，如梧桐子大。每服十五丸至二十丸，白汤送下，不拘时候。

【主治】风虚支满，膀胱虚冷，气上冲肺，气息奔冷，咽喉气闷。

97115　**橘皮丸**（《鸡峰》卷三十）

【组成】橘皮（不拘多少，只拣久者，不去白）

【用法】上为细末，研大蒜和为膏，如樱桃大。每服一二粒，白汤嚼下，不拘时候。

【主治】五膈五噎，饮食不下，肌肤羸瘦。

97116　**橘皮丸**（《卫生宝鉴》卷十九）

【组成】陈橘皮二两　巴豆半两（去皮）

【用法】将橘皮剉碎，以巴豆同炒令重黄色，拣去巴豆不用，只捣陈皮为末，软烂饭研为丸，如绿豆大。每服二十丸，食前生姜汤送下。

【主治】癖积，坚硬不消。

97117　**橘皮丸**

《普济方》卷二三四。为《圣济总录》卷九十一“橘皮煎丸”之异名。见该条。

97118　**橘皮丸**（《医方类聚》卷一〇六引《御医撮要》）

【组成】橘皮七两二分（拣得六两）　桂心十二两（拣得四两）　干姜十两（拣得八两）　人参六两一分（拣得五两）　甘草五两（拣得四两）　白术六两（拣得四两）

【用法】上为末，炼蜜为丸服。

【功用】理呕逆，除胃冷，进饮食，和宿食，止咳嗽。

97119　**橘皮汤**（《金匮》卷中）

【异名】生姜橘皮汤（《活人书》卷十六）、小橘皮汤（《伤寒总病论》卷三）、小陈皮汤（《普济方》卷一八四）。

【组成】橘皮四两　生姜半斤

【用法】以水七升，煮取三升，温服一升，下咽即愈。

【功用】《景岳全书》：行滞消痰，止呕吐。

【主治】干呕哕，若手足厥者。

【方论选录】❶《千金方衍义》：橘皮汤主呕哕厥冷良，由浊痰阻遏清阳，不得旁达四末。但须橘皮、生姜涤除痰垢，不得妄议温经也。❷《金匮要略心典》：干呕哕非反胃，手足厥非无阳，胃不和，则气不至于四肢也。橘皮和胃气，生姜散逆气，气行胃和，呕哕与厥自已，未可便认阳虚而遽投温补也。

【备考】本方方名，《赤水玄珠》引作“陈皮汤”。

97120　**橘皮汤**（《医心方》卷九引《范汪方》）

【组成】人参　白术各一两　橘皮　甘草（炙）各二两　生姜三两

【用法】上切。以水一斗，煎取三升，每服一升，食前服，一日三次。

【主治】呕吐反逆，食饮不下。

97121　**橘皮汤**

《活人书》卷十八。即《外台》卷二引《古今录验》“下气橘皮汤”。见该条。

97122　**橘皮汤**（《千金》卷二）

【组成】橘皮　竹茹　人参　白术各十八铢　生姜一两　厚朴十二铢

【用法】上㕮咀。以水七升，煮取二升半，分三次服。不愈，重作。

【主治】妊娠呕吐，不下食。

【方论选录】《济阴纲目》：此方竹茹能平少火，厚朴能下逆气，橘皮、生姜所以开胃，人参、白术所以益脾。开胃益脾，欲其安谷云尔。

97123　**橘皮汤**（《千金》卷十七）

【组成】橘皮　麻黄各三两　干紫苏　柴胡各二两　宿姜　杏仁各四两　石膏八两

【用法】上㕮咀。以水九升，煮麻黄两沸，去沫，下诸药，煮取三升，去滓，分三次服。不愈，与两剂。

【主治】肺热气上，咳息奔喘。

【方论选录】《千金方衍义》：肺满上气喘咳，当用麻黄、越婢、麻杏甘石等方，虑其甘草、大枣助满，故易橘皮、紫苏以散上奔之气。胆欲大而心欲小之作用略见一斑。

97124　**橘皮汤**（《千金翼》卷十八）

【异名】陈皮干姜汤（《普济方》卷二〇六）。

【组成】橘皮　通草　干姜　桂心　甘草（炙）各二两　人参一两

【用法】上㕮咀。以水六升，煮取二升，分三次服。

【主治】呕哕。

97125　**橘皮汤**（《外台》卷六引《广济方》）

【组成】橘皮一斤　生姜八两　甘草二两（炙）　枇杷叶四两（拭毛，蜜炙）

【用法】上切。以水五升，煮取二升五合，绞去滓，分三次温服，每服相去如人行六七里。

【主治】❶《外台》引《广济方》：呕哕不止。❷《奇效良方》：霍乱，呕哕不止。

【宜忌】忌海藻、菘菜。

【备考】《圣济总录》无生姜。

97126　**橘皮汤**（《外台》卷三引《近效方》）

【组成】橘皮三两　生姜四两　茯苓三两

【用法】上切。以水五升，煮取一升五合，去滓，分五六次温服，中间任食，一日服尽。

【主治】天行壮热，呕逆不下食。

【宜忌】忌大酢、蒜、面。

97127　**橘皮汤**（《医方类聚》卷八十九引《食医心鉴》）

【组成】橘皮一两（去瓤，微炒）

【用法】上为末，如茶法薄煎，啜之。

【功用】下气消痰，化食去醋。

【主治】胸中伏热。

97128　**橘皮汤**（《医心方》卷九引《医门方》）

【组成】橘皮二两　干姜二两　人参一两半

【用法】水六升，煮得二升，服七合，每日三次。

【功用】止呕。

97129　**橘皮汤**（《圣惠》卷十三）

【组成】陈橘皮一两半（汤浸，去白瓤，焙）　槟榔二两　麦蘖一两（炒令微黄）　厚朴一两（去粗皮，涂生姜汁，炙令香熟）　木香三分　草豆蔻一两（去皮）　甘草三分（炙微赤，剉）　人参半两（去芦头）

【用法】上为细散。每服二钱，以生姜汤调下，不拘时候。

【主治】伤寒后，脾胃虚弱，饮食不消，胸膈气滞。

【备考】本方方名《医方类聚》卷八九引作“橘皮散”。

97130　**橘皮汤**（《圣惠》卷二十八）

【组成】陈橘皮一两（汤浸，去白瓤，焙）　半夏半两（汤浸七遍，去滑）　白茯苓半两　白术半两　人参半两（去芦头）　麦门冬半两（去心）　黄耆半两（剉）　枇杷叶半两（拭去毛，炙微黄）　甘草一分（炙微赤，剉）

【用法】上为散。每服四钱，以水一中盏，加生姜半分，煎至六分，去滓，稍热服，不拘时候。

【主治】虚劳呕逆，烦渴，不能食，四肢少力。

97131　**橘皮汤**（《普济方》卷一四七引《圣惠》）

【组成】陈橘皮一两（汤浸，去白瓤，焙）　生姜一两

【用法】上剉细，和匀，分为四服。每服以水一中盏，煎至六分，去滓温服，不拘时候。

【主治】太阴病不解，虽暴烦下利日十余行而自止。

97132　**橘皮汤**（《伤寒微旨论》卷下）

【组成】陈皮一两　藿香三钱　白术二钱　葛根二钱　厚朴一两（姜制）

【用法】上为末。每服二钱，水一盏，加生姜一块如枣大（破），同煎至七分，去滓热服。

【主治】清明以后至芒种以前，病人两手脉沉迟，或缓或紧；若寸脉短及力小于关尺者，此阴盛阳虚也；或胸膈满闷，腹中胀满，身体拘急，手足逆冷。

【加减】如三服未快，手足尚逆，呕吐不定，加半夏三钱，丁香、桂枝半两，每服加葱白三寸，煎服。

【备考】本方方名，《医学纲目》引作“陈皮汤”。

97133　**橘皮汤**（《普济方》卷二十八引《护命》）

【组成】陈橘皮（汤浸，去白，焙）半两　麻黄（去根节，先煮去沫）　羌活（去苗头）　防风（去叉）　芎䓖　紫菀（去苗土）　桔梗各一两　细辛（去苗叶）一两半　甘草二钱（炙）

【用法】上药治下筛。每服二钱，水一盏，加生姜二片，同煎取七分，去滓温服，不拘时候。

【主治】肺脏本热，因伤于风，寒热相交，痰唾稠浊，发而成咳，服冷药其咳愈加，清涕不止。

97134　**橘皮汤**（《活人书》卷十七）

【异名】橘参散（《普济方》卷一五七引《如宜方》）、橘参饮（《古今医鉴》卷五）。

【组成】橘皮（去白）二两　人参一分　甘草（炙）半两

【用法】上为散。每服五钱，水一盏半，加竹茹一小块，生姜五片，大枣二枚，煎至七分，去滓温服，不拘时候。

【主治】伤暑，胃虚膈热，痰逆呕吐，饮食不下。

❶《活人书》：伤暑，痰逆恶寒。❷《济生》：吐利后，胃中虚，膈上热，咳逆者。❸《三因》：动气在下，不可发汗，发之，反无汗，心中大烦，骨节疼痛，目瞤，恶寒，食则反呕，谷不得入。

97135　**橘皮汤**（《圣济总录》卷二十五）

【组成】陈橘皮（汤浸，去白，炒）　前胡（去芦头）　甘草（炙，剉）各一两　白术半两

【用法】上为粗末。每服三钱匕，水一盏，加生姜半分（拍碎），煎至七分，去滓温服，一日两次。

【主治】伤寒呕哕不止。

97136　**橘皮汤**（《圣济总录》卷三十九）

【组成】陈橘皮（汤浸，去白，焙）　木瓜（切，焙）　桂（去粗皮）　草豆蔻（去皮）　甘草（炙）各一两

【用法】上为粗末。每服三钱匕，煎七分，去滓温服，不拘时候。

【主治】中恶，霍乱吐利。

97137　**橘皮汤**（《圣济总录》卷三十九）

【组成】陈橘皮（汤浸，去白，焙）　栀子仁各二两

【用法】上为粗末。每服三钱匕，加豉半合，水一盏，煎至七分，去滓温服，一日三次。

【主治】霍乱吐后，烦满呕逆。

97138　**橘皮汤**（《圣济总录》卷四十）

【组成】陈橘皮（汤浸，去白，焙）　人参各三两

【用法】上为粗末。每服四钱，水一盏半，加生姜三片，煎至八分，去滓温服，一日三次。

【主治】❶《圣济总录》：霍乱，烦躁，卧不安。❷《保婴撮要》：小儿痘疹，呕吐不止，饮食不入。

97139　**橘皮汤**（《圣济总录》卷四十七）

【组成】陈橘皮（汤浸，去白，焙）　人参　泽泻　甘草（炙，剉）各一两　桂（去粗皮）　干姜（炮裂）　赤茯苓（去黑皮）各一两半　青竹茹二两半

【用法】上为粗末。每服四钱匕，水一盏半，煎至七分，去滓温服，不拘时候。

【主治】脾虚胃反，食下即吐。

97140　**橘皮汤**（《圣济总录》卷四十八）

【组成】陈橘皮（汤浸，去白，炒）　麻黄（去节根）各一两

【用法】上为粗末。每服五钱匕，水一盏半，小麦半匙，煎至小麦熟，去滓温服，不拘时候，一日三次。

【主治】肺气虚乏，胸喉中干。

97141　**橘皮汤**（《圣济总录》卷四十八）

【组成】陈橘皮（汤浸，去白，焙）半两　麻黄（去根节，先煮，掠去沫）　羌活（去芦头）　防风（去叉）　芎䓖　紫菀（去苗土）　桔梗各一分　细辛（去苗叶）一钱半　甘草二钱（炙）

【用法】上为粗末。每服三钱匕，水一盏，加生姜二片同煎，取七分，去滓温服，不拘时候。

【主治】肺脏本热，因伤于风，寒壅相交，痰唾稠浊，发而成嗽，服凉药其嗽愈加。

97142　**橘皮汤**（《圣济总录》卷五十）

【组成】陈橘皮(去白,炒) 芒消 紫苏叶各一两半 白术一两 甘草(炙,剉) 桂(去粗皮)各半两 石膏(莹净者,碎)三两 杏仁(去皮尖双仁,炒)一分

【用法】上为粗末。每服三钱匕,水一盏半,加淡竹叶十片,葱白四寸(拍碎),煎七分,去滓温服,一日三次。

【主治】大肠热咳,胁满,掌中热。

97143 橘皮汤(《圣济总录》卷五十六)

【组成】陈橘皮(去白,焙) 当归(切,焙) 细辛(去苗叶)各一两 鹤虱(微炒)半两 甘草(炙)一两 大黄(剉,炒)二两

【用法】上为粗末。每服三钱匕,水一盏,加生姜半分(切),煎至七分,去滓,空心温服,日午、临卧各一服,未愈再服。

【主治】心腹疞痛不止。

97144 橘皮汤

《圣济总录》卷六十一。为《金匮》卷上"橘皮枳实生姜汤"之异名。见该条。

97145 橘皮汤(《圣济总录》卷六十七)

【组成】陈橘皮(汤浸,去白,焙)四两 生姜(切,焙)六两 缩砂仁 甘草(炙) 白芷各一两

【用法】上为粗末。每服五钱匕,水一盏半,煎至一盏,去滓温服。口干加牛乳少许同煎。

【主治】气逆,心腹膨胀,干呕不止,手足厥冷。

97146 橘皮汤(《圣济总录》卷七十九)

【组成】陈橘皮(汤浸,去白,焙)一两 楮白皮(炙,剉)一两半 桑根白皮(剉)二两半 紫苏子(炒)二两

【用法】上为粗末。每服三钱匕,水一盏半,加生姜一枣大(拍破),同煎至一盏,去滓温服,一日三次。

【主治】风水,遍身肿。

97147 橘皮汤(《圣济总录》卷八十八)

【组成】陈橘皮(汤浸,去白,焙)三两 半夏(汤洗七遍,去滑,麸炒黄色) 大腹皮(剉) 赤茯苓(去黑皮) 芍药各半两 前胡(去芦头) 枇杷叶(去毛,炙)各三分

【用法】上为粗末。每服三钱匕,水一盏,加生姜半分(拍碎),煎至六分,去滓温服,不拘时候。

【主治】虚劳痰饮,不思饮食,胸满气逆。

97148 橘皮汤(《圣济总录》卷九十)

【组成】陈橘皮(去白,焙)一两 芎䓖一分半 甘草(炙,剉)一分 半夏(汤洗,去滑,炒)半两

【用法】上为粗末。每服五钱匕,以东流水一盏半,加生姜半分(拍碎),生竹茹少许,煎至八分,去滓温服,夜卧再煎服。

【主治】虚劳,昼夜不得眠,短气,食饮不下,或大病后虚热痰冷。

97149 橘皮汤(《圣济总录》卷一二二)

【组成】陈橘皮(汤浸,去白,焙) 青竹茹 生地黄(切,焙) 黄芩(去黑心) 山栀子仁各三两 桂(去粗皮)一两 白术三两 芒消(研,汤成下) 赤茯苓(去黑皮)二两

【用法】上药除芒消外,为粗末。每服三钱匕,以水一盏,加生姜半分(拍碎),大枣二枚(擘破),煎至五分,去滓,下芒消末一钱匕,搅匀,食后温服,一日三次。

【主治】马喉痹。势如奔马,肿痛烦满,数数吐气。

97150 橘皮汤(《圣济总录》卷一四六)

【组成】陈橘皮(汤浸,去白,炒) 葛根(剉) 甘草(炙,剉) 石膏(打碎)各一两

【用法】上为粗末。每服三钱匕,水一盏,煎至七分,去滓温服,不拘时候。

【主治】饮酒过度,酒毒积在肠胃,或呕吐不食,渴多引饮。

97151 橘皮汤(《圣济总录》卷一五五)

【组成】陈橘皮(汤浸,去白,焙) 厚朴(去粗皮,生姜汁炙)各三分 当归(切,焙) 人参 阿胶(炙燥)各一两 白术二两

【用法】上为粗末。每服三钱匕,以水一盏,加生姜一分(切),大枣三枚(擘破),同煎至七分,去滓温服,一日三次。

【主治】妊娠虚冷,胎萎燥不长。

97152 橘皮汤(《圣济总录》卷一五五)

【组成】陈橘皮(汤浸,去白,焙)四两 甘草(剉,炒)二两 厚朴(去粗皮,生姜汁炙,剉) 白术各四两 草豆蔻(去皮)二两

【用法】将葱一握细切,拌药腌一宿,炒令黄色,捣为粗末。每服二钱匕,水一盏,煎七分,去滓温服。

【主治】妊娠心痛,不思饮食。

97153 橘皮汤(《圣济总录》卷一七五)

【组成】陈橘皮(汤浸,去白,焙) 桂(去粗皮)各一两

【用法】上剉,分作三贴。每用一贴,以水三盏,加薤白五茎(细切),黍米一合,同煮稀粥熟,去药,分二次服。

【主治】小儿脾胃虚冷,气逆不能饮食。

97154 橘皮汤(《圣济总录》卷一七六)

【组成】陈橘皮(汤浸,去白,焙) 细辛(去苗叶) 干姜(炮裂)各一分 大黄(剉,炒) 甘草(炙)各三分

【用法】上为粗末。每服一钱匕,水七分,煎至四分,分三次温服,一日令尽。

【主治】小儿呕吐,膈上有冷。

97155 橘皮汤(《圣济总录》卷一七九)

【组成】陈橘皮(去白,焙) 牵牛子(炒) 甘草(炙) 大黄(剉,炒)各一分

【用法】上为粗末。五六岁儿每服一钱匕,水一小盏,加葱白一茎(擘碎),同煎至五分,去滓温服,未通再服。

【主治】小儿大便不通。

97156 橘皮汤(《圣济总录》卷一七九)

【组成】陈橘皮(去白,焙)一分 大黄(剉,炒)半两

【用法】上为粗末。三四岁儿每服一钱匕,水一小盏,煎至五分,去滓温服。

【主治】小儿大便不通。

97157 橘皮汤

《济生》卷二。为《伤寒总病论》卷二"大橘皮汤"之异名。见该条。

97158 橘皮汤(《直指》卷七)

【组成】半夏(制)五两 茯苓 陈皮各三两 细辛

青皮　桔梗　枳壳　甘草(炒)各二两　人参　旋覆花(去叶)各一两

【用法】上㕮散。每服三钱,加生姜五厚片,水煎服。

【主治】❶《直指》:胸膈停痰。❷《幼幼集成》:咳嗽,痰甚呕吐。

97159　**橘皮汤**(《直指》卷七)

【组成】真橘皮(用日照西方壁土炒香)

【用法】上为末。每服二钱,加生姜、大枣略煎服。

【主治】反胃呕吐。

97160　**橘皮汤**(《直指》卷二十三)

【异名】加味香苏散(《医部全录》卷二〇九)。

【组成】橘皮　枳壳(炒)　川芎　槐花(炒)各半两　槟榔　木香　桃仁(浸,去皮,炒)　紫苏茎叶　香附　甘草(炙)各二钱半

【用法】上剉。每服三钱,加生姜、大枣,水煎服。

【主治】❶《直指》:气痔。❷《丹溪心法附余》:因忧思恐怒,适临於前,痔疮发作,肿痛,大便难,强努则肛出。

97161　**橘皮汤**

《直指》卷二十四。为《袖珍》卷四引《圣惠》"橘香散"之异名。见该条。

97162　**橘皮汤**

《普济方》卷六十四。为方出《肘后方》卷三,名见《直指》卷五"橘皮一物汤"之异名。见该条。

97163　**橘皮汤**(《普济方》卷一三七)

【组成】橘皮　甘草(炙)　葛根　麦门冬(去心)各一两　半夏四两(切,焙)　竹茹一两　小麦三合

【用法】以水七升,先煮葛根,减二升,去上沫,纳诸药,加生姜三两,煮取三升,去滓,再煮取二升,温服七合。

【主治】阳明病,呕吐痰水青黄,胸中烦者。

97164　**橘皮汤**(《普济方》卷一八七)

【组成】陈橘皮(汤浸,去白,焙)半两　枳壳(麸炒)一两半

【用法】上药治下筛。每服五钱,水二盏,加生姜一分,同煎至一盏,去滓温服,一日三次,空心、日午、临卧各一次。

【主治】胸痹短气。

97165　**橘皮汤**

《医学纲目》卷三十三。即《伤寒微旨论》卷下"橘叶汤"。见该条。

97166　**橘皮汤**(《丹溪心法附余》卷八)

【组成】香附米(炒)　半夏　橘皮各二两　甘草七钱半

【用法】上㕮咀。水二盏,加生姜五片,大枣二枚,煎至一盏,通口服。

【主治】七情所伤,中脘不快,腹胁胀满。

97167　**橘皮汤**(《痘疹全书》卷上)

【组成】陈皮　木香　青皮　枳壳(炒)　甘草　白茯苓　山楂肉

【用法】水一盏,大麦蘖一撮(炒)为引,水煎服,不拘时候。

【主治】痘疮伤食者。

97168　**橘皮汤**

《痘疹世医心法》卷十一。为《御药院方》卷五"大半夏汤"之异名。见该条。

97169　**橘皮汤**(《育婴秘诀》卷三)

【组成】半夏(洗)五钱　茯苓　陈皮各三钱　细辛　人参　旋覆花各一钱　青皮　桔梗　枳壳　炙甘草各二钱

【用法】上为散,加生姜,水煎服。

【主治】咳嗽痰甚,呕吐者。

97170　**橘皮汤**(《准绳·类方》卷四)

【组成】陈橘皮(去白)　人参(去芦)　紫苏叶各一两

【用法】上㕮咀。每服八钱,水一中盏半,加生姜五片,煎至一盏,去滓温服,不拘时候。

【主治】脚气。痰壅呕逆,心胸满闷,不思饮食。

97171　**橘皮汤**(《幼幼集成》卷五)

【组成】广陈皮　杭青皮　陈枳壳　南木香　生甘草　山楂肉　白云苓　麦芽一撮为引

【用法】水煎,空心服。

【主治】痘疹不能饮食,由伤食所致。

97172　**橘皮饮**(《圣济总录》卷四十七)

【组成】陈橘皮(汤浸,去白,焙)一两　诃黎勒(煨,去核)　木香　薏苡仁　干木瓜(去瓤)各一两半

【用法】上为粗末。每服三钱匕,水一盏半,加生姜五片,煎至一盏,去滓,空心温服,如人行五里再服。

【主治】反胃。胸胁妨胀,不下食。

97173　**橘皮酒**(《济阴纲目》卷十三)

【组成】橘皮

【用法】上为末。每服二钱,酒调服。

【功用】行气。

【主治】产后肌浮。

97174　**橘皮散**(《医方类聚》卷五十三引《神巧万全方》)

【组成】陈橘皮半两(去瓤)　人参半两　生姜一分

【用法】上剉细。用水一大盏,煎至五分,去滓,稍热服,不拘时候。

【主治】胃虚呕哕不止。

97175　**橘皮散**(《圣惠》卷四十二)

【组成】陈橘皮二两(汤浸,去白瓤,焙)　紫苏子一两(微炒)　人参一两(去芦头)　赤茯苓一两　柴胡一两(去苗)　杏仁一两(汤浸,去皮尖双仁,麸炒微黄)

【用法】上为散。每服三钱,以水一中盏,加生姜半分,大枣三枚,煎至六分,去滓温服,不拘时候。

【主治】上气呕吐,不能下食。

97176　**橘皮散**(《金鉴》卷五十三引《圣惠》)

【组成】人参　贝母　苏叶　陈皮　桔梗　杏仁(去皮尖,炒)

【用法】引用红枣,水煎服。

【主治】肺虚饮冷致咳嗽,面色㿠白,痰多清稀,鼻流清涕。

97177　**橘皮散**(《圣济总录》卷三十四)

【组成】陈橘皮(汤浸,去白,焙)一两　牡蛎(熬)三分　桂(去粗皮)　常山各半两

【用法】上为细散。每服三钱匕,温酒调下,未发前并

三服。

【主治】寒疟不愈。

97178 **橘皮散**(《圣济总录》卷三十六)

【异名】恒山橘皮散(《普济方》卷一九八)。

【组成】陈橘皮(汤浸,去白,焙) 常山 干漆(炒烟出) 桂(去粗皮)各三分 牡蛎(烧赤)一分

【用法】上为细散。每服三钱匕,未发前温酒调下,三服必愈。

【主治】脾疟。

97179 **橘皮散**

《圣济总录》卷七十四。为《博济》卷三"橘皮煮散"之异名。见该条。

97180 **橘皮散**(《圣济总录》卷七十六)

【组成】陈橘皮(汤浸,去白,焙,炒,为末)一两 冬瓜汁一合 生姜汁一合

【用法】上药合调令匀。每服一匙,如赤多,增瓜汁;白多,增生姜汁,和白汤调下。

【主治】赤白痢。

97181 **橘皮散**(《圣济总录》卷一四二)

【组成】陈橘皮二斤(三五年者,细捣,炒令热)

【用法】上药乘热用绢袋二枚,盛橘皮缚定,更互坐上,冷即易,取愈为度。

【主治】血痔。

97182 **橘皮散**(《圣济总录》卷一六三)

【组成】青橘皮(汤浸,去白,焙) 诃黎勒(炮,去核) 紫苏子(炒) 杏仁(汤浸,去皮尖双仁,研如膏) 甘草(炙,剉)各一两

【用法】上为散。每服二钱匕,煎桑根白皮汤调下,不拘时候。

【主治】妇人产后上气,胸膈不利。

97183 **橘皮散**

《医方类聚》卷四十九。即《圣惠》卷十三"橘皮汤"。见该条。

97184 **橘皮散**(《奇效良方》卷十四)

【组成】陈皮(去白,焙) 白术(炒)各二两 诃黎勒(炮) 干姜(炮) 枳壳(去瓤,麸炒) 官桂(去粗皮) 木香(炮) 甘草(炙) 人参各一两 槟榔(炮)一枚 草豆蔻(煨)五枚 半夏(汤洗七次,姜汁制)三分 厚朴(去粗皮,生姜汁炙)一两半

【用法】上为细末。每服二钱,食前煎生姜、大枣汤调下。

【主治】脾胃虚寒,洞泻不止,肠内雷鸣,气胀膨满,冷气痛。

97185 **橘皮散**

《丹溪心法附余》卷十六。即《袖珍》卷四引《圣惠》"橘香散"。见该条。

97186 **橘皮散**

《医统》卷三十五。为《养老奉亲》"橘皮煮散"之异名。见该条。

97187 **橘皮散**

《疡科选粹》卷四,即《疡科心得集·方汇》卷中"橘叶汤"去金银花。见该条。

97188 **橘皮散**(《杂病源流犀烛》卷十五)

【组成】陈皮(去白,切,姜汁浸过一宿)八两

【用法】砂罐内重汤煮干,焙,研末。每服三钱,加大枣(去核)十枚,水煎,连枣服用。

【主治】足太阴疟,不乐,善太息,不嗜食,先寒后热,或寒多。

97189 **橘皮粥**(《圣惠》卷九十七)

【组成】陈橘皮一两(汤浸,去白瓤,焙) 紫苏茎叶一两 大腹子三枚 桑根白皮一两半 生姜三分(切) 粳米二合

【用法】上剉细。以水三大盏,煮取一盏半,去滓,下米煮粥。空心食之。

【主治】脚气。心胸壅闷,气促不食。

97190 **橘皮粥**(《药粥疗法》引《饮食辨录》)

【组成】橘皮10~20克(鲜者30克) 粳米1~2两

【用法】先把橘皮煎取药汁,去滓,然后加入粳米煮粥。或将橘皮晒干,研为细末,每次用3~5克,调入已煮沸的稀粥中,再同煮为粥。一般2~3天为一疗程。

【功用】顺气,健胃,化痰,止咳。

【主治】脾胃气滞,脘腹胀满,消化不良,食欲不振,恶心呕吐,咳嗽多痰,胸膈满闷。

【宜忌】本方适用于痰多咳嗽,对阴虚燥咳,或干咳无痰的病人不宜选用,吐血患者忌服。

97191 **橘红丸**(《圣济总录》卷一七五)

【组成】陈橘皮(汤浸,去白,焙)半两 胡椒 黑牵牛各一百粒 巴豆三十粒(去皮,同前三味炒令焦,去巴豆不用) 木香一分

【用法】上药除巴豆外为细末,用葱白汁为丸,如绿豆大。每服三丸至五丸,莱菔子汤送下。乳食后临卧服。

【主治】小儿胃虚,腹胀硬。

97192 **橘红丸**(《北京市中药成方选集》)

【组成】化橘红二十四两 贝母十六两 茯苓十六两 麦冬十六两 杏仁(去皮,炒)十六两 生石膏十六两 瓜蒌皮十六两 橘皮十六两 生地十六两 桔梗十二两 紫菀十二两 法半夏十二两 苏子(炒)十二两 甘草八两 冬花八两

【用法】上为细末,炼蜜为丸,重二钱,蜡皮封固。每服二丸,温开水送下,一日二次。

【功用】清肺祛湿,止嗽化痰。

【主治】肺胃湿热,咳嗽痰盛,胸中结满,饮食无味。

【备考】本方改为片剂,名"橘红片"(见《北京市中成药规范》)。

97193 **橘红片**

《北京市中成药规范》。即《北京市中药成方选集》"橘红丸"改为片剂。见该条。

97194 **橘红汤**(方出《证类本草》卷二十三引孙尚方,名见《杂病源流犀烛》卷四)

【组成】橘皮二两(汤浸,去瓤,剉)

【用法】以水一升,煎之五合,通热顿服。更加枳壳一两(去瓤,炒)同煎之服。

【主治】❶《证类本草》引孙尚方:诸吃噫。❷《杂病源

流犀烛》:干呕。

97195 **橘红汤**(《鸡峰》卷二十五)

【组成】盐二两 黄橘四两 生姜半斤 甘草二两 神曲 大麦芽一两 草豆蔻一两

【用法】上拌匀,同腌一宿,焙干,捣罗为细末。白汤点热,食后呷之。

【功用】快气消食。

【备考】方中神曲用量原缺。

97196 **橘红散**(《养老奉亲》)

【组成】陈橘皮一斤半(汤浸,洗五七度,用净巾拭干,后用生姜五两取自然汁,拌橘皮令匀,淹一宿,焙干,称一斤) 肉豆蔻半两 甘草五两

【用法】先将甘草寸截,用白盐五两,一处同炒,候盐红色、甘草赤色为度,一处为末。如茶点之。

【功用】老人夏月消食和气。

97197 **橘红散**(《圣济总录》卷四十六)

【组成】陈橘皮(去白)二两(以生姜四两取自然汁,拌匀,慢火炒干) 陈曲(炒) 麦蘖(炒) 杏仁(汤浸,去皮尖双仁,麸炒,别研)各二两 甘草(炙)一两半 人参 草豆蔻(去皮,面裹煨熟,去面) 山芋各一两

【用法】上为细散。每服二钱匕,加生姜两片,盐少许,沸汤点服。

【主治】脾气虚弱,宿寒留滞,胃受水谷不能磨化,心腹胀满。

97198 **橘红散**(《魏氏家藏方》卷五)

【组成】陈橘皮(去白) 甘草(炙)各四两 茴香(淘去沙,炒) 白术(炒)各二两 高良姜(炒) 姜黄 白芷各一两

【用法】上为细末。每服二钱,加盐少许,食前沸汤调下。

【功用】调中养气,温胃进食。

97199 **橘杏丸**

《魏氏家藏方》卷二。为《鸡峰》卷十三“橘皮杏仁丸”之异名。见该条。

97200 **橘杏汤**(《医宗必读》卷九)

【组成】杏仁(汤泡,去皮尖,炒黄)五钱 橘红(去白,净)二钱半

【用法】水一钟,加生姜三片,水煎七分服。

【主治】脉浮,气秘。

【加减】若脉沉为血秘,以桃仁代杏仁。

97201 **橘苏汤**

《赤水玄珠》卷七。为《医方类聚》卷一一七引济生“橘苏散”之异名。见该条。

97202 **橘苏饮**

《杏苑》卷五。为《医方类聚》卷一一七引《济生》“橘苏散”之异名。见该条。

97203 **橘苏散**(《医方类聚》卷一一七引《济生》)

【异名】杏苏汤(《得效》卷五)、橘苏汤(《赤水玄珠》卷七)、橘苏饮(《杏苑》卷五)。

【组成】橘红 紫苏叶各一两 杏仁(去皮) 桑白皮(炙) 半夏(洗七次) 贝母(去心) 白术 五味子各二两 甘草(炙)五分

【用法】上㕮咀。每服四钱,水一盏,加生姜五片,煎至七分,温服,不拘时候。

【主治】伤寒咳嗽,身热有汗,恶风,脉浮数,有热,服杏子汤不得者。

97204 **橘连丸**(《小儿药证直诀》卷下)

【组成】陈橘皮一两 黄连一两五钱(去须,米泔浸一日)

【用法】上为细末,研入麝香五分,用猪胆七个,分药入在胆内,浆水煮,候临熟以针微扎破,以熟为度,取出,以粟米粥为丸,如绿豆大。每服十丸至二十丸,米饮送下,不拘时候。

【功用】久服消食和气,长肌肉。

【主治】小儿疳瘦。

【方论选录】《小儿药证直诀类证释义》:此方黄连清火,陈皮调气,麝香通滞,胆汁消积,疳证轻者宜之。

97205 **橘针汤**(《圣济总录》卷一一九)

【组成】臭橘针不拘多少

【用法】上剉,如麻豆大。每用一合,水一碗,煎五七沸,热漱牙疼处。

【主治】牙齿疼,久不愈。

97206 **橘苓丸**(《魏氏家藏方》卷二)

【组成】橘皮(去白)二两 白茯苓(去皮) 白术(炒) 半夏曲 缩砂仁各一两 天麻 藿香叶各半两(去土)

【用法】上为细末,神曲糊为丸,如梧桐子大。每服五十至七十丸,生姜汤送下。

【主治】停饮气滞。

97207 **橘茴饮**(《济众新编》卷四)

【组成】橘核三钱 茴香(盐水炒) 木通 官桂各二钱 川楝子 吴茱萸(黄连煎水炒)各一钱五分

【用法】水煎服。

【主治】寒疝。囊丸肿大牵痛,或丸入小腹。

97208 **橘香丸**(《卫生总微》卷十二)

【组成】陈皮 木香各一两 姜黄(切片) 草豆蔻仁 白术(剉,炒) 牵牛子(炒)各半两

【用法】上为细末,滴水为丸,如麻子大。每服十丸,食后葱白米饮送下。

【主治】小儿疳积。黄瘦盗汗,腹胀泄泻,宿滞不化,气促发喘。

97209 **橘香丸**(《卫生总微》卷十四)

【组成】青皮(去瓤)一两(炒) 吴萸(拣净)一两 木香一两 当归(去芦)一两 干姜半两 丁香半两

【用法】上为末。每服一钱,水八分,加生姜二片,煎至五分,去滓稍热服,不拘时候。

【主治】小儿腹痛,啼哭不止。

【备考】本方方名,据剂型,当作“橘香汤”。

97210 **橘香丸**(《直指》卷十八)

【组成】橘核 茴香 胡芦巴 菴䕡子 破故纸(各炒) 附子(炮)各等分

【用法】上为末,酒煮糯米糊为丸,如梧桐子大。每服

三十至四十丸，食前盐汤送下。

【主治】腰痛，经久不愈。

97211 **橘香汤**(《百一》卷二十)

【组成】川姜七钱半(炮，刮净称，剉如面者良) 陈皮一两(汤浸，去白，焙干称) 缩砂仁七钱半(面裹煨) 胡椒七钱半(拣净) 甘草一两半(炙，刮去焦者称) 桔梗一两半(去须) 盐二两(炒干，须是无泥者，如味淡，更以意加之)

【用法】上为细末。每服一钱，沸汤点。

【功用】善解宿酲。

【主治】一切气滞，心腹刺痛，寒气痞结。

97212 **橘香汤**(《杏苑》卷八)

【组成】橘皮一钱 枳壳八分 川芎 槐花 桃仁 紫苏 香附各五分 槟榔 木香各四分 甘草三分

【用法】上㕮咀。加生姜三片、枣子一枚，水煎熟服，不拘时候。

【主治】气痔，遇气即发者。

97213 **橘香散**(《袖珍》卷四引《圣惠》)

【异名】橘皮汤(《直指》卷二十四)。

【组成】陈皮(汤浸，去白，晒，面炒黄)

【用法】上为末，麝香研。每服二钱，酒调下。

【主治】小儿吹乳致乳痈，痛极不可忍者，未结即散，已结即溃。

【备考】本方方名，《丹溪心法附余》引作“橘皮散”。

97214 **橘香散**(《博济》卷二)

【异名】顺气橘香汤(《圣济总录》卷五十四)、白术橘香散(《普济方》卷四十三)。

【组成】白术四两(米泔浸一宿，洗净) 陈皮二两(去白) 茯苓二两(去皮) 甘草二两(炙) 附子一两(炮) 干姜半两(炮)

【用法】上为末。每服二钱，水一中盏，加生姜二片，大枣一枚，同煎至七分，温服。

【功用】调顺三焦，平和胃气，顺气。

【主治】《圣济总录》：三焦气满，皮肤坚胀。

【加减】如觉伤寒，入荆芥煎服。

97215 **橘参饮**

《古今医鉴》卷五。为《活人书》卷十七“橘皮汤”之异名。见该条。

97216 **橘参散**

《普济方》卷一五七引《如宜方》。为《活人书》卷十七“橘皮汤”之异名。见该条。

97217 **橘枳汤**

《杏苑》卷四。为《医学入门》卷七“枳橘汤”之异名。见该条。

97218 **橘饼汤**(《绛囊撮要》)

【组成】橘饼

【用法】细嚼，滚水送下。

【功用】除膈止消。

【主治】《仙拈集》：伤食生冷瓜果，泄泻不休。

97219 **橘姜丸**(《圣济总录》卷一四七)

【组成】陈橘皮(汤浸，去白，焙，为末) 生姜(去皮，切烂，捣研) 豆豉(为末)各等分

【用法】同为丸，如梧桐子大。每服二十丸，茶清送下。

【主治】食鱼中毒。

97220 **橘姜丸**(《魏氏家藏方》卷九)

【组成】蓬莪术(炮) 青橘皮(去瓤) 生姜各等分

【用法】用好醋煮令烂，只取青皮一味为末，煮粟米粥为丸，如梧桐子大。每服五十丸，食前淡姜汤吞下，茶酒亦得。此药不泻，不利小便，只泄气自退。须服半月，方见功效。

【主治】肿胀。

97221 **橘姜丸**(《医学入门》卷七)

【组成】陈皮 生姜(同捣，焙干)各二两

【用法】上为末，用神曲末二两，打糊为丸，如梧桐子大。每服三五十丸，食后临卧米饮送下。

【主治】久患气嗽。

97222 **橘姜汤**(《圣济总录》卷四十)

【组成】陈橘皮(汤浸，去白，焙)一两 生姜二两

【用法】上㕮咀。每服五钱匕，水一盏半，入醋少许，煎至一盏，去滓温服。

【主治】❶《圣济总录》：霍乱后，烦躁，卧不安。❷《普济方》：小儿痢后虚，手足心热，痢纵未断。

97223 **橘姜饮**(《普济方》卷一三六引《百一》)

【组成】陈皮(水洗，不去白)二两 生姜(捶碎，不去皮)四两

【用法】以水四碗，煎至一碗半，取一盏，通口并服。

【主治】身热，头昏重，未辨阴阳，夹湿伤寒暑等疾。

97224 **橘姜煎**(《仙拈集》卷一)

【组成】橘红 生姜各一两

【用法】水二碗，煎八分，徐徐咽下即愈。

【主治】一切呕哕，手足逆冷。

97225 **橘桂汤**(《玉案》卷五)

【组成】当归 红花 白芍 大茴香 木通各一钱二分 黄柏 青皮 橘核 桃仁 官桂各八分

【用法】水煎，温服，不拘时候。

【主治】劳疝。阴囊肿大，皮烂水流。

97226 **橘核丸**(《济生》卷三)

【异名】橘核疝气丸(《全国中药成药处方集》抚顺方)。

【组成】橘核(炒) 海藻(洗) 昆布(洗) 海带(洗) 川楝子(去肉，炒) 桃仁(麸炒)各一两 厚朴(去皮，姜汁炒) 木通 枳实(麸炒) 延胡索(炒，去皮) 桂心(不见火) 木香(不见火)各半两

【用法】上为细末，酒糊为丸，如梧桐子大。每服七十丸，空心盐酒汤任下。

【功用】行气血，祛寒湿，止疼痛，软坚散结。

【主治】四种㿗病，卵核肿胀，偏有大小，或坚硬如石，或引脐腹绞痛，甚则肤囊肿胀，或成疮毒，轻则时出黄水，甚则成痈溃烂。

【加减】虚寒甚者，加炮川乌一两；坚胀久不消者，加硇砂二钱，醋煮旋入。

【方论选录】❶《医方集解》：此足厥阴药也。橘核、木

香能入厥阴气分而行气；桃仁、延胡能入厥阴血分而活血；川楝、木通能导小肠膀胱之热，由小便下行，所以去湿；官桂能平肝暖肾，补肾命之火，所以祛寒；厚朴、枳实，并能行结水而破宿血；昆布、藻、带，咸润下而软坚，寒行水以泄热，同为散肿消坚之剂也。❷《中医大辞典·方剂分册》：方中橘核善于行气治疝，为君药；木香、川楝子行气止痛；桃仁、延胡索活血散结，同为臣药；桂心温肝肾以散寒邪；枳实、厚朴破气分积滞；海藻、昆布、海带咸润软坚散结；木通通利下焦湿邪，共为佐药。各药合用，可直达厥阴肝经，共奏行气血、祛寒湿、止疼痛、软坚散结之功。

【临床报道】男性不育症：《中国医药导报》［2008，5(26)：65］治疗32例，对照组采用五子衍宗丸治疗31例。治疗组治愈8例，临床治愈19例，有效1例，无效4例，总有效率为87.5%；对照组治愈5例，临床治愈14例，有效3例，无效9例，总有效率70.97%。研究表明橘核丸对男性不育症患者精子活动率、精子运动速度参数和精子形态畸形率有明显的改善，可以显著地提高育龄男性的生育率。

97227　橘核丸(《保命歌括》卷十六)

【组成】橘核(炒)　南星(炮)　半夏(洗)　黄柏(酒炒)　苍术(盐炒)　山楂肉　白芷　神曲(炒)　滑石　昆布　吴茱萸(酒、醋分浸)各等分

【用法】上为末，酒糊为丸，如梧桐子大。每服五七十丸，空心盐汤送下。

【主治】男子木肾，妇人阴癞。

【加减】妇人，加当归、川芎。

97228　橘核丸(《医学心悟》卷三)

【组成】橘核子(盐酒炒)二两　川楝子(煨，去肉)　山楂子(炒)　香附(姜汁浸，炒)各一两五钱　荔枝核(煨，研)　小茴香(微炒)各一两

【用法】神曲四两，煮糊为丸，如梧桐子大。每服三钱，淡盐水送下。

【主治】癥瘕痃癖，小肠膀胱气等。

【加减】寒甚，加附子五钱，肉桂三钱，当归一两。

97229　橘核丸(《医学心悟》卷三)

【组成】橘核二两(盐酒炒)　小茴香　川楝子(煨，去肉)　桃仁(去皮尖及双仁者，炒)　香附(醋炒)　山楂子(炒)各一两　广木香　红花各五钱

【用法】以神曲三两，打糊为丸。每服三钱。冲疝，用白茯苓一钱，松子仁三钱，煎汤送下；狐疝，用当归二钱，牛膝一钱五分煎汤送下；癞疝，用白茯苓、陈皮、赤茯苓一钱煎汤送下；厥疝，治同冲疝；瘕疝，用丹参、白茯苓各一钱五分，煎汤送下；㿉疝，本方内加五灵脂一两，赤芍一两五钱(酒炒)，服时用牛膝一钱五分，当归尾三钱煎汤送下；㿉癃疝，治法同上。

【主治】七疝。

【加减】若寒气深重，加吴茱萸、肉桂心各五钱，甚则加附子一枚；若表寒束其内热，腹痛热辣，或流白浊者，加黑山栀五钱、川萆薢一两、吴茱萸三钱(汤泡七次)。

97230　橘核汤(《医学启蒙》卷四)

【组成】橘核　吴萸　木香　茴香　良姜　青皮　川楝子　干姜　官桂各等分

【用法】水煎服。

【主治】疝气。

97231　橘核酒

《淮绳·类方》卷四。为《普济方》卷三一二引《圣济总录》"橘子酒"之异名。见该条。

97232　橘核散(方出《本草衍义》卷十八，名见《便览》卷三)

【组成】橘核(炒，去壳，为末)

【用法】酒调服。

【主治】❶《本草衍义》：肾注腰痛，膀胱气痛。❷《便览》：小肠气痛坚硬。

97233　橘核散(《杨氏家藏方》卷十)

【组成】五灵脂(去砂石，用醋少许炒干)　延胡索　破故纸(炒)　茴香(盐炒黄色)　菴䕡草(去梗，生用)　橘核　黑牵牛各一两　棠球子四两(生用，俗呼为山果子)　川楝子(去核)半两(生用)

【用法】上为细末。每服二钱，热酒调下，不拘时候。

【功用】壮筋骨，暖下元。

【主治】寒湿腰痛，小肠气。

97234　橘核散(《丹溪心法》卷四)

【组成】橘核　桃仁　栀子仁　川乌(细切，炒)　吴茱萸

【用法】上为末。水煎服。

【主治】诸疝。

【方论选录】用栀子仁以除湿热，用乌头以散寒郁，况二药皆下焦之药，而乌头又为栀子所引，其性急速，不容胃中留也。

97235　橘核散(《医学纲目》卷二十八引《得效》)

【组成】山楂子一两　橘核五钱　破故纸二两　乳香五钱　玄胡索　菴䕡　没药　五加皮　红曲各一两

【用法】上为末。酒调下。

【主治】腰痛，诸般滞气。

97236　橘核散(《明医指掌》卷六)

【组成】橘核一两　桃仁五钱　栀子三钱　吴茱萸一两　茴香一两

【用法】每服七钱，水二盏，煎热服。

【主治】湿热寒郁作疝。

97237　橘核散(《幼科金针》卷下)

【组成】青木香一两　小茴一两　橘核二两　大茴八钱　蓬术一两　吴茱萸一两(醋炒，浸一宿，焙)　姜黄八钱

【用法】上为末。砂仁汤送下。

【功用】温经逐冷。

【主治】积气腹痛。

97238　橘蒜丸(《朱氏集验方》卷四)

【组成】大蒜(去皮，每瓣攒一窍，入去壳巴豆一粒，用湿纸裹，煨熟，去巴豆不用)

【用法】用蒜捣成膏，入橘红末与蒜膏一味杵成剂，为丸如梧桐子大。每服三五十丸，米饮、姜汤送下。

【主治】心腹痞胀。

97239　橘糖丸(《圣济总录》卷一二四)

【组成】陈橘皮(汤浸，去白，焙)半两　乌贼鱼骨(去

甲） 砂糖各一分

【用法】上为末，炼蜜为丸，如皂角子大。绵裹含咽。

【主治】骨鲠在喉中不出。

97240 **橘子仁汤**（《朱氏集验方》卷一）

【组成】橘子仁　当归　萆薢　独活　肉桂　木猪苓　防风　附子　草乌　杏仁　赤芍　甘草　厚朴　麻黄　没药　羌活　地黄　川乌　川芎　茴香各等分

【用法】上为细末。每服三钱，空心用木瓜酒调下。

【主治】风湿腰脚疼痛，服诸药不效者。

97241 **橘子仁汤**（《朱氏集验方》卷三）

【组成】橘子仁（炒）

【用法】每服一钱，酒一盏，煎至七分，和滓空心服。

【主治】气攻腰痛。

97242 **橘皮饮子**（《医方大成》卷三十引汤氏方）

【组成】陈皮（去白）　人参　高良姜（米泔煮）　槟榔各二钱　白茯苓　甘草各一钱二分半

【用法】上㕮咀。每服二钱，水一小盏，加生姜、大枣，水煎服。

【主治】宿食不化，心腹胀满，呕逆恶心，不进乳食。

97243 **橘皮煮散**（《博济》卷三）

【异名】橘皮散（《圣济总录》卷七十四）。

【组成】橘皮（去白）　白术各二两　诃子　干姜（炮）　官桂（去皮）　枳壳（去瓤，麸炒）　木香　人参　甘草（炙）各一两　草豆蔻（去皮）七枚　厚朴一两半（姜汁涂，炙黄）　槟榔五枚　半夏二分（汤洗二十度用）

【用法】上为末。每服二钱，加生姜三片，大枣二枚，水一盏，同煎七分，去滓温服。

【主治】脾元气不和，泄痢不止，腹内雷鸣，气胀膨满，冷气刺痛。

97244 **橘皮煮散**（《养老奉亲》）

【异名】不换金散（原书）、橘皮散（《医统》卷三十五）。

【组成】橘皮（去瓤）一两　人参　茯苓　白术各一两　木香一分　干姜（炮）　官桂（去皮）半两　槟榔一两（鸡心者）　草豆蔻二个（去皮）　半夏一分（麸炒）　厚朴半两（加生姜一分，碎，炒干）　枳壳半两（去瓤，麸炒）　诃黎勒五个（煨，去核）　甘草半两（炮）

【用法】上为末。每服一大钱，水一盏，加生姜、大枣同煎至七分，不问食前后热服。

【功用】益元气，和脾胃，治伤寒。

【主治】心腹诸疾。

【备考】方中干姜用量原缺。

97245 **橘皮煎丸**（《博济》卷一）

【组成】陈橘皮一斤（去白）　官桂（去皮）　干姜（炮）　川当归（炙，以上四味另研细）　荆三棱（炮）　附子（炮，去皮脐）　萆薢（以上三味另杵罗）　神曲各六两　乌头（炮，水煮三五沸）　木香各一两　川椒（去子，炒出汗）一两　大麦蘖四两　厚朴（去皮，姜汁炙，以上六味另杵罗，留出半两蘖末）

【用法】上用无灰好酒四升，先煎上四味，如人行十里；更下次三味，又如人行十里，次下六味，又添酒两碗，煎成膏，取出，以留出者麦蘖末相和匀，再捣一千下，为丸如梧桐子大。此药煎，若用银石砂锅极妙，如无，即取好熟使铛，净刷，洗无油腻，先于铛抹真酥，次下酒，及下药，用慢火煎，不住以银匙搅，直候如膏，取出，于净盘中匀摊，候硬软得所，捣好，众手为丸，晒干。每日服二十丸至三十丸，空心以茶、酒任下，午时再服。

【功用】补气，壮真元，驻颜色，进饮食，通利五脏，明目，出一切风冷。

【主治】冷劳瘦疾，目暗，手足挛急，形容枯悴，食不消化，腹胀不能纳食，食物无味，面黄力弱，积年肠风，痔疾，痃癖气，一切劳病；女人血癥气块，赤白带下，子宫冷甚，宿水露血；五种膈气，冷膈，热膈，气膈，思忧膈，四肢无力，饶睡。

【备考】方中厚朴用量原缺。

97246 **橘皮煎丸**（《局方》卷五）

【组成】当归（去芦，先焙）　萆薢　厚朴（去粗皮，姜汁制）　肉苁蓉（酒浸，微炙，切，焙干）　肉桂（去粗皮）　附子（炮，去皮脐）　巴戟（去心）　阳起石（酒浸，焙干，研如粉）　石斛（去根）　牛膝（去芦，酒浸）　杜仲（去皮，姜汁炙）　吴茱萸（水淘去浮者，焙干）　鹿茸（茄子者，燎去毛，劈开，酒浸，炙干）　干姜（炮）　菟丝子（酒浸，焙，捣）　三棱（煨熟，乘热捣碎）各三两　甘草（炙）一两　陈橘皮（净洗，焙，为末）十五两

【用法】上为细末，以酒五升，于银石器内，将橘皮末煎熬如饧，却将诸药末入在内，一处搅和搜匀，仍入臼内，捣五百杵，为丸如梧桐子大。每服二十丸，空心温酒送下；盐汤亦得。

【主治】久虚积冷，心腹疼痛，呕吐痰水，饮食减少，胁肋虚满，脐腹弦急，大肠虚滑，小便利数，肌肤瘦悴，面色萎黄，肢体怠惰，腰膝缓弱，及治痃癖积聚，上气咳嗽，久疟久利，肠风痔瘘；妇人血海虚冷，赤白带下，久无子息。

97247 **橘皮煎丸**（《圣济总录》卷九十一）

【异名】橘皮丸（《普济方》卷二三四）。

【组成】青橘皮二两（麸炒黄，捣罗为末，醋一盏半，于银石器内文武火熬成膏）　木香　桂（去粗皮）　人参　诃黎勒皮（炒）　京三棱（炮，剉）　藿香（去茎）　厚朴（去粗皮，姜汁炙）　当归（切，焙）　萆薢　干姜（炮）各半两　半夏一分（汤洗十遍，焙）

【用法】上为末，入橘皮煎内捣三二百下，为丸如梧桐子大。每服二十丸，空心、日午米饮送下。

【主治】脾肾虚劳，心腹积气，面色萎黄，不思饮食，胸膈满闷。

97248 **橘红梨膏**（《成方制剂》3册）

【组成】化橘红300克　梨1500克　川贝母5克　天冬150克　麦冬300克　苦杏仁150克　枇杷叶150克　五味子150克

【用法】上制成浓缩液。口服，一次10～15克，一日2～3次。

【功用】养阴清肺，止咳化痰。

【主治】肺胃阴虚，口干咽燥，久咳痰少。

【现代研究】实验小鼠咳嗽的抑制作用：《中药材》[2006，29(4)：375]实验结果表明：橘红梨膏对氨水所致小

鼠的咳嗽具有明显的抑制作用,并能增加大鼠玻管的排痰量,提示该制剂具有良好的止咳化痰作用。

97249 **橘红颗粒**(《成方制剂》4册)

【组成】半夏 陈皮 地黄 茯苓 甘草 瓜蒌皮 化橘红 桔梗 苦杏仁 款冬花

【用法】上制成颗粒剂。开水冲服,一次11克,一日2次。

【功用】清肺,化痰,止咳。

【主治】咳嗽痰多,痰不易出,胸闷口干。

97250 **橘芥饮子**(《产宝诸方》)

【组成】橘叶十四片 薄荷七叶 荆芥七叶

【用法】用小便一盏,煎七分,通口服。

【主治】产后乳脉行,作寒热头痛。

97251 **橘枳姜汤**

《医学纲目》卷十六。即《金匮》卷上"橘皮枳实生姜汤"。见该条。

97252 **橘井流芳丹**(《灵药秘方》卷下)

【组成】水银 火消 明矾 皂矾各二两 盐一两

【用法】上为末,结胎入银罐内,覆瓦钵中,绵纸固济,外用细干黄土打碎,盖寸许,露银罐底,加炭烧三炷香,取起听用。

【功用】专去瘀肉。

97253 **橘贝半夏曲**(《上海市药品标准》)

【组成】化橘红 川贝母 半夏 杏仁霜 远志 桔梗 甘草 天花粉 木香 肉桂 枇杷叶 款冬花 紫菀 前胡 黑苏子 麻黄

【用法】制颗粒剂。每服3克,吞服或冲服,一日二次。

【功用】化痰,止咳,平喘。

【主治】咳嗽痰多,咯吐不爽,气急胸闷。

97254 **橘术四物汤**(《准绳·疡医》卷六)

【组成】当归 川芎 白芍药 淮生地 陈皮 白术 红花 桃仁

【用法】水煎服。

【主治】跌扑磕伤,滞血体痛,饮食少进。

【加减】骨节疼,加羌活、独活;痛不止,加乳香、没药。

97255 **橘叶青盐汤**(《医学从众录》卷六)

【组成】乌梅三个 鲜橘叶三钱 青盐三分 川椒二钱

【用法】水煎,空心服。

【主治】肝气胀。

97256 **橘叶栝楼汤**

《性病》。为《金鉴》卷六"橘叶栝楼散"之异名。见该条。

97257 **橘叶栝楼散**(《医宗金鉴》卷六十六)

【异名】橘叶栝楼汤(《性病》)。

【组成】橘叶二十个 栝楼(量证用)半个或一个 川芎 黄芩 栀子(生研) 连翘(去心) 石膏(煅) 柴胡 陈皮 青皮各一钱 甘草(生)五分

【用法】水二钟,煎八分,食远服,滓再煎服。

【主治】吹乳。

【加减】紫肿焮痛,用石膏;红肿者去之。

97258 **橘半枳术丸**(《医学入门》卷八)

【组成】橘皮 半夏 枳实各一两 白术二两

【用法】上为末,荷叶煨饭为丸,如梧桐子大。每服五六十丸,橘皮煎汤送下。

【主治】饮食伤脾,停积痰饮,心胸痞闷等。

【加减】如食不消者,加神曲、麦芽;气逆,加木香、白豆蔻;胃脘痛,加草豆蔻;气升,加沉香。

97259 **橘半枳术丸**(《活人方》卷二)

【组成】白术四两 枳实二两 前胡二两 广橘红一两 半夏一两 神曲一两 麦芽粉一两 陈黄米八合(炒)

【用法】荷叶汤迭丸。每服二三钱,午后姜汤吞下。

【主治】脾胃元气久虚,不能消导饮食,运化精微,渐有停饮,积于三脘,以致痞结倒饱,痰唾稠黏,呕逆咳嗽,肠鸣泄泻。

97260 **橘半枳术丸**(《成方制剂》19册)

【组成】枳实(麸炒)100克 白术(麸炒)100克 陈皮100克 清半夏100克 桔梗50克 黄芩50克

【用法】上制成丸剂。口服,一次6克,一日1~2次。

【功用】健胃消食,利湿化痰。

【主治】脾胃食滞,不思饮食,消化不良,呕吐痰饮。

97261 **橘半胃苓汤**(《痈疽神秘验方》)

【组成】橘红 半夏(姜制)各一钱 苍术(米泔浸,炒) 白术(炒) 厚朴(姜制) 甘草(炙) 茯苓 人参 泽泻 茅根各二钱 姜汁数匙

【用法】作一剂。水二钟,煎一钟,入姜汁煎一二沸,作十余次饮之。

【主治】痈疽呕吐,不下食,不知味。

97262 **橘半消化丸**(《扶寿精方》)

【组成】陈皮 半夏 连翘 苍白术 神曲膏 山楂 川芎 香附 茯苓 莱菔子

【用法】各味如常制,神曲为细末,作稀糊为丸服。

【功用】消食化痰,开郁下气。

97263 **橘皮一物汤**(方出《肘后方》卷三,名见《直指》卷五)

【异名】橘皮汤(《普济方》卷六十四)。

【组成】橘皮五两

【用法】水三升,煮取一升,去滓顿服。

【主治】❶《肘后方》:卒失声,声噎不出。❷《直指》:诸气攻刺,及感受风寒暑湿,初症通用。又凡酒食所伤,中脘痞塞妨闷,呕吐吞酸。

97264 **橘皮干姜汤**(《活人书》卷十八)

【组成】橘皮 通草 干姜(炮) 桂心各二两 人参一两 甘草(炙)二两

【用法】上剉,如麻豆大。每服四钱,水一盏,煎至六分,去滓温服,一日三次。

【主治】❶《活人书》:哕。❷《普济方》:胃中有寒咳逆。❸《妇人良方》:胃寒呕哕不食,或吐痰,腹痛兼泻。❹《医学纲目》:胃寒生哕。

97265 **橘皮干姜汤**(《伤寒图歌活人指掌》卷五)

【组成】陈皮 通草 干姜 人参

【用法】每服水二盏,煎至八分,去滓,分二次服。

【主治】❶《伤寒图歌活人指掌》：咳逆哕恶。❷《医学入门》：伤寒初病，但恶寒，不发热，口中和，脉微细而呃逆者。

97266 **橘皮干姜汤**（《伤寒全生集》卷三）

【组成】橘皮　干姜　半夏　白术　砂仁　人参

【主治】胃中虚寒呃逆。

97267 **橘皮木香散**（《幼幼新书》卷二十四引张道人方）

【组成】黄耆　人参　龙脑各一钱　干蝎　干姜　橘皮（去白）各半两　附　甘草各一寸

【用法】上为末。每服一字，乳香汤调下，一日二次。重者七服效。

【主治】奶癖。由乳母胃气不足，儿吃冷奶便呕吐，渐成奶癖。

97268 **橘皮甘草汤**（方出《肘后方》卷二，名见《外台》卷三）

【组成】甘草一两　升麻半两　生姜三两　橘皮二两

【用法】水三升，煮取二升，顿服之。

【主治】❶《肘后方》：伤寒呕不止。❷《普济方》：呕哕不止，病源伏热在胃，令人胸满则逆，气逆则哕。若大下后，胃气虚，亦可致哕。

【宜忌】《外台》：忌海藻、菘菜。

97269 **橘皮甘草汤**（《鸡峰》卷十三）

【组成】橘皮三两　生姜二两　甘草一两

【用法】上㕮咀。水三升，煎至一半，去滓，分三次服，不拘时候。

【主治】中暑。身大热，背微恶寒，心中烦闷，时时欲呕，渴不能饮，头目昏痛，恶见日光，遇凉稍清，起居如故，其脉虚大而数。

97270 **橘皮甘草汤**（《奇效良方》卷十二）

【组成】橘皮（生用）　甘草（炙）　厚朴（去皮，姜汁制）各一两　羌活　防风　肉豆蔻　茯苓各二钱半　川芎半两　吴茱萸一钱

【用法】上㕮咀。每服四钱，水一盏半，加生姜三片，煎至八分，去滓，食前服。

【主治】脾脏不和，泻痢，疟疾，腹痛，下部无力，体重足痿，脚下痛，饮食中满，四肢不举。

97271 **橘皮生姜汤**

《三因》卷九。为《金匮》卷上"橘皮枳实生姜汤"之异名。见该条。

97272 **橘皮半夏汤**

《宣明论》卷九。为《千金》卷十八"小半夏汤"之异名。见该条。

97273 **橘皮半夏汤**（《普济方》卷一一七引《卫生家宝》）

【组成】陈橘皮六两（去瓤）　白术三两（去芦头）　白茯苓三两　人参一两　枳壳一两（去瓤，麸炒）　当归一两（去芦头）　半夏三两（汤洗七次，剉如米）　甘草三分（炙）

【用法】上除半夏外，㕮咀，同拌匀。每服三大钱，加生姜六片，大枣二枚，水一盏，煎至七分，去滓温服，不拘时候。

【主治】中暑，伏暑及痰在胸膈。

97274 **橘皮半夏汤**（《局方》卷四吴直阁增诸家名方）

【组成】陈皮（去白）　半夏（煮）各七两

【用法】上为粗散。每服三钱，加生姜十片，水二盏，煎至一中盏，去滓温服，不拘时候。留二服滓并作一服，再煎服。

【主治】肺胃虚弱，好食酸冷，寒痰停积，呕逆恶心，涎唾稠黏；或积吐，粥药不下，手足逆冷，目眩身重；又治伤寒时气，欲吐不吐，欲呕不呕，昏愦闷乱；或饮酒过多，中寒停饮，喉中涎声，干哕不止。

97275 **橘皮半夏汤**（《云岐子脉诀》）

【组成】陈皮（去白）三两　半夏（制）　枳壳（炒，去瓤）各一两　白术　茯苓　桂各半两

【用法】上㕮咀。每服一两，加生姜七片，水煎，食前服。

【主治】胃中寒痛，脉缓沉。

97276 **橘皮竹茹汤**（《金匮》卷中）

【异名】竹茹汤（《医学入门》卷七）、陈皮汤（《医学纲目》卷十六）、竹茹橘皮汤（《中国医学大辞典》）。

【组成】橘皮二斤　竹茹二升　大枣三十枚　生姜半斤　甘草五两　人参一两

【用法】以水一斗，煮取三升，温服一升，一日三次。

【主治】伤寒病后虚羸，哕逆不已；或吐利后，胃虚膈热呃逆；或产后呃逆；或四时伤风咳逆。

❶《金匮》：哕逆。❷《景岳全书》：吐利后，胃虚膈热呃逆。❸《女科指掌》：产后呃逆。❹《医学入门》：四时伤风冷湿，鼻塞喉鸣，上气不得下气而咳嗽。❺《玉案》：大病后，中气不足，呃逆不已，脉来虚细。

【方论选录】❶《医方考》：橘皮平其气，竹茹清其热，甘草和其逆，人参补其虚，生姜正其胃，大枣益其脾。❷《成方切用》：此胃虚而冲逆为哕，然非真元衰弱之比，故以参、甘培胃中元气，而以橘皮、竹茹，一寒一温，下其上逆之气，以姜、枣宣其上焦，使胸中之阳渐畅而下达，谓上焦因受气于中焦，而中焦亦禀承于上焦，上焦既宣，则中气自调也。

【临床报道】呃逆：《福建中医药》[1964，(5)：42]林某，男，34岁。呃逆已十余年，时好时坏，经常发作，曾经治疗无效。此次发作加剧，呃逆频发，恶心吐涎，口渴，上腹部疼痛，大便秘结，小溲短赤，脉弦，舌质红苔黄浊。西医诊断为神经性呃逆，中医诊为木土不和，肝阳有余，胃阴不足，肝胃火逆而致呃。以橘皮竹茹汤加减：橘皮4.5克，竹茹9克，玉竹9克，麦冬6克，炙草3克，石斛9克，大枣3枚，生姜3片，柿蒂4.5克。二诊，呃逆已减，晚能入眠，胸前痞闷。前方去大枣、柿蒂，加生栀子、豆豉除胸脘痞闷，蔻仁宽中理气，连翘清热散结。三诊，呃逆已止，诸症亦瘥，惟心中灼热，脉稍转缓，舌苔微黄。前方倍石斛以养胃阴，加知母滋阴清热泻火。连服三剂，痊愈出院。四个月后追访未再发作。

【备考】本方方名，《医学纲目》引作"陈皮竹茹汤"。

97277 **橘皮竹茹汤**（《活人书》卷十六）

【组成】橘皮二两　竹茹一升　甘草二两（炙）　人参半两　半夏一两（汤洗）

【用法】上剉如麻豆大。每服五钱，加生姜六片，大枣一枚，以水二大盏，煎至一盏，去滓温服，一日三次。

【主治】哕逆，呃逆，妊娠恶阻。

❶《活人书》：哕逆。❷《笔花医镜》：气郁火冲呃逆。

❸《女科指掌》:妊娠恶阻。

97278　**橘皮竹茹汤**(《济生》卷二)

【异名】麦门冬竹茹汤(《医统》卷二十七)。

【组成】赤茯苓(去皮)　橘皮(去白)　枇杷叶(拭去毛)　麦门冬(去心)　青竹茹　半夏(汤洗七次)各一两　人参　甘草(炙)各半两

【用法】上㕮咀。每服四钱,水一盏半,加生姜五片,煎至八分,去滓温服,不拘时候。

【主治】❶《济生》:胃热多渴,呕哕不食。❷《痢疟纂要》:体强新病,未经苦寒攻下,或误投热药滞药,脉见洪数滑实,呃逆声重相连者。

【方论选录】《医方集解》:此足阳明药也。胃火上冲,肝胆之火助之,肺金之气不得下降,故呕。竹茹、枇杷叶、麦门冬皆能清肺而和胃,肺金清则肝气亦平矣;二陈所以散逆气;赤茯苓所以降心火;生姜呕家之圣药;久病虚羸,故以人参、甘草、大枣扶其胃气也。

97279　**橘皮竹茹汤**

《得效》卷四。为《伤寒总病论》卷二"大橘皮汤"之异名。见该条。

97280　**橘皮竹茹汤**(《寿世保元》卷三)

【组成】陈皮(去白)三分　人参二钱　甘草(炙)一钱　竹茹一钱　柿蒂一钱　丁香五分

【用法】上剉一剂。加生姜五片,大枣二枚,水煎,温服。

【主治】因吐利后,胃虚膈热而呃逆者。

【加减】身热发渴,加柴胡、黄芩,去丁香。

97281　**橘皮竹茹汤**(《金鉴》卷六十二)

【组成】橘红二钱　竹茹三钱　生姜一钱　柿蒂七个　人参一钱　黄连一钱

【用法】水二钟,煎八分,空心温服。

【主治】溃疡,胃火上逆气冲,以致时时呃逆,身热烦渴,口干唇焦,此热呃也。

97282　**橘皮竹茹汤**(《麻症集成》卷四)

【组成】竹茹　麦冬　建曲　鲜斛　炙草　橘红　沙参　谷芽　茯苓　杷叶

【用法】加生姜,水煎服。

【主治】麻疹胃虚羸瘦,呕逆不已。

97283　**橘皮防己汤**(《圣济总录》卷八十二)

【组成】陈橘皮(汤浸,去白,焙)　防己　桑根白皮(剉)各二两　甘草(炙,剉)半两　吴茱萸(汤洗,焙干,炒)　槟榔(剉)各一两　大腹(并子剉)七枚　生姜(剉,炒)三两

【用法】上为粗末。每服五钱匕,水一盏半,加葱白三茎(切),同煎至八分,去滓,空心、食前温服。

【主治】脚肿满上气。

97284　**橘皮杏仁丸**(《鸡峰》卷十三)

【异名】橘杏丸(《魏氏家藏方》卷二)、润肠橘香丸(《御药院方》卷七)。

【组成】橘皮四两　杏仁一两二钱(半熟者)

【用法】上为细末,炼蜜为丸,如绿豆大。每服五七十丸,白汤送下,不拘时候。

【主治】大便秘。

97285　**橘皮枳术丸**(《内外伤辨》卷下)

【异名】橘红枳术丸(《赤水玄珠》卷五)。

【组成】橘皮　枳实(麸炒,去瓤)各一两　白术二两

【用法】上为细末,荷叶烧饭为丸,如梧桐子大。每服五十丸,熟水送下。食远服。

【主治】❶《内外伤辨》:老幼元气虚弱,饮食不消,或脏腑不调,心下痞闷。❷《丹溪心法》:食积兼痞。

97286　**橘皮枳壳汤**(《御药院方》卷三)

【组成】枳壳(麸炒,去瓤)　半夏(不制)各二两　陈皮(不去白)三两　人参一两

【用法】上各剉碎。每药一两,用泉水一升,生姜片子十余片,同煎至八分一盏,去滓,稍温服。如大便涩,入白蜜少许,食后大剂;如上喘,用东流河水更妙。此是半夏汤古方,上四味用泉水五大升,入白砂蜜四两调匀,用木勺扬药水二百四十遍,煮取一大升,去滓,分作三服,一日常服尽,食后服之。

【主治】胸膈气痞,气短噎闷,不得升降。

97287　**橘皮枳实汤**

《外台》卷十二。即《金匮》卷上"橘皮枳实生姜汤"。见该条。

97288　**橘皮枳实汤**(《伤寒总病论》卷六)

【组成】枳实　麦门冬各三分　陈橘皮一两

【用法】上为粗末。每服五钱,水一盏半,加生姜四片,煎八分,去滓温服。

【主治】妊娠伤寒,四五日以上,心腹胀,渴不止,腰痛重。

97289　**橘皮枳实汤**(《魏氏家藏方》卷二)

【组成】橘皮(去白,炒)　枳实(去瓤,麸炒)各半两　人参七钱(去芦)　半夏一两(汤泡七次,焙)　吴茱萸二两(汤泡七次,炒)

【用法】上㕮咀。每服三大钱,水一盏半,加生姜十片,大枣二个,煎七分,去滓温服,不拘时候。

【主治】寒痰咳嗽。

97290　**橘皮茱连散**(《张氏医通》卷十五)

【组成】橘皮六钱　吴茱萸三钱　黄连一两(同吴茱萸炒)　竹茹一团

【用法】上为散。每服一钱,水煎服。

【主治】痘疮初起,干呕而哕。

97291　**橘皮茯苓丸**(《魏氏家藏方》卷二)

【组成】橘皮(去白)四两(为末,以生姜自然汁搜饼子,晒干)　枳实半两(麸炒)　白茯苓二两(去皮)

【用法】上为细末,面糊为丸,如梧桐子大。每服五六十丸,温熟水送下。

【功用】降气消痰,宽膈和胃,美进饮食,去湿利小便。

97292　**橘皮茯苓汤**(《鸡峰》卷十四)

【组成】陈皮　白茯苓各半两

【用法】上为细末。每服二钱,食后白汤点下。

【主治】下痢烦呕。

97293　**橘皮桃仁丸**(《鸡峰》卷九)

【组成】雷丸　狼牙刺　陈橘皮　贯众　桃仁　芜荑　青葙子　蜀漆　桃白皮　吴茱萸根各一两　白僵蚕三七个

乱发灰三分

【用法】上为细末，炼蜜为丸，如梧桐子大。每服三十丸，空心粥饮送下。以虫下为度。

【主治】劳热伤心，有长虫长一尺，贯周心为病，令人心痛。

97294　**橘皮益智汤**（《圣济总录》卷九十四）

【组成】青橘皮（汤浸，去白，焙）　益智（去皮）　乌头（炮裂，去皮脐）　威灵仙（去土）各一两

【用法】上剉，如麻豆大。每服三钱匕，水一盏，加生姜三片，盐少许，煎至六分，去滓，食前温服，一日三次。

【主治】痼冷在内，阴气交攻，心痛如刺。

97295　**橘皮通气汤**（《千金》卷十一）

【组成】橘皮四两　白术　石膏各五两　细辛　当归　桂心　茯苓各二两　香豉一升

【用法】上㕮咀。以水九升，煮取三升，去滓，分三次服。

【主治】筋实极则咳，咳则两胁下缩痛，痛甚则不可转动。

【方论选录】肝伤筋极而复热则咳，咳则胁下痛，故用橘皮、细辛以治咳，香豉、石膏以化热，桂心、当归以调肝，白术、茯苓以实脾，脾实则肝邪不能肆虐矣。

97296　**橘皮麻仁丸**

《李氏医鉴》卷四。为《直指》卷七“橘杏麻仁丸”之异名。见该条。

97297　**橘皮醒酲汤**（《饮膳正要》卷二）

【组成】香橙皮一斤（去白）　陈橘皮一斤（去白）　檀香四两　葛花半斤　绿豆花半斤　人参二两（去芦）　白豆蔻仁二两　盐六两（炒）

【用法】上为细末，每日空心白汤点服。

【主治】酒醉不解，呕噫吞酸。

97298　**橘红化痰丸**（《全国中药成药处方集》天津方）

【组成】生米壳　甘草　川贝母　白矾各一斤八两　净金灯　杏仁（去皮，炒）各二斤　七爪橘红　生五味子各一斤八两

【用法】上为末，炼蜜为丸，每丸重三钱，蜡皮或蜡纸封固。每服一丸，开水送下。

【功用】扶虚止嗽，化痰定喘。

【主治】虚热咳嗽，气促喘急，痰涎壅盛，胸闷作痛。

97299　**橘红化痰丸**（《全国中药成药处方集》兰州方）

【组成】橘红　生甘草　川贝各三两五钱　马兜铃四两　杏仁五两　白矾　五味子各三两五钱　清夏二两五钱　紫菀一两五钱

【用法】上为末，炼蜜为丸，每丸重三钱，蜡皮封固。每服二钱，开水送下。

【功用】止咳化痰。

【主治】咳嗽气喘，呕吐痰涎，胸部作痛，实热胸满。

【宜忌】忌生冷及刺激性食物。

97300　**橘红石斛汤**（《会约》卷七）

【组成】橘红二钱　甘草一钱半　石斛二三钱　茯苓一钱半　神曲（炒）　山楂各一钱　半夏一钱八分

【主治】胃不和则卧不安。

【加减】如胃热口渴，加石膏、花粉。

97301　**橘红半夏汤**（《济阴纲目》卷十三）

【组成】橘皮一两　半夏　甘草（炙）各半两　藿香三两

【用法】上剉。每服五钱，加生姜五片，水煎服。

【主治】产后胃虚呕逆。

97302　**橘红枇杷叶**（《成方制剂》4册）

【异名】橘红咳糖片。

【组成】化橘红14克　陈皮76克　枇杷叶222克　桔梗21克　紫苏子69克　甘草14克

【用法】上制成片剂。口服，一次2～3片，一日3～4次。

【功用】止咳祛痰。

【主治】咳嗽痰多。

97303　**橘红枳术丸**

《赤水玄珠》卷五。为《内外伤辨》卷十一“橘皮枳术丸”之异名。见该条。

97304　**橘红咳糖片**

《成方制剂》4册。为原书同册“橘红枇杷叶”之异名。见该条。

97305　**橘红痰咳液**

《成方制剂》18册。即《成方制剂》14册“橘红痰颗粒”改为口服液剂。见该条。

97306　**橘杏麻仁丸**（《直指》卷七）

【异名】橘皮麻仁丸（《李氏医鉴》卷四）。

【组成】橘皮（炙）　杏仁（去皮尖）　麻子仁（去壳）各三两　郁李仁（去壳）五钱

【用法】橘皮为末，三仁俱捣成膏，用大枣去核入石臼内捣和丸，如梧桐子大。每服五六十丸，食前煎枳实汤送下。

【主治】噎膈，大便燥结。

97307　**橘苏半夏汤**（《奇效良方》卷六十四）

【组成】橘红　半夏（姜制）　贝母各七分　紫苏　白术　杏仁（去皮尖）　桑皮各五分　五味子　甘草各三分　桔梗　黄芩各五分

【用法】用水一钟，加生姜三片，煎至五分，食后服。

【主治】小儿咳嗽，身热有痰。

97308　**橘连枳术丸**（《丹溪心法附余》卷七）

【组成】白术三两（去梗）　枳实一两（去瓤，麸炒）　陈皮一两　黄连一两（酒浸，炒）

【用法】上为末，荷叶煮汤，打米糊为丸，如梧桐子大。每服五十丸，食后服。

【功用】补脾和胃，泻火消痰。

【方论选录】《冯氏锦囊》：易老枳术丸方用白术二两补脾，枳实一两消痞，取其补多消少，至东垣加橘皮一两以和胃，名橘皮枳术丸，则补消相半也。今更用白术三两，枳实一两，陈皮一两，黄连一两，名橘连枳术丸，仍补多消少，又兼清热也。丹溪云：心下痞，须用枳实炒黄连，是也。

97309　**橘枳生姜汤**

《准绳·类方》卷二。即《金匮》卷上“橘皮枳实生姜汤”。见该条。

97310 **橘饼扶脾丸**(《丁甘仁家传珍方选》)

【组成】陈皮　焦白术　淮山药　芡实各一两　焦山楂五钱

【用法】上为末,如饼样。陈米汤送下。

【功用】扶脾。

97311 **橘核疝气丸**(《全国中药成药处方集》沈阳方)

【组成】金铃子四两　茴香三两　乌药　玄胡　肉桂　胡芦巴　炮姜　吴茱萸　良姜　橘核各一两五钱　广木香　川军各一两

【用法】共碾细面,水泛为小丸。每服三钱,淡盐水送下。

【功用】除疝去寒,止痛消肿。

【主治】睾丸肿痛,小肠疝气,偏坠疼痛,寒冷腹痛。

【宜忌】忌生冷。

97312 **橘核疝气丸**

《全国中药成药处方集》抚顺方。为《济生》卷三"橘核丸"之异名。见该条。

97313 **橘核疝气丸**(《成方制剂》2册)

【组成】川楝子(炒)50克　小茴香(盐制)50克　延胡索(醋制)50克　炮姜50克　橘核(炒)50克　荔枝核(炒)50克　附子(制)50克　肉桂30克　泽泻(盐制)50克　木香50克　胡芦巴(炒)50克　苍术(炒)50克　吴茱萸(制)50克

【用法】上制成丸剂。口服,一次10克,一日2次。

【功用】散寒止痛。

【主治】疝气疼痛,睾丸肿大,阴囊潮湿。

97314 **橘核消肾丸**

《疡医大全》卷二十四。即《嵩崖尊生》卷十三"消肾汤"改为丸剂。见该条。

97315 **橘贝半夏颗粒**(《成方制剂》15册)

【组成】橘红15克　川贝母22克　半夏(制)530克　桔梗15克　远志(制)20克　紫苏子(炒)10克　紫菀12克　款冬花(炒)15克　枇杷叶150克　前胡10克　苦杏仁霜25克　麻黄7克　肉桂4克　天花粉10克　木香14克　甘草12克

【用法】上制成颗粒剂。口服,一次3~6克,一日2次。

【功用】化痰止咳,宽中下气。

【主治】咳嗽痰多,胸闷气急。

97316 **橘皮五味子汤**(《圣济总录》卷六十六)

【组成】陈橘皮(汤浸,去白,焙)　五味子　人参　紫苏子各五两

【用法】上为粗末。每服五钱匕,水一盏半,加生姜一枣大(拍碎),煎至一盏,去滓温服。

【主治】咳嗽呕吐。

97317 **橘红痰咳煎膏**

《成方制剂》18册。即《成方制剂》14册"橘红痰咳颗粒"改为膏剂。见该条。

97318 **橘红痰咳颗粒**(《成方制剂》14册)

【组成】白前　百部　茯苓　甘草　化橘红　苦杏仁　水半夏　五味子

【用法】上制成颗粒剂。开水冲服,一次10~20克,一日3次。

【功用】理气祛痰,润肺止咳。

【主治】感冒、支气管炎、咽喉炎引起的痰多咳嗽,气喘。

【备考】本方改为口服液剂,名"橘红痰咳液"(见《成方制剂》18册);改为膏剂,名"橘红痰咳煎膏"(见《成方制剂》18册)。

97319 **橘半桂苓枳姜汤**(《温病条辨》卷三)

【组成】半夏二两　小枳实一两　橘皮六钱　桂枝一两　茯苓块六钱　生姜六钱

【用法】甘澜水十碗,煮成四碗,分四次,日三夜一服,以愈为度。

【主治】饮家阴吹,脉弦而迟者。

97320 **橘皮枳实生姜汤**(《金匮》卷上)

【异名】橘皮汤(《圣济总录》卷六十一)、橘皮生姜汤(《三因》卷九)、治中汤(《医部全录》卷一八三)。

【组成】橘皮一斤　枳实三两　生姜半斤

【用法】以水五升,煮取二升,分温再服。

【功用】《中国医学大辞典》:行气开郁,和胃化饮。

【主治】❶《金匮》:胸痹,胸中气塞,短气。❷《三因》:胸痞,胸中愊塞,愊愊如满,习习如痒,喉中涩燥,吐沫。

【方论选录】❶《金匮要略直解》:气塞短气,非辛温之药不足以行之,橘皮、枳实、生姜辛温,同为下气药也。《内经》曰:病有缓急,方有大小。此胸痹之缓者,故用君一臣二之小方也。❷《中国医学大辞典》:重用橘皮、生姜之大辛大温者,散胸中之饮邪;枳实之圆转苦辛者,泄胸中之闭塞。❸《金匮要略方义》:本方与茯苓杏仁甘草汤均治胸痹胸中气塞短气之证。前者是肺气不利,饮停胸膈,重在停饮,故治宜宣肺化饮,而用茯苓、杏仁;此方主治乃肺胃气滞,气阻饮停,重在气滞,治宜行气开郁。故方中以橘皮为君,行肺胃之气而宣通气机;臣以枳实,行气除满而利五脏;佐以生姜,散结气而降逆化饮。三者相合,行气开郁,和胃化饮,使气行痹散,胃气因和,而胸脘气塞之症自除。

【临床报道】咳嗽:《中医杂志》[1964,6:22]何某,男,34岁。咳嗽已五年,久治未愈。西医认为支气管炎,屡用棕色合剂、青霉素等药;中医认为"久嗽"常用半夏露、麦金杏仁糖浆等,皆不效。细询咳虽久而不剧,痰亦不多,其主要症状为入夜胸中似有气上冲至咽喉,呼吸作声,短气,胃脘胸胁及背部均隐隐作痛,畏寒,纳减,脉迟而细,苔薄白。颇似《金匮》胸痹胸中气塞短气症。乃以橘枳生姜汤加味治之。处方:橘皮12克,麸炒枳实9克,生姜15克,姜半夏12克,茯苓12克服药三剂后,诸症消退,胁背痛亦止。惟胃脘尚有隐痛,再拟原方出入,五年宿疾,基本痊愈。

【备考】本方方名,《外台》引作"橘皮枳实汤",《医学纲目》引作"橘枳姜汤",《准绳·类方》引作"橘枳生姜汤"。

醍

97321 **醍醐方**(《圣济总录》卷一八九)

【异名】醍醐膏(《景岳全书》卷五十三)。

【组成】真酥不拘多少

【用法】上炼三次,取醍醐,每服一合。

【主治】一切肺病,咳嗽吐脓血不止。

97322 **醍醐汤**(《东医宝鉴·杂病》卷三引《局方》)

【组成】乌梅肉(另为末)一斤　草果一两　缩砂　白檀香各五钱　炼蜜五斤

【用法】上为细末,入蜜,微沸,搅匀,瓷器盛。冷水调服。

【功用】解暑热,止烦渴。

【备考】《医方类聚》引《必用全书》有麝香,无草果。

97323 **醍醐汤**(《百一》卷二十)

【组成】神曲　官桂　干姜(煨)各二两　盐十两(炒过)　甘草七两(净者)　乌梅八两(净洗,拍碎)

【用法】先将五味焙干,为细末,后入炒盐滚合作一处,用新净瓷罐收。白汤点下。

【主治】诸虚。

97324 **醍醐饮**(《玉案》卷六)

【组成】当归　桔梗　白术　川芎各一钱　熟地一钱二分　桂枝六分

【用法】水煎,温服。

【功用】托痘。

【主治】痘症见标太重。

97325 **醍醐酒**(方出《证类本草》卷十六引《圣惠》,名见《饮膳正要》卷二)

【组成】醍醐四两

【用法】每服半匙,酒调下。

【功用】《饮膳正要》:祛风湿。

【主治】❶《证类本草》引《圣惠》:中风烦热,皮肤瘙痒。❷《饮膳正要》:虚弱。

97326 **醍醐酒**(《养老奉亲》)

【组成】萝卜自然汁半盏

【用法】以热酒半盏,相和令匀,再用汤温过服之。

【主治】鼻衄。

97327 **醍醐散**(《简易方》引《局方》,见《医方类聚》卷七十九)

【异名】双芎散(《医统》卷六十二)。

【组成】川乌(炮,去皮脐)　抚芎　甘草　白芷各二两　川芎一两　细辛半两　龙脑薄荷一两半

【用法】上为细末。每服一大钱,葱白茶清调下;薄荷汤亦得。

【主治】伤风鼻塞声重。

97328 **醍醐散**(《活幼心书》卷下)

【组成】陈皮(去白)　缩砂仁　厚朴(去粗皮)　麦芽(洗净,焙干)　乌梅(和核)各五钱　良姜(剉,用东壁土炒)　干葛　乌药各二钱半　草果仁(炮)二钱　甘草(炙)三钱

【用法】上㕮咀。每服二钱,水一盏,加生姜二片,大枣一枚,盐少许,煎取七分,空心温服。

【功用】调和脾胃,消进饮食。

【主治】小儿吐泻后丁奚哺露,虚热烦渴,气逆恶心。

97329 **醍醐膏**(《普济方》卷二六七)

【组成】乌梅一斤(捶碎,甜水四大碗,煎一碗,滤去滓)　白砂糖五斤　砂仁末半两　白檀香四钱　麝香一字

【用法】上药前三味入砂石器内,慢火熬成赤色膏为度,取下放冷,加白檀香、麝香令匀,瓷石器内收顿,封口一宿。夏月冷水调,冬月沸汤调用。

【主治】《奇效良方》:消渴。

【方论选录】乌梅化痰止烦渴;蜜生津液润心肺;大檀大能解暑毒,麝香通窍辟邪气。

97330 **醍醐膏**

《景岳全书》卷五十三。为《圣济总录》卷一八九"醍醐方"之异名。见该条。

醒

97331 **醒风汤**(《易简方》)

【异名】三倍汤(《普济方》卷一〇四引《十便良方》)、省风汤(《直指》卷三)。

【组成】南星二钱　防风二钱　甘草一钱

【主治】中风痰壅,口眼㖞斜,半身不遂,头晕目眩。

❶《易简方》:卒中风痰壅。❷《百一》:男子妇人左瘫右痪,口眼㖞斜,中风口噤,全不能语;及半身不遂,手足顽麻,一切风疾,❸《朱氏集验方》:诸风痰作,头目眩晕。

【备考】❶本方方名,《医方类聚》引作"小省风汤"。❷《百一》本方用法:为粗末。每服二大钱,水二盏,煎至一中盏,空心温服。

97332 **醒风汤**(《魏氏家藏方》卷一)

【组成】人参(去芦)　白茯苓(去皮)　附子(生)　白附子(炮)　白术(炒)　天南星(汤泡七次)　白芷　防风(去芦)　天麻　半夏(汤泡七次)　蝉蜕各一两　全蝎半两(去毒)

【用法】上细切,如小麦大,拌和。每服一钱半或二钱,量病加减,用水二盏半,加生姜三大片,大枣一枚,煎至六分,温服。

【主治】中风抽搐。

97333 **醒风汤**

《永类钤方》卷十一。为《医方类聚》卷二十一引《济生续方》"省风汤"之异名。见该条。

97334 **醒风汤**(《医统》卷八十八)

【组成】天麻(炮)　防风　人参　白附子(炮)　全蝎(去毒,炒)　僵蚕(去嘴,炒)　天南星　甘草(炙)

【用法】上㕮咀。加生姜三片,冬瓜仁三十粒,同煎,不拘时候服。

【主治】小儿吐泻后胃虚生风,手足搐搦惊悸。

97335 **醒风汤**(《幼科直言》卷四)

【组成】天麻　胆星　薄荷　防风　羌活　枳壳　白僵蚕　钩藤　石菖蒲　红花　甘草　全蝎(洗净,去尾尖)

【用法】生姜为引,水煎服。兼服牛黄镇惊锭子。

【主治】急惊有风、有食、有痰者。

97336 **醒风煎**(《圣济总录》卷一七一)

【组成】白花蛇头一枚(自开口者,生用)　干蝎(全者)半两　牛黄(研)半分　丹砂(研)一分　龙脑(研)半分　麝香(研)一钱半

【用法】上为细末,炼蜜和为煎,瓷盒内收。每服一绿豆大,薄荷温水服之。

【功用】《御药院方》:截痫,安心神。

【主治】小儿风痫,涎潮发搐,不省人事。

97337 **醒心散**(《东医宝鉴·内景篇》卷三)

【组成】人参　麦门冬　五味子　远志　茯神　生地黄　石菖蒲各等分
【用法】上剉。水煎服。
【主治】心虚热。
97338　**醒头香**(《竹屿山房杂部》卷八)
【组成】川芎　白芷　甘松　零陵香各一两　藁本　辛夷　细辛　醒头草(酒洒,蒸过,晒干)各五钱　三柰子三钱　麝香一钱
【用法】上为细末。敷头上,篦去之。有头风,敷头上,帕蒙一宿,篦去之。
【主治】发腷、汗气,并愈头风。
97339　**醒头香**(《扶寿精方》)
【组成】滑石五钱　甘松　三柰　零陵香各一钱　樟脑二分
【用法】上为细末。入发理之。
【功用】醒头。
97340　**醒头香**(《香奁润色》)
【组成】白芷　零陵香　滑石　甘松　荆芥　防风　川芎　木樨
【用法】上为细末,掺在发上,略停片时,梳篦为妙。
【功用】去风,清头目,亦能令人香。
97341　**醒皮汤**(《外科大成》卷四)
【组成】防风　荆芥　金银花　皂角刺　蛇床子　贯众　芫花　白鲜皮　鹤虱草　苦参各五分
【用法】用水十碗,煎四碗,去滓,烫洗,俟皮肉和软,用透骨丹搽之,烘之。
【主治】鹅掌风,并多年顽癣。
97342　**醒迷汤**(《杂症会心录》卷上)
【组成】人参三钱　白术二钱(土炒)　当归三钱　茯苓一钱　白芍一钱(炒)　半夏一钱　杜仲二钱(炒)　陈皮八分　枣仁一钱(炒研)　炙甘草八分　川附子五分
【用法】加大枣三枚,生姜三片,水二钟,煎服。
【主治】头痛厥逆,痰聚胞络,目定口噤,手足冷过肘膝,阳气虚寒者。
97343　**醒神散**(《活人方》卷一)
【组成】牙皂一钱(炙,去皮)　北细辛一分(焙燥)
【用法】上为极细末。吹鼻取嚏。神明犹醒者可治;无嚏则九窍闭,神气散者不治。
【功用】透窍,开关醒神。
【主治】中风昏愦,不省人事,口噤不能言语。
97344　**醒疼汤**(《点点经》卷三)
【组成】白芷　当归　熟地　川芎　粟壳　桂心　乳香　没药
【主治】酒毒疥癣,溃腐作脓,疼痛不止。
97345　**醒消丸**(《外科全生集》卷四)
【组成】乳香　没药(各去油)各一两　麝香一钱半　雄精五钱(各研极细)　黄米饭一两
【用法】上捣烂为丸,如莱菔子大,晒干忌火烘。每服三钱,陈酒送下。醉,盖取汗,立愈。
【功用】消肿止痛。
【主治】痈肿及翻花起肛,久烂不堪者。
97346　**醒酝汤**(《辨证录》卷五)
【组成】干葛　柞木枝各一钱　人参二钱　茯神三钱　白芍五钱　黄连　半夏各五分　吴茱萸二分
【用法】水煎服。一剂即效,四剂愈。
【主治】人有怒,辄饮酒以为常,不醉不休,一日发厥,不知人事,稍苏犹呼酒号叫,数次复昏晕。
97347　**醒脾丸**(《扁鹊心书·神方》)
【组成】川乌五两(姜汁浸,去黑皮,切片)　大蒜三两(煨,去皮)
【用法】上为末,醋糊为丸,如梧桐子大。每服二十丸,米饮送下。
【主治】久痢不愈。
97348　**醒脾丸**(《本事》卷十)
【组成】厚朴(去粗皮,姜汁炙)　白术　舶上硫黄　天麻(去芦)各半两　全蝎(去毒)　防风(去叉股)　官桂(去粗皮,不见火)各一分　人参(去芦)五钱
【用法】上为细末,酒浸蒸饼为丸,如鸡头子大。每服一丸,捶碎,温米饮送下。
【主治】小儿慢脾风,因吐利后虚困昏睡,欲生风痫。
97349　**醒脾丸**(《本事》卷十)
【组成】全蝎二个(青薄荷叶裹煨)　白术(指面大)二块　麻黄长五寸十五条(去节)
【用法】上为细末,每服二岁以下服一字,三岁以上半钱,薄荷汤调下。量儿大小加减服。
【主治】小儿慢脾风,因吐利后虚困昏睡,欲生风痫。
【方论选录】《本事方释义》:全蝎气味甘平,入足厥阴;白术气味甘温微苦,入足太阴;麻黄气味辛温,入足太阳;薄荷汤送药亦是升阳之意。慢脾风因吐利后脾阳下陷,非风药不能升其阳,非守中不能扶其正,故专用甘温、辛温之品。
97350　**醒脾丸**(《痘疹传心录》卷十七)
【组成】平胃散加茯苓二两　草果二两
【用法】上炼蜜为丸。米汤送下。
【功用】调脾快胃。
97351　**醒脾丸**(《北京市中药成方选集》)
【组成】人参(去芦)二两五钱　藿香二两五钱　干姜一两　白附子(炙)一两　天麻二两五钱　九菖蒲二两五钱　橘红二两五钱　莲子肉五两　茯苓五两　木香一两二钱五分　甘草(炙)二两
【用法】上为细末,过罗,用冷开水泛为小丸,每服五分,温开水送下,一日二次。周岁以内小儿酌减。
【功用】健脾养胃,补气调中。
【主治】小儿脾胃虚弱,消化不良,面黄肌瘦,精神不振。
97352　**醒脾汤**(《魏氏家藏方》卷五)
【组成】天南星(炮)　藿香叶(去土)　附子(生,去皮脐)　冬瓜子各等分
【用法】上㕮咀。每服三钱,水一盏半,加生姜十片,枣子一枚,煎至七分,去滓,不拘时候服。
【功用】温脾胃,散冷气,利胸膈,进饮食,止呕化痰。
【主治】脾胃病。

97353 **醒脾汤**(《普济方》卷三九五)

【组成】人参　白茯苓　白术　山药　白扁豆(炒)　白附子　藿香　白僵蚕　甘草　升麻　酸枣仁各等分

【用法】上为末。三岁每服一钱,加冬瓜子三七粒,水半盏,煎至三分,去滓,服二剂。

【主治】小儿吐泻,脾虚多困,不思乳食,欲生风候。

97354 **醒脾汤**(《宋氏女科》)

【组成】陈皮　厚朴　甘草　神曲　砂仁　枳实　干姜　麦芽　苍术

【用法】用水二钟,加生姜三片,煎服。

【主治】产后停食,胸膈饱闷,身发寒热,不思饮食者。

【加减】如大便泄泻,加白术,茯苓;如大便闭结,加桃仁,枳壳;如小便不通,加大腹皮。

97355 **醒脾汤**(《外科正宗》卷三)

【组成】白术　黄耆　人参　茯神各一钱　酸枣仁　地骨皮　远志各七分　柴胡　甘草　桔梗　黄连　木香　香附各五分　龙眼肉七个

【用法】以水二钟,加生姜三片,大枣二枚,煎八分,不拘时候服。

【主治】怀抱郁结,思虑伤脾,致脾气不行,逆于肉里,壅肿,疼痛不眠,心烦不安,神气不清。

97356 **醒脾汤**(《金鉴》卷五十一)

【组成】人参　白术(土炒)　茯苓　天麻　半夏(姜制)　橘红　全蝎(去毒)　僵蚕(炒)　甘草(炙)　木香　仓米　胆南星

【用法】生姜为引,水煎服。

【主治】慢惊风,气虚而挟痰者;阴痫之轻者,手足厥冷,偃卧拘急,面色青白,口吐痰沫,声音微小,脉来沉细。

97357 **醒脾饮**(《万氏家抄方》卷五)

【组成】人参　白术　橘红　白附子　甘草(炙)　茯苓　石菖蒲　藿香　天麻　木香　干姜(炙)　莲肉

【用法】上用陈米百粒,加生姜,大枣,水煎服。

【主治】慢惊,慢脾风。

【加减】泻,加诃子;不出声,倍加石菖蒲;搐,加全蝎,蝉蜕;浑身厥冷,加制附子。

97358 **醒脾饮**(《叶氏女科》卷二)

【组成】青皮　厚朴(姜汁炒)　白术(蜜炙)　草果　柴胡　黄芩　茯苓　炙甘草各五分

【用法】水煎服。

【主治】子疟。妊娠患疟,寒热往来,或热多寒少,及但热不寒,口苦舌干,大便闭涩,脉弦而数。

97359 **醒脾散**(《幼幼新书》卷九引《吉氏家传》)

【组成】厚朴一两(细剉,用水一盏,硇砂一豆许煮,取出,焙干,称一钱)　草果子一个(面裹煨,去皮及面)　人参　茯苓各一钱　甘草(炙)　陈皮(去白)各半钱　白豆蔻一个

【用法】上为末。每服半钱,冬瓜子煎汤调下;枣汤亦得。

【主治】小儿吐泻,传成慢惊。

97360 **醒脾散**(《幼幼新书》卷十引《茅先生方》)

【组成】马芹子　白僵蚕　丁香各等分

【用法】上为末。每服一钱,用炙橘皮汤调下。

【主治】小儿慢脾风。

97361 **醒脾散**(《幼幼新书》人卫本卷二十一引《茅先生方》)

【组成】木香(用湿纸裹,热灰内煨)　白茯苓　白术(湿纸裹,热灰内煨,令纸干为度)　人参　草果子(去皮)　甘草(炙)　陈橘皮(去瓤)　紫苏子各等分

【用法】上为末。每服一钱,水六分盏,加生姜一片,枣子半个,同煎四分,通口服。

【功用】调理小儿众病。

【备考】《幼幼新书》古籍本有厚朴。

97362 **醒脾散**(《幼幼新书》卷八引《朱氏家传》)

【组成】天南星一两　大麦芽　白附子　良姜(用水煮天南星,煮干,只用南星,去良姜。以水一盏煮干,焙)各一两　草果子(去皮,用面裹,煨香)二两

【用法】上为末。每服半钱,用冬瓜子煎汤调,不去瓜子服。

【主治】小儿脾积冷多困。

97363 **醒脾散**(《幼幼新书》卷九引丘松年方)

【组成】大天南星一两(每一个剉作五大块,用生姜一两切作片,厚朴一两剉碎,水三升煮,令南星透,拣去厚朴,生姜,只用南星,薄切,焙干)　冬瓜子一百二十粒　白茯苓半两

【用法】上为细末。每服一钱,水半盏,加生姜一片,煎至三分,温服;或用蝉壳煎汤调下亦得。

【主治】小儿慢惊脾困,及大患后全不进乳食。

97364 **醒脾散**(《幼幼新书》卷十引《四十八候》)

【组成】南星一个(去皮脐,用朱砂入在南星脐内令满,以面裹煨,火炮令黄,作散)　白术一分

【用法】上为末。每服半钱,更入麝香少许,煎冬瓜子汤调下。

【主治】慢脾风。

97365 **醒脾散**(《幼幼新书》卷十引郑愈方)

【组成】藿香叶　人参　白茯苓各一钱　天南星一个(重七钱者,去心,入缩砂一钱　丁香一钱,在南星内上面,却用南星心封口,慢火焙熟,切碎)

【用法】上为细末。每服半钱,入冬瓜子少许,同煎至三五沸,温服。

【主治】小儿吐泻,脾胃生风。

97366 **醒脾散**(《幼幼新书》卷二十七引《孔氏家传》)

【组成】人参　天南星各等分(各碾)

【用法】上为末。旋炒,每服二味各半钱,加冬瓜子三七粒,水一盏半,煎两茶脚许,通口服,不拘时候。胃气生为度。大人亦可服,须倍煎之,以知为度。

【主治】小儿因吐,胃虚生风,胃气欲脱。

97367 **醒脾散**(《幼幼新书》卷二十七引《刘氏家传》)

【组成】人参二分　丁香二十粒　白茯苓　白术各一分　藿香　甘草(炙)各一钱　天南星一个(重七八钱,去心,用缩砂仁二十个在天南星内,面裹煨熟,面焦黄为度,去面不用)

【用法】上为细末。每服一钱,水六分,加生姜三片,冬瓜子十四粒,同煎三分,温服,不拘时候。

【功用】《活幼心书》：醒脾养胃，止吐利，进饮食。
【主治】小儿吐泻脾困，病后神昏嗜睡，脉弱气短。
❶《幼幼新书》引《刘氏家传》：小儿吐泻脾困。❷《活幼心书》：病后神昏贪睡多困，脉弱气短，微有痰涎。❸《医方大成》：脾胃怯弱，为风冷所乘，体热头疼，霍乱。

97368 **醒脾散**（《卫生总微》卷十）
【组成】天南星（沸汤浸洗七次）
【用法】上为细末。每服一岁儿半钱匕，用河水七分盏，加冬瓜子七粒，同煎至半，放温旋旋与之。
【主治】小儿吐泻初定，脾胃虚弱，恐生风者。

97369 **醒脾散**（《杨氏家藏方》卷十八）
【组成】人参（去芦头） 白术 白扁豆（炒） 白附子（炮） 天麻 酸枣仁（生用）各等分
【用法】上为细末。每服半钱，乳食前煎生姜、枣汤调下。
【主治】小儿脾困昏睡，面色青白，内生虚风，不进乳食。
【备考】本方方名，《普济方》引作"心脾散"。

97370 **醒脾散**（《直指小儿》卷二）
【组成】全蝎（焙）半钱 白附子（炮） 天麻（焙） 甘草（炙） 人参 白茯苓 石菖蒲（细节者） 木香 石莲肉 白术各一钱
【用法】上为末。每服三字，加生姜、大枣，水煎服。
【主治】❶《直指小儿》：小儿吐泻，脾困不食。❷《普济方》：痰作惊风。
【加减】有热者，去木香。
【备考】《幼科折衷》有干姜、半夏；《幼科指掌》有陈皮、藿香、半夏。

97371 **醒脾散**（《朱氏集验方》卷十一）
【组成】肉豆蔻 槟榔各一个 胡椒二十四粒 茯苓二钱 木香 藿香各一钱
【用法】上为末。每一钱，用水一盏煎，温服。
【主治】小儿慢惊，吐泻不止。

97372 **醒脾散**（《活幼口议》卷十四）
【异名】吉州醒脾散（《奇效良方》卷六十四）。
【组成】木香（炮）一钱 全蝎（炒）半钱 天麻（炒）一钱 人参一分 白茯苓一钱 白术（炒）一钱 甘草（炙）一钱 白僵蚕（炒）一钱 白附子（炮）一钱
【用法】上为末。每服半钱，大者加服，水少许，加枣子同煎至五七沸，通口服，不拘时候。
【主治】婴孩小儿吐泻不止，痰作惊风，脾困昏沉，默默不食。

97373 **醒脾散**（《医方大成》卷十引汤氏方）
【组成】人参（去芦） 橘红 甘草（炙） 白术 白茯苓 木香各一分 全蝎各半两 半夏曲 白附子四个（炮） 南星 陈仓米二百粒
【用法】上为末。每服一钱，水半盏，加生姜一片，大枣一枚，煎服。
【主治】《永类钤方》：吐泻不止，痰作惊风，脾困不食。
【备考】本方方名，《袖珍》引作"吉州醒脾散"。《普济方》有川乌。

97374 **醒脾散**（《得效》卷十二）
【组成】人参 白术 白豆蔻 甘草 干姜 藿香各等分
【用法】上为末。每服一钱或半钱，姜汤下；如醒脾胃，冬瓜子仁米饮下。
【功用】醒脾胃。
【主治】脾胃虚弱，吐泄。

97375 **醒脾散**（《普济方》卷三九四）
【组成】大天南星一个（重二钱以上者） 朱砂一块（如黄豆大）
【用法】以天南星（热汤浸七次）开脐，入朱砂，用净薄纸湿裹，开地穴，深四寸，方围八寸，药仰安穴内，地上以黄泥饼盖，用泥固济，以炭火于地上烧，候火尽冷后，取研为细末，入脑、麝少许。每服一字至半钱，煎金钱薄荷汤下。
【功用】醒脾，止吐泻。
【主治】小儿脾胃气滞，吐食，并一切慢惊风，危困多睡。

97376 **醒脾散**（《普济方》卷三九五）
【组成】人参五钱（去芦） 丁香一钱 赤茯苓五钱 藿香叶五钱 白术五钱 白姜二钱（炮） 甘草（炙）三钱 木香二钱（炮） 厚朴（姜制） 南星（大者）三个 缩砂仁一两（同南星炒）
【用法】上剉。加生姜，大枣，水煎烧盐服。
【主治】婴孩吐泻。

97377 **醒脾散**（《普济方》卷三九五）
【组成】人参 木香 茯苓 陈皮（去白） 甘草（炙） 草豆蔻（去皮） 厚朴（用硇砂一钱，胆水一碗，入此二味煮令干，切细，却焙）各一分 白术半两
【用法】上为细末。每服一钱，以冬瓜子煎汤下。
【主治】小儿吐泻，脾困多睡，不思饮食。

97378 **醒脾散**（《准绳·幼科》卷九）
【组成】甘草（炙）一钱 冬瓜子 防风各半两 人参一分
【用法】上为末。每服一钱，加竹叶、灯心各少许，同煎至七分，去滓，食后、临睡温服。
【主治】小儿惊搐后不语。

97379 **醒脾散**（《仙拈集》卷三引王牧斋方）
【组成】大黄 槟榔 黑豆丑各二钱 白术二钱 炙草 木香 人参各三分
【用法】上为末。每服三五分，蜜调滚水下。如不能食，蜜拌抹乳上。服两次自愈。
【主治】痰嗽喘急，吐泻腹胀。

97380 **醒脾煎**（《引径证医》卷四）
【组成】姜皮 白术 甘草 大枣 砂仁 苍术 荷叶（包饭煨焦）
【主治】脾虚泄泻。

97381 **醒睡汤**（《赤水玄珠》卷十四）
【组成】酸枣仁 沙参各一钱半 麦冬一钱 茯神 甘草各五分
【用法】加生姜一片，水煎服。
【主治】多卧。

97382 **醒睡散**（《普济方》卷四〇〇引危氏方）

【组成】白僵蚕二钱 威灵仙三钱 大戟一钱

【用法】上为末。每服半钱，腊茶清调下，二服便醒。

【主治】小儿诸病后多睡。

97383 **醒醉汤**（《医方类聚》卷一九八引《神隐》）

【组成】青橄榄（黄损者不用，瓦上磨去粗皮核，细切如缕）一斤 粉草末二两 炒盐二两

【用法】上拌匀，入瓷罐内密封。以沸汤点服。

【功用】生津液，醒醉。

97384 **醒脾饮子**（《妇人良方》卷十二引《博济》）

【组成】草豆蔻（以湿纸裹，灰火中煨，令纸干，取出，去皮用） 厚朴（制）各半两 干姜三分 甘草一两一分

【用法】上为细末。每服二大钱，水一大盏，加大枣二个，生姜三片，煎至八分，去滓呷服。病轻者只一二服便能食。

【主治】妊娠阻病，呕逆不食，甚者中满，口中无味，或作寒热。

97385 **醒风天麻汤**（《诚书》卷八）

【组成】天麻（煨） 防风 人参 附子（炮） 全蝎（制） 僵蚕（炒） 甘草 南星（制）

【用法】加生姜、冬瓜仁，水煎服。

【主治】体弱，吐泻后脾胃虚。

97386 **醒心茯苓丸**（《续名家方选》）

【组成】白茯苓八钱 莪术六钱 沉香二钱 朱砂四钱六分

【用法】为水丸，如梧桐子大，朱砂拌为衣。日服百丸，白汤送下。

【主治】狂乱。

97387 **醒迷至宝丹**（《惠直堂方》卷二）

【组成】胆星三钱 朱砂三钱（水飞为衣） 金箔十张 生枣仁三钱 远志 茯神三钱 柴胡三钱 半夏曲二钱 川贝母二钱 广皮一钱 天花粉三钱 生甘草一钱 木香一钱 砂仁一钱

【用法】上为末。炼蜜为丸，如梧桐子大，朱砂为衣。每服三四十丸，清晨清汤送下。多服除根。

【主治】痰迷心窍，呆痴狂癫，不论新久。

97388 **醒神益气汤**（《古今名方》引《肝硬变腹水证治》）

【组成】炙远志 炒枣仁 石菖蒲 石柱参各9克 茯神12克 熟附片6克 犀角粉 羚羊角粉各0.9克（冲服） 广陈皮3克

【用法】浓煎，温服。若深度昏迷，另用人参15克煎水化服至宝丹一丸。

【功用】开窍醒神，清心益气。

【主治】肝昏迷。

97389 **醒脑再造丸**（《成方制剂》4册）

【组成】黄蓍60克 淫羊藿35克 石菖蒲15克 红参12.5克 当归12.5克 地龙10克 三七10克 红花10克 粉防己10克 赤芍10克 桃仁（炒）10克 石决明10克 天麻10克 仙鹤草10克 槐花（炒）10克 白术（炒）10克 胆南星10克 葛根10克 玄参10克 黄连10克 连翘10克 泽泻10克 川芎10克 枸杞子10克 全蝎（去钩）2.5克 制何首乌15克 决明子10克 沉香5克 白附子（制）5克 细辛5克 木香5克 僵蚕（炒）2.5克 猪牙皂5克 冰片5克 珍珠（豆腐制）7.5克 大黄5克

【用法】上制成丸剂。口服，一次1丸，一日2～3次。

【功用】化痰醒脑，祛风活络。

【主治】神志不清，语言謇涩，肾虚痿痹，筋骨酸痛，手足拘挛，半身不遂。

【宜忌】孕妇忌服。

【临床报道】中轻度老年血管性痴呆：《长春中医药大学学报》[2009，25（3）：340]治疗60例，对照组给予尼莫地平片治疗50例。治疗组显效26例，有效25例，无效9例，总有效率85.0%。对照组显效13例，有效18例，无效19例，总有效率62.0%。治疗组总有效率明显高于对照组，有统计学意义（$P<0.01$）。

【备考】本方改为胶囊剂，名“醒脑再造胶囊”（见《中国药典》2010版）。

97390 **醒脑降压丸**（《成方制剂》2册）

【组成】冰片 黄连 黄芩 零陵香 辛夷 雄黄 玄精石 郁金 珍珠母 栀子 朱砂

【用法】上制成丸剂。口服，一次10～15粒，一日1～2次。

【功用】通窍醒脑，清心镇静，抗热消炎。

【主治】原发性高血压，言语不清，痰涎壅盛。

【宜忌】孕妇及胃肠溃疡者忌服。

97391 **醒脾升陷汤**（《衷中参西》上册）

【组成】生箭蓍四钱 白术四钱 桑寄生三钱 川续断三钱 萸肉（去净核）四钱 龙骨（煅捣）四钱 牡蛎（煅，捣）四钱 川萆薢二钱 甘草（蜜炙）二钱

【主治】脾气虚极下陷，小便不禁。

【方论选录】方中用黄蓍、白术、甘草以升补脾气，即用黄蓍同寄生、续断以升补肝气，更用龙骨、牡蛎、萸肉、萆薢以固涩小肠也。又人之胸中大气旺，自能吸摄全身气化，不使下陷，黄蓍与寄生并用，又为填补大气之要药也。

97392 **醒脾育胃汤**（《东医宝鉴·杂病》卷四引《医方集略》）

【组成】人参 白术 白茯苓各一钱 半夏 缩砂 白芍药 麦芽 苍术 厚朴 藿香 陈皮各八分 枳实五分

【用法】上剉，作一帖。加生姜三片，大枣二枚，水煎服。

【主治】中焦气不足，饮食不化，虚痞吞酸。

97393 **醒脾益胃汤**（《外科正宗》卷一）

【组成】人参 陈皮 茯苓 半夏 山药 白术各一钱 苍术 厚朴 泽泻 麦芽 木香 山楂 苏子 猪苓各五分 老黄米（炒黄）一钱

【用法】水二钟，加生姜三片，灯心二十根，煎八分，食前服。

【主治】溃疡。脾胃虚弱，过分饮食生冷，以致胸膈不宽，四肢面目浮肿，及小水不利。

97394 **醒脑再造胶囊**

《中国药典》2010版。即《成方制剂》4册“醒脑再造

丸”改为胶囊。见该条。

97395 **醒脑安神胶囊**(《成方制剂》15 册)

【组成】连翘 30 克　大黄 36.75 克　黄连 5.25 克　石膏 51 克　石决明(煅)10.5 克　雄黄 55.5 克　赭石 51 克　磁石(煅)21 克　金银花 21 克　天花粉 51 克　甘草 51 克　葛根 30 克　胆膏 2.1 克　玄参 51 克　栀子 30 克　麦冬 51 克　黄芩 51 克　郁金 40.5 克　板蓝根 49.5 克　地黄 36.75 克　蒲公英 72 克　牛黄 0.21 克　珍珠 2.1 克　朱砂 2.1 克　冰片 5.25 克

【用法】上制成胶囊剂。口服,一次 2～4 粒,一日 3 次,神经官能症者可适当增量或遵医嘱,小儿酌减。

【功用】清热解毒,清脑安神。

【主治】头身高热、头昏脑晕,言语狂躁,舌寸眼花,咽喉肿痛,小儿内热惊风抽搐。对高血压、神经官能症、神经性头痛、失眠等皆有清脑镇静作用。

【宜忌】体弱或低血压者慎用,孕妇忌服。

97396 **醒脾开胃颗粒**(《成方制剂》7 册)

【组成】谷芽 150 克　稻芽 150 克　荷叶 60 克　香橼 60 克　佛手 60 克　白芍 150 克　甘草 30 克　使君子 150 克　冬瓜子(炒)120 克

【用法】上制成颗粒剂。开水冲服,一次 14 克,一日 2 次。

【功用】醒脾调中,升发胃气。

【主治】面黄乏力,食欲低下,腹胀腹痛,食少便多。

颠

97397 **颠倒散**(《古今医鉴》卷八)

【组成】大黄三钱　滑石三钱　皂角三钱

【用法】上为末。空心温酒调下。

【主治】脏毒实热,或大便不通,或小便不通,或大小便俱不通。

【加减】如大便不通,加大黄三钱;小便不通,加滑石三钱;大小便俱不通,加大黄、滑石各三钱。

97398 **颠倒散**(《金鉴》卷六十五)

【异名】二黄散(原书卷七十)。

【组成】大黄　硫黄各等分

【用法】上为细末。以凉水调敷。

【主治】酒渣,肺风粉刺。

97399 **颠倒木金散**(《金鉴》卷四十三)

【组成】木香　郁金

【用法】上为末。每服二钱,老酒调下。

【主治】气、血、热饮、老痰之胸痛。

【加减】虚者,加人参;气郁痛者,以倍木香君之;血郁痛者,以倍郁金君之。

薤

97400 **薤叶膏**(《圣济总录》卷一三四)

【组成】薤叶(半和白用)　赤石脂各一两

【用法】上捣研如泥。敷疮上。永无瘢痕。

【主治】烫火所伤,热疼。

97401 **薤白汤**(方出《肘后方》卷四,名见《普济方》卷二〇六)

【组成】薤白半斤　茱萸一两　豉半升　米一合　枣四枚　枳实二枚

【用法】加盐如弹丸大,水三升,煮取一升半,分为三服。

【主治】忽恶心不已。

97402 **薤白汤**(《千金》卷三)

【组成】薤白(切)　半夏(洗去滑)　人参　甘草　知母各二两　麦门冬半升(去心)　石膏四两(打碎,绵裹)　栝楼三两

【用法】上㕮咀。以水一斗三升,煮取四升,分为五服,日三次,夜二次。

【主治】产后胸中烦热逆气。

【加减】热甚者,加石膏、知母各一两。

97403 **薤白汤**(《外台》卷二十六引《崔氏方》)

【组成】薤白(切)七合　羊肾脂一升

【用法】缓火煎令薤白黄,去滓顿服;未愈更服即止。得脓血与粪相和即愈。

【主治】肠痔,大便后出血。

97404 **薤白汤**(《圣惠》卷五)

【组成】薤白七茎　粳米半两　大枣四枚　陈橘皮三分(汤洗,去白瓤,焙)　枳实四枚(麸炒微黄)　生姜一分　豉四十九粒

【用法】上剉细。以水一大盏半,煎至八分,去滓,稍热分为二服,不拘时候。

【主治】脾胃气虚弱,不能饮食,食即呕吐,四肢羸瘦,少力。

97405 **薤白汤**(方出《圣惠》卷四十七,名见《普济方》卷二〇三)

【组成】薤白一握(切)　生姜半两(切)　陈橘皮一两(汤浸,去白瓤,焙)

【用法】以水二大盏,煎至七分,去滓,分温二服。

【主治】霍乱,干呕不息。

97406 **薤白汤**

《活人书》卷十八。为张文仲引《陶氏方》(见《外台》卷二)“豉薤汤”之异名。见该条。

97407 **薤白汤**(《圣济总录》卷三十九)

【组成】薤白一握

【用法】上切细。水三盏,煎至一盏半,去滓,温分二服,不拘时候。

【主治】霍乱干呕不止。

97408 **薤白汤**(《圣济总录》卷六十六)

【异名】薤白散(《普济方》卷二三五)。

【组成】鳖甲(去裙襕,醋炙)　阿胶(炙令燥)各二两　鹿角胶(炙令燥)　甘草(炙,剉)各一两

【用法】上为粗末。每服二钱匕,水一盏,入薤白二寸,同煎七分,去滓,食后、临卧服。

【主治】久患咳嗽,肺虚吐血,将成劳瘵。

97409 **薤白汤**(《朱氏集验方》卷十)

【组成】鹿角胶　当归　黄耆　肉桂　干地黄　石斛　木香　白术　白茯苓　鳖甲(醋炙)　秦艽　川巴戟　柑子皮各一两　牡丹皮　大仙藤　甘草各半两　人参一钱　枳壳三钱

【用法】上㕮咀。每服三钱，水一盏半，加生姜九片，薤白三寸，煎七分，去滓，空心服。

【主治】妇人血虚劳倦。

97410 **薤白汤**（《普济方》卷二十五）

【组成】薤白一斤　枳实三两（炙）　大枣十二枚（擘）　粳米二合　豉七合

【用法】以水七升煮薤，余五升，纳诸药，煮取一升半，分三服。愈止。

【主治】中虚冷，不能饮食，食辄不消，羸瘦，四肢尪弱，百病因此而生。

97411 **薤白饮**（方出《千金》卷二，名见《产孕集》卷上）

【组成】薤白（切）一升　酸石榴皮二两　阿胶二两　黄柏三两　地榆四两

【用法】上㕮咀。水七升，煎取二升半，分三服。不愈更服。

【主治】妊娠患脓血赤滞，鱼脑白滞，脐腹绞痛不可忍者。

【宜忌】忌生冷肥腻。

【备考】方中黄柏，《经效产宝》作"黄连"。

97412 **薤白饮**（《圣济总录》卷三十二）

【组成】薤白（切）五茎　生姜（切）一两　附子（炮裂，去脐皮，剉）一分

【用法】以水一盏半，煎至七分，去滓，再煎沸，入鸡子白一枚，搅匀，空心温服。

【主治】伤寒后脾胃虚冷，呕逆不下食。

97413 **薤白饮**（《圣济总录》卷一七八）

【组成】薤白十茎（切）　香豉一合半　山栀子仁五枚　黄连（去须）半两

【用法】上药除香豉、薤白外，余为粗末，一二岁儿每服一钱匕，水七分，入香豉二七粒，薤白一茎（切），同煎至三分，去滓，分温二服。

【主治】❶《圣济总录》：小儿血痢。❷《普济方》：毒热蛊毒。

97414 **薤白饮**（《圣济总录》卷一八四）

【组成】豉（微炒）四合　陈橘皮（汤浸，去白，焙）一两　麦门冬（去心，焙）二两　粟米半合

【用法】上为粗末。每服五钱匕，水二盏，入薤白二茎（拍碎），煎至一盏，去滓温服。早、晚各一次。

【主治】乳石发，呕不止，食不下。

97415 **薤白面**（《圣济总录》卷一八八）

【组成】薤白（切）　生姜（切）各半两　面一匙

【用法】以醋煮薤白、生姜，拌面，次用水同煮令熟，空腹温食。

【主治】伤寒后水谷痢。

97416 **薤白饼**（《圣济总录》卷一八九）

【组成】薤白（细切）一握　鸡子黄三枚　蜜蜡一分

【用法】上合和，入面少许，作煎饼。空心食之。

【主治】水痢及赤白痢。

97417 **薤白饼**

《续易简》卷四。为《卫生总微》卷十二"薤糯饼"之异名。见该条。

97418 **薤白散**（《普济方》卷二一一引《肘后方》）

【组成】薤白一握（切，如泥）　橘皮一两　好乳一升

【用法】先以少乳，薤熟后下余乳，及橘皮末搅匀，煎十余沸，空腹分两次服，如啜茶。不止，更作之。

【主治】赤白痢。

97419 **薤白散**

《普济方》卷二三五。为《圣济总录》卷六十六"薤白汤"之异名。见该条。

97420 **薤白散**

《治痘全书》卷十三，为张文仲引陶氏方（见《外台》卷二）"豉薤汤"之异名。见该条。

97421 **薤白粥**（《医方类聚》卷一四一引《食医心镜》）

【组成】薤白五合（切）　粳米三合

【用法】上相和，煮作粥，任着葱、椒，搅令熟，空心食之。

【主治】脾虚冷，下白脓痢及水谷痢。

97422 **薤白粥**（《医方类聚》卷二三八引《食医心镜》）

【组成】薤白（切）一升　红米三合

【用法】上煮粥。空心食之。

【主治】产后赤白痢，脐腰痛。

97423 **薤白粥**（《圣惠》卷九十七）

【组成】薤白一茎（切）　粟米二合

【用法】上作粥。空心食之。

【主治】产后赤白痢，腰腹痛。

97424 **薤白粥**（《医统》卷二十八）

【组成】薤白十茎　鸡蛋三枚（去黄）　上拣人参一两（水一升，煎三合）　白粟米三合

【用法】上除人参汤，三味同煮熟搅匀，然后与温热人参汤相和调，顿服，不拘时候，如恶食，即与粟米粥饮渐加糯米和之。

【主治】翻胃，无问新久冷热。

97425 **薤白膏**（《外台》卷二十九引《集验方》）

【组成】薤白　当归各二两　白芷一两　羊髓一斤

【用法】上㕮咀。以羊髓煎白芷，色黄药成，去滓，以敷疮上，一日二次。

【功用】生肌肉，止痛。

【主治】灸疮。

97426 **薤白膏**（《圣惠》卷六十七）

【组成】薤白二握　白蔹一两　赤芍药一两　杏仁一两（汤浸，去皮尖双仁）　续断一两　芎䓖一两　白芷一两　郁金一两　生地黄一两（切）　棘针一两　滑石三两　绯帛一尺（烧灰）　青布一尺（烧灰）　黄丹二十四两

【用法】上药除黄丹外，剉细，用麻油三升，先煎薤白、生地黄，后下诸药，以慢火煎半日，次下滑石、绯帛、青布灰等，再用慢火煎半日，以绵滤去滓，于净锅内炒黄丹，令紫色，旋下油内，以柳木枝不住手搅，成紫色，待油力尽，滴于水内成珠子，看不污人手即停火，入盒中收，用纸摊，贴痛上，一日一换。

【功用】生肌。

【主治】搕打伤折，金疮。

97427 **薤白膏**（《圣惠》卷六十八）

【组成】薤白一握(切)　生地黄三两(拍碎)　栀子仁一两　杏仁一两(捶碎,微炒)　胡粉三两　白芷一两　好酥二两　羊肾脂一大斗(炼成者)

【用法】以脂、酥微火煎薤白等,候白芷色赤,以绵滤去滓,用不津器盛,下胡粉搅令匀。涂帛上贴之,日三两遍换,以愈为度。

【主治】灸疮经久不愈。

97428　**薤白膏**(《圣济总录》卷一三五)

【组成】薤白(剉细)四两　当归(切,焙)　附子(炮,去皮脐)　白芷　芎䓖　续断各一两　细辛(去苗叶)半两　黄耆(剉)一两半　猪脂三斤

【用法】上药除猪脂外,剉碎,以酒半升,拌一宿,先熬脂令沸,次下诸药煎,候白芷赤黑色,以绵滤过,瓷盒盛。取涂疮上,一日三两次。

【功用】排脓血,生肌肉。

【主治】发背痈疽,一切肿疮。

97429　**薤根丸**(《普济方》卷四十四引《经验良方》)

【组成】大川乌(去皮尖,微炒)　全蝎(糯米炒)各等分

【用法】上为末,薤根汁为丸。每服十五丸,薄荷茶清食后送下。

【主治】头痛眼疼如刀刺。

97430　**薤豉粥**(《外台》卷三引《救急方》)

【组成】薤白(切)一升　香豉一升　白米四合

【用法】以水一升,煮豉一沸,滤去滓,下薤及米,煮为稀粥,进两碗。

【主治】天行干呕若哕,手足逆冷。

97431　**薤糯饼**(《卫生总微》卷十二)

【异名】薤白饼(《续易简》卷四)。

【组成】薤白一握　蜜　糯米粉

【用法】先以薤白杵如泥,同蜜和糯米粉研作饼。炙熟与吃,不过二三次愈。

【主治】小儿疳气瘦弱,下痢白脓,久而不愈及腹胀。

97432　**薤白饮子**(《圣惠》卷七十四)

【组成】薤白(切)一合　甘草半两(炙微赤,剉)　当归一两(剉,微炒)　地榆一两(剉)　糯米三合

【用法】以水三大盏半,煎取二盏,去滓,分温五服,不拘时候。

【主治】妊娠下痢赤白,腹痛。

97433　**薤白饮子**(《圣惠》卷七十九)

【组成】薤白(切)二合　甘草半两(炙微赤,剉)　黄连一两(去须,微炒)　当归一两(剉,微炒)　木香半两

【用法】上剉细,和匀,分为六服。每服水一中盏,煎至六分,去滓温服,不拘时候。

【主治】产后赤白痢,心腹疞痛,不能饮食。

97434　**薤白嚼方**(《圣济总录》卷一二四)

【组成】薤白

【用法】上嚼令柔,取粗线系之,持线一端,吞薤到鲠处,引之随出。

【主治】诸鱼骨鲠在喉中。

97435　**薤汁涂方**(《圣济总录》卷一三四)

【组成】薤

【用法】上捣取汁,涂之。

【主治】漆疮。

97436　**薤白人参散**(方出《圣惠》卷四十七,名见《普济方》卷二〇三)

【组成】薤白一握　人参一两(去芦头)　白术一两　厚朴一两(去粗皮,涂生姜汁炙令香熟)　香薷一两

【用法】上剉细和匀。每服半两,以水一中盏,加生姜半分,大枣三枚,煎至六分,去滓服,不拘时候。

【主治】霍乱胃气虚,干呕不止。

97437　**薤白栀子汤**

《伤寒总病论》卷三。为张文仲引陶氏方(见《外台》卷二)"豉薤汤"之异名。见该条。

97438　**薤白趁痛散**(《赤水玄珠》卷十二)

【组成】黄耆　当归　牛膝　桂心　白术　独活　生姜各五钱　甘草　薤白各三钱五分

【用法】每服五六钱,水煎服。

【主治】产后气弱血滞,遍身疼痛,身热头疼。

97439　**薤根豭鼠矢汤**

《保命歌括》卷二。为《伤寒总病论》卷三"鼠屎汤"之异名。见该条。

薯

97440　**薯蓣丸**(《金匮》卷上)

【异名】大山蓣丸(《局方》卷五)、团参补气丸(《鸡峰》卷九)、山芋丸(《普济方》卷二三一)。

【组成】薯蓣三十分　当归　桂枝　曲干地黄　豆黄卷各十分　甘草二十八分　人参七分　芎䓖　芍药　白术　麦门冬　杏仁各六分　柴胡　桔梗　茯苓各五分　阿胶七分　干姜三分　白蔹二分　防风六分　大枣一百枚(为膏)

【用法】上为末,炼蜜为丸,如弹子大。每服一丸,空腹酒送下,一百丸为剂。

【功用】❶《局方》:补诸不足,久服养真气,益精补髓,活血驻颜。❷《北京市中药成方选集》:调理脾胃,益气和荣。

【主治】虚劳,气血俱虚,外兼风邪。头晕目眩,倦怠乏力,心悸气短,肌肉消瘦,不思饮食,微有寒热,肢体沉重,骨节酸痛。

❶《金匮》:虚劳诸不足,风气百疾。❷《局方》:诸虚百损,五劳七伤,肢体沉重,骨节酸疼,心中烦悸,唇口干燥,面体少色,情思不乐,咳嗽喘乏,伤血动气,夜多异梦,盗汗失精,腰背强痛,脐腹弦急,嗜卧少起,喜惊多忘,饮食减少,肌肉瘦瘁,风虚头目眩晕,心神不宁,及病后气不常复,渐成劳损。❸《北京市中药成方选集》:气血不足,腰膝酸痛,经闭血块,蒸热作烧。

【方论选录】《金匮要略方论本义》:方中以薯蓣为主,专理脾胃,上损下损至此可以撑持;再以人参、白术、茯苓、干姜、大豆黄卷、大枣、神曲、甘草以除湿益气;以当归、芎䓖、芍药、地黄、麦冬、阿胶以养血滋阴;以柴胡、桂枝、防风以升邪散热;以杏仁、桔梗、白蔹以下气开郁;惟恐虚而有热之人,资补之药,上拒不受,故为散其邪热,开其逆郁,而气血平顺,补益得纳,亦至当不易之妙术也。

【临床报道】慢性疲劳综合征:《中医药导报》[2009,15(2):43]薯蓣丸加减治疗慢性疲劳综合征69例,结果:痊愈32例,显效21例,有效16例,总有效率达100%。

【现代研究】对创伤应激小鼠的影响:《中国中医药信息杂志》[2006,13(4):33]研究结果:薯蓣丸可通过促进创伤应激小鼠脾淋巴细胞IL-2及IL-2R的基因转录水平的表达进而逆转IL-2及IL-2R的抑制状态。

【备考】本方方名,《中国医学大辞典》引作"百疾薯蓣丸"。《千金》卷十四引徐嗣伯方有鹿角胶,无阿胶。

97441 **薯蓣丸**(《外台》卷十七引《古今录验》)

【组成】干薯蓣二两　苁蓉四两　牛膝二两　菟丝子二两(酒渍)　杜仲二两　赤石脂二两　泽泻二两　干地黄二两　山茱萸二两　茯苓二两　巴戟天二两(去心)　五味子一两半　石膏二两(研)　远志一两(去心)　柏子仁一两　白马茎筋(干之)二两(炙)

【用法】上药治下筛,炼蜜为丸,如梧桐子大。每服二十丸至三十丸,空腹用酒送下,一日二次。

【功用】补十二经脉,起发阴阳,通内制外,安魂定魄,开三焦,破积聚,厚肠胃,消五脏邪气,除心内伏热,强筋练骨,轻身明目,除风去冷。

【主治】丈夫五劳七伤,头痛目眩,手足逆冷,或烦热有时,或冷痹骨疼,腰髋不随,食虽多不生肌肉,或少食而胀满,体涩无光泽,阳气衰绝,阴气不行。

【宜忌】忌大酢、芜荑、蒜,陈臭物。

97442 **薯蓣丸**(《圣惠》卷三)

【组成】薯蓣一两　白茯苓一分　决明子三分　菟丝子一两(酒浸三日,焙干,别捣为末)　天雄一两(炮裂、去皮脐)　防风三分(去芦头)　柏子仁三分　熟干地黄一两　山茱萸三分　人参一两(去芦头)　黄耆三分(剉)　远志三分(去心)　桂心三分　酸枣仁三分(微炒)

【用法】上为末,炼蜜为丸,如梧桐子大。每服三十丸,空心及晚食前以温酒送下。

【主治】胆虚冷,精神不守,喜多恐惧,目暗头昏,四肢不利。

97443 **薯蓣丸**(《圣惠》卷四)

【组成】薯蓣一两半　远志半两(去心)　柏子仁一两　沉香一两　茯神一两　熟干地黄一两半　芎䓖一两　菖蒲半两　人参一两(去芦头)　丹参一两　甘草半两(炙微赤,剉)　防风一两(去芦头)

【用法】上为末,炼蜜为丸,如梧桐子大。每服二十丸,以温酒送下,不拘时候。

【主治】心虚恐畏,胁腹暴痛,志意不乐。

97444 **薯蓣丸**(《圣惠》卷四)

【组成】薯蓣一两　牛膝一两(去心)　远志三分(去心)　人参一两(去芦头)　桔梗三分(去芦头)　天门冬三分(去心,焙)　菖蒲三分　桂心三分　白茯苓一两　附子一两(炮裂,去皮脐)　枸杞子一两

【用法】上为末,炼蜜为丸,如梧桐子大。每服三十丸,空心及晚食前以温酒送下。

【功用】补心益智,安神强记。

97445 **薯蓣丸**(《圣惠》卷二十六)

【组成】薯蓣二两　石龙芮一两　覆盆子一两　熟干地黄一两　五味子一两　萆薢一两(剉)　蛇床子　肉苁蓉一两半(酒浸一宿,刮去皱皮,炙干)　远志一两(去心)　菟丝子一两(酒浸一宿,晒干,别捣罗为末)　石斛一两(去根,剉)　桂心一两　杜仲一两半(去皱皮,炙微黄,剉)　山茱萸一两　人参一两(去芦头)　防风一两(去芦头)　五加皮三分　天雄一两(炮裂,去皮脐)　狗脊一两　黄耆一两(剉)　秦艽一两(去苗)　白术一两　石楠一两　麦门冬一两半(去心,焙)　巴戟一两

【用法】上为末,炼蜜为丸,如梧桐子大。每服二十丸,空腹及晚食前以温酒送下。

【功用】《普济方》:补虚益血,调荣卫,进食,润肌肤,去风冷。

【主治】❶《圣惠》:冷热不调,食饮无味,四肢羸瘦。❷《普济方》:五劳七伤,手足疼痛,肢体倦怠。

97446 **薯蓣丸**(《圣惠》卷二十六)

【组成】薯蓣一两　石斛二两(去根,剉)　牛膝二两(去苗)　鹿茸二两(去毛,涂酥,炙微黄)　白茯苓二两　五味子二两　续断一两　巴戟二两　山茱萸二两　人参二两(去芦头)　桂心二两　熟干地黄二两　泽泻二两　杜仲二两(去粗皮,炙微黄,剉)　蛇床子一两　远志二两(去心)　菟丝子一两(酒浸一宿,晒干,别捣为末)　覆盆子一两　肉苁容二两(酒浸一宿,刮去皱皮,炙干)

【用法】上为末,炼蜜为丸,如梧桐子大。每服三十丸,空腹及晚食前以温酒送下。

【功用】补脏腑,利腰脚,壮元气,充骨髓。

【主治】男子五劳七伤,久虚损羸瘦,腰脚无力,颜色萎悴,下元衰惫,脾胃气寒,饮食无味,诸虚不足。

97447 **薯蓣丸**(《圣惠》卷二十九)

【组成】薯蓣一两　车前子三分　韭子一两(微炒)　菟丝子一两(酒浸一宿,晒干,别捣为末)　桂心一两　附子一两(炮裂,去皮脐)　肉苁蓉三两(酒浸,刮去粗皮,炙干)　白龙骨一两半　山茱萸三分　五味子一两　牡丹皮三分　白茯苓一两　石斛一两(去根)　牛膝一两(去苗)　熟干地黄二两

【用法】上为末,炼蜜为丸,如梧桐子大。每服三十丸,食前以暖酒送下。

【主治】虚劳。肾脏虚弱,小便白浊,腿膝无力。

97448 **薯蓣丸**(《圣惠》卷三十)

【组成】薯蓣二两　黄耆一两(剉)　远志半两(去心)　五味子半两　牛膝半两(去苗)　柏子仁三分　桂心二分　巴戟一两　熟干地黄二两

【用法】上为末,炼蜜为丸,如梧桐子大,每服三十丸,食前以温酒送下。

【主治】虚劳。少气,四肢无力。

97449 **薯蓣丸**(《圣惠》卷三十六)

【组成】薯蓣一两　熟干地黄一两　附子一两(炮裂,去皮脐)　桂心一两　天门冬一两半(去心,焙)　石斛一两(去根,剉)　人参一两(去芦头)　肉苁蓉一两(酒浸一宿,刮去皱皮,炙干)　远志半两(去心)　鹿茸一两(去毛,

涂酥,炙微黄) 钟乳粉二两 白茯苓一分 菟丝子一两(酒浸三日,晒干,剉,捣) 磁石一两(烧令赤,醋淬七遍,捣碎,细研,水飞过)

【用法】上为末,入研了药令匀,炼蜜为丸,如梧桐子大。每服三十丸,空心以温酒送下,晚食前再服。

【主治】劳聋。脏腑久虚,肾气不足,肌体羸瘦,腰脚无力。

【备考】方中白茯苓用量原缺,据《普济方》补。

97450 **薯蓣丸**(《圣惠》卷五十三)

【组成】薯蓣一两 鸡肶胵一两(微炙) 牡丹半两 黄耆半两(剉) 栝楼根半两 白龙骨半两 白茯苓半两 山茱萸半两 麦门冬一两(去心,焙) 熟干地黄一两 桂心半两 泽泻半两 附子半两(炮裂,去皮脐) 枸杞子半两

【用法】上为末,炼蜜为丸,如梧桐子大。每服三十丸,于食前以清粥送下。

【主治】消肾。小便滑数,四肢少力,羸瘦困乏,全不思食。

97451 **薯蓣丸**(《圣惠》卷九十八)

【组成】薯蓣二两 肉苁蓉二两(酒浸一宿,刮去皱皮,炙干) 牛膝一两(去苗) 菟丝子二两(酒浸三日,晒干,别捣为末) 五味子一两 熟干地黄一两 泽泻一两 山茱萸一两 白茯苓一两 附子二两(炮裂,去皮脐) 赤石脂二两 巴戟一两 柏子仁一两 桂心一两 人参一两(去芦头) 白术一两 干姜一两(炮裂,剉)

【用法】上为末,炼蜜为丸,如梧桐子大。每服十丸,加至四十丸,空心以温酒送下。

【功用】益颜色,令人肥健,气力强壮。

【主治】风虚。

97452 **薯蓣丸**(《圣惠》卷九十八)

【组成】薯蓣一两 远志三分(去心) 白茯苓三分 人参三分(去芦头) 肉苁蓉一两(酒浸一宿,刮去皱皮,炙干) 山茱萸三分 附子一两(炮裂,去皮脐) 五味子三分 钟乳粉一两 牛膝三分(去苗) 蛇床子三分 黄耆三分(剉) 萆薢三分(剉) 车前子三分 石斛一两(去根) 桂心三分 天门冬三分(去心) 熟干地黄一两 覆盆子三分 菟丝子三分(酒浸三日,晒干,别捣为末) 鹿茸一两(去毛,涂酥炙令黄)

【用法】上为末,炼蜜为丸,如梧桐子大。每服三十丸,渐加至四十丸,空心以温酒送下,晚食前再服。

【功用】补暖脏腑,强壮腰脚,益气倍力,令颜色悦泽。

97453 **薯蓣丸**(《医方类聚》卷十引《简要济众方》)

【组成】薯蓣一两 酸枣仁一两(微炒) 柏子仁三分 茯神三分 山茱萸三分

【用法】上为末,炼蜜为丸,如梧桐子大。每服三十丸,温酒送下,米饮下也行,不拘时候。

【主治】胆虚冷,精神不守,头目昏眩,恐畏不能独处。

97454 **薯蓣丸**(《医方类聚》卷十引《简要济众方》)

【组成】薯蓣一两 熟干地黄一两 菖蒲半两 远志一两半(去心) 黄耆一两(剉)

【用法】上为末,炼蜜为丸,如梧桐子大。每服二十丸,温酒送下,米饮亦得,不拘时候。

【主治】心脏气虚,恐怖惊悸,恍惚谬忘,烦闷羸瘦。

97455 **薯蓣丸**(《鸡峰》卷七)

【组成】薯蓣 远志 熟干地黄 天门冬 茯神 龙齿 地骨皮 防风 茯苓 麦门冬 人参 桂各六分 五味子 车前子各五分

【用法】上为细末,炼蜜为丸,如梧桐子大。每服二十丸,食后、临卧酒送下。

【功用】安魂魄。

【主治】健忘。

97456 **薯蓣丸**(《本事》卷一)

【组成】薯蓣 人参 沙参 远志 防风 真珠母 紫石英(研,水飞) 茯神 虎骨各一两 虎睛一对(二味须真) 龙齿 华阴细辛 石菖蒲 五味子 丹参各一两

【用法】上为细末,炼蜜为丸,如梧桐子大。每服三十丸至五十丸,食后、临卧金银薄荷汤送下。

【主治】因惊恐所致病久不愈,乃致神不内守,魂魄飞扬。

【方论选录】《本事方释义》:薯蓣即山药也,气味甘平,入足太阴、阳明;人参气味甘温,能补五脏之阳;沙参气味甘苦微寒,能补五脏之阴;远志气味辛温,入手、足少阴;防风气味甘温,入足太阳;真珠母气味咸苦寒,入足厥阴;紫石英气味辛温,入足厥阴;茯神气味甘平,入手少阴;虎骨气味咸辛,入足厥阴;虎睛气味咸平,入手太阴,能定魄;龙齿气味凉涩,入足厥阴,能安魂;细辛气味辛温,入肾;石菖蒲气味辛平,入手少阴,五味子气味酸苦咸微温入肾,收敛散逆之气;丹参气味苦微寒,入手少阴。手少阴惊恐所致之病久不愈,致神不内守,魂魄飞扬,填补五脏之阴阳,使心肾交合,外邪焉能侵入耶。

97457 **薯蓣汤**(《千金》卷十三引徐嗣伯方)

【组成】薯蓣 人参 麦门冬各四两 前胡 芍药 生地黄各八分 枳实 远志 生姜各三分 茯苓六分 半夏五分 甘草 黄芩 竹叶各一分 茯神六分 秫米三合

【用法】上㕮咀。取江水,高举手扬三百九十下,量取三斗煮米,减一斗,纳半夏,复减九升,去滓,下药煮取四升,分四服。无江水处,以千里东流水代之。

【主治】心中惊悸,而四肢缓,头面热,心胸痰满,头目眩冒,如欲摇动者。

97458 **薯蓣汤**(《三因》卷七)

【组成】薯蓣 人参 麦门冬(去心)各四两 前胡 白芍药 熟地黄各二两 枳壳(麸炒,去瓤) 远志(去心,姜汁制炒)各三分 白茯苓 茯神各一两半 半夏(汤洗去滑)一两一分 甘草半两(炙) 黄耆一两(炙)

【用法】上剉散。用千里流水一盏半,加生姜七片,秫米一撮,煎七分,去滓,食前服。

【主治】七情致脏气不行,郁而生涎,结为饮,随气上厥,伏留阳经,心中松悸,四肢缓弱,翕然面热,头目眩晕,如欲摇动。

97459 **薯蓣酒**(《外台》卷十五引《延年秘录》)

【组成】薯蓣 白术 五味子(碎) 丹参各八两 防风十两 山茱萸二斤(碎) 人参二两 生姜(屑)六两

【用法】上切，以绢袋盛，酒二斗五升，浸五日。每次温服七合，一日二次，稍加。
【功用】补益气力。
【主治】头风眩，不能食。
【宜忌】忌桃、李、雀肉等。
97460 **薯蓣酒**(方出《证类本草》卷六引《食医心镜》，名见《医方类聚》卷二十四)
【组成】生薯蓣(括去皮，以刀切碎，令细烂) 酒
【用法】以酒于铛中煮，酒沸，下薯蓣，更添酒，不得搅，待熟，着盐、葱白，空心服三二杯。
【主治】❶《证类本草》引《食医心镜》：下焦虚冷，小便数，瘦损无力。❷《医方类聚》引《食医心镜》：头风口动，眼瞤，脚膝顽痹无力。
【备考】《医方类聚》引《食医心镜》有酥、蜜、椒。
97461 **薯蓣酒**(《臞仙活人心方》)
【组成】薯蓣(蒸熟，去皮，生者佳)一斤 酥三两
【用法】上同研，丸如鸡子大，投沸汤中一枚，用酒半升服。
【功用】充五脏，强阴，久服耳目聪明，轻身不饥，延年。
【主治】虚劳羸瘦，五脏烦热。
97462 **薯蓣酒**(《本草纲目》卷二十五)
【组成】薯蓣粉
【用法】同曲、米酿酒。或同山茱萸、五味子、人参诸药浸酒煮饮。
【功用】益精髓，壮脾胃。
【主治】诸风眩运。
97463 **薯蓣散**(《千金》卷十三)
【组成】薯蓣三两 细辛一两半 秦艽 天雄各二两 独活 桂心 山茱萸各二两半
【用法】上药治下筛。每服方寸匕，酒下，一日三次。
【主治】头目有风，牵引目睛疼痛，偏视不明。
【备考】方中独活，《千金翼》作"羌活"。
97464 **薯蓣散**(《千金》卷十九)
【组成】薯蓣 牛膝 菟丝子各一两 苁蓉一两 巴戟天 杜仲 续断各一两(一方用远志) 五味子二分 荆实一两(一方用枸杞子) 茯苓一两(一方用茯神) 蛇床子二分 山茱萸十分(一方用防风)
【用法】上药治下筛。每服方寸匕，酒下，日二次，夜一次，服三两剂。亦可为丸，每服三十丸，以头面身体暖为度。
【功用】益肌肉，调五脏，久服健力不可当。
【主治】❶《千金》：丈夫一切病。❷《千金翼》：风劳。
【加减】若多忘，加远志、茯苓；体涩，加柏子仁。
【宜忌】禁醋、蒜。
97465 **薯蓣散**(《圣惠》卷十四)
【组成】薯蓣 韭子(微炒) 麦门冬(去心，焙) 菟丝子(酒浸三日，晒干，别杵为末) 熟干地黄 车前子 龙骨各一两 芎䓖三分
【用法】上为细散，入菟丝子和匀。每服二钱，食前以温酒调下。
【主治】伤寒后虚损，肾气乏弱，精滑，夜梦泄。
97466 **薯蓣散**(《圣惠》卷二十二)
【组成】薯蓣一两 防风一两(去芦头) 细辛半两 山茱萸半两 川升麻半两 甘菊花半两 蔓荆子半两 藁本半两
【用法】上为细散。每服二钱，以温酒调下，不拘时候。
【主治】头面风，目眩耳聋。
97467 **薯蓣散**(《圣惠》卷二十二)
【组成】薯蓣一两 防风一两(去芦头) 细辛半两 山茱萸三分 杜若三分 白茯苓三分 芎䓖半两 甘菊花半两 蔓荆子半两
【用法】上为细散。每服二钱，以温酒调下，不拘时候。
【主治】头风，目眩痛及耳聋。
97468 **薯蓣散**(《圣惠》卷二十六)
【组成】薯蓣二两 白茯苓二两 远志半两(去心) 泽泻一两 黄耆二两(剉) 人参一两(去芦头) 龙骨一两半 白芍药一两 五味子一两 山茱萸一两 沉香一两 枳壳三分(麸炒微黄，去皮)
【用法】上为粗散。每服四钱，以水一中盏，加生姜半分，大枣三枚，煎至六分，去滓，纳白砂糖如栗子大，更煎一二沸，食前温服。
【主治】五劳六极七伤，脐下膨脝，两胁胀满，腰脊相引痛，鼻中干燥，目暗𥆧𥆧，愦愦不乐，胸中气逆，不下饮食，小便赤黄余沥，梦与鬼交失精，惊恐虚乏。
97469 **薯蓣散**(《圣惠》卷三十三)
【组成】薯蓣 防风(去芦头) 山茱萸 枳壳(麸炒微黄，去瓤) 人参(去芦头) 枸杞子 茯神 芎䓖 覆盆子各一两 甘菊花三分 细辛二分 甘草半两(炙微赤，剉)
【用法】上为细散。每服二钱，空心以枣汤调下，夜临卧再服。
【主治】肝脏风虚，眼目昏暗𥆧𥆧，视物不明。
97470 **薯蓣粥**(《衷中参西》上册)
【组成】生怀山药一斤(轧细过罗)
【用法】每服用药七八钱，或至一两，和凉水调入锅内，置炉上，不住以箸搅之二三沸，即成粥服之。若小儿服，或少调以白糖亦可。
【主治】阴虚劳热，或喘，或嗽，或大便滑泄，小便不利，一切羸虚损之证。
97471 **薯蓣煎**(《千金》卷十三引徐嗣伯方)
【组成】薯蓣二十分 甘草十四分 泽泄 人参 黄芩各四分 当归 白蔹 桂心 防风 麦门冬各三分 大豆黄卷 桔梗 芍药 山茱萸 紫菀 白术 芎䓖 干姜 蜀椒 干地黄各二分(上二十味捣筛) 生地黄十八斤(捣绞取汁，煎令余半) 麻子仁三升(研) 大枣八十枚 蜜三升 獐鹿杂髓八两 鹿角胶八两 桑根皮五升(忌冈上自出土者，大毒，大忌离屋垣墙下沟渎边者，皆不中用)
【用法】以清酒二斗四升，煮桑白皮、麻子、枣，得一斗，去滓，乃下地黄汁、胶、髓、蜜，煎减半，纳前诸药末煎之，令可丸，如鸡子黄大。每服一枚，一日三次，稍加至三枚。
【主治】风眩。
97472 **薯蓣拨粥**(《圣惠》卷九十六)
【组成】生薯蓣不拘多少(去皮，磨如稀糊)

【用法】上和白面作拨粥，于豉汁中煮，入五味调和食之。

【主治】心虚，风眩头痛。

97473 **薯蓣半夏粥**(《衷中参西》上册)

【组成】生山药一两(轧细) 清半夏一两

【用法】先将半夏用微温之水淘洗数次，不使分毫有矾味，用做饭小锅(勿用药甑)煎取清汤约两杯半，去滓，调入山药细末，再煎二三沸，其粥即成。和白砂糖食之。

【主治】胃气上逆，冲气上冲，以致呕吐不止，闻药气则呕吐益甚，诸药皆不能下咽者。

【加减】若上焦有热者，以柿霜代砂糖；凉者，用粥送服干姜细末半钱许。

97474 **薯蓣芣苢粥**(《衷中参西》上册)

【组成】生山药一两(轧细) 生车前子四钱

【用法】上同煮，作稠粥服之，一日连服三次。

【功用】利小便，固大便。

【主治】阴虚肾燥，小便不利，大便滑泻；兼治虚劳有痰作嗽。

【方论选录】山药能固大便，而阴虚小便不利者服之，又能利小便；车前子能利小便，而性兼滋阴，可为补肾药之佐使，又能助山药以止大便，况二药皆汁浆稠黏，同作粥服之，大能留恋肠胃，是以效也。治虚劳痰嗽者，车前宜减半，盖用车前者，以其能利水，即能利痰，且性兼滋阴，于阴虚有痰者尤宜，而仍不敢多用者，恐水道过利，亦能伤阴分也。

97475 **薯蓣纳气汤**(《衷中参西》上册)

【组成】生山药一两 大熟地五钱 萸肉(去净核)五钱 柿霜饼四钱(冲服) 生杭芍四钱 牛蒡子(炒，捣)二钱 苏子二钱(炒捣) 甘草二钱(蜜炙) 生龙骨(捣细)五钱

【主治】阴虚不纳气，作喘逆。

97476 **薯蓣鸡子黄粥**(《衷中参西》上册)

【组成】生山药一斤(轧细过罗)

【用法】每服用药七八钱，或至一两，和凉水调入锅内，置炉上，不住以箸搅之，二三沸即成粥服之。若小儿服，或少调以白糖亦可。

【主治】肠滑不固之久泄泻。

【临床报道】泄泻：一人年近五旬，泄泻半载不愈，羸弱已甚。遣人来询方，言屡次延医服药，皆分毫无效，授以薯蓣粥方。数日又来，言服之虽有效验，泻仍不止。遂俾用鸡子数枚煮熟，取其黄捏碎，调粥中服之，两次而愈。盖鸡子黄，有固涩大肠之功，且较鸡子白易消化也。以后此方用过数次，皆随手奏效。

薇

97477 **薇衔汤**

《普济方》卷一一八引《指南方》。为方出《素问》卷十三，名见《圣济总录》卷十三"泽泻散"之异名。见该条。

薏

97478 **薏仁汤**(《张皆春眼科证治》)

【组成】薏苡仁12克 茯苓9克 炒枳壳3克 酒黄芩9克 荆芥 防风各1.5克

【功用】清热、除湿、祛风。

【主治】脾胃湿热上攻，风邪外袭，眼目沙涩痛痒，羞明流泪，胞睑肿胀，颗粒稠密者。

【方论选录】方中薏苡仁、茯苓除湿而无伤阴助火之弊；酒黄芩清热燥湿，炒枳壳行气破滞，配薏苡仁，茯苓以除结聚之湿邪，且不伤正；荆芥、防风疏散风邪，防风且有胜湿之功。

97479 **薏仁酒**

《景岳全书》卷五十四。即《活人书》卷十八"薏苡仁酒"。见该条。

97480 **薏米粥**(《永乐大典》卷一三八七九引《十便良方》)

【异名】薏苡仁散(《准绳·类方》卷五引《心印绀珠》)、薏苡粥(《得效》卷三)、薏苡仁粥(《本草纲目》卷二十二)。

【组成】薏苡仁一升

【用法】上为末，以水一升，煮三二匙匕，作粥。每日食三二顿。

【功用】除胸中邪气，利肠胃，消水肿，久服轻身益气。

【主治】筋骨拘挛，久风湿痹。

97481 **薏苡丸**(《朱氏集验方》卷七)

【组成】薏苡仁一两 生姜半斤(切小块)

【用法】上将手帕裹，饭上蒸，以米熟为度，生姜不用，却以麦门冬、天门冬二件去心，生地黄三两为一处，捣取自然汁，加生蜜、人参末各一两，打和，入薏苡仁蒸干。每服三四十丸，生姜汤送下。

【主治】痰吐臭秽及咯血。

97482 **薏苡丸**

《得效》卷十二。为《卫生总微》卷十九"薏苡仁丸"之异名。见该条。

97483 **薏苡丹**

《普济方》卷四〇一引《古方妙选》。为《卫生总微》卷十九"薏苡仁丸"之异名。见该条。

97484 **薏苡饮**(《济众新编》卷七)

【组成】薏苡粉二合 真荏子(炒) 苏子(炒)各一合

【用法】苏子、真荏子用水细磨，滤取汁煮，入薏苡粉成粥，和蜜用；或单薏苡作末煮粥亦好。

【功用】久服令人能食。轻身，胜瘴气。

【主治】肺痿，肺气吐脓血，咳嗽；又治风湿痹，筋脉挛急，干湿脚气，老人咳喘。

97485 **薏苡汤**(方出《肘后方》卷一，名见《医心方》卷七引《古今录验》)

【异名】薏苡根饮(《圣济总录》卷六十一)。

【组成】薏苡根(剉)

【用法】浓煮取汁，每服三升。

【主治】❶《肘后方》：卒心腹烦满，又胸胁痛欲死。❷《医心方》引《古今录验》：蛔虫病。

97486 **薏苡汤**(《脚气治法总要》卷下)

【组成】薏苡仁(微炒)八两 白茯苓(去皮)五分 防风五分 牛膝(酒浸) 桂(去皮) 五加皮各六分 独活五分 玄参五两 石膏五两 枳壳四两(面炒，去瓤) 升麻六两 羚羊角四两 汉防己十两 麻黄(去节)五两

【用法】上为粗散。每服三钱，水一盏半，先浸一宿，平旦煎至八分，去滓温服，不拘时候。

【主治】风湿毒气攻两脚痛重，或浮肿，或皮焦毛悴，肉色紫破，筋骨抽痛，心闷气胀，头旋多睡眼暗。

97487 **薏苡汤**(《直指》卷二十六)

【组成】薏苡仁二合　黑豆一百粒　乌梅一个

【用法】水二盏，煎至一盏，加透明阿胶、生蒲黄各一钱，再煎沸，食后服。

【主治】肺痈唾吐脓血。

97488 **薏苡汤**

《法律》卷三。为《奇效良方》卷二“薏苡仁汤”之异名。见该条。

97489 **薏苡汤**

《金鉴》卷六十七。为《外科发挥》卷四“薏苡仁汤”之异名。见该条。

97490 **薏苡饼**(《圣济总录》卷一八八)

【组成】薏苡仁

【用法】熟水淘，捣罗如作米粉法，以枣肉、乳汁拌和作团，如蒸饼大，依法蒸熟。随性食之。夏用粉不得留经宿，恐酸坏。

【功用】补益。

【主治】虚劳。

97491 **薏苡酒**(《圣济总录》卷八十一)

【组成】薏苡仁(炒)　白蔹　芍药　酸枣仁　干姜(炮)　甘草(炙)各五两　附子(炮裂，去皮脐)一两

【用法】上剉，如麻豆大。以酒五升，渍一宿，微火煎沸，去滓，瓷器贮之。每服一小盏。甚者常使人扶行；少饮酒者，可随性饮之，常令有酒气佳。

【主治】风寒湿气中脚，搏于筋脉，痹挛不可屈伸者。

97492 **薏苡散**(《圣惠》卷六十)

【组成】薏苡根二两　独活二两　枳实二两(麸炒微黄)　荠草一两(微炒)　猪后悬蹄甲二两(炙黄燥)

【用法】上为细散。每服二钱，食前以黄耆汤调下。

【主治】痔疾久不愈，肛边痒痛不止。

97493 **薏苡散**

《圣济总录》卷六十一。为《金匮》卷上“薏苡附子散”之异名。见该条。

97494 **薏苡散**(《普济方》卷三七四引《全婴方》)

【组成】薏苡仁三分　当归　桂心各一两　酸枣仁(去皮，炒)　甘草　防风　秦艽(去苗)各半两

【用法】上为末。每服三岁一钱，水半盏，煎至三分，去滓服，不拘时候。

【主治】小儿因肝气不足，内伤风邪，惊风及诸病之后，手挛不展。

97495 **薏苡散**(《惠直堂方》卷二)

【组成】薏苡米三两

【用法】上为末。水一升，煎三合，入黄酒一合，作五次温服。或炒为散服。

【主治】肺痈。咳嗽吐脓腥臭及有血者，并胸膈上隐隐有痛处。

【备考】本方改为汤剂，名“薏苡仁汤”(方出《外台》卷十引《古今验录》，名见《圣济总录》卷五十)。

97496 **薏苡粥**

《得效》卷三。为《永乐大典》卷一三八引《十便良方》“薏米粥”之异名，见该条。

97497 **薏苡羹**(《圣济总录》卷一八八)

【组成】薏苡仁

【用法】同羊肉作羹，甘酸随性如常法，下葱，豉煮令香熟，食之。

【功用】轻身，益气，嗜食。

【主治】虚劳。

97498 **薏苡仁丸**(《圣惠》卷二十三)

【组成】薏苡仁二两　天雄一两(炮裂，去皮脐)　威灵仙一两　汉防己一两　槟榔一两　防风半两(去芦头)　羌活半两　石斛半两(去根节)　枳壳半两(麸炒微黄，去瓤)　五加皮半两　桂心半两　赤芍药半两　牛膝一分(去苗)　当归三分　赤茯苓半两

【用法】上为末，炼蜜为丸，如梧桐子大。每服三十丸，食前以温酒送下。

【主治】腲退风。体虚，风邪所攻，肌肉肿满，腰脚无力，骨节缓弱，四肢湿痹。

97499 **薏苡仁丸**(《圣惠》卷四十五)

【组成】薏苡仁一两　天雄一两(炮裂，去皮脐)　仙灵脾一两　生干地黄一两　槟榔一两　防风半两(去芦头)　羌活半两　石斛半两(去根，剉)　枳壳半两(麸炒微黄，去瓤)　五加皮半两(剉)　桂心半两　赤芍药半两　牛膝三分(去苗)　当归三分

【用法】上为末，炼蜜为丸，如梧桐子大。每服三十丸，食前用淡竹沥、生地黄汁各一合，酒一小盏，和暖送下。

【主治】脚气，筋脉痹挛疼痛。

97500 **薏苡仁丸**(《圣济总录》卷一五一)

【组成】薏苡仁二两　干姜(炮裂)　吴茱萸(汤浸七遍，焙干，微炒)　附子(炮裂，去皮脐)　大黄(剉，炒)　芍药各一两　黄芩(去黑心)　生干地黄(微炒)　当归(微炒)　桂(去粗皮)　白术各半两　蜀椒(去目并合口者，炒出汗)　人参　石韦(去毛，微炙)各一两　桃仁(汤浸，去皮尖双仁，麸炒黄色)三十枚

【用法】上为末，炼蜜为丸，如梧桐子大。每服二十丸，温酒送下，一日三次。

【主治】妇人月水不利。胸胁痞满，脐腹刺痛，手足烦热。

97501 **薏苡仁丸**(《本事》卷四)

【组成】薏苡仁　茵芋(去梗，剉，炒)　白芍药　牛膝(洗，剉，焙，酒浸一宿，再焙)　川芎(洗)　丹参(去芦)　防风(去叉股)　独活(黄色如鬼眼者，去芦，洗，焙)各半两　侧子一枚(炮，去皮脐)　熟干地黄(酒洒，九蒸，九晒，焙)　桂心(不见火)　橘皮各一两

【用法】上为末，炼蜜为丸，如梧桐子大。每服三四十丸，食前酒送下，一日三次；木瓜汤下亦得。

【主治】脚气。腰脚走注疼痛。

97502 **薏苡仁丸**(《本事》卷七)

【组成】薏苡仁一两　石斛(用细者，去根净，洗，细

剉)三分　附子半两(炮,去皮脐)　牛膝(酒浸,水洗,焙干)　生干地黄各三分　柏子仁(研)　人参(去芦)　枳壳　细辛(去叶)　川芎(洗)　当归(洗,去芦,焙干)各半两　甘草(炙)

【用法】上为细末,炼蜜为丸,如梧桐子大。每服三四十丸,食前酒送下,一日三次。丸子可食前,煮散食后,相兼服为佳。

【主治】悲哀烦恼伤肝气,至两胁骨疼痛,筋脉紧急,腰脚重滞,两股筋急,两胁牵痛,四肢不能举,渐渐脊膂挛急,手足枯悴。

97503　薏苡仁丸(《卫生总微》卷十九)

【异名】薏苡丸(《得效》卷十二)、薏苡丹(《普济方》卷四〇一引《古方妙选》)。

【组成】薏苡仁一两(汤浸,洗净,去皮)　当归(去芦)一两(洗,焙干)　秦艽(去苗)一两　防风(去芦叉枝)一两　羌活(去芦)一两　酸枣仁(去皮)一两

【用法】上为细末,炼蜜为丸,如鸡头子大。每服一丸,麝香、荆芥汤化下。儿大增之。

【主治】❶《卫生总微》:小儿手拳不能展开。❷《得效》:禀受肝气虚弱致两膝挛缩,两手伸展无力。

【备考】《奇效良方》有牡丹皮,无秦艽。

97504　薏苡仁丸(《家塾方》)

【组成】薏苡仁十钱　大黄五钱　土茯苓二两

【用法】上为末,炼蜜为丸,如弹子大。每服一丸,一日三次。

【主治】小儿头疮,胎毒;大人诸疮。

97505　薏苡仁汤

方出《外台》卷十引《古今录验》,名见《圣济总录》卷五十。即《慧直堂方》“薏苡散”改为汤剂。见该条。

97506　薏苡仁汤(《外台》卷十四引《近效方》)

【组成】薏苡仁五合　葳蕤　生姜　茯神各三两　生犀角末二两　乌梅七枚　麦门冬(去心)　竹沥各三合　白蜜一合

【用法】上切,以水八升缓煮,取二升七合汁,绞去滓,纳竹沥、白蜜搅调,细细饮之,十日服一剂。

【主治】暴风,手足瘫痪,言语謇涩,神情恍惚,游风散走。

【加减】四肢瘰痹,有所不稳,加独活、桂心。

【宜忌】忌食米醋、油脂、陈败难消等物。

97507　薏苡仁汤

《圣济总录》卷五。为《外台》卷五引《许仁则方》“薏苡仁十二味饮”之异名。见该条。

97508　薏苡仁汤(《圣济总录》卷十二)

【组成】薏苡仁二两　独活(去芦头)　茵芋　细辛(去苗叶)　桂(去粗皮)　侧子(炮裂,去皮脐)　防风(去叉)　酸枣仁(微炒)　麻黄(去根节,先煮,去沫,焙)　五加皮　羚羊角(镑)各一两　甘草(炙,剉)半两

【用法】上剉,如麻豆大。每服四钱匕,水一盏,加生姜半分(拍破),煎至七分,去滓温服,不拘时候。

【主治】体虚风邪所中,攻走皮肤,状如刺划。

97509　薏苡仁汤(《圣济总录》卷十九)

【组成】薏苡仁　羌活(去芦头)　蔓荆实　荆芥穗各二两　白术　木瓜(去核)　防风(去叉)　牛膝(酒浸,切,焙)　甘草(炙)各一两

【用法】上剉,如麻豆大。每服五钱匕,水一盏半,加生姜五片,煎至一盏,去滓,稍热服。

【主治】肝痹。筋脉不利,拘挛急痛,夜卧多惊,上气烦满。

97510　薏苡仁汤(《圣济总录》卷三十一)

【组成】薏苡仁　酸枣仁　防风(去叉)　人参　甘菊花　地骨皮(剉)　紫苏子　甘草　白茯苓(去黑皮)各一两

【用法】上为粗末。每服三钱匕,水一盏,加荆芥、薄荷、生姜各少许,同煎至七分,去滓温服,睡多冷服,不睡热服。

【主治】伤寒汗后,烦满多睡,小便赤涩。

97511　薏苡仁汤(《圣济总录》卷四十二)

【组成】薏苡仁　芎䓖　石膏(碎研)各一两　羌活(去芦头)三分　柏子仁(研)　酸枣仁(炒)各一两　附子(炮裂,去皮脐)三分

【用法】上药除研者,剉如麻豆大。每服三钱匕,水一盏,加生姜三片,煎至七分,去滓温服,不拘时候。

【主治】肝脏风气,四肢筋脉挛急,身体强直。

97512　薏苡仁汤(《圣济总录》卷四十二)

【组成】薏苡仁　防风(去叉)　桂(去粗皮)　当归(切,焙)各一两　酸枣仁(炒)三分　白茯苓(去黑皮)　海桐皮　萆薢各半两　芎䓖三分

【用法】上㕮咀,如麻豆大。每服三钱匕,水一盏半,煎取八分,去滓温服,不拘时候。

【主治】肝虚筋脉不利,腹急筋见,胁肋胀满。

97513　薏苡仁汤(《圣济总录》卷五十九)

【组成】薏苡仁　五味子各一两半　覆盆子　生干地黄(剉,焙)　枸杞子　紫苏茎叶　黄耆(细剉)　木通各一两　白茯苓(去黑皮)三两

【用法】上为粗末。每服三钱匕,水一盏,煎七分,去滓温服,不拘时候。

【主治】虚渴不止。

97514　薏苡仁汤

《圣济总录》卷一二九。为《医心方》卷十五引《集验方》“肠痈汤”之异名。见该条。

97515　薏苡仁汤

《全生指迷方》卷二。为《金匮》卷上“麻黄杏仁薏苡甘草汤”之异名。见该条。

97516　薏苡仁汤(《医方类聚》卷七十七引《济生》)

【异名】苡仁汤(《杂病源流犀烛》卷二十三)。

【组成】薏苡仁(炒)　防己　赤小豆(炒)　甘草(炙)各等分

【用法】上㕮咀。每服四钱,水一盏半,加生姜三片,煎至八分,去滓温服,不拘时候。

【主治】风肿在脾,唇口瞤动,或生结核,或为浮肿。

97517　薏苡仁汤(《儒门事亲》卷十二)

【组成】桔梗一两　甘草二两　薏苡仁三两

【用法】上剉,如麻豆大。每服五钱,水煎,入糯米为引,米软为度,食后服之。

【主治】咳嗽。

97518　**薏苡仁汤**(《普济方》卷一四六引《保生回车论》)

【组成】薏苡仁二两　白术二两　茯苓一两　麦门冬一两(去心)　桂心半两　熟地黄二两(切,焙)　甘草半两(炙紫色)　厚朴一两(姜制,焙干)

【用法】上为粗散。每服三钱,水一盏,煎至六分,去滓温服,一日三次,不拘时候。

【主治】伤寒。

97519　**薏苡仁汤**

《医学纲目》卷十二。即《千金》卷八"白蔹薏苡汤"。见该条。

97520　**薏苡仁汤**(《奇效良方》卷二)

【异名】薏苡汤(《医门法律》卷三)。

【组成】薏苡仁　当归　芍药　麻黄　官桂各一两　甘草(炙)　苍术(米泔浸一宿,去皮,剉,炒)各一两

【用法】上剉。每服七钱,加生姜三片,水煎服。

【主治】❶《奇效良方》:中风。手足流注疼痛,麻痹不仁,难以屈伸。❷《增补内经拾遗》:寒痹疼痛。

97521　**薏苡仁汤**(《外科发挥》卷四)

【异名】瓜子仁汤(《外科发挥》卷四)、瓜蒌仁汤(《医统》卷八)、瓜蒌子汤(《外科正宗》卷三)、薏苡汤(《金鉴》卷六十七)。

【组成】薏苡仁　瓜蒌仁各三钱　牡丹皮　桃仁(去皮尖)各二钱

【用法】作一剂,水二钟,煎八分,空心服。

【主治】肠痈。腹中疞痛,或胀满不食,小便涩;妇人产后恶露不尽,或经后瘀血作痛,或肠胃停滞,瘀血作痛,或作痈患。

97522　**薏苡仁汤**(《外科正宗》卷三)

【异名】苡仁汤(《嵩崖尊生》卷七)。

【组成】薏苡仁　瓜蒌仁各三钱　牡丹皮　桃仁(去皮尖)各二钱　白芍一钱

【用法】水二钟,煎八分,空心服。

【主治】肠痈。腹中疼痛或胀满不食,小便涩滞,妇人产后多有此病,纵非痈,服之尤效。

97523　**薏苡仁饭**(《外台》卷七引《广济方》)

【组成】薏苡仁

【用法】煮饭服。

【主治】冷气。

97524　**薏苡仁酒**(《圣惠》卷四十五)

【组成】薏苡仁半两　羚羊角屑三两　防风三两(去芦头)　川升麻二两　秦艽二两(去苗)　黄芩二两　地骨皮一两　枳壳一两(麸炒微黄,去瓤)　羌活二两　牛膝五两(去苗)　五加皮三两　独活二两　牛蒡子二两(微炒)　桂心二两　大麻仁五合　生干地黄五两

【用法】上剉。用生绢袋盛,以酒三斗,浸六七日后,食前随性暖服之。

【主治】脚气。风毒发歇疼痛,四肢拘急,背项强直,言语謇涩。

97525　**薏苡仁酒**(《活人书》卷十八)

【异名】海桐酒(《医方类聚》卷九十八引《施圆端效方》)。

【组成】薏苡仁　牛膝各二两　海桐皮　五加皮　独活　防风　杜仲(姜汁炙)各一两　白术半两　枳壳一两(炒)　生干地黄二两半

【用法】上为粗散,入生绢袋内,无灰酒五升浸,春、秋、冬二七日,夏月盛热,分作数帖,逐帖浸酒。每日服一盏或半盏,空心温服,一日三四次,常令酒气醺醺不绝。久服常皮肤下如数百条虫行,即风湿气也。

【主治】脚痹。

【备考】本方方名,《赤水玄珠》引作"苡仁酒";《景岳全书》引作"薏仁酒",有熟地,无枳壳、干地黄。

97526　**薏苡仁酒**(《本草纲目》卷二十五)

【组成】薏苡仁粉

【用法】同曲米酿酒,或袋盛煮酒,饮之。

【功用】祛风湿,强筋骨,健脾胃。

97527　**薏苡仁酒**(《证治汇补》卷七)

【组成】薏仁　牛膝　海桐皮　五加皮　防风　萆薢　当归　杜仲　白芍　地骨皮　灵仙

【主治】脚气虚软无力,时常顽木作痛。

97528　**薏苡仁酒**(《医略六书》卷二十四)

【组成】薏米仁五两(炒)　当归三两　防风一两半　白芍一两半(炒)　防己一两半　海桐皮二两　五加皮二两　杜仲三两　牛膝一两半

【用法】入红酒一瓮,蒸,窨,空心随量温服。

【主治】脚气疼痛而肿,脉浮弱者。

【方论选录】米仁健脾气以泻湿,当归养血脉以荣经,防风散风胜湿,白芍敛阴和营,汉防己泻血分湿热,海桐皮疏气分湿热,牛膝壮筋骨,杜仲强腰脚,五加皮活络舒经以雄脚力。浸以红酒,助行药势,使风散湿消,则营血统运,而经气清和,何脚气痛肿之不痊哉。此养营分解之剂,为风湿脚气痛肿之专方。

97529　**薏苡仁散**(《千金》卷二十二)

【组成】薏苡仁　桂心　白蔹　当归　苁蓉　干姜各二两

【用法】上药治下筛。每服方寸匕,食前温酒下,日三次,夜二次。

【功用】令自溃长肉。

【主治】痈肿。

97530　**薏苡仁散**(《圣惠》卷三)

【组成】薏苡仁三两　防风二两(去芦头)　麻黄二两(去根节)　附子一两(炮裂,去皮脐)　芎䓖一两　桂心一两　独活一两　柏子仁一两　石膏一两　细辛一两　羚羊角屑一两　枳壳一两(麸炒微黄,去瓤)

【用法】上为末。每服三钱,以水一中盏,加生姜半分,同煎至六分,去滓温服,不拘时候。

【主治】肝中风,四肢挛急,身体强直。

【宜忌】忌鸡、猫、鱼、蒜。

97531　**薏苡仁散**(《圣惠》卷三)

【组成】薏苡仁一两　羌活一两　防风一两（去芦头）　汉防己一两　桑根白皮一两（剉）　桂心一两　天麻一两　赤茯苓一两　芎藭一两　酸枣仁一两（微炒）　当归一两（剉，微炒）　甘草半两（炙微赤，剉）

【用法】上为散。每服三钱，以水一中盏，加生姜半分，煎至六分，去滓温服，不拘时候。

【主治】肝脏风毒流注，筋脉抽掣急痛，头目眩闷，四肢无力。

【宜忌】忌生冷、猪鸡肉、毒鱼、湿面。

97532　**薏苡仁散**（《圣惠》卷三）

【组成】薏苡仁二两　羌活一两　五加皮一两　海桐皮一两（剉）　当归一两（剉，微炒）　虎胫骨一两（涂酥，炙令黄）　芎藭一两　附子一两（炮裂，去皮脐）　赤芍药一两　牛膝一两（去苗）　桂心一两　酸枣仁一两（微炒）

【用法】上为散。每服三钱，以水一中盏，加生姜半分，煎至六分，去滓，食前温服。

【主治】肝脏风毒，流注脚膝，筋脉拘急疼痛，行履不得。

97533　**薏苡仁散**（《圣惠》卷二十一）

【组成】薏苡仁一两　芎藭一两　当归三分　桂心一两　细辛三分　前胡三分（去芦头）　羌活三分　茵芋三分　甘草半两（炙微赤，剉）　生干地黄三分　萆薢三分　羚羊角屑三分

【用法】上为粗散。每服四钱，以水一中盏，加生姜半分，煎至六分，去滓稍热服，不拘时候。

【主治】中风。身如角弓反张，心胸满闷。

97534　**薏苡仁散**（《圣惠》卷二十二）

【组成】薏苡仁二两　独活一两　茵芋一两　细辛一两　桂心一两　侧子一两（炮裂，去皮脐）　防风一两（去芦头）　酸枣仁一两（微炒）　麻黄一两（去根节）　五加皮一两　羚羊角屑一两　甘草半两（炙微赤，剉）

【用法】上为散。每服四钱，以水一中盏，加生姜半分，煎至六分，去滓温服，不拘时候。

【主治】体虚风邪所中，攻走皮肤，状如针刺，四肢不仁，筋脉拘急。

97535　**薏苡仁散**（《圣惠》卷二十三）

【组成】薏苡仁二两　细辛二两　黄耆三分（剉）　人参三分（去芦头）　枳壳三分（麸炒微黄，去瓤）　羚羊角屑三分　五加皮一两　赤芍药三分　独活一两　麻黄一两（去根节）　天雄一两（炮裂，去皮脐）　白术一两

【用法】上为粗散。每服五钱，以水一大盏，加生姜半分，煎至五分，去滓温服，不拘时候。

【主治】风，手足拘挛，百节疼痛，烦热心乱，恶寒，经日不能饮食。

97536　**薏苡仁散**（《圣惠》卷二十六）

【组成】薏苡仁一两　酸枣仁一两（微炒）　赤茯苓三分　桂心三分　柏子仁一两　羚羊角屑一两　海桐皮一两（剉）　当归三分　芎藭三分　生干地黄一两　赤芍药三分　槟榔三分

【用法】上为散。每服四钱，以水一中盏，加生姜半分，煎至六分，去滓温服，不拘时候。

【主治】筋极。面青多怒，两胁下急痛，手足筋脉拘挛。

97537　**薏苡仁散**（《圣惠》卷二十六）

【组成】薏苡仁一两　石膏二两　芎藭一两　桂心半两　羚羊角半两　赤芍药半两　防风一两（去芦头）　当归一两　甘草半两（炙微赤，剉）　汉防己一两　杏仁半两（汤浸，去皮尖双仁，麸炒微黄）

【用法】上为粗散。每服四钱，以水一中盏，加生姜半分，煎至六分，去滓温服，不拘时候。

【主治】肉极。肌肤如鼠走，津液开泄，或痹不仁，四肢急痛。

【宜忌】忌生冷、油腻、毒滑、鱼、肉。

97538　**薏苡仁散**（《圣惠》卷四十二）

【组成】薏苡仁二两　附子二两（炮裂，去皮脐）　甘草一两（炙微赤，剉）

【用法】上为散。每服三钱，以水一中盏，加生姜半分，煎至六分，去滓，稍热频服之。

【主治】胸痹，心下坚痞缓急。

97539　**薏苡仁散**（《圣惠》卷四十五）

【组成】薏苡仁二两　地骨皮一两　五加皮二两半（剉）　木通二两（剉）　木香三分　羚羊角屑一两　牛膝一两（去苗）

【用法】上为散。每服四钱，以水一中盏，煎至六分，去滓温服，不拘时候。

【主治】脚气痹挛，烦疼掣痛，行履不得，气满心胸，咽塞壅闷，不得眼卧。

97540　**薏苡仁散**（《圣惠》卷六十九）

【组成】薏苡仁一两　防风一两（去芦头）　猪苓一两（去黑皮）　芎藭一两　羚羊角屑一两　汉防己一两　桑根白皮二两（剉）　大麻仁一两　槟榔一两　郁李仁一两（汤浸，去皮，微炒）　枳实三分（麸炒微黄）　甘草半两（炙微赤，剉）

【用法】上为粗散。每服四钱，以水一中盏，煎至六分，去滓，食前温服。

【主治】妇人脚气缓弱及顽痹肿满，心下急，大便涩。

97541　**薏苡仁散**（《圣惠》卷八十九）

【组成】薏苡仁三分　当归一分（剉，微炒）　秦艽一分（去苗）　防风半两（去芦头）　酸枣仁半两（微炒）　桂心一分　甘草半两（炙微赤，剉）

【用法】上为粗散。每服一钱，以水一小盏，煎至五分，去滓，量儿大小分减服之，不拘时候。

【主治】小儿在胎之时，其母脏腑气虚，为风冷所乘，儿生之后，肝气不足，致筋脉挛缩，不得伸展，故令手拳不展。

97542　**薏苡仁散**（《圣惠》卷九十二）

【组成】薏苡仁　赤芍药　土瓜根　黄芩　蛇床子　地肤子　桔梗（去芦头）各三分

【用法】上为细散。一二岁每服半钱，空心以温酒调下，日午、晚后再服。

【主治】小儿阴癞肿硬，或时疼闷。

【备考】《圣济总录》有蛇含，无地肤子。

97543　**薏苡仁散**

《圣济总录》卷一五一，为《千金》卷四"桃仁散"之异名。见该条。

97544 **薏苡仁散**(《幼幼新书》卷九引《刘氏家传》)

【组成】薏苡仁　桑寄生　白僵蚕　蝎梢　人参各一钱　龙脑　麝香各少许

【用法】上为末。每服一字，煎荆芥汤调下。

【主治】小儿惊痫。

97545 **薏苡仁散**(《本事》卷三)

【组成】薏苡仁一两　当归(洗，去芦，薄切，焙干)　小川芎　干姜(炮)　甘草(炙)　官桂(去粗皮，不见火)　川乌(炮，去皮尖)　防风(去叉股)　茵芋(去梗，剉，炒)　人参(去芦)　羌活(去芦)　白术　麻黄(去根节)　独活(黄色如鬼眼者，洗，去芦，焙)各半两

【用法】上为细末。每服二钱，空心、临卧温酒调下，一日三次。

【主治】❶《本事》：湿伤肾，肾不养肝，肝自生风，遂成风湿、流注四肢筋骨，或入左肩髃，肌肉疾痛，渐入左指中。❷《医学六要·治法汇》：脚气冲心。

【方论选录】《本事方释义》：薏苡仁甘平淡渗，入手、足太阴；当归辛甘微温，入足厥阴；小川芎辛温，入肝、胆；干姜辛温，入手、足太阴；甘草甘平，入脾；官桂辛温，入足厥阴；川乌苦辛大热，入足太阳、少阴；防风辛甘平，入足太阳；茵芋苦辛温，入手、足阳明、太阴；人参甘温，入足阳明；羌活辛甘平，入足太阳，善能行水；白术甘温，入手、足太阴；麻黄辛温，入足太阳之表；独活苦辛甘平，入足少阴、厥阴。引经之药，温酒调送。此三气之邪，流注经络，肌肉筋骨皆受邪困，是肝、脾、肾三脏皆受病，故以甘缓辛温之补药守护中焦，而以渗利行经表散之药驱逐流注之邪，则久郁之病可一旦扫除矣。

97546 **薏苡仁散**(《医学正传》卷五引东垣方)

【组成】薏苡仁不拘多少

【用法】上为细末。以豮猪肺一个煮熟，蘸药食之。

【主治】肺损嗽血。

97547 **薏苡仁散**

《准绳·类方》卷五引《心印绀珠》。为《永乐大典》卷一三八七九引《十便良方》"薏米粥"之异名。见该条。

97548 **薏苡仁散**(《永乐大典》卷一三八七九引《大方》)

【组成】薏苡仁　当归　白芍药　天麻各四钱　独活　白术　虎骨(煅)　杜仲(炒)　麻黄　乳香　桂心各二钱　甘草(炙)　麝香　没药各一钱　槟榔(真紫色者)六钱

【用法】上为细末。每服一钱，食后酒调荆芥汤任下。

【功用】通经入络，活血行气。

【主治】风寒客滞经络，手臂麻木，筋脉拘挛。

97549 **薏苡仁散**

《普济方》卷一八七。即《金匮》卷上"薏苡附子散"。见该条。

97550 **薏苡仁散**(《保命歌括》卷十七)

【组成】薏苡仁　百部　黄耆(蜜炙)　麦门冬　当归身　白芍药　黄芩(酒炒)　人参(去芦)　桑白皮各等分　五味子十粒

【用法】上㕮咀。加生姜三片，水二盏煎服。

【主治】肺痿。

97551 **薏苡仁散**(《麻科活人》)

【组成】薏苡仁　淮山药　白茯苓　谷麦芽　白扁豆　香附米　山楂肉　甘草

【用法】水煎服。

【主治】麻疹后泄泻。

97552 **薏苡仁散**(《医钞类编》卷六)

【组成】薏苡仁五钱　桑白皮　麦门冬各三钱　白石英二钱　人参　五味子　款冬花　紫菀　杏仁　贝母　阿胶　百合　桔梗　秦艽　枇杷叶各一钱

【用法】加生姜、大枣、糯米煎，调钟乳粉服。

【主治】久嗽成劳，或因劳成嗽者。寒热往来，或独热无寒，咽干嗌痛，精神疲极，所嗽之痰或浓或淡，有时或血腥臭异常，语声不出。

97553 **薏苡仁粥**(《医方类聚》卷二十四引《食医心鉴》)

【组成】薏苡仁三合　冬麻子半升

【用法】以水三升，研滤麻子取汁，用煮薏苡仁煮粥。空心食之。

【主治】中风。言语謇涩，手足不遂，大肠壅滞。

97554 **薏苡仁粥**(《医方类聚》卷二十四引《食医心鉴》)

【组成】葱白　蔆诃各一握　牛蒡根(切)五合　豉三合　薏苡仁(捣)三合

【用法】以水四升，煮葱白、牛蒡根、蔆诃等，取汁二升半，去滓，投薏苡仁煮粥，空心食之。

【主治】中风。头痛心烦，苦不下食，手足无力，筋骨疼痛，口面㖞，言语不正。

97555 **薏苡仁粥**(《圣惠》卷九十六)

【组成】薏苡仁二合　薄荷一握　荆芥一握　葱白一握　豉一合

【用法】先以水三大盏，煎薄荷等，取汁二盏，入薏苡仁煮作粥，空腹食之。

【主治】中风。筋脉挛急，不可屈伸，及风湿等。

97556 **薏苡仁粥**

《本草纲目》卷二十三。为《永乐大典》卷一三八七九引《十便良方》"薏米粥"之异名。见该条。

97557 **薏苡仁煎**(《普济方》卷一一八引《十便良方》)

【组成】薏苡仁　虎骨各八两　天麻　防风　附子　羌活　桂心各四两　乳香二两

【用法】上为细末，酒煮面糊为丸，如梧桐子大。每服二十丸，煎防风汤送下，不拘时候。

【主治】寒湿搏袭经络，筋脉挛急，腿膝肿痛，行履艰难。

【备考】本方方名，据剂型，当作"薏苡仁丸"。

97558 **薏苡根汤**(《圣济总录》卷八十四)

【组成】薏苡根(剉)　枳壳根(剉)各三两　蒴藋枝二两(剉)　吴茱萸一两(汤洗过，绵裹)

【用法】上药纳釜中，以水二斗，煎至一斗二升，入浆水二斗，盐三两，更煎五七沸，去滓，用新净瓦瓮子一口，可容五斗者，以板子阔三寸横着于瓮底，将煎得汁乘热倾入瓮中，候冷暖得所，于密室中就瓮蘸脚，频频以汤从骭面淋之，瓮外以糠火微温，其瓮中汤只可离脚面三寸，更互换汤，以

得汗甚为度;若汗不多,可尽日蘸了,用生姜、木瓜各一两半(剉碎),同研如膏,涂于脚心,以蜡纸裹缠缚定,厚衣被盖覆取汗,更吃后木香汤。

【主治】脚气初发。

97559 薏苡根饮

《圣济总录》卷六十一。为方出《肘后方》卷一,名见《医心方》卷七引《古今录验》"薏苡汤"之异名。见该条。

97560 薏苡根散(《赤水玄珠》卷五)

【组成】薏苡根　木香　槟榔　黑豆

【用法】上为末。酒调服。

【主治】水肿。

97561 薏仁苓术汤(《辨证录》卷二)

【组成】茯苓　白术各五钱　薏仁一两　肉桂三分　炒荆芥二钱

【用法】水煎服。

【主治】痹证。

97562 薏术定痉汤(《辨证录》卷七)

【组成】白术一两　薏仁　芡实各五钱　柴胡　知母　甘草　天花粉各一钱　神曲二钱

【用法】水煎服。

【主治】太阴痉病。感湿热之气,复感风邪,发热腹痛,肌肉颤动,四肢坚急。

97563 薏米败酱汤

《集成良方三百种》卷下。为方出《千金》卷二十三,名见《张氏医通》卷十四"薏苡败酱汤"之异名。见该条。

97564 薏苡仁浸酒(《圣惠》卷三)

【异名】牛膝酒(《圣济总录》卷四十一)。

【组成】薏苡仁半斤　牛膝五两(去苗)　赤芍药三两　酸枣仁三两(微炒)　干姜三两(炮裂)　附子三两(炮裂,去皮脐)　柏子仁三两　石斛三两(去根)　甘草二两(炙微赤)

【用法】上剉细,和匀,以生绢袋盛,用酒二斗,浸七宿。每暖服一小盏,不拘时候。其酒旋添,味薄即止。

【主治】肝脏风,拘挛,不可屈伸。

【宜忌】忌猪肉、毒鱼。

97565 薏苡仁浸酒(《圣惠》卷七)

【组成】薏苡仁三两　防风二两(去芦头)　牛膝三两(去苗)　独活二两　生干地黄二两　黑豆五合(炒令熟)　当归一两(剉,微炒)　酸枣仁三分(微炒)　芎䓖一两　丹参一两(去芦头)　桂心二两　附子一两(炮裂,去皮脐)

【用法】上剉细,以生绢袋盛,用清酒二斗,渍五七宿后,每于食前,暖一小盏服之。

【主治】肾脏风毒流注,腰膝拘急疼痛。

97566 薏苡瓜瓣汤

《张氏医通》卷十四。为《医心方》卷十五引《集验方》"肠痈汤"之异名。见该条。

97567 薏苡竹叶散(《温病条辨》卷二)

【组成】薏苡五钱　竹叶三钱　飞滑石五钱　白蔻仁一钱五分　连翘三钱　茯苓块五钱　白通草一钱五分

【用法】上为细末。每服五钱,一日三次。

【主治】湿郁经脉,身热身痛,汗多自利,胸腹白疹,内外合邪。

97568 薏苡防桑汤(《外科证治全书》卷三)

【组成】防风三钱　桑叶二两　陈皮一钱　破故纸二钱　苡仁一两

【用法】水煎服。亦必大汗而愈,只消一剂也。

【主治】鹤膝风属风湿者。

97569 薏苡附子汤

《赤水玄珠》卷四。即《金匮》卷上"薏苡附子散"。见该条。

97570 薏苡附子散(《金匮》卷上)

【异名】薏苡散(《圣济总录》卷六十一)。

【组成】薏苡仁十五两　大附子十枚(炮)

【用法】上为散。每服方寸匕,一日三次。

【主治】❶《金匮》:胸痹,缓急者。❷《金匮要略方义》:胸痹疼痛,拘急不舒,时缓时急,喜温喜按,口不渴,舌苔白,脉沉紧;寒湿痹证,腰膝重痛,筋脉拘急,屈伸不利,得热则减,遇寒则剧。

【方论选录】❶《金匮玉函经二注》:胸痹缓急者,痹之急证也。寒饮上聚心膈,使阳气不达,危急为何如乎?故取薏苡逐水为君,附子之辛热为佐,驱除寒结,席卷而下,又乌能不胜任而愉快耶。❷《成方切用》:胸中与太空相似,天日照临之所,而膻中之宗气,又赖以苞举一身之气者也。今胸中之阳,痹而不舒,其经脉所过,非缓即急,失其常度,总由阳气不运,故致然也。用薏苡仁以舒其经脉,用附子以复其阳,则宗气大转,阴浊不留,胸际旷若太空,所谓化日舒长,曾何缓急之有哉。

【备考】本方方名,《普济方》引作"薏苡仁散",《医学纲目》引作"薏苡仁附子散",《赤水玄珠》引作"薏苡附子汤"。

97571 薏苡附子散

《准绳·疡医》卷二。为《金匮》卷中"薏苡附子败酱散"之异名。见该条。

97572 薏苡败酱汤(方出《千金》卷二十三,名见《张氏医通》卷十四)

【异名】薏米败酱汤(《集成良方三百种》卷下)。

【组成】牡丹　甘草　败酱　生姜　茯苓各二两　薏苡仁　桔梗　麦门冬各三两　丹参　芍药各四两　生地黄五两

【用法】上㕮咀。以水一斗,煮取三升,分三次服,一日三次。

【主治】肠痈。

97573 薏苡败酱汤

《张氏医通》卷十四。为《金匮》卷中"薏苡附子败酱散"之异名。见该条。

97574 薏苡败酱散

《中国医学大辞典》。即《金匮》卷中"薏苡附子败酱散"。见该条。

97575 薏苡麻黄汤

《外台》卷十九引《古今录验》。为《金匮》卷上"麻黄杏仁薏苡甘草汤"之异名。见该条。

97576 薏苡仁附子散

《医学纲目》卷十六。即《金匮》卷上"薏苡附子散"。

见该条。

97577　**薏苡仁十二味饮**(《外台》卷十四引许仁则方)

【异名】薏苡仁汤(《圣济总录》卷五)。

【组成】薏苡仁一升　葳蕤五两　生麦门冬二两(去心)　石膏八两(碎,绵裹)　杏仁六两(去尖皮、两仁,碎)　乌梅四十枚(擘)　生姜八两　生犀角屑　地骨皮各三两　人参二两　竹沥一升　白蜜二合

【用法】上切。以水一斗,煮十味,取三升,纳竹沥,白蜜搅调,细细饮之,不限冷暖及食前后。若热多,即食前冷饮;冷多,即食后暖饮;如服丸药,以饮送弥佳。

【主治】诸风服生葛根三味汤、附子汤后,风热未退者。

97578　**薏苡附子败酱散**(《金匮》卷中)

【异名】附子汤(《圣济总录》卷一二九)、薏苡附子散(《准绳·疡医》卷二)、败酱散(《校注妇人良方》卷二十四)、薏苡败酱汤(《张氏医通》卷十四)。

【组成】薏苡仁十分　附子二分　败酱五分

【用法】上为末。每取方寸匕,以水二升,煎减半,顿服。小便当下。

【功用】《中医方剂学》:排脓消肿。

【主治】肠痈之为病,其身甲错,腹皮急,按之濡如肿状,腹无积聚,身无热,脉数,此为肠内有痈脓。

【方论选录】❶《金匮玉函经二注》:血积于内,然后错甲于外,经所言也。肠痈何故亦然耶?痈成于内,血泣而不流也。惟不流,气亦滞,遂使腹皮如肿,按之仍濡。虽其患在肠胃间,究非腹有积聚也。外无热而见数脉者,其为痈脓在里可知矣。然大肠与肺相表里,腑病而或上移于脏,正可虞也。故以保肺而下走者,使不上乘。附子辛散以逐结,败酱苦寒以祛毒而排脓。务令脓化为水,仍从水道而出,将血病解而气亦开,抑何神乎。❷《金匮要略心典》:薏苡破毒肿,利肠胃为君;败酱一名苦菜,治暴热火疮,排脓破血为臣;附子则假其辛热以行郁滞之气尔。

【备考】本方方名,《本草纲目》引作"薏苡仁附子败酱散",《中国医学大辞典》引作"薏苡败酱散"。

97579　**薏苡仁附子败酱散**

《本草纲目》卷十六。即《金匮》卷中"薏苡附子败酱散"。见该条。

薄

97580　**薄芥汤**(《洞天奥旨》卷十三)

【组成】薄荷二钱　荆芥二钱　苦参二钱

【用法】煎汤一碗,洗之。即愈。

【主治】火斑疮。天气严寒,向火烘手,炙伤皮肤,因而成斑,变成痛疮。

97581　**薄杏汤**(《镐京直指》二集)

【组成】薄荷一钱五分　荆芥二钱　广郁金二钱　杏仁三钱　防风一钱五分　桔梗一钱　前胡一钱五分　象贝二钱　桑叶二钱　炒竹茹三钱

【主治】风热咳嗽,鼻塞声重,发热头痛,脉来浮数。

97582　**薄肤膏**(《朱仁康临床经验集》)

【组成】密陀僧末 620 克　白及末 180 克　轻粉 125 克　枯矾 30 克　凡士林 1870 克

【用法】先将轻粉研细,至不见星为度,逐次加入密陀僧、白及末,最后加入枯矾研极细,加入凡士林调成油膏。涂擦于皮损上。

【主治】慢性湿疹,皮损较厚者。

97583　**薄荷丸**(《圣惠》卷六十六)

【组成】薄荷(束如碗大,阴干)　皂荚十梃(长一尺二寸,不蚛者,去黑皮,涂酥,炙令焦黄)

【用法】上药捣碎,以酒一斗,浸经三宿,取出晒干,更浸三宿,如此取酒尽为度,焙干,为散,以烧饭为丸,如梧桐子大。每服二十丸,食前以黄耆汤送下,小儿减丸服之。

【主治】瘰疬。结成颗块,疼肿穿溃,脓水不绝,不计远近。

97584　**薄荷丸**(《圣惠》卷六十六)

【组成】薄荷四两(干者)　木香一两　连翘一两　麝香一分(细研)　皂荚十梃(长一尺,不蚛者,以浆水三升,浸三日,采取汁煎为膏)　青橘皮一两(汤浸,去白瓤,焙)

【用法】上为末,以皂荚煎为丸,如梧桐子大。每服二十丸,空心及晚食前以荆芥汤送下。

【主治】气毒瘰疬。心胃壅闷,颈项肿发,疼痛不欲饮食。

97585　**薄荷丸**(《圣济总录》卷十二)

【组成】干薄荷叶一斤　天麻四两　威灵仙(去苗土)三两　羌活(去芦头)四两　山栀子仁二两　蔓荆实(去白皮)三两　白芷　桔梗(炒)　防风(去叉)各二两　大黄(湿纸裹,煨令纸干)一两　人参　赤茯苓(去黑皮)各三两　龙脑(研)半两

【用法】上为末,再和匀,炼蜜为丸,如鸡头子大。每服一丸,食后细嚼,茶、酒任下。

【主治】蛊风,皮肤尽痛,若刀划状;及头目不利,风痰等疾。

97586　**薄荷丸**(《圣济总录》卷一五八)

【组成】干薄荷叶二两　荆芥穗一两半　蔓荆实(去白皮)　玄参(洗,剉)　甘草(炙)　大黄(剉,炒)　人参　麦门冬(去心)各一两　羌活(去芦头)二两　细辛(去苗叶)一两半

【用法】上为末,炼蜜为丸,如鸡头子大。每服一丸,茶、酒嚼下,不拘时候。

【主治】妇女妊娠,气血壅滞攻身体,生疮瘙痒。

97587　**薄荷丹**(《直指》卷二十二)

【组成】杜薄荷　皂角末(不蛀者,去弦皮)　连翘　何首乌(米泔浸一宿)　蔓荆子　京三棱(煨)　荆芥各一两

【用法】上为末,好豉二两半,以米醋煎沸酒豉,淹令软,研如糊为丸,如梧桐子大。每服三十丸,食后熟水送下,一日一次。

【功用】解瘰疬风热之毒,自小便去。

97588　**薄荷汤**(《局方》卷十)

【组成】缩砂仁三两　瓜蒌根十一两　甘草(炒,剉)四斤　鸡苏叶七斤半　荆芥穗　盐(炒)各三斤

【用法】上为末。每服一钱,食后沸汤点服。

【功用】消风壅,化痰涎。

【主治】头昏目眩，鼻塞咽干，心胸烦闷，精神不爽。

97589 **薄荷汤**(《伤寒微旨论》卷上)

【组成】薄荷一两 葛根半两 人参二分 甘草(炙)半两 防风(去芦)半两

【用法】上为末。每服三钱，水一盏，煎至七分，去滓热服。如三五服，寸脉力尚小，加薄荷二分。

【主治】❶中风，两手脉浮数而缓。❷《此事难知》：伤寒邪入阳明。

97590 **薄荷汤**(《医方类聚》卷一九七引《御医撮要》)

【组成】龙脑薄荷四两(阴干) 荆芥穗二两 甘草一两

【用法】上为细散。每服一钱，沸汤调下。

【功用】顺风气，清头目。

97591 **薄荷汤**

《婴童百问》卷四。为《幼幼新书》卷四引《家宝》“薄荷散”之异名。见该条。

97592 **薄荷汤**(《痧胀玉衡》卷下)

【异名】二号姤象方(《杂病源流犀烛》卷二十一)。

【组成】薄荷 香薷 连翘各一钱 紫朴 金银花 木通各七分

【用法】水二钟，煎七分，冷服。

【主治】痧之因于暑者。

97593 **薄荷茶**(《圣惠》卷九十七)

【组成】薄荷三十叶 生姜一分 人参半两(去芦头) 石膏一两(捣碎) 麻黄半两(去根节)

【用法】上剉。先以水一大盏，煎至六分，去滓，分二次点茶热服。

【主治】伤寒。鼻塞头痛，烦躁。

97594 **薄荷散**(《圣济总录》卷十六)

【组成】薄荷叶 甘菊花(择去梗) 甘草(炙，剉) 白芷 石膏(碎) 芎䓖各等分

【用法】上为散。每服一钱匕，荆芥茶调下。

【主治】风邪上攻，头目眩运，心膈烦闷。

97595 **薄荷散**(《圣济总录》卷一〇四)

【组成】薄荷叶 恶实(微炒)各一两 甘菊花 甘草(炙)各半两

【用法】上为散。每服一钱匕，食后、临卧生姜温水调下。

【主治】风热攻目，昏涩疼痛，旋眩，咽喉壅塞，语声不出。

97596 **薄荷散**(《幼幼新书》卷十四引《家宝》)

【异名】薄荷汤(《婴童百问》卷四)。

【组成】杜薄荷半两(去粗梗，取嫩者) 羌活 全蝎(炒) 麻黄(去节) 僵蚕(直者，去丝，炒) 天竺黄各一分 甘草半分(炙) 白附子半钱

【用法】上为末。每服婴孩一字，二三岁半钱，四五岁一钱，以水一药注或半银盏，煎十数沸服。

【主治】婴孩小儿夹食伤寒，又治夹惊伤寒，温壮等。

97597 **薄荷散**(《扁鹊心书·神方》)

【组成】真薄二两 桔梗三两 防风二两 甘草一两

【用法】上为末。每服四钱，灯心煎汤下。

【主治】心肺壅热，头目不清，咽喉不利，精神昏浊，小儿膈热。

97598 **薄荷散**(《卫生总微》卷三)

【组成】薄荷叶 藿香叶(去土) 荆芥穗 甘松(去土) 白芷 防风(去芦并叉枝) 川芎 桔梗(去芦) 白僵蚕(去丝嘴) 甘草(炙) 藁本(去土)各一两 细辛(去苗)半两

【用法】上为末。每服一钱，茶调温服。

【功用】大能清利头目，止昏眩，聪明耳目。

【主治】小儿风热温壮，伤寒伤风、疮疹未辨之间；大人风气不顺，头面风等。

97599 **薄荷散**(《活幼心书》卷下)

【组成】薄荷(和梗) 骨碎补(去毛)各半两 甘草二钱半 金罂刺根七钱半

【用法】上㕮咀。每服二钱，水一盏，入无灰酒一大匙，煎七分，空心温服，或无时。

【主治】阳证脱肛。

97600 **薄荷散**(《普济方》卷三四七)

【组成】芍药八分 蒲黄 延胡索各四分 当归六分 荷叶蒂三个(炙)

【用法】以水二升，煎取七合，后入蒲黄，空心分三服。

【主治】血气烦闷，胁肋胀满及痛。

97601 **薄荷散**(《普济方》卷三六九)

【组成】薄荷叶一两 蝎一分 天南星半两(灰炒通黄赤色)

【用法】上为细末。周岁儿每服半钱，连根葱白煎汤下，不拘时候。若只伤风，并进二服，立愈。

【主治】小儿伤风伤寒，肢体壮热，手足冷，呻吟惊悸，睡卧不安。

97602 **薄荷散**(《普济方》卷四〇三)

【组成】家薄荷叶一两 麻黄(去节) 甘草(炙)各半两

【用法】上为末。加生姜、大枣，水煎服。

【主治】小儿痘疹。

97603 **薄荷粥**(《圣惠》卷十六)

【组成】薄荷一握 阿胶一两(杵碎，炒令黄燥) 川升麻一两 豉心一合

【用法】上剉细，和匀。以水两碗，煮取一碗，去滓，以粳米作稀粥服，厚覆取汗。

【主治】时气劳复，四肢烦疼。

97604 **薄荷粥**(《长寿药粥谱》)

【组成】新鲜薄荷 30 克(或干薄荷 15 克)

【用法】煎汤，候冷，以粳米 1～2 两煮粥，待粥将成时，加入冰糖适量及薄荷汤，再煮一二沸即可服。

【功用】清热解暑，疏散风热，清利咽喉。

【主治】中老年人风热感冒，头痛目赤，咽喉肿痛，并可作炎夏防暑解热饮料。

【宜忌】可供夏季午后凉服，秋、冬不宜服；不宜多服久食。

97605 **薄荷煎**(《御药院方》卷一)

【组成】薄荷一斤(取头末二两) 川芎半两(取末二

钱） 脑子半钱(研） 甘草半两(取末二分半） 缩砂仁半两(取末二分)

【用法】上药都拌匀,于药末内称出半两为衣,用白沙生蜜五两半和成剂,用明净水于器盒内盛,上面放药吞,夜不歇,每两裁作二十块。每服三块,细嚼噙化亦得。

【功用】除风热、消疮疹。

【主治】头目昏眩,口舌生疮,痰涎壅塞,咽喉肿痛。

97606 **薄荷煎**

《医统》卷六十四。为《三因》"薄荷蜜"之异名。见该条。

97607 **薄荷蜜**(《三因》卷十六)

【异名】薄荷煎(《医统》卷六十四)。

【组成】薄荷自然汁 白蜜各等分

【用法】先以生姜片蘸水揩洗竟,敷之。良。

【主治】舌上生白苔,干涩,语话不真。

97608 **薄荷点汤**(《摄生众妙方》卷六)

【组成】薄荷叶十两 瓜蒌根一两(生用) 荆芥穗(生用)四两 甘草五两一分(生用) 砂仁三两(生用)

【用法】上为细末。每四两药末入霜梅末一两,研匀,以瓷器贮。每服一钱,清茶点吃。

【主治】风壅咽喉不利,痰实烦渴,困倦头昏,或发潮热,及一切风痰疮疥。

97609 **薄荷馎饦**(《圣济总录》卷一八九)

【组成】紫薄荷(新者)一握(捣取汁） 面四两

【用法】上药和作馎饦,煮熟,空腹食之。

【主治】反胃,朝食暮吐。

97610 **薄荷煎丸**(《圣惠》卷二十七)

【组成】薄荷汁一升 生地黄汁一升 青蒿汁一升 童便二升 桃仁三两(汤浸,去皮尖双仁,麸炒微黄,别研如膏） 麝香二钱(细研） 朱砂一两(细研） 秦艽三两(去苗,捣罗为末)

【用法】用薄荷等汁并小便同煎,然后下桃仁膏及朱砂等,以慢火熬,候可丸即丸,如梧桐子大。每服三十丸,空腹以清粥饮送下,晚食前再服。

【主治】急劳骨蒸。

97611 **薄荷煎丸**(《局方》卷一)

【组成】龙脑薄荷(取叶)十斤 防风(去苗） 川芎各三十两 桔梗五十两 缩砂仁五两 甘草(炙)四十两

【用法】上为末,炼蜜为丸,每两作三十丸。每服一丸,细嚼茶、酒任下。

【功用】消风热,化痰涎,利咽膈,清头目。

【主治】遍身麻痹,百节酸疼,头昏目眩,鼻塞脑痛,语言声重,项背拘急,皮肤瘙痒,或生隐疹,及肺热喉腥,脾热口甜,胆热口苦;又治鼻衄唾血,大小便出血,及伤风。

97612 **薄荷六一散**

《成方制剂》19 册。即《宣明论》卷六"益元散"加薄荷。见该条。

97613 **薄荷牛蒡汤**(《中医皮肤病学简编》)

【组成】薄荷叶 12 克 牛蒡子 9 克 焦马勃 9 克 连翘壳 9 克 京玄参 12 克 西赤芍 12 克 板蓝根 12 克 大青叶 12 克 炒僵蚕 9 克 玉桔梗 6 克

【用法】水煎,内服。

【主治】荨麻疹。

97614 **薄荷白檀汤**(《宣明论》卷三)

【组成】白檀一两 荆芥穗二两 薄荷叶四两 栝楼根一两 甘草四两(炙） 白芷二两 盐四两 缩砂仁半两

【用法】上为末。每服一钱,百沸汤,食后临卧、稍热温服。

【功用】消风化痰,清头目。

【主治】风壅头目眩,鼻塞,烦闷,精神不爽。

【备考】本方方名,《普济方》引作"新补薄荷白檀汤"。

97615 **薄荷玄明散**(《中医喉科学》)

【组成】薄荷二两 消石二两 没石子二两 冰片七分 玄明粉一两 硼砂一两 青盐二两

【用法】上为极细末。时擦牙齿痛处。

【功用】泻火清热。

【主治】风热牙痛。

97616 **薄荷连翘方**(《中医喉科学》引冰玉堂验方)

【组成】金银花 30 克 连翘 生地各 15 克 牛蒡子 知母各 9 克 鲜竹叶 6 克 薄荷 绿豆衣各 3 克

【功用】祛风清热。

【主治】风热牙痛。牙齿作痛,牙龈肿胀,不能咀嚼,腮肿而热,患处得凉则痛减,口渴,舌尖红,苔白干,脉浮数。

97617 **薄荷甘桔杏子汤**(《医方简义》卷二)

【组成】薄荷一钱 甘草五分 桔梗一钱五分 杏仁(去皮尖)三钱

【用法】水煎服。

【主治】冬温初起,咳嗽,微热微汗,脉浮大者。

薜

97618 **薜荔散**(《圣济总录》卷一三一)

【组成】薜荔叶不拘多少(阴干)

【用法】上为散。每服三钱匕,水一盏,煎五七沸,温服。更用叶煎汤洗疮,甚妙。

【主治】发背。

燕

97619 **燕泥散**(《内外科百病验方大全》)

【组成】燕子窝(连泥带粪)

【用法】上为细散。麻油调敷;小儿胎毒,先用米汤油(即米锅内浮面油)洗净后敷。

【主治】一切热疮,恶毒肿痛,及小儿胎毒。

【宜忌】皮色不变,及先白后红勿用。

【加减】疮色赤者,加黄柏末调敷。

97620 **燕泥膏**(《理瀹》)

【组成】燕泥

【用法】醋调扫,崩裂出脓,马兰头扫。

【主治】腮腺肿痛。

97621 **燕垒丹**(《喉科种福》卷三)

【组成】明雄黄 燕巢泥 千步土(即门限下土,足所常履者是） 秽桶下土(北地无秽桶,以常小便处秽土代

之） 葱

【用法】以酽烧酒炒热，敷颈上。

【主治】瘟疫红喉。此触天行瘟疫之气，致项肿咽痛，口内、喉中皆现红色，痰涎秽浊，粘连不断，吐出热气，臭气喷人，甚有颈项头面俱肿、面目俱赤者，俗呼为虾蟆瘟。

97622 **燕鼠膏**（《种福堂方》卷二）

【组成】全蝎（热水浸透，洗三次，晒干，净）二两 白芷 黄连 黄柏 黄芩 当归 山甲各一两 生地 赤芍各五钱 官桂二两 海藻二两五钱（洗三次，晒干） 番木鳖五钱（研碎）

【用法】用麻油一斤四两，浸药五日，熬焦黑色，去滓，将净油称准，每油二两，用飞净黄丹一两，收滴水不散，先入白占一钱五分，黄占三钱，即下黄丹，再下杭粉一两，用桑枝不住手搅成膏，候冷入水浸三四日，再用文火熔化，再入没药三钱（去油），阿魏三钱，麝香一钱，血竭二钱，朝南燕窝泥五钱，雄黄一钱，朱砂一钱，两头尖七钱，白升丹四钱，上为极细末，入膏内搅极匀。用时隔汤溶化摊贴，勿见火。

【主治】瘰疬痰核，痈疽发背肿毒。

97623 **燕麦敷方**（《圣济总录》卷一四〇）

【组成】燕麦二三两

【用法】上捣。敷之。

【主治】恶刺。

97624 **燕窠土丸**（《圣惠》卷二十二）

【组成】燕窠土二两 伏龙肝二两 飞罗面二两 砒黄一钱 水牛肉脯一两（炙令黄，别捣罗为末）

【用法】上为细散，后入砒黄，牛脯末等，和令匀，每将少许，以新汲水和，如弹丸大。于痛处摩之，候痛止，即取药抛于热油铛中。

【主治】白虎风。寒热发歇，骨节微肿，彻骨疼痛。

橐

97625 **橐籥丸**（《御药院方》卷四）

【组成】硫黄一两 水银一两（二味同研，结成砂子） 木香 当归 肉桂（去粗皮） 藿香叶各半两 大黄（湿纸裹，连灰火内煨熟，去纸）一两

【用法】上为细末，炼蜜为丸，如弹子大，每两作十丸。每服一丸，生姜米饮化下。

【功用】升降阴阳。

【主治】胸膈不利，痞闷结胸；产后吐逆，阴阳不调；男子气痛及诸呕吐；兼治伤转令元气虚损，及中暑毒者。

97626 **橐籥丸**（《鸡峰》卷二十）

【组成】大黄二两 当归 槟榔 藿香 人参 木香 丁香 硫黄 水银 白术 桂各一两

【用法】上为细末，别取沉香一两（剉碎），以水二升，煎至半升，去滓，入蜜，熬成膏为丸，如弹子大，朱砂为衣。每服一丸，生姜米饮化下。

【主治】气滞疼痛。

整

97627 **整骨丸**（《杨氏家藏方》卷十四）

【组成】白矾十三两（飞过） 黄蜡六两 黄丹 密陀僧（别研） 自然铜（别研为末）各四两 乳香（别研） 朱砂（别研） 没药（别研）各一两 猪脂十二两（腊月者）

【用法】用银石器或新锅内，先下猪脂熬成汁，去筋膜滓；次下黄蜡候熔，退火，候稍冷，方下密陀僧、黄丹、自然铜末，添慢火熬，以柳木篦子搅，候滴水不散为度，抬下锅子于冷地上，入朱砂、乳香、没药、白矾、更以篦子搅匀为丸，如梧桐子大。每服二十丸，热葱酒送下（葱白切如丝，于热酒中以盏合少时，勿出气）。如昏困不能咽药者，即用葱酒化开灌下。仍将二三丸切开，于纸上以火炙之；如不化，入油少许，随所伤大小，摊成药靥，恐此药不粘，以云母膏涂靥周围贴之，良久麻木变成痒；若骨碎及蹉跌者，并皆平正，不成芦节，其伤破处便生肌肉；多年伤折，每遇阴晦发作疼痛者，亦可服，不拘时候。

【主治】从高坠下，筋断骨折，内外俱损，疼痛难任，不问轻重。

97628 **整痛膏**（《圣济总录》卷八十一）

【组成】草乌头（去尖皮，生用） 干姜（生用） 五灵脂（生用）各一两 浮麦（炒焦黑）一分

【用法】上为细末，每用醋一盏，入药三钱匕，熬成膏。纸上摊药，敷疼处；又取麦麸拌醋，和得所，铫子内炒热，帛裹熨疼处；如患脚气，先烧砖热，将药在脚心贴定熨之。

【功用】引脚中气，消肿止痛。

【主治】脚气肿痛，行履无力，及打扑伤折，痛不可忍。

97629 **整睫散**（《圣济总录》卷一〇五）

【组成】白善土 胆矾各半钱匕（均生用）

【用法】上为散。沸汤浸，洗眼睑，不要洗入眼里。

【主治】睑烂风眼疾。

97630 **整骨麻药**（《疡科选粹》卷八）

【组成】草乌三钱 当归 白芷各二钱五分

【用法】每服五分，热酒调下。即麻木不知痛，然后用手。

【功用】止痛。

97631 **整骨麻药**（《伤科汇纂》卷七）

【组成】闹羊花倍用 胡加子 姜黄 川乌 草乌 麻黄各等分

【用法】上为细末。每服五分，茶、酒任下。欲解，用甘草煎汤，服之即苏。

【功用】开取箭头，服之不痛。

97632 **整骨定痛散**（《普济方》卷三〇九）

【组成】天花粉一斤（炒） 甘草二两半（炒） 没药 木香各一两 乳香一两半 陈皮二两半 当归一两半 血竭一两半 大附子一个（炮，去皮脐）

【用法】上为细末。每服五钱，热酒调下，敷贴亦可。

【功用】整骨定痛。

獖

97633 **獖肝丸**

《普济方》卷九十七。为《得效》卷十二“伏神丸”之异名。见该条。

97634 **豮猪肝丸**(《圣惠》卷二十七)

【组成】豮猪肝四两　柴胡二两(去苗)　黄连二两(去须)　诃黎勒皮二两半　甘草一两(炙微赤,剉)　鳖甲二两(涂醋,炙令黄去裙襕)

【用法】上药先将肝用童便五升煮,以小便尽为度,取出薄切焙干,与诸药同捣罗为末,用醋猪胆为丸,如梧桐子大。每服三十丸,空腹及晚食前以粥饮送下。

【主治】急劳瘦病。

【备考】本方方名,《普济方》卷二三〇引作"猪肝丸"。

97635 **豮猪肝丸**

《普济方》卷一〇七。即《得效》卷十三"茯神丸"。见该条。

97636 **豮猪肝丸**

《杂病源流犀烛》卷十四。为《医学入门》卷八"猪肝丸"之异名。见该条。

97637 **豮猪肝方**(《圣济总录》卷一八九)

【组成】豮猪肝(洗净)一具

【用法】以酽醋二升,同煮极熟。切作片,入芜荑末调和,空心食之。

【主治】水泻冷劳气痢似鱼脑者。

97638 **豮猪肝方**(《圣济总录》卷一八九)

【组成】豮猪肝一具(水洗,去筋膜令净,切作柳叶片)鳖甲(去裙襕,米醋慢炙)一两　柴胡(去苗)三分　甘草(炙,剉)　乌梅肉(炒)　人参各半两　白术三分　胡黄连一两　干姜(炮)　陈橘皮(汤浸,去白,焙)　诃黎勒(炮,去核)　芜荑(炒)各半两

【用法】上除肝外捣罗为末,将肝与药末拌和,令药在肝上,即旋串慢火炙令香熟。空腹食之。如渴,即将药末煎汤服亦效。

【主治】冷劳下痢脓血,瘦怯不能食。

97639 **豮猪胆丸**(《圣济总录》卷一七三)

【组成】豮猪胆(瓦上焙干)二两　胡椒　干姜(炮)芜荑(炒)　陈橘皮(去白,焙)各一分　莳萝(微炒)半两　仓米(炒)三分

【用法】上为末,用稀糊为丸,如麻子大。每服五丸,米饮送下,早晨、晚后各一次。

【主治】小儿疳痢久不愈,食物即呕。

97640 **豮猪脏膏**(《圣济总录》卷一八二)

【组成】豮猪脏一具

【用法】上研如膏,入浆水少许,候稀稠得所。先用童便洗手面,后以匙抄少许,匀涂手面上。

【主治】小儿冻耳,并手面皴痛。

97641 **豮猪肝贴眼方**(《圣惠》卷十六)

【组成】豮猪肝一具

【用法】薄切,以清水浸淘。如法贴眼睑上,干即换之。连日及夜贴之,重者不过二日效。

【主治】时气后,因吃葵蒜热面损眼,暗不见物,昼夜疼痛不可忍。

97642 **豮猪胆贴眼方**(《圣惠》卷十六)

【组成】豮猪胆一枚(汁)　川朴消(杏仁大,细研)黄连末半钱　龙脑(一豇豆大,研令细)

【用法】上为末,与猪胆相和,浸一宿,昼夜贴眼。若热泪至多,当时便愈。

【主治】时气热毒攻眼,中有胬肉,睑里有疮,日夜下泪,全不见物。

豭

97643 **豭鼠粪汤**(《外台》卷二引《范汪方》)

【异名】立效汤(《普济方》卷一四六)。

【组成】薤一大把　豭鼠粪十四枚

【用法】以水五升,煮取二升,尽饮之。温卧汗出便愈,亦理劳复。

【主治】伤寒病后,男子阴易。

撼

97644 **撼积丹**(《医学集成》卷三)

【组成】槟榔　枳实　丑牛　大黄各三钱　牙皂二片

【用法】上为末。酒送下。

【主治】胃实痛,胀满拒按。

擅

97645 **擅圣丸**(《圣惠》卷八十五)

【异名】抵圣丸(《普济方》卷三七〇)。

【组成】白附子一分　白僵蚕二分　赤箭一分　半夏一分　天南星一分　腻粉半分(研入)　蚱蜢一分　乌蛇肉半两

【用法】上药并生用为末,用酒、薄荷汁各半盏,同熬膏为丸,如绿豆大。每服三丸,以温酒送下,不拘时候。

【主治】小儿急惊风,搐搦不止。

97646 **擅圣丸**(《圣惠》卷八十五)

【异名】抵圣丸(《普济方》卷三七〇)。

【组成】水银半两　麝香半两　天南星半两(生用)

【用法】捣天南星为末,次入水银,又以石脑油同捣,硬软得所,又入麝香为丸,如绿豆大。每服一丸,以薄荷汤化破送下,不拘时候。

【主治】小儿急惊风搐搦。

97647 **擅圣归命丹**(《圣惠》卷八十五)

【组成】锡悋脂一两(细研,水淘黑水令尽)　牛黄半分　水银一分(以少枣瓤研令星尽)　麝香三分

【用法】上为细末,用软粳米饭为丸,如黍米大。每服二丸,以新汲水送下,不拘时候。

【主治】小儿天钓,多涎,及搐搦不定。

噤

97648 **噤口丹**(《脉因证治》卷上)

【组成】枇杷叶(蜜炙)十张　缩砂十个(末)

【用法】熟蜜调,抹口上。

【主治】噤口痢,呕不纳食;亦治痢吐食。

97649 **噤口丹**(《脉因证治》卷上)

【组成】半夏四钱　参八钱

【用法】加生姜,水煮干,焙,为末。以姜粉入香附丸服。

【主治】噤口痢,呕不纳食;亦治痢吐食。

螃

97650 **螃蜞丸**(《霉疮证治》卷下)

【组成】螃蜞霜一钱　鹿角霜　反鼻　沉香　大黄各五分

【用法】上为末,糊为丸,如梧桐子大。酒送下;或为散用。

【主治】结毒。

97651 **螃蟹酒**(《仙拈集》卷四)

【组成】蟹壳一个(炙脆)

【用法】上为末。临睡黄酒冲服。即至重,二服全愈。

【主治】肿毒初起。

97652 **螃蟹酒**(《仙拈集》卷四)

【组成】生螃蟹(大者一个,小者三个)

【用法】石臼内捣碎,滚黄酒冲服。其渣奄伤处,骨内谷谷有声,其骨自接。即打伤者一夜即愈。

【主治】浑身打伤。

97653 **螃蟹散**(《仙拈集》卷二)

【组成】鲜螃蟹

【用法】捣烂,敷上即愈。如无鲜者,以蟹黄蜜调涂。

【主治】手指缝肿痛不可忍,若不早治,即烂入手。

蹉

97654 **蹉跌膏**(《外台》卷二十九引《范汪方》)

【组成】当归　续断　附子(去皮)　细辛　甘草(炙)　通草　芎䓖　白芷　牛膝各二两　蜀椒二合

【用法】上㕮咀。以猪膏二斤煎,以白芷色黄膏成,绞去滓。以摩损处,一日二次。

【主治】蹉跌,兼疗金疮。

默

97655 **默治汤**(《疡医大全》卷二十四)

【组成】当归一两　白茯苓　白芍各五钱　栀子三钱　柴胡一钱　楝树根五分

【用法】水煎服。

【主治】阴疮。

【加减】有痰,加白芥子;有火,加黄芩;有寒,加肉桂。

黔

97656 **黔曲**(《成方制剂》2 册)

【组成】白芷　苍术　陈皮　大黄　法半夏　茯苓　甘草　广藿香　荆芥　酒曲　辣蓼　莱菔子　麦麸　麦芽　面粉　木香　牵牛子　青蒿　青皮　山楂　香附　香薷　枳实　紫苏

【用法】每包 16 块,重 500 克。用水煎服或用开水泡服,一次 0.5~2 块;小儿用量酌减。

【功用】健脾开胃,理气导滞,清暑化湿。

【主治】食积饱胀,胸闷腹痛,不思饮食,暑湿感冒。

【宜忌】孕妇忌用。

镜

97657 **镜面散**(《朱氏集验方》卷七)

【组成】镜面草(又名螺靥草)

【用法】上为末。调蜜少许,水冲服。

【主治】小便出血。

【临床报道】小便出血:余顷在章贡,时年二十六,忽小便后出鲜血数点,不胜惊骇,却不疼。如是一月,若不饮酒则血少,终不能断。偶得一器清汁,云是草药,添以少蜜,解以水,两服而愈。其名镜面草,又名螺靥草,其色青翠,所在阶缝中多有之。

赞

97658 **赞育丹**(《景岳全书》卷五十一)

【组成】熟地八两(蒸捣)　白术(用冬术)八两　当归　枸杞各六两　杜仲(酒炒)　仙茅(酒蒸一日)　巴戟肉(甘草汤炒)　山茱萸　淫羊藿(羊脂拌炒)　肉苁蓉(酒洗,去甲)　韭子(炒黄)各四两　蛇床子(微炒)　附子(制)　肉桂各二两

【用法】炼蜜为丸服。或加人参、鹿茸亦妙。

【主治】阳痿精衰,虚寒无子。

97659 **赞化血余丹**(《景岳全书》卷五十一)

【组成】血余八两　熟地八两(蒸捣)　枸杞　当归　鹿角胶(炒珠)　菟丝子(制)　杜仲(盐水炒)　巴戟肉(酒浸,炒干)　小茴香(略炒)　白茯苓(乳拌,蒸熟)　肉苁蓉(酒洗,去鳞甲)　胡桃肉各四两　何首乌(小黑豆拌蒸七次,如无黑豆,或人乳、牛乳拌蒸俱妙)四两　人参(随便用,无亦可)

【用法】炼蜜为丸。每服二三钱许,食前用滚白汤送下。

【功用】大补气血,乌须发,壮形体,培元赞育。

【加减】精滑者,加白术、山药各三两;便溏者,去苁蓉,加补骨脂(酒炒)四两;阳虚者,加附子、肉桂。

97660 **赞化鹿茸丸**(《成方制剂》2 册)

【组成】柏子仁　当归　附子　黄耆　鹿角胶　鹿角霜　鹿茸　肉苁蓉　熟地黄　酸枣仁

【用法】制成丸剂,每丸重 9 克。口服,每次 1 丸,每日 2 次。

【功用】补气养血,扶肾壮阳,调经祛寒。

【主治】诸虚百损,心肾不交,阳痿不举,疝气腹痛,女子带下,胞寒不育,腰腿酸痛。

貒

97661 **貒肉羹**(方出《圣惠》卷九十六,名见《养老奉亲》)

【组成】貒猪肉半斤(细切)

【用法】用粳米三合,水三升,加葱、豉、椒、姜作粥。每日空腹食之。

【主治】❶《圣惠》:十种水病不愈,垂命。❷《养老奉亲》:老人水气浮肿,身皮肤痒燥,气急不能下食,心暖胀满,气欲绝。

97662 **貒肉羹**(《饮膳正要》卷二)

【组成】貒肉一斤(细切)　葱半握(切)　草果三个

【用法】用小椒、豆豉同煮烂熟,加粳米一合作羹,五味调匀,空腹食之。

【主治】水肿浮气,腹胀,小便涩少。

歙

97663　**歙墨丸**(《医方类聚》卷二十四引《烟霞圣效》)

【组成】麝香一钱　泽乌头四两　五灵脂四两　防风四两　细墨四两　甘草三两半　乳香一钱

【用法】上为细末,熬麻黄膏子,用好酒、寒食面同和为丸,如弹子大。每服一丸,细嚼,左瘫右痪、打扑损伤,苦酒、甜瓜子汤送下;头风,茶清送下;筋骨疼痛,温酒送下;解伤寒温与汤送下;疮疖肿痛,酒煎栝楼汤送下。

【主治】瘫痪,打扑损伤,头风,筋骨疼痛,伤寒,疮疖肿痛。

97664　**歙墨丸**(《准绳·类方》卷五)

【组成】歙墨(烧存性)　两头尖　甘草(炙)　香白芷　防风(去芦)各二两　乳香三钱(另研)　川芎一两　五灵脂三两(净)　麝香三钱(另研)

【用法】上为细末,酒糊为丸,每两作十丸。每服一丸,食后细嚼,温酒送下;茶清亦得,一日二次。

【主治】疠风。

獭

97665　**獭爪丸**(《理虚元鉴》卷下)

【组成】獭爪(醋炙,为末)　獭肝(阴干)　生地黄　龟版　麦冬　沙参　银柴胡　地骨皮　百部　牡丹皮　桔梗　炙甘草

【用法】研末为丸。每服五至七分,入煎剂融化送下。

【主治】传尸痨。

97666　**獭灰方**(《普济方》卷二九八)

【组成】獭肝

【用法】烧为末,每服一钱匕。

【主治】肠风下血不止。

97667　**獭肝丸**(方出《外台》卷三十一引《删繁方》,名见《普济方》卷二五二)

【组成】獭骨肝肺　干蓝　大黄各八分　芦根　鹤骨各七分　桔梗五分　干姜四分　桂心　斑蝥二十枚(炙)

【用法】上药治下筛,炼蜜为丸。每服十丸至十五丸,酒送下,一日二次。

【主治】食鱼脍不消生癖,常欲食脍者。

【备考】方中鹤骨,《普济方》作"鹊骨"。

97668　**獭肝丸**(方出《千金》卷十七,名见《圣惠》卷五十六)

【组成】獭肝一具　雄黄　莽草　丹砂　鬼臼　犀角　巴豆各一两　麝香一分　大黄　牛黄各一两　蜈蚣一枚

【用法】上为末,炼蜜为丸,如麻子大。每服二丸,空腹服。加至三丸,以知为度。

【主治】注病相染易,及霍乱,中恶,小儿客忤。

97669　**獭肝丸**(《外台》卷十三引《广济方》)

【组成】獭肝六分(炙)　天灵盖(烧)四分　生犀角四分(屑)　前胡四分　升麻四分　松脂五分　枳实(炙)四分　甘草五分(炙)

【用法】上为末,炼蜜为丸,如梧桐子大。每服二十丸,空腹以小便浸豉汁送下,日再服。

【主治】瘦病。每日酉即赤色,脚手酸疼,口干壮热。

【宜忌】忌海藻、松菜、生葱、热面、炙肉鱼、蒜、黏食、陈臭等物。

97670　**獭肝丸**(《圣惠》卷十四)

【组成】獭肝一两(微炒)　生干地黄一两　知母三分　前胡一两(去芦头)　虎头骨三分(微炒)　地骨皮一两　子芩三分　川升麻三分　白术三分　枳壳三分(麸炒微黄,去瓤)　玄参三分　柏脂三分(细研)

【用法】上为末,入柏脂和匀,炼蜜为丸,如梧桐子大。每服三十丸,以温豉汤送下,不拘时候。

【主治】伤寒后夹劳。烦热,口干心躁,四肢疼痛,不欲饮食,渐加羸瘦。

97671　**獭肝丸**(《圣惠》卷十四)

【组成】獭肝半两(微炒)　鳖甲三分(涂酥,炙令黄,去裙襕)　知母半两　桔梗半两(去芦头)　旋覆花半两　川大黄三分(剉碎,微炒)　柴胡三分(去苗)　槟榔半两　赤茯苓半两　枳壳三分(麸炒微黄,去瓤)　赤芍药半两　秦艽半两(去苗)

【用法】上为末,炼蜜为丸,如梧桐子大。每服二十丸,以粥饮送下,不拘时候。

【主治】伤寒后肺痿劳嗽。涕唾稠黏,日晚即发寒热,面色或赤,心肋妨满。

97672　**獭肝丸**(《圣惠》卷十六)

【组成】獭肝二两(微炙)　人参一两(去芦头)　沙参一两(去芦头)　鬼臼半两(去毛)　苦参半两(剉)　甘草三两(炙微赤,剉)

【用法】上为末,炼蜜为丸,如梧桐子大。每服二十丸,以粥饮送下。

【主治】时气瘴疫,骨热烦闷。

97673　**獭肝丸**(《圣惠》卷十八)

【组成】獭肝一两(微炒)　柴胡三分(去苗)　川升麻半两　黄耆三分(去须)　天灵盖一两(涂酥,炙令微黄)　枳壳三分(麸炒微黄,去瓤)　犀角屑一两　金箔五十片(细研)　银箔三十片(细研)　牛黄半分(细研)　松脂三分(细研)

【用法】上为末,入金、银箔、牛黄、麝香、松脂等,炼蜜为丸,如梧桐子大。每服二十丸,食前以童便三合,浸豉取汁送下。

【主治】热病后虚劳,皮骨蒸,日渐黄瘦,四肢羸悴,不思饮食。

97674　**獭肝丸**(《圣惠》卷三十一)

【组成】獭肝一两(微炙)　麝香一分(细研)　犀角屑半两　鳖甲一两(涂酥,炙微黄,去裙襕)　天灵盖三分(涂酥,炙令微黄)　阿魏一两(麸裹煨,面熟为度)　牛黄一分(细研)　雄黄三分(细研)　木香半两　龙胆半两(去芦头)　胡黄连三分　知母三分　柴胡一两(去苗)　地骨皮三分　赤芍药半分　麦门冬一两半(去心,焙)　甘草半两

(生用) 白术半两 黄芩半两 赤茯苓二分 川升麻半两 朱砂三分(细研) 槟榔三分

【用法】上为末,炼蜜为丸,如梧桐子大。每服三十丸,以清粥饮送下,不拘时候。

【主治】骨蒸劳热,体瘦烦疼。

【宜忌】忌苋菜。

97675 **獭肝丸**(《圣惠》卷三十一)

【组成】獭肝一具(炙令黄) 柴胡一两半(去苗) 玄参一两 知母一两 大麻仁二两 子芩一两 地骨皮一两 川升麻一两 木通一两(剉) 柏树香一两半 天灵盖一两(涂酥,炙令焦黄) 川大黄一两(剉碎,微炒)

【用法】上为末,炼蜜为丸,如梧桐子大。每服三十丸,以童便浸豉一合,经一宿,滤去滓送下,一日二次。若有下利,即减丸数服之。

【主治】骨蒸烦热,日月久远,渐加羸瘦。

97676 **獭肝丸**(《圣惠》卷三十一)

【异名】真珠丸(《普济方》卷二三七)。

【组成】獭肝三分(炙令黄) 真珠末三分 槟榔三分 旋覆花半两 茯神三分 贝母三分(煨微黄) 柴胡一两(去苗) 龙胆三分(去芦头) 黄连三分(去须) 赤芍药三分 川大黄三分(剉,微炒,碎)

【用法】上为末,炼蜜为丸,如梧桐子大。每服三十丸,食后以温水送下。

【主治】骨蒸劳,咳嗽上气,痰喘,寒热,四肢瘦弱。

【备考】《普济方》无大黄。

97677 **獭肝丸**(《圣惠》卷三十一)

【组成】獭肝三分(微炙) 鬼臼三分 沙参三分(去芦头) 人参三分(去芦头) 丹参三分 苦参三分 天灵盖一两(涂酥,炙微黄) 麝香半两(研入)

【用法】上为末,炼蜜为丸,如梧桐子大。每服二十丸,以粥饮送下,不拘时候。

【主治】传尸鬼气,骨蒸,日渐瘦弱。

97678 **獭肝丸**(《圣惠》卷七十)

【组成】獭肝一具(微炙) 柴胡一两半(去苗) 知母一两 地骨皮一两 栀子仁一两 犀角屑一两 天灵盖一两(涂酥,炙微黄) 黄耆三分(剉) 鳖甲一两半(涂醋,炙令黄,去裙襕) 川升麻一两 桃仁一两(汤浸,去皮尖双仁,麸炒微黄) 甘草半两(炙微赤,剉) 朱砂一两(细研,水飞过) 麝香一分(细研)

【用法】上为末,炼蜜为丸,如梧桐子大。每服三十丸,以温水送下,不拘时候。

【主治】妇人骨蒸劳热,体瘦烦疼,不欲饮食。

97679 **獭肝丸**(《圣惠》卷八十八)

【组成】獭肝半两(微炙) 麦门冬一两(去心,焙) 人参半两(去芦头) 黄芩半两 黄连半两(去须) 龙胆半两(去芦头) 白术半两 柴胡三分(去苗) 枳壳半两(麸炒微黄,去瓤) 鳖甲半两(涂醋,炙令黄,去裙襕) 桃仁二十枚(汤浸,去皮尖双仁,麸炒微黄)

【用法】上为末,炼蜜为丸,如绿豆大。每服七丸,以温水送下,一日三次。

【主治】小儿骨热羸瘦,虽食不生肌肉。

97680 **獭肝丸**(《圣济总录》卷八十六)

【组成】獭肝(切碎,炙黄)一两半 胡黄连一两 鳖甲(去裙襕,醋炙)一两半 柴胡(去苗)一两半 犀角屑一两 知母(焙)一两 天门冬(去心,焙)一两 地骨皮一两半 升麻一两半 茯神(去木)一两 紫菀(去苗土)一两 百合一两 杏仁(汤浸,去皮尖双仁,炒令黄色,别研)一两 黄连(去须)一两半 前胡(去芦头)一两 贝母(去心,焙)一两 天灵盖(酥炙令黄)一两半 槟榔(剉)三两 麻仁(研)一两 甘草(炙)一两 生干地黄(焙)三两

【用法】上为末,炼蜜为丸,如梧桐子大。每服三十丸,食后温水送下,夜卧再服。

【主治】心劳热,胸膈聚痰,头目微痛,手足时烦,肌肤渐觉羸瘦。

97681 **獭肝丸**(《圣济总录》卷九十三)

【组成】獭肝一具(炙令干) 鳖甲一枚(去裙襕,醋浸,炙黄) 野狐头骨一枚(炙令黄色) 防己一两半 紫菀(去苗土) 蜀漆叶 麦门冬(去心,焙) 甘草(炙,剉)各一两

【用法】上为细末,炼蜜为丸,如梧桐子大。每服二十丸,米饮送下,日午再服。

【主治】传尸病,遁注、骨蒸、伏连、殗殜,连绵三年或五年,有能食不作肌肤;或三日五日,有微劳即发,大都当额头间骨,寻常热熻熻然。

97682 **獭肝丸**(《续名家方选》)

【组成】獭肝(阴干)二十钱 地栗三钱五分 榧实(去皮)二钱 鳖甲八分

【用法】糊为丸,如梧桐子大。每服三十丸,白汤送下。

【主治】虫瘕劳。

97683 **獭肝丸**(《全国中药成药处方集》南昌方)

【组成】獭肝(新鲜者)一具

【用法】阴干,陈酒浸透,再阴干,研末,神曲水泛为丸,如绿豆大。每服二钱,开水送下,一日三次。

【主治】传尸痨瘵及鬼注,一门相染。

97684 **獭肝散**(方出《肘后方》卷一,名见《金匮》卷上附方)

【组成】獭肝一具(阴干)

【用法】上为末。每服方寸匕,水送下,一日三次。一具未愈,更作。

【主治】❶《肘后方》:尸注,鬼注。❷《金匮》附方:冷劳。

97685 **獭肝羹**(《饮膳正要》卷二)

【组成】獭肝一副

【用法】上煮熟,加五味,空腹食之。

【主治】久痔下血不止。

97686 **獭胆丸**(《圣惠》卷六十八)

【组成】獭胆 豮猪胆 鲤鱼胆各一枚(都为一处) 青黛 栝楼根 没药各一分 当归半分(剉,微炒)

【用法】上为末,与胆汁研和令匀,入瓷盒中盛,收经七日后用之。每用一丸,如小豆大,旋旋取纴在箭疮内。疼痛立止。

【主治】金镞出后，疮疼痛不可忍。

97687 **獭胆丸**(方见《圣惠》卷七十二，名见《本草纲目》卷五十一)

【组成】水蛭十枚(炒令微黄) 川椒一分(去目及闭口者，微炒去汗) 硇砂一分(细研) 獭胆一枚(干者) 狗胆一分(干者)

【用法】上为末，以醋煮面糊为丸，如绿豆大。每服五丸，食前当归酒送下。

【主治】妇人月水不通，心腹滞闷，四肢疼痛。

97688 **獭骨丸**(《圣惠》卷三十九)

【组成】獭骨二两(涂酥，炙令黄) 干葫芦二两 川大黄二两(剉碎，微炒) 芦根一两半(剉碎) 鹤骨一两半(涂酥，炙令黄) 桔梗一两(去芦头) 干姜一两(炮裂，剉) 桂心一两 斑蝥二十枚(去翅足，炒微黄)

【用法】上为末，炼蜜为丸，如梧桐子大。每服十丸至十五丸，食前以温酒送下。

【主治】食鱼脍不消，生瘕，恒欲食脍者。

97689 **獭骨散**(《圣济总录》卷一三二)

【组成】獭骨(生，为末)一两 麝香一字

【用法】上为细末。用津唾调贴之。

【主治】无名恶毒疮似鱼眼者。

97690 **獭肝平虫丸**(《不居集》上集卷十一)

【组成】榧子半斤 鳖甲一斤 地栗粉八两 獭肝一副 白薇四两 何首乌一斤

【用法】上为细末，炼蜜为丸。每日服五钱，临卧、空心白滚汤送下。服过半料，腹中似虫非虫尽行便出矣。

【主治】痨虫。

97691 **獭肝金牙散**(《圣济总录》卷九十三)

【组成】獭肝一具(炙干) 金牙(研) 丹砂(水飞，研) 狸骨(炙，捣研) 牛黄(研) 麝香(研) 龙胆 白薇 附子(炮裂，去皮脐) 当归(水洗，切，焙干) 蒲黄(炒) 鬼督邮 铜照鼻(烧，醋淬，碎) 苦参 龙骨(研) 沙参 蜈蚣(炙，去足) 蜀椒(去目及闭口者，炒出汗) 丹参各半两 寒水石(烧，研) 禹余粮(烧红，醋淬) 消石(研) 玄参 牡丹皮 鬼臼各一两 人参 鳖甲(去裙襕，醋炙) 干姜(炮裂)各一两一分 菴䕡子三合

【用法】上为细散，一处再研匀如粉。每服一钱匕，空心、夜卧熟水调下，渐加至一钱半匕。

【主治】传尸、伏连、殗殜、骨蒸、痃癖冷气，五尸注相染，及蛊注、温疟、注忤心痛、卒死疫疠。

雕

97692 **雕胡饮**(《中国医学大辞典》)

【组成】茭菱细根三四两

【用法】上为末，好陈酒煮服，每日一二次，半月全安。虽垂危者，亦可用之。

【主治】虚劳咳嗽，吐血吐脓。

獬

97693 **獬豸汤**(《魏氏家藏方》卷五)

【组成】良姜(黄土煮) 白术各二两(炒) 甘草(炙) 缩砂仁 红豆各一两 胡椒半两

【用法】上为细末。每服一钱，食前加盐沸汤点下。

【功用】健脾温中。

【主治】脏腑虚寒泄泻。

鲮

97694 **鲮甲散**(《产科发蒙》)

【组成】穿山甲 皂刺 橘叶 当归 栝楼仁 木通各等分

【用法】水煎，温服。

【主治】乳痈。

97695 **鲮鲤汤**

《千金》卷十。为《外台》卷五引《小品方》“鲮鲤甲汤”之异名。见该条。

97696 **鲮鲤甲丸**(《圣惠》卷二十四)

【组成】鲮鲤甲三片(炙微黄) 蝮蛇半条(酒浸，炙微黄) 斑蝥二枚(糯米拌，炒微黄，去翅足) 蜈蚣一枚(炙微黄，去足) 魁蛤半两 虻虫二枚(炒微黄) 水蛭二枚(生) 蜘蛛二枚(生，干者) 蛴螬三枚(生) 附子二枚(炮裂，去皮脐) 雷丸十枚 水银半两(与消石点猪汁，研令星尽) 消石半两 川大黄半两(剉碎，微炒) 石膏一两(细研，水飞过) 巴豆十五枚(去皮心，研，纸裹压去油) 桂心半两 川椒一分(去目及闭口者，微炒去汗) 川芒消半两 射罔半两 龙骨半两 矾石灰半两 黄连半两(去须) 滑石半两

【用法】上为末，炼蜜为丸，如梧桐子大。每服二丸，空心及晚食前以温水送下。

【主治】白癞。

97697 **鲮鲤甲丸**(《准绳·疡医》卷五)

【组成】鲮鲤甲三片 蝮蛇半条 魁蛤半枚 水蛭(生用) 蜘蛛(生用) 斑蝥(去头翅足) 虻虫(去足翅)各二个 蛴螬(生用)三个 蜈蚣一条 龙骨半两(研) 石膏一两(细研，水飞) 白矾(枯) 滑石 川芒消 消石 水银(与消石点楮汁研令星尽) 川大黄 黄连 桂心各半两 附子(炮，去皮脐)二枚 雷丸十枚 巴豆十二枚(去皮心膜油) 川椒二钱半

【用法】上为细末，炼蜜为丸，如梧桐子大。每服二丸，空心、临卧温水送下，一日二次。

【主治】白癞。

97698 **鲮鲤甲方**(《圣济总录》卷一一五)

【组成】鲮鲤甲一两(烧灰)

【用法】以水调，滤过，滴入耳中，即出。

【主治】蚁入耳。

97699 **鲮鲤甲汤**(《外台》卷五引《小品方》)

【异名】鲮鲤汤(《千金》卷十)、鲮鲤甲酒(《圣济总录》卷三十七)。

【组成】鲮鲤甲十片 鳖甲(炙) 乌贼骨(去甲)各一两 常山三两 附子一枚(炮)

【用法】上切。以酒三升，渍一夕，先疟发前稍稍服之。勿绝药味，兼以涂身体。断杂人，勿食饮，过时乃得通

人,进饮食。

【主治】山瘴疟。南方山岭溪源瘴气毒作,寒热发作无时,萎黄肿满,四肢痹弱。

【方论选录】《千金方衍义》:疟邪既犯厥阴,故取专走肝经血肉之味,兼附子通行经脉之力,鼓舞常山迅扫痰涎,一涌而涣散无余,瘴疟之金錍无愈于斯也。

【宜忌】忌苋菜、生葱、生菜、猪肉。

97700 **鲮鲤甲酒**(《圣济总录》卷三十五)

【组成】鲮鲤甲(酒浸,炙令黄色)半两 常山三分 鳖甲(去裙襕,醋浸,炙黄)半两 乌贼鱼骨(去甲)三分 乌梅肉(微炒)一分 桃仁二十四枚(汤浸,去双仁皮尖) 竹叶一握 豉一合 葱白七茎(切)

【用法】上剉,如麻豆大,用生绢袋盛,以酒三升,浸经一宿。每日服半盏,空腹温服。良久取吐;如不吐,至巳午时再服三两次;如不愈,隔日更依前服之。

【主治】疟久难愈。

97701 **鲮鲤甲酒**

《圣济总录》卷三十七。为《外台》卷五引《小品方》"陵鲤甲汤"之异名。见该条。

97702 **鲮鲤甲酒**(《奇效良方》卷十二)

【组成】鲮鲤甲(酒浸,炙黄) 鳖甲(去裙襕,醋浸,炙黄)各半两 乌贼鱼骨(去甲) 常山各三分 乌梅肉(微炒)一分 竹叶一握 豉一合 桃仁二十四枚(汤浸,去皮尖双仁,麸炒) 葱白七茎(切)

【用法】上剉,如麻豆大,用生绢袋盛,以酒三升浸,经一宿。每服半盏,空腹温服。良久取吐;如不吐,至巳午时再服三两。服如不瘥,隔日更依前服之。

【主治】疟久不愈。

97703 **鲮鲤甲散**(《圣惠》卷六十六)

【组成】鲮鲤甲一两 鸩鸟嘴半两 蝉衣一枚 犬牙一分 蜈蚣一枚

【用法】上药入一瓦罐子内,烧烟绝,便以盆合之,勿令成灰,候冷,为细散。以腊月猪脂炼过调,敷疮上,一日换二次。

【主治】狼瘘。

97704 **鲮鲤甲散**(《圣惠》卷六十六)

【组成】鲮鲤甲一分(炙令赤) 川龟壳一分(炙令赤) 甘草一分(炙微赤,剉) 桂半两 雄黄一分(细研) 干姜一分(炮裂,剉) 狸骨一分(炙令黄)

【用法】上为细散。每服一钱,空心以温酒送下;别用蜜和散,纳疮中,无不愈者。先灸作疮,后与药贴更妙。

【主治】鼠瘘。

97705 **鲮鲤甲散**(《圣惠》卷六十六)

【组成】鲮鲤甲二两(炙令黄色) 矾石一两(泥裹,烧半日) 赤足蜈蚣二枚(炙令黄色) 雄鸡肶黄皮一具(炙干)

【用法】上为细散。以三年醋调,敷于疮上。

【主治】蚁瘘。

97706 **鲮鲤甲散**(方出《圣惠》卷八十一,名见《圣济总录》卷一三二)

【异名】通和汤(《卫生宝鉴》卷十八)。

【组成】穿山甲一两(炙微黄) 自然铜半两(细研) 木通一两(剉)

【用法】上为细散。每服二钱,以温酒调下,不拘时候。

【主治】吹奶,不可忍。

97707 **鲮鲤甲散**(《圣济总录》卷一二八)

【组成】鲮鲤甲(烧灰)一两 瓜蒌一枚(烧灰)

【用法】上为散。每服二钱匕,空心用葱酒调下,至晚再服。

【主治】乳痈。结硬疼痛不可忍。

97708 **鲮鲤甲散**(《圣济总录》卷一五三)

【组成】鲮鲤甲(炙令焦黑) 桂(去粗皮) 当归(切,焙)各半两

【用法】上为散。每服二钱匕,日晚、空心温酒调下。加至三钱匕。

【主治】发背、痈疽等疮,疼痛,肌肉不生。

97709 **鲮鲤甲膏**(《普济方》卷二九三)

【组成】鲮鲤甲二七枚(烧为末)

【用法】以猪膏和。敷疮上。鲤鱼,鳣鱼亦可用之。

【主治】蚁瘘。

97710 **鲮鲤甲饼子**(《圣惠》卷六十六)

【组成】鲮鲤甲一分 龟甲一分 甘草一分 桂心一分 雄黄一分(细研) 干姜一分

【用法】上为细散,入雄黄同研令匀,炼蜜和作饼子。可疮子大小,贴,一日换二次。

【主治】鼠瘘发于颈,无头尾,如鼷鼠大,使人寒热,此得之于鼠毒。

97711 **鲮鲤甲贴熁膏**(《圣济总录》人卫本卷一四五)

【组成】鲮鲤甲(涂醋炙)三两 桂(去粗皮) 当归(切,焙)各一两 生地黄汁 面一匙 附子(生,去皮脐)一两 生姜汁

【用法】上除汁外,捣为细末,热暖地黄、生姜汁调散五钱匕,令匀,摊于绢上。乘热裹贴损折处,急系敷,每日一换。

【功用】接骨。

【主治】伤折。

【备考】本方方名,原书同卷文瑞楼本作"鲮鲤甲骨贴熁膏"。方中生地黄汁、生姜汁用量原缺。

97712 **鲮鲤甲骨贴熁膏**

《圣济总录》文瑞楼本卷一四五。即原书同卷人卫本"鲮鲤甲贴熁膏"。见该条。

辨

97713 **辨毒散**(《圣济总录》卷一四六)

【组成】阿魏(研) 青盐(研) 甘草各一两

【用法】上为散。如遇有毒物处,每服一钱匕,空心沸汤送下。若食著毒物,立便吐出。

【主治】一切毒及药毒。

鹧

97714 **鹧鸪酒**(《普济方》卷二五二)

【组成】鹧鸪 羊肉

【用法】以酒煮服之。

【主治】瘴及蛊气欲死者。

97715 **鹧鸪菜汤**(《名家方选》)

【组成】鹧鸪菜二钱半或三钱　大黄三分或二分　蒲黄三分　甘草二分(一方去蒲黄,加苦楝皮)

【用法】以水二合,煮至一合,空心温服。一二日而下蛔虫及秽物,佳。

【主治】小儿胎毒头疮,虫癖腹痛。

97716 **鹧鸪菜汤**(《眼科锦囊》卷四)

【组成】黑丑小　苦苡中　大黄中　海人草中　甘草少

【用法】水煎服。

【主治】蛔虫痞眼。

瘫

97717 **瘫药**(《鸡峰》卷二十)

【组成】人参半两　白蒺藜(去刺)　赤茯苓　白术各一分　莨菪子二钱　白扁豆一分(若无以白豆代之,此别有理)　独活二钱　甘草三钱　天南星二钱(生用)　半夏一钱半(制略有性)

【用法】上为细末。水一盏,磨水沉香少许,荆芥一二穗,同煎三钱匕,取八分,去滓,再炼。一日三服。

【主治】一切瘫热不可服凉药者。

【加减】惟脏腑秘,口干,呕逆,即加枳实一二豆大,黄连一豆大。枳实米泔浸之一宿,用黄连蜜炒焦黑,用此是凡煎药每服之所加者数。

磨

97718 **磨刀丸**(《幼幼新书》卷二十二引《庄氏家传》)

【组成】全蝎七个　朱砂一钱　粉霜二钱　半夏(洗净)七个

【用法】上为末,巴豆十四个,细研,蜜浸蒸饼心,麝少许,为丸如绿豆大。一岁服一丸,磨刀水送下。量加减,吐泻不妨,即用惊药调理。

【主治】小儿久困,惊积滞食,急慢惊风,卒乳不下,躁热吐泻,多叫不睡。

【宜忌】不得吃和气散,恐动惊气。

97719 **磨刀散**(《普济方》卷三七七)

【组成】木贼半两(为末)　腊茶一钱半

【用法】上为末。每服半钱,以磨刀清水调下,不拘时候。服罢吃少许人参。

【主治】一切风痫。

97720 **磨云散**(《疡科纲要》卷下)

【组成】荸荠粉二两　老月石六钱(川连汤制)　细芦甘石一两　冰片三钱

【用法】上药各为极细末。和匀点眼。

【主治】眼赤星翳。

97721 **磨化丸**

《普济方》卷一九三引《经验良方》。即原书同卷大戟散改为丸剂。见该条。

97722 **磨风丸**(《医方类聚》卷二十四引《急救仙方》)

【组成】川当归　羌活　独活　川芎(小者)　明天麻　细辛　防风　荆芥　威灵仙　麻黄(去节)　何首乌　石京子　牛蒡子　虾蟆叶　皱面草(即地松)　苍耳草各一两

【用法】晒干,为末,不可见火,好酒煮米糊为丸,如梧桐子大,每服三十丸,食前食后皆可,一日二次。

【主治】疠风。

【备考】原书治疠风,第一日服消风散,第二日服追风散,第三日服本方。同时用洗药:地骨皮、荆芥、苦参、细辛各三两。剉碎和匀,每次用二两,以河水煎,熏洗遍身,出血为效。如洗必用大浴桶或缸内,要汤宽,浸通身良久妙。

97723 **磨风膏**(《朱氏集验方》卷十一)

【组成】蓖麻(去壳)　雄黄一钱

【用法】先将雄黄碎研,却将蓖麻同研匀,水调搽肿处。

【主治】赤肿胎毒在腮胫上。

97724 **磨风膏**(《顾氏医径》卷六)

【组成】麻黄五钱　羌活一两　升麻三钱　白檀香　白及　防风　归身各二钱

【用法】香油五两,将各药浸透五天,慢火熬枯,滤去滓,加醋五钱,再熬,去滓收膏,置地上出火毒。用时摩擦患处。

【主治】风淫瘙痒流脓。

97725 **磨平饮**(《玉案》卷四)

【组成】红花　桃仁　山楂　苏木各二钱　京三棱　蓬莪术　枳壳　香附　乌药各一钱五分

【用法】水煎,空心服。

【主治】死血成块,奔走作楚。

97726 **磨光散**(《直指》卷二十)

【组成】沙苑蒺藜(形如羊肾,慢火略炒,杵去刺)　防风　羌活　甘草(盐水炙)　石决明(捣碎,研,水飞过)　草决明　蝉蜕(去足)　蛇皮(剪碎,和麻油新瓦炒)　川芎各半两　甘菊

【用法】上为末。每服一钱半,食后、临卧用麦门冬(去心)煎汤下。

【功用】消磨翳膜。

【主治】诸风攻眼。

【备考】方中甘菊用量原缺。

97727 **磨光散**(《种福堂方》卷三)

【组成】野荸荠粉(洗净去皮,石臼中捣烂,密绢绞汁,如做藕粉法,再用清井水飞,晒干)　芦甘石(用黄连、黄柏、黄芩、甘菊、薄荷煎水煅,再用童便煅一次,将药水飞,晒干)　珍珠(入豆腐内煮过,研细水飞)。

【用法】每荸荠干粉一两,配制过甘石五钱,珠末三钱,各将瓷瓶收贮。临用渐渐配合,加入冰片少许点之。

【功用】《纲目拾遗》:去目星胬肉翳障。

【主治】❶《种福堂方》:风眼。❷《纲目拾遗》:目星胬肉。

97728 **磨坚丹**(《疡科选粹》卷七)

【组成】鸡肫内黄皮(不下水,止去渣滓)

【用法】擦数次,自消。

【主治】疣子。

97729 **磨积丸**(《局方》卷十续添诸局经验秘方)

【组成】干漆(炒)一两　京三棱(炮)　青皮(去白)各六两　丁香一两　蓬术半斤

【用法】上为细末,水糊为丸,如粟米大。每二岁儿,每服五丸,淡姜汤送下,不拘时候。

【主治】小儿脏腑怯弱,内受积冷,胁肋胀痛,呕吐痰逆,肠鸣泄泻,日夜频併,四肢困倦,面无颜色,肌肉消瘦,不进饮食;及疳气羸瘦,肚大青筋,口干烦渴,小便白浊,食不生肌,或发虚肿,寒热往来,或因食甘肥,虫动作痛,叫哭合眼。

97730 **磨积丸**(方出《续本事》卷十,名见《普济方》卷三八〇)

【组成】川乌一钱　定粉三钱　艾灰二钱　龙骨二钱

【用法】上为末,滴水为丸,如龙眼核大,作饼子。每服一饼,饭饮磨下。

【主治】小儿疳积,黄瘦吐食。

97731 **磨积丸**(《三因》卷八)

【组成】胡椒一百五十粒　木香一分　全蝎(去毒)十个

【用法】上为末,粟米饮为丸,如绿豆大。每服十五丸,橘皮汤送下。

【主治】肠胃因虚,气癖于盲膜之外,流于季胁,气逆息难,积日频年,医所不治,久则营卫停凝,一旦败浊,溃为痈脓,多至不救。

97732 **磨积丸**(《杨氏家藏方》卷十五)

【组成】京三棱(煨香,切)　蓬莪术(炮香,切)各二两　茴香(微炒)　附子(炮,去皮脐)　白芍药　干姜(炮)各一两半　当归(洗,焙)一两三分　巴戟(去心,微炒)一两　艾叶(醋炒)一两三分　川楝子肉(炒)一两

【用法】上为细末,酒煮面糊为丸,如梧桐子大。每服五十丸,食前温酒送下。

【主治】女人三十六疾,积气内攻,经候不调,腹胁多胀,或时刺痛,不进饮食。

97733 **磨积丸**(《普济方》卷一六九引《卫生家宝》)

【异名】脾积丸(《医方类聚》卷一一一引《济生续方》)。

【组成】陈仓米半升(用巴豆七粒,去壳,同米炒令赤色,去巴豆不用)　青皮(去瓤,炒)　陈橘红各三两

【用法】上为末,好醋糊为丸,如豌豆大。每服二十丸,食后淡姜汤送下。

【功用】消滞气。

【主治】茶伤,饮食减少,面黄腹疼,及百物所伤。

97734 **磨积丸**(《寿亲养老》卷四)

【组成】厚朴　白姜　缩砂　胡椒　青皮　苍术　麦芽　陈茱萸　肉桂(不见火)

【用法】用醋同盐煮,再焙干,为细末,酒糊为丸,如梧桐子大。每服十丸,日午或临睡时香附煎汤送下,橘皮汤亦得。

【功用】老人磨滞积,去浮肿,快脾进食。

97735 **磨积丸**(《瑞竹堂方》卷四)

【组成】荆三棱　蓬莪术　陈皮(去白)　青皮(去白)　神曲(炒)　麦芽(炒)　川郁金　胡黄连　香附子(炒去毛,与三棱、莪术、陈皮、青皮五味一处,用好米醋煮一昼夜,焙干)　雷丸(白者)　使君子肉(切,焙)　芦荟各等分

【用法】上为细末,米醋糊为丸,如豌豆大。每服三十丸,糯米汤送下;茶汤亦可。

【主治】小儿疳积,泄泻。

【加减】虚弱,加木香;虚极,加癞蚵蚾肉。

97736 **磨积丸**(《普济方》卷三九一引《保婴方》)

【组成】京三棱(煨,剉)　广术(煨,剉)　石菖蒲　神曲(炒)　麦芽(炒)　杏仁(汤浸,去皮,麸炒)各一两　石绿矾二两(另研)　黑牵牛四两(炒热,取头末二两)

【用法】上为细末,酸醋打面糊为丸,如黄米大。每服三四十丸,加至五六十丸,食后临卧温米饮汤送下,一日二次。

【功用】消磨癖积,美进乳食。

【主治】小儿癥癖块硬,腹胁刺痛,不思乳食。

【宜忌】忌生硬冷物。

97737 **磨积丸**

《普济方》卷一六九,即《圣济总录》卷五十七"磨滞丸"。见该条。

97738 **磨积药**(《袖珍》卷三)

【组成】桔梗　枳壳　青皮　陈皮　槟榔　蓬术　三棱　乌药　甘草　茯苓　半夏　白术各六钱　针砂(醋炒)三两　皂角一两　生铁四两

【用法】上药各用五钱,好酒一瓶煮,各余下药,碾为细末,水糊为丸,如梧桐子大。每服五十丸,量虚实大小加减,用煮前药温酒送下。

【主治】积聚。

97739 **磨积药**(《赤水玄珠》卷十三)

【组成】三棱(醋煮)一钱　青皮　枳实　桃仁　大黄各五钱　桂枝一钱半　海藻(醋煮)三钱

【用法】神曲糊为丸,如梧桐子大。每服五十丸。

【主治】积聚。妇人胁下有块,大如掌,脉涩,时作热,此虚中有气积,服补虚药之后者。

97740 **磨积散**(《准绳·幼科》卷四)

【组成】干蒿　陈皮　麦芽　二蚕砂

【用法】加生姜,水煎服。与消导饮相兼用。

【功用】消食理脾。

【主治】小儿饮食过度,伤损脾胃,或饱闷,或吞酸,或吐泻未愈而痘随出。

97741 **磨积散**(《北京市中药成方选集》)

【组成】使君子肉三两　海螵蛸(去硬壳)七两　朱砂一两

【用法】上为细末,装袋重一钱。小儿每服五分,白糖水调下,一日二次。三岁以下小儿酌减。

【功用】消疳磨积。

【主治】小儿积聚痞块,腹胀坚硬,面色萎黄,不思饮食。

【宜忌】忌食生冷及难消化之食物。

97742 **磨积散**(《济南市中药成方选辑》)

【组成】三棱(炒)二两　莪术(醋炒)二两　山楂二两

鸡内金(炒)五钱　红曲五钱　槟榔四两　使君子仁五钱　巴豆霜八钱

【用法】巴豆霜单放,将三棱等七味共轧为细粉,混合均匀。每袋重四钱,纸袋或纸筒装,装盒密封。每服八分,空腹红糖水或开水送下。

【功用】消积杀虫。

【主治】小儿食积,虫积、乳积和消化不良,痞满结块,腹大肌瘦。

【宜忌】不可多服,孕妇忌服。

97743　**磨积散**(《古今名方》)

【组成】神曲　山楂　茯苓　陈皮　麦芽　泽泻　白术各9克　法半夏　藿香　苍术　厚朴　甘草各4.5克

【用法】上为细末,每包0.6克。六个月以内,每服三分之一包;六个月至一岁,每次服半包;一岁至二岁,每次服三分之二包,每日服三次。

【功用】健脾消食,涩肠止泻。

【主治】婴儿消化不良的腹泻,症见不发热,大便淡黄色,或淡绿色,白色稀便,水分多,带奶瓣或少量黏液。

【宜忌】若热痢泄泻,便带脓血者,非本方所宜。

97744　**磨积散**(《成方制剂》3册)

【组成】白扁豆　莪术　鸡内金　木香　三棱　砂仁　使君子仁　水红花子

【用法】制成散剂,每袋3克。口服,一次3克,一日2次;周岁以内小儿酌减。

【功用】消疳,磨积。

【主治】小儿宿食积滞引起:停食停乳,不思饮食,面黄肌瘦,腹胀坚硬,虫积腹胀。

97745　**磨积散**(《效验秘方》陆石如方)

【组成】鸡内金30克　生谷芽30克　焦麦芽30克　生黄耆25克　胡连12克　五谷虫30克　蜣螂30克

【用法】上药共研成细面,每晚服3～6克,用红糖水调服之。

【功用】扶脾健胃,磨积消食清热。

【主治】小儿疳积症见:尿如米泔,经常发热,继之面黄肌瘦,腹大青筋,嗜凉多引,小便清长,皮肤干燥,毛发稀疏竖立,结膜干燥,角膜软化,困倦多年,肢体浮肿,大便稀溏或干如羊粪。

【加减】如有结膜干燥,角膜软化时可加谷精草、菟丝子,重者可加枸杞子;如系脾虚泄泻可酌加茯苓、白术等,此外还可加用当归补血。

【方论选录】方中鸡内金能磨积,消食;黄芪助气;胡连反佐黄耆之甘温,同时有消积、清虚热之功;生谷芽能生发胃气;焦麦芽能清导化滞;五谷虫、蜣螂有消疳积之功。全方药味不杂,配伍精炼,一补一消,一升一降,补而不过,消而毋伐,从而使脾胃运化功能恢复正常,疳积亦日趋消失。

97746　**磨积锭**(《医便》卷四)

【组成】白术(陈土炒)二两　陈皮二两　厚朴(姜炒)一两　槟榔一两　枳实(炒)一两　三棱　莪术(二味醋炒)各一两半　甘草一两　使君子(去核,净)一两七钱　半夏曲一两　山楂(去核)　神曲各二两　阿魏(真者)一两　黑牵牛(头末)一两(半生半炒)　巴豆霜三钱(另研)　木香三钱　硇砂一钱(洗去砂土)　苍术(麸炒)一两

【用法】上为末,神曲一半,麦芽面一半,打糊为块,捣千余下,即作锭子,每锭湿重二钱,阴干约一钱。八岁以上每服一锭,七岁以下半锭,空心滚白汤磨下。微利一二次不妨。

【主治】小儿一切积滞。

【宜忌】无积不可服。

97747　**磨脾丸**(《圣济总录》卷四十四)

【组成】补骨脂六两(炒令黄焦)　京三棱一片(大者,炮,细碾罗取粉四两用)　荜澄茄六两　黑豆一斤(汤去皮,焙干,炒令黄熟,细碾取粉四两用)　槟榔四两　木香四两

【用法】上为末,水煮面糊为丸,如小豆大。每服二十丸,温米饮送下,不拘时候。

【功用】剖判清浊,交通上下,使脾气和实而能磨化水谷。

【主治】三焦气不升降,脾脏衰弱,胃气虚满,不思饮食,旧谷未消,新谷又入,脾胃气弱,不能磨化,谷气减耗,肌肉瘦悴,面目萎黄,寒湿结瘀,饮气下流,渍伤肝肾,足胫虚浮,怠惰嗜卧,四肢不收。

97748　**磨脾汤**(《鸡峰》卷十二)

【组成】附子半两　白豆蔻　甘草　诃子　人参　茯苓　草豆蔻各一两　肉豆蔻　木香　麦芽各一两半　曲二两

【用法】上为细末。每服二钱,入盐白汤点下,不拘时候。

【主治】脾胃不和,食少倦怠。

97749　**磨脾散**(《圣济总录》卷六十二)

【组成】木香　人参　附子(炮裂,去皮脐)　甘草(炙)　赤茯苓(去黑皮)各二两　草豆蔻(去皮)　干姜(炮)各一分　陈曲(炒)　麦芽(炒)各一两

【用法】上为散。每服二钱匕,入盐点下,不拘时候。

【功用】温脾胃,除积冷。

【主治】膈气宿食不消。

97750　**磨滞丸**(《圣济总录》卷五十七)

【组成】木香　青橘皮(汤浸,去白,焙)　桂(去粗皮)各一两　吴茱萸(汤洗,焙干,炒)三两　硇砂(醋熬成霜,研,炒)一钱匕,巴豆霜(炒)半钱匕

【用法】上为末,与硇砂、巴豆霜同拌匀,醋煮面糊为丸,如绿豆大。每服十丸,加至十五丸,早、晚食品后、临卧服。大便溏利即减丸数。

【主治】脾胃不和,留饮宿食不消,及累有伤泄,食已腹痛,呕哕恶心,胁胸胀闷,大便秘利不定,积聚,心腹胀满。

【备考】本方方名,《普济方》引作"磨积丸"。

97751　**磨腰丹**(《魏氏家藏方》卷八引史越王方)

【组成】木香(不见火)　母丁香(不见火)　辰砂(别研)　附子(炮,去皮脐)　沉香(不见火)　藿香(去土)　干姜(泡,洗)　零陵香(不见火)　硫黄　陈橘皮(去白)　肉桂(去粗皮,不见火)　吴茱萸(汤泡十次,炒)各一两　麝香(别研)　腻粉各一两(别研)

【用法】上为细末，炼蜜为丸，如鸡头大。每用时，先以生姜自然汁半盏于铫内，煎令沸，顷药在盏内，浸少时，以指头揩研令尽，放温于密室中，令人蘸药腰上摩之。用至十丸，骨健身轻，精华气至，骨体坚实。

【主治】腰痛。

97752 **磨腰丹**(《方症会要》卷三)

【组成】附子尖 乌头尖 南星各二钱五分 雄黄 朱砂各一钱 樟脑 丁香 干姜 吴萸各一钱五分 麝香

【用法】上为末，炼蜜为丸，如龙眼大，每次一丸，姜汁化开如粥，用火炖热，置掌中，磨腰上，候药尽粘腰上，烘绵衣包缚定，随觉热如火，一日换一次。

【主治】老人、虚人腰痛。

【备考】方中麝香用量原缺。

97753 **磨翳丸**(《准绳·类方》卷七)

【组成】木贼 黄连 川芎 谷精草 当归 白芷 赤芍药 蝉蜕 荆芥 防风 羌活 大黄 独活 黄芩 白菊花 生地黄 石膏(煅) 龙退 栀子 青葙子 蚕退 甘草 石决明(煅) 草决明 蔓荆子各等分

【用法】上为末，米糊为丸，如梧桐子大。每服三十丸，食后茶清送下。

【主治】眼生诸般翳膜。

97754 **磨翳丹**(《辨证录》卷三)

【组成】葳蕤一斤 甘菊花一斤 当归一斤 白芍一斤 陈皮二两 柴胡三两 同州蒺藜一斤 白芥子四两 茯神半斤

【用法】上药各为末，炼蜜为丸。每服五钱，每日早、晚白滚水送下。服一料全愈。

【主治】翳膜。

97755 **磨翳水**(《衷中参西》上册)

【组成】生炉甘石一两 硼砂八钱 胆矾二钱 薄荷叶三钱 蝉蜕三钱(带全足，去翅土)

【用法】上药五味，将前三味药臼捣细，再将薄荷、蝉蜕煎水一大钟，用其水和所捣药末，入药钵内研至极细，将浮水者随水飞出，连水别贮一器，待片时，将浮头清水，仍入钵中，和所余药渣研细，仍随水飞出，如此不计次数，以飞净为度。若飞过者还不甚细，可再研再飞，以极细为度。制好连水贮瓶中，勿令透气。用时将瓶中水药调匀，点眼上，日五六次。

【主治】目翳遮睛。

【加减】若目翳甚厚，已成肉螺者，加真藏脑砂二分，另研调和药水中。

97756 **磨翳散**

《得效》卷十六。为《圣济总录》卷一一三“曾青散”之异名。见该条。

97757 **磨翳散**(《衷中参西》上册)

【组成】生炉甘石三钱 硼砂二钱 黄连一钱 人指甲五分(锅焙脆，无翳者不用)

【用法】上药先将黄连捣碎，泡碗内，冷时两三日，热时一日，将泡黄连水过罗，约得清水半茶钟，再将余三味捣细，和黄连水入药钵中研之，如研前药之法，以极细为度。研好连水带药，用大盘盛之。白日置阴处晾之，夜则露之。若冬日微晒亦可。若有风尘时，盖以薄纸。俟干，贮瓶中，勿透气。用时凉水调和，点眼上，日三四次。

【主治】目睛胀疼，或微生云翳，或赤脉络目，或目眦溃烂，或偶因有火视物不真。

【备考】若有目翳，人乳调和点之；若目翳大而厚者，不可用黄连水研药，宜用蝉蜕(带全足，去翅土)一钱，煎水研之，盖微茫之翳，得清火之药即退；若其翳已遮睛，治以黄连成冰翳，而不能消矣。

97758 **磨翳膏**(《普济方》卷八十引《圣济总录》)

【组成】空青二钱 片脑三钱 蕤仁一两(口含去皮壳)

【用法】上药于乳钵内研，合盛。取点之。

【主治】目生膜肤翳。

97759 **磨桂涂方**(《圣济总录》卷一三六)

【组成】桂不拘多少(去粗皮)

【用法】上一味，以醋于砂盆内磨，涂风肿上，火炙干，又涂之。

【主治】卒得风肿。

97760 **磨积褐丸**(《普济方》卷三九二)

【组成】三棱 蓬术 青皮 陈皮 香附子 木香 萝卜子(炒) 牵牛子(半生半炒) 神曲 麦芽 槟榔各等分

【用法】上为末，糊为丸，如黍米大。萝卜汤送下。

【主治】小儿停积不散，腹胁胀满，干哕恶心，全不入食。

97761 **磨块四物汤**(《妇科玉尺》卷四)

【组成】四物汤加延胡索 桃仁 肉桂 熟大黄

【主治】产后恶露不止，小便急痛。

97762 **磨积三棱丸**(《卫生宝鉴》卷十四)

【组成】木香 麦芽 京三棱(炮) 广术 枳壳(麸炒) 石三棱(去皮) 杏仁(麸炒)各半两 干漆(炒烟尽)三钱 鸡爪三棱半两 葛根三钱 官桂二钱半 黑牵牛半两(半生半熟) 丁香 槟榔 香附子 青皮(去白)各二钱 缩砂三钱 白牵牛半两(半生半熟) 陈皮(去白)三钱

【用法】上为末，醋糊为丸，如梧桐子大，每服二十丸，食后生姜汤送下，温水送下亦得，一日二次。病大者四十日消。

【功用】常服进饮食。

【主治】远年近日诸般积聚，癖痃气块，或气积酒积诸般所伤，无问男子妇人老幼并宜服之。

97763 **磨积三棱丸**(《医方类聚》卷一一一引《修月鲁般经》)

【组成】槟榔五钱 砂仁半两 阿魏(姜治)五钱 干漆(泥固，煅去烟)五钱 使君子一钱 芦荟 神曲(炒) 青皮(去白)各二钱 木香一钱 陈皮(去白) 广术(炮) 大黄(酒浸二次)各二两 麦芽(炒)二两 皂角(炙，去皮)三钱 官桂 硇砂各三钱 白黑牵牛(头末)各四钱 京三棱(炮) 石三棱(炒，去脐) 鸡爪三棱(炒) 陈仓米半升(炒)

【用法】上为细末，糊为丸，如梧桐子大。每服大人四五十丸，小儿减丸数，食前淡姜汤送下。

【功用】顺气磨积，宽中消滞。

【主治】一切沉积,酒食过伤,好食生破冷物停滞,胸膈痞满,积聚不散,远年近日,遂成酒积、食积、气积、血积,渐成结块,心腹胁肋膨胀刺痛,呕吐酸水,饮食无味减少,面黄肌瘦。又治小儿疳积腹痛,形体枯瘦。

97764 **磨积三棱丸**(《郑氏家传女科万金方》卷五)

【组成】三棱五钱 蓬术 杏仁 麦芽 枳壳 木香 官桂各二钱五分 干葛 干漆 砂仁 陈皮各三钱 槟榔 青皮 丁香各一钱 黑白丑各五钱

【用法】上为末,醋糊为丸,如梧桐子大。姜汤送下。

【主治】妇人患黄疸有块。

97765 **磨积食劳丸**(《医方类聚》卷一一三引《施圆端效方》)

【组成】寒食面半斤 巴豆霜二钱半 雄黄三钱半(另研) 白牵牛 南青皮 陈皮各半钱

【用法】上为细末,水为丸,如梧桐子大,晒干,麸炒熟。每服一丸,随粥饮下,一日三次。百日痊安,半年如故。

【主治】食劳黄病,瘦弱年深,嗜食生味、米、麦、盐、土不正之食,积久虫多,便生癖块,面色萎黄,渐成虚弱。

97766 **磨积塌气丸**(《普济方》卷一八二引《德生堂方》)

【组成】沉香 香附子 广术 半夏 麦芽 雷丸 川椒 京三棱 神曲 枳壳各半两 木香三两 萝卜子四两(炒,另研) 陈米一升(巴豆七钱半,去壳末一处炒,以米黄色黑色为度,去皮巴豆不用,只以陈米与前药一处用之)

【用法】上末以萝卜五七个熬水和药为丸,如梧桐子大。每服二十五丸,加至三十丸,食前温白米汤送下。

【主治】中焦气滞,胸膈痞闷,饮食迟化,呕恶气不升降,痃癖瘕癥,腹内膨胀疼痛;妇人血气之证。

97767 **磨脾化滞丸**(《普济方》卷三八〇引《德生堂方》)

【组成】木香 芦荟各二两 使君子仁 芜荑 陈皮(去白) 砂仁 神曲 莪术各七钱半 蛤蟆一两半(烧灰) 胡黄连二钱 黄连五钱 九肋鳖甲(醋炙)一个

【用法】上为细末,醋糊为丸,如粟米大。每服百十丸,饭水下,一日三次,不拘时候。

【主治】小儿诸脾疳。

97768 **磨障灵光膏**(《原机启微》卷下)

【组成】黄连(剉如豆大)一两(童便浸一宿,晒,为末) 黄丹(水飞)三两 当归(取细末)二钱 麝香(另研) 乳香(另研)各五分 轻粉(另研) 硇砂(另研末) 白丁香(取末) 海螵蛸(取末)各一钱 龙脑少许(末) 炉甘石六两(另以黄连一两剉,置水中,烧芦甘石通红淬七次)

【用法】先用好白砂蜜十两,或银器、砂锅内熬五七沸,以净纸搭去蜡面,除黄丹外,下余药,用柳木搅匀,次下黄丹,再搅,慢火徐徐搅至紫色,却将乳香、麝香、轻粉、硇砂和匀,入上药内,以不粘手为度。急丸如皂角大,以纸裹之。每用一丸,新汲水化开,旋入龙脑少许,时时点翳上。

【主治】攀睛。阳跻受邪,内眦即生赤脉缕缕,根生瘀肉,瘀肉生黄赤脂,脂横浸黑睛,渐蚀神水,锐眦亦然。

【方论选录】本方以黄连去邪热,主明目,为君;以黄丹除热除毒,炉甘石疗湿收散为臣;以当归和血脉,麝香、乳香诸香通气,轻粉杀疮,为佐;以硇砂之能消,海螵蛸之磨翳,白丁香之主病不移,龙脑之除赤脉,去外障为使也。

97769 **磨翳灵光膏**(《眼科全书》卷六)

【组成】甘石 朱砂各二钱 珍珠 熊胆 黄丹各一钱 石燕 石蟹 蕤仁各五分 硼砂钱半 乳香 没药 雄黄各三分 白冬蜜六两 黄连二两 薄荷一两五钱

【用法】上为细末,用连、荷煎汤熬蜜,成龙眼肉色取起,候冷加前药末为膏。点眼。

【主治】一切障翳。

瘰

97770 **瘰疬丸**(《广笔记》卷三)

【组成】贝母(去心)二两 天花粉一两五钱 玄参一两五钱 甘草一两五钱 斑蝥(米炒,去头足,听用) 肥皂二斤(每一肥皂去核,入斑蝥四个,线缚,蒸,取出,去斑蝥并肥皂皮筋)净肉十两

【用法】上为末,共捣泥为丸,如梧桐子大。每服一钱,白滚汤送下。服后腹疼,勿虑,此药力追毒之故。

【主治】瘰疬。

97771 **瘰疬丸**(《疡医大全》卷十八)

【组成】牡蛎(煅) 玄参(炒)各五两 土茯苓(炒)二两五钱

【用法】上为细末,用酒打面糊为丸,如绿豆大。患在上身,每早酒送服二钱五分,晚服二钱;患在下身,早服二钱,晚服二钱五分。

【功用】渐消瘰疬。

【主治】瘰疬。

97772 **瘰疬丸**(《外科十三方考》)

【组成】臭牡丹(全株)

【用法】研末为丸。每服二钱,夏枯草煎汤送下,一日三次。约四五日略可见效,轻者一月,重者三月,即可痊愈。

【主治】瘰疬不论已溃未溃。

97773 **瘰疬饼**(《青囊秘传》)

【组成】生山药 蓖麻子

【用法】二味搅烂,摊贴之。

【主治】瘰疬。

97774 **瘰疬酒**(《外科十三方考》)

【组成】臭牡丹 烧酒

【用法】以臭牡丹浸烧酒服之,须连续饮用。未溃者,约一月时间即可痊愈。

【主治】瘰疬。

97775 **瘰疬煎**(《疡医大全》卷十八)

【组成】大贝母一钱五分 半夏 当归尾 穿山甲(炒) 白附子 连翘各一钱 桔梗 广皮 枳壳各八分 白僵蚕一钱五分 甘草节五分 白茯苓一钱

【用法】加灯心十根,水煎服。

【主治】瘰疬初起。

97776 **瘰疬膏**(《普济方》卷二九一)

【组成】灯心灰 乳香 黄丹 定粉各半两

【用法】用麻油四两,煎成膏子。贴之。

【主治】瘰疬。

97777 **瘰疬膏**(《回春》卷八)

【组成】真香油四两 象皮三钱 黄蜡三钱 官粉一

两五钱　乳香　没药各三钱　孩儿茶一两　龙骨一两五分　血竭一钱

【用法】真香油熬象皮令熟，去滓，入黄蜡、官粉，离火凉温，入乳香、没药、孩儿茶、龙骨、血竭，搅匀，以瓷器收贮。任意点之。

【主治】瘰疬。

97778　**瘰疬膏**(《蕙怡堂方》卷三)

【组成】大黄一两(入麻油熬枯，去滓离火)　轻粉　官粉　白蜡各五钱　黄蜡一两　乳香　没药各一钱半　冰片二分

【用法】上药入油内熬膏。摊贴。

【主治】瘰疬。

97779　**瘰疬膏**(《疡医大全》卷十八)

【组成】金线重楼　金线吊虾蟆　蓖麻仁　商陆各四两　天南星　半夏　露蜂房　防风　蛇蜕各二两　大黄　土木鳖　穿山甲　番木鳖　射干　川乌　草乌　枳壳　当归　红花　白芷　僵蚕　紫花地丁　紫背天葵各一两　活雄鼠　干蟾各一个　芫花一两五钱　巴豆肉　急性子各五钱　鲫鱼四尾

【用法】用麻油三斤浸七日，熬枯去滓，复入净锅内，熬至滴水成珠，称热油一斤，加银朱八两，收之成膏，下净黄蜡八两，再下乳香(去油)、没药(去油)、血竭、儿茶各五钱，麝香二钱，潮脑二两，乳细下之，搅匀，收贮，摊宜厚些，速效如神。

【主治】瘰疬。

97780　**瘰疬膏**(《青囊秘传》)

【组成】没药(炙，末)二钱　乳香(炙，末)二钱　血余炭(研，末)二钱　穿山甲(炙，末)三片　番木鳖(去皮，切片)八个　东丹二两　麻油三两　麝香(俟膏冷调入)一分

【用法】先将木鳖肉入麻油熬枯取出，并各药研细，俟油熬至滴水成珠，入各药末，令和匀，后起锅放地下，入东丹，将柳枝不住手搅，膏老嫩得中。如老，丹少入，嫩，丹多入，候冷，入麝香末和匀，起锅，入冷水三日，退火气，方可摊贴。

【主治】瘰疬。

97781　**瘰疬仙方**(《疡医大全》卷十八引《刘氏家秘》)

【组成】穿山甲四两(四足上者佳，分四制，一两用紫草茸五钱煎煮甲片干再晒；一两用红花五钱煎煮甲片干再晒；一两用猪牙皂五钱煎煮甲片干再晒；一两用苏木五钱煎煮甲片干再晒)　蜈蚣十六条(分为四制，四条用香油炙干，四条用浓醋炙干，四条用真酥油炙干，四条用姜汁炙干，此二味制毕，俱要随即研末，如多时，就要回潮难研)每用穿山甲、蜈蚣末各一钱)　川归尾五钱　大黄　乳香(去油)　全蝎　没药(去油)　荆芥　桔梗各二钱　蝉蜕二十个　僵蚕(炒去丝)二十五个　朱砂(另研为衣)　羌活　防风各二钱五分　连翘　黄芩各三钱　广胶(土炒，烊)一两　雄黄(另研)七分　蛇蜕(焙)五钱

【用法】上为细末，好米醋打糊为丸，每丸重一钱二分，入麝香五分，在罐内养之，收贮。凡遇此证，每用一丸，研末，温酒调服。

【功用】未成内消，已成催脓，速效如神。

【主治】瘰疬；兼治痈疽发背，无名肿毒。

97782　**瘰疬妙方**(《古今医鉴》卷十五)

【组成】官粉一两半　乳香二钱　没药二钱半　孩儿茶二钱半　蛤粉五钱　龙骨二钱半　蜂房二个　密陀僧二钱半　血竭二钱　蓖麻子(去壳)一百二十个

【用法】上为细末，用香油四两熬黑色，后将各药收在油内，熬数沸用瓦盆盛水，将药锅坐在上，出火毒，纸摊，贴患处，如神。先用荞麦面作圈，围住疮上，用黄酒糟压干撒在疮上，用麝香入艾捶烂，铺糟上，火烧，艾过则再换，以疮内水干为度，后贴膏药。

【主治】瘰疬。

【宜忌】忌食、鸡、鹅、羊肉、蛋、鲜鱼、辛辣、炙煿等物。

97783　**瘰疬奇方**(《疡医大全》卷十八引周鹤仙方)

【组成】鸡蛋七枚　绿萼梅花(将开者)七朵

【用法】将蛋打一孔，采绿萼梅花将开者七朵入蛋内封好，煮熟，去花食蛋。如此七枚全愈。

【主治】瘰疬。

97784　**瘰疬神膏**(《洞天奥旨》卷十五)

【组成】大当归五两　大穿山甲五两　陈皮三两　肉桂一两　木鳖子肉一两　大蜈蚣十条　象皮一两　黄柏五两　黄芩五两　川连一两　白花蛇一两　蕲艾一两　金银花四两

【用法】香油三斤浸半月，夏五日，春、秋十日，火熬至黑色，去滓，再熬，又下乳香、没药、儿茶、血竭、密陀僧(俱为末)，各一两，搅匀，候温，入麝香一钱，搅入水中，去火气，摊贴。甚效。

【主治】各种瘰疬。

【宜忌】忌一切发物并房事。

97785　**瘰疬酒药**(《外科正宗》卷二)

【组成】鹤虱草半斤　忍冬藤六两　野蓬蒿四两　野菊花四两　五爪龙三两　马鞭草一两五钱

【用法】上切碎，用老酒十五斤，将药袋贮悬於酒内，封好罐口，煮三炷香为度，取起，水顿，浸一伏时。初服尽醉出汗为效，以后随便饮之。尽酒一料，病愈不发。

【主治】久年瘰疬结核，串生满项，顽硬不穿破者。

97786　**瘰疬敷药**(《外科大成》卷二)

【组成】独核肥皂子(择新到者)

【用法】用好醋浸一宿，次日文火煮透，捣烂如泥，罨肿发处。微肿微痛渐消。

【主治】瘰疬。

97787　**瘰疬千捶膏**

《北京市中药成方选集》。即《金鉴》卷六十二"神效千捶膏"。见该条。

97788　**瘰疬拔根方**(《外科大成》卷二)

【组成】斑蝥七个(去头足并翅，同糯米炒用，米黄黑色为度，取蝥为末听用)　鸡蛋一个(钻一孔，用银簪搅匀，入斑蝥末于内，再搅匀，另取鸡子壳补口，绵纸黏固，再用粗纸包七层，水湿透听用)　土茯苓四两(择小而扁为佳，若长而大者名为奶肩，有毒，故不用)　菜猪肉半斤(煎汤听用)

【用法】于五更时将药蛋用粗糠火煨熟，乘热食之，以

前土茯苓肉汤送下。三日后,小腹胀痛,以益元散推之;如尚未利,再饮热水催之,毒根从小便下,形如圆眼,如烂肉,其根下,其病自消,甚验。或以木通、滑石、青黛之类导之,青黛善解斑蝥之毒。

【主治】瘰疬。

97789 **瘰疬结核丸**(《外台》卷二十三引《广济方》)

【组成】黄耆七分 玄参八分 苦参 鼠黏子各九分 枳实(炙,去瓤) 大黄 羚羊角屑 麦门冬(去心)各五分 连翘 青木香 人参(去芦) 苍耳子 升麻 茯苓 甘草(炙) 桂心 朴消各四分

【用法】上为细末,炼蜜为丸,如梧桐子大。每服十丸,以酒送下,日三夜四次。渐加至三十丸,以知为度。

【主治】瘰疬结核。

【宜忌】忌猪肉、五辛、饮酒、热面等。

97790 **瘰疬疏肝丸**(《饲鹤亭集方》引缪仲淳方)

【组成】昆布四两 海石 川贝 牡蛎各二两 天葵子五钱

【用法】上为细末,夏枯草汤为丸服。

【功用】解郁结,清血热,涤痰火,消肿毒。

【主治】忧思郁怒,气积于肝胃两经,而成瘰疬乳岩。

97791 **瘰疬疏肝丸**(《中药成方配本》引缪仲淳方)

【组成】柴胡一两 蒲公英一两 山慈菇一两 漏芦一两 瓜蒌仁一两 象贝一两 橘叶一两 广皮一两 白菊花一两 金银花一两 连翘一两 地丁草一两 茜草一两 生甘草一两 茄蒂一两 制首乌一两 鼠妇一两

【用法】上为细末,用夏枯草二两,煎汤为丸,如绿豆大,约成丸十三两五钱。每服二钱,开水送下,一日二次。

【功用】疏肝散郁,通经软坚。

【主治】瘰疬,乳岩。

97792 **瘰疬痰核膏**(《青囊秘传》)

【组成】生甲片二两 海藻四两 当归二两 白芷二两 黄连二两 黄柏二两 黄芩二两 番木鳖一两 全蝎二两 生地一两 赤芍一两 官桂四两 麻油二斤半

【用法】熬枯去滓,熬至滴水成珠,加黄丹十两,黄蜡七两,白蜡三钱,粉锡二两收成膏,再加后药:乳香(炙)、没药(炙)、阿魏各六钱,轻粉六钱,麝香二钱,血竭四两,燕窝泥一两,雄黄二钱,朱砂二钱,雄鼠粪一两,(均研末)和匀。

【主治】瘰疬,痰核。

97793 **瘰疬内消仙方**(《良朋汇集》卷五)

【组成】穿山甲(炒) 乳香(去油) 没药(去油)各三钱 海藻 白鸽粪(炒) 蜗牛(炒)各五钱 公土狗二个(连足翅,炒) 杨柳虫三条(炒)

【用法】上为细末。每服三钱,临卧黄酒调下。

【主治】瘰疬。

【宜忌】忌面食、腥荤、房事、甘草一百日。

97794 **瘰疬收口药方**(《种福堂方》卷二)

【组成】龟版(煅过,埋地中四十九日,如要紧埋七日亦可) 青果(阴干,煅)

【用法】上药为细末用。

【功用】收口。

【主治】瘰疬。

97795 **瘰疬敛口膏药**(《纲目拾遗》卷十)

【组成】蛤蟆皮二个(活剥者) 鼠皮二张 蛇蜕二条 蜂房(大者)一个

【用法】上四味俱煅灰,将水胶一两,用井花水一酒钟化开后,加蜜一两,蜈蚣煎麻油一小钟,搅匀前四味灰,临起入麝香一分,将绢摊来不湿为度。以此贴之。

【主治】瘰疬脓已尽,肿已平。疮口未敛。

97796 **瘰疬痰核围药**(《疮疡经验全书》卷四)

【组成】昆布一两(去砂石晒,碎,碾末) 麝香五分 冰片三分 南星五钱(一方加田螺壳,煅存性,三钱;白及末二钱;五倍子末二钱)

【用法】上为末。用好醋、姜汁、蜜少许,调匀,搽四向,空一孔;干,再用余汁润之。

【主治】瘰疬痰核。

瘿

97797 **瘿瘤膏**(《疡科遗编》卷下)

【组成】甘遂 大戟 芫花各三钱 白砒五分

【用法】上为末,掺膏上贴之。渐消。

【主治】一切痰瘤。

97798 **瘿囊丸**(《杂病源流犀烛》卷二十六)

【组成】雄黄五钱(另研) 青木香四钱(另研) 海南槟榔(切片,晒、研) 昆布(洗淡,焙,研) 海蛤(煅,研) 白蔹(酒炒,研) 半夏曲(姜汁炒,研)各八钱 肉桂心 白芥子各二钱半

【用法】每服二钱,食后酒调下。

【主治】结囊如瘿,皮色不变,不痛不痒。

【宜忌】忌大晕面食。

97799 **瘿瘤破结散**

《证治宝鉴》卷九。为《回春》卷五“内府秘传方”之异名。见该条。

瘴

97800 **瘴疟丹**(《岭南卫生方》卷中)

【组成】常山 缩砂仁 三棱 莪术各等分

【用法】上四味同炒为末,姜汁为丸,如梧桐子大,当发前一日,服三十丸,冷酒送下,次早又服。

【主治】癖疟、食疟。癖疟者,胸肋间有气癖一块,或因喜怒而得,或因积聚而得之;食疟者,因饮食伤脾而为疟也。

97801 **瘴疸丸**(《医学入门》卷七)

【组成】茵陈 栀子 大黄 芒消各一两 杏仁六钱 常山 鳖甲 巴豆各四钱 豆豉二钱

【用法】上为末,蒸饼为丸,如梧桐子大。每服三丸或五丸,温水送下,以吐利为效。

【主治】天行及瘴疟疫疠,忽发黄。

癃

97802 **癃闭散**(《效验秘方》张云程方)

【组成】附片 9 克 肉桂 9 克 牛膝 18 克 木通 15

克　薏仁 25 克　山茱萸 18 克　白术 15 克　黄耆 30 克　生地 15 克　赤芍 15 克　沙参 15 克　瞿麦 18 克　胡芦巴 15 克

【用法】以上中药根据各药的特点分煎合服，每日 3 次，每次 200 毫升。每剂共煎 1200 毫升。

【主治】肾阳不足所致的小便不利，点滴难尽或夜尿增多，尿细无力，甚则闭塞不通兼腰腿脚软，小腹拘急等症，舌质淡而胖，脉虚弱尺部沉微等。

【加减】如阳虚偏重兼湿热型，加黄柏 15 克；如阴虚兼血瘀型，加桃仁 5 克；如阴阳俱虚兼湿热型，去肉桂、瞿麦，加益智仁 15 克，银花 15 克。

97803　**癃清片**（《中国药典》2010 版）

【组成】泽泻　车前子　败酱草　金银花　牡丹皮　白花蛇舌草　赤芍　仙鹤草　黄连　黄柏

【用法】上制成片剂，每片重 0.6 克。口服，一次 6 片，一日 2 次；重症：一次 8 片，一日 3 次。

【功用】清热解毒，凉血通淋。

【主治】下焦湿热所致的热淋，症见尿频、尿急、尿痛、腰痛、小腹坠胀；亦用于慢性前列腺炎湿热蕴结兼瘀血证，症见小便频急，尿后余沥不尽，尿道灼热，会阴少腹腰骶部疼痛或不适等。

【宜忌】体虚胃寒者不宜服用。

97804　**癃闭通胶囊**（《新药转正》37 册）

【组成】穿山甲　肉桂

【用法】制成胶囊，每粒装 0.3 克。口服，一次 5 粒，一日 2 次，早晚饭前半小时温开水送服，或遵医嘱。

【功用】活血软坚，温阳利水。

【主治】血瘀凝聚、膀胱气化不利所致的癃闭，症见排尿不畅，夜尿频多，尿细无力，淋漓不尽或尿频、尿急等；早期良性前列腺增生见上述症状者。

97805　**癃闭舒胶囊**（《中国药典》）2010 版）

【组成】补骨脂　益母草　金钱草　海金沙　琥珀　山慈菇

【用法】上制成胶囊剂，每粒装 0.3 克。口服。一次 3 粒，一日 2 次。

【功用】益肾活血，清热通淋。

【主治】肾气不足、湿热瘀阻所致的癃闭，症见腰膝酸软、尿频、尿急、尿痛、尿线细，伴小腹拘急疼痛；前列腺增生症见上述证候者。

燔

97806　**燔发散**（《准绳·幼科》卷七）

【组成】白石脂一分　发（烧）　甘草（炙）各二分

【用法】上为末，每服二刀圭，米汁和下一日二次。

【主治】肠澼下脓血。

97807　**燔葱散**（《局方》卷三新添诸局经验秘方）

【组成】延胡索三两　苍术（米泔浸一宿，去皮）　甘草（爁）各半斤　茯苓（白者，去皮）　蓬莪术　三棱（煨）　青皮（去白）各六两　丁皮　缩砂（去皮）　槟榔各四两　肉桂（去粗皮）　干姜（炮）各二两

【用法】上为末，每服二钱，水一盏，连根葱白一茎，煎七分，空心、食前稍热服。

【主治】脾胃虚冷，攻筑心腹，连胁肋刺痛，胸膈痞闷，背膊连项拘急疼痛，不思饮食，时或呕逆，霍乱转筋，腹冷泄泻，膀胱气刺，小肠及外肾肿痛；及治妇人血气攻刺，癥瘕块硬，带下赤白，或发寒热，胎前产后恶血不止，脐腹疼痛；一切虚冷，不思饮食。

燃

97808　**燃照汤**（《霍乱论》卷下）

【组成】草果仁一钱　淡豆豉三钱　炒山栀二钱　省头草一钱五分　制厚朴　醋炒半夏各一钱　酒炒黄芩一钱五分　滑石四钱

【用法】水煎，凉服。

【主治】暑秽挟湿，霍乱吐下，脘痞烦渴，外显恶寒肢冷者。

歘

97809　**歘火丹**（《普济方》卷一九八）

【组成】淡豉二两　信二钱　雄黄五钱　朱砂三钱

【用法】上为末，用蒸饼捣和为丸，如梧桐子大。每服五十丸，隔发一时，用冷水送下。

【主治】疟疾脾寒。

【宜忌】忌热物、湿面、发毒等物三五日。

凝

97810　**凝石散**（《杨氏家藏方》卷十四）

【组成】寒水石三两（煅成粉）　蛤粉一两

【用法】上研匀。每用鸡子清入生油调稀，以翎毛揾药扫伤处。

【主治】汤火所伤，皮肉溃烂，赤焮肿疼，脓水不干，或疮痂未退，肌肤急痛，应诸恶疮，悉能收敛。

97811　**凝冰散**（《圣济总录》卷一二六）

【组成】绿豆粉　乳香（研）各一两

【用法】上为散。实人分作四服，虚人分作八服，食后米饮调下。就有核处一边卧，尽剂必愈。

【功用】大消肿痛。

【主治】风热毒气，项下结核，及欲作痈疽、疮疖、发背等。

97812　**凝灵膏**

《圣济总录》卷一九八。为《千金》卷二十七“茯苓膏”之异名。见该条。

97813　**凝波散**（《幼幼新书》卷三十引《谭氏殊圣》）

【组成】寒水石　贝母　知母（为末）各一分半　马牙消（川消亦得）各一分　荷叶一两（水一升煮五七沸，焙）

【用法】上为末。每服半钱，蜜水调下。

【主治】小儿三焦积热壅滞，鼻衄啼哭，颜色青黄，发时莽躁。

97814　**凝神散**（《医方类聚》卷二四四引《简易》）

【组成】人参　白术　茯苓　山药各一两　白扁豆　粳米　知母　生地黄　甘草各半两　淡竹叶　地骨皮　麦门冬各一分

【用法】上为细末。每服二钱，水一中盏，加生姜二片，枣子一枚，煎至七分，去滓，不拘时候服。

【功用】收敛胃气，清凉肌表。

【方论选录】凡经汗下，热已去而复作者，由表里俱虚，气不复元，阳浮于外，热自发也，非实热证，当和其胃，使六阳正气复归于内，身体即凉。凝神散一方神异，所施辄效，不可不知也。

97815 **凝真丹**（《简易》引《诜诜书》，见《医方类聚》卷一四九）

【组成】益智仁二两

【用法】治上丹不凝结，用饼饽药，搜面裹煨，令面焦，去面，为细末，每用少许搐鼻中。久用，清涕自止。治中丹不凝结，酸醋浸益智仁三宿，焙干，为细末，醋煮面糊为丸，如梧桐子大。每服三十丸至五十丸，盐汤送下。治下丹不凝结，以盐水浸益智仁三宿，焙干，为细末，盐煮面糊为丸，如梧桐子大。每服三十丸至五十丸，空心盐汤送下，不可用酒服，恐散真气。

【主治】治丈夫三丹不凝结，致真气不固，精清精滑，饮食不美，四肢怠惰，昏困嗜卧。上丹不凝结，则常多感冒，鼻流清涕，头目昏疼。中丹不凝结，则发热自汗，心悸惊，恍惚健忘，不能饮食。下丹不凝结，则真气不固，梦遗白浊，胸中短气，面黄体虚，形瘦悴，情思不乐，饮食减少，惊悸恍惚。

97816 **凝雪汤**（《千金》卷十）

【组成】芫花一升

【用法】以水三升，煮取一升半，渍故布，敷胸上。不过三敷，热即除。

【功用】温暖四肢，护厥逆。

【主治】时行毒病七八日，热积聚胸中，烦乱欲死。

97817 **凝唾汤**（《千金》卷十九）

【异名】茯苓汤。

【组成】茯苓　人参各半两　前胡三两　甘草一两　大枣三十枚　麦门冬五两　干地黄　桂心　芍药各一两

【用法】上㕮咀。以水九升，煮取三升，分温三服。

【主治】虚损短气，咽喉凝唾不出，如胶塞喉。

97818 **凝露散**（《简明医彀》卷四）

【组成】白及一两　黄连　黄柏　黄芩　大黄各二两

【用法】上为末。香油调，鹅毛频搽，水出，干掺，结靥愈。

【主治】汤泡火烧。

97819 **凝水石丸**（《圣济总录》卷二十三）

【组成】凝水石半斤（用炭火半秤烧半日，取出放温土上出火毒，研两日令极细，以瓷器盛于井中浸一宿）　龙脑（研）　硼砂（研）各一分　甘草（炙，剉为末）一分　天竺黄半两（研）

【用法】上为细末，糯米粥和为丸，如弹子大。每服一丸，生姜、蜜水化下。

【主治】伤寒躁闷，口干时渴，狂言乱道。

97820 **凝水石丸**（《圣济总录》卷三十四）

【组成】凝水石（瓶子内烧过如粉）　干姜（烧灰）各一两　甘草（炙）三钱　甜消半两

【用法】上为末，炼蜜为丸，如弹子大。每服一丸，生姜汤化下。

【主治】中暑暍毒，闷乱昏沉。

97821 **凝水石酒**（《圣济总录》卷九）

【组成】凝水石　白石英　白石脂　代赭石　矾石　礜石　石膏　芒消　石楠　石韦　天雄（炮裂，去皮脐）　附子（炮裂，去皮脐）　常山　续断　芫花　白术　防风（去叉）　黄芩（去黑心）　黄连（去须）　大黄（炒）　麻黄（去根节）　熟干地黄　山茱萸　杏仁（汤浸，去皮尖双仁）　玄参　蔺茹　狼毒　半夏（汤洗七遍，焙）　藜芦　菖蒲　前胡（去芦头）　蜈蚣（炒）　甘草（炙）　龙胆　桔梗（剉，炒）　菟丝子（酒浸一宿，焙）　秦艽（去苗土）　芍药　紫菀（去苗）　白芷　远志（去心）　卷柏各一两

【用法】上药剉如麻豆，盛以绢袋，用水三斗，七月七日曲三斤，黍米三升作饭，依和酒法，以药袋著酿中，春、秋七日，冬十日，夏三日，酒成。每服半鸡子壳，一日三次。并晒囊中药滓，更捣筛，每服方寸匕，酒送下。以体暖为度。

【主治】❶《圣济总录》：八风，十二痹，偏枯不遂，宿食虚冷，五劳七伤。❷《普济方》：妇人产后余疾，月水不调。

97822 **凝水石散**（《千金》卷十）

【异名】寒水石散（《外台》卷四）、二石散（《三因》卷十）。

【组成】凝水石　白石脂　栝楼根　桂心各三十铢　菟丝子　知母各十八铢

【用法】上药治下筛，每服五分匕，麦粥饮下一日三次。五日知，十日愈。

【主治】肉疸。饮少，小便多，如白泔色。

97823 **凝水石散**（《圣济总录》卷一二二）

【组成】凝水石　甜消各半两（并用无油瓷盒盛，火煅通赤，合于地上出火毒一宿）　白僵蚕（麸炒黄，如粉）一两

【用法】上为细散。每取少许掺咽喉中。病甚，每服二钱匕，温水调下。若紧急，只于鼻中吸入。

【主治】马喉痹，即缠喉风。卒然喉痹，急如奔马，喉颊俱肿。

97824 **凝水石散**（《圣济总录》卷一二八）

【组成】凝水石　黄柏　黄耆（剉）　黄连（去须）　大黄　石膏　栀子仁各半两　白蔹一两

【用法】上为极细末。以浆水调如糊，摊故帛上，贴患处，干即易。

【主治】痈疽结硬未成脓。

97825 **凝水石散**（《圣济总录》卷一六九）

【组成】凝水石　滑石（水研令如泔浆，荡取细者，沥干，更研无声乃止）各二两　甘草（生末）一两

【用法】上药研令匀。每服半钱匕，量儿大小加减，热月冷水调下，寒月温水调下；凡被惊及心热，卧不安，皆与一服，加龙脑更良。

【功用】行小肠，去心热，儿自少惊，亦不成疾。

【主治】小儿惊热，身体温壮，小便涩少。

97826 **凝水石粥**（《圣济总录》卷一九〇）

【组成】凝水石一两（捣碎，绢袋盛）　牛蒡茎长五六寸（别煮令熟，研）　白米三合

【用法】上药以水三升，先煮凝水石至一升半，次下牛蒡，并汁再煎令沸，下米煮粥，候熟，空心食，一日一次。

【主治】发背痈疽，毒攻寒热。

97827　凝水石煎(《圣济总录》卷一三一)

【组成】凝水石　石膏　蜜各半斤

【用法】上为末,以水五升煎令稠,即下蜜,更煎成煎。用瓷盒盛,每日空心取一枣大,含化咽津,日五七服。

【主治】发背痈疽,发大渴,口干不可止。

97828　凝神饮子(《得效》卷九)

【组成】人参(去芦)　当归(去尾)　白芍药　白茯神　白茯苓　黄耆(去芦)　白术　半夏曲　五味子　熟地黄(洗,酒蒸)　甘草　莲肉(去心)　大麦门冬(去心)　桔梗各等分

【用法】上为散。每服四钱,水一盏半,加乌梅、红枣各一个,煎服。

【主治】劳瘵。憎寒发热,口干咽燥,自汗烦郁,咳嗽声重,唾中血丝,瘦剧倦乏。

【加减】如嗽,加阿胶;虚极胸满者,加木香(湿纸裹煨),沉香亦可;不思食,加扁豆。

97829　凝神饮子(《郑氏家传女科万金方》卷五)

【组成】八珍汤加黄耆　五味子　半夏

【主治】妇人口忽失音而哑。

97830　凝水石涂方(《圣济总录》卷十八)

【组成】凝水石(研为细末)四两　水银四两　腻粉一两

【用法】滴水研如薄泥,病人卧于密室,先将一半药遍身涂之,除咽喉心上不涂,以两手摩令极热,次夜更将余药准前涂摩。或当夜或次日,脏腑取下恶物,但吃温补药,一月皮肤复旧,两月眉睫生,甚者半岁必再发,准前用药则永安也。

【主治】大风癞病。

【宜忌】忌一切动风物。

97831　凝神辟秽丹(《同寿录》卷一)

【组成】白术(东壁土炒)　紫厚朴(姜汁炒)　陈皮　苍术(米泔水浸一宿,刮去皮)各三两　甘草　白蒺藜(炒去刺)　丹参各一两五钱

【用法】上各为细末,炼蜜为丸,如龙眼大。淡姜汤或滚汤送下。

【主治】感冒风邪或寒暑疟疾;或早起,或冷暖不时,或食油腻,或闻秽气,呕吐腹泻;饮食不调,胃气不和,腹痛胸胀。

【备考】本方方名,《济急丹方》引作"普传凝神辟秽丹"。

97832　凝翳通明散

《金鉴》卷七十七。为《圣济总录》卷一一二"通明汤"之异名。

澡

97833　澡豆(《外台》卷三十引《延年秘录》)

【组成】白茯苓　土瓜根　商陆根　葳蕤　白术　芎䓖　白芷　栝楼　藁本　桃仁各六两(去皮)　皂荚五梃(去皮子)　豆屑二升　猪胰三具(晒干)　猪蹄四具(治如食法,烘煮取汁)

【用法】取猪蹄汁拌诸药等,晒干,为散,以作澡豆。洗手面。

【功用】润肌肤,去皯黯粉刺。

97834　澡豆(《千金》卷六)

【组成】白芷　白术　白鲜皮　白蔹　白附子　白茯苓　羌活　葳蕤　栝楼子　桃仁　杏仁　菟丝子　商陆　土瓜根　芎䓖各一两　猪胰两具(大者,细切)　冬瓜仁四合　白豆面一升　面三升(溲猪胰为饼,晒干捣筛)

【用法】上药合捣筛,入面、猪胰拌匀更捣。每日常用,以浆水洗手面,甚良。

【功用】令面、手白悦泽。

97835　澡豆(《千金》卷六)

【组成】白鲜皮　白僵蚕　芎䓖　白芷　白附子　鹰屎白　甘松香　木香各三两(一本用藁本)　土瓜根一两(一本用甜瓜子)　白梅肉三七枚　大枣三十枚　麝香二两　鸡子白七枚　猪胰三具　杏仁三十枚　白檀香　白术　丁子香各三两(一本用细辛)　冬瓜仁五合　面三升

【用法】上药先以猪胰和面,晒干,然后合诸药捣末,又白豆屑二升为散。但用洗手面。十日色白如雪,三十日如凝脂。

【主治】面黑不净。

97836　澡豆(《千金》卷六)

【组成】猪胰五具(细切)　荜豆面一升　皂荚三梃　栝楼实三两(一方不用)　葳蕤　白茯苓　土瓜根各五两

【用法】上药捣筛,将猪胰拌和,更捣令匀。每旦取洗手面。百日白净如素。

【主治】面黑不净。

97837　澡豆(《千金》卷六)

【组成】大豆黄五升　苜蓿　零陵香子　赤小豆各二升(去皮)　丁香五合　麝香一两　冬瓜仁　茅香各六合　猪胰五具(细切)

【用法】上为细末,与猪胰相合和,晒干,捣,绢筛。洗手面。

【主治】手干燥,少润腻。

97838　澡豆(《千金》卷六)

【组成】白芷　青木香　甘松香　藿香各二两　冬葵子(一本用冬瓜仁)　栝楼仁各四两　零陵香二两　毕豆面三升(大豆、黄面亦得)

【用法】上为末,用如常法。

【主治】手干燥,少润腻。

97839　澡豆(《千金》卷六)

【组成】猪胰五具(干之)　白茯苓　白芷　藁本各四两　甘松香　零陵香各二两　白商陆五两　大豆末二升(绢下)　蒴藋灰一两

【用法】上为末,调和讫,与猪胰相和,更捣令匀。欲用稍稍取以洗手面。八九月合,冷处贮之,至三月以后勿用。

【主治】手干燥,常少润腻。

97840　澡豆(《外台》卷三十二引《千金》)

【组成】猪胰一具(去脂)　豆末四升　细辛　土瓜根　白术　藁本　防风　白芷　茯苓　商陆根　白附子　杏仁

桃仁各四两(去尖皮) 栝楼三枚 皂荚五梃(炙,去皮子) 冬瓜仁半升 雀屎半合 菟丝子一合(捣末)

【用法】上为末,以面一斗,用浆水和猪胰,研令烂,和诸药及面作饼子,晒干,捣,绢筛收贮,勿令遇风。洗手面,极妙。

【功用】去䵟黯风痒,令光色悦泽。

97841 澡豆(《千金翼》卷五)

【组成】麝香二分 猪胰二具 大豆黄卷一升五合 桃花一两 菟丝子三两 冬葵子五合(一云冬瓜子) 白附子二两 木兰皮三两 葳蕤二合 栀子花二两 苜蓿一两

【用法】以水浸猪胰三四度,易水,血色及浮脂尽,乃捣诸味为散,和令相得,晒干,捣筛以洗手面。

【功用】令人面手白净,光润而香。

97842 澡豆(《千金翼》卷五)

【组成】苜蓿香一升 土瓜根 商陆 青木香各一两

【用法】上为散。洗手面。

【功用】令人面手白净。

97843 澡豆(《千金翼》卷五)

【组成】丁香 沉香 青木香 桃花 钟乳粉 真珠 玉屑 蜀水花 木瓜花各三两 柰花 梨花 红莲花 李花 樱桃花 白蜀葵花 旋覆花各四两 麝香一铢

【用法】捣诸花,别捣诸香,真珠玉屑别研成粉,合和大豆末七合,研之千遍,密贮勿泄。常用洗手面作粧。一百日其面如玉,光净润泽,臭气粉滓皆除。咽喉臂膊皆用洗之,悉得如意。

【功用】令人其面如玉,白净润泽,臭气粉滓皆除。

97844 澡豆(《外台》卷三十二引《崔氏方》)

【组成】白芷七两 芎䓖五两 皂荚末四两 葳蕤 白术各五两 蔓荆子二合 冬瓜仁五两 栀子仁三合 栝楼仁三合 荜豆三升 猪脑一合 桃仁一升(去皮) 鹰屎三枚 商陆三两(细剉)

【用法】上为末,其冬瓜仁、桃仁、栀子仁、栝楼仁别捣如泥,其猪脑、鹰屎合捣令相得,然后下诸药,更捣令调,以冬瓜瓤汁和为丸。每洗面用浆水,以此丸当澡豆,用讫,敷面脂,如常粧𥿄,朝夕用之,亦不避风日。

【功用】悦面,色如桃花,光润如玉,急面皮,去䵟黯粉刺。

97845 澡豆(《外台》卷三十二引《广济方》)

【组成】白术 白芷 白及 白蔹 茯苓 藁本 葳蕤 薯蓣 土瓜根 天门冬 百部根 辛夷仁 栝楼 藿香 零陵香 鸡舌香各三两 香附子 阿胶各四两(炒) 白面三斤 楝子三百枚 荜豆五升 皂荚十梃(去皮子)

【用法】上药治下筛。以洗面。若妇人,每夜以水和浆涂面,至明温浆水洗之。

【功用】去面上诸疾,䵟䵳风痒,令光色悦泽。

97846 澡豆(《外台》卷三十二引苏澄方)

【组成】白芷 芎䓖 栝楼子各五两 青木香 鸡舌香各三两 皂荚十两(去皮子,炙) 荜豆 赤小豆各二升

【用法】上为散。任用洗手面。

【功用】去皯䵳。

97847 澡豆(《圣惠》卷四十)

【组成】白鲜皮一两 白僵蚕三两 芎䓖三两 白芷三两 白附子三两(生用) 鹰粪白三两 白术三两 甘松香三两 甜瓜子仁三两 细辛三两 藁本三两 白檀香三两 杏仁三两(汤浸去皮) 冬瓜仁五合 白梅肉三十枚(微炒) 鸡子白七枚 猪胰三具(细切)

【用法】上为细散,入后三味,都捣令匀。每洗手面,常用之佳。

【主治】面黑不净。

97848 澡豆(《何氏济生论》卷六)

【组成】肥皂(去弦子,捣) 密陀僧(另研)一两 甘松一两 蓖麻仁四十九粒 蛇床子一两 杏仁(生用)一两 白蒺藜(去刺)三两 白牵牛(酒浸)三两 僵蚕二两 白果肉四个 白芷一两

【用法】上为细末,和肥皂为丸。早、晚擦面,洗。

【主治】雀印或面疮色变赤黑。

97849 澡洗汤(《医统》卷五十五)

【组成】干荷叶 藁本 甘松 白芷 威灵仙 苍耳草 忍冬藤 煨盐各三两

【用法】煎水一桶,去滓,浴数次。

【主治】一切风疾瘙痒。

97850 澡浴方(《颅囟经》卷下)

【组成】苦参 茯苓皮 苍术 桑白皮 白矾各半两 葱白少许

【用法】上剉细。每浴时取一两,沸水二升,浸药后通温与儿浴之。避风于温处。

【主治】小儿行迟。小儿自小伤损,脚纤细无力,行止不得,或骨热疳痨,肌肉消瘦。

97851 澡浴方(《普济方》卷二七六)

【组成】防风一两(去芦头) 白芷一两 细辛一两 苦参 吴茱萸 苦楝子 藜芦(去芦头) 莽草 麻黄根各一两 川椒半两(去目) 盐二两

【用法】上剉细。以水五斗,煎取三斗,去滓,乘热洗浴,水冷为度。余滓重煎如前法。

【主治】遍身热毒风疮及疥癣瘙痒。

97852 澡浴方(《普济方》卷二七六)

【组成】茵芋 石楠 莽草 蛇床子 羊踯躅 白矾各二两

【用法】上剉细,分为五贴。每度取一贴,以水一斗,煮至五升,去滓,乘暖洗浴,一日二次。

【主治】遍身热毒风疮,及疥癣瘙痒。

97853 澡洗药(《御药院方》卷八)

【组成】干荷叶三十二两 威灵仙(去土) 藁本(去土) 藿香叶 零陵 茅香各十六两 甘松(去土) 香白芷各八两

【用法】上为粗末。每用二两,生绢袋盛,用水二桶约四斗,煎三沸,放稍热,于无风处淋渫了,避风少时,如水少时,更添入熟热水,斟量得所使用。勿令添入冷水,药末不添。

【功用】光腻皮肤。

【主治】一切诸风，遍身瘙痒。

糖

97854 **糖贝饮**(《仙拈集》卷二)

【组成】贝母　冰糖各二两

【用法】每早用三钱，白滚汤调鸡子清一个同服。

【主治】劳嗽。

97855 **糖杏饮**(《仙拈集》卷二)

【组成】杏仁一两

【用法】净器捣烂如泥，分为三服。每服内加冰糖三钱，共入盖碗内，用滚水冲，盖片时，俟温，连仁末服下，早、晚各一次。三服而愈，如以杏仁煎则无效。

【主治】劳嗽。

97856 **糖岸散**(《解围元薮》卷四)

【组成】缸中岸半斤(煅)　黑砂糖半斤

【用法】拌匀，分三次服。又以雄黄研飞，发灰，枯矾各五钱，共为末。每服三钱，酒送下。

【主治】癞疮。

97857 **糖油饮**

《普济方》卷三五七。为《朱氏集验方》卷十"二仙膏"之异名。见该条。

97858 **糖姜饼**(《医学从众录》卷五)

【组成】糖糟一斤　生姜四两

【用法】先将糖糟打烂，和姜再捣做小饼，晒干，于瓷瓶内，置灶烟柜上。每日清晨将饼一枚泡滚水内，少停饮汤。

【主治】噎膈。

97859 **糖葡萄**(《经验广集》卷二)

【组成】水葡萄头(五寸长)三十根　砂糖四两

【用法】水煎滚，待温服下。

【主治】绞肠痧腹痛。

97860 **糖煎散**(《杨氏家藏方》卷十一)

【组成】龙胆草　汉防己　大黄(微煨)　荆芥穗　赤芍药　当归(洗，焙)　甘草(炙)　防风(去芦头)各一两　山栀子仁半两　川芎半两

【用法】上㕮咀。每服四钱，水一盏，入砂糖如弹子大，同煎至七分，去滓，食后温服。

【主治】风热毒气，上攻眼目，赤肿疼痛，视物不明，隐涩难开。

97861 **糖煎散**(《普济方》卷七十六引《卫生家宝》)

【组成】当归　赤芍药　甘草　天花粉　木通　金银藤　汉防己　山栀子各等分

【用法】上为粗末。每服二钱，水一盏，煎至七分。入砂糖一块，弹子大，再煎一二沸，去滓，先熏后通口服，食后服，临卧时再服。

【主治】风肿热毒，赤肿眼。

97862 **糖煎散**(《眼科全书》卷五)

【组成】当归　赤芍　芎䓖　防风　防己　甘草　荆芥　龙胆草　大黄　山乌豆

【用法】上为细末。每服四钱，砂糖一块，白水煎服。

【主治】飞尘入眼外障。

97863 **糖煎散**(《异授眼科》)

【组成】防风　大黄　当归　赤芍　荆芥　甘草　牛蒡子　川芎各五钱　胆草四钱

【用法】水煎，入砂糖调服。

【主治】飞丝入目，疼痛不已。

97864 **糖榧子**(《仙拈集》卷三)

【组成】细榧子四十九个(去壳)

【用法】用白糖水半碗，砂锅煮干，熟食。每月上旬空心服七个，七日服尽。虫化为水即愈。

【主治】寸白虫。

97865 **糖尿灵片**(《药品标准·中药成方制剂》13册)

【组成】甘草　葛根　麦冬　南瓜粉　生地黄　天花粉　五味子

【用法】上制成片剂，每片中0.3克。口服，一次4～6片，一日3次。

【功用】养阴滋肾，生津止渴，清热除烦，降低尿糖。

【主治】轻中型糖尿病。

97866 **糖尿病方**(《首批国家级名老中医效验秘方精选·续集》李孔定方)

【组成】地骨皮30～60克　僵蚕15～30克　枸杞15～20克　丹参15～30克　赤芍15～30克　苍术15～30克

【用法】每日一剂，水煎两次，分服。

【功效】活血化瘀，滋肾降糖。

【主治】2型糖尿病。

【方论选录】方中地骨皮，《本经》谓其"主五内邪热，热中消渴"。《本草新编》言其"凉血，凉骨，益肾，生髓，因此通治三消。实非他药可及"。现代药理研究证实：地骨皮含有不饱和的必需脂肪酸亚油酸、亚麻酸等，具有抗脂肪肝作用，能抑制中性脂肪在肝脏内的生成，促进中性脂肪移向血流，因而保证了肝脏这一维持血中葡萄糖的重要器官恒定的正常生理功能，达到降低血糖的作用，故为本方之君；辅苍术燥湿化浊，枸杞滋补阴精，"尤止消渴"(《本草正》)；由于本病多兼瘀滞之证，瘀阻经脉则津不上承而渴，故加丹参、赤芍、僵蚕化瘀通络为佐使。全方补中有消，补而不滞，使燥热解，阴津生，阴气复而消渴愈。

【加减】如见阴虚热甚，方中加知母、黄柏、山药加重清热滋阴；阴阳气虚加胡芦巴、红人参、淫羊藿、五味子温阳益气。

97867 **糖尿乐胶囊**(《药品标准·中药成方制剂》13册)

【组成】地黄　茯苓　葛根　枸杞　红参　黄耆　鸡内金　山药　山茱萸　天冬　天花粉　五味子　知母

【用法】制成胶囊，每粒装0.3克。口服，一次3～4粒，一日3次。

【功用】滋阴补肾，益气润肺，和胃生津。

【主治】消渴症引起的多食，多饮，多尿，四肢无力等症，降低血糖，尿糖。

【宜忌】忌含糖食物、烟酒。

糕

97868 **糕角饮子**(《圣惠》卷五十二)

【组成】米糕角半两(九月九日者)　寒食饭二百粒

恒山一两(剉)　豉一百粒　独颗蒜一枚

【用法】以清水二大盏,浸一宿,至五更初煎至一盏,去滓,空腹顿服。当下利为度。

【主治】山瘴疟。

壁

97869　**壁土汤**(《幼科金针》卷下)

【组成】陈壁土

【用法】河水煎,候脱肛熏洗,以五倍子末掺之。

【主治】脱肛。痢时用力太努,肛门坠下。

97870　**壁土散**(《千金》卷二十四)

【组成】故屋东壁土一升(碎)　皂荚三梃(各长一尺二寸)

【用法】捣土为散,挹粉肛头出处,取皂荚炙暖更递熨,取入则止。

【主治】肛门滞出。

97871　**壁钉散**(《卫生鸿宝》卷二)

【组成】银朱　灵磁石各等分(为末)　壁钉虫六七枚(潮湿处取,状如海狮,紫黄色,瘦而光滑,雨后多着墙上,连壳捣烂)

【用法】上和匀,阴干为末。每用荔枝肉少许,捣烂和药,贴患处,膏盖。立时止痛,疔即拔出。

【主治】诸疔。

97872　**壁虎丸**

《本草纲目》卷四十三。即《圣济总录》卷十"麝香丸"。见该条。

97873　**壁宫丸**(《圣惠》卷八十六)

【组成】壁宫一枚(去头脚尾,面裹煨熟)　熊胆一钱(研入)　麝香半钱(细研)　黄连一钱(去须)

【用法】上为末,蟾酥为丸,如黍米大。每服五丸,研猪肝汁送下。

【主治】小儿一切疳。心腹虚胀,爱食泥土,四肢壮热。

97874　**壁钱汤**(《卫生总微》卷十)

【组成】壁钱窠二七个(其虫似蜘蛛,作白幕如钱于壁上,土人呼为壁茧)

【用法】煎汤饮之。

【主治】吐逆不定。

97875　**壁钱散**(《外科全生集》卷四)

【组成】壁蟢窠七个(内有子者)　老壁蟢二个(以发扎好)　白矾七分(熔化)

【用法】将扎好之壁蟢入熔矾中粘足,灯火炙透,为末。吹喉。

【主治】热症喉痛。

避

97876　**避火丹**(《全国中药成药处方集》济南方)

【组成】刘寄奴　生熟地榆　川军各等分

【用法】上为极细末,香油调擦。

【主治】火伤烫伤。

97877　**避邪丹**(《医统》卷九十一)

【组成】苍术　乳香　陈真香　甘松　细辛　云香各等分

【用法】上为末,水为丸,如豆大。每一丸熏之,良久又焚一丸,不可太多,只是聊有香气不断可也。

【功用】避一切恶秽邪气。

97878　**避邪丹**

《鸡鸣录》卷四。为《医学正传》卷五"辟邪丹"之异名。见该条。

97879　**避疫汤**(《仙拈集》卷一)

【组成】苍术三钱三分三厘　川芎八钱五分　干葛一钱三分六厘　甘草一钱六分六厘

【用法】加姜三片,连须葱头三个,水二碗,煎八分,空心服。

【功用】时疫不染,已病者愈,未病者不染。

97880　**避热术**(《医心方》卷二十六引《灵奇方》)

【组成】矾石　白石脂　丹砂　磁石　桂各四两

【用法】和以松脂,如小豆,暮吞四丸。

【功用】避热,夏可重衣。

97881　**避秽丹**(《普济方》卷四〇三)

【异名】避瘟丹(《仙拈集》卷一)。

【组成】苍术　北细辛　甘松　川芎　乳香　降香

【用法】上为末,水为丸,烈火焚之。

【功用】熏解秽恶。

【主治】痘疹。

97882　**避秽丹**(《种痘新书》卷十二)

【组成】苍术　甘松　细辛　乳香　芫荽

【用法】上为末,烧灰熏之。

【功用】避秽,解秽。

97883　**避秽丹**

《仙拈集》卷四。为《奇方类编》卷下"早起避秽丹"之异名。见该条。

97884　**避秽香**(《金鉴》卷五十八)

【组成】苍术　大黄　茵陈

【用法】上剉细,枣肉为饼,置炉中烧之。

【功用】避邪秽。

【主治】秽气触犯,痘疮暴痒。

97885　**避寒术**(《医心方》卷二十六引《灵奇方》)

【组成】术三升　防风二升　莨菪子半斤(熬之)

【用法】上为末。每服方寸匕,连服勿废,日尽一剂。

【功用】避寒,冬不用衣。

97886　**避寒术**(《医心方》卷二十六引《灵奇方》)

【组成】门冬　茯苓等分

【用法】上为末。每服方寸匕,每日二次。

【功用】避寒,冬可单衣。

97887　**避寒术**(《医心方》卷二十六引《灵奇方》)

【组成】雄黄　丹砂　赤石脂　干姜各四分(一方加桂四分)

【用法】合以白松脂,令如梧桐子大。日吞四丸,十日止。

【功用】避寒,冬日常不欲衣,可入水中。

97888　**避寒术**(《医心方》卷二十六引《灵奇方》)

【组成】雄黄　泽泻　椒　附子各等分

【用法】上为末，井花水服之。

【功用】避寒，冬可单衣。

97889 **避瘟丸**（《医方简义》卷三）

【异名】避瘟丹（《慈禧光绪医方选议》）。

【组成】雄黄（顶好者）一两　鬼箭羽　丹参　赤小豆各一两

【用法】上为末，炼蜜为丸，如梧桐子大。每服五丸，空腹温汤送下。

【功用】可不染瘟疫。

97890 **避瘟丹**（《济阳纲目》卷七）

【组成】苍术一斤　台乌　白术　黄连　羌活各半斤　川乌　草乌　细辛　紫草　防风　独活　藁本　白芷　香附　当归　荆芥　天麻　官桂　甘松　三柰　干姜　麻黄　芍药　牙皂　甘草各四两　麝香三分

【用法】上为末，枣肉为丸，如弹子大。每丸烧之。

【功用】除瘟疫，并散邪气。凡宫舍久无人到，积湿容易侵入，预制此烧之，可远此害。

【宜忌】权宜于暑月。

97891 **避瘟丹**

《奇方类编》卷下。为《种福堂方》卷二"辟瘟丹"之异名。见该条。

97892 **避瘟丹**

《仙拈集》卷一。为《普济方》卷四〇三"避秽丹"之异名。见该条。

97893 **避瘟丹**

《齐氏医案》卷六。为《穷乡便方》"辟温丹"之异名。见该条。

97894 **避瘟丹**（《医方易简》卷四）

【组成】紫苏二两　香附四两（童便、醋、盐水、酒四制）　苍术二两（土炒）　麦冬一两（去心）　木香一两（忌火）　白扁豆二两（炒黄色）　雄黄五钱（研末）　薄荷二两　贯众八两（洗净煎膏）　连翘二两　山楂肉三两（炒黑）　广藿香叶一两（晒燥，研）　降香末三两

【用法】上为细末，用生姜一斤捣汁拌入药内，再炼蜜为丸，朱砂飞净为衣，每丸重二钱。时证伤寒，山楂、薄荷汤送下；疟疾，柴胡、陈皮汤送下；痢疾赤者，当归汤送下，白者淡姜汤送下。小儿、孕妇服半丸。

【主治】一切时证伤寒，四时瘟疫疟痢。

【宜忌】忌生冷、鱼腥、油腻、煎炒。

97895 **避瘟丹**（《泻疫新论》卷下）

【组成】乳香　苍术　细辛　生甘草　川芎　降香　白檀

【用法】枣肉或糊为丸，如豆大。每用一丸焚之，良久，又焚一丸，略有香气即妙。

【功用】避瘟及一切秽恶邪气。

97896 **避瘟丹**（《泻疫新论》卷下）

【组成】乳香　苍术　细辛　甘松　云香

【用法】枣肉或糊为丸，如豆大。每用一丸焚之，良久，又焚一丸，略有香气即妙。

【功用】避瘟及一切秽恶邪气。

97897 **避瘟丹**（《慈禧光绪医方选议》）

【组成】生甘草　南苍术　北细辛　黄乳香各一两

【用法】上为细末，加红枣肉半斤为圆饼，如桂圆大，放炭火上取烟熏之，可保三日无灾，一家免难。入夏加干石膏一两，入冬加朱砂五分，春、秋不加。

【功用】解毒消肿镇静。

【主治】瘟疫邪毒。

【方论选录】细辛、乳香皆富含挥发油，具有解毒消肿镇静之功，此药熏烟，配上生甘草解毒，苍术除湿，则瘟疫邪毒可止。

97898 **避瘟丹**

《慈禧光绪医方选议》。为《医方简义》卷三"避瘟丸"之异名。见该条。

97899 **避瘟散**（《北京市中药成方选集》）

【组成】檀香四十一两六钱　零陵香四两八钱　白芷十一两二钱　香排草四十八两　姜黄四两八钱　玫瑰花十一两二钱　甘松四两八钱　公丁香十一两二钱　木香九两六钱

【用法】以上九味，共重一百四十七两二钱，共研为细粉，过罗，每二十两细粉兑麝香五分，甘油十两，冰片五两，朱砂粉二十四两，薄荷冰五两，共十四味研细和匀收贮，勿令泄气，装盒，重二分八厘。每服二分，滚开水送下，或闻入鼻窍。

【功用】芳香辟秽，通窍止痛。

【主治】伤风头痛，鼻塞清涕，暑令受热，晕车晕船。

97900 **避岚气方**（《续本事》卷二）

【组成】苍术四两　荆芥　甘草各一两

【用法】上为细末。每服一钱，沸汤点，早晨服。凡入烟瘴之地，宜修合随行。

【功用】清头目，避岚气。

97901 **避疫香粉**（《鼠疫约编》）

【组成】生大黄一钱半　甘草五分　皂角一钱　丁香二钱　苍术一钱　檀香二钱　山柰一钱　甘松二钱　细辛一钱　雄黄一钱

【用法】上为末。用绸小袋，佩戴身上。

【功用】避疫。

97902 **避秽回苏丹**（《全国中药成药处方集》（上海方））

【组成】银消二钱五分　麻黄（去节）　冰片各四钱　蟾酥二钱五分　明矾五钱　朱砂二两　牛黄二钱　青黛五钱　牙皂　麝香各三钱　腰黄一两　珍珠三钱　灯草灰一两　月石（飞）三钱　人中白（煅）八钱

【用法】上药各为细粉，再混合研匀，瓶装固封。每次一至二分，开水送下，外用嗅鼻取嚏。

【主治】受暑引起的头晕，胸闷，泄泻。

【宜忌】孕妇忌用。

97903 **避瘟杀鬼丸**

《说疫》卷五。为《千金》卷九"辟温杀鬼丸"之异名。见该条。

97904 **避瘟明目清上散**（《慈禧光绪医方选议》）

【组成】南薄荷五钱　香白芷五钱　川大黄六钱　贯众一两二钱　大青叶一两二钱　珠兰茶一两二钱　降香四钱　明雄黄三钱（水飞）　上朱砂二钱　上梅冰片

一钱

【用法】先将前九味研极细末后,兑冰片,再研至无声,闻之。

【功用】芳香避瘟,清热解毒。

【主治】风热上壅,目赤肿痛,畏光羞明。

缫

97905 缫丝汤

《本草纲目》卷三十九。为《直指》卷十七“茧丝汤”之异名。见该条。

十　七　画

檀

97906　**檀香丸**(《圣济总录》卷四十三)

【组成】檀香三两　菖蒲　犀角(镑)　天竺黄(研)　生干地黄(焙)　苏合香油各一两　桂(去粗皮)　甘草(炙)　白茯苓(去黑皮)各三两半　人参　远志(去心)　麦门冬(去心)各一两半

【用法】上十二味除苏合香油外,为末。以苏合香油同少酒化入炼蜜为丸,如樱桃大。食后含化一丸。

【主治】心常忪悸,恐惧多忘。

97907　**檀香丸**(《普济方》卷一一七引《十便良方》)

【异名】含化丸。

【组成】檀香末一钱　杏仁(去皮)二钱半　乌梅肉二两　紫苏叶一两　茴香三钱半　百药煎二钱半　甘草一两半

【用法】上为细末,炼蜜为丸,如弹子大。非时含化。

【功用】解暑毒。

97908　**檀香汤**(《局方》卷十宝庆新增方)

【组成】川芎(不见火)　白芷(不见火)各二两　桔梗(焙)三十两　檀香(不见火)三两　甘草(炒)六两

【用法】上为细末。每服一钱,入盐少许,沸汤点服。

【功用】调中顺气,安神定志,清爽头目。

【主治】精神不爽,头目昏眩,心忪烦躁,志意不定。

97909　**檀香饮**(《圣济总录》卷一三五)

【组成】白檀香　沉香各一块重一分　槟榔一枚

【用法】上三味,各于砂盆中以水三盏细磨,取尽,滤去滓,银石铫内煎沸,候温。分作三服。

【功用】解恶毒风肿。

97910　**檀香散**(《圣济总录》卷十七)

【组成】白檀香(剉)半两　甘菊花(择)三两　芎䓖二两　甘草(生用)一两

【用法】上为散。每服一钱匕,温薄荷汤调下;茶清或沸汤调亦得。

【主治】头面风。头目昏眩,肩背疼痛,头皮肿痒,头项拘急。

鞠

97911　**鞠䓖丸**(《本事》卷四)

【异名】芎䓖丸(《国医宗旨》卷三)。

【组成】芎䓖　神曲(碎炒)　白术　附子(炮,去皮脐)各等分

【用法】上为细末,面糊为丸,如梧桐子大。每服三五十丸,米饮送下。

【主治】脾胃中风湿,脏腑泄滑,飧泄。

薷

97912　**薷杏汤**(《重订通俗伤寒论》引叶氏方)

【组成】西香薷七分　光杏仁　飞滑石　丝瓜叶各三钱　丝通草一钱半　白蔻末五分(冲)

【用法】初用益元散加葱豉、薄荷,令其微汗以解外束之新寒,继用本方。

【功用】轻宣凉淡以清利。

【主治】夏月伤暑。若其人阴虚多火,暑邪寓于火之中,纵为风寒,亦为客寒生火之证。

97913　**薷苓汤**(《医统》卷三十五引《局方》)

【组成】香薷　黄连(姜汁炒)　厚朴(姜炒)　扁豆(炒)　猪苓　泽泻　白术　茯苓等分

【用法】上㕮咀。每服五六钱,水一钟半,加生姜三片,煎七分服。

【主治】夏月暑泻,欲成痢者。

97914　**薷苓汤**(《保命歌括》卷三)

【组成】香薷饮合五苓散

【用法】水煎服。

【主治】❶《保命歌括》:暑令泄泻,呕吐,烦渴饮水。❷《幼幼集成》:小儿阳暑脉虚。

【备考】《幼幼集成》本方用法:加生姜一片,大枣一枚,灯心十茎为引,水煎服。

97915　**薷苓汤**(《痘疹传心录》卷十七)

【组成】二陈汤合香薷饮加麦芽　车前子

【用法】水煎服。

【主治】小儿夏月伤暑吐者。

97916　**薷藿汤**(《医学入门》卷八)

【组成】香薷散合霍香正气散

【主治】夏月感冒暑邪。

【备考】《医部全录》本方用法:上㕮咀,加生姜、大枣,水煎服。

97917　**薷苓益元汤**(《急救经验良方》)

【组成】香薷饮分两减半　加白术　茯苓　猪苓　泽泻　滑石各一钱　辰砂　甘草各五分

【用法】水煎服。

【主治】中热。头不大痛,身不大热,仅心烦口渴,小便不利,大便泄泻者。

97918 **薷苓清暑汤**(《陈素庵妇科补解》卷三)

【组成】藿香 香薷 云苓 广皮 厚朴 麦冬 人参 白术 扁豆 泽泻 甘草 草蔻 竹茹 砂仁 生姜 乌梅

【功用】温解安胎。

【主治】妊娠当盛夏时,身居闺阁,贪凉衣单,恣食生冷瓜果,体薄为阴寒所逼,暑邪袭之,忽然烦闷,身热多汗,或恶心呕吐。

【方论选录】妊娠得此,先宜辛温之剂,散暑和中,使阴邪与暑邪两解。再加养血益气,利水解暑则胎自安。是方香薷辛温散暑;朴、陈、砂、藿、草蔻温中散寒;四君益元,暑伤气故也;扁、泽利水除湿,暑必兼湿故也;麦、茹清心,暑邪先入心,故令多汗,以安神清心为亟也;生姜、乌梅恐其呕逆。病退二三,再加归、芍、杜、续。

藋

97919 **藋芦丸**(《千金》卷十八)

【组成】蘼芜丸加藋芦六分

【主治】老小及妇人等万病,腹内冷热不通,急满痛,胸膈坚满,手足烦热,上气不得饮食,身体气肿,腰脚不遂,腹内状如水鸡鸣,妇人月经不调。

97920 **藋芦汤**(《圣济总录》卷一七九)

【组成】藋芦五两 黍米二合

【用法】上为粗末,以水五盏,煮取二盏,去滓。每服半合,空心、午后各一服。

【主治】小儿腑脏虚弱,或因食甘肥,致蛔虫动作攻心腹痛,痛有休止,喜吐涎及清水。

97921 **藋芦散**(《圣济总录》卷九十九引《肘后方》)

【组成】藋芦(炙黄)四两 干漆(炒令烟尽)二两 吴茱萸(水浸二日,每日三次换水,洗去涎,焙干微炒)半两

【用法】上为细散。每服二钱匕,空心以粟米稀粥调下。

【主治】三虫。

97922 **藋芦散**(《普济方》卷二三九引《肘后方》)

【组成】藋芦(微炙)二两

【用法】上为细散。每服二钱,隔宿勿食,于清旦用羊肉臛汁调服之。虫自下。

【主治】三虫。攻心如刺痛,吐清汁。并寸白虫。

97923 **藋芦散**

《圣济总录》卷五十六。为《外台》卷二引《范汪方》"懊侬散"之异名。见该条。

藁

97924 **藁本丸**(《圣济总录》卷七十九)

【组成】藁本(去苗土) 葶苈(炒紫色)各一分 大戟(微炒) 蜀椒(去目及闭口者,炒出汗) 泽漆(微炒) 巴豆(去皮心,麸炒出油尽) 赤小豆(微炒) 泽泻各半两 甘遂(微炒)一两 牵牛子(炒熟)一分 连翘(微炒)半两

【用法】上为末,炼蜜为丸,梧桐子大。每日一丸,加至二丸,空心温酒送下。服后小便多白色即佳。

【主治】水肿久不愈。

97925 **藁本汤**(《圣济总录》卷一〇五)

【异名】补肝汤(《普济方》卷七十一)。

【组成】藁本(去苗)一两 白芷半两 车前子半两 石决明(刮洗,捣如粉) 芍药 天麻 防风(去叉) 细辛(去苗叶)各一两

【用法】上为粗末,每服五钱匕,以水一盏半煎取一盏,去滓,食后温服,临卧再服。

【主治】❶积年风毒,眼赤痛多热泪,岁月寖久。❷《普济方》:暴风客热外侵,白睛肿胀。

97926 **藁本汤**(《圣济总录》卷一一九)

【组成】藁本(去苗土) 芎䓖 防风(去叉) 蔓荆实(去皮) 细辛(去苗叶) 羌活(去芦头) 升麻 木通(剉)各三两 杨白皮(细切)二两 露蜂房(炙,劈碎) 狼牙草(切) 莽草(去梗) 盐各半两 大豆(炒令香熟)二合

【用法】上为粗末。每用五钱匕,水一盏,入生地黄汁少许,煎十余沸,去滓,热漱冷吐。

【主治】牙痛。

97927 **藁本汤**(《圣济总录》卷一八〇)

【组成】藁本(去苗土,剉)一分 羚羊角(镑) 防风(去叉)各一两 芎䓖 菊花(去萼,焙) 细辛(去苗叶) 白术 人参 柴胡(去苗) 白蒺藜(微炒) 山栀子仁 白茯苓(去黑皮)各半两 甘草(炙) 黄芩(去黑心)各一分

【用法】上为粗末。每服一钱匕,水七分,入青竹叶五片,同煎至四分,去滓澄清,放温细呷,食后日再。

【主治】小儿脑热,鼻干无涕。

97928 **藁本汤**(《保命集》卷中)

【异名】藁苍汤(《医学入门》卷七)。

【组成】藁本半两 苍术一两

【用法】上为粗末。每服一两,水二盏,煎至一盏,温服。服煮黄丸得利后,以本方去其余邪。

【主治】大实心痛,大便已利。

97929 **藁本汤**(《朱氏集验方》卷七)

【组成】藁本二两 晋矾 青皮 陈皮 罂粟壳各一两

【用法】上五味,不犯铁器,杵烂,用瓦瓶煮,久煮为妙,食后服。

【主治】男子咳嗽,吐红不止。

97930 **藁本散**(《圣惠》卷二十二)

【组成】藁本一两 细辛三分 秦艽一两(去苗) 羌活三分 桂心半两 山茱萸半两 天雄半两(炮裂,去皮脐) 薯蓣三分 蔓荆子半两

【用法】上为细散。每服二钱,不拘时候,以温酒调下。

【主治】头面有风,牵引眼睛疼痛,偏视不明。

97931 **藁本散**(《圣惠》卷二十五)

【组成】藁本 赤箭 羌活 独活 芎䓖 防风(去芦头) 肉桂(去皱皮) 附子(炮裂,去皮脐) 续断 五加皮 甘菊花 麻黄(去根节) 赤芍药 细辛 干蝎(微

炒)各一两　当归　牛膝(去苗)　枳壳(麸炒微黄,去瓤)　甘草(微炒赤,剉)各一两半

【用法】上为细散。每服一钱,以温酒调下;薄荷汤调下亦得。

【主治】❶《圣惠》:一切风。❷《养老奉亲》:妇人血气,丈夫筋骨风,四肢软弱,及卒中急风并寸白虫。

【宜忌】忌生冷、猪、鸡、毒鱼、动风物。

97932　**藁本散**(《圣惠》卷七十一)

【组成】藁本一两半　狗脊一两(去毛)　没药一两　天麻一两　麒麟竭一两　蝉壳一两(微炒)　骨碎补一两　桂心一两　虎胫骨　败龟　穿山甲各二两(各以酥涂,炙令黄焦)　麝香半两(研入)

【用法】上为细散。每服二钱,空心及食前以炒生姜、黑豆淋酒送下。

【主治】妇人血风流注,腰脚疼痛不可忍。

97933　**藁本散**(《圣济总录》卷十一)

【组成】藁本(去苗土)　蒺藜子(炒去角)　人参　白花蛇(酒浸,去皮骨,炙)各三分　枳壳(去瓤,麸炒)　防风(去叉)　威灵仙各半两　防己一分

【用法】上为细散。每服一钱匕,食后温酒或荆芥汤调下。

【主治】遍身瘙痒如虫行。

97934　**藁本散**(《圣济总录》卷一一八)

【组成】藁本(去苗土)　芎䓖各半两　细辛(去苗叶)　桂(去粗皮)　当归(切,焙)　杏仁(汤浸,去皮尖双仁,生用)　雄黄(研)各一分

【用法】上为散。每用一钱匕,敷疮上,每日三次。

【主治】口臭生疮,漏疳虫蚀。

97935　**藁本散**(《圣济总录》卷一二一)

【组成】藁本(去苗叶)　升麻　皂荚(不蛀者,烧存性)各半两　石膏一两半

【用法】上为散。临卧时以手揩蘸搽齿上,微漱存药气。

【主治】牙齿风龋,龈肿宣露,脓出气臭。

97936　**藁本散**(《鸡峰》卷五)

【组成】防风　白芷　何首乌　麻黄　甘草　白芍药　旋覆花各一两

【用法】上为细末,每服二钱,食后茶清调下。

【主治】头目昏重,鼻塞清涕。

97937　**藁本散**(《鸡峰》卷十八)

【组成】藁本

【用法】上为细末。先以皂角水擦动赤处,拭干,以冷水或蜜水调涂,干再用。

【主治】鼻上面上赤。

97938　**藁本散**(《杨氏家藏方》卷二十)

【组成】藁本四两　黑牵牛二两　黑豆一小盏　皂角十梃(不蛀者)

【用法】上为末。如澡豆常洗之。

【主治】面多皯䵳风刺。

97939　**藁本散**(《幼幼新书》卷三十四引张涣方)

【组成】藁本　白附子　川芎　莽草各半两(并为末)　青黛　芦荟各一钱　麝香一字(细研)

【用法】上拌再研匀,每用一字,涂揩患处。

【主治】❶《幼幼新书》引张涣方:齿卒痛。❷《卫生总微》:风蚛牙痛。

97940　**藁本散**(《御药院方》卷九)

【组成】藁本一两　川芎　细辛各半两　胡桐律三钱　白矾灰二钱

【用法】上为细末。每用一指蘸药擦牙病处,吐津,误咽不妨,无时。

【主治】牙齿疼痛。

97941　**藁本散**(《医方类聚》卷一六九引《施圆端效方》)

【组成】藁本　蛇床子　黄柏各半两　硫黄三钱半　白矾(生)一分　轻粉(抄)一钱

【用法】同研匀,油脂为膏子,擦之。

【功用】止痒除疥。

【主治】疥。

97942　**藁本散**(《普济方》卷七十)

【组成】藁本　沉香　细辛　丁香各半分　凝水石各一两

【用法】上为散。每早晨临卧时揩齿,令白洁。

【主治】齿黄黑。

97943　**藁本散**(《普济方》卷三八二)

【组成】藁本(去苗)　当归(切,焙)　杏仁(汤浸,去皮尖)各半两

【用法】上为散。每用一字。绵裹,纳虫孔中。看虫孔渐小为效。

【主治】漏疳虫蚀。

97944　**藁本散**(《证治宝鉴》卷一)

【组成】藁本　白芷　川乌　草乌　本鳖子

【用法】上为末。鳝鱼血调匀,涂面。

【主治】口眼㖞斜。

97945　**藁苍汤**

《医学入门》卷七。为《保命集》卷中"藁本汤"之异名。见该条。

97946　**藁本乌蛇汤**(《银海精微》卷上)

【组成】藁本　乌蛇　防风　羌活　白芍药　川芎　细辛

【用法】上浸酒;煎服亦可。

【主治】眼内风痒。

97947　**藁本苍耳散**(《镐京直指》)

【组成】藁本一钱五分　苍耳子二钱　白蒺藜三钱　秦艽一钱五分　川芎一钱　蝉蜕一钱　羌活一钱五分　防风一钱五分　石菖蒲一钱　香白芷一钱

【功用】宣窍清湿。

【主治】湿淫上蒸,首如裹,头重,耳目如蒙。

97948　**藁本细辛散**(《鸡峰》卷十五)

【组成】藁本　细辛　川芎　牡丹皮　人参　白术　当归　白芷　白茯苓　甘草　白芍药各等分

【用法】上为末。每服一钱,温酒调下;米饮亦得。

【主治】妇人因产,血不足,风邪客于皮肤,以手搔之,随生瘾疹。

馨

97949 **馨脾丸**(《普济方》卷二十三引《卫生家宝》)

【组成】陈皮四两(去瓤别为末) 白面一两五钱 青盐四两 南木香一两(不见火) 益智仁一两 青皮一两(去白,焙干) 京三棱一两(炮) 蓬莪术一两(炮) 粉草一两 茴香一两(拣去枝梗)

【用法】上件先将青盐细研,同陈橘皮末以水调作稀糊,慢火上煎搅数沸,入白面熬成膏,为丸如梧桐子大。每服三四十丸,食前盐汤温暖酒、米饮任吞下。

【功用】常服补气益脾元,实脏腑,长肌肉,驻颜色,令百病不生。

【主治】脾气虚弱,四肢倦怠,面色萎黄,饮食减少。

霜

97950 **霜梅**(《同寿录》卷尾)

【组成】牙皂(去弦净)四两 食盐一两 桔梗二两 天南星二十五枚 大半夏三十五粒 甘草一两 朴消四两 防风四两 白矾四两 半熟大梅一百个(五月五日采)

【用法】先将盐、消二味同梅拌匀,过一日夜候水浸透,再将各药研细,入内同拌,取起晒干,又浸,以药水收干为度,晒干起霜衣白者佳,收贮封固。凡遇咽喉肿痛,用丝棉裹一枚,含口内,有酸水吞下,即有痰涎涌出,候痰净口内有清水,去梅即愈。

【主治】咽喉肿痛。

97951 **霜叶红**(《外科十三方考》)

【组成】川文蛤(捣碎) 香油半斤

【用法】将文蛤入油内炸之,现色时取出,贴于疮口。七日去之,疮口自愈。

【主治】发背久不愈者。

97952 **霜叶散**(《普济方》卷三九五)

【组成】干桑叶 藿香各半两

【用法】上为末。每服半钱,以粥饮调下,不拘时候。

【主治】小儿霍乱吐利。

97953 **霜连散**(《松崖说疫》卷二)

【组成】百草霜 川连各等分

【用法】上为末。每服二钱,黄酒送下,每日三次。

【主治】挟热下痢脓血。

97954 **霜柿散**

《普济方》卷三十八。为方出《百一》卷十四,名见《普济方》卷三十八"必效散"之异名。见该条。

97955 **霜盐散**(《医学入门》卷七)

【组成】百草霜 青盐各等分

【用法】上为末。井水调涂舌上。

【主治】舌忽肿硬塞闷。

97956 **霜黄丸**(《鸡峰》卷十四)

【组成】砒霜 硫黄 雄黄 雌黄各半两

【用法】研细,于新铫子内,先布盐末于中,即下诸药于盐上,以坩碗盖,用六一泥封,勿令泄气。以一二斤火养半日,候冷,以甘草汤煮半日出火毒,细研,以饭和丸,如绿豆大。如大人患,每服三丸,以醋汤送下,以青带系三丸于臂上。小儿服一丸,系一丸。

【主治】久疟不愈。

97957 **霜墨丸**(《圣济总录》卷三十五)

【组成】砒霜一钱 墨 葶草灰各半钱 绿豆粉一分

【用法】上为细末,用糯米粥和丸,如小豆大。每服二丸,未发前一时辰醋汤送下。端午日未出时,面东修合,不得言语。

【主治】痎疟。

97958 **霜雪定喘丸**(《全国中药成药处方集》昆明)

【组成】贝母八两 广陈皮三两 柿霜四两 京半夏六两 楚荷一两 檀香二两 冰粉八两

【用法】上为末,冰糖熬水为丸(或水叠为丸)。每服一丸(水叠每服二钱半),开水送下,早、晚各服一次。

【功用】润燥除痰。

【主治】久咳不止,痰壅喘急。

【宜忌】伤风咳嗽不宜服。

97959 **霜塞清筋散**(《喉科种福》卷四)

【组成】血竭二两 儿茶一两 朱砂三钱 薄荷三钱 雄黄五钱 硼砂五钱 荆芥三钱 细辛五分 麝香一分 冰片一钱

【用法】共乳细末,瓷瓶固封储用。吹喉。

【主治】一切风火实证乳蛾。

【宜忌】孕妇与妇女热入血室及一切虚寒喉痛皆不可用。

霞

97960 **霞天曲**(《丸散膏丹集成》)

【组成】霞天膏四两 川贝母八两

【用法】将膏烊化,和川贝粉成饼。服之。

【功用】消痰饮,健脾胃。

97961 **霞天曲**(《全国中药成药处方集》福州方)

【组成】法半夏(为末) 黄牛肉汁

【用法】炼为曲,入草庵七日,待生黄衣,悬挂通风处,陈久者佳。

【功用】消痰饮,健脾胃。

【主治】沉疴固疾。

97962 **霞天胶**

《北京中药成方选集》。为《韩氏医通》卷下"霞天膏"之异名。见该条。

97963 **霞天膏**(《韩氏医通》卷下)

【异名】霞天胶(《北京市中药成方选集》)。

【组成】黄牯牛一具(选纯黄肥泽无病,才一二岁者)

【用法】上洗净,取四腿项背,去筋膜,将精肉切成块子,如栗大,称三十斤,或四五十斤,于静室以大铜锅(无则新铁锅)加长流水煮之,不时搅动。另以一新锅煮沸汤,旋加,常使水淹肉五六寸,掠去浮沫,直煮至肉烂如泥,漉去滓。却将肉汁以细布漉小铜锅,用一色桑柴文武火候,不住手搅,不加熟水,只以汁渐如稀饧,滴水不散,色如琥珀,其膏成矣。此节火候最要小心,不然坏矣。大段每肉十二斤,可炼膏一斤为度,瓷器盛之。是名霞天膏也。用调煎剂初少渐多,沸热自然溶化,若用和丸剂,则每三分,搀白面一分，同煮成糊，或同炼蜜调匀。寒天久收，若生霉，用重汤煮过，热天冷水窨之，可留三日。

【功用】《丸散膏丹集成》：安中益气，养胃健脾，补腰膝。久服润泽枯槁，开爽精神。

【主治】❶《韩氏医通》：痰。❷《丸散膏丹集成》：中风偏废，口眼㖞斜，消渴吐涎，积聚，痰涎壅塞，五脏六腑留痰、宿饮癖块，手足皮肤中痰核，劳瘵蛊胀。

【加减】和竹沥、橘红、贝母、苏子、栝楼根、枸骨叶之类，可治阴虚内热之痰；和橘皮、白茯苓、苏子、白豆蔻仁、半夏、苍术为曲，可治脾胃积痰；和橘皮，贝母、苏子、栝楼根及仁、硼砂为曲，可治积热结痰。

97964 **霞龄散**（《玉案》卷六）

【组成】木瓜　厚朴　砂仁　藿香各五钱　木通　白扁豆　黄连（姜汁炒）　白芍　广木香各三钱五分

【用法】上为末。每服二钱，白滚汤调下。

【主治】小儿吐泻交作。

97965 **霞片香连丸**（《活人心统》卷一）

【组成】川黄连四两　吴茱萸四两（同炒紫色，去茱萸不用）　木香八分　霞片（即霞芙蓉）二分

【用法】上为末，水丸，如梧桐子大。每服三十丸，白汤送下。

【主治】久痢，诸药不效。

翳

97966 **翳云散**（《种痘新书》卷十二）

【组成】防风　甘草　羌活　黄芩　黄连　菊花　白芷　荆芥　蒺藜　龙胆草　石膏　川芎　大黄　石决明　木贼各等分

【用法】上为末，蜜水调服。

【主治】痘后眼生翳障。

擦

97967 **擦药**（《慈禧光绪医方选议》）

【组成】炒僵蚕一钱　薄荷八分　大黄一钱　食盐二钱　六一散一钱

【用法】上为细末，装布袋，擦患处。

【主治】皮肤湿疮、湿疹。

【方论选录】此方辛凉散风，苦寒泻热。滑石配大黄可治疮疡。药面擦敷，可以渗湿吸脓。

97968 **擦药**（《慈禧光绪医方选议》）

【组成】金银花二钱　薄荷一钱　白芷一钱半　防风一钱　赤芍药二钱　连翘二钱　六一散三钱　大黄一钱　地肤子一钱半　食盐一钱半　僵蚕二钱　桑枝二钱　蝉蜕一钱

【用法】上为细末。装布袋，擦患处。

【主治】皮肤风热，瘙痒甚重。

97969 **擦牙散**（《普济方》卷六十六引《澹寮方》）

【组成】川乌（草乌亦可）

【用法】用一只切作两边，一边生，一边煨，为末，煅少盐，同擦牙患，流出风涎。

【主治】风热牙疼。

97970 **擦牙散**（《万氏家抄方》卷三）

【组成】麝香三分（为研）　青盐五钱（另研）　猪牙皂角（烧灰）七钱（另研）　细辛　白芷　白茯苓　五倍子　川芎　当归各五钱　三柰　蒺藜各三钱

【用法】上为细末，和匀筛过。每日早、晚净口擦牙，含一时吐之。如要净口，必须盐汤，久则见效。

【主治】牙痛，以及牙齿动摇不坚固。

97971 **擦牙散**（《万氏家抄方》卷三）

【组成】石膏一斤　何首乌四两　青盐（去土炒）　旱莲草　食盐（炒）各二两半　没石子二两　花椒一两（炒去汗，去目）

【用法】上为末，和匀。擦牙。

【主治】牙痛。

97972 **擦牙散**（《医统》卷九十一）

【组成】白梅（烧存性）　枯矾各一钱　人中白（取夜壶中者佳）

【用法】将人中白煅红，退冷，同研一处极细，先用韭根、茗浓煎汤，以鸡毛洗牙去腐净，见血方可敷药，须遍摩烂者。

【主治】痘毒，牙疳腐烂。

97973 **擦牙散**（《医便》卷五）

【组成】细辛　石膏　故纸　熟地黄　地骨皮各一两六钱　龙骨二两　防风　旱莲草　青盐　当归　猪牙皂各一两　川椒　白芷各六钱　没食子一对　香附子六钱

【主治】牙床肿痛，因食辛热之物所致。

97974 **擦牙散**（《古今医鉴》卷九）

【组成】细辛　川芎　莲须　香附　生地黄　当归（以上俱烧过存性）　青盐（生用）各等分

【用法】上为细末。清晨擦牙，温水漱咽，日日不可间断。

【功用】乌须固齿。

97975 **擦牙散**（《墨宝斋集验方》卷上）

【组成】骨碎补（净）四两　北细辛二两　白蒺藜四两（炒，碾去刺）

【用法】上为末，用雄鼠一个，去肠、胃、皮，用箬包煅为末，青盐四两。齿动者，擦五次。

【功用】坚齿，永不生虫发痛痒。

97976 **擦牙散**（《墨宝斋集验方》卷上）

【组成】槐枝（指大者去叶）三斤（晴明天取）

【用法】用水三大瓢，熬至一大碗，旱莲草不拘多少捣汁一碗，熬至一碗。将青盐碾细十两，食盐十二两，入前二汁内，拌抄至淡老米色，再用猪脚后蹄角子四个，入川椒填满，火煅存性，共为一处，再研细，收贮瓷器内。清晨擦牙后不要言语，少时白滚汤漱下。

【功用】黑发固齿，补肾消风。

97977 **擦牙散**（《广笔记》卷三）

【组成】石膏半斤（火煨熟）　白蒺藜（去刺）四两

【用法】上为极细末。每日擦牙漱口，牙痛时频频擦之。立愈。

【主治】牙痛。

97978 **擦牙散**（《种痘新书》卷十二）

【组成】铜绿　雄黄　五倍子　枯矾　白褐（煅）　乌梅（煅）　细辛　胡黄连　莱菔根（烧灰）　石膏（煅）
【用法】共为细末。清茶洗净，然后敷之。
【主治】痘后牙疳，一日烂一分者。
97979　**擦牙散**（《仙拈集》卷二）
【组成】生石膏　生明矾各等分
【用法】研细末。用微热蘸指擦。甚妙。洗齿必于晚间，漱齿必于饭后，无病常擦最妙。
【功用】去痛固齿。
97980　**擦牙散**（《方症会要》卷四）
【组成】青白盐等分
【用法】以川椒熬水，洒入盐内同炒，擦牙上。出涎痛止。
【主治】牙痛。
97981　**擦牙散**（《方症会要》卷四）
【组成】旱莲草七斤　嫩槐条三斤　食盐四十两（腌十五日，共入锅炒枯，拣去枝梗再炒，盐黑为度，收贮听用）　香附八两　川大黄八两（各炒黑共末，名香黄散）　骨碎补（要鲜而肉色白者，刮去毛切片，炒至酱色为度，研细听用）　细辛（研末听用）
【用法】上各为细末。每制过炒盐十两，加香黄散二两，骨碎补一两，细辛末六钱，共和匀。每早擦牙龈至热方验，温水漱去。
【主治】牙痛。
97982　**擦牙散**（《疡医大全》卷十六）
【组成】上好食盐（成块者，煅）　骨碎补　生软石膏各四两　新鲜槐花二两
【用法】捣烂为团，晒干再磨末。擦牙。
【功用】固齿。
【主治】齿衄。
97983　**擦牙散**（《疡医大全》卷十六）
【组成】藿香　北细辛　沉香　白芷　青盐　广木香　破故纸各三钱　石膏（煅）一斤
【用法】上为细末。早、晚擦牙。
【功用】固齿。
97984　**擦牙散**（《疡医大全》卷十六）
【组成】香附一斤（去毛，用青盐四两煮干，炒黄色）　馒首四两（煅）　生石膏　熟石膏各八两　三柰　甘松各二两
【用法】上为细末。擦牙。
【功用】固齿。
97985　**擦牙散**（《疡医大全》卷十六）
【组成】青果（煅存性）四两　旱莲草一斤（青盐四两，用浅水浸煮晒干）
【用法】上为细末。擦牙。
【功用】固齿。
97986　**擦牙散**（《疡医大全》卷十六）
【组成】腊肉骨（煅灰）　石膏（煅）　扁柏叶（焙）　香附　枯白矾　青盐各等分
【用法】上为细末，擦牙。
【功用】固齿。
97987　**擦牙散**（《疡医大全》卷十六）
【组成】干槐枝（端午向东南方取嫩枝，风干）　鲜槐枝（嫩者）　白芷　皂角刺　猴姜（去皮，捣碎）　青盐各等分
【用法】先将盐入锅内，水一盏化开，入药焙黑色，磨细。擦牙。
【功用】固齿。
97988　**擦牙散**（《疡医大全》卷十六）
【组成】熟地（酒浸）　破故纸　青盐　地骨皮　槐角各一两　软石膏　百药煎　侧柏叶　腊肉骨（煅）各五钱　香附　细辛各二钱　没食子一钱
【用法】上为细末。擦牙。
【功用】固齿。
97989　**擦牙散**（《医级》卷八）
【组成】大黄四两　旱莲草　杜仲各十两　腌猪骨（煅）　青盐四两
【用法】上为末。每日清晨擦之。久则齿自固。
【主治】齿衄牙宣，动摇不固。
97990　**擦牙散**（《续回生集》卷上）
【组成】生石膏二两　侧柏叶五钱　熟石膏二两　杜仲五钱　小茴五钱　青盐二两　蛇床子一两（微炒）　明矾一两　花椒五钱
【用法】上为细末。每早擦牙，以凉水漱之。
【功用】永不落牙。
97991　**擦牙散**（《医方易简》卷五）
【组成】川大黄（煅成灰）
【用法】上为细末。早、晚擦之。
【功用】固齿。
97992　**擦牙散**（《良方合璧》卷上）
【组成】细辛（头末）　青盐　熟石膏各一两
【用法】上为细末，加灵药一钱和匀。擦齿。
【主治】牙痛。
【备考】灵药：牙消一两、硼砂五钱、白矾三钱。上为细末，装在银罐内，放在火上烧线香一炷，俟香尽，加熊胆五分。
97993　**擦牙散**（《经验百病内外》）
【组成】生大黄五钱　熟大黄五钱　生石膏五钱　熟石膏五钱　没食子一对　青盐一两
【用法】上为极细末。每早擦之。久久自有功效。
【主治】一切虫牙、火牙。
97994　**擦疥散**（《北京市中药成方选集》）
【组成】芫荑一两　大风子仁五钱　枯矾一两二钱　蛇床子一两　川椒五钱　雄黄五钱　硫黄五钱　核桃仁（另捣成泥）十六两
【用法】计八味，除核桃仁外，共研为细粉，过罗，每五两二钱细粉兑樟脑二两，轻粉二两，研细，混合均匀，用方内核桃仁捣泥为丸，重二钱。每用一丸，擦患处。
【功用】祛风除湿止痒。
【主治】风湿疥癣，瘙痒不休。
【宜忌】切勿入口。
97995　**擦掌丹**（《医部全录》卷三七三）

【组成】枯矾　樟脑各二钱　水银一钱　信石三分　大风子肉三个　核桃肉五钱

【用法】上共研末作丸。于掌心擦，鼻内闻香。

【主治】疥疮。

97996　**擦牙关方**(《喉舌备要秘旨》)

【组成】大黄五钱　甘松　香附(去毛，酒制)　白芷　生石膏各五钱　川椒　绿豆各四十九粒　细辛三钱　青果核十八棵(煅)　淮盐八两(火煅过，绢筛用)　牙灰三两(飞，晒干)

【用法】上为细末，过绢筛，罐贮。每日清晨以之擦牙。不但永无齿疾，且可白如冠玉。

【功用】固齿，兼去口中气味。

97997　**擦面神丹**(《杂病源流犀烛》卷二十二)

【组成】野大黄四两(取汁)　穿山甲十片(烧存性)　川椒末五钱　生姜三两(取汁)

【用法】上为末。生绢包擦。如干，入醋润湿，数次如初。

【主治】火热所滞，面上紫块，如钱大，或满面俱有。

97998　**擦癣药水**(《药品标准·中药成方制剂》19册)

【组成】百部　斑蝥　大枫子　花椒　荆芥皮

【用法】制成外用水，每瓶装20毫升。摇匀擦抹患处。

【功用】祛风，解毒，止痒。

【主治】风癣，湿癣，金钱癣，牛皮癣等。

【宜忌】外用药，切勿入口。

97999　**擦牙止痛散**(《急救经验良方》)

【组成】牙消三钱　硼砂三钱　明雄黄二钱　冰片一分五厘　麝香五厘

【用法】上为极细末。用瓶封固，勿令走气，每用少许擦牙，吐出涎水，漱尽痛止。

【功用】止虫牙痛。

98000　**擦牙乌须方**(《医统》卷六十六)

【组成】青盐一斤　嫩槐枝叶五斤　黑铅四两　没食子(尖者)七钱

【用法】上用黑铅、青盐入锅同槐枝炒搅，俱以成灰提起听用。将没食子研细末和入，用瓷器盛之。每日早、晚洗面毕，以药擦牙，漱水吐掌内擦鬓，久久自然润黑。

【功用】先期而擦者，永不再白。

98001　**擦牙乌须方**(《回春》卷五)

【组成】青盐一两　没食子一钱　细辛二钱　破故纸一两(炒芳香)　地骨皮一两　熟地黄一两(酒浸三日，砂锅焙干为末)　槐角子一两　百药煎一钱

【用法】上俱为细末，共八味。每早擦牙，药咽下，定要一月，莫间一日。一日常擦不拘，白须发每月按日摘去，再生必黑，永不白。又能明目固齿。正月初四、十四、十七日；二月初八、十四、二十一日；三月初八、初十、十一、十三日；四月初二、十六、十八、十九日；五月十六、二十日；六月初四、十七、二十四、二十九日；七月初三、初四、十八、二十八日；八月十五、十九日；九月初二、初四、十五日、二十五日；十月初七、初十、十三、二十二日；十一月初十、十五、十七、三十日；十二月初七、初十、十六、二十日。

【功用】乌须，明目，固齿。

98002　**擦牙乌须方**(《准绳·类方》卷八)

【组成】猪牙皂角七钱(炮)　白茯苓(去皮)　破故纸　熟地黄(酒浸，焙)　五倍子(制)　青盐　细辛各三钱(去根土)　桑椹子(晒干)五钱

【用法】上为细末。每清晨擦牙，用水嗽口，洗须鬓，不可将漱水入盆内，恐伤眼目。

【功用】乌须。

【主治】髭发早白。

98003　**擦牙石盐散**(《回春》卷五)

【组成】白软石膏一斤　辽细辛十二两五钱　川升麻二两五钱　川芎一两　白芷三两　馒头(炒成黑炭)半斤　白盐十二两(入炭火煅红半日)

【用法】上为极细末，用绢罗筛过，擦牙甚妙。

【功用】用此药久擦牙，永久坚固，再无牙蛀、牙疼之症。

98004　**擦牙至宝散**(《冯氏锦囊·杂症》卷六)

【组成】雄鼠骨一付(其鼠要八两以上者，越大越好，用草纸包七层，再用稻草包紧，黄泥封固，用谷糠火煨熟去肉，拣出全骨，酥油炙黄，研为细末)　北细辛一钱五分(洗净土，晒)　破故纸五钱(青盐水炒)　香白芷三钱(青盐水炒)　白石膏五钱(青盐水炒)　全当归五钱(酒炒)　怀生地三钱(酒炒)　绿升麻二分(焙)　没食子雌雄一对(酒煮，火烘)　真沉香一钱五分　骨碎补五钱(去毛净，蜜水炒)　旱莲草五钱(酒炒)

【用法】上为细末，同鼠骨末合在一起拌匀，用银盒或铅盒盛之。每日擦牙漱咽，久而不断。

【功用】牙齿动摇者，仍可坚固；不动者，永保不动；甚至少年有去牙一二，在三年以内者，竟可复生。

98005　**擦牙固齿散**(《冯氏锦囊·杂症》卷六)

【组成】生软石膏五钱　骨碎补六钱(去毛，蜜水拌，微火焙)　青盐六钱　槐花五钱　寒水石五钱　没食子五钱(酒煮，火烘)

【用法】为细末。每日擦牙。

【功用】固齿。

98006　**擦牙固齿散**(《北京市中药成方选集》)

【组成】花椒四两　细辛四两　白芷十两　川芎十两　青盐二十两　食盐二十两　生石膏一百六十两

【用法】上为极细末，过罗。用牙刷蘸药少许擦之，日漱二次。

【功用】清胃热，止牙痛。

【主治】胃火牙痛，牙缝出血，恶秽口臭。

98007　**擦牙定痛散**(《赤水玄珠》卷三)

【组成】薄荷叶　天花粉　樟脑各等分

【用法】上为末。擦患处。效。

【主治】一切牙痛，风热肿痛。

98008　**擦牙益笑散**(《中国医学大辞典》)

【组成】桂圆一斤　食盐四两

【用法】火煅，研细粉，冰片随加。每日早晨擦牙。

【功用】久擦固齿，杀虫。

【主治】心肝肾诸火牙痛。

98009　**擦牙通关散**(《保婴撮要》卷二)

【组成】南星二钱　麝香一字　牙皂二梃(烧存性)　赤脚蜈蚣一条　僵蚕一钱

【用法】上为末。姜汁蘸药少许擦牙,或调服二三点,涎自出。

【主治】风搐搦,关窍不通,痰塞中脘,留滞百节。

98010　**擦牙漱津方**(《医学正印》卷上)

【组成】石膏四两(煅过)　青盐一两(炒)　黄柏二两(盐酒炒黑色)　川椒(炒去汗,去目,取红末)三钱　杜仲二两(盐水炒断丝)

【用法】每清晨洗面时取少许擦牙,漱津,呷滚水再嗽咽下。

【功用】滋阴清火,永无痰火之患。

98011　**擦舌吐痰方**(《医述》卷十)

【组成】酸梅草

【用法】采取苗叶,洗净晒干为末,醋调。用新羊毛笔蘸药擦舌根上。能吐胸膈之痰,如左胁有痰,药擦舌左,右亦如之。倘痰在背,药擦对舌根之上腭,擦时痰随而出。

【功用】能除肢固之痰,频用不伤胃气。

【主治】痰在膈上。

98012　**擦牙止痛固齿方**(《回春》卷五)

【组成】石膏一斤(煅)　青盐四两　白芷二两　细辛一两

【用法】上为细末。擦牙。

【功用】止痛固齿。

98013　**擦牙牛黄青黛散**

《医钞类编》卷二十二。为《金鉴》卷七十"牛黄青黛散"之异名。见该条。

嚏

98014　**嚏关散**

《婴童百问》卷二。为《直指小儿》卷一"嚏惊散"之异名。见该条。

98015　**嚏疳散**(《直指小儿》卷三)

【组成】芦荟　黄连各一钱　瓜蒂　猪牙皂角　虾蟆灰各半钱　麝香少许

【用法】上为末。吹入鼻。嚏则可疗。

【主治】诸疳。

98016　**嚏惊丸**(《幼幼新书》卷九引《张氏家传》)

【组成】牛黄　芦荟　熊胆各三皂子大　生蟾酥十个　朱砂两皂子大　龙脑　麝香各半皂子大　雄黄五钱　全蝎半两(轻炒)　白矾(枯过)　防风(焙)　荆芥穗各一两

【用法】上除脑、麝外,一处为细末,然后别研脑、麝细,入前药内,再研,用蟾酥,少添数粒粳米饭和匀为丸,如芥子大。每服一丸,用倒流水化药,如小儿手足牵搐,灌鼻内,良久打嚏即愈;如未定,再灌之;三次不嚏,恶候也,别用药治之。如疮疹倒靥,及疮平黑色斑出,急用鸡子壳盛酒半壳、生猪血半壳,合盛一壳,用药二三丸化在内,火灰内暖热温,时时服之。重午日取酥合药。

【主治】小儿急慢惊风。

98017　**嚏惊丸**(《杨氏家藏方》卷十七)

【组成】螳螂一枚(大者,去足翅,入朱砂一钱半同研)　蜣螂三枚(去头足翅,入雄黄一钱半同研)　蜈蚣一条(大者,入朱砂一钱半同研)　石龙子一枚(入朱砂一钱半同研;如无,以活蝎代;更无,以蝎梢四十九枚,不去毒。以上四味逐旋收,用油纸裹,窨干,入后药)　真珠末半钱　麝香一钱(别研)　龙脑一钱(别研)　白花蛇头(酒浸,焙干,取末)半钱　瓜蒂七枚(取末)　细辛末半钱　蟾酥一分

【用法】上为细末,取孩儿乳汁和为丸,如萝卜子大。每用一丸,以奶汁磨化,滴鼻中,得嚏立愈;次用薄荷汤化下五七丸,不拘时候。

【主治】小儿急慢惊风,搐搦不定,头项反折,神志昏塞。

98018　**嚏惊散**(《直指小儿》卷一)

【异名】嚏关散(《婴童百问》卷二)。

【组成】半夏(生)一钱　皂角半钱

【用法】上为末。每用一豆许,用管子吹入鼻。立醒。

【功用】通关定惊。

【主治】《医统》:小儿一切惊风,不省人事,牙关紧闭者。

98019　**嚏惊开关散**

《玉机微义》卷五十引《经验方》。为《幼幼新书》卷十三引《王氏手集》"开关散"之异名。见该条。

瞳

98020　**瞳缺泻肝丸**

《中国医学大辞典》。即《秘传眼科龙木论》卷六"镇肝丸"。见该条。

螵

98021　**螵蛸丸**(《圣济总录》卷五十一)

【组成】桑螵蛸(炒)半两　菖蒲三分　山茱萸(微炒)半两　磁石(煅,醋淬,研)半两　附子(炮裂,去皮脐)三枚　续断三分　五味子　肉苁蓉(酒浸,去皴皮,炙)　山芋　当归(切,焙)　沉香各半两　茴香子(炒)一分

【用法】上为末,炼蜜为丸,如梧桐子大。每服二十丸,温酒送下;荆芥盐汤亦得。

【主治】肾虚,耳聋胀满,腰脊强直,小便黄赤。

98022　**螵蛸丸**(《医统》卷七十引《医林》)

【组成】桑螵蛸七个(炒)　附子(炮,去皮脐)　五味子　龙骨各半两

【用法】上为细末,糯米糊为丸,如梧桐子大。每服五十丸,空心盐酒送下。

【主治】下焦虚冷,精滑不固,遗溺不断。

98023　**螵蛸丸**(《类证治裁》卷七)

【组成】桑螵蛸(炙)三十个　鹿茸(酥炙)　炙黄耆各三两　煅牡蛎　赤石脂　人参各二两

【用法】上为末,山药糊为丸。盐汤送下。

【主治】下元虚冷,睡中自遗。

98024　**螵蛸汤**(《圣济总录》卷一八四)

【组成】桑螵蛸(炙黄)二十枚　黄芩(去黑心)一两

【用法】上剉细。每服五钱匕,以水二盏,煎至一盏,去滓,分作二次,空心温服,日午再服。

【主治】乳石发动，热结，小便淋涩，小腹痛。

98025 **螵蛸散**(《普济方》卷三六〇引《圣惠》)

【组成】胭脂　海螵蛸

【用法】上为末。油调擦。

【主治】小儿脐中脓出不干。

98026 **螵蛸散**(《圣济总录》卷一一九)

【组成】桑螵蛸(十二月者，炙黄)

【用法】上为散。每服半钱匕，莱菔汁调下。

【主治】木舌肿强。

98027 **螵蛸散**(《圣济总录》卷一八一)

【组成】桑螵蛸二两　麝香少许(研)

【用法】上为细散。每服一钱半匕，生米泔调下，临卧服。

【主治】小儿斑疮，入眼成白膜，但不作丁子者。

98028 **螵蛸散**(《圣济总录》卷一八一)

【组成】桑螵蛸(须桑上者，微炙，为末)

【用法】入麝香少许，同研。先用物拭净脓，然后掺药。

【主治】小儿聤耳出脓。

98029 **螵蛸散**(《幼幼新书》卷十三引张涣方)

【组成】桑螵蛸(微炒)　天麻各一两　天南星(微炮)　白僵蚕　干全蝎(并微炒)各一分(以上为末)　腻粉　牛黄　麝香(并细研)各一钱

【用法】上药同拌匀，再为细末。每服一字至半钱，温酒调下。

【主治】小儿中风痰盛。

98030 **螵蛸散**(《杨氏家藏方》卷十六)

【组成】乌贼鱼骨不拘多少(烧存性)

【用法】上为极细末。每服二钱，煎木贼汤调下，不拘时候。

【主治】妇女血崩漏下，脐腹疠痛，久而不止。

98031 **螵蛸散**(《瑞竹堂方》卷五)

【组成】海螵蛸二钱　白胶香二钱　轻粉半钱

【用法】将海螵蛸、白胶香同为细末，却入轻粉，再于乳钵内研极细。先用清油将疮润了，然后将药末干掺疮上。只上一次可愈，甚者上二次。

【主治】头上疮，俗名粘疮。

98032 **螵蛸散**(《普济方》卷三五四引《便产须知》)

【组成】海螵蛸　枯矾　五倍子各等分

【用法】上为末，研桃仁拌匀。敷之。

【主治】产后房劳、举重，能令发作清水续续，小便淋露不止。

98033 **螵蛸散**(《普济方》卷三〇一)

【组成】桑螵蛸灰一分　牡蛎粉半两　米粉一分　胡粉一分　麒麟竭一分　密陀僧一分

【用法】上为细末。用涂疮。

【主治】虚劳阴湿生疮。

98034 **螵蛸散**(《普济方》卷三〇一)

【组成】桑螵蛸灰一分　胡粉一分　朱砂一分　麒麟竭一分

【用法】上为细粉。贴于疮上。

【主治】阴疮或痒。

98035 **螵蛸散**(《普济方》卷三一〇)

【组成】乌贼鱼骨(用不经盐腌者)

【用法】上为细末。敷患处。

【主治】跌破出血；亦治汤火伤烂。

98036 **螵蛸散**(《普济方》卷三八八)

【组成】桑螵蛸(炙，盐末)　远志(去心)　石菖蒲　龙骨　人参　茯神　当归　鳖甲(醋煮)各一两

【用法】上为末。夜卧时人参汤调吞。

【主治】婴孩小便频数白浊。

98037 **螵蛸散**(《景岳全书》卷五十一)

【组成】海螵蛸(不必浸淡)　人中白(或人中黄，硼砂亦可)各等分

【用法】上为细末。先以百草多煎浓汤，乘热熏洗后，以此药掺之；如干者，以麻油或熬熟猪油、或蜜水调敷之。

【主治】湿热破烂、毒水淋漓等疮，或下部紧囊、足股肿痛、下疳诸疮。

【加减】若肿而痛甚者，加冰片少许更妙；若湿疮脓水甚者，加密陀僧等分，或煅过官粉亦可，或煅制炉甘石更佳。

98038 **螵蛸散**(《仙拈集》卷三)

【组成】海螵蛸(炒)

【用法】上为末。香油调擦。数次即愈。

【主治】阴疮。

98039 **螵蛸散**(《医级》卷八)

【组成】桑螵蛸(炙燥)

【用法】上为末，糯米饭为丸。空腹米饮送下。

【主治】夜卧遗尿。

【备考】本方方名，据剂型，当作"螵蛸丸"。

98040 **螵蛸散**(《医级》卷九)

【组成】海螵蛸一两　枯矾　雄黄各三钱

【用法】上为末。油调搽。

【主治】阴疮。

98041 **螵蛸散**(《外科方外奇方》卷四引陆定圃方)

【组成】海螵蛸五钱　五倍子(炒焦)　枯矾　儿茶　黄丹　赤石脂　密陀僧　铅粉各二钱

【用法】上为末。湿者干掺，干者柏油调搽。

【主治】黄水流脓疮，屡久不痊者。

98042 **螵蛸散**(《药奁启秘》)

【组成】海螵蛸　朱砂　梅片各等分

【用法】上为末。吹入；或香油调敷耳外。

【主治】湿热诸疮，耳内出脓，耳痒。

98043 **螵蛸膏**(《幼幼新书》卷九引《医方妙选》)

【异名】蝎梢膏(《普济方》卷三七一)。

【组成】真桑螵蛸七个(炒微黄)　天麻半两　白僵蚕(拣直者，微炒)　蝎梢　麻黄(去根节)各一分(上为细末，次用)　朱砂半两(细研，水飞)　乳香一分(研)　硼砂(研)　麝香各一钱　龙脑半钱

【用法】上药都一处拌匀，炼蜜和成膏，如芡实大，用金箔裹之。每服一粒，煎荆芥、薄荷汤化下。

【主治】慢惊久不愈。

98044 **螵蛸一字散**(《医方类聚》卷二十四引《施圆端效方》)

【组成】草乌(生，去皮脐)　麻黄(去根节)　雄黄

明鳔(炮,存性) 白附子 防风各二钱 桑螵蛸一钱

【用法】上为细末。每服一字,温酒调下,食后服,一日二三次。

【主治】破伤风。

螳

98045 **螳螂丸**(《圣济总录》卷一七四)

【组成】螳螂一枚(大者,去翅足,炒干) 棘刚子(去皮)三十枚 乌头(炮裂,去皮脐)二枚 天南星(中者,炮)一枚 防风(去叉)一分 细辛(去苗叶)一钱 干蝎(炒)一钱 白附子(大者)一枚 丹砂(研)一分 麝香(研)半钱

【用法】上为细末,用石脑油为丸,如绿豆大。每服一丸至二丸,薄荷水化下,不拘时候。如小儿目睛上视,口噤不开,用醋化一丸,灌入鼻中。

【主治】小儿中风痉,身背强直,牙关紧急。

98046 **螳螂散**(《圣惠》卷八十七)

【组成】螳螂三分(炒令黄) 蜗牛子七枚(炒令微黄) 蝉壳七枚(微炒) 丁香一分 蟾酥一分(研入) 麝香末一钱 地龙一分(微炒) 蛇蜕皮灰一钱

【用法】上为细散。每服半钱,先以桃、柳汤浴儿,后以粥饮调下。便以青衣盖覆,当有虫子自出。赤白者易治,青黑者难治。

【主治】小儿五疳,羸瘦腹胀,不欲乳食。

螺

98047 **螺子丸**(《圣惠》卷六十六)

【组成】小螺子十八枚(去尖,微炒) 斑蝥二十一枚(去头足,炒令黄色) 雀儿粪六十三枚(白色者,微炒) 麝香一钱(细研)

【用法】先将前三味为末,入麝香研令匀,以好豉一合,烂捣研,为丸,如绿豆大。每日服五丸,空腹以葱茶送下。

【主治】瘰疬结核肿硬。

98048 **螺皮丸**

《圣济总录》卷一四三。为原书同卷"龙骨丸"之异名。见该条。

98049 **螺灰散**(《奇效良方》卷五十四)

【组成】大田螺(连壳,烧存性)

【用法】上为细末。破者干贴,未破者香油调敷。

【主治】瘰疬。

98050 **螺肉酒**(《卫生总微》卷十五)

【组成】田螺肉一二十个

【用法】作刬剁,酒服之。

【主治】小儿黄疸病。

98051 **螺壳散**(《圣惠》卷九十一)

【组成】螺壳一两(烂者) 乱发半两(烧灰) 龙胆末半两 胡粉半两

【用法】上为细散。以油脚调涂。

【主治】❶《圣惠》:小儿瘑疮痒痛。❷《奇效良方》:湿癣痒不可忍。

【备考】方中龙胆末,《奇效良方》作"龙脑"。

98052 **螺壳散**(《百一》卷十四)

【组成】大田螺五个(洗净仰顿,放在火上烧,以壳白、肉干为度)

【用法】上为细末。只作一次服,热酒调下。

【主治】酒毒肠风下血。

98053 **螺壳膏**(《外台》卷三十引《删繁方》)

【组成】螺壳二七枚(烂者) 乱发(烧灰) 头垢 龙胆末各等分

【用法】合研如粉,以三年油淀和。敷之。加腻粉妙。

【主治】瘑疮。

98054 **螺青散**(《普济方》卷二九九)

【组成】五倍子(去蛀末,拣净)不拘多少 螺儿青十分(五倍子一分)

【用法】上为细末。白口疮,先以齑汁漱了,敷药;赤口疮,先以淡醋汤漱了,敷药。

【主治】口疮。

98055 **螺泥丸**(《普济方》卷三十六引《经验良方》)

【组成】田螺不拘多少

【用法】将田螺洗净,瓷盆水养,令吐出泥,用米筛张灰于地上,却将绵纸铺于灰上,去已养田螺,令泥水出澄清,旋去上面清水,却将泥倾于纸上,候泥干为丸,如梧桐子大。每服三十丸,藿香汤送下。

【主治】翻胃呕噎。

【方论选录】《医方考》:螺性至凉,泥性至冷,故可用之清胃;吞以藿香汤,假其辛芳开胃而已。

98056 **螺泥膏**(《医统》卷七十一)

【组成】大田螺不拘多少

【用法】以净水器盛养,待螺吐出泥,澄去上面清水,以底下浓泥入腻粉五分。涂脐上。尿立通。将螺放生。

【主治】热淋小便不通。

98057 **螺蛳壳丸**(方出《丹溪心法》卷四,名见《直指附遗》卷六)

【组成】螺蛳壳(墙上年久者,烧) 滑石(炒) 苍术 山栀 香附 南星各二两 枳壳 青皮 木香 半夏 砂仁各半两

【用法】上为末,生姜汁浸蒸饼为丸,如绿豆大。每服三四十丸,姜汤送下。有痰者,用明矾溶开,就丸如芡实大,热姜汤吞下一丸。

【主治】痰饮积,胃脘痛。

【加减】春,加川芎;夏,加黄连;冬,加吴茱萸半两。

【备考】本方方名,《保命歌括》引作"白螺蛳壳丸"。

蹈

98058 **蹈胸汤**(《圣济总录》卷四十一)

【组成】枳实(去瓤,麸炒) 陈橘皮(汤浸,去白,焙) 桔梗(炒)各半两 甘草(炙)一分

【用法】上为粗末。每服五钱匕,水二盏,加生姜半分、薤白少许,同煎至一盏,去滓温服,不拘时候。

【主治】肝著。风寒客于肝经,膈脘痞塞,胁下拘痛,常欲蹈其胸上者。

羁

98059 **羁縻攻之方**(《外台》卷十二引《崔氏方》)

【组成】鳖甲八分(炙) 龟甲八分(炙) 桑耳八分(金色者,炙) 大黄八分 吴茱萸八分 防葵八分 附子四分(炮)

【用法】上药治下筛,炼蜜为丸,如梧桐子大。每服十丸,饮苦酒送下,日再服;渐渐加一丸,以微泄为度,无所忌;日晚服马苋汁三四合,以愈为期,亦是单煮,暖此汁服前药更佳。

【主治】腹中癥癖兼虚热,不可用纯冷专泻药者。

【宜忌】忌猪肉、冷水。

魏

98060 **魏术散**

《医学入门》卷六。为《阎氏小儿方论》"魏香散"之异名。见该条。

98061 **魏灵丹**(《鲁府禁方》卷一)

【组成】真阿魏 五灵脂各等分

【用法】上为细末,用黄狗胆汁为丸,如绿豆大。每服五七丸,小儿三丸,白滚汤送下;有痰,生姜汤送下。

【主治】噎食、转食、痞疾,中满中窄,贲豚伏梁,肥气癥瘕。

【宜忌】忌生冷、葱、蒜、鱼、面。

98062 **魏香散**(《阎氏小儿方论》)

【异名】魏术散(《医学入门》卷六)、魏莪散(《嵩崖尊生》卷十五)。

【组成】蓬莪术半两 真阿魏一钱

【用法】先用温水化阿魏,浸蓬莪术一昼夜,焙干,为细末。每服一字或半钱,煎紫苏米饮,空心调下。

【主治】小儿盘肠、内吊,腹中极痛,干啼后偃。

98063 **魏香散**(《外科大成》卷一)

【组成】乳香 没药(俱去油) 血竭各等分 阿魏 麝香减半

【用法】上为末,罐收。膏面掺用。

【主治】便毒痰核多者。

98064 **魏莪散**

《嵩崖尊生》卷十五。为《阎氏小儿方论》"魏香散"之异名。见该条。

98065 **魏铁丸**(《经验良方》)

【组成】阿魏二钱 芦荟 铁粉 生姜各一钱

【用法】上为末,取二厘为丸。每服十丸,一日三四次。

【主治】臌胀。

98066 **魏角镇痉丸**(《经验良方》)

【组成】阿魏末 鹿角(炙油)各二钱 龙胆末(适宜)

【用法】上调和,取二厘为一丸。每服五丸,一日数次。

【主治】神经病郁忧,病痫痉挛。

98067 **魏元君济生丹**(《摄生众妙方》卷十)

【组成】荞麦面不拘多少

【用法】用鸡子清为丸。每服三五十丸,白汤送下。

【主治】妇人赤白带下。

簟

98068 **簟竹沥饮**

《圣济总录》卷六。为《外台》卷十四引《深师方》"甘竹沥汤"之异名。见该条。

98069 **簟竹螵蛸汤**(《痎疟论疏》)

【组成】簟竹叶(取向东枝叶,摘去虫蚀及有虫卵秽迹者,东流水洗净)二两 海螵蛸(取洁白轻脆重重有纹如通草者,用血卤作水浸之,并煮一伏时取出,掘一土穴,烧通红色,入螵蛸在内,经宿取出,研作粗末)五钱 常山(连根苗收采者良,临用时去苗,以甘草剉碎,用东流水润湿,同拌蒸半炷香,勿令气泄,俟冷去甘草,晒干,再用好酒润一宿,取出晒干,熬,捣)七钱 秫米三百粒(淘净) 石膏三两(取洁白如束针者,研极细,用甘草水飞三遍,澄清,去水,晒干再研)

【用法】上药以水三升,置铜器中浸,露星月下高净处,横刀其上,黎明取药,于病者卧榻之侧,缓火煎取一升半,分三次温服,清旦一服,未发前食顷一服,临发一服。三服讫,静室中温覆卧,当一日勿洗澡,并用药汁涂手足心及心胸头面;滓亦置枕畔,令闻药臭。过时不发,乃洗澡进食。

【主治】痎疟。

繁

98070 **繁柳散**(《圣济总录》卷一三五)

【组成】繁柳(焙干,烧灰)二两 白敛一两 赤小豆一合 大黄(剉)一两

【用法】上为细散。以新汲水调和如糊,涂贴肿上,干即易,以愈为度。

【主治】毒肿。

98071 **繁柳干散**(方出《圣惠》卷六十一,名见《普济方》卷二八七)

【组成】繁柳草四两(烧灰) 白蔹一两 白芷一两 赤小豆二合 川大黄一两(生剉)

【用法】上为细散。以新汲水调如膏,涂肿上,干即易之。

【主治】痈未有头,赤肿疼痛。

【备考】《普济方》有繁柳干、白及,无繁柳草、白芷。

鼢

98072 **鼢鼠土膏**(《外台》卷二十一引《近效方》)

【组成】田中鼢鼠土二升 青木香一两 大黄五两 白蔹三两 寒水石六两

【用法】上为散,用熟新白酒和如稠饧。当痛掣处摩之,如手掌许敷之,干即易,至平旦午即止。

【主治】❶《外台》引《近效方》:眼疼,脉掣连耳热疼不可堪者。❷《圣济总录》:时气后服补药过多,致眼忽失明,两鬓脉掣,头痛憎寒。

黛

98073 **黛红散**(《续名家方选》)

【组成】青黛 黄连 红花各等分

【用法】上为末。食前涂舌上。

【主治】舌上赤烂，生小疮。

98074 **黛青散**（方出《直指》卷二十四，名见《普济方》卷三）

【组成】久年册皮青纸

【用法】以津唾黏湿，贴上，明日又重贴，勿动自愈。

【主治】妒精疮。

【方论选录】旧青纸盖取青黛，凉而煞虫，纸无性耳。

98075 **黛柏散**（《中西医结合皮肤病学》）

【组成】青黛3克　黄柏6克　冰片3克

【用法】上为细末。用花生油调敷。

【功用】消炎杀菌，除湿止痒。

【主治】急性渗出性皮炎、脓疱疮等。

98076 **黛黄散**（《续名家方选》）

【组成】黄柏一两　青黛二钱　黄连　白芷各一钱半　赤芍　细茶各一钱　麝香二分五厘

【用法】上为末。敷患处。

【主治】口疮及牙齿根臭烂，或黑色，或疼痛甚者。

【加减】若舌上生疮烂痛者，加酒炒黄芩、干姜、细辛、山栀各一钱，掺患上，噙之则涎出而愈。

98077 **黛蛤散**

《中药成方配本》。为方出《医说》卷四引《类编》，名见《医略六书》卷二十二"粉黛散"之异名。见该条。

98078 **黛蝎煎**（《医级》卷八）

【组成】青黛一钱　钩藤　荆芥　赤芍　连翘各一钱半　羚羊角　甘草各八分　山栀　木通各一钱　全蝎三个

【用法】水煎服。

【主治】肝经风热，挛搐惊悸，及郁火疹斑、疝瘕、疮症、厥阴风火之候。

98079 **黛鹅黄散**（《药奁启秘》）

【组成】青黛二钱　黄柏二钱　熟石膏二两　六一散二两四钱

【用法】上为末。麻油调敷。

【主治】湿疮作痛。

98080 **黛连芦荟丸**（《袖珍小儿》卷五）

【组成】胡黄连　芦荟五钱　神曲一两（炒）　阿魏　麝香少许（另研）　青黛一钱（另研）　黄连五钱（炒）　使君子五钱（去壳）

【用法】上为末，稀糊为丸，如黍米大。清汤送下。

【主治】小儿疳积。

98081 **黛荟胡黄连丸**（《袖珍小儿》卷五）

【组成】胡黄连　川黄连各半两　朱砂一钱五分（别研）

【用法】二连为末，和朱砂入猪胆内系定，虚悬于铫中，煮一饭久，取出；研芦荟、青黛各二钱五分去淀、虾蟆灰二钱、麝香少许，粳米饭为丸，如麻子大。每服十丸，米饮送下。

【主治】小儿热疳。

98082 **黛麦养肺止咳汤**（《效验秘方》黎炳南方）

【组成】青黛5克　海蛤粉30克　人参10克（或党参20克）　五味子10克　细辛3克　炙甘草10克（小儿用量酌减）

【用法】水3碗煎取1碗，药渣重煎1次，共分2～3次服，每日1剂。

【功用】益气生津，清咽止咳。

【主治】气阴虚咳嗽，外感后咳嗽，慢性咽喉炎，气管炎等。

【方论选录】本方为黛蛤散合生脉散加味而成。生脉散方载《内外伤辨惑论》，有生津养阴之效，对热病后期气津两伤者每可广泛应用。黛蛤散方载《卫生宝鉴》，有清咽除热、化痰去烦之功。方中人参味甘、微苦、性温，能补益元气，固脱生津，李杲称其能补肺中之气，肺气旺则四脏之气皆旺，肺主诸气故也。麦冬气味甘凉，能养阴润肺，清心除烦，是治疗阴虚咳嗽的要药。五味子味酸性温，可敛肺生津，治咳逆上气，《本草求原》指其为治诸种咳嗽之要药。以上三味，一补、一清、一敛，相辅相成，功效益彰。青黛性味咸寒，有清热、凉血、解毒之能。海蛤粉之咸寒之品，得之则火自降，痰结自消，善治热痰、老痰、顽痰。细辛气味辛温，功在搜剔阴络之邪，祛风止喉痒，增强镇咳之效。咳久者邪据阴络，深潜难除，投之每获捷效。炙甘草益气化痰，调和诸药，尚可和五味子以酸甘化阴。各药合奏益气养阴、清咽除痰、祛风止咳之功。

【加减】痰多而稀白、纳呆苔白者，加白术、陈皮、法半夏；咽红、扁桃体增大者，加射干、板蓝根、金银花；其中兼便结者，再加胖大海；素有喘咳（哮喘、痉之）气逆痰多者，加麻黄、桂枝、苏子、葶苈子；若见阵发痉咳，状若百日咳者，加百部、马兜铃；时有低热者，加青蒿、鳖甲；自汗明显者，可加黄芪、防风；咽痒甚者，加僵蚕、胆南星，细辛用量酌加；血虚心悸、舌淡脉细者，酌加当归、熟地、丹参。

臌

98083 **臌胀丸**（《丁甘仁家传珍方选》）

【组成】黄牛粪不拘多少（煅炭）　六神曲各等分

【用法】上为末，水泛为丸服。

【主治】臌胀。

98084 **臌胀串**（《串雅补》卷二）

【组成】三棱　莪术　苍术　青皮　陈皮各三钱　商陆二钱　泽泻　甘遂　木通　赤茯苓各二钱　胡椒二两　黑丑头末二两　桑皮五钱

【用法】上为末，醋糊为丸，如绿豆大。每服十五丸至二十丸，要在五更服。二三夜三服，第一服，葱汤下；第二服，陈皮、桑皮汤下；第三服，射干汤下或姜汤下。

【主治】水肿。

98085 **臌症丸**（《成方药剂》2册）

【组成】大枣　甘遂　木香　小麦　皂矾

【用法】上制成丸剂，每10粒重1.3克。饭前服，一次10粒，一日3次；儿童酌减。

【功用】利水消肿，除湿健脾。

【主治】臌症，胸腹胀满，四肢浮肿，大便秘结，小便短赤。

【宜忌】不可与甘草同服，忌食盐及荞麦面。

98086 **臌胀消水丹**（《效验秘方》李昌源方）

【组成】甘遂粉10克　琥珀10克　枳实15克　沉香10克　麝香0.15克

【用法】上药共研细末，装入胶囊。每次4粒，间日1

次，于空腹时用大枣煎汤送服。

【功用】行气逐水。

【主治】肝硬化腹水。

【方论选录】本方以甘遂泻腹水而破瘀血为主，辅以枳实破结气而逐停水，沉香降逆气而暖脾肾，佐琥珀利小便而通经络，麝香通诸窍而活血滞。上药装入胶囊，枣汤送服，其旨在顾护脾胃，免伤正气。诸药合用，滞气散而腹水消，脏腑气血可望恢复。

98087 **臌症神效散**（《揣摩有得集》）

【组成】炒麦芽　槟榔　甘遂各一钱

【用法】上为细末。每服五分，黄酒冲服。到八十天买猪肝一付，去净白皮，以竹刀切片，放砂锅内焙干，为细末，开水冲服；至一百天吃鲫鱼补之，而调料不忌矣。

【主治】水肿胀满。

【宜忌】忌盐、醋百日。

臁

98088 **臁疮方**（《广笔记》卷三）

【组成】松香一两　轻粉三钱　乳香五钱　细茶五钱

【用法】共打成膏，先将葱头、花椒煎浓汤，熏洗净，用布摊膏，厚贴患处，以绢缚定，黄水流尽，烂肉生肌。

【主治】臁疮。

98089 **臁疮膏**（《普济方》卷二七六）

【组成】羌活二两　独活二两　当归二两　黄丹二两　龙骨二两　轻粉三钱

【用法】上为末，和匀，用香油调，用厚油纸摊药在内，油纸夹着。贴疮上。

【主治】臁疮。

98090 **臁疮膏**（《普济方》卷二七六）

【组成】百草霜不拘多少　黄腊一小块（熔开，匀成饼）（一方用蜡烛油）

【用法】先以醋水洗净，贴上，以片帛裹之。

【主治】臁疮。

98091 **臁疮膏**（《丹溪心法附余》卷十六）

【组成】轻粉　赤石脂　黄丹　甘草　黄柏（去粗皮，切，为末）　火龙丹（即煤炉口上烧红土，或用伏龙肝即灶心红土亦可）各等分

【用法】先将五味研为极细末，后下轻粉，用真香油调匀，再用油单纸夹住，勿令药侵疮。贴上，绢带系住，一日三番，拭去疮上血沫。

【主治】臁疮。

98092 **臁疮膏**（《回春》卷八）

【组成】古石灰　枯矾各二钱　乳香　没药　血竭各一钱半

【用法】上为细末。用桐油一半，香油一半，先用槐花一合，入内煎黑，滤去滓后，入松香三钱煎沸，又滤去滓，入黄蜡五钱熬成膏，滴水不散为度；将药末入内，再熬黑色，滴水成珠即好。不问远年、新发臁疮，先用葱白、防风煎水洗净敷药，其有不平，唾津涂脂，捻药成块，填于不平处，用油单纸摊膏，贴患处。候疮愈皮老为度。

【主治】臁疮，并治杖疮。

98093 **臁疮膏**（《鲁府禁方》卷四）

【组成】香油半斤　黄蜡一两（夏加五分）　定粉一两六钱（研细末）　桑皮纸（厚者）二半张

【用法】用铜器将香油入内，以火煨热，下蜡慢火熬，如桐油色，入粉末，以箸频搅沫起，熬至沫落，搅视微清，沫不粘箸，将纸剪成方，用纸钉定了后，入锅内蘸干油，去火毒三二日。将疮用葱、椒、槐条、茄根煎汤净洗，用绢拭干，将药纸贴患处，上用油单纸栓盖着疮处，药贴一日，揭去一张，不十张疾愈矣。

【主治】臁疮，裤口风。

98094 **臁疮膏**（《洞天奥旨》卷十五）

【组成】白蜡一两　松香一两　铜绿五分（为末）　猪油二两　乳香一钱　轻粉一钱（为末）

【用法】先将猪油熬去筋，入松香、乳香捣为膏，隔纸。药先将油纸照疮口略大，以针刺数百孔后，摊膏药，将纸背贴在疮口上，其疮先用葱一株，煎汤洗净脓血后，贴膏，一日换一个。

【主治】内外臁疮。

98095 **臁疮膏**（《外科传薪集》）

【组成】胆矾二钱　轻粉三钱　炉甘石二钱　黄白占各四两　板猪油一两

【用法】上为细末，先将猪油熬烊，入黄白占化透，再入末药，然后调摊于油纸上。

【主治】臁疮。

98096 **臁疮膏**（《全国中药成药处方集》天津方）

【组成】血竭二钱　乳香五钱　松香八钱　枯矾　轻粉各四钱　红粉二钱　银朱一钱　冰片八分　官粉四钱　樟丹各四钱

【用法】上为细末，用大麻油三两五钱调膏，量疮口大小，取适量药膏摊于油纸上，另取油纸一块，用针刺孔，盖之，将有孔一面贴患处，以布缠好，二日换一次。

【功用】除湿杀菌，活血解毒。

【主治】各种臁疮，溃烂流水，或肿或疼或痒，浸淫不已，久不收口。

98097 **臁疮膏**（《古今名方》引梁静山祖传方）

【组成】净轻粉25克　铅丹25克　真铜绿15克　炙乳香15克　炙没药15克（以上共为细末）　血余50克（净水洗清后晒干）　蜂蜡50克　香油100克

【用法】取大勺一把，将香油100克倒入勺内，用炭火熔化，待开滚时，把血余缓缓倒入油中，并回旋搅拌，当血余炸至白丝状，油色变红时即捞除余滓，将药锅离火，趁热撒下药末搅拌之，随把已切成小块的蜂蜡边搅拌边入油内，待药油能滴水成珠，即可放置冷水中凝膏；若膏尚稀，可再加入少许蜂蜡。用艾叶煎水或温开水洗净患处，敷本药膏适量。敷药后休息，一般七天左右即可收效。

【功用】活血解毒，祛腐生肌。

【主治】臁疮日久不愈，甚至溃烂见骨，腥臭难闻，皮肉色黑者。

【宜忌】忌食辛辣刺激食品，忌房事2～3月。

98098 **臁疮药方**（《瑞竹堂方》卷五）

【组成】轻粉一钱　黄连末二钱

【用法】上用猪胆一个,针刺七孔,滴下胆汁于盏内,将药调和。摊满疮口上,用白纸数层盖药,以无粉青绢紧紧栓住,过十日再换药,如法紧栓。

【主治】臁疮。

98099 臁疮夹纸膏

《青囊秘传》。为《景岳全书》卷五十一"臁疮隔纸膏"之异名。见该条。

98100 臁疮收口方(《外科方外奇方》卷四)

【组成】冰片三分　石决明二钱(煅)　川连一钱　血竭五分　琥珀末一钱　寒水石三钱(煅)　乳香一钱(去油)　黄柏末五钱

【用法】上为细末。凡毒尽后疮不起,边肉有红色,先将温苦茶洗一次,敷药一次,不数日收口。

【主治】臁疮,并治诸毒疮不敛。

【加减】如痒甚者,加飞矾五分。

98101 臁疮收口方(《外科方外奇方》卷四)

【组成】象皮七钱　血竭二钱　龙骨五钱　冰片一钱　乳香二钱　没药二钱　海螵蛸一钱

【用法】上为细末,掺患处。

【主治】臁疮。

98102 臁疮阡张膏(《外科方外奇方》卷四)

【组成】香油四饭碗　乱头发四两　杉木皮三两(烧灰,研末)　白占二两　麝香五分(研细)

【用法】先将香油熬将熟,入发熬化;次下杉木灰、白占熔化,后将余药投入滚化搅匀,以阡张纸入油内,收尽为度。贴三日,翻一面,七日全愈;无论远近烂见骨者,半月收功。

【主治】臁疮远近烂见骨者。

98103 臁疮拔毒方(《外科方外奇方》卷四)

【组成】沥青四两　砒红二两

【用法】上为细末,香油调搽。须忍痛则疮内出其毒,可拔毒水尽,再用收口药。

【主治】臁疮;并治坐板流脓疮。

98104 臁疮隔纸膏(《景岳全书》卷五十一)

【异名】臁疮夹纸膏(《青囊秘传》)。

【组成】黄占五两　飞丹　铅粉各四两　轻粉　乳香　没药各二钱　冰片三分　麻油(春、夏二两,秋、冬三两)

【用法】先将占、油煎五六沸,下乳、没再二三沸,下轻粉,随下丹、粉,槐、柳枝搅十余沸,取起冷定后,下冰片搅匀,瓶盛,浸水中一宿,出火毒。先以苦茶洗疮净,将膏用薄油纸刺孔厚摊,间日翻背面贴之,三日一换,三贴即可愈。

【主治】臁疮。

98105 臁疮隔纸膏(《文堂集验方》卷四)

【组成】松香一两(火上化开,倾入水中,取起)　乳香　血竭各三钱

【用法】上为末,香油调,摊贴纸上,用针刺数百孔。反贴疮上,贴时先用米泔水温洗净,三日一换。

【主治】臁疮。

鳀

98106 鳀鲜涂敷方(《圣济总录》卷一二七)

【组成】鳀鲜(烧灰)

【用法】上为细末,以醋调如糊。涂敷疮上,一日三五次即愈。

【主治】蚁瘘。

鳑

98107 鳑鱼丹(《名家方选》)

【组成】鳑鱼(箱根产可用,浸水,去手足爪并眼目,更浸,醋炒九度)　山楂子　白芍　麦芽　白术　青皮　茯苓　使君子　榧实各十钱　甘草五分　泽泻三钱

【用法】上糊为丸,白汤送下。

【主治】小儿五疳胎毒,虫咳雀目。

98108 蠡斯丸(《产乳备要》)

【异名】赐子丸(《产乳备要》)、秦桂丸(《三因》卷十七)、白薇丸(《产乳备要》注引《施圆端效方》)、暖宫丸(《一盘珠》卷六)。

【组成】附子(生,去皮脐)　白茯苓(去黑皮)　白薇　半夏(汤洗七次)　杜仲(去粗皮)　桂心　秦艽　厚朴(去粗皮)各三钱　防风　干姜(生)　牛膝　沙参各二钱　细辛(去苗)半两　人参四钱

【用法】上为细末,炼蜜为丸,如小豆大。每日服五十丸,空心任下。如觉无益,稍加丸数为度;如服七日后,阴阳觉有娠,三日后不可更服。

【主治】妇人无子。

【宜忌】《医学纲目》:忌食牛、马肉。

【方论选录】《中国医学大辞典》:此方削去干姜,易入当归,以和阳药之性,不致阳无以化,且免经水紫黑、胎息不育之虞。其秦艽、朴、夏,专理痰积;沙参、膝、薇,专清浊带,使子宫温和,阳施阴化,孕自成矣。

【临床报道】不孕:臣妻年二十七岁,无子,服此药有娠;又残药与前太子中舍宇文妻李氏,年四十岁无子,服此药十三日有娠。

【备考】按:《医学入门》有香附,无附子。《东医宝鉴·杂病篇》有当归。

98109 蠡斯丸(《广嗣纪要》卷四)

【组成】当归　牛膝　续断　巴戟　苁蓉　杜仲(姜汁炒)　菟丝(酒蒸)　枸杞子　山萸肉　芡实　山药　柏子仁各一两　熟地黄二两　益智(去壳)　破故纸(黑麻油炒)　五味子各半两

【用法】上各为末,炼蜜为丸,如梧桐子大。每服五十丸,空心、食前酒送下。

【主治】阴痿不起,其精易泄者。

98110 蠡斯丸(《古今医鉴》卷十一)

【组成】生地(酒洗)四两　熟地(酒蒸)四两　陈皮一两　白茯苓二两　川芎二两　赤芍二两　香附一斤(童便浸,春三、夏二、秋四、冬五日)　当归(酒洗)四两　枳壳(麸炒)二两　黄芩(酒炒)二两　玄胡索(酒炒)二两　青皮二两　苏木一两　红花一两　五灵脂一两　干姜(炒)五钱　粉草二钱

【用法】上为末，用艾煎汤，入醋一盏，打糊为丸，如梧桐子大。每服四五十丸，酒或白汤空心送下。

【主治】妇人赤白带下，经候不调，或前或后，或行时小腹作痛，腿膝麻痹，腰腹痛，子宫不能摄养。

98111 螽斯至宝丹（《何氏济生论》卷七）

【组成】香附子一斤（作四分，童便、酒、醋、米泔各浸一分，春三日、夏一日、冬五日，取起晒干，为末） 怀熟地八两 泽兰叶八两 当归（酒洗）二两 白芍（酒炒）二两 白术（土炒）二两 广皮二两 茯苓二两 阳起石二两（煅，另研） 肉桂一两

【用法】炼蜜为丸。每服五七十丸，空心盐汤送下。

【功用】益子宫，疗腹痛，除带下，顺气养血。

【主治】妇人经水不调。

98112 螽斯胜宝丸（《回春》卷六）

【组成】黄耆（蜜炙） 人参（去芦） 白术（去芦） 白茯苓（去皮） 当归（酒洗） 川芎 白芍（酒炒） 肉桂 大附子（面裹，火煨，去皮） 干姜（炒） 胡椒 小茴香（盐、酒炒） 破故纸（酒炒） 艾叶（醋炒） 乌药（炒）各二两 吴茱萸三两（盐水炒） 香附六两（醋炒） 苍术四两（米泔浸，炒） 甘草（炙）一两

【用法】上剉作片，用白毛乌骨鸡一只，重一斤半或二斤者，吊死，水泡，去毛、肠屎并头、脚、翼尖不用；将鸡放砂锅里，将前药盖上，入好酒煮烂为度；取去骨，同药在锅焙干，为末，将煮鸡酒汁打稀米糊为丸，如梧桐子大。每服五十丸，空心好酒吞下。

【主治】妇人经水不调，脐腹冷痛，赤白带下，一切虚寒之疾，久无子嗣。

鹫

98113 鹫霜散（《中国接骨图说》）

【组成】鹭一只 红花 人参各一两

【用法】鹭去嘴、足、翅、肠，以红花、人参填入腹中，纳土器内，盐泥封固，烧存性，为细末。每服一钱，热酒送下。

【主治】一切久年打扑痛。

燮

98114 燮枢汤（《效验秘方》焦树德方）

【组成】北柴胡 泽泻各9～10克 炒黄芩 炒川楝 白蒺藜各9～12克 制半夏10～12克 草红花 刘寄奴（或茜草）各9～10克 皂角刺3～6克 片姜黄9克 焦四仙 炒莱菔子各10克

【用法】水煎服，日一剂。

【功用】调肝和胃，活血消痞。

【主治】慢性肝炎、迁延性肝炎，早期肝硬化所致较长时间具有右胁疼痛，腹部胀满，不思饮食，胁下痞快、倦怠乏力、小便发黄、大便欠爽或溏软、舌质红或有瘀斑，苔白或黄，脉弦或弦滑。也适用于慢性胆系感染而见上述病症者。

【方论选录】方中柴胡生清阳，黄芩降浊阴，一生一降，能调转燮理阴阳升降之枢机，共为君药。半夏辛温善降中焦逆气而燥湿和胃健脾；白蒺藜苦辛而温，宣肺之滞，疏肝之郁，下气和血；川楝子苦寒入肝，清肝热、行肝气而止胁腹痛；红花辛温活血通经，并能和血调血，四药共为臣药。片姜黄辛苦性温，行血中气滞，治心腹结积，痞满胀痛；皂刺辛温，开结行滞，化痰祛瘀，破坚除积；刘寄奴苦温而辛，破瘀消积行血散肿；炒莱菔子辛甘性平，理气消胀，配焦四仙助消化而除胀满，运中焦而健脾胃，为佐药。泽泻入肝肾，能行在下之水，使之随清气而上升，复使在上之水随气通调而下泻，能泄肝肾水湿火热之邪，而助阴阳升降之机，为使药。

【加减】中湿不化，脘闷食少，舌苔白厚者，加苍术6～9克，草寇6～10克；气血阻滞，胁痛明显者，加元胡9克，枳壳10克，制乳没各5克；如血瘀明显者，加茜草12～20克，海螵蛸6～9克，桂枝6～10克；胃纳不佳、饮食少进者，加谷芽、陈皮各10～12克；心悸失眠、健忘多梦者，加珍珠母30克，远志、天竺黄各9克，栀子3克；下午低热者，加生白芍12克，银柴胡10克，青蒿15克；口苦、尿黄、目赤者，加栀子6～10克，龙胆草3克；肝脾大者，加炙鳖甲15～30克，射干10克，三棱、莪术各3～6克，玄参12～30克；有轻度腹水者，加大腹皮12～15克，茯苓、冬瓜皮各30～40克，水红花子10～12克，车前子10～20克；情志不舒者，加香附10克，合欢花6克；呕逆便秘、舌苔不化者，加代赭石30克，旋覆花10克，生大黄3～5克，炒五灵脂9克；谷丙转氨酶高者，加五芦散（五味子95克，芦荟25克，共为细面，每次服3克，每日2次，温开水送服，或随汤药服用）；腹部喜暖，遇凉隐痛者，减黄芩为6克，去川楝子；药后胁痛反剧者，去皂刺、减片姜黄。

98115 燮理汤（《衷中参西》上册）

【组成】生山药八钱 金银花五钱 生杭芍六钱 牛蒡子二钱（炒，捣） 甘草二钱 黄连一钱半 肉桂一钱半（去粗皮，将药煎至数十沸再入）

【主治】下痢赤白，腹疼，里急后重，服化滞汤未全愈者；又治噤口痢。

【加减】单赤痢，加生地榆二钱；单白痢，加生姜二钱；血痢，加鸦胆子二十粒去皮，药汁送服。

【方论选录】方中黄连以治其火，肉桂以治其寒，二药等分并用，阴阳燮理于顷刻矣；用白芍者，《伤寒论》诸方，腹疼必加芍药协同甘草，亦燮理阴阳之妙品；且痢证之噤口不食者，必是胆火逆冲胃口，后重里急者，必是肝火下迫大肠，白芍能泻肝胆之火，故能治之，矧肝主藏血，肝胆火戢，则脓血自敛也；用山药者，滞下久则阴分必亏，山药之多液，可滋脏腑之真阴，且滞下久，则气化不固，山药之收涩，更能固下焦之气化也；又白芍善利小便，自小便以泻寒火之凝结；牛蒡能通大便，自大便以泻寒火之凝结；金银花与甘草同用，善解热毒，可预防肠中之溃烂。单白痢则病在气分，故加生姜以行气；单赤痢则病在血分，故加生地榆以凉血；至痢中多带鲜血，其血分为尤热矣，故加鸦胆子，以大清血分之热。

98116 燮理十全膏（《重庆堂医学随笔》卷上）

【组成】人参（潞党参、西洋参酌宜代用） 黄耆（炙）各三两 白术六两 熟地八两 归身 白芍 川芎各二两 甘草一两（炙）

【用法】上药熬膏，将成，入鹿角胶四两、龟板胶三两

收之，盛瓷器内，窨去火气。每服数钱，开水调服。

【功用】平补阴阳，调和气血。

【方论选录】古人治无形之劳倦，必培以甘温，人参为君，白术为臣，黄耆为佐，甘草为使，使有形之劳倦，必助以辛温，归、芎是也，资以酸甘，芍、地是也，故以八味为章旨。而驱策以血肉之物，如鹿之动，能通督脉，铤走险阻而不疲，角戴阳而上升，禀乎刚健之用；龟之静，能通任脉，潜藏固蛰，抱阴负阳而善守，腹为阴而下降，禀乎柔顺之体。此二胶者，各禀一德，草木力微，赖之而神其用也。阴阳两虚者，服之无偏胜，无不及。或加陈皮、半夏以利枢机，允为王道之剂。

䗪

98117 **䗪虫汤**（《圣惠》卷三十六）

【异名】䗪虫散（《圣济总录》卷一一九）。

【组成】䗪虫七枚（微炒）　盐一两半

【用法】上药以水一大盏，同煎五七沸，含冷吐，勿咽，一日三五次愈。

【主治】舌肿满口，不得语。

98118 **䗪虫散**（《圣惠》卷六十七）

【组成】䗪虫三十枚（微炒）　虻虫十枚（去翅足，微炒）　水蛭十枚（微炒）　桂心半两　桃仁五十枚（汤浸，去皮尖双仁，麸炒微黄）　川大黄一两（剉碎，微炒）

【用法】上为粗散。每服三钱，以酒、水各半中盏，煎至六分，去滓，食前温服。

【主治】打损及伤坠，腹内有瘀血。

98119 **䗪虫散**（《圣惠》卷七十二）

【组成】䗪虫四枚（微炒）　芎䓖半两　女青一分　川大黄一分（剉，微炒）　川椒一分（去目及闭口者，微炒，去汗）　干姜一分（炮裂，剉）　桂心半两

【用法】上为细散。每服一钱，食前以温酒调下。

【主治】妇人月水每来，腰腹疼痛。

98120 **䗪虫散**（《圣惠》卷七十二）

【组成】䗪虫十枚（微炒）　芎䓖一两　当归一两（剉，微炒）　女青一两　赤芍药一两　川大黄半两（剉，微炒）　川椒一分（去目及闭口者，微炒，去汗）　桂心半两

【用法】上为细散。每服一钱，食前以温酒调下。

【主治】妇人月水每来，脐腹㽲痛，时发寒热，面色萎黄。

98121 **䗪虫散**

《圣济总录》卷一一九。为《圣惠》卷三十六“䗪虫汤”之异名。见该条。

麋

98122 **麋角丸**（《千金》卷十九）

【组成】麋角（取当年新角连脑顶者为上，看角根有斫痕处亦堪用，退角根下平者是不堪，取角五具，或四具、三具、二具、一具为一剂，先去尖一大寸，即各长七八寸，取势截断，量把镑得，即于长流水中以竹器盛悬，浸可十宿；如无长流水处，即于净盆中满著水浸，每夜易之，即将出，削去皱皮以利镑，镑取白处至心即止，以清粟米泔浸之，经二宿；初经一宿即干，握去旧水，置新绢上曝干，净择去恶物、粗骨皮及镑不匀者，即以无灰美酒于大白瓷器中浸，经二宿，其酒及器物随药多少，其药及酒俱入净釜中，初武火煮一食久后，即又著火微煎，如蟹目沸，以柳木篦长四尺、阔三指，徐搅之，困即易人，不得住，时时更添美酒，以成煎为度，煎之皆须平旦下手，不得经两宿，仍看屑消似稀胶，即以牛乳五大升、酥一斤，以次渐下后药）　秦艽　人参　甘草　肉苁蓉　槟榔　麋角一条（炙令黄，为散，与诸药同制之）　通草　菟丝子（酒浸二宿，待干，别捣之）各一两

【用法】上为散，共煎，又可一食时候，药似稠粥即止火，少时歇热气，即投诸药散相和，搅之相得，仍待少时渐稠，堪作丸，即以新器中盛之，以众手一时丸之，如梧桐子大；若不能众手丸，旋暖渐丸亦得；如粘手，著少酥涂手。初每服三十丸，空腹取三果浆以送下；如无三果浆，酒送下亦得，日加一丸，至五十丸为度，一日二次。服经一月，腹内诸疾自相驱逐，有微利勿怪，渐后多泄气能食。若先曾服丹石等药，即以三黄丸食上压令宣泄；如饮酒食面，口干、鼻中气粗、眼涩，即以蜜浆饮之即止，如不止，加以三黄丸，使微利，诸如此一度发动以后，方始调畅。服至二百日，面皱自展光泽；一年，齿落更生，强记，身轻若风，日行数百里；二年，常令人肥饱少食，七十以上却成后生；三年，肠作筋髓，预见未明；四年，常饱不食。

【功用】明耳目，补心神，安脏腑，填骨髓，理腰脚，能久立，发白更黑，儿老还少。

【加减】其患气者，加枳实、青木香、准前各一大两。

【宜忌】初服一百日内忌房室。

98123 **麋角丸**（《圣惠》卷九十八）

【组成】麋角屑一斤（以酥拌炒微黄）　熟干地黄三两　巴戟　黄耆（剉）　牛膝（去苗）　人参（去芦头）　独活　萆薢（剉）　白茯苓　桂心　肉苁蓉（酒浸一宿，去皱皮，炙）　附子（炮裂，去皮脐）　泽泻　续断　芎䓖　槟榔　防风（去芦头）　当归（剉，微炒）　鹿角胶（捣碎，炒令黄燥）　白蒺藜（微炒，去刺）各一两

【用法】上为末，以生地黄汁一大盏、酒一大盏相和，入酥半合，煎成膏，和诸药末，若硬，即炼蜜为丸，如梧桐子大。每日服三十丸，空心以温酒送下，加至四十丸。

【功用】久服益肌肤，填骨髓，好颜色，耐寒暑，祛风破气，髭发润黑。

【主治】五脏虚损，腰脚疼痛。

98124 **麋角丸**（《圣惠》卷九十八）

【组成】麋角屑三两（酥拌，微炒）　巴戟二两　肉豆蔻三两（去壳）　当归一两（剉，微炒）　槟榔二两　干姜一两（炮裂，剉）　硫黄一两（细研，水飞过）

【用法】上为末，入硫黄同研令匀，炼蜜为丸，如梧桐子大。每日服三十丸，空心温酒送下。

【功用】补暖下焦，壮筋力。

【主治】风虚。

98125 **麋角丸**（《圣惠》卷九十八）

【组成】麋角屑一斤（入牛乳拌令匀，用银器内盛，封闭，以大麦六斗，盖覆蒸一复时）　茴香子二两　肉苁蓉二两（酒浸一宿，刮去皱皮，炙干）　桂心二两　荜茇二两

木香二两　附子二两(炮裂,去皮脐)　柏子仁二两　槟榔三两　肉豆蔻二两(去壳)

【用法】上为末,炼蜜为丸,如梧桐子大。每日三十丸,空心以温酒送下。

【功用】补暖下元,壮腰膝。

【主治】虚冷气。

98126　**麋角丸**(《圣惠》卷九十八)

【组成】麋角屑五两(以酥拌,炒令微黄)　菟丝子三两(酒浸三日,曝干,别捣为末)　肉苁蓉二两(酒浸一宿,刮去皱皮,炙干)　桂心二两　附子二两(炮裂,去皮脐)干姜一两(炮裂,剉)　钟乳粉二两　薯蓣一两　石斛二两(去根,剉)　巴戟一两　牛膝一两(去苗)

【用法】上为末,炼蜜为丸,如梧桐子大。每日服四十丸,空心以温酒送下,晚食前再服。

【功用】补益脏腑,固济下元,填精髓,强气力。

98127　**麋角丸**(《圣惠》卷九十八)

【组成】麋角屑三两(以酥拌,炒令微黄)　肉苁蓉二两(酒浸一宿,刮去皱皮,炙干)　硫黄二两(细研,水飞过)补骨脂二两(微炒)　茴香子一两　附子二两(炮裂,去皮脐)　木香一两　桂心一两　龙骨一两　巴戟二两

【用法】上为末,入硫黄同研令匀,炼蜜为丸,如梧桐子大。每日服三十丸,空心以盐汤送下。

【功用】补暖下元,温中治气。

【主治】久积虚冷。

98128　**麋角丸**(《圣惠》卷九十八)

【组成】麋角屑五两(酥拌,炒微黄)　硫黄二两(细研,水飞过)　腽肭脐二两(酒炙微黄)　木香三两　肉苁蓉三两(酒浸一宿,刮去皱皮,炙干)　补骨脂三两(微炒)

【用法】上为末,入硫黄同研令匀,以无灰酒一斗,于银锅内先入药末一半以来,煎令稠,和上药末为丸,如梧桐子大。每日服三十丸,空心以温酒送下。

【功用】补暖下元,令人强壮,益颜色。

【主治】积冷气。

98129　**麋角丸**(《鸡峰》卷七)

【组成】生麋角(镑为屑)十两　附子一两

【用法】上为细末,酒煮面糊为丸,如梧桐子大。每服三十丸至四十丸,空心米饮送下。

【功用】久服填骨髓,补虚劳,驻颜色,去万病。

【主治】真元亏耗,营卫劳伤,精液不固,大便不调,食少乏力。

98130　**麋角丸**(《鸡峰》卷七)

【组成】麋角霜一斤　白龙骨半斤(佳者,杵碎,以绢袋盛,蒸一日)　天雄十两(长大者,酒浸一伏时,炮,未得出,再于酒内浸,再浸再炮,如此经七次,候放冷,取去皮脐)红椒半斤(去目并合口者,酒浸一宿,放微干,于新盆内以慢火炒去汗,杵筛取红)　菟丝五两(淘去浮者,酒浸一伏时,蒸一次,捣烂细,焙干)　牡蛎五两(水浸洗,火煅通赤,放冷,研)　韭子　肉苁蓉各二两　磁石一两　金钗石斛　肉桂　巴戟　木贼各二两　朱砂一两　泽泻　阳起石各二两

【用法】上为细末,酒煮面糊为丸,如梧桐子大。每服三十丸,酒或盐汤送下。

【功用】壮筋骨,实下元,秘精,安魂定魄,却老延年,补壮腰膝。

【主治】一切风气。

98131　**麋角丸**(《鸡峰》卷九)

【组成】麋角半斤(镑细,以牛乳少许拌和得所,于小瓶子内以大麦压,蒸一伏时)　黄耆　补骨脂　当归　龙骨各二两　韭子三两　蛇床子　石龙芮　覆盆子　附子　远志　续断　石斛　柏子仁各一两　人参

【用法】上为细末,炼蜜为丸,如梧桐子大。每服三十丸,空心及晚食前以温酒送下。

【主治】虚劳,肾气久弱,阴下湿痒,小便遗失,夜梦鬼交,精泄不禁。

98132　**麋角丸**(《三因》卷九)

【组成】麋角一斤(镑,酒浸一宿)　熟地黄四两　大附子(生,去皮脐)一两半

【用法】用大麦米二升,以一半籍底、一半在上,以二布巾隔覆,炊一日,取出药与麦,别焙干,为末,以浸药酒,添清酒煮麦粉为糊,搜和得所,丸如梧桐子大。每服五十丸,食前温酒、米汤任下。

【主治】五痿。皮缓毛悴,血脉枯槁,肌肉薄着,筋骨羸弱,饮食不滋,庶事不兴,四肢无力,爪枯发落,眼昏唇燥,疲惫不能支持。

98133　**麋角丸**(《本草纲目》卷五十一引《彭祖服食经》)

【组成】麋角(刮为末)十两　生附子一枚

【用法】雀卵为丸。每日服二十丸,温酒送下。二十日大效。

【功用】使人丁壮不老,房室不劳损,气力颜色不衰。

98134　**麋角散**(《圣济总录》卷十八)

【组成】麋角半斤(先用桑柴灰二斗煎汤淋,取汁三斗,次截麋角入灰汁中慢火煮,尽汁为度,候干,取四两用)芦荟　赤箭　蝎梢(酒炒)　麝香(研)　附子(炮裂,去皮脐)各半两　干姜(炮)一分

【用法】上为散。每用五钱匕,入好腊茶末七钱匕和匀。凡患此疾,鼻梁未倒,语声未转,精气滑泄者,取药末一钱匕,用荆芥、薄荷汤如茶点热服;觉药力紧,每点入盐少许,要出汗即热服,厚衣覆出汗,慎外风。

【主治】大风恶疾,滑泄精气。

98135　**麋角粥**(《遵生八笺》卷十一)

【组成】麋角霜(煮过胶的)

【用法】上为细末。每粥一盏,入末一钱,盐少许,食之。

【主治】下元虚弱。

98136　**麋茸丸**(《圣惠》卷二十七)

【组成】麋茸二两(去毛,涂酥,炙令微黄)　鹿茸一两(去毛,涂酥,炙微黄)　干熟地黄二两　牛膝二两(去苗)人参一两(去芦头)　白茯苓一两　桂心一两　五味子一两　巴戟一两　菟丝子一两(酒浸三日,焙干,别捣为末)附子一两(炮裂,去皮脐)　肉苁蓉一两(酒浸一宿,刮去皱皮,炙令干)　汉椒半两(去目及闭口者,微炒,去汗)　山茱萸一两　薯蓣一两　车前子一两　远志一两(去心)蛇床子一两

【用法】上为末，取白羊肾十只，去筋膜，细切烂研，用好酒五升，慢火熬成膏，入前药末为丸，如梧桐子大。每服三十丸，空心及晚食前温酒送下。

【主治】虚劳不足，肾脏伤绝。

98137 **麋茸丸**(《圣惠》卷九十八)

【组成】麋茸二两(去毛，涂酥，炙微黄) 肉苁蓉二两(酒浸一宿，刮去皱皮，炙干) 薯蓣一两 菟丝子二两(酒浸三日，晒干，别捣为末) 石斛一两(去根，剉) 桂心一两 熟干地黄一两 巴戟一两 牛膝一两(去苗) 山茱萸一两 枸杞子一两 五味子一两 人参一两(去芦头) 赤石脂一两 柏子仁一两 泽泻一两 白茯苓一两 远志一两(去心)

【用法】上为末，炼蜜为丸，如梧桐子大。每日服四十丸，空心以温酒送下。

【功用】补虚劳，倍筋力，除脾胃冷气，充肌肤，益颜色，补暖。

98138 **麋茸丸**(《圣惠》卷九十八)

【组成】麋茸三两(去毛，涂酥，炙微黄) 雄蚕蛾(隔纸微炒) 桂心 桑螵蛸(微炒) 远志(去心) 菟丝子(酒浸三日，晒干，别捣为末) 阳起石(酒煮半日，细研，水飞过) 肉苁蓉(酒浸一宿，刮去皱皮，炙干) 钟乳粉 山茱萸 附子(炮裂，去皮脐) 蛇床子 黄耆(剉)各一两

【用法】上为末，入阳起石等，都研令匀，炼蜜为丸，如梧桐子大。每日服三十丸，空心及晚食前以温酒送下。

【主治】下元虚冷，五劳七伤，阳气衰弱，腰脚无力，虚劳羸损。

98139 **麋茸丸**(《普济方》卷二二六引《圣惠》)

【组成】麋茸二两(去毛，涂酥，炙微黄) 腽肭脐(酒洗，微炙) 巴戟 附子(炮裂，去皮脐) 肉苁蓉(酒浸一宿，刮去粗皮，炙干)各一两 石斛一两(去根，剉) 泽泻 远志(去心) 山茱萸 续断 天麻 五味子 酸枣仁(微炒) 茴香子(微炒) 柏子仁各一两 桂心 白茯苓 蛇床子各三分 菟丝子一两(酒浸一宿，晒干，别捣罗为末) 杜仲(去粗皮，炙微黄，剉) 枳壳(麸炒微黄，去瓤)各三分 芎䓖 当归 萆薢(剉)各半两 牛膝一两半(去苗) 汉椒半两(去目及闭口者，微炒出汗，拣净)

【用法】上为末，炼蜜为丸，如梧桐子大。每服四十丸，空腹及晚食前以温酒送下。

【功用】益下元，暖水脏，调三焦，利腰脚。

【主治】虚损，风冷气。

98140 **麋茸丸**(《圣济总录》卷九十一)

【组成】麋茸(酒浸，去毛，炙黄色)一两半 肉苁蓉(酒浸，去皴皮，焙干)一两半 菟丝子(酒浸一宿，别捣)三分 巴戟天(去心)半两 牛膝(去苗，酒浸，剉碎)三分 桂(去粗皮)三分 甘草(炙，剉)一两 山茱萸半两 枸杞子三分 五味子三分 干姜(炮)三分 人参三分 赤石脂一两 柏子仁(微炒)三分 泽泻三分 细辛(去苗叶)半两 白茯苓(去黑皮)三分 远志(去心)一两半 枳壳(麸炒，去瓤)半两 厚朴(去粗皮，生姜汁炙)一两 熟干地黄(焙)三分 石斛(去根)三分 山芋三分 白术三分

【用法】上为末，炼蜜为丸，如梧桐子大。每服二十丸，空心温酒送下，渐至三十丸。

【功用】倍筋力，令人能食，充肌肤，益颜色。

【主治】虚劳脱营，气血消夺，形体日减，少气失精，多惊健忘。

98141 **麋茸丸**(《圣济总录》卷一八六)

【异名】地黄煎(《普济方》卷二二二)。

【组成】麋茸(去毛，酥炙)二两 枸杞子三两 茯神 人参各一两半 干姜(炮)二两 桂(去粗皮)半两 远志(去心)三分

【用法】上为末，取地黄汁一升，和捣令匀，丸如梧桐子大。每日服十丸，食前盐酒送下，加至二十丸。

【功用】补虚治心，强力益志。

98142 **麋茸丸**(《本事》卷二)

【组成】麋茸一两(治如鹿茸，无麋茸以鹿茸代) 舶上茴香半两(炒香) 菟丝子(酒浸晒干，用纸条子同碾取末)一两

【用法】上为末，以羊肾二对，法酒煮烂，去膜，研如泥，用上药为丸，如梧桐子大，阴干如肾膏，少入酒糊佐之。每服三五十丸，空心温酒、盐汤送下。

【主治】肾经虚，腰痛不能转侧。

【方论选录】《本事方释义》：麋乃泽兽也，气味甘温，入足少阴；菟丝子气味甘平，入脾肾；舶上茴香气味辛温，入肝肾；羊内肾气味辛甘温，入足少阴。此虽肾虚腰痛，必有水气阴湿之邪相感而起，故补肾药中必兼补脾之药。

98143 **麋茸丸**(《洪氏集验方》卷三)

【组成】麋茸(火烧去毛，簿切酥涂，炙)四两 当归(去芦，酒浸一宿，焙干)二两 鹿茸(火烧去毛，薄切，酥涂，炙)二两 鹿角胶(麸炒)二两 大黑附子(炮，去皮脐)二两 沉香二两 (不见火，好者) 肉苁蓉(酒洗，薄切，焙干)三两 牛膝(去芦，酒浸一宿，焙干)二两 熟干地黄(酒洗，焙干)三两 赤石脂一两(真者) 破故纸(酒浸一宿，炒)二两(一方有麝香二两) 阳起石一两半(夜间用瓷罐子盛，以酒二升，煮一宿，水洗焙干，乳钵研如粉)

【用法】上为细末。用酒、蜜各等分，熬成稠膏子，搜和为丸，如梧桐子大。每服三十粒，渐加四十粒至五十粒，温酒、盐汤吞下，空心、日午服之。

【功用】大补益元脏。

【主治】妇人风虚劳冷，一切诸疾。或风寒邪气留滞经络，气血冷涩，不能温润肌肤；或风寒客于腹内，则脾胃冷弱，不能克消水谷；或肠虚受冷，大便时泄；或子脏挟寒，月水不调，乍多乍少，或月前，或月后，或淋沥不断或闭不通，百节酸疼，头顶作痛，相应脐、腹、腰、腿痛，痹不仁。

【宜忌】绝忌羊肉。

98144 **麋骨酒**(《本草纲目》卷二十五)

【组成】麋骨

【用法】煮汁，用曲、米如常酿酒饮之。久服令人肥白。

【主治】阴虚肾弱。

98145 **麋脐丸**(《普济方》卷二十引《家藏经验方》)

【组成】麋茸 腽肭脐各等分

【用法】上为细末，用肉苁蓉打糊为丸。每服七十粒，

温酒送下。

【主治】脾虚。

【临床报道】不能食:王东卿运使,出蜀过鄂,但饮酒而不能食,林总瑯传以此方,三服而能啖。

98146 **麋衔汤**

《三因》卷二。为方出《素问》卷十三,名见《圣济总录》卷十三“泽泻散”之异名。见该条。

98147 **麋角霜丸**(《圣济总录》卷一八五)

【组成】麋角一副(用水浸七日,刮去皱皮,镑为屑,盛在一银瓶内,以牛乳浸一日,如乳耗更添,直候不耗,于麋角屑上乳深二寸,用油单数重密封瓶口,别用大麦一斗,安在甑内,约厚三寸,上安瓶,更用大麦周围填实,露瓶口,不住火蒸一复时,如锅内水耗,即旋添热汤,须频取角屑,看烂如面相似,即住火取出,用细筛子漉去乳,焙干,每料用干角屑八两) 附子(炮裂,去皮脐) 山芋各三两

【用法】上为末,以枣肉为丸,如梧桐子大。每日服十五丸至二十丸,空心温盐酒送下。

【功用】补暖元脏,驻颜。

98148 **麋角既济丸**(《杨氏家藏方》卷九)

【异名】麋茸角既济丸(《普济方》卷二一七)。

【组成】麋角一具(净水浸三日,刮去粗皮,镑为屑,盛在瓷瓶内,银瓶尤佳,以牛乳浸一日,乳耗更添,直候不耗,于角屑上乳深二指以来;用大麦只看瓶器大小,临时安顿甑内,约厚三寸,上置瓶,更用大麦周延填实,唯露瓶口,不住火蒸一伏时,如锅内水耗,旋添汤,直候角屑蒸得细腻如面相似,即住火,取出细研,别用下项药) 龙骨 山药 人参(去芦头) 远志(去心) 山茱萸 石菖蒲 赤石脂 朱砂(别研) 五味子 全蝎(艾叶炒,去毒)各二两 巴戟(去心) 附子(炮,去皮脐) 补骨脂(炒) 菟丝子(酒浸一宿,焙) 天雄(炮,去皮脐)各三两 柏子仁(别研) 熟干地黄(洗,焙) 肉苁蓉(酒浸一宿,切,焙)各四两

【用法】上为细末,以麋角膏子和匀为丸,如梧桐子大。每服一百丸,空心温酒送下。

【功用】常服能使火不上炎而神自清,水不下渗而精自固,壮阳固气,益血驻颜。

【主治】水火不济,精神恍惚,梦寐纷纭,阳道不兴,耳内虚鸣,小便白浊,遗沥失精。

98149 **麋角鹿茸丸**(《百一》卷四)

【组成】麋角饼子 鹿角霜各半斤 鹿茸 九节菖蒲 钟乳 覆盆子 石斛 蛇床子(酒煮,炒香) 当归(洗) 肉桂(去皮) 金铃子(去核,酒浸) 山药 泽泻 柏子仁(研细,另入) 续断 附子(炮,去皮,以地黄汁煮,焙干) 山茱萸(取皮) 萆薢(去须,蜜水涂,炙)各二两 杜仲三两(麸炒丝断) 天雄(去皮) 白茯苓 五味子(净洗) 人参(去芦) 槟榔 胡芦巴(酒浸,焙) 麝香(别研) 细辛各一两 破故纸(酒浸,炒香) 远志(去心) 天门冬(去心) 牛膝(酒浸) 胡桃(去皮,研,另入) 巴戟(酒浸,炒) 苁蓉(洗,酒浸,焙干) 熟干地黄(净洗,焙) 茴香(炒) 菟丝子(酒浸,蒸三次,研)各四两 防风一两

【用法】上为末,用酒煮面糊为丸,如梧桐子大。每服三十丸四十丸,渐加至五六十丸,空心温酒或盐汤吞下。

【功用】久服益脾元,壮肾气,助真阳,补虚损,散寒湿,养气滋血。

【主治】真阳不足,脾肾虚寒,下焦伤惫,脐腹疼痛,两胁胀满,手足麻痹,目视茫茫,遗泄失精,精神不爽,阳事虚弱,小便滑数,气虚肠鸣,大便自利,耳内常聋。

【备考】方中麋角饼子,原作“鹿角饼子”,据《奇效良方》改。鹿茸原脱,据《奇效良方》补。

98150 **麋茸万病丸**(《杨氏家藏方》卷十五)

【组成】熟干地黄(洗,焙) 当归(洗,焙) 麋茸(涂酥炙,为末,勿用鹿茸)各等分

【用法】上为细末,炼蜜为丸,如梧桐子大。每服五十丸,空心、食前米饮或温酒送下。

【功用】补养气血,久服令人有子。

98151 **麋茸角既济丸**

《普济方》卷二一七。为《杨氏家藏方》卷九“麋角既济丸”之异名。见该条。

燥

98152 **燥土汤**(《辨证录》卷九)

【组成】白术一两 茯苓二两 肉桂二钱 人参三钱 破故纸一钱 山药五钱 芡实五钱 砂仁三粒 益智仁一钱 半夏二钱

【用法】水煎服。

【功用】补肾火。

【主治】脾寒少气身重,口吐清水、清痰。

98153 **燥阴散**(《医林绳墨大全》卷五)

【组成】苍术(盐、酒炒) 青皮 乌药 山楂 吴萸(盐、酒炒) 小茴(盐、酒炒) 橘核 青木香各等分

【用法】上为细末。每服二钱,空心盐、酒调下。

【主治】湿疝。积湿过多,阴汗如水,冷不可热,阴茎不举,睾丸作痛,或痒而出水,浸淫湿烂。

98154 **燥肠丸**(《云岐子保命集》卷下)

【组成】附子一个(炮) 龙骨半两 干姜一两 吴茱萸半两 米壳半两 诃黎勒皮半两

【用法】上为细末,酒糊为丸,如梧桐子大。每服三十丸,温水送下。利止勿服。

【主治】伤寒汗下后,大小便自利,腹中痛者。

98155 **燥肠丸**(《医方类聚》卷一四一引《烟霞圣效》)

【组成】乌头(炮,去皮) 硫黄一个(焙,滤去滓,再炒,为末) 黄丹 矾灰各四两

【用法】上为末,醋糊为丸,如梧桐子大。每服五十丸,空心米饮送下。

【主治】脏腑虚滑,冷痢不愈。

98156 **燥津丹**(《洞天奥旨》卷十三)

【组成】茯苓 白术各三钱 薏苡仁 山药各五钱 白果十个 甘草一钱 天花粉一钱五分 黄柏二钱 陈皮五分

【用法】水煎服。

【主治】成人独骨疮。

98157 **燥脾丸**(《医略六书》卷二十一)

【组成】羌活一两半　防风一两半　苍术一两半(制)　半夏一两半(制)　白芷一两半　陈皮一两半　柴胡八钱　升麻八钱　甘草五钱

【用法】上为末,滚水糊为丸。每服三钱,米饮送下。

【主治】风湿伤脾,两胞弦烂,脉浮缓者。

【方论选录】风湿伤脾,清阳下陷,不能敷化精微,故湿渍两胞,眼弦湿烂。羌活散风胜湿,苍、半燥湿强脾,白芷散阳明之邪,陈皮利太阴之滞,柴胡升少阳清气,升麻升阳明清气,甘草缓中州以和胃气也。使脾胃调和,则清阳上举,而风湿两除,眼胞眩烂无不愈矣。此散风燥湿之剂,为风湿伤脾弦烂之专方。

98158　**燥脾汤**(《会约》卷十)

【组成】白术二钱　茯苓一钱半　甘草(炙)　干姜(炮)　砂仁(炒,研)　藿香　肉桂各一钱　肉豆蔻(饭或面包煨)一钱

【用法】红枣、生姜为引。

【主治】脾胃虚寒,湿淫转甚,泄泻不止。

【加减】如泄而水多者,加苍术一钱半;如寒甚肚痛者,加附子一二钱;如气滞作痛者,加木香五分,或丁香四五分、吴茱萸(制)七八分。

98159　**燥湿丸**(《圣济总录》卷一六五)

【组成】黄连(去须)三分　乌梅肉(熬)二分半　酸石榴皮　当归(剉,焙)　赤石脂各半两　干姜(炮)一分半

【用法】上为末,炼蜜为丸,如梧桐子大。每服二十丸,空腹米饮送下,加至三十丸。

【主治】妇女产后肠胃气虚,泄痢水谷。

98160　**燥湿丹**(《青囊秘传》)

【组成】蛇床子

【用法】上为末。干掺患处。

【主治】浸淫疮湿烂诸症。

98161　**燥湿汤**(《审视瑶函》卷四)

【组成】川黄连(炒)一钱　苍术(泔水制)　白术(土炒)　陈皮各八分　白茯苓　半夏　枳壳　栀仁(炒黑)各七分　细甘草三分

【用法】上剉。白水二钟,煎至八分,去滓热服。

【功用】补肾以泻心。

【主治】大眦之间生一漏,时流血而血色紫晕。

98162　**燥湿汤**(《杂病源流犀烛》卷四)

【组成】白术　白芍　茯苓　陈皮　炙草

【用法】水煎服。

【主治】泄泻。

98163　**燥痰汤**(《金鉴》卷四十一)

【组成】枯黄芩　旋覆花　海石　天冬　橘红　风化芒消　枳壳　桔梗　贝母　瓜蒌霜

【主治】燥痰。

98164　**燥结痰汤**(《脉症正宗》卷一)

【组成】生地二钱　当归八分　丹皮八分　天冬一钱　桑皮八分　贝母八分　杏仁八分　木通八分

【用法】水煎服。

【功用】燥结痰。

98165　**燥湿止泻汤**(方出《医林撮要》引《质问方》,名见《观聚方要补》卷二)

【组成】参苓白术散加泽泻　肉豆蔻

【主治】泄泻。

98166　**燥湿化痰丸**(《医统》卷十二)

【异名】愈风燥湿化痰丸(《景岳全书》卷五十四)。

【组成】羌活　独活　防风　防己　川乌　全蝎　南星　半夏　僵蚕(炒)　天麻　陈皮(去白)　猪牙皂角(瓦炒)　当归(酒洗)　生地黄　木香　沉香各五钱　白术(炒)　苍术(米泔水浸)　杜仲(姜汁炒)各二两　巴戟天(炒)　薏苡仁　牛膝(酒洗)　川芎　破故纸(炒)各一两

【用法】上为末,酒糊为丸,如梧桐子大。每服一百丸,空心、食前酒送下,一日一次,食干物压之。

【主治】历节风。湿痰壅滞,昼夜疼痛无休者。

98167　**燥湿和血汤**(《脉因证治》卷上)

【组成】地黄(生、熟)各半两　牡丹皮半钱　白芍一钱半　当归二钱　甘草(生)半钱(熟)一钱　黄耆一钱　升麻七钱　苍术　秦艽　肉桂各三钱　橘皮二钱

【用法】作一服。

【主治】阳明气冲,热毒所作,肠澼下血,腹中大痛者。

98168　**燥湿消中饮**(《杂证会心录》卷下)

【组成】白术一钱五分(土炒)　陈皮一钱　茯苓一钱　半夏一钱　苡仁二钱　白扁豆(炒)一钱五分

【用法】水煎,食后服。

【主治】湿热在脾胃作胀。

98169　**燥湿痰星夏丸**(方出《丹溪心法》卷二,名见《医学正传》卷二)

【异名】星半丸(方出《丹溪心法》卷二,名见《医部全录》卷二四〇)。

【组成】南星　半夏各一两　蛤粉二两

【用法】上为末,神曲糊丸,如梧桐子大,青黛为衣。每服五十丸,姜汤送下。

【主治】湿痰;亦治白浊因痰者。

【加减】湿痰,加苍术;食积痰,加神曲、麦芽、山楂;热,加青黛。

【备考】本方加苍术,名"星夏蛤粉丸"(见《明医指掌》)。

98170　**燥湿固元养精汤**(《便览》卷三)

【组成】苍术一钱　赤茯苓一钱　萆薢二钱　山茱萸(去核)一钱半　泽泻七分　白术一钱　当归八分　益智仁一钱　牡蛎(煅)一钱　黄柏(炒)八分　乌药一钱　竹叶十片　灯心十茎

【用法】水煎,空心服。

【主治】白浊。

濡

98171　**濡木饮**(《辨证录》卷六)

【组成】白芍一两　熟地　川芎各五钱　柴胡　香附　炒栀子　神曲各五分　白豆蔻一粒

【用法】水煎服。

【主治】肝燥气郁,两胁胀满,皮肤如虫之咬,干呕而不吐酸。

98172 **濡肠丸**(《普济方》卷一四三)

【组成】威灵仙 黑牵牛各等分

【用法】上药治下筛,炼蜜为丸,如梧桐子大。每服三十丸,白饮送下。

【主治】少阴病,无热寒强,大便累日不通者。

98173 **濡肠汤**(《辨证录》卷九)

【组成】熟地 当归各一两 升麻五分 牛膝三钱

【用法】水煎服。

【主治】肾虚大便闭结,口干舌躁,咽喉肿痛,头目昏晕,面红烦躁。

98174 **濡肠汤**

《惠直堂方》卷二。为《辨证录》卷九"濡肠饮"之异名。见该条。

98175 **濡肠饮**(《辨证录》卷九)

【异名】濡肠汤(《惠直堂方》卷二)。

【组成】熟地二两 当归一两 肉苁蓉一两

【用法】水洗,淡水浸,一日换水五次,水煎,空腹服。一连数剂,无不通者。

【功用】补肾水,润大肠。

【主治】肾虚大便闭结,口干舌燥,咽喉肿痛,头目昏晕,面红烦躁。

98176 **濡肠饮**(《医学集成》卷三)

【组成】生地 熟地 油归各一两 苁蓉五钱

【主治】老人便结。

98177 **濡咽煎**(《鸡峰》卷十九)

【组成】甘草三两 酥 蜜各一升

【用法】上药纳蜜中,煎如薄膏。含咽之。

【主治】渴,口舌燥涩。

98178 **濡脏汤**(《千金》卷十五)

【组成】生葛根二升 猪膏二升 大黄一两

【用法】上㕮咀。以水七升,煮取五升,去滓,纳膏,煎取三升,澄清。强人顿服,羸人再服。

【主治】大便不通六七日,腹中有燥屎,寒热烦迫,短气,汗出,胀满;亦治大小便不通。

98179 **濡脏汤**(《圣济总录》卷一六六)

【组成】生葛根五两(切,无生者用干葛二两) 大黄半两(剉,炒)

【用法】上为粗末。每服三钱匕,水一盏,煎至七分,去滓温服。以利为度。

【主治】妇人产后大小便不通六七日,腹中有燥屎,寒热烦闷,气短汗出,腹满。

濯

98180 **濯肠汤**

《千金》卷九。为原书同卷"水导散"之异名。见该条。

98181 **濯枝汤**(《辨证录》卷四)

【组成】炒栀子三钱 甘草一钱 白芍 当归 炒枣仁各五钱 丹砂一钱 远志八分 柴胡三分 半夏一钱

【用法】水煎服。四剂愈。

【主治】肝经受邪,神气不安,卧则魂梦飞扬,身虽在床,而神若远离,闻声则惊醒而不寐,通宵不能闭目。

98182 **濯热散**

《百一》卷七。为《袖珍》卷一引《圣惠》"龙须散"之异名。见该条。

98183 **濯毒散**(《疡科选粹》卷六)

【组成】防风 牛膝 威灵仙 五加皮 当归 连翘 白芷各五分 猪牙皂角 天麻各一分五厘 白豆蔻三个 土茯苓一两五钱

【用法】上水煎,早、晚各一服。二十服全愈。

【主治】杨梅疮。

【宜忌】忌茶、醋、绿豆、豆腐、鸡、羊肉。

糟

98184 **糟蒲饼**(《卫生鸿宝》卷一)

【组成】陈香糟六两 生姜汁 水菖蒲根各四两 盐二两

【用法】上为末,炒热为饼。贴胸前痛处,以熨斗熨之,内响即去。大便利下恶物即愈。

【主治】结胸,停食,伤寒。

98185 **糟米涂方**(《圣济总录》卷一四四)

【组成】酒糟二斤 糯米半升

【用法】上药相和,酒煮稀稠得所。取出乘温涂患处,外封裹之,日再易。

【主治】伤折,恶血不散,疼痛。

98186 **糟蒸猪肚**(《臞仙活人心方》)

【组成】猪肚一个

【用法】将猪肚洗净,将黄耆、地黄洗净捶碎,装入肚内,令竹签签住,用醇糟包肚,放在罐内,重汤以文武火蒸熟为度。

【功用】常服健脾胃,进饮食,补中益气。

【主治】诸虚弱。

糠

98187 **糠锌油**(《中医外科学》)

【组成】糠馏油 5 克 氧化锌 50 克 花生油 50 克

【用法】外搽,每日三至四次。

【功用】止痒,消炎,减少渗出。

98188 **糠地糊膏**(《赵炳南临床经验集》)

【组成】糠焦油 5 克 地榆粉 10 克 液化酚 1 克

【用法】用氧化锌糊膏,加到 100 克,直接涂于皮损处。

【功用】消炎杀菌,止痒剥脱,软化浸润。

【主治】亚急性慢性肥厚性皮肤病,神经性皮炎、湿疹等。

98189 **糠焦油糊膏**(《赵炳南临床经验集》)

【组成】糠馏油 250 克 氧化锌糊膏 5000 克

【用法】直接涂于皮损处。

【功用】杀菌,止痒,消炎剥脱,软化浸润。

【主治】亚急性慢性皮肤病,湿疹,皮炎。

䤤

98190 **䤤鬼散**(《东医宝鉴·外形篇》卷二引李东垣方)

【组成】黄连 胡桐泪 荆芥穗 薄荷 升麻 羊胫

骨灰各等分　麝香少许

【用法】上为末。擦牙。

【主治】胃热齿痛。

豁

98191　**豁胁汤**(《产科发蒙》卷四)

【组成】芍药　延胡索　肉桂　牡丹皮　香附子

【用法】水煎,温服。

【主治】因瘀血留滞,胁肋疼痛。

98192　**豁脾煎**(《古方汇精》卷一)

【组成】苍术一钱二分　藿梗　当归各一钱　厚朴五分(炒)　神曲　楂肉各二钱　广皮七分　茯苓　赤芍各一钱五分　炙草四分　广木香四分(磨汁,冲服)

【用法】引加煨黑姜一片,粟壳四分。愈后服香砂六君子汤三五剂,加慎调理。

【主治】痢疾。

【加减】如腹痛,脐下急痛,按之愈痛,此实热痢疾也,加生大黄一钱五分,可投二剂,取通利而愈;如痛不拒按,喜得热物,渴恶冷饮,此冷痢也,加附子四分(制熟用),滑石一钱五分,车前子八分,取和解而愈。

98193　**豁痰丸**(《直指》卷七)

【组成】南星三两　半夏二两(各剉作大片,用浓皂角水浸一宿,焙干,为末)　白附子　川灵脂　直僵蚕(炒,去丝)　华阴细辛　白矾(煅枯)一两　全蝎三钱半(焙)

【用法】上为末,皂角浆煮面糊为丸,如梧桐子大。每服二三十丸,生姜汤送下。

【主治】❶《直指》:顽痰壅盛。❷《育婴秘诀》:咳嗽痰涎壅塞。

98194　**豁痰丸**(《简明医彀》卷五)

【组成】陈皮　贝母　茯苓　瓜蒌仁　枳实　白芥子　半夏　青皮　栀子各一钱　木香　甘草各四分

【用法】加生姜为引,水煎服。

【主治】素有痰饮而致右胁痛。

【备考】本方方名,据剂型,当作"豁痰汤"。

98195　**豁痰丸**(《杂病源流犀烛》卷五)

【组成】南星　半夏　赤苓　枳实　橘红　甘草

【用法】加生姜。

【功用】豁痰、导痰。

【主治】心下痞满因痰结而成者。

98196　**豁痰丸**(《重订通俗伤寒论》)

【组成】瓜蒌霜五钱　花粉　射干　苦杏仁　茯苓　白前　当归各三钱　知母　川贝　枳壳　桔梗各二钱　生甘草一钱

【用法】加生姜汁少许,和竹沥为丸。每服三四钱。

【功用】轻清润降,搜涤痰涎。

【主治】痰火蕴结胃肠,恶心呕吐,胸膈壅塞,嘈杂脘满,便溏腹泄,或胸中、肠中辘辘有声者。

98197　**豁痰汤**(《魏氏家藏方》卷二)

【组成】陈皮(洗,去白)　赤茯苓各三钱　半夏一钱半　大附子一只(去皮脐,生用)　天南星二钱

【用法】上薄切片子,分作三服。水三大盏,加生姜二两,慢火煎至六分,去滓温服,不拘时候。

【主治】痰厥。

98198　**豁痰汤**(《医统》卷四十三引《养生主论》)

【组成】柴胡　半夏各二钱　茯苓　人参　甘草　紫苏　陈皮　厚朴　南星　薄荷叶　枳壳　羌活各五分

【用法】上药以水二盏,加生姜五片,煎八分,内服,不拘时候。

【主治】一切痰疾。

【加减】中风者,加独活;胸膈不利者,加枳实;内外无热者,去黄芩。

【方论选录】以小柴胡汤为主,合前胡、半夏、南星、枳壳、紫苏、陈、朴之属出入加减,素有痰疾及肺气壅塞者,以柴胡为主,余者并去柴胡,以前胡为主。

98199　**豁痰汤**(《万氏家抄方》卷三)

【组成】半夏　栀子(炒)各一钱　陈皮　海桐皮　枳壳各八分　桔梗　赤芍　苍术(制)　香附各七分　川芎　黄芩各五分　甘草二分

【用法】加生姜,水煎服。

【主治】肩背疼痛。

【备考】《回春》有茯苓、姜黄,无黄芩。

98200　**豁痰汤**(《万氏家抄方》卷五)

【组成】半夏　南星　紫苏　黄芩　枳壳　桔梗　前胡　杏仁　橘红

【用法】水煎,加竹沥、生姜汁服。

【主治】感冒或惊风痰盛。

【加减】风痰吐涎,加防风;结痰,加瓜蒌仁;湿痰,加白术;寒痰嗽喘,加麻黄、干姜;食积面黄少食,或多食即饥,皆胃热化为痰。吐出黄色有稠黏者,加神曲、山楂、麦芽;热痰,是肺热不已,吐出成块,加山楂、天花粉。

98201　**豁痰宁心汤**(《效验秘方·续集》李振华方)

【组成】党参 10 克　白术 10 克　茯苓 15 克　橘红 10 克　半夏 10 克　节菖蒲 10 克　远志 10 克　枳壳 6 克　厚朴 10 克　郁金 10 克　砂仁 8 克　桂枝 6 克　薏仁 30 克　甘草 3 克

【用法】每日一剂,水煎二次,早晚分服。

【功用】健脾益气,豁痰宁心。

【主治】室性早搏。痰湿阻滞型:临床以心悸胸闷,气短喘促,体倦乏力,四肢沉重,或逐渐肿胖,脘腹肿满,大便溏薄,头晕头沉,口干不欲饮,嗳气,舌质淡暗,舌体肿大,边有齿痕,苔白腻,脉弦滑或濡缓为主证。

【方论选录】方中党参、白术、茯苓健脾利湿;枳壳、厚朴、砂仁醒脾理气,燥湿化痰;橘红、半夏降逆豁痰;桂枝通阳利水,配白术、茯苓、薏仁以增强脾之运化功能;节菖蒲、郁金、远志化湿透窍,宁心安神。诸药合用,共奏健脾化痰,通阳宁心之功。

【加减】气虚者加黄耆 30 克,生山药 30 克益气健脾;大便溏薄者加煨肉蔻 10 克,苍术 10 克以燥湿固涩;脘腹化热者加广木香 6 克,胆南星 10 克,竹茹 15 克以清热化痰;痰瘀交阻者,加当归 10 克,丹参 15 克,瓜蒌 12 克以宽胸理气,养血活血;心悸明显者加龙齿 10 克,琥珀 3 克以镇心安神。

98202　**豁痰定喘汤**(《北京市中药成方选集》)

【组成】胆星十两　苏子(炒)十两　法半夏十两　天竺黄五两　大黄五两　槟榔五两　贝母五两　花粉五两　桔梗五两　白芥子(炒)五两　浮海石(煅)三两　甘草三两　葶苈子三两

【用法】上为细粉，炼蜜为丸，重一钱。每服二丸，温开水送下，一日二次。小儿每服一丸，三岁以下酌减。

【功用】清热祛湿，化痰定喘。

【主治】湿热痰盛，咳嗽喘急，肺气胀满，两胁搧动。

十八画

藕

98203 **藕粥**(《老老恒言》卷五)

【组成】藕

【用法】切片,煮粥。

【功用】健脾止泄,开胃消食,散留血;久服令人心欢。

【主治】❶《老老恒言》:热渴。❷《长寿药粥谱》:年老虚弱,食欲不佳,大便溏薄,热病后口干烦渴。

98204 **藕羹**(《圣惠》卷九十六)

【组成】藕半斤(去皮,薄切) 薄荷一握 莼菜半斤 豉二合

【用法】以水浓煎,豉汁中作羹,入五味。饱食之,饥即再作食之。

【主治】心中烦热,狂言目眩。

98205 **藕节丸**(《普济方》卷一八八)

【组成】干藕节五两 人参一两半 款冬花 干莲肉 蛤粉各一两 干山药 杏仁各一两半 枣儿(去核皮)半斤

【用法】上为细末,加大萝卜一个,煮烂,和前药为丸,如梧桐子大。每服八十丸,临卧白汤送下。

【主治】伤力吐血。

【宜忌】忌酒。

98206 **藕节散**(《普济方》卷一八八引《经验良方》)

【组成】藕节

【用法】用藕节研汁,调飞罗面稀服。

【主治】吐咯血。

98207 **藕节散**(方出《串雅内编》卷四,名见《青囊秘传》)

【异名】生节散(《青囊秘传》)。

【组成】藕节

【用法】藕节有须处,烧灰存性,为末。吹患处。

【主治】❶《串雅内编》鼻中肉坠。❷《青囊秘传》:耳鼻毒及血症。

98208 **藕汁饮**(《圣济总录》卷一六〇)

【组成】藕汁半盏 生地黄汁一盏 生姜三分 酒一盏

【用法】上先煎地黄汁令沸,次下藕汁、生姜汁与酒,更煎三五沸,放温。时时饮之。

【主治】产后恶露不下,或下未尽,有热。

98209 **藕汁饮**(《朱氏集验方》卷七)

【组成】生藕汁 生地黄汁 大蓟汁各三合 生蜜半匙

【用法】将药汁调和合匀。每服一小盏,细细冷呷之,不拘时候。

【主治】吐血、衄血不止。

98210 **藕汁散**(《圣济总录》卷六十八)

【组成】白茯苓(去黑皮) 生干地黄(焙) 蒲黄各等分

【用法】上为细末。每服二钱匕,生藕汁半盏调匀,顿服。

【主治】吐血。

98211 **藕汁膏**(《杨氏家藏方》卷三)

【组成】藕汁三盏 生地黄汁三盏 生薄荷汁一盏 蜜一盏 生姜汁半盏

【用法】银石器内慢火熬成稠膏。每服半匙,浓煎当归汤化下,不拘时候。

【功用】凉血解肌,除五心烦热。

98212 **藕汁膏**

《东医宝鉴·杂病篇》卷六。为方出《丹溪心法》卷三,名见《医统》卷五十二“四汁膏”之异名。见该条。

98213 **藕汁蜜**(《卫生总微》卷七)

【组成】生藕(捣取汁)半茶脚许 蜜一钱

【用法】调匀服,不拘时候。

【主治】伤寒烦渴。

98214 **藕实羹**(《圣惠》卷九十六)

【组成】藕实三两(新嫩者) 甜瓜皮四两(切) 莼菜四两(切)

【用法】上药入豉汁中,相和作羹,调和食之。

【功用】去渴,补中,养神益气,除百疾,令人心神悦畅。

【主治】烦热。

98215 **藕实羹**(《圣济总录》卷一九〇)

【组成】藕实(去皮,切)五枚 甜瓜(去瓤,切。冬用冬瓜)二枚 葱白(切)五茎 豉一合(煎汁一升半)

【用法】上先以豉汁煮藕实,次下瓜并葱,取熟,以五味调和,作羹食之,一日一次。

【功用】补中,养神益气。

【主治】发背痈疽,心烦热。

98216 **藕珠丹**(《医方类聚》卷八十九引《吴氏集验方》)

【组成】辰砂十两(成块,有墙壁者) 生藕汁三四碗

【用法】辰砂一味,缝绢囊贮之,用生藕取自然汁三四碗,入净瓶中,悬胎,炭火煮,候藕汁干为度(悬胎者,谓以竹

棒一条，横瓶口，线系药囊，垂瓶中，不得着底），煮藕汁干，连袋焙干。用糯米五斗，以小蒸饭甑一个，先铺厚朴在甑中，安朱砂绢囊在厚朴上，又以厚朴周回裹定，却以米盖满，以盖罨之，桑火煮蒸一月，日夜火不绝，七日一换米汤，觉少便添熟汤，不得添冷水，一月满足，开袋，取辰砂焙干，入乳钵研细，糯米粽角为丸，如梧桐子大。每服二丸，空心人参汤送下。

【功用】养心气，益神。

98217 **藕浆散**（《普济方》卷三九〇）

【组成】粉霜一两　黄丹半钱

【用法】上为末。每服二岁一字，用藕汁调下。大渴一服立效。

【主治】小儿大渴不止，饮水无度，烦渴不食，并疮痘燥渴，心躁。

98218 **藕蜜浆**（《圣济总录》卷一八八）

【组成】生藕（去皮节，切）　炼蜜各半斤

【用法】新汲水一升半，化蜜令散，纳藕于蜜水中，浸半日许，渴即量意食藕并饮汁。

【主治】消渴，口干，心中烦热。

98219 **藕蜜膏**（《医学入门》卷三）

【组成】藕汁　白蜜各五合　生地汁一升

【用法】上药和匀，微火煎成膏。每服半匙，空心渐渐含化，食后又服。

【主治】小便长涩，痛闷之极。

【宜忌】忌煎炙。

98220 **藕汁饮子**（《圣惠》卷三十七）

【组成】生藕汁三合　生地黄汁三合　牛蒡根汁二合　生蜜一匙

【用法】上药汁调和令匀。每服一小盏，细细饮之。

【主治】吐血，衄血。

98221 **藕节地黄汤**（《医学探骊集》卷四）

【组成】藕节炭一两　生地黄六钱　白芍四钱　黄芩四钱　茅根四钱　滑石四钱　薏仁米六钱

【用法】水煎，温服。

【功用】除热滋阴，凉血止血。

【主治】虚弱吐血，忧劳吐血。

【方论选录】此方以藕节炭为君，惟藕节炭乃清凉之品，能祛瘀生新；佐以生地养阴清热，滑石清其结热，黄芩清其血热，茅根凉血，使血不妄行；白芍敛阴，使血能返本；薏仁米舒胃健脾。热减脾强，则血自止矣。

98222 **藕汁木耳煎**（《重订通俗伤寒论》）

【组成】生藕汁一杯　童便一杯　酒半杯　木耳三钱（洗去砂，瓦上焙脆，研入。白者更佳，但用一钱）

【用法】一日服三次。数日愈。

【功用】和血宁络。

【主治】远行负重，劳伤失血，气逆于上，胸胁闷痛，甚则呼吸亦痛，咳嗽带红，此劳力伤气。

98223 **藕汁茯苓饮**（《金匮翼》卷二）

【组成】生藕汁　小蓟根汁　生地黄汁　茯苓　蒲黄（炒黑。后二味各等分）

【用法】上药后二味为末。每服二钱，用三汁调下。

【功用】清热，利瘀血。

【主治】虚人蓄血吐衄，未可下者。

藜

98224 **藜芦丸**（《外台》卷五引《删繁方》）

【组成】藜芦一两　皂荚一两（去皮子）　常山一两　巴豆三十枚（去皮，熬）　牛膝一两

【用法】上熬藜芦、皂荚色令黄，合捣为末，炼蜜为丸，如小豆大。旦服一丸，未发前服一丸，正发一丸，一日勿食饮。

【主治】❶《外台》引《删繁方》：胃腑疟者，令人善饥而不能食，食而支满腹大。❷《千金》：五脏疟并胃腑疟。

【宜忌】忌野猪肉、芦笋、生葱、生菜、狸肉。

98225 **藜芦丸**（《千金》卷九）

【组成】藜芦　附子各一两

【用法】上为末，炼蜜为丸，如扁豆大。伤寒不食服二丸，不知增之。服药后日移三丈不吐，进热粥汁发之。

【主治】伤寒得病一日已上，四日已来，不得吐。

98226 **藜芦丸**（《千金》卷十五）

【组成】藜芦二分　黄连二分　附子一分

【用法】上为末，炼蜜为丸，如麻子大。每服二丸，以粥饮送下

【主治】小儿泄清痢。

98227 **藜芦丸**（《圣惠》卷十三）

【组成】黎芦半两（去藜头）　桂心一两　巴豆一分（去皮心，研，纸裹，压去油）　附子一两（炮裂，去皮脐）

【用法】上为末，入巴豆研令匀，炼蜜为丸，如梧桐子大。每服一丸，食前以粥饮送下。

【主治】伤寒下部生䘌疮，时久不愈。

98228 **藜芦丸**（《圣惠》卷三十四）

【组成】藜芦一分　川椒半两（去目及闭口者，微炒去汗）　麝香一分（细研）　附子半两（去皮，生用）

【用法】上为末，消黄蜡为丸，如粟米大。每用一丸，纳虫孔中，有津即吐却。

【主治】牙齿蚛痛，日夜不止。

98229 **藜芦丸**（《圣惠》卷五十六）

【组成】藜芦一两（去芦头，微炙）　皂荚三分（去黑皮，涂酥，炙焦黄，去子）　桔梗三分（去芦头）　附子三分（炮裂，去皮脐）　巴豆一分（去皮心，研，纸裹，压去油）

【用法】上为末，炼蜜为丸，如小豆大。每服二丸，空心以温酒送下。利下恶物即住服。

【主治】诸疰，及冷痰、痰饮、宿酒癖疰。

98230 **藜芦丸**（《圣济总录》卷四十）

【组成】藜芦（炙，去苗）　皂荚（酥炙，去皮子）　巴豆各一两（去心皮膜，炒出油）

【用法】上为末，与巴豆同研令匀，炼蜜为丸，如小豆大。每旦服一丸，米饮送下。取利为度，赤利稍加之。

【主治】霍乱、赤白冷热等利及暴泻，病势初发，吐泻不止，食入不得。

98231 **藜芦汤**（《圣济总录》卷一四一）

【组成】藜芦　附子（剉）　莽草　蛇床子　羌活　独

活　当归　苦参　芍药各一两　蜀椒(去目)半两

【用法】上为粗末。每用两撮,生绢袋盛,桑、松、柏枝各一握,生姜一块(拍破),银石器中以水三碗煎熟,去滓,倾入器中,乘热熏,候温洗之。

【主治】痔。

98232　**藜芦粉**(《魏氏家藏方》卷八)

【组成】藜芦　硫黄各半钱(别研)　斑蝥十枚(去头足翅)　腻粉一钱

【用法】上为细末,以清油调和。候癣痒发,先以布揩擦动,次用药涂之。

【主治】诸般癣疮。

98233　**藜芦散**(方出《肘后方》卷四,名见《圣惠》卷五十五)

【组成】藜芦(着灰中炮之,令小变色)

【用法】上为末。每服半钱匕。当小吐,不过数服。

【主治】黄疸。

98234　**藜芦散**(《普济方》卷六十七引《肘后方》)

【组成】藜芦(去芦头)　莽草各半两　细辛(去苗叶)　垣衣(东墙上取)　盐各一两　棘刺四十九枚(有钩者)

【用法】上为末,水调成剂,以荞麦面四两,和作饼子裹之,烧令通赤,于醋中蘸,焙干,为散。用柳枝咬头令软,揾散置齿间,良久温水漱,早晨、临卧用之。

【主治】牙痛断宣露,疼痛疳䘌。

98235　**藜芦散**(《圣惠》卷三十四)

【组成】藜芦半两(去芦头)　细辛半两　莽草半两　青盐一两　生地黄一两　牛膝一两　曲头棘针四十九枚

【用法】上为末,用荞面溲作饼子,可药末裹之,烧令通赤,于醋中略粹,过滤出后,晒干,研为细散。每用以纸片子,可牙齿患处大小,水中蘸过,掺药末贴之,有涎即吐却,后用热水漱口,一日三四次。

【主治】牙齿宣露,齿根挺出,疼痛疳䘌。

98236　**藜芦散**(《圣惠》卷六十一)

【组成】藜芦半两　真珠末半两　硫黄三分(细研)　马齿矾三分(烧令汁尽)　雄黄三分(细研)　麝香一分(细研)　茼茹一两

【用法】上为细散。每用少许敷疮,一日二三次。

【功用】蚀恶肉。

【主治】痈疽。

98237　**藜芦散**(《圣惠》卷六十六)

【组成】藜芦一两(去芦头,以鸡子一枚取白,涂炙令尽)　茼茹一两　雄黄二两(细研)

【用法】上为细散,入雄黄末,更研令匀。敷疮上,不得入眼。

【主治】蚍蜉瘘,浮核不尽,及诸息肉在肌中。

98238　**藜芦散**

《伤寒总病论》卷四。为《千金》卷九"赤散"之异名。见该条。

98239　**藜芦散**(《圣济总录》卷一一九)

【组成】藜芦(去芦头)半两　附子(炮裂,去皮脐)一分　麝香一分(研)

【用法】上为散。每用半钱匕,掺于齿上。如牙有虫孔,即以绵裹少许纳之。

【主治】牙齿疼痛。

98240　**藜芦散**(《幼幼新书》卷二十九引《婴孺方》)

【组成】藜芦(炙)三铢　巴豆(去皮,炒)十四个　乱发一鸡子大(烧灰)　干姜五块子　蜀椒三合(汁)　盐豉一升半(炒)

【用法】上为末。小儿每服二分匕。不能服,当哺之。

【主治】小儿痢如膏血。

98241　**藜芦散**(《保命集》卷中)

【组成】大藜芦末半钱

【用法】温齑水调下。以吐为度。

【主治】久疟不能饮食,胸中郁郁,欲吐不能吐者。

98242　**藜芦散**(《朱氏集验方》卷九)

【组成】藜芦　白矾(火煅)各三钱　猪牙皂角三条(蜜炙)　雄黄一钱　粉草　北薄荷各二钱

【用法】上为细末。干服少许。如喉闭塞,用竹管子吹入。即愈。

【主治】咽喉病。

98243　**藜芦散**(《朱氏集验方》卷十二)

【组成】藜芦不拘多少

【用法】用盐少许,以鲫鱼煎油涂。

【主治】疥疮。

98244　**藜芦散**(《普济方》卷四十八)

【组成】贯众一两　藜芦二钱　漏芦三钱

【用法】上为细末。先洗净疮,候干,油调涂。

【主治】秃疮。

98245　**藜芦散**(《景岳全书》卷六十)

【组成】藜芦(为末)

【用法】上为末。塞牙孔中。勿令咽汁,有涎吐之。

【主治】虫牙疼痛。

98246　**藜芦膏**(《千金》卷五)

【组成】藜芦　黄连　雄黄　黄芩　松脂各三两　猪脂半斤　矾石五两

【用法】上为末,煎令调和。先以赤龙皮(槲木皮是也)、天麻汤洗讫,敷之。

【主治】小儿一切头疮,久即疽痒,不生痂,赤色肿有尖头者;瘑癣;浅疮经年搔成痒孔者。

98247　**藜芦膏**(《圣惠》卷六十)

【组成】藜芦半两(去芦头)　川大黄半两(剉碎)　黄连半两(去须,微炒)　楝子十四枚(捣碎)　巴豆三枚(去皮心,研碎)　桃仁十四枚(汤浸,去皮尖双仁)

【用法】上药以猪脂五合,煎二三十沸,绵滤去滓,放冷。以涂痔上。

【主治】痔疾,肛边生鼠乳。

98248　**藜芦膏**(《圣惠》卷六十五)

【组成】藜芦二两(去芦头)　白矾二两(烧灰,细研)　雄黄二两(细研)　苦参二两(剉)

【用法】先捣藜芦、苦参为散,入猪脂一斤相和,煎十余沸,绵滤去滓,次入松脂、雄黄、白矾等末,搅令匀,待冷,收于瓷盒中。旋取涂之,以愈为度。

【主治】诸瘑疮,经久则生虫。

98249　**藜芦膏**(《圣济总录》卷一三六)

【组成】藜芦(去芦头)一两半　石硫黄(研)　猪牙皂荚　乳香各半两(研)　附子一分　杏仁(去皮,研)三两　腻粉一分　巴豆(去壳,研)半分　猪胆二枚　酥二两　白矾(研)一分　猪脂五两

【用法】上为末,先熬脂、酥、胆汁令沸,即下诸药末,搅匀,以瓷盒盛。每日三次涂摩。

【主治】疮疥。

98250　**藜芦膏**

《准绳·幼科》卷三。为《圣济总录》卷一三二"藜芦敷方"之异名。见该条。

98251　**藜芦膏**(《外科大成》卷二)

【组成】藜芦　苦参各一两　猪脂半斤

【用法】浸七日,煎十数沸,去渣,入松香一两化,离火,入雄黄末、枯矾末各一两,搅匀。涂之,以愈为度。

【主治】病疮痒痛,黄水浸淫。

98252　**藜香散**(《重订通俗伤寒论》)

【组成】白藜芦九分　真麝香一分

【用法】上为细末。搐鼻。

【功用】取嚏,通脑气。

【主治】痰火灼肝重症,昏狂痉厥,癫痫痴呆,直上巅顶,冲激神气。

98253　**藜芦软膏**(《中医皮肤病学简编》)

【组成】藜芦 10 克　硫黄 20 克　凡士林加至 100 克

【用法】外用。

【主治】癣疥。

98254　**藜芦敷方**(《圣济总录》卷一三二)

【异名】藜芦膏(《准绳·幼科》卷三)。

【组成】藜芦(末)　猪脂各二两

【用法】上相和调如糊。涂疮上,每日三五次。

【主治】❶《圣济总录》:反花疮。❷《东医宝鉴·杂病》:阴挺下脱。

藤

98255　**藤子散**(《圣济总录》卷一四一)

【组成】榼藤子一枚　鸡冠花一两　鲮鲤甲(鳞)七片

【用法】上药都入藏瓶内,盐泥固济,留一小眼子,用炭火烧,烟绝为度,入麝香少许,同研细。每服一钱匕,温酒调下,一日三次,不拘时候。与嘉谷散相间服。

【主治】牝痔。

98256　**藤花酒**(《仙拈集》卷四)

【组成】红藤一两许　紫花地丁一两许

【用法】红藤用好酒二碗煎一碗,饮醉卧,午后用紫花地丁一两许,亦以好酒煎服后,痛必渐止,再服。

【主治】肠痈。生于小肚角,微肿而小腹隐痛不止,皮色不变者。

98257　**藤花散**(《医方类聚》卷一七七引《施圆端效方》)

【组成】鹭鸶藤(茎叶花附)　黄耆　生甘草　栝楼根各半两

【用法】上为粗末。每服五钱,酒二盏,同煎至一盏,去滓温服,一日三次,不拘时候。

【主治】痈疽。

98258　**藤黄饮**(《袖珍》卷三)

【组成】大黄四两　甘草　茯苓　牡蛎(生用)各一两　人参　川芎　栀子　赤芍药　金银花各半两　木香　白芷各六两　当归七两

【用法】上㕮咀。每服八钱,水二盏,煎至一盏,温服。

【主治】一切疔肿恶疮,痈疽疼痛。

98259　**藤黄炼**(《经验良方》)

【组成】藤黄一分　生姜三分

【用法】烧酒炼和。一日服尽。

【主治】实证水肿。

98260　**藤黄饮子**(《普济方》卷二八二)

【组成】金银花　黄耆　防风　川乌　羌活　大黄　赤芍药　薄荷　连翘　麻黄　当归　石膏　黄芩　桔梗　白术　白茯苓各四两　荆芥　甘草各三钱　山栀子半两　人参七钱半　滑石六钱　芒消一钱

【用法】上为粗末。每服半两,水二盏,加生姜三片,煎服。

【主治】一切痈疽疮肿。

98261　**藤黄健骨丸**(《成方制剂》20 册)

【组成】熟地黄 750 克　鹿衔草 500 克　骨碎补(烫)500 克　肉苁蓉 500 克　淫羊藿 500 克　鸡血藤 500 克　莱菔子(炒)250 克

【用法】制成丸剂,每丸重 3.5 克。口服,一次 1 ~ 2 丸,一日 2 次。

【功用】补肾,活血,止痛。

【主治】肥大性脊椎炎,颈椎病,跟骨刺,增生性关节炎,大骨节病。

98262　**藤黄煮酒散**(《医方类聚》卷一七七引《施圆端效方》)

【组成】鹭鸶藤(茎叶干,用花尤妙)二两　生地黄(干者)一两

【用法】上为粗末。酒四升,和入大瓶内,油纸竹叶牢封瓶口,悬釜内煮二三百沸,香熟后冷,就瓶纱滤出酒。每服一盏,日三次,夜一次,温凉随时顺意服。

【主治】痈肿,疮深附骨;在腹虽肿,皮肤不热,颜色如故;一切危恶或瘘或疳,经年不愈;妇人奶疽,连岁不愈;一切血气不和,留蓄疙瘩,挛痹于筋骨,不能行步者。

覆

98263　**覆花散**(《普济方》卷四十六引《海上方》)

【组成】旋覆花一两(焙)　僵蚕一两(焙)　石膏一两(研细)

【用法】上为末,以连根葱煨熟,同杵为丸,如梧桐子大。每服急痛二丸,慢痛一丸。用葱茶送下,立愈。

【主治】头痛。

98264　**覆杯汤**(《外台》卷十注文引《范汪方》)

【组成】麻黄四两(去节)　甘草(炙)　干姜　桂心　贝母各二两

【用法】上切。以水八升,煮取二升,分二次服。

【主治】上气。呼吸牵绳,肩息欲死。

【宜忌】忌海藻、生菜、菘菜。

【临床报道】上气:有人先有风患,兼有石热,取冷当

风，饮酒，房室体虚，末春因天行病，至夏中愈，尚虚，有风热未除，兼药石势过，伤于胃气，因腹胀坚如石，气息不利，因自下后变四肢肿，游走无定，小便不通，积服利药，忽吐逆不下食，变哕，至掣动百脉，状如嘘唏，积日乃变上气，服此方加杏仁二两，与两剂，上气得止。

98265 **覆盆饮**（《圣济总录》卷四十五）

【异名】覆盆散（《普济方》卷二〇六）。

【组成】覆盆子根　枣（青州者，去核）　人参　白茅根　灯心　半夏（汤洗七遍，焙）　前胡（去芦头）　白术各等分

【用法】上碎如麻豆大。每服五钱匕，水一盏半，煎至八分，去滓温服，一日三次。

【主治】胃气不和，呕逆不下食。

98266 **覆盆散**

《普济方》卷二〇六。为《圣济总录》卷四十五“覆盆饮”之异名。见该条。

98267 **覆蚕丸**（《卫生总微》卷十二）

【组成】覆蚕一个（以纸串其头，阴干，只取向后有粪处，细研。覆蚕，是第二次出者蚕）　辰砂三分（研，水飞）　麝香三字（研）　荜茇三钱半　雄黄三钱半（研，水飞）　胡黄连三钱半

【用法】上为末，以新蒸粟米饭一块，泥裹煨之，取中心软者和药为丸，如绿豆大。每服五七丸，麝香汤送下。

【主治】小儿诸疳、泻痢、惊风等疾，久不痊愈，及断乳后羸瘦，尫羸渐困，不能治者。

98268 **覆盆子丸**（《千金》卷十九）

【组成】覆盆子十二分　苁蓉　巴戟天　白龙骨　五味子　鹿茸　茯苓　天雄　续断　薯蓣　白石英各十分　干地黄八分　菟丝子十二分　蛇床子五分　远志　干姜各六分

【用法】上为末，炼蜜为丸，如梧桐子大。每服十五丸，酒送下，一日二次。细细加至三十丸。

【功用】补益，令人充健。

【主治】五劳七伤，羸瘦。

【宜忌】忌生冷、陈臭。

98269 **覆盆子丸**（《圣惠》卷三）

【组成】覆盆子一两　细辛半两　当归半两（剉，微炒）　决明子半两　芎䓖半两　五味子半两　人参半两（去芦头）　白茯苓半两　羌活半两　桂心半两　柏子仁半两　防风半两（去芦头）　甘菊花半两　枸杞子半两　车前子半两　甘草半两（炙微赤，剉）

【用法】上为细末，炼蜜为丸，如梧桐子大。每服三十丸，粥饮送下，不拘时候。

【主治】肝气不足，两目昏暗，热气冲上，泪出疼痛，两胁虚胀，筋脉不利。

【宜忌】忌酒、湿面、炙煿。

98270 **覆盆子丸**（《圣惠》卷九十八）

【组成】覆盆子　薯蓣　石斛（去根，剉）　熟干地黄　牛膝（去苗）　阳起石（酒煮半日，细研，水飞过）　桂心　巴戟　肉苁蓉（酒浸一宿，刮去皱皮，炙干）　菟丝子（酒浸三日，晒干，别捣为末）　蛇床子　山茱萸　枸杞子　五味子　人参（去芦头）　赤石脂　泽泻　鹿茸（去毛，涂酥，炙令微黄）　白茯苓　远志（去心）各一两

【用法】上为末，炼蜜为丸，如梧桐子大。每服二十丸，空心温酒送下。渐加至三十丸。

【功用】强力益气，补虚损，壮腰脚，安五脏，驻颜色。

【主治】五劳七伤。

98271 **覆盆子丸**（《圣惠》卷九十八）

【组成】覆盆子半斤　五粒松半斤　枸杞子六两　秦皮四两　川升麻三两　巨胜五两　楮实五两（水淘去浮者，晒干，微炒）

【用法】上为末，以生地黄汁六升，好醋半升，蜜半升，酥七两，先煎地黄汁等十余沸，入药末为丸，如梧桐子大。每服三十丸，食后温酒送下；如不饮酒，以浆水下。

【功用】补暖下元，变白发。

【主治】诸风虚。

【宜忌】忌白蒿、青蒿、荏子、萝卜、蒜。

98272 **覆盆子丸**（《医方类聚》卷十引《简要济众方》）

【组成】覆盆子一两　五味子一两　附子一两（炮裂，去皮脐）　酸枣仁一两　白术一两　熟干地黄半两

【用法】上为末，炼蜜为丸，如梧桐子大。每服二十丸，空心、食前温酒送下；米饮亦得。

【功用】补虚。

【主治】肝脏虚寒，面青黄色，两肋胀满，筋脉不利，背膊疼痛，瘦乏无力。

98273 **覆盆子丸**（《圣济总录》卷八十九）

【组成】覆盆子（去萼）　巴戟天（去心）　山芋　泽泻　附子（炮裂，去皮脐）各一两半　白术（炒）　桂（去粗皮）　菟丝子（酒浸，别捣）　牛膝（酒浸，切，焙）　人参　白茯苓（去黑皮）　厚朴（去粗皮，生姜汁炙）　干姜（炮裂）　山茱萸　细辛（去苗叶）　远志（去心）　甘草（炙，剉）　五味子　陈橘皮（去白，炒）　龙骨　石斛（去根）　青木香　槟榔（剉）　芎䓖　熟干地黄（焙）　赤石脂　陈曲（炒）　柏子仁　地骨皮　蛇床子各一两　肉苁蓉（去皱皮，酒浸，切，焙）　黄耆（剉）各二两

【用法】上为末，炼蜜为丸，如梧桐子大。每服四十丸，空心、食前温酒送下。

【功用】令人肥健。

【主治】虚劳腰痛，不能运动；及男子五劳七伤，下元虚损。

98274 **覆盆子丸**（《圣济总录》卷九十六）

【组成】覆盆子　肉苁蓉（酒浸，切，焙）　黄耆（炙，剉）　五味子　补骨脂（炒）　乌药　石斛（去根）　泽泻　荜澄茄　沉香（剉）　巴戟天（去心）各一两　熟干地黄（焙）一两半　芎䓖　当归（切，焙）　赤芍药　山茱萸各三分　菟丝子（酒浸三日，捣，焙）二两

【用法】上为末，炼蜜为丸，如梧桐子大。每服二十丸，加至三十丸，食前温酒送下；米饮、盐汤亦得。

【功用】温顺脏气，补益下经。

【主治】元脏虚弱，脐腹疠痛，膝胫少力，百节酸疼，昏倦多睡，小便频浊，头眩痰唾，背脊拘急，饮食无味。

98275 **覆盆子丸**（《圣济总录》卷一八五）

【组成】覆盆子(去梗)　巴戟天(去心)　五味子　桂(去粗皮)　山芋　鹿茸(去毛,酥炙)各半两　黄耆(剉)牛膝(酒浸,切,焙)　熟干地黄(焙)各一两　远志(去心)一分　石斛(去根)　肉苁蓉(酒浸,去皱皮,切,焙)各三分

【用法】上为末,炼蜜为丸,如梧桐子大。每服三十丸,空心温酒送下。

【主治】五劳七伤,骨髓虚惫。

98276　**覆盆子丸**(《圣济总录》卷一八七)

【组成】覆盆子三两半(拣去梗萼杆)　巴戟天(穿心紫者,去心)　肉苁蓉(酒浸,去皱皮,切片,焙干)　远志(去心)　牛膝(酒浸一宿,焙干)　五味子(洗净,焙干)续断各二两　山茱萸(去核,焙干)一两

【用法】上为末,炼蜜为丸,如梧桐子大。每服五十丸,空心温酒送下。渐加至百丸。

【功用】补肝益肾,平养心气,聪耳明目。

98277　**覆盆子丸**(《普济方》卷二二六引《卫生家宝》)

【组成】熟地黄二两　菟丝子　五味子　枸杞子　覆盆子　牛膝　葫芦巴　绵黄耆各一两

【用法】上为末,炼蜜为丸,如梧桐子大。每服三十丸,食前以生地黄汁熬成膏,每服半匙,用酒调送下。

【功用】补诸虚。

98278　**覆盆子丸**(《御药院方》卷六)

【组成】覆盆子(去萼)一两　远志(去心)一两　杜仲(去皮,炒去丝)一两　柏子仁(炒香,另捣之)二两　枸杞子(焙干)二两　地肤子(微焙香)一两　胡桃仁(去皮,另研)二两

【用法】上为细末,将山药末同白面酒糊为丸,如梧桐子大。每服四五十丸,空心温酒送下。

【功用】壮筋骨,益子精,明目,黑髭发。

98279　**覆盆子散**(《圣惠》卷三十)

【组成】覆盆子二两　五味子三分　黄耆一两(剉)石斛一两半(去根,剉)　肉苁蓉一两(酒浸一宿,刮去皱皮,炙干)　车前子三分　鹿角胶一两(捣碎,炒令黄燥)熟干地黄一两　钟乳粉二两　天门冬一两半(去心,焙)紫石英一两半(细研,水飞过)　菟丝子一两(酒浸三日,晒干,别研为末)

【用法】上为细散。每服二钱,食前温酒调下。

【主治】虚劳精气乏,四肢羸弱。

礞

98280　**礞石丸**(《中藏经·附方》)

【组成】硇砂一两(用米醋三升化开)　巴豆霜二两半(二味同入醋煮两食久)　青礞石半两(研)　京三棱一两(醋浸一宿,煨,二味次之,煮半食久,入前醋中煮)　白面二两(酒半升化,次入,煮半食久)　大黄一两半(分三份,一生、一炒、一煨,次入,煮半食久)　木香(以下并为细末)槟榔　肉豆蔻　肉桂　猪牙皂角(去皮尖)　干姜(炮)丁香　蓬莪术各一两　青皮半两　芫花(醋浸一宿,炒,微令有烟)　好墨(烧,冷八分过)　白豆蔻各半两　胡椒一分　粉霜一分(研)

【用法】上药次第煮了,次入木香等十四味,熬成膏为丸,如绿豆大。每服三丸,酒、饮、姜汤杂下。

【主治】脾积滞气,酒食所伤,饮食不化,恶心呕逆,胸膈不快,不思饮食,胸腹胀满,脐胁有块,心脾冷痛,口吐酸水,停饮冷痰,痃癖癥瘕,发痛无度,翻胃转食,面黄瘦乏,四肢头面浮肿,脏腑不调,里急后重,及十膈气,虚中有积,妇人血气块硬。

98281　**礞石丸**(《圣惠》卷四十九)

【组成】礞石半两(细研)　硼砂半两　干漆一两(捣碎,炒令烟出)　附子一两(炮裂,去皮脐)　京三棱一两(微煨,剉)　青橘皮一两(汤浸,去白瓤,焙)　香墨半梃巴豆一两(去皮心,研,纸裹压去油)

【用法】上为末,以头醋三升,化硼砂,研巴豆,入银锅子内,微火煎成膏,入诸药末为丸,如绿豆大。每服三丸,宿食不消,茶送下;妇人血瘕,当归酒送下;心痛,橘皮、生姜汤送下。

【主治】食癥久不消。

98282　**礞石丸**(《圣惠》卷七十一)

【异名】硇砂丸(《普济方》卷三二四)。

【组成】青礞石二分(末)　木香一分(末)　硇砂半两(不夹石者,细研)　朱砂一分(细研)　粉霜二分(研入)巴豆三分(去皮心,研,纸裹压去油)

【用法】上为末,以糯米饭为丸,如绿豆大。每服二丸,空心温酒送下。取下恶物为效。

【主治】妇人食癥块久不消,攻刺心腹疼痛。

98283　**礞石丸**(《圣惠》卷八十八)

【组成】礞石一分　巴豆半两(去心皮,纸裹压去油)干姜一分(炮裂为末)　硇砂半两　杏仁一分(汤浸,去皮尖双仁,麸炒微黄,以上五味,研令细,以米醋一茶碗煎如膏)　蓬莪术一分　京三棱一分(微煨,剉)　皂荚一分(去皮,涂酥,炙令黄,去子)

【用法】上为末,以所煎膏为丸,如绿豆大。三岁儿每服一丸,茶清送下;儿稍大,临时以意加之。

【主治】小儿食癥,或时寒热,四肢黄瘦,不欲饮食。

98284　**礞石丸**(《直指小儿》卷二)

【组成】青礞石(捣碎)一两　焰消半两(同礞石入甘锅内,用炭火煅令通红,候冷)

【用法】上为末,雪糕薄糊为丸,如绿豆大。每服二丸。急风,薄荷、荆芥泡汤调下;慢风,慢脾风,用南木香煎汤调下。

【功用】利痰。

【主治】急慢脾风。

【方论选录】礞石、焰消、古文钱辈,虽能利痰,然其性非胃家所好,须以木香佐之。

98285　**礞石丸**(《医学纲目》卷二十六)

【组成】礞石半两(煅)　半夏七钱半　南星　茯苓各五钱　风化消二钱

【用法】上为末,神曲糊为丸服。

【主治】痰证。

98286　**礞石丸**(《普济方》卷二十三)

【组成】礞石(研)　干姜(炮)　蓬莪术(煨,剉)　猪牙皂荚(烧存性,为末)　芫花(醋炒焦)　桂(去粗皮)　大

黄(蒸熟,剉,焙,捣碎末) 京三棱(炮,剉,捣末) 硇砂 木香 肉豆蔻(去壳)各一两 青橘皮(汤浸,去白,焙) 墨(烧过) 白豆蔻(去皮) 槟榔(剉)各五钱 丁香 诃黎勒皮 胡椒各一分 巴豆一两五钱(去皮心膜,研出油)

【用法】上除大黄,京三棱并研药外,为末,用醋三升飞硇砂,于银石器内慢火熬三十沸,次入巴豆,又熬十数沸,又入京三棱末,又熬五七沸,次入白面二两,无灰酒半斤,又熬二十沸,次入大黄末,又熬五七沸,下诸药末,不住用柳枝搅成膏,硬软得所,候冷,入末臼捣一千杵,为丸三等,或如绿豆大,或如麻子大,或如黄米大。每服五丸或七丸,生姜汤送下,量脏腑虚实加减;妇人心痛,醋汤送下。

【功用】磨气块,取虚积。

【主治】脾胃虚寒,宿食不消,攻胁下痛。

98287 **礞石散**(《普济方》卷一六九)

【组成】青礞石二两(研) 滑石一两(研) 青黛半两 轻粉二钱

【用法】上为末。每服一钱,面汤调下,急以水漱口。未服药前一日,先吃淡粥,至晚服药,候次日晚未动,再服半钱,取下恶物,更以汤粥将息三两日。如是无积,药随大便下,并无所损忌,次日将息。

【主治】一切积,不问虚实,冷热酒食,远年日久。

98288 **礞石化痰丸**(《惠直堂方》)

【组成】大黄二两(九蒸) 礞石二两(煅,乳淬) 沉香一两 半夏二两(姜矾制) 陈皮二两 黄芩二两(酒制)

【用法】上为末,米糊为丸,如绿豆大。每服三钱。

【主治】中痰,并一切痰证。

98289 **礞石利痰丸**(《治疹全书》卷下)

【组成】青礞石(焰消煅,研,水飞) 黄芩 半夏各八钱 南星(汤泡)四钱 滑石六钱 巴霜二钱

【用法】上为末,姜汁、绿豆粉糊为丸,如梧桐子大。小儿每服三四丸,中儿七八丸,大儿十余丸,桑白皮汤送下。

【主治】马脾风。疹后余毒不散,挟痰挟火,留于心包络,传于肺位,卒然昏仆,不省人事,口目歪牵,手足搐搦,痰涎壅盛,鼻鼾如雷,与五痫相似,发过即省,数日复发,竟有发而不省,汗出遗溺而死者。

98290 **礞石滚痰丸**(《幼科金针》卷上)

【组成】明天麻一两(煨) 天竺黄五钱(取嫩) 雄黄三钱 礞石五钱(煨) 胆星一两 巴霜四钱 白附子六钱(泡) 生甘草三钱(去皮) 全蝎五钱(去毒) 防风三钱 麝香二分

【用法】上为末,用竹沥一钟拌和,再研极细,入瓷瓶内,陈年许,量情而用。

【主治】痰喘。

98291 **礞石滚痰丸**

《痘疹金镜录》卷上。为《玉机微义》卷四引《养生主论》"滚痰丸"之异名。见该条。

嵘

98292 **嵘峒丸**

《北京市中药成方选集》。为《金鉴》卷七十五"黎洞丸"之异名,见该条。

98293 **嵘峒丹**

《青囊秘传》。为《金鉴》卷七十五"黎洞丸"之异名。见该条。

98294 **嵘峒丹**(《朱仁康临床经验集》)

【组成】牛黄3克 麝香3克 梅花冰片3克 炙乳没 大黄 参三七 儿茶 天竹黄 血竭各9克 山羊血15克 月黄3克(用豆腐制过)

【用法】前三味药另研为末,次七味药研细,再同研和,总合以上各药再加面粉,调浆适量,捣和为丸,每粒潮重2克,藏石灰箱肉燥干,每个装蜡壳内封固。每日服半丸,开水送下。

【功用】活血祛瘀,消散肿毒。

【主治】痈疽,流注,疔疮走黄(脓毒症、败血症)。

瞻

98295 **瞻仰丸**(《奇效良方》卷十二)

【组成】常山四两 草果一两(各炒存性)

【用法】上为末,薄糊为丸,如梧桐子大。每服四十丸,临卧冷酒送下,五更时再服三十丸。

【主治】一切疟疾。

【宜忌】忌热汤并羊肉。

蟢

98296 **蟢膜散**(《痘疹会通》卷四)

【组成】壁上白蟢膜不拘多少

【用法】入铜勺内,加食盐少许,拌炒为末。吹之。

【主治】痘疹喉咙痛。

蟠

98297 **蟠龙散**(《活动心书》卷下)

【组成】干地龙(蟠如钱样者佳,略去土)一两 风化朴消二钱

【用法】上为细末,仍和匀朴消。每以二钱至三钱,肛门湿润干涂,或干燥用油调涂。先以见毒消、荆芥、生葱煮水,候温浴洗,轻与拭干,然后敷药。

【主治】阳证脱肛。

98298 **蟠桃丸**(《寿世保元》卷三)

【组成】沉香三钱 木香三钱 乳香三钱(箬上炙) 没药三钱(炙) 琥珀一钱或五分 白丑八钱(生用头末) 黑丑八钱(用牙皂煎浓汁浸半日,铺锅底焙,一半生,一半熟,取出研末)八钱 槟榔一两(一半生,一半用牙皂煎汁浸透焙熟)

【用法】上为细末,牙皂水打稀面糊为丸,如梧桐子大。每服二钱七分,五更清晨砂糖煎汤送下。

【主治】男、妇浑身头面手足浮肿,肚腹胀满疼痛,上气喘急。

98299 **蟠桃果**(《景岳全书》卷五十一)

【组成】芡实一斤(炒) 莲肉(去心)一斤 胶枣肉一斤 熟地一斤 胡桃肉(去皮)二斤

【用法】以猪腰六个,掺大茴香蒸极熟,去筋膜,同前

药捣成饼。每日服二个，空心、食前用滚白汤或好酒一二钟送下。

【功用】补脾滋肾。

【主治】遗精虚弱。

【加减】凡人参、制附子，俱可随意加用。

98300 **蟠桃酒**(《古今医鉴》卷六)

【组成】桃树上不落干桃子三两

【用法】上为末。每服二钱，空心温酒调下。

【主治】气结聚心下不散。

98301 **蟠葱散**

《医方类聚》卷一〇〇引《管见良方》。即《博济》卷二“葱白散”。见该条。

98302 **蟠葱散**(《局方》卷三续添诸局经验秘方)

【组成】延胡索三两 苍术(米泔浸一宿，去皮) 甘草(爁)各半斤 茯苓(白者，去皮) 蓬莪术 三棱(煨) 青皮(去白)各六两 丁皮 缩砂(去皮) 槟榔各四两 肉桂(去粗皮) 干姜(炮)各二两

【用法】上为末。每服二钱，水一盏，加连根葱白一茎，煎七分，空心、食前稍热服。

【主治】脾胃虚冷，攻筑心腹，连胁肋刺痛，胸膈痞闷，背膊连项拘急疼痛，不思饮食，时或呕逆，霍乱转筋，腹冷泄泻，膀胱气刺，小肠及外肾肿痛；及妇人血气攻刺，癥瘕块硬，带下赤白，或发寒热，胎前产后恶血不止，脐腹疼痛，一切虚冷，不思饮食。

98303 **蟠葱散**(《医学传灯》卷下)

【组成】苍术 三棱 砂仁 丁香 肉桂 炮姜 玄胡 白茯苓 甘草 葱白

【主治】原有疝气，反缩入内，聚于少腹，疼痛异常者；阴寒夹食，积聚不通。

98304 **蟠葱散**(《医级》卷七)

【组成】葱一握

【用法】炒热，熨关元、气海穴。

【主治】寒犯三阴，腹痛，脉绝肢冷。

蟮

98305 **蟮粪饮**(《卫生总微》卷十)

【组成】田中曲蟮粪一两(研末)

【用法】每服半钱匕，空心米饮调下。一二服立效。儿小减服。

【主治】哯乳不止。

瞿

98306 **瞿麦丸**(《千金翼》卷二十)

【组成】瞿麦二两 雄黄一两半(研) 王不留行 生地各五分 麻黄(去节) 茅根 败酱 防风 雀李根皮 牛膝 大黄 蓝实 石龙芮 蔷薇根各二两

【用法】上为末，炼蜜为丸，如梧桐子大。每服十丸，以酒送下，一日二次。稍加至二十丸，以知为度。

【主治】箭镞入肉，久不出者。

【宜忌】忌猪、鱼、生冷物。

98307 **瞿麦丸**(《圣济总录》卷一七九)

【组成】瞿麦穗 龙胆 石韦(去毛) 桂(去粗皮) 皂荚(炙，去皮子)各半两 鸡肠草 人参各一两 车前子一两一分

【用法】上为末，炼蜜为丸，如梧桐子大。每服六丸至十丸，空腹热汤研下。

【主治】小儿淋。

98308 **瞿麦丸**(《鸡峰》卷十七)

【组成】人参 当归 大黄(湿纸裹，三斗米下蒸，米熟去米，纸焙) 瞿麦穗 赤芍药 桂 白茯苓各半两 葶苈二分

【用法】上为细末。炼蜜为丸，如梧桐子大。每服十五丸，空心米饮送下。渐加至二十丸，止于三十丸。

【主治】妇人经脉不利，即为水，水流走四肢悉肿，病名曰血分，其候与水相类。

98309 **瞿麦丸**

《普济方》卷二一六。即《金匮》卷中“栝楼瞿麦丸”。见该条。

98310 **瞿麦汤**(《外台》卷二引《古今录验》)

【组成】瞿麦三两 甘草三两 滑石四两 葵子二合半 石韦三两(去毛令尽)

【用法】上切。以水八升，煮取二升半，分三服。

【主治】伤寒热甚，小便不利。

【宜忌】忌海藻、菘菜。

98311 **瞿麦汤**(外台卷十一引《近效方》)

【异名】瞿麦饮(《杂病源流犀烛》卷十七)。

【组成】瞿麦穗 泽泻 滑石各一两半 防己三分 黄芩 大黄各一分 桑螵蛸(炒)十四枚

【用法】上切。每服三钱匕，水三升，煮取一升，去滓，空心温服，良久再服。

【主治】消渴，欲成水气，面目并足胫浮肿，小便不利。

98312 **瞿麦汤**(《幼幼新书》卷三十引《婴孺方》)

【组成】瞿麦 石韦(去毛)各一两 滑石二两 小麦二合

【用法】以水三升，煮一升，服一合，日四服，夜二服。

【主治】小儿小便不通。

98313 **瞿麦汤**(《伤寒微旨论》卷下)

【组成】瞿麦 扁蓄 猪苓 黄芩 茯苓各一两 木通半两 滑石三两 甘草三钱 通草一钱

【用法】上为末。每服三钱，水一盏，同煎至八分，去滓，放温凉，时时服。

【主治】伤寒病人二三日以后至未大汗以前，若小便黄色者。

【加减】若觉渴或发热，加栝楼根一两；若小便赤色，加黄芩半两；若小便少，加车前子三分；若小便涩如淋，茎中痛者，加石韦半两，冬葵子三分，续随子半两；若脐下悸动，加茯苓、桂枝各半两，并依前法服。

98314 **瞿麦汤**(《圣济总录》卷四十三)

【组成】瞿麦穗 麦门冬(去心，焙) 木通(剉)各一两 黄连(去须) 甘草(炙，剉)各半两

【用法】上为粗末。每服三钱匕，水一盏，加竹叶十片，同煎至七分，去滓温服，不拘时候。

【主治】心热烦躁，小便赤涩。

98315 瞿麦汤

《圣济总录》卷四十三。为《圣惠》卷四“黄连散”之异名。见该条。

98316 瞿麦汤(《圣济总录》卷八十)

【组成】瞿麦穗　车前子　滑石(碎)　茅根(剉)　甘遂(微炒)　苦参各等分

【用法】上为粗末。每服二钱匕，以水二盏，煎至七分，去滓温服，一日三次，以利为度。

【主治】水蛊。腹胀满急，小便不通，纵有，少而黄赤。

98317 瞿麦汤(《圣济总录》卷九十五)

【组成】瞿麦穗　滑石　木通(剉)各半两　海金沙　冬葵子各一分

【用法】上为粗末。每服五钱匕，水一盏半，加灯心二十茎，煎至七分，去滓温服，不拘时候。

【主治】小便不通。

98318 瞿麦汤(《圣济总录》卷九十八)

【组成】瞿麦(去梗)半两　木通(剉)　赤茯苓(去黑皮)　陈橘皮(汤浸去白，焙)各一两　滑石(碎)一两半　冬葵子(炒)一合　甘草(炙，剉)　桑根白皮(剉)各半两

【用法】上为粗末。每服三钱匕，水一盏，加葱白二寸，煎七分，去滓温服，不拘时候。

【功用】通利小肠。

【主治】卒淋。

98319 瞿麦汤

《圣济总录》卷九十八。为《圣惠》卷五十八“瞿麦散”之异名。见该条。

98320 瞿麦汤(《圣济总录》卷九十八)

【组成】瞿麦(用穗)一两半　黄芩(去黑心)　鸡苏各一两　当归(切，焙)三分　木通(剉)一两半　白茯苓(去黑皮)　芍药　滑石(研)各三分

【用法】上为粗末。每服三钱匕，水一盏，煎至七分，去滓温服，不拘时候。

【主治】气淋。膀胱热结，小便不通。

98321 瞿麦汤(《圣济总录》卷九十八)

【组成】瞿麦穗　黄连(去须)　大黄(熬)　枳壳(去瓤，麸炒)　当归(切，焙)　桔梗　牵牛子　大腹(剉)　木通(剉)　羌活(去芦头)　延胡索　射干各一两半　桂(去粗皮)半两

【用法】上为粗末。每服四钱匕，水一盏半，加生姜七片，煎取八分，去滓温服，不拘时候。

【主治】气淋涩滞。

98322 瞿麦汤(《圣济总录》卷九十八)

【组成】瞿麦穗　生干地黄(焙)各三两　郁金二两　车前叶(切，焙)三两　滑石(碎)五两　芒消一两

【用法】上为粗末。每服三钱匕，水一盏，煎至七分，去滓温服，不拘时候，一日三次。

【主治】血淋热结，不得通利。

98323 瞿麦汤(《圣济总录》卷一五一)

【组成】瞿麦穗　延胡索　京三棱(炮，剉)各一两半　当归(切，焙)　桂(去粗皮)　白前　大腹(剉碎)　代赭　红兰花(炒)各一两　桃仁十枚(去皮尖双仁，炒，研)　草豆蔻(去皮)三枚

【用法】上为粗末，入桃仁拌匀。每服三钱匕，水一盏，加生姜三片，同煎至七分，去滓，温服。

【主治】妇人经候不调，气攻心腹，妨胀迷闷。

98324 瞿麦汤(《圣济总录》卷一五七)

【组成】瞿麦(去根，剉)　榆白皮(剉)　木通(剉)各二两　冬葵子(拣净，微炒)一合　滑石一两

【用法】上为粗末。每服四钱匕，水一盏半，煎至七分，去滓，空心温服。

【功用】滑胎易产。

【主治】妊娠，数日不产。

98325 瞿麦汤(《圣济总录》卷一五九)

【组成】瞿麦穗　消石　黄连(去须)　滑石　甘草(炙)各一两　王不留行　延胡索　当归(切，焙)　大黄(剉，炒)各一两一分　生干地黄(焙)　连皮大腹(剉)　鬼箭羽　射干　威灵仙(去土)　雷丸　槟榔(剉)　京三棱(煨，剉)　郁李仁(炒)各一两半　吴茱萸(汤洗，焙，炒)半两　牵牛子(炒)二两

【用法】上为粗末。每服五钱匕，水一盏半，加生姜五片，同煎至八分，去滓温服，不拘时候。

【主治】难产，及已产胞衣不下，或坠胎后血不下。

98326 瞿麦汤(《圣济总录》卷一五九)

【组成】瞿麦(用穗子)二两

【用法】上为粗末。每服五钱匕，水一盏半，煎至七分，去滓温服。连三二服，未下再服。

【主治】妊娠子死腹中未久者。

98327 瞿麦汤(《圣济总录》卷一五九)

【组成】瞿麦(去梗)一两半　牛膝(去苗，切，焙)　榆白皮各一两(切细)　桂(去粗皮)　木通(剉)各三分

【用法】上为粗末。每服五钱匕，水一盏半，煎至七分，去滓温服。连三五服，未下再服。

【主治】子死腹中，三二日不出，母气欲绝。

98328 瞿麦汤(《圣济总录》卷一五九)

【组成】瞿麦穗二两　牛膝(去苗，酒浸，切，焙)　桂(去粗皮)　木通(剉碎)各一两

【用法】上为粗末。每服三钱匕，水一盏，煎取七分，去滓温服，不拘时候。未下再服。

【主治】产后胞衣不出。

98329 瞿麦汤

《圣济总录》卷一七九。为《圣惠》卷九十二“赤芍药散”之异名。见该条。

98330 瞿麦汤(《魏氏家藏方》卷七)

【组成】苦杖　瞿麦各等分

【用法】上为细末。每服半两，水二盏，加灯心三十茎，煎一盏，不拘时候服。

【主治】小便不通。

98331 瞿麦汤(《直指》卷十六)

【异名】瞿麦散(《奇效良方》卷三十五)。

【组成】烂滑石　赤芍药　瞿麦穗　车前子(不炒)　赤茯苓　石韦(去毛)　桑白皮(炒)　阿胶(炒酥)　黄芩

生干地黄(洗,焙)　甘草(炙)　白茅根各等分

【用法】上为细末。每服二钱,加生发(烧灰)一钱,沸汤调下。如无茅根,止用茅花。

【主治】血淋,尿血。

98332　**瞿麦汤**(《普济方》卷一四三)

【组成】瞿麦二两　扁竹　甘草　车前子各一两　大黄二两　栀子　木通　滑石各五钱

【用法】以水五升,煮取二升,去滓,温服五合,未愈再服。

【功用】下其蓄毒,排其脓血。

【主治】伤寒下痢,赤白脓血,下重,或不能便,或小便少,当逐邪则愈,以肠痹故也。

98333　**瞿麦汤**(《普济方》卷三五四)

【组成】瞿麦　黄芩　通草各半两　大枣十二枚

【用法】每服四钱,以水一盏半,煎至大半盏,去滓服。

【主治】产后淋痛。因虚损有热气客于胞中,血随小便出,为血淋。

98334　**瞿麦饮**(《圣济总录》卷五十三)

【组成】瞿麦穗　黄芩(去黑心)　甘草(生,剉)　木通(剉)各一两　葵根(洗,剉)　车前子各半两

【用法】上为粗末。每服四钱匕,水一盏半,煎至一盏,去滓温服。

【主治】膀胱实热,小便不通,壅闷烦躁。

98335　**瞿麦饮**

《杂病源流犀烛》卷十七。为《外台》卷十一"瞿麦汤"之异名。见该条。

98336　**瞿麦散**(《鬼遗》卷二)

【组成】瞿麦　芎䓖　当归　甘草(炙)　干姜　桂心　续断　厚朴(炙)　白蔹　蜀椒(去目及闭口,汗)　辛夷(去毛)　牡蛎(末)　芍药　桔梗　干地黄　防风各三分　细辛二分　瓜蒌一分　人参三分

【用法】上药治下筛,理令匀。每服方寸匕,调温酒下,日三次,夜一次。

【主治】金疮大渴。

【加减】或筋骨断,更加续断三分。

98337　**瞿麦散**(《鬼遗》卷四)

【组成】瞿麦　白芷　黄耆　当归　细辛　芍药　薏苡仁　芎䓖　赤小豆(末)各一两

【用法】先以清酒渍小豆,出,以铜器中熬令干,复渍,渍后复熬,五过止,然后为末。每服方寸匕,温酒下,昼夜各五次。三日后痛痒者,肌肉生也。

【主治】诸痈疽已溃未溃,疮中疼痛,脓血不绝。

【加减】多痛,倍瞿麦;疮口未开,倍白芷;脓多,倍黄耆、薏苡仁、芍药。

98338　**瞿麦散**(《千金》卷二十二)

【组成】瞿麦一两　芍药　桂心　赤小豆(酒浸,熬)　芎䓖　黄耆　白蔹　麦门各二两

【用法】上药治下筛。每服方寸匕,先食酒下,一日三次。

【功用】排脓止痛,利小便。

【主治】痈。

98339　**瞿麦散**(《外台》卷二十一引《广济方》)

【组成】瞿麦　干姜各二分

【用法】上为散。每服方寸匕,以井花水下,一日三次。

【主治】眯目不出,生肤翳。

98340　**瞿麦散**(《圣惠》卷十三)

【组成】瞿麦三分　车前根三分　木通一两(剉)　栀子仁一两　川大黄一两(剉碎,微炒)　黄芩一两　川升麻一两　牵牛子三分(微炒)　滑石半两　川朴消一两　甘草半两(炙微赤,剉)

【用法】上为散。每服五钱,以水一中盏,加葱白二茎,灯心半束,煎至六分,去滓温服,不拘时候,以通利为度。

【主治】伤寒,小便不通,尿血涩痛。

98341　**瞿麦散**(《圣惠》卷二十九)

【组成】瞿麦半两　川大黄一两(剉碎,微炒)　茅根半两(剉)　枳壳半两(麸炒微黄,去瓤)　子芩半两　木通半两(剉)　赤芍药半两　川朴消半两　甘草一分(炙微赤,剉)

【用法】上为散。每服三钱,以水一中盏,煎至六分,去滓温服,一日三四次,以利为度。

【主治】虚劳小便不利,心神烦热。

98342　**瞿麦散**(《圣惠》卷三十八)

【组成】瞿麦一两　大青一两　黄芩一两　甘草半两(生剉)　川芒消二两　赤茯苓一两　白茅根一两(剉)　栀子仁三分　川大黄一两半(剉碎,微炒)

【用法】上为散。每服四钱,以水一中盏,加生姜半分,豉一百粒,葱白七寸,煎至六分,去滓温服,一日三四次。

【主治】乳石发动,壅热上攻,心神烦乱,大小肠壅滞。

98343　**瞿麦散**(《圣惠》卷五十四)

【组成】瞿麦一两　滑石一两　汉防己一两　川大黄一两(剉碎,微炒)　川芒消一两

【用法】上为粗散。每服三钱,以水一中盏,煎至六分,去滓温服,不拘时候。

【主治】水气。面目腿膝肿硬,小便赤涩。

98344　**瞿麦散**(《圣惠》卷五十五)

【组成】瞿麦一两　茵陈一两　川大黄一两半(剉碎,微炒)　黄芩一两　栀子仁一两　麦门冬一两半(去心)

【用法】上为散。每服四钱,以水一中盏,煎至六分,去滓服,不拘时候,以小便利为度。

【主治】黄病。小便赤涩,心神烦闷。

98345　**瞿麦散**(《圣惠》卷五十八)

【组成】瞿麦一两　桑根白皮一两(剉)　木通一两(剉)　滑石一两　赤芍药一两　子芩一两　甘草一两(炙微赤,剉)　榆白皮一两(剉)　川芒消一两

【用法】上为粗散。每服四钱,以水一中盏,煎至六分,去滓温服,不拘时候。

【主治】热淋涩痛,热极不解。

98346　**瞿麦散**(《圣惠》卷五十八)

【组成】瞿麦一两　车前子半斤　滑石二两　郁金一两　乱发灰半两　川大黄一两(剉碎,微炒)　生干地黄二两

【用法】上为细散。每服二钱,食前煎葱白汤调下。

【主治】血淋及尿血，水道中涩痛，遍经络脏腑热甚，则血散失其常经而成淋。

98347 **瞿麦散**(《圣惠》卷五十八)

【异名】瞿麦汤(《圣济总录》卷九十八)、木通汤(《普济方》卷二一五)。

【组成】瞿麦一两 葵子半两 木通半两(剉) 冬瓜仁一两半 子芩一两 白茅根一握(剉) 滑石一两

【用法】上为粗散。每服三钱，以水一中盏，加竹叶二七片，煎至六分，去滓，食前温服，以利为度。

【主治】心热，小便卒淋涩赤痛。

98348 **瞿麦散**(《圣惠》卷五十八)

【组成】瞿麦一两 葵子半两 木通一两(剉) 黄连一两(去须) 防风一两(去芦头) 茯神二两 冬瓜仁一两 甘菊花半两 葳蕤一两 川升麻一两 地骨皮一两

【用法】上为粗散。每服四钱，以水一中盏，煎至六分，去滓，食前温服。

【主治】心热，小便难赤涩痛。

98349 **瞿麦散**(《圣惠》卷六十一)

【组成】瞿麦一两 白芷一两 黄耆二两(剉) 当归一两(剉，微炒) 细辛一两 赤芍药一两 芎䓖一两 赤小豆一两(捣末，以酒浸，铜器中熬令干) 薏苡仁一两

【用法】上为细散。每服二钱，以温酒调下不拘时候。

【功用】渐生肌肉。

【主治】诸痈肿，疮中疼痛，脓血不绝。

98350 **瞿麦散**(《圣惠》卷六十一)

【组成】瞿麦一两 赤芍药一两 黄耆二两(剉) 当归二两(剉，微炒) 桂心一两 赤小豆一两(微炒) 川大黄二两(剉碎，微炒) 滑石二两 川朴消一两 芎䓖一两 白蔹一两 麦门冬二两(去心)

【用法】上为细散。每服三钱，食前以温水调下，以利为度。

【功用】排脓止痛，利大小便。

【主治】诸痈。

98351 **瞿麦散**(《圣惠》卷六十二)

【组成】瞿麦一两 滑石一两半 栀子仁一两 石韦一两(去毛) 玄参三分 络石一两 川大黄一两(剉碎，微炒) 黄耆一两(剉) 红雪三两

【用法】上为散。每服四钱，以水一中盏，加葱白二茎，煎至六分，去滓温服，不拘时候。

【主治】发背疮肿，大小便不通，心腹壅闷。

98352 **瞿麦散**(《圣惠》卷七十四)

【组成】瞿麦 赤茯苓 桑根白皮(剉) 木通(剉) 冬葵子各一两 黄芩 赤芍药 枳壳(麸炒微黄，去瓤) 车前子各半两

【用法】上为散。每服四钱，以水一中盏，煎至六分，去滓温服。不拘时候。

【主治】妊娠数月，小便淋涩疼痛，心烦闷乱。

98353 **瞿麦散**(《圣惠》卷七十七)

【组成】瞿麦半两 滑石三分 当归一两(剉，微炒) 赤芍药三两 榆皮三两 大腹子三两 葵子半两(微炒) 甘草半两(炙微赤，剉) 子芩半两 赤茯苓半两

【用法】上为粗散。每服四钱，以水一中盏，煎至六分，去滓温服，不拘时候。

【主治】妊娠，经三五个月，胎死在腹内不出。

98354 **瞿麦散**(《圣惠》卷七十七)

【组成】瞿麦二两 榆白皮三两(剉) 甘草一两(炙微赤) 桂心一两 木通二两(剉) 牛膝一两(去苗) 泽泻一两

【用法】上为粗散。每服四钱，以水一中盏，加生姜半分，煎至六分，去滓温服，不拘时候。

【主治】妇人难产，烦闷不止。

98355 **瞿麦散**(《圣济总录》卷九十八)

【组成】瞿麦穗半两 木通(剉)一两 甘遂(炒) 青盐(别研)各一分 槟榔(剉)二枚 莎草根(炒去毛)一两

【用法】上为细散。每服一钱匕，温熟水调下，不拘时候。

【主治】沙石淋，涩痛。

98356 **瞿麦散**(《圣济总录》卷一四〇)

【组成】瞿麦五两

【用法】上为散。每服一钱匕，空腹、日午、夜卧温酒调下。

【主治】竹木刺不出。

98357 **瞿麦散**(《鸡峰》卷十八)

【组成】瞿麦一两 葵子 木通 大黄 车前 桑皮 滑石各半两

【用法】上为细末。每服二钱，白汤调下。

【功用】利小便。

【主治】膀胱伏热，小便赤涩，淋沥疼痛。

【宜忌】气盛有热者可服。

98358 **瞿麦散**(《儒门事亲》卷十二)

【组成】甘遂半两(制) 瞿麦 葛根 麦芽各一两

【用法】上为末。每服二钱，酒调下。

【主治】酒积。

98359 **瞿麦散**(《直指》卷二十二)

【组成】瞿麦穗 赤小豆 当归 川芎 白芷 黄耆 赤茯苓各半两 辣桂 甘草各二钱半

【用法】上为末。每服二钱半，酒调下。

【功用】排脓止痛，通利小便，从小便出毒气。

【主治】痈疽。

98360 **瞿麦散**(《魏氏家藏方》卷九)

【组成】瞿麦 滑石(别研) 防风(去芦) 葵子 木通(去皮) 夏枯草 生干地黄(细剉，熟炒)各一两 甘草半两(炙)

【用法】上为散。每服二钱，水一盏，加灯心一小束，葱三寸，同煎六分，温服，不拘时候。甚者不过三服。

【主治】心脏积热，小便赤涩，及一切五淋沙石，旋血痛不可忍。

98361 **瞿麦散**(《普济方》卷二一五)

【组成】瞿麦 滑石 生干地黄 郁金

【用法】上药治下筛。每服三钱，水一盏，煎至七分，去滓温服，不拘时候。

【主治】血淋及尿血，水道中涩痛，经络腑脏热甚，则

血散其常经，而成血淋。

98362 **瞿麦散**

《奇效良方》卷三十五。为《直指》卷十六“瞿麦汤”之异名。见该条。

98363 **瞿麦散**(《嵩崖尊生》卷八)

【组成】瞿麦拇指大一把　生姜一钱半　栀子三十个　灯心五分　炙草五钱　枣五个

【用法】水煎服。

【主治】九窍出血。

98364 **瞿麦饮子**(《活法机要》)

【组成】连翘一斤　瞿麦穗半斤

【用法】上为末。水煎，临卧服。

【主治】瘰疬。

98365 **瞿麦六味汤**(《外台》卷二十七引《许仁则方》)

【组成】瞿麦穗三两　冬葵子一升　榆白皮(切)一升　桑根皮六两　白茅根(切)一升　石韦四两(去毛)

【用法】上切。以水一斗，煮取三升，去滓，分温三服，每服如人行十里久。服三五剂后，宜合大虫魄五味散服佳。

【主治】淋病，体气热，小便涩，出处酸洒。

鹭

98366 **鹭鸶咳丸**

《中药制剂手册》。为《北京市中药成方选集》“鹭鸶喀丸”之异名。见该条。

98367 **鹭鸶喀丸**(《北京市中药成方选集》)

【异名】鹭鸶咳丸(《中药制剂手册》)。

【组成】杏仁(去皮尖)二两　牛蒡子(炒)一两　生石膏二两　栀子(炒)二两　天花粉二两　紫苏(炒)二两　甘草四钱　瓜蒌皮二两　麻黄四钱　青黛一两　蛤壳二两　射干一两　白芥子(炒)四钱　细辛二钱(以上十四味，计十八两四钱，共研为细粉，过罗，每十八两四钱细粉总之)龙涎香五分　麝香二分

【用法】上药研细，混合均匀，炼蜜为丸，重四分，金衣三十六开，蜡皮封固。每服一丸，日服二次，温开水或梨汤送下。

【功用】宣解肺热，止嗽化痰。

【主治】小儿咳嗽不已，连作数十声，甚则呛血，音哑，面浮肿。

98368 **鹭鸶藤酒**(《备急灸法》)

【组成】忍冬花嫩苗叶五两　木通(捶碎)　甘草一两(生，剉)

【用法】同入瓦器内，用水二盏，文武火缓缓煎至一碗，入好无灰酒一大盏，同煎十数沸，滤去滓，分为三服，微温连进，一日一夜吃尽。病势重者，连进数剂，如肿发尽量多服。

【主治】痈疽发背。

98369 **鹭鸶藤散**(《杨氏家藏方》卷四)

【组成】鹭鸶花　苏方木各等分

【用法】上㕮咀，入淀粉少许。每用一两，水五碗，煎数沸，乘热先蒸，候通手即洗。

【主治】腿膝疼痛。

翻

98370 **翻气丸**(《集成良方三百种》)

【组成】雄黄　白矾　枯矾　大黄　黄土　面粉各三钱

【用法】上为细末，用花椒三钱煎水，加生脂油三钱，为丸如弹子大，晒干。洗净患处，将药丸放入阴内。二三日病与药同下，再换新药丸，一二次痊愈。

【主治】妇人阴内生疮作痒，身发寒热，头目眩晕，四肢无力，心慌心跳，如不速治，久必目盲致死。

【宜忌】忌烟酒及煎炒火食物。

98371 **翻风散**(《接骨图说》)

【组成】轻粉一钱　山椒末二钱

【用法】上为细末。水调涂。

【主治】手掌及软骨高起，不痛不脓，无寒热者。

98372 **翻肛散**(《外科大成》卷二)

【组成】枳壳三两(生用)　陈皮一两

【用法】作一剂。水二钟，煎一钟，空心服。外用唤痔散敷之。内痔服此剂，即时翻出。

【主治】痔疮。

98373 **翻肛散**

《外科十三方考》。为《外科正宗》卷三“唤痔散”之异名。见该条。

98374 **翻胃汤**(《观聚方要补》卷三引《叶氏录验方》)

【组成】茯苓　厚朴各二两　陈皮一两半　白术　人参　吴茱萸各一两

【用法】加姜、枣，水煎服。

【主治】反胃呕吐，胸膈不快，食即经宿，吐出酸臭。

98375 **翻胃散**(《医方类聚》卷一〇四引《经验方》)

【组成】大附子一个　生姜一斤

【用法】上细剉。煮研如面糊，米饮下之。

【主治】呕逆。

98376 **翻瘢散**(《痘学真传》卷七)

【组成】赤石脂　孩儿茶各二钱　乳香一钱　牛黄二分　珍珠六分

【用法】上为末。疮湿，干掺；疮干，炖鸡蛋油调敷。

【主治】痘疮。

98377 **翻胃平胃散**(《医方类聚》卷一〇四引《必用全书》)

【组成】平胃散每加硇砂　姜

【用法】上为末。沸汤点服。当吐出恶物一块，黑色如石。

【主治】翻胃。

98378 **翻胃虎肚丹**(《惠直堂方》卷二)

【组成】虎肚一个(水略洗，瓦上焙干，不可焦)　辰砂　雄黄　丁香　狗宝各一钱　麝三分

【用法】上为末，陈粳米饭为丸，如梧桐子大。初服七丸，次日十四丸，黍米汤送下，每日加一丸，至二十一丸即愈；如不愈，胃气散矣。

【主治】噎膈。

鹰

98379 **鹰灰散**(《普济方》卷六十四引《圣惠》)

【组成】鹰粪(烧灰)

【用法】上为细散。每服一钱匕,水调下。

【主治】食肉鲠。

98380 **鹰背丸**(《鸡峰》卷十七)

【组成】鹰背爪1副　榼藤子一个　赤龙鳞一钱　穿山甲一钱　攙角将军一个

【用法】除攙甲不烧外,四味一处入瓷罐内烧黑烟出带黄烟,存性,冷取出,为细末,攙角头足入在药中,然后用酒煮面糊为丸,如梧桐子大。每服七丸,酒调散子送下。

【主治】痔瘘。

98381 **鹰粪白膏**(《圣惠》卷十四)

【组成】鹰粪白半合　辛夷一两　白附子一分　杜若一两　细辛二两

【用法】上药捣碎。以酒一升,浸一宿,入羊髓五两,慢火煎五七沸,去滓,盛于瓷盒中。每用时,先以新布揩疮瘢令热,后以药薄涂之。

【主治】伤寒发豌豆疮,愈后瘢痕不没。

癖

98382 **癖化丹**(《普济方》卷三九三)

【组成】三棱　莪术(煨)　干漆(炒令烟尽)　木香　青黛　好墨各一钱

【用法】上为末,煮糊为丸。每服二十丸,饭饮送下。

【主治】脾胃不和,或因惊多啼,结成癥癖,胁下疼痛。

十 九 画

藿

98383 **藿叶散**(《袖珍》卷三)

【组成】人参　黄耆　甘草　藿香　粟壳(醋制)　芍药　当归　没药　乳香　陈皮　川芎　麻黄各等分

【用法】上㕮咀。水二盏,加生姜三片,大枣一枚,煎至一盏,去滓温服。看病上下服。

【主治】痈疽疮疖。

【备考】本方方名,《医方类聚》引作"藿药散"。

98384 **藿叶羹**(《圣惠》卷九十六)

【组成】藿叶一斤(切)　葱白一握(切)

【用法】上以豉汁中煮,调和作羹食之。

【主治】气壅烦热或渴。

98385 **藿半散**(《玉案》卷六)

【组成】黄连(姜汁炒)　半夏(姜制)　藿香各五钱　白茯苓　砂仁各三钱

【用法】上为末。每服二钱,姜汤调下,不拘时候。

【主治】小儿吐酸苦者。

98386 **藿朴饮**

《嵩崖尊生》锦章书局本卷十一。即原书扫叶山房本"藿香脾饮"。见该条。

98387 **藿连汤**(《幼幼集成》卷三)

【组成】正雅连七分(姜汁炒)　紫厚朴(姜汁炒)　藿香叶各一钱

【用法】加生姜三片,大枣三个,水煎,热服。

【主治】小儿热吐不止。热吐者,面赤唇红,吐次少而出物多,乳片已消,色黄,遍身发热而烦躁。夏月多此证。

98388 **藿枇饮**(《准绳·类方》卷五引戴氏方)

【异名】藿脾饮(《法律》卷六)。

【组成】藿香叶　枇杷叶(去毛)　桑白皮　陈皮　干葛　白茯苓　鸡距子各等分

【用法】水煎。下酒煮黄连丸。

【主治】酒疸。

98389 **藿苓汤**(《伤寒全生集》卷二)

【组成】藿香　白术　厚朴　陈皮　半夏　茯苓　白芷　桔梗　大腹皮　苏叶　甘草　泽泻　猪苓　官桂

【用法】加生姜,水煎服。

【主治】❶《伤寒全生集》:伤寒作泻口渴,小水不利。❷《增补内经拾遗》引《医方选要》:霍乱内外两伤,吐泻交作。

【备考】《内经拾遗》引《医方选要》本方用量:藿、术、朴、苓各一钱二分,苏、腹、芷、桔、夏、陈各一钱,甘草五分,桂六分,猪、泽各一钱五分,加生姜三片,大枣二枚,煎服。

98390 **藿苓汤**(《增补内经拾遗》卷三引《济世良方》)

【组成】藿香　厚朴　白术　赤茯苓　半夏　苍术　陈皮　甘草　猪苓　泽泻　肉桂

【用法】水二钟,生姜三片,大枣二个,煎八分,不拘时候服。

【主治】霍乱,内外两伤,吐泻交作。

【加减】口渴者,去桂。

98391 **藿药散**

《医方类聚》卷一九一。即《袖珍》卷三"藿叶散"。见该条。

98392 **藿香丸**(《圣济总录》卷四十七)

【组成】藿香叶　木香各一两半　半夏(汤洗去滑)二两　丁香　槟榔(剉)各三分　白术一两　荜澄茄　红豆蔻(去皮)各半两

【用法】上为末。酒煮面糊为丸,如梧桐子大。每服二十丸,橘皮汤送下,不拘时候。

【主治】反胃。吐逆,虚气上攻,心疼腹痛,多吐酸水。

98393 **藿香丸**(《圣济总录》卷一五五)

【组成】藿香叶　木香各一两　肉豆蔻(去壳)　丁香各半两　半夏二两(生姜汁浸三宿透,切,焙干)

【用法】上为末。生姜汁煮面糊为丸,如梧桐子大。每服二十丸,食前生姜汤送下。

【功用】温胃气,化冷痰,利胸膈,思饮食。

【主治】妊娠腹满。

98394 **藿香水**(《成方制剂》6册)

【组成】白术　白芷　半夏　陈皮　茯苓　甘草　广藿香　桔梗　乌药　茵陈　紫苏叶

【用法】制成口服液,每瓶10毫升。口服,一次10~20毫升,一日3次;儿童酌减。

【功用】解表化湿,理气和中。

【主治】外感风寒,内伤湿滞,寒热头痛,吐泻,胸膈满闷,脘腹疼痛诸证;尤宜于暑月感寒伤湿,脾胃失和引起的上述各症。

98395 **藿香汤**(《千金》卷五)

【组成】藿香一两　生姜三两　青竹茹　甘草各半两

【用法】上㕮咀。以水二升,煮取八合,每服一合,一日三次。

【主治】小儿毒气吐下，腹胀，逆害乳哺。

【方论选录】《千金方衍义》：藿香汤专取竹茹之清胃，得藿香以正气，甘草以和中，借生姜之辛散，以定霍乱。

98396 **藿香汤**（《圣济总录》卷五）

【组成】藿香叶 人参 陈橘皮（汤去白，焙）各半两 羌活（去芦头） 独活（去芦头）各一分 草豆蔻（去皮）半两 桔梗（炒） 木香各一分 半夏（汤洗七遍，焙干）二两 芎䓖 吴茱萸（汤洗，焙干，炒） 干姜（炮） 甘草（炙） 薏苡仁各一分

【用法】上为粗末。每服三钱匕，加水一盏，生姜三片，煎至六分，去滓，空心服。

【主治】脾中风。多汗恶风，身体怠惰，四肢不欲动，面色黄，不嗜食。

98397 **藿香汤**（《圣济总录》卷二十五）

【组成】藿香叶一两 丁香 白豆蔻（去皮）各一分 高良姜（炒） 陈橘皮（汤浸去白，焙）各半两

【用法】上为粗末。每服三钱匕，加水一盏，煎至七分，去滓，食前热呷服。

【主治】伤寒，呕哕不定，饮食不下。

98398 **藿香汤**（《圣济总录》卷二十六）

【组成】藿香叶 当归（切、焙） 附子（炮裂，去皮脐） 人参 桂（去粗皮） 木瓜各一两

【用法】上剉，如麻豆大。每服三钱匕，加水一盏，生姜三片，煎至七分，去滓温服，不拘时候。

【主治】伤寒，霍乱转筋，呕吐不止，闷绝。

98399 **藿香汤**（《圣济总录》卷三十二）

【组成】藿香 竹茹 陈橘皮（汤浸去白，焙） 麦门冬（去心，焙） 枇杷叶（去毛，姜汁炙）各半两 人参三分

【用法】上为粗末。每服五钱匕，水一盏半，加生姜半分，拍碎，同煎至七分，去滓温服。

【主治】伤寒后，胃气未和，呕吐不下食。

98400 **藿香汤**（《圣济总录》卷三十八）

【异名】藿香散（《卫生总微》卷十）。

【组成】藿香（去梗）半两 白芷 缩砂（去皮）各一两 丁香一分

【用法】上为粗末。每服二钱匕，水一中盏，煎至六分，去滓热呷，不拘时候。

【主治】霍乱，吐利不止。

98401 **藿香汤**（《圣济总录》卷三十九）

【组成】藿香叶三分 枇杷叶（炙去毛） 陈橘皮（汤浸，去白，焙） 丁香各半两 厚朴（去粗皮，生姜汁炙）二两 白茅根 干木瓜 麦门冬（去心）各一两 甘草（炙）一两半

【用法】上为粗末。每服三钱匕，水一盏，加生姜三片，煎至七分，去滓，早、晚食前温服。

【主治】霍乱吐逆，冷热不调，心膈烦满，咽干多渴。

98402 **藿香汤**（《圣济总录》卷四十四）

【组成】藿香叶 缩砂仁 面曲（剉，炒） 白术 草豆蔻（去皮）各二两 厚朴（去粗皮，剉） 生姜（切） 大枣各一斤 半夏四两（以上四味同捣烂，慢火炒干） 甘草（炙）四两 人参一两半 陈橘皮（汤浸去白，焙） 高良姜各一两

【用法】上剉，如麻豆大。每服三钱匕，水一盏，生姜三片，同煎至八分，去滓温服，不拘时候。

【主治】脾虚，饮食易伤，每至秋夏，脏腑不调，气逆痰呕，腹胀虚鸣。

98403 **藿香汤**

《圣济总录》卷四十五。为《圣惠》卷五“藿香散”之异名。见该条。

98404 **藿香汤**

《圣济总录》卷四十五。为《博济》卷二“藿香散”之异名。见该条。

98405 **藿香汤**（《圣济总录》卷四十六）

【组成】藿香叶 白茯苓（去黑皮） 青橘皮（汤浸去白，焙） 细辛（去苗叶） 益智（去皮，微炒） 缩砂蜜（去皮） 甘草（炙，剉） 陈橘皮（汤浸去白，焙） 人参各一两 木香 白芷（剉，炒）各半两

【用法】上为粗末。每服三钱，水一盏，加生姜、木瓜各三片，煎至六分，去滓，稍热服，不拘时候。

【功用】补暖脾胃，止吐逆，利胸膈，进饮食。

【主治】心腹刺痛。

【备考】方中白茯苓，原书卷五十四改为赤茯苓，治久咳传三焦，腹满不欲饮食。

98406 **藿香汤**（《圣济总录》卷六十二）

【组成】藿香（去梗）二钱 草豆蔻（去皮）一分 阿魏一钱（用作面饼，焙干） 木香一分 人参 陈橘皮（汤浸去白，焙）各半两 桔梗（炒）一分 干姜（炮制）一钱 甘草（炙） 诃黎勒（炮，去核）各一分

【用法】上为粗末。每服三钱匕，水一盏，加生姜三片，同煎至八分，去滓，空心服。

【主治】膈气，痰结不止。

98407 **藿香汤**

《圣济总录》卷六十四。为《局方》卷四“藿香散”之异名。见该条。

98408 **藿香汤**（《圣济总录》卷六十七）

【组成】藿香叶 厚朴各一两 青橘皮（汤浸去白，焙） 甘草（炙，剉）各三分 桂（去粗皮）半两 干姜（炮） 枇杷叶（炙去毛）各一分

【用法】上为粗末。每服三钱匕，水一盏，加生姜三片，大枣三个（擘），煎至七分，去滓，稍热服。

【主治】诸气不调，胸膈痞滞，升降不匀。

98409 **藿香汤**（《圣济总录》卷六十七）

【组成】藿香叶 白术各二两 人参 白茯苓（去黑皮）各一两 丁香 甘草（炙）各半两

【用法】上为粗末。每服三钱匕，水一盏，加生姜三片，同煎至七分。去滓温服，不拘时候。

【功用】调中顺气，消痰利膈。

【主治】气逆上盛，头目昏眩，不思饮食，时发恶心，或作中满。

98410 **藿香汤**（《圣济总录》卷八十八）

【组成】藿香叶 人参 白茯苓（去黑皮） 桔梗（去芦头，炒） 桂（去粗皮） 木香 白术 甘草（炙） 杏仁

(汤浸,去皮尖,麸炒) 半夏(汤洗七遍,去滑,炒令黄)各半两 枇杷叶十片(拭去毛,炙)

【用法】上为粗末。每服五钱匕,水一盏半,加生姜五片,同煎至七分,去滓,稍热服,不拘时候。

【主治】虚劳。脾胃久虚,吐逆不下食。

98411 **藿香汤**

《圣济总录》卷一六二。为《圣惠》卷四十七"藿香散"之异名。见该条。

98412 **藿香汤**(《圣济总录》卷一六三)

【组成】藿香(去梗) 诃黎勒(炮,去核) 甘草(炙) 陈橘皮(去白,焙) 人参 白术各一两 白豆蔻(去皮) 草豆蔻(去皮) 曲各半两

【用法】上为粗末。每服三钱匕,水一盏,加生姜三片,大枣二枚(擘破),煎至七分,去滓温服,不拘时候。

【主治】产后呕逆,不下食,心腹虚胀。

98413 **藿香汤**(《卫生总微》卷十六)

【组成】藿香(去土) 肉豆蔻(面裹煨) 甘草各一分

【用法】上为细末。每服半钱,水一盏,煎至七分,温服,连服三服,不拘时候。

【主治】小儿发疟不止。

【备考】服灵豆膏后,续服本方补之。

98414 **藿香汤**(《三因》卷十一)

【组成】藿香 人参 桂心 桔梗 木香 白术各半两 茯苓半两 枇杷叶十片(去毛) 半夏一两(汤洗,用姜汁制)

【用法】上剉散。每服五钱,水二盏,入炒姜丝一分,煎七分,去滓,食前服。

【主治】心下虚满,饮食不入,时时呕吐,惙惙短气;或大病将理不复,胃气无以养,日渐羸弱。

98415 **藿香汤**

《全生指迷方》卷四引《琐碎录》。为原书同卷"大藿香散"之异名。见该条。

98416 **藿香汤**(《普济方》卷三五五)

【组成】藿香叶 当归 人参 五味子各一两 白术 赤茯苓 黄耆各一两半 木瓜二两

【用法】上为散。每服五钱,以水一盏半,煎八分,去滓温服。一方用姜煎。

【主治】产后霍乱吐利,腹痛转筋,烦闷。

98417 **藿香汤**(《普济方》卷三九五)

【组成】藿香三两 白扁豆(姜制) 厚朴(姜制) 白茯苓各一两半 甘草(炙)一两

【用法】上剉。加酒、水煎服。子母同服。

【主治】惊吐并热吐。

98418 **藿香汤**(《痧胀玉衡》卷下)

【异名】金四(《痧症全书》卷下)、四号否象方(《杂病源流犀烛》卷二十一)。

【组成】藿香 香附各四分 薄荷七分 枳壳 山楂 连翘各一钱

【用法】水二钟,煎七分,冷服。

【主治】痧有因于秽气者。

【备考】《痧症全书》、《杂病源流犀烛》有玄胡索一钱。

98419 **藿香汤**(《嵩崖尊生》卷十五)

【组成】藿香 猪苓 泽泻各七分 茯苓一钱 半夏五分 干葛七分 花粉一钱 陈皮五分 姜连 甘草各五分

【主治】小儿暑月湿热,上吐下泻。

【加减】小便不利,加滑石;腹痛,加白芍;暑,加香薷;虚弱,加人参、白术、茯苓、藿香、木香、干葛、炙草;久,加山药、扁豆、肉蔻;将成慢惊,加细辛二分,天麻一钱,白附八分,全蝎一个。

98420 **藿香汤**(《医彻》卷二)

【组成】藿香 紫厚朴(姜制) 茯苓 木瓜 车前子(焙,研)二钱 泽泻 枳壳 广皮 葛根各一钱

【用法】加生姜三片,水煎服。

【主治】霍乱,吐利交作。

【加减】有食,加砂仁末一钱;烦渴,去藿香,加紫苏一钱;面食,入莱菔子一钱;着气,入青皮七分,木香三分。

【宜忌】切戒米饮,直待痛止觉饥,方可与之。

98421 **藿香汤**(《重订通俗伤寒论》)

【组成】杜藿香 制香附 小青皮各一钱半 生枳壳 苏薄荷 青连翘各一钱

【用法】略煎数沸,稍冷服。

【功用】理气辟秽。

【主治】痧因气郁者。

98422 **藿香饮**

《圣济总录》卷六十三。为《博济》卷二"藿香散"之异名。见该条。

98423 **藿香饮**(《活幼心书》卷下)

【组成】人参(去芦) 半夏(炮裂) 赤茯苓(去皮) 甘草(炙)各一两 苍术(米泔水浸一宿,去粗皮,滤干,剉片,用火炒至微黄色)二两 陈皮(去白) 藿香(去皮)各七钱半 厚朴(去粗皮,剉碎,每一斤用生姜一斤,薄片切,烂杵,拌匀,酿一宿,慢火炒干用)一两半

【用法】上㕮咀。每服二钱,水一盏,加生姜二片,大枣一个,煎七分,空心温服。或入烧盐同煎。

【功用】理虚化痰,正气除邪。

【主治】脾胃不和,饮食少进。

98424 **藿香饮**(《不知医必要》卷三)

【组成】党参(去芦,饭蒸) 藿香各一钱 陈皮五分

【用法】加生姜一小片,水煎服。

【主治】小儿腹痛。

98425 **藿香散**(《圣惠》卷五)

【异名】藿香汤(《圣济总录》卷四十五)。

【组成】藿香半两 诃黎勒半两(煨,用皮) 人参三分(去芦头) 陈橘皮三分(汤浸,去白瓤,焙) 半夏半两(汤浸,洗七遍,去滑) 赤茯苓三分 肉桂三分(去皱皮) 白术三分 草豆蔻一两(去皮) 枳实半两(麸炒微黄) 高良姜三分(剉) 甘草半两(炙微赤,剉) 厚朴一两(去粗皮,涂生姜汁,炙令香熟)

【用法】上为散。每服三钱,以水一中盏,加生姜半分,大枣三个,煎至六分,去滓,稍热服,不拘时候。

【主治】脾胃冷热不和,胸膈满闷,四肢无力,痰逆,不

思饮食。

【宜忌】忌生冷、油腻、饴糖。

98426 **藿香散**(《圣惠》卷十)

【组成】藿香一两 白附子半两(炮裂) 零陵香一两 半夏半两(汤洗七遍,去滑) 甘松香一两 川乌头半两(炮,去皮脐) 牛黄一钱(细研) 麝香一钱(细研)

【用法】上为细散,与牛黄、麝香同研令匀。每服二钱,以热葱酒调下,日三服,夜一服。

【主治】伤寒中风,头昏,皮肤疼痛。

98427 **藿香散**(《圣惠》卷十一)

【组成】藿香一分 麦门冬一两(去心,焙) 桑木耳一分 葛根一两(剉) 枇杷叶半两(拭去毛,炙微黄) 人参半两(去芦头)

【用法】上为粗散。每服三钱,以水一中盏,加生姜半分,煎至六分。去滓温服,不拘时候。

【主治】伤寒,干呕烦乱,不下饮食。

98428 **藿香散**(《圣惠》卷四十七)

【组成】藿香半两 当归半两(剉,微炒) 人参半两(去芦头) 木瓜一两(干者) 桂心半两 白术一两 附子三分(炮裂,去皮脐) 芎䓖半两

【用法】上为粗散。每服三钱,以水一中盏,入生姜半分,大枣三个,煎至六分,去滓温服,不拘时候。

【主治】霍乱吐泻多,脾胃虚乏,心腹胀满,不思饮食。

98429 **藿香散**(《圣惠》卷四十七)

【异名】木瓜散(《圣惠》卷七十八)、赤茯苓汤(《圣济总录》卷三十八)、藿香汤(《圣济总录》卷一六二)。

【组成】藿香一两 白术一两 当归一两半(剉碎,微炒) 木瓜三两(干者) 人参一两(去芦头) 赤茯苓一两 五味子一两 黄耆一两(剉)

【用法】上为散。每服四钱,以水一中盏,煎至六分,去滓温服,不拘时候。

【主治】霍乱。吐利不止,闷绝不住,腹痛转筋。

98430 **藿香散**(《圣惠》卷六十九)

【组成】藿香半两 白附子半两(炮裂) 白僵蚕半两(微炒) 天南星半两(炮裂) 干蝎半两(微炒) 桑螵蛸半两(微炒) 麻黄三分(去根节) 半夏半两(汤洗七遍,以生姜半两去皮,同捣令烂,炒令干) 腻粉一分(研入) 麝香一分(研入)

【用法】上为细散。每服一钱,以生姜汤调下,不拘时候。

【主治】妇人中风。言语謇涩,心膈痰涎不利,四肢时有抽掣。

98431 **藿香散**(《圣惠》卷七十)

【组成】藿香一两 桂心一两 厚朴一两半(去粗皮,涂生姜汁炙令香熟) 白术一两 丁香半两 白豆蔻一两(去皮) 人参一两(去芦头) 神曲半两(微炒) 陈橘皮一两(汤浸,去白瓤,焙) 诃黎勒皮半两 香附子半两

【用法】上为细散。每服一钱,以温酒调下,不拘时候。

【主治】妇人血风气攻脾胃,不思饮食,若食即腹胀。

98432 **藿香散**(《圣惠》卷七十五)

【组成】藿香一两 芎䓖半两 半夏半两(汤洗七遍,去滑) 当归三分(剉,微炒) 茅香一握 麦门冬三分(去心)

【用法】上为散。每服三钱,以水一中盏,入生姜半分,同煎至六分,去滓温服,不拘时候。

【主治】妊娠呕逆,食物不住。

98433 **藿香散**(《圣惠》卷七十八)

【组成】藿香 香薷 白术 麦门冬(去心,焙) 葛根(剉) 厚朴(去粗皮,涂生姜汁炙令香熟) 人参(去芦头)各三分 桂心半两 芦根一两(剉) 白豆蔻半两(去皮) 甘草一分(炙微赤,剉)

【用法】上为粗散。每服三钱,以水一中盏,入生姜半分,竹叶三七片,大枣三个,煎至六分,去滓温服,不拘时候。

【主治】产后霍乱吐利,烦渴不止。

98434 **藿香散**(《圣惠》卷八十二)

【组成】藿香一分 紫苑一分(洗去苗土) 甘草半两(炙微赤,剉) 麦门冬三分(去心,焙) 桂心半分

【用法】上为粗散。每服一钱,以水一小盏,煎至五分,去滓放温,以绵点取滴口中,一日次第取尽。

【主治】小儿生下十日至半月,呕逆不止。

98435 **藿香散**(《圣惠》卷八十四)

【组成】藿香一分 木香一分 葛根一两(剉) 人参半两(去芦头) 丁香一分 甘草半两(炙微赤,剉)

【用法】上为粗散。每服一钱,以水一小盏,煎至五分,去滓,频频温服。量儿大小,临时分减。

【主治】小儿伤寒,吐逆不定。

98436 **藿香散**(《博济》卷二)

【异名】藿香汤(《圣济总录》卷四十五)、藿香饮(《圣济总录》卷六十三)。

【组成】藿香一两 厚朴一两(去粗皮,姜汁炙令香熟) 甘草三分(炙) 官桂半两(去粗皮) 青皮三分(汤去瓤,细切,麸炒)三分 干姜一两(炮) 枇杷叶一分(炙去毛)

【用法】上为末。每服二钱,水一盏,加生姜二片,大枣一个,同煎七分,去滓温服。

【功用】消食,进饮食,化冷痰。

【主治】❶《博济》:霍乱,呕逆。❷《圣济总录》:脾胃气虚弱,呕吐不食;脾胃虚寒,痰盛,呕吐不止,饮食不化。

98437 **藿香散**(《博济》卷三)

【组成】藿香 人参 茯苓 白芷 威灵仙 甘草 桔梗各等分

【用法】上为末。每服二钱,水一盏,加生姜三片,同煎六分,温服。

【功用】和气安胎,利胸膈。

【主治】妇人妊娠,噎塞阻食。

98438 **藿香散**(《局方》卷四)

【异名】藿香汤(《圣济总录》卷六十四)、藿香正气散(《普济方》卷二〇六引《指南方》)、藿脾饮(《证治要诀类方》卷二)、藿香脾饮(《准绳·类方》卷五)。

【组成】厚朴(去粗皮,姜汁炙) 甘草(炙) 半夏(切作四片,姜汁浸一宿,以粟炒黄) 藿香叶各一两 陈皮(去白)半两

【用法】上为粗散。每服二钱，水一盏，加生姜三片，大枣一个，同煎七分，去滓热服，一日二三次，不拘时候。

【功用】温脾胃，化痰饮，消宿冷，止呕吐。

【主治】❶《局方》：胸膈痞满，腹胁胀痛，短气噎闷，咳呕痰水，噫醋吞酸，哕逆恶心；及山岚瘴气。❷《圣济总录》：留饮宿食不消。

98439 **藿香散**（《圣济总录》卷十六）

【组成】藿香半两 草乌头半两（炮，去皮脐） 乌头一两（炮裂，去皮脐） 乳香三皂子许（研）

【用法】上为极细末。每服一字至半钱，发时服，好茶调下。

【主治】❶《圣济总录》：风客阳经，头重疼痛，及偏凑一边，绕额角痛。❷《三因》：伤风挟痰饮，上厥头疼，偏正夹脑诸风。

98440 **藿香散**（《圣济总录》卷十七）

【组成】藿香叶 零陵香 莎草根（炒去毛）各等分

【用法】上为散。每服二钱匕，食后腊茶清调下，一日三次。

【主治】风，头旋目眩，痰逆恶心，不思饮食。

98441 **藿香散**（《圣济总录》卷三十八）

【组成】藿香叶（焙）一两 诃黎勒皮（焙）十枚 人参 丁香各半两 糯米三百粒 石莲心二百枚 甘草（炙，剉）一分

【用法】上为散。每服二钱匕，煨和皮生姜一块，大枣二个，同煎，空心，食前浓汤调下。

【功用】开胃和气。

【主治】霍乱吐逆。

98442 **藿香散**（《小儿药证直诀》卷下）

【组成】麦门冬（去心，焙） 半夏曲 甘草（炙）各半两 藿香叶一两

【用法】上为末。每服五分至一钱，水一盏半，煎七分。食前温服。

【主治】脾胃虚有热，面赤，呕吐涎嗽，及转过度者。

【备考】周学海按：聚珍本有石膏半两。

98443 **藿香散**（《幼幼新书》卷二十七引《婴童宝鉴》）

【组成】藿香 香薷（并为末）各一分 白茯苓（末）二钱

【用法】上为末。每服半钱，姜汤调下，如人行三五里进一服，连进三服。

【主治】霍乱吐泻。

98444 **藿香散**（《幼幼新书》卷二十七引郑愈方）

【组成】藿香 赤曲各二钱 半夏一钱（姜汁制）

【用法】上为末。每服半钱，南木香汤调下；木瓜汤亦得。三服立止。次用调中散。

【主治】吐逆。

98445 **藿香散**（《鸡峰》卷十四）

【组成】高良姜 藿香各半两

【用法】上为末，均分为四服。每服以水一碗，煎至一盏，温服，未定再服。

【主治】疟疾。

98446 **藿香散**（《鸡峰》卷十四）

【组成】厚朴 藿香叶 生姜 陈橘皮 半夏 甘草各一两

【用法】上同杵令烂，焙干为末。每服三钱，水一盏，加生姜三片，大枣一个，煎至七分，去滓，食前服。

【主治】疟吐下之后。

98447 **藿香散**（《卫生总微》卷十）

【组成】藿香叶（去土） 半夏曲 甘草（炙）各一两 陈皮（去白） 厚朴（去粗皮，姜制）各二两 人参（去芦） 白术各半两

【用法】上为细末。每服半钱或一钱，水一小盏，加生姜三片，煎至六分，去滓温服，不拘时候。

【主治】脾胃气不和，吐逆，心腹胀满。

98448 **藿香散**

《卫生总微》卷十。为《圣济总录》卷三十八"藿香汤"之异名。见该条。

98449 **藿香散**（《卫生总微》卷十四）

【组成】藿香（去土）二十一叶 枳壳二片（去瓤，湿纸裹，煨令熟） 蚌粉（枳壳大）一块

【用法】上为细末。婴小服一字，二三岁服半钱，蜜水调下，不过二三服安。儿大以意加之，不拘时候。

【主治】不因风寒所得，肺胃气不和而咳嗽。

98450 **藿香散**（《普济方》卷四十六引《海上方》）

【组成】全蝎子八个 荜茇半两 川乌半两 川芎半两

【用法】上为末。每用少许，搐入鼻中；或以茶清食后调服亦可。

【主治】首风。

【备考】本方方名"藿香散"，但方中无藿香，疑脱。

98451 **藿香散**（《百一》卷十九）

【组成】藿香叶 人参 白茯苓各一分 丁香一钱

【用法】上为细末。每服一大钱，水半盏，煎至三分，去滓温服，不拘时候。

【主治】小儿脾胃虚弱，乳食不调，时作身热，或吐或泻不定。

【加减】若伤风热，加生姜一片；作惊，加羌活、防风各半寸；有痰逆，加汤洗半夏一片，生姜三片，煎如前。

98452 **藿香散**（《医方类聚》卷二五八引《保童秘要》）

【组成】白附子（炮） 藿香 桑螵蛸 僵蚕（去足，令净）各一分 腻粉二十文

【用法】上为末，同研匀。每服一字，薄荷暖酒调下。

【主治】急惊风，夜间惊啼，不得睡，或呕逆。

98453 **藿香散**（《朱氏集验方》卷十一）

【组成】陈皮 藿香叶 厚朴（姜制） 枳壳（去瓤）甘草各等分

【用法】上为细末。陈米饮调紫苏汤调下。粪中有黄白冻子，木瓜并白梅去盐煎汤送下；如痢止，枣子煎调送下；慢惊或偏坠红肿内吊，紫苏汤调下，三五服痛止。

【功用】和胃，进乳食。

【主治】小儿脏腑不调作泻，青黄黑白，乳食不消，粪中有冻如鸡子清，兼暴泻如水，其证肚痛，微热，面唇黄白。

98454 **藿香散**（《御药院方》卷五）

【组成】厚朴(去皮) 半夏(洗) 生姜(去皮)各一两(三味同捣烂,焙干) 藿香 甘草(炙) 草豆蔻仁 橘皮(洗)各一两

【用法】上为粗末。每服三钱,水一盏,加生姜五片,大枣二个,同煎至七分,去滓,食前温服。

【主治】诸疟。胸中痞闷,痰逆呕哕。

98455 **藿香散**(《御药院方》卷十)

【组成】广明胶(碎,炒如珠)七钱 藿香叶一两 糯米一升 白丁香七钱 零陵香一两 皂角(去皮子,炙)一两 香白芷二两 檀香一两 龙脑二钱半(另研) 沉香一两 丁香七钱

【用法】上为细末。每日如常使用,洗髭发、手面,百日令光悦润泽。

【功用】去鼾。

98456 **藿香散**(《活幼口议》卷二十)

【组成】白术 人参 白茯苓 甘草(炙) 藿香 丁香

【主治】霍乱吐利,神不安稳。

98457 **藿香散**(《医方大成》卷十引《经济方》)

【组成】藿香一钱半 丁香 人参 白术 茯苓 神曲 扁豆各半钱

【用法】上为末。每服半钱,罂粟米饮温温调下;陈皮煎米饮调下亦可。

【主治】小儿吐哯呕逆,身热面青,不进乳食。

98458 **藿香散**(《得效》卷四)

【组成】人参五钱 厚朴 藿香 陈皮各一两 半夏五钱 芍药二两 官桂 粉草各五钱

【用法】上剉散。每服四钱,加生姜五片,大枣一枚,煎,食前服;养胃汤兼用亦效。

【主治】风邪入胃,呕吐,自汗或身疼。

98459 **藿香散**(《脉因证治》卷上)

【组成】藿香 川芎 天麻 蔓荆子 槐花 白芷

【用法】酒调下。

【主治】脑风头痛。

98460 **藿香散**(《普济方》卷一九一)

【组成】草豆蔻 黄橘皮 藿香 川芎 甘草 干姜 赤小豆(煮熟焙干,杵为末) 牵牛各半两

【用法】上为细末。每服三钱,空心热汤调下,和滓服。

【主治】水病无肝热症候者。

98461 **藿香散**(《普济方》卷三九四)

【组成】藿香半两 何首乌 白扁豆 甘草(炙) 糯米各等分

【用法】上为细末。每服半钱,用水一小盏,入淡竹茹,煎至七分,临卧空心服。

【主治】小儿吐奶。

98462 **藿香散**(《普济方》卷三九四)

【组成】藿香叶半两 人参 丁香 菖蒲一寸(九节者) 半夏(姜汁制)各等分

【用法】上为细末。每服一钱,水一盏,加生姜二片,煎至四分,去滓服。

【主治】小儿脾胃不和,吐逆。

98463 **藿香散**(《普济方》卷三九四)

【组成】藿香 丁香 代赭 甘草(炙微赤,剉)各半两

【用法】上为散。每服半钱,以温水调下,不拘时候。

【主治】小儿呕吐不止。

98464 **藿香散**(《普济方》卷三九四)

【组成】藿香 白附子各等分

【用法】上为细末。每服一钱,米饮调下。

【主治】小儿呕吐不定,虚风喘急。

98465 **藿香散**(《普济方》卷三九四)

【组成】神曲 藿香各半两 丁香一分(见火) 肉豆蔻一个

【用法】上为细末。每服大者一钱,小者半钱,煎香楠汤调下。

【功用】定惊,止吐。

【主治】小儿吐。

98466 **藿香散**(《普济方》卷三九五)

【组成】藿香一两 丁香一钱 木香 缩砂各半两

【用法】上为末。每服半钱,水五分,煎三分,通口服。

【主治】小儿吐利不止。

98467 **藿香散**(《普济方》卷三九七)

【组成】陈皮(去白) 厚朴 甘草(炙) 枳壳 苍术(米泔浸) 乌豆(炒,去皮) 缩砂仁 白芍药 当归 藿香叶 川芎 木瓜 百药煎 阿胶(炒)各等分

【用法】上为末。用生姜茶芽蜜水煎调服。

【主治】冷热不调,赤白五色,诸般泻痢。

【加减】白痢,加白姜、木香;赤痢,加黄连;赤白痢,加姜黄连;血痢,加诃子肉。

98468 **藿香散**(《袖珍小儿》卷六)

【组成】藿香 厚朴(制) 半夏(泡) 白术 干葛 甘草各等分

【用法】上剉散。每服三钱,加生姜三片,水一盏煎服。

【功用】退热。

【主治】时气吐泻。

98469 **藿香散**(《慈幼新书》卷九)

【组成】茯苓 紫苏 藿香 苍术 陈皮 厚朴 桔梗 半夏 甘草 大腹皮

【主治】感冒,兼痰嗽气壅。

98470 **藿香散**(《嵩崖尊生》卷九)

【组成】藿香 半夏 茯苓 陈皮 生姜各一钱半 丁香五分

【功用】化痰。

【主治】呕吐。

【加减】虚人,加人参;内虚寒,加吴萸、草蔻、干姜;伤食,加砂仁、神曲;有热,加竹茹、干葛,或加姜汁炒黄连。

98471 **藿香散**(《嵩崖尊生》卷九)

【组成】藿香 白术 厚朴 陈皮各一钱 茯苓 半夏 紫苏 桔梗 白芷 香薷 黄连 扁豆各一钱 腹皮 甘草各五分

【用法】加姜、葱,水煎服。

【主治】霍乱。身热,渴,体重骨疼,是暑湿症者。

98472 **藿香散**(《幼科指掌》卷三)

【组成】人参　白术　茯苓　陈皮　藿香　木香　厚朴　甘草　苍术各等分

【用法】上为末。加生姜、南枣,煎汤调服。

【主治】小儿脱肛。

98473 **藿胆丸**

《中医方剂临床手册》。为《金鉴》卷六十五"奇授藿香丸"之异名。见该条。

98474 **藿胆丸**(《中国药典》2010 版)

【组成】广藿香叶 4000 克　猪胆粉 315 克

【用法】上制成丸剂,口服。一次 3~6 克,一日 2 次。

【功用】芳香化浊,清热通窍。

【主治】湿浊内蕴、胆经郁火所致的鼻塞、流清涕或浊涕、前额头痛。

98475 **藿菜羹**(《养老奉亲》)

【组成】藿菜四两(切)　鲫鱼肉五两

【用法】煮作羹,下五味椒姜,并调少面,空心食之,常以三五日服。

【功用】补益。

【主治】老人脾胃气弱,饮食不多,羸乏。

98476 **藿脾饮**

《证治要诀类方》卷二。为《局方》卷四"藿香散"之异名。见该条。

98477 **藿脾饮**

《法律》卷六。为《准绳·类方》卷五引戴氏方"藿枇饮"之异名。见该条。

98478 **藿薷汤**(《准绳·类方》卷一)

【组成】藿香正气散加香薷　扁豆　黄连

【用法】上㕮咀。每服三钱,加生姜三片,大枣一个,水煎,热服。

【主治】《准绳·类方》:伤寒头疼,憎寒壮热,或感湿气霍乱吐泻。常服除山岚瘴气,伏暑吐泻,脚转筋。

【备考】《成方切用》:藿香正气散合三味香薷饮,名藿薷汤。藿香辛温,理气和中,辟恶止呕,兼治表里为君;苏、芷、桔梗,散寒利膈,佐之以发表邪;厚朴、大腹,行水消湿;橘皮、半夏,散逆除痰,佐之以疏里滞;苍术、甘草,益脾去湿,以转正气为臣、使也,正气通畅,则邪逆自除矣。

98479 **藿薷散**(《活人方》卷五)

【组成】香薷四两　藿香三两　陈皮二两　扁豆二两(炒)　干葛一两五钱　厚朴一两五钱　苏叶一两五钱　防风一两五钱　泽泻一两五钱　木瓜一两五钱　猪苓一两　青皮一两　砂仁五钱　甘草三钱

【用法】上为细末。每服三钱,姜汤调服。

【主治】霍乱。转筋吐泻,囊缩卷卧,肚腹绞痛。

98480 **藿香饮子**(《鸡峰》卷十四)

【组成】藿香　白芍药　米囊皮　黄耆　甘草　当归　白茯苓　泽兰　白头翁　附子　干姜　川芎　蒿豉饼子各等分

【用法】上为细末。每服一钱,水一盏,入生姜、艾七叶,同煎至七分,去滓温服。

【主治】脓血痢及赤白痢久不愈,变成休息痢,里急后重,心腹疼痛,形困气乏,脏气虚弱。

98481 **藿香煮散**(《圣济总录》卷七十二)

【组成】藿香叶　木香　陈橘皮(汤浸去白,焙)　肉豆蔻(去壳)　诃黎勒皮　人参　白茯苓(去粗皮)　甘草(炙)　草豆蔻(去皮)　麦蘖(炒)　陈曲(炒)各一两　干姜(炮)　高良姜(剉,炒)各半两　厚朴(去粗皮,生姜汁炙)一两半

【用法】上为散。每服二钱匕,水一盏,生姜一块拍破,同煎至七分,入盐一捻,热服。水泻及肠风脏毒,热陈米饮调下。

【主治】久积聚,宿滞不消,或翻胃吐逆,恶心干哕;及脾寒疾;水泻及肠风脏毒。

98482 **藿香脾饮**

《准绳·类方》卷五。为《局方》卷四"藿香散"之异名。见该条。

98483 **藿香脾饮**(《嵩崖尊生》扫叶山房本卷十一)

【异名】藿香扶脾饮(《杂病源流犀烛》卷十六)。

【组成】厚朴　炙草　半夏　藿叶各一钱　陈皮二钱　木香　麦芽各五分

【用法】水煎服。每日三次。

【主治】❶《嵩崖尊生》:腹胀渐至面,足肿及身。❷《杂病源流犀烛》:黄疸。

【备考】本方方名,原书锦章书局本作"藿朴饮"。

98484 **藿黄浸剂**(《外伤科学》)

【组成】藿香一两　黄精四钱　大黄四钱　皂矾四钱　醋一斤

【用法】将药碾碎,入醋中浸泡,每日振荡数次,五至七天后滤去药滓即成,盛在砂盆中备用。将患病的手、足浸泡于醋中,根据条件,每日浸泡数十分钟,累计时间须在 24 小时以上。

【功用】止痒,杀虫。

【主治】手足癣及甲癣。

【宜忌】甲癣及病情较重者,浸泡时间须延长。治疗期不用皂碱,甲癣应将病甲削薄后再次浸泡。最好在炎夏季节进行。

98485 **藿朴胃苓汤**(方出《医原》卷下,名见《湿温时疫治疗法》)

【组成】杏仁　蔻仁　半夏　厚朴　藿梗　苡仁　通草　茯苓　猪苓　泽泻

【功用】❶《医原》:启上闸,开支河,导湿下行。❷《医方发挥》:宣化畅中,芳香化湿。

【主治】湿气内蕴,氤氲浊腻,证见面色混浊如油腻,口气浊腻不知味,或生甜水,舌苔白腻;膜原邪重则舌苔满布,厚如积粉,板贴不松,脉息模糊不清,或沉细似伏,断续不匀,神多沉困、嗜睡。

【加减】兼风者,汗出恶风;兼寒者,恶寒无汗,前法酌加苏梗、桔梗、豆豉、葱白、生姜之类;邪在经络,一身掣痛,酌加桂枝、水炒防己、秦艽之类,以开毛窍经络之壅;兼暑者,面赤,口渴,心烦,前法去蔻仁,酌加扁豆花、鲜荷叶清香辟秽,连翘、山栀、滑石轻清微苦淡渗,以解暑湿热之结。

【方论选录】《中医方剂与治法》:方用香豉、藿香芳化宣透,以疏表湿,使阳不内郁,则身热自解;藿香、白蔻、厚朴

芳香化湿;厚朴、半夏燥湿运脾,使脾能运化水湿,不为湿邪所困,则胸闷肢倦,苔滑口腻等证即愈;再用杏仁开泄肺气于上,使肺气宣降,则水道自调;茯苓、猪苓、泽泻、苡仁淡渗利湿于下,使水道畅通,则湿有去路,共奏开源洁流之功。全方用药照顾到上中下三焦,以燥湿芳化为主,开宣肺气,淡渗利湿为辅,与三仁汤结构略同。此方宣肺达表于上,淡渗利湿于下,体现上下分消之法。

【备考】本方方名,《感证辑要》引作"藿朴夏苓汤",方中通草,《感证辑要》作"淡豆豉"。又,本方剂量及用法,《湿温时疫治疗法》作:杜藿香一钱半至二钱,真川朴八分至一钱,姜半夏二钱至三钱,光杏仁二钱至三钱,白蔻仁八分(冲),生米仁四钱至六钱,带皮苓三钱至四钱,猪苓一钱半至二钱,建泽泻一钱半至二钱;先用丝通草三钱或五钱煎汤代水,煎上药服。

98486 **藿朴胃苓汤**(《湿温时疫治疗法》引樊开周先生经验方)

【组成】杜藿梗三钱　真川朴一钱　杜苍术八分　炒广皮一钱半　炙甘草五分　生晒术一钱半　浙茯苓三钱　猪苓一钱半　建泽泻一钱半　官桂五分

【功用】辛淡泄湿,芳香化浊。

【主治】湿霍乱。上吐下泻,胸痞腹痛,口腻不渴,小便短少,脉多弦滞,或沉而缓,舌苔白滑。又治湿泻,腹中微痛,大便稀溏,小便淡黄,口腻不渴,胸痞肢懈,身重神疲,脉右缓滞,舌苔滑白而腻。

98487 **藿朴夏苓汤**

《感证辑要》引《医原》。即方出《医原》卷下,名见《湿温时疫治疗法》"藿朴胃苓汤"。见该条。

98488 **藿陈五苓散**(《穷乡便方》)

【组成】藿香三分　陈皮　木通　赤茯苓各一钱　防风二分　羌活　猪苓　泽泻各七分　薄桂二分

【用法】加生姜三片,半饥服。初用姜陈汤,二用藿陈五苓饮。

【主治】夏间阳气在外,胃虚邪气易侵,多作吐泄。

98489 **藿香人参汤**(《圣济总录》卷二十五)

【组成】藿香叶三分　人参一两　陈橘皮(汤浸去白,焙)　甘草(炙,剉)各半两

【用法】上为粗末。每服三钱匕,水一盏,入生姜三片,同煎至六分。去滓温服,不拘时候。

【主治】伤寒,呕哕不定,胸满烦躁。

【备考】本方方名,《普济方》引作"人参汤"。

98490 **藿香乌药散**(方出《百一》卷六,名见《普济方》卷二〇一)

【组成】藿香叶　乌药　香附子(炒)各半两　甘草二寸半(炙)

【用法】上为粗末。水一大盏,煎至七分,温服。

【主治】霍乱。

98491 **藿香平胃散**(《医学正传》卷三引李东垣方)

【组成】藿香一钱　厚朴(姜制)一钱　苍术一钱五分　陈皮一钱　甘草(炙)三分　砂仁五分(研)　神曲五分(炒)

【用法】上细切,作一服。加生姜五片,大枣一个,水一盏半,煎至一盏,去滓温服。

【主治】内伤饮食,填塞太阴,呕吐不已。

98492 **藿香平胃散**

《赤水玄珠》卷四。为《御药院方》卷四"藿香安胃散"之异名。见该条。

98493 **藿香正气丸**

《饲鹤亭集方》。即《局方》卷二续添诸局经验秘方"藿香正气散"改为丸剂。见该条。

98494 **藿香正气汤**

《金鉴》卷五十三。为《局方》卷二续添诸局经验秘方"藿香正气散"之异名。见该条。

98495 **藿香正气汤**(《疡医大全》卷九)

【组成】白术　陈皮　半夏　桔梗　砂仁　藿香　苏叶　白芷　甘草　白茯苓　厚朴

【用法】加生姜,水煎服。

【功用】散风寒,消饮食,止呕吐,定泻痢。

98496 **藿香正气汤**(《重订通俗伤寒论》)

【组成】杜藿梗三钱　薄川朴一钱半　新会皮二钱　白芷二钱　嫩苏梗一钱半　姜半夏三钱　浙苓皮四钱　春砂仁八分(分冲)

【功用】温中化浊。

【主治】湿滞挟秽。

【方论选录】秀按:吾绍地居卑湿,时值夏秋,湿证居十之七八,地多秽浊,人多恣食生冷油腻,故上吸秽气,中停食滞者甚多。方以藿、朴、二陈温中为君;臣以白芷、砂仁芳香辟秽;佐以苏梗、苓皮辛淡化湿。合而为温化芳淡,湿滞挟秽之良方。惟温热暑燥,不挟寒湿者,不可妄用。

98497 **藿香正气汤**(《医门八法》卷二)

【组成】大腹皮三钱　紫苏二钱　藿香二钱　甘草一钱　桔梗二钱　陈皮二钱　茯苓二钱　苍术二钱(炒)　川朴二钱(捣)　法夏二钱(研)　白芷二钱　乌梅肉五个

【用法】加生姜、大枣,水煎服。

【主治】霍乱之重者。

98498 **藿香正气散**

《普济方》卷二〇六引《指南方》。为《局方》卷四"藿香散"之异名。见该条。

98499 **藿香正气散**(《局方》卷二续添诸局经验秘方)

【异名】正气散(《伤寒全生集》卷二)、藿香正气汤(《金鉴》卷五十三)。

【组成】大腹皮　白芷　紫苏　茯苓(去皮)各一两　半夏曲　白术　陈皮(去白)　厚朴(去粗皮,姜汁炙)　苦梗各二两　藿香(去土)三两　甘草(炙)二两半

【用法】上为细末。每服二钱,水一盏,加生姜三片,大枣一个,同煎至七分,热服。如欲出汗,衣被盖,再煎并服。

【功用】芳香化湿,解表和中。

❶《准绳·类方》:除山岚瘴气。❷《医方新解》:解表和中,理气化湿(健胃、止吐、止泻、利尿、抑菌、抑制流感病毒,祛痰、止咳)。❸《中医方剂与治法》:芳香化湿,升清降浊。

【主治】外感风寒,内伤食滞,或内伤寒湿,夏伤暑湿,山岚瘴疟诸证。

❶《局方》:伤寒头疼,憎寒壮热,上喘咳嗽,五劳七伤,

八般风痰，五般膈气，心腹冷痛，反胃呕恶，气泻霍乱，脏腑虚鸣，山岚瘴疟，遍身虚肿，妇人产前、产后，血气刺痛；小儿疳伤。❷《普济方》引《如宜方》：寒湿所伤，身重，腰脚酸疼，或浮肿。❸《奇效良方》：小儿伤寒发呕。❹《张氏医通》：水土不服，感冒时气夹食。❺《医方新解》：外感风寒，内伤食滞，症见恶寒发热，头痛脘闷、呕吐腹痛、肠鸣泄泻、口淡、苔白腻等。

【方论选录】❶《医方考》：凡受四时不正之气，憎寒壮热者，风寒客于皮毛，理宜解表。四时不正之气由鼻而入，不在表而在里，故不用大汗以解表，但用芬香利气之品以主之。白芷、紫苏、藿香、陈皮、腹皮、厚朴、桔梗皆气胜者也，故足以正不正之气；白术、茯苓、半夏、甘草，则甘平之品耳，所以培养中气，而树中营之帜者也；内伤、外感而成霍乱者，内伤者调其中，藿香、白术、茯苓、陈皮、甘草、半夏、厚朴、桔梗、大腹皮皆调中药也，调中则能正气于内矣；外感者疏其表，紫苏、白芷，疏表药也，疏表则能正气于外矣；若使表无风寒，二物亦能发越脾气，故曰正气。❷《医方集解》：此手太阴足阳明药也。藿香辛温，理气和中，辟恶止呕，兼治表里为君；苏、芷、桔梗，散寒利膈，佐之以发表邪；厚朴、大腹行水消满，橘皮、半夏散逆除痰，佐之以疏里滞；苓、术、甘草益脾去湿，以辅正气为臣、使也。正气通畅，则邪逆自除矣。❸《成方便读》：夫四时不正之气，与岚瘴疟疾等证，无不皆有中气不足者，方能受之，而中虚之人，每多痰滞，然后无形之气，挟有形之痰，互结为患。故此方以白术、甘草补土建中者，即以半夏、陈皮、茯苓化痰除湿继之。但不正之气，从口鼻而入者居多，故复以桔梗之宣肺，厚朴之平胃，以鼻通于肺，而口达乎胃也。藿香、紫苏、白芷，皆为芳香辛散之品，俱能发表宣里，辟恶祛邪；大腹皮独入脾胃，行水散满，破气宽中；加姜、枣以和营卫致津液，和中达表，如是则邪有不退气有不正者。❹《实用方剂学》：寒燠不时，空气骤变，交互郁蒸，戾气流行，起居不慎，饮食失节，天时人事，两相感召，既不免疾病之侵临，而欲求健康之保障，则藿香正气之方尚矣。藿香芳香辛温，理气而宣内外，和中而止呕泄，善辟秽恶而解表里，故以为君。表里交错，上下交乱，而正气虚矣，故以苓、术、甘草，健脾培中以为臣，俾正气通畅，则邪气自除。况有苏、芷、桔梗散寒利膈，佐之以发表邪，朴、腹、二陈消满除痰，佐之以疏里气，更引以姜、枣以调营卫，则表里和而健康复矣。

【临床报道】❶胃肠型过敏性紫癜：《烟台医药通讯》[1976，(3)：24]患者男性，14岁。1970年夏发病，症见腹痛，黑色稀便，全身皮肤出现出血点，以四肢为著，先后住院三次，诊断为胃肠过敏性紫癜，此次复发症状同前。给予藿香正气散原方1剂后，恶心、呕吐、腹痛明显好转，能进饮食。5剂后症状大减，服10剂痊愈，迄今未再复发。❷急性肝炎：《江苏中医》[1960，(3)：14]介绍治疗急性传染性肝炎50例的临床体会。治疗方针以“治湿”和“理脾胃”为主，治湿有祛湿、利湿、化湿三法。其中祛湿一法的主方为藿香正气散，适用于湿邪在表，症见恶寒发热，头痛身楚者。治疗效果：临床症状全部消失，黄疸全部退净。黄疸消退时间最短者6日，最长者67日，平均25日。❸急性肠炎：《广东中医》[1960，(9)：442]藿香正气散加减治非特异性急性肠炎30例，西医30例对比组（足量磺胺类、碳酸钙等肠道收敛剂及颠茄酊等止疼剂）。7例轻微发热，热度在37～38℃之间。多数轻度腹疼，疼痛多在脐周围，伴肠鸣。腹泻昼夜4～8次。粪量较多是粥状或水样，淡黄色或有泡沫（部分病者粪中混有黏液，但无脓、无血）。无里急后重感。腹部稍鼓胀，有轻度压疼，肠鸣音亢进。

症状消失平均日数	中药组	西药组
腹泻	1.5日	2.7日
稀便	1.8日	3.1日
腹疼	1.3日	2.4日
腹胀	1日	2.2日
食欲不振	2.1日	3.3日
发热	2日	3日
平均治愈日数	1.4日	2.9日

❹腹泻型肠易激综合征：《安徽中医临床杂志》[2003，10(15)：5]藿香正气散加减方治疗105例，治疗组58例，对照组47例，用思密达粉剂治疗。平均4周为1个疗程，连服2个疗程，观察疗效。结果：治疗组显效率为72.4%，有效率为87.9%，其显效率明显高于对照组。❺酸中毒：《湖南中医杂志》[1988，(3)：43]治疗98例，其中急性胃肠炎失水性酸中毒58例，糖尿病酮症酸中毒21例，急性肾炎尿毒症酸中毒23例，结果：治愈46例，好转40例，无效12例，总有效率为87.7%。❻胃肠型感冒：《重庆医学》[2006，35(6)：548]治疗300例，临床痊愈70%，显效85%，无效39%，有效率87%。❼冠心病心绞痛：《河南中医药学刊》[1999，14(5)：51]治疗184例，显效32例，占17.4%；好转130例，占70.7%；无效17例，占9.2%；加重5例，占2.7%。❽痔疮：《中国中医药信息杂志》[1998，5(10)：41]藿香正气水先蒸后洗，治疗内痔48例，临床近期有效率100%，1年后回访，有效率96%，外痔11例，近期有效率100%，1年后回访，有效率94%，混合痔9例，近期有效率100%，1年后回访，有效率90%。❾妊娠呕吐《四川中医》[1998，16(11)：33]治疗33例，服药1剂症状减轻，4剂后痊愈者23例，2剂后呕吐减轻，6剂后痊愈者8例，2例服药后效果不详，其中3例因就诊时严重脱水、酸中毒而用静脉补液。❿哮喘：《新中医》[1999，31(1)：31]治疗寒哮38例，病程3个月～18年，获得满意疗效，痊愈19例，好转17例，未愈2例。总有效率94.7%。⓫婴儿湿疹：《中成药》[1995，17(12)：49]用藿香正气水外涂治疗48例，其中属渗出型者32例，干燥型16例；病程最短10天，最长1年8个月，平均病程5.18个月。用药期间停用其他药物。结果：48例患儿显效31例，有效14例，无效3例，总有效率为95.18%。其中渗出型显效18例，有效12例；干燥型显效13例，有效2例；总有效率分别为93.75%、93.74%。一般疗效出现在用药后第1～3天之间。

【现在研究】❶解痉镇痛作用：《中草药》[1984，12(15)：15]藿香正气水对离体豚鼠十二指肠的自动收缩，由组胺、乙酰胆碱、氯化钡所引起的回肠收缩均有明显的抑制作用，其拮抗组胺、乙酰胆碱的作用成量效关系，抑制率随藿香正气水的浓度增高而加大。❷促进免疫作用：《中成药研究》[1988，(1)：45]用硫酸镁所致腹泻造型的小鼠，经用藿香正气丸治疗后,其外周血淋巴细胞渗入氚-胸腺嘧啶核苷,氚标记胸苷(3H-TdR)指数增高,对小鼠肠组织渗入3H-TdR比对照组显著升高,而对照比正常组低,给药组则接近正常组水平。提示该药能提高小鼠的免疫功能,并促进受伤肠段的修复。❸抗菌作用:《泸州医学院学报》[1992,(3):192]霍香正气水对藤黄八叠球菌等8种细菌均有抗菌作用,尤其对金黄色葡萄球菌、藤黄八叠球菌作用较强。实验还证明,该药对甲、乙副伤寒杆菌,白色念珠菌、大脑状毛癣菌、红色毛癣菌、新生隐球菌及皮炎芽生菌均有较强的抑制作用。❹镇吐作用:《中华医学杂志》[1958,44(7):653]11.4%霍香正气胶丸溶液20ml/kg,给家鸽灌服,5分钟后每只家鸽灌入1.5%硫酸铜溶液20ml/kg,其呕吐潜伏期和呕吐次数与对照组比较 $P<0.05$ 及 $P<0.01$,说明该药有镇吐作用。❺调节胃肠功能作用:《中药新约与临床药理》[2003,14(6):381]霍香正气软胶囊小剂量组及中剂量组能提高阿托品所致小肠运动抑制型小鼠的小肠推进功能。《中华新医学报》[1950,1(4):285]霍香正气水和胶丸溶液对小鼠胃肠输送功能有显著影响($P<0.001$),说明该药对胃肠平滑肌蠕动有抑制作用。实验证明,腹泻型的小鼠用该药治疗后,其血液及肝组织中的葡萄糖和水分的吸收增加,有调节胃肠功能作用。❻抗过敏作用:《中成药》[1991,(12):35]本方组成药物多有抗过敏作用。

【备考】本方改为丸剂,名"藿香正气丸"(见《饲鹤亭集方》)。本方改为胶囊剂,名"藿香正气胶囊"(见《成方制剂》11册)。本方改为合剂,名"藿香正气合剂"(见《成方制剂》11册)。

98500 藿香正气散

《医学纲目》卷三十三。为《御药院方》卷四"藿香安胃散"之异名。见该条。

98501 藿香正气散(《普济方》卷一三六)

【组成】大腹皮 白芷 茯苓 枳壳 羌活(去芦) 独活(去芦) 川芎 防风 半夏 荆芥 薄荷 桑白皮各一两

【用法】上㕮咀,如法修制。每服五钱重,水一盏半,加生姜三片,大枣一个,同煎八分,去滓温服,不拘时候,滓再煎。如要汗,加连须葱白一根,同煎。

【主治】伤寒头疼,憎寒壮热,上喘咳嗽,五劳七伤,八般风疾,五般膈气,心腹冷痛,反胃呕逆,霍乱吐泻,脏腑虚鸣,山岚瘴气,遍身虚肿;妇人胎前产后;小儿脾疳。

98502 藿香正气散(《普济方》卷三六八)

【组成】藿香叶 厚朴(制) 半夏(制) 甘草(炙) 苍术(米泔浸一宿,炒) 陈皮各等分

【用法】上㕮咀。每服三钱,水半盏,加生姜三片,大枣半枚,煎至二分,去滓服。

【主治】伤寒发呕。

98503 藿香正气散(《内科摘要》卷下)

【组成】桔梗 大腹皮 紫苏 茯苓 厚朴(制)各一钱 甘草(炙)五分 藿香一钱五分

【用法】加生姜、大枣,水煎,热服。

【主治】外感风寒,内停饮食,头疼寒热,或霍乱泄泻,或作疟疾。

【方论选录】《冯氏锦囊秘录》:正气强旺则外无感冒之虞,脾胃健行则内无停食之患,稍有不足,外感内伤交作。以甘、桔、紫苏辛甘散其外邪;厚朴、大腹苦辛通其内滞;藿香为君主,内可和中,外可解表,统领诸剂成功,正气赖以复矣,故名藿香正气。

98504 藿香正气散(《幼科证治大全》)

【组成】藿香一钱半 甘草(炙) 腹皮 白芷 白术 桔梗 陈皮 厚朴各五钱

【用法】加生姜、大枣,水煎服。

【主治】婴孩小儿,伤寒头痛,憎寒壮热,痰喘咳嗽,心腹疼痛,吐泻虚肿,疳伤。

98505 藿香正气散(《笔花医镜》卷一)

【组成】藿香 砂仁 厚朴 茯苓 紫苏 陈皮各一钱 白术 制半夏 桔梗 白芷各七分 炙甘草五分

【主治】憎寒壮热,胸膈满闷,口吐黄涎之类。

98506 藿香正气散(《痧喉证治汇言》)

【组成】苏叶 土藿梗 桔梗 陈皮 茅术 厚朴 牛蒡子 赤茯苓 焦曲 半曲 煨葛根 蝉衣 甘草

【主治】痧喉。形寒发热,面若装朱,痧不出肌,即现上吐下泻,腹痛如绞,甚至发厥口噤,目闭神昏者。

98507 藿香正气散(《温热经解》)

【组成】藿香一钱 川朴八分 甘草八分 茯苓二钱 制半曲一钱半 薄荷八分 陈皮一钱 苏梗一钱 白术八分 建曲一钱半 大腹皮一钱 豆豉一钱半

【主治】夏令外感风寒,身温无汗,吐泻交作者。

98508 藿香玉液散(《医方类聚》卷一〇八引《施圆端效方》)

【异名】玉液散(《卫生宝鉴》卷十九)。

【组成】丁香一钱 桂府滑石四两(烧) 藿香二钱

【用法】上为极细末。每服二钱,小儿半钱,清米饮调下,温冷服。大人霍乱吐泻,水打腊茶调下二钱立效。

【主治】诸呕逆吐泻,或霍乱不安,及伤寒疟病前后呕逆吐秽,躁不得眠睡,腹胀,或小便赤涩,大便泻,躁渴闷乱。

98509 藿香左金丸(《霍乱论》卷下)

【组成】藿香五钱 吴茱萸四钱 川连三钱 郁金二钱 枳壳二钱 厚朴二钱 制半夏二钱 砂仁二钱 茯苓二钱 猪苓二钱 车前子二钱 六一散三钱

【用法】上为细末,香薷、生姜、木通各一两煎汤滴丸。每服一二钱,开水送下,轻二服,重加之。

【主治】猝然痞痛,霍乱吐泻转筋。

98510 藿香左金汤(《湿温时疫治疗法》)

【组成】杜藿香三钱 吴茱萸二分 小川连六分 新会皮二钱 姜半夏一钱半 炒枳壳一钱半 炒车前一钱半 赤苓三钱 细木通一钱 建泽泻二钱 猪苓一钱半 六一散四钱(包煎)

【用法】先用鲜刮淡竹茹五钱,炒香鲜枇杷叶一两,并井、河水各一碗,煎至一碗,分两次服。

【主治】热霍乱。上吐黄水,或呕酸水,暴注下迫,泻出稠黏,心烦口渴,胸闷腹痛,溺赤短热,脉多弦急,舌苔黄腻,或黄多白少。

【宜忌】服后毋多饮茶,多饮茶则连药吐出,不得药力矣,切宜忍耐。

98511 **藿香半夏丸**

《圣济总录》卷四十七。即《局方》卷三"藿香半夏散"改为丸剂。见该条。

98512 **藿香半夏丸**(《圣济总录》卷六十三)

【组成】藿香叶半两　半夏一两(捣碎,炒)　丁香皮(舶上者)　丁香各半两　水银沙子一分(研)

【用法】上为末,同水银研匀,酒煮面糊和丸,如梧桐子大。每服七丸至十丸,生姜人参汤送下,不拘时候。

【主治】脾胃虚寒,痰盛,呕吐不定。

98513 **藿香半夏丸**(《普济方》卷二十四)

【组成】藿香一钱　半夏二钱　红豆一钱　干生姜半钱　诃子皮二钱　乌梅肉二钱　干姜一钱

【用法】上为极细末。荷叶裹烧饭为丸,如梧桐子大。每服三五十丸,温水送下。

【主治】长夏湿热胃困。长夏五六月,湿热蒸炊,人多困倦,胸满短气,支节疼痛,气高而喘,烦热,大便或泄而黄,或如白泔,或渴或不渴,膨闷不欲食,或气短不能言,小便多而黄。

98514 **藿香半夏汤**

《济阳纲目》卷十八。为《局方》卷三"藿香半夏散"之异名。见该条。

98515 **藿香半夏散**(《局方》卷三)

【异名】藿香半夏汤(《济阳纲目》卷十八)。

【组成】丁香皮半两　藿香叶一两　半夏(汤浸洗七遍,微炒黄色)二两

【用法】上为散。每服二钱,水一盏,加生姜七片,煎七分,去滓,食前温服。

【主治】胃虚中寒,停痰留饮,哕逆呕吐,胸满噎痞,短气倦怠,不入饮食。

【备考】本方改为丸剂,名"藿香半夏丸"(见《圣济总录》)。

98516 **藿香半夏散**(《百一》卷五)

【组成】藿香　官桂各一两　半夏曲　陈皮(去白)苍术(洗)各半两　干姜二钱　厚朴二分(姜制)　皂角十梃(火煅令烟绝)　甘草一分

【用法】上为散。每服三钱,水一盏半,加生姜三片,煎八分,不拘时候服。伤风头痛,壮热恶心,以生姜、葱、枣煎;伤冷中露,声音不出,用生姜入油煎捻头二三枚同煎,立效。

【功用】洗肺和胃,祛痰,治咳嗽,建中,通畅三焦,进美饮食。

98517 **藿香托里散**(《活幼心书》卷下)

【组成】藿香　连翘　山栀仁　川当归(酒洗)　木通(去节)　芍药　僵蚕(去丝)　甘草各二钱半　大黄(生用)　茵陈　黄耆(生用)　贝母各五钱

【用法】上㕮咀。每服二钱,酒水各大半盏,煎八分,病在上,食后温服;病在下,食前温服。

【功用】解毒,正气理虚,祛风除烦,排脓活血,定痛消肿。

【主治】诸肿毒痈疽,已溃未溃者;及疔疮流注遍身,并内外一切黄证,恶心呕逆,憎寒壮热,昼夜疼痛。

98518 **藿香托里散**(《医方类聚》卷一九一引《必用全书》)

【组成】藿香　连翘　升麻　葛根　甘草　栀子　木通　当归　牛蒡子　白僵蚕各二钱半　黄耆　茵陈　大黄(煨)各五钱

【用法】上为粗末,分作四服。每服水一大碗,煎至七分,入酒一盏,去滓,临卧温服。

【主治】诸恶疮肿痛,已发未发皆可服。

98519 **藿香安胃丸**

《杏苑》卷四。即《脾胃论》卷下"藿香安胃散"改作丸剂。见该条。

98520 **藿香安胃汤**(《伤寒全生集》卷二)

【组成】藿香　半夏　陈皮　白术　甘草　茯苓　干姜

【用法】加生姜,水煎服。

【主治】胃寒呕吐不止。

【加减】呕吐不止,加姜汁;寒甚,加丁香、附子、肉桂。

98521 **藿香安胃汤**

《医统》卷二十四。为《脾胃论》卷下"藿香安胃散"之异名。见该条。

98522 **藿香安胃散**(《脾胃论》卷下)

【异名】藿香安胃汤(《医统》卷二十四)。

【组成】藿香　丁香　人参各二钱五分　橘红五钱

【用法】上为细末。每服二钱,水一大盏,加生姜一片,同煎至七分,和滓食前冷服。

【主治】脾胃虚弱,不进饮食,呕吐不待腐熟。

【方论选录】❶《杏苑》:法当补中气,和脾胃,是以用人参、橘红补中气,丁香、藿香温脾和胃,助生姜散郁以止呕。❷《脾胃论注释》:方中用藿香醒脾和胃以化湿浊,丁香温中降逆而止呕吐,重用橘红,佐人参取其行足以助消化。药研极细,便于吸收。每服二钱,制小其剂,加生姜煎成冷服于食前,亦即《内经》"热因寒用"之法。

【备考】本方改为丸剂,名"藿香安胃丸"(见《杏苑》)。

98523 **藿香安胃散**(《御药院方》卷四)

【异名】藿香正气散(《医学纲目》卷三十三)、藿香平胃散(《赤水玄珠》卷四)。

【组成】藿香叶一两　半夏二两(汤洗七次,焙干)陈皮二两(去白)　厚朴一两(去粗皮、生姜汁制)　苍术三两(米泔浸一宿,焙干)　甘草二两(炙)

【用法】上为粗末。每服五钱,水一盏,加生姜五片,大枣二个,同煎七分,去滓温服,一日三次。

【主治】❶《御药院方》:呕吐不止。❷《奇效良方》:小儿感寒吐泻。

【备考】本方方名,《丹溪心法附余》引作"藿香养胃汤"。《奇效良方》有砂仁。

98524 **藿香扶脾饮**

《杂病源流犀烛》卷十六。为《嵩崖尊生》卷十一"藿香脾饮"之异名。见该条。

98525 **藿香利膈丸**(《普济方》卷二十四引《德生堂方》)

【组成】厚朴九两　枳实三两　当归一两　人参一两藿香一两　槟榔一两半　木香　甘草各一两半　陈皮二两

【用法】上为极细末。水糊为丸,如梧桐子大。每服五十丸,酒水送下。

【功用】宽肠快膈,和胃利痰,进食,化宿酒,表解寒暑。

【主治】酒食所伤,脾胃不和。

98526 **藿香和中丸**(《御药院方》卷四)

【组成】藿香叶一两 丁香半两 人参一两半 白术二两 白茯苓(去皮) 半夏(生姜制作曲)各二两 陈皮一两(不去白) 巴豆(去皮)二钱半(与陈皮同炒令巴豆黑色,拣去巴豆不用,只用陈皮)

【用法】上为细末,面糊为丸,如绿豆大。每服三四十丸,食后生姜汤送下。

【主治】痰食不消,胸膈痞闷,头目昏痛,呕吐酸水,或心腹满痛,怠堕嗜卧,痃癖气块。

98527 **藿香和中汤**(《痘疹活幼至宝》卷终)

【组成】藿香 香附 紫苏 制苍术 制厚朴 山楂 小川芎 羌活 砂仁 炒麦芽 去白陈皮 白芷 炙甘草 生姜

【主治】❶《痘疹活幼至宝》:感寒停食,吐泻。❷《金鉴》:小儿内伤乳食,外感寒邪,遂致食寒凝结,腹中作痛,其候发热恶寒,而更兼腹痛恶食,呕吐啼叫不已者。

98528 **藿香和中汤**(《笔花医镜》卷三)

【组成】藿香八分 厚朴 砂仁 陈皮 炙草各五分 生姜二片

【主治】食积、痞积等。

【加减】感寒停食,加苍术、白芷、苏梗、川芎、香附、楂炭、麦芽。

98529 **藿香定呕汤**(《玉案》卷四)

【组成】人参 藿香 半夏各一钱 枇杷叶五片(蜜炙) 苍术一钱二分 肉桂 木香 橘红 桔梗各七分 甘草三分

【用法】水煎,空心热服。

【主治】七情伤感,气郁于中,变成呕吐,寒热眩晕,不进饮食者。

98530 **藿香参橘煎**(《症因脉治》卷四)

【异名】参橘煎。

【组成】人参 橘红 藿香

【用法】上同煎,调服六一散。

【功用】清理暑湿,分利阴阳。

【主治】中暑泻之症,脉虚细。

98531 **藿香厚朴汤**(《圣济总录》卷四十五)

【组成】藿香叶 厚朴(去粗皮,用生姜二两切片,大枣十个擘破,同煮半日取出,去姜、枣,剉,焙) 半夏(浆水浸一宿,切,汤洗七遍,入粟米一合同炒黄,去米) 甘草(生,剉) 人参 白茯苓(去黑皮)各一两 陈橘皮(汤浸去白,焙)半两

【用法】上为粗末。每服三钱匕,水一盏,入生姜三片,大枣二个(擘破),同煎至七分。去滓温服,不拘时候。

【主治】脾胃气虚弱,呕吐不下食。

98532 **藿香养胃汤**(《三因》卷九)

【异名】养胃汤(《嵩崖尊生》卷十三)。

【组成】藿香 白术 白茯苓 神曲(炒) 乌药(去木) 缩砂仁 薏苡仁(炒) 半夏曲 人参各半两 荜澄茄 甘草(炙)各三钱半

【用法】上为粗末。每服四钱,水一盏半,加生姜五片,大枣二个,同煎七分。去滓服,不拘时候。

【主治】❶《三因》:胃虚不食,四肢痿弱,行立不能,皆由阳明虚,宗筋无所养,遂成痿躄。❷《普济方》:阳明经虚,不荣肌肉,阴中生疮不愈。

【方论选录】《医略六书》:胃虚气滞,挟寒湿下注阴中,经久不化,故阴内生疮不愈焉,霍香温中开胃,人参补气扶元,白术健脾燥湿,夏曲燥湿醒脾,茯苓渗湿气,神曲消滞气,乌药散浊气,荜茇温寒气,米仁健脾渗湿气,甘草和胃温中气,砂仁醒脾调胃气,姜、枣调和营气以振血气也。水煎温服,使脾胃调和则寒湿自化,而子室肃清,何阴内生疮之足患哉。

98533 **藿香养胃汤**(《万氏家抄方》卷二)

【组成】藿香 陈皮 厚朴(姜汁制) 苍术(米泔水浸炒)各一钱 甘草(炙)五分 半夏(姜汁制)一钱五分 白术一钱二分

【用法】水二钟,加生姜五片,煎八分,通口服。

【主治】胃气不和作呕,及冬月胃受寒冷,呕吐不止者。

【加减】元气虚者,加人参一钱,干姜(炮)一钱。

98534 **藿香养胃汤**

《丹溪心法附余》卷九。即《御药院方》卷四"藿香安胃散"。见该条。

98535 **藿香祛暑水**(《成方制剂》20册)

【组成】白芷 苍术 陈皮 大腹皮 丁香 法半夏 茯苓 甘草 广藿香 生姜 香薷 紫苏叶

【用法】制成口服液,每瓶装15毫升。口服,一次7.5毫升,一日2次。

【功用】祛暑化湿,解表和中。

【主治】内蕴湿滞,受暑感寒引起的恶寒发热,头痛无汗,四肢酸懒,恶心呕吐,腹痛腹泻。

98536 **藿香清胃片**(《成方制剂》11册)

【组成】防风 甘草 枸杞子 广藿香 六神曲 南山楂

【用法】制成片剂。口服,一次3片,一日3次。

【功用】清热化湿,醒脾消滞。

【主治】脾胃伏火引起的消化不良,脘腹胀满,不思饮食、口苦口臭。

98537 **藿香温胃饮**

《盘珠集》卷下。为《胎产秘书》卷下"藿香温胃散"之异名。见该条。

98538 **藿香温胃散**(《胎产秘书》卷下)

【异名】藿香温胃饮(《盘珠集》卷下)。

【组成】当归 白术各三钱 姜炭 陈皮 藿香各四分 厚朴八分 人参一钱 炙甘草三分 生姜一片

【用法】水煎服。

【主治】产后血痛已除,劳伤气血,脏腑虚损,不能运化食物,及冷风相乘,以致阴阳升降不顺,乱于肠胃,冷热不调,邪正相搏,上吐下泻,名曰霍乱。

【加减】手足逆冷,加附子三分。

【备考】《盘珠集》有丁香。

98539 **藿香正气合剂**

《成方制剂》11 册。即《局方》卷二续添诸局经验秘方"藿香正气散"改为合剂。见该条。

98540 **藿香正气胶囊**

《成方制剂》11 册。即《局方》卷二续添诸局经验秘方"藿香正气散"改为胶囊剂。见该条。

98541 **藿朴夏苓柴陈丹草大黄汤**(《效验秘方·续集》李培生方)

【组成】藿香 10 克　厚朴 10 克　姜半夏 10 克　茯苓 10 克　柴胡 15 克　丹参 15 克　白花蛇舌草 15 克　车前草 15 克　大黄 6 克

【用法】每日 1 剂,水煎 2 次,取汁 300 毫升,分早晚 2 次温服。

【功用】清热利湿,解毒退黄。

【主治】温热并重的急性甲型肝炎。症见身目小便黄染。右上腹胀痛,脘痞纳呆,口苦干涩,恶心欲吐,肢倦乏力,大便或干或溏而不爽;苔黄厚腻质欠润,脉弦滑数或濡数。

【方论选录】急性甲型肝炎重在湿热阻滞于中,胆汁瘀滞,疏泄不及,上下不通,法当宽中渗湿,疏肝利胆,分利三焦。遣方用药宜寒温参合,诸如苦降辛升,芳香化浊,淡渗利湿,解毒退黄之品均可入选。方中藿香开上泄湿化浊,厚朴与姜半夏辛开理气宽中、除湿化痰而降逆,大黄苦降泻热通腑而解毒,柴胡配丹参疏肝而利胆,茵陈、茯苓、车前、蛇舌草相合,利小便渗湿热,排毒邪而退黄。

蘧

98542 **蘧蒢散**(《圣惠》卷八十四)

【组成】故蘧蒢篾半两　盐一字　牛黄一黑豆大(细研)　乳汁一分(合)

【用法】上药将乳汁煎二味三两沸,去滓,调入牛黄服之。

【主治】❶《圣惠》:小儿霍乱不止。❷《普济方》小儿初生吐不止。

藻

98543 **藻药散**(《准绳·疡医》卷五)

【组成】海藻(酒洗)一两　黄药子二两(万州者佳)

【用法】上为末。置掌中,以舌时时舐,以津咽下。消三分之二止药。

【主治】气瘿。

【宜忌】忌厚味,戒酒色。

攒

98544 **攒风汤**

《证治宝鉴》卷十二。为《医方大成》卷五引卢陵欧阳康叔家传方"攒风散"之异名。见该条。

98545 **攒风散**(《医方大成》卷五引卢陵欧阳康叔家传方)

【异名】攒风汤(《证治宝鉴》卷十二)。

【组成】麻黄(不去节)　甘草(不去皮)　淮乌　川萆薢　杏仁(不去皮尖)各等分

【用法】上㕮咀。每服四钱,水一盏,煎服。

【功用】发散寒湿。

【主治】寒湿脚气。

【宜忌】不可多进。

蟾

98546 **蟾龙锭**(《治疹全书》卷中)

【组成】蟾酥三分　地龙三分　牛蒡三钱　杏仁三钱　防风二钱　僵蚕二钱　穿山甲二钱　紫荆花二钱　麝香二分

【用法】麻黄膏印锭,樱桃核汤送服。

【主治】疹出一日,因风寒阻触,即时收没,胸满腹胀,喘急痰逆,手足厥冷,身凉无汗,神昏迷闷。

98547 **蟾头丸**(《圣惠》卷八十六)

【组成】蟾头一个(炙令黄焦)　青黛(细研)　龙脑(细研)　巴豆(去皮心,纸裹压去油)　干蝎(微炒)　白附子(炮裂)　腻粉(研入)各半分　牛黄(细研)　麝香(细研)　天竹黄(细研)　雄黄(细研)　朱砂(细研)各一分

【用法】上为末,入青黛等,同研令匀,以水浸蒸饼和丸,如绿豆大。每一岁以粥饮下一丸。

【主治】小儿五疳。毛发干竖,枯瘦烦热,肚大脚细。

98548 **蟾头丸**(《圣惠》卷八十七)

【组成】蟾头二个(涂酥,炙焦黄)　皂荚一分(先于厕中浸七日,后以水洗净,刮去黑皮,涂酥,炙令焦黄,去子)　青黛一分(细研)　硫黄一分(细研)　麝香半分(细研)　巴豆七个(去皮心,研,纸裹压去油)

【用法】上为末,炼蜜为丸,如绿豆大。空心以粥饮送下三丸。良久当有虫出。

【主治】小儿五疳。手足干瘦,腹胀筋起,鼻痒,昏沉多睡。

98549 **蟾头散**(《圣惠》卷八十七)

【组成】蟾头一个(烧灰)　蛇蜕皮灰一分　蝉壳一分(微炒,去足)　麝香一钱　青黛半两　蜗牛子二七个(炒微黄)

【用法】上为细散。每服半钱,以粥饮调下,一日三次。

【主治】小儿奶疳。体瘦烦热,毛发干瘁,乳食减少。

98550 **蟾皮片**(《妇产科学》)

【组成】干蟾皮一两

【用法】上为细末。或轧成片剂,每片 1 分。每服 5 片,一日二次;或水泛为丸,每日一钱,分二次化服。

【主治】血虚肝旺之外阴白斑症。

98551 **蟾灰丸**(《圣惠》八十六)

【组成】蟾灰　人粪灰　地龙(微炒,末)　蜗牛壳(微炒)　狗头灰　麝香　兰香根灰各一分

【用法】上为细散,用浆水调在纸上,用时贴疮。如鼻中有疮,以绵子裹药安在鼻内。如疳入腹内,水浸蒸饼和丸,如绿豆大。每服五丸,以粥饮送下,一日三次,不拘时候。

【主治】小儿急疳。虫食口内作疮,四肢瘦弱,腹大筋粗。

98552 **蟾灰散**(《圣济总录》卷一七二)

【组成】虾蟆一个（烧灰留性）　青橘皮（汤浸，去白，焙）　甘草（剉）　青黛（研）各一分

【用法】上为散，入麝香少许。或小儿满口臭烂，落下牙齿，用鹅毛扫于疮上。

【主治】小儿齿疳。牙龈腐烂，恶血口臭，牙齿脱落。

98553　**蟾灰散**（《幼幼新书》卷二十五引丁左藏方）

【组成】干虾蟆一个（大者，烧存性）　五倍子各一钱　麝香少许

【用法】上为末。蜜调，涂齿根。

【主治】小儿走马疳。

98554　**蟾光膏**（《杂类名方》）

【组成】白砂蜜四两（色白者妙，用隔年葱一根，去须皮，切短，与蜜一同熬，去白膜，觑葱软熟为度，以绵滤滓，放定，用纸取蜡面）　黄丹三钱（水飞，生用）　蜜陀僧三钱（水飞，生用）　炉甘石（火煅过）五钱（水飞）

上三味熬，研极细末，倾入前蜜中，桃柳无节病者各一枝，搅匀。

当归　赤芍药　杏仁（汤去皮尖）各五钱　黄连（去芦头并荚净）二两　川芎半两　秦皮　诃子皮　防风　石膏　玄精石（兽背文者妙）　井泉石　无名异　玄参　代赭石　石决明各三钱

上秦皮至石决明十味㕮咀，用雪水或长流河水五升，于银器内熬至二升，滤去滓净，再熬至一升，将一十五味熬至一升药水内，才倾入放下的药蜜，一同银器内慢火熬药紫金色时，再添入后药，匀令过火。

乳香　没药　琥珀　朱砂（另飞）　蕤仁（带皮秤三钱，去皮用仁）各三钱

前四味先干研烂，后入蕤仁水飞，一同研细，折澄有滓再水飞，澄清再水飞，才倾入前紫金色药内，一同复熬一二沸，以箸点药滴于水中不散为度，大抵勿令过与不及，取下于土中埋七日，取出置于银器盒中或瓷器中，如法收贮，便再添入后细药，倾入药味时亦用桃柳枝搅匀。

南硼砂　珍珠　龙脑　珊瑚枝各一钱　麝香半钱

上五味熬研极细，亦以桃柳枝搅匀，倾入前药中，复搅匀。

【用法】腊月成开日合。以纸封器盒口，旋取用，原盛药器盒中如有取不尽药，用净水斟酌洗渲，却将渲药水熬三五沸，另行收拾，或洗点眼，或膏子药稠了时倾入些小调解。

【功用】退去云膜。

【主治】远年病目，不通道路。

【宜忌】制药用桑柴烧。

98555　**蟾舌膏**（《疮疡经验全书》卷二）

【组成】虾蟆舌一个

【用法】研烂。用红绢片摊贴，其根自出。蟾肚皮代绢妙。

【主治】鱼脐疔。

98556　**蟾肝丸**（《医学入门》卷八）

【组成】蟾肝一具（端午日取）　雄黄五钱

【用法】捣为丸，如绿豆大，朱砂为衣。每服三丸，葱酒送下。如痘疹不出，用胡荽酒送下最妙。

【功用】发汗解毒。

【主治】痈疽，疔毒痘疹。

98557　**蟾灵膏**（《仙拈集》卷四）

【组成】蟾酥　石灰各等分

【用法】和匀，成小饼。贴疮头上，以膏盖之，即破。

【主治】肿毒。

98558　**蟾灵膏**（《理瀹》）

【组成】草乌　木鳖仁　灵仙　凤仙子　蟾酥

【用法】上药用石灰水，碱水熬膏。点之，可代刀针。

【主治】痈毒，不破头者。

98559　**蟾矾散**（方出《圣惠》卷三十六，名见《普济方》卷二九九）

【组成】胆子矾一分　干蟾一分（炙）

【用法】上为末。每取小豆大，掺在疮上，良久，用新汲水五升漱口，水尽为度。

【主治】口舌生疮。

98560　**蟾砂散**

《绛囊撮要》。为《古今医鉴》卷六引李桐峰方“金蟾散”之异名。见该条。

98561　**蟾香散**

《全国中药成药处方集》上海方。为《古今医鉴》卷六引李桐峰方“金蟾散”之异名。见该条。

98562　**蟾宫丸**（《本草纲目》卷五十一引《乾坤秘韫》）

【组成】兔二只（腊月八日刺血于漆盘内）

【用法】以细面炒熟和兔血为丸，如绿豆大。每服三十丸，绿豆汤送下。每一儿食一剂。

【功用】小儿胎毒，遇风寒即发痘疹，服此可免。

98563　**蟾捻子**

《疡科遗编》卷下。为《医学正传》卷六“蟾酥膏”之异名。见该条。

98564　**蟾酥丸**（方出《圣惠》卷三十四，名见《圣济总录》卷一一七）

【组成】蟾酥一字（汤浸，研）　麝香一字

【用法】上研为丸，如麻子大。每用一丸，以绵裹，于痛处咬之，有涎即吐却。

【主治】❶《圣惠》：牙疼。❷《圣济总录》：口疮，积年不愈。

98565　**蟾酥丸**（《圣惠》卷八十五）

【组成】蟾酥半钱（研入）　干蝎一分（微炒）　白附子一分（炮裂）　龙脑半钱（细研）　麝香半钱（细研）　朱砂二钱（细研）　青黛一钱（细研）

【用法】上为末，都研令匀，以猪胆汁和丸，如绿豆大。先用奶汁化破一丸，滴在鼻内，良久如嚏得数声，即便以薄荷汁下一丸。不嚏者难治。

【主治】小儿急惊风，口噤搐搦，多涎，闷乱。

98566　**蟾酥丸**（《圣惠》卷八十七）

【组成】蟾酥一分　猪胆二个　青黛三分　龙脑三分　朱砂三分（细研）　麝香一分　蝉壳一分（微炒，去足）　干地龙一分（微炒）　蛇蜕皮灰一分

【用法】除蟾酥外，余药为细末，以猪胆化蟾酥和丸，如粟米粒大。每服五丸，以温水送下。研，吹鼻内。

【主治】小儿干疳。乳食不成肌肤，日渐羸瘦，身体壮热，毛发干枯，四肢无力。

98567　**蟾酥丸**（《圣惠》卷八十七）

【组成】蟾酥一分(研入) 麝香一分 五灵脂一分 巴豆一分(去皮心,研,纸裹压去油)

【用法】上为极细末。用酒半盏,同入铫子内,以慢火熬,不住手搅,候堪丸,为丸如黄米大。每服三丸,空心及晚后以陈橘皮煎汤送下。

【主治】小儿蛔疳,虫毒腹胀痛,青筋急满,日渐枯瘦,食物不著肌肉,或时下蛔虫,或时腹内多痛。

98568 **蟾酥丸**(《圣济总录》卷一七二)

【组成】蟾酥 麝香(研) 犀角(镑) 牛黄(研) 丹砂(研) 芦荟(研) 天竺黄各半两 益智(去皮)十个 青黛(研)半两 干蜗牛五个(全者) 白花蛇一寸(去皮骨,炙)

【用法】上为末,用豮猪胆汁为丸,如米粒大,丹砂为衣。每服五丸至七丸,煎薄荷汤送下;惊风,用剪刀股研,薄荷汤送下;慢惊风,煎荆芥汤送下;疳气,麝香汤送下;惊风搐搦,目睛上视,煎金银酒化下。

【功用】利胸膈,坠涎,压心脏积热,顺气,进奶食。

【主治】小儿疳渴不止,及急慢惊风,胸膈有涎,天钓疳风。

98569 **蟾酥丸**(《幼幼新书》卷二十六引《吉氏家传》)

【组成】蟾酥 青黛 龙胆草各一两 腻粉半钱 茴香一钱 板青 陈皮 木香 使君子 夜明砂 川黄连各半两

【用法】上为末,粟米粥同猪胆为丸,如粟米大。每服五七丸,饭饮送下。

【功用】消积思食。

【主治】小儿疳。

98570 **蟾酥丸**

《普济方》卷六十五引《济生》。为《圣惠》卷三十四"经效蟾酥丸"之异名。见该条。

98571 **蟾酥丸**(《急救仙方》卷二)

【组成】蟾酥

【用法】取时,用桑叶一小钱大,入蟾酥揉和得所,丸如念珠,阴干用。病势重者用二粒,轻者用一粒,著病人舌内噙化,化后良久,用井花水灌漱,再用雄黄丸七丸,冷茶清吞下。得脏腑利数行,其病应手而愈。

【主治】内疔。

98572 **蟾酥丸**(《得效》卷十二)

【异名】通治蟾酥丸(《普济方》卷三七九)。

【组成】蟾酥一个(酥油炙,去骨) 胡黄连 宣连(去须) 龙胆草 陈皮 川楝子(去核) 木香 使君子(去壳) 芜荑各一两 麝半钱(或不入) 巴豆二七粒(去油) 茴香一两(炒)

【用法】上为末,猪胆汁为丸或糊丸,青黛为衣。常服苏汤送下。

【功用】杀虫,止腹痛,退虚热。

【主治】小儿诸疳,或因病后通泄太过成疳。

98573 **蟾酥丸**(《玉机微义》卷十五)

【组成】川乌 莲花蕊 朱砂各二钱半 乳香 没药各二钱 轻粉 蟾酥各一钱 麝香半钱

【用法】上为细末,糊丸如豌豆大。每服一丸,病重者二丸,生葱三五茎,嚼极烂,吐于手心,包药在内,热酒和葱送下。如重车行五七里,汗出为效。

【主治】❶《玉机微义》:疔黄,一切恶疮。❷《杂病源流犀烛》:眉疽。

98574 **蟾酥丸**(《丹溪心法附余》卷十六)

【异名】蟾酥解毒丸(《惠直堂方》卷三)。

【组成】雄黄 乳香各一钱 蟾酥一厘

【用法】上药用黄酒、熟面糊丸,如绿豆大。每服三丸,葱白汤送下。服之微汗即愈,不退再一服。

【主治】❶《丹溪心法附余》:一切诸恶疮,已发未发。❷《惠直堂方》:疔疮恶毒,走黄疔,耳疔。

【备考】《惠直堂方》本方用法:舌下噙之即黄出。

98575 **蟾酥丸**(《活人心统》卷三)

【组成】癞虾蟆一个(用油单纸搌住后半截,候眼角张上用油单纸取蟾酥,急去下水活之) 草乌一两(研末) 猪牙皂(研末)各等分

【用法】蟾酥为丸,如小豆大。研末,点患处。

【主治】喉风、喉痈、双鹅、喉痹等。

98576 **蟾酥丸**(《摄生众妙方》卷八)

【组成】蟾酥 雄黄

【用法】将活虾蟆以手指甲挤白浆如乳汁者,逼板上取下,为蟾酥,于五月五日午时取者为佳,每一两用透明雄黄一两五钱,为细末,捣拌匀,为丸如小绿豆大,用辰砂为衣。每服三丸,用好酒三四盏吞下。毒在上,饱服;在下,空心服;年幼者只可一二丸。服后用绵被盖毒上,少睡一二时即散,三五日毛管黄水出即愈。

【主治】诸恶毒发背。

98577 **蟾酥丸**(《鲁府禁方》卷四)

【组成】麝香 雄黄 蟾酥 草乌 黄蜡 胡椒各一钱

【用法】将蜡化为丸,如绿豆大。牙痛咬蝎涂之。

【主治】蝎子蜇疼痛。

98578 **蟾酥丸**(《治痘全书》卷十四)

【组成】蟾酥 牛黄 人牙 珍珠 朱砂

【主治】❶《治痘全书》:痰涎惊狂。❷《慈幼新书》:痘顶陷而作惊狂。

【备考】《慈幼新书》本方有雄黄。用量用法为:蟾酥、牛黄、人牙、雄黄、珍珠各三分,朱砂三厘。乳汁为丸,如黍米大。每服数丸,人参汤送下。

98579 **蟾酥丸**(《简明医彀》卷八)

【组成】朱砂 雄黄(飞,研) 蟾酥(酒研,化和)

【用法】上为丸,如萝卜子大。每二丸用金银花、紫花地丁、豨莶、夏枯、车前、铁屑帚、草木贼、过山龙各二钱,陈煮酒二碗,煎八分吞,下滓,水煎热服。火烘厚盖,汗出,大便泻,小便长,愈。未效,再多服,渐与粥汤。危者,兼服八宝散。

【主治】疔疮。

98580 **蟾酥丸**(《飑后方》)

【组成】蟾酥一分(乳化开) 麻黄末三分

【用法】同酥调为丸,雄黄为衣,如黄豆大。每服三丸,酒送下。出汗即止痛散毒。其丸剩者,晒干可留。

【功用】止痛散毒。

【主治】发背，乳痈，疔疮。

98581　**蟾酥丸**（《种痘新书》卷十二）

【组成】蟾酥二分　牛黄三分　人牙一个　雄黄三分　珍珠三分　朱砂五分　生蝎五分　僵虫五分

【用法】上为细末，米糊为丸。人参汤送下。

【主治】痘惊风及一切不起之症。

98582　**蟾酥丸**（《惠直堂方》卷二）

【组成】蟾酥二钱（人乳化）　雄黄一两　人指甲不拘多少（焙，研）　麝香二分

【用法】上为极细末，入蟾酥内，和匀成丸，如粟米大。噙化一丸。恐口舌麻木，用人乳化开，鸡翎扫患处更妙。如治疮毒，量症大小，多则五六丸，酒煎葱白二寸送下。外用葱汤调敷。

【主治】双单蛾。

98583　**蟾酥丸**（《惠直堂方》卷四）

【组成】雄黄　朱砂　黄连　乳香各二分四厘　冰片一分三厘　麝香一分三厘

【用法】上为末，虾蟆胆五六个滴取汁，和药为丸，如芡实大。每服一丸，薄荷汤送下。

【主治】小儿急慢惊风。

98584　**蟾酥丸**

《外科全生集》卷四。为原书同卷"飞龙丹"之异名。见该条。

98585　**蟾酥丸**（《绛囊撮要》）

【组成】上西黄一钱　蟾酥五钱　真茅术一两　飞净朱砂五钱　明雄黄五钱　麝香一钱六分　丁香五钱

【用法】上为极细末，端午日水泛为丸，如肥芥子大。轻者一粒，重者二粒，噙于舌底，化完立愈。

【主治】诸般痧症。

98586　**蟾酥丸**（《种福堂方》卷二）

【组成】雄黄三钱　麝香三分　木香一钱　丁香一钱（以上俱不见火）　苍术三钱　蟾酥一钱　石菖蒲一钱（炒）　山慈菇一钱半（炒）

【用法】上为末，火酒化蟾酥为丸，如粟米大，朱砂为衣。如难丸，少加米饮。每用二三丸，放舌尖上化下。加入西牛黄、金箔，端午日午时合尤妙。

【主治】痧胀腹痛。

98587　**蟾酥丸**（《种福堂方》卷二）

【组成】沉香（镑，研细）　母丁香　朱砂（水飞）　雄黄各三钱　广木香一两　麝香三钱　茅山苍术（米泔浸，去毛净，末）二两　真蟾酥三钱

【用法】上俱忌见火，为细末，将火酒化蟾酥为丸，如丸不就。少加米饮，为丸如粟米大。每服二三丸，放舌尖上化下。

【主治】痧胀腹痛。

98588　**蟾酥丸**（《伤科补要》卷三）

【组成】麝香三钱　丁香六钱　大黄六两　雄黄三两六钱　茅术三钱　麻黄三两六钱　天麻三两六钱　朱砂三两六钱　蟾酥九钱　甘草三两六钱

【用法】上为细末，将烧酒化烊蟾酥为丸。如不敷，再加糯米糊和为丸，朱砂为衣。

【主治】一切痧秽等恶气，中人脏腑。

98589　**蟾酥丸**（《霍乱论》卷下）

【组成】杜蟾酥（烧酒化开）　明雄黄（水飞）各三钱　丁香　木香　沉香各二钱　茅山苍术（土炒焦）四钱　朱砂（飞）一钱五分　当门子一钱　西牛黄三分

【用法】上为极细末，择净室中研匀，同蟾酥，加糯米粽尖五个，捣千余下，丸如椒子大，晒干，盛于瓷碗内；再用朱砂一钱五分，烧酒调涂碗内，盖好，用力摇一二千下，则光亮矣，密收瓷瓶内。每服三粒（轻者一粒，重者五粒）泉水送下。

【主治】暑月食凉饮冷，食物不慎，兼吸秽恶，成痧胀腹痛，或霍乱吐泻。

98590　**蟾酥丸**（《饲鹤亭集方》）

【异名】蟾酥痧药丸（《全国中药成药处方集》南京方）。

【组成】苍术三两六钱　生军六两　麻黄三两　天麻三两　沉香五钱　檀香一两　丁香六钱　广木香一两五钱　麝香三钱　雄黄三两　朱砂一两二钱　甘草二两四钱　蟾酥六钱

【用法】上为末，将蟾酥酒化为丸。

【功用】祛暑辟邪，利湿开窍。

【主治】心腹暴痛，兼受四时不正之气，山岚瘴毒，癫狂迷乱，五痢八痔。

【备考】《全国中药成药处方集》南京方本方用法：用高粱酒泛为小丸，每分约二十粒，朱砂为衣，放于烈日下晒燥，趁热装蜡袋中，打光至亮为度。每服一分至二分，开水送下。

98591　**蟾酥丹**（《卫生总微》卷五）

【组成】蟾酥一分　珍珠末一分　甘遂一分（慢火煨黄）　牡蛎粉一分　犀角末一分　巴豆七个（去皮心，出油尽）　杏仁一分（麸炒，去皮尖，细研）　麝香一分（研）

【用法】上研，细糯米饭为丸，如黍米大。乳食前服三丸，煎荆芥汤放温送下。

【主治】食痫毒盛，汤药不下。

98592　**蟾酥丹**（《济生》卷八）

【异名】蟾酥膏（《赤水玄珠》卷二十九）、蟾蜍膏（《得效》卷十九）。

【组成】蟾酥一个

【用法】上为末，以白面和黄丹为丸，如麦颗状。针破患处，以一粒纳之。

【主治】丁肿。

98593　**蟾酥条**

《全国中药成药处方集》吉林、哈尔滨方。为《外科十法》"蟾蜍饼"之异名。见该条。

98594　**蟾酥线**（《圣济总录》卷一一七）

【组成】蟾酥二片　牛黄末一钱匕

【用法】以水半盏，浸化为水，更入牛黄末搅匀，以丝线五十条，就药中浸一宿，阴干。每取一条含，吐津。

【主治】❶《圣济总录》：口疮。❷《普济方》：上下腭生疮，不可食者。

98595　**蟾酥线**(《圣济总录》卷一一七)

【异名】蟾酥绵(《奇效良方》卷六十)。

【组成】真蟾酥五皂子大　硼砂　龙脑　麝香各一皂子大

【用法】上研极细末。以温汤半盏,化令匀,入绯线半钱,蘸药汁晒干,再蘸再晒,候药汁尽,将线寸截。每用一条,贴于患疮处,有涎即吐,每日三五次,取愈为度。

【主治】口疮久不愈。

98596　**蟾酥线**(《医统》卷六十三)

【组成】蟾酥

【用法】取时以线乘温染之,晒干。用时剪半寸含之,有涎即吐出。

【主治】口舌生疮烂痛。

98597　**蟾酥绵**

《奇效良方》卷六十。为《圣济总录》卷一一七"蟾酥线"之异名。见该条。

98598　**蟾酥散**(《杨氏家藏方》卷十八)

【组成】蟾酥一字　芦荟一字(别研)　黄矾一分(枯过)　草乌头一分(烧灰留性)　胆矾一分(枯过)　五倍子半两(烧灰)

【用法】上为细末,入麝香少许,再研令匀。用绵裹箸头,蘸药少许,点患处。

【主治】小儿牙疳,蚀烂齿断,渐侵唇口。

98599　**蟾酥散**(《普济方》卷三八一引《全婴方》)

【异名】蟾酥散(《回春》卷五)。

【组成】蚵皮(黄纸裹,火煨焦)　黄连各(末)一两　青黛一钱

【用法】上为末,入麝香研和。先用甘草汤洗去皮,令血出,涂之。疮干好麻油调,湿则干用。

【主治】小儿走马疳,牙龈臭烂,侵蚀唇鼻,身上肥疮,疳疮。

98600　**蟾酥散**(《青囊立效秘方》卷一)

【组成】蟾酥二钱　蚤休一钱五分　全蝎二钱　银消一钱　炙乳没各一钱　毛菇一钱　藤黄一钱　明雄一钱　大蜈蚣一条　西月石一钱　朱砂一钱　鸡内金一钱　扫盆八分　原寸三分　冰片三分

【用法】上为细末,乳至无声。

【主治】一切痈疽初起外症。

98601　**蟾酥散**(《青囊秘传》)

【组成】蟾酥一钱　没药(炙)四钱　甲片(炙)二钱　蜈蚣二钱　雄黄二钱　麝香五分　川乌二钱　草乌二钱　藤黄二钱　(一本有蝎尾四钱　没药二钱)

【用法】大膏药内调贴。

【主治】痈疽。阴阳两症,不红不肿者。

98602　**蟾酥散**(《药奁启秘》)

【组成】酥片一钱　蝎尾四钱　甲片二钱　蜈蚣二钱　藤黄二钱　雄黄二钱　乳没各二钱　川乌二钱　草乌一钱　银朱二钱　麝香三分

【用法】上为极细末,掺膏药内贴。

【主治】痈疽初起,木肿作痛,皮色不红者。

98603　**蟾酥锭**(《王氏医存》)

【组成】好朱砂四钱(研)　原麝香一钱(研)　蟾酥五分(研)　明雄四钱(研)　旱螺十个

【用法】上为末,加糯米粥和为锭。用时以口水摩擦。

【主治】疮毒,虫蝎咬。

98604　**蟾酥锭**(《外科方外奇方》卷一)

【组成】蟾酥二钱(火酒化)　金脚蜈蚣一条　胆矾一钱　乳香一钱　雄黄二钱　麝香一钱　没药一钱　铜青一钱　冰片五分　寒水石二钱　血竭一钱　大蜗牛二十一个

【用法】上为末,蜗牛捣,作锭。每用米醋磨搽,或用辰砂、金箔为衣更妙。

【主治】阴症疔疮。

98605　**蟾酥锭**

《全国中药成药处方集》北京方。为《外科十法》"蟾酥饼"之异名。见该条。

98606　**蟾酥膏**(《医说》卷四引《类编》)。

【组成】蚵蚾汁

【用法】捕蚵蚾大者一个,削竹篦子刮其眉,即有汁粘其上。以汁点痛处。

【主治】疳蚀痈肿,一切齿痛。

98607　**蟾酥膏**(《奇效良方》卷五十四)

【组成】蟾酥五片(汤浸湿)　腻粉一钱

【用法】将蟾酥于盆中,以腻粉同和令匀。先用针拨破头边,以后涂药,密裹之。

【主治】肉刺。

98608　**蟾酥膏**(《医学正传》卷六

【异名】蟾捻子(《疡科遗编》卷下)、蟾酥拈子(《金鉴》卷六十四)。

【组成】蟾酥如大豆许　白丁香十五个　寒水石些少(煅)　巴豆五粒　寒食面些少

【用法】上药各为末,和作一处,再研,炼蜜为丸,如绿豆大。每用一丸或二三丸,纳入针窍中,如脓未尽,再用数丸,以脓尽为度。

【主治】瘰疬。

98609　**蟾酥膏**(《医统》卷六十四)

【组成】蟾酥少许　巴豆(去油,研如泥)　杏仁(烧)

【用法】上研如泥,以绵裹,如粟米大。如蛀牙,扎入蛀处;如风牙,扎入牙缝中,吐涎尽愈。

【主治】风蛀诸牙疼痛。

98610　**蟾酥膏**

《赤水玄珠》卷二十九。为《济生》卷八"蟾酥丹"之异名。见该条。

98611　**蟾酥墨**(《青囊秘传》)

【组成】雄黄　胆矾　韶粉　藤黄　铜绿　硼砂各一两　寸香一钱

【用法】上为末,蟾酥为条,如笔管大,阴干。用水磨涂之。

【主治】一切痈疽。

98612　**蟾蜍丸**(《小儿痘疹方论》)

【异名】虾蟆丸(《普济方》卷三八三)。

【组成】蟾蜍一个(夏月沟渠中取,腹大不跳不鸣,身多瘤者)

【用法】取粪蛆一杓置桶中，以尿浸之，却将蟾蜍跌死，投与蛆食，一昼夜，用布袋盛蛆置急流中，一宿取出，瓦上焙干为末，入麝香一字，粳米饭丸，如麻子大。每服二三十丸，饮送下。

【功用】一服虚热退，二服烦渴止，三服泻痢愈。

【主治】小儿无辜疳症。

98613 **蟾蜍丸**（《普济方》卷三八〇引《傅氏活婴方》）

【组成】蟾蜍 大皂角（同烧存性，为末）各一两 青黛（研）一钱 芦荟一钱 麝香（研）一钱 朱砂一钱 莪术一钱 槟榔一钱

【用法】上为末，用巴豆七粒，去壳并心膜，以猪胆四个，取汁同巴豆蒸五次，去巴豆，取胆汁为丸，如麻子大。每服二十丸，饮汤送下。

【主治】小儿诸疳。

98614 **蟾蜍丸**

《普济方》卷三六六。为《幼幼新书》卷六引张涣方“香附丹”之异名。见该条。

98615 **蟾蜍丸**

《外科理例》。为《奇效良方》卷五十四“夺命丹”之异名。见该条。

98616 **蟾蜍饼**（《外科十法》）

【异名】蟾酥条（《全国中药成药处方集》吉林、哈尔滨方）、蟾酥锭（《全国中药成药处方集》北京方）。

【组成】蟾蜍（酒化）一钱 轻粉五分 乳香 没药 雄黄 巴豆各二钱 麝香三分 朱砂一钱 樟脑一钱

【用法】上各为细末，于五月五日午时，在净室中，用蟾蜍酒和药为丸，如绿豆大。每用一丸，口涎调涂，贴疔疮上，以膏盖之。

【主治】疔毒、脑疽、乳痈、附骨疽、臀痈，一切患症，或不痛或大痛，或麻木。

98617 **蟾蜍散**（《圣济总录》卷一七二）

【组成】蟾蜍一个（去头足及肠胃，烧灰） 龙柏花 地骨皮各一分 无食子二个 麝香（研）一钱

【用法】上为细散。先以盐浆水净漱口，后以消石末少许，先贴一上，次以此药一钱匕贴之，每日三次。

【主治】小儿走马疳。

98618 **蟾蜍散**（《卫生总微》卷二十）

【组成】干蟾（烧灰）半两 莨菪子（烧微黑）半两 白矾半两 生硫黄一分（上先末） 熊胆半两 雄黄一分（研，水飞） 芦荟一分（研） 麝香一分（研）

【用法】上为细末。每用一字，煎荆芥汤调下，及敷疮。鼻中痒生疮者，以少许吹入鼻中。每日三次。

【主治】小儿走马急疳。虫伤腑脏，上蚀口鼻，牙齿赤烂。

98619 **蟾蜍散**（《普济方》卷三六五）

【组成】蟾蜍一个

【用法】炙令焦，上为散。每用一字，敷疮上。

【主治】小儿口疮。

98620 **蟾蜍散**

《回春》卷五。为《普济方》卷三八一引《全婴方》“蟾酥散”之异名。见该条。

98621 **蟾蜍膏**（《圣济总录》卷一二八）

【组成】蟾蜍一个（去头用） 石硫黄（别研） 乳香（别研） 木香 桂（去粗皮）各半两 露蜂房一个（烧灰用）

【用法】上为末，用清油一两，调药末，入瓷碗盛，于铫子内重汤熬，不住手搅，令成膏。绢上摊贴之，候清水出，更换新药。疮患甚者，厚摊药贴之。

【主治】一切疮肿、痈疽、瘰疬等疾，经月不愈，将作冷瘘。

98622 **蟾蜍膏**（《三因》卷十五）

【组成】大虾蟆一个 乱发一块（鸡子大） 猪脂油一斤

【用法】同煎二物略尽，滤去滓，凝如膏。贴之。凡欲贴疮，须先以桑白皮、乌豆煎汤，淋洗，拭干，以龙骨煅为粉，掺疮四边令易收，然后方用贴药。

【主治】附骨疽。久不愈，脓汁败坏，或骨从疮孔出。

98623 **蟾蜍膏**

《得效》卷十九。为《济生》卷八“蟾酥丹”之异名。见该条。

98624 **蟾蜜膏**（《种福堂方》卷三）

【组成】飞盐五分 葱白三茎 活虾蟆三个 蜜三两

【用法】共捣一处，敷之。

【主治】对口疮。

98625 **蟾蝎散**（《直指小儿》卷二）

【组成】大干蟾一个（酥涂，炙黄） 直僵蚕 蝉壳 蝎尾（各焙） 白附子（微炮） 五灵脂 芦荟 琥珀各一分 朱砂一钱 麝香半钱

【用法】上为末。每服半钱，防风煎汤调下。

【主治】小儿慢惊，身热痰滞。

98626 **蟾麝散**（《普济方》卷三〇一）

【组成】胆矾二钱 蟾酥一字 麝香少许

【用法】上为细末，用蒸饼心为丸，如芥子大。纴在疮内。

【主治】疳疮漏。

98627 **蟾酥合剂**（《中医外伤科学》）

【组成】酒化蟾酥 腰黄 铜绿 炒绿矾 轻粉 乳香 没药 枯矾 干蜗牛各3克 麝香 血竭 朱砂 煅炉甘石 煅寒水石 硼砂 灯草灰各1.5克

【用法】上药各研细末，和匀。蟾酥另以烧酒化开为糊，徐徐和入药末，混合研匀，晒干，研成极细末，收贮听用。在红肿初起时，用上药（亦可用煅石膏为赋形剂，成为30%～50%蟾酥合剂）以烧酒调涂患处，外敷贴太乙膏，至红肿消失，腐肉与健康组织起一裂缝时，改用10%蟾酥合剂（即上药一份，煅石膏九份），至腐肉脱落阶段，再改用5%蟾酥合剂（即上药一份，煅石膏九份，煅炉甘石五份，海螵蛸五份），亦可用吹药器将药喷入口腔，咽喉患处。

【功用】驱毒，消肿，化腐。

【主治】疔疮，白喉，走马牙疳。

98628 **蟾酥拈子**

《金鉴》卷六十四。为《医学正传》卷六“蟾酥膏”之异名。见该条。

98629 **蟾酥锭子**(《普济方》卷二七四)

【组成】蟾酥不拘多少　八角儿四个(冬月天无八角,只用八角儿窠三个,用杨柳上者)　粉霜少许　雄黄少许　麝香少许　巴豆一个(去皮)

【用法】将八角儿先研如泥,化开黄蜡少许,入前药末,和成膏子,如麦粒大。如有患疮者,先用针针破。疼时,用榆条儿送下药,后用雀儿粪于疮口内放二个。如疮回者,不须下药;如不痛依再下药。

【主治】鱼脐疔疮。

【宜忌】忌饮冷水。

98630 **蟾酥锭子**(《外科启玄》卷十一)

【组成】天南星　款冬花　巴豆　黄丹　白砒各二钱　独活五分　斑蝥(去头足)十个

【用法】上为细末,用新蟾酥和,如黍豆大锭子。若遇疔疮,先刺,后入锭子。如觉痛,不须用此,止以膏药贴之,脓自出矣。

【主治】疔毒攻心,欲死者。

98631 **蟾蜍灰散**(方出《肘后》卷七,名见《普济方》卷三〇六)

【组成】蟾蜍

【用法】烧炙食之,不必令其人知,初得啮便为之,则后不发。

【主治】狂犬咬人重发者。

98632 **蟾蜍煎丸**(《圣济总录》卷一七二)

【组成】干蟾(大者)五个(细剉,用醇酒五升,文火煎烂,去骨研,滤去滓,入蜜四两,银器内重汤熬成稠膏)　胡黄连　黄连(去须)　白芜荑仁(炒)各二两　麝香(研)半两

【用法】上五味,捣研四味为末,以前蟾膏为丸,如麻子大。每服十五丸,米饮送下,不拘时候。过晬至十岁以前,并宜服。

【功用】退疳黄,长肌肉。

【主治】小儿干疳。身体寒热,皮毛枯燥,饮食虽多,肌肉消瘦,嘿嘿不慧。

98633 **蟾酥八宝丹**(《痘疹仁端录》卷十四)

【组成】蟾酥一分　牛黄三分　人牙一钱　山甲(制过)一钱　珍珠三分　朱砂一钱　麝香一分　冰片二分

【用法】乳汁为丸,如黍米大。每服七分,或芫荽,或灯心汤下。

【主治】痘不起不发,顶陷癫狂。

98634 **蟾酥托里丸**(《普济方》卷二七五)

【组成】蟾酥　干胭脂　轻粉　朱砂　穿山甲各二钱　百草霜不问多少

【用法】上为细末,丸如黄米大。每服五七丸,加至八九丸。用葱一根,将葱刀剥开,将药包裹在里,用生丝线缚,文武火烧葱伺热,将葱带药,口内嚼碎,温服。用衣服盖之,汗出为效。

【主治】一切恶疮。

98635 **蟾酥走黄丹**(《准绳·疡医》卷二)

【组成】朱砂(研)　黄丹(飞)　白面各等分

【用法】上为末,取蟾酥为丸,如麦粒大。先刺疮口,次按一粒在疮口内,仍以水沉膏贴之;又以五七丸,葱汤吞下。发汗即愈。

【主治】疔疮走黄。

98636 **蟾酥退毒丸**(《疡科纲要》卷下)

【组成】制香附　西羌活　当归(全)　川断肉各三两　生远志肉二两　明腰黄　白明矾各一两　广地龙(去净泥垢,炒松弗焦)六钱　穿山甲片(炙透)　藏红花　上麒麟竭　鸭嘴胆矾各五钱　滴乳香　净没药(各去油净)各八钱　真轻粉(净者)二钱　上西牛黄　大梅花冰片　当门麝香各三钱

【用法】上各为细末,和匀,另用真杜蟾酥二两六钱,汾酒浸化,同杵为丸,如小绿豆大,辰砂为衣。小症每服分许;大症须服一钱至一钱五分。如初起酸痛坚肿,能饮酒者,用热黄酒吞丸。不能饮者,当归、木香煎汤送服。须囫囵吞,不可嚼碎。如肿痛已甚,势欲酿脓者,亦可服,但少减之;即脓成后,四围余块尚坚者,亦可服,以消尽坚肿为度。

【功用】宣通经络,行气活血,消散退肿,解毒定痛。

【主治】疡患初起,不论大小各症,阴发阳发。

【宜忌】头面疔毒忌之。

98637 **蟾酥瘀药丸**

《全国中药成药处方集》南京方。为《饲鹤亭集方》“蟾酥丸”之异名。见该条。

98638 **蟾酥解毒丸**

《惠直堂方》卷三。为《丹溪心法附余》卷十六“蟾酥丸”之异名。见该条。

蹲

98639 **蹲鸱丸**(《济世养生集》)

【异名】芋艿丸(《中国医学大辞典》)。

【组成】真香梗芋艿十斤(取去皮者,慎勿烘炒,竹刀切片,晒极燥)

【用法】上为末,以开水泛丸。早、晚每服三钱,甜酒送下。如不吃酒者,米汤送下,或吃燥片,酒过亦可。

【主治】颈项、颏下、耳之前后结核,垒块连珠疬串,不疼不痛,或破微疼,皮赤溃烂,久不收口者;喉癣。

98640 **蹲鸱丸**(《饲鹤亭集方》)

【组成】山芋艿(煮)四两　川贝二两　左牡蛎四两　昆布一两　海藻一两　橘红五钱

【用法】上为末,炼蜜为丸。每日早、晚温酒送下二钱。

【主治】禀赋不足,痰痹于阳明、少阳之络,以致颈项颏下耳之前后凝结痰核,大小不一,皮色不变,无论新久。

98641 **蹲鸱丸**(《全国中药成药处方集》杭州方)

【组成】香梗芋艿(净粉)十斤

【用法】上为细末,用漂淡陈海蜇一斤,大荸荠一斤煎汤为丸。每服三钱,开水送下。

【功用】消痰软坚,化毒生肌。

【主治】新久瘰疬,结核浮肿,硬块疼痛,不论已溃未溃。

鳖

98642 **鳖鱼汤**(《接骨图说》)

【组成】鳖鱼二钱　当归六分　川芎五分　大黄四分

【用法】上药以水二合，煮取二分。每日二次。服之则患处觉痛。久者，服十余剂愈。

【主治】打扑折伤。

鳔

98643　**鳔风散**

《嵩崖尊生》卷九。为《外科正宗》卷四“镇风散”之异名。见该条。

98644　**鳔蜡丸**(《医方类聚》卷二十四引《烟霞圣效方》)

【组成】鳔

【用法】上药烧灰存性，熔黄蜡为丸，如梧桐子大。每服十丸，温酒送下。

【主治】诸风。

鳗

98645　**鳗鱼丸**

《仙拈集》卷二。为《张氏医通》卷十三“传尸丸”之异名。见该条。

98646　**鳗鱼丸**(《良方集腋》卷上)

【组成】干地黄四两(炒)　女贞子一两五钱(蒸，晒)　龟腹版二两(刮白，盐水炙)　旱连草一两五钱(晒)　天门冬一两(去心，焙)　麦门冬一两五钱(焙，去心)　左牡蛎二两(另研极细)　川贝母一两五钱(去心)　云茯神二两(切片，晒)　淡贡菜二两(漂净，切片炒)　人中白一两(漂淡，生用)　鳗鱼粉八两

【用法】上为细末，用放胖旗参四两，川石斛三两，煎浓汁为丸。每服四钱，开水送下。

【功用】杀蛲虫，疗劳瘵。

【主治】三阴不足，阳明有余，阴虚火旺，吐血、咯血，传尸骨蒸。

【备考】制鳗鱼粉法：用鳗鱼三斤，切，勿经水。锅内入百部一斤，同水煎蒸，甑上用薄荷叶、牡丹皮二味铺满，将夏布一方盖在药面，然后将鳗鱼置在布上，蒸一炷香，起甑捣烂，入淮山药粉拌匀做饼，烘干，磨末听用，配药合丸。

98647　**鳗鱼丸**(《卫生鸿宝》卷一)

【组成】大鳗鲡三斤(洗净，忌铁)

【用法】甑底铺薄荷叶、丹皮各三两，将鳗放上蒸一炷香，锅内用百部(去心)八两同煮，取起去头尾，骨捣烂，入山药、淡菜各八两，莲心不拘多少，看干湿，同捣为丸，如梧桐子大，晒干。空心服三四钱。

【主治】传尸劳初起，元气未败者。

98648　**鳗鱼汤**(《类证治裁》卷七)

【组成】鳗鱼

【用法】淡食。

【主治】虚损骨蒸，劳瘵尸虫。

98649　**鳗鲤丸**(《惠直堂方》卷一)

【组成】当归(酒洗)　杜仲(盐水炒)　生地(酒洗)　熟地(酒蒸)　枸杞(人乳浸)　菟丝(酒蒸)　女贞(人乳浸，蒸)　红枣肉　莲子(去心)　山药(炒)　丹皮(炒)　藕节　川贝(去心)　百合　龟胶(酒化)　苍术(米泔浸，炒)　豆仁(炒)　石菖蒲(炒)　诃子(面裹煨，去核，取肉)　金樱子(去毛刺，炒)各等分

【用法】上药为末，入鳗灰加倍，共炼蜜为丸，如梧桐子大。每服五七十丸，米汤送下。

【主治】虚劳。

【备考】煅鳗灰法：觅年远瓦夜壶一个，须择其人中白最多而厚，不能多容小便者，用大鳗一条，重一斤外，放入夜壶内，瓦片盖口，铁丝扎之，外用盐水黄泥加羊毛涂一指厚，以糠炭火煅之二日，以臭气过为度，冷定开出，其鳗成灰，连人中白研匀用。

98650　**鳗羹饮**(《辨证录》卷八)

【组成】鳗鱼一斤(煮汤四碗)　山药　白术各一两　茯神　神曲各三钱　百部二钱　肉桂一钱

【用法】取汤二碗，煎药至一碗服；滓再用汤二碗，煎一碗。二剂全愈。

【主治】痨瘵。

98651　**鳗鲡鱼丸**(《圣惠》卷六十六)

【组成】鳗鲡鱼四两(炙令焦黄)　野猪皮四两(炙令焦黄)　瞿麦一两　蟾蜍一个(炙黄)　斑蝥三十个(去头足翅，糯米拌炒，令黄色)　腊月猪脂五合(炼成者)　巴豆十五个(去皮心膜，纸裹压去油)

【用法】除猪脂、巴豆外，上为末，用猪脂、巴豆和捣千杵为丸，如梧桐子大。每服二丸，空心以米粥饮送下。觉者当寒热，不觉者，来日平明更服三丸，稍稍增之。其虫当从小便中出，盛而视之，乃有百数个便愈也。

【主治】鼠瘘。

【宜忌】❶《圣惠》：慎热饮食，当有烦闷。❷《普济方》：忌猪肉、芦笋。

98652　**鳗鲡鱼丸**(《何氏济生论》卷二)

【组成】生地黄　大门冬　五味子　白茯苓　牡丹皮　地骨皮　贝母　嫩黄耆　辽东参　当归身各二两　银柴胡　胡黄连各一两　鳗鱼(活大者)四斤(用陈尿壶一个，以鱼入内，将盐泥满身封固，笼糠火煨三昼夜为度)

【用法】炼蜜为丸服。

【主治】骨蒸劳热。

98653　**鳗鲡鱼散**

《普济方》卷二三八。为《圣济总录》卷一〇〇“鳗鲡鱼煎”之异名。见该条。

98654　**鳗鲡鱼煎**(《圣济总录》卷一〇〇)

【异名】鳗鲡鱼散(《普济方》卷二三八)。

【组成】鳗鲡鱼(寸切，洗净)三斤　附子(炮裂，去皮脐)一两　柴胡(去苗)三分　芎䓖　知母(切，焙)　贝母(去心)　当归(切，焙)　鳖甲(去裙襕，醋炙)　荆芥穗各一两　芜荑仁一分　木香三分　秦艽(去苗土)　青蒿子(小便浸一宿，焙)　黄耆(剉)　木通(剉)各一两

【用法】除鳗鱼外，上为末，分作三帖。每帖以鳗鱼一斤，法酒三升，于银石器内煮烂去滓，入药末一帖，重煎如稀汤，以净器盛。每服一匙匕，空心温酒调下，服了衣被盖出汗，加至二匙匕。

【主治】鬼注传尸，五劳七伤六极。

98655　**鳗鲡鱼臛**(《养老奉亲》)

【组成】鳗鲡鱼肉一斤（切作臛） 葱白半握（细切）

【用法】上煮作臛，下五味、椒、姜。空心渐食之。

【功用】❶《养老奉亲》：杀虫。❷《医学入门》：补虚劳。

【主治】老人痔病，久不愈，肛门肿痛。

【宜忌】《医学入门》：多食冷人作泄。

98656 **鳗鲡黑散**（《眼科锦囊》卷四）

【组成】乌一羽（去内脏者）

【用法】严寒之时，浸于粪坑中，约三十日而取出，以清水洗净之，加车前子一钱，红花十钱，同烧灰存性，为末，和鳗鲡服之。

【主治】小儿痘伤眼。

98657 **鳗鲡鱼涂方**（《圣济总录》卷十八）

【组成】鳗鲡鱼一头（肥者）

【用法】上药炙令脂出。先洗白驳，用物揩拭之令小痛，然后用熟鱼脂涂。

【主治】头项及面上白驳，浸淫渐长如癣状，但不成疮。

98658 **鳗鲡鱼煎丸**（《圣济总录》卷八十六）

【组成】大白鳗鲡鱼三条（用醋汤洗净，段截后以无灰酒于银锅内慢火煮熟，滤出取肉，细研，再入酒二升，慢火煎成煎） 青蒿子 桔梗（剉，炒） 秦艽（去苗土） 柴胡（去苗） 知母（焙） 甘草（炙，剉） 鳖甲（九肋者，去裙襕，醋浸三日后，炙令黄熟） 人参 附子（炮裂，去皮脐）各一两

【用法】除鳗鲡鱼为煎外，余为末，以鱼膏拌和匀，更捣百十杵，为丸如梧桐子大。或干，更入炼蜜少许。每服二十丸，空心、午后、临卧用炒栝楼根酒送下。

【主治】肺劳，咳嗽日久。

蟹

98659 **蟹汁**（方出《圣惠》卷三十六，名见《普济方》卷五十三）

【组成】生螃蟹一个

【用法】捣碎绞取汁。滴耳中。

【主治】耳聋。

98660 **蟹爪丸**（《外台》卷十二引《广济方》）

【组成】蟹爪三分 附子六分（炮） 麝香三分（研） 半夏六分 生姜四分（屑） 鳖甲六分（炙） 防葵六分 郁李仁八合

【用法】上为末，炼蜜为丸，如梧桐子大。每服二十丸，空腹以酒送下，一日二次，以知为度。

【主治】鳖癥，伏在心下，手揣见头足，时时转者，并心腹宿癥。

【宜忌】❶《外台》引《广济方》：忌生冷、猪肉、苋菜。❷《普济方》：忌生冷、油盐、热面、荞麦、陈臭、黏腻、羊肉、饧、猪肉、苋菜。

98661 **蟹爪汤**（《千金》卷二）

【异名】蟹爪散（《女科指掌》卷三）。

【组成】蟹爪一升 甘草 桂心各二尺 阿胶二两

【用法】上㕮咀。以东流水一斗，煮取三升，去滓，纳胶烊尽。能为一服佳，不能者食倾再服之；若口急不能饮者，格口灌之，药下便活，与母俱生；若胎已死，独母活也；若不僵仆，平安妊娠无有所见；下血，服此汤即止；其当产者立生。

【主治】妊娠僵仆失据，胎动转上抢心，甚者血从口出，逆不得息，或注下血一斗五升，胎不出，子死则寒，熨人腹中，急如产状，虚乏少气，困顿欲死，烦闷反复。

【方论选录】《千金方衍义》：蟹爪、桂心温散积滞，阿胶、甘草和血安中，迟则难于为力矣。若胎息未损，仍得子母双全。设胎气已伤，而不急下，并母亦不得而救也。蟹性横行破血，故妊娠忌食，而伤胎下血，子死腹中，下胞衣方多用之，以其触之即脱，格物致知之道也。

98662 **蟹爪饮**（方出《千金》卷二，名见《圣济总录》卷一五九）

【异名】千金神造汤（《本草纲目》卷四十五）

【组成】蟹爪一升 甘草二尺 阿胶三两

【用法】以东流水一斗，先煮二物得三升，去滓，纳胶冷烊，顿服之；不能，分再服，若人困，拗口纳药，药入即活。煎药作东向灶，用苇薪煮之。

【主治】动胎及产难；子死腹中；并妊两儿，一死一生，令死者出，生者安。

【方论选录】❶《千金方衍义》：此即前下血方中蟹爪汤于中除去桂心，加用甘草、阿胶也。夫桂心温散之品，子死腹中正宜加用，而反去之，必本妇去血过多，恐复走血，而不便用，非此证之不当用桂也。此用阿胶专补荣血，甘草专培胃气。❷《重庆堂医学随笔》：蟹爪尖专下死胎，甘草奠安中气，不使尸气上乘，阿胶滑利前阴。若双胎一死一生者，蟹爪又安生胎，阿胶专于育神，甘草培植生气，服之令死者出，生者安。

98663 **蟹爪散**（方出《外台》卷三十三引《小品方》，名见《普济方》卷三四三）

【组成】甘草（炙） 干姜 人参 芎䓖 生姜 桂心 蟹爪 黄芩各一两

【用法】上切。以水七升，煮取二升，分三服。

【主治】羸人欲去胎者。

【宜忌】忌海藻、菘菜、生葱。

98664 **蟹爪散**（《圣惠》卷七十七）

【异名】下胎蟹爪散（《本草纲目》卷四十五）。

【组成】瞿麦二两 桂心一两 蟹爪二合 牛膝二两（去苗）

【用法】上为细散。每服二钱，以温酒送下，不拘时候。

【功用】去胎。

【主治】妊娠羸瘦，腹不能安。

98665 **蟹爪散**（《圣惠》卷七十七）

【组成】蟹爪 干姜（炮裂，剉） 人参（去芦头） 芎䓖 牛膝（去苗） 桂心 甘草（炙微赤） 黄耆各一两

【用法】上为粗散。每服四钱，以水一中盏，入生姜半分，煎至六分，去滓，温服效。

【功用】去胎。

【主治】妊娠羸瘦，腹不能安。

98666 **蟹爪散**

《妇科指掌》卷三。为《千金》卷二“蟹爪汤”之异名。见该条。

98667 **蟹足散**（《圣济总录》卷一六七）

【组成】生蟹足骨（焙干） 白蔹各半两

【用法】上为散。乳汁和，涂囟上，以愈为度。

【主治】小儿解颅不合。

98668 **蟹黄散**(《仙拈集》卷四)

【组成】蟹黄一两 神曲三钱

【用法】上为末。蜜调涂患处,湿则干搽。

【主治】漆疮。

98669 **蟹黄散**(《绛囊撮要》)

【组成】蟹黄(晒干) 滑石(研末)

【用法】上为末。以白蜜调涂。先以老杉木屑煎汤洗。

【主治】漆疮。

98670 **蟹髓方**(《普济方》卷三一〇引《十便良方》)

【组成】蟹髓(取甲中或足中者)不拘多少

【用法】上略熬,纳筋断处,随以绯帛系缚,更捣葛根汁饮之。

【主治】被伤绝筋。

98671 **蟹黄涂方**(《圣济总录》卷一三四)

【组成】生螃蟹(取黄)

【用法】涂敷疮上,每日三五次。

【主治】漆疮。

麒

98672 **麒麟丸**(《鸡峰》卷十七)

【组成】麒麟竭三分 穿山甲七片 干漆(炒半生半熟) 硇砂 没药 京三棱 当归各一两 巴豆十个

【用法】除巴豆、硇砂、三棱末外,都一处为末,后入前三味同研令匀细,醋煮面糊为丸,如绿豆大。初服一日吃四丸,二日五丸,三日六丸,第四日七丸,第五日八丸,第六日九丸,空心调三棱末汤送下。大病半月安。

【功用】通经脉。

【主治】妇人血风劳气,体热面黄,血刺血块,四肢少力,身体困倦,不思饮食。

98673 **麒麟丸**(《新药转正》13 册)

【组成】制何首乌 墨旱莲 淫羊藿 菟丝子 锁阳 党参 郁金 枸杞子 覆盆子 山药 丹参 黄耆 白芍 青皮 桑椹

【用法】制成丸剂,每瓶 60 克。口服一次 6 克,一日 2~3 次,或遵医嘱。

【功用】补肾填精,益气养血。

【主治】肾虚精亏,血气不足,腰膝酸软,倦怠乏力,面色不华,男子精液清稀,阳痿早泄,女子月经不调,或男子不育症,女子不孕症见有上述症状者。

98674 **麒麟散**

《医学纲目》卷十二。为《御药院方》卷一"麒麟竭散"之异名。见该条。

98675 **麒麟散**(《中医伤科学讲义》)

【组成】归尾四两 参三七五钱 炙乳没各一两 杜红花二两 黄麻炭一两半 血竭二两 地鳖虫一两 辰砂二钱 雄黄八钱 制大黄一两 冰片一钱 自然铜(煅)一两

【用法】上为细末。每次五分,开水送下。

【主治】一切跌打损伤。

98676 **麒麟膏**

《医方类聚》卷一七八引《御医撮要》。为《圣惠》卷六十三"麒麟竭膏"之异名。见该条。

98677 **麒麟膏**

《奇效良方》卷五十四。为《普济方》卷三一四"麒麟竭膏"之异名。见该条。

98678 **麒麟竭丸**(《圣惠》卷七十一)

【组成】麒麟竭半两 没药半两 硇砂一两(入狗胆内浸七日) 干漆一两(捣碎,炒令烟出) 红蓝花一两 芫花一两(醋拌炒令干) 延胡索三两 白附子半两 川乌头半两(炮裂,去皮脐) 当归一两(剉,微炒) 砒霜半两 伏龙肝一两 虻虫一两(微炒,去翅足) 水蛭一两(微炒) 巴豆一分(去皮心,研,纸裹压去油)

【用法】上为末。用生铁铫子,入头醋一升,先下硇砂搅匀,然后下药末一半,用慢火熬如膏,后下余药末和丸,如小豆大。每服五丸,热酒送下,不拘时候。

【主治】妇人经络痞涩,腹内有瘀血,疼痛不可忍。

98679 **麒麟竭丸**(《圣惠》卷七十九)

【组成】麒麟竭一两 川大黄一两(剉,微炒) 硇砂一两(细研) 桂心一两 干漆一两(捣碎,炒令烟出) 没药一两 斑蝥一分(去翅足,炒令黄) 穿山甲一两(炙黄) 芫花一两(醋拌炒令干) 益母草半两

【用法】上为末,以醋煮面糊为丸,如豌豆大。每服十丸,空心当归酒送下;红蓝花酒送下亦得。服后良久,取下恶物立效。

【主治】产后恶血不散,结成血瘕,在脐左右,攻刺疼痛,月候不通。

98680 **麒麟竭丸**(《圣惠》卷八十)

【组成】麒麟竭一两 干漆一两(捣碎,炒令烟出) 刘寄奴三分 乌药半两 延胡索三分 没药三分 当归三分(剉,微炒) 赤芍药半两 桂心半两 川大黄一两(剉碎,微炒) 桃仁一分(汤浸,去皮尖双仁,麸炒微黄)

【用法】上为末,炼蜜为丸,如小豆大。每服二十丸,温酒送下,不拘时候。

【主治】产后恶血攻刺,心腹疞痛,脐下坚硬。

【备考】本方方名,《普济方》引作"没药丸"。

98681 **麒麟竭丸**(《圣济总录》卷一一四)

【异名】消石膏(《医方类聚》卷七十八引《御医撮要》)。

【组成】麒麟竭(研) 铅丹各二两半(研) 消石(研) 巴豆(去壳)各一分(研)

【用法】上同研匀,蜜丸如枣核大。新绵裹,纳耳中,有脓出即拭去,别用新绵裹再纳,以愈为度。

【主治】耳久聋。

【宜忌】避风。

98682 **麒麟竭丸**(《圣济总录》卷一五一)

【组成】麒麟竭三分 芫花二钱(醋炒焦) 蟾酥一分

【用法】上为末,合研匀细,用糯米粥为丸,如黍米大。每服五丸,空心、临卧桃仁酒送下。

【主治】妇人月水或来或不来,脏腑疼痛。

98683 **麒麟竭丸**(《医学入门》卷八)

【组成】血竭 乳香 没药 白芍 当归各六钱 虎骨五钱 水蛭 麝香各一钱

【用法】上为末，酒糊为丸，如绿豆大。每服二钱，空心酒送下。

【主治】寒湿相搏，血滞经络痛甚。

98684 **麒麟竭汤**

《圣济总录》卷一五三。为《圣惠》卷七十三“麒麟竭散”之异名。见该条。

98685 **麒麟竭散**(《圣惠》卷六十一)

【异名】不止麒麟散(《仙传外科集验方》)。

【组成】麒麟竭半两　黄连三分　槟榔半两　黄柏半两(剉)　白及半两　诃黎勒皮一分

【用法】上为细散。用鸡子白调涂疮口上，以白薄纸贴定，药干落即换。

【主治】痈肿恶疮生肌后，用力劳动努伤，出血不止。

【宜忌】勿用力，忌着水。

98686 **麒麟竭散**(《圣惠》卷六十一)

【组成】麒麟竭一两(炒令紫色)　生人骨(即人牙)一两(烧灰)　古铜末三分　鸽粪一合(干，为末)

【用法】上为细末。贴之；如疮口深，作纸纴子，引散入疮口里面，候肉生，即合疮口。

【功用】合疮口，长肌肉。

【主治】诸痈肿破成疮口，脓带清薄。

98687 **麒麟竭散**(《圣惠》卷六十七)

【组成】麒麟竭一两　败蒲一两半(烧灰)　牡丹一两　蒲黄一两　当归一两(剉、微炒)　桂心一两　芎䓖一两　赤芍药一两　没药一两　骨碎补一两

【用法】上为细散。每服二钱，以温酒调下，一日三次。

【主治】伤折内损，瘀血不散。

98688 **麒麟竭散**(《圣惠》卷六十七)

【组成】麒麟竭一两　没药一两　当归一两(剉，微炒)　白芷二两　赤芍药一两　桂心一两

【用法】上为细散。每服二钱，以温酒调下，一日三四次。

【功用】止痛。

【主治】伤损筋骨，疼痛不可忍。

98689 **麒麟竭散**(《圣惠》卷六十七)

【组成】麒麟竭一两　生人牙齿半两　密陀僧半两。

【用法】上为末。以鸡毛拂于疮口内，却用膏药贴之。

【功用】止痛生肌。

【主治】伤折落马，车辗压损，一切伤，皮破肉作疮者。

【宜忌】不得经着风水。

98690 **麒麟竭散**(《圣惠》卷六十八)

【组成】麒麟竭一两　突厥白一两　密陀僧四两　小鹰粪二两　石灰一斤(以小便五升浸，三日后飞淘晒干)

【用法】上为细散，瓷器中贮，封闭，勿令尘土污之。但见金刃伤损，厚敷散，以帛子封裹，勿令通风及沾水，三日后即开，不见瘢痕。

【功用】止血灭瘢。

【主治】金疮疼痛。

98691 **麒麟竭散**(《圣惠》卷六十八)

【组成】麒麟竭半两　黄柏一两(剉)　甘草一两(炙微赤，剉)　白芷一两　白蔹一两　白及半两　当归一两(剉，微炒)　密陀僧一两

【用法】上为细散。每用时以少许干掺疮。

【功用】定痛止血辟风。

【主治】刀箭伤筋断骨。

【备考】方中白蔹，《普济方》作“白芍”。

98692 **麒麟竭散**(《圣惠》卷六十八)

【组成】麒麟竭三两　黄丹五两(炒令紫色)　白蔹五两　白及五两　葛布三尺(烧灰)

【用法】上为细散。于伤中处干敷之。

【主治】金疮久不愈，伤筋骨，疼痛不止。

98693 **麒麟竭散**(《圣惠》卷七十二)

【组成】麒麟竭　芫花(醋拌，炒令干)　芎䓖　桂心　延胡索　当归(剉，微炒)　琥珀各半两　麝香一分(研入)

【用法】上为细散。每服一钱，食前热酒调下。

【主治】妇人月信来时，脐腹痛如锥刀所刺。

98694 **麒麟竭散**(《圣惠》卷七十三)

【异名】麒麟竭汤(《圣济总录》卷一五三)。

【组成】麒麟竭一两半　禹余粮一两半(烧，醋淬七遍)　地榆一两(剉)　黄柏三分(微炙，剉)　赤芍药一两　生干地黄一两半

【用法】上为细散。每服二钱，食前粥饮调下。

【主治】❶《圣惠》妇人崩中下血不绝，小腹疼痛。❷《圣济总录》：妇人血伤，赤白带下，小腹疼痛。

98695 **麒麟竭散**(《圣惠》卷七十三)

【组成】麒麟竭一两　芎䓖一两　艾叶一两(微炒)　龙骨二两　乌贼鱼骨一两(烧灰)　禹余粮一两(烧，醋淬七遍)　伏龙肝一两　阿胶一两半(捣碎，炒令黄燥)　熟干地黄一两半

【用法】上为细散。每服一钱，粥饮调下，不拘时候。

【主治】妇人崩中下五色恶物，去来不断。

98696 **麒麟竭散**(《圣惠》卷七十九)

【组成】麒麟竭一两　禹余粮一两(烧，醋淬二三遍)　地榆一两(剉)　阿胶一两(捣碎，炒令黄燥)　赤芍药一两　熟干地黄一两

【用法】上为细散。每服二钱，食前温酒调下。

【主治】产后崩中，下血不绝，小腹痛。

98697 **麒麟竭散**(《圣惠》卷八十)

【组成】麒麟竭二两　没药一两　木香一两　代赭半两　麝香半两(细研)

【用法】上为细散。每服二钱，煎当归酒调下，如人行五七里再服。

【功用】下恶血。

【主治】产后恶血冲心痛，气欲绝。

98698 **麒麟竭散**(《圣惠》卷八十)

【组成】麒麟竭　肉桂(去皱皮)　当归(剉，微炒)　蒲黄　红蓝花　木香　没药　延胡索　干漆(捣碎，炒令烟出)　赤芍药各半两

【用法】上为细散。每服二钱，以热酒调下，不拘时候。

【功用】行血止痛。

【主治】产后恶血，腹内㽲痛。

98699 **麒麟竭散**(《圣惠》卷八十)

【组成】麒麟竭一分　蒲黄三分
【用法】上为细末。每服二钱，以温酒调下，不拘时候。
【主治】产后血邪攻心，恍惚如狂。

98700　**麒麟竭散**(《圣惠》卷八十一)
【组成】麒麟竭半两　当归半两(剉，微炒)　桂心半两　荷叶半两　川大黄半两(剉碎，微炒)
【用法】上为细散。每服一钱，以红蓝花汤调下，不拘时候。
【主治】儿枕。产后腹中有凝血不散，疠刺疼痛。

98701　**麒麟竭散**(《圣惠》卷八十一)
【组成】麒麟竭半两　芫花半两(醋拌，炒令干)　延胡索半两　当归半两(剉，微炒)　消石半两
【用法】上为细散。每服一钱，以热酒调下，不拘时候。
【主治】产后恶血攻刺，小腹疼痛。

98702　**麒麟竭散**(《圣济总录》卷一二九)
【组成】麒麟竭　槟榔(剉)　黄连(去须)　马肠根各一两
【用法】上为散。先以油炒葱豉，入腻粉半钱和捣，捻作饼子一片，用盐浆水洗疮后，用饼拓疮上，以生帛缚定。三日后，再用盐汤洗，即涂敷散子，每日三五次。
【主治】附骨疽。

98703　**麒麟竭散**(《圣济总录》卷一四四)
【组成】麒麟竭　没药(研)　自然铜(煅、醋淬七遍、研)　赤芍药　当归(切，焙)　白芷　蒲黄　大黄(生用)各半两　桂(去粗皮)　细辛(去苗叶)各一两　骨碎补(去毛、炒)二两　干荷叶三分
【用法】上为散。每服二钱匕，温酒调下，一日二次，不拘时候。
【主治】筋骨损伤疼痛。

98704　**麒麟竭散**(《圣济总录》卷一五一)
【组成】麒麟竭　鲮鲤甲(炙焦)　水蛭(炒)　虻虫(去翅足)各半两
【用法】上为散，水和成块，外用湿面裹，炮焦赤，去面取药，再研为散。每服一钱匕，空心、食前煎当归酒温调下。
【主治】妇人经候结滞不通。

98705　**麒麟竭散**(《圣济总录》卷一七二)
【组成】麒麟竭　胡桐泪　白矾各半两　铅丹一分
【用法】先消白矾作汁，次入铅丹，候干，同余药研为散。敷齿。不过三两上即愈。
【主治】小儿口疳臭腐。

98706　**麒麟竭散**(《卫生家宝产科备要》卷六)
【组成】麒麟竭一两(为末)　生姜半两(切碎)
【用法】上用酒一盏，同煎至八分，去滓，分两服，带热通口服。
【主治】产后恶血攻心，渐次晕闷。

98707　**麒麟竭散**(《御药院方》卷一)
【异名】血竭散(《瑞竹堂方》卷四)、麒麟散(《医学纲目》卷十二)。
【组成】血竭　南乳香　没药　水蛭(杵碎，炒令烟尽)　麝香　白芍药　当归各一分　虎胫骨六分(涂酥、炙黄)
【用法】上药各为细末。各抄一钱和匀，每服三钱，食前温酒调下。痛立止。痛甚者不过二服。
【主治】❶《御药院方》：寒湿搏于经络，痛不可忍。❷《瑞竹堂方》：妇人脐下血积疼痛。

98708　**麒麟竭散**(《普济方》卷二八四)
【组成】麒麟竭(研)　赤茯苓(为末)　白茯苓(为末)　没药(研)　甘草节(捶碎)各一两　老天萝子一个(连皮切碎，新者二个)
【用法】上用蜜一两，无灰酒二升，于银石器中煎天萝子、甘草节至三盏，分三服，调前药服。如曾服金石毒发，先吃猪羊血，方得服药；如不曾服金石药，只是气结，更不必用猪羊血，却以天萝子酒调，并进三服，其疮自穿，痛立止，未成脓者即自消散。已穿后，又进三服，候脓化，取下积热毒如鱼涎，并不动脏腑。
【主治】痈疽毒疮。

98709　**麒麟竭散**(《普济方》卷三〇一)
【组成】麒麟竭半两　坐拏草三两　黄柏半两
【用法】上为末，入腻粉一分，都研令匀。如疮破有脓水，即干上；如无脓水，即以生油调涂。
【主治】虚劳阴湿生疮。

98710　**麒麟竭散**(《普济方》卷三三五)
【组成】麒麟竭　阿魏(面煨，面熟为度)各一分　桂心半两
【用法】上为细散。每服一钱，以热酒调下。
【主治】妇人血气攻刺，小腹痛不可忍。

98711　**麒麟竭膏**(《圣惠》卷六十三)
【异名】麒麟膏(《医方类聚》卷一七八引《御医撮要》)。
【组成】麒麟竭半两　雄黄半两(细研)　密陀僧半两(细研)　雌黄一分(细研)　乱发半两　朱砂半两(细研)　乳香一两(细研)　黄耆一两　白芍药一两　牡丹一两　连翘一两　丁香一两　木香一两　桂心一两　当归一两　牛膝一两(去苗)　细辛一两　白芷一两　松脂二两　腊三两　黄丹十二两　麻黄二两　油二斤半
【用法】上药黄耆等十二味细剉，入油内浸一宿，后用文火煎诸药色黑，滤出；次下松脂、乳香、蜡消熔尽，以绵滤去滓；拭铛令净，却下药油，以慢火熬，相次入黄丹，不住手以柳木篦搅，候色变，滴于水碗内，捻看软硬得所，歇良久，入麒麟竭、雄黄、雌黄、密陀僧、朱砂等末，搅令匀，倾于瓷盒内，以纸上摊令匀。每日两次贴之。
【功用】收毒，止痛，暖肌。
【主治】一切痈疽发背，恶疮毒肿溃后，日久脓水不住，肌肉不生，毒气未定。

98712　**麒麟竭膏**(《圣惠》卷六十三)
【组成】麒麟竭一两　桂心三分　木香半两　附子三分(生，去皮脐)　槟榔半两　当归半两　白芷半两　川芎三分　诃梨勒皮半两　沉香半两　没药半两　白及半两　朱砂三分(细研)　丁香半两　乳香半两　甘草半两(剉)　麝香半两(细研)　白檀香三分　甘松香一两　零陵香半两　槐枝一两　柏枝二两　垂柳枝二两　松脂三分　白蜡三分　黄丹十五两　油二斤半

【用法】先将油于铛中以炭火炼令香，细剉甘松香、零陵香、檀香、槐、柳枝等，入油内浸一宿，以文火煎，候三般枝黄黑色即去；却下松脂并蜡化了，以绵滤过；拭铛令净，却倾油入铛中，下黄丹，于火上煎，以柳木篦不住手搅，令沸转黑色；后将前十七味捣罗为末，微火上调入膏内，搅二三千遍，令匀，滴入水中作珠子即膏成，用瓷盒收。于蜡纸上摊贴，甚者每日早晚换之。

【功用】解毒生肌。

【主治】❶《圣惠》：一切痈疽发背，日夜疼痛。❷《膏药方集》：恶疮毒肿，溃脓不止，肌肉不生。

98713 **麒麟竭膏**（《圣惠》卷六十六）

【组成】麒麟竭一分　白蔹一分　黄连一分　槟榔一分　丁香二分　麝香一钱（细研）　龙骨一分

【用法】上为末，入乳钵内更研令匀，用野驼脂调如膏。涂于帛上贴之，每日二次。

【功用】暖肌生肉。

【主治】瘰病久穿穴，伤风冷，脓水不住。

98714 **麒麟竭膏**（《普济方》卷三一四）

【异名】麒麟膏（《奇效良方》卷五十四）。

【组成】白芷　白蔹　川芎　甘草各四两　当归　丁香各半两　木鳖子三十八个　没药一两半（另研）　乳香一两半（另研）　脑四两　干蟾半两　杏仁九十八个　鼠头（腊月者）两个　清麻油二斤　麒麟竭一两　真绯绢一尺（烧灰）　黄丹十两　室女油头发一拳大团

【用法】上剉细，用好酒拌浸一宿，入铛内用油煎，候药深赤色，滤去滓；另入净铛，慢火煎，可少顷即入研者麒麟竭、乳香、黄丹、腊等，用柳枝子不住搅打，时时滴入水，试看软硬得所，即是成膏；发背未脓者，半入银石器，慢火熬及半盏许，去滓，次下乳香（研碎），又熬之，候如一茶脚许，先将蜜熬去滓，放冷，却入前熬者膏子及众末，搅匀，再熬，候金漆状乃成，入不犯水磁器内收之。每用少许贴患处。

【主治】入发痈疽，一切恶疮软疖，无问年月深远，已成脓未成脓；汤火刀斧所伤。

98715 **麒麟竭膏**（《万氏家抄方》卷四）

【组成】当归　木鳖子　知母　五倍子　细辛　白芷各五钱　槐枝　柳枝（长寸许者）各十四条　血竭三钱　乳香　没药各五钱　轻粉二钱　雄黄四钱　麝香二钱　松香十两（捣末）　沥青二两（捣末）

【用法】用麻油三两半同前粗药入锅，以文武火煎，用槐枝不住手搅，令焦色，滤去滓；再将油入锅，先下松香、沥青不住手搅，如沸溢取下火搅之，再上火熬，滴水成珠为度，下火；将血竭等六味细药下内，速搅令匀，倾于水盆中，半日后以手扯之，渐渐软和，反复揉扯如金丝状，再入水浸，如前揉扯，春、夏频换水，若急用亦浸一二宿。一切痈疽毒疮生者贴之即散，熟者即穿败生肌；一切疔肿结核，并贴患处；臁疮，先用葱汁、白矾入汤，用鹅翎洗净，以牛蒡子叶或金刚藤叶先贴疮半日，取净恶水，然后贴此膏；一切臀股黄湿痒痛等疮，并洗净挹干，贴患处；一切打扑损伤，挫朒气闪，俱贴患处；头疼，贴两太阳；赤眼，贴眼胞鱼尾际；暴伤风冷嗽，贴脊心；牙疼，刮药塞齿缝，面肿者再贴面上；一切风寒湿痒，臂腿痛，贴痛处。

【主治】痈疽毒疮，疔肿结核，臁疮，臀股黄湿痒痛，打扑损伤，挫朒气闪，头疼，赤眼，暴伤风冷嗽，牙疼，面肿，风寒湿痒，臂腿痛。

98716 **麒麟血竭膏**（《万氏家抄方》卷一）

【组成】松香（明净者）四斤　葱汁一斤　姜汁一斤　烧酒一斤　米醋一斤

【用法】共入松香煮干。每松香一斤，下桐油四两，若夏天只用三两五钱，搅匀，倾入水内，拔千余下，仍入锅中化开，每斤下黄占二两，矾红四两，再煎一茶时，搅匀，又倾入水中，拔千余下，收贮。用时加乳香、没药。

【主治】湿气疼痛并损伤，疮毒。

羸

98717 **羸瘦丸**（《圣惠》卷九十三）

【组成】椿树根皮（干者）

【用法】上为末，以好粟米淘去泔，研取末，浓煮作糊和丸，如绿豆大。每服五丸，以粥饮送下，一日三四服。

【主治】小儿痢，渴不止。

癣

98718 **癣药**（《青囊秘传》）

【组成】土槿皮一钱　樟冰一钱　花椒一钱　毛菇一钱　海桐皮一钱　海打马一钱　人言一分　硫黄一钱　麝香一分　枫子肉一钱　蛇床子一钱　明矾一钱五分　尖槟一钱　冰片一分　斑蝥一分

【用法】上药共为末。烧酒调搽。

【主治】癣。

【宜忌】不可入口。

98719 **癣酒**（《外科全生集》卷四）

【组成】白槿皮　南星　槟榔各一两　樟脑　生木鳖各五钱　斑蝥三十个　蟾酥三钱

【用法】上药浸滴花烧酒一斤。凡癣症，三日一剃一拂，至愈乃止。

【主治】一切诸癣。

98720 **癣治水**（《全国中药成药处方集》沈阳方）

【组成】木槿皮四两　潮脑　木枫子各三钱　水银　硫黄　花椒　蝉蜕　木通　雄黄　全蝎　斑蝥各二钱　槟榔七个　皮消五钱

【用法】用酒精三斤，浸之十日，去药滓，入瓶贮之。擦患处，每日五六次即可。

【功用】解毒杀虫，润皮肤，去湿痒。

【主治】一切癣症及秃疮刺痒。

【宜忌】不可入口。

98721 **癣药水**（《中药成方配本》）

【组成】土槿皮八两　百部二两　白及一两　樟脑一两　斑蝥一钱

【用法】上药用高粱酒五斤　浸半月为度，约成溶液四斤。用笔蘸药水搽癣上，每日二次至三次。

【主治】一切顽癣。

【宜忌】不可入口。

98722 **癣药水**（《北京市中药成方选集》）

【组成】白及五两　槟榔五两　紫荆皮五两　川椒五两　大风子五两　百部十两　斑蝥二两

【用法】上用白酒一百九十二两,先入白及、槟榔煎三十分钟,将药锅取下;候温再下荆皮、川椒煎十分钟,取下药锅;候温再下大风子、百部,将坛封口,浸泡一月,药力尽出方有效。于用药前三天将坛起封,再下斑蝥浸泡三天,速将药水滤清装瓶,每瓶重一两。用棉花浸湿,擦患处、每日一二次。

【功用】杀虫止痒。

【主治】一切癣症、干癣、湿癣、风癣、牛皮癣、松皮癣、脚气,皮肤病。

【宜忌】谨防入口。三岁以下禁用。

98723　**癣药水**(《中医外科学讲义》)

【组成】米醋20斤　百部　蛇床子八两　土槿皮十两　硫黄八两　白砒二钱　斑蝥二两　白国樟一两二钱　轻粉一两二钱

【用法】外搽,每日一至二次;或浸用(约浸20分钟)。

【主治】一切癣疮及鹅掌风。

98724　**癣药水**(《全国中药成药处方集》上海方)

【组成】白及　百部　槟榔　雄黄　生川乌各二两　蜈蚣二十条　土槿皮四两　蛇蜕　斑蝥各三钱　烧酒八斤　白砒三钱

【用法】上共研粗末,盛入袋内入烧酒中,浸期一月左右。用毛笔蘸药水,搽癣疮上。

【功用】《中药制剂手册》:散风祛湿,止痒杀虫。

【主治】癣疮。

【宜忌】忌水洗。不可入口。

98725　**癣药酒**(《外科方外奇方》卷四)

【组成】海风藤　土大黄根　白果肉各五钱　白芷　白及各三钱　槟榔五钱　斑蝥七只　鲜金钱松根皮一两　雄黄三钱　滴花浇酒半斤

【用法】以酒浸药七日后,搽患处,五七遍自愈。

【主治】远年牛皮、蛇皮,一切顽阴癣。

98726　**癣药酒**(《丁甘仁家传珍方选》)

【组成】苦参子一两　木通一两　方八一两　洋樟一两　百部一两　槟榔一两　申姜一两　花椒一两　龙衣一两　土荆皮一两　白及一两　斑蝥一两

【用法】高粱酒三斤浸之。外搽。

【主治】癣。

98727　**癣药膏**(《成方制剂》4册)

【组成】冰片　苦楝皮　硫黄　桃仁　樟脑　紫草

【用法】制成膏剂,每盒装6g。用温水洗净患处,涂搽于患处。

【功用】活血祛毒,杀虫止痒。

【主治】皮肤湿毒,身面刺痒,牛棚恶癣干湿疥癣,金钱癣,搔痒成疮,溃流脓水,浸淫作痛。

【宜忌】外用药,切勿入口。

98728　**癣膏药**(《良方合壁》卷下)

【组成】番木鳖一两　葱白须一两　铅粉一两　麻油一斤

【用法】上药熬膏,用桑枝频搅,收至滴水成珠,倾在清水中,浸七日。用布摊贴癣处。三个即愈。

【主治】癣。

98729　**癣宁搽剂**

《中国药典》2010版。为《成方制剂》19册"癣灵药水"之异名。见该条。

98730　**癣灵药水**(《成方制剂》19册)

【异名】癣宁搽剂(《中国药典》2010版)。

【组成】白鲜皮　地肤子　黄柏　苦参　南天仙子　石榴皮　土槿皮　徐长卿　洋金花　樟脑

【用法】制成外用水。外用,涂擦或喷于患处,一日2～3次。

【功用】清热除湿,杀虫止痒,有较强的抗真菌作用。

【主治】脚癣、手癣、体癣、股癣等皮肤癣症。

98731　**癣症熏药**(《赵炳南临床经验集》)

【组成】苍术　黄柏　苦参　防风各三钱　大枫子　白鲜皮各一两　松香　鹤虱草各四钱　五倍子五钱

【用法】上研粗末。用较厚草纸卷药末,成纸卷,燃烟熏皮损处,每日一至二次,每次15～30分钟,温度以病人能耐受为宜。

【功用】除湿祛风,杀虫止痒。

【主治】神经性皮炎(癣症),慢性湿疹(顽湿疡),皮肤淀粉样变(松皮癣),皮肤瘙痒症(瘾疹)。

【方论选录】苍术燥湿;黄柏、苦参、防风清热祛湿毒,消炎止痒;大枫子杀虫,解风毒,止痒润肤;鹤虱草杀虫;白鲜皮杀虫止痒祛湿;五倍子收涩杀虫;松香收敛止痒。

98732　**癣湿药水**(《中国药典》2010版)

【组成】土荆皮250克　蛇床子125克　大风子仁125克　百部125克　防风50克　当归100克　凤仙透骨草125克　侧柏叶100克　吴茱萸50克　花椒125克　蝉蜕75克　斑蝥3克

【用法】上制成液剂,外用。擦于洗净的患处,一日3～4次;治疗灰指甲应先除去空松部分,使药易渗入。

【功用】祛风除湿,杀虫止痒。

【主治】风湿虫毒所致的鹅掌风、脚湿气,症见皮肤丘疹、水疱、脱屑,伴有不同程度瘙痒。

【宜忌】切忌入口,严防触及眼、鼻、口腔等黏膜处。

98733　**癣药玉红膏**(《成方制剂》2册)

【组成】斑蝥　赤石脂　轻粉　全蝎　细辛　雄黄

【用法】制成膏剂,每盒装12克。涂患处,用纱布轻扎,至起疱时,将疱内水放出擦净。

【功用】杀虫止痒。

【主治】干癣、顽癣、癞癣、桃花癣、头癣、体癣、牛皮癣。

【宜忌】外用药,切勿入口。涂药后如皮肤已破,痛甚时,可改涂"白油膏"以起润肤、消肿止痛作用。年老及小儿不宜涂用。切勿着手,勿涂腋下与下身等处。

98734　**癣症熏药油膏**(《赵炳南临床经验集》)

【组成】苍术　黄柏　苦参　防风各三钱　大枫子　白鲜皮各一两　松香　鹤虱草各四钱　五倍子五钱

【用法】上药经减压后干溜成焦油物质,用凡士林或祛湿药膏制成5%～10%油膏。外敷患处。

【功用】软坚止痒。

【主治】神经性皮炎(干癣),慢性湿疹(顽湿疡),皮肤淀粉样变(松皮癣)。

【宜忌】急性炎症皮损勿用。

瀛

98735 **瀛州学士汤**(《喉科紫珍集》卷下)

【组成】赤芍药　防风　穿山甲　黑山栀　没药　乳香　川黄连　升麻　川贝母　苏薄荷　木通　白芷　皂角刺　甘草　天花粉　当归　川芎　陈皮各等分

【用法】灯心、淡竹叶为引,水二钟,煎七分服。

【主治】喉痈喉蛾诸症,红肿不消,疼痛难忍;及梅乳诸核,死蛾,一切痄腮,颏痈疮毒,阴疮痈疮,未成脓者。

【加减】诸疮痈肿、梅核、死蛾,初服必加大黄,如老人加三钱,壮盛者加四五钱,空心服之,利五六次,有痰则痰从下行,有热则清退,有毒即溃,任其自止;后剂去木通、山甲,加桔梗、粘子。

鳖

98736 **鳖甲丸**(《外台》卷二十六引《删繁方》)

【组成】鳖甲(炙)　干地黄　黄连　连翘各七分　栝楼　黄耆　干姜各六分　蛴螬五个(炙)　猬皮(炙)　续断各五分　附子(炮)　槐子　矾石(烧汁尽)各四分

【用法】上为末,炼蜜为丸,如梧桐子大。每服二十丸,渐加至三十丸,每日二次。

【主治】虚劳寒,下痢不止,肛边生肉如鼠乳,在大孔傍,时时脓出,名牡痔者。

98737 **鳖甲丸**(《千金》卷四)

【组成】鳖甲　桂心各一两半　蜂房半两　玄参　蜀椒　细辛　人参　苦参　丹参　沙参　吴茱萸各十八铢　䗪虫　水蛭　干姜　牡丹　附子　皂荚　当归　芍药　甘草　防葵各一两　蛴螬二十个　虻虫　大黄各一两六铢

【用法】上为末,炼蜜为丸,如梧桐子大。每服七丸,酒送下,每日三次。稍加之,以知为度。

【主治】女人小腹中积聚,大如七八寸盘面,上下周流,痛不可忍,手足苦冷,咳噫腥臭,两胁热如火炙,玉门冷如风吹,经水不通,或在月前,或在月后。或不孕。

【方论选录】《千金方衍义》:鳖甲入肝,为癥瘕疟癖要药,有散血消积之功,滋阴清热之效,无苦寒伤中之虞,峻攻耗气之患;虻、蛭、䗪、螬、大黄为小腹中积聚如盘而设,干血内著,非苦寒不能逐之使下;鳖甲、苦、沙、玄参为两胁热如火炙而设,癖积旺气,非滋阴不能化之使解;椒、辛、皂荚、防葵、蜂房为上下周流痛不可忍而设,风毒攻注,非搜逐不能开之使泄;姜、桂、萸、附为玉门冷如风吹而设,寒结固痰,非辛烈不能破之使散;甘草、人参、丹、归、芍为手足苦冷、咳噫腥臭而设,伤残之余,非温理血气不能培之使和;人但知鳖甲、苦、沙、玄参为滋阴火热之用,不知本体所主,无一不为消坚散积之专药。至于防葵利血脉,蜂房涤痰垢,皆破敌之先锋。

98738 **鳖甲丸**(《千金》卷五)

【组成】鳖甲　芍药　大黄各三十铢　茯苓　柴胡　干姜各二十四铢　桂心六铢　䗪虫　蛴螬各二十个

【用法】上为末,炼蜜为丸,如梧桐子大。每服七丸。渐渐加之,以知为度。

【主治】少小腹中结坚,胁下有疹,手足烦热。

98739 **鳖甲丸**(《外台》卷十二引《必效方》)

【组成】鳖甲八分(炙)　白术十分　枳实八分(炙)　芍药六分　麦门冬八分(去心)　人参八分　前胡六分　厚朴六分

【用法】上为末,炼蜜为丸,如梧桐子大。每服二十丸,渐加至三十丸,饮送下,冷即酒送下。

【主治】癖气发动,不能食,心腹胀满,或时发热。

【宜忌】禁苋菜。

98740 **鳖甲丸**(《外台》卷十二引《广济方》)

【组成】鳖甲八分(炙)　牛膝五分　芎䓖四分　防葵四分　大黄六分　当归四分　干姜四分　桂心四分　细辛四分　附子四分(炮)　甘草四分(炙)　巴豆二七个

【用法】上为末,炼蜜为丸,如梧桐子大。每服四丸,平旦空腹温酒送下,每日三次,渐加,以微利一二行为度。

【主治】腹中痃气癖硬,两胁脐下硬如石,按之痛,腹满不下食,心闷咳逆,积年不愈。

【宜忌】忌生葱、苋菜。

98741 **鳖甲丸**(《外台》卷十三引《广济方》)

【组成】鳖甲(炙)　芍药　蝮蛇脯(炙)　大黄各八分　人参　诃黎勒皮(熬)　枳实(炙)　防风各六分

【用法】上为末,炼蜜为丸,如梧桐子大。每服二十丸,渐加至三十丸,以酒饮送下,每日二次。

【主治】痃气,心忪,骨蒸热,暗风。

【宜忌】忌苋菜、生菜、热面、荞麦、蒜、黏食。

98742 **鳖甲丸**(《外台》卷三十五引《广济方》)

【异名】七味鳖甲丸(《普济方》卷三九一)。

【组成】鳖甲(炙)　郁李仁各八分　防葵　人参各五分　诃黎勒皮七个　大黄四分　桑菌三分

【用法】上为末,炼蜜为丸,大小量之。每服五至十丸,以酒、饮、乳送服。

【主治】小儿痃癖,腹痛不食,黄瘦。

98743 **鳖甲丸**(《外台》卷七引《广济方》)

【组成】鳖甲(炙)　芍药　枳实(炙)　人参　槟榔各八分　诃黎勒　大黄各六分　桂心四分　橘皮四分

【用法】上为末,炼蜜为丸,如梧桐子大。每服二十丸,渐加至三十丸,空腹以酒送下,每日二次。微利为度。

【主治】鼓胀气急,冲心硬痛。

【宜忌】忌生葱、苋菜、炙肉、蒜、面等。

98744 **鳖甲丸**(《圣惠》卷三)

【组成】鳖甲一两半(涂醋,炙令黄,去裙襕)　酸枣仁一两　羌活一两　黄耆一两(剉)　牛膝一两(去苗)　人参一两(去芦头)　五味子一两

【用法】上为末,炼蜜为丸,如梧桐子大。每服二十丸,暖酒送下,不拘时候。

【主治】胆虚不得睡,四肢无力。

【宜忌】忌苋菜。

98745 **鳖甲丸**(《圣惠》卷十三)

【组成】鳖甲一两(涂酥,炙令黄,去裙襕)　防葵三分

诃黎勒皮三分　甘草半两(炙微赤,剉)　人参三分(去芦头)　桂心三分　白术三分　川大黄三分(剉碎,微炒)　郁李仁三分(汤浸,去皮尖,微炒)

【用法】上为末,炼蜜为丸,如梧桐子大。每服三十丸,温生姜汤送下,不拘时候。

【主治】❶伤寒结胸烦闷,热毒气结聚不散。❷《圣济总录》:癥块冲心,气满食不下,手足烦闷。

【备考】《圣济总录》卷七十二组成加杏仁。

98746　**鳖甲丸**(《圣惠》卷二十六)

【组成】鳖甲一两(涂醋,炙令黄,去裙襕)　五味子一两　贝母一两(煨令微黄)　紫菀一两(洗,去苗、土)　皂荚二两(去皮,涂酥炙微黄,去子)　木香一两　杏仁一两(汤浸,去皮尖双仁,麸炒微黄)　诃黎勒皮二两　紫苏子一两(微炒)

【用法】上为末,炼蜜为丸,如梧桐子大。每服二十丸,煎人参汤送下,不拘时候。

【主治】肺劳。痰嗽气急,抽牵五脏不安。

【宜忌】忌苋菜。

98747　**鳖甲丸**(《圣惠》卷二十七)

【组成】鳖甲(涂酥,炙令黄,去裙襕)　酸枣仁(微炒)　羌活　黄耆　麦门冬(去心,焙)　柴胡　白茯苓　人参(去芦头)　牛膝(去苗)　知母　五味子　白芍药各一两

【用法】上为末,炼蜜为丸,如梧桐子大。每服三十丸,温水送下,不拘时候。

【主治】虚劳羸瘦,四肢烦热疼痛,吃食减少,不得睡卧。

98748　**鳖甲丸**(《圣惠》卷二十八)

【组成】鳖甲二两(涂醋,炙微黄,去裙襕)　肉桂二两(去皱皮)　川大黄二两(剉碎,微炒)　诃黎勒二两(煨,用皮)　牵牛子一两(微炒)　京三棱一两(炮,剉)　桃仁二两(汤浸,去皮尖双仁,麸炒微黄)　吴茱萸半两(汤浸七遍,焙干,微炒)　白术一两

【用法】上为末,炼蜜为丸,如梧桐子大。每服三十丸,加至四十丸,空腹温酒送下。

【主治】虚劳积聚,羸瘦不任。

【宜忌】忌苋菜、生冷、湿面。

98749　**鳖甲丸**(《圣惠》卷二十八)

【组成】鳖甲一两半(涂醋,炙微黄焦,去裙襕)　熟干地黄一两　郁李仁一两(汤浸,去皮尖,微炒)　陈橘皮一两(汤浸,去白瓤,焙)　当归三分　白术一两　枳壳三分(麸炒微黄,去瓤)　赤茯苓一两　牛膝一两(去苗)　槟榔三分　桂心三分　人参三分(去芦头)　五味子三分　柴胡一两半(去苗)　诃黎勒一两(煨,用皮)　附子一两半(炮裂,去皮脐)　木香一两　干姜三分(炮裂,剉)　赤芍药一两　桔梗三分(去芦头)　京三棱一两(炮裂,剉)

【用法】上为末,炼蜜为丸,如梧桐子大。每服三十丸,食前生姜、大枣汤送下。

【主治】冷劳。羸瘦,四肢无力,肩背疼痛,腹胁积聚气,吃食不消。

【宜忌】忌苋菜。

98750　**鳖甲丸**(《圣惠》卷二十八)

【组成】鳖甲一个(大者,以盐泥固济壳上,用煎后药)　木香一两　桂心一两　诃黎勒皮四两　附子二两(去皮脐)　肉豆蔻一两(去壳)　桃仁一两(汤浸,去皮尖双仁)

【用法】上细剉,用酒二升,于鳖甲内煮令酒尽,捻下火,取出诸药,其鳖壳去泥用之,并焙干,为末,炼蜜为丸,如绿豆大。每服十五丸,空腹及晚食前以生姜汤送下。

【主治】冷劳。心腹气痛,食少羸瘦。

【宜忌】忌苋菜。

98751　**鳖甲丸**(《圣惠》卷三十一)

【组成】鳖甲一两半(涂醋,炙令黄,去裙襕)　桃仁一两(汤浸,去皮尖双仁,麸炒微黄)　赤茯苓三分　桔梗三分(去芦头)　京三棱一两(炮,剉)　柴胡一两(去苗)　白术三分　紫菀一两(洗,去苗土)　人参三分(去芦头)　木香三分　川大黄一两(剉碎,微炒)　防葵三分　犀角屑半两　陈橘皮半两(汤浸,去白瓤,焙)　桂心半两　枳壳半两(麸炒微黄,去瓤)　麝香一两(别研)　赤芍药半两

【用法】上为末,入麝香研令匀,炼蜜为丸,如梧桐子大。每服二十丸,食前以粥饮送下。

【主治】热劳。壮热羸瘦,心腹积聚,食少无力。

【宜忌】忌桃、李、雀肉、胡荽、大蒜、苋菜、猪肉。

98752　**鳖甲丸**(《圣惠》卷三十一)

【组成】鳖甲一两(涂醋,炙微黄,去裙襕)　人参三分(去芦头)　赤芍药一两　诃黎勒三分(煨,用皮)　枳壳二两(麸炒微黄,去瓤)　白术半两　川大黄一两半(剉碎,微炒)　柴胡一两(去苗)

【用法】上为末,炼蜜为丸,如梧桐子大。每服三十丸,食前以粥饮送下。

【主治】骨蒸痃癖,气攻腹胁疼痛,四肢羸瘦少力,不欲饮食。

98753　**鳖甲丸**(《圣惠》卷四十八)

【组成】鳖甲一个(可重四两,净洗,以醋和黄泥固济背上厚三分令干)　京三棱三两(炮,剉)　川大黄三两(剉碎,微炒)　枳壳三两(麸炒微黄,去瓤)　木香二两半　桃仁三两(汤浸,去皮尖双仁,麸炒微黄,细研如膏)

【用法】上除鳖甲外为末,后泥一风炉子,上开口,可安得鳖甲,取前药末并桃仁膏,纳鳖甲中,用好米醋二升,时时旋取入鳖甲内,以慢火熬令稠,取出药,却将鳖甲净洗,去泥焙干,为末,与前药同和为丸,如梧桐子大。每服二十丸,空心温酒送下,晚食前再服。

【主治】肥气。体瘦无力,少思饮食。

98754　**鳖甲丸**(《圣惠》卷四十八)

【组成】鳖甲三两(去裙襕,以米醋一小盏,化硼砂一两,用涂炙鳖甲,令醋尽为度)　附子一两(炮裂,去皮脐)　京三棱一两(微煨,炒)　干漆一两(捣碎,炒令烟出)　木香一两　川大黄二两(剉碎,醋拌炒令干)　吴茱萸半两(汤浸七遍,焙干,微炒)

【用法】上为细末,以醋煮面糊为丸,如梧桐子大。每服二十丸,空心温酒送下。

【主治】痞气。当胃管,结聚如杯,积久不散,腹胁疼痛,体瘦成劳,不能饮食。

98755　**鳖甲丸**(《圣惠》卷四十八)

【组成】鳖甲一两半(涂醋,炙微黄,去裙襕) 甘草半两(炙微赤,剉) 桂心半两 甜葶苈半两(微炒令香) 川大黄半两(剉碎,微炒) 芎䓖半两 赤芍药半两 川乌头半两(炮裂,去皮脐) 槟榔半两

【用法】上为末,炼蜜为丸,如梧桐子大。每服二十丸,食前以生姜、橘皮汤送下。

【主治】寒疝积聚,结固不通,绕脐切痛,腹中胀满,风入五脏,忧患所积,用力不节,筋脉劳伤,羸瘦不能饮食。

98756 **鳖甲丸**(《圣惠》卷四十九)

【组成】鳖甲三两(涂醋,炙令黄,去裙襕) 京三棱三分(微煨,剉) 川大黄二两(剉,微炒) 陈橘皮三两(汤浸,去白瓤,焙)

【用法】上为末,于银锅中,入米醋三升,以慢火熬成膏,候可丸,即丸如梧桐子大。每服三十丸,食前以粥饮送下。

【主治】痃癖气块不消,令人羸瘦,面色萎黄,四肢少力,不欲饮食。

98757 **鳖甲丸**(《圣惠》卷四十九)

【组成】鳖甲一两(涂醋,炙令黄,去裙襕) 吴茱萸三分(汤浸七遍,焙干,微炒) 龟甲一两(涂醋炙令黄) 桑耳一两(微炙) 川大黄一两(微炒,剉碎) 防葵三分 附子半两(炮裂,去皮脐) 白术半两 京三棱一两(微煨,剉)

【用法】上为末,炼蜜为丸,如梧桐子大。每服二十丸,以温酒送下,每日三次。

【主治】癥瘕。或寒或热,羸瘦,不欲饮食。

98758 **鳖甲丸**(《圣惠》卷四十九)

【组成】鳖甲三两(涂醋,炙令黄,去裙襕) 川大黄二两(剉碎,微炒) 赤芍药一两 京三棱一两半(微煨,剉) 当归一两(剉,微炒) 诃黎勒一两半(焙,用皮) 人参一两(去芦头) 桔梗三分(去芦头) 陈橘皮一两(汤浸,去白瓤,焙) 五味子一两 木香三分 枳壳三分(麸炒微黄,去瓤) 郁李仁二两(汤浸,去皮,微炒)

【用法】上为末,炼蜜为丸,如梧桐子大。每服三十丸,食前以清粥饮送下。

【主治】癖结。胁肋弦急疼痛,喘息短气。

98759 **鳖甲丸**(《圣惠》卷七十)

【组成】鳖甲一两(涂醋,炙令黄,去裙襕) 紫菀一两(洗,去苗土) 熟干地黄二两半 桂心三分 芎䓖一两 羌活二分 防风一两(去芦头) 牛膝一两(去苗) 当归一两(剉) 秦艽一两(去芦头) 黄耆三分(剉) 赤芍药三分 人参一两(去芦头) 白术三分 桃仁一两(汤浸,去皮尖双仁,麸炒微黄) 琥珀一两 鬼箭羽三分 虻虫三分(去翅足,微炒) 水蛭二分(炒令黄) 麝香一分(细研入)

【用法】上为细末,炼蜜为丸,如梧桐子大。每服三十丸,食前温酒送下。

【主治】妇人血风劳气。四肢羸瘦疼痛,经络不利,饮食无味,渐加虚困。

98760 **鳖甲丸**(《圣惠》卷七十)

【组成】鳖甲一两(涂醋,炙令黄,去裙襕) 生干地黄一两 当归三分 人参三分(去芦头) 甘草半两(炙微赤,剉) 木香半两 白术一两 牛膝三分(去苗) 桂心三分 桃仁一两(汤浸,去皮尖双仁,麸炒微黄) 乌梅肉三分(炒干)

【用法】上为末,炼蜜为丸,如梧桐子大。每服三十丸,食前以温酒送下。

【主治】妇人风虚劳气。时发寒热,四肢羸瘦疼痛,不欲饮食。

98761 **鳖甲丸**(《圣惠》卷七十)

【组成】鳖甲一两(涂酥,炙令黄,去裙襕) 土瓜根一两 桂心一两 京三棱一两 牡丹一两 牛膝一两(去苗) 川大黄一两(剉碎,微炒) 诃黎勒皮一两 琥珀一两(细研) 桃仁一两(汤浸,去皮尖双仁,麸炒微黄)

【用法】上为末,炼蜜为丸,如梧桐子大。每服三十丸,以桃仁汤送下,不拘时候。

【主治】❶《圣惠》:妇人骨蒸劳,月水不通,胁下痃癖,继之腹痛。❷《普济方》:妇人月经不调,肌肉黄瘦,胁下积气结硬,时发刺痛,渐成劳状。

98762 **鳖甲丸**(《圣惠》卷七十一)

【组成】鳖甲一两半(涂醋,炙令黄,去裙襕) 露蜂房一两(剉碎,微炒) 牡丹三分 川椒三分(去目及闭口者,微炒去汗) 川大黄一两(剉碎,微炒) 牛膝三分(去苗) 附子一两(炮裂,去皮脐) 吴茱萸三分(汤浸七遍,焙干,微炒) 干姜三分(微炒) 虻虫一两(微炒) 水蛭一两(微炒) 皂荚半两(去皮子,涂酥,炙令黄) 当归一两(剉,微炒) 赤芍药一两 桂心一两 琥珀一两 防葵一两 蛴螬二十个(微炒)

【用法】上为末,炼蜜为丸,如梧桐子大。每服十丸,空心及晚食前以温酒送下。

【主治】妇人腹中积聚。大如杯,上下周流,痛不可忍,食噫腥臭,四肢寒热,经水不通,恶血停滞,体瘦无力,面色萎黄。

98763 **鳖甲丸**(《圣惠》卷七十一)

【组成】鳖甲一两半(涂醋,炙令黄) 干姜一两半(炮裂,剉) 赤石脂一两 丹参一两 代赭三分 甘草三分(炙微赤,剉) 桂心一两 细辛一两 川椒一两(去目及闭口者,微炒去汗) 附子一两(炮裂,去皮脐) 鹿茸三分(去毛,涂酥、醋,炙令黄) 当归一两(剉,微炒) 禹余粮一两(烧令赤,醋淬七遍,细研) 乌贼鱼骨三分 白僵蚕半两(微炒) 牛膝一两(去苗) 生干地黄一两

【用法】上为末,炼蜜为丸,如梧桐子大。每服三十丸,空心及晚食前以温酒送下。

【主治】妇人虚冷,腹中积聚,月事往来,时苦腹满,绕脐下引腰背,手足烦,或冷或热,时腹心中闷,体瘦,不欲食。

【备考】本方方名,《医方类聚》引作"龟甲丸"。方中鳖甲。《医方类聚》作"龟甲"。

98764 **鳖甲丸**(《圣惠》卷七十一)

【组成】鳖甲二两(涂醋,炙令微黄,去裙襕,为末) 川大黄二两(剉碎,微炒,别捣为末) 木香一两 附子一两(炮裂,去皮脐) 京三棱一两(炮裂,剉) 干漆一两(捣碎,炒令烟出) 枳壳一两(麸炒微黄,去瓤) 当归一两

(剉,微炒) 琥珀一两 没药一两

【用法】上为末,以陈头醋二斤,先煎鳖甲、大黄末成膏,入诸药末为丸,如梧桐子大。每服二十丸,以热酒送下,不拘时候。

【主治】妇人痃癖,及血气不调,或时脐腹撮痛。

98765 **鳖甲丸**(《圣惠》卷七十一)

【组成】鳖甲一两(涂醋,炙令黄,去裙襕) 木香半两 川大黄一两半(剉碎,微炒) 当归三分(剉,微炒) 安息香半两 桂心半两 附子半两(炮裂,去皮脐) 阿魏半两(面裹煨,以面熟为度)

【用法】上为末,炼蜜为丸,如梧桐子大。每服二十丸,食前以暖酒送下。

【主治】妇人癥瘕冷气,或时攻心腹痛,不能食,四肢瘦弱。

98766 **鳖甲丸**(《圣惠》卷七十二)

【组成】鳖甲二两(涂醋炙令黄,去裙襕) 川大黄一两(剉,微炒) 琥珀一两半

【用法】上为末,炼蜜为丸,如梧桐子大。每服二十丸,食前以温酒送下。

【主治】妇人月水不利。腹胁妨闷,背膊烦疼。

98767 **鳖甲丸**(《圣惠》卷七十二)

【组成】鳖甲二两(涂醋,炙令黄,去裙襕) 川大黄二两(剉,微炒) 防葵一两 木香一两 干漆一两(捣碎,炒令烟出) 桃仁一两(汤浸,去皮尖双仁,麸炒微黄) 陈橘皮一两(汤浸,去白瓤,焙) 麝香一分(细研)

【用法】上为末,都研令匀,用酽醋和如稀膏,入瓷器中,以重汤煮,看稀稠可丸,即丸如梧桐子大。每服十五丸,渐加至二十丸为度,食前以温酒送下。

【主治】妇人月水不通,渐为癥块,日渐羸瘦,面上斑点,不能饮食。

98768 **鳖甲丸**(《圣惠》卷七十四)

【组成】鳖甲(涂醋,炙令黄,去裙襕) 贝母(煨微黄) 人参(去芦头) 木香 柴胡(去苗) 桔梗(去芦头) 五味子各一两 甘草半两(炙微赤,剉)

【用法】上为末,炼蜜为丸,如梧桐子大。每服三十丸,以糯米粥饮送下,不拘时候。

【主治】妊娠咳嗽,羸瘦,不能下食。

98769 **鳖甲丸**(《圣惠》卷七十九)

【组成】鳖甲一两半(涂醋,炙令黄,去裙襕) 川大黄一两(剉碎,微炒) 干漆半两(捣碎,炒令烟出) 熟干地黄一两 赤芍药一两 芎䓖三分 桂心半两 延胡索半两 牡丹半两 蛴螬十四个(微炒) 䗪虫十四个(去翅足,微炒) 水蛭三分(炒令黄) 当归三分(剉,微炒) 干姜半两(炮裂,剉) 虻虫十四个(去翅足,微炒)

【用法】上为末,炼蜜为丸,如梧桐子大。每服十丸,食前以温酒送下。

【主治】产后积聚。按之跃手,食饮不为肌肤,萎黄不耐劳苦,呕逆上气,月水闭塞。

98770 **鳖甲丸**(《圣惠》卷七十九)

【组成】鳖甲一两(涂醋,炙令黄,去裙襕) 当归半两(剉,微炒) 木香半两 牡丹三分 赤芍药半两 鬼箭羽半两 牛膝三分(去苗) 白术三分 桂心三分 川大黄一两(剉,微炒) 虻虫一分(去翅足,微炒) 水蛭一分(炒令黄)

【用法】上为末,炼蜜为丸,如梧桐子大。每服三十丸,食前以桃仁汤送下。

【主治】产后恶血不尽,结成血瘕。乍寒乍热,心腹胀痛,不欲饮食,四肢羸瘦,或时口干。

98771 **鳖甲丸**(《圣惠》卷八十三)

【组成】鳖甲(涂醋,炙令黄,去裙襕) 防葵 诃黎勒(煨,用皮) 川大黄(剉,微炒) 人参(去芦头) 郁李仁(汤浸,去皮尖,微炒,剉,研入) 当归(剉,微炒)各半两

【用法】上为末,炼蜜为丸,如绿豆大。每服五丸,以粥饮送下,不拘时候。得微利愈。

【主治】❶《圣惠》:小儿腹痛不可忍。❷《圣济总录》:小儿大便不通,不能饮食。

98772 **鳖甲丸**(《圣惠》卷八十三)

【组成】鳖甲三分(涂醋,炙令黄,去裙襕) 恒山半两 肉苁蓉三分(酒浸一宿,刮去皱皮,炙令干)

【用法】上为末,炼蜜为丸,如麻子大。每服五丸,以粥饮送下,每日三次。或下青白恶物即愈。

【主治】❶《圣惠》:小儿哺露,腹坚,体热羸瘦。❷《圣济总录》:小儿哺露,腹胀身热,下痢不止。

98773 **鳖甲丸**(《圣惠》卷八十六)

【组成】鳖甲一两(涂醋,炙令黄,去裙襕) 黄连一两(去须) 桔梗一两(去芦头) 麝香一分(细研) 夜明砂一两(微炒) 诃黎勒二个(一生一熟,煨) 蝎虎一个(雄者,微炙用)

【用法】上为末,炼蜜为丸,如绿豆大。每服五丸,每日三次,以粥饮送下。宜常服。

【主治】小儿无辜疳。腹中癖起,四肢瘦弱。

【备考】方中蝎虎,《圣济总录》作"干虾蟆"。

98774 **鳖甲丸**(《圣惠》卷八十八)

【组成】鳖甲半两(涂醋,炙令黄,去裙襕) 木香一分 青橘皮一分(汤浸,去白瓤,焙) 槟榔半两 肉桂一分(去皱皮) 柴胡一分(去苗) 京三棱半两(微煨,剉) 人参一分(去芦头) 川大黄半两(剉碎,微炒) 桔梗一分(去芦头) 防葵一分 郁李仁半两(汤浸,去皮,微炒)

【用法】上为末,炼蜜为丸,如绿豆大。五六岁儿每服七丸,空心及晚后以粥饮送下。

【主治】小儿癥瘕,羸弱不能乳食。

98775 **鳖甲丸**(《圣惠》卷八十八)

【组成】鳖甲一两(涂醋,炙令黄,去裙襕) 川大黄一两(剉碎,微炒) 人参一分(去芦头) 赤茯苓一分 柴胡三分(去苗) 槟榔半两 当归一分(剉,微炒) 桂心一分 京三棱半两(微煨,剉) 生姜半两(切作片子,焙干) 白术一分 木香一分

【用法】上为末,炼蜜为丸,如绿豆大。三岁儿每服五丸,空心以粥饮研下。当下诸恶物为效。

【主治】小儿癖气。手脚心热,面色萎黄,不思饮食,日渐羸瘦。

98776 **鳖甲丸**(《圣惠》卷八十八)

【组成】鳖甲半两(涂醋,炙令黄,去裙襴)　川大黄一两(剉碎,微炒)　人参一分(去芦头)　槟榔一两　赤茯苓一分　白术一分　枳壳一分(麸炒微黄,去瓤)　木香二分　当归一分(剉,微炒)　桂心一分　京三棱半两(微煨,剉)

【用法】上为末,炼蜜为丸,如绿豆大。每服三丸,以粥饮研下,每日二次。以利为度。

【主治】小儿乳癖。面色黄瘁,食乳微少,日渐羸瘦。

98777　**鳖甲丸**(《圣惠》卷八十八)

【组成】鳖甲一两(涂醋,炙令黄,去裙襴)　人参半两(去芦头)　干姜半两(炮裂,剉)　白术半两　枳壳半两(麸炒微黄,去瓤)　柴胡半两(去苗)　当归半两(剉,微炒)　赤芍药半两　陈橘皮半两(汤浸,去白瓤,焙)　京三棱一两(微煨,剉)　川大黄一两(剉碎,微炒)　厚朴半两(去粗皮,涂生姜汁炙令香熟)

【用法】上为末,炼蜜为丸,如绿豆大。每服七丸,以生姜汤送下,每日三次。

【主治】小儿痃气,两胁下紧痛,羸瘦。

98778　**鳖甲丸**(《圣惠》卷九十三)

【组成】鳖甲一两(涂醋,炙令黄,去裙襴)　猬皮一两(炙令焦黄)　桂心一两　磁石二两(陈醋浸七遍,捣碎,细研,水飞过)

【用法】上为末,炼蜜为丸,如绿豆大。三岁儿每服七丸,以粥饮送下。

【主治】小儿经年下痢,脱肛不收,腹中冷,肛中痛。

98779　**鳖甲丸**(《普济方》卷一六二引《圣惠》)

【组成】鳖甲一个(九肋者,醋炙)　柴胡(酒浸)一两　杏仁(童便浸,炒)　甘草(炙)各一两　人参半两

【用法】上为末,炼蜜为丸,如梧桐子大。每服十至十五丸,煎生姜汤送下。

【主治】吐血,咳嗽。

98780　**鳖甲丸**(《医方类聚》卷一八三引《神巧万全方》)

【组成】鳖甲(去裙襴肉,用醋炙令黄)　附子(炮)　赤石脂　乌蛇(酒浸,去皮骨,炙黄)各二两　黄耆　枳壳(去白,麸炒黄色)　当归　桂心　槐耳(微炙)　槐子(微炒)　猬皮(炙令焦黄)　槟榔　川大黄(剉,炒)各一两　麝香半两(研入)　皂荚十梃(不蚛者,汤浸,去皮,酥炙黄)

【用法】上为末,炼蜜为丸,如梧桐子大。每服三十丸,空心食前温粥饮送下。

【主治】痔。肛边生鼠乳,及大肠疼痛,坐卧不得。

98781　**鳖甲丸**(《圣济总录》卷三十五)

【组成】鳖甲(醋浸,炙令黄色,去裙襴)一两　虎头骨(酒浸,炙令黄色)三分　乌梅肉(炒令干)三分　麦门冬(去心,焙)一两　豉(微炒)一两　石膏(碎研)三分　常山(细剉)一两　白薇半两　葳蕤半两　升麻三分　人参一两一分　知母(剉,焙干)三分　地骨皮半两

【用法】上为末,炼蜜为丸,如梧桐子大。每服二十丸,未发前米饮送下,明日早晨又服三十丸,如人行十里,即食一碗白粥,至临发时又服三十丸即愈。不吐不利,愈后三日内将息如常法。

【主治】疟久不愈。

98782　**鳖甲丸**

《圣济总录》卷三十六。为《千金》卷十"乌梅丸"之异名。见该条。

98783　**鳖甲丸**(《圣济总录》卷三十七)

【组成】鳖甲(去裙襴,醋浸,炙)　常山(炒)　豉(炒)各半两

【用法】上为末,入麝香少许,再研匀,炼蜜为丸,如梧桐子大。每服十至二十丸,空心临卧温米饮送下,于发前服。慎热物一时久,即不吐泻。

【主治】瘴气数日,寒热不定。

98784　**鳖甲丸**(《圣济总录》卷三十八)

【组成】鳖甲(九肋厚重绿色者)一枚(打铁脚子格得鳖甲者,平稳安于炉中,下用麸炭火炙之,取好米醋五大合,少少倾于甲中,旋以鸡翎涂于甲内令匀,炙尽米醋即得,切不得令火猛及鳖甲背上色变。炙了以薄醋刷洗打碎,烈日中晒干,捣罗成粉,取五两入后药)　京三棱(炮)　附子(炮裂,去皮脐)各二两　白石脂(研)　赤石脂(研)　白龙骨(研)各半两　肉豆蔻仁一两　白豆蔻仁一两半(如无,以草豆蔻二两代之)　木香　牛膝(酒浸,去苗,焙)　枳壳(去瓤,麸炒)　当归(洗净,焙)　白术　桂(去粗皮)　防风(去叉)　陈橘皮(汤去白,焙)　芍药　荜茇各二两　牛乳一升(不得令有水)

【用法】上除牛乳外为细末,别取荜茇末一两和牛乳,慢火煎如饧,与众药杵匀,众手为丸,如梧桐子大。霍乱甚者,取五十丸嚼破,以人参、橘皮汤送下;未痊愈,更服三十丸。

【主治】霍乱,一切冷气,宿食不消,心腹胀痛,胃冷呕哕,并诸痰饮。

98785　**鳖甲丸**(《圣济总录》卷五十六)

【组成】鳖甲(去裙襴,醋浸,炙)　人参　木香　白槟榔(剉)　枳壳(去瓤,麸炒)　桂(去粗皮)　赤芍药　桔梗(剉,炒)　防葵　牡丹皮　京三棱(煨,剉)　诃黎勒皮　陈橘皮(汤浸,去白,焙)　独行根　当归(切,焙)　大黄(剉,炒)　郁李仁(去皮,研)各一两

【用法】上为末,炼蜜为丸,如梧桐子大。每服三十丸,温汤或酒送下。

【主治】恶注心痛。五脏气壅,胸膈两胁拘急,发则呕吐清水,食饮不下。

98786　**鳖甲丸**(《圣济总录》卷七十一)

【组成】鳖甲(去裙襴,醋炙)一两半　防葵(剉)　人参　前胡(去芦头)　桔梗(炒)　枳壳(去瓤,麸炒)　当归(切,焙)　附子(炮裂,去皮脐)　干姜(炮)　白术各一两　槟榔(剉)　大黄(剉,炒)各二两　厚朴(去粗皮,生姜汁炙)　食茱萸各三两　甘草(炙,剉)一两一分

【用法】上为末,炼蜜为丸,如梧桐子大。每服二十丸,渐加至三十丸,温酒送下,早、晚各一次。

【主治】腹内积聚。心肋急满,时吐清水,不能食,时恶寒。

98787　**鳖甲丸**(《圣济总录》卷七十二)

【组成】鳖甲一个(大者,净洗,去筋膜,面裹外面二三分厚,上面用纸固济,泥一风炉子,安鳖甲在上面,别入桃仁半斤,去尖皮双仁,研,以米醋四升,无灰酒三升,硇砂三两,

同搅拌旋入鳖甲中，煎为膏，取出用盒盛，却将鳖甲去纸泥，炙令黄色） 青橘皮（去白，焙） 麦蘖（炒） 沉香（剉） 肉豆蔻（去壳）各三两 丁香 木香 槟榔（一半生，一半炒） 陈曲（炒） 京三棱（煨，剉） 大黄（生，剉） 厚朴（去粗皮，生姜汁炒令紫）各二两 柴胡（去苗）半斤 桂（去粗皮）二两

【用法】上为末，用桃仁煎并炼蜜为丸，如梧桐子大。每服二十丸，空心米饮送下。

【主治】久积癥瘕。

98788 **鳖甲丸**（《圣济总录》卷七十二）

【组成】鳖甲（去裙襕，醋蘸炙黄色） 木香 乌头（炮裂，去皮脐） 柴胡（去苗）各一两半 京三棱（炮，剉） 当归（切，焙） 桂（去粗皮） 厚朴（去粗皮，涂生姜汁炙令微烟出，剉） 陈橘皮（汤浸，去白，焙）各二两 甘草（炙，剉） 槟榔（剉）各半两 大黄（剉碎，炒） 朴消（研如粉）各三两

【用法】上为末，炼蜜为丸，如梧桐子大。每服十丸，空腹用温酒送下，饮送下亦得。

【主治】癥癖气块。

98789 **鳖甲丸**（《圣济总录》卷七十三）

【组成】鳖甲（醋炙，去裙襕）二两 干姜（炮） 大黄（剉，炒） 硇砂（去砂石）各一两半 附子（炮裂，去皮脐） 槟榔（剉） 桂（去粗皮） 干漆（炒出烟） 京三棱（煨） 木香 诃黎勒皮 水银（与诸药末同研）各一两 墨（烧）半两

【用法】上为末，用曲末三两，浓醋二升，同煎成膏，和上药为丸，如梧桐子大。每服七丸，加至十丸，丈夫温酒送下，妇人醋汤送下，不嚼破，每日三次，不拘时候。取下血块，如鸡肝色是效。

【主治】痃癖气块。

98790 **鳖甲丸**（《圣济总录》卷七十三）

【组成】鳖甲（去裙襕，醋炙）一两 干姜（炮）半两 京三棱（炮，剉）一两 青橘皮（汤浸，去白，焙）半两 巴豆（去皮心膜，研，用醋一盏熬膏）一分

【用法】上除巴豆外为末，入巴豆膏为丸，如绿豆大。每服三丸至五丸，空心食前生姜汤送下。

【主治】积年癖气，及气块上攻心腹。

98791 **鳖甲丸**（《圣济总录》卷七十九）

【组成】鳖甲（去裙襕，醋炙） 吴茱萸（汤浸去涎，焙干，炒） 诃黎勒皮（剉，炒） 青橘皮（汤浸，去白，焙） 京三棱（炮）各二两 牵牛子（炒）一两

【用法】上为末，醋煮面糊为丸，如梧桐子大。每服二十丸，生姜、橘皮汤送下。微利为度。

【主治】石水。

98792 **鳖甲丸**（《圣济总录》卷八十四）

【组成】鳖甲（去裙襕，醋炙）三分 食茱萸（剉）半两 槟榔（剉）一两半 牵牛子（炒熟）三两

【用法】上为末，炼蜜为丸，如梧桐子大。每服三十丸，食前以郁李仁五十个，水一小盏，研取汁，煎汤送下。以大便通，心神快为度。未效，加至四十丸。

【主治】脚气，鼓胀，大小便不通，气急浮肿。

98793 **鳖甲丸**（《圣济总录》卷八十七）

【组成】鳖甲（去裙襕，童便炙黄，为末） 柴胡（去苗，为末） 秦艽（去土，为末）各二两 生薄荷汁 生青蒿汁 生地黄汁 生姜汁（各取自然汁）一小盏（银器内熬成煎）

【用法】上药前三味为细末，入后四味煎中为丸，如梧桐子大。每服二十丸，食后温熟水送下，每日三次。

【主治】热劳。羸瘦盗汗，壮热烦渴。

98794 **鳖甲丸**（《圣济总录》卷八十八）

【组成】鳖甲（去裙襕，醋炙）二两 厚朴（去粗皮，生姜汁炙，剉）二两 木香 青橘皮（汤浸，去白，焙） 柴胡（去苗） 人参 大黄（煨，剉） 白茯苓（去黑皮）各半两

【用法】上为末，炼蜜为丸，如梧桐子大。每服二十丸，食后临卧，米饮送下。

【主治】虚劳寒热，喘嗽烦满，夜多虚汗，不思饮食，五心烦热。

98795 **鳖甲丸**（《圣济总录》卷八十八）

【组成】鳖甲（去裙襕，醋炙）三分 柴胡（去苗） 肉苁蓉（酒浸，切，焙） 羌活（去芦头）各二两 知母（焙） 虎骨（醋炙） 常山 牛膝（切，酒浸，焙） 芍药 秦艽（去苗土） 附子（炮裂，去皮脐） 豉（炒） 黄连（去须）各一两 乌梅肉（焙） 青蒿 白术各一两半 桃仁（去皮尖双仁，炒黄）三两

【用法】上为末，炼蜜为丸，如梧桐子大。每服二十丸，空心、临卧温米饮送下。

【主治】虚劳。寒热困劣，浑身疼痛无力。

98796 **鳖甲丸**（《圣济总录》卷八十九）

【组成】鳖甲一两半（醋炙令黄，去裙襕） 柴胡（去苗）一两半 人参 白术 诃黎勒皮 黄耆（剉） 五味子 沉香 麦门冬（去心，焙） 赤芍药 茯神（去木） 生干地黄（焙） 木香 枳实（去瓤，麸炒）各一两

【用法】上为末，炼蜜为丸，如梧桐子大。每服二十丸至三十丸，空心人参汤或粥饮送下，一日三服。

【主治】虚劳。肌体羸瘦，发热减食，四肢少力。

98797 **鳖甲丸**（《圣济总录》卷九十）

【组成】鳖甲（去裙襕，醋炙） 酸枣仁（炒） 羌活（去芦头） 黄耆（剉，炒） 附子（炮裂，去皮脐） 柴胡（去苗） 白茯苓（去黑皮） 肉苁蓉（酒浸，切，焙） 牛膝（酒浸，切，焙） 知母（焙） 五味子（炒）各一两

【用法】上为末，炼蜜为丸，如梧桐子大。每服二十丸，暖酒送下。

【主治】虚烦不得眠睡。

98798 **鳖甲丸**（《圣济总录》卷九十一）

【组成】鳖甲（去裙襕，醋炙） 枳壳（去瓤，麸炒）各三两 大黄（剉，炒）一两 白芍药一两半

【用法】上为末，米醋煮面糊为丸，如梧桐子大。每服十丸至十五丸，温酒送下，每日二次。

【主治】虚劳羸瘦，癖块不消。

98799 **鳖甲丸**（《圣济总录》卷九十三）

【组成】鳖甲（去裙襕，醋炙）二两 木香一两 京三棱（煨，剉）一两半 芍药一两半 陈橘皮（汤浸，去白，焙） 苍术（米泔浸，切，焙）各一两 槟榔（剉）二两 郁李仁（去皮，研）一两半

【用法】上为末，入郁李仁再研匀，炼蜜为丸，如梧桐子大。每服三十丸，食前橘皮汤送下。

【主治】骨蒸，腹中痃癖，按之应手，不能下食，羸弱无力。

98800 **鳖甲丸**（《圣济总录》卷九十九）

【组成】鳖甲（去裙襕，醋炙黄）二两　白术一两半　陈橘皮（汤浸，去白，焙）一两　木香　狗脊（去毛）各一两半　槟榔（炮）四两　吴茱萸（水浸二宿，每日三次换水，洗去涎，焙干，微炒）一两

【用法】上为细末，炼蜜为剂，置臼内入酥，杵令匀熟，为丸如梧桐子大。每服三十丸，空腹煎青橘皮汤送下，晚食前再服。

【主治】三虫发痛，面目黄，不下食。

98801 **鳖甲丸**（《圣济总录》卷一五一）

【组成】鳖甲（去裙襕，醋炙）　芎䓖　贝母（去心）各三分　苦参二两　赤芍药　牡丹皮　紫苏子（微炒）　熟干地黄（焙）各一两

【用法】上为末，炼蜜为丸，如梧桐子大。每服二十丸，渐加至三十丸，空心温酒送下。

【主治】妇人月水不利，脐腹㽲痛，身体疼倦。

98802 **鳖甲丸**（《圣济总录》卷一五一）

【组成】鳖甲（去裙襕，醋炙）　桂（去粗皮）　京三棱（煨，剉）　牡丹皮　牛膝（去苗，酒浸，切，焙）　诃黎勒皮　琥珀　大黄（炮）　桃仁（去皮尖双仁，麸炒）　土瓜根　附子（炮裂，去皮脐）　赤茯苓（去黑皮）各一两

【用法】上为末，炼蜜为丸，如梧桐子大。每服二十丸，煎桃仁汤送下。

【功用】破血块、气块。

【主治】室女月经不调，或少不利，前后愆期，日月浸久，肌肉黄瘁，胁下积气结硬，时发刺痛，渐成劳状。

【备考】《普济方》有荆芥、白茯苓。

98803 **鳖甲丸**（《圣济总录》卷一五三）

【组成】鳖甲（去裙襕，醋炙）　杏仁（汤浸，去皮尖双仁，炒）　苦葫芦（用瓤）　天门冬（去心，焙）各一两半　巴豆一分（去皮心膜，出油尽）　猪牙皂荚（涂酥炙）　石菖蒲（微炒）　桂（去粗皮）　葶苈（隔纸炒）　甘遂（微煨）　苦参　大黄（剉碎，醋炒）　柴胡（去苗）　当归（切，焙）　羚羊角（镑）各一两　龙骨（烧）三分

【用法】上为末，炼蜜为丸，如小豆大。每服十丸至十五丸，食前温水送下，每日三次。如一二服后小便利，即减丸数及间日服。

【功用】去水，调经血。

【主治】妇人水分，肢体肿满不消，因经水不通者。

98804 **鳖甲丸**（《圣济总录》卷一六八）

【组成】鳖甲（醋炙，去裙襕）　黄耆（剉）　柴胡（去苗）各一两　枳壳（去瓤，麸炒）　白术　人参各半两　木香一分

【用法】上为细末，水浸炊饼心为丸，如麻子大。二岁儿每服十丸，温粥米饮送下，每日二次。

【主治】小儿潮热，烦渴引饮，胁腹满胀，羸瘦多汗。

98805 **鳖甲丸**（《幼幼新书》卷二十二引《婴孺方》）

【组成】鳖甲（炙）　桂心各三分　大黄五分　人参　前胡　茯苓　干地黄　芍药　干姜各二分　黄芩一分半　䗪虫十个（炙）

【用法】上为末，炼蜜为丸，如小豆大。每服三丸，每日三次。

【主治】小儿羸瘦，不生肌肉，食饮不多，腹大，面目萎黄，不长。

98806 **鳖甲丸**（《鸡峰》卷九）

【组成】人参　牡丹皮　槟榔　吴茱萸　盐　肉豆蔻　赤芍药　泽泻　木香　远志　缩砂仁　枳壳　柴胡　麻黄　麝香各半两　乌梅二两　知母　升麻　甘草　鳖甲　苁蓉　白蔹　葳蕤　虎骨　桃仁　羌活　防风　茯苓　附子　青蒿　秦艽　厚朴　牛膝　半夏　桂各一两

【用法】上为细末，炼蜜为丸，如梧桐子大。每服三十丸，空心温酒送下。

【主治】风劳，肌瘦面黄。

98807 **鳖甲丸**（《本事》卷五）

【组成】鳖甲（淡醋煮，去裙膜，洗净，酸醋炙黄）　猬皮（炙黄焦，剉）　穿山甲（剉，碎，蚌粉炒）　白矾（枯）　附子（炮，去皮脐）　猪牙皂角（炙焦存二分性）各半两　麝香一分（研）

【用法】上为细末，蒸饼为丸，如梧桐子大。每服二十丸，食前米饮送下，每日三次。

【主治】肠痔。

【方论选录】《本事方释义》：鳖甲气味咸平，入足厥阴；猬皮气味甘平，入足厥阴、手阳明；穿山甲气味咸寒，入足厥阴、阳明；白矾气味凉涩，入手足太阴、阳明；附子气味辛咸大热，入手足少阴；猪牙皂角气味辛温开窍，入手足太阴、阳明；麝香气味辛温，入手足少阴。蒸饼糊丸引入下也，治肠风而有痔者。以咸辛平之药直入患处，以凉涩辛咸温之药佐之；又恐药性之不能即至病所，复使以辛香之品引入经络，焉有不中病者哉。

98808 **鳖甲丸**（方出《续本事》卷一，名见《医钞类编》卷六）

【组成】北五味子二两　鳖甲三两（厚者）　地骨皮三两

【用法】上为末，炼蜜为丸，如梧桐子大。每服三五十丸，空心、食前温酒或盐汤任下；妇人醋汤送下。

【主治】❶《续本事》：劳嗽，鼻流清涕，耳作蝉鸣，眼见黑花，及一切虚证。❷《杂病源流犀烛》：久咳肺阴虚者。

98809 **鳖甲丸**（《普济方》卷三一九）

【组成】河车一具（长流水中荡洗血净，入锅熟煮，焙干为末）　鳖甲（醋炙）半两　桔梗　白芍药　大黄（煨）　甘草　苦参　贝母　知母　秋石　豉心　草龙胆　黄药子　莪术　犀角　消石各半两

【用法】上为末，用益母草汁一升，青蒿一升，生姜三分，童子小便一升，于银器中以慢火熬成膏，为丸，如梧桐子大。每服二十丸，以麦门冬汤送下，不拘时候。

【主治】妇人热劳。

98810 **鳖甲丸**（《普济方》卷三一九）

【组成】黄耆　柴胡　枳壳　知母　白茯苓　沉香　人参　附子　木香　升麻　肉桂　胡黄连　杏仁　当归

常山　羌活　荆三棱　乌梅肉　安息香(明者,同胡桃肉细研)各一两

【用法】上为末,用活鳖一个(重十两或半斤者),河水养七日,须逐日换新水,用童便五升,无灰酒五升,于银石器内慢火熬百沸,更加桃柳枝(东南上者)各三两(剉),乌梅五十个,拍破此三味,用绵裹,同鳖煎至半,去桃柳三味,鳖烂取出,将肉研入,膏骨并壳焙干为末,再入汁中,熬如漆色,或更入酒少许,此在临时斟酌盛放瓷器中,搜和药入臼中,杵千下为丸,如梧桐子大。丈夫妇人十五岁已上,每服二十至三十丸,温酒送下;妇人荆芥酒送下。所煮膏子须吃斟酌多少,勿令剩下,但少些不妨,却别熬酒,若膏剩,恐鳖不全故也。凡服此药恐热,三五更须服八仙饮子一服解之。

【主治】男子、妇人、童男、室女五劳七伤,传疰,伏连,飞尸,尸注,八极,骨蒸肺痿,黄瘦虚劳无肉,肌肉不生;妇人血蒸,五心烦热,血蒸劳气;室女月闭,黄瘦,气块肠痛,经脉不调,干嗽,咽膈不利,癥瘕积块,脸赤口疮。

98811　鳖甲丸

《普济方》卷三九〇。为《幼幼新书》卷二十引张涣方"苁蓉丹"之异名。见该条。

98812　鳖甲丸

《普济方》卷三九一。即《圣济总录》卷一七六"大鳖甲丸"。见该条。

98813　鳖甲丸(《医学入门》卷七)

【异名】鳖甲煎丸(《痢疟纂要》卷十二)。

【组成】鳖甲二两　香附　三棱　莪术　海粉　青皮　红花　桃仁　神曲　麦芽各五钱(并用醋炙,晒干)

【用法】上为末,醋糊为丸,如梧桐子大。每服五十丸,白汤送下。

【主治】疟母。

98814　鳖甲丸(《明医指掌》卷四)

【组成】鳖甲(酒炙)半斤　蓬术(醋煮)三两　青皮(醋煮)三两　穿山甲(土炒)二两

【用法】上为末,用醋煮当归为膏,拌煎药末为丸,如黍米大。每服二钱,煎药送下。

【主治】久疟不愈,胁下有块,俗名疟母。

98815　鳖甲丸(《顾松园医镜》卷八)

【组成】鳖甲(醋炙)四两　桃仁(炒)　䗪虫(去足,炒)　瓦楞子(煅)　麦芽　青皮　香附　三棱　莪术各二两

【用法】上为末,醋煮神曲糊为丸。

【功用】破瘀,消痰,削积。

【主治】疟母。

【加减】虚人,加参、术。

98816　鳖甲丸(《金匮翼》卷三)

【组成】鳖甲　香附各二两　三棱　蓬术各一两　常山一两　阿魏二钱(并用醋浸)

【用法】上为末,神曲糊为丸,如梧桐子大。每服五十丸,白汤送下,积消及半即止。

【主治】痎疟,胁下有块,名曰疟母。

98817　鳖甲丸(《医级》卷七)

【组成】鳖甲(酒炙)　乌梅(去核,蒸)

【用法】上为末,为丸。每服三钱。

【主治】疟疾屡散,取汗既多,发于昼者。

98818　鳖甲丸(《陈氏幼科秘诀》)

【组成】生地　当归　川芎　红花　牡丹皮　槟榔　蓬术　香附　厚朴　鳖甲(醋炙)　穿山甲

【主治】疟母,结块在胁下。

98819　鳖甲汤(《外台》卷三引《删繁方》)

【异名】鳖甲恒山汤(《伤寒总病论》卷五)。

【组成】鳖甲三两(炙)　大青二两　石膏八两(碎,绵裹)　牡丹皮一两　乌梅肉一两　常山三两　竹叶(切)一升　牛膝根三两　甘草一两　香豉一升(熬,绵裹)(一方有天门冬、生地黄各一升)

【用法】上切。以水九升,煮取三升,分三次温服,每日三次。

【主治】天行三七日至四七日,劳痛未歇,热毒不止,乍寒乍热,乍剧乍愈,发动如疟。

【宜忌】忌生葱、生菜、鲤鱼、海藻、菘菜、苋菜、芜荑。

98820　鳖甲汤(《外台》卷十六引《删繁方》)

【组成】鳖甲(炙)　麻黄(去节)　升麻　前胡　羚羊角屑各三两　桑根白皮五两　薤白(切)一升　香豉一升(熬,绵别裹)　黄芩三两

【用法】上切。以水一斗,煮取三升,去滓,分为三服。

【主治】劳热。四肢肿急,少腹满痛,颜色黑黄,关格不通。

【宜忌】忌苋菜。

98821　鳖甲汤(《千金》卷三)

【组成】鳖甲如手大　当归　黄连　干姜各二两　黄柏长一尺广三寸

【用法】上㕮咀。以水七升,煮取三升,去滓,分三服,每日三次。

【主治】产后早起中风冷,泄痢及带下。

【方论选录】《千金方衍义》:《本经》言鳖甲治心腹癥瘕积聚;而兼连、柏专祛湿热;干姜热因热用之向导;当归和其血滞,为热痢之的方。

【备考】《千金翼》卷七组成多"白头翁一两"。

98822　鳖甲汤(《外台》卷三引《必效方》)

【组成】鳖甲二两(炙)　细辛二两　桂心二两　白术二两　生姜四两　吴茱萸一两　白鲜皮二两　附子一两半(炮)　枳实二两(炙)　茵陈二两　大黄三两(切)

【用法】上切。以水八升,煮取二升六合,去滓,分三服,服别,相去如人行五里,进一服。

【主治】天行病。经七日以上,热势弥固,大便涩秘,心腹痞满,食饮不下,精神昏乱恍惚,狂言浪语,脉沉细。

【宜忌】忌生葱、生菜、苋菜、猪肉、桃、李、雀肉等。

98823　鳖甲汤(方出《幼幼新书》卷二十一引《婴孺方》,名见《医部全录》卷四四二)

【组成】鳖甲一两　当归　炙草　升麻各一分　椒五十粒

【用法】上切。以水一升,煮八合,分为三服,每服相去如人行六七里再服。觉身上润,衣盖取汗,微汗勿深。每日一剂,便能食。

【主治】三岁至七岁儿不能食,或呕,或头热,或下痢,

或渴,或手脚热,有时冷。

98824　**鳖甲汤**(《伤寒总病论》卷四)

【组成】灯心一把　鳖甲二两

【用法】水一升半,煎六合,去滓,分二次温服。

【主治】温病斑痘烦喘,小便不利。

98825　**鳖甲汤**

《圣济总录》卷二十一。为《圣惠》卷十三"鳖甲散"之异名。见该条。

98826　**鳖甲汤**(《圣济总录》卷三十一)

【组成】鳖甲(去裙襕,醋浸,炙)一两　知母(切,焙)半两　大黄(剉,醋炒)　桑根白皮(剉)　甘草(炙,剉)各一分　木香(炒)半两

【用法】上为粗末。每服三钱匕,水一盏,童便三分,葱白三寸,煎至七分,去滓,早、晚食后温服。

【主治】伤寒后骨蒸热,日渐黄瘦,大便涩,小便赤。

98827　**鳖甲汤**(《圣济总录》卷三十七)

【组成】鳖甲(涂醋,炙令黄,去裙襕)　甘草(生用)各一两　冬瓜汁四合　车前叶一握(无叶,取子二合)　常山半两

【用法】上为粗末。浆水二盏,并冬瓜汁隔宿浸,欲发日五更初,以急火煎取一盏半,去滓,分为二服,五更一服,取快吐三五度;至发时又服,亦取吐三五度。过时便得吃浆水粥补之。

【主治】温疟。发热身黄,咽干苦渴,小便不利。

98828　**鳖甲汤**

《圣济总录》卷六十。为《圣惠》卷五十五"鳖甲散"之异名。见该条。

98829　**鳖甲汤**(《圣济总录》卷七十一)

【组成】鳖甲(去裙襕,醋炙黄)　荆三棱(剉)　大腹(剉)　芍药各一两　当归(切,焙)　柴胡(去苗)　生干地黄(焙)各一两半　桂(去粗皮)　生姜(切片,炒)各三分

【用法】上为粗末。每服三钱匕,水一盏,加木香末半钱,同煎至七分,去滓,空心温服,每日二次。

【主治】❶《圣济总录》:伏梁积气。❷《宣明论》:伏梁积气,心下如臂,痞痛不消,小便不利。

98830　**鳖甲汤**(《圣济总录》卷七十九)

【组成】鳖甲(去裙襕,醋炙焦)二两　人参　柴胡(去苗)　当归(切,焙)　枳壳(去瓤,麸炒)各二两　甘草(炙)半两　桃仁七个(汤浸,去皮尖)　白槟榔(煨)二个

【用法】上为粗末。先用童便二盏,浸药三钱匕,经半日,煎取七分,去滓温服,以愈为度。

【主治】水气。面目浮肿,因虚劳脚气所致。

【加减】妇人病状同者,加牛膝半两。

98831　**鳖甲汤**(《圣济总录》卷八十七)

【组成】鳖甲(去裙襕,醋浸,炙令黄)　生干地黄(焙)　天灵盖(涂酥炙黄)　紫菀(去苗土)　贝母(去心)　麦门冬(去心,焙)　杏仁(汤浸,去皮尖双仁,生研)各一两

【用法】上为粗末,入杏仁和匀。每服五钱匕,用童便一盏半,竹叶五片,煎至一盏,去滓,分二次温服,空心、食后各一服。

【主治】热劳及女子虚劳。身体干瘦,不下饮食,咳唾稠黏,背膊疼痛,手足并心背烦热,兼渴。

98832　**鳖甲汤**(《圣济总录》卷八十七)

【组成】鳖甲(九肋者,童便浸半日,醋炙,去裙襕)二两　柴胡(去苗)　胡黄连　木香　人参　白茯苓(去黑皮)　桔梗(炒)　槟榔(剉)　犀角(镑)　大黄(剉,炙)　枳壳(去瓤,麸炒)　白术各一两

【用法】上为粗末。每服三钱匕,水一盏,加生姜、甘草各少许,同煎至七分,去滓分服。

【主治】气劳。或冷或热,不思饮食,多睡少起,四肢沉重。

98833　**鳖甲汤**(《圣济总录》卷八十八)

【组成】鳖甲(去裙襕,醋炙黄)　柴胡(去苗)　杏仁(汤浸,去皮尖双仁,麸炒)　桃仁(汤浸,去皮尖双仁,麸炒)　款冬花　甘草(炙,剉)　贝母(去心)　知母(焙)各一两　皂荚(去皮子,酥炙)一分

【用法】上为粗末。每服三钱匕,水一盏,入小麦五十粒,乌梅一个,煎至七分,去滓温服。

【主治】虚劳。咳嗽,胸满气急,发热羸瘦。

98834　**鳖甲汤**(《圣济总录》卷八十八)

【组成】鳖甲(去裙襕,醋炙)　柴胡(去苗)　甘草(炙,剉)　半夏(生姜半两同捣,作饼子,晒干,如此三次)　楝实(麸炒,去核)　黄耆(剉)　赤芍药各一两　秦艽(去苗土)　人参　白术　白茯苓(去黑皮)　桔梗(炒)　知母(焙)　枳壳(去瓤,麸炒)　熟干地黄(焙)　地骨皮　草豆蔻(去皮)　常山　乌梅(取肉)各半两　木香一分

【用法】上为粗末。每服三钱匕,水一盏,加生姜二片,大枣一个(劈破),同煎至七分,去滓温服,不拘时候。

【主治】虚劳。潮热,肌瘦咳嗽,骨节酸疼,面红颊赤。

98835　**鳖甲汤**(《圣济总录》卷八十九)

【组成】鳖甲(去裙襕,酥炙)　柴胡(去苗)　附子(炮裂,去皮脐)　白茯苓(去黑皮)　芍药各一两　沉香　黄耆　桔梗　人参　芎䓖　桂(去粗皮)　木香　黄芩(去黑心)　五味子　半夏(汤洗七遍,去滑,焙)　防风(去叉)　枳壳(去瓤,麸炒)　当归(切,焙)　麻黄(去根节,汤煮掠去沫,焙)　羌活(去芦头)　秦艽(去苗土)各半两　槟榔一个　甘草(炙)一两半(剉)　陈橘皮(汤浸,去白,焙)一分

【用法】上㕮咀,如麻豆大。每服三钱匕,水一盏,加生姜二片,大枣一个(劈破),同煎至七分,去滓温服。

【主治】男子、妇人五劳七伤。四肢无力,手足疼痛,饮食无味。

98836　**鳖甲汤**(《圣济总录》卷九十)

【组成】鳖甲(去裙襕,酒浸,炙)一两半　柴胡(去苗)一两　人参　白术　知母(焙)　半夏(汤洗去滑,炒)　桔梗(炒)　紫菀(去苗土)各一两一分　桑根白皮(炙,剉)一两半　芎䓖三分　芍药(炒)一两一分　当归(切,焙)　秦艽(去苗土)　地骨皮各一两半　甘草(炙)　桂(去粗皮)各三分　虎头骨(酒浸,炙)一两　生干地黄(焙)　赤茯苓(去黑皮)　槟榔(煨)　附子(炮裂,去皮脐)各一两半

【用法】上剉,如麻豆大。每服三钱匕,水一盏,加生姜一枣大(拍碎),煎至七分,去滓,空腹、食前温服,每日

三次。

【主治】五劳咳嗽，咯唾脓血，言语声嗄，日渐羸劣，不欲饮食。

【加减】如有寒热，小便赤涩者，更加葱白一茎，豉四十粒。

98837 **鳖甲汤**(《圣济总录》卷九十)

【组成】鳖甲(醋炙黄) 桑根白皮(剉) 甘草(炙，剉) 贝母(去心，炒) 麦门冬(去心，焙) 白术 人参 陈橘皮(去白，焙)各一两 胡黄连 知母(焙) 麻黄(去根节) 黄芩(去黑心) 百部 紫菀(去苗土) 山栀子仁 栝楼根 柴胡(去苗) 款冬花各半两

【用法】上为粗末。每服三钱匕，水一盏半，煎至八分，加杏仁七个(去皮尖)，再同煎至六分，去滓，临卧温服。如嗽止，不用杏仁，只用生姜少许同煎。

【主治】虚劳。烦躁，羸瘦发热，面红颊赤，咳吐脓血。

98838 **鳖甲汤**(《圣济总录》卷九十三)

【组成】鳖甲(去裙襕，醋炙令黄)三两 秦艽(去苗土)二两 紫菀(去土)一两半 柴胡(去苗)三两 诃黎勒皮(煨)一两半 牡蛎(煅) 麻黄(去根节) 犀角(镑) 知母(切，焙) 升麻 甘草(炙) 栀子仁 槟榔(剉) 木香 当归(切，焙) 桔梗(炒) 桑根白皮(剉) 大黄(炒) 黄连(去须) 桃仁(炒) 人参 桂(去粗皮) 葳蕤 芎䓖各一两

【用法】上为粗末。每服三钱匕，水一盏，大枣一个(劈)，乌梅一个，生姜三片，同煎三五沸，去滓稍热服，不拘时候。

【主治】男子、女人骨蒸热劳，皮肉消瘦，面色萎黄，不思饮食，夜多咳嗽，涕唾稠黏，骨节疼痛，憎寒壮热，心腹气胀，坐卧不安，发如疟状；女人血风劳；一切劳疾。

98839 **鳖甲汤**(《圣济总录》卷九十三)

【组成】鳖甲(去裙襕，醋炙) 柴胡(去苗)各三两 桔梗(炒) 甘草(炙黄)各一两半 秦艽(去苗土)一两 青蒿子二两(用童便浸一宿，焙干，微炒)

【用法】上为粗末。每服三钱匕，水一盏，加乌梅一个(拍破)，同煎至六分，去滓，食后温服。

【主治】男子、妇人骨蒸劳气，肌体羸瘦，四肢无力，颊赤面黄，五心烦热，困倦心忪，或多盗汗，腹胁有块，不欲饮食。

98840 **鳖甲汤**

《圣济总录》卷九十四。为《圣惠》卷四十八"鳖甲散"之异名。见该条。

98841 **鳖甲汤**(《圣济总录》卷一五〇)

【组成】鳖甲(去裙襕，醋炙) 当归(切，焙) 芍药各一两半 柴胡(去苗) 秦艽(去苗土) 桔梗(炒) 知母(切，焙) 枳壳(去瓤，麸炒) 黄耆(剉) 桂(去粗皮) 芎䓖 前胡(去芦头) 人参 白茯苓(去黑皮) 荆芥穗 地骨皮 羌活(去芦头)各一两

【用法】上为粗末。每服三钱匕，水一盏，煎七分，去滓温服。

【主治】妇人血风劳气。

98842 **鳖甲汤**(《圣济总录》卷一五〇)

【组成】鳖甲(去裙襕，醋浸，炙) 大黄(剉，炒) 羌活(去芦头) 枳壳(去瓤，麸炒) 消石(研) 当归(切，焙) 芎䓖 吴茱萸(夹黑豆炒，去豆) 槟榔(煨，剉) 牛膝(酒浸，切，焙)各半两

【用法】上为粗末。每服三钱匕，水一盏，生姜五片，煎至七分，去滓温服，不拘时候。

【主治】妇人血风。身体骨节疼痛，胸胁胀满，心烦热躁，筋脉拘急，经水不利，虚劳。

98843 **鳖甲汤**(《圣济总录》卷一五〇)

【组成】鳖甲(去裙襕，醋炙) 羌活(去芦头) 防风(去叉) 芎䓖 熟干地黄(焙) 人参 附子(炮裂，去皮脐) 白茯苓(去黑皮) 芍药 柴胡(去苗)各一两 木香 桂(去粗皮)各半两

【用法】上剉，如麻豆大。每服三钱匕，水一盏，生姜三片，大枣一个(劈破)，煎至七分，去滓，空心、日午、临卧温服。

【主治】妇人风虚劳冷，头目昏眩，肢体酸痛，脐腹冷疼，饮食不化，经水不匀。

98844 **鳖甲汤**(《圣济总录》卷一五一)

【组成】鳖甲(去裙襕，醋炙) 白茯苓(去黑皮) 枳实(去瓤，麸炒) 赤芍药 五加皮(剉) 菴䕡子(微炒)各一两半 黄芩(去黑心) 当归(切，焙) 羌活(去芦头)各一两

【用法】上为粗末。每服三钱匕，水一盏，煎至六分，去滓，下地黄汁一合，好酒一合，更煎一二沸，空心服。

【主治】妇人月候不调，胸中烦躁，腰胯痹痛，不思饮食。

98845 **鳖甲汤**(《圣济总录》卷一五一)

【组成】鳖甲(去裙襕，醋炙) 大黄(剉，炒) 桂(去粗皮) 羌活(去芦头) 枳壳(去瓤，麸炒) 当归(切，焙) 芎䓖 吴茱萸(汤浸七遍，焙干，炒) 瞿麦穗 牛膝各三分 槟榔(剉)三个

【用法】上为粗末。每服三钱匕，水一盏，加生姜一枣大(拍破)，煎至六分，去滓温服。

【主治】妇人月水不调，或不通利，发即刺痛。

98846 **鳖甲汤**(《圣济总录》卷一五一)

【组成】鳖甲(醋炙，去裙襕)一两 当归(剉，焙)三分 桂(去粗皮)半两 生干地黄(焙)一两 芍药三分 虎杖(炒)一两 柴胡(去苗)一两 桃仁(汤去皮尖双仁，炒)一两 牛膝(酒浸，去苗，焙)半两 鬼箭羽三分 大黄(剉，炒)半两 虻虫一分(炒)

【用法】上为粗末。每服三钱匕，水一盏半，煎至七分，去滓温服，每日一次。

【主治】经络壅滞，月水不通，日渐羸瘦，四肢无力。

98847 **鳖甲汤**(《圣济总录》卷一五一)

【组成】鳖甲(去裙襕，醋炙) 白前 代赭(煅，醋淬) 京三棱(炮，剉) 附子(炮裂，去皮脐) 延胡索各一两半 大黄(剉，炒) 甘草(炙，剉) 木香 桂(去粗皮) 当归(切，焙)各一两 桃仁(去皮尖双仁，炒)二十个 熟干地黄(焙)三两 红蓝花三分 大腹皮(剉)二两半

【用法】上㕮咀，如麻豆大。每服五钱匕，水一盏半，煎

取八分，去滓温服，不拘时候。

【主治】妇人经候不通，已经三两月者。

98848 **鳖甲汤**(《圣济总录》卷一七二)

【组成】鳖甲(去裙襕，炙令焦) 陈橘皮(汤浸，去白，焙) 苍术(去皮，米泔浸一宿，切，焙) 赤茯苓(去黑皮) 赤芍药各三分 槟榔一个(煨，剉)

【用法】上为粗末。一二岁儿每服一钱匕，水七分，煎至四分，去滓，分二次温服，每日二次。

【主治】小儿无辜疳。项细腹大，发干作穗。

98849 **鳖甲汤**(《全生指迷方》卷二)

【组成】鳖甲(汤浸，刮令净，醋炙) 白术 常山 桂(去皮) 柴胡(去苗)各一两 牡蛎半两(火煅赤)

【用法】上为散。每服五钱，水二盏，煎至一盏，去滓温服。

【主治】痎疟寒热等。

98850 **鳖甲汤**

《普济方》卷二〇〇。即《圣惠》卷五十二"鳖甲散"。见该条。

98851 **鳖甲汤**

《普济方》卷二二九。为《圣济总录》卷八十七"黄耆鳖甲汤"之异名。见该条。

98852 **鳖甲汤**(《普济方》卷二三七)

【组成】鳖甲(去裙襕，酥炙令黄色)一两 天灵盖(酥炙黄色)半两 柴胡(去苗) 赤茯苓(去黑皮)各三分 贝母(去心) 桃仁(去皮尖双仁，麸炒)各半两 黄连(去须)半两 麦门冬(去心焙)三分 阿魏(用麸裹，煨令熟)半两 生干地黄三分 槟榔(剉) 当归(剉，焙)各半两 安息香半两 地骨皮三分 山栀子仁 人参各半两

【用法】上为末。每服四钱，童便一盏半，葱白五寸，桃、柳枝各七寸，生姜钱大二片，同煎至八分，去滓温服，不拘时候。

【主治】五劳干瘦，及传尸梦寐不祥，日渐消瘦，肌体困倦，骨节疼痛，不思饮食。

98853 **鳖甲汤**(《普济方》卷三五七)

【组成】鳖二两(先取半两，火烧过，淬醋过，如此二度；余一两半只生用，为末) 斧头三个(铁秤锤亦得，烧红，投酒中令声绝，去斧头)

【用法】每服用药末三钱，加葱芽三个(细切)，以酒一盏，放温调下。难产者无不便下。觉心头迷闷，更以柳枝煎汤洗产母心头，或衣不下者，服乌金散即下。

【功用】下死胎。

98854 **鳖甲汤**(《胎产心法》卷下)

【组成】黄耆(蜜炙) 鳖甲(炙)各一钱 牛膝七分(酒蒸) 人参 茯苓 当归 白芍(炒) 桑寄生 麦冬(去心) 熟地 桃仁(去皮尖) 桂心 炙草各五分 续断三钱(酒制，取净肉)

【用法】猪肾煮汁作水，加生姜、大枣煎服。

【主治】产后虚证杂见，成蓐劳。

98855 **鳖甲汤**(《名家方选》)

【组成】鳖甲 桃仁各一钱二分 虎杖一钱 大黄三分

【用法】水煎，日服二剂。血块秽物，当从大便下。

【主治】癖块腹满寒热。

98856 **鳖甲饮**(《圣济总录》卷七十九)

【组成】鳖甲(去裙襕，醋炙) 诃黎勒皮(煨) 郁李仁(研) 赤茯苓(去黑皮)各一两半 桑根白皮(剉，炒) 吴茱萸(汤洗，焙干，炒)各一两 槟榔(剉)四个

【用法】上为粗末。每服三钱匕，水一盏半，煎至一盏，去滓，食前温服，如人行五里再服。

【主治】水气。心下痞紧，喘息气急，大肠秘结。

98857 **鳖甲饮**(《圣济总录》卷八十七)

【组成】鳖甲(去裙襕，醋炙)半分 豉(去皮)一分 甘草如病人中指长 青蒿(干者)一握 桃仁七个(汤浸，去皮尖双仁，生研) 葱(并须)三茎(切)

【用法】上剉细。每服五钱匕，以童便二盏，煎至一盏，去滓，空心温服。避风取汗。

【主治】急劳。肌瘦壮热，心忪战掉。

98858 **鳖甲饮**(《袖珍小儿》卷四)

【组成】鳖甲(炙) 地骨皮 秦艽 柴胡 枳壳(炒) 知母 当归各等分

【用法】上剉散。每服二钱，桃、柳枝各三寸，乌梅一个同煎服。

【主治】❶《袖珍》：小儿潮热骨蒸，盗汗，咳嗽多渴，心燥多惊，面色黄瘦。❷《古今医鉴》：病后食力未复，邪热未除，房劳虚损，一切骨蒸盗汗。

【备考】《古今医鉴》有生姜三片。

98859 **鳖甲饮**(《育婴秘诀》卷四)

【组成】鳖甲(醋炙)倍用 黄耆(蜜炙) 人参 当归 白术 白茯苓 川芎 白芍 甘草 陈皮 青皮 半夏曲 三棱 莪术 槟榔 厚朴 柴胡各等分

【用法】上㕮咀。加生姜、大枣、乌梅水煎服。

【主治】疟久不愈，结为癥瘕，名曰疟母。

98860 **鳖甲饮**(《玉案》卷三)

【组成】当归 秦艽 柴胡各一钱 鳖甲三钱(羊酥炙) 地骨皮 枳实 知母 乌药各八分

【用法】加灯心三茎，水煎七分，空心服。

【主治】病后劳复，邪热未除，房劳虚损，一切骨蒸。

98861 **鳖甲饮**(《玉案》卷六)

【组成】何首乌 鳖甲(酒炙) 当归 白术 人参 黄芩各八分

【用法】加黑枣三个，空心煎服。

【主治】小儿久疟不住。

98862 **鳖甲饮**

《幼科折衷》卷上。为《医方类聚》卷一二二引《济生》"鳖甲饮子"之异名。见该条。

98863 **鳖甲饮**(《麻科活人》卷四)

【组成】九肋鳖甲(新瓦上焙，以醋淬数次至黄色，研为末，再用醋拌炙干)二钱 山楂肉(去子)三钱 麦冬 薏苡仁(炒)各五钱 白茯苓二钱 橘红二钱五分 知母一钱二分 干葛 白芍各一钱五分 柴胡二钱 贝母三钱 淡竹叶一钱 炙甘草七分

【用法】加生姜，水煎服。

【功用】清凉，健脾，开胃。

【主治】麻后成疟疾者。

【加减】渴者，加熟石膏少许；不渴者，去麦冬、知母。

98864 **鳖甲胶**（《北京市中药成方选集》）

【组成】鳖甲一千六百两 阿胶二百四十两 冰糖八十两 黄酒四十八两 香油二十四两

【用法】先将鳖甲浸泡七天，清水洗刷后取出，下锅煮之，和以上的原料浓缩成胶，装槽散热，凝固后再去槽，切成小块长方形，每斤干重一百一十块左右。每料鳖甲汁子百斤，下白矾二十四两，计头汁用矾四两，二汁四两，三汁三两，四汁二两，细汁五两，沫水四两，缸底二两。每服二至三钱，用黄酒炖化服，或白水亦可。

【功用】养阴退烧，破癥瘕积聚。

【主治】气虚血亏，骨蒸潮热，腹胀血块，午后发烧。

98865 **鳖甲酒**（方出《肘后方》卷三，名见《圣惠》卷五十二）

【组成】常山三两 鳖甲一两（炙） 升麻一两 附子一两 乌贼骨一两

【用法】以酒六升渍之，小令近火，一宿成。每服一合。

【主治】❶《肘后方》：老疟久不断者。❷《圣惠》：劳疟痰滞，发歇不定。

【备考】《圣惠》本方用法：上细剉，以绢袋盛。用酒六升，浸三五日，每服一中盏，暖令温，空心服之，或吐即愈，未吐再服。

98866 **鳖甲酒**（《外台》卷五引《肘后方》）

【组成】鳖甲二两（炙黄） 常山三两 蜀漆二两 乌贼鱼骨一两（炙） 附子一两 知母二两 椒一两（微炒去汗）

【用法】上切。以酒三斗，渍一宿，平旦服一合，稍稍加至二合，每日三四次。

【主治】劳疟。

【宜忌】忌苋菜、生葱、生菜、猪肉。

98867 **鳖甲散**（《千金翼》卷八）

【组成】鳖甲（炙） 干姜各三分 芎䓖 云母 代赭各一两 乌贼鱼骨 龙骨 伏龙肝 白垩 猬皮（炙）各一分 生鲤鱼头 桂心 白术各半两 白僵蚕半分

【用法】上为散。每服方寸匕，以淳酒纳少蜜送下，日三次，夜二次。久病者十日愈，新病者五日愈。

【主治】妇人五崩，身体羸瘦，咳逆烦满，少气，心下痛，面上生疮，腰大痛不可俯仰，阴中肿，如有疮之状，毛中痒，时痛，与子脏相通，小便不利，常头眩，颈急痛，手足热，气逆冲急，烦不得卧，腹中急痛，食不下，吞酸噫苦，肠鸣，漏下赤白黄黑汁，大臭如胶污衣状，热即下赤，寒即下白，多饮即下黑，多食即下黄，多药即下青，喜怒心中常恐，一身不可动摇，大恶风寒。

【加减】若头风小腹急，加芎䓖、桂心各一两。

【宜忌】忌生冷、猪、鸡、鱼、肉。

98868 **鳖甲散**（《理伤续断方》）

【组成】肉桂四两 川芎四两 白芷四两 秦艽四两 鳖甲四两（醋炙三次，令赤色） 紫菀四两（净洗，焙干） 麻黄四两（不去节） 羌活四两（一云独活） 当归四两（去尾） 干姜四两 橘皮四两 苍术一斤（焙） 天台乌药七两 紫苏四两（不过火） 桔梗三斤半（焙） 乌药七两 柴胡七两 川乌半个（炮）

【用法】上焙，为细末。每服二钱，水一盏，加生姜三片，乌梅一个，同煎至七分，热服。

【主治】五劳七伤，四时伤寒风疾，浑身憎寒壮热，骨节烦疼，咳嗽痰涎，酒色伤惫，四肢倦怠；及山岚瘴疟，一切积气，心腹膨胀，呕吐泄泻。

【备考】《医方类聚》有五味子七两。

98869 **鳖甲散**（《圣惠》卷九）

【组成】鳖甲一两（涂醋，炙令黄，去裙襕） 细辛一两 吴茱萸三分（汤浸七遍，焙干，微炒） 白鲜皮一两 附子三分（炮裂，去皮脐） 枳壳一两（麸炒微黄，去瓤） 茵陈一两 川大黄一两（剉碎，微炒） 桂心三分

【用法】上为散。每服三钱，以水一中盏，加生姜半分，煎至六分，去滓温服，不拘时候。微利为度。

【主治】伤寒八日，热势深重，大便结涩，心腹痞满，食饮不下，精神恍惚，谵言妄语。

98870 **鳖甲散**（《圣惠》卷十一）

【组成】鳖甲一两半（去裙襕，生用） 恒山三分（剉） 甘草半两（炙微赤，剉） 川大黄半两（剉碎，微炒） 地骨皮一两 石膏二两半 麦门冬一两（去心） 知母半两

【用法】上为散。每服三钱，以水一中盏，入小麦五十粒，煎至六分，去滓温服，不拘时候。

【主治】伤寒发歇潮热，头痛烦渴，四肢无力，胸膈痰滞，不思饮食。

98871 **鳖甲散**（《圣惠》卷十三）

【组成】鳖甲三分（涂醋，炙令黄，去裙襕） 川升麻半两 葳蕤 黄连（去须） 当归（剉，微炒） 赤芍药 桂心 犀角屑 贝齿 茯神 秦艽（去苗） 甘草（炙微赤，剉）各一斤 柴胡半两（去苗） 麻黄半两（去根节） 人参半两（去芦头）

【用法】上为细散。每服二钱，以粥饮调下，不拘时候。

【主治】伤寒不解，变成狐惑，默默欲睡，卧则不安，咽喉干痛，口内生疮，恶闻食气，时时下痢。

98872 **鳖甲散**（《圣惠》卷十三）

【异名】鳖甲犀角汤（《伤寒总病论》卷五）、鳖甲汤（《圣济总录》卷二十一）。

【组成】鳖甲（涂醋，炙令黄，去裙襕） 柴胡（去苗） 川升麻 乌梅肉 枳实（麸炒微黄） 犀角屑 黄芩各一两 甘草半两（炙微赤，剉）

【用法】上为散。每服五钱，以水一大盏，煎至五分，去滓，入生地汁半合，更煎一两沸，不拘时候，分二次温服。

【主治】坏伤寒。经十日以来未解，热在胸膈，烦闷不止。

98873 **鳖甲散**（《圣惠》卷十四）

【组成】鳖甲一两半（涂醋，炙令黄，去裙襕） 柴胡一两半（去苗） 秦艽半两（去苗） 紫菀半两（洗去苗土） 桔梗三分（去芦头） 麻黄三分（去根节） 桃仁一两（汤浸，去皮尖双仁，麸炒微黄） 知母三分 半夏半两（汤洗七遍，去滑） 桂心半两 陈橘皮半两（汤浸，去白瓤，焙） 黄耆三分（剉）

【用法】上为散。每服五钱，以水一大盏，加生姜半分，煎至五分，去滓，不拘时候温服。

【主治】伤寒后夹劳。四肢烦热，骨节疼痛，不思饮食，时时咳嗽，心胸痰壅。

98874 鳖甲散(《圣惠》卷十四)

【组成】鳖甲三分(涂醋，炙微黄，去裙襕) 苍术一两(微炒) 附子三分(炮裂，去皮脐) 甘草三分(炙微赤，剉) 人参三分(去芦头) 黄耆三分(剉) 肉苁蓉三分(酒浸一宿，刮去皱皮，炙干) 桃仁三分(汤浸，去皮尖双仁，麸炒微黄) 熟干地黄三分 牛膝三分(去苗) 柴胡三分(去苗) 五味子三分 牡蛎一两(烧为粉) 枳壳三分(麸炒微黄，去瓤) 杜仲三分(去粗皮，炙微黄，剉)

【用法】上为散。每服五钱，以水一大盏，加生姜半分，大枣二个，煎至五分，去滓温服，不拘时候。

【主治】伤寒后虚羸，盗汗不止，四肢无力，向晚憎寒。

98875 鳖甲散(《圣惠》卷十四)

【组成】鳖甲一两半(涂醋，炙微黄，去裙襕) 知母一两 桑根白皮一两半(剉) 甘草三分(炙微赤，剉) 川大黄二分(剉碎，微炒)

【用法】上为散。每服五钱，以水一大盏，加葱白三茎，豉半合，煎至五分，去滓温服，不拘时候。

【主治】伤寒后经数日，发歇寒热，四肢烦闷，喘息微急，状如疟病。

98876 鳖甲散(《圣惠》卷十四)

【组成】鳖甲一两(涂醋，炙微黄，去裙襕) 柴胡一两(去苗) 知母一两半 赤茯苓三分 款冬花半两 桑根白皮半两(剉) 乌梅肉三分(微炒) 栀子仁一分 甘草半两(炙微赤，剉)

【用法】上为散。每服四钱，以水一中盏，加葱白二茎，生姜半分，煎至六分，去滓温服，不拘时候。

【主治】伤寒后肺痿劳嗽，涕唾稠黏，骨节烦闷，发歇寒热。

98877 鳖甲散(《圣惠》卷十四)

【组成】鳖甲三分(涂醋，炙微黄，去裙襕) 木通三分(剉) 郁李仁一两(汤浸，去皮尖，微炒) 赤茯苓一两 羚羊角屑三分 槟榔三分

【用法】上为粗散。每服四钱，以水一中盏，煎至六分，去滓温服，不拘时候。

【主治】伤寒后脚气攻心闷乱，腹满如石，大小便涩。

98878 鳖甲散(《圣惠》卷十四)

【组成】鳖甲二两(涂醋，炙微黄，去裙襕) 白术一两半 防风一两(去芦头) 栝楼根一两 桔梗一两(去芦头) 细辛三分 附子半两(炮裂，去皮脐) 干姜半两(炮裂，剉) 桂心半两

【用法】上为散。每服五钱，以水一大盏，煎至五分，去滓温服，不拘时候。

【功用】伤寒后，令病人不复发。

98879 鳖甲散(《圣惠》卷十五)

【组成】鳖甲一两半(涂醋，炙微黄，去裙襕)麻黄一两(去根节) 桂心一两 赤芍药一两 甘草一两(炙微赤，剉) 葛根一两(剉) 枳壳一两(麸炒微黄，去瓤) 厚朴一两(去粗皮，涂生姜汁炙令香熟)

【用法】上为粗散。每服五钱，以水一中盏，入豉五十个，煎至五分，去滓热服，不拘时候。续以葱粥投之，汗出便愈，若未汗再服。

【主治】时气三日未解，四肢疼痛，心膈烦热。

【备考】本方方名，《医方类聚》引作"龟甲散"。方中"鳖甲"《医方类聚》作"龟甲"。

98880 鳖甲散(《圣惠》卷十五)

【组成】鳖甲二两(涂醋，炙微黄，去裙襕) 知母 黄芩 乌梅肉(微炒) 柴胡(去苗) 恒山 地骨皮 赤芍药 牛膝(去苗)各一两 甘草半两(炙微赤，剉)

【用法】上为散。每服五钱，以水一中盏，煎至五分，去滓温服，不拘时候。

【主治】时气八九日，肢节疼痛，热毒不退，乍寒乍热，乍剧乍愈，发动如疟。

98881 鳖甲散(《圣惠》卷十五)

【组成】鳖甲(涂醋，炙令黄，去裙襕) 赤茯苓 桔梗(去芦头) 人参(去芦头) 槟榔 茵陈 白鲜皮 麦门冬(剉碎，微炒)各一两 陈橘皮半两(汤浸，去白瓤，焙) 枳壳半两(麸炒微黄，去瓤) 川大黄(去心) 甘草半两(炙微赤，剉)

【用法】上为散。每服五钱，以水一大盏，加生姜半分，煎至五分，去滓温服，不拘时候。

【主治】时气热毒不退，大便秘涩，心腹痞满，食饮不下，精神昏乱，恍惚狂言，脉候洪数。

98882 鳖甲散(《圣惠》卷十七)

【组成】鳖甲一两(涂醋，炙令黄，去裙襕) 羚羊角屑一两 杏仁一两(汤浸，去皮尖双仁，麸炒微黄) 甘草半两(炙微赤，剉) 赤茯苓一两 白鲜皮一两 枳壳一两(麸炒微黄，去瓤) 茵陈一两 川大黄二两(剉碎，微炒)

【用法】上为粗散。每服五钱，以水一大盏，煎至五分，去滓温服，不拘时候。

【主治】热病六日，热势弥固，大便秘涩，心腹痞满，食饮不下，精神昏乱，恍惚狂言，其脉洪数。

98883 鳖甲散(《圣惠》卷十七)

【组成】鳖甲二两(涂醋，炙令黄，去裙襕) 天门冬一两(去心) 人参一两(去芦头) 石膏二两 黄耆一两(剉) 乌梅肉一两(微炒) 恒山一两 牛膝一两(去苗) 甘草一两(炙微赤，剉)

【用法】上为散。每服五钱，以水一大盏，加竹叶三七片，豉五十粒，煎至五分，去滓温服，不拘时候。

【主治】热病七日，四肢疼痛，热毒不退，乍寒乍热，乍剧乍愈，发动如疟。

98884 鳖甲散(《圣惠》卷二十六)

【组成】鳖甲二两(涂醋，炙令黄，去裙襕) 五味子一两 槟榔一两 赤茯苓一两半 桔梗一两(去芦头) 陈橘皮一两(汤浸，去白瓤，焙) 桂心一两 白术一两半 柴胡一两(去苗) 甘草一两(炙微赤，剉) 半夏三分(汤洗七遍，去滑)

【用法】上为散。每服三钱，以水一中盏，加生姜半分，煎至六分，去滓，食前温服。

【主治】肝劳。虚寒胁痛，胀满气急，昏不思饮食。

【宜忌】忌饴糖、羊肉、苋菜。

98885　**鳖甲散**(《圣惠》卷二十六)

【组成】鳖甲一两(涂醋，炙令黄，去裙襕)　人参三分(去芦头)　赤芍药半两　当归半两　黄耆一两(剉)　赤茯苓半两　柴胡一两(去苗)　白术半两　芎䓖半两　木香半两　甘草一分(炙微赤，剉)

【用法】上为粗散。每服四钱，以水一中盏，加生姜半分，煎至六分，去滓，食前温服。

【主治】脾劳。四肢疼痛，不思饮食。

【宜忌】忌苋菜。

98886　**鳖甲散**(《圣惠》卷二十六)

【组成】鳖甲一两(涂醋炙令黄，去裙襕)　人参三分(去芦头)　枳壳三分(麸炒微黄，去瓤)　紫菀三分(洗去苗土)　柴胡一两(去苗)　露蜂房半两(微炙)　槟榔半两　桔梗半两(去芦头)　五味子半两　杏仁半两(汤浸，去皮尖双仁，麸炒微黄)　赤茯苓半两　甘草半两(炙微赤，剉)

【用法】上为粗散。每服四钱，以童便一中盏，加生姜半分，煎至六分，去滓温服，不拘时候。

【主治】肺劳。发歇寒热，痰嗽喘促，坐卧不得。

【宜忌】忌猪肉、苋菜。

98887　**鳖甲散**(《圣惠》卷二十六)

【组成】鳖甲二两(涂醋炙令微黄，去裙襕)　赤芍药三分　桂心三分　汉防己三分　羚羊角屑半两　前胡一两(去芦头)　泽泻半两　赤茯苓三分　桑根白皮一两(剉)　大麻仁一两　木通三分(剉)　枳壳三分(麸炒微黄，去瓤)

【用法】上为粗散。每服四钱，以水一中盏，煎至六分，去滓，食前温服。

【主治】肾劳热。四肢肿满，小腹急痛，颜色黑黄，关格不通。

【宜忌】忌苋菜。

98888　**鳖甲散**(《圣惠》卷二十八)

【组成】鳖甲一两半(涂醋，炙令微黄，去裙襕)　柴胡二两半(去苗)　京三棱一两(炮，剉)　当归一两半　赤芍药一两　人参一两(去芦头)　白术一两　陈橘皮三分(汤浸，去白瓤，焙)　大腹皮半两

【用法】上为粗散。每服三钱，以水一中盏，加生姜半分，煎至六分，去滓，食前稍热服。

【主治】虚劳。肩背疼闷，心腹胀痛，肠胃虚鸣，脐下拘急。

98889　**鳖甲散**(《圣惠》卷二十八)

【组成】鳖甲二两(涂醋，炙微黄，去裙襕)　厚朴一两(去粗皮，涂生姜汁炙令香熟)　木香三分　槟榔三分　神曲二两(捣碎，微炒)　京三棱一两(炮，剉)　川大黄二两(剉碎，微炒)　芎䓖半两　青橘皮三分(汤浸，去白瓤，焙)　桃仁一两(汤浸，去皮尖双仁，麸炒微黄)　麦蘖一两(炒微黄)　当归半两　赤芍药一两　桂心三分　柴胡二两半(去苗)

【用法】上为粗散。每服四钱，以水一中盏，加生姜半分，煎至六分，去滓，食前稍热服。

【主治】虚劳积聚，或心腹疼痛，四肢羸瘦，小便赤，不能饮食。

【宜忌】忌苋菜、生冷。

98890　**鳖甲散**(《圣惠》卷二十八)

【组成】鳖甲一两半(涂醋，炙微黄，去裙襕)　柴胡一两半(去苗)　干姜半两(炮裂，剉)　芎䓖半两　木香三分　川大黄一两(剉碎，微炒)　陈橘皮一两(汤浸，去白瓤，焙)　诃黎勒二两(煨，用皮)　赤茯苓一两　桃仁一两(汤浸，去皮尖双仁，麸炒微黄)　京三棱一两(炮裂，剉)

【用法】上为粗散。每服三钱，以水一中盏，加生姜半分，煎至六分，去滓，食前稍热服。

【主治】虚劳癥瘕，或攻心腹，四肢无力，不思饮食。

【宜忌】忌苋菜、生冷、湿面。

98891　**鳖甲散**(《圣惠》卷二十九)

【组成】鳖甲一两半(涂醋，炙微黄，去裙襕)　白茯苓一两　甘草半两(炙微赤，剉)　人参半两(去芦头)　桔梗半两(去芦头)　枳壳半两(麸炒微黄，去瓤)　麦门冬半两(去心)　黄耆一两(剉)　白芍药半两　白术一两　半夏半两(汤浸七遍，去滑)　熟干地黄一两　桂心半两

【用法】上为散。每服四钱，以水一中盏，加生姜半分，大枣三个，煎至六分，去滓温服，不拘时候。

【主治】虚劳寒热，四肢羸瘦，食少体痛。

【宜忌】忌苋菜。

98892　**鳖甲散**(《圣惠》卷三十一)

【组成】鳖甲二两(涂醋，炙令黄，去裙襕)　柴胡二两(去苗)　赤芍药一两　甘草一两(炙微赤，剉)　赤茯苓一两　枳壳一两(麸炒微黄，去瓤)　人参一两(去芦头)　地骨皮三分

【用法】上为粗散。每服四钱，以水一中盏，煎至六分，去滓温服，不拘时候。

【主治】热劳，四肢疼痛，发渴寒热。

【宜忌】忌苋菜、菘菜、醋物。

98893　**鳖甲散**(《圣惠》卷三十一)

【组成】鳖甲一两(涂醋，炙令黄，去裙襕)　杏仁三分(汤浸，去皮尖双仁，麸炒微黄)　柴胡一两(去苗)　麦门冬一两半(去心，焙)　赤茯苓一两　川升麻半两　木通三分　前胡三分(去芦头)　贝母半两(煨，炙微黄)　大腹三分(剉)　甘草半两(炙微赤，剉)　子芩三分

【用法】上为粗散。每服三钱，以水一中盏，加生姜半分，煎至六分，去滓温服，不拘时候。

【主治】骨蒸劳。烦热，胸背疼痛，咳嗽气促，小便赤黄，不思饮食。

98894　**鳖甲散**(《圣惠》卷四十三)

【组成】鳖甲一两(涂醋，炙令黄，去裙襕)　木香半两　陈橘皮一两(汤浸，去白瓤，焙)　枳实半两(麸炒微黄)　桂心半两　白术半两　川大黄一两(剉碎，微炒)　当归五分(剉，微炒)

【用法】上为粗散。每服三钱，以水一中盏，加生姜半分，煎至六分，去滓，食后稍热服。

【主治】腹内诸气胀满，两胁痛，不欲饮食。

98895　**鳖甲散**(《圣惠》卷四十五)

【组成】鳖甲一两(涂醋，炙令微黄，去裙襕)　郁李仁

三分(汤浸,去皮尖,微炒)　木通三分(剉)　赤茯苓一两　槟榔一两

【用法】上为粗散。每服四钱,以水一中盏,煎至六分,去滓温服,不拘时候。

【主治】脚气。心腹胀满,小便不利。

98896　**鳖甲散**(《圣惠》卷四十八)

【组成】鳖甲一两半(涂醋,炙令黄,去裙襕)　当归一两(剉,微炒)　京三棱一两(炮,剉)　诃黎勒皮一两　大黄一两半(剉碎,微炒)　枳壳半两(麸炒微黄,去瓤)　吴茱萸半两(汤浸七遍,焙干,微炒)　桃仁一两(汤浸,去皮尖双仁,麸炒微黄)

【用法】上为散。每服三钱,水一中盏,加生姜半分,煎至六分,去滓,食前稍热服。

【主治】肥气。在左胁下,按之坚,不能食,脉候弦而紧,肌体萎瘦。

98897　**鳖甲散**(《圣惠》四十八)

【组成】鳖甲一两半(涂醋,炙令黄,去裙襕)　吴茱萸半两(汤浸七遍,焙干,微炒)　郁李仁一两(汤浸,去皮,微炒)　京三棱一两(炮裂)　枳实三分(麸炒微黄)　柴胡三分(去苗)　桂心三分　槟榔一两

【用法】上为散。每服四钱,以水一中盏,加生姜半分,煎至六分,去滓,食前稍热服。

【主治】伏梁。气横在心下,坚硬妨闷,不能食。

98898　**鳖甲散**(《圣惠》卷四十八)

【组成】鳖甲一两半(涂醋,炙令黄,去裙襕)　川大黄一两半(剉碎,微炒)　木香一两　郁李仁一两(汤浸,去皮,微炒)　京三棱一两(炮裂)　当归一两　槟榔一两　草豆蔻三分(去壳)　枳壳三分(麸炒)

【用法】上为散。每服三钱,水一中盏,加生姜半分,煎至六分,去滓,食前稍热服。

【主治】痞气。结聚在胃管,盘牢不动,食饮渐少,四肢无力。

98899　**鳖甲散**(《圣惠》卷四十八)

【异名】鳖甲汤(《圣济总录》卷九十四)。

【组成】鳖甲一两(涂醋,炙令黄,去裙襕)　京三棱一两(炮裂)　当归半两(剉,微炒)　桂心半两　赤芍药半两　木香半两　枳壳半两(麸炒微黄,去瓤)　诃黎勒皮半两　槟榔半两　川大黄一两(剉碎,微炒)

【用法】上为散。每服三钱,水一中盏,加生姜半分,煎至六分,去滓,食前稍热服。

【主治】❶《圣惠》:积聚气,心腹结痛,食饮不下。❷《圣济总录》:寒疝积聚,心腹结痛,饮食不下。

98900　**鳖甲散**(方出《圣惠》卷五十二,名见《普济方》卷一九八)

【组成】鳖甲三两(涂醋,炙令黄,去裙襕)

【用法】上为细末。每服二钱,未发时以温酒调下,临发时再服。

【主治】❶《圣惠》:久患劳疟、瘴疟。❷《普济方》:寒疟。

98901　**鳖甲散**(《圣惠》卷五十二)

【组成】鳖甲一两(涂醋,炙令黄,去裙襕)　赤芍药一两　当归一两(剉,微炒)　大青一两　知母一两　干姜半两(炮裂,剉)　桃仁一两(汤浸,去皮尖双仁,麸炒微黄)　牵牛子一两(微炒)　天灵盖一个(涂酥炙令黄,为末)

【用法】上为粗散。每服五钱,用水一大盏,煎至五分,去滓,调天灵盖末一钱,食前服。

【主治】间日疟。身体壮热,时发憎寒,大便秘涩。

【备考】本方方名,《普济方》引作"鳖甲汤"。

98902　**鳖甲散**(《圣惠》卷五十四)

【组成】鳖甲一两半(涂醋,炙令黄,去裙襕)　桑根白皮二两(剉)　诃黎勒皮一两半　赤茯苓一两半　吴茱萸半两(汤浸七遍,焙干,微炒)　大腹皮一两半　郁李仁一两半(汤浸,去皮,微炒)　川大黄一两半(剉碎,微炒)

【用法】上为散。每服五钱,以水一大盏,煎至五分,去滓温服,如人行四五里再服。

【主治】水癥。心下痞坚,上气喘急,眠卧不安,大肠秘涩。

98903　**鳖甲散**(《圣惠》卷五十五)

【异名】鳖甲汤(《圣济总录》卷六十)。

【组成】鳖甲一两半(涂醋,炙令黄,去裙襕)　柴胡三分(去苗)　茵陈三分　地骨皮三分　赤芍药三分　黄耆三分(剉)　栀子仁三分　麦门冬三分(去心)

【用法】上为散。每服三钱,以水一中盏,煎至六分,去滓温服,不拘时候。

【主治】劳黄,手足烦热,肢节疼痛,小腹拘急,时有虚汗。

98904　**鳖甲散**(《圣惠》卷六十)

【组成】鳖甲三两(涂醋,炙令黄,去裙襕)　槟榔二两

【用法】上为细散。每服二钱,食前以粥饮调下。

【主治】痔。肛边生鼠乳,气壅疼痛。

98905　**鳖甲散**(《圣惠》卷六十)

【组成】鳖甲一两(涂醋,炙令黄,去裙襕)　猬皮一两(炙令微黄)　蛇蜕皮三分(烧灰)　露蜂房三分(微炙)　槟榔三分　麝香一分(细研)

【用法】上为细散。每服二钱,食前以粥饮调下。

【主治】痔。肛边生结核,疼痛寒热。

98906　**鳖甲散**(《圣惠》卷六十)

【组成】鳖甲一两(涂醋,炙令黄,去裙襕)　黄耆一两(剉)　枳壳一两半(麸炒微黄,去瓤)　当归一两(剉,微炒)　桔梗三分(去芦头)　赤芍药三分　槐子二两(微炒)　桑木耳一两(微炒)　生姜屑半两(焙干)

【用法】上为细末。每服一钱,食前以粥饮调下。

【主治】痔。下部生疮肿,下血不绝,腹痛不止。

98907　**鳖甲散**(《圣惠》卷六十六)

【组成】鳖甲一两(涂醋,炙令黄,去裙襕)　桑螵蛸五个(微炒)　狼毒二两(剉,醋拌,炒黄)　䗪虫五个(微炒)　磁石三两(捣,细研,水飞过)　雄黄一两(细研)　雌黄一两(细研)　麝香一钱(细研)

【用法】上为细散,入研药更研令匀。每服一钱,以粥饮调下,空心、日午、近夜各一次。

【功用】消死肉,散毒气,使疬子转动宽软。

【主治】瘰疬。出脓血不止。

98908　**鳖甲散**(《圣惠》卷七十)

【组成】鳖甲二两(涂醋,炙令黄,去裙襕)　白茯苓一两　枳壳一两(麸炒微黄,去瓤)　白芍药一两　当归一两　五加皮一两　羌活一两　菴蕳子一两　桃仁一两(汤浸,去皮尖双仁,麸炒微黄)　白术一两　柴胡一两(去苗)　甘草半两(炙微赤,剉)

【用法】上为散。每服四钱,以水一中盏,加生姜半分,煎至六分,去滓温服,不拘时候。

【主治】妇人寒热,体瘦烦疼。

98909　**鳖甲散**(《圣惠》卷七十)

【组成】鳖甲一两半(涂醋,炙令黄,去裙襕)　知母三分　川大黄三分(剉碎,微炒)　地骨皮三分　赤芍药半分　甘草半两(炙微赤,剉)　人参三分(去芦头)　麦门冬一两(去心)　黄芩三分　黄耆三分(剉)　柴胡一两半(去芦头)　桑根白皮三分(剉)

【用法】上为粗散。每服四钱,以水一中盏,加生姜半分,葱白五寸,豉五十个,煎至六分,去滓温服,不拘时候。

【主治】妇人热劳。发歇壮热,四肢烦疼,渐渐黄瘦,心胸躁闷。

98910　**鳖甲散**(《圣惠》卷七十一)

【组成】鳖甲二两(涂醋,炙令黄,去裙襕)　当归二两(剉,微炒)　防葵一两　桂心一两　吴茱萸半两(汤浸七遍,焙干,微炒)　白术一两　青橘皮一两(汤浸,去白瓤,焙)　木香一两　赤芍药一两　桃仁一两(汤浸,去皮尖双仁,麸炒微黄)　甘草半两(炙微赤,剉)

【用法】上为散。每服三钱,以水一中盏,加生姜半分,煎至六分,去滓,食前稍热服之。

【主治】妇人积聚气。心腹胀硬,或时疼痛,体瘦乏力,不能饮食。

98911　**鳖甲散**(《圣惠》卷七十一)

【组成】鳖甲一个(中者。以小便一中盏,涂炙令尽为度,去裙襕)　干漆一两(捣碎,炒令烟出)　当归一两(剉,微炒)　琥珀一两　桂心半两

【用法】上为细散。每服二钱,热酒调下,不拘时候。

【主治】妇人症瘕及血气,心腹疼痛。

98912　**鳖甲散**(《圣惠》卷七十一)

【组成】鳖甲一两(涂醋,炙令黄,去裙襕)　赤芍药半两　枳壳半两(麸炒微黄,去瓤)　芎䓖半两　赤茯苓三分　木香三两　京三棱三分(微炮,剉)　陈橘皮三分(汤浸,去白瓤,焙)　川大黄一两(剉,微炒)　甘草一分(炙微赤,剉)　桃仁半两(汤浸,去皮尖双仁,麸炒微黄)

【用法】上为散。每服二钱,以水一中盏,加生姜半分,煎至六分,去滓,食前温服。

【主治】妇人血气壅滞,心腹胀满,攻背膊疼闷。

98913　**鳖甲散**(《圣惠》卷七十二)

【组成】鳖甲一两半(涂醋,炙令黄,去裙襕)　露蜂房(微炙)　蛇蜕皮(烧灰)　猪后悬蹄甲(炙令黄)　猬皮(炙令黄)各一两　麝香一钱(研入)

【用法】上为细散。每服一钱,食前以干地黄汤调下;若肛门有窍肿痛,敷之。

【主治】妇人、小儿痔疾。

❶《圣惠》:妇人痔疾不止。❷《圣惠》卷九十二:小儿痔疾,肛边生结核,疾痛,寒热。❸《妇人良方》:妇人五种痔漏。脓血淋漓,或肿痛,坚硬下坠。

98914　**鳖甲散**(《圣惠》卷七十四)

【组成】鳖甲一两(涂醋,炙令黄,去裙襕)　干姜半两(炮裂)　当归一两(剉,微炒)　桃仁三两(汤浸,去皮尖双仁,麸炒微黄)

【用法】上为细散。每服一钱,发时用煎水调下。

【主治】妊娠疟疾,寒热腹痛。

98915　**鳖甲散**(《圣惠》卷七十八)

【组成】鳖甲一两(涂醋,炙令黄,去裙襕)　桃仁一两(汤浸,去皮尖双仁,麸炒微黄)　桂心一两　川大黄三分(剉碎,醋拌,炒干)　吴茱萸一分(汤浸七遍,焙干,微炒)　鬼箭羽一两　牛膝一两(去苗)　当归一两(剉,微炒)　菴蕳子一两

【用法】上为散。每服三钱,水酒各半中盏,加生姜半分,煎至六分,去滓,食前稍热服。

【主治】产后小腹内恶血结聚成块,坚硬疼痛胀满。

98916　**鳖甲散**

《圣惠》卷七十九。为《千金》卷三"鳖甲汤"之异名。见该条。

98917　**鳖甲散**(方出《圣惠》卷八十三,名见《普济方》卷三九三)

【组成】鳖甲一分(涂醋,炙微黄,去裙襕)　赤茯苓一分　青橘皮一分(汤浸,去白瓤,焙)　川大黄半两(剉,微炒)　枳壳一分(麸炒微黄,去瓤)　川朴消半两

【用法】上为粗散。每服一钱,以水一小盏,煎至五分,去滓温服,不拘时候。

【主治】小儿心腹气壅,胀满虚热,不能乳食,大小肠气滞。

98918　**鳖甲散**(《圣惠》卷八十四)

【组成】鳖甲一两(涂醋,炙令黄,去裙襕)　柴胡三分(去苗)　赤茯苓半两　子芩半两　诃黎勒皮三分　槟榔三个　赤芍药半两　当归半两(剉,微炒)　陈橘皮三分(汤浸,去白瓤,焙)　知母半两　川大黄半两(剉碎,微炒)　甘草半两(炙微赤,剉)

【用法】上为粗散。每服一钱,以水一小盏,加生姜少许,煎至五分,去滓温服,不拘时候。以利为度。

【主治】小儿寒热往来,腹胀渐瘦,不能饮食。

98919　**鳖甲散**(《圣惠》卷八十四)

【组成】鳖甲三分(涂醋,炙微黄)　淡竹茹一分　恒山一杏仁许大　川大黄一分(剉碎,微炒)

【用法】上为粗散,每服一钱,以水一小盏,加葱白二寸,煎至五分,去滓,研入麝香一豆大,更煎一二沸,温服,每日三次。

【主治】小儿寒热往来,四肢羸瘦。

98920　**鳖甲散**(《圣惠》卷八十四)

【组成】鳖甲半两(涂醋,炙令黄,去裙襕)　赤茯苓半两　川大黄一两(剉碎,微炒)　枳壳半两(麸炒微黄,去瓤)　川朴消一两

【用法】上为粗散。每服一钱,以水一小盏,煎至五分,去滓温服,不拘时候。

【主治】小儿寒热结实,胁下妨闷,不欲乳食。

98921 **鳖甲散**(《圣惠》卷八十六)

【组成】鳖甲三分(涂醋炙黄,去裙襕) 槟榔三个 沉香 漏芦 牛蒡子(微炒) 使君子 赤芍药 诃黎勒皮 甘草(炙微赤,剉)各半两

【用法】上为散。每服一钱,以水一小盏,煎至五分,去滓温服,不拘时候。

【主治】小儿无辜疳。项细肚大,毛发干竖作穗。

98922 **鳖甲散**(《圣惠》卷八十八)

【组成】鳖甲一两(涂醋,炙令黄,去裙襕) 枳壳半两(麸炒微黄,去瓤) 木香半两 人参三分(去芦头) 赤茯苓三分 柴胡三分(去苗) 桂心一分 川大黄半两(剉碎,微炒) 槟榔半两 京三棱半两(微煨,剉)

【用法】上为粗散。每服一钱,以水一小盏,煎至五分,去滓温服,每日三次。

【主治】小儿癥瘕。壮热头痛,呕吐腹痛,寒热,头发作穗,及食癖、乳癖、气癖。

98923 **鳖甲散**(《博济》卷一)

【组成】鳖甲一两半(醋炙) 常山一两(生) 大黄一两(炮) 甘草三分(半生半熟) 柴胡一两(去芦,焙) 石膏一两

【用法】上为末。每服二钱,水一盏,小麦一把,煎至七分,去滓温服;却将二服滓,再煎作一服。

【主治】五心烦热,饮食减少,状似劳气。

【备考】本方方名,《普济方》引作"小鳖甲散"。

98924 **鳖甲散**(《传家秘宝》卷下)

【组成】鳖甲二两(醋炙) 京三棱(炮) 茯苓各一两 人参二两(去芦头) 大黄三分(煨) 黑附子(去皮脐) 枳壳(去白) 牛膝各一两 半夏半两(去粗皮) 羌活 槟榔各一两 干地黄一两(米炒) 厚朴(去皮,姜制) 五味子 木香 当归(炒) 白术 芍药 肉豆蔻 沉香各一两

【用法】上为细末。每服三钱,水一盏,加大枣三个,生姜五片,同煎七分,去滓服。

【主治】五脏虚劳气攻注,四肢无力,手足疼痛,日渐瘦弱,心下气满,不思饮食。

98925 **鳖甲散**(《活人书》卷十七)

【组成】升麻 前胡(去芦) 乌梅(去核) 枳实(麸炒,去白) 犀角(镑) 黄芩各半两 生地黄(切)二合 甘草一分(炙) 鳖甲(去裙,米醋炙赤黄,杵碎用)半两

【用法】上剉,如麻豆大。每服五钱匕,水一盏半,煎至八分,去滓温服。

【主治】伤寒八九日不愈,名曰坏伤寒,诸药不能治者。

98926 **鳖甲散**(《圣济总录》卷三十五)

【组成】鳖甲(去裙襕,醋浸,炙) 常山(剉) 蜀漆叶 乌贼鱼骨(去甲) 附子(炮裂,去皮脐)各半两 知母(切,焙) 蜀椒(去目及闭口,炒出汗)各一分 黄耆(剉) 柴胡(去苗)各三分

【用法】上为散。每服三钱匕,以酒一盏,渍一宿,平旦温服,未发前再一服。

【主治】劳疟。久作不已,日致憔悴,势渐危困。

98927 **鳖甲散**(《圣济总录》卷三十六)

【组成】鳖甲(去裙襕,醋炙) 甘草(炙)各一两三分 常山一两 乌梅(去核,焙)一两一分 陈橘皮(汤浸,去白,焙) 松萝 桂(去粗皮)各三分

【用法】上为细散。每服二钱匕,未发前以酒调下,每日三次。

【主治】脾疟,无问新久。

98928 **鳖甲散**(《圣济总录》卷六十四)

【组成】鳖甲(醋炙,去裙襕) 附子(炮裂,去皮脐) 桂(去粗皮)各三分 干姜(炮) 京三棱(炮,剉) 陈橘皮(汤浸,去白,焙) 吴茱萸(汤洗,炒) 木香 厚朴(去粗皮,生姜汁炙) 大黄(剉,炒)各半两

【用法】上为散。每服二钱匕,温酒或生姜汤调下。

【主治】留饮宿食成癖。

98929 **鳖甲散**(《圣济总录》卷六十八)

【组成】鳖甲一两(剉作片子) 蛤粉一两(鳖甲相和,于铫内炒香黄色) 熟干地黄一两半(晒干)

【用法】上为细散。每服二钱匕,食后腊茶清调下。服药讫,可睡少时。

【主治】吐血不止。

98930 **鳖甲散**(《圣济总录》卷七十二)

【组成】鳖甲(去裙襕,醋炙) 蒺藜子(炒,去角)各二两 黄芩(去黑心)半两 桂(去粗皮)一两 柴胡(去苗) 桔梗(炒) 当归(切,焙) 牛膝(酒浸,切,焙) 芍药 赤茯苓(去黑心) 大黄(剉,醋拌炒) 人参 陈橘皮(汤浸,去白,焙) 槟榔(剉) 诃黎勒(煨,去核)各二分

【用法】上为散。每服二钱匕,煮大枣汤调下。

【主治】肋下结块,连心腹痛,食冷物即剧。

98931 **鳖甲散**(《圣济总录》卷七十三)

【组成】鳖甲(去裙襕,醋炙) 附子(炮裂,去皮脐) 木香 白术 京三棱(煨,剉) 槟榔(半生半熟,剉)各三分 大黄(微炒) 桂(去粗皮) 高良姜(炒) 芎䓖各半两

【用法】上为散。每服二钱匕,炒生姜汤或炒生姜酒调下。

【主治】腹内痃癖积聚,心胸刺痛,面无颜色。

98932 **鳖甲散**(《圣济总录》卷八十八)

【组成】鳖甲(去裙襕,醋炙黄) 柴胡(去苗) 秦艽(去苗土) 牡丹皮 附子(炮裂,去皮脐)各等分

【用法】上为细散。每服三钱匕,用豮猪肾一个(去筋膜,切),葱白一寸,椒末少许,同研细,与药相和,别用童便半盏,水一盏,煎沸,搅令匀,盏子盖之,放温服。

【主治】虚劳。寒热,背胛劳倦,肢节酸疼,多困少力,饮食无味,面黄体瘦。

98933 **鳖甲散**(《圣济总录》卷九十八)

【组成】鳖甲(去裙襕,烧灰存性)

【用法】上为散。每服三钱匕,空心温酒调下。

【主治】砂石淋。

98934 **鳖甲散**(《圣济总录》卷一七二)

【组成】鳖甲(去裙襕,醋炙焦) 诃黎勒(去核) 苍术(去皮,米泔浸,切,焙) 木香 赤茯苓(去黑皮) 牵牛子(炒)各一两

【用法】上为散。一二岁儿每服半钱匕，食前熟水调下，每日二次。

【主治】小儿无辜疳；或小儿疳气，腹胀泄痢，小便赤涩。

98935 **鳖甲散**(《鸡峰》卷十一)

【组成】鳖甲一两半 诃黎勒皮一两

【用法】上为细末。每服二钱，食前煎生姜橘皮汤调下。

【主治】痞气。心腹坚胀，饮食不消。

98936 **鳖甲散**(《普济方》卷二三六引《卫生家宝》)

【组成】鳖甲(醋炙) 黄耆 赤茯苓 常山(醋煮) 柴胡(醋浸一宿，焙干) 茯苓 当归(去芦) 干漆(炒青烟为上) 白术 生熟地黄 石膏各一两 甘草半两(蜜炙)

【用法】上为粗末。每服二大钱，加小麦五十粒，水一盏半，煎至一盏，去滓服，每日三次。

【主治】男子、妇人骨蒸劳疾。

【宜忌】久虚人不可服。

【加减】盗汗，加麻黄根一两。

98937 **鳖甲散**(《普济方》卷三七九引《汤氏宝书》)

【异名】黄芪鳖甲散(《杏苑》卷六)。

【组成】鳖甲(九肋者，沸汤洗，用童便涂炙) 黄连 黄耆 白芍各一两 生熟地黄 地骨皮 当归(去芦) 人参(去芦)各半两

【用法】上为粗末。每服二钱，水半盏，煎至三分，去滓，不拘时候服。

【主治】❶《普济方》引《汤氏宝书》：疳劳骨蒸。❷《金鉴》：疳热，日久多虚者。

98938 **鳖甲散**(《普济方》卷三九三引《傅氏活婴》)

【组成】鳖甲(盐酒浸，炙) 肉苁蓉(酒浸，洗，焙) 陈皮 青皮 三棱 莪术 神曲 麦芽 白茯苓 半夏 秦艽 北柴胡 香附 甘草各等分

【用法】上㕮咀。每服一钱，加生姜、红枣，水煎服。

【主治】小儿哺露腹坚，体热瘦弱。

98939 **鳖甲散**

《普济方》卷二九五。为原书同卷引《肘后方》"五灰散"之异名。见该条。

98940 **鳖甲散**(《普济方》卷三九三)

【组成】甘草(炙) 鳖甲(炙) 柴胡 茯神 子芩各六分 诃黎勒皮十分 槟榔(兼皮)三个(研) 芍药 橘皮各三分 生姜 当归各四分 知母五分 大黄八分

【用法】上切。以水一升半，煎取七合，分为数服，得泻病愈。

【主治】小儿肚胀，渐瘦不食，四肢热不调。

98941 **鳖甲散**

《嵩崖尊生》卷十一。为《准绳·类方》卷一"清骨散"之异名。见该条。

98942 **鳖甲煎**(《妇人良方》卷五)

【组成】雄鳖一个(重一斤者) 杏仁(去皮尖双仁，炒) 北柴胡 贝母(去心) 知母各四两

【用法】上除鳖外，诸药细剉，以好酒五升入锅内，将活鳖置在中，以药和停围定，上用板子石压定，令鳖在药内吃酒药，来日即以慢火煮，候酒尽为度，却取鳖令患人吃尽，次将鳖甲用醋炙黄，入在前项诸药内焙为细末，用酒煮面糊为丸，如梧桐子大。每服三十丸，不拘时候，每日五次。

【主治】❶《妇人良方》：妇人骨蒸劳。❷《普济方》：妇人劳损，或时寒热，肌体倦疼。

98943 **鳖甲煎**

《医部全录》卷三〇六。为《普济方》卷二三六引《博济》"鳖甲煎丸"之异名。见该条。

98944 **鳖头丸**(《千金》卷五)

【组成】鳖头一个 虻虫 䗪虫 桃仁各十八铢 甘皮半两

【用法】上为末，炼蜜为丸，如小豆大。每服二丸，每日三次，以知为度。

【主治】❶《千金》：小儿痞气，胁下腹中有积聚坚痛。❷《圣惠》：小儿腹内痞结，胁肋妨闷，四肢羸瘦。

【加减】大便不利，加大黄十八铢。

98945 **鳖头丸**(《千金》卷五)

【组成】死鳖头二个(炙令焦) 小猬皮一个(炙令焦) 磁石四两 桂心三两

【用法】上为末，炼蜜为丸，如大豆大。三岁至五岁儿每服五丸至十丸，每日三次。

【主治】❶小儿积冷久下愈后，脱肛不愈，腹中冷，肛中疼痛不得入者。❷《千金》卷二十四：肛出，妇人阴脱出。

【方论选录】《千金方衍义》：鳖头收肝气之缓，磁石固肾气之脱，桂心散肝血之滞，猬皮破膀胱瘀积也。

【宜忌】慎举重及急带衣，断房室周年乃佳。

【备考】本方改为散剂名"鳖头散"(方出《千金》卷二十四注文引《肘后方》，名见《普济方》卷四十)。

98946 **鳖头散**

方出《千金》卷二十四注文引《肘后方》，名见《普济方》卷四十，为《千金》卷五"鳖头丸"改为散剂。见该条。

98947 **鳖头散**(方出《千金》卷二十四，名见《普济方》卷四十)

【组成】死鳖头一个(烧令烟绝)

【用法】上为末。以敷肛门，上进，以手按之。

【主治】❶《千金》：脱肛历年不愈。❷《普济方》：大肠久积虚冷，每因大便脱肛，收不能入。

98948 **鳖头散**(《普济方》卷四〇〇引《圣惠》)

【组成】鳖头一个(烧灰)

【用法】上为散。每服半钱，以新汲水调下。

【主治】小儿尸注诸疾。

98949 **鳖头散**(《圣济总录》卷一七九)

【组成】鳖头一个(烧灰存性) 莨菪子(炒)三分

【用法】上为散。先以新砖一片(烧赤)，以醋半升泼之，候冷热得所，即掺药于砖上坐之。

【主治】小儿脱肛。

98950 **鳖头散**(《普济方》卷三九八)

【组成】东壁土五分 鳖头一个(炙焦) 五色龙骨五分 卷柏四分

【用法】上为散。以粉敷之，按纳之。

【主治】小儿久痢脱肛。

98951 **鳖灰散**（《普济方》卷三〇一）

【组成】鳖甲头（烧灰）

【用法】以鸡子白和敷之。

【主治】男子阴头痈不能治者，及妇人阴疮脱肛。

98952 **鳖血丸**（《得效》卷十二）

【组成】人参半两 川芎 芜荑 北柴胡各一两 使君子二十一个 胡黄连 川黄连各二两

【用法】上药用鳖血一盏，吴茱萸一两，拌和二连，淹一宿，次早炒干透，出茱萸并血，只用二连，夹余药杵末，粟米粉糊为丸，如麻子大。每服二十丸，食前熟水送下。

【主治】❶《得效》：小儿疳痨。❷《本草纲目》引《全幼心鉴》：小儿疳劳，潮热往来，五心烦躁，盗汗咳嗽。

98953 **鳖蒜汤**（《效验秘方》万友生方）

【组成】鳖鱼500克 独头大蒜200克 或鳖甲30~60克 大蒜15~30克

【用法】以鳖甲、大蒜水煮烂熟，勿入盐，每日一剂，分三次（早、午、晚）饮汤食鱼和蒜令尽。或用鳖甲、大蒜为主，辨证配药，每日一剂，水煎两次，上、下午各服一次。

【功用】益肝阴，健脾气，破瘀软坚，行气利水，消食杀虫。

【主治】臌胀（肝硬化、脾肿大）。

【方论选录】本方鳖甲性味咸寒，入肝以育阴潜阳，破瘀软坚；大蒜性味辛温，健脾暖胃，辟秽杀虫，行气导滞，破瘀利水。二药一阴一阳，相须相济，能功能补，合而用之，对肝脾气滞血瘀而又气血不足的寒热虚实错杂之臌胀有良效。

【加减】若胁痛甚者，可合四逆散（柴胡、枳实各10克，白芍15~30克，甘草5克）、金铃子散（金铃子、延胡索各10~15克）、失笑散（五灵脂、蒲黄各10~15克）；若脘痞腹胀纳呆者，酌合枳术丸、保和丸、平胃散、六君子汤。

98954 **鳖甲饮子**（《圣惠》卷十六）

【组成】鳖甲（涂醋炙令黄，去裙襕） 前胡（去芦头） 人参（去芦头） 甘草（炙微赤，剉）各三分 生姜一分 豉心一分 葱白七茎 雄鼠粪十四个

【用法】上细剉。每服半两，以水一大盏，煎至五分，去滓温服，不拘时候。

【主治】时气后劳复，发寒热进退。

98955 **鳖甲饮子**（《圣惠》卷十八）

【组成】鳖甲半两（涂醋，炙令微黄，去裙襕） 柴胡一两（去苗） 人参一分（去芦头） 甘草半分（炙微赤，剉） 豉一合 白术一分 雄鼠粪一个（微炒，别研）

【用法】上细剉，分为二服。每服以水二大盏，加生姜二分，葱白三茎，煎至一盏，去滓，入研了鼠粪搅匀，分二次温服，不拘时候。

【主治】热病后体气尚虚，用力太早，遂生寒热，四肢乏力。

98956 **鳖甲饮子**（《医方类聚》卷一二二引《济生》）

【异名】鳖甲饮（《幼科折衷》卷上）。

【组成】鳖甲（醋炙） 白术 黄耆（去芦） 草果仁 槟榔 芎䓖 橘红 白芍药 甘草（炙） 厚朴（姜制，炒）各等分

【用法】上㕮咀。每服四钱，水一盏半，加生姜七片，大枣一个，乌梅少许，煎至七分，去滓温服，不拘时候。

【主治】疟疾久不愈，胁下痞满，病人形瘦，腹中结块，时发寒热，名曰疟母。

【方论选录】《医方集解》：此足少阳、厥阴、太阴药也。久疟必由脾虚，白术补脾气，黄耆补肺气，使气足脾运，方能磨积也。川芎补肝而行血中气滞，芍药助脾而散肝经火邪，二药并和厥阴营气，营血调则阴阳和矣。槟榔下气而攻积，草果暖胃而祛寒，厚朴破血而散满，陈皮理气而消痰，甘草和中而补土。鳖甲咸平属阴，色青入肝，专能益阴补虚，消热散结，故为痎疟之君药也。

98957 **鳖甲饮子**（《保婴撮要》卷七）

【组成】鳖甲（醋炙） 白术 甘草 黄耆 白芍药 川芎

【主治】疟久不愈，胁下痞满，形容羸瘦，腹中结块，时发寒热，名曰疟母。

98958 **鳖甲渍酒**（方出《千金》卷十，名见《圣济总录》卷三十五）

【组成】鳖甲一方寸 乌贼骨二方寸 附子 甘草各一两 恒山二两

【用法】上㕮咀，以酒二升半渍之，露一宿。明日涂五心手足，过发时疟断；若不断，可饮一合许。

【主治】疟。

98959 **鳖甲煮散**（《普济方》卷二〇〇引《护命方》）

【组成】鳖甲（去裙襕，醋炙）半两 羌活（去芦头） 柴胡（去苗）各一分 黄耆（剉）半两 赤茯苓（去黑皮） 生干地黄（焙） 木香各一分 牛膝（酒浸，切，焙） 天灵盖（酥炙） 续断 菟丝子（酒浸，别捣）各半两 芎䓖 藿香叶 陈橘皮（汤浸，去白，焙） 山茱萸各一两 麝香（研）一分 独活（去芦头）一分

【用法】上为散。每服一二钱，水一盏，入盐少许，同煎七分，去滓，空心服。或炼蜜为丸，如梧桐子大。每服四十丸，空心盐汤送下。

【主治】劳疟。毛发枯焦，寒热不定，饮食减少，肌肉消瘦，面色青黑，两足无力，非时足冷，小便频数，大便不调，梦遗滑精。

【宜忌】若大腑秘、骨蒸热勿服。

98960 **鳖甲煎丸**（《金匮》卷上）

【异名】疟母煎（《活人书》卷十七）。

【组成】鳖甲十二分（炙） 乌扇三分（烧） 黄芩三分 柴胡六分 鼠妇三分（熬） 干姜三分 大黄三分 芍药五分 桂枝三分 葶苈一分（熬） 石韦三分（去毛） 厚朴三分 牡丹五分（去心） 瞿麦二分 紫葳三分 半夏一分 人参一分 䗪虫五分（熬） 阿胶三分（炙） 蜂窠四分（炙） 赤消十二分 蜣螂六分（熬） 桃仁二分

【用法】上为末，取煅灶下灰一斗，清酒一斛五斗浸灰，候酒尽一半，着鳖甲于中，煮令泛烂如胶漆，绞取汁，纳诸药煎为丸，如梧桐子大。空心服七丸，每日三次。

【功用】❶《金匮要略心典》：行气逐血。❷《中国药典》：活血化瘀，软坚散结。

【主治】❶《金匮》：病疟，以月一日发，当以十五日愈；设不愈，当月尽解；如其不愈，结为癥瘕，名曰疟母。❷《张

氏医通》:一切痞积。

【宜忌】❶《外台》:忌苋菜、生葱、胡荽、羊肉、饧等物。❷《谦斋医学讲稿》:虚人忌用,体力较强者亦不宜久用。❸《中国药典》:孕妇禁用。

【方论选录】❶《医方考》:方中灰酒,能消万物,盖灰从火化也;渍之以酒,取其善行;鳖甲、鼠妇、䗪虫、蜣螂、蜂窠皆善攻结而有小毒,以其为血气之属,用之以攻血气之凝结,同气相求,功成易易耳;柴胡、厚朴、半夏散结气;桂枝、丹皮、桃仁破滞血;水谷之气结,则大黄、葶苈、石韦、瞿麦可以平之;寒热之气交,则干姜、黄芩可以调之。人参者,以固元于克伐之场;阿胶、芍药以养阴于峻厉之队也。乌扇、赤消、紫葳攻顽散结。❷《千金方衍义》:疟母必著于左胁,肝邪必结肝部也。积既留著客邪,内从火化,当无外散之理,故专取鳖甲伐肝消积。尤妙在灰煮去滓,后下诸药,则诸药咸得鳖甲引入肝胆部分。佐以柴胡、黄芩同跻少阳区域;参、姜、朴、半助胃祛痰;桂、芍、牡丹、桃、葳、阿胶和营散血;蜣螂、蜂窠、虻虫、䗪虫、乌扇聚毒势攻;瞿、苇、藻、戟、葶苈、大黄利水破结。未食前服七丸,日服不过二十余粒。药虽峻而不骤伤元气,深得峻药缓攻之法。又易《金匮》方中赤消毒劣,则易之以藻、戟;鼠妇难捕,乃易之以虻虫。略为小变,不失大端。❸《古方选注》:本方都用异类灵动之物,若水陆,若飞潜,升者降者,走者伏者咸备焉。但恐诸虫扰乱神明,取鳖甲为君守之,其泄厥阴破癥瘕之功,有非草木所能比者。阿胶达表熄风,鳖甲入里守神,蜣螂动而性升,蜂房毒可引下,䗪虫破血,鼠妇走气,葶苈泄气闭,大黄泄血闭,赤消软坚,桃仁破结,乌扇降厥阴相火,紫葳破厥阴血结,干姜和阳退寒,黄芩和阴退热,和表里则有柴胡、桂枝,调营卫则有人参、白芍,厚朴达原劫去其邪,丹皮入阴提出其热,石韦开上焦之水,瞿麦涤下焦之水,半夏和胃而通阴阳,灶灰性温走气,清酒性暖走血。统而论之,不越厥阴、阳明二经之药,故久疟邪去营卫而着脏腑者,即非疟母亦可借以截之。《金匮》惟此丸及薯芋丸药品最多,皆治正虚邪着久而不去之病,非汇集气血之药攻补兼施未易奏功也。❹《成方便读》:方中寒热并用,攻补兼施,化痰行血,无所不备。而又以虫蚁善走入络之品,搜剔蕴结之邪。柴桂领之出表,消黄导之降里。煅灶下灰清酒,助脾胃而温运。鳖甲入肝络而搜邪。空心服七丸,日三服者,取其缓以化之耳。

【临床报道】❶血吸虫病肝脾肿大:《浙江中医杂志》[1957,(4):153]鳖甲煎丸配合阿魏消痞丸治疗41例。用法:鳖甲煎丸每次1.5~2克,阿魏消痞丸,每次3~5克,二方混合服用,每日三次,饭前半小时服,23天为一疗程。结果:41例中脾脏缩小1~3公分者20人,4~6公分者13人,不缩小但软化者7人,无效者1人,有效率80%以上;其中29例肝肿大者,缩小1~2公分者10人;3~5公分者4人;不增不减而软化者13人,无效2人。此外17例大便带脓血者,服药后均转为正常大便。❷胃癌:《江苏中医杂志》[1982,(6):36]傅某,女64岁。胃脘隐痛,胃纳减退一年,伴大量呕血一次,黑粪多次及上腹部肿块,胃肠钡餐检查示:胃小弯癌性溃疡。体检:极度消瘦,中上腹可触及8厘米×6厘米隆起之肿块,质坚硬,不易移动,舌紫暗,苔黄腻,脉细弦。治以理气活血、消肿软坚法。方药:鳖甲煎丸,枸桔、枳壳、陈皮、桔叶、八月扎、香橼、丁香、佛手、玫瑰花、槟榔、丹参、赤芍、牡蛎、天龙、木香、香附、生熟苡仁,合欢皮,川楝子、茯苓,随证加减,并用云南白药,连续服用三年余(未用任何西药),胃小弯病变明显好转。7年后随访,病员仍健在。❸早期肝硬化:《山东中医杂志》[2001,20(10):605]治疗30例,显效20例,占66.7%;有效7例,占23.3%;无效3例,占10.0%。总有效率90%。❹气滞血瘀型心绞痛:《陕西中医》[2003,24(06):516]治疗38例,临床症状改善显效:26例,有效9例,无效3例,总有效率为92.1%;心电图改善显效:7例,改善17例,无效15例,总有效率为63.2%。在治疗过程中,除少数患者服药后有胃脘不适或恶心、呕吐外(减量并改为饭后服药后消失),全部病例治疗前后血常规、尿常规、肝肾功能均无明显变化。❺早期肝硬化门脉高压:《辽宁中医药大学学报》[2009,11(06):155]治疗63例,疗效明显,与对照组有显著性差异,$P<0.05$。肝硬化B超评分结果,B超观察门脉直径与脾厚度的单项指标结果均提示治疗组优于对照组,与对照组相比有显著性差异,$P<0.05$。结论:鳖甲煎丸对治疗肝纤维化及早期肝硬化有明确疗效,对于门脉压力与缩脾方面有针对性的作用。

【现代研究】❶抗肿瘤血管生成:《浙江中医杂志》[2005,(04):536]可以显著降低荷瘤小鼠肿瘤的微血管计数,这说明鳖甲煎丸可通过抑制荷瘤小鼠肿瘤的血管生成来达到抑瘤的。鳖甲煎丸抑制肿瘤血管生成可能是通过抑制肿瘤VEGF来实现的。鳖甲煎丸可以显著抑制荷瘤小鼠肿瘤PCNA的表达,这可能亦是鳖甲煎丸抑制肿瘤生成的原因之一。❷抗肝纤维化:《中医研究》[2007,29(11):22]鳖甲煎丸、秋水仙碱各组血清ALT显著降低,接近正常组,与病模组比较,差别有统计学性意义($P<0.05$);各治疗组血清ALB、A/G显著高于病模组,差别有统计学意义($P<0.05$);与病模组比较,鳖甲煎丸与秋水仙碱组的HA、LN、PCⅢ、Ⅳ—C含量明显降低,差别有统计学意义($P<0.05$);鳖甲煎丸与秋水仙碱各组之间上述指标差别无统计学意义。结论:鳖甲煎丸和秋水仙碱均能明显降低血清HA、LN、PCⅢ、Ⅳ—C含量,能促进白蛋白合成和肝细胞再生,抑制胶原合成与分泌,阻抑肝纤维化过程。❸活血化瘀抗肿瘤:《血栓与止血学》[2004,10(1):25]鳖甲煎丸高剂量组和鳖甲煎丸低剂量组的抑瘤率与阴性对照组均有显著性差异($P<0.01$);鳖甲煎丸高剂量组与鳖甲煎丸低剂量组的抑瘤率间亦有显著性差异($P<0.05$);鳖甲煎丸高剂量组与环磷酰胺组比较其抑瘤率无显著性差异$P>0.05$)。结论:具有破血化瘀、软坚散结之功效的鳖甲煎丸能显著抑制肿瘤的生长。

【备考】本方方名,《外台》引作“大鳖甲煎”。《千金》无鼠妇、赤消,有海藻、大戟、虻虫。

98961 鳖甲煎丸(《圣惠》卷二十八)

【组成】鳖甲二两(别捣为末) 干漆(捣碎,炒令烟出) 附子(炮裂,去皮脐)各一两 京三棱一两(炮裂,剉) 川大黄一两(剉碎,炒过) 木香半两

【用法】上为末。先将鳖甲末以头醋三升煎令稠,然

后入诸药末为丸，如梧桐子大。每服十丸，空心及晚食前以温酒送下。

【主治】虚劳，癥瘕不消。

【宜忌】忌苋菜、生冷。

98962 **鳖甲煎丸**(《圣惠》卷四十八)

【组成】鳖甲二两(涂醋炙令黄，去裙襴) 防葵一两(剉，炒令黄) 川大黄二两(剉碎，微炒，上三味为细末，以醋二升，煎令如膏) 干漆一两(捣碎，炒令烟出) 桂心三分 附子一两(炮裂，去皮脐) 川椒红一两(微炒) 桃仁二两半(汤浸，去皮尖双仁，麸炒微黄，剉，研入) 木香一两 枳实一两(麸炒微黄)

【用法】上为细末，纳前煎中，更入少蒸饼为丸，如梧桐子大。每服二十丸，以生姜、橘皮汤送下。

【主治】积聚气久不消，心腹虚胀，不欲饮食。

98963 **鳖甲煎丸**(《普济方》卷二三六引《博济》)

【异名】鳖甲柴胡煎丸(《圣济总录》卷一七九)、青蒿鳖甲煎丸(《永类钤方》卷十六)、鳖甲煎(《医部全录》卷三〇六)、柴胡煎丸(《普济方》卷三九〇)。

【组成】鳖甲(去裙襴，醋炙) 柴胡(去苗)各二两 甘草(炙，剉) 杏仁(去皮尖双仁，炒) 桔梗 当归(切，焙) 地骨皮 人参 赤芍药各一两 木香 桂(去粗皮)各半两 黄连 胡黄连各一分 麝香(另研)二钱 酥三两 蜜三两

【用法】上除麝香、酥、蜜外为末，用青蒿一斤，童子小便五升，好酒一升，熬青蒿至二升，去蒿，入酥、蜜，再熬成膏，候冷，入药末、麝香为丸，如梧桐子大。每服十五至二十丸，温酒或米饮送下，每日三次。

【功用】《医统》：补虚劳。

【主治】❶《普济方》引《博济》：虚劳骨蒸，早晚烦热，寝食不安，五心热闷，百节酸疼。❷《圣济总录》：小儿骨蒸，肌瘦盗汗。

98964 **鳖甲煎丸**(《圣济总录》卷四十五)

【组成】鳖甲(醋炙，去裙襴) 硇砂(不夹石者) 芫花(醋拌，炒) 狼毒(碎，剉，炒) 干漆(炒烟尽)各一两 京三棱(炮，剉)三两 巴豆二钱(去皮心，研细，与硇砂用醋一升同熬成膏)

【用法】上除硇砂、巴豆外为末，与巴豆膏同拌匀，水煮面糊为丸，如绿豆大。每服一丸，食后生姜汤送下。

【主治】脾脏久积冷气，攻心腹痛胀，恶心呕逆，脐下撮痛。

98965 **鳖甲煎丸**(《普济方》卷二四九引《卫生家宝》)

【组成】鳖甲三两(水浸三日三夜，去裙，米醋蘸炙令脆，为末) 桃仁一百个(汤浸，去皮尖，炒黄，细研) 硇砂(汤化，去石，煎成霜)三分

上药用酽醋四升，砂盆中慢火熬成膏，更入后药：

厚朴(去皮，生姜汁炙) 陈皮(去白) 神曲(炒) 肉桂(去皮)各一两 肉豆蔻四个 槟榔二两 柴胡(去苗)半两

【用法】上为末，再温前膏为丸，如梧桐子大。每服二十至三十丸，以细切生葱热酒送下。

【主治】小肠气发不可忍，并治淋。

【宜忌】忌生冷、油腻、湿面。

98966 **鳖甲煎丸**(《魏氏家藏方》卷十)

【组成】木香半两(炒) 胡黄连二两 当归一两(去芦) 人参半两(去芦) 茯苓一两(白者，去皮) 诃子半两(炮，去核) 槟榔一两 使君子四十九个(炮) 鳖甲二两(醋浸，炙) 麝香半两(别研) 芦荟二钱半(别研) 芜荑一两

【用法】上为细末，面糊为丸，如麻子大。每服二十丸，米饮送下，不拘时候。

【主治】小儿诸般疳疾。

98967 **鳖甲煎丸**

《痢疟纂要》卷十二。为《医学入门》卷七“鳖甲丸”之异名。见该条。

98968 **鳖头足丸**(《幼幼新书》卷二十二引《婴孺方》)

【组成】鳖头、足一具(酒二升，浸一宿，炙干) 蛴螬四十个(炙) 虻虫二合(去头、足、羽) 蚱蝉 蜣螂各二十个(炙) 干姜 人参各三两 云母(炼) 川芎各二两 牛黄一分 桂心一两

【用法】上为末，炼蜜为丸，如小豆大。每服二丸，每日二次。

【主治】小儿里急，胁下支坚。

98969 **鳖肉煎丸**(《圣济总录》卷三十五)

【组成】生鳖肉半斤(治如食法) 黄芩(去黑心) 柴胡(去苗) 蜣螂(去翅头足，炒)各半两 鼠妇(炒，去足) 干姜(炮) 大黄(生剉) 海藻(洗去咸汁，焙) 葶苈子(纸上炒) 桂(去粗皮) 牡丹皮 厚朴(去粗皮，生姜汁炙，剉) 紫菀(切，焙) 瞿麦(去梗) 半夏(汤洗去滑，焙) 人参 大戟(剉) 䗪虫(炒) 射干(炮) 阿胶(炙燥) 桃仁(汤浸，去皮尖双仁，别研) 石韦(去毛) 赤芍药各一分 桑螵蛸(炒)一两

【用法】上为细末，取灶下灰三升，酒二升淋灰，取灰汁先煮鳖肉令烂，绞去鳖肉，后入诸药末，纳鳖肉汁，更煎成膏，可丸即止，丸如梧桐子大。每服二十丸，未发前温酒送下。

【主治】疟久不愈，结为癥瘕，名曰疟母。

98970 **鳖血煎丸**(《卫生总微》卷十二)

【组成】吴茱萸 胡黄连(剉碎，用鳖血浸一宿，同吴茱萸炒令干焦，去茱萸不用) 白芜荑仁 柴胡(去芦)各等分

【用法】上为细末，用豮猪胆汁浸，蒸饼为丸，如绿豆大。每服十丸，熟水送下，不拘时候。

【主治】小儿诸疳。

98971 **鳖甲三棱丸**(《圣济总录》卷七十三)

【组成】鳖甲(九肋，重四两以上者，水浸洗，去脊骨裙襴，醋浸一宿，炙，为末) 京三棱(水浸两宿，剉，醋浸一宿，焙干，为末) 干漆(炒烟出)各三两 木香 干姜(炮) 补骨脂(炒) 槟榔(剉为末) 没药(研) 硇砂(研) 墨(研)各一分

【用法】上为末，醋煮面糊为丸，如绿豆大。每服二十丸，生姜、盐汤送下；妇人血病，醋汤送下。

【主治】男子、妇人、小儿虚中癖气，脏腑不调，食饮不

消，久致瘦弱者；又治虚气膨胀，心胸闷滞；并妇人产后血积蓐劳，瘦瘁甚者。

98972 **鳖甲干漆散**（《产科发蒙》附录）

【组成】鳖甲　琥珀　大黄　干漆各等分

【用法】上为散。每服二钱，酒送下。少时恶血即下。若妇人小肠中血下尽，即休服也。

【主治】妇人血瘕癥癖。

98973 **鳖甲大黄丸**（方出《圣惠》卷八十八，名见《普济方》卷三九二）

【组成】鳖甲半两（涂醋炙令黄，去裙襕）　枳壳一分（麸炒微黄，去瓤）　川大黄半两（剉碎，微炒）　京三棱半两（微煨，剉）　芎藭一分　桔梗一分（去芦头）　赤茯苓一分　赤芍药一分　干姜一分（炮裂，剉）　桂心一分

【用法】上为末，炼蜜为丸，如麻子大。每服五丸，以粥饮送下，每日三次。

【主治】小儿痃气，食不消化，四肢瘦弱。

98974 **鳖甲大黄丸**（《圣济总录》卷三十四）

【组成】鳖甲（去裙襕，醋炙）　大黄（生剉）　常山　人参　蜀漆　甘草（炙，剉）　附子（炮裂，去皮脐）　白薇各三分

【用法】上为末，炼蜜为丸，如梧桐子大。每服十五丸，淡竹叶汤送下，平旦一服，食后良久再服。

【主治】寒热往来，疟久不愈。

98975 **鳖甲大黄丸**（《圣济总录》卷七十三）

【组成】鳖甲（去裙襕，醋炙黄）二两　大黄（煨，剉）　槟榔　附子（炮裂，去皮脐）　麦蘖（炒）各一两　乌药（剉）　诃黎勒（煨，去核）　木香　白术　桂（去粗皮）　蓬莪术（炮，剉）　京三棱（炮，剉）各三分　枳壳（去瓤，麸炒）　吴茱萸（炒）各半两

【用法】上为末，后将硇砂三两（细研），醋三升（滤去滓），将前药末平分，一半入硇砂内搅和，于铫子内煎成膏，余药为丸，如梧桐子大。每服二十丸，空心炒生姜汤送下。

【功用】健脾胃，消宿滞。

【主治】癖积。

98976 **鳖甲大黄丸**（《圣济总录》卷七十三）

【组成】鳖甲（生末）　大黄（生末）　吴茱萸（末）各二两　硇砂（火枯）半两（与上三味用米醋二升慢火煎成膏，入后药）　京三棱（炮）　陈橘皮（汤浸，去白，焙）　木香　白术　肉豆蔻（去壳）　枳壳（去瓤，麸炒）各一两

【用法】上后六味为末，将前鳖甲煎搜和为丸，如梧桐子大。每服二十丸，加至三十丸，空心酒饮任下。

【主治】宿食酒癖。

98977 **鳖甲五味散**（《外台》卷五引《许仁则方》）

【组成】鳖甲三两（生用）　常山二两　甘草二两（炙）　松萝二两　桂心一两

【用法】上为散。每服方寸匕，煮乌梅汤送下，每日二次。稍稍加之，以得吐为限。

【主治】疟疾。头痛，骨肉酸楚，手足逆冷，口鼻喉舌干，好饮水，毛耸，腰脊强，欲反拗，小便赤，但先寒后热，发作有时，经七日以后者。

【宜忌】忌人苋、生葱、生菜、海藻、菘菜。

98978 **鳖甲牛膝汤**（《杂病源流犀烛》卷十五）

【组成】鳖甲　牛膝　当归　陈皮　柴胡

【用法】先用三黄石膏汤以祛暑邪，次用本方。

【主治】足厥阴疟。腰痛，少腹满，小便不利如癃状，意恐惧，易太息，先寒后热，甚者色苍苍如欲死，或头疼而渴。

【加减】热甚而渴，倍鳖甲，加花粉、麦冬、知母；脾胃弱或溏泄，去当归，加人参；寒甚寒多，指甲青黯，加人参、姜皮、桂枝；肺火忌用参，只多服本方。

98979 **鳖甲乌梅丸**（《活人心统》卷一）

【组成】鳖甲一片（醋炙酥）　川常山一两（薄酒炒褐色）　乌梅肉五分　人参七分　知母（酒炒）　贝母　槟榔各一两五分　青皮（去瓤）　陈皮（去白）各一两　草果仁八钱

【用法】上为末，酒为丸，如梧桐子大。每服七十丸，温酒或生姜汤送下，一日服二次。

【主治】❶《活人心统》：疟疾。❷《保命歌括》：疟母久不愈者。

【宜忌】忌猪、羊、鸡诸血食。

98980 **鳖甲生犀散**（《直指》卷九）

【组成】天灵盖一具（男者色不赤可用，女者色赤勿用。以檀香煎汤候冷洗，次用酥炙黄）　生鳖甲一个（去裙，醋炙黄）　虎长牙二个（醋炙酥。如无，则用牙关骨半两）　安息香　鸡心槟榔　桃仁（水浸，去皮，焙）各半两　生犀角　木香　甘遂　降真香　干漆（杵碎，炒烟出略尽存性）　阿魏（酒浸，研）各三钱　穿山甲取四趾（醋炙焦）　雷丸二钱　全蝎三个　蚯蚓十条（生研和药）

【用法】上为末。每服半两，先用豉心四十九粒，东向桃、李、桑、梅小梢各二茎，长七寸，生蓝青七叶，青蒿一小握，葱白（连根，洗）五片，石臼内同杵，用井水一碗半煎取一盏，入童便一盏并药末，煎取七分，入麝一字，月初旬五更空心温服。即以被覆汗。

【功用】杀瘵虫，取出恶物。

【主治】❶《直指》：瘵疾。❷《张氏医通》：传尸劳瘵，脾虚唇面手足清。

98981 **鳖甲白术散**（《杨氏家藏方》卷三）

【组成】鳖甲（醋炙）　常山　白芍药　柴胡（去苗）各一两　白术二两　牡蛎半两（火煅）

【用法】上㕮咀。每服五钱，水二盏，生姜五片，煎至一盏，去滓温服，不拘时候。

【主治】久疟。寒热相等，汗多，腰脊重痛。

98982 **鳖甲地黄汤**（《济生》卷一）

【组成】柴胡（去芦）　当归（去芦，酒浸）　麦门冬（去心）　鳖甲（醋炙）　石斛（去根）　白术　熟地黄（酒浸，焙）　茯苓（去皮）　秦艽（去芦）各一两　人参　肉桂（不见火）　甘草（炙）各半两

【用法】上㕮咀。每服四钱，水一盏半，加生姜五片，乌梅少许，煎至七分，去滓温服，不拘时候。

【主治】热劳。手足烦，心怔悸；妇人血室有干血，身体羸瘠，饮食不为肌肉。

【宜忌】虚甚而多汗者，不宜服。

98983 **鳖甲地黄汤**（《医略六书》卷十九）

【组成】鳖甲三钱(生,醋炙) 生地五钱 当归二钱 柴胡三分(盐水炒) 麦冬三钱(去心) 白术一钱半(制) 人参六分 茯苓一钱半 石斛三钱 甘草六分 乌梅一钱半

【用法】水煎,去滓温服。

【主治】虚劳。烦热羸瘦,脉弦濡数者。

【方论选录】血气两虚,虚阳内郁而烦躁,潮热不解,故渐至羸瘦成痨焉。生鳖甲滋阴散结,生地黄壮水滋阴;当归身养营血以活血,麦门冬润肺气以清心;茯苓化气和脾,白术健脾生血;人参扶元补气,甘草和胃缓中;石斛平虚热兼益肾阴,柴胡疏肝胆能除蒸热;乌梅肉除烦热以收津液也。水煎温服,使血气内充,则虚阳得伸,而烦热自解,肌肉渐生,何虚痨之足虑哉。此滋阴疏补之剂,为虚劳烦躁潮热之专方。

98984 鳖甲当归散(《圣济总录》卷一六一)

【组成】鳖甲(醋炙,去裙襕)三两 当归(切,焙) 桃仁(去皮尖双仁,炒) 芍药 京三棱(炮,剉) 桂(去粗皮)各一两

【用法】上为散。每服五钱匕,空心温酒调下,每日二次。

【主治】产后少腹结块,痛不可忍。

98985 鳖甲杀虫丹(《不居集》上集卷十一)

【组成】人参 白薇各三两 熟地 生首乌 地栗粉 桑叶各八两 神曲 麦冬各五两 鳖甲(醋炙)一斤

【用法】上为末,用山药一斤(为末)打糊为丸。每服五钱,白滚汤送下。半年而虫俱从大便中出矣。

【功用】杀虫,补气血。

【主治】传尸痨瘵。

98986 鳖甲导经丸(《陈素庵妇科补解》卷一)

【组成】鳖甲 煎膏四两 当归三两 川芎一两 赤芍二两 白芍四两 生地四两 琥珀屑一两 熟地六两 麦冬三两 白术四两 茯神二两 枣仁三两 丹皮三两 阿胶二两 白薇一两 玉竹二两 红花一两五钱

【用法】上为末,用龙眼肉并莲子(去心)煮烂,同上药末共捣如泥,合炼蜜为丸。每服三钱,白汤入醋少许,空心送下。

【功用】清心和肝,补脾开胃。

【主治】室女年过二十,天癸闭而不通,心、肝、脾三经虚极,肌热,五心烦热,齿垢耳黑,目陷面黄,胸膈满,妨于食,或寒热往来,或梦与鬼交,或善怒,时时干咳。

【方论选录】是方四物补血,合生、红、赤芍通经行血,胶、麦、玉、丹、阿胶、鳖甲滋阴退火,神、枣安心定神,琥珀则镇怯,白术补脾开胃。皆心肝脾三经要药,非干漆、大黄、水蛭、虻虫猛属伤营也。

98987 鳖甲麦煎汤(《圣济总录》卷九十三)

【组成】鳖甲(去裙襕,醋炙) 大黄(湿纸裹煨熟) 常山 柴胡(去苗) 赤茯苓(去黑皮) 当归(酒浸一宿,切,焙) 干漆(炒烟出) 白术 生干地黄(焙) 石膏各一两 甘草(炙)半两

【用法】上为散。每服三钱匕,小麦五十粒,水一盏,煎至六分,去滓,食后、卧时温服。

【主治】男女骨蒸,妇人血风,攻注四肢,心胸烦壅,口臭肌热,黄瘦盗汗。

【加减】有虚汗,加麻黄根一两。

98988 鳖甲羌活丸

《类证治裁》卷四。即《杂病源流犀烛》卷六"鳖甲羌活汤"改为丸剂。见该条。

98989 鳖甲羌活汤(《杂病源流犀烛》卷六)

【组成】鳖甲 枣仁 羌活 独活 川芎 防风 人参 甘草 黄耆 牛膝 五味 蔓荆子

【主治】虚烦不寐,寐即惊醒。

【备考】本方改为丸剂,名"鳖甲羌活丸"(见《类证治裁》)。

98990 鳖甲青蒿饮(《金鉴》卷五十二)

【组成】银柴胡 鳖甲(炙) 青蒿 生甘草 生地黄 赤芍 胡黄连 知母(炒) 地骨皮

【用法】引用灯心,水煎服。

【主治】小儿疳疾发热,初起多实者。

98991 鳖甲恒山汤

《伤寒总病论》卷五。为《外台》卷三引《删繁方》"鳖甲汤"之异名。见该条。

98992 鳖甲养阴煎(《中医妇科治疗学》)

【组成】鳖甲 龟版 干地黄 枸杞 麦冬 杭芍各三钱 首乌藤五钱 地骨皮 茯神各三钱 丹皮二钱

【用法】水煎,温服。

【功用】养阴清热,兼益肝肾。

【主治】经闭劳损,阴虚血亏,两颧红,潮热盗汗,心烦不寐,手心热,口干唇红,苔薄而黄,脉细数。

98993 鳖甲柴胡汤(《圣济总录》卷八十九)

【组成】鳖甲(醋炙,去裙襕) 柴胡(去苗) 乌梅(去核) 人参各一两 半夏(汤洗七遍,去滑) 陈橘皮(汤浸,去白,焙) 独活(去芦头) 芎藭 附子(炮裂,去皮脐) 芍药(炒)各三分 桂(去粗皮) 酸枣仁 甘草(炙,剉) 黄耆各半两

【用法】上剉,如麻豆大。每服五钱匕,水一盏半,加生姜五片,煎取七分,去滓温服。

【主治】风虚劳倦,四肢拘急,不思饮食,遍身疼痛。

98994 鳖甲黄连丸(《卫生总微》卷十二)

【组成】鳖甲(童便、米醋各半盏,慢火上蘸炙至尽色焦黄) 黄连(用巴豆七个,去皮膜,用水一盏同煮水尽,去巴豆不用,只使黄连) 白术 人参(去芦) 茯苓 甘草(炙) 川楝子肉 使君子仁 木香 草豆蔻(炮,去皮) 柴胡(去芦) 陈皮(去白) 草龙胆各半两

【用法】上为细末,豮猪胆汁为丸,如绿豆大。每服一二十丸,米饮送下;如有潮热,体热不解,乌梅汤送下。

【主治】小儿诸疳羸瘦,发热盗汗,寒热,肚大脚细,不肯进乳食,气粗促急,脾胃不调。

98995 鳖甲常山酒(《圣济总录》卷三十四)

【组成】鳖甲(去裙襕,醋炙)一分 淡竹叶一两 常山 甘草(炙,剉)各三分

【用法】上为粗末。每服五钱匕,酒半盏浸药,盖于地上一宿,次日添水一盏,煎至七分,去滓,未发前温服。得吐

为验。

【主治】疟。先寒战,寒解即壮热。

98996 **鳖甲猪肚丸**(《普济方》卷二三〇引《博济》)

【组成】鳖甲(去裙襕,醋炙) 柴胡(去苗) 木香 青蒿 生干地黄(焙)各一两 黄连(去须)二两 青橘皮(去白,炒)半两

【用法】上为末。用猪肚一个(净洗),入药末在内,紧系,甑上蒸取烂,候冷和药为丸,如绿豆大。每服十五丸至二十丸,食前、日午、临卧温水送下。

【主治】虚劳潮热,唇红颊赤,气粗口干,睡多盗汗,大小肠秘涩,饮食减少。

98997 **鳖甲猪肚丸**(《卫生宝鉴》卷十九)

【组成】柴胡一两 黄连 鳖甲(九肋者,醋煮黄色)各七钱 枳实(麸炒) 木香 青皮各半两 干青蒿七钱

【用法】上为末,以豮猪肚一个(去脂),盛药蒸熟,同捣和为丸,如梧桐子大。每服一二十丸,食后煎人参汤送下。

【主治】小儿癖积发热。

98998 **鳖甲猪肚丸**(《育婴秘诀》卷四)

【组成】北柴胡一两 黄连七钱 枳实 木香 青皮各一两半 九肋鳖甲(醋炙)一两 大虾蟆(干者)一个(炙焦) 青蒿(干者)七钱

【用法】上为末。用豮猪肚一个(重一斤半者,去脂),将前药末入内,柳木甑蒸,同捣为丸,如麻子大。每服二三十丸,食后人参汤送下。

【主治】小儿病疟,腹中有痞,发热连年不已,欲成疳痨者。

98999 **鳖甲犀角汤**

《伤寒总病论》卷五。为《圣惠》卷十三"鳖甲散"之异名。见该条。

99000 **鳖甲桃仁煎丸**(《杂类名方》)

【组成】桃仁五两(汤浸,去皮尖,用水研,滤取三升) 荆三棱二两(煨黄) 鳖甲(九肋者,醋炙黄)三两 木香 槟榔 青橘皮(去瓤,炒)各一两

【用法】上先取桃仁汁,慢火熬至二升,再加好醋一升,再熬如糊,将余药五味细末拌和为丸,如梧桐子大。每服五七十丸,空心淡醋汤送下,每日二次。

【主治】诸积。

99001 **鳖甲柴胡煎丸**

《圣济总录》卷一七九。为《普济方》卷二三六引《博济》"鳖甲煎丸"之异名。见该条。

二 十 画

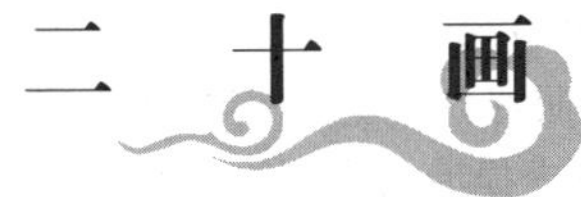

醴

99002 醴泉饮(《衷中参西》卷上)

【组成】生山药一两　大生地五钱　人参四钱　玄参四钱　生赭石四钱(轧细)　牛蒡子三钱(炒、捣)　天冬四钱　甘草二钱

【主治】虚劳发热、或喘或嗽,脉数而弱。

【方论选录】阴虚之甚者,其周身血脉津液皆就枯涸。必用汁浆最多之药,滋脏腑之阴,即以溉周身之液,若方中之山药、地黄是也。然脉之数者,固系阴虚,亦系气分虚弱,有不能支持之象,犹人之任重而体颤也。故用人参以补助气分,与玄参、天冬之凉润者并用,又能补助阴分。且虑其升补之性,与咳嗽上逆者不宜,故又佐以赭石之压力最胜者,可使人参补益之力下行直至涌泉,而上焦之逆气浮火,皆随之顺流而下;更可使下焦真元之气,得人参之峻补而顿旺,自能吸引上焦之逆气浮火下行也。至于牛蒡子与山药并用,最善止嗽,甘草与天冬并用,最善润肺,此又屡试屡效者也。

【临床报道】咳喘:初制此方时,原无赭石,有丹参三钱,以运化人参之补力。后治一年少妇人,信水数月不行,时作寒热,干嗽连连,且兼喘逆,胸膈满闷,不思饮食,脉数几至七至。治以有丹参原方不效,遂以赭石易丹参,一剂咳与喘皆愈强半,胸次开通,即能饮食,又服数剂脉亦和缓,共服二十剂,诸病皆愈。

蘘

99003 蘘荷汤(《外台》卷三十六引《古今录验》)

【组成】蘘荷根　犀角(屑)　地榆　桔梗各二分

【用法】上切。以水二升,煮取九合,去滓,服一合,至再服。

【主治】小儿蛊毒痢血。

99004 蘘荷散(《圣惠》卷九十三)

【异名】升麻散(《圣济总录》卷一七八)。

【组成】白蘘荷根一两　犀角屑三分　败鼓皮一分(烧黄焦)　川升麻一两　甘草半两(炙微赤,剉)　干蓝叶半两　赤芍药三分

【用法】上为粗散。每服一钱,以水一小盏,入豉二七粒,煎至五分,去滓温服,不拘时候。

【主治】小儿蛊毒痢不止,身体壮热,烦闷。

99005 蘘荷根汤(《幼幼新书》卷二十九引《婴孺方》)

【组成】白蘘荷根八分　犀角(屑)　谷皮四寸(炙)　升麻十分　甘草四分(炙)　蓝青一升　豉三合　芍药七分

【用法】以水四升,煮取一升二合,二岁儿为三服。

【主治】小儿蛊毒痢。

99006 蘘荷根汤(方出《圣惠》卷五十六,名见《圣济总录》卷一四七)

【组成】败鼓皮三寸(炙微焦)　苦参一两(剉)　蘘荷根一两

【用法】上为粗散,分为四服。每服以水一大盏,煎至五分,去滓温服。不拘时候,每日二次。

【主治】中蛊毒吐血。

99007 蘘荷根汤(《圣济总录》卷一一七)

【组成】蘘荷根二两

【用法】一味细剉,分为三分。以水二盏,煎三五沸,去滓,热含冷吐。

【主治】口疮。

嚼

99008 嚼药防己散(《得效》卷五)

【异名】防己散(《普济方》卷一五九)。

【组成】薄荷　百药煎　枯矾　防己　甘草

【用法】上剉散。入口细嚼,旋旋咽下。

【主治】热嗽失声。

鼍

99009 鼍甲汤(《千金》卷十四)

【组成】鼍甲七个　甘草　白薇　贝母　黄芩各二两　防风三两　麻黄　芍药　白术各二两半　凝水石　桂心　茯苓　知母各四两　石膏六两

【用法】上㕮咀。以水二斗、煮取四升,温服一升,日三次,夜一次。

【主治】邪气、梦寐寤时涕泣、不欲闻人声、体中酸削、乍寒乍热、腰脊强痛、腹中拘急,不欲饮食。或因疾病之后,劳动疲极,或触犯忌讳众诸不节,妇人产生之后,月经不利,时下青赤白,肌体不生肉虚羸瘦,小便不利;或头身发热,旋覆解散;或一度交接、弥日困极。

99010 鼍龙点眼方(《医方考》卷五)

【组成】猪胆一枚

【用法】银铫中微火熬成膏。再入冰脑米许,点入眼中。

【主治】白翳膜遮睛。

【方论选录】猪胆汁者，甲木之精也，可以莹润乙窍；冰脑者，辛温之品也，可以旋开目翳；膜灰者，化烂之品也，可以消去翳膜。

【临床报道】郭太尉者，真州人，久患目盲，有白翳膜遮睛，遍服眼药，无能效者。有亲仲监税在常州守官，闻张鼍龙之名，因荐于太尉。太尉请张视之曰：予眼缘热药过多，乃生外障，视物昏黑，更无所睹，医者以肝肾虚损治之愈盲。张曰：请太尉将药点眼并服之，一月取翳微消。后果一月翳退，双目如旧。因求点药方，乃只用前件修制，点入眼中，微觉翳轻；后又将猪胆白膜皮暴干，捻作绳子烧灰，待冷点翳，云盛者亦能治之。此方甚好，勿妄传。

獾

99011　**獾油**（《北京市中药成方选集》）

【组成】大黄一两　生石膏一两　生地榆一两　獾油十六两

【用法】獾油炸药料，去净滓，装瓶重一两。敷患处。

【功用】消肿止痛。

【主治】水火烫伤、红肿起泡、浸淫溃烂。

99012　**獾油**（《全国中药成药处方集》天津方）

【异名】獾油搽剂（《中国药典》2010版）。

【组成】獾油一斤　冰片面五钱

【用法】以上和匀，一两重装瓶。涂抹患处。

【功用】❶《全国中药成药处方集》：活血，润皮肤、止痛；❷《中药制剂手册》：清热解毒、消肿。

【主治】水烫、火烫、油烫，红肿起泡，浸淫溃烂，疼痛不止。

【宜忌】《中药制剂手册》：外用药品，切勿入口。

99013　**獾油搽剂**

《中国药典》2010版。为《全国中药成方处方集》天津方“獾油”之异名。见该条。

鳜

99014　**鳜鱼酒**

《鸡峰》卷二十四。为《圣济总录》卷一二四“鳜胆煎”之异名。见该条。

99015　**鳜胆煎**（《圣济总录》卷一二四）

【异名】鳜鱼酒（《鸡峰》卷二十四）。

【组成】鳜鱼胆（唯腊月收者最佳）

【用法】腊月取，挂于北檐下阴干。每有鱼鲠，即取一皂子许，以酒一合煎化呷。若得逆便吐，骨随涎出；未吐，更饮温酒，以吐为度；又未出，更煎一服，无不出者。此药应是鲠在脏腑中，日久疼痛，黄瘦甚者，服之皆出。若卒无鳜鱼，蠡鱼、鲩鱼、鲫鱼亦可。

【主治】一切骨鲠或竹木刺喉中不下。

鳝

99016　**鳝鱼酒**（《良方集腋》卷上）

【组成】鳝鱼一尾

【用法】每日滴血杯中，即以热酒冲服。服七条即愈，如烟瘾重，再服七条必愈。

【功用】戒鸦片烟瘾。

【方论选录】鳝鱼滋阴补五脏，其性能走经络，价廉效速，不必服药之难也。

灌

99017　**灌耳散**（方出《圣惠》卷三十六，名见《圣济总录》卷一一五）

【组成】雄黄一分　绿矾一分　吴蓝子一合　莴苣子一分　葱子一分　白芜荑一分　麝香一分

【用法】上药于铁器内烧为灰，细研，每用一字，以葱白一茎，生姜枣许大，将药同研令烂，油半合，调沥汁在耳中，日泄药入耳，其虫便出，日深者即化为水。

【主治】蚰蜒并诸杂虫蚁入耳。

【备考】方中吴蓝子、葱子，《圣济总录》作板蓝根、没心草。

99018　**灌舌丹**（《辨证录》卷六）

【组成】熟地　麦冬各一两　沙参　地骨皮各五钱

【用法】水煎服。

【主治】日间口燥，舌上无津，至夜卧又复润泽。

99019　**灌顶油**（《圣惠》卷三十二）

【组成】生油二斤　故铧铁五两（打碎，择洗）　寒水石一两　马牙消半两　曾青一两

【用法】上药以绵裹，入油中浸一七日后，可用一钱，于顶上摩之。及滴少许入鼻中。

【功用】除眼中障翳，镇心明目。

【主治】脑中热毒风。

99020　**灌顶散**（《圣惠》卷十七）

【组成】马牙消一分　苦葫芦子一分　地龙一分（干者）　瓜蒂一分　麝香半钱（细研）

【用法】上为细散，入麝香同研令匀。吹一字于鼻中。当下脑中恶滞水便愈。

【主治】热病，头疼不可忍。

99021　**灌鼻丸**（《圣惠》卷八十七）

【组成】青黛一钱　黄连末一钱　芦荟一钱　瓜蒂末一钱　龙脑一杏仁大　蟾酥半杏仁大

【用法】上为末，用粳米饭和为丸，如绿豆大。以乳汁化破两丸，滴在鼻中，每日两三次。

【主治】小儿一切疳，心烦脑热。

99022　**灌藕方**（《圣惠》卷九十六）

【组成】生藕五梃（大者）　生百合二两　生薯药三两　白茯苓二两（末）　大枣三七个（去皮核）　生天门冬二两（去心，细切）　面四两　牛乳三合　蜜六合

【用法】将百合、薯药、天门冬烂研，入蜜更研取细，次入枣瓤、次入茯苓、次入面、搜和，干则更入黄牛乳调，看稀稠得所，灌入藕中，逐窍令满，即于甑中蒸熟。每饮后或临卧时少少食之。

【功用】益心润肺。

【主治】胸膈烦躁，欬嗽。

99023　**灌耳酱汁**（《圣济总录》卷一一五）

【组成】酱汁一二合

【用法】灌耳中即出。

【主治】蚁入耳。

99024　**灌耳地龙汁**（方出《圣惠》卷三十六，名见《圣济总录》卷一一五）

【组成】地龙（湿者）五七条

【用法】捣取汁。数数灌之。轻挑自出。

【主治】耵聍塞耳聋，强坚挑不可得出者。

99025　**灌脓起顶汤**（《疡医大全》卷三十三）

【组成】人参七分　黄耆二钱　白芷　甘枸杞各一钱　淫羊藿　川芎　甘草各五分　黄豆七粒

【用法】姜、枣引，煎服。

【主治】痘不起发。

99026　**灌脓起顶散**

《赤水玄珠》卷二十八。为原书同卷“升天散”之异名。见该条。

99027　**灌鼻蒺藜汁**（方出《千金》卷六，名见《圣惠》卷三十七）

【组成】蒺藜一把（取当道车碾过者捣）

【用法】以水三升，煎取熟，先仰卧，使人满口含饭，取一合汁灌鼻中，不通再灌之。大嚏，必出一二个息肉，似赤蛹虫，即愈。

【主治】鼻塞，多年不闻香臭，清水出不止。

99028　**灌鼻藜芦散**

《圣济总录》卷一一六。为方出《千金》卷六，名见《普济方》卷五十六“矾石散”之异名。见该条。

99029　**灌耳麝香乳汁**（《圣惠》卷三十六）

【异名】灌耳麝香驴乳汁（《圣济总录》卷一一五）。

【组成】麝香三分（细研）　绿矾半两（细研）　米醋少许　驴乳汁二合

【用法】调和为汁。使一蛤蒲子，取药倾在所入耳内，一碗茶久，侧耳倾出，化为水，唯存脚子在为验。

【主治】蚰蜒入耳。

99030　**灌耳麝香驴乳汁**

《圣济总录》卷一一五。为《圣惠》卷三十六“灌耳麝香乳汁”之异名。见该条。

瀹

99031　**瀹经汤**

《叶氏女科》卷一。为《何氏济生论》卷八“加减八物汤”之异名。见该条。

糯

99032　**糯米丸**（《眼科阐微》卷三）

【组成】丝瓜叶　糯米粉

【用法】丝瓜叶煮烂，糯米粉调蒸，作饼如圆眼。吃数日。即愈。

【主治】雀目。

99033　**糯米汤**（《卫生总微》卷十）

【组成】糯米一百粒　木香　黄连（去须）

【用法】上三味剉碎如米，同炒至米焦黄，去木香、黄连不用，只以米为末。后用枇杷叶去毛净，焙干，等分为末，和匀。白汤调服半钱，不拘时候。

【主治】吐泻不止。

99034　**糯米饭**（《圣济总录》卷一八九）

【组成】糯米二升（净淘）　曲末五合（研如粉）

【用法】蒸糯米熟，以曲末拌和，瓷器盛经宿。每日空腹食半盏。

【主治】脾胃气弱，见食呕吐，瘦羸无力。

99035　**糯米饮**（《圣济总录》卷三十九）

【组成】糯米（淘）二升

【用法】淘取泔饮之。

【主治】霍乱渴甚。

99036　**糯米饮**（《圣济总录》卷六十八）

【组成】薜荔

【用法】每一二十叶，用纸贴放著阴处，切不可晒至干，收贴起。如有患，旋碾罗作细末，每服先研糯米煎浓饮。若煎饼面稀稠，可八分一盏，抄药末一匙头，同搅调匀。临卧温服。

【主治】肺损吐血。

99037　**糯米粉**（《圣济总录》卷四十）

【组成】糯米粉一升

【用法】每服三钱匕，以井华水调下，不拘时候。

【主治】霍乱卒哕。

【备考】本方方名，《普济方》引作“糯米粉饮”。

99038　**糯米散**（《医统》卷七十七引《医林集要》）

【组成】大斑蝥二十一个（去头足翅）　糯米一撮

【用法】先将斑蝥七个入米内，慢火炒，勿令焦，去斑蝥；再入七个炒令焦，色变俱去之；又入七个，炒米色出赤烟为度，去斑蝥不用。只将米研为末，冷水入香油少许，空心调服，须臾又进一服。以二便利下恶物为度。若腹痛，急以青靛调凉水解之。或先用黄连、甘草煎汤，待冷服之。又凉水调益元散甚妙。

【主治】疯犬伤毒。

【宜忌】不可食热物。终身禁食犬肉，每见食犬肉而复作者，不救。

【方论选录】斑蝥毒之尤者，虽以毒而攻毒，惟少用之，兹用炒米以夺气。尤备青靛、黄连解其慓悍。

99039　**糯米粥**（《圣济总录》卷一九〇）

【组成】糯米（淘净）两合　槟榔（炮剉，捣取末）一分　郁李仁（汤浸去皮，研成膏）一分　大麻子两合

【用法】先研大麻子令烂，以水三升与大麻仁搅匀，生绢滤取汁，煮糯米作粥，将熟，入槟榔末、郁李仁膏搅匀。空心食之。

【主治】肺痿劳嗽，胸膈痛，大便秘。

99040　**糯米粥**（《圣济总录》卷一九〇）

【组成】糯米（淘净）　大麻子各两合

【用法】上二味，先以水三升，研麻子，生绢滤取汁，煮米作粥。空心食。

【主治】大便秘涩。

99041　**糯米粥**（《仙拈集》卷三）

【组成】糯米二合（砂锅内煮粥）　生地黄（预浸，捣汁）一合

【用法】粥熟放入生地汁，调匀，空心服。

【主治】胎漏不安。

【宜忌】忌铁器。

99042　**糯米膏**（方出《圣济总录》卷一四〇，名见《普济方》卷三〇二）

【组成】糯米三升(入瓷盆内,于端午前四十九天以冷水浸之,一日两度换水,换时轻淘,辟去水,勿令搅碎,浸至端午日取出曝干,生绢袋盛,挂通风处)。

【用法】每用旋取少许,炒令焦为散。冰水调如膏药,随大小裹定疮口,外以绢帛包缚,候疮愈解去。若金疮误犯生水,疮口作脓渐甚者,急以药膏裹定。良久其肿处即消,更不作脓,直至疮合。若痈疽毒疮初发,才觉焮肿赤热,急以此膏贴项下,及肿处。若竹木签刺入肉者,临卧贴之,明日揭看,其刺出在药内。若贴肿毒,干即换之,常令湿为妙。惟金疮及水毒不可换,恐伤动疮口。

【主治】金疮水毒及竹木刺、痈疽热毒等。

99043 **糯米膏**(《杨氏家藏方》卷二十)

【组成】石灰六钱(须矿灰,以少水化开) 木炭灰三钱(须旋于烧熟火上轻抄取白者)

【用法】上药拌匀,以水少许调令稀稠得所,瓷盏内盛,以竹蓖子摊平,然后拣好糯米二三十粒,每粒种之如莲蓬样,每粒插一半在灰内,以好纸遮盖盏口,毋令透气,候四五日取一二粒,看在灰内者,若化作粥浆可用矣。如未化,更候一二日。如取靥子,先净洗过,以竹削针,灯上燎过,其尖梢利,先轻手于靥周围略拨动,即以竹针轻挑糯米浆汁,匀布拨动处,靥上不用,须臾微赤,不痛,不作脓,三数日即作痂,勿剥,任其自落,不作瘢痕,其靥自落。

【功用】出靥子。

99044 **糯米膏**(《普济方》卷二八九)

【组成】糯米(先洗七次,绢袋挂当风二七日,炒)一斗 紫河车(去皮毛,生用根赤者,不用白者)五两 五倍子(瓦燥之)五两 白蔹二两(真者,如白萝卜干,色白,味苦甘) 黄柏皮(炒焦)五两 黄芩(炒干)五两 白及(生)二两 当归(酒浸、焙干)二两

【用法】上为末,酸醋调入瓶,时取敷患处。若已成欲破,加白丁香,为末,和上药点头上,却用不加之药敷四畔;内服用白术、黄耆三两(蜜炙)、木香、当归各一两为末,酒下二钱,病在四肢食后服;膈上眠时,膈下空心服之。

【主治】发背疽毒,一切恶证。

99045 **糯米膏**(方出《医学纲目》卷二十,名见《东医宝鉴·杂病篇》卷九)

【组成】糯米一升 皂角(切碎)半升 铜钱一百个(同炒至半焦黑,去铜钱)

【用法】上为末,用好酒调膏,厚纸摊。贴患处。

【主治】攧扑筋断骨折。

99046 **糯米膏**(《理瀹》)

【组成】川乌 草乌 军姜 肉桂 胡葱

【用法】同糯米饭捣膏贴。

【主治】风痛。

99047 **糯米膏**(《验方新编》卷十一)

【组成】热糯米饭

【用法】少加葱与盐,共捣融敷。过夜即松。或用热糯米酒糟亦可。

【主治】腋、肋、臂、膊、腰、腿等处忽如火热,肿硬如石,痛不可忍,百药不效者。

99048 **糯米糊**(《医学入门》卷三)

【组成】糯米一升(水浸一宿,慢火炒干) 山药一两

【用法】上为末,每半钟加砂糖二匙,胡椒末少许,早晨极滚汤调服。

【功用】滋补。

【主治】泄泻。

99049 **糯米糍**(《圣济总录》卷九十六)

【异名】糯米糕(《寿亲养老》卷四)。

【组成】纯糯米糍一手大

【用法】临卧炙令软熟啖之,以温酒送下;不饮酒人,温汤送下,多啖弥佳。行坐良久,待心空便卧,一夜十余行者,服之即止。

【主治】小便频数及引饮不止。

99050 **糯米糕**

《寿亲养老》卷四。为《圣济总录》卷九十六“糯米糍”之异名。见该条。

99051 **糯米姜水**(《医统》卷三十八)

【组成】糯米一百二十粒 生姜一块

【用法】共一处捣细,新汲水解服。

【主治】上吐下泻,心腹疠痛,水食不下。

99052 **糯米粉饮**

《普济方》卷二〇三。即《圣济总录》卷四十“糯米粉”。见该条。

99053 **糯米煮散**(《圣济总录》卷三十五)

【组成】糯米四十粒 常山(剉) 乌梅肉(炒) 竹叶(剉) 甘草(炙)各半两 石膏一两半(碎)

【用法】上为散。每服五钱匕,以水一盏半,煎至七分,去滓,未发前温服。

【主治】间日疟。

99054 **糯草灰散**(《痘疹金镜录》卷四)

【组成】糯草灰不拘多少

【用法】将滚汤淋去咸水,以淡灰掩患处。

【主治】痘后余毒。

99055 **糯米干姜汤**(《普济方》卷二〇三)

【组成】糯米二两(为末) 干姜(炮,为末) 甘草(生用,为末) 人参(为末)各二钱

【用法】上拌匀。冷水调下三钱,不拘时候。

【主治】霍乱转筋。

【加减】因胃气虚,吐泻转筋,术附汤和木瓜盐煎服,或理中汤煎服亦良。

99056 **糯米阿胶粥**(《圣惠》卷九十七)

【组成】糯米三合 阿胶一两(捣碎,炒令黄燥,捣为末)

【用法】先煎糯米作粥,临熟下阿胶末,搅匀食之。

【主治】妊娠,胎动不安。

99057 **糯米粉搊粉**(《饮膳正要》卷一)

【组成】羊肉一脚子(卸成事件) 草果五个 良姜二钱

【用法】上件同熬成汤,滤净,用羊肝酱熬取清汁,下胡椒五钱,糯米粉二斤,与豆粉一斤同作搊粉,羊肉切细乞马,入盐、醋调和,或浑汁亦可。

【功用】补中益气。

二十一画

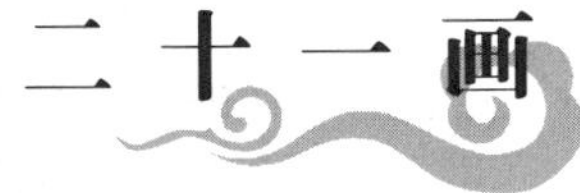

露

99058 露风汤

《杂病源流犀烛》卷十五。为《三因》卷十二“露宿汤”之异名。见该条。

99059 露朱丹(《全生指迷方》卷三)

【异名】露珠丸(《普济方》卷三七七)。

【组成】好朱砂一两(碎)

【用法】用真硫璃器盛之,露四十九夜,阴雨不算数。研细,入牛黄半钱,研和,滴熟蜜珠子,丸如梧桐子大。空心人参汤送下一丸。

【主治】❶《全生指迷方》思虑用心太过,神散不藏,言语不避亲疏,或弃衣而走,登高而歌,或悲哭忽忽不乐,神不足则悲。❷《重庆堂随笔》:殚虑劳神,火升心悸,震惕不寐,遇事善忘。

99060 露华汤(《传信适用方》卷四)

【组成】干莲房(隔年者良)

【用法】上为细末。每服二钱,空心食前,以麝香米饮送下。每日三次。不数日见效。去麝即不效,切勿减去。

【主治】妇人赤白带下。

99061 露星饮(《医方大成》卷十引《汤氏方》)

【组成】秦艽　白术　柴胡　茯苓　半夏　曲　槟榔　黄芩　常山　甘草　官桂各等分

【用法】上㕮咀。每服三钱,酒、醋各一盏,姜三片,煎露一宿,次早服。

【主治】❶《医方大成》:久疟成劳。❷《丹溪心法附余》:感冒四气。

99062 露星散(《朱氏集验方》卷二引戴防御方)

【组成】陈皮六两　苍术四两(米泔水内入生姜汁,浸一宿,晒干)　甘草三两　厚朴四两(以陈壁土,生姜二片,酒一盏,和水五盏,煮令干为度,晒干)　草果三两　槟榔(生用)　木香　半夏(汤泡七次)　缩砂仁各二两　青皮二两(去瓤,剉碎,以巴豆三四粒去皮膜,线穿定,于青皮内炒巴豆黑,去巴豆)

【用法】上㕮咀。每服五钱,水二盏,加生姜五片,乌梅、枣子各二个,入酒一呷,同煎三五沸,和滓露一宿,至天明取入,再同滓煎至七分,去滓,空心通口服,滓再煎,于未发前再煎服。

【主治】疟疾。

【加减】热多寒少加前胡,去半夏;寒多热少加官桂、川姜去青皮;如呕吐加丁香、附子,去半夏、木香。

99063 露星散(《普济方》卷一九七)

【组成】常山五钱半

【用法】上剉细。水煎,去滓,以薄绵封盖碗,露至天明时,取烫温,服些少。呕泻无妨。

【主治】疟疾。

99064 露星膏(《普济方》卷三八〇引《经验良方》)

【组成】黄耆(蜜炙)　胡黄连　地骨皮　柴胡各等分

【用法】上为末,炼蜜为丸,如圆眼大,隔夜酒浸,露星一宿,次日澄去酒,薄荷汤化服。

【主治】小儿积热成疳,潮热肌热,疳劳瘦弱,肚拍如鼓鸣,脊骨如锯。

99065 露姜饮(《南北经验方》卷二引《澹寮方》)

【组成】生姜四两

【用法】和皮捣汁一碗,夜露至晓,空心冷服。

【主治】❶《南北经验方》:脾胃聚痰,发为寒热。❷《东医宝鉴·杂病篇》:痰疟。

99066 露姜饮(《重订通俗伤寒论》)

【组成】别直参三分　生姜二分

【用法】用阴阳水二钟,煎成一钟,露一宿服。

【主治】❶《重订通俗伤寒论》:胎疟。昼发而病在阳分气虚者,肢厥汗多。❷《温病条辨》:太阴脾疟,脉濡、寒热,疟来日迟,腹微满,四肢不暖。

【方论选录】《成方便读》:此亦脾阳不足,疟邪留恋,邪少虚多之证。人参大补脾中之气,生姜辛温以散余邪,补而不滞,散而不泄。合成甘温方法。煎成露一宿服者,亦如常山饮水煎露宿之义。

99067 露珠丸(《鸡峰》卷十四)

【组成】白术　肉豆蔻　吴茱萸　赤石脂　干姜　附子　硫黄各一两　人参一两半　钟乳　胡粉各三分

【用法】醋糊和丸,如梧桐子大。每服二十丸。

【主治】风冷乘虚入客肠胃,水谷不化,泄泻注下,腹胁虚滞,肠胃湿毒,下如豆汁,或下瘀血,日夜无度。

99068 露珠丸

《普济方》卷三七七。为《全生指迷方》卷三“露朱丹”之异名。见该条。

99069 露珠饮(《鲁府禁方》卷二)

【组成】露珠(即土豆,形如姜)

【用法】捣烂取汁半碗,服之。

【主治】五疸黄病。

99070 **露桑散**(《医级》卷八)

【组成】桑叶(带露者採,晒炙炒)

【用法】上为末。每服三钱,米饮调下。

【主治】多汗、盗汗。

99071 **露宿丸**(《肘后方》卷四)

【异名】大露宿丸(《本草图经》引《胡洽方》,见《证类本草》卷五)。

【组成】矾石 干姜 桂 桔梗 附子(炮) 皂荚各三两

【用法】捣筛,蜜丸如梧桐子大。酒下十丸,加至一十五丸。

【主治】❶《肘后方》:大寒冷,积聚。❷《胡洽方》:寒冷百病。

【备考】方中矾石,《证类本草》引《本草图经》作"礜石"。

99072 **露宿丸**(《千金》卷十六)

【组成】附子 乌头 桂心 礜石各四两

【用法】上为末,蜜丸如胡豆大。每服三丸,以酒送下,一日三次。加至十丸。

【主治】遇冷气心下结紧,呕逆,寒食不消;并伤寒晨夜触寒冷恶气。

【宜忌】忌热食近火,宜冷食饮。

99073 **露宿丸**

《千金方衍义》卷十六。为《千金》卷十六"匈奴露宿丸"之异名。见该条。

99074 **露宿汤**(《圣济总录》卷三十七)

【组成】常山(炒)一两 秦艽(去苗土) 栀子仁 柴胡(去苗) 青蒿子 槟榔(生剉) 甘草(炙,剉)各半两 桂(去粗皮)一分

【用法】上为粗末。每服三钱匕,水三盏,入乌梅二个,黑豆二十粒,煎至一盏半,去滓,露一宿,五更初再温服。其滓再入水二盏,煎至一盏,去滓,当夜临卧时服。

【主治】岭南瘴气,头疼体痛,寒热往来,胸满腹胀,烦渴呕逆,咳嗽多痰,心躁狂言,大便难,小便赤。

99075 **露宿汤**(《三因》卷十二)

【异名】宿露汤(《续易简方》卷四)、露风汤(《杂病源流犀烛》卷十五)。

【组成】杏仁七粒(去皮尖) 若木疮一掌大 乌梅二个 草果一个 酸石榴皮半个 青皮二个 甘草二寸

【用法】上剉散,作一剂。水二碗,加生姜三片,煎七分,碗露星宿,次早空心服。

【主治】风痢,纯下清血。

【备考】方中若木疮,《续易简方》作"苦木疮";《普济方》作"椿根皮";《杂病源流犀烛》作"樗根皮"。

99076 **露蜂散**(方出《圣惠》卷四十,名见《普济方》卷二九九)

【组成】露蜂房 白狗粪各半两

【用法】上并烧为灰,细研。以蜜和,涂之。

【主治】头疮及诸般疮。

99077 **露蜂散**

《普济方》卷二九三。为《圣惠》卷六十六"露蜂房散"之异名。见该条。

99078 **露鬮膏**(《温氏经验良方》)

【组成】酒甏头泥 芫荽子

【用法】上药用黄酒调为稀膏。涂于两鬮。自能发出,俟发出即去之。

【主治】小儿瘄疹,凡两鬮不发者。

99079 **露桃花散**(《准绳·幼科》卷四)

【组成】露桃花 紫草 红花 白芍药加倍 木通 生地黄 茯苓 甘草 橘皮

【用法】用灯草煎服。

【主治】小儿痘形一二日,枭红罩锦或色焦紫,恶渴烦躁、睡卧不宁。

【宜忌】不宜以药下之。

【备考】露桃花性阴而和阳,取时须待将开含笑,清晨摘取。饭锅上蒸熟,焙干,带蒂入药。不宜多用,多用则恐作泻。若不预收,多加紫草茸,芍药可也。

99080 **露蜂房丸**(《圣惠》卷六十)

【组成】露蜂房一两(微炒) 威灵仙一两 枳壳二两(麸炒微黄) 皂荚一两(炙令黄燥) 萹蓄一两 薏苡根一两 卷柏一两(微炙) 桑花叶一两

【用法】上为末,炼蜜和丸,如梧桐子大。每服三十丸,食前以槐子汤送下。

【主治】痔疾。肛边痒痛,发歇不止。

99081 **露蜂房丸**(《圣惠》卷六十六)

【组成】露蜂房一两 续断一两 礜石一两(泥裹烧半日) 犀角屑半两 空青半两(烧过研细) 雄黄一分(研细) 桔梗半两(去芦头) 狸头一个(烧为灰) 麝香一分(研细) 川大黄一两(剉碎,微炒) 斑蝥二分(以糯米拌炒米黄为度,去头翅足)

【用法】上为末,入研了药令匀,炼蜜为丸,如绿豆大。每服十丸,食前,以粥饮送下。

【主治】瘰疬瘘。发于项腋,多头作孔,常出脓水。

99082 **露蜂房丸**(《圣惠》卷八十五)

【组成】露蜂房半分(炒令黄色) 蚕蛾半两(微炒) 天浆子三十个(微炒) 腻粉一分 天南星半分(炮裂) 朱砂半两(研细,水飞过) 干蝎一分(微炒) 牛黄一分(研细) 水银一分(以枣肉研令星尽)

【用法】上为末,都研令匀,以炼蜜和丸,如绿豆大。每服五丸,煎槐、柳、薄荷汤送下,不拘时候。

【主治】小儿胎中久积风热,发歇手足搐搦,多惊不睡。

99083 **露蜂房丸**(《医方类聚》卷一八三引《神巧万全方》)

【组成】露蜂房(微炙黄) 槐实 黄耆各半两 石楠 贯众(微炙) 大川乌(炮,去皮) 黄矾(火煅枯) 乱发灰 枳壳(麸炒黄,去瓤)各一两 乌蛇三两(酒浸去皮骨,酥涂炙黄) 猬皮一个(烧灰)

【用法】上为末,炼蜜为丸,如梧桐子大。每服三十丸,空腹及晚食前煎桑枝汤送下。

【主治】五痔,下血不止。

99084 **露蜂房丸**(《卫生总微》卷十四)

【组成】露蜂房二钱(炒) 蝉壳二钱(去土,炒) 蛤蚧一只(重四钱,酥涂,炙干) 丁香 木香 人参(去芦) 地黄 麻黄(去节根) 马兜铃子 五倍子(去虫)各二钱

五味子(去枝梗) 贝母(去心,焙) 杏仁(童子小便浸二宿,去皮尖,炒) 半夏曲各二钱半 款冬花(去枝梗)半两

【用法】上为细末,炼蜜和丸,如绿豆大。食后服二三十丸,生姜汤送下,每日三四次。

【主治】肺胃虚寒,咳嗽喘满,呕逆不食。

99085 **露蜂房汤**(《圣济总录》卷一二〇)

【组成】露蜂房(大者,炙) 矾石(烧灰)各一两

【用法】上为粗末。每用二钱匕,水一中盏。煎十余沸,热渫冷吐。

【主治】牙齿肿痛。

99086 **露蜂房酒**

《圣济总录》卷十八。为《圣惠》卷二十四"蜂房酿酒"之异名。见该条。

99087 **露蜂房散**(《圣惠》卷十八)

【组成】露蜂房半两(微炙) 甘草半两(炙微赤,剉) 射干半两 川升麻半两 川朴消半两 玄参半两

【用法】上为粗散。每服三钱,以水一中盏,煎至五分,去滓温服,不拘时候。

【主治】热病,喉中热毒,闭塞肿痛。

99088 **露蜂房散**(《圣惠》卷三十四)

【组成】露蜂房(炙黄) 荆芥 川椒(去目及闭口者,微炒去汗) 地骨皮 松节(剉) 青盐 白矾灰各一分

【用法】上为细散。每用半钱,以绵裹于痛处咬之。有涎即吐却。

【主治】❶《圣惠》齿风痛。❷《圣济总录》:牙齿不生。

99089 **露蜂房散**(《圣惠》卷三十四)

【组成】露蜂房半两 川椒半两(去目及闭口者,微炒去汗) 白盐一钱

【用法】上为散。每用五钱,以醋浆水二大盏,煎十余沸,去滓,热含冷吐。

【主治】牙齿疼痛。

99090 **露蜂房散**(《圣惠》卷三十八)

【组成】露蜂房一两 荠苨一两 甘草一两(生用)

【用法】上为散。每服四钱,以水一中盏,煎至六分,去滓温服。不拘时候。

【主治】丹石发动,令人体热烦疼,心躁口干。

99091 **露蜂房散**(《圣惠》卷六十)

【组成】露蜂房二两(微炒) 槐花二两(微炒) 黄耆二两(剉)

【用法】上为细末,每服一钱,食前以粥饮调下。

【主治】痔疾。风热毒气攻下部,生疮肿痛。

99092 **露蜂房散**(《圣惠》卷六十)

【组成】露蜂房半两(炙黄) 猬皮半两(炙令焦黄) 麝香一钱

【用法】上为细末。每日三五次,半钱敷之。

【主治】痔瘘,脓血出不止。

99093 **露蜂房散**(《圣惠》卷六十)

【组成】露蜂房一(二)两半(烧灰) 乱发灰一两 蛇蜕皮三分 赤小豆(炒熟)二两 川大黄二两半(剉,微炒) 玄参二两半 子芩二两半 川朴硝三两半

【用法】上为细散。每服二钱,以黄耆汤调下。不拘时候。

【主治】发背已溃后,毒气未散,脓水不绝。

99094 **露蜂房散**(《圣惠》卷六十六)

【异名】露蜂散(《普济方》卷二九三)。

【组成】露蜂房一个 鳖甲一分 吴茱萸一分 川椒一百粒 干姜一分 雄黄一分(细研)

【用法】捣罗为末,研,入雄黄。以生油调涂疮口上,日三次用之。

【主治】蜂瘘有头。

99095 **露蜂房散**(《圣惠》卷八十一)

【组成】露蜂房一两 鹿角一两

【用法】并烧为灰,细研。每服二钱,以热酒调下,不拘时候。

【主治】吹奶。疼痛不止,或时寒热。

99096 **露蜂房散**(《圣济总录》卷一三二)

【组成】露蜂房 蛇蜕各一个

【用法】上药同于碗内烧过为灰。每看疮口大小,用腻粉少许和匀,生油调,鸡翎扫之。

【主治】头面上生无名疮,黄水不止。

99097 **露蜂房散**(《圣济总录》卷一三三)

【异名】蜂蛇散《医学入门》卷八。

【组成】露蜂房三枚(烧灰) 黄耆(去皮) 甘草(剉) 黄连(去须) 松脂(研细)各一两

【用法】上为散,再同和匀。每用时以水银粉少许,同麻油调匀,入前药散再和,敷疮口,每日三次。

【功用】去息肉,排脓止痛。

【主治】下注疮,累年不已。

99098 **露蜂房散**(《圣济总录》卷一三六)

【组成】露蜂房 乱发 蛇蜕 棘针各三两

【用法】上药以绵帛裹,于熨斗内烧灰,细研为散。空心温酒调下一钱匕。日晚再服。根自出。

【主治】疔肿。

99099 **露蜂房散**(《圣济总录》卷一四二)

【组成】露蜂房 生螺靥各一两

【用法】烧灰研细为末。以绵裹二钱匕,纳下部中,日晚再易。

【主治】脉痔。下部如虫啮。

99100 **露蜂房散**(《圣济总录》卷一六六)

【组成】露蜂房三枚(剉碎,略炒)

【用法】上为散。每服二钱匕,温酒调下,不拘时服。

【主治】产后乳无汁。

99101 **露蜂房散**(《圣济总录》卷一八一)

【异名】蜂房散(《普济方》卷三六六)。

【组成】露蜂房(烧灰) 白僵蚕各一分

【用法】上为细末。每服半钱匕,用乳香汤调下。

【主治】小儿忽肿毒著咽喉。

99102 **露蜂房散**(《幼幼新书》卷十一引张涣方)

【组成】露蜂房 石菖蒲(一寸九节)各一两 桂心 远志(去心) 人参各半两 牛黄 朱砂 杏仁(麸炒)各一分

【用法】上为细末。服半钱,麝香汤调下。

【主治】小儿五痫，手足抽掣，口吐涎沫。

99103 **露蜂房散**

《卫生总微》卷十四。为《圣济总录》卷一七五“蜂房灰散”之异名。见该条。

99104 **露蜂房散**(《普济方》卷六十五引《海上方》)

【组成】露蜂房　道人头　紫菀花　细辛　良姜各半钱

【用法】上为细末。煎汤漱口。

【主治】牙痛。

99105 **露蜂房散**(《杨氏家藏方》卷十一)

【组成】露蜂房　天仙藤各等分

【用法】上㕮咀。每用二钱，水半盏，煎数沸，去滓漱之。

【主治】牙疼。

99106 **露蜂房散**(《普济方》卷六十六引《十便良方》)

【组成】露蜂房不拘多少(煎洗，炙用)

【用法】用火箸签烧过，研碎为末。将药在手心内，用好酒三四滴，调成膏子。又用熟酒一口调药，如左边牙痛，将药于左边处啥漱；右亦如之。

【主治】热毒风攻头面，齿龈肿痛。

99107 **露蜂房散**(《御药院方》卷九)

【组成】大戟三两　防风半两　露蜂房(炒黄)　细辛各一两

【用法】上为细末。每用五钱，水一大盏，煎至八分，去滓，热漱冷吐，不拘时候。

【主治】牙齿疼痛。

99108 **露蜂房散**(《普济方》卷六十五)

【组成】当归　细辛　川芎　赤芍药　白芷　防风藁本　升麻　蜂房(炒)各二钱　川椒五粒

【用法】白水煎。乘热含，冷吐之。

【主治】诸牙疼不可忍者。

99109 **露蜂房散**(《普济方》卷六十九)

【组成】露蜂房　猪牙皂角　川椒　荆芥　鹤虱　细辛各等分

【用法】上㕮咀。煎一二沸，灌漱。去涎即愈。

【主治】齿风肿痛。

99110 **露蜂房散**

《普济方》卷二九三。即《直指》卷二十二“蜂房散”。见该条。

99111 **露蜂房煎**

《圣济总录》卷一四一。为《外台》卷二十六引《删繁方》“蜂房膏”之异名。见该条。

99112 **露蜂房膏**(《圣惠》卷六十六)

【异名】蜂房膏(《圣济总录》卷一二六)。

【组成】露蜂房半两　蛇蜕皮半两　玄参半两　黄耆半两(剉)　蛇床子一分　杏仁一两(汤浸去皮尖，双仁细研)　乱发半两　黄丹五两　黄蜡一两

【用法】上药除黄丹、蜡、杏仁、乳发外，为粗末，以绵裹，用油三两度浸一宿。别用油半斤，纳杏仁及乱发煎令发消尽，后下诸药，同煎十数沸，绵滤，更下于铛中，然后下黄丹及蜡，又煎六七沸，用柳篦子急搅令匀，滴于水中不散，成珠子，即倾于瓷器中盛。每取帛上涂贴，每日一换。以愈为度。

【功用】消肿化脓。

【主治】❶《圣惠》：风瘘。❷《圣济总录》热毒气毒，结为瘰疬。

99113 **露姜养胃汤**(《古今医鉴》卷五)

【组成】苍术(米泔浸一宿，晒干)一钱　厚朴(姜炒)一钱　陈皮一钱　草果一钱　半夏(姜制)一钱　人参一钱五分　茯苓一钱　藿香一钱　甘草(炙)七分

【用法】上剉一剂。加乌梅一个，黑枣一个，水煎；先以生姜四两，捣汁露一宿，次早合入煎药，通口服。

【主治】久疟不愈，三五日一发。

99114 **露蜂房灰散**(《圣惠》卷九十二)

【组成】露蜂房灰　乱发灰各一分　滑石一两　海蛤半两

【用法】上为细散。以温水调下半钱，不拘时候。

【主治】小儿血淋，日夜淋沥，小腹及阴中疼痛。

99115 **露蜂房熏方**(《圣济总录》卷一二八)

【组成】露蜂房五两

【用法】上剉。以醋五升，煎至三升，倾于瓷瓶子内，乘热熏乳上，冷即再暖，以愈为度。

【主治】乳痈结硬疼痛。

99116 **露蜂房淋蘸方**(《圣惠》卷二十五)

【组成】露蜂房　水荭　茵芋　附子(生，去皮脐)各二两　蒴藋一两　川椒一两(去目)

【用法】上剉细。以水五斗，煎至二斗，去滓，淋蘸痛处。

【主治】风，手足疼痛，皮肤搔痒。

霹

99117 **霹雳丸**(《外科传薪集》)

【组成】桂枝三两　川椒二两五钱　良姜五钱　干姜一两半　苡仁二两五钱　小茴香二两　公丁香二两　防己一两五钱　降香二两五钱　附子一两五钱　葱白头二两　槟榔二两　乌药一两五钱　木香二两　荜澄茄二两　草果一两　吴萸一两　菖蒲一两　细辛一两

【用法】生晒研末，水泛为丸。每服三钱，开水送下。小儿减半。

【主治】一切吐泻，冷麻痧。

【宜忌】孕妇忌服。

99118 **霹雳丸**(《谢利恒家用良方》)

【异名】雷公救疫丸。

【组成】牙皂三两五钱　细辛三两五钱　白芷二两　薄荷二两　广藿香二两　广木香二两　枯矾一两五钱　苏合香二两　活贯众二两　制半夏二两　防风二两　桔梗二两　广皮二两　腰黄　朱砂各二两五钱(水飞)

【用法】上药均生晒为细末，和匀，勿用火炒，水泛为丸，瓷瓶收贮。每服一钱，温开水送下，老幼减半。

【主治】霍乱吐泻腹痛，及一切闷闭痧症。

【宜忌】孕妇慎服。

99119 **霹雳丸**(《中国医学大辞典》)

【组成】常山　当归各三两　槟榔二两　桂心一两　甘草(炙)八钱　枸杞子五两　秦艽　穿山甲片(炙)　厚朴　陈皮　羌活各一两五钱

【用法】上为细末,生姜、大枣煎汤泛丸,如梧桐子大。肉桂盖面。每服三钱,熟汤送下。

【主治】疟疾。

99120　**霹雳丹**

《医学入门》卷八。为《济生》卷九"霹雳夺命丹"之异名。见该条。

99121　**霹雳丹**(《纲目拾遗》卷五引《嵩崖杂记》)

【组成】万年青根(削尖)

【用法】蘸朱砂,塞鼻孔内。左塞右,右塞左,两边痛者齐塞。取清水鼻涕下,须一周时妙。

【主治】头风。

99122　**霹雳汤**(《扁鹊心书·神方》)

【组成】川附(炮去皮脐)五两　桂心(去皮尽)二两　当归二两　甘草一两

【用法】上为细末。每服五钱,水一大盏,加生姜七片,煎至六分,和滓通口服。小儿止一钱。

【主治】脾胃虚弱,因伤生冷成泄泻,米谷不化,或胀、或痛、或痞,胸胁连心痛,两胁作胀,单腹膨胀,霍乱吐泻;中风、半身不遂;脾疟;黄疸;阴疸,入蚀骨髓;痘疹黑陷,急慢惊风,气厥发昏;阴阳伤寒,诸般冷病寒气。

99123　**霹雳酒**

《魏氏家藏方》卷十。为原书同卷"灵脂酒"之异名。见该条。

99124　**霹雳酒**(《本草纲目》卷二十五)

【组成】铁锤(烧赤)

【用法】浸酒饮之。

【主治】疝气偏坠;妇人崩中下血,胎产不下。

99125　**霹雳散**(《圣惠》卷九)

【组成】大黑附子一枚(入急火内烧,唯存心少多,在临出火时便用瓷器合盖,不令去却烟焰)

【用法】上为细散。每服一钱,以热酒调下,不拘时候。汗出立愈。

【主治】伤寒二日,头痛,腰脊强硬,憎寒壮热,遍身疼痛。

99126　**霹雳散**(《证类本草》卷十引《孙兆口诀》)

【组成】附子一枚(烧为灰存性)

【用法】上为末,蜜水调下,为一服而愈。此逼散寒气,然后热气上行而汗出乃愈。

【主治】阴盛隔阳伤寒,其人必躁热而不欲饮水者。

99127　**霹雳散**(《活人书》卷十六)

【异名】黑散子(《普济方》卷一三五)、霹雳煎(《准绳·类方》卷五)。

【组成】附子一枚(及半两者,炮熟,用冷灰焙之,去皮脐,为粗末)　真腊茶一大钱(细研)

【用法】上同和,分作二服。每服用水一盏,煎六分,临熟入蜜半匙,放温冷服之。须臾躁止,得睡,汗出即愈。

【主治】阴盛格阳。身冷,烦躁,面青唇黑,腹痛,大便自利,脉沉细欲绝。

❶《活人书》阴盛格阳,烦躁不欲饮水。❷《玉机微义》:腹痛,脉欲绝。❸《医统》:身冷,脉沉。❹《医学入门》:身冷反躁,欲投井中,肢体沉重,唇青面黑,渴欲水复吐,大便自利黑水,六脉沉细而疾或无。《赤水玄珠》:五脏寒。

99128　**霹雳散**(《杨氏家藏方》卷十六)

【组成】香附子六两(去毛)　川乌头二两(炮,去皮,尖)　石灰二两(油炒)

【用法】上为细末。食前每服二钱,烧秤锤淬酒调下。

【主治】妇人经脉妄行,血崩不止。

99129　**霹雳散**(《活幼心书》卷下)

【组成】猪牙皂角三钱　细辛　川芎　白芷各二钱　踯躅一钱半

【用法】上为末。每以少许,用大灯心三寸长,蘸点鼻内。得喷嚏为验。

【主治】急慢惊风,不省人事。

【备考】本方药物不可焙,焙则不应。

99130　**霹雳散**

《普济方》卷三七四。为《医方大成》卷十引《汤氏方》"夺命散"之异名。见该条。

99131　**霹雳散**(《伤寒全生集》卷四)

【组成】熟附子　人参　甘草　白术　干姜　细茶一撮

【用法】水煎,入蜜二匙,麝香少许调,顿冷服下。须臾汗出,得睡躁止乃愈。

【主治】阴极发烦躁,阴极似阳,身热面赤,烦躁不能饮水,脉沉细或伏绝。

【加减】烦躁欲坐卧泥水井中者,阴盛故也,加辰砂、远志、茯神;面赤者,下虚故也,加葱白九茎;身热者,里寒故也,加桂枝;泻不止,加炒白术、人参;呕吐不止,加姜汁、半夏、陈皮、丁香;腹痛,加砂仁、吴茱萸、木香,甚不止,加乳、没;虚寒气逆上,加沉香、苏子;有痰,加半夏、橘红;无脉,加猪胆汁一匙调服。

【备考】药后如不得睡无汗,复加烦躁不安,身热下利不止,脉不出者,死。

99132　**霹雳散**(《幼科发挥》卷二)

【组成】踯躅花一分半　雄黄三分　麝香少许

【用法】上为末。用灯心三寸长,蘸少许,插入鼻孔。得嚏即醒。

【主治】小儿中恶、眩仆、四肢厥冷,两手握拳,不能喘息。

99133　**霹雳散**(《育婴秘诀》卷二)

【组成】牙皂三分　细辛　川芎　白芷各五钱　羊踯躅花一分半　雄黄二分　麝香少许

【用法】上为末。每用少许,以灯心草三寸长,蘸点鼻内,喷嚏为验。

【主治】卒中恶死者。

99134　**霹雳散**(《良朋汇集》卷四)

【组成】黄芩(炒)　荆芥(炒)各二钱

【用法】上为细末。每服二钱,黄酒四两同盛碗内,先将铜称锤一个,用枣木柴烧通红,淬入药碗内,酒滚,乘热服。

【主治】血出崩漏，行经不止。

99135 **霹雳散**(《古方选注》)

【组成】雄黄五分　人言四分　冰片五分　生山栀二十枚　牛黄五分　急性子一钱　生绿豆一百八十粒　雌黄五分

【用法】先将绿豆冷水洗，去皮，同余药各生晒干为末。大人用七分，十五六岁者用四分。或粉面糕饼令其食，少倾吐出顽痰为妙。晚以稀粥补之。

【功用】《退思集类方歌注》：涌吐风痰，泄浊阴。

【主治】阳狂，痴癫。

【方论选录】明系痴癫是脏病，多由肝经风痰随气上逆于心，迷乱神明，故宜涌而吐之。生黄砒不及炼白砒，燥烈纯热，劫痰善吐，但炼砒毒能伤人，故必重用生绿豆以解其毒。然有服之其毒内攻而不吐者，又必以食物如粉面糕饼鼓动胃气，则无有不吐者矣。山栀轻扬上浮，急性子下气透骨，是即栀子豉汤激而行之，相助以吐。雄黄入肝之阳分，杀精辟鬼；雌黄入肝之阴分，祛风杀虫。牛黄入肝藏引风外出；冰片入骨髓搜风可尽。刚猛毒药，无微不入，胸中即有固结顽痰，亦必倒仓吐出，其神明得以归舍而清矣。

99136 **霹雳散**(《温病条辨》卷一)

【组成】桂枝六两　公丁香四两　草果二两　川椒五两(炒)　小茴香四两(炒)　薤白四两　良姜三两　吴茱萸四两　五灵脂二两　降香五两　乌药三两　干姜三两　石菖蒲二两　防己三两　槟榔二两　荜澄茄五两　附子三两　细辛二两　青木香四两　薏仁五两　雄黄五钱

【用法】上为细末。开水和服，大人每服三钱，病重者五钱；小人减半。再病甚重者，连服数次，以痛止厥回，或泻止筋不转为度。

【主治】中燥吐泻腹痛，甚则四肢厥逆，转筋，腿痛，肢麻，起卧不安，烦躁不宁；再甚则六脉全无，阴毒发斑，疝瘕；一切凝寒固冷积聚。

【宜忌】寒轻者，不可多服；寒重者，不可少服，以愈为度。非实在纯受湿、燥、寒三气阴邪者，不可服。

99137 **霹雳散**(《霍乱论》卷下)

【组成】附子(浓甘草汤煎去毒)　吴茱萸(泡去第一次汁盐水微炒)各三两　丝瓜络(烧酒洗)五两　陈伏龙肝二两(烧酒一小杯收干)　木瓜(络石屯七钱煎汁炒干)一两五钱　丁香(蒸晒)一两

【用法】上为极细末，分作十九服。外以醋半酒杯，盐一钱五分，藕肉一两五钱，煎滚，瓦上炙存性研，每服加三厘，每病止须用半服，参汤下。

【主治】阳虚中寒、腹痛吐泻，转筋肢冷，汗淋，苔白，不渴，脉微欲绝者。

【宜忌】确系寒证，此散固佳，若未辨阴阳，极宜审慎，勿轻试也。

99138 **霹雳散**

《医学集成》卷三。为《痧症汇要》卷一"丹平散"之异名。见该条。

99139 **霹雳散**(《急救痧症全集》卷下)

【异名】通关散。

【组成】北细辛五钱　生半夏　皂角各半钱　鹅不食草　茅山术　灯心灰各二钱

【用法】上为极细末，瓶收封固。临用以灯草一段，蘸少许，刺搐鼻孔中。即嚏。

【主治】痧毒闭结，七窍不通，经脉阻滞，吐泻不出，胀满绞闷；及中风、中恶、中气、中暑、一切昏仆不省人事者。

99140 **霹雳散**(《秋疟指南》卷二)

【组成】生大黄一钱　黄芩三钱　吴萸一钱

【用法】水二碗，煎至一碗，先服半碗，得快利即勿服；如不快利再服一次。

【主治】痢症胀闭，有宿食，发呕。

【宜忌】此药只可服三次，不可多服。

99141 **霹雳散**(《丸散膏丹集成》)

【组成】麝香四分　生香附一钱八分　硫黄五分　肉桂八分　母丁香一钱四分

【用法】除麝香、硫黄另研外，余药共研和匀。每次一分，开水送服。

【主治】寒凝腹痛。

99142 **霹雳锭**(《外科方外奇方》卷三)

【组成】牙皂一百四十个(火煨)　延胡索二两(生晒，研)　飞青黛六分　麝香一钱

【用法】上为细末，水和成锭，每重二三分，晒干收贮，勿令泄气。如遇牙关紧闭，即从鼻孔灌入，药下即开。每服一锭，重者加服小锭，磨汁冲服。

【主治】喉风，喉痹风，双单乳蛾，斑痧，小儿惊风。

99143 **霹雳煎**(《千金翼方》卷十九)

【组成】好浓蜜一盏　盐一大钱

【用法】上药和于铛内，文火煎搅，勿住手，可丸时，就铛丸如小茧大。内肛肠中，不过三，必通。

【主治】大便不通。

99144 **霹雳煎**(《杨氏家藏方》卷四)

【组成】白砂蜜

【用法】煎炼熬成膏，如饧相似。蛤粉涂手指，搓成梃子，纴于谷道中。

【主治】气虚人大便秘涩不通，或已服润肠药未通者。

99145 **霹雳煎**(《魏氏家藏方》卷七)

【组成】北枣一枚(去核，实以轻粉，用麻布扎定)

【用法】水二盏，煎至一盏，取枣食之，以所煎汤送下。才服毕即便，仍前再作一服，立待通利，如黑弹子大。

【主治】大便久闭不通，不治能闭杀人。

99146 **霹雳煎**

《准绳·类方》卷五。为《活人书》卷十六"霹雳散"之异名。见该条。

99147 **霹雳箭**

《袖珍》卷一。为《阴症略例》"急提盆散"之异名。见该条。

99148 **霹雳箭**(《理瀹》)

【组成】川乌　草乌

【用法】上为末。葱蘸塞谷道内。

【功用】通阳。

【主治】冷秘，大便不通。

99149 **霹雳夺命丹**(《济生》卷九)

【异名】霹雳丹(《医学入门》卷八)、夺命丹(《万氏女科》卷二)。

【组成】蛇退一条(入瓦磁罐内煅) 千里马(路上左脚旧草鞋一只,净洗、烧灰)一钱 金银箔各七片 发灰一钱 马鸣退(蚕退、烧灰)一钱 乳香半钱(别研) 黑铅二钱半(用小铫子火上熔,投水银七分半,急搅,结成砂子,倾出,细研)

【用法】上为细末,以豮猪心血为丸,如梧桐子大。倒流水灌下二丸,如灌不行,化开灌之。

【主治】妇人坐草,蓦然气痿,目翻口噤。盖因恣意喜怒,遂致卫竭荣枯,胎转难动。坐草时,用性过多,腹痛又不能孰忍,目翻口噤,面黑唇青,沫出口中,子母俱殒,若两脸微红,子死母活。

【宜忌】症少缓者,切不可用之。

【方论选录】《医略六书》:产妇伤寒坏病,胎死腹中。故舌青面赤,惟期存活母命而已。黑铅性重坠,水银体轻滑,熔结成砂,以逐死胎之速降;蚕蜕蜕皮肤,蛇蜕窜经络,浅深并济,以逐死胎而不羁;乳香散瘀活血,血余去瘀生新,千里马疾行无羁,不使死胎稽留于腹中。猪心血为丸,金银箔为衣,急流水温调,务使死胎速下,则伤寒坏病亦解,而经府肃清,何虑面赤舌青之危哉。

薆

99150 **薆膏**

《理瀹》。为原书同卷"云台膏"之异名。见该条。

髓

99151 **髓煎**(《圣惠》卷九十五)

【组成】生地黄五十斤(捣绞取汁,以慢火煎减半) 牛髓五十斤(炼成者) 羊脂三斤(炼成者) 白蜜三升 牛酥三升 生姜汁二升

【用法】上药都入银锅中,以微火煎如稀饧,纳瓷器中。每服以温酒调如鸡子黄大,日二服,羹粥中食之。益精美发,白者摘去之,下有黑者再生,若未白者更不白。

【功用】填骨髓,治百病,补虚劳,换白发。

鳢

99152 **鳢鱼汤**(《圣惠》卷五十四)

【组成】鳢鱼二斤(洗去鳞肠,令净) 赤茯苓一两 泽漆一两 泽泻一两 杏仁半两(汤浸去皮尖、双仁) 桑根白皮一两(剉) 紫苏茎叶一两

【用法】上剉细。先以水五升,煮鱼取汁三升,去鱼纳药,煮取二升,去滓。每于食前温服一中盏。其鱼亦宜食之。

【主治】卒身面浮肿,小肠涩,大便难,上气喘息。

99153 **鳢鱼脍**(《医方类聚》卷一八四引《食医心鉴》)

【组成】鳢鱼不限多少

【用法】切作脍。以蒜齑食之。

【主治】痔下血不止,肛肠疼痛。

麝

99154 **麝朱丹**(《普济方》卷三七五引《全婴方》)

【组成】朱砂二钱 轻粉一钱 地龙一条(安瓷合内,朱砂掺在身上令遍,合一宿取出,上刮身上红用) 麝香一字

【用法】上为末。一岁一字,生薄荷自然汁调下。良久取下黑黄涎。

【主治】小儿急慢惊风,眼上,涎鸣,发搐来去。

99155 **麝朱散**(《幼幼新书》卷九引《谭氏殊圣》)

【组成】麝香一字 朱砂二钱(细研) 赤头蜈蚣一条 蝎梢七个 棘岡子七个(须是棘枝上者,炒,焙干,用肉,不用壳)

【用法】上为末。每服半钱,煎金银薄荷汤下。

【主治】小儿急慢惊风。

99156 **麝红散**(《杨氏家藏方》卷十二)

【组成】蝎梢七枚(去毒,烧干取末) 坯子燕脂半钱(别研) 乳香一字(别研) 麝香半钱(别研)

【用法】上药并研令匀。每用以斡耳子挑少许入耳中,每日夜三四次。

【功用】定疼痛。

【主治】脓耳。

99157 **麝苏膏**(《外科全生集》卷四)

【组成】麝香(当门子更佳) 五灵脂 雄黄 乳香 没药各一两 苏合香油二两 蟾酥五钱 洞天嫩膏八两

【用法】上药各为细末。与苏合香油嫩膏搅匀极和。空头涂围患处。如干,以鸡毛润酒拂之。内服醒消丸。

【主治】一切大痈。

99158 **麝连丸**(《永类钤方》卷二十引《全婴方》)

【组成】黄连一两(酒浸一宿) 使君子 鳖甲(米醋炙) 柴胡 净陈皮 芜荑 青皮各半两(上七味剉碎,巴豆仁四十九粒炒黄色,去巴豆) 槟榔 木香各一分 麝香半钱 秦艽半两

【用法】上为末,酒糊为丸,如小豆大。三岁三十丸,米汤送下,不拘时候。

【主治】小儿疳积劳热,黄瘦发稀,腹急气喘,阻乳盗汗。

99159 **麝沉散**(《圣济总录》卷一七六)

【组成】麝香(研) 沉香(剉)各一分

【用法】上为散。每服半钱或一钱匕,沸汤点服。

【主治】小儿哕逆。

99160 **麝沉膏**(《永类钤方》卷二十)

【组成】乳香一钱 木香(炮)二钱 诃子(炮肉)四钱 麝香半钱 沉香半钱 蚵蚾(酒浸取肉,炙黄)六钱 肉豆蔻半两(取孔子入乳香在内,姜汁面裹,炮焦去面)

【用法】上为末,炼蜜为丸,如鸡头子大。三岁一丸,米汤送下。

【主治】小儿疳泻,白浊腥臭肥腻,骨热多渴,腹痛不食,羸乏无力,颈骨垂倒。

99161 **麝矾散**

《医统》卷六十四。为《施圆端效方》引张君玉方(见《医方类聚》卷七十三)"麝胆散"之异名。见该条。

99162 **麝珀散**(《普济方》卷三二八引《卫生家宝方》)

【组成】独茎川当归一两(去芦头并梢,洗,以好酒浸

一宿,次日漉出控干,切作薄片子,火焙令干)　紫团人参(去芦头)八钱(切作片子,慢火焙干)　琥珀四钱(别研极细末,候众药成末子,却入琥珀末,一处拌匀)　柏子仁半两(拣去壳,如众药碾成末子,即将柏子仁一味入碾一二三百碾,却将众药末子又在碾内一处,又同碾一二百碾,抄出,再用纱罗子隔筛,余者药碾又罗,只候张盖)　芎䓖一两(剉碎,焙干用)　官桂(削去粗皮,剉碎,不得见火,只于日热干)三钱半(令碾作细末,却拌和入药)　甘草一两(火上微炙透)　熟地黄二两(须用酒漉匀,九蒸九次晒者)　白术(干好者,剉碎,焙干)八钱　白茯苓一两(剉碎,微焙)

【用法】上为细末。每服三大钱,水一中盏半,煎至八分,去滓,乘热再入麝香少许,搅匀,急以盏子盖定药少时。空心食前通口服;如急要服,便服,抄二平钱,泡麝香汤调下。酒浸服亦得。

【主治】妇人诸虚不足,产前产后等疾。

【宜忌】忌生冷、油腻、硬物。

99163　**麝茸丹**(《幼幼新书》卷六引张涣方)

【组成】麝香　茄茸(酥炙黄)　生地黄　当归(洗)　黄耆　虎胫骨(酥炙黄)各一两

【用法】上为末,羊髓四两,煮烂成膏和为丸,如黍米大。乳前服十粒,每日三次,磨沉香汤送下。

【主治】小儿数岁不能行者。

99164　**麝香丸**(《外台》卷三引《范汪方》)

【组成】麝香一分　附子二分(炮)　雄黄　丹砂　干姜各二分

【用法】上药各为末,复更合治之,炼蜜和为丸,如小豆大。饮下一丸,老少半之。当下细虫如布丝缕大,或长四五寸,黑头锐尾。

【主治】天行热毒,下痢赤白,久下脓血;及下部毒气。

【宜忌】忌猪肉生血等。

【备考】《伤寒总病论》:此方本无巴豆,是古方脱去,服之不效,今增巴豆,试之甚验。

99165　**麝香丸**(《医心方》卷十引《录验方》)

【组成】光明砂　麝香　丁香　曾青(一名空青)各一两　大黄七分　黄芩三分　朴消二两　葶苈子六分　甘草一两　巴豆六分

【用法】上为末,炼蜜为丸,如小豆一丸。平旦空腹服;若老人怯者同患之人,服如梧子一丸。

【主治】八痞,由忧恚气积或堕坠内损所致。腹内气结腹满,时时壮热。

99166　**麝香丸**(《元和纪用经》)

【异名】圣丸、消疳麝香丸(《医方类聚》卷二五四引《简易方》)。

【组成】麝香　芦荟　胡黄连末各等分(一方胡黄连四分,余二物各二分)

【用法】上研匀,滴水为丸,如黄米大。一岁三丸,三岁五丸至七丸,人参汤送下,每日三次。

【主治】小儿疳瘦,面黄,发穗骨立,减食肌热,惊痫疳虫;及疳痢温疟,颠痫惊风,五疳三虫,蛔虫作疾,形神枯瘁,久痢不住。

99167　**麝香丸**(《圣惠》卷七)

【组成】麝香半两(细研)　阿魏半两(面裹煨,面熟为度)　干蝎三分(微炒)　桃仁五十枚(汤浸去皮尖,双仁,麸炒微黄)

【用法】上为末,炼蜜为丸,如绿豆大。每服以热酒送下二十丸,不拘时候。

【主治】肾脏积冷,气攻心腹疼痛,频发不止。

99168　**麝香丸**(《圣惠》卷十三)

【组成】麝香一分(细研)　猪苓一分(去黑皮)　川芒消一两　柴胡半两(去苗)　芫花一分(醋拌炒干)　川大黄一两(剉碎,微炒)　栀子仁半两

【用法】上为末,入麝香同研令匀,炼蜜为丸,如梧桐子大。每服二十丸以温水送下。良久必利,未利再服。

【主治】坏伤寒。心下结硬,腹满气急,大便不利,体变如桃枝色,热结在内者。

99169　**麝香丸**(《圣惠》卷二十二)

【组成】麝香半两(细研)　龙脑一分(细研)　牛黄半两(细研)　雄黄三分(细研)　犀角屑三分　桂心三分　羌活三分　腻粉一分　白花蛇二两半(酒浸去皮骨,炙令微黄)　白附子半两(炮裂)　独活三分　晚蚕蛾三分　附子一两(炮裂,去皮脐)　蔓荆子半两　防风三分(去芦头)　白僵蚕半两(微炒)　干蝎半两　天麻一两半　芎䓖三分　白蒺藜半两(微炒,去刺)　半夏三分(汤浸七遍,去滑)　朱砂一两(细研,水飞过)　乳香半两　羚羊角屑半两　麻黄三分(去根节)

【用法】上为末,都研令匀,炼蜜为丸,如梧桐子大。每服十丸以温酒送下。不拘时候。

【主治】急风。口眼㖞斜,四肢抽掣。

99170　**麝香丸**(《圣惠》卷二十二)

【组成】麝香一分(细研)　雄黄一分(细研)　朱砂一分(细研)　地龙三分(微炒)　白附子　芫花　斑蝥　狼毒

【用法】上为末,以醋煮面糊为丸,如绿豆大。每服五丸以温酒送下。不拘时候。

【主治】白虎风。不计日月远近,夜加疼痛,走转不定,不可忍者。

99171　**麝香丸**(《圣惠》卷三十四)

【组成】麝香半钱(细研)　胡椒一分　甘松香一分　雄黄半分(细研)

【用法】上为末,都研令匀,以生蜜为丸,如梧桐子大。每以新绵裹一丸,安在患处咬之。

【主治】牙齿疼痛。

99172　**麝香丸**(《圣惠》卷三十四)

【组成】麝香大豆许　巴豆一粒　细辛末半两(钱)

【用法】上为细末,以枣瓤为丸,如粟米大。以新绵裹一丸,于痛处咬之。有涎即吐却。有蚛孔即纳一丸,立止。

【主治】牙疼。

99173　**麝香丸**(《圣惠》卷三十六)

【组成】麝香一分(细研入)　杏仁三分(汤浸,去皮尖,双仁)　川升麻三分　黄芩三分　浮萍草三分　零陵香三分　甘草三分(生用)　寒水石三分　黄连三分(去须)

【用法】上为末,炼蜜为丸,如弹子大。每取一丸,绵

裹含化,咽津。

【主治】口舌生疮赤烂。

99174 **麝香丸**(《圣惠》卷四十二)

【组成】麝香一分(细研) 牛膝一两(去苗) 犀角屑半两

【用法】上为末,炼蜜为丸,如梧桐子大。每服二十丸,以橘皮汤送下。每日三四次。

【主治】胸痹壅闷。

99175 **麝香丸**(《圣惠》卷四十三)

【组成】麝香一分(细研) 槟榔一两 陈橘皮一两(汤浸去白瓤,焙) 肉豆蔻一两(去皮) 吴茱萸一两 木香一两

【用法】上件药,先将茱萸以米醋煮一二十沸,后掘一地坑子,可安得茱萸,先以炭火半秤烧坑子令通赤,以米醋半盏及茱萸入在炕内,用瓷碗盖之,四面以灰拥定,勿令泄气,候冷取出,与前药一处捣罗为末,入麝香和匀,用醋煮面糊为丸,如绿豆大。每服二十丸,以热酒送下,不拘时候。

【主治】积冷气攻心腹痛,四肢多冷,面色青黄,不欲饮食。

99176 **麝香丸**(《圣惠》卷四十九)

【组成】麝香一两(细研) 蓬莪术二两 萆薢二两(剉) 芫花二两(醋拌,炒令黄) 神曲二两(炒令微黄) 大麦糵一两(炒令微黄) 鳖甲二两(涂醋炙令黄,去裙襕) 干漆一两(捣碎,炒令烟出) 京三棱三两(微煨,剉)

【用法】上为末,入麝香研令匀,用醋煮面糊为丸,如梧桐子大。每服十丸食前以温酒送下。

【主治】久积癥癖气不愈,或于胁肋作块,形大如杯;或如鸡子,透皮肤;或时疼痛,坚硬如石。

99177 **麝香丸**(《圣惠》卷四十九)

【组成】麝香一分(细研) 硼砂半两(细研) 川大黄半两(剉碎,微炒) 神曲一两(微炒) 巴豆三十枚(生用,去皮心) 寒食白面一两(生用)

【用法】上为末,入研了药令匀,用易州墨汁为丸,如梧桐子大。如是十年至十五年食癥,即先嚼干柿半枚,裹药一丸同咽之。如寻常食癥,即丸如豌豆大。每服一丸,茶、酒任下。

【主治】积年食癥。

99178 **麝香丸**(《圣惠》卷四十九)

【组成】麝香一分(细研) 木香半两 槟榔半两 五灵脂半两 陈橘皮半两(汤浸去白瓤,焙) 巴豆半两(去皮心) 硫黄一两

【用法】上药先以生绢袋盛硫黄、巴豆,同纳汤中煮,悬袋于铛上,勿令着底,可半日久,去硫黄,取巴豆,晒干,与木香四味捣罗为末,次入麝香同研令匀,用水浸蒸饼为丸,如绿豆大。每服五丸,以橘皮汤送下。

【功用】化气消食。

【主治】心腹气痛。

99179 **麝香丸**(方出《圣惠》卷五十二,名见《普济方》卷一九八)

【组成】麝香一分 金箔三十片 黄丹一分(炒令紫色) 朱砂一两 砒霜一分

【用法】上为细末,用粳米饭为丸,如梧桐子大。男左女右中指节上,用绯帛裹系一丸,发前以冷醋汤送下一丸。

【主治】心疟。

【宜忌】忌食热物。

99180 **麝香丸**(《圣惠》卷五十二)

【组成】麝香三两(分)(细研) 朱砂三分(细研) 砒霜半两(细研) 恒山半两(剉) 鳖甲半两(涂醋,炙令黄,去裙襕) 虎头骨半两(涂酥,炙微黄) 甘草半两(生用) 川大黄半两(生用)

【用法】上为末,研入前三味令匀。五月五日,以粽子为丸,如梧桐子大。临欲发时,以温酒送下三丸。得吐泻为度。

【主治】鬼疟。发动无时节,寒热不定。

99181 **麝香丸**(《圣惠》卷五十七)

【组成】麝香半两(细研) 犀角屑一两 雄黄半两(细研) 甘遂一两(煨令黄色) 巴豆半两(去皮心,研压去油) 朱砂半两(细研)

【用法】上为末,入巴豆及研了药,研令匀,炼蜜为丸,如梧桐子大。每服五丸,空心以温酒送下。

【主治】九虫。

99182 **麝香丸**(《圣惠》卷五十九)

【组成】麝香一分 绿豆一分 朱砂半分 巴豆一两(去皮心研;纸裹,压去油用)

【用法】上为细末,以粟米饭为丸,如绿豆大。每服二丸,空心以冷粥饮送下。

【主治】赤白痢,服诸药不效。

【宜忌】当日忌食热物。

99183 **麝香丸**(《圣惠》卷五十九)

【组成】麝香半两(细研) 鹿茸二两(去毛涂酥,炙令微黄)

【用法】上为末。煮枣瓤为丸,如梧桐子大。每服三十丸,以粥饮送下。不拘时候。

【主治】久患冷痢及休息气痢,脾胃冷极,大肠滑泄,下肠垢不绝。

99184 **麝香丸**(《圣惠》卷六十)

【组成】麝香半两(细研) 蜗牛子二两(炙令微黄) 灶突墨二两 道人头二两 汉椒二两(去目及闭口者,微炒去汗)

【用法】上为末,炼蜜为丸,如梧桐子大。每服三十丸,食前以粥饮送下。

【主治】痔瘘。疮肿疼痛,脓血不止。

99185 **麝香丸**(《圣惠》卷六十)

【组成】麝香半两(细研) 干姜一两(炮裂,剉) 蠹虫粪一两 葵茎半两 白矾二两(烧令汁尽) 虾蟆一枚(涂酥炙令黄焦)

【用法】上为末。以醋煮面糊为丸,如梧桐子大。每服二十丸,食前以艾汤送下。

【主治】疳䘌时久,下部生疮。

99186 **麝香丸**(《圣惠》卷七十一)

【组成】麝香半两(研入) 木香三分 当归三分(剉,微炒) 附子半两(炮裂,去皮脐) 香墨三分 防葵半两 硇砂三分(不夹石者,细研) 朱砂半两(细研) 巴豆半两

（去皮心，纸裹压去油，研入） 吴茱萸半两（汤浸七遍，焙干微炒）

【用法】上为末，入研了药令匀，以醋煮面糊为丸，如麻子大。每服三丸，空心，以橘皮汤送下。以利下恶滞物为度。

【主治】妇人积聚气，心腹疼痛，面色萎黄，不能饮食。

99187 麝香丸（《圣惠》卷七十一）

【异名】大麝香丸（《普济方》卷三二五）、麝香丹（《医学入门》卷八）。

【组成】麝香半两（细研） 阿魏一分（面裹煨，以面熟为度） 五灵脂三分 没药半两 蓬莪茂半两 芫花一两（醋拌炒令干） 京三棱三分（微炮，剉） 桂心半两 木香半两 当归半两（剉，微炒） 桃仁三分（汤浸去皮尖、双仁，麸炒微黄） 槟榔一两

【用法】上为末，研入麝香令匀。用粳米软饭为丸，如梧桐子大。每服十丸，以醋汤送下，不拘时候。

【主治】妇人痃癖，冷气兼疰气，心腹痛不可忍。

99188 麝香丸

《圣惠》卷八十二。为《幼幼新书》卷十一引《婴孺方》"麝香双丸"之异名。见该条。

99189 麝香丸（《圣惠》卷八十二）

【组成】麝香二（一）钱（细研） 丁香一分 杏仁一分（汤浸，去皮尖、双仁、麸炒研入）

【用法】上为末，以粟米饭为丸，如麻子大。每服三丸，以人参汤研下。

【主治】小儿吐乳。

99190 麝香丸（《圣惠》卷八十五）

【异名】天浆子丸。

【组成】麝香一分（细研） 牛黄半两（细研） 白附子半两（炮裂） 犀角屑三分 半夏一分（汤浸七遍，去滑） 蟾酥（如柳叶大）二片（于铁器上焙） 猪胆一枚（干者） 天浆子十枚（麸炒令黄，去壳）

【用法】上为末，用面糊为丸，如黍米大。一二岁儿，每服五丸，未愈频服。

【主治】小儿慢惊风，上膈多涎，精神昏闷；小儿急惊风。

【备考】原书天浆子丸，将末用面糊入胆汁同和为丸，如黄米大，每服三丸，以薄荷汤送下。

99191 麝香丸（《圣惠》卷八十六）

【组成】麝香 熊胆 蚺蛇胆 牛黄 赤小豆（为末）各一分 蟾酥如柳叶二片

【用法】上同研如粉，用瓜蒂半两煮取汁，为丸如麻子大。一二岁每服三丸，空心以粥饮送下。

【主治】小儿五疳。

【备考】《圣济总录》本方有丹砂；服后以桃柳汤浴儿，即以青衣盖覆，当有虫出。

99192 麝香丸（《圣惠》卷八十六）

【组成】麝香半钱（细研） 赤茯苓一钱 熊胆半钱（研入） 胡黄连一分 槟榔一枚 芦荟一分（细研） 京三棱一分（微炒） 当归半分（剉，微炒） 木香半分 桂心一分 川大黄一分（剉，微炒）

【用法】上为末，炼蜜为丸，如绿豆大，每服五丸，乳食前以温粥饮送下。

【主治】小儿气疳。壮热憎寒，腹胀下痢，皮肤干燥，眼涩揉鼻，乳食难化，日渐羸瘦。

99193 麝香丸（《圣惠》卷八十六）

【组成】麝香一分（细研） 胡黄连一（半）两 芦荟（细研） 肉豆蔻（去壳） 槟榔 夜明沙（微炒） 青橘皮（汤浸去白瓤） 朱砂（细研）各一分 干蟾一枚（涂酥炙微黄）

【用法】上为末，都研令匀，以枣肉为丸，如绿豆大。每一岁，以粥饮下三丸，每日三次。

【主治】小儿气疳。头发干竖，心腹胀满，肌体黄瘦，乳哺不消。

99194 麝香丸（《圣惠》卷八十七）

【组成】麝香一分 人中白一分

【用法】上为细末，以蒸饼为丸，如麻子大。一二岁儿每服二丸，煎皂荚汤送下，空心、午后各一服。

【主治】小儿疳。常渴，饮冷水不休。

99195 麝香丸（《圣惠》卷八十七）

【组成】麝香半分（细研） 蟾酥半分（研入） 香瓜儿二七枚 蛇尾一分（酒浸，炙黄色） 蛇蜕皮灰一分 瓜蒂二七枚 黄连一分（去须） 熊胆半分（研入）

【用法】上为末，用粟米饭为丸，如麻子大。以温水化破二丸服之，每日三次。

【主治】小儿蛔疳。

99196 麝香丸（《圣惠》卷八十七）

【组成】麝香一分 芦荟一分 蝉酥一白豆许大 皂荚三寸（烧为灰） 蛇蜕皮五寸（烧灰） 粉霜一分 蝙蝠三分（个）（取血拌入药末） 朱砂三（一）分（细研）

【用法】上为细末，以油熔蜡为丸，如小豆大。先以桃柳汤洗儿，后用药一丸，涂于脐中，上以醋面封之。良久即虫出，黄白赤者易治，黑者难疗。

【主治】小儿五疳。瘦弱，毛发干焦，口鼻多痒。

99197 麝香丸（《圣惠》卷八十八）

【组成】麝香一分（细研） 肉豆蔻一分（去壳） 朱砂半两（细研，水飞过） 五灵脂半两 蜣螂二枚（去翅足，微炙） 干蟾一分（涂酥，炙令黄） 夜明沙一分（微炒） 地龙一分（微炒） 白矾灰一分

【用法】上为末，炼蜜为丸，如绿豆大。每日空心以温水送下五丸，晚再服。

【主治】小儿丁奚。肚大，青脉起，不生肌肉，四肢干瘦，头大发黄。

99198 麝香丸（《圣惠》卷九十）

【组成】麝香一分（细研） 牛黄一分（细研） 蜗牛子一两（炒令微黄） 皂荚子一两（炒微黄） 皂荚针一两（剉，炙黄） 薄荷一两（干者） 雄鸽粪一两（微炒）

【用法】上为末，炼蜜为丸，如绿豆大。每服七丸，以薄荷汤送下，每日三次。

【主治】小儿肿结，久不消散，结成瘰疬。

99199 麝香丸（《圣惠》卷九十三）

【组成】麝香（细研） 朱砂（细研） 芦荟（细研）

雄黄(细研) 母丁香 鹤虱 白矾灰 密陀僧(细研) 没药 龙胆(去芦头) 地龙(微炒) 熊胆(细研)各一分 肉豆蔻半两(去壳) 黄连半两(去须) 定粉半两(微炒) 艾叶半两(炒令黄燥)(焦) 蟾酥一钱

【用法】上为末,入研了药令匀,以面糊为丸,如绿豆大。每服三丸,以粥饮送下,每日三次。

【主治】小儿疳痢不止,体瘦,食少腹痛,羸弱。

99200 **麝香丸**(《圣惠》卷九十三)

【组成】麝香一分(细研) 铁粉半两 鳖甲半两(涂醋炙令黄;去裙襕) 黄连半两(去须) 虾蟆一枚(烧灰)

【用法】上为末,以软饭为丸,如麻子大。每服五丸,以温水送下,每日三次。

【主治】小儿疳痢羸瘦。

99201 **麝香丸**(《圣惠》卷九十三)

【组成】麝香一分(细研) 巴豆一两(入油中煎令黑色,去皮心,研,纸裹,压去油)

【用法】上为末。用烧饭为丸,如黍米大。每服一丸,以粥饮送下,空心、午后各一服。

【主治】小儿疳痢久不愈,腹胁鼓胀。

99202 **麝香丸**(《圣惠》卷九十三)

【组成】麝香一钱 虾蟆半两(烧灰) 砒霜一分 蝉壳半两(烧灰) 蜗牛半两(烧灰) 蛇蜕皮半两(烧灰)

【用法】上为末,用软饭为丸,如粟米大。每服三丸,冷粥饮送下。

【主治】小儿疳痢,下部湿䘌。

99203 **麝香丸**(《博济》卷四)

【组成】麝香 青黛 雷丸 鹤虱 贯众 黄连各一两 扁豆十四个(油煎去皮)

【用法】上七味,除麝香、青黛外,为细末,于乳钵内再研和匀,用豮猪胆汁和蒸饼为丸,如绿豆大。每服五七丸,空心、日午米饮送下。看儿大小加减,如常服尤妙。

【功用】化食压惊。

【主治】小儿疳热。

【备考】方中扁豆,《圣济总录》作"巴豆"。

99204 **麝香丸**(《幼幼新书》卷二十三引《万全方》)

【组成】麝 熊胆各半钱 赤茯苓一钱 款冬花 杏仁(麸炒) 胡黄连 芦荟 京三棱(炮) 桂心 川大黄(炒)各一分 木香半分 槟榔二枚

【用法】上为末,炼蜜为丸,如绿豆大。乳前温粥饮送下五丸。

【主治】小儿肺疳。壮热憎寒,腹胀下痢,皮肤干燥,眼涩揉鼻,乳食难化,渐瘦。

99205 **麝香丸**(《传家秘宝》卷下)

【组成】麝香少许(研) 胡黄连 牛黄(研) 朱砂(研) 青黛(研) 夜明沙(炒) 瓜蒂 蟾酥(干者汤浸去赤汁) 熊胆各等分

【用法】上为末,用烧浆水饭为丸,如黄米大。每岁服二丸,温水送下,二岁服四丸,临时加减。

【主治】小儿惊疳。身体如火,毛发焦黄,两眼有泪,满口生疮,脚手细瘦,腹肋鼓胀,睡好合面,饮水不休,此是心病。

99206 **麝香丸**(《圣济总录》卷六)

【组成】麝香(研) 牛黄(研)各一分 防风(去叉) 乌蛇(酒浸去皮骨,炙) 干蝎(酒炒) 干姜(炮,切) 桂(去粗皮) 乌头(炮裂,去皮脐) 丹砂(研)各半两 天南星(炮)一两

【用法】上七味为末,与别研三味和匀,炼蜜为丸,如梧桐子大。每服七丸,温酒送下,日二夜一。甚者豆淋酒送下,并二服。良久用热生姜稀粥投。

【主治】破伤风。

【宜忌】汗出仍避外风。

99207 **麝香丸**(《圣济总录》卷十)

【组成】麝香(研)一钱 龙脑(研)半钱 木香半两 蛴螬(湿纸裹,煨熟研)三枚 壁虎(研)三枚 地龙(去泥,研)五条 乳香一(分)钱(研) 草乌头三枚(生,去皮)

【用法】上将草乌头、木香捣罗为末,合研匀为丸,如干入酒少许,煮面糊为丸,如梧桐子大。每服三十丸,临卧乳香酒送下。

【主治】历节风疼痛,发歇不可忍。

【备考】本方方名,《本草纲目》引作"壁虎丸"。

99208 **麝香丸**(《圣济总录》卷十)

【组成】麝香(研) 牛黄(研) 蔓荆实(去皮) 木香 人参 赤茯苓(去黑皮) 芎䓖 独活(去芦头) 牛膝(酒浸,切,焙) 羌活(去芦头) 麻黄(去根节) 海蛤 附子(炮裂,去皮脐) 干蝎(炒去土) 防风(去叉) 白僵蚕(炒) 海桐皮(剉) 龙齿(煅) 败龟(酒浸,炙) 草薢 酸枣仁(炒) 赤箭(酒炙) 甘菊花 天南星(炮) 桂(去粗皮) 干姜(炮) 虎骨(酒浸,炙)各一两 乌蛇(酒浸去皮骨,炙)四两

【用法】上为末,炼蜜为丸,如弹子大。每服一丸,薄荷酒送下。

【主治】中风。手足拘挛,痰涎不利,精神昏闷,百节疼痛。

99209 **麝香丸**(《圣济总录》卷十)

【组成】麝香(研)半两 秦艽(去土)四两 独活(去芦头) 白术 槟榔各二两

【用法】除麝香外,上为细末,入麝香研匀,炼蜜为丸,如龙眼大。每服一丸细嚼,温酒或腊茶清任下,不拘时候。

【主治】风,身体疼痛,头目不利,肩背拘急,肌肉瘰痹,痰涎壅滞,胸膈满闷。

99210 **麝香丸**(《圣济总录》卷十五)

【组成】麝香(别研)半两 虎睛一对(炙令燥,去外皮) 防风(去叉)一两 龙齿(别研) 黄芩(去黑心) 铁粉(研) 鬼臼各三分 人参 大黄(剉,醋炒)各一两 牛黄(别研)一分 秦艽(去苗土) 雄黄(别研)各二两 独活(去芦头) 凝水石(别研)各一两 茯神(去木) 石膏(别研) 天雄(炮裂,去皮脐)各一两一分 升麻三分 远志(去心)半两 白鲜皮三分 露蜂房(炙)一分 细辛(去苗叶)三分 贯众(揉去土,末) 鬼箭羽各十两 蛇蜕(炙)一分 金箔 银箔各四十九片(研)

【用法】先将一十八味为末,后入别研九味和匀,炼蜜为丸,如梧桐子大。每服十五丸至二十丸,空心、日午、临夜

温酒送下。

【主治】风癫瘈疭，口眼翻张，口吐白沫，或喉中作声，不知人。

99211 **麝香丸**（《圣济总录》卷二十四人卫本）

【组成】麝香（研） 龙脑（研）各一分 丹砂一两半（研） 雄黄（研） 木香 赤箭各一两 牛黄（研） 白花蛇肉 乌蛇肉（各酒浸，炙） 干蝎（炒，去土） 羚羊角（镑）各半两 天南星（炮） 麻黄（去根节）各二两 白附子（生） 天麻（酒浸，焙） 防风（去叉） 零陵香叶 藿香叶 天雄（炮裂，去皮脐）各三分

【用法】上十四味为末，入麝香等五味研匀，炼蜜为丸，如小鸡头实大。每服二丸，细嚼，温酒送下，不拘时候。

【主治】伤寒头痛，目眩汗出。

【备考】本方方名，原书文瑞楼本作"麝香双丸"。

99212 **麝香丸**（《圣济总录》卷二十九）

【组成】麝香（研） 猪苓（去黑皮） 朴消（研） 荛花（炒） 芫花（醋炒）各一分 大黄（剉，炒） 商陆 甘遂（炮）各半两

【用法】上为粗末，炼蜜为丸，如绿豆大。每服十丸，食前温汤送下。良久必利，未利再服。

【主治】伤寒坏病，冷热相搏，心下结，胸满气急，大便不利，体变黄青黑如桃枝色，四肢逆冷，热结在内，不可服汤饮者。

99213 **麝香丸**（《圣济总录》卷六十七）

【组成】麝香（细研） 丹砂（细研） 木香 厚朴（去粗皮，生姜五钱同捣炒干） 肉豆蔻（去壳）各半两 槟榔末 半夏（汤洗七遍去滑，别捣末）各二两 桂（去粗皮）三分 乳香（细研）一分 丁香一分

【用法】上除半夏末外，捣研为细末，再同研令匀，将半夏末以生姜自然汁同煮为膏，为丸如梧桐子大。空心、食前每服十五丸，以陈橘皮汤送下。

【主治】一切气逆，胸膈痞闷，中脘不快，痃癖留滞，呕吐恶心，肢体倦怠，不思饮食。

99214 **麝香丸**（《圣济总录》卷七十九）

【组成】麝香一钱（研） 甘遂（炒） 芫花（醋炒）各半两 人参一两

【用法】上为末，炼蜜为丸，如小豆大。每服二十丸，米饮送下。

【主治】水气，大腹肿。

99215 **麝香丸**（《圣济总录》卷九十三）

【组成】麝香（研细） 胡黄连（碾为细末） 丹砂（细研）各一两

【用法】上三味研匀，以新宰猪血蘸蒸饼为丸，如赤豆大。小儿三丸，大人九丸，空心、日午、夜卧浓煎桃仁汤吞下。一家人服。内曾受尸注者，即大便下脓痢及泻恶黑水勿怪。若患者传遍五脏，不能医治，将欲命终，宜急合此药，遍家大小服。直至患者死后七日，疾即不传染。凡欲取下劳瘵药，先服温中平补五脏四神汤。

【主治】传尸伏连，殗殜肺痿，痃癖，骨蒸，鬼注，气急热劳疾。

【备考】凡欲取传尸劳，即先家中健人，自小至大，服麝香丸七日，服至三日后，方与患人服。

99216 **麝香丸**（《圣济总录》卷九十九）

【组成】黄连（去须）一两 白芜荑（炒）二两 干虾蟆一枚（酥炙令黄焦） 干漆（炒令烟出）一两 雷丸（炮）半两 定粉（研）一两半

【用法】上为末，入麝香少许，再研罗匀，用醋煮面糊为丸，如梧桐子大。每服十丸，空心、食前温水送下。

【主治】九虫。

99217 **麝香丸**（《圣济总录》卷一〇〇）

【组成】麝香（研）半两 蜥蜴（去头足，微炙）一两 鹳骨（微炒）三寸 羖羊鼻（炙令焦黄）二枚 干姜（炮裂）一两 鸡屎白（微炒）二两 巴豆（去皮心，麸炒出油尽）五枚 芫青（去翅足，微炒）二十枚 藜芦（去芦头，微炙）一两 鬼臼（去毛，微炙）一两 丹砂（研如粉）一两 桂（去粗皮）一两

【用法】上为末，炼蜜为丸，如小豆大。每服二丸，空心、以米饮送下。每日二次，稍加至五丸，以吐利为度。

【主治】遁尸。经年不愈，心腹刺痛，短气。

99218 **麝香丸**（《圣济总录》卷一〇〇）

【组成】麝香（研）三分 牛黄（研） 藜芦（炙） 赤朱 鬼臼（去毛，炙）各半两 当归（切，焙）三分 蜈蚣（炙，去头足）一枚 芍药（剉） 雄黄（研）各半两 白茯苓（去黑皮） 桔梗（炒） 金牙（碎） 桂（去粗皮） 人参各三分 干姜（炮） 吴茱萸（汤浸，焙炒） 贯众各半两 丹砂（研）三分 鬼箭羽半两 巴豆（去皮心膜，出油）一两 蜥蜴（炙，去头足）一枚 獭肝（炙熟）一具

【用法】上为末，炼蜜为丸，如小豆大。每服五丸，空心米饮送下，每日二次。稍加至七丸。

【主治】五注积年心痛，鬼气蛊毒。

99219 **麝香丸**（《圣济总录》卷一三五）

【组成】麝香（研） 石胆（研） 腻粉（研） 杏仁（去皮尖，双仁，炒）各一分 香鼠一个（去肠胃，洗净炙干） 巴豆一粒（去心皮膜，出油尽）

【用法】上为末，用面糊为丸，如黍米大。纴在疮内，每日一二次。

【主治】瘘疮。

99220 **麝香丸**（《圣济总录》卷一七一）

【组成】麝香（细研） 牛黄（细研）各半两 杏仁（汤浸去皮尖，双仁，研如膏） 丹砂（细研） 芍药 白茯苓（去黑心）各一两 真珠（研如粉，水飞过）一分 甘遂一分 巴豆（去皮心，微炒，研如膏）三分 牡蛎（熬，别捣罗，研如粉）一分 虎睛二枚（微炙，研）

【用法】除巴豆外，上药各为末，入巴豆，炼蜜和捣，入密器中贮。候服取二丸，如麻子大，温水送下，随儿大小加减。

【主治】小儿诸疾，一岁以上，三十六种无辜疳，湿闪癖，食痫，天行赤眼，急黄。

99221 **麝香丸**（《圣济总录》卷一七二）

【组成】麝香（研）半钱 胡黄连 芦荟（研）各半两 青橘皮（汤浸去白，焙） 使君子（去壳）各一分

【用法】上为细末，白面糊为丸，如绿豆大。每服七

丸,乳食前米饮送下。每日三次。

【主治】小儿脑疳。头皮光而急,发枯作穗,脑热如火,或头上生疮,或腮脸虚肿。

99222 **麝香丸**(《圣济总录》卷一七三)

【组成】麝香(研)一钱　使君子(去壳,半生半炮)无食子(半生半炮)各二枚

【用法】上为末,以薄面糊为丸,如小绿豆大。每服三丸五丸,米饮送下。

【主治】小儿疳痢不止。

99223 **麝香丸**(《圣济总录》卷一七三)

【组成】麝香(研)　蝉壳(去足)　猪牙皂荚(去皮子,炙)　芦荟(研)　人中白(研)各一分　青黛半两(研)

【用法】上为细末,先取虾蟆一个,以绳子双系后脚倒挂,用胡黄连一寸,以绵系,内虾蟆口中系定,将不津器盛虾蟆涎,从午至戌,解放虾蟆,只取胡黄连并涎用,将六味药末就涎为丸,如粟米大。每服先暖浆水洗儿,软帛拭干后扶坐,取一丸子,以乳汁少许化下。须臾如醉,慎勿惊,虫即自出,若虫色白或身黄头黑,皆是病浅易愈,若虫子遍体乱出,纷纷如剪碎之马尾,此必死之候。

【主治】小儿疳䘌。下部开张,痢有脓血,烂痒赤肿。

99224 **麝香丸**(《圣济总录》卷一七八)

【组成】麝香(研)半钱　巴豆七粒(去皮,水半盏,用蛤粉一匙头同煮水尽,去心膜,细研)　丹砂(研)　硫黄各一分(研)　草乌头(炮,去皮取末)一钱　砒霜(研)半钱

【用法】上为末,用枣肉为丸,如黍米大。每服一丸,水泻并痢,秋后蛤粉水送下;夏至后,新汲水送下;赤白痢,生姜汤送下。

【主治】小儿赤白痢及水泻。

99225 **麝香丸**(《小儿药证直诀》卷下)

【组成】草龙胆　胡黄连各半两　木香　蝉壳(去剑为末,干)　芦荟(去砂)　熊胆　青黛各一钱　轻粉　脑麝　牛黄各一钱(并别研)　瓜蒂二十一个(为末)

【用法】上猪胆为丸,如梧桐子及绿豆大。惊疳脏腑或秘或泻,清米饮或温水送下小丸五、七粒至一、二十粒;疳眼,猪肝汤送下;疳渴,焊猪汤或猪肉汤送下;惊风发搐,眼上,薄荷汤化下一丸,更水研一丸滴鼻中;牙根疮、口疮,研贴;虫痛,苦楝子或白芜荑汤送下;百日内小儿,大小便不通,水研封脐中;虫候,加干漆、好麝香各少许,并入生油一两点,温水化下。大凡病急则研碎,缓则浸化。

【主治】❶《小儿药证直诀》:小儿慢惊、疳病;牙根疮,口疮;虫痛;急惊痰热。❷《卫生总微》:诸痢。

【宜忌】小儿虚极慢惊者勿服。

99226 **麝香丸**

《普济方》卷三七九。即《小儿药证直诀》卷下"胡黄连麝香丸"。见该条。

99227 **麝香丸**(《全生指迷方》卷三引《指南方》)

【组成】麝香一分　芍药一两　桂心　当归　人参各半两　细辛(去苗)　川乌头(炮,去皮脐)各一分　巴豆一分(去皮,出油)

【用法】上为细末,白面糊为丸,如绿豆大。食后饮下三粒。

【主治】❶《全生指迷方》引《指南方》:左胁下如覆杯,有头足,久不已,令人发痎疟,寒热,咳,或间日也。始由肺病传肝者,当传脾,脾乘王而不受邪,其气留于肝,故结而为积,其脉涩结。❷《鸡峰》:心痛。

【备考】《全生指迷方》有蓬莪术,无芍药。方中麝香原脱,据《鸡峰》补。

99228 **麝香丸**(《中藏经》卷下)

【组成】麝香一分　乳香一分　巴豆十四粒(去皮)

【用法】上为末,入枣肉,和成剂,丸作挺子。看疮远近任药,以乳香膏贴之。以效为度。

【主治】一切气漏疮。

99229 **麝香丸**(《幼幼新书》卷二十六引刘氏方)

【组成】大活蟾一个(巴豆十粒,勿损,入蟾口,养罐中候自死,破取巴豆,洗灌蟾里外,去肠胃切数段,研巴豆如面,同水二升,蟾入银锅,文武火煎烂去骨,入无灰酒煎)夜明砂一两　宣连　大芜荑各二两(上药同膏煎如饧,入后药)　朱砂一分　鹤虱(纸上炒青)　芦荟　麝各半两

【用法】上为末,入前膏为丸,如绿豆大,晒干。一岁儿初服一丸,五七渐加至两丸,百日至十岁皆宜。夏月疳,泻下恶物立止。

【主治】小儿疳。腹胀,多渴,频泻腥白脓血,或痢,四肢疼痛,黄瘦,疳虫咬心,常吐清水,不食。

99230 **麝香丸**(《鸡峰》卷二十三)

【组成】没食子　使君子　川楝子　白芜荑仁　肉豆蔻仁(一方用木香)　缩砂仁　白术各一分　母丁香　芦荟各半钱　麝香一字

【用法】上为细末,水煮面糊为丸,如麻子大。每服十丸,米饮送下,不拘时候。

【主治】胃燥,肌体黄瘦,腹胁胀大。

99231 **麝香丸**(《本事》卷三)

【异名】蠲痛丸(《医方类聚》卷二十一引《济生》、全蝎丸(《医方类聚》卷九十八引《澹寮》)、蠲痛丹(《本事方释义》卷三)。

【组成】川乌(大八角者)三个(生)　全蝎二十一个(生)　黑豆二十一粒　地龙半两(生)　麝香半字

【用法】上为细末,入麝香,糯米糊为丸,如绿豆大。每服七丸,甚者十丸,夜卧令膈空,温酒送下。微出冷汗一身,便愈。

【主治】白虎历节诸风。疼痛游走无定,状如虫啮,昼静夜剧,及一切手足不测疼痛。

【方论选录】《本事方释义》:川乌气味苦辛大热,入足太阳、少阴;全蝎气味甘平,入足厥阴,善能走经络;黑豆气味苦平,入足少阴;地龙气味咸寒,入足阳明、厥阴,能行诸经络;麝香气味辛香微温,善能入窍。白虎历节诸风痛楚无时,流走无定,送药以酒,亦是引经,非辛香不能走窍,非辛热能行之药不能入络,非甘平咸寒及谷味不能调和正气,痛既蠲,病鲜不愈矣。

【临床报道】历节风:在歙州日,有一贵家妇人,遍身走注疼痛,至夜则发,如虫啮其肌,多作鬼邪治。予曰:此正历节节病也。三服愈。

99232 **麝香丸**(《卫生总微》卷十二)

【组成】川苦楝(取肉)一两(用童子小便浸一宿,焙干) 巴豆半两(去皮膜,同苦楝慢火炒至微紫色,去巴豆不用) 芦荟 槟榔 芜荑(去扇)各半两 没石子一分 麝香少许

【用法】上为细末,猪胆汁浸蒸饼为丸,如黄米大。食后每服十丸,米饮送下。

【主治】脾热生疳,泄泻,气弱不食。

99233 **麝香丸**(《普济方》卷三七九引《全婴方》)

【组成】蚵蚾(酒浸,去骨炙黄) 胡黄连 芦荟各半两 使君子半两(炒) 木香二钱半 麝香一分

【用法】上为末,猪胆为丸,如小豆大。三岁三十丸,米汤送下。

【功用】化虫。

【主治】小儿诸疳,消瘦骨热,面黄,爱吃泥土、灰炭、茶纸,发稀焦黄,小便白浊,口鼻生疮,腹胀气粗。

99234 **麝香丸**(《杨氏家藏方》卷五)

【组成】麝香一钱(别研) 胡椒一两 木香一两 巴豆四钱(去皮心,研) 全蝎四钱(去毒,微炒)

【用法】上为细末,汤浸蒸饼为丸,如绿豆大。每服三丸,心腹痛,煨姜汤下;妇人血气痛,炒生姜醋汤下;小肠气,腹胁攻痛,茴香汤下;常服消酒化食,温熟水送下,不拘时候。

【功用】温中快气,消酒化食。

【主治】❶《杨氏家藏方》:宿食,心腹冷疼,男子小肠气,妇人血气攻注疼痛。❷《普济方》:疔疮,诸气发背。

【备考】方中木香用量原缺,据《直指》补。《直指》又用朱砂为衣。

99235 **麝香丸**(《杨氏家藏方》卷十二)

【异名】麝香散(《普济方》卷二八九)。

【组成】麝香(别研) 轻粉 定粉各半钱 粉霜一字半 巴豆三枚(大者,去皮) 白丁香四十二枚(拣直者)

【用法】上药先研巴豆细,却入诸药为极细末。如疳疮有眼者,用水和药作锭子,纴在疮口内,后用万金膏贴,每日一上,如脓多两上。如恶疮、发背、丁疮有紫恶肉,只做散子干掺在恶肉上,后用万金膏贴,每日一上或再上,且少掺药。如不痛,更加药少许。

【主治】发背、痈疽、肿毒、疳漏等疮。

99236 **麝香丸**(《杨氏家藏方》卷十八)

【组成】阿魏半两(精明者,于砂石器中熬,入在羊肉内) 猪牙皂角(炙去皮)三分 雄黄半两(细研) 蓬莪术(生用)半两 柴胡(去苗)三分 槟榔(生用)一两半 芜荑仁(生用)一两 当归半两(洗,焙) 麝香一分(别研) 辰砂半两(别研)

【用法】上为细末。用精羊肉去筋膜一斤,切细,以法酒煮如泥,取出细研,入阿魏并诸药同捣为丸,如萝卜子大。每服三十丸,温米饮送下,不拘时候。

【主治】诸疳挟积,肌体发热,渐致羸瘦,虫作无时。

99237 **麝香丸**(《杨氏家藏方》卷二十)

【组成】麝香(当门子)不以多少

【用法】上为细末,以好酒濡之为丸,如绿豆大。每服一十丸,煎枳枸子汤送下,明日再服,以不渴为度。

【主治】饮酒过多及伤瓜果,虚热在脾,饮水无度,状似消渴。

【备考】大抵消中之疾,往往脾气既衰,元气耗散,土不制水,故水溢不收。今脾有热而元气不衰者,非消渴也,此药主之。

99238 **麝香丸**(《杨氏家藏方》卷二十)

【组成】肉桂(去粗皮)半两 人参(去芦头)半两 丁香一两 白茯苓(去皮)一两 甘草(炙)二两 青盐二两 麝香一钱半(别研) 干木瓜四两

【用法】上为细末,次入麝香、白盐同研匀,炼蜜为丸,每一两作十五丸。每服一丸,细嚼,新水送下;伤冷呕吐,生姜汤送下。

【功用】消瓜果水毒。

99239 **麝香丸**(《御药院方》卷下)

【组成】零陵香 藿香各二钱 蛇床子半两 吴茱萸 枯白矾 木香各三钱 麝香二钱半 丁香 韶脑各一钱半 不灰木 白芷各二钱半 龙骨五钱

【用法】上为细末,炼蜜为丸,每两作四十丸。每用一丸,绵裹内阴中。

【主治】妇人阴中久冷,或成白带,淋漓不断,久无子息。

99240 **麝香丸**(《普济方》卷五十四引《卫生宝鉴》)

【异名】麝香散(《奇效良方》卷五十八)、通灵丸(《仙拈集》卷二引《集验》)。

【组成】麝香半钱(分) 全蝎十四个 猫儿薄荷十四叶(裹麝香、全蝎,瓦上焙干)

【用法】上为细末,滴水捏作挺子,塞耳内极妙。

【主治】耳内虚鸣。

99241 **麝香丸**(《普济方》卷一九七)

【组成】臭黄一两 黄丹一两 朱砂半两 麝香半两

【用法】上为细末,用粟米和丸,如绿豆大,阴干。当发日早晨以温茶下五丸。即吐痰水恶涎,吐后过时,煮绿豆粥服之。

【主治】一切疟疾。

【宜忌】妊妇勿服。

99242 **麝香丸**

《普济方》卷二一三。为原书卷四十“香茸丸”之异名。见该条。

99243 **麝香丸**

《普济方》卷二三七。即《圣惠》卷三十一“杀鬼麝香丸”。见该条。

99244 **麝香丸**(《普济方》卷三六七)

【组成】腻粉 麝香 牛黄 白附 朱砂 槐子(炒) 麻黄(去节) 半夏 犀角 防风 灵脂 全蝎 金箔 银箔 甘草各三分

【用法】上为末,面糊为丸,如绿豆大。每服十丸,白水吞下。

【主治】小儿中风。四肢拘急,心神昏乱,腰背强直。

99245 **麝香丸**(《普济方》卷三七九)

【组成】黄连(洗净) 青皮(去白) 三棱(炮) 莪术(炮) 槟榔 鹤虱(炒) 芜荑 川楝肉 苦楝根 使

君子　神曲　麦芽　厚朴（姜制）　川芎　胡黄连　夜明砂　芦荟各五分　蟾一个（炙）

【用法】上研，麝香末拌匀，炼蜜为丸，量大小米饮汤送下，五疳，陈米饮送下；寒热往来，薄荷汤送下；虫动，苦楝汤送下；疳痢，紫苏、木瓜汤送下；退疳热，麦门冬汤送下；冷痢，丁香汤送下；不思饮食，缩砂仁汤送下；腹胀，木香、陈皮汤送下。

【主治】小儿一切疳。

99246　麝香丸（《普济方》卷三八一）

【组成】大麻子一升（以竹筒中烧取膏）　虾蟆灰一分　麝香一分　人粪灰一分　盐绿半分

【用法】上为细末，以麻子膏为丸，如绿豆大。纳入两鼻并口中，须以水更为点之，日夜各一度点；如下部有疮即一日两度内之。一方敷疮上。必须慎口，微有效，即减药。

【主治】小儿急疳。口鼻生疮，时痒不止。

99247　麝香丸

《普济方》卷三九七。为《圣惠》卷九十三"通玄丹"之异名。见该条。

99248　麝香丸（《奇效良方》卷六十）

【组成】麝香（细研）一分　升麻　黄芩　杏仁（去皮尖、双仁，炒）　浮萍草　零陵香　寒水石　黄连　甘草（生用）各三分

【用法】上为细末，炼蜜为丸，如弹子大。每服一丸，绵裹含化，咽津。

【主治】口舌生疮赤烂。

99249　麝香丸（《观聚方要补》卷三）

【组成】麝香　龙脑各四分　肉桂　丁香各二钱　甘草一分　阿仙药四钱

【用法】上为末，陈米饭为丸，如梧桐子大。每服十五丸至三十丸。

【功用】散气郁，化痰结，解酒毒。

99250　麝香丸（《经验良方》）

【组成】麝香　龙脑各等分

【用法】上为末，取二厘为一丸。每服五丸，每日三四次。

【主治】神经热，腐败热，精神疲困，痉挛搐掣，昏睡不省人事者。

99251　麝香丹（《幼幼新书》二十三引张涣方）

【组成】紫苏子（炒）　五味子各一分　半夏（洗七遍）半两　胡黄连一两　干蟾（酥炙）一枚　麝香　芦荟　朱砂

【用法】上为末，枣肉为丸，如黍米大。每服五七粒，米饮送下。

【主治】小儿肺疳，皮毛枯燥，咳嗽上气。

99252　麝香丹（《普济方》卷三八五）

【组成】人参（去芦头）　胡黄连　钩藤　赤芍药各一分

【用法】上为细末。次入好麝香一钱，牛黄半钱，拌糯米粥和为丸，如黍米大。每服五粒至七粒。煎陈橘皮汤送下，不拘时候。

【主治】温壮。小儿脏腑不调，内有伏热，或挟宿寒，伤于胃气，其胃不和，气行壅涩，故蕴积体热，令儿多睡。

99253　麝香丹

《医学入门》卷八。为《圣惠》卷七十一"麝香丸"之异名。见该条。

99254　麝香汤（《圣济总录》卷五十五）

【组成】麝香（别研，每汤成旋下）　木香一两（剉）　桃仁（去皮尖、双仁，麸炒）三十五枚　吴茱萸（水浸一宿，炒干）一两　槟榔（煨）三枚

【用法】上药除麝香、桃仁外，为粗散，入桃仁再同和研匀。每服三钱匕，水半盏，加童子小便半盏，同煎至六分，去滓，入麝香末半钱匕，搅匀温服，每日二次。

【主治】厥心痛。

99255　麝香汤（《圣济总录》卷一七六）

【组成】麝香一钱（研）　五灵脂一两（为末）

【用法】上二味拌匀。每服一钱匕，水酒各半盏，煎至半盏，去滓，温分二服。

【主治】小儿吐逆不止。

99256　麝香汤（《圣济总录》卷一七六）

【组成】麝香（研）　木香　人参　沉香（剉）　赤茯苓（去黑皮）各一分　丁香半分

【用法】上为粗末。每服半钱匕，水半盏，煎数沸，去滓，分二次温服。

【主治】小儿吐哯，胸中痞满，乳饮停积。

99257　麝香汤（《圣济总录》卷一七七）

【组成】半夏（汤洗十遍，生姜汁炙）　黄耆各一两　甘草（炒）　干姜（炮）　桂（去粗皮）各半两

【用法】上为粗末。一二岁儿，每服一钱匕，水七分，煎至四分，去滓，纳麝香少许，分二次温服，不拘时候。

【主治】小儿客忤卒痛，及气满常腹痛。

99258　麝香饮（《圣济总录》卷九十三）

【组成】柴胡（去苗，剉）一两　阿魏三分（炒、为末）　甘草（如病人中指大，剉）　青蒿　桃仁　柳枝　金樱枝各一握（细剉）　薤白　葱白各七茎（切）　槟榔一两（为末，分作三帖）

【用法】上药以童子小便四升，宿浸诸药于密室内，五更初煎，取一升半，去滓，下麝香一分研，分作三服。每一服入槟榔末一帖顿服；如人行三二里，暖第二服，亦下槟榔末，顿服，服时捻却鼻，服才了，以白梅含之，莫令心头恶，吐却药，须臾或吐，必有物出，或未吐，如前更服；第三服必吐泻，泻下恶物并劳虫等，不可名状，或爪眼下并身上出如蚁如毛。其泻下虫，唯白色必愈，余色者难愈。才吐泻了，便以薤白粥并软饭补之。仍如法将息。

【主治】传尸骨蒸，一切劳疾。

99259　麝香饮

《普济方》卷四〇一。为《卫生总微》卷十五"麝香乳"之异名。见该条。

99260　麝香乳（《卫生总微》卷十五）

【异名】麝香饮（《普济方》卷四〇一）。

【组成】麝香少许

【用法】上为细末。用乳汁调抹小儿口中，如大豆许。

【主治】小儿客忤，项强欲死。

99261 **麝香饼**(《永乐大典》卷九七八引《全婴方》)

【组成】麝香　蝎尾(去毒)　蜈蚣两条(赤足者,酒浸,酥炙)　南星(炮)　川芎(炮,去皮尖)　白花蛇(酒浸一夕,去骨皮,焙)各半两　乳香　铁粉　朱砂　牛黄各一钱

【用法】上为末,酒煮为丸,如鸡头子大,拍作饼子。三岁一饼,用人参薄荷汤化下。

【主治】小儿急慢惊风,进退不定,荏苒经日,乍静乍动,呕吐痰涎,潮搐甚者。

99262 **麝香散**(方出《肘后方》卷五,名见《普济方》卷二七八)

【组成】麝香　熏陆香　青木香　鸡舌香各一两

【用法】上以水四升,煮取二升,分为再服。

【主治】❶《肘后方》:卒毒肿起,急痛,已入腹者。❷《备急》引《小品》(见《外台》):妒乳。

【宜忌】《备急》引《小品》(见《外台》):忌蒜、面、酒、牛、马、猪肉。

99263 **麝香散**(《普济方》卷三一二引《肘后方》)

【异名】接骨散(《三因》卷十)。

【组成】麝香　水蛭各一两

【用法】上用水蛭剉碎,炒烟出,研为末,入麝香再研匀。每服酒调一钱。当下蓄血,未效再服。

【主治】从高坠下,及打扑伤损。

【备考】原书云:治折伤,用水蛭热酒调下一钱,须知痛更进一服,痛止便将折骨药封,直至平安方去。

99264 **麝香散**(《外台》卷二引《范汪方》)

【组成】麝香一分(研)　雄黄一分(研)　丹砂一分(研)　犀角一分(屑)　羚羊角一分(研)　青葙子一分　黄连一分　升麻一分　桃仁一分(熬)　贝齿一分

【用法】上药治下筛。先食以小麦粥服钱五匕,服药讫,复以钱五匕绵裹以导谷道中,食顷去之,每日三次。

【主治】❶《外台》:䘌,懊侬。❷《圣惠》:伤寒䘌,心中懊侬,下部有疮,疼痛。

【宜忌】忌猪肉、冷水、生血等物。

99265 **麝香散**(《外台》卷二十引《小品方》)

【组成】麝香三铢　芫花三分(熬)　甘遂三分

【用法】上药合下筛。酒服钱半边匕。老小钱边三分匕;亦可丸服之,强人如小豆十丸,老人五丸。

【主治】水肿。

99266 **麝香散**(《外台》卷十二引《深师方》)

【组成】麝香四分　牛黄二分　生犀角一分(屑末)

【用法】上为末。服五分匕,每日三次。

【主治】胸痹。

【宜忌】忌生冷物、葱蒜。

99267 **麝香散**(《千金》卷二十一)

【组成】麝香三铢　雄黄六铢　芫花　甘遂各二分

【用法】上药治下筛。酒服一钱五匕。老小以意增减;亦可为丸,强人服小豆大七丸。

【主治】妇人短气虚羸,遍身浮肿,皮肤急,人所稀见。

99268 **麝香散**(《外台》卷七引《广济方》)

【组成】麝香一分(研)　生犀角二分(屑)　青木香二分

【用法】上为散。空肚以熟水服方寸匕。未止更服之,不利。

【功用】去恶气。

【主治】卒中恶。心腹刺痛。

【宜忌】忌五辛。

99269 **麝香散**(方出《证类本草》卷十六引《广利方》,名见《普济方》卷二五四)

【组成】麝香一钱　醋二合

【用法】用麝香重研,和醋服之。

【主治】卒中恶,客忤垂死。

99270 **麝香散**(《圣惠》卷三十四)

【组成】麝香　雄黄　白矾(烧灰)　石胆　川升麻各一分

【用法】上为细散。绵裹一字,纳蚛孔中;并以乳汁调少许,涂齿龈烂处。

【主治】❶《圣惠》:牙齿蚛痛,日夜不止,齿龈烂臭;急疳,口中及齿龈肿,并口鼻有疮。❷《普济方》:鼻疳。鼻中赤痒,壮热多啼,毛发干焦,肌肤消瘦,鼻下连唇生疮赤烂。

99271 **麝香散**(《圣惠》卷三十四)

【组成】麝香　青矾(烧赤)　黄矾(烧赤)　白矾(烧灰)各一分　芦荟半两　虾蟆灰半两

【用法】上为细散。先以绵拭龈上恶血出,即用湿纸片子掺药贴。

【主治】齿漏疳。虫蚀齿龈臭烂。

【临床报道】走马疳:《百一》:富次律女年数岁,齿上忽生一黑点,后数日龈烂成走马疳,用前方即愈,自后屡有奇效。

99272 **麝香散**(方出《圣惠》卷三十六,名见《普济方》卷二九九)

【组成】人中白　麝香(少许)

【用法】上为细末。敷疮上。

【主治】口吻生白疮。

99273 **麝香散**(方出《圣惠》卷三十七,名见《普济方》卷三一九)

【组成】人中白一分　石榴花一两　故绵灰一两　麝香半两

【用法】上为细散。每取少许吹鼻中。

【主治】鼻衄久不止,诸药无效者;或妇人鼻衄,出血数升,不知人事。

99274 **麝香散**(方出《圣惠》卷四十,名见《普济方》卷二九九引《十便良方》)

【组成】生牛皮(烧灰)半两　燕窠土(烧赤)半两　麝香半钱

【用法】上件药,都细研令匀,以生油调,每日二三次涂之。

【主治】头生恶疮。

99275 **麝香散**(方出《圣惠》卷五十三,名见《普济方》卷一七八)

【组成】水蛇一条(活者剥皮,炙黄捣末)　蜗牛(不限多少,水浸五日,取涎入腻粉一分煎,令稠)　麝香一分(细研)

【用法】上药用粟米饭和丸,如绿豆大。每服十丸,以生姜汤送下,不拘时候。

【主治】消渴。四肢烦热,口干心燥。

99276 **麝香散**(方出《圣惠》卷五十六,名见《普济方》卷二五二)

【组成】麝香一钱(细研)

【用法】以温水空腹调服。即吐出蛊毒。

【主治】五种蛊毒。蛇蛊,食饮中得之,咽中如有物,咽又不下,吐之不出,闷乱不得卧,心热不能食。

99277 **麝香散**(方出《圣惠》卷五十六,名见《普济方》卷二五四引《十便良方》)

【组成】麝香一脐

【用法】置枕头边佳。

【主治】卒魇。

99278 **麝香散**(方出《圣惠》卷五十七,名见《普济方》卷三〇八)

【组成】枣叶一合　麝香末半钱

【用法】上捣枣叶,入麝香末。麻油调涂之。

【主治】蜘蛛咬,遍身成疮。

99279 **麝香散**(《圣惠》卷六十)

【组成】麝香一钱(细研)　干漆半两(捣碎炒,令烟出)　炭皮半两　棕榈子半两(烧灰)　荆芥子半两

【用法】上为细散,每服一钱,食前以温酒粥饮调下。

【主治】痔疾。风毒流注大肠,下血不止。

99280 **麝香散**(《圣惠》卷六十六)

【组成】麝香一分(细研)　皂荚子二两(炒黄细研,捣末)　腻粉一钱(分)　铅霜半两

【用法】上为细散。每服一钱,以薄荷汤调下。不拘时候。

【主治】瘰疬夹风毒壅热。咽喉肿满,胸膈不利。

99281 **麝香散**(《圣惠》卷八十)

【组成】麝香一分(细研)　朱砂一两(细研,水飞过)　乌鸦毛二两(烧灰)　香墨半锭　苏枋木一两半　猪胎衣一枚(烧灰)　鲤鱼鳞四两(烧灰)　乱发二两(烧灰)

【用法】上为细散。研入朱砂、麝香令匀。每服二钱,以温酒调下,不拘时候。

【主治】产后恶血冲心,气痛欲绝。

99282 **麝香散**(《圣惠》卷八十)

【组成】麝香一分　牛黄一分　雄黄一分　朱砂三分　龙脑三分　麒麟竭半两

【用法】上为细散。每服一钱,以豆淋酒调下,不拘时候。

【主治】产后血邪攻心,言语无度,烦闷不安。

99283 **麝香散**(《圣惠》卷八十)

【组成】麝香一钱(细研)　乌驴蹄护干一两(烧灰)　乱发二两(烧灰)　干漆一两(捣碎,炒令烟出)

【用法】上为细散,研入麝香令匀。每服一钱,以温酒调下,不拘时候。

【主治】产后血邪气攻心,如见鬼神,状候似风,乱语不定,腹中刺痛胀满。

99284 **麝香散**(方出《圣惠》卷八十二,名见《圣济总录》卷一六七)

【组成】麝香一分　朱砂一分　蛇蜕皮一尺(细切,微炒)

【用法】上为细末。每用半字,以津粘儿口唇上,每日五七次用之。

【主治】小儿初生,胎热撮口。

99285 **麝香散**(《圣惠》卷八十三)

【组成】麝香一钱(分)　驴前背交脊上上会中毛拔取手大指许一把

【用法】上药以乳汁和驴毛令得所,于铜器中微火炒令焦,取出,麝香同研如粉。每服一字,以乳汁调下,每日三次。

【主治】小儿新生,中风不仁。

99286 **麝香散**(《圣惠》卷八十五)

【组成】麝香一分(细研)　腻粉一分　牛黄一分(细研)　干蝎一分　白附子一分(炮裂)

【用法】上为细散。每服一字,以薄荷汁调下。不拘时候。

【主治】小儿慢惊风及天钓。

99287 **麝香散**(《圣惠》卷八十七)

【组成】麝香一分(细研)　黄丹一两(微炒)　定粉一两(微炒)　蛇蜕皮灰一分　夜明沙一分(微炒)　芦荟一分(细研)　蜗牛壳一分　诃黎勒半两(煨,用皮)　黄连一分(去须,微炒)　没食子一分

【用法】上为细散,都研令匀。每服半钱,以粥饮调下,早晨午后各一服。

【主治】小儿内疳。下痢不止,肌体消瘦,诸治未愈。

99288 **麝香散**(《圣惠》卷八十七)

【组成】麝香一分(细研)　石胆一分(细研)　莨菪子半两(生用)　人粪灰半两　莽草一分(炙微黄)　雄黄半分(细研)　地龙一分

【用法】上为末,都研令匀。贴于疮上,每日三次。

【主治】小儿疳虫,蚀儿唇鼻。

99289 **麝香散**(《圣惠》卷九十)

【组成】麝香半分(细研)　木香半两　沉香半两　独活半两　桑寄生一两　射干半两　犀角屑半两　川大黄一两(剉碎,微炒)　甘草半两(炙微赤,剉)

【用法】上为粗散。每服一钱,以水一小盏,煎至五分,去滓温服。不拘时候。

【功用】恐恶气入腹,取利,以泄毒气。

【主治】小儿热毒肿。

99290 **麝香散**(《圣惠》卷九十)

【组成】麝香一分　鸽粪一两(微炒)

【用法】上为细散。每服半钱,以温酒调下,每日二次。

【主治】小儿瘰疬不消。

99291 **麝香散**(《圣惠》卷九十)

【组成】麝香一分　蚺蛇胆一分　黄矾一分(瓜州者)　芦荟一分

【用法】上为细散。先以温水洗疮,后取药一字,敷于疮上。口内恶气,贴药一字,每日三次。

【主治】小儿头面生疳疮,口中臭气。

99292 **麝香散**(《圣惠》卷九十二)

【组成】郁香一钱(研入)　萆薢一两(剉)　苦楝根一两(剉)

【用法】上为细散。以豮猪胆三枚取汁,和令匀,晒干后,都研为末。每服半钱,以芜荑汤调下。

【主治】小儿蛔虫咬心痛,或吐清水。

99293 **麝香散**(方出《圣惠》卷九十三,名见《圣济总录》卷一七八)

【组成】乱发灰半两　鹿角屑半两(炒令微焦)　麝香一钱

【用法】上为细散,每服半钱,以粥饮调下,每日三四次。

【主治】小儿血痢不止。

99294　**麝香散**(方出《证类本草》卷二十引《经验方》,名见《三因》卷十六)

【组成】桑螵蛸一个(慢火炙及八分熟,存性)　麝香一字

【用法】上为末。每用半字掺耳内。如有脓,先用绵包子拈去,次后掺药末入在耳内。

【主治】❶《证类本草》引《经验方》:底耳。❷《三因》:聤耳,耳内脓出。

99295　**麝香散**(《博济》卷三)

【异名】麝香膏、九仙膏(《圣济总录》卷一七二)。

【组成】麝香一分(研)　猪牙皂角三梃(烧存性用)　腻粉十两　密陀僧一两　白矾二两　苦楝根白皮一两　绿矾一两半(同白矾杵碎入铫子内,枯了用)　水银十两　黄柏一两

【用法】上为末,用无灰酒三升熬成膏。患者先净漱口涂之。久患者,取药一匙,砒霜、粉霜末各一钱,拌和匀使。

【备考】《圣济总录》:九仙膏用法:九味捣研细,以好酒三升调药,用慢火熬成膏,瓷盒内盛,勿令泄气。小儿患口疳,即米泔化涂之,及米泔内服如绿豆大三丸。如大人患口齿臭烂者揩之,亦用米泔内服五七丸。牙疼,即先以米饮漱口,后以米泔化药如菜子大,点牙缝及蚛穴中。

【主治】齿龈损烂及走马疳。

99296　**麝香散**(《苏沈良方》卷十)

【异名】麝香膏(《鸡峰》卷二十四)。

【组成】黄连(末)三钱　铜绿　麝香各一钱　水银一钱(煮枣肉一个,同研)

【用法】漱口净,以药敷疮上,兰香叶覆之。内蚀为坎者,一敷即生肉。

【主治】小儿走马疳。牙龈腐烂,恶血口臭,牙齿脱落。

99297　**麝香散**(《传家秘宝》卷下)

【组成】沉香　白术各半两　人参三分　肉豆蔻五个　槟榔三分　木香半两　官桂　陈橘皮　枳壳　荆三棱　草豆蔻各三分　厚朴　丁香　诃子　茯苓　益智　青橘皮　蓬莪术各半两　甘草一两　干姜一分　郁李仁(汤浸去皮,放干,研如膏,入白面一大匙,盐水和饼子,煿令黄香熟用)

【用法】上药除郁李仁外,为细末后,却将郁李仁饼子与药同捣罗令细,更研入真麝香半分,令和匀。每服一钱,生姜汤调下;入盐点亦得。

【主治】气劳及一切痞气,胸膈膺胁疼痛不利。

99298　**麝香散**(《圣济总录》卷六)

【组成】麝香(研)　干蝎各一分

【用法】上为末。有疮者敷之。令追风速愈。

【主治】破伤风。

99299　**麝香散**(《圣济总录》卷十)

【组成】麝香(研)半两　没药(研)　乳香(研)各一两　虎牙(最大长者,用一副)四个　蜈蚣十条(赤足完全者,酒浸三日,晒干)　天麻二两

【用法】上为细散。每服二钱匕,温酒调下,每日二三次,不拘时候。

【主治】白虎风。骨节疼痛,不可忍者。

99300　**麝香散**(《圣济总录》卷三十七)

【组成】麝香(研)一钱　鳖甲(去裙襕,醋炙黄)半两　丹砂(研)二分　甘草(炙)半两　大黄(炒)三分　常山一两

【用法】上为散。每服二钱匕,未发前温酒调下,临发时更一服。

【主治】瘴疟。

99301　**麝香散**(《圣济总录》卷七十)

【组成】麝香二钱　滑石末　人中白各半两

【用法】上为散。每服二钱匕。热酒调下。

【主治】鼻衄不止。

99302　**麝香散**(《圣济总录》卷九十三)

【组成】麝香(研)半钱　甘草如病人中指长(男左女右)　东引桃枝　青蒿　东引柳枝　石榴枝各一握　犀角(镑)半两　阿魏　柴胡(去苗)各一两　葱白　薤白各七茎

【用法】上药除麝香外,同剉碎。用童子小便二升半,浸一宿,别入槟榔末三钱,同煎至一升半,去滓,分温三服,男病女煎,女病男煎。初服讫,如人行五里,又进一服。恐恶心,可含白梅,病在上即吐,在下即泻,各出恶物如虫类及头发、马尾状,兼身上如蚁行。泻后以葱粥及软饭补之。仍服后方茯神汤,调和五脏。若远年病重,不过两剂。其吐下虫,腹红色者可治,黑色者或愈或否,白色者不可治也。

【主治】传尸骨蒸,冷热五劳。

【宜忌】❶《圣济总录》:宜避风一月。❷《医学正传》:忌食油腻、湿面、咸酸并牛羊鸡猪犬肉、鱼腥。

【备考】《医学正传》有天灵盖二钱半。

99303　**麝香散**(《圣济总录》卷九十八)

【组成】麝香(不拘多少)

【用法】上一味细研。每服半钱匕,空心温酒调下。

【主治】冷淋,诸方不愈者。

99304　**麝香散**(《圣济总录》卷九十九)

【组成】麝香(别研)一分　干蚯蚓(慢火炙黄)半两　干虾蟆一枚(涂酥炙黄赤色,净,剔去骨并腹中恶物)

【用法】上药先捣蚯蚓等为细散,与麝香同研令匀细。每服一钱匕,空腹煎薏苡根汤调下。

【主治】大人及小儿疳蛔,腹中虚胀,面目萎黄。

99305　**麝香散**(《圣济总录》卷一〇〇)

【组成】乌雌鸡一只(笼罩,勿与食三日,只与水吃,至第四日后,日以活蜣螂与鸡食之,饱后便下粪,焙干,取一两)　麝香一分　獭肝(炙熟干)一两

【用法】上药以獭肝为散,次入麝香、鸡粪,再研极细。每服三钱匕。以米饮调下,每日三次。

【主治】诸疰。

99306　**麝香散**(《圣济总录》卷一一四)

【组成】麝香　细辛(去苗叶)　干姜(炮)　莙荙根(洗净,焙)各一分

【用法】上为散。患左耳,吸入右鼻,患右耳吸入左

鼻，不拘时候。

【主治】耳聋。

99307 **麝香散**(《圣济总录》卷一一七)

【组成】麝香(研)一字 胡黄连一钱 槟榔(生，剉)一枚

【用法】上为细散。旋敷之。

【主治】口疮。

99308 **麝香散**(《圣济总录》卷一一八)

【组成】麝香(研)一分 干虾蟆(烧灰，研)一两 黄柏(去粗皮、炙、剉)一两 甘草(炙、剉)三分 母丁香一分 甜瓜蒂一分 石胆(研)一分

【用法】上为散。临卧以一钱匕掺舌上，有涎吐出。

【主治】口舌生疮。

99309 **麝香散**(《圣济总录》卷一一九)

【组成】麝香 皂荚各半两

【用法】上为散。每用半钱，掺舌肿上，吐津。

【主治】舌强不语。

99310 **麝香散**(《圣济总录》卷一一九)

【组成】麝香一字 定粉一钱 黄蜡半两

【用法】先细研前二味，后熔蜡调之，摊在纸上。每临卧时煎作片子，贴所患齿龈上。

【主治】齿历蠹。

99311 **麝香散**(《圣济总录》卷一一九)

【组成】麝香(研)一分 白矾(研) 蒲黄 细辛(去苗叶) 丁香各半两 附子(炮裂，去皮脐)一分 青黛一两

【用法】上为散。绵裹一钱匕。于患处咬之，咽津不妨，每日三五遍。

【主治】齿䘌。

99312 **麝香散**(《圣济总录》卷一二一)

【组成】麝香(研) 硇砂(研)各半钱 细辛(去苗叶) 青黛(研) 升麻各一分

【用法】上为散。先以针拨开风虫处，点药于虫孔中。药行痛即止。

【主治】牙齿风䘌疼痛。

99313 **麝香散**(《圣济总录》卷一二九)

【组成】麝香(研)一分 麒麟竭 密陀僧(煅)各一两

【用法】上为细散。先用盐汤洗疮拭干，取活鳝鱼一条剉细研，拓疮上一宿，明旦揭看有虫，即去，再拭干，涂敷散子，每日三五次。

【主治】附骨疽，久不愈。

99314 **麝香散**(《圣济总录》卷一三一)

【组成】麝香(研)半钱 蒺藜子 紫背荷叶各半两

【用法】上为散。每量疮大小，临时干贴疮上。

【主治】发背疮。冲破，疼痛不可忍。

99315 **麝香散**(《圣济总录》卷一三二)

【组成】麝香 草乌头(烧灰)各等分

【用法】上为细末。贴之。

【主治】鼻疳疮，侵蚀鼻柱。

99316 **麝香散**(《圣济总录》卷一三二)

【组成】麝香(当门子)二个 丁香 木香 紫檀香各一分 乳香 没药各半两

【用法】上为散。用鸡子清和入壳内，饭上蒸熟，晒干再研，分作六服。每用蜡茶清调下。

【主治】一切恶疮，久不愈者。

99317 **麝香散**(《圣济总录》卷一三五)

【组成】麝香(研) 突厥白 密陀僧 蜣螂 石灰(研) 青蒿心 腻粉(研) 硫黄(研)各半两

【用法】上为末。先以盐浆水洗疮，用散子填满疮口，以帛缚定。三两日若有恶物，即除去，依前换药。如无不用换，不过三两日即愈。

【主治】瘘疮。

99318 **麝香散**(《圣济总录》卷一四三)

【组成】麝香半钱(研) 田螺一个(烧灰，研)

【用法】上为细末。先用葱汤洗，次用药敷之。

【主治】远年痔疾，有脓血出，不可行坐。

99319 **麝香散**(《圣济总录》卷一四三)

【组成】麝香(研)三钱 槐花(半生半炒) 荆芥穗各一分 千针草(去枝根)半两 硇砂(研)三钱

【用法】上为散。每服二钱匕，温酒调下，临卧时服。

【主治】痔瘘。

99320 **麝香散**(《圣济总录》卷一四三)

【组成】麝香(研)半两 鸽粪一升

【用法】上二味，先将鸽粪于净地上火煅，烟尽候冷，与麝香同研为散。每服二钱匕，空心米饮调下，晚再服。

【主治】诸痔疾有头，因穿破后成瘘，脓水经年不干。

99321 **麝香散**(《圣济总录》卷一六〇)

【组成】麝香(别研)一分 乌鸦毛(烧) 虎粪(烧灰)各半两

【用法】上为散，研匀。每服二钱匕，温酒调下。

【主治】产后血邪，语言妄乱。

99322 **麝香散**(《圣济总录》卷一七三)

【组成】麝香(研) 黄连(去须，捣末)各半两

【用法】上药相和研匀。取一苇管，吹少许于下部。

【主治】小儿疳痢，下部开并生疮。

99323 **麝香散**(《圣济总录》卷一七三)

【组成】麝香(研) 白矾(灰) 胆矾(烧过) 皂荚(烧灰)各一分 猪胆一枚(去膜熬干) 腻粉(研)十钱

【用法】上为极细末。每服一字匕，米饮调下。服药后，以青衣盖儿身上。良久有虫出，即愈。

【主治】小儿诸疳气。

99324 **麝香散**(《圣济总录》卷一七九)

【组成】麝香(研)一分 夜明砂一两

【用法】上为散。每服半钱匕，葱白汤调下。

【主治】小儿诸虫。

99325 **麝香散**(《医方类聚》卷二一五引《追痨方》)

【组成】威灵仙四两(细末) 干漆一两(碎，炒令烟尽) 雄黄一分 麝香一分(二末另研)

【用法】上为末，再研。每服一大钱，水八分盏，煎至六分，空心和渣温服。当有恶秽毒物下，并是病根。此药颇难服，可以蒸饼糊为丸，如梧桐子大。每服十五丸至二十丸，茶、汤任下，次服桃仁散。

【主治】妇人室女，一切蓄热，腹内闷着，骨蒸，室女经脉不行，瘦劳肌热。

99326 **麝香散**(《幼幼新书》卷三十四引《庄氏家传》)

【组成】麝香　雄黄　白龙骨　芦荟各一钱　密陀僧二钱　石胆(生)半两　干蟾一枚(重半两，烧存性)

【用法】上为极细末，先用绵纸缠箸头上，以盐、矾、浆水轻轻洗过，然后贴药。

【主治】小儿唇口臭烂，齿龈宣露。

99327 **麝香散**(《刘氏家传》引季琬方，见《幼幼新书》卷二十五)

【组成】麝香一钱　黄柏一两　青黛半两　雄黄(飞)一分

【用法】上为极细末。先以棉缠箸擦齿上，蚀损死肌，以软帛拭去恶血，量疮大小干掺。日夜五次。或血盛并多不定者加定粉半两，同研用如前法。

【主治】小儿走马急疳。口臭齿烂，及攻蚀唇鼻腮颊。

99328 **麝香散**(《幼幼新书》卷三十三引郑愈方)

【组成】麝香(少许)　矾(煅)一钱　五倍子二钱

【用法】上为末。拈纸点耳中。

【主治】沉耳。

99329 **麝香散**(《鸡峰》卷十八)

【组成】尿咸　麝香各少许

【用法】上为细末。干掺耳中，其痛即减，脓亦可。

【主治】耳疼不止。

99330 **麝香散**

《鸡峰》卷二十一。为《局方》卷七"麝脐散"之异名。见该条。

99331 **麝香散**(《鸡峰》卷二十四)

【组成】麝香　芦荟　没食子　胡黄连　地榆　龙齿各等分

【用法】上为末。用一字，先净漱口了，贴之。

【主治】疳漏齿，发肿疼痛臭气，及走马疳侵蚀。

99332 **麝香散**(《卫生总微》卷十八)

【组成】蜘蛛一个　坯子胭脂　麝香半字

【用法】晒干，上为细末。每用半斡耳许，以鹅毛管吹入耳。

【主治】小儿聤耳，内生疮，或有脓汁。

【备考】方中坯子胭脂用量原缺。

99333 **麝香散**(《卫生总微》卷十八)

【组成】铜绿半钱　绿豆粉一两　胆矾半钱(火煅)　脑子一字

【用法】上为末，入麝香少许研匀。每服一字，擦贴患处。有涎即吐。

【主治】牙痈肿烂脓血。

99334 **麝香散**(《普济方》卷六十五引《海上方》)

【组成】全蝎三个　麝香一字　细辛二钱

【用法】上为细末。干搽牙痛处，涎出尽，方用盐汤漱。

【主治】诸般牙疼。

99335 **麝香散**(《宣明论》卷十五)

【异名】信效散(《普济方》卷六十八)。

【组成】上好咸土不拘多少　麝香(真好者)少许

【用法】上药热汤淋取汁，去滓用清汁，银石器中熬干，刮下。再与麝香同研匀，掺于疮上，以纸贴。

【主治】口齿蚀腐出血，龈根宣烂者。

99336 **麝香散**(《三因》卷十五)

【组成】麝香　黄矾　青矾各等分

【用法】上为末。小便后敷之。

【主治】妒精疮。

99337 **麝香散**(《杨氏家藏方》卷一)

【组成】牛蒡子一两一分(微炒)　犀角屑　细辛(去叶土)　黑参　麻黄(去根节)　白花蛇(醋浸一宿，炙去皮骨，取肉)　丹参　沙参　独活(去芦头)　人参(去芦头)　藁本(去土)　羌活(去芦头)　防风(去芦头)　甘菊花　全蝎(去毒，炒)　白僵蚕(炒，去丝嘴)各一两　海桐皮　败龟(醋炙)各三分　天竺黄　天麻(去苗)　赤箭　牛膝(酒浸一宿，焙干)　白附子(炮)　石斛(去根)　阿胶(蛤粉炒成珠子)　虎骨(酥涂，炙黄)　槐实　半夏(汤洗去滑)各半两　槟榔三个　酸枣仁(汤泡去皮)　肉桂(去粗皮)　朱砂(别研)　麝香(别研)　龙脑(别研)各一分

【用法】上为细末，次入研者药，和匀。每服一钱，食前空腹用温酒调下。

【主治】一切风疾，筋脉缓纵，四肢亸曳，口眼㖞斜，足膝不能步履，腰背不能屈伸，及头目旋晕，瘙痒顽麻。

99338 **麝香散**(《传信适用方》卷三)

【组成】寒水石三两(用炭火烧通赤)　腻粉半钱　麝香一字

【用法】上为末。如疮口内有紫恶肉时，更干掺少许在恶肉处，后用万金膏贴，每日一次。如疮内脓多，每日两次。

【功用】化恶肉，止痛生肌。

99339 **麝香散**(《普济方》卷六十七引《卫生家宝》)

【组成】麝香一钱　铜绿五钱　白及二钱五分　白敛三钱五分　白矾二钱五分

【用法】上为细末。每用少许，贴牙患处。

【主治】❶《普济方》引《卫生家宝》：牙疳。❷《卫生宝鉴》：牙疼。

99340 **麝香散**(《普济方》卷二五六引《卫生家宝》)

【组成】人参　白茯苓　芎䓖各半两　麝香一钱(研)　藿香叶一分　熏陆香二钱　辰砂一分　丁香一分(新者，不可见火)

【用法】上为末。每服一钱，薄荷、枣子汤送下；小儿半钱，薄荷蜜汤调下。

【功用】大安心胃。

【主治】运血不归肝元，或吐逆，或便血；并伤寒吐不止，或小儿吐。

99341 **麝香散**

《备急灸法》。为《百一选方》卷九"神效麝香散"之异名。见该条。

99342 **麝香散**

《兰室秘藏》卷中。为原书同卷"热牙散"之异名。见该条。

99343 **麝香散**(《济生》卷五)

【组成】枯白矾一两　黄丹一钱半(炒)　麝香一字

【用法】上为细末。干擦牙疳处,频上。

【主治】❶《济生》:急疳,恶蚀肉损。❷《普济方》:疮疡溃后,脓水出之不已。

99344 **麝香散**(《直指》卷二十一)

【组成】白矾(煅) 青黛 胡黄连 芦荟各一分 虾蟆(炙焦)半分 麝香一字

【用法】上为末。每服半钱,敷患处。

【主治】疳䘌,龈烂口臭。

99345 **麝香散**(《直指》卷二十二)

【组成】直雀屎(研)一钱 斑蝥(去头足翅)一钱半 脑麝随意

【用法】上为细末。法醋调少许。点在有头处,立破,急用煎黄连汤洗去。

【主治】痈疽已结而头不破。

99346 **麝香散**(《直指》卷二十四)

【组成】青黛(干) 款冬花等分 麝香少许

【用法】上为末。先以地骨皮、桑白皮煎汤温洗,软帛拭干,次以津唾调药敷。

【主治】妒精疮。

99347 **麝香散**

《朱氏集验方》卷十。为《产育宝庆集》卷上"胜金散"之异名。见该条。

99348 **麝香散**(《御药院方》卷八)

【组成】白矾(枯过,别研) 白龙骨(粘舌者,另研)各半两 麝香(另研)半字

【用法】上为细末。每用一字。先令冷水洗净,拭去鼻内血涕,然后吹药于鼻中;或以软纸湿过,蘸药鼻内尤妙。

【主治】鼻衄不止。

99349 **麝香散**(《御药院方》卷八)

【组成】麝香半钱(研) 枳壳(去瓤)二钱半(麸炒) 白丁香二两

【用法】上为细末。食后每服二钱,用温酒半盏调匀,日进一服。

【主治】瘰疬结核,肿硬不消,疼痛。

99350 **麝香散**(《御药院方》卷九)

【组成】麝香一分 乳香半钱 白龙骨一钱半 定粉二钱半 乌鱼骨(去皮,微炙黄)一钱半 槟榔(生剉)一个 密陀僧半两 寒水石(烧赤)三钱半 黄丹(慢火微炒)一钱

【用法】上为细末。每用少许干上疮处,有津即吐,咽无妨,不拘时候,每日三五次。

【主治】龈颊,口舌生疮。

99351 **麝香散**(《御药院方》卷十)

【组成】麝香 血竭各半钱 猬皮一两

【用法】上药先研猬皮并血竭为细末,次入麝香拌匀。食前每服半钱,温酒一盏调匀,每日二次。

【主治】下部脱血,或疮痔瘘久不愈。

99352 **麝香散**(《医方类聚》卷一八四引《吴氏集验方》)

【组成】蚕退纸(烧存性) 晚蚕沙(拣去土) 茧黄(烧存性) 白僵蚕(炒去丝)各等分

【用法】上为末。每服二钱,入麝香少许,用饭饮调下,粪前者食前服;粪后者食后服;血崩涩淋等,不拘时候,每日三次。热淋只用蚕退纸烧灰存性,研末,麝香调,饭饮下。

【主治】肠脏风,小便出血,淋涩疼痛;妇人血崩。

99353 **麝香散**(《卫生宝鉴》卷十九)

【组成】硇砂四钱 砒三字 麝香少许

【用法】上为细末。先以帛抹口,每用少许掺之。口齿疳疮皆可用。不可咽了,咽了只是吐人耳。用之无有不效。大人用一字。

【主治】小儿口疳,唇齿皆蚀损臭烂。

99354 **麝香散**(《医方类聚》卷二四一引《澹寮方》)

【异名】定命散(《袖珍》卷四)、金乌散(《医学入门》卷六)。

【组成】赤脚蜈蚣半条(酒炙) 川乌尖三个(生) 麝香少许

【用法】上为末,同麝香研极细。每服半字,煎金银薄荷汤下。

【主治】小儿因生下时剪脐伤动,外风入脐,下乳不得,其候面青,啼声不出,唇青口撮,若口出白沫,四肢逆冷,此是恶候。

99355 **麝香散**(《医方类聚》卷一九一引彰德梁国英御史家传秘方)

【组成】细腻荞面三两 青盐一两

【用法】水和荞面裹青盐,以文武火烧透断烟,捣罗为细末,入麝香、轻粉少许。温水洗漱洁净,将药于疳口干贴。

【功用】消肿去毒,生肌敛肉。

【主治】牙疳。

【宜忌】忌食诸物肉菜湿面。

99356 **麝香散**(方出《瑞竹堂方》,名见《普济方》卷三〇一)

【组成】白矾(煅过) 轻粉 麝香 蛴螬(就活压去汁,焙干)

【用法】上为细末。贴疮上三两次。先以口含浆水洗净,揾干用药。

【主治】男子下疳疮。

99357 **麝香散**(《医方类聚》卷二五五引《经验良方》)

【异名】九仙膏(《普济方》卷三八一)。

【组成】麝香半钱(研) 雄黄(研) 升麻各二钱半 白矾(枯)半两

【用法】上为末。每用少许,入乳调匀,敷于疮上。仍服芦荟丸等药。

【主治】❶《医方类聚》引《经验良方》:小儿鼻疳,乳食不调,上焦壅滞,则令疳虫上蚀于鼻,其鼻中赤痒,壮热多啼,皮毛干焦,肌肤瘦削,鼻下连唇生疮赤烂。❷《普济方》:小儿齿疳,龈鼻及牙齿诸疾。

99358 **麝香散**

《普济方》卷四十四。为《圣济总录》卷十六"吹鼻麝香散"之异名。见该条。

99359 **麝香散**

《普济方》卷六十八。为《圣济总录》卷一二〇"麝胆散"之异名。见该条。

99360 **麝香散**

《普济方》卷六十九。为《圣济总录》卷一二〇"揩齿麝

香散"之异名。见该条。

99361 **麝香散**(《普济方》卷七十)

【组成】胆矾 川芎 缩砂 绿矾 龙骨 麝香各等分

【用法】上为细末。先用浆水刷牙净。次用药刷之。徐津掠发鬓。

【功用】牢牙乌发。

99362 **麝香散**

《普济方》卷二八九。为《杨氏家藏方》卷十二"麝香丸"之异名。见该条。

99363 **麝香散**(《普济方》卷二九〇)

【组成】海螵蛸 龙骨 白矾(枯) 麝香(研) 黄丹 乳香(别研)各三钱

【用法】上为末,入轻粉拌匀。甘草汤洗疮,敷药用少许。

【功用】住痛,收敛疮口,生肌封口。

99364 **麝香散**(《普济方》卷二九八)

【组成】栝楼(新黄大者)一枚(以刀开下顶子,不去瓤。选不蛀皂荚子填满,却取开下顶盖,别用纸筋泥固济,约三指厚。以炭火簇合烧令红,于一地坑内出火毒一宿,取出) 麝香末一钱

【用法】上为细末,入瓷盒盛。每服一钱匕。米饮调下;温酒亦得服。一剂永除根本。

【主治】牝痔,及一切内外痔疮,痛不可忍者。

99365 **麝香散**

《普济方》卷三〇〇。为方出《百一》卷十二名见《普济方》卷三〇〇"香胭脂散"之异名。见该条。

99366 **麝香散**(《普济方》卷三〇六)

【组成】猫毛(烧灰) 麝香少许

【用法】津唾调敷。

【主治】鼠咬。

99367 **麝香散**(《普济方》卷三〇七)

【组成】麝香一分(细研) 雄黄一分(细研) 半夏一分(生用)

【用法】上为细末。敷之。

【主治】蛇螫人,窍出血。

【宜忌】凡蛇疮未愈。禁热食。犯此便发。

99368 **麝香散**(《普济方》卷三〇八)

【组成】麝香少许 辰砂少许

【用法】上为细末。以盐涂之。

【主治】沙虱。

99369 **麝香散**(《普济方》卷三四九)

【组成】麝香一分 牛黄一分 朱砂三分 龙齿三分 麒麟竭半两

【用法】上为细散,以豆淋酒调下一钱。不拘时候。

【主治】产后血攻心,言语无度,烦闷不安。

99370 **麝香散**(《普济方》卷三六六)

【组成】麝香 雄黄(生) 芦荟 白龙骨各一钱 密陀僧二钱 石胆半两(生) 干蟾一个(重半两者,入瓶烧存性)

【用法】研匀令细。先用绵子缠箸头上,以盐矾浆水轻轻洗过,然后贴药。

【主治】小儿唇口臭烂,齿龈宣露。

99371 **麝香散**

《普济方》卷三八一引《余居士选奇方》。为原书同卷"倍子散"之异名。见该条。

99372 **麝香散**

《奇效良方》卷五十八。为《普济方》卷五十四引《卫生宝鉴》"麝香丸"之异名。见该条。

99373 **麝香散**(《婴童百问》卷七)

【异名】沉香散。

【组成】茯苓二钱 沉香一钱 丁香一钱 木香一钱 藿香一钱 厚朴(制)一钱 甘草(炙)一钱 麝香一字

【用法】上为细末。每服一钱,米饮调下。

【功用】生胃气,止吐泻。

99374 **麝香散**(《疮疡经验全书》卷七)

【组成】香附一两 铜青五钱 麝香五分

【用法】上为细末。用米泔洗净,疮湿干掺,疮干用油调搽。

【主治】小儿眉瘑疮,耳额疮,并牙疳。

99375 **麝香散**

《赤水玄珠》卷一。为《百一》卷三"麝香煎"改为散剂。见该条。

99376 **麝香散**(《准绳·类方》卷七)

【组成】香附子 川椒目各等分 苍术 麝香各少许

【用法】上为细末。吹鼻中。

【主治】眼冷泪不止。

99377 **麝香散**(《准绳·类方》卷八)

【组成】麝香少 黄丹多

【用法】研匀入耳。

【主治】聤耳。

99378 **麝香散**(《医学心悟》卷四)

【组成】真麝香二钱 冰片三分 黄连一钱

【用法】共为末。一日夜吹五六次。

【主治】肺经蕴热,致生喉瘤。生于喉傍,形如圆眼,血丝相裹。

99379 **麝香散**(《竹林女科》卷一)

【组成】麝香 甘草 辰砂(水飞)各三分 木香(不见火) 人参 茯神 桔梗 柴胡各八分 远志一钱(制)

【用法】上为末,白汤调服二钱。

【主治】经来狂言谵语。

99380 **麝香散**(《青囊秘传》)

【组成】丁香 肉桂 乳香 没药 附子 细辛 良姜 川乌 草乌各二钱 麝香五分

【用法】大膏药内用。

【功用】祛寒,止酸痛。

99381 **麝香煎**(《圣惠》卷八十七)

【组成】麝香一分 定粉半两 黄柏末半两

【用法】上为细散。以好蜜一两。於瓷器内,先煎五七沸,即入药末相和,更煎三两沸,放冷,于患处贴之,每日四五次。

【主治】小儿疳蚀齿龈,兼颊腮内疮烂。

99382 **麝香煎**(《百一》卷三)

【组成】真好麝香肉三钱

【用法】上为极细末。以真清麻油,不拘多少,调令稀薄,可饮为度。即令患人一服顿尽。

【主治】卒暴中风。

【备考】❶本方改为散剂,名“麝香散”(见《赤水玄珠》卷一)。❷《赤水玄珠》:不独治中风,且全其言语不謇,手足不瘫。服此后,方服顺气疏风之剂。盖麝香通关节,可以行至病所也。

99383 **麝香膏**(《鬼遗》卷五)

【组成】麝香二两　当归　附子　芎䓖　白芷　芍药各一两　细辛二合　杜衡二分

【用法】上㕮咀。以腊月猪脂一升二合,煎诸药三上下,绞去滓,别末研麝香,安膏中搅令调。敷皰上,每日三次易之。

【功用】《普济方》:令光白。

【主治】面皯皰。

【备考】方中附子,《圣惠》作“白附子”,无芍药。

99384 **麝香膏**(《鬼遗》卷五)

【异名】麝香摩膏《圣惠》卷六十二。

【组成】麝香(末)　凝水石　黄芩　丹砂(末)　芎䓖　鸡舌香　青木香各二两　茼草三两　升麻三升　羚羊角　夜干　大黄　羊脂各三两　地黄汁一升

【用法】上切。以苦酒渍一夜,用猪脂六升微火煎三上下,绞去滓,纳丹砂、麝香末,搅令调膏成。以摩病上。甚良。

【主治】瘰疽。

99385 **麝香膏**(《鬼遗》卷五)

【组成】麝香　冷石　雄黄　丹砂各五分

【用法】上为细末。以腊月猪脂量其多少调和。如涂敷疮时,先用大黄汤放温洗了,淹干,然后涂膏。

【主治】诸恶疮。

99386 **麝香膏**(《千金》卷二十二)

【组成】麝香　雄黄　矾石　䕡茹各一两(一作真珠)

【用法】上治下筛,以猪膏调如泥。涂之,恶肉尽止,却敷生肉膏。

【功用】去恶肉。

【主治】痈疽及发背诸恶疮。

99387 **麝香膏**(《圣惠》卷三十六)

【组成】麝香半钱　阿魏半钱　麒麟竭一字　白及一字　干漆一字　腻粉一钱　硇砂半钱　石胆一字　生铁屑一字

【用法】上为细末。以猪胆汁、生姜汁、葱白汁等各少许,相和令稀稠得所。每用少许,点入耳中。其虫化为水,立验。

【主治】蚰蜒入耳。

99388 **麝香膏**(《圣惠》卷四十)

【组成】麝香半两(细研)　零陵香一两　土瓜根一两　白蔹一两　防风一两(去芦头)　沉香一两　栀子花一两　当归一两　藁本一两　木兰皮一两　白僵蚕三分　鸬鹚粪一两　桃仁二两(汤浸去皮)　冬瓜仁一两　辛夷一两　白茯苓一两　白芷一两　商陆一两　丁香一两　牛脂半升　猪脂半升　鹅脂半升

【用法】上剉细,绵裹,用酒一斗,浸一宿,取脂髓等,用慢火于银锅中,与药同煎,候白芷焦黄为度,去滓,入麝香和匀,于瓷盒中盛。夜临卧,洗手面了,干拭涂之。

【主治】面上百疾。

99389 **麝香膏**(《圣惠》卷六十三)

【组成】麝香一两(细研)　叶子雌半两(细研)　龙脑半两(细研)　麒麟竭二分(末)　没药半两(末)　槟榔半两(末)　丁香半两(末)　当归三分(末)　木香半两(末)　黄犬脂一两　朱砂三分(细研)　白蜡三分　黄丹三两　油八两

【用法】先将油于银锅中以慢火炼令香,下蜡,犬脂,去火,渐下黄丹,却用火煎,不住手以柳木篦搅,变色即去火,将前六味药末,并香药一处更研令匀,微火暖动,渐渐搅入令匀,膏成,以瓷盒盛。用蜡纸上摊贴,每日二换,以愈为度。

【主治】一切痈疽发背,及风热毒结肿疼痛。

99390 **麝香膏**(《圣惠》卷六十六)

【组成】麝香一分(细研)　雄黄半两(细研)　连翘半两　恒山半两　侧子半两　昆布半两　狼毒半两　黄耆半两　败酱半两　斑蝥三十枚　虾蟆灰一两(细研)

【用法】上剉细,以腊月猪脂一斤半,于净铛中炼十余沸,去滓,下诸药,以慢火煎搅,候黄耆黑色,绵滤去滓,收瓷盒中,后下麝香、雄黄、虾蟆灰,调令匀。每用故帛上涂贴。每日三两度换之。

【主治】瘰疬久经年月成瘘疮者。

99391 **麝香膏**(《圣济总录》卷一三〇)

【组成】麝香(研)　雄黄(研)　真珠(研)各一两　猪脂(量用)

【用法】上为末,猪脂调如糊。涂敷恶肉上,每日二次。

【主治】发背痈疽,及诸恶疮生恶肉。

99392 **麝香膏**

《圣济总录》卷一七二。为《博济》卷三“麝香散”之异名。见该条。

99393 **麝香膏**(《幼幼新书》卷八引张涣方)

【组成】麝香　牛黄　白附子　蚕蛾(微炒)　白僵蚕(微炒)各一分　全蝎二十一个

【用法】上为细末。炼蜜和膏,如皂子大。每服一粒,煎人参、荆芥汤化下。

【主治】胎痫,不得安卧。

99394 **麝香膏**(《幼幼新书》卷八引《备用》)

【组成】麝香　乳香　青黛各半两　防风　朱砂　龙胆各三钱　甘草(炙)四两　龙脑　腻粉各一钱匕　天南星(炮)　墨(炮)各半钱

【用法】研蜜成膏。二岁儿服半皂子大,薄荷汤化下。

【主治】❶《幼幼新书》:诸风惊涎热发搐。❷《普济方》:小儿急慢惊风。

99395 **麝香膏**

《鸡峰》卷二十四。为《苏沈良方》卷十“麝香散”之异名。见该条。

99396 **麝香膏**(《卫济宝书》卷下)

【组成】黑附子半两(生)　肉豆蔻五个(去皮)　陈皮

半两(去白)　皂角三荚(肥者)　槟榔四个　羌活一分　黄连　白芷　当归各半两　白姜　大黄　缩砂各一两

【用法】上细捣微烂,麻油一斤于铛内同煎,又慢火煎至一半,药焦黑为度,去滓,再入净铛煎滚,入黄丹(筛过者)五两,又入油煎干一半许,以净瓷钵盛之,放地下出火一日。

【功用】长肉,逐败血,合疮口。

99397　**麝香膏**(《杨氏家藏方》卷十七)

【异名】麝犀膏(《普济方》卷三七○)。

【组成】天竺黄　白附子(微炮)　郁金　人参(去芦头)各一分　真珠末　犀角屑各一钱　牛黄(别研)　朱砂(别研)各半分　麝香(别研)　龙脑(别研)各一钱　金箔　银箔各十片

【用法】上为细末,次入朱砂、脑、麝香、金银箔同研令匀,炼蜜为丸,每一两作四十丸。每服一丸,食后、临卧煎薄荷汤化下。

【主治】小儿壮热,涎盛,恍惚不安,夜卧狂语,咬牙弄舌、急惊潮发,目睛直视,牙关紧急,手足惊掣,项背强直,精神昏乱。

99398　**麝香膏**(《医方类聚》卷二十三引《居家必用》)

【组成】大川附子一只(重七八钱者)　黑豆汁两盏半　麝香(末)二钱

【用法】先与真好香之麻油调麝香末,仍别研青州白丸子百余粒,同二味灌之。药一下咽,风便慢,涎便下,方可进药。然后用黑豆汁同附子煎至一盏,漉去附子,只服豆汁。第二日将先煮过附,切作两半片,再用黑豆汁两盏,煎至七分一盏,又漉出附子,只服豆汁。第三日将附子切作四片,用豆汁依前煎服。第四日将附子切作四块,依前煎服毕,将附子焙干,碾为极细末,用豆汁调,分作三服,服之病去七八矣,别为调理。

【主治】中风证,初觉中风。

【宜忌】切勿妄投寒凉之剂。若寒药入腹,不惟使血脉凝涩,遂为废人,或寒凉过多,使真气先脱,深为可戒。

99399　**麝香膏**(《普济方》卷四○三)

【异名】麝香猪血丸(《奇效良方》卷六十五)。

【组成】猪心血　麝香少许

【用法】旋取猪心血调麝香少许。涂两手心并口唇上。

【主治】小儿疮疹不透。

99400　**麝香膏**

《证治宝鉴》卷九。为原书同卷“千捶膏”之异名。见该条。

99401　**麝胆散**(《圣济总录》卷一二○)

【异名】麝香散(《普济方》卷六十八)。

【组成】麝香　石胆各一分

【用法】上为细散。每用一字。掺敷患处,每日三次,以愈为度。

【主治】虫蚀牙齿,片片自落。

99402　**麝胆散**(《施圆端效方》引张君玉方,名见《医方类聚》卷七十三)

【异名】麝矾散(《医统》卷六十四)。

【组成】铜绿半两　生白矾一分　胆矾一钱　麝香少许

【用法】上为细末,研匀。敷上牙蚀处。

【主治】走马牙疳,急恶候。

99403　**麝脐散**(《局方》卷七)

【异名】麝香散(《鸡峰》卷二十一)。

【组成】牛膝(去芦)十斤　木律四十四两　黄茄(细切)二十个　郁李仁二十两　麝香空皮子(细剉)一百个　升麻　细辛(去苗)各十斤

【用法】上五味捣碎,入罐子内,上用瓦子盖口,留一小窍,用盐泥固济,烧令通赤,候烟白色,即住火取出,以新土罨一伏时取出,后入升麻、细辛,为细末。每用少许揩患处,须臾温水漱口,临卧更贴少许,咽津亦无妨。

【功用】常用令牙齿坚牢,解骨槽毒气。

【主治】牙齿动摇,风蚛疼痛,龈肉宣露。涎血臭气。

99404　**麝脐散**

《圣济总录》卷一二一。为《博济》卷三“香脐散”之异名。见该条。

99405　**麝粉散**(《圣济总录》卷一三五)

【组成】麝香半钱匕(研)　腻粉一钱匕　马兜铃根一分　黄柏半两

【用法】上为散。用油调涂。

【主治】热毒肿。

99406　**麝粉散**(《杨氏家藏方》卷十二)

【组成】蓖麻子四十九粒(去皮)　葵菜子半两　轻粉半钱　麝香一字(别研)

【用法】上为细末。每服一钱,温酒调下,日午、临卧各一服。

【主治】痨子破与未破,涩隐赤痛。

【宜忌】小便如米泔色者,不可再服,止可服后解毒散解之。

99407　**麝犀丹**(《卫生总微》卷十九)

【组成】犀角屑一两　乌蛇肉半两(酒浸,去皮骨,焙)　天麻半两　白附子半两　白僵蚕半两(炒,上先为末)　龙脑　朱砂一两(研,水飞)　麝香一钱

【用法】上拌匀,炼蜜和丸,如黍米大。每服十丸,煎金银薄荷汤下。

【主治】风疹不愈,甚者如癞。

99408　**麝犀汤**(《幼幼新书》卷三十二引张涣方)

【异名】犀麝汤(《医部全录》卷四二四)。

【组成】犀角　鬼箭　安息香　水磨雄黄各一两　苦参　牡丹皮各半两　麝香半两

【用法】上为细末。每服一钱,水一大盏,煎至五分,温服。

【主治】蛊毒。

99409　**麝犀膏**

《普济方》卷三七○。为《杨氏家藏方》卷十七“麝香膏”之异名。见该条。

99410　**麝醋方**(《圣济总录》卷三十九)

【组成】麝香一钱(细研)

【用法】和醋半盏,调分二服。即愈。

【主治】中恶霍乱。

99411　**麝蟾丸**(《小儿药证直诀》卷下)

【组成】大干蟾二钱(烧,另研) 铁粉三钱 朱砂 青礞石(末) 雄黄(末) 蛇黄(烧,取末)各二钱匕 龙脑一字 麝香一钱匕

【用法】上为末,水浸,蒸饼为丸,如桐子大,朱砂为衣。每服半丸至一丸,薄荷水送下,不拘时候。

【主治】小儿惊涎潮搐。

99412 **麝香双丸**(《幼幼新书》卷十一引《婴孺方》)

【异名】麝香丸(《圣惠》卷八十二)、麝香紫霜丸(《圣济总录》卷一七五)。

【组成】麝香 牛黄 黄连各二两 桂心 雄黄 乌贼鱼骨(炙) 丹砂 附子 巴豆六十粒(去皮炒) 特生礜石(烧半日)各一两 蜈蚣一个(净)

【用法】别研巴豆如脂,同蜜和末三千杵,合收勿泄气。一月儿服米许,三百日服二麻子许,量加,日夜四五服,汗出及痓为限。

【主治】客忤中恶发痫,乳哺不消,中风反折瘈,口吐舌,并疰忤面青,目下垂,腹满,丁奚羸瘦,胫交,三岁不行。

【备考】方中桂心、雄黄、乌贼鱼骨、丹砂、附子用量原脱。《圣惠》本方麝香、牛黄、特生礜石、附子、雄黄、丹砂、桂心、乌贼鱼骨用各半两,黄连一两,巴豆三十枚,蜈蚣一枚。

99413 **麝香双丸**

《圣济总录》(文瑞楼本)卷二十四。即原书人卫本同卷“麝香丸”。见该条。

99414 **麝香面膏**(《圣惠》卷四十)

【组成】麝香半两 猪胰三具(细切) 蔓菁子三两(研) 酥三两 栝蒌瓤五两(研) 桃仁三两(汤浸,去皮尖,研)

【用法】上药都用绵裹,以酒二升,浸三宿。每夜涂面。良。

【功用】令面洁白滑润,光彩射人。

【主治】面黑无精光。

99415 **麝香饼子**

《圣济总录》卷一七〇。为《传家秘宝》“救命麝香饼子”之异名。见该条。

99416 **麝香饼子**(《幼幼新书》卷九引张涣方)

【组成】川乌头(炮去皮脐) 天南星(炮) 干蝎梢 白花蛇(酒浸一宿,去皮骨,焙干)各半两 干赤头蜈蚣二条(酒浸酥,炙黄)以上并捣,罗为细末,次用 朱砂(细研,水飞)铁粉 乳香 牛黄(并细研)各一分 好真麝香半两(另研)

【用法】上一处研细,拌匀,酒煮白面糊,候冷,和为饼子,如芡实大。每服一粒至二粒,煎人参薄荷汤化下。

【主治】❶《幼幼新书》引张涣方:慢惊,因吐痢生风,及心肺中风。❷《卫生总微》小儿吐泻之后,脾虚生风,目睛斜视,背脊强硬,手足瘛疭,及心肺中风,昏塞不省。

99417 **麝香饼子**(《卫生总微》卷五)

【异名】除风膏。

【组成】乌梢蛇一对(酒浸一宿,取肉) 蝎梢半两 白附子一两(炮) 天南星一两(炮) 白僵蚕一两(炒去丝嘴) 乳香半两(研) 朱砂一两(研,水飞) 天浆子四十九个(去壳) 麝香一钱(研) 金箔十片

【用法】上为细末,炼蜜和丸,如梧桐子大。捏扁作饼子。用金银荆芥汤化服。大小加减。不拘时候。

【主治】小儿急慢惊风,吊眼撮口,搐搦不定,壮热困重。

【备考】本方以麦饭和丸,名“麦饭膏”。

99418 **麝香饼子**(《杨氏家藏方》卷十七)

【组成】全蝎二十一个(每一个用薄荷二叶束定,先以生姜汁浸软麻黄,逐个以麻黄缠定,却蘸姜汁于慢火上炙,令麻黄黄色,又蘸姜汁炙,如此三遍,焙干) 乳香(别研) 朱砂(别研) 雄黄(别研) 白花蛇(酒浸,取肉,焙干) 天南星(炮制,入生姜汁内浸一宿,切,焙干) 乌蛇(酒浸取肉,焙干) 白僵蚕(炒去丝嘴) 附子一个(去皮脐尖,取末)各三钱 麝香半钱(别研)

【用法】上为细末,次入研者药和匀,别用天南星末一两,调生姜汁煮糊,与前药为丸,如梧桐子大,捏作饼子,略见日色,阴干。每服一饼子,煎荆芥汤化下,不拘时候。

【主治】小儿吐泻之后,内虚生风,已成慢惊,涎潮搐搦,头项反折,神情昏困。

99419 **麝香涂方**(《外台》卷二十三引《古今录验》)

【组成】麝香(研) 雌黄(研)各等分

【用法】上为散。取虾蟆背白汁和涂疮孔中,每日一次。

【主治】鼠瘘。

99420 **麝香锭子**(《施圆端效方》引李道祥方,见《医方类聚》卷一九二)

【组成】信砒 青黛 粉霜各二钱 铜绿 雄黄各一钱 轻粉一字

【用法】上为细末,煮面疙瘩,冷剂为锭子如线。先绵拭去恶血净,食后,用米许上蚀处。

【主治】急疳,牙龈腐烂恶肉,血臭牙落。

99421 **麝香锭子**

《洞天奥旨》卷十六。为《宣明论》卷十五“麝香雄黄散”之异名。见该条。

99422 **麝香敷方**(《普济方》卷三〇六)

【组成】麝香一钱

【用法】上为细末。封啮处,帛缚之。治蚕咬,鼠咬,密封涂之,用津调亦得。

【主治】一切虫啮痛,及蚕咬、鼠咬。

99423 **麝香摩膏**

《圣惠》卷六十二。为《鬼遗》卷五“麝香膏”之异名。见该条。

99424 **麝茸续断散**(《鸡峰》卷七)

【组成】肉苁蓉 钟乳粉 鹿茸各三两 远志 续断 天雄 石龙芮 蛇床子各一两 菟丝子一两半

【用法】上为细末,每服二钱,食前温酒调下。

【主治】肾气虚衰,阳道不振。

【备考】本方名麝茸续断散,但方中无麝香,疑脱。

99425 **麝香一字散**(《普济方》卷六十六引《海上方》)

【组成】三柰子二钱(用面裹煨熟) 麝香半钱

【用法】上为细末。每用三字,口噙温水,随牙痛处一

旁鼻内搐之。漱动水吐去便可。

【主治】一切牙痛。

99426 **麝香十和粉**(《医方类聚》卷八十一引《闺阁事宜》)

【组成】官粉一袋(水飞) 朱砂三钱 蛤粉(白熟者,水飞) 密陀僧五钱 鹰条二钱 檀香五钱 脑、麝各少许 寒水石粉(和脑麝同研) 紫粉少许用之

【用法】上药各为细末。和匀,入脑麝,颜色似桃花为度。

【主治】头风证。

99427 **麝香人齿散**

《活幼心书》卷下。为方出《圣济总录》卷一六九,名见《卫生总微》卷八"人齿散"之异名。见该条。

99428 **麝香三妙膏**(《成方制剂》12 册)

【组成】麝香 0.5 克 当归 10 克 红花 10 克 乳香 5 克 三七 10 克 黄连 5 克 朱砂 5 克 丹参 5 克 川芎 10 克 没药 5 克 芦荟 5 克

【用法】制成膏药,每块净重 10 克。加温软化,贴于患处。疔毒恶疮 12 小时换药一次,一般 24 小时换药一次。

【功用】消肿解毒止痛。

【主治】乳痈、疔肿、疔毒、疮痈、黄水疮等。

99429 **麝香三棱丸**(《杨氏家藏方》卷六)

【组成】京三棱(炮、切)二两 人参(去芦头)一两 白术一两 丁香 陈橘皮(去白) 半夏(汤洗七遍,去滑) 神曲(炒黄) 沉香各半两 麝香半钱(别研)

【用法】上药除麝香外为细末,次入麝香同研令匀,煮面糊为丸,如绿豆大。食后每服三十丸,温生姜汤送下。

【功用】化生冷宿食,散心腹胀闷,止呕吐恶心,匀气宽膈,消痰美食。

99430 **麝香大戟丸**

《局方》卷八续添诸局经验秘方。为《三因》卷十四"大戟丸"之异名。见该条。

99431 **麝香上清丸**(《杨氏家藏方》卷三)

【组成】辰砂一两(别研,水飞如粉) 马牙消(别研) 天竺黄(别研) 甘草(炙)各半两 海金沙 防风(去芦头) 滑石(别研) 麝香(别研) 脑子(别研)各一分 牛黄(别研)一钱

【用法】上为末,研令极匀,炼蜜为丸,一两作十五丸,金箔为衣。每服一丸,细嚼,薄荷汤或茶酒任下,不拘时候。

【主治】上焦积热,咽膈不利,目赤口燥,小便赤涩。

99432 **麝香天麻丸**(《局方》卷一)

【组成】紫背干浮萍草(去土)四两 麻黄(去根节)二两 防风(去芦叉) 天麻(去芦,郓州者佳)各一两(上为细末) 没药(别研极细) 朱砂(研飞)各二两 安息香(别研细) 乳香(研) 麝香(研)各一两 血竭(别研极细)三两 槐胶(别研细)一两半

【用法】上药,除研药外,将碾出药同研拌匀,炼滤白砂蜜与安息香同熬过,搜成剂,入臼捣杵熟为丸如弹子大。空心服一丸,以温酒或荆芥汤化下。患处微汗为效,如不欲化服,即丸如梧桐子大,每服三十丸,依前汤使下。

【主治】风痹。手足不随,或少力颤掉,血脉凝涩,肌肉顽痹,遍身疼痛,转侧不利,筋脉拘挛,不得屈伸。

99433 **麝香天麻丸**(《圣济总录》卷十七)

【组成】麝香(研)一钱半 天麻 天南星(炮) 白附子(炮) 羌活(去芦头) 赤茯苓(去黑皮) 干蝎(去土,炒) 丹砂(研) 防风(去叉) 桂(去粗皮) 蝉蜕(洗、炒)各半两 乌蛇(酒浸,去皮骨、炙)二两 铅霜(研)一分

【用法】上药除研者外,捣罗为末。再同研匀,炼蜜为丸,如梧桐子大。每服二十丸,温酒送下,荆芥汤亦得,不拘时候。

【主治】风头眩目黑,肩背拘急,恍惚松悸,肢节疼痛。

99434 **麝香天麻丸**(《圣济总录》卷六十四)

【组成】天麻(酒浸一宿,焙干) 芎䓖 防风(去叉)各一两 甘菊花三分 麝香二钱(研) 天南星一个(及一两者,先用白矾汤洗七遍,然后水煮软,切作片,焙干)

【用法】上为末,拌匀,炼蜜为丸,如鸡头实大。每服一丸,细嚼,荆芥汤送下,不拘时候。

【主治】风痰气厥,头痛目眩,旋晕欲倒,四肢倦怠,精神不爽,多饶伸欠,眠睡不宁。

99435 **麝香化积丹**(《全国中药成药处方集》沈阳方)

【组成】红豆蔻二钱 三棱三钱 厚朴 砂仁各二钱 莪术三钱 公丁香 元胡 香附各二钱 沉香 木香各一钱 冰片五分 麝香三分 红花 桃仁各二钱 归尾 五灵脂各三钱

【用法】上为细末,炼蜜为丸。二钱重。每服一丸。饭后开水送下。

【功用】消积聚,化癥瘕,通经开郁,止痛健脾。

【主治】五积六聚,七癥八瘕,诸般痞块,各种积滞,肚腹疼痛,胸膈膨胀,饮食减少,面黄肌瘦,血枯经闭,一切瘀积等症。

【宜忌】生冷食物,妊娠勿服。

99436 **麝香牛黄丸**

《鸡峰》卷二十三。为原书同卷"黄铤子"之异名。见该条。

99437 **麝香牛黄丸**(《卫生总微》卷五)

【组成】牛黄一钱 麝香一钱(研) 蝎梢一钱(生) 乳香一钱(研) 没药一钱(研) 蜈蚣一条(酥炙) 花蛇肉(去骨)一钱(酒浸一宿) 天南星二钱半(炮) 草乌(炮去皮)二钱半 天麻二钱半(剉,研) 防风(去苗并叉枝)二钱半 雄黄半钱(研、水飞) 朱砂八钱(研)

【用法】上为细末,酒糊和剂,如皂子大。一岁至三岁儿,每服一丸,研细,煎金银薄荷汤调下;七岁至十岁,服二丸至三丸,煎人参汤调下;慢惊风,细研三丸灌下。不拘时候。

【主治】小儿急慢惊风,慢脾风。

99438 **麝香乌龙丸**(《杨氏家藏方》卷一)

【组成】天麻(去苗) 苍术(米泔水浸一宿) 白蒺藜(炒去刺) 地龙(去土,炒) 没药(别研) 木鳖子(去壳,麸炒黄色) 川芎 羌活(去芦头) 白僵蚕(炒去丝嘴) 五灵脂(炒) 防风(去芦头) 香白芷各一两 乳香(别

研） 川乌头（炮，去皮脐尖） 草乌头（炮，去皮尖） 白胶香（别研）各半两 全蝎二十枚（去毒炒） 麝香一钱（别研） 脑子一字（别研）

【用法】上为细末，酒煮面糊为丸，如梧桐子大。食后每服十五丸至二十丸，茶酒任下。

【主治】一切风气攻注，腰背拘急，皮肤瘙痒，遍身麻木，疼痛。或中风口眼㖞斜，语涩涎潮，半身不遂，偏枯亸曳。

99439 **麝香匀气丸**（《鸡峰》卷二十）

【组成】麝香一分 朱砂 木香 肉豆蔻仁 厚朴各半两 乳香一分 槟榔 桂各一两 半夏饼子一两半

【用法】上为细末，汤浸蒸饼为丸，如樱桃大。每服一丸，食后、临卧沉香汤下。

【主治】气道凝涩，身体疼倦。

99440 **麝香丹砂丸**（《圣济总录》卷六十四）

【异名】麝香丹砂丹（《医部全录》卷二六〇）。

【组成】麝香（研）一分 丹砂（研）一两 麦门冬（去心焙）三分 龙脑（研）一分 木香 丁香 犀角末 甘草（炙、剉）各一分 人参 天南星（牛胆内制者） 藿香（去梗） 防风（去叉） 黄耆（剉）各半两

【用法】上为末，拌匀，炼蜜为丸，如鸡头实大。每服一丸，食后、临卧嚼破，以荆芥汤送下。

【主治】痰热，咽膈不利，头目昏痛。

99441 **麝香丹砂丹**

《医部全录》卷二六〇。为《圣济总录》卷六十四“麝香丹砂丸”之异名。见该条。

99442 **麝香六神膏**（《杨氏家藏方》卷十七）

【组成】麝香一字（别研） 白花蛇头一个（酒浸一宿） 蜈蚣一条（涂酥，炙焦） 乌蛇尾五寸（酒浸一宿） 全蝎十个（去毒，炒焦） 棘刚子七个（去壳取虫，微炒）

【用法】右上为细末，炼蜜为丸，每一两作四十丸。每服一丸，煎人参、麻黄汤化下，不拘时候。

【主治】小儿慢惊潮作，口噤不语，手足瘈疭，发歇无时。

99443 **麝香平气丸**（《圣济总录》卷六十三）

【组成】麝香（别研） 木香 沉香 丁香 肉豆蔻（去壳） 丹砂（别研）各半两 槟榔（焙剉） 桂（去粗皮） 厚朴（去粗皮，涂姜汁炙） 乳香（生姜汁内煮软，候冷，别研如膏）各一两 半夏（汤洗七遍，切，焙干，捣为末，姜汁和作饼子，焙干，别捣为末）一两

【用法】上药除别捣研外，共为末；次入丹砂、麝香，再研匀；将乳香，半夏末，入生姜汁，煮作薄糊，和前药硬软得所，为丸如梧桐子大。每服十五丸至二十丸，食后温米饮送下。

【功用】和益脾胃，思进饮食，辟除邪气。

【主治】❶《圣济总录》：心胸痞闷，痰逆恶心，吞酸噫食，腹胁疼痛。肢体倦息。❷《御药院方》：五脏不调，三焦不和，胁肋胀满；阴阳不和，寒热之气留滞于内，气积于中，食即噎闷，胸膈不快，心腹引痛，停饮不散。

99444 **麝香玉线子**（《儒门事亲》卷十二）

【组成】豆粉半两 信一钱 枯白矾一钱半

【用法】上为末，入麝香半钱，再研为细末，滴水和于手背上，捻作线、如用时，先以浆水漱了口，用毛翎撩缝中净，临卧干贴，或为线子纴于缝中。

【主治】小儿口疳。

99445 **麝香生肌散**（《普济方》卷六十七）

【组成】麝香 青黛各一钱半 乳香 轻粉各一钱 五色龙骨（重研）一两 苦葫芦瓤一两

【用法】上为细末。临卧先用温水漱口，然后用药。

【主治】牙疳。

99446 **麝香白牙散**（《普济方》卷六十五引《德生堂》）

【组成】石膏半斤（炒） 细辛一两 刺蒺藜一两 青盐半两（炒） 三柰子五钱 丁香三钱 甘松三钱 檀香三钱 白芷三钱

【用法】上为细末，入麝香少许，研匀。用手揩，以唾津湿蘸药。加川芎半两，又妙。

【主治】牙痛牙宣口臭。

99447 **麝香回阳膏**（《赵炳南临床经验集》）

【组成】麝香 梅片 红花 儿茶 乳香 没药 黄连 黄柏 白芷 血竭 独角莲 自然铜 黄芩

【用法】温热后贴于患处。

【功用】解毒止痛，化腐生肌。

99448 **麝香回阳膏**（《成方制剂》12 册）

【组成】白附子 125 克 三棱 150 克 蒲公英 100 克 桃仁 100 克 大黄 150 克 巴豆 25 克 肉桂 75 克 蜈蚣 50 克 甘遂 100 克 苦地丁 75 克 草乌 100 克 密佗僧 200 克 枳实 100 克 全蝎 50 克 穿山甲（制）50 克 莪术 100 克 川乌 75 克 苦杏仁 75 克 五倍子 175 克 人工麝香 75 克 冰片 1250 克 红花 625 克 儿茶 300 克 乳香 300 克 没药 300 克 当归 200 克 黄柏 125 克 白芷 450 克 黄芩 300 克 血竭 100 克 自然铜 75 克

【用法】制成膏药，每张净重 4 克。外用，温热柔软，贴于患处。

【功用】消肿散瘀，排脓生肌，杀菌防腐。

【主治】腰痛，搭背，偏口，对口，伤手，痈疮，黄水疮，一切疔毒，恶疮等症。

【宜忌】膏药切忌火烤。

99449 **麝香朱砂丸**（《御药院方》卷九）

【组成】烧寒水石（拣净）一斤 马牙消（生用）七钱 南硼砂二两 铅白霜 龙脑各三钱 麝香二钱 甘草二十两（熬膏） 朱砂一两半（为衣）

【用法】上为极细末，用甘草膏子为丸，如梧桐子大，朱砂为衣。每服一两丸，噙化咽津，不拘时候。

【主治】咽喉肿塞闭痛，或作疮疖，或舌本肿胀，满口生疮，津液难咽。

99450 **麝香朱砂丸**（《医林绳墨大全》卷八）

【组成】雄黄 朱砂各等分 麝香三四厘

【用法】面糊为丸。

【主治】舌根肿。

99451 **麝香安中丸**（《幼幼新书》卷二十二引《张氏家传》）

【组成】甘松叶三两 益智 丁香皮 香附各三两 莪术一两 南木香半两 麝香一钱

【用法】上为细末，面糊为丸，更用生蜜熟油为丸，如黍米大。服二三十丸，生姜汤送下，不拘时候。

【功用】宽中止呕。

【主治】饮食不化。

99452 **麝香进食丸**(《奇效良方》卷六十四)

【组成】麝香(另研) 当归(酒洗) 枳壳(去瓤麸炒)各半两 木香(炮) 代赭石(煅) 朱砂(另研)各三钱 巴豆(去油膜)一钱

【用法】上为末，面糊为丸，如麻子大。每服三五丸，食后生姜汤送下。

【主治】小儿脾胃衰弱，渐不能食，血气减损，肌肉不荣，羸瘦，脏气不宣，呼吸苦热及头骨开解，翻食吐虫，烦渴呕哕。

99453 **麝香芦荟丸**(《普济方》卷三八〇引《保婴方》)

【组成】胡黄连一两 使君子肉半两(别捣为极细) 芦荟半两 鹤虱(炒)三钱 虾蟆三钱(炒存性) 肉豆蔻(面裹烧熟，去面不用) 槟榔各三钱 朱砂三钱半(水飞) 麝香一钱半(另研)

【用法】上为细末，醋打面糊为丸，如绿豆大，每服二十丸。三四岁每服如麻子大三十丸，空心、食前温米饮送下，每日进三次。

【主治】小儿脾瘦黄疳，好吃泥土，腹大青筋，头发作缕，或生疳虫。

99454 **麝香苏合丸**(《准绳·幼科》卷九)

【组成】苏合香油五钱(入安息香膏内) 安息香一两(另为末，用无灰酒半升熬膏) 丁香 青木香 白檀香 沉香 荜茇 香附米 诃子(煨取肉) 乌犀(镑屑) 朱砂(研，水飞)各一两 熏陆香五钱 麝香七钱半

【用法】上为细末，用安息香膏入炼蜜和剂为丸，如芡实大。小儿一丸，老人四丸，空心用沸汤送下，酒送下亦可。用蜡纸裹一丸，弹子大，用绯绢袋盛，常带之，一切邪神不敢近。

【主治】一切邪神及胸膈噎塞，肠中虚鸣，宿食不消，传尸骨蒸，诸项劳瘵，卒暴心痛，鬼魅疟疾，霍乱吐泻、赤白下痢，小儿惊搐。

99455 **麝香杏仁散**(《宣明论》卷十一)

【组成】麝香少许 杏仁不以多少(烧存性)

【用法】上为细末。如疮口深，用小绢袋子二个，盛药满，系口，临上药，炙热，安在阴内。立愈。

【主治】妇人阴疮。

99456 **麝香抗拴丸**(《成方制剂》10册)

【组成】麝香2克 羚羊角5克 三七25克 天麻25克 全蝎10克 乌梢蛇50克 红花50克 地黄50克 大黄25克 葛根50克 川芎25克 僵蚕25克 水蛭(烫)25克 黄耆100克 胆南星25克 地龙50克 赤芍50克 当归50克 豨莶草100克 忍冬藤100克 鸡血藤100克 络石藤100克

【用法】制成丸剂，每丸重7.5克。口服，一次1丸，一日3次。

【功用】通络活血，醒脑散瘀。

【主治】中风，半身不遂，言语不清，头昏目眩。

【宜忌】孕妇慎用。

99457 **麝香佛手散**(《普济方》卷五十五)

【组成】人牙(煅过存性出火气) 麝香少许

【用法】上为细末。吹耳内少许。即干。小儿痘疮出现面靥，酒调一字服之，即出。

【主治】五般耳出脓血水，及小儿豆疮出现面靥者。

【备考】本方方名，《本草纲目》卷五十二引作“佛牙散”。

99458 **麝香间玉散**(《玉机微义》卷三十引《元戎》)

【组成】酸石榴皮 诃子各二两 升麻 绿矾(枯) 何首乌 青盐 百药煎 五倍子 没石子各一两半 白茯苓一两 细辛 石胆矾各半两 荷叶灰 白檀 川芎 白芷 甘松 零陵香 茴香 藿香叶 猪牙皂角灰 木鳖子各二钱 荜茇 青黛各一钱半 麝香一钱 脑子半钱(一方无脑子，加沉香二钱)

【用法】上为末。用药后，茶清漱之。

【主治】牙齿动摇。

99459 **麝香没药散**(《圣济总录》卷一五〇)

【组成】麝香(别研)一分 没药(别研)半两 败龟(酒炙)二两 牡丹皮 芍药 骨碎补(去毛)各一两 麒麟竭(研) 枳壳(汤浸去瓤，焙)各半两 当归(切，焙) 甜瓜子(炒)各一两 虎骨(酒炙)二两 自然铜(煅，醋淬七遍)半两

【用法】上药除麝香，没药外，为散和匀。每服一钱匕，豆淋酒调下，每日三次。

【主治】妇人血风毒气攻注游走，肢体疼痛。

99460 **麝香青金丸**(《杨氏家藏方》卷十七)

【组成】天麻半两 白附子三钱(炮) 蝎梢(去毒，微炒) 青黛各二钱 乌蛇(酒浸取肉焙干)四钱 麝香(别研) 朱砂(别研) 天竺黄各一钱

【用法】上为细末，次入研者麝香、朱砂研匀，炼蜜为丸，每一两作四十丸。乳食空服一丸，煎人参、薄荷汤化下。

【主治】小儿肝脏有风，呵欠顿闷，神昏不爽，口中气热，急惊搐搦，胸满气短。

99461 **麝香青饼子**(《永乐大典》卷九七八引《烟霞圣效方》)

【组成】青黛(水飞)一两 天麻半两 全蝎四钱 麝香半钱 白附子四钱

【用法】上为细末，水和为丸，如桐子大，捏作饼子。每服一二饼，薄荷汤化下。

【主治】小儿急慢惊风。

99462 **麝香矾雄散**(《杨氏家藏方》卷十一)

【组成】胆矾二钱 雄黄二钱 麝香一钱(别研) 龙骨一钱

【用法】上为极细末。每用一字，以鹅毛蘸药扫患处，每日一、二次。若小儿走马疳，唇龈蚀烂者，先泡青盐汤洗净，后用新棉拭干掺药。

【主治】牙齿动摇，齿腭宣露，骨槽风毒，宣蚀溃烂，不能入食者。

99463 **麝香奇应丸**(《成方制剂》12册)

【组成】麝香10克 冰片40克 大黄400克 胡黄连300克 香墨300克 儿茶200克 熊胆20克 玄明粉40克

【用法】上制成丸剂，每10丸重3克。打碎口服，成人

一次 3 ~ 5 粒,小儿 1 ~ 2 粒,三岁以下酌减,一日 1 ~ 2 次。外用,用醋调敷患处。

【功用】清热,解毒,镇惊。

【主治】小儿痰热惊风,烦热神昏,咽喉肿痛,无名肿毒。

【宜忌】孕妇忌用。

99464 **麝香拔毒膏**(《全国中药成药处方集》济南方)

【组成】天南星 当归 白芷 赤芍 粉甘草 肉桂各五钱 母丁香二钱五分 血竭一钱五分 没药 乳香 冰片各三钱 麝香五分

【用法】上为极细末,另用香油二斤熬开,加章丹一斤,熬至滴水成珠,放入凉水内泡之,拔去毒火,再捞出温化,并将药粉掺入搅匀为度。贴患处。

【主治】无名肿毒,痈疽红肿。

99465 **麝香抱龙丸**(《痘科类编释意》卷三)

【组成】天竺黄一两 胆南星二两 麝香二钱 辰砂三钱 雄黄三钱

【用法】上为末,炼蜜为丸,如芡实大。每服一丸,灯心汤化下。

【主治】小儿痘疮出不透,不起发,惊搐者。

99466 **麝香虎骨散**(《普济方》卷九十八)

【组成】虎胫骨(酥炙) 败龟版(炙)各半两 麒麟竭(研) 赤芍药 没药(研) 自然铜(醋淬,研) 白附子(炮) 苍耳子(炒) 当归(去苗) 防风(去苗) 骨碎补(去毛) 肉桂(去粗皮) 白芷各一分 牛膝(去苗,酒浸) 五加皮 川羌活(去芦) 槟榔 川天麻各二钱半

【用法】上入麝香在内为末。空心服二钱,用热水少许调服,或温酒调下亦可。比服此药之先,煎生料五积散三服,次日服此药。

【主治】男子因气虚血弱,风毒邪气乘虚攻注皮肤骨髓之间,与气相搏,往来交击,痛无常处,游走不定,或日轻夜重,少得睡卧,筋脉拘急,不能屈伸。

99467 **麝香狗皮膏**

《全国中药成药处方集》(大同方)。为原书同卷“狗皮膏”之异名。见该条。

99468 **麝香刷牙散**(《医学纲目》卷二十九)

【组成】麝香一分 升麻一钱 黄连二钱 白豆蔻 羊胫骨灰 草豆蔻各三钱半 归身 防己(酒浸) 人参各三分 生地 熟地各二分 没食子三枚 五倍子一个

【用法】上为细末。先用温水漱口,擦之。妙。

【主治】牙齿痛。

99469 **麝香茶芽散**(《普济方》卷四十四)

【组成】茶芽一两 川芎 细辛 荆芥 川乌 甘草各半两 麝香少许

【用法】上为粗末。每服三钱。水一盏半,煎至八分。去滓,食后温服。

【主治】头痛不已、诸药不效者。

【备考】方名中“茶”字原脱,据《医部全录》补。

99470 **麝香轻骨丹**(《朱氏集验方》卷一引陈必胜方)

【组成】川乌 草乌 防风 白胶香 独活 全蝎 海桐皮各半两 蜈蚣 羌活各一两 真麝(少许)

【用法】上为末,糯米糊为丸,如弹子大。空心服。

【主治】左瘫右痪,不论走注及诸风,四肢麻痹多疼倦,虚损劳伤。

99471 **麝香轻粉散**(《济众新编》卷五引《医林》)

【组成】乳香 白矾各一两 轻粉五钱 麝香五分

【用法】上为末。每用一钱,干涂之。

【主治】❶《济众新编》:疳蚀疮。❷《东医宝鉴》:天疱疮烂及诸恶疮。

99472 **麝香轻粉散**(《仙传外科集验方》)

【组成】乳香 没药 五倍子(焙) 白芷(不见火) 赤芍 轻粉 国丹(水飞) 赤石脂(煅) 麝香 血竭 槟榔 宣郎 当归(酒浸,焙,洗) 海螵蛸

【用法】上为细末。掞口。

【功用】生肉合口,去痛住风。

【主治】一切痈疮伤折,口不合。

99473 **麝香轻粉散**(《普济方》卷二七二)

【组成】轻粉 麝香各半钱 乳香 没药 白矾(飞过)各一两

【用法】右为细末,量疮干贴。

【主治】血疳疮,阴蚀疳疮,耳疳疮,一切恶疮。

99474 **麝香虾蟆丸**(《圣济总录》卷一七二)

【组成】虾蟆一个(去肠肚,烧灰) 诃黎勒五枚(面裹烧熟,去面并核) 胡黄连 黄连(去须)各半两 芦荟(研) 熊胆(研)各一分 丁香二十粒 丹砂(研) 麝香(研)各一钱

【用法】上为末,水浸炊饼心为丸,如麻子大。二岁儿每服十丸,温粥米饮送下,每日三次。

【主治】小儿脑疳。头发作穗,或头上生疮,或腮脸虚肿。或腹冷久泻。

99475 **麝香透毒散**(《全国中药成药处方集》沈阳方)

【组成】桔梗 蝉蜕 连翘 木通 甘草各一钱 全蝎 僵蚕各二钱 芥穗 防风 粉葛 牛蒡子 花粉各一钱 红花二钱 冰片 牛黄各二分 麝香三分 蟾酥二分

【用法】上为极细末。一岁以下服五厘,二岁至三岁服一分,五岁服二分,早、晚空心白水送下。

【功用】解毒透表。

【主治】时疫斑疹,隐疹不出,毒火内攻,神昏烦躁,寒热呕吐,肌肉红肿。

【宜忌】忌食辛辣发物。

99476 **麝香宽中丸**(《杨氏家藏方》卷五)

【组成】沉香四钱(细剉) 香附子(去毛,炒)二两 缩砂仁一两半 甘松(洗去土)二两 姜黄二两 木香半两 陈橘皮(去白)二两 甘草一两(炙) 白檀香一两(剉细,令取末) 麝香二钱(别研)

【用法】上为细末,次入麝香研匀,熬甘草膏子为丸,如梧桐子大。每服三五丸,嚼细,沸汤送下,不拘时候。

【主治】中脘不快,胸膈痞闷,呕逆恶心,腹胁刺痛,不思饮食。

99477 **麝香调中丸**(《医方类聚》卷二四五引《施圆端效方》)

【组成】麝香一字 当归(焙) 白术 人参 南木香 甘草(炒) 青皮(去白) 陈皮(去白) 茯苓各一分

【用法】上为细末，炼蜜为丸，如樱桃大。食前每服一丸，白汤化下。

【主治】小儿吐泻诸证，脾胃虚损，老人虚乏，正气不复，饮食不下，危困瘦弱。

99478 麝香黄连丸

《卫生总微》卷十二。为《小儿药证直诀》卷下"胡黄连麝香丸"之异名。见该条。

99479 麝香救疫散(《全国中药成药处方集》沈阳方)

【组成】麝香 冰片 牛黄各二分 朱砂二钱 牙皂 藿香各一钱五分 半夏 薄荷 广皮 贯仲 防风 枯矾 白芷 甘草各一钱 茅术五分

【用法】上为细末。成人每服一钱。小儿酌减。

【功用】清瘟解毒。

【主治】瘟疫霍乱，流行时疫，水土不服，伤暑中恶，上吐下泻，腹痛转筋，头目晕眩，卒然昏倒。

【宜忌】忌生冷食物。

99480 麝香猪血丸

《奇效良方》卷六十五。为《普济方》卷四〇三"麝香膏"之异名。见该条。

99481 麝香猪胆丸(《杨氏家藏方》卷十八)

【组成】胡黄连 黄连(去须炒)各一两 川芎三分 没石子半两(面裹煨黄，去面) 麝香二钱(别研) 使君子仁半两(醋煮十余沸，薄切，焙、令干) 川楝子肉一两(剉，麸炒黄) 芜荑仁一两(炒、研)

【用法】上为细末，次入研者药和匀，用豮猪胆汁和蒸饼为丸，如黍米大。每服三十丸，温米饮送下，不拘时候。

【功用】常服退疳黄，肥肌肉，美饮食。

【主治】小儿诸疳羸瘦，齿龈溃烂，或作虫痛，乳食虽多，不长肌肤。

99482 麝香鹿茸丸(《局方》卷五)

【组成】鹿茸(火燎去毛，酒浸，炙)七十两 熟干地黄(净洗，酒浸，蒸，焙)十斤 附子(炮，去皮脐)一百四十个 牛膝(去苗、酒浸一宿，焙)一斤四两 杜仲(去粗皮，炒去丝)三斤半 五味子二斤 山药四斤 肉苁蓉(酒浸一宿)三斤

【用法】上为末，炼蜜为丸，如梧桐子大，每一斤丸子，用麝香末一钱为衣。每服二十丸，食前用温酒送下；盐汤亦得。

【功用】益真气，补虚惫。

【主治】❶《局方》：治下焦伤竭，脐腹绞痛，两胁胀满，饮食减少，肢节烦痛，手足麻痹，腰腿沉重，行步艰难，目视茫茫，夜梦鬼交，遗泄失精，神情不爽，阳事不举，小便滑数，气虚肠鸣，大便自利，虚烦盗汗，津液内燥。❷《医方类聚》：劳损虚冷，精血不足。房劳伤肾腰痛。

99483 麝香鹿茸丸(《三因》卷十三)

【组成】鹿茸(酥炙)一两半 熟地一两 沉香三分 麝香一两(别研)

【用法】上为末，入麝香，研匀，炼蜜为丸，如梧桐子大。空心服三十丸，温酒、盐汤任下。

【功用】调荣卫，利腰脚，补精血。

【主治】诸虚百病，精气耗散，血少不增，阳道不兴。

99484 麝香鹿茸丸(《百一》卷四)

【组成】当归(酒浸一宿) 鹿茸(去皮、酥炙) 鹿角霜各三两 麝香二钱(研细) 肉苁蓉(酒浸一宿) 附子(炮裂，去皮脐)各二两

【用法】上为末，用鹿角胶四两，溶作汁和药为丸，如梧桐子大。每服五十丸，空心温酒、盐汤任下，每日一次。鹿角胶全用难和药，可入汤二三合同煮，如缺，以阿胶代之。

【主治】诸虚不足。

99485 麝香鹿茸丸(《直指》卷十五)

【组成】熟地黄 山药各三两 杜仲(炒断丝) 鹿茸(酒炙)各一两半 北五味子 肉苁蓉 牛膝(并酒浸焙)各一两 沉香半两 麝香半钱

【用法】上为末，炼蜜为丸，如梧桐子大。每服三五十丸，食前盐汤送下。

【主治】真元虚惫，精血耗少。

【备考】《普济方》引本方无五味子，有薯蓣、天雄、远志。

99486 麝香绵灰散(《三因》卷十一)

【组成】寒蚕绵(烧灰)半两 麝香半钱(别研)

【用法】上为细末，令匀。每服一大钱匕，浓煎薄荷汤调下，酒服尤佳，不拘时候。

【主治】腹虚胀满，朝缓暮急，服诸药不愈，恶风，不能宣泄，彭彭鼓胀。

【备考】一法有干漆，炒大烟出，量虚实用之，虚则不可用。

99487 麝香绵灰煎(《鸡峰》卷十)

【组成】麝香半钱 绵灰 乳香各一钱 防己三分 阿胶 甘草各半两

【用法】上为细末，炼蜜为丸，如芡实大。每服一丸，含化咽津。

【主治】咯血。

99488 麝香琥珀丸(《医学从众录》卷八)

【组成】土鳖虫一两(炙存性) 血珀末五钱 麝香三钱

【用法】酒打和为丸。每服三分。

【主治】经闭。

99489 麝香琥珀膏(《活人心统》卷下)

【组成】大黄四两 朴硝四两 麝香一钱

【用法】上为末，每服二两，以大蒜捣膏。敷患处。即令胀满断消。

【主治】男女积聚，胀满血蛊。

99490 麝香蔄茹散(《杨氏家藏方》卷十二)

【组成】麝香三钱(别研) 水银一分(白锡一分，结砂子) 轻粉一钱半(别研) 蔄茹(取末)一两

【用法】上为末。每用三钱，生麻油调成膏，抓破疮疥擦之，每日三两次。

【主治】疥癣。

99491 麝香雄黄散(《宣明论》卷十五)

【异名】麝香锭子(《洞天奥旨》卷十六)。

【组成】麝香 雄黄 乳香 硇砂各二钱 土蜂窝 露蜂窝(烧灰)各一钱

【用法】上为末，以醋调少许，涂咬着处，或不辨认得，多疑是恶疮，三五日不疗，即毒入心难愈。

【主治】恶虫咬伤，及疮肿者。

【宜忌】忌鸡鱼油腻物。

【备考】方中土蜂窝、露蜂窝用量原缺，据《百一》补。

99492 **麝香雄黄散**（《普济方》卷三〇六引《经效济世方》）

【组成】雄黄　硼砂　白矾（并研）　土蜂房（炙）各半两　麝香一钱

【用法】上为末。用醋调敷咬处，每日一二次。

【主治】百虫所伤。

99493 **麝香紫霜丸**

《圣济总录》卷一七五。为《幼幼新书》卷十一引《婴孺方》"麝香双丸"之异名。见该条。

99494 **麝香蛲蛴丸**

《普济方》卷四十六。为《杨氏家藏方》卷二"龙麝蛜蝌丸"之异名。见该条。

99495 **麝香黑豆丸**（《医方类聚》卷七十八引《澹寮方》）

【组成】黑豆一升　石菖蒲二两（去须，剉）　韭菜二束

【用法】上用韭一束，同蒲、豆煮烂，去蒲勿用，只以豆、韭或余汁，及取生韭一束，共捣研作膏，入麝香少许，丸如梧桐子大，或入少面糊就捻作饼子。用橘叶盛，晒干，仍以原盛橘叶煎汤嚼吃，每服二十个。

【主治】耳聋。

99496 **麝香猬皮丸**（《普济方》卷二九七）

【组成】鸡冠花八两（微炒存性）　牛角䚡（烧存性）　贯众（去毛净）　槐花（微炒）　油发灰　香白芷　当归　枳壳（去瓤）　玄参　黄连　黄耆　防风（去芦）各半两　鳖甲一钱（炙黄色）　麝香半钱（别研）　猬皮（烧存性）一个　诃子（去核，净微炒）半两　猪左悬蹄五个（烧存性）

【用法】上入麝香和末为丸，如梧桐子大。每服三十丸至四十丸，空心饮下。

【主治】肠风痔漏，疼痛不止，大便下血，时举发。

【宜忌】忌动风发病之物。

99497 **麝香犀角丹**（《幼幼新书》卷三十七）

【组成】天麻　白附子　白僵蚕（炒）　乌蛇肉（酒浸净，焙）各半两　犀角一两　朱砂（飞）一两　脑　麝各一钱

【用法】炼蜜为丸，如黍米大。每服十丸，金银薄荷汤送下。

【主治】小儿瘾疹，甚者如癞。

99498 **麝香熊胆丸**（《圣济总录》卷一七二）

【组成】麝香（研）半两　熊胆（研）二钱　芦荟（研）三分　胡黄连　黄连（去须）各一两　使君子（去壳）十个　干蟾大者一个（去足并肠胃，烧灰研）

【用法】上为细末，以白面稀糊和为丸，如绿豆大。每服十五丸至二十丸，米饮送下。

【主治】小儿无辜疳，面黄发直，时发壮热，饮食不成肌肉。

99499 **麝香蟾酥丸**（《普济方》卷二八三）

【组成】蟾酥　轻粉　乳香各五分　明信　雄黄各一钱　巴豆十个去皮油　麝香少许　寒食面三钱

【用法】上为细末，滴水为锭子，如小麦粒大，量疮为度。如未破用针刺破，拈药在内，膏药贴之，其疮即溃。

【主治】一切痈疽发背，疔疮内毒。

【备考】方中寒食面，《准绳·疡医》作"寒水石"。

99500 **麝雄至宝丹**（《成方制剂》19册）

【组成】海螵蛸　寒食面　枯矾　龙骨　芒硝　硼砂　麝香　雄黄　朱砂

【用法】制成丸剂，每瓶装0.6克。口服，一次0.6克，一日1～2次；七岁至十五岁减半，七岁以下酌减。

【功用】祛暑辟秽，和中止痛。

【主治】中暑中寒，水土不服，寒温失调，呕吐腹痛，绞肠霍乱，脘腹胀闷。

【宜忌】忌食生冷辛辣油腻食物。孕妇忌服。

99501 **麝香风湿胶囊**（《中国药典》2010版）

【组成】制川乌15克　全蝎10克　地龙（酒洗）25克　黑豆（炒）25克　蜂房（酒洗）30克　人工麝香0.5克　乌梢蛇（去头酒浸）200克

【用法】以上七味，除人工麝香外，其余制川乌等六味粉碎成细粉，人工麝香研细，与上述粉末配研，过筛，混匀，装入胶囊，制成1000粒，即得。每粒装0.3克。口服。一次4～5粒，一日3次。

【功用】祛风散寒，除湿活络。

【主治】风寒湿闭阻所致的痹病，症见关节疼痛、局部畏恶风寒、屈伸不利、手足拘挛。

【宜忌】孕妇儿童禁用；不可过量、久服；忌食生冷。

99502 **麝香苏合香丸**（《局方》卷三）

【组成】白术　青木香　乌犀屑　香附子（炒去毛）　朱砂（研，水飞）　诃黎勒（煨，去皮）　白檀香　安息香（别为末，用无灰酒一升熬膏）　沉香　麝香（研）　丁香　荜拨各二两　苏合香油（入安息香膏内）各一两　熏陆香（别研）一两

【用法】上为细末，入研药匀，用安息香膏并炼白蜜和剂为丸，如梧桐子大。早朝取井华水，空心化服四丸，温冷任意；老人，小儿可服一丸，温酒化服亦得。用蜡纸裹一丸如弹子大，绯绢袋盛，当心带之，一切邪神不敢近。

【主治】传尸骨蒸，殗殜肺痿，疰忤鬼气，卒心痛，霍乱吐利，时气鬼魅瘴疟，赤白暴利，瘀血月闭，痃癖丁肿惊痫，鬼忤中人，小儿吐乳，大人狐狸等病。

99503 **麝香抗栓胶囊**（《中国药典》2010版）

【组成】人工麝香　羚羊角　全蝎　乌梢蛇　三七　僵蚕　水蛭（制）　川芎　天麻　大黄　红花　胆南星　鸡血藤　赤芍　粉葛　地黄　黄耆　忍冬藤　当归　络石藤　地龙　豨莶草

【用法】上制成胶囊剂，每粒装0.25克。口服。一次4粒，一日3次。

【功用】通络活血，醒脑散瘀。

【主治】中风气虚血瘀症，症见半身不遂、言语不清、头昏目眩。

【宜忌】孕妇禁用。

99504 **麝香荜澄茄丸**（《圣济总录》卷四十五）

【组成】麝香（细研）半两　硫黄（细研）三分　硇砂（不夹石者，细研）一分　石斛（去根）　荜澄茄　茴香子

(炒)　补骨脂(炒)　木香各一两　何首乌一两半　丁香　肉豆蔻(去壳)　桂(去粗皮)　当归(切焙)　吴茱萸(汤浸七遍,焙干,炒)　槟榔(剉)各一两

【用法】上为末,入研药拌匀,酒煮面糊为丸,如梧桐子大。每服二十丸至三十丸,空心、食前温酒送下;米饮亦得。

【主治】脾脏冷气,攻心腹撮痛,手足逆冷,霍乱呕吐,脏腑滑利,膈脘痞塞,不思饮食。

99505　**麝香接骨胶囊**(《成方制剂》5 册)

【组成】赤芍 100 克　麻黄(密制)70 克　牛膝 135 克　当归 135 克　没药(炒)70 克　黄瓜子 120 克　血竭 35 克　朱砂 35 克　土鳖虫 200 克　续断 135 克　红花 135 克　川芎 100 克　儿茶 70 克　硼砂 70 克　马钱子(炙)10 克　三七 35 克　骨碎补(烫)70 克　桂枝 100 克　苏木 100 克　乳香(炙)70 克　自然铜(煅)70 克　麝香 0.5 克

【用法】制成胶囊,每粒装 0.3 克。口服,一次 5 粒,一日 3 次。

【功用】散瘀止痛,续筋接骨。

【主治】跌打损伤,筋伤骨折,瘀血凝结,闪腰岔气。

【宜忌】孕妇禁用。

癫

99506　**癫狂丹**(《全国中药成药处方集》沈阳方)

【组成】公丁香　沉香　雄黄　青皮　黄芩　胡黄连各三钱　乳香　麝香　熊胆各二钱五分　檀香三两　轻粉四钱半　黄连　牵牛　三棱　甘草　莪术　陈皮　雷丸(甘草水浸一宿,酒拌蒸)　鹤虱各一两　大黄一两半　赤小豆三两　巴豆(去油)七个

【用法】上为极细末,荞面糊为小丸。每服十粒,白开水送下。

【功用】镇静安神。

【主治】癫狂不安,言语失次,悲哭无常,凶狂怒骂,自歌自舞,神经错乱。

【宜忌】剧药,孕妇忌服。

99507　**癫痫汤**

《普济方》卷三七八。为《金匮》卷上"风引汤"之异名。见该条。

99508　**癫狂马宝散**(《北京市中药成方选集》)

【组成】马宝二两　琥珀一钱　龙涎香一钱　珍珠(豆腐炙)一分　牛黄五分

【用法】上研细末,装瓶重三分,每次病轻者服半瓶,病重者服一瓶。

【功用】❶《北京市中药成方选集》:镇静,豁痰,安神。❷《中药制剂手册》:定志。

【主治】❶《北京市中药成方选集》:神经错乱,狂躁不安。❷《中药制剂手册》:痰热蒙蔽心窍引起的癫狂,口吐涎沫,神识不清,语言谵妄,疯狂打闹,烦躁不安,惊惕失眠,哭笑无常,及精神分裂症等。

99509　**癫狂梦醒汤**(《医林改错》卷下)

【组成】桃仁八钱　柴胡三钱　香附二钱　木通三钱　赤芍三钱　半夏二钱　腹皮三钱　青皮二钱　陈皮三钱　桑皮三钱　苏子四钱(研)　甘草五钱

【用法】水煎服。

【主治】癫狂。哭笑不休,詈骂歌唱,不避亲疏,许多恶态。

99510　**癫狂霹雳散**(《重订通俗伤寒论》)

【组成】雄黄　雌黄　冰片　西牛黄各五分　生山栀二十枚　白急性子一钱　生白砒四分　生绿豆一百八十粒

【用法】将绿豆冷水浸少顷,去皮,余药各生晒为末,另研入冰、黄。大人可服一钱,十五六岁者,用四分,白汤送下。再令食粉面糕饼等少许,当吐。如一时未吐,以硬鹅毛蘸桐油搅喉探吐,吐后人倦,安卧半日,欲食,少少进微温米饮,切勿多,亦勿热,越日方进米粥。吐后每多口渴,不可饮茶,即取清童便饮之,或服自己小便,名轮回酒,皆能洗涤余浊,兼解毒药。

【功用】化顽痰浊涎。

【主治】癫狂。见面色板钝,目神滞顿,迷妄少语,喜阴恶阳,饮食起居若无病者。多从屈郁不伸,而为失志痴呆。

99511　**癫痫康胶囊**(《中国药典》2010 版)

【组成】天麻　石菖蒲　僵蚕　胆南星　川贝母　丹参　远志　全蝎　麦冬　淡竹叶　生姜　琥珀　人参　冰片　人工牛黄

【用法】上制成胶囊剂,每粒装 0.3 克。口服。一次 3 粒,一日 3 次。

【功用】镇惊熄风,化痰开窍。

【主治】癫痫风痰闭阻,痰火扰心,神昏抽搐,口吐涎沫者。

二十二画以上

鹳

99512 **鹳肝丹**(《遵生八笺》卷十八)

【组成】老鹳鸟一只(取肚中肝与胃)

【用法】上切作薄片,新瓦上焙燥,不可焦,为末,将老黄米煮粥和丸,如梧桐子大。每服七丸,不效,加十四丸至二十一丸。

【主治】翻胃膈食。

99513 **鹳骨丸**(《千金》卷十七)

【组成】鹳骨三寸 雄黄 莽草 丹砂(一作丹参) 牡蛎各四分(一作牡丹) 藜芦 桂心 野葛各二分 斑蝥十四个 巴豆四十个 蜈蚣一个 芫青十四个

【用法】上为末,蜜为丸,如小豆大。每服二丸,每日三次。以知为度。

【主治】遁尸,飞尸,积聚,胸痛连背,走无常处,或在藏,或肿在腹,或奄奄然而痛。

【方论选录】《千金方衍义》:鹳善啖蛇,故其骨能疗尸疰,更以斑蝥、芫青、莽草、藜芦、蜈蚣、野葛等味汇入一方以毒攻毒。

【备考】方中鹳骨,《圣惠》作"鹤脑骨",方名"鹤脑骨丸"。

99514 **鹳骨丸**(《外台》卷十三引张文仲方)

【组成】鹳骨三寸(炙) 桂心三寸 虻虫十四个(去翅足,熬) 巴豆三十个(去心皮,熬) 斑蝥十四个(去翅足,熬)

【用法】上为末,蜜和为丸,如小豆大。每服二丸,每日三次,清饮送下。

【主治】尸疰恶气百病。

【宜忌】忌野猪肉、芦笋、生葱。

99515 **鹳骨丸**(方出《外台》卷十三引《广济方》,名见《圣惠》卷五十六)

【组成】鹳骨三寸(炙) 羚羊鼻二个(炙令焦) 干姜一两 麝香二分(研) 蜥蜴一个(炙) 斑蝥十四个(去翅足、熬) 鸡屎白三两(熬) 巴豆五个(去心皮,熬令黑) 芫青二十个(去翅足,熬) 藜芦一两(去芦头,熬令黄)(一方无斑蝥、鸡屎白、巴豆、芫青、藜芦)

【用法】上为末,蜜和丸,如小豆大。每服三丸,空腹饮送下,每日二次,稍加至六七丸。以知为度,至吐利。

【主治】初得遁尸及五尸,经年不愈,心腹短气。

【宜忌】忌生冷、油腻、猪肉、蒜、粘食、陈臭、芦笋。

99516 **鹳骨丸**(方出《外台》卷二十三引《广济方》,名见《圣惠》卷六十六)

【组成】鹳骨(炙) 狸骨(炙) 射干 玄参 升麻(炙) 青木香 沉香 犀角屑 丁香 羚羊角屑 丹参 甘草(炙)各四分 人参 沙参各三两 獭肝六分 连翘六分 光明砂二分(研)

【用法】上为末,蜜为丸,如梧桐子大。每服十五丸,空腹饮送下,一日二服。渐加至三十丸。

【主治】瘰疬。

【宜忌】忌生冷、油腻、血食酢、热肉、海藻、菘菜、粘食、陈臭生血物。

【备考】《圣惠》有麝香半两。

99517 **鹳骨丸**(《圣惠》卷五十六)

【组成】鹳骨一两(涂酥、炙微黄) 桂心三分 雄黄一两(细研、水飞过) 麝香半两(细研) 朱砂一分(细研) 川大黄三分(剉碎、微炒) 蜈蚣一条(微炙)

【用法】上为末。炼蜜为丸,如梧桐子大。每服二十丸,煎桃枝汤下,不拘时候。

【主治】尸疰。邪气流注闷绝,时复发作,寒热淋沥,或腹痛胀满。

蘼

99518 **蘼芜丸**(《千金》卷十八)

【组成】蘼芜 贯众 雷丸 山茱萸 天门冬 狼牙各八分 藿芦 甘菊各四分

【用法】上为末,蜜丸如大豆大。三岁饮服五丸,五岁以上以意加之,渐至十丸。

【主治】小儿有蛔虫结在腹中,数发腹痛,微下白汁,吐闷寒热,饮食不生肌,皮肉痿黄,四肢不相胜举。

【方论选录】《千金方衍义》:《本经》言蘼芜辟邪恶,除虫毒,取其辛散也;贯众、雷丸、狼牙、藿芦皆杀虫之味;山茱萸既能治心下邪气,亦能敛肝肾精血;天冬能杀三虫,去伏尸,又能强骨髓;甘菊能治恶风湿痹,虫乃风湿所化,虽无杀虫之功,能散湿热,即虫失所养,必随诸杀虫药而下出矣。

99519 **蘼芜汤**(《鸡峰》卷五)

【组成】人参 白术 白茯苓 羌活 防风 川芎各一两 甘草半两

【用法】上为粗末。每服二钱,水一盏,加生姜二片,大枣一个,同煎至六分,去滓温服,不拘时候。

【主治】形表虚疏,风邪乘袭,头昏项强,壮热恶风,鼻塞声重,肢节烦疼;及时行疫疠,冬温疮疹。

囊

99520 **囊虫丸**(《古今名方》引吉林省特产研究所制药厂方)

【组成】茯苓5000克　水蛭　干漆各875克　雷丸　丹皮各2500克　黄连　大黄各1250克　炒僵蚕(或僵蛹)　生桃仁各3750克　川乌　醋芫花各300克　橘红1500克　五灵脂流浸膏6000克

【用法】制成蜜丸,每丸重5克。每服1丸,每日二至三次。

【功用】活血化瘀,软坚消囊,镇惊止痛,杀虫解毒。

【主治】囊虫病,脑囊虫及由脑囊虫引起的癫痫。

【宜忌】服药期间不要饮酒或吃刺激性食物。孕妇忌用。

99521　**囊痈煎**(《仙拈集》卷四)

【组成】枸橘一个　川楝　秦艽　陈皮　赤芍　甘草　防风　泽泻各一钱半

【用法】水煎,空心服。

【主治】囊痈。肾子作痛而不升上,外现红色者。

髑

99522　**髑骨散**(《普济方》卷三〇六引《肘后方》)

【组成】骷髅骨烧灰末

【用法】以东流水和服方寸匕,以活止。凡狂犬咋人,七日辄应一发,过三七不发,则免也,要过百日,乃为大免,每至七日,辄当捣薤(一作韭)汁饮二三升。

【主治】狂犬咬人,及诸犬咬疮不愈,吐白沫者,为毒攻入心,令人烦乱,唤叫作犬声者。

【宜忌】当终身禁食犬肉、蚕蛹。若食此发则不可救之。疮未愈之间,亦忌食生物,诸肥腻肉,及诸冷食,但于饭下蒸生鱼,及就腻器中食便发。不宜饮酒,能过一年乃佳。

籯

99523　**籯金丹**(《饲鹤亭集方》)

【异名】金余散(《外科方剂奇方》卷三)。

【组成】鹅管石　硼砂(煅)各三钱　雄精　炒天虫各二钱　人指甲(煅)五钱　冰片七分

【用法】上为极细末,密收。吹点。

【主治】喉癣。阴虚火炽而成者,兼疗虚寒喉痹,天白蚁。

罐

99524　**罐灰散**(《圣济总录》卷一二六)

【组成】粪堆里破瓦罐耳

【用法】上净洗,于灶心掘坑,安在坑中,烧三日令捻得碎,细研。干掺疮上。

【主治】瘰疬疮口,脓水不止。

鼹

99525　**鼹鼠丸**(《眼科锦囊》卷四)

【组成】鼹鼠一头(烧存性者)　轻粉五分　巴豆四分　海人草一钱

【用法】糊丸服。

【主治】小儿疳眼难治者及翳膜。

蠲

99526　**蠲饮丸**(《吴鞠通医案》卷三)

【组成】桂枝半斤　小枳实四两　干姜六两　苍术炭六两　茯苓斤半　半夏一斤　益智仁四两　广皮十二两　炙甘草六两

【用法】上为细末,神曲糊为丸,如梧桐子大。每服三钱,每日三次。

【主治】痰饮久聚。

99527　**蠲毒丸**(《杨氏家藏方》卷五)

【组成】巴豆一钱(取霜)　丁香七个　胡椒四十九粒　斑蝥二个(去翅足)

【用法】上为细末,烂饭丸,如小绿豆大,朱砂为衣。每服二丸,温醋汤送下,不拘时候。

【主治】九种心痛。

99528　**蠲毒丸**(《魏氏家藏方》卷八)

【组成】黑牵牛一斤(炒存性)　白胶香　破故纸各四两(修事如常)　不蛀皂角三十梃

【用法】将皂角捶碎,滚汤中泡浓汁,以绢滤过,熬成膏丸。每服三十丸,米饮送下,不拘时候。

【主治】脚气。

99529　**蠲毒饮**(《疮疡经验全书》卷五)

【组成】甘草　贝母　赤芍　当归　白芷　金银花　青皮　木通　连翘　桃仁　龙胆草　天花粉各一钱　穿山甲(炮)

【主治】穿裆发。一名瘨瘖,一名横癥。生于穷骨穴上,若不速治,毒溃伤于谷道,内烂脏腑。

【加减】如毒气欲泄,加酒蒸大黄三四钱煎服。饮酒随量以助药力,行痢十余次,其毒无脓血,从大便中出。

【备考】方中穿山甲用量原缺。

99530　**蠲毒饮**(《审视瑶函》卷四)

【组成】防风一钱　赤芍药　川芎　连翘　甘草　牛蒡子(炒研)各八分

【用法】上剉一剂。白水二钟,煎至八分,去滓温服。

【主治】水疳眼。忽生一珠,或在胞中,或在睛,疼痛甚如针刺,珠小属实症者。

99531　**蠲毒散**(《直指》卷二十二)

【组成】大南星一两　贝母三分　白芷　赤小豆　直僵蚕(焙)各半两　雄黄二钱(研)

【用法】上为细末。初用醋调敷,后用蜜水调敷。

【功用】去风排脓。

【主治】痈疽肿毒,未结或已结者。

99532　**蠲带丸**(《活人心统》卷三)

【组成】当归　地黄　茯苓　石脂　香附　地榆　白芷　芍药　川芎　牡蛎　秦艽各一两　龙骨　扁豆衣　干姜各五钱　人参　青木香各三钱

【用法】上为末,醋为丸,如梧桐子大。每服五十丸,空心白汤送下,每日二次。

【主治】妇人久远赤白带下。

99533　**蠲脊散**(《准绳·疡医》卷五)

【组成】紫金皮　天灯心　酒坛根　马蹄香　马蹄金　紫背草　狗骨根　地茄根　山苏木　白马骨　铁马鞭　臭木待根

【用法】上用生地黄酒、水各半煎服。

【主治】过脊马瘨。

99534　**蠲哮片**

《中国药典》2010版。即《效验秘方·续集》洪广祥方“蠲哮汤”去“鬼箭羽”，改为片剂。见该条。

99535 **蠲哮汤**（《效验秘方·续集》洪广祥方）

【组成】葶苈子10克 青皮10克 陈皮10克 槟榔10克 大黄10克 生姜10克 杜荆子15克 鬼箭羽15克

【用法】水煎服，每日一剂，每剂煎三次，分上、下午临睡前服用，连服七天。重症哮喘或哮喘持续状态，且体质尚好者，可日服二剂，水煎分四次服。哮喘基本缓解后，改常规服药法。药后1～3个月内，若解痰涎状黏液便，为疗效最佳的标志。哮喘症状完全缓解后，大便自然恢复常态。

【功用】泻肺除壅，涤痰祛瘀，利气平喘。

【主治】支气管哮喘急性发作或哮喘持续状态；亦可用于喘息型支气管炎急性发作期。凡哮喘痰鸣漉漉，或喘咳胸满，痰多不利等肺气壅实为主要表现者，均可适用。

【方论选录】根据《内经》“肺苦气上逆，急食苦以泻之”的理论，全方着眼于疏利气机，故用葶苈子、陈皮、青皮、槟榔、杜荆子泻肺除壅，俾气顺则痰降，气行则痰消。肺与大肠相表里，哮症病作，多因肺气壅滞而致腑气不通，以致浊气不降而上逆，又加重肺气之壅滞，而使哮喘难以缓解，故方中伍大黄以通腑气，腑气通则肺气自降。鬼箭羽活血祛瘀，具有抗过敏作用，与逐瘀除壅之大黄相配，更能增强行瘀之力。哮证之作，多为外感诱发，伍生姜即可外散表寒，又可内散水饮，且能防葶苈子、大黄苦寒伤胃之弊。全方合用，共奏泻肺除壅、涤痰祛瘀、利气平喘之功。

【加减】如寒痰哮可加干姜、细辛；兼表寒加麻黄、苏叶；热痰哮加黄芩、鱼腥草；有过敏性鼻炎等其他过敏症状，加蝉衣、辛夷或白鲜皮、地肤子；大便不畅者，大黄宜生用后下；稀溏者，大黄宜熟用同煎，剂量不减。

【备考】本方去“鬼箭羽”，改为片剂，名“蠲哮片”（见《中国药典》2010版）。

99536 **蠲疼汤**（《玉案》卷四）

【组成】防风 羌活 苍术各一钱 木瓜 当归 威灵仙 乌药 生地各二钱 白芍 秦艽 川芎各八分

【用法】水、酒各半煎服。

【主治】周身作痛。

99537 **蠲痉汤**（《准绳·类方》卷五）

【组成】羌活 独活 防风 地榆各一钱 杏仁七枚（去皮，捣碎，蒸令熟，研成膏）

【用法】上前四味以水一盏，煎七分，入杏仁和匀服之。兼以搽疮上。

【主治】破伤风。

99538 **蠲秽散**（《集成良方三百种》卷中）

【组成】苍术八钱 白芷三钱 细辛三钱 藿香五钱 降香五钱 菖蒲三钱 桔梗三钱 青木香五钱 川芎三钱 薄荷三钱 佛手五钱 真檀香四两（另研末）

【用法】上为粗末。分为五份，以五分之一加檀香末一钱和匀，以备内服，其余五分之四药末，合檀香末三两九钱，和匀燃烧。每天不拘时候，将此散一撮置于香炉内燃着，烟透入鼻，自有效验。倘遇煤熏之人，先以红灵丹等取嚏，内用白开水冲服此散三钱，即可回生。

【功用】外逐秽恶风湿之气，内除脏腑气血之浊。清醒脑、宽胸腹、助精神。

【主治】山岚瘴气，瘟疫时邪，煤熏毙命，炭气伤人。

99539 **蠲痛丸**（《永乐大典》卷一三八八〇引《卫生家宝》）

【组成】草乌头四两（去皮尖，盐炒烟出） 天南星二两（生） 京墨半两（烧） 破故纸三两（炒） 没药一两（研） 地龙二两（炒、去土） 五灵脂二两（炒） 乳香半两（研） 白胶香二两（熔开，泼净，石上冷研）

【用法】上为末。醋煮面糊丸，如梧桐子大。每服十丸，温酒下，渐加丸数服。

【主治】风寒湿痹，筋骨重疼，走注攻刺，腰脚无力。

99540 **蠲痛丸**

《医方类聚》卷二十一引《济生》。为《本事》卷三“麝香丸”之异名。见该条。

99541 **蠲痛丸**（《直指》卷十八）

【组成】延胡索（略炒）一两 川楝（蒸去皮核） 舶上茴香（炒）各半两 牵牛（炒，取末） 当归 良姜 青皮（去白） 木香 天台乌药各一分 全蝎七个（焙）

【用法】上为末，生姜自然汁浸糕为糊，丸如梧桐子大。每服三十丸，烧绵灰（存性）调酒送下。

【主治】❶《直指》：小肠膀胱气痛。❷《杂病源流犀烛》：㿗疝及一切疝痛。

99542 **蠲痛丹**

《本事方释义》卷三。为《本事》卷三“麝香丸”之异名。见该条。

99543 **蠲痛汤**（《魏氏家藏方》卷八）

【组成】金毛狗脊（先用火燎去黄毛，令净，剉碎再炒，以香为度） 川草薢（剉，微炒） 天麻（温水洗净，剉，焙） 大附子（炮，去皮脐） 薏苡仁（炒香） 酸枣仁（湿汤浴过，去皮，焙） 人参（去芦）各二两 杜仲（去粗皮，剉，文武火炒丝断为度）各一两半 白术 柏子仁（生） 甘草（炙）各三分 羌活 川续断（去苗，焙） 当归（温水洗净，切片，焙）各一两

【用法】上㕮咀。每服四大钱，水一盏半，加生姜十片或七片，煎至七分，去滓，食前通口服，每日二次。

【主治】湿痹，腰脚疼痛。

99544 **蠲痛汤**（《便览》卷一）

【组成】陈皮八分 甘草（生用） 当归五分 桔梗（米泔浸，切） 茯苓各六分 羌活五分 薄桂二分 前胡七分 防风二分 贝母七分（用柳条烧灰水浸透，糯米炒） 苍术五分（泔浸）

【用法】水一钟半，加生姜三片，大枣二个煎，临服再入姜汁、竹沥各三茶匙。

【主治】两膊痛，并胳膊肩痛，属痰所为者。

99545 **蠲痛饮**（《玉案》卷三）

【组成】甘菊二钱 大黄 石膏（煅）各三钱 竹茹 防风各一钱

【用法】水煎，温服。

【主治】牙齿疼痛、浮动，出血。

99546 **蠲痛散**（《妇人良方》卷七）

【组成】荔枝核（烧存性）半两 香附子（去毛，炒）一两

【用法】上为细末。盐汤、米饮调下二钱。不拘时候。

【主治】❶《妇人良方》：妇人血气刺痛。❷《袖珍方》：室女月经不通。

99547 **蠲痛散**(《顾氏医径》卷四)

【组成】当归 肉桂 白术 黄耆 独活 牛膝 生姜 甘草 薤白 桑寄生

【主治】产后遍身痛。因新产气弱血滞,升降失常,致筋脉拘急,腰背强直,遍体皆痛者。

99548 **蠲痹丸**

《饲鹤亭集方》。即《杨氏家藏方》卷四"蠲痹汤"改为丸剂。见该条。

99549 **蠲痹汤**(《杨氏家藏方》卷四)

【组成】当归(去土,酒浸一宿) 羌活(去芦头) 姜黄 黄耆(蜜炙) 白芍药 防风(去芦头)各一两半 甘草半两(炙)

【用法】上㕮咀。每服半两,水二盏,加生姜五片,同煎至一盏,去滓温服,不拘时候。

【主治】❶《杨氏家藏方》:风湿相搏,身体烦疼,项臂痛重,举动艰难,及手足冷痹,腰腿沉重,筋脉无力。❷《增补内经拾遗》引《简易方》:风痹。风伤卫气,皮肤麻痹不仁。

【方论选录】❶《医方考》:《内经》曰:荣气虚则不仁,卫气虚则不用,故用黄耆以实表气。然黄耆与防风相畏,用之者何?洁古云:黄耆得防风而功愈速,故并用之,欲其相畏而相使耳。羌活驱散风邪,得当归不至燥血;姜能攻痹血,得赤芍足以和肝;复用甘草调之,取其味平也。若湿气着于肌肉,则营卫之气不荣,令人痹而不仁,即为肉痿。肉痿即肉痹耳。是方也,防风、羌活,风药也,用之所以胜湿;《经》曰:营血虚则不仁,故用当归以养营;又曰:卫气虚则不用,故用黄耆以益卫,用夫赤芍、姜黄者,活其湿伤之血也;用夫甘草者,益其湿伤之气也。❷《医方集解》:此足太阳厥阴药,辛能散寒,风能胜湿,防风、羌活除湿而疏风,气通则血活,血活则风散;黄耆、炙草补气而实卫,黄耆畏防风,合用而其功益大;当归、赤芍活血而和营,姜黄理血中之气,能入手足而祛寒湿也。❸《古方选注》:蠲痹汤为治痹祖方,黄耆实卫,防风祛风,当归和营,羌活散寒,赤芍通脉络之痹,片子姜黄通经隧之痹,甘草和药性,姜枣和营卫。其义从营虚则不仁,卫虚则不用立法,岂非痹属内外因也乎?❹《成方便读》:此方用黄耆益卫气,而以防风、羌活之善走者辅之,使之补而不滞,行而不泄,且两功并建,相得益彰。归、芍和营血,而以片子姜黄之走血行气、能除寒而燥湿者佐之,然后三气之邪自无留着之处。甘草和诸药而缓中补虚,姜、枣通营卫而生津达腠。故此方之治痹非关肝肾虚,筋骨为病者服之,效如桴鼓。立方之意,真所谓尽美耳。

【备考】本方改为丸剂,名"蠲痹丸"(见《饲鹤亭集方》)。

99550 **蠲痹汤**(《魏氏家藏方》卷八)

【组成】当归(去芦,酒浸) 羌活 甘草各半两(炙) 白术(炒) 芍药 附子(生,去皮脐)各一两 黄耆(蜜炙) 防风(去芦) 姜黄 薏苡仁各三钱

【用法】上㕮咀。每服三钱,水两盏,加生姜五片,枣子一个,慢火煎至一盏,取清汁服,不拘时候。

【主治】气弱当风饮啜,风邪容于外,饮湿停于内,风湿内外相搏,体倦舌麻,甚则恶风多汗,头目昏眩,遍身不仁。

99551 **蠲痹汤**(《嵩崖尊生》卷七)

【组成】当归 赤芍 黄耆 姜黄 羌活各一钱五分 甘草 薄荷 桂枝各五分

【主治】手气。手肿痛,或指掌连臂膊痛。

99552 **蠲痹汤**(《医学心悟》卷三)

【组成】羌活 独活各一钱 桂心五分 秦艽一钱 当归三钱 川芎七分 甘草(炙)五分 海风藤二钱 桑枝三钱 乳香(透明) 木香各八分

【用法】水煎服。

【主治】风寒湿三气合而成痹。

【加减】风气胜,更加秦艽、防风;寒气胜者,加附子;湿气胜者,加防己、萆薢、苡仁;痛在上者,去独活,加荆芥;痛在下者加牛膝;间有湿热者,其人舌干喜冷、口渴溺赤、肿处热辣,此寒久变热也,去桂心,加黄柏三分。

99553 **蠲痹汤**(《金鉴》卷三十九)

【组成】附子 当归 黄耆 炙草 官桂 羌活 防风

【主治】冷痹。痹病而身寒无热,四肢厥冷。

99554 **蠲痹饮**(《古今医彻》卷二)

【组成】秦艽一钱 酒芩一钱 羌活六分 苍术七分 酒柏一钱 独活八分 威灵仙一钱(酒炒) 木瓜一钱 米仁一钱 红花三分 当归一钱 桃仁七粒(研) 枳壳一钱 姜三片

【用法】水煎服。

【主治】痿痹。

99555 **蠲痹散**(《医学入门》卷八)

【组成】羌活 独活 皂刺 白芷各五分 当归 白术各一钱五分 赤芍一钱 土茯苓五钱

【用法】水煎服。

【功用】养血祛风。

【主治】癞风,肢节拳挛。

99556 **蠲瘀煎**(《霉疠新书》)

【组成】茯苓 芎䓖 黄柏 桔梗 忍冬 木通 山栀子 土茯苓 大黄各等分

【用法】水煎,温服。

【主治】杨梅疮久不愈,或浸淫者。

99557 **蠲痰丸**(《简明医彀》卷四引《医林》)

【组成】半夏(泡七次)六两 南星(泡)三两 明矾(另研)一两半 辰砂五钱(为衣)

【用法】姜汁糊为丸。每服百丸,姜汤下。

【功用】蠲痰,安神定志。

【主治】风痰、冬月冷痰。

99558 **蠲痰丸**(《普济方》卷一七二)

【组成】南星(水煮一滚,每个切作四块) 半夏(不切) 皂角(切作段子) 生姜(切) 明矾(捶破)各四两

将五味一处于炒罐内,用水自卯时煮至酉时,以南星内无白点为度,拣去皂角不用,只将余药切作薄片,晒干或焙干为末。

杏仁(汤泡去皮,炙) 神曲 麦芽 青皮 陈皮(去白) 紫苏皮 干葛 枳壳(去瓤) 香附子 糖球子 萝卜子(微炒) 木香各二两

【用法】上为细末,入前药末拌匀,以生姜自然汁同拌,隔三四月药成饼,去皮搜碎打糊为丸,如梧桐子大。每服六七十丸,临卧白汤送下。

【功用】磨积滞,化气宽中。

【主治】积聚，宿食不消。

99559 蠲痰饮(《玉案》卷三)

【组成】羌活　威灵仙　苍术各一钱　桂枝　沉香　乌药　胆星各一钱二分　木通　牛膝各八分

【用法】水煎，加姜汁五茶匙，竹沥半杯，热服。

【主治】痰流注四肢，阻滞经络，疼痛之极。

99560 蠲骶散(《准绳·疡医》卷五)

【组成】溪枫根　白田柯　赤牛膝　白马骨　拨雪根　马蹄金　金脑香　马蹄藤　马蹄香　地马梢(根)　穿山蜈蚣

【用法】上药水、酒各半煎服。

【主治】杀着马瘼。

99561 蠲翳散

《杏苑》卷六。为《小儿痘疹方论》"轻粉散"之异名。见该条。

99562 蠲风饮子(《医学正传》卷一)

【组成】防风(去芦)　杜仲(去粗皮，姜汁炒)　羌活　白芷　川归(去芦头，酒浸洗)　川芎　生地黄(酒浸洗)　白芍药　川牛膝(去芦，酒洗)　秦艽(去芦)　何首乌　萆薢　苍术(米泔浸一、二宿)　白术　木通(去皮)　大枫子肉　威灵仙　血藤(即过山龙)　防己　丁公藤各一两　荆芥穗　海桐皮(去粗皮)　五加皮　天南星(煨制)　半夏(汤泡七次)　橘红(去白)　赤茯苓(去皮)　桑寄生　天麻　僵蚕(炒)　钩藤各五钱　薄桂(去粗皮)　草乌头(去皮尖)　甘草节　川乌(去皮脐，炮)　猪牙皂角各二钱半　两头尖　阴地蕨(一名地茶)　大蓟　小蓟　理省藤　桑络藤各一两五钱　生姜一两(另研细)

【用法】上药切细。用无灰好酒二斗五升，以瓷罐一个盛酒浸药，以皮纸十数重包封罐口，冬半月，夏七日，秋、春十日。每日清晨、午前、午后、临卧各服一大白盏。

【主治】中风瘫痪，口眼歪斜，及一切手足走注疼痛，肢节挛急，麻痹不仁等症。

【宜忌】忌鸡、猪、鱼、羊、驴、马、飞禽、虾、蟹等肉味，及煎煿油腻、水果生冷、荞麦热面，一切动气发风之物。

99563 蠲痹饮子(《证治宝鉴》卷十二)

【组成】赤芍　当归　黄耆　甘草　片子姜黄　羌活

【主治】周痹。在血脉中上下游行，周身俱痛。

99564 蠲饮万灵汤(《重订通俗伤寒论》卷二)

【组成】芫花五分(酒炒)　煨甘遂八分　姜半夏六钱　浙茯苓八钱　大戟一钱(酒炒)　大黑枣十枚　炒广皮三钱　鲜生姜二钱

【功用】急下停饮。

【主治】停饮。

【方论选录】何秀山按：停饮为患，轻则痞满呕吐，重则腹满肢肿，甚则化胀成臌，非峻逐之，无以奏功。此方君以芫花之辛辣，轻清入肺，直从至高之分，去郁陈莝；又以甘遂、大戟之苦泄，配大枣甘而润者缓攻之，则自胸及胁腹之饮，皆从二便出矣，此仲景十枣汤之功用也。俞氏臣以二陈汤去甘草者，遵仲景痰饮以温药和之之法，佐以生姜之辛，合十枣之甘，则辛甘发散，散者散，降者降，停饮自无容留之地矣。名曰万灵，洵不愧也。

99565 蠲饮枳术丸

《袖珍》卷二。为《杨氏家藏方》卷八"蠲饮枳实丸"之异名。见该条。

99566 蠲饮枳实丸(《杨氏家藏方》卷八)

【异名】蠲饮枳术丸(《袖珍》卷二)。

【组成】枳实(麸炒，去瓤)　半夏(汤洗，浸一宿，切，焙干)　陈橘皮(去白)各二两　黑牵牛半斤(取头末三两，余不用)

【用法】上为细末。煮糊为丸，如梧桐子大。每服五十丸，生姜汤送下，不拘时候。

【功用】逐饮消痰，导滞清膈。

【主治】❶《杨氏家藏方》：痰饮。❷《卫生宝鉴》：饮伤脾胃。

【方论选录】《脾胃论注释》：方中枳实麸炒以减其攻破之性，治积滞内阻所致的痞满胀痛；半夏燥湿除痰，和胃降逆；陈皮芳香健胃，行气化痰；牵牛决三焦壅滞，其性滑利，有通便泻水的作用。为丸饭后服，以减轻药物的副作用。姜汤送服，既解半夏之毒，又制牵牛之寒。面粉和生姜均为保护胃气而设。

99567 蠲毒换肌饮(《准绳·疡医》卷五)

【组成】冷饭团(白色者，木槌打碎)四两(以长流水四大碗，入砂锅内煎至三碗，入后药)　黄瓜蒌(连仁杵烂或细切)一个　黄耆(盐水炒)三钱　白芍药　当归各一钱半　木瓜　白芷　风藤　白鲜皮　贝母　天花粉　穿山甲　皂角刺　甘草节各一钱　汉防己七分　鳖虱胡麻(炒研)二钱　金银花三钱　猪胰子(切碎)一两

【用法】上药再煎至一大碗，通口顿服；胃弱者分为二服，每日三次。

【主治】杨梅疮。

99568 蠲毒流气饮(《疮疡经验全书》卷一)

【组成】白芷　防风　陈皮　连翘　人参　香附　川芎　当归　玄参　天花粉　枳壳　甘草　桔梗　小柴胡　鼠黏子　山栀仁

【用法】急服四七气汤二三帖，次用冰片散，后服蠲毒流气饮。

【主治】伤寒喉闭。伤寒遗毒不散，热毒入于心经脾经，致八九日后喉闭。

99569 蠲痛无忧散(《外科大成》卷四)

【组成】苍术(米泔水浸，焙)　半夏(姜汁浸，焙)　穿山甲(陈土炒)　川乌(黑豆酒煮，去皮尖)　草乌(生姜汁煮)　苦实(麻油炸浮)　当归(酒洗)　甘草各二两　麻黄三两　威灵仙一两　闹羊花(醋浸，炒黄色)四两

【用法】上药各为末，和匀。每服五七分至一钱，无灰酒调服，再饮以醉为度。盖卧出汗，避风。

【主治】一切肿毒痛。筋骨痛，头风痛，风寒湿痹，遍身疼痛，脚气痛风，及大麻风。

99570 蠲痛五汁膏(《疡医大全》卷二十九)

【组成】风仙梗(捣汁)　老姜汁　蒜汁　韭汁　葱汁各等分

【用法】熬至滴水成珠，用蓖麻子油同黄蜡收起。每以此膏烘热贴上，追出湿气水液自愈。

【主治】寒湿气袭于经络血脉之中为痛，痛于两臂、两股、腰背、环跳之间。

99571 蠲痛乳香丸(《杨氏家藏方》卷四)

【组成】乳香(别研)　肉桂(去粗皮)　茴香(炒)

川楝子肉　青橘皮(去白)　陈橘皮(去白)　黑牵牛(炒)各一两　草乌头(去皮尖,剉,盐炒令黄,去盐不用)　槟榔　木香各半两

【用法】上为细末,用无灰酒煮面糊为丸,如梧桐子大。食前服四十丸,温酒或盐汤送下。

【功用】疏通经络,不发脚气。

【主治】寒湿脚气。足下隐痛,行履艰难,筋骨疼痛。

99572　**蠲痛活络丹**(《重订通俗伤寒论》卷九)

【组成】川乌　草乌　地龙各五钱　杜胆星六钱　明乳香　净没药各三钱　炒黑丑四十九粒　全蝎七只　麝香五分

【用法】酒糊为丸,每丸重四分。轻用一丸,重用二丸,姜汁竹沥送服。

【功用】搜涤络痰。

【主治】痰注。湿痰挟瘀流注经络,致手足牵引,四肢麻木,骨节串疼,或肿而痛者。

99573　**蠲痛神异膏**(《玉案》卷五)

【组成】松脂三斤　猪油半斤　乳香　没药各三两　麝香一两

【用法】松脂入锅化开,滤入水中取起,再入锅慢火炼至紫黑色;然后入姜葱汁各二碗,再炼,不住手搅,待干为度;入猪油再炼少顷,入乳香、没药、麝香。摊贴患处。

【主治】一切股痛。

99574　**蠲痹四物汤**(《嵩崖尊生》卷七)

【组成】当归一钱半　赤芍七分　黄耆七分　白僵蚕　羌活各七分　甘草三分　白芍七分　川芎六分　熟地七分

【主治】血不荣筋,血虚瘦弱臂痛。

99575　**蠲痹防痿汤**(《重订通俗伤寒论》卷八)

【组成】煅透羊胫骨二钱　炙酥虎胫骨一钱　酒炒透蹄筋一钱　盐水炒杜仲三钱　酒炒川断二钱　炙去毛狗脊二钱　制淮牛膝三钱　骨碎补六钱　生黄耆一两　全当归三钱

【用法】酒、水各半煎服。

【功用】壮筋健骨,活血行气。

【主治】痹症。风湿留连筋骨,久而不痛不仁,手足瘫痪。

99576　**蠲痹抗生丸**(《成方制剂》20册)

【组成】熟地黄750克　鹿衔草500克　骨碎补(炒)500克　肉苁蓉500克　淫羊藿500克　鸡血藤500克　莱菔子(炒)250克

【用法】制成丸剂,每丸重3克。口服,一次1～2丸,一日2次。

【功用】补骨,活血,止痛。

【主治】肥大性脊椎炎、颈椎病、跟骨刺,增生性关节炎,大骨节病。

99577　**蠲痹秦艽汤**(《何氏济生论》卷一)

【组成】秦艽　防风　独活　白芍　五加皮　川续断　防己　牛膝　杜仲　黄柏　羌活　生地　当归身　薏苡仁　苍术　肉桂

【主治】痹症。

【加减】上身疼,去牛膝、续断、杜仲、黄柏、肉桂,加天麻、黄芩、川芎、桂枝、威灵仙。

99578　**蠲痹消毒饮**(《外科枢要》卷四)

【异名】蠲痹消毒散(《准绳·疡医》卷五)。

【组成】姜黄　土茯苓　独活各五钱　白术　当归各一钱半　芍药一钱　白芷五分

【用法】水煎服。

【主治】时疮,肢节筋挛。

99579　**蠲痹消毒散**

《准绳·疡医》卷五。为《外科枢要》卷四"蠲痹消毒饮"之异名。见该条。

99580　**蠲痹解毒汤**(《保婴撮要》卷十二)

【组成】姜黄　羌活　白藓皮　赤芍药　当归各四分　白术五分　茯苓　白芷　皂角子(炒)各三分

【用法】水煎服。

【主治】杨梅疮。肢节拳挛。

99581　**蠲痰疏气汤**(《简明医彀》卷四)

【组成】前胡　半夏各二钱　人参　枯芩　陈皮　南星　枳壳　紫苏　薄荷叶　厚朴　羌活　甘草各五分

【用法】加生姜五片,水煎服。日服此汤,夜服滚痰丸。

【主治】一切痰疾及肺气壅塞。

【加减】素多郁怒,先用柴胡数服;人参虚者用,有痰火者忌;中风,加独活;无热,去黄芩。

麟

99582　**麟龙丹**(《疡科纲要》卷下)

【组成】龙骨　麒麟竭　雄黄(腰黄为佳)　银朱各少许　滑石　儿茶　梅片

【功用】收口。

【主治】外疡毒净后。

99583　**麟血散**(《接骨图说》)

【组成】乳香　麟血　红花　面粉

【用法】热酒醋和匀。

【主治】折伤。

蠹

99584　**蠹鱼膏**(《卫生总微》卷五)

【组成】壁鱼儿(干者)十个(湿者)五个

【用法】用乳汁相和研烂,再入乳汁少许灌之。

【主治】小儿天钓,目睛上视,手足唇口搐掣。